U0325176

临床整合疾病学

周德生　张梦雪
肖志杰　张　贺◎主编

湖南科学技术出版社·长沙
国家一级出版社　全国百佳图书出版单位

《临床整合疾病学》编委会

主　编： 周德生　张梦雪　肖志杰　张　贺

副主编： 颜思阳　康　蕾　马　强　王雅露　张　希　陈卫蓉　朱　婷
李　中　徐文静　何　慧　张宇星　杨　利　谭惠中　杨仁义

编　委（以姓氏拼音为序）：

蔡昱哲　陈超凡　陈凯迪　陈思文　陈思肴　陈　苇　陈卫蓉　陈小红
陈　瑶　邓婷婷　杜金玉　段梦遥　范雨洋　龚翠兰　关识言　关卓杰
郭心鸽　郝　静　何聪睿　何　慧　何孟豪　何　翔　侯　达　胡卓瑜
黄　柔　黄钲凯　姜燕诗　康健颖　康　蕾　康　贞　柯　超　李　琨
李飞亚　李　鹤　李佳玲　李建华　李　静　李　澜　李喜情　李仙福
李　杏　李　中　林妍燕　凌　嫘　刘峻呈　刘利娟　刘艳华　刘妤婕
刘雨濛　罗云涛　吕熙庭　马　强　欧阳芸　潘　婷　彭岚玉　彭　瑶
邱思月　全咏华　阮　见　尚舒琪　石天爱　申向民　寿鑫甜　宋　洋
苏晓舟　谭惠中　唐　洁　唐一华　唐艺芸　王豪杰　王浩翔　王静敏
王　琦　王挺帅　王喜红　王梦娟　王　雯　王晓霞　王　萱　王雅露
王亚鹏　王燚焱　王宇涵　王禹萌　王智贤　魏　露　温林月　文维农
吴肖男　肖　涵　肖　昱　肖志杰　向鹏飞　许念桂　谢　清　谢文君
徐晶晶　徐文静　颜思阳　阳彬彬　杨　雷　杨　利　杨仁义　杨小慧
姚敬心　尹　倩　余　欢　曾　凡　曾　婷　曾昭文　曾子纯　詹　琼
张博超　张　贺　张梦雪　张培铭　张　希　张宇星　张　瑛　张照亚
朱　婷　周达宇　周德生　周领航　周曼丽　周小琼　周运波　卓　丹
卓夏雨　邹吉涛　左　娟　左玲敏

内容提要

《临床整合疾病学》主要介绍了临床上常见的各种复杂性疾病的整合论治临床思维与名医经验。本书基于整合论治理念，旨在通过介绍临床上常见的各科疾病，同时引用历代多位名家的经验，由浅入深，体会整合思维在治疗复杂性疾病的独特性与创新性。复杂性疾病是指超越了一个部位、一个器官和一个系统，影响到了机体的多个系统和机体整体的平衡状态的疾病。本书共收录 189 个病种，涉及了临床内科、外科、妇科、儿科、五官科、骨伤科等各个专科的复杂性疾病。内科疾病包括急诊科、呼吸科、心血管科、消化科、泌尿科、血液科、神经科、内分泌科、风湿科、传染科等各种复杂性疾病；外科疾病包括皮肤科、肛肠科、乳腺科、男性杂病科、泌尿外科等，以及妇科、儿科、骨伤科、眼科、耳鼻喉科、口腔科等各种复杂性疾病。每个病种按照诊断标准、西医治疗、中医临床思维、名医经验、名方推荐等项阐述。疾病的诊断标准和西医治疗均来源于最新的西医指南或共识。中医临床思维体现了历代多位医家治疗该疾病的整合思维。书中每种疾病引用的名医经验和名方来源于国医大师、国家级名中医以及治疗该疾病经验丰富的地方名医的临床诊疗经验，个性差异显著，内容丰富多彩，中医特色鲜明，临床疗效良好。本书深入挖掘整合论治理论和实践资料，汲取历代名医临证精华，全面反映现代研究成果，资料翔实，编写规范，反映了当代中医学发展水平。本书适用于临床中医师、临床中西医结合医师、临床医师、中医学及中西医结合学专业师生、临床医学专业师生阅读，也可以供医药学科研人员、医药文化爱好者参考。

前　言

复杂性疾病是指由多基因位点和环境因素共同参与的一系列遗传病，主要是慢性非传染性疾病和精神、心理类疾病。“复杂”二字主要体现在其在多基因位点和环境因素的共同参与下，超越了一个部位、一个器官和一个系统，影响到了机体的多个系统和机体整体的平衡状态。在当今高速发展的社会中，慢性复杂性疾病呈现越来越高的发病率，涉及临床内、外、妇、儿等多个系统，病程长且病情反复发作、迁延不愈，对人类健康造成极大的威胁和损害。复杂性疾病具有以下几个基本特征。①复杂性：疾病中所包含的要素的数量非常多，它不是一个简单的因果关系，而是一个复杂的因果网络系统。比如冠心病，从其诱发因素来看可能有遗传方面的原因，也可能是生活方式的原因；从结果因素来看，除了发生冠状动脉狭窄、硬化，心肌酶谱的改变外，还可能会有高血压、高血脂等并发症。故临床上常会出现异病同证/症、同病异证/症的现象。复杂性疾病的病理因素以各种各样错综复杂的方式联系在一起。②演化性：复杂性疾病是一个动态变化的发病过程，它不是一成不变的，而是具有阶段性地从量变到质变的演化特征。如肝硬化从代偿期到失代偿期的转化过程。在各个阶段内，主要体现出的是数量上的渐变，而在不同的阶段则会显现出质的突变。在疾病的发生发展过程中，出现急性与慢性的转换，早期与晚期的改变，多种疾病在后期会出现并发症，这种多变性进而导致疾病的变化加重。③层次性：当疾病内部的因素不仅在横向上有关联，而且在纵向上也有关联时，就会出现层次。通常低层次的特性之和并不简单地等同于高层次的特性，而会涌现出一些与低层次特性完全不同的新的特性。④人为因素的影响：人是一个有机的整体，与自然界、社会界存在着一定的关联。当人体受到外来因素的影响或者自身主观意念的改变，会对疾病的发展趋势产生一定的影响，从而表现出不同的临床表现。

随着现代人生活环境和生活节奏的改变，心脑血管病、糖尿病、肿瘤、精神心理疾病、环境因素致病等诸多急危重症、慢性病共病、退行性疾病之类的复杂性疾病的发病率和病死率逐渐增高，逐渐成为严重威胁人类健康的重要因素，同时也是当今医学研究的重点和热点。在还原论指导思想下，单靶点、高亲和力、高选择性的药物治疗复杂性疾病存在着许多的局限性，有逐渐发展为整合医学的趋势。因此，面对复杂性疾病的治疗，整合治疗模式已经是大势所趋。中西医结合视域下，整合治疗模式即整合论治，贯穿生命全周期及疾病全过程。而基于传统医学的观念，复杂性疾病的病因与情志失调、饮食不节、劳倦过度及年龄增加、内伤虚损、脏腑功能减退等因素有关，最终导致人体阴阳失调、气血津液运行失常，产生郁气、风火、痰湿、瘀血、浊毒各种邪气聚集，从而表现出一系列临床症状。整合论治的精髓是和法论治。和法论治是通过整合的治疗手段，针对复杂性疾病发展过程中不同质的矛盾，灵活选用或联合运用中医、西医、心理、康复、体育、家庭、社会等各种防治措施或康复方法，因病、因人、因时、因地制宜，考虑卫生经济学情况，以开放的、整体的、变化的观念看待复杂性疾病的发生发展，辨体、辨病、辨证、辨症并行，针对疾病危险因素重视“有效干预”，在疾病前善于“未病先防”，在疾病中长于“既病防变”，在疾病后慎于“病后防复”，针对复杂性疾病的不同阶段分别进行干预和治疗，从而更好地回归家庭和社会。因此，中医药因其具有多层次、多靶点、不良反应少等特点，从而对防治慢性复杂性疾病具有显著优势。

《礼记·中庸》云：“中也者，天下之大本也；和也者，天下之达道也。致中和，天地位焉，万物育焉。”中和之道，即顺乎自然、人生、社会的规律。人与天地相参，天人合一是中医学的理论基础。因此，和道是中医之魂，和法是中医临床心法，和法在中西医结合慢性复杂性疾病临床上集中体现为整合论治。整合论治是一种临床模式，是辨病论治与辨证论治的有机结合。整合中医疾病或病证、现代医学生理病理、临床实践经验积累等确立的治则治法，是对传统治则治法理论的继承，又有所创新与发展。《素问·异法方宜论》有“杂合以治，各得其所宜”之训，恩格尔提倡把人作为“社会的人”去思考医学未来的发展方向。整合论治的关键问题，是观念的整合，医疗资源的整合，预防和治疗方法的整合，是一个系统工程。随着疾病谱的改变，大多数疾病存在复合病因病机，病情复杂多变，病情迁延难愈。层次是人们对复杂问题处理的基本方法，针对复杂性疾病的特点，笔者在《整合论治》中创新性地提出了基于和法的整合论治模式，同时为了区别于传统的和法，我们赋予了和法不同概念层次的多种内涵：针对亚病机的多法并用的和法，属于中义的和法；针对以阴阳表里虚实为核心的外感热病病理、以五藏苦欲补泻为核心的内伤杂病病理，所有疾病的和其不和治则，属于广义的和法；包括治则及治法以外，如医嘱、调理、心理、养生等临床防治原则，属于更广义的和法；应用整合医学思维模式，最优化选择中西医或民族治法、卫生经济学、医学人文学等，属于最广义的和法。因此，和法是治疗疾病最基本的原则，和法包含治疗思想、治则与治法 3 个层面。和法论治包括未病先治、适宜之治、异病同治、形神同治、杂合以治、内外同治、多能复方同治、序贯之治、纠偏之治、救误之治、护养调治、不治之治等临床应用规律。和法作为临床治疗疾病的指导思想，有助于确定最优化的治疗方案，同时反映中医治疗学的基本观念。樊代明院士直接将和法论治称为整合论治。整合论治复杂性疾病，法随证立，方从法出，方以药成。中药复方是多种药效成分的有效组方，作用于多靶点、多组分、多方位的整合，体现了中医药治疗慢性复杂性疾病整体性、系统性，在治疗时应有机融合。但是，复方药物繁多，过于复杂，因此在使用复方的时候，要注意适当约减药物，用药相得。在复杂的疾病中准确找到疾病的主要矛盾，辨清阴阳表里寒热虚实，以及症状、脉象的真假，根据中医辨证论治的原则确立治法，然后根据药物的药性和药效合理地选取治病的主药，精选小方组方，合理应用方组结构或药物的固定结构，同时活用药物的多重配伍关系，做到复方简药。这样，应用复方治疗临床复杂性疾病，既取得良好效果，又可避免资源浪费。

《临床整合疾病学》选取临床上常见的 189 个病种，内容涉及临床内科、外科、妇科、儿科、五官科、骨伤科等各个学科的复杂性疾病。内科几乎是所有其他临床医学的基础，病情复杂多变，主要包括急诊科、呼吸科、心血管科、消化科、泌尿科、血液科、神经科、内分泌科、风湿科、传染科等各种复杂性疾病；外科疾病包括临床上常见的皮肤科、肛肠科、乳腺科、男性杂病科、泌尿外科等各种复杂性疾病。妇科、儿科、骨伤科、眼科、耳鼻咽喉科、口腔科等疾病因其专科性较强，具有独特的专科临床思维，因此分章节单独叙述。书中主要内容包括每种疾病诊断标准、西医治疗、中医临床思维、名医经验、名方推荐。每种疾病的诊断标准和西医治疗均来源于最新的西医指南或共识。中医临床思维为本书的精华部分，体现了历代多位医家治疗该疾病的整合思维。书中每种疾病引用的名医经验和名方来源于国医大师、国家级名中医以及治疗该疾病经验丰富的名家的临床诊疗经验，广搜博采，鉴别甄择，其差异性强，可重复性好，中医特色显著。目录以内科、外科、妇科、儿科、五官、骨伤各学科分类为序，具有条理性强、通俗易懂的特点。

本书系统全面介绍了临床各科主要病种的临床诊疗思路，荟萃了国家级名医的临床经验和特效验方，发掘玄机秘旨，纂入心得体会，权威实用，通俗易懂，足以启牖后学，广益多闻。本书适用于临床中医师、临床中西医结合医师、临床医师、中医学及中西医结合学专业师生、临床医学专业师生阅读，也可以供医药学科研人员、医药爱好者参考。

周德生　张梦雪　肖志杰　张　贺

于湖南中医药大学第一附属医院

中南大学湘雅二医院

目　录

第一章　急诊内科疾病

第一节　多器官功能障碍综合征

多器官功能障碍综合征(MODS)是指在多种急性致病因素所致机体原发病变的基础上，相继引发2个或2个以上器官同时或序贯出现可逆性功能障碍，其恶化的结局是多器官功能衰竭。

一、诊断标准

（一）一般诊断标准

一般诊断标准包括：①具有严重创伤、感染、休克等诱因；②存在全身炎症反应综合征（SIRS）或脓毒症临床表现；③发生2个或2个以上器官序贯功能障碍应考虑MODS诊断。

（二）综合修订标准

国内多采用参照Fry诊断标准的综合修订标准，具体内容如下。①循环系统：收缩压低于90 mmHg，并持续1 h以上，或需要药物支持才能使循环稳定；②呼吸系统：急性起病，动脉血氧分压/吸入氧浓度≤200 h（无论有否应用呼气末正压），X线正位胸片见双侧肺浸润，肺动脉压≤18 h或无左房压力升高的证据；③肝脏系统：血胆红素＞34.1 μmol/L，并伴有转氨酶升高，大于正常值2倍以上，或已出现肝性脑病；④肾脏系统：血肌酐＞176.8 μmol/L伴有少尿或多尿，或需要血液净化治疗；⑤胃肠系统：上消化道出血，24 h出血量超过400 mL，或胃肠蠕动消失不能耐受食物，或出现消化道穿孔或坏死；⑥代谢：不能为机体提供所需的能量，糖耐量降低，需要用胰岛素，或出现骨骼肌萎缩、无力等表现；⑦血液：血小板＜50×10^9/L或降低25%，或出现弥散性血管内凝血，中枢神经系统格拉斯哥昏迷评分＜7分。⑧另外，Saurian的创伤后评分、创伤严重程度评分（ISS）和全身性感染相关器官功能障碍评分（SOFA）等也可以作为评价创伤后器官功能障碍和脓毒血症严重程度的早期诊断方法。

临床上，当2个或2个以上器官同时或序贯出现可逆性功能障碍时，可诊断为MODS。

二、西医治疗

MODS缺乏特效的治疗方法，对器官功能的监测和支持仍是MODS的主要治疗措施，预防MODS的发生和发展是降低其病死率的最重要的方法。MODS病情复杂，涉及多个器官，治疗矛盾多，还没有固定的治疗模式。

（一）预防和治疗原则

强调处理各种急症时的整体观念，尽可能达到全面的诊断和治疗；重视患者的循环和呼吸及器官氧供氧耗平衡，尽可能及早纠正低血容量，组织低灌注和重视缺氧；积极防治感染性疾患，以使之局限，减轻毒血症；尽可能改善全身情况，如体液、电解质和酸碱平衡、营养状态等；及早治疗任何一个首先发生的器官衰竭，阻断其连锁反应，以免出现MODS。

（二）具体治疗方法

1. 控制原发病：控制原发病是MODS治疗的关键。及时有效地处理原发病，可减少、阻断炎症介质或毒素的产生释放，防治休克和缺血再灌注损伤。创伤患者采取彻底清创，预防感染；严重感染的患者，清除感染灶、坏死组织、烧伤焦痂等，应用有效的抗生素；胃肠道胀气的患者，要及时进行胃肠减压和恢复胃肠道的功能；休克患者应进行快速和充分的体液复苏，低血容量患者应积极静脉补充液体，这对于维持胃肠道黏膜屏障功能具有重要意义。

2. 器官功能支持：循环和呼吸系统功能的支持。氧代谢障碍是 MODS 的重要特征之一，注意要维持循环和呼吸功能的稳定，改善组织的缺氧状态。治疗重点在提高氧供和降低氧耗。氧供反映循环、呼吸支持的总效果，主要与血红蛋白、氧饱和度和心排血量相关，MODS 时最好维持 DO_2＞550 mL/(min • m^2)。首先是提高氧供的方法：通过氧疗和机械通气（小潮气量通气，必要时采用 PEEP）以维持 SaO_2＞90％，增加动脉血氧合；维持 CO＞2.5 L/(min • m^2)；适当补充循环血容量，必要时应用正性肌力药物；增加血红蛋白浓度和血细胞比容，以 Ab＞100 g/L、血细胞比容＞30％为目标；其次是降低氧耗的措施：对于发热患者，及时使用物理和解热镇痛药等方法降温，给予合并疼痛和烦躁不安的患者有效的镇静和镇痛，对于惊厥患者，需及时控制惊厥，呼吸困难患者，采用机械通气呼吸支持的方法，降低呼吸做功。

3. 易受损器官的保护：MODS 和休克导致全身血流分布异常，胃肠道和肾脏等内脏器官处于缺血状态，持续的缺血缺氧，将导致急性肾衰竭和肠道功能衰竭，加重 MODS。及时充分纠正低血容量和应用血管活性药物是防治内脏缺血的有效方法。休克患者可选择去甲肾上腺素加多巴酚丁胺联合应用，具有改善肾脏和肠道等内脏器官灌注的作用。在补足血容量之后可应用袢利尿剂，若 6 h 后无尿状态仍得不到逆转，应停止利尿剂应用，可能的情况下尽量停用血管收缩药物，可试用莨菪类药物，或立即行血液净化治疗。具体支持措施有：循环支持：本病患者易发生急性心功能不全或急性肺水肿，应给予降低心脏前、后负荷和增强心肌收缩力的治疗，有条件者可采用机械辅助循环；呼吸支持：保持气道通畅，给予患者氧疗，必要时给予机械通气；肾支持：对于急性肾衰竭患者，要维持血压，保证肾脏灌注；肝脏支持：补充适当热量、蛋白质及能量物质；避免应用对肝有损害的药物；肝脏替代疗法；营养支持：尽可能采取肠内营养支持，减少胆汁淤积，保护胃肠黏膜屏障功能。

4. 预防应激性溃疡：①应早期给予胃黏膜保护剂、胃酸抑制药物（H_2 受体阻断剂或质子泵抑制剂）；②尽可能早期恢复胃肠内营养，以促进胃肠功能恢复；③应用氧自由基清除剂减轻胃肠道缺血-再灌注损伤；④给予微生态制剂恢复肠道微生态平衡；⑤中药大黄对 MODS 时胃肠功能衰竭有明显的疗效，可使中毒性肠麻痹得以改善。

5. 代谢支持和调理：MODS 患者处于高度应激状态，呈现高代谢、高分解为特征的代谢紊乱。需要按照高代谢的特点补充营养，并且对导致高代谢的各个环节进行干预。代谢支持和调理的要求如下：增加能量供给，注意氮和非蛋白氮能量的比例，使热/氮比例保持在 100∶1 左右，提高支链氨基酸的比例。能量供给中蛋白∶脂肪∶糖的比例一般要达到 3∶4∶3，使用中、长链脂肪酸以提高脂肪的利用，并且尽可能地通过胃肠道摄入营养；代谢支持既要考虑器官代谢的需求，又要避免因底物供给过多加重器官的负担；代谢调理是降低代谢率，促进蛋白质合成，应用某些药物干预代谢。常用药物有环氧酶抑制剂吲哚美辛，抑制前列腺素合成，降低分解代谢，减少蛋白分解；应用重组生长激素和生长因子，促进蛋白合成，改善负氮平衡。

6. 合理使用抗生素：预防和控制感染，尤其是肺部感染、院内感染及肠源性感染。危重患者一般需要联合用药，在经验性初始治疗时尽快明确病原菌转为目标治疗，采用降阶梯治疗的策略，并注意防止菌群失调和真菌感染。具体措施：合理使用抗生素。对怀疑脓毒症者，需立即进行血培养或其他标本培养；加强病房管理，严格无菌操作。

7. 免疫调理：基于炎症介质的失控性释放是对 MODS 本质的认识，拮抗炎症介质和免疫调节治疗是 MODS 治疗的重要策略。免疫调理的目的是恢复 SIRS/CARS 的平衡。近年来针对各种炎症介质采取了多种治疗策略，如应用各种类毒素抗体、INF-α 抗体、可溶性 INF-α 受体及 IL-1 受体拮抗剂、E-选择素抗体、LTB4 受体拮抗剂等对抗介质的治疗，但均未取得满意疗效。也可应用抗炎症反应药物乌司他丁和自由基清除剂。

8. 连续性肾脏替代治疗：方法有连续动脉-静脉血液滤过和连续静脉-静脉血液滤过等。CRRT 能精确调控液体平衡，保持血流动力学稳定，对心血管功能影响小，机体内环境稳定，便于积极的营养和支持治疗，直接清除致病炎症介质及肺间质水肿，有利于通气功能的改善和肺部感染的控制，改善微循环和实体细胞摄氧能力、提高组织氧的利用。在 MODS 中已得到广泛应用，但其临床效果有待进一步评价。

三、中医临床思维

（一）中医病名及病因病机特征

中医学中无多器官功能障碍综合征的相对应名称，故大多数仍沿用西医病名，亦有不少作者采用“脏衰症”这一新病名。提出“竭者，尽也，穷也，亡也，败也”。“脏衰症”取多脏腑合病或并病，表现多种证候，多个脏腑精气衰竭之意，也有许多学者以“脏竭”“喘脱”“虚劳”等与之对应，但都不全面。

近年来许多中医学者对 MODS 的病因病机作了深入的探讨，归纳起来不外乎正虚与邪实，治疗采用扶正与祛邪并举，有人认为，MODS 的发生是由于外邪侵袭（包括手术、创伤、六淫邪毒）或素体已虚，又感受外邪，致气机不畅，疏泄失职，气血逆乱，阴阳离决，毒热内郁，气机阻滞，治疗多用清热解毒、疏肝理气、通下热结之药，取得较好临床疗效；也有人认为可分为瘀血证、急性虚证、腑气不通证、毒热证，分别治以活血化瘀、扶正固本、清热解毒、通里攻下。以大黄和大承气汤通里攻下取得较好疗效；有学者研究发现，六经传变是 MODS 的始动因素，三急下证是 MODS 病程中的重要环节，蓄血证是 MODS 的典型表现；还有学者认为 MODS 病程中“瘀”和“痰”既是病理产物又是致病因素，痰为津液不化的病理产物，瘀是血运不畅或离经之血留而不去的病理产物，痰瘀二者同源而互衍，胶着互结，交互为患，故治疗原则为化瘀和祛痰。下面介绍一种多数学者认可的理论：MODS 总的病理机制为邪盛脏衰，以肺脾衰为主。MODS 常常继发于严重的感染、创伤、大手术后，感染之热毒“耗气伤阴”；创伤、大手术等动血者，导致气损血衰。邪盛脏衰是 MODS 形成的关键。邪盛，可见热邪、痰（湿）邪和毒邪肆虐。邪之所生，既有外侵，又有内生，如热邪外受，肺失宣发，则热邪难以排出体外，肺与大肠相表里，无肺气之肃降，大肠难以推动热邪自肠道排出，恶心、呕吐、腹胀、便秘；热邪聚而成毒，大量毒邪聚于肠腑，损伤肠道，又成为毒邪入侵的新途径，清气不升，浊气不降，清空被毒邪蒙蔽，则烦躁、抽搐，甚则昏迷等症状。脏衰是五脏衰。五脏气乱气少，功能失调，如肺气升多降少，塞滞不通咳嗽、气促；肺失治节，百脉运行失和，肺热灼络，血溢脉外则咯血；心失所养则胸闷、心慌；肾气亏虚，气喘、张口抬肩，肢体作肿等。但从五脏衰的发生发展及程度上看，以肺脾衰为主为甚。在 MODS 阶段，孔氏认为脏皆乱始于肺。因肺为五脏受侵犯之首，70%的 MODS 患者在疾病的早期或后期都可出现肺部感染，“痰”是感染的标志和产物，或为“火毒”之邪外侵，灼津炼液而成，内蕴于肺；或肺脾受损，痰湿内生，久郁化热。《脾胃论·脾实传变论》云：“脾胃之气既伤，而元气亦不能充，此诸病之所由生也。”脾失健运，出现腹胀、便溏、食欲不振、倦怠消瘦等症，并导致水液停滞，产生湿、痰、饮等邪。所以脏衰，尤其肺脾俱衰，是导致并进一步加重邪（痰、热、毒）盛的关键，并贯穿 MODS 的病程始终，是其病机之本。

（二）辨病辨证及治疗特征

MODS 总的治疗原则以祛邪固脏，肺脾同治为要。MODS 是急性起病，多有邪盛因素存在，如热毒炽盛、阳明腑实、湿热蕴结、败血阻滞、邪陷心包等，所以祛邪是不可缺少的环节，临床治疗时可通过清热解毒、泻肺利水通腑等法截断相乘相侮制止病情进层，同时“安未受累之脏”，补心，调肝，健脾，降肺和温肾等阻止病情向”诸脏衰”的阶段发展，促使病证向好的方向转化。在“安”五脏中肺脾同治为要。《素问·五脏生成》云“诸气者皆属于肺”；《素问·六节藏象论》云“肺者气之本”；《四圣心源》云“脾气升则肾肝亦升，故水木不郁；胃降则心肺亦降，故金火不滞”。可见调整好脏腑阴阳平衡，顺护生气之源“脾”和主气之枢“肺”，直接影响到疾病预后。具体应用：如针对痰热禀盛，咳逆气急者则当清肺健脾，常选用黄芩、黄连、黄柏、蒲公英、鱼腥草、陈皮、竹茹、苍术、生薏苡仁等。

祛痰在 MODS 的气道管理中（包括呼吸机支持）是至关重要的，也是防止痰蒙神窍等变证的关键。肺脾同治，既治贮痰之器，又可消生痰之源。如针对持续机械通气患者纳呆、进食后腹胀的发生率高，部分出现渗透性腹泻，且舌淡、脉弱，中医辨证属肺脾气虚，乃缘肺病日久，子病及母，脾土虚弱，运化失健，故治疗上常选用四君子汤合补肺汤。肺气得充利于痰液的咯出，感染的控制帮助患者早日脱机。

总之，在治疗 MODS 中，应结合中医特点，扬长补短，应用祛邪固脏之则积极治疗。中医长于固脏，短于祛邪，尽管实验研究表明黄芩、黄连、黄柏和栀子等清肺解毒的方药均具有抗内毒素的作用，但起效迟缓，不及血滤疗法可以迅速清除多种炎性介质，抗菌作用也不及抗生素；但健脾益气化痰的中药却能增加体内免疫球蛋白、补体等而增强机体免疫力，并能促进纤毛运动增强肺支气管的抗感染和抗损伤能力，促进损伤修复，对于中后期患者的脱机、心肺功能的恢复，感染的控制非常有效。同样中医长于辨证，如 MODS 患者常见的大便不解，导致细菌和内毒素经过门静脉和肠黏膜淋巴系统侵入循环系统，造成肠源性内毒素血症和菌群移位，造成或加重全身器官损害的现象，可采用通腑之法治疗。通腑不同于简单的灌肠通大便，其分为泻热通腑、益气养阴通腑和温肾通腑等法，具体应用须根据 MODS 患者的原发疾病、病程和体质辨病辨证选择。如长期肾病患者脾肾亏虚、水湿内停在肾移植后，水湿可去，但脾肾阳气难复，如果继发感染，并发 MODS，出现大便数日未解之时应健脾温肾通腑。又如病毒性心肌炎并发 MODS 患者，出现大便秘结之症，更应益气养阴与通腑并用，而非一味灌肠，犯“虚虚实实”之错。通腑可用大黄，生用且大剂量，为峻下瘀热要方，多用于 MODS 的实证者。即使用于实证，也取”急下存阴”之意；反之熟用且小剂量，促进胃肠蠕动，起缓泻作用。于 MODS 后期表现为脏虚者，通过促进肠道排出内毒素、炎症介质等改善肠的血流灌注，改中医肺脾同治、顾护胃气的治疗途径，一般通过口服来实施，内容物相对缺乏，仅有汤剂米粥等，而现代医学在给予肠内营养的途径和内容方面，则有了更大的进展，如鼻饲的途径多种多样，鼻胃管可以用于短期不能进食的患者，鼻肠管则比较适合用于有误吸的患者，如果需要长期进行人工喂养，则可以选择胃造口和空肠造口来进行肠内营养等。鼻饲的内容物，除中药汤剂外，营养液的种类较多，如平衡型肠内营养制剂、以氨基酸为蛋白质来源的要素营养等，中医工作者在治疗 MODS 中也可以应用，以拓宽中医顾护脾胃的思路。

（三）药物选择

在药物的选择上可以优先考虑使用黄芩、黄连、黄柏、蒲公英、鱼腥草、陈皮、竹茹、苍术、生薏苡仁、人参、白术、茯苓等。

中医防治 MODS 研究取得了较大的进展，但也存在一些问题，如病因病机、辨证施治、疗效判断等缺乏统一的认识，对疗效机制的认识并不完全清楚。因此，继续探讨中医防治 MODS 的新方法、新途径很有必要。应当把传统中医药理论与现代科技紧密结合，制定出客观的中医疗效标准，研究出能与中医辨证相结合的动物模型，以便将中医防治 MODS 研究提高到新的水平。

四、名家经验

（一）赵淳经验

对急危重症，赵淳提出“既病防变寓治于防，防胜于治而始于治”之救治策略。疾病发生后，必须认识疾病的原因和发病机制，学握疾病由表入里，由浅入深，病情由简单到复杂，由轻到重的发展变化规律，争取治疗的主动权，以防止其传变。赵淳认为急危重症多是痰之为患，而痰致急危重症，多来势凶猛。如急性胰腺炎，发病多为暴饮暴食，恣食肥甘厚味之品，致痰热内生，阻滞中焦。若救治稍慢，则可形成痰阻肺气痰蒙神窍，甚则阻滞四肢百骸之证，导致 ARDS、MODS、MOSF 等变证及重证。若出现重证变证，则根据证型，运用”清营凉血，醒神开窍，益气养阴”等治法，强调以治痰之法贯穿救治始终，并以柴芩温胆汤为基础，化裁出柴芩承气汤。方药柴芩承气汤化裁：柴胡、黄芩、枳实、厚朴各 12 g，大黄（开水泡服）、芒硝、茵陈蒿、丹参、车前草各 15 g，木香 9 g，栀子 10 g，金钱草 30 g，生晒参（另煎）20 g，甘草 6 g。方法：水煎，每次 100 mL，每日 2 次，鼻饲及灌肠。在救治过程中辨证使用中药针剂：茵栀黄注射液、醒脑静注射液、注射用清开灵、参麦注射液、丹参注射液等。并联合应用现代医学“抗感染、维持水盐电解质平衡、维护重要脏器功能”等原则，做到“细菌内毒素，炎性介质，器官保护并治”，在多个环节上阻止病情进展，终使许多急危重症救治成功。

（二）孔立经验

孔立认为脓毒症 MODS 是五脏气机逆乱的生理病理状态，始于一处，乱于五脏，终致三焦气机逆乱，因此治疗脓毒症的根本治法是调理中焦气机，经方之中调理中焦气机首选半夏泻心汤类方，该类方辛开苦降、调和脾胃阴阳，恢复中焦气机，最终达到恢复五脏正常功能。

（三）赵剡经验

赵剡研究参附注射液对创伤失血性休克患者凝血功能和炎性因子的影响。方法：选择 98 例创伤失血性休克患者，随机分为研究组和对照组，每组 49 例，两组均接受西医常规治疗，研究组在常规治疗的基础上加用参附注射液，检测两组患者凝血功能和炎性因子等各项指标。结果：治疗后，对照组纤维蛋白原（FIB）和国际标准化比值（INR）水平较治疗前降低（$P<0.05$），凝血酶原时间（PT）、凝血酶时间（TT）和活化部分凝血活酶时间（APTT）较治疗前延长（$P<0.05$），研究组 PT 和 TT 较治疗前降低，与治疗前比较差异有统计学意义（$P<0.05$），FIB、INR 和 APTT 水平较治疗前升高，与治疗前比较差异无统计学意义（$P<0.05$），两组患者治疗后 FIB、PT、APTT、TT 和 INR 比较差异有统计学意义（$P<0.05$）。两组患者肿瘤坏死因子-α（INF-α）、白介素-6（IL-6）、白介素-10（IL-10）水平均较治疗前升高（$P<0.05$），两组患者治疗后炎性因子比较差异有统计学意义（$P<0.05$）。结论：参附注射液可改善创伤失血性休克患者的凝血功能和炎性因子水平，改善患者高凝状态，纠正休克后期的凝血功能紊乱，以减少休克后期弥散性血管内凝血（DIC）、MODS 的发生。

（四）李超乾经验

李超乾观察 MODS 患者外周血 $CD3^+$、$CD4^+$、$CD8^+$ T 淋巴细胞的变化，并探讨其临床意义。方法：采用流式细胞仪检测 35 例 MODS 患者（MODS 组）及 20 例健康体检者（健康对照组）外周血 $CD3^+$、$CD4^+$、$CD8^+$ T 淋巴细胞计数。结果 MODS 患者 $CD3^+$、$CD4^+$ T 淋巴细胞计数明显低于健康对照组（P 均<0.01）。两组 $CD8^+$ T 淋巴细胞计数比较差异无统计学意义（$P>0.05$），故 MODS 组 $CD4^+/CD8^+$ T 淋巴细胞计数比值明显低于健康对照组（$P<0.01$）。结论：MODS 患者 T 淋巴细胞亚群发生变化，提示免疫失衡是 MODS 发生的重要因素。

（五）孟智宏经验

孟智宏以脑缺血所致 MODS 大鼠模型为研究对象，从组织形态学及基因表达（CD14 Erna）角度，探讨针刺人中穴、内关穴对 MODS 鼠肺组织的保护作用。方法：采用阻断两侧颈总动脉建立脑缺血 MODS 大鼠模型。将 100 只大鼠随机分为正常对照组、假手术组、模型组、针刺组，其中模型组针刺组又分为 1 h、6 h、24 h、72 h 4 个时间段。采用动物呼吸机测定各组大鼠的呼吸频率：HE 染色观察肺组织内细胞形态变化；原位杂交技术检测肺组织中 CD14 Erna 基因表达。结果：①呼吸频率比较。针刺干预后，各针刺组呼吸频率评分较模型对照组均增加，24 h、72 h 组的呼吸频率增加最为明显，与模型对照组、假手术组以及针刺 1 h 组均有统计学差异。②HE 染色镜下观察显示，模型组肺在脑缺血 6 h 后可见支气管黏膜假复层柱状上皮坏死脱落，黏膜下层有炎细胞浸润，24 h 后肺组织结构消失，被大量炎性细胞代替，针刺组 6 h 肺泡壁明显增厚，水肿，内有大量单个核细胞浸润，针刺组 24 h 肺泡壁毛细血管狭长，扩张。③原位杂交技术检测。脑缺血并发 MODS 后 6 h，大鼠肺组织 CD14 Erna 表达呈升高趋势，24 h 达到峰值。各针刺组大鼠肺组织 CD14 Erna 表达明显低于相对应时相的模型组（$P<0.05$ 或 $P<0.01$），24 h 针刺组下降幅度最明显（$P<0.01$）。结论：针刺人中、内关穴能改善脑缺血并发 MODS 鼠的呼吸功能，对肺组织具有一定的保护作用；降低 CD14 Erna 表达，可能是针刺保护脑缺血并发 MODS 鼠肺组织损伤的机制之一。

（六）童永忠经验

童永忠将 44 例 MODS 胃肠功能障碍患者随机分为香砂六君子汤治疗组和对照组，其中治疗组 22

例，对照组 22 例。两组患者均予西药常规治疗方案：包括脏器支持、抗感染、化痰及针对原发病的常规治疗。治疗组除予西医常规治疗方案外加服香砂六君子汤，每日 1 剂，每日 2 次。通过观察治疗前及治疗后第 3 日、第 7 日相关中医证候积分、APACHEⅡ评分的变化，评价其疗效及探讨其作用机制。结果两组 Marshal 分值均于第 3 日出现明显下降（$P<0.05$），且第 7 日较前下降更为明显（$P<0.05$）；两组中医证候积分值在第 3 日和第 7 日均出现明显下降（$P<0.05$）。结论：采用香砂六君子汤可以改善胃肠气滞型 MODS 胃肠功能障碍患者中医证候评分及 Marshal 评分。

五、名方推荐

（一）柴芩承气汤

柴胡、黄芩、枳实、厚朴各 12 g，大黄（开水泡服）、芒硝、茵陈蒿、丹参、车前草各 15 g，木香 9 g，栀子 10 g，金钱草 30 g，生晒参（另煎）20 g，甘草 6 g。功效：清营凉血，醒神开窍，益气养阴。主治：痰热内生，阻滞中焦证。用法：水煎，每次 100 mL，每日 2 次，鼻饲及灌肠。加减：在救治过程中辨证使用中药针剂，如茵栀黄注射液，醒脑静注射液、注射用清开灵、参麦注射液、丹参注射液等。

（二）半夏泻心汤类方

半夏、陈皮各 9 g，木香、黄芩、干姜、人参、炙甘草各 6 g，黄连 3 g，大枣 4 枚。功效：调理中焦气机。主治：MODS 之脾胃失和证。用法：水煎，每次 100 mL，每日 2 次。

（三）参附汤加减

人参、青黛、炮附子各 15 g，枳实、厚朴、陈皮各 9 g。功效：回阳救逆。主治：心力衰竭之元气大亏，阳气暴脱证，症见有汗出黏冷，四肢不温等。用法：水煎，每次 100 mL，每日 2 次。

（四）大承气汤

大黄、枳实各 12 g，厚朴 24 g，芒硝 9 g。功效：通腑泄热。主治：MODS 中产生胃肠反应。用法：水煎，每次 100 mL，每日 2 次。

第二节　心搏骤停

心搏骤停（cardiac arrest，CA）是指心脏泵血功能机械活动的突然停止，造成全身血液循环中断、呼吸停止和意识丧失。引发 CA 常见的心律失常类型包括心室纤颤（VF）、无脉性室性心动过速（VT）、心室停顿以及无脉性电活动（PEA），后者并称为电机械分离。CA 本质上是一种临床综合征，是多种疾病或疾病状态的终末表现，也可以是某些疾病的首发症状，常常是心源性猝死的直接首要因素。CA 发作突然，10 s 左右即可出现意识丧失，如在 4～6 min 黄金时段及时救治可获存活，贻误者将出现生物学死亡，且罕见自发逆转者。

一、诊断标准

临床诊断：心搏骤停时全身血液循环突然停止，临床出现的症状和体征以神经和循环系统的症状最为明显，依次如下。①心音消失；②意识突然丧失或伴有短暂抽搐。抽搐常为全身抽搐，持续时间长短不一，可长达数分钟。多发生于心脏停搏后 10 s 以内，有时伴眼球偏斜；③脉搏触不到、血压测不出；④呼吸断续，呈叹息样，以后即停止，多发生在心脏停搏后 20～30 s；⑤昏迷，多发生于心脏停搏后 20～30 s；⑥瞳孔散大，多在心脏停搏后 30～60 s 内出现。

二、西医治疗

（一）CA 前期的“三预”方针

1. CA 前期的预防：CA 前期预防体系是指组建专家委员会制定相应的方案，相关部门配备防治器材，普及培训志愿者，筛选CA前期高危患者，评估其风险后及时采取干预措施，从而建立的一套有效运行的综合预防体系。该综合体系应该涵盖从个人到家庭，从社区到社会，从医院到整个医疗服务体系，从救护到医疗，从群体到个人，从健康个体到冠心病（CHD）患者的多维立体预防体系。

2. CA前期的预识：CA前期预识是指对于针对可能发生CA的高危患者进行预先性识别，及时采取可能的干预措施，预防CA或及早启动心肺复苏（CPR）流程。预识包括3个方面，对可能发生CA的高危患者进行溯源性预识；院内危重症及高危患者的动态性预识以及对院外心搏骤停（OHCA）患者发作前的即时性预识。

3. CA前期的预警：CA前期预警是基于循证医学为依据的易发生CA的病症、基于现代医学检测筛查的高危个体，通过现代医学大数据分析而得出的预警模式。通过有效、规范的实施可能发生CA个体的“精准定位”，而发出预先警告信息，达到防患未然的目的。包括机体预警、仪器预警等。

（二）CA中期的“三化”方法

CA中期是指针对患者心搏、呼吸骤停期间进行初级或高级生命支持的时段，应采用标准化、多元化和个体化并重的“三化”方法，借以最大限度提高CPR的抢救成功率与生存率。自1960年现代CPR诞生之日起，胸外按压（产生并维持人工循环，前向血流）、人工呼吸（保持人工通气）和电除颤（尽快终止可除颤心律）就是CPR的基本核心技术，也是CPR技术不断优化和发展的目标。在复杂多变的临床条件下，要获得最佳的复苏治疗与复苏效果应切实执行“三化”方法。

1. CA中期的标准化：传统的徒手CPR不受装备和条件限制，能够快速实施，仍然是当今CPR的首选复苏策略，我们也称之为标准CPR（STD-CPR）。

2. CA中期的“多元化”：CA发生时间无法预测，发病起点和情况也千差万别，采用STD-CPR有时难以应对特殊的条件和环境。“多元化”的CPR方法学和装备为特殊情况下的CPR提供重要的途径，为特殊的患者带来生的希望。多元化的CPR手段尤其为特殊情况下CA患者提高了生存概率。

3. CA中期的“个体化”：对于CA患者具体实施CPR时，要充分考虑到不同国家、不同地区、不同社会、不同人群等诸多差异，并结合CA时的多重因素加以灵活运用。怎样针对不同个体在不同境遇下出现的心搏、呼吸骤停，因地制宜、因人而异地进行个体化CPR，在标准CPR的基础上进行适当调整，根据“个体化”的治疗原则对这些患者采用更为有效的CPR策略和流程，借以提高CPR的抢救成功率。

（三）CA后期的“三生”方略

CA后期是指CA患者经过初级或者高级生命支持自主循环恢复率（ROSC）或复苏终止后的时段，应遵循复生、超生及延生的“三生”方略，以使CA患者获得最佳生命之转归。

1. CA后期的复生：ROSC后的首要目标包括稳定复苏后血流动力学、优化生命参数及解除CA病因和诱因，我们称之为“复生”。由于复苏后综合征（PRS）和原发病诊治困难等因素，中国OHCA患者的出院存活率约1%。因此CA患者ROSC后应尽快转入ICU进行综合治疗。复生阶段的评估和处理围绕ABCDE原则进行。

（1）气道管理（airway，A）：CA患者ROSC后，首先应评估气道是否开放，可用仰头提颏法、托下颌法、口咽通气道和鼻咽通气道等方法维持气道通畅。对于尚未恢复自主呼吸或处于昏迷状态的患者，可选择气管内插管、喉罩及食管气道联合插管等方法建立高级气道，以维持气道通畅及通气氧合。建立高级气道后，建议使用体格检查（五点听诊法等）和$ETCO_2$监测等方法确认高级气道位置，并对气道位置进行连续的监测。妥善固定通气导管，防止导管滑脱，同时给予必要的气道清洁和管理。

（2）呼吸氧合（Breathing，B）：如建立高级气道后仍无法维持足够的通气氧合，可给予球囊辅助通气或呼吸机支持，通气的目标是维持正常的通气［动脉血二氧化碳分压（$PaCO_2$）35～45 mmHg］和氧合指标，$ETCO_2$维持于30～40 mmHg。呼吸机参数应根据患者的血气分析、$ETCO_2$及是否存在心功能不全等因素进行设置和调节，避免出现过度通气。对于CA患者先给予100%吸入氧浓度，然后根据患者的脉搏血氧饱和度（SpO_2）调整吸入氧浓度，直至可维持SpO_2）94%的最小吸氧浓度。如患者存在外周循环不佳导致的 SpO_2 测量误差，应参考血气分析的结果进行吸氧浓度的调节。

（3）循环支持（Circulation，C）：ROSC 后应该严密监测患者的生命体征和心电图等，优化患者的器官和组织灌注，尤其是维持血流动力学稳定。主要处理措施包括：①连续监护患者的血压，建议维持复苏后患者的收缩压不低于 90 mmHg，平均动脉压（MAP）不低于 65 mmHg。②对于血压值低于上述目标值，存在休克表现的患者，应该积极通过静脉或骨通路给予容量复苏，同时根据患者心功能情况确定补液量，也应该及时纠正酸中毒。在容量复苏效果不佳时，应该考虑选择适当的血管活性药物，维持目标血压。③连续监测患者心率及心律，积极处理影响血流动力学稳定的心律失常。

2. CA 后期的超生：研究表明，从 CA 患者的生命体征平稳的“复生”阶段到器官功能恢复的“超级生命支持”的“超生”阶段，CA 患者复苏后脑损伤、心功能障碍、全身缺血/再灌注损伤（多器官功能损伤）及原发病的严重程度与其预后密切相关，积极处理复苏后器官功能障碍和原发病可提高 CA 患者的出院存活率及减少神经系统后遗症，因此超级生命支持对 CA 患者的最终预后至关重要。

（1）急诊冠脉血管造影：急性冠脉综合征是成人 CA 患者尤其是 OHCA 的常见病因之一。CA 患者 ROSC 后应尽快完成 12 或 18 导联心电图检查，以帮助判断是否存在 ST 段抬高。研究表明对怀疑有心源性病因或心电图有 ST 段抬高的 OHCA 患者，无论昏迷抑或清醒都应尽快行急诊冠脉造影。对怀疑有心源性病因的 OHCA 且昏迷的特定成人患者，即使心电图未见 ST 段抬高，急诊冠脉造影仍是合理的。早期的急诊冠脉造影和开通血管治疗可显著降低心源性 CA 患者的病死率及改善神经功能预后。

（2）目标温度管理（TTM）：TTM 治疗是公认的可改善 CA 患者预后的治疗手段之一。复苏成功后，如果患者仍处于昏迷状态（不能遵从声音指示活动），应尽快使用多种体温控制（0.25 ℃～0.5 ℃）/h 方法将患者的核心体温控制在 32 ℃～36 ℃，并稳定维持至少 24 h，复温时应将升温速度控制在（0.25～0.5 ℃）/h。目前用于临床的控制体温方法包括降温毯、冰袋、新型体表降温设备、冰生理盐水输注、鼻咽部降温设备和血管内低温设备等。TTM 治疗期间的核心温度监测应该选择食管、膀胱或肺动脉等处，肛门和体表温度易受环境因素影响，不建议作为温度监测的首选部位。TTM 治疗过程中患者会出现寒战、心律失常、水和电解质紊乱、凝血功能障碍和感染等并发症，应进行严密监测和对症处理，避免加重病情。TTM 治疗需要有详细的实施方案和专业的团队才能进行，建议制定各医疗单位的 TTM 治疗预案并进行专业培训，以提高治疗效果和减少并发症。研究表明 TTM 复温后的发热可加重 CA 患者的神经功能损伤，因此 TTM 结束后 72 h 内应尽量避免患者再次发热。

（3）神经功能的监测与保护：复苏后神经功能损伤是 CA 致死、致残的主要原因，应重视对复苏后 CA 患者的神经功能连续监测和评价，积极保护神经功能。目前推荐使用的评估方法有临床症状体征（瞳孔、昏迷程度、肌阵挛等）、神经电生理检查（床旁脑电图、体感诱发电位等）、影像学检查（CT，MRI）及血液标志物［星形胶质源性蛋白（SB100）、神经元特异性烯醇化酶（NSE）］等。有条件的单位可以对复苏后 CA 患者进行脑电图等连续监测，定期评估神经功能，也可结合工作条件和患者病情，在保证安全的前提下进行神经功能辅助评估。对于实施 TTM 患者的神经功能预后的评估，应在体温恢复正常 72h 后才能进行。对于未接受 TTM 治疗的患者，应在 CA 后 72h 开始评估，如担心镇静药、肌肉松弛药等因素干扰评估，还可推迟评估时间。因此，在评价患者最终的神经功能预后时应特别慎重和周全。

（4）体外膜氧合器（ECMO）：对于部分难治性心搏骤停（RCA）患者，如传统 CPR 无效可考虑采用 ECMO 和 ECPR。CA 患者主要使用静脉-动脉（V-A）模式 ECMO 治疗，目前尚无足够证据支持 CA 患者常规使用 ECMO。由于 ECPR 的实施需要建立大血管通路和专用设备，目前仅推荐用于为救治 CA 可逆性病因（如 ACS、肺栓塞、难治性 VF、深低温、心脏损伤、心肌炎、心肌病、充血性心力衰竭和药物中毒等）赢得时机及为等待心脏移植的复苏后患者提供短期机械心肺支持治疗。由于 ECPR 治疗操作和维护过程较为复杂，可能引起多种并发症，应由具有资质和接受过专业培训的团队进行。ECPR 在 CA 和复苏后治疗中应用指征一直存在争议，尤其是如何正确选择患者以避免无意义的治疗。ECPR 对于 RCA 患者的治疗效果还与无灌注时间（CA 到开始胸外按压时间）和低灌注时间（胸外按压时间和质量）密切相关。

3. CA后期的延生：人的生命发生危急时，经过积极救治没能成功，或经过一系列生命支持也无生还可能而注定即将死亡；那么在死亡之后适当的时间内把尚有足够活力的器官（心脏）“嫁接到”其他人的身上，则死亡者的生命将会借助别人的身体得到不同程度的延续，即器官捐献与器官移植，也可以称之为生命接力，可谓CA后期“延生”的内涵。

CDCD要素：器官移植是治疗终末期器官功能衰竭的最有效手段，目前技术成熟的器官移植有肝移植、肾移植、心脏移植和肺移植等。研究发现，与其他原因导致脑死亡患者相比，CA后脑死亡者捐献器官的短期和长期功能并无明显区别，近年来CA后脑死亡患者成为器官捐献者的数量逐年上升，因此成人和儿童CA患者复苏后治疗失败死亡或脑死亡均可作为潜在的器官捐献者接受器官供体的评估；对于复苏失败的CA患者，时间允许的情况下可作为肝肾捐献者。

三、中医临床思维

（一）病因病机

所论及的“卒死”“卒客忤死”“阴阳离绝”“厥脱”“尸厥”“暴脱”等临终状态与心搏骤停类同。陈镜合主编的《现代中医急诊内科学》和《中医急诊学》提出心搏骤停与“厥证”之“一厥不返”相似，离决时病位在心，阴阳初建后，五脏六腑均受阴阳离决时之害，病位以心、肺、肾为主。病因病机上是因病邪破坏“阴平阳秘”这一生理平衡而出现“亡阴”“亡阳”危象，最终导致“阴阳离决，精气乃绝”。本病的病因病机可归纳为如下几点：①血瘀痰浊闭阻心脉。机体久病血瘀痰浊，痹阻于心脉，痹阻之极，则发生持久的挛急、闭塞，脉气不通，心气突然逆乱而致本病。可在明显的病情发展到一定程度时发生本病，也可受情志、劳倦等因素的影响刺激而突发，甚至在毫无任何征兆时自然突发。②素体心脏精气亏虚。先天禀赋素有心脏精气亏虚，又兼后天调养摄生不当或取效不佳，受外因刺激，气机逆乱，心阳虚衰，继而心阳暴脱而发病。③情志过激。长期忧思怒郁，惊惧不宁，或一时大恐大怒，造成全身气机严重逆乱，扰乱心气，神明失主；阳闭于内，阴不能敛，阴阳不相顾及，则阴阳呈分离之势。④劳役过度。心之精气本虚，突加重负，或长期过劳，脏腑精气亏损过度，心气难以生化补充，虚极则突然气机逆乱，发生心阳暴脱。⑤大邪之气侵袭。感受六淫之邪，或染疫疠毒邪之气，水，土壤，毒物等，由于邪毒炽盛，正气大耗，病情迅速发展，至心之精气暴脱。⑥久病正虚。久病宿疾，正气暗耗，邪气愈炽，病情发展，脏腑虚损至极，阴精阳气逐渐消亡而致厥致脱而成病。总之，本病是一种由多病因造成的以心脏阳气暴脱为主的脏腑功能气机迅猛而严重的逆乱，导致全身阴阳之气失接，迅速离决。

（二）辨病辨证与治疗特征

中医规范将心搏骤停分为虚证和实证，虚证分为阴虚和阳虚。阴虚：唇干，手足蠕动，语声低微，或神志不清，舌瘦红少或短缩，脉细无力。阴虚证机概要为气血津液耗散，机体失养。阳虚：目闭口开，神昏，面色苍白，身凉肢厥，呼之多不应，舌淡或无法见及，脉沉微欲绝或迟或数。阳虚证机概要为气机闭阻，心神失养，阳气暴脱。实证：面赤，身热，呼吸急促，喉中有痰声，呼之多不应，舌红赤胖大或无法见及，脉洪大。实证证机概要为痰瘀、热毒之邪闭阻，痰瘀毒蒙窍。

本病是目前最危急的病症，治疗原则是“急救护命为主”，可采用一切措施。现代研究揭示在应用西医急救常规处理的同时加中医辨证论治处理，能够明显提高抢救成功率。卒死复苏贵在急速救治心、肺、脑三脏。因此，复苏后：若症见心灵顿失，神明内乱，妄言谵语者，投石氏犀地汤：水牛角、生地黄、连翘、金银花、郁金、梨汁、竹沥、生姜汁、石菖蒲、芦根、灯心草。症见心中动悸，气短胸闷，头晕乏力，心烦不宁，脉见雀啄或釜沸者，急予交泰丸（黄连、肉桂）加麦冬、仙鹤草、生地黄、百合、莲子心、茯神、炒远志。若见脉沉迟或如屋漏，心慌不宁者，急投麻黄附子细辛汤（麻黄、附子、细辛）加鹿角胶。症见咳喘胸闷，气短难续，口吐涎沫者，予清宣瘀热汤：芦根、枇杷叶、旋覆花、茜草、青葱管、郁金、藏红花。

厥证是一种急性病证，临床上以突然发生一时性昏倒，不知人事。重者一厥不醒，预后不良。其病因有体质禀赋脏腑气血偏颇、情志精神刺激以及暴感外邪等，病机在于气机逆乱，升降失调，气血阴阳不相顺接。厥证分为五种，即气、血、痰、暑、食厥，由于病机转归有虚实之分，临证时应根据不同类型；区别虚实而辨治。厥证之转归主要有三：一是阴阳气血相失，进而阴阳离决，发展为一厥不复之死证。二是阴阳气血失常，或为气血上逆，或为中气下陷，或气血痰瘀等邪气内闭，气机逆乱而阴阳尚未离决，此类厥证之生死，取决于正气来复与否及治疗措施是否及时、得当。若正气来复，治疗得当，则气复返而生，反之，气不复返而死。三是表现为各种证候之间的转化，如气厥和血厥之实证，常转化为气滞血瘀之证；失血致厥的血厥虚证，常转化为气随血脱之脱证等。在治疗上，鉴于本证为危急之候，故应采用综合急救措施，及时救治，使之神醒厥回。各型之厥，特点不同，但也有其内在的联系，这种联系主要是由生理上的关联和病因病机的共性所决定的。例如气厥与血厥，因气为血帅，血为气母而互相影响，又如痰厥与气厥由于痰随气动而互相联系。至于情志过极以致气血逆乱而发厥，则与气厥、血厥、痰厥均有密切关系。因此临床上既要注意厥证不同类型的特点，又要把握厥证的共性，相互参见，全面兼顾，方能提高疗效。

（三）药物选择

古代医家使用最多的是温通芳香，开窍豁痰之品，佐以解毒辟邪药物。治法重在醒神开窍，恢复呼吸，宣泄邪气，保存阳气。卒死者火邪致病者居多，但所用药物中大部分反为温燥升散之品，其用意可能是根据中医基本理论“甚者从治”之故。多用温通芳香、开窍豁痰类药物如：麝香、细辛、肉桂、半夏、韭汁、菖蒲汁、菖蒲末、皂角末、乳香、安息香、樟木等；亦常用清热解毒、辟邪定惊类药物如：犀角、羚羊角、牛黄、地浆（汁）、矾石末等。对于脱证引起的卒死，同脱证治疗，用回阳救逆药物如附子、人参、干姜、炙甘草、白术等。

四、名医经验

（一）邓铁涛经验

邓铁涛辨证用药治疗的全过程，运用“急症急攻、多方并进，攻其所得、结散邪行”治疗因疫邪温毒所致的急危重症。①急症急攻，多方并进：邓铁涛传承了明朝吴又可《温疫论》中“急症急攻”的治疗思想，在面临此类急危重症时总是在精确辨证的基础上，大胆地采用一日数剂，并用数法，多剂型、多途径给药救治，以迅速挫断扭转其病势；同时，在坚持以中医药治疗为主的前提下，也不排除中西医合理的结合，以达到互助兼济，缩短疗程的目的。②攻其所得，结散邪行：“攻其所得”一语源自《金匮·脏腑经络先后》：“夫诸病在脏，欲攻之，当随其所得而攻之，如渴者，与猪苓汤，余皆仿此。”尤怡《金匮要略心典》注之云：“无形之邪入结于脏，必有所据，水、血、痰、食，皆邪薮也。如渴者，水与热得，而热结在水，故与猪苓汤利其水而热亦除；若有食者，食与热得，而热结在食，则与承气汤下其食而热亦去。”即指无形的邪毒入里，往往与体内有形的水、血、痰、食等“邪薮”相结合，斯时治疗，主要是祛除邪毒在人体内所结据的有形“邪薮”，而达到“结散邪行”的治疗目的。从临床实际观察来看，这些有形的“邪薮”并非皆指患者体内所宿有者，亦可因邪毒侵蚀脏腑组织，严重影响和阻碍机体对气、血、水、食的正常代谢功能，从而形成诸如水饮、瘀血、痰浊、滞食及燥屎等新的病理产物。这些有形的病变产物又与邪毒纠结为患，使病势胶着难解，而严重地破坏机体组织和生命功能，这种恶性循环往往是导致病情恶化不复的关键因素。邓铁涛在治疗此类感染中毒性急危重症时，在辨证论治的基础上常常突发奇兵，针对性选用通腑攻下、活血化瘀、豁痰开窍等方药以祛除这种种胶结的“邪薮”，使邪毒无所依附而随势溃散消解，从而达到恢复机体正常功能、扶养正气的目的。

（二）张云鹏经验

张云鹏立法用药，时而温法，时而下法，或补中寓攻，或寒热并用，有胆有识，不失时机，始终遵循辨证论治为要旨。张云鹏认为危重症要全面分析病情，探索疾病原委，详审病机变化，认真细致辨证，大胆果断用药，这是抢救中的关键所在。张云鹏认为：从抢救危重患者而言，应以人参、附子、大黄、石膏为主，可称为“四大元帅”，亦可称为“新药中四维”。

（三）黄春林经验

黄春林在急危重症临床救治中非常重视扶正，且强调针对疾病的不同时期应采取不同的调治原则：①初病重视保正气。急危重症患者，初病时往往起病急骤，病势凶险，或邪进伤正，或直中脏腑，如真心痛患者，起病即可见胸背彻痛、喘促、冷汗淋漓、手足青至节等一派心阳暴伤的危象，此时若单纯强调散寒涤痰活血等驱邪之法，往往药效未至，正气已衰，生命堪忧，所以黄春林强调此时应注意保正气，留人治病，可根据临床运用大剂量人参、附子及黄芪入汤剂，配合参附针、参麦针和黄芪针等益气温阳，护一身之阳气，待病势稍缓，再行扶正以祛邪。②久病重视扶正以祛邪。体弱久病，迁延缠绵，往往病势由浅入深，由轻而重，或邪盛正衰，或正伤邪存，此时则当扶正以祛邪外出，二者兼顾。既不可一味攻邪，以免伤及正气，如用一派苦寒之品清热解毒往往伤及胃阴；也不可单纯滋补，以免助邪留寇，如单用温阳益气之品可能煽火生热；故黄春林强调此时应在运用生脉散、四逆汤、四君子汤、补中益气汤等基础上配合清热解毒、行气涤痰、凉血活血、通腑泄热等祛邪之品，随证加减，攻补兼施。③恢复期重视调脾胃、补后天。疾病后期，正胜邪退，邪气渐衰，病势由深渐浅，病情向愈。此时则当养后天，调脾胃，振奋水谷精微，同时少佐祛邪之品，以免余邪残留。黄春林除善用陈夏六君子汤合生脉散健脾益气养阴之外，尤擅长食疗，重视中药煲汤和日常饮食调理。

（四）欧阳枝磊经验

欧阳枝磊认为，危急重症的出现多有诱发因素，腑气不通为常见诱发因素之一。下法是运用具有泻下作用的药物以荡涤肠胃、通利大便，以达到祛除病邪的治疗方法，是治疗腑气不通诱发危急重症的重要手段之一。下法以《伤寒论》大承气汤及其衍生方为主，腑以通为用，腑气不通、浊气不降则清阳不升、气机逆乱，或出现肺气宣降失常而发为咳喘，或阳气内闭、血脉不通，以致四肢不温、呼吸喘促，或浊气不降、上逆而吐，甚者发为关格，每至危象性命堪忧。而临床所见并非所有病例均会出现如腹满、大便秘结、呕吐等表现，其烦躁一症多见，盖因胃肠不和则不安之理。临床应用大承气汤等下法时，只要无脾胃虚寒、大便溏泄或正气极虚、不耐攻伐等，均可根据具体情况使用，以截断诱因、挽救危重情况的发生。但当注意大承气汤使用方法，不需按常规每日 1 剂，当每 4 h 服用 1 次，或频频少量服之，大便通则减量或停服，不可过剂，以防攻伐太过。

（五）刘伟胜经验

在临床上，危重症患者多有面色苍白，四肢厥冷，伴有喘促，大汗，尿少，脉细数或欲绝等证候。刘伟胜认为，这些证候属中医学“虚证”“脱证”等范畴，因其具有发病急、病情重、存活率低等特点，归属为急性虚证。急性虚证是由各种原因，如失血、卒中、邪毒等导致的阴阳、气血及脏腑迅速虚衰的证候，表现为“邪实未去，正气已虚”。刘伟胜认为，急性虚证时阴阳、气血及脏腑的急速虚衰，极易导致严重的阴阳失衡，而出现生命危象。因此，刘伟胜主张，对于以急性虚证为主要临床表现的患者，应尽早以扶正固脱干预，从而有助于早期固护正气，降低死亡率，提高危重症抢救治疗效果。如重症中风脱证多因风阳痰火炽盛，进一步耗灼阴液，阴虚及阳，阴竭阳亡，而表现为口开口合，手撒肢冷，气息微弱或喘促等症，其病机的特点是正气衰败，阴阳欲绝，故治以回阳救逆、益气固脱等法为主，以救危候，常用方剂有参附汤、独参汤、生脉散等。刘伟胜总结多年从事危重症的临床经验认为，当本急于标之时，尤其对于临床危重症，常见阴竭阳脱之候，应遵循本急则固本为先，急当回阳固脱，此即“急则顾命”，亦可称“急则治本”。刘伟胜“急则治本”论的提出，似乎是对传统观念的颠覆，实则遵从《黄帝内经》（简称《内经》）要旨，是对标本缓急理解深化后的应用。刘伟胜以中医学邪正发病学说为指导，发挥中医学整体观和辨证论治的特色优势，以中医补益法救治危重症，尤其在切入点的选择上，针对目前现代医学在危重症领域中的未完善之处，为危重症患者耐药菌感染或多重感染的预防、提高营养支持疗效及急性虚证危重症患者的抢救疗效等方面，提供了一种新思路。

（六）李可经验

李可在治疗急危重症中，运用扶阳托邪治疗急危重症疗效显著。李可认为，凡是临床上久治不愈以及反复发作的危重症、顽症、沉疴疾，必有六淫外邪深伏于内。对于伏邪的治疗，李可老中医强调“扶正开表透邪”的治疗原则。《内经》云“善治者治皮毛”，不单是为表证立法，也是治疗外感六淫伏邪导致的各种重、难、瘤证的法宝。反之，若伏邪但从里去，则不死不休。李可在应用伏邪理论对急危重症的治疗中，针对顽固性疾病提出“表是邪之入路，亦是邪之出路”，开创了扶阳托邪法；临床辨证注重对病机的分析。

（七）詹文涛经验

詹文涛提出，危急重症的内在本质，其一是逆传内陷，大都是因为邪气乖张，正气极虚，或误治，或加诱因等情形下，使疾病急剧改变了它的一般发展演变规律形成危急重症。其二是脏器脏真的伤损。临床上任何疾病都有一个量变到质变的过程，其最终的恶变都是伤其脏器脏真，伤其生命的根本。其三，在危急重症的整个病程演进中，最突出的发病学特点莫过于邪正交争的恶变，形成因实致虚、因虚致实、虚虚实实的恶性因果转换链，它自始至终主导着危急重症的发生、发展、转归及预后。因此，无论内伤与外感、标实本虚、邪胜精却是其共同的基本临床特征与病理、生理学特点。虚虚实实的恶性因果转换链是危急重症病理演变的中心环节，而截断其恶化因果转换链则成为中医救治危、急重症的技术关键。詹文涛特别强调，恶性因果转换链的理论及其应运而生的截断法。詹文涛将截断法大体分为三大类：第一类，病因学截断法。它是以消除恶性因果转换链中原始动因为目的的。病因学截断根据《内经》“必伏其所主，而先其所因”的理论，最常用的有攻逐法、清解法、温通法、消散法、扶正固脱法等。第二类，发病学截断法。此法最显中医特色与优势，它是以中医理论为指导，通过辨证论治，从发病学角度采用的截断法。詹文涛最多采用的是阴阳气血截断法、生克承制截断法、和解转枢法。如阴阳气血截断法，根据阳长阴生，阳杀阴藏；气为血帅，血为气母的理论，在危急重症中常常“见痰休治痰，见血休治血，当调其气”。对一些大出血气脱血脱的患者，常根据“有形之血，难以骤生，无形之气，所当急固”的理论，运用大剂补气固脱摄血之以屡建奇功。以阴阳论，阳盛阴病，阴盛阳病，阳病治阴，阴病治阳已是中医救治危急重症约定俗成的一个发病学治疗方法。第三类，针灸外治截断法。这更是中医救治危急重症的一大特色与优势。近代医学家如石学敏院士创用“醒脑开窍针法”治疗中风急症等，的确是精彩绝伦。

五、名方推荐

（一）生脉散合陈夏六君汤加减

西洋参（另炖）、麦冬、白术、法半夏、浙贝母、茯苓各 15 g，陈皮、炙甘草各 10 g，五味子 5 g，玉竹 20 g。功效：益气养阴，佐以健脾化痰活血。主治：气阴两虚之厥证。用法：水煎服，每日 1 剂，同时嘱家属每日予米汤、菜汁及鱼汤等鼻饲，续服 7 剂。加减：本方多加山茱萸、黄精以增加药力；气滞者，加枳实、当归以行气通脉；瘀血者，加丹参、当归以养血活血；口干少津者，加西洋参、黄精、石斛以养胃生津。

（二）通脉四逆汤

川附子、干姜、炙甘草各 10 g。功效：破阴回阳，通达内外固脱。主治：真阳欲脱证。用法：每日 1 剂，水煎，分 2 次服。加减：本方多加山茱萸滋阴敛气；寒凝血阻者，加桂枝、当归以加强散寒通脉之力；气滞者，加枳实、当归；瘀血者，加丹参、桃仁。

（三）安宫牛黄丸

功效：清热解毒、镇惊开窍。主治：温毒之邪入里、灼血成瘀、酿液为痰，痰热胶着，瘀毒互结、蒙蔽心包，闭塞清空所致的病症。用法：若患者喉头水肿，吞咽反射消失，无法从口鼻给药，遂采用下述特殊给药法，一是每日用安宫牛黄丸 1 粒，以清水 10 mL 化开，不停地蘸点于患者舌上；二是用大黄、崩大碗各 30 g，紫苏叶 15 g，煎水取汁 200 mL，再加紫金锭 3 片，溶化后作保留灌汤，每日 2 次。

（四）大承气汤加减

大黄、厚朴各 12 g，炒莱菔子 20 g，芒硝 3 g，槟榔 10 g，枳实 6 g。功效：峻下热结。主治：里热实证之热厥。用法：每 4 h 服用 1 剂，大便通则停服。2 剂后解出较多大便后，继以调胃承气汤加减（生大黄 3 g，枳实 6 g，厚朴 10 g），每日 2 次，共 3 剂。

（五）生脉散合苇茎汤加减

太子参、黄芪、乌蔹莓各 30 g，麦冬、冬瓜、薏苡仁各 20 g，桃仁、熟附子（先煎）各 10 g，芦苇 15 g，五味子 5 g。功效：益阴敛阳，祛邪化痰。主治：阴竭阳脱，邪陷正脱之厥证。用法：每日 1 剂，水煎取汁 300 mL，分早、晚 2 次服。

（六）茯苓四逆汤

制附子（先煎）、茯苓、党参各 30 g，干姜、白术各 10 g，赭石（先煎）15 g。功效：回阳救逆，益气固脱。主治：阴阳两虚，阳气欲脱之心绝。用法：每日 1 剂，共 6 剂。

（七）张云鹏经验方

制附子（先煎）90 g，茯苓 60 g，黄芪、丹参、茅根各 50 g，益母草 30 g，大腹皮 20 g，白术、五加皮、肉桂、黑白丑各 15 g，砂仁（后下）、桃仁、葶苈子（包）、木香各 10 g，大枣 5 枚。中医诊断：心绝，肾绝。功效：温阳逐水，理气化痰。主治：阳衰水泛，痰瘀阻络证。用法：每日 1 剂，浓煎分 3 次服。加减：若腹胀，加吉林红参 15 g，以扶正益气固脱；若小便不畅，加石韦 20 g、琥珀末 6 g，以通利水道；若肝瘀明显，加土鳖虫 10 g，以活血软坚。

（八）破格救心汤加三生饮

附子 150 g，净山茱萸 120 g，干姜、炙甘草各 60 g，高丽参（另炖浓汁对服）、生龙牡粉、活磁石粉、生半夏、鲜生姜各 30 g，生南星、菖蒲各 10 g，麝香（分冲）0.5 g，大枣 10 枚。功效：回阳固脱，辟秽开窍。主治：阴竭阳亡，心气暴脱之证。症见患者昏迷不醒，面如死灰，唇舌青紫，头汗如油，痰声漉漉，口鼻气冷，手冷过肘，足冷过膝，双下肢烂肿如泥，二便失禁，测不到血压，气息奄奄，寸口脉散乱如雀啄屋漏，移时一动。用法：上药加开水 1.5 kg 武火急煎，随煎随服，不分昼夜，频频喂服，共 5 日。

（九）清瘟败毒饮

生石膏 250 g，生地黄、玄参各 60 g，栀子、连翘、黄连、黄芩、知母、钩藤、大青叶、羚羊角片各 30 g，赤芍、牡丹皮各 20 g，淡竹叶、犀角片各 15 g，甘草 10 g。功效：气血两清，清热解毒，凉血泻火。主治：邪热猖盛、营血被灼，阴液将竭之痉厥证。用法：取农村常用的铁锅浓煎其药，昼夜频服，药进 2 剂，患儿高热退，抽搐止，继而苏醒，其病竟转危为安。

（十）来复汤合千金苇茎汤加减

北黄芪 40 g，芦根、冬瓜子、粉葛根、净山茱萸、薏苡仁、紫丹参、蒲公英、鱼腥草各 30 g，葶苈子、益母草各 20 g，麦冬、紫苏子各 15 g，西洋参 12 g，五味子、大力子、川贝母各 10 g。功效：益气养阴，化痰利水。主治心肺肾气阴大衰，痰热水瘀互结，邪正之间形成恶性因果转换之症。用法：每日 1 剂，浓煎分 4 次服。上方服 6 剂后，诸证悉减。

第三节 休 克

休克系指机体在严重失血失液、感染、创伤等致病因素作用下引起有效循环血容量急剧减少，导致器官和组织微循环灌注不足，引起组织细胞缺血、缺氧，各重要生命器官的功能及结构受损、代谢紊乱的病理过程。

一、诊断标准

休克的诊断标准：①有诱发休克的病因；②意识异常；③脉细数，超过 100 次/min 或不能触及；④四肢湿冷，胸骨部位皮肤指压阳性（指压后再充盈时间 2 s），皮肤花纹、黏膜苍白或发绀，尿量＜30 mL/h 或无尿；⑤收缩压＜80 mmHg；⑥脉压＜20 mmHg；⑦原有高血压者收缩压较原水平下降

30%以上。凡符合以上①，以及②、③、④中的两项，和⑤、⑥、⑦中的一项者，可诊断为休克。

二、西医治疗

（一）心源性休克治疗进展

1. 基础治疗：①体位，平卧位不用枕头，不能平卧者，可采用30°半卧位；②吸氧，先鼻导管或面罩给氧，有肺水肿者应给予通气支持，多用BiPAP，效果不好者可插管机械通气，尽量使PaO_2、SaO_2保持在正常水平；③立即建立静脉通道，最好选深静脉；④观察尿量和外周组织灌注情况，皮肤温暖、红润表示小动脉阻力低，组织灌注尚可，皮肤湿冷苍白则表示血管收缩，小动脉阻力高。

2. 重症监护：①持续心电监测；②频繁评估生命体征和精神状态；③可快速进行复律和除颤。

3. 病因治疗：病因治疗是治疗心源性休克的关键，因此应把明确病因放在首位。溶栓、经皮冠状动脉成形术（PCI）和冠状动脉搭桥等冠脉再灌注技术的早期应用，显著降低了AMI的病死率。2013年ACC/AHASTEMI指南中建议，应对STEMI合并心源性休克或严重心力衰竭的患者行直接PCI，无论其MI发病时间多长，如患者心源性休克为泵衰竭引起，对患者较大的严重狭窄的非梗死相关冠脉行PCI可提高血流动力学稳定性，应在手术过程中考虑介入治疗。STEMI合并心源性休克的患者从血运重建中获益的时间窗延长至心肌梗死发作后54 h和休克发作后18 h，STEMI合并心源性休克患者冠脉解剖结构不适宜行PCI的，应行急诊CABG；在没有禁忌证的情况下，对于不适合PCI及CABG的STEMI合并心源性休克患者，应行溶栓治疗，溶栓时间窗为MI发作后24 h。2014年ESC冠脉血运重建指南建议对于高风险患者（难治性心绞痛、心源性休克或难治性心力衰竭），应立即（<2 h）行冠脉造影进行评估。2016年ESC心力衰竭指南建议，所有疑似心源性休克的患者必须立即进行心电图和超声心动图。2015年中国STEMI指南认为急诊血运重建治疗可改善STEMI合并心源性休克患者的远期预后，直接PCI时可行多支血管介入干预。不适宜血运重建治疗的患者可予以静脉溶栓治疗。

4. 药物治疗：药物治疗目的在于提高心排血量、升高血压，以维持器官灌注，正性肌力药物及血管收缩药物的使用应在液体冲击治疗之后。经典型休克给予去甲肾上腺素或多巴胺，低容量性休克（持续性低血压和低心排血量）应补充血容量并应用正性肌力药物，包括多巴胺、多巴酚丁胺、去甲肾上腺素、肾上腺素、去氧肾上腺素、间羟胺、异丙肾上腺素、依诺昔酮、加压素、米力农。新型正性肌力药，新型钙增敏剂：左西孟旦；B-型利钠肽：奈西立肽；内皮素拮抗剂：替唑生坦。2016年中国STEMI指南建议，对于STEMI合并心源性休克患者，静脉滴注正性肌力药物有助于稳定患者的血流动力学，多巴胺<3 μg/(kg·min)可增加肾血流量，严重低血压时静脉滴注多巴胺的剂量为5～15 μg/(kg·min)，必要时可同时滴注多巴酚丁胺3～10 μg/(kg·min)，大剂量多巴胺无效时也可静脉滴注去甲肾上腺素2～8 μg/min。对于心力衰竭逐渐加重而发生的心源性休克，可考虑短期使用磷酸二酯酶抑制剂，而洋地黄主要用于伴有心率较快的心房颤动；急性心肌梗死在24h内，尤其是6h内应避免使用洋地黄类正性肌力药物。

5. 机械循环支持治疗：2016年ESC心力衰竭指南建议，当心源性休克患者药物反应欠佳时，更应考虑机械辅助治疗，包括IABP、左心室辅助装置（LVAD）、体外膜肺氧合（ECMO）。①IABP。2015年中国STEMI指南认为，对心源性休克患者进行血运重建术前置入IABP有助于稳定血流动力学状态。②LVAD。对难治性心源性休克患者，LVAD可作为循环支持的备选，LVAD相比IABP能提供更好的血流动力学支持，可部分或完全替代心脏的泵血功能，有效地减轻左心室负担，保证全身组织、器官的血液供应，能更有效为恢复或心脏移植过渡。③ECMO指南推荐，临时MCS中ECMO为首选。ECMO可解决循环和低氧问题，不依赖于心率，对心输出量和肺功能有很好的支持作用。④HeartMateⅡ。其原理是在左心室和升主动脉间建立人工管道来维持心输出量和体循环。

6. 心脏移植指南建议，在采用了上述机械循环支持方法都不能恢复的所有患者，均应评估进行心脏移植。

（二）脓毒性休克治疗进展

1. 感染性休克的早期诊断及病因诊断：临床上约有 40%的感染性休克患者无典型症状，表现为隐匿性休克。这些患者的血流动力学指标无异常，但常表现出组织缺氧的症状，如血清乳酸水平升高，中心静脉氧饱和度降低。在严重细菌感染时，血清降钙素原的水平升高与器官功能衰竭和不良的预后有密切关系，有助于判断感染性休克的严重程度。血清乳酸水平作为判断组织灌注情况的指标，升高提示重症感染和感染性休克的发生。

2. 早期合理应用抗生素及清除感染源：一旦发现或诊断脓毒症后，除治疗原发性疾病外，充足、及时、正确地应用抗生素也是控制感染扩散的主要治疗手段。《严重脓毒症、脓毒性休克治疗指南》建议，早期（在诊断脓毒症 1 h 内）应根据病因或感染部位大致判断可能的感染病原菌，再针对性地静脉经验性应用恰当的广谱抗生素（抗生素降阶梯治疗策略），48～72 h 后进行再评估，判断抗生素使用是否得当。脓毒症、脓毒性休克的经验性抗生素疗程一般为 3～5 d，建议疗程为 7～10 d，有金黄色葡萄球菌菌血症、真菌感染、病灶无法通畅引流以及存在免疫抑制者疗程可适当延长。抗感染治疗时间需结合 PCT、临床症状、C 反应蛋白等其他炎症指标。抗生素治疗的同时，清除感染源非常重要，如引流脓肿、坏死组织的清创、拔出感染的血管内导管等。

3. 目标导向复苏治疗：在脓毒症确诊后的最初 6h 积极目标治疗是关键。①在心脏功能允许的情况下，静脉注射等渗晶体液 20～30 mL/kg，30 min，将中心静脉压保持在 8～12 mmHg 范围内。②应用血管活性药物，将平均动脉压保持在 65 mmHg 之上。③尿量＞0.5 mL/(kg·h)。④$ScvO_2$ 保持在 70%之上；输注浓缩红细胞，使血细胞比容保持在 30%以上；若 HCT＞30%但 $ScvO_2$＜70%，则应用正性肌力药物使 $ScvO_2$＞70%。初始液体复苏首选晶体液，但大量使用生理盐水可导致稀释性高氯性酸中毒，可选择限氯晶体液。白蛋白具有提高胶体渗透压、清除活性氧及自由基，免疫调节和稳定内皮细胞等作用，液体复苏时可应用白蛋白。

4. 血管活性药物的使用：在充足的液体治疗情况下，若脓毒症患者的血压仍表现为持续下降，应尽早使用恰当的血管活性药物以维持有效的组织灌注量。指南推荐去甲肾上腺素为一线药物；对于心动过缓的患者和动脉血压过低的患者，可应用多巴胺代替。另外，也可在去甲肾上腺素中添加血管加压素(0.03 U/min)，以减少去甲肾上腺素的用量。当应用去甲肾上腺素引起心率过快、心输出量过高时，也可以去氧肾上腺素代替。如果 CVP 达标后平均动脉压（MAP）＜65 mmHg，给予去甲肾上腺素或多巴胺，使 MAP 达 65～90 mmHg。测定 SVO_2，如果 SVO_2＜70%，给予正性肌力药多巴酚丁胺，必要时输血，维持 Hct＞30%。

5. 糖皮质激素应用：患者经积极液体复苏及血管活性药物治疗，血流动力学仍不能有效改善时，可考虑应用小剂量糖皮质激素来逆转休克，一般选用氢化可的松 200～300 mg/d，在停用血管活性药时也应停用糖皮质激素。但《拯救脓毒症运动治疗指南》推荐，对所有需要应用升压药的脓毒性休克患者每日给予氢化可的松 100～300 mg，连用 7 日。

6. 活化蛋白 C（APC）：APC 是一种内源性抗凝物质，能抑制 V 因子和Ⅷ因子，抑制中性粒细胞释放 E-选择素和细胞因子，具有抗炎特性。《拯救脓毒症运动治疗指南》推荐 rhAPC 用于 APACHEⅡ评分＞25 分和 MODS 患者。

7. 拮抗或清除细菌代谢产物和炎症介质：内毒素诱导体内炎症介质产生和失控性释放在脓毒症和脓毒性休克的发病机制中起重要作用，阻断炎症反应过程某个环节，成为人们寻找治疗脓毒症新出路的研究热点。

三、中医临床思维

（一）中医病名及病因病机特征

休克主要表现为血压下降、脉压差增大、意识模糊或烦躁、面色苍白、口唇青紫、四肢厥逆、皮肤潮冷，甚至呼之不应。中医学对休克并无单独的论述，据其临床表现、病因病机认为与中医学的“厥证”“脱证”“真心痛”“心厥”“厥脱证”有关。《医学入门》云：“猝中外邪，与脏气相忤，气遏不行，经络伏脉，昏不知人。”《素问·举痛论》云：“猝然痛，死不知人。”《刘涓子鬼遗方》云：“金创弓弩所中，闷绝，无所识。”《济阴纲目》云：“血崩不止，及昏不省人事。”《证治汇补》云：“有因大吐、大泻后，猝然四肢厥冷，不省人事。”其病因为三因发病，外因：外感六淫之邪，疫疠温毒之气，导致津液大伤，阴阳离脱者；内因：五志过激，七情内伤，忧思恼怒，导致气机郁闭，阴阳不相顺接，或饮食不慎，误食毒馊，或劳倦过度，气不续接者；不内外因：跌打损伤，交通事故，虫兽咬伤者。中医认为厥脱证病机主要为脏腑功能紊乱，气血津液失调，阴阳之气不相接。外感温邪或疫毒，或是寒邪化热入里，邪毒内陷营血，消烁阴津与气血，导致正气亏虚、气血逆乱；或因汗、吐、下、亡血失精、创伤、中毒、药物失宜等耗气伤阴；或久病脏腑虚弱，复遇外邪入侵、饮食失宜、情志刺激等因素，使脏腑气血阴阳动态平衡失调，以致正气耗脱，阴阳离决，终致厥脱。

（二）辨病辨证及治疗特征

全国厥脱协作组将厥脱分为气阴耗伤、阳气暴脱、真阴衰竭 3 个主要证型，依据病因、病机不同，可兼挟邪毒炽盛、心气不足、气滞血瘀 3 个兼证。周仲瑛认为感染性休克对应邪毒内陷，低血容量性休克为阴血耗伤，心源性休克为心气虚衰，过敏性休克为气厥正脱，神经精神源性休克为肝郁气脱 5 型。从临床来看，中医根据病因、病机和临床表现，对休克大致可辨证分为热厥、寒厥、气脱亡阳、血脱亡阴 4 型。

中医学认为心源性休克属于“厥脱证”范畴，多由于外感或内伤引起气机逆乱，升降失常，阴阳不接所致，本病的治疗原则为：凡厥者，正邪交争而致阴阳之气不相顺接，治则扶正祛邪；凡脱者，阴阳气血离决而去，治则扶正固脱。具体治法为醒神回厥开窍、益气养阴、行气活血、清热解毒、回阳救逆、开闭固脱。辨证论治：辨厥之寒热、脱之阴阳。热厥治以泻热解毒，生津救厥，方用人参白虎汤或承气汤；寒厥治以温经散寒，回阳救逆方用四逆汤、当归四逆汤、通脉四逆汤。阴脱治以养阴救阴，益气固脱方用生脉散、大补阴丸、固阴煎；阳脱治以救阳温阳，益气固脱方用参附汤或四逆汤、急救回阳汤；阴阳俱脱治以回阳救厥，阴阳双补，方用人参四逆汤或生脉散或固阴煎。①热毒内陷证治法为清泄热毒，方用白虎汤（热毒炽盛配黄连汤泻火解毒；热入营分配犀角地黄汤凉营解毒）。腑实热结，阳热郁遏不达所致，宜用大承气汤釜底抽薪，泻下热结，亦可用承气白虎汤清热，里热清，阳气宣，阴阳和，肢厥自愈。四逆散治疗热邪传里，阳气内郁不能外达而致四肢厥逆的热厥。亦可选用清瘟败毒散、清营汤等，急性危急时，可先鼻饲紫雪丹或安宫牛黄丸。②寒厥阳亡证治宜回阳救逆，方用四逆汤、参附龙牡汤、参附汤加减。③气阴耗竭证治宜益气养阴、补气固脱。常选用独参汤，或参附汤，如气津两伤可用生脉散。④气脱证、血厥气脱证：治法为益气补血，方用独参汤合当归补血汤或人参养营汤；肝厥气脱证治法理气宣郁，方用四逆散；血瘀气脱证治法活血通脉，方用血府逐瘀汤。

（三）药物选择

数据挖掘表明，厥脱证方剂中药物使用频次依次为附子、甘草、人参、大黄、枳实、麦冬、生地黄、甘草、芒硝。随证加减：热毒内陷证可用牛黄、黄连、黄芩、栀子、郁金、麝香、冰片、水牛角、金银花；热厥气脱证可用枳实、山茱萸；气阴耗竭证可用红参、麦冬、人参、五味子、枳实；寒厥阳亡证可用人参、附子、青皮；血厥（溢）气脱证加人参；肝厥气脱证加陈皮、枳实；血瘀气脱证加闹羊花、川芎、草乌、当归、丹参。

厥证在《内经》中就有专篇论述，其病名不下 20 种。在《伤寒论》中对于厥证分为 8 种之多，后世区家对本病论治更详，厥脱并见虚多实少。本病以阴阳失调为关键，以病情危急为特点。心主血脉又主神明，血管病莫不与心有关，心脑相连，互为影响，由此发生厥脱。厥脱的发生，从中医学的观点看多见于湿热病的危重期及厥证、昏厥、卒中等。从现代医学角度看，休克、虚脱、中暑、昏厥、低血糖及某些血管、精神性疾患的厥证属于中医“厥脱证”的范畴。各种急性传染病所致昏迷、中暑等亦包括在厥脱证的论治之中。此外，各种原因所致的周围循环衰竭，如出血、外伤、脱水、急性感染性传染病等引起血容量减少，或急性血管功能不全，血输出量过低以致脑部缺血达到相当程度时即可出现本病。

在临床中参照厥脱证论治处理，多能收到满意效果。

四、名医经验

（一）周仲瑛经验

周仲瑛论厥脱证发病机制，概要而言有如下数端：①总属阴阳之气不相顺接；②气滞络瘀，脉道不利，是其重要的病理基础；③虚实夹杂，内闭外脱，而以虚为主；④多脏同病，整体衰竭，重点在于心肾。周仲瑛认为行气活血、开闭固脱是治疗休克的基本大法。由于厥脱证的病机关键是气滞络瘀，内闭外脱。一方面表现为气机郁闭，络脉瘀阻；另一方面又表现为虚实夹杂，邪闭于内，正脱于外。故当气血同治，抗厥开闭与扶正固脱合法。其二虚实并顾，邪正合治，分清主次。由于厥脱，每常表现为虚实相兼，闭脱互见，且有由实转虚的演变过程。邪实厥闭者，祛邪开闭为主，审其寒热施治，同时匡正以祛邪，扶正以防脱；正虚欲脱者，扶正固脱为主，辨其阴阳，同时注意祛邪治其因，邪去则正复。其三既应辨证，又应治随证转。由于厥脱本属危急之症，阴阳寒热虚实转化极快，往往变生倾刻，故临床既应辨证，但又不可守证，必须随病机动态转化相应处理，辨证系列 3 方，即是针对从厥闭到厥脱，从气阴耗竭到气脱阳亡而分别立法制方的。

（二）李良元经验

李良元认为厥脱证的病机为“阴阳离居、真气逆乱、营卫不通、客邪乘之”，将该证的发生归结为气血阴阳不顺，气机紊乱而成，治疗当以回阳救逆、益气固脱为主，将厥证和脱证分别进行论治。①热厥：除厥脱证的临床表现外，还兼有高热不退，烦渴引饮，舌红苔黄燥等一派热象（暖休克）。治法：清热解毒，生津复厥。方药：人参白虎汤或承气汤。②寒厥：除厥脱证的临床表现外，兼有恶寒身倦，神情淡漠，身冷如冰，下利清谷，面色晦暗，舌淡苔白，脉微欲绝（冷休克）。治法：温经复阳，散寒救厥。方药：四逆汤。③阴脱：除厥脱证外，还有高热烦渴、面色苍白、心悸多汗、小便如油、舌质红绛或干燥、脉细微数等。治法：益气养阴，固脱。方药：生脉散、大补阴丸、固阴煎等。④阳脱：多由阴脱转化而来或毒邪直接伤及脏腑，临床表现为多脏衰竭，主要为汗出冰冷，口开目合，手撒遗尿，脉微欲绝等。治法：救阳温阳，益气固脱。方药：参附汤、四逆汤、急救回阳汤等。⑤阴阳俱脱：临床表现为阴阳二脱证候相加，是生命垂危的特征。治法：回阳救逆，阴阳双补。方药：人参四逆汤、生脉散。

（三）陈玉英经验

陈玉英认为邪毒内陷，或内伤脏气，或亡津失血导致脏腑气机逆乱，正气大亏，阴阳之气不相顺接是厥脱证的发病关键；气滞血瘀是其重要的病理基础；正虚欲脱、阴阳离决是其病情发展的必然趋势。因此，针对其病机及转归在治法上不仅要回阳救逆、益气养阴扶正，还须重视行气活血、清热解毒。针对厥脱内闭外脱证，应注意开闭与固脱并重。阳气暴脱之证，治以回阳救逆，首选四逆类方、参附汤、回阳救逆汤。气阴两虚型厥脱证，治以益气养阴扶正，予阿胶复脉汤。

（四）赵淳经验

赵淳认为 AMI 并心源性休克多表现为阳气暴脱或阴阳俱脱证，且常兼挟心脉瘀阻、水气凌心证。治法当以救逆固脱、活血化瘀通络、振奋心阳、化气行水。阳气暴脱治宜回阳救逆固脱，须予参附注射液；阴阳俱脱当以回阳救阴固脱为法，急予参附、参麦注射液。心脉瘀阻证应以活血化瘀，理气通络为法，舌下含化速效救心丸或丹参滴丸、麝香保心丸等。同时，选用通心络胶囊、脑心通胶囊、蚓激酶胶囊之一种口服。静脉予以三七总皂苷粉针剂，丹红注射液或川芎嗪注射液或血必净注射液等。水气凌心治宜振奋心阳，化气行水，可选葶苈大枣泻肺汤化裁。

（五）华明华经验

华明华认为：①厥脱证是虚中挟实以虚为主的本虚标实证，所以治疗上除了要注意补虚外，也要重视兼证。故不论是滋阴还是助阳都要注意祛瘀，如是气郁可予以青皮理气而活血，若是血瘀可予血立通、丹参（或复方丹参），以活血化瘀。治疗厥脱证中如阳虚型的轻证一般予以参附液即可奏效，但对阳虚型的重证则需在益气温阳的参附中加青皮，理气救逆，方能使补益之阳气周流全身通达四肢而使厥逆得顺，虚脱得复，从而强调了临床辨证的重要性和在补虚基础上必须祛瘀的重要性，起到补中有开的作用。②热毒炽盛所致厥脱证，由于热毒所致津伤，除予清热解毒外还要给生津液以固护津液，起到补中兼通的作用，注意既祛邪又安内。③危重患者固然有亡阳、亡阴、气脱、津伤等不同证型，此时可各类液体互相配伍使用提高疗效。如临床上常以益气配生津以防气阴两伤之变，予益气配补血取气血相生之妙，有用益气配活血治气虚血滞，有用增液配凉开治营热神昏之征。在阴损及阳时可养阴与助阳同行，在虚实兼挟时必须以补益与祛邪合用。

（六）顾宁经验

顾宁认为厥脱证是以气虚阴虚阳虚为本，血瘀水饮痰浊为标。而治法方药为标本兼顾，分级辨治，衷中参西。标本兼顾本病总属本虚标实，发时以标实为主、平时以本虚为主，故发作期以攻邪为急，缓解期以补虚为先。攻邪重在祛瘀、利水、化浊，补虚重在补气、温阳、滋阴。顾宁特别指出，心衰病多由内脏虚损所致，是心系病症的终末阶段，故有“心衰无实证”之说，邪盛自当祛邪，而顾护正气应贯穿本病治疗的始终。顾宁提出心衰病分期、分级治疗的方法：①在慢性心衰早期，即NYHA分级心功能为Ⅰ、Ⅱ级时，中医辨证多属心肺气虚兼有血脉瘀滞，此期治宜补益心气兼活血化瘀，方以养心汤合补肺汤化裁。②在慢性心衰中期，即NYHA分级为Ⅲ级时，气阴两虚兼有瘀血证较为多见，治宜益气养阴兼活血祛瘀，方用生脉散化裁。③而在慢性心衰后期，即心功能Ⅳ级时，多出现静息时呼吸困难、心悸、眩晕、畏寒肢冷、尿少、下肢水肿、胸腔积液、腹水等症状，舌淡或紫暗有瘀斑、苔白，脉沉细弱，或结代等阳虚水泛之证，治宜温补肾阳、温化水湿，方用真武汤合参附汤化裁。

（七）马超英经验

马超英认为感染性疾病的始动病因虽多为温热毒邪，但邪气深入营血，灼伤气阴，血液为之瘀滞；瘀热互结、蕴毒酿痰，内闭脏腑，导致心、脑、肾等重要脏器的功能严重紊乱，神明失主，易成热毒瘀邪内闭血分，正气耗散的内闭外脱证。治则当以祛邪开闭为主，扶正固脱为辅，即重用清热解毒、活血化瘀，兼以养阴益气之剂。方用具有清热解毒、通瘀开窍化浊之功的“牛珀至宝丹”合参麦注射液。

（八）于凯成经验

于凯成认为休克病机复杂，主要为虚实夹杂，以虚为主，阴阳气血亏虚，发展致多脏器同病。根据辨证结果灵活运用益气养阴，回阳固脱，育阴潜阳法等。益气养阴法适用于热病伤津耗气，或久病气阴两伤，或心之气阴素亏而合并休克者。治以益气养阴，方用生脉散加味，药用红参、五味子、麦冬、玄参、黄芪等。回阳固脱法适用于热病寒毒直中少阴，或心肾阳气素亏，突然暴脱而休克，或休克晚期由气阴两脱转为阳脱者。治以回阳固脱，方用参附汤或四逆汤等，药用红参、附子、干姜、青皮、甘草、桂枝、五味子、龙骨、牡蛎、山茱萸、猪胆汁等。育阴潜阳法适用于素体心肾阴亏，或热病后期，阴液枯涸，并发休克者。治以育阴潜阳，方用三甲复脉汤加减，药用牡蛎、鳖甲、龟甲、生地黄、麦冬、山茱萸、五味子、炙甘草。

五、名方推荐

（一）破格救心汤

附子30～200 g，山茱萸60～120 g，干姜、炙甘草各60 g，生龙骨、生牡蛎、磁石各30 g，高丽参10～30 g，麝香0.5 g（必要时，分次冲服）。功效：破阴回阳、扶正固脱，活血化瘀、开窍醒神。主治：真心痛所致厥脱证。用法：①病势缓者，加冷水2000 mL，文火煮取1000 mL，5次分服，每2 h 1次，日夜连服1～2剂。②病危急者，开水武火急煎，随煎、随喝，或鼻饲给药，在24 h内，不分昼夜频频喂服1～3剂。

（二）回阳救逆汤加减

人参、青黛、当归、附子各15 g，干姜、甘草各9 g，黄芪30 g。功效：益气固脱、回阳救逆。主治：阳气暴脱的厥脱证。用法：水煎至350 mL，分2次口服，每日1剂。加减：气短心悸者加酸枣仁

20 g、柏子仁 12 g，少津口干者加玉竹、麦冬各 12 g，痰多着加胆南星、瓜蒌子、竹沥各 12 g，醒后躁动者加茯神、远志各 12 g。

（三）生脉散加味

人参 30 g，麦冬、白术、甘草、附子、干姜、淡竹叶各 10 g，五味子 15 g，黄芪 30 g。功效：益气生津。主治：心气不足、心阳不振或气阴两虚之休克。用法：水煎服，每日 1 剂，分 2 次服用。加减：瘀血明显加丹参、赤芍；肿甚加猪苓、泽泻。

（四）参附汤加减

红参、炙甘草各 10 g，炙附子、五味子各 5 g，龙骨、牡蛎各 20 g，川芎、黄芪各 15 g。功效：益气固脱。主治：急性心肌梗死并发休克。用法：每日 1 剂，早晚水煎口服。加减：心衰合并心房纤颤用人参养荣补心丹；风湿性心脏病心源性休克用祛湿生脉汤；肺源性心脏病心源性休克用参附四逆汤。

（五）加味参附桂枝汤

红参 15 g，附子（先煎）12 g，黄芪 20 g，桂枝 10 g，白芍 15 g，生姜 3 片，三七粉（冲）10 g，炙甘草 3 g。功效：益气温阳固脱，活血通脉。主治：厥脱证。用法：每日 1 剂，水煎取汁 200 mL，分 2 次温服或多次喂服。

（六）复心汤加减

炙附子 12 g，淫羊藿、葶苈子、丹参各 30 g，泽泻、当归、黄柏各 9 g。功效：益气温阳、活血利水。主治：心肾阳虚型心衰。用法：水煎服，每日 1 剂，早晚分服。加减：黄芪、党参各 30g 补气，气为血之帅，气行则血行；水湿内停，加车前子 30 g，桂枝、茯苓、炒白术、猪苓各 15 g，共奏利水渗湿，温阳化气之功。气滞湿阻，加砂仁 9 g，辛温行散，入脾胃经疏利中焦湿阻。

（七）四逆汤加味

附子（先煎）12 g，干姜、人参（另煎）各 15 g，炙甘草、肉桂各 10 g，细辛 3 g。功效：回阳救逆、开闭固脱。主治：阳虚欲脱。用法：取 1 剂煎成共约 200 mL 药液，每日 1 剂，上下午分 2 次温服或鼻饲，连用 5 日。

（八）大承气汤加减

生大黄（后）12 g，芒硝（冲）9 g，枳实、厚朴各 10 g。功效：峻下热结。主治：热厥证。用法：每日 1 剂，将方药浓煎至约 200 mL，分早晚 2 次服用。加减：若已出现肠梗阻等症状或辨证属阳明腑实而气胀明显者，可选用复方大承气汤以行气导滞、活血祛瘀；感染、休克等呈高凝状态，循环衰竭明显者，可选用桃核承气汤活血化瘀、改善微循环；若患者长期卧床，营养较差，气血不足，可选用黄龙汤加减以益气生血、润肠通便。

（九）麻黄附子细辛汤合潜阳丹加味

生麻黄、炮附片、细辛各 10 g，肉桂 3 g，淫羊藿、炒山药、龟甲各 15 g，砂仁（后下）6 g，炙甘草 5 g。功效：温振脾肾阳气、引火归元。主治：过敏性休克。用法：水煎，服 2 剂。

（十）敛阴救逆方

红参 10～15 g，麦冬 20～30 g，五味子 10～15 g，山茱萸、生龙骨、生牡蛎、磁石各 30 g，玄参 15 g，生地黄 20 g，生甘草 19 g。功效：敛阴固脱。主治：亡阴证（失血性休克、烧伤性休克），症见灼热烦渴，面赤唇焦汗出而黏，如珠如油，烦躁不安，呼吸急促，舌红降而干，脉数疾无力等。用法：上方加水 1000 mL，煎取 500 mL，分 5 次温服，每日 1 剂。本方为回阳救逆方去附子、干姜、葱白，加麦冬、五味子、生地黄、玄参而成。麦冬、五味子、人参为生脉饮，益气养阴，生地黄、麦冬、玄参为增液汤，养阴增液，合龙骨、牡蛎、磁石、山茱萸敛阴摄精固脱，能固夺复生的阴液，能潜浮阳，诸药合用使阴液回生，复阳潜降，阴阳维系于平衡。

第四节　上消化道出血

上消化道出血（UGIB）系指屈氏韧带以上的消化道，包括食管、胃、十二指肠、胆管和胰管等病变引起的出血。根据出血的病因分为非静脉曲张性出血和静脉曲张性出血两类。临床工作中大多数（80%～90%）急性上消化道出血是非静脉曲张性出血，其中最常见的病因包括胃十二指肠消化性溃疡（20%～50%）、胃十二指肠糜烂（8%～15%）、糜烂性食管炎（5% ～15%）、贲门黏膜撕裂（8% ～15%）、动静脉畸形/移植动静脉内瘘（GAVE）（5%），其他原因有 Dieulafoy 病变、上消化道恶性肿瘤等。

一、诊断标准

（一）非静脉曲张性上消化道出血

1. 症状及体征：若患者出现呕血和黑便症状，伴或不伴头晕、心悸、面色苍白、心率增快、血压降低等周围循环衰竭征象时，急性上消化道出血诊断基本可成立。部分患者出血量较大、肠蠕动过快也可出现血便。少数患者仅有周围循环衰竭征象，而无显性出血，此类患者应避免漏诊。

2. 内镜检查：无食管、胃底静脉曲张并在上消化道发现出血病灶，可确诊 ANVUGIB。

3. 应避免将下列情况误诊为 ANVUGIB：某些口、鼻、咽部或呼吸道病变出血被吞入消化道，服用某些药物（如铁剂、铋剂等）和食物（如动物血等）可引起粪便发黑。对可疑患者可行胃液、呕吐物或粪便隐血试验。

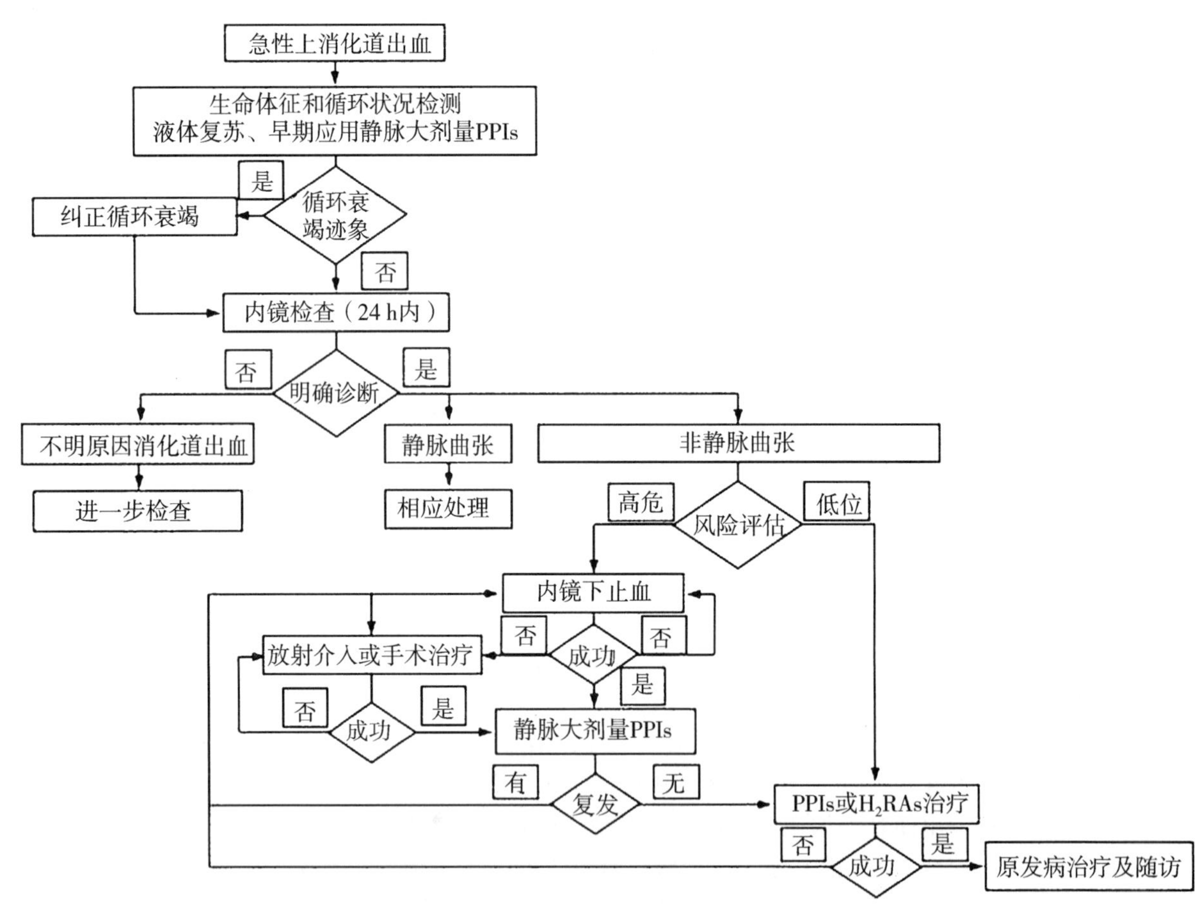

图 1-1 急性非静脉曲张性上消化道出血

PPIs：质子泵抑制剂；H_2RAs：H_2 受体拮抗剂

（二）静脉曲张性上消化道出血

在出血 12～24 h 内进行食管胃十二指肠镜（简称胃镜）检查。内镜下可见曲张静脉活动性出血（渗血、喷血）、在未发现其他部位有出血病灶但有明显静脉曲张的基础上发现有血栓头。

二、西医治疗

（一）非静脉曲张性上消化道出血

应根据病情、按照循证医学原则行个体化分级救治，高危 ANVUGIB 的救治应由相关学科协作实施。该病的治疗可分为出血征象的监测、液体复苏、止血三大重点。

1. 出血征象的监测：

（1）症状和实验室检查：记录呕血、黑便和便血的频度、颜色、性质、次数和总量，定期复查红细胞计数、血红蛋白、血细胞比容与血尿素氮等，需要注意血细胞比容在 24～72 h 后才能真实反映出血程度。

（2）生命体征和循环状况：监测意识状态、心率、脉搏、血压、呼吸、肢体温度、皮肤和甲床色泽、周围静脉特别是颈静脉充盈情况、尿量等，对意识丧失、呼吸停止及大动脉搏动不能触及的患者应立即开始心肺复苏；对存在气道阻塞的患者，应当采取必要的措施以保持气道开放，特别是当使用高流量吸氧仍不能缓解呼吸窘迫时，应及时实施人工通气支持；对出现意识障碍或呼吸循环障碍的患者，应常规采取“OMI”，即：吸氧（oxygen，O）、监护（monitoring，M）和建立静脉通路（intravenous，I）的处理；意识障碍患者，因无创通气有增加误吸的危险，不提倡应用；意识障碍和排尿困难者需留置导尿管，危重大出血者必要时进行中心静脉压、血清乳酸测定，老年及危重患者常需心电、血氧饱和度和呼吸监护。

2. 液体复苏：

（1）血容量的补充：应立即建立快速静脉通道，并选择较粗静脉以备输血，建议留置中心静脉导管。常用液体包括氯化钠注射液（0.85%～0.95%）、平衡液、全血或其他血浆代用品。根据失血的多少在短时间内输入足量液体，以纠正循环血量的不足。对于血流动力学不稳定的患者，液体复苏要优先于内镜止血治疗。为防止出现肺水肿、稀释性凝血功能障碍、血管外液体的蓄积等，在液体复苏达到终点指标，血流动力学稳定后应尽早采用限制性液体复苏。对于急性大量出血者，应尽可能施行中心静脉压监测以指导液体的输入量。下列情况时可输血，紧急时输液、输血同时进行：①收缩压＜90 mmHg，或较基础收缩压降低幅度＞30 mmHg；②血红蛋白＜70 g/L，血细胞比容＜25%；③心率增快（＞120 次/min）。随机对照研究及荟萃分析均显示，对上消化道出血患者采取限制性输血，与开放性输血相比，可改善患者的预后，减少再出血率和降低病死率。对于合并有缺血性心脏病等严重疾病患者，输血治疗的血红蛋白目标值可适当提高。下述征象对血容量补充有很好的指导作用：意识恢复；四肢末端由湿冷、青紫转为温暖、红润，肛温与皮温差减小（＜1 ℃）；脉搏由快弱转为正常有力，收缩压接近正常，脉压差大于 30 mmHg；尿量多于 0.5 mL/(kg·h)；中心静脉压改善。

（2）血管活性药物的使用：在积极补液的前提下，可以适当选用血管活性药物（如多巴胺或去甲肾上腺素），以改善重要脏器的血液灌注。

3. 止血：

（1）抑酸药物：临床常用的抑酸剂包括质子泵抑制剂（PPIs）和 H_2 受体拮抗剂（H_2RAs）。常用的 PPIs 针剂有：艾司奥美拉唑、奥美拉唑、泮托拉唑、兰索拉唑、雷贝拉唑、艾普拉唑等，常用的 H_2RAs 针剂包括雷尼替丁、法莫替丁等。建议尽早使用 PPIs。

（2）内镜下止血：常用的内镜止血方法包括药物局部注射、热凝止血和机械止血 3 种。

（3）静脉使用止血药物：疗效尚未证实，不推荐作为一线药物使用。

（4）数字减影血管造影（DSA）：对内镜止血失败或外科手术风险过大的患者，DSA 有助于明确出血的部位与病因，必要时可行栓塞治疗。

（5）手术治疗：对经各种检查仍未能明确诊断而出血不止，病情特别凶险者；或药物、内镜和放射介入治疗失败者，可进行内科、影像介入、外科等多学科协作诊疗，病情紧急时可考虑剖腹探查，可在术中结合内镜检查，明确出血部位后进行治疗。

（二）静脉曲张性上消化道出血

以内镜治疗为主要治疗手段。

1. EIS：

（1）硬化剂：常用聚桂醇、5％鱼肝油酸钠；

（2）注射方法：曲张静脉内注射为主；

（3）注射点：每次 1～4 点；

（4）注射量：初次注射每支血管以 10 mL 左右为宜，一次总量一般不超过 40 mL，之后依照血管的具体情况减少剂量；

（5）单次终止治疗指征：内镜观察无活动性出血。

适应证：①急性食管静脉曲张破裂出血；②二级预防；③外科术后静脉曲张再发。禁忌证：①肝性脑病≥2 级；②有严重的肝肾功能障碍、大量腹水、重度黄疸。并发症：食管狭窄、穿孔、出血、纵隔炎、溶血反应（5％鱼肝油酸钠）、异位栓塞等。

2. EVL：

（1）急性出血时使用会出现视野不清晰，影响操作；

（2）在食管、胃没有血性物质时套扎较为安全；

（3）套扎从食管、胃结合部开始，螺旋形向口侧食管移动进行套扎；

（4）每根静脉根据需要结扎多个套扎圈，2 个环之间间隔 1.5 cm 左右。

适应证：同 EIS。

禁忌证：①肝性脑病≥2 级；②有严重的肝肾功能障碍、大量腹水、重度黄疸；③曲张静脉直径＞2 cm；④Le，g 型食管静脉曲张患者，胃静脉直径＞2 cm；⑤乳胶过敏；⑥环咽部或食管狭窄、穿孔。

并发症：食管狭窄、大出血、发热等。

3. 组织胶注射：

（1）使用 23 G 注射针；

（2）组织黏合剂为 α 氰基丙烯酸正丁酯或异丁酯；

（3）根据所用黏合剂的性质，在配制时加或不加碘化油；

（4）内镜的工作钳道要预充碘化油，以防钳道堵塞；

（5）曲张静脉内注射，三明治夹心法；

（6）根据曲张静脉的容积，选择注射量。

适应证：①择期治疗食管以外的消化道静脉曲张；②急诊治疗所有消化道静脉曲张出血，在食管静脉曲张出血小剂量使用。

并发症：①异位栓塞，偶有门静脉、肠系膜静脉、肺静脉栓塞；②近期排胶出血；③局部黏膜坏死。

三、中医临床思维

（一）中医病名及病因病机特征

上消化道出血属中医学“呕血”“便血”范畴，为常见之内科急重症。中医学认为出血的本质是络伤血溢，多数学者认为引起络伤血溢的病机主要责于“热”“瘀”“虚”。由于饮食失节，嗜食辛辣酒类，热积胃中，热伤胃络，胃气失和，血随胃气上逆而吐出，下走大肠故大便色黑。如《临证指南医案·吐血》云“酒热戕胃之类，皆能助火动血”，《景岳全书·血证》云“血本阴精，不宜动也，动则为病，盖动者多由于火，火盛则迫血妄行”。情志失调，肝郁化火，肝火犯胃，火盛气逆，损伤胃络，迫血上行，如《素问·举痛论》云“怒则气逆，甚则呕血”。出血后或由于气滞血淤，瘀血阻络，致血不循经，亦可发生吐血。如《血证论·吐血》云“血证火旺气盛者，十属八九，火盛则逼血妄行，妄行则血离经，离经之血则是瘀血”。因此，上消化道出血实证型病因主要责之于“热”“瘀”。“虚”者多因于脾虚、劳倦过度、久病等因素，致脾虚不摄，胃络瘀血等导致血不循经而外溢。

（二）辨病辨证及治疗特征

2006年中华中医药学会脾胃病分会编写的《中医消化病诊疗指南》将上消化道出血的中医辨证及临床证候标准制定如下：①胃中积热证。主症：吐血紫黯或咖啡色，甚则鲜红，大便黑如漆；口干口臭，喜冷饮；次症：胃脘胀闷灼痛；舌红苔黄；脉滑数。②肝火犯胃证。主症：吐血鲜红或紫黯；口苦目赤，心烦易怒；次症：黄疸，胁痛；舌红苔黄；脉弦数。③脾虚不摄证。主症：吐血黯淡，大便漆黑溏薄；病情反复，面色苍白；次症：头晕心悸；神疲乏力；纳少；舌淡红，苔薄白；脉弦细。④气虚血脱证。主症：吐血倾盆，大便漆黑甚则紫黯；面色苍白，大汗淋漓，四肢厥冷；次症：眩晕心悸；烦躁口干；神志恍惚，昏迷；舌淡红；脉细数无力或脉微欲绝。

本病的治疗原则：《血证论》指出上消化道出血总的治疗原则为：止血、消瘀、宁血、补血。临床上根据具体的证型进行随证增减，如胃热壅盛证，治疗宜清胃泻火、化瘀止血；方用泻心汤和十灰散加减，常用药物：黄连、黄芩、大黄、牡丹皮、栀子、大蓟、小蓟、侧柏叶、白茅根等。肝火犯胃证，治宜泻肝清胃、凉血止血；方用龙胆泻肝汤加减，常用药物：龙胆、栀子、黄芩、柴胡、生地黄、车前草、泽泻、茜草等。气虚血溢证，治宜健脾益气摄血；方用归脾汤加减，常用药物：白术、党参、黄芪、当归、甘草、木香等；气虚血脱证，治以益气固脱止血。方用独参汤、参附汤，或生脉散加味，常用药物有吉林参、边条参、参须、黄芪、党参、熟附子等、止血药如川田三七、阿胶、云南白药等。

上消化道出血是临床上常见的危急重症之一，常并发于肝硬化、消化道溃疡等难治疾病之后，临床上根据合并的疾病不同，已将其分为静脉曲张型和非静脉曲张型，静脉曲张型常采取内镜下止血治疗，非静脉曲张型常采取PPIs治疗。中医治疗上消化道出血多以病因病机为切入点，以辨证论治为原则，从而进行正确的遣方用药。由于本病的多发性、反复性，病因病机的复杂性，中医治疗本病的方法也具有多样性，但其基本方法是一致的，即辨证分型、依型选方、随症加减用药。中医辨证施治从整体出发，既救出血之急，又治出血之因，兼顾标本。目前中医治疗上消化道出血多以非静脉曲张型为主。中医治疗以服用汤剂为主，如不便使用汤剂，也可采用颗粒制剂。在病情稳定后，可继续服用中药，缓以治本，以防再发。

（三）药物选择

基于对临床上283篇中医药治疗非静脉曲张性上消化道出血的文献报道的用药统计，上消化道出血最常用的10味中药是：大黄、白及、三七、黄连、黄芪、海螵蛸、白术、当归、茜草、地榆。治疗非静脉曲张型上消化道出血较常用的10味中药为：黄芩炭、白芍、生地黄、党参、牡丹皮、栀子、阿胶、炮姜、侧柏叶、蒲黄。而上消化道出血是一种出血性疾病，病机常常虚实夹杂，所以在用药上又可分为补虚和泻实，在补益药中用得较多的是白术、黄芪、白芍、党参、炮姜、阿胶及当归等。清热泻火凉血药物使用较多的是大黄、栀子、牡丹皮、生地黄、黄芩等。

四、名医经验

（一）马骏经验

《景岳全书》云：“血本阴精，不易动也，而动则为病。血主营气，不宜损也，而损则病，血动者，多由于火，火盛则逼血妄行；损者多由于气，气伤则血无以存。”马骏认为对于老年人久病者，久病多虚，久伤入络，则导致气滞血瘀，故脾虚与血瘀是主要矛盾，在使用活血化瘀药物后导致患者出现黑便，活血化瘀药物偏于活血类，如当归、川芎、五加皮、山楂；温肾壮腰类，如续断、杜仲；侧重化瘀通痹类，如炙甲片、全蝎、蜈蚣。究其出血原因，主要是所用药物药性偏于辛温，善行走窜攻坚，药力偏猛，伐伤已经不足的脾气，以致脉络受损，血溢于肠内；其次，老年之体，久病脾虚，失其统摄之权，血为之不守。活血化瘀是中医的基本法则之一，马骏指出要正确运用它，首先，应辨证明确，所谓“治病之要诀在于明白气血，气有虚实，血有亏瘀”。第二，一定要掌握药物的特性，“提倡化瘀而不伤正”，尤其是老年性消化性疾病应慎用活血化瘀法，必须用时则宜益气化瘀，且不忘健脾调中，选择较为温和的活血化瘀药。至于药量，亦以适当控制为好。

（二）王行宽经验

上消化道出血多属于中医中的“便血”“呕血”，呕血多属阳络损伤，便血多为阴络受损。引起阳络损伤的原因或为胃中积热，或为肝火犯胃。王行宽认为溃疡病之呕血者，多属肝气横逆犯胃，胃络损伤所致。导致阴络受伤的原因不外脾胃虚寒、中气不足、脾不统血、气不摄血等。若便血伴呕血者则属脾胃虚寒，兼夹肝气犯胃，即虚中有实，寒中有热，寒热虚实夹杂之症。故治疗出血首先当分辨究竟以呕血为主抑或以便血为主，其次应辨别寒热虚实孰轻孰重，然后遣方选药，方能切合病情。王行宽认为在遣方用药上，有 5 点原则：①应选用既有止血，又有祛瘀作用的药，使血虽止而不留瘀，如丹参、三七、蒲黄等；②在以呕血为主时，应选用既能止血，又有清热作用的药，因热邪得清，则血自能循经而行，如黄芩、栀子、牡丹皮等；③如存在消化道溃疡，应选用既能止血，又有生肌作用的药，可促进溃疡愈合，如白及等；④若以虚寒便血为主时，宜选用既有止血，又有温中作用的药，使脾阳回复，则自能司其统摄之功，如炮姜炭等；⑤选用既能止血，又有制酸作用的药，如海螵蛸等。同时王行宽认为，在出血量多、合并休克时，一般待休克纠正后再采用中医中药治疗，即以中西医结合治疗为妥。

（三）危北海经验

危北海认为上消化道出血的中医病因病机主要有：①暴饮暴食，饮酒过度，过食辛辣，胃有积热，热伤胃络，迫血外溢而吐血。脾胃失和，酿湿生痰，痰火扰动胃络也可引起吐血。若热郁肠道，灼伤阴络，而致便血。②七情所伤，郁怒伤肝，肝气郁结，气郁化火，肝火犯胃，损伤胃络，或素有胃热，复因肝火扰动而致吐血。③劳倦内伤，损伤脾气，脾虚则失统摄之权，使血无归，而致便血。总之吐血病变在胃，其病理为：胃中积热，肝郁化火，邪逆乘胃，气火逆乱，热伤胃络，血不循经而致。便血的病变在于胃和大肠，其病理表现有虚实之分。实证者，为湿热下注大肠，伤及阴络；虚证者为劳倦过度，脾胃受伤，气不摄血，即脾虚不能摄血而致便血。由此可见，除脾胃外，肝、心、肾、肺等脏腑之病，均可直接或间接地导致胃络受伤，引起吐血或便血的病症。危北海认为，中医诊治上消化道出血，一般要遵循血证论治，其证属于吐血和便血范围。不论吐血或便血，中医证治首先要辨清寒热虚实，若辨证有误，则反而加重病情。对于吐血，多认为由热邪而致。故治疗吐血以降逆清火、凉血止血为大法。便血则多由脾胃虚寒，气虚不能统摄，阻络损伤而致，治疗便血以益气摄血为主。其次，中医治疗血证，要辨清标本，出血之现象是标证，出血之根源是本，治疗大出血之时，首先治标，血止后再治本。治疗中小量出血，则可标本兼顾，一方面迅速采取措施，达到立即止血，另一方面针对原发病，制止出血之由。

（四）邓铁涛经验

邓铁涛认为，上消化道出血患者必有脾胃虚弱的病机存在。根据唐容川《血证论》中“止血、消瘀、宁血、补血”4 步治法，在治疗本病中应贯穿“止血不留瘀、化瘀不动血”的思想，做到攻补兼施。邓铁涛认为便血出于下，患者初不自觉，稍有时日乃觉疲乏无力，精神不振，面色萎黄，查知大便潜血。便血之病机与吐血不同，但止血仍是第一要法。由于病多见于虚证，故选用既能止血又能养血之品。邓铁涛通过多年的临床观察，提炼出一简单有效的良方胶七散，临床初步观察疗效显著。方中阿胶味甘、性平，入肝、肾经，能止血补血，可使血既止而新血亦生，有利于机体的康复；三七性温，味甘，微苦，归肝、胃经，具有止血生肌、消瘀止痛之功，可使血既止而不留瘀，并促进出血创口的愈合。两药相伍，可达到止血、消瘀、宁血、补血的作用。药理研究表明，三七能降低毛细血管通透性，改善血管及黏膜脆性，使固有膜血管炎改善，修复黏膜溃疡、缩短凝血时间，并使血小板增加，而起止血作用。其对出血时间的影响与肾上腺素大致相同，较藻酸钠和凝血酶强。阿胶主要由胶原蛋白组成，水解后可得多种氨基酸，对血红蛋白、红细胞压积有明显的升高作用，其“补血”的疗效优于铁剂，同时有较好的抗休克作用。

（五）洪广祥经验

洪广祥认为，在生理状态下，血为水谷之精气，它生化于脾（脾统血），藏受于肝（肝藏血），总统于心（心主血脉），宣布于肺（肺朝百脉），化精于肾（精血同源），与气相互为用（气为血之帅），循行经脉之中（脉为血之府），周流不息，营养全身。血的生理作用的发挥，直接受脏腑、气血、阴阳的支配。当各种急慢性疾病，导致脏腑损伤，气血失调，阴阳有所偏盛、偏衰，血液不能循经运行，就会引起血液溢出脉外而形成血证，其中即包括呕血、便血。究其原因，主要有以下几个方面：内伤饮食、情志过极、脏腑虚衰、瘀血留蓄。总的来说，血证（包含呕血、便血）的发病机制是“气火逆乱，脉络损伤，血不循经，溢于脉外”。阳络伤则血从上溢，阴络伤则血从下出。血证的病理性质有虚实之分：实证多为气火亢盛，血热妄行。虚证多为虚火妄动，迫血妄行；或气不摄血，血不循经。治血：收敛止血、凉血止血、祛瘀止血。治火：清热泻火、滋阴降火。治气：清气、降气、益气。洪广祥指出，凡出血暴急量多者，临床应根据具体情况，或直折其火，或急固其脱，并可运用中西医两法综合治疗和抢救。治疗上：①实热证中，治以清热泻火、凉血止血，常用方为犀角地黄汤、三黄泻心汤、龙胆泻肝汤、黛蛤散、十灰散等。常用药为水牛角、黄芩、栀子、生地黄、牡丹皮、赤芍、白茅根。适当配合收敛止血药，如遇肝火偏盛者：如肝火犯胃，常以吐血为主；肝火犯肺，常以咳血为主。凡血热妄行而见肝火偏盛者，可在基本方内加龙胆、青黛、赭石以泻肝降逆，代表方如龙胆泻肝汤。咯血可在基本方中，加黛蛤散合泻白散。大肠热盛者：常以便血为主，临床多以近血为特点，可在基本方内加地榆、槐花米。代表方如槐花散、地榆散。如兼挟大肠湿热（苔黄腻）可选用赤小豆当归散合地榆散。②气虚证中，治以：益气摄血止血。常用方为补中益气汤、归脾汤、黄土汤。常用药为黄芪、党参、白术、炙甘草、大枣、仙鹤草，适当配合收敛止血药。如遇虚寒证征象明显（形寒肢冷脉沉迟细弱），加炮姜炭，甚则加熟附子，以温阳益气摄血。便血时，加灶心土 60 g（或用赤石脂代），煎汤代水煎药，代表方如黄土汤。若出血量多，气虚欲脱，另加人参浓煎喂服。若表现为出血性休克者，还可用参附四逆汤以益气固脱，回阳救逆。③血瘀证中，治以祛瘀止血。常用方为桃红四物汤、失笑散等。常用药为当归、赤芍、桃仁、红花、生蒲黄、三七、大黄、茜草等，还可配合收敛止血药。这里要强调指出，收敛止血药的止血效果是较好的，但有血止留瘀的副作用。因此临床应用收敛止血药时，要同时配合祛瘀止血药，以达到血止而不留瘀的目的。

（六）欧阳汝忠经验

欧阳汝忠认为上消化道出血的本质是络伤血溢，引起络伤血溢的病机均责之于火盛和气虚。气虚不能摄血，血不循经，溢于脉外，或火热邪毒灼络，迫血妄行，血液不循常道而成本病。从病因上看，火热之邪中又分实火和虚火，气虚之中又分单纯气虚和气损及阳而致阳气虚衰等两种情况。从证候虚实上说，实火属实证，虚火及气虚属虚证。从病机变化上说，常发生实证向虚证转化的情况，正所谓“久病必虚”，血证始为火热偏亢者，若反复发作，阴分必伤，虚火内生，或火热伤络，反复发作不愈，出血既多，气亦不足，气虚阳衰，更难摄血，如此循环不已，则是造成某些血证缠绵难愈的原因。一般说来，初病多实，久病多虚，而久病入络者，又为虚实夹杂。此外，瘀血的存在是导致本病反复发作的一个重要机理，热煎津液为瘀，血得寒则凝，气虚血行无力，均可导致血瘀阻络，血不归经而溢于脉外。欧阳汝忠指出血证的辨证，首辨虚实。其次应谨守病机，分型论治。欧阳汝忠临证治疗消化道出血时，以治火、治气、治血为基本原则。在治疗上，对于病理因素偏于火时，对于胃中积热证，欧阳汝忠多以泻心汤加味治疗。若阴虚火旺，迫血妄行，则以滋阴清热为法，方选玉女煎加味。对于肝火犯胃证，多选用龙胆泻肝汤加味。偏于气时，可分为单纯气虚及气虚损及阳 2 型。单纯气虚多选用归脾汤加味；对于脾胃虚寒者，方用黄土汤加味。欧阳汝忠认为不管出血为何种原因，其治疗均应遵《医贯》“有形之血不能速生，无形之气所当急固”之旨，急以益气固脱，用独参汤或参附汤频服。病理因素偏于血时，出血期应宗“急则治标”，以止血为第一要法，常用的有清热止血法、祛瘀止血法、益气止血法、温中止血法等。静止期多采用“宁血”大法，首推犀角地黄汤，适当加少量止血药。恢复期主要以补虚为主，可选用益气补血药，如太子参、西洋参、阿胶等。

五、名方推荐

（一）加味地榆散

地榆、茜草根各 15 g，黄芩、黄连各 12 g，栀子、茯苓各 9 g，大黄 15 g 等。功效：清热除湿、凉血止血。主治：上消化道出血之肠道湿热蕴结，肠络受损者。用法：一次 1 包（即以上中药组方合为一包），一日 3 次。

（二）良方胶七散

阿胶（烊化）10～30 g，炒三七末（冲）3～6 g。功效：消瘀生肌、止血养血。主治：上消化道出血之虚证。用法：每日服 1～2 次。炒三七末，以即将三七末干炒至老黄色为度。最好炒后放冰箱内 2～3 h 去火气。预先制备放病房中随时应用最好。

（三）止血愈疡汤

白术 9 g，党参、茯苓、当归、白芍、白及各 10 g，丹参 15 g，地榆 20 g，黄连、陈皮各 5 g，三七、甘草各 3 g 等。功效：泻肝补脾、止血祛瘀。主治：胃溃疡型上消化道出血，其中以脾虚兼有胃热者最为相宜，其次是血瘀、气滞型。用法：上药水煎 30 mL，轻度出血者每日 1 剂，分 2 次服用；中、重度出血者每日 2 剂，分 4～6 次服用。观察止血效果以 1 周为 1 疗程，观察愈疡作用以连服 4～5 周为 1 疗程。

（四）黄土汤加味

大黄炭、制附子各 10 g，海螵蛸 20 g，阿胶（烊化）、黄芩、炮干姜、炒白术各 15 g，党参 25 g。功效：温中健脾、益气止血。主治：脾胃虚寒型上消化道出血患者。用法：每日 1 剂，早晚分服。对于呕血者，同时予大黄、海螵蛸粉各 5 g，用冰生理盐水调成稀糊状口服或胃管注入，或大黄、三七、白及粉以开水冲调藕粉口服或胃管注入，每日 3 次。

（五）泻心汤加味

大黄、黄连各 10 g，牡丹皮、黄芩炭各 15 g，侧柏炭、栀子炭各 12 g，甘草 6 g。功效：清胃泻火，凉血止血。主治：胃中积热型上消化道出血。用法：每日 1 剂，早晚分服。另配以用冰生理盐水调成稀糊状口服或胃管注入，或大黄、三七、白及粉以开水冲调藕粉口服或胃管注入，每日 3 次。待血止之后，出现腹痛，口干欲饮，则以滋阴清热为法，方选玉女煎加味，常用石膏、玉竹、麦冬、黄连、天花粉、知母等。

（六）归脾汤加减

黄芪、党参各 30 g，甘草 6 g，白术 15 g，当归 15 g，茯苓、龙眼肉各 9 g，远志 5 g，山药 30 g，生姜 3 片，大枣 6 枚。功效：益气生血、健脾养心。主治：脾虚夹杂血瘀型上消化道出血。用法：每日 1 剂，分 2 次内服。治疗 1 周为 1 个疗程，共治疗 2～3 个疗程。

（七）黄土汤加减

黄土、黄芩、黄芪、生地黄、白及粉各 20 g，生大黄、炒蒲黄、阿胶珠、海螵蛸各 10 g，仙鹤草 30 g，三七末（冲水）。功效：益气摄血、清热凉血、止血祛瘀、养血生肌。主治：消化道溃疡型上消化道出血。用法：每日 1 剂，分 2 次内服。伴呕吐者加吴茱萸、黄连、赭石；胃热甚者加黄连；厥脱者加人参、制附子。

（八）知柏地黄汤加减

知母、黄柏、泽泻、茯苓各 10 g，生地黄、牡丹皮、荷叶炭、藕节炭各 15 g，白芍、谷芽、麦芽、白及各 20 g。功效：滋阴降火、养血止血。主治：阴虚火旺型上消化道出血。用法：每日 1 剂，分早晚 2 次温服。

（九）化瘀止血汤加减

丹参、赤芍、牛膝、枳壳、藕节各 15 g，当归、桃仁、泽兰、蒲黄炭、延胡索、川楝子、降香各 10 g，三七粉（另冲）3 g，白及、茜草、谷芽、麦芽各 20 g。功效：活血化瘀，降逆止血。主治：瘀血停滞型上消化道出血。用法：每日 1 剂，分早晚 2 次温服。

（十）龙胆泻肝汤加减

黄芩、当归、牡丹皮、黑栀子各 10 g，生地黄 15 g，白芍 30 g，吴茱萸、甘草各 3 g，黄连 9 g，白茅根、墨旱莲、藕节炭各 20 g。功效：泻肝清胃、凉血止血。主治：肝火犯胃型上消化道出血。用法：每日 1 剂，分早晚 2 次服用，同时予大黄、白及粉各 20 g，用冰生理盐水调成稀糊状口服，每次 10 g，每日 3 次。

第五节　外感高热

高热是指腋下温度在 39.1 ℃～41 ℃的现象，是患者经常出现的一种临床表现，是人体对致病因子的一种全身反应，为急诊最为常见的症状之一。外感高热是因外感因素导致的高热，在高热的发病率中占有较高的比例。大多由急性感染性疾病所引起，如病毒、细菌、立克次体、螺旋体、深部真菌感染等疾病；亦可为变态反应性疾病、结缔组织病、血液病、恶性肿瘤、甲亢危象、体温调节中枢功能障碍等，皆可引起高热。体温每升高 1 ℃，基础代谢率升高 13%，心率平均增加 18 次/min。中医概念，凡因外感邪毒所致急性发热，以体温升高恶寒或伴有口渴脉涩等为临床主要特征者，即称为外感高热症，本症见于温病伤寒之发病过程中，常见于西医的急性感染性疾病。

一、诊断标准

1. 急性发热，热势可有波动，热型各有不同。
2. 或伴有恶寒、口渴思饮，或不欲饮、脉数等症。
3. 发病急、一般在 3 日以内，病程短，一般在两周以内。
4. 传变迅速，四季可见。
5. 都由外感邪毒所致。
6. 易于伤阴耗气，易致昏迷，痉厥闭脱等危候。

二、西医治疗

选择退热药时应有明确的原则，根据药物特点，结合小儿的具体情况，选用安全、有效、可靠、廉价、易得的药物。另外，在用药之前应明确诊断，根据病情决定如何用药，尤其要考虑小儿的用药特点及剂量。

物理降温：≤3 个月，建议采用物理降温方法退热，如冷湿敷法、酒精擦浴、冷盐水灌肠、温水浴等。

退热剂：＞3 个月，体温≥38.5 ℃和/或出现明显不适时，可采用退热剂，如对乙酰氨基酚、布洛芬口服等。对严重持续性高热建议采用退热剂交替使用方法。

高热时推荐应用退热剂与物理降温联合退热。不推荐安乃近和阿司匹林作为退热药物应用于小儿；反对使用糖皮质激素作为退热剂应用于小儿退热；因尼美舒利用于小儿退热，引起肝损害等不良反应的发生，2011 年国家食品药品监督管理局发布通知，禁止尼美舒利口服制剂用于 12 岁以下儿童。

成人高热常见于内科疾病，诊治时需根据具体病因采取不同的治疗手段。

三、中医临床思维

（一）中医病名及病因病机特征

外感高热，中医病名。即“毒寓于邪，毒随邪来，热由毒生，毒不除则热不去，变必生危”。历代医家认为外感高热与“热毒”相关。外感高热的发展存在着“邪、热、毒、变”4 个环节，此 4 个环节“一环扣一环，环环都相连”，被称为“高热链”。“邪”指外邪；“热”指症状；“毒”是引起高热的根源，也是各种温邪的共性，人体受毒发病而出现高热。“毒”包含六淫和异气，温热、湿热、燥、暑之邪，均有此共同致热因素，所以，将此致热的共同因素，以毒概之。“变”指变证，是由失治误治，邪毒内陷，正气受损，或热盛而真阳大伤，酿成正衰邪实的局面，逆转为沉重的危险病情，是质的变化。毒与变的关系为“热由毒生，变由毒起，毒不除，热不退，变必生，危必现”。毒邪是一些特殊的烈性致病物质，有外毒和内毒之分。外毒包括疫病之气、瘴气、秽浊之气等。内毒是指因病邪入侵，脏腑功能失调，不能把病邪或病理产物及时排出体外，蕴积日久化生为毒。在体内二者密不可分，往往互生互存，共同毒害机体。内外毒邪肆虐侵扰，正气亢奋，阳气偏盛，正气与毒邪进行激烈抗争，则出现高热。抗争形式分解毒和排毒两个过程，若二者进展愈迅速，则正邪抗争愈激烈，发热就愈高，病势就愈重，正气损伤也愈多。就正气方面而言，正气愈旺盛，其热愈高，反之则不易引起高热。从毒邪方面分析，若毒邪的毒性强、数量大、属性属热或寒毒入里化热，侵犯的部位在气、营、血、胆、胃、心、脑等部位，则易引起高热；反之毒性弱、数量小、属性属寒，侵犯的部位在脾、肾等，则不易引起高热。“高热必由毒邪致，有毒未必生高热”。外感高热的发生，“邪”与“正气旺盛”是必备条件，“毒”与“瘀”乃病理环节，“热”为病理表现，“阴液耗伤”为其病理结果。

（二）辨病辨证及治疗特征

外感高热，根据不同的症状表现，有不同的治疗原则，其中常见的有解表、调和营卫、清解少阳、清气、通下、清热化湿、清营凉血、清心开窍等。解表法：①辛温发汗。麻黄汤为辛温发汗代表方，恶寒发热、无汗而喘、脉浮紧的表实证为辨证要点。②辛凉解表。本法为温病初起，风热袭于肺卫，风热与卫阳相搏，阳从热化，阳盛则热，故以辛凉解表为总则。可选辛凉解表轻剂桑菊饮或选辛凉解表平剂之银翘散或两方化裁合用。③扶正解表。本法以憎寒壮热、头身重痛、咳痰声重、脉浮重取无力为辨证要点，选人参败毒散为治。调和营卫法：发热、恶风寒、头痛、汗出、脉浮缓等为辨证要点，可用桂枝汤。清解少阳法：①和解少阳。以往来寒热、口苦、咽干、胸胁苦满，舌苔薄白、脉弦为辨证要点，拟小柴胡汤。②清泄少阳。本法代表方为蒿芩清胆汤，主要功用为清泄少阳、利湿化浊，应用于邪在少阳胆经夹有湿热痰浊证。清气法：以大热、大汗、大烦渴、脉洪大、舌苔黄为辨证要点，拟白虎汤。“乙脑”“流脑”属气分实热者，可加金银花、连翘、板蓝根等清热解毒；若呕吐甚者加竹茹（姜汁炒）或石菖蒲、竹沥以止呕；若热甚动风抽搐者可加羚羊角（或大量水牛角代）、双钩藤、地龙等以清热息风。通下法：主要脉症是“腹满硬痛，不大便，舌苔老黄，甚则黑苔起刺，脉象沉实”。前人归纳为“痞、满、燥、实、坚”阳明实热为辨证要点。拟大承气汤、五加减承气汤。清热化湿法：以头痛、恶寒、身重胸闷、午后热重、舌白不渴、脉濡为辨治要点。拟三仁汤。清营凉血法：①清营泄热。清解营分热邪的代表方为清营汤，使用本方必须舌质绛而干。②凉血散血。本法以活血散血，清热凉血的犀角地黄汤为代表方，是治疗热入血分各种失血证的重要方剂。③气血两燔。代表方为清瘟败毒饮，即为白虎汤、黄连解毒汤与犀角地黄汤三者之合方，功用为泻火解毒、凉血救阴。主治一切火热之证。清心开窍法：本法选用凉开“三宝”。安宫牛黄丸长于清心解毒，多用于高热昏谵、烦扰惊厥者；至宝丹化浊开窍之力较优，多用于痰热内闭、昏厥痫痫证；紫雪丹镇痉力最强，多用于身热、烦、狂、痉、厥者。

引起发热的疾病很多，其病因病机复杂，一般认为外感高热是由于“正邪交争于表”，是人体正气奋起与邪气抗争的表现，其病因多由于感受外邪，疾病初起时常不引起重视，随后疾病传变迅速，并发其他高危疾病，常造成不可逆后果。中医通过灵活运用卫气营血辨证、三焦辨证、八纲辨证、脏腑辨证，使用汗、吐、下、和、温、清、消、补等法，对高热的治疗有不可取代的作用。

（三）药物选择

目前关于外感高热，尚无系统的中药使用规律分析。查阅文献后可得知，在疾病不同的发展阶段，所选择方药有所不同，如在气分时，常选用：连翘、金银花、苦桔梗、薄荷、淡竹叶、荆芥穗、淡豆豉、牛蒡子、知母、石膏等清解气分的药；邪在营血分时，常选用犀角（水牛角代替）、生地黄、淡竹叶心、麦冬、丹参、黄连、金银花、连翘、芍药、牡丹皮、黄芩等凉血清营的药物；热毒闭窍时，可选用凉开“三宝”，即安宫牛黄丸、至宝丹、紫雪丹。

四、名医经验

（一）丁樱经验

外感发热是小儿时期的常见病症，具有发病快、病程短、传变迅速、四季发病的特点。丁樱认为小儿脏腑娇嫩，藩篱不固，易受外邪侵袭，虽邪有六淫之分，但其病机主要为外感风寒、风热。因小儿体属纯阳，外感之邪易从热化，故本病总以风温居多。病之初起，小儿外感风寒者并非少数，但风寒证仅表现在病初阶段，小儿为稚阴稚阳之体，“易虚易实，易寒易热”，疾病传变迅速，风寒之邪很快入里化热，如风温感冒若不及时治疗，则很快发展成为肺炎喘嗽；若邪热壅盛，正气不足，则可发生心阳虚衰，邪陷心肝的变证。临床表现为寒热错杂之证，或寒多热少、或热多寒少、或外寒内热。鉴于此，丁樱在治疗小儿外感热病时，用药往往寒温并用，主次鲜明。对于外感风热所致的感冒、肺炎喘嗽等初起高热，在应用辛凉解表剂（银翘散、桑菊饮等）时常于方中稍佐紫苏叶、荆芥等，辛凉与温药并用，透邪外达，不论有汗、无汗均可用之。因荆芥、紫苏叶虽为辛温解表药物，但药性较为缓和，用之无过汗伤阴之弊，与寒凉药物配伍，既可防寒凉遏邪，又可借其芳香透达之性加速透邪外出，较单纯辛凉解表取效更速。同时要重视体质，不妄攻补；丁樱对于学龄儿童或病情相对复杂的患儿用药则以经方或温病经典方剂为主，如一般常用小青龙汤、香苏饮、小柴胡汤、银翘散、桑菊饮、普济消毒饮等，但多辨证化裁，剂量轻重相宜，慎用大辛大热、大苦大寒之品，药味亦不宜过多过杂。丁樱临床强调用药一定要兼顾小儿体质特点。外感热病，常常病情多变且传变迅速，因此用药要及时，争取主动，力求及时控制病情变化。

（二）王庆国经验

王庆国认为外感高热有属少阳者，可从少阳论治。少阳属风火，将三焦，主气火游行，津液代谢。或由于体质素虚，风温之邪直入，或由素体蕴热，复感风寒，引动其邪内发，或由湿热留恋气分不解，总以少阳病为多。但见咽痛、口苦、目赤、发热起伏不定、舌红，即可使用小柴胡汤加减，以和解少阳为治疗原则。

（三）白长川经验

白长川根据多年来诊治外感热病、钻研《伤寒》《温病》各家学术思想后总结得出“三纲脏腑定位，两化气血定性”这一外感热病的辨证思路与方法，旨在规范外感热病不同的辨证方法，执简驭繁。实际上，西医诊断感染病的思路与“三纲脏腑定位，两化气血定性”不谋而合，以呼吸内科的咳嗽为例，首先区分上呼吸道病变还是下呼吸道病变或胸膜病变，即定位，然后通过相关辅助检查明确病因及性质，即定性，最后根据定位和定性的辨证确定治疗方案。“三纲脏腑定位，两化气血定性”这一新辨证新思路在指导外感热病的治疗方面需要长期的临床实践加以证实。

白长川认为，“寒者热之，热者寒之”是针对外感热病病因的疗法，伤寒伤于寒邪，寒邪郁闭当“寒者热之”，治以辛温解表法，如麻黄汤、桂枝汤、大青龙汤辛温 3 方；温病伤于热邪，温邪郁闭当“热者寒之”，治以辛凉解表法，如桑菊饮、银翘散、白虎汤辛凉 3 方。同时，白长川认为这只是治疗外感发热性疾病的一个方面，更重要的一方面是病机治疗法。白长川认为，阳气怫郁是外感发热性疾病的总病机。临床上，白长川以“汗”“透”“泄”“截”4 法为基本治疗大法，使邪气外达，临床疗效显著。“汗”：白长川认为，阳气怫郁为发热的关键病机，开发郁结为退热的重要途径。伤寒袭表或温病早期津液未伤的发热，首选汗法，使热随汗而解。“透”：白长川认为，无论伤寒还是温病发热，实际皆为郁热所致，因此，开其郁闭，透热外出，给邪以出路，阻断疾病入里至关重要。“泄”：泄法的关键是给邪气打通出路，畅通气机，泄热祛邪。白长川运用泄法的特点是寒温并用，而不拘于伤寒、温病。根据邪热分布的部位以及深浅的不同选用不同的泄法，上焦主以透泄法、开泄法，中焦主以苦泄法、走泄法，下焦主以渗泄法。邪热与有形实邪结于肠腑选用导泄法，暑病后期余邪未尽、心肾两伤，常用酸泄法，温热夹湿者，多以甘淡凉泄法。当邪在上焦或卫气分，病位较浅，透泄表邪，常用透泄法。“截”：白长川认为，由外而内的新感温病发热，第一道防线在卫分，截断应在气分，早用重用金银花、连翘等清热解毒之品。但是伏邪温病由里达表，不可截断，只能给邪以出路，向外透达，辛凉苦寒，开泄里热。

（四）张士卿经验

张士卿在诊治小儿发热时尤重视望舌。舌为心之苗，手少阴心经之别系舌本，舌为脾之外候，足太阴脾经连舌本、散舌下。此外肺、肝、肾经亦直接或间接与舌有联系。故观察舌象变化，可了解病位深浅、病势进退、邪正盛衰、病邪性质。除望舌外，张士卿还重视望咽喉，喉为肺系，咽属胃系，咽喉乃肺之关口，呼吸之通道。外邪侵袭易引起咽喉发干、发痒、红肿作痛、发热。张士卿主要望色泽、形态及有无脓点等。一般咽喉红肿者属实热；如红肿高突，吞咽困难且发热者，乃风热痰瘀凝滞，若咽痒咳嗽，多为风邪。张士卿治疗小儿发热在选用主方的基础上，更是喜用石膏。张士卿指出，生石膏治疗外感发热取其功用有 3 点：一是辛凉透达，二是解肌清热，三是发汗解表。并认为："石膏虽为矿物药，但体重而气轻，辛凉开腠，辛而不燥，要比辛燥之品稳妥。"故凡是外感表证，只要有热象存在，而又不是脾胃虚寒者，皆可用之，无不显效。一般用量 15～30 g，多则可达 40～50 g。张士卿在治疗发热时，尤注重顾护脾胃，他指出："小儿脾常不足，尤其是患病后，更应注意脾胃的调理，且清热药大多苦寒，极易损伤脾胃，若忽视调理脾胃，患儿脾虚体弱，易致胃肠的积食不消，食积郁热而生，则致蕴热不除，而不利于疾病的康复。"故在时常加用一些健脾护胃之品如焦三仙、山药等以加强脾胃运化及消导功能。

（五）张西俭经验

张西俭认为，发病原因主要有二：一是强调致病因素多内外合邪，少有单一因素致病。二是主张邪毒致热说。并认为清热解毒法为外感热病诸法中最重要的方法。有"毒随邪来，热由毒生，毒不除则热不去"的概括。不过张西俭认为清热解毒固然重要，在临床诊治中，必须结合辨证论治，在辨证论治中使用清热解毒法。在辨治方法上，重视脉证分析；张西俭还认为疏散外邪，多根据发病季节及热型特点辨治用药；清解热邪时，可据证候明确病位选择用药；重视通调气机。小儿外感时外邪易于引动肝阳内风，病情变化较速，体温升高较快，也易抽风，常加用少量熄风之药，如蝉蜕、钩藤、天麻、羚羊角粉、僵蚕等。此外，不拘感证寒热，有脉虚弱或浮缓气阳虚者，可加党参、黄芪、白术，甚至桂枝温阳。舌红少苔、脉细或沉取略涩阴虚者，加生地黄、麦冬、天冬、玉竹、玄参等。张西俭在治疗外感热病中对于中药的服用方法尤为重视，首剂必须在 15 h 左右分 3～4 次服完，在就诊当日之夜 12 时必须服用 1 次中药，在次日早 6 时左右服用 1 次，热退之后第 2～第 3 剂各服用 1 日，以巩固疗效。

（六）陆长清经验

陆长清认为，引起发热的致病因素很多，根据病邪之不同和证候特点，可以归纳为外感发热和内伤发热两个方面，其中以外感发热居多。外感发热常因感受六淫之邪和疫疠之邪所引起，发病较快，易于传变，多属实证。从发热本质而言，"阳盛则热"，邪气郁于阳分则发热。发热是机体对致病因素的一种应激反应，是机体正气奋起抗邪的一种表现，但它必然对机体是有害的，发热越高，病程越久，对机体的损害越大，因此陆长清强调，对小儿发热的治疗，必须尽快辨析病因，明确方法。抓紧时间消除致热因素，力争减轻病邪对机体的毒害作用。小儿急性高热多由外感而发，在治疗上，多以蝉蜕、僵蚕为主。

（七）贾六金经验

贾六金认为，小儿外感发热的特点为发病急、病程短、热势重，常伴恶寒、咳嗽、咽痛、流涕等肺卫表证。小儿为纯阳之体，具有传变迅速的病理特点，故邪气易从阳化热，从温化火，迅速传变深入气分，出现高热、烦躁、口渴、大便秘结等症状，而一旦出现高热，多出现表证、半表半里证、里证等 3 证同时存在的情况，故须解表、和解少阳及清解里热。因小儿脏腑娇嫩，一遇感邪，则脾胃枢机不利，饮食易于积滞，蕴而助热，使热邪缠绵难退，故消积导滞之品不可不用。又因小儿形体未充，发病后"易虚易实""易寒易热"，因此病势若进一步发展，邪气则可由气入营入血，出现热扰神明或热入厥阴的惊厥、昏迷、出血等危急变证。因此，须急予疏风解表、清热解毒之重剂以挫其热势，防患于未然。贾六金依小儿病理生理特点，针对小儿外感高热，创立了银柴退热汤。银柴退热汤由银翘散和小柴胡汤加减而成，以疏风解表、清热透邪、解毒退热为主，佐以和解导滞。贾六金所创银柴退热汤重在取汗。并指出汤药宜热服频服，以利发散驱邪。若服药后汗出热退身凉，提示表邪已解，不必尽剂。若服药后，汗出不透，寒热未退，说明表邪未解，药力不济，仍需继服，以出微汗热退为度。

五、名方推荐

（一）桑菊饮合升降散加减

桑叶、连翘、芦根、贝母、炒僵蚕各 9 g，桔梗、赤芍、蝉蜕各 6 g，生甘草、大黄各 3 g，炒莱菔子 10 g。功效：解表清热、消食导滞。主治：外感高热初起。加减：辨证属风温、起病急骤、热势不减者，或既往有反复惊厥病史者，即在辨证处方基础上加入钩藤、炒僵蚕、蝉蜕等，或加入 0.5 ～1.0 g 羚羊角粉冲服；在治疗脑炎、重症肺炎等急危重症出现高热、神昏、惊厥发作等表现时，可加入石膏 60～120 g，大黄 9～12 g，板蓝根 30～60 g 等。用法：中药散装颗粒 3 剂，每日 1 剂，水冲服。

（二）小柴胡汤加减

柴胡 18 g，黄芩、连翘、桔梗、生甘草、杏仁、桃仁、法半夏各 10 g，金银花 15 g，薏苡仁、芦茅根各 20 g，淡竹叶、荆芥、蝉蜕各 6 g，生晒参 5 g，鱼腥草 30g 等。功效：和解枢机、分消上下。主治：外感高热之湿温病，邪留少阳三焦气分。用法：3 剂，水煎，早晚温服。

（三）柴胡白虎汤合半夏散及汤化裁

北柴胡 10 g，黄芩、知母、姜半夏、连翘、淡豆豉、大黄、炙甘草各 5 g，生石膏 50 g，蜜麻黄、香薷各 3 g，金银花 20 g。功效：外散表邪、内透里热。主治：外感高热之暑温感寒、寒重于湿。用法：3 剂，水煎服，早晚温服。

（四）银翘散加减

金银花、连翘、牛蒡子、桔梗、黄芩、杏仁、贝母、射干、马勃、僵蚕、瓜蒌子各 10 g，荆芥 6 g，生甘草 3 g 等。功效：辛凉解表。主治：外感高热之风热外袭。用法：2 剂，水煎，早晚温服。加减：咽喉肿痛者加射干、马勃、蝉蜕；咳嗽者加贝母、杏仁、黄芩。

（五）蒿芩清胆汤加减

青蒿、黄芩、茯苓、竹茹、青黛、滑石（包煎）、贝母、杏仁、莱菔子各 10 g，陈皮、半夏、枳壳各 6 g，甘草 3 g 等。功效：清热利湿、疏通表里。主治：外感高热之邪结少阳、湿热痰浊内蕴。用法：3 剂，水煎，早晚温服。同时在颈部痰核处用中药三黄膏敷贴 3 日，诸症皆除。

（六）张西俭经验方

党参、黄芪、葛根、芦根、板蓝根、鱼腥草各 30 g，柴胡、黄芩各 24 g，佩兰、薄荷、蝉蜕各 10 g，淡竹叶 15 g，忍冬藤 70 g 等。功效：益气解表、清热解毒。主治：外感高热之气虚、暑热、肺热内应。用法：2 剂，每日 1 剂，水煎，早晚温服。

（七）小儿清解散

蝉蜕 3 g，僵蚕、大青叶各 10 g，荆芥、黄芩各 5 g，薄荷、柴胡、知母、甘草各 6 g，金银花 9 g，石膏 20 g。功效：疏表透邪，解肌清热。主治：小儿急性外感高热。用法：3 剂，水煎，每日 1 剂，分 3～4 次服完。每次煎煮 15 min。

（八）银柴退热汤

金银花、连翘、柴胡、黄芩、牛蒡子、桔梗、荆芥、大青叶、板蓝根、紫花地丁各 8 g，焦三仙各 10 g，半夏、生甘草各 6 g。功效：辛凉解表、祛风退热、和解消食。主治外感发热夹积。用法：3 剂，每日 1 剂，频服。药物加减：若风寒偏重，加羌活、防风增加辛温解表作用；若高热便干，为里热偏重，加生石膏以清阳明胃腑实热。

（九）达原饮加味

厚朴、槟榔、草果、黄芩、赤芍、知母、甘草各 10 g，柴胡、葛根各 15 g。功效：清热化湿，透达募原。主治：外感高热之湿热邪毒、内伏募原。用法：3 剂，水煎 2 次，共 300 mL，分 2 次服。

（十）清感方

柴胡、黄芩、重楼、射干、金莲花、野菊花、青蒿、蝉蜕、地龙各 10 g，紫草 2g 等。功效：疏风解表，清热解毒。主治：外感高热之风热证。用法：3 剂，每日 1 剂，水煎，分 3 次温服。

（十一）解毒退热汤

黄芩、射干、重楼、柴胡各 10 g，大青叶 6 g，紫草 5 g，黄连 3 g 等。功效：解毒退热、解表利咽。主治：小儿外感高热。用法：水煎 2 次，浓缩至 30 mL。如 3 岁小儿，每次服用 10 mL，1 日 3 次，4 日为 1 疗程。加减：临证发热在表者，去黄连、大青叶、紫草，加生地黄、地骨皮。若高热伴有神烦或萎靡不振者，临时加服牛黄清热散（由牛黄、珍珠、朱砂、冰片等组成）1 次，以增强解毒退热之功。

第六节 昏　迷

昏迷是指人体对内外环境不能够认识，由于脑功能受到高度抑制而产生的意识丧失和随意运动消失，并对刺激反应异常或反射活动异常的一种病理状态。

临床上完全的意识丧失大致有 3 种情况，即昏迷、晕厥和心脏停搏。晕厥是短暂的意识丧失，患者多在数分钟内清醒。而心脏停搏是最严重的情况，这种状态称为“临床死亡”，如果患者不能在数分钟内得到抢救，将发生不可逆转的生物学死亡。因此当意识丧失发生后，需要立即鉴别患者到底是昏迷，还是晕厥或心脏停搏。对后者必须立即就地开展心肺复苏，以拯救患者的生命。

一般来说，患者觉醒程度不同而有不同的表现。临床大多都有如下特征：昏迷初期呈嗜睡状态，进而转入昏睡状态，病情进一步加重者即进入浅昏迷，并逐步过渡到深昏迷状态，此时血压、脉搏、呼吸等生命体征存在，但不稳定，患者处于“濒死状态”。下面论述觉醒程度的分类及临床表现，嗜睡：患者持续处于睡眠状态但能被痛觉及其他刺激或语言唤醒，并能做适当的运动和言语反应，觉醒状态维持时间较短，当外界刺激停止时不久即转入嗜睡状态，有时烦躁不安或动作减少，昏睡：介于嗜睡和昏迷之间的状态，觉醒功能严重受损，需用较强烈的刺激才可以唤醒，无自主语言或语言含混。对指令无反应或不正确，当外界刺激停止时，立即又转入昏睡。自发性言语较少见，常可见到自发性肢体运动，对痛觉刺激呈现防御性回避动作；昏迷：是一种最严重的意识障碍，状态意识内容及随意运动完全丧失；浅昏迷：强烈的痛觉刺激仅能引起患者肢体简单的防御性运动，但对外界较强烈的刺激无反应。自发性言语及随意运动消失。脑干生理反射（如瞳孔对光反射、角膜反射及压眶反应）存在或反射迟钝，生理反射正常减弱或消失，可有病理反射，生命体征平稳或不稳定；深昏迷：所有反射（脑干反射、浅反射、深反射及病理反射）均消失，生命体征不稳定，有自主呼吸但节律可不规律，多伴有通气不足。

对于昏迷的分类，临床上还有一种更为常用、更为细致的方法，根据昏迷的严重程度分为以下几种。轻度昏迷：患者的意识及随意运动丧失，可偶有不自主的自发动作。被动体位，对外界事物、声、光刺激无反应，可偶有不自主的自发动作及眼球转动。对强烈刺激如掐大腿内侧或压迫眶上孔可出现痛苦表情，用针划足底可有防御反射性屈曲或躲避运动，不能回答问题和执行简单的命令。各种反射及生命体征无明显改变。轻度昏迷时患者的各种反射（如吞咽反射、咳嗽反射、角膜反射及瞳孔反射等）都存在，同时呼吸、脉搏、血压大多正常。部分患者有大小便潴留或失禁；中度昏迷，患者对各种刺激均无反应，眼球无转动，各种反射减弱（这是与轻度昏迷的区别），有大小便潴留或失禁。呼吸、脉搏、血压可有改变，并可出现病理反射；重度昏迷：患者肌肉松弛，无任何自主动作，可有去大脑强直现象，对外界一切刺激均无反应。角膜反射、瞳孔反射、咳嗽反射及吞咽反射均消失；各种浅深反射和病理反射消失。生命体征不稳定，大小便失禁；过度昏迷：患者在深昏迷的基础上出现体温低而不稳，脑干反射功能丧失，瞳孔散大固定，自主呼吸功能丧失，需要以人工呼吸器维持，血压亦需用升压药维持，脑电图呈电静息，脑干诱发电位消失。过度昏迷是“脑死亡”的临床表现。

昏迷的原因多种多样。正常情况下，人的意识需要一个完整而正常的中枢神经系统维持，其中较重要的部分为：①上行网状激活系统；②丘脑；③丘脑下部激活系统；④大脑皮质。凡上述各部发生器质性或可逆性病变时，均可导致意识障碍或昏迷。引起昏迷的常见病因如下。低氧血症：严重肺部疾病、重度贫血、有害气体/毒物中毒、高原缺氧、溺水；血糖异常：低血糖，酒精性肝病、胰岛素或降糖药过量、胰岛素瘤。高血糖：糖尿病酮症酸中毒、高渗性高血糖状态；脑低灌注：低血容量休克。心源性疾病，血管迷走神经性晕厥、心律失常、心肌梗死、瓣膜病、充血性心衰、心包填塞；感染，脓毒性休克、细菌性脑膜炎。血管、血液疾病，高血压脑病、高颅压性脑病、假性脑瘤、血栓性血小板减少性紫癜、DIC等；代谢辅因子缺乏、缺陷，维生素 B_1、维生素 B_6、叶酸、氰钴胺素、烟酸缺乏；电解质紊乱与酸碱失调，酸中毒、碱中毒、高钠、低钠血症、高钙、低钙血症、高磷血症、高镁、低镁血症；内分泌疾病，黏液性水肿昏迷、甲状腺危象、垂体危象、肾上腺皮质功能减退症、库欣综合征、嗜铬细胞瘤、甲状旁腺功能亢进症、甲状旁腺功能减退症；内源性毒物，高氨血症、CO_2 潴留、卟啉病、尿毒症等；外源性毒物，乙醇类，酸性毒物（水杨酸、副醛等），抗抑郁药兴奋剂，镇静剂和麻醉剂，镇静催眠药，致幻剂，有毒动植物，挥发性物质；其他包括：氯胺酮、强心苷、抗惊厥药、异烟肼、重金属、有机磷；环境异常与体温调节障碍，低温、中暑、神经抑制恶性综合征、恶性高热、高原脑水肿、减压病；中枢神经系统炎症或浸润，脑膜炎、脑炎、脑病、脑血管炎、蛛网膜下腔出血、类癌性脑膜炎；原发性神经或胶质疾病，肾上腺脑白质营养不良、进行性多灶性脑白质病、脑胶质瘤、脑桥中部髓鞘溶解；中枢神经系统的局灶性损伤，创伤：颅内出血、脑震荡伤、创伤性轴索剪切伤。卒中，脑梗死、基底动脉夹层、脂肪栓塞、动脉栓塞。肿瘤，脑干肿瘤、转移瘤、垂体瘤、小脑肿瘤、急性脑积水。感染，脑脓肿、小脑脓肿；其他，癫痫、基底动脉性偏头痛、脑干脱髓鞘。

一、诊断标准

对已昏迷的患者，首先要注意可能危及生命的体征，必要时紧急清除气道分泌物及异物，保持呼吸道通畅，进行有效通气和维持循环。尽快依据病史、全面的体格检查和经验评估昏迷的危重程度。目前常用格拉斯哥昏迷量表作为昏迷程度的量化标准。

涉及昏迷的主诉多来自家属或目击者，所提供信息多不可靠，但既往史（如高血压、肝病、糖尿病、创伤、酗酒等）、昏迷发生的缓急和伴随表现多有参考意义。突然昏迷，应考虑脑出血、脑栓塞或高血压脑病；发热应考虑感染原因；昏迷前如有剧烈头痛、呕吐，可能有颅内压增高，应考虑脑肿瘤、脑脓肿、脑出血、脑膜炎等。

伴随症状根据病因不同而有差别，喷射性呕吐见于颅内高压，非喷射性见于颅外疾病；尿、便失禁多见于突发昏迷；抽搐可表现为局限性或全身性、持续性或间歇性发作。高热多见于全身或颅内感染；低体温见于乙醇和巴比妥中毒、低血糖等；呼吸气味异常［糖尿病酮症酸中毒、肝衰竭等］以及呼吸频率/节律变化。不自主运动可见肌阵挛、扑翼样震颤。肌无力（偏瘫、交叉瘫或四肢瘫）。脑膜刺激征多见于颅内感染、蛛网膜下腔出血或脑疝。面色异常见于肝病、一氧化碳中毒、贫血。

相关生命体征检查。体温：急性昏迷高热达39℃以上多为脑干、脑室出血，此外，脑炎、脑膜炎、脑型疟疾、脑脓肿、败血症等也可有体温升高。糖尿病性昏迷、低血糖昏迷、肝性脑病及某些中毒体温降低；呼吸：呼吸障碍的性质有时可决定于昏迷发生的病因。呼吸深长见于糖尿病酸中毒和尿毒症昏迷，并分别伴有烂苹果味和尿有氨味；呼吸浅而慢见于镇静安眠药及成瘾性药物中毒；鼾声呼吸见于脑出血；肝性脑病和酒精中毒分别有肝臭味和酒味。潮式呼吸和间歇呼吸多见于中枢神经系统疾病，间歇式呼吸患者多预后不良；脉搏：有助于发现心源性疾病所致昏迷，如心律失常所致脑缺血综合征，昏迷伴有脉搏强弱不等、快慢不均很可能是心房纤颤所致脑栓塞。脑内病变颅内压增高者脉搏缓慢，伴发热则脉搏加快；血压：血压升高见于颅内压升高、脑出血、高血压脑病、尿毒症等；血压降低见于感染、糖尿病性昏迷、镇静安眠药和成瘾性药物中毒者。

常用的体格检查手段有：观察皮肤颜色、出汗、皮疹、出血点及外伤等。皮肤巩膜黄染见于肝性脑病；发绀见于窒息、肺性脑病等；皮肤苍白见于休克、贫血、尿毒症、低血糖性昏迷等；潮红见于

CO_2、颠茄类及酒精中毒；皮肤湿冷见于休克、低血糖昏迷、吗啡类药物中毒；疱疹、皮肤瘀斑、皮疹等须对疱疹性脑炎、流行性脑脊髓膜炎、脓毒血症、流行性出血热等进行鉴别。全身检查：头颈部有无皮肤外伤、浣熊眼、脑脊液漏、耳鼻及皮下出血、舌咬伤等，可鉴别颅脑外伤及癫痫大发作。胸部检查可提供心、肺病变所致的神经系统并发症；腹部检查可能发现全身感染、肿瘤、肝病或内脏破裂出血的证据；脊柱、四肢检查可发现肿瘤、长骨骨折引起的脑栓塞等。特殊检查：对于昏迷患者，应特别注意以下几项检查内容。①神经系统检查：包括瞳孔大小和对光反射、眼球运动、脑干功能及运动反应。各种反射和脑膜刺激征检查。②眼底检查：高血压、糖尿病、尿毒症或颅内压增高可见视盘水肿或视网膜出血；成年人玻璃体膜下出血，高度提示蛛网膜下腔出血；严重的视盘水肿多数是较长时间的颅内压增高所致，应考虑颅内肿瘤、脓肿等占位性病变。③有无水肿、脱水、黄疸、皮疹、发绀、头部外伤等。

常用辅助检查：①实验室检查。血、尿常规，电解质、血糖、血氨、肝功、肾功等生化检查，血气分析等。②脑脊液检查。对了解颅内压力改变、有无颅内感染及出血有着非常重要的意义。正常脑脊液为无色透明，均匀一致的血性见于脑出血或蛛网膜下腔出血；脑脊液混浊见于细菌性脑膜炎或化脓性脑膜炎。③相关检查。包括脑电图、脑血流图、头部CT、磁共振、数字减影血管造影等检查。

本病在诊断的过程中需要与其他疾病进行鉴别。①木僵：常见于精神分裂症患者，对外界各种刺激均无反应，四肢不动，不语，不吃，不喝，身体呈蜡样屈曲。常伴有自主神经功能紊乱的表现如流涎、尿潴留、低体温等。②精神抑制状态：常见于癔症或严重精神打击之后。起病突然，对外界刺激无反应，僵卧不语，或呼吸急促或闭气，四肢用力伸直或乱动，双目紧闭或睁眼瞪视，双眼睑急速轻眨，翻开上睑可见眼球活动。神经系统检查正常。③闭锁综合征：只有眼睑活动，如闭眼、睁眼及眼球垂直运动。不能言语，四肢不能动。其思维表达方式为眼睑和眼球的活动。

二、西医治疗

1. 对于危及生命的昏迷患者应立即给予有效处置，保持呼吸道通畅，必要时气管插管，人工辅助通气，应用呼吸兴奋剂；纠正休克，维持有效循环。

2. 建立静脉通道和连续呼吸、心率、血压和体温监测。GCS≤8分时，持续昏迷患者应予气道管理。创伤患者除给予液体复苏外，应特别注意脊柱损伤。

3. 急诊行血、尿常规、肝肾功能、电解质、血气分析等检查。

4. 有颅内压增高表现者给20%甘露醇、呋塞米、甘油等降颅压治疗，必要时行侧脑室穿刺引流。

5. 控制癫痫发作、高血压及高热，预防或抗感染治疗。

6. 昏迷伴呼吸衰竭、休克、心力衰竭及癫痫者应予及时救治；严重颅脑外伤昏迷伴高热、抽搐、去大脑强直发作可用人工冬眠疗法。

7. 昏迷患者的治疗要点是找出导致昏迷的原因，针对主要疾病进行病因治疗。

8. 其他治疗：①止血。颅内出血、内脏应激性溃疡出血或外伤失血均应给予适当的止血剂，如6-氨基己酸、对羧基苄胺、酚磺乙胺、氨甲环酸或中药。②预防感染。因昏迷患者容易合并感染，应依据经验选择广谱抗生素。③促进脑细胞功能恢复。可用促脑细胞代谢剂，如ATP、辅酶A、谷氨酸、肌酐等。④促醒。常用苏醒剂有纳洛酮、胞磷胆碱、甲氯芬酯、脑活素和醒脑静注射液等。⑤对症支持治疗。昏迷患者多有进食障碍、呕吐及多汗等，需注意补充营养及注意水电解质的平衡。有呕吐及呃逆者，应用维生素 B_6、甲氧氯普胺肌内注射。⑥加强护理。注意口腔、呼吸道、泌尿道及皮肤护理，防止误吸及压疮发生，并留置导尿等。⑦密切观察病情。病情稳定后，立即送入ICU病房进一步确诊和治疗。

三、中医临床思维

（一）中医病名及病因病机

昏迷病因病机颇为复杂。多因外感时邪、卒冒秽浊之气，蕴结化热，或五志过极，肝阳暴亢、心火过盛，火热上扰神明；有因素体阳虚，饮食不节，痰浊内生，致闭阻清窍，神明不用；亦可系汗、吐、下太过或热邪久羁，伤津耗液而阴枯液竭，久病重病，元气虚损，清窍失养，神无所依。以上种种，均因损及神明而可呈闭证或脱证。

（二）辨病辨证及治疗特征

中医昏迷辨证大致分为以下几种：突然昏迷，不省人事，牙关紧闭，口噤握拳，胸膈喘满，四肢欠温，苔薄白，脉弦，由情绪刺激诱发者，是肝气上逆之昏迷。为肝气郁结，上扰清窍，故昏迷，不省人事。治疗以疏肝解郁，行气降逆为主；突然昏迷，面色苍白，口唇无华，四肢震颤，目陷口张、汗出肤冷，呼吸微弱，舌淡，脉细无力者，是气血虚之昏迷。失血过多，气血不能上荣于清窍，故昏迷。治疗以补益气血为主；突然昏迷，伴壮热或身热夜甚，烦躁，谵语，舌蹇，肢厥，脉细数者，是心包症。肺卫之邪或营分之邪，内陷心包，神无所主，故昏迷。治疗以驱邪外出，醒神通窍为主；突然昏迷，伴日晡潮热，腹满硬痛，便秘，心烦，谵语，口渴喜饮，舌红，苔黄燥，脉沉实有力者，是胃热熏心之昏迷。里热炽盛，胃热熏心，神明被扰则昏迷。治疗以滋养胃阴，清热通窍为主；突然昏迷，喉间有痰声，或呕吐涎沫，亦可因痰浊郁滞胸膈而无痰声可闻者，舌苔白腻，脉滑或沉者，是痰浊内蕴之昏迷。痰湿内盛，蒙蔽清窍，神明被扰故昏迷。治疗以化痰祛湿，醒神清窍为主；突然昏迷，谵语，伴烦热口渴，斑疹透露，或出血，小便黄赤，舌红或绛，脉细数者，是营见证之昏迷。热入营血，上扰神明，内陷心包，故神迷谵语。治疗以滋阴除热，醒神通窍为主；突然昏迷，时清时昧，身热不扬，时有谵语，舌红，苔黄腻，脉濡数者，是湿温之昏迷。为湿热之邪蒙蔽清窍，心神被扰，故昏迷时清时昧。治疗以清热祛湿为主；突然昏迷，时清时昧，伴浮肿，头晕，面色无华，泛恶欲吐，口中时有氨味，舌淡胖，脉细者，是水肿之昏迷。为脾肾阳虚，湿毒内蕴，上扰神明，清窍蒙蔽，故昏迷时清时昧。治疗以解毒除湿为主；感受暑邪，突然昏迷，不省人事，身热，面赤，汗多，四肢欠温，舌红，苔薄黄，脉洪大，发于暑季者，是中暑之昏迷。为暑热之邪郁蒸，上扰神明，清窍闭塞，故昏迷。治疗以清热祛暑，醒神通窍为主；突然昏迷，不省人事，四肢厥冷，大汗淋漓，目张手撒，呼吸低微，二便失禁，舌淡，脉微欲绝者，是亡阳之昏迷。阴寒内盛，阳气暴脱，神无所依，故昏迷不省人事。治疗以大补元气，回阳救逆为主；突然昏迷，不省人事，伴半身不遂，身热面赤，牙关紧闭，呼吸气粗，或喉间有痰声，舌红，苔黄腻，脉弦者，是中风之昏迷。肝风内动，肝阳上亢，清窍闭塞，故昏迷治疗以镇肝潜阳为主；突然昏仆，不省人事，口吐涎沫，或发出鸣叫声，或牙关紧闭，手足抽搐，舌苔白腻，脉弦滑者，是痫证之昏迷。痰浊内蕴，或肝风内动，上扰清窍，故昏迷。治疗以化痰祛湿，镇肝熄风为主；昏迷呈一过性，常突然出现，恢复也较快，伴头晕头昏，神疲乏力，胸闷，舌暗，或见瘀斑，脉弦细或结代者，是瘀血之昏迷。瘀血内停，气血流行不畅，一时不能上荣于清窍，故昏迷。治疗以行气活血，祛瘀通窍为主；昏迷有虚有实。凡昏迷发作急骤，伴高热、谵语，脉弦滑者，多属实证。凡危重病后期，昏迷伴见面色苍白、四肢厥冷，脉危欲绝者，多属虚证。实证宜达邪宣窍，常用清热、豁痰、通腑、熄风等法，以祛除其病因为主。虚证则宜救逆固脱，如救阴敛阳，回阳救逆等，以扶助正气、平复阴阳逆乱为主。

四、名医经验

（一）张仲景经验

张仲景所著的《伤寒杂病论》就是一部治疗许多急性病的经典。如“点舌治昏迷”就是一种常用的急救方法，根据中医“舌为心之苗”“心主神明”的基础理论而创立。具体做法是：将紫雪丹、至宝丹、安宫牛黄丸、苏合香丸或冰片、麝香等开窍醒脑的药物水溶后，用棉签蘸药点在舌头上，用药厚铺舌上时，再用温开水化之，化薄后继续点药。药力从舌部吸收，有助于调节患者吞咽反射的作用，为下一步救治创造良好条件。

（二）刘茂才经验

刘茂才认为昏迷的治疗首先是病因治疗，因此明确昏迷的病因至关重要。为了便于临床思考，逐步缩小病因探索的范围，昏迷病因诊断可按以下思路分析：①是不是昏迷？②脑部病变是局限性还是弥散性的？③局限性病变是发生于脑还是脑部以外的器官或全身性疾病引起？以尽快明确病因，迅速给予有效的病因治疗，采取综合措施进行救治，包括良好的护理，必要时与现代医学的急救手段相结合。同时必须强调动态的辨证治疗。昏迷患者的病情常变化急骤、进展迅速，故不能以一个证型、一个处方，一直治疗到底，必须随着病情的演变及时调整治疗方案。腑气不通在昏迷一证中，既可作为诱发因素，又可作为一种病理状态持续存在于昏迷病变过程中，故通腑为昏迷治疗的当务之急。但应用通腑法必遵循一定的应用指征，不可盲目。昏迷患者有便秘、大便艰难或腹满气逆，或虽没有腹胀便秘，但有口苦口臭、口腔污秽、苔黄腻或黄厚而干等腑气壅滞、邪浊内蕴症状均可应用本法，不必具备阳明腑实症状，通腑法为治标之法，不宜用于阴竭阳脱、阴阳欲脱之证，且应中病即止，不宜长期应用，待腑气通调，脉象安静时，应进行辨证论治。

（三）吴圣农经验

吴圣农认为昏迷是出现在许多疾病重危阶段的一个症状，故治疗上既要急救昏迷，又要顾及原有病变。诊治昏迷以症、病结合，标本兼顾为指导思想，从中医脏腑、气血等生理功能探求病理机制。他说："叶天士回阳之中，必佐阴药，摄阴之内兼顾阳气，务使阳潜阴固的理论，是救治闭脱昏迷的原则。"故他在治疗昏迷时必是回阳固脱之药配合滋阴药，收效良好。

（四）熊继柏经验

熊继柏在治疗昏迷方面认为诊治此症，尤其是外伤或手术后导致的昏迷，应抓住三个特点：即痰、瘀、风。以痰为主的，患者喉中痰声漉漉，口中流涎，舌苔滑腻。以瘀血为主的，患者面唇发黯，舌紫，爪甲发紫。以风为主的，患者肢体强直，四肢抽搐。临床诊治此病，虽痰瘀风往往互见，但必审其以何为主，才能有针对性地准确施治。方选通窍活血汤加减。

（五）万云程经验

万云程一贯以"百脉宜通，诸气宜调，脾胃宜助"为宗旨，并创立"通脉、调气、助理脾胃"三大治疗原则，专门以针灸外治法治疗一些危急重症。在众多经验中，他用经外奇穴"六警钟"抢救昏迷患者颇有功效，"六警钟"穴的名称及部位，金钟：鼻中隔正中；龙池：后发际下 5 分，左右旁开 5 分；金鼎：尺泽与曲泽之间下 3 寸；阳溜：足三里下 1 寸半，外开 1 寸；上丘：足外踝上前边缘处；回精：腹股沟内侧端横纹尽处下 4 横指，大腿内侧 2 筋之间。患者昏迷时针刺，收效颇丰。

（六）蔺云桂经验

蔺云桂在针灸治疗深度昏迷上颇有心得，患者昏迷时，先针水沟，手法操作以九阳数，继刺十宣，如操作得当，患者即应睁开双眼，随后给患者口服温热的葡萄糖水 20 mL。并加热水袋取暖，嘱其家属，每隔 10 min 给其口服葡萄糖水 20 mL。于次日又按前法，加取合谷、中脘、足三里针之，温灸神阙、涌泉各 30 min。并注射 1 支新斯的明。如此可解患者昏迷之急。

五、名方推荐

（一）镇肝熄风汤

组成：牛膝、赭石各 30 g，生龙骨、生牡蛎、生龟甲、生白芍、玄参、天冬各 15 g，川楝子、生麦芽、茵陈各 6 g 、甘草 4.5 g。功效：镇肝熄风，滋阴潜阳。主治头目眩晕，目胀耳鸣，脑部热痛，心中烦热，面色如醉，或时常噫气，或肢体渐觉不利，口角渐行歪斜；甚或眩晕颠仆，昏不知人，移时始醒；或醒后不能复原，脉弦长有力者，即昏迷。用法：每日 1 剂，水煎，分多次小口服下，最多 3 剂，不效再做调整。

（二）神犀丹

组成：犀角 1800 g，石菖蒲、黄芩各 180 g，真怀生地黄、金银花各 500 g，金汁、连翘各 300 g，板蓝根 270 g、香豉 240 g、元参 210 g，花粉、紫草各 120 g。功效：清热开窍，凉血解毒。主治：温热暑疫，邪入营血证。高热昏谵，斑疹色紫，口咽糜烂，目赤烦躁，舌紫绛等。应用于肝昏迷效果甚佳。

用法：各生晒研细，以水牛角、地黄汁、金汁和捣为丸，每丸重 3 g，凉开水化服，每日 2 次，小儿减半。

（三）五磨饮子

组成：木香、沉香、槟榔、枳实、乌药各 20 g。功效：解郁降气。主治：暴怒暴死，七情变动，气逆不降，上气喘急，胸腹胀满，突然大怒而致气厥昏迷者。头晕头痛，面红目赤者，加钩藤、石决明以平肝潜阳；醒后哭笑无常者，可加远志、茯神、酸枣仁、丹参等药以安神宁志；痰多气壅者，可加胆南星、橘红、竹沥等药以清涤痰浊。用法：白酒磨服，每日 1 剂。临证参考本证患者发病突然，口噤不开，急救药品难以下咽，可先用手指掐人中、合谷以开郁解噤，继之灌服药物。

（四）四味回阳饮

组成：人参 12 g，附子（炮）、干姜（炮）、甘草（炙）各 9 g。功效：益气、回阳、救脱。主治：元阳虚脱，恶寒肢冷，气息微弱，冷汗如油之昏迷重证。若汗出多者，加黄芪 30 g、白术 12 g、煅龙骨 15 g、牡蛎 15 g；若心悸不宁者，加远志 5 g、柏子仁 12 g、酸枣仁 12 g。用法：每日 1 剂，水煎服。

（五）羚角钩藤汤

组成：羚羊角 5 g，钩藤、川贝母、菊花各 9 g，霜桑叶 6 g，鲜竹茹、茯神各 10 g，生地黄 15 g、白芍 12 g、生甘草 3 g。功效：平肝熄风、清热止痉。主治：肝经热盛，热极动风所致的高热不退，烦闷躁扰，手足抽搐，昏迷不醒，发为痉厥、舌绛而干，脉弦而数。温病热极生风，痉挛抽搐而致昏迷者。若热邪内闭、神志昏迷者，可配合紫雪丹、安宫牛黄丸等清热开窍之剂。如高热不退，耗伤津液甚，或素有肝阴不足，属阴虚阳亢型痉厥者，可酌加玄参、麦冬、石斛、阿胶等养阴增液之品。用法：每日 1 剂，水煎服。

（六）通瘀煎

组成：当归尾 15 g，山楂、香附、红花（新者，炒黄）、乌药各 6 g，青皮 4.5 g、木香 2 g、泽泻 4 g。功效：活血祛瘀，回神救逆。主治：血厥昏迷。用法：临证参考急救可用醋或童便火焠，取烟熏鼻，亦可灌服童便（取男性儿童中段尿），待患者苏醒后，继服通瘀煎。每日 1 剂，水煎服。

（七）导痰汤

组成：半夏 6 g，橘红、茯苓、枳实、南星各 3 g，甘草 1.5 g。功效：燥湿豁痰，行气开郁。主治：一切痰重之头晕目眩昏迷者。气机不畅而兼寒象者，可加干姜、细辛以温化痰饮；若兼有化热之象者，可加竹茹、天竺黄等以清化痰郁所化之热；痰阻风动，眩晕较重，可加天麻、白术等以熄风止眩。用法：每日 1 剂，水煎服。

（八）参附龙牡汤

组成：人参、附子、生姜、龙骨、牡蛎各 10 g，大枣 3 粒。功效：敛汗潜阳，扶正固脱。主治：阴阳俱竭，阳越于上，汗出肢冷，面色浮红，脉虚数或浮大无根昏迷者。当用于休克、心衰而见手足厥冷、脉微欲绝、大汗不止的阳气欲脱之证时，可加煅龙骨、煅牡蛎、白芍、炙甘草等敛汗潜阳之品，以增强固脱之效；若伴有烦躁内热，口干颧红，汗出粘手，为气阴俱竭，可去附子，加麦冬、西洋参、五味子益气养阴。

（九）失笑散合血府逐瘀汤

组成：当归、生地黄、红花、牛膝、蒲黄、五灵脂各 9 g，桃仁 12 g，枳壳、赤芍、甘草各 6 g，柴胡 3 g，桔梗、川芎各 4 g。功效：活血祛瘀，通窍救逆。主治：痛厥，深受创伤或体内脏器剧痛难忍，汗出、面色苍白、神志昏迷者。若瘀在胸部，宜重用赤芍、川芎，佐以柴胡、青皮；瘀在脘腹部，重用桃仁、红花，加乳香、没药、乌药、香附；瘀在少腹者，加蒲黄、五灵脂、官桂、小茴香等；瘀阻致肝肿胁痛者，加丹参、郁金、土鳖虫、九香虫；瘀积肝脾肿硬者，加三棱、莪术、大黄或水蛭、土鳖虫等；血瘀经闭、痛经者，加用本方去桔梗加香附、益母草、泽兰等以活血调经止痛。用法：每日 1 剂，水煎服。

（十）四逆汤

组成：附子（制）4 g、干姜 5 g、炙甘草 6 g。功效：温中祛寒，回阳救逆。主治：阳虚欲脱，冷汗自出，四肢厥逆，下利清谷，脉微欲绝之昏迷者。寒气盛者，重用附子、干姜；体虚脉弱者，加红参（党参）、黄芪；脾气不足者，加焦白术、炒山药；腰痛者，加桑寄生、杜仲；下肢浮肿、小便少者，加连皮茯苓、泽泻。用法：每日 1 剂，水煎服。

第二章　呼吸内科疾病

第一节　流行性感冒

流行性感冒（简称流感）是由流感病毒引起的一种急性呼吸道传染病，在世界范围内引起暴发和流行。流感起病急，虽然大多为自限性，但部分因出现肺炎等并发症可发展至重症流感，少数重症病例病情进展快，可因急性呼吸窘迫综合征（ARDS）和/或多脏器衰竭而死亡。重症流感主要发生在老年人、年幼儿童、孕产妇或有慢性基础疾病者等高危人群，亦可发生在一般人群。

一、诊断标准

诊断主要结合流行病学史、临床表现和病原学检查。

常见临床表现：潜伏期一般为1～7日，多为2～4日。主要表现为发热、头痛、肌痛和全身不适，体温可达39 ℃～40 ℃，可有畏寒、寒战，多伴全身肌肉关节酸痛、乏力、食欲减退等全身症状，常有咽喉痛、干咳，可有鼻塞、流涕、胸骨后不适等。颜面潮红，眼结膜充血。部分以呕吐、腹痛、腹泻为特点，常见于感染乙型流感的儿童。无并发症者病程呈自限性，多于发病3～4日后体温逐渐消退，全身症状好转，但咳嗽、体力恢复常需1～2周。

（一）临床诊断病例

出现上述流感临床表现，有流行病学证据或流感快速抗原检测阳性，且排除其他引起流感样症状的疾病。

（二）确定诊断病例

有上述流感临床表现，具有以下一种或以上病原学检测结果阳性：①流感病毒核酸检测阳性（可采用real-time RT-PCR和RT-PCR方法）。②流感病毒分离培养阳性。③急性期和恢复期双份血清的流感病毒特异性IgG抗体水平呈4倍或4倍以上升高。

（三）重症与危重病例

1. 出现以下情况之一者为重症病例：①持续高热>3日，伴有剧烈咳嗽，咳脓痰、血痰，或胸痛；②呼吸频率快，呼吸困难，口唇发绀；③神志改变：反应迟钝、嗜睡、躁动、惊厥等；④严重呕吐、腹泻，出现脱水表现；⑤合并肺炎；⑥原有基础疾病明显加重。

2. 出现以下情况之一者为危重病例：①呼吸衰竭；②急性坏死性脑病；③脓毒性休克；④多脏器功能不全；⑤出现其他需进行监护治疗的严重临床情况。

二、西医治疗

（一）基本原则

1. 对临床诊断病例和确诊病例应尽早隔离治疗。

2. 住院治疗标准（满足下列标准1条或1条以上）：①妊娠中晚期妇女。②基础疾病明显加重，如：慢性阻塞性肺疾病、糖尿病、慢性心功能不全、慢性肾功能不全、肝硬化等。③符合重症或危重流感诊断标准。④伴有器官功能障碍。

3. 非住院患者居家隔离，保持房间通风。充分休息，多饮水，饮食应当易于消化和富有营养。密切观察病情变化，尤其是儿童和老年患者。

4. 流感病毒感染高危人群容易引发重症流感，尽早抗病毒治疗可减轻流感症状，缩短流感病程，降低重症流感的病死率。

5. 避免盲目或不恰当使用抗菌药物。仅在流感继发细菌性肺炎、中耳炎和鼻窦炎等时才有使用抗生素的指征。

6. 儿童忌用阿司匹林或含阿司匹林药物以及其他水杨酸制剂。

（二）对症治疗

高热者可进行物理降温，或应用解热药物。咳嗽咳痰严重者给予止咳祛痰药物。根据缺氧程度可采用鼻导管、开放面罩及储氧面罩进行氧疗。

（三）抗病毒治疗

1. 抗流感病毒治疗时机　发病 48 h 内进行抗病毒治疗可减少流感并发症、降低住院患者的病死率、缩短住院时间，发病时间超过 48 h 的重症患者依然能从抗病毒治疗中获益。重症流感高危人群及重症患者，应尽早（发病 48 h 内）给予抗流感病毒治疗，不必等待病毒检测结果；如果发病时间超过 48 h，症状无改善或呈恶化倾向时也应进行抗流感病毒治疗。无重症流感高危因素的患者，发病时间不足 48 h，为缩短病程、减少并发症也可以抗病毒治疗。

2. 抗流感病毒药物　神经氨酸酶抑制剂（NAI）对甲型、乙型流感均有效。

（1）奥司他韦：成人剂量每次 75 mg，每日 2 次，疗程 5 日，重症病例剂量可加倍，疗程可延长。肾功能不全者要根据肾功能调整剂量。1 岁及以上年龄的儿童应根据体重给药：体重不足 15 kg 者，予 30 mg 每日 2 次；体重 15～23 kg 者，予 45 mg 每日 2 次；体重 23～40 kg 者，予 60 mg 每日 2 次；体重大于 40 kg 者，予 75 mg 每日 2 次。对于吞咽胶囊有困难的儿童，可选用奥司他韦颗粒剂。对用药过程中无效或病情加重的患者，要注意是否出现耐药。

（2）扎那米韦：适用于成人及 7 岁以上青少年，用法：每日 2 次，间隔 12 h；每次 10 mg（分 2 次吸入）。但吸入剂不建议用于重症或有并发症的患者。

（3）帕拉米韦：成人用量为 300～600 mg，小于 30d 新生儿 6 mg/kg，31～90 d 婴儿 8 mg/kg，91 d～17 岁儿童 10 mg/kg，静脉滴注，每日 1 次，1～5 日，重症病例疗程可适当延长。目前临床应用数据有限，应严密观察不良反应。离子通道 M2 阻滞剂金刚烷胺和金刚乙胺仅对甲型流感病毒有效，但目前监测资料显示甲型流感病毒对其耐药，不建议使用。

（四）重症病例的治疗

治疗原则：积极治疗原发病，防治并发症，并进行有效的器官功能支持。①如出现低氧血症或呼吸衰竭，应及时给予相应的治疗措施，包括氧疗或机械通气等。②合并休克时给予相应抗休克治疗。③出现其他脏器功能损害时，给予相应支持治疗。④出现继发感染时，给予相应抗感染治疗。

（五）预防

1. 疫苗接种　接种流感疫苗是预防流感最有效的手段，可以显著降低接种者罹患流感和发生严重并发症的风险。推荐老年人、儿童、孕妇、慢性病患者和医务人员等流感高危人群，应该每年优先接种流感疫苗。

2. 药物预防　药物预防不能代替疫苗接种，只能作为没有接种疫苗或接种疫苗后尚未获得免疫能力的重症流感高危人群的紧急临时预防措施。可使用奥司他韦、扎那米韦等。

3. 一般预防措施　保持良好的个人卫生习惯是预防流感等呼吸道传染病的重要手段，主要措施包括：增强体质和免疫力；勤洗手；保持环境清洁和通风；尽量减少到人群密集场所活动，避免接触呼吸道感染患者；保持良好的呼吸道卫生习惯，咳嗽或打喷嚏时，用纸巾、毛巾等遮住口鼻，咳嗽或打喷嚏后洗手，尽量避免触摸眼睛、鼻或口；出现呼吸道感染症状应居家休息，及早就医。

三、中医临床思维

（一）中医病名病机及特征

中医学虽无“流感”一词的记载，但古代文献中有很多与流感病症状相似的病名描述。流行性感冒因感受流感病毒所致，属外感病范畴，外感热病是感受外邪引起的以发热为主的一类病证。古人称之为“伤寒”（后世称之为“广义伤寒”），即《素问》所谓“今夫热病者，皆伤寒之类也”。“时行感冒”之名首见于清代医家林珮琴《类证治裁》一书。“疫病”的记载首见于周代《周礼》，指具有传染性或流行性特征而且伤亡较严重的一类疾病。

对于流感病因的认识，《素问・至真要大论》云：“夫百病之生也，皆生于风寒暑湿燥火，以之化之变也。”隋代巢元方在《诸病源候论》中指出“人感乖戾之气而生病，则病气转相染易，乃至灭门”。吴又可在《温疫论》中指出“夫温疫之为病，非风非寒、非暑非湿，乃天地间别有一种异气所感”。归纳上述观点，流感主要包括风、寒、暑、湿、燥、火等六淫邪气以及疠气等外感邪气。

对于流感病机的认识，《素问遗篇・刺法论》云：“正气存内，邪不可干。”《素问・评热病论》云：“邪之所凑，其气必虚。”阐明一切外感病发生的病机皆由邪气实而正气虚导致。《素问・生气通天论》云“冬伤于寒，春必温病”，提出了伏而后发的病机特点。《伤寒论》以六经为纲，其中太阳经主一身之表，外邪侵犯肌表，可以表现以恶寒发热身疼痛为主要表现的太阳伤寒证，病邪入里化热，或可转入少阳出现口苦咽干目眩等少阳半表半里证，也可以转入阳明出现痞满燥实坚的阳明腑证或以高热口渴脉洪大为主的阳明经证，当然感受外邪也可以转入三阴经或不经三阳经而直中阴分。《伤寒论》云“太阳病，发热而渴，不恶寒，反恶热者，为温病”，揭示了温病与伤寒的不同。叶天士《外感温热篇》“温邪上受，首先犯肺”，提示温病的卫分证病机，而入里可进入气分，甚至深入营血，波及到营血则可能出现伤精、耗血、动风。

（二）辨病辨证及治疗特征

在《流感诊疗方案（2018 版）》中，中医分轻症和重症推荐施治方案。轻症中的“风热犯卫”即感邪浅而在表；轻症中的“热毒袭肺”即发病表现为里证。重症部分分“毒热壅肺”和“毒邪内陷，内闭外脱”两类。另外恢复期辨证为气阴两虚，正气未复。

在流感的急性病程中，阴虚，阳虚，太阳少阳合病等上述各种证型多不会单独出现，而是呈现虚实转化、虚实夹杂的病候演变。当代名老中医在流感的治疗上，除了辛温解表、辛凉解表等散邪之外，也必注重消除兼杂，扶助正气，做到驱邪当务尽，宣肺不伤气，常可取得较好疗效。

本病的治疗原则：由于流感变化复杂，症状多变，加上不同地区不同气候对流感的证型有着很大的影响，且各医家学术流派、理论思想的差异，导致在流感治疗上选方用药更加多样化。通过对不同病原类型的流感患者中医证候的观察，不外乎伤寒与温病两端，若患者表现为伤寒的范畴，则治疗上以麻黄剂、麻桂剂治疗。而针对温病的范畴，可根据发病情况分为轻症、重症、恢复期治疗，对于轻症，发病初期，考虑风热犯卫，治法以疏风解表，清热解毒，可予银翘散合桑菊饮。对于轻症表现为高热，咳嗽，痰黏咯痰不爽，口渴喜饮，咽痛等，考虑热毒袭肺证，治以清热解毒，宣肺止咳，可考虑麻杏石甘汤。对于重症，考虑毒热壅肺证，治以解毒清热，泻肺活络，可予宣白承气汤。重症患者若以神识昏蒙、淡漠，口唇爪甲紫暗，呼吸浅促，咯粉红色血水，胸腹灼热，四肢厥冷，汗出，尿少为主要表现，考虑毒热内陷，内闭外脱。治以益气固脱，清热解毒，可选用参附汤。对于恢复期的治疗，以神倦乏力，气短，咳嗽，痰少，纳差为主症，考虑气阴两虚，正气未复，治以益气养阴，基本方药可选沙参麦门冬汤。

（三）药物选择

治疗在详析病因、证候的基础上遣方用药。数据挖掘表明，风邪多选连翘、金银花和桂枝；火邪则用连翘、金银花；寒邪选桂枝、麻黄；暑邪用香薷。辨证风热犯表用连翘、金银花和黄芩；风寒束表用桂枝。若恶寒症状重常用麻黄、桂枝、荆芥、防风；发热症状重则用连翘、金银花、黄芩、柴胡；伴头痛选羌活、桂枝；喷嚏、鼻塞流涕选荆芥、防风、麻黄；咳嗽用桔梗、百部，痰多色黄则加黄芩、天花粉。其中，暑邪用香薷，发热症状重则用黄芩、柴胡，痰多色黄则加黄芩、天花粉等。

四、名医经验

（一）高仲山经验

高仲山认为时行感冒一年四季皆可流行，而冬春二季多发。皆因“春有余寒，热疫易行；冬有烈风，寒疫易行”。轻则引起小范围流行，重则引起大范围流行。故时行感冒之治法，以清热解毒，疏风透表为主：风寒束表，邪郁卫分。症见发热，恶寒较重，无汗，头痛，身痛，流清涕，多喷嚏，稍有咳嗽，无痰或有少量白色稀薄痰液，苔薄白，脉浮紧。治以辛温解表，常用荆防败毒汤加减；风热犯肺，邪在卫分。症见发热较重，稍有恶寒，有汗不多，头痛，咳嗽，痰少而黏稠，或咽喉肿痛，口干欲饮，舌红，苔薄黄，脉浮数。治以辛凉解表，常用银翘散加减；暑湿在表，症见发热，恶寒，无汗或少汗，头痛，四肢困倦或疼痛，心烦口渴，胸闷脘痞，泛恶，小便黄或大便泄泻，舌苔薄腻，脉濡数，治宜清暑化湿解表，常用新加香薷饮加减。而非季节性时行感冒当属瘟疫范畴，其证候之重、传变之快、流行之广非同普通感冒，治法方药迥异。在此基础上高仲山总结出自己独到的一套治疗时行感冒发热的经验，对临床上常用之方对时行感冒发热咽痛疗效欠佳的状况，穷极医源，博采众长，匠心独运的将玉钥匙和普济消毒饮联合应用于时行感冒发热咽痛的治疗中，疗效显著。

（二）赵绍琴经验

赵绍琴在论治温热病证方面，擅辨郁热病证，特色鲜明，疗效独到。赵绍琴在辨治温病的过程中，尤其重视郁热的病机病理。究其机制，皆因温热邪气阻滞气机，气血循行受阻，内郁不得宣发，邪气不得泄越，蕴蓄机体之中，遂成郁热之证。其郁愈甚则火愈炽，火愈炽则郁愈甚。在治疗上，赵绍琴秉承“火郁发之”、调畅气机的原则，审证求因，祛致郁之因，使郁开气达而火泄，不用寒凉而其火自消。遣方用药以升降散和栀子豉汤为代表。在用药习惯上，以金银花、连翘、薄荷、牛蒡子、防风、紫苏叶等发散六淫之火郁；以柴胡、川楝子、旋覆花、陈皮、香附等宣其气滞而致郁者；以半夏、瓜蒌皮、石菖蒲、冬瓜皮等化其痰湿致郁者；以黄连、黄芩、栀子等苦寒清泄之品治疗郁热重症。

（三）孔光一经验

孔光一认为六气皆可伏藏，既有外感又可内生。伏邪温病为感邪不即病，邪伏于里，过时而发的一类疾病，此为狭义伏邪温病。伏邪可因感邪而致，亦可由内而生，是为广义伏邪温病。孔光一将伏邪概念广义化，主要体现在伏藏邪气的种类及感邪途径。六淫皆可伏藏，可外感又内生：孔光一认为六淫皆可伏藏，或因邪伏隐匿之处、或因邪微正虚、或因祛邪未尽，致其潜伏不发，直至复感外邪而引发，或受其他因素诱发，故伏邪可因感邪而致，亦可由内而生。治疗上，伏邪内生者，以祛除伏邪病根为先，根据病邪属性灵活选用清泄法。因时邪引动而发者，以疏解新邪为要，针对其所挟邪气属性选用清散法，待新邪既解，再治伏邪。孔光一认为伏热内蕴为多，肺胃伏热是本质，初起之时，外感风热邪毒，祛邪不力，余毒未尽，郁伏于肺胃，平时潜伏不出而不为病，遇外感引动伏邪而发，外邪与伏热相合为患，可致肺卫失和，外感邪气以风寒、风热多见，风寒入里化热蕴肺，或风热犯肺，若祛邪未尽，余邪可隐伏于肺胃，久之而成郁热伏毒，再遇外邪引发，内外合邪，多成热壅肺胃之证，治疗时内外兼顾，祛邪彻底，同调肺胃。

（四）宋乃光经验

宋乃光认为阴邪易伏藏，正虚是关键。温病由于温邪的种类多，不同温邪可因邪气性质不同、感邪部位不同、正气强弱不同而发病各异，正气易受邪而发病。六淫之中，寒邪和湿邪性质属阴，最容易伏藏，寒邪、湿邪伤人，寒伤阳气，湿性黏滞，恰正气虚弱，最易留伏不去，故传统医学中论述的伏气温病以春温与伏暑为两大主病，且多数疫疠之邪都容易伏藏。至于正邪盛衰程度与受病的关系，宋乃光则认为邪重者多感而即发，邪轻者每伏而后发；正盛者能抗邪而即发，正虚者易留邪而后发。故正气亏虚及素体寒湿或湿热均是决定发病的内在因素和先决条件。宋乃光将伏邪理论运用于治疗具有类似伏邪温病特性的疾病，如对起病隐秘，或少有卫分证表现的疾病；病邪内陷，难以治愈之病；病邪遗伏，反复发作的疾病。伏气学说提供了认识这类疾病的思路，并在治疗上突破“依证而治”的限制，具有现实意义。对于多种邪气合而为病，伏匿不出，感邪不盛时，邪气可以在人体内潜伏，与人体达到平衡，待时而动。有的甚至隐匿潜伏多年方发病，治疗时避免六淫邪气，感受风寒湿热之邪者，以祛邪为主，并予补益脾肝肾，先证而治。

（五）陈务斋经验

陈务斋认为瘟疫在南方和北方均有流行，南方由于气候湿热蕴蒸导致机体津枯液涸，水竭火升，北方因气候干燥，加以尘埃飞扬，以煤代薪，煤毒亦多，可使人津枯肺燥，阴虚液竭。同时，陈务斋指出“疫病或因沟渠淤塞，毒菌孳生，或因病者涕唾，随便弃地，毒菌随空气而飘荡，以致传染”，这与预防医学有着异曲同工之妙，认为恶劣的环境是其传播的重要原因。此外，陈务斋从个体考虑，认为“燥火烟煤，直冲喉肺，日积月累，以致阴枯液竭，亦易罹斯疾”，指出抽烟亦是致疫的重要原因。陈务斋从地域环境、习俗和个体差异等方面阐述疫病发生的原因，善于综合多种因素进行明辨缘由，以指导疫病的治疗。陈务斋认为习医理须探究源流，其在疫病理论方面多有发挥。其“总以养阴清肺，滋润为纲，忌表散及苦涩辛燥等品”，在方药选择上“养阴清肺汤，必须除减薄荷；竹叶石膏汤，必须除减羌夏参；百合固金地黄汤，桑丹泻白散，对症而施轻重”。在药物的配伍上忌用表散、苦涩和辛燥的薄荷、羌活等以免耗伤津液。陈务斋在继承先贤的基础上，还创制了诸多新方，如清瘟败毒厚肠汤、刀柿羚犀汤、羚犀杏石解毒汤、疏风羚犀钩藤汤、羚羊黑膏汤、平阳退热方、荣筋逐湿汤、平胃润燥汤、补气运脾逐湿汤、参芪宁神方、败毒消核膏等。陈务斋亦强调疫后调护，强调平衡，以补气血，清余热、调理脾胃、益气养阴方法为主，并强调用药灵活应变，旨在恢复机体平衡，谨遵“酌量中之轻重，或实或虚，应加应减，对症施药，切勿固执，以活方应变化无穷之病。

（六）薛伯寿经验

薛伯寿提出运用斡旋枢机法治疗外感温热病。枢机理论最早来源于《素问·阴阳离合论》：“三阳者，太阳为开，阳明为合，少阳为枢……三阴者，太阴为开，少阴为枢，厥阴为合。”指少阳、少阴是阴阳之枢机。后世医家遵从东垣脾胃学说，认为脾胃位居中焦，脾升胃降，有斡旋枢机之用。外感病时，外邪侵犯人体肺卫之表，若未能及时从表而解，可由表入里，影响中焦，呈现半表半里之证，出现不欲饮食，心烦喜呕等症。对此，薛伯寿往往用柴胡剂和解少阳、通利三焦。常以大、小柴胡汤加减治疗，斡旋表里气机，发挥少阳枢机作用，使邪表里双解。外感邪气，不仅影响人体表里气机贯通，且生成的痰湿热毒，常阻碍气机升降，此时薛伯寿擅用升降散加减治疗。升降散中僵蚕、蝉蜕升清阳，宣表达邪；姜黄、大黄降浊解毒；全方升清降浊，通达三焦，邪热分消。若便秘不甚，而咽痛、心烦明显，则以连翘或栀子易大黄，以清热利咽、清心除烦。另外，邪气入内，常使阳气郁闭于里，出现咳嗽、大便不畅等症。此时薛伯寿多用四逆散合止嗽散化裁治疗。薛伯寿认为，四逆散是少阴方，能调畅气血，宣通阴阳。方中柴胡疏滞散气，枳实破滞降气；芍药养营和血，甘草缓中补脾。在阳，柴胡、甘草行阳，枳实、芍药走阴。阳主升，阴主降，阳主外，阴主内，四药相配，可和解枢机，发布阳气，条畅气机，达邪外出。上述四方，大、小柴胡汤可斡旋表里气机，为调治表里之剂；升降散则偏重于升清降浊，为调治上下之剂；四逆散贵在通达阴阳，调畅气血。四方能斡旋表里上下之气机、调畅阴阳气血之运动，临证之时，薛伯寿常圆机活法，随证变通，将四个小方进行有机组合，或加入主方之中，使表里双解，上下分消，而得出神入化之效。

五、名方推荐

（一）银翘散加减

连翘、金银花各 15 g，苦桔梗、薄荷、淡竹叶、荆芥穗、淡豆豉、牛蒡子各 10 g，生甘草 6 g。功效：解表宣肺，清热解毒。主治：温病轻症初期。用法：每日 1 剂，水煎，分 2 次服。加减：若风热上壅，头胀热较甚，加桑叶、菊花；痰热较盛，加黄芩、知母、瓜蒌皮；热毒较甚，壮热恶寒，加大青叶、蒲公英、草河车等。

（二）荆防败毒散加减

羌活、独活、柴胡、荆芥（后下）各15 g，前胡、枳壳、茯苓、防风、川芎各10 g，桔梗、甘草各6 g。功效：辛温解肌，透邪解毒。主治：寒邪疫毒引起之流感。用法：每日1剂，水煎，分2次服。加减：对于邪正交争，邪踞少阳，而表现以恶寒与发热交替出现，胸闷、纳呆、恶心、咽痛、周身酸痛、苔白、脉弦，可合用小柴胡汤加减；对于寒邪从阳化热，发热逐渐加重，高热持续不退，或呕吐、腹泻、乏力、周身酸痛、咽痛、苔白腻、脉弦滑或滑数者，合用九味羌活汤加减；若寒邪入里损伤阳气，见恶寒或畏寒、四肢厥冷，呕吐不渴，腹痛腹泻，苔白滑，脉弱，合用急救回阳汤加减。

（三）普济消毒饮加减

黄芩（酒炒）、黄连（酒炒）各15 g，陈皮（去白）、甘草（生用）、柴胡、桔梗、玄参各6 g，连翘、板蓝根、马勃、牛蒡子、薄荷各3 g，僵蚕、升麻各2 g。功效：清热解毒，疏风散邪。主治：大头天行，时行感冒发热咽痛。用法：为末汤调，时时服之。或蜜拌为丸，噙化治，现代常为水煎服。加减：表证明显者，可加荆芥、防风、蝉蜕、桑叶增强疏风散邪之功；大便秘结者，加酒大黄泄热通便；兼气虚者，可少佐人参以扶正祛邪；病变局部亦可外敷如意金黄散，增强清热消肿。

（四）加味麻杏石甘汤

炙麻黄15 g，苦杏仁、生石膏、瓜蒌子、法半夏、陈皮、枳实各10 g，生甘草3 g，生姜3片。功效：宣肺清热，化痰止咳。主治：痰热壅肺之流感。用法：每日1剂，水煎，分2次服。加减：发热重者，生石膏加至30 g，瓜蒌子加至20 g；恶寒重者，炙麻黄加至20 g；痰多者，法半夏加至15 g，陈皮加至15 g；咳嗽重者，苦杏仁加至15 g。

（五）蒿芩清胆汤加减

青蒿、淡竹茹、茯苓各15 g，滑石、青黛、甘草、青子衿各10 g，陈皮、半夏、枳壳各6 g。功效：清胆利湿，解郁化浊。主治：邪在少阳之湿热疫证。用法：每日1剂，水煎，分2次服。加减：邪热犯胃，呕吐严重者，可合用左金丸；痰浊热盛，心烦七杂者，加用瓜蒌皮、琥珀；咳嗽痰多，肺热甚者，加芦根、冬瓜仁；便秘，热壅肠腑者，加杏仁、大黄。

（六）升降散加减

僵蚕（酒炒）6 g、蝉蜕3 g、姜黄1 g、大黄12 g、米酒15 mL、蜂蜜15 g。功效：升清降浊，散风清热。主治：瘟疫表里三焦大热。用法：前4药研为细末，加酒及蜂蜜调匀，每日分3次冷服。加减：对于湿热阻遏型瘟疫，可合用三仁汤加减；对表寒里热夹湿型瘟疫，合麻杏石甘汤加减。

（七）清肺饮加减

桔梗、黄芩、牛蒡子、杏仁各15 g，白花蛇舌草10 g，生石膏30 g，麻黄9 g，僵蚕、炙甘草各8 g。功效：清肺化痰、解毒透邪。主治：热毒壅肺之流感全期。用法：每日1剂，水煎，分2次服。加减：若肺热气壅，胸满喘急，可加桑白皮、葶苈子；邪热灼津成痰，痰甚稠黄，加瓜蒌、贝母；热甚津伤，烦热渴饮，加知母、芦根。

（八）玉屏风散加味

黄芪、白术各15 g，防风6 g。功效：有标本兼治、扶正祛邪。主治：流感初起或作防治之用。用法：每日1剂，水煎服2次，早晚分服。加减：本方为"固表圣药"，燥湿、健脾、固表，与气运相合，益气健脾、补肺固表，使表气日盛，坚不可摧，提高机体免疫功能、增强抗病能力，可于治未病之时单用以做防治之功，也可于流感初起，与其他方药合用，固护正气，以助祛邪扶正。

（九）白虎清解汤加减

石膏（先煎）、薏苡仁各30 g，升麻、杏仁、黄芩、桃仁各10 g，鱼腥草20 g，苇茎、瓜蒌子各15 g，甘草6 g。功效：清泻肺热、化痰平喘。主治：寒热错杂，虚实互现之流感。加减：湿热注肠者加黄连10 g，葛根30 g；热伤气阴者加太子参30 g，生地黄10 g；中腑闭结者加生大黄（后下）、枳实各10 g。用法：每日1剂，水煎服2次，症状明显缓解或消失时停服。

（十）柴葛解肌汤加减

柴胡、葛根各15 g，黄芩、羌活、白芷、川芎各10 g，生麻黄、杏仁、桔梗各6 g，薄荷5 g，生甘草3 g。功效：辛凉解表，解肌清热。主治：三阳合病，风邪外客，表不解而里有热之流感。用法：症状紧急时可急煎2剂，频服；每日1剂，水煎，分2次服。加减：对于热盛津伤，口渴舌干者，加知母、天花粉；对于肌表郁热甚，血热吐衄者，加知母、贝母、生地黄、牡丹皮加强清气凉血之力。

（十一）三仁汤加减

杏仁、半夏各15 g，飞滑石、生薏苡仁各18 g，白通草、白蔻仁、淡竹叶、厚朴各6 g。功效：宣畅气机，清利湿热。主治：温热病之湿温。用法：每日1剂，水煎服，早晚分服。加减：湿温初期，卫分症状明显者，可酌加藿香、佩兰；湿伏募原，寒热往来者，可酌加青蒿、草果；若夹秽浊，恶心呕吐者，加佩兰、石菖蒲；热重见苔黄腻者，加黄芩。

（十二）甘露消毒饮加减

滑石粉、浙贝母各15 g，茵陈、黄芩、石菖蒲、藿香、白豆蔻、薄荷、法半夏、茯苓各10 g，连翘12 g，通草5 g，射干9 g。功效：清热解毒，清利湿热。主治：湿热蕴毒，外感风热之湿温时疫。用法：每日1剂，水煎服，早晚分服，连服。加减：咽颐肿痛甚时，加山豆根、板蓝根、牡丹根增强解毒利咽；伴有湿热黄疸等时，加栀子、大黄加强清热利湿。

第二节　急性上呼吸道感染

急性上呼吸道感染（upper respiratory tract infection，URTI）是包括鼻腔、咽或喉部急性炎症的总称，它不是一个疾病诊断，而是一组疾病的总称，包括普通感冒、病毒性咽炎、喉炎、疱疹性咽峡炎、咽结膜热、细菌性咽-扁桃体炎。主要病原体是病毒，少数为细菌。通常病情轻、病程短、多可自愈，预后好。但发病率高，有时可伴有严重并发症，需积极防治。

一、诊断标准

（一）诊断步骤

根据患者受凉、疲劳等诱因，鼻咽部的卡他、炎症症状及相应体征，结合外周血常规检查结果等可作出本病的临床诊断。一般情况下无须进行病因诊断。需要注意急性喉炎、扁桃体炎所致的上气道梗阻情况，体格检查过程中需要注意判断患者是否具有呼吸频率增快以及吸气性三凹征等表现。

（二）诊断方法

1. 临床表现：①危险因素。受凉、淋雨、气候突变、过度疲劳等导致全身或呼吸道局部防御功能降低。②病史。急性起病，以上呼吸道卡他症状、咽干、咽痒为临床表现，可合并发热、头痛，咽炎患者可出现咽痒、咽痛。③体格检查。见鼻腔黏膜、咽部充血、水肿、有分泌物，颌下淋巴结肿大且触痛，扁桃体肿大、充血，表面有黄色脓性分泌物。肺部常无异常体征，如存在上气道梗阻，可闻及喉部的喘鸣音。

2. 辅助检查：①外周血常规。病毒性感染时白细胞计数正常或偏低，淋巴细胞比例升高；细菌性感染时，白细胞总数和中性粒细胞比例增多，有核左移现象。②X线胸片。一般无须行X线检查，如需鉴别肺炎时可考虑。③病原学检查。一般情况下不做，如需鉴别流感时可考虑。主要包括病毒抗体检测、病毒分离、痰或分泌物培养+药敏等。

（三）诊断标准与诊断流程

根据病史、流行病学、鼻咽部的症状体征，结合外周血常规可作出临床诊断，一般无需病因诊断。其具体流程见图2-1所示。

（四）基层医疗机构转诊指征

在基层医疗卫生机构中，初步诊断上感的患者若存在以下情况需上转：

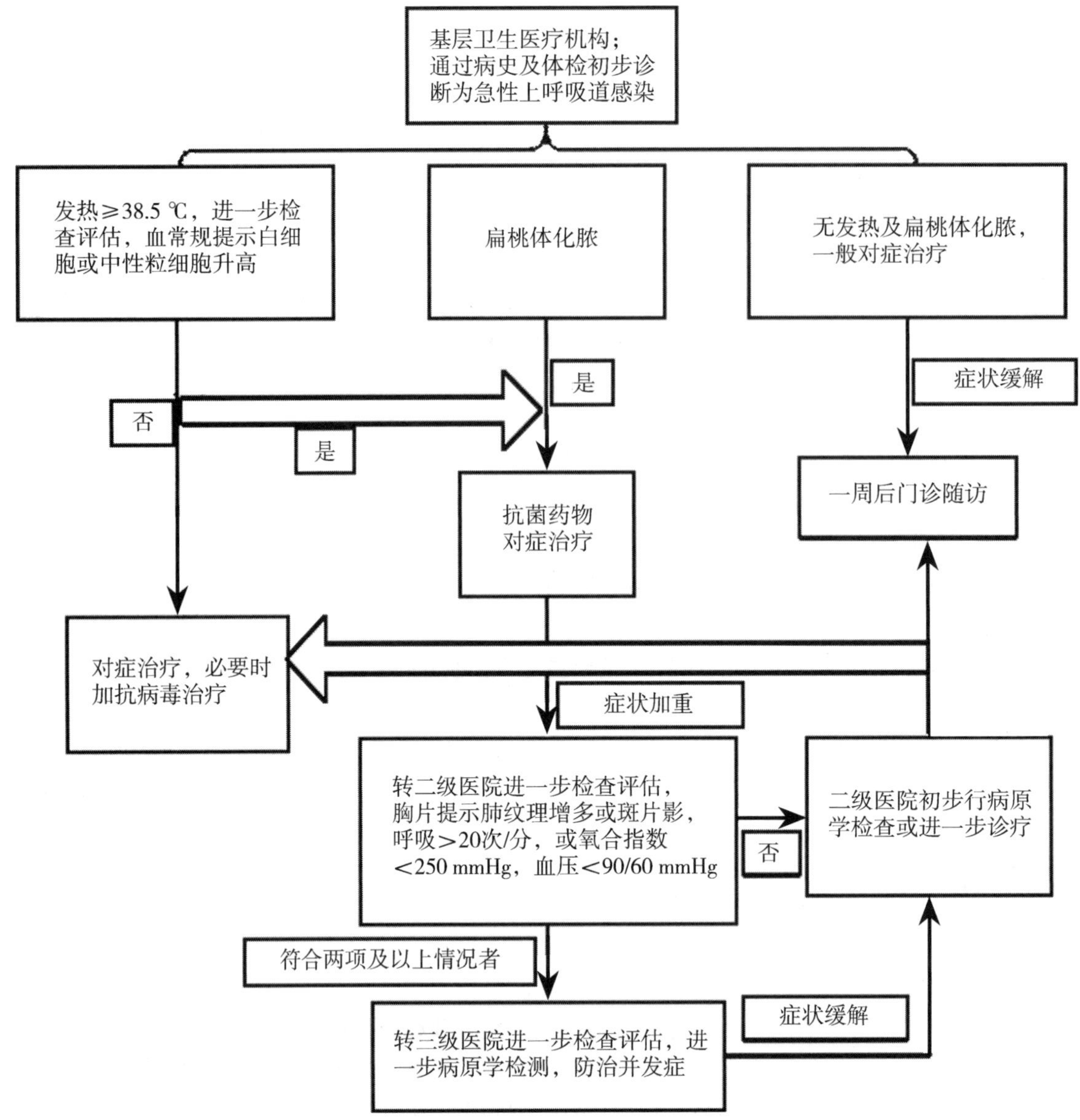

图 2-1 急性上呼吸道感染诊治流程图

1. 紧急转诊：①患者存在上气道梗阻，有窒息的风险。②短时间内出现呼吸或循环系统衰竭症状及体征者。③出现风湿病、肾小球肾炎和病毒性心肌炎等严重并发症者。

2. 紧急处置：患者短时间内出现呼吸或循环系统衰竭症状及体征者，需气管插管或气管切开，并给予血管活性药物。

3. 普通转诊：①患者持续高热，体温>39 ℃，且经常规抗病毒抗感染治疗 3 日无效。②一般情况差、患有严重基础疾病（如慢性心力衰竭、糖尿病等）或长期使用免疫抑制剂者。

二、西医治疗

（一）治疗步骤

上感一般无须积极抗病毒治疗，以对症处理、休息、戒烟、多饮水、保持室内空气流通和防治继发细菌感染为主。一般不用抗菌药物，如合并有细菌感染，可根据上感常见病原菌经验性选用抗菌药物。

（二）治疗方案与具体治疗方法

1. 基层医疗机构急诊处置：

（1）对症治疗：

1）一般治疗：发热、病情较重或年老体弱者应卧床休息，多饮水，保持室内空气流通，防止受凉。

2）解热镇痛药：有头痛、发热、全身肌肉酸痛等症状者，可酌情使用解热镇痛药，如对乙酰氨基酚、阿司匹林、布洛芬等。

3）抗鼻塞抗过敏的复方制剂：有鼻塞、鼻黏膜充血、水肿、咽痛等症状者，应用盐酸伪麻黄碱等可选择性收缩上呼吸道黏膜血管的药物，也可用1%麻黄碱滴鼻。有频繁喷嚏、多量流涕等症状的患者，可酌情选用马来酸氯苯那敏、氯雷他定或苯海拉明等抗过敏药物。临床常用于缓解感冒症状的药物均为复方非处方药（OTC）制剂，这类药物有头晕、嗜睡等不良反应，故宜在睡前服用，驾驶员和高空作业者避免使用。

4）镇咳：对于咳嗽症状较为明显者，可给予氢溴酸右美沙芬、可待因等镇咳药。

（2）病因治疗：

1）抗病毒药治疗：一般无须积极抗病毒治疗。免疫缺陷患者可早期使用。广谱抗病毒药物利巴韦林和奥司他韦对呼吸道合胞病毒等有较强的抑制作用，可缩短病程。

2）抗菌药物治疗：单纯病毒感染无需使用抗菌药物，有白细胞计数升高、咽部脓苔、咳黄痰等细菌感染证据时，可酌情使用青霉素、第一代头孢菌素、大环内酯类或喹诺酮类。极少需要根据病原菌选用敏感的抗菌药物。

2. 上级医院救治：严重急性扁桃体炎、急性喉炎、急性会厌炎等出现呼吸困难的表现，存在窒息风险者。

（1）保持呼吸道通畅：吸氧、雾化吸入，减轻黏膜水肿。

（2）控制感染：及时静脉输入抗菌药物，一般给予青霉素、大环内酯类或头孢菌素类等，严重者予以2种以上抗生素。

（3）糖皮质激素：应用抗菌药物同时给予糖皮质激素，以减轻喉头水肿，缓解症状，常用泼尼松，1～2 mg/(kg·d)，分次口服；重症可用地塞米松静脉推注，每次2～5 mg；继之1 mg/(kg·d) 静脉滴注，用2～3日，至症状缓解。

（4）对症治疗：缺氧者予以吸氧，烦躁不安者可用异丙嗪，除镇静外还有减轻喉头水肿的作用，痰多者可止咳去痰，必要时直接喉镜吸痰。

（5）气管切开：经上述处理仍有严重缺氧征或有Ⅲ度以上喉梗阻者，应及时行气管切开术。

3. 疾病健康管理：

（1）避免诱发因素：避免受凉、过度疲劳，注意保暖；保持室内空气新鲜、阳光充足；在高发季节少去人群密集的公共场所；戒烟；防止交叉感染。

（2）增强免疫力：注意劳逸结合，加强体育锻炼，提高机体抵抗力及抗寒能力。

（3）识别并发症并及时就诊：药物治疗后症状不缓解；或出现耳鸣、耳痛、外耳道流脓等中耳炎症状；或恢复期出现胸闷、心悸，眼睑浮肿、腰酸或关节疼痛者，及时就诊。

三、中医临床思维

（一）中医病名及病因病机特征

急性上呼吸道感染是人体感受六淫之邪、时行毒邪所致，主要是风邪致病。感邪之后是否发病与正气盛衰有关。①卫外功能减弱，外邪乘机袭入包括生活起居不当，寒温失调，如贪凉露宿、冒雨涉水等以致外邪侵袭而发病；过度劳累，耗伤体力，肌腠不密，易感外邪而发病；气候突变，六淫之邪肆虐，冷热失常，卫外之气未能及时应变而发病；素体虚弱，卫外不固，稍有不慎即可感邪而发病。②病邪犯肺，卫表不和，肺主皮毛，职司卫外，而卫气通于肺，卫气的强弱与肺的功能关系密切。外邪从口鼻、皮毛而入，肺卫首当其冲，感邪之后，很快出现卫表及上焦肺系症状。卫表被郁，邪正相争，而见恶寒、发热、头痛、身痛等；肺气失宣而见鼻塞、流涕、咳嗽等。《素问·太阴阳明论》云："伤于风者，上先受之。"《素问·咳论》云："皮毛者肺之合也，皮毛先受邪气，邪气以从其合也。"③病邪少有传变，病情轻重有别，病邪一般只犯肺卫，很少有传变，病程短而易愈。但亦有少数感邪深重，或老幼体弱，或原有某些慢性疾病者，病邪从表入里，迅速传变，可引起某些合并症或继发病。

综上所述，本病病位在肺卫，其病因病机主要是外邪乘虚而入，以致卫表被郁，肺失宣肃，一般病情轻浅。因四时六气各异，或体质强弱、阴阳偏盛不同，临床表现虚实寒热各异。

（二）辨病辨证及治疗特征

中医将感冒分为风寒感冒、风热感冒、暑湿感冒等类型，常挟痰、挟滞、挟惊。中医总的治疗原则是疏风解表或辛温解表、辛凉解表、清暑解表，挟痰则肃肺化痰，挟滞则消食导滞，挟惊则清热定惊。如葱豉汤、荆防败毒散辛温解表，治疗风寒型感冒；银翘散或桑菊饮辛凉解表，治疗风热型感冒；新加香薷饮祛暑清热化湿和中，藿香正气散解表化湿、理气和中，均可用于治疗暑湿感冒。而其他中成药如银翘片、双黄连、抗病毒颗粒等，均有辛凉解表、清热解毒之功效，鱼腥草具有清热解毒的作用。中医中药治疗感冒有一定效果，但目前尚缺乏高质量的临床研究证据。

（三）药物选择

通过对中医古代文献的整理研究，发现解表、补虚、化痰止咳平喘、清热药是治疗急性上呼吸道感染的主要药物类别。其中解表药是治疗急性上呼吸道感染的特异性药物，具有较强的针对性。补虚药、化痰止咳平喘药、清热药使用频率较高，反映出了急性上呼吸道感染的基本病机、证候类型和治法，即卫气不足，感受风寒、风热等外感邪气致肺卫失宣是本病的主要病机，补虚、清热、化痰是本病的主要治法。常选用麻黄、生姜、茯苓、陈皮、石膏、桔梗、人参、川芎、葛根、黄芩、半夏、紫菀、杏仁、白术、苍术、柴胡、枳壳、防风、羌活、前胡、白芍、大枣、甘草等药味。

四、名医经验

（一）方和谦经验

方和谦在治疗外感热证时取药轻灵，芳香清冽，遵吴鞠通“治上焦如羽，非轻不举”之意，应用宣热透解法，其解表之药选用金银花、连翘、菊花、桑叶、芦根等至清至淡之品，功专宣开肺气，以透达肌表，驱邪外出。并十分注意时令用药，每当更替节气，必在处方之中加入当令药物。方和谦认为，“人与天地相参，与日月相应”，要做到“必先岁气，勿伐天和”，要因人、因时、因地制宜。如 1 年 24 个节气，各有其气候特点，而外感疾病亦有其季节性。如暑季患病，暑为阳邪，升散开泄，易伤津液；暑多夹湿，其性黏滞，易阻遏气机。故暑季外感用药应注意清热、化湿、理气、养阴药物的加减应用，常用药味有藿香、佩兰、淡竹叶、芦根、石菖蒲、郁金、滑石、通草、苍术、白芷、厚朴、麦冬、石斛等。在用药的同时方和谦亦注重顾护胃气，保存津液。方和谦推崇李东垣的《脾胃论》，临证时时顾护脾胃之气。方和谦指出：“胃这个脏器像个袋子，主腐熟消化，司新陈代谢。所消化之物由胃入肠。故胃气以下行为顺，脾气以上升为顺。邪正交争，只要正气不败，就可以扭转病情。胃气败则为绝症。脾胃受损，则使百药难以施用，五脏六腑难以荣养，而诸病丛生。”因此，方和谦在解表清热药中常伍以炒谷芽、生稻芽、焦曲、炒莱菔子、砂仁、鸡内金、百合、麦冬、玉竹、石斛、大枣、甘草等和中、养阴、益气之品。对于久病虚证、反复发病及老年人的治疗，方和谦更强调“虚人病表建其中”，顾护胃气即可扶正祛邪。方和谦治热病，遵吴氏“存得一分津液，便有一分生机”的思想，视养阴保津为其重要原则。他提出，“治伤寒注意存津，治温病重在养阴”，故在解表透热或清热解毒剂中，常加入天花粉、玉竹、麦冬、百合、石斛等以顾护津液。

（二）任继学经验

任继学对于外感病发病学的观点在《任继学经验集·感冒病因补略》中阐述：据《灵枢·百病始生》“风雨寒热不得虚，邪不能独伤此必因虚邪之风，与其身形，两虚相得，乃客其形”，其中“两虚相得”，认为一是自然界气候按不正常节气而更替，对人体、动植物产生伤害作用谓之虚邪，二是人体虚，正气不足，血脉营气虚，皮肌卫气弱，在生理上形成三维防御系统功能低下，是外邪侵犯的主要内在之因。因此，外感疾病的发生是生理上形成的人体三维防御系统功能低下之时，如有伏邪内潜，或毒邪

（虚邪）伤及人体所致。因此，外感疾病的治疗不仅要重视外因，还要重视扶助人体正气。任继学认为外感疾病的发生是外有虚邪，内则生理上形成的人体三维防御系统低下所致。任继学认为人体三维防御系统之源是由真气生成的，《灵枢・刺节真邪》云："真气者，所受于天与谷气并而充身也。"《难经・八难》云："生气之原者，谓十二经之根本也，谓肾间动气也。"说明真气来源于先天，需要后天水谷之气的不断充养，所以说"人之精乃气也"。营卫二气来源于水谷精微，营卫气虚或失常均能致使腠理皮肤疏松，经脉涩滞，筋骨肌肉五脏六腑失于濡养温煦，此时若感受外邪侵袭则发为病证，故云："逆其气则病"。说明了外邪的侵袭与营卫之气密切相关。可见，三维防御之气是由肾间动气激发而生的真气，与营卫二气相合而成。三气防御之功能是"正气存内，邪不可干"（《素问刺法论》），内指脏腑表里正气不乱，内守御邪不得入，营行脉中，形成津、脉三者防御屏障，毒邪不能侵犯，卫气行于脉外，布散于肌腠、皮毛形成体表防御之藩篱，毒邪不得侵，因而阐释了治疗外感疾病时应重视扶正祛邪，这对临床辨证论治及指导预防具有重要意义。因而任继学在治疗三维防御系统功能低下而致反复感冒等，注重调和营卫，益气固表，方用桂枝汤、玉屏风散等。

（三）黄吉赓经验

黄吉赓擅治肺系疾病，认为咳、痰、喘、哮共同的病因病机都与不同程度的外感风寒燥热之邪、内有宿痰伏饮有关。黄吉赓认为外感病邪导致肺系病的发生有内、外两个因素。外因是邪、内因是虚，而内因即内脏肺、脾、肾功能失调，肺卫不固亦占有更重要的地位，正所谓"邪之所凑，其气必虚"。但在急性发作期，以邪盛为主时则属于"虚而受邪，其病则实"，以实证为急。因此内外二因，均不能忽视。感染、寒冷、粉尘、烟雾、有害气体等致病因子，从口鼻或皮毛而入，肺气被束，引起肺失宣发和肃降之职，导致通调失司，津液化为痰饮，或外邪引动内在之宿痰伏饮，阻塞气道，均可使肺气上逆而发生咳喘、哮鸣、吐痰等症；或可因寒湿浸渍，阳气受遏，水精失运，蓄积成痰饮。外因以风寒为主，在肺虚卫外力弱时，更易侵入肺系而发病；而寒邪久郁化热，或感受燥热之邪，又有痰热、风燥等不同表现。对于寒证治以温肺化饮，降气平喘定哮，常用射干麻黄汤合泽漆汤加减；以咳为主，痰量不多者用止嗽散合杏苏散加减；无喘息而痰量较多者，用泽漆汤合二陈汤加减，便溏泄者去苏子加生姜、大枣等。热证治以祛风清肺，化痰降逆，平喘定哮，常方用射干麻黄汤合小柴胡汤加减或与银翘散 3 方合参，感染甚者可合银翘散，并重用柴胡、黄芩或加服金荞麦片。寒热错杂证按咳、痰、哮喘偏寒偏热不同证属，参照上述两证治法方药加减。

（四）许建中经验

许建中认为现代人们的生活水平、习惯和环境都发生了极大变化，典型的风寒证、风热证已越来越少，寒热夹杂及其他病症有增多趋势，风寒暑湿燥火皆可致病。外感六淫，仍以风邪为主导，风邪具有"善行而数变""风为百病之长""其性轻扬""风盛则挛急"的特性。因此，本病初期多见风邪犯肺，当用辛散之品如炙麻黄、杏仁等疏风散邪，透达外邪，切勿用各种寒凉甜腻之品或收敛之品，否则易致肺气应宣反闭，应降反逆，从而致病情迁延不已。病邪初起，治疗应重在宣肺发表。若表邪不解，或延误治疗，常致缠绵难愈，即使外感症状消失，亦可遗留顽症，此时疾病多呈营卫失调的传变特点。"肺者，相傅之官，治节出焉"（《素问》），"治节"即治理和调节，如肺支配和调节全身之气的运动，包括固卫外表之气的卫气；肺助心调节气血的运行，包括营血的流动，肺的生理与营卫的调畅密切相关。肺与外界环境息息相通，易受外邪的侵袭，故肺脏病变易出现以营卫失调、肺气不利为主的卫气营血的传变与转归，而此时的治疗当以调和营卫为主，桂枝汤则是调和营卫的基本方。许建中更强调外感病邪更应因时、因地、因人制宜。外感邪实，治疗当以宣畅肺气、疏散外邪为主。因"上焦如羽，非轻不举"，故用药宜轻清灵动之品以开达之，不主张药量过大，应避免妄用酸敛收涩药物，闭门留寇。若外邪未消，也不可过投养阴润肺之品，以免病邪恋肺，缠绵难愈。

（五）晁恩祥经验

晁恩祥认为急性感染性疾病，患者常表现邪实之象，故应根据外感邪气性质，及时清除病邪，如热邪壅盛者，应清热解毒；寒邪凝滞者，应辛温散寒；湿邪为患者，宜淡渗利湿，或芳香化湿，或清热燥湿等；燥邪伤人，可生津润燥。因此，感染急性阶段当以祛邪为要，中医截断思维即是此意。而肺主气，司呼吸，主宣发、肃降，为华盖之脏，开窍于鼻，外合皮毛，且为娇脏，不耐寒热。外邪从皮毛或口鼻而入，肺气为邪壅遏不宣，失于肃降，肺主宣发功能失常，导致肺气向上的升宣和向外周的布散失职，出现呼气不利，胸闷，咳喘，以及鼻塞，喷嚏等症状。宣发与肃降功能相辅相成，在生理情况下相互依存、相互制约，在病理情况下，则又常相互影响。晁恩祥主张宣降结合治疗外感肺病，以宣为主，重视宣散。风、寒、暑、湿、燥、火六淫之气，侵袭肺卫为发病主因，但因四时主气之不同，故人体感受的病邪亦有区别，因此晁恩祥强调治疗外感咳嗽除以“宣降”法为指导外，尚应注意时令，因时制宜，辨证用药。素体阳盛，感受风寒之邪，郁而化热化失清肃，痰热内蕴，肺气上逆。患者表现为咳嗽频剧，气粗或咳声重，喉燥咽痛，咯痰不爽，痰黏稠或稠黄，小便赤涩，大便秘结，同时伴有鼻流黄涕、口渴、头痛、恶风等症。晁恩祥对这种表邪未解、里实已成者，主张表里双解，肺肠同治。因为肺与大肠通过经脉的络属而构成表里关系，生理上，肺气的肃降，有助于大肠传导功能的发挥，大肠传导功能正常，则有助于肺的肃降；病理上，肠病可及肺，肺病可及肠。因此处方用药要佐以通腑，使腑通而肺清，常配伍大黄，或用防风通圣散加减。

（六）熊继柏经验

熊继柏认为感冒的用药必须结合时令气候。春天是肝胆之气主司的时候，故春天的感冒，要重视一个方：小柴胡汤。春天治感冒一定要用柴胡。春天治风热感冒，可用银翘散加柴胡，或者银翘散合小柴胡汤。柴胡可以重用到 15 g 乃至 30 g，这才能够发挥它解表的作用。夏天挟暑感冒，滑石是一味必加的药，能够清暑渗湿；患者如果出现舌苔黄或者黄滑或者黄腻，口苦尿赤，这是明显的热化，要加黄芩。秋天，燥气所主，用桑杏汤或桑菊饮固然不错，但是，因为毕竟是轻剂，有时候力量却显不够。可以酌加荆芥或紫苏叶。冬天的感冒，尽管是风热感冒，也要加点辛温发散的药，如羌活、防风，借助其发散作用，这才与冬天寒凝所主的季令相符合，风寒感冒就更不用说了。另外治疗感冒高热，用表里双解法：第一个表里双解法，感冒高热并发肺炎，尤其是小孩。邪壅于表，热遏于里，肺气壅遏，又高热又咳嗽又气喘。治疗：肺与大肠相表里，宜宣肺气解表，同时通腑气，方用麻杏石甘汤加大黄。第二个，就是小儿急性扁桃体炎，包括扁桃体脓肿。感冒以后，外邪闭塞，壅遏肺气，而胃中素有燥热，燥热郁遏上冲咽喉，就形成了咽喉红肿。治疗：宜宣散肺气解表，兼清胃热，方用银翘散加大黄。第三个表里双解，症见恶寒，头痛，身疼，口苦，大便秘结，典型的表里俱实证。治疗：宜解表攻里，方用刘河间的防风通圣散。对寒热夹杂证，应当寒热合治，既有恶寒、头痛、身疼、无汗，是寒证；也有口苦、口渴、尿黄、舌苔黄，是寒热夹杂证。治疗要寒热同治，既要用辛温药解表，又要用清凉药清里热。除了恶寒、身痛、头痛、无汗外，还有大便秘结，口苦尿黄者，方用防风通圣散；或者有恶寒、头痛、身疼外，还有口苦、尿黄、口渴，头痛明显者，方用程钟龄的柴葛解肌汤。小儿感冒的证治特点：第一，小儿的用药宜轻缓。风寒感冒用杏苏饮，风热感冒可以用银翘散或桑菊饮；第二，小孩服药有特殊的方法，要少量多餐；第三，小儿感冒传变得最快，变证多端，不是肺炎，就是惊风或扁桃体炎。因此，治小孩病要立取速效；第四，小孩感冒最容易夹食。如果患儿肚子胀，呕吐，在感冒的处方上一定要加上消导药，如山楂，神曲，麦芽，莱菔子；大便不通，加枳实，大黄。

五、名方推荐

（一）利膈汤加减

连翘、牛蒡子、金银花、荆芥、防风各 15 g，薄荷、黄连、生栀子、黄芩各 10 g，大黄、桔梗、芒硝、甘草各 6 g。功效：清热泻火通便，清上泻下。主治：虚烦上盛、脾肺有热、咽喉生疮等病。用法：每日 1 剂，水煎，分 2 次服。加减：对于风热外袭型重用荆芥、防风、牛蒡子、薄荷等疏散之品，减去大黄等泻下之药，以防邪热内陷；肺胃热盛型中重用黄芩、黄连、牛蒡子，应用大黄及泻下之品泻热通便，使邪从下解，且能活血化瘀，可加以赤芍、牡丹皮凉血活血，使气机疏通、血液流畅，痛消肿退。

若反复发作，易感外邪者，多属气阴两亏、卫外不固，当合用益气养阴、补肺固表之品。

（二）清热除湿利肺汤加减

茵陈、黄芩、生白术各 30 g，生石膏（先煎）30～60 g，连翘、石菖蒲各 15 g，厚朴、柴胡、薄荷（后下）、射干、川贝母、滑石、当归、葛根、芦根、白茅根各 10 g，麻黄 5 g，胡黄连 6 g。功效：宣肺化浊，通腑除湿。主治：湿热型感冒。用法：水煎煮，取汁 200～400 mL 口服，每日 3 次，3 日为 1 个疗程，同时嘱药后 0.5 h 服热稀粥。加减：咳嗽明显加桑叶、野菊花各 30 g；恶寒明显加荆芥穗、防风各 10 g。

（三）自拟清热利咽汤加减

桔梗、板蓝根、牛蒡子、射干各 15 g，连翘、玄参、浙贝母各 10 g，僵蚕、甘草各 6g 等。功效：清热解毒利咽、软坚散结消肿。主治：为热毒搏结型小儿乳蛾。用法：每日 1 剂，水煎，分 2 次服。加减：若表证重者加荆芥、防风；发热重者加芦根、石膏；有脓者加金银花、黄连、焦栀子；便秘者加瓜蒌子、大黄；红肿明显者加赤芍、菊花；食欲差者加焦三仙。

（四）麻黄荆防合剂加减

麻黄、杏仁各 9 g，羌活、独活、柴胡、前胡、枳壳、茯苓、荆芥、防风、桔梗、川芎各 10 g，桂枝、甘草各 6 g。功效：祛寒发汗，散风解表；主治：外感风寒邪气，以及痢疾、疮疡兼见风寒表证者。用法：每日 1 剂，水煎，分 2 次服。加减：内停湿浊，寒热往来，舌苔厚腻，加草果、槟榔以燥湿化浊，行气散滞；内有蕴热，口苦苔黄，加黄芩以清里热；疮疡初起，加金银花、连翘以清热解毒，散结消肿；风毒瘾疹，加蝉蜕、苦参以疏风止痒，清热除湿。荆防败毒散是治疗外感风寒表实证的时方，而治疗风寒表实证的经典方是麻黄汤，故麻黄汤和荆防败毒散 2 方是治疗风寒感冒最为常用的方剂，麻黄汤具有较好的解表退热的作用，但对解除上呼吸道卡他症状，诸如咽痒咳嗽，鼻塞流涕等效果较差。荆防败毒散能较好弥补麻黄汤对解除上呼吸道卡他症状的不足，有较强的疏风止咳、通窍利咽的能力，并且有一定败毒的功能，但散寒解表之力略逊于麻黄汤，故两方合用，取其各自优势，提高疗效。

（五）桑菊银翘合剂加减

桑叶、菊花、金银花、连翘、薄荷、杏仁、桔梗、芦根、荆芥穗、淡豆豉、牛蒡子、淡竹叶各 10 g，生甘草 6 g。功效：辛凉解表，清热宣肺。主治：风温感冒初期，发热咳嗽等症。用法：每日 1 剂，水煎，分 2 次服，香气大出，即取服，勿过煮。加减：气分热甚，气粗似喘，加石膏、知母以清泄气热；肺热重，咳嗽频频，加黄芩以清肺止咳；津伤较重，口渴较甚，加天花粉以清热生津。此外，肺热咳甚伤络，咳痰夹血，可去荆芥穗、豆豉，加白茅根、藕节、牡丹皮以凉血止血；咳痰黄稠，不易咯出，加瓜蒌皮、浙贝母以清化热痰；热夹湿浊，胸膈满闷，加藿香、郁金；热毒较甚，项肿咽痛，加马勃、玄参；肺气不利，咳甚，加杏仁。

（六）六味抗感方加味

南板蓝根、毛冬青各 15 g，青蒿、羌活、大青叶、重楼各 10 g。功效：清热解表、祛风利咽。主治：急性上呼吸道感染所致发热、咽痛等症状。用法：温服，每日 1 剂，水煎服，早晚各 1 次。加减：临床常配合常规基础药物或方剂服用。

（七）加减葛根汤化裁

葛根、柴胡各 10 g，生石膏 15 g，桂枝、连翘、白芍各 8 g，麻黄、桔梗、苦杏仁、白术、甘草各 6 g。功效：解表疏风、清热泻火。主治：辅助治疗小儿急性上呼吸道感染，改善高热、咳嗽、咽痛、流涕等症状。用法：水煎，每日 1 剂，分早晚 2 次。加减：若咳嗽痰多，纳差等，可加用茯苓、陈皮、半夏燥湿化痰健脾；如表邪犯胃呕逆者，加半夏；头痛剧者，加蔓荆子、藁本；伴风疹者，加防风、川芎、蝉蜕；口眼㖞斜，加地龙、川芎、木瓜。

（八）柴葛解肌汤加减

葛根、生石膏各 30 g，柴胡 18 g，黄芩、甘草、白芍、羌活、白芷、桔梗、生姜、大枣各 10 g。功效：辛凉解表，解肌清热。主治：外感风寒，郁而化热证。用法：共 3 剂，水煎服，浓煎，每日 1 剂，分 2 次服。加减：若表寒重，无汗恶寒甚者，去石膏、黄芩，酌加麻黄、紫苏叶；表寒不甚，无恶寒头痛，去羌活、白芷；热盛津伤，口渴舌干，加知母、天花粉。

（九）清热化湿口服液

黄芩（酒制）、法半夏、滑石（打碎）、青蒿、淡豆豉、射干、芦根、冬瓜子（炒）、薏苡仁、苦杏仁、葶苈子（炒）、枇杷叶（蜜炙）、郁金。功效：清热利湿，化痰止咳；主治：湿热感冒之湿热蕴肺证。用法：口服，1～2 岁 1 次 3～5 mL，3～5 岁 1 次 5～10 mL，6～16 岁 1 次 20 mL，1 日 3 次。本方为抗击“非典”的卫生部协定处方化裁而来，组方来源于长期临床实践和科研试验，在药理及统计学上均已证明其药理基础及临床疗效。

（十）藿香正气水加减

藿香 20 g，大腹皮、白芷、紫苏、茯苓（去皮）各 10 g，半夏曲、白术、陈皮（去白）、厚朴（去粗皮），姜汁（炙）、苦桔梗各 15 g，甘草（炙）10 g。功效：表里同治，外散风寒，内化湿浊，兼以理气和中。主治：外感风寒，内伤湿浊之证。用法：水煎服，每日 1 剂，分 2 次服。加减：表寒重，寒热无汗者，加香薷，或重用紫苏叶、白芷以增强解表散寒之力；里湿重，舌苔厚腻，苍术易白术；内湿化热，舌苔兼黄者，加黄连、栀子；气滞脘腹胀痛较甚者，加木香、沉香；兼饮食停滞，吞酸吐腐，去甘草、大枣，加神曲、莱菔子以消食化滞；湿注大肠，腹泻尿少，加薏苡仁、车前子以利湿止泻。

（十一）麻黄附子细辛汤加味

麻黄 8 g、附子（制）10 g、细辛 5 g。功效：通彻表里、祛邪外出、温经散寒、益气扶阳。主治：太阳少阴两感证型急性上呼吸道感染。用法：武火煮水至沸腾换文火，下附子煮 30 min 后，麻黄、细辛齐下，文火煮至沸 30 min，每剂中药熬制 2 次，每日 1 剂，饭前温服，5 日为 1 疗程。加减：气虚神疲者，加人参、黄芪；表闭无汗者，加紫苏叶、荆芥；中焦虚寒，腹痛便溏，加煨姜、白术；内有寒饮，咳嗽痰稀，加半夏、茯苓。

第三节　慢性阻塞性肺疾病

慢性阻塞性肺疾病（chronic obstructive pulmonary disease，COPD）简称慢阻肺，是一种以持续气流受限为特征的可以预防和治疗的疾病，其气流受限多呈进行性发展，与气道和肺组织对烟草烟雾等有害气体或有害颗粒的慢性炎性反应增强有关。慢阻肺主要累及肺脏，但也可引起全身（或称肺外）的不良效应。慢阻肺可存在多种并发症。急性加重和并发症影响患者整体疾病的严重程度。

一、诊断标准

肺功能是诊断慢阻肺的金标准，但不能仅依赖一次肺功能检查，需要动态随访，慢阻肺诊断存在不稳定性和逆转性。①不稳定性：包括以下 2 种情况。患者初始诊断为慢阻肺，随访肺功能正常，然后又出现肺功能下降；患者初始正常，随访肺功能下降达到慢阻肺诊断标准然后肺功能又正常。②逆转性：患者初始诊断为慢阻肺，随访结束后恢复正常。

出现诊断波动的风险是患者吸入支气管扩张剂后 FEV1/FVC 接近诊断值，而诊断逆转的风险是患者在研究期间戒烟。因此，GOLD 2018 指出：评估是否存在气流受限时，单次使用支气管扩张剂后 FEV1/FVC 为 0.6～0.8 时，应在另一场所重复肺功能检查以确诊。因为在某些情况下，间隔一段时间后，由于个体差异，FEV1/FVC 可能会发生改变。

慢阻肺的诊断标准需基于症状和危险因素（通常是吸烟或有吸烟史），并通过肺功能检查明确诊断。具有以下特点的患者应该考虑 COPD 诊断：慢性咳嗽、咳痰、进行性加重的呼吸困难及有 COPD 危险因素接触史（即使无呼吸困难症状）。确诊需要肺功能检查，使用支气管扩张剂后 $FEV_1/FVC<70\%$ 可以确认存在不可逆的气流受阻。在排除其他疾病情况下即可诊断为慢阻肺。COPD 肺功能分级见表 2－1。

表 2-1　**COPD 肺功能分级（吸入支气管扩张剂后）**

分级	肺功能特征	
Ⅰ级（轻度）	$FEV_1/FVC<70\%$	$FEV_1\geq80\%$预计值
Ⅱ级（中度）	$FEV_1/FVC<70\%$	$50\%\leq FEV_1<80\%$预计值
Ⅲ级（重度）	$FEV_1/FVC<70\%$	$30\%\leq FEV_1<50\%$预计值
Ⅳ级（极重度）	$FEV_1/FVC<70\%$	FEV1<30%预计值或 $FEV_1<50\%$预计值伴呼吸衰竭

二、西医治疗

（一）常用治疗药物

药物治疗可以缓解慢阻肺症状，减少急性加重的频率和严重程度，改善健康状况和运动耐量。迄今为止，在临床研究中，没有一种治疗慢阻肺的药物可以延缓肺功能的长期下降。慢阻肺常用药物包括支气管扩张剂、糖皮质激素、磷酸二酯酶抑制剂以及其他药物（祛痰药、抗氧化剂等）。

1. 支气管扩张剂：支气管扩张剂可松弛支气管平滑肌、扩张支气管、缓解气流受限，是控制慢阻肺症状的主要治疗措施。短期按需应用可缓解症状，长期规律应用可预防和减轻症状，增加运动耐力，但不能使所有患者的 FEV_1 得到改善。与口服药物相比，吸入剂的不良反应小，因此多首选吸入治疗。主要的支气管扩张剂有 β_2 受体激动剂、抗胆碱能药物及茶碱类药物，根据药物作用及患者的治疗反应选用。

（1）β_2 受体激动剂：β_2 受体激动剂分为短效（SABA）和长效（LABA）。沙丁胺醇和特布他林为短效定量雾化吸入剂，数分钟内起效，15～30 min 达到峰值，疗效持续 4～6 h，每次剂量 100～200 μg（每喷 100 μg），24 h 内不超过 8～12 喷。主要用于缓解症状，按需使用。福莫特罗为长效定量吸入剂，1～3 min 起效，作用持续 12 h 以上，常用剂量为 4.5～9 μg，每日 2 次。茚达特罗是一种新型 LABA，起效快，支气管舒张作用长达 24 h，每日 1 次吸入 150 μg 或 300 μg 可以明显改善肺功能和呼吸困难症状，提高生命质量，减少慢阻肺急性加重。

（2）抗胆碱药：主要品种有异丙托溴铵气雾剂，为短效 M 受体阻断剂（SAMA），可阻断 M 胆碱受体，30～90 min 达最大效果，可维持 6～8 h，使用剂量为 20～40 μg（每喷 20 μg），每日 3～4 次，该药不良反应小，长期吸入可改善慢阻肺患者的健康状况。噻托溴铵是长效 M 受体阻断剂（LAMA），可以选择性作用于 M3 和 M1 受体，作用长达 24 h 以上，干粉剂为 18 μg（每吸 18 μg），每日 1 次，喷雾剂为 5 μg（每吸 2.5 μg），每日 1 次，长期使用可增加深吸气量，减低呼气末肺容积，改善呼吸困难，提高运动耐力和生命质量，也可减少急性加重频率。

（3）茶碱：可解除气道平滑肌痉挛、改善心搏出量、舒张全身和肺血管、增加水钠排出、兴奋中枢神经系统、改善呼吸肌功能及某些抗炎作用。缓释型或控释型茶碱每日口服 1～2 次可以达到稳定的血浆浓度，对治疗慢阻肺有一定效果。监测茶碱的血浓度对估计疗效和不良反应有一定意义，血液中茶碱浓度>5 mg/L 即有治疗作用；>15 mg/L 时不良反应明显增加。

（4）联合支气管扩张剂：联合使用不同作用机制和作用时间的支气管扩张剂，与增加单一支气管扩张剂药量相比，可以增加支气管扩张的程度并降低不良反应的风险。例如，SABA 和 SAMA 联用，比单用任何一种药物能更好地改善 FEV_1 和症状。LABA 和 LAMA 在一个吸入装置中联合使用，在改善症状、改善 FEV_1、减少急性加重方面优于单药治疗。

2. 抗炎药物：

（1）糖皮质激素：很多研究发现规律单独吸入糖皮质激素（ICS）不能改变 FEV_1 的长期下降，也不能改变慢阻肺患者的病死率，因此不推荐单用吸入激素治疗。对于中度到极重度的慢阻肺患者而言，有频发急性加重风险的患者，ICS/LABA 联合使用，在改善肺功能、健康状态和减少急性加重方面比单药更有效。一些研究发现规律使用ICS治疗有增加肺炎的风险，尤其是重度慢阻肺患者，需要权衡ICS的风险-效益比。与ICS/LABA或LAMA单药使用，ICS/LAMA/LABA三联治疗改善肺功能、症状、健康状况及减少急性加重效果更佳。慢阻肺稳定期不推荐长期口服糖皮质激素。

（2）磷酸二酯酶-4（PDE-4）抑制剂：PDE-4抑制剂的主要作用是通过抑制细胞内环腺苷酸降解来减轻炎症。罗氟司特为口服药物，1次/d，无直接扩张支气管作用。对于存在慢性支气管炎、重度到极重度慢阻肺、既往有急性加重病史的患者，罗氟司特治疗可降低需要糖皮质激素治疗的中重度急性加重发生率。

3. 其他药物：

（1）祛痰药（黏液溶解剂）：慢阻肺患者的气道内产生大量黏液分泌物，可促使其继发感染，并影响气道通畅，应用祛痰药有利于气道引流通畅，改善通气功能，但其效果并不确切，仅对少数有黏痰的患者有效。常用药物有盐酸氨溴索、乙酰半胱氨酸、福多司坦等。

（2）抗氧化剂：慢阻肺患者的气道炎症导致氧化负荷加重，促使其病理生理变化。应用抗氧化剂大剂量N-乙酰半胱氨酸（0.6 g，2次/d）或羧甲司坦等可降低疾病反复加重的频率。

（二）慢阻肺稳定期的治疗

1. 治疗目标：慢阻肺稳定期患者的治疗目标是减轻当前症状，包括缓解症状，改善运动耐力和改善健康状况；降低未来风险，包括预防疾病进展，预防和治疗急性加重，减少病死率。

2. 预防和维持治疗：

（1）减少危险因素暴露：戒烟是影响慢阻肺自然病程最有力的干预措施。应为慢阻肺患者提供戒烟咨询，药物戒烟和五步戒烟法可帮助慢阻肺患者戒烟。减少室外空气污染暴露，减少生物燃料接触，使用清洁燃料，改善厨房通风，并减少职业粉尘暴露和化学物质暴露。

（2）疫苗：流感疫苗的应用可减少慢阻肺患者发生严重疾病和死亡，所有年龄＞65岁的患者推荐注射肺炎链球菌疫苗，包括13价肺炎球菌结合疫苗（PCV13）和23价肺炎球菌多糖疫苗（PPSV23）。

（3）稳定期慢阻肺患者的药物治疗：药物治疗应遵循以下原则，优先选择吸入药物，坚持长期规律治疗，个体化治疗。依据患者临床情况、药物的适应证和禁忌证、药物的可获得性以及卫生经济学评估等选择适宜的治疗药物。

（4）康复、教育和自我管理：肺康复是对患者进行全面评估后为患者量身打造的全面干预，包括运动训练、教育和自我管理干预。肺康复是改善呼吸困难、健康状况和运动耐力的最有效的治疗策略。肺康复方案最好持续6～8周，推荐每周进行两次指导下的运动训练，包括耐力训练、间歇训练、抗阻/力量训练。此外还包括合理膳食，保持营养均衡摄入，保持心理平衡。

（5）氧疗。慢阻肺稳定期患者进行长期家庭氧疗的具体指征：PaO_2≤55 mmHg或动脉血氧饱和度（SaO_2）≤88%，有或无高碳酸血症；PaO_2为55～60 mmHg或SaO_2＜89%，并有肺动脉高压、右心衰竭或红细胞增多症（血细胞比容＞0.55）。长期氧疗一般是经鼻导管吸入氧气，流量1.0～2.0 L/min，每日吸氧持续时间＞15 h。长期氧疗的目标是使患者在海平面水平静息状态下达到PaO_2＞60 mmHg和/或使SaO_2升至90%，这样才可维持重要器官的功能，保证周围组织的氧气供应。慢性呼吸衰竭的患者进行长期氧疗可以提高静息状态下严重低氧血症患者的生存率。

（6）无创通气：已广泛用于极重度慢阻肺稳定期患者。无创通气联合长期氧疗对某些患者，尤其是在日间有明显高碳酸血症的患者或许有一定益处。无创通气可以改善生存率但不能改善生命质量。慢阻肺合并阻塞性睡眠呼吸暂停综合征的患者，应用持续正压通气在改善生存率和降低住院率方面有明确益处。

（7）其他：外科治疗（肺减容术、肺大疱切除术、肺移植）和支气管镜介入治疗等。

3. 稳定期药物治疗方案：药物治疗可以缓解病情症状，降低急性加重的风险和严重程度，以及改善患者的健康状况和运动耐量。慢阻肺稳定期的处理原则根据病情的严重程度不同，选择的治疗方法也有所不同。根据患者是否能够自主吸入、有无足够的吸气流速、口手是否协调选择正确的吸入装置。雾化吸入给药对于一部分年老体弱、吸气流速较低、疾病严重程度较重、使用干粉吸入器存在困难的患者可能是更佳选择。①支气管扩张剂是慢阻肺治疗的基本药物，针对有呼吸困难和运动受限患者的最初治疗包括 SABA（如沙丁胺醇或特布他林）或 SAMA（如异丙托溴铵）。这些药物为“按需”使用，在无法提供 LAMA 时，可考虑规律使用。②根据患者症状、肺功能、急性加重风险进行分层。对于轻度或中度气流受限（FEV_1 占预计值%≥50%）的患者，在吸入技术和依从性都良好的情况下，如果短效支气管扩张药未控制症状，可增加 LAMA 或 LABA，上述药物治疗患者仍持续存在症状，建议采用联合治疗，包括 ICS/LABA、双支气管扩张剂（LAMA/LABA）。③有严重气流阻塞（FEV_1 占预计值%＜50%）、症状多或频发急性加重的患者，建议采用联合治疗，包括 ICS/LABA 或 LAMA/LABA。④如果诊断慢阻肺合并哮喘，起始治疗应该为 ICS/LABA。⑤经上述治疗如果症状缓解不明显、频发急性加重的患者，可以采取 ICS/LABA/LAMA 三联治疗。⑥其他辅助治疗药物包括茶碱缓释片、抗氧化治疗等。

4. 随访期调整药物治疗方案：在随访期改变治疗方案前，需要检查患者吸入技术掌握的程度，检查是否有合并症导致的相关症状。当慢阻肺疾病进展、症状持续或加重、发生急性加重时，应增加治疗药物。年龄、合并症、症状季节性变化和急性加重、新药上市、治疗策略调整及卫生学和非药物措施的更新等都会影响治疗，应定期重新评估并调整慢阻肺的药物治疗，更加个体化的治疗有助于改善患者预后。支气管扩张剂治疗仅在给药期间发挥作用，撤除支气管扩张剂、使用短效支气管扩张剂或减少使用时间将导致患者肺功能和/或症状恶化。与哮喘类似，对于 AECOPD 患者可尝试减少 ICS 剂量，直至最小有效剂量维持治疗，不建议撤除 ICS。

（三）慢阻肺急性加重的治疗

慢阻肺急性加重是慢阻肺疾病病程的重要组成部分，因为急性加重可降低患者的生活质量，使症状加重、肺功能恶化，数周才能恢复，加快患者肺功能下降速率，特别是与住院患者的病死率增加相关，加重社会经济负担。超过 80%的急性加重的患者可以在门诊接受药物治疗，包括使用支气管扩张剂、糖皮质激素和抗生素。慢阻肺急性加重早期、病情较轻的患者可以在基层医疗卫生机构治疗，但需注意病情变化，一旦初始治疗效果不佳，症状进一步加重，需及时转送二级及以上医院诊治。具体流程如下。①评估症状的严重程度、X 线胸片。②监测动脉血气或血氧饱和度，决定是否需要氧疗。③支气管扩张剂治疗：增加短效支气管扩张剂的剂量和/或频率，联合 SABA（如沙丁胺醇 2.5 mg 或特布他林 5 mg，3 次/d，雾化吸入）和 SAMA（如异丙托溴铵 500 μg，每日 3～4 次，雾化吸入），或者两种速效支气管扩张剂的复方制剂（如复方异丙托溴铵，每支 2.5 mL，含异丙托溴铵 500 μg 和沙丁胺醇 2.5 mg，每次 2.5 mL，每日 3～4 次，雾化吸入），使用储雾罐或雾化器雾化吸入治疗。④考虑雾化 ICS（如吸入用布地奈德混悬液，每次 2 mg，3～4 次/d，疗程 10～14 日，雾化吸入等）或口服糖皮质激素（如泼尼松 30～40 mg，5～7 日）治疗。⑤目前推荐抗菌药物治疗的指征：a. 呼吸困难加重、痰量增加和脓性痰 3 个必要症状；b. 脓性痰在内的 2 个必要症状；c. 需要有创或无创机械通气治疗。临床上选择抗生素要考虑有无铜绿假单胞菌感染的危险因素：①近期住院史；②经常（＞4 次/y）或近期（近 3 个月内）抗菌药物应用史；③病情严重（FEV_1 占预计值%＜30%）；④应用口服类固醇激素（近 2 周服用泼尼松＞10 mg/d）。

初始抗菌治疗的建议：①对无铜绿假单胞菌危险因素者，主要依据急性加重严重程度、当地耐药状况、费用和潜在的依从性选择药物，病情较轻者推荐使用青霉素、阿莫西林（加或不加用克拉维酸）、大环内酯类、氟喹诺酮类、第 1 代或第 2 代头孢菌素类抗生素，一般可口服给药，病情较重者可用 β 内酰胺类/酶抑制剂、第 2 代头孢菌素类、氟喹诺酮类和第 3 代头孢菌素类；②有铜绿假单胞菌危险因素者如能口服，则可选用环丙沙星，需要静脉用药时可选择环丙沙星、抗铜绿假单胞菌的 β 内酰胺类，不加或加用酶抑制剂，同时可加用氨基糖苷类药物；③应根据患者病情的严重程度和临床状况是否稳定选择使用口服或静脉用药，静脉用药 3 日以上，如病情稳定可以改为口服，呼吸困难改善和脓痰减少提示治疗有效，抗菌药物的推荐治疗疗程为 5～10 日；④其他对症支持治疗；⑤急性加重病情缓解后纳入慢阻肺稳定期管理。

三、中医临床思维

（一）中医病名病机及特征

中医并无慢性阻塞性肺疾病的病名，根据其临床中可表现为咳嗽、咯痰、胸闷、气促等症状，这些临床表现可归属于中医学“咳嗽”“喘证”“肺胀”等范畴。急性加重期病邪多以风、寒、痰、湿、热之实邪为主，缓解平稳期多由于本虚标实所致，本虚为气虚，标实多为痰浊瘀血，从肺-脾-肾脏传变，其病因病机多是肺脏长期遭受多种内伤、外感之邪的侵袭，而导致宣降功能的失常，日久则肺气受损，肺虚日久，则子盗母气，而出现肺脾两虚，久而病势深入耗伤肾气，最终导致肺脾肾俱虚。由于肺脾肾的亏虚，导致水液代谢的失常，水湿瘀久化热，炼液成痰，痰浊内蕴；由于正气亏虚，“气为血之帅”，气虚无力推动血行，血行减慢而成瘀，久则瘀阻血脉。痰瘀互结，阻遏气机，肺气郁闭，气体交换受阻，清气不能输送濡养全身，浊气难以排出而滞于胸中，渐而成疾。《素问·评热病论》云：“邪之所凑，其气必虚。”《丹溪心法》云：“肺以清阳上升之气，居五脏之上，通荣卫，合阴阳，升降往来，无过不及，六淫七情之所感伤，饱食动作，脏气不和，呼吸之息，不得宣畅而为喘急。亦有脾肾俱虚，体弱之人，皆能发喘。”《景岳全书》云：“五脏所伤，穷必及肾。”这些均说明本虚在慢阻肺的发病过程中的重要性。《血证论·阴阳水火气血论》云：“运血者，即是气。”因此，气的充盛，气机调畅是血液运行正常得以保证的关键条件。气行则血行，气滞则血瘀，气虚则运血无力而血滞，血滞则为瘀。正像周学海《读医随笔》所云：“气虚不足以推血，则血必有瘀。”《血证论》云“血不利化为水”，“病水者未尝不病血”，即水病可以及血，血病亦可以及水。若水饮内停，气机受阻，气机不畅则血行涩滞而成瘀，瘀血内停又可以影响水液的正常运行而致水饮内停，出现水饮与血瘀互结之候。《圣济总录》云：“人之有形，借水饮以滋养；水之所化，凭气脉以宣流。盖三焦者，水谷之道路，气之所终始也。三焦调适，气脉平均，则能宣通水液，行入于经，化而为血，灌溉周身。三焦气涩，脉道闭塞，则水饮停滞，不得宣行，聚成痰饮，未病多端。”陈言在《三因方》中也云：“人之有痰饮病者，由荣卫不清，气血败浊，凝结而成。”归结为“脾为生痰之源，肺为储痰之器”。故慢阻肺的病机不外乎本虚与标实，而致病的关键即为气虚、痰浊、瘀血。

（二）辨病辨证及治疗特征

慢阻肺急性加重期辨证分外寒内饮证，痰热郁肺证，痰瘀阻肺证，痰蒙神窍证，阳虚水泛证及元阳欲绝证。缓解平稳期又分肺脾气虚证与肺肾亏虚证。慢阻肺的基础证包括血瘀证、寒饮证、痰热证、痰湿证、肺阴虚证、肺气虚证、脾气虚证、肾气虚证及肾阴虚证。慢阻肺的基础证虽可单独出现，但经常多证共存。慢阻肺的临床常见证包括以下 3 类。①实证：包括外寒内饮证、风寒袭肺证、痰湿阻肺证、痰热壅肺证、痰蒙神窍证；②兼证：主要为血瘀证；③虚证：包括肺气虚证、肺肾气虚证、肺肾气阴两虚证、肺脾气虚证。慢阻肺急性发作患者病情的中医辨证以实证为主，慢阻肺稳定期患者病情的中医辨证以虚证为主。在一项临床研究中，有研究人员将 616 例慢阻肺患者病情的中医证型分为 6 个类型：①脾虚肝郁兼痰饮伏肺型；②风寒袭肺型；③肺气虚型；④肺脾气阴两虚型；⑤肺肾阴虚型；⑥痰瘀交结兼心肾阳虚型。

本病的治疗原则应根据临床特征属于急性加重期还是稳定期而言分而治之，病情处于稳定期，宜益气补肺、填精补肾、和中健脾，三脏俱治，以扶正固本，同时辅以疏调气机。予祛痰化瘀、除湿等法以治其标。当其复感外邪而病情转急之时，则应予清热祛痰行气化瘀等法攻病逐邪，并辅以必要之宣肺益气涤痰平喘，健脾除湿等法兼顾其本。总之应从患者病情之实际出发，“缓则治其本，急则治其标”，而治本不忘其标，治标亦当顾护其本。或予“冬病夏治”扶正培本，数法并用，恰当组合，标本兼顾，缓急得宜，各得其所。则可有效缓解病情，减轻咳喘等有关症状，在一定程度上阻断或延缓病情发展，提高患者之生存质量。

慢阻肺急性加重期一般需住院治疗控制感染及诱发加重的因素，选择使用抗感染及雾化吸入扩张支气管药物，根据患者病情程度及病程长短选择不同的吸入剂及激素以缓解支气管痉挛导致的呼吸困难、气促、喘息等症状。中医辨治慢阻肺，首先应辨病之虚实，总属本虚标实之证，感邪时偏于标实，平时偏于本虚，早期在肺，继则影响脾肾，后期病及于心。

（三）药物的选择

基于数据挖掘显示：高频药物人参、桑白皮、桔梗、麦冬、紫菀、杏仁、款冬花、川贝母、大枣、半夏、麻黄等扶助肺气肺阴、止咳化痰类中药，辨证治疗以“化痰祛邪、益气扶正”为基本大法。结论总结用药规律，印证了“正气亏虚”“痰实阻肺”等本虚标实之病机贯穿于疾病演变过程中；“益气化痰”治则指导慢性阻塞性肺疾病急性加重及稳定期的治疗始末。最终得出，依据慢性阻塞性肺疾病“本虚标实”的复合证型特点，在用药时可根据具体病情给予“益气”“化痰”治疗的组合，进行整体调护，促进疾病尽早向愈。通过对研究中出现频率较高的药物进行归类和分析，得出 AECOPD 临床中药处方多以清热化痰、止咳平喘、健脾理气、温肺化饮为主，其中使用频率最高的以止咳化痰平喘药为主，如杏仁、茯苓、甘草、陈皮、半夏、紫苏子、桔梗、桑白皮等。杏仁味苦性微温，有小毒，归肺、大肠经，可行止咳平喘之功。紫苏子味辛性温，入肺、大肠经，亦能止咳平喘，而其性温又能发散风寒，《本草衍义》云“治肺气喘急”。甘草味甘性平，其中炙甘草长于补脾，而生甘草长于清热解毒，多用于痰热壅肺证。其次使用频率较高的以清热化痰药为主，如黄芩、桑白皮、贝母、瓜蒌、鱼腥草等。此类药物大多味苦性寒，归肺经，功能清肺泻热，解毒化痰，兼以润燥，尤适用于证属痰热壅肺偏燥热者。

四、名医经验

（一）洪广祥经验

洪广祥认为肺（卫）阳虚是慢阻肺发病基础，痰瘀伏肺是肺胀的宿根，反复发作和急性加重与宗气虚弱、卫气不固、调节和防御能力下降存在着密切关系，此外，慢阻肺普遍存在血瘀的表现。这个血瘀，洪广祥认为它和宗气的虚衰是密切相关，慢阻肺患者多病程较长，病机较为复杂，治法治则也因病机不同而多种多样，治疗上多采用补益肺脾（补益宗气）以及温法（甘温补气，辛温扶阳，温化痰饮，清温并用，温通筋脉）治疗慢阻肺。小青龙汤、麻黄附子细辛汤是洪广祥最常用于治疗慢阻肺的方，而黄芪在慢阻肺里面更是全程使用的。洪广祥虚实并治，补益宗气不忘涤痰行瘀，根据临床症状，配合以下化痰行瘀药，具体方药如下：①温阳化痰药：适用于痰白稀薄、量多，背寒怕冷者，常用苓桂术甘汤、苓甘五味姜辛汤加减治疗。②涤痰豁痰药：适于咳喘痰多、胸满气急、难以平卧之肺实证者。选用千缗汤、礞石滚痰汤加减排老痰顽痰，清除夙根。如痰稠胶结难出可酌加海蛤壳、鹅管石、海浮石软化痰栓、促进排痰。痰郁化热，则依据郁热的不同程度酌情选用金荞麦根、鱼腥草、败酱草、白毛夏枯草、黄芩、浙贝母等化痰清热之品。③通腑泄痰药：适用于痰浊阻滞，气机壅塞，喘促明显者。洪广祥重视“肺与大肠相表里”理论，通过通腑，壅肺之痰浊借大肠以下泄，常用药物是大黄。其中苔厚腻或浊腻是运用本法的重要指征。临床观察，通过通腑泄痰治疗后，患者的厚腻、浊苔逐渐变薄转清。④燥湿化痰法：适用于痰白黏稠、量较多者，常用二陈汤合平胃散治疗。⑤活血化瘀药：以桃红四物汤养血活血，如瘀血阻滞严重可用土鳖虫、水蛭、莪术等破血祛瘀之品。⑥对于痰滞血瘀者，洪广祥一直主张“治喘先治痰瘀，治痰瘀宜调气”“治痰治瘀以治气为先”，治以蠲哮汤（经验方）加减，该方有着泻肺除壅、涤痰祛瘀、利气平喘之功。如痰瘀阻塞明显时注意不可贸然补虚，防止碍邪，加重气道壅塞，可先行泻实，畅通气道，待痰瘀征象改善后，再在补益宗气的基础上涤痰行瘀。

（二）晁恩祥经验

晁恩祥认为本病皆从肺虚起病，尤其在寒冷季节，极易感受风寒燥热之邪呈急性发病，待气候转暖、将息得宜时则可缓解。晁恩祥在治疗 COPD 时不仅重视急性发作期寒、热、痰、瘀的调治，更注重稳定期的防治，运用了“冬病夏治”“康复治疗”“扶正同本”等理论，而这正是中医“治未病”思想的体现。①急性加重期的中医药治疗根据 COPD 急性加重期主要的病理环节，重视证治相关、理法相符、分而治之。初期病位多在肺，病因多为风寒、风热、毒热、痰浊，病机多属痰浊阻塞，肺气失宣，邪热郁肺等。治疗多根据证候不同，予以宣肺散寒、清肺化痰、清热解毒等治法。内有寒饮，复又受寒邪侵袭者宣肺散寒、祛痰平喘，多用小青龙汤加减。痰热阻肺者予清肺化痰、止咳平喘，方选麻杏石甘汤合千金苇茎汤加减。热毒壅盛者予清热解毒、涤痰平喘，方选五味消毒饮加涤痰、清痰药物。随着病程进展，患者逐渐出现肢肿腹满等症，常见证候有心肾阳虚、脾虚水泛或肺热水蓄等。此外，在COPD急性加重期的治疗中非常重视活血化瘀及通腑泻下法的运用，常取得事半功倍之效。②COPD稳定期的中医药治疗根据COPD稳定期的典型证候表现，晁恩祥认为本病属中医学“虚喘”的范畴，针对COPD秋冬季容易发病而春夏季易于缓解的特点，强调在其稳定期扶正固本，使“正气存内，邪不可干”，早在70年代就研制了“扶正固本夏治片”，以减少急性发作，延缓疾病进展，还提出COPD稳定期的主要病机为肺肾两虚之虚喘，治疗以调补肺肾，纳气平喘，并研制了“调补肺肾方”。晁恩祥在中医“扶正固本、冬病夏治”的理论指导下，研制了“冬病夏治片”，该方由黄芪、黄精、补骨脂、陈皮、沙棘、百部、赤芍等药物组成，具有益气助阳、健脾补肾、止咳化痰、活血化瘀功效。每年夏季暑伏天开始服，连续服用40日为1个疗程。于每年夏季暑伏之际服药，意在择阳气旺盛之时，取其春夏养阳、更添助阳之功，以求得更好的效果，患者咳、痰、喘诸症状得以明显改善，感冒次数减少。

（三）裘沛然经验

裘沛然认为肺胀肺心病基本病机属阳虚水泛，他提出：慢性支气管炎久经迁延，发展至肺气肿、肺源性心脏病，此时病机具有以下特点：①病变由中实变虚，或以虚为主，虚实相夹，其中以阳虚水泛为主要特征。②病变由气分波及血分，出现指甲发绀等瘀血症状。③病位由肺累及脾、肾、肝、心、三焦等。其基本病机是肺心脾肾阳气虚乏，伴见饮停、血瘀，部分患者可出现风动之证。也有一部分患者因顽痰留滞，郁而化热，或风热引动痰饮，痰热相搏，伤及阴分，基于以上认识，裘氏常用真武汤法变通。药用熟附子、干姜、猪茯苓、白术、白芍、葶苈子、细辛、麻黄、五味子、黄芪、桃仁、杏仁、大枣等。全方补气温阳，化饮利水，降逆平喘，对肺源性心脏病出现慢性心衰者有一定疗效。若气虚甚加人参痰阻明显加丹参、红花塞痰留滞，郁而化热，加黄芩、生石膏、桑白皮，肾虚纳气不足，加补骨脂、沉香；心阳不振，加桂枝等。

（四）吴怀堂经验

吴怀堂提出：凡肺脏发生充气膨胀不能收敛复原的病变状态时，名曰肺胀，现称肺气肿。早在《内经》《金匮》对此即有记载，并初步确立了有效治法。肺主气，司呼吸，呼出浊气，吸入清气，不断吐故纳新，以维护生机。《素问·脏气法时论》云：“肺欲收，急食酸以收之，用酸补之，辛泻之。”按欲者爱欲收者止，因此能文的意思可以理解为肺的主要功能就在于使其肺叶的收敛方面，唯其能收敛，始能使浊气呼出，以便换取清气吸入。所以所谓“欲收”，换言之，就是指的呼气功能。且从“急食”含有收敛作用的酸味之品“收之”“补之”，以酸为补，借以增强呼气功能的治法来看，更可反证出这一点。至于肾的吸气功能，在临证实践中都能体会到用补肾纳气法可以有效地平气也。当感受外邪时，除咳喘加重外，每有形寒、发热、头痛、脉浮等表证出现。《金匮》有指出肺胀可以令人并发水肿，如云：“上气喘而燥咳属肺胀，欲作风水。”从现在看来肯定是属于肺胀病久不愈，延及心肾同病时所出现的面浮足肿之状，病情已发展到比较严重的阶段。治法：鉴于肺胀的根本因素是“虚”，故其治法自应以“虚则补之”为原则。至于应用何种补法最为适宜，则又应以上面已经提到过的《内经》所说的“肺欲收，急食酸以收之，用酸补之，辛泻之”的方法为主法，再配合其他有效方药，随证施治即可。曾从古方中拣集到3首皱肺丸方，每一方都制方精妙，用药配伍，都能符合肺胀病的治疗原则。而且丸称皱肺，绝非偶然，皱即收敛，顾名思义，皱肺就是能使肺胀复敛之意。

（五）胡国俊经验

胡国俊认为“伏痰”是慢阻肺的基本病机之一，遇外感易触发，如是内外交患，则诸症加重；而病史较长，痰蕴日久者，多有耗气伤阴之嫌，治疗时若能把握病机，使立法用药有据，多能应手取效。痰热蕴肺，客邪外袭是慢阻肺常见病机之一。痰蕴于肺，壅阻气道，则肺失宣肃之职，故可见咳嗽、咳痰、喘促诸症；热蕴于肺，则身热汗出，毛孔开张，藩篱为之不固，则易罹客邪。内有痰热壅于肺，外有风寒客于表，痰热客邪交互为患，遂致咳痰喘诸症加重。在用药上，胡国俊喜用麻黄配葶苈子这一药对，葶苈子辛散开泄，苦寒沉降，功专豁痰降气平喘，《本草正义》云其："肺家痰火壅塞，及寒饮弥漫，喘急气促，或为肿胀等证，亦必赖此披坚执锐之，以成捣穴犁庭之绩"，胡国俊认为该药豁痰降气力猛，具斩将夺关，直捣黄龙之能，为肺科良药，只要辨证准确，切中病机，即可放胆用之，其效甚捷，不必畏首畏尾，瞻前顾后。麻黄辛温发散，轻扬宣泄，善于宣肺平喘：2 药合用有辛开苦降、宣降相宜、寒热互制之妙，如是，则痰去，咳止、喘平。

（六）葛琳仪经验

葛琳仪治疗喘证的经验如下：①擅用截断疗法治疗新喘，葛琳仪强调临证时当明辨新久虚实，推崇张景岳的观点："气喘之病……欲辨之者，亦惟二证而已，所谓二证者，一曰实喘，一曰虚喘也，此二证相反，不可混也。实喘者有邪，邪气实也；虚喘者无邪，元气虚也。实喘者，气长而有余；虚喘者，气短而不续……"在治疗辨证明确之新喘实喘时，葛琳仪主张采取果断措施，快速控制病情发展，不致演变成久喘虚喘，即所谓"截断疗法"。尤其擅于使用清热化痰宣肺平喘法治疗急性肺部感染或慢性支气管炎急性发作所致的喘证，使疾病控制在萌芽状态，不再进一步发展迁延。常用药为：金银花、连翘、黄芩、蒲公英、野荞麦根、七叶一枝花、清炙麻黄、杏仁、生石膏、炒紫苏子、葶苈子、姜半夏、陈皮等。②重视健脾化痰治疗痰喘，葛琳仪认为，要治痰浊所致的喘证，健脾化痰是为根本。③强调补肾固本治疗，实喘治肺，虚喘治肾是葛琳仪常用的治喘方法。在治疗痰热渐化而仍喘促气急的患者时，往往加入补骨脂、枸杞子平补肾之阴阳。④注重理气活血适时运用，肺主一身之气，具有调节全身气机，推动血液运行的功能。"诸气者，皆属于肺。"慢阻肺后期喘证患者，肺失宣肃，则易致气滞血瘀，尤其是久喘虚喘患者，往往可见到唇甲青紫等症。因而葛琳仪在治疗这类患者时，于辨证施治的同时，常常适时加入理气活血之品，如青陈皮、瓜蒌壳、郁金、川芎、赤芍、当归、莪术、丹参、桃仁等。现代药理研究发现：川芎、当归、丹参等不仅可扩张血管，抑制血小板聚集，并能对抗组胺引起的气管收缩作用。

（七）董建华经验

董建华认为，慢阻肺临证多以肃降肺气为主进行治疗，独具特色，疗效显著。①肃肺通腑、清化痰热法，肺居上焦，以清肃下降为顺，壅阻为逆。本法适用于痰热阻滞肺胃、肠腑传导失职所致嘴气急面红、胸闷炽热、痰黄而稠、大便干燥、舌苔黄腻、脉象滑数者。药用桑白皮、杏仁、栝楼、枳实、莱菔子、冬瓜子、生薏苡仁、川贝母、黄芩等。痰多黏稠加生蛤壳、海浮石；口渴咽干加芦根、花粉；腹胀腹满加枳壳、苏梗。②肃肺降气、解痉活络法，外邪袭肺，经用宣散之法，则邪去喘平。常用紫苏子、杏仁、全蝎、川芎、地龙、枇杷叶、枳壳等。全蝎、川芎、地龙为其经验用药，具有解痉活络平喘之功。若气滞痰生加陈皮、清半夏、莱菔子；气郁化热加黄芩、桑白皮；伤及肺络，咳血咯血加白及、藕节、仙鹤草。③降气平喘、燥湿化痰法，肺失肃降，不能通调水道，引起水液运行障碍，内聚而成痰湿，或素体痰湿偏盛，日渐积累，痰浊阻肺，肺气失降而见咳嗽，胸满窒闷，痰多色白而黏，咯吐不爽，舌苔白腻，脉滑。对于痰湿阻肺之证，董建华运用燥湿化痰、降气平喘之法。药用陈皮、清半夏、茯苓、紫苏子、白芥子、瓜蒌、杏仁等。痰湿盛，胸闷纳呆明显加苍术、厚朴；喘急不能平卧加葶苈子、白果；脾气虚弱者加党参、白术。④降逆敛肺、补肾化痰法，肺与肾为金水之脏，久病肺虚及肾，肺之气阴亏耗，能济于肾，肺肾俱虚，耗气精伤，气失摄纳，上出于肺，逆气上奔而为喘。此喘的特点为喘促日久，动则喘甚，呼多纳少，气不得续。本证为久病年老体弱，反复频繁发作，病深及肾所致。若慢性喘证，复感外邪引起急性发作，常因痰阻肺气，而致"上盛下虚"之候。临床上常运用肺补肾、培补摄纳、降逆化痰之法治疗虚喘，以麦味地黄丸敛肺滋阴、补肾纳气，加紫石英、沉香以重镇降气而平喘。痰多气涌，咳逆不得卧加葶苈子、贝母、栝楼；肾阳不足加淡附片、肉桂；肾阴亏损加冬虫夏草、女贞子；虚喘兼见胃胀加枳壳、莱菔子。

（八）焦树德经验

古人有"内科不治喘"之说，说明喘之难治。焦树德根据多年临床实践，认为治喘须掌握两纲、六证、三原则：两纲由于体质、病因、年龄、环境等不同而临床表现也有所不同，基本上可归纳为虚、实两大纲。实喘：“邪气盛则实。”实喘的特点为呼吸有力，胸满气粗，声高息涌，欲长呼以为快。两胁胀满，张口抬肩，摇身撷肚，神情不衰，舌苔厚腻或黄或白，脉数有加。虚喘：“精气夺则虚。”虚喘的特点为呼吸短促难续，气怯声低，慌慌然若气欲断，欲深吸以为快，精神倦息，舌苔薄白，脉弱或浮大无力。六证寒实证：临床特点是每遇受凉及冬季容易发病，或病情加重，痰白而稀，喜暖喜热饮。舌苔白，脉象滑或迟缓。治宜温宣肃降，方用自拟麻杏苏茶汤。热实证：临床特点是气喘声粗，痰黄，口渴，悲热喜凉，每遇受热或夏季病情加重，舌苔黄，脉数。治宜宣肺热，降气豁痰，方用新拟麻杏楼石汤。痰实症：临床特点是胸闷，痰稠，咯吐不爽，甚则痰鸣有声痰多，气道不利而气喘，脉滑，舌苔腻。治宜祛痰平喘，方用自配麻杏二三汤。④肺虚证：临床特点是气短而喘，气怯声低，易感冒，面白，脉虚或濡，治宜补肺益气平喘，方用新拟麻杏补肺汤。⑤脾虚证：临床特点是面黄，肢倦，气短，少食，舌胖苔白，脉象濡滑。治宜益脾化痰平喘，方用麻杏六君子汤。⑥肾虚证：临床特点是呼吸困难，腰痛，肢酸，动则气喘，舌濡多白，脉象尺弱。治宜健肾纳气平喘，方用新拟麻杏都气汤。以上六证或单独出现，或掺杂并见，临床必须根据具体情况，灵活掌握，随证施治。三原则：①发作时要以祛邪为主，多从实证论治，以除其标。②喘证缓解时，以扶正为主，多从虚证论治，以治其本。③喘病兼哮者，要注意用祛痰药，如冷哮丸、紫金丹、小萝皂丸、白矾、皂荚等。

五、名方推荐

（一）清咽利窍汤（洪广祥经验方）

紫苏叶 15 g，荆芥、薄荷（后下）、桔梗、木蝴蝶、牛蒡子、桃仁、百部、射干、苍耳子、甘草、辛夷花（包煎）各 10 g。功效：清咽利窍，降气止咳。主治：慢阻肺中干咳为主，或呛咳少痰，咽痒即咳。用法：水煎服，每日 1 剂。加减：咽干口燥，舌红苔少脉细者，加麦冬、北沙参各 15 g，玄参 10 g 养阴润咽。

（二）益气护卫汤（洪广祥经验方）加味

生黄芪 30 g，防风、淫羊藿、白术各 15 g，桂枝、白芍各 10 g，大枣 6 枚，生姜 3 片，炙甘草 6 g，仙茅 10 g。功效：益气温阳、护卫御咳。主治：慢阻肺气阳虚弱证。用法：水煎服，每日 1 剂。若阳虚征象严重者，如症见四肢清冷、面色无华、倦怠乏力、精神不振等症，可加用芪附汤（生黄芪 30 g，熟附子 10 g），补骨脂、锁阳各 10 g 等以增温阳益气之功。

（三）温肺煎（洪广祥经验方）

生麻黄、生姜、紫菀、款冬花各 10 g，生姜 3 片，矮地茶 20 g，天浆壳 15 g，细辛 3 g。功效：温散肺寒，宣肺止咳。主治：慢阻肺寒邪滞肺证。用法：水煎服，每日 1 剂。如风寒束肺症状较重者，可用小青龙汤合温肺煎加减；兼有寒郁化热者，可适当选加生石膏 30 g，黄芩 10 g，夏枯草、金荞麦根各 15 g 等清泄郁热。

（四）参芪补肺方

党参、黄芪各 20 g，熟地黄、补骨脂、淫羊藿、黄精、川芎、丹参、五味子、紫菀、款冬花、紫苏子各 15 g，清半夏、地龙各 10 g，甘草 5 g。功效：补肺纳肾，降气平喘。主治：慢阻肺肺肾气虚证。用法：以水煎煮，去渣取汁 200 mL 为 1 剂，早晚饭后各 100 mL 温服，1 剂/d。疗程为 3 个月。

（五）参蛤补肺汤

五味子、款冬花各 9 g，熟地黄 15 g，桑白皮 18 g，黄芪、党参各 30 g，功效：止咳平喘，化痰润肺，主治：肺气亏虚型稳定期慢性阻塞性肺疾病。用法：用水煎服，取汁 400 mL，每次服用前需要向其中添加 3 g 蛤蚧粉，于饭后 30～40 min 服用，连服 3 个月。

（六）补肺固本汤

桑白皮、熟地黄各 60 g，人参、黄芪、五味子、紫菀各 30 g。功效：补血益气、健脾益肺、止咳祛痰，主治：肺脾气虚型稳定期慢阻肺。用法：每日 1 剂，水煎取汁 300 mL，分早晚 2 次温服。连服

12 周。

（七）金水六君煎

熟地黄 30 g，陈皮、半夏各 12 g，茯苓 10 g，生姜 5 片，当归、炙甘草各 6 g。功效：燥湿和中，理气化痰。主治：慢阻肺稳定期。用法：置于 400 mL 清水中武火煮沸后转用文火将汤汁慢熬至 320 mL，早晚空腹温服，1 剂/d。

（八）苏黄止咳方（晁恩祥经验方）

紫苏子、紫苏叶、杏仁、地龙、白果、五味子、前胡、姜半夏、贝母、玫瑰花、香附、桔梗各 10 g，瓜蒌 25 g，薤白、百部各 12 g，黄精 15 g，甘草 8 g。功效：宣肺止咳，降气化痰平喘。主治：慢阻肺痰浊阻肺、肺气失宣证。用法：水煎服，每日 1 剂，分 2 次服，连服 4 周。痰白稀量多加白芥子、干姜；热重咳痰不利加贝母、瓜蒌等；伴气短加太子参、山茱萸等。

（九）调理肺肾方（晁恩祥经验方）

太子参、麦冬、山茱萸各 15 g，五味子、白果、地龙、肉苁蓉、枸杞子、茯苓、淫羊藿各 10 g，丹参 12 g。功效：调理肺肾，纳气平喘。主治：慢阻肺肺肾两虚证。用法：水煎服，每日 1 剂，分 2 次服，连服 1 个月。可加炙麻黄、杏仁、紫菀、紫苏子、百部等宣肺降气、止咳平喘，共同起到缓则治标，兼以祛邪调理的目的。

（十）小青龙汤变法（裘沛然经验方）

麻黄、桂枝、桃仁、杏仁、紫菀、前胡、枳壳（或枳实）各 12 g，细辛、甘草、五味子（或诃子 12g）各 6 g，干姜、龙胆各 9 g，黄芩、制半夏各 15 g。功效：清肺温化，止咳平喘。主治：外感引动伏饮之证。用法：水煎服，每日 1 剂，早晚分服，疗程为 3 个月。气喘较剧，加白芥子 9 g，紫苏子、葶苈子各 12 g；痰多加竹沥 20 mL，南星 12 g；气虚加党参 18 g、黄芪 20 g；肾虚加补骨脂、巴戟天各 15 g 等。

（十一）麻杏石甘汤加味（葛琳仪经验方）

麻黄、紫苏子、葶苈子、半夏、厚朴各 9 g，生石膏、黄芩、蒲公英各 15 g，杏仁、佩兰、七叶一枝花各 12 g，陈皮、甘草各 6 g。功效：清热化痰，宣肺平喘。主治：慢阻肺急性加重期风寒袭肺证。用法：水煎服，每日 1 剂，分 2 次服，连服 7 日。加减：咽痒者加桔梗 9 g，前胡、藏青果各 12g 等。

第四节　慢性肺源性心脏病

肺源性心脏病（corpulmonale）简称肺心病，是由于呼吸系统疾病（包括支气管、肺组织、胸廓或肺血管病变）导致右心室结构和/或功能改变的疾病，肺血管阻力增加和肺动脉高压是其中的关键环节。

慢性肺心病是我国呼吸系统的一种常见病，多继发于慢性阻塞性肺疾病（慢阻肺）、间质性肺疾病等。慢性肺心病的患病率存在地区差异，北方地区患病率高于南方地区，农村患病率高于城市，并随年龄增加而增高。吸烟者比不吸烟者患病率明显增多，男女无明显差异。冬、春季节和气候骤然变化时，易出现急性加重。

一、诊断标准

1. 患者有慢阻肺或慢性支气管炎、肺气肿病史或其他胸肺疾病病史（原发于肺血管的疾病如特发性肺动脉高压、栓塞性肺动脉高压等可无相应病史）。

2. 存在活动后呼吸困难、乏力和劳动耐力下降。

3. 出现肺动脉压增高、右心室增大或右心功能不全的征象，如颈静脉怒张、P2＞A2、剑突下心脏搏动增强、肝大压痛、肝颈静脉回流征阳性、下肢水肿等。

4. 心电图、X 线胸片有提示肺心病的征象。

5. 超声心动图有肺动脉增宽和右心增大、肥厚的征象。

符合1～4条中的任一条加上第5条，并除外其他疾病所致右心改变（如风湿性心脏病、心肌病、先天性心脏病）即可诊断为慢性肺心病。

二、西医治疗

（一）缓解期的治疗

需要积极治疗和改善基础支气管、肺疾病，延缓基础疾病进展；增强患者的免疫功能，预防感染，减少或避免急性加重；加强康复锻炼和营养，需要时给予长期家庭氧疗或家庭无创呼吸机治疗等，以改善患者的生命质量。①积极治疗和改善基础支气管、肺疾病，延缓基础疾病进展。对于具有明显气流受限的患者，使用吸入激素（ICS）联合长效β受体激动剂（LABA）和/或长效M受体阻滞剂（LAMA）吸入，如可使用沙美特罗/氟替卡松50/500 μg或布地奈德/福莫特罗320/9 μg和/或噻托溴铵吸入剂。如患者咳嗽、痰多不易咳出，可使用化痰药物如盐酸氨溴索或乙酰半胱氨酸等制剂。②增强患者的免疫功能，预防感染。每年进行流感疫苗接种，对于反复发生肺炎者，接种肺炎疫苗。③加强康复锻炼，坚持每周进行至少5日的康复锻炼，根据自身情况选择不同的锻炼方式。a. 可通过功率自行车或快步行走的方法进行，并量力循序渐进，保证在运动时SpO_2＞90%；b. 可以做八段锦或太极拳等运动；c. 每日进行上肢肌肉锻炼，如做哑铃操，立位无法完成时，可采取坐位或卧位的方法进行；d. 进行呼吸操锻炼，如缩唇呼气、腹式呼吸等，2次/d，5 min/次，改善呼吸肌肉的调节能力。④对于血氧分压＜60 mmHg者，使用家庭氧疗或家庭无创呼吸机治疗。家庭氧疗应采用持续低流量吸氧，氧流量＜2 L/min，每日氧疗时间在15 h以上，为保证氧疗时间及白天的活动时间，晚间需吸氧睡眠。使用无创呼吸机治疗的患者要注意气道湿化问题，以呼吸机管路及面罩内不干燥但又不产生水滴为最佳。⑤对于吸烟的患者，积极劝导戒烟。

（二）急性加重期的治疗

对于急性加重期的患者，最好留院观察或住院治疗。治疗原则为积极控制急性加重的诱发因素，通畅呼吸道，改善呼吸功能，纠正缺氧和/或二氧化碳潴留，控制心力衰竭，防治并发症。

1. 治疗和去除肺心病急性加重的诱发因素：呼吸系统感染是引起慢性肺心病急性加重致肺、心功能失代偿的常见原因，如存在感染征象，需积极控制感染。

2. 控制呼吸衰竭：根据基础病因的不同，采取相应措施，纠正呼吸衰竭，减轻心脏负荷。以慢阻肺导致的肺心病为例，给予扩张支气管、祛痰等治疗，通畅呼吸道，改善通气功能。合理氧疗纠正缺氧，需要时给予无创正压通气或气管插管有创正压通气治疗。

3. 控制心力衰竭：对于慢性支气管、肺疾病导致的肺心病，一般在积极控制感染、改善呼吸功能、纠正缺氧和二氧化碳潴留后，心力衰竭便能得到改善，患者尿量增多，水肿消退，不需常规使用利尿药和正性肌力药。但对经上述治疗无效或严重心力衰竭患者，可适当选用利尿药、正性肌力药或扩血管药物。对于肺血管疾病如动脉性肺动脉高压、栓塞性肺动脉高压患者，利尿治疗是改善右心功能的基础治疗方法，通常需要根据患者的液体出入量情况常规给予利尿药物。①利尿药：通过抑制肾脏钠、水重吸收而起到增加尿量、消除水肿、减少血容量、减轻右心前负荷的作用。但是利尿药应用后易出现低钾、低氯性碱中毒，痰液黏稠不易排出和血液浓缩，应注意预防。因此，对于肺心病急性期的患者，需要记录患者的出入量，采用量出为入的原则用药，控制液体入量，当患者尿少、入量明显大于出量或患者经治疗后水肿情况未减轻时，可使用利尿药治疗。原则上宜选用作用温和的利尿药，联合保钾利尿药，小剂量、短疗程使用。如氢氯噻嗪25 mg，1～3次/d，联用螺内酯20～40 mg，1～2次/d。使用利尿药后需要注意患者的电解质情况，防止发生电解质紊乱。②正性肌力药：慢性肺心病患者由于慢性缺氧及感染，对洋地黄类药物的耐受性低，易致中毒，出现心律失常。且正性肌力药物对改善患者的总体预后并无显著获益，因此不推荐常规应用。应用指征有：感染已控制，呼吸功能已改善，利尿治疗后右心功能无改善者；以右心衰竭为主要表现而无明显感染的患者；合并室上性快速心律失常，如室上性心动过速、心房颤动（心室率＞100次/min）者；合并急性左心衰竭的患者。原则上选用作用快、排泄快的洋地黄类药物，小剂量（常规剂量的1/2或2/3）静脉给药，常用毒毛花苷K 0.125～0.250 mg，或毛花苷C 0.2～0.4 mg加入10%葡萄糖液内静脉缓慢注射。另外，也可选择多巴酚丁胺、米力农等。③血管扩张药：前列环素类药物（如曲前列尼尔）、内皮素受体拮抗剂（如波生坦、安立生坦、马昔腾坦）、磷酸二酯酶-5抑制剂（如西地那非、他达拉非）、可溶性尿苷酸环化酶激活剂等均已经上市，对于治疗肺血管病变本身导致的肺动脉高压（即动脉性肺动脉高压）具有较好疗效，某些慢性血栓栓塞性肺动脉高压继发的肺心病也可应用，但对慢性肺部疾病继发的肺动脉高压及肺心病的疗效尚不满意。血管扩张药在扩张肺动脉的同时也扩张体动脉，往往造成体循环血压下降，反射性产生心率增快、氧分压下降、二氧化碳分压上升等不良反应，因而限制了血管扩张药在慢性肺心病的临床应用。

（三）防治并发症

1. 酸碱失衡及电解质紊乱：慢性肺心病失代偿期常合并各种类型的酸碱失衡及电解质紊乱。呼吸性酸中毒以通畅气道，纠正缺氧和解除二氧化碳潴留为主。呼吸性酸中毒并代谢性酸中毒通常需要补碱治疗，尤其当pH<7.2时，先补充5%碳酸氢钠100 mL，然后根据血气分析结果酌情处理。呼吸性酸中毒并代谢性碱中毒常合并低钠、低钾、低氯等电解质紊乱，应根据具体情况进行补充。低钾、低氯引起的代谢性碱中毒多是医源性的，应注意预防。

2. 心律失常：多表现为房性期前收缩及阵发性室上性心动过速，一般的心律失常经过控制诱发急性加重因素，纠正缺氧、酸碱失衡和电解质紊乱后，心律失常可自行消失。如果持续存在，可根据心律失常的类型选用药物。

3. 静脉血栓栓塞症：慢性肺心病患者由于心功能不全、活动受限以及年龄等因素常存在静脉血栓栓塞症风险，且研究显示，应用普通肝素或低分子肝素可预防肺微小动脉原位血栓形成及深静脉血栓形成。对于急性加重住院患者，如无禁忌证，建议常规预防性应用抗凝药物。

4. 消化道出血：慢性肺心病由于感染，呼吸衰竭致缺氧和二氧化碳潴留，心力衰竭致胃肠道淤血以及应用糖皮质激素等，常常并发消化道出血。因此，除了针对消化道出血的治疗外，还需病因治疗和预防治疗。

三、中医临床思维

（一）中医病名及病因病机特征

中医学将肺心病归属于“肺胀”“喘证”“心悸”“水肿”等范畴。肺胀病名首见于《灵枢》。《灵枢·胀论》云：“肺胀者，虚满而喘咳。”如《丹溪心法·咳嗽》云“肺胀而咳，或左或右不得眠，此痰挟瘀血碍气而病”，提示病理因素主要是痰、瘀阻碍肺气所致。《张氏医通·肺痿》云：“盖肺胀实证居多。”《证治汇补·咳嗽》认为肺胀：“又有气散而胀者，宜补肺，气逆而胀者，宜降气，当参虚实而施治。”说明对肺胀的辨证治当分虚实两端。中医认为肺心病的病因起先以肺气虚为主，后出现气阴两虚，再逐渐发展为阳虚。由于反复感受风、寒、暑、湿等外邪促使病情进行性加重，继而影响脾、肾，后期及心。病程中可形成痰、瘀等病理产物，常虚实兼夹，互为影响。病理因素主要为痰浊水饮与血瘀互为影响，兼见同病。痰的产生，病初由肺气郁滞，脾失健运，津液不归正化而成，渐因肺虚不能化津，脾虚不能转输，肾虚不能蒸化，痰浊愈益潴留，喘咳持续难已。禀赋不足，年老体弱，过度吸烟、酗酒、纵欲、劳累、忧伤，又复加频繁的外感内伤，肺、脾、肾、心四脏受损，造成肺胀喘满。肺脾肾虚，是本病发生的主要原因。外邪侵袭是本病发生、发展的主要因素。痰瘀互结，贯穿着本病的始终，痰既是一种病理产物，又是继发性病因。本病病因与外感六淫、痰湿、水饮、瘀血等息息相关，病位主要在肺、脾、肾、心等脏。本虚标实、虚实交错为本病之特点。本虚为肺、脾、肾、心俱虚；标实为水停、痰浊内阻、气滞血瘀为患。

（二）辨病辨证及治疗特征

肺心病中的肺胀根据不同的临床表现分缓解期和急性发作期，缓解期分为以下几个证型：肺肾两虚证、脾肾阳虚证、心脾两虚证；急性发作期又分为痰饮内阻证、风寒束肺证、痰热壅肺证、脾肾阳虚证，水气凌心证、痰蒙心窍证、肝风内动证、元阳欲绝证、热瘀伤络证等。治疗上，就肺心病来说，总的病机是本虚标实，缓解期则是本虚标实，主要表现为肺、心、脾、肾四脏的虚损，按照“虚则补之”“缓则治其本”的治疗原则，应着重调补脾肾，因为脾为“后天之本，气血生化之源，五脏六腑皆赖其滋养”，肾为“先天之本，主藏精”。调补脾肾等脏腑，能提高机体抵抗力，有利于巩固疗效，防止或减少复发。

（三）药物选择

根据数据挖掘结果提示，收集所涉及有效治疗肺心病的中药复方共1216首，把收集到的复方按照统一格式做成数据库，将1216首中药复方进行数据统计和分析，总结出中药复方在肺心病治疗中的用药规律。1216首复方中，共使用438味中药，共用药13228次。以下是出现频率大于10%的30味中药。丹参、茯苓、葶苈子、苦杏仁、五味子、白术、黄芪、桂枝、麦冬、桃仁、当归、陈皮、赤芍、黄芩、党参、半夏、紫苏子、炮附片、川芎、红花、桑白皮、瓜蒌、桔梗、附子、麻黄、泽泻、干姜、白芍、川贝母、地龙。临床治疗肺心病使用最多的是补虚药，由此表明在肺心病中，虚证是最主要的一种，都是肺心病长期缠绵不愈而导致肺脾肾等的亏虚，从而治疗肺心病需要多考虑补虚药的使用，以期达到扶正祛邪的功效。使用第二多的是活血化瘀药，瘀血是肺心病发病的病机，也是影响肺心病发展的因素，在治疗肺心病时，要适当使用活血化瘀药，既是对脏腑补益的调节，也是增强脏腑功能的好方法。从中医的理论来说，治病要急则治标，缓则治本，要标本兼治，为了不在治疗中损伤脏腑，要注意对脏腑的调养补益。使用次数第三多的是清热药，由此可以推测出肺心病大多都有火的症状。第四多的是化痰药，痰证贯穿肺心病始终，有寒痰证，热痰证，湿痰证，表现出来则有寒饮射肺，痰热壅肺，痰蒙心窍，所以治疗肺心病要多运用化痰药，以期达到痰化病除的效果。根据统计结果，发现肺心病在临床上的高频发生型为痰热壅肺型、阳虚水泛型和脾肾阳虚型；临床治疗肺心病使用较多的为补虚药、活血化瘀药、清热药、咳平喘药和化痰药。

四、名医经验

（一）赵锡武经验

著名中医学家、中国中医研究院副院长赵锡武认为慢性肺源性心脏病属于中医学中“肺胀”“痰饮”“咳喘”“水气”等病范畴。其本心肾阳虚，其标痰停水蓄，肺气壅塞。治疗原则分清主次，标本兼顾。当肺气壅塞，喘咳严重，痰多、恶寒、发热等症时，先宜小青龙汤散寒祛邪，有里热者加石膏。表证轻，心肾阳虚为主时，宜温阳宣肺利水，方用真武汤合越婢汤加减。若水肿甚者，可用通阳利水治法，方用消水圣愈汤（方见《时方妙用》即桂枝汤去芍药加麻黄、熟附子、细辛、知母）。若心肾阳虚兼心肺气阴不足，可用温阳化水，益气生津之法，方用真武汤合生脉散，再酌情加化痰利湿之品。水肿甚者，可加用利水之品，如车前子、白茅根各30 g，或加用活血药如苏木、桃仁、藕节，皆具有协助利尿之功能。一般采用上法后，尿利肿消，呼吸困难减轻，可以平卧，腹胀及心下痞满亦减。津液得通，肺气得降。若仅咳嗽咳痰、气短胸闷，乃心阳初衰（心衰尚不显著）而痰湿内阻，肺气不宣所致，治宜理肺和胃，方选温胆汤加杏仁、桔梗、川贝母、薏苡仁、紫菀、生姜等药；久咳阴虚肺热者，则用清肺化痰、养阴之品，如竹茹、沙参、麦冬、黄芩、栝蒌等药，养心可选用浮小麦、远志、桂枝等；若喘，喉中水鸡声者用射干麻黄汤。

（二）周仲瑛经验

周仲瑛在临床中根据肺心病表现，认为与中医学肺胀病类似，涉及咳喘、支饮、心悸、水肿、喘脱等相关病证。因多种慢性肺系疾患，如久咳、喘哮等反复迁延而成。病理基础为久病肺虚，导致肺气胀满不能敛降。病变首要在肺，后期累及心、脾、肾诸脏；病理因素主要为痰浊、水饮、瘀血互为影响，病理性质多属标实本虚，辨证应区别虚实的主次。治疗以发作期治标，缓解期治本为原则，针对具体表现，采用相应治法。肺病及心，痰瘀阻碍者病由久咳、久喘，肺气郁滞，不能宣布津液，痰浊潴留，肺失治节，心血营运不畅，血脉瘀阻，而致肺病及心，痰瘀阻碍肺气，瘀滞心脉，肺气痹而不降，心气虚而失用。具体处理当辨其病性的寒热施治，外寒内饮证，喘咳胸闷，痰多黏白泡沫，恶寒发热，无汗，舌苔白滑或白腻，脉浮紧，外寒内热证者又当解表清里，按表寒里热的主次配药。上盛下虚，痰浊阻肺，肾失摄纳多因正虚感邪，诱致急性发作，进而促使病情加重，肺虚气不化津而为饮，肾阳虚水泛为痰；或肾阴虚，虚火灼津为痰，痰浊上逆壅肺，肾虚不能助肺纳气；甚则上下寒热错杂，肾阳虚于下，痰热塞于上；或肾阴虚于下，痰饮壅于上，表现肺实肾虚之候。症见咳逆痰多，喉中痰涌有声，胸闷如塞，不能平卧；气短息促，吸气不利，动则喘甚，舌苔腻，质淡或红，脉细滑数。治当化痰降逆，宣泻其上；补肾纳气，培益其下。临床要区别上盛与下虚的主次，针对具体病理表现施治。上盛者，因痰气壅结而致，宜降气化痰宣肺。因寒饮伏肺而致者，宜温肺化饮，因痰热郁肺而致者，宜清肺化痰。若上盛肺实之势缓解，而肺肾两虚，不能主气纳气，喘息持续不已，呼吸浅短难续，声低气怯，甚则张口抬肩，舌淡，脉沉细虚数者，则当补肺纳肾，降气平喘，用补肺汤、金匮肾气汤加减。

（三）晁恩祥经验

中医学作为有自己理论与实践内容的学科，在防治疾病中非常重视理、法、方、药的运用，而其中“法”，即“立法”或言“治法”，是承上启下的环节部分。一般说来，有何种证候，便有何种治法，证候是治法的依据，而治法又给方药的选取运用提供根据。如何立法，如何选方用药在肺心病的防治中确有着丰富的内容，我们可以从 3 个方面加以讨论。

1. 辨证分析是立法的主要依据，辨证论治是中医诊治疾病的精华，辨证是诊断分析的部分，它是中医对疾病各种表现的综合认识。运用中医四诊八纲理论进行综合分析后得出来的证候，即辨证所得的结论，称之为证或证候，也有的学者称之为证型，而这个证候则是中医对疾病病因、病机、病性、病势、病情等诸多方面的总的认识。

2. 中医治则精神对肺心病治法的指导意义。治则在中医学中有它独特的含义，它是治疗疾病的基本法则，中医在诊治疾病中无不用其指导临床治疗疾病的立法、处方。治则精神贯穿于中医治疗学的全过程，而且在防治过程中一切治法均离不开法则的指导。《内经》中所述“治病必求其本”“急则治其标，缓则治其本”以及防治疾病中的“协调阴阳”“扶正祛邪”“治未病”等都是中医诊治疾病中不可缺少的指导原则，任何医者都应按这些原则去立法、处方、用药。

3. 动态变化是加减用药的另一依据。应当注意中医治病的动态变化，动态变化是永恒的、不停顿的，因而我们应当随证加减。这一观点在防治肺心病中则是首先要重视主证的分析，证候的辨别，证型的确立，但证候或言证型都是相对固定的，而不是一成不变的。不要指望在防治肺心病中辨一次证就可以一劳永逸，一“证”或言一“型”到底。中医的所谓“证候”与西医所说的“型”有较大的区别，因此证候有变，其治疗也当有变，也就是证变治变。

（四）章真女经验

章真女论治肺胀，以五脏虚损为纳要，以痰浊、水饮、瘀血为治疗重点，其论点和经验颇具特色。他的学术观点主要包括下面几方面。

1. 肺气虚弱，外邪侵袭。肺主表，司卫外，肺胀病由反复触犯外邪，使肺气虚弱，卫外不固所致。外邪犯肺，损伤肺气，促使病情加重。巢元方云：“肺虚为微寒所伤则咳嗽，嗽则气还于肺间则肺胀，肺胀则气逆。而肺本虚，气为不足，复为邪所乘，壅否不能宣畅，故咳逆，短乏气也”并有“肺为微热所克。”（《诸病源候论·咳逆短气候》）章真女认为，肺胀病本为正虚，当邪之所凑，应速驱其邪，毋庸迟疑，惟邪去病安，再以扶正。由于肺气素虚，卫表不固，易于复感外邪，故章真女常用补肺汤合玉屏风散随证加味，以益气固表，防御外邪乘虚而入。

2. 肺肾两虚，出纳失常。肺为气之主，肾为气之根，久病及肾，肾虚不能助肺纳气，使清气难入，浊气难出，肺金不能下降而致肺胀。

3. 肺脾虚弱，痰湿内阻。脾为生痰之源，肺为贮痰之器，脾土失运，水湿停留于中，积聚成痰，上注于肺，壅塞气道。

4. 肺病及心，痰瘀互结。章真女认为，病久痰浊留，肺失治节，心血瘀阻，使肺病及心，痰瘀互结，阻碍气道，瘀滞血脉。正如朱丹溪所云："肺胀而咳，或左或右不得眠，此痰夹瘀血碍气而病。"(《丹溪心法·咳嗽》)肺胀病出现痰浊瘀血蒙蔽心窍者，病情危重，需早期诊断、积极治疗，对呼吸微弱，阳气欲脱者，可用独参汤，或采用中西医结合治法。

5. 肺阴不足，木火刑金。肺胀久咳不愈，伤阴耗气，肺失濡润，肝火内生，灼伤阳络。章真女认为，肺气清肃下降，制肝火上炎，此属金克木，今肺胀者，金失清肃，肝火上炎，刑金伤络。

6. 三阴交病，水泛肌肤。久病喘咳，肺气不能通调水道，脾虚不能运化精微，肾虚不能蒸化水饮，以致肺脾肾三脏俱亏，水饮内生、泛溢肌肤。综上所述，章真女论治肺胀病，从五脏虚损着手，提倡"发时治标，平时治本"，以调补五脏虚损为主，兼以祛痰、化饮、逐水为治标。他认为，肺胀病相当于现代医学的阻塞性肺气肿、肺源性心脏病、老年性肺气肿等，属于器质性病变。因此，主张以预防为主，在未发病前，应积极锻炼身体，保持肺部抗病能力，不吸烟，使呼吸道通畅而不发生咳，本病急性发作时应及时治疗，缓解时可根据体质情况，参加保健运动，增强体质，预防感冒，如慢跑、太极拳、日光浴等，都能增强肺系抗病能力，使咳喘减轻或不发作。

（五）周次清经验

周次清认为，外邪犯肺，是肺心病起始的主要原因，也是肺心病性发作的主要诱因。但有不少肺心病患者，由于年老体弱，长期消耗，抗御能力低，虽有外邪感染，而临床表现既无发热恶寒、头痛鼻塞的典型表证，又无但热不寒、口渴、汗出的明显里证，而表现为短气喘促、气逆咳嗽的症状突然加重，痰量于短期内明显增多，以及四肢困倦、神疲懒言、口中乏味、食欲减退的全身症状突然出现。像这些现象，如果临床不仔细分析，往往把外感时邪，正气被外邪遏阻的实证，误为气不足、下元不摄的虚象，采用补肾纳气的治疗方法，而造成"闭门留寇"的不良后果。

（六）洪广祥经验

洪广祥认为，痰瘀伏肺为慢性肺病证的重要病理基础。反复发作，迁延不愈，宗气虚衰日益加重，又进一步削弱了肺"主治节"和"助心行血"功能的协调平衡。心肺同居上焦，心主血，肺主气；心主行血，肺主呼吸。故宗气具有贯心脉而司呼吸的生理功能，是联结心之搏动和肺之呼吸两者之间的中心环节，说明心与肺之间的关系密切。如心肺的平衡协调被打破必然肺病及心，出现心肺同病、痰瘀伏肺治节失常。肺心病多由内伤久咳、久喘、久哮、肺痨等慢性肺系疾患反复发作，迁延不愈发展而成。痰瘀伏肺与气道阻塞、肺失肃降密切相关。痰可酿瘀，痰为瘀的基础，痰瘀阻遏气道，"治节"和"肃降"功能失常，从而使肺"朝百脉"和"助心行血"功能受到严重影响，出现瘀滞血脉和心血瘀阻的病理反映，是导致肺心同病的重要病理基础。痰瘀伏肺，气道阻塞，肺失肃降，治节失常，脉络瘀滞，故患者长期出现咳嗽、咯痰、喘息、呼吸困难、发绀等症状。瘀阻血脉，痰瘀蒙窍，清阳闭阻，还可出现肺性脑病；瘀滞脉络，血不归经，又是引发应激性溃疡，出现上消化道出血的重要原因。这里要特别强调，痰瘀伏肺，治节失常，既可因气道壅塞，肺失肃降，也可因宗气虚衰，运化不及形成。前者为"气滞血瘀""气滞津凝"，后者为"气虚血瘀""气虚不运"。说明肺心病痰瘀病机亦虚亦实，虚实夹杂。痰瘀伏肺，治节失常为肺心病重要病机。其与西医学认为，由于肺心病肺动脉血管狭窄或阻塞，使得肺内的血流受阻，肺动脉压力增高和右心室肥厚的病理相吻合。

（七）柯新桥经验

柯新桥认为肺心病中寒热、痰浊、瘀血是主要矛盾（尤其是痰、热），因此攻邪重在清热解毒，化痰平喘。

1. 分型论治：本病急性期的治疗主要分如下几型论治。①寒饮射肺：外感风寒，引动伏饮，每见恶寒发热，身痛无汗，咳逆喘气，不能平卧，痰稀白而量多，苔白滑或薄黄；严重者可有面浮目脱，唇色发青；若兼烦躁、口渴、口苦等症状，此则为"寒包热"之征。②痰热壅肺：痰热内壅于肺，每见发热，气急胀满，咳喘烦躁，痰黄黏稠不易咳出，口唇发绀，口干，饮水不多，舌红苔黄腻，脉滑数等。治宜清热解毒，化痰平喘，兼益气活血。③阳虚邪留：久病重病，肾阳虚较突出，而水饮停滞，痰热邪气亦存，形成正虚邪实并重之局面，每见胸闷气促，咳喘不能平卧，动则喘甚，形寒肢冷，冷汗时出，身肿以下肢为甚，小便短少或清长，心悸不宁，咳痰清稀或黄稠，苔滑腻或黄，脉沉滑。

2. 对症治疗：即在辨证论治的基础上，再结合辨病，针对各种比较突出的问题而采取相应的辅助治疗方法。例如，急性期“咳”“喘”“痰”“炎”“呼衰”“心衰”等各不尽然，此时应视轻重缓急而采取有效的对症治疗措施，以缓解主要矛盾。①炎症的控制：急性呼吸道感染往往诱发肺、心功能衰竭，故控制感染是治疗的关键。除了服用辨证施治方外，还可选用下列中药（一般选 1～2 种）：清开灵、炎琥宁、鱼腥草注射液或复方鱼腥草注射液。如此即有利于临床疗效的提高，其他如银黄注射液、醒脑静注射液、清热消炎宁胶囊等，皆可视情选用。此外，还可结合痰培养选用抗生素治疗。②咳、喘、痰的治疗：患者咳喘剧烈，痰浊量多，可选用先声咳喘灵、复方鲜竹沥口服液、消咳喘等；痰黄而不易咳出者可选用蛇胆川贝液、痰咳净、橘红痰咳液等；喘甚可选用牡荆油丸、肺宝、海珠定喘片、人参蛤蚧丸、蛤蚧定喘丸等。亦可选用氨茶碱、受体激动剂、抗胆碱能药物等。③呼衰的辅助治疗：若患者发绀明显，呼吸困难加重，大量汗出时，可采用下列针灸方法治之。a. 穴位注射：用洛贝林注射于曲池穴；回苏灵注射于足三里或三阴交；醒脑静注射于膻中、曲池、中府、肺俞、足三里等穴；氨茶碱注射于列缺、中府、合谷等穴；复方当归液（当归、红花、川芎）注射于右侧或左侧膈俞。b. 针刺：有兴奋呼吸，解痉，平喘等作用。常选足三里、会阴、人中等穴。c. 耳针：针刺脑、交感、肺、皮质下等耳穴。

（八）裘沛然经验

裘沛然对治疗慢性支气管炎、肺心病有丰富经验和独到见解，其学术经验主要有下述几方面。

1. 外邪引动伏饮，小青龙汤变法。裘沛然认为，慢性支气管炎的基本病机是“外邪引动伏饮”。饮为阴邪，性质属寒；外邪入里易化热，故本病表现为外邪与伏邪胶结，寒邪与痰热混杂。病变迁延，久咳肺气渐虚，故又有虚实相夹的情况。至于病变部位，他欣赏陈修园“咳嗽不止于肺，而亦不离于肺”的观点。脾虚生痰、肾虚泛饮、木火刑金，均可波及肺，但当慢性支气管炎发展到肺源性心脏病时，病变就由肺波及心、脾、肾、肝等脏。

2. 阴虚湿痰内盛。慢性支气管炎患者中，老年人为数不少，俗称“老慢支”。对这类病者，在采用常规方药不效的情况下，裘沛然采用景岳金水六君煎化裁，作为“法外之法”，常能收到意外疗效。此方原治“肺肾虚寒，水泛为痰，或年迈阴虚血气不足，外受风寒咳嗽呕恶多痰喘急等证”，云其有“神效”。但陈修园在《景岳新方砭》中曾对此方中甘柔滋腻的归、地与燥湿化痰的二陈汤配伍作过激烈抨击。裘沛然起初亦同意修园之说，以后在长期临床躬身实践中体会到此方对久咳久喘或老年肺肾虚弱、痰湿内盛者，颇为适宜。辨证中痰湿为标，肺肾阴血不足为本，临床注意患者除咳嗽、喘逆、痰多症外，还有面容憔悴、精神疲乏、舌苔花剥或腻苔等症状。

3. 阳虚水泛，取意真武。慢性支气管炎久经迁延，经过肺气肿而变生肺源性心脏病，可见气急喘促、心悸、唇舌发绀、颈静脉怒张、足跗肿胀等临床表现。此时病机具有以下特点：①病变由实变虚，或以虚为主，虚实相夹，其中以阳虚水泛为主要特征。此由“慢支”缠绵，外邪、伏饮久恋不去，肺脾肾功能渐趋虚衰。肺虚则津液失布，脾虚则水谷无以化生精微，肾虚水液不得蒸化，反而滋生痰浊饮邪。又因肺气虚弱，气虚不能抵御外邪，外邪恋肺，喘咳反复发作，复可加重肺脾肾精气虚怯。②病变由气分波及血分，出现唇甲发绀的瘀血症状。此由肺气虚而气不帅血，心阳虚不能温运血脉，寒邪凝滞，阻遏营血，血脉郁滞所致。③病位由肺累及脾、肾、肝、心、三焦等。脾肾不足，谷不化精，精反化水，水饮泛滥，凌心射肺；肾虚不能纳气，加剧喘促；心阳不振，神气衰微，心脉痹阻则心悸不宁，发绀时现；“久咳不已，三焦受之”，三焦总司一身之气化，为津液运行的道路，三焦气化失司，则饮邪泛滥成肿胀、腹满；肝为藏血之体，“肺心病”后期由于肝血不能濡养筋脉而出现抽搐，等等。由“慢支”发展至“肺心病”，其基本病机是：肺心脾肾阳气虚乏，伴见饮停、血瘀，部分患者可出现风动之证。也有一些患者因塞痰留滞，郁而化热，或风热引动痰饮，痰热相搏，伤及阴分者。

（九）周信有经验

周信有认为，肺心病属中医学“咳嗽”“喘息”“痰饮”“水肿”等范畴。其基本病机乃是本虚标实，本虚以肺、脾、肾气虚为主，标实以痰盛、水泛、血瘀为主。不同阶段，由于本虚标实侧重不同，临床证型也不尽相同。常见的有急性发作时的痰热壅肺型，稳定缓解期的肺肾气衰型，以及心肺功能衰竭时的瘀血阻络型、水气凌心型和终末期的阳气亡脱型，等等。可见肺心病的证表现也是错综复杂、变化多端的。周氏治疗本病，同样注重从整体着眼，辨证求本。善于在疾病发展的不同阶段，针对各时期的基本病机和证候特点，采取不同的治疗措施，见解独到，颇具特色。急性发作期，首当“清热化痰、控制感染”。周氏认为，急性发作期一般指痰热壅肺型。多由感受外邪，而使痰湿化热，痰热壅肺所致，也即西医所谓“感染”。可见“痰浊化热”是感染的重要标志，也是肺心病急性发作的诱因。

（十）武维屏经验

武维屏将肺心病依其主症不同归纳为痰喘、肿喘、悸喘、绀喘四类，每一类又各有其常见证候，共9种证候，即肺心病“四类九候”之辨治。痰喘之寒痰：症见喘息，咳嗽，咳痰色白、量多质稀，遇寒加重，舌淡，苔白或滑，脉弦或滑。治宜温化寒痰，方选小青龙汤或苓桂术甘汤加减。痰喘之热痰：症见喘息气促，咳嗽，咳痰、色黄质黏、量多，口渴，舌红，苔黄腻，脉弦滑。治疗当清热化痰，方选麻杏蒌石汤合葶苈大枣泻肺汤。肿喘：肺为水之上源，主宣化及通调水道；脾主运化，转输水湿；肾主水，司开合，蒸化排解水湿。故水肿多缘于肺、脾、肾功能失常。肿喘偏肺失通调：症见咳逆倚息不得卧，气短，额面四肢浮肿，痰多色白。治疗应肃肺降气、通阳利水，方选桑苏桂苓饮加减。肿喘偏脾失健运。症见喘息咳唾，水肿痰白，小便短少，纳呆腹胀，舌胖苔腻，脉沉细。治疗应健脾利水，方选春泽汤加减。偏肾虚水泛：症见面浮，下肢肿，甚或全身水肿，脘痞腹胀，或腹满有水，尿少，心悸，喘咳不能平卧，怕冷，面唇青紫，咯痰清稀，舌胖质黯，苔白滑，脉沉虚数或结代。治当温阳利水，方选真武汤加味。悸喘之气阴两虚：症见喘息、心悸，动则尤甚，咳嗽，咳痰，舌胖黯、有裂纹，少苔或剥脱，脉细滑结或促。治应益气养阴、化痰活血，方选麦味五参汤加减。心阳不足：症见喘息，心悸，惕惕而动，胸闷气短，面色苍白，形寒肢冷，舌淡，苔薄白，脉细弱或沉细、结代。治应温振心阳，方选瓜蒌薤白桂枝汤。绀喘之偏虚：症见喘息，唇甲发绀，胸闷，纳呆，便溏，午后下肢浮肿，女性月经量少、闭经或有血块，舌胖黯，苔腻，脉细滑。治当健脾利湿、养血活血，方选当归芍药散加减。绀喘之偏实。症见喘息气促，唇甲发绀，胸闷气短，或胸痛，舌黯红，脉细滑或细涩。治疗应活血化瘀、行气宽胸，方选血府逐瘀汤加减。

五、名方推荐

（一）自拟定喘汤

葶苈子、紫苏子、莱菔子、瓜蒌、薤白、地龙、桔梗各10 g，白芥子12 g，杏仁6 g，丹参30 g，怀牛膝18 g，生姜3片，大枣9枚。功效：泻肺平喘、宣通胸胁瘀滞。主治：慢性肺心病。用法：每日1剂，煎药取汁400 mL，早晚分次服。

（二）桑苏桂苓饮合春泽汤及真武汤加减

桑白皮12 g，大腹皮、前胡、紫苏子、麸炒白术、赤芍各10 g，桂枝、桔梗、厚朴、炮附片（先煎）各6 g，茯苓、猪苓各20 g，炮姜5 g，车前子、党参、泽泻、益母草、水红花子、鸡内金各15 g。功效：肃降肺气、通阳利水。主治：肺脾肾虚，痰瘀互阻。用法：水煎服，每日1剂，每日2次。连服3周。

（三）麦味五参汤合四逆散加减

太子参15 g，南沙参、连翘各12 g，丹参、当归、川贝母、生地黄、山茱萸、麸炒枳壳、赤芍、补骨脂各10 g，五味子6 g，三七粉（冲）3 g，柴胡、苦参各6 g，甘草4 g。功效：益气养阴、化痰活血。主治：气阴亏虚，痰瘀互阻。用法：水煎服，每日1剂，每日2次。连服3周。

（四）晁恩祥经验方

瓜蒌、金银花、连翘、黄芩各15 g，蒲公英、鱼腥草、沙参、生地黄各10 g，丹参、赤芍、当归各12 g，甘草6 g。功效：清热化痰，止咳平喘。主治：肺心病，痰热壅肺证。用法：水煎服，每日1剂，每日2次。喘甚且有哮鸣音者加用炙麻黄、杏仁各10 g。热甚加用生石膏20 g。

（五）晁恩祥经验方

附片（先煎）6 g，桂枝、茯苓、白术、泽泻、车前子各 12 g，当归、赤芍、丹参各 15 g。功效：通阳利水、温下逐水。主治：肺心病右心衰竭者。用法：水煎服，每日 1 剂，每日 2 次。

（六）洪广祥经验方

补元汤（经验方）、千络汤、桂枝茯苓丸加减：生黄芪、党参各 30 g，白术、山茱萸、锁阳、法半夏、陈皮、茯苓各 15 g，柴胡、甘草、桂枝、桃仁、赤芍、当归、升麻各 10 g，小牙皂 6 g。功效：补宗气，涤痰浊，行血瘀。主治：肺心病心肺瘀阻证。用法：水煎服，每日 1 剂，每日 2 次。

（七）洪广祥经验方

熟附子（先煎）10～15 g，生黄芪、茯苓、泽泻、益母草、葶苈子各 30 g，白术、赤芍、大腹皮、广陈皮各 15 g，桂枝、生姜、红花、白芍、花椒各 10 g。功效：温阳化饮，利水消肿。主治：肺心病阳虚水泛，水饮凌心证。用法：水煎服，每日 1 剂，每日 2 次。

（八）洪广祥经验方

白毛夏枯草 15～30 g，葶苈子、金荞麦根各 20～30 g，石菖蒲、郁金各 10～15 g，胆南星 6～10 g，黄芩、生大黄、法半夏、桃仁各 10 g，瓜蒌 20 g，枳实 15 g，礞石 20 g，小牙皂 6 g，竹沥 20 mL。功效：泻热除壅，涤痰行瘀，通利腑气。主治：肺心病痰瘀热壅证。用法：水煎服，每日 1 剂，每日 2 次。

（九）真武汤合小青龙汤加减

附子（炮）、白芍、红花、桃仁、茯苓、生姜、炙麻黄、桂枝、法半夏、干姜、五味子、细辛各 10 g，炙甘草、白术各 6 g，丹参 15 g。功效：温阳利水，止咳平喘。主治：肺心病寒饮射肺，阳虚水泛，肺肾亏虚。用法：每日 1 剂，水煎，早晚分 2 次口服。加减：气虚明显者，加炙黄芪 15 g，人参 10 g；咳黄痰者，去干姜、细辛，加瓜蒌 15 g，川贝母、桑白皮各 10 g。

（十）金水六君煎

陈皮 12 g，半夏、川贝母（捣）各 10 g，当归、茯苓、牡丹皮各 15 g，熟地黄 30 g，炙甘草 6 g，生姜 3 g。功效：调补肺肾，活血化瘀。主治：肺心病肺肾阴虚、痰瘀内阻者。水煎，每日 1 剂，早晚分服。加减：喘促明显者加葶苈子 30 g、北五加皮 6 g；纳差脘痞者加砂仁 10 g、莱菔子 15 g。

第五节　支气管哮喘

支气管哮喘（简称哮喘）是由多种细胞包括嗜酸性粒细胞、肥大细胞、T 淋巴细胞、中性粒细胞、平滑肌细胞、气道上皮细胞等，以及细胞组分参与的气道慢性炎症性疾病。其临床表现为反复发作的喘息、气急、胸闷或咳嗽等症状，常在夜间及凌晨发作或加重，多数患者可自行缓解或经治疗后缓解，同时伴有可变的气流受限和气道高反应性，随着病程的延长可导致一系列气道结构的改变，即气道重塑。近年来认识到哮喘是一种异质性疾病。

一、诊断标准

（一）典型哮喘的症状及体征

1. 反复发作喘息、气急，伴或不伴胸闷或咳嗽，夜间及晨间多发，常与接触变应原、冷空气、物理性刺激、化学性刺激以及上呼吸道感染、运动等有关。

2. 发作时双肺可闻及散在或弥漫性哮鸣音，呼气相延长。

3. 上述症状和体征可经治疗缓解或自行缓解。

可变气流受限的客观检查：①支气管舒张试验阳性；②支气管激发试验阳性；③呼气流量峰值（PEF）平均每日昼夜变异率＞10％，或 PEF 周变异率＞20％。

符合上述症状和体征，同时具备气流受限客观检查中任一条，并除外其他疾病所起的喘息、气急胸闷及咳嗽，可以诊断为哮喘。

（二）不典型哮喘的诊断

1. 咳嗽变异性哮喘：咳嗽作为唯一或主要症状，无喘息、气急等典型哮喘的症状和体征，同时具备可变气流受限客观检查中的任一条，除外其他疾病引起的咳嗽。

2. 胸闷变异性哮喘：胸闷作为唯一或主要症状，无喘息、气急等典型哮喘的症状和体征，同时具备可变气流受限客观检查中的任一条，除外其他疾病引起的胸闷。

3. 隐匿性哮喘：指无反复发作喘息、气急、胸闷或咳嗽的表现，但长期存在气道反应性增高者。随访发现有14%～58%的无症状气道反应性增高者可发展为有症状的哮喘。

二、西医治疗

（一）哮喘慢性持续期的治疗（表2-2）

表2-2　病情严重程度分级

分级	临床特点
间歇状态（第1级）	症状＜每周1次 短暂出现 夜间哮喘症状≤每月2次 FEV_1 占预计值≥80%或PEF≥80%个人最佳值，PEF变异率＜20%
轻度持续（第2级）	症状≥每周1次但＜每日1次 可能影响活动和睡眠 夜间哮喘症状＞每月2次，但＜每周1次 FEV_1 预计值%≥80%或PEF≥80%个人最佳值，PEF变异率20%～30%
中度持续（第3级）	每日有症状 影响活动和睡眠 夜间哮喘症状≥每周1次 FEV_1 占预计值为60%～79%或PEF为60%～79%个人最佳值，PEF变异率＞30%
重度持续（第4级）	每日有症状 频繁出现 经常出现夜间哮喘症状，体力活动受限 FEV_1 占预计值＜60%或PEF＜60%个人最佳值，PEF变异率＞30%

第1级治疗：按需吸入缓解药物。①推荐治疗方案：按需吸入（短效β2受体激动剂）SABA能够迅速而有效地缓解哮喘症状，因单用SABA存在安全隐患，仅用于偶有短暂的白天症状（每月＜2次，每次持续数小时）、无夜间症状、肺功能正常患者。症状超出上述程度，或存在任何急性发作危险因素（如 FEV_1 占预计值%＜80%）或过去1年有急性发作病史，均需要规律使用控制性药物。②其他治疗方案：对存在危险因素的患者，除按需使用SABA外，应考虑规律使用低剂量ICS（吸入式糖皮质激素）（证据等级A）。③不推荐：吸入抗胆碱能药物（如异丙托溴铵）、口服SABA或短效茶碱也能缓解哮喘症状，但用药起效慢，口服SABA和茶碱有不良反应，不推荐使用。快速起效的长效β2受体激动剂LABA（如福莫特罗）能够和SABA一样迅速缓解症状，但其长期单用有可能增加急性发作的风险，故不推荐单独使用。

第2级治疗：低剂量控制性药物加按需使用缓解药物。①推荐治疗方案：低剂量ICS加按需使用缓解药物。②其他治疗方案：LTRA（白三烯受体拮抗剂）可用于不能够或不愿意接受ICS治疗、对ICS不良反应不能耐受或合并过敏性鼻炎、咳嗽变异性哮喘、运动性哮喘、阿司匹林以及药物诱发哮喘的初始治疗（证据等级B），但其作用比ICS弱（证据等级A）。对于从未使用过控制性药物的患者，低剂量ICS/LABA作为初始治疗能够更快地控制症状、改善肺功能（证据等级A）。对于单纯的季节性哮喘，可于发作时立即开始 ICS 治疗，持续到季节结束后 4 周。③不推荐：缓释茶碱平喘作用较弱，有一定的不良反应，一般不推荐单独使用（证据等级 B）。色甘酸（尼多考米钠、色甘酸钠）安全性好，但作用弱，使用不便，不推荐使用（证据等级 A）。

第 3 级治疗：1 种或 2 种控制性药物加按需使用缓解药物。①推荐治疗方案：选择低剂量 ICS/LABA 复合制剂作为维持治疗加 SABA 作为缓解治疗。含有福莫特罗的 ICS/LABA 复合制剂可以采用维持加缓解治疗。在相同剂量的 ICS 基础上联合 LABA，能够更有效地控制症状、改善肺功能、减少急性发作的风险（证据等级 A）。②其他治疗方案：包括增加 ICS 至中高剂量（证据等级 A）。其他选择还有低剂量 ICS 联合 LTRA（证据等级 A）或缓释茶碱（证据等级 B）。

第 4 级治疗：2 种或以上控制性药物加按需使用缓解药物。①推荐治疗方案。低剂量 ICS/福莫特罗维持加缓解治疗，或中等剂量 ICS/LABA 复合制剂加按需使用 SABA。第 4 级治疗的选择取决用于此前第 3 级治疗是否能够控制哮喘。对于使用低剂量 ICS/LABA 加按需使用 SABA 哮喘控制不佳的患者，应升级到中剂量 ICS/LABA（证据等级 B）。②其他治疗方案：如果采用中等剂量 ICS/LABA 控制不佳，可以考虑再增加一种控制性药物，如 LTRA、缓释茶碱（证据等级 B）。亦可使用高剂量 ICS/LABA，但增加 ICS 剂量获益有限，而不良反应显著增加（证据等级 A）。对中剂量 ICS/LABA 和（或）加用第 3 种控制性药物仍不能取得良好控制的哮喘患者，可用高剂量 ICS/LABA 进行 3～6 个月的试验性治疗（证据等级 B）。第 4 级的其他选择包括增加 ICS 到中等或高剂量，但其作用不如联合 LABA、LTRA（证据等级 B）或缓释茶碱（证据等级 B）。对于中等或高剂量布地奈德，每日使用 4 次可以增加疗效（证据等级 B）。其他 ICS 仍以每日 2 次为宜。

第 5 级治疗：较高水平的治疗和（或）叠加治疗。推荐治疗方案：转诊给哮喘专科医生，考虑叠加治疗。采用第 4 级治疗，且吸入技术正确，依从性良好，仍有持续的哮喘症状或急性发作的患者，需要转诊到哮喘专科医生按重症哮喘处理。第 5 级治疗考虑采用的选择包括：①抗胆碱药：部分重症哮喘可以考虑在 ICS/LABA 基础上加用长效抗胆碱能拮抗剂 LAMA，能够进一步提高肺功能，改善哮喘控制（证据等级 B）。②抗 IgE 治疗：抗 IgE 单克隆抗体推荐用于第 4 级治疗仍不能控制的中重度过敏性哮喘（证据等级 A）③生物标志物指导的治疗：对于使用大剂量 ICS 或 ICS/LABA 仍症状持续、急性发作频繁的患者，可根据诱导痰嗜酸性粒细胞调整治疗（证据等级 A）。FeNO 与嗜酸性粒细胞气道炎症关系密切，部分研究表明根据 FeNO 调整治疗能够降低哮喘急性发作的风险（证据等级 A）。④支气管热成形术：对于 4 级或以上治疗仍未控制的哮喘，该方法是一种可以选择的方法（证据等级 B）。⑤叠加低剂量口服激素（≤7.5 mg/d 泼尼松或其他等效剂量的口服激素）：对部分难治性哮喘有效，但不良反应常见，仅限于第 4 级治疗不能控制，且吸入技术正确、依从性良好的成年患者（证据等级 D）。应当严密监测激素不良反应。

（二）发作期的治疗

轻中度哮喘发作的自我处理：轻度和部分中急性发作的患者可自行处理。SABA 是缓解哮喘症状最有效的药物，患者可根据病情轻重每次使用 2～4 喷，直到症状缓解。同时应增加控制药物（如 ICS）剂量。增加的 ICS 剂量至少是基础剂量的两倍，最高剂量可达 2000 μg/d 二丙酸倍氯米松或等效量的其他 ICS 治疗。7～14 d 高剂量 ICS 治疗与短疗程的口服激素对哮喘急性发作疗效相当。如控制药物是布地奈德/福莫特罗联合制剂，则可直接增加吸入布地奈德/福莫特罗 1～2 吸，每日不超过 8 吸。口服激素的使用：若初始治疗和增加控制治疗 2～3 d 后患者反应仍不完全；或症状迅速加重，PEF 或 FEV 占预计值＜60%；或患者既往有突发重症哮喘急性发作史，应口服激素治疗，建议给予泼尼松龙 0.5～1.0 mg/kg 或等效剂量的其他口服激素治疗 5～7 d。根据治疗反应，轻度急性发作可调整为每 3～4 h 吸入 2～4 喷，中度急性发作每 1～2 h 重复吸入 10 喷。对初始吸入 SABA 反应良好，呼吸困难显著缓解，PEF 占预计值＞60%～80%，且疗效维持 3～4 h，通常无需其他药物。口服激素治疗：对 SABA 初始治疗反应不佳或在控制药物基础上急性发作的患者，推荐使用泼尼松龙 0.5～1.0 mg/kg 或等效剂量的其他全身激素口服 5～7 d。症状减轻后迅速减量或完全停药。雾化吸入激素：哮喘儿童急性发作使用支气管舒张剂联合大剂量布地奈德雾化，其疗效优于单用支气管舒张剂，能减少需要住院治疗率和口服激素的使用（证据等级C）。有研究结果显示，成人雾化激素改善PEF较全身激素快，耐受性和安全性好，可作为中重度哮喘急性发作的治疗选择。对全身使用激素有禁忌证的患者，如十二指肠溃疡、糖尿病等。应给予激素化溶液治疗。但雾化吸入激素与口服激素相比费用更高。经以上处理后，需要严密观察和评估病情，病情持续恶化可收入院治疗。病情好转、稳定者可以回家继续治疗。急性发作缓解后，应该积极地寻找诱因，检查用药依从性，重新评估和调整控制治疗方案。

中重度急性发作的处理：中重度急性发作患者应该按照以上介绍的哮喘发作的自我处理方法进行处理，同时尽快到院就诊。急诊室或医院内的处理如下。①支气管舒张剂的应用：首选吸入SABA治疗。给药方式可用压力合定量气雾剂经储雾器给药，或使用SABA的雾化溶液经喷射雾化装置给药。两种途径改善症状和肺功能的作用相似。初始治疗阶段，推荐间断（每20 min）或连续雾化给药，随后根据需要间断给药>（每4 h 1次）。短效抗胆碱药仅推荐用于急性重度哮喘或经SABA治疗效果不佳的患者。重度患者还可以联合静脉滴注茶碱类药物治疗。一般氨茶碱每日剂量不超过0.8 g。不推荐静脉推注氨茶碱。伴有过敏性休克和血管性水肿的哮喘患者可以肌内注射肾上腺素治疗，但不推荐常规使用。②全身激素的应用：中重度哮喘急性发作应尽早使用全身激素，特别是对SABA初始治疗反应不佳或疗效不能维持，以及在使用口服激素基础上仍然出现急性发作的患者。口服激素吸收好，起效时间与静脉给药相近。所以，推荐中重度急性加重首选口服给药。推荐用法：泼尼松龙0.5～1.0 mg/kg或等效的其他激素。严重的急性发作患者或不宜口服激素的患者，可以静脉给药。推荐用法：甲泼尼龙80～160 mg/d，或氢化可的松400～1000 mg/d分次给药。地塞米松因半衰期较长，对肾上腺皮质功能抑制作用较强，一般不推荐使用。静脉和口服给药的序贯疗法可减少激素用量和不良反应，如静脉使用激素2～3 d，继之以口服激素3～5 d。雾化吸入激素的使用见轻中度哮喘急性发作处理。③氧疗：对有低氧血症（氧饱和度<90%）和呼吸困难的患者可给予控制性氧疗，使患者的氧饱和度维持在93%～95%。④其他；大多数哮喘急性发作并非由细菌感染引起，应严格控制抗菌药物使用指征，除非有明确的细菌感染的证据。

急性重度和危重哮喘的处理：急性重度和危重哮喘患者经过上述药物治疗，若临床症状和肺功能无改善甚至继续恶化，应及时给予机械通气治疗，其指征主要包括：意识改变、呼吸肌疲劳、$PaCO_2 \geqslant$ 4 mmHg等。对部分较轻的患者可试用经鼻（面）罩无创机械通气。若无创通气无改善则及早行气管插管机械通气。药物处理同前所述。

三、中医临床思维

（一）中医病名及病因病机特征

《丹溪心法》首提哮喘的病名，并认为“哮喘必用薄滋味，专主于痰”。宿痰内伏于肺，每因外感、劳倦、饮食、情志等因素，导致痰阻气道、肺失宣降，是哮病的基本病因病机。哮喘的病因分为脏气虚弱、外邪侵袭、饮食不当、气机失调等原发病因和以痰、瘀、虚为主的继发病因，且两者皆可作为诱因，导致哮喘发作。哮喘的发生多因感受外邪、饮食不调和情志不遂等，导致肺、脾、肾等脏腑功能失调，使痰饮内生而伏于肺，成为哮喘之夙根，每因诱因引动伏痰，痰随气升，搏结气道，壅塞肺气，肺失宣肃，发为哮喘。该病反复发作，损伤肺、脾、肾之阳气，又复助滋生痰饮，使哮喘久而不愈，甚者累及心阳，发为喘脱危证；平时则表现为肺、脾、肾等脏气虚弱之候。痰是哮喘发病的主要内在因素。痰的形成是哮喘发病的夙根；内因中，痰饮、瘀血、毒皆为实邪，邪气上干于肺，引动伏痰，发为哮喘；禀赋不足、久病、年老、体虚、劳倦、起居不慎、七情所伤、饮食所伤可导致脏气亏损，易受外邪侵袭，从而诱发哮喘。外因中，外感是导致哮喘发作主要的因素。外感引动伏痰，痰随气升，气因痰阻，搏结气道，使肺管狭窄，肺失宣肃，发为哮喘；外寒、外风、外热、外湿、六淫、邪气、时邪、暑邪、风温、过敏原侵袭，皆可影响肺气宣降，使津液凝聚，痰浊内生，壅塞肺气，导致哮喘。肺“朝百脉”“主治节”，治理、调节全身血液运行。当诸邪侵袭肺系，使其功能失调，气血运行受阻，可形成瘀血；瘀血又易与肺中伏痰相合，痰瘀互结，伤及肺络，导致哮喘缠绵难愈。

（二）辨病辨证及治疗特征

辨病辨证及治疗：中医诊疗规范将哮喘分为发作期、慢性持续期及缓解期，发作期又分为冷哮证、热哮证、风哮证及喘脱危证，慢性持续期多为痰哮证及虚哮证，缓解期可分为肺脾气虚证、肺肾两虚证。

哮喘的治疗原则“急则治其标，缓则治其本”。发作期以治标为主，常用理气降逆、宣肺达邪、降气化痰、活血化瘀为治法，缓解期以治本为要，常治以益肺、健脾，补肾兼而有之。对于急性发作期，证属冷哮证，治宜宣肺散寒，化痰平喘，可予射干麻黄汤加减；证属热哮证，治宜清热宣肺，化痰定喘，方用麻杏石甘汤加减；证属风哮证，治宜疏风宣肺，解痉止哮，选用黄龙舒喘汤（验方）加减；急性期出现喘脱危证者，当化痰开窍，回阳固脱，方选回阳急救汤加减。稳定期症见喉中痰涎壅盛，声如拽锯，喘急胸满，但坐不得卧，痰多易出，面色青暗，舌苔厚浊或黄腻，脉滑实。属痰湿哮，治宜健脾化痰，降气平喘，方用麻杏二三汤（验方）加减。症见气短息促，动则喘甚，发作频繁，甚则持续喘哮，口唇、爪甲青紫，咯痰无力，痰涎清稀或质黏起沫，面色苍白或颧红唇紫，口不渴或咽干口渴，形寒肢冷或烦热，舌质淡或偏红，或紫暗，脉沉细或细数。证属虚哮证，治宜补肺纳肾，降气平喘，方用平喘固本汤（验方）加减。支气管哮喘稳定期，症见气短声低，自汗，怕风，易感冒，倦怠无力，食少便溏，舌质淡、苔白，脉细弱。属肺脾气虚证，治宜健脾益肺，培土生金，方用六君子汤加减。病程日久，症见短气息促，动则为甚，腰膝酸软，脑转耳鸣，不耐劳累。或五心烦热，颧红，口干，舌质红、少苔，脉细数；或畏寒肢冷，面色苍白，舌淡、苔白，质胖，脉沉细。证属肺肾两虚，治宜补肺益肾，方用补肺散合金水六君煎加减。

支气管哮喘治疗多要求严格的自我管理，缓解期根据哮喘的发作情况合理选择吸入式糖皮质激素、长效β受体激动剂、长效抗胆碱能拮抗剂、白三烯受体拮抗剂等药物控制哮喘的急性发作；哮喘急性发作期轻中度发作可使用短效β2受体激动剂和/或口服激素等自我处理，中重度发作需要尽快就诊，防止病情恶化。

（三）药物选择

支气管哮喘急性发作期药物选择以多用辛味药而少佐苦味药，一是微苦则降，二则宣发正常，肃降之职自趋康复。支气管哮喘适用于“和法”治之，故选药上，辛苦药性有寒热之别，味有厚薄之分，肺为娇脏，不耐寒热，清虚之体，又不任厚味，故凡大辛、大热及大苦、大寒之品均不宜使用。药性宜温，“病痰饮者，当以温药和之”。温药能发越阳气，开腠理、通水道也。但温之不可太过，应以和为原则，故有温化的苓桂术甘汤、温散的小青龙汤、温利的泽泻汤、温下的十枣汤之不同。热者佐之以凉，燥者佐之以润。汤剂煎不宜久，服宜饭后，法宜频少，肺病用药多轻扬升散气薄之品，故不宜久煎。哮喘缓解期药物多选择黄芪、白术、甘草、茯苓。药类以补虚药、解表药及化痰止咳平喘药为主。补益药选择以补气和补阳为主，解表多以发散风寒类为主，补气助阳、发散风寒是治疗哮喘缓解期的主要方法。

四、名医经验

（一）李安源经验

李安源认为哮喘形成的关键在于脾肺肾功能不足，肺气亏虚，气不布津，痰浊滋生；脾失运化，聚湿生痰，上贮于肺；肾失气化，水气上泛，饮聚痰生，复感外邪或饮食所伤，肺失肃降，痰气交阻，搏击喉间，则哮喘骤作。急性期病变在肺，哮喘缓解期，脾、肺、肾俱虚。李安源强调哮喘宿根是顽痰伏肺，更进一步强调痰浊多数兼有瘀血，痰瘀互结是导致哮喘的重要病机，强调痰瘀并治，痰祛瘀化，气道畅通，有利于肺的宣降功能，哮喘乃平。李安源认为在支气管哮喘的诊疗上应本着“急则治其标，缓则治其本”的原则，明辨寒、热、虚、实，采用清肺、泻肺、温肺、补肺、健脾、益肾之法，尤强调化痰通瘀法。发作期痰浊壅盛，气滞血瘀，痰瘀互结，多以邪实为主，主要证候在肺。采用急则治标的原则，治以宣肺化痰通瘀方为基础方，并根据寒热虚实的孰轻孰重及感邪的不同，随证加减，权衡用药。方中麻黄、地龙化痰通瘀、止咳平喘为君；桃仁、紫苏子、射干为臣，辅君药降气化痰、通瘀利咽；佐以五味子、丹参敛肺止咳、通络平喘；使以甘草调和诸药，合之共奏化痰通瘀、安哮平喘之功。李安源认为哮喘发作期用药不可少麻黄，其宣肺气，开腠理，透毛窍，散风邪，合理配伍，确有卓效。鉴于哮喘缓解期大多表现为肺脾虚弱的证候，李安源以益肺运脾为大法，重用黄芪甘温补虚，益肺运脾，恢复正气，抵御外邪。在疾病治疗侧重点上李安源认为在发作期治疗固然重要，但更应重视对缓解期的调治。强调益肺运脾、扶正达邪使得正气得以恢复，提高自身抗病能力，对杜绝复发也具有一定作用。

（二）米烈汉经验

多数医家把支气管哮喘中医病名定为“哮证”，但米烈汉认为支气管哮喘属于中医“哮证”“喘证”之范畴更贴近临床。哮喘临床以发作突然，呼吸急促，喘鸣有声，严重时张口抬肩、难以平卧为特征。米烈汉指出，一般喘证以虚为主或虚中挟实，哮证以实证为主，但实中有虚。虚证与肺、脾、肾等脏器虚弱有关，实证为风、寒、热、痰、瘀等病邪，使脏腑功能发生障碍所致。米烈汉指出，哮喘患者体质多为本虚标实，本虚为脾肾两虚，标实为痰涎内生伏肺。因脾为生痰之源，肺为贮痰之器；肺为气之本，肾为气之根，故宿痰内伏之根本为脾肾两虚。急性发作期多为本虚标实，以实为主；缓解期以虚为主或虚中挟实。急性发作期治疗，应先辨寒热，以祛邪为主，如疏散风寒，豁痰平喘等；缓解期治疗宜审察虚实，以扶正固本为主，如以健脾益气，补肾纳气等治之；迁延顽固者需标本并治，有所侧重。治疗上米烈汉总结出多首治疗哮喘的有效经验方。如自拟平喘汤用于哮喘急性发作期，自拟五子汤用于寒热错杂型哮喘，自拟益肺化痰汤用于哮喘缓解期治疗。米烈汉强调本病必须内服外治并重，故总结局部外治经验：①贴敷穴位。运用白芥膏、平喘膏药物外贴。发作期：天突、膻中、定喘、肺俞。缓解期：膻中、肺俞、脾俞、命门、肾俞。痰浊盛：加丰隆；寒盛：敷后加灸。②中药足疗。足疗五藤方：鸡血藤、忍冬藤、雷公藤、海风藤、首乌藤，坚持泡脚，同时刺激涌泉穴补肾壮阳，增强体质，从而防治哮喘发作。

（三）周平安经验

周平安认为哮病发生多责之于风邪，风邪又有外风和内风之别，外风责之于肺，内风责之于肝，外内相合，肺络挛急，气失宣降，哮病即发；同时，周平安指出哮喘发作时气道炎症反应即黏膜组织充血、水肿与中医内生痈疡有相通之处，哮病反复发作、疮疡久溃不敛，均为气虚血瘀、邪毒内陷之象。在治疗方面周平安强调：哮病发作之时，要更重视缓解气道痉挛状态，故自拟柴胡脱敏汤，宣肺平喘，养血柔肝，调和气血，抗过敏，从而缓解气道痉挛。同时周平安在治疗哮病过程中，在运用自拟方基础上，常巧妙配伍药对，以求气血双调、阴阳相济、上下兼顾、寒温并举。常用药对有：①款冬花—紫菀，针对哮病咳嗽、痰多者；②穿山龙—石韦，针对哮病喘息、痰多甚者；③荆芥—白蒺藜，针对哮病伴见鼻痒、咽痒、眼痒等风邪显著者；④辛夷花—白芷、苍耳子，针对哮病合并过敏性鼻炎者；⑤蛇床子—白鲜皮、地肤子，针对哮病合并慢性荨麻疹、湿疹症见皮肤瘙痒者；⑥蝉蜕—射干，针对哮病咽喉不利者；⑦生晒参—制龟甲，针对哮病协助撤减糖皮质激素者；⑧淫羊藿—巴戟天，针对哮病冬季发作、遇冷加重者。

（四）汪受传经验

汪受传基于伏邪学说，认为“伏风”与“伏痰”为支气管哮喘之宿根，他认为伏邪致病常以正虚为前提，故疾病以慢性进展、病情缠绵难以根除、易化寒热为特征。伏邪经由量变的积累，到达质变的发病，是一个长期的过程，阻止或延缓甚至逆转其量变的过程，这是伏邪理论指导临床运用意义所在。哮喘发作的病理因素主要在风与痰，其中“伏风”为主导作用，外风诱导“伏风”发动则哮喘发作，外风暂祛，“伏风”内潜则哮喘缓解。汪受传认为哮喘发作期，以外风引动内伏风痰、肺失宣肃为主要病机，治疗当以消风宣肺为主，并佐以豁痰平喘。风寒束肺证治以温肺散寒、豁痰平喘，常选用小青龙汤合三子养亲汤加减；痰热阻肺证治以清肺涤痰、止咳平喘，常选用麻杏石甘汤合苏葶丸加减。哮喘迁延期，多为正虚邪恋，或为肺脾肾不足，风痰恋肺时发动。治疗以消风化痰，补虚扶正。风痰恋肺，肺脾气虚证治以消风化痰、补肺益脾，常选用射干麻黄汤合人参五味子汤加减；风痰恋肺，肾气不足证治以泻肺祛痰、补肾纳气，偏于上盛者以苏子降气汤加减，偏于下虚者以都气丸合射干麻黄汤加减。哮喘缓解期以正虚为主，临床辨证多从肺、脾、肾三脏之气阴阳虚损论治，兼顾消风化痰，临床以肺脾气虚证最多见。治疗以补肺益气、固表御风，常选用玉屏风散合人参五味子汤加减。对于难治性、反复发作性哮喘，常需运用搜风通络之品，如全蝎、蜈蚣等。此外，对于小儿支气管哮喘的防治，针灸、药物敷贴等也有一定疗效。在三伏天，可于小儿背部腧穴敷以辛温、逐痰、走窜搜风的白芥子、甘遂、细辛、麻黄、胆南星等药物，配合针刺、穴位注射，防治小儿哮喘。

（五）王坤根经验

王坤根结合当地气候因素认为，江南地区哮喘急性期以热哮为主，风痰哮亦多见。痰热伏肺，受劳累、寒凉、致敏物、情绪刺激诱发，外邪引动宿痰，气机受阻，搏击有声，发为热哮。王坤根强调无论痰热、风痰致哮，气机不畅是其最为关键的病机，故以清肺热豁痰为主治则，继承前人经验，临床多应用黄芩、金荞麦、鱼腥草等药物。黄芩、金荞麦、鱼腥草善治上焦湿热，具有清热、祛痰、平喘等作用，尤以清肺热为长，为治上焦湿热要药。针对老痰、顽痰，王坤根临床多应用矿物药、动物药，如海浮石、鹅管石、蛤壳、皂角刺、地龙等，此类药物多能深入气道、涤痰散结、洁净气道。王坤根临床善于清肺热豁痰，然更注重治气以治痰，认为气机条达，则痰浊自消，临床巧用三子养亲汤，化裁加用黄荆子，以祛风解表、理气化痰，名为“四子”；易白芥子为黄荆子，使其理气而不伤肺阴；如胸胁满闷、涎多、苔润，再加用葶苈子，名“五子”以增强泻肺降气、祛痰平喘之效。对风痰哮，王坤根认为风之为病，主要在于阻碍肺气宣肃，故予宣肺祛邪法，祛风降逆平喘，用“三拗汤”为底方，配合僵蚕、蝉蜕以及苍耳、防风等药。待邪祛，予益气健脾、养阴固肾之法。

（六）吴银根经验

吴银根认为寒体寒邪、肾阳亏虚是哮喘发病的基本病机。肾阳乃机体阳气之根，总司气化，肾中阳气不足，不能壮火暖土，可致脾失健运，水湿内停，聚而生痰；肾阳不足，气化失司，痰饮留伏。宿痰壅滞于肺，每因外感、七情、饮食等引发哮喘，渐呈慢性反复发作状态。肾主水液，主纳气，掌司呼吸功能。若摄纳失常，气不归元，阴阳不相续接，气逆于上则喘。因此，哮喘病位在肺，其根在肾。吴银根推崇命门理论，重视隐性虚损。认为命门火衰、肾阳不足、阳虚寒盛是哮喘发病的基本病机。吴银根对补肾之法运用自如，在温补肾阳的同时注重补肾填髓、阴中求阳，温阳补肾主要选用淫羊藿、巴戟天、仙茅、山药、附子、桂枝、菟丝子、补骨脂、益智仁、胡芦巴等药物，温补肾阳、振奋阳气、纳气平喘。在温肾阳的同时，常配滋补肾阴药，如生地黄、玄参、龟甲、五味子、鳖甲、桑椹、女贞子、墨旱莲等；补肾填精常用黄精、制何首乌、熟地黄、枸杞子、金樱子、杜仲、鹿角胶、龟甲胶、肉苁蓉、桑螵蛸等，以达阴中求阳、阴阳互补之目的。中医认为肺脾肾三脏相互为用，故吴银根在重视温补肾阳的同时，辅以补益肺脾以助化源，共奏火济命门、扶助正气的作用。“痰瘀伏肺”为哮喘反复发作之宿根。因此吴银根常在补肾为主的基础上加入一些虫类药以补肾通络、祛风化痰，达解痉祛邪、祛除宿根的目的。常用的虫类药有蜈蚣、地龙、僵蚕、全蝎、蝉蜕等，搜剔肺络之伏痰顽瘀。

（七）胡国俊经验

胡国俊治疗支气管哮喘的观点有：①审证度因，风痰瘀为先。胡国俊认为小儿不耐寒热，风邪外侵，肺气失宣，哮喘发作时肺气郁滞，气机紊乱，故津聚成痰、血凝成瘀，如此则经络闭塞难通，痰瘀交结，阻于肺络是哮喘反复迁延的病机。故治疗多着眼于疏风化痰祛瘀，多用三拗汤、二陈汤、金沸草散进行加减，以达到化痰瘀、通经络之效。②上病下治，平阳明治喘。肺主肃降，与大肠互为表里，阳明通则肺气降，肺气降则喘自止。胡国俊对于喘息痰多、痰黏如胶、张口抬肩，但坐不得眠，特别是形体肥胖壮盛的哮喘患儿，宜宣白承气汤合苇茎汤、葶苈子、桑白皮加减。③培土生金，护后天脾胃。在哮喘缓解期，重视对脾胃的调治。胡国俊以“培土生金”为大法，在临床上，胡国俊多予顾护中焦之剂，如六君子汤、六神散与参苓白术散之类进行加减。在治疗哮喘发作期或缓解期的同时，胡国俊常添加消导之品如鸡内金、山楂、建曲、二芽之类，以求效专。④调畅气机，俾阴平阳秘。胡国俊认为肺金为五脏六腑之华盖，具治节之能事，对于肺金气机失调诸证，调畅气机、恢复脏腑阴阳气血平衡则是治疗大法。因此，对诸如哮喘之类之咳喘气逆者，更要升降结合、散敛兼施。胡国俊常用升降散进行辨证加减。升降散用药阴阳相配，升降并施，寒温同用，合人体气机，调阴阳偏盛。胡国俊亦常用调畅气机之药对诸如柴胡配前胡、瓜蒌配桔梗、炙麻黄配杏仁等之类进行加减。⑤扶正祛邪，汗法巧辨施。多汗多属痰热蕴肺、气阴不足与气阳偏虚三证。痰热蕴肺者，葶苈大枣泻肺汤，千金苇茎汤加减，合用仙鹤草、白芍、瓜蒌牡蛎散等化裁。针对气阴不足者，以生脉散合泻白散加南沙参、百合加减。对于气阳偏虚者，胡国俊用桂枝附子汤增损合阳和平喘颗粒（系院内制剂，由麻黄，当归，五味子，熟地黄等组成）。治疗中胡国俊首推仙鹤草，用于小儿哮喘有补虚，敛汗，平喘之功，补、宣、敛三力兼备，是为良药。胡国俊用仙鹤草，配伍百部治疗新久咳喘；配麻黄一收一散、一升一敛疗小儿新咳；如若久咳耗散肺气，仙鹤草最是尤宜。⑥冬病夏治，敷贴分寒热。“冬病夏治”敷贴疗法是中医外治法之一，是“春夏养阴，冬病夏治”原则在临床的具体应用，胡国俊认为外治亦需辨证，故寒哮者多以白芥子散为基础进行化裁，如白芥子、细辛、甘遂、延胡索、制南星等；热哮者，则以葶苈子、礞石、冰片、地龙、甘遂等。冬病夏治每年入夏从初伏开始，10 日为 1 疗程，每年夏天 3 个疗程，连续 3 年。

（八）晁恩祥经验

晁恩祥认为哮喘相当于中医学之“哮病”。与传统病机认识所不同的是，晁恩祥认为风邪犯肺、气道挛急是哮病发作的主要病机，痰作为继发性致病因素，也可碍肺之宣降，但只是其中的病理因素之一。哮喘患者日久病虚，痰、瘀之病理产物根深难除，体虚感邪而反复发作，痰、瘀与风相挟而为病，可同时兼见风、痰、瘀、虚之证，有偏实偏虚、偏寒偏热之不同，然究其诱发之关键为风邪作怪，重症哮喘发作之时应注重风邪的辨治。晁恩祥创立了风哮证型，并提出应用“疏风宣肺、缓急解痉、降气平喘”法治疗风哮，临床用药方面常用炙麻黄、蝉蜕、紫苏叶、僵蚕、地龙等疏散风邪、舒缓气道；以紫菀、杏仁、炙枇杷叶等宣肺止咳；五味子、白果等敛肺降气。创制了具有祛风解痉、宣肺化痰平喘的黄龙疏喘汤。重视哮喘预防，避而有时，劳而有节，防于未然。

五、名方推荐

（一）宣肺化痰通瘀方

麻黄、地龙、五味子各 4.5 g，桃仁、甘草各 3 g，紫苏子、射干各 6 g，丹参 9 g。（5～8 岁小儿用量）功效：化痰通瘀、安哮平喘。主治：支气管哮喘急性发作期。用法：每日 1 剂，水煎服，早晚分服。加减：若痰热偏盛，去五味子，加黄芩、石膏等；若寒痰为患，加细辛、干姜等，若实痰瘀阻，去五味子，加桑白皮、白芥子、前胡等，若患儿素体虚弱，加防风、黄芪、白术等。

（二）自拟平喘汤

细辛、五味子、白果、炙麻黄、枳实、白术、厚朴、茯苓各 10 g，紫苏子 14 g，葶苈子、杜仲各 15 g，黄芪 30 g。功效：降气化痰，益气平喘。主治：哮喘急性发作期。用法：每日 1 剂，水煎服，早晚分服。

（三）自拟五子汤

紫苏子、白芥子、莱菔子各 12 g，葶苈子 15 g，五味子 7 g，细辛 3 g，炙麻黄、枳壳、厚朴、桂枝、胆南星、甘草各 10 g，鱼腥草 30 g。功效：宣肺平喘，清肺化痰。主治：寒热错杂型哮喘组成。用法：每日 1 剂，水煎服，早晚分服。加减：大便秘结，加炒大黄 15～30 g，热甚者加生石膏 15～30 g。

（四）自拟益肺化痰汤

白芥子、莱菔子各 12 g，紫苏子 10～15 g，五味子 6～9 g，葶苈子 15～30 g，黄芪 15～30 g，白术、姜半夏、杏仁、厚朴各 10 g，茯苓、陈皮各 14 g，甘草 9 g，防风 6 g。功效：益肺健脾，降气化痰，止咳平喘。主治：哮喘缓解期。用法：每日 1 剂，水煎服，早晚分服。

（五）射干麻黄汤加减

麻黄、射干、苦杏仁、贝母、桔梗、百部、前胡、紫菀、款冬花、黄连、法半夏、瓜蒌、砂仁、肉豆蔻、僵蚕各 10 g，黄芩 25 g，地龙 15 g，败酱草、白英各 20 g。功效：清热化痰，宣肺平喘。主治：支气管哮喘急性发作期痰热阻肺证。用法：每日 1 剂，水煎服，早晚分服。

（六）柴胡脱敏汤

柴胡、黄芩、防风、乌梅、五味子、炒苦杏仁各 10 g，白芍或赤芍 15 g，蜜麻黄、广地龙、生甘草各 6 g。功效：养血柔肝，息风缓痉，宣肺平喘。主治：支气管哮喘急性期。用法：每日 1 剂，水煎服，早晚分服。加减：对于夏季阴虚热象明显者，可将柴胡易为银柴胡以增强益阴凉血之功；芍药可根据患者喜温、喜寒灵活应用，喜温者用白芍，喜寒者用赤芍，地龙使用前需明确无此药物过敏史。

（七）自拟芪银三两三

生黄芪、金银花各 20 g，当归 10 g、生甘草 6 g。功效：益气活血，透邪解毒。主治：支气管哮喘急性发作期。用法：每日 1 剂，水煎服，早晚分服。

（八）健脾温肾膏

黄芪、苍耳子各 200 g，白术、山茱萸、巴戟天、当归、陈皮各 100 g，党参、黄精、淫羊藿、菟丝子、补骨脂、蒲公英、桑白皮、白果仁、矮地茶、黄荆子各 300 g，南沙参、山药、辛夷、制半夏各 150 g，全蝎 30 g，蜈蚣 20 条。水煎 3 次，合并滤液，浓缩为 2500 mL，再入阿胶（阴虚内热者改龟甲胶）150 g，冰糖 300 g 收膏。功效：健脾温肾，化痰祛风。主治：肾阳不足哮喘缓解期。服法：于每年 11 月开始服用，每次 25 mL，每日 2 次，连服 50 日，急性发作期症状明显者加用常规治疗，每个冬季为 1 疗程。加减：咳嗽痰多、胸闷加生南星 150 g，制半夏改为生半夏；喘重加麻黄 150 g；喉中痰鸣加射干 150 g；病久有瘀加桃仁 100 g，川芎 120 g；阳虚明显加附片、鹿角片各 150 g；失眠加合欢皮、首乌藤各 300 g；小儿哮喘加莱菔子 200 g，鸡内金 150 g。

（九）宣白承气汤合苇茎汤加减

炙麻黄、蝉蜕、僵蚕各 5 g，杏仁、桑白皮、冬瓜仁、黄芩各 7 g，瓜蒌子、薏苡仁各 10 g，葶苈子 6 g，生石膏 15 g，甘草 4 g。功效：清肺涤痰，止咳平喘，主治：支气管哮喘急性发作期风邪外袭，痰热内蕴证。用法：每日 1 剂，水煎服，中病即止。

（十）四君子汤加减

党参 20 g，白术、甘草各 10 g，茯苓 15 g，功效：健脾益气，化痰祛湿，主治：支气管哮喘缓解期脾虚证。用法：每日 1 剂，水煎服，早晚分服。加减：痰湿内盛，痰多苔腻者，常加半夏、陈皮、苍术等燥湿化痰；食滞不化腹胀纳呆，常加鸡内金，莱菔子，谷麦芽等消食化滞；脾阳不足，胃中虚寒，倦怠，便溏，常加理中丸温运中阳；肝胃火旺，嗳气泛酸，常加黄连、吴茱萸清胃热，开肝郁，和胃降逆；胃阴不足，胃痛隐隐，口干舌燥，大便干结者，常加麦冬、石斛等养阴益胃。对于年老体弱或素有慢性胃疾者，为防苦寒药物损伤脾胃，常在方中加黄连，吴茱萸，海螵蛸。

（十一）黄龙疏喘汤

麻黄、杏仁、地龙、紫苏子、白芍、白果、石菖蒲各 9 g、五味子 6 g。功效：祛风解痉、宣肺化痰平喘。主治：支气管哮喘急性发作期风哮证。用法：每日 1 剂，水煎服，早晚分服。加减：若寒甚者可加桂枝、细辛等，若热甚者可加黄芩、鱼腥草、桑白皮等，若痰浊明显者可加莱菔子、白芥子等，若久病血瘀者，可加丹参、赤芍、川芎等，若偏虚者可加蛤蚧、冬虫夏草等。

第六节　肺　　炎

肺炎（pneumonia）指终末气道、肺泡和肺间质的炎症，可由病原微生物、理化因素、免疫损伤、过敏及药物所致。肺炎可按解剖、病因或患病环境加以分类。按患病环境可分为社区获得性肺炎（community acquired pneumonia，CAP）和医院获得性肺炎（hospital acquired pneumonia，HAP）。

CAP 和 HAP 年发病率分别约为 12/1000 人口和（5～10）/1000 住院患者，近年发病率有增加的趋势。

一、诊断标准

（一）社区获得性肺炎

其是指在医院外罹患的感染性肺实质炎症，包括具有明确潜伏期的病原体感染而在入院后平均潜伏期内发病的肺炎。依据以下 1～4 项中任何 1 项加第 5 项，并除外肺结核、肺部肿瘤、非感染性肺间质性疾病、肺水肿、肺不张、肺栓塞、肺嗜酸性粒细胞浸润症及肺血管炎等，可以建立社区获得性肺炎的临床诊断。①新近出现的咳嗽、咯痰，或原有呼吸道疾病症状加重，并出现脓性痰，伴或不伴胸痛；②发热；③肺实变体征和/或闻及湿啰音；④外周血白细胞（WBC）计数＞10×10^9/L 或＜4×10^9/L，伴或不伴核左移；⑤胸部 X 线检查显示片状、斑片状浸润性阴影或间质性改变，伴或不伴胸腔积液。目前，胸部 CT 已普遍应用，胸部 CT 平扫可显示片状、斑片状浸润阴影或间质性改变，及伴或不伴有胸腔积液。

（二）医院获得性肺炎

对于 HAP 的诊断，所有指南均采用了类似的标准，即肺内出现新的或进展的浸润影，且同时存在以下 2 种以上症状：发热、中性粒细胞增多（＞10×10^9/L）或减少（＜5×10^9/L）、脓性痰；我国 2013 年制定的呼吸机相关性肺炎（VAP）指南将体温＞38 ℃或体温＜36 ℃均作为诊断标准之一。为提高诊断的敏感性和特异性，多数指南推荐使用临床肺部感染评分（clinical pulmonary infection score，CPIS）帮助诊断 HAP/VAP，如表 2－3 所示。表 2－4 为各国 HAP/CAP 诊断建议。

表 2－3　临床肺部感染评分（CPIS）

项目	评分标准	评分
体温（12 h 平均值,℃）	36～38	0 分
	38～39	1 分
	＞39 或＜36	2 分
白细胞计数（*10^9/L）	4～11	0 分
	11～17	1 分
	＜4 或＞17	2 分
分泌物（24 h 吸出物性状数量）	无痰或少许	0 分
	中量至大量，非脓性	1 分
	中量至大量，脓性	2 分
气体交换指数（PaO_2/FiO_2 kPa）或者以 250（mmHg）为界	＞33	0 分
	＜33	2 分
X 胸片浸润影	无	0 分
	斑片状	1 分
	融合片状	2 分
气管吸取物培养或痰培养	无致病菌生长	0 分
	有致病菌生长	1 分
	两次培养到同一细菌或者革兰氏染色与培养一致	2 分

*最高评分为 12 分，当≤6 分时可以停用抗生素；≥6 分时，病死危险性高。评分降低，病情缓解；评分越高，病情越重。

表 2-4　各国指南 HAP/CAP 的诊断建议

指南	诊断建议
英国指南 2008	• CPIS 评分有助于患者筛选和缩短抗生素疗程 • X 线胸片检查，并与患者之前胸部 X 线检查结果对比 • 胸部 CT 检查有助于诊断
英国指南 2008	• 气管内抽吸物培养对诊断 VAP 意义不大 • 没有证据证实侵袭性检查的益处 • 推荐成本低、损伤小、要求低的方式获取微生物诊断 • 诊断不依赖防污染毛刷和支气管肺泡灌洗液标本 • 支气管肺泡灌洗液细胞内微生物定量可用于指导经验性治疗
加拿大指南 2008	• 需行 CPIS 评分，以提高诊断敏感性和特异性 • 侵袭性诊断技术不改善患者预后，不推荐使用（免疫抑制患者除外） • 推荐定量培养非侵袭性技术采集的呼吸道分泌物标本，培养结果有助于经验性抗生素选择 • CPIS 评分低的患者可不采用抗生素治疗，但需密切观察 • 连续 3 日 CPIS<6 分可停止经验性抗生素治疗
中国 HAP 指南/VAP 指南	• 强调病原学诊断 • 常规做血培养 2 次 • 重视呼吸道分泌物细菌半定量培养，VAP 指南推荐下气道分泌物定量培养用于鉴别定植菌和致病菌 • VAP 指南推荐气道分泌物涂片检查 • 免疫损害宿主注意特殊病原体检查 • 选择性病例行侵袭性防污染下呼吸道采样技术 • ICU 内 HAP 患者行连续性病原学和耐药性监测 • CPIS 有助于诊断 VAP

二、西医治疗

（一）社区获得性肺炎

抗感染是社区获得性肺炎治疗最为关键的环节。细菌性肺炎的抗菌治疗包括经验性治疗和抗病原体治疗。不同人群的初始经验性抗感染治疗方案如表 2-5 所示。

表 2-5　不同人群社区获得性肺炎初始经验性抗感染治疗方案

就诊类型	人群类型	常见病原体	抗感染药物选择
门诊	无心肺基础疾病和附加危险因素患者	肺炎链球菌、肺炎支原体、肺炎衣原体（单独或复合感染）、流感嗜血杆菌等	新大环内酯类药物（阿奇霉素、克拉霉素等）、多西环素（预计肺炎链球菌很少耐药的地区，仍可选用青霉素或第一代头孢菌素）
	伴心肺基础疾病和（或）附加危险因素患者	肺炎链球菌、肺炎支原体、复合感染（细菌＋非典型病原体）、流感嗜血杆菌、肠道革兰氏阴性杆菌等	β-内酰胺类药物（口服第二代或第三代头孢菌素、高剂量阿莫西林、阿莫西林/克拉维酸、氨苄西林/舒巴坦，或头孢曲松、头孢噻肟）加用大环内酯类药物，多西环素或喹诺酮类药物（左氧氟沙星、莫西沙星、加替沙星）单用

续表

就诊类型	人群类型	常见病原体	抗感染药物选择
住院（普通病房）	无心肺基础疾病和附加危险因素患者	肺炎链球菌、肺炎支原体、肺炎衣原体（单独或复合感染）、流感嗜血杆菌等	静脉应用β-内酰胺类联合大环内酯类药物，或喹诺酮类药物
	伴心肺基础疾病和（或）附加危险因素患者	肺炎链球菌、复合感染（细菌+非典型病原体）、流感嗜血杆菌、肺炎支原体、肺炎衣原体、厌氧菌、军团菌等	静脉应用β-内酰胺类药物（头孢噻肟、头孢曲松）或β-内酰胺类+酶抑制剂复方制剂，联合口服或静脉应用大环内酯类药物、多西环素，或喹诺酮类药物

其他，肺炎支原体感染者应用大环内酯类、四环素或喹诺酮类药物治疗有效；病毒性肺炎目前疗效较好的药物包括，流感病毒早期可选用金刚烷胺、神经氨酸抑制剂（奥司他韦和扎那米韦），疱疹病毒感染者可选择阿昔洛韦和更昔洛韦；呼吸道合胞病毒感染者可选用利巴韦林。

（二）医院获得性感染

对于医院获得性感染的治疗，各国的指南各有差异，如表2-6所示。

表2-6 各国指南对HAP/VAP初始经验性治疗的建议

指南	类型	建议
亚洲共识 2008	早发HAP	三代头孢菌素（头孢曲松、头孢噻肟），或氟喹诺酮类（左氧氟沙星、莫西沙星），或β-内酰胺/β-内酰胺酶抑制剂（哌拉西林/他唑巴坦、阿莫西林/舒巴坦），或厄他培南或三代头孢菌素联合大环内酯类，或单酰胺菌素联合克林霉素
	晚发HAP	抗假单胞菌头孢菌素（如：头孢吡肟、头孢他啶），抗假单胞菌碳青霉烯类（亚胺培南、美罗培南）或β-内酰胺/β-内酰胺酶抑制剂（哌拉西林/他唑巴坦）联合氟喹诺酮（环丙沙星、左氧氟沙星）或氨基糖苷类（阿米卡星、庆大霉素或妥布霉素）； 头孢哌酮/舒巴坦联合氟喹诺酮类； 氨基糖苷类联合氨苄西林/舒巴坦； 氟喹诺酮联合氨基糖苷类； 怀疑MRSA感染加用利奈唑胺或万古霉素
	早发VAP	抗假单胞菌头孢菌素（如：头孢吡肟、头孢他啶），抗假单胞菌碳青霉烯类（亚胺培南、美罗培南）或β-内酰胺/β-内酰胺酶抑制剂（哌拉西林/他唑巴坦）联合氟喹诺酮（环丙沙星、左氧氟沙星）或氨基糖苷类（阿米卡星、庆大霉素或妥布霉素）；怀疑MRSA感染加用利奈唑胺或万古霉素
	晚发VAP	抗假单胞菌碳青霉烯类（亚胺培南、美罗培南）或β-内酰胺/β-内酰胺酶抑制剂（哌拉西林/他唑巴坦）联合氟喹诺酮（环丙沙星、左氧氟沙星）或氨基糖苷类（阿米卡星、庆大霉素或妥布霉素）； 头孢哌酮/舒巴坦联合氟喹诺酮类； 氨基糖苷类联合氨苄西林/舒巴坦； 怀疑MRSA感染加用利奈唑胺或万古霉素
英国指南 2008	早发，没有抗生素治疗史，且无MDR菌感染危险因素	阿莫西林/克拉维酸钾，或头孢呋辛
	早发，但有抗生素治疗史，或有MDR菌感染危险因素	三代头孢菌素，或氟喹诺酮类，或哌拉西林/他唑巴坦铜绿假单胞菌感染：头孢噻肟，或环丙沙星，或美罗培南，或哌拉西林/他唑巴坦MRSA感染：利奈唑胺，或糖肽类

续表

指南	类型	建议
加拿大指南 2008	无 MDR 菌感染风险	三代头孢菌素（头孢曲松 1～2 g q24 h iv，或头孢噻肟 1～2 g q8 h iv），或四代头孢菌素（头孢吡肟 1～2 g q12 h iv）或哌拉西林/他唑巴坦（4.5 g q8 h iv），或左氧氟沙星（750 mg q24 h iv/po），或莫西沙星（400 mg q24 h iv/po）
	有 MDR 菌感染风险	非重症：三代头孢菌素（头孢曲松 1～2 g q24 h iv，或头孢噻肟 1～2 g q8 h iv），或四代头孢菌素（头孢吡肟 1～2 g q12 h iv）或哌拉西林/他唑巴坦（4.5 g q8 h iv），或左氧氟沙星（750 mg q24 h iv/po，或莫西沙星（400 mg q24 h iv/po），或碳青霉烯类（亚胺培南/美罗培南 500 mg q6 h iv），怀疑或存在 MRSA 感染需加用万古霉素（1 g q12 h iv）或利奈唑胺（600 mg q12 h iv/po） 重症：抗假单胞菌头孢菌素（头孢吡肟/头孢他啶 2 g q8 h iv），或哌拉西林/他唑巴坦（4.5 g q8 h iv）或碳青霉烯类（亚胺培南/美罗培南 500 mg q6 h iv 或 1 g q8 h iv），联合氟喹诺酮类（环丙沙星 400 mg q8 h iv，左氧氟沙星 750 mg q24 h iv），或氨基糖苷类（庆大霉素或妥布霉素 5～7 mg/kg qd iv，阿米卡星 15～20 mg/kg qd iv）；怀疑或存在 MRSA 感染加用万古霉素（1 g q12 h iv）或利奈唑胺（600 mg q12 h iv/po）
中国 VAP 指南 2013	早发，且无 MDR 菌感染危险因素	广谱青霉素/β-内酰胺酶抑制剂（阿莫西林/克拉维酸钾、氨苄西林/舒巴坦），或二代、三代头孢菌素（头孢呋辛、头孢噻肟），或氟喹诺酮类（左氧氟沙星、莫西沙星、环丙沙星）或厄他培南
	晚发，或有 MDR 菌感染危险因素	三代或四代头孢菌素（头孢哌酮、头孢他啶、头孢吡肟），或碳青霉烯类（亚胺培南、美罗培南），或 β-内酰胺类/β-内酰胺酶抑制剂（头孢哌酮/舒巴坦、哌拉西林/他唑巴坦）； 考虑革兰氏阴性耐药菌感染：可联合氟喹诺酮类（环丙沙星、左氧氟沙星）或氨基糖苷类（阿米卡星、庆大霉素）； 考虑革兰氏阳性耐药菌感染：可加用利奈唑胺或糖肽类（万古霉素、替考拉宁）

三、中医临床思维

（一）中医病名及病因病机特征

肺炎的中医病名为“肺炎喘嗽”，在中医中属“咳嗽”“喘证”的范畴。“咳嗽”分为外感、内伤两类，外感咳嗽为六淫外邪侵袭肺系、内伤咳嗽为脏腑功能失调，内邪干肺而致肺失宣降，肺气上逆作咳。咳嗽发病因感受外邪引起，但随病程发展及治疗表证渐除而咳嗽不止。其病机为余邪未尽，风邪内伏于肺，久之不去，肺失宣降，咳嗽迁延，风、冷、异味等诱发咳嗽阵作，时作时止，止作数变而成风咳之证。“喘证”的病因病机可分为以下 6 个方面。①外邪侵袭致喘：肺为华盖，开窍于鼻，直接与外界相通。在一定条件下，可感受外邪，邪入于肺，肺失宣降，发为喘证。②饮食所伤致喘：恣食生冷，肥甘厚味，或饮酒过度，均能致脾失健运，化湿生痰，痰阻气道，气机升降失常，发为喘证。③情志失调致喘：情志不遂，抑郁伤肝，肝失疏泄，肺气闭阻，或暴怒伤肝，肝气上逆，肺失清肃，升多降少，气逆而喘。④久病劳欲致喘：肺病日久，肺之气阴损耗，不能下荫于肾，则肺虚及肾，或劳欲伤肾，肾元不固，摄纳失常，气不归元，则气逆于肺而为喘。⑤痰饮停滞致喘：水饮停滞，聚湿成痰，肺失宣降，痰气交阻，则喘发矣。⑥寒包火致喘：这一病机中“寒”与“火”有如下含义。“火”义为痰火，古人认为痰由火生，痰可化热，痰火相结潜伏于内，成为致喘的内在因素。“寒”义为新感寒邪，是指外感风寒，是致喘的外在条件。

（二）辨病辨证及治疗特征

中医治疗重症肺炎，辨痰验舌很关键，同时需结合基础疾病、体质类型等综合分析，临床常见辨证分型如下：痰热蕴肺证、寒湿阻肺证、大气下陷证、寒热错杂证。治疗重症肺炎主张清热化痰，辨证用药。如证属邪热壅肺，治以清热解毒、宣肺化痰，以麻杏甘石汤合苇茎汤加减；证属腑结肺痹，治以通腑泻下、宣肺平喘，以宣白承气汤加减；如热毒炽盛者，重用解毒，以黄连解毒汤加味并加服安宫牛黄丸；如痰浊偏盛者，涤痰化浊，用导痰汤加减，并加服至宝丹；热盛伤津耗液，气阴枯竭者，应用生脉散或养阴润燥之品。重症肺炎分为 3 期：极期，治以清热解毒，宣肺豁痰，开窍醒神；中期，治以健脾和胃，理气宽中，调和肝脾；消散期，治以益气养阴，活血化瘀。

（三）药物选择

用药频次居前 11 位的药物分别为甘草、黄芩、苦杏仁、桔梗、鱼腥草、黄芪、麦冬、茯苓、白术、瓜蒌、金银花。甘草清热解毒、祛痰止咳，又可顾护胃气，调和诸药而居用药之首。黄芩苦寒，擅泄肺热，专泻肺胃上焦之火，主治胸中逆气，膈上热痰，咳嗽喘急。苦杏仁性味苦微温，主咳逆上气，润肺气，除肺燥，发散风寒，下气除喘，善治肺经感受风寒而见喘嗽咳逆、烦热头痛、胸满便秘之证。桔梗性微温，味苦辛，可开宣肺气，祛痰排脓，与苦杏仁并用，一宣一降，调畅肺气，化痰止咳。鱼腥草味辛，性微寒，功擅清热解毒、消痈排脓，为治疗肺痈痰热壅肺、咳吐脓血的要药。老年肺炎患者素体气阴两虚，常兼心脾不足，故临床常以黄芪补气固表托毒，麦冬养阴生津润肺，茯苓利水渗湿、健脾宁心，白术益气健脾、燥湿利水，此为老年肺炎与一般肺炎患者用药之区别。瓜蒌味甘，微苦，清热涤痰、宽胸散结；金银花性甘寒，气芳香，质轻扬，轻清宣散，既能清气分热，又能清血分热。

老年人基础疾病多，一般病情较重，疾病表现复杂，因此，在治疗上低频药物的使用也不容忽视。如患者壮热神昏，谵语烦躁，可加水牛角、冰片、石菖蒲；四肢抽搐，热极生风者，可加羚羊角、钩藤；腹满便秘者，可加大黄、芒硝；干咳无痰者，可加五味子、乌梅；面色无华，手指蠕动者，可加白芍、阿胶。临床上应当根据患者的病情辨证施治、加减用药，及时随症处理。

四、名医经验

（一）周平安经验

周平安认为本病是因大剂量放射治疗所致，癌症患者本已气血亏虚，加之放疗更耗肺气，使虚者愈虚。肺主气，气源于脾，根于肾，今肺气虚弱，子盗母气，致脾气亏虚，气血生化无源，穷必及肾，致肾气虚。肺虚不敛，脾虚不运，肾虚不纳，故致咳嗽加剧。肺气不足，肺失宣降，肺气上逆，故短气、乏力、自汗；气虚不能鼓动血运，故脉细软无力。“气为血帅也，气行则血行，气滞则血瘀，气有一息之不行，则血有一息之不行”，气虚则血行无力，瘀血停滞。气虚不能生津，加之射线属热毒，射线直接侵袭机体，燔焚营阴，营阴亏损，津枯肺燥，致肺脏失其所养，可致咽干、手足心热。营阴亏损，血失濡润，亦可停而为瘀。所以，气阴两虚是放射性肺炎发病的根本。周平安立益气活血、养阴解毒为其基本治则。以生黄芪、金银花、当归、生甘草为主药。加用沙参、麦冬、生地黄、赤芍等药益阴生津；百部、紫菀、款冬花、桔梗等药止咳化痰。

（二）安效先经验

安效先主要采用清热、化痰、活血化瘀 3 法治疗肺炎喘嗽，并随证加减用药。①清热：肺炎喘嗽初期以实热证多见，肺热炎炎，火热内盛，临证多见高热，因此清肺泻热是治疗本病的一个重要环节。风热明显者，合用银翘白虎汤加减；肝火刑金者，合用黛蛤散；湿热重者，加黄芩、青蒿、薄荷；合并食积者，加焦三仙、炒莱菔子；兼有呕吐者，加竹茹、炙枇杷叶；兼有阴伤者，加用青蒿、牡丹皮、地骨皮、白薇；合并腑气不通者，酌加瓜蒌、大黄、人工牛黄等药，其中黄芩、生石膏在小儿肺炎的发热时均可使用。后期发热多从阴虚发热辨证，药用沙参、麦冬、石斛、芦根等育阴清热，或合用青蒿鳖甲汤养阴清热。②化痰：在肺炎喘嗽的病变过程中，痰既是一种病理产物，同时作为一种致病因素，又可加重肺炎喘嗽的病情。清热化痰药常用前胡、川贝母、瓜蒌、竹茹、蛤粉、枇杷叶等；若表邪未解时用前胡，大便干选瓜蒌，合并呕吐用竹茹、枇杷叶。咳痰重时用葶苈子、紫苏子泻肺化痰；后期阴虚痰恋时则以浙贝母、阿胶等润肺化痰之品。③活血化瘀：安效先强调瘀血存在于肺炎喘嗽的各个阶段和环节，其形成原因主要是肺热壅盛，炼血成瘀；肺气郁闭，血凝成瘀；痰阻肺络，血滞成瘀；咳伤血络，血留成瘀；阴虚火旺，灼血为瘀；肺气虚损，血涩成瘀。安效先根据瘀血发生原因的不同，制定了宣肺化瘀法、清肺化瘀法、豁痰化瘀法、通腑化瘀法、养阴化瘀法、益气化瘀法六法。安效先临证用药时强调苦寒药中病即止，要早期加入养阴生津药，如麦冬、芦根等。

（三）尤可经验

尤可认为肺炎病机为本虚标实。①气虚是根本：老年肺炎以气虚多见，多为肺脾气虚，食减神倦，少气懒言，或长期卧床，久卧伤气。脾胃为后天之本，为气血生化之源，脾胃转输水谷精微之气，以达肺脏。尤可在治疗老年肺炎时注重补益肺气，顾护胃气，保护、改善患者脾胃功能，常选用党参、黄芪补益肺脾之气，焦三仙健脾和胃，常用方剂有四君子汤，以达培土生金、免生痰浊之效。②痰瘀为标：老年人体质亦有多瘀的特点，往往因各种基础病本就存在血液高凝状态，尤可治疗老年肺炎时不忘活血，常选活血化瘀药有当归、川芎、丹参、桃仁、红花等。③肺与膀胱：肺脏功能失常，常引起水液代谢紊乱，水液滞留体内，留于肺则喘，亦可导致尿失禁或尿潴留。尤可善用葶苈子大枣泻肺汤治肺水引起的喘证，以补中益气汤大补中气治疗尿失禁，以五苓散加减治疗尿潴留。④肺与大肠：尤可治疗老年肺炎强调通腑是关键。若肠腑热结、腑气不通则肺气难以肃降，肺气上逆、咳喘愈甚。故治以通腑化痰，宣上通下，给邪以去路。尤可常选用药：生石膏 30～45 g，生大黄 9 g，瓜蒌 15～30 g。生石膏清肺热、泻肺火；生大黄苦寒沉降、泻下攻积、兼清热泻火；瓜蒌润肺化痰，滑肠通便；腑实得下，则肺热易清；肺气清肃，则腑气易通。

（四）孙桂芝经验

孙桂芝治疗肺炎时以扶正培本为基本治疗原则，同时配以清热生津、润肺化痰，解毒抗癌、软坚散结功效的中药。孙桂芝将放射性肺炎分为 3 型论治。①痰热壅肺型：放射性肺炎患者初期发病多由外来火热毒邪，侵袭肺脏，气滞血瘀、痰热壅肺，导致肺络痹阻，肺失宣肃而为病。若肺痈脓未成者，宜加金银花、连翘、鱼腥草以增加清热解毒之功效，如脓已成，可加桔梗、贝母以增加化痰排脓之功。②肺燥津伤型：放射线为火热邪气，具有发散之性，易致腠理开张，破津外泄。另一方面，热邪能消灼煎熬阴津，导致津液暗耗，气随津耗。若温燥伤肺胃阴分，津液亏损明显者，症见咽干口渴明显，干咳痰少而黏，或发热，脉细数，舌红少苔者，常以沙参冬汤加减，增加滋阴润燥之效。热甚者，加羚羊角、水牛角以清热凉血。③肺肾阴虚型：肺为气之主、主出，肾为气之根、主入，一出一入，才能完成人体气机交换。放射性肺炎后期病机转化由气及血，由肺及肾，肺肾两虚，气血不足，痰浊内生，瘀血阻滞，肺脏失于濡养，失于肃降。常用药物为百合、玄参、麦冬、当归、杭白芍、贝母、桔梗、生地黄、熟地黄等。

（五）晁恩祥经验

晁恩祥认为乙型流感病毒性肺炎早期疫毒自口鼻而入，肺先受之，邪热初起，故而咳嗽、发热，此时尚以邪实为主；患者症状多迅速进展，高热持续，喘促，意识不清，进而损及肺气、逆传心包，肺热叶焦，邪热内陷心包或痰热蒙蔽清窍，出现喘息、呼吸窘迫、唇甲发绀、意识不清；患者经治疗邪退而正虚，肺、脾、肾三脏尤甚，气血运化、津液输布失调，痰瘀丛生，余邪内伏；最后正气得复，脾胃运化，肾精得充，饮食正常，但风邪恋肺，气道挛急而咽痒久咳。晁恩祥认为邪盛时，正气开始衰退，治疗当急则治其标，宣肺透邪为主，扶正宜早，多选用金银花、连翘、青蒿配生石膏、知母等急撤其热，配白茅根等凉血透热，配合金银花、连翘透热转气，驱邪外出，栀子、黄连、黄芩、金荞麦、鱼腥草清肺化痰、解毒清热，佐以太子参、麦冬、甘草益气养阴、扶正祛邪。若病情向愈，多有低热缠绵，则为余热未尽、气阴两伤之表现。治以益气养阴、凉血透热。以太子参、麦冬、五味子、黄精、山茱萸等益气养阴扶正，金银花、连翘、茵陈、牡丹皮、青蒿、白茅根凉血解毒、清透余邪，黄芩、金荞麦、鱼腥草等清肺化痰。病毒感染后期，多有风邪恋肺，气道挛急，久咳不止。治以疏风止咳化痰。多选用苏叶、枇杷叶、牛蒡子、蝉蜕、地龙等疏风解痉止咳，黄芩、鱼腥草、金荞麦、贝母、桔梗、陈皮、白茅根等清肺化痰止咳，太子参、麦冬、五味子等扶助正气。

（六）李燕宁经验

李燕宁认为以发热为主症时，从热论治。偏于温热者，以卫气营血辨证。邪在卫分，当以疏风清热、解表散邪，方选银翘散加减；邪在气分，当清热生津解气分之热，方选白虎汤加减；邪在营分，当清营泄热，解毒养阴，方选清营汤加减；邪在血分，当以清营解毒，凉血滋阴，方选犀角地黄汤加减。偏于湿者，以三焦辨证，首先辨湿之所在，采用上焦芳化，中焦苦燥，下焦淡渗。根据病变时期及湿热偏重之不同，湿邪偏盛的初期，治宜芳化宣透，方选方择藿朴夏苓汤或三仁汤加减；湿热互结、偏重不一的中期，湿重者，治宜化湿为主辅泄热；热重者，清热为主佐化湿；湿热俱重者，清热化湿并重；热重于湿者，方选用银翘散或白虎加术汤；湿热并重者，方选甘露消毒丹或王氏连朴饮加减。李燕宁认为肺炎初期有风寒闭肺和风热闭肺之分，寒邪与热邪可以导致血瘀的病理变化，因寒凝致瘀，注重辛温活血通络，如善用桂枝、桃仁和杏仁、香附、川芎等；因热毒致瘀，注重辛寒清热凉血，如郁金、芍药、玄参等；肺炎中期以痰热闭肺为主，此时痰、热、瘀三者交相互结，治疗注重清热解毒，化痰活血，善用虎杖、地龙；肺炎后期因气虚、阴虚而致瘀，注重补气滋阴活血，于是对于气虚者，多配伍首乌、丹参、黄芪、川芎、当归等；对于阴虚者，多配伍熟地黄、白芍、阿胶、墨旱莲等。

（七）刘世昌经验

刘世昌认为：①治以宣肺为本。本病的病理主要是由风热郁肺所致，故宣肺之品为整个病程所必用。刘世昌常用北杏仁、贝母、桔梗、前胡、枇杷叶、瓜蒌皮、鱼腥草等（“宣肺饮”）。②寒热虚实宜分。肺炎以风热袭肺，实热证多，可按上述一般原则论治。但若兼有寒邪之时，表现恶寒较甚，头痛、肌肉疼，舌质较淡者则可在“宣肺饮”中加防风、荆芥、橘红、白芷、法半夏、白蒺藜等。虚人感受者则可用“宣肺饮”加紫苏叶、生姜、黄芪、防风等。③四时季节各异。刘世昌认为风温四时皆有，非独发于冬春两季。春季风木之令，温暖多风，易感时邪贼风，用药宜多加疏风透邪之品，可用“宣肺饮”加金银花、连翘、薄荷、牛蒡子、蝉蜕等。夏季暑气炎炎，且易兼湿，故宜用“宣肺饮”选加青蒿、香薷、扁豆花、淡竹叶、鲜荷叶、生薏苡仁等清暑化湿之品。秋季燥金之令，故宜“宣肺饮”酌加冬桑叶、紫菀、百部、玄参、款冬花、玉竹、天花粉等润燥透邪之品。冬季严寒，易挟寒邪，故常用“宣肺饮”加荆芥、防风、紫苏叶、白蒺藜、法半夏等。④应变必须及时。如高热不退，病者烦躁不安即可用安宫牛黄丸或紫雪丹。另外刘世昌认为肺炎患者，见神昏谵语或昏愦不语，气息短促，手足厥冷，冷汗自出，舌绛色黯，脉细疾或沉弱，可用生脉散或独参汤送服安宫牛黄丸。

（八）老昌辉经验

老昌辉认为气虚毒瘀是间质性肺炎的重要病机之一，提出了从气虚毒瘀论治间质性肺炎的重要性，从而确立了补气祛瘀法的治疗原则。老昌辉治疗肺炎的经验总结为以下 4 点。①虚、瘀贯穿疾病始终：人体之气与肺脾肾密切相关，肺气虚为肺痿发病之首要，肺气虚，卫外不固，易屡感六淫之邪毒，肺病日久影响及脾及肾，终致肺脾肾诸脏俱衰。临证上常用补气药太子参、黄芪等配伍丹参、桃仁、当归等活血祛瘀之品，每获良效。②治病求本论气虚：老昌辉强调，补益肺气是贯穿本病始终的治则之一。临床实践中多选用冬虫夏草、人参、党参、黄芪、太子参等大补元气，补脾肺气之品。③急则治标论毒瘀：肺痿为慢性虚损性疾患，以气虚为本，其反复发病责之外感六淫邪毒及内生之血瘀，即毒瘀为标，急性发病期当以治标为则，祛邪以固护正气，不可一味匡扶正气，闭门留寇。④补气祛瘀法标本兼治：本病病因多为屡感六淫邪毒，邪气稽留于肺道或素体正气亏虚，宣肃不彻，渐生痰浊瘀血，终致肺叶枯萎。多采用北黄芪、黄芩、栀子、太子参、西洋参、丹参、三七、山茱萸、生地黄等。

五、名方推荐

（一）麻杏石甘汤加减

炙麻黄 5 g，苦杏仁、黄芩、桑白皮、牡丹皮、青蒿各 10 g，薄荷 6 g，葶苈子、紫苏子、青黛、海蛤壳各 6 g，生石膏（先煎）24 g。功效：清热化痰，止咳。主治：痰热闭肺证。用法：每日 1 剂，水煎，分 2 次服。加减：风热明显者，合用银翘白虎汤加减；肝火刑金者，合用黛蛤散；湿热重者，加黄芩、青蒿、薄荷；合并食积者，加焦三仙、炒莱菔子；兼有呕吐者，加竹茹、炙枇杷叶；兼有阴伤者，加用青蒿、牡丹皮、地骨皮、白薇；合并腑气不通者，酌加瓜蒌、大黄、人工牛黄等；若表邪未解时用前胡，大便干选瓜蒌；咳痰重时用葶苈子、苏子泻肺化痰；后期阴虚痰恋时则以浙贝母、阿胶等润肺化痰之品。

（二）贝母瓜蒌散合二陈汤加减

瓜蒌 30 g，贝母、款冬花、茯苓、白术各 15 g，平贝、炙枇杷叶、陈皮、黄芩、桔梗、焦三仙、当归、川芎、石菖蒲、郁金各 12 g，半夏、远志各 9 g，炙甘草 6 g。功效：清热化痰、补肺健脾、活血化瘀。主治：痰瘀阻肺证。用法：每日 1 剂，水煎，分 2 次服。加减：气虚者补脾气以温养肺体，常加用党参、黄芪、太子参；肝气郁滞者加郁金行气解郁，佛手疏肝理气、和中化痰；神志不清者加石菖蒲、远志开窍化痰。

（三）百合固金汤加减

猪苓、泽泻、土茯苓、鸡内金、百合、生麦芽各 30 g，瓜蒌皮、山茱萸、生龙骨、牡蛎、赭石、重楼、菝葜、薤白、花椒、生地黄、熟地黄、牡丹皮、鳖甲、龟甲、生浙贝母、夏枯草、贝母、桔梗、款冬花、煅瓦楞、生甘草、金银花、连翘各 10 g，川贝、炮山甲、吴茱萸各 6 g，山药 20 g，黄连 12 g。功效：清热润肺，补益肺肾。主治：燥热伤肺，肺肾阴虚证。用法：每日 1 剂，水煎，分 2 次服。加减：若痰稠难咯，加瓜蒌子、桑白皮、天花粉以清润化痰，或以旋覆花、海浮石软坚化痰，稀释痰液，利于排出体外；若咳血甚者，加侧柏叶、仙鹤草、白茅根以凉血止血。

（四）晁恩祥自拟方

金银花、连翘、黄芩、青蒿、太子参、麦冬各 15 g，鱼腥草、金荞麦、白茅根各 25 g，栀子、生甘草各 10 g，生石膏 40 g，知母 12 g，黄连 8 g。功效：清肺化痰，透邪解毒，佐以扶正。主治：邪毒炽盛，气血两燔，热伤气阴证。用法：每日 1 剂，水煎，分 2 次服。

（五）小青龙加石膏汤加减

炙麻黄、甘草各 6 g，桂枝、法半夏、生姜各 9 g，五味子、白芍、白术各 15 g，黄芩 12 g，生石膏 20 g，鱼腥草 50 g，党参 18 g，细辛 5 g。功效：温肺蠲饮、清泄郁热。主治：寒饮犯肺、郁而化热。用法：每日 1 剂，水煎，分 2 次服。

（六）麻杏石甘汤加减

麻黄、牡丹皮各 15 g，生石膏（先煎）、紫花地丁、夏枯草、葶苈子、生地黄各 30 g，川贝母粉、蝉蜕、麦冬各 10 g，醋鳖甲、醋龟甲各 40 g，苦杏仁、瓜蒌各 20 g，僵蚕、生大黄各 6 g，生甘草 12 g。功效：清热化痰，滋阴凉血。主治：热邪入肺营，痰热壅阻。用法：每日 1 剂，水煎，分 2 次服。加减：若患者喘促较重，给予葶苈子、车前子等淡渗利湿，泻肺平喘；若患者口舌干燥，给予联合沙参麦冬汤滋阴润燥；若患者低热明显，给予患者联合犀角地黄汤，若出现高热，给予患者升降散加减并给予淡豆豉、僵蚕等清热解毒；若患者咳黄痰较多，给予联合千金苇茎汤加减治疗；若患者舌下脉络清晰，给予醋鳖甲、醋龟甲软坚散结。

（七）健脾益肺方加减

党参 12 g，黄芪、浙贝母各 15 g，茯苓、白术、陈皮、杏仁、法半夏各 10 g，莪术 9 g，瓜蒌皮、甘草各 5 g。功效：健脾益肺。主治：肺脾两虚、痰瘀互结。用法：每日 1 剂，水煎，分 2 次服。加减：咳痰黏稠色黄者酌加臭牡丹 20 g、黄芩 10 g、石见穿 20 g 以清肺热；气促胸闷较甚者加厚朴 15 g、枳壳 10 g、桔梗 10 g 以理气宽胸；咳嗽痰多者加竹茹 10 g、猫爪草 10 g、款冬花 10 g、百部 12 g 以润肺降气化痰，止咳平喘；咳血者去法半夏、莪术，加三七 5 g、麦冬 10 g、玄参 10 g、白茅根 10 g、侧柏叶 10 g、仙鹤草 10 g 以滋阴润肺，凉血止血；口苦者加栀子仁 6 g、黄芩 6 g、郁金 10 g、柴胡 10 g、百合 20 g、合欢皮 10 g 以清热，疏肝解郁；大便干结者加女贞子 10 g、墨旱莲 10 g、麦冬 20 g、火麻仁 10 g 以滋肾养阴，润肠通便；大便溏泄者加薏苡仁 30 g、莲子肉 15 g、苍术 10 g 以燥湿健脾；纳差者加炒谷芽、炒麦芽、山药、山楂各 10 g 以增食欲。

（八）止嗽散加味

百部、紫菀、白前、诃子、款冬、杏仁、蝉蜕各20 g，桔梗、荆芥各15 g，甘草10 g。功效：疏风宣肺止咳。主治：风邪犯肺证。用法：每日1剂，水煎，分2次服。加减：若风寒较甚者可加紫苏叶20 g，炙麻黄15 g，生姜10 g；燥热较甚者去紫菀，白前，加前胡20 g，生石膏20 g，天花粉20 g，沙参20 g，麦冬20 g；痰湿较甚者加清半夏15 g，陈皮20 g，茯苓20 g，白术20 g；痰热较甚者去荆芥，加黄芩20 g，知母20 g，桑皮29 g，川贝母15 g；肝火较甚者加黄芩20 g，焦栀子20 g，丝瓜络20 g。

（九）王鹏自拟方

桑白皮、杏仁、厚朴、枳实、桔梗、竹茹、百合、冬瓜仁、鱼腥草各10 g，金银花、蒲公英、浙贝母、茯苓、陈皮各15 g，黄芩12 g，丹参18 g。功效：泻肺清热化痰。主治：风温袭肺，肺气壅遏，痰热胶结。用法：每日1剂，水煎，分2次服。

（十）范德斌经验方

绞股蓝、丹参各20 g、金银花、连翘、黄芩、葶苈子、前胡、陈皮、甘草各10 g、贝母、白术、茯苓、枳壳各15 g。功效：清热化痰、泄肺平喘。主治：痰热壅肺之咳嗽、喘证。用法：每日1剂，水煎，分2次服。

第七节 肺脓肿

肺脓肿（lung abscess）是由多种病原体所引起的肺组织化脓性病变，早期为化脓性肺炎，继而坏死、液化，脓形成。临床特征为高热、咳嗽和咳大量脓臭痰，胸部X线或CT显示肺实质内厚壁空洞或伴液平，如多个直径小于2 cm的空洞也称为坏死性肺炎。原发性肺脓肿多见于易于误吸的无基础疾病者，继发性肺脓肿多继发于肺部新生物引起的气道堵塞或免疫抑制（如AIDS、器官移植）患者。肺脓肿多发生于壮年，男性多于女性。病原体主要是厌氧菌和兼性厌氧菌，近年来需氧菌感染比率增高。

一、诊断标准

依据口腔手术、昏迷呕吐、异物吸入，急性发作的畏寒、高热、咳嗽和咳大量脓臭痰等病史，结合白细胞总数和中性粒细胞显著增高，肺野大片浓密炎性阴影中有脓腔及液平面的X线征象，可作出诊断。血、痰培养，包括厌氧菌培养，分离细菌，有助于作出病原诊断。有皮肤创伤感染，疖、痈等化脓性病灶，发热不退并有咳嗽、咳痰等症状，胸部X线检查示有两肺多发性小脓肿，可诊断为血源性肺脓肿。在急性肺脓肿时期未及时控制感染，使肺部的炎症和坏死空洞迁延发展超过3个月时，即诊断为慢性肺脓肿。有慢性咳嗽，咯脓血痰，体质消耗，可见杵状指（趾）。X线表现主要呈空洞病变，多有液平。内外壁界限清楚，并有较长的纤维索条通向四周。同时有肺部慢性炎症、新的播散病灶、肺部纤维化或团块状致密阴影。可并发脓胸、脓气胸。

二、西医治疗

肺脓肿的治疗分为：①抗生素治疗；②脓液引流；③手术治疗。

（一）抗生素治疗

吸入性肺脓肿多合并厌氧菌感染，青霉素对绝大多数厌氧菌都敏感，疗效较佳，故最常用。剂量1200万～1800万U/d静脉滴注，分4～6次给药，或延长青霉素给药时间，以使其T＞MIC％达到50％以上。脆弱拟杆菌对青霉素不敏感，而对林可霉素、克林霉素和甲硝唑敏感，故常与甲硝唑2 g/d联合应用。该联合用药方案对产β-内酰胺酶的细菌也有效。初始治疗有效的患者，在体温消退、症状好转后可改为口服治疗，可单用或联合应用口服青霉素500 mg，每日4次，甲硝唑400 mg，每日3次。对青霉素耐药菌株，可采用克林霉素、第三代头孢菌素、β-内酰胺类/β-内酰胺酶抑制剂、氟喹诺酮类。军团菌肺脓肿可用大环内酯类或喹诺酮类抗生素，也可单用克林霉素或联合应用利福平。巴斯德菌肺脓肿首选青霉素或四环素，但需要延长治疗时间。放线菌肺脓肿青霉素静脉注射治疗的时间也要延长。诺卡菌肺脓肿首选甲氧苄啶（TMP）100 mg/(kg·d）和磺胺甲噁唑（SMZ）50 mg/(kg·d)，免疫抑制的患者平均疗程为 6 个月。马红球菌肺脓肿应选用两种药物联合应用，大环内酯类加环丙沙星、庆大霉素、利福平或复方新诺明。血源性肺脓肿为脓毒血症的并发症，应按脓毒血症治疗，可选用耐β-内酰胺酶的青霉素或头孢菌素。MRSA 感染应选用万古霉素、替考拉宁或利奈唑胺。如为阿米巴原虫感染，则用甲硝唑治疗。抗生素疗程 6～8 周，或直至 X 线胸片示脓腔和炎症消失，仅有少量的残留纤维化。

（二）脓液引流

脓液引流是提高疗效的有效措施。痰黏稠不易咳出者可用祛痰药或雾化吸入生理盐水、祛痰药或支气管舒张剂以利痰液引流。身体状况较好者可采取体位引流排痰，引流的体位应使脓肿处于最高位，每日 2～3 次，每次 10～15 分钟。有明显痰液阻塞征象，可经纤维支气管镜冲洗并吸引，靠近胸壁的肺脓肿病灶治疗效果差时可行经胸壁置管引流，局部注射抗生素治疗。

（三）手术治疗

适应证：①肺脓肿病程超过 3 个月，经内科治疗脓腔不缩小或脓腔过大（5 cm 以上）估计不易闭合者；②大咯血经内科治疗无效或危及生命；③伴有支气管胸膜瘘或脓胸经典抽吸、引流和冲洗疗效不佳者；④支气管阻塞限制了气道引流，如肺癌。对病情严重不能耐受手术者，可经胸壁插入导管到脓腔进行引流。

三、中医临床思维

（一）中医病名及病因病机特征

中医学并无肺脓肿这一病名，但根据其临床主要以发热、咳嗽、胸痛、咳痰量多、气味腥臭，甚至咳吐脓血为特征等，应属于“肺痈”范畴。如《金匮要略》“若口中辟辟燥，咳即胸中隐隐痛，脉反滑数，此为肺痈”。又云：“咳而胸满，振寒脉数，咽干不渴，时出浊唾腥臭，久久吐脓如米粥者为肺痈。”肺痈病因多样，病机复杂。对本病病因病机的认识，《金匮要略》“风中于卫，呼气不入；热过于荣，吸而不出。风伤皮毛，热伤血脉。风舍于肺，其人则咳，口干喘满，咽燥不渴，时唾浊沫，时时振寒。热之所过，血为之凝滞，蓄结痈脓，吐如米粥。始萌可救，脓成则死”。主要从外因立论，而后世则进一步认识到内因的重要作用。《诸病源候论》云：“肺者，由风寒伤于肺，其气结聚所成也……其气虚，寒乘虚伤肺，寒博于血，蕴结成痈；热由加之，积热不散，血败成脓。”则强调正虚感邪的致病原因，《张氏医通》则概括了风热、痰热两方面的原因，清代柳宝诒《柳选四家医案》“肺痈之病；结因邪瘀阻于肺络，久蕴生热，蒸化成脓……初用疏瘀散邪泻热，可冀其不成脓也。继用通络托脓，是不得散而托之，使速溃也。再用排脓泄热解毒，是即溃而用清泄。使毒热速化而外出也。终用清养补肺，是清化余热，而使其生肌收口也”。则明确“瘀热”是肺痈病机之关键。《实用中医内科学》认为肺痈病因病机主要由感受外邪或痰热素盛，痰热壅阻肺络，血滞为瘀，痰热与瘀血内郁蕴酿成痈，血败肉腐化脓，肺络损伤，脓疡溃破外泄而形成。《邵长荣实用中医肺病学》认为肺痈病因病机由感受外邪，内犯于肺或痰热素盛，熏灼肺脏，以致热壅血瘀，蕴酿成痈，血败肉腐化脓。基于现代百余年名老中医诊治肺痈的文献，肺痈病因有热邪、痰邪、风邪等 24 种病因．病机有 61 种，以肺热壅盛、痰热蕴肺、肺络损伤等较为常见。本病多因热邪犯肺，蒸灼肺脏，以致热壅血瘀或表虚卫外不固，每易感受热邪或寒邪郁而化热，导致肺热津伤，炼液为痰，痰热蕴酿成痈，血败肉腐化脓而发本病。

（二）辨病辨证及治疗特征

如《中医内科学》《邵长荣实用中医肺病学》《实用中医内科学》对肺脓肿证候以初期、成痈期、溃脓期、恢复期进行划分。总结周仲瑛、国钰妍、吴春清、焦源等对肺脓肿证候的部分论述，上述医家对肺脓肿辨证有痰热蕴肺证、热毒闭肺证、肺热炽盛证、气阴两虚证、瘀血阻络证，但是证候缺乏统一的标准。基于现代名老中医经验，通过数据挖掘、证候频数描述，推断出肺脓肿常见证候有痰热蕴肺证、热毒闭肺证、肺热血瘀证、肺热炽盛证、肺阴虚证、肺气阴两虚证、风热犯肺证等；根据肺脓肿常见症状的因子分析与聚类分析结果所推断出的证候有痰热蕴肺证、肺热炽盛证、肺阴虚证、风热犯肺证、肺气虚证、燥邪犯肺证、热毒闭肺证、虚实夹杂证、阴虚肺燥证；根据以上两种共有结果并结合临床实际，推断出肺脓肿的临床常见证候有痰热蕴肺证、肺热炽盛证、肺阴虚证、热毒闭肺证、风热犯肺证，每个证候有其症状特征。

本病的治疗原则为清热散结，解毒排脓以祛邪。针对不同病期，分别采取相应治法。如初期以清肺散邪；成痈期，清热解毒，化瘀消痈；溃脓期，排脓解毒；恢复期，阴伤气耗者养阴益气，若久病邪恋正虚者，当扶正祛邪。在肺痈的治疗过程中，要坚持在未成脓前给予大剂清肺消痈之品以力求消散；已成脓者当解毒排脓，按照“有脓必排”的原则，尤以排脓为首要措施；脓毒消除后，再予以补虚养肺。《张氏医通》主张“乘初宠时极力攻之”“慎不可用温补保肺药，尤忌发汗伤其肺气”。指出了本病的治疗原则和治疗注意事项。本病随着病情的发展，邪正的消长，表现为初期、成痈期、溃脓期、恢复期等不同阶段的演变过程。初期，因风热（寒）之邪侵犯卫表，内郁于肺或内外合邪，肺卫同病，蓄热内蒸，热伤肺气，肺失清肃，出现恶寒、发热、咳嗽等肺卫表证，给予银翘散加减。成痈期，为邪热壅肺，蒸液成痰，气分热毒浸淫及血，热伤血脉，血为之凝滞，热壅血瘀，蕴酿成痈，表现高热，振寒、咳嗽、气急、胸痛等痰瘀热毒蕴肺的证候，予以千金苇茎汤合如金解毒散加减；溃脓期，为痰热与瘀血壅阻肺络，肉腐血败化脓，肺损络伤，脓疡溃破，排出大量腥臭脓痰或脓血痰，予以加味桔梗汤；恢复期，为脓疡内溃外泄之后，邪毒渐尽，病情趋向好转，但因肺体损伤，故可见邪去正虚，阴伤气耗的过程，继则正气逐渐恢复，痈疡渐告愈合，给予沙参清肺汤合竹叶石膏汤加减。

（三）药物选择

数据挖掘表明，肺脓肿方剂中药物使用频次为芦根、石膏、麻黄、穿山甲、天花粉、皂角刺、薏苡仁、知母、黄芩、桑白皮、地骨皮、冬瓜子、薄荷、荆芥、枳壳、橘红、桃仁、牡丹皮、赤芍、半夏、麦冬、石斛、丹参、牛膝、青蒿、鳖甲、玄参、西洋参、黄精、熟地黄、天冬、五味子、黄芪、生地黄、蒲公英等。

因此，肺痈是临床上常见的疾病，是中医内科疾病中的重证，其发病急骤，传变迅速，治疗难度较大，其病因多样，病机复杂多变。肺痈的病因病机多立足于“热”“痰”“瘀”3个方面，不同病机之间存在相互兼杂转化的过程，但总属本虚标实或虚实夹杂。本虚多为肺胃脾肾、气阴虚损；标实多为痰热、风热和瘀血。本虚和邪实相互影响，最终形成气阴虚损的结局。肺痈的治法多样，但究其根本，不外乎中医辨病和辨证相结合以及中医“汗、吐、下、和、温、清、消、补”八法的灵活运用，尤其是“和”法的运用，济其不及，以泄其过，虚实兼顾，故而治法与病机相得益彰。需在研究病证基础上，以传统治法为基础，博采众家之长，灵活遣方用药，尤其是金荞麦根、鱼腥草、芦根、桔梗、冬瓜子等特效药物的使用。

四、名医经验

（一）黄吉赓经验

黄吉赓认为肺痈病位在肺，病机主要为风热犯肺，由表入里，邪热郁肺，肺络受损，最终痰热瘀阻、化腐而成脓。临床呈现以邪热继实的证候为主，因此肺痈的治疗，要突出清热、化痰、排脓，其中清热法尤为重要，贯穿肺痈治疗的整个过程。治疗中再辅以行气、化痰等。常起到事半功倍之效。黄吉赓治疗本病时，在学习前人经验的基础上结合自己的临床实践，提出清热解毒，理气化痰，祛瘀排脓等治疗原则。黄吉赓在临床辨证施治多从以下2个方面考虑：①痰热束肺证（类似急性发作期）。主证：发热恶寒，咳嗽，胸闷或痛，咯痰多，达300口以上，呈黄脓样或黄绿色。咯痰尚易或不爽，痰有腥臭味或兼咯血，口干喜冷饮，舌质红，苔淡黄或黄腻，脉滑数，理法方药：风温犯肺，热毒内阻，清肃失司，邪恋少阳，治拟清热解毒，和解枢机，理气化痰，化瘀排脓，方选和解清化方加减《即小柴胡汤合银翘散加减）：柴胡、黄芩各30～60 g，制半夏、冬瓜子、紫菀各15 g，金银花60 g，连翘30 g，桃仁、杏仁各10 g，枳壳、桔梗、甘草各9 g。②浊痰恋肺证（类似慢性迁延期）。主证：本证原是"肺痈"之轻证，或从痰热壅肺证转归而来，其日排痰量为10余口，腥臭味很少见，口不干或口干喜温热饮，苔薄腻，微淡黄，舌质暗红，脉小弦滑或带数。理法方药：痰热浊液互结于气道，气机不畅，瘀血内停。治拟清热化痰，排脓泄浊，佐以理气活血。方选排浊痰方加减（即千金苇茎汤、小柴胡汤、桔梗汤三方合参）：干芦根、生薏苡仁、败酱草各30 g，冬瓜子、半夏、丹参、郁金各15 g，桃仁10 g，黄芩、柴胡各15～30 g，枳壳、甘草各9 g，桔梗9～15 g。同时，黄吉赓注重随证加减，认为以上两证多见高年、病久体弱之人，往往兼有脾虚胃肠之患，若兼有胃脘痛，腹满，腹痛、腹泻等症，则需从脾胃虚弱病证论治，黄吉赓常用香砂六君汤、理中汤、痛泻要方、左金丸等方加减，适当配用清热解毒之剂。黄吉赓在治疗过程中顾护脾胃，是为了避免清热解毒药再次损伤中气，同时又可防止其副作用，以保证患者坚持服药。

（二）宋康经验

宋康认为肺脓肿属于中医学"肺痈"范畴。《金匮要略·肺痿肺痈咳嗽上气病脉证治》云："咳而胸满振寒，脉数，咽干不渴，时出浊唾腥臭，久久吐脓如米粥者，为肺痈。"并提出，过食辛辣厚味致使湿热内蕴，感受外邪，内外合邪。初则病在肺卫，继则邪热内郁于肺，气分之热毒浸淫及血，热伤血脉，热壅血瘀，酝酿成痈；热盛肉腐，血败成脓，故见咯吐大量腥臭浊痰，肺中蓄脓，脉络瘀滞故胸痛。宋康处方用药特色：前期急则治其标祛痰排脓止血，后期缓则治其本疏通气机、活血通络、调理脾胃，以助生化之源，匡扶正气。分期及治疗源于《金匮要略》，根据实际情况又有所不同。《金匮要略》将肺痈病理分期，而该患者就诊时因误治已处于溃痈期，无明显表证期、成痈期；《金匮要略》治疗肺痈后期扶正以养阴为主；同时，宋康强调气机的舒畅。除用药外，饮食起居调摄对疾病的康复非常重要，宋康强调肺脓肿患者应戒烟、清淡饮食、加强体育锻炼和保持良好的心态等。

（三）周仲瑛经验

周仲瑛认为肺痈为肺叶生疮，形成脓疡，以发热、咳嗽、胸痛、咯吐腥臭脓血浊痰为其临床特征。外因风热犯肺或风寒袭肺化热，内因痰热素盛（原有感染病灶），熏蒸于肺。若内外合邪则尤易诱发。正如《医宗金鉴·外科心法要诀·肺痈》所云："此症系肺脏蕴热，复伤风邪，郁久成痈。"而劳倦体虚，卫气不固，则又为外邪乘袭发病的基础。其病变机理为邪热郁肺，蒸液成痰；热伤血脉，血滞为象。痰热与瘀血互结，蕴酿成痈，血败肉腐化脓，肺损络伤，脓疡溃破外泄。总属邪盛的实热证候，脓疡溃后，可见阴伤气耗之象或因脓毒不净，而致邪恋正虚迁延难愈。据其病理演变过程，辨证有初期、成痈、溃脓及恢复期等不同阶段，初期以肺卫表证为主，成痈期见肺热盛之候，溃脓期则脓痰陡增，恢复期表现为阴伤气耗或因脓毒不净，邪恋正虚，转成慢性病变，治疗应以清热散结，解毒排脓为原则。针对不同病期，分别采取相应治法。未成脓前应予大剂清肺消痈之品以力求消散，已成脓者当解毒排脓，按照"有脓必排"的要求，尤以排脓为首要措施。脓毒清除后，再予补虚养肺。约而言之，其治疗常规大法如下。①清肺解毒法：适用于病变的全过程，可结合各个病期，分别配伍解表、化瘀、排脓、补肺等法。且尤宜于成痈期热毒蕴肺，身热、振寒、胸满烦躁、脉滑数者。因初期（表证期）仅见一般风热犯肺的肺卫表证，病的特异症状尚不典型。当进入成痈期，症状、体征已经明显。结合有关检查，可为辨病提供依据，应用清肺解毒法具有较强的针对性，每可使痈肿得到不同程度的消散，减轻病情，缩短病程；溃脓期虽以排脓为首要，但因脓毒蕴肺，清肺解毒亦应同时并重；至于恢复期虽属邪去正虚，但往往余毒不净，故在养阴补肺的同时，还当酌情兼清脓毒，如邪恋正虚则尤应重视。《景岳·如金解毒散》即属清肺消痈、降火解毒的代表方，由黄连、黄芩、黄柏、栀子、桔梗、甘草组成。他说："此即降火解毒剂也。凡发热烦渴，脉洪大者用之即效。"据药理实验。证明芩、连、柏等均有制菌作用。其疗效机理与现今所称之抗菌消炎相类同。初期，表证明显时可配豆豉、薄荷、牛蒡子、连翘、淡竹叶；热毒盛者配金银花、蒲公英、紫花地丁、鱼腥草（后下）、芦根；痰热重者配贝母、知母、天花粉。②化瘀散结法：适用于成痈期，因成痈化脓的病理基础主要在于血瘀，如喻嘉言"肺痈毒结有形之血，血结者宜骤攻"的论点。凡风热、痰热郁肺，热壅血瘀，痰瘀热毒互结，胸胁胀痛，呼吸不利者当急用之，以求痈肿得到部分消散，已成脓者配合用之，亦有一定的消散作用。但溃脓期因肺伤络损而略血色鲜量多者，则不宜单行单散，当取化瘀止血之品。大咯血时当防窒息之变。联系西医学病理知识理解，凡因感染性栓子（吸入性，血源性）进入肺内，阻塞支气管或肺的小血管，局部血流受阻，远端的肺组织凹陷，可见瘀阻气滞；《千金・苇茎汤》中之桃仁，即为化瘀散结消痈而设，《全生集方・解黄丸》中的乳香、没药、麝香，更属活血消痈、通瘀散结之专用药，君以西牛黄，对热毒瘀结，用之更佳。临床尚可据症选伍红藤以活血消痈，赤芍、牡丹皮以凉血散瘀，广郁金以行气活血，若见咯血或脓血相兼，可用三七粉吞服，溃后脓泄不畅，可加山甲片以逐瘀。疮口久延不敛，可加合欢皮活血疗疮。③排脓泄浊法：适用于脓成溃破阶段。咯吐多量腥臭脓痰或脓血痰，“置之水中即沉”者《医学入门》，由于本病在脓成之后，脓痰是否能畅利排出，是病情顺与逆的转折点。《金匮・桔梗汤》可以作为排脓之主方。后世多在本方之基础上加味组成新方，如《医学心悟・加味桔梗汤》即系本方加贝母、橘红、金银花、薏苡仁、葶苈、白及；《外科正宗・肺痈神方》与此大同小异。④清养补肺法：适用于恢复期，溃后热退、咳减，痰少，现正虚阴伤气耗之证。临床所见，一般以热毒伤阴者为多，故治法多取养阴补肺同时兼清脓毒，以促使病灶的加快愈合。可用验方沙参清肺汤（北沙参、黄芪、太子参、合欢皮、白及、甘草、桔梗、薏苡仁、冬瓜子）加减。药用南北沙参、麦冬、玉竹、百合养肺阴，佐以冬瓜子、薏苡仁化痰泄浊，气虚者加太子参、黄芪补气生肌，血虚加当归养血和络，溃处不敛加阿胶、白及、白蔹补疮口，脾虚食少便溏者可配白术、山药、茯苓以补脾助肺。

（四）洪广祥经验

洪广祥认为肺痈病位在肺，病机主要为邪热郁肺，热郁是形成痰热瘀阻，化腐成脓的病理基础。临床表现以邪热盛实的症候为主，但脓疡溃后或病势迁延，又可出现气阴耗伤或正虚邪恋之象；因此肺痈的治疗，要突出清热、排脓，其中清热法尤为重要，贯穿肺痈治疗全过程。治疗中再辅以化瘀、扶正，常起事半功倍之效。洪广祥认为清热是肺痈基本治法。可分为清宣与清泄两个方面。清宣，即清热宣肺，主要用于肺痈初期。临床症见：咳嗽，咯白色黏沫痰，痰量由少渐多，胸痛，咳时尤甚，口干鼻燥，苔薄黄，脉浮数而滑。方用自拟清宣汤：生麻黄、桔梗、生甘草各 10 g，鱼腥草（后下）50 g，金银花 30 g，连翘 15 g。如寒热交作，加北柴胡、黄芩各 10 g 以调和寒热；胸痛明显，加郁金 15 g，瓜蒌皮 10 g 以宽胸止痛；内热渐甚，加生石膏（先煎）20 g，炒黄芩 10 g 以清泄里热；咯痰不畅，加贝母、远志各 10 g 以豁痰。方中麻黄是关键药之一，一取其宣肺而泄邪热，是“火郁发之”之义；其与清热药配伍，还可起到防止寒凉药物郁遏肺气之弊，有利邪热消散。泄热，即清泄肺热，主要用于肺痈成脓期及溃脓期的热毒壅盛阶段。临床症见：身热甚，咳嗽气急，咳吐脓痰，胸闷作痛，转侧不利，苔黄腻，脉滑数。此期洪广祥抉药常选用效大力专泄热之品。方用自拟泄热解毒汤：鱼腥草 50 g（后下），野菊花、虎杖、败酱草各 15 g，生大黄（后下）、黄芩各 10 g，蒲公英 30 g，寒热交作者，加北柴胡 20 g 以解热；胸闷气急甚者，加葶苈子 10 g，桑白皮 15 g 以泄肺除壅。本组方药寒凉，易伤脾胃，必要时，可酌加健脾和胃之品，如陈皮、白术等。排脓法主要用于成痈化脓期。洪广祥认为，影响肺脓疡疗效的主要原因是排脓不畅，所以有脓必排是治疗本病的重要原则。排脓方法有三：一为透脓，用于脓毒壅盛，而排脓不畅者。洪广祥在辨证用药的前提下，常重用穿山甲 15～20 g，皂角刺 15 g，金荞麦根 30～50 g，桔梗 15～30 g，以加大穿透排脓的力度。二为清脓，即清除脓液之意，是本病排脓常规治法，目的是加速脓液的清除，以缩短疗程，促进愈合。常用清脓药如薏苡仁、冬瓜仁、桔梗各 30 g，贝母、瓜蒌皮各 15 g，桃仁 10 g 等以清除脓液。三为托脓，主要用于溃脓期，如气虚而无力排脓者可配合托脓法。常用托脓药如生黄芪、党参、太子参、棉花根各 30 g，以益气托脓。但在毒盛正不虚的情况下，不可施用托脓法，否则不但无益反使病势加剧，而犯“实实”之戒。肺痈病机为热郁血瘀。在肺痈成脓及溃脓期，清热及排脓法中辅以化瘀之品，常见显效。洪广祥认为，化瘀可改善肺部缺氧，促进血流通畅和脓液的排出，从而有利于炎症的吸收和痈脓的消散。常选用牡丹皮、桃仁各 10 g，赤芍 15～30 g，鬼箭羽 15 g，红藤 30 g，郁金 10～15 g，三七 3～6 g 等化瘀之品。但对出血量多者，又不宜使用。可改投生蒲黄、花蕊石、三七、茜草、藕节等既能活血又能止血之品。扶正法主要适用于肺痈恢复期或病情迁延邪恋正虚者。洪广祥认为：肺脓疡见虚证多以气阴两虚为主。重在清养补肺，但不可忽视补脾，因脾为肺之母，补脾能助肺益气，有利于补肺生肌，促进痈疡愈合。方选养阴清肺合沙参麦冬汤化裁：如有低热，加十大功劳叶、地骨皮；咳嗽重者，加紫金牛、百部；纳差者，加鸡内金、白蔻仁：胸闷痛者，加郁金、瓜蒌皮。对于溃疡后脓液一度清稀而复转臭浊或腥臭脓血迁延日久，反复不尽。时轻时重，此为邪恋正虚，脓毒未尽，虚实错杂，仍必须配合清热、排脓药，切忌单纯补益以致邪留不去，而使病情缠绵难愈。

（五）李国勤经验

肺脓肿，中医谓之“肺痈”，病因为内外合邪，李国勤结合多年临床经验，辨治肺痈不拘泥古训，主张“祛瘀通络消肺痈，扶正祛邪贯始终”。他认为肺痈的发展演变无外邪正的消长。辨治肺痈必据其邪正盛衰的程度，决定遣方用药中扶正、祛邪的强度。肺痈初起，祛邪当先，扶正宜慎，适当配伍益气扶正之品，可扶助正气驱邪外出，勿贸然过用扶正，以防留寇；痈脓已成或脓成已溃，祛邪为主，有脓必排，宜大剂清热解毒、消痈排脓之品，佐以扶正，可重用黄芪之类益气托毒排脓；恢复期邪去正虚或正虚邪恋，热退身凉，脓痰转清，反遗体倦乏力、自汗、盗汗、口干引饮等，气阴两虚之候，宜重扶正，佐以祛邪，重用益气养阴之品，共复已衰之正气、已亏之阴津、已损之肺体。与此同时，针对血瘀，李国勤注重活血祛瘀通络，根据患者脉证，辨别血瘀轻重，血瘀轻证药用川芎、郁金、丹参、桃仁、红花等行气活血祛瘀之品，血瘀重证则予三棱、莪术、穿山甲等破血消癥之药，对于肺痈之气血凝滞、肺络瘀阻，尤善用地龙、全蝎、蜈蚣等虫类药物通肺络、散邪毒、化痰瘀。经过治疗的患者咳嗽、咯痰、胸痛等症状多能药到症缓，CT 可观察到脓肿空洞洞壁变薄，逐渐缩小吸收。现代医学研究发现，活血化瘀药具有改善呼吸道及肺组织的微循环，增加其血流量及解除支气管平滑肌痉挛，抗感染，抗缺血缺氧，促进组织修复与再生，促进增生性病变的转化和吸收，改善机体免疫功能等多种作用。活血祛瘀通络用于肺痈证治，从中医学与现代医学的角度，均有据可循。

（六）沈绍英经验

沈绍英认为肺脓肿，中医谓之“肺痈”，即肺内形成痈肿脓疡的一种疾病。本病多由邪热犯肺所致的独立之病，临床以咳嗽、胸痛、寒热交作，继则咯浊痰、脓痰、脓血和米粥状物，气味腥臭等为特征。沈绍英认为肺痈的病位在肺，郁而化热。邪热蕴肺，使肺气壅滞，肺脉瘀阻，以致热壅血瘀而酝酿成痈，继则热势亢盛，血败肉腐而化为痈脓。痈溃则咯脓痰带血，其气味腥臭难闻；肺局部组织损坏则出现米粥状物混于痰液中。当病邪热毒甚时则病情加重。随着抗生素的广泛应用，多数病例经过一段时间治疗，往往临床症状减轻或消失，但肺痈溃后空洞修复尚需一定时间，此时治疗仍不可大意，以防遭受继发感染。本病预后一般良好，但《金匮要略》曾云“脓成则死”，沈绍英认为临床只要治之得法，每多获愈。《金匮要略》虽云：“‘始萌可救，脓成则死’，然多方治之，竟有生者。”钟绍英认为肺痈治疗总以清热解毒、化瘀排脓为基本原则，同时根据病期及症状表现不同分期论治。至于具体用药法度，徐大椿曾倡导“六法”，即用“甘凉之药以清其火，滋补之药以养其血，滑降之药以祛其痰，芳香之药以通其气。更以珠黄之药解其毒、金石之药填其孔。兼数法而行之，屡试必效。此真肺痈证治之良药”，可谓集前人经验之大成。钟绍英结合多年临床经验，搜集古今验方及民间验方，分期论治，取效甚佳。初期：恶寒发热、咳嗽胸痛，咯痰色黄白而黏，舌红苔黄，脉数。结合 X 线胸片，肺部可见片状模糊阴影。治宜疏散风热、宣肺化痰。处方：银翘散加鱼腥草、黄芩、全瓜蒌。成痈期：高热不退，咳嗽气息，咳吐黄稠脓痰，胸痛，烦躁不安，舌红苔黄腻，脉滑数。X 线胸片可见肺部圆形透亮区及液平面，脓腔周围有炎性浸润形阴影。治宜清肺解毒、凉血化痰。处方：“苇茎汤”加味，药用：鲜芦根、薏苡仁、桃仁、鱼腥草、黄芩、前胡、赤芍、象贝母、连翘。或痰血相兼，胸痛懊恼，身热面赤，口渴气促，舌红，苔黄腻，脉滑数或洪数。X 线胸片肺部可见空洞形成，治疗宜清热解毒、化瘀排脓。处方：自拟“三黄石膏汤”加味：黄连、黄芩、黄柏、石膏、知母、北沙参、栀子、丹参、桃仁、桔梗、鱼腥草、金荞麦根。恢复期：身热渐退，咳嗽减轻，痰浊渐少，胸隐痛，短气乏力，口干咽燥，自汗盗汗，舌红苔黄，脉细数。X 线胸片仍见空洞存在。治宜益气养阴、扶正补托为主，兼清余邪。钟绍英自拟

“参芪补肺汤”加减。药用：党参、黄芪、生地黄、桑白皮、紫菀、百合、麦冬、川贝母、瓜蒌皮、蒲公英。尚可加用合欢皮、白及，以清敛肺脏之溃穴，正如何廉臣所云：“取其黏性，实足以补肺脏之罅漏而收其全功”，沈绍英认为本病之化热化脓，固因痰瘀壅滞，故不用苦寒清热之剂而专用化痰排脓之药，促使脓痰大量咯出，其热可以减退。治疗过程中，病情进展有缓急不同，分期论治，以此为据而不拘泥，有见热痰少，似趋好转，而数日后热又回升，痰量复增者。故治疗必须彻底，不能姑息养奸。

五、名方推荐

（一）和解清化方加减

柴胡、黄芩各 30～60 g，制半夏、冬瓜子、紫菀各 15 g，枳壳、桔梗、甘草各 9 g，桃仁、杏仁各 10 g，金银花 60 g，连翘 30 g。功效：清热解毒，和解枢机，理气化痰，化瘀排脓。主治：肺脓肿之痰热束肺证。用法：每日 1 剂，水煎，分 2 次服。

（二）排浊痰方加减

干芦根、生薏苡仁、败酱草各 30 g，丹参、郁金、半夏、冬瓜仁各 15 g，黄芩、柴胡各 15～30 g，甘草、枳壳各 9 g，桔梗 9～15 g，桃仁 10 g。功效：清热化痰，排脓泄浊，佐以理气活血。主治：肺脓肿之浊痰恋肺证。用法：每日 1 剂，水煎，分 2 次服。

（三）千金苇茎汤合桔梗汤加减

鲜芦根、生薏苡仁各 60 g，鱼腥草、肺形草、败酱草、野荞麦根、墨旱莲、紫珠草各 30 g，侧柏炭、黄芩各 10 g，半枝莲、半边莲各 15 g，冬瓜子、陈皮、姜半夏、茯苓、枳壳各 10 g，生甘草 3 g，桔梗 6 g。功效：清热解毒，化瘀排脓。主治：肺脓肿之肺痈（溃脓期）。用法：每日 1 剂，水煎，分 2 次服。

（四）《景岳·如金解毒散》

黄连（炒）、黄芩（炒）、黄柏（炒）、栀子（炒）各 4 g，桔梗 6 g，甘草 9 g。功效：清肺消痈、降火解毒。主治：肺痈。用法：水 2 盅，煎至 8 分，作 10 余次入口呷之，不可急服。

（五）《金匮·桔梗汤》

桔梗 15 g，甘草 30 g。功效：宣肺止咳，祛痰排脓。主治：肺痈。用法：2 味以水 3 L，煮取 1 L，去滓，分温再服，则吐脓血也。

（六）洪广祥自拟清宣汤

生麻黄、桔梗、生甘草各 10 g，鱼腥草 50 g（后下），金银花 30 g，连翘 15 g。功效：清热宣肺。主治：肺痈初期。用法：每日 1 剂，水煎，分 2 次服。加减：如寒热交作，加北柴胡、黄芩各 10 g 以调和寒热；胸痛明显，加郁金 15 g，瓜蒌皮 10 g 以宽胸止痛；内热渐甚，加生石膏（先煎）20 g，炒黄芩 10 g 以清泄里热；咯痰不畅，加贝母、远志各 10 g 以豁痰。

（七）洪广祥自拟泄热解毒汤

野菊花、虎杖、败酱草各 15 g，生大黄（后下）、黄芩各 10 g，蒲公英 30 g，鱼腥草 50 g（后下）。功效：清泄肺热。主治：肺痈成脓期及溃脓期的热毒壅盛证。用法：每日 1 剂，水煎，分 2 次服。加减：寒热交作者，加北柴胡 20 g 以解热；胸闷气急甚者，加葶苈子 10 g，桑白皮 15 g 以泄肺除壅。本组方药寒凉，易伤脾胃，必要时，可酌加健脾和胃之品，如陈皮、白术等。

（八）李国勤自拟方

薏苡仁、金荞麦、黄芪各 30 g，川芎、百合、冬瓜仁、蒲公英各 15 g，紫花地丁、瓜蒌 20 g，竹茹、清半夏各 10 g，天竺黄 12 g，鱼腥草 50 g。功效：清热化痰、消痈排脓、益气养阴。主治：肺痈之痰热蕴肺、气阴耗伤证。用法：每日 1 剂，水煎，分 2 次服。

（九）钟一棠自拟三黄石膏汤

黄连、黄芩、黄柏、石膏、知母、北沙参、栀子、丹参、桃仁、桔梗、鱼腥草、金荞麦根。功效：清热解毒、化瘀排脓。主治：肺痈溃脓期。用法：每日 1 剂，水煎，分 2 次服。

（十）钟一棠自拟参芪补肺汤

党参、黄芪、生地黄、桑白皮、紫菀、百合、麦冬、川贝母、瓜蒌皮、蒲公英。功效：益气养阴、扶正补托、兼清余邪。主治：肺痈恢复期。用法：每日 1 剂，水煎，分 2 次服。加减：尚可加用合欢皮、白及，以清敛肺脏之溃穴，正如何廉臣所云："取其黏性，实足以补肺脏之罅漏而收其全功。"

第八节 支气管扩张症

支气管扩张症是各种原因引起的支气管的病理性、永久性扩张，导致反复发生化脓性感染的气道慢性炎症，临床表现为持续或反复性咳嗽、咳痰，有时伴有咯血，可导致呼吸功能障碍及慢性肺源性心脏病。

一、诊断标准

（一）支气管扩张症的诊断

应根据既往病史临床表现、体征及实验室检查等资料综合分析确定。胸部高分辨率 CT 是诊断支气管扩张症的主要手段。病因诊断：继发于下呼吸道感染，如结核、非结核分枝杆菌、百日咳、细菌、病毒及支原体感染等，是我国支气管扩张症最常见的原因，对所有疑诊支气管扩张的患者需仔细询问既往病史。

1. 支气管扩张症临床症状：咳嗽是支气管扩张症最常见的症状（＞90％），且多伴有咳痰（75％～100％），痰液可为黏液性、黏液脓性或脓性，合并感染时咳嗽和咳干痰量明显增多，可呈黄绿色脓痰，具有痰液分层现象。72％～83％患者伴有呼吸困难，且与支气管扩张程度及痰量相关。半数患者可出现不同程度的咯血，多与感染相关，咯血量与病情严重程度、病变范围并不完全一致。部分患者以反复咯血为唯一症状，临床上称为"干性支气管扩张"。约 1/3 的患者可出现非胸膜性胸痛。支气管扩张症患者常伴有焦虑、发热、乏力、食欲减退、消瘦、贫血及生活质量下降。支气管扩张症常因感染导致急性加重。如果出现至少一种症状加重（痰量增加或脓性痰、呼吸困难加重、咳嗽增加、肺功能下降、疲劳乏力加重）或出现新症状（发热、胸膜炎、咯血、需要抗菌药物治疗），往往提示出现急性加重。

2. 体征：听诊闻及湿啰音，以肺底部最为多见，多自吸气早期开始，吸气中期最响亮，持续至吸气末。约三分之一的患者可闻及哮鸣音或粗大的干啰音。有些病例可见杵状指（趾）。部分患者可出现发绀。晚期合并肺心病的患者可出现右心衰竭的体征。

二、西医治疗

（一）物理治疗

物理治疗可促进呼吸道分泌物排出，提高通气的有效性，维持或改善运动耐力，缓解气短胸痛症状。排痰：有效清除气道分泌物是支气管扩张症患者长期治疗的重要环节。常用技术如下：①体位引流；②震动拍击；③主动呼吸训练；④辅助排痰技术；⑤其他，如正压呼气装置、胸壁高频震荡技术等。吸气肌训练：适用于合并呼吸困难且影响到日常活动的患者。可显著改善患者的运动耐力和生活质量。

（二）抗菌药物治疗

支气管扩张症患者出现急性加重合并症状恶化时，应考虑应用抗菌药物。仅有黏液脓性或脓性痰液或仅痰培养阳性不是应用抗菌药物的指征。应对支气管扩张症患者定期进行支气管细菌定植状况的评估。痰培养和经支气管镜检查均可用于评估支气管扩张症患者细菌定植状态，二者的评估效果相当。急性加重期开始抗菌药物治疗前应送痰培养，在等待培养结果时即应开始经验性抗菌药物治疗。急性加重期初始经验性治疗应针对这些定植菌，根据有无铜绿假单胞菌感染的危险因素：①近期住院；②频繁（每年 4 次以上）或近期（3 个月以内）应用抗生素；③重度气流阻塞（FEV＜30％）；④口服糖皮质激素（最近 2 周每日口服泼尼松＞2 周），至少符合 4 条中的 2 条及既往细菌培养结果选择抗菌药物。无铜绿假单孢菌感染高危因素的患者应立即经验性使用对流感嗜血杆菌有活性的抗菌药物。对有铜绿假单孢菌感染高危因素的患者，应选择有抗铜绿假单胞菌活性的抗菌药物，还应根据当地药敏试验的监测结果调整用药，并尽可能应用支气管穿透性好且可降低细菌负荷的药物。应及时根据病原体检测及药敏试验结果和治疗反应调整抗菌药物治疗方案，若存在一种以上的病原菌，应尽可能选择能覆盖所有致病菌的抗菌药物。临床疗效欠佳时，需根据药敏试验结果调整抗菌药物，并即刻重新送检痰培养。若因耐药无法单用一种药物，可联合用药，但没有证据表明两种抗菌药物联合治疗对铜绿假单胞菌群引起的支气管扩张急性加重有益。急性加急性加重期抗菌药物治疗建议疗程应为 14 d 左右。

（三）咯血的治疗

大咯血是支气管扩张症最致命的并发症，一次咯血量超过 200 mL 或 24 h 咯血量超过 500 mL 为大咯血，严重时可导致窒息。预防咯血窒息应视为大咯血治疗的首要措施，大咯血时首先应保证气道通畅，改善氧合状态，稳定血流动力学状态。咯血量少时应安抚患者，缓解其紧张情绪，嘱其患侧卧位休息。出现窒息时采取气管切开。

1. 药物治疗：①垂体后叶素，大咯血的首选药物。用法：垂体后叶素 5～10 U 加 5%葡萄糖注射液 20～40 mL，缓慢静脉注射，约 15 min 注射完毕，继之以 10～20 U 加生理盐水或 5%葡萄糖注射液 500 mL，稀释后静脉滴注［0.1 U/(kg·h)］，出血停止后再继续使用 2～3 日以巩固疗效；支气管扩张伴有冠状动脉粥样硬化性心脏病、高血压、肺源性心脏病、心力衰竭以及孕妇均忌用。②促凝血药，为常用的止血药物，可酌情选用抗纤维蛋白溶解药物，如氨基己酸（4～6 g＋生理盐水 100 mL，15～30 min 内静脉滴注完毕，维持量 1 g/h）或氨甲苯酸（100～200 mg 加入 5%葡萄糖注射液或生理盐水 40 mL 内静脉注射，2 次/d），或增加毛细血管抵抗力和血小板功能的药物如酚磺乙胺（250～500 mg，肌内注射或静脉滴注，2～3 次/d），还可给予血凝酶 1～2 kU 静脉注射，5～10 min 起效，可持续 24 h。③其他药物，如普鲁卡因 150 mg 加生理盐水 30 mL 静脉滴注，1～2 次/d，皮内试验阴性（0.25%普鲁卡因溶液 0.1 mL 皮内注射）者方可应用；酚妥拉明 10 mg 以生理盐水 20～40 mL 稀释静脉注射，然后以 10～20 mg 加于生理盐水 500 mL 内静脉滴注。

2. 介入治疗或外科手术治疗：支气管动脉栓塞术和/或手术是大咯血的一线治疗方法。①支气管动脉栓塞术：经支气管动脉造影向病变血管内注入可吸收的明胶海绵行栓塞治疗。②经气管镜止血：大量咯血不止者，可经气管镜确定出血部位后，用浸有稀释肾上腺素的海绵压迫或填塞于出血部位止血，或在局部应用凝血酶或气囊压迫控制出血。③手术治疗：反复大咯血用上述方法无效、对侧肺无活动性病变且肺功能储备尚佳又无禁忌证者，可在明确出血部位的情况下考虑肺切除术。

（四）非抗菌药物治疗

1. 黏液溶解剂：急性加重时应用溴己新可促进痰液排出，羟甲半胱氨酸可改善气体陷闭。成人支气管扩张症患者不推荐吸入重组人 DNA 酶［推荐 A］。

2. 支气管舒张剂：合并气流阻塞的患者应进行支气管舒张试验评价气道对 β2 受体激动剂或抗胆碱能药物的反应性，以指导治疗；不推荐常规应用甲基黄嘌呤类药物。

3. 吸入糖皮质激素（简称激素）：吸入激素可减少排痰量，改善生活质量，有铜绿假单胞菌定植者改善更明显，但对肺功能及急性加重次数并无影响。目前证据不支持常规使用吸入性激素治疗支气管扩张，合并支气管哮喘者的除外［推荐 B］。

（五）手术及并发症的处理

1. 手术：手术适应证如下。①积极药物治疗仍难以控制症状者；②大咯血危及生命或经药物、介入治疗无效者；③局限性支气管扩张，术后最好能保留 10 个以上临床肺段。手术的相对禁忌证为非柱状支气管扩张、痰培养铜绿假单胞菌阳性、切除术后残余病变及非局灶性病变。术后并发症的发生率为 10%～19%，老年人并发症的发生率更高，术后病死率＜5%。

2. 无创通气：无创通气可改善部分合并慢性百日咳呼吸衰竭的支气管扩张症患者的生活质量。长期无创通气治疗可缩短部分患者的住院时间，但尚无确切证据证实其对病死率有影响。

三、中医临床思维

（一）中医学病名及病因病机特征

根据其临床表现将其归属于“咳嗽”“咳血”“肺痈”等范畴。《证治汇补》云“久咳不已，浊吐腥臭，咳则胸中隐隐痛，口中辟辟燥”，“若觉胸膺有窍，口中所咳脓血，与窍相应而出者，当大补气血”，是古代医家对支气管扩张症最形象的描述。目前认为支气管扩张症发生包括内因与外因，内因为禀赋不足或素体虚弱，外因为六淫邪气，内外相合致肺络损伤，脏腑功能失调；肺络先天不足，痰、热、瘀反复损伤肺络而致病情反复迁延。本病是内因与外因共同作用的结果，以肺气、阴之亏虚为根本，以痰、瘀、火之邪实为标，虚实夹杂，久病可累及脾肾。症见咯血多为外邪热盛或痰瘀化热，热迫肺络，血溢脉外。

（二）辨病辨证及治疗特征

本病多为虚实夹杂，以气阴两虚合并痰热瘀阻，脾肾两虚合并痰热瘀阻，肺脾两虚合并痰热壅肺 3 大证型为主。支气管扩张症急性期主要为痰热壅肺、肝火犯肺，临床缓解期主要为阴虚火旺、肺脾两虚、气虚血瘀。

本病治疗急性期多采用“清热、化痰、凉血、柔肝”等主要治疗方法，以清热化痰、清肝泻肺为主，本病病因病机复杂，虚实转化明显，治疗上以和为宜，选药上忌峻猛之品，防病情转变迅速，肺病日久损及肾，肺肾阴虚，阴虚火旺，损伤肺络，则咳嗽、咳血。根据中医学“标本兼治”的理论，可以养阴润肺养血，化痰止咳的方法辨证施治。对于痰热壅肺证其中热重于湿常用桑白皮汤，湿重于热常用千金苇茎汤，热盛伤津常用泻白散合清燥救肺汤，咯血由于肝火犯肺所致，选择咳血方加减或清肝泻火方、平肝清肺汤等加减治疗，久病致肺阴虚内热者治以养阴清热，润肺化痰，可予百合固金汤加减方；（支气管扩张症的中西医研究进展）本着“散者收之，损者益之”的原则，对于支气管扩张症稳定期患者采用健脾补气、补益肺肾、化痰止咳法，用三合保肺汤、补中益气汤、桔梗汤、苓桂术甘汤化裁成益气温阳、活血化痰方，桔梗汤与苇茎汤为基础制定支扩稳定方。

（三）药物选择

肺脾两虚证表现的反复咳嗽、咯痰量多者，运用组别 1（白术、茯苓、半夏、陈皮、黄芪、甘草、桔梗）益气健脾，祛痰止咳；对于咯血减少，痰少之阴虚火旺而咳嗽明显者，运用组别 2（北沙参、麦冬、百合、仙鹤草、生地黄、阿胶、枇杷叶）滋阴降火，润肺止咳；对于气促气紧，胸闷气短，痰阻气道，咳嗽不畅者，运用组别 3（款冬花、紫菀、杏仁、桔梗、川贝母、枇杷叶）宣降肺气，化痰止咳；对于肺热壅盛，热迫肉腐成痈、热迫血瘀而咳嗽剧烈者，运用组别 4（薏苡仁、冬瓜子、桃仁、瓜蒌、桑白皮、白茅根、芦根、黄芩、杏仁、柴胡、白芍、牡丹皮、茜草、藕节）清肺泄热，化瘀止咳；对于咳嗽与咯血并重者，宜标本兼顾，运用组别 5（三七、百部、仙鹤草、阿胶、五味子、麦冬、藕节）补敛并用，止咳止血。对于支气管扩张后期气虚痰阻，以痰多为主要表现者，运用组别 1（半夏、陈皮、姜、白术、茯苓、黄芪、甘草、百合）补肺益气，健脾化痰；对于肺热炽盛，热迫肉腐，蕴成痈脓，以咳黄脓痰为主者，运用组别 2（冬瓜子、薏苡仁、芦根、瓜蒌、金银花、连翘、鱼腥草、桔梗、黄芩、川贝母、沙参、甘草）清金解毒，化痰排脓；对于支气管扩张后期出现肺气阴亏虚，痰黏难咯者，运用组别 3（沙参、麦冬、百合、款冬花、紫菀、杏仁、桔梗、阿胶、川贝母、甘草、白芍、枇杷叶、生地黄）滋阴凉血，润肺化痰；对于痰热伤络，血溢成瘀，而又咳痰显著者，运用组别 4（前胡、柴胡、茜草、黄芩、侧柏叶、藕节、茯苓、三七、白及）化瘀止血，清肺排痰。对于支气管扩张初期机体痰热素盛，热迫血瘀而致咯血者，运用组别 1（桃仁、薏苡仁、冬瓜子、芦根、瓜蒌、陈皮、枇杷叶、半夏、甘草、鱼腥草、小蓟、桔梗、甘草）清金解毒，化瘀止血；若仅肺热炽盛，热迫血瘀而痰热不明显之咯血者，运用组别 3（北沙参、蒲黄、牡丹皮、茜草、藕节）清热凉血，化瘀止血；对于本病后期气阴耗伤，肺体失润，肺络损伤而咯血者，运用组别 2（川贝母、枇杷叶、白芍、玄参、生地黄、牡丹皮、白茅根、百部、阿胶、桔梗）润肺化痰，凉血止血；对于咯血或痰中带血，咳嗽尚重者，运用组别 4（款冬花、紫菀、赭石、百部、小蓟、白茅根、杏仁、五味子）清肺止咳，收敛止血；对于肺体热盛，气逆咯血者，运用组别5（黄芩、栀子、白茅根、桑白皮、赭石、茜草、枇杷叶、藕节）清肺泄热，降逆止血。

四、名医经验

（一）胡国俊经验

胡国俊认为支气管扩张症的发生因素体气阴不足，或外邪侵袭，未能及时表散，内郁于肺不解，蕴久化热，煎液为痰，痰热蕴盛；或饮食不调，伤及脾胃，运化失司，水谷不能化为精微上输于肺，聚而生痰湿，上渍于肺，久蕴化为痰热；或情志不遂，肝郁化热，上扰于肺，肺失治节，痰饮内聚，久化痰热；或肾阴亏虚，肺阴失滋，阴虚火炎灼津为痰，久而化热，痰热内结，使肺之气阴进一步耗伤，而或致肺失宣肃，肺气上逆为咳，或致血败肉腐酝酿成痈，或灼伤肺络，血不循经，溢出脉外为咯血。其病位主要在肺，与肝、脾胃、肾关系密切。病因多与先天禀赋不足、外感六淫、饮食不调和情志不遂相关。其基本病机总属本虚标实，本虚多为气阴两虚，标实为痰、热（火）、瘀。临床常表现为虚实夹杂。气阴两虚、痰热久蕴为其病机关键，也是临床上最常见的支扩证型。胡国俊临床治疗本病以益气养阴、清热化痰为法，方选苇茎汤合生脉散加减，苇茎汤中苇茎味甘性寒，质中空轻浮，能理肺气，善清肺热，是为君药。瓜瓣清热化痰，利湿排脓，能清上彻下，肃降肺气，配苇茎可清肺宣壅，涤痰排脓；薏苡仁甘淡微寒，上清肺热而排脓，下利肠胃而渗湿，二者为臣药。桃仁活血逐瘀，止咳平喘，可助消痈，为佐药。生脉散方中君药人参甘温，益元气，补肺气，生津液；臣药麦冬甘寒养阴清热，润肺生津，君臣相须为用，益气养阴之功益彰；佐药五味子酸甘温，敛肺止咳，生津止渴，敛阴止汗。3药相伍，一补一清一敛，共奏益气养阴、敛阴生津之功。2方合用益气养阴、清热化痰，有效针对支扩病机施治。

（二）宋康经验

支气管扩张症可归属于中医学“咳嗽”“咯血”“肺痈”等范畴。宋康认为支气管扩张患者，多在幼年时曾患肺脏疾病，或在肺结核、哮喘、慢性支气管炎及肺气肿的基础上发病而成，故其多禀赋不足，素体常见肺气虚、肺阴虚或肺气阴两虚之征象。疾病进一步发展，子病及母，肺脾同病，脾运化水液功能失调，痰湿内生，上注于肺，则见气短而咳，咯痰量多；如肺脾气虚不能摄血，血溢脉外，则见咯血；若久病伤阴，肺体阴亏，累及于肾，致肺肾两虚，水亏火旺，可见干咳、咯血。宋康将支气管扩张的中医病机概括为肺虚为本，痰、热、瘀为标，虚实夹杂；病位在肺，与肝、脾、胃、肾密切相关。宋康认为治疗上应权衡标本主次变化，辨证施治。急性发作期，治疗上以“急则治其标”为主，采用“清热、化痰、散寒、柔肝”等主要治疗方法。常用千金苇茎汤、清胃散、旋覆代赭石汤合黛蛤散等方加减。迁延期以咳嗽、咯脓痰，肺阴亏虚为主症，伴有正气不足等表现，证型可分为分肺气阴虚、肺脾两虚、肺肾气虚等，此期治疗宜标本兼顾，以清热化痰、滋阴润肺为法，常用清燥救肺汤、二陈汤合三子养亲汤、沙参麦冬汤、百合固金汤等方加减。另外瘀血作为病理因素贯穿于病程始终，临床支气管扩张患者多有血瘀之症，此乃“久病入络，久病必瘀”之征。根据临床辨证，分别给予凉血止血药（玄参、生地黄、牡丹皮、茜草、青黛等），活血止血药（紫珠草、益母草、侧柏叶等），滋阴降火止血药（沙参、麦冬、百合、天冬等），益气摄血药（党参、黄芪、白术、山药等）。本病治疗时重视顾护脾胃，在用清肺药时须选取甘寒之品，如桑白皮、芦根、金银花、云雾草、佛耳草、鱼腥草等，而少用或不用苦寒之品，如栀子、野菊花、大青叶、山豆根等；在遣方用药时常选用炒制或蜜炙之品，以折其寒性，顾护脾胃，如炒前胡、炒紫苏子、炙桑白皮等，并常加用焦山楂、焦六曲、炒麦芽、炒谷芽、炒鸡内金等健胃消食之品以增强脾胃运化功能；在缓解期调补时更须肺脾同补，选用炒扁豆、炒白术、怀山药之类，以顾护脾胃。疾病日久患者合并焦虑、紧张、心烦、夜寐不宁等表现时，治疗需调畅肝气，宜加用柴胡、枳壳、柏子仁、淮小麦等疏肝理气、养心除烦，尤其是重用淮小麦一药，其味甘、性微寒，养心除烦之功颇佳。

（三）邵长荣经验

邵长荣在临床过程中将支气管扩张分为几种典型证型。①肺热型：临床症见：咳吐脓痰、绿痰，反复咯血或伴便干、舌苔，治疗常用药黄芩、连翘、鹿衔草、杏仁达到清肺通腑之功。②痰湿型：对于肺系疾病，不但护胃气，更需从脾论治，健脾化湿排痰，常用药姜半夏、山药、猪苓、茯苓、薏苡仁、白术、厚朴、陈葫芦、六神曲、谷麦芽等补脾胃，以杜生痰之源，达到健脾益气，化湿排痰之效。③肝旺型：久病必有气结不愈，少阳枢机不利，治疗之法，贵在求通，通调气机，以疏通肝气为先。反复咯血者必有瘀血交叉存在，治疗要在平肝清火的基础上加入几味活血祛瘀的药物，如川芎、桃仁等，常用药柴胡、前胡、青皮、陈皮、白芍、赤芍、十大功劳叶、仙鹤草，达到平肝清肺，凉血止血之效。④阴虚型：症见反复咯血，舌干红少苔。治以益气养阴，清化痰热，常用枸杞子、女贞子、天冬、麦冬、南沙参等养阴化痰两不相悖。⑤气虚型：症见反复咳嗽、咳痰，痰中夹血，血色时而暗红，时而淡红，动辄气促，容易感冒，少气懒言，面色少华，夜寐欠安。证属气不摄血，痰热内恋。治以益气摄血，兼清痰热。常用生黄芪、太子参、仙鹤草益气健脾摄血；炒藕节、芦根、茅根、蒲公英等清热止血。邵长荣根据其临床经验提出支气管扩张鼻咽同治的治法，支气管扩张患者因感冒、上呼吸道感染而导致复发，尤其是合并鼻炎者，常用鹿衔草、黄芩、连翘、佛耳草清热解毒，排脓痰。对鼻塞严重者，再配伍辛夷、路路通、苍耳子等开窍通鼻。对于支气管扩张患者伴有慢性咽炎，感咽干、咽痒、咽中如有异物，从肝论治，用金铃子散疏肝气而利咽喉。急性咽部感染伴有咽疼，可选用牛蒡子、西青果、射干之品以清利咽喉。如见咽痒之状是属风邪留恋咽喉，当祛风利咽，可用蝉蜕、玉蝴蝶之属。常用西青果、玉蝴蝶、川楝子、延胡索、射干等。

（四）王会仍经验

王会仍认为本病归属于中医学“咳嗽”“咳血”“肺痈”“肺痿”。认为支扩肺气阴虚为本，外感加之情志不畅，郁而化火，伤及于肺，故而肺虚；脾胃有损，母病及子故肺虚；胃火上逆，则肺中亦热，久之肺虚；肾虚，子盗母气、则肺亦虚；病程日久可见滞、痰、血、热为标从而影响肺之功能；急性期常见外感六淫、饮食不节、情志失畅、劳累过度等为诱因。王会仍治疗支气管扩张症首重急则标本兼治，缓则治其本，治标有宣肺止咳、清肺化痰、清泄肝火、清胃中火热之别。稳定期，当治疗本质。然治疗本质时，有补肺气阴、补益脾肾之别。同时需别虚实，明辨脏腑虚衰抑或病理产物之主次轻重。其次需根据患者体质及症状确定寒热偏衰。王会仍指出临床上以热邪居多，故常清泄肺热。治疗上强调补益肺气，以治其本，因肺虚为本病的本质、故当补肺气阴，既能从根本上治愈本病，亦能助机体抵抗病邪。王会仍常用药对补益肺气、拮抗病邪。太子参配党参：二者合用，补益肺气阴显著，且药性平和．不致补益太过。黄芪配山药：二者相合，强化补益肺肺脾肾之气阴，且药力不会过猛。王会仍认为在运用补药之时，一则因本病患者久病致虚，宜用药性平和补药缓慢图之，不可使用峻补之品以求速治，二者常配伍川芎、枳壳等理气之品使补药不致过腻。治疗中调理脏腑，重视肝脾胃肾，临床上常用黄芪、白术、苍术、陈皮、半夏等健脾化湿、补脾统血之品。若胃火上逆于肺、肺络受损，肺失宣降，此时常用知母、芦根、淡竹叶、栀子等清泻胃热之药，这类药尚可清肺化痰、生津止呕。王会仍多不用石膏，因其大寒、恐伤正气。王会仍在补肺的同时多兼顾补益肾脏如山药、天冬、石斛等补肾气阴之类及淫羊藿、杜仲、肉苁蓉等补肾阳之品。王会仍认为运用活血止血药当随机应变、不可拘泥，善用药对，如侧柏叶与白茅根：前者苦涩性寒归肺脾肝经，长于清泄肺经和肝经之血，并能化痰止咳；后者甘寒，归肺肝胃经，善于清泄肺肝胃热所致出血，并能清热利尿；合用凉血止血效果显著。艾叶配炮姜：前者辛苦温，善温经止血、调经安胎，尤其适于妇科咳血；后者苦涩性温，专温经止血、温中止痛，尤适用于脾不统血之咳血；二者合用温经止血力强。川芎、延胡索、丹参相配：川芎辛散温通，长于活血行气，为“血中气药”；延胡索辛苦温，作用温和，能行“行血中气滞、气中血滞”；丹参苦微寒、擅活血祛瘀，作用平和，能祛瘀生新，尤其适用于瘀热互结；3药合用，理气活血化瘀力强，且不伤及人体正气。王会仍多不用莪术、三棱、水蛭等破血逐瘀药，因其药力太过，加重肺虚使病情急转直下。王会仍从药对出发达到“清肺化痰、润肺止咳”的目的，在疾病发作期，既需清肺，亦要润肺，故予浙贝母配南沙参：二者合用，一润一清，肺热既除，肺阴亦补，且能生津。而在疾病缓解期以滋阴润肺为主，常予北沙参配百合：二者相合，养阴清肺力强，尚能生津安神，特别适于口干舌燥心烦之人。药剂选择上重视膏方，而防发作，冬天最适合补益、临床上王会仍善用膏方治疗本病，可预防本病发作。本病稳定期多为虚实夹杂为主，当润肺止咳、补益肺脾肾之气阴，少佐清肺化痰之药。临床上王会仍常用八珍汤、沙参麦冬汤、百合固金汤等、用药如当归、川芎、熟地黄、人参、白术、茯苓、炙甘草、南沙参、北沙参、麦冬、百合、黄芪、甘草、山茱萸、肉苁蓉、巴戟天、桑寄生、浙贝母、鱼腥草、肺形草、瓜蒌等药，制备方法：先将上述中药饮片清水隔宿浸泡，连煎三汁，过滤后去渣，文火浓煎，再加入黄酒、冰糖、阿胶、龟甲胶等配料以收膏。此外，王会仍常加用苍术、陈皮、半夏等健脾化湿之品，以防膏方补益过度滋腻碍脾。

（五）洪广祥经验

洪广祥认为支气管扩张属中医学“咳嗽”“咯血”等病的范围，其主要病理是痰瘀阻肺，郁而化热。痰、热、瘀是本症的病机重心。外感六淫之邪以及内因七情所郁，常为本病的诱发因素，治疗本病的原则，根据病机在急性发作阶段，以清热、排痰、止血为主；缓解期以益气阴，行瘀滞为主，根据临证不同阶段，从 4 个方面进行辨证施治。①痰热瘀阻证：多见于支扩的急性发作期，症见咳嗽，气息粗促，痰黄黏稠，咳吐不爽，胸部隐痛，或痰中带血，血色鲜红、紫暗相兼，或发热、舌质红暗，苔黄腻，脉弦滑数，治疗重在泄热祛痰。如痰及呼吸有臭味，痰培养有铜绿假单胞菌或厌氧菌感染时，可加用败酱草 15～30 g。②肝火犯肺证：症见呛咳阵作，咳时面赤咽干，情绪急躁易怒，胸胁胀痛，或痰中带血，血色鲜红，舌质红，苔薄黄，脉弦数。此证主要表现火象突出，如果不及时控制，火热之邪伤及气阴，可致气阴两虚或肺热阴虚，治疗重在清肝泻肺，以阻止病情发展。③热伤血络证：以咯血为主症。症见痰中带血或纯血鲜红，出血量多，舌红、苔黄脉弦数。此证常伴痰热壅肺或肝火犯肺的本经证候。治疗重在清热泻火，凉血化瘀止血。洪广祥认为支扩治疗重点因清肝泻火达到止血之目的，所谓“治火即是治血”，澄本清源以治其本。咳嗽和咳痰不畅，常常是诱发或加剧咯血的重要原因之一，因此注意“镇咳祛痰”是控制和减少出血的重要环节。对于支扩因咯血量大而引起窒息者，应合理配合西医治疗，以取长补短，提高疗效。中药可试用羊蹄 20 g、接骨仙桃草 30 g，紫珠草 30 g、三七末 10 g，水煎取药液作保留灌肠，为大咯血患者提供了新的止血给药途径。④肺热阴虚证：多见于支气管扩张症症状缓解期，此时仅有咳嗽，气短，乏力，胸部不舒，口舌干燥，或者低热，舌质偏红暗，苔薄少或乏津，脉象细数，治宜益气养阴，化瘀通络。若低热确属阴虚所致，可加用清虚热药，如银柴胡、白薇、地骨皮等。治疗强调根据患者的体质及季节注意选用方药。支气管扩张症的患者在春季服用平肝清肺方药，而在秋季就应服用清燥润肺方药。缓解期应着重调肝、泻肺，以达到治肝理肺之目的。

（六）朱良春经验

朱良春认为支气管扩张症的病机重点在于辨虚实，此病以素体不强，脾虚失运，肺虚及肾，肺肾脾虚为主为本。发作期多因外邪诱发，或痰湿（浊）蕴久化热，形成痰热壅肺，肺失宣降，或情志过激，木火刑金，而致发作加重。缓解期以虚为主，虚有肺肾阴虚、气阴两虚、肺脾两虚之不同，实有痰热、痰湿、痰浊、肝火之别，但以痰热居多。后期、迁延期可见痰浊为主。朱良春强调临证病机要抓住虚实，但一些患者发作时多虚实夹杂。发作期还需重视瘀邪，有时支气管扩张症患者发作期虽见咯血或咳痰带血，但仍然存在瘀的因素。其一是痰热壅肺，肺主气，推动血行，痰热蕴阻影响血行致瘀；其二是肺虚血行不畅也可致瘀。朱良春指出治疗重在发作期，但不要忽视缓解期的治疗。发作期治疗重点是痰热，痰热的辨证要点是咳嗽咯痰色黄或黏，可量多或量少，不易咯出，高热或低热，口渴，大便或干，舌质红或偏红、暗微紫，边有瘀点，苔薄黄或黄腻，脉滑数。治疗宜清化痰热，肃降肺气，宣肺止咳，佐以化瘀通络。缓解期治疗以补肺益肾、益气养阴为主，不宜用甘温、辛热之品。重视固本益元，补益肺肾，增强机体抵抗能力，可减少发作次数。同时朱良春认为支气管扩张症患者要注意平时调摄，当心冷暖，少食辛辣、海鲜、烈酒，保持情绪舒畅，多进食百合、芹菜、藕、梨等具润肺作用之蔬果，均有助于减少发作次数，稳定病情。

五、名方推荐

（一）苇茎汤合生脉散加减

太子参、冬瓜子、薏苡仁各 30 g，芦根 20 g，葶苈子 10 g，五味子、桃仁各 6 g。功效：益气养阴、清热化痰，主治：气阴两虚、痰热久蕴之支扩；用法：每日 1 剂，水煎，分 2 次服。加减：咳剧者，可加麻黄、杏仁、旋覆花、枇杷叶、百部、款冬花、紫菀、前胡等；热盛口渴重者，可加石膏、知母、天花粉、淡竹叶、桑白皮等；痰热盛者，可加瓜蒌、蛤壳、海浮石、竹茹、石韦、地龙、黄芩、黄连等；热毒盛者，可加金银花、熊胆粉、败酱草、鱼腥草等；脓痰多者，可加桔梗、贝母、甘草等；气虚者，可加黄芪、党参、白术、炙甘草等；阴虚甚者，可加南沙参、百合、天冬、石斛、墨旱莲、女贞子等；痰盛者，可加葶苈子、法半夏、茯苓、紫苏子、蝉蜕、全蝎等；便秘者，可加大黄、芒硝、瓜蒌子、厚朴、枳壳、火麻仁等；不寐者，可加酸枣仁、远志、琥珀、首乌藤、柏子仁等；纳差者，可加神曲、山楂、二芽等；汗多者，可加糯稻根、桑叶、浮小麦等；血瘀者，可重用桃仁，加水蛭、全蝎、蜈蚣等；畏寒肢冷者，可加少量附片、淫羊藿、巴戟天、熟地黄、鹿角霜、干姜等；咯血者，可加仙鹤草、茜草、蒲黄炭、藕节炭、槐花炭、血余炭、侧柏炭、白及等。

（二）洪广祥经验方

孩儿参 30 g，北沙参 15～30 g，百合 15～30 g，玉竹 10 g、川贝母 6 g，淮山药 15 g，十大功劳叶 15～30 g，牡丹皮、赤芍、桃仁、麦冬、玉竹各 10 g。功效：益气养阴，化痰通络。主治：支气管扩张症缓解期肺热阴虚证。用法：每日 1 剂，水煎，早晚分服。加减如脾胃虚弱，运化不及，食欲差者，加鸡内金、谷芽、麦芽、白蔻仁；若见低热属痰热可予以金荞麦根、七叶一枝花、天葵子、鱼腥草；若低热属阴虚可加银柴胡、白薇、地骨皮等。

（三）洪广祥经验方

葶苈子 10～15 g，贝母、卫矛、桃仁、生大黄各 10 g，金荞麦根 30 g，天葵子、十大功劳叶、七叶一枝花、虎杖各 15 g，冬瓜仁 30 g。功效：泻热祛痰。主治：支气管扩张急性发作期。用法：每日 1 剂，水煎，早晚分服。加减：痰及呼吸有臭味，加败酱草，脾胃素虚者加鸡内金、炒麦芽、法半夏、陈皮等，有气阴两虚见证者加孩儿参、北沙参、麦冬、百合等。

（四）鱼蒌苇茎汤

鱼腥草 30 g，瓜蒌皮、苇茎、薏苡仁、冬瓜子、杏仁、陈皮、金荞麦、生甘草各 10 g，紫苏叶、炙麻黄各 5 g，桔梗 15 g。功效：清热涤痰、化瘀止血。主治：支气管扩张症急性期证属痰热壅肺，热伤血络证。用法：每日 1 剂，水煎服，早晚分服。加减：瘀重者，可加三七、三棱、莪术、赤芍、柴胡、枳壳等理气化瘀，热盛者，可用黄芩、黄连、鱼腥草等清泻实热。

（五）朱良春经验方

鱼腥草、金荞麦各 15 g，海浮石、百部、黄芩、桑白皮、地骨皮、贝母、玉桔梗各 10 g。功效：清泻肺热，宣肺肃肺，化痰止咳。主治：支气管扩张症急性发作期。用法：每日 1 剂，水煎，早晚分服。加减：大便秘结加瓜蒌、生大黄；发热加柴胡、青蒿子、银翘；咳嗽痰黏，口干，舌质红，苔薄黄或白，加南北沙参、川百合、麦冬、芦根、天花粉；活血通络加蜂房、三七、北刘寄奴、花蕊石、茜草；益气养阴用太子参、珠儿参、麦冬；补肾多加生地黄、熟地黄、山茱萸；健脾常加生薏苡仁、山药、炒白术、广陈皮。

（六）三白汤

川百合、白及、蒸百部、花蕊石、海浮石、钟乳石、炙紫菀、制黄精各 90 g，北沙参、甜杏仁各 60 g，川贝母、化橘红各 30 g，参三七、甘草各 20 g，山药 120 g。功效：敛肺止咳止血。主治：支气管扩张症大咯血。用法：上药研极细末，每服 5 g，1 日 3 次，开水送服。

（七）吴银根膏方

太子参、桑椹子、黄荆子、炒白芍、龙骨、牡蛎各 30 g，黄芪 25 g，半夏、白术、龟甲、鳖甲、女贞子、杜仲、枸杞子、白芷、柴胡各 15 g，天麻 20 g，甘草、陈皮、鸡内金各 9 g。另：阿胶 300 g，龟甲胶 200 g，西洋参 100 g，蛤蚧 2 对，胎盘粉 60 g，北虫草 80 g，饴糖 250 g，冰糖 250g 收膏。功效：补脾生肺。主治：支气管扩张症缓解期肺脾气虚证。用法：一次 10 g，一日 2 次。胸痹心痛者可加用胡颓叶、野荞麦根、瓜蒌、薤白等化痰通痹，大便秘结加瓜蒌、生大黄等。

（八）麻杏参苓白术散

麻黄 5 g，杏仁、白术、莲子肉、陈皮、桔梗、黄芩、郁金、蝉蜕、僵蚕各 10 g，党参 20 g，茯苓、白扁豆、山药、鱼腥草、金荞麦各 15 g，炙甘草 6 g，砂仁 3 g，薏苡仁 30 g，功效：益肺健脾，温阳化痰。主治支气管扩张症阳虚脾弱，痰湿蕴肺证。痰热明显者可用清肺热、化痰热之药，如黄芩、桑白皮、栀子、瓜蒌、鱼腥草等；兼阴虚者合用沙参麦冬汤。

（九）苍术二陈汤

半夏、茯苓各 15 g，苍术、橘红各 10 g，生姜 6 g。功效：健脾渗湿、化痰理气。主治：支气管扩张症缓解期痰湿壅肺证。用法：每日 1 剂，水煎，早晚分服。加减：痰热明显者可予以黄芩、栀子等，脾虚不运者可加用麦芽、薏苡仁、鸡内金、茯苓等。

（十）杨质秀经验方

沙参、麦冬各 15 g，天花粉、桑叶、玉竹、金银花、连翘、栀子、浙贝母各 10 g，仙鹤草、白及、甘草各 6 g。功效：清润和降，敛肺止血，主治：支气管扩张症燥热伤肺之咯血。用法：每日 1 剂，水煎，早晚分服。加减：热甚加石膏、前胡；燥甚加石斛、葛根；痰浊较多加陈皮、清半夏、鱼腥草；咳甚加紫菀、款冬花。

（十一）杨质秀经验方

杏仁、白芍、麦冬各 15 g，诃子、青黛、栀子、瓜蒌、黄芩、桑叶、牛膝各 10 g，龙胆、白及各 6 g。功效：清肝润肺。主治：支气管扩张症肝火犯肺之咯血。用法：每日 1 剂，水煎，早晚分服。加减：热盛加石膏、知母、淡竹叶；热盛津伤加沙参、玄参。

（十二）十全育真汤

党参、黄芪、山药各 20 g，白术、甘草、陈皮、玄参、当归各 10 g，三七、乳香、没药各 6 g。功效：和营止血，养血止血。主治：支气管扩张症气虚血瘀之咯血。用法：每日 1 剂，水煎，早晚分服。随证加减：气虚甚加人参、炙甘草；热盛加黄芩、牡丹皮。

第九节　肺结核病

肺结核是指发生在肺组织、气管、支气管和胸膜的结核病变。以咳嗽、咳痰，或痰中带血或咯血为主要可疑症状。肺结核多数起病缓慢，部分患者可无明显症状，仅在胸部影像学检查时发现。随着病变进展，可出现咳嗽、咳痰、痰中带血或咯血等，部分患者可有反复发作的上呼吸道感染症状。肺结核还可出现全身症状，如盗汗、疲乏、间断或持续午后低热、食欲不振、体重减轻等，女性患者可伴有月经失调或闭经。少数患者起病急骤，有中、高度发热，部分伴有不同程度的呼吸困难。

一、中国最新肺结核诊断标准要点解读

（一）肺结核影像学分型

1. 原发性肺结核：主要表现为肺内原发病灶及胸内淋巴结肿大，或单纯胸内淋巴结肿大。儿童原发性肺结核也可表现为空洞、干酪性肺炎以及由支气管淋巴瘘导致的支气管结核。

2. 血行播散性肺结核：急性血行播散性肺结核表现为两肺均匀分布的大小、密度一致的粟粒阴影；亚急性或慢性血行播散性肺结核的弥漫病灶，多分布于两肺的上中部，大小不一，密度不等，可有融合。儿童急性血行播散性肺结核有时仅表现为磨玻璃样影，婴幼儿粟粒病灶周围渗出明显，边缘模糊，易于融合。

3. 继发性肺结核：胸部影像表现多样，轻者主要表现为斑片、结节及条索影，或表现为结核瘤或孤立空洞；重者可表现为大叶性浸润、干酪性肺炎、多发空洞形成和支气管播散等；反复迁延进展者可出现肺损毁，损毁肺组织体积缩小，其内多发纤维厚壁空洞、继发性支气管扩张，或伴有多发钙化等。邻近肺门和纵隔结构牵拉移位，胸廓塌陷，胸膜增厚粘连，其他肺组织出现代偿性肺气肿和新旧不一的支气管播散病灶等。

4. 气管、支气管结核：气管及支气管结核主要表现为气管或支气管壁不规则增厚、管腔狭窄或阻塞，狭窄支气管远端肺组织可出现继发性不张或实变、气管扩张及其他部位支气管播散病灶等。

5. 结核性胸膜炎：分为干性胸膜炎和渗出性胸膜炎。干性胸膜炎为胸膜的早期炎性反应，通常无明显的影像表现；渗出性胸膜炎主要表现为胸腔积液，且胸腔积液可表现为少量或中大量的游离积液，或存在于胸腔任何部位的局限积液，吸收缓慢者常合并胸膜增厚粘连，也可演变为胸膜结核瘤及脓胸等。

（二）肺结核确诊标准

1. 痰涂片阳性可确诊肺结核：凡符合下列项目之一者。①2 份痰标本涂片抗酸杆菌检查阳性；②1 份痰标本涂片抗酸杆菌检查阳性，同时具备标准中的“影像学支持肺结核”中任一条者；③1 份痰标本涂片抗酸杆菌检查阳性，并且 1 份痰标本分枝杆菌培养符合标准中的“即分枝杆菌培养阳性，菌种鉴定为结核分枝杆菌复合群”者。

2. 分枝杆菌分离培养阳性诊断肺结核：符合标准中的“影像学支持肺结核”中任一条，分枝杆菌培养阳性，菌种鉴定为结核分枝杆菌复合群者。

3. 分子生物学检查阳性诊断肺结核：符合标准中的“影像学支持肺结核”中任一条及标准中的“结核分枝杆菌核酸检测阳性”者即可确诊。

4. 肺组织病理学检查阳性诊断肺结核：影像学支持肺结核，同时病理学检查支持肺结核即可确诊。

5. 气管、支气管结核诊断：凡符合下列项目之一者。①具备标准中的“支气管镜检查可直接观察气管和支气管病变，也可以抽吸分泌物、刷检及活检”及标准中的“典型的结核病变由融合的上皮样细胞结节组成，中心为干酪样坏死，周边可见郎罕多核巨细胞，外层为淋巴细胞浸润和增生的纤维结缔组织。证明结核性病变，需要在病变区找到病原菌”者。②具备标准中的“支气管镜检查可直接观察气管和支气管病变，也可以抽吸分泌物、刷检及活检”及符合标准中的“涂片显微镜检查阳性”或“分枝杆菌培养阳性，菌种鉴定为结核分枝杆菌复合群”或“结核分枝杆菌核酸检测阳性”者。

6. 结核性胸膜炎诊断：凡符合下列项目之一者。①符合标准中“影像学支持肺结核”及胸腔积液或胸膜病理学检查符合标准中的“典型的结核病由融合的上皮样细胞结节组成，中心为干酪样坏死，周边可见郎罕多核巨细胞，外层为淋巴细胞浸润和增生的纤维结缔组织。证明结核性病变，需要在病变区找到病原菌”者。②符合标准中的“影像学支持肺结核”及胸腔积液病原学检查符合标准中的“涂片显微镜检查阳性”或“分枝杆菌培养阳性，菌种鉴定为结核分枝杆菌复合群”或“结核分枝杆菌核酸检测阳性”者。

二、西医治疗

肺结核治疗原则：早期、规律、全程、适量、联合 5 项原则。整个化疗方案分为强化和巩固两个阶段。多数肺结核患者采用不住院治疗，同样收到良好效果。在不住院条件下要取得化学疗法的成功，关键在于对肺结核患者实施有效治疗管理，即目前推行的在医务人员直接面视下督导化疗（directly observed treatment short-course，DOTS），确保肺结核患者在全疗程中规律、联合、足量和不间断地实施规范化疗，减少耐药性的产生，最终获得治愈。由于临床上患者对抗结核药物耐受性不一样，肝肾功能情况不同（尤其是老年患者）和存在耐多药结核（MDR-TB）患者，这时进行治疗也要注意化疗方案制定的个体化，以确保化疗顺利完成及提高耐药结核分枝杆菌阴转率。

（一）初治肺结核的治疗

定义：有下列情况之一者为初治。①尚未开始抗结核治疗者；②正进行标准化疗方案用药而未满疗程的患者；③不规则化疗未满1个月的患者。初治方案：强化期2个月/巩固期4个月。药名前数字表示用药月数，药名右下方数字表示每周用药次数。常用方案：2S（E）HRZ/4HR；2S（E）HRZ/4H3R3；2S3（E3 ）H3R3Z3/4H3R3；2S（E）HRZ/4HRE；2RIFATER/4RIFINAH（RIFATER：卫非特，RIFINAH：卫非宁）。初治强化期第2个月末痰涂片仍阳性，强化方案可延长1个月，总疗程6个月不变（巩固期缩短1个月）。若第5个月痰涂片仍阳性，第6个月阴性，巩固期延长2个月，总疗程为8个月。对粟粒型肺结核（无结核性脑膜炎者）上述方案疗程可适当延长，不采用间歇治疗方案，强化期为3个月，巩固期为HR方案6～9个月，总疗程为9～12个月。菌阴肺结核患者可在上述方案的强化期中删除链霉素或乙胺丁醇。

（二）复治肺结核的治疗

复治定义：有下列情况之一者为复治。①初治失败的患者；②规则及其用药满疗程后痰菌又复阳的患者；③不规律化疗超过1个月的患者；④慢性排菌患者。复治方案：强化期3个月/巩固期5个月。常用方案：2SHRZE/1HRZE/5HRE；2SHRZE/1HRZE/5H3R3E3；2S3H3R3Z3E3/1H3R3Z3E3/5H3R3E3。复治患者应做药敏试验，对于上述方案化疗无效的复治排菌病例可参考耐多药肺结核化疗方案并根据药敏试验加以调整，慢性排菌者一般认为用上述方案疗效不理想，具备手术条件时可行手术治疗。对久治不愈的排菌者要警惕非结核分枝杆菌感染的可能性。

（三）耐多药肺结核的治疗

对至少包括INH（异烟肼）和RFP（利福平）两种或两种以上药物产生耐药的结核病为MDR-TB，所以耐多药肺结核必须要有痰结核菌药敏试验结果才能确诊。耐多药肺结核化疗方案：主张采用每日用药，疗程要延长至21个月为宜，WHO推荐一线和二线抗结核药物可以混合用于治疗MDR-TB，一线药物中除INH和RFP已耐药外，仍可根据敏感情况选用：①SM（链霉素）：标准化疗方案中，只在强化期的2个月使用，儿童、老年人及因注射不方便者常以EMB替代，由于SM应用减少，一些地区耐SM病例可能也减少。②PZA（吡嗪酰胺）：多在标准短程化疗方案强化期中应用，故对该药可能耐药频率低，虽然药敏试验难以证实结核菌对PZA的药物敏感性（因无公认可靠的敏感性检测方法），但目前国际上治疗MDR-TB化疗方案中常使用它。③EMB（乙胺丁醇）：抗菌作用与SM相近，结核菌对其耐药频率低。二线抗结核药物是耐多药肺结核治疗的主药，包括①氨基糖苷类阿米卡星（AMK）和多肽类卷曲霉素等。②硫胺类：乙硫异烟胺（1314TH）、丙硫异烟胺。③氟喹诺酮类：氧氟沙星（OFLX）和左氟沙星（LVFX），与PZA联用对杀灭巨噬细胞内结核菌有协同作用，长期应用安全性和肝耐受性也较好。④环丝氨酸：对神经系统毒性大，应用范围受到限制。⑤对氨基水杨酸钠：为抑菌药，用于预防其他药物产生耐药性。⑥利福布丁（RBT）：耐RFP菌株中部分对它仍敏感。⑦异烟肼对氨基水杨酸盐（帕星肼，PSNZ）：是老药，但耐INH菌株中，部分对它敏感，国内常用于治疗MDR-TB。WHO推荐的未获得（或缺乏）药敏试验结果但临床考虑MDR-TB时，可使用的化疗方案为强化期使用AMK（或CPM）＋TH＋PZA＋OFLX联合，巩固期使用TH＋OFLX联合。强化期至少3个月，巩固期至少18个月，总疗程21个月以上。若化疗前或化疗中已获得了药敏试验结果，可在上述药物的基础上调整，保证敏感药物在3种以上。对病变范围较局限，化疗4个月痰菌不阴转，或只对2～3种效果较差药物敏感，对其他抗结核药均已耐药，有手术适应证者可进行外科治疗。

三、中医临床思维

（一）中医病名及病因病机特征

肺结核的中医命名，可分为两大类，一类以症状为条件，不同的症状相当于中医学中的不同病症，如以咳嗽咳血为主者，相当于“痨瘵”“劳嗽”，以潮热、盗汗为主者，相当于“骨蒸”，以身体逐渐消瘦为主者，相当于“肺萎疾”，另一类以其具有传染性而定名，如尸注、虫疰、传尸、鬼疰等。外因系指痨虫传染，宋朝杨士瀛《仁斋直指方·痨瘵》有“瘵虫食人骨髓”之论。明·朱橚《普济方·劳瘵门》更指出：“兄弟子孙，骨肉亲属，绵绵相传，以致灭族。”从互相感染的情况推断，本病有致病的特殊因子，在病原学说上，可以肯定痨虫感染是形成本病的外因，内因先天禀赋不足，先天素质不足，小儿发育未充，“痨虫”入侵致病，“痨虫”蚀肺，耗损肺阴，可致阴虚火旺，故而见午后潮热，夜间盗汗，进而肺热内生，热邪易灼伤脉络，故而见咯血，后天饮食劳倦、作息不节，致后天失养，正气益亏，肺卫失故，肺气失宣，故见咳嗽，亦可见盗汗。本病病机特征既有正虚，又有邪实；其主要病机是痨虫蚀肺；核心是正虚为本而至痨虫感染。

（二）辨病辨证及治疗特征

中医规范将肺结核分为肺阴亏虚、虚火灼肺、气阴耗伤、阴阳虚损证。本病的治疗原则为补虚培元以及抗痨杀虫，在临床治疗上需根据体质强弱分别主次，但需重视补虚培元，增强正气，以提高抗病能力；如月华丸、琼玉膏、百合固金汤等，常用药物紫河车、黄精、蛤蚧、百合、鹿茸、天冬、蜂蛹、党参、太子参、大枣等，以滋阴为主，火旺者兼祛火，如青蒿鳖甲汤、保真汤等，常用药物麦冬、青蒿、鳖甲、西洋参、生地黄、天冬等，兼有气虚者，如参苓白术散、补天大造丸等，肺痨治疗病程较长，疾病初起时主要是以伤阴为主，兼有内热或蚀伤肺络，治疗上主要以滋阴润肺，清热解毒，抗痨止血为要；病后期阴损及阳，气血阴阳俱虚，或肺络损伤，淤血内生，治疗上主要以调补阴阳，补肾益脾，活血祛瘀生新为要。

中医治疗肺结核重在辨证，要把握疾病的进程，辨别机体气血阴阳失衡的关键，方能立法、处方用药，由于患病时长、感受病邪的程度深浅不一、发病年龄的不同，立方的重点也应有所偏倚，如若少儿发病，在治疗患者疾病的同时，理应兼顾脾胃，适时调补阴阳，小儿生理特点决定疾病性质易虚易实，故补益与祛邪当兼顾，如若患者为老年人，基础疾病较多，治疗时应适量兼顾他病，滋养后天，扶正以祛邪。而且该病症状不一，治疗难度也因症状不同而改变，疗效也会有一定的差异性，疾病初起时应以汤剂为主，汤剂不便者可考虑散剂，后期宜缓图，丸剂为主，适量配合疗效确切的中成药，其间应坚持规律服药，确保控制并临床治愈该病。

（三）药物选择

以《中药学》和《中华人民共和国药典》中药物的分类为依据，选用的药物包括补虚药、止咳化痰药、活血药、止血药、解表药、平肝熄风药、利水渗湿药、清热药、祛风湿药、重镇安神药，共10类，114味。其中，补虚药33味，分别为麦冬、甘草、沙参、紫河车、黄精、蛤蚧、百合、冬虫夏草、猫爪草、鹿茸、天冬、菟丝子、女贞子、杜仲、鳖甲、肉苁蓉、玉竹、山茱萸、龟甲、熟地黄、枸杞子、当归、墨旱莲、阿胶、黄芪、白芍、山药、何首乌、白术、蜂蛹、党参、太子参、大枣；止咳化痰药24味，依次为百部、半夏、川贝母、海藻、桑白皮、胆南星、枇杷叶、皂角刺、杏仁、桔梗、矮地茶、瓜蒌、紫菀、海浮石、款冬花、葶苈子、五味子、海蛤壳、乌梅、藜芦、白鸡屎藤、石英、丁香、陈皮；活血药8味，分别为丹参、川芎、牛膝、郁金、桃仁、三棱、蝮蛇、莪术；止血药6味，分别为：白及、侧柏叶、仙鹤草、三七、地榆、茜草；解表药7味，分别为：细辛、鹅不食草、紫苏、柴胡、荆芥、桑叶、生姜；平肝熄风药4味，分别是：蜈蚣、牡蛎、全蝎、赭石；利水渗湿药7味，分别是：茯苓、车前草、薏苡仁、穿破石、泽泻、大腹皮、芫花；清热解毒药18味，分别是：鱼腥草、夏枯草、蒲公英、黄芩、连翘、知母、金银花、天花粉、天葵子、黄柏、生地黄、地骨皮、玄参、青蒿、牡丹皮、银柴胡、赤芍、胡黄连；祛风湿药3味，分别为：川乌、秦艽、海风藤；重镇安神3味，分别是：龙骨、远志、珍珠母。所纳入肺结核患者的治疗药物中，以补虚药为主，与肺痨的病机相符。所用补虚药中不仅有补阴药，补阳、补气、补血药同样运用较多，可见肺痨初期以阴虚为主，随着病情的发展，后期可出现气血阴阳俱虚，郭晓燕等提出肺结核的病证素以阴虚、气虚、阳虚为主。因咳嗽咳痰是肺痨的主要症状，故止咳化痰药的使用频次居第二位。清热药居第三位，不仅有清虚热药，还有清热解毒药、清热泻火药，说明肺痨患者并非都为虚热，也存在外感实热。虚劳日久，导致气虚、卫外不固，易于感受外邪，故治疗肺痨的药物中有不少解表药，如紫苏、荆芥、桑叶等。

四、名医经验

（一）朱良春经验

朱良春认为肺结核属中医学“痨瘵”范畴。肺结核之咳嗽称痨嗽，乃责之脾肺，脾本喜燥，但燥热太过，则为焦土，而生机将息，故咳嗽便秘，脾属土，土败则金衰，金衰则亦发咳嗽。脾为后天气血生化之源，主四肢肌肉，脾胃长期受损，必致气血来源不足。内不能和调五脏六腑，外不能洒陈于营卫、经脉，故现四肢倦怠，食少身热，神疲形瘦，关节疼痛，全身酸软，潮热盗汗诸症。中医历来主张培土生金治肺痨，培土生金乃指通过调补脾胃，以达到治疗肺病的一种中医独有的治疗大法，具有较高的实用价值，是中医治疗肺结核病的一大优势。《素问·咳论篇》所谓“五脏六腑皆令人咳，非独肺也”，我们的祖先可谓早已认识到痨咳，乃由肺以外的他脏功能失常所致。仲景之黄芪建中汤治疗肺虚损不足，可谓甘温培土生金法之开端，李东垣谓“脾胃一虚，肺气先绝”，创健脾益气之法，丰富充实了“堵土生金”之法的内容。李士材亦谓“脾有生肺之能……土旺而生金，勿拘拘于保肺”，薛立斋医案更屡见培土生金治喘嗽案例。培土生金有甘温甘凉之异，仲景“麦门冬汤”乃甘凉培土以生金之代表方，叶天士《临证指南医案》中计有20余则运用甘凉培土以生金法。朱良春之“保肺丸”中胎盘和黄精同用，熔甘温甘瘪于一炉，相互监制。妙在温凉并用，兼培阳土、阴土，平调培土以生金。

（二）洪广祥经验

洪广祥治疗肺结核相关疾病数十年，临床经验丰富，治疗思路新颖、独特，对于肺结核病的治疗，洪广祥认为，如果一味地按照传统辨证施治方法来控制结核是不明智的，要达到有效控制结核病的目的，须以西医化疗为主。中医药治疗结核病的重点不是抗痨杀虫，而是补虚培本，重在减轻甚至消除抗结核药的毒副作用，增强患者体质，提高抗病能力。利福平等一系列化疗药物的出现只是近几十年的事，因此要从中医古籍上找到现成的治疗抗结核药毒副反应的药物并非容易。洪广祥根据绿豆、甘草均能解巴豆、乌头等药毒的原理，合用2味，以解化疗之毒，疗效显著，诚如《本草图经》所云：“大豆解百药毒，尝试不效，乃加甘草为甘豆汤，其验更速。”另外加用土茯苓、升麻等，增强解毒之功。同时洪广祥认为：化疗药毒易伤脾胃，脾胃伤，则湿浊易生，故解毒须不忘护脾胃，治以芳香化浊，用紫苏叶、佩兰、藿香、蔻仁、麦芽、山楂之属，如此则脾胃之气渐盛，正气渐强，与抗结核药结合，达到“补虚杀虫”的目的。

（三）李皂坚经验

李皂坚认为，肺痨的产生是“痨虫和气血虚弱”两种原因相互作用的结果。而“气血虚弱”是发病的基础，尤其是耐多药肺结核患者，病程相对偏长，邪气盛且正气已衰，或经攻补治疗后，正气衰而未复，此时“气血虚弱”更加突出。因此，李皂坚在临证中提倡“补其虚，以复其真元”，治法当以扶正补虚为主，具体治法当为补肺肾以复其元，临证常以十全大补汤去肉桂加天冬为底方；调肝脾以充其气，木郁可致土壅，肝郁必致气滞，木气横逆，乘其所胜，故脾胃为病。治脾胃之病必肝胃同治，一荣俱荣，一损俱损。因此，在临证中多以补中益气汤加减化裁；全身调护以固其本，对久病体虚需要调护者，应告知其饮食之宜忌，宜多食补肺润燥生津之品，如百合贝母粥、贝母梨膏等，忌辛辣刺激动火燥液之品。酌情佐以滋阴润肺、化痰止咳或泻火止血之法。

（四）刘国安经验

刘国安在治疗陈旧肺结核钙化结节过程中，从整体出发，辨病辨证相结合，方中以茯苓、陈皮、白术化湿健脾；党参甘平，补气健脾，遵李东垣的《脾胃论》理气必谈土，治损取其中，培补中气以资生化之源之旨。葶苈子苦寒而泻肺平喘、利水消肿；大枣甘温而益脾和胃、顾护中气，二者伍用，补泻兼施，以大枣甘缓之性制葶苈子之峻猛，防其泻利太过，共奏泻肺利水、下气平喘之功效；款冬花、杏仁、桔梗止咳化痰平喘。诸药相合，攻补兼施，补气活血，解毒散结；加入丹参活血化瘀，行瘀血而新血不伤，养新血而瘀血不滞；僵蚕、白矾、鸡内金、土贝母等软坚化痰，散结消肿，使钙化的结节得以软化。另一方面还选用了丝瓜络、穿山甲、王不留行等活血化瘀药物，使血行之道宣通，癖积得散，以此促进肿物吸收，抑制肉芽肿的增生，达到消肿散结之目的。诸药相合，攻补兼施，补气活血，解毒散结，故能获得佳效。

（五）赵昌基经验

赵昌基在几十年的教学和临床过程中，积累了丰富的临证经验，特别对中医内科疾病的治疗颇具建树。他认为，内科诸证以辨证施治、祛邪扶正为纲，确诊病位、调和阴阳为目，只要做到纲目并举，诸病自愈，疾患自除。对于肺痨，赵昌基认为是由正气虚弱，感染"痨虫"所致。其本质属阴虚肺热，故临证治疗上采用补肺以复其真元，祛邪杀虫以绝根本。故方中用沙参、麦冬、玉竹以滋阴补肺；百部润肺止咳、抗痨杀虫；白及补肺生肌，合川贝母、杏仁润肺化痰止咳；炒阿胶、白茅根、三七粉补血和络而止血；佐以银柴胡、地骨皮以退虚热、除骨蒸；配诃子以利肺开音。在后期调养上守方用黄芪、党参益气养血；黄连、大枣清热宽中。

（六）宋龙英经验

宋龙英认为肺痨病系病邪侵袭肺脏，久则耗气伤阴损脏，形成以里热证为特征的急性重症。肺痨易产生合并咯血症，治疗上不仅需要止血，还要着重探究病因病机及病理特征。宋龙英在辨病上认为肺痨与五脏六腑的生理病理密切相关，尤其与脾的生理病理密切相关。这点宋龙英比较认同明代医家徐春甫之"愚谓五劳者，心肝脾肺肾也"，"今之痨瘵而多起于脾肾之劳，忧思之过者也"。并结合临床突出说明"脾肾之劳"之多见的实际情况，治疗上习惯予仿清燥救肺汤，清燥救肺汤出自喻昌《医门法律》，原为治疗燥热之邪伤肺，诸气膹郁之证而设，宋龙英临证将清燥救肺汤中人参改为沙参，使其具有清燥润肺、益气生津、滋阴降火、宁络止血之效。方中阿胶、沙参、甘草滋阴润燥、益气生津；桑叶、杏仁、枇杷叶宣肺降逆；石膏泻热保津；麦冬、麻仁养阴增液。

五、名方推荐

（一）消核散加减

生地黄、白芍、山药各 30 g，沙参、川贝母各 15 g，大力子、葶苈子、百部、丹参、陈皮各 10 g，甘草 6 g，功效：滋阴清热，润肺止咳。主治：肺阴不足，阴虚火旺之肺痨，用法：1 日 3 次，每次 8 g，饭前用温开水送服。1 个月为 1 个疗程，一般治疗 2～3 个疗程。临症加减：当患者以干咳、咽燥为主症；可加用桑白皮、胆南星、枇杷叶等止咳化痰药，当出现潮热、心烦等症；可加用龙骨、远志、珍珠母镇心安神，银柴胡、地骨皮以退虚热、除骨蒸；若出现气短、乏力、食少、便溏等症，可增加方中生地黄、白芍、山药、沙参、川贝母、甘草滋阴润肺益气之品之用量；配合大力子、葶苈子、百部泻火杀虫，再以丹参、陈皮活血化瘀，理气止痛。

（二）仿清燥救肺汤

方药组成：冬桑叶、生石膏、胡麻仁、枇杷叶各 10 g，沙参、杏仁各 15 g，麦冬、阿胶各 12 g，甘草 5 g。功效：清燥救肺，润气止咳；主治：肺痨合并咯血，用法：1 日 1 剂，1 日 2 次，水煎服。每 6 剂为 1 个疗程。随证加减：肺热炽盛型治拟清热解毒、凉血止血，上方加大青叶、赤芍、牡丹皮各 10 g，生地黄、侧柏叶各 12 g，板蓝根、白及各 15 g；肝火灼肺型治拟清肝泻肺、凉血止血，上方加桑白皮、地骨皮各 12 g，生栀子、茜草、石决明各 10 g，白及 15 g；阴虚肺燥型治拟滋阴润肺、宁络止血。上方去石膏、桑叶，加白及、青蒿各 12 g，鳖甲、生地黄、牡丹皮各 10 g，赤芍 6 g，白茅根 15 g；气血亏虚型治拟补气摄血，上方去石膏、桑叶，加仙鹤草、黄芪各 12 g，茯苓 10 g，大枣 5 枚，白及 15 g。

（三）培土生金汤

方药组成：党参、山药、薏苡仁、白术各 30 g，茯苓、砂仁各 15 g，莲米 10 g、甘草 6 g、大枣 3 枚；功效：健脾益气，行气散结。主治：肺痨后期脾胃亏虚之重症肺结核；用法：煎汤温服，每日 1 剂，10 剂为 1 疗程。方药体会：重型肺结核，一般发生于结核病中后期。临床除患者有原发疾病外，尚伴有胃脘痛、腹痛、泄泻、呕吐、食欲不振等病证，且多见于年幼及年老体弱多病患者，或结核病失治、误治、复治患者。发病原因主要为不规范或大剂量应用抗痨、抗菌药物等，过寒过凉损伤脾胃功能，脾失健运，肺气不足。盖脾胃为后天之本，气血生化之源，为肺金之母。脾胃虚弱，脾失健运则出现消瘦、纳差、便溏泄泻，甚则乏力，少气懒言、耳鸣、心悸、自汗、脉弱等病症；正虚邪盛则机体抗病力下降，诸病皆起且经久不愈。笔者在临证时对重型肺结核施以健脾培土为主，拟培土生金汤，使脾胃健运，气血充盛，提高机体免疫力，调动机体抗病力，从而“正足邪自去”。同时随证加减，应用时每每顾护脾胃，使之补而不燥，滋而不腻，促进病灶吸收和康复。

（四）巴蜡丸

组成：巴豆、黄蜡各等量。功效：抗痨杀虫。主治：多耐药结核病，及肺结核空洞伴咯血者。制法：巴豆（去皮取仁）、黄蜡各100 g。将黄蜡置锅内用文火熔化，将巴豆仁入已熔化的黄蜡液中用文火炸约1 min（时间不可过长，否则失去药力），巴豆仁微黄即将锅离火，滤出黄蜡溶液（此液有毒，不可再用），迅速将巴豆仁倒于木板上摊开，并不时搅动，勿使巴豆仁互相黏结，待巴豆仁上之黄蜡凝后收起备用。服用方法：每日晨起以温开水送服7粒，每日1次，服药时将巴豆仁囫囵吞下，不可嚼烂。加减：若辨证属阴虚火旺，灼伤血络，治以养阴润肺，凉血止血。加用百合固金汤化裁：生地黄、熟地黄、白芍、川贝母、仙鹤草、茜草各10 g，麦冬、百合、白及各15 g。水煎服，每日1剂，分2次服。2周后咯血渐减，2个月后咯血已愈。上方去白及、仙鹤草、茜草，加当归10 g、山药12 g，改为丸药，每次9 g，每日2次。服8个月，疗程1年半。若辨证为属肾阴亏虚，虚火犯络，治以滋阴补肾，凉血止血。加用六味地黄丸加味：熟地黄25 g，山药、山茱萸各20 g，牡丹皮、白茅根各15 g，泽泻、茯苓、杜仲、小蓟各10 g，墨旱莲12 g等。

（五）月华丸

方药组成：天冬、麦冬各15 g，生地黄20 g，熟地黄、山药各30 g，百部、沙参、川贝母、白菊花、桑叶各10 g，茯苓9 g，阿胶3 g，三七5 g。功效：滋阴清热，抗痨杀虫。主治：肺痨之肺阴亏损症，用法：每日1剂，水煎，早晚2次温服。临床加减：咳血加三七、仙鹤草、白及、白茅根、血余炭等；纳差加谷麦芽、白术、焦山药、焦山楂等以健脾助消化；骨蒸潮热明显时常合柴胡清骨散、黄芪鳖甲散等。

（六）保肺丸

方药组成：土鳖虫、紫河车各120 g，百部180 g，制何首乌、白及各450 g共碾粉末。另以生地榆、葎草、黄精各180 g，煎取浓汁泛丸烘干或晒干，功效：培金补土，抗痨杀虫。主治：肺结核病之痨瘵，用法：每服9 g，每日2～3次，在临床中遇长期发热青配合“地榆葎草汤”（由生地榆、怀山药各30 g，青蒿子、葎草各20 g，百部15 g，甘草6 g组成，每日1剂，水煎服）。如属顽固性肺结核或空洞，配合“外敷肺痨膏”（由干蟾皮、壁虎、乳香、没药、蜈蚣共粉碎，搅入市售之外科黑膏药内，用软猪皮废角料做成膏药备用，用时微火烘软，敷在肺俞、膻中等穴，3日一换）；加减：肺结核属厚壁空洞型，常加用生黄芪、生白术、炙黄精、生地黄、山药、牡丹皮、土鳖虫等。

（七）资生汤

方药组成：生山药30 g，玄参、白术各15 g，牛蒡子10 g，鸡内金6 g；功效：滋阴清热，佐补肺肾；主治：治痨瘵羸弱已甚，饮食减少，喘促咳嗽，身热脉虚数者。亦治女子血枯不月。用法：每日1剂，水煎，早晚2次温服。加减：热甚者，加生地黄20 g。

（八）十全育真汤

方药组成：党参、黄芪、山药、玄参、龙骨、牡蛎各30 g，丹参15 g，三棱、莪术各6 g。功效：健脾益肺，行气化瘀；主治：气阴两虚，瘀血阻络之痨瘵；用法：每日1剂，早晚2次服。加减：气虚甚者，去三棱、莪术，加鸡内金；喘者倍山药，加牛蒡子；汗多者，以白术易黄芪，倍龙骨、牡蛎，加山茱萸、白芍。

（九）十全大补汤加减

党参、茯苓、百合各15 g，黄芪、熟地黄、生地黄、薏苡仁各20 g，白术、玄参、麦冬、山药、山茱萸、白芍、（竹沥）半夏各 10 g，川贝母、陈皮各 6 g，炙甘草 3 g；功效：大补气阴、止咳化痰；主治：气阴两虚之肺痨；用法：每日 1 剂，早晚两次煎服；加减：肺阴虚甚者加百合、川贝母清心滋阴润肺，肾阴虚者，则多加生地黄凉血滋阴，山药补气养阴，墨旱莲、女贞子等药都归肝肾两经，肝肾同源，亦是补肾阴良药；热甚加栀子、连翘以清热泻火；咳嗽、咳痰较剧者，可用瓜蒌、紫菀、杏仁之品止咳平喘，竹沥、半夏、陈皮燥湿化痰；伴有畏寒怕冷者，可加用黄芪、桂枝等温阳补气之药，以鼓动全身阳气；盗汗者可加浮小麦、麻黄根、（煅）牡蛎等以敛营止汗，自汗者用麦冬、五味子合方中人参取生脉散之意，以益肺养阴，并收敛耗散之肺气；对于“大骨枯槁，大肉陷下”的久病患者，应注意顾护全身津液，常加用玄参、麦冬等滋养全身津液。

（十）李凫坚治肺结核盗汗经验方

生黄芪、北沙参、生地黄各 12 g，防风、麦冬、玄参、瘪桃干各 10 g，浮小麦 20 g，北五味子 6 g，炙甘草 3 g。功效：益气健脾，滋阴清肺。主治：肺结核之阴虚盗汗；用法：每日 1 剂，早晚 2 次煎服；加减：对于汗出较多阳虚者，可加煅龙骨、牡蛎收敛元气，镇惊安神，固涩敛汗。气虚较著者，加生晒参或太子参补益元气，阴虚火旺者加黄连、地骨皮、银柴胡等清退虚热，咯血者加仙鹤草、墨旱莲等清热凉血。因虚火内扰，久则灼伤肾阴，导致虚阳外越，故见失眠、盗汗，而盗汗失眠又更加重肾阴的损伤，故可再加制黄精、山药滋养肾阴以固本培元。

第十节　原发性支气管肺癌

原发性支气管肺癌（primary bronchogenic carcinoma）简称肺癌（lung cancer），为起源于支气管黏膜或腺体的恶性肿瘤。肺癌发病率为肿瘤的首位，并由于早期诊断不足致使预后差。目前随着诊断方法进步、新化疗药物以及靶向治疗药物的出现，规范有序的诊断、分期，以及根据肺癌生物学行为进行多学科治疗的进步，生存率有所提高。然而，要想大幅度提高生存率，仍有赖于早期诊断和规范治疗。

一、诊断标准

肺癌的诊断除应具备典型的症状和体征外，还需进行必要的辅助检查，包括影像学检查、实验室检查、支气管镜检查等，细胞学和病理学检查是确诊肺癌的必要手段。表 2－7 为肺癌的临床分期诊断标准。

表 2－7　　第八版肺癌 TNM 分期

原发肺癌（T）	
T_x：	未发现原发肿瘤，或者通过痰细胞学或支气管灌洗发现癌细胞，但影像学及支气管镜无法发现。
T_0：	无原发肿瘤的证据。
Tis：	原位癌。
T_1：	肿瘤最大径≤3 cm，周围包绕肺组织及脏层胸膜，支气管镜见肿瘤侵及叶支气管，未侵及主支气管。
T_{1a}（mi）：	微浸润腺癌（minimally invasive adenocarcinoma，MIA）；[a]
T_{1a}：	肿瘤最大径≤1 cm；[b]
T_{1b}：	肿瘤最大径>1 cm，≤2 cm；
T_{1c}：	肿瘤最大径>2 cm，≤3 cm；
T_2：	肿瘤最大径>3 cm，≤5 cm；侵犯主支气管（不常见的表浅扩散型肿瘤，不论体积大小，侵犯限于支气管壁时，虽可能侵犯主支气管，仍为 T_1），但未侵及隆突；侵及脏层胸膜；有阻塞性肺炎或者部分或全肺肺不张。符合以上任何一个条件即归为 T_2。
T_{2a}：	肿瘤最大径>3 cm，≤4 cm；

续表

原发肺癌（T）	
T_{2b}：	肿瘤最大径>4 cm，≤5 cm；
T_3：	肿瘤最大径>5 cm，≤7 cm，直接侵犯以下任何一个器官，包括：胸壁（包含肺上沟瘤）、膈神经、心包；同一肺叶出现孤立性癌结节。符合以上任何一个条件即归为 T3；
T_4：	肿瘤最大径>7 cm；无论大小，侵及以下任何一个器官，包括：纵隔、心脏、大血管、隆突、喉返神经、主气管、食管、椎体、膈肌；同侧不同肺叶内孤立癌结节。
区域淋巴结（N）	
N_x：	区域淋巴结无法评估。
N_0：	无区域淋巴结转移。
N_1：	同侧支气管周围及（或）同侧肺门淋巴结以及肺内淋巴结有转移，包括直接侵犯而累及的。
N_2：	同侧纵隔内及（或）隆突下淋巴结转移。
N_3：	对侧纵隔、对侧肺门、同侧或对侧前斜角肌及锁骨上淋巴结转移。
远处转移（M）	
M_0：	无远处转移。
M_1：	远处转移。
M_{1a}：	局限于胸腔内，包括胸膜播散（恶性胸腔积液、心包积液或胸膜结节）以及对侧肺叶出现癌结节（许多肺癌胸腔积液是由肿瘤引起的，少数患者胸液多次细胞学检查阴性，既不是血性也不是渗液，如果各种因素和临床判断认为渗液和肿瘤无关，那么不应该把胸腔积液纳入分期因素）。[c]
M_{1b}：	远处器官单发转移灶为 M_{1b}。[d]
M_{1c}：	多个或单个器官多处转移为 M_{1c}。

a：单发结节，肿瘤直径≤3 cm，贴壁生长为主，病灶中任何一个浸润灶的最大直径≤5 cm。

b：任何大小的非常见浅表肿瘤，只要局限于支气管壁，即使累及主气管，也定义为 T_{1a}。

c：大部分肺癌患者胸腔积液或者心包积液是由肿瘤所引起的，但是如果胸腔积液多次细胞学未能找到癌细胞，胸腔积液又是非血性和非渗出的，临床判断胸腔积液和肿瘤无关，属于 M_0。

d：具有这些特点的 T_2 肿瘤，如果≤4 cm 或者直径不能确定的属于 T_{1a}，如果>4 cm，≤5 cm 属于 T_{2b}。

二、西医治疗

（一）治疗原则

晚期肺癌应采用以全身治疗为主的综合治疗，根据患者的病理类型、分子遗传学特征以及患者的机体状态制定个体化的治疗策略，以期最大限度地延长患者生存时间、控制疾病进展程度、提高生活质量。

（二）内科治疗

1. 晚期 NSCLC 的化疗

（1）一线化疗：在我国，长春瑞滨、吉西他滨、多西他赛、紫杉醇联合铂类是最常见的含铂两药联合化疗方案。目前可用于晚期 NSCLC 一线化疗的药物如表 2－8 所示。

（2）维持治疗：对一线化疗达到疾病控制完全缓解（complete remission，CR）＋部分缓解（partial remission，PR）＋稳定（stable disease，SD）的晚期 NSCLC 患者，可选择维持治疗。按照是否沿用一线化疗方案

表 2－8 常用的非小细胞肺癌一线化疗方案

化疗方案	剂量/(mg/m²)	用药时间	时间及周期
NP：长春瑞滨	25	d1、d8	q21d×4～6
顺铂	80	d1	
TP：紫杉醇	135～175	d1	q21d×4～6
顺铂	75	d1	
或卡铂	曲线下面积＝5～6	d1	
GP：吉西他滨	1，250	d1、d8	q21d×4～6
顺铂	75	d1	
或卡铂	曲线下面积＝5～6	d1	
DP：多西他赛	75	d1	q21d×4～6
顺铂	75	d1	
或卡铂	曲线下面积＝5～6	d1	
PC：培美曲塞	500	d1	q21d×4～6
顺铂	75	d1	
卡铂	曲线下面积＝5～6	d1	
SP：替吉奥	40 mg/m² po bid	d1～d21	q35d×6
顺铂	60	d8	

中的药物，将维持治疗分为同药维持治疗和换药维持治疗两种方式。

（3）二线/三线化疗：二线化疗可选择的化疗药物包括多西他赛和用于非鳞癌 NSCLC 的培美曲塞。三线治疗可参加临床试验或给予最佳支持治疗。

2. 广泛期 SCLC 的化疗：化疗是广泛期 SCLC 最主要的治疗手段，是广泛期 SCLC 患者的一线标准治疗。目前常用的 SCLC 化疗方案如表 2－9 所示。

表 2－9 常用的小细胞肺癌一线化疗方案

化疗方案	剂量/(mg/m²)	用药时间	时间及周期
EP：依托泊苷	100	d1～d3	q21d×4～6
顺铂	80	d1	
或卡铂	曲线下面积＝5～6	d1	
或依托泊苷	120	d1～d3	q21d×4～6
顺铂	60	d1	
IP：伊立替康	60	d1、d8、d15	q28d×4～6
顺铂	60	d1	
或伊立替康	65	d1、d8	q21d×4～6
顺铂	30	d1、d8	
或伊立替康	50	d1、d8、d15	q28d×4～6
卡铂	曲线下面积＝5～6	d1	

3. 抗血管生成药物治疗：

（1）重组人血管内皮抑制素（rh-endostatin，恩度）：Ⅲ期临床试验的结果显示，在长春瑞滨联合顺铂方案一线化疗的基础上联合恩度，能显著延长晚期 NSCLC 患者的有效率和中位至疾病进展时间（time to progression，TTP），两组之间毒副反应无显著差异。2006 年 7 月 24 日 CFDA 批准恩度与化疗联合用于治疗Ⅲ期/Ⅳ期 NSCLC 患者。

（2）贝伐珠单抗（Bevacizumab）：ECOG 4599 研究和 BEYOND 研究的结果均显示，在紫杉醇联合卡铂方案一线化疗的基础上，联合贝伐珠单抗化疗之后再用贝伐珠单抗进行维持治疗，能显著延长晚期非鳞癌 NSCLC 的 OS 和 PFS。AVAPERL 研究结果显示，培美曲塞联合顺铂和贝伐珠单抗化疗 4 个周期后用培美曲塞联合贝伐珠单抗两药维持较贝伐珠单抗单药维持更能明显延长 PFS。2015 年 7 月 9 日 CFDA 批准贝伐珠单抗联合卡铂和紫杉醇用于不可切除的晚期、转移性或复发性非鳞癌 NSCLC 患者的一线治疗。

4. EGFR-TKIs：EGFR 是目前肺癌研究最充分的分子靶点。肺癌患者 EGFR 基因突变率在白种人群约为 17%，PIONEER 研究显示在亚裔和我国人群分别为 51.4%和 50.2%。

5. ALK-TKIs：ALK 融合基因是肺癌领域发现的另一个重要的治疗靶点。在 NSCLC 患者中，ALK 融合基因阳性的发生率约为 5%。中国 NSCLC 患者 ALK 融合基因的阳性率为 3%～11%。克唑替尼是一种口服的 ALK-TKIs。2013 年 1 月 22 日 CFDA 批准克唑替尼用于 ALK 阳性晚期 NSCLC 患者的治疗。克唑替尼耐药后的治疗：对于克唑替尼治疗后进展的患者，可选择的新型 ALK-TKIs 包括色瑞替尼（Ceritinib，LDK378）和 Alecensa（Alectinib）。

6. 针对其他靶点的治疗：一项克唑替尼治疗 ROS1 基因重排阳性晚期 NSCLC 患者的研究结果显示，应用克唑替尼治疗的患者 ORR 可达 72%。针对 MET 基因的扩增或 14 号外显子跳跃性突变、RET 基因的重排、HER2 基因扩增和 BRAF 基因 V600E 突变等靶向治疗的研究正在进行中。

7. 免疫治疗：程序性死亡因子- 1（programmed death-1，PD-1）是一种负性共刺激分子，与程序性死亡因子配体（programmed death-legand 1，PD-L1）结合后诱导 T 细胞凋亡，抑制 T 细胞活化和增殖。抗 PD-1 抗体 Nivolumab（OPDIVO）和 Pembrolizumab（Key truda）与 T 细胞的 PD-1 受体结合可以阻断 PD-1 对 T 细胞的抑制作用，从而激活杀瘤效应。

三、中医临床思维

（一）中医病名及病因病机特征

原发性支气管肺癌在古代中医文献中有咳嗽、咯血、喘证、发热、息贲、痞癖、虚劳、痰饮、肺积、肺岩、肺胀、胸痛等相关病名，它们大多以所出现的症状、体征、病理性质，或病位加病理、病位加主症等予以命名。素体虚弱，或久病伤正，或年老体弱，正气亏虚，脏腑阴阳失衡，易受外邪侵犯，邪气壅滞于肺，气机不畅，气滞则血瘀，血行瘀滞结而成块；六淫邪毒过盛，正气不能御邪，邪气久留，则致脏腑气血阴阳失调，导致肺脏气滞、血瘀、痰浊、热毒等病变，久而形成结块。《类证治裁·郁证》云："七情内起之郁，始而伤气，继必及血。"《医宗必读·痰饮》云："脾土虚湿，清者难升，浊者难降，留中滞膈，淤而成痰。"癌病主要病机是痰瘀郁毒，气阴伤耗，虚实夹杂，气郁为先。病理属性总属本虚标实。肺癌之本虚以阴虚、气阴两虚多见，标实以气滞、瘀血、痰浊多见。

（二）辨病辨证及治疗特征

目前肺癌的中医证型尚没有统一标准，蒋益兰认为在诊断及治疗时不能单纯从某证型入手，而应该通过患者的主要临床表现、舌象、脉象及病程而进行综合分析，将肺癌分为气阴两虚型、气滞血瘀型、脾虚痰湿型、肺肾阴虚型。焦丽静等将肺癌分为阴虚证、气虚证、气阴两虚证、阴阳两虚证、气滞血瘀证。刘华蓉将肺癌分为痰毒内蕴型、瘀血内结型、阴虚火旺型、气阴两虚型、阴阳两虚型 5 种证型。胡小梅等通过分析 282 例非小细胞肺癌患者的中医证候信息得出以下证型：气虚血瘀型、气虚型、气虚兼痰湿型、气阴两虚型、痰湿兼血瘀型、气虚兼气滞型、血瘀型、气滞血瘀型、痰湿型、阴虚型、阳虚型、气虚痰热型。其中气虚为主的兼证居多，且单证少、复证多，复证多为虚实夹杂。陈焕朝根据肺癌的病因、病机、病理变化、临床证候的规律和特点，将肺癌分为阴虚毒热型、肺脾气虚型、气阴两虚型、肺肾两虚型4个证型。郑伟达认为癌症的主要病因是“瘀”加“毒”，瘀中有毒，毒中有瘀，瘀毒互结是“瘀毒”的本质，将肺癌分为阴虚毒热证、气阴两虚证、脾虚痰湿证、肺肾两虚证4种证型。郑心将根据多年临床经验将肺癌分为气滞血瘀型、痰湿蕴结型、热盛阴亏型、气阴两虚型、脾肺气虚型、阴阳两虚型6种证型。杨小兵等研究了207例晚期非小细胞肺癌患者中医证型分布情况，发现气虚痰湿型最多，占76.3%，其次为气阴两虚型，占9.2%，气滞血瘀型、阴虚毒热型及热毒炽盛型分别占5.8%、5.8%、2.9%。由此可见，目前肺癌在中医分型上未见统一，但肺癌的发生与痰、虚、瘀、毒密切相关，其证型错综复杂，虚实夹杂居多。

通过对肺癌的证素及药物分析结果显示，现代名老中医对肺癌的辨治特点如下：①虚实夹杂，攻补兼施。各类药物频数分析中排在前5位的为养阴药、补气药、化痰药、活血祛瘀药和清热解毒药，证实了名老中医临证治疗上亦以攻补兼施为多。方用补中益气汤合桂枝茯苓丸加减，体现了肺癌虚实夹杂的病机特点及攻补兼施的治疗原则。②以虚为本，注重补益。证素频数分析结果显示：痰、阴虚、气虚所占频率最高，药物类别分析中以补虚类药所占比例最高，体现出“正虚”在本病发生发展中的重要性。辨证属气阴两虚，治以益气养阴，通络消瘤，方用四君子汤和沙参麦冬汤。③气阴两虚，肺脾兼治。证素分析表明阴虚、气虚所占频率最高，证素作用靶点最多的为肺和脾。药物功效及具体用药频数分析均显示养阴类药和益气健脾类药居多。常用方药有紫菀汤合百合固金汤、玉屏风散合沙参麦冬汤。④重视脾胃，固护后天。从药物分析结果可以看出益气健脾和调补脾胃药物所用较多，除因肺与脾密切相关外，还与“脾为后天之本”有关，中医调补脾胃以扶正固本法辨证论治。⑤痰瘀阻络，解毒祛瘀。证素分析结果显示痰、毒邪、血瘀所占频数较高，提示本病实性病邪中又以痰、毒、瘀为主，药物分析显示化痰类药、活血祛瘀类药与清热解毒类药所占比例较高，体现名老中医临证用药亦重视痰瘀和癌毒之邪。

（三）用药选择

对肺癌的药物频率分析结果显示贝母、沙参、黄芪、茯苓、白花蛇舌草、麦冬、白术等频率较高；关联分析显示沙参与麦冬、贝母与沙参、茯苓与白术的支持度与置信度均相对较高，关联性较强。沙参、麦冬均具轻清生津、养阴化痰之效，滋而不腻；黄芪既补肺气又补脾气；贝母有润肺止咳化痰、清热散结之功，对肺癌多阴虚有热、痰瘀互结的病机最为适合。沙参、麦冬为滋阴润肺的常用药对，贝母与沙参为滋阴化痰的常用药对，茯苓与白术是健脾化痰的常用药对，同时配合白花蛇舌草和半枝莲等清热解毒，散瘀利水。全蝎、蜈蚣等虫类药，取其活血祛瘀、抗癌解毒之功。

四、名医经验

（一）周维顺经验

周维顺认为就中医而言，无外乎正气亏虚与邪毒内侵两大方面，其中正气亏虚为发病的基础。在治疗肺癌时应注重标本同治，补虚泄实，根据疾病发展的不同阶段，采用相应的治法治则。在清热解毒药物的选择方面周维顺常选用半枝莲、蛇舌草、猫人参、猫爪草、蒲公英、三叶青等具有清热解毒功效的中药为主；运用清热解毒中药的抗肿瘤作用，用药如人参、黄芪、五味子、桔梗、橘络、灵芝等。其次注重固护脾胃，临床多用茯苓、生炒米仁、炒谷麦芽、鸡内金、六神曲、焦山楂等。周维顺认为肺气亏虚始终贯穿始终，治疗上当注重补益肺气，健运脾胃，辅以调补肾脏，用药以补骨脂、益智、菟丝子、蛤蚧、冬虫夏草、石斛等为主；周维顺在肺癌的治疗上遵循以补虚为主，治标为辅的治则，根据肺癌的不同阶段有所侧重，早期以治标为主，辅以补虚；中期标本兼顾，攻补兼施；晚期补虚为主，治标为辅。在治疗过程中酌加灵芝、黄芪、生晒参、太子参、羊乳参、绞股蓝等补益药物；周维顺在患者的情志调节上常根据患者的临床症状加用玫瑰花、绿萼梅、郁金、合欢皮、柴胡等具有疏肝理气解郁功效的药物。

（二）朴炳奎经验

朴炳奎认为肺癌病机，不离肺脾；脏腑虚损，以肾为根。朴炳奎还认为烟毒是肺癌重要的致病因素。烟毒辛燥，可直损肺络，耗气伤阴。烟毒入络，气血瘀滞，败坏络体。烟毒损络，痰瘀阻络则肺胀、喘满，毒瘀化火，灼伤血络则咳嗽咯血；晚期正气衰惫，毒随络流，移至他脏，则变证丛生。朴炳奎认为肺癌的发病机制中，痰瘀既是邪毒侵肺、脏腑功能失调的病理产物，又是导致正气内虚、邪毒之交结成块的致病因素。本病的瘀、痰、毒 3 种病理因素之间常常相互兼杂，相互影响。朴炳奎认为，肺癌早期病在肺脾，这一阶段多选用滋肺阴补脾气功效的药物为基本方，如沙参、麦冬、白术、山药、薏苡仁、黄芪、茯苓等。可在上方中加入豆蔻、砂仁等芳香醒脾之药，既助脾之运化，又符合脾喜燥恶湿的特性。晚期多为肺、脾、肾虚，根据金水相生的治则，可加用女贞子、枸杞子、五味子、菟丝子、益智、肉桂等益肾温阳之药。中医药治疗肺癌的特色并不在于直接攻伐肿瘤，扶正与解毒抗癌并非矛盾，“养正积自除”，殊途同归。

（三）张学文经验

张学文把肺癌分 5 个方面辨证论治。①气阴亏虚：临床表现为咳嗽气短，咳声低怯，咯白色泡沫痰，胸闷气憋，乏力，口干少饮，舌质红苔薄白，脉沉细弱。治以补益气阴、清肺解毒为法。方用康泰汤加减。②热毒内蕴：临床表现为咳嗽，胸痛，痰黄或带血，甚或咯血，心烦寐差，发热，口渴，大便干结，舌质红、苔黄，脉细数或数大。治当养阴清热、解毒散结，用康泰汤合清热解毒之五味消毒饮加减。③痰浊内阻：临床表现为痰凝气滞而见咳嗽痰多、气急胸闷、纳呆、大便溏薄；舌质淡胖苔白腻，脉滑或濡滑。治以行气祛痰，健脾燥湿为法。方用康泰汤合二陈汤加减。④毒瘀互结：临床表现为咳嗽，胸憋闷，胸痛如锥刺，痰血色暗，口唇发绀，皮下痰核，舌暗有瘀斑，脉弦细或涩。治当活血化瘀、解毒散结，用康泰汤合桃红四物汤加蜈蚣、乌梢蛇。⑤阴阳两虚：临床表现为肾阳虚衰而见咳嗽、口干、少饮、腰酸膝软、夜尿频、畏寒肢冷、气急，动则喘促、呼多吸少、张口抬肩；舌质淡红苔薄白，脉沉细无力。治以益气扶正、温肾纳气，用康泰汤合右归丸汤加减。

（四）周仲瑛经验

周仲瑛从长期临床实践中总结出肺癌的病理因素是痰、瘀、郁、毒，正虚为其病理基础。癌毒是在脏腑功能失调、气血阴阳紊乱，或者痰、瘀、湿、热等病理因素蓄积到一定程度产生的，癌毒与痰、瘀、热、湿等病邪是相互化生的并列关系。早期正气尚可，邪气尚浅，以标实为主，随着病情进展，邪气较盛，正气渐虚，虚实兼夹，后期正气溃败，以本虚为主。标实之证以癌毒、痰浊、瘀血、郁热四者为主，本虚之证以气阴两虚为主。手术伤人元气，术后正虚较显，放疗、化疗等易伤阴耗气。周仲瑛认为肺癌的治法分为以下 6 个方面：①邪正消长，分期论治；②抗癌祛毒，贯穿始终，祛毒之法，各有不同；③消散癌肿，化痰消瘀；④益气养阴，分清主次；⑤癌毒走注，脏腑受累；⑥时刻谨记，调护脾胃。

（五）郁仁存经验

郁仁存认为非小细胞肺癌多因正气亏虚，邪毒入侵，气机不利，气血痰毒搏结而成，故临床治疗时强调在辨证论治的基础上，结合临床分期、病理类型等处方用药，并将非小细胞肺癌大致分为以下几个类型。①阴虚毒热型：治以养阴清热，解毒散结。常用药物：南沙参、北沙参、生地黄、麦冬等。②痰湿蕴肺型：常以健脾化痰，解毒清肺为法，方用二陈汤加苍术、制南星等治之。③气滞毒瘀型：常见于中晚期患者，治以理气化滞，活血解毒。常用药物：枳壳、桔梗、降香等。④肺肾两虚型：多见于晚期患者，治以温肾健脾，益气解毒。常用药物：生黄芪、党参、茯苓、炒白术等。

（六）徐经世经验

徐经世认为脾胃虚弱对肺癌的病机变化具有重要影响。肺癌的主要病机是虚，但常因虚致实，致虚实夹杂。指出在肺癌治疗中应用培土生金法既能扶助正气，促进气血化生，又能健脾化痰，起到祛邪作用。常用的培土生金药物，首推六君：人参、白术、茯苓、炙甘草、陈皮、半夏。徐经世认为气阴亏虚是肺癌的基础病机，特别是肺癌晚期、放化疗术后的患者，治疗应以益气养阴为大法。临床常用的益气养阴药包括百合、麦冬、南沙参、黄芪、太子参、炙甘草、当归、玉竹等。徐经世认为肺脏病变与脾、肝、肾三脏关系密切，需进一步分析肝、肾两脏对本病的影响。徐经世治疗肝部症状明显者，运用滋阴养肝之法，常用药物包括生地黄、北沙参、白芍、枸杞子，常用一贯煎合芍药甘草汤；在肺癌治疗过程中，一方面要益气养肺阴，另一方面要酌情选用补益肾气、滋养肾阴之品，方选六味地黄丸加减，常用药物为黄精、山茱萸、熟地黄、北沙参、茯苓、墨旱莲、石斛等。徐经世认为治疗肺癌用药宜轻灵，一般用量不宜过大，慎用辛散、酸敛或重浊之剂，以防辛散太过致肺气不降，酸敛太过致邪气恋肺，引起其他病变；治疗肺癌应在扶正的同时注意宣散外邪，做到内虚与外感同治，而不能单纯补虚扶弱，导致外邪留恋，加重病情；治疗肺病所用药物药性不能过偏过峻，应选择和缓之药。

（七）吴显文经验

吴显文认为，肺癌以正虚为本，加之手术更易伤正，经过手术治疗的患者常出现气血不足、肺气亏耗、脾胃虚弱的表现，治应扶正固本、益气补血、补肺益肾、健脾和胃。吴显文将肺癌术后分以下 4 个阶段治疗。①术后第一阶段以扶正为主：肺癌的形成首先与正虚相关，正虚是肿瘤发病的根本，正气内虚，津液输布障碍，水液停滞，聚而为痰，血行瘀阻，终致邪毒痰瘀胶结，日久形成肿瘤。在此阶段常选用四君子汤、参苓白术散、八珍汤、补中益气汤、人参养荣汤等补益方剂作为基础方，常选用党参、人参、白术、茯苓、黄芪、黄精、山药、牛膝等药物。②术后辅助治疗期间以减毒增效为主：放疗、化疗期间，吴显文习惯将部分中药由炙用改为生用，如黄芪、白术、甘草等，亦可一定程度上起到清热解毒之效。③长期治疗以综合治疗为主：给予综合治疗，需辨别邪正盛衰、气血强弱，注重调理脾胃、调畅气机、保护肝肾功能。常使用白花蛇舌草、半枝莲、半边莲、南方红豆杉、山慈菇等。④晚期以改善生存质量为旨：此阶段邪气盛，正气虚，切不可单纯追求肿瘤缩小，治疗应以改善生存质量为旨，选方用药时多首选固护脾胃之方药。如以四君子汤、参苓白术散、旋覆代赭汤。

（八）黄立中经验

黄立中治疗肺癌咯血经验包括以下 3 点。①病因多责之于气、火：肺癌咯血之病因病机，历代医家多有探索，主要责之于气、火，却不止于气、火，血虚、血瘀、阳虚亦能导致咯血。②治疗宜调气降火，明辨虚实：肺癌咯血应从气、火论治，首当调气降火，明辨虚实，辅以滋阴养血、祛瘀生血、温阳健脾。气逆咯血者用枇杷叶、桑白皮、贝母、石膏、连翘清肺降逆，陈皮、法半夏、鸡内金降逆和胃，香附、郁金、枳壳、柴胡疏肝柔肝；属虚者须补气养血，药如人参、党参、黄芪、当归、补骨脂、菟丝子，呼多吸少者予沉香、蛤蚧、五味子补肺助肾纳气；气虚咯血者擅用参类药物，如人参、太子参、党参、北沙参、玄参、丹参；肝火旺咯血者用栀子、黄芩清肝降火，郁金、香附疏肝理气，桑白皮、葶苈子、枇杷叶、郁金、枳壳降气行气，石膏、知母、金银花、芩连之类直折其火。阴虚咯血者用桑白皮、知母、生地黄、墨旱莲、麦冬、北沙参等。③临证应标本兼治，中西结合：肺癌大咯血者应急治其标，中西医结合，取长补短。

五、名方推荐

（一）三仁汤加减

苦杏仁、薏苡仁、苍术、茯苓、半边莲、白花蛇舌草、猫爪草各 15 g，豆蔻、淡竹叶、佩兰、紫苏梗各 12 g，半夏、厚朴、桃仁、土鳖虫各 9 g，南方红豆杉 6 g。功效：宣畅气机，清利湿热活血，主治：气滞湿阻，化热夹瘀证。用法：每日 1 剂，水煎，分 2 次服。加减：伴有气虚则加太子参、党参、黄芪、白术、绞股蓝补益肺脾肾；咳嗽气急则加苦杏仁、贝母、枇杷叶以宣肺平喘；脘腹胀满加陈皮、佛手、香附理气调中；胃纳不佳加炒鸡内金、炒稻芽、炒麦芽、六神曲健脾消食；心悸心烦加丹参、麦冬、五味子除烦定志；失眠寐差加酸枣仁、柏子仁、合欢皮养心安神；头晕头痛加天麻、钩藤、僵蚕、蛇六谷化痰通络；手脚发麻加川芎、红花、鸡血藤活血通经；小便淋沥加滑石、车前子、瞿麦、萹蓄利尿通淋；热重于湿者加茵陈、栀子、连翘、金钱草清热利湿等。

（二）康泰汤加减

黄芪 30 g，西洋参 6 g，沙参、瓜蒌、薏苡仁、焦山楂、焦麦芽、焦神曲各 15 g，无花果、灵芝、郁金、乌梢蛇、白花蛇舌草、天冬、浙贝母各 12 g，蜈蚣 1 条，橘红、法半夏、生甘草各 10 g。功效：

解毒化瘀，润肺化痰，主治：毒瘀内聚，肺窍失养证。用法：每日 1 剂，水煎，分 2 次服。每日用药渣加水煎煮后泡脚 1～2 次。加减：咯血不止，加白及、黄芩、仙鹤草、茜草根、三七以凉血止血；低热盗汗加地骨皮、栀子、牡丹皮以育阴清热敛汗；大便干结加大黄、火麻仁以润燥通便。

（三）参芪地黄汤合千金苇茎汤加减

生黄芪、芦根、鸡内金、生麦芽各 30 g，党参、炒白术、黄精、金荞麦、生薏苡仁、鳖甲、重楼、赭石各 15 g，熟地黄、山茱萸、桔梗、贝母、杏仁、僵蚕、鼠妇、炮山甲、生甘草各 10 g，桃仁 8 g，全蝎 5 g。功效：补益肺肾，清热化痰，解毒抗癌，主治：肺肾两虚，兼痰热蕴肺证。用法：每 2 日 1 剂口服，水煎，每日 2 次，每次 60～70 mL。加减：解毒抗癌，酌加白花蛇舌草、露蜂房、土茯苓、半枝莲、败酱草、鱼腥草、紫草根等；软坚散结，酌加龟甲、炮山甲、贝母、浮海石等；祛瘀生新，以生蒲黄、血余炭、白芷、露蜂房联用。

（四）青蒿鳖甲汤合自拟肺癌方加减

知母、青蒿、牡丹皮、浙贝母、莪术、夏枯草、地骨皮、秦艽、石斛、炒枳壳、紫苏、清半夏、女贞子各 10 g，鳖甲、猪苓、茯苓、桑寄生各 15 g，川芎 8 g，砂仁、白蔻仁各 5 g。功效：清退虚热、健脾化湿，主治：阴虚肺热，脾虚湿蕴证。用法：每日 1 剂，水煎，分 2 次服。加减：细辛和五味子开合并用，治疗咳嗽；虎杖和鸡血藤联用，增加放疗敏感性，升白细胞；仙鹤草和桔梗联用，治疗腹泻；葶苈子和大枣联用，治疗癌性胸水；白及和仙鹤草联用，治疗咯血；黄连和吴茱萸联用，治疗化疗后恶心；砂仁和白蔻仁联用，治疗化疗后食欲不振。

（五）千金苇茎汤加味

芦根、生薏苡仁、冬瓜子、藕节、炙百合各 30 g，桃仁、橘红、姜半夏、茯苓、枳实、竹茹各 15 g，黄连 6 g。功效：清热化痰，凉血止血，主治：痰热壅肺，热灼血络证。用法：每日 1 剂，水煎，分 2 次服。加减：若胸闷尤甚、咳嗽、痰多，苔黄厚腻者，治疗则配伍黄连温胆汤合半夏泻心汤；若胸痛尤甚，脉弦急者配伍小柴胡汤合桂枝芍药龙牡汤，并配伍郁金、延胡索；若合并胸水，表现为胸胁胀满、气喘、咳唾引痛者，常配伍葶苈大枣泻肺汤、五苓散及花椒、车前子等；若咯血者，常配伍藕节、荷叶；若脾虚湿盛，表现为纳呆、浮肿、腹胀、食后尤甚，乏力、痰多者，常合用香砂六君子汤、五苓散等。

（六）甘草泻心汤加减

甘草、白豆蔻、鸡内金、淫羊藿各 30 g，清半夏、党参、砂仁、炒苍术、陈皮、焦山楂、焦麦芽、焦神曲各 15 g，茯苓、黄芪、鸡血藤各 50 g，黄芩、干姜各 12 g，川黄连、三七粉各 6 g，生姜 3 片，大枣 6 枚。功效：辛开苦降，调脾和胃，主治：气血亏虚，气营两伤证。用法：每日 1 剂，水煎 500 mL，分 3 次温服。加减：痰瘀重者，常选用清半夏、陈皮、制南星、贝母、川贝母、桔梗、竹茹、大黄、大蜈蚣粉等药物，以消痰散结、解毒祛瘀；胸腔积液者合用葶苈大枣泻肺汤，配合控涎丹，即醋甘遂、醋大戟、炒白芥子各 30 g，打粉装 0 号胶囊，每次 1 粒，每日 3 次，饭后半小时米汤或面汤送服，以行水消痰、攻逐水饮；咳血者常以蒲黄炭、茜草炭、白及、降香、仙鹤草、三七粉等止血药物临证加减。

（七）益肺化积汤合血府逐瘀汤加减

石见穿、茯苓、夏枯草、仙鹤草各 30 g，泽漆、清半夏、荷梗、当归尾、川牛膝、赤芍、北柴胡各 15 g，生晒参、黄芩、桂枝、炙甘草各 6 g，炒枳壳 12 g，黄芪 20 g，莪术 10 g。功效：利水化痰，活血祛瘀，主治：痰瘀互阻证。用法：每日 1 剂，水煎，分 2 次服。加减：阴虚内热者，可酌加生地黄、玄参、知母、黄柏等；气阴两虚者，可酌加北沙参、麦冬、天冬、五味子等；肺脾两虚者，可酌加白术、山药、百合等；肾阳不足者，酌加附子、肉桂、鹿角霜、淫羊藿等；多发转移者，可酌加钩藤、夏枯草、金蝉花、龙骨、牡蛎等熄风药。

（八）朱良春经验方

北沙参、瓦楞子、珠儿参各 20 g，百合 30 g，合欢皮、十大功劳叶、黄精、玉竹、徐长卿、八月札

15 g，凤凰衣 10 g，玉蝴蝶 8 g，甘草 6 g。功效：益气养阴，和胃安中，主治：肺癌术后并发症，属气阴两虚，肝胃失和者。用法：每日 1 剂，水煎，分 2 次服。

（九）四君子汤合沙参麦冬汤加减

生黄芪、北沙参、八月札、瓜蒌皮、山慈菇、山药、淫羊藿各 15 g，生白术、象贝母、枳实、山茱萸、女贞子各 9 g，天冬、枸杞子、生山楂各 12 g，生薏苡仁、石上柏、石见穿、白花蛇舌草各 30 g，甘草 6 g。功效：益气养阴，解毒散结，主治：气阴两虚，痰毒瘀结证。用法：每日 1 剂，水煎，分 2 次服。加减：盗汗加麦冬，眩晕、皮肤干燥瘙痒加墨旱莲、女贞子，夜寐欠安加合欢皮、五味子、莲子心等。

（十）薯蓣丸加减

生晒参、白术、茯苓、当归、川芎、白芍、麦冬、阿胶、杏仁、豆卷、干姜、山茱萸、车前子、益智、乌药、陈皮各 10 g，生甘草、桔梗各 5 g，熟地黄、柴胡、防风、泽泻、猪苓各 15 g，山药、大枣、黄芪各 20 g。功效：扶正祛邪，主治：肺、脾、肾亏损，气血阴阳俱不足之证，并且外感风邪。用法：每日 1 剂，水煎，分 2 次服。配以补肾行水之品，攻补兼施，故获良效。

（十一）清肺解毒汤合消瘰丸、泻白散加减

龙葵、蛇莓各 6 g，白英、白花蛇舌草、半边莲、贝母、太子参各 15 g，桑白皮、鲜石斛（先煎）各 12 g，生牡蛎（先煎）、生白术各 30 g，干蟾皮 3 g，玄参 9 g，地骨皮 25 g。功效：清热解毒、消痰散结、滋阴润燥、抗癌消积，主治：热毒阻肺证。用法：每日 1 剂，水煎，分 2 次服。

（十二）韩树人自拟方

太子参、麦冬、生黄芪各 15 g，生地黄、玄参各 12 g，当归、山慈菇、贝母、白术各 10 g，白花蛇舌草、牡蛎各 30 g，陈皮、炙甘草各 5 g。功效：扶正祛邪，主治：气阴不足，心神失养，痰瘀热毒伏肺。用法：每日 1 剂，水煎，分 2 次服。

第十一节 肺间质纤维化

肺间质纤维化（IPF）是一种病因不明，慢性进行性纤维化性间质性肺炎，病变局限在肺脏，好发于中老年男性人群，主要表现为进行性加重的呼吸困难，伴限制性通气功能障碍和气体交换障碍，导致低氧血症，甚至呼吸衰竭，预后差，其肺组织学和胸部高分辨率 CT（HRCT）表现为普通型间质性肺炎（UIP）。

一、诊断标准

（一）临床表现

发病年龄多在中年及以上，男性多于女性。起病隐匿，主要表现为干咳、进行性呼吸困难，活动后明显。大多数患者双下肺可闻及吸气末爆裂音（velcro 啰音），超过半数可见杵状指（趾）。终末期可出现发绀、肺动脉高压、肺心病和右心功能不全的征象。

（二）胸部 HRCT

胸部 HRCT 是诊断 IPF 的必要手段。UIP 的胸部 HRCT 特征性表现为胸膜下、基底部分布为主的网格影和蜂窝影，伴（或不伴）牵拉性支气管扩张，磨玻璃样改变不明显，其中蜂窝影是诊断确定 UIP 型的重要依据。当胸部 HRCT 显示病变呈胸膜下，基底部分布，但只有网格改变，没有蜂窝影时，为可能 UIP 型。当胸部 HRCT 示肺部病变分布特征和病变性质与上述情况不符时为非 UIP 型，如广泛肺结节、气体陷闭、非蜂窝状改变的囊状影、广泛的磨玻璃影、实变影，或沿支气管血管束为著的分布特点，均提示其他疾病。如 UIP 型改变合并胸膜异常，如胸膜斑、钙化、显著的胸腔积液时，多提示为其他疾病引起的继发性 UIP。IPF 患者可见轻度的纵隔淋巴结肿大，短轴直径通常＜1.5 cm。

（三）肺功能

主要表现为限制性通气功能障碍、弥散量降低伴低氧血症或Ⅰ型呼吸衰竭。早期静息肺功能可以正常或接近正常，但运动肺功能表现 PO_2 增加和氧分压降低。

（四）组织病理学

IPF 的特征性病理学改变是 UIP，其主要病变为纤维化，病变的程度及分布不均一。低倍显微镜下观察，同时可见有蜂窝肺改变的瘢痕纤维化区域和病变较轻甚至正常的肺组织区域。病变通常以胸膜下和间隔旁肺实质为著。炎症较为轻微，可有少量淋巴细胞和浆细胞间质浸润，伴Ⅱ型肺泡上皮细胞和细支气管上皮细胞增生。纤维化区域主要由致密的胶原纤维组成，可见分布的成纤维细胞。蜂窝肺区域由囊性纤维化的气腔组成，通常衬附着细支气管上皮细胞，腔内有黏液和炎症细胞填充。肺纤维化区域和蜂窝肺病变区域中的肺脏间质可见平滑肌增生。①排除其他已知原因的 ILD（如家庭或职业环境暴露、结缔组织病和药物毒性）；②HRCT 表现为 UIP 型（此类患者不建议行外科肺活检）；③已进行外科肺活检的患者，根据 HRCT 和外科肺活检特定的组合进行诊断。满足以上条件即可诊断。

二、西医治疗

（一）非药物治疗

1. 戒烟：大多数 IPF 患者是吸烟者，吸烟与疾病的发生具有一定的相关性，必须劝导和帮助吸烟的患者戒烟。

2. 氧疗：氧疗可以改善患者的缺氧状况。虽然没有直接证据证明氧疗可以直接影响伴有缺氧血症的 IPF 患者的预后，但从慢性阻塞性肺疾病得出的间接证据表明，长程氧疗对患者预后有显著的改善作用。推荐参照慢性阻塞性肺疾病氧疗指征，静息状态低氧血症（$PaO_2 \leqslant 55$ mmHg，1 mmHg=0.133 kPa，或 $SaO_2 \leqslant 88\%$）的 IPF 患者应该接受长程氧疗，氧疗时间>15 h/d。

3. 机械通气：对于预后不良的终末期肺纤维化患者，气管插管机械通气治疗不能降低病死率。医生应该权衡利弊，与患者及家属充分沟通。机械通气可能是极少数 IPF 患者进行肺移植之前的过渡方式。无创正压通气可能改善部分 IPF 患者的缺氧，延长生存时间。

4. 肺移植：不断发展的肺移植技术已经成为各种终末期肺疾病的主要治疗手段之一。肺移植可以改善 IPF 患者的生活质量，提高生存率，5 年生存率达 50%～56%。国内已经有多家医疗机构开展肺移植，供体捐赠与资源共享网络的逐步健全，脏器移植准入制度的建立与完善，使 IPF 患者筛选和等待肺移植的登记随访成为可能。推荐符合肺移植适应证的 IPF 患者纳入等待名单，进行移植前评估。IPF 接受肺移植的时机以及单肺或双肺移植对 IPF 患者预后的影响，需要进一步研究。

（二）药物治疗

1. 酌情使用的药物：根据近年来的随机对照临床试验的结果，结合我国临床实际情况，酌情使用下列药物。①吡非尼酮：是一种多效性的吡啶化合物，具有抗炎、抗纤维化和抗氧化特性。在动物和体外实验中，吡非尼酮能够抑制重要的促纤维化和促炎细胞因子，抑制成纤维细胞增殖和胶原沉积。吡非尼酮能够显著地延缓用力呼气肺活量下降速率，可能在一定程度上降低病死率，但副作用包括光过敏、乏力、皮疹、胃部不适和厌食。推荐轻到中度肺功能障碍的 IPF 患者应用吡非尼酮治疗。②尼达尼布：是一种多靶点络氨酸激酶抑制剂，能够抑制血小板衍化生长因子受体、血管内皮生长因子受体及成纤维细胞生长因子受体。尼达尼布能够显著地减少 IPF 患者 FVC 下降的绝对值，一定程度上缓解疾病进程，希望可为 IPF 的治疗增加选项。最常见的不良反应是腹泻，大多数病情不严重，无严重不良事件发生。推荐轻到中度肺功能障碍的 IPF 患者应用尼达尼布治疗。重度肺功能障碍的 IPF 患者服用尼达尼布治疗能否获益，以及药物服用的疗程需要进一步探讨。③抗酸药物：IPF 合并高发的胃食管反流病，其中近半数患者没有临床症状。慢性微量吸入胃食管反流是继发气道和肺脏炎症的危险因素，可能引起或加重 IPF。应用抗酸药物可能降低胃食管反流相关肺损伤的风险。虽然没有足够的证据证实抗酸药物治疗能够延缓 IPF 肺功能的下降，抗酸治疗也不能降低 IPF 患者的全因病死率或住院率。但是鉴于慢性微吸入包括胃食管反流可能的肺损伤作用，IPF 患者可以规律应用抗酸治疗。IPF 抗酸治疗的有效性和安全性以及与抗纤维化治疗药物的相互作用，需要进一步研究。④N-乙酰半胱氨酸：N-乙酰半胱氨酸能够打破黏蛋白的二硫键，降低黏液的黏稠度；高剂量（1800 mg/d）时，N-乙酰半胱氨酸在 IPF 患者体内可以转化为谷胱甘肽前体，间接提高肺脏上皮细胞衬液中谷胱甘肽水平，起到抗氧化作用。N-乙酰半胱氨酸单药治疗可以改善 IPF 患者的咳痰症状，长期服用安全性好。在临床试验中，N-乙酰半胱氨酸单药治疗，对 IPF 患者 FVC 的下降没有延缓作用，不能改善生活质量，也不能降低 IPF 急性加重频率和病死率，但对于部分 TOLLIP 基因表型的 IPF 患者，N-乙酰半胱氨酸有一定疗效。并且，N-乙酰半胱氨酸联合吡非尼酮治疗中晚期 IPF 患者优于单用吡非尼酮。对于已经应用 N-乙酰半胱氨酸单药治疗的 IPF 患者，可以维持治疗。

2. 不推荐使用的药物或治疗方案：①泼尼松、硫唑嘌呤和 N-乙酰半胱氨酸联合治疗。糖皮质激素（简称激素）联合硫唑嘌呤和 N-乙酰半胱氨酸曾经被认为是 IPF 的“标准治疗”。IPF 以肺纤维化改变为主，激素联合免疫抑制剂治疗缺乏理论依据。3 药联合治疗 IPF 患者，不能延缓疾病进展却伴有诸多的副作用，或使原有合并症如糖尿病、心脑血管疾病和骨质疏松等恶化。不推荐应用泼尼松、硫唑嘌呤和 N-乙酰半胱氨酸联合治疗稳定期的 IPF。②抗凝血药。肺纤维化形成中伴随着血管内皮的损伤，凝血系统激活、纤维蛋白沉积和纤溶异常。口服华法林治疗 IPF 有可能增加病死率、出血等副作用。对于没有合并静脉血栓栓塞症或心房颤动的 IPF 患者，不推荐长期应用抗凝药物治疗。③西地那非，是一种磷酸二酯酶 5 抑制剂，能够改善 IPF 患者的生活质量，但是不能延缓 IPF 疾病进展，也不能降低 IPF 急性加重频率或病死率，可能带来副作用和高昂的医疗花费。不推荐 IPF 患者应用西地那非治疗。④波生坦和马西替坦，是双重内皮素-A、内皮素-B 拮抗剂，用于肺动脉高压的治疗，均不能延缓 IPF 疾病进展或降低病死率。不管 IPF 患者是否合并肺动脉高压，均不推荐波生坦或马西替坦治疗。但是，合并肺动脉高压是 IPF 患者死亡的独立危险因素，由于 IPF 合并肺动脉高压的治疗研究资料有限，需要探讨选择适当的药物治疗肺动脉高压，评估其有效性和安全性。⑤伊马替尼，是一种酪氨酸激酶抑制剂，主要抑制 PDGFR，抑制肺成纤维细胞向肌成纤维细胞的分化和增殖，抑制细胞外基质的产生，发挥抗肺纤维化作用。口服伊马替尼不能延缓 IPF 疾病进展或降低病死率，可能带来副作用和高昂的医疗花费。

（三）IPF 急性加重的治疗

由于 IPF 急性加重病情严重，病死率高，虽然缺乏随机对照研究，临床上仍然应用激素冲击（甲泼尼龙 500～1000 mg/d）或高剂量激素治疗［泼尼松≥1 mg·(kg·d)］，激素的剂量、使用途径和疗程尚没有形成一致的意见。也可以联用免疫抑制剂，如环磷酰胺、环孢素等。氧疗、机械通气和对症治疗是 IPF 急性加重患者的主要治疗手段。

三、中医临床思维

（一）中医病名及病因病机特征

中医学认为肺间质纤维化属于“肺痿”范畴，病因主要为禀赋不足、外邪袭肺。禀赋精气薄弱，正气不足，易招致外邪袭肺。外邪袭肺，日久不愈，损伤肺气。《证治准绳》云：“劳伤血气，腠理虚而风邪乘之，内盛于肺也……久久不瘥，已成肺痿也。”其病机有三，一是肺气损伤，早期多为阴虚与燥热并存并互为因果，日久常损伤肺气而致气阴两虚，气阴虚损不复而伤肺气导致肺气虚冷，常呈阴虚燥热、肺气虚冷二端。二是肺气受损可及二途，一为肺卫不固，容易感受外邪而使疾病加重，进一步促进疾病进展。二为肺气虚损累及他脏，累损脾土者，脾气不运则上不能养肺而又生痰浊，累损肾者，肾之阴阳不能濡养、温煦肺脏而致肺肾两虚。三是因虚致实，痹阻肺气。肺气虚损累及他脏，一则宣降气化失司而酿生痰浊，痰浊阻塞，可及血脉而成血瘀；二则气虚而推动血液无力、阴虚而濡润血脉失用，均可导致血瘀。血脉瘀阻导致津液运行失常而生痰浊，致使痰瘀互阻而酿浊毒，稽留结积，痹阻气血，复损肺气。故由于痰浊、瘀血、气滞等因素导致的肺、脾、肾三脏功能的失和是本病的重要病机。因感受外邪的性质、体质寒热等不同，痰可分为痰热、痰湿，瘀血常兼其中。总之，本病病机为正虚络痹积损，正虚指肺肾虚损、由肺及肾；络痹指肺络痹阻；积损指痰浊、瘀血稽留及其互结成积并日益损伤正气，积损难复终致肺失所用。肺肾虚损为本，肺络痹阻、痰瘀互结为标；积损成痿、痹痿并存、虚实错杂、脏腑功能失和为其特征。

（二）辨病辨证及治疗特征

肺间质纤维化的证候有基础证和临床常见证。常见基础证有痰热证、痰浊证、血瘀证、肺气虚证、肺阴虚证、肾气虚证、肾阴虚证，基础证常常以复合形式而呈现临床常见证候。常见证候包括虚证类（肺气虚证、阴虚内热证、肺肾气虚证）、实证类（痰热壅肺证、痰浊阻肺证）、兼证类（血瘀证）等三类六证候。临床可见肺气阴两虚证、肺肾气阴两虚证，肺气阴两虚证多兼见肺气虚证、阴虚内热证之病机转化中，或气损及阴或阴虚伤气；肺肾气阴两虚证多兼见肺肾气虚证之病机转化中，辨证治疗上予以重视。证候分类虽然有虚实之别，但临床上常呈虚实兼杂。在急性加重时则以实证类为主（尤以痰热壅肺证为主），常兼有肺气虚证、肺阴虚证、气阴两虚证、肺肾气虚证等，如痰热壅肺证兼气阴两虚，痰浊阻肺证兼肺气虚证。病情稳定时则为正虚邪恋、虚实兼杂，以阴虚内热证、肺气虚证、肺肾气虚证为主，常兼有痰浊阻肺证并常有浊毒酝酿其中。瘀血常兼见各证候之中，如兼于痰热壅肺证则为痰热瘀肺证、兼于痰浊阻肺证则为兼痰瘀阻肺证、兼于肺肾气虚证则为肺肾气虚血瘀证等。

在本病的治疗方面，以扶正祛邪为大法，体现于补、润、化、消。补即补益，包括补益肺气、补养肺阴、补益气阴、补益肺肾等；润即润肺，包括凉润清燥（热）、温润助阳气，“痿为正虚”（《麻疹阐注》），“痿本虚燥，总不外清金壮水，滋养精津血液，清痰除蒸而已”（《七松岩集》），“治肺痿法，宜补宜润（《外科证治秘要》）；化即化痰、化瘀，包括清化痰热、燥湿化痰、活血化瘀；消即消积散结，常寓于活血通络化痰之中。祛邪者当分痰热、痰湿、瘀血，并注重浊毒，或清热化痰或燥湿化痰，时或佐以活血化瘀、解毒。伴痰瘀互结成积者，在活血化痰同时，佐以消积散结；扶正者当养阴润肺、补益肺气、补益肺肾。在补益肺、肾时，应顾及气阴虚损之偏。由于本病为虚实间杂，祛邪扶正以何为主则宜依病机虚实变化及程度而度。在立法遣药时应注意4点：①宣降、润肺以顺肺之宣降、喜润恶燥之生理特点；②补益同时兼顾化痰、活血通络、消积散结；③治之缓图，“肺痿成于劳伤，治之宜缓……劳伤宜补中带清……清中用补，可用小剂。忽忘勿助，若有若无，庶能奏功也”（《辨证录》）；④固护肺卫以防外邪袭肺而诱发加重。临床制方用药，不可过用辛燥、升散、温热之品，以免徒伤阴津，“肺痿，久咳气虚，有热则成痰……忌辛、燥、升、散、温、热”（《嵩崖尊生全书》）。

（三）药物选择

数据挖掘表明治疗肺间质纤维化药物频次前20位的药物：黄芪、甘草、麦冬、丹参、五味子、杏仁、当归、党参、川芎、贝母、桔梗、半夏、人参、桃仁、白术、北沙参、炙甘草、紫菀、白芍、地龙；由此可得益气、消瘀的治疗思路在肺间质纤维化的论治中尤其重要。

四、名医经验

（一）周平安经验

周平安将肺间质纤维化的基本病机归纳为：肺气亏虚、血瘀痰浊闭阻肺络，认为本病总属本虚标实之证，以肺气亏虚为本，痰、热、瘀错杂为标。本病的早中期可仅表现为气虚或阴虚之象，随着疾病的反复加重—缓解—加重，后期多表现为阴阳两虚，痰瘀水结证。中医治疗以益气活血、通络开痹为总则，益气活血贯穿全局，核心是补肺益气，提倡肺脾同治，强化宽胸理气通痹之功效，治疗的难点在于如何指导患者科学地撤减激素。中药治疗上选择那些经药理证实兼具抗纤维化和调节免疫功能的药物用于治疗肺间质纤维化。常用的药物有：生黄芪、金银花、当归、生甘草、穿山龙、石韦、贝母、瓜蒌皮、灵芝、红景天等。临床确诊的肺间质纤维化的患者予口服肺痹汤，往往能取得良效。

（二）张燕萍经验

张燕萍认为，肺间质纤维化的发生和发展存在由肺痹到肺痿的临床演变过程，可见“痹中有痿，痿中有痹”的病理状态。宗气亏虚是肺纤维化发病的始动和中心环节；痰瘀痹阻贯穿于肺间质纤维化的始终。治疗上应用肺纤通方以软坚散瘀、益气养阴、疏通肺络；对肺间质纤维化中晚期患者，应注重健脾补肾，软坚散瘀，益气养阴。张燕萍以《金匮要略》旋覆花汤为基础，加用软坚散结、通痹活血、益气养阴中药组成“肺纤通方”治疗肺间质纤维化，取得较好疗效。肺纤通方（旋覆花、海浮石、威灵仙、三棱、莪术、黄芪等）软坚散瘀、益气养阴、疏通肺络。方中以旋覆花为君药，其味咸性温，下气消痰、止咳喘、软坚行水、活血通络；海浮石咸寒，软坚散结，祛顽痰；威灵仙味辛咸，性温，通利，通行十二经脉，既能祛风除湿，活血通痹，舒筋脉之拘挛，又能治心膈痰水久积，尤宜于肺络痹阻、宣降失司之证，且具有软坚之功；叶天士云：“久病必治络，谓病久气血推行不利，血络之中必有瘀凝”，三棱、莪术能破血行瘀而疏通血脉；黄芪味甘性温，入肺、脾经，大补宗气，令气旺血行，瘀去络通，营心脉而行呼吸，治血痹。全方攻补兼施，寒热相辅，共奏软坚散瘀、益气养阴之功。临证中常加海风藤、络石藤通络止痛、清热凉血、解毒消肿；鳖甲咸、寒，滋肾潜阳，软坚散结；地黄滋阴养营而散血。

（三）张念志经验

张念志认为特发性肺纤维化基本病机为本虚标实，其本在于肺气阴两虚，其标在于瘀血阻络。张念志治疗本病强调分期论治，分急性期和稳定期，稳定期又分早、中、晚 3 期，全程总以益气养阴、活血通络为要。倡导中西医结合治疗，注重患者的自身调护，强调消除诱因。肺间质纤维化病程往往缠绵日久，病程中常因外感六淫而急性加重。急则治其标，若为风寒袭肺，用止嗽散加减，百部、紫菀、杏仁、桔梗、白前、甘草、陈皮等宣肺利气、化痰止咳；若为风热犯肺，喜用银翘散加减，金银花、连翘、淡竹叶、荆芥、牛蒡子、淡豆豉、薄荷、芦根等清热解毒；若为痰湿蕴肺，用三子养亲汤合小青龙汤加减，干姜、细辛、半夏温肺化饮，紫苏子、白芥子、莱菔子、紫菀、款冬花、陈皮等化痰止咳；若为痰热阻肺，喜用苇茎汤加减，稳定期根据病程的长短，分为早、中、晚三期。早期多以肺气阴两虚为主，瘀血不甚明显，治疗上以益气养阴为主。喜用黄精、红芪补益肺气；百合、玉竹、麦冬、南沙参、北沙参、太子参、地黄、淡竹叶、芦根等养阴润燥止咳，于养阴之品中加以三七、虎杖既可活血通络，又可使养阴而不滞，活血而不燥。中期则肺络瘀阻明显，多在益气养阴的基础上加重活血通络，喜加赤芍、川芎、当归、丹参等。晚期则肺病及肾，肺肾气虚，喜加用蛤蚧、熟地黄、山茱萸、五味子、冬虫夏草等补肾纳气平喘；若阳虚水犯，脾虚为主则苓桂术甘汤加减健脾利湿，肾虚为主则真武汤加减温阳利水。

（四）刘建秋经验

刘建秋将特发性肺纤维化归属于中医学“咳嗽”“喘证”“肺胀”“肺痿”等范畴，认为本病的病情复杂，难以用单一病机来阐释，在辨证的基础上选用现代药理研究中具有明确的抗肺纤维化及调节免疫功能的药物组成康肺汤，治疗特发性肺纤维化取得一定的疗效。基本方药：川芎、丹参各 20 g，红花、半夏各 15 g，炙麻黄、瓜蒌、甘草各 10 g，杏仁 5 g。临证加减：热盛者加黄芩、金银花、生石膏；痰多者加胆南星、前胡、款冬花；瘀重者重用川芎、丹参、红花，加桃仁、泽兰；肺气虚者加黄芪、党参；肺阴虚者加玉竹、沙参；肾气虚者加山药、菟丝子；肾精亏虚者加熟地黄、何首乌、女贞子；肾阴虚者加龟甲、鳖甲、天冬；肾阳虚者加紫河车、补骨脂、淫羊藿；咳喘不止者加花椒、炒紫苏子；动则喘甚者加蛤蚧、磁石等。

（五）李洪成经验

李洪成认为肺间质纤维化为临床疑难病，且发病快。其根据肺间质纤维化临床特点和疾病演变规律，将其归属于中医学“肺痿”范畴。《杂病源流犀烛·肺病源流》云：“仲景曰：热在上焦者，因咳为肺痿。此从何得之？说以或从汗出，或从呕吐，或从消渴，小便利数，或从便难，又被快药下利，重亡津液，故得之。又云：寸口脉数，其人渴，口中反有浊唾涎沫者，此为肺痿之病。《脉经》云：肺痿咳唾，咽燥欲饮水者，自愈。自张口者，短气也。”肺为华盖，属娇脏，主气司呼吸。肺属金，金生水，肾属水，若热毒上熏，则肺肾之阴液必然受损。正如《灵枢·本神》云：“五脏主藏精者也，不可伤，伤则失守而阴虚，阴虚则无气，无气则死矣。”在治疗上急则治标，清热化痰，控制肺部感染；缓则标本同治；后期养阴补肺，活血化瘀，本病主要病因病机为上焦热毒熏灼津液，肺燥阴竭，肺失濡养，肃降失常，为肺肾阴虚，痰瘀热阻。病位在肺，病性属虚实夹杂。故在用药上，首先重用百合、麦冬、玉竹、石斛、天花粉、黄精以养阴润燥止咳，又于大剂养阴之品中加三七、川芎、红花等活血化瘀之属，养阴而不滞，活血而不燥；亦加赤芍药、丹参以凉血，增强其通肺络作用。其次用前胡、白前、当归、赤芍药、丹参活血化瘀，降气化痰。再者重用矮地茶，其性寒，味甘苦而涩，有清热化痰之功，认为此药还可防止川芎、三七、红花之属温燥之弊，增强活血作用，而三七是血中之气药，阴中有阳，可防阴寒之凝滞，使肺燥阴竭状态得以康复。西洋参养阴益气，三七活血养血，白及敛肺化痰，蛤蚧补益肺气，4 药打粉长期服用可巩固疗效，防止病情复发。认为应从养阴润肺、清热化痰、活血化瘀 3 方面着手治疗，才能有效地控制病情，降低死亡率。

（六）洪素兰经验

洪素兰认为本病属于中医学“肺痿”范畴，是一种以肺热叶焦，肺叶痿弱不用为主要病因病机的一种慢性虚损性疾患，“肺痿”病名首先见于《金匮要略·肺痿肺痈咳嗽上气病》“寸口脉数，其入咳，口中反有浊唾涎沫者……为肺痿之病”，描述非常符合肺间质纤维化患者脉数、咳吐白色泡沫黏痰等常见症状。根据本病的病因病机，洪素兰提出了“清肺化痰、祛通络”法贯穿疾病之治疗之始终的治疗原则，认为在疾病之早期宜益气养阴、清肺化痰、祛通络；疾病之中晚期宜清泻痰热、祛通络的治疗方法，根据临床辨证论治及临床观察，以千金苇茎汤加减应用于临床，取得了很好的临床疗效，其基本方药为：苇根 30 g，生薏苡仁 30 g，冬瓜子 30 g，桃仁 10 g，桑白皮 10 g，地骨皮 10 g，橘红 10 g，生甘草 6 g。加减变化：肺阴虚甚者加北沙参、天冬、百合；痰热盛者加贝母、前胡、海浮石；肺气虚则加山药、白术；痰涎壅盛者加葶苈子；肺热重者加用黄芩、鱼腥草。

（七）晁恩祥经验

晁恩祥首先对肺间质纤维化的名称运用中医理论进行了客观的探讨，认为从临床表现方面考虑，此病中医与“肺痿”相近。该病主要病机为肺肾两虚和气虚血瘀，肺气失宣，因此提出了调理肺肾，益气活血的治疗大法。要重视“肺主气，司呼吸，主宣发肃降，肺气宜宣宜降，肺为娇脏”的生理规律，治肺系病要牢牢把握宣肺降气这一总的原则。治疗用药平和，药味不多，补益中药有调节免疫功能，如太子参、麦冬、五味子、枸杞子、山茱萸，均具有免疫调节作用，可提高机体抗病能力，抗缺氧作用，在中医可认为是调理肺肾作用的体现；部分活血药有抗纤维化作用，如丹参有活血祛瘀、除烦安神、凉血消痈作用。现代药理研究证实，丹参有扩张肺小动脉，降低肺动脉压，改善微循环，清除氧自由基等作用。当归有抗纤维化作用，能减轻肺泡炎和肺间质纤维化，抗氧化作用。益气活血法可通过抑制肺纤维化大鼠肺组织 TGF-β_1 的表达来达到抗肺纤维化的作用。紫菀、杏仁、白果、枇杷叶具有镇咳和祛痰作用，与中医的止咳化痰作用是统一的；五味子还有兴奋呼吸作用，蝉蜕甘寒，轻清宣散风热，祛风利咽开音，地龙平喘止咳，又通经活络，还能利尿，2 药为虫类药，利用其走窜的特性，有利于痰瘀消除。祛风解痉使风邪外达肺气得以宣发，清肃之令得行，气道通利，二药很适合治疗肺系病咳喘痰等症，需灵活配伍。

（八）曲妮妮经验

曲妮妮强调，临床治疗肺间质纤维化，应该在辨证的同时辨病论治，应用一些现代药理研究中具有逆转肺纤维化作用的药物或具有调节免疫功能的药物，如生黄芪、金银花、当归、丹参、郁金、旋覆花等。现代药理研究证实，益气养阴中药可调节免疫功能，有增强机体抗氧化防御系统（超氧化物歧化酶、过氧化氢酶、谷胱甘肽过氧化物酶）的作用，能改善患者心肺功能，化瘀药物（当归、川芎、丹参等）能够改善肺循环，增加机体抗氧化防御系统作用及抗炎作用。中医认为：凡通脉者必先养血，传统药性认为生黄芪“补五脏诸虚”，“能通调血脉，流行经络……”，与当归合用则有通利血脉兼养血之功。生黄芪与金银花相合，药性甘凉，气味平和，可加强通利血脉的作用。苦参、生黄芪有逆转肺、肝纤维化的作用，防己用于治疗间质性肺部病变取得良效。丹参、郁金、旋覆花活血通络、宣肺开痹。以上药物配合应用，有抑制肺泡炎症及肺间质纤维化，改善肺循环及肺通气作用，缓解患者临床症状。在临床中，还应当注意病人体征，参考理化检查并结合微观辨证用药。如进行性呼吸困难、呼吸浅表，血氧分压、血氧饱和度下降，有肺气阴不足表现，应重用补肺阴益肺气的药物，酌情选用西洋参、人参、党参、黄连、沙参、冬虫夏草、百合、白术、阿胶等；如爆裂音，胸片双肺磨玻璃影，认为是痰阻脉络之征象，用化痰通络之法，可选用杏仁、炒紫苏子、瓜蒌、半夏、天竺黄、大贝母、旋覆花等；又如发绀、杵状指、蜂窝肺，可辨证为痰瘀阻络，可分别选用益气活血、活血化瘀、化痰通络之品，选用当归、桃仁、红花、鸡血藤、水蛭、莪术、三棱等药物。

五、名方推荐

（一）肺纤汤合参苓白术散

旋覆花、紫菀、前胡、贝母、山药、党参各 15 g，地黄、黄芪、海浮石各 20 g，三棱、莪术、黄芩各 10 g，红景天、茯苓各 30 g，红曲 6 g，百部 12 g。功效：健脾补肾，益气宣肺。主治：肺痿之脾肾不足型。用法：每日 1 剂，水煎，早晚温服。加减：常加红曲以活血化瘀、健脾消食。因肾乃先天之本，全身气机的运行都有赖于肾中元阳的发动。母病及子，肺病日久多伤及肾，肾不纳气，故见喘促；肾阳不足，温煦失职，则气血运行不利，疾病羁留难愈，临床可配伍仙茅、淫羊藿、补骨脂等甘温不燥、药缓不峻之品以补肾培本。

（二）玉屏风散

黄芪 15 g，防风 10 g，甘草 5 g，白术 20 g。功效：益气固表。主治：肺痿之表虚证。用法：每日 1 剂，水煎，早晚温服。加减：肺肾两虚者加生地黄、麦冬、仙茅等补益肺肾；痰热郁肺者加半夏、陈皮、竹茹、枳实等；血瘀者加丹参、川芎等活血化瘀。

（三）沙参麦冬汤

沙参、玉竹、桑叶、天花粉各 10 g，生甘草 5 g、麦冬 15 g、生扁豆 9 g。功效：清养肺胃，生津润燥。主治：虚热肺痿证。用法：用水 1 L，煮取 400 mL，每日服 2 次。加减：早期多以肺气阴两虚为主，瘀血不甚明显，治疗上以益气养阴为主。喜用黄精、红芪补益肺气；百合、玉竹、麦冬、南沙参、北沙参、太子参、地黄、淡竹叶、芦根等养阴润燥止咳，于养阴之品中加以三七、虎杖既可活血通络，又可使养阴而不滞，活血而不燥。中期则肺络瘀阻明显，张念志多在益气养阴的基础上加重活血通络，喜加赤芍、川芎、当归、丹参等。晚期则肺病及肾，肺肾气虚，喜加用蛤蚧、熟地黄、山茱萸、五味子、冬虫夏草等补肾纳气平喘；若阳虚水犯，脾虚为主则苓桂术甘汤加减健脾利湿，肾虚为主则真武汤加减温阳利水。

（四）康肺汤

川芎、丹参各 20 g，红花、半夏各 15 g，炙麻黄、瓜蒌、甘草各 10 g，杏仁 5 g。功效：活血化瘀、祛痰宣肺。主治：肺痿之痰瘀交阻证。用法：每日 1 剂，水煎 2 次，早晚温服。加减：热盛者加黄芩、金银花、生石膏；痰多者加胆南星、前胡、款冬花；瘀重者重用川芎、丹参、红花，加桃仁、泽兰；肺气虚者加黄芪、党参；肺阴虚者加玉竹、沙参；肾气虚者加山药、菟丝子；肾精亏虚者加熟地黄、何首乌、女贞子；肾阴虚者加龟甲、鳖甲、天冬；肾阳虚者加紫河车、补骨脂、淫羊藿；咳喘不止者加花椒、炒紫苏子；动则喘甚者加蛤蚧、磁石等。

（五）千金苇茎汤

芦根、生薏苡仁、冬瓜子各 30 g，桃仁、桑白皮、地骨皮、橘红各 10 g，生甘草 6 g。功效：消痈排脓。主治：肺痿痰多者。用法：每日 1 剂，水煎 2 次，早晚服。加减：肺阴虚甚者加北沙参、天冬、百合；痰热盛者加贝母、前胡、海浮石；肺气虚则加山药、白术；痰涎壅盛者加葶苈子；肺热重者加用黄芩、鱼腥草。

（六）百合固金汤

生地黄、熟地黄、百合、麦冬、玉竹各 10 g，石斛、天花粉、黄精各 15 g，三七、川芎、红花各

10 g，赤芍药、丹参各 9 g。功效：滋养肺肾，止咳化痰。主治：肺痿之肺肾阴虚。用法：其次用前胡、白前、当归、赤芍药、丹参活血化瘀，降气化痰。再者重用矮地茶，其性寒，味甘苦而涩，有清热化痰之功，认为此药还可防止川芎、三七、红花之属温燥之弊，增强活血作用，而三七是血中之气药，阴中有阳，可防阴寒之凝滞，使肺燥阴竭状态得以康复。西洋参养阴益气，三七活血养血，白及敛肺化痰，蛤蚧补益肺气，4 药打粉长期服用可巩固疗效，防止病情复发。认为应从养阴润肺、清热化痰、活血化瘀三方面着手治疗，才能有效地控制病情，降低死亡率。

（七）温肺化纤汤

熟地黄 20 g，鹿角霜 15 g，肉桂、炮姜、生麻黄、白芥子、地龙、土鳖虫、川芎、红花各 10 g，炙甘草 6 g。功效：温补肾阳、宣肺化痰。主治：肺痿阳虚痰凝证，用法：水煎，每日 1 剂，分 2 次服。加减：纳差者，可加用焦山楂、神曲各 10 g，炒麦芽、炒谷芽各 15 g；动则气促、神疲懒言等气虚突出者，可加用补中益气汤；口干、咽燥、苔少等阴虚者，加北沙参、麦冬各 20 g，五味子 10 g；咳嗽明显者，可加用紫菀、款冬花、百部、紫苏子各 10 g。

（八）肺痹汤

生黄芪、金银花各 20 g，当归、浙贝母各 10 g，穿山龙、石韦、瓜蒌皮各 15 g，甘草 6 g。功效：清热化痰，益气活血。主治：肺痿之痰瘀证。用法：400 mL 水煎服，每日 2 次。加减：蒲公英、野菊花等宣肺清热；合并发热者加柴胡、黄芩、生地黄、豆豉透热外出；痰黄量多者加天竺黄、黄芩、金荞麦清肺化痰，甚者用合欢皮 60 g 祛痰消痈；若咳嗽痰多，加紫菀、款冬花、炙百部、枇杷叶、桔梗等化痰止咳；肺脾气虚者加党参、黄精、灵芝、白术；气阴两虚者加太子参、南沙参；阳虚甚者加淫羊藿、巴戟天。

（九）益气活血通络方

黄芪 50 g，山药 30 g，金银花 20 g，南沙参、山药、山茱萸、穿心莲各 15 g，补骨脂、地龙、桃仁各 10 g，全蝎 5 g。功效：益气活血通络。主治：肺痿之血瘀气滞证。用法：水煎，每日 1 剂，分为 2 次服用。加减：腹胀者加焦三仙 15 g；阴虚者，加北沙参、麦冬各 20 g，五味子 10 g；咳者加用紫菀、款冬花、百部、紫苏子各 10 g。

（十）益气通络解毒汤

生黄芪 60 g，金银花 20 g，丹参 18 g，党参、莪术、川芎、茯苓、穿心莲、山药各 15 g，桃仁、姜黄、杏仁、甘草各 10 g，麻黄 6 g。功效：益气活血，解毒通络。主治：肺痿之血瘀气滞证。用法：水煎，每日 1 剂，分为 2 次服用。加减：痰多者加法半夏、浙贝母；瘀重者重用川芎、丹参、红花，加桃仁、泽兰；肺气虚者加西洋参、党参；肺阴虚者加玉竹、沙参；肾气虚者加山药、菟丝子；肾精亏虚者加熟地黄、何首乌、女贞子；肾阴虚者加龟甲、鳖甲、天冬；肾阳虚者加紫河车、补骨脂、淫羊藿；咳喘不止者加花椒、炒紫苏子；动则喘甚者加蛤蚧、磁石等。

第十二节　胸腔积液

胸膜腔是位于肺和胸壁之间的一个潜在腔隙。在正常情况下脏层胸膜和壁层胸膜表面上有一层很薄的液体，在呼吸运动时起润滑作用。胸膜腔和其中的液体并非处于静止状态，在每一次呼吸周期中胸膜腔形状和压力均有很大的变化，使胸腔内液体持续滤出和吸收并处于动态平衡。任何因素使胸膜腔内液体形成过快或吸收过缓，即产生胸腔积液。

一、诊断标准

（一）症状及体征

呼吸困难是最常见的症状，多伴有胸痛和咳嗽。呼吸困难与胸廓顺应性下降，患侧膈肌受压，纵隔移位，肺容量下降刺激神经反射有关。病因不同其症状有所差别。结核性胸膜炎多见于青年人，常有发热、干咳、胸痛，随着胸水量的增加胸痛可缓解，但可出现胸闷气促。恶性胸腔积液多见于中年以上患者，一般无发热，胸部隐痛，伴有消瘦或原发部位肿瘤的症状。炎症性积液为渗出性，常伴有咳嗽、咳痰、胸痛及发热。心力衰竭所导致胸腔积液为漏出液，有心功能不全的其他表现。肝脓肿所伴右侧胸腔积液可为反应性胸膜炎，亦可为脓胸，多有发热和肝区疼痛。症状也和积液量有关，积液量少于0.3～0.5 L时症状多不明显，大量胸腔积液时心悸及呼吸困难更加明显。

体征与积液量有关。少量积液时，可无明显体征，或可触及胸膜摩擦感及闻及胸膜摩擦音，至大量胸腔积液时，患侧胸廓饱满，触觉语颤减弱，局部叩诊浊音，呼吸音减低或消失。可伴有气管、纵隔向健侧移位。肺外疾病如胰腺炎和RA等，胸腔积液时多有原发病的体征。

（二）确定有无胸腔积液

中量以上的胸腔积液诊断不难，症状和体征都很明显。X线胸片对怀疑胸腔积液的患者进行临床评估时，首先应行后前位胸片，侧位较后前位胸片敏感，50 mL胸腔积液在侧位胸片上就可显示肋膈角后部变钝，而后前位胸片上则需要200 mL胸腔积液才能显示病变。重症监护病房内患者的大部分胸片为前后仰卧位胸片，造成胸腔积液沉积在胸腔的下垂部位。胸腔积液在仰卧位胸片上仅仅表现为单侧胸部阴影密度的增加，仰卧位胸片上胸腔积液量通常会被低估，因此仰卧位胸片“正常”表现也不能完全除外胸腔积液。当胸腔积液累积于肺脏的膈面和横膈之间时可形成肺下积液，这通常为漏出液，在后前位胸片上难以发现，往往需要超声探查。超声检查床旁超声引导下胸腔积液穿刺将显著增加穿刺的成功率，并降低脏器穿刺的危险性。超声引导下胸腔积液穿刺可以减少医源性气胸的发生。在诊断和定量胸腔积液以及判断胸腔积液和胸膜增厚等方面，超声检查优于常规X线胸片，尤其彩色多普勒超声更有其优越性。对探查卧床患者（重症或机械通气的患者）的胸腔积液以及小量胸腔积液时，超声检查更显示其长处。超声检查有助于发现渗出性胸腔积液，并可协助鉴别恶性胸腔积液和良性胸腔积液。此外，探查胸腔积液的分隔方面，超声检查较CT更为敏感。

（三）区别漏出液和渗出液

Light标准：①胸腔积液蛋白与血清总蛋白比值＞0.5；②胸腔积液LDH与血清LDH比值＞0.6；③胸腔积液LDH＞2/3血清LDH实验室正常值上限。胸腔积液如满足以上1条或1条以上即可诊断为渗出液。应使用Light标准来区分胸腔积液为渗出液还是漏出液，其准确度可达93%～96%。应用Light标准，应同时测量血液与胸腔积液中的总蛋白与LDH水平。但要注意，充血性心衰患者使用利尿剂后胸腔积液浓缩将导致总蛋白、LDH和脂肪含量升高，此时Light标准将错误地将很大一部分漏出液划归为渗出液。

二、西医治疗

胸腔积液为胸部或全身疾病的一部分，病因治疗尤为重要，漏出液常在纠正病因后可吸收，其治疗参阅有关章节。常见渗出性胸腔积液的治疗如下：

（一）结核性胸膜炎

1. 一般性治疗：包括休息、营养支持和对症治疗。

2. 抽液治疗：因为结核性胸膜炎中胸水的蛋白含量高，容易导致胸膜形成粘连，故原则上应尽早抽取完胸腔内积液或在肋间插入细管尽快引流胸水。可以使肺及心、血管的受压得到解除，恢复呼吸功能，避免损失肺功能。抽液后可以使毒性症状减轻，降低体温，有助于使被压迫的肺恢复复张。大量胸水则每周抽液2～3次，首次抽液不超过700 mL，以后每次抽液不超过1000 mL。

3. 抗结核治疗：结核性胸膜炎是肺结核的一种特殊类型，因此在治疗方面，还是要以肺结核的治疗为依据。根据直接督导短程化疗方案，胸水量多或双侧胸腔积液及痰菌阳性的患者按以下方案治疗：强化期四联（乙胺丁醇、利福平、吡嗪酰胺、异烟肼）用药时间为2个月，然后接着应用利福平、异烟肼巩固治疗4个月。对于单侧胸腔积液的患者，先用吡嗪酰胺、异烟肼、利福平治疗2个月，再用异烟肼、利福平巩固治疗4个月。对于胸腔积液已经出现分隔的患者来说，即使完成了6个月的治疗疗程，仍然可能存在胸水的吸收。大多数患者可痊愈，部分患者的治疗时间则需要适当延长。

4. 糖皮质激素治疗：过去一般观念认为，糖皮质激素可以使机体免疫功能受到抑制，故在结核病的治疗上禁用。但在临床实践中发现，在抗结核治疗的过程中，给予适量的糖皮质激素，可以改善结核中毒症状、预防胸膜粘连等。

（二）类肺炎性胸腔积液及脓胸

主要包括两方面，一方面是选择合适的抗生素，另一方面是处理胸腔积液；此外应给予足够的营养支持。抗生素的选择：所有的类肺炎性胸腔积液患者均应给予抗生素治疗。初始的抗生素选择主要基于感染是社区获得性抑或医院获得性，以及患者病情的严重程度；另一方面要考虑当地抗生素的耐药情况以及抗生素穿透胸膜腔的能力。胸腔积液的处理：类肺炎性胸腔积液的处理方法主要依据胸腔积液的性质而选择，包括临床观察、治疗性胸腔穿刺、胸腔插管引流、胸腔内注入纤溶药物；VATS松解粘连、开胸行胸膜剥脱术和松解粘连，以及开胸引流。

（三）恶性胸腔积液的治疗

MPE的诊断一旦明确，应尽早考虑姑息治疗。对患者的症状、一般情况及预期生存时间进行全面评估，然后再制定治疗方案。治疗的主要目的是减轻呼吸困难。MPE治疗方案的选择取决于多种因素，包括患者的症状和体能状况、原发肿瘤类型及对全身治疗的反应、胸水引流后肺复张程度等。治疗方法包括临床观察、治疗性胸腔穿刺、肋间置管引流及胸膜固定术、门诊长期留置胸腔引流管、胸腔镜及其他治疗等。

1. 临床观察：是指针对MPE本身不做任何治疗干预，推荐用于原发肿瘤已明确但无症状的MPE患者。对有症状的MPE患者，需咨询呼吸科专科医生的意见，决定是否采取单纯的观察。

2. 治疗性胸腔穿刺术：随着疾病的进展，绝大多数MPE患者至某一阶段均会出现症状而需进一步治疗。尚无证据表明，早期胸腔穿刺术会影响导管引流后胸膜固定术的疗效，但反复胸腔穿刺易导致壁层和脏层胸膜粘连包裹，而影响内科胸腔镜检查术的操作视野。胸腔穿刺排液后1个月内MPE复发率较高，因此不推荐用于预期寿命超过1个月的患者。反复行治疗性胸腔穿刺术可暂时缓解呼吸困难，使部分预期生存时间短、体能状况差的患者避免住院，适用于体质虚弱和终末期患者。小口径的胸腔引流管因疗效明显、不适感轻微而应用更广。胸腔穿刺排液量取决于患者的症状（咳嗽、胸部不适），第一次穿刺排液量应控制在600 mL内，最多不超过1000 mL，并注意放液速度不能过快。建议治疗性胸腔穿刺术应在超声定位或引导下进行。穿刺后胸水迅速增多提示需要尽快采取其他治疗措施。如果胸腔穿刺后呼吸困难不缓解，则要考虑淋巴管扩散、肺膨胀不全、心功能不全、肺栓塞及肿瘤压迫或侵袭血管等情况。

3. 肋间置管引流及胸膜固定术：对预期寿命极短的患者一般不推荐反复行胸腔穿刺术，可于肋间置入小口径引流管引流胸腔积液，以缓解呼吸困难症状。大量MPE的引流量应逐步增加，首次排液不应超过1 L。随后每隔2小时可引流1 L，引流过程中患者一旦出现胸部不适、持续性咳嗽或血管迷走神经性症状应停止引流。复张性肺水肿是一种较少见的严重并发症，往往由于肺脏长期受压，首次引流胸水量过大、过快，或早期过度使用胸腔负压吸引使萎陷的肺脏快速复张所致。如果肺脏无明显萎陷，肋间置管引流后应行胸膜固定术以防止MPE复发。胸膜固定的原理是胸膜腔内注入硬化剂引起胸膜弥漫性炎症反应，及局部凝血系统激活伴纤维蛋白沉积等，从而引起壁层和脏层胸膜粘连，最终导致胸膜腔消失而达到治疗MPE的目的。肿瘤广泛胸膜转移可使胸膜纤维蛋白溶解活性增加，造成胸膜固定术失败。单纯肋间置管引流术而不实施胸膜固定术的患者MPE复发率高，故应避免单纯行肋间置管引流术。胸膜固定术成功的最重要条件为影像学证实脏层和壁层胸膜闭锁满意。肺膨胀不全可能与脏层胸膜过厚（肺萎陷所致）、胸膜多发小腔形成、近端大气道阻塞或持续漏气有关。脏层和壁层胸膜完全不接触会造成胸膜固定术失败，这种情况下推荐留置胸腔引流管。当超过一半以上的壁层和脏层胸膜发生接触时，可考虑再次胸膜固定术。对有临床症状而胸膜不能闭锁的患者，留置胸腔引流管优于反复胸腔穿刺。

（1）肋间引流管的口径：传统的方法是使用大口径（24～32F）引流管进行肋间置管，理由是其不易被纤维蛋白沉积物堵塞，但迄今无证据支持此观点。此外，置入大口径引流管时不适感明显。近来的RCT研究比较了大口径和小口径（10～14F）引流管控制MPE的疗效，结果发现两者疗效相似。经小口径胸腔穿刺引流管注入常用硬化剂的成功率与大口径引流管相当，且不适感轻微。推荐在超声定位引导下置入小口径肋间引流管行胸水引流和胸膜固定术。

（2）镇痛和术前用药：胸腔内注射硬化剂可致疼痛，行胸膜固定术前经引流管注射局麻药可减轻不适感。利多卡因是胸腔注射最常用的局麻药，其起效迅速，应在注射硬化剂前即时给药。利多卡因常用剂量为3 mg/kg，一次最大剂量为250 mg。行胸膜固定术前应考虑用药缓解患者的焦虑情绪及减轻疼痛，恰当的镇静水平应该在减轻焦虑的同时保证患者能充分配合医生。给予镇静剂时应对患者行持续的脉搏血氧饱和度监测，并备好心肺复苏抢救设备。

（3）硬化剂的选择：胸腔内注射硬化剂后最常见的不良反应是胸膜炎性胸痛和发热。理想的硬化剂必须具备以下几个特征：分子量大、有化学极性、局部清除率低、全身清除迅速、剂量-反应曲线陡峭、人体可耐受且无或仅有轻微的不良反应等。硬化剂的选择取决于硬化剂的成功率、可获取性、安全性、给药便利性、完全起效所需给药次数及费用等。多项研究显示，滑石粉是最有效的胸膜固定硬化剂。相对非均粒滑石粉，均粒滑石粉可减少胸膜固定术所致低氧血症的风险，应当优先选用。注射滑石粉匀浆或喷洒滑石粉粉末控制MPE的疗效相当，每次剂量一般为2.5～10 g。遗憾的是，我国目前不生产也不销售可供用于胸膜固定的医用滑石粉。博来霉素是另一种可选择的硬化剂，疗效中等，每次剂量一般为45～60 mg。其他可供选择的硬化剂还有短小棒状杆菌、多西环素、四环素等，疗效不一。胸膜固定术后患者转动体位与否不影响药物在胸腔内的分布，但由于操作耗时给患者带来不便和不适感，因此无论选择何种硬化剂，胸腔注射后患者均不需要转动体位。

（4）夹闭和拔除肋间引流管：胸腔内注射硬化剂后可短暂夹闭肋间引流管（1 h），以防药物迅速流出胸腔。由于尚无研究证实延长引流时间效果更好，且考虑到延长引流时间给患者带来的不适感，推荐注射硬化剂24～48 h内拔除引流管，前提是胸部X线证实肺完全复张且MPE引流量＜150 mL/d。如未达到拔管指征，应适当延长引流时间。

（5）胸膜固定术失败：肺萎陷是胸膜固定术失败的最主要原因。目前尚无可靠的方法来预见胸膜固定术的失败，亦无研究提示胸膜固定术失败后下一步应采取何种治疗措施。推荐继续引流胸水，并根据肺复张情况决定是否再次行胸膜固定术或肋间置管引流。

（6）肋间引流置管通道处肿瘤细胞种植转移：对怀疑或已证实为恶性胸膜间皮瘤的患者，应在大口径胸腔引流管置入处、胸腔镜检查操作部位、外科手术切口处给予预防性放疗，目前尚无证据支持胸腔穿刺处或胸膜活检处需要采取这种治疗。对非胸膜间皮瘤所致的MPE，诊断性或治疗性胸腔穿刺术、胸膜活检、肋间置管引流和胸腔镜操作导致局部肿瘤复发或肿瘤细胞种植并不常见，各种胸腔有创检查后不推荐行预防性放疗。

（7）门诊长期留置胸腔引流管：留置胸腔引流管是控制复发性MPE的一种有效方法，尤其对肺萎陷的患者或希望缩短住院时间的患者。尽管与引流管相连接的一次性真空引流瓶会增加费用，但该治疗方法可缩短住院时间，减少住院次数，可能减少治疗费用。每隔一段时间将导管与真空引流瓶连接进行引流，可促进肺复张和胸腔闭锁，大多数引流管短期留置后可拔除。

（8）胸腔内注射纤维蛋白溶解剂：胸腔内注射纤维蛋白溶解剂是通过降解胸膜腔中的纤维蛋白，降低胸腔积液的黏稠度，清除胸膜粘连及分隔，避免或减少多房性包裹性胸腔积液形成。与全身用药不同，胸腔内注射纤维蛋白溶解剂极少出现免疫介导的不良反应或出血倾向等并发症。对多房性MPE、单纯引流效果不佳的患者，推荐胸腔内注射纤维蛋白溶解剂如尿激酶、链激酶等以减轻胸膜粘连，改善MPE引流，缓解呼吸困难症状。

（9）经胸腔镜治疗：胸腔镜术是一种安全、并发症发生率低的操作，在镇静或全麻状态下行胸腔镜术已广泛用于MPE的治疗。对体能状况良好的患者，推荐用于可疑MPE的诊断，也推荐用于已确诊

MPE 的患者行胸水引流及胸膜固定术。患者在选择行胸腔镜检查及滑石粉喷洒术时需考虑其有创性。胸腔镜的明显优势在于一次操作中可同时进行诊断、胸水引流和胸膜固定术。对已明确诊断的 MPE 且胸部影像学提示肺萎陷的患者，行胸腔镜术获益相对较少。然而，全麻状态下经胸腔镜可直视肺脏再膨胀情况，明确肺脏是否有萎陷，进而指导下一步治疗，包括行滑石粉喷洒或置入胸腔引流管。胸腔镜术便于处理分隔小腔、清除血性胸水的血凝块、松解胸膜粘连，因此有助于肺复张及滑石粉喷洒后的胸膜固定。胸腔镜术的围术期病死率低（<0.5%）。最常见的并发症为脓胸和继发于感染或复张性肺水肿的急性呼吸衰竭；分次缓慢引流胸腔积液可预防复张性肺水肿。

（10）全身治疗：某些肿瘤如小细胞肺癌胸膜转移所致的 MPE 可能对化疗有较好的反应，如无禁忌证可考虑全身治疗，同时联合胸腔穿刺或胸膜固定术。化疗对乳腺癌和淋巴瘤合并的 MPE 也有较好的疗效，对前列腺癌、卵巢癌、甲状腺癌、胚细胞瘤有关的 MPE 可能有效。此外，可选择适合的患者试用靶向治疗。

（11）外科治疗：胸膜切除术是 MPE 的一种治疗手段。开放性胸膜切除术是一种侵入性操作，其并发症包括脓胸、出血、心功能不全、呼吸衰竭。有资料显示，术中病死率为 10%～19%。已有少数研究报道，外科胸腔镜下胸膜切除术用于胸膜间皮瘤的治疗。由于目前循证医学证据不充分，暂不推荐应用胸膜切除术替代胸膜固定术或留置胸腔导管治疗复发性胸水或肺萎陷。与单独采用胸膜固定术相比，较大的外科手术如壁层胸膜切除术、胸膜剥脱术或胸膜全肺切除术等创伤大、病死率高，目前极少使用。然而，联合外科手术与滑石粉胸膜固定术和/或胸腹膜分流术可减轻症状，可通过外科胸腔镜小切口开胸进行。

（12）胸腔内治疗：当恶性肿瘤局限于胸腔内时，胸腔内注射抗肿瘤药除了可减少胸腔积液渗出外，还可治疗肿瘤本身。为了达到最大的抗瘤活性且全身副作用最小，需要胸腔内注射局部分布浓度高而全身分布浓度低的化疗药物。然而，目前尚无足够的循证医学证据支持此种疗法。可尝试将细胞因子直接注入胸腔内治疗 MPE。既往有学者将 IL-2、IFN3、IFN4 等直接注入胸腔治疗 MPE 及间皮瘤。国内也有学者尝试胸腔内注入金黄色葡萄球菌素或香菇多糖等，还有学者试用胸腔局部热灌注治疗 MPE。所有这些方法疗效不一，均未得到多中心大样本 RCT 研究证实，有必要开展严格的临床研究以收集可靠的证据。

三、中医临床思维

（一）中医病名及病因病机特征

根据胸腔积液的临床表现可以将其归属于中医学“悬饮”病范畴中，悬饮是指饮留胸胁导致的咳唾引痛，短气不得倚息等症。《金匮要略·痰饮咳嗽病脉证并治》云：“饮后水流在胁下，咳唾引痛，谓之悬饮。”悬饮的病因多与感受寒湿、饮食不当、劳欲所伤等因素有关，导致机体局部气血失和，功能失调，形成水运障碍，阻滞气机而津液停聚于上焦，水停阻滞气机造成气血失和，瘀血、水饮阻结于上。总的病机是三焦气化失职，肺、脾、肾三脏的气化功能失调，水谷不得化为精微输布周身，津液停积，变生水饮。水液的运行与脾、肺、肾三脏有关，如三脏功能失调，肺之通调涩滞，脾之转输无权，肾之蒸化失职，则三者互为影响，导致水液停积为饮。三脏之中，脾运失司，首当其要。三脏功能失和是本病的重要发病机制，本病病理性质总属阳虚阴盛，输化失调，因虚致实，水液停积于两胁为患。中阳素虚，脏气不足，实是发病的内在病理基础。

（二）辨病辨证及治疗特征

中医规范将本病分为邪犯少阳、饮停胸胁、肺络不畅 3 个证型，根据悬饮不同阶段的病理性质，在规范分型的基础上还可分为“脾肾两虚”和“阴虚邪恋”两证，根据悬饮的病程、患者的正气虚实、积液量，在初期主要以“邪犯少阳”为主，随病程发展出现饮邪壅肺，兼气滞血瘀，而成“饮停胸胁”“肺络不畅”证，在后期多以“阴虚内热”证为主。

本病的治疗原则：温阳化饮法为治疗本病之大法，《金匮要略》提出“温药和之”之痰饮治疗大法。

饮为阴邪，非阳不运，非温不化。魏念庭《金匮要略方论本义》云："烘暖中焦之阳，使胃利于消而脾快于运，不治水而饮自无留伏之患，是治痰饮以升胃阳，燥脾土为第一义，而于命门加火，又为第一义之先务也。"故化痰消饮应先温脾肾之阳。所谓"温"，并非温补，而为温化之法。魏念庭云："言和之，则不专事温补，即有行消之品。"因痰成于下，温则气化，痰动于脾，温则能健，痰生于湿，温则能行，化则能除，津液能运，正气能复，痰饮自化。此外还应根据表里虚实的不同，采取相应的处理方式，水饮壅盛者祛邪治标，阳虚气微者温阳治本，在饮邪消除后当继用温脾温肾之剂，以固其本。

（三）药物选择

除十枣汤外，泽漆汤也是治疗悬饮的主要方剂。《金匮要略·肺痿肺痈咳嗽上气》云："咳而脉浮者，厚朴麻黄汤主之；脉沉者，泽漆汤主之。"条文对泽漆汤证的症状表现论述较简略，但《脉经》卷二记载云"寸口脉沉，胸中引胁痛，胸中有水气，宜服泽漆汤"，这正是论述悬饮的证治。泽漆汤中重用泽漆泻水逐饮，桂枝、生姜、半夏、白前通阳化饮，紫参、黄芩清热祛湿，人参、甘草健脾益气扶正。泽漆又名猫眼草，辛苦凉有毒，功能行水、消痰、杀虫、解毒，现代药理研究证明其"能抑制结核杆菌的生长"，紫参、黄芩、白前等都有较强的杀菌作用，因此，泽漆汤治疗结核性胸膜炎和细菌性胸膜炎引起的胸腔积液最为对证。此方既能泻肺行水以治标，又能清热解毒杀菌以治本，比单纯用十枣汤攻逐水饮更有优势。治疗悬饮也可配合葶苈大枣泻肺汤，葶苈子辛苦寒，下气行水，既能利小便，又能泻大便，泻水之力较强，且比大戟、芫花、甘遂、泽漆等药缓和，故笔者认为应是治疗悬饮之首选方药。临床上如果是结核性胸膜炎，还应加百部、夏枯草等具有抗结核作用的药物。一般细菌性胸膜炎还应加金银花、鱼腥草、败酱草等。热结胸痛者，也可合用《伤寒论》之小陷胸汤、大柴胡汤等。如果是因心衰引起者，应加温助心阳利水的方药如苓桂术甘汤、参附汤等。如果是恶性肿瘤引起者，可加清热解毒有抑制肿瘤生长的药物如半枝莲、白花蛇舌草、重楼等，但总体治疗效果较差，预后不良。

四、名医经验

（一）王雪京经验

王雪京认为临床上胸腔积液在中医常见的证候有3个，即络脉瘀阻证、气血不足证、阳虚水泛证。3种证候对应的常用方剂为复元活血汤加减、八珍汤合阳和汤加减、真武汤合苓桂术甘汤加减。对于气血不足证者，王雪京将中医外科学的"祛腐生肌法"借鉴过来，认为对于慢性脓胸的患者，可类比为中医学的脓疡，并认为对于辨为气血不足证的慢性脓胸患者，应当"生肌祛腐"，"生肌"即通过补益正气而使气血生化有源，则正气充足自能祛腐，此时不祛腐而腐自去矣。

（二）张宝良经验

张宝良认为悬饮患者虽均水流在胁下，咳唾引痛，但各个患者证型不同，临床当首先根据具体辨证遣方用药。张宝良认为，这是中医学的精华所在，是遣方用药的基础。如饮停胸胁证当逐水祛饮，降气化痰，葶苈大枣泻肺汤加减；痰瘀内阻证当祛痰活血，行气利水，小陷胸汤合血府逐瘀汤加减；脾肾阳虚证当温补脾肾、化气消水，脾阳虚选用苓桂术甘汤合六君子汤加减，肾阳虚选用金匮肾气丸合真武汤加减。气阴两虚证当益气养阴、化气利水，四君子汤合沙参麦冬汤加减。

（三）吴士彦经验

吴士彦认为治疗悬饮方法以泻肺逐饮为主，但患者体质不同，用药轻重区别很大，通过泻肺逐饮，可达到消除饮邪的目的，如能中西医结合治疗渗出性胸膜炎，就可避免胸腔穿刺，减少感染机会。渗出性胸膜炎是一种消耗性疾病，如多次抽取胸水，更使大量蛋白质损失，服中药逐饮邪，则无此弊。渗出性胸膜炎以结核性为多，胸水消失后如不继续给抗结核治疗，4年内约有30%患者可发现肺外或肺内结核，因此提倡继续服用抗结核药一年半以上。待后期治疗重在固本培土生金，增强体质，则可减少服药时间，避免复发。

（四）陈亚军经验

陈亚军认为本病多属慢性病变，与正气不足、痨虫侵袭有关，虽属慢性病变但亦有急骤发病，病情严重，表现为急痨，“百日咳”特殊情况，或出现类似湿温类症等症候，临证必须予以注意。现阶段本病发病率较高，尤其从事体力劳动者，一般预后较好，病之初多属实证，治疗较易，日久虚实夹杂或正虚邪实者，则治疗难度较大，且经常反复发作。临床表现为咳嗽、咳血、潮热、盗汗四大主症，一般初期病情多轻，微有咳嗽，疲乏无力，逐渐消瘦，食欲不振，偶尔痰中夹有少量血丝，继则咳嗽加剧，干咳少痰，或痰多黄白不一，午后发热，掌心尤甚，两颧红艳，唇红，口干多饮，或有形寒，时时咳血、盗汗、失眠，胸部闷痛，心烦易怒，男子梦遗失精，女子月经不调或停闭，如病重而未能及时治疗，可发展至大骨枯槁，大肉陷下，骨髓内消，发焦毛耸，肌肤甲错，音哑气喘，面唇发紫，大便溏泄，肢体浮肿，以致出现危候。治法：滋阴润肺，化痰止咳，月华丸加减。本方功能补虚杀虫，滋阴镇咳，化痰止血。药用沙参、麦冬、天冬、生地黄、熟地黄滋阴润肺，百部、獭肝、贝母润肺止咳，兼能杀虫；阿胶、三七有止血和营之功；茯苓、山药健脾补气，以资生化之源。另再可加玉竹、百合、羊乳等滋补肺阴。白及补肺生肌止血，痰中血丝可加仙鹤草、藕节、白茅根，蛤粉炒阿胶等和络止血。低热可酌加银柴胡、功劳叶、地骨皮、青蒿等清热除蒸，并可另服琼玉膏滋阴润肺。

（五）陶汉化经验

陶汉化认为治疗当以攻逐水饮为主。因饮邪停留于胸腔，阻遏肺气，呼吸困难，病情较急，故急则治其标。运用十枣汤、泽漆汤、葶苈大枣泻肺汤分证论治，十枣汤中大戟、芫花、甘遂既能刺激肠黏膜引起剧烈的泻下，又有显著的利尿作用。泽漆汤中重用泽漆泻水逐饮，桂枝、生姜、半夏、白前通阳化饮，紫参、黄芩清热祛湿，人参、甘草健脾益气扶正。泽漆又名猫眼草，辛苦凉有毒，功能行水、消痰、杀虫、解毒，紫参、黄芩、白前等都有较强的杀菌作用，因此，泽漆汤治疗结核性胸膜炎和细菌性胸膜炎引起的胸腔积液最为对证。此方既能泻肺行水以治标，又能清热解毒杀菌以治本，比单纯用十枣汤攻逐水饮更有优势。治疗悬饮也可配合葶苈大枣泻肺汤，葶苈子辛苦寒，下气行水，既能利小便，又能泻大便，泻水之力较强，且比大戟、芫花、甘遂、泽漆等药缓和，故笔者认为应是治疗悬饮之首选方药。临床上结核性胸膜炎加百部、夏枯草。细菌性胸膜炎加金银花、鱼腥草、败酱草等。热结胸痛者合用《伤寒论》之小陷胸汤、大柴胡汤等。心衰者加温助心阳利水的方药如苓桂术甘汤、参附汤等。恶性肿瘤引起者可加半枝莲、白花蛇舌草、重楼等。

（六）钱建强经验

钱建强认为胸胁为气机升降之道，饮停胸胁，脉络受阻，气机逆乱，故出现胸闷。非攻逐水饮而难缓其急，而攻下之品往往容易伐正，故又要视年龄、体质的不同而选方用药有异，葶苈大枣泻肺汤属攻逐之剂，然不及十枣汤峻猛，故对体弱者较为适宜，用药要注意剂量搭配，以免攻伐太过。饮证总属阳微阴盛、本虚标实之候，重视大枣在方中的运用特点，云补肺、补脾胃、补气、补阴血津液。总之，大枣甘缓补中，补脾养心，缓和药性，葶苈子苦寒沉降，泄肺气而利水，两药合用，以大枣之甘缓，可缓葶苈子性急泻肺下降之势，防其泻力太过，共奏泻肺行水、下气平喘之功。后期水饮减少后，考虑攻伐后易耗伤正气，宜扶正益气，予六君子汤合葶苈大枣泻肺汤治疗，且葶苈子用量较前减少。本方配伍，祛邪不伤正，则病愈可望矣。

（七）周维顺经验

周维顺认为恶性胸腔积液相当于中医学“悬饮”，其发病机制主要为秽毒之气滞于体内，损伤脏腑；或正气虚弱，脏腑功能失调，致气血津液运行不利；或情志所伤，气机不利，气血痰浊壅滞，均可导致痰浊瘀毒聚结，发为癌瘤。邪犯胸胁，气机阻滞，水饮积聚胁下（胸腔）而发为胸腔积液。或癌瘤日久失治，正气大耗，肺脾肾三脏虚损，三焦不利，气道闭塞，水液停聚胁下（胸腔）而发病。临床上将恶性胸腔积液分为 4 型。①气虚饮停（以肺脾气虚为主）：症见胸闷，呼吸急促，畏风自汗，懒言少动，咳嗽无力，形弱神疲，舌质淡红、苔薄白、脉细。治宜益气化饮，方用补中益气汤合苓桂术甘汤加减。②阳虚饮停（脾肾阳虚为主）：症见胸闷，气短心悸，小便不利，畏寒肢冷，舌体胖大、苔少，脉沉细无力。治宜温阳化饮，方用金匮肾气丸合苓桂术甘汤加减。③阴虚饮停（肺肾阴虚为主）：症见胸闷，呼吸不利，胸痛干咳，口干咽燥，烦躁易怒，午后潮热，颧红，手足心热，小便赤少，舌红、苔少，脉细数。治宜育阴化饮，方用生脉饮合大补阴丸及猪苓汤加减。④瘀血饮停：症见胸胁刺痛，胸闷不舒，呼吸不畅，或有闷咳，面色晦黯，唇舌紫斑，脉涩。治宜祛瘀化饮，方用复元活血汤合五苓散加减。仲景谓“病痰饮者，当以温药和之”，温阳化饮当贯穿饮证治疗的始末。饮为阴邪，通过温药之作用，使机体阴阳调和，水液代谢恢复正常，饮病才可治愈。但恶性胸腔积液，日久耗伤正气，当时时顾护正气。但不可一味壅补，过补易助邪，亦不可过用刚燥，以免伐伤正气，故选用药性平和之品，温补与行消开导并行。张仲景《金匮要略·水气病脉证并治》云：“经为血，血不利则为水，名曰血分。”血分指因血而病水，水分指水病而及血，指出了水血为病的相互影响。周维顺重视活血利水，在用药上，很少选用三棱、莪术等破血之品，多选用丹参、赤芍、白芍、郁金等平和之药，活血不伤正，养血不滞血，祛瘀生新，使血脉通利而胸腔积液逐渐消退。恶性胸水乃癌瘤所致，癌瘤为恶性胸腔积液之根源，故在治疗恶性胸腔积液时，需结合现代药理加用抗癌中药，如白花蛇舌草、半枝莲、蒲公英、龙葵、猫爪草、八月札、漏芦、野葡萄根、菝葜、僵蚕、天葵子。

五、名方推荐

（一）十枣汤

甘遂、大戟、芫花各 1.5 g，大枣 15 枚。功效：攻逐水饮。主治：悬饮。咳唾胸胁引痛，心下痞硬，干呕短气，头痛目眩，胸背掣痛不得息，舌苔白滑，脉沉弦；水肿。一身悉肿，尤以身半以下肿甚，腹胀喘满，二便不利。用法：芫花（熬）、甘遂、大戟，等分。上各为散。以水一升半，先煮大枣肥者 10 枚，取 8 合，去滓，纳药末。强人服 1 钱匕，羸人服半钱，温服之，平旦服。若下少病不除者，明日更服，加半钱，得快下利后，糜粥自养。加减：血瘀胸痛者加桃仁、红花、赤芍、丹参等活血化瘀之品。

（二）葶苈大枣泻肺汤

葶苈子 15 g、大枣 12 枚。功效：泻肺行水，下气平喘。主治：痰水壅实之咳喘胸满。用法：上药先以水 3 升煮枣，取 2 升，去枣，内葶苈，煮取 1 升，顿服。加减：气促者加紫苏子、佛手、橘皮、枳实、五味子以通宣理肺；咳嗽较剧者加用蜂房、桔梗、天龙、蝉蜕等宣肺利咽；胸部疼痛者可加制延胡索、白芍、丹参、川芎等活血行气止痛。

（三）泽漆汤

紫菀、泽漆各 15 g，半夏、生姜、白前各 10 g，甘草、黄芩、人参、桂枝各 9 g。功效：宣肺，涤痰。主治：水饮内停，咳而脉沉者。用法：上九味，㕮咀，内泽漆汁中，煮取 5 升（400 mL），温服 5 合（100 mL），至夜尽。加减：腹满痰多加猪苓、泽泻、半夏逐水消痰；干咳无痰加麦冬润肺化痰；瘀血阻滞加王不留行、水红花子、蜂房、全蝎消瘀破积，健脾利湿。

（四）己椒苈黄丸

防己、花椒、葶苈子、大黄各 9 g，功效：攻逐水饮，化气行水。主治：肠间有水气，肠鸣腹胀，口干舌燥，二便不利，舌苔黄腻，脉弦滑或小数。加减：二便不通者，加牵牛子，喘咳为主，加麻黄，杏仁，甘草；痰多加莱菔子、紫苏子、白芥子；水肿者加茯苓、白术、泽泻；腹胀者加厚朴、槟榔、枳实、青皮。

（五）香附旋覆花汤

香附、旋覆花、紫苏子各 10 g，陈皮、半夏各 9 g，茯苓 15 g，薏苡仁 30 g。功效：利气和络，降逆化饮。用法：水 8 杯，煮取 3 杯，分 3 次温服。主治：悬饮。加减：无湿热去薏苡仁，无气喘去紫苏子；常加用桃仁、丝瓜络活血通络，防治胸膜粘连引起疼痛，胸水多加甘遂、大戟逐水；若兼气虚，加党参、黄芪、白术；若兼阴虚，加山茱萸、生地黄。

（六）悬饮汤

白术、白芍、薏苡仁各 20 g，延胡索、泽兰、半夏、枳壳、茯苓、桑白皮、地骨皮、黄芩、杏仁、瓜蒌、桔梗各 15 g，柴胡 10 g。功效：攻逐水饮、清肺、行气活血。主治：悬饮。用法：每日 1 剂，水煎 2 次服。加减：水饮多者加车前子、泽泻，血瘀气滞者加当归、丹参、牡丹皮。

（七）茯苓导水汤

茯苓 20 g，泽泻、木瓜、大腹皮、苍术、猪苓各 15 g，桑白皮、槟榔、麦冬、紫苏叶各 12 g，砂仁、木香各 6 g。功效：利水消饮，行气和中。主治：悬饮。用法：水煎服，每日 1 剂，早晚温服。加减：气虚明显者，加党参、黄芪、白术、山药；湿盛明显者，加薏苡仁、冬瓜皮、白扁豆；阳虚明显者，加制附子、干姜、桂枝、肉桂、细辛；咳喘重者，加杏仁、厚朴、枳实；发热者，加石膏、连翘、金银花；瘀血明显者，加红花、桃仁、牡丹皮、益母草等。

（八）百部二陈汤

百部 24 g，黄精、板蓝根各 15 g，黄柏、贝母、桔梗、葶苈子各 9 g，当归、山豆根各 12 g，生甘草 6 g，金银花、炒麦芽各 18 g，茯苓皮、车前子各 30 g（包）。功效：清热解毒、利水消肿。主治：悬饮之正虚邪实证，用法：1 日 1 剂，水煎服。加减：若胁痛甚者加香附、郁金、川楝子、延胡索等。若胸膜肥厚者加川芎、赤芍、桃仁、莪术、鳖甲。若胸膜粘连者加昆布、海藻。若气虚明显者加用党参、黄芪。

（九）开络涤饮煎

香附、旋覆花、黄芩、葶苈子、法半夏各 15 g，陈皮、白芥子各 12 g，云茯苓、薏苡仁各 30 g，丹参 20 g，生姜 3 片，大枣 4 枚。功效：破癖逐饮、消坚行水。主治：悬饮之水瘀互结证。用法：每剂用温水浸泡 1 夜（夏天 3 小时），大火煮开后再用小火慢煮 20～30 min，倒取头汁。药渣立即加冷水，煎法同上。头二汁混匀，计得药汁 1200 mL，饭后 1 小时温热服 250～300 mL，1 日 2 次，2 日 1 剂。选用传统优质饮片，不用颗粒冲剂。加减：胸胁胀痛加生牡蛎 30 g，泽泻 15 g。

（十）椒目瓜蒌汤

瓜蒌、冬瓜皮、车前子各 30 g，花椒、桑白皮、泽泻、杏仁、紫菀、百部各 9 g，茯苓皮 12 g，桂枝 4.5 g。功效：宣肃肺气，利水化饮。主治：悬饮。用法：水煎服，每日 1 剂，分 2 次温服。加减：加玉竹、百合、羊乳等滋补肺阴，白及补肺生肌止血，痰中血丝可加仙鹤草、藕节、白茅根，蛤粉炒阿胶等和络止血。低热可酌加银柴胡、十大功劳叶、地骨皮、青蒿等清热除蒸，并可另服琼玉膏滋阴润肺。

第十三节　呼吸衰竭

呼吸衰竭是指各种原因引起的肺通气和/或换气功能严重障碍，以致不能进行有效的气体交换，在呼吸空气（海平面大气压、静息状态下）时产生严重缺氧或伴二氧化碳潴留，从而引起一系列病理生理改变和相应临床表现的综合征。根据病因和起病急缓将呼吸衰竭分为急性呼吸衰竭和慢性呼吸衰竭。慢性呼吸衰竭是指一些慢性疾病如慢性阻塞性肺疾病、肺结核、间质性肺疾病等导致呼吸功能的损害逐渐加重，长期发展致呼吸衰竭。慢性呼吸衰竭早期可呈Ⅰ型呼吸衰竭特点，为低氧血症和呼吸性酸中毒；晚期可发展为Ⅱ型呼吸衰竭，但进展缓慢。此外，在慢性呼吸衰竭的基础上，合并呼吸系统感染、气道痉挛等使病情急性加重，在短时间内出现 PaO_2 显著降低和 $PaCO_2$ 显著升高，称为慢性呼吸衰竭急性加重。Ⅰ型呼吸衰竭多为急性呼吸衰竭，以成年人呼吸窘迫综合征为代表；Ⅱ型呼吸衰竭可分为急性呼吸衰竭和慢性呼吸衰竭，多由慢性阻塞性肺疾病引起。慢性呼吸衰竭临床表现缺乏特异性，常表现为呼吸困难、发绀、神经精神症状、循环系统改变及其他脏器的功能障碍等。

一、诊断标准

（一）病史

患者有慢性呼吸衰竭的疾病史及急性发病的诱因。

（二）重要临床表现

缺氧或伴二氧化碳潴留的临床表现。

（三）实验室检查

动脉血气分析是最重要的诊断依据。呼吸空气条件（海平面大气压）下，PaO_2＜60 mmHg（1 kPa＝7.5 mmHg），常伴 $PaCO_2$ 偏低（＜30 mmHg）诊断为急性Ⅰ型呼吸衰竭；若伴 $PaCO_2$＞50 mmHg 诊断为Ⅱ型呼吸衰竭。因机体代偿，PaO_2＜55 mmHg、$PaCO_2$＞55 mmHg 作为慢性呼吸衰竭诊断的参考指标，无明显酸中毒，并排除心内解剖分流和原发于心排出量降低等致低氧因素。

必须要指出的是：第一，由于 $PaCO_2$ 无增龄性变化而 PaO_2 随增龄而下降，因此在诊断呼衰时应从严掌握 PaO_2 的标准，动脉血气分析要及早检测；第二，老年人呼衰的严重程度不仅取决于 PaO_2 和 $PaCO_2$ 的变化程度，而且取决于其变化的速度（急性还是慢性）、血 pH 值代偿或失代偿、心排出量和组织灌流量以及原发基础疾病等多种因素；第三，老年人呼衰的诊断尤其强调综合判断，诊断需确切，应包括病因、呼衰类型和程度，以及相关的水、电解质、酸碱改变和重要器官功能状态的评估；第四，及时识别呼吸肌疲劳很重要。

二、西医治疗

（一）保持呼吸道通畅

保持呼吸道通畅为最重要的治疗措施。方法有：①仰卧、头后仰、抬下颌、张口位。②鼓励咳嗽，加强翻身、拍背、体位排痰。③有支气管痉挛者积极使用支气管扩张药，如β2 受体激动剂、抗胆碱药、糖皮质激素和氨茶碱，慢性呼吸衰竭时多口服给药或使用气雾剂，急性呼吸衰竭时则主要经静脉给药。④必要时建立人工气道，在病情危重而又不具备气管内插管条件时，可先建立简便人工气道（有口咽通气道、鼻咽通气道和喉罩）；在气管内插管后机械通气抢救成功，估计 3～5 日内不能撤机者，或患者不能耐受插管者，或呼吸泵衰竭通气不足且易发生吸入性肺炎者，应考虑气管切开。

（二）合理氧疗

氧疗的目的是提高 PaO_2，减轻缺氧造成的重要器官功能损害，并减少呼吸肌做功。呼衰类型不同，氧疗原则也不同。Ⅰ型呼衰因无二氧化碳潴留，可按需给氧，氧浓度（FiO_2）可提高到 40%～50%，氧流量 4～5 L/min，当 PaO_2 达 70 mmHg，应降低吸氧浓度。Ⅱ型呼衰因呼吸中枢对二氧化碳刺激不敏感，主要靠缺氧刺激来维持呼吸，故应以控制性氧疗为原则，采用低流量（1～2 L/min）、低浓度（FiO_2 25%～30%）持续给氧。

（三）机械通气

随着机械通气技术的进步，机械通气已无绝对禁忌证，在患者自然通气和（或）氧合功能出现障碍时，即可运用以使患者恢复有效通气并改善氧合，相对禁忌证仅为气胸及纵隔气肿未行引流者。老年呼衰以慢性呼衰多见，因机体有足够的时间进行代偿，虽严重缺氧和二氧化碳潴留，机体仍可耐受，一般在无急性失代偿时无需机械通气。若经过氧疗（FiO_2 达 50%）后，PaO_2 仍仅 35～45 mmHg，或痰液滞留无法消除者应开始机械通气。

（四）抗感染

抗生素使用应遵循“早期、足量、联合、长程”的原则，要考虑病原微生物的特性、抗生素的特性、患者的年龄及肝、肾功能状态。在没有痰培养结果前，应根据感染的环境（社区或院内）及痰涂片革兰氏染色结果经验性选用抗生素，一般首选能兼顾革兰氏阳性、阴性细菌的广谱、强效抗生素，之后再根据临床疗效及痰培养、药物敏感试验结果，针对性地调整用药。铜绿假单胞菌对大多数抗生素均耐药，可选用头孢他啶、头孢哌酮、哌拉西林/他唑巴坦；对于革兰氏阴性超广谱内酰胺酶菌、多重耐药菌为主的严重感染、混合感染、院内感染和免疫功能低下者可首选亚胺培南、美多培南等碳青霉烯类或其他敏感的抗生素；对耐甲氧青霉素金黄色葡萄球菌（MRSA）和表皮葡萄球菌（MRSE）感染者，要及时使用万古霉素或去甲万古霉素治疗。

（五）呼吸兴奋剂的应用

当呼吸中枢兴奋性降低或抑制时，呼吸幅度变小、频率减慢，或有明显的二氧化碳潴留时，可给予呼吸兴奋剂。COPD 呼衰时，因支气管、肺病变、中枢反应性低下或呼吸肌疲劳而引起低通气者，此时应用呼吸兴奋剂的利弊应按上述 3 种因素的主次而定：对神经传导与呼吸肌病变、肺炎、肺水肿和肺广泛间质纤维化所致的换气功能障碍者，则呼吸兴奋剂有弊无利，不宜使用。应用呼吸兴奋剂的前提是保持气道通畅和已解除气道痉挛，在氧疗的同时运用。常用尼可刹米，可先静脉推注 0.375～0.750 g，然后以 3.00～3.75 g 加入 500 mL 液体中，按 25～30 滴/min 静脉滴注，并根据意识、呼吸频率、幅度、节律及动脉血气分析调节剂量。当Ⅱ型呼衰 PaO_2 接近正常或 pH 基本代偿时，应停止使用，以防止碱中毒。如经治疗病情未见好转，应中断使用呼吸兴奋剂，并说服患者和家属采用机械通气。

（六）纠正酸碱平衡失调及电解质紊乱

1. 呼酸合并代酸：纠正单纯性呼酸的主要措施是积极改善通气，促使二氧化碳排出。单纯性代酸多为低氧所致的乳酸性酸中毒，主要措施是纠正缺氧。二者单独存在时，原则上不用碱性药物。若二者同时存在且 pH＜7.20，可用小量碱性药物。碳酸氢钠有加重二氧化碳潴留的可能，最好与呼吸兴奋剂、支气管扩张剂合用。

2. 高碳酸血症后碱中毒（呼酸并代碱）：多见于机械通气时 CO_2 排出过快，或低钾、低氯血症，或不适当使用碱性药物，应避免。低氯性碱中毒应给予高氯性溶液静脉滴注（如盐酸精氨酸），必要时可加服醛固酮拮抗剂；如通气已改善，$PaCO_2$ 已下降而血浆 HCO_3 浓度仍高者，可谨慎短期口服醋氮酰胺 0.25 g，每日 2 次，有助于碱中毒的纠正。

3. 三重酸碱失衡：应针对三重酸碱失衡的主要矛盾采取相应措施，其目的是使“三重型”转化为“二重型”，以至转化为单纯型，直到正常的酸碱状态，使病情得以改善。

4. 电解质紊乱：以低钾、低氯、低钠血症最常见，多为摄入不足和/或排出过多（利尿剂）所致。治疗主要补充钾、氯及钠，低钾血症不易纠正时应补充镁。

（七）加强营养支持

营养支持的原则包括：①对危重期患者以减轻呼吸负荷及减少自身组织分解为目标；②对稳定期患者以促使机体营养指标恢复正常为目标；③双能源供应热能，即由脂肪和碳水化合物混合供应热能，二者能量比为 4∶6 或 5∶5，要特别避免过多的糖摄入，以免增加 CO_2 生成量，加重呼酸；④维持适当的热能与氮量之比，约为（100～150）kcal∶1 g；⑤补充高于生理需要量的维生素；⑥补足谷氨酰胺以防止肠黏膜屏障受损而引起细菌易位，招致多器官功能衰竭；⑦可补充重组人生长激素以促进合成代谢；⑧尽量通过肠内营养途径补充营养，或肠内、外营养支持合用。

（八）并发症处理

1. 肺性脑病：肺性脑病是呼衰的主要并发症和主要死因。除重视上述治疗措施外，尽量不用镇静剂，必要时可用水合氯醛灌肠；缺氧和二氧化碳潴留可引起脑水肿，脱水过多又可导致血液浓缩、痰液黏稠而加重呼衰，故应以轻、中度脱水为宜，并给予适量的胶体溶液，促使细胞内液和细胞外液回收到血管内，有利于液体排出。

2. 休克：原因为心力衰竭、感染以及机械通气压力过高等，应针对病因采取相应措施。如经治疗未见好转，应给予血管活性药物如多巴胺、阿拉明等，以维持血压。

3. 多器官功能衰竭：防治多器官功能衰竭的关键如下。①掌握好氧疗及机械通气的时机和方法，迅速改善通气，纠正缺氧；②及时有效地控制感染；③及时发现和处理低血压状态，避免器官低灌注；④尽早恢复胃肠内营养，并补充谷氨酰胺和给予调整肠道微生态制剂，维持肠黏膜屏障功能，防止肠道细菌易位；⑤常规给予胃黏膜保护剂，以免一旦发生应激性溃疡而加速多器官功能衰竭的发生、发展。

三、中医临床思维

（一）中医病名及病因病机特征

呼吸衰竭的命名主要以其主要症状命名，呼吸衰竭的患者多以呼吸困难为主症，轻则呼吸费力，重则呼吸窘迫，属于“喘证““痰饮”“肺胀”“心悸”“水肿”“惊厥”“闭证”“脱证”等多种危重症范畴，常表现为喘、厥、痉、闭、脱等特点。成书于先秦时的《黄帝内经》对其症状就有描述，如《灵枢·五阅五使》云“故肺病者，喘息鼻张”；《灵枢·本藏》云“肺高则上气肩息”；《灵枢·胀论》亦云“肺胀者，虚满而喘咳”。可见《黄帝内经》已指出了肺病呼吸困难的症状，即咳、喘、胸肺部膨满。而东汉时期的《金匮要略·肺痿肺痈咳嗽上气病》则云：“上气喘而躁者，属肺胀，欲作风水，发汗则愈，二咳而上气，此为肺胀，其人喘，目如脱状，脉浮大者，越婢加半夏汤主之，二上气面浮肿，肩息，其脉浮大，不治，又加利尤甚。”呼吸衰竭多由肺脏疾患的迁延失治，痰瘀稽留，损伤正气，正虚卫外不固，外邪易反复侵袭，诱使本病反复发作。本病以痰（饮）、热（火）、虚、瘀等有形实邪为主。病情常因外邪侵袭而加重，病机以痰（痰热、痰浊）瘀互阻为关键，痰瘀壅塞肺系，时或累及大肠传导而致腑实便秘，甚或蒙扰脑窍而致窍闭风动；邪盛正衰，可发生邪陷正脱之危候。病情缓解稳定时，痰瘀减轻但稽留难除，正虚显露而多表现为肺、心、肾虚损，见于肺肾气虚、心肺气虚，常多兼有痰瘀。

（二）辨病辨证及治疗特征

常见证候为虚证类（心肺气虚证、肺肾气虚证）、实证类（痰热壅肺证、痰湿壅肺证、兼血瘀证）、危重变证类（痰蒙神窍证、正虚喘脱证）。除血瘀证外的其他证候可单独存在也常兼见，如肺肾气虚证兼痰湿壅肺证、心肺气虚证兼痰热壅肺证。血瘀证常与其他证候兼见，如心肺气虚证兼血瘀证为心肺气虚证，血瘀证、痰热壅肺证兼血瘀证为痰热瘀证等。

遵“急则治其标”“缓则治其本”原则，急则以清热、涤痰、活血、宣肺降气、开窍立法而兼固正气，缓则以补肺、养心、益肾为主，兼祛痰活血。中医治疗呼吸衰竭重在辨清病理性质，病理性质多属本虚表实，但有偏实偏虚的不同，急性发作时偏于邪实，缓解时偏于本虚，发作时须分辨痰浊、水饮、血瘀的偏盛。缓解期的基本病机为肺脾肾气虚，主要表现为呼吸浅短难续，倚息不能平卧，咳嗽咯痰，胸闷气短，面色晦暗，声低气怯，食欲不振，倦怠乏力，脘腹胀满，面浮足肿，或伴腰膝酸软，舌淡或暗紫，苔腻，脉细数。治以健脾益气、宣肺化痰、止咳平喘，辅以补肾填精；方用香砂六君子汤合三拗汤合瓜蒌薤白半夏汤加减，若兼有唇甲发绀、四肢厥冷、身肿以腰以下为甚可加用茯苓、桂枝、白术、人参、制附子等，若咳嗽痰多黏腻或黄可加入葶苈子、莱菔子等，若有神昏、嗜睡可加入石菖蒲、远志等，急性发作时一般为痰浊血瘀并见，治以化痰祛瘀、行气活血，兼补肺益脾为法；礞石滚痰丸合豁痰祛瘀汤合六君子汤加减，喘甚痰多者，加鲜竹沥、胆南星、瓜蒌等，以清化痰热；热伤气阴，加麦冬、生地黄等，益气养阴以助祛邪等。总之在中医药治疗呼吸衰竭的过程中，必须注意以下几点：①顾护脾胃为呼吸衰竭的基础治疗，否则其他治疗不可能奏效。中医学认为脾胃为后天之本、气血化生之源，有后天之本之称，五脏六腑、四肢百骸皆赖以所养。呼吸衰竭病理因素主要为痰浊、水饮、血瘀，其产生均与脾胃功能失调相关。痰的产生，病初由肺气郁滞、脾失健运、津液不归正化而成，渐因肺虚不能化津、脾虚不能传输、肾虚不能蒸化，痰浊愈益潴留。脾气虚，气不化津，痰从阴化为饮为水；气虚无力推动血脉则血行郁滞，可见唇、舌、甲发绀；脾虚气不摄血，可致吐血、便血。故呼吸衰竭的治疗常以健脾益气方剂为主方，予以培土生金，同时针对不同的证型予以加味治疗。②宜宣肺不宜敛肺。在慢性呼吸衰竭的病程中，患者始终有咳、痰、喘的症状，此时要注意宣肺而不宜敛肺，因肺主宣发肃降，主通调水道，朝百脉，主治节。“痰浊”的病理因素始终贯穿慢性呼吸衰竭病程的始终，对痰浊的治疗务必要宣肺化痰或祛痰，故宜宣肺而不宜敛肺。③必须应用中医理论指导临床，遵循辨证论治的方法治疗疾病，在方剂选择上应选用经方、验方，这是取得良好疗效的基础，是中医治疗急症必须遵循的原则。

（三）药物选择

基于中医传承辅助系统用药规律分析，研究共纳入 266 首治疗呼吸衰竭行机械通气的处方，其中包含166味中药，药物频数累计2704次；常用中药为甘草（115次）、茯苓（100次）、桂枝（82次）等；常用药对为桂枝、茯苓、甘草、麻黄、白术、茯苓等；核心药物组合为甘草、杏仁、麻黄、生石膏、羚羊角、生地黄、赤芍、牡丹皮、桂枝、白术、茯苓、防己、三七、山茱萸、附子、人参；在相关度为5，惩罚度为2的前提下，生成新方3个。①升麻、当归、天冬、川芎、赤芍；②白芥子、橘红、紫苏子、桔梗、浙贝母；③干姜、炙甘草、细辛、甘草、杏仁、麻黄、生石膏。呼吸衰竭多病情复杂；病因多为痰、热、瘀、虚；本研究提示了痰证为影响患者脱机成功的因素；上机初期中医证型以痰热壅肺证、血热伤阴证、气虚血瘀水停证、阳虚血瘀证、气阴两虚证为主；治疗时痰热壅肺证常用清化方，血热伤阴证常用四妙勇安汤和犀角地黄汤，气虚血瘀水停证常用加减木防己汤，阳虚血瘀证常用新四逆汤，气阴两虚证常用生脉饮。临床治疗过程中使用清热药、止咳化痰药、利水祛湿药、解表药、补气药和活血药较多，注重宣肺、健脾。

四、名医经验

（一）刘尚义经验

刘尚义认为本病病位在肺，病性属肺气不利、痰浊（热）内阻，由浅入深，积久骤变，最后形成痰瘀壅肺，气不肃降。急性期多见痰热壅肺，气机不利；后期多见肺胃阴伤，余邪未去，统属正气不足，痰毒瘀互结，气机不利贯穿于肺衰病的整个病程之中。刘尚义治疗本病以宣畅肺气、祛湿化痰为总治则，调畅气机是特点，力来恢复肺宣发、肃降功能，正所谓“肺主一身之气，气化则湿亦化也”。早中期以调理肺气为法，刘尚义总结创立的保金立甦汤临证加减；晚期以“泄热存阴”为原则，正所谓“救阴不在血，而在津与汗”，“留得一分津液，便有一分生机”，常用沙参麦冬汤、青蒿鳖甲汤、大补阴丸化裁之。肺衰病晚期刘尚义秉承于吴鞠通泄热存阴法治疗温病之治则，提出“养阴三法”，即“甘寒生津”“咸寒育阴”“大补元阴”，用之临证，效果甚佳。甘寒生津法：是指用甘寒药治疗肺胃之津液损伤的方法。代表药物：玉竹、石斛、天花粉、芦根、西洋参、沙参、二冬、五味子。咸寒育阴法：指用咸寒药以顾护肝肾之阴的方法。代表药物：鳖甲、龟甲、牡蛎、石决明、珍珠母、知母、蛤蚧、海参。大补元阴法：是指大补元阴，养阴生津的方法。代表药物：龟甲、黄柏、知母、生地黄，去猪髓、蜂蜜，辨证配以甘寒、咸寒之品。

（二）晁恩祥经验

晁恩祥认为慢性呼吸衰竭外邪、痰浊、瘀血等标实已有所缓解，证型渐转为以肺脾肾三脏为主的虚喘，如《景岳全书·喘证》云：“虚喘者无邪，元气虚也。”从脏腑病机角度看，本病主要病位在肺肾两脏。《类证治裁·喘证》亦云：“肺为气之主，肾为气之根，肺主出气，肾主纳气，阴阳相交，呼吸乃和。”因肺主气，司呼吸，开窍于鼻，外合皮毛，职司卫外，为人身之藩篱，故外邪侵袭多首先犯肺，肺失宣降而为咳为喘。久则致肺虚，影响呼吸出入，肺气壅滞致肺气胀满，不能敛降。然而肾主纳气，如《难经·四难》云：“呼出心与肺，吸入肾与肝。”肾气充盛，吸入之气方能经肺之肃降而下纳于肾。久病肺虚及肾，致肾虚摄纳无权，吸入之气不能下纳于肾，而呈《素问》所说的“喘出于肾”之象。对此期的中医药治疗，清代方仁渊在《哮喘论治》中论道：“古人谓实喘治肺，虚喘治肾，确有见地，然不可执一，实喘治肺须兼治胃，虚喘治肾宜兼治肺。”补益肺肾为治疗虚喘的要点。同时由于病情反复发作，肺气宣肃失职，水津不布聚而生痰，久病子病及母，致脾胃虚弱，无以运化水谷精微，气血生化失源，临床多见纳差食少，腹胀便溏，形体消瘦，神疲倦怠，吸呼无力，正气虚弱，难抵外邪而反复发病。故治疗应在补肾益肺之余，兼顾脾胃之气，治以健脾化痰、培土生金、益气扶正。此外，血瘀之象贯穿疾病全程。《脉因证治》云：“肺伤日久，必及于心。盖心肺同居上焦，心主血脉，肺主气，朝百脉，辅心而行血脉，肺病血瘀，必损心气。”肺朝百脉，助心行血，若肺气虚，无以帅血以运，必有血瘀。肾脉上络于心，心阳根于命门之火。故肾肺俱虚可致心阳衰惫，心阳衰惫则鼓动血脉无力，致血行瘀滞。因此，在疾病各期均勿忘活血化瘀。

（三）洪广祥经验

洪广祥认为急性呼吸衰竭多由感受暑温、火毒之邪所致，故发病迅速，病势凶险，具“火性急迫”的特征。因火热毒邪内盛，初起可见气分高热，且可迅速出现神昏、谵语等热入营分的见症，或初起即见气营两燔。热毒内盛，则肠腑热结，腑气不通，邪无出路，是加重并使病情恶化的关键。因此，腑结肺痹证常与其他证型并见形成恶性循环，加剧喘促、神昏。热甚可致动风，形成肝风内动之候。火热灼津耗液，后期表现气阴衰竭，阴虚风动。慢性呼吸衰竭，多有慢性咳喘病史，发展成肺胀。患者多表现为肺肾两虚，痰瘀阻肺证候。故而洪广祥在治疗上主要以“清热泄肺”为基本大法，配合化痰、祛瘀、泄下、益气养阴等，故在处方用药上一方面用以涤痰宣壅，破结软坚，以解除肺气郁闭以达到泻实除壅、利气平喘的目的。另一方面，洪广祥喜用参附汤合生脉散，以益气养阴、护阳固脱，并配合山茱萸、牡蛎以加大固脱之力度。其中洪广祥常用之黑锡丹为温降镇摄救急之品，可起到温补元阳，以治下虚之本，降逆除痰以治上实之标，是一种补虚泻实、降逆定喘，具有急救功效的传统中成药。

（四）李建生经验

李建生认为慢性呼吸衰竭多由肺脏疾患的迁延失治，痰瘀稽留，损伤正气，正虚卫外不固，外邪易反复侵袭，诱使本病反复发作，后期多伤及肺肾。病情发作时，病机以痰（痰热、痰浊）瘀互阻为关键，痰瘀壅塞肺系，时或累及大肠传导而致腑实便秘，甚或蒙扰脑窍而致窍闭风动；邪盛正衰，可发生邪陷正脱之危候。病情缓解稳定时，痰瘀减轻但稽留难除，正虚显露而多表现为肺、心、肾虚损，见于肺肾气虚、心肺气虚，常多兼有痰瘀。李建生临证如若患者病情急性发作常以清热、涤痰、活血、宣肺降气、开窍立法而兼固正气，如若在疾病缓解期则以补肺、养心、益肾为主，兼祛痰活血，治疗上常以补肺益肾方为主，随证加减。

（五）朱良春经验

朱良春认为痰瘀毒阻络、肺络亏虚可视为呼吸衰竭的基本病机，比一般意义上的“痰瘀阻络”更为深伏难解、沉痼，致病情反复、缠绵难愈，故治疗呼吸衰竭，需重视治疗肺络病变。需注意化痰活血、解毒通络，因正气不足、肺络亏虚是根本，应分清气血阴阳亏虚的不同，时时注意扶正通络，并结合辨病治疗肺络病变的其他致病因素，及肺络病变引起的其他继发性病理变化，分清主次、孰轻孰重，才能有的放矢，取得良效。因络病痼疾，寻常化痰祛瘀解毒药难以深达络脉，须借助通络之药，在普通化痰活血、解毒散结药物基础上加用辛味通络、虫类通络及藤类通络药物，如乳香、没药、三七、桂枝、细辛、薤白、当归、炮山甲、水蛭、蜂房、蜈蚣、全蝎、蝉蜕、僵蚕、地龙、鸡血藤、丝瓜络等，虫类药在治疗这类疾病的处方中使用频率较高。他认为这些药物既是祛邪药，又具有一定增强体质作用，其祛风化痰、钻透剔邪、开瘀散结的作用，不仅能松弛气道、舒展肺络、改善循环和促进炎症的吸收，而且还含有蛋白质、微量元素等丰富的营养物质，起到寓攻、寓补、攻补兼施的作用，非一般植物药物所能及。

（六）柏正平经验

柏正平认为“肺胀”缓解期的主要病机为虚实夹杂，以虚为主，治疗宜扶正固本，重视化痰逐瘀。故而治本重在补益肺、脾、肾，柏正平认为，肺胀首发于肺，继则影响脾、肾。肺为人身之藩篱，外邪入侵，首先犯肺，导致肺之宣降功能失常，气逆于上为咳，升降失常则为喘。久病肺虚，肺之主气功能失常。肺病及脾，子盗母气，脾失健运，出现肺脾两虚。肺为气之主，肾为气之根，久病肺虚及肾，金不生水，肾气衰惫，肺不主气，肾不纳气，病情日趋严重。肺气佐心脏主治理、调节心血的运行，心阳根于命门真火。肺虚治节失职，肾虚命门火衰，则病及于心，使心气、心阳衰竭。肺胀患者心脏之损，源于肺、脾、肾亏虚，故辨治宜及时扶正固本，补益肺脾肾三脏。治标贵在化瘀逐痰，柏正平认为本病病理演变，初为因虚致实，继则因实致虚，恶性循环，互为因果，日趋加重。故缓解期的治疗，根据其本虚标实的特点，治宜补益肺脾肾、清肺化痰饮，同时需重视配伍化瘀逐痰。柏正平在临床治疗患者时还时常提醒肺胀患者在日常生活中要做到几个“有恒”：戒烟有恒，预防感冒有恒，吸氧有恒，呼吸功能锻炼有恒。同时，治疗上更应“有恒”，应长期坚持服药。

五、名方推荐

（一）黄连解毒汤合泻白散加减

药物组成：芦根、冬瓜子各 20 g，黄连、黄柏、葶苈子、桑白皮、杏仁各 15 g，大黄 10 g，甘草 6 g。功效：清热解毒，泻肺利气。主治：呼吸衰竭之热毒犯肺证。用法：每日 1 剂，水煎，分早晚 2 次温服。每 7 日为 1 个疗程。随证加减：热毒重者，再加金银花、连翘、鸭跖草等，以加强清热解毒之功。喘甚痰多，加鲜竹沥、胆南星、瓜蒌等，以清化痰热。热伤气阴，加人参、麦冬、生地黄等，益气养阴以助祛邪。热盛动风，肢体抽搐，角弓反张，加羚羊角、钩藤、全蝎、蜈蚣等，以平肝息风止痉。神昏谵语，加犀角、生地黄、牡丹皮、玄参等凉血清营，并可选加牛黄丸，以清热解毒开窍。

（二）礞石滚痰丸加减

方药组成：礞石、滑石、石膏各 30 g，沉香 6 g，黄芩、连翘、葶苈子、贝母、桑白皮、杏仁各 15 g，大黄 10 g。功效：清热泻火，逐痰泻壅。主治：呼吸衰竭之痰火壅肺证。用法：每日 1 剂，水煎，分早晚 2 次温服，每 10 日为 1 个疗程。随证加减：舌质光绛而紫赤，为热盛伤阴，加生地黄、麦冬、玄参清热滋阴。神昏谵语，加安宫牛黄丸、至宝丹清心化痰开窍。抽搐加山羊角、僵蚕、蜈蚣、全蝎凉肝熄风。

（三）人参四逆汤加减

方药组成：附子、干姜各 15 g，炙甘草 10 g，人参 30 g，肉桂 6 g。功效：扶阳固脱。主治：呼吸衰竭之喘脱症。用法：每日 1 剂，水煎，分早晚 2 次温服。以 7 日为 1 个疗程。加减：汗多加煅龙骨、煅牡蛎敛汗固脱；发绀明显者，加丹参、川芎。暴喘下脱，肢厥滑泻者，加黑锡丹。

（四）豁痰祛瘀汤

炙麻黄、杏仁、黄芩、石菖蒲、葶苈子各 10 g，鱼腥草、山茱萸、川芎各 15 g。功效：清肺豁痰，活血祛瘀，纳气平喘。主治：正亏邪盛，痰瘀阻肺。用法：每日 1 剂，分早、晚 2 次服，以 14 日为 1 个疗程。加减：若患者表现为爪甲青紫、肌肤甲错等瘀血甚者，可加用丹参、三七、地龙、当归、白芍等通络活血，祛瘀生新之品。若患者喘促甚，可酌情加用沉香、牡蛎等纳气平喘之品。

（五）通腑平喘汤

方药组成：鱼腥草 30 g，款冬花、瓜蒌、炙枇杷叶各 15 g，桔梗 12 g，枳壳、炙甘草、桑白皮、炒杏仁、栀子、黄芩、羌活、川贝母、僵蚕、地龙各 10 g，麻黄 6 g。功效：泻下通腑，平喘固本。主治：痰瘀互阻，热毒炽盛之肺衰病。用法：每日 1 剂，煎汁 200 mL，分 2 次鼻饲。加减：温病后期，气阴耗伤甚可合用参麦散，益气生津、复脉固脱。

（六）苇茎汤合六君子汤

苇茎 60 g，薏苡仁、白术各 30 g，瓜瓣、人参、茯苓、白芍各 20 g，桃仁 9 g，陈皮、半夏各 10 g。功效：清热泄肺，健脾化痰。主治：热邪壅肺，气虚痰阻之肺衰。用法：每日 1 剂，水煎，分早晚 2 次饭前温服，以 14 日为 1 疗程。随证加减：热毒重者，再加金银花、连翘等，以加强清热解毒之功。喘甚痰多，加鲜竹沥、胆南星、瓜蒌等，以清化痰热；气阴耗伤者可合用参麦散，益气生津、复脉固脱；热盛动风，肢体抽搐，角弓反张，加羚羊角、钩藤、全蝎、蜈蚣等，以平肝息风止痉；神昏谵语，加犀角、生地黄、牡丹皮、玄参等凉血清营，并可选加牛黄丸，以清热解毒开窍。

（七）补肺益肾方

方药组成：党参、黄芪、熟地黄、山茱萸各 20 g，五味子、淫羊藿、紫苏子、贝母各 15 g，沉香 3 g，薤白、赤芍、地龙、陈皮各 10 g，炙甘草 6 g。功效：补肾益肺，纳气定喘。主治：肺衰之肺肾气虚证。用法：每日 1 剂，水煎，分早晚 2 次温服，以 15 日为 1 个疗程。随证加减：咳嗽明显者，加炙紫菀、杏仁；咳嗽痰多、舌苔白腻者，加姜半夏、茯苓；动则喘甚者，加蛤蚧粉；面目虚浮、畏风寒者，加肉桂、泽泻、茯苓；腰膝酸软者，加菟丝子、杜仲；小便频数明显者，加益智、金樱子；畏寒，肢体欠温者，加肉桂、干姜。

（八）养心汤加减

方药组成：人参、黄芪、茯苓、麦冬、远志各 20 g，酸枣仁、五味子、当归、川芎各 15 g，陈皮 10 g，肉桂、炙甘草各 6 g。功效：补益心肺。主治：心肺气虚证。用法：每日 1 剂，水煎，分早晚 2 次饭前温服，以 14 日为 1 疗程。随证加减：咳嗽痰多、舌苔白腻者加姜半夏、橘红、杏仁；动则喘甚者，加蛤蚧粉；面目虚浮、畏风寒者，加淫羊藿、泽泻、车前子；心悸、怔忡、自汗者，加煅龙骨、煅牡蛎、浮小麦。

（九）清气化痰丸合贝母瓜蒌散加减

方药组成：瓜蒌、法半夏、川贝母、栀子、桑白皮、黄芩、杏仁、白头翁、鱼腥草、麦冬、陈皮。功效：清肺化痰，降逆平喘。主治：肺衰之痰热壅肺证。用法：每日 1 剂，水煎，分早晚 2 次温服，以 7 日为 1 个疗程。随证加减：痰鸣喘息而不得平卧者，加葶苈子、射干、苦桔梗；咳痰腥味者，加金荞麦根、生薏苡仁、桃仁、冬瓜仁；痰多质黏稠、咯痰不爽者，减法半夏，加百合、萆薢；胸闷痛明显者，加延胡索、赤芍、枳壳；大便秘结者，加酒大黄、枳实、厚朴，甚加芒硝；热甚烦躁、面红、大汗出者，加生石膏、知母；热盛伤阴者，加天花粉、生地黄、玄参；痰少质黏，口渴，舌红苔剥，脉细数，为气阴两虚，减法半夏，加西洋参、沙参。

（十）半夏厚朴汤合三子养亲汤加减

方药组成：姜半夏、厚朴、橘红、薤白、茯苓各 15 g，白芥子、紫苏子、莱菔子各 20 g，枳壳、白蔻仁、生姜各 10 g。功效：燥湿化痰，宣降肺气。主治：肺衰之痰湿壅肺证。用法：每日 1 剂，水煎，分早晚 2 次温服，以 7 日为 1 个疗程。随证加减：痰多咳喘，胸闷不得卧者，加麻黄、葶苈子；脘腹胀闷，加木香、陈皮；便溏者，减紫苏子、莱菔子，加白术、泽泻、葛根；大便秘结，加焦槟榔、枳实；外感风热者，减薤白，加金银花、连翘、僵蚕；外感风寒者，加麻黄、荆芥、防风。

第三章　心血管内科疾病

第一节　心力衰竭

心力衰竭（简称心衰）是由于多种原因导致心脏结构和/或功能的异常导致心室充盈或射血能力受损，从而引起的一组复杂临床综合征。其主要表现为呼吸困难、疲乏、活动耐量受限以及液体潴留（体、肺循环瘀血及外周水肿）。心衰为各种心脏疾病的严重和终末阶段，发病率、死亡率及再住院率高，是当今重要的心血管病之一。据我国 2003 年流行病学调查显示，35～74 岁人群心衰患病率≥10%。且随着我国人口老龄化的加剧，冠心病、高血压等慢性疾病的患病率呈持续上升趋势，医疗水平的提高同时也使得心衰住院率上升。据 China-HF 研究，在心衰住院患者人群中病死率达到了 4.1%。

一、诊断标准

原发性心肌损害和异常被认为是引起心衰最主要的病因，但除心血管疾病外，非心血管疾病也可导致心衰。心肌重构在最初可以对心功能产生部分代偿，但随着心肌重构的加剧，心功能逐渐由代偿向失代偿转变，出现明显的心衰症状和体征。根据心衰发生发展过程，分为 4 个阶段（表 3－1），旨在强调心衰重在预防。纽约心脏协会（NYHA）心功能分级也是临床常用的评估方法，常用于评价患者的症状随病程或治疗而发生的变化（表 3－2）。

表 3－1　心力衰竭 4 个阶段与纽约心脏协会（NYHA）心功能分级

心力衰竭阶段	定义	NYHA 心功能分级
STAGE A（前心力衰竭阶段）	患者为心力衰竭的高危人群，无心脏结构或功能异常，无心力衰竭症状和/或体征	无
STAGE B（前临床心力衰竭阶段）	患者已发展成器质性心脏病，但从无心力衰竭症状和/或体征	Ⅰ
STAGE C（临床心力衰竭阶段）	患者有器质性心脏病，既往或目前有心力衰竭症状和/或体征	Ⅰ～Ⅳ
STAGE D（难治性终末期心力衰竭阶段）	患者器质性心脏病不断进展，虽经积极的内科治疗，休息时仍有症状，且需要特殊干预	Ⅳ

表 3－2　纽约心脏协会（NYHA）心功能分级

分级	症　状
Ⅰ	活动不受限。日常体力活动不引起明显的气促、疲乏或心悸活动。
Ⅱ	轻度受限。休息时无症状，日常活动可引起明显的气促、疲乏或心悸。
Ⅲ	活动明显受限。休息时可无症状，轻于日常活动即引起显著的气促、疲乏、心悸。
Ⅳ	休息时也有症状，任何体力活动均会引起不适。如无需静脉给药，可在室内或床边活动者为Ⅳa 级；不能下床并需静脉给药支持者为Ⅳb 级。

另外，根据左心室射血分数（LVEF）将心衰分为射血分数降低、保留、中间值的心衰（表 3－3）。根据心衰发生的时间、速度，分为慢性心衰和急性心衰。其中急性心衰经住院治疗后症状部分缓解而转

为慢性心衰，慢性心衰患者常因为各种诱因急性加重而反复住院治疗。

表3-3　心力衰竭的分类及诊断标准

诊断标准	HFrEF	HFmrEF	HFpEF
1	症状和/或体征	症状和/或体征	症状和/或体征
2		LVEF 40%～49%	LVEF≥50%
3	LVEF<40%	利钠肽升高，并合并以下至少一条：①左心室肥厚和/或左心房扩大，②心脏舒张功能异常	利钠肽升高，并符合以下至少1条：①左心室肥厚和/或左心房扩大，②心脏舒张功能异常
备注	随机临床试验主要纳入此类患者，有效的治疗已得到证实	此类患者临床特征、病理生理、治疗和预后尚不清楚，单列此组有利于对其开展相关研究	需要排除患者的症状是由非心脏疾病引起的，有效的治疗尚未明确

注：HFrEF为射血分数降低的心力衰竭，HFmrEF为射血分数中间值的心力衰竭，HFpEF为射血分数保留的心力衰竭，LVEF为左心室射血分数；利钠肽升高为B型利钠肽（BNP）>35 ng/L和/或N末端B型利钠肽原（NT-proBNP）>125 ng/L；心脏舒张功能异常指标见心力衰竭的诊断和评估中的经胸超声心动图部分。

1. 慢性心衰的诊断流程：心衰的诊断和评估依赖于病史、体格检查、实验室检查、心脏影像学检查和功能检查。慢性心衰的诊断流程（图3-1），首先需根据患者病史、查体、心电图及胸片判断有无心衰可能；然后根据利钠肽和超声心动图以明确是否存在心衰，依据表3-3来分类；进一步明确心衰的诱因；最后需对病情的严重程度、预后以及是否存在合并症、并发症进行评估。

预防心衰的发生与心衰的治疗一样不容忽视，其中，对于心衰危险因素如高血压、血脂异常、糖尿病等的控制至关重要。对于心肌梗死后无症状左室收缩功能下降的人群应尽早使用“金三角”：ACEI/ARB、β受体阻滞剂和醛固酮受体拮抗剂，可降低心衰住院率及死亡率。

2. 急性心衰的诊断流程及分型：急性心衰是由多种病因引起的急性临床综合征，心衰症状和体征迅速发生或急性加重，伴有血浆利钠肽水平升高，常危及生命，需立即进行医疗干预，通常需要紧急入院。急性心衰中急性左心衰竭较右心更为常见，着重讨论。

对于急性心衰的患者在诊断过程中应当注意对其诱因的查找，急性心衰常见病因为急性冠脉综合征、高血压危象等，而慢性心衰急性失代偿常有一个或多个诱因，如感染、心律失常等。根据基础心血管疾病、诱因、临床表现及辅助检查如：心电图、心脏彩超、胸片、利钠肽等做出急性心衰的诊断，并评估严重程度、分型并对预后进行评估。

二、西医治疗

（一）慢性心衰的治疗

不同于慢性HFrEF患者，慢性HFpEF及HFmrEF患者治疗更着重于对基础疾病及合并症的治疗，如高血压、冠心病、心房颤动（简称房颤）等。其中，HFmrEF患者可在治疗过程中转化为射血分数保留或降低类型，而呈进展趋势的心衰患者预后更差。下文将阐述慢性HFrEF患者的治疗，治疗目标是改善临床症状和生活质量，预防和逆转心脏重构，减少再住院，降低死亡率。

1. 一般治疗：去除心衰诱因，调整生活方式。限钠（<3 g/d）有助于控制NYHA心功能Ⅲ～Ⅳ级心衰患者的淤血症状和体征，急性发作伴容量过重时需严格控制（<2 g/d）。对于严重低钠血症患者水摄入限制<2 g/d，除此之外，应当低脂饮食，戒烟限重。明显消瘦患者应给予营养支持，在卧床休息期间应多做被动运动以预防深静脉血栓形成。

2. 药物治疗：

（1）利尿剂：对于有液体潴留证据的心衰患者均应使用（Ⅰ，C），利尿剂能消除水钠潴留，有效缓解呼吸困难及水肿，改善运动耐量。根据患者对利尿剂的反应及时调整用量，以体重每日减轻0.5～1.0 kg

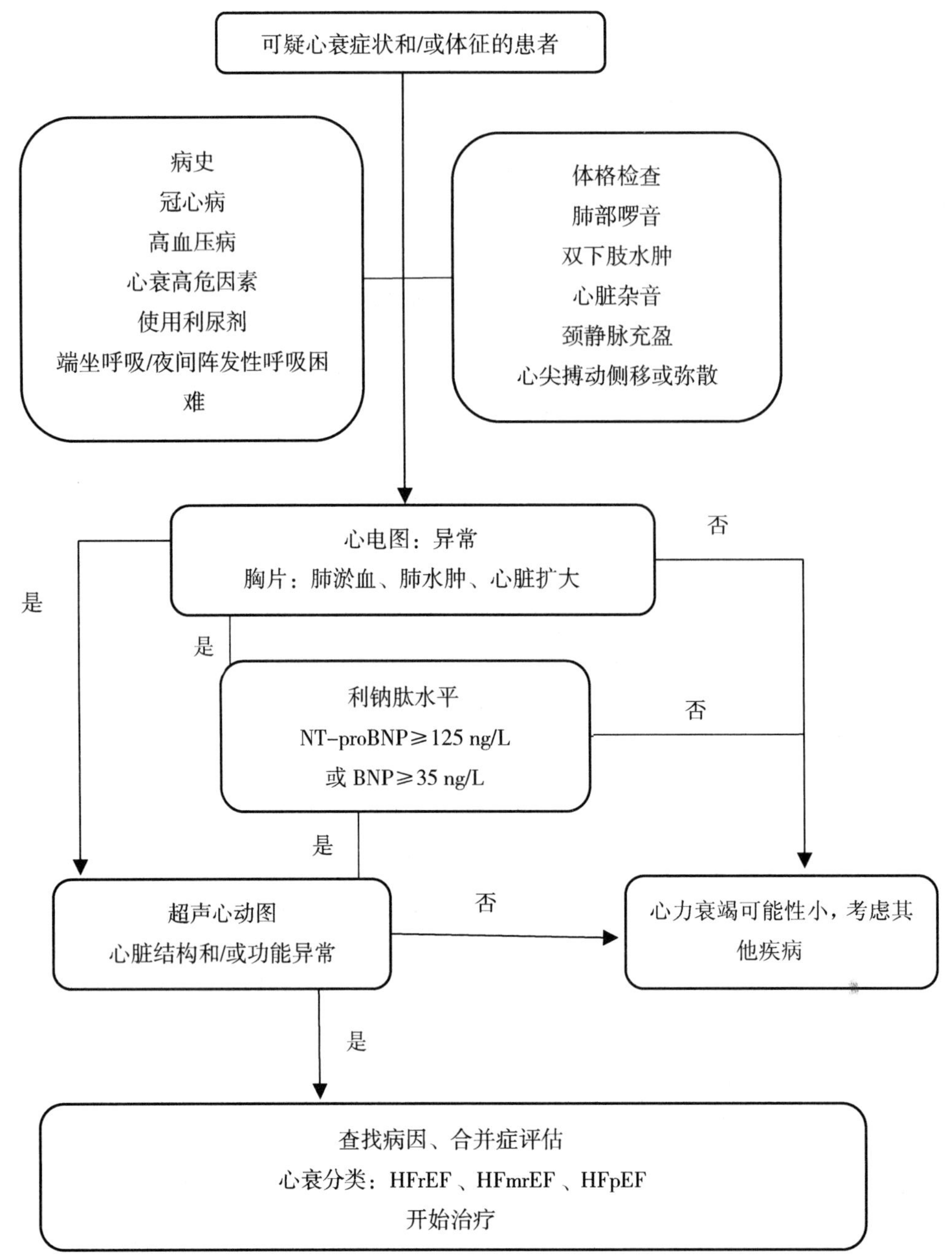

图 3－1 慢性心力衰竭的诊断流程

为宜。在利尿剂应用过程中应当注意其导致电解质丢失、低血压、高尿素血症等不良反应的出现并及时处理。

（2）肾素-血管紧张素系统抑制剂：主要包括 ACEI、ARB、ARNI 3 类，联合 β 受体阻滞剂能降低心衰的发病率及死亡率。所有的慢性 HFrEF 患者均应使用 ACEI（I，A），在不能耐受 ACEI 或禁忌时，应当使用 ARB（I，A），对于有症状的能耐受 ACEI/ARB 的患者，推荐以 ARNI 替代，以进一步减少心衰的发病及死亡率。在此类药物应用之前，应当注意排查患者是否具有双侧肾动脉狭窄等禁忌证，同时应当注意高钾血症、血管神经性水肿等不良反应的发生。

（3）β 受体阻滞剂：在患者血流动力学稳定之后应当尽早使用（I，A），NYHA 心功能Ⅳ级患者应在血流动力学稳定后使用。起始剂量须小，每隔 2～4 周可剂量加倍，逐渐达到指南推荐的目标剂量或最大可耐受剂量，并长期使用。静息心率降至 60 bpm 左右的剂量为 β 受体阻滞剂应用的目标剂量或最大耐受剂量。若患者出现严重心动过缓（＜50 bpm）、严重低血压（sbp＜85 mmHg）或休克时应停用。

但在出院前应再次启动β受体阻滞剂治疗。

（4）醛固酮受体拮抗剂：LVEF≤35%，对于使用以上药物仍存在症状者可运用（I，A）。在使用过程中应当注意肾功能恶化和高钾血症等不良反应的发生，使用醛固酮受体拮抗剂治疗 3 d 和 1 周后应监测血钾和肾功能，前 3 个月每月监测 1 次，以后每 3 个月 1 次。螺内酯能可逆性地引起男性乳房疼痛或乳房增生症。

（5）其他药物：伊伐布雷定通过特异性抑制心脏窦房结起搏电流（If），减慢心率。SHIFT 研究显示其可降低心血管死亡及心衰恶化风险，改善患者生活质量，可在明确适应证及禁忌证后选用。改善心肌能量代谢的药物可以在一定程度上改善患者的症状和心功能，但远期预后不肯定。

3. 植入型电子器械治疗：若符合心脏再同步化治疗（cardiac resynchronous therapy，CRT）/植入式心脏复律除颤器（implantable cardioverter defibrillator，ICD）的适应证，应予推荐。其中 CRT 用于纠正心衰患者的心脏失同步以改善心衰，ICD 用于心衰患者心脏性猝死的一级或二级预防。

（二）急性心衰的治疗

1. 一般处理：①调整体位。静息时呼吸困难明显者，应半卧位或端坐位，双腿下垂以减少回心血量，降低心脏前负荷。②吸氧。无低氧血症的患者不应常规吸氧。当 SpO_2＜90% 或动脉血氧分压（PaO_2）＜60 mmHg 时应给予氧疗，使患者 SpO_2≥95%（伴 COPD 者 SpO_2＞90%）（Ⅰ，C）。③镇静。阿片类药物如吗啡可缓解焦虑和呼吸困难（Ⅱb，B），急性肺水肿患者可谨慎使用。④容量管理。限钠摄入＜2 g/d，无明显低血容量因素者，每日入量控制在 1500 mL 以内，严重肺水肿患者应控制负平衡 1～2 L 直至水肿减退。

2. 药物治疗：①有液体潴留证据的急性心衰患者均应使用利尿剂。②伴有高血压或收缩压＞90 mmHg 的心衰患者可使用血管扩张药。③对于低血压和/或组织器官低灌注的心衰患者可短期静脉应用正性肌力药物以保证重要脏器的灌注。④应用正性肌力药物后仍出现心原性休克或合并明显低血压状态的患者，为升高血压以维持重要脏器的灌注可短暂使用血管收缩药。⑤对于房颤伴快速心室率（＞110 次/min）的急性心衰患者，可使用洋地黄类药物以增加心输出量、降低左心室充盈压和改善症状。⑥其他包括β受体阻滞剂、ACEI 等药物可改善患者预后，可依据患者具体情况选用。

（三）非药物治疗

对于并发心源性休克或严重血流动力学障碍等患者可进行主动脉内球囊反搏以改善心肌灌注，降低心肌耗氧量，增加心输出量。对于呼吸窘迫的患者可进行机械通气。存在高容量并利尿剂抵抗的患者可进行超滤治疗等。对于终末期心衰的患者可进行心脏移植。

除此之外，对于其他类型的心衰、特殊人群的心衰以及心衰各种并发症应积极治疗和寻找原发病，对于患者的随访教育及运动康复也至关重要。

三、中医临床思维

（一）中医病名及病因病机特征

中医古籍无心力衰竭病名，“心衰”一词最早见于宋代的《圣济总录·心脏门》中“心衰则健忘，不足则胸腹胁下与腰背引痛…则心衰矣”，其含义与现代并不相同。《灵枢·水胀》云：“水始起也，目窠上微肿……如裹水之状。”《黄帝内经》云：“诸病水者，故不得卧，卧则惊，惊则咳甚也。”《金匮要略》云：“心水者，其人身重而少气，不得卧，烦而躁，其人阴肿。”“咳逆倚息，短气不得卧，其形如肿，谓之支饮。”如心痹、心水、惊悸、怔忡、水肿、喘证、支饮、积聚等，根据心力衰竭的临床表现不同，相当于中医学中的不同病证。

中医学认为慢性心衰病位在于心，涉及肾、脾、肺诸脏。先天禀赋不足，外感六淫、内伤情志、体劳过度、药物失宜、饮食不节以及妊娠、分娩等耗损气血津液，久患心悸、心痹、胸痹、真心痛、肺胀等致使阴阳虚衰，脏腑功能失调，心失营运，易发生心力衰竭。心衰属本虚标实之证，心气亏虚为其发病之本，病机可用“虚”“瘀”“水”概括。

（二）辨病辨证及治疗特征

参照《中华人民共和国国家标准：中医临床诊疗术语·证候部分》[《中华人民共和国国家标准：中医临床诊疗术语·证候部分》] 及《慢性心力衰竭中医诊疗专家共识》（慢性心力衰竭中西医结合诊疗专家共识［J］. 心脑血管病防治，2016 年第 5 期.）。将慢性心衰分为本虚与标实两大类，其中本虚包括：气虚、阳虚、阴虚 3 类。标实分为：血瘀、水饮、痰浊 3 类，各证中又分主次症。

益气、活血、利水为心衰的治疗大法。根据心衰的不同阶段证候特点，A、B、C、D 4 个阶段治疗策略不尽相同。阶段 A（前心衰阶段）："和法"第一层次强调治病求本，心衰中医证候以原发病证候为主，因此治疗应根据原发疾病特点进行辨证论治，发挥治未病的特色。阶段 B（前临床心衰阶段）："和法"第二层次强调治标治本，结合第一层次总治则，此阶段心衰仍以原发病为主，但已存在心脏结构改变，部分患者可出现心悸、气短、乏力等心气虚证候。《景岳全书·新方八阵》中提及："和方之制，和其不和者也。凡病兼虚者，补而和之。"故治疗方面当在治疗原发病的同时结合补益心气的方法以延缓心衰的发生发展。阶段 C（临床心衰阶段）："和法"第三层次强调扶正祛邪，此阶段心衰患者除出现心衰的症状体征外，同时伴有心脏结构的改变，以气虚血瘀、阳气亏虚血瘀、气阴两虚血瘀为主要证型，可兼见水饮和痰浊证。何廉臣在著作《重订广瘟疫论·验方妙用》中提及："凡属表里双解，温凉并用，苦辛分消，补泻兼施……皆谓之和解法。"故气虚血瘀为主当益气活血，可使用如：桂枝甘草汤、保元汤等；阳气亏虚血瘀当益气温阳活血，可使用参附汤、芪苈强心胶囊等；气阴两虚血瘀为主当益气养阴活血，可选用生脉散、生脉饮等。阶段 D 多病情较重且反复，但证候多与阶段 C 相近，但在心衰患者中常多发的利尿剂抵抗问题可配合中医内治法或外治法以提高利尿效果。此谓"和法者，双方并治，分解其兼症夹症之复方，及调理复症遗症之小方缓方也"。

（三）药物选择

基于中医药治疗慢性心力衰竭的古今文献用药规律研究，总体上多为甘美、和缓、轻灵之甘药。对于心衰之水肿、瘀血、痰饮等证则多据患者个体情况，病邪轻重，标本缓急，病程始末以及药物的特殊性能，补偏救弊，各适其宜。其常用药物依次为：茯苓、丹参、黄芪、炙甘草、白术、桂枝、红参、葶苈子、川芎、麦冬、赤芍、附子、五味子、当归、人参、猪苓、车前子、党参、熟附子、干姜、泽泻。慢性心力衰竭使用药物类别从高到低依次为：补气药、温阳药、利水药、活血药、养阴药及其他。慢性心力衰竭使用药物归经从高到低依次为：心经、肺经、肾经、肝经、胃经、脾经及其他。不同证型慢性心力衰竭使用药对不同：气虚血瘀型常使用黄芪＋丹参，气阴两虚型常使用麦冬＋人参＋五味子，痰饮阻肺型常使用麻黄＋葶苈子，心气不足型常使用黄芪＋桂枝，心肾阳虚型常使用附子＋桂枝，阳虚水泛型常使用附子＋茯苓。如费伯雄所谓"不足者补之，以复其正，有余者去之，以归于平，是即和法也，缓治也。"。

四、名医经验

（一）邓铁涛经验

邓铁涛认为，心衰与五脏相关，以心为本，他脏为标，强调治疗重点在于调理心脏气血阴阳。而气属阳，温阳即所以补气，血属阴，滋阴即所以养血。温心阳、养心阴是邓铁涛治疗心衰的基本治则，代表方为暖心方（红参、熟附、薏苡仁、橘红等）及养心方（生晒参、麦冬、半夏、茯苓、三七等），分别用于阳气虚及气阴两虚的心衰患者。五脏之中，心属火，脾属土，心脾乃母子关系。脾之功能失司，则周身气血运行不畅，生化无源，必然诱发和加重心衰的发生。故在心衰的病理演变中，脾与心的关系最为密切。并提出"心从脾论治"的著名学术观点，五脏是一个整体，治脾胃以安四脏，调四脏亦可以安脾胃。脾为气血生化之源，也是生痰之源，补益心气离不开健脾，除痰必先理脾，临证常用四君子汤加黄芪或五爪龙，补益心脾，少佐桂枝，生少北，通心阳。

邓铁涛认为心衰病机为本虚标实，以心之阳气虚衰为本，血瘀水停为标。心衰病机的关键点是心阳虚衰，强调"五脏皆致心衰，非独心也"。心衰的病理产物繁多，变化多端。但"痰"和"瘀"是其中最重要的病理因素，且二者互为因果，共同致病。因此邓铁涛认为治疗心衰当标本兼治，以益气化浊行瘀为法。邓铁涛在临证中，常以温胆汤灵活加减。根据广东地处岭南潮湿之地，易损脾胃正气的特点，邓铁涛常在温胆汤中加用益气健脾之品，如：北黄芪、五爪龙、党参、山药等，且以枳壳易枳实，以行气而不破气；橘红易陈皮，以化痰而不伤阴；加用三七、丹参以活血化瘀，配合方中二陈汤健脾燥湿、竹茹化痰泄浊。诸药合用共奏益气化浊行瘀之功。

（二）黄春林经验

黄春林认为心衰病位主要在心，与肺、脾、肾密切相关。其病机为心气虚衰，日久殃及肺、脾、肾诸脏而致水、湿、痰、瘀滋生互结而成，属本虚标实之证。常因复感外邪、劳倦太过、情志刺激、妊娠分娩或饮食不节等诱发加重。根据心衰患者的临床表现，黄春林认为证型可分为两大类，其临床表现为：心脾两虚、痰瘀壅肺证，多见气短心悸，少气懒言，咳嗽咯痰，腹胀纳呆，大便稀溏，或尿少浮肿，舌质淡红，舌苔薄白，脉虚数或促涩。临床以左心衰患者为多见。肾阳虚、水瘀互结证，多见心悸气喘，畏寒肢冷，面色苍白，尿少浮肿，腰膝酸软，舌淡苔薄白，脉沉弱或结代或促涩。临床以右心衰及全心衰患者为多见。

黄春林依据以上 2 种证型自拟 2 方。①心脾两虚、痰瘀壅肺证：自拟生脉苓桂救心汤加减，主要用于左心衰。基本方为：党参、丹参各 20 g，麦冬、白术、葶苈子各 15 g，五味子 5 g，茯苓皮、黄芪各 30 g，肉桂（焗）1.5 g，大枣、炙甘草各 10 g。②心肾阳虚、水瘀互结证：自拟生脉真武救心汤加减，主要用于全心衰、右心衰。基本方为：党参、丹参各 20 g，五味子 5 g，茯苓皮 30 g，白术、麦冬、白芍各 15 g，生姜、炙甘草、熟附子各 10 g。黄春林认为慢性心衰病程较长，迁延不愈，常阳损及阴，阴损及阳，而致阴阳两虚，若仅用参、附阳无阴则无以生，若配以养阴之品，则疗效较稳定，因此在补益阳气的同时，亦不能忽视养阴。加用石斛或天花粉养阴，可以制约温阳药过于温燥伤阴。心衰常因血脉瘀阻而致脾胃虚弱或健运失常，且补气重剂易于壅滞碍脾，故常配以运脾理气之品，如广木香、藿香、麦芽等。

（三）李七一经验

李七一认为心衰的中医论述虽散见于“心悸、喘证、痰饮”等，但与“心水”最相符，如《素问·逆水调论》：“夫不得卧，卧则喘者，是水气之客也。”《金匮要略·水气病脉证并治》：“心水者，其身重而少气，不得卧，烦而躁，其人阴肿。”李七一认为心衰病位在心，但与其余四脏关系密切，他脏病日久及心，或心脏自病日久可导致心衰的发生。与传统认为心衰以阳虚为主不一样的是，李七一认为心衰多偏阴虚，阴虚的形成其一与心衰的原发病，如高血压、冠心病等密切相关，其病机以阴虚为多；另外，在心衰的治疗过程中，过用温阳、利尿之品，伤津耗液。阴虚还与气虚以及地球环境变暖相关。

李七一认为心衰标实多为瘀、水、痰，心衰本虚与标实互为因果，因此在治疗上注重标本兼治，以治本为重，调整阴阳以平为期。缓则治其本时，应根据兼证的缓急轻重配合化瘀行水之法。急则治其标，以祛邪为要，可选用苏子降气汤，待标邪解除后再扶正。对于急性心力衰竭的患者，李七一认为多为阳气暴脱，可选用桂甘龙牡合参附汤。在心衰的治疗上，以益气滋阴、活血通脉、理气化痰为治疗大法。

（四）唐蜀华经验

唐蜀华认为中医心衰的病机主要呈现循气阳亏虚—瘀血阻滞—水饮停蓄—气阳亏虚的螺旋式发展演变规律。心之气阳亏虚为本，血瘀、水饮为标。认为病位虽主要在心，但与肺、肾密切相关，并可涉及肝肾。唐蜀华提出治疗心衰的六大体会：益气贵运脾、温阳须斟酌、滋阴不可过、活血不宜凉、利水需常流、肺肾须兼匡。心衰常见的症候为心悸气短，乏力属于心气虚证，且贯穿于心衰的全过程，故补益心气是治疗心衰的主法，但必须顾护脾运方能相得益彰。唐蜀华益心气常以黄芪为首，人参为备，白术为辅，慎用炙甘草。心衰因心肾阳虚火不暖土，常可出现脾胃虚弱或健运失常，且补气重剂易于壅滞碍脾，故常配以小量运脾理气之品，如麦芽、神曲之类，此为益气贵运脾。

温阳须斟酌：唐蜀华认为心衰以气虚证为主，除冬季外，有畏寒怕冷者甚少。再者心衰临床常见的原发病如风心病、高血压、糖尿病等多有阴虚兼证，治疗过程中又感邪化热、利尿伤阴等屡见不鲜。唐蜀华提出附子在强心的同时升高血压、加快心率，同时对于心衰伴缓慢心率者当桂枝为先。滋阴不可过：唐蜀华认为治心衰之本虽以益气温阳为主，亦每辅之滋阴之味。惟滋阴需分深浅，其气清味薄者多归肺胃，谓之浅补，其气浊味厚者多归下焦肝肾，谓之壅补。心衰之病，脾胃健运不力，壅补之下，每易碍胃滞运，此其一也。又阴虚仅是兼证，毕竟不是心衰本质。故用阴药常于麦冬、天冬、北沙参、玉竹、石斛辈中择其一二，至于苔少、舌红，甚至光绛者，不过生地黄、白芍药而已。

活血不宜凉：心气阳衰，不能温煦脉道，帅血以畅行，故心血可留而为瘀。临床多见患者面色、唇、舌暗红或暗紫，颈脉怒张，胁下积，脉来结代、或散、或涩等。心衰之瘀非“得热而煎熬成瘀”，乃偏阳虚不能温运之“寒瘀”，故宜温、宜通。利水需常流：水湿留饮者当利水，无论有形或无形之水饮，均可酌情参以利水之法。中药利水即利尿的强度比较温和，从多数药物的已知药理机制看，重在抑制肾小管对水、钠的重吸收，故可减停西药噻嗪类药的用量，结合其综合效应，又比后者略显优势。肺肾须兼匡：肺为气之主，肾为气之根，心气虚每可累及肺、肾，肺肾气虚又加重前者病情：而水饮之病与肺、肾密切相关，肺为水之上源，肾为主水之脏，故治疗当兼顾肺肾。

（五）于作盈经验

于作盈认为心衰的发病之本为气虚，且贯穿心衰始终。从发病初期的气虚常可发展为阳虚、阴虚，即气阳两虚、气阴两虚，此为本虚。随着病情的进展，或失治、误治，气虚阳虚不能推动血液运行，血行迟滞而成瘀，“血不利则为水”，水津代谢异常而成痰（浊）、成水，瘀、痰结于体内。据此，于作盈确立了益气温阳、益气养阴的治疗原则。临床分为 2 条主线进行治疗，首先是气（阳）虚→气（阳）虚血瘀→气（阳）虚血瘀，痰浊水结。其次是气阴两虚→气阴两虚血瘀→气阴两虚血瘀、痰浊水结。

在用药方面，于作盈遵循药简效宏的原则，补气药以黄芪、人参为主，并根据气虚程度选择党参、红参；对阳气不足的患者，用药不能单独补阳，而应温阳、通阳、补阳交替选择应用；养阴药以麦冬、天冬、酸枣仁、五味子为主，滋心阴、养心神；活血化瘀以丹参、三七、赤芍为主，因血瘀必致气机不畅，故加入川芎、枳壳等理气；利水消肿多选用车前子、大腹皮等利水消肿；化痰之品多选半夏、陈皮、茯苓等以健脾、化痰。值得注意的是，对心衰患者的治疗，于作盈常在处方中加入北五加皮、葶苈子以强心、泻肺、利水、平喘，这对于有咳喘之证者疗效尤为显著。

（六）赵淳经验

赵淳认为现代医学预防和阻止心肌重构的思想符合《内经》“未病先防、既病防变”理念，并提出中医超前干预慢性心衰的观念。提出阴虚火旺、阴虚内热、阴虚阳亢是慢性心衰各阶段，特别是慢性心衰之 A、B 阶段重要基本病机之一的学术观点。赵淳认为慢性心衰之 A 阶段，患者可没有临床症状或表现出气阴两虚、心气虚、阴虚内热或阴虚阳亢证，可兼夹不同程度的血瘀痰阻证；赵淳强调“未病先防”，对于糖尿病、高血压、冠心病等疾病的治疗属于对心衰的预防。B 阶段，强调治疗的关键是“先安未受邪之地”，患者心功能常为 NYHA Ⅰ级，多表现出气虚痰阻血瘀证或阴虚内热、阴虚阳亢兼痰瘀证；应早期并且长期采用平肝潜阳、滋养肝肾、益气养阴、清热养阴、健脾化痰、化瘀通络等治法和方药，延缓或阻止心肌重构。C、D 阶段，患者心功能常为 NYHA Ⅱ～Ⅳ级，多表现出标本同病、虚实夹杂，标实多为水泛、瘀血、痰阻重证，本虚多为心肾阳虚、阴阳两虚甚则心阳虚脱。对于 C 阶段的患者，中医证候为标实本虚证，标实则为水停、络瘀，本虚即心肾阳虚，治以益气温阳、活血通络、利水消肿。赵淳心衰宁方对于对心衰阳气虚乏，络瘀水停证有较好的疗效，且作用持久温和，不易导致机体电解质紊乱。D 阶段的患者多表现出标本同病、虚实夹杂，标实为水湿泛滥、脉络瘀阻重证，本虚为心肾阳虚、阴阳两虚，甚至心阳虚脱，患者的预后极差。对重度心衰阳气虚乏，络瘀水停证患者，赵淳治以益气温阳、活血通络、利水消肿。

五、名方推荐

（一）欧阳枝磊自拟方

炙黄芪、党参各 15 g，白术、黄精、茯苓、丹参各 10 g，防风、五味子、炙甘草各 5 g。功效：益气养心。主治：慢性心衰心肺气虚证。用法：每日 1 剂，水煎，分 2 次服。加减：兼水停明显（水肿明显）者加用五苓散；腹胀明显（即胃肠道瘀血明显）者加枳实、木香、大腹皮、苍术等。心衰患者又合并有血压偏高则去附子，改用肉桂 3 g；有心动过缓可酌情加用细辛、炙桂枝、炙麻黄、补骨脂等；肺淤血明显者加用益母草 20～50 g，泽兰 15～30 g 活血利水；气喘较重者加葶苈子、车前子；心动过速者可少量加用黄连及威灵仙，二者用量一般不超过 10 g；如出现室性早搏加苦参、羌活、延胡索等，房颤者加甘松、檀香等，均用常规剂量即可。

（二）心衰Ⅰ号方

生黄芪、炙黄芪、路路通各 30 g，山茱萸 12 g，麦冬、海藻各 15 g，桂枝 9 g，生蒲黄（包）10 g。功效：益气滋阴、活血通脉、利水化痰。主治：阳虚水停、阴虚痰阻。用法：每日 1 剂，水煎，分 2 次服。加减：冠心病者，注意加用活血化痰之丹参、瓜蒌、三七等。风心病患者加用威灵仙、桑寄生、鸡血藤、防己等以祛风除湿。肺心病者发生心衰可配合三子养亲汤、猴枣散以及鹅管石、海浮石等温肾纳气、降气平喘。高心病者则可配合平肝潜阳之代赭石、牡蛎等；糖尿病者可选用生脉饮加用山茱萸、玉米须、山药等；甲亢者用生脉饮加用浙贝母、山慈菇等化痰软坚。扩心病患者注意运用益气利水之品。

（三）心衰宁合剂

红参、丹参各 20 g，黄芪 45 g，附片 10 g，益母草 15 g，红花、玉竹各 12 g，炙甘草 6 g。功效：益气温阳、活血利水。主治：心衰心肾阳虚证。煎服法：1 剂/d 煎制，分 3 次口服，100 mL/次。附子先煎半小时。加减：瘀甚加桃仁 9 g，红花 6 g。慢性心律失常加麻黄 9 g，细辛 6 g，取麻黄附子细辛汤助阳散寒之意。快速心律失常加龙骨、牡蛎各 30 g 以镇惊安神潜阳，呼吸困难加葶苈子 15～20 g 泻肺平喘逆，对心衰咳喘逆者尤宜。

（四）茯苓四逆汤

人参、白附片各 30 g，干姜、麦冬各 20 g，炙甘草 15 g，茯苓 60 g，五味子 12 g。功效：佐制温阳利水法。主治：慢性心力衰竭阳虚水泛证。用法：每日 1 剂，水煎，分 2 次服。加减：兼气虚者，方中人参换用红参，加黄芪、白术健脾益气；兼气阴两虚者，加黄芪、白芍、南沙参益气养阴；兼血瘀者，加丹参、桃仁、红花活血祛瘀；兼痰饮者，加半夏、瓜蒌、葶苈子燥湿涤痰。

（五）升陷汤加减

人参 10 g，黄芪 18 g，柴胡、桔梗、升麻各 4.5 g。功效：补益宗气。主治：慢性心衰宗气亏虚。用法：每日 1 剂，水煎，分 2 次服。加减：咳嗽咳痰，痰稀或如泡沫，多为寒饮伏肺，合苓桂术甘汤，并佐用干姜增强温阳之功，痰饮多者再加细辛。

（六）真武汤加减

茯苓 15 g，芍药 20 g，白术、制附子各 10 g，生姜 3 片。功效：温补肾阳。主治：慢性心衰肾阳虚证。用法：每日 1 剂，水煎，分 2 次服。加减：伴头胸汗出、冷汗，加煅牡蛎、煅龙骨、山茱萸各 30 g；伴见四肢水肿、胃脘痞满、饱胀、不思饮食、大便溏泻，或一咳嗽大便即出、一小便大便即遗等症，则当健脾渗湿，加入茯苓、薏苡仁，即参苓白术散；四肢重度水肿，加大腹皮、生姜片、车前子，并佐以理气药陈皮、砂仁，使气行则水行；伴肾阴虚证加用生脉散。

（七）益气泻肺汤

党参、葶苈子、泽兰、猪苓、茯苓各 15 g，生黄芪 30 g，桑白皮 12 g，车前子 20 g（包）。功效：益气温阳、活血利水。主治：阳气亏虚、血瘀水停。用法：每日 1 剂，水煎，分 2 次服。用法：水煎服，1 剂/d，分 2 次口服。加减：合并胸痛者，加用丹参、红花、郁金、片姜黄以活血理气。脾虚不运者，加砂仁、鸡内金以健脾理气消食。肝郁气滞者，加白蒺藜、当归、白芍以养血柔肝。心悸失眠者，加生磁石、远志、炒酸枣仁、五味子以安神定志。腹泻者，加苍术、白术、茯苓以健脾燥湿。阳虚者，加桂枝、干姜、细辛以温通阳气。气阴两虚者，去党参、黄芪，加太子参、麦冬、五味子以益气养阴。

（八）归脾汤加减

黄芪 20 g，人参、当归、龙眼肉、泽泻、猪苓、车前子各 10 g，茯苓 30 g，白术 15 g，酸枣仁

18 g，木香、远志、甘草各 6 g。功效：养心化瘀利水。主治：充血性心力衰竭气虚血瘀证。用法：每日 1 剂，水煎，分 2 次服。加减：舌暗有瘀斑，脉涩或结代加桃仁、川芎、红花、丹参、牛膝、山楂。心悸加远志、柏子仁、酸枣仁，脘腹胀满加枳实、生山楂、厚朴。胸闷、咳喘加瓜蒌子、葶苈子、杏仁、大枣，胁下痞块加郁金、生山楂、赤芍、桃仁、红花。

（九）桃红四物汤、四苓散加减

桃仁、当归、川芎、猪苓各 10 g，生地黄、赤芍、茯苓、泽泻、白术各 15 g，红花 6 g。功效：扶正活血利水。主治：充血性心力衰竭瘀水互结证。用法：每日 1 剂，水煎，分 2 次服。加减：气短加人参、黄芪。形寒而四肢不温加桂枝、附子。咳喘加葶苈子、大枣、车前子、紫苏子。瘀水化热，口苦，舌苔黄腻，脉数，加黄芩、茵陈、金银花、牡丹皮。

（十）调心饮子加减

人参、赤芍各 15 g，黄芪 25 g，甘草、丹参各 20 g，小麦 50 g，大枣 5 枚，附子（先煎）、桂枝、麦冬、五味子、红花各 15 g，鸡血藤 30 g。功效：益气温阳、活血通络。主治：充血性心力衰竭心阳虚衰、血络瘀阻证。用法：每日 1 剂，水煎，分 2 次服。加减：兼有便秘者酌情用桃仁、红花；痰饮较重者用葶苈子、桑白皮泻肺行水。

（十一）温阳益心饮加减

人参、附子、白术、桂枝、生姜、红花、甘草各 15 g，茯苓、葶苈子、泽泻、丹参、白芍各 20 g。功效：益气温阳利水。主治：心肾阳衰，水气凌心，血络瘀阻。用法：每日 1 剂，水煎，分 2 次服。加减：兼有便秘者酌情用桃仁、红花；痰饮较重者用葶苈子、桑白皮泻肺行水；咳喘，水肿明显，可加用北五加皮；疾病中后期可加入杜仲、续断、桑寄生、菟丝子等。

第二节　心律失常

心律失常是指心脏冲动的频率、节律、起源部位、传导速度或激动次序的异常。可见于生理情况，更多见于病理性状态，包括心脏本身疾病和非心脏疾病。可发生于任何年龄，不同场合和临床各科室。发病可急可慢，病情可轻可重。

心律失常的病因可分为遗传性和后天获得性。遗传性心律失常多为基因突变导致的离子通道病，使心肌细胞离子流发生异常。如目前已明确的长、短 QT 间期综合征、Brugada 综合征、儿茶酚胺敏感性室性心动过速等，疑诊遗传性心律失常患者可加强离子通道病和心肌病基因检测与风险评估。后天获得性心律失常中生理性因素如情绪、运动、睡眠可引起交感、迷走神经变化而引发心律失常。病理性因素包括心脏本身、全身性和其他器官障碍，这些因素导致交感与副交感神经系统张力失衡而导致心律失常。

心律失常按发生部位分为室上性（窦性、房性、房室交界性）和室性心律失常两大类；按发生时心率的快慢分为快速型与缓慢型心律失常两大类；按发生机制分为冲动形成异常和冲动传导异常两大类。另外包括人工心脏起搏参与的起搏心率。

一、诊断标准

基于发病史、家族史等病史询问及心悸等症状和查体异常心率等基础，心律失常的诊断主要依赖于检查结果，其中，最主要的是 12 导联心电图（ECG）和 24 h 动态心电图（holter）。

（一）室上性心律失常［包括房室结折返性心动过速（AVNRT），房室折返性心动过速（AVRT），房性心动过速（VT）］

1. 病史查体：结合患者发作时伴有心悸、乏力、头晕目眩、胸闷和呼吸困难的症状，首诊应判断患者心律是否规则。不规则患者考虑期前收缩、心房颤动、多源性房性心动过速。如心律失常反复发作、突发突止，则应考虑阵发性心动过速。

2. 辅助检查：疑诊心律失常的患者行 12 导联心电图。临床表现为阵发性、规律性心悸患者的心电图上如出现预激可诊断 AVRT。对于发作不频繁的患者，事件记录仪和可携带记录仪比 12 导联动态心电图更有价值。对于病史不确切的阵发性心动过速患者而言，食道调搏或是一个有效的诊断手段。侵入性电生理检查一般用于诊治有阵发性规律性心悸病史的患者。

（二）房颤

依据患者病史、临床表现及心电图（p 波消失代之以 f 波，RR 间期绝对不等等）表现，依据房颤发生方式分为：①首诊房颤：第一次诊断房颤。②阵发性：持续时间小于 7 d（一般小于 48 h），为自限性。③持续性：持续时间大于 7 d，无法自动转复。④长程持续性：持续时间大于 12 个月，有转复心愿。⑤永久性房颤：大于 12 个月，无法转复或转复后再次发生。

（三）室性心律失常

1. ECG 和 holter：评估室早患者的第一步是确定是否合并结构性心脏病。对于有心律失常或其他心脏症状的患者，静息 12 导联心电图可以提供有无心肌瘢痕（Q 波及碎裂电位）、QT 间期、心室肥厚和其他结构性心脏病的信息。对普通人行 holter 检查发现室早极为常见，因此对于判断是否为室早引起的症状应当谨慎。

2. 超声心动图：对于症状性室早、频发室早（负荷＞10％）患者或疑有结构性心脏病的患者可行。

3. 运动试验：对于室早患者，尤其是症状与运动存在关联时，应考虑运动试验以确定运动是促进或抑制室早，评估是否诱发较长时限的室性心律失常。阴性可降低儿茶酚胺敏感性多形性室速（CPVT）的可能性。阳性患者应尽快予以进一步检查治疗。

4. 影像学检查：对于以上检查仍无法明确有无结构性心脏病的患者可行心肌磁共振检查（CMR）以提供额外的诊断和病因信息。

二、西医治疗

治疗总原则：①首先应确定心律失常的存在及其可能发生的危险性；②出现生命体征抑制时，做出具体的诊断；③休克时应先抗休克治疗；④病因及诱因治疗；⑤单一药物无效时应联合用药；⑥密切观察及防治药物不良反应；⑦间歇期抗复发治疗。

（一）室上性心律失常

对于有症状但心电图无记录的患者，可根据患者症状明显程度选择治疗方法。良性期前收缩常在静息时发作，运动后可减少。若症状及病史提示阵发性心律失常，心电图不能提示发病机制时可行侵入性电生理检查和导管消融。无心律失常记录患者不能服用Ⅰ类或Ⅲ类抗心律失常药物。

（二）房颤

房颤的治疗主要包括控制室率、恢复窦性心律、抗凝三大方面。①控制室率：依据患者的具体情况选择胺碘酮、地高辛、β受体阻滞剂、非二氢吡啶类钙拮抗药来控制。将心率控制在 100 次/min 以下，一般为 80 次/min 以下。当心率控制患者仍有症状时应考虑进行转窦。②恢复窦性心律：血流动力学不稳的患者可直接进行电复律。病情稳定的患者需要评估房颤发作时间，小于 48 h 的患者可选用药物或电复律，若合并脑卒中高危应使用肝素抗凝。大于 48 h 或不明确房颤发作时间的应在复律前使用华法林抗凝治疗 3 周，复律结束后仍应抗凝治疗 4 周。③抗凝治疗：瓣膜性疾病的患者可直接使用华法林治疗，而对于非瓣膜性疾病的患者抗凝前应进行食管超声明确左心耳血栓情况，同时应进行卒中-出血评分，即 CHA_2DS_2-VASc 评分及 HAS-BLED 评分后进行抗凝血药的选择和使用。如口服华法林或新型的口服抗凝血药，如利伐沙班、达比加群酯等。对于以上措施仍无法改善的患者，在进行风险获益评估后可行射频消融术。

（三）室性心律失常

1. 无结构性心脏病患者：反复解释并告知室早的良性特征后患者临床症状仍不缓解为治疗指征。对于影像学结果前后对比提示阶段性左心室收缩功能下降或心室容量增加的一些患者，无症状的频发室早亦需要治疗。对于室早＞10000 次/24 h 的患者，应随访复查。在评估风险获益比之后可谨慎选用β受体阻滞剂或非二氢吡啶类钙拮抗剂，参松养心胶囊等中成药治疗常有一定的疗效。

2. 结构性心脏病患者：症状是是否考虑治疗的主要根据。对于经保守治疗症状仍然明显或高负荷室早伴左心室收缩功能下降的高选择患者、室早为单形性或以单形性为主可行导管消融。

三、中医临床思维

（一）中医病名及病因病机特征

中医古籍无心律失常病名，据其临床证候表现，可归属于中医学“心悸、虚劳、怔忡、昏厥、迟脉证、缓脉证”等范畴。《黄帝内经》中有类似症状记载：“惊则心无所依，神无所归，虑无所定，故气乱矣。”《素问·痹论》云：“心痹者，脉不通，烦则心下鼓。”关于脉律不齐的记载，《素问·三部九候论》云：“参伍不调者病”。《金匮要略》中“寸口脉动而弱，动即为惊，弱则为悸”和《伤寒论》“太阳病，小便利者，以饮水多，必心下悸”的描述是对“心悸”病名的最早描述，并指出“伤寒脉结代，心动悸，炙甘草汤主之”。

心律失常多因体质素虚，情志内伤，以及外邪侵袭所致。病位在心，病理变化主要有虚和实两大类。虚为气、血、阴、阳亏虚，致心气不足或心失所养；实则多为痰饮内停或血脉瘀阻，以致心脉不畅，心神失养。虚实两者常互相夹杂，虚证之中常兼痰浊、水饮或血瘀为患，表现在阳气不足、阴液亏损、心失所养；实证之中，则多有脏腑虚衰的表现，表现在痰饮内停、瘀血阻滞、心脉不畅。

（二）辨病辨证及治疗特征

参照中华人民共和国卫生部制定的《中药新药临床研究指导原则》，将缓慢型心律失常的中医证型分为 3 型。①心阳瘀阻型：心痛时作，失眠多梦，胸闷痞满，唇甲青紫，心悸气喘，食少腹胀，舌苔白腻或滑腻，脉沉迟结或代；②气阴两虚型：头晕目眩，神疲乏力，心悸气短，失眠易惊，舌淡红，脉沉迟细弱；③脾肾阳虚型：形寒肢冷，少气懒言，五更泄泻，心悸倦怠，胸脘痞满，舌质淡，苔白滑，脉沉迟。

赵继云等将快速型心律失常分为以下 10 种类型。①气阴两虚者：多见心悸反复发作，失眠、口干、气短、乏力、多梦，舌红或胖大，苔白滑，面色黯淡少华，脉细无力兼促或结或代；②心脾阳虚者：症见心悸气短，腹胀纳少，轻度水肿，舌胖质黯苔白，脉细数或结或代；③脾虚肝郁者：心悸反复发作，伴头晕纳呆、胸闷、胁痛、失眠、烦躁易怒、腹胀便溏，忧心忡忡，舌胖边有齿痕，苔白脉弦细；④气虚血瘀者：症见心悸、气短、乏力、心痛甚、痛有定时，舌质紫黯或有瘀斑，脉细涩、促、结或代；⑤心肾阳虚者：症见心悸气短，活动后加重，畏寒肢冷，尿少水肿，面色发绀，舌胖质黯，脉细数无力或结或代；⑥阳气虚脱者：症见心悸气喘，不能平卧，烦躁不安，四肢厥冷，水肿尿少，大汗淋漓，脉细微欲绝，结或代；⑦阴虚元阳上越者：症见心悸气短，头痛头晕，心烦易怒，口干目涩，手足心热，舌红苔薄黄，脉弦滑数或结或代；⑧阴虚内热者：症见心悸烦热，头晕腰酸，口渴盗汗，舌红少苔，脉数、促、结或代；⑨痰浊瘀阻者：症见心悸、恶心、胸闷痞满，苔白滑或黄腻，脉结或代而滑；⑩温邪伤营、心阴虚损者：症见身热乏力，心悸怔忡，口干咽痛，舌红苔白或薄黄，脉滑、促、结或代。

治疗原则：调和阴阳、扶正祛邪、整体论治、三因制宜。《金匮要略·脏腑经络先后病脉证》中提出“若五脏元贞通畅，人即安和”，故中医以肺和、心和、肝和、脾和、肾和等五脏和谐为治疗根本。于心系疾病中心悸等诸病亦是如此，故调理阴阳是治疗心悸病立法遣方用药的总原则，其目的是“以平为期”。心悸病临床见症多为标本夹杂、虚实互见，而和法是通过健运人体枢机、调和病机关系，针对表里上下失和、阴阳气血营卫失和、脏腑气机失和、寒热互结或寒热格拒等病机矛盾的一类治法。其遵循生生之道，顺应人体自和趋势，通过和解、调和或缓和等作用来治疗疾病，故治疗须扶正与祛邪合用。因而临证时须区分正邪的主次强弱而采取不同法则，基本原则是扶正不留邪、祛邪不伤正。和法强调三因制宜、治标治本、调和阴阳、调整脏腑功能等，这与整体论治的中医基础思想相合，心律失常病位主要在心，与肺、脾、肾、肝诸脏密切相关，健脾补肾、和肝理肺均可达到治疗心脏病的目的。在结合患者的体质方面因素的同时应注意心病与自然之间的关系，如地势、天气等。

（三）药物选择

选择国医大师对于心律失常患者的初诊方进行药物统计分析，用药大多选择中正中和之品，性味甘美、作用平和、功在补虚之甘药。以期调整人体阴阳的偏盛或偏衰，使二者协调合和有序，恢复其阴平阳秘的相对平衡。使用频次为：甘草、麦冬、丹参、地黄、茯苓、当归、五味子、酸枣仁、黄芪、桂枝、党参、生姜、川芎、陈皮、枳实、红花、远志、白芍、法半夏、白术、苦参等。从药物类别分析，补益药频次最高，以甘草、黄芪、党参、人参、太子参、西洋参、麦冬、地黄、白芍、当归等益气、滋阴、养血之品居多；其次为活血祛瘀类，如丹参、川芎、赤芍、桃仁等；再次为安神类药物，如酸枣仁、远志、柏子仁、首乌藤等补养安神之品和龙骨、磁石等重镇收敛安神之品；药物性味以甘补、苦清、辛散、温通为主，作用趋势多在心经、心包经、肺经、肝经。

四、名医经验

（一）邓铁涛经验

邓铁涛认为对本病首当辨明病位，其次当详判病机。其病位在心，为标实本虚之证，虽虚实多并存，但也有先后缓急之分。本病从全国治疗经验来看多着眼于祛瘀，而邓铁涛居岭南多暑湿之地，认为本病早中期多为心气/阳虚兼痰浊，发展至后期则多兼痰瘀，提出“痰瘀相关”的理论。治疗方面，邓铁涛立足心脾，以振奋胸阳兼祛痰瘀为主。若心阳虚而见面色苍白、胸闷、心悸、畏寒肢冷、自汗、眠不安、小便清长而大便溏者，用温胆汤加党参。阳虚血瘀者，用四君子汤合失笑散顿服；阳虚兼心动过缓者，用黄芪桂枝五物汤或补中益气汤；若阳虚兼四肢厥逆、脉微细或欲绝者，用参附汤、独参汤或四逆汤，并佐以化痰祛瘀之品。即使是心阴虚而见心悸、眩晕、胸闷、憋气，或夜晚加剧，耳鸣盗汗、腰腿酸软、夜尿多者，仍应抓住心阳虚这一矛盾的主要方面，用生脉散佐以温阳之品化裁。心动过速者加柏子仁、丹参、玉竹；期前收缩者，加珍珠末 2 g 冲服；兼痰浊者，加瓜蒌、薤白、法半夏；兼瘀者加三七粉、红花或桃仁。若阴阳两虚者，用生脉散与温胆汤或四君子汤合用；若舌苔薄白不腻者，可用炙甘草汤化裁。在辨证的基础上，血压高者可加代赭石、石决明、牛膝、钩藤，血脂高者可加生山楂、丹参、草决明、首乌、布渣叶。

（二）陈可冀经验

对于病态窦房结综合征的患者，大多以缓慢性心律失常为主要表现。陈可冀认为绝大多数均有不同程度的虚寒证候，病位在心、脾、肾三脏，辨证诊断有寒厥、胸痹、心悸、眩晕及痰浊等不同类型。以慢-快综合征为主要表现者，见有寒热夹杂的表现，也可有气阴两虚或阴阳两虚的表现，以虚寒为主要表现的，多以心、脾、肾阳虚为主。根据“劳者温之”及“寒者温之”的原则，可分别选用温通心阳、温运脾阳或温补肾阳的治法。陈可冀根据血脉的正常运行“资始于肾”的认识，认为该病主要以温补肾阳为主。常用的方剂包括右归饮、保元汤、麻黄附子细辛汤、真武汤、二仙汤等。对于眩晕或晕厥发作者，以生脉散合四逆汤浓煎热服。畏冷、脉迟者，以肉桂末冲服，每次 1.5 g，每日 3～4 次；有恶心、心悸等属痰饮证候者，可配合用苓桂术甘汤；心悸、腹胀者，还可灸上脘、中脘、足三里、三阴交等穴。血压明显增高伴头痛、肢麻木者，酌加珍珠母、葛根、菊花。表现有慢-快综合征而频繁发作心房纤颤或室上性心动过速者，选加北五加皮或苦参。临床用药应注意温而勿燥，以免助火伤阴。可适当配合活血药如当归、鸡血藤、川芎等，苦寒药不宜多用。频频头晕而脉迟者，嚼服人参片有一定帮助。

（三）周仲瑛经验

周仲瑛在本病临证过程中注重四诊，立足整体观念，全面衡量，提出心律失常的病位虽然在心，但五脏六腑在生理、病理上密切相关，故其治疗不能局限于心病范围，还须重视相关脏腑的整体治疗，坚持整体辨证。周仲瑛认为本病虽分虚实两端，但以虚实错杂为多，常在心之气血阴阳亏虚的基础上，致气滞、血瘀、痰饮、火热等邪气诸变。治疗当细审病证虚实、主次、缓急，或通补兼施，或以通为补，或补中寓泻，以宁心安神而定悸。且心为五脏六腑之大主，当从脏腑相关者全面考虑，实者多在心肝、心肺，虚者多在心脾、心肾。

本病病理特点为心神不宁，故常加桂枝甘草龙骨牡蛎汤以温心阳，重镇安神。病情迁延日久，心经郁热则可佐以黄芩、苦参、十大功劳叶、丹参、刺五加祛瘀化痰，清心泄热。若平素畏寒，面色欠华，症见心前区不适、胸闷、心慌、寐差梦多，伴胃脘疼痛、食欲不振、大便溏薄、便后心慌易作、脉细涩或结代、舌淡稍暗、苔薄腻等证属心脾阳虚者，常用附子理中汤合桂枝甘草汤化裁温补中土，通脉宁心。日久痰瘀内蕴，可佐以丹参、菖蒲、远志祛瘀通脉，化痰宁心。心肾不交者，可加淫羊藿、山茱萸、制黄精、生地黄补养心肾。

若瘀阻血脉，而"血不利则为水"，水饮泛溢肌肤，而致面浮肢肿、脘痞腹满、尿少、咳逆喘急、心慌心悸、面唇青紫、脉沉细、舌胖质暗、苔白滑等证属心脾肾三脏阳虚，当选附子理苓汤、新订己椒苈黄汤（黄芪易大黄）健脾温肾，化饮利水。瘀阻水停致身肿者，加泽兰、苏木、路路通、天仙藤，可并服济生肾气丸助阳化气行水。若心悸气憋，心前区闷痛或绞痛阵作，痛涉左侧肩背、手臂等证属心血瘀滞者，常用冠心Ⅱ号合聚宝丹，药用川芎、红花、三七、丹参、血竭、乳香、莪术、降香、麝香等。痰浊明显者，则加瓜蒌薤白半夏汤。

（四）朱良春经验

朱良春认为治疗心悸首先要辨识其属于阴虚、阳虚、阴阳两虚，辨证论治方可中的；辨证的关键在于识别脉象。一般来说，阳虚者，脉多濡细、迟缓或结代；阴虚者则多见细数或促；阴阳两虚者脉多微细或结代。在治疗方面，朱良春认为，治疗心悸除需根据阴阳之偏颇采用补而兼温或清的治则外，还应使用通脉之品，如阳虚者，通脉可选用桂枝、鹿角霜、鹿角片等；阴虚须重用柏子仁、麦冬、玉竹等；炙甘草补中兼通，无论阴虚、阳虚均可重用。朱良春常重用苦参治疗室上性心动过速以其为纯阴沉降之性而得。又以心肝同治之法治疗异位搏动、两和气阴治疗风心房颤。心动过缓患者常用桂枝甘草汤，常以桂枝、黄芪、丹参、炙甘草为基本方，随症佐药。心阳虚者心气必虚，故用黄芪以补气；心阳虚则营运不畅，故用丹参以活血养血；阳以阴为基，心阳虚者必兼见心血虚，故用甘草以柔养。此 4 味共奏益心气、复心阳、通心脉之功。而其中关键，桂枝用量需打破常规。朱良春用桂枝，一般从 10 g 开始，逐步递增，最多加至 30 g，服至口干舌燥时，则将已用剂量略减 2～3 g，续服以资巩固。

对于病毒性心肌炎的患者，朱良春认为其病机系正气亏虚，病邪内舍心包使损心致心虚，邪毒损心致心虚，又有心气虚与心阴虚两大类。在本病治疗方面：①假使在邪感之初，及早采用补心气或益心阴并加用解毒祛邪对心肌炎有预防作用。章次公先生盛赞人参败毒散用人参之妙，方中人参非徒扶正以资汗源，且寓有护心之深意，加减葳蕤汤中用玉竹，其意亦然。由于热病易耗伤津液，故病毒性心肌炎的临床表现尤以心阴虚最为常见。②朱良春治因邪毒舍心所致心律失常者，常取生脉散、柏子仁、十大功劳叶养阴通脉，琥珀镇静解毒，板蓝根、连翘、白花蛇舌草、甘草清热解毒。近年来又参用珠黄散内服，每次 1 支，1 日 2 次，收效颇佳。若热盛可加苦参清热泻火，胸痛加参三七、郁金化瘀通络，胸闷加裟罗子、合欢皮理气舒郁。

（五）曹玉山经验

曹玉山认为本病因体质虚弱、饮食不节、劳倦过度、七情所伤、感受外邪等致气血阴阳亏损，心神失养，或痰饮瘀血阻滞，使心脉痹阻而发病。其病位在心，与肺、脾、肝、肾四脏有关，尤与脾、肾关系最为密切。曹玉山临证将心律失常分为快速型和缓慢型。快速型心律失常病机以气血阴阳亏虚为本，气滞、血瘀、痰浊（热）内盛为标，同时强调心神不宁为本病之共性；缓慢型心律失常多以心脾肾阳气亏虚而致痰湿、寒饮、瘀血阻滞，痹阻心脉。对心律失常的辨证，曹玉山遵从辨病辨证相结合的原则。辨病首要分清心律失常的性质，如房性早搏、快速型心律失常、缓慢型心律失常等，其次辨心脏有无器质性病变，对有器质性病变者，在辨证基础上重视针对病因治疗。以调心健脾补肾、益气定悸为基本治疗大法，临证常用桂枝加龙骨牡蛎汤调和营卫、安神定悸。

对于各种快速型心律失常，曹玉山拟定四甲复脉汤合炙甘草汤加减。四甲复脉汤由鳖甲、龟甲、龙骨、牡蛎组成，共奏滋阴养血、安神定悸之功。炙甘草汤具有益气滋阴、通阳复脉、养血定悸功效。方中炙甘草益气补虚、通行血脉、养心安神，为治疗心悸的主药，且宜重用，宗仲景用至12 g。对于缓慢型心律失常，曹玉山以自拟甘仙丹为主方，选用甘松、淫羊藿为主药，具补阳、行气、定悸之效。

（六）郭文勤经验

郭文勤经过多年临床经验，总结出缓慢性心律失常“心病表现于心根源于肾”的理论。郭文勤认为本病病因为阳气虚衰，无力鼓动心脉，致血行涩滞，其中以心之阳气虚弱为发病之始动环节。心气虚，伤及心阳导致心阳虚衰，再进一步发展呈现出心肾阳虚，如此体现本病其根源，在于肾虚，是其发病之主因。在该理论指导下，郭文勤认为此病当先辨其肾虚之征象，才施以治肾之法，调整人体肾中之阴阳，使心肾得以相交，精血得以互生，脏腑阴阳气血得以通畅，每获显效。治疗时遵循以下原则：心病症状特别突出时，治心为主，治肾次之；心肾症状表现基本相等时，心肾同治；肾虚表现突出时，治肾为主，治心次之；心病中后期都应突出肾病治疗，时时不忘固护其肾。

郭文勤根据中医辨证将本病分为4个证型。①心肾阳虚：症见心悸气短，动则加剧，面色苍白，形寒肢冷，腰膝酸软，小便清长，下肢浮肿，舌质淡胖，舌苔薄，脉沉迟。治以益心通脉，补肾温阳。方用麻黄附子细辛汤合右归饮加减。②阳虚血瘀：症见心悸，胸闷憋气，心痛时作，或形寒肢冷，舌质暗或有瘀点、瘀斑，舌苔薄而滑润，脉沉迟或结代。治以益气温阳，活血化瘀。方用麻黄附子细辛汤合血府逐瘀汤加减。③阴阳两虚：症见心悸气短，乏力，失眠多梦，自汗盗汗，五心烦热，舌质淡红少津，脉沉涩而迟或结代。治以滋阴助阳，温阳心肾。方用麻黄附子细辛汤合参麦饮加减。④阳虚瘀阻：症见气短倦怠，胸脘痞闷，纳少肢重，舌质淡胖，舌苔白腻，脉沉迟无力或损脉。治以温阳益气，健脾化痰。方用麻黄附子细辛汤合阳和汤加减。

（七）刘志明经验

刘志明在临证对于室性期前收缩的不同年龄段人群论治有着不一样的观点，中青年患者肾气尚且充盈，生机未衰，中药配伍治疗时宜益气宁心，调畅气机，经短期的治疗调养即可见到明显的改观；而老年人素体肾精空匮，天癸已竭，生机已衰，形神皆近其极，五脏皆衰，肾水亏无力养心而致心悸发病率增高，治疗上也更应注重益肾以宁神，并提出了“从肾论治心悸”的理论。刘志明对心悸病机的理解为肾精亏虚，无以温煦心主，心失所养，气虚不得固，而致心气外泄。

治疗主张补益心气，同时兼顾养肾阴，补下元亏虚，肾水才得上济于心，顾护宗气，取得事半功倍的疗效。在治疗老年慢性心悸患者时常用炙甘草汤加减，以生地黄、麦冬、阿胶、麻仁、甘草、大枣补肾精益营血，资气血生化之源；以人参、桂枝、生姜补益心卫两气，使阳行阴中，通血脉，脉得以复；更是遵从原方重用“生地黄一斤”的特点，取地黄“补五脏内伤不足，通血脉，益气力”之功，临床常用量30～50 g，酌患者情况不同而调整加量，同理也常用生脉散配以生地黄治疗老年慢性肾虚性疾病。对于有明显诱因如工作劳累、熬夜失眠、情绪悲喜波动、大恐受惊等有明显诱因，病因为本虚标实。针对这种阳虚心悸烦躁不安的患者，选方多以桂枝甘草龙骨牡蛎汤为基础，解决阴亏于下而虚火浮于上的病情。

（八）颜德馨经验

颜德馨认为心律失常是中医“心主血脉”系统方面的病理变化，其基本病机是心神不宁，而心神不宁主要由气、血、神三者失衡所致，因此从调整气、血、神三者功能入手开展临床治疗，可谓“得其要者”。基本病机为心神不宁，在治疗中总辅以养心安神或镇心安神之药。颜德馨常从以下3个方面论治。①心气不足、心阳不振：常用保元汤益气通阳、参附汤合补阳还五汤温阳安神。②脾血不充、心阴亏虚：常用归脾汤、人参养荣汤等健脾补血；天王补心丹化裁为自拟养心安神方（党参、麦冬、五味子、丹参、柏子仁、枣仁、茯苓、远志、黄连、桂枝、炙甘草）滋阴安神。③痰浊水饮，血脉瘀阻：常用二陈汤加减、逍遥散等理气祛痰；血府逐瘀汤、交泰丸活血宁神。

颜德馨在临床中常根据不同症情，在辨证论治基础上加入不同药对，取得良好疗效，如桂枝配甘草是治疗冠脉供血不足、窦性心动过缓等病的要药；附子配枣仁，常用于伴有心功能不全的心律失常；石菖蒲配生蒲黄用于心悸合并脑血管病者；琥珀粉1.5 g与人参粉1 g、珍珠粉0.5 g和匀吞服，适用于心悸心慌、易惊难寐之候。

五、名方推荐

（一）温胆汤加减

党参15 g，竹茹、橘红、法半夏各10 g，枳壳6 g，云苓12 g，甘草3 g。只要症见心悸而脉滑或结或代，舌胖嫩有齿印，苔白厚润或浊或腻，或舌中心有酱色苔，便可用此方治之。功效：除痰益气。主治：心阳虚兼痰浊。用法：水煎服，每日1剂，早晚各服1次。加减：若偏虚寒而兼见舌淡唇白，畏寒者，则加桂枝或桂心；气虚较甚而见舌胖大齿印较深，寸脉大而无力者，则加黄芪、白术或吉林参；兼痰而见舌有瘀斑者，加失笑散或田七末，瘀较甚而脉不滑或反涩，舌绛红或黯红，或舌边有瘀点瘀斑者，再加丹参、红花；若心阴虚而兼痰，心悸，脉弦滑或促或代，舌嫩红，苔白或中浊，宜用生脉散合本方，以胆南星易法半夏，或加珍珠粉；兼有高血压者，选加草决明、钩藤、牛膝，或川芎、代赭石、杜仲之属；兼高脂血症者，酌加草决明、山楂、何首乌之属。

（二）宁心定悸汤

白参8 g，麦冬、茯苓、紫石英各15 g，五味子5 g，柴胡、黄芩、枳实、丹参、郁金、瓜蒌、竹茹、陈皮、法半夏各10 g，炙远志6 g，炙甘草10 g。功效：补气豁痰化瘀，疏肝解郁安神。主治：心律失常，以室性、室上性期前收缩，或心房颤动为主，属气阴两虚，痰热内蕴证者。用法：水煎服，每日1剂，早晚各服1次。加减：伴见肝郁化火之证者，可加栀子、黄连；若伴见善惊易恐者，可加珍珠母、牡蛎、龙骨等重镇安神之品；若为病毒性心肌炎所致，可加重楼、苦参、虎杖等清热泄毒，祛邪护心；心气不敛，加柏子仁、酸枣仁养心安神；瘀象明显者，加鸡血藤、炙水蛭等活血通络。

（三）保和丸合生脉散加减

1. 快速型心律失常：陈皮、连翘、焦神曲、五味子各10 g，半夏12 g，茯苓20 g，炒莱菔子、炒山楂、太子参、麦冬、甘松、当归、山茱萸、龙眼肉各15 g，龙骨（先煎）、牡蛎（先煎）、紫石英各30 g。功效：和中宁心。主治：快速型心律失常之中焦失和、心失所养。

2. 缓慢型心律失常：陈皮、五味子各10 g，法半夏12 g，茯苓20 g，连翘、焦神曲、川芎各10 g，炒山楂、太子参、麦冬、淫羊藿、巴戟天、仙茅、炒莱菔子各15 g，丹参30 g。功效：培土益母。主治：缓慢型心律失常之阳痹血瘀、痰浊阻滞。用法：水煎服，每日1剂，早晚各1次。加减：胸阳不振，痰浊壅痹者，加瓜蒌、薤白以助化痰浊，温阳开痹之力；依据治气须治血及治血须治气之中医理论，心气虚者依据病情加太子参或红参或高丽参，血瘀者加丹参或三七；纳差者，加炒麦芽、炒谷芽、炒鸡内金以健胃消食；脘满者，加青皮、厚朴、木香、枳壳，以疏肝理气，调和脾胃。

（四）黄芪生脉散加减

太子参、黄芪、丹参、珍珠母、龙骨、牡蛎各30 g，麦冬、苦参各15 g，郁金、玉竹、山楂各12 g，枣仁20 g，五味子10 g，桂枝、甘草各6 g。功效：益气养阴、安神定悸。主治：房颤气阴两虚。用法：水煎服，每日1剂，早晚各1次。加减：心火偏旺，口舌生疮加栀子；兼心脉瘀阻，胸痛，舌紫黯有瘀点、瘀斑加丹参；若肝肾阴虚，腰酸耳鸣，头晕目眩加枸杞子、生地黄、桑寄生。

（五）炙甘草汤

甘草12 g，生姜、桂枝各9 g，人参、阿胶各6 g，生地黄50 g、麦冬40 g、火麻仁10 g、大枣10枚。功效：益气养心，温阳复脉，养血通络。主治：心律失常心肾阳虚证。用法：水煎服，每日1剂，早晚各1次。加减：胸痹加瓜蒌、薤白、半夏以通心气、降浊阻；如舌边隐青，心绞痛较剧者，选用紫丹参、鲜红花、失笑散、桃仁、乳香、没药以活血化瘀；身寒心动悸偏于虚寒者，去生地黄改熟地黄，加附子；身热口干，舌淡无津，于气阴两虚中偏于阴虚者，酌加生地黄、麦冬、阿胶剂量，另加何首乌、五味子；便溏者去火麻仁。若心血不足、心阳不振，属阴阳俱虚，“易火麻仁为柏子仁，则为复脉饮。取七分阳药，三分阴药，用治此类心悸（冠性心律不齐），每获良效。”

（六）自拟增率汤

炮附子、淫羊藿、川芎、枸杞子、当归各10 g，细辛3 g，黄芪18 g，党参12 g。功效：温肾助阳，活血通络。主治：冠心病缓慢型心律失常之肾阳虚证。用法：水煎服，每日1剂，早晚各1次。加减：气虚者红参易党参；胸闷者加薤白；心悸甚者加柏子仁；血压高者加石决明；头昏甚者加天麻；室性早搏者加苦参。

（七）自拟定心汤

何首乌12 g，延胡索10 g，三七粉（冲）、珍珠粉（冲）各3 g，苦参、炒酸枣仁各15 g，淫羊藿6 g。功效：滋阴补肾，活血复脉。主治：冠心病快速型心律失常之肾阴虚证。用法：水煎服，每日1剂，早晚各1次。加减：若阳不化气，痰浊内阻而胸闷、呕恶者，加半夏10 g、薤白10 g；水失其治而水肿、胀满者，加云苓12 g，桂枝10 g，白术10 g；心痛彻背者，加姜黄10 g，三七粉3 g（冲）。

（八）自拟强心复脉饮

人参、麻黄、川芎各10 g，炮附子6 g，细辛3 g。功效：温补肾阳为主，益气养心，活血行滞。主治：心悸肾阳虚证。用法：水煎服，每日1剂，早晚各1次。加减：若阳不化气，痰浊内阻而胸闷、呕恶者，加半夏10 g、薤白10 g。水失其治而水肿、胀满者，加云苓12 g，桂枝10 g，白术10 g；心痛彻背者，加姜黄10 g，三七粉3 g（冲）。

（九）血府逐瘀汤

桃仁12 g，红花、当归、生地黄、牛膝各9 g，川芎、桔梗各5 g，赤芍、枳壳各6 g，柴胡、甘草各3 g。功效：益气温阳，活血化瘀。主治：心动过缓心肾阳虚证。用法：水煎服，每日1剂，早晚各1次。加减：心虚胆怯型去生地黄，加安神定志丸；心血不足型去桃仁、红花，加人参、黄芪、枣仁、茯神等；阴虚火旺型去红花、桔梗，加知柏地黄汤；心阳不振型加桂枝、甘草、龙骨、牡蛎：水饮凌心型合苓桂术甘汤；心血瘀阻型加丹参、延胡索、桂枝等。

（十）桂枝甘草龙骨牡蛎汤

桂枝15 g，甘草、龙骨、牡蛎各30 g。功效：温补心阳、安神定悸。主治：心悸心阳虚证。用法：水煎服，每日1剂，早晚各1次。加减：缓慢型心律失常，或因心动过缓时心律失常发生频繁，酌情加重桂枝用量；四肢厥冷，畏寒明显者桂枝改用肉桂，加熟附片、红参；快速型心律失常加五味子、苦参、炙瓜蒌壳；血瘀证明显加生三七、川芎、丹参、血竭；惊悸明显加炙远志、首乌藤、珍珠粉；气血虚弱者配服归脾丸；痰湿盛纳差者加姜半夏、茯苓、白术、焦山楂、麦芽。

（十一）苓桂术甘汤

茯苓12 g，桂枝、白术各9 g，甘草6 g。功效：通阳利水。主治：心悸之脾肾阳虚证。用法：水煎服，每日1剂，早晚各1次。加减：兼见恶心呕吐，加半夏、陈皮、生姜皮；尿少肢肿，加泽泻、猪苓、茯苓、防己、葶苈子、大腹皮、车前子；兼见肺气不宣，肺有水湿，表现咳喘者，加杏仁、前胡、桔梗以宣肺，葶苈子、五加皮、防己以泻肺利水；兼见瘀血者，加当归、川芎、北刘寄奴、泽兰叶、益母草；若心脾阳虚而水气上冲，致心阳痹阻，气机不利，见胸闷憋气心痛心悸者，可加薤白、丹参、黄芪、白芥子温阳化痰；胃气不和兼有痰湿者可加半夏、生姜和胃降逆，燥湿化痰。

（十二）归脾汤

白术、茯神、当归各9 g，黄芪、龙眼肉、酸枣仁各12 g，人参、木香、远志各6 g，甘草3 g。功效：益气补血，健脾养心。主治：心悸之心脾两虚证。用法：水煎服，每日1剂，早晚各1次。加减：虚甚者加黄芪；血虚甚者加当归、熟地黄：阳虚甚而汗出肢冷，脉结或代者，加附片、黄芪、煅龙骨、煅牡蛎、糯稻根。纳呆腹胀加陈皮、谷芽、麦芽、神曲、山楂、鸡内金、枳壳；神疲乏力，气短，重用人参、黄芪、白术、甘草，稍佐肉桂，取少火生气之意：失眠多梦，加合欢皮、首乌藤、五味子、柏子仁、莲子心等；心烦口干舌红，心阴不足者加麦冬、玉竹、北沙参、五味子。

（十三）天王补心丹

地黄120 g，人参、丹参、元参、白茯苓、五味子、远志、桔梗各15 g，当归身、天冬、麦冬、柏予仁、酸枣仁各 60 g。功效：滋阴养血，补心安神。主治：心悸，阴虚血少、神志不安。用法：水煎服，每日 1 剂，早晚各 1 次。加减：滞血瘀者加檀香、柴胡、川芎、红花、乳香、没药以理气活血；寒凝阳衰，水气凌心者合入真武汤；遇年事高迈，形寒肢冷，气弱阳虚者，加入黄芪、附子、桂枝、干姜之品，益气助阳散寒强心。

第三节　原发性高血压

原发性高血压又称高血压病，是以体循环动脉压升高为主要临床表现的心血管综合征。原发性高血压的病因为多因素，尤其是遗传和环境因素交互作用的结果。本病大多数起病缓慢，仅在测量血压时或发生心、脑、肾等并发症时才被发现。常见症状有头晕、头痛、颈项板紧、疲劳、心悸等。高血压常与其他心血管危险因素共存，是重要的心脑血管疾病危险因素，可损伤重要脏器，如心、脑、肾的结构和功能，最终导致这些器官的功能衰竭。

一、诊断标准

高血压定义：在未使用降压药物的情况下，SBP≥140 mmHg 和/或 DBP≥90 mmHg。

（一）按血压水平分类

根据血压升高水平，将高血压分为 1 级、2 级和 3 级（表 3－4）。

表 3－4　血压水平分类和定义

分类	SBP/mmHg	DBP/mmHg
正常血压	<120 和	<80
正常高值	120～139 和/或	80～89
高血压	≥140 和/或	≥90
1 级高血压（轻度）	140～159 和/或	90～99
2 级高血压（中度）	160～179 和/或	100～109
3 级高血压（重度）	≥180 和/或	≥110
单纯收缩期高血压	≥140 和	<90

注：当 SBP 和 DBP 分属于不同级别时，以较高的分级为准

（二）按心血管风险分层（表 3－5）

虽然高血压是影响心血管事件发生和预后的独立危险因素，但是并非唯一决定因素，大部分高血压

表 3－5　血压升高患者心血管风险水平分层

其他心血管因素和疾病史	血压/mmHg			
	SBP130～139 和（或）DBP85～89	SBP140～159 和（或）DBP90～99	SBP160～179 和（或）DBP100～109	SBP≥180 和（或）DBP≥110
无		低危	中危	高危
1～2 个其他危险因素	低危	中危	中/高危	很高危
≥3 个其他危险因素，靶器官损害，或 CKD3 期，无并发症的糖尿病	中/高危	高危	高危	很高危
临床并发症，或 CKD≥4 期，有并发症的糖尿病	高/很高危	很高危	很高危	很高危

CKD：慢性肾脏病。

患者还有血压升高以外的心血管危险因素。因此，高血压患者的诊断和治疗不能只根据血压水平，必须对患者进行心血管综合风险的评估并分层。

二、西医治疗

高血压治疗主要包括生活方式干预和药物治疗，其根本目标是降低发生心脑肾及血管并发症和死亡的总危险。降压目标：一般高血压患者应降至＜140/90 mmHg；能耐受者和部分高危及以上的患者可进一步降至＜130/80 mmHg。

（一）生活方式干预

生活方式干预在任何时候对任何高血压患者（包括正常高值者和需要药物治疗的高血压患者）都是合理、有效的治疗，其目的是降低血压、控制其他危险因素和临床情况。主要措施包括：

1. 减少钠盐摄入，每人每日食盐摄入量逐步降至＜6 g，增加钾摄入。
2. 合理膳食，平衡膳食。
3. 控制体重，使 BMI＜24；腰围：男性＜90 cm；女性＜85 cm。
4. 不吸烟，彻底戒烟，避免被动吸烟。
5. 不饮或限制饮酒。
6. 增加运动，中等强度；每周 4～7 次；每次持续 30～60 min。
7. 减轻精神压力，保持心理平衡。

（二）降压药物治疗

1. 降压药应用基本原则：①起始剂量。一般患者采用常规剂量；老年人及高龄老年人初始治疗时通常应采用较小的有效治疗剂量。根据需要，可考虑逐渐增加至足剂量。②长效降压药物。优先使用长效降压药物，以有效控制 24 h 血压，更有效预防心脑血管并发症发生。如使用中、短效制剂，则需每日 2～3 次给药，以达到平稳控制血压。③联合治疗。对血压≥160/100 mmHg、高于目标血压 20/10 mmHg 的高危患者，或单药治疗未达标的高血压患者应进行联合降压治疗，包括自由联合或单片复方制剂。对血压≥140/90 mmHg 的患者，也可起始小剂量联合治疗。④个体化治疗。根据患者合并症的不同和药物疗效及耐受性，以及患者个人意愿或长期承受能力，选择适合患者个体的降压药物。⑤药物经济学。高血压需终身治疗，应考虑成本/效益。

2. 常用降压药物的种类和作用特点：目前常用的降压药物主要是 CCB、ACEI、ARB、利尿剂和 β 受体阻滞剂五类，以及由上述药物组成的固定配比复方制剂。此外，α 受体阻滞剂或其他种类降压药有时亦可应用于某些高血压人群。

（1）CCB：主要包括二氢吡啶类 CCB 和非二氢吡啶类 CCB（表 3－6）。二氢吡啶类 CCB 可与其他 4 类药联合应用，尤其适用于老年高血压、单纯收缩期高血压、伴稳定性心绞痛、冠状动脉或颈动脉粥样硬化及周围血管病患者。二氢吡啶类 CCB 没有绝对禁忌证，但心动过速与心力衰竭患者应慎用。临床上常用的非二氢吡啶类 CCB，也可用于降压治疗，常见不良反应包括抑制心脏收缩功能和传导功能，二度至三度房室阻滞；心力衰竭患者禁忌使用，有时也会出现牙龈增生。因此，在使用非二氢吡啶类 CCB 前应详细询问病史，进行心电图检查，并在用药 2～6 周内复查。

表 3－6　常用 CCB 类降压药物

口服降压药物	每日剂量/mg（起始剂量～足量）	每日服药次数/次	主要不良反应
二氢吡啶类 CCB			踝部水肿，头痛，潮红
硝苯地平	10～30	2～3	
硝苯地平缓释片	10～80	2	
硝苯地平控释片	30～60	1	

续表

口服降压药物	每日剂量/mg（起始剂量～足量）	每日服药次数/次	主要不良反应
氨氯地平	2.5～10	1	
左旋氨氯地平	2.5～5	1	
非洛地平	2.5～10	2	
非洛地平缓释片	2.5～10	1	
拉西地平	4～8	1	
尼卡地平	40～80	2	
尼群地平	20～60	2～3	
贝尼地平	4～8	1	
乐卡地平	10～20	1	
马尼地平	5～20	1	
西尼地平	5～10	1	
巴尼地平	10～15	1	
非二氢吡啶类 CCB			房室传导阻滞，心功能抑制
维拉帕米	80～480	2～3	
维拉帕米缓释片	120～480	1～2	
地尔硫䓬胶囊	90～360	1～2	

（2）ACEI：尤其适用于伴慢性心力衰竭、心肌梗死后心功能不全、心房颤动预防、糖尿病肾病、非糖尿病肾病、代谢综合征、蛋白尿或微量白蛋白尿患者。最常见不良反应为干咳，多见于用药初期，症状较轻者可坚持服药，不能耐受者可改用 ARB。长期应用有可能导致血钾升高，应定期监测血钾和血肌酐水平。禁忌证为双侧肾动脉狭窄、高钾血症及妊娠妇女。常用 ACEI 类降压药物见表 3-7。

表 3-7　常用 ACEI 类降压药物

口服降压药物	每日剂量/mg（起始剂量～足量）	每日服药次数/次	主要不良反应
卡托普利	25～300	2～3	
依那普利	2.5～40	2	
贝那普利	5～40	1～2	
赖诺普利	2.5～40	1	
雷米普利	1.25～20	1	咳嗽，血钾升高，血管神经性水肿
福辛普利	10～40	1	
西拉普利	1.25～5	1	
培哚普利	4～8	1	
咪哒普利	2.5～10	1	

（3）ARB：适用于伴左心室肥厚、心力衰竭、糖尿病肾病、冠心病、代谢综合征、微量白蛋白尿或蛋白尿患者以及不能耐受 ACEI 的患者，并可预防心房颤动。不良反应少见，偶有腹泻，长期应用可升高血钾，应注意监测血钾及肌酐水平变化。双侧肾动脉狭窄、妊娠妇女、高钾血症者禁用。常用 ARB 类降压药物见表 3-8。

表 3-8 **常用 ARB 类降压药物**

口服降压药物	每日剂量/mg（起始剂量～足量）	每日服药次数/次	主要不良反应
氯沙坦	25～100	1	血钾升高，血管性神经水肿（罕见）
缬沙坦	80～160	1	
厄贝沙坦	150～300	1	
替米沙坦	20～80	1	
坎地沙坦	4～32	1	
奥美沙坦	20～40	1	
阿利沙坦酯	240	1	

（4）利尿剂：主要是噻嗪类利尿剂，分为噻嗪型利尿剂和噻嗪样利尿剂两种，前者包括氢氯噻嗪和苄氟噻嗪等，后者包括氯噻酮和吲达帕胺等（表 3-9）。此类药物尤其适用于老年高血压、单纯收缩期高血压或伴心力衰竭患者，也是难治性高血压的基础药物之一。噻嗪类利尿剂可引起低血钾，长期应用者应定期监测血钾，并适量补钾，痛风者禁用。对高尿酸血症以及明显肾功能不全者慎用，后者如需使用利尿剂，应使用襻利尿剂，如呋塞米等。保钾利尿剂如阿米洛利、醛固酮受体拮抗剂如螺内酯等也可用于控制难治性高血压，与其他具有保钾作用的降压药如 ACEI 或 ARB 合用时需注意发生高钾血症的危险。螺内酯长期应用有可能导致男性乳房发育等不良反应。

表 3-9 **常用利尿剂类降压药物**

口服降压药物	每日剂量/mg（起始剂量～足量）	每日服药次数/次	主要不良反应
噻嗪类利尿剂			血钾降低，血钠降低，血尿酸升高
氢氯噻嗪	6.25～25	1	
氯噻酮	12.5～25	1	
吲哒帕胺	0.625～2.5	1	
吲哒帕胺缓释片	1.5	1	
襻利尿剂			血钾减低
呋塞米	20～80	1～2	
托拉塞米	5～10	1	
保钾利尿剂			血钾增高
阿米洛利	5～10	1～2	
氨苯蝶啶	25～100	1～2	
醛固酮受体拮抗剂			
螺内酯	20～60	1～3	血钾增高，男性乳房发育
依普利酮	50～100	1～2	

（5）β受体阻滞剂：适用于伴快速型心律失常、冠心病、慢性心力衰竭、交感神经活性增高以及高动力状态的高血压患者。常见的不良反应有疲乏、肢体冷感、激动不安、胃肠不适等，还可能影响糖、脂代谢。二/三度房室阻滞、哮喘患者禁用。慢性阻塞型肺疾病、运动员、周围血管疾病或糖耐量异常者慎用。糖脂代谢异常时一般不首选β受体阻滞剂，必要时也可慎重选用高选择性β受体阻滞剂。长期应用者突然停药可发生反跳现象，即原有的症状加重或出现新的表现，较常见有血压反跳性升高，伴头

痛、焦虑等，称之为撤药综合征。

（6）α受体阻滞剂：不作为高血压治疗的首选药，适用于高血压伴前列腺增生患者，也用于难治性高血压患者的治疗。开始给药应在入睡前，以预防体位性低血压发生，使用中注意测量坐、立位血压，最好使用控释制剂。体位性低血压者禁用，心力衰竭者慎用。常见α、β受体阻滞剂类降压药物见表3-10。

表3-10 常用α、β受体阻滞剂类降压药物

口服降压药物	每日剂量/mg（起始剂量～足量）	每日服药次数/次	主要不良反应
β受体阻滞剂			支气管痉挛，心功能抑制
比索洛尔	2.5～10	1	
美托洛尔片	50～100	2	
美托洛尔缓释片	47.5～190	1	
阿替洛尔	12.5～50	1～2	
普萘洛尔	20～90	2～3	
倍他洛尔	5～20	1	
α受体阻滞剂			体位性低血压
多沙唑嗪	1～16	1	
哌唑嗪	1～10	2～3	
特拉唑嗪	1～20	1～2	
α、β受体阻滞剂			体位性低血压，支气管痉挛
拉贝洛尔	200～600	2	
卡维地洛	12.5～50	2	
阿罗洛尔	10～20	1～2	

（7）肾素抑制剂：为一类新型降压药，可显著降低高血压患者的血压水平，但对心脑血管事件的影响尚待大规模临床试验的评估。其他类降压药物见表3-11。

表3-11 其他类降压药物

口服降压药物	每日剂量/mg（起始剂量～足量）	每日服药次数/次	主要不良反应
肾素抑制剂			
阿利吉仑	150～300	1	腹泻，高血钾
中枢作用药物			
利血平	0.05～0.25	1	鼻充血，抑郁，心动过缓，消化性溃疡
可乐定	0.1～0.8	2～3	低血压，口干，嗜睡
可乐定贴片	0.25	1/周	皮肤过敏
甲基多巴	250～1000	2～3	肝功能损害，免疫失调
直接血管扩张药			
米诺地尔[a]	5～100	1	多毛症
肼屈嗪[b]	25～100	2	狼疮综合征

[a]：欧美国家上市，中国未上市；[b]：中国已批准注册。

3. 降压药的联合应用：

(1) 联合用药的适应证：血压≥160/100 mmHg 或高于目标血压 20/10 mmHg 的高危人群，往往初始治疗即需要应用 2 种降压药物。如血压超过 140/90 mmHg，也可考虑初始小剂量联合降压药物治疗；如仍不能达到目标血压，可在原药基础上加量，或可能需要 3 种甚至 4 种以上降压药物。

(2) 联合用药方案：①ACEI 或 ARB＋噻嗪类利尿剂：ACEI 和 ARB 可使血钾水平略有上升，能拮抗噻嗪类利尿剂长期应用所致的低血钾等不良反应。ACEI 或 ARB＋噻嗪类利尿剂合用有协同作用，有利于改善降压效果。②二氢吡啶类 CCB＋ACEI 或 ARB：CCB 具有直接扩张动脉的作用，ACEI 或 ARB 既扩张动脉、又扩张静脉，故两药合用有协同降压作用。二氢吡啶类 CCB 常见的不良反应为踝部水肿，可被 ACEI 或 ARB 减轻或抵消。此外，ACEI 或 ARB 也可部分阻断 CCB 所致反射性交感神经张力增加和心率加快的不良反应。③二氢吡啶类 CCB＋噻嗪类利尿剂：研究证实，二氢吡啶类 CCB＋噻嗪类利尿剂治疗，可降低高血压患者脑卒中发生的风险。④二氢吡啶类 CCB＋β受体阻滞剂：CCB 具有扩张血管和轻度增加心率的作用，恰好抵消β受体阻滞剂的缩血管及减慢心率的作用。两药联合可使不良反应减轻。

(3) 单片复方制剂（SPC）：是常用的一组高血压联合治疗药物。通常由不同作用机制的 2 种或 2 种以上的降压药组成。与随机组方的降压联合治疗相比，其优点是使用方便，可改善治疗的依从性及疗效，是联合治疗的新趋势。应用时注意其相应组成成分的禁忌证或可能的不良反应。

三、中医临床思维

（一）中医病名及病因病机特征

中医古代文献中没有“高血压”的记载，历代医家常根据高血压具有头晕、头痛、颈项僵紧、心悸、气短、语言不利、半身活动障碍等主要临床表现，将其归属于“头痛”“眩晕”等范畴。《黄帝内经》云：“上气不足，脑为之不满，耳为之苦鸣，头为之苦倾，目为之眩。”《素问·至真要大论》云：“诸风掉眩，皆属于肝。”说明眩晕与肝风内动有关。朱丹溪提出“无痰不作眩”，孙思邈在《千金要方》则指明风、热、痰致眩的论点。本病是一个本虚标实的演变过程，本虚在先，标实在后，病位在肝、肾，严重者可损及心、脑，其病机要点为虚、火、风、痰、气、瘀等六个方面，治疗时要分清病邪性质、脏腑虚实、证候之间的兼夹转化，才能更好地指导临床辨证用药。

（二）辨病辨证及治疗特征

根据患者的临床表现，可将其分为缓进型高血压、急进型高血压、高血压危重症 3 类。①缓进型高血压：多数患者无症状，有些伴有头痛头晕、头胀耳鸣、眼花健忘、注意力不集中、失眠烦闷、心悸乏力、四肢麻木等症状。②急进型高血压：其表现基本上与缓进型高血压相似，但症状明显，如头痛剧烈病情严重，发展迅速，视网膜病变和肾功能很快衰竭，血压迅速升高，常于数月至 2 年内出现严重的脑、心、肾损害，发生脑血管意外、心力衰竭和尿毒症；并常有视物模糊和失明，最后因尿毒症而死亡，也可死于脑血管意外和心力衰竭。③高血压危重症：剧烈头痛头晕、恶心呕吐、胸闷心悸、气急易怒、视物模糊、腹痛腹胀、尿频尿少、排尿困难等，有的伴随自主神经功能紊乱症状，如发热口干、出汗兴奋、皮肤潮红或面色苍白、手足发抖等；严重者，在伴有靶器官病变时，可出现心绞痛、肺水肿、肾衰竭、高血压脑病等。

辨证分型可分为肝火上炎证、痰湿内阻证、瘀血内阻证、阴虚阳亢证、肾精不足证、气血两虚证、冲任失调证 7 个证型。肝火上炎证以头晕胀痛、面红目赤、烦躁易怒为主症，兼见耳鸣如潮、胁痛口苦、便秘溲黄等症，舌红，苔黄，脉弦数，治以清肝泻火，方用龙胆泻肝汤加减；痰湿内阻证以头重如裹为主症，兼见胸脘痞闷、纳呆恶心、呕吐痰涎、身重困倦、少食多寐等症，苔腻，脉滑，治以化痰祛湿，和胃降浊，方用半夏白术天麻汤加减；瘀血内阻证以头痛如刺、痛有定处为主症，兼见胸闷心悸、手足麻木、夜间尤甚等症，舌质暗，脉弦涩，治以活血化瘀，方用通窍活血汤加减；阴虚阳亢证以眩晕、耳鸣、腰酸膝软、五心烦热为主症，兼见头重脚轻、口燥咽干、两目干涩等症，舌红，少苔，脉细数，治以平肝潜阳，清火息风，方用天麻钩藤饮加减；气血两虚证以眩晕时作、短气乏力、口干心烦为主症，兼见面白、自汗或盗汗、心悸失眠、纳呆、腹胀便溏等症，舌淡，脉细，治以补益气血，调养心脾，方用归脾汤加减；冲任失调证以妇女月经来潮或更年期前后出现头痛、头晕为主症，兼见心烦、失眠、胁痛、全身不适等症，血压波动，舌淡，脉弦细，治以调摄冲任，方用二仙汤加减。

现代社会高血压人群辨证为火、饮、瘀的更为多见，三者常常相互为病。一是与不良生活方式有关，现代社会生活节奏快，城市人群三餐饮食分配不合理，早中快餐凑合，晚餐过饱，缺少运动、肥胖是导致高血压病的重要致病因素；二是当代社会竞争激烈，人群普遍精神紧张，思想压力大导致肝气郁滞，郁久化火。水饮内停，气郁化火，病久则致血瘀。因此治疗时因注意化饮利水、清热兼活血化瘀。且高血压病患者常伴血脂异常，应在治疗性生活方式改变的基础上，进行适度降脂治疗；高血压伴有缺血性心脑血管病的患者，推荐进行抗血小板治疗；高血压患者合并高血糖患者，强调通过健康的生活方式和药物控制血糖，以防止加重心血管疾病发生和发展。

（三）药物选择

对治疗原发性高血压的有效处方进行数据分析，归纳总结针对主症方剂中药物使用频次为天麻、钩藤、茯苓、石决明、杜仲、桑寄生、黄芩、白术、栀子、泽泻、半夏、首乌藤、陈皮；针对重要的兼证或兼病常用的药物有白芍、菊花、生地黄、牡丹皮、山药、山茱萸、枸杞子、熟地黄；针对次要的临床兼证或者合并其他疾患时的用药调整，常用的对药主要有：生牡蛎和生龙骨、知母和黄柏、生姜和大枣、车前子和龙胆、肉桂和制附子、丹参和夏枯草、牛膝和益母草、红花和桃仁。

四、名医经验

（一）李济仁经验

李济仁认为高血压疾病应重视从气血辨治。高血压病初期多气分病变，以气盛阳旺为主；中期则气病及血，气血同病，出现气病致痰，血病郁滞，初具痰瘀内生趋向，出现某些并发症；晚期则气虚血衰，阴阳俱损，痰瘀阻络，血压顽固难降或升降幅度剧烈，并发症较多。据此，防治高血压并发症应不忘“疏其血气”。高血压病程日久，络脉瘀阻，伴有肢体麻木，甚或活动失灵等症，根据其轻重程度不同，一是善用藤类药，如养血通络的鸡血藤，清热通络的忍冬藤，祛风通络的青风藤、海风藤和络石藤等，此类药物通络化瘀，且性质平和，可长期配用；二是选用秦艽、豨莶草、桑枝等辛寒或甘寒的祛风湿、通经脉之品，可避辛温化燥之弊端；三是择用乌梢蛇、桃仁、红花等活血通经之品，以畅血行，但此类药多为暂用，不宜久服。

（二）李七一经验

李七一根据难治性高血压的病机以及病理因素，制定了平肝滋肾活血化瘀的基本治则，治本以平肝滋肾为主，此法不仅能使人体精气恢复、阴阳平衡，而且还有利于减少痰浊、瘀血等病理产物的内生，清除病邪，延缓病情进展。常用药物为天麻、钩藤、石决明、熟地黄、山茱萸、山药、泽泻、牡丹皮、茯苓、怀牛膝、法半夏、丹参、夏枯草等药物。其中天麻、钩藤、石决明平肝熄风，熟地黄、山茱萸滋养肝肾并能涩精，山药健脾兼能固肾，泽泻利湿而泄肾浊并能减熟地黄之滋腻，茯苓淡渗脾湿，并助山药运脾，与泽泻共泄肾浊，牡丹皮清虚热，并制约山茱萸之温涩，此即著名的三补三泻之配伍；在此基础上加用怀牛膝以增强补益肝肾之功兼能活血祛瘀，且牛膝其性下行能与夏枯草共泻肝经郁热，平抑上亢之阳治标以痰瘀为重。治标以活血化痰为重，祛痰有利于气血运行，气血运行正常有利于瘀血的化除时祛除痰毒，络脉损伤减轻有利于脏腑功能恢复正常，脏腑功能正常则元气充沛，有利于祛除络脉的瘀阻。常用基础药物为半夏、泽泻、益母草、川芎、丹参、当归、赤白芍。其中半夏燥湿化痰，泽泻、益母草分利二便使邪从二便解，活血利水而不伤正气，赤白芍、川芎化瘀，升清透窍，丹参、当归活血而不伤血。

（三）朱良春经验

朱良春指出高血压病因病机虽有多种，但总以肝肾阴阳平衡失调，阴虚阳亢为主要关键，临床证实气虚夹痰瘀亦是高血压之主要病机之一，盖气虚则血运无力，血流不畅久而成瘀；气虚则运化无能，膏粱厚味变生痰浊，乃致气虚痰瘀互为因果。如脂浊黏附脉络血管，络道狭窄遂成高血压，脂浊溶于营血遂成高血脂，故变生诸症。因此朱良春从气虚夹痰瘀着眼，创双降汤治疗高血压、高血黏、高血脂。方中用水蛭、地龙破血逐瘀为主药，合丹参、当归、赤芍、川芎活血通脉，生山楂、泽泻、豨莶草降脂泄浊之外还有去瘀降压之效，重用黄芪补气降压，取其双相调节之妙，补气则血行畅达，补气则可免除破瘀伤正之弊，更要提及的是黄芪降压和升陷之理，此乃“双相作用”。

（四）邓铁涛经验

邓铁涛根据多年的临床经验，将高血压病分为肝阳上亢、气虚痰浊、心脾两虚、肝肾阴虚、阴阳两虚五型论治。肝阳上亢型，宜平肝潜阳，方用石决牡蛎汤，药用石决明、生牡蛎、白芍、牛膝、钩藤、莲子心、莲须；肝肾阴虚型，宜滋肾养肝，方用莲椹汤，药用莲须、桑椹子、女贞子、墨旱莲、山药、龟甲、牛膝；阴阳两虚型，宜补肝肾潜阳，方用肝肾双补汤，药用桑寄生、何首乌、川芎、淫羊藿、玉米须、杜仲、磁石、生龙骨；若以肾阳虚为主者，用附桂十味汤（肉桂 3 g，熟附 10 g，黄精 20 g，桑椹 10 g，牡丹皮 9 g，云苓 10 g，泽泻 10 g，莲须 12 g，玉米须 30 g，牛膝 9 g）；气虚痰浊型，宜健脾益气，方用赭决九味汤，药用黄芪、党参、陈皮、法半夏、云苓、赭石、草决明、白术、甘草。临床诊疗时还应根据中医因时因地因人制宜的原则，针对具体情况随证加减。

（五）马浩亮经验

马浩亮临床发现火、饮、瘀是高血压病病机关键，三者往往合并存在，其中水饮内停证在高血压病中尤为明显，可能与以下两种因素相关：一是与不良生活方式有关，现代社会生活节奏快，城市人群三餐饮食分配不合理，早中快餐凑合，晚餐过饱，缺少运动、肥胖是导致高血压病的重要致病因素。中医学认为：久卧、久坐，则气机郁滞，水湿停聚而为饮；二是当代社会竞争激烈，人群普遍精神紧张，思想压力大导致肝气郁滞，郁久化火。水饮内停，气郁化火，病久则致血瘀。因此，现代社会高血压人群辨证为火、饮、瘀的更为多见，且三者常常相互为病。本病治疗原则为化饮利水清热兼活血化瘀。马浩亮常选用自拟验方龙水降压汤辨证加减，龙水降压汤药物组成为：龙胆、夏枯草、黄柏、黄芩、川芎、红花、怀牛膝、天麻、炒白术、水蛭粉（冲服）、陈皮、半夏、砂仁、猪苓、茯苓、车前子。一般首先使用中药水煎服，每日 1 剂，分 3 次口服；治疗一定疗程，血压归于平稳后，常采用上方加水蛭制为水丸。

（六）路志正经验

路志正认为现代人多食肥甘厚味，过度饮酒，导致脾胃损伤，脾虚湿盛，运化失职，脾津不布，水湿停留，湿邪上蒙清窍，发为眩晕，“源于中焦，升降失司，气机阻滞，发于上窍，起于脾胃，终于肝肾”为眩晕的病理特点，其本在脾胃运化失司，痰、浊、瘀为标，并在临床中重视调节气机升降。

（七）贾跃进经验

贾跃进认为眩晕之形成与痰瘀有重要关系，认为无痰不作眩，痰湿或痰浊阻滞进而影响络脉通畅，形成痰瘀阻滞，所以治疗上注重化痰活血，喜用半夏白术天麻汤加减，常用枳实、炒莱菔子药对以通腑泻浊，使痰湿之邪得以泻下而解，清阳之气方可得升，头窍得养，眩晕自除，喜用莪术或郁金取其活血化瘀之功，配合健脾化痰方药，起到化痰活血的功效，痰瘀去除，络脉通畅，眩晕症状也随之消失。

（八）陈可冀经验

陈可冀认为导致眩晕的基本病因主要为风、火、痰、虚、瘀，以瘀血和痰浊为要，临床治疗高血压眩晕有活血化瘀、痰瘀并治的特色。并认为临床高血压中医证型以肝肾阴虚，肝阳上亢多见，每遇高血压必选天麻、钩藤之类，并创制了清眩降压汤，共奏益肝肾、平肝阳、清肝热之功效。谢元华等选取 125 例陈可冀门诊高血压患者，结果示出现证候多为阴虚阳亢证、肝阳上亢证、痰瘀互结证等，方剂多以天麻钩藤饮、清眩降压汤、栝蒌薤白半夏汤、血府逐瘀汤等化裁，用药次数最多的依次是钩藤、天麻、菊花等。

（九）熊继柏经验

熊继柏认为此病就临床而言，主要在于因痰，因风，因虚3个方面。以痰而言，临床上大部分的眩晕皆因痰作祟，而因痰又有痰热、痰湿之分，因痰热者症见口苦，舌苔黄滑腻，脉滑数或弦数，治宜祛痰泻火，选用黄连温胆汤加天麻、钩藤之类；因痰湿者则口淡，舌苔白滑腻，脉滑或脉弦。治宜祛痰化湿，可选用半夏白术天麻汤。以风而言，可分为外风、内风两种。外风，即外感风邪所致之眩晕。此证每于感冒之后发作，具有眩晕，头痛，恶风等症。治宜解表祛风，可选用菊花茶调散加减。内风即肝阳上亢所致之眩晕，治宜平肝熄风，可选用天麻钩藤饮加减。以虚而言，主要为脾虚和肾虚两种。脾虚眩晕主要在于生化乏源，气血不足。表现眩晕、欲呕、食少、神倦、面色白，舌淡苔白，脉细或虚。治宜补脾益气养血，可选归芍六君子汤。肾虚眩晕主要在于肾精亏损，以肾主藏精生髓，肾虚精亏则"髓海不足，脑转耳鸣，胫酸眩冒，目无所见"，故症见眩晕、耳鸣、精神萎靡、腰膝酸软，甚则遗精、盗汗。治宜补肾填精，可选左归饮，杞菊地黄丸或龟鹿二仙胶之类。

（十）翁维良经验

翁维良认为眩晕的主要病位在心、肝、肾，核心在肝，其本在肾，标在心。翁维良认为眩晕初期常以肝火、肝阳上亢为主，心为肝之子，肝阳上亢，肝火亢盛必然引动心火，故有头晕、心烦易怒、面赤、心悸等症状；中期进一步发展，肝热、心火亢盛，热邪伤阴，导致阴虚阳亢，故有潮热、盗汗、腰酸等症状；心火亢盛灼伤阴液，心血心阴不足，故出现心悸、失眠等症状；晚期阴虚进一步耗损，阴损及阳，致心肾阴阳两虚，对于这类患者，翁维良常采用平补肝肾的方法，另外，翁维良十分注重心的作用，心主血脉，高血压为血脉之病，只有血脉调和，才能达到血压的平稳，临床擅以滋心阴、安心神、活血化瘀3法治疗高血压。

五、名方推荐

（一）赭决九味汤

黄芪、赭石、决明子各30 g，党参、茯苓、白术各15 g，法半夏10 g，陈皮3 g，甘草3 g。功效：益气祛痰，重镇降逆。主治：高血压，证属脾气亏虚，痰浊上扰者。症见眩晕、胸闷，食少，倦怠乏力，或恶心，吐痰，舌胖嫩，舌边齿印，苔白厚浊，脉弦滑，或虚大而滑者。用法：每日1剂，水煎，分2次服。加减：兼肝肾阴虚者，加何首乌、桑椹、女贞子；兼肾阳虚者，加肉桂心、仙茅、淫羊藿；兼血瘀者，加川芎、丹参。

（二）重镇潜逆降压汤

生龙骨、生牡蛎（先煎）、石决明（先煎）各20 g，川芎15 g，当归、生白芍、炒白芍、延胡索、钩藤（后下）、何首乌藤各15 g，竹茹12 g，栀子10 g。功效：重镇潜阳，行气降逆。主治：高血压，证属肝阳上亢者。症见头痛，作辍无常。痛甚欲呕，心烦少寐，纳呆，便结。舌质淡红，苔薄黄，脉弦细。用法：每日1剂，水煎，分2次服。加减：阴虚阳亢重者，加龟甲或鳖甲、鸡子黄、代赭石、磁石；肝经有热者，可加川楝子、茵陈、黄芩等味；脾胃不和者，酌加神曲。

（三）滋养降压汤

山茱萸、杜仲、桑寄生、牛膝、泽泻、淫羊藿、巴戟天各15 g，牡丹皮、玄参、栀子、青葙子各9 g。功效：滋阴潜阳，重镇降逆。主治：高血压，证属元阳不敛，肝火上亢者。症见眼冒金星，耳鸣如蝉声，头额及后脑胀痛，不能左右顾盼，坐立不宁，精神委靡，腰膝酸软，多梦遗精。舌质绛，苔黄腻，脉细数。用法：每日1剂，水煎，分2次服。加减：阴虚不守者，加入白芍、天冬、麦冬、鳖甲、龟甲、鸡子黄等；阳亢难平者，加入龙骨、牡蛎、石膏、赭石、黄柏、茵陈、知母等味；下元不固，大便难解者，加入肉苁蓉、锁阳；脾胃不和者，加入焦三仙等。

（四）平潜降压汤

磁石（先煎）、珍珠母（先煎）、炒决明子各30 g，天麻、钩藤（后下）各12 g，怀牛膝、夏枯草、白芍各12 g，干地龙、青木香各9 g。功效：平肝潜阳，重镇降逆。主治：高血压，证属肝阳上亢者。

症见眩晕头胀，如立舟车，旋转不定，烦躁易怒，肢体作麻。舌红，苔薄黄，脉弦细数。用法：每日1剂，水煎，分2次服。加减：平肝潜阳可酌加蒺藜、龙骨、赭石、牡蛎、石决明；滋阴潜阳可酌加龟甲、鳖甲；需要活血化瘀者，加丹参、当归、川芎等养阴；升阳可酌加首乌、葛根等；可酌加利尿祛湿药物车前子、泽泻、防己、豨莶草等。

（五）石决牡蛎汤

石决明（先煎）、生牡蛎（先煎）各30 g，白芍、怀牛膝各15 g，钩藤（后下）12 g，莲子心3 g，莲须10 g。功效：平肝潜阳。主治：高血压，证属肝阳上亢者。症见头痛，头晕，易怒，夜睡不宁，口苦或干，舌边尖红（或如常），苔白或黄，脉弦有力者。多见于高血压病早期。用法：每日1剂，水煎，分2次服。加减：苔黄、脉数有力者，加黄芩；兼阳明实热便秘者，加大黄；若厚腻者，去莲须，加茯苓、泽泻；头痛甚者，加菊花或龙胆；头目眩晕甚者，加天麻；失眠者，加首乌藤或酸枣仁。

（六）莲椹汤

莲须、山药各10 g，桑椹、女贞子、墨旱莲各12 g，龟甲（先煎）、生牡蛎各30 g，牛膝15 g。功效：滋阴潜阳。主治：高血压，证属肝肾阴虚者。症见眩晕，精神不振，记忆力减退，耳鸣，失眠，心悸，腰膝无力，或盗汗，舌质嫩红，苔少，脉弦细或细数者。用法：每日1剂，水煎，分2次服。加减：气虚者，加太子参；舌光无苔者，加麦冬、生地黄；失眠者，加酸枣仁、柏子仁；血虚者，加何首乌、黄精。

（七）双降汤

水蛭（粉碎装胶囊吞）0.5～5 g，生黄芪、丹参、生山楂、豨莶草各30 g，广地龙、当归、赤芍、川芎各10 g，泽泻15 g，甘草6 g。功效：益气活血，逐瘀通脉。主治：高血压患者伴高血黏、高血脂者，证属气虚血瘀，血脉痹阻者。症见面色晦暗，形体肥胖，时有头晕、头痛，平素多自汗，不喜劳作，嗜卧或肥甘厚味，纳可，二便调。舌暗，苔厚腻，脉涩。用法：每日1剂，水煎，分2次服。加减：水湿盛者，酌加防己、茯苓、猪苓、薏苡仁、白术等味；瘀阻甚者，加入桃仁、红花、大黄、牡丹皮；气虚者，可加用党参或人参，气阴不足，可用西洋参或太子参代。

（八）潜降汤

何首乌12 g，枸杞子、牛膝各10 g，白芍、酸枣仁、茯苓、远志、首乌藤、益母草各15 g，磁石、珍珠母各30 g，木香6 g。功效：滋养肝肾，潜降虚阳。主治：高血压，证属肝肾阴虚、虚阳上亢者。症见头晕眼花，或头晕痛，耳鸣耳聋，盗汗遗精，腰酸腿软，心悸失眠，面红目赤。舌红少苔，脉弦细数，或寸脉摇摇者。用法：每日1剂，水煎，分2次服。加减：眩晕重者，加白蒺藜、钩藤、天麻、石决明平潜肝阳；便干者，加黑芝麻润肠通便；虚风内动、四肢麻木者，加桑枝、桑寄生、益母草、红花、鸡血藤祛风活血通络。

（九）肝肾双补汤

何首乌24 g，桑寄生、玉米须、磁石（先煎）、生龙骨（先煎）各30 g，川芎、淫羊藿、杜仲各9 g。功效：滋补肝肾，平肝潜阳。主治：高血压，证属阴阳两虚者。症见头晕，眼花，耳鸣，腰酸，腰痛，阳痿，遗精，夜尿，或自汗盗汗，舌淡嫩或嫩红，苔白厚或薄白，脉虚弦或紧，或沉细尺弱者。用法：每日1剂，水煎，分2次服。加减：气虚者，加黄芪30 g；肾阳虚为主者，可用附桂十味汤（肉桂3 g，熟附子10 g，黄精20 g，桑椹10 g，牡丹皮9 g，茯苓10 g，泽泻10 g，莲须12 g，玉米须30 g，牛膝9 g）；肾阳虚甚兼浮肿者，用真武汤加杜仲12 g，黄芪30 g。

（十）周仲瑛经验方

牡丹皮、川芎、淫羊藿、天冬、玄参各10 g，西洋参、野菊花各12 g，丹参、炒牡蛎、桑寄生、木香（后下）各15 g，夏枯草9 g，生地黄、牛膝各12 g。功效：滋水涵木，益阴潜阳。主治：高血压，证属肝肾阴虚，虚阳上亢。症见头晕目眩，腰膝酸软，烦热多汗，或脉洪面赤等症状。用法：每日1剂，水煎，分2次服。加减：阴虚不摄者，可加白芍、龟甲、鳖甲、枸杞子等味；虚阳上亢者，可加龙骨、磁石；化火者，可加川楝子；脾胃不和者，加入焦三仙。

（十一）钩芍平肝降压汤

钩藤（后下）30 g，生白芍、生地黄、葛根各 20 g，川牛膝、泽泻各 10 g，干地龙 6 g，甘草 5 g。功效：滋阴平肝，通络潜阳。主治：中老年轻中度高血压，证属阴虚阳亢，脉络瘀滞者。症见头晕目眩，面部烘热，颈项强痛，小便黄，舌质暗红或紫暗，苔薄，脉细弦。用法：每日 1 剂，水煎，分 2 次服。加减：眩晕较重，或头痛，面红目赤者，加夏枯草 15 g、天麻 10 g、杭菊（后下）10 g；胸闷胸痛者，加丹参 20 g、瓜蒌 15 g、郁金 10 g；心悸失眠者，加炒酸枣仁 15 g、首乌藤 20 g；肢体麻木者，加豨莶草 15 g、秦艽 15 g；腰膝酸痛者，加杜仲 15 g、桑寄生 15 g；血脂升高者，加制何首乌 15 g、山楂 15 g；大便干结者，加草决明 10 g、大黄 6 g；气虚疲乏者，加黄芪 30 g。

第四节 冠状动脉粥样硬化性心脏病

冠状动脉粥样硬化性心脏病是指由于冠状动脉粥样硬化使管腔狭窄或闭塞导致心肌缺血、缺氧或坏死而引发的心脏病，统称为冠状动脉性心脏病或者冠状动脉疾病，简称冠心病，归属为缺血性心脏病，是动脉粥样硬化导致器官病变的最常见类型。临床上常分为慢性心肌缺血综合征和急性冠状动脉综合征（acute coronary syndrome，ACS）两种。

一、诊断标准

（一）稳定型冠心病诊断标准

根据典型的发作特点和体征，休息或含用硝酸甘油后缓解，结合年龄和存在的冠心病危险因素，除外其他疾病所致的心绞痛，即可诊断。发作不典型者，诊断要依靠观察硝酸甘油的疗效和发作时心电图（electrocardiogram，ECG）的变化。未记录到症状发作时，ECG 者可行 ECG 负荷试验或动态 ECG 监测，如负荷试验出现 ECG 阳性变化或诱发心绞痛时亦有助于诊断。诊断困难者，可行放射性核素检查、冠状动脉计算机断层扫描/CT 血管造影（computed tomography angiography，CTA）或选择性冠状动脉造影检查。考虑介入治疗或外科手术者，必须行选择性冠状动脉造影。

（二）急性冠状动脉综合征的诊断标准（表 3－12）

表 3－12　ACS 的诊断标准

ACS 分类	诊断标准
STEMI	cTn>99th 正常参考值上限（ULN）或 CK-MB>99th ULN，心电图表现为 ST 段弓背向上抬高，伴有下列情况之一或以上者：持续缺血性胸痛；超声心动图显示节段性室壁活动异常；冠状动脉造影异常
NSTEMI	cTn>99th ULN 或 CK-MB>99th ULN，并同时伴有下列情况之一或以上者：持续缺血性胸痛；心电图表现为新发的 ST 段压低或 T 波低平、倒置；超声心动图显示节段性室壁活动异常；冠状动脉造影异常
UA	cTn 阴性，缺血性胸痛，心电图表现为一过性 ST 段压低或 T 波低平、倒置，少见 ST 段抬高（血管痉挛性心绞痛）

二、西医治疗

（一）稳定型冠心病

1. 药物治疗：

（1）缓解症状、改善缺血的药物：

1）β 受体阻滞剂：只要无禁忌证，β 受体阻滞剂应作为 SCAD 患者的初始治疗药物。目前更倾向于选择性β受体阻滞剂，如琥珀酸美托洛尔、比索洛尔。应用β受体阻滞剂治疗期间心率宜控制在55～60次/min。

2）硝酸酯类：舌下含服或喷雾用硝酸甘油仅作为心绞痛急性发作时缓解症状用药，也可在运动前数分钟预防使用。心绞痛发作时，可舌下含服硝酸甘油0.3～0.6 mg，每5 min含服1次直至症状缓解，15 min内含服最大剂量不超过1.2 mg。长效硝酸酯类用于降低心绞痛发作的频率和程度，并可能增加运动耐量。长效硝酸酯类不适用于心绞痛急性发作，而适用于慢性长期治疗。

3）CCB：分为二氢吡啶类和非二氢吡啶类。二氢吡啶类药物对血管的选择性更佳（包括氨氯地平、硝苯地平、非洛地平）。长效硝苯地平具有很强的动脉舒张作用，不良反应小，适合联合β受体阻滞剂用于伴有高血压的心绞痛患者。氨氯地平具有半衰期长的优势，可作为1日1次使用的抗心绞痛和降压药物。非二氢吡啶类药物可降低心率（包括维拉帕米、地尔硫䓬）。心力衰竭患者应避免使用CCB，因其可使心功能恶化，增加死亡风险，尤其是短效的二氢吡啶类以及具有负性肌力作用的非二氢吡啶类。当心力衰竭患者伴有严重的心绞痛，其他药物不能控制而需应用CCB时，可选择安全性较好的氨氯地平或非洛地平。若β受体阻滞剂禁忌或不能耐受时，可选CCB类药物中的氨氯地平、硝苯地平或非洛地平，必要时可选用地尔硫䓬，或选择长效硝酸酯类药物。若β受体阻滞剂达到最大耐受剂量效果仍不理想时，可选用CCB类药物与长效硝酸酯类药物联合使用。

4）其他药物：①曲美他嗪。曲美他嗪通过调节心肌能量底物，提高葡萄糖有氧氧化比例，能改善心肌对缺血的耐受性及左心功能，缓解心绞痛。可与β受体阻滞剂等抗心肌缺血药物联用。对于SCAD患者，曲美他嗪可作为二线用药。②尼可地尔。尼可地尔为烟酰胺的硝酸盐衍生物，可用于心绞痛的预防和长期治疗。尼可地尔可扩张冠状动脉血管，刺激血管平滑肌上ATP敏感性钾离子通道。长期使用尼可地尔还可稳定冠状动脉斑块。尼可地尔可用于治疗微血管性心绞痛。当使用β受体阻滞剂禁忌、效果不佳或出现不良反应时，可使用尼可地尔缓解症状。③伊伐布雷定。伊伐布雷定通过选择性抑制窦房结起搏电流达到减慢心率的作用，从而延长心脏舒张期改善冠状动脉灌注、降低心肌氧耗，对心肌收缩力和血压无影响。在慢性稳定型心绞痛患者中，如不能耐受β受体阻滞剂或β受体阻滞剂效果不佳时，窦性心律且心率＞60次/min的患者可选用此药物。

（2）改善预后的药物：

1）抗血小板药：无ACS及经皮冠状动脉介入治疗（percutaneous coronary intervention，PCI）病史者，推荐阿司匹林长期服用（75～100 mg、1次/d）。SCAD患者接受PCI治疗后，建议给予双联抗血小板药治疗（DAPT，即在阿司匹林基础上合用P2Y12受体拮抗剂）6个月。PCI或ACS后病情稳定的SCAD患者，可根据临床危险因素或风险评分评价缺血和出血风险，如存在较高缺血和/或出血风险，可考虑延长或缩短DAPT疗程。既往1～3年前有心肌梗死病史的缺血高危患者，可考虑采用阿司匹林联合替格瑞洛（60 mg、2次/d）长期治疗。

2）调脂药物：SCAD患者如无禁忌，需依据其血脂基线水平首选起始剂量中等强度的他汀类调脂药物，根据个体调脂疗效和耐受情况，适当调整剂量，推荐以LDL-C为首要干预靶点，目标值LDL-C＜1.8 mmol/L。若LDL-C水平不达标，可与其他调脂药物（如依折麦布10 mg、1次/d）联合应用。如果LDL-C基线值较高，现有调脂药物标准治疗3个月后难以降至基本目标值，可考虑将LDL-C至少降低50%作为替代目标。若LDL-C基线值已在目标值以内，可将其LDL-C从基线值降低30%。LDL-C达标后不应停药或盲目减量。

3）β受体阻滞剂：对心肌梗死后患者，β受体阻滞剂能显著降低30%死亡和再发梗死风险。对合并慢性心力衰竭的SCAD患者，琥珀酸美托洛尔、比索洛尔和卡维地洛与ACEI、利尿剂伴/不伴洋地黄同时应用，能显著降低死亡风险，改善患者生活质量。

4）ACEI或ARB：根据HOPE、EUROPA等研究结果，ACEI类药物能使无心力衰竭的稳定型心绞痛患者或高危冠心病患者的主要终点事件（心血管死亡、心肌梗死、卒中等）风险降低。对SCAD患者，尤其是合并高血压、LVEF≤40%、糖尿病或慢性肾病的高危患者，只要无禁忌证，均可考虑使用 ACEI 或 ARB。

2. 血运重建：对强化药物治疗下仍有缺血症状及存在较大范围心肌缺血证据的 SCAD 患者，如预判选择 PCI 或冠状动脉旁路移植术（coronary artery bypass grafting，CABG）治疗的潜在获益大于风险，可根据病变特点选择相应的治疗策略。对合并左主干和/或前降支近段病变、多支血管病变患者，选择 CABG 抑或 PCI 仍有争议。近年药物洗脱支架的广泛应用显著降低了 PCI 术后长期不良事件发生率，PCI 在 SCAD 中的适应证逐渐拓宽。建议对上述患者，根据 SYNTAX 评分和 SYNTAXⅡ评分评估其中、远期风险，选择合适的血运重建策略。对有典型心绞痛症状或无创性检查有心肌缺血证据的患者，建议以 CAG 显示的心外膜下冠状动脉病变的直径狭窄程度和/或血流储备分数（fractional flow reserve，FFR）作为是否干预的决策依据。病变直径狭窄≥90%时，可直接干预；当病变直径狭窄＜90%时，建议仅对有相应缺血证据，或 FFR≤0.8 的病变进行干预。

（二）急性冠状动脉综合征

1. 常规处理：ACS 的一般性常规处理包括多功能心电监护、吸氧（有低氧血症时）、开放静脉通道以及必要的镇痛（如使用吗啡）等。

2. 基本治疗：ACS 的抗血小板、抗凝、抗缺血治疗等是基本治疗（表 3-13 至表 3-15）。

表 3-13　　ACS 患者抗血小板治疗

推荐意见	建议分类	证据级别
所有无阿司匹林禁忌证的患者均立即服用阿司匹林（负荷量 300 mg，继以 75～100 mg/d 长期维持）	Ⅰ	A
在阿司匹林基础上，联合应用一种 P2Y12 受体拮抗剂至少 12 个月，除非有极高出血风险等禁忌证	Ⅰ	A
P2Y12 受体拮抗剂首选替格瑞洛（180 mg 负荷量，以后 90 mg/次，2 次/d）	Ⅰ	B
既往服用氯吡格雷的患者，在入院早期可换用替格瑞洛（剂量同上），除非存在替格瑞洛禁忌证	Ⅰ	B
不能使用替格瑞洛的患者，应用氯吡格雷（300～600 mg 负荷量，以后 75 mg/次，1 次/d）	Ⅰ	B
接受溶栓治疗的患者，应尽早在阿司匹林基础上联用替格瑞洛或氯吡格雷（年龄 ＞75 岁者，建议应用氯吡格雷，不用负荷量，75 mg/次，1 次/d）	Ⅰ	A
对于有消化道出血高风险的患者，可在双联抗血小板治疗的基础上加用质子泵抑制剂	Ⅰ	B
在有效的双联抗血小板及抗凝治疗情况下，冠状动脉造影前不常规应用 GPⅡb/Ⅲa 受体拮抗剂	Ⅱb	B

表 3-14　　ACS 患者抗凝治疗

推荐意见	建议分类	证据级别
确诊为 ACS 时，应尽快启动肠道外抗凝治疗，并与抗血小板治疗联合进行，警惕并观察出血风险	Ⅰ	B
如果患者在早期（4～48 h 内）接受介入性治疗，建议选用普通肝素或比伐卢定	Ⅰ	B
经静脉溶栓治疗的患者，应接受普通肝素或低分子肝素抗凝治疗至少 48h（最多 8d 或至血运重建）	Ⅰ	A
如果患者拟行非介入性治疗，宜先用磺达肝癸钠或低分子肝素；其中对于出血风险高的患者，选用磺达肝癸钠	Ⅰ	B

注：低分子肝素（依诺肝素）皮下注射使用方便，无需实验室监测；磺达肝癸钠是有效性与安全性综合评估最佳的凝血因子Ⅹa 抑制剂（2.5 mg，1 次/d，皮下注射）；比伐卢定静脉注射 0.75 mg/kg，继而 1.75 mg/(kg·h) 静脉滴注维持 4 h。

表 3－15　ACS 患者的抗缺血和其他治疗

推荐意见	建议分类	证据级别
如无 β-受体阻滞剂禁忌证的患者，在发病后 24 h 内常规口服 β-受体阻滞剂，并长期服用	Ⅰ	B
对于疑似或确诊血管痉挛性心绞痛患者，使用钙拮抗剂和硝酸酯类药物，避免使用 β-受体阻滞剂	Ⅱa	B
舌下含服硝酸酯类药物用于缓解心绞痛，若患者有反复缺血性胸痛、或难以控制的高血压、或心力衰竭，建议静脉应用	Ⅰ	B
患者收缩压＜90 mmHg 或较基础血压降低＞30％、拟诊右心室梗死的 STEMI 患者不使用硝酸酯类药物	Ⅲ	C
心力衰竭、左室收缩障碍、糖尿病或前壁梗死的 STEMI 患者，如无禁忌证，在发病 24 h 内开始 ACEI 治疗	Ⅰ	A
所有 LVEF＜40％的 NSTE-ACS 患者，以及高血压病、糖尿病或稳定的慢性肾脏病患者，如无禁忌证，应开始并长期持续使用 ACEI	Ⅰ	A
不能耐受 ACEI 者用 ARB 替代	Ⅰ	B
无他汀类药物禁忌证的患者入院后尽早开始他汀类药物治疗，长期维持	Ⅰ	A
STEMI 患者不使用短效二氢吡啶类钙拮抗剂	Ⅲ	C

三、中医临床思维

（一）中医病名及病因病机特征

冠心病可归属于中医“胸痹”“胸痛”“心痛”等范畴。“胸痹”病名首见于《灵枢·五邪》：“邪在心，则病心痛。”《素问·藏气法时论》云“心病者，胸中痛，胁支满，胁下痛，膺背肩胛肩痛，两臂内痛”，对冠心病心绞痛疼痛的性质和部位进行了较详细的描述。“胸痹”病名正式提出是在张仲景的《金匮要略·胸痹心痛短气病脉证治》：“胸痹之病，喘息咳唾，胸背痛，短气，寸口脉沉而迟，关上小紧数。”胸痹心痛的发生与寒邪内侵、饮食不节、情志失调、劳倦内伤、年迈体虚等因素有关。本病病位在心，涉及肝、脾、肾等脏，以“阳微阴弦”为基本病机，是本虚标实之证，本虚为气、血、阴、阳亏虚，心脉失养；标实为寒凝、气滞、血瘀、痰浊等痹阻胸阳、阻滞心脉。

（二）辨病辨证及治疗特征

冠心病主要证候要素包括血瘀证、气虚证、阴虚证、痰浊证、气滞证、阳虚证、寒凝证等，根据主要证候要素组合可分为以下几种。①心血瘀阻证：胸痛以固定性疼痛特点，症见面色紫暗，肢体麻木，口唇紫暗或暗红，舌质暗红或紫暗，舌体有瘀点瘀斑，舌下静脉紫暗，脉涩或结代。治以活血化瘀、通络止痛，方选冠心 2 号方（川芎、赤芍、红花、降香、丹参）加减；②气滞血瘀证：胸痛以胸闷胀痛，多因情志不遂诱发为特点，症见善太息，脘腹两胁胀闷，得嗳气或矢气则舒，舌紫或暗红，脉弦。治以行气活血、通络止痛，方选血府逐瘀汤加减；③痰浊闭阻证：胸痛以胸闷痛为特点，症见痰多体胖，头晕多寐，身体困重，大便黏腻不爽，舌苔厚腻，脉滑。治以通阳泄浊、豁痰开结，方选瓜蒌薤白半夏汤加减；④寒凝心脉证：胸痛以卒然心痛如绞，感寒痛甚为特点，症见形寒肢冷，冷汗自出，面色苍白，心悸气短，苔薄白，脉沉紧。治以温经散寒、活血通痹，方选宽胸丸加减；⑤气虚血瘀证：胸痛以胸闷、劳则诱发为特点，症见气短乏力，身倦懒言，心悸自汗，面色淡白或晦暗，舌胖淡暗，脉沉涩。治以益气活血、补虚止痛，方选八珍汤加减；⑥气阴两虚证：胸痛以胸闷隐痛、遇劳则甚为特点，症见气短口干，心悸倦怠，眩晕失眠，自汗盗汗，舌胖嫩红少津，脉细弱无力。治以益气养阴、活血通络，方选生脉散加减；⑦心肾阴虚证：胸痛以疼痛时作时止为特点，症见腰膝酸软，心悸失眠，五心烦热，口燥咽干，潮热盗汗，舌红少苔，脉细数。治以滋阴清热、养心安神，方选左归饮加减；⑧心肾阳虚证：

胸痛以胸闷痛，遇寒加重为特点，症见畏寒肢冷，心悸怔忡，自汗神倦，面色白，便溏，肢体浮肿，舌淡胖，苔白，脉沉迟。治以补益阳气、温振心阳，方选参附汤合右归饮加减。

总之，冠心病本虚者宜补，针对气虚、阳虚、阴虚、血虚之证而分别给予益气、温阳、滋阴、补血治疗；冠心病标实者当泻，针对气滞、血瘀、寒凝、痰浊之证而分别给予理气、活血、温通、化痰治疗。冠心病合并抑郁焦虑障碍者，应注重疏肝理气、和胃化痰；冠心病合并糖尿病者，除日常生活调控和常规降糖药应用以外，可适当根据患者临床表现辨证施加滋阴补肾、清热生津之品；冠心病合并睡眠障碍者，应适当补心安神。临床上冠心病合并其他疾患者较多，临证时应根据患者病情加以调变。

（三）药物选择

数据挖掘表明，治疗冠心病常见单药主要有丹参、川芎、三七、黄芪、红花、当归、冰片、人参、麦冬等；基于关联规则治疗冠心病中药复方配伍规律得知，常见药物组合有降香和丹参、桃仁和红花、川芎和三七、黄芪和红花、红花和当归等。

四、名医经验

（一）邓铁涛经验

邓铁涛认为冠心病为标实而本虚之证，心阴心阳亏虚是冠心病的内因——为本，痰与瘀构成冠心病的继续发展——为标。气虚、阴虚、痰浊、血瘀构成了冠心病病机的四个主要环节。冠心病的早、中期以痰证为常见，而中、晚期以瘀证为多。心脾相关、痰瘀相关理论是邓铁涛治疗冠心病的理论基础，也是邓铁涛五脏相关学说的精髓之一。邓铁涛强调“心脾相关”“痰瘀相关”，善于从脾论治冠心病。临床上，邓铁涛多以益气化痰，活血通络法治疗胸痹之气虚痰瘀证患者。

（二）颜德馨经验

颜德馨认为冠心病心绞痛属“胸痹”“真心痛”等范畴，临床以胸部闷痛，短气，喘息不得卧，甚至胸痛彻背、背痛彻胸为主症，其病机仲景用“阳微阴弦”概括之。此病之本为心气不足，心阳不振；病之标为痰瘀交阻，气血逆乱。临床治疗用药要诀有三：一为益气培本，气行血行，宗气贯于心脉而行气血，气虚则血滞，气盛则血行，习用黄芪、党参培补宗气，使心脉充实而血液畅行；二为宣畅气机，升清降浊，每用葛根、川芎升散清气，用降香、决明子降泄浊气，一升一降，使清旷之区舒展；三为温通心阳，祛寒解凝，胸痹之根本乃阳气衰微、阴邪弥漫，须用附子温通心阳取“离照当空，阴霾自散”之意。

（三）颜正华经验

颜正华认为临床用药注重整体调整，在治疗心胸疼痛的同时，恢复脏腑功能，才能发挥中医临床防治冠心病优势。根据“治病求本”的原则，从补益精血、活血通脉入手，通过补肾固本，调理气血，改善老年机体虚瘀互致的病理过程，以提高防治冠心病的临床疗效。

（四）郭子光经验

郭子光通过大量的临床观察认为气虚血瘀、虚实夹杂是冠心病的基本病机。心主血，若气虚运血无力，血行瘀滞，心脉痹阻不通，遂发生心绞痛。患者常常有心累、气短、稍活动则心悸、气急、自汗，甚则诱发心绞痛等气虚见症，以及胸痛而有定处，舌紫暗或有瘀点，血液检查可见高凝状态和血黏度升高等血瘀表现，气虚和血瘀常合而为病，单纯的气虚或血瘀少见，这是因为气虚多能致运血无力，血行瘀滞而生血瘀。故治疗上主要以益气活血为法遣方用药。同时，郭子光认为冠心病心绞痛的发生、发展和预后受多种因素的影响，恣食肥甘、食逸少劳、烟酒嗜好、情绪激动、环境污染、社会压力等皆可增加本病的易患性。所以郭子光认为冠心病的治疗是医生、患者、患者家属共同的责任，需三方紧密合作才能取得良好的疗效，并总结出了冠心病心绞痛治疗的 7 个宜忌：①绝对禁止吸烟。因烟毒能使血脉凝滞，易诱发、加重心绞痛。②心情放松，避免紧张激动。中医认为忧思郁怒，可使肝失条达，肝气郁结，致心血运行滞涩，从而引起心绞痛发作。这需要患者积极进行自我调节和其家属的谅解与配合。③饮食宜清淡。过食肥甘，损伤脾胃，痰浊内生；饮食偏咸，咸入于心，损伤心气，皆可加重气虚血瘀。饮食亦不可过饱，因食入于胃，血流于肠，心血不足，可诱发心绞痛。④坚持适度运动。除不稳定型心绞痛或心功能不全者外，一般都要鼓励运动，但运动的方式以轻柔为宜，如散步、太极拳等，运动量不宜过大，以不感觉心累、气喘为度，长期坚持可促进血液循环，减轻瘀血留滞。⑤血压、血脂要保持在正常范围内。⑥保持血黏度在正常范围内。因为高血黏度是血瘀的一个客观指标，若偏高可于方药中酌加水蛭、桃仁、红花之类。⑦中药汤剂结合中成药治疗不稳定型冠心病心绞痛的疗效是肯定的，对不稳定型心绞痛配中药治疗也比单纯应用西药的疗效好，在心绞痛缓解期积极运用上述“杂合以治”可达到治愈的目的。郭子光用这种综合治疗的方法治疗了大量冠心病心绞痛的患者，实践证明只要辨证正确，守法守方治疗均可收到良好的效果，并能有效减少复发，提高患者生活质量。

（五）郑惠伯经验

郑惠伯认为舌诊在冠心病的辨证中有重要意义，冠心病患者的舌质以暗红或淡暗、紫气、紫斑等紫舌多见。心绞痛愈剧烈，舌紫气愈深。暗红舌渐转红活，示脏气渐复。冠心病可以无苔，若有苔，可为白黄薄苔。此等舌苔，一因阴邪踞阳位，二因阴浊逼胸中阴气上腾，也可使表面阳化，所以上罩薄黄滋润之苔，是即欲阳化而又无力祛除阴邪以廓清阳位，故见白黄苔，不可误为热象。一般情况下，苔不厚亦不腻，亦病情较轻；苔厚腻，示病情沉重。经治疗厚腻苔渐化者，为邪去之象征；厚腻苔日久不化，甚或加重，为邪深重之恶候。

（六）高辉远经验

高辉远认为冠心病治疗应从整体出发，反对“病变局限定位论”，治疗上不主张单纯或长期应用“活血化瘀”法。他认为冠心病是一种老年性由“损”所致的“虚证”，临床上常表现为心阳不足，心气虚弱，心阴失养，心神不宁。故治疗冠心病的基本观点是以治本为要，按照辨证论治的原则着重以“补心阳”“益心气”“养心阴”“定心志”为主。

（七）周仲瑛经验

周仲瑛认为冠心病的形成，与任何事物一样，有一个由量变到质变的过程，不要光看到血管壁硬化这一点，它的形成，必定与心肌的劳损、缺血有关，与心脏神经紊乱有关。心肌推动无力，血流也就缓慢，从而导致瘀滞。也就是中医所言之“气为血之帅，气行则血行”。心气不足，行血无力，则心脉瘀阻，气阴亏虚，则宣降失司，痰浊内生。

（八）沈宝藩经验

沈宝藩依据“百病兼瘀”、“百病兼痰”、“痰瘀同源”之说认为冠心病心绞痛不论虚实，均有不同程度的夹痰或者瘀。痰阻气滞，血行不畅则致瘀血阻滞，水津敷布运行不利，又可聚而为痰，互为因果。因此痰瘀交阻是冠心病心绞痛共同的发病机制。沈宝藩强调临床治疗冠心病心绞痛，应按标本缓急、痰瘀孰轻孰重、寒热虚实进行加减。

（九）李济仁经验

李济仁认为，治疗“胸痹心痛”的关键在于“通”，“通”的内涵十分广泛，不仅单指活血、行气、化瘀，也指补虚、助阳、温里等方法。根据其临床经验，若阳虚甚重，或寒邪复袭，则易致气机痹阻而引发心肌梗死，并急性循环衰竭、急性左心功能不全，症见心前区或胸骨后卒然疼痛而剧烈，伴冷汗烦躁，面色苍白，胸闷气短，四肢逆冷，甚则昏厥，舌暗紫、苔微黄，脉细数或弦滑或结代者，当先急服苏合香丸以温通开窍，再以归芎参芪麦味汤加失笑散、四逆汤化裁。厥证之治稍有延迟，则厥甚汗出而心阳暴脱即心源性休克，症见心前区持续剧烈疼痛，伴有喘闷气短，心悸冷汗，面色苍白，四肢厥冷，唇指发绀，恐惧不安，舌质紫暗而干、苔少或无，脉沉细或结代或脉微欲绝者，治当速以固脱救逆，以四逆汤、独参汤应其急，病缓阳回则用归芎参芪麦味汤合四逆散调治固本。

（十）张崇泉经验

张崇泉根据中老年人五脏虚损、气阴不足及冠心病长期反复发作、本虚标实、虚实夹杂的特点，认为治疗冠心病时当以益气养阴扶其本，活血化瘀治其标，标本兼治，做到“扶正不忘祛邪，祛邪不忘扶正”。临证时最重要的是辨明标本虚实。“本虚”为主者，心脉失于濡养，证属不荣则痛，治宜荣养心脉为主，而本虚又应同时考虑脏腑及阴阳两方面：①兼肝肾阴虚者，方选天麻钩藤饮合丹参饮加减；②心肾阳虚者，方选真武汤合五苓散加减；③心脾两虚者，方选归脾汤合丹参饮加减；④阳虚寒凝者，方选当归四逆汤加减；⑤气阴两虚者，方用自拟生脉养心汤。以标实为主且心脉痹阻者，治以祛邪通络为主，并根据其病机从痰瘀气滞方面遣方用药。

五、名方推荐

（一）邓氏冠心方

党参 15 g，五爪龙 15～30 g，白术、法半夏、竹茹、枳壳、川芎各 9 g，云苓 12 g，橘红、甘草、三七各 5 g。功效：益气祛瘀，除痰通脉。主治：冠心病心绞痛（稳定型）之气虚痰瘀者。用法：每日 1 剂，早晚分 2 次服用。加减：若兼见左胸刺痛，舌质晦暗有瘀点属心脉瘀阻者，加失笑散、丹参、桃仁、红花；寒痛者，加良姜、荜茇；痰黄，舌苔黄腻，脉滑数者，乃痰浊化热之象，酌加竹茹、胆南星、黄芩、黄连、天竺黄；若胸闷甚者，加柴胡、甘松，以行气解郁；若胸满明显者，加木香、香附，以行气宽胸；若瘀阻明显者，加桃仁、川芎，以活血化瘀；若胸痛明显者，加丹参、延胡索，以行气活血止痛。

（二）益心汤

黄芪、党参、丹参各 15 g，葛根、川芎、赤芍、山楂各 9 g，菖蒲 4.5 g，决明子 30 g，降香 3 g。功效：益气养心，活血化瘀。主治：冠心病心绞痛，证属气虚血瘀者。用法：每日 1 剂，早晚分 2 次服用。加减：胸痹心痛轻症。①可用益心汤调和气血，并加生脉饮，以麦冬、五味子甘寒生津，养心安神。②若为血瘀气滞，心痛如刺、如绞，痛处固定，舌质紫暗，有瘀点或瘀斑，脉沉涩或结代者，应加强益气活血之力，予益心汤选加水蛭、桃仁、红花、三七粉。③若兼见形体肥胖、多唾痰涎，阴天易作，苔腻，脉滑者，多属痰浊为患，可予基础方加瓜蒌、薤白、二陈汤、温胆汤加减。④胸痹之气滞者，表现为闷重而痛轻，痛无定处，时发时止，兼见胁肋胀痛，善太息，尤以妇女多见。以益心汤为基础，并用四逆散、逍遥散加减，而妇女以理气药用量稍大。⑤心胸隐痛而闷，伴心悸气短者，多属心气不足。可加大党参、黄芪用量，并加强益气养心之力，如加用五爪龙（南芪）60～90 g。胸痹心痛重症或真心痛症见阳微阴弦，胸痛剧烈，气短乏力，形寒肢冷汗出，面色苍白，舌淡脉微。须重用益心汤中黄芪量至 30～60 g，改党参为人参（炖）15 g，降香为 9～12 g，以加强行气止痛之功，并重用附子温通心阳祛寒解凝，临床用量为 15～20 g，且先煎。附子大辛大热，为补命门真火第一要药，其性剽悍，力宏效捷，走窜十二经脉，既行气分，又入血分，既能通阳，又能温阳，还可祛寒燥湿、回阳救逆，上温心阳以通脉，中助脾阳以健运，下补命火以复阳，外固卫阳以止汗，内驱寒凝以止痛，辨证使用常可应手起效。若伴有低血压者，可用药对黄芪与升麻，以加强升发清阳之功。胸痹重且急、四肢逆冷、血压低者，可先予参附注射液静脉推注以回阳救逆，再予益心汤按上法加减服用。

（三）填精补血化瘀方

熟地黄、制何首乌各 15 g，黄精、枸杞子、当归、川芎、丹参各 10 g，蜂蜜 20 g。功效：补肾精，养心血，化瘀滞，通脉络。主治：冠心病证属精血亏虚，瘀血阻络者。用法：每日 1 剂，早晚分 2 次服用。加减：如兼食欲不振者，去熟地黄，加陈皮 10 g，炒麦芽 10 g；兼耳鸣者，加磁石 30 g；兼腰痛者，加杜仲 10 g，桑寄生 30 g；兼盗汗者，加五味子 6 g，浮小麦 30 g；兼大便黏滞不爽者，加决明子 30 g，全瓜蒌 30 g；偏于阴虚火旺者，去熟地黄，加生地黄 15 g，麦冬 15 g；肝火偏旺，症见急躁易怒、目赤者，加龙胆 6 g，夏枯草 15 g；头痛者，加白蒺藜 12 g，蔓荆子 12 g；眩晕者，加天麻 6～10 g，钩藤 15 g；失眠较重者，加炒枣仁 30 g，生龙骨 30 g，生牡蛎 30 g，首乌藤 30 g。

（四）芪葛基本方

黄芪 40～50 g，川芎 15～20 g，葛根、丹参、制何首乌各 20～30 g。功效：益气养血，行血活血，通脉止痛。主治：冠心病证属气虚血瘀者。用法：每日 1 剂，早晚分 2 次服用。加减：若兼阳虚者，加桂枝、良姜，甚则附片以温通心阳；兼阴虚者，酌加牡丹皮、麦冬、生地黄之类；夹痰湿气郁者，酌加瓜蒌、薤白、法半夏、郁金、香橼、枳壳之类；若疼痛较剧或以刺痛为主者，是血瘀重症，酌加三七粉、延胡索、桃仁、红花、蒲黄、五灵脂之类以加重活血化瘀力量；若腑气不通，大便秘结，务必使大便通畅，腑气通行则血脉畅利，酌加瓜蒌仁、决明子、鸡血藤等以润肠通便；有心绞痛反复发作，经久不愈者，此为气血久不行，瘀血入络也，当配合应用虫类通络药物如全蝎、蜈蚣、僵蚕、水蛭等以搜剔络脉，或用通心络、活血通脉胶囊等含有虫类药物的中成药。

（五）加味四妙勇安汤

当归、玄参、金银花、丹参、甘草各 30 g。功效：清热解毒，活血止痛。主治：冠心病证属血瘀夹热者。症见胸痞气短，心痛，脉结代。用法：每日 1 剂，早晚分 2 次服用。加减：若气虚甚者，加黄芪、党参；气阴两虚甚者，加黄芪、党多、麦冬、五味子；肝肾两虚者，加何首乌、枸杞子、女贞子、墨旱莲；阳虚寒凝者，加附片、肉桂；阴虚血热者，加生地黄、麦冬、牡丹皮、赤芍；血瘀心胸刺痛甚者，加蒲黄、五灵脂；痰浊壅滞者，加全瓜蒌、薤白、姜半夏、陈皮、葶苈子；痰瘀交阻者，加姜半夏、陈皮、益母草、郁金；食滞脘痞者，加山楂、莱菔子；水气凌心者，加桂枝、白术、茯苓；浮肿而小便不利者，加黄芪、白术、茯苓、桂枝；心悸脉率增快者，加生脉散、玉竹、生地黄、枣仁、龙骨、牡蛎；脉率减慢者，加淫羊藿、肉桂，或麻黄附子细辛汤；脉结或代者，加苦参、灵芝，或炙甘草汤；血压高者，加钩藤、夏枯草、杜仲、桑寄生；血压低者，加红参、麦冬、五味子、肉桂、黄精；胆固醇或三酰甘油过高者，加草决明、山楂、泽泻。

（六）养心定志汤

太子参 15 g，茯神、菖蒲、远志、丹参、麦冬、川芎各 10 g，桂枝 8 g，炙甘草 5 g。功效：益心气，补心阳，养心阴，定心志。主治：冠心病心绞痛，证属心阳不振，心气不足者。症见胸痹心痛，四肢不温，神疲乏力，气短懒言，舌红少苔脉虚。用法：每日 1 剂，早晚分 2 次服用。加减：若症见胸痛彻背或彻肩、面色苍白、舌淡、苔白者，属心阳痹阻，原方合瓜蒌薤白半夏汤化裁；胸痹刺痛、部位固定、唇及舌质紫暗甚至有瘀斑，脉细涩，属心气不足、血脉瘀滞者，轻则加葛根、三七等活血化瘀药，重则仿血府逐瘀汤之义加味；若心慌气短、神疲懒言、面色不华、舌淡，脉弱，属气血不调所致者，合人参养荣丸化裁；若烦躁易怒、坐卧不宁、不寐多梦，属心肝失调、心神失养者，轻则加首乌藤、佛手等药，重则合酸枣仁汤化裁；若心悸怔忡、脉律不齐，属心阳不振、营卫失和者，轻则与炙甘草汤合之，重则仿炙甘草汤或苓桂术甘汤之义加味；若血压偏高、头晕目眩，属肝阳上亢、清阳不升者，轻则加杭菊花、白蒺藜、荷叶，重则加牡蛎或牛膝、泽泻，以平肝潜阳、引血下行；血脂高者，加荷叶、决明子。

（七）养阴清心汤

太子参、生地黄各 12 g，麦冬、苦参、丹参、熟枣仁、合欢皮各 10 g，炙甘草 5 g，罗布麻叶、桑寄生各 15 g，牡蛎（先煎）、珍珠母各 30 g，黄连 3 g。功效：益气养阴，清心安神。主治：冠心病，证属气阴两虚者。症见胸闷，心悸，面部潮红，脉细参差不齐，舌质红，苔薄黄，脉细数。用法：每日 1 剂，早晚分 2 次服用。加减：若表证不解，高热不退者，选加金银花、野菊花、败酱草以解表祛风热，消炎抗病毒；出现明显气短乏力，动则汗出，不耐疲劳等心气不足现象者，选加黄芩、党参、五味子补益心气；出现心神不宁，悸动不安，脉疾数者，酌加琥珀粉，炒枣仁、珍珠母以养心安神；舌绛少苔，潮热盗汗者可加龟甲、黄精以滋补肾阴。

（八）心痛宁方

当归、丹参、瓜蒌各 15 g，红花、川芎、薤白、延胡索、厚朴、桔梗各 10 g。功效：活血祛痰，宁心止痛。主治：冠心病心绞痛，证属气血瘀滞，痰瘀交阻者。用法：每日 1 剂，早晚分 2 次服用。加减：瘀血偏重，症见疼痛发作剧烈而频繁，舌暗，脉涩者，加生蒲黄、五灵脂、乳香、延胡索等；痰湿偏重，症见胸闷，肢体困重，苔厚腻，舌暗淡，脉弦滑者，加桂枝、法半夏、菖蒲、远志、茯苓等；痰热偏重，症见心烦口苦、胸闷，苔黄腻，舌黯红，脉弦数者，重用瓜蒌，加竹茹、郁金、炒山楂。心痛闷诸症缓解后当兼顾本虚之证，气虚者，加黄芪、黄精、炒白术、茯苓；阴血虚者，加生地黄、沙参、玄参、牡丹皮、赤芍、郁金，去厚朴、川芎。

（九）归芎参芪麦味汤

当归、潞党参、紫丹参各15 g，川芎、五味子各10 g，黄芪20 g，麦冬12 g。功效：益气养阴，活血通脉。主治：冠心病，证属气阴两虚者。症见胸闷不适，或有胸前疼痛，心悸，气憋等。用法：每日1剂，早晚分2次服用。加减：若气虚甚者，加大黄芪用量，潞党参易为红参；阳虚征象明显者，则加肉桂、附子；气滞者加金铃子散、广郁金、枳实调治；痰凝者，以本方合瓜蒌薤白半夏汤加枳实调治；肝肾阴虚者，早晚分服柏子养心丸；瘀血阻滞，以本方加失笑散及红花、甘松；脉结代加苦参、甘松调治。

（十）养心通络汤

黄芪20 g，人参、红花各6 g，丹参、麦冬、生地黄、炒枣仁、瓜蒌各15 g，炙甘草5 g。功效：益气养阴，活血化瘀。主治：冠心病，证属气阴两虚、心脉瘀阻者。症见胸闷隐痛，遇劳发作，气短乏力，心悸怔忡，口咽干燥，或大便干结，舌质红或有齿印，苔少，脉沉细少力。用法：每日1剂，早晚分2次服用。加减：胸痛甚者，酌加三七6 g、水蛭8 g、葛根20 g、郁金10 g；心悸脉结代（早搏），加苦参15 g、北细辛3 g；偏心阳不足，痰湿停留者，加薤白10 g、桂枝10 g、法半夏10 g、茯苓15 g；兼胃虚气滞，加广木香10 g、砂仁6 g、白术10 g等；头痛眩晕，血压升高者，去人参，加天麻10 g、白蒺藜20 g、生白芍20 g；大便干结者，加大黄6g或草决明15 g。

第五节　急性心肌梗死

急性心肌梗死（AMI）是指各种原因造成冠状动脉血供急剧减少或完全中断，使相应心肌严重而持久的急性缺血而致心肌细胞的坏死。临床表现主要以胸痛为主，但持续时间常超过10～20 min，休息或服用硝酸甘油难以缓解，并且常伴有烦躁不安，出汗，恐惧，甚至有濒死感。急性心肌梗死是危害人类健康的重大疾病，是世界范围的主要死亡原因。近年来，随着我国经济迅速发展，生活方式的转变以及人口老龄化的加剧，AMI的发病率和死亡率逐年增长。

一、诊断标准

（一）心肌损伤标准

当有证据表明心肌肌钙蛋白（cTn）升高，且至少有一项值高于参考值上限（URL）的第99百分位时，称为心肌损伤。如果cTn值升高和/或下降，则考虑急性心肌损伤。

（二）急性心肌梗死标准（1型、2型和3型）

发生急性心肌损伤且存在急性心肌缺血的临床证据，并且检测到cTn值上升和/或下降时，称为急性心肌梗死。其中，至少有一项cTn值高于URL的第99百分位，并且至少具有以下条件之一：①心肌缺血的症状；②新发缺血性心电图改变；③出现病理性Q波；④新发生存活心肌丢失或局部室壁运动异常的影像学证据与缺血性病因一致；⑤通过血管造影或尸检确定冠状动脉血栓（不适用于2型或3型心肌梗死）。

在供给梗死心肌的动脉中，尸检证明存在急性动脉粥样硬化血栓形成，符合1型心肌梗死标准。

心肌供氧和需求失衡与急性动脉粥样硬化血栓形成无关，符合2型心肌梗死标准。

有心肌缺血症状，且有新出现的心电图缺血性改变或室颤但尚未取得cTn检测结果前患者已死亡，符合3型心肌梗死标准。

（三）冠状动脉手术相关心肌梗死标准（4型和5型）

经皮冠状动脉介入治疗（PCI）相关的心肌梗死，称为4a型心肌梗死。

冠状动脉旁路移植术（CABG）相关的心肌梗死，称为5型心肌梗死。

术后冠状动脉手术相关心肌梗死≤48 h是指患者基线值正常，4a型心肌梗死的cTn值升高＞5倍，

5 型心肌梗死 cTn 值升高＞10 倍。术前 cTn 值升高的患者，在此之前 cTn 水平稳定（变化≤20％）或下降，必须符合升高＞5 倍或＞10 倍的标准，并且与基线值相比有＞20％的改变。此外，至少有下列条件之一：①新发缺血性心电图改变（该标准仅与 4a 型心肌梗死有关）；②出现新的病理性 Q 波；③影像学证据表明存活心肌丢失，推测是新发生的丢失，并且与缺血性病因一致；④血管造影结果与手术血流限制性并发症一致，如冠状动脉夹层、主要心外膜动脉或移植血管闭塞、侧支闭塞-血栓、侧支循环中断或远端栓塞。

其他 4 型心肌梗死包括 4b 型心肌梗死支架血栓形成和 4c 型心肌梗死再狭窄，两者均符合 1 型心肌梗死标准。

证明血栓与手术相关，如果与支架相关，符合 4a 型心肌梗死标准或 4b 型心肌梗死标准。

（四）既往或无症状/未识别的心肌梗死的标准

符合以下任何一项标准均可诊断为既往或无症状/未识别心肌梗死：①在无缺血原因的情况下，伴有或不伴有症状的 Q 波异常；②存活心肌丢失的影像学证据，与缺血病因一致；③既往心肌梗死的病理解剖结果。

二、西医治疗

（一）一般处理

AMI 患者病情危重，应立即给予患者心电、血压、呼吸及血氧饱和度监测。但对 AMI 患者是否需要给予常规吸氧治疗尚存争议，相关研究表明，常规吸氧对 AMI 患者并无益处，反而增加了早期心肌损伤及 6 个月后心梗面积。2017 年 ESC 颁布的 STEMI 管理指南亦只推荐对低血氧（血氧饱和度 SaO_2＜90％或血气氧分压 PaO_2＜60 mmHg）的 AMI 患者予吸氧治疗，本指南中不推荐常规吸氧治疗，但对伴有气短、低血氧、生命体征不平稳的患者吸氧治疗。

（二）抗心肌缺血药物治疗

阿片类及硝酸酯类药物：过度疼痛可刺激交感神经，增加心肌耗氧及缺血，因此对没有禁忌证的 AMI 患者，出现明显胸痛时可予静脉注射吗啡。硝酸酯是非内皮依赖性血管扩张剂，具有扩张外周血管和冠状动脉的效果，舌下含服或静脉使用可有助于改善胸痛症状；但目前仍缺乏 RC 下证实硝酸酯类可降低主要心血管事件，故症状控制后，可以停用硝酸酯类药物。

β受体阻滞剂治疗：β受体阻滞剂可竞争性抑制循环中的儿茶酚胺对心肌的作用，通过减慢心率、降低血压和减弱心肌收缩力，降低心肌耗氧量及改善缺血区的氧供需失衡，减少心肌梗死面积，减低 AMI 患者急性期病死率及改善远期预后有良好疗效；故在无该药禁忌证时，应在 24 h 内尽早使用，并从小剂量开始应用并逐渐增加至患者最大耐受剂量。

钙通道阻滞剂治疗：对无严重左心室功能障碍、心源性休克、PR 间期＞0.24 s 或Ⅱ、Ⅲ度房室传导阻滞（未置入心脏起搏器），且存在β受体阻滞剂禁忌的 AMI 患者，在β受体阻滞剂无效或存在禁忌证时，为缓解心肌缺血，可给予非二氢吡啶类钙通道阻滞剂（如维拉帕米或地尔硫䓬）作为初始治疗。

（三）再灌注治疗

“时间就是心肌，时间就是生命”，再灌注治疗是对 AMI，尤其是 STEMI 及高危 STEMI 患者的关键环节，早期快速开通梗死相关冠状动脉，可降低患者死亡风险，显著改善预后，应尽早给予再灌注治疗，再灌注治疗包括药物溶栓、PCI 及 CABG 3 种方式。

研究表明，对发病 3 h 以内的 AMI 患者，药物溶栓的疗效与 PCI 基本相似。因溶栓治疗简便、快速，在不具备 PCI 条件的医院或预计 PCI 时间＞120 min，无溶栓禁忌证的 AMI 患者可首选溶栓策略，力争在 10 min 内给予患者药物溶栓，可选择阿替普酶、兰替普酶及尿激酶等纤溶酶原激活剂进行溶栓。并尽快转运至有 PCI 条件的医院评估再灌注疗效，若血管未能再通，应在 60～90 min 内行补救 PCI。

若患者就诊于具有 PCI 条件的医院，优先推荐行直接 PCI 术，门-球囊扩张 D-to-B 时间应力争＜90 min；如患者就诊于无 PCI 条件的医院时，若转运 PCI 能在 120 min 内完成，则选择转运 PCI，若无法在 120 min 内完成，则在当地行溶栓治疗，且溶栓治疗应在 30 min 内开始；对中、低危的 NSTEMI 患者，可于发病 72 h 内择期行 PCI 治疗。

若 CAG 发现冠脉严重病变（如三支病变严重狭窄、钙化等）、冠脉解剖结构（迂曲、成角等）或出现乳头肌断裂、严重瓣膜关闭不全及室间隔穿孔等机械并发症需要外科手术治疗时，可选择同时行 CABG 治疗。

（四）其他药物治疗

1. 抗血小板治疗：AMI 发病的主要原因是冠状动脉内斑块破裂引发的血栓性堵塞。因血小板活化在急性血栓形成中起着十分重要的作用，故抗血小板治疗已成为 AMI 药物治疗中的基石，具体应用有阿司匹林＋P2Y12 受体抑制剂的双联抗血小板治疗（DAPS）。一旦明确诊断为 AMI，而无禁忌证者应尽快给予 DAP 下治疗。对无禁忌证或高出血风险的 AMI 患者，均应口服阿司匹林首剂负荷 150～300 mg，并以 75～100 mg/d 的剂量长期维持。P2Y12 受体抑制剂可通过二磷酸腺苷途径抑制血小板活化，从而发挥抗血小板作用，目前国内常用 P2Y12 受体抑制剂主要包括替格瑞洛及氯吡格雷。PLATO 研究等循证医学证据表明，替格瑞洛（180 mg 首剂负荷，90 mg/次、2 次/d 维持）能有效降低 AMI 患者主要心血管不良事件（MACE）风险。基于东亚 ACS/AMI 人群的研究表明，阿司匹林基础上加用氯吡格雷（300～600 mg 首剂负荷，75 mg/d 维持）在减少 MACE 发生的同时，不增加出血风险，有较好的安全性，是 DAPT 合理的方案。对于血栓负荷高的患者，可在 PCI 术中选择使用血小板糖蛋白Ⅱ b/Ⅲ a 受体拮抗剂。2017 年 ESC 发表的指南中建议，可通过 PRECISE-DAPT 评分，以进一步评估患者出血风险及制定 DAPT 疗程时间。

2. 抗凝治疗：纤维蛋白原转变为纤维蛋白后最终形成血栓，凝血酶的活化是血栓形成过程中另一关键环节，抑制凝血酶至关重要。低分子肝素应用方便，不需监测凝血时间、肝素诱导的血小板减少症发生率低等优点，建议可用低分子肝素代替普通肝素。

3. 调脂治疗：他汀类药物除具备调脂作用外，还具有抗炎、改善冠脉血管内皮功能、抑制血小板聚集的多效性。研究表明，AMI 后尽早开始他汀类药物治疗可以显著改善临床预后，降低围手术期心肌梗死的发生率；故所有无禁忌证的 AMI 患者入院后 24 h 内应尽早启动并长期维持他汀类药物治疗。

4. 血管紧张素转化酶抑制剂（ACEI）和血管紧张素受体阻滞剂（ARB）治疗：ACEI 通过抑制心肌重构、减轻心室过度扩张，从而降低 AMI 患者病死率；对于所有左心室射血分数（LVEF）≤40% 的 AMI 患者，以及合并高血压、糖尿病或稳定的慢性肾脏病患者，如无禁忌证，应尽早使用并长期持续 ACEI 治疗。如果患者不能耐受 ACEI，可使用 ARB 替代，两者生存率获益相似；因可能增加不良事件的发生，不推荐联合使用 ACEI 和 ARB。

三、中医临床思维

（一）中医病名及病因病机特征

急性心肌梗死属中医学“真心痛”范畴，源于《灵枢 · 厥论》：“真心痛，手足青至节，心痛甚，旦发夕死，夕发旦死。”从症状及预后两方面阐述了病情的严重性与危险性。本虚为真心痛发病基础，发病条件是标实，病位在心，其本在肾，总病机为本虚标实。《素问 · 痹论》云：“痛者，寒气多也，有寒故痛也。”指出了风冷寒邪结聚于胸中，心阳不振，寒凝血脉，导致了气血凝滞、心脉瘀阻、不通则痛的真心痛的基本病理，并贯穿在整个病程之中。《辨证录 · 心痛门》中阐发了寒火两邪为引发真心痛的病因：“夫真心痛，原有两症，一寒邪犯心，一火邪犯心也。寒邪犯心者，乃直中阴经之病，猝不及防……”明代学者在《症因脉治 · 胸痛论》中详细地描述了真心痛的病因病机：“内伤胸痛之因，七情六欲，动其心火，刑及肺金；或怫郁气逆，伤及肺道，则痰凝气结；或过因辛热，伤及上焦，则血积于内。”因此，真心痛的病机病因主要是年老体衰、阳气不足、七情内伤、气滞血瘀、过食肥甘或劳倦伤脾、痰浊化生、寒邪侵袭、血脉凝滞，心脉不通，心之脉络拘急或瘀阻。严重者可出现心悸、水肿、喘促（心力衰竭），或亡阳厥脱，亡阴厥脱（心源性休克），或阴阳俱脱，最后导致阴阳离绝，甚至有危及生命的风险。

（二）辨病辨证及治疗特征

急性心肌梗死中医辨证急性期证型可分为瘀毒阻络、气阴两虚、阳虚欲脱；缓解期证型可分为痰浊痹阻、气虚血瘀、阴寒凝滞、阴血虚、阳气虚证。本病多以虚中挟实为主，治宜急则治其标，缓则治其本为原则，以消除症状恢复气机，使之阴阳得平、气血充和。中医辨证治疗心肌梗死，疗效较好，有着广阔的发展前景，但是在急性发作期间，一定要配合中成药静点，必要时以西医常规治疗，进入ICU病房，给予吸氧，绝对卧床休息，配合肌注罂粟碱或盐酸哌替啶以缓解疼痛；硝酸酯类药物静点或口服以扩冠；纠正心律失常，心力衰竭；根据病情可给予心肌再灌注治疗，如选择介入治疗或溶栓治疗，以尽快改善病情，降低病死率。

历代医家治疗本病多用温经散寒、活血化瘀、温阳通脉方药，如《金匮要略·胸痹心痛短气脉证并治》云："心痛彻背，背痛彻心，乌头赤石脂丸主之。"《医林改错》中王清任提出以血府逐瘀汤治疗胸痹心痛等。查阅文献，尚有大柴胡汤合小陷胸汤治疗急性心肌梗死案，辨证当为少阳阳明合病、痰瘀互结者，因此实际临床中更应注重辨证论治，方可取得满意疗效。

（三）药物选择

1. 急性期：急则治其标，治以宣通、祛邪、救逆、止痛。具体分型为：①瘀毒阻络——主证：心区剧痛，胸闷气短，身热，舌红，苔略干，脉数。治法：清热解毒，活血止痛。方药：四妙勇安汤加减：金银花、玄参、当归、甘草、瓜蒌、水蛭、红景天、甘松、丹参。②气阴两虚——主证：心胸刺痛，胸部闷窒，面色苍白，心悸气短，汗出如珠，舌体胖大，边有齿痕，脉危欲绝。治法：益气养阴，活血通脉。方药：生脉散加味：西洋参，麦冬，五味子，玄参，生地黄，玉竹，黄芪，炙甘草，赤芍，白芍，丹参，瓜蒌，桃仁。③阳虚欲脱——主证：心痛气短，大汗淋漓，四肢厥冷，甚至昏厥，舌苔白，脉沉细欲绝或结代。治法：益气回阳固脱。方药：四逆汤合人参汤加减：附子，干姜，人参，甘草，生龙骨，生牡蛎，肉桂，黄芪。

2. 缓解期：缓则治其本，治以通络化瘀，宣痹通阳，补虚和其阴阳。具体分型为：①痰浊痹阻——主证：心区闷痛，胀痛彻背，时急时缓，心悸气短，脘腹胀满，纳呆，恶心，头晕，舌体肥胖，脉沉濡。治法：温阳涤痰，活血通络。方药：瓜蒌薤白半夏汤加减：瓜蒌，薤白，半夏，白酒，丹参，三七，延胡索，甘草。②气虚血瘀——主证：心胸刺痛，胸部闷窒，心慌气短，动则加重，语声低微，舌体胖，有瘀斑，舌苔薄白，脉细或结代。治法：益气活血，通脉止痛。方药：保元汤合血府逐瘀汤加减：人参，黄芪，桃仁，红花，川芎，赤芍，当归，丹参，柴胡，枳壳，桔梗，甘草，莪术，延胡索。③阴寒凝滞——主证：胸痛彻背，胸闷气短，心悸不宁，形寒肢冷，舌质淡黯，舌苔白腻，脉沉无力迟缓。治法：温补心阳，散寒通脉。方药：当归，白芍，桂枝，附子，细辛，人参，甘草，白檀香。④阴血虚死——主证：头晕绵绵而痛，心区烦闷，热急而痛，失眠多梦，二目视物不清，腰酸肢软，口燥咽干，手足心热，舌深红少苔脉细数。治法：滋阴补血，活络止痛。方药：养阴降覆汤加减：生地黄，旋覆花，降香，郁金，生槐花，葛根，合欢，三七，枸杞子，生芍药，当归，沙参，麦冬。⑤阳气虚证——主证：心区憋闷，疼痛，心悸气短，动则痛甚，畏寒肢冷，舌淡苔白，脉沉细而迟或结代。治法：温阳益气，活络止痛。方药：温阳通络汤加减：鹿角，生槐花，葛根，降香，川芎，枸杞子，桂枝，细辛，附子，肉桂，三七。

四、名医经验

（一）史大卓经验

1. 辨证应用解毒中药："瘀""毒"在疾病发生发展过程中可相互从化、互为因果，形成恶性循环。因此AMI的中医治疗，除采用益气、活血等治法外，还应注重清化或透解血脉内蕴之毒邪。AMI患者表现为口唇、舌质紫暗，甚至手足青至节，胸痛剧烈，临床当以活血散血以化毒，药用赤芍、川芎、红花、丹参、大黄等，其中大黄用于治疗AMI，不但可以破瘀血、通心脉，还可以消散瘀毒，热毒者用之较宜，寒毒、湿毒亦可仿大黄附子细辛汤之意，通过配伍，去其苦寒之性，存其活血解毒之用，以解血脉邪毒，但此时大黄入汤药不应后下，或用熟大黄以防伤正。热毒内结，症见舌苔黄腻而厚、大便秘结、口中气味秽臭者，清化瘀浊以化毒，药用大黄、黄连、虎杖、瓜蒌、桃仁等；浊毒内结者，症见舌苔厚腻，脘腹胀满，甚至伴恶心呕吐，脉弦滑者，祛痰化浊以解毒，药用大黄、金银花、藿香、半夏、瓜蒌等；寒毒内结者，症见胸背恶寒，四肢厥冷，面色苍白，舌淡而紫者，可配伍荜茇、良姜、麝香通散寒毒。值得注意的是，此处"邪毒"和外感邪毒有所不同，而是深藏血脉之中。心脉之毒，多是瘀血、痰浊阻郁日久，蕴生之毒邪，故AMI之毒邪多和瘀血、痰浊胶结在一起。因此，去除此时之毒邪，应注重活血散血、祛痰化浊，不宜过用苦寒，以免寒遏血脉、生湿化浊，使邪毒郁结更甚。金银花为传统辛凉解表药物，味辛性凉质轻，入心、小肠经，解毒力专，被历代称为"疮家圣药"，可清痈肿疮毒，但量轻则力轻而走表，若欲其入里，则应重用，和活血化瘀药相合，有使瘀热毒清、邪不内滞之效，可防毒邪损伤心肌，限制心肌梗死延展，改善心室重构，可望对改善AMI预后起到有益作用。

2. 祛瘀生肌：史大卓在祛瘀毒、浊毒的基础上，善用祛瘀生肌药，认为其对促进心肌梗死后心肌组织的修复和改善预后有一定作用。中医外科常用去腐生肌法治疗痈肿疮毒，史大卓常将此法应用于AMI的治疗。去腐是去除瘀毒所致的坏死物质和病理产物，在此基础上生肌则可产生如下3个方面作用：①修复坏死心肌周边缺血心肌；②促进侧支循环形成、改善供血；③促进冬眠心肌和顿抑心肌的恢复、改善心功能。史大卓临床治疗AMI常用的祛腐生肌药有三七、血竭、酒大黄、生黄芪等，其中血竭善治"诸疮久不合者"，可以"止痛生肌"，为"散瘀生新之要药"；"三七能化腐生新，……化瘀血而不伤新血，为理血妙品"；黄芪益气托毒、化腐生肌，为疮家圣药，《本草备要》谓其可"益气、生血、生肌"，《神农本草经》谓其"主痈疽久败疮"。对气虚明显的患者，另加人参或西洋参，以增强托毒生肌之力。

（二）张伯臾经验

张伯臾认为急性心肌梗死应包括在"胸痹""真心痛"这2个病证之中。在辨证上主张抓住"阴"（阴虚）、"阳"（阳虚）、"痰"（分寒、热）、"瘀"4字及心脏虚弱、心脉痹阻、胸阳不展等基本病机。在治疗方面主要有3条经验：①处理好补和通的关系。认为通法是治疗本病的基本法则，但据病情的标本虚实、轻重缓急，掌握好以通为主，抑或以补为主，或是通补兼施，强调"祛实通脉不伤正，扶正补虚不碍邪"。②要注意防脱防厥，并提出从神、气息、汗、疼痛、四末及骨骼的温度、舌苔、脉象等方面的细微变化，及时采取措施，认为要防脱防厥，用药宜用于厥脱之先。③要注意及时通便，但必须根据阴结、阳结的不同，采取不同的通便方法，认为正确运用通便方法，解除便秘，有利于正气恢复和缓解病情。

（三）丁书文经验

丁书文认为：①本虚以气阴两虚最多见，标实以脉络瘀阻最多见，提出益气养阴、活血通络大法。②祛寒通阳。多治心绞痛重症患者四肢逆冷，苔白或黄，脉或迟或数，但多为沉紧，此为心脉痹阻，阳气郁闭，不能通达血脉。丁书文常以附子、肉桂、干姜、蜀椒大剂热药，伍活血理气药以通心脉。③清热解毒。常在冠心病治疗中配伍玄参、连翘、黄连、黄芩、冰片、豨莶草、丹参等清热解毒药物。④调和营卫。营卫不和，不能相谐而行，大致在冠心病可分为两大类，一为络脉阳气不通，二为气血不和，失于濡养。⑤安神定志。丁书文在临证中，常注意情志的调节，若肝气郁结或肝脾不调或化火，常用柴胡疏肝散、逍遥散、丹栀逍遥散配伍。⑥祛风通络。丁书文认为祛风药物因其辛散，可开宣肺气，善能通行，攻逐内外，升清降浊，调理气机。观现今冠心病患者多为清浊不分，痰瘀郁热，气机不通之证，直须辛散之药功彻内外上下。祛风药辛散通行，能通络活血，还能发散风热，引热外出，发散郁火。

（四）顾景琰经验

急性心肌梗死时，症情易变多变，常因凶险变证而致猝死，故一般多取中西医结合治疗。对本病重症险症之救治，固然西药势在必用，但在其病情演变过程中，及时辨证论治，服以中药，亦确有裨益。

根据临诊常见证型归纳5种治则，简介于下。①益气（或益气养阴）活血法：适用于发病之初或病情始终较轻者。症见胸痛、胸闷，神疲倦怠，气短汗出，舌质淡暗或暗红，苔薄白，脉细弱或细数。②通阳化痰法（或清化痰热法）：适用于发病2～3日后出现浊阻或痰热证时。症见胸闷、纳呆、腹胀、便秘或恶心呕吐，舌苔白腻或黄腻。常见病情益重，痰热益甚腑气不通：邪实可以伤正，此时运用中药治疗，倍觉需要。盖因中医从整体辨证，或泻热泄浊，或芳香化浊，或消痞导滞，或润肠通便，在黄连温胆汤与小陷胸汤化裁基础上，加用大黄、桃仁或麻仁丸等治之，每使浊阻痰热得化，腑气通利，心脉瘀阻改善，邪去正复而使病情转危为安。③益气养阴复脉法：适用于病程中后期或恢复期或出现心气虚衰、心悸怔忡（心律失常）之变证时。症见神疲乏力，头昏心慌，胸闷气短，舌质红绛或光红，脉沉细或结代。以生脉散、复脉汤等方加减，参以活血通络之品。对严重心律失常者需治以西药。④回阳救逆法：适用于心气虚衰、心阳衰微，出现阳虚欲脱（心源性休克）之变证时。症见头晕气促，汗出心慌，四肢厥冷，神疲乏力，甚至神志朦胧，面色晄白，唇舌淡白或青紫，脉微欲绝。以独参汤、四逆汤、参附汤、桂枝甘草龙骨牡蛎汤等方加减为治。抗休克主要用西药，对神志清醒，能够服药者，配合中药治疗则可较快改善虚寒症状，并有利于稳定血压。⑤益气温阳肃肺利水法：适用于心气虚衰，心肾阳虚，水湿内泛，肺失清肃（心力衰竭）之变证时。症见气喘咳嗽，面浮肢肿，脘腹痞胀，胃纳欠馨，面色少华虚浮，唇舌青紫，脉沉细数。治以参附汤、真武汤、生脉散等方加减。急性左心衰竭，病情多危急，应以西药为主救治，中药仅作配合治疗。对慢性心衰应用人参、附子、玉竹、麦冬、五味子、连皮茯苓、紫丹参、酸枣仁等药治之，常能改善症状与心脏功能。

（五）岳美中经验

卒心痛——急性心肌梗死，患者面色苍白，心悸气短，恶寒冷汗，四肢厥逆或疼痛，或下利清谷，甚者指端青紫，唇青面黑，舌质紫黯，大小便不禁，脉微欲绝或见结代。用回阳救逆法急救，张仲景四逆汤主之。若全身厥逆由于痰涎壅遏，食积结滞不开者，应另行处理，不可投此方。卒心痛，在病理上中医即认为是气滞血瘀，经脉不通，不通则痛，是急症，须采取紧急措施。芳香开窍，温以通之，《太平惠民和剂局方》苏合香丸主之，有一定的疗效。

临床所见冠心病，多为心绞痛，胸闷，心律失常，心肌梗死，舌质紫黯，源于心阳势微，或心气不足，而导致心脉痹阻，气滞血瘀，所谓不通则痛，是冠心病的共性，多用活血化瘀法治之。王肯堂《证治准绳·心痛门》有死血作梗的心痛，用化死血方：当归尾15 g，川芎、牡丹皮、苏木、红花、延胡索、桂枝、桃仁、赤芍、穿山甲各9 g，番降香、通草各3 g，大麦芽6 g。水煎成，入童便、酒、韭汁饮之。本方化瘀为主，辅以通阳行气，用治冠心病瘀血严重者，力量颇为雄厚。

岳美中体会，王清任《医林改错》血府逐瘀汤，治瘀血胸痛有效，认为王氏强调“血化下行不作劳”，颇有见地。方为：当归、川芎、生地黄、赤芍、桔梗、枳壳、红花、桃仁、怀牛膝、甘草、柴胡。惟若胸阳不振所导致寒凝气滞的瘀血，则应去赤芍、生地黄、甘草，加桂心、薤白、瓜蒌治之，宜血府逐瘀汤加减。气为血帅，气行则血行，方中既有化瘀的归、芎、桃、红，又有行气的桔、枳、柴胡，更益以宣痹的蒌、薤、肉桂，使以引血下趋的牛膝，是行气活血治疗心肌梗死比较全面的一个方剂。

（六）赵冠英经验

赵冠英经验观察心肌梗死的衍变过程，发现舌质和舌苔的变化有一定的规律。在舌质方面，70%左右的病例，危重期呈红紫或红暗，少数患者舌边或舌尖有瘀斑，这种舌为内有瘀血，基本上符合心肌梗死后血液循环障碍的病理变化。随着病情的好转，舌质瘀血的情况也逐渐好转。还有少数患者，舌中央有瓜子大小的无苔区，即鸡心舌；极少数舌质红光无苔，此两种舌质变化是心、胃阴虚所致，这种变化一般也随病情好转而恢复常态。舌苔的变化规律是：绝大多数患者于患病1～2日后，舌苔逐渐由薄变厚，3～4日即可达到厚白腻苔，有的变为黄厚腻苔，在舌苔变化的同时，一般伴有恶心呕吐，纳差，大便干等消化道症状。第3周以后，食欲好转，舌苔也逐渐变薄，一般于第4周下床活动时，舌苔恢复常态。

五、名方推荐

（一）通脉降浊方

柴胡、白芍、丹参各15 g，枳实、黄芩、陈皮各12 g，大黄、半夏、生姜各10 g，茯苓20 g，甘草6 g。功效：活血化痰、行气止痛、降浊化脂。主治：痰瘀互结，心脉痹阻之急性心肌梗死。用法：以水煎煮至300 mL，每次温水送服100 mL，每日3次。

（二）行气活血汤

瓜蒌、鸡血藤各30 g，薤白、当归、枳壳、桃仁各9 g，桂枝、甘草各4.5 g，丹参15 g，赤芍、天仙藤各12 g，川芎、檀香各6 g。功效：行气散结，活血化瘀，温经通络。主治：冠心病，证属气滞血瘀型，症见心胸刺痛，痛处不移，胸闷短气，遇怒则不舒加重，心悸怔忡，急躁易怒，苔薄白，舌质紫暗，脉象弦涩或结代。用法：每日1剂，水煎分服。加减：气滞明显者可加降香、郁金、延胡索、香附、青皮、陈皮、木香、砂仁等；血瘀较重者可加生蒲黄、生五灵脂、三七、乳香、没药、苏木，甚或三棱、莪术等；肝热较著者可加龙胆、夏枯草；痰热盛伴口苦、便干、溲黄者可加小陷胸汤，或酌情选用黄芩、栀子、黄连、莲子心、大黄等。

（三）健脾涤痰汤

半夏、菖蒲、郁金各6～10 g，陈皮3～9 g，茯苓9～15 g，瓜蒌10～15 g，枳实、旋覆花（包）各6～12 g，黄连1.5～6 g，竹茹9～12 g，甘草3～6 g。功效：健脾涤痰。主治：冠心病，痰浊壅盛证，症见胸部窒闷而痛，或胸痛彻背。胸满咳喘，心下痛闷，恶心欲呕，肢体沉困酸楚，形体丰腴，舌淡红略暗，苔厚腻，脉弦滑或沉伏。用法：每日1剂，水煎分服。加减：口干苦，心烦，舌苔黄，痰热较甚者，加栀子6 g，黄连改为9 g；大便秘结，属痰热者，重用瓜蒌，加生大黄（后下）3 g；属痰湿者，加皂角子6 g，重用菖蒲；面苍肢凉，脉细数无力，或脉微而迟，兼心阳虚衰者，去黄连、竹茹，加附片（先下）6 g、淫羊藿9 g。

（四）保元丹参饮

黄芪、麦冬、丹参、炒枣仁各30 g，党参20 g，檀香、石菖蒲各12 g，砂仁10 g，葛根24 g，甘草6 g。功效：补肺益气，养阴活血，理气化痰。主治：冠心病，症见胸闷胸痛，心悸气短，神疲懒言，自汗乏力，面白声低，纳呆，舌淡苔薄白，脉细弱。用法：每日1剂，水煎分服。加减：见咳嗽、咯痰、喘息、憋气等症，舌苔腻，脉弦滑者，治以理肺祛痰加瓜蒌、前胡、陈皮、半夏等药；如兼见咳嗽，喘息不得卧或端坐呼吸，咯吐泡沫样痰，口唇发绀，或有双下肢水肿，纳呆、尿少，舌苔多腻，脉数者，治以泻肺行水，加用葶苈子、桑白皮、厚朴等药。

（五）宁元散

西洋参、三七、鸡内金、琥珀、珍珠粉各10 g，麝香0.3 g。功效：解毒强心，利尿安神，活血祛瘀。主治：元气虚衰，倦怠纳呆，头痛恶心，小便短少，心悸气短，出现尿毒症状或心绞痛、心肌梗死者均可服用。用法上药共研细末，调服。加减：若肾阳虚，四肢不温，加肉桂2 g（研末调匀）；若神清惊悸，加珍珠粉2 g；若神志错迷，热痰壅盛，加牛黄1 g；若惊悸抽搐，加羚羊角粉2 g；若惊悸发热，加熊胆1 g；若神错谵语，配服安宫牛黄丸1粒；若烦躁不眠，风痰壅盛，配服至宝丹5丸（如梧桐子大）；若痰壅气闭，不省人事，配服苏合香丸1粒。

（六）养心定志汤

太子参15 g，茯神（茯苓）、菖蒲、远志、丹参、麦冬、川芎各10 g，桂枝8 g，炙甘草5 g。功效：益心气，补心阳，养心阴，定心志。主治：冠心病。用法：水煎服，每日1剂。加减：胸闷憋气，胸阳痹阻较甚者，加瓜蒌、薤白；心痛剧烈，痛引肩、背，气血瘀滞重者，加三七、金铃子；心烦易怒心慌汗出，心肝失调者，加小麦、大枣；若高血压性心脏病，亦可用此方加决明子、川牛膝、杜仲；肺源性心脏病，可加银杏、天冬、生地黄、杏仁，去川芎等。

（七）加味四妙勇安汤

当归、玄参、金银花、丹参、甘草各 30 g。功效：活血化瘀，解痉止痛。主治：冠心病，胸痞气短，心痛，脉结代，能治疗肝区刺痛及肾绞痛。用法：水煎服，1 日 1 剂。加减：冠心病上方加毛冬青、太阳草，以扩张血管；若兼气虚者，加黄芪、生脉散以补益心气；病毒性心肌炎上方加郁金、板蓝根、草河车以清热解毒活血；自主神经功能紊乱、心律失常上方配合甘麦大枣汤或百合知母汤，以养心安神，和中缓急。

（八）生脉散加味

西洋参、黄芪、麦冬、五味子、玄参、生地黄各 15 g，玉竹、赤芍、白芍、丹参、瓜蒌、桃仁各 10 g，炙甘草 6 g。功效：益气养阴，活血通脉。主治：症见心胸刺痛，胸部闷窒，面色苍白，心悸气短，汗出如珠，舌体胖大，边有齿痕，脉微欲绝等证属气阴两虚证。

（九）益气活血汤

西洋参 5 g，黄芪 15 g，丹参 30 g，川芎 6 g，红花 10 g，威灵仙 90 g，降香 10 g，甘草、三七粉各 3 g。功效：益气活血，宣痹止痛。主治：冠心病。用法：每日 1 剂，水煎 2 次，早晚分服，三七粉冲兑入汤药中服。加减：若见胸中痞塞、短气，属阳气不化，饮停胸膈者，加茯苓、杏仁；动则汗出、喘息，肾不纳气者，加山茱萸、淫羊藿；脉迟而无力、心阳不充者加桂枝；脉见结、代或三五不调，加龙眼肉、甘松。

（十）加味黄芪桂枝五物汤

黄芪 30 g，白芍 20 g，丹参、川芎各 15 g，桂枝、炒白术、羌活各 12 g，威灵仙 10 g，人参、三七、生姜、大枣各 6 g，炙甘草 16 g。功效：益气温经、和血通痹。主治：冠心病心肌梗死患者。用法：清水煎至 200 mL，温服，每日 1 剂，每日服 2 次，1 周为 1 个疗程，共服 14 剂。加减：若气虚甚者，重用黄芪，加党参以益气固表；阳虚肢冷者，加附子、细辛以温阳散寒；风邪偏盛者，加防风、防己以祛风通络；兼血瘀者，加桃仁、红花活血通络。

（十一）葛红汤

葛根、红花、川芎、当归、菊花、羌活、党参、麦冬、五味子各 10 g，丹参 30 g，赤芍 15 g。功效：补益心气，活血化瘀，通脉止痛。主治：冠心病、心绞痛、心律不齐等病，证属心气不足，心血瘀阻者。用法：每日 1 剂，水煎 2 次，取汁 300 mL，分 2 次温服。加减：伴心区疼痛者，加菖蒲、郁金，通窍行气止痛；伴胸闷不舒者，加桔梗、枳壳、杏仁、薤白，开胸调气解痉；伴肢体凉麻者，加鸡血藤、桂枝、钩藤，温通脉络、舒筋养血；气虚重证，改用人参或西洋参，或加用黄芪 50 g，加强补益心气的作用；伴心律不齐者，加柏子仁、炙甘草，养心复脉。

第六节　心包炎

心包炎是指由细菌、病毒、肿瘤、自身免疫、物理、化学等各种因素引起的心包脏层和壁层的炎症，它可以独立存在，但常常是以某种疾病临床表现的一部分或其并发症的形式出现。根据病程可分为急性心包炎、慢性心包炎、粘连性心包炎、亚急性渗出性心包炎、急性缩窄性心包炎、慢性缩窄性心包炎等，其中临床上最为常见的是急性心包炎和慢性缩窄性心包炎。急性心包炎（acute pericarditis）以胸痛、心包摩擦音、心电图改变及心包渗出后心包积液为特征。缩窄性心包炎（constrictive pericarditis）是指心脏被致密增厚的纤维化或钙化心包所包围，使心室舒张期充盈受限而产生一系列循环障碍的疾病，多为慢性。心包疾病占心脏疾病住院患者的 1.5%～5.9%。心包炎若不能及时诊断和治疗，将出现严重肝功能不全、心力衰竭、心脏填塞等严重并发症，危及生命。

一、诊断标准

根据病史、临床表现、心电图、X 线和心脏超声检查可作出心包炎的诊断。临床急性心包炎的诊断可根据以下 4 项简易指标作出判断：①典型胸痛；②心包摩擦音；③广泛导联 ST 段抬高；④心包积液。4 项指标出现两项即可作出诊断，或②、④两项单独出现亦可作出诊断。有复发的胸痛加上 1 个客观指标（如心包摩擦音、心电图改变或心包积液）即可作出复发性心包炎的诊断。病程持续超过 3 个月者为慢性心包炎。心包炎诊断后还需根据患者临床特征、辅助检查及心包穿刺和活体组织检查等资料对其病因学作出诊断，临床上对大多数患者的病因诊断为排他性，即在逐一排除后考虑某一病因，根据病因治疗疗效不佳时需对病因进行重新评估。

二、西医治疗

治疗包括原发疾病的病因治疗、解除心脏填塞和对症治疗。

患者宜卧床休息，直至胸痛消失和发热消退。疼痛时给予非甾体抗炎药如阿司匹林（2～4 g/d），效果不佳可给予布洛芬（400～600 mg，1 日 3 次），或吲哚美辛（25～59 mg，1 日 3 次），或秋水仙碱（0.6 mg，1 日 2 次）。必要时可使用吗啡类药物。

对其他药物治疗效果不佳的患者，可给予糖皮质激素治疗（泼尼松 40～80 mg/d）。心包渗液多引起急性心脏压塞时需立即行心包穿刺引流。顽固性复发性心包炎病程超过 2 年、心包积液反复穿刺引流无法缓解、激素无法控制，或伴严重胸痛的患者可考虑外科心包切除术治疗。

三、中医临床思维

（一）中医病名及病因病机特征

中医学并无心包炎这一病名，但根据其临床主要症候如发热、心前区胀闷疼痛、心悸、呼吸困难、颈静脉怒张、肝大水肿、胸腹水等，应属于“温病”“内伤发热”“心悸怔忡”“胸痹”“结胸”“痰饮”“悬饮”“支饮”“伏饮”等范畴。《金匮・痰饮咳嗽篇》云：“咳逆倚息，短气不得卧，谓之支饮。”支饮病因大多与饮邪有关。《金匮・胸痹心痛短气病脉证治九》云：“胸痹之病，喘息咳唾，胸背痛，短气，寸口脉沉而迟，关上小紧数，栝蒌薤白白酒汤主之。”根据症状和方药，胸痹者病因多为寒邪，病机则是寒邪阻滞经脉，气血失运，不通则痛。《温病条辨》云：“湿温邪入心包，神昏肢逆，清宫汤去莲心、麦冬加银花、赤小豆皮，煎送至宝丹，或紫雪丹亦可。”可见湿热之邪亦为病因之一，热邪陷入心包，阻滞心包气机则神志不清。《石室秘录》云：“怔忡之证，躁扰不宁，心神恍惚，惊悸不宁，此肝肾之虚而心气之弱也。”肝肾亏虚可致气血不能濡养心包，导致心气涣散，心神不敛。《金匮要略・痰饮咳嗽病脉证并治》云：“饮后水流在胁下，咳唾引痛，谓之悬饮。”《伤寒论・辨太阳病脉证并治》云：“结胸者，项亦强，如柔痉状，下之则和，宜大陷胸丸。”寒饮结于胸中，阻滞胸阳气机，不通则痛，为实证，宜用下法。

（二）辨病辨证及治疗特征

中医临床诊疗指南将其分为心血瘀阻证、气滞心胸证、痰浊闭阻证、寒凝心脉证、气阴两虚证、心肾阴虚证、心肾阳虚证。临床分型为虚证和实证，其中虚证为气阴两虚证、心肾阴虚证、心肾阳虚证；实证为心血瘀阻证、气滞心胸证、痰浊闭阻证、寒凝心脉证。分期证候辨证可分为心痛期，风水泛滥证、湿热内蕴证、水湿浸渍证、脾阳虚衰证、肾阳衰微证、水瘀互结证；心痛消退期，脾肾两虚证、脾胃虚弱证、气阴两虚证、阴虚火旺证。分阶段辨证可分为解热镇痛阶段，心血瘀阻证、气滞心胸证、痰浊闭阻证、寒凝心脉证；维持阶段，气阴两虚证、心肾阴虚证、心肾阳虚证。

本病的治疗原则以温通经脉、通阳利水，活血化瘀为原则。分型治疗：治以温通经脉，如当归四逆汤、枳实薤白桂枝汤；通阳利水，如瓜蒌薤白半夏汤加涤痰汤；活血化瘀，如桃红四物汤，血府逐瘀汤；气阴两虚，如生脉散合人参养荣汤；心肾阴虚，如天王补心丹合炙甘草汤。本证宜健脾益气、宣肺利水，健脾益气、渗湿利水，温肾健脾、通阳利水，滋补肝肾、养阴清热、益气养阴、活血化瘀；标证宜利水消肿，清热利湿，化湿行水。分阶段治疗，大量解热镇痛药阶段：治宜温通经脉、通阳利水，活血化瘀；维持量、停服阶段：治宜益气养阴。治疗上还应注意遵循扶正祛邪的原则，扶正不留邪，祛邪不伤正。

目前本病是临床一种复杂的疾病，西医治疗以解热镇痛为主，但此法治疗易反复且副作用较多。通过中医药治疗，能减少副作用，提高疗效，同时可减轻临床症状，改善患者生活质量，达到标本兼治的目的。治疗时应遵循急则治其标，缓则治其本，临证应多用“和法”，不足者补之，以复其正，有余者去之，去归于平，扶正祛邪，调整阴阳，调整脏腑功能。在行中医药治疗时需明确病机，辨病辨证相结合，守法守方用药。

药物选择：数据挖掘表明，胸痹等方剂中药物使用频次为川芎、桃仁、红花、赤芍、柴胡、桔梗、枳壳、牛膝、当归、生地黄、郁金、人参、附子、黄芪、高良姜、薤白、细辛、桂枝、肉桂、玄参、麦冬、五味子、丹参、阿胶。

四、名医经验

（一）王保和经验

王保和在治疗痰瘀互结型胸痹时原则上以活血化瘀、消痰散结为主，辅以益气活血、通阳散寒、滋补肝肾、行气解郁、辛温散寒等法，基础方以瓜蒌薤白半夏汤合桃红四物汤或丹参饮为主。前方注重通阳化痰散结，后方去熟地黄以防滋腻生痰，重在行气活血生新。丹参是通行血脉的要药，历代医家誉之“一味丹参散，功同四物汤”，言其最擅祛瘀生新止痛。常用药为瓜蒌、薤白、半夏、丹参、川芎、桃仁、红花、赤芍、当归、甘草。痰盛者加菖蒲、厚朴等化湿消痰，泽泻利水渗湿，使湿气痰浊从下而解；瘀血较重者，加降香、三七等加强活血化瘀之效；《本草纲目》云：“延胡索，能行血中气滞，气中血滞，故专治一身上下诸痛者。”故胸痛甚者，可加入延胡索以行气活血止痛；若见舌苔黄腻等化热征象者，可加黄芩、黄连等清郁热。若兼心悸、神疲乏力等气虚症状者，可加黄芪、党参等益气健脾，茯苓、白术等健脾化痰，以祛生痰之源；兼心烦失眠、潮热盗汗等阴虚症状者，加女贞子、墨旱莲滋补肝肾或沙参、玉竹等益气滋阴；兼面色白、形寒肢冷等阳虚症状者，加桂枝、葛根温通经脉；兼胸胁胀满、善太息者，加柴胡、郁金、木香等疏肝理气开郁。冠心病以动脉粥样硬化为病理基础，常伴血脂过高或脂质代谢异常，在中医中归属于“痰瘀”的范畴，故在治疗兼见血脂升高的患者时，王保和常加入桑叶、荷叶等化浊降脂。现代药理学研究认为，桑叶、荷叶可以降低血脂水平。

（二）杨学信经验

杨学信自拟愈冠清心化瘀方，由金银花、山慈菇、黄芪、太子参、炒山楂各 30 g，粉葛根、川芎、延胡索、赤芍各 20 g，三七粉 3 g，山茱萸、丹参、炙甘草各 15 g，瓜蒌 10 g 组成。方中金银花、山慈菇清解毒热，瓜蒌、葛根化痰通络，丹参、川芎、三七、赤芍、延胡索活血化瘀、通络止痛，加黄芪、太子参益气生津。现代药理学研究表明，金银花提取物可降低高脂血症大鼠血清及肝组织三酰甘油水平，山慈菇能降低高脂血症大鼠模型血清中总胆固醇、低密度脂蛋白胆固醇水平。全方消补兼施，既清热毒、清瘀血，又补正气，同时不忘顾护脾胃，可谓组方严谨。若患者伴有脘腹胀满，舌淡苔白腻之湿气重，杨学信喜用广藿香、白豆蔻各 10 g 以行气化湿、宽中理气；心悸、气短明显，夜寐欠安，心烦者，在原方基础上加当归 20 g、五味子 15 g、甘松 30g 以养心血、定神志；大便干者，加火麻仁 30 g；双目发胀、眼睛干涩之兼肝火上炎证者，原方加入草决明 30 g、葛根 20 g；伴有纳食差，不思饮食者，在原方基础上可加入鸡内金 20 g，焦山楂 30 g 以消食健胃。情志也是胸痹心痛病反复发作的一个重要病因病机。杨学信认为，因诊断成立，心理负担加重，不少患者常出现悲观、忧虑甚至抑郁等负面情绪，表现出排斥治疗或过度治疗等，故于方中酌情加用有抗抑郁作用的银杏、柴胡、佛手，有抗焦虑作用的胡黄连、野菊花、马齿苋、厚朴、苦楝子，有宁心安神作用的酸枣仁、柏子仁、首乌藤、合欢皮等，如此全面考虑，多维辨证，往往起到事半功倍的作用。

（三）严世芸经验

严世芸崇尚“圆机活法”的临床思维风格，其源于经典理论，更源于自己长期临床实践，指出中医临床思维特点：从病证出发，紧紧抓住证候的发展变化，病机转归，灵活应变，处方用药。提出临床辨证思维原则：标本兼备，整体分析；结合证情，动态把握；个性共性，全面结合；指导治疗，灵活变化。完全突破中医传统辨证分型的束缚，主张有其证用其药，有其证用其方，随证治之，随机应变，法无常法。倡导中医临床思维核心在于辨病机，即“圆机法”。其具体表现为：简单疾病抓核心症状，复杂疾病采用“证候要素组合法”，善于从调理中医“三大常规”（即：食欲、睡眠、二便）和调畅情志为切入点，擅长病证结合及同步双向中西医结合思维等方法。针对胸痹的基本病机为脉不通，活血通脉为其治疗大法。同时，针对其病位在心，广涉五脏、本虚标实的特点，严世芸指出胸痹治法原则：①胸痹调治，兼顾五脏：活血通脉，应兼补中；胸痹日久，治必补肾；宽胸化浊，兼顾宣肺；养心和神，疏肝调情。②扶正祛邪，通补兼施：临证时应视症状、病情、正虚邪实等病机的不同，选择不同的通补治法，如，通而不补、先通后补、先补后通、通补兼施等。

（四）彭筱平经验

将该证的治疗分为3个阶段：急性期温阳化饮，兼以活血通络，并创立化饮逐瘀汤，同时配合西医强心、利尿、扩血管等基础治疗；缓解期祛湿健脾，改善消化道症状，方选香砂六君子汤；后期以黄芪建中汤温中补虚，改善预后。急性期彭筱平熟稔中西医结合治疗心系疾病，其通过临床观察发现，对于心力衰竭痰饮阻肺证急性期患者，在给予西医强心、利尿、扩血管等基础治疗的同时，予以中药汤剂化饮逐瘀汤能有效缩短硝普钠等药物的使用时间，更迅速地改善心衰症状，同时提高患者的生活质量。缓解期彭筱平在反复临床观察中发现，痰饮阻肺型心力衰竭患者在急性期喘息气促等症状明显缓解后，大部分患者仍存在纳差、腹胀甚至恶心欲呕等消化道症状，传统西医治疗效果不甚理想。脾为生痰之源，肺为贮痰之器，彭筱平认为此时患者上焦心肺痰湿水饮之邪虽已祛除，但痰湿生成之本源仍在，脾胃功能尚不足，且湿性缠绵，黏滞难去，其滞于中焦胃肠则可见腹胀、纳差等症，此属本虚标实之证，方选香砂六君子汤祛湿健脾，标本兼治。香砂六君子汤源于《古今名医方论》，其由四君子汤加陈皮、半夏、木香、砂仁组成，四君子汤健脾益气，以杜生痰之源；陈皮、半夏燥湿化痰，木香、砂仁化痰行气，气行则有助于痰湿消除，4药共用治疗疾病之标，诸药相合，临床疗效显著。后期对于心力衰竭患者，其再入院率及生活质量是评估临床治疗效果的有效指标。痰饮阻肺型心力衰竭后期，患者痰饮之邪已基本祛除，以脾胃虚弱为主，当治以温中补虚，重新恢复中焦运化功能，改善患者的远期预后，方选黄芪建中汤。其具体组成为：黄芪30 g，桂枝10 g，白芍20 g，生姜5片，大枣5枚，甘草6 g。其中黄芪合桂枝益气温阳，黄芪合芍药补气生血，芍药合甘草酸甘化阴，桂枝合甘草辛甘化阳，六药配合于酸甘化阴与辛甘化阳之中，加上甘温益气升阳的黄芪，使阳生阴长，增强益气之效，合用可使脾胃健，阴阳调，精血生，诸虚不足者得益。

（五）王孟英经验

在治疗痰饮病时以清化热痰为主，常应用温胆汤加减化裁。王孟英使用的温胆汤，源自《三因方》，此方在《集验方》温胆汤基础上，增加了茯苓、大枣两味药，生姜减量，由4两减至5片，使之由散寒化饮的君药变成与大枣相伍的佐使药，使方剂的温性减少。半夏则变为君药，燥湿化痰，降逆和胃；陈皮燥湿化痰，理气健脾，此2味药物虽为温性，却仍不影响方剂本身的清凉之性，而是着眼于痰饮为阴邪的特点，加强了方剂的化痰之力；竹茹性寒，有清热化痰、除烦止呕之功，体现了方剂注重清化的思想；枳实化痰散痞，破气消积，疏通气机使水液不得聚而成痰；茯苓健脾宁心，利水渗湿，攻补兼施，补益脾气以扶正气。经变化，温胆汤温化之力减少而清化之力加强，主治亦由胆寒症扩展为以气郁生涎，涎与气搏为病机的痰饮症。而王孟英正是看中了《三因方》温胆汤这种以清化为主，辅以温化并注重调理气机的方药配伍，故多用此方治疗痰饮病诸症。王孟英结合温病学从火热角度认识外感病的观点，认为痰常与火热之邪互结，互为因果，故王孟英认为痰病多见痰热证。“气不运则热郁生痰，初则气滞以停饮，继则饮蟠而气阻。”“胃火盛则饮食生痰，痰愈甚则愈肥浓愈嗜，肝火炽则津液凝痰，痰愈盛则筋络愈燥者是也。”人体的津液被热邪灼伤，炼液成痰，痰既成，郁而化热，则热邪更胜。从而形成“邪热—痰”的病理循环，使病情不断加剧。因此，王孟英在治疗痰饮病时，多以祛痰与清热并举。以温胆汤为主方，在痰症较重时，王孟英常合以紫菀、旋覆花等药物化痰散饮，痰既消，则郁热无以为继；热邪伤阴时，合以石斛、天花粉、知母等滋而不腻的养阴药物，滋水灭火。如“姚欧亭夫人，年五十九，素伤谋虑，首如戴帽，杳不知饥，夜来非酒不眠，苔色一块白滞，时或腹痛，手心如烙脉左弦数，右软滑。乃木热流脂，痰阻气机，胃受肝乘，有升无降也。予连、夏、茹、苓、蛤壳、延胡、楝等，雪羹二帖，便泻稍带血块，而腹痛减，首帽除，苔亦松泛，纳食略增，惟晨起苦渴，改授参、蛤壳、橘、半、苓、茹、苡、斛、丝瓜络、海藻，嘱其常服，以通胃疏肝、涤痰清络为善后法，服旬日右脉起矣”。肝主情志，谋虑过度，情志过极则伤及肝阴；肝主疏泄，疏泄失司则水液代谢不畅，痰自内生。肝阴受损，痰生于内则肝风夹痰上犯，犯及脾胃则杳不知饥，时或腹痛，犯及清窍则首如戴帽；肝阴受损，阴不制阳则夜来非酒不眠，手心如烙，晨起苦渴。本病热重于痰，故王孟英先予大量清热剂，热邪渐消则以温胆汤为主方清热与祛痰并举，配合海蛤壳、海藻、薏苡仁增强化痰之功；丝瓜络增强清热之力；石斛养阴增液，资水灭火；党参补益正气。在痰热互结，阻于胸中时，王孟英亦常配合黄连、连翘、栀子等寒凉药物或合以小陷胸汤、雪羹汤（海蜇、荸荠）等清热灭火，热邪既除，则痰无可依附之邪而易被祛除。如：“陈赤堂令正患感，面赤不眠，烦躁谵语，口甘渴腻，溲涩而疼，顾听泉多剂清解未应。孟英切其脉，左弦洪而数，右滑而溢，胸次痞结，大解未行。肝阳上浮，肺气不降，痰热阻痹，邪乃逗留。与小陷胸汤，合温胆雪羹，加旋薤投之，胸结渐开。乃去半夏，而送当归龙荟丸，谵语止且能眠，参以通幽汤，下其黑矢。3 次后，始进养阴和胃而痊。”温邪外感，首先犯肺，渐入于胸。清阳居于胸中，大气亦于胸中运转，温邪入胸则津液被灼成痰，痰热阻于胸中，阻遏人体气机。上焦气不得降，则气逆嗽痰；中焦气不得运，则胸膈痞闷，不饥不寐；下焦气不得通，则大便闭结。温邪上冲则面赤苔黑；温邪扰神，则神明逆乱，烦躁谵语。故王孟英注重清胸中痰热，以温胆汤为主方，清痰热，调畅气机；以小陷胸汤、雪羹汤、薤白、旋覆花等，以助清胸中痰热；当归龙荟丸通阳明腑实，清下焦热邪。疏肝气调气机，痰饮本水谷之悍气，升降失调亦可生痰。显然，王孟英认为人体气机不畅是痰成患的重要原因。朱丹溪亦云：“善治痰者，下治痰而治气，气顺则一身之津液随气而顺矣。”“夫人气以成形耳，法天行健，本无一息之停，咸以气为用者也。肝气不疏则郁而为火，肺气不肃则津结成痰……脾气不达则滞其枢。一气偶愆，即能成病。”人体的气机运动多由肝肺脾三脏控制，故王孟英在治疗痰饮病时重视肝肺脾三脏的生理功能。而在三脏中王孟英又尤为注重肝脏的生理功能。肝主疏泄，肝失疏泄，则人体气机不畅，气滞水停，水郁痰成。故在患者出现呕吐或霍乱转筋，或肢厥气逆，伴脉弦滑或脉来歇止时，王氏多辨为痰郁厥阴之证，常治以理气疏肝化痰之法。而王孟英常使用温胆汤治疗此证，利用方剂中的理气行气药物疏肝理气，使人体气机得以条畅，气行水运，痰亦随之消散。王孟英在以温胆汤为主方，清化为主的同时，亦注重痰饮为阴邪的特点多配合温化，使用温性较强的药物如吴茱萸、桂枝等，以振奋人体阳气，加强方剂的化痰之力，如：“吴馥斋室，新产后，呕吐不止，汤水不能下咽，头痛痰多，苔色白滑。孟英用：苏梗、橘、半、吴茱萸、茯苓、旋覆、姜皮、柿蒂、紫石英、竹茹，一剂知，二剂已。”新产后人体正气不足，阳气虚衰，内虚生风，肝风夹痰而上犯于脾胃则呕吐不止，汤水不能下咽；肝风夹痰上犯清窍则头痛。故王孟英予辛温开降之法，以温胆汤为主方进行加减。合以吴茱萸加强温中祛痰；旋覆花、柿蒂、紫石英等降逆止呕以治其标；紫苏梗理气疏肝，调整人体气机。王孟英亦注重气机的条畅，故常配合川楝子、延胡索等疏肝理气止痛，条畅人体气机。

（六）吴春平经验

血府逐瘀汤为临床常用方剂之一，出自于清代王清任所著的《医林改错》，此方乃桃红四物汤与四逆散合方加桔梗、牛膝而成，方中桃仁、红花共为君药，配以川芎、赤芍增强活血化瘀之功；当归、生地黄养血活血，使瘀祛而又不伤血；柴胡疏肝理气，桔梗、枳壳宽胸行气，使气行则血行；桔梗载药上行，使药力直达血府；牛膝破瘀通经、引血下行；甘草调和诸药，从而气机得畅，血府得通，瘀血自祛。诸药合用，共奏活血化瘀、行气止痛之功。全方气血兼顾、活中寓养、升降同施，能促进气血运行，具有活血化瘀、行气止痛的功效。吴春平为全国第二批名老中医学术继承人，从事临床工作近 30 年，尤擅长心系疾病的诊治。吴春平结合自己多年临床经验，认为胸痹其临床表现主要为本虚标实，虚实夹杂。多由阴虚、气虚、气阴两虚兼血瘀而致。本人在跟师侍诊中发现吴春平以血府逐瘀汤治疗此病，屡获良效，现将体会心得总结如下：气虚型以血府逐瘀汤去生地黄、牛膝为基本方，加四君子汤、当归补血汤补气；如疼痛剧烈可加三七粉、失笑散，更甚者酌加虫类药如地龙、土鳖虫、水蛭、虻虫。阴虚型以血府逐瘀汤为基本方，阴虚较重者酌加知母、地骨皮、牡丹皮，热甚者加黄芩。气阴两虚型以血府逐瘀汤合人参芍药散为基本方；气虚甚者，重黄芪、党参用量；阴虚甚者去黄芪，酌减党参用量。

五、名方推荐

（一）血府逐瘀汤加减

桃仁、川芎、威灵仙、当归各 12～20 g，赤芍、羌活各 12～15 g，红花、牛膝、生地黄、地龙各 9～12 g，枳壳 8～10 g，柴胡 6～9 g，生甘草 3～5 g。功效：活血行气，化瘀通络。主治：心包炎（气血瘀滞证）。用法：水煎服，一天 2 次，早晚分服。复方组给予复方丹参滴丸治疗。每次口服 10 丸，每日 3 次。分早中晚饭后温开送服。食欲不振者可加入麦芽与山楂；气虚者应加入党参与黄芪；乳香和没药可明显缓解胸痛症状。

（二）补阳还五汤加减

黄芪 100～120 g，归尾、赤芍各 6～10 g，红花、地龙、桃仁、川芎各 3～5 g。功效：益气温阳通络。主治：心包炎（气阳不足证）。用法：水煎服，1 日 2 次，早晚分服。腹胀者可在汤剂中添加枳实、大黄、莱菔子各 6 g；便秘者可在汤剂中添加肉苁蓉、火麻仁各 6 g；津液不足者可在汤剂中添加生地黄、玄参各 6 g；腰膝酸软者可在汤剂中添加续断、桑寄生各 6 g；血虚者可在汤剂中添加当归、枸杞子各 6 g。

（三）涤痰定痛救心方加减

细辛 3～6 g，高良姜 10～15 g，荜茇 9～15 g，白芷 15～20 g，丹参 25～30 g，川芎、赤芍、红花各 15～20 g，三七粉 3～10 g，瓜蒌 15～20 g，薤白、通草、法半夏各 10～20 g，茯苓、陈皮各 15～20 g。功效：豁痰醒神。主治：心包炎（痰蒙心神证）。用法：每日 1 剂，水煎 360 mL，分早温服。瘀血较重者加服全蝎 3 g，地龙 10 g，丝瓜络 15 g；兼有胃脘部胀闷者加服土贝母 10 g，全蝎 3 g，荜澄茄 9 g；痰湿较重者加服藿香 15 g，佩兰 15 g，郁金 15 g，薏苡仁 30 g；兼肝阳上亢、心神失守之心悸者加服龙骨 30 g，牡蛎 30 g，珍珠母 30 g，紫石英 30 g；兼心血虚、心神失守之心悸者加服柏子仁 15 g，甘松 15 g。

（四）枳实薤白桂枝汤加减

瓜蒌 20～25 g，枳实、厚朴各 10～15 g，半夏、人参各 10 g，薤白 6～9 g，桂枝 3～6 g。功效：化痰通阳散结。主治：心包炎（痰扰阳虚证）。用法：1 剂/d，煎成 300 mL 药液，早晚分开服用。阴虚患者半夏减半，增用麦冬与五味子；心悸不寐患者增用茯神、酸枣仁；大便干结患者增用酒大黄；下肢水肿患者增用泽泻与茯苓。

（五）陷胸逐瘀汤加减

桃仁、红花、当归、生地黄各 10～15 g，牛膝 20～25 g，川芎、桔梗、赤芍、枳壳、柴胡各 6～10 g，半夏、黄连、瓜蒌各 10～15 g，陈皮 6～10 g，茯苓、生山楂各 12～15 g。功效：化痰宣痹，活血化瘀。主治：心肌炎（痰瘀互结证）。用法：每日 1 剂，水煎取汁 400 mL，分早晚 2 次温服。便秘者加火麻仁 8～10 g，腹胀者加枳实 8～10 g，血虚者加枸杞子 10～20 g，四肢厥冷者加桂枝 6～10 g，腰膝酸软者加桑寄生 5～10 g。

（六）丹参饮加减

丹参 30 g，檀香、砂仁各 4.5 g。功效：益气活血化痰。主治：心肌炎（痰瘀气虚证）。用法：每日 1 剂，每日早晚各温服 25 mL，持续给药 2 周为 1 个疗程，连续治疗 3 个疗程。对于下肢浮肿的患者，可在原方基础上增加桂枝 6 g、车前子 10 g 以利水消肿；对于脉结代患者，可在原方基础上增加炙甘草 6 g；对于食欲不振、脘腹胀满、舌苔黄腻患者，可在原方基础上增加山楂 6 g、瓜蒌 12 g、法半夏 12 g。

（七）瓜蒌薤白丹参汤加减

党参、瓜蒌、丹参各18 g，麦冬、枳壳各10 g，五味子、薤白、半夏、川芎、檀香各8 g，三七、郁金香各3 g，桔梗15 g，甘草3 g。功效：化痰通阳，活血化瘀。主治：心肌炎（痰瘀气虚证）。用法：每日1剂，水煎取汁300 mL，分早晚2次温服。如遇阴寒凝滞患者，可增加附子、桂枝各6 g，如遇肾阳阴虚可增加红参10 g。

（八）小青龙汤加减

麻黄、细辛、干姜、五味子各4 g，桂枝、半夏各9 g，白芍10 g，茯苓15 g，炮附子、红参各12 g，炙甘草6 g。功效：温阳化痰逐水。主治：心肌炎（痰水互结证）。用法：每日1剂，水煎取汁300 mL，分早晚2次温服。便秘者加火麻仁8～10 g，腹胀者加枳实8～10 g，血虚者加枸杞子10～20 g，腰膝酸软者加桑寄生5～10 g。

（九）健脾和胃汤加减

黄芪、党参各30 g，半夏、茯苓、陈皮、白术各10 g，炙甘草6 g。功效：健脾和胃化湿消痰。主治：心肌炎（脾虚痰湿证）。用法：经水煎服，每日1剂。若瘀阻心脉，胸部刺痛，加丹参、三七各10～15 g，若痰湿明显，加苍术15 g、厚朴19 g、大贝母20 g以燥湿化痰。

（十）桂枝茯苓丸加减

桂枝、桃仁各9 g，茯苓、芍药各15 g。功效：活血化瘀清热。主治：心肌炎（瘀热相结证）。用法：每日1剂，水煎剂，分别于早晚饭后约30 min内服，连续治疗4周。气滞者加柴胡9 g，广郁金9 g，降香10 g；肝肾亏虚者加制何首乌15 g，熟地黄15 g，制黄精15 g；痰湿重者加胆南星9 g，制半夏9g等。

第七节　病毒性心肌炎

心肌炎是指心肌中有局限性或弥漫性的急性、亚急性或慢性炎症病变。病毒性心肌炎（VMC）是指由嗜心性病毒感染引起的，以心肌非特异性间质性炎症为主要病变的心肌炎。各种病毒都可引起心肌炎，其中以引起肠道和上呼吸道感染的病毒最多见。发病机制主要有病毒直接作用和免疫反应两种。目前认为病毒性心肌炎发病早期以病毒直接作用为主，以后则以免疫反应为主。本病患者的临床表现差别很大，轻者可无症状，重者可心力衰竭甚至猝死。一般表现为心慌、胸闷、气短，甚至出现心律失常。

一、诊断标准

（一）病史与体征

在上呼吸道感染、腹泻等病毒感染后3周内出现心脏表现，如出现不能用一般原因解释的感染后严重乏力、胸闷头晕（心排血量降低）、心尖第一心音明显减弱、舒张期奔马律、心包摩擦音、心脏扩大、充血性心力衰竭或阿-斯综合征等。

（二）上述感染后3周内出现下列心律失常或心电图改变者

窦性心动过速、房室传导阻滞、窦房阻滞或束支阻滞；多源、成对室性早搏，自主性房性或交界性心动过速，阵发或非阵发性室性心动过速，心房或心室扑动或颤动；2个以上导联ST段呈水平型或下斜型下移≥0.05 mV或ST段异常抬高或出现异常Q波。

（三）心肌损伤指标

病程中血清肌钙蛋白Ⅰ或肌钙蛋白T、CK-MB明显增高。超声心动图示心腔扩大或室壁活动异常和（或）核素心功能检查证实左室收缩或舒张功能减弱。

（四）病原学依据

1. 在急性期从心内膜、心肌、心包或心包穿刺液中检测出病毒、病毒基因片段或病毒蛋白抗原。

2. 病毒抗体：第 2 份血清中同型病毒抗体滴度较第 1 份血清升高 4 倍（2 份血清应相隔 2 周以上）或一次抗体效价≥640 者为阳性；≥320 者为可疑阳性（如以 1∶32 为基础者则宜以 256 为阳性，128 为可疑阳性，根据不同实验室标准作决定）。

3. 病毒特异性 IgM≥1∶320 者为阳性（按各实验室诊断要点，须在严格质控条件下）。如同时有血中肠道病毒核酸阳性者更支持有近期病毒感染。

注：同时具有上述 1、2、3 中任何两项，在排除其他原因所致的心肌疾病后临床上可诊断急性病毒性心肌炎。如具有第 1 项者可从病原学上确诊急性病毒性心肌炎；如仅具有第 2、3 项者，在病原学上只能拟诊为急性病毒性心肌炎。

如患者有阿-斯综合征发作、充血性心力衰竭伴或不伴心肌梗死样心电图改变、心源性休克、急性肾衰竭、持续性室性心动过速伴低血压发作或心肌心包炎等在内的一项或多项表现，可诊断为重症病毒性心肌炎，如仅在病毒感染后 3 周内出现少数早搏或轻度 T 波改变，不宜轻易诊断为急性病毒性心肌炎。

病毒性心肌炎可分为 4 期：①急性期：指新近发病，临床症状明显而多变，病程在 6 个月以内；②恢复期：临床症状和心电图改变等逐渐好转，但尚未痊愈，病程一般在 6 个月以上；③慢性期：部分患者临床症状反复或迁延不愈，实验室检查有病情活动的表现者，病程多在 1 年以上；④后遗症期：患心肌炎时间久，临床已无明显症状、但遗留较稳定的心电图异常，如室性早搏、房室或束支传导阻滞、交界区性心律等。

二、西医治疗

（一）一般处理

急性期患者应充分休息，直至热退，心率、心律、心脏大小及心功能基本恢复正常。卧床休息可使心率、血压、心搏量及收缩力等降低，是控制心脏负荷过度最好的方法。饮食以富有营养、容易消化为原则。居住环境的空气应保持流通、新鲜，并应及时退热、止痛、解除焦虑等对症处理，以减轻心脏负荷；有严重心律失常者，应进行连续心电监护，防止因严重心律失常而猝死；必要时吸氧。

（二）对症治疗

心力衰竭时使用利尿剂、血管扩张剂、血管紧张素转换酶抑制剂等。期前收缩频发或有快速心律失常者，采用抗心律失常药物。高度房室传导阻滞、快速室性心律失常或窦房结功能损害而出现晕厥或明显低血压时可考虑使用临时性心脏起搏器。

（三）激素治疗

关于激素的治疗问题一直存在争议，多数学者认为，在发病 10～14 日内不主张应用激素，以免病灶扩散。出现下述情况使用激素不必考虑感染时间：①严重毒血症；②心源性休克；③严重心力衰竭；④高度或完全性房室传导阻滞；⑤持续性室速及其他恶性室性心律失常。激素的应用可抑制抗原抗体反应，有利于局部炎症和水肿的消失。此时激素虽可能延长病程，却能帮助患者度过危险期，为抢救赢得时间。通常可大剂量氢化可的松 200～300 mg/d 或地塞米松 20～30 mg/d 冲击治疗 3 日，病情非常严重者可延至 1 周左右。后改口服泼尼松龙 10～30 mg/d，待病情稳定逐渐减量到停药。总之，激素总疗程不应大于 1 个月，对反复发作、病情迁延不愈者，可考虑适当延长治疗时间，然而，早期轻症 VMC 不宜常规应用激素。

（四）干扰素治疗

干扰素也具抗病毒、调节免疫等作用，但价格昂贵，非常规用药。大多数患者经过适期治疗后能痊愈，但有心律失常尤其是各型期前收缩常持续较长时间，并易在感冒、劳累后期前收缩增多，也可以在 1 年后房室传导阻滞及各型期前收缩持续存在，如无不适不必用抗心律失常药物干预。

三、中医临床思维

（一）中医病名及病因病机特征

病毒性心肌炎在中医属于“心悸”“胸痹”“风温”范畴。该病的起病急缓程度不一，病情轻重也有差异，其发生多由正气不足，复感温热毒邪或其他致病因素，病邪内舍心脉所致，其病因病机主要可概括为以下几种类型。①外邪侵袭：以温热毒邪最为常见。在各种温疫病中如白喉、麻疹、水痘、风温、暑温、疫斑等病患者均可并发本病；是由于温邪犯肺、由卫气入营血或由肺卫直入营血而致热传心包、内舍心脉而发生本病。临床亦可见到时行感冒而发生本病者，但与由温疫而致者有所不同，虽亦有凶险之证，但多数起病缓慢，病程迁延，常常在时行感冒之后发生。②过度劳倦：是本病发生的主要诱因。温热毒邪侵袭人体，又因过度劳倦、寒暖失调或起居失常，均可损伤气血，导致心失所养而发生本病。③体质虚弱：体质虚弱，正不胜邪，是本病发生的内在因素。气虚常可导致阴虚而成气阴两虚，亦可见到阴血虚损而患本病者，常为产后气虚失血之人。

（二）辨病辨证及治疗特征

在急性期，本病常见证型有热毒侵心证、阳虚气脱证；在恢复期或慢性期，主要有肺气不足证、痰湿内阻证、气滞血瘀证、阴虚火旺证、心脾两虚证、阴阳两虚证等证型。急性期辨证为热毒侵心证，方用银翘散；阳虚气脱证，方用参附龙牡汤；恢复期辨证为肺气不足证，方用参苏饮；痰湿内阻证，方用瓜蒌薤白半夏汤；气滞血瘀证，方用柴胡疏肝散合血府逐瘀汤；阴虚火旺证，方用天王补心丹；心脾两虚证，方用归脾汤；阴阳两虚证，方用参附养营汤。

在辨证施治的前提下，早搏频繁者，可加茶树根、常山以增加强心之效；有房室传导阻滞者，可加红参、丹参、川芎等药物以增加补气固表、复脉固脱之功；心肌供血不足者，可加用黄芪、赤芍、枳壳等药物，以增加益气活血之功；心动过速者，可加用青龙齿、灵磁石等药物以增加镇静安神、潜阳纳气之效；心动过缓者，可加用附子、细辛等以增加补心温阳之效；有异位心律者，可加用甘松、苦参等以增加理气止痛之功。

病毒性心肌炎是因病毒侵犯心肌，导致心肌细胞发生变性、坏死及间质性炎症所致，常规的西医治疗，抗病毒、纠正心律失常、改善心肌代谢等效果欠佳。随着研究的深入，临床上逐渐将中医中药应用于该病的治疗中，并取得了一定的效果。中医通常将“外解太阳，内和少阳”作为治疗该病的关键。柴胡桂枝汤为小柴胡汤与桂枝汤结合而成，全方燮理阴阳、调和营卫、和解表里，临床研究显示，其对改善病毒性心肌炎患者病情有重要价值。

（三）药物选择

文献研究发现，病毒性心肌炎中药治疗中使用频率最高的分别为麦冬、五味子、丹参、黄芪。五味子性温，五味俱备，功擅益气生津。药理研究表明，五味子能维持心肌纤维及线粒体结构，增强心肌抗氧化还原反应，减轻心脏毒性。麦冬清心除烦、益胃生津。药理研究表明，麦冬总皂苷抗炎活性明显，能改善左室心功能及血液流变性，麦冬多糖及各部位提取物对于保护心血管系统、改善炎症作用较佳。丹参活血化瘀、清心除烦，为治瘀阻心脉之要药。药理研究表明，丹参的水溶性与脂溶性成分均可抑菌抗炎、保护心肌。以麦冬、五味子、丹参为核心药物，益气养阴，祛瘀活血，诚为调治气阴两虚型病毒性心肌炎的良药组合。

四、名医经验

（一）丁书文经验

丁书文认为气阴亏损，邪毒瘀血，心神失养是病毒性心肌炎的主要症结，益气养阴、解毒活血、宁心安神等治法的灵活应用，是促使心肌功能恢复的关键。①清热解毒要及时彻底：本病急性期或反复发作伴有外感症状时，治疗以祛邪为原则，清热解毒为常法，常选金银花、连翘、大青叶、苦参、黄连、黄芩和栀子等为主组方。强调解毒祛邪务要彻底，急性期治疗不应以肺卫表证的消除而过早弃用解毒祛邪之品，应注意诊察有无余邪稽留，彻底清除隐患。②益气养阴当贯穿始终：病毒性心肌炎的发病虽与感受温热毒邪有关，但起决定作用的是人体正气，认为“温邪上受，首先犯肺，逆传心包”病机中“逆传”的关键就在于心肺气阴不足。并且温热毒邪致病，传变迅速，极易耗气伤阴，气阴两虚不仅是病毒性心肌炎发病的内因，还是病变的必然结果，存在于疾病发展过程中的各个环节，故益气养阴法当贯穿治疗的始终。本病早期在清热解毒的同时，及时应用补心气、益心阴药，以截断传变，可减轻心肌病理损伤，防止或减少后遗症。常在解毒祛邪的同时加用生黄芪、西洋参、生地黄、麦冬、玄参等药。本病中后期病机特点总以气阴两虚为本，郁热、痰浊、瘀血为标，治疗要以益气养阴为主，用黄芪生脉饮（生黄芪、西洋参、麦冬、五味子）为主方，随证酌加清热、豁痰、活血或温阳之品。③活血化瘀不容忽视：瘀血不仅是病毒性心肌炎病程中的病理产物，同时亦是致病、加重病情的重要因素，故活血化瘀是治疗中不容忽视的一环。丁书文使用活血化瘀药不拘泥于机体有否瘀血征象，认为瘀血存在于本病发展过程的各个时期，中后期由于正气亏虚明显，瘀血征象也就相应突出，但早期瘀血征象不典型者，也有瘀血的存在。由于虚可致瘀，瘀亦可致虚，故丁书文主张治疗应重在治气，而祛瘀又利于气旺，两者相辅相成。常在益气、行气的基础上选用玫瑰花、红花、川芎、当归、丹参、葛根等药。瘀血征象明显或胸痛者，加用乳香、没药、土鳖虫、三七粉等理气活血止痛。④安神定悸须随证选用：丁书文认为安神定悸法应为治疗病毒性心肌炎的重要辅助治疗措施。根据病机偏虚偏实的不同，分别选用酸枣仁、首乌藤、石菖蒲、远志等养心安神；莲子心、珍珠母、琥珀粉、龙骨、牡蛎等清心重镇安神。如此邪去神清，心神得养，心悸、心烦、失眠之症可除，有利于患者康复。⑤后遗诸症宜攻补兼施：病毒性心肌炎后遗症主要表现为遗留各种异常心电图，如 ST-T 改变和各种心律失常。丁书文认为这是由于病程日久，心肾亏虚，脏气乖违，气血运行失常兼痰瘀阻涩脉道所致。病机特点总属虚实夹杂，治宜攻补兼施。属气阴亏虚者以黄芪生脉饮、六味地黄丸为主，属阳气亏虚者以炙甘草汤、金匮肾气丸为主，皆随证配以清热、豁痰、逐瘀之品，又结合现代药理研究，酌加有抗心律失常作用的药物如黄连、苦参、葛根、甘松、桑寄生等。顽固性心律失常者，在上述用药的基础上，加用熄风通络之品，如地龙、僵蚕、全蝎等，可使部分患者获验。

（二）朱良春经验

①外感邪舍于心，解毒护心为要：病毒性心肌炎的发生，一般多由感受时邪或时病之后，外邪传及于心所致。临床表现可见心悸怔忡，气短乏力，胸闷胸痛，食欲减退，脉细数而促或伴结代等一系列症状。心电图检查常提示 Q-T 间期延长，T 波平坦或倒置及各种心律失常。故治疗必须见微知著，防微杜渐，不能囿于一般时感治疗而贻误病机。此证的产生，系正气亏虚，病邪内舍心包使然。邪毒损心致心虚，又有心气虚与心阴虚两大类，假使在感邪之初，及早采用补心气或益心阴并加用解毒祛邪之品，将对心肌炎有预防作用。章次公先生盛赞人参败毒散用人参之妙，方中人参非徒扶正以资汗源，且寓有护心之深意。它如加减葳蕤汤中用玉竹，其意亦然。由于热病易于耗伤津液，故病毒性心肌炎的临床表现尤以心阴虚最为常见。余治因邪毒舍心所致心律失常者，常取生脉散为主方，加玉竹、柏子仁、十大功劳叶养阴通脉，琥珀镇静解毒，板蓝根、连翘、白花蛇舌草、甘草清热解毒。近年来又参用珠黄散内服，每次 1 支，1 日 2 次，收效颇佳。若热盛可加苦参清热泻火，胸痛加参三七、郁金化瘀通络。胸闷加娑罗子、合欢皮理气舒郁。②复心阴通血脉，桂枝需用大量：桂枝与甘草同用能复心阳，治疗心悸，义本《伤寒论》中“发汗过多，其人叉手自冒心、心下悸，欲得按者桂枝甘草汤主之”。过汗引起心阳虚心动悸，取此二味以复之，寓意良深。阴为基，阴非阳不化，桂枝能和营通阳，甘草既能养营补阴，又能宣通经脉，二味并用，刚柔互济，心阳渐复，对心动过缓亦当有效。心动过缓，总由心阳不足，心脉不通使然，一般均有心悸怔忡，胸闷气短，头晕目眩，甚至昏仆，脉细缓无力，或细涩，或浮缓等见症。但临床上亦有用此方不效者，其关键在于桂枝用量是否得当，若仅拘泥于常规，药力不及，则难取显效，或致无效。只有大剂量使用，方可收理想之疗效。余治心动过缓症，用桂枝一般从 10 g 的剂量开始以后逐渐递增，常用至 24 g，最多用过 30 g，直服至心率接近正常，或有口干舌燥时，则将已用的剂量略减 2～3 g，续服以资巩固。当然，辨证如不属桂枝甘草汤证者，不在此例，应另当别论。

（三）于作盈经验

于作盈认为是由于肺虚卫外失职，外感毒邪乘虚侵袭，内舍于心，犯及心脉，心神受扰，则惊悸怔忡乃作。在病毒性心肌炎的治疗中，提出了益气养阴、清透邪毒、宁心安神为主的治疗原则，从而打破了传统上以炙甘草汤加减治疗的框架。同时于作盈又主张要时刻注意阴血津液的亏损。本病初期为外感温热邪毒犯心，既有心之受损，耗津伤液，又有邪毒侵犯营卫之象，故在清透邪毒的同时，要时刻护辅心之阴血，只要治疗及时，阴血得顾，则邪去正安，正损易复。如若清透邪毒不利，则邪毒壅盛，生热伤阴，津液大伤，阴损及阳，可迅速出现心阳衰微之危证。在临床实践报道中发现本病以偏阴血虚的患者居多，在治疗方面，古人亦有“救阴不在血，而在津与汗”的说法，所以，只有及时护辅阴液才能促进该病的治愈。

（四）黄永生经验

黄永生认为“ 毒因邪入，热因毒发”，而高热又极易伤阴，随即阴损及阳，终致气阴两虚。治疗上以益气养阴为基本法则，方以生脉散为主进行加减。偏阴虚者加百合、白芍、阿胶、磁石、珍珠母、龟甲、鳖甲；偏气虚阳虚者加黄芪、桂枝、茯苓、炙甘草、红参、大枣、补骨脂、淫羊藿；兼气滞血瘀者加丹参、郁金、赤芍、川芎、当归、红花、青皮、枳壳、益母草、僵蚕；兼痰浊中阻者加陈皮、半夏、茯苓、枳壳、节菖蒲、远志；兼痰瘀互结者药用当归、红花、苦参、麦冬、黄精、白芍、醋青皮、醋常山。“救阴不在血，而在津与汗”，在病毒性心肌炎的治疗中，要时刻注意阴血津液的亏损。本病初期为温热邪毒犯心，既有心体受损，灼津伤液，又有邪毒犯营卫之象，故在急当宣透邪毒的同时，要时刻护辅心之阴血，宣透邪毒也是护阴，只要治疗及时，邪去正安，正损易复。如若宣透邪毒不利，邪毒壅盛，化热伤阴，津液大伤，阴损及阳，迅即可出现心阳衰微之危证。在临床实践中发现本病偏阴血虚患者居多。

（五）乔仰先经验

乔仰先在诊治心脏疾病时，特别注重辨证施治以及疾病与脏腑的关系，强调中医治病的整体观。并认为安静或休息时发生早搏，往往是由于血液循环不良，治则着重活血化瘀。活动时发生早搏，大多为心气虚衰，治则调补气血为主。一般吸气不畅与肝肾有关，拟补肾益肝；呼气不畅与心肺有关，则需养心润肺。血行不畅则湿更为痹阻，湿浊不化，则血行更加不畅。因此，利湿有活血之功，活血有化湿之力。心脏病患者大多有心悸，原因之一就是水湿凌心则悸，因此，利尿即能祛湿，祛湿亦能凌心。对胸阳不振的患者用桂枝时，最好与赤芍、白芍同用，因单用桂枝患者服后易出汗，加入赤白芍后可以得到缓和。

（六）黄秉良经验

本病的产生系正气虚病邪内侵心包使然，故扶正祛邪为治疗本病之大法。然该病虽在营分心包，但与肺脾胃皆有关系，尤其是肺脾关系更为密切，治疗上要从整体出发，以治心为本，兼顾他脏。黄秉良认为，在感邪之初需要借助现代医学检测手段，作出诊断后，即应及早应用补心气，益心阴药，并加用清营解毒祛邪之品。他习用：生黄芪、生地黄、麦冬、玄参、金银花、连翘、板蓝根、桂枝、白芍、生甘草、益母草等。黄秉良盛赞生黄芪之妙，方中生黄芪非徒扶正以资生化之源，且富有护心之深意。病至中期，由于热病易伤津耗液，常见气阴两虚、余邪留恋之候，而心阴虚更为突出，故以生脉饮为主方，佐以清肃余邪。药用：生黄芪、党参、麦冬、五味子、百合、桂枝、益母草、生牡蛎、野蔷薇根、板蓝根等。若病程日久，心肌一再受累，导致心功能不全，不仅气阴两伤，血脉运行迟滞，痰湿内阻，甚则心阴亏损，肾阳不足。对此，黄秉良除用人参、附、桂益心气、助肾阳外，再用二陈加郁金、川芎、益母草、枳壳、栝楼、菖蒲以祛痰、利气、化瘀，还酌情应用西药中西合治，使心阳通、心气复、心血充盈，则心得其养也。

（七）马骥经验

马骥在临证中，遇有下列变证者，一要用养心、益气之品，另则对诸方随证加减：①突然出现半身麻痹不遂，应加用生黄芪、桃仁、红花、当归、丹参、地龙、鸡血藤等益气活血通络之品。②胸部闷痛，或伴有绞痛样发作，应用丹参、赤芍、香附、延胡索、广木香、檀香等活血理气止痛之品。③突然晕厥，应立即辨其证之寒热，予以芳香开窍之品。热证则予至宝丹，紫雪丹，若寒证则投以苏合香丸为妥。马骥认为，此症为毒邪侵心，所以应及时祛其毒邪清解血热。更应细查其伤阴或伤阳，审因论治，继则扶正为重点，辅以祛邪，以固其本，兼治其标。

五、名方推荐

（一）养心汤

太子参、黄芪各 15 g，麦冬、甘松、桂圆肉、炙甘草各 10 g，五味子 5 g，当归 12 g。主治：心肌炎恢复期，迁延期。症见心悸气短，胸闷或痹痛，自汗盗汗，不寐，闻声易惊，神疲乏力，面色白，脉虚或沉细而结代，舌淡胖或舌光少津。用法：每日 1 剂，水煎分服。加减：临床若见心烦、舌红少津，加生地黄、阿胶；心痛频作、舌质暗者，酌加丹参、赤芍、红花；胸中痞塞、咳逆短气者，加茯苓、杏仁。

（二）清心生脉饮

黄连 3 g，潞党参、北沙参各 15～30 g，麦冬 12～15 g，丹参 30 g，玄参 9～12 g，五味子 3～5 g，郁金 12 g，降香、薤白各 5～9 g，瓜蒌皮 9 g，苦参 10 g。主治：病毒性心肌炎、胸痹之气阴两虚兼痰浊瘀滞者。症见胸闷心悸心烦、舌尖红、舌下瘀紫、苔黄，脉细数。用法：每日 1 剂，水煎分服。加减：咽痛红选加金果榄、射干、板蓝根、金银花、木蝴蝶；低热不退加白薇、地骨皮；苔黄腻去北沙参、玄参，加竹茹、陈皮；舌红绛少津加生地黄、玉竹；舌淡胖加生黄芪；脉结代加茵陈、山楂。

（三）养心饮

沙参、五味子、丹参、玄参各 6 g，麦冬 10 g，玉竹 20 g，灯心 1.5 g，淡竹叶 3 g，三七粉 1.5 g（冲服），甘草 10～30 g。（此为 6 岁儿童剂量）主治：病毒性心肌炎。用法：每日 1 剂，水煎分服。加减：初期兼有表证者，加银翘散；咽喉肿痛者，加金银花、连翘、牛蒡子；低热者，加地骨皮，白薇；心悸失眠者，加酸枣仁、柏子仁；胸闷、胸痛者，加瓜蒌、薤白；汗多者，加牡蛎、浮小麦；阳气欲脱者，加参附汤。

（四）复方四参饮冲剂

丹参、孩儿参各 12 g，南沙参、苦参、广郁金、炒枣仁各 9 g，水炙甘草 3 g，莲子心 2 g。主治：病毒性心肌炎。用法：上述剂量制成颗粒冲剂，每次服 1 小包，每日服 2 次。

（五）解毒涤痰汤

三七粉（冲）3 g，炙甘草 6 g，赤芍、半夏、郁金、黄连、降香、瓜蒌各 10 g，连翘、大青叶、茵陈、苦参各 12 g，丹参 30 g。主治：病毒性心肌炎。用法：上述药物以水煎服，三七粉则用水冲服，每日用药 1 剂。

（六）养肾补心汤

黄芪、葛根、丹参各 30 g，当归、党参、山茱萸、熟地黄、杜仲、炒枣仁各 15 g，桂枝 10 g，三七粉（冲服）、砂仁各 6 g。主治：病毒性心肌炎。用法：诸药除三七粉外以水煎煮 60 分钟，滤后取汁 250 mL，每日 1 剂，早晚分 2 次口服。

（七）益气解毒汤

丹参、玄参、炒白芍、太子参各 15 g，五味子、金银花、酸枣仁、桂枝、板蓝根各 10 g，黄芪 25 g，炙甘草 6 g。主治：病毒性心肌炎。用法：水煎，每日 1 剂，分早晚 2 次服用。加减：阴虚火旺者加生地黄 15 g；舌质暗，且伴随瘀斑、瘀点者加桃仁、红花各 9 g；大便干者加郁李仁、柏子仁各 15 g；反复上呼吸道感染者加防风 6 g，炒白术 15 g；出现低热不退者加柴胡 15 g，青蒿 10 g；心悸明显者加合欢皮、百合花各 10 g；胸闷明显者加郁金 10 g，瓜蒌 15 g。

（八）参芍宁心饮

红参、桔梗、炙甘草各 10 g，生白芍 20 g，生黄芪 30 g，当归、麦冬、牡丹皮、金银花、连翘各

15 g。主治：病毒性心肌炎气阴两虚型。用法：每日 1 剂，水煎 400 mL，分早、晚 2 次温服。

（九）两仪愈心汤

生地黄、姜半夏各 10～20 g，玄参、景天三七各 10～30 g，金银花、薤白、穿破石、仙桃草、四季青各 10～15 g，九节菖蒲、苏木各 6～15 g，白檀香 3～6 g，毛冬青 10～20 g。主治：病毒性心肌炎。用法：水煎，每日 1 剂，分早晚 2 次服用。加减：若心气虚加人参 6～15 g，生黄芪 10～30 g，柏子仁 6～15 g；若心阴虚加玉竹 10～15 g，麦冬 10～15 g，五味子 6～10 g；若心血不足加丹参 10～30 g，当归 10～20 g，阿胶 6～10 g；若心阳不振加干姜 6～12 g，肉桂 3～9 g，炙远志 10～15 g；若痰浊壅塞加瓜蒌子 10～15 g，天竺黄 10～15 g，枳实 6～15 g；若脉结代加炙甘草 6～15 g，地肤子 10～15 g，朱麦冬 10～15 g；若脉沉涩加水蛭 6～15 g，干地龙 10～15 g，土鳖虫 10～15 g。

（十）稳心疏肝汤

黄芪 30 g，人参、麦冬、五味子、枳壳、香附、陈皮、酸枣仁、苦参各 10 g，柴胡、茯神、远志、炙甘草各 12 g。主治：病毒性心肌炎。用法：水煎，每日 1 剂，分早晚 2 次服用。

第八节　扩张型心肌病

扩张型心肌病（DCM）是一种异质性心肌病，以心室扩大和心肌收缩功能降低为特征，发病时除外高血压、心脏瓣膜病、先天性心脏病或缺血性心脏病等。临床表现为：心脏逐渐扩大、心室收缩功能降低、心衰、室性和室上性心律失常、传导系统异常、血栓栓塞和猝死。本病是引起心力衰竭（心衰）、心律失常和猝死的常见疾病之一，2014 年中国一项报道显示，767 例 DCM 随访 52 个月病死率为 42.24%，给社会和家庭带来沉重负担。伴随着分子遗传学的发展，新的分类方案基于遗传学将心肌病分为 2 组：原发性和继发性。原发性又分为家族性 DCM、获得性 DCM 及特发性 DCM。

一、诊断标准

（一）临床诊断标准

DCM 的临床诊断标准为具有心室扩大和心肌收缩功能降低的客观证据：①左心室舒张末内径 LVEDd＞5.0 cm（女性）和 LVEDd＞5.5 cm（男性）（或大于年龄和体表面积预测值的 117%，即预测值的 2 倍 SD＋5%）；②LVEF＜45%（Simpsons 法），LVFS＜25%；③发病时除外高血压、心脏瓣膜病、先天性心脏病或缺血性心脏病。

（二）病因诊断

1. 家族性 DCM：符合 DCM 临床诊断标准，具备下列家族史之一者即可诊断：①一个家系中包括先证者在内有≥2 例 DCM 患者；②在 DCM 患者的一级亲属中有尸检证实为 DCM，或有不明原因的 50 岁以下猝死者。

2. 获得性 DCM：我国常见的获得性 DCM 有如下几种类型：①免疫性 DCM。符合 DCM 临床诊断标准，血清免疫标志物 AHA 检测为阳性，或具有以下 3 项中的一项证据：a. 存在经心肌活检证实有炎症浸润的 VMC 病史；b. 存在心肌炎自然演变为心肌病的病史；c. 肠病毒 RNA 的持续表达。②酒精性心肌病（alcoholic cardiomyopathy，ACM）：符合 DCM 临床诊断标准，长期大量饮酒（WHO 标准：女性＞40 g/d，男性＞80 g/d，饮酒＞5 年），既往无其他心脏病病史，早期发现并戒酒 6 个月后 DCM 的临床症状得到缓解。③围生期心肌病（peripartum cardiomyopathy，PPCM）：符合 DCM 临床诊断标准，多发生于妊娠期的最后 1 个月或产后 5 个月内。④心动过速性心肌病（tachycardiomyopathy，TCM）：符合 DCM 临床诊断标准，具有发作时间≥每日总时间的 12%～15%的持续性心动过速，包括窦房折返性心动过速、房性心动过速、持续性交界性心动过速、心房扑动、心房颤动和持续性室性心动过速等，心室率多＞160 次/min，少数可能只有 110～120 次/min，其与个体差异有关。

3. 特发性 DCM：符合 DCM 临床诊断标准，病因不明。

4. 继发性 DCM：我国常见有以下几种类型。①自身免疫性心肌病：符合 DCM 临床诊断标准，具有系统性红斑狼疮、胶原血管病或白塞病等证据。②代谢内分泌性和营养性疾病继发的心肌病：符合 DCM 临床诊断标准，具有嗜铬细胞瘤、甲状腺疾病、肉毒碱代谢紊乱或微量元素（如硒）缺乏导致心肌病等证据。③其他器官疾病并发心肌病：如尿毒症性心肌病、贫血性心肌病或淋巴瘤浸润性心肌病等，符合 DCM 临床诊断标准。

（三）早期诊断线索与筛查

早期诊断路径：①出现不明原因的心脏结构和（或）功能变化，具有以下之一者：a. 左心室扩大但 LVEF 正常：LVEDd＞年龄和体表面积预测值的 2 倍 SD＋5%，b. LVEF45%～50%，c. 心电传导异常；②检测出与心肌病变有关的基因变异；③血清 AHA 检测为阳性；④CMR 与 LGE 检查显示心肌纤维化。

二、西医治疗

DCM 的防治宗旨是阻止基础病因介导心肌损害，有效控制心衰和心律失常，预防猝死和栓塞，提高患者的生活质量及生存率。

（一）心衰的药物治疗

1. 早期阶段：应针对 DCM 病因治疗；针对心室重构进行早期药物干预，包括β受体阻滞剂和血管紧张素转换酶抑制剂（ACEI）/血管紧张素受体拮抗剂（ARB），可减少心肌损伤和延缓病变发展，显著改善成年人心衰患者和 DCM 患者的预后。

2. 中期阶段：针对心衰病理生理机制的三大系统（交感神经系统、肾素-血管紧张素-醛固酮系统、利钠肽系统）的异常激活，采用三大类神经激素拮抗剂［β受体阻滞剂、ACEI/ARB/血管紧张素受体-脑啡肽酶抑制剂（ARNI）、醛固酮受体拮抗剂（MRA）］治疗被证实能够降低心衰患者的患病率和病死率。

（1）存在体液潴留的患者应限制钠盐摄入和合理使用利尿剂。利尿剂通常从小剂量开始，如氢氯噻嗪 25 mg/d、呋塞米 10～20 mg/d、托拉塞米 10～20 mg/d 等，根据尿量口服补充氯化钾，或用复方盐酸阿米洛利 1～2 片/d；并逐渐增加剂量直至尿量增加，体重每日减轻 0.5～1.0 kg，体液潴留症状消失后，提倡长期间断使用利尿剂。伴低钠血症的心衰患者给予口服托伐普坦 7.5～15.0 mg/d，排水不排钠。使用利尿剂治疗疗效欠佳患者推荐超滤治疗清除体液潴留。

（2）所有无禁忌证者都应积极使用 ACEI/ARB，或沙库巴曲缬沙坦钠片，它们均能降低心衰患者的发病率和病死率。ACEI 的使用剂量从小剂量开始，逐渐递增，直至达到目标剂量，滴定剂量及其过程需个体化；ARB 和 ARNI 的使用方法与 ACEI 类似（表 3-16）。

（3）对无禁忌证、病情稳定且 LVEF＜45%的患者应积极使用β受体阻滞剂：β受体阻滞剂（包括美托洛尔、比索洛尔和卡维地洛）是治疗 DCM 心衰非常重要的药物，在 ACEI 和利尿剂的基础上加用β受体阻滞剂（无体液潴留、体重恒定），需从小剂量开始，如患者能耐受则每 2～4 周将剂量加倍，以达到静息心率不小于 55 次/min 为目标剂量或最大耐受量（表 3-16）。

（4）中、重度心衰且无肾功能严重受损的患者可使用 MRA，螺内酯 10～20 mg/d（表 3-16）；对合并肾功能不全的患者建议谨慎使用或不使用，注意血钾监测，避免高钾血症。地高辛：主要适用于心衰合并快速房颤患者，可减慢心室率，但应注意监测患者体内地高辛浓度，用量偏小：0.125 mg qd/qod。

（5）对经β受体阻滞剂治疗后心率＞70 次/min 的患者，可使用伊伐布雷定 2.5～7.5 mg bid，不提倡首先用伊伐布雷定控制患者心率，更强调β受体阻滞剂治疗 DCM 的多种药理作用及其临床获益。

（6）中药芪苈强心。

3. 晚期阶段：经利尿剂、ACEI/ARB/ARNI、β受体阻滞剂、螺内酯、地高辛等药物治疗后心衰症状仍然不能缓解的患者，可考虑静脉滴注正性肌力药物［如多巴胺 2～5 $\mu g/(kg^{-1} \cdot min^{-1})$；多巴酚丁胺 2～5 $\mu g/(kg^{-1} \cdot min^{-1})$；米力农 25～50 $\mu g/kg$ 负荷量，继以 0.375～0.750 $\mu g/(kg^{-1} \cdot min^{-1})$；左西孟旦 12 $\mu g/kg$ 静脉注射 10 min，继以 0.1 $\mu g/(kg^{-1} \cdot min^{-1})$］和血管扩张剂［如硝酸甘油 5～

10 μg/min；硝普钠 0.3～5.0 μg/(kg⁻¹·min⁻¹)（<72 h）；萘西立肽（重组人 B 型脑钠肽）1.5～2.0 μg/kg 静脉注射，继以 0.01 μg/(kg⁻¹·min⁻¹)]；作为姑息疗法短期治疗（3～5 d），以缓解症状。药物仍未能改善症状者，建议进行超滤治疗、左室机械辅助装置或心脏移植等非药物治疗。

表 3-16 慢性心力衰竭（HFrEF）3 类神经激素拮抗剂的常用药物

药物起始剂量与目标剂量
ACEI
卡托普利片 6.25 mg，3 次/d，50 mg，3 次/d
依那普利片 2.5 mg，2 次/d，10 mg，2 次/d
培哚普利片 2.0 mg，1 次/d，4～8 mg，1 次/d
雷米普利片 2.5 mg，1 次/d，10 mg，1 次/d
贝那普利片 2.5 mg，1 次/d，10～20 mg，1 次/d
咪达普利片 2.5 mg，1 次/d，5～10 mg，1 次/d
福辛普利片 5.0 mg，1 次/d，20 mg，1 次/d
赖诺普利片 5.0 mg，1 次/d，10 mg，1 次/d
ARB
坎地沙坦酯片 4 mg，1 次/d，16 mg，1 次/d
缬沙坦胶囊 40 mg，1 次/d，160 mg，1 次/d
氯沙坦钾片 25 mg，1 次/d，100 mg，1 次/d
ARNI
沙库巴曲缬沙坦钠片 25 mg，2 次/d，100～200 mg，2 次/d
β 受体阻滞剂
美托洛尔缓释片 23.75 mg，1 次/d，190 mg，1 次/d
比索洛尔片 1.25 mg，1 次/d，10 mg，1 次/d
卡维地洛片 6.25 mg，2 次/d，25 mg，2 次/d
酒石酸美托洛尔片 12.5 mg，2 次/d，100 mg，2 次/d
MRA
螺内酯片 10～20 mg，1 次/d

（二）心衰的心脏再同步化（CRT）治疗

CRT 适用于窦性心律且 QRS≥150 ms 伴左束支传导阻滞，经标准和优化的药物治疗后仍持续有症状、且 LVEF≤35%的患者。由于 DCM 患者心室壁变薄，建议安装 CRT 电极前先进行 UCG 评价。

（三）心律失常和猝死的防治

1. 药物治疗：①纠正心衰，降低室壁张力；②纠正低钾低镁；③改善神经激素功能紊乱，选用 ACEI 和 β 受体阻滞剂（有直接抗心律失常作用）；④避免药物因素如洋地黄、利尿剂的毒副作用。

2. 置入式心脏转复除颤器（ICD）

一级预防：对经过≥3 个月的优化药物治疗后仍有心衰症状，LVEF≤35%且预计生存期>1 年，状态良好的 DCM 患者推荐 ICD 治疗；二级预防：对曾发生室性心律失常伴血流动力学不稳定、且预期生存期>1 年的状态良好的 DCM 患者推荐 ICD 治疗，降低 DCM 的猝死及全因死亡风险。

（四）栓塞的防治

对于已经有附壁血栓形成和血栓栓塞并发症发生的患者必须接受长期抗凝治疗。由于多数DCM心衰患者存在肝淤血，口服华法林时须调节剂量使国际化标准比值（INR）保持在1.8～2.5之间，或使用新型抗凝药（如达比加群酯、利伐沙班）。对于合并心房颤动的患者 CHA_2DS_2-VASc评分≥2分者，应考虑接受口服抗凝治疗，可使用华法林或新型抗凝药，预防血栓形成及栓塞。单纯DCM患者如无其他适应证，不建议常规应用华法林和阿司匹林。

（五）扩张型心肌病的免疫学治疗

1. 阻止抗体致病作用的治疗：①针对抗 β_1AR抗体阳性选择β受体阻滞剂：根据J-CHF和MDC试验，推荐从小剂量开始逐渐增加至最大耐受剂量，酒石酸美托洛尔25～200 mg/d或琥珀酸美托洛尔缓释剂23.75～190 mg/d，卡维地洛2.5～20 mg，tid，进行早期和长期治疗；②针对抗L-CaC抗体阳性选择地尔硫䓬：根据ISDDC中国人治疗方案，推荐地尔硫䓬30 mg bid～tid或地尔硫䓬缓释剂90 mg qd，进行早期阶段的治疗。

2. 免疫吸附治疗：IA/IgG治疗可用于AHA阳性的DCM患者。

3. 免疫调节治疗：中药芪苈强心胶囊。用法：芪苈强心胶囊1.2 g，tid；推荐早期和长期治疗。

（六）心肌代谢药物治疗

曲美他嗪，用法：20 mg tid；辅酶 Q_{10}，用法：≥20 mg tid。

（七）心衰的超滤治疗

（八）左室辅助装置治疗

在等待心脏移植期间可考虑使用左室辅助装置进行短期过渡治疗。

（九）心脏移植

三、中医临床思维

（一）中医病名及病因病机特征

扩张型心肌病在中医古籍中并无相应病名，因其有胸痛、胸闷、气短、乏力、心悸、水肿、咳嗽、咯痰等临床表现，常将本病归属于“心痹、胸痹、心悸、怔忡、喘证、痰饮、心咳、心水、水肿、虚劳”等。如《灵枢·胀论》：“夫心胀者，烦心，短气，卧不安”，首次提出“心胀”的病名。《素问》：“水病，下为胕肿大腹，上为喘呼不得卧者，标本俱病。”又云：“心痹者，脉不通，烦则心下鼓，暴上气而喘”，乃为其病因病机的描述。《金匮要略·水气病脉证并治》“心水者，其身重而少气，不得卧，烦而躁，其人阴肿”，与本病心衰水肿症状相似。1997年发布的《中医临床诊疗术语》首次明确了“心衰病”这一病名。

本病病因复杂，可从内因、外因两方面为主进行分析。外因常与六淫毒邪侵袭有关；或六淫之邪侵袭心脏；或风湿热之邪阻滞经脉，久病及心。正如《素问·痹论》中“风寒湿三气杂至，合而为痹……脉痹不已，复感于邪，内舍于心”所言。内因常因先天禀赋不足，或因饮食失调、劳倦过度，导致人体阴阳、气血失调，脏腑功能失常。“邪之所凑，其气必虚”，正气虚不固，则外邪容易侵袭而发病，正虚是本病发病的先决条件。正虚日久，血脉不通，水湿不运，则产生痰与瘀，病程中虚、痰、瘀关系密切。

（二）辨病辨证及治疗特征

目前对扩张型心肌病中医辨证的报道较少，尚无完整统一的分型标准。本病多分期辨证：早期及治疗后恢复阶段多为气虚血瘀；若气损及阴，或邪毒耗伤阴液，表现为气阴两虚夹瘀；DCM发展到心力衰竭阶段，多出现气虚血瘀水停证；DCM发展到心力衰竭失代偿期，多属阳虚血瘀水停证；DCM发展到终末阶段，多见阴竭阳脱证。

本病总以本虚标实，虚实夹杂为病机，不同时期虚实各有侧重，根据辨证分型分期确定治则：早期以外邪入侵为主，宜祛邪为主，佐以扶正，治以辛散，佐以甘寒败毒之品，如银翘散合加减葳蕤汤化裁；中期以正虚邪恋为主，治宜虚实兼顾，重在补气化瘀、宁心复脉或补气温阳、化瘀行水，如生脉散、冠心 2 号方、桃红四物汤、五苓散加减；晚期正气虚衰，标实加重，累及肺、脾、肾诸脏，急则回阳救阴，如参附龙牡救逆汤、独参汤等，缓则调整脏腑功能，祛除病理产物。

临床治疗上西医多采用β受体阻滞剂、ACEI、ARB、利尿剂、强心剂等治疗方法，一些患者可能出现对西药不耐受，对强心剂产生依赖性；同时新型治疗方法如干细胞移植、免疫学治疗对地区医疗技术及患者经济状况要求较高，仍有一定局限性，甚至不能降低再住院率及死亡率。而经中医学者临床研究发现中医药在治疗 DCM 方面对改善患者症状，提高患者生活质量上有一定优势，可以降低患者再住院率。中医治疗本病可通过调和脾肾功能，使水液代谢调畅，水饮病理因素去除则有利于恢复脏腑功能，缓解证候；根据疾病病程不同，虚实情况不同，早期多实者泻之，中晚期多虚者补之，予以益气温阳，又因血瘀贯穿始终，可长期服用活血化瘀之属。长期调整脏腑、气血、阴阳平衡，从而预防疾病进展，控制病情。因此，可考虑中西医结合治疗本病。但现有中医治疗本病的研究样本量小，随访时间短，可能存在一定偏倚，还需进一步进行多中心、大样本研究。

（三）药物选择

根据不同辨证，常用的基本方有炙甘草汤、生脉饮、真武汤合苓桂术甘汤、补阳还五汤、瓜蒌薤白半夏汤合桃红四物汤加减等；常用中成药可选择麝香保心丸、通心络胶囊、心复力冲剂、参乌冠心冲剂、健心颗粒等；常用中药注射液有黄芪注射液、参麦注射液、生脉注射液、参芪扶正注射液、参附注射液、银杏叶注射液等。

四、名医经验

（一）邓铁涛经验

邓铁涛认为 DCM 病位在心，而肝、脾、肺、肾四脏功能失调亦可诱发或加重心衰症状，而心衰又可引起多脏腑功能衰竭。邓铁涛认为心衰与脾肾关系密切，脾主运化，升清降浊，发挥中焦枢纽功能，肾主水，调节水液代谢，脾肾功能失常，易致津液不化，痰瘀阻脉，水泛肢体，使心阳、心阴更损，加重本虚标实的心衰之症。DCM 心功能不全症状起始于心之阳气不足，推动乏力，血脉受阻，继而呈现痰瘀之实，进一步损伤心阳。治疗上邓铁涛认为，治脾胃可以安四脏，调四脏可以治一脏。脾胃居于中焦，为全身气机之枢纽，枢机一开，则四脏气机皆得通达，邪有去路，气血运行得以通畅、调和，真气内从，病去正安。因此治疗心衰从调理脾胃着手，根据广东地处岭南湿地，患病易损脾胃正气的特点，选用温胆汤化裁，在温胆汤中常加益气健脾之品如黄芪、五爪龙、党参、山药等，全方共奏化痰降逆、通瘀行浊之功。

（二）翁维良经验

翁维良认为扩张性心肌病或因先天禀赋不足、邪毒侵袭，或因饮食失调、劳倦过度，导致气血、阴阳的偏盛偏衰或脏腑功能失调，病位主要在心，与肺、脾、肾相关。是以心（肾）气（阳）虚为本，瘀血、痰饮等病理产物为标的虚实夹杂证。临证治疗时，多从气血、阴阳与五脏平衡的角度进行论治，多以益气温阳，理气活血为基本治法。①患者就诊时多处于疾病的中晚期，翁维良认为此期患者病机多以心肾阳气亏虚为主，因此治疗时多以益气温阳为主要治法。临证多采用生晒参、黑顺片、党参、茯苓、桂枝等补益心脾肾之阳气。②翁维良主张“百病多瘀”“怪病多瘀”，气血阴阳、脏腑功能失衡，必然导致体内瘀血内生，瘀血不去，新血不生，气机受阻，病情多缠绵难愈，因此临证多以活血化瘀贯穿始终，同时强调化瘀不单活血，当知常达变，根据患者个体情况，灵活合理选用活血药。③根据患者其他临床表现、并发症等情况予以加减治疗。同时结合以西苑医院“宽胸丸”化裁而来的散剂长期服用。翁维良认为，扩张型心肌病患者病机复杂，病情易反复，建议其长期服药，通过药物作用辅助调整脏腑、气血、阴阳平衡，从而预防疾病进展，控制病情。

（三）张琪经验

张琪认为：心肌病是因先天禀赋不足，六淫外侵，气阴亏虚；或阳气虚衰，血瘀水停引起的以心烦、短气、不得卧为主要表现的一类疾病。这些突发心烦、气短、气喘、不能平卧等症状类似扩张型心肌病左心衰竭时的表现，故张琪认为可将心肌病对应于现代医学的“扩张型心肌病”。张琪认为：心胀病的发病以先天禀赋不足为其先决条件和根本原因。将本病稳定期分为气阴两虚、瘀水互结证，阳气亏虚、血瘀水停证，以及肾精亏损、阴阳两虚证 3 个证型。治疗应遵循标本兼治的原则，补虚养心以培本，化瘀利水以治标。治疗上①气阴两虚、瘀水互结证：近年来，临床上认为持续病毒感染是扩张型心肌病重要原因，病毒感染后出现乏力、咽干、舌质红嫩有裂纹为热毒耗气伤阴之象，张琪认为治宜益气养阴、化瘀利水，给予心胀Ⅰ号方治疗。方中太子参、党参、黄精、五味子、麦冬益气养阴；川芎、丹参、土鳖虫活血化瘀；猪苓、益母草、楮实子利水，其中楮实子一药兼有养阴利水之功。②阳气亏虚、血瘀水停证：扩张型心肌病进展一段时间后出现动则喘甚、胸闷心悸、汗出湿冷、肢冷畏寒、神疲腰酸、夜尿频多、面浮肢肿，舌质淡胖暗、脉沉细无力等阳气亏虚、血瘀水停之症状。治宜益气温阳、化瘀利水，给予心胀Ⅱ号治疗。方中黄芪、党参、制附片、桂枝益气温阳，赤芍、丹参、红花、益母草、泽兰、猪苓、茯苓化瘀利水。③肾精亏损、阴阳两虚证：现代研究发现部分基因位点突变导致的心肌细胞凋亡可能是扩张型心肌病的发病机制；而基因缺陷在中医学中常对应于肾精亏损。治宜填精化气、益阴通阳，给予左、右归丸合生脉散加减。加减：阳虚较甚，选右归丸合生脉散，散方中以制附子、肉桂、鹿角片为君药，温补肾阳，填精补髓；臣以熟地黄、枸杞子、山茱萸、山药滋阴益肾，养肝补脾；佐以菟丝子补阳益阴。诸药配合，生脉散益气生津，共奏填精化气、益阴通阳之效。阴虚较甚，选左归丸合生脉散方中重用熟地黄滋肾填精，大补真阴，为君药。山茱萸养肝滋肾，涩精敛汗；山药补脾益阴，滋肾固精；枸杞子补肾益精，养肝明目；鹿角片为血肉有情之品，峻补精髓，为臣药。菟丝子益肝肾，强腰膝，健筋骨；泽泻、猪苓、茯苓利水渗湿。此 4 味药为佐药。诸药合用，共奏填精化气、益阴通阳之效。

（四）罗陆一经验

罗陆一认为扩张型心肌病的发病多为各种原因导致元气亏虚，元阳不足，邪毒乘虚而入，传入于脉，内舍于心，日久心气耗散，心体胀大。病位在心，与肺、脾、肾相关。肺气不足，治节失司，心血运行不畅，血行瘀滞；脾气虚弱，气血乏源，宗气不足，心脉失养；肾阳虚衰，不能治水，水饮上凌心肺，发为本病。扩张型心肌病存在肺虚、脾虚、肾虚、痰瘀阻滞的病机，根据标本兼治的原则，治疗当补气固元、益肺、健脾、益肾活血，分辨脏腑的阴阳偏盛偏衰、兼痰兼瘀，予以加减化裁。认为本病根本病因为元气亏虚耗散，包括肺气、心气、脾气、肾气。故治疗采用培元固本法，侧重大补元气，取红参另炖大补元气，重用紫河车、鹿角、蛤蚧等血肉有情之品以补气兼补血；煅龙骨、煅牡蛎以收涩心之元气。治疗方法包括补虚培元、利水，养血、活血等。基本方组成为黄芪、红参、白术、炙甘草、当归、茯苓、仙茅、淫羊藿、丹参、三七、法半夏、远志、酸枣仁。临证化裁：元气亏虚需大补元气、培元固本，宜选用紫河车、蛤蚧、鹿角胶等血肉有情之品。偏阴虚者去红参、仙茅，加生脉散；偏阳虚者加附子、麻黄、干姜、细辛；水肿较盛者加泽泻、猪苓；心悸者加酸枣仁、柏子仁、煅龙骨、煅牡蛎。方中重用黄芪为君药，味甘微温，补益中气；配用人参、白术、甘草补气健脾为臣药，以增强其补益中气之力；当归和营养血，协参芪补气养血；酸枣仁、远志养心安神，引药入心经；茯苓健脾化痰，法半夏燥湿化痰；仙茅、淫羊藿温补肾阳，丹参、田七活血化瘀；甘草调和诸药。全方共奏益气、固元、健脾、补肾、化痰、行瘀之效。

（五）严世芸经验

严世芸结合扩张型心肌病的特点，认为本病治疗重点在于“慢性心功能不全”，中医辨证多从“心悸”“怔忡”“水肿”“喘证”等范畴入手。严世芸认为：①气虚血瘀是慢性心力衰竭的主要病机：心主身之血脉，血在脉中运行，心是主导，是动力，这种动力主要是指心气的作用，与“气为血帅”“血随气行”的理论是一致的。血行无力，血流不畅，瘀阻经络，就会影响到各脏腑功能，而出现发绀、舌质紫暗或瘀点、瘀斑、肝大以及肺瘀血所导致的呼吸困难。②心肾阳虚是心源性水肿的主要病机：水液代谢与肺、脾、肾有关。心阳旺盛，心血充盈，则血运正常，反之则血液瘀积、肿胀、水肿，日久影响到肺脾肾功能，引起肺气壅滞，升降失常，血瘀不畅，气不化水，故水肿的产生与阳气亏损，脾气不足，肺气失宣，肾阳不振有关。③温阳利水、益气化瘀是治疗慢性心力衰竭的基本法则：温阳、益气是治疗慢性心力衰竭的主要措施，利水是重要环节，而活血化瘀贯穿治疗的始终。处方以补阳还五汤、真武汤合五苓散为基础方加减化裁而来。方中真武汤温阳利水，补阳还五汤益气化瘀，五苓散利水渗湿、通阳化气，辨证中加用车前子等加强行水消肿之功，全方合用，共奏温阳利水、益气化瘀之效，切中心力衰竭之病机，故收效甚捷。

（六）郭维琴经验

郭维琴认为，病之本虚包括心、肺气虚，心、脾、肾阳虚，兼有阴虚、血虚，又可进一步因气血阴阳相互影响形成气阴两虚、气血双亏、阴阳两虚等夹杂虚证，甚则阴损及阳、阳损及阴而致阳微阴竭、心阳外越；标实主要为瘀血、痰浊、水饮。从气血津液学说角度而言，一方面“气行则血行”，心气不足，则鼓动无力，血行不畅则留滞为瘀，血脉瘀阻；另一方面“血不利则为水”，在气不布津的基础上进一步加重水液停滞，形成痰浊、水饮。从藏象学说方面而言，肺朝百脉、通调水道，肺气不利，痰浊内生，症见心悸、气短，动则益甚，倦怠乏力，舌体胖大、边有齿痕等；心主血脉，推动血液运行，心阳不足，失于温煦，血寒涩滞，瘀阻脉络，不通则痛，表现为心悸、胸痛；肾阳为一身之阳，肾阳不足，肾中精气的蒸腾气化失常，则引起气不化水，水湿不化易聚于体内而为水饮，上凌于心肺，表现为咳喘倚息不得卧，咯吐白色泡沫痰，腰以下水肿；脾的运化转输使水液正常运行，脾虚运化无力，水湿内停，可见纳差、倦怠等。根据本病气虚血瘀、水湿内停之常见病机，多以益气活血、泻肺利水为治则，标本兼顾，扶正祛邪，以自拟益气泻肺汤（党参、黄芪、桑白皮、葶苈子、泽兰、猪苓、茯苓、车前子等）为主治疗本病。

（七）于作盈经验

于作盈认为本病以“心胀”命名为宜，对于本病的病因病机，提出本病是本虚标实之证，《素问・评热病论》“邪之所凑，其气必虚”。疾病的发生原理，主要是正气和病邪两个方面，正气不足是发病的内在依据，邪气是发病的重要条件，但致病邪气在一定情况下，可在发病过程中起主要作用。在扩张型心肌病的发病过程中，正气不足作为发病的内在因素，在发病上存在两种情形，其一是正虚感邪而发病，即心肺气虚，感受温热邪毒，首先犯肺，逆传心包。正如叶天士在《外感温热篇》中提出“温邪上受，首先犯肺，逆传心包”，病始发于肺卫，未经传经，而逆传于心包。初病即犯心包，心主血脉，心气不足，邪伤心络，致使心络失荣，脉络循行不畅，而至心血瘀阻，气血不畅，血瘀津停，津液失于输布，痰饮水湿内停而发病。其二为正气亏虚，内生寒凝、气滞、血瘀、痰浊、水饮五邪，内生五邪既为病理产物，又为致病因素，标本互为因果，病久相互交结，心络失荣，心体受损而成本病。可见本病多见本虚标实，虚实夹杂，病情复杂。于作盈结合几十年的临床体会，以中医理论为指导，审其病因病机，抓住主证和兼证，标本兼治，将本病分为心气亏虚证、阳虚水犯证辨证论治。对兼挟温热毒邪、寒凝、气滞、血瘀、痰浊、水湿者，于作盈则将其做兼证，随证加减，以便于临床掌握运用，治之良效。

五、名方推荐

（一）心胀Ⅰ号方：

太子参、益母草、猪苓各 30 g，党参、五味子、土鳖虫各 10 g，黄精、麦冬、川芎、楮实子各 15 g，丹参 20 g。功效：益气养阴、化瘀利水。主治：扩张型心肌病气阴两虚、瘀水互结证。用法：水煎，1 日 1 剂，分 2 次口服。

（二）心胀Ⅱ号方

制附片（先煎）、桂枝、丹参各 10 g，茯苓、猪苓、黄芪、益母草各 30 g，赤芍、党参、泽兰各 15 g，红花 5 g。功效：益气温阳、化瘀利水。主治：扩张型心肌病阳气亏虚、血瘀水停证。用法：水煎，1 日 1 剂，分 2 次口服。

（三）左、右归丸合生脉散加减

阳虚较甚，选右归丸合生脉散：熟地黄、山药、五味子各15 g，山茱萸、枸杞子、麦冬各12 g，菟丝子、制附子、红参各10 g，鹿角片20 g，肉桂3 g。阴虚较甚，选左归丸合生脉散：生地黄、熟地黄、山药、五味子各15 g，菟丝子、生晒参各10 g，鹿角片20 g，猪苓、茯苓、山茱萸、枸杞子、泽泻、麦冬各12 g。功效：填精化气、益阴通阳。主治：扩张型心肌病肾精亏损、阴阳两虚证。用法：水煎，1日1剂，分2次口服。

（四）罗陆一基本方

黄芪50 g，红参（另炖）、白术、当归、茯苓、仙茅、丹参各15 g，炙甘草6 g，淫羊藿、三七、法半夏各10 g，远志9 g，酸枣仁30 g。功效：补气固元、益肺、健脾、益肾活血。主治：扩张型心肌病。用法：水煎，1日1剂，分2次口服。临证化裁：元气亏虚需大补元气、培元固本，宜选用紫河车、蛤蚧、鹿角胶等血肉有情之品。偏阴虚者去红参、仙茅，加太子参、麦冬、五味子。偏阳虚者加附子、麻黄、干姜、细辛。水肿较盛者加泽泻、猪苓；心悸者加酸枣仁、柏子仁、煅龙骨、煅牡蛎。

（五）严世芸基本方

生黄芪30 g，桃仁、地龙、桂枝、泽泻、当归、附子各12 g，川芎10 g，红花6 g，猪苓、茯苓、白术、白芍药各15 g，车前子、车前草各18 g。功效：温阳利水、益气化瘀。主治：心肾阳虚、气虚血瘀证。用法：水煎，1日1剂，分2次口服。

（六）养心汤加减

黄芪30～50 g，人参10 g或党参30 g，肉桂5～10 g，茯苓、柏子仁、酸枣仁各20 g，川芎、当归、五味子、远志、赤芍各15 g，半夏、炙甘草各10 g，淫羊藿30 g。功效：益气养心。主治：心气亏虚证。用法：水煎，每日2次，口服。临证加减：温热犯肺加银翘散加减；气机阻滞加柴胡疏肝散加减；阴寒凝滞加四逆汤加减；瘀血阻滞加丹参饮加减；兼痰浊者加二陈汤加减；兼水饮凌心者加苓桂术甘汤、真武汤加减。

（七）补益强心汤

人参、川芎、五味子、炙甘草、砂仁各15 g，黄芪、牛膝、炙远志、酸枣仁、石菖蒲、葶苈子、枳壳各10 g，丹参20 g，香加皮5 g。功效：益气温阳，活血利水。主治：阳虚水泛证。用法：水煎，每日2次，口服。临证加减：温热犯肺加银翘散加减；气机阻滞加柴胡疏肝散加减；阴寒凝滞加四逆汤加减；瘀血阻滞加丹参饮加减；兼痰浊者加二陈汤加减；兼水饮凌心者加苓桂术甘汤、真武汤加减。

（八）栝蒌薤白白酒汤合银翘散加减

栝蒌30 g，薤白、紫苏梗、金银花、连翘、鱼腥草各15 g，桑白皮12 g，板蓝根20 g，甘草9 g。功效：通阳开痹、化痰清热。主治：痰热扰心、心脉痹阻。用法：水煎服，每日1剂。若大便稀栝蒌减为15 g；口干口苦加柴胡12 g、黄芩9 g以清解泄热；若兼血瘀加红花10 g、丹参12 g以活血行气、化瘀止痛。

（九）栝蒌薤白白酒汤合归脾汤加减

生黄芪30 g，当归、薤白、远志、甘草各9 g，酸枣仁、苏梗、柏子仁各12 g，栝蒌20 g。功效：益气养血、开痹通络。主治：气血两虚。用法：水煎服，每日1剂。心悸易惊加磁石（先煎）20 g、生龙牡各30 g以镇心安神；脉结代合甘仙丹益气温阳、行气活血复脉。甘仙丹由炙黄芪30 g，甘松20 g，淫羊藿、丹参、炙甘草各15 g，山豆根、苦参、桂枝各12 g，细辛10 g组成。

（十）栝蒌薤白白酒汤合五苓散

茯苓、泽泻、猪苓、薤白各20 g，白术、淫羊藿各12 g，桂枝9 g，栝蒌15 g。功效：温阳利水、通络开痹。主治：阳虚水泛证。用法：水煎服，每日1剂。伴喘息者，加葶苈子15 g、桑白皮12 g以泻肺平喘，开上窍。

（十一）魏执真基本方

生黄芪、丹参、太子参各30 g，麦冬、川芎各15 g，五味子、香附、香橼、佛手、乌药各10 g。功效：益气养心、理气通脉。主治：心气阴衰、心脉瘀阻证。用法：水煎，每日 2 次，口服。若并见咳喘不能平卧、尿少、浮肿，加用桑白皮 15～30 g，葶苈子 15～30 g，泽泻、车前子各 30 g；若兼见胁胀痛，胁下痞块，脘腹胀满，肢肿，尿少，大便溏或不爽，脉细弦，加用郁金、青皮、厚朴、桃仁、红花 10 g，川楝子 9 g，白术 10～15 g，茯苓 15 g，泽泻 30 g；症见心悸，气短，咳喘不能平卧，尿少水肿，头晕，耳鸣，腰酸腿软，面目黧黑，甚而肢冷怕凉。舌淡瘦，少苔或无苔，脉细数，加用制附子 10～15 g，肉桂 10 g，胡芦巴 10 g 以温肾阳；生地黄 10～15 g，山茱萸 10～15 g；泽泻 30 g，车前子 30 g 利水。

（十二）清凉养阴调脉汤

太子参、沙参、丹参各 30 g，麦冬、牡丹皮、赤芍、白芍、生地黄、川芎各 15 g，香附、五味子、香橼、佛手、乌药、黄连各 10 g。功效：滋养阴血、理气通脉、清热凉血。主治：心阴血虚、血脉瘀阻、瘀而化热。用法：水煎，每日 2 次，口服。

第九节 心脏神经症

心脏神经症是一种无器质性病症，并不是由具体物理损伤导致的疾病，主要与患者的情绪和心情有关，又称功能性心脏不适、心血管神经官能症、神经血循环衰弱症或奋力综合征，本身属于神经官能症中的一种特殊类型，同时也是极为常见的心血管疾病。它的常见症状有心悸、胸闷、气短、失眠、多梦等，多发于青壮年、更年期妇女，体检时无明显器质性病变。以上具有类似与不良情绪、心境相关的心血管躯体症状，伴有或不伴有器质性心血管疾病的情况则被归为“双心疾病”的范畴。

一、诊断标准

1. 胸闷不舒，神疲心悸，抑郁善忧，情绪低落或不宁，郁郁寡欢，性情急躁，易怒善哭，多思善虑，心惊胆怯，夜寐难安等临床表现。

2. 症状多由情志刺激、劳倦过度、饮食不节等因素而诱发或加重。

3. 明确有器质性心脏病病史或接受介入等有创治疗。

结合欧美指南及我国《在心血管科就诊患者的心理处方中国专家共识》推荐，建议对心血管科就诊患者进行常规筛查。患者进行初筛后，推荐使用广泛性焦虑量表（GAD-7）及 9 条目患者健康问卷（PHQ-9）评估患者是否存在焦虑、抑郁，也可用来随访以评估疗效。患者筛选流程见图 3－2。

二、西医治疗

（一）非药物治疗

认知行为治疗对心血管疾病合并心理问题的患者有益。焦虑、抑郁等不良心理状态可能阻碍患者进行心脏康复及体育锻炼，运动处方应当结合患者的心功能状况来个体化制定。

（二）药物治疗

结合在心血管病患者人群中运用的安全性证据，在规范使用治疗原发心血管疾病药物的基础上，针对精神心理障碍的药物可以有效提高患者生活质量并改善预后，包括：选择性 5－羟色胺再摄取抑制剂（SSRI）、去甲肾上腺素和 5－羟色胺能再摄取抑制剂（SNRI）、去甲肾上腺素能和特异性 5－羟色胺能抗抑郁药（NaSSAs）。

三、中医临床思维

（一）中医病名及病因病机特征

现代医学的心血管病属于中医学的“胸痹”“心痛”“心悸”“厥证”“风眩”“心衰”等范畴。现代医学的心理精神疾病属于中医学的“郁证”“百合病”“脏躁”“癫狂”等范畴。早在《黄帝内经》中阐

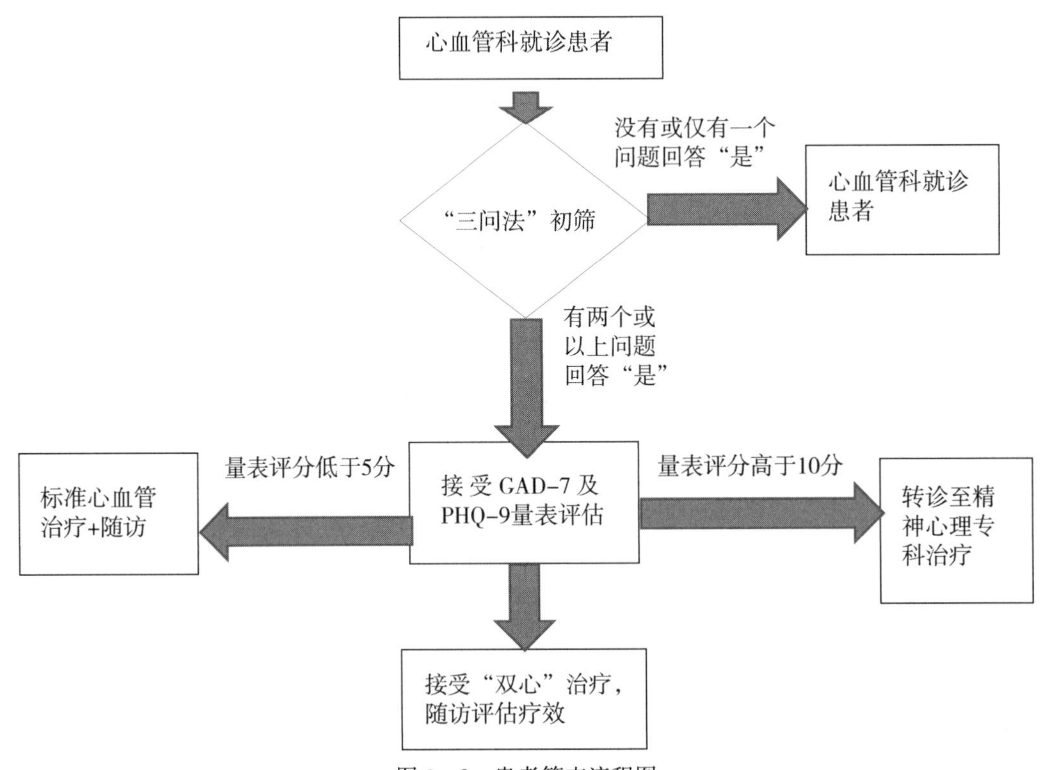

图3-2 患者筛查流程图

注：“三问法”初筛：①是否有睡眠不好或是已经明显影响日间精神状态或需要用药；②是否有心烦不安及对以前感兴趣的事物失去兴趣；③是否有明显的身体不适但多次检查均不能发现能够解释的原因；GAD-7=广泛性焦虑量表，PHQ-9=9条目患者健康问卷。

述了“心主神明”与“心主血脉”的双心理论。本病病因可归纳为情志异常、药食不节、体虚久病。本病病位在心，与肝、脾、肾密切相关，虚者多为心之气、血、阴、阳亏损导致心神失于滋养、温煦，实者多有肝气郁结、痰火扰心、心血瘀阻、痰湿阻络、阳气郁闭导致心脉闭阻不畅。虚实之间可以相互夹杂或转化，实证日久，耗伤正气，可兼见气、血、阴、阳亏虚；虚证也可因虚致实，兼见气滞、血瘀、痰火等实证表现。总之，本病病理性质总属本虚标实，其本为气血不足，阴阳亏损，其标为气滞，痰火，血瘀，湿阻，临床上多为虚实夹杂之证。

（二）辨病辨证及治疗特征

关于本病的辨证论治尚无统一标准。本病根据虚实的不同，实证可辨为肝气郁结证、心血瘀阻证、痰火扰心证，虚证可辨为心肾阳虚证、心脾两虚证、心肾不交证。亦有注重从肝论治本病，将本病分为肝郁气滞、肝郁化火、肝阴不足、肝胆气虚4个证型。

本病虚证宜予以益气养血、滋阴温阳；实证予以理气、化痰、活血、行瘀；且应配合宁心安神之品。本病恒多虚实夹杂，临证需分清虚实主次，治当兼顾。整体可以行气疏肝、解郁化痰、宁心安神法治疗心脏神经症。根据中医辨证论治，亦可结合针灸疗法、情志相胜疗法、导引疗法辅助治疗。

本病在临床上多虚实夹杂，因此需分清虚实主次，治当兼顾，虚者补之，实者泻之，总以调和整体脏腑阴阳为准。本病病位在心，但常可导致其他脏腑功能失调或亏损，反过来其他脏腑的病变又可直接或间接影响到心，在辨证用药上需共同调和五脏六腑之功能；本病辨证时需明确基础心脏病的诊断，才能提高辨证准确性，否则病证脱离可直接影响到辨证用药，轻则疗效不显，重则易犯虚虚实实之戒。

（三）药物选择

根据不同辨证，常用方有柴胡疏肝散、血府逐瘀汤、礞石滚痰丸、黄连温胆汤、参附汤、右归丸、养心汤、归脾汤、黄连阿胶汤、交泰丸、左归丸等。常用中成药有心可舒片、疏肝解郁胶囊、疏肝益阳胶囊、养心氏片等。

四、名医经验

（一）华明珍经验

华明珍认为，心脏神经症当属于中医“胸痹”“心悸”“郁证”“不寐”“汗证”等范畴。其总的病机当为气机失和，神机失调。“心者，君主之官”，“主神志”。肝主疏泄，性喜条达而恶抑郁，凡精神情志之调节功能均与肝密切相关。肝之生理功能异常可累及心而变生诸症，发为本病，辨证常从肝论治，并配合除烦安神之栀子、知母、百合；镇静安神之朱砂、龙齿、珍珠母、磁石等；养心安神之酸枣仁、柏子仁、茯苓、茯神；宁心安神之远志、石菖蒲等。临证华明珍多从肝气郁结证、肝郁化火证、肝胆气虚证、肝郁脾虚证、肝阴亏虚证、肝血亏虚证、肝阳气虚证 7 种分型来辨“肝”论治。

（二）于凯成经验

于凯成指出，针对此类患者应从心肾论治。肾脏属于先天之本，在协调人体阴、阳方面发挥极为重要作用。若肾出现阴虚，则易导致人体出现平素肝肾亏虚，而阳虚则无法正常制阳，症状过于严重，则易促使人体上火。同时，由于肾脏主导冲任，该部分出现失调，将直接促使患者上扰之征，肾阳不足，肝阴亏损，心病，治心不得，索之水，水者，肾也。诊断上主要以肝郁气滞、肾虚血瘀、肾阴亏虚为主要症状分型。在治疗上则主要从滋阴、补肾以及清热的角度进行治疗，使用药物以山茱萸、生龙骨、青皮、生牡蛎以及丹参、地龙等为主。按照补肾宁心方作为治疗该部分患者主要药方。于凯成在治疗该症中最为主要理论创新就在于“从肾论治”，且以“补肾宁心方”为主要治疗特色。在动静结合、针对患者血气进行调和等层面上进行治疗。且在该方的基础上，结合患者具体特点进行加减，更体现出与于凯成缜密周全、辨证灵活而不拘泥的诊疗特点。

（三）孙浩经验

孙浩论治儿童心脏神经官能症时，认为本病可归属于中医“胸痹”“心悸”“郁证”等范畴。病机可以归纳为：肝郁血虚，心失所养；肝郁抑脾，脾失健运；肝郁气滞，心脉痹阻；因此，情志失调是心脏神经官能症的主要致病因素。该病病位在心，与肝、脾密切相关。所以，疏肝解郁要贯穿于治疗的始终。本病的治疗“全在患者能够移情易性”，嘱咐家长需配合治疗，否则不恰当的解释反而对患者形成恶性刺激，易加重病情。应让患者对医生产生良好的依从性，保持愉快的心情，树立治愈疾病的信心。

（四）张琪经验

张琪认为此症概属肝实心虚兼挟痰瘀。肝实为要，不泻肝实，则病不得痊。肝实者乃肝气郁结、肝火过盛、肝阳上亢之谓。心虚者，乃心气不足、心阳不振。气虚气阻血不流畅则成瘀血，津停火灼则凝炼成痰。肝气肝火肝阳杂以瘀血痰浊，犯扰心宫，是以诸症毕现，变幻莫测。认为大黄为清疏肝经郁火之要药，不可等闲视之，不论临床便秘与否，皆断然用之。一般用量为 7～10 g，与它药同煎，不为导泻，故不后下。桂枝为通补心气心阳之妙药，非它药可比，对此症尤为重要。

该症以肝实心虚为多，但亦有纯属虚证者，临床以心气虚者常见。患者禀赋不足或病情经久反复可见虚证，常以《证治准绳》养心汤化裁，常用药物：黄芪、红参、茯苓、川芎、当归、柏子仁、酸枣仁、远志、桂枝、甘草。

（五）张永杰经验

张永杰认为心脏神经官能症的主要病机是肝气郁滞、心神不宁，治疗应疏肝解郁、宁心安神，肝心同治。本病的发生与患者禀赋有一定关系，情志异常是主因，其发生发展与心、肝密切相关，病位在心、在肝。肝与心的关系，以五行而论，肝属木，心属火，母子相生。肝心生理相关主要表现在行血与藏血、精神调节两个方面。病理上，母病可及子，子病可犯母，致肝心同病。肝心生理病理相关，在心脏神经官能症的发生发展过程中体现得尤其明显。现代社会经济高速发展、竞争日趋激烈、生活节奏加快，工作、学习、生活压力越来越大，使一些人感到紧张压抑、闷闷不乐、郁郁寡欢，郁而伤肝；一些人内心浮躁，急功近利，物欲过多，所欲不得，所思不遂，思而气结，致气机郁结；一些人不能适应社会的快速变化，经受不起刺激和挫折，或焦虑不安思虑过度，或忧愁悲伤，如此反复持久的情志异常使肝气不得条达，肝失疏泄，同时心神受到扰乱，终致肝气郁滞，心神不宁，引发本病。他特别强调，肝在情志活动调节中占有非常重要的地位，情志致病往往首先伤肝而后及心，肝气郁滞可致心神不宁。基于对心脏神经官能症病因病机的独特认识，结合多年的临床感悟，张永杰确立了肝心同治的治则，制定了疏肝解郁、宁心安神的基本治法，创立了疏肝宁心方。鉴于情志心理因素在心脏神经官能症发生发展中的重要作用，对该病患者，在药物治疗的同时配合心理辅导十分必要。

（六）杨积武经验

杨积武认为本病的致病因素主要为七情，病位在心，与肝胆关系密切，基本病机为气机不畅与脏腑虚损。认为心血管神经症患者大多有明确的诱发因素，比如工作、学习紧张，不良的精神刺激如丧偶，疑病等，但也有部分患者没有明确诱因。针对本病提出以下临床常见5种证型：肝郁气滞、气郁化火、心胆气虚、心阴亏虚、心脾两虚。同时还强调：西医对症治疗、心理治疗、养生保健。

（七）周亚滨经验

周亚滨认为，中医学虽然没有“心脏神经官能症”的病名，但根据其临床症状，多将其归属于中医学“心悸”“头痛”“眩晕”“胸痹心痛”“不寐”“郁证”等范畴。其病因病机复杂，强调该病病因分内外之因，病机概括为本虚标实。内因多由先天禀赋不足，脏腑形体素虚，心气血不足，心虚胆怯，先天失养，突遇惊吓或刺激，触犯心神，致使心神不能自主而发本病。外因多因情志过极、劳累过度、房事不节、久病体弱等因素累及脏腑形骸。其中又以情志过极最为关键，正如《素问·举痛论》云“惊则心无所倚，神无所归，虑无所定，故气乱矣”。周亚滨强调，其中心气血亏虚，肝胆气郁为本病的最基本病机。“心者，君主之官，神明出焉”，心之气血不足，不能濡养心神，心神失养，致心失统摄之力；心之阴阳为周身阴阳之长，心阴不足，虚火妄动或心阳虚衰，温煦失司，均可使心神不宁，而发本病为其本。肝主疏泄，调畅情志，喜条达而恶抑郁。五志过极，易伤肝气，条达疏泄失职，则肝郁气滞，使周身气机不畅，血不养神，脉道不通；日久气郁化火，而致肝火扰心。忧思过度则伤脾土，脾运失司，内生水饮痰浊，日久易化热化火，而成痰火扰心之证。另外肾主水，肾水凌心。正如《伤寒明理论》中提出“心为火而恶水，水既内停，心不自安”。心火居上，肾水居下，肾水不上则不能济火，心火无所制约，而致心火亢盛。病机本虚标实，虚实夹杂。本虚为心气、血、阴、阳亏虚，标实以气郁、气滞、血瘀、痰饮、痰火为要。病位主要在心，又离不开肝、胆、脾、肾各脏腑的影响。对于心脏神经官能症的诊治，周亚滨主张用辨病-辨证-辨体的方法，从多方面准确治疗此病证。临床辨证主要从脏腑虚实着手，相关脏腑主要与心、肝、胆、脾、肾关系密切，应先辨明病位，再分清虚实，根据本虚（气、血、阴、阳）、标实（气郁、气滞、血瘀、痰饮、痰火）进行针对性处理，实证者以肝实为主，虚证者多以心虚多见。故以柴胡加龙骨牡蛎汤及养心汤临床习用。体质与疾病之间为同气相求。周亚滨坚持“治病必求于本”的原则，在诊治过程中，需分别辨证先后天体质的状态、阴阳的强弱虚实、饮食偏好、奉养居处之特点，从而充分掌握整体要素和个体之间的差异，充分体现中医学“以人为本”“因人制宜”的学术思想。周亚滨常言，心脏神经官能症患者多为肝气善郁或心胆素虚之人，一遇情志刺激或长期情志不遂，则更易发病。周亚滨立法处方之时，广泛运用辨体质、辨疾病、辨证候的学术思想，有利于对疾病的全面认知，其临床意义可见一斑。治疗上以补益气血、调和阴阳固其本；疏利肝胆、调畅气机治其标，同时加减运用，配以化痰祛浊、活血祛瘀、理气解郁等法补泻兼施，虚实同治，标本兼顾。周亚滨用柴桂龙牡汤为基础方剂加减运用。铅丹有小毒，故周亚滨加减运用时常用磁石或珍珠母代替。本病情志刺激多为临床主要病因，周亚滨虽然强调药物的重要，但是更为注重心理疏导，鼓励患者调畅情志，保持愉悦心情。因此周亚滨治疗上不仅关注患者脏腑，更关注患者心理。体现以人为本的理念，提出对于本病身心同治，多法互参。

（八）李文杰经验

李文杰在临床实践观察中发现，随着工作、社会和家庭压力的增大，多数心脏神经官能症的患者多因肝脾失调所致，属中医的肝郁脾虚型，治疗上以疏肝健脾为主。李文杰认为肝主疏泄，喜条达恶抑郁，如果肝失疏泄，那么全身气机则不畅，气为血之帅，气行则血行，气滞则血瘀，如沈金鳌云：“气运于血，血随气以周流，气凝血亦凝矣，气凝在何处，血亦凝在何处”，古文中有云肝郁日久乘脾，古文中都有记载，比如《素问·六微旨大论》中云：“亢则害，承乃制，制则生化”；还有《金匮要略》记载“见肝之病，知肝传脾，当先实脾”，综上，肝气郁滞、脾气虚弱、心血不足是神经官能症的病理基础，血瘀痰浊是其病理产物，在治疗上则是应以疏肝健脾，活血化瘀兼化痰为主。在方药上以柴胡疏肝散合逍遥散为基础，根据患者的具体情况加减。心脏神经官能症是由多种因素引起的一组心血管神经病症，李文杰在多年的临床实践中发现心脏神经官能症在中医的辨证论治中多见于肝郁脾虚证型，在治疗上李文杰以疏肝健脾，活血化瘀为主。同时配以利湿化痰、温经散寒、养血柔肝之品，总体施以协调机体气血阴阳之法来遣方用药，多获良效。此外李文杰认为情志舒畅，保持一个良好的心情是预防该病发生的基础。肝失疏泄，脾失健运，脾虚气弱是心脏神经症的病理治疗依据，在治疗上要重在疏肝解郁，健脾养血。血生化有源，运行畅通，心有所养，心脏神经症的症状自然会得到缓解。同时医者要对患者做思想工作，让患者了解本症的性质，告诉患者并无器质性的心血管疾病，以解除患者的顾虑，减轻患者的心理负担，有助于对疾病的治疗。并且要患者坚持运动锻炼，鼓励患者放松心情，缓解焦虑，逐渐恢复正常的生活和工作。

五、名方推荐

（一）逍遥散加减

柴胡、当归各 8 g，薄荷 5 g，白术、白芍、茯苓、麦芽各 10 g，大枣、甘草各 3 g，酸枣仁 9 g。功效：疏肝解郁，健脾养心。主治：肝郁脾虚证。用法：水煎，1 日 1 剂，分 2 次口服。

（二）归脾丸加减

黄芪、党参、远志、龙眼肉各 10 g，酸枣仁、茯神各 12 g，当归、香附、枳实、白术各 8 g，甘草 3 g。功效：健脾养心兼以疏肝。主治：心脾两虚证。用法：水煎，1 日 1 剂，分 2 次口服。

（三）柴胡疏肝散加减

柴胡、川芎、香附、枳壳各 8 g，陈皮、赤白芍、酸枣仁各 10 g，磁石（先煎）30 g，甘草 3 g。功效：疏肝行气，解郁除烦。主治：肝气郁滞证。用法：水煎，1 日 1 剂，分 2 次口服。

（四）柴胡加龙骨牡蛎汤加减

丹参、生龙牡各 20 g，大黄 7 g，茯苓、远志、菖蒲、川楝子、酸枣仁、柴胡、黄芩、半夏、桂枝各 15 g。功效：疏肝清热化痰、益气通阳安神。主治：肝郁火盛挟以心之气阳虚。用法：水煎服，每日 1 剂，1 日 3 次。临证加减：胸痛明显加川楝子、郁金、香附、延胡索；胸闷明显加青皮或合越鞠丸；失眠者加五味子、酸枣仁、远志、柏子仁；面红易怒加牡丹皮、栀子；舌苔厚腻、体胖者加郁金、加石菖蒲；头胀头痛加桑叶、菊花、钩藤；口干舌红明显加生地黄、麦冬。

（五）养心汤化裁

黄芪 30 g，柏子仁、茯苓各 20 g，远志、五味子、酸枣仁、红参、甘草、桂枝、当归、川芎各 15 g。功效：益心气养心血安神。主治：心气虚证。用法：水煎服，每日 1 剂。临证加减：中气不足加柴胡；气虚明显重用黄芪；自汗者加龙骨、牡蛎；阳虚加肉桂、附子；阴血不足加生地黄、枸杞子。

（六）疏肝宁心方

柴胡 10 g，珍珠母 20 g，炒枣仁 30 g，百合、合欢皮、白蒺藜、首乌藤各 15 g。功效：疏肝解郁、宁心安神。主治：肝心同病。用法：水煎服，1 日 1 剂。兼有痰湿者，合用二陈汤、瓜蒌薤白半夏汤加枳壳，远志，石菖蒲；兼有湿热者，合用温胆汤加瓜蒌、黄连、远志、石菖蒲；兼有阳虚者，合用桂枝甘草龙骨牡蛎汤；兼有阴虚者，合用天王补心丹汤剂加减、栀子豉汤；兼有气虚者，合用补中益气汤；兼有气血两虚者，合用八珍汤。

（七）安神定志丸合酸枣仁汤加减

生龙骨（先煎）20 g，茯神、茯苓、菖蒲、远志、黄芪、川芎、知母各 10 g，珍珠母（先煎）、酸枣仁各 15 g，炙甘草、人参各 6 g。功效：镇惊定志，养心安神。主治：心胆气虚证。用法：水煎服，1

日 1 剂，1 日 2 次。

（八）二陈平胃汤合柴胡疏肝散加减

陈皮、柴胡、栀子、香附、厚朴、牡丹皮、柿蒂各 10 g，山楂 30 g，红景天 6 g，苍术、桑寄生、白芍、枳实、藿香各 15 g。功效：疏肝、健脾、祛湿。主治：肝郁脾虚湿困。用法：水煎服，1 日 1 剂。

（九）四逆散加味

柴胡、白芍、瓜蒌壳、香附、延胡索、牡丹皮、酸枣仁、首乌藤各 15 g，枳实 10 g，甘草 5 g。功效：宽胸行气，理气止痛。主治：胸痹心痛之气郁证。用法：水煎服，每次 100 mL，每日 3 次。

（十）升陷汤加减

黄芪、知母各 24 g，升麻 10 g，柴胡 6 g，桔梗、北沙参、麦冬各 15 g，茯苓、茯神各 20 g，老茶树根 40 g，芡实 45 g，甘草 9 g。功效：升阳举陷，益气养阴。主治：大气下陷，气阴亏虚。用法：水煎服，1 日 1 剂。

第四章　消化内科疾病

第一节　胃食管反流病

胃食管反流病（GERD）是一种由多种因素导致消化道动力障碍性疾病，是胃内容物反流入食管，引起的一系列食管症状和食管外并发症。GERD 最常见的典型症状是烧心和反流；不典型症状则包括胸痛、上腹痛、上腹部烧灼感、嗳气等，其中胸痛患者需先排除心脏的因素才进行反流的评估；部分 GERD 患者可伴随食管外症状，包括咳嗽、咽喉症状、哮喘和牙蚀症等。GERD 呈全球性分布，不同的地区发病率不同。

一、诊断标准

（一）2014 年中国胃食管反流病专家共识意见

1. PPI 试验简便、有效，可作为 GERD 的初步诊断方法。对拟诊患者或疑有反流相关食管外症状的患者，尤其是上消化道内镜检查阴性时，可采用诊断性治疗。

2. 食管反流监测是 GERD 的有效检查方法，未使用 PPI 者可选择单纯 pH 监测，若正在使用 PPI 者则需加阻抗监测以检测非酸反流。

3. 对于具有反流症状的初诊患者建议行内镜检查，内镜检查正常者不推荐行常规食管活组织检查。

4. 不推荐食管钡剂造影作为 GERD 的诊断方法。

5. 食管测压可了解食管动力状态，用于术前评估，不能作为 GERD 的诊断手段。

6. 难治性 GERD 尚无统一的定义。目前我国共识推荐的 GERD 疗程至少为 8 周，经专家组投票表决，考虑可将难治性 GERD 定义为：采用双倍剂量 PPI 治疗 8～12 周后，烧心和（或）反流等症状无明显改善。

基于《2014 年中国胃食管反流病专家共识意见》，对于有烧心、反流等疑似 GERD 症状的初诊患者，可建议患者行内镜检查明确诊断。内镜检查阴性者可行 PPI 试验（标准剂量 PPI 2 次/d，治疗 1～2 周，若症状减轻 50%以上则可判断为阳性），PPI 试验阳性可诊断为 GERD。食管反流监测可作为辅助手段，适用于内镜阴性的疑似 GERD 患者及术前评估。食管测压可用于术前评估。食管钡剂造影适用于存在吞咽困难的患者。

（二）2018 年《胃食管反流病里昂共识》的诊断进展

该共识是基于已发表的大量 GERD 临床研究，对 GERD 诊断提出推荐意见：

1. 能明确反流的食管检查包括内镜下的重度糜烂性食管炎（LA-C 和 LA-D）、长段 Barrett 黏膜、消化性狭窄，或动态 pH 或 pH 阻抗监测中的远端食管酸暴露时间（AET）＞6%。

2. 内镜检查正常并不能排除 GERD，但合并 pH 阻抗监测（停用 PPI 情况下）中远端食管 AET＜4%和反流次数＜40 次则为排除 GERD 诊断提供了支持性的证据。

3. 动态反流监测中的反流-症状相关性为反流引起症状提供了支持性的证据，存在反流-症状相关性时可能预测更好的治疗效果。当内镜和 pH 或 pH 阻抗监测无统一结论时，附加的证据可以增加 GERD 诊断的可信度，它们包括活检（组织病理学评分、细胞间隙增宽）、动力评估（高分辨率测压中的 EGJ 压力降低、食管裂孔疝和食管体动力降低）和新的阻抗参数（基线阻抗值、反流后吞咽导致的蠕动波指数)。然而，这些证据单独存在仍不能诊断 GERD。

二、西医治疗

主要包括以下 4 个方面：改变生活方式；药物治疗，主要包括抑酸药（PPI）和促胃动力药、抗反流手术、内镜治疗。另外针对心理因素引起或者合并的 GERD 患者有通过抗抑郁药物及中医中药治疗的方法。

（一）生活方式的改变，如减肥、抬高床头、戒烟等对 GERD 可能有效

目前临床常用的改善生活方式的建议包括减轻体质量、抬高床头、戒烟/戒酒、避免睡前进食、避免食用可能诱发反流症状的食物，如咖啡、巧克力、辛辣或酸性食物、高脂饮食。

（二）药物治疗

1. PPI 是治疗 GERD 的首选药物，单剂量 PPI 治疗无效可改用双倍剂量（分 2 次，分别在早餐前和晚餐前服用），一种 PPI 无效可尝试换用另一种 PPI。为了达到更理想的症状控制和食管炎愈合状态，PPI 治疗疗程至少应为 8 周。对于合并食管裂孔疝的 GERD 患者以及重度食管炎（RE 洛杉矶分级 LA-C 和 LA-D 级）患者，PPI 剂量通常应加倍。西方国家已有证据显示长期使用 PPI 可增加难辨梭状芽孢杆菌感染的风险，我国尚无相关研究。另外 PPI 与抗血小板药物联用对心血管事件发生率的影响有争议，西方国家早期研究认为两者合用会增加心血管事件的发生率，近期前瞻性对照研究认为无影响，我国尚无高质量的研究。

2. 维持治疗方法包括按需治疗和长期治疗。NERD 和轻度食管炎（LA-A 和 LA-B 级）患者可采用按需治疗，PPI 为首选药物，抗酸剂亦是可选药物。PPI 停药后症状复发、重度食管炎（LA-C 和 LA-D 级）患者通常需要 PPI 长期维持治疗（关于 Barrett 食管的治疗，请参考相关共识意见）。

（三）抗反流手术

对 PPI 治疗有效但需长期服药的患者，抗反流手术是另一种治疗选择。目前最常用的抗反流手术术式是腹腔镜胃底折叠术。

（四）内镜治疗

目前 GERD 内镜下治疗手段主要分为射频治疗、注射或植入技术和内镜腔内胃食管成形术。但内镜治疗 GERD 的长期有效性有待进一步证实。

（五）难治性 GERD 的处理

引起难治性 GERD 的病因很多，PPI 治疗无效首先需检查患者的依从性，优化 PPI 的使用。难治性 GERD 患者需采用食管阻抗- pH 监测和内镜检查等进行评估和进一步寻找病因，可排除其他食管和胃疾病。若反流监测提示难治性 GERD 患者仍存在与症状相关的酸反流，可在权衡利弊后行外科手术治疗或加用抗一过性下食管括约肌松弛（tLESR）治疗。巴氯芬是目前惟一可用于减少 tLESR，从而改善 GERD 症状的药物，但因其耐受性差而应用受限。小样本研究发现，巴氯芬还可减轻难治性反流诱发的慢性咳嗽症状。另外，不建议对非酸反流者行手术治疗。

（六）伴随合并症的处理

1. 反流性食管炎患者，尤其是重度食管炎（LA-C 和 LA-D 级）患者治疗后建议行定期随访。

2. Barrett 食管患者建议定期行内镜复查。现有证据表明，Barrett 食管有发展为食管癌的危险性，随访有助于早期发现异型增生和早期癌，提高生存率，推荐定期随访。对 Barrett 食管患者进行内镜随访的时间间隔和方法可参照我国有关 Barrett 食管的诊治共识。

3. 合并食管狭窄的患者经扩张后需 PPI 维持治疗，以改善吞咽困难的症状和减少再次扩张的需要，但国内暂无相关研究报道。

（七）食管外症状的处理

GERD 可能为哮喘、慢性咳嗽和喉炎的原因，在确诊反流相关前需先排除非反流因素。对不明原因的哮喘、慢性咳嗽和喉炎患者，若有典型的反流症状，可行 PPI 试验。对 PPI 治疗无效的食管外症

状患者，可由相应专科评估，进一步评估以寻找相关原因。对于 PPI 治疗无效的食管外症状患者，不建议行外科手术治疗。

三、中医临床思维

（一）中医病名及病因病机特征

中医学无胃食管反流的病名，由于其临床表现复杂，根据其主要临床表现如烧心、反流、胸骨后疼痛、咽部异物感、口苦、嗳气、反胃、吞咽困难等症状，将本病归属于“吐酸”“吞酸”“呃逆”“呕苦”“胃脘痛”“痞满”“胸痹”“梅核气”“噎膈”等范畴。1997 年 3 月 4 日国家技术监督局发布的国家标准《中医临床诊疗术语疾病部分》中首次将本病称为“食管瘅”，目前尚未普遍使用。对于 GERD 同一个临床表现而言，也可能存在不同的中医病名，例如“反酸”可对应的中医病名有“吞酸”“吐酸”“嘈酸”“咽酸”等，尚需进一步规范。因此本病可从 GERD 患者的个体主症出发而命名，比如：主要表现为反流、烧心者相当于“吐酸”；反流物刺激咽喉引起咽部异物感则相当于中医的“梅核气”；表现为反流、胸痛或胸骨后疼痛者相当于“胸痹”；GERD 并发食管狭窄引起吞咽痛、吞咽困难者相当于“噎膈”；对于 GERD 引起的咳嗽、哮喘、慢性咽炎等食管外症状，则分别属“咳嗽”“哮病”“咽痛”等病。本病主要病因有：感受外邪、寒热客胃；情志不遂、思虑太过；饮食不节、烟酒无度；素罹胆病、胆邪犯胃；禀赋不足、脾胃虚弱。其中最常见的为酒食所伤、情志失调和脾胃虚弱。病位在食管和胃，与肝、胆、脾等脏腑功能失调密切相关。基本病机为胃失和降，胃气上逆。本病病机特点：一为逆，二为热，三为郁。

（二）辨病辨证及治疗特征

中医诊疗共识意见肝将本病分为肝胃郁热、胆热犯胃、气郁痰阻、瘀血阻络、中虚气逆、脾虚湿热 6 个证型。不同学者对于胃食管反流病的分型情况意见不一，但大多学者均认为肝胃郁热证和胆热犯胃证属于 GERD 的重要证型。

GERD 的临证治疗以畅达气机为要，依病情分别施以疏肝泄热、和胃降逆、理气化痰、活血祛瘀、健脾化湿；兼见虚证，辨明气血阴阳，补而不滞。除了根据病因病机辨证分型治疗，亦有医家立足于某一主要症状或主要病机，依据自身经验采用专方专药治疗，比如大柴胡汤加减或半夏泻心汤加减对 GERD 患者进行治疗，具有比较高的治愈率。但是，由于 GERD 临床表现的复杂性，在抓主症的同时必须重视抓主病，尤其是临床症状不典型的 GERD 患者，须首先通过西医的检查手段如胃镜、食管 pH 监测、食管测压等明确诊断后，再进行中医辨证施治，可避免治疗的原则性错误。单兆伟认为食管黏膜的破坏程度及性状对中医辨证中病邪深浅及病邪性质判断有很大的辅助作用：胃镜下黏膜无破损者，病变尚在气分，治疗重在疏肝理气，和胃降逆；食管黏膜红色较深，出现糜烂、小溃疡，并伴有充血、水肿，则说明郁热较重，治宜清化郁热，制酸护膜；食管黏膜溃疡、充血，下段及贲门处出现异型增生，则为痰瘀交阻之象，此时病情较重，治疗除活血化瘀、制酸护膜外，还需佐用益气扶正、防止癌变之品。

不同原因导致的不同证型的 GERD 患者，在病因病机分析的过程中可以发现，无论是肝胃郁热、胆热犯胃还是瘀血阻络，均是由于胃失和降、胃气上逆而发为 GERD 各种相关症状。因此，治疗以“和”为关键，依病情分别施以疏肝泄热、和胃降逆、理气化痰、活血祛瘀等治法，使脾胃气机调和、复其升降，胃气降则病情向愈。

（三）药物选择

针对 2000—2009 年的相关文献研究表明，基于自拟方剂的使用情况，胃食管反流方剂中药物使用频次出现较高的是化痰药、理气药、补气药、降逆药、制酸药。化痰药有半夏、浙贝母、竹茹；理气药有陈皮、枳壳、香附、木香、枳实、佛手；补气药有甘草、白术、党参；降逆药有旋覆花、赭石；制酸药有海螵蛸、煅瓦楞子、白及。加减多选用黄连、黄芩清湿热，茯苓健脾，砂仁、厚朴化湿。基于数据挖掘研究食管反流病中药复方用药规律，结果显示降气药类使用频次最高，其中生姜、干姜为治疗胃寒呕吐的常用方剂，赭石是治疗嗳气、呃逆、呕吐的常用药，香附与柴胡、吴茱萸归为疏肝类；补气健脾药使用频次居第二，与甘草、大枣缓和药性、使用频次高相关，若除去甘草、大枣，则使用频次排于疏肝药之后。关于药对规律分析，结果提示吴茱萸与黄连、黄连与半夏是治疗肝胃不和、肝胃郁热、胃气上逆的常用药对，半夏不仅是使用频次最高的药物，而且与旋覆花、赭石、党参、柴胡、枳壳、黄芩、黄连、吴茱萸、陈皮等药物配伍的药对支持度、可信度、提升度均很高。探讨田德禄治疗胃食管反流病的中药用药规律，结果显示其基础方药如下：焦神曲、焦山楂、焦麦芽、香附、紫苏梗、陈皮、半夏、生薏苡仁、枳实、焦槟榔、柴胡、黄芩。田德禄随证加减之方药如下：黄连、吴茱萸；贝母、海螵蛸；丹参、砂仁；白芍、赤芍；茯苓、三七、白术；太子参、延胡索、太子参；百合、乌药；连翘、威灵仙、虎杖、青蒿、秦艽、茯神、紫苏子。可见治疗胃食管反流病用药注重理气疏肝泄热、和胃降逆、肝胃并治。

四、名医经验

（一）徐景藩经验

徐景藩认为，GERD 病位在食管，与脾胃密切相关，涉及肝肺。导致 GERD 的病因多端，酒食填脘、禀赋不足、多药伤胃、忧患嗜欲、情志不畅、胆液逆胃、久坐少动等常相兼为患。本病初起以气病为主，气机郁滞，津液敷布失常，聚而成痰，肝郁气滞日久可化热，甚则气滞血行不畅，瘀血内停。若痰、气、瘀交阻，则由噎而可致膈。反流一症，当属胃气上逆；咽中不适，主要为痰气交阻；烧心，有灼热感，以气郁化热为多。个别患者可有食管外表现，尤以咳嗽为多，此乃胃失和降，肺失宣肃，肺胃同病。临床上分为四证分而施治：①气郁证：治以理气解郁、和胃降逆，方选木香调气散、吴氏新制橘皮竹茹汤、解郁合欢汤加减；②痰气交阻证：治以理气解郁、化痰散结，方选半夏厚朴汤加减；③肝胃郁热证：治以清泄肝胃、和胃降逆，方选左金丸、大黄甘草汤、济生橘皮竹茹汤等加减；④气滞血瘀证：治当行气化瘀，可用血府逐瘀汤、解郁合欢汤化裁。同时嘱患者：汤药频服，生活调摄；浓煎糊剂，卧位服药。临床需重视心身同治，即心理疏导与药物治疗相结合。

（二）田德禄经验

田德禄认为，本病以反酸、烧心为主症，属于中医学“吞酸”范畴。田德禄指出本病病因为七情过激，忧思恼怒。病机为肝气不舒，郁而化热，移热于胆，胆失清降，胆热挟持胃气上逆，尤以肝胆郁热为主要矛盾。病位在肝胆胃，属热属实，治疗当以清疏肝胆、和胃通降为法。田德禄提出临证时，只要见烧心、反酸或口苦，均以小柴胡汤为先。田德禄在董建华“通降论”的基础上，基于胃病的病机为湿食热瘀、胃气壅滞，提出治疗当以理气与泄浊并举，尤其重视通降胃之有形实邪，强调清降，必合“实痞通”方。另外，田德禄衷中参西，力倡专方专药：针对酸反流，在辨证基础上选加左金丸、乌贝散及失笑散，田德禄称之为“制酸三合汤”；针对胃动力异常，症见胃脘堵闷、进食后加重，食欲减退，嗳气频频，属于中医“胃痞”范畴，多选用炒枳实、威灵仙、秦艽、黑白丑，田德禄称之为“胃动四主药”。

（三）单兆伟经验

单兆伟认为导致 GERD 的主要病因有外邪犯胃、饮食不节、情志失调、脾胃素虚，其中饮食不节及情志失调为最主要病因。本病病位在食管，与肝、脾胃息息相关。本病病变之本在于脾胃虚弱（脾气虚或胃阴虚），气、热、痰、瘀为标，病理性质为本虚标实。脾胃虚弱、气机失调、胃失和降为本病基本病机。健脾和胃、泻火降逆为基本治法。根据标实不同，佐以疏肝理气、清化湿热、化痰解郁、活血化瘀等治法。单兆伟临证时注重舌镜互参，辨病辨证结合：①辨证中尤重视舌象辨证；②认为食管黏膜的破坏程度及性状对病邪深浅及病邪性质判断有很大的辅助作用。面对 GERD 患者，还应助解焦虑、疏导心理。单兆伟还提出“糊剂卧服”以求护膜之效，即对于食管炎症、溃疡，让治疗药物力求能在食管稍作停留，使药物对食管黏膜直接起作用，增强食管黏膜对反流物损害的防御功能，即谓“护膜”法。常用药物有凤凰衣、白及粉、三七粉、川贝母粉、鸡子清等，加入适量藕粉或山药粉调成半流质药糊状，睡前或饭后缓缓服下。

（四）何晓晖经验

何晓晖认为食管具有以降为顺、以柔为喜、以空为用、以衡为健的四大生理特性。肝胆失于疏泄，脾胃升降失调，胃失和降，胃气上逆为胃食管反流病的基本病机。提出“衡法”是治疗胃食管反流病的基本法则。何晓晖倡导的衡法，就是平调、平治之法，即通过平调、平治达到人体阴阳、脏腑、经络、气血、津液、升降、出入的相对动态平衡，并以此来治疗脾胃病的一种方法。并提出了三大治疗要点：①整体论治，以平为期：坚持整体观念，坚持辨证论治，以联系的观点来分析其病因病机，治病求本，标本兼治，虚实兼顾，升降同调，寒热并治，身心共调；②宣通气机，升降相因：食管与胃均以降为顺，治疗也当和降胃气，又要权衡升降，升降相伍；③刚柔相济，润养为要：治疗食管病既要注意润养食管，保护阴津，又要润燥相伍，刚柔相济。

（五）姚乃礼经验

姚乃礼认为GERD的基本病机为“脾虚失运、气机失畅、胃失濡润、痰热互结”，其中脾胃虚弱、运化失宜为发病基础，气机失于调畅贯穿疾病始终，胃失濡润、胃失和降为病机关键，痰、热为重要病理因素，痰、热并存、气阴耗伤为疾病发展后期。临床辨治时姚乃礼认为应将辨病、辨主症与辨证相统一，提出了“把握虚实，治分三期；以润为降，贯穿始终；宣通气机，升降相宜；既病防变，祛除痰热；重补气阴，散结通络”的治疗原则，创立出治疗GERD的基础方“启陷汤”。姚乃礼诊治本病时在宏观辨证的基础上，同样重视胃镜下的微观表现：胃镜下食管病变，当糜烂、甚则溃疡较重时，常加用浙贝母、海螵蛸、煅瓦楞子、白及等药，制酸止痛以促进黏膜修复；当可见隆起、甚则息肉样病变时，常加用山慈菇、僵蚕、白花蛇舌草、猫爪草、藤梨根等药以清热解毒、消肿散结，防止其癌变；当贲门口松弛、甚则形成食管裂孔疝时，中医认为是由于脾气亏虚、失于固摄所致，常加用黄芪、党参、白术等药益气健脾。姚乃礼对于难治性胃食管反流（RGERD）亦有其独到见解，认为是在GERD的基础上，发病日久、病情加重，“由气及血，深入血分”。姚乃礼认为此阶段诸邪胶结入络，难以速清，往往气滞、痰浊、郁热、血瘀诸因素相互作用、交织一起，病机复杂，故治疗应缓缓图之，方能治愈此沉疴痼疾。治疗时注重清除络脉中“痰、热、瘀”诸邪，常选用启膈散合小陷胸汤加减化裁，命名为“启陷汤”，旨在清热化痰、活血化瘀。

（六）李佃贵经验

李佃贵认为现代GERD患者临床特点集中表现为：实证多，瘀滞热毒证增多，而虚证少，虚寒证更少，所以不能单纯考虑胃食管反流病因脾胃虚弱造成，提出“浊毒学说”。李佃贵认为，胃食管反流病的病因不外有三：饮食不节或不洁；情志不畅，肝气犯胃；感受外邪。肠胃为市，无所不受，三者皆可使胃腑损伤，胃气不行，胃失和降，脾失健运，脾胃气机壅滞，功能失调，水反为湿，谷反为滞，日久则气滞、血瘀、湿阻、浊聚、食积、痰结、郁火诸证蜂起，最重要的莫过于浊毒之邪。基于此，提出治疗GERD总原则是化浊解毒，清降和胃，扶正祛邪。具体包括：①常选用芳香化浊之品，如砂仁、紫豆蔻、藿香、佩兰之属，芳香温化之品能悦脾醒脾助运，使湿浊内消。浊为阴邪，“非温不化”，此法乃浊邪图本之治，常选用三仁汤、藿朴夏苓汤化裁。②苦寒燥湿，黄芩、黄连、黄柏、大黄之属，苦寒能燥湿，既泻火解毒，又能存阴，常选用黄连解毒汤、半夏泻心汤，注意不可过量，以免碍胃滞脾。③淡渗利湿，茯苓、泽泻、薏苡仁之属，用淡渗利湿之类如茯苓、猪苓、泽泻等，因湿性下趋，配以淡渗利湿之品因势利导，使邪有去路，可提高化湿药的效果，常选用五苓散、六一散等方。治疗毒邪多根据毒之轻重而用药，乃“以毒攻毒”之法，如毒重可用全蝎、蜈蚣等力猛之药，毒介于轻与重之间用红景天、半边莲、半枝莲、白花蛇舌草等；毒轻则常用黄连、黄芩、黄柏、大黄、绞股蓝、板蓝根等。

（七）刘启泉经验

刘启泉特别强调“气”贯穿于GERD的发病及治疗的始终，认为本病的基本病机在于气机之升降出入失常，胃气上逆，因此，和胃降逆为治疗大法。GERD初期多属实证、热证。随着病情的发展，常由实转虚，虚中夹实。GERD后期，亦有少量患者表现为面色少华、胃脘嘈杂、食少作胀、胸脘不适、泛吐清水或酸水、口淡、大便稀溏、舌淡红、苔薄白、脉细弱等脾胃气虚之象。GERD 治宜益气健脾、和胃降逆。临证时强调：①和胃降逆，慎用重镇；②祛湿化浊，谨防温燥；③清热解毒，忌过苦寒；④活血通降，少用开破。刘启泉对治疗 RGERD 亦有独到经验：治疗时应紧抓“气”与“热”二字，气有气滞、气逆、气虚之别；热有实热、湿热、虚热之分；治疗本病时应以理气和胃为基础，根据患者症状的不同佐以宣肺、健脾、化湿、清热、养阴等法，以达和胃降逆之目的。无论 GERD 还是 RGERD，刘启泉均强调配合情志疏导以及对患者饮食习惯、服药方法以及睡眠体位等综合指导，以提高临床疗效。

（八）赵荣莱经验

赵荣莱认为本病病机为虚中夹实，虚是脾气阳或气阴虚，实是气、食、湿、痰、浊、瘀、寒、热等滞于膈中。在衷中参西的基础上，从脾胃入手，调脾之升运，促胃之和降。脾气健则清阳得升，运化有力，胸阳可展，膈中寒气可消胃气和则膈气随胃气而降，浊阴得消，膈咽可利，且胸阳脾气助推食管蠕动，使反流于食管的内容下行。药用苍术健脾运脾以升清，瓜蒌宽胸利气以散结，合吴茱萸、丁香温膈胃以散寒，宽展胸阳以治冷膈，吴茱萸下泄寒气如神，擅治胸膈不利，配黄连为左金丸意；吴茱萸、黄连、丁香和柿蒂，寒热兼济以降气，木香、娑罗子理气宽胸，香附生用上行胸膈理气，青皮疏肝泄肺破滞气，石斛生津，以制丁香、吴茱萸之辛温。湿阻加藿香、菖蒲，血瘀加当归、川芎、莪术，食积加鸡内金、焦三仙。全方健脾温肾，舒展胸阳，升清降浊，和胃降逆，快膈宽胸。

五、名方推荐

（一）田德禄经验方“实痞通”

药物组成为：香附、紫苏叶、陈皮、焦四仙、连翘、虎杖、黄芩、黄连、荷梗各 10 g，蒲公英 15 g，甘草 6 g。功效：清热导滞、和胃通降。主治：脾胃病之胃气壅滞、热蕴食滞证。本方为田德禄临证常用的经验方，临床只要见到脘腹胀满、舌质暗红、舌苔黄腻，必定予以清降胃气加通降之品，使胃气和降，气血调和，病情自然向愈。用法：每日 1 剂，水煎，分 2 次服。加减：遣方以香苏散为基础，食滞者加焦三仙或焦四仙；湿阻用藿香、佩兰；湿热用黄芩、黄连、黄柏；热毒用连翘、蒲公英、虎杖；痰浊用川贝母、郁金；瘀血用丹参、三七、生蒲黄、海螵蛸、赤芍；痰湿瘀毒用生薏苡仁、莪术、白花蛇舌草。

（二）小柴胡汤加减

药物组成：柴胡、黄芩、半夏、党参、青皮、枳壳或枳实、赤芍、白芍、生姜各 10 g，甘草 6 g，大枣 9 g。功效：疏肝和胃，清泄郁热。主治：GERD 但见烧心、反酸或口苦者。用法：每日 1 剂，水煎，分 2 次服。加减：反流症状明显时，多去参、草、姜、枣，嫌其温滞，不利于郁热之清疏。至柔弱女子，脉细弱，舌苔少，阴津已少，则以青蒿代替柴胡，以防更“劫肝阴”；或弃小柴胡，改用他医疏肝药对“薄荷、青蒿、丝瓜络”，轻清疏泄而不伤正气。当反流症状不明显，出现舌质淡胖、苔少、脉弱等气虚证时，也只选取太子参、黄精、白扁豆、白术等轻补气阴之品，甘平养胃，很少选用党参、黄芪等甘温健胃之品。舌红苔少而干，脉象弦细者，选用北沙参、石斛、白芍等凉补胃阴、甘寒养胃；疲乏、腰酸腰痛者，选用鹿衔草、仙鹤草平补脾肾，以巩固疗效。

（三）降逆调胃汤

药物组成为：柴胡、白芍、枳实、半夏、干姜、黄芩、厚朴、蒲公英、钩藤、海螵蛸、桔梗、莱菔子各 10 g，大黄 3 g，黄连、吴茱萸各 6 g。功效：疏肝泻热，和胃降逆。主治：GERD。用法：每日 1 剂，水煎，分 2 次服。加减：泛酸明显者加旋覆花、赭石；大便溏者去大黄，加茯苓；气虚者加党参、黄芪；疼痛明显者加木香、延胡索；口苦甚者加龙胆；寐差者加首乌藤、酸枣仁。

（四）启陷汤

药物组成：太子参、丹参、茯苓、瓜蒌、浙贝母、厚朴、枳壳各 15 g，郁金、砂仁、紫苏梗各 12 g，法半夏 9 g，黄连、甘草各 6 g。功效：健脾和胃，疏肝降逆，化痰清热。主治：GERD 之痰热结滞证。用法：每日 1 剂，水煎，分 2 次服。加减：反酸较重者加制酸止痛之海螵蛸、煅瓦楞子、煅牡蛎；胃镜下食管黏膜糜烂较重者加用白及；血瘀较重者加活血化瘀之莪术、三七粉；嗳气、反胃较重者，酌情选用紫苏梗、陈皮、旋覆花、赭石等；大便不畅者加大瓜蒌用量，改枳壳为枳实，并加用通便之焦槟榔；大便稀溏者可酌情减少瓜蒌用量或去瓜蒌，加健脾止泻之山药、芡实；咽部不适加清利咽喉之蝉蜕、木蝴蝶、桔梗；情志不舒选用疏肝理气之柴胡、白芍、香附、青皮等；自觉食管有明显异物感或梗塞感者酌加通利食管之威灵仙、急性子。

（五）刘凤斌经验方之开郁和胃方

药物组成：白术、茯苓、太子参、枳壳、海螵蛸、大腹皮、煅赭石、瓦楞子、紫苏梗、浙贝母各 10 g，黄连、吴茱萸各 6 g。功效：疏肝解郁，降气和胃。主治：GERD 之肝胃不和证。用法：每日 1 剂，水煎，分 2 次服。加减：若胸前疼痛、脘腹痞满不舒，辨证可用瓜蒌皮、柴胡、紫苏梗等；如喉中有物，咳之不出，咽之不下，则加半夏、陈皮、紫苏叶等；若口干口苦，则可加布渣叶、黄连、蒲公英等清热燥湿；广东地区气候湿热，湿性黏腻而重浊，故临床上应在补气健脾的情况下加用化湿的药物以化湿醒脾，多用藿香、紫苏梗等；还可以适当使用佐制药物行气燥湿，如陈皮、厚朴等。

（六）健脾益胃通降方加减

药物组成：太子参、炒白术、浙贝母、黄芩各 10 g，法半夏 6 g，麦冬、仙鹤草各 15 g。功效：扶正祛邪、攻补兼施。主治：GERD。用法：每日 1 剂，水煎，分 2 次服。加减：气虚明显者，党参 10 g 易太子参以益气；胃阴虚明显者，北沙参 10 g 易太子参以增强滋养胃阴之效；气机郁阻，伴腹胀、嗳气或堵塞感者，加佛手 5 g、枳壳 6g 行气消胀；湿热较重，舌苔黄腻，口中异味明显，口干口苦者，以苍术易白术，加厚朴 6 g、藿香 10 g、佩兰 10 g 芳香化湿；食欲欠佳者，加炒麦芽 15 g、炒谷芽 15 g 开胃消食；舌黯红、瘀斑瘀点或舌下络脉青紫、迂曲之血瘀之象明显者，加丹参 10 g、莪术 10 g 活血化瘀；恶心欲吐者，加黄连 3 g、紫苏叶 10 g 降逆止呕；泛酸、烧心明显者，加煅海螵蛸 15 g 以加强浙贝母制酸护膜之效；口干明显者，加玉竹 10 g、石斛 10 g 养阴生津；情志不畅者，加玫瑰花 5 g、合欢皮 10 g 疏肝解郁；夜寐不佳者，加百合 10 g、首乌藤 15 g、炙远志 5 g 养心安眠；心烦失眠、辗转难寐者，加煅龙齿 15 g、磁石 15 g 镇静安神；大便干结，平素畏寒者，加肉苁蓉 15 g、莱菔子 10 g 润肠通便；若无畏寒之象，则用莱菔子 10 g、决明子 15 g 降逆通便；便溏或大便次数增多者，加葛根 10 g 升阳止泻，或加马齿苋 15 g 清肠止泻；咽部不适、异物感明显者，加木蝴蝶 2 g 护膜利咽；食管梗阻、下咽不利者，加急性子 15 g、威灵仙 15 g 通利食管；疼痛明显者，加炒白芍 15 g 缓急止痛；胁痛明显者，加川楝子 6 g、延胡索 10 g 疏肝行气止痛；胃镜下见食管黏膜异型增生者，加炒薏苡仁 15 g、白花蛇舌草 15 g 扶正防癌；肾虚明显者，加菟丝子 15 g、杜仲 10 g 温补肾阳；食管黏膜糜烂较甚者，常以白及粉 2～3 g、三七粉 2～3 g 与无糖藕粉调糊服用以保护破损的食管黏膜；兼有幽门螺杆菌（Hp）感染者，单兆伟常配伍独创清幽养胃胶囊（药物组成：党参、西洋参、炒白术、炒枳壳、丹参、炒白芍、黄芩、仙鹤草、白花蛇舌草、炙甘草）以杀菌。

（七）半夏泻心汤加减

药物组成：法半夏 15 g，黄连、黄芩、干姜、党参、炙甘草、大枣各 10 g。功效：平调寒热，升降脾胃气机。主治：GERD 之气机升降失调。用法：每日 1 剂，水煎，分 2 次服。加减：用药应遵循“化湿防辛燥，清热勿过寒”的原则，选配蒲公英、败酱草、茵陈、马齿苋等；夹痰者，合瓜蒌、陈皮、郁金等行气化痰药；瘀重者，合丹参、三棱、莪术，而乳香、没药等败胃破瘀之品当慎用；酌情加制酸止痛之品如煅瓦愣子、煅牡蛎；胃喜润恶燥，常合用百合乌药汤，甘凉清润，行气止痛。

（八）方和谦经验方“和肝汤”

药物组成：当归、白芍各 12 g，白术、柴胡、茯苓、党参、紫苏梗、香附各 9 g，生姜、薄荷（后下）各 3 g，炙甘草 6 g，大枣 4 枚。功效：调和气血、疏理肝脾。主治：GERD 之肝郁脾虚、气机失调证。用法：每日 1 剂，水煎，分 2 次服。加减：根据兼证的寒热虚实加减用药。

（九）赵荣莱经验方“苍脂方”

药物组成：苍术、藿香、木香、乌药、陈皮、法半夏、厚朴、吴茱萸、补骨脂、白豆蔻各10 g，干姜、黄连各6 g。功效：健脾温胃、舒展胸阳、和胃降逆、调畅气机。主治：GERD之胸阳失展、浊阴上逆证。用法：每日1剂，水煎，分2次服。

（十）李氏和降汤

药物组成：太子参20 g，黄芪15 g，生牡蛎30 g，白术、茯苓、柴胡、白芍、郁金、枳壳、苏梗、浙贝母、焦三仙各10 g，姜半夏9 g，厚朴、甘草各6 g。功效：疏肝和胃，调和肝脾。主治：GERD之脾虚肝郁证。加减：若肝郁化火，反酸、烧心、胸骨后疼痛甚者，李氏常加用白菊花10 g，川楝子6 g，延胡索10 g等药物；若肝郁化火，烧心、反酸甚，胸骨后疼痛者，常加重疏肝理气药的使用，合用白梅花10 g、香橼10 g、佛手10 g等；加入白菊花、夏枯草清肝热；或合用山药、黄精、百合抑阴潜阳；胸骨后痛甚者常合用金铃子散，川楝子6 g、延胡索10 g；肝郁化火，部分患者兼见咽喉炎、咳喘等食管外症状时，常加入黄芩、杏仁等，清降肺气，取佐金平木之义；反流性食管炎患者，胃镜检查提示胃管道黏膜出现炎症改变，或Barrett食管，内镜下可见橘红色黏膜上移超过胃食管结合处，活检病理有肠化生，李氏多选用蒲公英15 g、连翘12 g、白花蛇舌草15 g；久病多瘀，病久者李氏必用活血化瘀之丹参、三七等。

（十一）疏肝和胃降逆汤

药物组成：白芍、海螵蛸各15 g，柴胡、枳实、陈皮、半夏、木香、旋覆花、代赭石、降香各10 g，甘草5 g。功效：疏理肝气，和顺胃气。主治：GERD。加减：合并肝胃郁热加左金丸；合并脾胃虚寒加小建中汤；胸骨后疼痛加延胡索15 g、三七粉3 g；反酸加煅瓦楞子30 g；便秘加芒硝5 g、火麻仁30 g；腹泻加炒薏苡仁15 g、焦三仙30 g。

第二节　慢性胃炎（功能性消化不良）

慢性胃炎（CG）与功能性消化不良（FD）是消化内科的常见病和多发病。慢性胃炎系指不同病因所引起的胃黏膜的慢性炎症性病变。本病的病因和发病机制尚不完全清楚，可能是多种因素综合作用的结果。FD是指具有慢性消化不良症状，但其临床表现不能用器质性、系统性或代谢性疾病等来解释的消化系统常见病。国际上有关消化不良的重要指南和共识报告常将排除器质性疾病后的非溃疡性消化不良（non-ulcer dyspepsia，NUD）作为FD的同义词，因为两者均排除了产生消化不良的器质性病因，属于“功能性消化不良”。CG与FD在定义、临床表现、诊断、治疗上有较高重叠度，常同时存在，大多数FD患者伴有CG，但其症状的多少、严重程度与慢性胃炎的内镜下严重程度不平行。

一、诊断标准

（一）慢性胃炎诊断标准

慢性胃炎的诊断包括内镜诊断和病理诊断。慢性胃炎分为非萎缩性胃炎和萎缩性胃炎两类，按照病变的部位分为胃窦胃炎、胃体胃炎和全胃炎。有少部分是特殊类型胃炎，如化学性胃炎、淋巴细胞性胃炎、肉芽肿性胃炎、嗜酸细胞性胃炎、胶原性胃炎、放射性胃炎、感染性（细菌、病毒、真菌和寄生虫）胃炎和Menertrier病。

1. 慢性胃炎的内镜诊断系指肉眼或特殊成像方法所见的黏膜炎性变化，需与病理学检查结果结合做出最终判断。慢性非萎缩性胃炎内镜下可见黏膜红斑、黏膜出血点或斑块、黏膜粗糙伴或不伴水肿、充血渗出等基本表现。慢性萎缩性胃炎在内镜下可见黏膜红白相间，以白相为主，皱襞变平甚至消失，部分黏膜血管显露；可伴有黏膜颗粒或结节状等表现。规范的慢性胃炎内镜检查报告，描述内容至少应包括病变部位和特征。

2. 内镜结合病理组织学检查，可诊断慢性胃炎为慢性非萎缩性胃炎和慢性萎缩性胃炎两大基本类型。活检病理组织学对慢性胃炎的诊断至关重要，应根据病变情况和需要进行活检。慢性胃炎有5种组织学变化要分级，即幽门螺杆菌、炎性反应、活动性、萎缩和肠化生，分成无、轻度、中度和重度4级（0、+、++、+++）。异型增生（上皮内瘤变）是最重要的胃癌癌前病变。

3. 特殊类型胃炎的内镜诊断必须结合病因和病理。包括化学性、放射性、淋巴细胞性、肉芽肿性、嗜酸细胞性，以及其他感染性疾病所致者等。

（二）功能性消化不良诊断标准

FD罗马诊断标准已更新至罗马Ⅳ诊断标准，但目前临床多沿用FD罗马Ⅲ诊断标准。

1. FD罗马Ⅲ诊断标准（2006年）：

（1）FD诊断标准须符合：①以下一项或多项：a. 餐后饱胀；b. 早饱感；c. 上腹痛；d. 上腹烧灼感；②无可以解释上述症状的结构性疾病的证据（包括胃镜检查）；③诊断前症状出现至少6个月，近3个月症状符合以上标准。

（2）亚型：①餐后不适综合征（postprandial distress syndrome，PDS）诊断标准必须包括以下1项或2项：a. 发生在进平常餐量后饱胀，每周发生数次；b. 早饱感使其不能完成平常食量的进食，每周发作数次。诊断前症状出现至少6个月，近3个月症状符合以上标准。支持诊断的条件：a. 上腹胀或餐后恶心或过度嗳气；b. 可能同时存在EPS。②上腹痛综合征（epigastric pain syndrome，EPS）诊断标准必须符合以下所有条件：a. 至少为中等程度的上腹部疼痛或烧灼感，每周至少发生1次；b. 疼痛呈间断性；c. 疼痛非全腹性，不位于腹部其他部位或胸部；d. 排便或排气不能缓解；e. 不符合胆囊或Oddi括约肌功能障碍诊断标准。诊断前症状出现至少6个月，且近3个月符合以上诊断标准。支持诊断标准：a. 疼痛可为烧灼样，但不向胸骨后传导；b. 疼痛常因进餐诱发或缓解，但也可发生在空腹状态。c. 可同时存在PDS。

2. FD罗马Ⅳ诊断标准（2016年）：有关FD诊断标准和2个亚型的诊断名称与标准，仍然与罗马Ⅲ诊断标准保持一致，未作改变。强调FGID的本质是“脑-肠互动紊乱”，应该以“生物-心理-社会”模式去理解、解释。

二、西医治疗

慢性胃炎的消化不良症状的处理与功能性消化不良相同。无症状、幽门螺杆菌阴性的慢性非萎缩性胃炎无需特殊治疗；但对慢性萎缩性胃炎，特别是严重的慢性萎缩性胃炎或伴有上皮内瘤变者应注意预防其恶变。

1. 慢性胃炎的治疗应尽可能针对病因，遵循个体化原则。治疗目的是去除病因、缓解症状和改善胃黏膜炎性反应。

2. 饮食和生活方式的个体化调整可能是合理的建议。目前，临床医师也常建议患者尽量避免长期大量服用引起胃黏膜损伤的药物（如NSAID），改善饮食与生活习惯（如避免过多饮用咖啡、大量饮酒和长期大量吸烟）。

3. 证实幽门螺杆菌阳性的慢性胃炎，无论有无症状和并发症，均应进行幽门螺杆菌根除治疗，除非有抗衡因素存在（抗衡因素包括患者伴存某些疾病、社区高再感染率、卫生资源优先度安排等）。幽门螺杆菌胃炎治疗采用我国第5次幽门螺杆菌共识推荐的铋剂四联幽门螺杆菌根除方案：PPI+铋剂+2种抗菌药物，疗程为10日或14日。幽门螺杆菌根除治疗后所有患者都应常规进行幽门螺杆菌复查，评估根除治疗的效果；评估最佳的非侵入性方法是尿素呼气试验（13C/14C）；评估应在治疗完成后至少4周进行。

4. 伴胆汁反流的慢性胃炎可应用促动力药和（或）有结合胆酸作用的胃黏膜保护剂。促动力药如盐酸伊托必利、莫沙必利和多潘立酮等可防止或减少胆汁反流。而有结合胆酸作用的铝碳酸镁制剂，可增强胃黏膜屏障并可结合胆酸，从而减轻或消除胆汁反流所致的胃黏膜损伤。有条件时，可酌情短期应用熊去氧胆酸制剂。

5. 服用引起胃黏膜损伤的药物如NSAID（包括阿司匹林）后出现慢性胃炎症状者，建议加强抑酸和胃黏膜保护治疗；根据原发病充分评估，必要时停用损害胃黏膜的药物。对于须长期服用以上药物者，应进行幽门螺杆菌筛查并根除，并根据病情或症状严重程度选用PPI、H_2受体拮抗剂或胃黏膜保护剂。多项病例对照研究和随机对照试验研究显示，PPI是预防和治疗NSAID相关消化道损伤的首选药物，优于H_2受体拮抗剂和胃黏膜保护剂。

6. 有胃黏膜糜烂和（或）以上腹痛和上腹烧灼感等症状为主者，可根据病情或症状严重程度选用胃黏膜保护剂、抗酸剂、H_2受体拮抗剂或质子泵抑制剂。另外，可针对进食相关的中上腹饱胀、纳差等消化不良症状应用消化酶制剂，推荐患者餐中服用，效果优于餐前和餐后服用。

7. 有消化不良症状且伴明显精神心理因素的慢性胃炎患者可用抗抑郁药或抗焦虑药。

8. 慢性胃炎的胃癌预防

（1）避免高危因素：吸烟，长期饮酒，缺乏新鲜蔬菜与水果和所含的必要营养素，经常食用霉变、腌制、熏烤和油炸等快餐食物，过多摄入食盐等。

（2）慢性萎缩性胃炎尤其是伴有中重度肠化生或上皮内瘤变者，要定期内镜、病理组织学检查和随访：活检有中——重度萎缩并伴有肠化生的慢性萎缩性胃炎患者需1年左右随访1次，不伴有肠化生或上皮内瘤变的慢性萎缩性胃炎患者可酌情内镜和病理随访。伴有低级别上皮内瘤变并证明此标本并非来于癌旁者，根据内镜和临床情况缩短至6个月左右随访1次；而高级别上皮内瘤变需立即确认，证实后行内镜下治疗或手术治疗。

（3）根除幽门螺杆菌可减缓炎性反应向萎缩、肠化生甚至异型增生的进程和降低胃癌发生率，但最佳的干预时间为胃癌前变化（包括萎缩、肠化生和上皮内瘤变）发生前。某些维生素可能有助于延缓萎缩性胃炎的进程，从而降低癌变风险。

三、中医临床思维

（一）中医病名及病因病机特征

CG和FD均以主要临床表现确定病名。以胃痛为主症者，相当于中医学的“胃脘痛”；以餐后饱胀不适、早饱感等胃脘部胀满为主症者，相当于“痞满”；其余如上腹部烧灼感、胸骨后烧灼感、反酸等主症，可根据主要症状诊断为“吐酸”“嘈杂”等病。本病病位在胃，与肝、脾两脏密切相关。慢性胃炎（或功能性消化不良）主要与脾胃虚弱、情志失调、饮食不节、药物、外邪（尤其为幽门螺杆菌感染）、劳倦过度等多种因素有关，常为多种因素综合作用的结果。胃气失和，胃气阻滞，不通则痛；脾胃虚弱，中焦虚寒，致使胃失温养发为胃脘痛；脾胃功能失调，升降失司，胃气壅滞而成痞满；肝气郁结、胃气不和，气逆而上发为吐酸；脾胃虚弱，气失顺降而致嘈杂。脾虚气滞，胃失和降为基本病机。病机可分为本虚和标实两个方面，初起以寒凝、食积、气滞、痰湿等为主，尚属实证；邪气久羁，耗伤正气，则由实转虚，或虚实并见。久病入络则变生瘀阻，血瘀是久病的重要病机，在胃黏膜萎缩发生发展乃至恶变的过程中起着重要作用。

（二）辨病辨证及治疗特征

中医诊疗专家共识意见关于FD的辨证分型及治疗如下：①脾虚气滞证：治以健脾和胃，理气消胀，方选香砂六君子汤；②肝胃不和证：治以理气解郁，和胃降逆，方选柴胡疏肝散；③脾胃湿热证：治以清热化湿，理气和中，方选连朴饮；④脾胃虚寒（弱）证：治以健脾和胃，温中散寒，方选理中丸；⑤寒热错杂证：治以辛开苦降，和胃开痞，方选半夏泻心汤。

中医诊疗专家共识意见将CG分为5型论治：①肝胃不和证：a. 肝胃气滞证：治以疏肝理气和胃，方选柴胡疏肝散；b. 肝胃郁热证：治以清肝和胃，主选化肝煎合左金丸；②脾胃湿热证：治以清热化湿，主选黄连温胆汤；③脾胃虚弱证：a. 脾胃气虚证：治以益气健脾，方选香砂六君子汤；b. 脾胃虚寒证：治以温中健脾，方选黄芪建中汤合理中汤；④胃阴不足证：治以养阴益胃，方选一贯煎；⑤胃络瘀阻证：治以活血化瘀，方选失笑散合丹参饮。并提出通过“微观辨证”，即以胃镜为工具来识别证型，尤其是对于临床无症状或长期治疗而疗效不佳者，分为以下5型：①肝胃不和证：胃黏膜急性活动性炎性反应，或伴胆汁反流，胃蠕动较快；②脾胃湿热证：胃黏膜充血水肿，糜烂明显，黏液混浊；③脾胃虚弱证：胃黏膜苍白或灰白，黏膜变薄，黏液稀薄而多，或有黏膜水肿，黏膜下血管清晰可见，胃蠕动减弱；④胃阴不足证：黏膜表面粗糙不平，变薄变脆，分泌物少，皱襞变细或消失，呈龟裂样改变，或可透见黏膜下小血管网；⑤胃络瘀阻证：胃黏膜呈颗粒或结节状，伴黏膜内出血点，黏液灰白或褐色，血管网清晰可见，血管纹暗红。治疗目标为缓解临床症状，防止病情复发，提高生活质量，同时须关注胃黏膜糜烂、萎缩、肠上皮化生、上皮内瘤变（异型增生）等病变。

慢性胃炎和功能性消化不良症状重叠，胃镜下无明显异常的患者常难以区分，中医上二者均以胃失和降为主要病机特点，治疗上无论何种治法，均以“和”为要，以平调脾胃、恢复脾胃气机升降为主要目的，脾胃调和，脾气升而胃气降，则疼痛、痞满、嘈杂等症状可尽除，体现了“和”法的重要性。

（三）药物选择

数据挖掘表明，FD中药物使用频次分析，前10位依次为：白术、党参、半夏、茯苓、炙甘草、陈皮、柴胡、白芍、枳壳、木香，这正是以柴芍六君子汤为基础方的药物组成，柴芍六君子汤可通过疏肝行气、健脾和胃，有效针对FD肝郁脾虚之病机频次较高的药物组合前10位依次为：白术-茯苓，半夏-党参，党参-白术，陈皮-白术，炙甘草-党参，白芍-柴胡，陈皮-茯苓，党参-茯苓，半夏-茯苓，炙甘草-半夏，以健脾益气、疏肝行气、和胃降逆的药物为主，这也充分验证了FD多为肝郁脾虚的病机特点。基于中医传承辅助平台系统软件，对胡斌名老中医治疗慢性胃炎的用药规律进行分析，提炼出胡斌治疗慢性胃炎常用的药物有：制厚朴、炒黄连、海螵蛸、党参、砂仁、干姜、姜半夏、芙蓉叶、八月札等，常用的药物组合：厚朴、海螵蛸；厚朴、炒黄连；海螵蛸、炒黄连；干姜、炒黄连；姜半夏、黄连等。网络展示可以看出最为核心的药物为黄连、姜半夏、党参、干姜、甘草、炒黄芩、厚朴、海螵蛸等。基于中医传承辅助平台，对治疗慢性萎缩性胃炎的有效中药处方进行数据挖掘，治疗慢性萎缩性胃炎处方的药物选择以益气健脾、理气和胃、活血化瘀、软坚散结、清热解毒、养阴益胃、疏肝和胃为主，兼有化湿和中、消食和胃之品。其中，用药频次较高的中药为甘草、白术、白芍、黄芪、党参、丹参、茯苓、半夏、莪术、陈皮。从54个核心用药组合中可见一些常见的治疗慢性萎缩性胃炎的用药组合，例如：厚朴-陈皮-苍术，燥湿和胃；半枝莲-白花蛇舌草-莪术，解毒软坚散结；生地黄-天花粉-麦冬，养阴益胃生津；黄芩-干姜-黄连-半夏，辛开苦降；川芎-红花-当归-赤芍-桃仁，活血化瘀等。

四、名医经验

（一）田德禄经验

田德禄认为，FD的发生与情志不畅、外邪内积、脾胃虚弱密切相关，其病机“脾胃虚弱”是发病的基础，肝气郁滞是致病的条件，胃气壅滞是变生诸症之主因，而病机核心为胃失通降，气机阻滞贯穿病变之始终。其治疗功能性消化不良的临床经验为：①斡调气机升降，以自拟“实痞通”为主方；②益气健脾和胃，以六君子汤为主方；③行气活血止痛，以丹参饮、失笑散为主方。田德禄治疗胃气壅滞证，虽然强调“清降”，但首先注重的仍是通降胃气、开通，气之郁结而其重下气开结，并不单纯从胃论治，而是从调整胃、肺、肝三脏的气机入手，体现了其治胃病从五脏入手的学术思想。治疗肝胃不和型FD，田德禄在清郁热的同时，往往配以温行脾胃之品以“扶中”，即往往加用紫苏子、陈皮或乌药等温行脾胃气机之品，在加强疏肝理气作用的同时，反制柴胡、芍药、枳实、黄芩等寒凉之性。

（二）李乾构经验

李乾构提出FD病位在胃，本虚为脾虚，标实为气、血、痰、湿、食等阻滞中焦，气机郁滞，以脾虚气滞为之核心病机。将FD分为脾胃虚弱、肝郁脾虚、气滞血瘀、脾虚食积及寒热错杂等5个证型，以脾虚气滞为最常见证型。治疗上：①健脾土，助中运，以四君子汤为主方；②疏肝气，调气机，加柴胡、郁金、木香、枳实、厚朴等；③降胃气，理中焦，加旋覆花、赭石、炒莱菔子、降香；④祛瘀血，养胃络，加丹参、酒大黄之类。

（三）冯五金经验

冯五金认为功能性消化不良没有明确的病因，治疗终点是缓解症状，与中医的证具有很大的相似性，运用治胃六位一体理念治疗疗效确切：①调理气机，升脾降胃：认为FD病机首先是气机失调、脾胃脏腑失和，治法上强调顺应脾胃的生理状态，调节病理以恢复之，故调脾胃气机宜补脾气、升清阳，降胃气、除胃热；②调和脏腑，疏肝和胃：肝胃两脏失和是脏腑角度FD发生的主要病机，常用逍遥散、越鞠丸加减治疗肝胃不和证，在越鞠丸的基础上自创解郁调胃汤，使肝升胃降，肝胃调和；③清温并用、燥润相宜：脾胃受邪有燥、热、寒、湿的不同，多病程久，治宜温清并用，以燥脾清胃；④寒热错杂，辛开苦降：认为临床常见之痞证，多由脾胃不和、寒热错杂、升降失常所成，可采用辛开苦降法；⑤以平为期，攻补有度：脾病以平运为补，胃病以通降为补，偏气虚者用异功散、六君子汤、香砂六君子汤、参苓白术散、补中益气汤，阳虚者用黄芪建中汤、理中汤；⑥重视调护，因人制宜：从发病原因及每位患者的病变特点入手，积极找到个体化病因，防患疾病于未然。冯五金还提出了“以调为先、以通为顺、以和为贵、以平为期、以防为主、以人为本”的治疗FD六法，验于临证取得了良好的疗效。

（四）马俊经验

马俊认为FD症状有“痛”和“痞”两大主症，临证时需辨别对待：痛为气滞不通，证多属实；痞为气机滞塞，证多虚实夹杂。总的治则以温清通补为大法。马俊结合多年经验指出，痞证临床常见的病证有气滞、热郁、湿阻、食停、中虚或夹瘀夹湿多端，可多证并见，辨治时不需过分拘泥于分型。辨证分型论治如下：①肝胃不和证：疏肝理气、健脾和胃，方药予十三味和中汤加减；②饮食停滞证：健脾和胃、理气消食，方药予保和丸合四君子汤加减；③痰湿中阻证：化湿和中，方药予平胃散、藿香正气散；④脾胃虚弱证：健脾益气、和胃降逆，方药予香砂六君子汤合黄芪建中汤加减；⑤胃阴亏虚证：益胃养阴、疏肝理气，方药予一贯煎合芍药甘草汤加减。

（五）刘德喜经验

刘德喜认为脾胃之病，治以调理脾胃转枢为先，强调用药要顺应脾胃气机升降的特点，用药必须顺应和顾护脾胃秉性：脾喜燥而恶湿，其气以上升为和顺，故健脾须从燥湿行气、温补脾阳入手，常用药物可选广木香、香附、白术、化橘红、党参、云冬、柴胡、干姜、陈皮、升麻、木香、炙甘草等芳香醒脾之品；胃喜湿而恶燥，其气以降为和，故调胃宜从理气通降、和胃行气入手，常用中药包括沉香、丁香、柿蒂、山楂、麦芽、神曲、木香、乌药、谷芽、沉香、莱菔子、枳实、枳壳、旋覆花、大黄等。“健脾调中消痞方”为刘德喜治疗脾虚气滞型FD及厌食症经验方，以健脾消痞，疏调气机为根本大法，体现了刘德喜脾胃转枢理论学术思想。

（六）赵国岑经验

赵国岑将FD分为食滞胃脘、肝郁气滞、脾胃虚弱、脾虚湿盛及脾肾阳虚五个证型，尤其强调脾胃气机升降逆乱为核心病机。治疗上：①食滞胃脘型，予消食导滞、和胃止痛，以保和丸为主方；②肝郁气滞型，予疏肝解郁、理气止痛，以柴胡疏肝散为主方；③脾胃虚弱型，予健脾益气、升阳止泻，以香砂六君子汤为主方；④脾虚湿盛型，予益气健脾、渗湿止泻，以参芪白术散为主方；⑤脾肾阳虚型，予温肾健脾、涩肠止泻，以《景岳全书》胃关煎为主方。

（七）王灿晖经验

王灿晖指出慢性胃炎病因不外内外两端：外则外感六淫、饮食不节，内则情志失调、劳倦久病，其病病位在胃，与肝脾关系密切，病理因素有气滞、痰湿、热郁、络瘀等，脾气虚弱、胃失和降、气滞络瘀为本病基本病机。王灿晖概括慢性胃炎的演变过程：慢性胃炎病久必虚，虚久必滞，滞久必瘀，瘀久易变。王灿晖认为当辨病与辨证相结合，首先要抓住主症，循症辨病，在宏观辨病的基础上辨证施治，分清虚实、寒热、阴阳、气血，有的放矢地进行治疗，同时也要借助和参考现在的胃镜检查及病理活检。本病虽有脾胃气虚、脾胃虚寒、肝胃不和、脾胃湿热、胃阴不足、肝胃气滞、肝胃郁热、胃络瘀血等诸多证型，但在临床上，慢性萎缩性胃炎以气阴不足、胃络瘀阻为主，慢性非萎缩性胃炎以胃热气滞为多，其他如脾胃气虚、肝胃不和、湿热内蕴、饮食积滞多可归为兼证。另外，王灿晖认为慢性萎缩性胃炎以脾胃虚弱、气滞胃热络瘀为基本病机，以健脾益胃、理气清热通络为基本治疗方法，以健脾益胃汤为治疗基本方剂，并根据患者的临床表现随症加减治疗。

五、名方推荐

（一）健脾调中消痞方

药物组成：党参、白术、茯苓、山药、槟榔、厚朴、枳壳、郁金、薏米各 15 g，木香 12 g，莲子、桔梗、白扁豆、砂仁（后下）各 10 g，甘草 5 g。功效：补气健脾、行气化滞为重点，兼以和胃渗湿。主治：痞满病之脾虚气滞证。用法：每日 1 剂，水煎，分 2 次服。4 周为 1 疗程。加减：泛酸明显者，加瓦楞子 15 g、海螵蛸 15 g；呕吐者加竹茹 15 g，紫苏叶 12 g；疼痛较重者加延胡索 15 g、白芍 15 g；食欲不振明显者加炒麦芽 15 g、炒山楂 15 g、神曲 15 g；情绪抑郁加柴胡 12 g、合欢皮 15 g；睡眠不佳加远志 15 g、酸枣仁 15 g。

（二）田德禄经验方“实痞通”

药物组成为：香附、紫苏叶、陈皮、焦四仙、连翘、虎杖、黄芩、黄连、荷梗各 10 g，蒲公英 15 g，甘草 6 g。功效：清热导滞、和胃通降。主治：脾胃病之胃气壅滞、热蕴食滞证。本方为田德禄临证常用的经验方，临床只要见到脘腹胀满、舌质暗红、舌苔黄腻，必定予以清降胃气，加通降之品，使胃气和降，气血调和，病情自然向愈。用法：每日 1 剂，水煎，分 2 次服。加减：遣方以香苏散为基础，食滞者加焦三仙或焦四仙；湿阻用藿香、佩兰；湿热用黄芩、黄连、黄柏；热毒用连翘、蒲公英、虎杖；痰浊用川贝母、郁金；瘀血用丹参、三七、生蒲黄、海螵蛸、赤芍；痰湿瘀毒用生薏苡仁、莪术、白花蛇舌草。

（三）马俊经验方“十三味和中丸”

药物组成：柴胡、枳壳、炒白芍、陈皮、川楝子、延胡索、砂仁、茯苓、姜半夏各 10 g，酒黄芩、酒黄连、吴茱萸、甘草各 6 g。功效：疏肝理气、和胃止痛，兼清热化湿、和血。主治：痞满病之肝胃不和证。用法：每日 1 剂，水煎，分 2 次服。

（四）健脾益胃汤加减

药物组成：太子参 15 g、云茯苓 12 g、山药 12 g、川石斛 12 g、焦白术 10 g、炒枳壳 10 g、厚朴花 10 g、鸡内金 10 g、白花蛇舌草 20 g、莪术 10 g。功效：补益胃阴，理气通络。主治：慢性萎缩性胃炎之脾胃虚弱、气滞胃热络瘀证。用法：每日 1 剂，水煎，分 2 次服。加减：兼有饮食停滞，表现为食欲不振或能食难化，此时常酌加焦山楂、鸡内金、炒谷芽等消食化积之品；如有患者患病日久，心理负担较重，常有心烦失眠、情绪抑郁等症，常酌加炙甘草、浮小麦、酸枣仁、大枣等药兼调心脾。同时，嘱患者饮食多进有营养、易消化之品，如面条、馒头、瘦肉，不可多食肉汤、鸡汤、鱼汤等油腻荤腥及辛辣刺激之品，同时起居注意寒温适宜，保持情绪舒畅乐观。

（五）健脾理气汤加减

药物组成：茯苓 15 g，党参、白术、枳实、木香、陈皮、甘草、延胡索各 10 g，砂仁 6 g。功效：健脾理气。主治：FD 之脾虚气滞证。用法：每日 1 剂，水煎，分 2 次服。加减变化：两胁胀满者，加柴胡 10 g、白芍 10 g；喜暖畏寒、手足不温者，加桂枝 10 g、干姜 10 g；舌苔黄厚腻，口干口苦者，加菖蒲 10 g、茵陈 15 g；舌苔黄、嘈杂泛酸者，加黄连 3 g、吴茱萸 3 g；刺痛不移，舌有瘀斑或舌底脉络迂曲者，加当归 10 g、三七粉 3 g（冲服）。

（六）瓜蒌薤白半夏汤加枳壳

药物组成：瓜蒌、薤白、半夏、枳壳各 10 g。攻效：通阳泄浊、行气散结。主治：胃脘痛之胃阳、胃气郁遏证。用法：每日 1 剂，水煎，分 2 次服。加减若痛之较甚者，加佛手柑、九香虫、甘松、煨川楝子、炒延胡索、红花、制乳香、制没药、五灵脂等行气活血以止痛；痛连胁肋者，加广郁金、姜黄、炒青皮、绿萼梅、白芍、大麦等畅气疏肝以止痛；痛而胀满者，仿丹溪越鞠丸，加漂苍术、制香附、炒川芎、炒神曲开郁消胀以止痛（莱菔根、陈瓢皮、制厚朴也常用）；痛而怕冷喜热饮者，加高良姜、制香附或干姜、桂枝温中散寒以止痛；痛而隐隐缠绵不止者，加党参、炒白术、茯苓、炙甘草、扁豆、广木香补气益胃以止痛；兼有嗳气呕逆者，加旋覆花、赭石、紫苏梗、沉香曲、降香、刀豆壳、枇杷叶降逆顺气；兼嘈杂泛酸者，取左金丸辛开苦降，加黄连、吴茱萸、娑罗子、瓦楞子、海螵蛸泄肝和胃；兼口苦咽干者，加蒲公英、黄连、竹茹等清泄苦降；兼食滞纳少者，加鸡内金、佩兰、陈皮、谷芽、白蔻仁化食和中；兼阴虚口干者，加乌梅、白芍、石斛、麦冬润胃养阴；有大便溏泄者，加煨诃子、石榴皮、山药以止泻；有便结者多用玄明粉，泻去胃中秽浊郁滞，恢复阳明通降之常；尚有经诊断为胃下垂者，往往合用张锡纯之升陷汤，加黄芪、知母、柴胡、升麻益气举陷。

（七）柴陷汤加减

药物组成：柴胡、半夏、陈皮各 10 g，黄芩、竹茹各 12 g，生姜 6 g，瓜蒌 30 g，黄连粉 3 g（冲服）。功效：疏肝理气，和胃涤痰。主治：压痛型胃脘痛之痰热结聚胃脘、阻滞气机者。用法：每日 1 剂，水煎，分 2 次服。

（八）芍药甘草汤加味

药物组成：赤芍、白芍各 30 g，甘草、木瓜、丹参 12 g，当归 5 g，延胡索 10 g。功效：舒挛止痛。主治：痉挛型胃脘痛病。用法：每日 1 剂，水煎，分 2 次服。（《当代名医临证精华·胃脘痛专辑》）

（九）半夏泻心汤加减

药物组成：法半夏 15 g，干姜、黄连、黄芩、党参、炙甘草、大枣各 10 g。功效：辛开苦降以消中痞，寒温并用以平寒热。主治：脾胃病之寒热错杂证。用法：每日 1 剂，水煎，分 2 次服。加减：气机停滞日久则由气及血发展至疼痛，常合用百合乌药汤；若兼有口苦、便溏、舌淡、脉细等胆热脾寒、气化失常等症，常合柴胡桂枝干姜汤；若症见胃脘冷痛伴有振水音、胃中嘈杂等症，常合用百合乌药汤；若伴咽痛、口苦、目赤、发热体温波动较大等，常合用小柴胡汤；若兼有嗳气、胃胀、呃逆、腹中肠鸣等脾胃气滞见症者，常合丁香柿蒂散；若伴腹泻、肠鸣下利等湿热壅滞之症，常合葛根芩连汤；若症见呃逆、嗳气、噎膈、气上冲咽等胃气上逆见症者，常合旋覆代赭汤；若伴腹中冷痛胀满、下肢怕冷、泄泻等阳虚寒凝之症，常合附子理中汤；若肾阳虚兼有脾阳虚，则加益智、煅牡蛎；若以肚脐凉痛为主，则在此基础上加胡芦巴；若兼有食管溃疡、口腔溃疡等虚火上炎症者，亦常合封髓丹加减。

（十）四逆散加减

药物组成：柴胡 12 g，芍药 15 g，枳壳 10 g，甘草 6 g。功效：调和肝胃。主治：慢性非萎缩性胃炎之肝胃不和证。用法：每日 1 剂，水煎，分 2 次服。变化：若实热之证，且反酸症状明显，则用赤芍；若热象不明显，且以虚证为主，反酸症状不明显者则以白芍入药；若便溏而气滞不重者，可用性缓之枳壳代替枳实。加减：气滞者可加厚朴、延胡索、救必应、郁金、大腹皮、香附、陈皮等，救必应为凉性理气止痛药，对因气滞而热象明显者可重用；若胃气上逆不降，可加赭石、法半夏以降逆和胃；若气滞大便不通，可加虎杖、茵陈、火麻仁、郁李仁等；若气滞致血瘀，可加丹参、三七；病程较长有脾虚者可加白术、茯苓、黄芪、陈皮、升麻、太子参、党参等。

（十一）栗德林自拟基本方连夏芪麦汤

药物组成：黄芪 30 g，党参、延胡索、葛根各 15 g，黄芩、干姜、麦冬、甘草各 10 g，黄连、枳壳、丹参各 12 g，半夏 9 g。功效：辛开苦降、调理脾胃。主治：痞满之寒热错杂证。用法：每日 1 剂，水煎 400 mL，分两次早晚温服。加减：气阴两虚重，党参改为太子参 15 g；气虚便干，加生白术 30 g；阴虚内热明显，加生地黄 20 g、知母 15 g；胃脘胀满重，加青皮 10 g、郁金 15 g、木香 10 g、炒莱菔子 15 g；胃脘痛甚，加川楝子 12 g、九香虫 15 g、白芷 12 g、白芍 20 g；便溏，加乌梅肉 15 g、石榴皮 12 g。

第三节　消化性溃疡

消化性溃疡（PU）指胃肠道黏膜被自身消化而形成的溃疡，可发生于食管、胃、十二指肠、胃-空肠吻合口附近以及含有胃黏膜的 Meckel 憩室。胃、十二指肠球部溃疡最为常见。消化性溃疡是一种全球性常见病，本病可发生于任何年龄段。十二指肠溃疡（DU）多见于青壮年，而胃溃疡（GU）则多见于中老年。临床上十二指肠球部溃疡多于胃溃疡，十二指肠球部溃疡与胃溃疡发生率的比值大约为 3∶1。胃溃疡和十二指肠溃疡均好发于男性。

一、诊断标准

（一）临床表现症状

上腹痛或不适为主要症状，胃溃疡疼痛部位在上腹偏左，十二指肠溃疡在上腹偏右，胃溃疡的腹痛多发生于餐后 0.5～1.0 h，而十二指肠溃疡的腹痛则常发生于空腹时。常具有以下几个特点：①慢性过程，病史可达数年或十余年。②周期性发作，发作期可为数周或数月，缓解期长短不一，发作有季节性，多在秋冬和冬春之交发病。③部分患者有与进餐相关的节律性上腹痛，如饥饿痛或餐后痛。④腹痛可被抑酸或抗酸剂缓解。部分患者病例无上述典型的疼痛，仅表现腹胀、厌食、嗳气、反酸等消化不良症状。体征：发作时剑突下可有局限性压痛，缓解后无明显体征。并发症：出血、穿孔、梗阻和癌变，部分 PU 患者以溃疡的并发症为首诊症状。

（二）胃镜检查是诊断 PU 最主要的方法

胃镜下所见典型的胃溃疡多见于胃角和胃窦小弯，活动期 PU 一般为单个，也可是多个，呈圆形或椭圆形。胃镜检查过程中应注意溃疡的部位、形态、大小、深度、病期，以及溃疡周围黏膜的情况。按照日本畸田隆夫的分期法将溃疡分为活动期（A 期）、愈合期（H 期）和瘢痕期（S 期），而每期又分为 2 个阶段，分别为 A1 期、A2 期、H1 期、H2 期、S1 期、S2 期，A1 期：溃疡呈圆形或椭圆形，中心覆盖厚白苔，可伴有渗血或血痂，周围潮红，充血水肿明显；A2 期：溃疡覆盖黄色或白色苔，无出血，周围充血水肿减轻；H1 期：溃疡处于愈合中，其周围充血、水肿消失，溃疡苔变薄、消退，伴有新生毛细血管；H2 期：溃疡继续变浅、变小，周围黏膜皱襞向溃疡集中。S1 期：溃疡白苔消失，呈现红色新生黏膜，称红色瘢痕期；S2 期：溃疡的新生黏膜由红色转为白色，称白色瘢痕期。胃镜检查对鉴别良恶性溃疡具有重要价值，胃镜下溃疡的各种形态改变对病变的良恶性鉴别仅有参考价值。因此，对胃溃疡应常规做活组织检查，治疗后应复查胃镜直至溃疡愈合。对不典型或难以愈合的溃疡，必要时应做进一步相关检查如胃肠 X 线钡餐、超声内镜、共聚焦内镜等明确诊断。

（三）对于不能接受内镜检查的患者可考虑进行 X 线钡餐检查

钡餐检查 PU 的主要 X 线下影像是壁龛或龛影，是钡悬液填充溃疡的凹陷部分所造成。在正面观，龛影呈圆形或椭圆形，边缘整齐。因溃疡周围的炎性水肿而形成环形透亮区。胃溃疡的龛影多见于胃小弯，且常在溃疡对侧见到痉挛性胃切迹。十二指肠溃疡的龛影常见于球部，通常比胃的龛影小。

（四）幽门螺杆菌为消化性溃疡病

幽门螺杆菌为消化性溃疡病重要发病原因和复发因素之一，其检测方法分为侵入性和非侵入性两大类，侵入性检测包括快速尿素酶试验、胃黏膜直接涂片染色镜检、胃黏膜组织切片染色镜检，非侵入性检查为首选方法，主要包括 13C 或 14C 标记的尿素呼气试验、血清学试验和粪便 Hp 抗原检测。

二、西医治疗概述

PU 治疗目标为：去除病因，控制症状，促进溃疡愈合、预防复发和避免并发症。PU 的治疗分为：①一般治疗；②药物治疗；③患者教育；④手术治疗。

（一）一般治疗

生活规律，工作劳逸结合，避免过劳和精神紧张，改变不良的生活习惯，合理饮食。在消化性溃疡活动期，患者要注意休息，避免剧烈运动，避免刺激性饮食，同时建议其戒烟、戒酒。

（二）药物治疗

1. 抑制胃酸分泌。抑酸治疗是缓解 PU 症状、愈合溃疡的最主要措施，抑酸药物主要包括 H_2 受体拮抗剂和 PPI，其中 PPI 是首选药物。消化性溃疡治疗通常采用标准剂量 PPI，常用的药物有奥美拉唑、兰索拉唑、泮托拉唑、埃索美拉唑、雷贝拉唑、艾普拉唑等，每日 1 次，早餐前 0.5 h 或睡前服药，具体规格及服用剂量见表 4－1，治疗十二指肠溃疡的疗程为 4～6 周，胃溃疡为 6～8 周，通常胃镜下溃疡愈合率均＞90％。对于存在高危因素和巨大溃疡患者，建议适当延长疗程。H_2 受体拮抗剂的抑酸效果逊于 PPI，常用药物有西咪替丁、雷尼替丁、法莫替丁、罗沙替丁等，常规采用标准剂量，每日 2 次，对十二指肠溃疡的疗程需要 8 周，用于治疗胃溃疡时疗程应更长，具体规格及服用剂量如表 4－1，表 4－2 所示。此外制酸剂如氢氧化铝、铝碳酸镁等，一般用于临时给药以缓解症状，不作长期治疗。

表 4－1　常用的各种 PPI

通用药名	规格/(mg/片)	治疗剂量/mg	维持剂量/mg
埃索美拉唑	20，40	40，每日 1 次	20，每日 1 次
兰索拉唑	30	30，每日 1 次	30，每日 1 次
奥美拉唑	10，20	20，每日 2 次	20，每日 1 次
泮托拉唑	20	40，每日 1 次	20，每日 1 次
雷贝拉唑	10	20，每日 1 次	10，每日 1 次

表 4－2　常用 H_2 受体拮抗剂

通用药名	规格/mg	治疗剂量/mg	维持剂量/mg
莫法替丁	20	20，每日 2 次	20，每晚 1 次
尼扎替丁	150	150，每日 2 次	150，每晚 1 次
雷尼替丁	150	150，每日 2 次	150，每晚 1 次

（2）根除 Hp。根除 Hp 是治疗 Hp 阳性 PU 的基本治疗方法，是溃疡愈合和预防复发的有效防治措施。目前对于在发达城市、中心地区以及对 Hp 常用抗生素耐药地方的患者，推荐含铋剂的四联疗法作为首次治疗以提高 Hp 根除率，防止继发耐药；而对于广大农村、边远地区以及社区基层 Hp 耐药性较低的人群，则仍可采用以 PPI 三联或铋三联为主的传统三联疗法。各方案均为每日 2 次，疗程 10 日、最长 14 日。PPI 早晚餐前服，而抗生素餐后服用。根除方案组成、药物剂量和用法如表 4－3 所示。

表 4－3　推荐的 Hp 根除四联方案中抗生素组合、剂量和用法

方案	抗生素 1	抗生素 2
1	阿莫西林 1000 mg，2 次/d	克拉霉素 500 mg，2 次/d
2	阿莫西林 1000 mg，2 次/d	左氧氟沙星 500 mg，1 次/d 或 200 mg，2 次/d
3	阿莫西林 1000 mg，2 次/d	呋喃唑酮 100 mg，2 次/d
4	四环素 500 mg，3 次/d 或 4 次/d	甲硝唑 400 mg，3 次/d 或 4 次/d
5	四环素 500 mg，3 次/d 或 4 次/d	呋喃唑酮 100 mg，2 次/d
6	阿莫西林 1000 mg，2 次/d	甲硝唑 400 mg，3 次/d 或 4 次/d
7	阿莫西林 1000 mg，2 次/d	四环素 500 mg，3 次/d 或 4 次/d

注：标准剂量（PPI＋铋剂）＋2 种抗生素，标准剂量 PPI 为艾司奥美拉唑 20 mg、雷贝拉唑 10 mg（或 20 mg）、奥美拉唑 20 mg、兰索拉唑 30 mg、泮托拉唑 40 mg、艾普拉唑 5 mg，以上选一；标准剂量铋剂为枸橼酸铋钾 220 mg。除含左氧氟沙星的方案不作为初次治疗方案外，根除方案不分一线、二线，应尽可能将疗效高的方案用于初次治疗。初次治疗失败后，可在其余方案中选择 1 种方案进行补救治疗。方案的选择需根据当地的 Hp 抗生素耐药率和个人药物使用史，权衡疗效、药物费用、不良反应和其可获得性。

3. 保护胃黏膜。黏膜保护剂是促进黏膜修复、提高溃疡愈合质量的基本手段，常见的胃黏膜保护剂有两类，即铋剂（丽珠得乐、果胶铋等）和弱碱性抗酸剂。铋剂服用是标准剂量，每日 3 次，铋剂止痛效果缓慢，4～6 周愈合率与 H_2 受体拮抗剂相仿，不良反应少，常见舌苔和粪便变黑，由于肾脏为铋的主要排泄器官，因此肾功能不良者忌用铋剂，此外铋剂还可通过包裹 Hp 菌体，干扰 Hp 代谢，发挥杀菌作用。弱碱性抗酸剂常用铝碳酸镁（达喜、威地镁）、磷酸铝、氢氧化铝凝胶等，常用剂量是 1 次 1 g，1 日 3 次内服。

（三）患者教育

嘱患者适当休息，减轻精神压力，保持精神的舒畅、愉悦；停服不必要的 NSAIDs，如确有必要服用 NSAIDs，可遵医嘱同时加用抑酸和保护胃黏膜的药物；改善进食规律、戒烟、戒酒及少饮浓咖啡等。

（四）手术治疗

如有上消化道大出血、胃出口梗阻、难治性溃疡经内科治疗无效者；如有急性穿孔或巨形溃疡、重度异型增生等恶变倾向者应考虑外科手术治疗。

三、中医临床思维

（一）中医病名及病因病机特征

根据消化性溃疡临床表现的不同，相当于中医学中的不同病症，可将其归属于中医学“胃脘痛”“胃疡”“嘈杂”等范畴。消化性溃疡的病因比较广泛而复杂，主要有外邪犯胃、饮食不节、情志失调、脾胃虚弱或药物损害等。外感寒、热、湿邪，内客于胃，可导致胃脘部气机阻滞，不通则痛；《医学正传・胃脘痛》云：“致病之由，多由纵恣口腹，喜好辛酸，恣饮热酒煎煿，复餐寒凉生冷，朝伤暮损，日积月累……故胃脘疼痛。”饮食不节是胃脘痛最常见的病因；《杂病源流犀烛・胃痛源流》云：“胃痛，邪于胃脘病也。……惟肝气相乘为尤甚，以木性暴，且正克也。”情志不调，肝失疏泄，肝气犯胃，脾失健运，胃气阻滞，导致胃失和降，发为胃痛；若素体脾胃虚弱，运化失司，气机不畅，或中焦虚寒，失于温阳，或胃阴不足，胃失濡养，都能导致胃痛；《证治汇补・心痛》云：“服寒药过多，致脾胃虚弱，胃脘作痛。”本病的病机演变复杂多异，主要是虚实、寒热、气血之间的演变和转化，病理性质可分为虚实两种。本病的基本病机是胃气郁滞，失于和降，不痛则痛。

（二）辨病辨证及治疗特征

中医规范将消化性溃疡分为肝胃不和、脾胃虚弱（寒）、脾胃湿热、肝胃郁热、胃阴不足、胃络瘀阻六个证型。

本病治疗原则为健脾理气、和胃止痛、清热化瘀。本病初起活动期，以实证为主要表现者，主要采用理气导滞、清热化瘀等法；溃疡日久反复发作不愈者，多为本虚标实之候，临床宜标本兼顾，健脾与理气并用，和胃与化瘀同施。对于肝胃不和证，治以疏肝理气，和胃止痛，予以柴胡疏肝散加减；脾胃虚弱（寒）证治以温中健脾，和胃止痛，予以黄芪健中汤加减；脾胃虚弱证，治以清利湿热，和胃止痛，予以连朴饮加减；肝胃郁热证，予以化肝煎合左金丸加减；胃阴不足证，治以养阴益胃，予以益胃汤加减；胃络瘀阻证，予以失笑散加减。

消化性溃疡是消化系统常见病、多发病，西医治疗消化性溃疡常用抑酸、护胃、促进胃动力等药，虽能较快地缓解症状，但长期使用副作用大，且消化性溃疡易复发，所以西药治疗消化性溃疡远期来看具有一定的缺陷性。中医治疗消化性溃疡主张辨证论治，通过多种治法能够有效地缓解消化性溃疡临床症状，促进溃疡愈合，提高治疗效果，降低复发率。中医治疗以服用汤剂为主，如果汤剂不便，也可以使用颗粒剂或中成药。

（三）药物选择

数据挖掘表明，胃溃疡方剂药物使用频次排在前 5 位的中药依次为甘草、白芍、延胡索、黄芪、白及。脾胃阳虚证常见 19 对药对，以白芍-黄芪、桂枝-黄芪、白芍-桂枝为主；肝胃不和证常见 17 对药对，以白芍-柴胡、柴胡-香附、白芍-香附为主；气滞血瘀证常见17对药对，以白及-海螵蛸、海螵蛸-三七、白及-三七为主；脾气虚弱证常见16对药对，以白术-党参、白术-茯苓、党参-茯苓为主；胃阴虚证常见28对药对，以北沙参-麦冬、北沙参-石斛、白芍-北沙参为主。

四、名医经验

（一）张小萍经验

张小萍认为消化性溃疡的病机是胃气阻滞、胃失和降、不通则痛。此病的病位在胃，与肝、脾的关系密切。对于本病的治疗张小萍认为需分期论治，活动期治疗应以中西医结合祛除病邪为主；缓解期治疗以益气扶正为主，治疗多以理气疏肝、健脾温中、补益气血为原则。张小萍根据自己的临床经验将此病分为6型，即肝胃不和型、肝胃郁热型、脾胃虚寒型、胃阴不足型、脾胃湿热型、胃络瘀阻型。其中活动期又以肝胃不和型、肝胃郁热型、脾胃虚寒型常见，患者常于活动期就诊。对于肝胃郁热型的患者，张小萍主张用蒲公英、黄连、浙贝母、白及清热燥湿；延胡索、川楝子理气止痛；甘草配柴胡、白芍、枳壳疏肝理气。对于肝胃郁热型患者，张小萍主张治以清肝泻火、降逆止呕，方药用丹栀逍遥散合左金丸加减。对于脾胃虚寒型患者，张小萍主张治以温中健脾、和胃止痛，常用药物为黄芪、桂枝、甘草、大枣、芍药、生姜、升麻、桂枝、鸡内金、延胡索、川楝子、干姜、法半夏、陈皮、茯苓、党参。对于此病的治疗张小萍特别重视情志及饮食因素，减轻精神压力，饮食规律，养成良好的生活作息习惯有益于患者的康复。

（二）张炳秀经验

张炳秀认为可根据消化性溃疡临床特点的不同归将其归属于中医学的“胃痛”或“胃脘痛”“心痛”“吐酸”“嘈杂”“便血”“呕吐”等范畴。张炳秀认为此病的病位在胃，与脾、肝、胆、肠等脏腑之间存在“亢害承制”“协同制约”关系。在治疗上张炳秀主张巧调和，即调和脏腑间的气血、阴阳关系，使之达到和谐共存。巧调和主要体现在以下3个方面。①揆度升降调寒热。揆度升降方面，张炳秀常选旋覆花、赭石降胃气，大黄、厚朴、枳实通腑气，选黄芪、党参、白术、薏苡仁、甘草补脾气，升麻、柴胡升清阳。同时，喜用升降散。寒热平调方面，张炳秀常用半夏泻心汤平调脾胃肠腑之寒热。②理气活血贯始终。张炳秀理气常用砂仁、蔻仁、谷麦芽、陈皮、紫苏梗、木香等，理气而兼顾健脾燥湿；用郁金、柴胡、香附、青皮、川楝子、佛手等，理气兼顾疏肝。活血常用三七、白及、牡丹皮、山楂、失笑散、丹参饮等，活血而兼顾消肿生肌。③善用小方勿忽之。张炳秀临证中十分注重经典小方的运用。小方是指药味少，一般为2～3味药，然配伍精炼，功效确切。对于消化性溃疡的治疗，张炳秀以“和”中焦为基础，拟定“和胃十法”。①化湿和胃法。此法适用于湿邪犯胃者，以平胃散为基础方，偏寒湿者选藿香正气散，偏湿热者选三仁汤，常常配伍砂仁、蔻仁、紫苏梗。②清热和胃法。适用于胃热壅滞者，予以清胃散加减，临床可加蒲公英、黄芩清胃泄热。③疏肝和胃法。适用于肝气犯胃者，予以柴胡疏肝散加减，根据饮食情况可加麦芽20 g。④清肝和胃法。适用于肝火犯胃者，常选丹栀逍遥散、左金丸治疗此证。⑤消积和胃证。适用于食积伤胃者，方选保和丸加减，治疗此证时，注意调节饮食。⑥化瘀和胃证。适用于瘀血停胃者，方选失笑散合丹参饮加减。张炳秀常选三七、白及、延胡索，增加活血化瘀、止血行气的效果。⑦散寒和胃法。适用于寒邪客胃者，选用良附丸合正气天香散加减，常配木香、藿香、枳壳、紫苏梗。⑧健脾和胃法。方选香砂六君子汤、胃爱丸、归脾汤加减。病轻者用党参，重者用人参，其余如黄芪、白术、茯苓、炒枣仁，对于此证的治疗需要注重益气以及升提之法的配合连用。⑨温中和胃法。此法适用于脾胃虚寒者，选用黄芪建中汤或附子理中汤加减。⑩养阴和胃法。适用于胃阴亏虚者，选用一贯煎合芍药甘草汤加减。张炳秀在治疗消化性溃疡时，特别重视对于整体的把握，注重辨体、辨证、辨病三者的结合。此外张炳秀临证用药擅用“药引”，如在治疗消化性溃疡时喜用鸡子壳、鸡子黄，往往能取得不错的疗效。

（三）汤一新经验

汤一新认为消化性溃疡属于中医学中“胃脘痛”范畴，外感六淫、饮食劳倦及七情内伤等均能导致此病的发生。汤一新认为消化性溃疡的病机特点是虚实夹杂，其中脾胃虚弱为本，邪气内犯肠胃为标，在脾胃虚弱的基础上邪气侵犯肠胃才会引发溃疡。对于此病的治疗，汤一新认为应当标本兼顾，扶正勿忘祛邪。在临证用药方面，偏于阴虚者，张炳秀用自拟方溃疡1号散（沙参、三七、木蝴蝶、黄连、山药、麦冬、白及、川贝、甘草）；偏于气虚者，用溃疡2号散（黄芪、红参、川贝、蒲黄、佛手、山药、白及、海螵蛸、高良姜）。汤一新根据邪实的不同，辨证论治，对于肝胃不和者，用柴平煎（柴胡、黄芩、法半夏、党参、大枣、甘草、生姜、陈皮、厚朴）；肝胃郁热者，左金丸加味（黄连、吴茱萸、蒲公英、白花蛇舌草、黄芩）；湿浊内阻，方用加减正气散（藿香、陈皮、厚朴、茯苓皮、茵陈、大腹皮）；气滞血瘀者，三合汤加失笑散（丹参、檀香、百合、广台乌、砂仁、香附、蒲黄、五灵脂）；脾胃虚寒者，黄芪建中汤合良附丸（黄芪、桂枝、白芍、生姜、大枣、饴糖、高良姜、香附、甘草）；胃阴不足者沙参麦冬汤（沙参、麦冬、玉竹、天花粉、扁豆、桑叶）。最后汤一新认为溃疡的发生与饮食生活习惯密切联系，在治疗过程中要嘱托患者饮食禁忌，养成良好的生活习惯，从而提高治疗效果。

（四）李振华经验

李振华认为消化性溃疡属于中医学“胃痛”“嘈杂”“吞酸”“痞满”等病范畴，认为本病的病因主要与饮食不节，情志不遂有关，本病的病变部位在胃或十二指肠，与肝脾关系密切。李振华根据自己多年的临床经验，将本病分为脾胃虚寒、气滞血瘀、肝胃郁热三个症型论治。①脾胃虚寒证，治宜温中健脾，理气活血。方用自拟理脾愈疡汤，药物组成包括党参、白术、茯苓、桂枝、白芍、砂仁、木香、厚朴、甘松、北刘寄奴、海螵蛸、延胡索、炙甘草、生姜、大枣。②气滞血瘀证，治宜活血化瘀，理气止痛。方用自拟活血愈疡汤。药物组成 ：当归、赤芍、川芎、香附、小茴香、木香、延胡索、五灵脂、炒蒲黄、三七粉。③肝胃郁热证。治宜养阴和胃，疏肝泄热，方用自拟养阴疏肝汤。药物组成：辽沙参、麦冬、石斛、白芍、青皮、陈皮、甘松、北刘寄奴、吴茱萸、黄连、白及、甘草。在临床用药方面，李振华尤其强调以下几个方面。①脾虚日久不愈，常导致“土壅木郁”，脾虚肝旺。因此，治疗时应选择疏肝理气或敛肝之品，以协调肝脾。②胃主受纳，脾主运化。如出现腹胀，纳呆，嗳气等症状，应注意加导滞和胃之品。③湿蕴化热，短时出现湿热中阻之病机，可酌用苦寒燥湿之品，但应中病即止，否则易伤脾气。④如表现虚中挟实之病机，不宜过早使用收敛生肌之品，以免闭门留寇。

（五）单兆伟经验

单兆伟对于消化性溃疡的治疗经验主要有以下5个方面。①温中益气健脾，理气还防伤阴。单兆伟认为此病的发生以中阳不足者为多，在治疗上多采用温中益气健脾这一治疗方法，常选用黄芪建中汤、理中汤之类基本方加减。运用理气药时单兆伟常用3种方法，一是选用理气不伤阴的药物；二是通过药物炮制的方法，达到理气不伤阴，如柴胡用醋制；三是在使用理气药时配伍养阴药如北沙参、麦冬、石斛、玉竹、天花粉等。②疏肝还需养肝，随证清化活血。情志失调是消化性溃疡的重要发病因素，肝主疏泄，调畅情志，肝主藏血，体阴用阳，喜条达恶抑郁，对于肝气不调，木横克土的患者，单兆伟主张用四逆散、柴胡疏肝散等方药疏肝理气，另外根据肝的生理特性，养血柔肝，以制肝木横逆，单兆伟在临床上常使用逍遥丸加减治疗肝木犯土的患者。临床上本病常常兼有湿热、血瘀的病理因素，在溃疡病的活动期，湿热证较为多见。初病在经，久病入络，久病不愈的患者，易出现血瘀，在治疗时单兆伟主张兼湿热者用清热化湿的治疗方法，常选芩连平胃散、王氏连朴饮等，若见胃络瘀阻，则合用丹参饮、活络效灵丹、失笑散等方剂。③辨证结合辨病，兼用护膜制酸。单兆伟常用的抑酸药物有海螵蛸、煅瓦楞、牡蛎，常用的方剂有左金丸，常用护膜的药物有凤凰衣、木蝴蝶、白及、象贝等。④加用粉剂调服，提高临床疗效。单兆伟在治疗消化性溃疡时，在使用基础治疗方的同时，常常给患者加用三七粉2 g，白及粉2 g，用藕粉调服，早晚各服一次，起到保护胃黏膜，促进溃疡愈合，防止出血的作用。⑤重视生活调摄，预防溃疡复发。包括注意饮食有节，保持心情舒畅，劳逸结合，慎防感受外邪。

（六）蓝青强经验

蓝青强认为脾胃虚弱是PU发生的内因，外邪犯胃、饮食不节，情志失调是本病发生的外因。脾胃虚弱则患者抵御邪气的能力下降，再加上外邪犯胃，饮食不节，情志不遂等因素的影响，导致脾失健运，胃失和降，水湿内停，湿热内生，困阻于中焦，导致溃疡形成。本病的发生是湿热、气滞、血瘀等病理因素相互作用的结果，病位在胃，且与肝脾关系密切。对于本病的治疗，蓝青强认为重在固护脾胃，以脾宜健、肝宜疏、胃宜合为治则，并佐以活血化瘀治疗，但需随其偏盛而加减用药。蓝青强认为合理的饮食和调护是提高疗效的关键，除了药物治疗，还应嘱托患者养成良好的饮食及生活习惯，保持心情的舒畅。在临证用药方面，蓝青强认为急性期湿热内者多见，治疗上予以清热解毒，常选蒲公英、黄连、黄芩等药物，若大便干结加大黄。缓解期多以中虚脏寒为主，治疗上重用黄芪、党参、白术、白芍、甘草等健脾补虚，加用吴茱萸温胃散寒。

（七）劳绍贤经验

劳绍贤认为消化性溃疡病位不离肝脾胃，病机多及瘀和热。经过长期临床实践，劳绍贤将消化性溃疡辨证大体分为脾胃虚弱型，肝郁脾虚型，肝胃不和（肝郁胃热）型，胃阴不足型。其中以肝郁脾虚，肝胃不和（肝郁胃热）型为多，单纯脾虚型较少。对于消化性溃疡的治疗，劳绍贤在治则遣方上以健脾疏肝为基础，但化瘀清热贯穿于始终，常用的治则除健脾、疏肝、化瘀、清热之外，尚有养阴柔肝、祛痰利湿，或温中散寒等。对于脾胃虚弱型，立法为健脾益气化瘀清热，处方：健脾Ⅱ方（党参、白术、茯苓、北芪、川芎、砂仁、蒲公英、甘草）。②肝郁脾虚型，立法：健脾疏肝清热化瘀，处方：和胃方（蒲公英、黄芩、郁金、川芎、丹参、瓦楞子、甘草、赤芍）。③肝胃不和（肝郁胃热）型，立法：疏肝和胃化瘀清热，处方：四逆散，逍遥散加减（柴胡、当归、白芍、白术、茯苓、甘草、薄荷、生姜、蒲公英、黄芩、黄连、郁金）。④胃阴不足型，立法：益胃养阴，处方：养胃汤（沙参、麦冬、玉竹、扁豆、桑叶、甘草）。

（八）姜树民经验

姜树民认为，治病必求其本，祛邪不忘扶正。对于消化性溃疡的治疗，主张从痈论治，以平为期，将“消”“托”“补”三法融于其中，分消有度，通降有司，取和有衡，重视扶阳气，保胃气，存津液，调整阴阳，调气和血，以复中焦脾胃之功，终使脾胃抵于平“和”，亦将“固护胃气”的思想贯穿始终。消化性溃疡初期，姜树民认为气血失调，气血壅遏治以消法——脾升胃降，分消有度；中期邪郁化热，热盛肉腐治以托法——扶益正气，托毒外出；后期气血耗伤，脾胃虚弱治以补法——益气和血，顾护胃气。此外姜树民还认为，神经精神和心理因素与本病的关系十分密切，调节神经功能，避免精神刺激，调整心态十分重要。

五、名方推荐

（一）益气清热护膜方

炙黄芪、炒白术、白及、黄芩各 10 g，仙鹤草、蒲公英、煅海螵蛸、炒薏苡仁、莱菔子各 15 g，大贝母、参三七各 6 g。功效：益气健脾，清热护膜。主治：消化性溃疡之脾虚胃热型。用法：每日 1 剂，水煎，分 2 次服。

（二）理脾愈疡汤

党参、茯苓、北刘寄奴各 15 g，白术、厚朴、延胡索、海螵蛸、甘松各 10 g，桂枝、木香、甘草各 6 g，砂仁 8 g，白芍 12 g，生姜 3 片，大枣 2 枚。功效：温中健脾，理气活血。主治：消化性溃疡之脾胃虚寒证。用法：每日 1 剂，水煎，分 2 次服。加减：若大便色黑，状如柏油者，加白及 10 g，三七粉 3 g（分 2 次冲服 ），黑地榆 12 g；如语言无力，形寒畏冷，四肢欠温者，加黄芪 30 g，甚者加附子 10 g；如嗳气频作者，加丁香 5 g，柿蒂 15 g；如食少胀满者，加焦山楂 12 g，神曲 12 g，麦芽 12 g。

（三）活血愈疡汤

当归、赤芍、川芎、五灵脂、香附、小茴香、延胡索、炒蒲黄各 10 g，木香 6 g，三七粉 3 g（分 2 次冲服），甘草 3 g。功效：活血化瘀，理气止痛。主治：消化性溃疡之气滞血瘀证。用法：每日 1 剂，水煎，分 2 次服。加减：疼痛消失后，宜常服健脾和胃，理气活血之品，以巩固疗效，防止复发，促使溃疡愈合。方用健脾活血汤，药物组成：党参 15 g，白术、当归、香附、厚朴、甘松各 10 g，茯苓、赤芍各 12 g，砂仁 8 g，延胡索 6 g，炙甘草 6 g。

（四）养阴疏肝汤

辽沙参 20 g，麦冬、石斛、白芍各 15 g，青皮、陈皮、甘松、白及各 10 g，刘寄奴 12 g，吴茱萸 5 g，黄连 6 g。功效：养阴和胃，疏肝泄热。主治：消化性溃疡之肝郁化火证。用法：每日 1 剂，水煎，分 2 次服。加减：若疼痛缓解，胃火渐清，可酌减清热之品，加入健脾而不燥之山药、薏苡仁、茯苓等常服，以促使脾胃功能恢复。

（五）愈疡方基本方药

党参、黄芪、白术、茯苓、丹参、延胡索各 15 g，半夏、柴胡各 10 g，煅瓦楞子、白芍各 20 g，甘草 6 g。功效：健脾、疏肝、和胃。主治：消化性溃疡。用法：每日 1 剂，水煎，分 2 次服。加减：如腹胀较重则加厚朴、砂仁、佛手、香橼等药物；如反酸、烧心重加海螵蛸；呃逆、嗳气加旋覆花、赭石、沉香以顺气降逆；如食少、胀满，加焦山楂、神曲、麦芽等；若出现肝郁化热则心烦易怒、嘈杂吞酸，常加牡丹皮、栀子、黄连等清泻肝胃之药。急性期以湿热内蕴居多，治疗上加以清热解毒，常加用蒲公英、黄连、黄芩等药物，大便干结加大黄。缓解期多以中虚脏寒为主，治疗上重用黄芪、党参、白术、白芍、甘草等健脾补虚，加用吴茱萸温胃散寒。

（六）丹栀逍遥散合左金丸加减

牡丹皮、栀子、当归、茯苓、蒲公英、连翘各 10 g，芍药 20 g，白术 20 g，柴胡 15 g，黄连 12 g，吴茱萸、甘草各 6 g。功效：清肝泻火、降逆止呕。主治：消化性溃疡之肝胃郁热证。用法：每日 1 剂，水煎，分 2 次服。

（七）黄芪建中汤加减

黄芪、延胡索、川楝子、党参各 20 g，桂枝、芍药、升麻、干姜、法半夏、陈皮、茯苓各 10 g，生姜、鸡内金各 15 g，大枣 3 枚，甘草 6 g。功效：温中健脾，和胃止痛。主治：消化性溃疡之脾胃虚寒证。用法：每日 1 剂，水煎，分 2 次服。

（八）黄芪愈疡饮

生黄芪 20 g，桂枝 10 g，炒白术 30 g，党参 20 g，炙甘草 6 g，浙贝母 10 g，海螵蛸 20 g，甘松 10 g。功效：温中健脾，缓急止痛，制酸敛溃，护膜生肌。主治：消化性溃疡之脾胃虚寒证。用法：每日 1 剂，水煎，分 2 次服。加减：泛酸较多加煅瓦楞子；冷痛较重加高良姜、制附子；泛吐清水，加茯苓、半夏；腹胀、嗳气加陈皮、香橼皮；便溏加炒白术、木香；大便出血多加地榆炭、三七粉等。

（九）左金丸合清胃散加减

黄连、甘草各 6 g，吴茱萸 3 g，紫苏梗 12 g，黄芩、牡丹皮各 10 g，生地黄、白芍、蒲公英各 15 g，救必应 20 g。功效：清肝胃郁热，缓急止痛。主治：溃疡病活动期之肝胃郁热证。用法：每日 1 剂，水煎，分 2 次服，加减：大便干结伴腹胀者，加大黄、厚朴、枳实；嘈杂反酸者，加海螵蛸、瓦楞子；口干舌红少津，加玉竹、麦冬、沙参。

（十）柴胡疏肝散加减

柴胡、川楝子各 12 g，白芍 15 g，枳壳、香附、川芎各 10 g，陈皮、甘草各 5 g。功效：疏肝理气，和胃止痛。主治：溃疡病活动期之肝郁气滞证。用法：每日 1 剂，水煎，分 2 次服。加减：嗳气频作者，加旋覆花、赭石、柿蒂。

（十一）失笑散合丹参饮加减

蒲黄、五灵脂、砂仁、降香、川楝子各 10 g，丹参 15 g，甘草 6 g。功效：行气活血，祛瘀止痛。主治：溃疡病活动期之胃络瘀阻证。用法：每日 1 剂，水煎，分 2 次服。加减：伴气虚舌淡者，加黄芪、白术。

（十二）理中丸加减

党参 20 g，干姜、熟附片（先煎）、桂枝、砂仁（后下）、炙甘草各 6 g，白术、香附各 10 g。功效：健脾益胃，散寒止痛。主治：溃疡病缓解期之脾胃虚寒证。用法：每日 1 剂，水煎，分 2 次服。加减：

吐酸者加瓦楞子、煅牡蛎、浙贝母；湿浊较盛，胃中漉漉有声者，加茯苓、法半夏；若因受寒或进生冷致胃痛加剧者，加高良姜、香附、紫苏叶。

（十三）益胃汤加减

沙参、麦冬、山药各 15 g，生地黄 20 g，玉竹 30 g，合欢花、川楝子各 10 g，白芍 12 g，甘草 6 g。功效：养阴益胃，理气止痛。主治：溃疡病缓解期之胃阴虚证。用法；每日 1 剂，水煎，分 2 次服。加减：胃酸少、纳呆者，加乌梅、山楂；便秘者，加瓜蒌皮、火麻仁等。

第四节　炎症性肠病

炎症性肠病（IBD）是一类多种病因引起的，异常免疫介导的肠道慢性及复发性炎症，有终身复发倾向，溃疡性结肠炎（UC）和克罗恩病（CD）是其主要疾病类型。UC 可发生在任何年龄，多见于 20～40 岁，亦可见于儿童或老年人，男女发病率无明显差别，我国 UC 近年患病率明显增加，虽然患者病情多比欧美国家轻，但重症也较常见。CD 是一种慢性炎性肉芽肿性疾病，多见于末端回肠和邻近结肠，但从口腔至肛门各段消化道均可受累，呈节段性或跳跃式分布。发病年龄多在 15～30 岁，但首次发作可出现在任何年龄组，男女发病率近似，本病在欧美多见，我国近年 CD 发病率逐渐增多。

一、诊断标准

（一）UC 诊断

1. 临床表现为持续或反复发作的腹泻、黏液脓血便伴腹痛、里急后重和不同程度的全身症状，病程多在 4 周以上。可有皮肤、黏膜、关节、眼、肝胆等肠外表现。

2. 结肠镜检查　UC 病变多从直肠开始，呈连续性、弥漫性分布。

3. 黏膜活检表现：活动期固有膜内有弥漫性、急性、慢性炎性细胞浸润，隐窝结构改变，可见黏膜表面糜烂、浅溃疡形成和肉芽组织。缓解期黏膜糜烂或溃疡愈合，固有膜内中性粒细胞浸润减少或消失，慢性炎性细胞浸润减少，隐窝结构改变可保留，如隐窝分支、减少或萎缩，可见帕内特细胞化生。

4. 钡剂灌肠检查可见黏膜粗乱和（或）颗粒样改变；肠管边缘呈锯齿状或毛刺样改变，肠壁有多发性小充盈缺损，肠管短缩，袋囊消失呈铅管样。

（二）CD 诊断

1. 消化道表现主要有腹泻和腹痛，可有血便，全身性表现主要有体重减轻、发热、食欲不振、疲劳、贫血等，青少年患者可见生长发育迟缓，肠外表现与 UC 相似。

2. 实验室检查：初步的实验室检查包括血常规、CRP、ESR、血清白蛋白等。

3. 结肠镜检查：早期 CD 内镜下表现为阿弗他溃疡，随着疾病进展，溃疡可逐渐增大加深，彼此融合形成纵行溃疡。

4. 小肠胶囊内镜检查：适用于疑诊 CD 但结肠镜及小肠放射影像学检查阴性者。

5. 小肠镜检查。

6. 胃镜检查：少部分 CD 病变可累及食管、胃和十二指肠。

7. 病理学检查：病理特点为节段性或者局灶性病变，融合的纵行线性溃疡，卵石样外观，瘘管形成，肠系膜脂肪包绕病灶，肠壁增厚和肠腔狭窄等特征。

8. 影像学检查：活动期 CD 典型的 CTE 表现为肠壁明显增厚，肠黏膜明显强化伴有肠壁分层改变，黏膜内环和浆膜外环明显强化，呈“靶征”或“双晕征”，肠系膜血管增多、扩张、扭曲，呈“木梳征”，相应系膜脂肪密度增高、模糊，肠系膜淋巴结肿大等。

9. 钡剂灌肠及小肠钡剂造影：X 线所见为多发性、跳跃性病变，病变处见裂隙状溃疡、卵石样改变、假息肉、肠腔狭窄、僵硬，可见瘘管。

10. 经腹肠道超声检查：主要超声表现为肠壁增厚。

二、西医治疗

（一）UC 治疗

1. 活动期治疗

（1）轻度 UC 治疗：①氨基水杨酸制剂如表 4－4 所示是治疗轻度 UC 的主要药物。②激素：对氨基水杨酸制剂治疗无效者，特别病变较广泛者，可改用口服全身作用激素（用法详见中度 UC 治疗）。

表 4－4　氨基水杨酸制剂用药方案

药品名称		结构特点	释放特点	制剂	推荐剂量＊
柳氮磺吡啶		5－氨基水杨酸与磺胺吡啶的偶氮化合物	结肠释放	口服：片剂	3～4 g/d，分次口服
5-ASA 前体药	巴柳氮	5－氨基水杨酸 P－氨基苯甲酰 丙氨酸偶氮化合物	结肠释放	口服：片剂、胶囊剂、颗粒剂	4～6 g/d，分次口服
	奥沙拉嗪	两分子 5－氨基水杨酸的偶化合物	结肠释放	口服：片剂、胶囊剂	2～4 g/d，分次口服
5-ASA	美沙拉嗪	a：甲基丙烯酸酯控释 pH 值依赖	a：pH 值依赖药物，释放部位为回肠末端和结肠	口服：颗粒剂、片剂 局部：栓剂、灌肠剂、泡沫剂、凝胶剂	口服：2～4 g/d，分次口服或顿服 局部：详见正文“二、缓解期的维持治疗（二）维持治疗的药物”中“远端结肠炎”部分
		b：乙基纤维素半透膜控释时间依赖	b：纤维素膜控释时间依赖药物，释放部位为远端空肠、回肠、结肠		

注：＊以 5－氨基水杨酸含量计，柳氮磺吡啶、巴柳氮、奥沙拉嗪 1 g 分别相当美沙拉嗪的 0.40 g、0.36 g 和 1.00 g

（2）中度 UC 治疗：①氨基水杨酸制剂：用法同前。②激素：按泼尼松 0.75～1 mg/(kg・d)（其他类型全身作用激素按相当于上述泼尼松剂量折算）给药。达到症状缓解后开始逐渐缓慢减量至停药。③硫嘌呤类药物：适用于激素无效或依赖者，硫嘌呤类药物的使用详见 CD 治疗部分。④沙利度胺：适用于难治性 UC 治疗。具体剂量和用药参见 CD 治疗部分。⑤英夫利西单克隆抗体（infliximab。IFX）：当激素和上述免疫抑制剂治疗无效或激素依赖或不能耐受上述药物治疗时，可考虑 IFX 治疗。关于 IFX 的使用详见 CD 治疗部分。⑥选择性白细胞吸附疗法。对于轻中度 UC 患者，特别是合并机会感染者可考虑应用此疗法。

（3）重度 UC 治疗：①一般治疗：a. 补液、补充电解质。b. 粪便和外周血检查是否合并艰难梭菌或巨细胞病毒感染，粪便培养排除肠道细菌感染。c. 注意忌用止泻剂、抗胆碱能药物、阿片类制剂、NSAID 等，以避免诱发结肠扩张。d. 对中毒症状明显者可考虑静脉使用广谱抗菌药物。②静脉用糖皮质激素：为首选治疗。甲泼尼龙 40～60 mg/d，或氢化可的松 300～400 mg/d。③需要转换治疗的判断转换治疗方案的选择：在静脉使用足量激素治疗 3 d 仍然无效时，应转换治疗方案。转换治疗方案有两大选择：一是转换药物的治疗。a. 环孢素：2～4 mg/(kg・d）静脉滴注，有效者待症状缓解，改为继续口服使用一段时间（不超过 6 个月），逐渐过渡到硫嘌呤类药物维持治疗。b. 他克莫司。③英夫利西单克隆抗体（IFX）：是重度 UC 患者较为有效的挽救治疗措施。④血栓预防和治疗：重度 UC 患者活动期时血栓形成风险增加，可考虑预防性应用低分子肝素降低血栓形成风险。⑤重度 UC 患者特别是发生激素无效时要警惕机会性感染，治疗艰难梭菌感染药物有甲硝唑和万古霉素等，治疗 CMV 结肠炎药物有更昔洛韦和膦甲酸钠等。

2. 缓解期维持治疗：①氨基水杨酸制剂：剂量一般为2～3 g/d，并应补充叶酸。远端结肠炎以美沙拉嗪局部用药为主，联合口服氨基水杨酸制剂效果更好。②硫嘌呤类药物：剂量与诱导缓解时相同。③IFX：以IFX诱导缓解后继续IFX维持，用法参考CD治疗。

3. 外科手术治疗：①绝对指征：大出血、穿孔、癌变，以及高度疑为癌变。②相对指征：a. 积极内科治疗无效的重度UC，合并中毒性巨结肠内科治疗无效者，宜更早行外科干预。b. 内科治疗疗效不佳和（或）药物不良反应已严重影响生命质量者，可考虑外科手术。

（二）CD治疗

1. 活动期的治疗：

（1）一般治疗：①必须要求患者戒烟；②营养支持。

（2）药物治疗方案的选择：①轻度活动期CD的主要治疗原则是控制或减轻症状，尽量减少治疗药物对患者造成的损伤。②中度活动期CD的治疗：激素是最常用的治疗药物，激素无效或激素依赖时加用硫嘌呤类药物或甲氨蝶呤。生物制剂抗TNF-α单克隆抗体用于激素和上述免疫抑制剂治疗无效或激素依赖者或不能耐受上述药物治疗者。③重度活动期CD的治疗：全身作用激素口服或静脉给药，剂量相当于泼尼松0.75～1 mg/(kg·d)。抗TNF-α单克隆抗体视情况，可在激素无效时应用，亦可一开始就应用。激素或传统治疗无效者可考虑手术治疗。合并感染者予广谱抗菌药物或环丙沙星和（或）甲硝唑，视营养状况和进食情况予肠外或肠内营养支持。

2. 药物诱导缓解后的维持治疗：用于维持缓解的主要药物如下：①氨基水杨酸制剂。②硫嘌呤类药物或甲氨蝶呤。③抗TNF-α单克隆抗体：使用抗TNF-α单克隆抗体诱导缓解后应以抗TNF-α单克隆抗体维持治疗。

3. 外科手术治疗：外科手术指征如下：①CD并发症：a. 肠梗阻；b. 腹腔脓肿；c. 瘘管形成；d. 急性穿孔；e. 大出血：内科治疗（包括内镜止血）出血无效而危及生命者；f. 癌变。②内科治疗无效：a. 激素治疗无效的重度CD；b. 内科治疗疗效不佳和（或）药物不良反应已严重影响生命质量者。

三、中医思维

（一）中医病名及病因病机特征

中医学中无炎症性肠病这一病名，根据其临床表现不同，可将其归属于中医学“泄泻、痢疾、脏毒、肠澼、肠风”等范畴。外因感受外邪、饮食劳倦、情志内伤等可致病。外邪侵袭，脏腑功能失调，则可发病；《景岳全书·泄泻》“若饮食失节，起居不时，以致脾胃受伤，水反为湿，谷反为滞，精华之气不能输化，乃至合污下降而泻痢作矣”；《类证治裁·肝气》载：“肝木性升散，不受遏郁，郁则经气逆，为嗳，为胀，为呕吐，为暴怒胁痛，为胸满不食，为飧泄，……皆肝气横决也。”内因是先天禀赋不足，脾胃虚弱。《景岳全书》云“泄泻之本，无不由于脾胃”，又“脾弱者，因虚所以易泻，因泻所以愈虚”。本病病机特征既有正虚，又有邪实；其基本病机是素体脾胃虚弱或饮食不节，或情志不调，感受外邪，肝木克土，损伤脾胃，传导失司，水湿内停，郁久化热，湿毒之邪蕴结大肠，脂膜血络受伤而成。

（二）辨病辨证及治疗特征

炎症性肠病包括两个独立的疾病：溃疡性结肠炎（UC）和克罗恩病（DC）。中医诊疗专家共识意见将UC分为大肠湿热证、热毒炽盛证、脾虚湿盛证、寒热错杂证、肝郁脾虚证、脾肾阳虚证、阴血亏虚证7个证型。本病分活动期、缓解期论治，活动期的治疗原则是清热化湿，调气和血，敛疮生肌；缓解期的治疗原则是健脾益气，兼以补肾固本，佐以清热化湿。对于大肠湿热证，予以芍药汤加减；热毒炽盛证，予以白头翁汤加减；脾虚湿蕴证，予以参苓白术散加减；寒热错杂证，予以乌梅丸加减；肝郁脾虚证，予以痛泻要方加减；脾肾阳虚证，予以附子理中汤加减；阴血亏虚证，予以驻车丸加减。有学者研究归纳将CD分为湿热蕴结证、寒湿困脾证、气滞血瘀证、肝郁脾虚证、脾胃虚寒证、脾肾阳虚证6种证型。

西医治疗 IBD 停药后易复发，且长期使用西药治疗具有一定的毒副作用，因而远期治疗效果欠佳。中医药治疗 IBD 讲究从个体出发，根据疾病发展的不同时期的特点进行辨证论治，轻中度活动期患者用中药治疗可以促进疾病的缓解，缓解期中药能起到维持治疗的效果，对于重症的患者，单用中药治疗往往难以控制症状，此阶段主张中西医结合治疗，此时中西医结合治疗一方面能很好地控制症状，减轻炎症反应，另一方面也能减少药物的毒副作用，降低复发率。轻中度 IBD 患者、重度 IBD 经治疗进入缓解期的患者在治疗上以中药为主，中药治疗 IBD 以口服汤剂为主，同时也可以联合灌肠治疗。

（三）用药选择

数据挖掘表明：中医治疗溃疡性结肠炎治疗最核心的药物依次是白术、甘草、黄连、白芍、木香、茯苓等药物。关联规则发现高频药对依次为：白术与甘草，黄连与甘草，白术与茯苓等。基于熵聚类发现潜在高频药对为白芍与佩兰、泽泻、白头翁等配伍。

四、名医经验

（一）张之文经验

张之文认为 IBD 的发病以肝、大肠为病机核心，所以临床辨证以分析肝和大肠的病理特点为核心，兼顾其他脏腑的虚实。张之文从“肝与大肠相通”论治炎症性肠病，治疗以通降阳明，疏解厥阴为要，在治疗过程中始终抓住大肠与肝的病机核心，注重降泄肠腑之浊，恢复大肠通降、肝气和畅之职。①IBD 的早期出现急性病容，腹中急痛，黏液脓血便，里急后重，舌红苔中根部黄厚腻，脉弦滑而数，病在气分，在治疗上张之文用枳实导滞汤轻法频下，根据临床兼证的不同，灵活加减。②IBD 日久，可呈现出虚实夹杂的证候特点，且多兼夹脾肾亏损的证候。素体阳虚的患者，邪留日久，病从寒化，伤及脾阳，可见腹痛隐隐，便如白冻，舌苔白腻，肢倦神疲等症，此时治疗主用连理汤。若损及肾阳，可兼见畏冷便泄，甚则不能自收持，此时治疗则多合用四神丸，后期常以归芍六君子汤缓缓收功。素体阴虚的患者，浊邪阻滞，病从热化，伤及肝肾阴血，可见腹中拘急，时欲便泄，泄下量少，心中郁烦，舌赤苔黄尺脉细涩，此时治疗用阿胶黄连汤加枳壳治疗，后期多以六味地黄丸加减予服。

（二）张东岳经验

张东岳认为炎症性肠病初起以脾虚夹湿为主，进一步发展出现湿热蕴结大肠，损伤阳气，导致寒湿内停，并及于肾。湿邪、气滞、脾虚贯穿于本病的全过程。根据以上病因病机，概括总结张东岳治疗炎症性肠病之法有如下 6 种。①健脾补气，和胃渗湿法。此法主要用于症见大便溏泄，有少量黏液或脓血，反复发作，饮食减少，脘腹胀闷，面色萎黄，懒言乏力，舌淡苔白，脉细弱者，自拟肠健平方，此方在参苓白术散基础上加用乌药、马齿苋、五味子 3 味，以加强健脾化湿、止泄之功。②清热利湿，调气化滞法。此法主要用于症见泄泻，黏液脓血便，气味臭秽，里急后重，肛门灼热，烦热口渴，舌红苔黄腻，脉滑数者。自拟肠清舒，主要药物有当归、黄连、焦三仙、白头翁、秦皮、黄柏、车前子、陈皮、土茯苓、槟榔、木香、白芍、枳壳、甘草。③活血化瘀，理肠通络法。用于症见泄泻，黏液脓血便，气味臭秽，里急后重，肛门灼热，烦热口渴，舌红苔黄腻，脉滑数者。自拟理肠宝方，主要组成药物有当归、桃仁、丹参、赤芍、滑石、厚朴、肉豆蔻、木通、淡竹叶、杏仁。④温补脾肾，涩肠止泻法。用于症见五更泄泻，夹带脓血，脐腹作痛，泻后则安，形寒肢冷，舌淡苔白，脉沉弱者，宜服真人养脏汤加减。⑤柔肝健脾，止泻止痛法。用于症见腹泻前有情绪诱因，腹痛即泻，腹中雷鸣，攻窜作痛，泻后痛减，平素有胸胁胀闷，嗳气不爽，舌淡红苔薄白，脉弦者。予以自拟方肠舒安汤，主要药物组成是白术、白芍、陈皮、防风、柴胡、黄连、木香、丹参、黄芪、吴茱萸、茯苓、大麦芽、生甘草。⑥益气健脾，养血化滞法。用于症见便血反复不愈，血色暗红或淡红，面色苍白，体倦乏力，夜寐多梦，舌淡脉弱者。予肠炎康加减，主要组成药物为党参、炒白术、生黄芪、当归、龙眼肉、炒枣仁、远志、马齿苋、焦三仙、陈皮、阿胶、广木香、白及、补骨脂、茯苓、甘草。上述 6 法，临床应用时应注意辨证准确，灵活运用。张东岳认为治疗本病要始终照顾脾胃，祛除湿邪，但不宜过用攻伐之品。张东岳每在处方时酌用白头翁、马齿苋、白及、地榆之类，以清肠中湿热，敛疮生肌。

（三）劳绍贤经验

劳绍贤认为炎症性肠病临床多表现为大便溏薄、日行数次、夹有黏冻，甚至脓血便，多属本虚标实、中寒下热之证。用药宜攻补兼施，寒温并用。若便前腹部攻撑作痛、便后痛止，兼情绪烦躁，面色苍白，神疲，脉虚弱者，属土虚木乘之候，多以理中汤合痛泻要方加清肠药物治之。病程日久，大便次数增多，腹痛隐隐，腹胀不明显，兼神疲乏力，腰膝肢软，四肢不温，多属脾肾阳虚，治疗应以温补脾肾、清涩肠道为法，可选用真人养脏汤、附子理中丸化裁治疗。若出血较多，气血亏虚，可加五爪龙、鸡血藤。此外，劳绍贤认为中药保留灌肠治疗本病效果显著，一般以香连丸为基本方，有溃疡形成者加白及，或五倍子，或珍珠粉；血便明显者以云南白药 1～2 g 溶入灌肠液中一并灌入；里急后重、舌苔黄腻明显者加蒲公英，或败酱草；黏液较多者加肉桂。

（四）任继学经验

任继学在《任继学经验集》中首次提出溃疡性结肠炎的中医病名应为“大瘕泄”。任继学辨治大瘕泄（溃疡性结肠炎）的四维病机理论，主要包括：①脾肾虚损为发病之本；②肠胃积滞为致病之标；③瘀血阻络是贯穿始终的病理变化；④肝肺失调亦不容忽视。任继学治疗溃疡性结肠炎，以病机特点为依据，结合病势深浅的演变规律，确立了三个纲领性证候进行辨证施治。其一是湿滞瘀结证，治疗上先予通利导滞，继之理脾渗湿，通剂用导滞承气汤，健脾渗湿剂用理肺和中汤。其二是气滞瘀结证。治疗上以理气和中、通滞散瘀为主，先重用膈下逐瘀汤开气血之瘀，继用理气活络汤。其三是气虚瘀结证。治疗以补中益气、和胃整肠、化瘀通络为主，药用增损补中益气汤。

（五）安阿玥经验

安阿玥认为先天禀赋异常为溃疡性结肠炎发生的重要前提，忧、思、郁、怒等不良情志刺激为其诱因，嗜食生冷、肥甘厚味、饮食不洁致湿热疫毒之邪内侵肠道为发病最直接原因，三者常相兼为患。安阿玥诊断用药强调中西医并重，二者互补短长。治疗用药方面：①UC 初起或急性期辨证为湿热交阻、气血壅滞证，症见腹痛、腹泻、里急后重、黏液脓血便等，舌红苔黄腻、脉弦数，口苦、尿黄赤等湿热征象，主张以清热化湿，行气和血为主，同时辅以止血止泻，处方一般选用白头翁汤合芍药汤加减。②病程日久辨证为寒热错杂、脾虚湿困证，症见神疲、乏力、纳差、舌质淡、脉细弱等脾气亏虚的表现，治以调补脾胃为主，辅以清热化湿，寒温并用、补泻兼施，寒温并用以和其阴阳，辛苦并进以调其升降，补泻兼施以顾其虚实，安阿玥多选用半夏泻心汤合乌梅丸化裁。③起病迅速病情危重的患者局部应用康复新液灌肠治疗，每次 50～100 mL 保留灌肠，每日 2 次，配合中药汤剂内服。

（六）周学文经验

周学文认为溃疡性结肠炎的病因病机多为素体脾胃虚弱或饮食不节，或忧思恼怒，外感六淫，肝木克土，导致脾胃损伤，传导失司，水湿内停，郁久化热，湿毒之邪蕴结大肠，并可合并他邪，使肠络受损，血腐肉败化为脓血，从而形成溃疡。周学文在治疗 UC 的过程中清解湿热与固本益肠共用，故以清热除湿，固本益肠为治疗大法。常用黄芪、黄连、苦参、白及、陈皮、白芍、白术、三七、甘草等药物，其中黄芪、白术、甘草补脾益气，固本益肠；苦参、黄连、陈皮清热祛湿，凉血止痢；白芍缓急解痉；白及、三七止血止痛，再根据不同病例的各自特点，佐以相应的药物，使之达到最佳的疗效。周学文治疗此病有以下 6 个临证特点：①宣畅气机，巧祛湿热。用药上多用轻宣之品，如藿香、砂仁、白豆蔻、薏苡仁等，从而缩短病程，提高疗效。②生肌愈疡，胃肠同治。③不同时期，分级而治。一般发作期以标实为主，禁用诃子、赤石脂、五味子等收敛固涩之品，以免闭门留寇；缓解期以本虚为主，常表现为倦怠乏力，面色少华，纳少腹胀等脾虚气弱，运化失职之证，用参苓白术散、香砂六君子汤、补中益气汤等健脾，顾护正气，提高机体抗病能力以减少发作。兼有畏寒肢冷，可加干姜、肉桂或用附子理中丸、四神丸加减，部分患者表现为寒热错杂，虚实相兼，以黄连汤加减。④病程日久，不忘祛瘀。溃疡性结肠炎病理为肠腑气血瘀滞，络伤血出，且病延日久，“久病入络”“久病必瘀”，故在病变发展过程中，常存在瘀血这一病理因素，所以治疗时自始至终要注意活血化瘀，选用丹参、当归、牡丹皮等药物。⑤苦寒之品，中病即止。⑥配合灌肠，内外合治。灌肠采用清热祛湿、收敛止血之品，祛腐生新、止血、解痉、收敛固涩为一体。用此药保留灌肠药物直接作用于肠壁，更好地发挥中药的优势。

（七）周平安经验

周平安将 UC 病程分为急性期和缓解期，结合中医疮疡理论，而急性期又可分为酿脓期、成脓期、迁延期及缓解期。急性期：①酿脓期：此期重在疏风清热、兼以益气解毒，周平安常以柴胡、荆芥、防风、枳实疏风清热解表，白头翁、黄芩、马齿苋清热解毒，兼以生黄芪、金银花、黄连等益气解毒，肺肠同治，表里兼顾。②成脓期：此期以清热解毒、凉血止血为主，以生黄芪、蒲公英、黄连、大黄益气解毒，生地榆、三七粉凉血止血，佐以木香、山楂、槟榔理气，消除胃肠积热，调气和血，攻补兼施。③迁延期：此期着重益气托毒、涩肠止泻，以生黄芪、金银花、当归、甘草益气托毒生肌愈疡，补骨脂、五味子、诃子涩肠止泻。④缓解期：此期多治以健脾益肾、涩肠止泻，以参苓白术散合四神丸加减，配伍诃子、豆蔻以收敛固涩。

（八）王坤根经验

王坤根认为 UC 病位在肠，同时与脾、肝、肾密切相关。脾虚肝郁、肾阳不足为其本，湿热、食积、瘀血为其标。王坤根治疗 UC 时既综合考虑宏观与微观的辨证关系，又充分发挥口服给药与外用灌肠的优势，常取佳效。①健脾疏肝、温肾消导法内治。王坤根治疗 UC 首重健脾，健脾则用甘温，常取仲景健中法，用东垣补中意，药如黄芪、党参、炒白术、山药、仙鹤草等。另脾主升清，下者举之，予柴胡、葛根、桔梗等鼓舞清气上升，则浊阴自降。肝郁气滞，横犯脾土，王坤根疏肝理脾取法四逆，药如柴胡、枳壳、赤白芍、郁金等。UC 反复发作，久泻脾阳受累，渐及于肾，阳气不升，脏气不固而致久泻不止，腹痛肢冷，神疲乏力者，亟用四神丸温肾暖脾、辛热回阳，药用补骨脂、巴戟天、肉豆蔻、吴茱萸之属。王坤根认为，对于 UC 湿热、食积、瘀血标实之证，祛邪不可过度，以免损伤正气。行气导滞，多用保和丸，少取大黄、槟榔等破气之品；祛湿热常合葛根芩连汤，药如葛根、黄芩、黄连等；化瘀血多合血府逐瘀汤，药如赤芍、当归、鸡血藤、丹参。②清热燥湿、化瘀敛疮法外治。王坤根主张用清热解毒消肿、化瘀敛疮生肌治法进行局部灌肠治疗，常取白头翁汤合五味消毒饮清热解毒、消痈散结。③舒畅情志、合理饮食法将息。

（九）李佃贵经验

李佃贵认为浊毒内蕴是溃疡性结肠炎病机的关键，贯穿疾病发展过程的始终。此病病位在肠，与肝、脾、肾密切相关，肝郁、脾弱、肾虚为本，以浊毒、痰瘀为标。李佃贵根据病机特点提出了化浊解毒的基本治疗大法，一方面给浊毒之邪出路，采取通腑泄浊解毒法将浊毒从大便排出体外，常用姜黄散与小承气汤加减；或渗湿利浊解毒法将浊毒从小便而去，常用六一散加减。另一方面截断浊毒的形成，包括①芳香辟浊解毒法，代表药物为藿香、佩兰、砂仁、紫豆蔻等。②健脾除湿解毒法，代表药物有百合、乌药、当归、白芍、白术、茯苓等。③祛痰涤浊解毒法，代表药物有瓜蒌、半夏、黄芩等。④清热化浊解毒法，代表药物有生石膏、黄芩、黄连、黄柏、茵陈、秦皮、白头翁、栀子等。⑤攻毒散浊解毒法，代表药物有全蝎、蜈蚣、白花蛇舌草、半边莲、半枝莲、绞股蓝等。浊毒致病易阻遏气机、易夹瘀夹痰、又能入血入络伤阴耗气，而致气血失调，故在辨证论治的同时，李佃贵注意气血同调。此外李佃贵同时采取分期论治的方法，分为发作期和缓解期，发作期以实证、浊毒证为主，故以祛邪治标为先，缓解期以脾肾两虚、正虚邪恋为主，故以扶正固本为主。

五、名方推荐

（一）大瘕泄方加减

百合、败酱草、马齿苋、白芍各 15 g，紫苏叶 6 g，木香 5 g，陈皮、白术、黄芩、当归各 10 g，防风 8 g，薏苡仁 30 g，葛根 20 g，炙甘草 3 g。功效：宣肺调肠，疏肝健脾，清泄湿热瘀毒，止血排脓。主治：溃疡性结肠炎。用法：每日 1 剂，水煎，分 2 次服。随证加减：胃气不足纳差者，加谷芽、麦芽、神曲各 10 g 以消食和胃；血热痢下赤多者，加地榆炭、侧柏炭各 10 g，赤小豆 30 g，以清热凉血止血；热毒剧脓多者，加黄连 5 g、白头翁 10 g 以清热解毒止痢；瘀血剧者，加赤芍、牡丹皮各 10 g 以凉血活血；脾虚剧者，加党参、苍术各 10 g，山药 20 g 以益气健脾；肾气不足者，加淫羊藿、巴戟天各 10 g 以补肾气；肾阳虚者，加炮附片、炮姜各 10 g 以温肾阳。

（二）痛泻要方、四神丸加减

白术、陈皮、五味子各 10 g，白芍、补骨脂各 15 g，防风、肉豆蔻各 5 g，吴茱萸 2 g，山药、薏苡仁、莲米、芡实各 30 g。功效：健脾疏肝，温补脾肾，祛湿止泻。主治：慢性溃疡性结肠炎之脾肾两虚，肝郁气滞，湿邪下注证。用法：每日 1 剂，水煎，分 2 次服。加减：若肛门灼热，大便黏液或脓血夹肠道湿热者，加白头翁、秦皮或合芍药汤；腹满胀痛，饭后胃胀，纳呆夹食滞胃肠者，加焦三仙或合保和丸；腹痛较重，便次较多者，加诃子、乌梅；脾胃气虚甚者，合用四君子汤；中气下陷之气短，脱肛者，加党参、黄芪、升麻、柴胡；脾胃虚寒者，合用理中汤；腹胀下坠感重，大便不畅者，可加槟榔、木香等；畏寒，腰痛等肾阳虚症状重者，加鹿角霜、肉桂；病程久者，加丹参、当归（当归有滑肠作用，注意掌握剂量）等；易生气者，合四逆散，甚者合柴胡疏肝散；大便结燥者，去山药、薏苡仁、莲米、芡实，加火麻仁、莱菔子、肉苁蓉；五更泻等肾虚之候不明显者，去补骨脂、吴茱萸、肉豆蔻、五味子。水煎服，1 剂服用 1～2 日，1 个月为 1 个疗程，待症状缓解后，服上方加减化裁丸药或散剂巩固之。

（三）调中化滞基本方

黄芪、太子参、炒槐花各 15 g，当归、木香、炒枳壳、白头翁、秦皮、黄连各 10 g，炒白芍、炒莱菔子各 12 g，乌梅炭、米壳各 6 g。功效：益气健脾、调气化滞、清热化湿、涩肠止泻。主治：慢性溃疡性结肠炎之寒热错杂、虚中夹实证。用法：每日 1 剂，水煎，分 2 次服。加减：脾虚纳呆，完谷不化者酌加焦白术、炒山药、炒薏苡仁以健脾助运，渗湿止泻；肝木偏旺，克伐脾土，腹胀腹痛较甚者加炒枳壳、木瓜，以泄木安土，理气消胀；便血较甚者去当归，加地榆、槐花炭、三七粉以消瘀宁络，凉血止血；脾肾阳虚，肾关不固而久泻不止者，应减少苦寒之品用量，酌加干姜、肉桂、补骨脂、益智、诃子等温阳散寒，固肾止泻。

（四）柴胡桂枝干姜汤、痛泻要方和援绝神丹合方加减

柴胡 6 g，桂枝、干姜、陈皮、防风、葛根各 10 g，当归、白芍各 30 g，（炒）白术、黄芩、黄连各 15 g，升麻 5 g，败酱草、薏苡仁各 30 g。功效：温阳补脾，调肝和血、祛湿止泻。主治：溃疡性结肠炎之脾肾阳虚、肝郁血虚、湿热蕴肠证。用法：每日 1 剂，水煎，分 2 次服。加减：肾阳虚，下腹痛明显者，加益智、附子、肉桂；气虚者，加黄芪、党参；肝郁明显者，加木香、乌药；脐周痛者，加胡芦巴；五更泻者，加四神丸；便鲜血者，加仙鹤草、藕节（炭）；大便滑脱者，加乌梅、五味子、诃子；湿热明显者，加白头翁、凤尾草。

（五）白头翁汤加减

黄连、苦参各 10 g，当归 25 g，白术、槟榔片各 20 g，白头翁、秦皮、厚朴、麦芽各 15 g，茯苓 20 g。功效：清热凉血燥湿除邪，健脾消食行气化滞。主治：溃疡性结肠炎之热湿内蕴证。用法：每日 1 剂，水煎，分 2 次服。加减：症见腹痛偏胀者，可加木香、枳壳、沉香行气导滞；如胃脘隐痛，遇寒加重者可少佐干姜 3～5 g 温中行气；如不欲进食者可加神曲、鸡内金、白扁豆扶助胃气以运化；如见口干、口渴者多为湿热郁蒸困脾所致，故当加以醒脾化湿之藿香、苍术等化湿以助脾阳运化。

（六）朱秉宜基本方

内服方：生黄芪、白芍、赤芍、焦山楂、白头翁、生薏苡仁、枳壳、炒槐花、党参各 15 g，白术、木香、茯苓各 10 g，黄连、陈皮各 5 g，吴茱萸 3 g。外用方：地锦草、凤尾草、鱼腥草、马齿苋、茜草、黄柏各 15 g，五倍子 5 g。（若灌肠后患者腹痛加剧，药液不能保留者，去五倍子改板蓝根 15 g。黏液血便多者加地榆 15 g。）功效：健脾敛疮。主治：溃疡性结肠炎之脾胃虚弱、湿热蕴结证。用法：内服方浓煎 200 mL，分 2 次服用，每次 100 mL，外用方每剂煎 200 mL，每日 2 次，每次 100 mL，灌肠，保留 30 min。1 个月为 1 疗程。加减：脾虚加砂仁（后下）、山药；肾虚加肉豆蔻；瘀阻加制乳没、干姜；肝郁加醋柴胡、防风；湿盛去黄芪，加黄柏；粪中夹血加地榆。苔厚腻，湿浊停滞之象，宜加芳

香化湿之品（厚朴、藿香、砂仁），停用参芪。以慢性直肠炎症为主的患者，多伴有肛门坠胀、便意不尽、里急后重等症。朱秉宜认为，发生这些症状的原因，在于湿热阻滞，气机不利。可在用药时酌加清热燥湿、行气导滞的苍术、川连、黄柏、枳壳、木香等药。对脾虚气滞所致之腹胀、腹痛，朱秉宜常用煨木香、陈皮、台乌药、延胡索等药。对兼有瘀滞者还要用赤芍、当归等药。

（七）健脾清肠汤

黄芪、山药、党参各 30 g，白术、扁豆衣、黄柏各 9 g，黄连 3 g，木香 6 g。功效：益气健脾，清热利湿。主治：溃疡性结肠炎之脾胃虚弱，湿热内蕴证。用法：每日 1 剂，水煎，分 2 次服。加减：黏液多者加马齿苋、大血藤、蒲公英各 30 g 以清热解毒，便次多加芡实 9 g，肉果 3 g 以健脾解毒，收涩止泻；便血者加仙鹤草 30g 收敛止血；腹胀腹痛明显者加大腹皮、延胡索 9g 以行气止痛；纳食不馨加炙鸡内金 9 g，香谷草 30g 消食健胃；口干舌红者加沙参 15 g，麦冬 12g 以益胃生津。

（八）白头翁汤合芍药汤加减

白头翁、黄柏、当归各 15 g，黄连、甘草各 6 g，黄芩 12 g，秦皮 10 g，芍药 30 g，木香 9 g，肉桂 5 g。功效：清热化湿、行气和血。主治：湿热交阻、气血壅滞证。用法：每日 1 剂，水煎，分 2 次服。加减：如湿邪重，可加苍术、薏苡仁；如气滞重可加槟榔；便血明显加用三七、地榆。

（九）半夏泻心汤合乌梅汤加减

制半夏、当归各 15 g，黄芩、干姜、三七、炙甘草各 9 g，黄连 5 g，肉桂 6 g，人参 10 g，大枣 3 枚，乌梅 30 g。功效：辛开苦降，消痞散结。主治：溃疡性结肠炎之寒热错杂、脾虚湿困证。用法：每日 1 剂，水煎，分 2 次服。加减：如湿浊重，可加用苍术、薏苡仁、茯苓；气滞明显加木香、槟榔、香橼、佛手；便血加地榆、蒲黄等。乌梅丸中附子片、细辛具有一定毒性，而患者治疗周期一般较长，故去除。

（十）真人养脏汤、附子理中丸加减

熟附子、木香各 6 g，肉豆蔻 9 g，补骨脂、白芍各 12 g，诃子、乌梅、金银花炭各 10 g，地榆炭 15 g。功效：温补脾肾，清涩肠道。主治：炎症性肠病之脾肾阳虚证。用法：每日 1 剂，水煎，分 2 次服。加减：若出血较多，气血亏虚，加五爪龙、鸡血藤各 30 g。

第五节　功能性便秘

功能性便秘（functional constipation，FC）是常见的胃肠道疾病之一，系非全身疾病或肠道疾病所引起的原发性持续性便秘，又称为习惯性便秘或单纯性便秘。其临床表现为持续性排便困难、排便次数减少或排便不尽感。西方国家的研究显示功能性便秘常见于老年人群，发病率高达 24%，尤其女性多见。有研究显示我国普通人群功能性便秘患病率为 6%。长期便秘可引起肛裂、痔疮、直肠脱垂等肛肠疾病，还会诱发心脑血管意外事件等，严重影响人们的生活质量。

一、诊断标准

功能性便秘的诊断首先应排除器质性疾病和药物因素导致的便秘，且符合罗马Ⅳ标准中功能性便秘的诊断标准（表 4－5）。

表 4－5　　功能性便秘罗马Ⅳ诊断标准

（1）必须符合以下 2 项或 2 项以上：
1）至少 25%的排便感到费力
2）至少 25%的排便为块状便或硬便
3）至少 25%的排便有不尽感
4）至少 25%的排便有肛门直肠阻塞感或梗阻感

续表

5）至少 25％的排便需要手法帮助（如用手指助便、盆底支持）
（2）便次＜3 次/周
（3）在不使用泻药时很少出现稀便
（4）不符合肠易激综合征的诊断标准
（5）在对慢性便秘患者的症状进行评估时，应停用补充纤维素制剂和影响排便的药物，排便次数应为自发排便次
（6）诊断之前症状出现至少已有 6 个月，且近 3 个月症状符合以上诊断标准

二、西医治疗

治疗的目的是缓解症状，恢复正常肠道动力和排便生理功能。因此，总体原则是个体化的综合治疗，包括推荐合理的膳食结构，建立正确的排便习惯，调整患者的精神心理状态；对有明确病因者进行病因治疗；需长期应用通便药维持治疗者，应避免滥用泻药；外科手术应严格掌握适应证，并对手术疗效作出客观预测。

（一）调整生活方式

合理的膳食、多饮水、运动以及建立良好的排便习惯是慢性便秘患者的基础治疗措施。①膳食和饮水：增加纤维素和水分的摄入，推荐每日摄入膳食纤维 25～35 g、每日至少饮水 1.5～2.0 L。②适度运动：尤其对久病卧床、运动量少的老年患者更有益。③建立良好的排便习惯：结肠活动在晨醒和餐后时最为活跃，建议患者在晨起或餐后 2 h 内尝试排便，排便时集中注意力，减少外界因素的干扰，只有建立良好的排便习惯，才能真正完全解决便秘问题。

（二）药物治疗

1. 通便药：选用通便药时应考虑循证医学证据（表 4－6）、安全性、药物依赖性以及价效比。避免长期使用刺激性泻药。容积性泻药（膨松药）通过滞留粪便中的水分，增加粪便含水量和粪便体积从而起通便作用，主要用于轻度便秘患者，服药时应补充足够的液体。常用容积性药物包括欧车前、聚卡波非钙、麦麸等。渗透性泻药可在肠内形成高渗状态，吸收水分，增加粪便体积，刺激肠道蠕动，可用于轻、中度便秘患者，药物包括聚乙二醇、不被吸收的糖类（如乳果糖）和盐类泻药（如硫酸镁）。聚乙二醇口服后不被肠道吸收、代谢，其含钠量低，不引起肠道净离子的吸收或丢失，不良反应少。乳果糖在结肠中可被分解为乳酸和乙酸，促进生理性细菌的生长。过量应用盐类泻药可引起电解质紊乱，老年人和肾功能减退者应慎用。刺激性泻药作用于肠神经系统，增强肠道动力和刺激肠道分泌，包括比沙可啶、酚酞、蒽醌类药物和蓖麻油等。短期按需服用比沙可啶安全有效。因在动物实验中发现酚酞可能有致癌作用，该药已被撤出市场。动物实验显示，长期使用刺激性泻药可能导致不可逆的肠神经损害，长期使用蒽醌类泻药可致结肠黑变病，后者与肿瘤的关系尚存争议。建议短期、间断使用刺激性泻药。

表 4－6　便秘治疗药物循证医学证据＊

药物		证据等级及推荐水平
容积性泻药	欧车前	Ⅱ级，B 级
	聚卡波非钙	Ⅲ级，C 级
	麦麸	Ⅲ级，C 级
	甲基纤维素	Ⅲ级，C 级
渗透性泻药	聚乙二醇	Ⅰ级，A 级
	乳果糖	Ⅱ级，B 级

续表

药	物	证据等级及推荐水平
刺激性泻药	比沙可啶	Ⅱ级，B 级
	番泻叶	Ⅲ级，C 级
促动力药	普卢卡必利	Ⅰ级，A 级

* 世界胃肠组织全球便秘指南（2010 年）

2. 促动力药：作用于肠神经末梢，释放运动性神经递质、拮抗抑制性神经递质或直接作用于平滑肌，增加肠道动力，对 STC 有较好的效果。有研究表明，高选择性 5-羟色胺 4 受体激动剂普卢卡必利能缩短结肠传输时间，安全性和耐受性良好。

3. 促分泌药：包括鲁比前列酮、利那洛肽，可刺激肠液分泌，促进排便。目前尚未在我国上市。

4. 灌肠药和栓剂：通过肛内给药，润滑并刺激肠壁，软化粪便，使其易于排出，适用于粪便干结、粪便嵌塞患者临时使用。便秘合并痔疮者可用复方角菜酸酯制剂。

（三）精神心理治疗

可给予合并精神心理障碍、睡眠障碍的慢性便秘患者心理指导和认知治疗等，使患者充分认识到良好的心理状态和睡眠对缓解便秘症状的重要性；可予合并明显心理障碍的患者抗抑郁焦虑药物治疗；存在严重精神心理异常的患者应转至精神心理科接受专科治疗。注意避免选择多靶点作用的抗抑郁焦虑药物，注意个体敏感性和耐受性的差异。

（四）生物反馈

循证医学证实生物反馈是盆底肌功能障碍所致便秘的有效治疗方法（Ⅰ级证据、A 级推荐）；慢传输型便秘不是生物反馈治疗的反指征，有条件者可试用，对于混合型便秘患者先予生物反馈治疗，无效时考虑加用泻药。生物反馈治疗能持续改善患者的便秘症状、心理状况和生活质量。

（五）其他治疗方法

有文献报道益生菌能改善慢性便秘的症状。中药（包括中成药制剂和汤剂）能有效缓解慢性便秘的症状，但其疗效的评估尚需更多循证医学证据。针灸能改善慢传输型便秘患者的症状和抑郁焦虑状态。按摩推拿可促进胃肠道蠕动，有助于改善便秘症状。有报道采用骶神经刺激可治疗经内科综合治疗无效、无肛门括约肌解剖改变的顽固性便秘患者。

（六）手术治疗

真正需接受外科手术治疗的慢性便秘患者尚属少数。当患者症状严重影响工作和生活，且经一段时间严格的非手术治疗无效时，可考虑手术治疗，但必须严格掌握手术适应证。术前应行相关检查以全面了解肠道和肛门直肠功能以及形态学异常的严重程度，包括结肠镜检查、钡剂灌肠造影、结肠传输试验、排粪造影、肛门直肠压力测定、球囊逼出试验，必要时可行盆底肌电图或盆腔多重造影等特殊检查。对经检查明确显示存在形态和（或）功能异常者，有针对性地选择手术方式。慢传输型便秘患者可选择结肠全切除术或结肠次全切除术，也可行结肠旷置术或末端回肠造口术。排便障碍型便秘患者的手术主要针对直肠内脱垂和直肠前突进行治疗，主要手术方式有吻合器痔环切术、经腹直肠悬吊术、经肛吻合器直肠切除术、经肛腔镜切割缝合器直肠前突加黏膜固定术、传统经直肠或阴道直肠前突修补术。对于盆底痉挛综合征患者，应慎重选择手术治疗。当多种形态学改变同时存在时，手术治疗主要病变的同时还应治疗合并的病变。目前手术治疗存在一定的复发率和并发症发生率。术后应给予必要的药物治疗。

（七）特殊人群便秘的治疗原则

1. 老年人：缺乏运动、因慢性疾病服用多种药物是老年人发生便秘的重要原因，应尽量停用导致便秘的药物，注意改变生活方式。对粪便嵌塞者，应首先清除嵌塞的粪便。通便药可首选容积性泻药和渗透性泻药，对严重便秘患者，可短期适量应用刺激性泻药。

2. 妊娠妇女：增加膳食纤维、多饮水和适当运动是这类患者的主要治疗措施，容积性泻药、乳果糖、聚乙二醇安全性好，可选用。比沙可啶尚少见致畸的报道，但会引起肠痉挛。应避免使用蒽醌类泻药和蓖麻油。

3. 儿童：基础治疗包括家庭教育、合理饮食和排便习惯训练，对于粪便嵌塞者，可选用丙三醇制剂（通用名为开塞露）或温 0.9% NaCl 溶液灌肠。容积性泻药、乳果糖、聚乙二醇已证实有效，且耐受性良好。

4. 糖尿病患者：便秘是糖尿病患者最常见的消化道症状，虽然控制血糖可能对糖尿病患者的便秘治疗有益，但糖尿病便秘仍少有特异性治疗措施。可尝试使用容积性泻药、渗透性泻药和刺激性泻药。

5. 终末期患者：终末期患者发生便秘与运动和进食减少、使用阿片类药物等有关。预防性使用泻药极为重要。推荐刺激性泻药或联合渗透性泻药或润滑性泻药。有文献报道，外周阿片受体拮抗剂甲基纳曲酮和促分泌药鲁比前列酮对阿片类药物引起的便秘有效。

三、中医临床思维

（一）中医病名及病因病机特征

功能性便秘以排便异常为主要临床表现，属于中医学“便秘”的范畴。中医认为功能性便秘的发生与大肠、脾、胃、肺、肝、肾等脏腑关系密切。《黄帝内经》云：“大肠者，传导之官，变化出焉。”又提出“肺与大肠相表里”。脾胃为运化水谷之海，脾主运化，胃主和降，胃与肠相连，水谷入口，经脾的运化输布，胃的腐熟收纳，最后将糟粕转输于大肠。这其中也依赖于肝主疏泄的功能，若肝郁气滞，则腑气不通，气滞不行，则大肠失运。肾司二便，肾气不足，则大肠传导无力，大便难于排出。一般认为，素体热盛，或恣食肥甘厚味，易致胃肠积热，耗伤津液，便燥难排；忧思恼怒，或久坐少动，易导致气机郁滞，通降失常，糟粕内停；外感寒邪，过食寒凉，导致阴寒内盛，凝滞胃肠，糟粕传导不能；饮食劳倦，年老体虚，大病产后，均可因体质的不同，而出现气虚阳衰、阴亏血少等情况，导致大肠传导无力，或肠道失濡，而致大便秘结。

（二）辨病辨证及治疗特征

功能性便秘的中医传统分型方法较多，最新指南采用病因病机结合的分型方法将功能性便秘分以下证型①热积秘，治则：清热润肠，方药：麻子仁丸加减。②寒积秘，治则：温通散积，方药：温脾汤加减。③气滞秘，治则：顺气导滞，方药：六磨汤。④气虚秘，治则：益气润肠，方药：黄芪汤。⑤血虚秘，治则：滋阴养血，润燥通便，方药：润肠丸。⑥阴虚秘，治则：滋阴润燥，方药：增液汤。⑦阳虚秘，治则：温润通便，方药：济川煎。针对主症可适当加减，兼便后下血者，加槐花、地榆、仙鹤草、白及、白茅根；大便干结，触及粪块，腹痛难下者，加大黄、芒硝、番泻叶、火麻仁、柏子仁；食滞胃肠者加莱菔子、焦槟榔、焦神曲、厚朴等消食导滞；咳喘便秘者，加紫苏子、瓜蒌子、杏仁；忧郁寡言者，加柴胡、白芍、合欢花；素体肝旺，气郁化火者，加栀子、龙胆；气虚下陷脱肛者，加升麻、柴胡、黄芪、白术、人参、桔梗。

便秘的病因是复杂的，在疾病的发展过程中，各种证候可相兼出现，或互相转化。辨证应以虚实为纲，阴阳气血为目。其病位在大肠，病机与脾胃肺肝肾有关。西医疾病分型与中医辨证分型有其内在规律可循，但因为疾病本身的多变性和复杂性，故不能拘泥于此。治疗时应审证求因，审因论治，辨证论治，灵活权变。

（三）药物选择

数据挖掘表明，针对便秘，中医用药以补虚药的使用种类和使用频次最高，其余按种类排序依次是理气药、泻下药和活血药、化湿药；按使用频次排序依次是泻下药、理气药、活血药、化湿药。补虚类药物的使用按种类排序依次是养阴药、补阳药、补气药、补血药；按使用频次排序依次是补血药、补气药、养阴药、补阳药。使用频次排前 5 位的药物为当归、肉苁蓉、枳壳（实）、火麻仁、白术。根据涉及病位及气血阴阳的不同，中药的运用亦不同，补气多用党参、白术、黄精等；补血多用当归；补阴多用生地黄、麦冬、沙参、玉竹、桑椹、何首乌；补阳多用肉苁蓉、淫羊藿。补脾气多用白术、黄芪、党参；补肺气多用桔梗、紫菀、杏仁、瓜蒌子；补肾阳多用淫羊藿、肉苁蓉、锁阳；补肾阴多用何首乌、黄精、生地黄、熟地黄。

四、名医经验

（一）田德禄经验

（1）通腑为第一要义。大肠传导失司是便秘的基本病机，而其传导失司与胃失通降关系最为密切，故田德禄认为胃肠通降功能失调是便秘的基本病机。“六腑以通为用，以降为顺”。临床中治疗不论何种病因引起的便秘，强调“通腑为第一要义”，腑包括了胃和肠。通胃基础方为香苏散，本方由香附、紫苏叶、陈皮、炙甘草 4 味药组成，原治外感风寒、内伤气滞。田德禄用紫苏梗替代紫苏叶，变本方为理气和胃通降方，治疗胃气壅滞证，作为治疗各种胃病的基础方，治疗便秘时常加紫苏子。通肠基本药物：炒枳实、生白术、生薏苡仁、桃仁、杏仁、焦四仙。枳实能行气导滞通腑，针对胃肠通降失调、气机阻滞而用。大剂量生白术具有生津通便、助大肠运化传导功效，田德禄常用剂量 40 g。生薏苡仁是传统的清热利湿健脾药，湿热便秘自当应用，但田德禄将其应用于所有便秘患者。一方面是基于与方中其他药物配合使用；另一方面，田德禄认为生薏苡仁具有改善肠道动力作用，对湿热便秘尤其适宜，剂量多用至 40 g。桃仁苦平无毒，入心、肝、肺、大肠经，功效在于活血祛瘀、润肠通便、止咳平喘。苦杏仁苦温，有小毒，功效为止咳平喘、润肠通便。“肺和大肠相表里”，桃仁和杏仁同归肺、大肠经，气血兼顾，升降并调，能恢复胃肠通降传导生理功能。

（2）重视脏腑气机升降。田德禄认为便秘与肝脾肺肾皆密切相关，强调治疗便秘要重视调理脏腑气机升降。肝气郁滞为主者，合四逆散疏肝和胃、理气通降；若气郁化火，症见口苦咽干、苔黄脉数时，可加芦荟、黄芩、栀子泄肝通腑。肺失肃降者，合三子养亲汤润肺降气通便，甚者加瓜蒌子、葶苈子等泻肺通便。脾失运化升清者，合香砂六君子、荷叶、升麻；中焦湿热阻滞者，用连朴饮加减。肾阳虚寒凝者，合济川煎，去泽泻，加胡桃肉温通导滞；肾阴虚肠燥者，合润肠丸润燥通便，加胡桃肉、肉苁蓉、制何首乌。

（3）慎用补益药物。田德禄强调，便秘治疗中应当始终不忘其主要病机是胃肠通降传导失司，有形积滞停留肠道，即使是虚证，也多虚中夹实，“大实有羸状”；加之当代人生活水平高，物质丰富，营养不良者少见，单纯虚证者十无一二。因此，对补益药的使用应谨慎。使用过程中当注意两点。一是应用时机。初期便秘病程短，多实证，多无需补益，基础方即可。中、末期邪留日久，损伤正气，伤及气血阴阳，仍以通腑为主，兼顾补益，轻补即可，剂量宜轻，不宜峻补。气虚加黄精、灵芝、太子参；阴虚加生地黄、沙参、麦冬、石斛；血虚加当归、制何首乌、黑芝麻阳虚加肉苁蓉、胡桃肉等补而能通、能润之品。二是应用对象。年轻女性便秘，多由肝郁化热、气机不畅所致，多以疏肝清热、理气通便为主，宜合四逆散、小柴胡汤；若日久郁热伤及肝阴，可加生地黄、白芍、沙参、麦冬、天冬等，兼清肝热可加菊花、决明子、牡丹皮等；若伤及血分，又需加养血之品如当归、熟地黄、制何首乌、黑芝麻等。老年人多精血亏虚、肠道失润，可合用润肠丸、五仁丸；久病阳虚便秘之人，宜温通并用，以温脾汤加减。

（4）注重饮食起居。在饮食方面，总以清淡易消化为宜，最好做到定时定量，不宜饥饱失度。在起居方面，强调患者要调畅情志，及时缓解紧张消极等不良情绪，促进疾病康复。

（二）周福生经验

（1）首辨虚实，慎以一泻为快。周福生认为便秘一症，虽有气秘、虚秘、热秘、冷秘等之分，然临证当首辨虚实，往往初起者多实，病久者多虚或虚实夹杂；年轻体壮者多实，而年老多病者多虚。大黄、番泻叶等虽对便秘短时有效，但如果不辨虚实，图一时之快，往往使虚者更虚，久则或耗其气，或伤其阴，或戕伤脾胃，最终导致虚实夹杂，使治疗更为棘手。

（2）调畅气机，以通降为顺。周福生认为便秘一症虽病因众多，或因热结、或因冷积、或因气滞、或因阴伤，然其病机则为气机失调，腑失通降；大便的正常与否与脾之运化、胃之腐熟受纳、肺之宣降、肠道之濡润、大肠之传化吸收、小肠之分清泌浊功能有关，总之，各脏腑功能失常，最终必然是引起气机失调，肠道与胃腑失于通降，因此，治疗时应注重调畅气机，通腑排便。

（3）调肝理脾，善用四逆散加减。便秘病机为气机失调，临床则主要以肝脾失调多见，一方面肝气郁结，久则克脾，使中焦升降之枢失职，脾不升胃不降则易出现便秘之症；另一方面如果患者脾气本虚，湿浊内聚。如遇横逆之肝气，致湿浊气结不得外泻，终可致脏气不通而成便秘，此种便秘患者多现一派脾虚之象，舌淡苔白，脉弦细或弦，大便不干但多几日一行，往往反复难愈；再者，如果湿热内蕴中焦，肝郁化火内结，亦可形成便秘，如果化火伤阴则病机更为复杂，治疗相对棘手。对此类便秘，周福生临床善用四逆散加减治疗，认为四逆散乃调肝理脾、调畅中焦气机的祖方。

（4）年老久病，责之气阴。便秘患者多为年老者，周福生认为此类患者往往以气阴虚为本，就诊时多表现为大便不硬，但排出费力，平时没有便意或便意微弱，舌淡、苔少或薄白，脉细弱或弦细。此类患者治疗时周福生以益气养阴为法，往往以大剂量玄参、玉竹、白术及黄芪为基础方，然后根据气结情况调理气机，因于肝气郁滞者加青皮、陈皮；因于肺气不降者可加苦杏仁、紫菀；夹湿热者可用小量的玄明粉，但尽量少用，以免更伤气阴；夹痰湿者可加厚朴、槟榔及莱菔子；夹瘀血者可用桃仁、酒大黄。

（三）朱良春经验

（1）温补中气，塞因塞用。便秘一证，其病位在大肠，与肺、脾、肾三脏关系密切相关。朱良春对于脾胃虚寒，升降失常，大肠传导失职的便秘。认为该类便秘病机关键是脾胃二脏。因脾为后天之本，气血生化之源，脾不足则气血乏源，阴津亏虚，中气不足。气虚则肠道传送无力，血虚则津枯大肠失于濡润，如是均可使糟粕停滞大肠而便秘。肺主气，与大肠相表里，土虚金亏，肺气肃降，津液不能下达，大肠失润，干枯不行，便秘由是而作，则出现肠道艰涩不通，大便难下。加之久服泻下之剂，中气大伤，肠中津液匮乏。“前车之覆，后车之鉴”，再用攻下之剂徒伤其里，故朱良春以塞因塞用立法，用温中醒脾，益胃生津执法而治之。

（2）重用白术司其运化。由于脾不得为胃行其津液，久而母病及子，致使肺津干涸，肠中燥结。故朱良春治疗便秘常用理中丸加减。方中党参，甘温入脾，补中益气，强壮脾胃为主药；干姜味辛性温入脾胃，具有温中散寒、回阳通脉、温肺化饮作用，其性能走能守，常用于治疗中焦虚寒证型，在方中温中州而扶阳气为辅药；脾虚则生湿，故又以甘苦温之白术为佐药，燥湿以健脾，“三药”补、温、燥，相辅相成，配伍精当；再用炙甘草为使，补中扶正，调和诸药。诸药合用，共奏温中祛寒、补气健脾之功。那么朱良春为什么在方中重用生白术 50 g 呢？关于白术的性味功效，《本草求真》曾云：“白术缘何专补脾气？盖以脾苦湿，急食苦以燥之，脾欲缓，急食甘以缓之；白术味苦而甘，既能燥湿实脾，复能缓脾生津。且其性最温，服则能以健食消谷，为脾脏补气第一要药也。”由此可见，朱良春用白术主要是其为补脾之圣药，重用一味生白术，主要是取其补益中州，健脾运肠，脾气健既可使大肠传导有力，又可使水湿得运濡润肠道。从临床上看，此类患者大便不堪干硬，唯排便困难，虚坐努责，用一般通便药很难奏效，必须以补为通，使脾胃得健，升降复常，肠腑乃通。白术这味药物通便首见于《金匮要略》及《伤寒论》桂枝附子去桂加白术汤，原文载：“若其人大便硬，小便自利者，去桂加白术汤主之。”俞弃言认为，白术能“滋大便之干，”汪等友认为：“白术为脾家主药……燥湿以之，滋液亦以之。”可谓一语中的，要言不繁。想必朱良春对此心知肚明，故用起来得心应手，屡用屡验。

（3）葛根枳实升降相因。功能性便秘，不仅是脾胃虚寒，而且还存在另一种重要因素，升降失常。其中主要是肺与脾两个脏器，波及到大肠。因肺主治节，又主一身之气，与大肠相表里，“开天气以通地道”。肺主清肃下降，气机得畅，为其能和，肠腑得通，有利于气血互相化生及大肠传导糟粕功能的正常发挥。而脾胃同居中焦相互络属而构成表里关系，为气机升降的枢纽。正常情况下，脾升可使肝胆之气也升，以行疏泄条达之功；胃降可使肺与大肠之气也降，以行肃降传导之用。脾胃虚弱则升清降浊功能失常，大肠传导之官失职而成便秘。因为大肠传导功能正常行使，有赖于胃的降浊和脾的升清，脾的升清也有赖于胃的降浊，二者相辅相成、和谐相处，缺一不可；且胃与小肠、大肠对饮食物的消化、吸收、排泄过程密切配合，共同完成饮食物的运化过程。当脾胃肠的关系不和谐时，就会出现腹胀、便秘等。正是因为如此，所以朱良春在方中才又配用了葛根、枳实这两味药物。关于葛根，医家称其为“升清阳之圣药”，《本草正义》云：“葛根，气味皆薄，最能生发脾胃清阳之气。”李东垣也云：“干葛，其气轻浮，鼓舞胃气上行，生津液。”而枳实为宽中行气，消积除痞之上品，故《药品化义》曰：“枳实专泄胃实，开导坚结，故主中脘以治血分，疗胸膈间实满，消痰瘀，祛停水，逐宿食，破结胸，通便闭，非此不能也。”由此可见，朱良春用此2味相伍，一升一降，使清阳得升，浊阴得降，则便秘自解。

（四）蓝青强经验

蓝青强认为便秘虽有虚秘、实秘两大类，但就临床所见，中老年人之功能性便秘，以虚证为多，或虚实夹杂证多见。择药不能动辄芒硝、大黄、番泻叶等苦寒攻下之品。临床治疗便秘，应辨证求因，重视气机升降对大肠传导的作用，治疗以调畅气机，养血润燥为主，佐以清热润下。便秘一证，无论虚实，气滞始终存在，治疗便秘中，要注重应用行气之品。笔者常用枳壳、枳实、厚朴、槟榔、大腹皮、乌药、莱菔子等行气消胀，促进肠道之蠕动，有利于便秘的治疗。对于脾胃气虚者，常重用生白术，用量一般在50g左右，临床观察表明：生白术润而不燥，重用之能润肠通便，缓解患者排便困难。肺与大肠相表里，治疗肠燥便秘，酌加杏仁、瓜蒌子等宣肺利气之品。蓝青强常讲便秘辨证如下证型：①气机郁滞证。主症：便秘伴腹胀，腹痛，两胁不舒，嗳气频作，矢气不爽，纳少，胸闷太息，苔白，脉弦。治宜疏肝行气，导滞通便。方用柴胡疏肝散加味（柴胡10 g，枳壳15 g，白芍30 g，川芎10 g，香附10 g，桔梗10 g，杏仁10 g，火麻仁15 g，郁李仁15 g，炙甘草6 g）。兼血虚者加当归15 g，黑芝麻15 g，制何首乌15 g。②气血两虚证主症。便秘伴有面白唇淡，头晕目眩，身倦乏力，动则气短汗出，舌淡嫩，脉细弱。此证多见于术后、久病、体弱、气血亏虚之患者。治宜益气养血，润肠通便。方用补中益气汤合四物汤化裁（黄芪20 g，党参20 g，生白术50 g，当归15 g，生地黄20 g，白芍30 g，枳壳15 g，炒莱菔子15 g，何首乌15 g）。(3)老年顽固性便秘。主症：由于年高体弱，胃肠蠕动慢，大便干结不通，呈羊矢状，常七八日一行，且伴有肾阴不足，气血亏虚者。治宜益阴养血，润肠通便。用自拟滋肾润肠方（熟地黄15 g，肉苁蓉15 g，全当归15 g，火麻仁15 g，黑芝麻15 g，核桃仁15 g，枳壳10 g，黄芪20 g，决明子20 g）。

（五）朱秉宜经验

(1)首要明确病因，中西汇通。便秘的治疗必须明确病因，包括现代医学对便秘的认识。我们对疾病的认识需全面，要与时俱进，不能保守和盲从，现代医学的各种检查手段可以拿过来为我们所用。朱秉宜认为在辨证论治的同时，也要结合患者的临床症状、体征及辅助检查，包括结肠运输试验、排粪造影、电子肠镜等，可以将其分为慢传输型、出口梗阻型及混合型便秘三大类，各类患者预后不尽然，对于预测患者的预后以及是否需要手术干预能做到心中有数，也有助于缓解便秘患者长期紧张的情绪。

(2)注重宣通气机，宣肺润燥。朱秉宜认为，肺气宣发肃降功能失常易致肠燥，故治疗注重宣通气机，肃降肺气，以清肺燥来清肠燥。因此，朱秉宜在治疗便秘时紧扣宣肃肺气这一环节，巧用宣通气机，肃降肺气，清肺燥的方法。临床上常使用紫菀、苦杏仁、桔梗等宣肺理气之品。

(3)重视肾水为本，滋阴润燥。朱秉宜认为，肠道津液不足的原因除了肺燥耗损之外，还有肾水不足，或肾阴消耗过多。朱秉宜喜使用玄参、生地黄、麦冬及熟地黄等滋阴之品。玄参养阴生津，启肾水之源以滋肠燥；生地黄、麦冬清肺、大肠热，以生津润肠；熟地黄补肾益精、滋阴壮水、强阴益髓，合用以补为通。

(4)擅长白术生用，运化脾阳。朱秉宜喜欢重用白术，并且生用，可运脾行津液达肠道。他认为白术为补脾之上品，健脾行津、益气通便，白术能“振动脾阳，而又最富脂膏，本能滋津液，万无伤阴之虑”。

（六）白兆芝经验

白兆芝认为功能性便秘常与饮食、外邪、情志、年高、病后及产后体虚或素体虚弱等多种病因有关。白兆芝强调先审病而后用药，论治尤重辨证，便秘辨证首先要分清寒热虚实，实证以气滞、湿滞为主，虚证以气虚、血虚津亏为主。另外注意寒热转化、寒热夹杂等情况。

（1）肠腑气滞证。症见：大便干结，或虽大便不干，但欲便不出、不畅，伴脐腹部胀满，胸胁痞满，嗳气时作，舌苔薄腻，脉弦等。白兆芝认为此证以理气顺肠为基本治则，分为疏通气机、疏肝理气、理气降逆治疗3法，各有侧重。疏通气机法为最常用理气法，常用方剂有天台乌药散、木香顺气散等；疏肝理气法主要用于肝郁致肠腑气滞的症状，常用方剂有柴胡疏肝散、逍遥散等；理气降逆法主要用于除气机阻滞不通外，伴有肠腑气机上逆的症状，常用方剂有沉香降气散、五磨饮子等。白兆芝通过借鉴古今医家并结合自己多年的临床经验，自拟理气顺肠汤作为治疗肠腑气滞证的基本方，将该方用于临床实践，取得了较好的效果，具体药物组成：木香、厚朴、陈皮、白芍、乌药、延胡索、川楝子、枳壳、大腹皮、炒莱菔子、砂仁、甘草、生姜。

（2）气虚湿滞证。症见：大便成形或不成形，虽有便意，但排便困难，便不尽感，质黏，需久坐用力努挣，伴汗出乏力，或口黏，腹胀腹痛等。治法：健脾燥湿，化痰理气。故白兆芝认为大剂量白术可用于治疗便秘，运用白术30 g健脾益气，配以三仁汤和中化湿，醒悦脾胃而使脾运复健，配伍瓜蒌、当归、桃仁等润肠通便之品。另因肺与大肠相表里，大肠之传导与肺气之肃降功能密切相关，可配伍炙紫菀、杏仁等化痰利肺气之品以润肠通便。兼有腹胀者，可配陈皮、厚朴、炒莱菔子等理气之品。

（3）寒热失调证。症见：大便不成形、排便艰涩与大便秘结交替发作，伴腹部疼痛，胀满不适，腹部畏冷，喜温喜按，口干口苦，或口舌生疮，舌苔或黄，或白，或黄白相兼，脉弦。治法：寒热并调，健脾理气。如在大便干结阶段，应以理气通腑为主，调整肠道功能，万不可滥用泻下之品，否则会进一步损伤脾气，加重便秘之大便不成形症状。在这一阶段初始多为肝郁气滞、腑气通，但气滞日久可损伤脾气，由实转虚，致脾肠气虚，治以益气润肠，方以黄芪汤加减，甚者以补中益气加减。气滞日久还可导致气不布津，水湿内停，痰气交阻，致便秘、腹痛，伴肠鸣腹胀、眩晕、痰多等症，治以理气化痰、导浊通便，方以柴胡四逆散合导痰汤加减。

（4）阴虚津亏证。症见：大便干结，甚则状如羊屎，伴口干少津，心烦少眠，潮热盗汗，舌红苔少，脉细数。治法：养阴增液，生津润肠。白兆芝认为此证多见于年老、病后、产后者，或长期服泻药者；或基础疾病多而用药较多导致的肝肾阴虚者；或热病余热未清，耗伤肺胃津液者。大肠主津，津亏则无以滋养，大肠传导失司，故“水不足以行舟，而结粪不下”。方用白兆芝自拟增液润肠汤（生地黄、玄参、麦冬、玉竹、太子参、生白芍、枳壳、陈皮、火麻仁、当归、生何首乌、甘草、生姜）加减。

五、名方推荐

（一）凉膈散加减

大黄（后下）、厚朴、连翘、栀子、桔梗、黄芩、生甘草各15 g，芒硝10 g（烊化）。功效：泻热通便，清上泄下。主治：功能性便秘之燥热内结证。用法：每日1剂，水煎，分2次服。加减：火热之邪易伤阴液者，加玄参20 g。便秘后期，去芒硝，大黄减少5 g，以防苦寒太过伤中。

（二）和肝汤

党参、白芍、柴胡、茯苓、白术、香附、紫苏梗、当归各9 g，干佛手、陈皮、麦冬、炙甘草各6 g，薄荷3 g，生姜3片，大枣4枚，台乌药10 g。功效：疏肝理气，肝胃和调。主治：功能性便秘之肝气郁结、肝胃不和之证。用法：每日1剂，水煎，分2次服。

（三）小柴胡汤加减

柴胡、炒黄芩、法半夏各10 g，太子参、炒白芍各15 g，甘草6 g，生姜6片，大枣6枚，决明子20 g。功效：和解少阳，清降里结。主治：功能性便秘之少阳气秘证。用法：每日1剂，水煎，分2次服。

（四）滋肾通幽汤

肉苁蓉、草决明、玄参、生地黄各30 g，火麻仁、枳实各10 g，白术、党参各15 g，牛膝10 g，生何首乌 20 g，酒大黄炭 5～10 g，瓜蒌 30～50 g，甘草 3 g。功效：健脾滋肾，润肠通便。主治：功能性便秘之脾肾亏虚证。用法：每日 1 剂，水煎，分 2 次服。

（五）滋肾润肠方加味

熟地黄、肉苁蓉、核桃仁、黄芪、决明子各 20 g，全当归、火麻仁、枳壳、黑芝麻各 15 g，太子参 30 g，生白术 40 g。功效：健脾益肾，益气养阴，润肠通便。主治：功能性便秘之脾肾不足，气阴两虚证。用法：每日 1 剂，水煎，分 2 次服。

（六）理中汤加减

党参 15 g，生白术 50 g，干姜、炒枳实、葛根各 10 g，炙甘草 6 g。功效：温中醒脾，益胃生津。主治：功能性便秘之脾胃虚寒，运化无力证。用法：每日 1 剂，水煎，分 2 次服。

（七）柴胡桂枝干姜汤加减

柴胡、白芍、黄芩、姜半夏、炙甘草各 10 g，桂枝、干姜各 6 g，天花粉 15 g，煅牡蛎、炒山药各 30 g。功效：疏利肝胆，温脾通便。主治：功能性便秘之胆热脾寒证。用法：每日 1 剂，水煎，分 2 次服。

（八）麻子仁丸加减

生地黄、玄参、郁李仁、麦冬、茯神各 15 g，当归、肉苁蓉、木香、厚朴、槟榔、枳壳、佛手各 10 g，火麻仁、决明子、酸枣仁、柏子仁各 30 g，煅龙骨（先煎）、煅牡蛎（先煎）各 20 g。功效：行气疏肝，养血安神，润肠通便。主治：功能性便秘之心肝气郁，阴血亏虚，肠腑失濡，心神不宁证。用法：每日 1 剂，水煎，分 2 次服。

（九）枳术丸加减

生白术、炒枳实、瓜蒌各 30 g，槟榔、炒莱菔子各 20 g，光杏仁、炙紫菀、当归、桃仁、乌药各 10 g，威灵仙、赤芍各 15 g，沉香（后下）3 g，桔梗 5 g，独角蜣螂 2 只。功效：理气健脾，润肠通腑，消补兼施。主治：功能性便秘之气秘证。用法：每日 1 剂，水煎，分 2 次服。

（十）四逆散加减加减

柴胡、广木香（后下）各 10 g，枳实、白芍、槟榔（打）、瓜蒌子、厚朴各 15 g，北杏仁（打）12 g。功效：疏肝理气，泄热润肠。主治：功能性便秘之肝郁气滞，肺热下移大肠证。用法：每日 1 剂，水煎，分 2 次服。加减：若情绪郁结明显，加浮小麦 30 g，合欢皮 15 g；若积滞明显，可加大黄（后下）10 g，虎杖 25 g；若见气滞成瘀者，加桃仁（打）15 g，郁金 12 g。

第六节　慢性腹泻

慢性腹泻是一种常见临床症状，并非一种疾病，是指病程在 2 个月以上的腹泻或间歇期在 2～4 周内的复发性腹泻。病因较为复杂，病程迁延。根据病因不同，临床症状多样化，治疗原则各异。

一、诊断标准

慢性腹泻的诊断主要是原发病（病因）诊断，主要依靠病史、体征、直肠指诊、粪便检查，如有困难，再进一步做乙状结肠镜、X 线检查，仍不能解决时，再考虑做纤维结肠镜或小肠镜检查，必要时做各种功能试验，如小肠吸收功能试验（葡萄糖耐量试验、右旋木糖试验、放射性核素标记维生素 B_{12} 试验）和胰腺功能试验。

2018 年英国胃肠病学会（BSG）颁布具有诊断参考意义的成人慢性腹泻的调查（第 3 版），内容包括初始临床评估，肿瘤和炎症评估，常见疾病管理，肠道吸收不良检测，手术/结构性原因导致腹泻，罕见病例管理等。

（一）初始临床评估

我们建议在初级治疗中进行血液初筛检查（全血计数、铁蛋白、组织转谷氨酰胺酶/EMA 和甲状腺功能检查）以及粪便检查（粪便钙卫蛋白）诊断炎症（证据质量3级，强烈推荐）。

我们推荐使用血清学试验（组织转谷氨酰胺酶或EMA）筛查乳糜泻，这对该病具有很高的敏感性和特异性（证据质量：1级，强烈推荐）。

如果IgA不足，我们推荐进行IgG EMA或进行IgG TTG（证据质量：2级，强烈推荐）。

免疫缺陷和慢性腹泻患者应排除HIV感染（证据质量：2级，强烈推荐）。

我们推荐对艰难梭菌感染进行联合检测；通过谷氨酸脱氢酶免疫测定或PCR确定该生物的存在，并确定其是否产生毒素（毒素EIA）（证据质量：2级，强烈推荐）。

（二）肿瘤和炎症评估

对于怀疑是炎症而不是癌症的年轻患者（40岁以下），我们推荐使用粪便钙卫蛋白治疗慢性腹泻（证据质量：1级，强烈推荐）。

推荐粪便钙卫蛋白50 μg/g作为区分功能性肠道疾病和器官/炎症性肠病的界限（证据质量：1级，强烈推荐）。

对于存在功能性肠病典型症状的患者，常规体检、正常查血和粪便检测（粪便钙卫蛋白）可做出IBS阳性诊断（证据质量：2级，强烈推荐）。

对于怀疑是结肠癌的下消化道症状患者（无直肠癌出血），我们建议将粪便免疫学检测作为排除试验，以指导在初级或二级护理中转诊或紧急评估的需要（证据质量：2级，强烈推荐）。

对于慢性腹泻患者，我们推荐结肠镜检查（回肠镜检查）和活检作为首选的下段肠管检查（证据质量：1级，强烈推荐）。

对于粪便钙卫蛋白正常，怀疑功能性肠病的较年轻患者（40岁以下），我们推荐使用可屈性乙状结肠镜检查取活检（证据质量：3级，强烈推荐）。

我们推荐MR肠造影或视频胶囊内镜（VCE）（视情况而定）而非CT，作为诊断小肠炎症的一线研究诊断（证据质量：1级，强烈推荐）。

因为证据不足，我们不推荐VCE诊断乳糜泻疾病（证据质量：5级，强烈推荐）。

超声检查因对小肠没有侵入性操作和辐射暴露而大受欢迎，但其诊断作用有限，因此不作常规推荐（除非其他方式不可用）（证据质量：5级，强烈推荐）。

小肠镜（±设备辅助）诊断慢性腹泻的价值有限，我们推荐它主要用于已确诊的病变（证据质量：4级，强烈推荐）。

（三）常见疾病管理

如果怀疑是功能性肠道疾病或IBS腹泻，我们推荐通过75SeHCAT测试或空腹血清C4水平排除胆汁酸腹泻。建议采用检测和治疗方法，而不是盲目的经验疗法，除非无诊断试验可用（证据质量：1级，强烈推荐）。

75SeHCAT值极低的患者最有可能对胆汁酸隔离治疗产生应答。如果75SeHCAT值＜15%，或者空腹血清C4高于规定检验值，我们推荐尝试这种方法（证据质量：2级，强烈推荐）。

我们推荐通过结肠活检排除显微镜下结肠炎。这些至少应该来自左侧（非直肠），而且，由于显微镜下结肠炎可能是片状的，右侧活检可能会提高诊断成功率（证据质量：1级，强烈推荐）。

葡萄糖和乳果糖氢呼吸试验的敏感性和特异性都较差，不推荐用来诊断小肠细菌过度生长（证据质量：2级，强烈推荐）。

氢和甲烷呼气试验的应用可减少由于肠道运输变化而导致的假阳性诊断，但尚无明确的临床研究，因此不作推荐（证据质量：4级，强烈推荐）。

我们推荐，只有在临床怀疑和治疗无效的情况，才可使用测压法进行肠道转运的研究（证据质量：4级，强烈推荐）。

（四）肠道吸收不良检测

我们推荐粪便弹性蛋白酶试验作为胰腺功能的首选非侵入性检测（证据质量：1级，强烈推荐）。

推荐 MRI（签订 MRCP 协议）用于诊断慢性胰腺炎。若不可用，CT 可作为替代选择（证据质量：2 级，强烈推荐）。

在严重怀疑胰腺功能不全但初步筛查结果为阴性的情况下，我们建议进一步用 EUS 或促胰液素 MRCP 进行影像学检查（证据质量：3 级，推荐强度弱）。

我们建议对小肠吸出液进行培养，因为这是对小肠细菌过度生长（SBBO）最敏感的检测，但目前方法不规范，并且阳性结果可能不能反映有临床意义的 SBBO（证据质量：2 级，推荐强度弱）。

在无最优检测方法确认存在细菌过度生长的情况下，以及在具有较高 SBBO 检测可能性的患者中，我们推荐进行抗生素经验性试验；该方法的价值还未得到明确的研究证实（证据质量：3 级，强烈推荐）。

（五）腹泻的手术/结构性原因

在老年人中，应特别考虑粪便嵌塞引起的腹泻。我们推荐通过临床判断而非标记研究来证实（证据质量：4 级，强烈推荐）。

对于患有持续性粪便尿失禁的患者，一旦保守措施用尽，我们推荐肛管测压和肛门超声检查（证据质量：3 级，强烈推荐）。

若怀疑有瘘管，推荐进行横断面成像检查（证据质量：3 级，强烈推荐）。

（六）罕见病例管理

在无其他发现的情况下，激素分泌型肿瘤是引起腹泻的罕见原因，我们推荐只有在找过所有其他原因的情况下才进行检测（证据质量：4 级，强烈推荐）。

人为的腹泻很难证实，但是，如果怀疑，我们建议用大便检查来检测泻药滥用（证据质量：5 级，强烈推荐）。

二、西医治疗

腹泻是症状，治疗应针对病因。但相当部分的腹泻需根据其病理生理特点给予对症和支持治疗。

（一）病因治疗

感染性腹泻需根据病原体进行治疗。乳糖不耐受症和麦胶性乳糜泻需分别剔除食物中的乳糖或麦胶类成分。高渗性腹泻应停食高渗的食物或药物。胆盐重吸收障碍引起的结肠腹泻可用考来烯胺吸附胆汁酸而止泻。治疗胆汁酸缺乏所致的脂肪泻，可用中链脂肪代替日常食用的长链脂肪，前者不需经结合胆盐水解和微胶粒形成等过程而直接经门静脉系统吸收。

（二）对症治疗

1. 纠正腹泻所引起的失水、电解质紊乱和酸碱平衡失调。

2. 对严重营养不良者，应给予营养支持。谷氨酰胺是体内氨基酸池中含量最多的氨基酸，它虽为非必需氨基酸，但它是生长迅速的肠黏膜细胞所特需的氨基酸，与肠黏膜免疫功能、蛋白质合成有关。因此，对弥漫性肠黏膜受损者，谷胺酰胺是黏膜修复的重要营养物质，在补充氨基酸时应注意补充谷胺酰胺。

3. 严重的非感染性腹泻可用止泻药。

4. 腹痛者可予以解痉止痛药。

三、中医临床思维

（一）中医病名及病因病机特征

慢性腹泻属于中医“泄泻”范畴。感受外邪、饮食所伤、情志失调、病后体虚、禀赋不足等是泄泻的主要病因。六淫皆可致泄泻，但以湿邪为主，常夹寒、夹暑热之邪，影响脾胃升降功能；饮食过量、嗜食肥甘生冷或误食不洁而伤于脾胃；郁怒伤肝，忧思伤脾；病后体虚，劳倦年老，脾胃虚弱，肾阳不足；或先天禀赋不足等皆能使脾运失职而致泄泻。肠为泄泻的病位之所在，脾为其主病之脏，与肝、肾密切相关。脾主运化功能失常，则生湿生滞，脾为湿困，不得升清，肠道功能失司，而致泄泻。肝气郁滞日久，肝疏泄功能失常，肝木横逆，克犯脾土，脾失健运而致泄泻。若禀赋不足，或后天失调，饥饱失常，劳倦过度及久病正虚等，脾失健运，脾土反侮肝木，肝失疏泄而致泄泻。脾为后天之本，肾为先天之本，二者互促互助，共司水液代谢之平衡。肾阳即命门之火，肾阳不升，脾失温煦，水湿下注而致泄泻，脾阳不足，寒从中生，肾失温养，脾肾阳虚而致泄泻。脾虚湿盛为泄泻的主要病机，脾胃运化功能失调，肠道分清泌浊、传导功能失司。脾喜燥恶湿，为后天之本，主运化食物及水液，脾主升清，不宜下陷。外感寒湿、长期饮食不节、劳倦内伤等皆可引起脾胃受损，湿困脾土，脾失健运，脾胃运化失常，而致泄泻。小肠主受盛化物、分清泌浊，大肠主传化糟粕，小肠受盛及大肠传导功能失常，小肠无以分清泌浊，大肠无法传化，水谷停滞，合污而下，即可发生泄泻。迁延日久，泄泻由实转虚，脾病及肾，虚实之间相互转化、夹杂久泻致虚，但往往虚中夹实，其中以虚夹湿邪最为常见。无湿不成泻，湿盛困脾，脾虚生湿，脾虚湿盛，二者互为因果，共致泄泻。肾藏先天水火，水不足则干，火不足则湿。肾火不旺，不能温化积水，蒸腾寒气，导致肠中多水，而成泄泻。此外久泻脾虚，脾虚日久亦可累及肾脏，导致肾阳不足，脾肾阳虚，完谷不化，而致五更泻。情志不畅，肝郁失于疏泄，久必横逆犯脾，肝强脾弱，而成泄泻。脾病日久入络，加之情绪忧郁，病情可向气滞血瘀转变。

（二）辨病辨证及治疗特征

慢性腹泻一般分为 6 大证型：①寒湿困脾证，治法：芳香化湿，解表散寒。主方：藿香正气散。②肠道湿热证，治法：清热燥湿，分利止泻。主方：葛根芩连汤。③食滞胃肠证，治法：消食导滞，和中止泻。主方：保和丸。④脾气亏虚证，治法：健脾益气，化湿止泻。主方：参苓白术散。⑤肾阳亏虚证，治法：温肾健脾，固涩止泻。主方：四神丸。⑥肝气乘脾证，治法：抑肝扶脾。主方：痛泻要方。慢性泄泻治疗应以去除病因、缓解及消除泄泻症状为治疗目标，以祛邪扶正为基本治则，以运脾化湿为基本治法。泄泻病常以脾虚湿盛作为基本病理变化，导致肠道功能失司而成。脾虚失健则运化失常，湿邪内生，脾为湿困，中气下陷，故当健脾化湿。慢性腹泻以脾虚为主，必当健脾，肝气乘脾而致痛泻时宜抑肝扶脾，肾阳虚衰时宜温肾健脾。然当病情复杂，虚实夹杂者，应随证而论。《医宗必读》的治泻九法，均可在临床中借鉴。

慢性腹泻起病缓慢，病程较长，病位在肠，发病与（脾）胃肝肾有关，其基本病机以脾虚湿盛为主，故健脾化湿为基本治则，临证时须把握健脾为主，抑或化湿为主，拟方投药时应注意，久泄不宜过投分利之品，清热莫过用苦寒之味，补虚勿纯用甘温之药，虚实相兼者宜补虚祛邪并用，寒热错杂者须温清并行。

（三）药物选择

数据挖掘表明，泄泻中医用药有如下特点：脾气虚型多用白术、党参、茯苓、陈皮、山药、薏苡仁、黄芪、砂仁、扁豆、山楂、苍术、升麻、厚朴等；脾阳虚型多用白术、党参、附子、干姜、炮姜、桂枝等；脾肾阳虚型多用白术、补骨脂、肉豆蔻、党参、附子、吴茱萸等；阴虚型多用山药、乌梅、莲子、石斛、生地黄等；脾虚湿热型多用黄连、党参、薏苡仁、木香、葛根、白头翁等；肝气乘脾型多用白芍、白术、陈皮、防风、柴胡、枳壳等；寒热错杂型多用黄连、干姜、当归、乌梅、黄芩、半夏、黄柏等。

四、名医经验

（一）王常绮经验

王常绮“无湿不作泻”“湿胜则濡泻”，脾虚湿蕴为泄泻的主要病机。脾气虚弱，在感受外邪、饮食所伤、情志失调及脏腑虚弱时，脾胃功能运化失司，无以运化水湿，湿浊内生，混杂而下，发生泄泻。其病位主要在脾，脾虚与湿盛互为因果，相互影响，表现为本虚标实、虚实夹杂之候。王常绮治疗久泄以标本兼顾、健脾益气、化湿渗湿为基本大法，认为只有脾气健运，湿方可散，湿散泻自止。在治疗中应注重调畅气机，升清降浊。王常绮治疗久泄时提倡灵活变通，标本兼顾，补泻并用，补而不滞、泻而不塞。①强调健脾扶正，久泻多因脾气亏虚、湿浊顽固不化，脾虚为其本源，治病必求本，故应注重健脾治疗，若素体虚弱或大量芳香温燥之品，必须配合健脾扶正之品，可加用四君子汤。②化湿强调用药以不伤正气为法，湿邪性黏滞、不易速去，喜在平淡渗湿止泻基础上配用芳香温燥化湿之品，以加强祛湿止泄之力，平淡利湿止泻之品，喜用炒白术、茯苓、薏苡仁等，芳香温燥化湿之品多选用苍术、厚朴、白豆蔻、草豆蔻、藿香等；除此之外王常绮认为久泄还有痰浊作祟，治疗不可不化痰，化湿的同时加用少量化痰药物，如半夏曲、陈皮等。③湿为阴邪、得温则化，若湿邪顽固、缠绵难愈、久泄不愈者，可加用温阳之品，如高良姜、小茴香、补骨脂、肉豆蔻等。④久泻适当加用固肠止泻、收敛之品，如诃子、石榴皮、金樱子、肉豆蔻以温肾收涩，固肠止泻，若久泄反复不止，适当加罂粟壳以加强收涩固脱之效；王常绮还喜用炭炒之品，取其收敛之性，涩肠止泻之功，如地榆炭、乌梅炭、槐花炭等。⑤注重调畅气机、喜用调理升降之品；湿邪重着黏滞，易阻碍气机，若脾虚湿蕴基础上气机郁滞明显，在健脾化湿的同时加用理气行气之品，如厚朴、枳壳、陈皮等药物调畅气机；并喜用桔梗、枳壳，取其一升一降，升清降浊之意，使补而不滞，补而不塞。⑥辨兼证，佐用治疗兼证药物，如久泄又因饮食不当，食滞肠胃，加用焦三仙；若肝气乘脾，加用抑肝扶脾之品，如芍药、白术等；若湿郁化热，热象明显，加用清热化湿之品，如黄芩、黄连等。此外，王常绮认为久泄者除药物调理外，还应注重饮食管理，饮食应多清淡，避免寒冷、辛辣刺激、肥甘油腻之品，应养成良好习惯，饮食规律，防止脾胃功能受损。

（二）凌湘力经验

凌湘力治疗泄泻多从以下几个方面论治①追本溯源，健脾运湿。凌湘力认为，泄泻的主要病机为脾虚胃弱，其外在病理产物为水湿，脾喜燥恶湿，湿浊困扰又会反抑脾胃运化，加重脾虚，两者互为因果，以虚为本，以湿为标。为此，凌湘力治疗泄泻主张健脾和运脾为主，针对脾虚患者，健脾为先，脾之运化功能正常，湿邪方能自除，方拟参苓白术散、四君子汤、香砂六君子汤，用药上常多选用炒白术，是以健脾不留湿、祛湿补脾气为治则。在辨证论治的基础上，凌湘力对于脾虚型为主的泄泻善以补虚健脾，基础方为参苓白术散，炒白术用量为20 g，用以补脾行滞、运化水湿，脾自运，泄自止。而针对湿盛之泄泻，多用焦白术为君，增强其燥湿止泻之效，配以薏苡仁30～50 g，白扁豆20～30 g，薏苡仁、白扁豆合用增强祛湿之能，联合山药、茯苓、莲子肉等健脾除湿，水湿祛则泄泻止。②调和肝脾，斡旋气机。凌湘力指出《医方考·泄泻门》中“泻责之脾，痛责之肝；肝责之实，脾责之虚，脾虚肝实，故令痛泻”的思想。脾因肝而舒畅，肝因脾而旺盛，二者互相为用。张仲景亦有肝木过盛反克脾土致脾气亏虚，运化无力，终致气机逆乱，清浊不司其道，而发为泄泻之说，为我们提供了广阔的指导思路。临床常见为肝郁脾虚型泄泻，多因情志不畅，而致木气郁结，肝木逆克脾土。肝郁与脾虚相互影响，但肝强仍为病之根本。是以临床常见患者因情绪焦虑及恼怒抑郁而发，肝郁过甚，不通则痛，泻则痛减，伴嗳气，善太息，胸胁疼痛不舒，舌边红，苔白，脉沉弦。凌湘力主张“补土泻木”原则，采用疏肝、泻肝、柔肝之法。在此基础上，多采用痛泻要方为基，方由炒白术、白芍、陈皮、防风4味药组成，炒白术为君，补脾土燥湿邪，白芍酸寒柔肝，2药互为君臣，共奏补脾不忘祛湿、疏泻勿伤肝阴之效，佐以陈皮理气燥湿，辅以防风，风能胜湿，增强肝脏疏利、宣达功效，同时升提脾之阳气不足、加强辛散燥湿、引药入经之能，全方泻肝补脾、祛湿止泻功效显著。对于肝肾之阴不足者，多合用当归、菟丝子、桑椹、女贞子、山茱萸等补益肝肾。若兼阴虚内热合用地骨皮、生地黄滋阴清热。而脾虚明显者多合用黄芪、党参或合用香砂六君子汤、参苓白术散加减。②健脾温肾，固肠止泻。凌湘力认为，脾肾为先后天之本，二者相互资助，同主水液输布及代谢，若脾阳亏虚，不能培养肾阳，可致肾阳虚衰；若肾阳不足，命门之火不温脾土，可致脾阳亏虚。两脏互为因果，相互为用，终致脾肾阳虚、纳呆便溏、畏寒肢冷、久泻不止等证。正如《景岳全书》所云：“今肾中阳气不足，则命门火衰……阴气盛极之时，即令人洞泄不止也。”是故治疗脾肾阳虚之五更泄泻，凌湘力喜用四神丸合参苓白术散加减，四神丸始见于宋代陈文中《陈氏小儿痘疹方论》，为医治脾肾阳虚泄泻之经典方药。方中肉豆蔻消食行气，温胃固肠；吴茱萸具有除湿燥脾、温中散寒之功效；补骨脂补相火，温君火，温肾暖脾止泻。凌湘力常言，泄泻虽为肝郁、脾虚、脾肾同虚，但治疗上应把握主次，辨明标本虚实、外感内伤，不可一味涩肠止泻，以免闭门留寇。取参苓白术散之义，温补肾阳的同时不忘调理脾胃，是以兼顾先后天之本，使脾肾健运，泄泻自去。共奏健脾温肾、益气固肠止泻之效。此外，凌湘力非常注重泄泻日久肾阳虚衰情况，擅用菟丝子、干姜、续断、巴戟天、仙茅等药增强温补肾阳止泻。

（三）汪受传经验

汪受传结合小儿泄泻特点，从临床实践出发，提出药毒伤脾是小儿泄泻中不可忽视的重要病因，并根据临床表现归纳为伤阴、伤阳、伤气3个方面，治疗上相应提出了滋阴健脾、温阳健脾及益气健脾三法，同时认为“善于调理脾胃者，非惟脾病治脾，胃病治胃，而必调和五脏则病自愈”，临证时充分考虑小儿生理特点，合理选方用药，寒温并用，随症加减，并注重从整体出发，临床疗效明显，充分表现了汪受传临证随变思变的思想。小儿稚阴之体，泄泻病程日久，极易伤及脾阴，致脾阴亏虚。如张锡纯认为“小儿少阳之体，阴分未足，滑泻不止，尤易伤阴分”。小儿平时喜食辛辣肥甘，蕴湿化热伤阴；小儿暴泻多见湿热泻，热盛易于伤阴。而更需引起注意的是：因“凡泄泻皆属湿”的认识，临床治疗常用燥湿之品，但若是温燥太过，则阴液易伤；临床若误用激素类药物进行治疗，更易于损伤阴液，大多数患儿会出现口干、大便干结、舌质光红少苔、脉细数等阴液损伤的情况，故汪受传认为顾护阴液应贯穿小儿泄泻治疗始终。药毒伤阴泄泻患儿临床可见泻下过度，质稀如水，皮肤干燥，口渴引饮，小便短少，唇红而干，舌红少津，苔少或无苔，脉细数。阴液欲竭者则见皮肤枯瘪，精神委顿或心烦不安，目眶及囟门凹陷，啼哭无泪，甚至无尿。治疗上以滋阴健脾为大法，多用西洋参、乌梅、白芍、石斛、玉竹、沙参、麦冬、生地黄、木瓜等，若其湿热未清，可配合黄连、黄芩、地锦草，如连梅汤。

（四）张介眉经验

张介眉认为慢性泄泻以本虚为主，治当扶正。而另一方面，由于脾不健运，胃失和降，致湿从内生或者气机郁滞，故临床上也常见腹痛腹泻之标症，在治疗时当以扶正为主，兼顾其标。常用痛泻要方合升陷汤加减治疗久泄。正如李东垣论泄泻中论述的，湿病，脾虚也，是“湿寒之胜，当助风以平之”，亦是“下者举之，得阳气升腾而愈矣”。张介眉认为，久泄，且时时有坠胀感，乃脾胃虚弱、清气不升之表现。《黄帝内经》云：“清气在下，则生飧泄；浊气在上，则生䐜胀”，故当用升清举陷之法。升陷汤亦出自《医学衷中参西录》，原治“胸中大气下陷，气短不足以息”之症，张介眉遂取其益气升陷之功效，用于此治疗泄泻。又患者常常腹痛欲泻，与肝气不调有关。《冯氏锦囊》有云：“泻属脾胃，人固知之，然门户之要者肝之气也。”“泻责之脾，痛责之肝，肝实脾虚，故令痛泻”，乃以痛泻要方合升陷汤加减正中病机；泄泻久羁，伤及下元，肾气失固，关门不利，补肾固涩为急用之法，加用石榴皮、诃子以涩肠固脱。

（五）陈宝贵经验

陈宝贵认为泄泻之病，四季皆有，但以夏秋多见。病因多与感受外邪、饮食所伤、情志失调及脾肾阳虚有关。感受外邪者以寒湿、湿热、暑湿较多；饮食所伤者，多由饮食不节，暴饮暴食引起；情志所伤者，主要与肝克脾有关；内伤脏腑者，主要由食伤脾胃，或脾胃素虚，或脾肾阳虚形成。其中，脾胃虚弱是慢性泄泻的根本病机，而湿邪是其主要病理因素。情志失调、饮食所伤、感受外邪等病因须在此基础上才可导致慢性泄泻。治疗上，感受外邪者，或温或清；饮食所伤者，健脾消食；情志所致者，抑肝扶脾；内伤脏腑者，或消食健脾，或益气健脾，或健脾温阳；泄泻严重者，加止泻之品；日久伤阴者，加酸甘化阴之药；肛门下坠或脱肛者，重用益气升阳之味。总之，健脾祛湿是治疗本病的关键。陈宝贵治疗泄泻，常在芳香化湿、清热利湿、消食导滞、抑肝扶脾、健脾和胃、温肾健脾、固涩止泻等法基础上伍以风药，收效颇佳。风药大多为辛味之品，多为解表药，具有能行能散，具有升发脾阳，祛风胜湿，疏理肝郁，发散郁火的特点。风药具有胜湿止泻作用，又能鼓舞胃气，振奋脾胃功能，健运升清，还可以祛肠中之风，使肠腑传化正常。因此，风药为治疗慢性泄泻的要药。陈宝贵治疗泄泻常用风药有葛根、柴胡、升麻、防风、白芷、藿香等。如脾阳不升，症见泻下清稀，或完谷不化，头晕者，多用葛根升脾阳以止泻；如脾胃虚弱，中气下陷，症见神疲乏力，食少便溏，或见脏器下垂者，常用柴胡、升麻佐于补气药中以升提中气；若肝郁脾虚，肝木克土，症见腹痛肠鸣，泻下痛减，属痛泻者，陈宝贵多用防风以土中泻木，胜湿止泻；若寒湿久泄，症见泄泻日久，遇寒则重者，常用白芷佐于温阳方中以升阳除湿止泻；若湿浊中阻，症见腹痛吐泻，脘痞胸闷不舒，属寒湿泄泻者，陈宝贵常用藿香以芳香化浊，和中止呕。现代药理研究证实，风药具有抗炎、镇痛、抗过敏、解痉、抗菌、提高免疫力等作用。陈宝贵也指出，临床验证，风药用于泄泻病中，确能提高疗效。但需要注意的是，风药在泄泻治疗中，用量宜轻，有些药不宜久用，因风药大多是辛香之剂，有伤阴耗血之弊。

（六）栗锦迁经验

栗锦迁对慢性腹泻的治疗颇有心得，主要从以下几个方面入手：①重视肾阳，善脾肾双补。栗锦迁认为泄泻初期多因水湿而得，分清浊、利小便为其常用之法，水湿去则泄泻自止。然久泻之病，多因泄泻日久，或失治误治，中焦阳气虚损久而涉及下焦，肾中阳气不足，阴寒独盛于下焦；或先天禀赋不足或年老体衰，肾阳不足，命门火衰，火不暖土，脾运失常而导致慢性泄泻。如《张氏医通》言：“肾脏真阳虚则水邪胜，水气内溢，必渍脾而为泄泻。”栗锦迁指出，久泻阴伤、脉证多寒、形虚气弱者不可再利小便，因气虚阳弱之虚寒泄泻并非水湿盛实有余、输布排泄不利所致，而是由于阳气虚衰，蒸腾气化及推动水湿之力不足所致。此时泄泻病因不在于水湿，若仍以利小便之法治疗，则徒伤津液，同时气随津泻，以致气阴两伤，愈利愈虚。故若患者为泄泻日久或失治误治，脾病及肾者，法当兼顾脾肾，温肾暖脾；若因素体阳虚，先天禀赋不足，或年老肾阳亏虚者，当着重温肾以养命门之火，如张景岳所言：“盖因丹田不暖，所以尾闾不固，阴中少火，所以中焦易寒，此其咎在下焦”。巴戟天与淫羊藿同为补肾温阳药物，巴戟天辛甘微温而不燥，淫羊藿性温而不热，栗锦迁擅长两药合用，补肾助阳，温补命门。方以四神丸合参苓白术散化裁，寒象明显者或加用附子理中汤，温阳而不燥火，以服药后脐部有温热舒适感为宜。②久泻不止，宜酸敛固涩。栗锦迁指出，在治疗泄泻之时当慎用补涩之品，以防邪出不尽而闭门留寇，变生他证。然而，在适当时机运用酸敛收涩之品又可收立竿见影之效。临床应抓住病因病机要点及主次，掌握时机，斟酌方药用量，可获得较好疗效，万不可被“慎用补涩”之说所拘泥。栗锦迁言治泻当详辨病情进展，对日久气虚而不能收摄者，当适时加用收涩之品以固护正气。正如柯韵伯所云：“久利则虚，调其寒热，扶其正气，酸以收之，其利即止。”栗锦迁临床使用收涩药的原则为：湿邪为患，留连不尽者不宜收涩；兼有外感，表邪未解者不宜收涩；火毒内蕴，郁热未清者不宜收涩；泻痢赤白，里急后重，毒邪不除者不宜收涩；唯大肠虚滑不能固摄或脾肾虚寒所致之久泻、久痢、滑脱不禁，症见大便溏薄、滑泻，腹痛绵绵，喜温喜按，或畏寒喜暖，肢体不温，小便清长，疲乏无力，舌淡、苔白润，脉沉迟或弱者，邪去正衰，方宜收敛固涩，每多于四神丸或理中汤内加乌梅、五味子，酸以抑肝收涩；仙鹤草、肉豆蔻甘以缓急益肾。栗锦迁辨证精详，善用收涩之品，其言若久泻见脾肾阳虚者，当以收涩药配伍干姜、附子、补骨脂等温补脾肾之品；若兼见元气下陷，大肠虚滑不收者，当配伍黄芪、升麻、党参等补气升提之品。栗锦迁尤善使用黄芪，其言黄芪乃补中气之主药，治疗脾胃虚弱之证常用至 30～50 g。③湿滞不化，当因势利导。泄泻之病多责之于湿，水湿不化下注于大肠而病泄泻，又因湿性黏滞，留连不去则成久泻。《杂病源流犀烛·泄泻源流》云：“是泄虽有风寒热虚之不同，要未有不源于湿者也。”湿为阴邪，易伤阳气，易困脾土，脾运失职，小肠无以分清泌浊则为泄泻，故《医宗必读》有“无湿不成泻”之说。久泻多虚，治湿的同时尤应顾护脾胃。栗锦迁言湿邪为致泻的主要病因，同时亦可兼挟他邪，临床辨证当注意兼挟之邪气。注重湿从热化或湿从寒化，若患者为阳热之体或喜食辛辣酒酪，则湿易从热化，而症见大便黄褐臭秽、黏腻不爽，小便色黄，烦热口渴，舌红、苔黄腻，脉滑数，治疗时当在健脾护胃的基础上酌加清热化湿之品，如葛根、黄连、黄芩等；若其人久病体弱，或平素喜食生冷黏滑而致阳气耗伤较重者，则湿邪易从寒化，症见食少纳呆，腹中隐痛或胀满，喜温喜按，大便溏薄，或完谷不化，舌质淡、苔白，脉沉滑无力，治当以温阳益气健脾为主，兼以化湿散寒，多以参苓白术散加减，常加干姜、黄芪、桂枝等；若其人久泻，又见泻下臭秽，腹痛肠鸣，脘腹胀满，嗳腐酸臭，舌苔厚腻者，此兼有饮食不化所致，当在健脾化湿的基础上酌加消食助运通腑之品，常可加用槟榔、鸡内金、炒麦芽、厚朴等以达通因通用之效。栗锦迁强调，治脾胃虚弱兼挟湿邪之证，当辨正虚与邪盛何者占主导地位，脾胃虚弱明显者当先健脾，脾运得健则湿浊自去；若湿浊内盛，则当先着重化湿以和中，而后再图补养脾胃。栗锦迁常用平胃散合香砂六君子汤化裁治疗脾虚挟湿之证，先期湿邪著者重用苍术 20～30 g，后期脾虚著者则改用炒白术 20～30 g，以防燥湿太过而伤阴。④酒湿致泻，须审清阴阳。栗锦迁以为饮酒所致之泄泻也应审其阴阳、辨其寒热，不可一味清利，以免徒伤中阳。酒性虽热，但人分虚实强弱，若嗜酒之人体格强壮，阳气盛实，饮酒后往往会蕴湿生热。此为阳热之证，其虽病泄泻，但腹泻后常自觉舒适，是因为其人阳气盛实，泄泻并未伤其正气，反而使湿热之邪从大便而解。此类患者主因湿热之邪为患，故当以清热利湿为其治疗大法，栗锦迁常用黄连、葛根、车前子等清热利湿之品组方，使湿热去则泄泻自止。过量饮酒每易酿生湿邪，其性虽热，但若素体脾肾虚寒阳气不足之人饮之，其热不足以久留，而湿性黏滞，留连不去困阻阳气，致使阳气进一步耗损，则寒湿愈盛。其病泄泻虽因酒食所致，却属寒湿之证，不可一味清利，否则病必不除，甚则愈加严重。此时当查其脉证，辨其阴阳寒热，当以温阳化湿为原则组方治疗，常以苓桂术甘汤合平胃散化裁。

（七）伍炳彩经验

伍炳彩认为泄泻久治不愈要注意从肝论治，肝脾关系极为密切。中医认为，肝属木，主藏血，主疏泄；脾属土，主统血，主运化，为气血生化之源。《黄帝内经》认为“脾……其主肝也”，又云“土得木而达之”，所谓“木能疏土而脾滞以行”，故经云“土位之下，木气承之”。这就告诉我们，木虽克土，克以制用，相辅相成，构成了机体生理功能的协调。伍炳彩概括肝脾两脏的关系主要表现在以下 2 个方面：其一，肝的疏泄功能和脾的运化功能关系密切。脾的运化有赖于肝的疏泄，肝的疏泄功能正常，则脾的运化功能健旺。若肝失疏泄，则影响脾的运化功能，出现肝脾不和。其二，肝与脾在血的生成、贮藏及动荡运行等方面关系密切。脾运健旺，脾的运血功能正常，则生血有源，则血不会溢出于脉外而造成出血，肝则有血可藏。如果脾之气血生化之源不足，或脾不统血，而致失血过多，则可造成肝血不足。伍炳彩认为，从肝论治泄泻的治法依据主要来源于肝病实脾理论，其机理来自于“肝病必犯土，是侮其所胜也”。从治法上来讲，“故见肝之病，知肝传脾，当先实脾，毋令得受肝邪也”。肝强脾弱，则肝病容易传脾，则肝病需要实脾。依张鲁峰言“肝为五藏之长而属木，有病则克脾胃之土”，可知肝病很容易克脾胃之土。肝木乘脾可致泄泻。情志乖违，肝气横逆，则乘脾胃，往往发为腹痛泄泻。正如张三锡《医学准绳》云：“忿怒伤肝，木邪克土，皆令泄泻。”张景岳说：“凡遇怒气便作泄者，先以怒时挟食，致伤脾胃。”叶天士《临证指南医案》云：“怒则气逆，甚则呕血及飧泄。”这都说明肝木侮土，可以引发泄泻。经典原文中论述肝木乘脾而致病的例子很多，如“肝病传脾，病名脾风，发疸，腹中热，烦心，出黄”，又如“腹满谵语，寸口脉浮而紧，此肝乘脾也，名曰纵，刺期门”。成无已对此注解：“此脾病见肝脉，木行乘土也。”这些病都是肝木克脾土所致。伍炳彩认为，凡辨证属泄泻伴有肝脏所居之症，或伴肝经所循、肝脏所主的器官有自觉与他觉症状，脉弦者，皆可考虑从肝论治。①除泄泻症状外，出现食欲尚可，食后胃不胀，伴升结肠或者降结肠疼痛、脉弦等症状，可选用逍遥散；合并有热象者，可选用丹栀逍遥散。②除泄泻基本症状外，出现大便里急后重，伴有升结肠或者降结肠疼痛，脉弦等，可选用四逆散合香连丸；如里急后重甚者，可加滑石粉合薤白。③除泄泻基本症状外，出现泄泻时间长，舌苔不厚，口不黏，脉弦等，可选用乌梅丸。④除泄泻基本症状外，出现大便之前腹痛，便后腹痛减，脉弦等，可选用痛泻要方；再合并出现大便里急后重，大便解之不爽的症状，可选用痛泻要方合四逆散。伍炳彩认为四逆散治疗里急后重之症疗效显著。抓住以上症状进行辨证选方，常可获得显著效果。

五、名方推荐

（一）痛泻要方合升陷汤加减

白术、白芍各 12 g，防风、陈皮、升麻、枳壳、石榴皮、远志各 10 g，诃子 15 g，黄芪 30 g，炙甘草 8 g。功效：益气举陷，调肝和脾。主治：脾虚气陷，肝脾不和泄泻证。用法：每日 1 剂，水煎，分 2 次服。加减：神疲乏力，胃脘胀满，下肢浮肿，加泽泻 12 g。

（二）理中汤加减

炒黄芪、党参各 15 g，苍术、白术、干姜各 6 g，炙甘草 5 g，炒黄连、淡竹叶各 3 g，炒白芍、蒲公英各 12 g，建神曲、鸡内金各 10 g。功效：温中散寒，益气升阳，健脾止泻。主治：脾胃虚寒泄泻证。用法：每日 1 剂，水煎，分 2 次服。

（三）七味白术散加减

桔梗、神曲、藿香各 5 g，葛根、木香、甘草各 3 g，白术、茯苓、党参各 10 g。功效：益气健脾止泻。主治：脾虚泄泻证。用法：每日 1 剂，水煎，分 2 次服。

（四）陈宝贵经验方

白术、石榴皮、淫羊藿、白芍、炒车前子（包）各 15 g，陈皮、炮姜、柴胡、藿香、白芷、补骨脂、甘草各 10 g。功效：疏肝健脾，补肾温阳，涩肠止泻。主治：脾肾阳虚，兼有肝郁之泄泻证。用法：每日 1 剂，水煎，分早中晚 3 次温服。

（五）四神丸合参苓白术散加减

补骨脂、五味子、蒲公英、白芍、党参、黄芪各 15 g，白蔻、吴茱萸、制附片、葛根、山药、木香各 10 g，茯苓、炒白术各 20 g，生薏苡仁 30 g，干姜 12 g。功效：温肾健脾，固肠止泻。主治：脾肾阳虚泄泻。用法：每日 1 剂，水煎，分 2 次服，同时嘱患者禁食辛辣。

（六）王常绮经验方

党参、炒白术、茯苓、炒山药、芡实各 16 g，法半夏、草豆蔻各 6 g，砂仁、苍术、厚朴、白豆蔻、乌梅炭、炮姜、大枣各 10 g，赤石脂、炒枳壳各 13 g。功效：健脾祛湿。主治：脾虚泄泻。用法：每日 1 剂，水煎，分 2 次服，早晚各 1 次。并嘱患者避免辛辣、油腻、冰凉、刺激之品。加减：若肝气乘脾，加用抑肝扶脾之品，如芍药、白术等；若湿郁化热，热象明显，加用清热化湿之品，如黄芩、黄连。

（七）乌梅丸合四神丸加减

党参 25 g，五味子、炒白术各 20 g，乌梅、桂枝、当归、补骨脂、肉豆蔻各 15 g，黄连、黄柏、干姜、制附子（先煎）各 10 g，细辛、花椒各 5 g。功效：温补脾肾，酸敛固涩。主治：脾肾虚寒泄泻。用法：每日 1 剂，水煎，分 2 次早晚分服。

（八）丹栀逍遥散加减

牡丹皮、柴胡、当归、白芍、云茯苓各 10 g，焦栀子、炙甘草各 6 g，白术 12 g，生姜 1 片，薄荷（后下）3 g，大枣 3 枚，浮小麦 15 g。功效：调和肝脾，疏肝止泻。主治：肝气乘脾夹热之泄泻。用法：每日 1 剂，水煎，分 2 次服。

（九）六神散加减

党参、山药、白术、小茴香各 15 g，薏苡仁、茯苓各 30 g，扁豆、陈皮、木香、炙甘草各 10 g，干姜 5 g。功效：健脾和胃、渗湿利水、分清降浊。主治：脾虚湿盛泄泻。用法：每日 1 剂，水煎，分 2 次服。加减：兼有呕吐者加半夏、白豆蔻以和胃降逆止呕；兼有腹胀者加厚朴、苍术以燥湿消满；若久泻不止，气虚明显者加黄芪以益气升清健脾、止泻。

第七节　急性胰腺炎

急性胰腺炎（acute pancreatitis，AP）是指多种病因引起的胰酶激活，继以胰腺局部炎症反应为主要特征，病情较重者可发生全身炎症反应综合征，并可伴有器官功能障碍的疾病。主要症状多为急性发作的持续性上腹部剧烈疼痛，常向背部放射，常伴有腹胀及恶心呕吐。临床体征轻症者仅表现为轻压痛，重症者可出现腹膜刺激征、腹水，偶见腰肋部皮下淤斑征（Grey-Turner 征）和脐周皮下淤斑征（Cullen 征）。腹部因液体积聚或假性囊肿形成可触及肿块。可以并发一个或多个脏器功能障碍，也可伴有严重的代谢功能紊乱。增强 CT 为诊断 AP 有效检查方法，Balthazar CT 评级（表 4－7）、改良的

CT 严重指数评分（modified CT severity index，MCTSI）（表 4－8）常用于炎症反应及坏死程度的判断。B 超及腹腔穿刺对诊断有一定帮助。

表 4－7 Balthazar CT 评级

CT 分级	Balthazar CT 表现
A 级	胰腺正常
B 级	胰腺局部或弥漫性肿大，但胰周正常
C 级	胰腺局部或弥漫性肿大，胰周脂肪结缔组织炎症性改变
D 级	胰腺局部或弥漫性肿大，胰周脂肪结缔组织炎症性改变，胰腺实质内或胰周单发性积液
E 级	广泛的胰腺内、外积液，包括胰腺和脂肪坏死，胰腺脓肿

表 4－8 MCTSI 评分

特　征	评　分
胰腺炎症反应	
正常胰腺	0
胰腺和（或）胰周炎性改变	2
单发或多个积液区或胰周脂肪坏死	4
胰腺坏死	
无胰腺坏死	0
坏死范围≤30％	2
坏死范围＞30％	4
胰外并发症，包括胸腔积液、腹水、血管或胃肠道受累等	2

注：MCTSI 评分为炎症反应与坏死评分之和。

一、诊断标准

临床上符合以下 3 项特征中的 2 项即可诊断：①与 AP 相符合的腹痛；②血清淀粉酶和（或）脂肪酶活性至少高于正常上限值 3 倍；③腹部影像学检查符合 AP 影像学改变。

病理分型：①间质水肿型胰腺炎：大多数 AP 患者由于炎性水肿引起弥漫性/局限性胰腺肿大，CT 表现为胰腺实质均匀强化。但胰周脂肪间隙模糊，可伴有胰周积液。②坏死型胰腺炎：部分 AP 患者伴有胰腺实质和（或）胰周组织坏死。胰腺灌注损伤和胰周坏死的演变需要数天。早期增强 CT 有可能低估胰腺及胰周坏死的程度，起病 1 周之后的增强 CT 更有价值。

严重程度分级：①轻症急性胰腺炎（MAP）：占 AP 的多数，不伴有器官功能衰竭及局部或全身并发症，通常在 1～2 周内恢复，病死率极低。②中重症急性胰腺炎（MSAP）：伴有一过性（＜48 h）的器官功能障碍。早期死亡率低，后期如坏死组织合并感染，死亡率增高。③重症急性胰腺炎（SAP）：占 AP 的 5％～10％。伴有持续的器官功能衰竭（＞48 h）。SAP 早期病死率高，如后期合并感染则病死率更高。

二、西医治疗

（一）针对病因的治疗

1. 胆源性急性胰腺炎：胆石症是目前国内 AP 的主要致病因素，凡有胆道结石梗阻者需要及时解除梗阻，治疗方式包括经内镜或手术治疗。有胆囊结石的轻症急性胰腺炎患者，应在病情控制后尽早行胆囊切除术；而坏死性胰腺炎患者可在后期行坏死组织清除术时一并处理或病情控制后择期处理。

2. 高脂血症性急性胰腺炎：急性胰腺炎并静脉乳糜状血或血甘油三酯＞11～3 mmolfL 可明确诊断，需要短时间降低甘油三酯水平，尽量降至 5.65 mmolfL 以下。这类患者要限用脂肪乳剂，避免应用可能升高血脂的药物。治疗上可以采用小剂量低分子肝素和胰岛素或血脂吸附和血浆置换快速降脂。

3. 其他病因：高血钙性胰腺炎多与甲状旁腺功能亢进有关，需要行降钙治疗。胰腺解剖和生理异常、药物、胰腺肿瘤等原因引起者予以对应处理。

（二）非手术治疗

1. 一般治疗包括禁食、胃肠减压，药物治疗包括解痉、镇痛、蛋白酶抑制剂和胰酶抑制治疗，如生长抑素及其类似物。

2. 液体复苏及重症监护治疗：液体复苏、维持水电解质平衡和加强监护治疗是早期治疗的重点，由于 SIRS 引起毛细血管渗漏综合征（CLS），导致血液成分大量渗出，造成血容量丢失与血液浓缩。复苏液首选乳酸林格液，对于需要快速复苏的患者可适量选用代血浆制剂。扩容治疗需避免液体复苏不足或过度，可通过动态监测中心静脉压或肺毛细血管楔压、心率、血压、尿量、红细胞比容及混合静脉血氧饱和度等作为指标。

3. 器官功能的维护治疗：①针对呼吸衰竭的治疗：给予鼻导管或面罩吸氧，维持氧饱和度在 95% 以上，动态监测血气分析结果，必要时应用机械通气。②针对急性肾衰竭的治疗：早期预防急性肾衰竭主要是容量复苏等支持治疗，稳定血流动力学；治疗急性肾衰竭主要采用连续肾脏替代疗法（CRRT）。③其他器官功能的支持：如出现肝功能异常时可予以保肝药物，急性胃黏膜损伤需应用质子泵抑制剂或 H 受体拮抗剂。

4. 营养支持肠功能恢复前，可酌情选用肠外营养；一旦肠功能恢复，就要尽早进行肠内营养。采用鼻空肠管或鼻胃管输注法，注意营养制剂的配方、温度、浓度和输注速度，并依据耐受情况进行调整。

5. 抗生素应用：AP 患者不推荐静脉使用抗生素以预防感染。针对部分易感人群（如胆道梗阻、高龄、免疫低下等）可能发生的肠源性细菌易位，可选择喹诺酮类、头孢菌素、碳青霉烯类及甲硝唑等预防感染。

（三）ACS 的治疗

MSAP 或 SAP 患者可合并 ACS，当腹内压（IAP）＞20 mmHg 时常伴有新发器官功能衰竭，因而成为 MSAP 或 SAP 死亡的重要原因之一。测定 IAP 简便、实用的方法是经导尿管膀胱测压法：患者平卧，以耻骨联合作为 0 点，排空膀胱后，通过导尿管向膀胱内滴入 50 mL 0.9%氯化钠注射液，测得平衡时水柱高度即为 IAP。ACS 的治疗原则是及时采用有效的措施缓解腹内压，包括胃肠道减压及导泻、镇痛镇静、使用肌松剂及床边血滤减轻组织水肿，B 超或 CT 引导下腹腔内与腹膜后引流减轻腹腔压力。不建议在 AP 早期将 ACS 作为开腹手术的指征。

（四）手术治疗

外科治疗主要针对胰腺局部并发症继发感染或产生压迫症状，如消化道梗阻、胆道梗阻等以及胰瘘、消化道瘘、假性动脉瘤破裂出血等其他并发症。胰腺及胰周无菌性坏死积液无症状者无需手术治疗。

三、中医临床思维

（一）中医病名及病因病机特征

急性胰腺炎属中医“胃脘痛”“胁痛”“膈痛”“腹痛”“胃心痛”“脾心痛”等范畴。AP 的病因可分为主要病因和次要病因，主要病因包括胆石、虫积、素体肥胖、饮食不节（主要包括暴饮暴食、饮酒、嗜食肥甘厚腻），次要病因主要有创伤（包括跌打损伤及手术所致）、情志失调、素体亏虚（先天性胰腺疾病）及外感六淫之邪（如感染）等。AP 的病位在脾，与肝、胆、胃密切相关，并涉及心、肺、肾、脑、肠。AP的病理性质为本虚标实，但以里、实、热证为主；病理因素包括虚实两端，属实的病理因素主要有：食积、酒毒、气滞、血瘀、湿热、痰浊、热毒；属虚的病理因素主要有：气虚、阴虚。AP的基本病机为腑气不通，各种致病因素均可引起气机不畅，脾胃运化失司，痰湿内蕴，郁久化热，久则血瘀、浊毒渐生，有形邪实阻滞中焦，从而导致腑气不通，不通则痛。腑气不通是AP发生的基本病机，瘀毒内蕴则是本病复杂多变、危重难治的关键病机。本病初起多因气滞食积或肝胆脾胃郁热，病久则生湿蕴热，进而演变为瘀、毒之邪内阻或互结，瘀毒兼夹热邪，或热伤血络，或上迫于肺，或内陷心包，从而导致病情复杂化。因此本病的病机演变多因湿、热、瘀、毒蕴结中焦而致脾胃升降传导失司，肝胆疏泄失常，脏腑气机阻滞为主，病机转变的关键则在于瘀毒内蕴。

（二）辨病辨证及治疗特征

有数据统计，肝胆湿热证、腑实热结证、肝郁气滞证为急性胰腺炎的3个主要证型。早中期也会有脾胃实热证、瘀热互结证、蛔虫上扰证，晚期虚实夹杂，可出现腑闭血瘀证、内闭外脱证、气阴两竭证。少数可见脾虚寒凝证。本病辨治，主要分清病期、病因及虚实。本病早期多为气滞，正盛邪轻；中期湿、热、瘀兼夹，正盛邪实；晚期瘀热或痰热之邪内陷，又耗阴伤阳，正虚邪实，证多虚实夹杂。本病一般以里、实、热证多见，虚、寒证少见。治疗总以理气通滞，清里攻下为主，兼以调理脏腑功能为原则。气郁者理气通滞，如：柴胡疏肝散、逍遥散等；湿热者清热燥湿，如龙胆泻肝汤、四妙散、清中汤等；实热者清里攻下，如大柴胡汤、大小承气汤等；瘀热者清热活血，如血府逐瘀汤、复元活血汤；虫扰者攻下驱虫，如乌梅汤等。对于虚实夹杂证，当根据虚实偏重，扶正祛邪，标本兼顾，如参附汤、生脉散、益胃汤等。

急性胰腺炎的发病迅速，在起病初期12 h内的诊断困难较大，往往容易误诊而错过药物干预最佳期，而对于AP患者无疑是需分秒必争的；此期尽快行CT能较早发现AP的炎症程度及并发症并进行分级，提高早期诊断率，而血清淀粉酶、B超等在12 h内的诊断阳性率较低。增强CT初次检查最好在发病72 h后进行，除非病情极其危重或需要急诊手术。尽快行X线检查（了解胸腹部情况）和心电图检查（了解心脏功能及排除心肌梗死等）亦都是重要的。中医治疗本病主要通过辨证施治，掌握疾病的病因病机，灵活加减运用。原因不明的急性腹痛要高度怀疑AP的可能性，部分腹痛不显著，但出现休克或昏迷者亦要注意排除本病，本病易合并胃溃疡、胃穿孔、肠梗阻、消化道出血等疾病，在临床的诊治上具有一定的难度，根据不同的病因、诱因及病情的缓急程度制定不同的方案，结合个体化治疗。中医治疗可贯穿急性胰腺炎的整个治疗过程，中药选择上可以口服汤剂、颗粒或者中成药，也可以酌情选择外用中药灌肠。

（三）药物选择

急性胰腺炎方剂中药物使用频次为大黄、芒硝、柴胡、厚朴、黄芩、木香、枳实、白芍、延胡索、栀子、赤芍、蒲公英、黄连、桃仁、牡丹皮、金银花、甘草、丹参、连翘等。

四、名医经验

（一）朱培庭经验

中医无急性胆源性胰腺炎的记载，但根据其临床表现，将本病归入“腹痛”“结胸”等范围，其成因以饮食不节，如暴饮暴食或嗜食肥甘醇酒所致者为多见。朱培庭认为急性胆源性胰腺炎病位在胰，与肝胆、脾胃、肠腑关系密切，其源头在于肝胆。任何病因导致肝郁气滞，郁而生热，滞而生湿，湿热蕴结，累及营络，血停为瘀，气郁、痰湿、热结、血瘀内生，结聚体内引发本病，久病肝阴亏虚，阴血暗耗。因此，在治疗上应正本清源，从肝论治，疏肝通络、清肝祛湿、养肝益阴为其大法，同时不忘脏腑同治，注重利胆通腑。朱培庭依据现代医学的急性胆源性胰腺炎诊疗指南，把辨证与辨病相结合，将临床轻型胆源性胰腺炎分为蕴热期，主要是肝郁气滞化热为主，重型胆源性胰腺炎分为湿热期、热毒期，以肝胆湿热瘀阻为主，同时注重恢复期的治疗，恢复期以气阴两虚为主。主要分为：①蕴热期的肝郁气滞型，治拟疏肝利胆，理气通腑，方用胆宁汤加减，善用大黄，虎杖，青皮，陈皮，郁金，生山楂，白茅根，厚朴，大血藤，蒲公英等；②湿热期的肝胆湿热型，治拟清热利胆，化湿通下，方用锦红汤加减，善用生大黄，大血藤，蒲公英，厚朴，生地黄等；③热毒期的热毒血瘀型，病机多为热入营血，瘀热内阻，治法拟清热解毒，凉血活血，方药予锦红汤加水牛角（先煎），牡丹皮，赤芍等；④恢复期的气阴两虚型，病机多为久病耗气伤阴，气血津液生化不足，治法拟养肝益阴，方用柔肝煎加减，善用太子参，黄芪，生地黄，白芍等。对于急性胆源性胰腺炎需区分是梗阻性还是非梗阻性，非梗阻性胆源性胰腺炎早期可非手术治疗；梗阻性胆源性胰腺炎以尽早手术解除梗阻为主，手术方法包括内镜下ERCP、EST、腹腔镜下胆囊切除术和胆总管切开引流术等。由于胰腺炎治疗过程中的复杂性和多样性，除了中药内服外，还可以采用外治法如采用灌肠的方式，将中药浓煎 200 mL 保留灌肠，每日 1～2 次；用芒硝 500 g 外敷腹部；针刺足三里、胆俞穴。内外兼治可取得明显的疗效。

（二）王宁经验

王宁认为本病轻者类似于中医学“腹痛、呕吐”等病证，重症属“结胸、厥逆”之范畴。王宁认为本病属实证、热证，病位在肝胆脾胃，治疗以通腑为要。辨证主要为：①中焦湿热积滞，导致腹满胀痛，大便不通，治以清泄肝胆，通腑泄热，善用柴胡、黄芩、黄连等清泄肝胆湿热，白芍缓急止痛，大黄、芒硝等通腑泄热；②少阳兼阳明里实证，治以通里攻下，和解少阳，善用柴胡、白芍、延胡索、大黄、芒硝、枳实、川楝子、厚朴等；③肝胆郁滞，阳明实热，治以清肝利胆，通腑攻下，善用柴胡、黄连、黄芩、大黄、芒硝、木香、白芍等。

（三）肖国辉经验

肖国辉认为 AP 相当于中医的“腹痛、呕吐、结胸”等病证，病机为腑气不通，可因饮酒、饮食、外邪、结石、虫积等诱发或加重，出现“痛、呕、胀、闭”等腑实病变的特点。肖国辉紧紧抓住“腑实”这一关键病机，将 AP 分为急性期与缓解期，急性期以“腑实”为主，湿、热、瘀、毒兼夹，正气不虚，“痛、呕、胀、闭”诸症俱见，治疗以“通”为用，将通腑泄浊、清热解毒、活血散瘀、行气止痛作为基本治则；口服或灌胃、灌肠柴黄清胰活血颗粒；外敷选胰痒贴联合六合丹，以期内外并治。此外，肖国辉认为邪凑必虚，本法掌握不当易伤正气，应该常规治法的同时可辅以生脉或黄芪注射液等静脉滴注以扶助正气，避免邪退的同时正虚过甚而变生它患。缓解期多以“正虚”为主，或余邪未清、虚实夹杂，此时腑实之症已除，治以调理脾胃脏腑功能为主，兼理气通络、祛除余邪，口服选参苓白术散或香砂六君子汤等以调理脾胃脏腑功能，辅以二陈汤、平胃散助运、化湿，需继续巩固避免病情反复。在 AP 的发展过程中，往往会出现“喘冒不能卧、吐血、便血、黄疸、谵语、小便不利、结胸、心悸”等变证，错综复杂，此时治疗的重点是加强重症监护、稳定内环境及器官功能的保护，同时动态监测生命体征，动态观察相关指标，以评价机体的恢复功能。肖国辉认为，在病情允许下，应尽可能早恢复饮食或肠内营养，这对预防肠道衰竭具有重要意义。肖国辉重视“查肚腹、看排便、畅情志、调饮食”，出现变证、坏证后，亦积极调方化裁，有依有据，有经验有理论，值得进一步推广。

（四）戴裕光经验

戴裕光认为本病属于中医学“腹痛、胁痛”等范畴。戴裕光认为各种原因导致腹部的脏腑或经脉气血运行受阻，或气血不足以温养，均可导致腹痛。其致病原因可为外感寒邪，侵入腹中；或过食生冷，损伤中阳。湿热积滞，结于胃肠，气机不畅，腑失通降而腹痛；或素体阳虚，寒从内生，脾阳不振，健运无权；或生化之源不足，气血亏虚，不足以温养脏腑而致腹痛；或暴饮暴食，食滞内停；或恣食肥甘厚味，停滞不化；或误食不洁之物，损伤脾胃，气机失于调畅而腹痛；或情志不和，肝失条达，肝气郁结，气滞血瘀；或腹部手术之后，或跌仆损伤，导致气滞血瘀，阻滞脉络而腹痛。戴裕光认为，腹痛的临床辨证，主要根据疼痛部位、疼痛性质来辨别其寒、热、虚、实，在气在血，在脏在腑。针对不同的病因，采取不同的治疗方法。戴裕光认为急症急治，标本同治，故取效迅捷。善用柴胡疏肝理气，黄芩清热解毒；大黄、枳实泻阳明积热、通腑，白芍、甘草缓急止痛；半夏、生姜降逆止呕，白蔻仁、大枣健脾益气，藿香、薏苡仁、厚朴芳香化湿；滑石、淡竹叶、土茯苓淡渗利湿；川牛膝引血下行。在对急性胰腺炎的治疗中，戴裕光强调“祛邪不伤正”，即药量不可过大，用药时间不可过长．“十去其七八即可”。

（五）彭培初经验

彭培初认为急性胰腺炎属于中医“脾瘅”的范畴，与中医古代医籍“腹痛”“结胸”“心痛”等所描述的症状类似。彭培初总结了4项临床经验：①峻下利胆，越早越好：病机上属于里实热证，邪实互结愈久，则愈难祛除，正气也会耗伤，导致邪实正衰，甚至正气欲脱，则很难救治，故治疗上应当争分夺秒，急下攻邪，刻不容缓。彭培初以通腑利胆、清泄湿热、理气化瘀立法，自拟“胰胆汤”。②细究煎药、服药方法，重在取效：首先是煎药法，主药生大黄必须后下，大黄加入3～5 min后即当停止煎煮，久煎会影响通下的效果，芒硝必须冲服，量不能太少，否则难以达到导下的目的。一般治疗得效当为大便水泻达5次以上，一旦大便畅通则腹痛即可缓解，若不泻就要继续用药，直到当日有5次以上泄泻才能达到稳定病情的目的，否则就可能除邪不尽，延长治疗时间，或导致治疗失败。其次是服用法，急性胰腺炎的主要症状是发热、腹痛、呕吐，中药进入胃肠必然会引起呕吐，因而缓解呕吐症状将直接影响到药物的疗效，可归纳为4步进行。a. 含服生姜或生姜汁以止吐；b. 服药前先注射甲氧氯普胺10 mg，15～20 min后服药；c. 针灸合谷、内关、足三里以和胃降逆；d. 与患者交谈以分散其注意力。③饮食护理强调“清淡忌饱”，需要强调的是在胰腺炎治愈后2～3个月内，饮食要清淡少油，不可过饱和饮酒，以防止复发。④对胰酶变化要综合分析：攻下治疗后，有少数患者腹痛缓解，全身情况渐趋正常，但尿淀粉酶却迟迟未能恢复正常。尿淀粉酶的升高，除胰腺炎外，胆囊炎或某些急性胃炎如反酸、呕吐明显者亦可见到，应注意鉴别。个别急性胰腺炎患者应用中药治疗病情好转后仍出现尿淀粉酶居高不下，是由于中药泻下后体内水液丢失尿液浓缩出现的假象，应在早晨静滴糖盐水，下午即可复原。

（六）王宝恩经验

王宝恩认为应运用中西医结合疗法治疗急性胰腺炎重症，中医首先强调腑气以通为主，同时清热活血理气。通腑泻下能解除梗阻，改善胃肠功能，利胆利胰；清热解毒等控制感染，抑制细菌生长，减少病毒损害；活血化瘀能改善循环，增强免疫力，加快疾病恢复；理气能解除梗阻，降低胃酸分泌，松弛括约肌。中药处方：①通腑泻下：大黄20 g，芒硝10 g，延胡索15 g，甘草6g或单味生大黄30 g；②清热、活血、理气：黄芩、大黄、赤芍、白芍各15 g，虎杖30 g，柴胡10 g，木香12 g。王宝恩认为根据中医脏腑及病因病机辨证，可分为4个常见证型。①肝郁气滞：腹中阵痛或窜痛，有恶心或呕吐，无腹胀，舌质淡红，苔薄白或黄白，脉弦细或紧，属轻型水肿型胰腺炎，治法以疏肝理气为主。②脾胃实热：腹满痛拒按，有痞满燥实坚征象，口干渴，尿短赤，舌质红，苔黄厚腻或燥，脉洪数或弦数，属较重水肿型或出血坏死型，治以清热攻下为主。出血坏死型，依患者的体质强弱，邪正消长，病程长短等又可出现厥证、脱证、脾胃不和等征。③脾胃湿热：上腹胀痛，拒按，尿短赤，多有黄疸，舌质红，苔黄腻，脉弦滑或数，多为合并胆道疾病的急性胰腺炎，治法以清热除湿为主。④蛔虫上扰持续性腹痛伴阵发性钻顶样痛，痛时汗出肢冷，痛后如常，多有吐蛔，面有白斑，红花舌，苔白或微黄而腻，脉弦紧或弦细，多属胆道蛔虫引起的急性胰腺炎，治以理气安蛔为主。王宝恩认为对急性出血坏死型胰腺炎应尽早运用通腑泻下疗法。

（七）颜德馨经验

颜德馨认为，急性胰腺炎病机始终贯穿一“瘀”字，由瘀而结，继之以闭，以陷为三部曲。治疗时按急症攻急为原则，需采用大剂量生大黄，一般一次量为10 g，每日至少用30 g，还可参照症情加量，以舌苔黄腻程度及大便次数为调整药量的标准。颜德馨强调治疗应当立足疏、清、攻三字诀。所谓疏，即疏泄肝胆畅气机；所谓清，即清肝胆实火，三焦湿热；所谓攻，即涤荡肠腑，洁净积垢。与瘀有密切相关的气滞、血蓄、痰阻、热结、湿蕴、食积，都能导致腑闭，大黄以过关斩将见称，故以之为君，参合诸药，各具精能。对重症急性胰腺炎的治疗构想有：①血蓄腑闭，净胰汤加重生大黄剂量，可用24～30 g；②内陷厥阴，主以三甲饮加活血化瘀之品；③瘀阻厥脱投急救回阳汤。

（八）张伯臾经验

张伯臾认为急性胰腺炎属于中医学“胃心痛”范畴，遵循古人法则，“胃心痛须用劫药”，运用大柴胡汤治疗急性胰腺炎，因湿热互阻中焦，延至胰脏，不通则痛，因此用大黄苦寒涤荡胃肠，泻火解毒，芒硝咸寒润燥软坚散结，枳实苦温行气破结除满，山楂消肉食导积滞，大血藤、败酱草清热解毒排脓消肿，6 味相配，药虽少而功专，故能以药到病除。

（九）张镜人经验

张镜人认为胰腺炎属“脘（腹）痛”范畴，往往由于进食油腻厚味之品而诱发，导致湿热积滞交阻中焦，肝胆脾胃气机受阻，气滞血淤故疼痛难忍，并伴有身热、口苦泛恶、便艰、脉数、苔腻等症候，辨证无疑属“实热”之证，“实者攻之”，“热者清之”，“六腑以通为用”，故以清胰泄热，化湿导滞，攻下实热为治，芩连同用苦寒燥湿之功倍增，生大黄泻下之功为优，既能清泄无形之邪热，又可攻下有形之积滞；金银花、连翘清气分之热；半夏、陈皮化湿和中，方中佐以延胡索、郁金、木香等诸类理气之品，以助气机之运转而止痛；山楂、谷芽有消导悦胃之功。总之，本病治疗以“正为原则，药后腑道畅行，邪热积滞得以疏导，疼痛逐以缓解。但猛攻之药，不宜文用，中病即止。

（十）万铭经验

胆源性胰腺炎是由胆道疾病引发的急性胰腺炎，病势急，以青壮年多见。古人既未把胰归于脏，也未归于腑，也不属于奇恒之府，可见古人并没有把胰作为一个独立的“藏”而论述。而万铭认为，胰位于中焦，生于胃下，从位置而言属脾为脏，但“传化物而不藏”，功能又类似于腑，这正是它的特别之处。本病原发病灶在胆，肝疏泄不利而胆汁排泄不畅进一步影响胰脏使之失去正常功能，故治疗应胆胰同治，从腑论治。万铭对龙胆的运用有其独特见解，主要是严格掌握剂量，病变早期可用 10～15 g，取其入肝经，直折火势，清肝泻火解毒之功：而本病后期患者往表现为胃纳不佳，此时应轻用龙胆 6～8 g，加健胃之品以健胃，餐前服药。另外，方中黄芩、栀子苦寒清热配大黄通腑泄热，清泻并举，川楝子、延胡索、枳实、木香理气止痛、并助大黄攻下；紫花地丁消炎利胆，解毒化瘀。诸药相配，共奏清肝通腑，理气止痛之功。急性胰腺炎病势急，病情危重，万铭认为应辨证、辨病相结合，对急性水肿型胰腺炎无并发症出现者，应坚持中医药疗法辨证论治。

五、名方推荐

（一）鬼针清胰汤组成

鬼针草（鲜品加倍）60 g，柴胡、枳壳、厚朴、川楝子各 12 g，郁金 9 g，木香 6 g，大黄（后入）10 g。功效：活血散瘀，疏肝解郁，通泄里热。主治：急性胰腺炎之气滞血瘀，腑气不通，湿热蕴结中焦证。用法：每剂水煎至 100 mL，分 2 次服；重症每日 2 剂，分 4 次服。随症加减：黄疸加茵陈、栀子、龙胆；口渴甚加知母、芦根；食积不化加麦谷芽、鸡内金；痛久不消加赤芍、桃仁、红花；热重加金银花、蒲公英、紫花地丁；合并胆道感染加使君子、槟榔、乌梅。

（二）加味柴胡陷胸汤

瓜蒌、白芍、枳实、莱菔子、金银花、蒲公英、槟榔、大黄（后下）、茵陈、金钱草各 30 g，半夏（姜捣）、延胡索各 15 g，柴胡 12 g，黄芩、木香、川楝子、牵牛子、郁金、芒硝（化）各 10 g，黄连、甘草各 5 g。功效：疏利少阳郁滞，通下阳明腑实。主治：气阴两虚，热毒炽盛。用法：水煎，少量多次顿服。根据中医“六腑以通为用”“痛则不通，通则不痛”的理论，运用加味柴胡陷胸汤（即大柴胡汤合小陷胸汤），以疏利少阳郁滞，通下阳明腑实。加莱菔子、牵牛子以助瓜蒌、半夏化痰消滞；加木香、川楝子、延胡索理气止痛；加槟榔下气推荡，助大黄、芒硝急下腑实；更重用金银花、蒲公英助黄芩、黄连清热解毒。且首日必进 2 剂，故服之必泻，泻之愈城，取效愈捷，虽症情凶险，却能力挽狂澜，化险为夷，镇取立竿见影之效。

（三）大柴胡汤加减

柴胡、木香、炒枳实各 15 g，姜半夏、黄芩、醋延胡索各 12 g，生姜、大枣各 6 g，生大黄、白及各 9 g，白芍 30 g。功效：泄热通腑。主治：急性胰腺炎之腑实热结证。用法：水煎 300 mL，每次服 150 mL，每日早晚各 1 次，饭前 1 小时服用。

(四) 柴芍承气汤合通下活血汤

柴胡、黄芩各10 g,白芍20 g,枳实、厚朴、芒硝、生大黄、丹参各15 g,赤芍、山药各30 g,郁金12 g,当归、半夏各9 g,甘草6 g。功效:行气解郁,活血止痛。主治:急性胰腺炎之肝郁气滞证。用法:水煎300 mL,每次服150 mL,每日早晚各1次,饭前1小时服用。

(五) 活血清解汤

大黄15 g,丹参、枳实、柴胡、桃仁各12 g,赤芍、黄连、黄芩各9 g,芒硝6 g。功效:清热解毒,活血化瘀;主治:急性胰腺炎之热毒瘀结证。用法:每日1剂,加水煎汁至400 mL,早晚分服。活血清解汤的配合应用不仅有助于增加临床治疗效果,同时还可在一定程度上改善患者的胃肠功能,对患者的胃黏膜屏障进行保护,而活血化瘀更可改善局部的微循环,减轻炎性刺激,避免病情的恶化。

(六) 加味锦红汤

生大黄(后下)、生地黄、胡黄连、厚朴各9 g,大血藤30 g,蒲公英15 g,生山楂12 g。功效:通里攻下,理气通腑。主治:重症急性胰腺炎之胃肠热结证。用法:每日1剂,加水煎汁至400 mL,早晚分服。方中以生大黄为君药,泻下通便,即釜底抽薪,急下存阴之法,大血藤、蒲公英、黄连清热以保津,厚朴、生山楂化湿和胃,用生地黄以滋养阴液,即所谓“治热病和补阴是最为扼要处,知泻阳之有余,即所以补阴之不足,不仅恃增液诸汤,近乎道矣”。

(七) 胰胆汤

青蒿15 g,生大黄(后下)、芒硝(冲服)30 g,柴胡、栀子、枳实、厚朴各10 g。功效:通腑利胆、清泄湿热、理气化瘀。主治:急性胰腺炎之肝胆湿热证。用法:每日1剂,水煎400 mL,早晚分服。方中以茵陈、大黄清利肝胆湿热、通腑泻浊化瘀,为君;柴胡疏肝和里,合栀子苦寒泻火,使湿热从小便而出,为臣;芒硝、厚朴、枳实配合大黄荡涤肠胃、理气散结,以使湿热从大便而出,为佐使。该方疏解与泻下相结合,使内结肠腑之湿热、积滞迅速涤荡,腑气一通,其痛自已。

(八) 参黄柴芍汤

党参、金钱草各30 g,蒲公英、金银花、连翘各20 g,大黄10 g,柴胡、郁金、陈皮、甘草各9 g,延胡索12 g,当归、赤芍、白芍各15 g。功效:清热解毒,通里攻下。主治:急性胰腺炎之实热内结证。用法:每日1剂,早晚温热饮服。加减:伴有黄疸者选加茵陈、虎杖、栀子;恶心呕吐选加姜半夏、竹茹、降香;腹胀嗳气者选加厚朴、枳实、乌药;苔厚腻选加藿香、佩兰、茯苓、生白术、车前子;便秘者用番泻叶10 g泡茶频服,保持大便通畅。该方以大黄通里攻下,金钱草、蒲公英、金银花、连翘清热解毒;柴胡、郁金、陈皮疏肝理气解毒,当归、赤芍、白芍、延胡索活血化瘀解痉;党参、甘草补中益气;诸药合用,可达到扶正祛邪之目的。

(九) 净胰汤

柴胡、黄芩、姜半夏、生大黄、芒硝、厚朴、木香各9 g,白芍15 g,紫花地丁草30 g,黄连3 g,木香、延胡索各9 g。功效:疏肝泻火,攻下通腑。主治:急性胰腺炎之肝火炽盛证。用法:每日1剂,加水煎汁至400 mL,早晚分服。加减:兼有胆囊、胆道疾患出现黄疸者,加茵陈、金钱草各30 g,栀子、龙胆各15 g;有蛔虫侵扰胆胰者,加乌梅10 g,苦楝子、苦楝皮各15 g,使君子、槟榔各9 g。具有综合止痛、解痉、抗炎、抑制分泌作用。

(十) 清胰汤

柴胡、杭菊、大黄(后下)各15 g,黄芩、黄连、木香、延胡索、芒硝各10 g。疼痛重酌加行气活血药,热重酌加清热解毒药,有蛔虫可加使君子、苦楝根、槟榔,伴有出血坏死加甘遂末1 g、大黄(后下)15～30 g、芒硝(冲服)10～15 g。功效:疏肝理气,清热燥湿,通里攻下。主治:急性胰腺炎之肝郁气滞,脾胃蕴热。用法:水煎服,每日1剂,早晚分服。

(十一) 田玉美经验方

枳壳、厚朴、茯苓、白术、焦三仙各15 g,青皮、陈皮、延胡索、藿香、法半夏、木香、川楝子各10 g,柴胡、白芍各6 g。饮食清淡,忌肥甘厚腻,勿饱食。功效:疏肝理气,通降和胃。主治:急性胰腺炎之气机郁滞证。用法：每日 1 剂，水煎 300 mL，分 3 次温服。

（十二）（沈思林）桃仁承气汤、茵陈蒿汤、逍遥散 3 方加减

茵陈、延胡索、赤芍、当归、茯苓、白术各 15 g，栀子、薄荷各 12 g，大黄、芒硝、炒柴胡、桃仁、红花、枳实各 10 g，甘草 6 g。功效：活血化瘀，理气止痛，通腑泄热，疏利肝胆，清热除湿。主治：急性胰腺炎之湿热蕴结，气滞血瘀证。用法：每日 1 剂，水煎服，早晚分服。若伴有阳明腑实证则加用通腑泄热之法，尤其注意"六腑以通为用"的原则。选用桃红四物汤、桃仁承气汤以活血化瘀、峻下热结。方中桃仁、红花、赤芍、当归、川芎、大黄均有较强的活血化瘀作用，加之芒硝和枳实协同通腑泻下，延胡索理气止痛，其功效更相得益彰，逍遥散、柴胡疏肝散以疏肝解郁，健脾除湿，理气止痛；茵陈蒿汤清热除湿利胆。

（十三）万铭经验方

龙胆 15 g，紫花地丁 20 g，黄芩、大黄（后下）、延胡索各 12 g，枳实 10 g，厚朴、栀子、木香各 8 g，川楝子 6 g。功效：清肝通腑，理气止痛。主治：急性胰腺炎之肝经郁火，腑气壅滞证。用法：每日 1 剂，水煎，早晚分服。

（十四）张镜人经验方

忍冬藤 30 g，生薏苡仁、生麦芽各 12 g，柴胡、黄芩、生大黄（后下）、炙延胡索、郁金、竹茹、生山楂、木香、连翘各 9 g，制半夏、炒陈皮、炒枳壳各 5 g，黄连 3 g。功效：清胰而利气机，泄热而消湿滞。主治：急性胰腺炎之中焦湿热，夹滞交阻，气机不利证。用法：水煎，每日 1 剂，早晚分服。

（十五）姜春华验方

生大黄 9 g、枳实 9 g、大腹皮 6 g、紫苏梗 9 g，黄芩 9 g，黄连 6 g，元明粉 6 g（冲服），旋覆花 9 g（包煎），槟榔 9 g，生甘草 3 g。功效：行气消积，通腑泄热。主治：急性胰腺炎之脾胃积滞，腑气内闭者。用法：每日 1 剂，加水煎汁至 400 mL，早晚分服。

第八节 胃 癌

胃癌（gastric carcinoma）是起源于胃黏膜上皮的恶性肿瘤，在我国各种恶性肿瘤中发病率居首位，胃癌发病有明显的地域性差别，在我国的西北与东部沿海地区胃癌发病率比南方地区明显为高。好发年龄在 50 岁以上，男女发病率之比为 2∶1。由于饮食结构的改变、工作压力增大以及幽门螺杆菌的感染等原因，使得胃癌呈现年轻化倾向。胃癌可发生于胃的任何部位，其中半数以上发生于胃窦部，胃大弯、胃小弯及前后壁均可受累。绝大多数胃癌属于腺癌，早期无明显症状，或出现上腹不适、嗳气等非特异性症状，常与胃炎、胃溃疡等胃慢性疾病症状相似，易被忽略，因此，目前我国胃癌的早期诊断率仍较低。

一、诊断标准

应当结合患者的临床表现、内镜及组织病理学、影像学检查等进行胃癌的诊断。

（一）临床表现

早期胃癌患者常无特异的症状，随着病情的进展可出现类似胃炎、溃疡病的症状，主要有：①上腹饱胀不适或隐痛，以饭后为重；②食欲减退、嗳气、反酸、恶心、呕吐、黑便等。进展期胃癌除上述症状外，常出现：①体重减轻、贫血、乏力；②胃部疼痛，如疼痛持续加重且向腰背放射，则提示可能存在胰腺和腹腔神经丛受侵。胃癌一旦穿孔，可出现剧烈腹痛的胃穿孔症状；③恶心、呕吐，常为肿瘤引起梗阻或胃功能紊乱所致。贲门部癌可出现进行性加重的吞咽困难及反流症状，胃窦部癌引起幽门梗阻时可呕吐宿食；④出血和黑便，肿瘤侵犯血管，可引起消化道出血，小量出血时仅有大便潜血阳性，当出血量较大时可表现为呕血及黑便；⑤其他症状如腹泻（患者因胃酸缺乏、胃排空加快）、转移灶的症状等。晚期患者可出现严重消瘦、贫血、水肿、发热、黄疸和恶病质。

（二）体征

一般胃癌尤其是早期胃癌，常无明显的体征，进展期乃至晚期胃癌患者可出现下列体征：①上腹部深压痛，有时伴有轻度肌抵抗感，常是体检可获得的唯一体征；②上腹部肿块，位于幽门窦或胃体的进展期胃癌，有时可扪及上腹部肿块；女性患者于下腹部扪及可推动的肿块，应考虑 Krukenberg 瘤的可能；③胃肠梗阻的表现：幽门梗阻时可有胃型及震水音，小肠或系膜转移使肠腔狭窄可导致部分或完全性肠梗阻；④腹水征，有腹膜转移时可出现血性腹水；⑤锁骨上淋巴结肿大；⑥直肠前窝肿物；⑦脐部肿块等。其中，锁骨上窝淋巴结肿大、腹水征、下腹部盆腔包块、脐部肿物、直肠前窝种植结节、肠梗阻表现均为提示胃癌晚期的重要体征。因此，仔细检查这些体征，不但具有重要的诊断价值，同时也为诊治策略的制订提供了充分的临床依据。

（三）影像检查

有 X 线气钡双重对比造影、超声检查、CT、MRI、PET-CT、发射单光子计算机断层扫描、肿瘤标志物、胃镜检查、内镜超声等检查。其中内镜及内镜下活检是目前诊断胃癌的金标准，近年来无痛胃镜发展迅速，并已应用于胃癌高危人群的内镜筛查，极大程度上提高了胃镜检查的患者接受度。

二、西医治疗

应当采取综合治疗的原则，即根据肿瘤病理学类型及临床分期，结合患者一般状况和器官功能状态，采取多学科综合治疗（multidisciplinary team，MDT）模式（包括胃肠外科、消化内科、肿瘤内科、内镜中心、放疗科、介入科、影像科、康复科、营养科、分子生物学家、生物信息学家等），有计划、合理地应用手术、化疗、放疗和生物靶向等治疗手段，达到根治或最大幅度地控制肿瘤，延长患者生存期，改善生活质量的目的。①早期胃癌且无淋巴结转移证据，可根据肿瘤侵犯深度，考虑内镜下治疗或手术治疗，术后无需辅助放疗或化疗。②局部进展期胃癌或伴有淋巴结转移的早期胃癌，应当采取以手术为主的综合治疗。根据肿瘤侵犯深度及是否伴有淋巴结转移，可考虑直接行根治性手术或术前先行新辅助化疗，再考虑根治性手术。成功实施根治性手术的局部进展期胃癌，需根据术后病理分期决定辅助治疗方案（辅助化疗，必要时考虑辅助化放疗）。③复发/转移性胃癌应当采取以药物治疗为主的综合治疗手段，在恰当的时机给予姑息性手术、放射治疗、介入治疗、射频治疗等局部治疗，同时也应当积极给予止痛、支架置入、营养支持等最佳支持治疗。

（一）早期胃癌内镜治疗

早期胃癌的治疗方法包括内镜下切除和外科手术。与传统外科手术相比，内镜下切除具有创伤小、并发症少、恢复快、费用低等优点，且疗效相当，5 年生存率均可超过 90%。因此，国际多项指南和本共识均推荐内镜下切除为早期胃癌的首选治疗方式。早期胃癌内镜下切除术主要包括 EMR（内镜下黏膜剥离切除术）和 ESD（内镜下黏膜整片切除术）。

（二）手术治疗

手术切除是胃癌的主要治疗手段，也是目前治愈胃癌的唯一方法。胃癌手术分为根治性手术与非根治性手术。根治性手术应当完整切除原发病灶，并且彻底清扫区域淋巴结，主要包括标准手术、改良手术和扩大手术；非根治性手术主要包括姑息手术和减瘤手术。

（三）化学药物治疗

常用的系统化疗药物包括：5-氟尿嘧啶（5-FU）、卡培他滨、替吉奥、顺铂、奥沙利铂、紫杉醇、多西他赛、白蛋白紫杉醇、伊立替康、表阿霉素等，靶向治疗药物包括：曲妥珠单抗、阿帕替尼。化疗方案包括 2 药联合或 3 药联合方案，2 药方案包括：5-FU/LV +顺铂（FP）、卡培他滨+顺铂（XP）、替吉奥+顺铂（SP）、5-FU +奥沙利铂（FOLFOX）、卡培他滨+奥沙利铂（XELOX）、替吉奥+奥沙利铂（SOX）、卡培他滨+紫杉醇、卡培他滨+多西他赛、5-FU+伊立替康（FOLFIRI）等。对 HER2 表达呈阳性（免疫组化染色呈+++，或免疫组化染色呈++且 FISH 检测呈阳性）的晚期胃癌患者，可考虑在化疗的基础上，联合使用分子靶向治疗药物曲妥珠单抗。既往 2 个化疗方案失败的晚期胃癌患者，身体状况良好情况下，可考虑单药阿帕替尼治疗。

三、中医临床思维

（一）中医病名及病因病机特征

根据胃癌的临床表现不同，相当于中医学的不同病证，如以胃脘部疼痛为主者，相当于“胃脘痛”，如以食物吞咽受阻或食入即吐为主者，相当于“噎膈”，如以呕吐、朝食暮吐，暮食朝吐为主者，相当于“呕吐”或“反胃”，如以腹部有肿块或腹部胀满不适者，相当于“癥瘕”或“积聚”，若以腹胀大如鼓，皮色苍黄，脉络暴露，相当于“鼓胀”等。《景岳全书》中所述：“凡脾肾不足及虚弱失调之人多有积聚之病。”饮食失节，忧思过度，脾胃受损，脾胃功能失调，水谷精微则无以运化濡养周身，同时气血生成不足，脾失健运则机体的津液输布功能失常，致痰浊凝聚而形成邪毒，脾胃运化失常，气结痰凝，气、痰、瘀、毒互结而成，则可出现腹部肿块或胃脘部疼痛，脾胃运化失常，胃气不降，则可出现“呕吐、反胃”；李东垣《脾胃论》云：“百病皆由脾胃衰而生。”《灵枢·百病始生》中即有论述：“肠胃之络伤，则血溢于肠外，肠外有寒，汁沫与血相搏结，则合并凝聚不得散，而积成矣。”跌仆损伤不内外因，机体血瘀津停、痰瘀互结则易形成肿块，肿块发生于胃部且发生恶化，则发为此病。清代《景岳全书发挥》中论述的“膈者在胸膈胃口之间，或痰……阻滞不通，食物入胃不得下达而呕出，渐至食下即吐而胃反矣”。其总归为本虚标实，虚实夹杂之证，是脾胃亏虚基础上产生的气滞、血瘀、痰湿等病理变化。

（二）辨病辨证及治疗特征

现代医家多把胃癌分为肝胃不和、脾胃虚寒、瘀毒内阻、胃热伤阴、气血双亏、痰湿凝结 6 个证型。也有部分医家结合西医的临床分期，分为胃癌早期肝胃不和型、胃癌中期脾胃虚寒型、胃癌晚期气血两亏型。当代名老中医认同度较大的证型为脾胃气虚、肝胃不和、胃热阴伤、痰湿凝结、瘀毒内阻、脾胃虚寒、气血双亏 7 个证型。针对这 7 个证型，分别选用六君子汤、四逆散、玉女煎、平胃散合苓桂术甘汤、膈下逐瘀汤、理中汤合吴茱萸汤、八珍汤等方剂。

本病的治疗原则：顾护胃气，调补脾肾，攻补兼施，带瘤生存。顾护胃气：适当加以健脾益胃之品，以维持脾胃协调升降的正常功能。因此临床制方选药宜平和轻灵，少用味厚燥烈之属，禁忌苦寒滋腻之品，以顾护正气。如：四君子汤，六君子汤，理中汤，参苓白术散；调补脾肾：常用药物有黄芪、党参、白术、茯苓健脾益气，淫羊藿、仙茅、补骨脂、肉苁蓉、菟丝子、山茱萸补肾益气，扶正同时掌握好与祛邪的关系，扶正药物分别结合清热解毒、软坚散结、活血化瘀等祛邪药。攻补兼施：纠正邪盛正衰，以调整机体阴阳平衡，最终达到治疗肿瘤的目的。带瘤生存：保持机体与肿瘤细胞处于一种平衡状态，在控制胃癌生长、扩散的同时逐渐缩小肿瘤，即使胃癌细胞仍存在，但对机体的危害大大降低，实现带瘤生存。早期治法包括：理气解郁，降逆和胃，燥湿化痰，行气化瘀等；中期的治法包括：解毒散结，活血化瘀，理气化痰，并兼顾调理脾胃等；晚期的治法包括：调理脾胃，益气养血，补益脾肾，养阴生津等。

我国早期胃癌诊治率低，大部分病例就诊时已是中晚期胃癌。一般需要住院治疗，早期胃癌可在内镜下或手术切除，对于不能行手术、手术后转移、姑息性切除术后的患者，也可以通过放化疗缓解肿瘤导致的临床症状，改善生活质量及延长生存期。但肿瘤的复发和转移仍是患者的最终死因，此时中医药抗复发转移治疗是胃癌根治术后的主要目的。中医治疗胃癌的疗效重在分期辨证，把握疾病的分期，掌握基本病因病机，辨证施治，灵活加减。胃癌的发展过程可出现穿孔、出血、梗阻、感染等并发症，后期可合并肝、肺等多器官的肿瘤转移，所以治疗方案因人而异，中医治疗可贯穿胃癌的整个过程，特别是运用中医药综合治疗中晚期胃癌，在控制术后并发症、术后转移、减轻放化疗毒副反应、提高免疫力、提高生活质量、延长生存期等方面有较好的疗效。

（三）药物选择

数据挖掘表明，胃癌方剂中药物使用频次分别为白术、茯苓、黄芪、甘草、党参、陈皮、薏苡仁、半夏、白花蛇舌草、麦芽、当归、白芍、山药、鸡内金、砂仁、莪术、太子参、藤梨根、半枝莲、谷芽（炒）等。2 味药配伍选择依次为白术、茯苓，党参、白术，黄芪、白术，白术、甘草，甘草、茯苓，陈皮、茯苓，白术、薏苡仁，党参、茯苓，陈皮、白术，黄芪、茯苓，等等。配伍用药可以选择枸杞子、山楂、枳壳、木香、女贞子、神曲、牡蛎、柴胡、人参、山慈菇等。

四、名医经验

（一）郁仁存经验

郁仁存根据自身的肿瘤临床经验，提出了肿瘤发病的“内虚学说”，认为在对胃癌等肿瘤进行治疗时，应当坚持益气活血、“后天之本”与“先天之本”同补的原则，在化疗时，可先采用升血汤（黄芪、太子参、白术、茯苓、鸡血藤、女贞子、枸杞子、菟丝子、黄精、砂仁、鸡内金等）对患者健脾补肾，减轻骨髓抑制及免疫抑制，以降低放化疗后患者气虚血瘀证的发生率，提高临床有效率。在对恶性肿瘤治疗时，郁仁存坚持从疾病的整体观出发，提出了中医辨证与辨病相结合、扶正固本与祛邪相结合、局部治疗与整体治疗相结合等原则，强调具体情况具体分析，并逐步提出了“平衡理论”的治疗原则，为临床肿瘤治疗的进一步发展指明了方向。郁仁存具体经验如下：①扶正固本是基础。②疏肝理气是重点。③清热解毒是保障。④活血化瘀增强抗癌效果。⑤中西医联合治疗。⑥预防胜于治疗，未病先防。

（二）饶燮卿经验

饶燮卿认为胃癌发病的根本病机是正气虚损、邪气内实。正气虚指脾胃虚弱，邪气实指痰瘀内结和毒热蕴结。主要经验为：①辨病与辨证相结合。②分期分型论治。分期治疗原则：饶燮卿认为，按照胃癌的临床分期，一期和二期应以手术为主，以中医药治疗为辅；三期应手术联合化疗和中医药等综合治疗；四期以中医药治疗为主，化疗为辅，或仅用中医药抗癌治疗。分型治疗原则：①痰湿凝结型：治则以化痰散结为主。因湿在中焦，可以开郁二陈汤为主加减，同时配用健脾补气之品，以运化痰湿。②气滞血瘀型：治则以疏肝理气、活血化瘀为主。③脾胃虚寒型：治宜温中散寒，健脾和胃为主。方以理中汤为主加减，并选加抗癌中草药治疗。④胃热伤阴型：治则以养阴清热为主，方以麦冬汤或竹叶石膏汤为主加减。⑤气血双亏型：此型系晚期，正虚邪实，治宜气血双补，健脾补胃，以延时日。常用八珍汤加减。饶燮卿认为此病需中西医结合治疗，中药配合手术、化疗、化疗能起到更好的效果。

（三）王晞星经验

王晞星认为老年晚期胃癌的主要发病原因是脾胃虚弱，肝胃不和。素体体虚，外感六淫，内伤七情，饮食不节，饮食不洁等原因一种或多种同时作用于机体，使机体脏腑气机失和，而使痰、瘀、毒结于胃脘，发为胃癌，总体原因责之“不和”。总结得出，老年晚期胃癌的病因为脾胃虚弱、饮食不节、情志不畅、外邪入侵，一种或多种原因作用于机体，导致机体脏腑、气机、功能失和，从而发病。王晞星认为老年晚期胃癌证型可分为脾胃虚弱、胃阴亏虚、肝胃不和、痰毒瘀结四个基本证型，在诊疗思路上，分别以健脾益气、养阴和胃、健脾柔肝、化瘀解毒为主要治则，辨证施治，临证加减。分别选用六君子汤、一贯煎合四逆散、小柴胡汤合四逆散、小陷胸汤合逐瘀汤为代表方剂，并结合临床症状及转归，灵活加减。

（四）花宝金经验

花宝金认为根据脏腑生理特性及基本病机，恢复脾胃升清降浊功能是治疗胃癌的基本原则。治疗上应升清与降浊并施，相反相成，共同调节并维持脾胃的升降平衡状态。花宝金认为胃癌的病位在胃脘，与脾的关系密切，治疗上应视患者体质情况制定升清与降浊的比例，一般而言，患者体质可耐受的情况下，应以降为主，辅以升清；患者体质较差的情况下，应以健脾升清为主，辅以降浊，待患者体质恢复后再以降浊为主，辅以健脾升清。花宝金一直秉承机体与瘤体达到长期平衡的思想，强调人瘤和平共处的平衡状态，注重“和”的思想，其中“和”具有两重含义，首先是指治疗的最终目的，即气血、阴阳、脏腑、经络的平和协调，其次是指遣方组药的原则。在治则上也强调脾胃同调的“和”法在肿瘤的应用，以恢复机体气机升降平衡为基本目的，并将这一思想始终贯穿在肿瘤治疗之中。花宝金强调临床上胃癌的治疗，应注重辛开苦降法、健脾和胃降气法恢复机体的气机升降平衡，常用代表方剂为半夏泻心汤、旋覆代赭汤合并四君子汤；而临床辨证为胃阴不足者，常以养阴降胃法，方用麦冬汤。另外，花宝金注重从祛除湿、痰、瘀等阻碍气机失衡的病理产物进行运用药物，如痰湿较重者常用藿朴夏苓汤、小半夏汤、三仁汤利湿之法达到祛痰、祛瘀、解毒的目的。

（五）刘沈林经验

在胃癌治疗中，刘沈林认为应在中西医结合治疗肿瘤的基础上，按照胃癌综合治疗要求，进行中医药的全程参与。治疗当先根据胃癌临床分期，明确治疗目的，强调中医药“两期”论治。对于临床分期较早，存在手术根治机会的患者，中医药治疗当以防止肿瘤的复发转移为主；对于临床分期晚，无手术根治治疗机会的患者，当以人为本，在“带瘤生存”的情况下提高患者的生活质量和生存时间。肿瘤的复发和转移仍是患者的最终死因，此时中医药抗复发转移治疗是胃癌根治术后的主要目的。刘沈林对于能够行胃癌根治性手术的患者，多以脾胃受损、气血两虚、机体阴阳失调为主的特点，依据“损者益之”的治疗原则，辨证论治，重视胃癌术后患者在共性基础上存在的个体差异，具体分析患者阴阳、气血的盛衰，结合肿瘤的种类、病理类型等一系列症候群，归纳出以健脾养胃法为主，分别配合理气、温中、养阴、清胃、实脾等方法治疗。其关于胃癌术后中医药治疗的方案，以健脾养胃法为主，方中用药有炙黄芪、党参、炒白术、当归、白芍、陈皮、法半夏、三棱、莪术、石见穿、白花蛇舌草、炙甘草，并根据临床症状随证加减。

（六）刘嘉湘经验

刘嘉湘认为胃癌的病机，多为忧思过度，情志不遂，饮食不节，损伤脾胃，运化失司，痰湿内生，气结痰凝。病久常可因气机郁滞，血行失畅，而致瘀血内结；脾胃损伤，宿谷不化，积而化热，耗伤胃阴，亦可因气郁日久化火伤阴；脾虚日久则可耗气伤阳，以致脾胃阳气虚，日久损伤肾阳，故产生噎膈反胃之证，有气结、瘀血、热结、食积及脾胃虚寒之证。但气滞可出现在胃癌的任何阶段，痰气交阻大多出现在胃癌的中晚期。热结伤阴多见于胃癌晚期。根据癌肿发生、发展基本病因病机，刘嘉湘在临床诊治中强调治病必求于本，以扶正培本为主，坚持辨证与辨病，扶正与祛邪结合，整体与局部结合。故刘嘉湘认为正虚是胃癌发生的根本原因，治疗上须注重调理脾胃，重视后天，同时根据情况配合祛邪药物。常用六君子汤、补中益气汤加减治之，祛邪药常用绿萼梅、野葡萄根、藤梨根、夏枯草、夏枯萍、八月札、大血藤等

（七）裴正文经验

裴正文认为胃癌属中医学“胃脘痛”“反胃”“噎膈”“癥瘕积聚”等范畴，《医宗必读》“积之成者，正气不足，而后邪气踞之”，饮食失节、忧思过度，致脾胃受损，运化失常，气结痰凝，气、痰、瘀、毒互结而成该病。故脾胃虚弱、正气亏损为胃癌发病的内在因素，痰、气、瘀、毒阻滞是发病的外在条件。病位在胃，以脾胃为病变中心，涉及肝胆肾等脏腑，早期以邪实为主，病在气分，晚期以本虚为主。病机多为津液耗伤、气血亏虚、脏腑衰败。裴正文将胃癌分为肝胃不和、脾胃气虚、脾胃湿热、气滞血瘀、胃阴亏虚 5 个证型。裴正文对《伤寒论》乌梅丸进行创新，加减治疗胃癌取得了明显疗效，对胃癌术后、放化疗后的治疗紧扣本虚标实的病机，对机体整体调治，着重以扶正固本为大法，用“兰州方”（北沙参、太子参、潞党参、生地黄、白芍等）促进正气恢复，提高机体的抗病能力，达到扶正驱邪的目的。

（八）单兆伟经验

胃癌属中医学的“噎膈”“反胃”“胃脘痛”“积聚”等范畴。单兆伟认为，该病主要是因为饮食不节，情志失调，感受邪毒；或因久病失养，脾胃虚弱，胃失腐熟；脾虚水停为湿，胃虚谷停为滞，病久则气滞、血瘀、湿阻、痰结、浊聚、毒热诸证四起，其中以气滞血瘀、湿浊毒热内蕴为主。一般初期浊毒内蕴，气滞络阻，胃失和降，以标实为主；中期邪毒较甚，正虚已伤；后期瘀结不去，阴血津液耗伤，阳气不足，胃失濡养温煦，以正虚为主。主要涉及胃、脾、肝、肾。单兆伟认为，胃癌的治疗早期宜手术治疗，部分患者可以痊愈；而进展期则一般以综合治疗为主。中医治疗原则为：①邪实偏盛，祛

邪为先：认为祛邪重在清热解毒，常用的清热解毒药有半边莲、半枝莲、石见穿、白花蛇舌草、黄芩、山豆根、土茯苓、山慈菇等。单兆伟认为在活血通络时，应兼顾养血之品，慎用破气逐瘀之药。②邪实正虚，攻补兼施：单兆伟认为胃癌术后属正虚邪恋，虚实夹杂，故治疗当扶正与祛邪并施。单兆伟依据不同的治疗目的而选择用药。③扶正补虚，凸显优势：单兆伟认为，扶正即用补益之法使正气恢复，正盛邪退，达到祛除病邪的目的，但补益之法各有不同。胃癌多见脾虚之证，脾贵在运而不在补，脾胃运化功能恢复正常，气血才能生化无穷。

（九）沈舒文经验

沈舒文认为用虚实标本临床思维辨析胃癌，以气阴两虚为本，毒瘀交阻为标，正虚与邪实交错于病程中，形成正邪相兼的证候特征。沈舒文认为防止胃气虚败、化源告竭是制止恶化的关键。沈舒文在治疗上具体表现为：①早期胃癌气郁为先，应调理气机化痰瘀：胃癌理气要注重 3 点：其一，理气不避香燥，如用青皮、枸橘、枳实、槟榔、草果等香燥散结之药速开气机郁滞，此与治慢性胃炎肝胃不和用枳壳、陈皮、谷芽、白芍之属柔疏缓散有所不同；其二，破泄不畏峻烈，如用石见穿、莪术、土鳖虫之属破泄癌肿之聚结；其三，祛邪当结合现代药理，用山慈菇、半枝莲、黄药子、藤梨根等抗癌中药使癌瘤消散。②中期毒瘀交阻气阴虚，应解毒化瘀养气阴：研制金果胃康胶囊（由太子参、枸橘、半枝莲、朱砂等药组成）对早期胃癌、癌前病变及抑制扩散转移有较好疗效。并自拟散结抗癌方偏重解毒化瘀，软坚散结，在癌瘤结实阶段也很有效。③癌瘤肆虐从毒治，进食困难和胃气。④后期补脾益肝肾，综合治疗不可废。沈舒文认为手术治疗目前仍是首选治疗方案，手术治疗后阴血亏损，元气大伤，中医治疗要转入扶正，可益气补血，运脾和胃。常用黄芪、西洋参、白术、鹿角胶、黄精、枸杞子、黄药子、守宫等药。诸药合用，共奏温补元气，滋补精血，兼以抗癌之功。

五、名方推荐

（一）参藤消胃积汤

该方药物组成：人参、乌骨藤、珍珠菜各 20 g，藤梨根、重楼各 25 g，白何首乌、三七、黄芪各 15 g，干姜 10 g。功效：清热解毒、益气健脾。主治：胃癌之胃热炽盛兼脾胃虚弱证。用法：水煎服，每日 1 剂，早晚分服。辨病理论治：胃腺癌重用藤梨根、重楼、白英等；胃印戒细胞癌多用喜树、红豆杉等中药。辨病症论治：气虚加人参、绞股蓝、刺五加等；血虚加熟地黄、何首乌、阿胶等；阴虚加沙参、百合、麦冬、天冬、石斛等；阳虚加鹿茸、巴戟天、淫羊藿等。方解：藤梨根味酸、微甘，性凉，清热消肿，祛风除湿，为君药；人参、黄芪扶正祛邪，为臣药；乌骨藤通经活血，止血，白何首乌补肝肾，强筋骨，益精血，健脾消食，珍珠菜清热利湿，活血散瘀，解毒消痈，三七活血止血，祛瘀止痛，以上几味共为佐药，协助君、臣药加强治疗作用；干姜辛，热，归脾、胃经，温中散寒，引药入胃，为使药。纵观全方，具有清热解毒、益气健脾的功效。

（二）柴胡疏肝散、胆胰合症方加减

柴胡、枳实、白芍、黄芩、草豆蔻、木香、延胡索、制乳香、制没药各 10 g，川芎、香附、陈皮、大黄、黄连、干姜、炙甘草各 6 g，丹参、川楝子各 20 g，蒲公英、败酱草各 15 g。功效：宽中理气，消积导滞。主治：胃癌之肝胃不和证；用法：水煎，每日 1 剂，早晚分服。

（三）芪竹方

黄芪 10 g，玉竹、麦冬、仙鹤草、薏苡仁、白花蛇舌草、灵芝、半枝莲各 15 g，法半夏 6 g。功效：益气养阴，扶正抗复发。主治：胃癌术后气阴两虚证。用法：水煎，每日 1 剂，早晚分服。方解：本方中以黄芪、玉竹为君药，益气养阴并以该 2 味药命名为方名，且现代研究黄芪对于防癌抗癌有重要作用。半夏、麦冬为单兆伟常用刚柔并济、养阴护胃药对，取麦冬汤之义。仙鹤草、白花蛇舌草、薏苡仁、半枝莲、灵芝为临床常用抗肿瘤及防止术后癌症复发的常用药，现代药理均有研究证实。

（四）补中消萎汤

白花蛇舌草、白芍各 24 g，丹参、云茯苓各 20 g，莪术、甘草片、当归各 9 g，石斛、炒白术、麦冬各 15 g，太子参 30 g。功效：补中益气，兼以清热解毒抗癌。主治：胃癌中晚期之胃气虚证，用法：水煎至 400 mL，1 剂/d，早晚分服，每次 200 mL。方中白花蛇舌草具有清热解毒抗癌的作用，太子参、云茯苓、白术、甘草片补中益气，当归养血活血，丹参行气、活血、止痛，麦冬、石斛和白芍具有养胃之功效。

（五）蒲黄白芷蜂房汤

生蒲黄、白芷各 10 g，露蜂房 5 g，血余炭 10 g。功效：拔毒抗癌、破瘀生新、祛腐生肌、散结止痛。主治：胃癌切除术后之胃热炽盛、瘀毒互结、血腐肉败证。用法：水煎至 400 mL，每日 1 剂，早晚分服，每次 200 mL。白芷意在使癌毒透发外解、溃疡收敛，促进胃黏膜组织局部破损的修复。露蜂房，性平、味苦咸微甘，入肝、肾、胃三经，具有攻毒疗疮、消肿散结、祛风通络、清热解毒、温阳益肾之功效。血余炭，味苦、性平、无毒，入肝、胃经，具有止血消瘀、生肌长肉功效。生蒲黄，取其活血止血、祛瘀生新功用。共奏其拔毒抗癌、消肿散结、祛腐生肌、化瘀止痛之功效。

（六）李建生经验方

人参、法半夏、蜈蚣（天龙）、蜂房各 10 g，生黄芪、灵芝、猕猴桃根（藤梨根）、白花蛇舌草、生麦芽、鸡内金各 30 g，白术、茯苓、半枝莲、枸杞子、女贞子、菟丝子各 15 g，甘草 6 g。功效：攻补兼施，以补为主，重在补养气血，健脾和胃；以攻为辅，重在疏肝理气，活血化瘀，软坚散结。主治：胃癌之气血两虚，脾胃虚弱，兼气滞血瘀证。用法：水煎，去渣取汁，分 3 次温服，每日 1 剂。加减：肝胃不和型，常选加陈皮、柴胡、白芍、枳壳；脾胃虚寒型，常选加制附子、肉桂、干姜、吴茱萸；瘀毒内阻型，常选加三棱、莪术、水蛭等；胃热伤阴型，常选加天花粉、冬凌草、黄连、竹茹；痰湿凝结型，常选加瓜蒌、陈皮、黄药子、山慈菇等；气血双亏型，常选加鹿角片、紫河车、黄精等；胃脘痛，常选加延胡索、白芍、生蒲黄、川楝子等；呕吐，常选加淡竹茹、佩兰、生姜、柿蒂等；出血，常选加血余炭、白及、三七、茜草；腹水，常选加猪苓、泽泻、车前子、大腹皮。

（七）刘启泉经验方

石菖蒲、百合、半枝莲、麦冬、佛手、白花蛇舌草、南沙参各 20 g，郁金、清半夏各 12 g，水红花子、冬凌草、砂仁、红景天、乌药、山茱萸各 10 g，藤梨根、野葡萄藤、石见穿、香橼、茯苓各 15 g,，全蝎 6 g，莪术 8 g。功效：益气养阴，活血散结。主治：癌病之气阴两虚，瘀血内阻证。用法：水煎服，每日 1 剂，分多次温服。方中以香橼、佛手行气散结，和胃降逆；石菖蒲、郁金、砂仁化湿和胃，使湿去脾自安，杜绝生痰之源；伍以水红花子、莪术活血散结，方中活血药物配以走窜入络的全蝎而起到破血逐瘀、攻毒散结之效；半夏燥湿化痰、消痞散结；藤梨根、白花蛇舌草、野葡萄藤、半枝莲、冬凌草、石见穿清热解毒散结。方中茯苓、红景天为健脾益气和胃之品；胃阴亏耗则加南沙参、百合佐以乌药，以达滋阴不腻胃、理气不伤阴之效。诸药相合，共奏益气养阴，活血散结之功。

（八）加味芍药甘草汤

芍药 60～120 g，炙甘草 15～30 g，白花蛇舌草 30 g，法半夏 15 g，鸡内金、乳香、没药各 10 g，蜈蚣 3 条（研末冲服）。功效：缓急止痛。主治：胃癌之胃阴虚兼疼痛证。用法：每日 1 剂，煎取汁 250 mL，每日 2 次，口服。加减应用：刺痛，加延胡索 20 g；胀痛，加木香 10 g，枳壳 10 g；气虚，加黄芪 30～60 g，党参 30 g；血虚，加当归 15 g，阿胶 12 g；湿浊内阻，加茯苓 30 g；大便干，加大黄 10～20 g；大便清，加罂粟壳 10～20 g。

（九）桂梦熊经验方

制川乌 3 g，姜半夏、枳壳、红丹参、党参各 9 g，炼赭石 15 g，半枝莲、白茅根各 30 g，鸡内金 12 g，巴豆霜 0.15 g。功效：益气健脾胃，兼清热解毒。主治：胃癌之胃部分切除术后脾胃虚弱证。用法：浓煎取汁，加白糖 50 g，制成糖浆 200 mL，装瓶备用，每日 3 次，每次 20 mL。

（十）化瘀消瘤方

莪术、佛手各 15 g，三棱、当归、白术各 12 g，白花蛇舌草、黄芪各 30 g，鸡内金 24 g，郁金、生甘草各 9 g。功效：行气活血化瘀，消散肿瘤。主治：胃癌之气滞血瘀证。用法：上方水煎 2 次，合取汁 200～300 mL，每日 1 剂，早晚分 2 次服用。加减：气虚者加党参、茯苓等；兼血虚者加熟地黄、鸡血藤等；痰浊盛者加陈皮、半夏、南星等；热毒盛者加生地黄、玄参、蒲公英等；纳差者加炒谷麦芽、焦山楂等；胃阴虚者加麦冬、玉竹、石斛等；阳虚者加制附子、菟丝子等。方解：化瘀消瘤方中莪术、三棱活血破瘀相须配伍，消散瘀肿，共为君药。当归补血和血，与三棱、莪术相伍，祛瘀不伤正，补血不留瘀，其活血化瘀之效更著；郁金活血行气止痛、清心解郁，增强化瘀之功同时兼行气滞，以利气化，又可解郁清心安神，缓解患者紧张焦虑情绪，共为臣药。白花蛇舌草解毒抗肿瘤，作为抗肿瘤之品随方辨病选用；黄芪、白术补气健脾，合当归补益气血；鸡内金有健脾和胃之功，善消瘀积，其与白术配伍，补益与宣通并用，清升浊降，合莪术、三棱可开胃、助消化，佛手疏肝理气，和胃止痛，均为佐药。甘草生用为使，取其补益调和之性，更用其解毒抗肿瘤之效。

（十一）（刘沈林）补中益气汤加减

炙黄芪、石见穿、白花蛇舌草各 30 g，炒党参、山药、炒建曲各 15 g，炒白术、炒白芍、三棱、莪术各 10 g，煨木香、炙升麻、炒柴胡、炙乌梅、炙甘草各 5 g，陈皮 6 g。功效：宜补气养正为先，健脾升清，佐以酸甘之味。主治：胃癌之正气已衰，癌毒内陷，脾运失常，并兼胃阴不足之候。用法：水煎服，每日 1 剂，早晚分服。方解：一方面用补中益气汤升举脾气，恢复运化之常；另一方面针对兼有胃阴不足、虚热内灼的特点，加入炙乌梅、白芍、炙甘草以酸甘化阴，而未用苦寒清热之品，以免伤脾败胃。在充分扶正的基础上，适当配伍三棱、莪术、石见穿、白花蛇舌草等以化瘀解毒抗癌。

（十二）周仲瑛经验方

生黄芪 20 g，天花粉、白花蛇舌草、石见穿、生薏苡仁、焦山楂、炒六曲各 15 g，莪术、僵蚕各 10 g，八月札、山慈菇、陈皮各 12 g，砂仁、沉香各 6 g。功效：解毒扶正，和胃助纳。主治：癌毒伤正，纳运失和。用法：每日 1 剂，水煎，分早晚 2 次温服。方中八月札、石见穿、生薏苡仁抗消化道肿瘤效果明显；白花蛇舌草、僵蚕等具有广谱抗肿瘤作用，均作为抗癌主药。辅以山慈菇、莪术等软坚散结消瘤，逐瘀散结；陈皮、砂仁、焦山楂、炒六曲、沉香理气运脾，开胃助纳；最后，胃癌的患者一般全身状况较差，加生黄芪、天花粉用以益气养阴，扶正抗癌。

第五章　泌尿内科疾病

第一节　急性肾小球肾炎

急性肾小球肾炎（acute glomemlonephritis，AGN）是一种急性起病，以血尿、蛋白尿、高血压、水肿，或伴有暂时性肾小球滤过率降低为临床特征的肾小球疾病。病初伴有血清补体C下降，病理表现为毛细血管内增生性肾小球肾炎。多见于A组β溶血性链球菌感染后，也可见于其他细菌、病毒和原虫感染。该病多能自发痊愈，但重症患者可出现心力衰竭、脑病、急性肾衰竭等并发症。任何年龄均可发病，但以儿童及青少年多见。

一、诊断标准

（一）临床表现

1. 症状：常在咽炎、扁桃体炎、脓皮病、丹毒及猩红热等链球菌感染后1～3周出现，起病较急，有以下表现。①血尿：肉眼血尿占1/3，镜下血尿见于所有患者。②蛋白尿：轻、中度蛋白尿，约1/4患者的24 h尿蛋白定量＞3.5 g。③水肿：多为晨起眼睑水肿，严重时波及全身，可见凹陷性。④少尿：见于50％患者，无尿罕见。⑤高血压：见于60％～80％患者，血压轻、中度升高，重度高血压少见。⑥高血容量：严重者可有气急、呼吸困难、心脏扩大及奔马律。⑦全身症状：包括疲乏、厌食、恶心、呕吐等。

2. 体征：①水肿：为最常见体征，先见于眼睑，渐及全身，按之凹陷不平。②眼底改变：为高血压引起，可见视网膜小动脉痉挛，偶有火焰状出血及视神经头水肿。

（二）理化检查

1. 尿液检查血尿几乎见于所有患者，尿红细胞呈多形性，常伴有肾小管上皮细胞、白细胞、透明或颗粒管型，轻、中度蛋白尿，约有1/4患者的24h尿蛋白定量＞3.5 g，尿中纤维蛋白降解产物增加。

2. 血沉：急性期病变血沉常增快。

3. 肾功能测定：多数患者急性期有轻度肾小球滤过率下降，血尿素氮和肌酐浓度在正常上限，肾血流量正常。极少数肾小球滤过率严重下降，出现尿毒症、高血钾表现。

4. 血清补体及免疫球蛋白测定：一过性血清补体降低是本病重要的诊断依据之一。疾病早期血清总补体浓度（CH_{50}）、C_3、C_4及备解素下降，其后逐渐恢复，6～8周恢复正常。

5. 细菌培养及血清学试验：咽拭子或皮肤培养常见A组β溶血性链球菌；血清抗链球菌溶血素“O”抗体常在链球菌感染后2～3周出现，3～5周滴度达高峰后逐渐下降；在感染后4周可检测到抗链球菌胞壁M蛋白抗体。

6. 肾脏B超检查：双肾大小正常或增大。

7. 活检：以下两种情况下应进行肾活检：少尿3～7日或进行性尿量减少，肾小球滤过功能呈进行性损害，疑为急进性肾小球肾炎者。病程1～2个月，临床表现无好转趋势，考虑其他原发性或者继发性肾小球疾病者。

（三）诊断要点

1. 发病急，起病于前驱感染后1～3周。

2. 尿量减少，浮肿，中等度血压升高一般为（150～180）/(90～100) mmHg［(20～24)/(12～13.3) kPa］。

3. 实验室检查：镜下血尿伴红细胞管形及轻中度蛋白尿；短暂氮质血症；尿纤维蛋白降解产物(FDP) 升高；血清补体 C 降低；抗链球菌溶血菌素“O”滴度增高。

4. 肾活检示毛细血管内增生性肾小球肾炎。

二、西医治疗

本病是一种自限性疾病，因此基本上是对症治疗，主要环节为预防和治疗水钠潴留、控制循环血容量，从而达到减轻症状（水肿、高血压)。预防致死性并发症（心力衰竭、脑病、急性肾衰竭)，以及防止各种加重肾脏病变的因素，促进病肾组织学及功能的修复。

（一）休息

急性起病后必须基本卧床休息，直至肉眼血尿消失，利尿消肿，血压恢复正常（大约 2 周)。当各种临床表现均已恢复，仅尿检未完全恢复时，可以适当活动，但应密切随诊，勿过劳，如病情恶化，则应继续卧床体息。

（二）饮食

应给富有维生素的低盐饮食，蛋白质入量保持约 1 g/(kg・d)，不加分析地控制蛋白质入量，对于肾单位的修复不利；过高的蛋白摄入则增加肾脏负担。有水肿及高血压者，应免盐或低盐（食盐 2.0～3.0 g/d)，直至利尿开始。水肿重且尿少者，应控制入水量，相当于尿量加不显性失水量。出现肾功能不全、氯质血症者，应限制蛋白质入量，给予高质量蛋白质（含必需氨基酸的蛋白质，如牛奶、鸡蛋等)，以达到既减轻肾脏排泄氮质的负担，又保证一定营养的目的。患者应同时限制钾入量。

（三）对症治疗

1. 利尿经控制水、盐入量后，水肿仍明显者，应加用利尿剂。常用噻嗪类利尿剂，必要时可用袢利尿剂，如呋塞米及布美他尼等。此 2 药于肾小球滤过功能严重受损、肌酐清除率<5～10 mL/min 的情况下，仍可能有利尿作用。呋塞米用量有时需 400～1000 mg/d，应注意大剂量呋塞米可能引起听力及肾脏的严重损害。汞利尿剂（损害肾实质)、透性利尿剂（增加血容量，加重心、脑并发症）及贮钾性利尿剂不宜采用。

2. 降压药物一般情况下利尿后即可达到控制血压的目的。(降压效果出现于起病后 7～10 天后）必要时可用钙通道阻滞剂（如硝苯地平 20～40 mg/d）及肼屈嗪、哌唑嗪以增强扩张血管效果。

3. 高钾血症的治疗注意限制饮食中钾入量，应用排钾性利尿剂均可防止高钾血症的发展。必要时可用透析治疗。

4. 控制心力衰竭主要措施为利尿、降压，必要时可应用酚妥拉明或硝普纳静脉滴注，以减轻心脏前后负荷。如限制钠盐摄入与利尿仍不能控制心力衰竭时，可应用血液滤过脱水治疗。洋地黄类药物对于急性肾炎合并心力衰竭效果不肯定，不作常规应用，仅于必要时试用。

（四）感染灶治疗在急性肾炎治疗中，对于已无感染灶时应用青霉素或大环内酯类等针对链球菌的抗生素至今尚无肯定意见。大部分学者观察到，在肾炎起病之后又无活动性感染时应用抗生素治疗，对于肾炎的病情及预后没有作用。但是，在病灶细菌培养阳性时，应积极应用抗生素治疗，有预防病菌传播的作用。扁桃体切除术对急性肾炎的病程发展亦无肯定的效果。

（五）于以下两种情况时应用透析治疗

1. 少尿性急性肾衰竭，特别呈高血钾时，如肾脏活检确诊本病，则以透析治疗维持生命，配合上述对症治疗，疾病仍可自愈。

2. 严重水钠潴留，引起急性左心衰竭者。此时利尿效果不佳，对洋地黄类药物反应亦不佳，唯一有效措施为透析疗法超滤脱水，可使病情迅速缓解，尚有应用糖皮质激素，非固醇类消炎药（吲哚美辛等)、山莨菪碱类药物治疗本病，实属有害无益，应废止。

三、中医临床思维

（一）中医学对“风水”病状的描述与急性肾炎相似

如《素问·水热穴论》载：“勇而劳甚则肾汗出，肾汗出逢于风……传为跗肿，本之于肾，名曰风水”，《诸病源候论·小便血候》载：“风邪入于少阴，则尿血”。上述记载均指出本病病位在肾，以肾虚外受风邪而发病，可表现为面目肢体水肿、血尿等症状。“邪之所凑，其气必虚。”本病多在人体御邪能力不足之时发作，外感六淫（以风寒、风热、风湿等外邪为主），或有疮疡外症毒邪内侵，致风湿毒邪伤及肺脾肾三脏。风湿毒是该病发生的主要外因，主要病变脏腑在肺脾肾三脏。本病辨证应首先辨外邪的性质，其次辨属寒属热、属实属虚，再次辨病变部位。治疗原则不外乎扶正与祛邪两大方面，祛邪以疏风解表、宣肺利水、清热解毒、活血化瘀、凉血止血等为法，扶正则以益气养阴、健脾益肾为法。

（二）辨病辨证及治疗特征

急性肾小球肾炎多由于感受外邪引起，首先辨外邪的性质，其次辨属寒属热、属实属虚，再次辨病变部位，在肺、脾、肾三脏，与心、肝两脏及三焦、膀胱有关。治疗原则不外乎扶正与祛邪两大方面，祛邪以疏风解表、宣肺利水、清热解毒、活血化瘀、凉血止血等为法，扶正则以益气养阴、健脾益肾收功。

1. 风水泛滥证。证候：起病急，颜面及四肢或全身浮肿，尿少，恶风寒，脉浮紧或浮数；或发热，咳嗽，舌苔薄白或薄黄，脉浮数。治法：疏风清热，宣肺利水。方药：偏于风寒者，用越婢加术汤加减；偏于风热者，用麻黄连翘赤小豆汤加减。风寒：麻黄 9 g，石膏（先煎）3～30 g，白术 9 g，甘草 4.5 g，生姜 5 g，大枣 10 g。风热：麻黄 9 g，杏仁 9 g，桑白皮 15 g，连翘 15 g，赤小豆 30 g。中成药：银黄口服液，口服，1 次 5～10 mL，1 日 3 次。

2. 湿毒浸淫证。证候：身发疮痍，皮肤溃烂，面浮肢肿，尿少色赤，舌红苔黄，脉数或滑数。治法：宣肺解毒，利湿消肿。方药，麻黄连翘赤小豆汤合五味消毒饮加减：麻黄 9 g，杏仁 9 g，桑白皮 15 g，连翘 15 g，赤小豆 30 g，金银花 15 g，野菊花 30 g，蒲公英 30 g，紫花地丁 15 g，紫背天葵 15 g。中成药：清开灵注射液，肌内注射，1 日 2～4 mL；重症患者，清开灵注射液 20～40 mL 加入 10%葡萄糖注射液 200 mL 或生理盐水注射液 100 mL 中，静脉滴注，1 日 1～2 次。

3. 水湿浸渍证。证候：遍体浮肿，身重困倦，胸闷纳呆，泛恶，舌质淡，舌体胖大，舌苔白腻，脉沉缓。治法：健脾化湿，通阳利水。方药，五皮饮合胃苓汤加减：桑白皮 15 g，陈皮 9 g，大腹皮 15 g，茯苓皮 30 g，生姜皮 9 g，白术 15 g，苍术 15 g，厚朴 9 g，猪苓 15 g，泽泻 9 g，肉桂 3 g。中成药：①香砂六君子丸，口服，1 次 6～9 g，1 日 2～3 次；②参苓白术丸，口服，1 次 6 g，1 日 2 次。

4. 湿热内蕴证。证候：遍体浮肿，尿黄赤，口苦，口黏，腹胀，便秘，舌红苔黄腻，脉滑数。治法：分利湿热，导水下行。方药，疏凿饮子加减：泽泻 12 g，赤小豆 15 g，商陆 6 g，羌活 9 g，大腹皮 12 g，花椒 3 g，秦艽 9 g，槟榔 9 g，茯苓皮 15 g。中成药：①肾炎四味片，口服，1 次 8 片，1 日 3 次；②肾炎康复片，口服，1 次 5 片，1 日 3 次。

5. 下焦湿热证。证候：尿呈洗肉水样，小便频数，心烦，口干，舌红少苔，脉细数。治法：清热利湿，凉血止血。方药，小蓟饮子加减：生地黄 15 g，小蓟 30 g，滑石（包煎）30 g，通草 9 g，炒蒲黄（包煎）15 g，淡竹叶 9 g，藕节 15 g，当归 12 g，炒栀子 9 g，甘草 9 g。中成药：①三金片，口服，小片 1 次 5 片，大片 1 次 3 片，1 日 3～4 次；②八正合剂，口服，1 次 15～20 mL，1 日 3 次。

6. 阴虚湿热证。证候：腰酸乏力，面热颧红，口干咽燥，舌红，舌苔薄黄或少苔，脉细数。治法：滋阴益肾，清热利湿。方药，知柏地黄丸或大补阴丸加减：生地黄 15 g，山药 18 g，茯苓 15 g，牡丹皮 9 g，泽泻 9 g，山茱萸 9 g，黄柏 9 g，知母 9 g。中成药：①二至丸，口服，1 次 3～9 g，1 日 2～3 次；②六味地黄胶囊，口服，1 次 1～3 粒，1 日 3 次。

（三）药物选择

1. 急性期：

（1）常证：①风水相搏证。治法：疏风宣肺，利水消肿。主方：风寒偏甚证，用麻黄汤合五苓散加减；风热偏甚证，用麻黄连翘赤小豆汤合越婢汤加减。常用药：麻黄、桂枝、连翘、杏仁、赤小豆、茯苓、猪苓、泽泻、车前子（包煎）、桑白皮、大腹皮、陈皮、生姜皮、甘草。加减：咳嗽气喘加葶苈子、紫苏子、射干，骨节酸痛加羌活、防己，发热、汗出、口干渴、苔薄黄加金银花、黄芩等，血压升高去麻黄，加浮萍、钩藤（后下）、牛膝、夏枯草，血尿加小蓟、大蓟、茜草、仙鹤草。②湿热内侵证。治法：清热利湿，凉血止血。主方：五味消毒饮合小蓟饮子加减。常用药：金银花、野菊花、蒲公英、紫花地丁、紫背天葵、生地黄、小蓟、滑石、淡竹叶、通草、蒲黄（包煎）、当归、甘草。加减：小便赤涩加白花蛇舌草、石韦、金钱草，口苦口黏加苍术、黄柏、黄连、吴茱萸，皮肤湿疹加苦参、白鲜皮、地肤子，便秘加生大黄。

（2）变证：①邪陷心肝证。治法：平肝泻火，清心利水。主方：龙胆泻肝汤合羚角钩藤汤加减。常用药：夏枯草、栀子、黄芩、通草、泽泻、车前子（包煎）、柴胡、当归、生地黄、羚羊角（研粉吞服）、钩藤（后下）、菊花、桑叶、白芍、甘草。加减：便秘加生大黄、玄明粉，头痛眩晕加生牡蛎（先煎）、石决明，恶心呕吐加半夏、胆南星，昏迷抽搐加服牛黄清心丸或安宫牛黄丸。②水凌心肺证。治法：泻肺逐水，温阳扶正。主方：己椒苈黄丸合参附汤加减。常用药：防己、花椒、葶苈子、大黄、人参、附子。加减：轻证加用白芥子、紫苏子、莱菔子，面色苍白、四肢厥冷、汗出脉微加用人参、附子、龙骨（先煎）、牡蛎（先煎）。③水毒内闭证。治法：通腑泄浊，解毒利尿。主方：温胆汤合附子泻心汤加减。常用药：半夏、竹茹、枳实、陈皮、茯苓、附子、大黄、黄连、生姜、甘草。加减：呕吐频繁加玉枢丹（吞服）。

2. 恢复期：

（1）阴虚邪恋证。治法：滋阴补肾，兼清余热。主方：知柏地黄丸合二至丸加减。常用药：知母、黄柏、熟地黄、山药、山茱萸、泽泻、牡丹皮、茯苓、墨旱莲、女贞子。加减：血尿加仙鹤草、茜草，舌质暗红加参三七（研粉吞服）、琥珀（研粉吞服），反复咽红或乳蛾肿大加玄参、山豆根、板蓝根。

（2）气虚邪恋证。治法：健脾益气，兼化湿浊。主方：参苓白术散合防己黄芪汤加减。常用药：人参茯苓、白术、白扁豆、陈皮、黄连、山药、砂仁（后下）、桔梗、黄芪、防己。加减：血尿持续不消加参三七（研粉吞服）、当归，舌质淡暗或有瘀点加丹参、桃仁、红花、泽兰。

3. 常用中成药：

（1）银黄口服液［金银花提取物（以绿原酸计）12 g、黄芩提取物（以黄芩苷计）24 g］：口服，1次5～10 mL，1日3次。用于急性期风水相搏证、湿热内侵证。

（2）蓝芩口服液（板蓝根、黄芩、栀子、黄柏、胖大海，辅料为蔗糖、苯甲酸钠、聚山梨酯）：口服，1次10 mL，1日3次。用于急性期风水相搏证、湿热内侵证。

（3）六味地黄口服液［熟地黄、山茱萸（制）、山药、泽泻、牡丹皮、茯苓，辅料为蜂蜜］：口服，1次10 mL，1日2次。用于恢复期阴虚邪恋证。

（4）清开灵注射液［胆酸、珍珠母（粉）、猪去氧胆酸、栀子、水牛角（粉）、板蓝根、黄芩苷、金银花，辅料为依地酸二钠、硫代硫酸钠、甘油］：1次10～20 mL，溶入10%葡萄糖注射液200 mL。或0.9%氯化钠注射液100 mL中静脉滴注，1日1次，连用2～3 d。用于急性期邪陷心肝证。

四、名医经验

（一）何永生经验

何永生认为扶正祛邪是提高该病疗效的重要途径，临床应无“证”从病，无“病”从证，根据病因病机及此患者临床症状，以清热凉血为主，同时注重滋阴补肾，结合病情变化，加减化裁。急性肾小球肾炎病因主要包括外邪侵袭、禀赋不足、劳欲过度、用药不当等诸多方面，其中风邪为外邪侵袭的主要方面，并可夹杂寒、热、暑、湿等邪气。其基本病机为本虚标实，其中以肾元亏虚为本，风寒湿热邪为标。治疗中善用金银花、蝉蜕疏风散邪，玄参清热凉血兼以养阴，白茅根、蒲黄炭、牡丹皮、荷叶凉血止血而不留瘀，茯苓、山药、陈皮理中焦补脾胃，麦冬滋阴养血。取得成效后亦不可骤然停药，应反复观察，从而最大限度地避免复发。

（二）吕仁和经验

吕仁和认为急性肾小球肾炎的病因主要是“风邪”，常并“寒、热、湿邪”袭入体内化毒伤肾。病位主要在“肾”，常涉及到“肺”“脾”“肝”甚至于心。其病机主要为风邪合热、寒邪或夹湿邪袭入人体生毒以后，乘肾虚之际而侵害，在邪正相争比较剧烈的情况下成为急性发病。由于发病急，病程短，绝大部分患者正气损伤较轻。临床常表现为风热、风寒或夹湿邪等证候，故主要用病因辨证论治，待病情缓解后还需用补肾、健脾等法收功，以防复燃。

在辨治上，吕仁和将急性肾炎分为 4 种证候，即风热化毒、风热夹湿、风寒化热、风寒夹湿，并且都形成了自己独特的用方经验。对于风热化毒证，吕仁和擅用清热解毒，活血疏风之法，多用其经验方清解养肾汤，主要药物为金银花、连翘、黄芩、野菊花、猪苓、赤芍、地龙、蝉蜕、玄参，当疾病稳定后继用六味地黄丸配合复方丹参片或丹七片；对于风热夹湿证，则擅用清解化湿，祛风活络之法，多用经验方清化利肾汤，其主要药物为金银花、连翘、黄芩、藿香、佩兰、厚朴、猪苓、茯苓、泽泻、羌活、独活、鸡血藤，并指出此证候易于反复；对于风寒化热证，治宜疏风散寒，清热利水，用其经验方疏散清肾汤，组方为麻黄、桂枝、蝉蜕、金银花、连翘、黄芩、赤小豆、猪苓、山楂，并指出此种证候临床最多，易于治愈；对于风寒夹湿证则应当疏风散寒，健脾利湿，擅用其验方疏利益肾汤，组方为麻黄、桂枝、防风、白术、茯苓、猪苓、泽泻、陈皮、半夏、车前子，当病情缓解后，继服人参健脾丸选配金匮肾气丸或六味地黄丸。

（三）张大宁经验

张大宁认为本病好发于儿童及青年，属中医学“风水”“阳水”病证的范畴，一般将其分为风水泛滥、湿毒浸淫、水湿浸淫、湿热内蕴、下焦热盛和阴虚湿热等六个证型。根据中医“标实邪盛”的特点，急性水肿期以祛邪治标为原则，恢复期以扶正补益为大法。常用方剂有越婢加术汤加减、麻黄连翘赤小豆汤合五味消毒饮加减、五皮饮合胃苓汤加减、己椒苈黄丸加减、小蓟饮子加减和六味地黄丸合大补阴丸加减等。在护养上应注重卧床休息和限盐的重要性，张大宁认为对于急性肾炎的患者必须卧床休息，直到水肿消退、尿检正常。应予富含维生素的低盐饮食，一般来说有水肿及高血压时，每日食盐以 2 g 左右为宜，严重水肿时，氯化钠应限制到每日 0.5 g 左右。但亦不可超量限制食盐，否则会使食欲减退，厌食。急性肾炎少尿时，钾的排出量减少，易产生高钾血症，必须注意钾的摄入。

（四）李培旭经验

李培旭根据本病临床表现，将其归属于中医“尿血、药疹、发热、腰痛”等病范畴，正是“邪之所凑，其气必虚”，肺肾亏虚，卫气失于卫外是其发病的内在原因。本病病位在肺肾，肺肾气虚、卫外失司是前提，药毒伤肾为诱因，气阴不足为本，毒热壅盛为标。李培旭认为急性间质性肾炎的主要病因为药毒、风毒侵袭肺肾，导致肺肾功能失司，表现出气阴不足、毒热壅盛的病机特点。因风毒、药毒病因的不同，其病证和临床表现有所差异，法随证立，用药治法亦各有特点。李培旭将由药毒引起的急性间质性肾炎归为感染型，由风毒引起的归为过敏型，而经失治误治迁延者归为迁延型。感染型多有感染及用药病史，主要以发热、尿少口干，肢体乏力，舌质红、苔黄少津，脉数无力为临床表现，表现为中医的本虚标实证，标实以温热毒邪为多，本虚以气阴虚弱为常见。因此，中药治疗以清热解毒、益气养阴为法，予以急间解毒益肾汤（自拟方），处方：黄柏、生晒参、焦栀子、炒大黄各 10 g，甘草 6 g。过敏型临床以皮疹、瘙痒、水肿、发热为多见，有过敏史，属于中医风邪致病；风为阳邪，其性轻扬升散，具有升发、向上、向外的特性。过敏型具有发病急、变化多、传变快等特点，中药治疗以消风脱敏为主，辅以清热解毒、益气养阴。予以急间脱敏益肾汤（自拟方），处方：蝉蜕、防风、生地黄各 10 g，徐长卿、地肤子、玄参各 15 g，板蓝根、鱼腥草、黄芪各 30 g，太子参 20 g，甘草 6 g。迁延型则予以慢间补肾双通解毒汤（自拟方），处方：菟丝子、益智、丹参各 15 g，沙苑子、络石藤各 20 g，当归、炒大黄各 10 g，忍冬藤、土茯苓、板蓝根各 30 g，炙甘草 6 g。

（五）伍炳彩经验

伍炳彩认为急性肾炎或慢性肾炎急性发作，往往以水肿为主要表现（化验可能有蛋白尿、血尿及管型尿等变化）。本病初起先肿头面，来势骤急，或伴有恶寒发热，一身关节酸痛，咽喉红肿等症状。肺脾肾三脏与水肿关系最为密切，而这三者所致的水肿都可由外邪而诱发，因此可以使用解表法。急性肾炎或慢性肾炎急性发作的水肿，先肿头面，腰以上肿甚，可运用发汗的治法。①风寒束肺型：治法为表实宜解表宣肺利水，方用麻黄加术汤加减；表虚宜宣肺固表除湿，方用防己黄芪汤加减。肺气不宣加桔梗；浮肿严重加胡芦壳；脉浮沉俱细紧，或沉细弦，舌淡苔白，腰背恶寒，四肢不温，可选用麻黄附子细辛汤，或麻黄附子甘草汤温肾散寒；脉沉弦，苔白腻，腰沉重，关节痛，兼胃肠不和者，宜用五积散温散寒湿，和胃化痰，气血并调。②外寒内饮型：治法为解表化饮，宣肺利水。方用小青龙汤加减，兼现烦躁，为有郁热，加石膏；表证减轻，可用射干麻黄汤。③外寒里热型：治法为宣肺解表，清热利尿。方用越婢汤加减，痰多呕吐加半夏，即越婢加半夏汤；湿多肿甚加白术，即越婢加术汤。④风湿在表型：治法为宣肺解表，驱风除湿。方用麻黄杏仁薏苡甘草汤加减。肺气不宣加桔梗、前胡。⑤风湿郁热兼入血：治法为解表湿，驱邪兼凉血。方用麻黄连翘赤小豆汤加减。痒甚加紫荆皮、紫背浮萍。⑥风热型：治法为疏风清热宣肺。咽喉肿痛为主用银翘散；咳嗽明显用桑菊饮；秋燥而咳者用桑杏汤。如病前有疖毒疮疡史，为热毒内陷，重加金银花、连翘，并加紫花地丁、蒲公英等清热解毒药。挟食滞，加薄荷、槟榔、山楂、枳壳。

（六）邹燕勤经验

邹燕勤认为急性肾炎的法疗要掌握三大要领，一为注意维护肾气，掌握标本兼顾的治疗思想；二为重视病因治疗，对原发疾病要及早处理；三为重视恢复期的巩固治疗。具体内容：①急性肾炎的辨证治疗也应注意扶正祛邪，标本兼顾，维护肾气的原则，在用药上常佐以少量益肾之品，如以续断、桑寄生、杜仲、枸杞子、生地黄等，并在辨证中根据患者某些体虚正亏的具体表现而注意扶正，如容易感冒者，常注意补气固卫，方用玉屏风散治疗。并指出过用苦寒、辛凉之品易伤伐阳气，若必要用苦寒剂时，剂量要小，用时宜短，并应适当配伍温药而缓减其性。②急性肾炎的原发疾病，有上呼吸道感染、丹毒或皮肤化脓性疾病，如能对原发疾病控制及预防，则能提高急性肾炎的治疗效果。一般辨证中，对上呼吸道感染引起的急性肾炎常见的证候为风寒束肺、风热袭肺、风热蕴结咽喉、疫毒伤肾等，凡由丹毒、疮疡、湿疹、疱疹及其他皮肤化脓性炎症引起者，辨证为疮毒内攻、湿热稽留证候。③急性肾炎如不注意恢复期的治疗，极易反复，因此，对恢复期的治疗也需要重视，以防病情迁延或转成慢性。恢复期的标准是：发热浮肿基本消退，咽喉及皮肤感染基本控制，而体质未复，尿常规检查仍有轻度异常，微微出现肺、脾、肾不足虚证而常夹有肺热或湿热余邪留恋（正虚邪恋），如肺虚邪恋者，往往出现低热咽干，咳嗽痰少等症，常以玄麦甘桔汤合百合固金汤加减使用，易于外感者，可用玉屏风散加冬虫夏草。脾虚湿蕴者有胃纳减少，腹胀便溏，苔白或腻，乏力诸症，以六味地黄丸、金匮肾气丸、或右归丸、左归丸加减使用，肾虚湿热下注者，选用知柏地黄丸合滋肾丸、独活寄生丸、三妙丸等加减治疗。

五、名方推荐

（一）越婢汤加减

原方为麻黄 6 两（18 g）、石膏半斤（25 g）、生姜 3 两（9 g）、甘草 2 两（6 g）、大枣 15 枚。功效：解表祛风，宣肺行水。主治：风水证。用法：每日 1 剂，水煎 2 次，分 2 次温服。加减：伴高血压者，加菊花、枸杞子；血尿及尿红细胞者加小蓟、仙鹤草；尿蛋白者加石菖蒲、重用防己；咽喉痛者加金银花、连翘；皮肤疮疡者，加紫花地丁、蒲公英。

（二）麻黄连翘赤小豆汤

麻黄、生姜、炙甘草各 6 g，连翘、杏仁各 9 g，赤小豆 30 g，大枣 12 枚，桑白皮 10 g。功效：发汗利水、清解瘀热。主治：风水证。用法：每日 1 剂，水煎，分早中晚 3 次温服。14 d 为 1 个疗程，连用 2 个疗程。加减：感染严重者加金银花、蒲公英各 10 g；蛋白尿明显者加萆薢 10 g；血尿明显者加大小蓟 10 g；浮肿明显者加车前子 10 g；高血压者加天麻、杜仲各 10 g。

（三）五苓散合五皮饮加减方

白茅根、桂枝、泽泻、陈皮、姜皮、白术各 10 g，猪苓、茯苓、桑白皮各 15 g，茯苓皮、大腹皮各 24 g，白茅根 30 g。功效：化气行水，健脾渗湿，理气消肿。主治：急性肾炎属“水肿”范畴。用法：每日 1 剂，水煎 2 次，分 2 次温服。加减：伴明显咳嗽、咳痰、脉浮者加麻黄 6 g、桔梗 6 g、杏仁 10 g；咽痛、口干、舌红、脉数者加金银花、连翘各 15 g，牛蒡子 10 g，板蓝根 30 g，黄芩 6 g；血尿明显者加大蓟、小蓟各 30 g，炒蒲黄 10 g；痛者加桑寄生、续断各 24 g，杜仲、牛膝各 15 g；呕恶者加法半夏、竹茹各 9 g；兼眩晕加钩藤、菊花各 15 g，龙胆、白芍各 9 g；恢复期蛋白不退者加黄精、黄芪各 24 g，当归、丹参各 15 g；红细胞久不退者加墨旱莲、女贞子、马鞭草各 15 g；有尿道刺激症状者加黄柏 10，生地黄 15 g，滑石 30 g。

（四）六味地黄丸

熟地黄、山茱萸（制）、山药各 30 g，牡丹皮 12 g，茯苓 20 g，泽泻 15 g，具体的剂量可以根据自身情况调整。功效：滋阴补肾。主治：急性肾小球肾炎属肾阴虚者。用法：每日 1 剂，水煎 2 次，分 2 次温服。加减：以血尿为主者可加大蓟、小蓟、蒲黄炭、白茅根等凉血止血；以蛋白尿为主者加芡实、金樱子、土茯苓、山药、黄芪等益气摄精；腰痛明显者加杜仲、牛膝、菟丝子、续断等补肾强腰；水肿明显者加金衣、翠衣、茯苓皮、陈皮、大腹皮等利水消肿；病久有瘀者加川芎、泽兰、红花、丹参、益母草等活血化瘀；伴高血压者可加天麻、钩藤、石决明、牛膝等平肝熄风，补益肝肾。

（五）凉血止血方

生地黄、知母、女贞子、枸杞子各 10 g，大小蓟、墨旱莲各 12 g，赤芍 6 g，白茅根 30 g，仙鹤草、白术各 20 g，益母草 15 g。功效：凉血止血。主治：急性肾炎恢复期血尿。用法：水煎，每日 1 剂，分 2 次服用，一般以 2 周为 1 疗程。加减：尿蛋白者加石菖蒲、防己。

（六）健脾利水方

麻黄 3～5 g，桂枝 3～8 g，连翘 10 g，赤小豆、杏仁、茯苓、猪苓、泽泻、车前草（另布包）各 3～10 g，甘草 3～6 g。功效：健脾利水。主治：急性肾炎属脾虚水肿者。用法：药物先用水浸泡 30 min，后水煎 200～300 mL，多次频服，每日 1 剂。加减：若有表寒者加羌活、防风各 3～10 g；具有咳喘者加葶苈子 3～8 g，桑白皮 3～10 g；烦躁、口渴、有里热者加石膏 3～10 g；见有血尿者加小蓟 3～8 g，木通 3～6 g，白茅根 3～10 g，茜草 3～10 g，牡丹皮、生地黄各 3～10 g；属湿胜于风，腰以下肿明显者加大腹皮 3～10 g；风寒偏盛，石膏可减量，加紫苏叶、防风各 3～10 g；纳呆、舌苔白腻加厚朴、制半夏各 3～10 g，陈皮 9 g；风热偏盛加金银花 15 g；咳甚加前胡、桔梗各 9 g；咽痛甚者加山豆根、射干、马勃各 9 g；头痛目眩者，去麻黄，加地龙 3～6 g，浮萍、钩藤、草决明各 3～10 g；皮肤有疮毒者加金银花、紫花地丁各 3～10 g；若病程较久，转为阴水，加黄芪、防风各 3～10 g；若迁延日久，肾阴不足者，舌质红，少苔或无苔，脉细数，宜补益肾阴为主，用六味地黄丸；若病久全身浮肿，腰腹下肢肿甚，按之深陷难起，腰酸怕冷，尿清而频，加附子 3～5 g 温壮肾阳。

（七）陈氏风水方

麻黄、金银花各 6 g，黄芪 10 g，云苓皮、桑白皮各 5 g，甘草 3 g（以上为 8 岁儿童量）。功效：发汗固表，益气利水。主治：伤寒表实，风水浮肿。用法：1 日 1 剂，水煎分 3 次服。加减：表邪重者，加桂枝、防风各 5 g；热甚倍金银花，另加连翘 10 g；尿少倍麻黄，再加白茅根 10 g；血尿加生地黄、茜草各 10 g；上呼吸道感染者，加用青霉素等。

（八）芪术升降方

苍术、白术各 12 g，茯苓、防风、泽泻各 10 g，白豆蔻、柴胡各 6 g，麻黄、桂枝各 5 g，车前草、益母草、黄芪各 15 g。功效：祛湿宣肺利水。主治：急性肾炎的各个阶段。用法：每日 1 剂，水煎，分 2 次服。加减：上感伴风热加大青叶、金银花、桔梗以清热宣肺解表；上感伴风寒加紫苏叶、荆芥、钩藤以疏风宣肺、利水消肿；皮肤感染加野菊花、蒲公英、马齿苋以解毒透邪；浮肿明显加茯苓皮、大腹皮、猪苓以利水消肿；血压高者加黄芩、夏枯草以利水泻火；血尿严重者加仙鹤草、紫珠草、大小蓟以凉血止血；尿中白细胞多者则重用白花蛇舌草、野菊花、蒲公英等。

（九）消肿降白汤组方

益母草、白茅根、车前子、金樱子各28 g，薏苡仁10 g，甘草、白豆蔻各8 g，通草6 g。功效：补肾活血、消肿降白、散结化瘀。主治：急性肾炎。用法：以水煎煮，分早晚2次温服，每日1剂，持续用药4周为1个疗程。加减：发热、恶寒加连翘、麻黄；头晕加川牛膝、菊花；恶心、腰痛加半夏、菟丝子；水肿严重加黄芪；小便灼热、苔黄不腻加黄芩、苦参；乏力、食少加焦三仙、白术。本方中杏仁性温味苦，具有开通肺气，宣通上焦、下输膀胱之功效；白茅根可清热利尿、凉血止血；益母草可活血化瘀；金樱子可补肾降白；车前子、甘草、通草、薏苡仁可健脾渗湿、除痹止泻、清热利尿。

（十）复方地肤子汤

地肤子20 g，荆芥、紫苏叶各10 g，连翘、桑白皮、瞿麦、黄柏、车前子各15 g，蝉蜕10 g。功效：利湿消肿通淋。主治：急性肾炎见“水肿”证。用法：水煎，每日1剂，每日2次分服。加减：血尿重加重瞿麦用量；蛋白尿重加重紫苏叶、蝉蜕用量；尿中白细胞多加重连翘、黄柏用量；管型多加石韦。

第二节　慢性肾小球肾炎

慢性肾小球肾炎（chronic glomerulonephritis，CGN）是由多种原因引起的、由多种病理类型组成的、原发于肾小球的一组疾病。其病病程长，呈缓慢进展；尿常规检查有不同程度的蛋白尿和血尿；大多数患者出现程度不等的高血压和肾功能损害；后期出现贫血、视网膜病变、固缩肾和尿毒症等。本病可有多种病理类型，如系膜增殖性肾炎、局灶节段硬化性肾炎、膜增殖性肾炎、膜性肾炎、增生硬化性肾小球肾炎等。病程中可因呼吸道感染等原因诱发急性发作，出现类似急性肾炎的表现，部分病例可有自动缓解期。国内有资料表明，在引起终末期肾衰竭的各种病因中，慢性肾炎占64.1%，居于首位。

一、诊断标准

（一）临床表现

1. 症状：

（1）水肿：在慢性肾炎的整个疾病过程中，多数患者有不同程度的水肿，轻者仅见于面部、眼睑等组织疏松部位，晨起比较明显，进而发展至足踝、下肢；重者全身水肿，并可有腹（胸）水。

（2）高血压：部分患者以高血压为首发症状，高血压的程度差异较大，轻者仅（140～160）/（95～100）mmHg，重者达到或超过200/110 mmHg。持续高血压容易导致心功能受损、加速肾功能恶化，其程度与预后关系密切。高血压在临床上常表现为头胀，头痛，眩晕，眼花，耳鸣，失眠多梦，记忆力减退等症状。

（3）尿异常改变：是慢性肾炎的基本标志。水肿期间尿量减少，无水肿者，尿量接近正常；常有夜尿及低比重尿，尿比重（禁水1～2 h）不超过1.020；至尿毒症期即可出现少尿（<400 mL/d）或无尿（<100 mL/d）；有不同程度的尿蛋白，一般在1～3 g/d，也可呈大量蛋白尿（>3.5 g/d）；蛋白尿多呈非选择性；尿沉渣可见颗粒管型和透明管型；不同程度的血尿，在急性发作期可出现镜下血尿甚至肉眼血尿。

（4）贫血：患者呈现中度以上贫血，表明肾单位损坏及肾功能损害已很严重，发展到终末期出现严重贫血。如果患者无明显营养不良，其贫血多属正细胞、正色素型。患者可有头晕，乏力，心悸，面色苍白，唇甲色淡等症状体征。

（5）肾功能不全：主要表现为肾小球滤过率（GFR）下降，肌酐清除率（Ccr）降低。轻中度肾功能受损患者可无任何临床症状，当Ccr低于10 mL/min，临床上可见少尿或者无尿，恶心呕吐，纳呆，乏力，嗜睡，皮肤瘙痒等症。

2. 体征：患者具有贫血貌，唇甲苍白，眼睑及颜面甚至双下肢浮肿，严重者可有胸水、腹水。

（二）理化检查

1. 实验室检查：

（1）尿液检查：尿常规检查有尿蛋白，镜下血尿及（或）管型尿；尿比重降低，圆盘电泳为中分子型蛋白尿为主，红细胞形态为变（畸）形红细胞。

（2）血常规检查：轻度贫血常见，肾衰竭时出现较严重贫血。

（3）肾功能测定：肾功能不同程度受损，血尿素氮、血肌酐升高，内生酐清除率下降，浓缩稀释功能异常。

2. 影像学检查：

（1）B 超：双肾可缩小，双肾实质病变。

（2）肾活检病理检查：诊断不明确时，可行肾活检确诊。

（三）诊断要点

1. 起病缓慢，病情迁延，时轻时重，肾功能逐步减退，后期出现贫血、电解质紊乱，血尿素氮、血肌酐升高等。

2. 有不同程度的水肿、蛋白尿、血尿、管型尿、贫血及高血压等表现。

3. 病程中可因呼吸道感染等原因诱发急性发作，出现类似急性肾炎的表现。

（四）分级标准

病情的轻重主要从尿蛋白、肾功能、水肿、高血压、血瘀证等方面判断。凡具备下列任何 1 项即可确定。

1. 重度：

（1）尿蛋白检查持续（+++）－（++++），或 24 h 尿蛋白定量在 2.1～3.5 g 之间，血清白蛋白低于 30 g/L。

（2）肾功能不正常（血肌酐≥133～442 μmol/L）。

（3）明显浮肿及高血压。

（4）有明显血瘀证表现：①面色黧黑或晦暗；②腰痛固定或呈刺痛，肌肤甲错或肢体麻木；舌色紫暗或有瘀点、瘀斑；③脉象细涩；④尿纤维蛋白降解产物（FDP）含量增高；⑤血液流变学检测全血黏度、血浆黏度升高。凡具备上述 3 项表现者即可确定血瘀证。

（5）尿蛋白检查持续（++）～（+++），或 24 h 尿蛋白定量持续在 1～2 g 之间，肾功能正常。

（6）浮肿可轻可重，可有高血压。

有血瘀证的临床表现。凡具备上述 2 项血瘀证表现者即可确定。

2. 轻度：

尿蛋白持续（+）～（++），或 24 h 尿蛋白定量持续在 1 g 以下，肾功能正常。浮肿不明显或无，血压正常。

有或无血瘀证的临床表现。

二、西医治疗

慢性肾炎可见于多种肾脏病理类型，主要为系膜增生性肾小球炎、特发性膜性肾病及局灶阶段性肾小球硬化、感染相关性肾小球肾炎等，具体治疗也是根据病理分型来做相应治疗。

（一）系膜增生性肾小球肾炎（MPGN）

评估 MPGN：病理改变（光镜）为 MPGN 的患者，在特殊治疗前，评估是否存在继发性病因。

继发性 MPGN 的病因：慢性感染［丙型肝炎病毒（HCV）］，自身免疫性疾病（狼疮性肾炎），单克隆免疫球蛋白病（轻链沉积病、单克隆 IgG 病），补体调节异常（补体 H 因子缺乏），慢性血栓性微血管病等。

特发性 MPGN 的治疗：建议成人和儿童特发性 MPGN 患者，如临床表现肾病综合征和进行性肾功能减退者，需接受口服环磷酰胺或吗替麦考酚酯分支治疗，联合隔日或每日小剂量激素，初始治疗疗程不超过 6 个月。

（二）特发性膜性肾病（IMN）

评价膜性肾病（IMN），进行适当的检查，为所有肾活检证实的 MN 患者排除继发性原因（未分级）。

1. 成人 IMN 免疫抑制治疗适应证：推荐表现 NS 并至少具备以下条件之一的患者，才考虑糖皮质激素和免疫抑制剂治疗：

（1）经过至少 6 个月的降压和降蛋白尿观察期内，尿蛋白持续超过 4 g/d，并且维持在基线水平 50%以上，且无下降趋势。

（2）存在与 NS 相关的严重、致残或威胁生命的临床症状。

（3）在确诊后 6～12 个月内血清肌酐（SCr）升高≥30%，但 eGFR 不低于 25～30 mL/(min·1.73 m^2)，且上述改变为非 NS 并发症所致。

（4）对 SCr 持续>309.4 μmol/L［eGFR<30 mL/(min·1.73 m^2)］及肾脏体积明显缩小（长径<8 cm）者，或同时存在严重或潜在的威胁生命的感染患者，建议避免使用免疫抑制治疗。

2. IMN 的初始治疗：

（1）推荐初始治疗采用隔月交替的口服/静脉糖皮质激素及口服烷化剂，疗程 6 个月周期性使用激素/烷化剂方案：第 1 个月甲泼尼龙（1 g/d）静脉注射 3 d，继续口服甲泼尼龙［0.5 mg/(kg·d)］27 d。第 2 个月口服苯丁酸氮芥［0.15～0.2 mg/(kg·d)］或口服 CTX［2.0 mg/(kg·d)］30 d。3～6 个月重复 1～2 个月的治疗方案。每 2 周监测一次 SCr、尿蛋白定量、血浆白蛋白及白细胞，持续 2 个月，随后每月一次，持续 6 个月。如果白细胞<3.5×10^9/L，停止 CTX 或氮芥治疗，直至白细胞恢复至>4×10^9/L。

（2）建议治疗首选环磷酰胺而非苯丁酸氮芥。

（3）推荐至少坚持初始治疗方案 6 个月，再予评价病情是否达到缓解，除非治疗期间出现肾功能恶化或 NS 相关的严重、致残或威胁生命的症状。

（4）仅在出现肾功能快速恶化（1～2 个月内 SCr 倍增）时，而未出现超大量蛋白尿（>15 g/d）时，考虑重复肾活检（未分级）。

（5）根据年龄和 eGFR 水平调整 CTX 或苯丁酸氮芥剂量。

（6）每日持续（非周期性）口服烷化剂可能同样有效，但出现毒副作用的风险增加，尤其治疗超过 6 个月时。

3. 初始治疗替代方案——CNIs：

（1）对符合初始治疗标准、但不愿意接受激素/烷化剂周期性治疗方案或存在禁忌证的患者，推荐 CsA 或 FK506 治疗至少 6 个月（见推荐剂量）。

CNIs 剂量

CsA：3.5～5.0 mg/(kg·d)，分 2 次口服，间隔 12 h，同时联合泼尼 0.15 mg/(kg·d)，治疗 6 个月。建议从小剂量开始，逐渐增加，以减少急性肾毒性。

FK506：0.05～0.075 mg/(kg·d) 分 2 次口服，间隔 12 h，无需泼尼松，治疗 6～12 个月。建议从小剂量开始，逐渐增加，以减少急性肾毒性。

（2）若 CNIs 治疗 6 个月仍未达到完全或部分缓解，建议停止使用。

（3）若达到完全或部分缓解，且无 CNIs 相关的肾毒性发生，建议在 4～8 周内将 CNIs 的剂量减至初始剂量的 50%，全疗程至少 12 个月。

（4）在初始治疗阶段或治疗中出现无法解释的 SCr 升高（>20%）时，建议检测 CNIs 血药浓度

（未分级）。

4. 不推荐或不建议作为 IMN 初始治疗的方案包括：

（1）不推荐单独用糖皮质激素作为 IMN 的初始治疗。

（2）不建议单独用 MMF 作为 IMN 的初始治疗。

5. 对推荐初始方案抵抗的 IMN 的治疗：

（1）对以烷化剂/激素为基础的初始治疗方案抵抗者，建议 CNIs 治疗。

（2）对以 CNIs 为基础的初始治疗方案抵抗者，建议烷化剂/激素治疗。

6. 成人 IMNNS 复发的治疗：

（1）IMNNS 复发者，建议重新使用与初始治疗相同的方案。

（2）对采用 6 个月糖皮质激素/烷化剂为初始治疗方案者，若出现复发，建议该方案仅可再使用 1 次。

7. 儿童 IMN 的治疗：

（1）对儿童 IMN，建议遵循成人治疗 IMN 的推荐方案。

（2）对儿童 IMN，建议糖皮质激素/烷化剂交替方案最多仅用 1 个疗程。

8. IMN 的预防性抗凝治疗：表现 NS 的 IMN 患者，如血清白蛋白显著降低（<25 g/L），并伴有其他血栓危险因素，建议口服华法麻预防性抗凝。

（三）局灶阶段性肾小球硬化（FSGS）

1. 成人特发性 FSGS 初始评估：

（1）全面评估以排除继发性 FSGS。

（2）不必常规进行遗传学检查。

2. FSGS 初始治疗：

（1）推荐只有临床表现 NS 的特发性 FSGS 用激素和免疫抑制剂。

（2）建议泼尼松每日顿服 1 mg/kg（最大剂量 80 mg/d）或隔日顿服 2 mg/kg（最大剂量 120 mg/隔日）。

（3）建议初始大剂量激素治疗至少 4 周；如患者能耐受，用至获得完全缓解，最长可达 16 周。

（4）建议获得完全缓解后激素在 6 个月内缓慢减量。

（5）对使用激素有相对禁忌证或不能耐受大剂量激素的患者（如未控制的糖尿病、精神因素、严重的骨质疏松），建议选择 CNIs 作为一线治疗药。

3. 复发治疗：建议肾病综合征复发的 FSGS 的治疗同成人 MCD 复发推荐的治疗方案。

4. 激素抵抗 FSGS 治疗：

（1）建议予 CsA3～5 mg/(kg·d)，分 2 次口服，至少 4～6 个月。

（2）如获得完全或部分缓解，建议 CsA 治疗至少持续 12 个月，然后再缓慢减量。

（3）不能耐受 CsA 治疗的激素抵抗的 FSGS 患者，建议 MMF 联合大剂量地塞米松。

（四）感染相关性肾小球肾炎

以下感染相关性肾小球肾炎，建议对感染进行合理治疗，并对肾脏疾病的临床症状进行标准化治疗。

1. HCV 感染相关性肾炎：

（1）建议慢性肾脏病（CKD）1 期和 2 期合并 HCV 感染的患者，如普通人群一样，采用乙二醇干扰素和利巴韦林抗病毒治疗（参照 KDIGOHCV 指南）。根据患者的耐受性及肾功能情况，逐渐增加利巴韦林的剂量。

（2）建议 CKD3、4 和 5 期未透析合并 HCV 感染患者，单独用乙二醇干扰素治疗，并依肾功能情况进行剂量调整。

（3）建议 HCV 合并混合型冷球蛋白血症（IgG/IgM）致肾病范围蛋白尿、急进性肾炎或急性冷球蛋白血症发作，可行血浆置换或利妥昔单抗或 CTX 治疗，同时静脉注射甲泼尼龙，且联合抗病毒治疗。

2. 乙型肝炎病毒（HBV）感染相关性肾小球肾炎：

（1）推荐 HBV 感染相关性肾炎患者接受 α 干扰素或核苷类似物治疗，相关治疗方案和普通人群中标准临床治疗指南推荐相同。

（2）推荐根据肾功能调整抗病毒药物剂量。

3. 人类免疫缺陷病毒（HIV）感染相关的肾小球肾炎：经肾活检证实的 HIV 相关肾病，无论 CD4 计数多少，均推荐开始进行抗病毒治疗（1B）。

4. 血吸虫、丝虫、疟疾导致的肾脏疾病：

（1）建议肾脏疾病合并血吸虫、丝虫、疟疾感染患者接受合适的、足量足疗程的抗原虫治疗，以去除原虫。

（2）考虑血吸虫相关性肾炎是血吸虫直接感染和人体免疫应答的结果，建议对血吸虫相关性肾炎的治疗不要用糖皮质激素或免疫抑制剂治疗。

（3）建议所有伴有尿检异常或 GFR 下降的肝脾肿大血吸虫患者进行沙门菌血培养。建议血培养沙门菌阳性者接受抗沙门菌治疗。

三、中医临床思维

（一）中医病名及病因病机特征

慢性肾小球肾炎并无特定的中医病名，根据本病的临床表现，如以身体某部位水肿者，相当于“水肿”；如以小便色红为主证者，相当于“尿血”；如腰部酸胀疼痛者，相当于“腰痛”；病程较长，有脏腑功能减退、气血阴阳亏损等表现者，相当于“虚劳”。一般认为，本病病因有外邪和内伤，其中“风为百病之长”，“风寒”“风湿”“风热”诸邪侵袭人体，迁延日久可化热生毒，“热毒”可乘虚而伤及人体组织器官，肾是诸毒排出的主要器官，所以最易受风邪热毒的侵袭而受损伤。《素问・水热穴论》云：“肾者，至阴也，至阴者，盛水也。肺者，太阴也，少阴者，冬脉也。故其本在肾，其末在肺，皆积水也。”概括了慢性肾小球肾炎水肿的基本病机，《素问・水热穴论》云：“勇而劳甚，则肾汗出，肾汗出逢于风，内不得入于脏腑，外不得越于皮肤，客于玄府，行于皮里，传为跗肿，本之于肾，名曰风水。”即是说卫气出于下焦，肾虚则卫气不固，易感外邪，现劳甚而汗出，风水相搏故发为肿。

（二）辨病辨证及治疗特征

慢性肾炎病因病机复杂，临床所见也各异。即使同一病例而在不同阶段，症状也多种多样。因此很难从某一个症状角度来考虑分型。本着辨证论治与标本缓急的中医治疗特点，结合慢性肾炎多年临床所见，试将其分为 5 型，分别为脾虚气弱型、脾肾阳虚型、肝肾阴虚型、肺肾两虚型、阴阳两虚型。

本病治疗原则为，祛风除湿，健脾益肾，扶正固本。祛风除湿，如五苓散、猪苓汤、八正散；健脾益肾：如归脾汤、实脾饮、六味地黄丸等；扶正固本；如玉屏风散、补中益气汤、金匮肾气丸等。慢性肾小球肾炎一般病情较长，非一时能根治，在治疗过程中往往由于兼夹症较多，从而互相转化。中医药在治疗慢性肾炎方面具有辨证论治、个体化给药、方药随症加减及复发少等特点。中医治疗以服用汤剂为主，如果汤剂不便，也可以使用颗粒剂或中成药，病情稳定后，也可以间断用药，以保证中医治疗的延续性。同时，中医针灸疗法、穴位贴敷、穴位注射、灌肠疗法以及耳穴压豆等中医外治法在慢性肾小球肾炎的治疗方面也有一定的疗效。

对于慢性肾小球肾炎的治疗，一般需要积极控制血压并且减少尿蛋白，同时可伴有激素和细胞毒性药物治疗。如果慢性肾小球肾炎加重，有可能向肾脏衰竭方向发展，需考虑血浆置换疗法。中医治疗慢性肾小球肾炎重在辨证，由于本病一般病情较长，具有一定的复杂性，患者发病年龄及身体条件不同，病灶位置、数量和病损程度有异。慢性肾小球肾炎一般都会合并相关疾病，如高血压病、高脂血症、糖尿病、系统性红斑狼疮、慢性肝炎、冠心病、干燥综合征等，因此，其在症状表现上差异较大，不同症状治疗的难度也不同，所以，在疗效上因人而异。

（三）药物选择

数据表明，慢性肾小球肾炎用药多选黄芪、石韦、女贞子、墨旱莲、熟地黄、龟甲、黄芩、麻黄、连翘、赤小豆、桂枝、白芍、炙甘草、党参、甘草、白术、麦冬、丹参、白芍、香附、陈皮、五味子、柴胡、防风、雷公藤、白花蛇舌草、乌梅、巴戟天、黄柏、桔梗、防己、滑石、荆芥、白茅根、杜仲、桑寄生、续断、山药、女贞子、枸杞子、牡丹皮、泽泻、知母、牛膝、夏枯草、草决明、钩藤、益母草、生石决明、淫羊藿、桂枝、附子、猪苓、竹茹、栀子、大黄、郁李仁、肉苁蓉等。

四、名医经验

（一）张大宁经验

张大宁认为慢性肾炎的基本病机为“肾虚血瘀”，提出“肾虚血瘀”是多种慢性肾脏疾病在某一特定时期的共同病机，是各类疾病共性的表现，即疾病的特异性反应。治疗上张大宁认为“补肾活血”为基本治法，并根据具体病情辨证论治，分清主次，其诊疗思路有以下几个方面。①注重扶正固本：由于肾为先天之本，脾为后天之本，先天之本要得到后天之本的不断补充，脾虚日久必然导致肾虚。肾主封藏，受五脏六腑之精而藏之，肾气足则精气内固。慢性肾炎病程日久，势必耗伤肾气，肾气亏虚，容易导致蛋白精微下泄于尿中。因此，补肾、健脾、益肺之法，即培补正气是治疗关键，扶正固本可平衡阴阳，调理气血，增强机体抗病修复能力，同时调整机体免疫功能，预防外邪入侵，减少病情反复，即“正气存内，邪不可干”。②化瘀贯穿始终：慢性肾炎水湿停聚，气血循环不畅，渐致肾脏瘀血，气血瘀滞又可加重水液代谢障碍而成水肿，造成恶性循环，瘀血存于慢性肾炎的全过程。现代药理学表明，慢性肾炎是一种肾脏弥漫病理改变，在肾脏疾病中都存在不同程度的高凝状态，这和中医理论是吻合的。张大宁治疗慢性肾炎，活血化瘀贯穿始终。常用分为两类：一类是大剂量应用川芎、丹参、赤芍等，能局部调整肾脏循环，扩张和改善肾血管，提高肾血流量；二类是药力峻猛的三棱、莪术破血祛瘀，行气活血，可荡涤脏腑经络的瘀滞。③湿热缠绵为患：“热得湿而愈炽，湿得热而愈横”，从而决定了本病的缠绵难愈，反复迁延。湿热不除，耗伤正气，则病情愈难缓解。随着现代中医对慢性肾炎的研究逐步深入，越来越多的学者发现慢性肾炎的发病与湿热密切相关。张大宁认为，湿热留恋是肾性蛋白尿反复发作迁延不愈的重要因素，有“湿热不除，蛋白尿难消”之说。④不忘调理脾胃：脾胃地处中州，为上下交通，气机升降之枢，且为后天之本，与其他脏腑关系密切。先贤云“肾，水也，脾土治之”“肾气若壮，丹田火盛，上蒸脾土，脾土温和，中焦自治”，从临床表现及病因病机上，本病和脾肾病变有关。由于患者经过了较长的患病阶段，往往有正气亏损的一方面，不宜人参之类骤补，以防留邪。张大宁以健脾之法缓图，健脾补中，健脾渗湿，因脾健则气充，阴血生化有源，防苦寒太过伐胃伤阴。另外本病多内生湿浊，惟土能制之，调理脾胃可散精微而运湿浊，契合慢性肾炎本虚标实的病机。⑤祛邪谨防反复：慢性肾炎患者由于正气不足，表卫不固，易出现上呼吸道感染、慢性咽炎，诱发蛋白尿反复加重。临床上可见患者因外感不愈而尿蛋白不消，或是肾炎常因外感而复发。张大宁辨证求因，采用疏风清利之法，常用金银花、连翘等，可使表证得消，蛋白尿得清。

（二）曹式丽经验

曹式丽认为慢性肾炎蛋白尿的发生，虽属肾虚失于封藏，但在绵长的病理过程中，风邪外袭、热扰肾窍、湿滞肾关或瘀塞肾隘，以致肾之开阖启闭失常，往往是导致蛋白尿持续的重要病理因素。因此，论治宜权衡脏腑开阖启闭状态，疏邪宁关，壅补反致尿中蛋白久漏不止。①外风宜散，内风宜息。风为阳邪，易袭阳位。风邪侵袭，肺卫最先受累，肺之宣发肃降功能失职，卫表不固，则出现寒热、咽痛、咳嗽等肺系症状。肺脏功能失调，风邪乘虚而入，循经入里则伤及脾肾，脾失运化，肾失封藏，则发水肿、蛋白尿。可见，外感风邪首先宜疏散解表，祛邪外出，防止其入里伤及他脏，加重病情。临床根据病邪的寒热属性酌情选用麻黄、桂枝、荆芥、防风、紫苏叶、浮萍、牛蒡子、菊花、桑叶等药。外风日久不去，蕴结于内，肆虐为患，而生头目昏眩等变证。曹式丽指出，临床遣方用药时应注意：一是所选之药应能入络搜风，祛除在里之风邪；二是此类药还应能入肝，平肝潜阳、息风通络。三是由于风邪侵袭，脏腑功能失职，湿痰瘀浊内生，所选之药还应能利湿化浊、熄风涤痰、活血化瘀。临床常用药如：青风藤、雷公藤、蝉蜕、僵蚕、地龙、全蝎、乌梢蛇等，而那些兼有多重功效者，应为首选。②复合病邪，应宜兼顾。曹式丽指出临床治疗应重视清热解毒、祛风胜湿。常用药：金银花、连翘、野菊花、蒲公英、汉防己、猪苓、茯苓、泽泻等。肾炎蛋白尿患者由于应用激素及清利药物，容易耗伤阴液，所以遣方用药时宜加入养阴生津之品。若风邪侵袭，致三焦气化失调，气血运行不畅，瘀滞脉络。血脉不通，血不归藏，肝无所藏，失于濡养则肝风内动。风邪直中脉络，气血失和，则生瘀血。可见，肾络瘀闭也是蛋白尿反复难消的重要原因。因此曹式丽指出，在治疗上应活血化瘀通络，搜风剔邪。对于肾炎蛋白尿病程较长，蛋白经久难消的患者来说，除加大活血化瘀药用量，还应加入善于入络剔邪的虫类药，才能彻底祛除余邪，消除蛋白尿。常用药如：川芎、丹参、桃仁、红花、益母草、僵蚕、地龙、全蝎等。③正气内虚，固表防风。人体精气的生化有赖肺脾肾脏腑功能。《内经·静脉别论》云："饮入于胃，游溢精气，上输于脾，脾气散精，上归于肺，通调水道，下输膀胱，水精四布，五经并行。"肾炎蛋白尿的患者病程长，病情反复，肺脾肾功能受损，精微布散失常，出现蛋白尿；由于患者脏腑虚损，极易感受风邪，风邪侵袭又加重肺脾肾的损伤，致蛋白不易控制，形成恶性循环，使本病更加缠绵难遇而恶化。因此，曹式丽主张对于病程较长，由于气虚则卫外不固，邪气易于入侵的患者，应注意调护肺脾肾，扶正固本，是增强患者机体防御功能的重要手段。

（三）张琪经验

张琪认为本病在治疗上有3个方面：①活血化瘀利水消肿。由于水瘀互结是本病的病机关键，所以张琪在方中首先选用了赤芍、益母草、桃仁、红花这4味药物。赤芍味苦性微寒归经入肝，本品气性禀寒，苦主降泄，善下气，入血分，能散恶血、破坚积、行血滞、通血脉、消痈肿、除内湿、利水道。益母草味辛苦性微寒归经心肝，本品辛开苦降，专入血分，滑利善走，一则能行瘀血、散恶血、生新血，行血而不伤新血，养血而不留瘀滞；二则可利水道，消水肿。桃仁味苦性平归经心肝，本品善入血分，体润滑利，能散瘀血、攻蓄血、活死血、破症积，散而不收，有泻无补，开结通滞，为血结血闭之要药。红花，味辛性温归经心肝，本品辛散温通，通行经脉，善入血分，一则活血通经，能散瘀血、活死血、通经脉、破症积，为行血破血之要药；二则通行经脉，为血中气药，有破血、行血、活血、调血之妙，多用则行而破，少用则和而调，为通经活络，和血止痛之要药。4药相伍，水瘀同治，通行经脉，水去瘀除，则诸证自解。②健脾益肾利水通淋。由于从病变脏腑来讲，主要是脾肾二脏，病理产物除瘀之外，重点是水湿内盛。故张琪在方中又配用了茯苓、泽泻、萹蓄、瞿麦这4味药物。茯苓味甘淡性平归经心、肺、脾、肾，本品其性平和，一则可善益脾气、促气化、泄膀胱，洁源利导以开泄州都，为补养渗湿之要药；二则可补中气、健脾胃、渗水湿、调气机、益中州，为补中益气之上品。泽泻味甘淡性寒归经肾与膀胱，本品气味薄，善泻伏水，保真阴、利小便、消水肿。萹蓄味苦性寒归经膀胱，本品长于下行，走州都入血分，能泻膀胱，通水道。瞿麦味苦性寒归经肾与膀胱，本品阴寒滑利，性主降泄，一可利血脉、通小便；二可善走血分，能破血决壅，散瘀解滞而通经脉。四者相伍，祛湿健脾，固肾益阴，利水通淋，水湿去而浮肿除，肾气固则蛋白消，诸证自解。③清热解毒驱邪外出。由于脾肾失职，水湿内壅于里，日久则湿浊可化为热毒，一则可泛溢肌肤，病为浮肿；二则可闭阻腠理，清阳难舒，水湿不能敷布。治宜清热解毒，驱邪外出。故张琪在方中又配用了蛇舌草、葛根、甘草这3味药物。蛇舌草味苦甘性寒归经心、肺、肝、大肠，可清热解毒，利湿消肿，使热毒由小便而解，葛根味辛甘性平归经肺、脾、胃，本品辛甘升散，气味俱薄，轻扬浮越，一则可解肌发表，理肌内之邪，开腠理以发汗，使湿热毒由汗而解；二则可入脾胃以升清气，展清阳，使脾肺能输布水湿之气，升清以散邪。甘草味甘性平归十二经，可益气补中，调和药性，除湿解毒。三药相伍，则热毒去而湿热清，诸证自消。

（四）黄文政经验

黄文政认为少阳枢机不利为本症关键病机，在治疗中应发挥少阳三焦的整体疏导调节作用，通过疏利少阳三焦使气机得以枢转，脏腑功能得以协调，从而恢复内环境的动态平衡。故以疏利少阳法为基础兼以益气养阴、清热利湿、活血化瘀，创立肾络宁治疗血尿，在临床上取得良好疗效。方用柴胡、黄芩疏利少阳，调畅气机，女贞子、生黄芪平补肺肾气阴，以生侧柏叶、白花蛇舌草、地锦草、荠菜花等活血清热以止血。同时慢性肾脏病总的病机在于脾肾衰败，久病入络，诚如叶天士所言“久则邪正浑处，其间草木不能见效，以虫蚁药疏通诸邪”，黄文政在治疗血尿，尤其是顽固性血尿时，常应用虫类药且常见奇效。黄文政强调应用虫类药治疗慢性肾脏病时当分轻重，轻者用蝉蜕、僵蚕、土鳖虫、地龙，中度加全蝎，重度再加蜈蚣、乌梢蛇、水蛭、穿山甲底循序渐进，用量上由小渐大，据患者体质和病情变化加减，不可过猛以免耗伤气阴。

（五）黄春林经验

黄春林认为慢性肾炎本虚总是关乎脾肾两脏，在疾病的发展过程中有水湿和瘀血等病理产物的积聚。故使用药物以补益脾肾类及祛湿活血类药物为主，如具有补益肾脏的中药有女贞子、杜仲、菟丝子，具有健脾益气的中药有山药、芡实、黄芪、甘草，另外具有化湿功效的藿香，以及清热作用的蒲公英和活血作用的丹参。同时慢性肾炎总属于本虚标实，故用药注重补益和祛邪的配合使用，有补益配伍清除湿热以及补益配伍祛瘀活血等药对。慢性肾炎辨证为以肾虚为主兼有湿热阻滞时，常以菟丝子配伍黄连进行治疗，一清一补，补肾而清余火，扶正不恋邪，驱邪不伤正。水湿或湿热之邪壅盛上扰心神的慢性肾炎患者，见心胸烦闷、口苦、小便黄赤短少等，常用茯神配伍黄连进行施治。黄春林认为瘀血之邪贯穿于整个慢性肾炎的病程，故用方可见补益之品黄芪配伍活血化瘀的丹参，既可活血祛瘀生新，不伤正气，又能利尿消肿，减少蛋白丢失，整个配伍散中寓补，补中兼疏，动静结合，相辅相成。

（六）刘宝厚经验

刘宝厚遵循中西医双重诊断，中西药有机结合的原则，辨病与辨证互参，微观与宏观结合，提出“本虚为刚，标实为目”的辨证指导思想，刘宝厚提出“湿热不除，蛋白难消，瘀血不去，肾气难复”的重要论点，用于指导临床，切实可行，疗效确切。刘宝厚治疗湿热分三焦论治，刘宝厚认为此类药物可以改善和调节免疫功能，治上焦湿热宜宣，常用白花蛇舌草、金银花、连翘等，治中焦湿热宜化，常用藿香、佩兰、黄连等，治下焦湿热宜渗，常用土茯苓、忍冬藤、石韦、车前草、白茅根等，使湿热分消。在治疗的各个阶段均要加用活血化瘀药，常用药有赤芍、当归、川芎、红花、桃仁、丹参、益母草、泽兰、三七、莪术、水蛭等。刘宝厚认为此类药物可以改善肾脏微循环，能够恢复肾脏生理功能。同时气虚用黄芪、党参；阳虚用锁阳、巴戟天；阴虚用生地黄、知母、女贞子、墨旱莲；血虚用当归、鸡血藤、鹿角胶。

（七）王铁良经验

王铁良认为湿热病因贯穿本病发展始终，其中原因如下：①疾病缠绵难愈，蛋白难降，潜血不去，湿郁日久化热。②激素类似于中药的纯阳之品，易耗伤人体阴液，IgA 肾病等病理类型的慢性肾炎，久用激素使人体表现出阴虚阳亢的症状，阳热使湿从热化。③过用温补之品，湿从热化。④因感染等因素，使热毒与水湿相合而成湿热。在治疗慢性肾炎时，王铁良经常清补并用，阴阳通调，有所偏重，所选用药物，药性平和，疗效显著，慎用大寒大热大燥之猛药，大辛大热之药有时虽可图一时之功，但病邪不除，旋即死灰复燃，病情加重。平和用药虽然近期疗效不著，但是治病如抽丝剥茧，疾病会渐趋痊愈。在水肿较明显时，尤其是遇到慢性肾炎以肾病综合征表现为主者，王铁良喜用冬瓜皮 30～50 g 利水消肿，此药药性平和，不寒不凉，药食同源，但疗效显著，患者耐受性好。从来不用攻逐水饮峻下之品以图一时之功。在水肿较轻时常选用既能清湿热又能利水湿的药，如白茅根、白花蛇舌草、半枝莲等，而不再用其他单纯的利水消肿药。同时在处方用药的过程中，王铁良也是滋补与顾护脾肾同时着手，全面考虑。补肾时清而不凉，滋而不腻，防止凉药中伤脾肾之阳。滋腻碍脾滞胃而复生湿邪，加重病情。即使单纯的滋补肾阴亏虚，王铁良也必在方中佐以砂仁，既有利于顾护脾胃，防药伤脾，也有利于药物吸收。

（八）赵玉庸经验

随着肾脏病理学认识的逐步深入，赵玉庸认为，肾小球硬化是大多数免疫性和非免疫性肾脏疾病的共同病理特征，瘀是构成肾小球硬化的重要物质基础，诸多大型临床实验研究结果均证实了这一点。治疗上应针对肾小球硬化这个基本病理因素来考虑，各种疾病因素导致的肾小球硬化、肾间质纤维化与中医理论的络脉瘀阻症状极为类似。慢性肾炎发病，不离痰瘀二字。由于各种病因导致痰湿、瘀血阻滞肾络，肾络不通，肾络瘀阻是慢性肾炎基本的病理改变，同时也是引发慢性肾炎发生发展，导致肾脏病变加重的根本病机。正如周仲瑛说："痰阻血难行，痰停体内，久必化瘀。"瘀血阻滞脉络，影响水液运化输布，水泛为痰，导致瘀与痰互结同病。《金匮要略》云："血不利则为水。"张景岳也说："痰之化无不在脾，而痰之本无不在肾。"痰浊留滞经脉，阻碍血液运行，瘀血内生，形成痰瘀同病。《血证论》云："痰亦可化为瘀。"唐容川说："血积既久，亦能化为痰水"，"瘀血化水，亦发水肿，是血瘀而兼水也。"《杂病广要》认为："有痰裹污血，以致营卫不从，逆于肉里。"基于以上理论，赵玉庸首次阐发"治肾炎通肾络"的治病思想，以此思想指导临床，结合多年的临床实践，研发出"肾络通"组方。用于治疗急慢性肾脏病，以通肾络为治疗大法，结合患者的具体情况临症施治，取得了较理想的治疗效果，对于减轻患者痛苦，延缓肾功能持续进展，改善其长期预后都取得了满意的成果，一经应用于临床，展现出良好的应用前景及社会效益。协定处方中益气活血，祛瘀通络药物常选用经临床和动物实验证实有减轻肾组织纤维化，改善肾功能的药物。基本药物组成有鳖甲、大黄、地龙、乌梢蛇、丹参、黄芪等。

（九）邹燕勤经验

关于本病，邹燕勤总以健脾益肾、淡渗利水为主法。无论补脾肾之气，或温脾肾之阳、补脾肾气阴，淡渗利水之法为参入必用之法。淡渗利水的药物取自《伤寒论》五苓散，习用茯苓皮、生薏苡仁、猪苓、泽泻、车前子等。此类药物性平味淡，渗湿利水的作用平缓，但作用持久，能起缓消其水的作用。对于肿势明显者，邹燕勤采用"轻药重投"法，即作用轻缓之淡渗药物投以重剂，常可获肿退水消之效，且不伤正气。如茯苓皮，为茯苓的皮部，渗湿利水作用强于茯苓，常用至 50 g；生薏苡仁用至 30 g，猪苓常用 30～40 g，泽泻 20 g，车前子 30 g。茯苓、薏苡仁等又有健脾的作用，并伍以太子参、生黄芪、炒白术等补气健脾之品，利水而不伤正。太子参的补气之力虽不及党参，但可兼顾阴分，防利水而伤阴。脾肾气虚、水湿内聚证，以五苓散合参苓白术散或四君子汤加减；脾肾气阴两虚、水湿逗留证，以五苓散合参芪地黄汤加减；脾肾阳虚、水湿泛滥证，则取济生肾气丸合附子理苓汤之意。各证候中常佐以当归 10～20 g、红花 10 g、桃仁 10 g、丹参 20 g 等活血和络之药。邹燕勤在此处也运用了费氏的和缓法，认为肾病水肿者脏腑虚损，正气衰弱，病程长久，肿势缠绵，若用甘遂、大戟、芫花、黑白丑等攻下逐水之药，或可取一时之效，但攻伐正气，水肿必复卷土重来，故只可缓图，不得骤取，方可获持久之效。

五、名方推荐

（一）张琪自拟方坤芍利水汤加减

赤芍药、葛根、茯苓、泽泻、萹蓄、瞿麦各 20 g，益母草、白花蛇舌草各 50 g，桃仁、红花各 15 g，甘草 10 g。功效：利水消肿，活血化瘀。主治：慢性肾小球肾炎瘀血阻滞，水湿内停证。用法：每日 1 剂，水煎，分 2 次服。如气虚者，可加黄芪 30 g，芡实、金樱子各 20 g。

（二）肾气丸加减

熟地黄 24 g，薯蓣、山茱萸各 12 g，泽泻、茯苓、牡丹皮各 9 g，桂枝、附子各 3 g。功效：补肾、助阳、益气。主治：慢性肾小球肾炎肾阳不足证。用法：每日 1 剂，水煎，分 2 次服。肾阴精亏虚为重，虚热内生者，方中去附子、桂枝，加知母、黄柏、女贞子、墨旱莲，养阴生精，补水去火。脾虚重者，可加党参、黄芪、莲子等，扶脾益气，血化有源，血精互生。

（三）归芍地黄汤合独活寄生汤加减

当归、白芍、山药、山茱萸各 12 g，生地黄 24 g，牡丹皮、茯苓、泽泻、独活各 9 g，桑寄生、杜仲、牛膝、细辛、秦艽、茯苓、肉桂心、防风、川芎、人参、甘草、当归、芍药、干地黄各6 g。功效：益气、养阴、补阳。主治：慢性肾小球肾炎肝肾阴虚证。用法：每日1剂，水煎，分2次服。

（四）养阴汤加减

生地黄30 g，玄参、白芍、麦冬、蝉蜕、牡丹皮各20 g，金银花、白茅根、益母草、白花蛇舌草、茜草、山豆根各30 g，三七15 g。功效：补肺滋肾。主治：慢性肾小球肾炎肺肾阴虚证。用法：每日1剂，水煎，分2次服。

（五）五苓散合参苓白术散加减

茯苓20 g，泽泻、山药各15 g，猪苓、白术、茯苓各9 g，桂枝6 g，莲子、薏苡仁、砂仁、桔梗、扁豆、甘草各10 g。功效：祛风除湿，补脾益肾。主治：慢性肾小球肾炎脾肾气虚，水湿内聚证。用法：每日1剂，水煎，分2次服。

（六）济生肾气丸合附子理苓汤

肉桂、附子各5 g，牛膝、熟地黄、山茱萸、茯苓、泽泻、车前子、牡丹皮、人参、猪苓各10 g。山药、甘草各20 g，白术15 g。功效：祛风逐水，补益肾阳。主治：慢性肾小球肾炎脾肾阳虚，水湿泛滥证。用法：每日1剂，水煎，分2次服。

（七）黄文政经验方

生黄芪、丹参、鬼箭羽各30 g，山茱萸、柴胡各15 g，黄芩、炮山甲、土鳖虫、水蛭、茯苓、牡丹皮各10 g，生甘草6 g。功效：健脾益肾，疏利少阳。主治：慢性肾小球肾炎脾肾阴虚，气血瘀滞证。用法：每日1剂，水煎，分2次服。

（八）麦味地黄汤

麦冬20 g，生地黄、茯苓、五味子、郁金各15 g，白芍、乌药、牡丹皮，泽泻各10 g，山茱萸、山药、当归身各6 g。功效：养肺滋肾，清热利咽。主治：慢性肾小球肾炎久病肺肾气虚。用法：每日1剂，水煎，分2次服。

（九）桃红四物汤合五苓散

白芍、当归、熟地黄、川芎、桃仁、猪苓、茯苓、白术各9 g，红花、桂枝各6 g，泽泻15 g。功效：祛湿化瘀。主治：慢性肾小球肾炎瘀水互结证。用法：每日1剂，水煎，分2次服。

（十）知柏地黄丸加减

熟地黄24 g，山茱萸、山药各12 g，泽泻、牡丹皮、茯苓各3 g，知母、黄柏各6 g，女贞子、墨旱莲各10 g。功效：补益肝肾，养阴清热。主治：慢性肾小球肾炎肝肾阴虚证。用法：每日1剂，水煎，分2次服。如阴血亏虚，阴虚火旺者，加黄芪、党参益气生血。本虚之人在补益的基础上配炒枳壳、陈皮等行气药，补而不滞。如口干便秘，则选用石斛、天冬、玉竹、玄参、瓜蒌子等滋阴润下。

第三节　尿道综合征

近年来，国际尿控协会以及中华医学会泌尿外科分会尿控学组将尿道综合征（UA）正式规范名称为膀胱过度活动症（OAB）。OAB是指以尿急症状为特征的症候群，常伴有尿频和夜尿症状，伴或不伴有急迫性尿失禁，无尿路感染或其他明显病理改变。在尿动力学上可表现为逼尿肌过度活动（DO），也可为其他形式的尿道-膀胱功能障碍。OAB无明确的病因，但不包括由急性尿路感染或其他形式的膀胱尿道局部病变所致的症状。

尿急表现为突发迫不及待的强烈排尿感；尿频表现为患者主诉在白天过于频繁排尿，通常是指每24h排尿次数≥8次；夜尿指夜间因尿意而憋醒1次以上；急迫性尿失禁则指急迫感发生时或紧随其后的尿液的自动流出。

OAB的总体患病率在男性和女性之间相似，中国OAB总体患病率为6.0%，其中男性患病率5.9%，女性患病率为6.0%，并随着年龄的增长而增加。

一、诊断标准

（一）病史和体格检查

1. 病史（证据水平 2b，B 级）：①记录 OAB 症状、体征，排除可能导致患者症状的其他疾病，并获取有关发病速度、症状持续时间和基础症状的信息。尿路症状问题应细分为储尿期症状（频率、迫切性、夜尿、尿失禁）、排尿期症状（排尿迟缓、紧张、差流和间歇流动）、排尿后症状（不完全排空感觉、排尿后点滴不尽）和其他症状（夜间遗尿、排尿困难）；②评估膀胱症状严重程度及对患者生活质量和日常活动的影响，可通过询问尿垫的使用情况来评估，包括尿垫的重量、大小、数量和每日尿失禁的次数；③记录液体摄入量及摄入液体种类；④记录既往史：本病可能相关疾病包括神经系统疾病（中风、帕金森病、多发性硬化症、脊髓损伤）、内分泌紊乱（复杂和不受控制的糖尿病、尿崩症）、泌尿系统疾病（前列腺增生、尿路结石、复发性生殖器感染、膀胱癌/前列腺癌）、呼吸功能障碍伴慢性咳嗽（慢性阻塞性肺病）、便秘或大便失禁、慢性盆腔疼痛、运动障碍、盆腔手术史、盆腔癌。对于女性患者注意记录生育史，另外，应该意识到精神类疾病如抑郁症、痴呆和焦虑也会导致排尿异常；⑤记录患者的用药史。

2. 临床检查：首先对患者的精神状态、认知障碍、肥胖、身体灵活度和行为能力进行总体评估；再行常规腹部检查、盆腔检查、神经检查尤其是 S1 到 S4 骶神经通路等相关体格检查。

（二）问卷和排尿日记

1. 问卷：A 级推荐问卷包括 QAB-q、OABS、OABSS、Ⅱ-Q、UDI。

2. 排尿日记（证据水平 2b，B 级）：记录排尿频率和饮水习惯，建议持续记录 3～7 d 的排尿日记。

（三）尿液分析和尿液培养

由于有症状的尿路感染患者患病期间可能出现 OAB 症状，因此在所有疑似 OAB 患者的初步评估中应包括尿液分析。①亚硝酸盐和白细胞酯酶阴性分析或镜检中未发现脓尿/菌尿的结果可可靠排除尿路感染患者（不常见病源导致危险因素增加的尿路感染患者除外）。（证据等级 3b，C 级）②尿液细胞学检查不适用于非复杂性 OAB 患者的常规评价。（证据水平 5，D 级）

（四）残余尿量测定

对于不复杂的没有任何危险因素或尿潴留病史的 OAB 患者，残余尿测定并不是强制性的（证据水平 4b，B 级）。对于有梗阻性症状、神经诊断、前列腺或尿失禁手术史患者，应进行残余尿量评估。

（五）膀胱/肾超声，膀胱镜或其他成像技术

膀胱/肾超声，膀胱镜、CT、MRI 不被推荐用于对病情简单的 OAB 患者的初步评估。（证据水平 4，C 级）

其中膀胱镜和影像学检查（CT、MRI）应在充分的病史和体格检查后再进行，若出现症状与体格检查结果无关，或先前治疗失败后，诊断仍然不确定时采用该 2 项检查。

（六）尿动力学

不推荐用于对初发 OAB 患者的评估。（证据水平 1b，A 级）

二、西医治疗

（一）一线治疗

1. 行为治疗：可同其他形式治疗联合应用，包括：①膀胱训练（BT）：目的是改变患者排尿模式，如使用膀胱日记，膀胱控制策略，定时排尿，提示或计划、或延迟排尿；②盆底肌训练（PFMT）：包括紧急抑制，控制策略和生物反馈治疗。（证据水平 1b，B 级）

2. 改变生活方式：包括控制液体和咖啡因摄入量、饮食管理和控制体重，以及管理/治疗其他相关疾病（如糖尿病、心衰、阻塞性睡眠呼吸暂停综合征）。（证据强度 B/C 级）

3. 患者教育：指导患者控制体质量、管理液体摄入量、调整饮食、规律性排便、戒烟、体育锻炼、

计时性排尿和患者主动抑制急迫性排尿冲动。(证据强度 B/C)

（二）二线治疗

即药物治疗，如表 5-1 所示，包括抗毒蕈碱药物（AM）和β-3 肾上腺素受体激动剂。

表 5-1　OAB 药物治疗

种类	药物	等级	推荐剂量	老年患者考虑	剂量调整	不良反应	禁忌证
AM	奥昔布宁	A	IR：5 mgBID，TID 或 QID ER：5 或 10 mgOD	2.5 mgBID，一次剂量 20 mg/d 与认知障碍相关	老年患者	口干、便秘、CNSAE	妊娠或母乳喂养；药物过敏；不加控制的窄角青光眼；尿潴留；麻痹性肠梗阻、胃肠梗阻
	奥昔布宁经皮给药	A	36 mg（3.9 mg/d）贴剂每周 2 次 10%凝胶：1 袋（100 mg）OD	无老年认知障碍报道		应用部位反应、口感、CNSAE	
	托特罗定	A	IR：2 mgBID（或 1gBID） ER：4 mgOD（或 2 mgOD）	无老年认知障碍	伴随 CYP3A4 抑制剂、肾病、肝病	口干、便秘、CNSAE、间期延长	
	达非那新	A	7.5 mg 或 15 mg OD	无老年认知障碍	伴随 CYP3A4 抑制剂、肝衰竭、肾病、肝病	口干、便秘、消化不良、恶心反胃	
	曲司氯胺	A	IR：20 mgBID	无老年认知障碍	伴随 CYP3A4 抑制剂、肾病、肝病	口干、便秘、尿潴留、眼干、视力模糊、心动过速、心率加快和心悸	
	索利那新	A	5 或 10 mgOD	轻度认知障碍 5 mg/次治疗无老年认知障碍报道	伴随 CYP3A4 抑制剂、肾病、肝病	口干、便秘、视物模糊	
	弗斯特罗定	A	4 或 8 mgOD	无老年认知障碍	肾病、肝病	口干、眼干、消化不良	
	丙哌维林	A	30 或 45 mgOD	老年患者心脏问题无区别	肾病、肝病	口干、头痛、膳食失调、视力损伤、便秘、腹痛、消化不良、疲劳	
β-3 肾上腺素受体激动剂	米拉贝隆	A	25 或 50 mgOD		肾病、肝病	恶心反胃、头痛、高血压、泌尿系感染、鼻咽炎	重度无控制高血压

BID：2 次/d；CNSAE：中枢神经系统受损影响；ER：延长释放；IR：立即释放；OD：1 次/d；QID：4 次/d；TID：3 次/d。

（三）三线治疗

包括 A 型肉毒杆菌毒素注射，外周胫神经刺激（PTNS）和骶神经调节（SNM）。其中 A 型肉毒杆菌毒素注射（100 U）可作为长期治疗，用于对 OAB 药物治疗反应不敏感或不耐受的，频发、急迫和急迫性尿失禁的患者。(证据强度 A 级）PTNS：一般方案包括刺激 30 分钟，每周 1 次，持续 3 个月，随访 1～36 个月。

（四）补充治疗

包括留置导尿、扩大膀胱成形术或尿流改道。对一、二、三线治疗有禁忌证的患者，包括对药物不耐受、过敏，严重衰弱、无法行动、认知缺陷或预期的认知能力下降，可以尝试留置导尿管或间歇性导管插入术。留置导管术、扩大膀胱成形术或尿道改道是OAB罕见的长期管理策略，在其他所有药物和外科手术治疗方法用完后，以及充分考虑可能的益处和风险之后才应考虑。（证据强度D级）

（五）随访治疗

根据目前的治疗情况及安全性，定期提供随访，并行个体化治疗。

三、中医临床思维

（一）中医病名及病因病机特征

根据本病的症候特点，相当于中医学“淋证”范畴，主要为“热淋”“气淋”和“劳淋”。由外感六淫、饮食劳倦、房事宿疾、情志内伤导致肾与膀胱气化不利，湿热内蕴水道而发病。《诸病源候论》“诸淋者，由肾虚而膀胱热故也，肾虚则小便数，膀胱热则水下湿”；《证治汇补》“心肾全郁，遂使阴阳乖格，清浊相干，蓄于下焦膀胱，而水道涩焉”；《朱丹溪·小便不通》“提其气，气升则水自降，益气承载其水也”；因外感湿热，或饮食不节，脾胃失司，积湿生热，湿热客于下焦，膀胱气化不利所致者多为“热淋”；因情志失调，肝失疏泄，气火郁于膀胱所致者多为“气淋实证”；因饮食或过劳、体虚，脾胃受损，中气不足，气虚下陷，膀胱气化无力所致者多为“气淋虚证”；若久淋不愈，湿热留恋膀胱，由腑及脏，脾肾受损，正虚邪恋者多为“劳淋”。本病为本虚标实，虚实夹杂之证；多以肾虚为本，膀胱湿热为标。

（二）辨病辨证及治疗特征

尿频病（尿道综合征），中医诊疗方案（试行）中将本病分为肾气亏虚证、心肾阴虚证、中气下陷证、肝气郁结证、下焦湿热证。上述5个证型为分证论治分型，对临床而言，亦可从五脏、病因、病程等角度辨证分型。

本病治疗原则为实则清利，虚则补益。不论从以下哪个层面进行辨证论治，总而言之就是协调脏腑阴阳平衡，祛邪而不伤正，扶正而不敛邪。①分证论治：肾气亏虚型以五子衍宗丸合缩泉丸等加减；心肾阴虚型以六味地黄汤合清心莲子饮等加减；肝气郁结型以滋水清肝饮等加减；中气下陷型以补中益气汤等加减；下焦湿热型以八正散等加减。②五脏论治：心肝论治以加味导赤汤（淡竹叶、生地黄、通草、生甘草梢、柴胡、黄芩、白芍、石韦、车前草、怀牛膝），若为肝肾阴虚，肝阳上亢则用知柏地黄汤合滋肾汤加味；心肾论治：常用方如清心莲子饮、黄连阿胶汤、甘麦大枣汤；脾肾论治：如为中气不足者方选二仙汤合补中益气汤加减；证属脾肾亏虚，湿热下注者，可用五子衍宗丸合升陷汤加减；肝肾同治：属肝郁气滞者，方用二仙汤合柴胡疏肝散加减；对围绝经期常用柴苓汤加减治疗；肝脾论治：对气虚伴气郁者，方用沉香散加味；证属脾肾亏虚，中虚气陷者，可用补中益气汤加减；从肾论治：温阳补肾，方用二仙汤合六味地黄汤、巩堤丸、金匮肾气丸、右归丸、缩泉丸等；肾阴亏虚者方用六味地黄汤、五子衍宗丸类；从肝论治：属于肝气郁结证者，常用逍遥散、柴胡疏肝散等方化裁；证属肝气郁结、气痰互滞、痰热内扰者，方选加味温胆汤加减；若证属膀胱湿热，气化不利者，治宜行气为主，佐以清热利湿，方选五磨饮子加减；从心论治：证属心肾不交，君相火旺者，方用导赤散、清心莲子饮等方。从脾论治：补中益气汤、无比山药丸；若脾陷夹湿者可用东垣清暑益气汤加减。③审因论治：从“火”论治：膀胱湿热者方用八正散加减；肝经郁热者丹栀逍遥散加减；肝胆湿热者龙胆泻肝汤加减；心热移肠者导赤散加味；脾约肠热者麻子仁丸加减；阴虚火旺者知柏地黄汤；从“气”论治：气虚下陷者宜补中益气汤加减；肾气（肾阳）虚型者金匮肾气丸、缩泉丸类；肝郁气滞者柴胡疏肝散合沉香散加减。从“瘀“”论治：若因虚致瘀，气虚血滞者，方用少腹逐瘀汤。

中医在对本病的治疗上具有较大优势，除中药汤剂辨证论治外，针灸治疗本病具有较好的效果，临床上可用手针、电针、手针联合艾灸、手针联合电针及艾灸、电针联合TDP照射、电针联合中药、电针联合西药等多种方式治疗。亦可予中药坐浴、敷贴、穴位注射等。同时，要注意个人卫生，保持清洁；增强体质、调畅情志，培养积极心态；勿过食肥甘厚腻，勿过度房劳，保持居住地干燥清洁，注意适当休息，达到形神统一，达到人与自然、社会的和谐。此外，尿道综合征常与其他系统疾病有关，如帕金森病、多发性硬化症、尿崩症、痴呆、焦虑等，因此在治疗本病时要注意对可能影响本病的其他疾病进行治疗。

（三）药物选择

从《中医方剂大辞典》组方分析得出，淋证方剂中药物使用频次为滑石、甘草、木通、冬葵子、当归、车前子、瞿麦、石韦、黄芩、生地黄、茯苓、赤茯苓、赤芍、白芍、灯心草、泽泻、大黄、麦冬、人参、肉桂、生姜、黄柏等。

四、名医经验

（一）欧阳枝磊经验

欧阳枝磊认为本病属于中医“淋证”范畴，多为正气不足、外邪久居，脏腑功能紊乱，膀胱气化不利所致。病因病机主要责之于虚、郁、瘀、湿（热），其中肝肾虚为病机基础；肝郁为该病的常见病机；瘀血阻络则是本病长期反复治疗后的重要病机之一，在其他方法疗效不佳时，配以活血通络法治疗常可取得满意疗效。虚、郁、瘀、湿（热）常相互夹杂，相互影响，在不同阶段各自轻重分量不同，故当仔细辨证，随证施治。欧阳枝磊认为本病病位主要在膀胱，与肾、肝、脾、心有关，在治疗时主张根据病位适当使用引经药以助药达病所、提高临床疗效，如肝经可选柴胡、白芍、青皮，脾经可选升麻、桔梗、党参，肾经可选生地黄、知母，心经可选木通、黄连、莲子。欧阳枝磊治疗本病多以六味地黄丸、二至丸补肝肾阴，或加少量温阳的肉桂、淫羊藿以阳中求阴；以柴胡疏肝散，或加玫瑰花、合欢皮以疏肝解郁；以益母草、泽兰、王不留行、川牛膝活血化瘀；以八正散或配以五子饮、黄芩、栀子、知母、黄连清热化湿。此外，根据临床经验总结如下：①病程在 3 个月以内，中年居多，反复发作，缓解时症状轻或无，发作时较重，此类多实证，以湿热下注为主，兼有肝气郁滞。治以清热利湿、兼以疏肝，用八正散合四逆散加减。常用通草、车前子、萹蓄、大黄、滑石、泽泻、茯苓、猪苓、瞿麦、栀子、灯心草、柴胡、枳壳，或配五子饮、地肤子（车前子、紫苏子、葶苈子、莱菔子）加强利湿，待湿热去之八九，可渐改为疏肝兼以健脾养血为主，归脾丸或散剂口服 1～3 个月；②病程 3 个月以上，年龄偏大，多在绝经前后期，症状不重但持续不缓解，昼夜变化不大。此类患者多以肝肾阴虚、肝气郁滞为主，在疏肝理气时要注重补益肝肾。疏肝常以逍遥散加减，补益肝肾常以六味地黄丸、二至丸加减。如兼有腻苔者，可加入 1～3 味清热利湿药，如通草、车前草等；③绝经多年，年龄多在 55 岁以上，合并心脑血管等多种疾病。此类患者病程日久，多在 1 年以上，常并见虚、瘀、湿（热）、郁等表现。治疗当兼顾各自特点，先以清热疏肝、化瘀利水为法，常用栀子、车前子、大黄、柴胡、合欢皮、玫瑰花、益母草、泽兰、王不留行、川牛膝。如湿热渐去，仍需用 1～2 味清利湿热药，逐渐加强补虚化瘀之力。

（二）张磊经验

张磊认为本病病机为“肝气疏泄太过、膀胱开阖失度”。肝主疏泄，既能调畅肺、脾、肾三脏气机，又能通利三焦，从而维持水液代谢的相对平衡。肝失疏泄则小便排泄异常，如肝疏泄不及可出现小便闭癃，若肝疏泄太过可表现为尿急、尿频甚至尿失禁等。因此，张磊强调应重视“肝主小便”的理论，重视肝对小便的调节功能。张磊还认为小便疾病与五脏皆相关。如肺为水之上源，主治节而通调水道；脾主运化水液，脾失健运则水湿内生而下注膀胱；心为五脏六腑之大主，心神失养则脏腑功能紊乱而小便异常。故临证当谨守病机，各司其属，不可拘于一端。在治疗上，张磊从肝论治，确立了“疏肝抑肝，通利膀胱”的基本治法，常以逍遥散为基础方。若大便干，方用逍遥散去白术加麻子仁丸；若腹痛大便溏，合痛泻要方以抑木扶土；若伴有小腹拘急，合用芍药甘草汤，即加重原方白芍用量以泻肝而伐其过；若小腹灼热刺痛，兼下焦瘀热则加琥珀、地龙、牛膝、瞿麦以清热祛瘀通淋；瘀热不甚者，可加栀子、赤芍等；若伴口疮、小便赤涩，合用导赤散清心泻火，并加桑叶、竹茹、丝瓜络以清肝通络；若湿热蕴结，轻者合四妙丸，重者合三仁汤，并加车前草、白茅根、赤小豆以清热利湿；肾阴不足者，用逍遥散合六味地黄丸；肾阳亏虚者，用逍遥散合金匮肾气丸；若两胁胀甚、急躁易怒者，合四逆散或柴胡疏肝散，并加郁金、青皮等；伴尿失禁者，加桑螵蛸、金樱子、白果等固精缩尿；若失眠或情志症状严重者，改用柴胡加龙骨牡蛎汤加减等。

（三）聂莉芳经验

聂莉芳认为本病属于“淋证”范畴，推崇《诸病源候论》的气、血、石、劳、膏、寒、热7种淋证的分类方法，急性发作期多呈现热淋、气淋证和血淋的症候表现，若病情迁延、反复发作则多呈现劳淋的症候表现。在病机探讨上，聂莉芳主张在传统的辨肾与膀胱虚实寒热的基础上，重视辨析心、肝两脏。聂莉芳治疗本病的证治经验如下：①热淋：主张慎苦寒，力推甘寒清利之剂。临证多拟加味导赤散治疗，认为甘寒淡渗平和之剂，寒以清热，淡以渗湿，甘寒生津，渐渗湿热于下，且不伤正；②气淋实证：该证常伴胸胁胀痛、口苦、小腹胀痛等症，多与热淋、劳淋、血淋并见，故治疗时当调肝理气以通淋，聂莉芳善用柴胡、香附，并且重用白芍，注意养肝柔肝以疏肝；③劳淋：聂莉芳主张治疗当扶正补虚，宜守方以图缓功。对于肺脾气虚者，用补中益气汤或参苓白术散加味；肾阴不足者，予六味地黄汤加味；脾肾阳虚者，保元汤或金匮肾气丸加味；气阴两虚者，用参芪地黄汤加味等。此外，聂莉芳根据治疗本病的临床经验，自拟加味导赤散，长期治疗本病。其药物组成如下：淡竹叶、生地黄、通草、生甘草梢、黄芩、车前草、柴胡、白芍、石韦、川、怀牛膝。本方融合了导赤散、小柴胡汤和四逆散三张经方，集中体现了从心肝治疗淋证的思路。

（四）黄文政经验

黄文政治疗本病时将其分为5种类型辨治，具体如下：①肾气不足证：症见神疲乏力，气短声低，腰膝软，遇劳则发或咳则溺出，舌淡苔白，脉沉细。方用肾气丸合缩泉丸加减，组成为熟地黄20 g，山茱萸、山药、益智、茯苓、泽泻、牡丹皮各15 g，乌药、鹿角胶各10 g，肉桂5 g。②肾阳虚损证：症见尿频，尿急，夜尿频多，腰脊疼痛，畏寒膝软，精神倦怠，舌淡苔白。方用阳和汤合麻黄附子细辛汤加减，组成为熟地黄20 g，炙麻黄、细辛、炮干姜、炙甘草各6 g，鹿角胶15 g，白芥子、肉桂、砂仁各10 g。③湿热下注证：此证在临床上较为常见，其表现为尿频，尿急，尿中灼热刺痛，小便黄赤，口苦咽干，少腹坠胀，腰痛，舌红苔黄腻，脉弦数。治以清热利湿通淋之法，方以柴苓汤合桃仁承气汤加减化裁，组成为：柴胡、黄芩、茯苓、泽泻、滑石、萹蓄、甘草各15 g，车前子、桃仁各10 g，大黄、芒硝各6 g。④肝气郁滞证：以中、青年女性为多见，每因情绪波动或经期而诱发或加重，属“淋证”中的“气淋”。其临床表现为尿频，尿急，小便淋沥不爽，伴有灼热疼痛感，舌红苔薄黄，脉沉弦。治以疏肝解郁、清泻内热为法，方用丹栀逍遥散加减，组成为牡丹皮、栀子、茯苓、泽泻、柴胡各15 g，当归、白术各10 g，赤芍12 g，白茅根30 g。⑤脾气下陷证：以中老年妇人居多，其表现为尿意频频，溺中滞涩感不明显，尿有余沥，倦怠乏力，面色㿠白，舌淡红，或有齿痕，苔薄白，脉沉缓。治以益气升陷、固肾止遗，方用加味补中益气汤，组成为黄芪30 g，太子参、白术、茯苓、柴胡、当归、淫羊藿各15 g，仙茅、补骨脂各12 g，陈皮、炙甘草各10 g，升麻6 g。此外，黄文政还认为气虚、阳虚、湿热、肝郁等因素还可导致女性下焦血液运行不畅，因此在辨证论治的基础上还应酌加理气活血化瘀之品，如丹参、川芎、益母草、川牛膝等。

（五）孙申田经验

孙申田认为本病的发生可能与大脑皮质对排尿中枢的抑制作用和情志失调有关，故在行针灸治疗本病时，首选足运感区和情感区，其相当于旁中央小叶和额叶前部在头皮表面对应区域，并长时间留针，达8 h以上。同时配合针刺“腹六区”，即腹足运感区，其位于脐旁1.5寸，向上下各1.0寸，行针时从向下平刺1.5～2.0寸，得气后加以电针治疗。此外，孙申田认为本病常被误诊为尿路感染，导致长期使用抗生素，产生不少药物副作用，且因其反复发作而影响工作、学习，夜间尿频甚至影响睡眠，常多伴情绪低落或焦躁不安。据此，孙申田常常配合应用“调神益智法”选取百会穴及情感区，以调节患者的情绪，配穴气海、关元以及三阴交。诸穴合用，可达补肾通淋、缓急止痛之功，使病得以痊愈。

（六）涂晋文经验

涂晋文认为治疗本病必须重视“热（火）”“气”、兼夹病症以及中西合用。①重视“热（火）”：认为肾虚为本、膀胱热为标为淋证病机。常辨证分型如下：a. 膀胱湿热型：治以清热利湿通淋，方以八正散加减，主要药物有通草、车前草、甘草梢、萹蓄、瞿麦、炒栀子、虎杖、滑石等。b. 肝经郁热型：治以疏肝解郁，清肝泻火，方以丹栀逍遥散加减，主要药物有柴胡、甘草梢、赤芍、炒栀子、茯苓、白术、薄荷、川楝子等。c. 肝胆湿热型：治以清热利湿，疏肝泻火，方以龙胆泻肝汤加减，主要药物有龙胆、栀子、黄芩、柴胡、枳壳、车前草、泽泻、通草、生地黄、甘草等。d. 心热移肠型：治以清心泻火，利湿通淋，方用导赤散加味，主要药物有生地黄、淡竹叶、车前子、冬葵子、通草、黄柏、生甘草。e. 脾约肠热型：治以泻热润肠通便，方用麻子仁丸加减，主要药物为大黄、枳实、厚朴、麻仁、杏仁、白芍、玄参、芦根等。f. 阴虚火旺型：治以滋阴清热，利尿通淋，方用知柏地黄汤，主要药物有知母、黄柏、生地黄、泽泻、山药、茯苓、车前草、白茅根等。②重视“气”：脾肾之气化、肝气之调畅与本病密切相关。常辨证分型如下：a. 气虚下陷型：治宜补益中气，升阳举陷，方用补中益气汤加减，主要为党参、生黄芪、生白术、升麻、柴胡、益智、山药、当归、芡实、金樱子、炙甘草、陈皮。b. 肾气（肾阳）虚型：治当温肾益气固摄，方用金匮肾气丸、缩泉丸类。主要药物为肉桂、菟丝子、熟地黄、山茱萸、乌药、益智、山药、茯苓等。c. 肝郁气滞型：治当疏肝理气，通淋疏导，方用柴胡疏肝散合沉香散加减。主要药物为沉香、青皮、乌药、香附、冬葵子、车前子、柴胡、枳壳、白芍、甘草、川芎等。③重视兼夹：病程长，常兼夹它证，需正确采用急则治标、缓则治本的治则以及标本同治的原则。④中西合用：涂晋文认为本病常与精神因素、神经因素、内分泌因素有关。故对于明显焦虑、抑郁症倾向者，涂晋文临床使用中药治疗时，也加用镇静、抗焦虑药物治疗，如艾司唑仑、氟哌噻吨美利曲辛等。

（七）邹燕勤经验

邹燕勤在治疗本病上主张应长疗程扶正与祛邪共用，正虚甚则偏重补虚，邪盛则偏于祛邪，同时还重视心理调节，防止复发。其论治经验如下：①膀胱湿热证：治以清热利湿，方用八正散加减。常用药萹蓄、瞿麦、通草、车前子、滑石、栀子、大黄、蒲公英、白花蛇舌草、甘草。加减：腹胀便秘甚者加枳实，并加重大黄用量；腹满便溏者去大黄；小腹坠胀者加川楝子、乌药；湿热伤阴者去大黄，加生地黄、知母、白茅根。②肝郁气滞证：治以疏肝理气，清热利湿。方用逍遥散合猪苓汤加减。常用柴胡、白芍、当归、茯苓、白术、猪苓、泽泻、滑石、阿胶、甘草。加减：肝郁气滞偏重，两胁胀满者加青皮、香附；疼痛偏重者加郁金、延胡索；纳差者加神曲、山楂、麦芽；湿热偏重加萹蓄、瞿麦、石韦。③气阴两虚证：治以益气养阴，清利湿热。方用清心莲子饮加减。常用药物为黄芪、党参、石莲子、地骨皮、柴胡、茯苓、麦冬、车前子、黄芩、石韦、蒲公英、白花蛇舌草、甘草。加减：气虚偏重加大黄芪用量，党参改为人参；阴虚偏重加知母、天冬；湿热偏重加白茅根、萹蓄、瞿麦。

（八）李曰庆经验

李曰庆认为本病湿热多与正虚之象共见，湿热蕴结膀胱可以贯穿本病全过程，湿热是始发病因；脾肾气虚则是本病的基本病机，在发病中占据核心地位；肝失疏泄是本病显著的病机特点；瘀血阻络是本病后期的重要致病因素。故在临证时当谨守病机，各司其属。在论治上，李曰庆以益气通淋，疏肝调气为基本治法，治疗时强调以下几点：①清热通淋，驱邪不伤正：多用于中青年患者，症多伴见阴囊潮湿，腹胀，口苦泛恶，肢体困倦，大便不调，小便短赤，频数，舌质红，苔黄腻，脉滑数。常选萆薢、琥珀、金钱草、防己、黄柏等药物治疗。②固肾缩尿，扶本不助邪：多用于中老年患者，伴腰膝酸软，头晕耳鸣，畏寒怕冷、夜尿多，尿频、尿急，甚或尿失禁，舌淡，苔白，脉沉细。常用药物有熟地黄、山茱萸、菟丝子、乌药、益智、芡实、金樱子等。③温阳益气，勿忘升提：用于多伴有纳少、腹胀，食后尤甚，大便溏薄，肢体倦怠，小便频数，尿后滴沥，舌淡苔白，脉缓弱者。常用药物有黄芪、白术、党参、桂枝等。另外，李曰庆认为病势下陷者，宜升不宜降，常在温阳益气的基础上加升麻、葛根以升阳举陷。④疏肝调气，兼以平肝清热：此法用于症见常伴有情志因素，临床表现随情绪波动或外界因素而加重，胸脘不适，胁肋胀闷，口干口苦，食少便溏，小便频急，苔薄，脉弦。常用药物有柴胡、白芍、枳壳等。⑤敛肺关盖，提壶揭盖：症见咳嗽日久，易感冒，恶风形寒，甚则咳则尿出，舌淡苔白，脉虚弱。常选用白果、五味子、桔梗、紫菀等药物治疗。⑥病程日久，勿忘活血：症见病程日久，运用补脾益肾，清热利湿治疗效果不理想者，可加用活血化瘀通络药如水蛭、丹参、王不留行等。

（九）吕宏生经验

吕宏生善用凤仙草辨治本病，主张气淋调肝；新病多实，宜疏导气血治其标；久病多虚，宜调肝补脾肾治其本。吕宏生对于本病初起，以小腹胀痛、小便淋漓涩痛、舌质暗、苔薄白为主症者，治以疏导利气、活血止痛、急治其标，常用疏风利气、活血止痛之凤仙草为主药，伍用柴胡疏肝散或逍遥散解郁散结，佐用石韦、车前草等利水通淋之品；对于治疗不当致经久不愈者，症见以少腹胀坠，小便余滴，甚至排尿困难，面色无华，气短乏力，脉沉细弱，舌质淡胖、苔白为主症；或以小便余滴失禁，腰膝酸软，脉沉微细，舌质淡暗，苔薄白为主症者。吕宏生依脉症选用补中益气汤或济生肾气丸等为主方，伍用凤仙草以升阳益气、补肾固摄、活血利尿。

五、名方推荐

（一）补中益气汤加味

炙黄芪 6 g，党参 5 g，炒白术、当归、杜仲、续断各 4 g，陈皮、柴胡、升麻、茯苓各 3 g，炙甘草 2 g。功效：益气健脾，升提中气。主治：中气下陷证。用法：每日 1 剂，水煎 2 次，早晚分服，忌劳累，受凉，生冷等。加减：畏寒肢冷者，加补骨脂；湿热症状明显加黄柏、知母；尿频明显加益智、煅牡蛎；腰酸加续断、杜仲；尿痛加淡竹叶、威灵仙；小腹或尿道下坠感明显加大黄芪、升麻用量。

（二）加味导赤汤

淡竹叶 12 g，生地黄、黄芩、车前草各 15 g，通草 3 g，生甘草梢、柴胡各 10 g，白芍、石韦、怀牛膝各 20 g。功效：清心肝郁热，利水通淋。主治：通治诸淋。用法：水煎，每日 1 剂，分 2 次服用，症状好转后，续服以巩固疗效。加减：尿赤者加小蓟、炒栀子；见小腹胀满加乌药、广木香；伴有咽痛者加金银花；兼见乏力等气虚证者加太子参、生黄芪；若大便秘结加制大黄。

（三）升阳益胃汤加减

黄芪、茯苓各 30 g，党参 20 g，白术、白芍、合欢花、首乌藤各 15 g，柴胡、玫瑰花、玳玳花各 12 g，陈皮、半夏、泽泻、羌活、独活、防风各 10 g，黄连 6 g。功效：益气升阳，清化湿热。主治：中气下陷，湿热下注。用法：每日 1 剂，水煎服。加减：腰膝酸软、乏力加牛膝、山茱萸；小便热赤者，加淡竹叶、白茅根；尿痛者加延胡索、乌药。

（四）瓜蒌瞿麦丸

天花粉、瞿麦各 20 g，山药 10 g，茯苓 30 g，附片 5 g。功效：温肾利水，生津润燥。主治：肾阳不足，小便不利。用法：每日 1 剂，水煎，早中晚各 3 次分服。加减：湿热偏重者，酌加滑石、车前子、石韦；兼气虚者，加黄芪、党参；肾阳虚明显者，天花粉酌减，加益智、巴戟天；肾阴虚偏重者，加墨旱莲、女贞子、知母、黄柏，附片减至 2 g；兼肝郁气滞者，可加香附、沉香。

（五）栝蒌瞿麦丸加味

生山药、黄芪各 60 g，瞿麦 30 g，茯苓 15 g，天花粉 20 g，制附子 3 g，升麻 10 g。功效：温肾利水，生津润燥。主治：上燥下寒证。用法：每日 1 剂，水煎服。加减：附子制用，量不宜大，据少腹冷、畏寒之势酌用 3～6 g；栝蒌根即天花粉，视口渴有无及程度而用，口不渴者可略去不用；附子、栝蒌根本为相反之药，临证凡辨证无误，并未见有不良反应。少腹坠感加升麻，少腹坠胀加大腹皮。

（六）二仙汤加减

仙茅、淫羊藿、巴戟天、黄柏、知母各 10 g，当归、地榆各 15 g，龙齿 30 g，合欢皮、益母草各 20 g。功效：调理冲任，安神清淋。主治：冲任不调型尿道综合征。用法：水煎，早晚分 2 次服。加减：烦躁失眠加酸枣仁 30 g，丹参 15 g；血压高加钩藤 15 g，地龙 10 g。

（七）丹栀逍遥散加味

牡丹皮 12 g，栀子、柴胡、当归、赤芍、白术、茯苓、乌药各 10 g，沉香 5 g（冲用），薄荷 8 g，炙甘草 6 g。功效：疏肝解郁，行气泻热。主治：肝郁化热，扰注下焦证。用法：每日 1 剂，水煎 2 次，混合后早晚分服。加减：尿频、尿急加生地黄、萹蓄、滑石各 15 g；小腹酸痛、尿痛加香附、延胡索、白芍各 15 g；气郁加枳实；肝火上炎加菊花、钩藤；心神不安加龙骨、牡蛎；血虚加阿胶、鹿角胶；脾虚加党参、黄芪；热甚者加大黄、龙胆；热盛伤津加生地黄、麦冬；血瘀加赤芍、川芎；口苦、嘈杂吞酸加黄连、吴茱萸；烦躁、失眠加酸枣仁、首乌藤；小腹隐痛用乌药；排尿疼痛加泽泻；阴虚者加女贞子、墨旱莲；湿热重者加苍术、黄柏、薏苡仁；腰膝酸软、乏力者加怀牛膝、山茱萸。

（八）王新陆经验方

金樱子、虎杖、焦山楂各 30 g，五味子 6 g，菟丝子、覆盆子、芡实、炒杜仲、何首乌各 10 g，萹蓄、瞿麦、桑寄生、荷叶、草决明各 15 g。功效：温补肾阳，清热利湿化浊。主治：肾阳亏虚，湿热内蕴，血浊不清。用法：水煎服，2 日 1 剂。加减：若腰痛甚，加狗脊 30 g。

（九）滋肾通关丸加味

肉桂 3 g，知母、黄柏、茯苓、山茱萸、山药、牡丹皮、泽泻、三棱、莪术、桃仁、橘核、荔枝核、台乌药各 15 g，瞿麦、萹蓄各 20 g，小茴香 6 g。功效：调补肾中阴阳，清热利湿。主治：肾阳衰微，下元虚寒，湿热瘀瘀，阻塞水道证。用法：每日 1 剂，水煎，早晚温服。加减：腰膝酸软者加淫羊藿、桑寄生、杜仲、牛膝；小腹胀满，加柴胡、厚朴。

（十）桑螵蛸加味

桑螵蛸、龙骨、太子参、龟甲、益智、当归、覆盆子、枸杞子、熟地黄、山茱萸、金樱子各 20 g，茯苓、石菖蒲、远志、淫羊藿、甘草各 15 g。功效：补肾养心。主治：心肾两虚，心肾不交。用法：水煎服，每日 1 剂。加减：夜尿频、睡眠欠佳，加滋肾通关丸；腰膝酸软加杜仲、桑寄生；尿痛明显者加川楝子；尿频明显者，加金樱子、芡实；心烦失眠者，加五味子、酸枣仁。

第四节　肾病综合征

肾病综合征（NS）是由多种病因引起，以肾小球基膜通透性增加，表现为大量蛋白尿、低蛋白血症、高度水肿、高脂血症的一组临床症候群。该综合征可见于各年龄段，儿童发病率男性显著高于女性，年轻人以男性多见，中老年患者男女分布比较平均。NS 的分类见表 5－2。

表 5－2　　NS 的分类＊

分类	儿童	青少年	中老年
原发性	微小病变性肾病（MCD）	系膜增生性肾小球肾炎（MsPGN） 系膜毛细血管性肾小球肾炎（MPGN） 局灶节段性肾小球硬化（FSGS）	膜性肾病（MN）
继发性	过敏性紫癜肾炎 乙型肝炎相关性肾小球肾炎	系统性红斑狼疮肾炎 过敏性紫癜肾炎 乙型肝炎相关性肾小球肾炎	糖尿病肾病 肾淀粉样变性 骨髓瘤性肾病 淋巴瘤或实体肿瘤性肾病
遗传性	芬兰型肾病综合征（Nephrin 基因缺陷）	Pidocin 基因缺陷 Aciinin-α 基因缺陷	

＊实用临床诊疗规范

一、诊断标准

（一）成人 NS

1. 诊断标准：

（1）一般标准：①大量蛋白尿：尿蛋白定量≥3.5 g/d；②低蛋白血症：血清白蛋白在 30 g/L 或以下；③水肿；④高脂血症；前 2 项为必要条件。

（2）完整诊断：①确诊 NS；②确认病因：除外继发性和遗传性后才能诊断 PNS，最好行肾活检，作出病理诊断；③判定有无并发症。

（3）继发性 NS：①过敏性紫癜肾炎：青少年好发，典型皮疹有助鉴别诊断；②系统性红斑狼疮肾炎：青少年和中年女性好发，多系统受损临床表现和免疫学检查可明确诊断；③乙型肝炎病毒相关性肾炎：儿童及青少年多见。国内诊断依据：a. 血清 HBV 抗原阳性；b. 有肾小球肾炎（除外狼疮性肾炎等继发性肾小球肾炎）；c. 肾活检切片中找到 HBV 抗原；④糖尿病肾病：中老年好发，糖尿病病史及特征性眼底改变有助鉴别诊断；⑤肾淀粉样变性：中老年好发，肾活检可确诊；⑥骨髓瘤性肾病：中老年男性多见，骨髓瘤特征性表现有利于鉴别诊断。

2. 难治性 NS（RNS）：①糖皮质激素抵抗型 NS（SRNS）：激素治疗 8 周无效，若病理类型为 FSGS，足量激素治疗 12 周无效时定义为激素抵抗；②糖皮质激素依赖型 NS（SDNS）：激素治疗取得完全缓解后减量或停药 2 周内复发，连续 2 次以上；③频繁复发型 NS（FRNS）：激素治疗取得完全缓解后 6 个月内复发 2 次，12 个月内复发 3 次或以上。

3. 转归判定：①完全缓解：24 h 尿蛋白定量＜0.3 g 或尿蛋白/肌酐（uPCR）＜300 mg/g，肾功能正常，血白蛋白＞35 g/L，尿蛋白定性阴性；②部分缓解：24 h 尿蛋白定量＞0.3 g，但＜3.5 g 或 uPCR 在 300～3500 mg/g 或 24 h 尿蛋白定量比基线水平下降 50%，肾功能稳定；③未缓解：24 h 尿蛋白定量＞3.5 g，且下降幅度小于基线水平的 50%；④复发：经治疗后缓解重新出现 24 h 尿蛋白定量＞3.5 g，或 uPCR＞3500 mg/g。

（二）儿童 PNS

1. 诊断标准：①大量蛋白尿：24 h 尿蛋白定量≥50 mg/kg 或晨尿蛋白/肌酐≥2.0，1 周内 3 次晨尿蛋白定性（+++）～（++++）；②低蛋白血症：血清白蛋白低于 25 g/L；③高脂血症：血清胆固醇高于 5.7 mmol/L；④水肿。前 2 项为必要条件。

2. 临床分型：

（1）临床表现分型：①单纯型：仅有上述表现者；②肾炎型：除上述外，具以下之一或多项者：a. 2 周内分别 3 次离心尿镜检红细胞≥10 个/高倍视野（HP），并证实为肾小球源性血尿；b. 反复或持续高血压，除外糖皮质激素等原因所致；c. 肾功能异常，排除血容量不足等所致；d. 持续低补体血症。

（2）激素反应分型：①激素敏感型 NS（SSNS）：泼尼松足量治疗≤4 周尿蛋白转阴者；②SRNS：泼尼松足量＞4 周尿蛋白仍阳性；③SDNS：对激素敏感，但连续两次减量或停药 2 周内复发。

3. 复发与频复发：①复发：连续 3 d，24 h 尿蛋白定量≥50 mg/kg，或尿蛋白/肌酐≥2.0，或晨尿蛋白由阴性转为（+++）～（++++）；②非频复发：首次完全缓解后 6 个月内复发 1 次，或 1 年内复发 1～3 次；③频复发：指病程中半年内复发≥2 次，或 1 年内复发≥4 次。

4. 转归判定：①未缓解：晨尿蛋白≥（+++）；②部分缓解：晨尿蛋白阳性≤（++）和/或水肿消失、血清白蛋白大于 25 g/L；③完全缓解：血生化及尿检完全正常；④临床治愈：完全缓解，停止治疗＞3 年无复发。

二、西医治疗

（一）成人 NS

1. 治疗目标：诱导期尽早获得完全缓解或部分缓解，并密切监测免疫抑制剂的不良反应；维持期以最小有效剂量维持疾病稳定，减少复发，尽量避免不良反应，保护肾功能。

2. 治疗策略：

（1）一般治疗：严重水肿、低蛋白血症者需卧床休息，指导患者调节生活方式，预防感冒，低盐低脂优质蛋白饮食，保证充分热量摄入，长期坚持治疗。

（2）对症治疗：①利尿消肿：有噻嗪类利尿剂、潴钾利尿剂、袢利尿剂、渗透性利尿剂或血浆/白蛋白等静脉输注。②减少尿蛋白：血管紧张素转换酶抑制剂（ACEI）或血管紧张素Ⅱ受体拮抗剂（ARB）。

（3）主要治疗：①激素治疗：a. 起始足量。泼尼松 1 mg/(kg・d)，口服 8 周，必要时延长至 12 周；b. 缓慢减药。足量治疗后每 2～3 周减原用量的 10%；c. 长期维持。以最小有效剂量（10 mg/d）再维持半年左右。激素可采取全日量顿服或在维持用药期间 2 日量隔日一次顿服。水肿严重、有肝功能损害或泼尼松疗效不佳时，可更换为等剂量甲泼尼龙口服或静脉滴注。②细胞毒药物：用于 SDNS 或 SRNS 患者，协同激素治疗。一般不作为首选或单用。

（4）个体化治疗：①MCD：a. 初始治疗：泼尼松 1 mg/(kg・d)，维持 6～8 周。缓解后在 6 个月内缓慢减量。对于用激素有相对禁忌证或不能耐受大剂量激素者，可单用钙调神经磷酸酶抑制剂（CNIs）；b. 非频繁复发：建议采用初发 MCD 治疗方案，效果欠佳者加用免疫抑制剂；c. 难治性 MCD：建议加用口服或静脉注射环磷酰胺（CTX）200 mg，隔日用药，达到累计剂量 6～8 g。对于使用 CTX 后复发和希望保留生育能力者，建议 CNI 1～2 年［他克莫司 0.05～0.10 mg/(kg・d)］或环孢素 A 3.0 mg/(kg・d) 起始，分 2 次口服，间隔 12 小时，根据血药浓度调整剂量。若对上述治疗不耐受或效果不佳，可用激素加麦考酚吗乙酯（MMF）（0.5～1.0 g，2 次/d）治疗。②FSGS：a. 初始治疗：泼尼松 1 mg/(kg・d)，晨顿服。初始大剂量激素使用至少 8 周，如耐受可至 12 周。完全缓解后在 6 个月内缓慢减量；b. 非频繁复发者：建议同初发 FSGS；c. 难治性 FSGS：同难治性 MCD。③表现为 NS 的 IgA 肾病者：a. 激素治疗：同 MCD；b. 激素联合免疫抑制剂。④特发性膜性肾病（IMN）：a. 初始治疗：（a）糖皮质激素＋烷化剂每月周期交替治疗。（b）激素＋CNI，建议从最低推荐剂量起始，逐渐增加剂量；b. IMN 初始治疗无效：可同 CNI 治疗方案；对激素＋CNI 抵抗者可使用激素＋烷化剂；c. IMN 复发：建议初始治疗相同方案。对采用 6 个月激素＋烷化剂为初始者，若复发建议该方案仅可再用 1 次。⑤膜增生性肾小球肾炎：a. 糖皮质激素＋CTX；b. 糖皮质激素＋MMF。

（二）儿童 PNS 治疗

1. 初发 NS：激素治疗。①诱导缓解阶段：足量泼尼松 2 mg/(kg・d)（按身高的标准体重计算）或 60 mg/(m^2・d)，最大剂量 60 mg/d，先分次口服，尿蛋白转阴后改为晨顿服，共 4～6 周。②巩固维持阶段：泼尼松 2 mg/kg，最大剂量 60 mg/d，隔日晨顿服，维持 4～6 周后逐渐减量，总疗程 9～12 个月。

2. 非频复发 NS：①积极寻找诱因，控制感染。②激素治疗：a. 重新诱导缓解：泼尼松 2 mg/(kg・d) 或 60 mg/m^2，最大剂量 60 mg/d，分次或晨顿服，直至尿蛋白连续转阴 3 d 后改为 1.5 mg/kg 或 40 mg/m^2，隔日晨顿服 4 周后逐渐减量；b. 感染时增加激素维持量：在巩固维持阶段有呼吸道或胃肠道感染时改隔日口服激素治疗为同剂量每日口服，连用 7 d。

3. FRNS/SDNS：①激素治疗：a. 拖尾疗法：同非频复发重新诱导缓解后每 4 周减量 0.25 mg/kg，给维持缓解的最小有效激素（0.5～0.25 mg/kg），隔日口服，连用 9～18 个月；b. 若隔日激素治疗出现反复，用最小有效激素量每日口服；c. 感染时增加激素维持量，同非频复发。若未及时改成每日口服，尿蛋白阳性，仍可改为同剂量每日顿服，直到转阴 2 周后减量。如不转阴，重新开始诱导缓解或加用其他药物；d. 纠正肾上腺皮质功能不全：可静滴促肾上腺皮质激素（ACTH）。②免疫抑制剂：a. CTX：口服 2～3 mg/(kg・d)，分 2～3 次，疗程 8 周；静脉冲击疗法：8～12 mg/(kg・d)，2 d/2 w，总剂量≤168 mg/kg 或 500 mg/m^2，1 次/月，共 6 次；②环孢素 A：4～6 mg/(kg・d)，1 次/12 h，维持血药谷浓度 80～120 ng/m，疗程 12～24 个月；③他克莫司：0.05～0.15 mg/(kg・d)，每隔 12 h 1 次，维持血药谷浓度 5～19 μg/L，疗程 12～24 个月；④霉酚酸酯：20～30 mg/(kg・d)，1 次/12 h，每次最大剂量不超过 1 g，疗程 12～24 个月；⑤利妥昔布：375 mg/(m^2・次)，1 次/w，用 1～4 次；⑥长春新碱：1 mg/m^2，1 次/w，连用 4 个月；⑦咪唑立宾：5 mg/(kg・d)，分 2 次口服，疗程 12～24 个月。⑧免疫调节剂：左旋咪唑：2.5 mg/kg，隔日口服，疗程 12～24 个月。

4. SRNS：①激素序贯疗法：泼尼松足量治疗＞4 周尿蛋白仍阳性，可考虑大剂量甲泼尼龙［15～

30 mg/(kg·d)] 冲击治疗，1 次/d，3 d 为 1 疗程，建议最大剂量不超过 1.0 g，冲击治疗后继续泼尼松 2 mg/(kg·d)，11d。若尿蛋白转阴，参照 SSNS 进行减量；如阳性，建议肾活检，根据病理类型选择免疫抑制剂，同时泼尼松隔日晨顿服 2 mg/kg，随后每 2～4 周减 5～10 mg，再小剂量维持隔日顿服，少数可停用。②根据病理类型：a. MCD：首选 CNIs 行初始治疗。推荐：他克莫司、环孢素 A、CTX；b. FSGS：CNIs 行初始治疗。推荐：他克莫司、环孢素 A、激素联合 CTX 治疗、利妥昔单抗；c. MsPGN：参考激素联合静脉 CTX 冲击、环孢素 A、他克莫司等；d. MPGN：可用大剂量甲泼尼龙冲击序贯泼尼松和 CTX 冲击；e. MN：儿童原发性 MN 很少；f. 多药联合治疗：经上述治疗无效，评估除外遗传性、感染、血栓形成等，可采用多药联合治疗。

5. 在缺乏肾脏病检情况下：推荐采用小剂量泼尼松与 CNIs 联合作为首选治疗药物，疗程至少 6 个月，如无效则停用；另可选择大剂量 CTX 冲击治疗。

6. 辅助治疗：ACEI 和/或 ARB 辅助治疗。注意并发症的处理：改善高凝状态，防止深静脉血栓形成，可预防性使用抗凝药物；有高胆固醇血症存在可考虑使用降脂药物；有肾小管与间质病变的患儿可加用冬虫夏草制剂；伴肾功能不全可应用大黄制剂。

三、中医临床思维

（一）中医病名及病因病机特征

根据临床表现不同，可隶属于中医学不同病证范畴，如“水肿”“尿浊”“腰痛”“虚劳”“癃闭”等，临床多表现为水肿病，究其病因不外乎外感内伤。外因可由感受风寒、水湿、疮毒等致病，《素问·阴阳应象大论》“寒伤形……行伤肿”；《素问·六元正纪大论》“湿盛则濡泻，甚则水闭胕肿”；《景岳全书·肿胀》“凡外感毒风，邪留肌肤，则亦能忽而浮肿”。内因可由饮食不节致脾胃损伤，脾虚则运化功能失常，水湿内聚；或禀赋不足，肾气虚弱，膀胱气化失常，水湿泛溢肌肤；又或久病劳倦、烦劳过度，损伤脾肾，津液输布失常致水肿。《景岳全书·水肿》“凡水肿等证，乃肺、脾、肾三脏相干之病，盖水为至阴，其本在肾，水化气，其标在肺，水惟畏土，其制在脾。金肺虚则气不化精而化水，脾虚则上不制水而水反克，肾虚则水无所主而妄行”，水肿发生多与肺脾肾相关。本病病机特征为本虚标实，虚实夹杂；基本病机为肺失通调，脾失转输，肾失开阖，三焦气化不利，水液潴留；核心以脾肾亏虚为本，外感、水湿、瘀血等浊邪为标。

（二）辨病辨证及治疗特征

中医临床诊疗指南将其分为风水泛滥证、湿热蕴结证、肾络瘀阻证、脾肾阳虚证、肝肾阴虚证、肺脾气虚证、风湿内扰证。小儿 NS 临床分型为本证、标证及变证，本证有肺脾气虚证、脾虚湿困证、脾肾阳虚证、肝肾阴虚证、气阴两虚证；标证为外感风邪证、水湿内停证、湿热内蕴证、瘀血阻滞证、湿浊停聚证；变证有邪陷心肝证、水毒内闭证。分期辨证分为水肿期：风水泛滥证、湿热内蕴证、水湿浸渍证、脾阳虚衰证、肾阳衰微证、水瘀互结证；水肿消退期：脾肾两虚证、脾胃虚弱证、气阴两虚证、阴虚火旺证。分阶段辨证分为：大剂量糖皮质激素阶段，阴虚火旺证、热毒炽盛证、下焦湿热证；糖皮质激素减量和维持阶段：气阴两虚证、肝肾阴虚证、脾肾两虚证。

本病治疗以澄源、塞流、复本为原则，该三者均为调和人体之阴阳而立。根据上述临床分型分别予祛风利水，如麻杏五皮饮、越婢汤、麻黄连翘赤小豆汤；清热化湿，利水消肿，如疏凿饮子；益肾通络，活血化瘀，如桃红四物汤；健脾温肾，通阳利水，如实脾饮、真武汤；滋补肝肾，化湿利水，如二至丸、知柏地黄丸；益气固表，健脾利水，如玉屏风散、苓桂术甘汤；养血活血，祛风胜湿，补阳还五汤、升降散为治法。小儿本证宜健脾益气、宣肺利水，健脾益气、渗湿利水，温肾健脾、通阳利水，滋补肝肾、养阴清热，益气养阴；标证宜解表宣肺利水，益气健脾、利水消肿，清热利湿、活血化瘀，和胃降浊、化湿行水，变证宜清心利水，平肝潜阳，温肾健脾、辟秽解毒。另外，大剂量激素阶段：治宜滋阴清热利水；减量阶段：治宜温补脾肾之阳；维持量、停服阶段：治宜补益肝肾。

目前在临床上本病以激素治疗为主，由于激素治疗易反复且副作用较多，而中医药治疗能减少激素副作用，提高疗效，并且能减轻临床症状，改善患者生活质量，达到标本兼治的目的。所以治疗本病常采用中西医结合治疗。中医治疗在遣方用药时，要谨守病机，辨病与辨证相结合，正确辨别疾病的各个阶段，守法守方用药。此外，本病常因外邪、饮食、情绪等多种因素复发，故在临床上行药物治疗的同时，要注意从多方面调养。

（三）药物选择

数据挖掘表明，治疗 RNS 中使用药物多为黄芪、茯苓、白术、山药、山茱萸、丹参、生地黄、泽泻、党参、牡丹皮、益母草、当归、女贞子、菟丝子、川芎、知母、熟地黄、淫羊藿、墨旱莲、车前子、枸杞子、黄柏、附子、红花、芡实、薏苡仁。

四、名医经验

（一）邹燕勤经验

邹燕勤治疗本病常着眼于不同阶段分期辨治，以水肿为主要表现者，以利水消肿为第一要务，水肿减退后以蛋白尿为主要表现者，需调治脏腑虚损，治疗蛋白尿，保护肾功能。另外，感受外邪往往是诱发病情加重和反复难愈的重要因素，故非常重视祛除外邪。邹燕勤常用治法：①补气扶正：常用生黄芪、太子参或党参等，喜用生黄芪来补气健脾益肾、行水消肿，根据病情重用至 30～60 g，配小剂量防风以舒发，助黄芪之药力布散周身。②活血化瘀：根据瘀血程度不同而分别运用活血和络、活血化瘀、逐瘀破血法。和络类药如牡丹皮、丹参、赤芍、川芎、当归、桃仁、红花、泽兰之类，一般早期、病情轻者用之；化瘀类药如莪术、三棱、三七等，瘀血明显，病情胶着者用之；虫类药如水蛭、蜈蚣、全蝎、䗪虫、僵蚕之类，常用于治疗 RNS。亦用成药大黄䗪虫丸等，用于病久又瘀血证很明显，而一般草药不易见效者。③祛除风邪：包括祛风利咽法，适用于风湿热毒壅结咽喉，咽喉不利者，常用药如玄参、射干、桔梗、牛蒡子、制僵蚕等；祛风除湿法，常用青风藤、雷公藤、鸡血藤等药物；祛风通络法，常用全蝎、蜈蚣、水蛭、地龙、僵蚕、蝉蜕等虫类药。邹燕勤认为治疗 NS 需守法守方长期治疗，同时重视摄生保健，故邹燕勤多告诫嘱咐：一要注意饮食，既要保证营养，又宜清淡，避免发物。二要防止外感，避风寒暑湿诸邪外袭。三要避免毒物伤肾，不能滥用药物，注意生活环境等问题。四要避免劳累，轻微适度活动，以不疲劳为原则。五要注意情志调节，保持平和心态。

（二）黄文政经验

黄文政认为本病病机在于脾胃运化失司，水湿内停，故治疗上注重益气健脾，从中焦入手，调理脾胃，运化水湿。常用治法有：①益气健脾，行气化湿：尿少水肿，呕恶纳呆，舌苔白腻者，选香砂六君子汤合五皮饮或春泽汤合小半夏汤。②降逆止呃，清热利水：尿少色黄，水肿，口干，呕恶纳少，苔黄腻者，选橘皮竹茹汤合猪苓汤。③补脾益肺，行气渗湿：尿少水肿见腹泻者，选参苓白术散合五皮饮加车前子。④温阳健脾，行气利水：尿少水肿见手足不温，胸腹胀满，舌苔白腻，脉沉迟者，宜选温阳健脾，行气利水之实脾饮。⑤益气祛风，健脾利水：尿少水肿见神疲乏力脉沉弱者，宜选防己黄芪汤。

（三）丁樱经验

丁樱治疗儿童 RNS 多从以下方面：①疏风解毒，洁源清流：儿童 NS 病情反复，多因外邪袭肺，风激水浊所致，故提出了风激水浊为肾病尿浊的主要病机学说。治疗上常在温补脾肾基础上加用金银花、连翘、板蓝根、菊花、重楼等疏风清热解毒药物，以清源洁流。②益气养阴，活血化瘀：病久致虚，在虚证中以气虚、阴虚为主，故治疗上常在顾护脾肾亏虚基础上，注意益气养阴。对于表现为手足心热、失眠盗汗、烦躁、两颧潮红、舌红、少苔、脉细的患儿，善用生地黄、知母、玄参等以滋阴清热；若出现乏力、纳食欠佳、大便稀溏、舌淡、苔少、脉弱，善用白术、砂仁、山药等健脾助运之品以健运脾胃，增强体质，抵御外邪；对于舌质紫暗，脉行滞涩的患儿，常用桃仁、赤芍、当归、丹参、积雪草等活血化瘀的药物治疗。③激素-中药序贯治疗：在激素治疗过程中呈现阳虚水泛、阴虚火旺、气阴两虚和阳气虚弱的演变规律，故在激素不同使用阶段，采用激素-中药序贯治疗方法，可减少激素副作用，取得良好疗效。

（四）赵玉庸经验

赵玉庸主张运用激素治疗本病时注意配合中医分阶段辨证治疗：①起始阶段：早期大量激素使用易出现阴虚火旺症状，治宜滋阴清热，以六味地黄丸、知柏地黄丸加减。②减量阶段：激素减量过程中会出现皮质激素撤减综合征，常由阴虚内热转为气阴两虚，此阶段病情易反复，治宜益气固本为主，上呼吸道感染用银翘散加减，预防感冒加用玉屏风散，并随激素减量逐渐减少滋阴药物。③维持阶段：多属脾肾阳虚证，治宜温补脾肾为主，可用金匮肾气丸加淫羊藿、仙茅、菟丝子，减少机体对激素的依赖，防止症状反跳。④停用阶段：此时会存有一定脾肾两虚及瘀血阻络症状，故用健脾补肾，活血通络药物。对使用免疫抑制剂的患者，配合中药亦能减轻其毒副作用，赵玉庸常用肾可方，用柴胡、丹参、制何首乌、当归、灵芝草等药疏肝利胆；黄芪、炒白术、茯苓等益气固表提高免疫力，另加地榆升高白细胞。赵玉庸还主张参照病理类型针对性用药，MCD 类型在外感、劳累时易复发，故常用玉屏风散加减；炎性浸润为主的病理类型加用清热祛湿药；其他以系膜增生增厚、肾小球硬化为主的病理类型，治疗时加强活血化瘀和软坚散结作用；MN 患者则加大黄芪用量。此外，赵玉庸对于蛋白尿，常用虫类通络药如地龙、乌梢蛇、全蝎等疏通肾络以降蛋白，亦用积雪草、倒扣草、鬼箭羽、青风藤、穿山龙等降蛋白；对凝血功能异常加用抗凝药物如丹参、川芎、红花、桃仁，必要时使用水蛭、土鳖虫等虫类活血通络药；对血脂增高者加红曲、绞股蓝、大荷叶等治疗；水肿者加利水不伤阴的药物如车前子、猪苓等；眼睑浮肿者加浮萍；腹水者加大腹皮。

（五）皮持衡经验

皮持衡认为老年性 NS 病因病机是以脾肾阳虚为本，湿浊瘀血为标，在临床上多表现为水肿反复发作，故多采取扶正祛邪、攻补兼施的治疗原则，提出了以温脾肾之阳加利水为根本治疗大法，辅以活血祛瘀泄浊。遣方用药上，皮持衡尤其善用真武汤合三仙地黄汤为主方加减化裁，组方为制附片（先煎）10～15 g，仙茅、淫羊藿、山茱萸各 15 g，茯苓、白术、泽泻、白芍、生地黄、牡丹皮、山药、川芎各 10 g，仙鹤草 30 g，丹参 20 g。若出现纳差、气短乏力则加人参、黄芪等健脾益气；若高度水肿则加猪苓、车前子等加强利水消肿之力；若腰膝酸软则加桑寄生、续断、金毛狗脊等补肾强腰；若头晕耳鸣、口干唇燥则加女贞子、枸杞子等补肾养阴。

（六）张琪经验

张琪认为外邪内伤导致肺、脾、肾、三焦气机“不通”为 RNS 所致水肿的病机关键，故强调“通”调气机升降为水肿之根本治则，并从上、中、下三焦布局以治此类水肿：①提壶揭盖法：治疗风水时应分清标本缓急，重视患者基本体质及外邪从化之局势。②分消走泄法：针对不同病邪、病位，运用走而不守的药物进行祛邪的治法，均是“分消走泄”之法。针对多种证型分别拟方治疗，具体如下：a. 水热壅结三焦证：用疏凿饮子以发汗利小便通大便，表里上下分消其水，常加海藻、二丑以助软坚散结逐饮。b. 水气交阻三焦证：化裁使用《局方》木香流气饮，温通疏利、健脾除湿，消而不伤正，补而不壅滞。c. 湿热互结中焦证：方选东垣中满分消丸。d. 寒湿凝聚中焦证：喜用东垣寒胀中满分消汤。e. 湿热壅滞下焦证：方以牡蛎泽泻散加味。③温阳利水法：张琪认为脾、肺、膀胱脏腑功能的动力根本源于少阴肾阳之温煦，故振奋少阴肾阳以祛水散霾为治本之法。

（七）聂莉芳经验

聂莉芳治疗 PNS 主张能中不西、先中后西、撤减西药、使用中药。分阶段治疗：①水肿突出阶段：主张先治水肿，后治蛋白尿。治疗时重视调理脾胃，并擅用食疗，自拟食疗经验方黄芪鲤鱼汤，辅助药物治疗，疗效颇佳。②蛋白尿持续阶段：认为蛋白尿病机多为以脾肾虚损为主的虚中夹实证。对于单纯正虚者，强调采用补虚固摄之法以扶正固本；对于蛋白尿兼挟邪实者，或先专事祛邪，或扶正祛邪并进。③大量激素使用阶段：症见胸背及颜面痤疮满布、皮肤疮疡、面赤心烦、溲黄便干、舌红苔黄、脉滑数，用五味消毒饮；症见精神亢奋、五心烦热、烦躁易怒、面赤口干、舌红苔少而干、脉细数，用知柏地黄汤。聂莉芳常以黄芩替代黄柏，于知芩地黄汤中重清中上焦之热。④激素撤减阶段：常用党参、炙黄芪，补气兼以温阳；常加芡实、金樱子、菟丝子等固摄之药，以防蛋白尿复发；并加鸡内金、砂仁、紫苏梗，固精兼以运脾消食；加用紫河车填精益髓，补肾阴阳之亏；喜以桂枝易肉桂以温下焦、散表寒、助阳化气利水。

（八）吕仁和经验

吕仁和提出了肾络“微型癥瘕”病机假说，认为肾脏本虚，湿阻水停、热毒瘀结于肾络是本病的病理基础。吕仁和重视中药的现代药理研究价值，强调从中药的药性理论角度认识西药，认为激素的分泌受 HPA 轴调控，其功用类似辛燥甘温类中药。所以吕仁和善用中医药“三段加减法”联合激素治疗 NS，第一段：使用激素出现阴虚燥热、血瘀血热、湿热毒蕴证候，治以清热解毒、凉血散瘀。第二段：激素用量减至隔日 30～20 mg 时，出现脾肾气虚、血脉不通之征，治以益气活血、健脾补肾。第三段：病情趋于稳定，但仍有肺肾亏虚表现，注重补益肺肾，提高机体免疫力。

五、名方推荐

（一）六味地黄汤加减

生地黄、女贞子各 20～30 g，山茱萸 10～12 g，山药 12～30 g，牡丹皮 10 g，生甘草 10～15 g，茯苓皮 30 g。功效：补肾利水消肿。主治：肾病综合征。用法：1 剂/d，水煎 2 次，分 2 次温服。加减：激素起始阶段，表现为脾肾阳虚，水肿明显，舌淡胖，苔白，脉沉细者加附子 10～12 g，甚则加淫羊藿 20～30 g；激素大剂量口服 6～8 周后出现阳盛燥热者加知母 10 g；激素减量期出现脾气不足、乏力、形胖、纳减时加炙黄芪 12～30 g，太子参 10 g，或白术、党参各 20 g；激素减至维持量，脾肾阳虚表现明显，形虚胖，畏寒肢冷时，加附子 10～12 g 或淫羊藿、巴戟天或胡芦巴、菟丝子、杜仲、枸杞子等辛甘温濡润之品；若 NS 呈高凝状态出现明显水肿，有微小血栓现象时，必参入活血化瘀之品，如丹参、红花各 10～15 g 或川芎、芍药各 15～20 g，桃仁 10～12 g，或加当归、川牛膝、马鞭草等；出现水火不济，心烦失眠者，常加五味子 6～10 g，百合、首乌藤各 30 g，酸枣仁 15 g，或加黄连、肉桂各 3 g 等；水肿盛可暂用实脾饮加减，待水肿消后用基本方加少量行气药，如陈皮 5 g，或砂仁 3 g；气滞明显者加制香附、木香各 10 g，或加厚朴 10 g，或加槟榔 10 g。

（二）香砂六君子汤、五皮饮加减

党参 12 g，茯苓、车前子各 30 g，白术 15 g，广木香、砂仁、陈皮、法半夏各 10 g，生姜、大枣各 5 g，冬瓜皮 20 g。功效：降逆止呕，利水消肿。主治：RNS 水肿之脾胃气虚湿阻、胃失和降证。用法：水煎服，早晚各 1 次。加减：若脘腹胀满，加用广木香、砂仁、陈皮、大腹皮等调理脾气；肝气郁结、抑郁易怒、两胁胀满，配逍遥散以疏肝解郁；若兼有血瘀表现，如伴发下肢静脉血栓或双下肢水肿程度不对称，舌质紫暗、有瘀斑，或妇女月经量少，甚至闭经等，加丹参、泽兰叶、川牛膝、川芎、益母草或配伍当归芍药散（赤芍药、白芍药同用）以活血利水。

（三）加味麻附桂甘姜枣汤

附子、桂枝、生姜各 15 g，甘草、麻黄各 10 g，细辛 5 g。功效：解表，扶阳，温通气化。主治：肾病综合征证属脾肾阳虚、肺气失宣、水湿内停。用法：水煎服，早晚各 1 次。加减：如水肿重者，可加花椒助行水消水之功；如水肿顽固或反复发作者可加益母草活血利水；如高度水肿不得卧时，可于方中加入葶苈子、冬瓜皮、西瓜皮等以助其利水之功效；如水肿经治缓解而又遇感染，伴有扁桃体肿大充血，水肿加重者，为邪热侵肺，宜加麦冬、黄芩、山豆根、知母等清咽利肺之品。

（四）清养利肾汤

金银花、连翘、白芍、丹参各 20 g，黄芩 10 g，细生地黄、玄参各 15 g，赤芍、石韦各 30 g，炙甘草 6 g。功效：清热解毒，养阴活血。主治：NS 患者使用泼尼松或增加利尿药治疗起副作用后，出现阴伤、热毒、瘀血 3 种证候。用法：1 剂/d，水煎服。加减：若见阴伤者，加增液汤；若见气耗者，加太子参、黄芪等；若见阴虚内热者，加生地黄、牡丹皮、地骨皮等。

（五）健脾补肾汤

黄芪、淫羊藿、猪苓、石韦、萹蓄各 20 g，当归、芡实、金樱子、栀子各 20 g。功效：益气活血，健脾补肾。主治：NS之脾肾气虚、血脉不通证。用法：1剂/d，水煎服。加减：若见失眠，加炒枣仁20～30 g，或五味子15～20 g；若便秘，加玄参20～30 g；若纳呆，加焦四仙各10 g；大便溏者，加焦三仙各10 g；口干口渴者，加葛根10 g、天花粉30 g；口苦者，加焦栀子10 g或龙胆3～5 g。

（六）仙芪补肾汤加减

淫羊藿、菟丝子、女贞子、藿香各15 g，黄芪、茯苓皮、炒薏苡仁各30 g，杜仲、丹参各25 g，当归6 g，山药、芡实、石斛各20 g，甘草5 g。功效：养肝固肾。主治：难治性NS。用法：水煎服，早晚各1次。加减：若伴腹胀、纳差、恶心等不适，可合用陈夏六君或香砂六君子汤；若有怕冷、水肿、泄泻等脾阳虚明显者，可合用理中丸。

（七）仙芪地黄汤加减

黄芪、山药各30 g，淫羊藿、石斛各20 g，酸枣仁、生地黄、山茱萸各18 g，牡丹皮、泽泻各15 g，甘草、血竭各6 g，蒲黄12 g。功效：益气补肾，活血利水。主治：肾病综合征之肾虚，水湿瘀阻。用法：水煎服，每日1剂。加减：蛋白尿明显者，加金樱子、覆盆子；肢体浮肿者加茯苓皮；大便秘结属实证者加大黄；属虚证者加肉苁蓉或何首乌；素有胃病、泛酸者加海螵蛸；湿浊较盛，脘痞不适者加木香、法半夏；纳差者加谷芽、麦芽；大便溏者加藿香、秦皮；口干者加沙参、蒲公英。

（八）参苓白术散加减

黄芪、金樱子、茯苓、芡实、玉米须各30 g，党参、莲须、薏苡仁、丹参各15 g，白术、陈皮、山药、桔梗各10 g，砂仁（后下）、炙甘草各6 g。功效：健脾益肾、利湿化瘀。主治：脾肾气虚证。用法：水煎服，每日1剂。加减：若患者平素易感冒可加用玉屏风散。

（九）黄芪鲤鱼汤

鲤鱼（一尾，去内脏洗净）250 g，生黄芪、赤小豆各30 g，砂仁、生姜各10 g。功效：益气、活血、利水、和胃。主治：肾病综合征水肿之脾肾气阴两虚、水湿内停者。用法：鱼药同煎，不入盐，煎沸后文火炖之，以30 min为宜，每周可食用1～2次。加减：若恶心呕吐，反胃者，加半夏、橘皮、竹茹；若脘痞胀满者，加陈皮、厚朴。

（十）肾病方

黄芪30 g，太子参、菟丝子、桑寄生、生地黄、知母各15 g，酒肉苁蓉、当归、丹参、黄芩各10 g，连翘、甘草各6 g。功效：益气健脾，滋补肾之阴阳，扶正祛邪。主治：小儿肾病综合征之肺脾气虚及肾阴阳两虚证。用法：水煎，早晚各服1次。加减：未用或激素应用早期（2周内），属脾肾阳虚或脾虚湿困者加大腹皮、猪苓、薏苡仁、桂枝；激素诱导缓解期（用足量激素2周后或长期用激素），属阴虚火旺者减少黄芪用量，加女贞子、黄柏、墨旱莲、砂仁；激素巩固治疗阶段（减药期），属气阴两虚者加巴戟天，加大黄芪、太子参、苁蓉用量；激素小剂量维持阶段，属脾肾气虚或阳虚者去生地黄、知母，加巴戟天、白术、茯苓、砂仁。

（十一）杨学信经验方

黄芪、山药各30 g，太子参、白术、桑寄生、薏苡仁各15 g，芡实、金樱子、熟地黄、山茱萸、柴胡、升麻、丹参、金银花、板蓝根各10 g，红花、焦山楂各6 g。功效：以解毒固肾活血。主治：脾肾虚损，水湿、湿热、热毒、瘀血阻滞。用法：水煎，早晚各服1次。加减：若水肿明显，加茯苓、泽泻、车前子；血尿加白茅根、石韦、三七；恶心呕吐明显加黄连、紫苏叶；阳虚明显加附子、肉桂、鹿角霜、补骨脂；阴虚加知母、黄柏。

第五节　IgA肾病

IgA肾病（IgA nephropathy）是一组免疫病理特征以肾小球系膜区IgA沉积为主的临床综合征。IgA肾病可发生在任何年龄，青中年发病占80%左右，多见于年长儿和青年，起病前往往有上呼吸道感染等诱因。临床表现类型多样，以发作性肉眼血尿和持续性镜下血尿最为常见，可以伴有不同程度的蛋白尿；部分患儿表现为肾病综合征、急性肾炎综合征，甚至急进性肾炎综合征，可合并高血压及肾功能减退。该病临床呈现慢性进展，25%～30%的患者 20～25 年后出现终末期肾脏病（ESRD），需要肾脏替代治疗，因此是导致 ESRD 的主要疾病之一。

一、诊断标准

（一）IgA 肾病的临床诊断

临床上有下列线索应考虑 IgA 肾病的诊断：①上呼吸道感染或扁桃体炎发作后出现肉眼血尿或尿检异常加重；②典型的畸形红细胞尿合并不同程度蛋白尿；③血清 IgA 值增高。

（二）IgA 肾病的病理诊断

IgA 肾病的确诊依赖于肾活检免疫病理检查。IgA 肾病的光镜切片以 2 μm 左右为好，常规 4 种染色：①HE 染色，主要观察肾组织的基本结构，分辨细胞种类；②PAS 染色，主要观察细胞的位置和细胞外基质的多少；③PAM 染色，观察肾小球和肾小管基底膜较清楚；④Masson 染色，易于观察细胞核、免疫复合物和纤维化的程度。IgA 肾病的光镜下改变通常是多种多样的，可以表现为几乎正常的“轻微病变”，也可表现为肾小球系膜或毛细血管内、外不同程度的增殖、硬化，最常见的表现为系膜增殖。部分典型病例 PAS 染色后观察，在肾小球系膜区和（或）旁系膜区有均质的嗜复红免疫复合物沉积。在肉眼血尿伴快速进展性肾功能不全的肾活检标本中常常有新月体形成。肾小管间质损害多继发于肾小球病变，在病变或硬化的小球周围，表现为肾小管萎缩、间质炎细胞浸润和间质纤维化。IgA 肾病血管病变的发生率高于非 IgA 系膜增生性肾炎和特发性膜性肾病，而且肾小动脉的病变重、玻璃样变的发生率高。IgA 肾病的诊断必须依赖免疫病理检查，推荐使用免疫荧光直接法检查。常用的抗体包括：IgG、IgA、IgM、C3、C4、C1q、Fibrin，必要时可进行免疫球蛋白轻链 κ 和 λ 以及 HbsAg 和 HbcAg 染色以鉴别诊断。以 IgA 为主的免疫球蛋白在肾小球系膜区呈团块状或颗粒状弥漫性沉积是 IgA 肾病诊断必备的条件。绝大多数 IgA 肾病患者合并 C3 的沉积，并与 IgA 的分布一致；约半数患者同时合并 IgG、IgM 的沉积；原发性 IgA 肾病很少有 C1 和 C4 的沉积。

IgA 肾病是免疫病理诊断名称，其免疫荧光特征为在肾小球系膜区或伴毛细血管襻有以 IgA 为主的免疫球蛋白沉积或仅有 IgA 沉积，并排除过敏性紫癜、系统性红斑狼疮、慢性肝病等疾病所致 IgA 在肾组织沉积者。

二、西医治疗

目前，原发性 IgA 肾病发病机制尚未完全清楚，尚无特异性治疗。由于本症临床表现呈现多样性、反复性、慢性进展性以及临床病理的不平行性等特点，迄今理想的针对临床和肾脏病理特点完成的临床试验不多，高质量、多中心、随机对照的临床试验也显不足。目前本症的治疗多为针对临床主要表现以及肾脏病变轻重，采用多药联合（即“鸡尾酒式治疗”）、低毒性、长疗程（一般 1 年以上）的治疗原则。主要药物包括：肾上腺糖皮质激素和多种免疫抑制剂、血管紧张素转化酶抑制剂（ACEI）和血管紧张素受体拮抗剂（ARB）、鱼油以及抗凝药物等，旨在抑制异常的免疫反应、清除免疫复合物、修复肾脏损伤、延缓慢性进展以及对症处理（降压、利尿）。现治疗主要从血尿、蛋白尿以及新月体形成 3 个方向进行治疗。

（一）以血尿为主要表现的原发性 IgA 肾病的治疗

1. 持续性镜下血尿：目前多数观点认为孤立性镜下血尿、肾脏病理Ⅰ级或Ⅱ级无需特殊治疗，但需定期随访，如随访中出现病情变化（如合并蛋白尿、持续性肉眼血尿、高血压等）应重新评价。针对此症国内临床见有中（成）药的实际应用，但有效性尚缺乏循证证据支持。

2. 肉眼血尿：对与扁桃体感染密切相关的反复发作性肉眼血尿，可酌情行扁桃体摘除术，但是否确能减少肉眼血尿的发生还有待于多中心、大样本的前瞻性研究证实。对临床持续 2～4 周的肉眼血尿者，专家建议可试用甲泼尼龙冲击治疗 1～2 个疗程。

（二）合并蛋白尿时原发性 IgA 肾病的治疗

1. 轻度蛋白尿：指 24 h 蛋白尿定量<25 mg/kg，以及肾脏病理Ⅰ级、Ⅱ级是否需要药物治疗并未达成一致看法。可以考虑应用 ACEI［如赖诺普利 0.4 mg/(kg·d)，每日 1 次，最大剂量<20 mg/d］治疗。改善全球肾脏病预后组织（KDIGO）2012 年 IgA 肾病指南建议儿童患者尿蛋白 0.5～1 g/(d·1.73 m^2)。抗氧化剂维生素 E 有降尿蛋白的作用，然而缺少来自多中心的大样本临床试验的证实，且 KDIGO 2012 年 IgA 肾病指南并未提及维生素 E。

2. 中度蛋白尿：指 24 h 尿蛋白定量 25～50 mg/(kg·d)，或肾脏病理仅显示中度以下系膜增生，建议应用 ACEI 类药物降低尿蛋白，也可以联合应用 ACEI 和 ARB 以增加降低蛋白尿的疗效。注意当内生肌酐清除率<30 mL/(min·1.73m^2) 时慎用。

3. 肾病综合征型或伴肾病水平蛋白尿：指 24 h 尿蛋白定量>50 mg/kg 体重，或肾脏病理显示中度以上系膜增生，在应用 ACEI 和（或）ARB 基础上，采用长程激素联合免疫抑制剂治疗。关于免疫抑制剂的应用问题，首选环磷酰胺；也可以采用多种药物联合治疗：硫唑嘌呤或联合糖皮质激素、肝素、华法林、双嘧达莫，其疗效显著优于单独应用糖皮质激素的疗效，且硫唑嘌呤联合糖皮质激素、肝素、华法林、双嘧达莫可改善长期预后。然而值得注意的是硫唑嘌呤不良反应大，KDIGO 2012 年 IgA 肾病指南不建议使用该药。亦可采用咪唑立宾联合糖皮质激素、华法林和双嘧达莫治疗。激素为泼尼松口服［1.5～2 mg/(g·d)］，4 周后可改为隔日给药并渐减量，总疗程 1～2 年。此外，关于来氟米特等药物的应用尚缺少多中心大样本的随机对照临床试验的证据，需结合临床实际酌情应用。

（三）伴新月体形成的原发性 IgA 肾病的治疗

这类 IgA 肾病并不少见，尤其是伴新月体形成者，但目前尚无来自大宗的临床随机对照试验的研究结果。专家认为当新月体肾炎或肾病理中新月体形成累及肾小球数>25%时，可以考虑首选大剂量甲泼尼龙冲击治疗，15～30 mg/(kg·d) 连续 3 d，继之口服泼尼松（用法同上），并每月予以 0.5 g/m^2 环磷酰胺冲击共 6 个月；也可试用环磷酰胺（冲击治疗或每日口服 1.5 mg/kg）联合小剂量泼尼松龙（0.8 mg/kg）治疗。

三、中医临床思维

（一）中医病名及病因病机特征

IgA 肾病无特定的中医病名，根据其临床特征性表现，如以身体某部位水肿者，相当于“水肿”；如以小便色红为主证者，相当于尿血；如腰部酸胀疼痛者，相当于“腰痛”；病程较长，有脏腑功能减退、气血阴阳亏损等表现者，相当于“虚劳”。《灵枢·口问》云：“中气不足，溲便为之变。”《素问·气厥论》云：“胞热移于膀胱，则癃，溺血。”《金匮要略·五脏风寒积聚篇》云：“热在下焦者，则尿血。”《诸病源候论·水病诸候》也指出：“夫水之病，皆生于腑脏……寻其病根，皆由荣卫不调，经脉否涩，脾胃虚弱，使水气流溢，盈散皮肤。”《素问·水热穴论篇》载：“肾汗出逢于风，内不得入于脏腑，外不得越于皮肤，客于玄府，行于皮里，传为胕肿。本之于肾，名曰风水。”《血证论·尿血》云：“膀胱与血室并域而居，热入血室则蓄血，热结膀胱则尿血，尿乃水分之病，而亦干动血分者，以与血室并居。故相连累也。”《丹溪心法·腰痛》云：“腰痛主湿热，肾虚，瘀血，挫闪，有痰积。”总之，本病多因先天不足、饮食失常、七情内伤等耗伤正气、损伤脾肾所导致。先天禀赋不足、肾气亏虚，加之后天失养、脾气虚弱是导致正气不足、外邪入侵的根本原因，外邪主要有风热、热毒、湿热等。IgA 肾病急性期病因为感受“疫毒之邪”，缓解期则为“余邪未尽”。本病病机乃本虚标实，以脾肾气阴亏损为多，兼热毒、湿热、瘀血为标。

（二）辨病辨证及治疗特征

IgA 肾病当首辨分期（急性发作期、慢性持续期），再辨主证、次证；先辨正虚，再辨邪实，具体辨证分型为：外感风热证、下焦湿热证、肺脾气虚证、气阴两虚证、肝肾阴虚证、脾肾阳虚证。

本病治疗原则为祛邪、除热、补肾、益精。祛邪有：麻黄连翘赤小豆汤、五味消毒饮、八正散、普济消毒饮等；除热可见疏凿饮子、清肺饮、龙胆泻肝汤等；补肾有：知柏地黄丸、右归丸、左归丸等；益精有：金匮肾气丸、实脾饮、无比山药丸等。中医治疗以服用汤剂为主，如果汤剂不便，也可以使用颗粒剂或中成药，病情稳定后，也可以间断用药，以保证中医治疗的延续性。

对于IgA肾病急性发作期的治疗，一般需要选择激素冲击合并相关免疫抑制药物，不耐受激素者考虑其他治疗方法，如血浆置换疗法。激素能在急性期控制炎症，从而缓解症状。中医治疗IgA肾病重在辨证，中医治疗IgA肾病辨证，要分清急慢性期，才能处方；由于本病的复杂性，患者的病灶位置、数量和病损程度有异，病程长短不一，发病年龄不同，治疗时机有别。由于本病一般伴有其他的疾病，如合并糖尿病、系统性红斑狼疮、慢性肝炎、冠心病、高血压病、干燥综合征等，因此，其在症状表现上差异较大，不同症状治疗的难度也不同，所以，在疗效上因人而异。

（三）药物选择

数据表明，IgA肾病用药多选黄芪、葛根、黄连、黄芩、苍术、白术、茯苓、白芍、蒲公英、紫花地丁、白花蛇舌草、栀子、生地榆、生蒲黄、生地黄、龟甲、女贞子、墨旱莲、太子参、牡丹皮、仙鹤草、党参、山药、杜仲、桑寄生、茜草、河白草、莲子、杜仲、桑寄生、米仁、防风、芡实、熟地黄、山茱萸、黄精、知母、黄柏、地骨皮、牛膝、葛根、川芎、郁金等药物。

四、名医经验

（一）张大宁经验

张大宁认为IgA肾病多因感受外邪而急性发作，缓解期不易被发觉，病机特点为本虚标实，虚实夹杂，多与湿、热、虚、瘀密切相关。正气不足，感受风热或湿热邪毒，风热犯肺，热邪循经损伤肾络；湿热侵犯中、下焦，或脾失健运，湿热内生，灼伤脉络；久病或素体脾肾气虚，无力统血，血溢脉外；血尿日久，肾阴亏虚，虚热内生，灼伤肾络；久病入络，血脉瘀阻，血不循经而致者为虚实夹杂。出血之后，若离经之血未排出体外，留积体内，蓄结而为瘀血，瘀血又会妨碍新血的生长和气血的正常运行，使出血反复难止。辨证论治上主张：①强调补肾活血法的运用：任何类型的肾病发展到一定阶段都会出现肾虚血瘀证，IgA肾病病程长，符合中医“久病多瘀”的思想。因此强调补肾活血法的应用，通过补肾促进活血，应用活血加强补肾，二者相互作用。此法在临床上也取得了良好的效果，得到业内人士的一致认同。由于IgA肾病多数以血尿起病，因此在疾病初期要根据患者的证候慎用力量比较大的活血药，以免加重病情，应以活血力度比较小的活血止血药为主，如三七、茜草、仙鹤草等；疾病后期多数患者会出现瘀血症状比较重的情况，此时可加用活血力量较大的活血药，如川芎、当归、丹参、蒲黄、五灵脂等祛瘀止痛。②重视祛邪：IgA肾病病程较长，多隐匿发病，常感邪诱发。在临床过程中发现，IgA肾病虽属本虚标实，但在急性发作期以邪实为主，治疗上应加大祛邪的力度，对于风热、湿热、瘀血应用清热、祛湿、活血化瘀之法。常用金银花、连翘等治疗和预防上呼吸道感染，控制疾病的进展；土茯苓、荠菜花、萆薢利湿化浊，湿热较盛者用苍术、黄柏清热燥湿；“久病多瘀”，不可一味见血止血，需辨证论治，合理选用活血药。③强调补益脾肾：脾肾亏虚是IgA肾病发生的内因，风热、湿热等外邪是诱因。在疾病的缓解期注重补益脾肾，以固本为主，兼祛邪，擅用黄芪、白术、山药、茯苓、山茱萸等补益脾肾，使脾土得以健运，则统血有力，肾精充足，封藏有度，血液得固。脏腑功能协调则正气充足，“正气存内，邪不可干”。④重视滋补肝肾：血尿日久，精血亏虚，“肝藏血，肾藏精”，损及肝肾之阴，阴精亏虚则阳无以附，易导致虚火上炎，擅用二至丸（女贞子、墨旱莲）合六味地黄丸加减滋补肝肾，女贞子、墨旱莲性寒，既可补肝肾之阴又可凉血止血，补益而不助邪。肝肾之阴得补，虚火得遏，阴阳相调，疾病乃愈。

（二）曹式丽经验

曹式丽认为IgA肾病作为影响因素多、个体差异大的CKD常见病种，其中医病机往往呈现正虚邪实、虚实夹杂的特点。“标实毒损”与“正虚络瘀”是IgA肾病重要的病机体现，二者相互重叠、互为因果，成为决定IgA肾病发病、进展与预后的关键性因素。故而临证当基于上述病机表现，以动态的整体观与时空观确立治法，遣方用药，祛邪安脏，调顺脏腑。①标实毒损：曹式丽认为，标实毒损贯穿于 IgA 肾病病变的全过程。所谓“毒损”涵盖甚广，既可为外界致病因素，亦可是自身病理产物，系 IgA 肾病标实病变影响机体正常代谢所致各种不利因素的概括，临证多从“风热外袭，湿毒内蕴”切入。风乃百病之长，善行数变，且易兼他邪，风热裹挟，肺先受累，宣肃失职，循经入里，内伤于肾，以致精微外泄、浊毒内蕴，病情急进者多责之于此。湿者阴邪，肾为阴脏，阴邪阴脏，同气相求，并热而胶着于下焦，迫血妄行，或致血不归经，外溢肾络，或血脉不畅，瘀阻肾络，系病势缠绵之主因。故而曹式丽临证常以金银花、连翘、桔梗、黄芩疏风清热宣肺；白茅根、侧柏叶、重楼、石韦、小蓟、白花蛇舌草、茜草、地榆清热利湿、凉血止血，萆薢、石菖蒲泌浊利湿。待急起卫表标证缓解，则酌减宣肺清热之黄芩、桔梗，而加强清利下焦湿热之栀子、知母；至风、湿、热毒损得以明显纠正后，继给予石韦、重楼、白花蛇舌草、茜草清热利湿、凉血止血，酌加当归、蒲黄以强化祛瘀之力，防离经瘀血与浊毒互结癥瘕，兼辅牛膝益肾、黄芪补气，固护卫表，御邪再次入里为患。②正虚络瘀：之于正虚络瘀，曹式丽强调 IgA 肾病中医药治疗过程中“必伏其所主而先其所因”，将“因虚致实，肾络瘀滞”视为 IgA 肾病的主要中医病理基础，指出肾中络脉既是气血运行通道，肾之精气封藏、输布有赖于肾络，又是病邪传变途径，营卫气血津液运行、渗灌失常，瘀滞癥瘕必结于肾络，而见涵盖肾络自身与他脏继发之癥积、水肿、出血、疼痛、麻痹等临床表现。其中，络气瘀滞、虚滞多见于肾络病变初期，络脉瘀阻则是络脉病变的严重阶段。同时，曹式丽尚关注临证过程中的脏腑整体效应。一脏受损、多脏牵累、他脏失调亦可逆向恶化本脏病变进展。诚如肾络瘀阻，精微不布，正气耗损，诸脏失能，可逆向加速 IgA 肾病慢性化进程，其中尤以先后天之本不足为要。脾虚运乏，统摄无权，血随气陷，肾虚下元不固，封藏失职，精血下泄，为“久病入络”提供了必要的条件，故而临证常以通为用，立足虚瘀以畅肾络。一者强调扶正理虚、养脏和络，借助调补气血阴阳，气机升降出入而和顺诸脏以助络通；二者强调祛邪通络，祛菀陈莝，惯施祛瘀通络之品，透邪外出；另借辛味之香窜，引他药达于病所，常以陈皮、半夏、党参、白术、车前子、杜仲、牛膝补益脾肾，利水消肿；水蛭、泽兰、五灵脂等祛瘀通络；金樱子、芡实固涩收敛。伴随脾肾虚损症状的逐步改善，则递减脾胃调补之品而加大通络力度，兼顾收敛止血，并酌用细辛以践“络以辛为泄”，引药入于肾络。

（三）张琪经验

张琪认为 IgA 肾病特点之一血尿的发作具有病机复杂、寒热并存、虚实互见、湿瘀夹杂，治疗时易产生相互掣肘、顾此失彼的局面。为此张琪根据大量病例治疗，通过详审病因、明辨病机、洞察证候的衍变设立治血尿八法，临床疗效显著，摘转如下：①清热利湿、解毒止血，加味八正散：白花蛇舌草、大黄、小蓟等，适应证：尿血鲜红或黄赤，尿中大量红白细胞，尿道灼热疼痛，舌质红，苔黄腻，脉滑数。②疏风清热、利湿解毒，清热解毒饮：柴胡、生石膏、金银花、连翘、大黄等；适应证：尿血鲜红，恶寒发热，肢体酸痛，舌边尖红，苔白干，脉滑数。③泄热逐瘀、凉血止血法，桃黄止血汤：桃仁、大黄、桂枝、赤芍、小蓟、侧柏叶等；适应证：尿血或紫或酱色或镜下血尿，排尿涩痛不畅，小腹胀痛，舌暗红或红紫，苔白干，脉滑或滑数。④益气阴、利湿热、止血，清心莲子饮：黄芪、党参、地骨皮、小蓟等；适应证：肉眼或镜下血尿，尿黄赤而灼热，倦怠乏力，五心烦热，舌质淡，苔白腻，脉细数。⑤益气清热、凉血止血，益气凉血汤：黄芪、党参、赤芍、白茅根、茜草等；适应证：尿血日久不愈，尿道灼热，身热不退午后尤甚，气短乏力，舌淡，脉细弱或虚数。⑥滋阴补肾降火法，知柏地黄汤加味：知母、黄柏、山茱萸、阿胶等；适应证：肉眼血尿或镜下血尿，腰酸腰痛，手足心热，舌质红，少苔或无苔，脉细数无力。⑦温肾清热、利湿止血法，温肾利湿饮：茴香、附子、桂枝、蒲公英、白茅根、小蓟、墨旱莲等；适应证：尿血或镜下血尿，腰酸痛，小腹凉，脉沉滑或沉缓。⑧健脾补肾、益气摄血法，参柏地黄汤：红参、白术、熟地黄、山茱萸、龙骨、牡蛎、海螵蛸、茜草等；适应证：尿血日久或镜下血尿，腰酸痛，倦怠乏力，四肢不温，脉沉或弱。

（四）黄文政经验

黄文政认为肾病的病因主要是患者素体阴虚、气虚或气阴两虚，而又感受风热邪毒或湿热邪毒等外邪。以至气血运行失常，少阳三焦枢机不利，影响到脾、肺、肾脏的功能，而使水湿浊邪内蕴，久之湿热瘀血等标实之证形成。因此本病的主要病机特点为本虚标实，虚实夹杂。其中本虚以气阴两虚为主，标实以湿热瘀血为重。素体气虚卫外不固，则易反复招致外邪侵袭；风热犯肺，母病及子，则热邪入肾，肾经上络于咽，热邪循经亦可入肾。阴虚火旺，灼伤脉络，血液溢出脉外；或风热湿热灼伤脉络，或气虚帅血力，或邪热耗津炼液形成内停瘀血，均可致血液不循常道，血溢脉外，导致以血尿为主的主要临床表现。治疗上黄文政注重 3 个方面：①重视顾护卫表，增强正气。IgA 肾病患者的反复发作常因感受外邪诱发，故黄文政在临床治疗时常注重固护卫表，增强人体正气，以预防因上呼吸道感染、扁桃体炎、肠道感染等因素而诱发或加重患者病情。如常见的儿童血尿，常为肺气不足，卫表不固，而相火有余，下焦湿热，阴虚阳亢，在脉表现为寸脉弱而尺脉滑大。方用玉屏风散合知柏地黄汤，加金银花、连翘、柴胡、黄芩常取得很好疗效。②见血休止血，治本当求源。临床屡见医家见患者肉眼或镜下血尿，急于止血，用遍各种止血之药，仍不能奏效，此何故也，乃舍本求末也。凡此之时，当辨证平脉，阐明病原，在辨证求本的基础上略加几味有针对性的止血之药，往往能收到事半功倍之效。③强调疏利三焦气机。黄文政认为少阳三焦的枢机之用是整个机体进行正常气化功能的根本保证，而 6/7 肾病的病机特点为气血运行失常，少阳三焦枢机不利，脾、肺、肾三脏功能失调，而使水湿浊热等邪气内蕴，久之湿热瘀血等标实之证形成。疏利三焦气机，使内外宣通，上下条达，气机得以枢转，气血津液运行恢复正常，则精微得以封藏，浊邪得以外泄。临床常以柴胡、黄芩以疏利三焦气机。

（五）丁樱经验

丁樱强调在 IgA 肾病的治疗中应重视瘀血，对于血尿，不可见血止血，寓止血于活血中，切忌止血留瘀，从而印证了“瘀血不去，新血不归”“祛瘀止血”的中医基础理论。在辨证的基础上酌情加入养血化瘀止血之品，丁樱常选用鸡血藤、忍冬藤等藤类植物药。鸡血藤能养血活血，而舒筋活络；忍冬藤既有活血之功，又能疏风通络；并加用益母草、泽兰、三七粉、丹参、当归、牡丹皮、水蛭等药，辨证地运用于 IgA 肾病的各个阶段，从而促进水肿、血尿、蛋白尿的消退。同时，丁樱强调善用雷公藤多苷（GTW），在临床中根据病理分级采用中医辨证加 GTW 治疗。Ⅰ～Ⅱ级病变中医辨证加 GTW 治疗；Ⅲ～Ⅳ级病变中医辨证加 GTW 及血管紧张素转换酶抑制剂（ACEI）或血管紧张素受体拮抗剂（ARB）治疗。表现为急性肾炎者配合甲基强的松龙及环磷酰胺冲击疗法；表现为肾病综合征者配合激素治疗，此可分为 3 个阶段治疗：①激素起效时因大剂量激素会出现阴虚火旺的证候，如五心烦热、口干、潮热、出汗、舌质红、少苔、脉弦细，甚至出现痤疮，加养阴清热、滋阴降火的中药，方以知柏地黄丸、二至丸加减。汗出多者，加煅牡蛎、五味子以敛汗滋阴。②病久，尤其长期应用皮质激素后则阳损及阴，患儿常出现面色无华、神疲乏力、汗出、纳少、腰膝酸软、腹胀、舌质稍红、苔少、脉细弱等症，多表现为脾肾虚弱、气阴两虚之象，加补肾益气养阴中药，如黄芪、生地黄、太子参、五味子、枸杞子、女贞子等。治疗以益气养阴，给予生脉饮或六味地黄丸加减。③激素维持量及停药以后多数患儿病情稳定，仅少数患儿因大量外源性激素对下丘脑-垂体-肾上腺皮质轴的长期反馈性抑制，致使肾上腺处于抑制性萎缩状态，皮质醇分泌减少甚至停止，一旦激素减少或停用，极易引起肾病复发，此时可见患儿面色无华、乏力怕冷、舌淡胖、脉象沉弱等脾肾阳亏之证，当以温补肾阳为主，兼以养阴，并酌情加补气药，如黄芪、太子参等。常用的温阳药如菟丝子、肉苁蓉、淫羊藿、巴戟天等，其无燥热耗阴之弊。丁樱较少用附子。因小儿为稚阴稚阳之体，用药不可峻猛，易选用药性平和之品。常用养阴药有枸杞子、女贞子、生地黄、太子参、五味子、知母等。

（六）黄春林经验

黄春林认为肾脏疾病，具有起病隐匿，病程漫长多变，临床病理表现复杂多样，如果单纯依靠传统中医辨证论治，可能会出现漏诊、误诊，使疗效下降。西医学建立在现代自然科学发展的基础上，应用现代科学理论、现代检测方法，对疾病做出较准确诊断和规范治疗。因此应充分借助其理论和方法，“辨西医的病，用中医的药”。用辨病确定治疗方向，用辨证确定个体化治疗方法，在此基础上制定出针对性的治法，以满足临床实际需求。黄春林认为血管炎型 IgA 肾病当中西医结合救治，且以西医为主，中医作辨证、对症治疗，尤其是应用中药保护脾胃功能为要。按照指南规范，西医使用激素冲击并配合环磷酰胺或霉酚酸酯治疗，这些西药都有诸多副作用，如激素有消化道出血、并发感染、股骨头坏死等诸多副作用；环磷酰胺具有并发感染、胃肠道反应、肝损害等副作用。尤其是激素联合细胞毒药物治疗后易并发感染，影响疗效，延长住院时间，甚至危及生命，应积极预防感染的发生。黄春林认为对于免疫力低下并发的感染，应采用扶正祛邪原则，选用补益抗菌的中药，如具有增强吞噬细胞系统功能的中药有人参、党参、黄芪、白术、茯苓、山药、大枣、甘草、女贞子、黄精、当归、芍药、地黄、阿胶、鸡血藤；能增强溶菌酶活性的中药及成分有冬虫夏草、枸杞子、沙苑子、云芝多糖、天麻等，可结合辨证选用。

（七）刘宝厚经验

刘宝厚认为IgA肾病有发作性倾向，发病常与上呼吸道感染、肠道感染有关。中医辨证则属湿热之证。湿性黏滞，湿邪不除则病情缠绵反复难愈，故临证表现湿热标证为主时，刘宝厚主张以清热为先，除选白花蛇舌草、半枝莲、土茯苓等清热利湿之品外，常主张配合应用抗菌西药彻底清除感染灶。刘宝厚在治疗时常中西互参，倡导微观辨证。经过对IgA肾病患者血液流变学、纤维蛋白原等实验室指标的分析研究及临床诊疗过程的反复验证，认为血瘀证存在于IgA肾病各证型及病变的各个阶段，且对疾病的发病、发展、预后有较大影响，故在诊治时将活血化瘀法贯穿始终。临证不论患者是否有面色黧黑、肌肤甲错、舌质紫暗有瘀斑、脉细涩等瘀血见证，均参照血液流变等化验检查结果，在辨证基础上加用牡丹皮、益母草、丹参、泽兰叶等药，疗效明显。刘宝厚治疗IgA肾病之所以屡见显效，关键在于能够把握该病的病机实质，辨证用药，中西互参。

（八）王铁良经验

王铁良认为，在临床中本病多以青年及儿童常见，由先天禀赋不足，肝肾阴虚，或素体脾虚，运化无力，正不胜邪，邪毒乘虚而入，邪热结于咽喉，则表现咽喉证，循经下行伤肾，损及肾络，或脾虚不能统摄血液，血不循经外溢，则见血尿；亦因肾脏受损，封藏失职，或脾虚不摄精，精微下注则见蛋白尿；病程日久，反复不愈，耗气伤阴，气阴两虚，阴损及阳，阴阳两虚，而且在疾病发展过程中，湿、热、瘀之邪贯穿始终，是导致疾病恶化主要的病理因素。

（九）赵玉庸经验

赵玉庸认为，IgA肾病多呈慢性迁延病程，病机复杂多变，然而不外虚实两端，虚者补之、实者泻之，此乃调治之大法。虚者多责之于脾肾：脾虚失于健运，患者乏力、纳差，以黄芪、（焦）白术、（炒）山药健脾益气；肾虚则多见腰痛，以桑寄生、续断、杜仲补益肾脏；肾虚失于温煦，小便清长、夜尿频多，以益智、（制）何首乌等温肾固摄。实者多责之于风、热、湿、瘀：外邪袭肺，若有咳嗽、咯痰、咽痛者，用金银花、连翘、板蓝根清热解毒，杏仁、浙贝母、前胡、枇杷叶宣肺止咳；湿热下注见小便灼热者，用石韦、蒲公英、黄柏清热去湿通淋。然而在临床中，患者多见虚实夹杂证，实乃久病则虚，虚则精微不固，下溢尿中；气血运行不畅，瘀滞即生；瘀则机体生新不顺，虚弱乃成，互为因果，日渐加重。久病入络，气滞血瘀，络脉受损，血不循常经而溢于脉外，酿生血尿。故而以蝉蜕、僵蚕、龟甲等虫类药活血通络，贯穿始终。久病则虚，虚可致瘀，瘀可致虚，虚实夹杂。总之肾络瘀阻贯穿疾病始终，患者多正气亏虚，易于外感，或湿热下注，病程较长，缠绵难愈，日久累及脾肾。赵玉庸在临床治疗上，以虚实为纲，补泻并用，尤善使用活血通络药，随症加减变化。

（十）邹燕勤经验

邹燕勤认为，IgA肾病的病位在肾，但临床的疾病发生、发展常与肺、脾、肾三脏的功能状态有关。因此在治疗过程中强调重点关注此三脏的生理及病理变化，能起到执简驭繁的效果。如：肺气失治常伴见咽痒咳嗽，或咽喉肿痛，治疗分为清热利咽、养阴利咽两大法，前者以咽部红肿明显为辨证要点，常加用药：射干、蒲公英、金银花、连翘、重楼、牛蒡子；后者以咽部暗红，肿痛不明显为辨证要点，常加用药：沙参、麦冬、玄参、芦根、百合；脾失健运常伴见纳少便溏，苔薄或腻，治疗分为健脾助运、健脾化湿两大法，前者以纳少苔薄为辨证要点，常加用药：党参、白术、茯苓、薏苡仁，后者以便溏苔腻为辨证要点，常加用药：凤尾草、马齿苋、车前草、生薏苡仁；肾失气化常伴见腰膝酸痛，肢体浮肿，治疗以益肾清利为大法，常加以补肾药和利湿药配伍，如牛膝、续断、桑寄生、山茱萸、石韦、车前草、白茅根等。IgA肾病病程进展慢，六淫或劳倦内伤常成为主要诱因。患者初起多为邪实，可见风热外感证。若IgA肾病久治不愈，正气愈虚邪未消退，标邪乘虚入络，致湿邪、痰浊、瘀血相互胶结于肾络，进而肾元亏损，湿毒内蕴，可发展为尿毒症，治疗较为棘手，但邹燕勤认为若参考中医湿、痰、瘀相互胶结于关节，日久可入侵脏腑的痹证治疗大法，常对延缓肾病的进展取得良效。

五、名方推荐

（一）银翘散与小蓟饮子加减

生地黄30 g，小蓟根、滑石各15 g，淡竹叶、甘草各10 g，连翘、金银花、牛蒡子、蒲黄、藕节、栀子各9 g，苦桔梗、薄荷、木通、当归各6 g，荆芥穗、淡豆豉各5 g。功效：祛风除热。主治：IgA肾病急性期外感风热证。用法：每日1剂，水煎，分2次服。如伴咽痛者加山豆根、马勃清利咽喉；伴咳嗽者加杏仁、平贝、桑皮清肺止咳。

（二）葛根芩连汤合小蓟饮子加减

葛根24 g，木通、当归各6 g，黄芩、蒲黄、藕节、黄连、淡竹叶、山栀子仁各9 g，小蓟根、滑石各15 g，生地黄30 g，甘草10 g。功效：补以肝肾，去热除湿。主治IgA肾病急性期下焦湿热证。用法：每日1剂，水煎，分2次服。如湿热较盛者加苍术、黄柏清热燥湿。

（三）归脾汤加减

白术、当归、茯苓、黄芪、龙眼肉、远志、酸枣仁各3 g，木香1.5 g，甘草、人参各3 g。功效：补肺、健脾、益气。主治：IgA肾病慢性持续期肺脾气虚证。用法：每日1剂，水煎，分2次服。若气虚下陷而少腹坠胀者，可加升麻、柴胡。

（四）知柏地黄丸合二至丸加减

熟地黄24 g，山茱萸、山药各12 g，泽泻、牡丹皮、茯苓各3 g，知母、黄柏各6 g，女贞子、墨旱莲各10 g。功效：补益肝肾，养阴清热。主治：IgA肾病慢性持续期肝肾阴虚证。用法：每日1剂，水煎，分2次服。如阴血亏虚，阴虚火旺者，加黄芪、党参益气生血。本虚之人在补益的基础上配炒枳壳、陈皮等行气药，补而不滞。如口干便秘，则选用石斛、天冬、玉竹、玄参、瓜蒌子等滋阴润下。

（五）仙芪地黄汤加减

茯苓皮60 g，淫羊藿、北黄芪各30 g，山药、小蓟、覆盆子各25 g，丹参、蒲公英各20 g，泽泻18 g，生地黄、牡丹皮、莪术、山茱萸各15 g，海螵蛸12 g，甘草6 g。功效：增补脾肾，益气养阴。主治：IgA肾病慢性持续期气阴两虚证。用法：每日1剂，水煎，分2次服。

（六）天麻钩藤饮合二至丸加减

石决明18 g，钩藤（后下）、川牛膝各12 g，女贞子、墨旱莲各10 g，天麻、栀子、黄芩、杜仲、益母草、桑寄生、首乌藤、茯神各9 g。用法：每日1剂，水煎，分2次服。功效：平肝潜阳，除湿清瘀。主治：IgA肾病慢性持续期肝阳上亢，水湿瘀阻证。用法：每日1剂，水煎，分2次服。头痛明显，偏热者加菊花、夏枯草、蔓荆子；偏寒者加川芎、藁本；眩晕明显者加天麻、蒺藜、法半夏；烦躁失眠者加酸枣仁、合欢花、浮小麦；心慌者加麦冬、龙齿。

（七）独活寄生汤加减

生黄芪、牡蛎各30 g，生薏苡仁、蜀羊泉各20 g，续断、桑寄生、怀牛膝、太子参各15 g，川芎、赤芍、制僵蚕、泽兰各12 g，青风藤15 g。功效：补肾、排毒、除湿。主治IgA肾病慢性持续期肾元亏损，湿毒内蕴证。用法：每日1剂，水煎，分2次服。如血尿明显者加茜草15 g，仙鹤草15 g，荠菜花20 g。

（八）张大宁经验方

生黄芪30 g，土茯苓、荠菜花、炒白术、五味子、覆盆子、炒芡实、金樱子、山楂、焦神曲、焦麦芽、女贞子、墨旱莲、三七、杜仲、金银花各10 g。功效：补肾、健脾，益阳。主治：IgA肾病慢性持续期脾肾两虚证。用法：水煎，每日 1 剂，分服 2 次，每次 180 mL。

（九）曹式丽经验方

金银花、白茅根、白花蛇舌草、地榆各 30 g，连翘、侧柏叶、重楼、茜草、萆薢、石韦各 15 g，桔梗、黄芩各 10 g，甘草 6 g。功效：祛除风热，祛湿排毒。主治 IgA 肾病急性期风热外袭、湿毒内蕴证。用法：水煎，每日 1 剂，分服 2 次。

（十）赵玉庸经验方

黄芪、土茯苓各 10 g，（炒）山药、小蓟、白茅根、玄参、金银花、茜草、海螵蛸、侧柏叶、花蕊石、龟甲（先煎）各 8 g，地榆、地龙、山茱萸、连翘、（炒）槐米各 6 g，蝉蜕、僵蚕、乌梢蛇各 5 g，三七（粉）2 g（分冲）。功效：益气养阴，祛瘀复脉。主治 IgA 肾病慢性迁延期气阴两虚、络脉瘀阻证。用法：每日 1 剂，水煎，分 2 次服。

第六节　糖尿病肾病

糖尿病肾病（diabetic kidney disease，DKD）是糖尿病最主要的微血管并发症之一，是目前引起终末期肾脏疾病（end-stage renal disease，ESRD）的主要原因。国外临床资料显示，糖尿病患者 DKD 的患病率为 20%～40%。我国 DKD 的患病率亦呈快速增长趋势，2009—2012 年我国 2 型糖尿病患者的 DKD 患病率在社区患者中为 30%～50%。DKD 起病较隐匿，一旦进入大量蛋白尿期后，进展至 ESRD 的速度显著加快，因此早期诊断、预防与延缓 DKD 的发生发展对提高糖尿病患者存活率，改善其生活质量具有重要意义。

一、诊断标准

DKD 是糖尿病引起的 CKD，因此在诊断 DKD 之前，首先应明确糖尿病是否合并 CKD，各指南及共识均推荐 CKD 诊断依据。根据 2012 年 KDIGO 发布的 CKD 评价与管理临床实践指南，慢性肾脏病的诊断标准如表 5－3 所示。

表 5－3　KDIGO 慢性肾脏病诊断标准

肾脏受损的标志（至少满足 1 条）	1. 24 h 白蛋白尿（(UAER≥30 mg；UACR≥30)；2. 尿沉渣异常；3. 肾小管相关病变；4. 组织学异常；5 影像学所见结构异常；6. 肾移植病史
GFR 降低	GFR＜60 mL/(min・1.73 m^2)（GFR 分期 G3a～G5）

注：KDIGO：改善全球肾脏病预后组织；GFR：肾小球滤过率；UAER：尿白蛋白排泄率；UACR：尿白蛋白（mg）与肌酐（g）比值；以上 2 项中，满足任意一项持续超过 3 个月，即可诊断为慢性肾脏病

当糖尿病合并 CKD 时，需进一步明确其病因是否为 DKD。由于目前 DKD 的临床诊断为推测性诊断，缺乏特异性的标准和指标。目前 DKD 临床诊断的依据有白蛋白尿和糖尿病视网膜病变。2014 年 CDS 微血管并发症学组在《最新糖尿病肾病防治专家共识》推荐采用表 5－4 诊断标准，符合任何一项者可考虑为 DKD（适用于 1 型及 2 型糖尿病）。

表 5－4　糖尿病肾脏病诊断标准

美国肾脏基金会肾脏病预后质量倡议（NKF-KDOQI）指南标准	在大部分糖尿病患者中，出现以下任何一条者考虑其肾脏损伤是糖尿病引起的： 1. 大量白蛋白尿 2. 糖尿病视网膜病变伴微量白蛋白尿 3. 在 10 年以上糖尿病病程的 1 型糖尿病患者中出现微量白蛋白尿
中华医学会糖尿病学分会微血管并发症学组工作建议	1. 大量白蛋白尿 2. 糖尿病视网膜病变合并任何一期慢性肾脏病 3. 在 10 年以上糖尿病病程的 1 型糖尿病患者中出现微量白蛋白尿

二、西医治疗

DKD的治疗以控制血糖、控制血压、控制血脂、减少尿白蛋白为主，还包括生活方式干预、纠正脂质代谢紊乱、治疗肾功能不全的并发症、透析治疗等。

（一）生活方式干预

各临床指南和共识均强调改变生活方式对DKD患者的重要性。KDOQI和ADA指南均推荐CKD1～4期的糖尿病患者饮食蛋白的摄入量为0.8 g/(kg·d)，不推荐低于0.8 g（kg·d）蛋白的摄入量，应避免高蛋白饮食>1.3 g/(kg·d)。而KDIGO指南对蛋白摄入有所放宽，推荐DKD且GFR<30 mL（min·1.73 m^2）GFR分期G4～5期的患者，降低蛋白质摄入到0.8g/(kg·d)，并给予合适的患者教育，有进展风险者应避免高蛋白饮食［>1.3 g（kg·d)］。CDS专家共识建议DKD患者应避免高蛋白饮食，严格控制蛋白质每日摄入量，不超过总热量的15%，微量白蛋白尿者每千克体重应控制在0.8～1.0 g，显性蛋白尿者及肾功能损害者应控制在0.6～0.8 g。由于蛋白质的摄入减少，摄入的蛋白质应以生物学效价高的优质蛋白质为主，可从家禽、鱼、大豆及植物蛋白等中获得。有关于钠的摄入，KDIGO指南推荐减少DKD患者钠盐的摄入［<90 mmol/d（相当于5 g NaCl)］。KDOQI、ADA指南及CDS专家共识均建议每日钠盐摄入量控制在2000～2400 mg，高血压者可配合降压药物治疗。此外，各指南及专家共识还鼓励DKD患者每周应至少进行150 min以上中等强度的有氧运动（每周至少5次，每次30 min)，达到健康体重并停止吸烟。

（二）血糖控制

各临床指南和专家共识均推荐控制糖化血红蛋白（HbA1c）目标在低于7.0%，以预防和延缓DKD等微血管病变发生和进展。有低血糖风险者，不推荐HbA1c低于7.0%，预期寿命较短，存在合并症和低血糖风险者，HbA1c控制目标适当放宽至不超过7%～9%。抗高血糖药物包括双胍类、磺脲类、格列奈类、噻唑烷二酮类，α-糖苷酶抑制剂、二肽基肽酶Ⅳ（DPP-4）抑制剂、胰高血糖素样肽1（GLP-1）类似物及胰岛素。某些在肾脏代谢或排泄的药物，在糖尿病肾脏病尤其是肾功能不全的患者中，经肾排泄减少或其活性代谢产物的清除减少，可引起低血糖等不良反应，中国医师协会内分泌代谢分会关于《2型糖尿病合并慢性肾脏病患者口服降糖药用药原则中国专家共识（2015年更新版)》中建议这些药物在GFR低于60 mL（min·1.73 m^2）时需酌情减量或停药。目前，二甲双胍被推荐作为2型糖尿病控制血糖的一线用药，不经肝脏代谢，直接以原形经肾脏排泄，当肾功能受损时，易发生二甲双胍和乳酸在体内堆积，增加乳酸性酸中毒风险。因此，KDOQI指南建议男性Scr≥132.6 μmol/L或女性≥123.8 μmol/L或eGFR<60 mL/(min·1.73 m^2）时停药。ADA、KDIGO指南建议GFR≥45 mL/(min·1.73 m^2）患者可继续使用，GFR30～44 mL/(min·1.73 m^2）者，应当审慎使用，GFR<30 mL/(min·1.73 m^2）患者应当停药。而CDS专家共识建议二甲双胍用于CKD3a期以上患者时应减少剂量，eGFR<45 mL/(min·1.73 m^2）时停用。

（三）血压控制及白蛋白尿治疗

KDOQI指南推荐糖尿病合并CKD1～4期患者血压控制目标为BP<130/80 mmHg。KDIGO指南推荐无论是否合并糖尿病，AER<30 mg/24 h时BP≤140/90 mmHg；建议AER>30 mg/24 h时BP≤130/80 mmHg；老年患者血压的控制目标应综合考虑患者年龄、合并症及相关的治疗，并密切关注降压治疗相关不良事件，如电解质紊乱、急性肾功能不全、体位性低血压和药物副反应等。ADA指南及CDS专家共识推荐糖尿病患者血压控制目标为BP<140/90 mmHg，对年轻患者或合并UACR（mg/g）≥30患者的血压控制目标为<130/80 mmHg。血管紧张素转换酶抑制剂（ACEI）或血管紧张素受体拮抗剂（ARB）在DKD有控制血压、减少蛋白尿、延缓肾功能进展的作用，是目前治疗DKD的药物中临床证据最多的，被推荐作为治疗DKD的一线药物。DKD或糖尿病合并高血压的患者首选使用其中一种，不能耐受时以另一种替代，使用期间应监测血清肌酐及血钾水平。ACEI或ARB降压效果不理想时，可联合使用噻嗪类或襻利尿剂、非二氢吡啶类钙通道阻滞剂（CCB)、β受

体阻滞剂等降压药物。ACEI 用于 1 型糖尿病大量蛋白尿患者可有效降低白蛋白尿，减慢 GFR 下降速度和肾衰竭的发生，ARB 对 2 型糖尿病患者大量白蛋白尿患者可减慢 GFR 下降速度和肾衰竭的发生，ARB 对 2 型糖尿病患者大量白蛋白尿患者可减慢 GFR 下降速度和肾衰竭的发生，利尿剂可增强 ACEI 或 ARB 的降压作用，有助于患者血压达标。不推荐正常血压、正常尿白蛋白的糖尿病患者使用 ARB 或 ACEI 类药物；建议正常血压白蛋白尿水平 ACR≥30 的糖尿病患者使用 ACEI 或 ARB 类药物。各指南和共识均不推荐联合使用 ACEI 和 ARB。如果已在联合使用 ACEI 和 ARB，则需要监测和随访血钾和肾功能。多个短期临床试验发现盐皮质激素受体阻滞剂（螺内酯）联合 ACEI 或 ARB 治疗具有减少白蛋白尿的作用，但高血钾事件有所增加，在推荐应用到临床之前仍需更多的临床试验证实。

（四）纠正脂质代谢紊乱

血脂紊乱是 DKD 患者常见合并症，血脂紊乱不仅直接参与心血管并发症的发生，还可以加重蛋白尿和肾小球及肾小管间质纤维化的进展。糖尿病合并 CKD 患者心血管事件、心血管死亡及全因死亡均显著升高。因此，积极纠正 DKD 患者的脂代谢紊乱，对降低心血管并发症和延缓 DKD 进展具有重要意义。ADA、KDOQI 和 KDIGO 指南均建议所有糖尿病合并 CKD 患者使用他汀类药物或他汀类药物联合依折麦布降低 LDL-C 治疗，以减少主要动脉粥样硬化事件风险，包括已经接受肾移植的患者。同时推荐糖尿病已经接受透析治疗的患者不要起始他汀类药物治疗。而 CDS 专家共识建议 DKD 患者血脂干预治疗切点：血清 LDL-C＞3.38 mmol/L，三酰甘油（TG）＞2.26 mmol/L。治疗目标：LDL-C 水平降至 2.6 mmol/L 以下（并发冠心病降至 1.86 mmol/L 以下），TG 降至 1.5 mmol/L 以下。建议首选他汀类药物，以 TG 升高为主时可首选贝特类降脂药。

（五）肾脏替代治疗

KDIGO 指南建议当出现一个或多个以下情况时开始透析：①肾衰竭所致的症状或体征（浆膜炎、酸碱或电解质异常、瘙痒）；②不能控制的容量负荷或血压；③营养状况逐渐恶化，且饮食干预无效；④认知障碍。这通常但不总是发生在 GFR 介于 5～10 mL/(min・1.73 m^2）并在之前的 6～12 个月以上存在进展性和不可逆性 DKD 的证据时，应考虑先期活体肾移植。而 ADA 指南推荐当 DKD 患者 eGFR＜30 mL/(min・1.73 m^2）时应转诊至肾脏科评估是否行肾脏替代治疗。CDS 专家共识建议 GFR ＜15 mL/(min・1.73 m^2）的 DKD 患者在条件允许的情况下可选择肾脏替代治疗，包括血液透析、腹膜透析和肾脏移植等。

三、中医临床思维

（一）中医病名及病因病机特征

中医学虽没有关于本病的病名记载及相关专著，但根据其临床表现，可归为中医学“肾消”“水肿”“虚劳”“关格”等病的范畴。本病为素体肾虚，糖尿病迁延日久，耗气伤阴，五脏受损，兼夹痰、热、郁、瘀等致病。发病之初气阴两虚，渐至肝肾阴虚；病情迁延，阴损及阳，伤及脾肾；病变晚期，肾阳衰败，浊毒内停；或见气血亏损，五脏俱虚。本病病位在肾，可涉及五脏六腑；病性为本虚标实，本虚为肝脾肾虚，五脏气血阴阳俱虚，标实为气滞、血瘀、痰浊、浊毒、湿热等。

（二）辨病辨证及治疗特征

本病基本特点为本虚标实、本虚为气（脾气虚、肾气虚）阴（肝肾阴虚）两虚，标实为痰热郁瘀，所及脏腑以肾、肝、脾为主，病程较长，兼证变证峰起。中医规范将本病分为气阴两虚证、肝肾阴虚证、气血两虚证、脾肾阳虚证四种主证，肝阳上亢证、血瘀证、膀胱湿热证 3 种兼证，浊毒犯胃证、溺毒入脑证、水气凌心证 3 种变证。对于本病主证，气阴两虚证治法为益气养阴，方剂可用参芪地黄汤（《沈氏尊生书》）加减，药物组成为党参、黄芪、茯苓、地黄、山药、山茱萸、牡丹皮；对于肝肾阴虚证，治法滋补肝肾，方剂可用杞菊地黄丸（《医级》）加减，药物组成为枸杞子、菊花、熟地黄、山茱萸、山药、茯苓、泽泻、牡丹皮；气血两虚证治法为补气养血，方剂可用当归补血汤（《兰室秘藏》）合济生肾气丸（《济生方》）加减，药物组成为黄芪、当归、炮附片、肉桂、熟地黄、山药、山茱萸、茯苓、牡丹皮、泽泻；脾肾阳虚证治法为温肾健脾，方剂可用附子理中丸（《太平惠民和剂局方》）合真武汤（《伤寒论》）加减，药物组成为附子、干姜、党参、白术、茯苓、白芍、甘草；对于本病兼证，肝阳上亢证治法为镇肝熄风，方剂可用镇肝熄风汤（《医学衷中参西录》）；血瘀证治法为活血化瘀，方药除主方外，宜加桃仁、红花、当归、川芎、丹参等；膀胱湿热证治法为清热利湿，方剂可用八正散加减（《太平惠民和剂局方》），若反复发作，迁延难愈，可用无比山药丸加减（《太平惠民和剂局方》），若有血尿合用小蓟饮子（《济生方》）；对于本病变证，浊毒犯胃证治法为降逆化浊，方剂可用旋覆代赭汤（《伤寒论》）加减，药物组成为旋覆花、代赭石、甘草、党参、半夏、生姜、大枣。溺毒入脑证治法为开窍醒神，镇惊熄风，方剂可用菖蒲郁金汤（《温病全书》）送服安宫牛黄丸（《温病条辨》）加减，药物组成为石菖蒲、郁金、炒栀子、连翘、鲜淡竹叶、竹沥、灯心草、菊花、牡丹皮；水气凌心证治法为温阳利水，泻肺平喘，方剂可用葶苈大枣泻肺汤（《金匮要略》）合苓桂术甘汤（《金匮要略》）加减，药物组成为葶苈子、大枣、茯苓、桂枝、白术、甘草、附子、干姜。

总而言之，糖尿病肾病证候错综复杂，其病机特点为虚实寒热错杂，气机乖逆，与中医之和法机理相应，故应在和法的指导下进行论治，从而达到补正虚，祛邪实，扶正不碍邪，驱邪不伤正，并恢复气机运行的目的。

（三）药物选择

数据挖掘表明，糖尿病肾病方剂中生黄芪、茯苓、生地黄、泽泻、山药、山茱萸、牡丹皮、当归、石韦、泽兰 10 味药使用频率＞50％，表明这 10 味药是治疗 2 型糖尿病肾病的核心药物。糖尿病肾病用药规律主要是以补益、利水渗湿、活血、清热之品居多，药物归经多以脾、肾两经为主，药物之间关联多以参芪地黄汤的组方为核心；治疗按分期论治，以滋肾（补气养阴）、活血通络为大法，兼以清热、利湿、解毒等治疗，活血通络贯穿病程的始终。

四、名医经验

（一）林兰经验

林兰认为糖尿病肾病以气阴两虚为基本病机，主要病位在肾，与肝、心、肺、脾等脏腑功能均有关系，因此，应在中医学的整体观念指导下，从整体把握其病因病机。糖尿病肾病的进展多由上焦实热到下焦虚寒，由气阴两虚到阴阳两虚，最后导致浊毒内阻，即为该病的终末期。在治疗上，林兰认为糖尿病肾病的治疗关键在于早期气阴两虚阶段，此为防止该病进一步发展的关键时期。糖尿病肾病以阴虚为本，气阴两虚为其基本证型，因此，治疗上以益气养阴为主，但证型是一个动态演变的过程，而且本病常兼夹瘀血、水浊、痰浊等病邪，临床又必须视标本缓急，灵活掌握，方可知常达变，把握治疗的主动权，提高疗效。

（二）南征经验

南征认为，本病属中医学“消渴”“消肾”“腰痛”“水肿”“尿浊”“关格”等范畴，南征称之为“消渴肾病”，是由于消渴病即糖尿病迁延不愈而并发。南征指出，消渴病久者，必然本体大伤，久病致络病瘀血，血瘀痰生，热结毒生，毒伤肾络，肾络瘀塞，体用俱伤。五脏之伤，久必及肾，消渴日久，肾气虚衰，不能蒸化水液，水液潴留，故演变成水肿。由于消渴肾病多是在消渴病迁延、日久不愈的基础上发展起来的，而毒邪又在消渴病发病中具有重要作用，所以毒损肾络是消渴肾病的主要病机关键，并贯穿于消渴病的始终，因此，解毒通络保肾是治疗消渴肾病的根本大法。南征根据多年临床经验，潜心研制了中药复方解毒通络保肾方，该方针对糖尿病肾病毒损肾络之病机，并符合解毒、通络、保肾治法。方由西洋参、枸杞子、黄芪、生地黄、益母草、丹参、地龙、大黄、黄连、槐花等组成。既可制成中药成药制剂长期服用，又可随症加减易为汤剂。方中黄芪、生地黄、西洋参、枸杞子益气健脾补肾，使阴津得补，正气得复，瘀毒湿浊无以化生，体现治病求本，益肾保肾之法；大黄、黄连、槐花具解毒保肾，祛瘀化湿通络之功；丹参、地龙、益母草活血通络解毒。由此可见，南征用药法则始终围绕“毒损肾络”之病机。

（三）程益春经验

程益春认为，糖尿病肾病主要由消渴日久，致脏腑阴阳气血进一步虚衰而发病。其病机为本虚标实，本虚为脾肾亏虚，标实主要责之瘀血、水湿、浊毒三者。早期病变多为气阴两伤，肝肾亏虚，瘀血阻络；病情发展可致阴虚及阳，脾肾俱虚，致水湿潴留，泛溢肌肤，气虚阳损，又可使血行不利而加重瘀阻；晚期因肾阳衰败，湿浊内停，可出现浊毒上攻、犯胃凌心之危重证候。程益春针对病机，提出健脾益气、补肾通腑、活血通脉、利水泄浊之治疗大法，并指出在调补脏腑阴阳气血的同时，及时处理好湿浊、瘀血、水湿等兼证甚为重要。程益春固摄尿白蛋白常重用黄芪、山茱萸、芡实、金樱子；利水常用桑白皮、大腹皮、冬葵子、车前子、泽兰叶；通便常用熟大黄、肉苁蓉，配肉桂；湿浊常用佩兰、茵陈；贫血常合用参芪四物汤；浊毒上攻呕恶常合用黄连温胆汤；高血压常用石决明、白菊花、牡蛎；瘀血常用当归、桃仁、水蛭、地龙、荔枝核等。

（四）黄宝英经验

黄宝英认为糖尿病肾病相当于中医消渴病中消瘅期之肾消病，中医病名定为“消渴肾病”比较合理，这种命名得到许多学者的认同。早期糖尿病肾病的发生与先天禀赋不足、情志失调、饮食不节、劳欲过度有关，脾肾气阴两虚是本病之本，瘀血痰浊为本病之标。黄宝英注重辨病及辨证相结合，唯有如此，才既能把握疾病共性和疾病不同阶段的病机特点，进行个体化治疗，方可提高临床疗效。黄宝英将本病辨证为：①气阴两虚夹血瘀型。主症：咽干口燥，倦怠乏力，视物模糊，肢体麻木疼痛，疼痛夜甚。方药：糖肾宁方。组成：山药、丹参各 30 g，太子参、芡实、石斛、覆盆子、瓜蒌皮各 15 g，石莲肉 20 g。②脾肾气虚、痰浊内蕴型。主症：神疲倦怠、头晕目眩、腰膝酸软。舌脉：舌体胖或有齿痕，苔白厚腻，脉细滑。治宜补脾益肾，化痰渗湿。方药：黄芪、茯苓各 30 g，党参、薏苡仁、菟丝子各 20 g，白术、瓜蒌皮、金樱子、枸杞子各 15 g，白僵蚕、姜半夏、山茱萸各 10 g。另外，黄征认为西医与中医之间应无门户之分，只有优势互补，取长补短，中医与西医并重，才能在疾病的诊断和治疗过程中取得更好的疗效。

（五）赵纪生经验

赵纪生认为糖尿病肾病合并慢性肾功能不全病程较长，它的病理基础初期是气阴两虚、精气亏耗，终期致阴阳两虚，肾元虚损，脾气衰败，水湿、湿浊、湿热、浊毒、瘀血等既是因虚致实的病理产物，又是加重肾衰竭的病理因素，重点在脾肾二脏。脾肾二脏功能之衰败，涉及心、肝诸脏，五脏虚损，尤其是气阴亏虚导致脾肾虚衰是病本，水湿、浊毒、瘀血是病标。多数都有虚实夹杂的临床表现，因此治疗既要治本补虚，又要治标驱邪，标本结合进行治疗，故提出糖尿病肾病合并慢性肾功能不全采用健脾益肾、益气养阴、解毒化瘀的治疗方法。赵纪生凭借多年的临床经验，在西医常规治疗的基础上采用健脾益肾、益气养阴、解毒化瘀法辨证治疗糖尿病肾病合并肾功能不全，自拟基础方：黄芪 30 g，玄参、麦冬、白花蛇舌草、鬼箭羽、鸟不宿、丹参、山药各 20 g，制大黄 15 g，徐长卿、猫爪草各 10 g，黄连 6 g。本方重用黄芪为君，益气健脾，利尿消肿；玄参、麦冬养阴生津；山药健脾益肾；黄连、徐长卿清热燥湿；白花蛇舌草、鬼箭羽、鸟不宿利湿解毒，行血通络；丹参、猫爪草与制大黄合用活血化瘀，降浊解毒，诸药合用，标本兼治，正气得复，尿浊得出。

（六）王铁良经验

糖尿病肾病的病机特点为本虚标实，病情复杂多变。王铁良根据糖尿病肾病发生、发展、转归规律，对糖尿病肾病进行分期与分型辨证相结合的方法进行辨证论治。早期糖尿病肾病相当于 Mogensen 分期的Ⅰ、Ⅱ、Ⅲ期，临床上典型的”三多一少”消渴症状并不多，多见有神疲倦怠，郁郁寡欢，纳食不馨，大便不爽，舌淡胖，苔厚腻，脉沉细或脉弦滑，属脾虚湿滞，清阳不升，痰湿停聚，病机为脾虚湿困。王铁良治疗该期糖尿病肾病从脾胃论治，注重培补脾胃之气，以益气健脾，温阳化湿为基本大法，方用升阳益胃汤合参苓白术散加减。中期糖尿病肾病相当于临床糖尿病肾病期，临床除糖尿病的表现外，有高血压、水肿等表现。王铁良以益气利湿汤治疗气阴两虚，湿热蕴结所致的持续性蛋白尿，自拟效方益气利湿汤是根据宋代《太平惠民合剂局方》所载“清心莲子饮”加减化裁而成，药物组成：党参、黄芪、板蓝根、白花蛇舌草、鱼腥草、白茅根、半边莲、柴胡、金银花、青风藤各30 g，芡实、黄芩、地骨皮、麦冬、车前子、茯苓、连翘、僵蚕、鸡内金、石韦各20 g，甘草7.5 g。晚期糖尿病肾病相当于肾衰竭期，王铁良以补肾降浊汤治疗晚期糖尿病肾病脾肾虚衰，血瘀湿浊证，即参芪地黄汤与清代医家王清任所著《医林改错》“解毒活血汤”加减化裁而成。药物组成：党参、黄芪、半枝莲、白花蛇舌草、鱼腥草、焦山楂、炒麦芽、神曲、丹参、葛根、草果仁各30 g，生地黄、山药、山茱萸、茯苓、枳壳、赤芍、砂仁、连翘各20 g，泽泻、桃仁、红花、当归、柴胡各15 g，大黄7 g。

（七）刘文峰经验

刘文峰将糖尿病肾病的中医病机特点概括为肾虚、血瘀、痰湿（热）、浊毒，虚中夹实，损伤肾脏，肾之阴阳失衡。早中期糖尿病肾病蛋白尿的病机主要是脾肾气虚，肝肾阴虚，肾络瘀阻，肾失封藏，精微下泄。另外，消渴日久，脾虚不运，清阳不升，中气下陷，精微难于布散，反生浊邪，下输于膀胱，发为蛋白尿；久病及肾，肾虚开阖失度，难以藏精固摄，无以蒸腾精液，聚生浊毒，形成蛋白尿。因此，糖尿病肾病蛋白尿的出现总属本虚标实、虚实夹杂之证，脾肾亏虚为本，浊邪内阻为标。刘文峰对于早中期糖尿病肾病分为6个方面进行辨证论治。①益肾固精，补涩并用。②益气健脾，助肾封藏。③逐瘀泄浊，祛邪安正。④调节肾脏阴阳平衡，恢复肾脏主水、藏精功能。⑤药性平和力缓，适于久服无弊。糖尿病肾病为虚实夹杂、以虚为主的慢性疾病，以缓治之法为宜。⑥降低“三高”是前提，中西医结合是基础。刘文峰自拟八仙保肾汤功在健脾益气，培元固肾，化瘀通络，泻浊解毒，另外还有保肝明目、抗衰老、抗氧化等作用，尤其适用于糖尿病肾病早期尿微量白蛋白升高，或尿蛋白（+）的患者，方中重用生黄芪益气健脾，培补肾元；“八仙”即“八子”：女贞子、五味子、枸杞子、楮实子、覆盆子、金樱子、菟丝子、牛蒡子。

（八）张大宁经验

张大宁认为“肾虚血瘀”是慢性肾脏病的共同病理基础，水肿基本病机为脾肾亏虚、水湿瘀血互结。肾虚血瘀为糖尿病肾病水肿的致病之因，湿浊为病情缠绵难愈之根，水肿为致病之果。张大宁认为湿浊、血瘀既为病理产物，又可作为新的致病因素加重肾虚，致使虚、瘀、湿的形成。故张大宁认为肾虚、血瘀、湿浊为糖尿病肾病水肿迁延的根本原因，主张从“虚、瘀、湿”论治糖尿病肾病水肿。在治疗上，张大宁以健脾益肾培本为要，活血化瘀贯穿始终，分期论治以循其章，在辨证施治、分期论治的基础上须补肾与活血相结合，控制糖尿病原发病与治疗糖尿病肾病相结合，通过补肾促进活血，活血加强补肾，改变糖尿病肾病水肿肾虚血瘀的病理基础。处理好虚、瘀、湿三者关系，糖尿病肾病水肿多因虚致瘀，因虚生湿，湿聚成水，常瘀水互结，在活血利水的同时须健脾益肾相结合，且不能峻投攻逐水湿药物以防峻下伤阴。

五、名方推荐

（一）五苓散合血府逐瘀汤加减

丹参、黄芪、桃仁各20 g，茯苓、红花、牛膝、赤芍、猪苓、泽泻、玉米须各15 g，白术、桂枝、当归、熟地黄、川芎、桔梗、柴胡、枳壳、甘草各10 g。功效：益气养阴润燥，活血利水消肿。主治：糖尿病肾病之水湿内盛，小便不利。用法：水煎，每日1剂，分2次口服，3个月为一个疗程。加减：蛋白尿明显可加金樱子、芡实等；阳虚明显可加肉桂、制附子等；夜尿多可加覆盆子、益智等。

（二）金匮肾气丸

黄芪、丹参、泽泻各30 g，山药、枸杞子、熟地黄、当归、益母草各20 g，牛膝、车前子、山茱萸、大黄各15 g（后下），制附子（先下）、肉桂各9 g。功效：温补肾阳，化气行水。主治：肾虚水肿，腰膝酸软，小便不利，畏寒肢冷。用法：煎服，每日1剂，连续治疗1个疗程（28 d）。加减：气阴两虚兼有阳虚证候者，以肾气丸加沙苑子、菟丝子、女贞子、墨旱莲等；水肿明显者加楮实子、车前草等；蛋白尿明显者加金樱子、芡实等；夜尿多者加覆盆子、益智；血瘀者加鬼箭羽、川芎、丹参，也常与当归芍药散合方应用；湿热明显者加土茯苓、半枝莲。糖尿病肾病后期出现大量蛋白尿而浮肿明显者，治以金匮肾气丸合防己黄芪汤加减，健脾补肾，利水消肿。糖尿病肾病患者常有血糖升高，潜在阴虚之象，阴虚血燥生风，患者往往会伴有不同程度的皮肤瘙痒加地龙、乌梢蛇。

（三）八味真武汤

茯苓、白术各 30 g，泽泻、山茱萸各 20 g，桂枝、赤芍各 15 g，熟附片、干姜各 10 g。功效：温补脾肾、活血利水。主治：早期糖尿病肾病辨证属脾肾阳虚、血瘀水停。用法：水煎，每日 1 剂，早晚温服。以 20 日为 1 疗程，第 1 疗程结束，暂停药 5～7 天后，进行第 2 疗程的巩固治疗。加减：血尿者可加小蓟、生地黄、白茅根；气滞者加沉香、青皮、香附；湿热者加黄芩、大黄。

（四）六味地黄丸加味

白术 60 g，黄芪、生山药各 30 g，生地黄、何首乌、云苓、菟丝子各 20 g，泽泻 18 g，牡丹皮 12 g，山茱萸 10 g，益母草 100 g，三七 15 g。功效：补肾、利尿、活血。主治：糖尿病肾病各个证型均可加减化裁使用。用法：水煎，每日 1 剂，1 剂为 200 mL，分为早晚 2 次服用。均持续治疗 60 日。六味地黄汤中多为糖尿病肾病的常见药物，具有化瘀、疏经通络、补肾等功效；其中的山药、山茱萸以及生地黄配伍后，能够更好地发挥出健脾以及补肾的功效；牡丹皮与山茱萸进行配伍后能够共奏泄肝火之功效；泽泻同生地黄配伍则可共奏降浊的功效；茯苓与山药进行配伍之后则能够更好地发挥出渗脾湿功效。方中加入白术后，可帮助利水以及健脾；加入黄芪后，能够消肿、补气等；加入益母草之后可消肿、祛瘀等；加入何首乌则能够有效解毒、祛瘀以及活血等；当三七与菟丝子配伍之后，则能够共奏强健筋骨、补肾等功效。

（五）益气养阴活血方

黄芪、太子参、玄参、丹参各 30 g、麦冬、枸杞子、赤芍各 15 g，玉竹、石斛、佛手各 12 g，川芎、桃仁各 10 g，砂仁 6 g。功效：补气养阴，活血通络。主治：气阴两虚血瘀型 2 型糖尿病肾病早期。用法：煎煮成 250 mL 袋装剂，1 剂/d，分 2 次服，治疗 4 周为 1 个疗程，共 2 个疗程。加减：水肿明显者加楮实子、车前草等；蛋白尿明显者加金樱子、芡实等；夜尿多者加覆盆子、益智仁。

（六）益肾解毒汤

山药、黄芪、党参各 30 g，丹参、熟地黄各 20 g，巴戟天、肉苁蓉、草河车、白术、麦冬、枸杞子、当归各 15 g，淫羊藿 12 g，黄连 5 g。功效：解毒化瘀，益气养阴。主治：糖尿病肾病属气阴不足，湿热内蕴。用法：水煎，每日 1 剂，1 日 4 次，分早、中、晚饭后以及睡前服用，治疗周期为 3 周。加减：尿量多而浑浊加益智、桑螵蛸、覆盆子、金樱子等益肾收摄；身体困倦、气短乏力者可加黄精、人参等补益正气；阳虚者可酌情加鹿茸粉 0.5 g 冲服以启动元阳，助全身阳气之生化。

（七）金蝉花汤

金蝉花、丹参各 20 g，黄芪 30 g，白术、茯苓、金樱子、芡实各 15 g。功效：益气养阴，活血消癥、通利肾络。主治：老年糖尿病肾病属气阴两虚、瘀血内阻者。用法：煎服，每日 1 剂，早晚分服，疗程 16 周。糖尿病肾病的病机特点是本虚标实，本虚证候常与标实证候同时存在。糖尿病肾病临床证候学研究发现，糖尿病肾病患者普遍存在肾气不足，在气虚的同时，可兼有阴虚、阳虚，或阴阳两虚，其中气阴两虚最为多见。该病多因消渴日久、耗伤阴津、炼津成瘀、入络成痹引起。目前的动物实验研究表明，金蝉花具有调节免疫、抗肿瘤、抗惊厥、抑菌、改善肾功能等多方面的作用。黄芪甘温，入手、足太阴经，补肺脾之气以止渴，配茯苓、白术健脾利湿；丹参凉血活血化瘀；金樱子、芡实为水陆二仙丹，滋阴补肾、养精固涩；合之共奏益气养阴、活血消癥、通利肾络之效。

（八）健脾固肾解毒汤

黄芪 20 g，山药 15 g，淫羊藿、葛根各 20 g，薏苡仁 15 g，怀牛膝、麦冬、苍术、丹参、当归、甘草各 10 g，水蛭、大黄各 6 g。功效：健脾补肾，祛湿化浊、活血化瘀。主治：糖尿病肾病属脾肾两虚者。用法：水煎服，1 剂/d，2 次/d，餐后服，连续用药 8 周。加减：蛋白尿明显者加金樱子、芡实；

身体困倦、气短乏力者可加黄精、人参等补益正气；湿热明显者加土茯苓、半枝莲；血瘀者加鬼箭羽、川芎、丹参，也常与当归芍药散合方应用。本方中黄芪、山药益气健脾；淫羊藿补肾固精；怀牛膝补益肝肾、活血祛瘀；麦冬养阴益胃，助脾散精；葛根升阳除湿，生津止渴；苍术、薏苡仁燥湿泄浊；丹参活血化瘀；当归补血活血；水蛭破血逐瘀，为血肉有情之品，善入经络，活血力强；大黄活血泄浊；甘草调和诸药。全方配伍共奏健脾补肾，祛湿化浊、活血化瘀之功。

（九）降糖益肾汤

黄芪、山药、芡实各 30 g，熟地黄、茯苓、黄精、金樱子各 20 g，人参、麦冬、泽泻、山茱萸、当归各 10 g，牡丹皮 8 g。功效：益气补肾、降糖祛瘀。主治：糖尿病肾病属气虚血瘀者。用法：以水煎药，2 次/d，疗程为 2 个月，嘱患者适量运动，遵循饮食原则。加减：血尿者可加小蓟、生地黄、白茅根；气滞者加沉香、青皮、香附；湿热者加黄芩、大黄；湿热明显者加土茯苓、半枝莲；血瘀者加鬼箭羽、川芎、丹参，也常与当归芍药散合方应用；阴虚血燥生风，伴有不同程度的皮肤瘙痒者加地龙、乌梢蛇。现代研究表明，本方具有扩张血管、消除蛋白尿，益气生津，补养肝肾，补益脾阴，补气养血，活血祛瘀、固精化浊的作用。通过使用本方，可改善机体的糖代谢和脂代谢紊乱，改善微循环和肾功能，稳定内环境的平衡，从而延缓肾功能的恶化，维持病情稳定。

（十）丹芪益肾方

丹参、黄芪、太子参各 20 g，熟地黄、玄参各 15 g，牛膝、枸杞子、杜仲、泽泻、桃仁、玉米须各 10 g，黄连、山茱萸各 6 g。功效：补肾健脾、益气养阴、活血祛瘀、清热化湿。主治：气阴两虚夹瘀型糖尿病肾病。用法：1 剂/d，水煎 2 次，每次煎至药汁 150 mL，2 次药汁混匀后分早晚 2 次温服，连续治疗 12 周。加减：气阴两虚兼有阳虚证候者，以肾气丸加沙苑子、菟丝子、女贞子、墨旱莲等；水肿明显者加楮实子、车前草等；蛋白尿明显者加金樱子、芡实等；夜尿多者加覆盆子、益智；血瘀者加鬼箭羽、川芎、丹参，也常与当归芍药散合方应用；湿热明显者加土茯苓、半枝莲。丹芪益肾方中丹参可活血祛瘀、清心除烦、凉血通经，黄芪能补气固表、利尿排毒，太子参则可益气健脾、生津消渴，熟地黄则能滋阴补血，玄参可清热凉血、滋阴降火，牛膝能补肝益肾、逐瘀通经、利尿通淋、引血下行，枸杞子则可滋肾补肝，杜仲则补肝肾、强筋骨，泽泻则可利水渗湿、化浊降脂，桃仁则能活血祛瘀，玉米须利尿消肿、清肝利胆，黄连清热燥湿、泻火解毒，山茱萸补益肝肾、收涩固脱。诸药配伍，共奏补肾健脾、益气养阴、活血祛瘀、清热化湿之功。现代研究表明丹芪益肾方有良好的降糖、调脂效果，能够促进患者糖脂代谢改善，有利于患者病情控制。

第七节　高血压肾病

肾脏是高血压最常损害的靶器官之一，高血压人群中肾损害发生率为 20.87%。高血压肾病通常是指原发性高血压导致的肾脏小动脉或肾实质损害。典型的病理改变表现为肾入球小动脉和肌型小动脉硬化，致使受累肾单位因缺血而萎缩纤维化，最终导致高血压肾硬化，肾功能进行性下降。高血压肾病的诊治关键点主要在于高血压的诊治。

一、诊断标准

（一）必需条件

1. 原发性高血压。
2. 有持续性蛋白尿（一般为轻到中度），镜检有形成分少。
3. 蛋白尿前有 5 年以上的持续性高血压（程度一般大于 150/100 mmHg）。
4. 有动脉硬化性视网膜病变。
5. 除外各种原发性及继发性肾脏病。

（二）辅助或参考条件

1. 年龄在 40 岁以上。

2. 有高血压性左心室肥厚、冠心病、心力衰竭。

3. 有脑动脉硬化和（或）脑血管意外史。

4. 血尿酸升高。

5. 肾小管功能损害先于肾小球功能损害。

6. 病情进展缓慢。

（三）病理诊断

病理改变须符合良性小动脉肾硬化，其肾小动脉硬化程度与肾小球、肾小管、肾间质缺血和纤维化程度相一致。在疾病早期，可能仅见肾小动脉硬化病变，但无肾小管器质性病变，更不一定出现肾小球缺血性皱缩或硬化。

（四）早期诊断

在高血压肾损害早期，用常规的检测方法难以判断肾损害情况。研究表明微量白蛋白尿和蛋白尿是高血压肾损害的早期诊断指标。微量白蛋白尿的检测可以采用 24 h 内尿液中白蛋白量（30～300 mg/24 h），随意尿液中白蛋白尿肌酐比值（30～300 mg/g 或 2.5～25 mg/mmol）或晨尿中白蛋白浓度（30～300 mg/L）等方法表示。晨尿中白蛋白浓度的测定可能是患者筛选的理想方法，而 24 h 尿白蛋白排泄率（20～200 μg/min）是可靠的检测指标。

二、西医治疗

高血压肾病的治疗主要是积极有效控制高血压，避免或减轻靶器官（肾脏）损伤。

（一）药物治疗

1. 降压目标：①合并糖尿病的患者血压控制在＜140/90 mmHg，如患者能够耐受，血压目标值可以再适当降低为＜130/80 mmHg。尿白蛋白≥30 mg/24 h 时血压控制在≤130/80 mmHg。②老年患者：60～79 岁的患者血压目标值＜150/90 mmHg，如患者能够耐受，可进一步降为＜140/90 mmHg。≥80 岁的患者血压目标值＜150/90 mmHg，如患者能够耐受，可以降至更低，但应避免血压＜130/60 mmHg。③透析患者：我国建议，血液透析患者透析前收缩压＜160 mmHg（含药物治疗状态下）。腹膜透析患者血压目标值＜140/90 mmHg，年龄＞60 岁患者血压目标可放宽至＜150/90 mmHg。

2. 降压药物选择原则：

除了考虑普遍适用的降压疗效、安全性及依从性外，还需要综合考虑是否合并糖尿病，心肾保护作用以及对特殊人群如血液透析、肾移植、儿童、老年等肾脏病患者的药物选择注意事项。选择的药物主要包括 ACEI、ARB、CCB、噻嗪类利尿剂、袢利尿剂、α-β 受体阻滞剂等，其中 ACEI 或 ARB 为首选药物。

（1）ACEI/ARB 不但具有降压作用，还能降低蛋白尿、延缓肾功能的减退，改善 CKD 患者的肾脏预后。初始降压治疗应包括一种 ACEI 或 ARB，单独或联合其他降压药，但不建议两药联合应用。用药后血肌酐较基础值升高＜30％时仍可谨慎使用，超过 30％时可考虑减量或停药。

（2）二氢吡啶类和非二氢吡啶类 CCB 都可以应用，其肾脏保护能力主要依赖其降压作用。

（3）GFR＞30 mL/(min・1.73 m^2）（CKD1～3 期）患者，噻嗪类利尿剂有效；GFR＜30 mL/(min・1.73 m^2）（CKD4～5 期）患者可用襻利尿剂。利尿剂应低剂量，利尿过快可导致血容量不足，出现低血压或 GFR 下降。醛固酮拮抗剂与 ACEI 或 ARB 联用可能加速肾功能恶化和发生高钾血症的风险。

（4）β 受体阻滞剂可以对抗交感神经系统的过度激活而发挥降压作用，α－β 受体阻滞剂具有较好的优势，发挥心肾保护作用，可应用于不同时期 CKD 患者的降压治疗。

3. 降压药物的种类（表 5－5）

表 5－5　　常用降压药物的种类、达峰时间、半衰期及常用剂量

药物分类	药物名称	达峰时间/h	半衰期/h	常用剂量
利尿剂	氢氯噻嗪	4	9～10	12.5～25 mg，qd
	苄氟噻嗪	6～12	9	5～15 mg，qd
	氯噻酮	2	35～50	25～100 mg，qd
	吲达帕胺	1～2	14～18	1.25～2.5 mg，qd
	阿米洛利	6～10	6～9	5～10 mg，qd
	螺内酯	48～72	13～24	10～40 mg，qd－bid
CCB	硝苯地平	0.5～1	1.7～3.4	10～30 mg，tid
	硝苯地平缓释	1.6～4	1.7～3.4	10～20 mg，bid
	硝苯地平控释	首剂达峰 6～12 h，连续服药血浆药物浓度波动小	1.7～3.4	30～60 mg，qd
	尼群地平	1～2	10～22	10～20 mg，tid
	尼莫地平	1～1.5	1.1～1.7	30～60 mg，qid
	佩尔地平	14.2～16.9	7.6～8.6	40 mg，bid
	氨氯地平	6～12	35～50	2.5～10 mg，qd
	左旋氨氯地平	6～12	35～50	2.5～5 mg，qd
	拉西地平	0.5～1.5	12～15	4～8 mg，qd
	乐卡地平	1.5～3	8～10	10～20 mg，qd
	非洛地平	2.5～5	11～16	5～10 mg，qd
	西尼地平	2.8～3.7	5.2～8.1	5～10 mg，qd
	贝尼地平	0.8～1.1	0.9～1.7	2～12 mg，qd
	马尼地平	1～4	3.9～7.9	10～20 mg，qd
	地尔硫䓬	1～2	3.5	30～90 mg，bid/tid
	地尔硫䓬缓释	6～11	3.5	90 mg，qd/bid
	维拉帕米缓释	5～7	12	120～240 mg，qd/bid
ARB	氯沙坦	3～4	6～9	50～100 mg，qd
	缬沙坦	2	9	80～160 mg，qd
	厄贝沙坦	1～1.5	11～15	150～300 mg，qd
	坎地沙坦	3～4	9	4～16 mg，qd
	替米沙坦	0.5～1	＞20	40～80 mg，qd
	奥美沙坦	1～2	13	20～40 mg，qd
	依普沙坦	1～3	5～7	600～1200 mg，qd
	阿利沙坦	1.5～2.5	10	80～240 mg，qd
ACEI	卡托普利	1～1.5	2	12.5～75 mg，tid
	依那普利	1	11	5～40 mg，qd

续表

药物分类	药物名称	达峰时间/h	半衰期/h	常用剂量
	贝那普利	2～4	11	5～40 mg，qd
	咪达普利	2	8	2.5～10 mg，qd
	赖诺普利	6～8	12	5～40 mg，qd
	培哚普利	2～4	30～120	4～8 mg，qd
	雷米普利	1	13～17	2.5～10 mg，qd
	群多普利	1	16～24	1～4 mg，qd
	福辛普利	3	12	10～40 mg，qd
β受体阻滞剂	普萘洛尔	1～1.5	2～3	20～90 mg，bid/tid
	阿替洛尔	2～4	6～10	12.5～50 mg，qd/bid
	拉贝洛尔	1～2	5.5	50～100 mg，q12 h，最大 600 mg/d
	比索洛尔	3～4	10～12	2.5～10 mg，qd
	酒石酸美托洛尔	1～2	3～4	50～100 mg，bid
	琥珀酸美托洛尔（缓释剂）	3～7	12～24	47.5～190 mg，qd
	卡维地洛	1	6～7	12.5～50 mg，bid
	阿罗洛尔	2	10～12	10～20 mg，bid
	奈必洛尔	0.5～2	12～19	5 mg，qd
α受体阻滞剂	特拉唑嗪	1	12	1～5 mg，qd
	多沙唑嗪	2～3	19～22	1～8 mg，qd/bid
	多沙唑嗪控释片	8～9	22	4～8 mg，qd
	哌唑嗪	1～3	2～3	6～15 mg，bid/tid

ACEI：血管紧张素转化酶抑制剂；ARB：血管紧张素Ⅱ受体拮抗剂；CCB：钙通道阻滞剂

4. 降压药物的选择：

（1）RAAS 抑制剂的地位很重要，可以作为优先推荐，在 CKD1～3 期高血压患者使用单药不能达标时，常采用以 RAAS 抑制剂为基础的联合治疗方案，CKD3～4 期患者需谨慎使用 ACEI 和 ARB，建议初始剂量减半，严密监测血钾、血肌酐水平及 GFR 的变化，及时调整药物剂量和类型。常规的联合降压药物为 ACEI/ARB＋二氢吡啶类 CCB、ACEI/ARB＋噻嗪类利尿剂或二氢吡啶类 CCB＋噻嗪类利尿剂。多数血压难以控制的患者可采用 ACEI/ARB＋二氢吡啶类 CCB＋噻嗪类利尿剂组成的 3 药联合方案。这些联合方案可获得较好的降压疗效，减少下肢水肿及高钾血症等不良反应。对于仍不能达标的难治性高血压患者，第 4 种降压药可加用 α-β 受体阻滞剂、α 受体阻滞剂、β 受体阻滞剂、中枢性降压药等。α-β 受体阻滞剂双受体阻滞作用对 CKD 合并高血压患者具有独特的应用价值。对 CKD 4～5 期的高血压患者常在无肾脏透析保障的条件下应用以 CCB 为基础的治疗并联合 α-β 受体阻滞剂，慎用醛固酮受体拮抗剂。2 种 RAAS 抑制剂的联合并未获得更好的效果，但也未发现更多的不良反应，较适合于膜性肾病伴大量蛋白尿者。

（2）不能将 RAAS 抑制剂定义为肾毒性药物，因为该类药物仅引发肌酐水平升高。醛固酮受体拮抗剂除了可以利尿和降压外，还可以抗盐和抗钠，而 CKD 患者对水、钠、钾的调节功能下降，如果应用醛固酮受体拮抗剂，可能会引发高血钾；螺内酯有雌激素样作用，可能引起男性乳房发育；依普利酮可以避免螺内酯的相关不良反应。

（3）α-β 受体阻滞剂可以用于任何分期的 CKD 合并高血压患者，且不易被透析清除。

（4）噻嗪类利尿剂降压作用效果好、安全、价廉，与 ACEI/ARB 联合为固定复方制剂，不仅具有利尿作用，更可从高血压时过度兴奋的 RAAS 方面发挥作用，达到利尿和阻断 AT1 受体的双重作用。既往认为 CKD4 期（GFR＜30 mL/min）开始应用噻嗪类利尿剂效果可能不理想，而推荐用袢利尿剂（如呋塞米）代替。新的观点认为即使已经达到 CKD4 期，为达到降压目的依然可以使用噻嗪类利尿剂。

5. 降压药物使用注意事项：

（1）服用药物时间：肾脏病患者高血压表现为夜间血压升高，42%呈现非杓型，22%为反杓型血压。在不增加服药次数和药物剂量的情况下，睡前服用一种或多种降压药对非杓型血压患者是一项经济、简单、有效的控制 CKD 高血压、降低不良事件风险、保持 eGFR 的方法。

（2）大量蛋白尿和肾功能不全者宜选择摄入高生物价蛋白，并限制在 0.3～0.6 g/(kg・d)；有蛋白尿的患者应首选 ACEI 或 ARB 作为降压药物。ACEI 和 ARB 在减少蛋白尿和延缓肾脏病进展方面作用相当，最佳降蛋白剂量为双倍剂量，ACEI＋ARB 并不优于单药剂量。临床研究显示，与仅使用 ACEI 或 ARB 的患者相比，联用这 2 种药物的患者肾衰竭和高钾血症风险均增加 1 倍以上。在联用 ARB/ACEI 的患者中，约 86%仍发生蛋白尿或症状性左室收缩功能不全，此外，低血压发生率也增高。

（3）应用 ACEI、ARB、利尿剂的糖尿病合并糖尿病肾病患者（白蛋白尿＞30 mg/24 h），需监测血肌酐和血钾水平。

（4）对老年高血压、肾功能不全，或合并心力衰竭、脱水及糖尿病的 CKD 患者应注意降压药物治疗要个体化，从小剂量开始，缓慢降压，1～2 周内平稳缓慢降压，降压过程中同时监测肾功能和血钾水平的变化。老年患者多为盐敏感性高血压，可以通过检测 24 小时尿钠评估食盐摄入情况，并由此指导利尿剂的使用。

（5）妊娠期女性禁用 ACEI、ARB。

（6）联合用药的注意事项：①限制钠盐摄入量（＜6 g/d）或加用利尿剂可以增强 ACEI/ARB 的降压和降尿蛋白作用。②ACEI/ARB 可与 α-β 受体阻滞剂和 CCB 联用。③ACEI/ARB 与非甾体抗炎药、环氧合酶 2 抑制剂或保钾利尿剂联用时应谨防高钾血症。④醛固酮受体拮抗剂为保钾利尿剂，宜与排钾利尿剂联用，当与 ACEI、ARB 及其他保钾利尿剂联用时需高度谨慎。螺内酯和依普利酮与 CYP 具有交互作用，与此类药物联用时也应慎重。⑤CCB 尤其是二氢吡啶类 CCB 易致液体潴留，宜避免联用其他血管扩张剂。二氢吡啶类 CCB 还可影响代谢，并能与环孢素及他克莫司相互作用。非二氢吡啶类 CCB 与 β 受体阻滞剂联用易致严重的缓慢性心律失常，在进展性 CKD 患者中尤为明显。

（7）用药剂量：需综合考虑药代动力学、并发症及联合用药等情况，若药物经肾脏排出，尚需根据 GFR 调整用药剂量。

（8）降压药物使用流程：在无禁忌证的情况下，ACEI 或 ARB 能延缓 CKD 进展，是高血压合并 CKD 患者的首选降压药物。2 型糖尿病合并高血压患者出现大量蛋白尿时常选择 ARB，可以减慢肾脏病进展。

（二）非药物治疗

包括减轻体重、规律运动、限制钠盐摄入量、限酒、戒烟。

三、中医临床思维

（一）中医病名及病因病机特征

根据高血压肾病的临床表现不同，相当于中医学中的不同病证，如以头晕眼花，甚至感觉自身或外界景物旋转为主者，相当于“眩晕”“风眩”；如以自觉头痛为主者，相当于“头痛”；如以颜面部或肢体水肿为主者，相当于“水肿”；如以尿蛋白为主者，相当于“尿浊”“膏淋”；如以五脏虚损表现为主者，相当于“虚劳”，等等。《素问・至真要大论》病机 19 条云：“诸风掉眩，皆属于肝”“诸厥固泄，皆属于下。”高血压早期肾损害多由劳欲过度引起。劳则伤阴，肾阴渐耗，则水不涵木，肝失所养，肝风内动；肝肾阴虚，虚火灼阴加重阴虚，阴血虚则脉道干涩，血行不畅，肾络瘀阻，肾失封藏，精微外泄；阳亢日久，热盛伤阴，阴液炼聚为痰；或肾气亏虚，则肾气化失职，水液代谢失调，水液泛滥为痰；或脾气亏虚，运化失司，痰湿内生。痰湿久蕴于肾脏，寒化伤阳，热化伤阴，损伤肾气，或耗伤肾阴，以致肾虚亦甚。其基本病机可以概括为肝脾肾亏虚，因虚致实，肝阳上亢，痰湿瘀血互结，证属本虚标实，虚实夹杂。

（二）辨病辨证及治疗特征

不同学者对高血压肾病的中医辨证分型观点不一。主要的证型包括肝肾阴虚、肝阳上亢、痰湿壅盛、瘀血阻络、痰瘀互结、阴阳两虚等。高血压肾病可分为三期：①高血压期常分为肝肾阴虚型和脾虚痰湿型；②肾损害期：多见气虚血瘀型；③肾衰竭期：以脾肾两虚型为主，早期多气虚，后期可出现阳虚或气阴两虚，病情最后多表现为阴阳两虚，兼夹证多为水湿证、湿浊证、湿热证、浊毒证。

治疗特征：本病多涉及辨证分型分期论治，主方辨证加减、专方验方论治及其他疗法等，常从肝肾亏虚、痰浊血瘀入手，拟定活血化瘀利水法，活血化瘀法，补肾活血法，补肾化瘀泄浊法，滋肾潜阳活血法等治疗原则。根据西医分期不同，中医在治疗时亦有所区别，如在高血压期，患者常以眩晕、头痛为主要临床表现，辨证多属肝肾阴虚型和脾虚痰湿型，相应的予以补益肝肾、平肝潜阳、健脾化痰等治法；而在肾损害期，患者常有蛋白尿等表现，治疗时可配伍固精缩尿类的收涩药；等到肾衰竭期，病情则更加复杂，需仔细辨证，结合中西医对疾病的认识特点，综合处方。

高血压肾病患者常常兼有合并症如高血压性心脏病、冠心病、高脂血症，甚至 2 型糖尿病、脑血管病等。高血压性心脏病的治疗关键是尽快改善心脏的前、后负荷，降低血压。合并冠心病则给予扩冠、抗凝治疗。由于高血压病患者普遍伴有高脂血症，且高脂血症对于肾动脉硬化肾功能减退的影响日益受到重视。因此，应用中、西降脂药物等干预治疗就显得格外重要。临床高血压病合并 2 型糖尿病的患者也属常见，二者皆影响肾小动脉硬化，造成病情加重，故应及时诊断，合并治疗。高血压病合并脑血管病临床较高血压肾病更为常见，故应在治疗肾病的同时治疗脑血管病。而当出现不同西医合并症时，中医的辨证也会更加复杂，处方时亦当有所兼顾，故在中医临证之时应更加仔细，以提高临床疗效。

（三）药物选择

在药物的选择方面，首先是从中医辨证论治的角度出发，辨证选方，在原方的基础上再适当加减，但在加减之时可从中医临床表现和西医临床表现两个方面来考虑。中医的随证加减此处不作赘述，针对西医基础的中药加减在此抛砖引玉。高血压肾病患者常常伴有蛋白尿，结合药理学研究，在中医辨证论治的基础上可以加芡实降低尿蛋白；同理，合并有糖尿病的患者，可配伍山药降血糖；水肿者加茯苓、泽泻、白茅根、杜仲等；黄芪对于肾脏有保护作用，故不论分期均可使用。

四、名医经验

（一）曾学文经验

曾学文认为肝肾亏虚是高血压肾病最重要的根源，而血瘀是促使高血压肾病发展至肾功能不全最为重要的病理因素，在肝肾亏虚的基础上合并血瘀是中老年高血压发展的必然趋势。虚瘀之间互为因果，从而形成恶性循环，致使病程缠绵难愈。所以治疗上当标本兼顾、通补兼施，截其恶性循环。以补法治其本，并当兼顾温阳，阳中求阴，治疗上宜用甘寒淡渗之品滋补肝肾之阴而不助湿，亦可少佐温通行气之品。以通法治其标，治疗当佐以活血化痰祛浊之品，祛邪意在补虚，则肝肾阴精充沛，肾络畅利，精血化生，肾的闭藏功能因此得以恢复；又因高血压肾损害多发生在中老年人，为慢性病，病程较长，气血可补，尤不可破，不宜伤气破血耗血伤阴，故宜使用活血补血之品，切不可重用破血耗血之品，化痰祛浊多有行气之功，切不可破气耗气太过。

（二）李七一经验

①病证结合，辨证论治。李七一认为早期高血压肾损害患者，可能无任何症状，更无明显水肿的表

现，即便伴有“夜尿增多、腰酸”等症亦未被人所重视，此类患者往往通过来院就诊进行生化检查时才被发现，临床上极易漏诊、误诊。应在中医四诊的基础上予以西医检查手段，早期明确诊断。在西医辨病的基础上，再从中医角度辨证论治。②立法当以滋肾平肝为先。李七一认为早期高血压病肾损害发病机制以肝肾阴虚为本，临床上李七一常以“滋肾平肝合剂”治疗该病，药物组成如下：熟地黄、山药各 15 g，山茱萸、泽泻、牡丹皮、茯苓、怀牛膝、法半夏、夏枯草、白蒺藜各 10 g，丹参 30 g，水蛭 3 g。③脾肾同治，培土固元。李七一认为脾肾亏虚是早期高血压肾损害出现蛋白尿的主要病机。李七一针对早期高血压肾损害出现蛋白尿，甚至浮肿时，主张脾肾同治，培土固元，喜用大剂量黄芪与芡实合用。除此之外，李七一治疗此类患者常用水陆二仙丹，脾虚为主的予参苓白术散加补骨脂、金樱子、菟丝子之类；肾虚更甚者予五子衍宗丸加党参、生黄芪之类；若见脾肾阳虚者，症见：畏寒肢冷、腰膝冷痛、倦怠无力、纳差、便溏、小便清长、夜尿频多、脉象沉弱、舌体胖大质淡而嫩，宜温补脾肾，可用理中汤加仙茅、淫羊藿，或附子汤加补骨脂、金樱子、芡实等。④活血化痰，疏通肾络。李七一认为痰浊和瘀血是高血压病早期肾损害最常见的病理因素，活血化痰通（肾）络法必须贯于高血压早期肾损害治疗的始终。

（三）张琪经验

①张琪认为高血压早期肾损害病因为阴虚之体，诸病理因素化为瘀热。一方面饮食不节，年老体虚，情志失调，房事不节及消渴等久病迁延致肝肾阴亏，痰、瘀、湿等病理因素相继产生，阻于肾络，进而导致精微物质外泄，产生相应的临床症状；另一方面，中医认为“久病必瘀”。②病机之本为肝肾阴亏，虚火内扰，肾络瘀阻，精微外泄。中医认为肾乃先天之本，藏精纳气，乃元阴元阳之所在，中年以后，形体皆极，肾精始衰，故常出现头晕健忘、视物模糊、耳鸣、腰酸腿软、夜尿多等症状，皆属肝肾阴虚的表现；高血压早期肾损害的产生往往病程较长，符合中医学久病必虚，久病必瘀，久病及肾的观点。③病理为肾络瘀阻，封藏失司。高血压病程迁延日久，因虚致实，以致肝阳上亢，痰湿互结，血瘀内停，久瘀成热。瘀热进一损伤肾络，证属本虚标实，虚实夹杂。肾虚封藏失司，脉络瘀阻，精气不畅，精关不固，则津液、血液、精微物质外泄，表现为水肿、蛋白尿、隐血等。④治疗应辨证论治，灵活采用给药途径。张琪研制出治疗本病的专方专药——保元灌肠煎，由生地黄、山茱萸、牡蛎、芡实、大黄、延胡索、丹参等组成，以滋肾涩精、清热化瘀为治疗大法，通过直肠给药，药力直达下焦病所，取肠道透析之意。

（四）赵纪生经验

赵纪生发现运用中医药在高血压肾损害分期治疗的基础上辨证论治，对降低蛋白尿、改善临床症状、延缓肾衰竭进展方面能取得很好的疗效。基本病机是肾气不足，治疗时以治本为主，标本兼顾。赵纪生主张在分期论治的基础上辨证治疗，在疾病早期以肝肾阴虚和气阴两虚证型常见，兼有内风、瘀血、阳亢等标实；晚期以脾肾虚衰常见，标实多为湿浊、痰湿、浊毒。临证时对肝肾阴虚者选用一贯煎加减滋阴养肾；阴虚阳亢、化热生风所致，则以天麻钩藤饮加减平肝熄风；瘀血内阻者，应选桃红四物汤活血化瘀，行气通络；脾肾两虚的患者用四君子汤益气健脾；脾虚生痰，风痰上扰之证，应用半夏白术天麻汤健脾祛湿，化痰熄风；湿浊阻滞之证，以黄连温胆汤加味治疗以祛湿泄浊。加减用药时，常用蒲公英、猫爪草、紫花地丁、草果等清热利湿解毒；红景天、丹参增强活血化瘀之功；知母、黄柏滋阴降火等。高血压肾损害疾病发展是一个动态变化过程，但肾气虚损存在于疾病发展的整个过程，在早、晚期 2 个阶段都应顾护肾气。

（五）赵玉庸经验

①病机强调湿、热、虚、瘀。赵玉庸针对患者病程及病症特点，认为本病的主要病机为脾肾虚衰，湿浊内蕴，肾络瘀阻。临床所表现的蛋白尿是由于络脉瘀阻，液不循常道，外溢所致，脾肾亏虚为本，湿、热、痰、瘀为标，肾络瘀阻为关键病机。湿、热、痰、瘀内阻导致络脉瘀阻，而络脉瘀阻又加重湿、热、痰、瘀等病理产物的产生，相互影响，互为因果，共同致病。②治法注重扶正培本，攻补兼施。赵玉庸临床以健脾补肾、通腑泄浊、化瘀通络为主。在论治方面当抓主要矛盾，分清虚实缓急；临

床用药重健脾、轻补肾。临证用药多用黄芪、(焦）白术、茯苓、山药、猪苓、当归健脾利水、益气生血之品，使气血生化有源，后天得充，则先天得养。用菟丝子、淫羊藿补益肾阳并注意阴中求阳，常用杜仲、桑寄生、续断、枸杞子等性平质和之品。③用药注重通利，善用虫类药以化瘀通络。赵玉庸对于高血压肾损害症见蛋白尿者，治疗以化瘀通络为主，辅以健脾补肾，以自拟方“肾络通”为主方，肾络通由黄芪、蝉蜕、地龙、僵蚕、乌梢蛇、龟甲、丹参、川芎、当归等药物组成，具有益气活血，化瘀通络之功，该方特点为采用多味虫类药，虫类走窜，入络搜剔，具有攻冲之性，善入细微孔隙之处，对于瘀痰阻络，正虚邪深之痼疾，具有活血化瘀、涤痰通络的作用。

（六）周宜轩经验

周宜轩认为原发性高血压早期肾损害以肝肾阴虚兼血瘀为病机之本。原发性高血压病机以肝肾阴虚为本，肾之封藏之本失司，精微外漏，则出现微量蛋白尿，夜尿增多。血瘀证在原发性高血压早期肾损害中具有重要地位。《素问·调经论》云：“阴虚则内热。”内热则煎熬津液，可导致瘀血的形成，阴液不足还可导致脉络涸涩，血行涩滞，而致血瘀证。现代研究证实，原发性高血压肾损害患者纤溶系统（PA、tPA、PAI-A、D-二聚体）变化明显。辨治以补益肝肾为本，重于活血化瘀，通脉固精。周宜轩临床采用养肝阴、滋肾水、活血脉、固精微之剂，方以枸杞、菟丝子滋补肝肾，固摄精微为君。配怀牛膝增强补肝肾之力，同时有活血利水之效；合黄芪补气升阳，利水消肿，益卫固表，现代研究有消除尿蛋白的作用，共为臣药。佐以益母草、水蛭活血通络，利水消肿。现代研究水蛭降低肾小球内的压力，从而改善肾小球基底膜的通透性，而减少白蛋白的滤过，而消尿蛋白。诸药合用，滋补肝肾，升阳固表，利水消肿，活血通络，固摄精微，从而达到消除早期尿微量白蛋白的作用，恢复肾功能。

（七）张大宁经验

张大宁认为高血压肾损害的病机是“肾虚血瘀”，以肾虚血瘀为本，湿浊内阻，浊毒犯逆为标，病机关键在于“虚、瘀、湿、逆”4个方面，疾病早期以脾肾亏虚本虚为主，后期以湿热、瘀血、浊毒等标实为主，肾虚血瘀贯穿高血压肾病的始终。治疗上张大宁以“补肾活血、降逆排毒”为治疗大法，常用药物有黄芪、土茯苓、川芎、丹参、五味子、五灵脂、蒲黄炭、大黄炭、茵陈、砂仁等，尤为重用黄芪，用药寒温并用，甘苦为主，兼顾辛散，重视肝脾肾，尤重归肝经的药物。以黄芪、土茯苓、川芎、丹参、五味子、五灵脂、蒲黄炭、大黄炭、茵陈为基础方，临床上随证加减，灵活处方。其独特的组方规律有：扶正益气，脾肾同调；益气活血，气血同治；活血化瘀，分别轻重；升清降浊，升降相因；善用炭类，通腑排毒；清热解毒，镇肝潜阳；扶正祛邪，邪正兼顾，临证加减，变化灵活，疗效显著。

（八）李培旭经验

李培旭认为本病病因病机以肝肾阴虚、瘀血阻滞为主要特点，病变部位肝脾肾，涉及肺胃心，病程绵长，属本虚标实之证，以风、火、痰、瘀为标，肾、肝、脾、肺脏腑虚损为本。病变前期以正虚为主，后期多因虚致实。①常从10个方面辨证论治：肺肾气虚证用玉屏风散加减；脾肾阳虚证用阳和汤加减；气阴两虚证用参芪地黄汤加减；肝肾阴虚证用杞菊地黄汤加减；阴阳两虚证用金匮肾气丸和二仙汤加减；阴虚阳亢证用天麻钩藤饮加减；气滞血瘀证用血府逐瘀汤加减；痰饮壅盛证以半夏白术天麻汤和五苓散加减；气虚血瘀证以补阳还五汤加减；肝火亢盛证以龙胆泻肝汤加减。②注重情志因素，故在临床用药当中常加入疏肝解郁、平肝潜阳之品，并与患者沟通，解除思想顾虑，减轻心理负担。③擅长使用穴位敷贴和耳穴压豆等外治法。

（九）杨霓芝经验

杨霓芝根据临床实践，将高血压肾病分为3期：高血压期；肾损害期；肾衰竭期，在分期的基础上辨证论治，取得较好疗效。①高血压期：控制血压，未病先防。杨霓芝将患者表现有高血压而无肾损伤的这一阶段称为高血压期。认为本阶段治疗的目的是有效控制血压，只有彻底纠正、稳定血压，才能保护肾脏避免损害，为未病先防阶段。杨霓芝认为，高血压病临床多因肝肾阴虚、脾虚痰湿而致，临床应审证求因，分而治之。②肾损害期：扶正为主，既病防变。杨霓芝认为，本阶段主要病机是气虚血瘀，气虚责在脾肾两脏。肾虚气化不及，升清降浊的功能受到破坏；脾虚运化失调，气血生化乏源。杨霓芝取滋补先后天之本之意，治以健脾补肾为主，佐以活血利水渗湿，选方多以香砂六君子汤加减。杨霓芝还主张传统的中医学宏观辨证应与现代医学的微观检查相结合，有利于提高临床疗效。如出现微量白蛋白尿多为脾气亏虚所致，治以健脾益气；尿纤维蛋白降解产物（FDP）含量升高、血液流变学检测全血黏度、血浆黏度升高、动脉硬化等，均可视为存在血瘀，应活血化瘀通络；高脂血症应予以健脾化痰。③肾衰竭期：综合治疗，内治为主。杨霓芝认为，该期以脾肾两虚、肾失所养为主要病机。且多伴邪实诸证，如湿浊、水气、血瘀及邪实热证。总结为以下 4 点：主证兼证合参；妙用汗下之法；酌用经验之药；久病必瘀，活血通络，贯穿全程。

（十）关建国经验

关建国认为：①肝肾阴亏、肝阳上亢是本，瘀血内阻为标。关建国推崇朱丹溪的“人身阴常不足，阳常有余”，但这里“阳常有余”是与“阴常不足”相对而言，非指人体真阳而言。当阴虚达到一定程度，阴阳之间失去平衡，就会出现“阳亢”的现象，并非真的有余。阳亢，只能“潜”，而不任攻伐。肾精亏虚，水不涵木，肝阳上亢，进而可导致五脏功能和气血失调，瘀血内阻；其二，阴虚血浓，血脉涩滞，运行不畅，同样可致瘀血阻滞；再则，高血压患者出现肾损害一般多达数年之久，久病伤血入络是形成血瘀的重要因素。②临床常见上实下虚之症。如《临证指南医案》载：“夫阳动莫制，皆脏阴少藏，自觉上实下虚。”③辨治以滋肾潜阳活血为法。关建国紧扣阴虚、阳亢、瘀血 3 个病理环节，辨治当谨遵病机，循“虚者补之”“损者益之”和“高者抑之”“惊者平之”之旨。结合明代虞抟“血瘀致虚”，清代王清任“治眩用化瘀法”等理论遣方用药，自拟滋肾潜阳活血为治疗大法。在遣方用药方面，关建国擅用六味地黄丸加减，方中“三补三泻”，使滋补而不留邪，活血通络而不伤正，寓补于泻，补泻相得，相辅相成。

五、名方推荐

（一）滋肾平肝合剂加减

熟地黄、山药各 15 g，山茱萸、泽泻、牡丹皮、茯苓、怀牛膝、法半夏、夏枯草、白蒺藜各 10 g，丹参 30 g，水蛭 3 g。功效：滋肾平肝。主治：高血压肾病之肝肾阴虚、肝阳上亢证。用法：水煎，每日 1 剂，分 2 次服。加减：伴有蛋白尿，甚至浮肿时，大剂量黄芪与芡实合用；肾虚更甚者予五子衍宗丸加党参、生黄芪之类；畏寒肢冷、腰膝冷痛、倦怠无力、纳差、便溏、小便清长、夜尿频多，可用理中汤加仙茅、淫羊藿，或附子汤加补骨脂、金樱子、芡实等。

（二）保元灌肠煎

生地黄、山茱萸、芡实各 15 g，牡蛎 25 g，大黄、延胡索、丹参各 10 g。功效：滋肾涩精，清热化瘀。主治：高血压肾病之肝肾阴血亏损、虚火内扰、肾络瘀阻证。用法：灌肠用。

（三）养肝益水颗粒

黄芪 30 g，枸杞子、菟丝子、怀牛膝各 15 g，益母草 10 g，水蛭 5 g。功效：滋补肝肾，升阳固表，利水消肿，活血通络，固摄精微。主治：高血压肾病肝肾阴虚、瘀血阻络证。用法：冲服，每日 3 次，每次 1 袋。

（四）肾络通

黄芪、丹参、鳖甲各 15 g，地龙 12 g，蝉蜕、乌梢蛇、川芎、僵蚕各 10 g，大黄 6 g。功效：益气活血，化瘀通络。主治：高血压肾病之气虚血瘀证。用法：水煎，每日 1 剂，分 2 次服。

（五）肾毒清加减

水牛角丝（先煎）、黄芪各 15 g，云苓、焦术、猪苓、当归、土茯苓、熟大黄（另包）各 10 g。功效：清热利湿祛浊、兼以健脾益气。主治：高血压肾病氮质血症期。用法：水煎，每日 1 剂，分 2 次服。加减：血钾偏高时暂去猪苓，且宜急火煎药 20 min，不宜久煎；伴舌苔黄腻等湿热较重时，可加大土茯苓的量至 30 g；大便干，加生大黄（后下）10～15 g；大便偏稀，减熟大黄的量，改当归为炒当归，或暂停大黄、当归。

（六）肾高方

生杜仲、制何首乌、龟甲、丹参各 15 g，光慈菇、桑寄生、夏枯草、当归、益母草各 10 g。功效：补肾活血，平肝熄风。主治：肾性高血压之肝肾阴虚证。用法：水煎，每日 1 剂，分 2 次服。

（七）天麻钩藤汤合杞菊地黄汤加减

天麻、怀牛膝、黄芩、菊花各 12 g，钩藤 18 g，石决明（先煎）30 g，杜仲 20 g，首乌藤 25 g，茯苓、枸杞子、白芍、生地黄各 15 g，甘草 6 g。功效：滋阴潜阳，平肝熄风。主治：高血压肾病之肝肾阴虚型。用法：水煎，每日 1 剂，分 2 次服。加减：烦热较重、小便黄赤者加黄芩、菊花以清内热；眩晕、肢麻甚者加僵蚕、天南星以熄风通络；肥胖多痰者加法半夏、瓜蒌以化痰；血瘀头痛者加丹参、川芎以活血通窍；口干、口腔溃疡者加知母、黄柏、龟甲（先煎）以滋阴泻火。

（八）香砂六君子汤加减

党参、黄芪各 30 g，茯苓、淫羊藿、丹参各 15 g，木香（后下）、砂仁（后下）、陈皮、法半夏、白术、泽泻、桃仁、红花各 10 g。功效：健脾补肾为主，佐以活血利水渗湿。主治：高血压肾病之气虚血瘀证。用法：水煎服，每日 1 剂，分 2 次服。

（九）高肾养阴温阳汤加减

熟地黄、枸杞子各 30 g，山茱萸、五味子、麦冬、杜仲、茯苓各 15 g，炮附子、肉苁蓉各 12 g，炙远志 10 g，肉桂 9 g。功效：滋肾阴，补肾阳。主治：高血压肾病之肾精不足型。用法：水煎，每日 1 剂，分 2 次服。

（十）高肾化瘀利水汤加减

桃仁、红花各 10 g，生地黄、赤芍、当归、益母草各 15 g，川芎 12 g，黄芪 18 g。功效：活血化瘀，利水化湿。主治：高血压肾病之瘀血阻络型。用法：水煎，每日 1 剂，分 2 次服。

（十一）高肾滋阴通络汤加减

玄参、炒白芍、钩藤各 20 g，生地黄、赤芍、丹参、地龙各 15 g，山茱萸 12 g，穿山龙 30 g，炒大黄 10 g。功效：滋补肝肾。主治：高血压肾病之肝肾阴虚型。用法：水煎，每日 1 剂，分 2 次服。

（十二）高肾益气养阴汤加减

黄芪、太子参各 18 g，麦冬、龟甲（先煎）、生地黄各 15 g，女贞子、山茱萸各 12 g。功效：益气养阴。主治：高血压肾病之气阴两虚证。用法：水煎，每日 1 剂，分 2 次服。

（十三）高肾平肝固肾汤加减

天麻、罗布麻、生地黄各 10 g，钩藤（后下）、首乌藤各 20 g，石决明（先煎）、炒白芍、沙苑子各 30 g，炒杜仲 12 g，地龙、牛膝、茯神各 15 g。功效：平肝潜阳。主治：高血压肾病之肝阳上亢证。用法：水煎，每日 1 剂，分 2 次服。

第八节　痛风性肾病

长期尿酸盐结晶在肾脏间质的沉积最终导致痛风性肾病，多发生在长期的痛风性关节炎反复发作后的患者。临床表现初期以蛋白尿、血尿为主，随着病情进展，患者浓缩功能受损，可表现为逐渐加重的夜尿增多、乏力、腰背酸痛等非特异性症状，后期进入肾病综合征或氮质血症期，逐渐出现终末期肾病相关表现。根据临床表现分为三种类型：慢性尿酸盐肾病、尿路结石、急性梗阻性肾病。

一、诊断标准

（一）临床表现

在痛风病史的基础上，慢性尿酸盐肾病患者最初表现为夜尿增多。尿酸性尿路结石则以肾绞痛和血尿为主要临床表现，结石较小者呈沙砾样随尿液排出，可无症状；较大者可阻塞尿路，引起肾绞痛、血尿、排尿困难、泌尿系感染、肾盂扩张和积水等。急性梗阻性肾病多发生于严重高尿酸血症患者服促尿酸排泄药时，或血液恶性肿瘤进行放化疗时，出现尿酸钠急剧升高、急性肾衰竭的相关临床表现。

（二）辅助检查

血尿酸增高，肾功能检查可出现肾功能不全，肾脏浓缩功能下降，尿常规出现尿比重降低，血尿，轻、中度蛋白尿，也可继发尿路感染。尿酸性结石在X线平片大多不显影，而B超检查可发现。

二、西医治疗

（一）一般治疗

1. 生活方式指导：生活方式改变包括：健康饮食、限制烟酒、坚持运动和控制体重等。改变生活方式同时也有利于对伴发症（例如冠心病、肥胖、代谢综合征、糖尿病、高脂血症及高血压）的管理。积极开展患者医学教育，提高患者防病治病的意识，提高治疗依从性。①健康饮食：推荐患者的饮食应以低嘌呤食物为主，具体建议详见表5-6。对于正在接受非透析治疗的CKD（慢性肾脏病）患者，应结合低蛋白饮食营养方案。避免高蛋白饮食、海鲜、动物内脏、大量乳制品的食用。避免啤酒、白酒，也应减少富含果糖的饮料摄入。②多饮水：建议患者每日饮水量2000 mL以上，可促进尿酸排泄并预防尿路结石。结合患者肾功能及血压情况，从患者尿量的角度，建议保证每日的尿量在1500 mL以上，最好2000 mL。③坚持运动，控制体重：建议患者根据个人情况坚持适度运动（每日30 min以上中等强度的锻炼，如散步、太极拳、瑜伽、阻力训练等有氧运动）。患者在运动中应避免剧烈运动及突然受凉。肥胖者应减体重，使体重控制在正常范围。

2. 规律随访监测：建议治疗前全面评估肾功能和合并症、并发症情况，并在治疗过程中向患者强调规律随访监测的重要性。建议患者在监测估算肾小球滤过率（eGFR）、尿蛋白水平的同时，至少每3～6个月检测1次血尿酸水平。

表5-6　痛风性肾病患者饮食建议

应避免	应限制	建议鼓励
高嘌呤饮食（如肝脏、肾脏、骨髓等动物内脏）	牛、羊、猪肉	低脂肪或全脱脂牛奶制品
高果糖谷物糖浆的饮料（如汽水、果汁）或食物	富含嘌呤的海产品（如虾蟹、贝类）	新鲜蔬菜、水果（如苹果、杏子、橘子、桃子、梨）
高蛋白饮食	天然水果汁、糖、甜点、盐（包括酱油、调味汁腌制品）	杂粮
啤酒或白酒，对痛风发作期或进展期者严格禁酒	高脂，特别是高胆固醇食品（如肥肉、肉皮、蛋黄、鱼子、鱿鱼、蹄筋）	多饮水（每日2000 mL以上）
辛辣食物，如辣椒、大蒜、韭菜	红酒	低蛋白饮食

3. 适当碱化尿液：建议碱化尿液，尿pH在6.2～6.9有利于尿酸盐结晶溶解和从尿液排出，但尿pH>7.0易形成草酸钙及其他类结石。因此碱化尿液过程中要检测尿pH。建议碱化尿液的方法：碳酸氢钠或枸橼酸合剂。碳酸氢钠（小苏打）口服：每次0.5～1 g，每日3次。枸橼酸钾钠合剂Shohl溶液（枸橼酸钾140 g，枸橼酸钠98 g，加蒸馏水至1000 mL）：每次10～30 mL，每日3次。使用时应监测血钾浓度，避免发生高钾血症。

（二）积极治疗与SUA（高尿酸血症）升高相关的代谢性及心血管危险因素

积极控制肥胖、代谢综合征、2型糖尿病、高血压、高脂血症、冠心病或卒中、慢性肾病等。二甲双胍、阿托伐他汀、非诺贝特、氯沙坦、氨氯地平在降糖、调脂、降压的同时，均有不同程度的降尿酸作用，建议优先选择。

（三）药物治疗

1. 急性痛风发作治疗：痛风关节炎急性发作期的治疗建议：及早（应在 24 h 内）给予抗炎止痛治疗，推荐的用药包括：非甾体抗炎药（NSAIDs）、糖皮质激素和秋水仙碱。在使用 NSAIDs 时应警惕引起急性肾损伤，更应充分水化，密切注意肾功能情况。NSAIDs 不耐受或禁忌的患者可考虑用糖皮质激素（如泼尼松 30～35 mg/d，共 3～5 d）或秋水仙碱。秋水仙碱最好在症状出现的 12～24 h 内开始使用，但其不能用于重度肾功能或肝功能损害的患者。急性期不宜积极降尿酸治疗，除非一直在服用降尿酸药物。CKD 患者痛风急性发作时应特别重视水化和碱化尿液，并在上述治疗的同时辅以局部 NSAIDs 药物的使用，改善患者的症状，最大限度减少全身用药的毒副作用。

2. 降尿酸治疗：建议根据患者的伴随症状、合并症、并发症、肾功能情况和尿酸水平合理实施。对于伴有痛风的 CKD 患者，应在早期积极给予非药物治疗及降尿酸治疗。对于无症状的伴有 HUA 的 CKD 患者，男性血尿酸＞420 μmol/L，女性血尿酸＞360 μmol/L，建议降尿酸治疗。降尿酸一线药物包括抑制尿酸生成药物（别嘌醇和非布司他），促进尿酸排泄药物（苯溴马隆和丙磺舒）可为备选药物，治疗的血尿酸水平最低控制目标应＜360 μmol/L，在伴有严重痛风时建议控制目标＜300 μmol/L。不推荐长期维持血尿酸水平＜180 μmol/L。

（1）别嘌醇：适应证。①慢性原发性或继发性痛风的治疗；②伴或不伴痛风症状的高尿酸血症的 CKD 患者；③反复发作性尿酸结石患者；④预防白血病、淋巴瘤或其他肿瘤在化疗或放疗后继发的组织内尿酸盐沉积、肾结石等。用法及用量：从小剂量起始，逐渐加量。初始剂量：每次 50～100 mg，每日 1～3 次。2～3 周后增至每日 300 mg，分 2～3 次服用。肾功能下降时，如 eGFR＜60 mL/min 时别嘌醇应减量，推荐剂量为 50～100 mg/d，eGFR＜15 mL/min 时应禁用。注意事项：①别嘌醇的严重不良反应与所用剂量相关，当使用最小有效剂量能够使血尿酸达标时，尽量不增加剂量。②控制急性痛风发作时，建议同时应用秋水仙碱或其他消炎药，尤其是在治疗的早期。

（2）非布司他：适用于痛风患者 HUA 的长期治疗。用法及用量：①口服推荐剂量为 40 mg 或 80 mg，每日 1 次。推荐起始剂量为 40 mg，每日 1 次。若 2 周后，血尿酸水平仍不低于 360 μmol/L，建议剂量增至 80 mg，每日 1 次。②给药时，无需考虑食物和抗酸剂的影响。③轻、中度肾功能不全（eGFR30～89 mL/min）的患者无需调整剂量。④对于 CKD4 期及以上患者，建议起始剂量为 20 mg，每日 1 次。注意事项：在服用非布司他的初期，可见痛风发作频率增加。为预防治疗初期的痛风发作，建议同时服用非甾体抗炎药或秋水仙碱。在非布司他治疗期间，若痛风发作，无需中止非布司他治疗。应根据患者的具体情况进行适当调整。

（3）苯溴马隆：适用于原发性和继发性高尿酸血症。用法及用量：成人起始剂量为每次口服 50 mg，每日 1 次，早餐后服用。成人及 14 岁以上患者每日 50～100 mg。轻、中度肾功能不全患者（eGFR＞60 mL/min）无须调整剂量。注意事项：①治疗期间需大量饮水以增加尿量（治疗初期饮水量不得少于 1500～2000 mL/d），避免排泄尿酸过多而在泌尿系统形成尿酸结石；②监测肝肾功能；③开始用药期间，建议给予碳酸氢钠或枸橼酸合剂，使患者尿液的 pH 控制在 6.2～6.9。

（4）丙磺舒：促排降尿酸治疗中，可选择丙磺舒作为单药疗法促排尿酸。用法及用量：成人起始剂量为每次口服 0.25 g，1 日 2 次，1 周后可增至每次 0.5 g，1 日 2 次。根据临床表现及血和尿酸水平调整药物用量，原则上以最小有效量维持（表 5-7）。

3. 兼有降尿酸作用的其他药物：①氯沙坦不但能降血压，同时能促进尿酸排泄。高血压患者，可考虑使用氯沙坦，但单独使用时降尿酸作用较弱。②非诺贝特与他汀类药物（尤其是阿托伐他汀）具有促进尿酸排泄作用。伴有高脂血症的患者，可考虑使用非诺贝特或他汀类药物，但两者的降尿酸作用都较弱。

表 5－7　　痛风性肾病患者降尿酸药物选择

CKD分期	eGFR	抑制尿酸生成药物		促进尿酸排泄药物	
		别嘌醇	非布司他	苯溴马隆	丙磺舒
1期	＞90	起始剂量≤100 mg/d，然后逐渐增加至维持剂量，需根据肾功能来调整	起始剂量为40 mg/d，轻中度肾功能不全无须调整剂量	常用剂量50 mg/d，最大剂量100 mg/d，轻中度肾功能不全无须调整剂量	以最小有效量维持治疗
2期	60～89，轻度肾损				
3期	30～59，中度肾损	推荐剂量50～100 mg/d，需根据肾功能来调整	推荐剂量为20 mg/d或40 mg/d	不推荐使用，无效	无效，应避免使用
4期	15～29，重度肾损				
5期	＜15，肾衰竭		耐受性可	禁用	禁用
特殊情况	24 h尿中尿酸过高	禁用	耐受性良好	禁用	禁用
	透析患者	根据肾功能调整剂量		禁忌	禁忌
	泌尿系尿酸结石	禁用			
		耐受性良好			
	注意事项	肾功能不全者和老年患者的别嘌醇重度过敏反应发生风险增加	未列出	应用时须碱化尿液	应用时须碱化尿液

注：eGFR单位：mL/[min^{-1}·(1.73 m^2)$^{-1}$]

三、中医临床思维

（一）中医病名及病因病机特征

根据痛风性肾病的临床表现不同，相当于中医学中的不同病证，如以关节疼痛为主者，相当于“痹证”“历节”范畴；以腰痛为主者，相当于中医“腰痛”范畴；以小便淋沥刺痛为主者，相当于“淋证”；以少尿、无尿、水肿为主要临床表现，相当于“癃闭”“水肿”；以慢性肾衰竭为主要临床表现，相当于“虚劳”“溺毒”等。痛风性肾病的病因病机为患者平素多食肥甘伤脾损胃，恣欲伤及肾元，两伤先天后天之本；脾虚运化失司，湿积于中焦，聚而为痰，久蕴化热，湿热蕴结，流注下焦；秽浊之邪被湿热煎灼为石，流注肾络经脉，导致血行不畅、瘀血内生。病久阻滞气机，耗气伤阴，气阴两虚；阴损及阳，阴阳两虚。邪伏肾络日久，湿热痰瘀相互搏结，或形成癥积，或化为浊毒，毒滞脉络，败坏五脏，三焦闭塞，气机逆乱而发溺毒；气血生化乏源日盛，导致机体进一步衰败，而致虚劳。本病病性总属本虚标实，以脾肾亏虚为其本，湿、浊、痰、瘀为其标。

（二）辨病辨证及治疗特征

2008年中华中医药学会肾病分会制订了《尿酸性肾病的诊断、辨证分型及疗效评定（试行方案）》，将本病分为本证和标证，本证有脾肾气虚、脾肾阳虚、气阴两虚、肝肾阴虚、阴阳两虚5种证型；标证分为湿热内蕴、瘀血阻络、寒湿痹阻、浊痰内阻4种证型，并制定了相应的方药。通过文献研究方法总结了中医证型相对集中的依次为脾肾两虚、湿热阻络、瘀血阻络、湿热痰浊、痰瘀阻络。

本病的治疗特征：痛风性肾病的中医辨治比较复杂，目前学术上大致可分为辨证与辨病两派，其中持辨证论治观点者最多，其又有分期辨证与分型辨证之别；持辨病论治者稍少，注重专病专方，辅以辨证用药。从辨病来讲，不论是何证型，其病机核心仍是瘀浊之邪蕴于血分，流注于脏腑关节而导致疾患，治疗自始至终不忘通利泄浊。从辨证来讲，要辨明标与本、虚与实的主次不同。病变初期多以标实为主，需要辨清痰瘀与湿热的不同。后期以本虚为主，又当分清气阴两虚与阴阳两虚之别。有不少医者主张分期治疗，即将本病分为急性期和慢性期。认为急性期以邪实为主，治疗重在清热利湿；慢性期则以脾肾虚为主，治疗应以补虚扶正为要。纵观分期的标准，大多以关节症状作为主要指标，如出现关节发作性红肿热痛者归于急性期，反之，归于慢性期。

不论是痛风还是痛风性肾病，其发病均与高尿酸血症密不可分。高尿酸血症是代谢性疾病（糖尿病、代谢综合征、高脂血症等）、慢性肾病、心血管疾病、脑卒中的独立危险因素。当出现痛风性肾病时，可能伴随以上其他并发症的出现，进而使得疾病的治疗更加复杂，病程更长，预后更差。从中医的角度来看，痛风性肾病病情反复，病程冗长，往往兼夹寒热、虚实互见，急性发作和缓解阶段不同时期的治疗当顾祛邪、扶正之主次。

（三）药物选择

现代中药药理研究表明，解毒除湿祛浊药土茯苓、萆薢均可使血尿酸水平降低；利水渗湿药生薏苡仁、车前子、大腹皮、桑白皮、茯苓皮等可增加尿量，降低血尿酸和尿酸水平。土茯苓有明显的利尿、抗感染、镇痛作用，可抑制细胞免疫反应，临床以大剂量土茯苓（30～60 g）为主药治疗，一般 3～5 剂即可控制关节红、肿、热、痛等症状。山慈菇含有秋水仙碱等多种生物碱，有明显的止痛作用，但其有小毒，故不宜久服。研究表明威灵仙对尿酸性肾病大鼠肾小管间质有保护作用，晚蚕砂具有显著的抗感染镇痛作用。大黄能降低尿酸性肾病大鼠血清中血尿素氮、血肌酐、血尿酸含量，减少尿酸盐在肾小管中沉积及炎性细胞浸润，调控结缔组织生长因子（CTGF）和肝细胞生长因子（HGF）在肾组织中的表达，从而阻止肾纤维化的发展，保护肾功能。综合以上药理研究，目前中医药治疗痛风性肾病的组方用药规律总结如下：应用频次前 11 位的药物为黄芪、薏苡仁、土茯苓、牛膝、茯苓、丹参、萆薢、大黄、苍术、白术、山茱萸；出现频次较高的药物组合有（前 10 位）：①黄芪、薏苡仁；②山茱萸、黄芪；③丹参、黄芪；④黄芪、茯苓；⑤土茯苓、黄芪；⑥黄芪、白术；⑦党参、黄芪；⑧黄芪、大黄；⑨黄芪、山药；⑩丹参、薏苡仁。

四、名医经验

（一）朱良春经验

朱良春依据经典结合现代医学及本病临床特点总结出“脾肾失健，清浊代谢紊乱”是痛风及痛风性肾病的基本病理特征。朱良春经多年临床观察，发现该类疾病多有先天禀赋不足，或后天暴饮暴食，嗜食海腥厚味，或劳碌熬夜，起居无常等不良因素，致脾失健运，肾失泄浊，转运输布，蒸发气化失常，清浊代谢紊乱，水谷精微不能正化，聚生湿饮、痰浊、瘀血、浮毒之邪，瘀于肌肤、经络、筋脉、关节而发肌肤关节红肿、热感、疼痛、溃疡不愈、痛风结节、高脂高黏血症；湿浊痰瘀蕴居日久，化生淫毒热邪，蚀筋啄骨，骨损筋伤，关节破坏，残疾畸形；湿浊淫毒之邪上犯清窍，清窍失养，遂发眩晕，耳鸣，失眠，血压升高；淫毒内犯肾府，清浊代谢失常，水湿内聚而发蛋白尿，血尿，血尿酸、血肌酐、血脂、血糖等升高，水肿，关节肿痛；淫毒久居，聚生痰瘀，蕴发结晶而发胆、肾、输尿管、膀胱、前列腺、关节等结石；病程迁延，肾失机能，晚期肾功能不全，以致衰竭等。朱良春施治该病倡重视调益脾肾，创泄浊化瘀大法。调益脾肾，从本而治，其健脾药多选苍白术、生熟薏苡仁、云茯苓、山药、黄芪、党参等；益肾药选以何首乌、淫羊藿、生地黄、熟地黄、补骨脂、泽泻、山茱萸、肉苁蓉等。“泄浊化瘀”大法具体体现在两方面：一方面清泄湿浊淫邪，常选土茯苓、萆薢、防己、泽兰、泽泻、晚蚕砂、滑石、黄连、大黄等之品；另一方面化瘀通络，常选药威灵仙、泽兰、益母草、鬼箭羽、丹参、赤芍、穿山龙、地龙等。

（二）赵纪生经验

赵纪生认为痛风性肾病属中医“虚劳、关格、水肿、痹证”等范畴。其病因主要与先天不足和后天失养有关。先天不足主要是与体质有关。禀赋薄弱，肾元亏虚，津液生成、输布代谢异常，引起痰湿内停、阻滞经脉关节。后天失养则主要与饮食不节、房劳过度、劳力伤肾及情志失调有关。饮食不节，嗜食肥甘厚味，辛辣炙烤之品，损伤脾肾，酿成湿热痰浊，痹阻经脉，瘀滞于关节、肾脏而发病；房劳过度和劳力伤肾导致肾元亏虚，肾不主气化，水湿不化生成痰湿，痰湿痹阻经络脏腑而发本病；情志失调则导致气机逆乱，加重病情或反复。赵纪生认为本病属本虚标实，虚实夹杂证，临床辨证要辨虚实，虚则是辨脾肾气虚、气阴两虚、肝肾阴虚，实则是辨痰浊、湿热、瘀浊之不同。治疗上则根据脏腑虚实不同确立补虚泻实的治疗原则，补虚着重在于补益脾肾，益气养阴；泻实则在于以清利湿热痰浊，活血化瘀为主。赵纪生主张治疗本病以中药为主，中药很多药物有明显降低血尿酸的作用，如土茯苓、泽泻、苍术、萆薢、威灵仙、车前草等，且中药能够辨证施治，有的放矢，同时运用中药外敷治疗痛风性关节炎引起的局部红肿热痛，疗效确切，即采用本院内制剂金黄膏配合新癀片研末调糊外敷，止痛消肿效果明显。赵纪生认为在用药的同时注重调护在治疗本病是一个非常重要的方法，因为饮食不节是导致本病反复发作的主要因素，所以控制饮食，多饮水是预防本病反复发作的一个主要方法，特别是不吃含嘌呤类高的食物，少喝各种菜汤，戒烟忌酒，节制房事尤为重要。

（三）吕仁和经验

吕仁和在长期的临床实践中对痛风性肾病的治疗积累了丰富的经验，常用“六对论治”诊治痛风肾病。①对病分期辨证论治：分期一般多以现代理化指标为依据，用以明确疾病的阶段性；辨证则采用中医传统的四诊合参进行辨证分型，便于选方用药。②对病辨证论治：痛风肾病常伴痛风性关节炎，是尿酸盐结晶、沉积引起的炎症反应。对这类并发病或继发病的处理，可采用中医辨证分型，按照不同证型论治。风湿热毒、阻滞经络：拟祛风除湿、清热通络，药用：石膏、知母、桂枝、赤芍、白芍、忍冬藤、海桐皮、甘草；湿热下注、络脉瘀阻：拟清热利湿、化瘀通络，药用：苍术、黄柏、薏苡仁、忍冬藤、牛膝、土茯苓、萆薢、晚蚕砂；肝肾亏虚、浊瘀阻络：拟补益肝肾、化浊祛瘀，药用：狗脊、续断、牛膝、木瓜、杜仲、丹参、赤芍、地龙、水蛭、土茯苓；脾肾阳虚、寒湿瘀滞：拟温补脾肾、祛湿化瘀，药用：党参、黄芪、肉桂、制川乌、制草乌、细辛、当归、赤芍、威灵仙、猪苓。③对病论治：结合西医病理，抑制尿酸形成，促进尿酸排泄，有针对性用药或处理。现代药理研究认为，土茯苓、萆薢、晚蚕砂可降低血尿酸；威灵仙、秦艽能溶解尿酸结晶并解除尿酸疼痛；生薏苡仁、泽泻、车前子、茯苓、地龙能增加尿酸排泄；泽兰、桃仁、当归、地龙可抑制尿酸合成。临床上可根据辨证选用，以提高疗效。④对症论治：针对主症或重要症状，用一种快速、便捷的方法，使症状得到缓解或消除。如有蛋白尿选用芡实、金樱子；血尿选用三七粉、血竭粉；尿路结石选用金钱草、海金沙、鸡内金、郁金；关节疼痛在上肢用桑枝、姜黄，在下肢选用木瓜、牛膝；疼痛遇热加重选用水牛角、生地黄、牡丹皮、赤芍、黄柏；得热减轻选用桂枝、细辛、制川乌；关节僵硬、变形选用白芥子、炙僵蚕、炮山甲、皂角刺。⑤对症辨证论治：针对难治性或尚无有效对症治疗办法的症可采用“对症辨证论治”的方法来治疗。⑥对症辨病与辨证相结合论治。

（四）叶景华经验

叶景华认为本病为正虚邪实、虚实夹杂之证，病因为先天禀赋不足，后天失养，脾肾功能失调，易生湿浊，又因饮食肥甘厚味、饮酒和劳倦过度，更致脾失健运、肾失气化，日久湿浊生热，气血运行不畅，脉道不利，血滞成瘀，形成湿、热、浊、瘀等病理产物，流注关节，阻滞筋脉，出现痹症；若邪由浅入深，由经络入脏腑，内伤肾府，肾气亏虚，封藏失职，则出现蛋白尿、血尿、夜尿增多，甚则脾肾两亏，水湿内停，出现下肢浮肿，甚至尿少呕吐。初期及急性期多为湿热蕴结，夹有血瘀，以邪实为主，后期为脾肾亏虚，湿浊内盛，以正虚邪实为主。故健脾益肾、清热利湿、泻浊化瘀是本病的基本治则。急性期和初期，以祛邪为主，治宜清热利湿、活血通络为主，常用络石藤、忍冬藤、鸡血藤祛风清热，活血通络，消肿止痛；虎杖、土茯苓、川萆薢清热利湿降浊，现代药理研究表明，以上 3 药含有大量生物碱，可碱化尿液，同时均有不同程度的利尿作用，促进尿酸排泄。威灵仙、秦皮，清热疏经通络。莪术、桃仁、鬼箭羽、制大黄破血通络散结，痛甚者加山慈菇清热解毒、消肿散结，现代药理研究表明，其具有减低白细胞的活性和吞噬作用，减少乳酸形成，以达到止痛之目的；湿重于热者，加苍术、蚕沙燥湿；热重于湿者，加黄柏清利下焦；有痛风结石者，加用土鳖虫、白芥子通络化痰散结；急性期关节疼痛严重者，可配合中药金黄膏外敷，以清热活血止痛。后期以扶正祛邪，治宜健脾补肾、化湿泄浊，以经验方肾衰甲方泄浊活血通络，同时合扶正药物健脾益气补肾。

（五）王孟庸经验

王孟庸认为，本病的病因有内外之分：内因主要为内伤七情、饮食不节、嗜食肥甘厚味等，使脾胃运化失常，则湿浊内生，肾司二便，排泄湿浊失常，则湿浊内聚，肝失疏泄，则气机升降失调，气血津液等运行障碍；外因多为风、寒、湿、热等外邪侵袭，闭阻经络关节，气血运行不畅，湿凝则为痰。痰湿内阻，影响气血运行，且发病日久则多瘀。本病基本病机为肝、脾、肾三脏亏虚，痰湿瘀浊内停，正虚邪实，虚实夹杂。王孟庸认为，本病主要以脾肾亏虚、三焦气化功能失调为本，痰湿瘀浊等机体代谢障碍形成的病理产物为标，故治疗上当分清标本虚实，从脾肾亏虚及痰湿瘀浊的病机和病理特点出发，灵活应用健脾益肾、化痰除湿、活血利水等方法，可极大地减少长期服用相关西药的毒副作用，减少痛风的发作而使疾病痊愈。

（六）龚丽娟经验

龚丽娟认为本病病因可责之于内外 2 个方面：外因为风、寒、湿、热之邪乘虚侵入经脉，导致经脉痹阻，血行不畅，筋骨失养，内因为年高正气亏虚，饮食不节，嗜食肥甘醇酒等，致使脾胃受损，湿热内生，气血瘀滞，日久酿湿成痰化浊，终致湿浊痰瘀阻于肾，肾气渐亏，不能分清泌浊。慢性尿酸性肾病多为本虚标实、虚实夹杂之证。治疗上龚丽娟提出以淡渗利湿、苦寒清热、活血通络 3 法组合成方，分期论治，急性期重在清热利湿，缓解期治当化痰祛瘀，兼清湿热，久病及肾治宜补益肝肾，化瘀泄浊。在用药上，淡渗利湿之品首选土茯苓，龚丽娟认为土茯苓淡渗利湿解毒，为治疗湿痹要药，一般用量为 30 g。苦寒清热之药，取其寒以胜热，苦以燥湿，首选黄柏；合并尿酸性结石者常加用金钱草、海金沙、鸡内金清热利湿，通淋排石。活血舒筋通络之品首选桃仁、红花、川芎、郁金等补而不滞之品，以活血行气，或以忍冬藤、鸡血藤、威灵仙、秦艽、防风、防己等祛风除湿，止痛利关节。对于西医常规治疗无效的顽痹患者，临床表现为关节麻木僵硬、变形，疼痛难忍，常伴有不同程度的肝肾损害。中医辨证为病久入络，肝肾亏虚，气血不足，痰瘀交结。龚丽娟认为一般草木祛风除湿之品难以奏效，必须用虫类药搜风透骨，方有效验，常用药如全蝎、蜈蚣、地龙、水蛭、乌梢蛇等。龚丽娟临证强调补益肝肾，扶正祛邪。临床常用药有生黄芪、党参、杜仲、淫羊藿、山茱萸、女贞子、枸杞子等，由于蠲痹通络之品大多辛香宣散，走而不守，与补肾之品配伍，其药力得以持久，可明显提高临床疗效。

（七）王铁良经验

王铁良在本病治疗中抓住本虚标实、虚实夹杂的病机特点，将本病分为初期及中后期施治。重视初期治疗，施以祛风清热除湿，活血通络。中后期出现明显的肾损害，治疗上予以攻补兼施。①初期关节痛等症状较为明显，或兼恶寒、发热等表证，表现为邪实，以风湿热痹为主，肾脏病变多不明显，症见发热、恶风，关节红、肿、热、痛，腰酸腿软、口渴心烦、尿黄或赤，舌红，苔黄腻，脉细数。治以祛风清热除湿、通络活血。药用豨莶草、牛膝、苍术、黄柏、川芎、神曲、桂枝各 20 g，胆南星、桃仁、红花、羌活、白芷、威灵仙各 15 g，海风藤、青风藤、地龙各 30 g，穿山甲 10 g。②中晚期即出现明显的肾损害，临床表现为虚实夹杂之候，治疗上宜攻补兼施，即补益脾肾，顾护正气，阻止病情发展，利湿泄浊，祛风通络。药用黄芪、薏苡仁各 30 g，太子参、山茱萸、枸杞子、淫羊藿各 15 g，金樱子、杜仲、威灵仙、牛膝、桑枝、萆薢各 20 g，晚蚕砂 10 g，地龙、秦艽、车前子、泽泻各 15 g，土茯苓 50 g。以上 2 期再根据临床表现临证加减。

（八）曹式丽经验

曹式丽注重对疾病病因病机的把握及病情缓急的分期论治，在痛风性肾病急性期治以清热解毒、祛风除湿，活血利水、通络止痛；在稳定期加用健脾、益肾之品。①注重病因辨析。其病因复杂，曹式丽认为，对痛风性肾病的分析需要区别内因与外因。内因多归于正气亏虚，或源于肾元亏虚，肾气不足；或过度劳欲，精气亏损；或活动剧烈，大汗出，腠理疏松；或恣食甘肥厚腻或生冷、辛辣，酒热海腥发物，导致脾失健运；或七情内伤损及脏腑精气，导致脏腑气机升降失常。外因则多为后天失养或久居湿冷之地、汗出淋雨、睡卧不避风寒，外邪乘虚而入，最易外感六淫之邪而致病，尤以风寒湿邪为著。②把握病机核心。曹式丽指出痛风性肾病的病机发展具有时程性，即初期正气充盛，抗邪外出，邪气主要累及筋骨、肌肉、关节，累及部位疼痛、重浊、酸楚、麻木或关节屈伸不利、僵硬、肿大；后期气血津液运行障碍，血滞为瘀，津液停为痰，痰瘀日久化热，湿热痰瘀互结，耗伤气血，损及脏腑，形成虚实相兼的病理变化。③强调缓急分治。急性期分为风寒湿痹阻、风湿热痹阻、痰瘀痹阻 3 证。缓解期则因痰湿瘀毒痹阻日久，耗伤气血，正气亏虚，以致正虚邪恋，以脾肾亏虚、肝肾精气受损为主。此外，曹式丽重视中药药理研究，针对痛风性肾病证候，总结出多种特效药进行干预，并在临床中取得了很好的效果。如湿浊偏胜者重用石菖蒲、泽泻、车前子、茯苓等以利湿化浊；瘀血偏胜者重用郁金、丹参、当归、牛膝以活血化瘀；邪闭经络者重用地龙、青风藤、秦艽、威灵仙以通经活络。

（九）陈以平经验

陈以平认为尿酸性肾病的病因有外因和内因之分，内因主要是先天禀赋不足、肾气亏虚，加之饮食肥甘、七情失调、劳倦过度，复感外邪，内外相因，风寒湿热留注经络关节，淫居脉络之中，日久邪气缠绵不去，瘀浊凝滞，气血不行，骨失所养，不荣则痛而现痹证；若病情进一步发展，肾虚脾弱，水液运化失常而出现水肿；痹阻经络关节，日久不愈，反复发作，伤害脏腑，致肺、肝、脾、肾各脏虚损；此外在尿酸性肾病的发生发展过程中，湿浊、瘀血郁久化热，病邪由浅入深，可导致痰浊疾热，痹阻腰腑关节或煎灼阴液，尿中杂质结为砂石，则为石淋；湿热浸淫，热伤肾络，迫血妄行，则为血淋；若入脏则“穷必及肾”，致肾气不足，封藏失职，甚至脾肾两亏，浊邪内蕴而成关格。故本病以正虚为本，以湿浊瘀热痹阻腰府为患，虚实夹杂是本病的病理特点。在治疗上活血化瘀贯穿始终。在选择活血与化瘀药上当根据药性的偏颇选用，偏温性的活血药如当归、鸡血藤、川芎、红花等，偏凉性的如丹参、赤芍等；化瘀止痛药偏温性的五灵脂、山楂、三七等，偏凉性的益母草、紫草、牡丹皮等；破瘀散结药偏温性的莪术、三棱等，偏凉性的桃仁、地龙等；活血利湿药平性的威灵仙、马鞭草等，这些药物皆可于各期辨治中选用。

（十）关建国经验

关建国认为：①脾肾亏虚，湿浊瘀血是痛风性肾病产生的病理基础。关建国认为本病为正虚邪实、虚实夹杂之证，常因先天禀赋不足，或年老体虚，或饮食不节，导致脾肾亏虚，气化失常，气血运行无力形成血瘀，加之气化失司则湿浊内生，继而浊瘀互结，阻闭经络，深入肾府，则见肾损害；故关建国认为脾肾亏虚，湿浊瘀血是痛风性肾病产生的病理基础，以脾肾亏虚为本，湿浊瘀血为标。②治疗当以补虚泻实为原则，拟健脾益肾泄浊化瘀为法。关建国针对该病的病因病机，循“虚者补之”“损者益之”之旨，以补虚泻实为原则，拟健脾益肾泄浊化瘀为法治疗本病。关建国认为此法一则补肾，使肾藏精主水、气化功能正常，精微物质得以保存，湿浊之邪得以排泄；二则健脾，脾气实，脾之运化升清功能正常，水谷得以化生精微，湿浊之邪难以生成；三则泄浊化瘀，清除病理产物，使经脉流畅，湿浊瘀血之邪不能滞留为害，故肾强脾健，化湿浊，祛瘀血，标本兼顾，能取得临床显著疗效。③遣方用药以经方六味地黄汤为基础，注重泄浊化湿活血药运用，参以中和尿酸之品以奏奇功。

五、名方推荐

（一）壮腰汤

狗脊、续断、牛膝各 15 g，木瓜 30 g。功效：通经活血、壮腰强骨。主治：难治性痛风性肾病，以腰痛为主要表现者。用法：每日 1 剂，水煎，分 2 次服。辨证加减：辨证分型属阴血亏虚者选加四物汤、六味地黄汤；肾阴阳虚者选加八味地黄丸；脾肾阳虚者选加牛车肾气丸；肝肾阴虚者选加杞菊地黄丸；再适当加入抑制尿酸形成、加速尿酸排泄的中药配合治疗，效果更好。

（二）肾衰甲方

制大黄、王不留行、皂角刺各 10 g，土茯苓、徐长卿各 20 g。功效：泄浊活血通络。主治：痛风性肾病后期。用法：常加黄芪、茯苓、白术等健脾益气之品，菟丝子、淫羊藿、胡芦巴补肾温阳之品；每日 1 剂，水煎，分 2 次服。加减：纳呆恶心者加黄连清热泄浊和胃；夜尿多者，加益智、菟丝子补肾固涩；浮肿者，加泽泻、泽兰活血利尿。此外可与灌肠方（生大黄、牡蛎、土茯苓、王不留行）肠道给药以通腑泄浊，使邪有出路；或可加用肾衰膏（丁香、肉桂、生大黄、水蛭、王不留行）外敷神阙穴以活血破瘀、理气泄浊。

（三）蠲痹汤加减

薏苡仁、白芍、葛根各30 g，乌药、当归各10 g。功效：通络止痛，祛风胜湿。主治：痛风性肾病急性期之风寒湿痹阻证。用法：每日1剂，水煎，分2次服。加减：关节肿胀甚者可加萆薢、石菖蒲、青风藤以泄浊通络；小便不利者可加茯苓、泽泻、虎杖以利水降浊。

（四）白虎桂枝汤合宣痹汤加减

土茯苓20 g，知母、金银花、牛膝、萆薢、秦艽各15 g，黄芩、重楼、石菖蒲、防己、牡丹皮各10 g。功效：活血通络，清热宣痹。主治：痛风性肾病急性期之风湿热痹阻证。用法：每日1剂，水煎，分2次服。加减：若热毒剧烈，燔灼津液，关节肿胀痛甚，刀割样疼痛，口唇干裂，舌红绛，点刺舌，脉弦数，应急投以清热凉血、活血解毒的药物，如乳香、没药、犀角、野菊花、蒲公英、紫花地丁等。

（五）双合汤加减

桃仁、红花、莪术、陈皮、法半夏、白芥子各10 g，白芍30 g，丹参20 g。功效：活血蠲痹通络。主治：痛风性肾病急性期之痰瘀痹阻证。用法：每日1剂，水煎，分2次服。加减：痰浊重者可加竹沥；瘀血显著，关节肿大，强直，畸形，可加用地龙、全蝎、水蛭、土鳖虫等虫类药以攻积破坚、活血通络；痰瘀日久化热者，可加浙贝母、昆布、黄柏、赤芍等。

（六）参苓白术散加减

党参、茯苓、白术、山药、薏苡仁、金樱子、芡实各15 g，白扁豆、陈皮各10 g。功效：健脾益肾。主治：痛风性肾病之脾肾气虚证。用法：每日1剂，水煎，分2次服。加减：有结石者，加金钱草、海金沙、石韦；尿频尿痛者，加金银花、蒲公英；夜尿频多者，加益智、桑螵蛸；腰痛甚则加用杜仲、续断；水肿甚加车前子、胡芦巴。

（七）济生肾气丸合参苓白术散加减

牛膝、车前子、熟附子、茯苓、山药、山茱萸、党参、白术、薏苡仁各15 g，桂枝、甘草各10 g，熟地黄30 g。功效：温补脾肾。主治：痛风性肾病之脾肾阳虚证。用法：每日1剂，水煎，分2次服。加减：纳差腹胀者，加砂仁、白蔻仁；伴恶心加紫苏、黄连、半夏、干姜；腰酸腰痛者，加仙茅、淫羊藿；关节疼痛者，加当归、桃仁、红花。

（八）参芪地黄汤加减

党参、山药、山茱萸、枸杞子、杜仲各15 g，黄芪、生地黄各25 g，泽泻、茯苓、当归各10 g。功效：益气养阴。主治：痛风性肾病之气阴两虚证。用法：每日1剂，水煎，分2次服。加减：兼湿热者，加滑石、草果、车前子；兼瘀血者，加益母草、丹参、赤芍、牛膝；关节肿痛者，加威灵仙、忍冬藤。

（九）一贯煎加减

沙参、枸杞子、山药、山茱萸各15 g，川楝子、当归、茯苓、牛膝、赤芍、牡丹皮各10 g，生地黄25 g。功效：滋补肝肾。主治：痛风性肾病之肝肾阴虚证。用法：每日1剂，水煎，分2次服。加减：口咽干燥、手足心热者，加知母、黄柏；大便干结甚者加生何首乌；关节畸形者，加威灵仙、海桐皮、僵蚕通利筋脉。

（十）八正散合四妙散加减

萹蓄、瞿麦、车前子、金钱草、海金沙、石韦、牛膝、海风藤、青风藤各15 g，生大黄10 g，土茯苓20 g，甘草、黄柏、苍术各10 g。功效：清热利湿，通络止痛。主治：痛风性肾病之湿热内蕴证。用法：每日1剂，水煎，分2次服。加减：若寒热起伏，加金银花、紫花地丁、蒲公英以清热解毒；血尿量多，尿色深红夹有血块，加小蓟、白茅根、藕节、蒲黄以凉血止血；若尿血不止，耗伤正气，面色萎黄，舌质转淡，可去大黄，加黄芪、地黄以调补气血而标本兼顾；关节及下肢肿者，加萆薢、薏苡仁、木瓜；疼痛甚者，加赤芍、鸡血藤、桃仁。

（十一）桃红四物汤加减

桃仁、当归、川芎、地龙各 10 g，红花 5 g，生地黄、白芍、鸡血藤各 15 g。功效：活血化瘀，通络止痛。主治：痛风性肾病之瘀血阻络证。用法：每日 1 剂，水煎，分 2 次服。加减：气虚者，加黄芪、党参；发热者，加柴胡、黄柏；腰痛者，加杜仲、续断、桑寄生；腰痛剧烈者，加全蝎、蜈蚣。

（十二）桂枝芍药附子汤加减

桂枝、制附片、知母、苍术、白术各 10 g，白芍、黄芪各 20 g，细辛 3 g，甘草 5 g。功效：温阳散寒，除湿止痛。主治：痛风性肾病之寒湿痹阻证。用法：每日 1 剂，水煎，分 2 次服。加减：寒痛剧烈，入夜尤甚，得温则舒，加乳香、没药、乌头，以祛寒活血止痛。

第六章　血液内科疾病

第一节　营养不良性贫血

贫血是血红蛋白减少，血液携氧能力降低，机体组织和器官发生缺氧变化。营养性贫血是指由于营养不良，体内造血原料不足所导致的贫血，临床上较为常见的是缺铁性贫血（IDA）和叶酸和/或维生素 B_{12} 缺乏所致巨幼细胞性贫血（MA）。缺铁性贫血是指由于体内储存铁消耗怠尽，不能满足正常红细胞生成的需要时发生的贫血。其特点是骨髓及其他组织中缺乏可染铁，血清铁蛋白及转铁蛋白饱和度均降低，呈现小细胞低色素性贫血。巨幼细胞性贫血是指由于血细胞 DNA 障碍所致的一种贫血，其共同的细胞形态学特征是骨髓中红细胞和髓细胞系出现“巨幼变”，叶酸和（或）维生素 B_{12} 缺乏是引起 MA 最常见原因。

一、诊断标准

（一）缺铁性贫血

缺铁性贫血：缺铁可分为 3 个阶段：储铁缺乏、缺铁性红细胞生成（IDE）和 IDA。IDA 包括两种情况：①铁绝对减少，即机体铁储备低。②功能性减少，吞噬细胞和网状内皮细胞释放铁的功能下降，导致铁相对不足。

IDA 的国内诊断标准（符合以下第 1 条和第 2～9 条中任 2 条或以上，可诊断 IDA：①小细胞低色素性贫血：男性 Hb＜120 g/L，女性 Hb＜110 g/L，红细胞形态呈低色素性表现；②有明确的缺铁病因和临床表现；③血清铁蛋白＜14 μg/L；④血清铁＜8.95 μmol/L，总铁结合力＞64.44 μmol/L；⑤运铁蛋白饱和度＜0.15；⑥骨髓铁染色显示骨髓小粒可染铁消失，铁粒幼细胞＜15%；⑦红细胞游离原卟啉（FEP）＞0.9 μmol/L（全血），血液锌原卟啉（ZEP）＞0.9 μmol/L（全血），或 FEP/Hb＞4.5 μg/g Hb；⑧血清可溶性运铁蛋白受体（sTRF）浓度＞26.5 nmol/L（2.25 mg/L）；⑨铁治疗有效。

（二）巨幼细胞性贫血

诊断详细的病史采集有助于判断诱因或基础疾病。结合相应症状和体征，如实验室检查符合大细胞性贫血，中性粒细胞核分叶过多，骨髓各系细胞出现典型的巨幼变，一般可明确诊断。叶酸和维生素 B_2 水平测定可帮助诊断，并确定贫血类型。必要时可选择其他相关实验室检查明确病因。试验性治疗给予叶酸或维生素 B_{12}，如 4～6 日后网织红细胞上升，有助于确立诊断。

二、西医治疗

（一）缺铁性贫血

1. 输血治疗：红细胞输注适合于急性或贫血症状严重影响到生理机能的 IDA 患者，国内的输血指征是 Hb＜60 g/L，对于老年和心脏功能差的患者适当放宽至≤80 g/L。

2. 补铁治疗：无输血指征的患者常规行补铁治疗，补铁治疗需要考虑患者 Hb 水平、口服铁剂的耐受性和影响铁吸收的合并症。治疗性铁剂分为无机铁和有机铁；按应用途径分为口服铁和静脉铁，二者各自有其优缺点（表 6-1）。口服铁剂中无机铁以硫酸亚铁为代表，有机铁包括右旋糖酐铁、葡萄糖酸亚铁、山梨醇铁、富马酸亚铁、琥珀酸亚铁和多糖铁复合物等；除以上铁外，传统中医中药是我国重要宝藏，如健脾生血片颗粒，其中元素铁含量 20 mg/片（袋），对胃肠道刺激小（表 6－2）。

表 6－1　口服铁剂与静脉铁对比

给药途径	优　点	缺　点
静脉	疗效确定，无需强调患者依从性。	急性并发症多见（恶心、低血压、过敏反应）；氧化应激损伤；加重感染；抑制白细胞功能；易铁超载；给药时需要医疗监护。
口服	降低静脉铁剂和红细胞生成刺激剂所需剂量；相对安全，给药方便；可作为磷结合剂使用（枸橼酸铁）	需要强调患者依从性；胃肠道不良反应率较高；疗效不稳定。

表 6－2　常用口服铁剂的用法用量及疗程

常用口服铁剂	含铁量/(mg/片)	用法用量
多糖铁复合物	150	每次 1～2 片，每日 1 次
硫酸亚铁	60	每次 1 片，每日 3 次
硫酸亚铁缓释片	50	每次 1 片，每日 1 次
富马酸亚铁	50	每次 1 片，每日 1 次
葡萄糖酸亚铁	36	每次 1～2 片，每日 3 次
琥珀酸亚铁	33	每次 2 片，每日 3 次
中药补铁剂（如健脾生血片/颗粒）	20[a]	每次 1～3 片/袋，每日 3 次

注：【a】健脾生血颗粒含铁量为 20 mg/袋

口服补铁注意事项：①若无明显胃肠道反应，一般不应将铁剂与食物同服；②应在服用抗酸剂前 2 h 或服用后 4 h 服用铁剂；③建议服用铁剂的同时服用维生素 C 促进铁的吸收。每日口服 100 mg 元素铁，持续治疗 4～6 周 Hb 无变化，或上升＜10 g/L 者，可能有以下原因：①诊断有误；②患者未能按医嘱服药；③存在持续出血；④存在影响铁吸收的因素，如胃十二指肠溃疡、小肠术后、胃肠解剖部位异常等；⑤同时伴有感染、炎症、恶性肿瘤、肝病等；⑥所用口服铁剂不能被很好吸收等。

静脉铁剂适应证为口服吸收不良、不能耐受口服铁剂、铁需求量超过口服铁能满足的最大量，或患者对口服铁剂的依从性不好。静脉铁剂主要有 6 种：蔗糖铁、羧基麦芽糖铁、葡萄糖醛酸铁、低分子右旋糖酐铁、纳米氧化铁和异麦芽糖铁。铁的总需量按以下公式计算：所需补铁量（mg）＝［目标 Hb 浓度－实际 Hb 浓度（g/L）］×3.4×体质量（kg）×0.065×1.5。3.4：每 1 kg Hb 含铁约 3.4 g；0.065：每 1 kg 体质量含血量约 0.065 L；1.5：将补充贮存铁考虑在内。

3. 病因治疗：青少年、育龄期妇女、妊娠妇女和哺乳期妇女等摄入不足引起的 IDA，应改善饮食，补充含铁食物，如瘦肉、动物内脏、绿叶蔬菜等；育龄期女性可以预防性补充铁剂，补充铁元素 60 mg/d；月经过多引起的 IDA 应调理月经，寻找月经增多的原因；寄生虫感染者应驱虫治疗；恶性肿瘤者应手术或放、化疗；消化性溃疡引起者应抑酸护胃治疗等。

（二）巨幼细胞性贫血

1. 原发病治疗：有诱因或基础疾病者应积极去除病因。

2. 药物治疗：

（1）叶酸治疗：一般选用口服制剂，5～10 mg，每日 3 次。胃肠道吸收障碍者，可肌内注射甲酰四氢叶酸钙，直至血红蛋白恢复至正常水平。

（2）维生素 B_{12} 治疗：初始肌内注射维生素 B_{12} 100 μg，每日 1 次，2 周后可改为每周 1 次，直至血常规恢复正常，有神经系统受累者宜给予较大剂量（每日 500～1000 μg）。对非吸收障碍者，后期治疗可给予等剂量口服药物。患有出血疾病如血友病可采用口服制剂。全胃切除或恶性贫血患者需终身维持治疗，维生素 B_{12} 100 μg 肌内注射，每月 1 次。

如不能确定是何种维生素缺乏，应同时补充叶酸和维生素 B_{12}，因维生素 B_{12} 缺乏患者单用叶酸后可缓解贫血但会加重神经系统损伤。叶酸或维生素 B_{12} 治疗后，患者网织红细胞在 4～6 日内即见升高，10 日左右达高峰，骨髓细胞巨幼变亦迅速改善，伴以血红蛋白的逐步恢复。大多数患者血常规在 1～2 个月内恢复正常。如病情恢复不满意，应注意查找原因并加以纠正（如伴有缺铁，应充铁剂）。

3. 预防：加强营养知识的宣传教育，改善膳食质量，纠正偏食和不良烹调习惯，有助于营术性巨幼细胞性贫血的预防。易发人群如婴幼儿和孕妇尤其需注意合理饮食。孕期补充叶酸可以明显降低胎儿神经管发育缺陷的发生。

三、中医临床思维

（一）中医病名及病因病机特征

营养不良性贫血包括缺铁性贫血（iron deficiency anemia，EDA）和巨幼细胞性贫血（megaloblastic anemia，MA）。两者的发病机制虽不相同，但在临床上均表现为面色萎黄或苍白，倦怠乏力，心慌气短，头晕耳鸣等症状，故同属于中医“血虚”“虚劳”等范畴。中医学认为，本病的形成多由于先天禀赋不足，脏腑失健，形体薄弱；后天失于调理，饮食不节、长期失血、烦劳过度、妊娠失养、病久虚损，或虫寄体内等，引起脾胃虚弱，气少血衰而成。①先天禀赋不足，男精女血结合，乃能受孕成胎；受孕成胎之后，全赖母体气血滋养。若父母体质素虚，过早嫁娶，精气未充，气血未盛；或纵情多欲，耗其精血；或素患他疾，羸弱不健，皆致禀赋不足，精血亏虚，致生小儿，发为血虚。胎孕期间，若起居不慎，或饮食失调，或感触外邪，或房事不节，或药毒损伤等，亦可损伤胎儿，致胎儿失养，脏气虚损，出生之后，发生血虚。②后天失于调养，脾胃为后天之本，气血生化之源，而气血精微主要来源于饮食。素体脾胃虚弱，或脾胃久病，胃失受纳，脾失健运，均致摄入不足，气血生化亦随之不足；饮食偏嗜，营养单调，精气乏源，则气血无以化生，日久皆致血虚。或烦劳过度，损伤五脏，因劳致虚；或虫寄体内，吮吸水谷精微，扰乱肠胃功能，而致血少气衰；或长期失血，新血不生；或妊娠失养，消耗过多；或大病久病，失于调理，皆致阴血耗损，发生血虚。类似贫血症状的中医描述始起于东汉，著名医家张仲景在《金匮要略·腹满寒疝病宿食病脉证治第十》中指出：“病者萎黄，躁而不渴，胸中寒实，而利不止者，死”。就是说因泻利不止导致面色萎黄者为重症、死症。宋代《圣济总录》中也有面色萎黄的描述，如“面色萎黄，饮食不化，心腹痞满，呕吐酸水，大肠泻痢，手足逆冷，骨节酸痛，日渐羸瘠是也”。其是指脾脏痞积时，除有消化不良、大肠泻痢、心腹满闷一般症状外，还会出现面色枯黄无泽、手足逆冷的危重现象。《卫生宝鉴》《世医得效方》中记载“食劳疳黄”“积黄”，《医学纲目》记载“食劳黄”以及《证治心得》中记载“萎黄”病名均与贫血类似。

（二）辨病辨证及治疗特征

证型可分为脾胃虚弱、气血两虚、肝肾阴虚、脾肾阳虚。缺铁性贫血，中医药防治康复一体化专家共识分为心脾两虚证、脾胃虚弱证、脾肾双亏证、冲任失调证、肠道虫积证。在《中医药治疗营养不良性贫血的思路与方法》一文中将证型分为脾胃虚弱、气血两虚、肝肾阴虚、脾肾阳虚。

本病的治疗原则为：因贫血总体为虚，虚在脾胃与气血。因此，应遵照《灵枢·经脉篇》“虚则补之”治则理论，以健脾和胃、双补气血为主。①营养不良性贫血临证多见，病因各异，故在辨证论治的基础上审因论治，尤为重要。凡因长期慢性失血引发者，当截断失血，以防继续丢失，加重血虚。原脾胃疾患所致者，宜积极治其宿疾，促进脾胃受纳、腐熟、运化、吸收之功能，以资生气血。由虫积肠道而致者，多有嗜食异物之症状，则先予驱虫，后予补虚；驱虫之后，再投健脾生血汤以调理脾胃，补益气血；若全身一般情况较差者，则宜先补养气血，待全身情况好转之后再行驱虫。脾胃为后天之本，气血生化之源。营养不良性贫血无论病因为何，证属何型，治疗时，皆应注意调理脾胃，并在遣方用药时顾护胃气，使补而不滞，以防阻碍脾胃化生气血之功能。②辨证辨病结合：由于 IDA 的发病机制为各种原因引起的缺铁，故有效治疗是去除导致缺铁的原因，再就是补铁治疗。补充铁剂又分为西药补铁与中药补铁 2 种。临证除选择应用西药补充铁剂之外，中药补铁生血法亦不可偏废。一般而言，当患者病情不重时，可选用中药补铁结合辨证论治进行治疗，其中含铁量最高的补铁中药为皂矾及醋煅针砂；当病情较重，或单用中药无效，或并发出血者，当在中药辨证论治的基础上加用西药铁剂进行治疗。无论何种方法补铁，在具体应用过程中均须时时顾护脾胃。常用补铁生血的中药还有阿胶、熟地黄、黄精、当归、白术、黄芪等，均可选择应用。MA 的主要发病机制为叶酸和（或）维生素 B_{12} 缺乏，且大多数合并缺铁，故除纠正病因之外，补充叶酸和（或）维生素 B_{12} 尤为重要，疾病后期缺铁者，给予补铁。中药豆豉、海藻，新鲜蔬菜如香菇、紫菜，以及动物内脏均含有丰富的叶酸及维生素 B_{12}。临证体会，只有将补充叶酸和（或）维生素 B_{12} 与中医调理脾胃有机地结合，才能取得满意疗效。因为贫血原因多相互杂并，并不是单一脏腑，通常由脾肝肾等多脏合并，所以临床上多使用复方，如：香砂六君子汤、归脾汤、异功散合六味地黄丸、固冲汤、四君子汤合化虫丸、陶壶饮、乌梅消食颗粒等方。治法上主要是：健脾和胃、补益心脾、健脾益肾、调理冲任、健脾驱虫等。

中医治疗营养不良性贫血的疗效重在辨证，要把握疾病的轻重缓急、辨别脏腑失衡的关键，方能立法、遣药、处方；由于本病的复杂性，特别是缺铁性贫血，又可因患者的年龄性别不同可见妊娠期女性 ID 和 IDA、儿童 ID 和 IDA。且引起贫血的原因极多，常见合并消化系统疾病：①消化道出血：消化性溃疡、糜烂性胃炎。②幽门螺杆菌感染：可影响铁吸收，造成 IDA 患者口服铁剂疗效降低。③胃酸不足同样影响铁吸收。另还可有慢性肾脏病及类风湿关节炎、强直性脊柱炎等自身免疫性疾病患者常合并 IDA；患者病因有异，病程长短不一，发病年龄不同，治疗时机有别，或者患者伴有其他的疾病，如合并消化系统疾病、慢性肾脏病、自身免疫性疾病等，因此，治疗难度也不同，疗效因人而异。中医治疗以服用汤剂为主，如果汤剂不便，也可以使用颗粒剂或中成药。

（三）药物选择

由于 IDA 的发病机制为各种原因引起的缺铁，故有效治疗是去除导致缺铁的原因，再就是补铁治疗。选用中药补铁结合辨证论治进行治疗，其中含铁量最高的补铁中药为皂矾及醋煅针砂；无论何种方法补铁，在具体应用过程中均须时时顾护脾胃。皂矾又名绿矾，其味酸性凉，归肝、脾经，具有解毒燥湿、杀虫补血之功，入丸散剂，煅用，常用量 0.8～1.6 g。但肾病及 3 个月内有呕血史者不宜服，孕妇禁用，服药期间忌饮茶。针砂又名钢砂、铁砂，其味酸、辛，性平，归脾、大肠经，具有补血、除湿、利水之功，常用量入煎剂 15～20 g，或入丸散剂。皂矾是天然的硫酸亚铁，醋煅针砂是人工合成的醋酸亚铁。元代朱震亨《丹溪心法》中的大温中丸、小温中丸，以及罗天益《卫生宝鉴》中的皂矾丸，多用皂矾、醋煅针砂、白术、神曲、枣肉之类，常用补铁生血的中药还有阿胶、熟地黄、黄精、当归、白术、黄芪等。

MA 的主要发病机制为叶酸和或维生素 B_{12} 缺乏，且大多数合并缺铁，中药豆豉、海藻，新鲜蔬菜如香菇、紫菜，以及动物内脏均含有丰富的叶酸及维生素 B_{12}。中医学对此亦有较多的记载及论述。如《圣济总录》中载用木香丸、煮肝丸、烧肝散、炙肝散和猪肝丸治疗“冷劳”；《世医得效方》中载用天真丸治疗虚损等，皆用猪肝、羊肝、精羊肉等血肉有情之品入药，且沿用至今。临证体会，只有将补充叶酸和（或）维生素 B_{12} 与中医调理脾胃有机地结合，才能取得满意疗效。

另张维文根据 205 首补血方进行数据挖掘，所选 205 首补血方共计用药频次为 1512 次；主要涉及 16 类药物，共计 1420 频次；其他类药物为 92 频次。主药共 223 味，其中补血药占 95.96％，益气药占 4.04％。补血药中频率依次为当归、熟地黄、白芍、阿胶、何首乌。益气药中频率依次为人参、黄芪、大枣。说明补血处方常以补血药和益气药为主药。在辅助药中滋阴药类前 5 为生地黄、麦冬、枸杞子、天冬、五味子。活血化瘀药在辅药中用药频次较多的为桃仁、红花、牛膝、五灵脂、丹参、益母草、穿山甲。温阳药物在辅药中居前 4 位的为肉桂、桂心、附子、干姜。安神药物在辅药中用药频次居前 3 位的为茯神、枣仁、远志。填精药在辅药中用药频次较高的为鹿茸、鹿胶、菟丝子、补骨脂。

四、名医经验

（一）孙伟正经验

孙伟正认为“健脾和胃，益气养血”作为该病的基本治法贯穿治疗始终。①孙伟正将贫血分为脾胃虚弱证、心脾两虚证、肝肾阴虚证、脾肾阳虚证、虫积证五个证型。脾胃虚弱证见于疾病早期，无明显临床症状，可见食欲减退、轻微乏力等症，治疗以健脾和胃，益气养血为主。心脾两虚证，由脾胃虚弱证进一步发展而来，气血亏虚加重，心气不充沛，不能使血液在脉中分散全身，五脏六腑四肢百骸不能被有效濡养，则见面色萎黄、倦怠乏力加重，心血不足，心失所养，严重者毛发爪甲失荣见脱发、指甲脆裂等症状。脾气亏虚，血液在脉中不能正常被控摄，血溢出脉外，则见女性崩漏久而不愈，还可见吐血、咯血、鼻衄等慢性失血症反复发作。治疗以补脾养心，益气生血为主。肝肾阴虚证，严重影响了肝、肾的脏腑功能，使“精血同源”的平衡被打破，使血不化精，精不生血，逐渐形成血虚之证，临床常见面色苍白、头晕耳鸣、指甲枯脆等症，治疗以滋养肝肾，补阴养血。脾肾阳虚证，脾肾阳虚，无力生化气血，肌肤四肢失于濡养见面色萎黄，心悸气短，阳虚畏寒肢冷等。治疗应温补脾肾，益气养血。虫积证，扰乱胃肠气机，掠取水谷精微，气血化生不足，致贫血之候，还可见异食癖等症，治疗应杀虫消积，补养脾胃。②孙伟正认为 IDA 是一组临床综合症状，虽有独特的临床特点，但实际工作中常见 IDA 并非是一种独立性疾病，常由他病诱发。故治疗时在辨证用药的基础上可加用一些针对病因的药物，兼顾辨病治疗。如原发免疫性血小板减少症长期慢性失血所致 IDA，治疗可加仙鹤草、地榆炭、蒲黄等消瘀止血，使淤血去，新血生；恶性肿瘤长期消耗营血所致 IDA，治疗可加白花蛇舌草、半枝莲、苦参等抗肿瘤中药，驱邪外出；胃溃疡因胃黏膜破溃出血，影响气血之海的受纳腐熟功能，治疗可加三七粉、砂仁等保护胃黏膜等。③经验方药阐介：孙伟正根据既往经验和临床疗效观察，自拟出一副治疗 IDA 的基础方——陶壶饮。该方由黄芪、当归、熟地黄、白芍药、太子参、茯苓、白术、木香、乌梅、阿胶、山药、大枣、炙甘草等药物组成。功效为健脾和胃，补养气血。方中黄芪、熟地黄补脾益气，补血滋阴，二者共为君药；茯苓、白术、太子参与黄芪配伍，重在补脾益气，为臣药；阿胶、山药、大枣、当归滋养营血，与熟地黄相伍，增加滋阴补血之功，亦为臣药；木香、乌梅调理胃肠气机，使上述诸药补而不滞，均为佐药；炙甘草健脾补气，调和诸药，为使药。临床须根据辨病和辨证结合原则进行加减运用。

（二）杨淑莲经验

①病因病机：杨淑莲认为贫血病因多端，病机繁复，不一而足，或因寒，或因热，或因湿，或因气虚，或因气郁，或因血虚，或因血瘀，或因邪毒内蕴成癌，但最终均可导致脾胃运化失司，故脾胃虚弱，气血两虚为贫血基本病机，健脾益胃、益气生血为其根本治则。临证必须细审病因，四诊合参。因寒者温阳健脾；因热者，实热清热泻火，虚热滋阴清热，切忌苦寒伤胃；因湿者健脾渗湿；因气虚者补中益气；因气郁者疏肝理气；因血虚者养血生血；因血瘀者活血化瘀；因邪毒者扶正祛邪。②治疗原则：杨淑莲认为 a. 慢性胃炎者多伴胃胀、纳呆等食欲不振，宜加焦三仙、鸡内金等促进运化；b. 胃肠溃疡多伴烧心、泛酸等症，宜重用海螵蛸、瓦楞子抑酸，川楝子止痛；c. 癌肿者宜加用半枝莲、黄药子等清热解毒抗癌之品；d. 癥瘕（肝脾大）者宜加龟甲、鳖甲、牡蛎等软坚散结；e. 溃疡黑便者，加用蒲黄炭、白及粉、阿胶珠、三七（自拟四味止血散），以收敛、凉血、止血而不留瘀，且阿胶珠、藕粉冲调后呈黏稠膏状，服用后可敷布于胃肠黏膜。③指导用药：脾胃为气血生化之源，饮食依靠脾胃的腐熟运化成为水谷精微，然后化生成血液。故促进饮食，增其化源尤为重要。杨淑莲结合多年临床经验，自拟院内制剂乌梅消食颗粒作为缺铁性贫血在辨证基础上的辅助用药，疗效甚佳。本方由枳实、鸡内金、白术、焦山楂、太子参、蒲公英、乌梅、木瓜、莪术等组成，功效为健脾理气，消食导滞，用于脾虚气滞所致的食欲不振，食后胀满，倦怠乏力，脘腹满闷等。临床观察发现本方可促进缺铁性贫血患者对铁的吸收利用，同时可以有效减轻服用铁剂所造成的不良反应。

（三）史哲新经验

史哲新认为补益脾胃是关键。一是因为血液由水谷精微所化生，而脾胃为后天之本，气血生化之源。《灵枢·决气》载："何谓血？岐伯曰：中焦受气，取汁变化而赤，是谓血。"说明中焦脾胃收纳运化饮食水谷，吸收其中的精微物质，化生而成红色的血液。二是因为缺铁性贫血的治疗离不开铁剂，而铁剂的消化道反应正是本病疗效不显的主因。故史哲新在治疗上常采用补益脾胃的治法，以归脾汤为主益气补血、健脾养心。

（四）王雪峰经验

王雪峰认为小儿贫血与脾密切相关，病机关键为"中焦运化无力，气血化源不足"。脾主运化水谷，为气血生化之源。正如《灵枢》决气篇云：中焦受气取汁变化而赤是谓血。唐容川《血证论》云：土虚而不运，不能升达津液，以奉化血，渗灌诸经。且小儿本身又具有脾常不足的生理特点，表现为运化力弱，摄入的食物要软而易消化，忌寒凉食物。故本病的病机关键为脾虚运化失健，病位在脾胃。辨证以血虚、脾虚为主，也兼见心、肝、肾三脏的症状。临床上以脾胃虚弱证多见，表现为形体消瘦、面色苍黄、大便不调；心脾两虚证可有心失所养而产生的心神怯弱、夜寐不安、多梦易醒等证候。王雪峰认为肝郁脾虚证在临床上也较常见，除脾胃虚弱证的一般症状外还兼见烦躁、多动、易怒、注意力不集中等症状；脾肾阳虚证多见于贫血重症，临床相对少见。王雪峰强调"健脾和胃，化气生血"是治疗本病的关键。偏于心脾两虚者，辅以养心安神；偏于肝郁脾虚者，辅以疏肝解郁。针对心脾两虚的患儿，在健脾益气的同时配伍生龙牡、首乌藤、酸枣仁及少量五味子，以养血宁心。针对肝郁脾虚的患儿，同时配伍佛手、郁金、合欢及少量五味子，以调理气机。王雪峰还擅长结合小儿推拿外治疗法，内外合治，促进疾病的康复。

（五）陈安民经验

陈安民认为气血两虚为主要病机。其结合多年的临床经验，自创四维生血汤（人参、黄芪、白术、茯苓、当归、赤白芍、生熟地黄、丹参、鸡血藤、肉桂、鹿角霜、补骨脂、菟丝子、淫羊藿、制何首乌、山茱萸、女贞子、枸杞子、陈皮、焦山楂、生姜、大枣）。功效为健脾益肾，平补气血。再生障碍性贫血、纯红细胞再生障碍性贫血、巨幼细胞性贫血皆可应用四维生血方治疗，可根据贫血程度轻重斟酌药量大小和药味多少，根据不同的临床症状酌情加减化裁。如有出血症状者加仙鹤草、紫草、栀子炭、生地黄炭、阿胶珠等；若有腹泻便溏加炒白术、炒苡仁、车前子；若为腹胀纳差者加砂仁、鸡内金、枳壳、厚朴之属；网织红细胞低者加用土鳖虫。若为巨幼细胞性贫血见舌光无苔加玉竹、石斛、沙参、麦冬滋养胃阴。贫血因阴血虚少而发热者，加银柴胡、地骨皮、白薇、秦艽。缺铁性贫血可在本方基础上加减化裁，可加入龙眼肉、晚蚕砂、赭石、乌梅，并加大山楂用量，以助铁质吸收。溶血性贫血、阵发性血红蛋白尿以本方去山楂、山茱萸味酸药物，加生薏苡仁、小蓟、白茅根、栀子炭、连翘、血余炭等；若见黄疸加茵陈、炒栀子、大黄炭、泽泻、车前子等清热利湿退黄。

（六）周郁鸿经验

①首辨病因，方能论治：周郁鸿在治疗时强调首辨病因，方能论治。临床中缺铁性贫血常继发于慢性胃炎、胃溃疡、痔疮、月经紊乱等疾病。西药治疗往往分而治之。周郁鸿认为中医治疗可两者兼顾，既补之以"血"，又固之于"本"。如针对阴虚内热型月经量过多者，采用滋阴益肾、凉血补血之法，方拟两地汤加减（生地黄、熟地黄、玄参、麦冬、鲜石斛、白芍、地骨皮、阿胶珠、当归等）；针对脾胃虚寒型胃溃疡，采用健脾益胃、补气养血之法，方拟小建中汤加减（桂枝、芍药、生姜、炒白术、炒当归、黄芪、阿胶珠、炙甘草、大枣等）；针对湿热下注型痔疮，采用清热利湿、凉血止血之法，方拟四妙散加减（黄柏炭、苍术、薏苡仁、川牛膝、地榆炭、槐花、紫草等）。②脾肾同治，中西合用：近代缺铁性贫血中医治疗，往往从中焦脾胃入手者多。周郁鸿根据缺铁性贫血"脾胃亏虚、肾精不足"的病机，提出本病治疗应"先后天共调理"，即在健脾益气、补气养血的基础上，酌加补肾填精之品，养先天而资后天。治疗中常以八珍汤、当归补血汤为底方进行化裁，常用药物如黄芪、炒白术、山药、党参、茯苓、炒当归、白芍、熟地黄、川芎、制黄精、大枣、制何首乌等。同时周郁鸿喜重用当归、黄

芪，常用炒当归15～20 g，黄芪30～60 g。肾阴虚者，常用熟地黄、制黄精、山茱萸、枸杞子；肾阳虚者，常用菟丝子、淫羊藿、肉桂、鹿角胶。此外周郁鸿还喜用龙眼肉、阿胶珠，认为2药皆味微甘，龙眼肉善补心脾气血，阿胶善补血滋阴，均适合久服。同时，周郁鸿认为，缺铁性贫血的治疗不应摒弃西药。临床上常使用多糖铁复合物胶囊1～2颗/d补铁，辅以维生素C片3～6片/d口服促进铁吸收。对于口服效果差或重度贫血者亦可使用静脉铁剂。但铁剂也具有一定的副作用，如便秘、恶心、腹胀等消化道不良反应，这在一定程度上影响了患者的服药依从性。故可结合中医中药的治疗来缓解西药不良反应，提高患者依从性，从而提高疗效。如铁剂引起的便秘者，常加大当归用量至20～25 g，既取其"通便之效"，又可有"补血之功"；恶心、腹胀者，酌加法半夏、生姜、陈皮、厚朴行气降逆通腑。

（七）黎炳南经验

黎炳南认为该病的病机以肾虚为源，脾虚为关键。缺铁性贫血属于中医学的"血虚""萎黄""疳证"等范畴。黎炳南认为，缺铁性贫血的病因与饮食失调、禀赋不足、久病不愈、感染诸虫等因素有关。其病位在脾、肾，与心、肝等脏密切相关。本病初起一般症状较轻，经正确治疗，合理调护，便可痊愈。但本病发病缓慢，病程长，经治疗症状缓解后，尚须巩固疗效，不可即刻停药，否则易于复发。若贫血时间过长，五脏六腑、四肢百骸失于濡养，可严重影响小儿的体格生长、智力发育，甚至出现脾肾阳虚、阴亏阳竭的危候。黎炳南指出，缺铁性贫血其本在脾肾，基本病机在于脏腑气血功能失调。对其治疗主要应查明原因，按脏腑气血进行辨证施治。治疗原则上以培补脾肾、益气养血为主，同时根据不同的发病原因，不同的脏腑虚损以及病势的轻重不同，分别予以健脾益气、补益心脾、滋补肝肾、健脾补肾等不同治法。同时，应注意合理喂养，补充必需的营养物质，这一点也是治疗小儿贫血的重要环节。黎炳南在临床上常用下列药物随证选择使用。①健脾益气药：党参、太子参、黄芪、炒白术、山药、大枣、炒扁豆等药能健运脾胃，益气补中，使脾胃运化功能恢复正常，生化有源。②开胃消食药：鸡内金、麦芽、谷芽、神曲、山楂、莱菔子等药具有健胃和中、消食化滞作用，能助消化，增进食欲，对纳呆厌食、脘腹胀满、食积不消者均可酌情加减使用。③补益肝肾药：紫河车、山茱萸、菟丝子、何首乌、枸杞子、熟地黄、鸡血藤、当归、女贞子、黄精等药均能补益肝肾，益精养血，但此类药大多较滋腻，治疗缺铁性贫血应与健脾、助消化药同用，以免助湿碍脾，影响脾胃的健运。

五、名方推荐

（一）参芪四物汤

熟地黄、生晒参、白芍、当归各10 g，川芎2 g，黄芪20 g。功效：补益气血。主治：缺铁性贫血。用法：将所有药物用水煎熬后取汁服用，服用1剂/d，连续服用1个月。

（二）健脾补血汤

黄芪30 g，太子参15 g，焦山楂、鸡内金、枸杞子各10 g，阿胶5 g，大枣3枚，甘草3 g。功效：健脾补血。主治：缺铁性贫血。用法：每日1剂，水煎，早晚各服1次，1周为1个疗程。

（三）补铁丸联合健脾补血汤

补铁丸：禹余粮、红参、白术、绿矾、山楂等。健脾补血汤：黄芪30 g，当归、阿胶（烊化）、砂仁、党参、茯苓、白术、鸡内金各15 g，焦三仙30 g，三七粉（冲服）3 g。功效：健脾益气养血。主治：缺铁性贫血。用法：补铁丸制成蜜丸，每丸9 g。每次1丸，每日3次饭后服用。配合健脾补血汤药物同时服用。加减：腹胀加木香（后下）、厚朴各10 g，薏苡仁15 g；腹痛加川楝子、白芍药各15 g，延胡索10 g；恶心欲吐加竹茹15 g、生姜10 g；便溏加山药30 g、芡实15 g；脱发加熟地黄、山茱萸各15 g；心悸、失眠、健忘加生龙骨、生牡蛎、远志、酸枣仁各15 g，首乌藤30 g。用法：水煎服，每日1剂。

（四）阳和汤合当归补血汤

熟地黄、北芪各20 g，鹿角胶（烊化）12 g，肉桂粉（冲服）3 g，麻黄、甘草各5 g，白芥子、当归、姜炭各10 g。功效：温阳补血。主治：虚寒型缺铁性贫血。用法：以水浸泡半小时后．共煎2遍取药汁 600 mL，分早中晚服。1 个月为1疗程。加减：鼻衄色淡质稀者加仙鹤草、白及；慢性上消化道出血加海螵蛸、白及；痔疮出血色淡质稀加地榆、槐花；妇女月经量多色淡质稀加艾叶、当归、海螵蛸；伴腰酸、神疲、气短乏力加鸡血藤、白芍、大枣、菟丝子。

（五）双屏散

黄芪、麦芽各 10 g，柴胡、党参、白术、枳实、防风、白芍、甘草各 6 g。功效：健脾益气养血。主治：小儿营养性缺铁性贫血。用法：每日 1 剂，水煎浓缩至 60 mL，分 3 次内服，4 周为 1 疗程。

（六）炙甘草汤方

炙甘草 20 g，生地黄 50 g，阿胶（烊服）、人参各 10 g，麦冬、麻仁、桂枝、生姜各 15 g，大枣 30 枚。功效：益气养血，调补阴阳。主治：缺铁性贫血。用法：每日 1 剂，水煎，分 2 次服。

（七）参苓白术散

石菖蒲、陈皮、炙甘草各 3 g，山药、薏苡仁、太子参、茯苓、山楂、白扁豆、芡实、白术、麦芽、莲子各 6 g。功效：补气健脾生血。主治：小儿缺铁性贫血。用法：制成散剂，3 g/袋。<1 岁：1g/次，1～3 岁：1.5～2 g/次，4～6 岁：3 g/次，冲服，2 次/d。配合捏脊：双手自长强穴沿督脉自下而上捏拿到大椎位置，共 6 遍，在进行第 4 遍捏拿时，采取重提手法捏拿肾俞穴、肺俞、脾俞等穴位。

（八）当归补血汤

黄芪 5～15 g，当归 3～9 g，白术、茯苓、陈皮、鸡内金各 9～10 g，甘草 3～5 g。功效：益气补血。主治：小儿缺铁性贫血。用法：1 剂/d，水煎 2 次，共计 150 mL。<1 岁不拘时间和剂量，1 日服完；1～2 岁 30 mL/次，5 次/d。加减：食少纳呆夹积者加炒神曲、炒麦芽、炒山药 3～10 g；腹泻、大便不调属脾虚湿盛者加炒薏苡仁 5～15 g；心悸头晕属心脾两虚者加龙眼肉 3～10 g、阿胶（烊化）3～10 g；烦躁哭闹属脾虚木旺者加白芍 3～10 g；发育迟缓，智能不足属肝肾不足者，加紫河车粉（冲服）0.1～1 g、益智 3～10 g；反复感冒、咳嗽属肺脾气虚者合玉屏风散；口腔溃疡者加五倍子 3～6 g。

（九）归脾汤加减方

党参、白术、当归、茯苓各 15 g，黄芪 20 g，远志、木香、熟地黄各 10 g，大枣、炙甘草各 6 g。功效：益气补血，健脾养心。主治：老年缺铁性贫血患者心脾两虚型。用法：水煎，每日服 1 剂（约 200 mL）。

第二节 特发性血小板减少性紫癜

特发性血小板减少性紫癜是一种获得性自身免疫性出血性疾病，约占出血性疾病总数的 1/3，成人的年发病率为 5～10/10 万，育龄期女性发病率高于同年龄组男性，60 岁以上老年人是该病的高发群体。临床表现以皮肤黏膜出血为主，严重者可发生内脏出血，甚至颅内出血，出血风险随年龄增长而增加。部分患者仅有血小板减少而没有出血症状。部分患者有明显的乏力症状。该病主要发病机制是患者对自身抗原的免疫失去耐受，导致免疫介导的血小板破坏增多和免疫介导的巨核细胞产生血小板不足。阻止血小板过度破坏和促进血小板生成是 ITP 现代治疗不可或缺的重要方面。

一、诊断标准

ITP 的诊断是临床排除性诊断。其诊断要点如下：①至少 2 次血常规检查示血小板计数减少，血细胞形态无异常。②脾脏一般不增大。③骨髓检查：巨核细胞数增多或正常、有成熟障碍。④须排除其他继发性血小板减少症：如自身免疫性疾病、甲状腺疾病、淋巴系统增殖性疾病、骨髓增生异常（再生障碍性贫血和骨髓增生异常综合征）、恶性血液病、慢性肝病脾功能亢进、常见变异性免疫缺陷病（CVID）以及感染等所致的继发性血小板减少，血小板消耗性减少，药物诱导的血小板减少，同种免疫性血小板减少，妊娠血小板减少，假性血小板减少以及先天性血小板减少等。⑤诊断 ITP 的特殊实验室检查：a. 血小板抗体的检测：MAIPA 法和流式微球检测抗原特异性自身抗体的特异性较高，可以鉴别免疫性与非免疫性血小板减少，有助于ITP的诊断。主要应用于下述情况：骨髓衰竭合并免疫性血小板减少；一线及二线治疗无效的ITP患者；药物性血小板减少；单克隆丙种球蛋白血症和获得性自身抗体介导的血小板无力症等罕见的复杂疾病。但该试验不能鉴别原发性ITP与继发性ITP。b. 血小板生成素（TPO）检测：可以鉴别血小板生成减少（TPO水平升高）和血小板破坏增加（TPO水平正常），有助于鉴别ITP与不典型再生障碍性贫血或低增生性骨髓增生异常综合征。上述项目不作为ITP的常规检测。

二、西医治疗

（一）治疗原则

诊断及治疗流程见图（6-1）。

（1）PLT≥30×10^9/L、无出血表现且不从事增加出血危险工作（或活动）的成人ITP患者发生出血的危险发生率比较小，可予观察和随访。

（2）以下因素增加出血风险：①出血风险随患者年龄增长和患病时间延长而增高；②血小板功能缺陷；③凝血因子缺陷；④未被控制的高血压；⑤外科手术或外伤；⑥感染；⑦服用阿司匹林、非甾体抗炎药、华法林等抗凝药物。

（3）若患者有出血症状，无论血小板减少程度如何，都应积极治疗。在下列临床过程中，血小板计数的参考值分别为：口腔科检查≥20×10^9/L；拔牙或补牙≥30×10^9/L；小手术≥50×10^9/L；大手术≥80×10^9/L；自然分娩≥50×10^9/L；剖宫产≥80×10^9/L。

（二）紧急治疗

重症ITP患者（PLT<10×10^9/L）发生胃肠道、泌尿生殖道、中枢神经系统或其他部位的活动性出血或需要急诊手术时，应迅速提高血小板计数至50×10^9/L以上。对于病情十分危急，需要立即提升血小板水平的患者应给予随机供者的血小板输注，还可选用静脉输注丙种球蛋白（IVIg）[1000 mg/(kg^{-1}·d^{-1})×(1～2d)]和（或）甲泼尼龙（1000 mg/d×3 d）和（或）促血小板生成药物。其他治疗措施包括停用抑制血小板功能的药物、控制高血压、局部加压止血、口服避孕药控制月经过多，以及应用纤溶抑制剂（如止血环酸、6-氨基已酸）等。如上述治疗措施仍不能控制出血，可以考虑使用重组人活化因子ⅤⅡ（rhFWIIa）。

（三）新诊断ITP的一线治疗

1. 肾上腺糖皮质激素：①大剂量地塞米松（HD—DXM）：40 mg/d×4 d，建议口服用药，无效患者可在半个月后重复1个疗程。治疗过程中应注意监测血压、血糖的变化，预防感染，保护胃黏膜。②泼尼松：起始剂量为1.0 mg/(kg^{-1}·d^{-1})（分次或顿服），病情稳定后快速减至最小维持量（<15 mg/d），如不能维持应考虑二线治疗，治疗4周仍无反应，说明泼尼松治疗无效，应迅速减量至停用。

2. IVIg：主要用于①ITP的紧急治疗；②不能耐受肾上腺糖皮质激素的患者；③脾切除术前准备；④妊娠或分娩前；⑤部分慢作用药物发挥疗效之前。常用剂量400 mg/(kg^{-1}·d^{-1})×5 d或1000 mg/kg给药1次（严重者每日1次、连用2 d）。必要时可以重复。IVIg慎用于IgA缺乏、糖尿病和肾功能不全的患者。

（四）成人ITP的二线治疗

1. 促血小板生成药物：包括重组人血小板生成素（rhTPO）、艾曲波帕（Eltrombopag）和罗米司亭（romiplostim），上述药物均有前瞻性多中心随机对照的临床研究数据支持。此类药物起效快（1～2周），但停药后疗效一般不能维持，需要进行个体化的维持治疗。①rhTPO：剂量1.0 μg/(kg^{-1}·d^{-1})×14 d，PLT≥100×10^9/L时停药。应用14 d血小板计数不升者视为无效，应停药（证据等级1b）。②艾曲波帕：25 mg/d（顿服），根据血小板计数调整剂量，维持PLT≥50×10^9/L，PLT≥100×10^9/L时减量，PLT≥200×10^9/L时停药，最大剂量75 mg/d。用药过程中需要监测肝功能。③罗米司

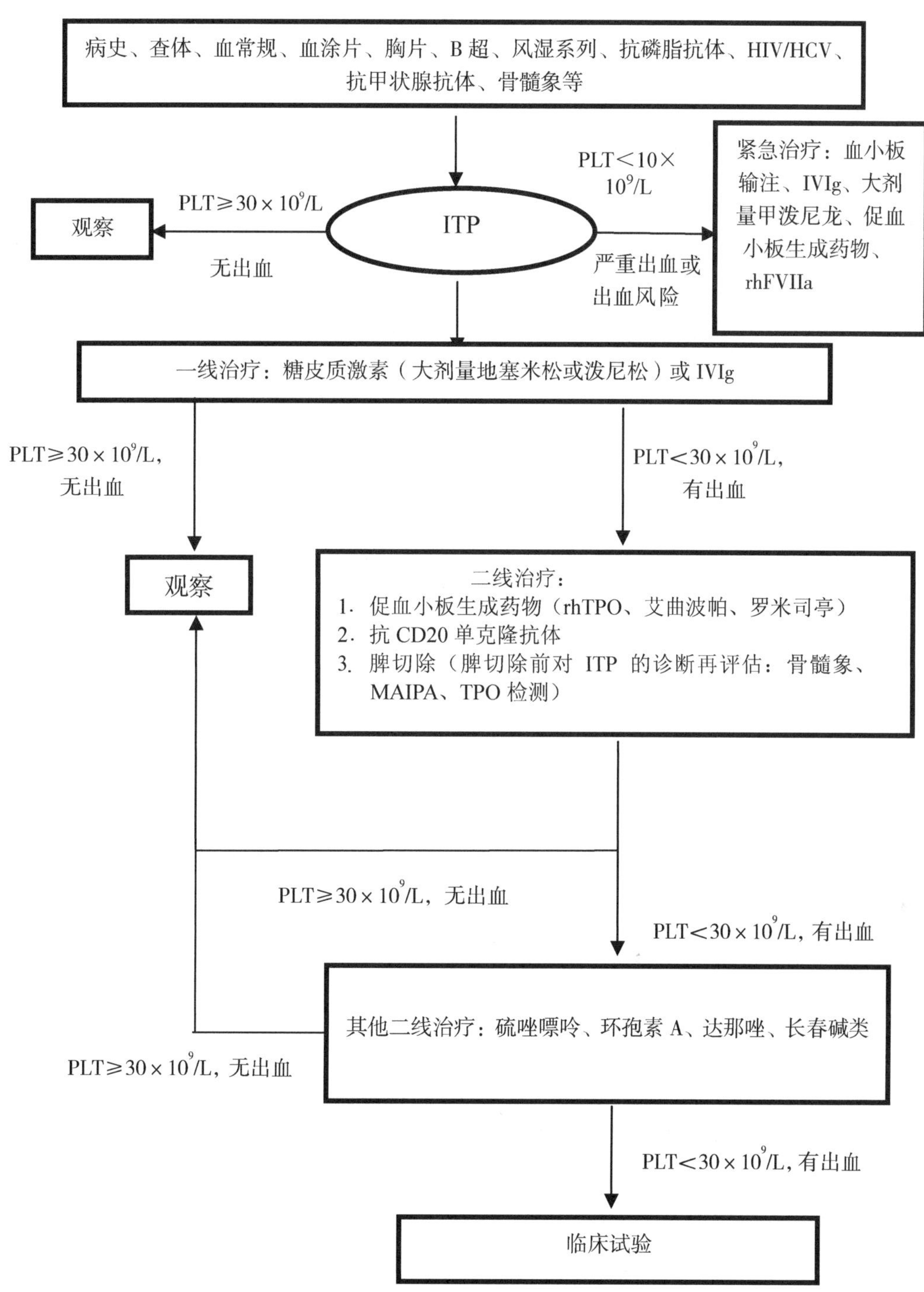

IVIg：静脉丙种球蛋白；rhFVIIa：重组人活化因子Ⅶ；MAIPA：单克隆抗体俘获血小板抗原技术；TPO：血小板生成素；rhTPO：重组人血小板生成素

图6-1　成人原发免疫性血小板减少症（ITP）诊治流程图

亭：血小板生成素拟肽（Nplate，AMG531），首次应用从1 μg/kg每周1次皮下注射开始，若PLT＜50×10⁹/L则每周增加1 μg/kg，最大剂量10 μg/kg。若持续2周PLT≥100×10⁹/L，开始每周减量1 μg/kg。PLT≥200×10⁹/L时停药。最大剂量应用4周血小板计数不升者视为无效，应停药。

2. 抗CD20单克隆抗体（Rituximab，利妥昔单抗）：有前瞻性多中心随机对照的临床研究数据支持。推荐剂量：375 mg/m² 每周1次静脉滴注，共4次。一般在首次注射4～8周内起效。小剂量利妥昔单抗（100 mg每周1次，共4次）同样有效，但起效时间略长。

3. 脾切除术：在脾切除前，必须对 ITP 的诊断作出重新评价，建议检测血小板抗体（MAIPA 法或流式微球法）和 TPO 水平。脾切除指征：①糖皮质激素正规治疗无效，病程迁延 6 个月以上；②泼尼松治疗有效，但维持量大于 30 mg/d；③有使用糖皮质激素的禁忌证。对于切脾治疗无效或最初有效随后复发的患者应进一步检查是否存在副脾。

4. 其他二线药物治疗：由于缺乏足够的循证医学证据，以下药物需个体化选择治疗：①硫唑嘌呤：常用剂量为 100～150 mg/d（分 2～3 次口服），根据患者白细胞计数调整剂量。不良反应为骨髓抑制、肝肾毒性。②环孢素 A：常用剂量为 5 mg/(kg^{-1} · d^{-1})（分 2 次口服），根据血药浓度调整剂量。不良反应包括肝肾损害、齿龈增生、毛发增多、高血压、癫痫等，用药期间应监测肝、肾功能。③达那唑：常用剂量为 400～800 mg/d（分 2～3 次口服），起效慢，需持续使用 3～6 个月。与肾上腺糖皮质激素联合可减少肾上腺糖皮质激素用量。达那唑的不良反应主要为肝功损害、月经减少，偶有多毛发生，停药后可恢复。对月经过多者尤为适用。④长春碱类：长春新碱 1.4 mg/m^2（最大剂量为 2 mg/m^2）或长春花碱酰胺 4 mg，每周 1 次，共 4 次，缓慢静脉滴注。不良反应主要有周围神经炎、脱发、便秘和白细胞减少等。

三、中医临床思维

（一）中医病名及病因病机特征

根据特发性血小板减少性紫癜的临床表现，相当于中医学中“血证”“发斑”“葡萄疫”“肌衄”等范畴，经国家中医药管理局组织专家讨论，将 ITP 命名统一为“紫癜”。历代医家对其论述较多。早在《黄帝内经》中就有关于血证的论述，“少阳之复，大热将至……咳衄”“阳络伤则血外溢，血外溢则衄血”，认为血热伤络可诱发本病。《景岳全书》云：“血本阴精，不宜动也，而动则为病。血主营气，不宜损也，而损则为病。盖动者多由火，火盛则逼血妄行，损者多由于气，气伤则血无以存”，指出了失血证血热妄行、气虚不摄的病机特点。清代唐容川《血证论》则提出气血水火理论，认为气血水火之间心生火、肾生水，水火失调，其枢在脾，并提出了止血、消瘀、宁血、补血的治血 4 法，确立了通治血证之大纲。可见古人对本病的发病已有了较深刻的认识。中医学认为本病病位在肝、脾、肾。多因调护不当、感受热邪或脾胃受损，造成热邪内郁，迫血妄行及脾虚失摄所致，主要责之于火热、气虚、阴虚、瘀血等方面，有些医家则认为痰湿也是病因之一。许亚梅认为本病病因多为外感热毒，热入营血，导致火热动血，灼伤血络，迫血妄行，溢于肌表，发为紫癜；或嗜食肥甘，湿热并生，热重于湿；或肝气不舒，郁而化火，灼伤血络，血随火燔，血溢脉外而成本病。杨文华认为脾气亏虚、气不摄血是病机的关键。脾主统血、主运化，为气血生化之源，脾气亏虚则运化失职，气虚不摄则血溢脉外，而致出血。张慧认为 ITP 以外源性湿、热、毒为疾病急性发作的主要因素，本虚、脾湿、肝郁、血瘀是慢性迁延不愈的主要因素，其基本病机是血热妄行或气虚不摄。

（二）辨病辨证及治疗特征

本病中医辨证大抵可分为血热妄行、阴虚火旺、气不摄血、瘀血阻络 4 型，分别治以清热解毒、滋阴降火、补气摄血、活血化瘀之法；又可以急、慢性期分治，急则凉血止血以治标，缓则健脾益肾补肝以固本，活血化瘀以宁血。以清热、补虚、化瘀为基本法则，清以清热解毒或清热凉血为法，补以益气养阴或益气温阳为法，化以活血消瘀为法。周郁鸿遵循《血证论》中所述通治血证之大纲，方用犀角地黄汤合导赤散以泻实火，六味地黄汤合大补阴丸以清虚火，兼以理气活血以消瘀，平肝清肝以宁血，滋肾健脾以补虚。周延峰将该病病机概括为：①外感邪热，血热妄行；②脾肾虚损，气不摄血，“损者多由于气，气伤则血无以存”；③肝肾阴虚，虚火上炎，“妄行于上则吐衄”，“妄返于下则便红”；④瘀血内阻，血不循经。

本病的治疗原则为：急性期以凉血止血治其标，缓解期用健脾益肾补肝以固其本，活血化瘀以宁其血（沈静涵，周韶虹．原发免疫性血小板减少症的中医药治疗进展）。周延峰结合《血证论》“止血、消瘀、宁血、补虚”与《景岳全书·血证》“治火、治气、治血”的原则及自身临床经验，总结 ITP 的治疗应将止血活血贯穿始终，同时注重宁血、补虚。治火者实当清热泻火，虚当滋阴降火；治气者当健脾益气；治血则根据各种证候的病因病机进行辨证论治，如益气摄血、凉血止血、活血化瘀等。方剂选择可有益气消斑汤、归脾汤、犀角地黄汤、五根汤、知柏地黄汤等。

对于特发性血小板减少性紫癜治疗，一般需要住院治疗，多数选激素治疗，不宜激素治疗者考虑其他治疗方法，如 IVI g。二线治疗有促血小板生成药物、抗 CD20 单克隆抗体（Rituximab，利妥昔单抗）或脾切除术。中医治疗特发性血小板减少性紫癜的疗效重在辨证，要把握疾病的轻重缓急、辨别脏腑失衡的关键，方能立法、遣药、处方；由于本病的复杂性及急症性，发病年龄不同，治疗时机有别，且该病需排除其他继发性血小板减少症：如自身免疫性疾病、甲状腺疾病、淋巴系统增殖性疾病、骨髓增生异常（再生障碍性贫血和骨髓增生异常综合征）、恶性血液病等。该病主要发病机制是患者对自身抗原的免疫失却耐受，导致免疫介导的血小板破坏增多和免疫介导的巨核细胞产生血小板不足。阻止血小板过度破坏和促进血小板生成是 ITP 现代治疗不可或缺的重要方面。该病很容易造成患者合并其他疾病，因出血风险增大，可出现脑出血、内脏出血等疾病。因此，其在症状表现上差异很大，不同症状治疗的难度也不同，所以，在疗效上因人而异。中医治疗特发性血小板减少性紫癜更适用于缓解期。中医治疗以服用汤剂为主，如果汤剂不便，也可以使用颗粒剂或中成药，病情稳定后，也可以间断用药，以保证中医治疗的延续性。

（三）药物选择

数据挖掘表明，基于数据挖掘的治疗原发免疫性血小板减少症用药规律研究提示，用药频率依次为黄芪、生地黄、白术、炙甘草、牡丹皮、黄芩、白芍、蒲公英、熟地黄、茯苓、陈皮、生甘草、党参、墨旱莲、黄柏、水牛角、当归、茜草根、赤芍、太子参、黄连、紫苏梗、山药。许华认为 ITP 急性期病机多属热属实，因此临证多采用清热凉血的治法，同时兼顾固护脾胃。其用药频次统计分析中出现频率最高的药物有甘草、仙鹤草、侧柏叶、白茅根、茯苓、鸡血藤、陈皮、防风、牡丹皮、赤芍、生地黄、法半夏等。将治疗本病药物使用次数在 30%以上者设为常用药，按照使用频率由高到低依次为甘草、仙鹤草、墨旱莲、白茅根、生地黄、白术、玄参、野菊花、半枝莲、茜草、当归、茯苓、虎杖、茵陈、熟地黄、板蓝根、淫羊藿、党参、陈皮、升麻、紫草、补骨脂。

四、名医经验

（一）许亚梅经验

（1）急则治其标：许亚梅认为紫癜病在急性发病期，患者多有外感症状，可表现发热，咳嗽咳痰，继而出现乏力，皮下针尖样出血点，以四肢为甚，严重者可表现皮肤黏膜瘀斑。临床多以清热解毒，凉血止血为主，兼以解表祛邪，运用清营汤加减。然中药虽针对病机，疗效确切，但药效缓和，起效较慢，而临床中急性期病势急骤，病情凶险，热盛迫血，累及脏腑及清窍，预后不佳，危及生命。在急性期内，抑制体内血小板抗体对血小板自身的攻击，延缓血小板的减少，成为治疗初期的关键。此刻配合大剂量激素冲击，抑制机体激烈的免疫反应，使病情发展趋于缓和，平稳过渡到慢性期。

（2）缓则治其本：急性期经过积极治疗后，平稳过渡到慢性期。在慢性期内，ITP 病机有其自身的发展特点：一方面急性期起病急骤，热邪势盛，正邪相争激烈，导致正气耗散，日久亏虚，正虚祛邪不力，余毒未尽，表现为乏力，少言懒动，嗜卧以及仍有少量瘀点瘀斑等临床特征；另一方面因序贯激素口服治疗，长期累积毒副作用，患者常表现为午后潮热、五心烦热、口渴口干、盗汗、舌质红等阴虚表现，而血溢脉外是整个病程中的要点。故许亚梅认为在慢性期内，根据患者的证候特点，可将 ITP 分为以下 3 个：①余毒未尽，血热气虚。②气虚阴伤，虚火内扰。③气不摄血，瘀血阻滞。

（二）杨文华经验

病因概括为外邪侵袭、饮食不节、情志过极、劳倦过度、瘀血阻滞等。脾气亏虚、气不摄血是病机的关键。脾主统血、主运化，为气血生化之源，脾气亏虚则运化失职，气虚不摄则血溢脉外，而致出血。反复出现皮下瘀点或瘀斑，色泽淡，月经过多或经期延长，伴体倦乏力，神疲懒言，纳呆，食后腹胀，便溏，舌体胖大边有齿痕，脉细弱。健脾益气、摄血止血是治疗大法。辨证分型与用药：①血热妄行证急性型ITP易出现血热妄行：多表现为皮肤紫癜，色泽新鲜，起病急剧，紫斑以下肢最为多见，形状不一，大小不等，可融合成片，发热，口渴，尿黄，便秘，常伴有鼻衄、齿衄，舌质红，苔薄黄，脉弦数或滑数。治疗上应以清热解毒、凉血止血为主，兼以益气健脾。②阴虚火旺证见于急性期热灼津伤或持续性ITP，病情反复易感，临床多表现为：紫斑较多、颜色紫红、下肢尤甚，时发时止，头晕目眩，耳鸣，低热颧红，心烦盗汗，鼻衄齿衄，月经量多，舌红少津，脉细数。治以滋阴降火、清热止血。③气不摄血证多见于慢性ITP，脏腑气血功能损伤，脾气亏虚、气不摄血，血溢脉外，导致气血两虚，临床表现为：斑色暗淡，多散在出现，时起时消，反复发作，过劳则加重，可伴神情倦怠，心悸，气短，头晕目眩，食欲不振，面色苍白或萎黄，舌质淡，苔白，脉弱。治以益气健脾摄血。④瘀血阻络证多见于慢性ITP，气虚不摄、血溢脉外，溢出之血即为瘀血，形成瘀血阻滞，临床表现为：肌衄、斑色青紫，鼻衄、吐血、便血。血色紫暗，月经有血块，毛发枯黄无泽，面色黧黑，质紫暗或有瘀斑、瘀点，脉细涩或弦。治以活血化瘀止血，兼以益气健脾。临床用药特色：①血热妄行，勿急止涩，急则治标，出血急、量多时须急投止血药物以治其标，待出血减轻后再治本，但血热妄行之血，宜清泄血分之热，勿急止涩，否则致瘀，加重出血。②忌用温补壮阳药物。临床运用健脾益气止血药物时，切忌妄用温补壮阳药物，如鹿茸、巴戟天、制附子之类，否则可诱发出血，或使出血倾向加重。③不同出血部位用药特色因出血部位、出血脏腑不同，依据鼻衄、齿衄、肌衄、咳血、尿血、便血、皮肤出血等特点选方用药，上部出血加引血下行药物，如牛膝、代赭石等；下部出血加升提药，如柴胡、升麻、荆芥穗等。④止血不留瘀，消瘀忌破血，宁血勿伤阴。遵循《血证论》“止血、消瘀、宁血、补血”四法，应做到止血不留瘀，消瘀忌破血，宁血勿伤阴，补虚忌温阳的用药规律。清热凉血不宜用寒凉药，易碍胃；失血过多宜加补气药，以防气随血泄，阴脱阳亡；离经之血，外伤之血应予化瘀，因瘀血不去，新血不生，同时加行气药，气行则血行。⑤出血症状均加炭类止血药物。据中医学“黑能胜红”的理论，故凡遇临证多种出血症状均可加入黑色的炭类止血药物，如黄芩炭、棕榈炭、荆芥炭、侧柏叶炭、蒲黄炭、血余炭、生地黄炭等。大量实验表明，炭类药物可增加血小板，增加凝血酶原，收缩毛细血管，改善凝血时间，促进血液凝固，改善凝血因子缺陷等功能。⑥坚持服用中药治疗为主患者无论初发、复发或难治性、急性、慢性ITP，都应在辨证分型基础上运用中药汤剂治疗。使用激素治疗期间，若患者出现潮热、盗汗、五心烦热等症状，通常在补脾止血药物基础上配合青蒿、地骨皮以退虚热。

（三）张慧经验

①治疗上倡导健脾化湿，善用风药。②肝失疏泄，肝气横逆是血不归经的主要因素，治疗上主张柔肝藏血，善用肝药。张慧认为肝气失常会导致各种出血，ITP是出血性疾病，与肝的摄血功能密切相关，故治疗上张慧首选白芍。白芍性凉，味苦酸，微寒，具有补血养血、平抑肝阳、柔肝止痛、敛阴止汗等功效。张慧治疗ITP善用白芍养血柔肝，龙齿潜肝清火，肝气柔，则经血藏，血液固摄在脉中，不溢出脉外。③久病脉络瘀滞，治疗上主张化瘀通络，引瘀血归经，善用活血药。因虚致瘀，久病必瘀，对ITP久病者的治疗，张慧以“通”为第一要务，兼以扶正，攻补兼施，宿邪缓攻。《血证论·男女异同论》：“瘀血不行，则新血断无生理……盖瘀血去则新血易生，新血生而瘀血自去。”故张慧善用没药，其味苦，性平，归心、肝、脾经。

（四）周郁鸿经验

①止血为先：周郁鸿认为，急性ITP中医病机虽以火热为特点，但又有虚实之分。实火者多为感受外来邪毒，蕴而不解，转为热毒，熏灼脉络，迫血妄行，治当清热解毒、凉血止血，又因血生于火，火主于心，泻心即是泻火，泻火即是止血，故方多采用犀角地黄汤合导赤散加减；虚火者多为阴虚之体感受外邪，加之ITP患者长期运用激素类“纯阳”之剂，阴液易损，终致阴血火旺，灼伤脉络而出血，治当滋阴清热、凉血止血，方多用六味地黄汤合大补阴丸加减。然无论实火虚火，火热相搏则气实，气实则迫血妄行，故制火者常辅以降气止逆，导气下行，使血不奔脱。而慢性ITP患者久病自虚，多为气虚不摄血，治当益气滋阴为主，配以凉血止血，方多用六味止血汤加减，且重用黄芪。②消瘀为要：

周郁鸿指出，ITP 患者若外感热毒或虚热扰营，煎熬阴血津液，使血液浓缩，抑或迫血妄行，血溢脉外，均可形成血瘀。此外慢性 ITP 患者久病多虚，虚久必瘀，且痰瘀多夹杂为邪，贯穿慢性 ITP 始终，导致病情缠绵难愈。《血证论》云："经隧之中既有瘀血踞位，则新血不能安行无恙，终必妄走而吐溢矣。……旧血不去，则新血断然不生，而新血不生，则旧血亦不能自去"，即指明瘀血不去不仅可诱发再次出血，亦可阻碍新血生成，故治血者如不及时消瘀，实属虑之失矣。周郁鸿在 ITP 的治疗中注重在辨证论治基础上活用化瘀疗法，酌情加用三七、茜草、蒲黄等化瘀止血之辈。又因气为血帅，血因气而行，亦因气而凝，故治瘀者必当调气，加入川芎、郁金等常收获良效。此外，周郁鸿强调，ITP 患者因血小板低下有严重出血倾向，故活血者当慎用莪术、三棱等破血之品。③宁血防患：唐氏主张"止血消瘀之后，又恐血再潮动，则须用药安之，故以宁血为第三法"，"血之所以不安者，皆由气之不安故也，宁气即是宁血"。中医治法以辨证论治为要，因此周郁鸿指出，针对宁气一法需审慎求因，针对不同情况分别予以清气、降气、调气、行气等，总使气机平和、血海安宁而不妄行脉外。周郁鸿认为宁血之法旨在宁气，而宁气又贵在治肝。④补血收功：唐氏认为"邪之所凑，其气必虚，去血既多，阴无有不虚者矣。阴者阳之守，阴虚则阳无所附，久且阳随而亡，故又以补虚为收功之法"。急性 ITP 患者骤然失血或慢性 ITP 患者久病缠绵多存在气血亏虚之症，因此周郁鸿认为补血之法在 ITP 治疗中同样不可忽视。

（五）章亚成经验

①凉血化瘀以宁络：ITP 患者最主要的症状是出血，包括皮肤瘀点瘀斑、鼻衄、齿衄、尿血、便血、崩漏等。热伤血络为导致出血的第一原因。章亚成认为《血证论》云："知血生于火，火主于心，则知泻心即是泻火，泻火即是止血"，临床上可运用仲景之泻心汤治疗血热妄行、实热内结之证，症见皮肤新鲜出血点、尿血便血、鼻衄齿衄、发热便秘、脉滑数，治以泻火清热、凉血止血，也可选用犀角地黄汤、十灰散等方加减化裁。若阴虚不能制阳，无根之火亢盛，动络伤血出血，则应在凉血止血药物中加以育阴潜阳之品。对于难治性 ITP 患者，可运用活血化瘀法，因"离经之血，虽清血、鲜血，亦是瘀血"，ITP 患者病程日久，久病入络，久病及瘀，反复出血，化为瘀血，临证时当行瘀而不动血，临床上常用景天三七、三七粉、花蕊石、炒蒲黄等化瘀止血之品，使得止血而不留瘀、去瘀而不伤正。章亚成认为，虽然久病入络，但久病必虚，不可过用攻伐，以免伤正，临床多选用兼有养血作用的活血药物，如丹参、鸡血藤、三七、当归等。②益气养阴以治本。③阳中求阴防凉遏：凉血止血法为治疗 ITP 的重要方法，然而血得热则行，得寒则凝，过用清热寒凉之品，易出现瘀血内生，同时耗伤阳气。④采用变法以求功：对于慢性 ITP 患者，尤其是生育期妇女，临床以四肢散在瘀点瘀斑，色淡红或紫，月经量多，反复发作为特点，章亚成重视柔肝疏肝，固摄冲任，不宜一味补益。《先醒斋医学广笔记》云："宜补肝不宜伐肝"，临证以一贯煎、四物汤、滋水清肝饮为基础方，常用熟地黄、当归、白芍、沙苑子、生地黄、山茱萸、枸杞子、桑寄生、椿根皮等，同时适当加用疏肝理气之品，如柴胡、郁金、薄荷等，每获良效。对于儿童 ITP 患者，章亚成根据其"三常不足"的生理特点及其易于外感的发病特征，认为脾肺气虚为其重要的病机要素，遣方用药常加用四君子汤、玉屏风散以求治本防变。对于急性 ITP 患者，章亚成认为治疗应重视运脾化湿，不可过用寒凉。急性 ITP 起病急，出血重，临床症见突然出现皮肤黏膜鲜红出血点，或鼻衄齿衄等，部分患者可伴见神疲乏力、胸闷纳呆、苔黄腻、脉弦滑等湿热内蕴征象，尤其是慢性患者急性发作时。此期用药不可过用寒凉及补益之品，以免耗伤阳气、损伤脾胃、湿浊留滞、病情缠绵，治宜凉血化湿并用，以使湿热得清，血脉安宁。临证以藿朴夏苓汤、蒿芩清胆汤为基础方，常用药味为藿香、佩兰、青蒿、白蔻仁、苍术、茯苓、猪苓、地锦草、焦山栀等。

（六）赵国荣经验

赵国荣认为此病多为本虚标实之证，因先天禀赋不足加之外感、劳倦、毒邪诱发导致。急性期以血热炽盛，导致营阴受灼，迫血妄行。中后期以气不摄血，血溢脉外为表现。急性期基础方为：石膏、知母、玄参、水牛角、生地黄、赤芍、牡丹皮、甘草。缓解期基础方为：白术、党参、黄芪、当归、茯苓、龙眼、仙鹤草、赤小豆、山药、大枣。夹风加入桑叶、薄荷、金银花、牛蒡子等药物；夹湿加入风尾草、滑石、藿香；齿衄较明显加入白茅根、紫草、茜草、栀子；血尿较明显加入小蓟、生地黄、蒲黄。若经期血量较多可用猪苓汤合完带汤清热渗湿止血。若在治疗期间感受外邪较重，先治其新病再治疗痼疾。赵国荣临证治疗 ITP 的学术特色有如下方面：①用方精准。临床观察发现以犀角地黄汤治疗血小板减少症急性发作，缓解期以归脾汤治疗，疗效确切，无明显副作用及不良反应，有抑制抗血小板抗体的生成，减少血小板的破坏作用。赵国荣用方精准略见一斑。②熟稔温病学知识，应用于危证、重证治疗。部分患者初期皆有热毒炽盛之证，故采用温病学治疗急性热病之长，以清热、凉血、止血为法治疗，处以化斑汤合犀角地黄汤加减，疗效显著。③整体思想。赵国荣认为治病不仅对疾病要有高屋建瓴的认识，辨证选方精准，还要“以人为本”，而非“以病为中心”。如果忽视了“患病的人”这一前提，则容易陷入到“头痛医头，脚痛医脚”的“机械唯物主义”。

（七）黄世林经验

①病因病机认识：《景岳全书·血证》将血证的病因病机归纳为“火盛、气伤”2 个方面，一直为后世医者所袭用。黄世林认为“脾虚湿浊内生”为本病发生的病机关键。a. 脾胃虚弱为病理基础，湿浊为病理性物质基础。b. 急性期湿热内蕴，热盛于湿病程持续 6 个月内的 ITP 患者为急性 ITP，具有起病急骤、病情凶险的特点，表现为紫癜密集，且多融合成片，颜色鲜红，黏膜、内脏出血比较多见，常伴发热、口渴、便秘等症，舌质红，苔黄腻，脉滑数。皮肤瘀点或瘀斑，多见于四肢，尤以下肢为甚，躯干次之。且可伴有鼻衄、齿衄及口腔黏膜、球结膜出血。严重者可见崩漏、呕血、便血、尿血，甚至脑出血。各医家对其病机的认识，多集中于因“火”“热毒”致病，或因外感，或因内伤；或为实火，或为虚火；或兼气虚、阴虚，抑或夹风、夹湿。黄世林认为脾胃虚弱为 ITP 发病之根本，致使水液运化失常，湿浊内生，蕴积化热，或外感风热、热毒之邪，使湿浊从热而化，湿热内蕴，热盛于湿，出现一派湿热征象，而以热象为主，属本虚标实之证。湿热入血分，邪热灼伤脉络动血，血液不循脉道溢出脉外，出现皮肤黏膜出血诸症。故急性 ITP 属本虚标实之证，本虚即脾胃虚弱，标实即湿热，为急性期发病之标，尤以热重于湿为关键。而此期多为病初实证，或慢性期病久，遇感引触急性发作而虚实夹杂，具有起病急，出血程度重，血色鲜红，易见口、鼻、肠胃、泌尿系、子宫等内脏黏膜脉络受损出血的特点，出现齿衄、鼻衄、呕血、便血、尿血、崩漏等症；若湿热郁蒸，则发热，热盛又常煎灼津液，故见口渴、便秘；若热毒较盛，上攻清窍，内陷心包，可出现晕厥倒地、神昏谵语等重症；湿浊内蕴而失运，则见口渴不欲饮，舌体胖大，舌边齿痕，苔腻、脉滑诸症。c. 慢性期脾气虚弱、湿浊内蕴，自诊断起持续 12 个月以上的 ITP 为慢性 ITP。黄世林认为慢性期患者表现出一派脾气虚弱、湿浊内蕴证候。慢性 ITP 患者病程较长，反复发作，缠绵难愈，符合脾虚湿胜的致病特点。d. 兼夹之证不可轻：黄世林经多年临床体会，认为脾气虚弱，湿浊内蕴贯穿疾病的始终，然疾病发生发展过程中又常兼夹他证，如瘀血内阻、风邪风热外袭、肝郁化火、阴虚内热等证亦较常见，其中尤以瘀血内阻最为多见，表现为紫癜反复出现，或难以消褪，舌质紫暗或有瘀点、瘀斑，或舌下脉络迂曲，脉涩等症。黄世林将 ITP 患者瘀血的形成归纳为四点：一为气虚，无力推动血液的运行；二为火热之邪不仅动血，亦可煎熬血液，致血热搏结；三为 ITP 患者反复出血，乃为离经之血，蓄积体内，形成瘀血；四为湿浊黏滞，阻碍血液的正常运行，“瘀血不去，新血不生”，致血小板生成减少。②中医辨治标本同治，取其侧重：a. 急性期重清热兼顾健脾化浊，b. 慢性期健脾益气除湿化浊以固本，c. 标本兼治不忘兼证：瘀血见于 ITP 的各个病期，黄世林在处方中必用当归、丹参等养血活血化瘀之品，使瘀祛而新血自生。③黄世林临证 ITP，将“脾虚湿浊内生”作为病机关键，进行分期论治，认为急性期湿热内蕴，应以清热为主，兼健脾化浊，慢性期则为湿浊内蕴，则以健脾化浊为要，而瘀血贯穿病程始终，方药中必备祛瘀之品，可提高临床疗效。

五、名方推荐

（一）清营汤加减

生地黄、玄参、仙鹤草、生黄芪各 30 g，连翘 15 g，金银花、茜草各 20 g，僵蚕、片姜黄、大黄炭、生甘草、黄连各 10 g，蝉蜕、淡竹叶各 6 g。功效：清营解毒，透热养阴。主治：免疫性血小板减少症热入营分证。用法：常规水煎，每日 1 剂，分 2 次服用。

（二）杨文华教授自拟处方

侧柏叶炭、浙贝母、醋龟甲、女贞子、茜草、海螵蛸、墨旱莲各 20 g，牡丹皮 12 g，三七粉、砂仁各 6 g，白茅根、仙鹤草各 30 g，茯苓、山药各 15 g。功效：滋阴凉血止血。主治：紫癜病，气不摄血证。用法：每日 1 剂，水煎，每次 150 mL，每日 2 次。

（三）三仁汤加减

白蔻仁、杏仁、厚朴、防风、牡丹皮、紫草、肿节风各 10 g，黄芪 30 g，党参、茯苓、牛膝、薏苡仁各 20 g，青风藤 15 g。功效：健脾化湿，活血止血。主治：紫癜（证属脾虚湿热，瘀血内阻）。用法：每日 1 剂，水煎服。

（四）知柏地黄汤加减

生地黄、牡丹皮、知母、黄柏、龙齿、红芪各 10 g，白芍、茯神、肿节风各 20 g，墨旱莲、蒲公英、川牛膝各 15 g。功效：柔肝养阴，清热凉血。主治：紫癜（证属肝肾阴虚，郁而化热）。用法：每日 1 剂，水煎服。

（五）六味止血汤加减

黄芪、山海螺、鲜芦根各 30 g，鳖甲 20 g，紫草、茜草各 15 g，川芎、丹参各 12 g，桃仁、白术、白芍各 10 g，陈皮 6 g。功效：益气养阴、凉血止血为主，辅以活血化瘀。主治：西医：免疫性血小板减少症；中医：紫斑病，辨证为气阴两虚挟瘀。用法：每日 1 剂，水煎服。

（六）化斑汤合二至丸加减

石膏 30 g，知母、牡丹皮、墨旱莲、女贞子各 10 g，玄参、生地黄、水牛角、茜草、紫草各 15 g，地榆、大枣各 6 g，甘草 5 g。功效：清气凉营、凉血止血。主治：西医诊断为血小板减少性紫癜，辨证：热毒炽盛，血热妄行证。用法：水煎服，每日 1 剂。

（七）犀角地黄汤合化斑汤加减

水牛角、石膏各 30 g，生地黄、牡丹皮、金银花、知母各 10 g，赤芍、玄参各 15 g，甘草、大枣、桑叶各 6 g。功效：清气凉营、凉血止血。主治：血小板减少性紫癜，气血两燔证。用法：水煎服，每日 1 剂。

（八）黄世林自拟清热消癜方

黄芩、野菊花、紫苏子、茵陈、姜半夏、天花粉、补骨脂、当归、白术、生地黄各 20 g，连翘、板蓝根、黄芪各 30 g，荷叶 10 g，仙鹤草 15 g。功效：清热利湿，健脾化浊，凉血止血。主治：原发免疫性血小板减少症湿热蕴结型。用法：水煎至 100 mL，早晚分服。自拟清热消癜方：方中黄芩、连翘、野菊花、板蓝根清热利湿；紫苏子、茵陈、姜半夏利湿泄浊；黄芪、白术、生地黄、天花粉健脾祛浊；补骨脂、当归、荷叶补肾生血；仙鹤草对症止血。湿热型 ITP 患者常伴外感症状，清热消癜方中诸药已能较有效地发挥清热解毒作用；若合并较严重出血者，可酌情加用地榆炭、白茅根、侧柏叶、墨旱莲等加强凉血止血功效。

（九）当归补血汤合四君子汤

生黄芪、太子参、炒白术、茯苓、白芍药、锁阳、淫羊藿、穿山龙、土大黄各 15 g，生甘草、当归、桂枝各 10 g，卷柏、仙鹤草、墨旱莲各 30 g。功效：补气养血，摄血止血。主治：紫癜之气血两虚，气不摄血证。用法：每日 1 剂，水煎，早晚分服。

（十）韩宁林自拟益气化斑汤

党参、黄芪各 20 g，补骨脂、仙鹤草各 15 g，当归、墨旱莲各 10 g，藕节炭 9 g，炙甘草 6 g，三七粉（冲服）3 g。功效：益气健脾止血。主治：特发性血小板减少性紫癜。用法：水煎服，每日 1 剂。

（十一）茜根散加减

茜草根 18 g，当归 10 g，生地黄、大枣各 15 g，栀子 12 g，紫珠草 30 g，土大黄 9 g。功效：滋阴降火，宁络止血。主治：特发性血小板减少性紫癜，阴虚火旺证。用法：水煎服，每日 1 剂。

第三节　再生障碍性贫血

再生障碍性贫血（简称再障，aplastic anemia，AA），是一组最常见的获得性骨髓造血功能衰竭症（bone marrow failure），导致骨髓造血干/祖细胞和三系血细胞产生减少，外周血呈全血细胞减少，但骨髓中无恶性细胞浸润，无广泛网硬蛋白纤维增生。据国内 21 省（市、自治区）的调查，年发病率为 0.74/10 万。西方国家为 0.20/10 万。各年龄组均可发病，发病年龄有两个高峰：15～25 岁和 60～65 岁。

一、诊断标准

（一）血常规　全血细胞减少，网织红细胞减少，淋巴细胞比例增高。

（二）骨髓象

1. 骨髓穿刺：多部位（不同平面）骨髓增生减低或重度减低；小粒空虚，非造血细胞（淋巴细胞、网状细胞、浆细胞、肥大细胞等）比例增高；巨核细胞明显减少或缺如；红系、粒系细胞均明显减少。

2. 骨髓活检（髂骨）：全切片增生减低，造血组织减少，脂肪组织和/或非造血细胞增多，网硬蛋白不增加，无异常细胞。

（三）除外先天性和其他获得性、继发性骨髓衰竭症，如阵发性睡眠性血红蛋白尿症（PNH）、低增生骨髓异常综合征或白血病（MDS/AML）、自身抗体介导的全血细胞减少（包括免疫相关性全血细胞减少症 IRP 和 Evans 综合征）、急性造血功能停滞、骨髓纤维化、恶性淋巴瘤、严重的营养性贫血、分歧杆菌感染等。

根据上述诊断标准诊断为再生障碍性贫血（简称再障，AA）后，再进一步分为急性型或慢性型。

1. 急性再障（亦称重型再障Ⅰ型）诊断标准：①临床表现　发病急，贫血呈进行性加剧，常伴有严重感染、出血。②血常规　除血红蛋白（Hb）下降较快外，需具备下列 3 项中的 2 项：a. 网织红细胞<1%，绝对值<15×10^9/L；b. 中性粒细胞（ANC）<0.5×10^9/L；c. 血小板（PLT）<20×10^9/L。③骨髓象　多部位（包括胸骨骨髓）增生减低，三系造血细胞明显减少，非造血细胞相对增多。骨髓小粒中非造血细胞相对增多。

2. 慢性再障（包括非重型再障和重型再障Ⅱ型）诊断标准：①临床表现 发病较急性再障缓慢，贫血、感染、出血相对较轻。②血常规　Hb 下降速度较慢，网织红细胞、ANC 及 PLT 减低，但达不到急性再障的程度。③骨髓象　三系或两系减少，至少一个部位增生不良，如增生活跃，则淋巴细胞相对增多，巨核细胞明显减少。骨髓小粒中非造血细胞（如脂肪细胞等）增加。

病程中如病情恶化，临床、血常规及骨髓象与急性再障相同，则称重型再障Ⅱ型。

二、西医治疗

AA 一旦确诊，应明确疾病严重程度，尽早治疗。重型 AA 的标准疗法是对年龄>35 岁或年龄虽≤35 岁但无 HLA 相合同胞供者的患者首选 ATG/ALG 和环孢素 A（cyclosporin A，CsA）的免疫抑制治疗（IST）；对年龄≤35 岁且有 HLA 相合同胞供者的重型 AA 患者，如无活动性感染和出血，首选 HLA 相合同胞供者造血干细胞移植。HLA 相合无关供者造血干细胞移植仅用于 ATG/ALG 和 CsA 治疗无效的年轻重型 AA 患者。造血干细胞移植前必须控制出血和感染。输血依赖的非重型 AA 可采用 CsA 联合促造血（雄激素、造血生长因子）治疗，如治疗 6 个月无效则按重型 AA 治疗。非输血依赖的非重型 AA，可应用 CsA 和（或）促造血治疗（图 6-2）。

（一）重型再生障碍性贫血（SAA）治疗

1. IST：

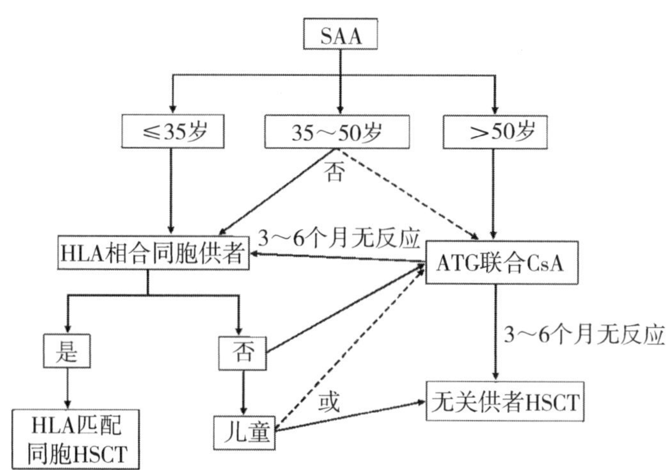

图 6－2 重型再生障碍性贫血（SAA）治疗选择

（1）ATG/ALG 联合 CsA 的 IST 适用范围：无 HLA 相合同胞供者的重型或极重型 AA 患者；输血依赖的非重型 AA 患者；CsA 治疗 6 个月无效患者。

（2）ATG/ALG：兔源 ATG/ALG（法国、德国产）剂量为 3～4 mg/(kg^{-1} • d^{-1})，猪源 ALG（中国产）剂量为 20～30 mg/(kg^{-1} • d^{-1})。ATG/ALG 需连用 5 d，每日静脉输注 12～18 h。输注之前均应按照相应药品制剂说明进行皮试和（或）静脉试验，试验阴性方可接受 ATG/ALG 治疗。每日用 ATG/ALG 时同步应用肾上腺糖皮质激素防止过敏反应。急性期不良反应包括超敏反应、发热、僵直、皮疹、高血压或低血压及液体潴留。患者床旁应备气管切开包、肾上腺素。用药期间维持 PLT＞10×10^9/L，因 ATG/ALG 具有抗血小板活性的作用，血小板悬液输注需要量可能会增加。血清病反应（关节痛、肌痛、皮疹、轻度蛋白尿和血小板减少）一般出现在 ATG/ALG 治疗后 1 周左右，因此糖皮质激素应足量用至 15 d，随后减量，一般 2 周后减完（总疗程 4 周），出现血清病反应者则静脉应用肾上腺糖皮质激素冲击治疗。第 1 次 ATG/ALG 治疗无效或复发患者 2 次治疗可选择 HLA 相合无关供者造血干细胞移植或第 2 次 ATG/ALG 治疗。选择第 2 次 IST，与前次治疗应间隔 3～6 个月，第 2 个疗程的 ATG/ALG，宜尽可能采用动物种属来源于前次不同的 ATG/ALG 剂型，以减少发生过敏反应和严重血清病风险。

（3）CsA：CsA 联合 ATG/ALG 用于重型 AA 时，CsA 口服剂量为 3～5 mg/(kg^{-1} • d^{-1})，可以与 ATG/ALG 同时应用，或在停用糖皮质激素后，即 ATG/ALG 开始后 4 周始用。CsA 可用于非重型 AA 的治疗。CsA 治疗 AA 的确切有效血药浓度并不明确，有效血药浓度窗较大，一般目标血药浓度（谷浓度）为成人 100～200 μg/L、儿童 100～150 μg/L。临床可根据药物浓度及疗效调整 CsA 的应用剂量。CsA 的主要不良反应是消化道反应、齿龈增生、色素沉着、肌肉震颤、肝肾功能损害，极少数出现头痛和血压变化，多数患者症状轻微或经对症处理减轻，必要时减量甚至停药。CsA 减量过快会增加复发风险，一般建议逐渐缓慢减量，疗效达平台期后持续服药至少 12 个月。服用 CsA 期间应定期监测血压、肝肾功能。

（4）IST 在老年患者中的应用：ATG 治疗 AA 无年龄限制，但老年 AA 患者治疗前要评估合并症。ATG/ALG 治疗老年 AA 患者时，出血、感染和心血管事件发生风险高于年轻患者，因此需要注意老年患者的心功能、肝功能、血脂、糖耐量等方面问题。鉴于肾毒性和高血压的风险，建议老年 AA 患者的 CsA 治疗血药谷浓度在 100～150 μg/L。

（5）促造血治疗：雄激素可以刺激骨髓红系造血，减轻女性患者月经期出血过多，是 AA 治疗的基础促造血用药。其与 CsA 配伍，治疗非重型 AA 有一定疗效。一般应用司坦唑醇、十一酸睾酮或达那唑，应定期复查肝功能。据报道 GM-CSF、G-CSF 配合免疫抑制剂使用可发挥促造血作用。也有人主张加用红细胞生成素（EPO）。艾曲波帕（Eltrombopag）是血小板受体激动剂，美国 FDA 已批准用于难治性重型 AA 的治疗。据报道重组人血小板生成素（TPO）及白细胞介素 11（IL-11）也可与 IST 联合有效治疗 AA。

（6）随访：接受 ATG/ALG 和 CsA 治疗的患者应密切随访，定期检查以便及时评价疗效和不良反应（包括演变为克隆性疾病如 PNH、MDS 和急性髓系白血病等）。建议随访观察点为 ATG/ALG 用药后 3 个月、6 个月、9 个月、1 年、1.5 年、2 年、2.5 年、3 年、3.5 年、4 年、5 年、10 年。

2. HLA 相合同胞供者造血干细胞移植：

（1）适用条件：年龄≤35 岁、有 HLA 相合同胞供者的重型或极重型 AA 患者；年龄超过 35 岁的重型 AA 患者，在 ATG/ALG 联合 CsA 治疗失败后，也可采用 HLA 相合同胞供者造血干细胞移植。

（2）干细胞数量：回输单个核细胞建议至少 3×10^{8}/kg 体重，CD34＋细胞至少 3×10^{6}/kg 体重。采用含骨髓移植物。

（3）移植预处理和移植后 IST：年龄＜30 岁患者，标准预处理方案是大剂量环磷酰胺 50 mg/($kg^{-1}\cdot d^{-1}$)×4 d（－5～－2 d）和兔源 ATG。移植后 CsA 等基础免疫抑制剂应用建议 1 年后缓慢减停。

3. HLA 相合的无关供者造血干细胞移植：

（1）适用条件：需同时满足以下条件：①有 HLA 完全相合（在 DNA 水平Ⅰ类抗原和Ⅱ类抗原）供者；②年龄＜50 岁（50～60 岁间，须一般状况良好）；③重型或极重型 AA 患者；④无 HLA 相合的同胞供者；⑤至少 1 次 ATG/ALG 和 CsA 治疗失败；⑥造血干细胞移植时无活动性感染和出血。

（2）预处理方案：年轻患者推荐使用环磷酰胺 300 mg/($m^{-2}\cdot d^{-1}$) ×4 d；氟达拉滨 30 mg/($m^{-2}\cdot d^{-1}$)×4 d；兔源 ATG；CsA 1 mg/($kg^{-1}\cdot d^{-1}$)（－6～－2 d），2 mg/($kg^{-1}\cdot d^{-1}$)（－1～＋20 d），其后改为 8 mg/($kg^{-1}\cdot d^{-1}$) 口服；采用含骨髓移植物。移植后 CsA 等基础免疫抑制剂应用建议 1 年后缓慢减停。目前造血干细胞移植治疗重型 AA 建议在儿童及年轻患者中避免含照射的预处理方案，即使是低剂量照射也应避免，代之以氟达拉滨。老年患者给予低剂量照射可能对降低排斥反应有益。亦有研究显示单倍体造血干细胞移植应用于 SAA 治疗有效。

4. 其他免疫抑制剂：

（1）大剂量环磷酰胺：由于大剂量环磷酰胺［45 mg/($kg^{-1}\cdot d^{-1}$)×4 d］的高致死率和严重毒性，不推荐其用于不进行造血干细胞移植的初诊患者或 ATG/ALG 联合 CsA 治疗失败的 AA 患者。

（2）霉酚酸酯（MMF）：对于该药的研究主要集中于治疗难治性 AA，但多个中心研究表明 MMF 对难治性 AA 无效。

（3）他克莫司（FK506）：与 CsA 抑制 T 细胞活化的信号通路相同但作用更强、肾毒性更小，且无齿龈增生，因此被用来替换 CsA 用于 AA 的治疗，初步效果令人鼓舞，值得临床探索。

（4）雷帕霉素：在抑制 T 细胞免疫方面与 CsA 有协同作用，但最新研究显示，在 ATG/ALG 联合 CsA 基础上加用雷帕霉素不能提高患者的治疗反应率。雷帕霉素联合 CsA 治疗难治、复发 AA 的临床研究正在进行。

（5）抗 CD52 单抗：已有部分学者应用 CD52 单抗治疗复发 SAA，但仍缺乏大样本的临床研究来肯定该药物疗效，故目前仅推荐考虑作为二线方案，应用于治疗复发 SAA。

（二）对症支持治疗

1. 成分血输注：红细胞输注指征一般为 HGB＜60 g/L。老年（≥60 岁）、代偿反应能力低（如伴有心、肺疾患）、需氧量增加（如感染、发热、疼痛等）、氧气供应缺乏加重（如失血、肺炎等）时红细胞输注指征可放宽为 HGB≤80 g/L，尽量输注红细胞悬液。拟行异基因造血干细胞移植者应输注辐照或过滤后的红细胞和血小板悬液。存在血小板消耗危险因素者［感染、出血、使用抗生素或抗胸腺/淋巴细胞球蛋白（ATG/ALG）等］或重型 AA 预防性血小板输注指征为 PLT＜20×10^{9}/L，病情稳定者为 PLT＜10×10^{9}/L。发生严重出血者则不受上述标准限制，应积极输注单采浓缩血小板悬液。因产生抗血小板抗体而导致无效输注者应输注 HLA 配型相合的血小板。粒细胞缺乏伴不能控制的细菌和真菌感染，广谱抗生素及抗真菌药物治疗无效可以考虑粒细胞输注治疗。粒细胞寿命仅 6～8 h，建议连续输注 3 d 以上。治疗过程中预防及密切注意粒细胞输注相关不良反应，如输血相关性急性肺损伤、同种异体免疫反应及发热反应。

2. 其他保护措施：重型 AA 患者应予保护性隔离，有条件者应入住层流病房；避免出血，防止外伤及剧烈活动；必要的心理护理。需注意饮食卫生，可预防性应用抗真菌药物。欲进行移植及 ATG/ALG 治疗者建议给予预防性应用抗细菌、抗病毒及抗真菌治疗。造血干细胞移植后需预防卡氏肺孢子菌感染，但 ATG/ALG 治疗者不必常规应用。

3. 感染的治疗：AA 患者发热应按“中性粒细胞减少伴发热”的治疗原则来处理。

4. 祛铁治疗：长期反复输血超过 20 U 和（或）血清铁蛋白水平增高达铁过载标准的患者，可酌情予祛铁治疗。

5. 疫苗接种：已有一些报道提示接种疫苗可导致 BMF 或 AA 复发，除非绝对需要否则不主张接种疫苗。

三、中医临床思维

（一）中医病名及病因病机特征

根据再生障碍性贫血的临床表现，本病多属中医“虚劳”“血证”“髓劳”等范畴，病位在骨髓，与心肝脾肾密切相关，病性多属虚，早在《黄帝内经》《金匮要略》等古籍中就有相关记载。中医学中，外感六淫、内伤七情、饮食不节、房劳过度均可导致“虚劳”“血症”“髓劳”等疾病的出现。外感六淫之邪气，循经上传于肝脾肾，阻碍气机转化，耗伤气血阴精；或内伤七情，大怒伤肝，情志不遂，气郁化火，忧思惊恐，思虑过度，耗伤心脾，伤及阴血肾精；饮食不节，伤及脾胃，中焦为后天之本，运化失常，气血生化失源，日久也可导致肾精阴血不足；肾藏精，为先天之本，房劳过度，肝肾之精血开泻失衡，肾精外泄过度，精血同源，精不化血，导致脏腑失养，阴血不足。“气为血之帅，血为气之母”，气不足则摄血无力而出血，阴不足则虚热内生而发热，血不足则发热、虚劳，阳不足则生化无力，机体生血化髓无力，导致出现造血功能下降、血细胞减少、发热、出血、感染等表现。

（二）辨病辨证及治疗特征

1. 急性再障：急性再障发病急骤，外周血三系极度低下，并发症较慢性再障严重。刘宝文将其分为 2 期，初期以热毒壅盛、陷入营血为主，治以清热解毒、凉血止血，方用犀角地黄汤合清瘟败毒饮加减；后期正虚邪退，则宜滋阴补肾、填精益髓，辅以健脾益气。黄振翘则重视虚实之转化，将急性再障病程分为 3 个阶段论治，初期解毒散邪、泻火凉血；中期健脾滋肾、调达肝木、兼顾标本；后期阴阳双补以填精益髓、化生气血。还有研究者并不拘泥于分期，提出凉温交替之法，初期急劳髓枯温热型，以凉血解毒汤清热凉血、滋阴解毒，而后则以参芪仙补汤交替序贯治疗。

目前急性再障辨治主要以“凉温分期、凉热交替”的原则为主，有别于以往一贯补肾的治则，然目前争论的焦点集中在初期是否应该含有补法。有研究认为初期应标本兼治，以清热解毒为主、兼补气血，与凉热交替而非凉热并用的观点相左。现研究发现急性再障初期大部分患者以血虚热毒内蕴证为主，初期使用凉血解毒法治疗，具有改善证候、促进造血恢复、调节免疫之作用，联合西药治疗总有效率约 80%。据此浙江中医药大学附属第一医院提出“凉—温—热”分期论治急性再障的理论，即急性再障初期（凉期）热毒壅盛或阴虚血热，治以清热解毒、凉血止血、滋阴降火；中期（温期）热毒已清，虚火归元，呈气阴两虚之象，治以益气养阴、益肾填精；后期（热期）元阴渐复，阳虚显现，治以温肾壮阳，促进骨髓造血。急性再障初期因火热壅盛，耗津动血，易生痰瘀。刘锋治疗急性再障重视活血化瘀的应用，取“瘀血不去，新血不生”之意，结果显示其具有改善骨髓造血微环境和免疫抑制作用。另有研究根据“新病亦可入络”的观点，初期辨证使用“痰瘀同治”法，亦可促血常规恢复。但须注意的是，急性再障的中医治疗需在西医抗感染、对症支持治疗的基础上进行，以提高整体疗效、降低死亡率。

2. 慢性再障：慢性再障以补肾为中心的治疗原则已经得到公认，然临床往往合并较多的兼证，单纯补肾并不能达到最佳效果，故辅助治法在慢性再障中亦占有重要地位，也是各医家发挥之处。脾胃乃气血生化之源，慢性再障在肾精不足的基础上发展为气血亏虚，且脾胃衰败，百药难进，故临床应重视治脾；然需注意的是治脾不可超过治肾，呈土克水之势，影响临床疗效。慢性再障病程较久，邪气久病入络，加之反复出血，血溢脉外为离经之血，发为瘀血，瘀血不去则新血不生，故临床多重视祛瘀生新，以助生血；然活血之力不可过猛，因患者本有一定出血倾向，攻之过甚则易加重病情。肝血肾精同源，肝主疏泄，肝气郁结、气机不利则阻碍脾肾生血，肝血为体，肝气为用，故治肝需气血兼顾，以调肝血、理肝气为主；但切忌辛温燥烈之品，以免动血化风，加重病情。还有学者认为，慢性再障多"风毒、湿毒、痰毒"，痰湿之邪随风善行之性深入骨髓，故应重视除湿化痰之法，兼以祛风。从目前各家学术思想来看，补脾、活血之法为慢性再障最为常用之兼治法，肝肾两脏虽关系密切，然诸位医家看法不一，其中黄振翘尤其重视治肝，倡导"泻肝清火，寓泻于补"论治再障，提出了"风动泻肝、寓泻于补，血热凉肝、补泻兼施，脾虚主升、肝火宜降"等原则。然而普遍看法还是辅以调肝血、理肝气，并不将其提到主要地位。风、痰、毒之邪在发病中的作用逐渐受到重视，慢性再障患者瘀血内阻、脾失升降、肝气不舒等引起气机不利，痰湿内生，与瘀血相互交结，甚则郁而化热，造成疾病难治，迁延不愈，故基于此提出"痰瘀同治"之法，应用于慢性再障的治疗。

3. 并发症治疗：发热、出血、感染为再障最常见的并发症，临床应采取中西医结合的治疗方法，在及时应用西医对症支持治疗的前提下采用中医治疗，不可以拘泥原有的治疗原则，应大胆辨证，遵循"急则治标、缓则治本"之原则，明确当前的主要矛盾，防止严重并发症的发生。

再障之发热，需分外感内伤。焦中华总结指出，外感发热以卫气营血辨证，分邪在卫分、邪入气分、气血两燔 3 型，重在早期治疗，祛邪扶正；内伤发热则有阴虚、血虚、气虚、阳虚、血瘀 5 型，治法因证而异，然不离扶正。另有研究者认为，再障发热以内伤为主，外感亦是内伤所致，故治疗中以甘温除热法为主，若有外感则在此基础上加用祛邪之药，亦可取得良效。总的来说其具体治疗当分清邪之盛衰，不可一概而论，若邪气不盛、正气亏虚则可攻补兼施，若邪毒壅盛则不可再用补法，以免敛邪，故临床应在秉持原则的基础上灵活变通。

再障出血多为气虚不摄，重在培补脾肾、益气摄血，此乃治"气"之意。"火"有虚实之分，外邪侵袭、入里化热或饮食辛辣、脾胃蕴热属实火；肾阴亏血、阴虚火旺，肾阳不足、虚阳浮越或脾胃虚弱、阴火内生属虚火，总以泻火凉血以止血为治疗原则。出血之证常伴发热而现，热迫血行，属实火者居多，故遇此可急则治标，以清热泻火、凉血止血为主，而热邪以退，正气亏虚，出血未止，可序贯用以补气摄血、滋阴助阳之法进一步止血。

总之，再障之并发症往往是致死之原因，故临床应提早预防、早期发现、及早治疗，在西医对症支持治疗的基础上应用中医辨治，以提高临床疗效，尽快缓解症状，防止病情加重。

（三）药物及药物关联选择

文献数据研究表明，高频药物的使用多集中在补虚药、清热药、活血化瘀药，频次在 10 次以上的有熟地黄、黄芪、当归、枸杞子、补骨脂、山茱萸、菟丝子、女贞子、何首乌、鸡血藤、淫羊藿、生地黄、阿胶、白术、鹿角胶、党参等。对药物进行关联规则分析，得到关联度较高药物组合 38 组，得出关联性较强的药物组合，包括川芎和当归；龟甲胶、生地黄、女贞子、当归和墨旱莲等组合，涉及川芎、当归、熟地黄等 20 味药物。

四、名医经验

（一）裴正学经验

裴正学认为再障的发生与脾、肾两脏关系最为密切，其病机多为肾、脾虚，血热妄行，气虚不能统血。故再生障碍性贫血的中医治疗关键在补肾健脾。然裴正学在长期的临床实践中总结出："幼、青、壮年患者，多元气未亏，脾气不足，以健脾益气为主，辅以补肾；中、老年患者，元气亏虚，脾气亦不足，则补肾壮阳为主，健脾辅之。亦有新病健脾益气、久病补肾壮阳之说。”另外，裴正学由“肾主先天，脾主后天”，在对血液病的治疗中，领悟出：“肾主骨髓，脾主末梢”，盖骨髓渐成于胎中，末梢之血则萌动于产后。再障是红骨髓造血功能障碍所致，以末梢血中三系细胞减少为特点。欲使再障患者之骨髓象得以改善，须从补肾壮阳着眼，而健脾益气法偏于改善末梢血象，故益气健脾与补肾壮阳为治疗再障固本之大法，只是临证尚需健脾益气与补肾壮阳各有侧重。当三系细胞减少，病情较重时，患者往往出现感染、出血等症，这种情况下内火炽盛，热盛迫血居多，极少数为脾虚不能统血。裴正学认为急则治其标是治疗再障的主要环节，宜泻火凉血，间断输血，再配合西医之对症支持治疗，效果明显。此治法源自唐容川“心为君火，化生血液，是血即火之魄，火即血之魄，火升故血升，火降即血降也。知血生于火，火主于心，是知泻心即是泻火，泻火即是止血”。裴正学又依据《黄帝内经》“阴阳互根”的理论、“气为血之帅”之说，认为：再障减少的三系细胞均属血液中的有形成分，此所谓“有形之血”。欲使“有形之血”生，必须急补“无形之气”，对气虚不能统血者，急则治其标，重在补气。即“有形之血难以骤生，无形之气须当急补”的思想。病情危急者，必须配合间断输血、西医之对症支持治疗，目的是为中医中药治疗赢得时间，治愈疾病。急则泻火凉血、止血，间断输血，法度井然有序，既具中医急则治其标的原则，又有中西医结合内涵。

（二）焦中华经验

焦中华认为再生障碍性贫血发热分为外感发热和内伤发热两大类。焦中华认为再障外感发热属于中医学的“温病”范畴，辨证分为 3 型，治以祛邪扶正，且应尽早治疗，以免延误治疗的时机。焦中华对再障的内伤发热的原因归于阴虚、血虚、气虚、阳虚、血瘀，一般为低热，体温在 38 ℃以下。多用益气养阴法、补气养血清热法、温补脾肾法、活血化瘀等法。焦中华指出疾病的发生发展是错综复杂的，或单证表现，或多证同现，或虚实夹杂。中医认为再生障碍性贫血多由六淫、七情、饮食、劳倦等因素伤及气血、脏腑所致，尤以脾肾二脏损伤最为密切。其临床症状错综复杂，血亏难调，阴虚难复，病情缠绵难愈，故在治疗再障发热时均考虑到再障的特殊性，慎用发汗药物，因“气血同源”“夺血者无汗”，多用辛凉解表药、清气泄热药、滋阴凉血药、健脾益气药等。

（三）柯微君经验

柯微君认为本病的病因病机主要为先天不足，后天失养，或饮食失调，或劳倦内伤，或七情失调而发；或药毒、疫毒入骨髓。部分患者也可由外感六淫之邪，侵入机体，损伤正气而发病。柯微君认为，治疗再障实施中西医结合治疗效果为好。应采用急则治其标，缓则治其本的治疗原则。急性期应清热解毒，凉血止血，病情稳定后，缓则治本，中药则当以补肾健脾，气血双补。重用黄芪、当归、太子参，补气血，补骨脂、巴戟天、淫羊藿、胡芦巴补肾气，标本兼治。有出血者加用止血中药三七；久病不愈有淤血者，酌加鸡血藤、丹参等活血化瘀之品，以期淤血得去，新血得生；病程长，正气亏虚则加人参大补元气，使气血得以生。

（四）刘大同经验

刘大同通过数十年临床实践和查阅历代中医文献悟得再障在肾虚、血虚、血瘀的同时尚有热毒的存在。热毒产生的原因概有内外两端：一为外感温热毒邪直接侵入（包括生物性、物理性、化学性等因素），二为内生之火极而蕴结化毒（包括禀赋、七情、饮食、劳倦等因素）。病机为热毒内陷骨髓，或煎灼精髓，髓枯而血无以化生；或热毒阻络，髓道瘀滞，新血难以释放，转输以供体用；或热毒直接耗伤气血，而致气损血亏；或热毒蒸煎，血沸而溢出脉道，溢则血更虚，血虚而毒益盛，形成恶性循环，病情日见深重，久治难愈。总之，热毒肆虐，内陷骨髓，耗血、动血、阻络、伤精毁髓，血源枯涸为其主要病机。而脾肾损伤，气血亏虚，阴阳失衡则常是热毒施虐的继发病理。刘大同认为再障的病机系因毒致虚，虽外现气阴两虚，或气血两虚，或肝肾虚损，治疗仍应以解毒为其第一要务。热毒侵入营血，尚可清解、化解、散解，“透热转气”。然热毒深伏骨髓，非托则毒邪难出，非补则驱邪无力，唯清毒、托邪、补虚、通络并用，方可尽除深陷骨髓之毒邪，修复损毁之血源。攘外以安内，治疗当以澄源为先，清解热毒对血液的煎灼、耗伤和对髓道的胶阻，同时加以填精补髓，益气养血，以补充热毒之耗损。临床可根据患者邪正盛衰，辨证论治，治以温阳解毒、益气解毒、清热解毒、养阴解毒，化瘀解毒等法。解毒之法贯穿治疗的始终。刘大同常用方剂有：自拟解毒补托汤、犀角地黄汤、清营汤、五味消毒饮、清瘟败毒饮、黄连解毒汤、紫金锭、血宝胶囊、血泉片等。刘大同治疗再障提出“生血四法”，即解毒生血法、填精生血法、益气生血法、祛瘀生血法。根据中医辨证，灵活配用，可一法独施，可 2 法并用，可 3 法为伍，可 4 法合参，而解毒生血法为刘大同临床所最常用。其代表方剂为“自拟解毒补托汤”，药物组成：黄芪、白花蛇舌草、女贞子、虎杖、党参、墨旱莲、连翘、当归、丹参、柴胡、葛根、升麻、陈皮等。加减法：阴虚重者加首乌、生地黄、阿胶；阳虚重者加菟丝子、附子、肉桂；气虚重者加太子参、黄精、白术；血瘀重者加莪术、桃仁、红花；高热者加石膏、知母、大青叶；低热者加白薇、银柴胡、地骨皮；出血重者加仙鹤草、紫珠草、白茅根。常用解毒药为：白花蛇舌草、漏芦、商陆、制马钱子、金银花、连翘、水牛角、茵陈、青蒿、大青叶、黄连、黄芩、黄柏、地丁草、大黄、紫草等。

（五）孙伟正经验

孙伟正认为肾虚在再障的病程中贯穿始终，滋补肾之阴阳能提高患者体质，增加免疫力，控制出血，促进骨髓造血，为治疗髓劳之本。根据中医理论“阴中求阳，阳中求阴”的理论，在温补肾阳的同时用少量滋补肾阴的药物，在滋补肾阴的同时也用少量滋补肾阳的药物，以求阴阳互生，提高疗效。在治疗中多重用炙黄芪，以达到补血功效，用以缓解再障患者的贫血和乏力症状。再障患者多病程久，病久则多虚多瘀，在治疗过程中，孙伟正认同在方药中多用丹参、鸡血藤、当归等药物以补血活血，祛瘀生新，从而达到补血不留瘀的治疗目的。对于精血亏虚明显者加阿胶、鹿角胶、龟甲、鳖甲等血肉有情之品；出血严重者加用犀角地黄汤、茜根散、白茅根、棕榈炭等以止血；如有咽部红肿，合并上呼吸道感染者加用板蓝根、大青叶、金银花、连翘等清热解毒之品；对于病久的患者加用佛手、陈皮、枳壳、焦三仙以奏和胃消食之效。

（六）丘和明经验

丘和明认为慢性再生障碍性贫血根本病机为脾肾两虚夹瘀，基本治法是补益脾肾为主，佐以活血化瘀；总结出养阴益髓方治疗慢性再生障碍性贫血，组成为山药、熟地黄、山茱萸、枸杞子、菟丝子、牛膝、龟甲、鹿角胶、何首乌、党参、仙鹤草。治疗过程中，应着重处理好补脾与补肾、补肾阴与补肾阳、扶正与祛邪、补益与活血四者关系。

（七）柯微君经验

柯微君认为慢性再障多是由急性期转变而来，多是外感因素损伤骨髓，影响精血的生成所致。还认为慢性再障的发生虽然表现为骨髓造血功能减弱或丧失，但究其根本还是脾肾功能失衡造成。但是，脾肾脏腑功能失衡，气血生化无源，只是慢性再障的基础病变，同时也要注意，慢性再障发病也存在正气亏虚，不能抵御外邪，邪毒乘虚入侵，耗伤正气，影响气血化生；同时邪毒内陷，灼伤营血，交阻髓道或伤及肾元，耗精伤髓，以致生血乏源。另外，气血亏损，血虚脉络不充，气虚血行不畅，或气虚统血无权，血溢脉外，日久髓海瘀阻，瘀血不去，则新血不生。综上所述，本病脾肾亏虚，精血不生，骨髓化源不足是主要病机，但是热毒侵犯骨髓及日久瘀血阻络是不容忽视的重要致病因素。柯微君的用药特点有以下几个方面：①脾肾阳虚为治疗核心，多以当归补血汤合八珍汤配伍补肾填精之品为主体框架。②补肾填精之品促进精血相生。③巧用凉血解毒之品，既解血分毒热，又可以预防和治疗血热迫血妄行的出血。④加用木香、砂仁、麦芽、鸡内金顾护脾胃，既有利于药物的吸收，又能防止滋腻药物碍胃。

（八）夏小军经验

夏小军认为慢性 AA 的发病与“先天不足，后天失养”以及药毒、外感、房劳密切相关。虽以气血阴阳不足为主要证候，然其本质为髓枯而精竭，故肾虚是其病机之关键。夏小军注重辨病与辨证相结合，认为针对慢性 AA 的病因，从虚论治，以补肾为主。患者体质虽有虚实之分，但正气内存，邪不可干，除少数邪实较重之外，对大多数慢性发病患者治疗当从补虚论治，以补肾为要。在临证之时，应注意：守方易方，灵活使用；灵活掌握补法的应用，以补肾为中心，以健脾为辅助，衷中参西，取西医学之长，对病情全面分析，恰当选择中西辨治策略，持之以恒方能提高疗效。

五、名方推荐

（一）养阴益髓方

山药、生地黄、山茱萸、菟丝子、鹿角胶（烊）、枸杞子、牛膝、仙鹤草各 15 g，龟甲（先煎）30 g、何首乌、党参各 20 g。功效：补肾健脾，填精益髓。主治：慢性再生障碍性贫血之脾肾亏虚证。用法：水煎服，每日 1 剂。加减：若真阴不足，虚火上炎者，去枸杞子、鹿角胶，加女贞子、麦冬以养阴清热；火烁肺金，干咳少痰者，加百合以润肺止咳；夜热骨蒸者，加地骨皮以清虚热、退骨蒸；小便不利、不清者，加茯苓以利水渗湿；大便燥结者，去菟丝子，加肉苁蓉以润肠通便。

（二）补髓生血颗粒

熟地黄、巴戟天各 20 g，山茱萸、制何首乌、枸杞子、墨旱莲、淫羊藿、补骨脂、炙甘草、猪苓各 15 g，鹿角胶、红参各 10 g，炙黄芪 50 g。功效：填精益髓、阴阳并补。主治：肾阴虚、肾阳虚及肾阴阳两虚等慢性再障。用法：水煎，每日 1 剂，早晚分服。

（三）再障一号方

盐补骨脂、烫骨碎补、菟丝子、制巴戟天、麸炒白术、党参、淫羊藿各 15 g，当归、茯苓各 10 g，黄芪 30 g。功效：温补肾阳，填精益髓。主治：慢性再生障碍性贫血之肾阳虚型。用法：水煎，每日 1 剂，分早晚 2 次温服。同时给予补肾阳膏方：饴糖 400 g，鹿角胶 300 g，熟地黄、盐补骨脂、酒山茱萸、茯苓、白芍、菟丝子、酒肉苁蓉、烫骨碎补、麸炒山药各 200 g，麦冬、天冬、酒女贞子、墨旱莲、麸炒白术各 150 g，连翘、牡丹皮、制巴戟天、泽泻、茯神各 100 g，附子 90 g，甘草、焦山楂、炒麦芽、炒谷芽各 60 g，砂仁 30 g，肉桂 20 g 收膏，1 料。服法：1 袋，温水冲服，每日 2 次。

（四）龟鹿二仙胶加减

鹿角胶、龟甲胶、人参各 10 g，枸杞子、熟地黄、山茱萸、制何首乌、补骨脂各 15 g，菟丝子、丹参各 20 g、淫羊藿、鸡血藤各 30 g。功效：滋肾健脾。主治：慢性再生障碍性贫血之肾虚证。用法：每日 1 剂，水煎，早晚温服。现代药理研究表明，本方可促进骨髓增殖，改善再障骨髓微环境，并对造血干细胞增殖分化、抑制凋亡有明显作用。

（五）血复生汤

黄芪 30 g，菟丝子、女贞子各 20 g，淫羊藿 15 g，熟地黄、制何首乌、当归、炒白术、补骨脂、巴戟天、阿胶珠各 10 g，炙甘草 5 g。功效：温肾助阳。主治：再生障碍性贫血之精亏阳虚型。用法：水煎服，每日 1 剂，早晚各 1 次。

（六）再障生血汤方

黄芪、党参、当归、熟地黄各 10～15 g，巴戟天、肉苁蓉、仙茅、白术、桂枝、丹参、炙甘草各 10 g。功效：温肾补阳，健脾益气。主治：慢性再生障碍性贫血之脾肾阳虚证。用法：水煎，每日 1 剂，早晚分服。加减：外感发热加金银花 10～15 g，连翘 10～15 g，黄芩 10 g；出血加三七 10 g，仙鹤草 10 g，茜草 10 g；血热妄行加大蓟 10 g，小蓟 10 g，生地黄 15 g，牡丹皮 10 g。

（七）养血平障汤

熟地黄、山药、山茱萸、墨旱莲、金钱草各 30 g，女贞子、茯苓、补骨脂、仙茅、淫羊藿、女贞子、鸡血藤、黄芪、肿节风各 15 g，制何首乌、夏枯草、鹿角胶、肉苁蓉、紫河车、当归各 10 g，炮附片、肉桂各 3 g，雷公藤、人参、炙甘草各 5 g。功效：温肾健脾、填精益髓、补气养血、祛邪解毒。主治：慢性再生障碍性贫血之阴阳两虚证。用法：每日 1 剂，煎 2 次早晚分服，每次 150 mL。加减：气虚重者，山药、黄芪可用至 30 g；血虚甚者，鸡血藤加至 30 g；阴虚重者，熟地黄、山茱萸、女贞子、墨旱莲均可用至 30 g；阳虚甚者，肉苁蓉加至 15 g，紫河车加至 30 g，炮附片加至 10 g，肉桂用至 5 g；热毒症状明显者，肿节风用至 30 g，夏枯草加至 15 g，雷公藤加至 10 g，金钱草则调整至 60 g。

（八）凉血解毒方

羚羊角粉1 g，生地黄、天冬各25 g，黄精15 g，牡丹皮、白芍、辛夷、苍耳子、女贞子、墨旱莲、阿胶、知母各10 g。功效：滋阴补肾，凉血止血，散热清热。主治：重型再生障碍性贫血。用法：每日1剂，据病情适当加减，至少用药6个月。

（九）再障煎剂

黄芪40 g，党参、生地黄、菟丝子、女贞子、山药、淫羊藿各20 g，熟地黄、鸡血藤、墨旱莲各30 g，当归、阿胶、山茱萸、牡丹皮、陈皮、甘草各15 g。功效：补肾补气补血，凉血行气。主治：肾阳虚型急性再生障碍性贫血。用法：每剂药煎3次，分3次服用，每日3次，饭后半小时温服。加减：根据患者具体情况进行药物加减，出血严重患者加大蓟、小蓟各15 g、白茅根20 g；感染患者加金银花10 g，蒲公英、紫花地丁各15 g；失眠患者加远志10 g、酸枣仁15 g、首乌藤25 g。

（十）宁血解毒饮子

大蓟、小蓟、仙鹤草、鸡血藤、侧柏叶各30 g，茜草20 g，卷柏、土大黄各15 g，龟甲胶、鹿角胶、肿节风、石上柏各10 g。功效：活血化瘀，凉血止血，祛风解毒。主治：再生障碍性贫血之出血。用法：每日1剂，煎2次早晚分服，每次150 mL。加减：白细胞低的患者免疫力低下，经常出现感冒的症状，王祥麒常以本方合玉屏风散，风寒重者加荆芥、防风等以辛温解表；风热者，加金银花、连翘、桑叶，以辛凉解表；出血严重者，加生地黄炭、牡丹皮炭、蒲黄炭、三七等化瘀止血；热毒症状严重者，加贯众、蒲公英、紫花地丁等清热解毒；小便灼热，尿黄者，加石韦、滑石、车前子等清热利湿。

第四节　急性白血病

急性白血病（acute leukemia，AL）是造血干祖细胞的恶性克隆性疾病，发病时骨髓中异常的原始细胞及幼稚细胞（白血病细胞）大量增殖并抑制正常造血，可广泛浸润肝、脾、淋巴结等各种脏器。表现为贫血、出血、感染和浸润等征象。按照白血病细胞的系列又分为急性髓系白血病（acute myeloid leukemia，AML）、急性淋巴细胞白血病（acute lymphoblastic leukemia，ALL）和系列模糊的急性白血病（acute leukemia of ambiguous lineage）3类。急性白血病是我国十大高发恶性肿瘤之一，其中以AML最为高发，占80%左右。

一、诊断标准

（一）法美英协作组诊断标准（FBA标准）

除临床症状、体征与血象外，骨髓形态学检查是诊断急性白血病的主要依据，尤其是原始细胞（包括原粒、原单核和原淋巴细胞）的百分比。急性髓系白血病诊断步骤如图6-3所示。

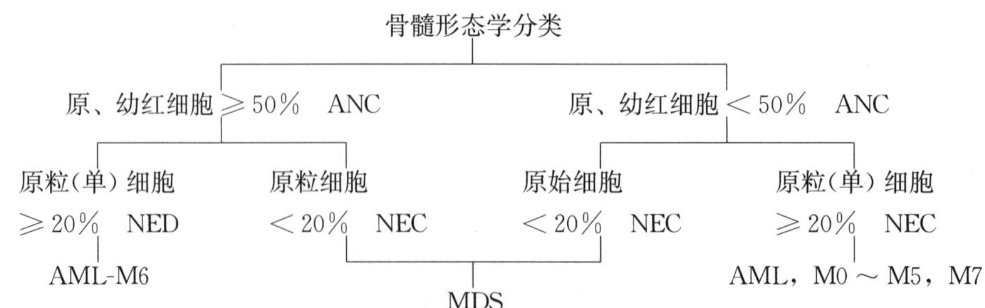

图6-3　急性髓系白血病诊断步骤

ANC：全部骨髓有核细胞；NEC：非红系骨髓有核细胞

根据NCCN指南和国内成人ALL诊断治疗专家共识的意见，骨髓中原始/幼稚淋巴细胞比例≥

20%可以诊断 ALL。

（二）世界卫生组织诊断标准（WHO 标准）

外周血/骨髓原始粒（或单核）细胞≥20%，可诊断为 AML。

当患者被证实有克隆性重现性细胞遗传学异常 t（8；21）（q22；q22）、inv（16）（p13.1q22）或 t（16；16）（p13.1；q22）及 t（15；17）（q22；q12）时，即使原始细胞＜20%，都应诊断为 AML。

AML（含急性早幼粒细胞白血病）的诊断还应满足：2 个髓系免疫表型阳性且淋系标记＜2 个，或髓过氧化物酶（MPO，＋）或非特异性酯酶（＋）或丁酸盐（＋）。

骨髓中原始/幼稚淋巴细胞≥20%，即可诊断为 ALL/LBL（表 6-1 至表 6-3）。

表 6-1　急性白血病分类常用的单克隆抗体

系　列	单克隆抗体
造血祖细胞	CD34，HLA-Dr，TdT，CD45
B 淋巴细胞	CD19，CD20，CD22[a]，CD79a[a]
T 淋巴细胞	CD2，CD3[a]，CD5，CD7
髓细胞系	CD13，CD33，CD15，MPO[a]，CD117
红细胞系	抗血型糖蛋白 A，抗血红蛋白 A
巨核细胞系	CD41，CD61，FⅧ

a：胞质表达。

表 6-2　双表型急性白血病诊断积分系统（EGIL，1998）

积分	B 淋巴细胞系	T 淋巴细胞系	髓系
2	CD79a 胞质/膜 CD3	MPO	
	CyIgM、CyCD22	抗 TCRα/β	
		抗 TCRγ/δ	
1	CD19	CD2	CD117
	CD20	CD5	CD13
	CD10	CD8	CD33
		CD10	CDw65
0.5	TdT	TdT	CD14
	CD24	CD7	CD15
		CD1a	CD64

注：EGIL：欧洲白血病免疫学分型协作组，每一系列＞2 分才可以诊断。

表 6-3　混合表型急性白血病 WHO 2016 版诊断标准

系列	诊断标准
髓系	髓过氧化物酶阳性（流式细胞术、免疫组化或细胞化学）或单核细胞分化标记（NSE、CD11c、CD14、CD64、溶菌酶至少两种阳性）
T 细胞系	胞质 CD3（CD3ε 链抗体）强表达或膜 CD3 阳性
B 细胞系	CD19 强表达，CD79a、CyCD22、CD10 至少一种阳性；或 CD19 弱表达，CD79a、CyCD22、CD10 至少两种强阳性

注：NSE：非特异性酯酶

二、西医治疗

（一）一般治疗

1. 紧急处理高白细胞血症：当循环血液中白细胞数＞200×10^9/L，患者可产生白细胞淤滞，表现为呼吸困难、低氧血症、反应迟钝、言语不清、颅内出血等。病理学显示白血病血栓栓塞与出血并存。高白细胞不仅会增加患者早期死亡率，也增加髓外白血病的发病率和复发率。因此当血中白细胞＞100×10^9/L时，就应紧急使用血细胞分离机，单采清楚过高的白细胞（M3型一般不推荐），同时予以水化和化疗。可根据白血病类型给予相应的方案化疗，也可先用所谓化疗前短期预处理：ALL用地塞米松10 mg/m²，静脉注射；AML用羟基脲1.5～2.5 g/6 h（总量6～10 g/d）约36小时，然后进行联合化疗。需预防白血病细胞溶解诱发的高尿酸血症、酸中毒、电解质紊乱、凝血异常等并发症。

2. 防止感染：白血病患者常伴有粒细胞缺乏症，特别在化疗、放疗后粒细胞缺乏将持续相当长时间，此时患者宜住层流病房或消毒隔离病房。G-CSF可缩短粒细胞缺乏期，用于ALL，老年、强化疗或伴感染的AML。发热应做细菌培养和药敏试验，并迅速进行经验性抗生素治疗。

3. 成分输血支持：严重贫血可吸氧、输浓缩红细胞，维持Hb＞80 g/L，但白细胞淤滞时不宜马上输红细胞以免进一步增加血液黏稠度。血小板计数过低会引起出血，需输注单采血小板悬液。为防止异体免疫反应所致无效输注和发热反应，输血时可采用白细胞滤器去除成分血中的白细胞。为预防输血相关移植物抗宿主病（TA-GVHD），输血前应将含细胞成分的血液辐照25～30 Gy，以灭活其中的淋巴细胞。

4. 防止高尿酸血症肾病：由于白血病细胞大量破坏，特别在化疗时更甚，血清和尿中尿酸浓度增高，积聚在肾小管，引起阻塞而发生高尿酸血症肾病。因此应鼓励患者多喝水。最好24小时持续静脉补液，使每小时尿量＞150 mL/m² 并保持碱性尿。在化疗同时给予别嘌醇每次100 mg，每日3次，以抑制尿酸合成。少数患者对别嘌醇会出现严重皮肤过敏，应予注意。当患者出现少尿、无尿、肾功能不全时，应按急性肾衰竭处理。

5. 维持营养：白血病系严重消耗性疾病，特别是化疗、放疗引起患者消化道黏膜炎及功能紊乱时。应注意补充营养，维持水、电解质平衡，给患者高蛋白、高热量、易消化食物，必要时经静脉补充营养。

（二）抗白血病治疗

抗白血病治疗的第一阶段是诱导缓解治疗，主要方法是联合化疗，目标是使患者迅速获得完全缓解（complete remission，CR）。所谓CR，即白血病的症状和体征消失，外周血无原始细胞，无髓外白血病；骨髓三系造血恢复，原始细胞＜5%；外周血中性粒细胞＞1.0×10^9/L，血小板≥100×10^9/L。理想的CR为初诊时免疫学、细胞遗传学和分子生物学异常标志均消失。达到CR后进入抗白血病治疗的第二阶段，即缓解后治疗，主要方法为化疗和HSCT。诱导缓解获CR后，体内的白血病细胞由发病时的1010～1012降至108～109，这些残留的白血病细胞称为微小残病灶（MRD），MRD水平可预测复发，必须定期进行监测。MRD持续阴性的患者有望获长期无病生存（DFS）甚至治愈（DFS持续10年以上）。

1. ALL治疗：经过化疗方案的不断优化，目前儿童ALL的长期DFS已经达到80%以上；青少年ALL宜采用儿童方案治疗。随着支持治疗的加强、多药联合和高剂量化疗方案以及HSCT的应用，成人ALL的CR率可达80%～90%，预后亦有很大改善。ALL治疗方案的选择需要考虑患者年龄、ALL亚型、治疗后的MRD是否有干细胞供体和靶向治疗药物等多重因素。

（1）诱导缓解治疗：长春新碱（VCR）和泼尼松（P）组成的VP方案是ALL的基本方案。VP方案能使50%的成人ALL获CR，CR期3～8个月。VCR主要毒副作用为末梢神经炎和便秘。VP加蒽环类药物（如柔红霉素，即DNR）组成DVP方案，CR率可提高至70%以上，但需要警惕蒽环类药物的心脏毒性。DVP再加门冬酰胺酶（L-ASP）或培门冬酶（PEG-Asp）即为DVLP方案，是目前ALL

常采用的诱导方案。L-ASP 或 PEG-Asp 可提高患者无病生存率（DS），主要副作用为肝功能损害、胰腺炎、凝血因子及白蛋白合成减少和过敏反应。在 DVLP 基础上加用其他药物，包括环磷酰胺（CIX）或阿糖胞苷（AraC），可提高部分 ALL 的 CR 率和 DFS。

（2）缓解后治疗：缓解后的治疗一般分强化巩固和维持治疗两个阶段。强化巩固治疗主要有化疗和 HSCT 两种方式，目前化疗多数采用间歇重复原诱导方案，定期给予其他强化方案的治疗。强化治疗时化疗药物剂量宜大，不同种类要交替轮换使用以避免蓄积毒性，如高剂量甲氨蝶呤（HDMTX）、Ara-C、6-巯基嘌呤（6-MP）和 L-ASP。HD MTX 的主要副作用为黏膜炎，肝肾功能损害，故在治疗时需要充分水化、碱化和及时亚叶酸钙解救。对于 ALL（除成熟 B-ALL 外），即使经过强烈诱导和巩固治疗，仍必须给予维持治疗。口服 6-MP 和 MTX 的同时间断给予 VP 方案化疗是普遍采用的有效维持治疗方案。如未行 allo-HSCT，ALL 在缓解后的巩固维持治疗一般需持续 2～3 年，定期检测 MRD 并根据 ALL 亚型决定巩固和维持治疗的强度和时间。成熟 B-ALL 采用含 HD CTX 和 HD MTX 的方案反复短程强化治疗，长期 DFS 率已由过去不足 10％达到现在的 50％以上，且缓解期超过 1 年者复发率很低，故对其进行维持治疗的价值有限。

另外，Ph＋ALL 诱导缓解化疗可联用酪氨酸激酶抑制剂（TKs，如伊马替尼或达沙替尼）进行靶向治疗，CR 率可提高至 90％～95％。TKI 推荐持续应用至维持治疗结束。异基因 HSCT 联合 TKs 的治疗也可使患者生存时间及生活质量进一步提高。

HSCT 对治愈成人 ALL 至关重要。allo-HSCT 可使 40％～65％的患者长期存活。主要适应证为：①复发难治 ALL；②CR2 期 ALL；③CR1 期高危 ALL：如细胞遗传学分析为 Ph 染色体、亚二倍体者；MLL 基因重排阳性者；WBC≥30×10^9/L 的前 B-ALL 和 WBC≥100×10^9/L 的 TALL；获 CR 时间＞4 周；CR 后在巩固维持治疗期间 MRD 持续存在或仍不断升高者。

2. AML 治疗：近年来，由于强化疗、HSCT 及有力的支持治疗，60 岁以下 AML 患者的预后有很大改善，30％～50％的 AML（非 APL）患者可望长期生存。

（1）诱导缓解治疗：①AML（非 APL）采用蒽环类药物联合标准剂量 AraC（即 3＋7 方案）化疗，最常用的是 IA 方案（I 为 IA，即去甲氧柔红霉素）和 DA（D 为 DNR）方案，60 岁以下患者的总 CR 率为 50％～80％。在好的支持治疗下，DA12 mg/(m^2·d) 的 IA 方案与 DNR 60～90 mg/(m^2·d) 的 DA 方案均取得较高的 CR 率。我国学者率先以高三尖杉酯碱（HHT）替代 IA 或 DNR 组成的 HA 方案诱导治疗 AML，CR 率为 60％～65％。HA 与 DNR、阿柔比星等蒽环类药物联合组成 HAD、HAA 等方案，可进一步提高 CR 率。剂量增加的诱导化疗能提高 1 疗程 CR 率和缓解质量，但治疗相关毒性亦随之增加。中、大剂量 Arac 联合蒽环类的方案不能提高 CR 率，但可延长年轻患者的 DFS。1 疗程获 CR 者 DFS 长，2 个标准疗程仍未 CR 者提示存在原发耐药，需换化疗方案或行 lo-HSCT。②APL：多采用全反式维 A 酸（ATRA）＋蒽环类药物。ATRA 作用于 RARA 可诱导带有 PIRarA 的 APL 细胞分化成熟，剂量为 20～45 mg/(m^2·d)。砷剂作用于 PML，小剂量能诱导 APL 细胞分化，大剂量能诱导其凋亡。ATRA＋蒽环类的基础上加用砷剂（如三氧化二砷，ATO）能缩短达 CR 时间。低中危组和不能耐受蒽环类药物者采用 ATRA＋ATO 双诱导。治疗过程中需警惕出现分化综合征（differential syndrome），初诊时白细胞计数较高及治疗后迅速上升者易发生，其机制可能与细胞因子大量释放和黏附分子表达增加有关。临床表现为发热、肌肉骨骼疼痛、呼吸窘迫、肺间质浸润、胸腔积液、心包积液、体重增加、低血压、急性肾衰竭甚至死亡。一旦出现上述任一表现，应给予糖皮质激素治疗，并予吸氧、利尿，可暂停 ATRA。除分化综合征外，ATRA 的其他不良反应有头痛、颅内压增高、肝功能损害等；ATO 的其他不良反应有肝功能损害、心电图 QT 间期延长等。APL 合并凝血功能障碍和出血者积极输注血小板、新鲜冷冻血浆和冷沉淀，可减少由出血导致的早期死亡。

（2）缓解后治疗：其特点如下：①AML 的 CNSL 发生率不到 3％，对初诊 WBC≥40×10^9/L、伴髓外病变 M4/M3 伴 t（8；21）或 inv（16）的患者应在 CR 后做脑脊液检查并鞘内预防性用药至少 1 次，以进行 CNSL 筛查。而 APL 患者 CR 后至少预防性鞘内用药 3 次。②AML（非 APL）比 ALL 治疗时间明显缩短。③APL 在获得分子学缓解后可采用化疗、ATRA 以及砷剂等药物交替维持治疗近 2 年，其间应定期监测并维持 PML-RARA 融合基因阴性。年龄小于 60 岁的 AML 患者，根据表 693 的危险度分组选择相应的治疗方案。预后不良组首选 allo-HSCT；预后良好组（非 APL）首选大剂量 AraC 为基础的化疗，复发后再行 allo-HSCT；预后中等组，配型相合的 allo-HSCT 和大剂量 AraC 为主的化疗均可采用。无法行 allo-HSCT 的预后不良组、部分预后良好组以及预后中等组患者均可考虑行自体 HSCT。无法进行危险度分组者参照预后中等组治疗，若初诊时白细胞≥100×10^9/L，则按预后不良组治疗。因年龄、并发症等原因无法采用上述治疗者，也可用常规剂量的不同药物组成化疗方案轮换巩固维持，但仅 10%～15%的患者能长期生存，HD Ara-C 的最严重并发症是小脑共济失调，发生后必须停药。皮疹、发热、眼结膜炎也常见，可用糖皮质激素常规预防。

（3）复发和难治 AML 的治疗：可选用①无交叉耐药的新药组成联合化疗方案；②中、大剂量阿糖胞苷组成的联合方案；③HSCT；④临床试验：如耐药逆转剂新的靶向药物（如 FT3 抑制剂等）、生物治疗等。再诱导达 CR 后应尽快行 allo-HSCT。复发的 APL 选用 ATO±ATRA 再诱导，CR 后融合基因转阴者行自体 HSCT 或砷剂（不适合移植者）巩固治疗融合基因仍阳性者考虑 allo-HSCT 或临床试验。

三、中医临床思维

（一）中医病名及病因病机特征

急性白血病在中医学文献中没有相应的中医病名，从传统中医角度，白血病的一系列症状体征隶属于中医多种疾病：急性白血病高热乏力可以归属于“温病”“热劳”“急劳”范畴；出血的患者可以纳入“血证”范围；白血病浸润症状如淋巴结肿大，可以命之“痰核”“瘰疬”，肝脾肿大者命之为“癥瘕”“积聚”；发病日久者全身乏力，面色苍白萎黄纳入“虚劳”范畴。白血病病因病机比较复杂，目前中医尚无明确结论。白血病病机突出正气虚损与邪毒内侵并举，正邪相争，邪盛正衰，而致脏腑气血功能失调发病，亦体现了“毒”和“劳”的结合。发病过程涉及骨髓、气血、津液等方面；关键在骨髓造血功能的异常，后期浸润其他脏器，变生它症；从整个疾病转归，病机具有“毒”“瘀”“虚”三大特点。

（二）辨病辨证及治疗特征

1. 急性白血病的辨证论治：由于个体差异以及疾病发展的阶段性，AL 的证型也有差异，而且不同的医家认识角度也不一样，因此临床分型也不尽相同。王泽民等针对 76 例 AL 患者选用大剂量甘寒养阴中药为主组方，随证加减治疗急性白血病，主要辨证分型为阴虚内热、阴血亏虚、热毒炽盛、热盛动血、邪阻经络、邪闭清窍六型，其中以阴虚内热为主要类型。周霭祥认为 AL 除 M3 型可用中药治疗外其余均需与化疗结合，并认为 AL 主要病机为正虚邪实，将 AL 分为气阴（血 ）两虚、热毒炽盛、血热妄行、瘀血痰核论治，并以解毒抗癌、活血化瘀、补养血气及调理阴阳 4 种主要方法治疗。目前对 AL 的辨证大多数文献报道采取按病分型的方法将本病分为若干型，分型多样，各有不同。分 3 型者多为气阴两虚、热毒炽盛、气血两虚；分 4 型者在分 3 型基础上多分为痰瘀互结。如马武开认为急性白血病的辨证分型应为：临床最常见证型气阴两虚和气血两虚，以及瘀血阻滞、热毒内盛型。现代医家临床治疗急性白血病，通常将其分为化疗期、骨髓抑制期、化疗间歇期、缓解期，各期治疗各有不同，中医的辨证论治与西医的对急性白血病的分期、分层、个体化治疗有机结合起来，进一步深化了中医对急性白血病的辨证论治。

2. 并发症的治疗：白血病常并发感染、发热、出血、贫血以及化疗引起的骨髓抑制或消化道反应等。白血病的发热有 3 种情况，即外感发热、邪毒内发和虚热（血虚或气虚）。外感发热多为一时性的突然发热，起病多先恶寒而后高热、身痛、咽痛，治宜在扶正的同时疏表清肺、清热解毒，常用药物有金银花、连翘、紫花地丁、蒲公英、柴胡、桔梗等。对高热不退的可用安宫牛黄丸、紫雪丹。邪毒内发主要是由白血病本身所致，其特点是在病情恶化时身热不退，临床上找不到感染灶，治宜清热解毒，常用药物除上述清热解毒药外还可用山豆根、山慈菇、黄药子、龙葵、白花蛇舌草、青黛、赤芍等。虚热体温一般在 37.5 ℃～38 ℃，无合并感染灶，有阴虚发热和气虚发热之别。阴虚发热治宜滋阴清热，方用青蒿鳖甲汤、清骨散化裁，气虚发热治宜甘温除热，方用补中益气汤加减。治疗本病出血的原则是上部出血宜引血下行，下部出血宜升提固涩，出血时当止，出血后当补。出血原因有四，即血热妄行、阴虚火旺、气虚不摄和瘀血出血。四者既可单独存在，亦可同时并存。血热妄行治宜清热、凉血止血，方用犀角地黄汤合十灰散加减。阴虚火旺治宜滋阴降火，方用滋阴降火汤、清骨散加止血药。气虚不摄者治宜补气摄血，方用补中益气汤、黄土汤加止血药。血瘀出血者治宜活血止血，方用桃红四物汤合十灰散化裁，或活络效灵丹加止血药。在本病任何阶段都可出现贫血，可补益心脾、滋养肝肾、温肾健脾等，常用方剂有归脾汤、当归补血汤、左归丸、河车大造丸、人参养荣丸等。

总之，根据疾病的不同阶段和骨髓的增生情况，采取相应的中西医结合治疗，使辨病和辨证有机地结合起来，以中药为主或以中药为辅，既能提高缓解率，延长生存期，改善患者体质，又能减免化疗引起的毒副作用，达到根治的目的。

（三）相关药物的使用

在对白血病相关病症的用药规律研究中发现，补虚药、清热药、化痰止咳平喘药三类药物的使用频率最高，其中补虚药中最常用补气药、补阴药和补血药。在全部方剂中使用频率居前 20 位的药物依次为：熟地黄、甘草、麦冬、白芍、茯苓、生地黄、人参、山药、茯神、酸枣仁、五味子、北沙参、黄芪、阿胶、白术、枸杞子、牛膝、牡丹皮、大枣。在药对使用中常用生地黄、熟地黄补血滋阴、清热凉血，麦冬、白芍养阴养血、清热生津，生地黄、麦冬清热凉血、养阴生津，熟地黄、白芍滋阴养血、补益肝肾。

四、名医经验

（一）陈卫川经验

陈卫川认为急性白血病的病位在骨髓，病因病机为本虚标实，邪盛正衰。邪毒是其基本致病因素，正气虚弱是其发病的内在原因，尤以脾肾虚弱为重要，且在老年急性白血病缓解期中表现更显著。陈卫川治疗老年急性白血病不同时期的辨证用药，常常根据患者年龄、体质、主要表现、舌脉等随症加减，临证中善于运用药对，如黄芪、当归配伍。血虚者加当归、鸡血藤以补血活血；有出血倾向者加牡丹皮、茜草、仙鹤草以凉血止血，活血不留瘀；出血明显而见面色苍白者加女贞子、墨旱莲以增强补益精血之效；发热明显者加白花蛇舌草、虎杖、金银花、蒲公英以清热解毒；积聚以土茯苓、半枝莲以解毒散结；呕吐者加半夏、竹茹以和胃降逆；睡眠欠佳者加酸枣仁、石菖蒲、合欢皮、首乌藤。陈卫川在临床诊疗过程中，善于运用食疗方法辅助治疗老年急性白血病。食疗方：①黑豆 50 g，红糖 2 匙，先将黑豆煮熟，去豆加入 2 匙红糖，饮黑豆红糖汤，每日 3 次。②猪肝/羊肝 100 g，先将猪肝/羊肝剁成肉末，加入少许葱末，拌入糊精搅成糊状，放入煮沸的木耳汤中，吃肉丸子饮汤，每日 3 次。以上均用于治疗老年急性白血病患者有贫血表现者。③山羊角 30 g，将山羊角切成薄片，水煎服，有清热、解毒的作用，用于治疗老年急性白血病表现为发热者。

（二）裴正学经验

裴正学认为机体正气不足，易受毒邪侵袭由表入里，正虚邪盛，伤及营阴，累及于肾，骨髓受损，生血不足，发生血虚，阴精受损，内热熏蒸，热伤血脉，迫血妄行，或久病耗伤气血，气不摄血，导致血证。裴正学认为白血病以虚为本，以实为标。其病情的进展是以正邪相争的情况为转移的。当邪盛为矛盾的主要方面时，应以祛邪为主而辅以扶正；反之，当以扶正为主而辅以祛邪。在白血病在治疗上，裴正学按脏腑虚象以扶正，又可以按病邪盛衰以祛邪，扶正与祛邪有机结合，相互为用，两者不可偏废。基于以上认识，裴正学 20 世纪 60 年代创建了一个补肾健脾的有效方剂，并以此方为基础，治愈了 1 例急性单核细胞性白血病患者，在 1974 年苏州全国血液病会议上该方被定名为“兰州方”，效果显著。此外，他创研的青蔻胶囊以蟾酥、青黛 2 味主药，意在增大祛邪力度，具急则治标之含义，与兰州方合用相得益彰。

（三）周仲瑛经验

周仲瑛以“伏邪”及“疴毒”发病学说为依据，提出“伏毒论”。周仲瑛认为急性白血病与中医学“伏邪温病”类似，病机为“营血伏毒，外邪诱发，血热瘀毒，正不胜邪”，邪实为主，实多虚少，可按照“卫气营血”理论从“伏邪”辨治。周仲瑛临证辨治白血病一般分以下4种证型：营血伏毒、湿热瘀毒、痰瘀热毒、正虚瘀毒。周仲瑛在辨证论治的基础上，同时结合现代药理学研究成果，强调辨病治疗，重视专病专药、单方验方的应用。现代药理学研究结果显示，砒石（三氧化二砷）、雄黄（硫化砷）、蟾酥（华蟾素）、青黛（靛玉红）、片姜黄（姜黄素）等均有抗白血病细胞的作用，周仲瑛临床常用青黄散（青黛和雄黄8∶2制成散剂）治疗白血病，取效良好。六神丸、紫金丹、犀黄丸、小金丹等中成药，以及单味药冬凌草、狗舌草、白花蛇舌草、半枝莲、龙葵、肿节风、山慈菇、泽漆、山豆根等治疗白血病均有效。周仲瑛常在辨证论治方药中加入以上药物，以提高临床疗效。

（四）颜德馨经验

颜德馨在治疗血液病推崇药不厌凉，凉不厌早之法，血液病急性发作多具高热或出血症状，此时辄投甘寒重剂，截断病热，往往能转危为安，因而总结出血液病急性发作治疗大法“药不厌凉，凉不厌早”。所谓早者，如再生障碍性贫血，白血病，血小板减少等病，急性发作主证为高热和出血，而高热与出血又是导致疾病恶化，甚至死亡的重要因素，能否及早控制高热，制止出血，是治疗血液病成败的关键。颜德馨在长期临床实践中总结出从“脉搏”的动态变化中，掌握病情变化。血液病之高热及出血不同于一般，故药性要凉，剂量要大；初起用银翘散、白虎汤合方，1日2～3剂，1～2天不效，则加大剂清热解毒之品，如紫花地丁、鸭跖草、野菊花等；1～2日再不效，即加用神犀丹或紫雪丹，每日1～2次，每次1.5 g。血液病之发热与出血是互为因果的，在投甘寒凉剂之时，亦应加入凉血散血之牡丹皮、赤芍、紫草，既可防止出血，也可促使高热之撤退。特别是血暴出之际，更为燃眉之急。颜德馨对血暴出之危症急症，不论邪毒、七情，凡属实火逼迫者，皆以紫雪散1.5 g吞服，1日2～3次，既验且便。

（五）丘和明经验

丘和明认为，白血病的发生既有正虚的一面，又有邪实的一面，正气虚弱是感受外邪（邪毒）的内因，而外邪入侵后又导致正气虚损，邪毒是引发白血病的关键因素，邪毒深入，耗血伤髓是其重要病机。丘和明认为患者体内残留的痕量白血病细胞是复发的关键因素，此乃正气虚弱，余毒未净，治当扶助正气、祛除余毒。对此类患者，丘和明均予清毒片（本院制剂，由山慈菇、七叶一枝花、白花蛇舌草、制大黄、胡黄连、大青叶等组成）、养正片（本院制剂，由黄芪、人参、补骨脂、熟地黄、黄精、赤灵芝、女贞子、墨旱莲等组成）内服以扶正祛毒。2药均是丘和明所领导的研究小组经长期临床观察和实验研究证实对白血病具有良好治疗作用的药物。前者能诱导白血病细胞凋亡，后者能增强患者免疫功能，提高机体的免疫监视能力。同时，以扶正清毒为法拟定中药煎剂加强治疗作用。扶正以补益气血、扶助脾肾为主，如黄芪、黄精、白术、茯苓、女贞子、墨旱莲、鸡血藤等；清毒常选用具有抗肿瘤作用的清热解毒药，如半枝莲、白花蛇舌草、半边莲、大青叶、虎杖等。同时针对邪毒留伏体内难去之特点，仿《温病条辨》入阴搜邪治法，用青蒿与鳖甲、威灵仙与牡丹皮配伍以搜剔在里余毒。

（六）张学文经验

张学文认为，该病因老年人年老体衰或久病体弱，正气亏损，邪毒乘虚内伏营血，郁为热毒，耗津伤血而发病，病程中多生湿瘀，热毒常与湿瘀互结。本病病机虚实夹杂。治疗此病需明辨阴阳气血之虚实，以及热、湿、瘀等毒之盛衰，结合患者具体情况灵活运用扶正、祛邪等法则。在治疗上应注意以下几点：①祛邪扶正贯全程；②凉血、透营、清气需分别；③扶正多宜养阴血；④化瘀活血勿过用；⑤调摄防护需重视。临床治疗强调：祛邪扶正需贯全程，祛邪应结合热型、扶正多用养阴血、勿过用化瘀活血之品。

（七）杨文华经验

杨文华认为“正气存内，邪不可干”“邪之所凑，其气必虚”，本病的发生乃禀赋薄弱、情志失调、五劳所伤，致机体正气亏虚、气血阴阳不足，脏腑经络失调，遂遭热毒之邪、药毒之邪侵袭，内攻骨髓，发为本病。病位在骨髓，涉及脾、肾和心。病机关键在于邪毒侵犯骨髓，入血伤髓，灼伤营阴，耗血动血，从而出现发热、出血等症。杨文华主张采取中西医结合综合治疗，辨病与辨证相结合，提出运用单元疗法治疗急性白血病，根据病情发展演变过程中的不同特点，分期用中药辅助化疗，将其分为化疗前期、化疗用药期、化疗后骨髓抑制期及完全缓解期等四期，并根据不同时期辨证分型。化疗前期以清热解毒为主，佐以健脾补肾、益气生血；化疗期在扶正解毒的基础上分别加用健脾和胃、疏肝健脾、和胃降逆之法；抑制期以扶正为主，佐以驱邪；缓解期治疗重点以气血津液结合脏腑辨证为主，并配合驱邪解毒法，以调整机体状态恢复至正常，抑制微量残留白血病细胞的增殖，防止白血病复发。

（八）孙一民经验

孙一民认为，白血病多属于中医“温病、血分证”范畴。由于正气亏虚，温热毒邪侵袭，灼伤营阴，入血伤髓，导致急性白血病的发生。根据临床症状，可将急性白血病辨证分为阴虚内热型、阴血亏虚型、热毒炽盛型、热盛动血型、邪热阻络型、热闭清窍型等 6 型，根据不同证型的临床表现，以养阴清热、凉血解毒为治疗大法。孙一民经长期临床观察，在辨证基础上，应用大剂量甘寒养阴鲜药是治疗中的一大突破。鲜药汁养阴清热、凉血解毒之力明显优于干品。在药物治疗的同时，应进行耐心细致的心理疏导，解除患者悲观失望情绪及恐惧心理，坚定患者与疾病作斗争的信心，心身合治。

五、名方推荐

（一）兰州方

生地黄 12 g，山药、麦冬、桂枝、白芍各 10 g，山茱萸、浮小麦各 30 g，人参须、太子参、北沙参、党参各 15 g，五味子、生姜、炙甘草各 6 g，大枣 4 枚。功效：扶正固本，补肾健脾。主治：白血病、再生障碍性贫血等血液系统疾病。用法：用水约 1500 mL，先浸泡 1 h，文火煎 40 min，复煎一遍（水 500 mL 煎 30 min），两煎合一，分 2 次于一日内饮尽。忌食冰冷、辛辣、刺激性的食物。加减：若白细胞总数偏低可加补骨脂、鸡血藤；红细胞计数偏低加女贞子、墨旱莲；血小板计数偏低加玉竹、黄精；兼有纳差腹胀者加木香、豆蔻；发热者加半枝莲、白花蛇舌草、生石膏、寒水石；出血者加牡丹皮、赤芍、三七、阿胶。

（二）髓白 1 号方

黄芪 30 g，党参 18 g，白术、当归、女贞子、生地黄、山慈菇各 10 g，白花蛇舌草 15 g，甘草、柴胡各 6 g。功效：益气养阴、清热解毒、活血消癥。主治：急性髓细胞白血病之气阴两虚证。用法：每日 1 剂，分 2 次开水冲服，3 周为 1 个疗程，连续治疗 2 个疗程。加减：肝、脾、淋巴结肿大加玄参 10 g、牡蛎 30 g、夏枯草 15 g、龙胆 10 g、半枝莲 15 g。

（三）自拟清白汤

白花蛇舌草、大青叶、半枝莲、金银花、紫草、夏枯草各 12 g，龙葵、牡丹皮、赤芍、连翘各 10 g，生地黄 15 g。功效：清热解毒，凉血散瘀。主治：小儿急性白血病。用法：常规水煎，每日 2 次口服（5 岁以下患儿可多次频服）。加减：口腔溃疡，牙龈肿痛，加黄连 5 g，玄参 10 g；出血严重，属于热毒迫血妄行者，加煅人中白 10 g，紫珠 12 g，大黄炭 10 g，白茅根 10 g 或用鲜生地黄 30 g 打汁冲服；高热不退，加羚羊角（研末冲服）3 g 或健康幼童小便送服安宫牛黄丸；头痛、骨关节疼痛剧烈者，加全蝎 3 g，地龙 10 g；出现抽搐，加天麻 10 g，钩藤 10 g，石决明 30 g；肝脾及淋巴结肿大加牡蛎 30 g，昆布 12 g，玄参 10 g；有化疗副作用、骨髓抑制加人参 6 g，黄芪 15 g；恶心、呕吐加陈皮 10 g，竹茹 10 g，半夏 6 g。

（四）地黄合剂

鲜生地黄 100～250 g，鲜白茅根 100～250 g，白芍 30～60 g，牡丹皮 15～30 g。功效：滋阴清热。主治：难治性白血病。用法：半个月为 1 个疗程。加减：气阴两虚型佐以益气养阴，加党参、生黄芪、当归；毒热炽盛型佐以清热解毒，加金银花、板蓝根、生石膏、玄参、赤芍、三七、水牛角；瘀血痰结佐以浙贝母、三棱、莪术、生牡蛎、柴胡。

（五）沙参麦冬汤、柴前连梅散及犀角地黄汤化裁

南沙参、北沙参各 12 g，天冬、麦冬、生地黄、大青叶各 15 g，太子参、桑白皮、地骨皮、知母、前胡、乌梅各 10 g，银柴胡 6 g，胡黄连 4 g，冬凌草、狗舌草、白花蛇舌草、水牛角各 20 g，生甘草 3 g。功效：养阴清肺，凉血解毒。主治：肝肾亏虚，营血伏毒，肺热阴伤之髓劳。用法：每日 1 剂，水煎服。

（六）鲜药方

鲜蒲公英、鲜小蓟各 500 g，鲜茅根、鲜生地黄各 250 g。功效：养阴清热、凉血解毒。主治：急性白血病之温病血分证。用法：每日 1 剂，水煎服。加减：若脾虚便溏加扁豆、山药、莲子以健脾益气；高热不退加金银花、连翘、生石膏、知母、羚羊粉；血色素低加阿胶、龟甲胶、何首乌、白芍、当归；出血多属血热妄行，当凉血止血。如衄血加荷叶炭、黑栀子、牛膝炭、仙鹤草；咯血加牛膝炭、藕节炭；吐血加赭石、侧柏炭、藕节炭；便血加槐花炭、地榆炭、黄连炭；皮下出血加三七、仙鹤草；月经量多加升麻、侧柏叶、白茅根、当归；尿血加茅根炭、黑山栀或合猪苓汤养阴清热止血；骨痛为主加桑枝、丝瓜络、威灵仙；神志昏迷加紫贝齿、紫石英或服安宫牛黄丸。

（七）自拟参芪杀白汤

太子参、黄芪、天冬、黄精各 20 g，五味子 10 g，生地黄 25 g，白花蛇舌草 30 g，黄药子、半枝莲各 15 g，大黄 9 g，甘草 6 g。功效：益气养阴、解毒活血。主治：急性白血病之气阴两虚证。用法：每日 1 剂，水煎服。加减：在益气养阴的同时结合现代药理研究，加用提升白细胞的中药。基本处方（经验方）：炙黄芪、百合各 30g，太子参 10 g，黄精、虎杖各 20 g，灵芝 20 g，石斛 15 g，炙甘草 3 g。

（八）保元抗白方

白花蛇舌草、半枝莲、马齿苋、解毒草各 50 g，龙葵、夏枯草、黄芪各 30 g，浙贝母 15 g，水牛角 60 g，牡丹皮、三棱、莪术、红参各 20 g。功效：清热解毒抗癌，化瘀散结，益气养血。主治：急性白血病。用法：每日 1 剂，水煎浓缩成 400 mL，早晚分服，1 个月为 1 疗程。实验研究表明保元抗白方加化疗治疗 AL 完全缓解率及生存时间均有提高，患者耐受性较好。方中白花蛇舌草、半枝莲、龙葵、马齿苋清热解毒抗癌；夏枯草、贝母、水牛角、解毒草清热凉血解毒；牡丹皮、三棱、莪术活血化瘀、软坚散结；黄芪、当归、红参益气养血，诸药合用具有清热解毒抗癌，化瘀散结，益气养血之功。

（九）回生汤Ⅰ号方

蓝苜蓿、墓头回、龙葵、紫河车粉各 50 g，虎杖 25 g，半枝莲、白花蛇舌草、夏枯草、山豆根各 20 g，仙鹤草、赤芍、白茅根各 15 g，炙鳖甲 30 g，青黛 10 g。功效：清热败毒、活血化瘀、化痰散结。主治：急性白血病初期，未进行化疗或化疗诱导阶段。加减：高热不退者，酌加生石膏、知母、黄芩；出血明显者，酌加紫草、茜草、大蓟、小蓟；胁下痞块者，酌加丹参、三棱、莪术、红花；颈项、腋下及腹股沟瘰疬痰核者，酌加制半夏、胆南星、贝母；骨痛明显者，酌加栝楼、薤白、牛膝。

（十）回生汤Ⅱ号方

蓝苜蓿、墓头回、龙葵、紫河车粉各 50 g，太子参、半枝莲、白花蛇舌草、茯苓、白芷各 15 g，黄芪 20 g，当归 10 g，生地黄、女贞子、墨旱莲各 25 g。功效：益气养阴、解毒化瘀、健脾和胃。主治：急性白血病中期或缓解后的巩固强化治疗阶段。加减：虚热明显者，酌加地骨皮、知母、银柴胡；恶心呕吐明显者，酌加制半夏、竹茹、生姜、代赭石、旋覆花；肝功损害者，合茵陈五苓散；并发鹅口疮者，酌加黄连、栀子、肉桂。

（十一）回生汤Ⅲ号

蓝苜蓿、墓头回、龙葵、紫河车粉各 50，党参、黄芪各 20 g，当归 10 g，熟地黄、补骨脂、鸡血藤、山茱萸、菟丝子、土茯苓、阿胶各 15 g。功效：补气养血、益肾填髓、扶正化毒。主治：急性白血病后期或缓解后维持治疗阶段。加减：血虚明显者，酌加龟甲胶、何首乌；阳虚明显者，酌加鹿角胶、肉桂；阴虚明显者，酌加玄参、麦冬。

第五节 慢性粒细胞白血病

慢性粒细胞白血病（chronic myeloid leukemia，CML）又称慢性髓系白血病，是造血干细胞克隆性增殖所致的骨髓增殖性疾病。临床特征为进行性外周血白细胞增多，可见到各阶段的不成熟粒细胞，嗜碱及嗜酸性粒细胞增多，骨髓有核细胞极度增多，以粒细胞系为主，幼稚中性粒细胞及成熟粒细胞明显增多，肝、脾肿大；骨髓细胞具有特征性的Ph染色体和BCR/ABL融合基因。中位生存期3～4年。CML还可以和其他骨髓增殖性疾病（原发性血小板增多症、真性红细胞增多症、原发性骨髓纤维化症）共同存在或互相转化。

一、诊断标准

慢性粒细胞白血病是骨髓造血干细胞克隆性增殖形成的恶性肿瘤，常伴有Ph染色体和（或）BCR-ABL融合基因异常。CML可发生于任何年龄，男性稍多。CML起病缓慢，其自然病程包括慢性期、加速期及急变期。不同时期症状、体征以及实验室指标的变化也不同。70%患者是在症状出现之后方去就诊并得以诊断。部分患者在体检或其他原因检验血细胞计数时才发现血液异常。90%～95%的患者初诊时为慢性期。慢性期患者主要临床表现为贫血和脾脏肿大相关的症状。包括疲乏无力、消瘦、萎靡不适、纳差、早饱感、左上腹或腹部的疼痛不适等。早期一般无出血症状，后期约有30%患者表现不同程度的出血，如鼻出血、齿龈出血、皮肤瘀斑、消化道出血、视网膜出血等。CML疾病进展包括加速期和急变期，其临床表现是一个循序渐进、逐渐加剧的过程，难以绝对分开，并且20%～25%的患者不经加速期而直接进入急变期。进展期患者消耗性症状增加，例如不明原因的发热、乏力、纳差、盗汗、消瘦加重等，部分出现头痛、骨关节疼痛，伴有与白细胞不成比例的脾脏迅速肿大伴压痛，淋巴结突然肿大，贫血常进行性加重；急变期患者除伴有上述症状外还可出现髓外浸润表现，如皮肤结节，睾丸浸润，阴茎异常勃起，眼眶浸润出现绿色瘤等。急变患者出现严重感染、出血症状，危及生命。无论是慢性期，加速期还是急变期，脾脏肿大和面色苍白都是最常见的临床体征。

CML的分期：①慢性期：a. 外周血（PB）或骨髓（BM）中原始细胞<10%；b. 未达到诊断加速期或急变期的标准。②加速期：符合下列任何一项：a. 外周血或骨髓中原始细胞占10%～19%；b. 外周血嗜碱粒细胞≥20%；c. 与治疗不相关的持续血小板减少（PLT<100×10^9/L）或增高（PLT>1000×10^9/L）；d. 治疗过程中出现Ph+细胞基础上的其他克隆性染色体异常（CCA/Ph+）；⑤进行性脾脏增大或白细胞计数增高。③急变期：符合下列任何一项：a. 外周血或骨髓中原始细胞≥20%；b. 骨髓活检原始细胞集聚；c. 髓外原始细胞浸润。

二、西医治疗

CML患者的生存期与治疗相关，治疗目的为改善健康状况，提高生活质量，尽可能延长生存期。所有的CML患者应采取个体化治疗措施。根据起病时临床特点（贫血程度、脾脏大小、血中原粒细胞数、嗜碱及嗜酸性粒细胞数、血小板数及年龄）判断高、中、低危组，然后选择适合患者的不同治疗方案，并根据治疗反应及时调整治疗方案。

（一）药物治疗

1. 分子靶向药物格列卫（伊马替尼、STI571）：格列卫为一种酪氨酸激酶抑制剂，对BCR/ABL融合基因的酪氨酸激酶有特异性抑制作用，它能抑制所有的ABL激酶。慢性期剂量为400 mg/d，加速期、急变期为600 mg/d。慢性期患者多数可取得细胞遗传学缓解，明显高于α-干扰素。

2. α-干扰素：应早期、大剂量、持续不间断（>6个月，甚至数年）应用。剂量为300万U/m^2，每日或隔日皮下或肌内注射。干扰素可与羟基脲、高三尖杉碱或阿糖胞苷联合应用。

3. 羟基脲：通常剂量为1.5～2.0 g/d，也可加大至3.0～4.0 g/d，能使白细胞数下降，副作用较轻。

4. 白消安（马利兰）：常用剂量为 4～8 mg/d，尤其适用于血小板增高的 CML 患者。此药有明显的后继作用，即停药后一段时间内白细胞或血小板还可继续下降，甚至发生骨髓严重抑制，应该避免过量使用。

5. 靛玉红及其衍生物甲异靛：剂量为 75～150 mg/d，应由小剂量开始，逐步加大剂量。缩脾效果较好，与羟基脲等有协同作用，也可作为维持缓解用药。可有骨、关节疼痛。

6. 联合化疗：用于急变期或加速期，可用 COAP、DOAP、DA、HA 等方案。CML 高、中危组患者慢性期也可以用一些联合化疗。

（二）造血干细胞移植是唯一治愈 CML 的方法，青少年或儿童应尽早进行。

（三）一般情况下不宜切脾，若巨脾合并脾功能亢进可选择切脾。发生脾破裂或严重脾梗死可紧急施行脾切除术。

三、中医临床思维

（一）中医病名及病因病机特征

中医学虽无“白血病”病名记载，但根据白血病的临床表现及体征，主要以贫血、感染、出血、肝脾淋巴结肿大为其特点，当属“虚劳”“血证”“温病”“癥积”“痰核”等范畴（血液系统疾病）。本病发病原因，机体内在功能失调是内伤发病基础，情志抑郁是重要继发因素，外感邪毒是外在必然条件。其发生关键在于机体内在功能失调，基因突变，骨髓异常细胞恶性增殖，正常细胞严重受抑。情志过极，邪毒过盛，即使内在功能尚未完全失调，也可导致疾病发生。本病病机在于虚、毒、瘀 3 病理环节相互衍生和转化。稳定期多为邪毒内伏，郁而待发为基本病机；加速期多为血瘀正衰，气阴两虚为基本病机；急变期多为毒血搏结，阴阳失调，或阴竭阳微为基本病机。本病病位在骨髓，异常细胞恶性增殖可侵犯脏腑，导致脏腑功能异常。常侵犯的脏器为肝、脾二脏，最后可侵袭于五脏六腑，四肢百骸。起初病势较轻，患者可无明显临床症状，随着疾病进一步发展，其毒邪、瘀血相互集结，正气日虚，邪聚日重，其病势亦重。在慢性期由于毒邪入侵，气血逆乱于上可出现中风；加速期由于气血亏损，气不摄血可出现血证；急变期由于气血阴阳俱伤可出现虚劳病。

（二）辨病辨证及治疗特征

中医规范将慢性粒细胞白血病分为气滞血瘀证、正虚瘀结证、热毒炽盛证三个证型。辨证要点：①抓住本质辨主证：本病发生之根本为骨髓造血失控，恶性白血病细胞无限制增殖，影响气血之生化，继之出现阴阳虚损偏颇。其以内虚为主，但由毒邪、血瘀等引发的症状不可忽视。②分析病机辨虚实：临床多见虚实夹杂证候，但有素体虚弱患者，其始发疾病时虚证表现突出；素体虚弱不明显患者，疾病发生时实证表现突出；也有毒邪过盛，直接侵犯骨髓，伤及脏腑，其实证表现突出。也有虚证越轻、实证亦轻，虚证越重、实证亦重的临床特性。③观察症状辨轻重：病情较轻者病程相对较短，临床见有气血亏虚或气阴两虚证候，体征不明显。病情严重者病程相对较长，见有阴精亏虚、阴阳两虚证候，积明显，骨髓正常造血功能受抑，且恶性白血病细胞侵及多个脏腑。

慢性粒细胞白血病治疗总则是扶正祛邪，匡扶正气。扶正在于益气养血，气阴双补，滋阴填精，调理阴阳；祛邪在于清解邪毒，消除血瘀，杀伤白血病细胞。扶正是针对内在病因治疗，祛邪是针对外在病因治疗。扶正与祛邪有机结合，以全面调理患者整体功能，匡扶正气，清除毒邪，消除瘀血，恢复骨髓正常造血功能。

（三）药物选择

抗白血病药物较好的有千金子、川芎、狗舌草、羊蹄根、蛇六谷、山豆根、喜树根、猪殃殃、蟾酥、山慈菇、猫爪草、野百合、斑蝥、土大黄、金刚刺、棕树子、石栗子、鸭跖草、乌骨贼、水杨梅根、断肠草、农吉利、半边莲、半枝花、半边旗、白花蛇舌草等。

四、名医经验

（一）颜德馨经验

颜德馨参考中医学古代文献中与白血病临床症状相同和相似病证的描述，较细致地分析了中医学对白血病的认识，认为慢性粒细胞白血病的证治则散见于“虚损”“癥瘕”及“积聚”等病中。至于有全身淋巴结肿大者，又与“瘿”“瘤”及“痰核”等相类似，而“绿色瘤”则与“恶核”相似。其病因病机与肾虚有关，虽可牵涉他脏，但主要由于肾亏，乃因虚致病，而非因病致虚；但就现代医学的理论观之，认为还没有一个症状或体征具有特征性，因此诊断的确立主要依靠血象及骨髓象的检查。在梳理了急慢性白血病在中医古籍的症状与治疗方后，颜德馨开始了用中医药治疗白血病，并在治疗的过程中总结其发病规律及特点，形成了对白血病病因病机的认识。颜德馨认为白血病的发病机制总的来讲是以肾虚为主，其中除阴阳两虚型外，阴虚、痰热及温热三型属肾阴虚，阳虚、瘀血二型属肾阳虚，在此基础上因各人之体质，条件不同而产生不同之病机，累及不同之脏器。因此，分别出现各型所特具之症状，如阴虚型由于肾阴虚，水不涵木导致肝阳上亢，水火不济导致心火上炎；另一方面心肝二脏又可相互影响，所以该型主要表现肾、肝、心三脏之症状。又如痰热型，亦本源于肾阴虚，一方面因水不涵木致肝阳上亢，肝阳亢后，木火又可刑金，而致肺阴虚。另一方面，肾属水，肺属金，金水为母子之脏，又可互相影响，而使肺、肾二脏之症势加重等。颜德馨体会治本病时，对患者正气之估计要保持高度警惕，急则治其标，治标正所以减少正气消耗，临床用药，常以补药结合对症治疗的方法，能使患者症状消失快，易趋缓解，或以西药抗白血病与中药补虚相结合，都有一定的临床意义。颜德馨为了有效地控制白血病，在传统方药上不断寻求和筛选有效药物，特别是具有多种作用的药物。中药对贫血的治疗可分滋阴、补阳、阴阳并补 3 类。滋阴与健脾温肾（补阳）药，一般均有提升红细胞、血色素的作用。滋阴药获效时，亦有刺激白细胞上升的可能，一般以阴阳并补的疗效为最佳。滋阴药如何首乌、生熟地黄、阿胶、枸杞子、当归、白芍、玉竹、黄精、山茱萸等采用较多。对阳虚型以苍术、白术、山药、鹿角、仙茅、人参叶、巴戟天、补骨脂、苁蓉等用之较为应手，其他为牛骨髓与胎盘煎服，疗效亦佳。对各型白血病白细胞减少的治法，则应分寒性或热性 2 类分别处理：热性者以何首乌、地骨皮，寒性以附、桂、鹿角等应用较多。特别对白细胞降至 1000/L 以下者，西洋参之疗效较为显著，往往得以转危为安。其他如人参、紫河车粉等亦有一定的疗效。血小板减少，有时单用连翘、大枣即有效。在复方中用胶类，特别是龟鹿二仙胶或鹿胶，具有一定的作用。

（二）朱良春经验

朱良春说慢粒一般多发生于 20～40 岁的中年人，以白细胞计数升高、中晚幼粒细胞增高、肝脾肿大等为特征，与中医学之“癥积”“虚损”相似。对其病因病机的认识，虽经各地通过大量探索，但至今尚有分歧，焦点在于对白血病的本质是虚证，还是实证；是因病致虚，还是因虚致病，迄未取得统一的意见。通过实践，朱良春认为白血病既不是一个单纯的虚证，也不是一个绝对的实证；它的发生和发展，始终存在着正邪互争，虚实偏胜的现象，是虚实夹杂，正虚邪实的证候；其病“本”是邪毒内蕴，所以应把清热解毒，杀灭白血病细胞作为矛盾的主要方面，主要矛盾解决了，骨髓功能才能得到恢复。所以，朱良春对于白血病的治疗，多以清热解毒为主，佐以扶正固本为辅，辨证地处理其标、本、虚、实，缓、急、先、后的复杂关系，初步取得了一定的疗效，治疗慢性粒细胞白血病也不例外。因为慢性粒细胞白血病多呈现头晕目眩、发热口苦、鼻衄时作、神烦不宁、大便秘结之象，在辨证上基本属于“肝实热型”，所以中国医学科学院分院选用当归龙荟丸（刘河间方）对其进行治疗，并取得了肯定的疗效。在此基础上，又经反复筛选，找出当归龙荟丸的主要成分是青黛，遂单独使用青黛治疗慢粒 15 例，也获得不同程度的疗效，平均于服药后 36.3 日白细胞开始下降和肝脏缩小，随之症状改善。此外，牛黄解毒片由牛黄、雄黄、大黄组成，也是清热解毒、泄火通便之剂。近人用其治慢粒缓解率可达 86%，每服 4 片，每日 2 次，部分病例服 5～13 日后白细胞即开始下降，平均 3 周显著下降。这 2 种药治疗慢粒效果虽是显著的，但两者均为苦寒泄热、解毒通下之品，体质偏虚者，只可暂用，或间断使用，而不宜久服。当归龙荟丸是清热泻肝、攻下行滞的方剂，每服 6～9 g，每日 2 次，对头目眩晕，面红而赤，两胁痛引少腹，心烦，大便秘结，小便黄赤，脉弦劲有力者宜之，有效率可达 80%。倘大便溏泄而脉软弱者，即不宜用之。青黛用胶囊装盛，每服 2～4 g，每日 3 次，服后往往有轻度腹部隐痛，大便次数增多，但远较当归龙荟丸为缓。至于牛黄解毒片，因其中雄黄含有砷，长期（6 个月以上）服用可在体内蓄积而引起单纯性红细胞性的“再生障碍性贫血”，所以不能连续使用半年以上。而朱良春拟订的诱导缓解方，是以攻邪为主，扶正为辅，可以久服，虚人亦宜。本例即是在服用白消安片产生副作用后继服本方而使病情逐渐稳定的，脾脏缩小，红细胞、血小板上升，白细胞下降至正常值，体重增加了 6.5 kg，缓解 2 年余。

（三）秦伯未经验

秦伯未认为慢性粒细胞白血病的临床症状以贫血征象最为明显，结合消瘦等现象，认为亦以“虚”为主。由虚而引起发热，又因虚热而引起出血、多汗等证。血虚于内，脏气失其平衡，进一步影响到肾为骨痛，在脾为腹痛饱胀。虚阳上扰为耳聋、耳鸣，水停不化为下肢水肿，肝火痰浊凝结为瘰疬，气血瘀滞为两胁胀满或疼痛等。本病是因虚致病，不同于因病致虚，也就是《黄帝内经》所说的“先逆而后生病者治其本”的一种说法。治疗以补虚为要务，不离补、温、调、养、和五法。白血病是一种虚弱性疾病，在治疗上不脱离“补”的范围。但病情复杂，不只限于一般所谓滋补，正如李东垣所说：“伤内为不足，不足者补之、温之、和之、调之、养之，皆补也。”①补虚是白血病的基本治法。首先，中医认为肾主骨，骨生髓，白血病中有很多肾经症状，故治肾，特别是温补元阳、促进命门功能的方药经常使用，如附子、鹿茸、肉桂、肉苁蓉，以及干地黄丸、河车大造丸等。《普济方》所云：“《内经》谓肾者主水，受五脏六腑之精而藏之，又曰肾之合骨也，骨者髓之府，故嗜欲过伤，精髓耗惫，则必用补肾之剂以益之，尤当以益精髓为先。”其次，本病的症状多为疲劳、面色苍白、头晕、心悸等血虚之象，从“肝藏血、心主血、脾统血”理论，一般补血药如当归、白芍、何首乌、枸杞子、女贞子、枣仁、山药等亦所常用。又依据“气能生血”的理论，严重的血虚应用补气药辅助；按“五行相生”的规律，肝为肾之子，虚则补母，补肝当用滋肾药，这样，人参、黄芪、白术、熟地黄、黄精、补骨脂等，均在综合使用之列。②退热。主要为滋阴退蒸和甘温除热 2 种，前者治疗阴血虚，药用生地黄、鳖甲、天冬、麦冬、白芍、地骨皮，成方如清骨散；后者治疗阳气虚，药用黄芪、党参，熟地黄、当归身、升麻，成方如秦艽扶羸汤、补中益气汤，若贫血明显的用人参养营汤一类。秦伯未认为白血病发热不宜发汗，《黄帝内经》所谓“夺血者无汗，夺汗者无血”，故即使有外邪，只宜轻清宣解。苦寒泄热剂亦应慎用，因为苦燥伤阴，寒凉伤阳，不利于本病治疗，长用或大量使用还会恶化。③止血。白血病须注意阴虚内热和气不摄血所致的出血证，一般的清凉止血药并不占重要地位，用后效果亦不显著，而驴皮胶、鳖甲胶、鹿角胶等既能补虚又能止血，当归补血汤等既补气又摄血，较为多用。由于出血的部位和情况比较复杂，也选用清凉止血药，但只是用来治标而已。治疗白血病必须辨证论治，标本兼顾。

（四）邢子亨经验

邢子亨认为慢性粒细胞白血病是因内脏结热，导致脏器生化功能失调，引起血液异常改变。表现为起病缓慢，病程较长，贫血，全身疲乏无力，头晕低热，出汗，心悸，气急，有时鼻、齿龈出血，亦有呕血、尿血、子宫出血、颅内出血者，肝脾肿大。治疗慢性粒细胞白血病，当以调理脏器生化功能为主，辅以对症治疗之药，保持脏器功能不致败绝，则无死亡危险。调理脏器功能，首先要清肝理脾滋肾。清肝则瘀热可除而血不凝涩，理脾则津液敷布而不凝聚，滋肾培土则生化有源而生机不息。脏器生化功能恢复，自有抗病之力，使正气日复，邪气日消，病症自可消除，从而达到延长生命的目的。肝脾肿大，身体虚弱，脉缓弱者宜理脾清肝养阴。药用：当归、生地黄、生白芍、云苓、陈皮、枳壳、生山药、生薏苡仁、龟甲、桔梗、沙参、地骨皮、石斛、鳖甲、青皮、炙甘草、藕节。加减：肝脾肿大不消者加姜黄、桃仁、牡蛎、醋三棱、醋莪术；淋巴结肿大加醋三棱、醋莪术、玄参、贝母、牡蛎、海藻、昆布、青皮、川楝子；发热不退加犀角、连翘、牡丹皮、青蒿；皮肤出血加棕榈炭、丝瓜络炭；头昏加菊花、生石决明、蔓荆子、龙胆、黄芩、羚羊角；汗多加牡蛎、浮小麦；鼻衄加柏叶炭、葛根、桑白皮；齿龈出血加大黄炭；阴虚发热加知柏地黄丸之类；阴虚发热不退加秦艽鳖甲汤之类。慢性粒细胞白血病发病缓慢，自觉症状不明显，但血液生化异常提示阴阳已经失调。白细胞增生过多，阴精必然受损，阴损阳盛，阴阳失去平衡，则不能保持正常生理，身体渐趋虚弱，偶感外邪，身体无抗邪之力，即成危症。如能早期治疗，调理阴阳，使阴阳平衡，可望生化复常，则血细胞自无异常增生。但白细胞异常增生，已非一朝一夕之病，是因生理失常而后血液生化变异，因此治疗慢性粒细胞白血病亦非易事，必须节饮食，慎起居，绝房事，辅以药物调养，使机体阴阳平衡，生化功能正常，身体才能恢复健康。

（五）周蔼祥经验

周蔼祥对白血病的治疗经验为：祛邪与扶正相结合。白血病临床表现多为正虚邪实贯穿始终，在治疗的各阶段应根据邪正的盛衰治疗有所偏重。早期以邪实为主，治疗以祛邪为主，扶正为辅；病程久者当以扶正为主，祛邪为辅。祛邪是指清热解毒、活血化瘀；扶正包括补养气血、调整阴阳。扶正药还可增强机体的免疫功能，杀灭白血病细胞辨证与辨病相结合：辨证论治是根据白血病的临床表现多为热毒、瘀血、痰核、气虚、血虚、阴虚，阳虚等方面，采用相应的治法。辨病是根据现代医学对本病的认识和检查所见，有针对性地选用一些具有抗癌、抗感染、提高白细胞、止血等作用的药物，从而提高疗效。对用西药化疗者当中西医有机结合。在治法及用药上常用解毒抗癌法，药用白花蛇舌草、龙葵、半枝莲、山豆根、黄药子、莪术、茯苓、雄黄、蟾蜍、山慈菇等，中成药有小金丹、犀黄丸、六神丸等；清热解法常用于临床有热象时，药用金银花、连翘、石膏、黄芩、七叶一枝花、紫花地丁、蒲公英等；活血化瘀法针对瘀血的临床表现，促使病理改变的恢复，药用桃仁、红花、川芎、当归、三棱、莪术、赤芍等；补养气而法也为临床常用，补气包括了补脾、补血包括了补心和养肝。补气药用人参、党参、黄芪、黄精、白术等，补血药用当归、熟地黄、白芍、丹参、阿胶、紫河车等。周蔼祥常用青黄散治疗急性白血病及慢性粒细胞性白血病，本药通过解毒、凉血、散瘀、消积聚以祛邪除实，达到诱导缓解的目的。气血两虚则补气养血；阴虚内热则滋阴清热，结合中医辨证补其正虚，标本兼顾，符合白血病的治疗原则。

（六）赵绍琴经验

赵绍琴认为白血病患者往往在起病时即见高热，且热不为汗解，常伴有斑疹出血，神志昏狂，舌质红绛，脉轻取虽虚弱无力，重按却常弦急细数，一派血分热盛之象，因而白血病可以从温病论治。白血病的病因是温热毒邪，但这种温热毒邪与一般的有所不同，它不是从外感时令之温热毒邪，而是受自先天，是胎毒。白血病是造血系统的疾病，病变部位在血分骨髓。《灵枢·经脉》云：“人始生，先成精，精成而脑髓生，骨为干，脉为营，筋为刚，肉为墙，皮肤生而毛发长。”先天之精与骨髓生成有直接关系，若胎儿在孕育期间，母体内热过盛或罹患热病，热毒内着于胎，蕴蓄不散，便可深伏于胎儿精血骨髓之内，为日后白血病的发生奠定内在基础。白血病发病与否与正气之强弱、邪毒之盛衰有关。白血病为热毒久伏骨髓之中，消灼人体精血，精血伤则正气不支，热毒更加肆虐，故在凉血的同时尚须配入甘寒育阴、咸寒滋肾之品，以生阴血、填精髓。精血生，血液得以稀释而运行畅利，亦能促进瘀滞之消散。常用药如生地黄、玄参、沙参、麦冬、知母等。宣郁即宣通气机之郁闭。白血病热毒郁伏于骨髓，由里外发，治疗时除凉血散血外，还应宣畅气机，促使里热外散，此为治疗营血热盛不可忽视的重要途径，犹如室内闷热，敞门开窗，则里热立散。故治疗白血病时不论有无气分高热，常配以轻清宣透气分之品，畅达气机，宣开郁闭，以冀营血分热毒能透出气分而解。常用药如金银花、连翘、大青叶等，尤其常用杏仁开气分之郁，片姜黄行血分之滞，使气血畅行，里热易于外达。在辨证治疗的同时，亦选用有针对性的药物，如青黛，入肝经，清肝泻火，凉血解毒，是治疗白血病不可多得的良药。但其味极苦，一般宜装入胶囊吞服。总之，对于白血病的治疗应以清热凉血、滋肾宣郁为大法，可用升降散加凉血解毒之品。选用升降散疏调气机为先，随症加入凉血化瘀、疏利三焦、清热解毒之品，以其切中病机，而能应手取效。《黄帝内经》所谓：“必先五脏，疏其血气，而令条达”，血液病用升降散调气亦从此义。但忌用温药或补药，以免火上浇油，应结合伴随症状，随症加减，如神昏加安宫牛黄丸，痉厥加钩藤、菊花、紫雪丹，便秘加大黄等。对于白血病的治疗，除用药物治疗外，饮食生活调理也至关重要。饮食宜清淡，应以蔬菜和低蛋白饮食为主，忌辛辣刺激性食物，还应加强体育锻炼，以促进正气的恢复。

（七）梁贻俊经验

梁贻俊认为毒邪是导致慢性粒细胞白血病的主要原因。包括先天之胎毒，后天六淫化毒等。正虚是发病的条件，是病进的根本。正邪相争，正气虽衰尚可与毒邪相抗，邪毒不得嚣张，只暗耗精血，疾病处于稳定或缓慢进展阶段。然邪毒日进，正气渐衰，毒蕴日久，积不消，毒瘀交织互结，可见癥积速增，颈项腋下毒核迅起。髓毒侵伤骨络则骨痛；邪盛正衰，正伤精耗，血减髓枯；毒热蒸腾，热伤脉络，可见出血诸症；毒盛急变，致血枯髓竭；毒热上扰神明，则躁动神昏。此时病至终末期，阴绝阳散，阴阳离绝。治疗原则包括解毒、扶正、活血化瘀 3 个方面。常用解毒药物分两大类，根据疾病辨证分期不同随机选用。①清热凉血解毒：如水牛角、羚羊角粉、人工牛黄粉、赤芍、牡丹皮、黄连、黄芩、黄柏、知母、栀子、青黛等。②抗癌解毒：如白花蛇舌草、半枝莲、龙葵、蛇莓、蟾酥、卷柏等。扶正的重点在肾，即滋肾阴，填肾精，使之阴阳协调，化生精血，但应注意切勿过之而助邪。常用药物：如生地黄、熟地黄、山茱萸、女贞子、墨旱莲、桑椹子、牛膝、玄参、石斛等。适时尚需益气，气充则血生，常用药物如黄芪、太子参、西洋参、白术等。在病之初期，虽无明显瘀象，但毒伏于内，易致气滞血瘀，故应用少量活血之品，可延缓毒瘀毒结、积形成；病至中末期，瘀象毕至，癥积显著，可适当加大活血药量，但不宜用破血之品。痛积虽为瘀所致，实为毒瘀毒结，就本病而言，祛瘀不宜作为单一治法，毒解邪祛则瘀结可散，血象恢复正常，癥积自消。常用药物：如丹参、红花、桃仁、山楂、泽兰、姜黄、郁金等。梁贻俊认为慢粒的治疗应参考西医对本病的分期，把握疾病发展、演变规律，结合中医辨证分型，同病异治，处方用药个体化，对不同阶段的患者，根据临床表现，结合其骨髓、外周血象的变化，辨病辨证相参，立法施方，有的放矢，既要改善和缓解临床症状，又要控制骨髓和血象变化，必要时中西药物并用，取长补短，提高治疗效果，延缓疾病发展。

（八）孙秉华经验

慢粒在中医典籍中并无相应名称，究其成因，孙秉华认为“毒”“痰”“瘀”“虚”乃证之关键。肝肾阴伤为内因，湿热毒邪盘踞骨髓为外因，痰瘀交阻为主要病理表现和疾病加重的标象，晚期则多见气阴两虚，且年龄与发病具因果关系。《琉球百问》云：“人之成形，是肾始。成形之始，为邪火所炽，即为毒。”因毒邪内伏肾经，加之六淫七情，饮食所伤，正气复损而防御功能低下而病发。毒邪的侵袭，无论先天之毒、后天之毒，皆因正虚而受邪。因而表现整体之虚损、局部之肿胀，呈虚虚实实的复杂变化。痰和瘀的形成，既是病理产物，又是致病因素。孙秉华认为中医治疗慢粒，70 年代只重视瘀，认为“结块之处必有瘀血”。而通过临床观察认为，活血化瘀并不能较好地改善慢粒的肝脾肿大等症状，须加入化痰软坚之品，方能更显疗效。诚如“饮发于中，随处留积”之谓。临床所见胸骨压痛，肝脾淋巴结肿大，舌质紫暗等临床证候实由痰瘀互结所致。至于虚象乃穿插于整个病程中，尤其后期表现更为突出。故正确掌握和使用“毒”“痰”“瘀”“虚”4 诀，治疗慢粒往往应手。由于本病具有“毒”“痰”“瘀”“虚”夹杂为患的特点，故治疗用药常以补益肝肾心脾、软坚化痰消瘀、清透邪毒抗癌为侧重点，效果较好。

（九）王士福经验

王士福认为慢性粒细胞白血病早期可无症状，起病缓慢。该病为气血痰食邪毒长期相互搏击而成，病情隐匿，须防误诊、漏诊。《诸病源候论》中云：“虚劳之人，精髓萎竭，血气虚弱，不能充盈肌肤，故此羸瘦也。”并载有“其病不动者，直名为癥”。《丹溪心法》中云：“积在左为血块，气不能作块成盛，块乃有形之物也，痰与食积死血而成也。”可见本病发生乃先天禀赋不足或后天失养引起脏腑亏虚，毒邪一旦入侵伤血及髓，致使气虚血亏，脏腑功能失调，邪与营血相搏结，使气血流通失畅，脉络瘀阻，久而成积。慢性粒细胞白血病临床表现多与“瘀”有关。邪毒内郁，气滞血瘀，脾胃不健，故食欲不振，周身乏力；郁久化热，热熬津血，血瘀气结，营卫失和，故有低热多汗，头昏心慌；久而成结，血络瘀阻，中气大伤，故腹胀腹痛，神疲消瘦；滞留不散，交合而成块，化热生火，扰及营血，灼伤阳络，迫血多处妄行；血瘀日久，新血不生，营气大伤，故面色黄晦暗。而起病缓慢，隐蔽难愈，皆为瘀之特点。总之，该病为毒邪久恋血分，因毒致瘀，伤及全身，正虚瘀结，热毒炽盛，邪毒已入血伤髓，进入营血，相搏到气血瘀滞，当以祛邪而扶正，祛毒化瘀。皆从“瘀”论治以治其实，重用生黄芪、三棱、莪术、穿山甲等药物而达到邪去元气自复的目的。

五、名方推荐

（一）化瘀消癥汤

丹参、鸡血藤、鳖甲各20 g，当归15 g，川芎、三棱、莪术、青黛、香附各12 g，桃仁、红花、广郁金、赤芍各10 g。功效：活血化瘀，消癥散结。主治：慢性粒细胞白血病。用法：每日1剂，水煎（方中青黛布包入煎）2次，每日服2次。加减：如瘀血严重、红细胞或血小板显著增多者，可加水蛭、土鳖虫、虻虫，加强破血散瘀作用；白细胞明显增多者，青黛剂量可加大至15～20 g，并加雄黄1 g入煎，因雄黄可解毒、消积聚、化腹中之瘀血，但此药有毒，不宜久用。有肝肾疾患者禁忌。

（二）生生丹

青黛（4/10），天花粉（3/10）、牛黄（1/10），芦荟（1/10）。功效：清髓热，解毒，开心窍，泻肝。主治：慢性粒细胞白血病，症见发热，形体消瘦、口舌溃疡、大便干结、肝脾肿大，胁肋胀痛、胸痛、胫骨压痛。用法：上药按比例共为细末，制成水丸。每日3 g，分2次服。

（三）清化汤

柴胡、黄芩、半夏各9 g，厚朴8 g，黄连、知母、贝母、橘红各6 g。功效：清热泻火，化痰散结。主治：慢性粒细胞白血病，急性发作，表现发热、汗出不解，胸腹胀闷，食少纳呆，恶心等症。用法：每日1剂，水煎，每日服2次。

（四）培本攻邪汤

猫爪草50 g，炙黄芪30 g，黄精20 g，山慈菇、水红花子、谷芽、麦芽各15 g，白术10 g，丹参、当归各6 g。功效：益气化瘀，化瘀行气。主治：慢性粒细胞白血病。症见面色萎黄，舌质暗淤，苔薄腻，脉沉弦。脉症合参辨为气虚血瘀，痰凝血结证。用法：水煎服，每日1剂。

（五）四君子汤加味方

太子参、玉竹、百合、南藕节、生山药各15 g，茯苓、炒白术、炙甘草各12 g，生熟地黄、陈皮、牡丹皮、枸杞子各10 g，大枣4枚。功效：扶正祛邪。主治：慢性粒细胞白血病，症见反复感染后高热不退，腹胀纳呆，消瘦乏力，卧床不起，五心烦热，肝脾肿大，两胁疼痛，出血症状明显加重，尤以双下肢皮下淤血斑显著。用法：水煎，每日1剂，早晚分服。

（六）三鲜汤

鲜小蓟、鲜公英各250 g，鲜生地黄60 g。功效：滋阴清热，凉血解毒。主治：慢性粒细胞白血病，证属阴虚内热，热毒蕴伏血分。用法：水煎，每日1剂，早晚分服。

（七）孙秉华自拟方

党参、枸杞子、砂仁拌熟地黄、盐水炒鳖甲、生蛤壳、生牡蛎、海藻、海带各30 g，泽兰15 g，大贝母、西洋参、炙水蛭、土鳖虫、制乳香、没药、五灵脂各10 g。功效：化痰消瘀，扶助正气。主治：慢性粒细胞加速期。用法：水煎，每日1剂，早晚分服。

（八）三石净血汤

料姜石100 g，寒水石50 g，生赭石30 g。以上3药先煎1 h，取其上澄清液及上浮红色物煎下列草药：生地黄炭30 g，丹参20 g，败酱草、鱼腥草、净甘松、诃子各10 g，炙升麻、生甘草各6 g，青黛3 g。功效：清热解毒。主治：慢性粒细胞白血病。用法：取汁200 mL，每日2次，3个月为1个疗程，每10日复查外周血象1次，每3个月做骨髓检查1次。

（九）清毒祛瘀汤加减

藤梨根、白花蛇舌草、墓头回、薏苡仁各30 g，丹参、蒲公英各15 g，青黛12 g，当归9 g，陈皮、青皮各 5 g，生甘草 3 g。功效：清热解毒，祛瘀化痰。主治：慢性粒细胞白血病。用法：每日 1 剂，水煎分 2 次温服，一般连服 3～6 年，服药期间忌烟酒及辛辣之品。加减：如肝脾肿大明显者，加桃仁、红花各 6 g，牡丹皮 9 g、赤芍 12g 等；如发热口干便结、舌红、脉洪者，加大黄 6 g，生石膏 30 g，知母 12 g，贯众、苦参各 15 g 等；如有贫血、头晕、气短、面白乏力者，加太子参 30 g，生黄芪、山药各 15 g，白术、茯苓各 12 g，山茱萸 9 g 等；如有腹胀、纳呆、便溏、胸满、舌淡苔白腻者，加半夏、竹茹、白芥子各 9 g，莱菔子、茯苓各 12 g，厚朴花 5 g 等；如有皮肤紫癜、鼻衄、齿衄者，加白茅根、水牛角、紫草、仙鹤草各 30 g，大蓟 15 g 等；如有关节疼痛、两足浮肿者，加宣木瓜、丝瓜络各 12 g，海风藤 15 g，羌活 9g 等；如有低热、盗汗、羸瘦、口干、潮热、舌红少苔、脉细者，加麦冬、五味子、牡丹皮各 9 g，生地黄 12g 等。

（十）参莲四白五黄汤

半枝莲、白花蛇舌草、生地黄、黄芪各 30 g，白术、白芍、白芥子、黄芩、黄药子、夏枯草各 15 g，黄连、当归、人参各 10 g。功效：益气补血，健脾养心，佐以清热解毒、攻邪抑癌。主治：慢性粒细胞白血病（慢性期）。用法：水煎，早晚各 1 次，每剂服 3 次。

（十一）酸甘化阴煎

南沙参、北沙参、制何首乌、焦山楂各 12 g，天冬、麦冬、玉竹、酸枣仁、枸杞子、山茱萸各 10 g，五味子 5 g，大枣 4 枚。功效：酸甘化阴，滋阴养血。主治：慢性粒细胞白血病。用法：每日 1 剂，早中晚各煎服 1 次。服药期间忌重荤油腻及辣味。加减：高热加霜桑叶、菊花、金银花等；如出血加生熟地黄、牡丹皮等；如感染加金银花、野菊花、蒲公英等；如体温稳定期加益智、淫羊藿、潼蒺藜等。

第六节　恶性淋巴瘤

恶性淋巴瘤（lyphoma）是淋巴结和结外部位淋巴组织的免疫细胞肿瘤，来源于淋巴细胞或组织细胞的恶变。发病率逐年增高，且多见于 60～70 岁患者，男性高于女性，男性发病率居常见恶性肿瘤的第 10 位。病因至今未明，病毒感染、免疫缺陷及遗传学因素异常是发病的重要因素。接受肾移植并用免疫抑制可诱发，或可因淋巴结长期反复发作非特异性反应增生而激发。临床以浅表淋巴结无痛性进行性肿大或伴发热、消瘦及肝脾肿大为特征。通常分为霍奇金淋巴瘤（HL）和非霍奇金淋巴瘤（NHL）两大类。

一、诊断标准

应当结合患者的临床表现、体格检查、实验室检查、影像学检查和病理学等进行诊断。

（一）临床表现

淋巴瘤的症状包括全身和局部症状。全身症状包括不明原因的发热、盗汗、体重下降、皮肤瘙痒和乏力等。局部症状取决于病变不同的原发和受侵部位，淋巴瘤可以原发于身体的任何器官和组织，通常分为原发于淋巴结和淋巴结外两大类。最常见表现为无痛性的进行性淋巴结肿大。如有以上症状的患者在基层医院就诊时，应予以重视，并尽早转诊至上级医院或肿瘤专科医院。

（二）体格检查

应特别注意不同区域的淋巴结是否增大、肝脾的大小、伴随体征和一般状态等。

（三）实验室检查

应完成的实验室检查包括血常规、肝肾功能、乳酸脱氢酶（lactate dehydrogenase，LDH）、β2 微球蛋白、红细胞沉降率、乙型肝炎和丙型肝炎病毒检测以及骨髓穿刺细胞学和活检等，还应包括人类免疫缺陷病毒（human immunodeficiency virus，HIV）筛查在内的相关感染性筛查。对原发胃的黏膜相关边缘带 B 细胞淋巴瘤，应常规进行幽门螺杆菌（helicobacter pylori，Hp）染色检查；对 NK/T 细胞淋巴瘤患者，应进行外周血 EB 病毒 DNA 滴度检测。对于存在中枢神经系统受累风险的患者应进行腰穿，予以脑脊液生化、常规和细胞学等检查。

（四）影像学检查

常用的影像检查方法，计算机断层扫描（computed tomography，CT）、磁共振（nuclear magnetic resonance，MRI）、正电子发射计算机断层显像（positron emission tomography，PET-CT）、超声和内镜等。

1. CT：目前仍作为淋巴瘤分期、再分期、疗效评价和随诊的最常用影像学检查方法，对于无碘对比剂禁忌证的患者，应尽可能采用增强 CT 扫描。

2. MRI：对于中枢神经系统、骨髓和肌肉部位的病变应首选 MRI 检查；对于肝、脾、肾脏、子宫等实质器官病变可以选择或者首选 MRI 检查，尤其对于不宜行增强 CT 扫描者，或者作为 CT 发现可疑病变后的进一步检查。

3. PET-CT：目前是除惰性淋巴瘤外，淋巴瘤分期与再分期、疗效评价和预后预测的最佳检查方法。对于下列情况，有条件者推荐使用 PET-CT：① PET-CT 可作为霍奇金淋巴瘤（Hodgkin lymphoma，HL）以及氟脱氧葡萄糖（fluorodeoxy glucose，FDG）亲和性高的非霍奇金淋巴瘤（non-Hodgkin lymphoma，NHL）亚型治疗前分期以及再分期的常规检查，并用 Deauville 五分量表评估病变缓解情况。但对于 FDG 亲和性差的淋巴瘤亚型（如惰性淋瘤），治疗前的分期检查仍以增强 CT 扫描为首选。②如有影像学的临床指征，PET-CT 可用于治疗中期疗效评价，但仍处于临床研究阶段，故根据中期 PET-CT 结果更改治疗方案仍须慎重。③对于 HL 和多数弥漫性大 B 细胞淋巴瘤（Diffuse large B cell lymphoma，DLBCL），如果 PET-CT 提示有明确的骨髓受累，则无需行骨髓活检。④PET-CT 可以作为惰性淋巴瘤向侵袭性更强的病理类型转化时活检位选择的依据。⑤PET-CT 对于疗效和预后预测好于其他方法，可以选择性使用。

4. 超声：可用于浅表淋巴结和浅表器官（如睾丸、甲状腺、乳腺等）病变的诊断和随诊，但一般不用于淋巴瘤的分期诊断。对于浅表淋巴结和浅表器官（如睾丸、乳腺等）病变的诊断和治疗后随诊具有优势，可以常规使用；对于腹部、盆腔淋巴结检查可以选择性使用；对于肝、脾、肾、子宫等腹盆腔实质性器官的评估，可以作为 CT 和 MRI 的补充，尤其是不能行增强 CT 扫描时。在浅表淋巴结切除活检时，选取超声检测声像图异常的淋巴结，有助于提高活检的准确度。超声引导下穿刺活检也应用于深部淋巴结、肝脏、纵隔等部位的病变诊断。

5. 同位素骨扫描：淋巴瘤骨受侵患者的全身骨显像缺乏特征性改变，难以与骨转移瘤、多发性骨髓瘤、骨结核、骨纤维异常增殖症、甲状旁腺功能亢进、感染性疾病等鉴别，需要结合患者的病史、实验室检查和其他影像学检查。常规骨扫描（99Tcm-MDP）对初治 HL 患者的临床评估价值有限，但骨扫描对原发骨淋巴瘤治疗后随访观察和预后评估作用优于 CT。

（五）其他针对性检查

1. 可疑胃肠道受侵的患者应行胃镜、肠镜检查。

2. 常规进行心电图检查；有心血管基础疾病、高龄或拟应用蒽环类药物者选择性进行超声心动图检查。

3. 拟用博来霉素、且有肺基础病变者应进行肺功能检查。

（六）病理学检查

病理学检查是淋巴瘤诊断的主要手段。对于淋巴结病灶应尽可能切除完整淋巴结。如果淋巴结病灶位于浅表，应尽量选择颈部、锁骨上和腋窝淋巴结。空芯针穿刺仅用于无有效、安全地获得切除或切取病变组织的患者。初次诊断时，应首选切除或切取病变组织；对于复发患者，如果无法获得切除或切取的病变组织标本，可通过空芯针穿刺获取的病变组织进行病理诊断。淋巴瘤的病理诊断需综合应用形态学、免疫组织化（Immunohistochemistry，IHC）、遗传学和分子生物学技术以及流式细胞术等，尚无一种方法可以单独定义为“金标准”。

形态学：在淋巴瘤病理诊断中非常重要，不同类型的淋巴瘤具有特征性和诊断性的形态学特点。

IHC：可用于鉴别淋巴瘤细胞的免疫表型，如 B 或 T/N 细胞、肿瘤细胞的分化及成熟程度等。通过组合相关的 IHC 标记物，进行不同病理亚型的鉴别诊断。

荧光原位杂交（fluorescence in situ hybridization，FISH）检测技术：可以发现特定的染色体断裂、易位或扩增等，特定染色体异常相关淋巴瘤的辅助诊断有指导意义，如 Burkitt 淋巴瘤相关的 t（8；14）易位、滤泡性淋巴瘤相关的 t（14；18）易位、结外黏膜相关淋巴组织边缘区淋巴瘤相关的 t（11；18）易位、套细胞淋巴瘤相关的 t（11；14）易位以及双打击或三打击高级别 B 细胞淋巴瘤相关的 MYC（8q24）、BCL2（18q21）和 BCL-6（3q27）重排等。①淋巴细胞抗原受体基因重排检测技术：淋巴细胞受体基因单克隆性重排是淋巴瘤细胞的主要特征，可用于协助鉴别淋巴细胞增殖的单克隆性与多克隆性，以及无法通过 IHC 诊断的淋巴瘤，是对形态学和 IHC 检查的重要补充。②其他：包括原位杂交、二代测序（Next-generation sequencing，NGS）、流式细胞技术等，是常规病理学诊断方法的有益补充。随着新检测方法的出现，淋巴瘤的病理诊断也随病理研究的深入，出现新的改变。在 2017 年修订版 WHO 淋巴瘤分类中，间变大细胞淋巴瘤（anaplastic large cell lymphomaALCL）分为 ALK 阳性 ALCL、ALK 阴性 ALCL 和乳房植入相关的 ALCL。ALK 阴性 ALCL 的部分患者存在融合性突变，其中存在 6p25 染色体 DUSP22 和 IRF4 重排的患者预后好，存在 TP63 重排的患者预后差；而血管免疫母细胞 T 细胞淋巴瘤（angioimmunoblastic T-cell lymphoma，AITL）与具有滤泡辅助性 T 细胞（follicular helper T cells，TFH）表的结内外周 T 细胞淋巴瘤（peripheral T-cell lymphoma，PTCL），则被认为应归为一类。

二、西医治疗

（一）恶性淋巴瘤的综合治疗

作为一组临床特点不尽相同、诊断标准与治疗方式各异的恶性肿瘤，在诊断时，需明确淋巴瘤患者的病理亚型和预后不良的分子病理改变，通过相关影像诊断技术明确患者分期，综合临床表现和实验室检查，根据各自的预后风险的评判标准，判断其预后；选择包括合理的内科治疗手段（化疗、靶向治疗和（或）生物免疫治疗等）、放疗及必要的手术治疗等，进行综合治疗。以期最大限度地实现临床治愈或疾病长期无进展生存，最大限度地改善患者的生活质量。

（二）恶性淋巴瘤放射治疗

放射治疗是淋巴瘤综合治疗的重要组成部分，实施中如何选择放疗线束、射野和剂量，由具体病例的治疗目的和诊疗条件决定。可采用光子、电子和质子等射线束以达到对靶区的合理涵盖及正常组织的最大保护。复杂放疗技术如调强适形放疗（intensity modulated radiation therapy，IMRT）、屏气和呼吸门控、影像引导，甚至质子治疗，可在特定情况下，特别是在以治愈为目的预期生存期较长的患者中，显著提高临床获益，予以酌情推荐。根据放疗目的和作用，淋巴瘤放射治疗的适应证分为：①根治性治疗；②综合治疗的一部分；③化疗不能耐受或抗拒、残存病灶的挽救治疗；④姑息治疗。放疗设野分为：全淋巴照射（total lymphoid irradiation，TLI）和次全淋巴照射（sub-total lymphoid irradiation，STLI）。TLI 通常包括斗篷野＋锄形野＋盆腔野（在未行脾切除的病例中还需要进行脾照射），STLI 可以省略部分受照区域，目前已不再用于 HL 综合治疗中。受累野照射（involved field radiotherapy，IFRT）仅照射化疗前受累淋巴结的整个淋巴结区域，受累野范围包括所有已知肿瘤的部位和邻近区域；随着影像诊断和适形放疗技术的发展，IFRT 在 HL 和侵袭性淋巴瘤中，被更精准的累及淋巴结（involved-node radiotherapy，INRT）或累及部位照射（involved-site radiotherapy，ISRT）所替代。

三、中医临床思维

（一）中医病名及病因病机特征

根据症状表现，恶性淋巴瘤属中医学“瘰疬”“恶核”“失荣”“石疽”等范畴。如《类证治裁》记载："瘰疬生于耳后、颈、腋间与结核相似，初起小，皮色不变，连缀不一"；《外科证治全生集》记述："阴疽之症，皮色皆同，然有肿与不肿，有痛与不痛，有坚硬难移，有柔软如绵，不可不为之辨，……不痛而坚，形大如拳者恶核失荣也，……不痛而坚如金石，形大如斗者，石疽也。"外因感寒凝、火热、风燥及湿邪等可致病。《诸病源候论·石疽候》："此由寒气客于经络，与血气相搏，血涩结而疽也。其寒毒偏多，则气结聚而皮厚，状如座状，硬如石，故谓之石疽也"；《灵枢·寒热篇》："寒热瘰疬在于颈腋者，……此结鼠瘰寒热之毒气也，留于脉而不去者也。"内因正气不足或情志内伤，致使气血行滞，痰瘀内生，积聚乃成。《医宗必读》："积之成者，正气不足，而后邪气踞之"；《景岳全书·积聚》"凡脾胃不足及虚弱失调之人多有积聚之病，盖脾虚则中焦不足，肾虚则下焦不化，正气不行则邪滞得以居之"；《外科正宗》"忧郁伤肝，思虑伤脾，积想在心，所愿不得达者，致经络痞涩者，聚结成痰核"。本病病机特征以正虚为本，兼有邪实。其基本病机是补肝、脾、肾三脏失衡，本虚标实；核心是以肝失疏泄、脾失健运、肾气不足为本，痰瘀毒内结为标。

（二）辨病辨证及治疗特征

根据恶性淋巴瘤患者放化疗前常见临床表现，可以将恶性淋巴瘤分为寒痰凝滞证、气滞毒瘀证、虚火痰结证、血瘀癥积证、血热风燥证、肝肾阴虚证和气血双亏证 7 种中医证候；根据恶性淋巴瘤放化疗后患者症状发生变化，总结放化疗后证候变化，可分为痰湿蒙胃证、阴虚火旺证、毒热内结证、气血两虚证和肝脾失调证。

本病的治疗原则根据肿瘤分期而定。早期以祛邪抗肿瘤为主，治法以活血化瘀祛痰、温阳散寒；中期以扶正固本与祛邪抗肿瘤相结合，治法以益气健脾、理气化痰为主；晚期以扶正为主，佐以祛邪抗肿瘤，治法以健脾益肾，温阳补气养阴为主。对 1979—2010 年中国期刊全文数据库（CNKI）收录的中医诊治淋巴瘤文献研究，发现共有方剂 49 首，按用方频次多少统计，常用方剂功效类别依次为：补益剂 25（27.47%），温经散寒剂 13（14.29%），清热剂 10（10.99%），活血祛瘀剂 5（5.49%），燥湿化痰剂 3（3.30%），调和肝脾剂 3（3.30%），其他 34（37.36%）（表 6-4）；常用方剂有消瘰丸 7（7.69%）、小金丹 7（7.69%）、阳和汤 6（6.59%）、犀黄丸 5（5.49%）、八珍汤 5（5.49%）、杞菊地黄丸 4（4.40%）、四君子汤 4（4.40%）、归脾汤 3（3.30%）、二陈汤 3（3.30%）、左归丸 2（2.20%）。

表 6-4　淋巴瘤治疗使用中药功效类别和频度

药物归类	频次/%	第一味药
补益药	557（32.54）	白术
清热药	340（19.86）	夏枯草
化痰止咳平喘药	182（10.63）	贝母
活血化瘀药	150（8.76）	穿山甲
利水渗湿药	92（5.37）	薏苡仁
平肝熄风药	72（4.21）	牡蛎
理气药	66（3.86）	陈皮
解表药	41（2.39）	丹皮
消食药	38（2.22）	麦芽
止血药	28（1.64）	三棱
化湿药	28（1.64）	砂仁
收涩药	24（1.40）	山茱萸
攻毒杀虫止痒药	20（1.17）	蜂房

续表

药物归类	频次/%	第一味药
祛风湿药	20（1.17）	威灵仙
温里药	18（1.04）	肉桂
安神药	17（0.99）	酸枣仁
泻下药	13（0.76）	大黄
开窍药	4（0.23）	麝香
利尿通淋药	2（0.12）	通草

恶性淋巴瘤宜综合治疗，早期西医放化疗为首要治疗手段，可配合中医祛邪抗癌；中期应将扶正固本与祛邪抗癌相结合；晚期应以中医药治疗为主，扶正调补，兼顾祛邪抗癌，主要针对化放疗副反应及后期并发症，尤其适于肿瘤后期机体衰竭的恶病质表现，中医可发挥改善症状，支持治疗的作用。该病临床证型各异，辨证须结合患者体质及正邪相争情况，同时要考虑患者合并其他病症情况，难度较大，用药需要灵活考量，不能拘于恶性淋巴瘤单一病种的治疗。

（三）药物选择

根据近年中医诊治淋巴瘤文献研究，发现共用药 265 种，总频次 1712 次，功效类别 19 类。排在前 28 位的药物是：茯苓 52 次、白术 50 次、黄芪 47 次、甘草 45 次、当归 44 次、夏枯草 42 次、贝母 36 次、白花蛇舌草 34 次、半夏 34 次、枸杞子 33 次、党参 33 次、山慈菇 32 次、生地黄 31 次、陈皮 30 次、熟地黄 27 次、牡蛎 27 次、穿山甲 23 次、白芍 22 次、海藻 22 次、麦冬 21 次、玄参 20 次、莪术 20 次、女贞子 20 次、赤芍 18 次、丹参 18 次、柴胡 17 次、大枣 16 次、薏苡仁 16 次。

四、名医经验

（一）朱良春经验

朱良春认为正虚是恶性淋巴瘤产生的前提条件。肝、脾、肾三脏失调，出现气滞、血瘀、毒邪、湿聚、痰凝等一系列病理变化，最终痰瘀互结，发为本病。治疗上从肝、脾、肾三脏扶正固本，从痰、毒、瘀消瘤散结。草木药和虫类药结合，标本兼治。辨治规律上主张：①扶正固本注重肝、脾、肾：正虚是肿瘤产生的前提条件。先天不足、阴阳失调、气血不足、肾精亏虚、脾胃虚弱等患者，正虚感邪、正邪相争而正不胜邪，从而出现气滞、血瘀、毒邪、湿聚、痰凝互结等一系列病理变化，最终形成肿瘤。恶性淋巴瘤之正气亏虚当责之于肝、脾、肾三脏，脾失健运，水谷精微不归正化，聚而成痰；肾气肾阳不足，蒸化失司，水湿泛滥，亦可导致痰湿内生，停于脏腑经络而成痰核、瘰疬等；肝主疏泄，若情志内伤，气血凝滞，痰瘀内生，恶核易成，风邪热毒亦应责之于肝，而且恶核久病之后热毒痰瘀耗损阴血，易致肝肾阴虚，因此，扶正固本应注重调补肝、脾、肾三脏。临床多选用四君子汤、六味地黄丸、一贯煎加减，常用药物有仙鹤草、黄芪、党参、白术、茯苓、生地黄、熟地黄、太子参、石斛、麦冬、沙参、薏苡仁等。朱良春认为，仙鹤草能行能止，补虚强壮，有消瘤抗癌之功效，常用仙鹤草 80g 煎汤代水煎煮其他药物治疗恶性淋巴瘤。在治疗过程中，应时刻注意阴阳气血之调燮，才能提高机体的免疫力，达到扶正祛邪的目的。②消瘤散结着眼痰、毒、瘀：淋巴瘤多与“痰”有关，临床表现为淋巴结肿大。痰不仅是恶性淋巴瘤的病因，也是大多数肿瘤的致病因素，因此，涤痰散结是治疗肿瘤的大法之一，常用黄药子、夏枯草、白芥子、猫爪草、生半夏、天葵子、僵蚕、贝母、蜈蚣、全蝎等。朱良春治疗恶性淋巴瘤均用生半夏，认为痰核顽症，非生半夏不效，并总结生半夏有消瘀止血、和解寒热、消肿散结的功效。“毒邪”乃恶性淋巴瘤的主要成因之一，但从痰、毒、瘀所述之毒应为早期的风邪热毒内侵及情志失调内生之火毒，癌毒乃由多种病因、病理因素复合而成，实则包含痰、毒、瘀、虚等多种因素。对于此种病因，常用白花蛇舌草、半枝莲、山慈菇、重楼、野菊花、犀角、地龙等清泄热毒。恶核质坚，推之不移，呈“瘀积癥瘕症”，治当化瘀软坚，常用药物有土鳖虫、三棱、莪术、水蛭、丹参、穿山甲等。

（二）周仲瑛经验

周仲瑛认为癌病为患，必挟毒伤人，因而复杂难治，其提出“癌毒”学说，指出癌毒亦属毒邪之一，是机体在内外因素作用下、脏腑失调所产生的特异性病理产物和致病因子。癌毒是促使所有恶性肿瘤发生发展的一种特异性致病因素，其性猛烈顽固，常与痰、瘀、湿等病邪互生互化，相互胶结，形成痰毒、瘀毒、湿毒互结等复合病机。癌毒致病具有潜伏性，早期不易发现，在外界特定因素触发下，病情进展迅速，诱生痰湿、瘀血、热毒，耗气伤阴，耗损正气，发生各种复杂证候。癌毒流窜走注，随血脉流窜全身，并在他处附着为患，缠绵难愈，因此，常规辨治难以奏效。辨治原则：癌毒贯穿于肿瘤发生发展的始终，抗癌祛毒是治疗肿瘤的基本大法。应根据疾病的不同阶段将其分为早、中、晚 3 期，肿瘤早期，正盛邪轻，以攻为主；中期，邪盛正伤，攻补兼施；晚期，正虚为主，应以补为主。癌毒临床表现复杂多变，多为两种以上的病机复合为患，即“复合病机”，故提出复法大方祛癌毒的治疗方法，遣方用药主次分明。首先，消癌解毒、扶正祛邪为治疗关键，癌毒多与痰浊、瘀热、湿浊夹杂，癌毒伤正，耗气伤阴，治疗以抗癌解毒为主，佐以化痰散结、清热解毒、活血化瘀、益气养阴等。其次，擅用虫类抗癌祛毒药，收搜剔之功，引药力达病所。最后，补虚扶正，益气养阴，顾护脾胃。攻毒药主要是虫类药或一些具有毒性的植物药、矿物药等，搜邪破瘀之力强大，常用药物如土鳖虫、全蝎、蜈蚣、水蛭、炮穿山甲等，结合药性及归经选择使用。清热解毒药包括半边莲、半枝莲、猫爪草、狗舌草、白毛夏枯草、羊蹄根等，该类药物需根据辨证，不可久用，以免伤正。化痰散结药物如半夏、山慈菇、天南星、泽漆、僵蚕、贝母。化瘀解毒药物如丹参、川芎、当归、三棱、莪术、鬼箭羽，这类药可破瘀消癥、消肿止痛、祛瘀生新，但不可大量使用，以免耗伤气血。祛湿药如藿香、佩兰、砂仁、苍术、厚朴、茯苓、泽泻、六月雪、土茯苓，运用祛湿药物同时应结合健脾补肾，以标本兼顾，防耗气伤正。

（三）张士舜经验

张士舜认为，癌症的发生发展与人体的正气关系密切，正常机体存在抗癌力，抗癌力从本质上来说属于正气的一部分，可以抑制癌毒不至于发生癌症，抗癌力的强弱是癌症是否发生的决定因素；当抗癌力下降，不能抑制癌毒时就会发生癌症，抗癌力虚是癌症发生的内在条件。对癌症患者应用扶正固本的方法，从本质上讲就是提高其自身的“抗癌力”。癌毒是形成癌症的特异病因，癌毒为内生之邪，而非外邪，癌毒是人体自身的正常细胞在特定条件下由某些诱因诱发而成的。这些诱因包括：外界因素如外感六淫、环境污染、电离辐射等；内部因素如内伤情志、年高体衰、脏腑功能紊乱，以及饮食因素等。这些因素作用于人体，均可诱发癌毒的生成。癌毒既是致病因素，又是病理产物。癌毒具有善于增殖结块的特点，必然阻碍经络通道，影响气血津液运行，导致和加重气滞血瘀、痰浊湿阻，癌毒与瘀血痰浊相互搏结，造成恶性循环。用药主张霸药大毒祛邪：①用药之道，贵在必准必稳；②君药可霸：君药用量宜大，霸药必是当大任者为君药；③危急重症可霸：急、重之证，非霸药难以力挽狂澜，诚如张景岳所云：“若安危在举动之间，即用药虽善，若无胆量勇敢而药不及药，亦犹杯水车薪”；④少量递增，中病即止；霸药以量大为特征。量大，毒副作用必然随之增多，因此，霸药又必然求稳，稳中求霸，方为两全。少量递增，中病即止。配伍监制：对霸药可能出现的毒副作用，特别是对有毒药物，利用配伍加以煎制，削减其毒性，增进其疗效。讲究煎服法：恰当的煎服法是防止发生霸药毒副作用的煎法。如乌头、附子、生半夏、生南星，首先用先煎，如有反应，立即停止；⑤癌症可霸：治癌生涯中，每逢重症屡用霸药起沉疴。比如：云苓 100 g，猪苓 100 g，祛湿利水；生南星、生半夏燥湿化痰用量可 30～50 g，但需要先煎；生白芍与甘草配伍止痛，白芍用量 50～150 g；重用石膏退热，重用熟地黄补肾等。

（四）王沛经验

王沛认为，淋巴瘤属于中医“痰核”“石疽”“瘰疬”“失荣”等范畴。本病总的病机为肝郁气滞、气机失调，导致气郁痰凝。若患者属阴虚体质，极易导致痰热互阻进而产生痰毒；若患者属于阳虚体质，极易导致寒痰凝滞，肿块或坚硬如石，或疼痛剧烈；若患者失治误治，或大剂量多疗程放化疗后，或可出现肝肾阴虚继而导致脾肾不足，后期则气血亏虚。治疗要抓住“气”“痰”“虚”3个病机。①气：患者早期因情志失于条达，或意愿未遂，进而出现肝郁气滞、气机阻滞、水谷精微失于运化进而成痰。②痰：痰之为病，随气升降，无处不到，发于内者可见纵隔肿块、胁下癥积、胃肠积聚；发于外者可见颈项、腋下、腹股沟等处肌肤、腠理痰核纵生，硬结成片。③虽然患者起病缓慢，不易察觉，但一旦发现症状进展极为迅速，短则耗人气血，体质量减轻。整体以脾肾阳虚为主，局部以阴虚化热为主，晚期阴阳两虚，痰核凝滞如石，热邪易使血流急迫，极易转移，继而夺人血脉。王沛认为该病需要分证型、分时期来论治，治疗大法始终不离“阴”“阳”二字。①早期患者：用大剂有小毒的化痰药先截住传变病邪使之没有去路，加之行气药使之消于无形。②中期患者：因痰邪未得到良好控制，容易夹寒、夹热、夹瘀，其中夹寒者“益温益通”、夹热者“益清益渗”、夹瘀者“益攻益破”。凡出现瘀象者需要“攻”“破”兼施，因为顽痰与瘀血凝滞者非攻坚破积的虫类药不能取效。③晚期患者：该期患者脏腑已经亏损，阴阳气血严重失调，或放化疗后癌瘤或已转移。通过对多位患者的症状分析，放疗后的患者出现肝肾阴虚的比例较高，而化疗后及肿瘤远处转移的脾肾阳虚患者占绝大部分，所以该期患者要牢牢抓住脾、肾两脏，再加上痰的产生与肺、脾、肾三脏关系密切，所以补益脾肾可以获得良好效果。

（五）孙桂芝经验

孙桂芝认为肾为先天之本，正气亏虚是肿瘤发生的重要原因，从而通过补肾达到补益先天，提高机体免疫力，调动人自身抗肿瘤的能力，与现代医学的生物治疗原理不谋而合。肿瘤如恶性淋巴瘤等，患者多为中晚期患者，病情往往非常复杂，在治疗此类疾病时强调扶助正气，辨病与辨证相结合，重视补肾，不以强力攻邪，从肾论治，重视补益先天，提高机体的免疫能力。临床扶正以补肾为重点，特别是面对现代医学认为与免疫功能相关的肿瘤，不论疾病发展至哪个阶段，在辨证论治基础上加补肾之法，患者均能获得好的疗效。

（六）裴正学经验

裴正学引《医宗必读》“积之成者，正气不足，而后邪气踞之”之论，认为正虚为恶性淋巴瘤发病关键，治疗以扶正固本为大法。脾为后天之本，气血生化之源，肾为先天之本，内藏元阴元阳，扶正固本舍此二者别无他本可求。健脾能提高机体非特异性免疫力，补肾能提高机体特异性免疫力，非特异性免疫和特异性免疫组成机体的免疫系统，发挥着吞噬、清除各种致病因子的功能。现代肿瘤研究认为，机体免疫功能紊乱，导致免疫系统对突变细胞的监视和杀灭作用减弱是形成此病的主要因素。健脾补肾能够增强机体免疫力，改善免疫功能的紊乱，从而对恶性淋巴瘤发挥治疗作用。恶性淋巴瘤以淋巴结肿大为临床特点，治疗除健脾补肾、扶正固本外，还需祛邪攻癌以消散肿大淋巴结。淋巴肿块多因痰湿与瘀血胶结凝聚而成，《丹溪心法》云“痰挟瘀血，遂成窠囊”。临床用药常选具有化痰活血、软坚散结作用的药物，如汉三七、水蛭、海藻、昆布、三棱、莪术等，配合兰州方消散淋巴肿块，其中汉三七、水蛭为治疗恶性淋巴瘤必不可少之品。中医扶正固本能够从宏观上调整机体的反应性，但对肿瘤细胞之抑制作用不及西医化、放疗，在瘤体较大、压迫症状明显时，单纯的中医中药难以迅速缩小瘤体，减轻其压迫症状，西医化、放疗以抑制癌细胞的致病性为主，在给予兰州方扶正固本的同时配合化、放疗，可提高此病临床疗效。

（七）郭子光经验

郭子光认为，此病与古人所论“马力侠瘿”相似，少阳胆火内盛，炼液成痰，火热灼津，阴液受伤，以至于痰瘀阻滞，凝结成块，停聚于少阳经络部位。其运用“攻邪已病”的肿瘤治疗思路进行施治。治疗上过早使用补法治疗癌症，不仅获效甚微，反见加快癌细胞扩散转移之弊，故认同张从正“攻邪已病”的治疗思想，对于未见明显气虚表现的早期肿瘤，在治疗过程中始终以化痰活血软坚、消散邪毒为主法，以清肝胆火、化痰软坚、散结消肿、活血化瘀为治。慎用补益药，以攻逐癌邪贯穿始终，当攻去一分癌邪，则保住一分正气，正如张从正所说“盖邪未去而不可言补，补之则适足资寇”。

五、名方推荐

（一）周仲瑛经验方

白残花、马勃各 5 g，天冬、麦冬、太子参、玄参、炙女贞子、墨旱莲、红景天、龙葵、炙鸡内金、炒神曲、八月札、枸橘李各 10 g，南沙参、北沙参、生地榆各 12 g，仙鹤草、鸡血藤、漏芦、白薇、炙鳖甲（先煎 30 min）各 15 g，肿节风、白花蛇舌草、半枝莲各 20 g。功效：补益肝肾，益气养阴，化痰解毒。主治：非霍奇金淋巴瘤手术后、化疗后并发症，属肝肾亏虚气阴两伤，痰毒互结者。用法：水煎服，每日 1 剂。

（二）消瘰丸加减

三棱、黄药子各 10 g，莪术、法半夏、瓜蒌壳、连翘、赤芍各 15 g，炒稻芽、金银花、白花蛇舌草、薏苡仁、制鳖甲、牡蛎、夏枯草各 30 g，浙贝母 20 g。功效：清热养阴，活血化痰，软坚散结。主治：淋巴瘤术后并发症，属痰火瘀胶结，阴液亏虚者。用法：水煎服，每日 1 剂。

（三）小柴胡汤合柴前连梅汤合青蒿鳖甲汤加减

柴胡、前胡、乌梅、炒黄芩、太子参、麦冬、知母、牡丹皮、法半夏、地骨皮、炒神曲各 10 g，白薇、鸭跖草、漏芦、鳖甲（先煎）各 15 g，龙葵、青蒿（后下）各 20 g，黄连 3 g，葎草 5 g，生地黄 12 g。功效：清热解毒，益气养阴。主治：腭部恶性淋巴瘤，属湿热瘀毒互结，枢机不和，气阴两伤者。用法：水煎服，每日 1 剂。加减：若化疗后脾胃极虚，出现肝功能损伤明显者，可加用黄连、藿香、佩兰、法半夏、贝母和胃健脾化湿，焦白术健脾益气，蒲公英、垂盆草清化肝胆湿热，炒枳实和胃顺气；若出现怕冷明显舌质紫暗，久病血瘀明显者，可加用补骨脂补肾，并加用王不留行以化久瘀。治疗时还常加用具有活血化瘀作用的药物，如穿山甲、莪术、鸡血藤。

（四）鳖甲煎丸合二至丸合四君子汤加减

炙僵蚕、焦白术、白毛夏枯草、茯苓、露蜂房、炙女贞子、墨旱莲、北沙参、麦冬、紫草各 10 g，山慈菇、泽漆、漏芦、仙鹤草、鸡血藤、炙鳖甲（先煎）各 15 g，肿节风、白花蛇舌草、半枝莲、龙葵子、猫爪草各 20 g，太子参、胆南星各 12 g，炮山甲（先煎）9 g，炙蜈蚣 2 条。功效：清热解毒，化痰散结，益气养阴。主治：恶性淋巴瘤化疗后并发症，属湿热瘀毒互结，气阴亏虚者。用法：水煎服，每日 1 剂。加减：若淋巴结肿大、脾大质硬者，可加土鳖虫、水红花子、莪术以活血化瘀消癥；若腹部胀满者，加鸡内金、炒神曲、砂仁、青皮以行气健脾助运；舌苔黄腻、总胆红素升高者，加茵陈蒿、垂盆草以清热利湿。

（五）益髓补肾方加减

熟地黄、补骨脂、菟丝子、炙甘草、丹参各 15 g，黄精、制何首乌、墨旱莲各 12 g，生黄芪 42 g，女贞子 24 g。功效：健脾益气，养髓补肾，祛瘀散结。主治：恶性淋巴瘤化疗后。用法：水煎，每日 1 剂，取汁 200 mL，分早晚 2 次温服。以 15 日为 1 个疗程，连续治疗 2 个疗程。加减：气虚重者加白术 21 g、党参 15 g；痰浊重者加茯苓 9 g、陈皮 12 g；血瘀阻窍者加红花 9 g、川芎 12 g；肝火旺者加栀子 12 g、龙胆 15 g。

（六）益气养阴化瘀方加减

生地黄、熟地黄、黄芪、蒲公英、猫爪草、野葡萄藤、白花蛇舌草各 30 g，制黄精、墨旱莲、丹参、莪术、麦冬、太子参各 15 g，茯苓、白术各 10 g，炙甘草 5 g。功效：益气养阴，化瘀行血。主治：恶性淋巴瘤之气阴两虚，瘀血内停型。用法：将药物浓煎成 200 mL 药液，装袋备用。每日 1 剂，分 2 次服用，分别在早晚餐后 0.5h。加减：痰瘀互结者，加用牡蛎、炙鳖甲、贝母治疗；肝肾阴虚者，加用女贞子、山茱萸、枸杞子治疗。

（七）益气除痰方加减

西洋参、法半夏、山慈菇各 15 g，猫爪草 30 g。功效：益气除痰。主治：恶性淋巴瘤联合化疗 CHOP±R 方案者。用法：每日 1 剂，以水 600 mL 煎取 250 mL，于饭后 1 h 左右温服。加减：寒痰凝滞型加白芥子 10 g、细辛 3 g；气郁痰结型加木香 10 g、香附 15 g；痰瘀互结型加桃仁 15 g、莪术 10 g；肝肾阴虚型加鳖甲 10 g、麦冬 15 g。

（八）阳和汤

黄芪、熟地黄各 20 g，全蝎、麻黄、白芥子、肉桂、生甘草各 6 g，炮姜炭、夏枯草、威灵仙、贝母、泽兰、莪术各 10 g，鹿角胶 12 g。功效：温阳补血、散寒通滞。主治：恶性淋巴瘤之寒痰凝滞型。用法：水煎，每日 1 剂，早晚分服。

（九）温阳和血通痹方

黄芪、当归、丹参、地龙各 15 g，赤芍、白芍、桂枝、川芎、红花各 10 g，鸡血藤 25 g。功效：温阳通痹，活血化瘀。主治：淋巴瘤化疗相关周围神经病。用法：上药水煎 3 次，前 2 次混匀早晚分服，第 3 次煎汤 2500～3000 mL，倒入熏洗桶内熏洗四肢，再次加热，熏蒸小腿及手臂 30 min，2 次/d。

（十）疏肝解毒汤

莪术、白芍、猪苓、生薏苡仁、蛇舌草、炒谷麦芽、炒白术各 15 g，太子参 30 g，法半夏 10 g，陈皮、柴胡、炙甘草各 6 g。功效：疏肝解郁，祛痰解毒。主治：恶性淋巴瘤之肝郁气滞、痰毒互结型。用法：每日 1 剂，在每日上午 10 时与下午 4 时各服用 200 mL。

（十一）慈菇海藻汤加减

当归、川芎、赤芍、生地黄各 10 g，山慈菇、海藻、玄参、黄药子、夏枯草、昆布各 15 g，牡蛎、重楼各 30 g。功效：滋养肝肾，化痰解毒。主治：恶性淋巴瘤之肝肾阴虚，痰热内蕴型。用法：水煎取汁 300 mL，分早晚 2 次服。

第七节　多发性骨髓瘤

多发性骨髓瘤（multiple myeloma，MM）是一种克隆性浆细胞异常增殖的恶性疾病，可导致骨质破坏和骨髓衰竭，目前仍无法治愈。本病多发于老年，男性稍多于女性，在亚洲人种的发病率较低，近几年来，MM 的发病率在包括我国在内的许多国家都呈上升趋势。

一、诊断标准

参考美国国立综合癌症网络（NCCN）及国际骨髓瘤工作组（IMWG）的指南，诊断无症状骨髓瘤（冒烟型骨髓瘤）和有症状骨髓瘤（活动性骨髓瘤）的标准见表 6－5、表 6－6。

表 6－5　无症状骨髓瘤（冒烟型骨髓瘤）诊断标准

（需满足第 3 条＋第 1 条/第 2 条）

1. 血清单克隆 M 蛋白≥30g/L，或 24 h 尿轻链≥0.5 g
2. 骨髓单克隆浆细胞比例 10%～60%
3. 无相关器官及组织损害（无 SLiM、CRAB 等终末器官损害表现）

注：SLiM、CRAB 表现的具体内容参如表 6－6 所示。

表 6－6　有症状（活动性）多发性骨髓瘤诊断标准

（需满足第 1 条及第 2 条，加上第 3 条中任何 1 项）

1. 骨髓单克隆浆细胞比例≥10%和 /或组织活检证明有浆细胞瘤
2. 血清和/或尿出现单克隆 M 蛋白[a]
3. 骨髓瘤引起的相关表现
(1) 靶器官损害表现（CRAB）[b]
● ［C］校正血清钙＞2.75 mmol /LY[c]

续表

- [R] 肾功能损害（肌酐清除率<40 mL/min 或肌酐>177μmol/L）
- [A] 贫血（血红蛋白低于正常下限 20 g/L 或<100 g/L）
- [B] 溶骨性破坏，通过影像学检查（X 线片、CT 或 PET-CT）显示 1 处或多处溶骨性病变

（2）无靶器官损害表现，但出现以下 1 项或多项指标异常（SLiM）

- [S] 骨髓单克隆浆细胞比例≥6
- [Li] 受累/非受累血清游离轻链比≥100e
- [M] MRI 检查出现 >1 处 5 mm 以上局灶性骨质破坏

注：[a] 无血、尿 M 蛋白量的限制，如未检测出 M 蛋白（诊断不分泌型 MM），则需骨髓瘤单克隆浆细胞≥30%或活检为浆细胞瘤；[b] 其他类型的终末器官损害也偶有发生，若证实这些脏器的损害与骨髓瘤相关，可进一步支持诊断和分类；[c] 校正血清钙（mmol/L）＝血清总钙（mmol/L）－0.025×血清白蛋白浓度（g/L）＋1.0（mmol/L），或校正血清钙（mg/dl）＝血清总钙（mg/dl）－血清白蛋白浓度（g/L）＋4.0（mg/dl）；[d] 浆细胞单克隆性可通过流式细胞学、免疫组化、免疫荧光的方法鉴定其轻链 κ/λ 限制性表达，骨髓浆细胞比例优先于骨髓细胞涂片和骨髓活检方法，在穿刺和活检比例不一致时，选用浆细胞比例高的数值；[e] 建议使用英国 The Binding Site Group 的检测技术，需要受累轻链数值至少≥100 mg/L

二、西医治疗

（一）孤立性浆细胞瘤的治疗

无论是骨型还是骨外型浆细胞瘤首选对受累野进行放疗（40～50 Gy，1.8～2.0 Gy/次），如果存在结构性不稳或因肿块压迫造成的神经损害，考虑手术治疗。疾病进展至 MM 者，按 MM 治疗。

（二）无症状骨髓瘤（冒烟型骨髓瘤）的治疗

暂不推荐治疗，以 3～6 个月的间隔进行观察，高危无症状骨髓瘤可根据患者意愿进行综合考虑或进入临床试验。

（三）有症状骨髓瘤的初始治疗

1. 诱导治疗：患者的年龄（原则上≤65 岁）、体能及伴随疾病状况决定其造血干细胞移植条件的适合性。移植候选患者应注意尽量不选用损伤造血干细胞并影响其动员采集的方案，硼替佐米皮下使用可减少周围神经病变发生率。①适用于移植患者的诱导治疗首选方案：a. 硼替佐米/来那度胺/地塞米松（在长时间采用来那度胺前考虑采集外周血干细胞）；b. 硼替佐米/环磷酰胺/地塞米松（急性肾功能不全患者首选初始治疗。考虑在肾功能得到改善后改用硼替佐米/来那度胺/地塞米松）。②适用于非移植候选者的诱导治疗首选方案：a. 硼替佐米/来那度胺/地塞米松；b. 来那度胺/小剂量地塞米松（应使用三药方案作为多发性骨髓瘤患者的标准治疗；然而，老年患者或体弱患者可使用双药方案。需要持续使用方案直至发生疾病进展。）；c. 硼替佐米/环磷酰胺/地塞米松（急性肾功能不全患者首选初始治疗。考虑在肾功能得到改善后改用硼替佐米/来那度胺/地塞米松）；d. Daratumumab（可能会干扰血清学检测，并导致间接库姆斯检测假阳性）/硼替佐米/马法兰/强的松。

2. 自体造血干细胞移植（ASCT）：肾功能不全及老年并非移植禁忌证。相比于晚期移植，早期移植者无事件生存期更长。对于原发耐药患者，ASCT 可作为挽救治疗措施。对于移植候选者，建议采集足够 2 次移植所需的干细胞量。若第 1 次移植后获得 完全缓解或非常好的部分缓解者，可不考虑序贯第 2 次移植；若首次移植后未达非常好的部分缓解，可序贯第 2 次移植。高危患者可能更能获益于双次移植。序贯第 2 次移植一般在首次移植后 6 个月内进行。

3. 异基因造血干细胞移植：年轻、高危患者可考虑异基因造血干细胞移植。

三、中医临床思维

（一）中医病名及病因病机特征

根据多发性骨髓瘤的临床表现，当属中医“骨痹”“虚劳”“痹证”“骨蚀”“腰痛”等范畴。外因感

受寒热邪毒可致病，《素问 ·长刺节论》“病在骨，骨重不可举，骨髓酸痛，寒气至，名曰骨痹”；《灵枢·刺节真邪 》“虚邪之中人……其入深，内搏于骨，则为骨痹，……虚邪之入于身也深，寒与热相搏，久留而内著，……内伤骨为骨蚀”。内因先天不足，或者久病体虚，脾胃虚弱，肾气不足，脾肾阳虚；气血虚弱，肝血不藏，肝肾阴虚，血行不畅，瘀毒内生。本病病机特征既有正虚，又有邪实；其基本病机是肝脾肾亏虚，气血阴阳失衡，本虚标实；核心以肾虚为本，以寒痰瘀毒为标。

（二）辨病辨证及治疗特征

中医诊疗指南将多发性骨髓瘤分为寒凝毒聚、气虚血瘀、肝肾阴虚、脾肾阳虚、邪毒化热、气血虚弱 6 个证型。（《肿瘤中医诊疗指南：ZYYXH/T136－156—2008》）根据临床病例的数据进行数学聚类分型并结合专家意见，把多发性骨髓瘤分为脾肾两虚；脾肾两虚、痰瘀毒滞；脾肾阳虚、痰湿内阻；脾肾阴虚、湿热蕴毒；脾肾阴虚、痰瘀互结 5 种类型。

本病的中医治疗重在扶正祛邪，扶正多采用补肾为主的原则。

1. 寒凝毒聚证：全身骨痛，或局部肿块，舌淡胖，苔薄白或白滑，脉沉迟。治以温阳通络，化湿祛痰。方用阳和汤加减。常用药为制南星、麻黄、熟地黄、肉桂、炮姜、白芥子、鹿角霜、土鳖虫、山慈菇、生牡蛎、陈皮、甘草等。

2. 气虚血瘀证：胸胁、腰背、肢体剧痛，痛有定处，转侧困难，或皮下包块，低热，舌紫暗，有瘀斑，脉细涩。治以活血化瘀，行气止痛。方用血府逐瘀汤加减。常用药为当归、桃仁、红花、川芎、生地黄、赤芍、全蝎、土鳖虫、徐长卿、柴胡、牛膝、甘草等。

3. 肝肾阴虚证：胸胁、腰背疼痛，肢体或腰背肌肉萎缩、麻木，活动不利，头晕目弦，腰酸耳鸣，或骨蒸潮热，舌红少苔，脉细数。治以滋补肝肾，养阴生精。方用知柏地黄汤加减。常用药为龟甲、熟地黄、山茱萸、牡丹皮、黄柏、知母、女贞子、半枝莲、徐长卿、山药、甘草等。

4. 脾肾阳虚证：面色萎黄，纳呆食少，神疲体倦，畏寒怕冷，腰酸腿软，大便溏薄，小溲清长，或下肢截瘫，舌质淡，苔薄白，脉沉细。治以温补脾肾，通络消肿。方用补中益气汤合右归丸加减。常用药为党参、黄芪、茯苓、白术、生甘草、熟地黄、山茱萸、牡丹皮、肉桂、沙参、陈皮、熟附子、土鳖虫、徐长卿、牛膝等。

5. 邪毒化热证：局部症状加重，兼见咳嗽咯血，发热自汗，尿频尿急，阴部瘙痒，皮肤红肿热痛，瘀斑甚至溃疡，舌红，脉细弱而数。治以清热凉血，解毒养阴。方用五味消毒饮加减。常用药为野菊花、蒲公英、连翘、蔓荆子、天葵子等。

6. 气血虚弱证：贫血纳差，短气乏力，舌质淡而干，脉沉细弱。治以益气养血，调和阴阳。方用八珍汤加减。常用药为党参、黄芪、茯苓、白术、生甘草、当归、川芎、赤芍、熟地黄、牡丹皮、沙参、蒲公英、连翘等。

对于多发性骨髓瘤，中西医都无根治方法。西医目前在早期无症状阶段不提倡治疗，要求定期监测。但这种做法国际上也渐有质疑，且中医理论提倡“治未病”，在疾病的早期可根据患者当前情况辨证论治，扶正解毒。中医治疗多发性骨髓瘤，辨证是难点，不同情况下疾病证型各异，不拘于指南所示证型。同时各证型之间关系复杂，可能相互重叠、互为转化，因此辨证需要灵活掌握多发性骨髓瘤疾病特征，若出现血清或尿液 M 蛋白增高、髓外浆细胞瘤等异常指标，可采用中西医结合疗法，即放化疗、骨髓移植等治疗的过程中配合中医药治疗，此时若患者正气尚足，可于扶正的药物中配合使用攻邪涤毒之品，加强治疗效果。若化疗后患者正气不足，或出现肾功能损害、骨质破坏、贫血等情况，可予以益气养血、补肝肾、强筋骨等药物巩固疗效，扶助正气，防止复发。另外可根据病情，配合外用药物及针灸缓解疼痛。

（三）药物选择

现阶段研究发现中药黄芪有提高免疫力、抗肿瘤的作用；白花蛇舌草和半枝莲合用可加速白细胞生成，同时可抑制肿瘤细胞生长，达到提高患者免疫力的效果；熟地黄可刺激骨髓造血，加强血红蛋白生成，具备生血造血的功能；续断不仅有止血接骨的作用，还可以促进组织再生；土茯苓有解毒除湿、清利关节的疗效，可以起到抗炎杀菌作用；桃仁、红花可活血化瘀以抗凝血，诸药合用共同促进机体恢复。

根据中药有效组分的研究，藤黄中的藤黄酸、雷公藤中的雷公藤红素、黄芩中的黄芩素、艾菊中的小白菊内酯、马钱子中的马钱子碱、龙葵中的龙葵总碱、姜黄中的姜黄素等成分对于多发性骨髓瘤的治疗均有一定的疗效，但除了像砷剂、高三尖杉酯碱、雷公藤内酯醇已应用于临床并取得了良好临床疗效外，其他的都还尚处于实验研究阶段，临床应用仍不成熟。需要临床医师结合患者病情，辨证用药。

四、名医经验

（一）周维顺经验

周维顺认为MM属中医“腰痛”“骨痹”“虚劳”“骨蚀”的范畴，乃本虚邪凑之病。本虚在肾、在髓，多由先天禀赋怯弱、年高体衰、久病不愈、房事劳顿等损伤肾精所引起；邪凑，为七情内伤、脏腑功能失调、邪毒外侵等所形成的痰、瘀、毒、热乘虚而入胶结于骨髓所致。而且肾虚与瘀毒贯穿疾病发生发展的始终，与病情的轻重呈正相关性。根据中医的辨证论治思想，临床上将本病分为以下4型论治。①毒热内蕴型：见全身或局部热痛、口干舌燥、口渴欲饮、大便干结、小便黄赤或见高热烦躁、神昏谵语、舌红绛、苔黄燥、脉细数。治以清热解毒、凉血消瘀散结。药用：生地黄20 g，生石膏30 g（先煎黄连9 g，焦栀子12 g，黄芩12 g，赤芍12 g，白芍12 g，牡丹皮12 g，知母12 g，郁金12 g，山慈菇12 g，白花蛇舌草15 g，半枝莲15 g，生甘草5 g。②寒凝毒聚型：症见局部肿块、坚硬不移、皮色变、痛或不痛、口淡不渴或见神疲乏力、形寒肢冷、舌质淡苔薄白、脉沉迟或弦。治以温阳散寒、解毒散结。药用：熟地黄25 g，鹿角胶9 g（烊化），白芥子9 g，肉桂9 g，炮姜6 g，炙黄芪20 g，山慈菇12 g，丹参3 g，穿山甲6 g，炙甘草5 g。③痰瘀互结型：症见骨骼肿块、疼痛难忍、伴有头晕目眩或见午后潮热、大便干结、舌质黯淡或有瘀斑、苔白腻、脉弦涩。治以化痰、软坚散结。药用：法半夏12 g，陈皮9 g，茯苓12 g，桃仁12 g，红花12 g，赤芍12 g，川芎12 g，当归12 g，生地黄12 g，白芥子6 g，贝母12 g，山慈菇15 g。④肝肾亏虚型：症见肌肉大消、骨痛绵绵、午后潮热或五心烦热、失眠盗汗、口干咽燥、舌红少苔、脉细数。治以滋补肝肾、祛瘀散结。药用：生地黄、熟地黄各20 g，山药、怀牛膝、枸杞子各15 g，鳖甲胶（烊化）、骨碎补、山茱萸、菟丝子各12 g。

（二）张镜人经验

张镜人认为多发性骨髓瘤的病因不外乎内外两方面，外因责之外邪夹瘀痰阻络，内因归于肝肾气阴亏虚。内伤亏虚为本，外邪乘袭为标，久之邪郁化热，热毒炽盛、灼烁阴血，本虚标实，虚实夹杂，病情复杂，迁延难愈，预后较差。治疗上，虚症以益气养阴、补益肝肾为主，实证以清热散瘀、凉血止血为主，注重对扶正、祛邪力度的把握，标本兼治，辨证分为3型论治。①瘀热阻络型：症见骨痛抽掣，剧烈难忍，不能行动，面色萎黄，脉弦，苔黄腻。治疗上宜在通络活血、疏散邪滞的同时清热降火。药用丹参、赤芍、桃仁、牡丹皮、鸡屎藤、徐长卿、桑枝、地龙、北刘寄奴、蛇六谷等。②肝肾气阴亏虚型：症见面色无华，头晕乏力，汗出较多，骨痛酸软，口干，烦渴，五心烦热，腰酸浮肿，甚至出现癃闭、关格等危重症，舌胖，苔薄，脉细弱。治疗上以益气养阴、补益肝肾为主。药用孩儿参、白术、白芍、石斛、麦冬、续断、补骨脂、狗脊、牛膝等。如浮肿明显，可酌情予清利湿热之品，如米仁根、石韦、泽泻等。③热毒炽盛型：症见高热不解、鼻衄等出血症状、口干气促、骨骼酸痛等，舌绛起刺，脉细数。因该型热毒炽盛，营阴受累，治以清营泄热、凉血止血，以治标救急为主。方用金银花、连翘、生地黄、白英、白花蛇舌草、蛇舌果、土大黄等。

（三）周仲瑛经验

周仲瑛认为MM骨质损害多因先天禀赋不足、后天失养或久病体虚，肾之精气亏虚，督脉虚损，风寒湿毒之邪或风湿热毒之邪侵袭机体，导致气血运行不畅，痰瘀内生，痰瘀邪毒相互搏结，痹阻经络，经脉筋骨失于濡养而发病。其病位似在经脉筋骨，实质上在肾，与肝及脾胃密切相关。因病机为肾精亏虚，痰瘀邪毒痹阻，经脉筋骨失于濡养，故治当补肾填髓、强壮筋骨、化痰逐瘀、祛邪解毒。用药原则为：①根据肾亏的阴阳偏属，选用偏于温肾阳祛寒之品，如淫羊藿、鹿角霜、巴戟天、杜仲、当归、制川草乌、细辛等，或选用偏于滋养肾阴泄热之生地黄、熟地黄、山茱萸、制龟甲、石斛、枸杞子、白薇等药。两类药物皆可配合千年健、续断、桑寄生、金毛狗脊以强腰壮脊。②选用化痰通络、活血化瘀的白附子、制南星、制僵蚕、制全蝎、制蜈蚣、土鳖虫、炮穿山甲、姜黄、骨碎补等。③选取抗癌解毒之品如露蜂房、山慈菇、漏芦、菝葜、白花蛇舌草、蜀羊泉等。另外，对于疼痛剧烈者，可适当配合复方马钱子胶囊以解毒止痛。本病临证时，首先当辨别虚实主次，究竟以肾虚为主，抑或以痰瘀邪毒为甚，治疗时方能有的放矢，决定扶正及祛邪药物的味数多少及剂量大小。其次，肾虚亦有肾阳虚偏于虚寒及肾阴虚偏于内热之不同，故辨证时须区分阴虚阳虚，对应选用温阳祛寒药与滋阴清热药。再次，某些化痰逐瘀药及祛邪解毒药有一定的毒性及副作用，当考虑患者的体质、承受能力及脾胃的情况。另外，本病虽以腰脊疼痛为主症，但必须注意并发症及兼夹症的处理。如合并双胁部疼痛者，当配合理气止痛的川楝子、延胡索、九香虫、制香附；若血虚面色萎黄，肢弱乏力，可酌加仙鹤草、茜草、鸡血藤、墨旱莲、白芍等；纳少不香，食后脘腹不适，可酌加焦楂曲、炒谷芽、炒麦芽、炒莱菔子等。若以肾衰竭或感染为主症，当根据患者的具体情况而辨证。

（四）闵范忠经验

闵范忠认为临床上多发性骨髓瘤骨病的患者多见骨痛明显，身体屈伸不利，因为肾主骨生髓，脾肾不足常可见骨失所养、生髓无力，故临床常见血虚等症状。又因毒邪侵袭，瘀血内阻，常见并发高黏血症，骨质破坏。该疾病多属于脾肾亏虚毒瘀互结之证治以补肾健脾、祛毒瘀法。并组方成补脾肾祛毒方，该方中以补肾健脾中药为主，配合祛毒化痰活血之品而组成。药物组成主要为黄芪、白术、杜仲、八角莲、白花蛇舌草、三七、八月札、土鳖虫等。

（五）张旭达经验

张旭达认为 MM 的发生与外邪入侵、过度劳累伤及脾肾、先天不足等因素有关。外邪侵犯，由表入里，内搏筋骨，风、寒、湿、热毒邪侵犯人体，由浅入深而不散，因而深入骨络搏结而成；先天不足加之后天过度伤肾，如劳累、房劳过度而致。肾气不足，肾之骨髓空虚，或由于久病，瘀血内阻，痰湿阻滞，痹阻经络，经脉筋骨失于濡养而致本病。本病首先应分清病变的寒热虚实，虚者多为肝肾气阴亏虚，实者多为热毒、痰凝、血瘀络阻。临床上多见虚实夹杂，当分清孰轻孰重，决定不同治疗原则。本病的治疗，始终贯穿从肾论治的观点，病变初期多为肾阴、肾精亏损，热毒内盛，迫血妄行，煎熬血液，气血运化不畅而血瘀；病变的中晚期为肾虚兼气虚血瘀，因此在治疗上以补肾填精，健脾益气，化瘀通络，清热解毒为主要治则。

（六）刘嘉湘经验

刘嘉湘认为 MM 发生与机体“正气亏虚”有密切关系。患者高发年龄为 50～60 岁，而此年龄段，中医认为是属于女子“七七”和男子“八八”肾气日渐耗竭的阶段，而肾精与机体的生、长、壮、老、已密切相关。肾精耗竭则“正气亏虚”自不待言。因此，本病病机以肾虚为主，肾气虚衰，外感邪毒，内外合邪，搏击于骨髓。肾虚毒蕴血瘀贯穿疾病始终，是本病的基本病理机制。其治疗应以补肾壮骨、健脾温肾、解毒散结、通络止痛为主。

（七）丘和明经验

丘和明认为 MM 病机多为肾虚、血瘀，多发性骨髓瘤多发于年老患者，肾精亏虚，筋骨失养，故易出现骨痛、骨折、腰痛等症状。由于精气亏虚，督脉虚损，加之风寒湿毒之邪或风湿热毒之邪侵袭机体，导致气血运行不畅，血瘀阻络为标。在临床上多采用补肾生血、活血化瘀法治疗该病。根据多年经验，拟就补肾活血汤，基本方中补骨脂、川芎补肾活血；当归、没药、三七活血止痛；续断、菟丝子、龟甲、覆盆子、鹿角胶等补肾强骨；熟地黄、当归、何首乌补肾生血。实验证明，补肾活血汤能明显促进成骨细胞增殖、分化及矿化作用，促进骨质形成。能有效减轻患者骨痛症状，减少骨髓破骨细胞的数量。

五、名方推荐

（一）张镜人经验方一

生地黄、白茅根（去心）各 30 g，炒牡丹皮、赤芍、金银花、连翘、大青叶、知母各 9 g，甘中黄 5 g，瓜蒌（打）12 g，凉膈散 15 g（包煎）。功效：清营泄热，凉血止血。主治：多发性骨髓瘤之热毒炽盛，灼烁营血型。用法：水煎服，每日 1 剂。

（二）张镜人经验方二

丹参、赤芍、白芍、制狗脊、炒续断、白英、徐长卿各 15 g，陈胆南星 5 g，炒桑枝、香谷芽各 12 g，补骨脂、石斛、桃仁各 9 g，鸡屎藤、白花蛇舌草各 30 g。功效：清热化瘀，补益肝肾。主治：多发性骨髓瘤之肝肾阴虚，瘀热互阻型。用法：水煎服，每日 1 剂。

（三）张镜人经验方三

炒白术、炒山药、赤芍、白芍、二至丸（包煎）各 9 g，石斛、南沙参、炒生地黄、孩儿参、香谷芽各 12 g，大蓟根、薏苡仁根各 30 g，石韦 15 g，莲须 3 g。功效：补益气阴，清热利湿。主治：多发性骨髓瘤伴肾病综合征，属气阴不足，湿热互阻型。用法：水煎服，每日 1 剂。

（四）周仲瑛经验方

生黄芪、肿节风、菝葜各 20 g，山慈菇、漏芦、泽漆、续断、透骨草、威灵仙、仙鹤草各 15 g，怀牛膝、胆南星、炙鳖甲（先煎）各 12 g，制白附子、炙僵蚕、露蜂房、鹿角霜、天冬、麦冬、石斛、蒲黄（包煎）、五灵脂（包煎）、八月札、路路通、炒神曲、法半夏各 10 g，青皮、陈皮、炙全蝎、䗪虫、灵芝各 6 g，炙蜈蚣 3 g。功效：化痰祛瘀，解毒消瘤。主治：多发性骨髓瘤之痰瘀郁毒内蕴型。用法：水煎服，每日 1 剂。

（五）牵正散加味

炙白附子、露蜂房、炙僵蚕、巴戟天、当归各 10 g，胆南星、炒延胡索各 15 g，炙全蝎、九香虫各 5 g，炙蜈蚣 3 条，制川乌、制草乌、土鳖虫各 6 g，川楝子 12 g，金毛狗脊、续断各 20 g。功效：化痰通络，活血化瘀，温肾壮脊。主治：多发性骨髓瘤化疗后并发症，属风痰瘀阻，肾督受损型。用法：水煎服，每日 1 剂。另配合口服复方马钱子胶囊。

（六）独活寄生汤和六味地黄汤合四君子汤加减

地龙、骨碎补、生黄芪、石见穿、白花蛇舌草各 30 g，大枣、淫羊藿、牛膝、白英、桑寄生、茯苓各 15 g，续断、白芍、生地黄、熟地黄各 12 g，生白术、山茱萸、当归、独活各 9 g，牡丹皮、甘草各 6 g。功效：以益气健脾，补肾壮骨。主治：脾肾两虚，寒湿阻络。用法：每日 1 剂，水煎服。

（七）补肾活血方加减

龟甲、熟地黄、补骨脂各 15 g，当归、川芎、赤芍、菟丝子、鹿角胶（烊化）各 10 g，黄芪 20 g，没药 30 g，三七 8 g。功效：补肾活血。主治：多发性骨髓瘤之肾虚血瘀型。用法：每日 1 剂，水煎，化疗后服用，连服 21 日为 1 个疗程，共 6 个疗程。加减：伴气阴两虚者加麦冬、太子参；伴邪毒内蕴者加半枝莲、白花蛇舌草、青黛、法半夏；气滞血瘀者加赤芍、莪术、三七、香附、郁金、柴胡等。

（八）补肾强骨方加减

黄精、桑寄生、薏苡仁、补骨脂、灸黄芪、白花蛇舌草各 30 g，茯苓、熟地黄、山慈菇各 20 g，莪术、三七各 10 g，桃仁、续断、法半夏各 15 g。功效：益精填髓，强筋壮骨。主治：多发性骨髓瘤之肾虚精亏型。用法：水煎服，1/d，2 次/剂，早晚各 1 次。1 个疗程时间为 25 d，共治疗 3 个疗程。加减：对伴有形寒肢冷、面色㿠白患者可在上述组方的基础上加用淫羊藿 15 g 和锁阳 15 g；若患者伴有严重血瘀现象，则需加用川牛膝 15 g，仙鹤草 15 g；若患者伴有潮热盗汗、五心烦热等症状，则需加用墨旱莲 30 g，女贞子 30 g。

（九）益气补肾解毒活血方加减

黄芪 40 g，半枝莲、白花蛇舌草各 30 g，党参、熟地黄、黄精各 20 g，狗脊、甘草、土茯苓、红花、续断各 15 g，青黛、桃仁各 10 g。功效：益气补肾，解毒活血。主治：多发性骨髓瘤之肾气亏虚，瘀毒内结型。用法：将上述中药用 1000 mL 的水煎煮，熬制成 150 mL 的中药汤剂，每日 1 剂，分早、晚 2 次服用。持续治疗 2 个月。加减：存在蛋白尿的患者，在上述组方中加入白及 15 g、益母草 20 g。对于发生出血的患者，在上述组方中加入仙鹤草 30 g、侧柏叶 15 g、三七 10 g。对于存在恶心呕吐的患者，在上述 组方中加入姜竹茹、半夏、陈皮各 15 g。对于发生高热的患者，在上述组方中加入大青叶 30 g，金银花、连翘各 20 g，柴胡 15 g。对于存在两胁疼痛的患者，在上述组方中加入川楝子 15 g、玄胡索 10 g。对于具有肾阴虚症状的患者，在上述组方中加入龟板、女贞子、墨旱莲各 20 g。对于具有肾阳虚症状的患者，在上述组方中加入巴戟天、杜仲各 20 g。

（十）补肾解毒化瘀汤加减

山茱萸、熟地黄各 15 g，菟丝子、姜黄、三棱、补骨脂、半枝莲、太子参、黄芪、土鳖虫、莪术各 10 g。功效：补肾解毒化瘀。主治：多发性骨髓瘤之肾虚毒瘀型。用法：1 剂/d，早晚分服，连续治疗 1 个月为 1 个疗程，共治疗 6 个疗程。

第七章 神经内科疾病

第一节 多发性硬化

多发性硬化（MS）是一种以中枢神经系统白质脱髓鞘为主要病理特点的自身免疫病。本病多在成年早期发病，女性多于男性，大多患者表现为反复发作的神经功能障碍，多次缓解复发，病情每况愈下。最常累及的部位为脑室周围白质、视神经、脊髓、脑干和小脑。主要临床特点为症状体征的空间多发性和病程的时间多发性。MS呈全球性分布，不同的地区发病率不同，我国属低发地区。

一、诊断标准（表7-1至表7-3）

表7-1　2017版McDonald标准内容

临床发作次数	有客观临床证据的病灶数	诊断MS还需要的证据
≥2次临床发作	≥2	无
≥2次临床发作	1（以及既往发作累及不同部位的明确病史证据）	无
≥2次临床发作	1	通过再次临床发作提示CNS不同部位受累或MRI显示DIS
1次临床发作	≥2	通过再次临床发作或MRI显示或通过脑脊液OB提示DIT
1次临床发作	1	通过再次临床发作提示或MRI显示或通过脑脊液OB提示DIT和通过再次临床发作或MRI显示或通过脑脊液OB提示DIT

表7-2　空间和时间多发性的MRI标准

DIS可通过下列4个CNS部位中至少2个部位有至少1个符合典型MS的T_2病灶[1)]来显示脑室旁[2)]、皮质或近皮质、幕下、脊髓
DIT可通过任何时间同时出现增强和非增强病灶[1)]，或者无论与基线MRI的时间间隔如何在随访MRI中新出现T_2病灶或增强病灶来显示

1）无须区分症状性和无症状性MRI病灶；2）对>50岁或有血管危险因素者，要慎重寻找更多脑室旁病灶

表7-3　原发性进展型MS的诊断标准

残疾进展1年（回顾性或前瞻性确定）但无临床复发＋下列中的两项：
3个脑内部位中至少1个部位有至少1个符合典型MS的T_2病灶[1)]：脑室旁、皮质或近皮质、幕下
脊髓中至少2个T_2病灶[1)]
检出脑脊液OB

1）无需区分症状性和无症状性MRI病灶

二、西医治疗

MS应该在遵循循证医学证据的基础上，结合患者的经济条件和意愿，进行早期、合理治疗。MS

的治疗分为：①急性期治疗；②疾病修正治疗；③对症治疗；④康复治疗。

（一）急性期治疗

1. 糖皮质激素：一线治疗。①治疗原则：大剂量，短疗程。②推荐方法：大剂量甲泼尼龙冲击治疗（A 级证据，Ⅰ级推荐）具体用法如下：根据成人患者发病的严重程度及具体情况，临床常用 2 种方案：a. 病情较轻者从 1 g/d 开始，静脉滴注 3～4 h，共 3～5 d，如临床神经功能缺损明显恢复可直接停用，如疾病仍进展则转为阶梯减量方法。b. 病情严重者从 1 g/d 开始，静脉滴注 3～4 h，共 3～5 d，此后剂量阶梯依次减半，每个剂量用 2～3 d，至 120 mg 以下，可改为口服 60～80 mg，1 次/d，每个剂量 2～3 d，继续阶梯依次减半，直至减停，原则上总疗程不超过 3 ～4 周。c. 若在减量的过程中病情明确再次加重或出现新的体征和（或）出现新的 MRI 病变，可再次甲泼尼龙冲击治疗或改用二线治疗。儿童 20～30 mg^{-1}·($kg \cdot d^{-1}$)，静脉滴注 3～4 h，每日 1 次，共 5 d，症状完全缓解者，可直接停用，否则可继续给予口服泼尼松，1 mg^{-1}·($kg \cdot d^{-1}$)，每 2 日减 5 mg，直至停用。口服激素减量过程中，若出现新发症状，可再次甲泼尼龙冲击治疗或给予 1 个疗程静脉大剂量免疫球蛋白治疗（IVIG）。常见不良反应包括电解质紊乱，血糖、血压、血脂异常，上消化道出血，骨质疏松、股骨头坏死等。

2. 血浆置换：二线治疗。急性重症或对激素治疗无效者可于起病 2～3 周内应用 5～7 d 的血浆置换（D 级证据，Ⅲ级推荐）。

3. IVIG：缺乏有效证据，仅作为一种可选择的治疗手段，用于妊娠或哺乳期妇女等不能应用糖皮质激素的成人患者或对激素治疗无效的儿童患者。推荐用法为：静脉滴注 0.4 g^{-1}·($kg \cdot d^{-1}$)，连续用 5 d 为 1 个疗程，5 d 后，如果没有疗效，则不建议患者再用，如果有疗效但疗效不是特别满意，可继续每周用 1 d，连用 3～4 周。

（二）缓解期治疗

MS 为终身性疾病，其缓解期治疗以控制疾病进展为主要目标，推荐使用疾病修正治疗（disease modifying therapy，DMT）。主要药物：①B-干扰素：为一线治疗药物。②米托蒽醌（mitoxantrone）：第一个被 FDA 批准用于治疗 MS 的免疫抑制剂，为三线治疗药物。③环磷酰胺：三线治疗药物，可用于＜40 岁的早期进展型（进展时间＜1 年）的 MS 患者。临床上对 RRMS 首选一线治疗药物，对于一线治疗药物疗效不理想的 RRMS 和伴有复发过程的 SPMS 及 PRMS 可采用二线治疗，二线治疗仍无效者，可选用三线治疗。对 PPMS 目前尚无有效治疗。

迄今美国 FDA 批准上市的治疗 MS 的 DMT 药物有 10 种（表 7－4）。目前中国食品药品监督管理局已经批准上市的 DMT 药物有：倍泰龙（Betaseron）和利比（Rebif）。

表 7－4　迄今美国 FDA 批准上市的治疗多发性硬化的疾病修正治疗药物

药物	适应证	用法
一线药物		
倍泰龙®（Betaseron®干扰素 β-1b）	CIS、RRMS、SPMS	250 μg，皮下注射，隔日 1 次
Extavia®（干扰素 β-1b）	CIS、RRMS、SPMS	250 μg，皮下注射，隔日 1 次
利比®（Rebif 干扰素 β-1a）	CIS、RRMS、SPMS	22/44 μg，皮下注射，每周 3 次
Avonex®（干扰素 β-1a）	CIS、RRMS	30 μg，肌内注射，每周 1 次
考帕松®（醋酸格拉替雷，glaliramer acelate）	CIS、RRMS	20 mg，皮下注射，每日 1 次
Tecfidera®（富马酸二甲酯，dimethyl fumarate）	RRMS	240 mg，口服，每日 2 次
Aubagio®（特立氟胺，teriflunomide）	RRMS	7/14 μg，口服，每日 1 次
二代药物		
Gilenya®（芬戈莫德，fingolimod）	RRMS	0.5 mg，口服，每日 1 次

续表

药物	适应证	用法
Tysabri®（那他珠单抗，natalizumab）	难治性 RRMS	300 mg，静脉滴注，每月 1 次
三线药物		
Novantrone®（米托蒽醌 mitoxantron）	难治性 RRMS、SPMS、PRMS	4～12 mg/m²，静脉滴注，每 3 个月 1 次，终身总累积剂量<104 mg/m²

（三）对症治疗

1. 痛性痉挛：可应用卡马西平、加巴喷汀、巴氯芬等药物。

2. 慢性疼痛、感觉异常等：可用阿米替林、普瑞巴林、选择性 5-羟色胺及去甲肾上腺素再摄取抑制剂（SNRI）及去甲肾上腺素能与特异性 5-羟色胺能抗抑郁药物（NaSSA）类药物。

3. 抑郁焦虑：可应用选择性 5-羟色胺再摄取抑制剂、SNRI、NaSSA 类药物以及心理辅导治疗。

4. 乏力、疲劳（MS 患者较明显的症状）：可用莫达非尼、金刚烷胺。

5. 震颤：可应用盐酸苯海索、盐酸阿罗洛尔等药物。

6. 膀胱直肠功能障碍：配合药物治疗或借助导尿等处理。

7. 性功能障碍：可应用改善性功能药物等。

8. 认知障碍：可应用胆碱酯酶抑制剂等。

（四）康复治疗及生活指导

对伴有肢体、语言、吞咽等功能障碍的患者，应早期在专业医生的指导下进行相应的功能康复训练。

三、中医临床思维

（一）中医病名及病因病机特征

根据多发性硬化的临床表现不同，相当于中医学中的不同病证，如以肢体无力或瘫痪为主者，相当于“痿证”“风痱”；如语言障碍伴有肢体无力或瘫痪者，相当于“喑痱”；以头晕为主者，相当于“眩晕”；走路不稳、共济失调者，相当于“骨繇”；以视力障碍为主者，相当于“视物昏渺”“青盲”等范畴。外因感受温热之邪、燥邪、湿邪等可致病。《素问·玄机原病式》“手足痿弱，不能收，由肺金本燥，燥之为病”；《症因脉治》“燥热痿软之因”；感受湿邪，如久处湿地，涉水淋雨等感受湿邪，积渐不去，郁而生热致痿。内因脾胃虚弱，脾胃受纳运化功能失常；先天禀赋不足，体虚，阴精气血亏损，肌失濡养则可致痿；肝藏血，肾藏精，肝肾亏虚，精血不足则“视力障碍”。髓海不足可出现“眩晕”“共济失调”等。或者跌仆损伤不内外因，血液瘀阻不畅及久病必瘀，气血不畅四肢失养而致痿。本病病机特征既有正虚，又有邪实；其基本病机是五脏失衡，本虚标实；核心以肾虚为本，以浊毒内蕴为标。

（二）辨病辨证及治疗特征

中医规范将多发性硬化分为肝肾阴虚、脾肾阳虚、痰湿中阻、气虚血瘀 4 个证型。复发缓解型多发性硬化急性期湿热明显，随着急性期时间的推移，湿热之象减轻；复发缓解型多发性硬化缓解期主要证候有“气虚血瘀”“脾肾阳虚”“湿热互结”“气虚血瘀，肝肾阴虚”“肾阳亏虚，瘀血阻滞”和“瘀血阻滞”，易见肾虚证候，其中肾阳虚的患者多于肾阴虚。

本病的治疗原则为益肾、化浊、解毒、通络。即从本论治（益肾），如二仙汤、右归饮、左归饮、补肾固髓片；祛除病理因素（解毒化浊），如温胆汤、菖蒲郁金汤、三妙散；减轻病理损害（通畅督络），如地黄饮子、参鹿益髓汤、通督化瘀汤。往往杂合论治，使用复方，如补阳还五汤、黄芪桂枝五物汤、化痰通络汤、首乌益髓汤、疏肝健脾固髓方、二黄汤、薯蓣丸等。急性期的治法包括：清热利湿、祛风解表、祛风通络、疏肝解郁、化痰祛瘀等；缓解期治法有：益气健脾、补益肝肾、活血理气、养阴生津等。

对于多发性硬化急性发作，一般需要住院治疗，多数选择激素冲击，不宜激素治疗者考虑其他治疗方法，如血浆置换疗法。激素能在急性期控制炎症，从而缓解症状。中医治疗多发性硬化的疗效重在辨证，要把握疾病的轻重缓急、辨别脏腑失衡的关键，方能立法、遣药、处方；由于本病的复杂性，患者的病灶位置、数量和病损程度有异，病程长短不一，发病年龄不同，治疗时机有别，或者患者伴有其他的疾病，如合并甲状腺疾病、风湿性关节炎、干燥综合征、慢性湿疹、银屑病、慢性肝炎、肾小球肾炎、红斑狼疮等，因此，其在症状表现上差异很大，不同症状治疗的难度也不同，所以，在疗效上因人而异。中医治疗多发性硬化更适用于缓解期。中医治疗以服用汤剂为主，如果汤剂不便，也可以使用颗粒剂或中成药，病情稳定后，也可以间断用药，以保证中医治疗的延续性。

（三）药物选择

数据挖掘表明，多发性硬化方剂中药物使用频次为黄芪、甘草、当归、茯苓、白芍、白术、熟地黄、牛膝、半夏、山茱萸、僵蚕、党参、川芎、薏苡仁、淫羊藿、赤芍、生地黄、丹参、枸杞子、全蝎、菟丝子、陈皮、泽泻、女贞子、葛根等。药理研究表明，多发性硬化配伍用药可以选择雷公藤、黄芪、淫羊藿、灵芝、大黄、白芍、山茱萸、丹参、穿心莲、全蝎、片仔癀等。

四、名医经验

（一）邓铁涛经验

邓铁涛认为 MS 多属于中医的“痿证、痹证、虚损”等病症范畴，乃先天禀赋不足、后天失调，或外邪所伤，或内伤劳倦、情志刺激，或疾病失治误治，或病后失养导致脾胃受损，累及他脏以致气血亏虚，筋脉失养；或痰、瘀、风邪、湿热阻滞经络所造成。本病多以正虚为本，邪实为标。多以气血亏虚、脾肾两虚为本，脾肾两虚以复发期多见。久病入络，正虚邪恋，五脏气血衰少，经脉凝滞不通，痰瘀互结，凝塞脉道。治疗上，正虚为本，从虚论治，虚者当以补中益气、养血益精为治疗大法，邓铁涛善用四君子汤或黄芪桂枝五物汤，重用党参（或太子参）、黄芪等药，加何首乌、枸杞子、鸡血藤、黄精为基本方。邪实为标，主要为 2 个方面：①风湿阻络者，邓铁涛主张治以祛风通络除湿，善用豨莶草、威灵仙、木瓜、宽筋藤、丝瓜络、白花蛇、乌梢蛇、僵蚕、全蝎等，既祛风除湿、宣通经络，又借血肉有情之虫类药搜剔络邪，祛除病根，使浊去凝开，经行络畅，邪除正复。②痰瘀阻络者，邓铁涛善用温胆汤合桃红四物汤加丹参、郁金、三七等，乃通则不痛也。“急则治其标，缓则治其本。”邓铁涛认为上述各法可根据病情需要，酌情使用，扶正祛邪，标本兼顾。“急则治其标，缓则治其本。”邓铁涛认为上述各法可根据病情需要，酌情使用，扶正祛邪，标本兼顾。同时，邓铁涛认为患者就诊时若已采用激素进行治疗者应注意配伍清热养阴之品如生地黄、墨旱莲、女贞子、玉竹、忍冬藤等；待病情稳定后方可缓慢递减激素，切不可骤然停药，以防病情反复。

（二）郑绍周经验

郑绍周认为认为 MS 当属五痿中“筋骨痿”，其病位在脑髓。毒损脑髓是多发性硬化发生和发生的主要病机，解毒益髓贯穿其治疗的始终。辨治规律上主张：①补肝肾培元固本：因于肝肾匮乏，髓海空虚，宜采用滋补肝肾、益精填髓之法。临证用药强调肾精宜温润，当以柔润补之。喜用熟地黄、淫羊藿、肉苁蓉等填补肾精、扶助肾气；加用地黄丸以补肝肾、养血益髓；加何首乌以收敛精气。过于柔腻则有壅滞之弊，故宜柔润中少佐温通，并常配伍少许健脾益气之品，如白术、砂仁等，诸药配伍，共奏滋补肝肾、益精填髓、健脾益气之效。②化瘀浊疏通络道：临床上患者常出现的四肢痿软、手足麻木不仁、束带感严重如绳索捆绑般难以忍受的症状多由络脉瘀阻，气血不能周流所致。治痰谨遵“病痰饮者，当以温药和之”的原则，采用温化法，药常选用半夏、天竺黄、石菖蒲等；治瘀则遵“寒则泣不能流、温则消而去之”的理论，运用活血化瘀与温阳通络之品相配伍，药物多选用鸡血藤、川芎、益母草等。此外，遵叶天士所谓病入络者“攻坚垒，佐以辛香”之意，擅用三棱、莪术、石菖蒲，并加少许全蝎、僵蚕搜逐血络瘀滞凝痰，以达渐消缓散、畅达络道之功。③解毒邪谨防病进：多由禀赋不足导致气血不足；或痰、寒、湿等实邪阻滞络道，导致经脉失养。痰浊、瘀血等浊实之邪壅盛不去，加之火热煎灼，腐化秽浊，久之则演化为一种对络脉造成严重损害的“毒邪”，直接导致络瘀失荣，筋失精濡，肢体痿废。故治疗上宜围绕“解毒”，根据毒邪的性质分别采用祛风解毒、化湿解毒、清热解毒、化痰解毒等方法。祛风解毒常用荆芥、防风、全蝎等，化湿解毒常用薏苡仁、土茯苓、茵陈蒿等，清热解毒常用射干、重楼等，化痰解毒常用半夏、胆南星、僵蚕等。

（三）高健生经验

高健生认为MS根本病因为正气不足；正虚为本，邪实为标，虚实夹杂，邪正相搏，是本病的根本病机；病位以肺、脾、肾为主，五脏皆可受累。高健生主张进行分期论治，但各期均需给予玉屏风散以扶正固表。根据MS的临床特点将其发病过程分为3期：①急性期：症见视力骤降、肢体活动不利或感觉障碍，伴发热、咳嗽、烦躁等。病情急重，多因劳累过度或情志内伤致玄府郁闭。治以疏利玄府，扶正托毒。方以丹栀逍遥散、玉屏风散加减。②缓解期：症见视物不清或皮肤感觉障碍，伴周身乏力、困倦、纳差、无力排便等。病情稍缓，以脾气虚弱为主；治以补气升阳，疏散郁热；治以健脾益气升阳，方以益气聪明汤加减。③恢复期：症见反复外感、束带感、腰膝酸软、郁郁寡欢、视物模糊等，乃由发病日久，累及肝肾，治以补益肝肾为主，防止复发；以六味地黄丸加味以滋补肝肾；肾生精，神光充沛有赖肾精的上乘，用菟丝子、覆盆子、枸杞子补肾明目，五味子酸收敛聚精气；防风、升麻、葛根等风药疏利玄府，载药上行，以益精升阴上达头目；素体虚弱者，予紫河车粉，有“返本还元”、疗“诸虚百损”之效。

（四）秦亮甫经验

秦亮甫认为MS多因素体禀赋不足，复又受外邪侵袭，从而造成体内痰瘀凝结，导致脑髓、脊髓病变。治疗上宜补气、补血、补肾，佐以软坚散结。故自拟何首乌益髓汤补气、补血、补肾，佐以活血化瘀、软坚散结。同时配合外用中药艾叶、樟木、干姜、附子、细辛、肉桂、苏木、红花活血化瘀通脉；海风藤、络石藤舒筋通络。结合秦氏“头八针”进行体针温灸以温阳健脑醒神，督脉火罐起到振奋阳气、通经活络，促进肢体功能康复的作用。“头八针”针灸取督脉的百会、印堂醒脑开窍，安神定志；胆经之率谷（双）、风池（双）、头临泣（双）平肝熄风。诸穴共奏活血散瘀疗脑髓硬化的功效。配合体针取肩髃、曲池、外关、髀关、风市、阴包通筋舒络；足三里、三阴交补益气血；丘墟、太冲平肝养肝。

（五）石学敏经验

石学敏认为MS应属中医学“痿证”范畴，其发病与脑神、脾胃、肝肾及督脉有密切关系。脑神失司是本病的主要病机，系脾胃肝肾亏虚，气血阴阳不能上奉于脑，脑神失司，神不导气，发为本病。其病性为虚，多为先天禀赋不足、后天失养所致，病势始则气机升降不利，继则阴阳气血衰败。故以“醒脑开窍”针法以醒神开窍。“醒脑开窍”针刺法取以“开窍启闭、改善元神之府功能”为主的阴经腧穴（内关、水沟、三阴交）为主穴。水沟为督脉、手足阳明经之会，督脉起于胞中，上行入脑，取之可调督脉，开窍启闭以“醒脑”“醒神”。内关为八脉交会穴之一，通于阴维，属厥阴心包之络穴，有养心宁神、疏通气血之功。三阴交为足太阴、足厥阴、足少阴三经之会，有益肾生髓之效。肾藏精，精生髓，脑为髓海，髓海有余可促进脑的生理功能恢复。三穴相配可促进脑组织的代谢和修复，改善大脑的生理功能，收到“醒神开窍”之功。临床上，以“醒脑开窍”针刺法之主穴化裁，以“醒神”“调神”为主，针对疾病配合相应的治法，在临床中常获奇效。

（六）裘昌林经验

裘昌林认为MS急性期以实证居多，与风、湿、痰、火、瘀有关；缓解期以虚证为多，或虚中夹实，以肾阴肾阳不足最为常见。肾阴肾阳不足，督脉空虚是MS缓解期的主要病机。裘昌林认为缓解期以肾虚为本，风痰入络、痰瘀互滞为标。提出缓解期重在补肾调阴阳，根据阴阳损伤轻重主次，选择相应的方剂滋肾阴、温肾阳、填精益髓；而风痰入络、痰瘀互滞之标治疗以祛风化痰，搜剔通络，活血化瘀为法。裘昌林主张缓解期辨证论治，具体如下：①肾阴亏虚型：治以滋阴补肾、搜风通络，常选用六味地黄丸、知柏地黄丸、左归丸、大补阴丸、虎潜丸加减，主要药物有熟地黄、山茱萸、龟甲、山药、牡丹皮、知母、黄柏、牛膝、淫羊藿、肉苁蓉、全蝎、乌梢蛇、蝉蜕、地龙等。②肾阳不足型：选用金匮肾气丸、右归丸加减温阳补肾、搜风通络，主要药物有熟地黄、山茱萸、山药、肉桂、淡附子、牛膝、杜仲、淫羊藿、乌梢蛇、蜂房、全蝎等。③肾元亏虚型：治以阴阳并补、搜风和络，常用地黄饮子加减，主要药物有熟地黄、山茱萸、川石斛、石菖蒲、肉桂、淡附子、肉苁蓉、淫羊藿、山药、益智、乌药、全蝎、蕲蛇、蜂房、蝉蜕等。在主证辨治的同时，裘昌林特别强调对能反映本病特点的个性化症状予以分证辨治，以提高临床疗效。如：患者出现吞咽困难，饮水呟呛，言语不清，裘昌林认为这些症状与病灶在脑干有关，临床上虽有痰、瘀、虚诸多原因导致升降不利，清窍失养，但本病上述诸多症状多属于肾虚精气不能上承所致，盖足少阴肾经循咽喉，挟舌本，宜在补肾调节肾阴肾阳基础上，选用全蝎、僵蚕、蝉蜕、蕲蛇。患者出现肢体无力，挛急疼痛症状，裘昌林从肾论治，认为肝肾同源，肝血不足，筋脉失养，在养血柔肝基础上加用乌梢蛇、全蝎、地龙、炒白芍、炙甘草，疼痛重者蕲蛇易乌梢蛇，加蜈蚣，病久者可加用化瘀通络药土鳖虫。患者出现肢体麻木不仁，皮肤感觉异常，裘昌林从肝血不足，血虚脏燥，络脉不畅论治，方用四物汤加用乌梢蛇、地龙、蜂房、蝉蜕。上肢加桑枝，下肢加牛膝；舌紫、舌下瘀筋者加水蛭、红花、土鳖虫。患者出现躯干或四肢胸背、腰胁、腹部等部位束带感，裘昌林以气血痹阻，络脉不和论治，方用补阳还五汤加减，并加用全蝎、地龙、蝉蜕、蕲蛇。不同部位酌加引经药：胸腹部选用郁金、柴胡、香附，下肢选用川牛膝、木瓜、海桐皮，上肢选用桑枝、桂枝。

（七）刘公望经验

刘公望认为 MS 常以痿痉合病或痿痉痹合病的形式出现，以督脉失约，奇经八脉受损，痰瘀阻络，气血亏虚，气机升降失调为其主要病机。针灸治疗取穴督脉（大椎至腰阳关穴）、顶颞前斜线（MS6）、顶颞后斜线（MS7）、膀胱经第一侧线排刺（心俞穴至肾俞穴），后溪、申脉、足临泣、阳陵泉、百会、哑门、环跳、委中、足三里、绝骨、跗阳、三阴交、昆仑。诸穴相合，共奏补气活血、填精益髓、逐瘀化痰通络、调节气机升降之功。中药治疗将 MS 分为 2 型：①肝肾亏虚，痰瘀阻络，痿痉合病型：症见肢软沉重无力，行走不稳或呈剪刀步，身麻木、疼痛、抽搐、肌肉痉挛，大小便障碍，头晕，单眼或双眼视力减退或失明、复视。治以补益肝肾，化痰逐瘀，解痉蠲痹。方以补阳还五汤加减。②脾肾气虚，湿阻脉络，痉痿合病型：症见肢体痿软无力，身麻木、疼痛、抽搐、肌肉痉挛，大小便障碍，行立坐卧受限，食少，便溏，少气懒言，面色无华，脱肛或肛门如物塞。治以补益脾肾，化湿通络，解痉疗痿。方以补中益气汤加减。

（八）詹文涛经验

詹文涛认为 MS 乃由先天禀赋不足、后天失调，或外邪所伤，或内伤劳倦、情志刺激，或疾病失治误治，或病后失养致脾胃受损，肝肾不足累及五脏以致精气血亏虚，筋脉失养，髓海空虚，虚致痰、瘀、风、湿、火内生互结，阻滞经络清窍发为此病。本虚标实为 MS 的病理特征，本虚以脾胃亏虚、肝肾阴虚为主，标实主要以内生风、湿、火、痰、瘀为主。脾肾亏虚、肝肾阴虚是本病的主要病理基础，当以补中益气、滋肾养肝、滋阴温阳、养血填精生髓为治疗大法。善用益气聪明汤、补中益气汤、当归补血汤健脾和胃，益气生血，选二仙汤、肾气丸、六味地黄汤、乌精地黄汤滋补肝肾以解决肾为先天之本、生气之源和脾胃为后天之本、气血化生之源之根本问题。MS 的产生，除了有脾胃肝肾虚损的一面，亦有风、湿、痰浊、瘀血阻滞经络邪实的一面，当随证治之。对久病入络，病情反复发作，缠绵日久，正虚邪恋，五脏气血衰少，周流不畅，经脉凝滞不通，痰瘀互结，胶着不去，凝塞脉道，肢体痛甚者合以祛痰、活血、化瘀通络为治，善用半夏白术天麻汤合泽泻汤合桃红四物汤加丹参、郁金、三七等。

（九）周绍华经验

周绍华认为 MS 多发性硬化病在脑髓，和肾、肝、脾 3 脏关系最为密切。病之根在肾，又不离肝脾后天之气血。多发性硬化本身属虚证，虚寒证为最多。临床主要表现为视物模糊或视力减退、肢体痿软无力、肢体麻木、步态不稳、二便障碍。其诊治多发性硬化，强调辨病，辨西医的病。诊断的要点参照西医的诊断标准：①病程中有 2 次发作和 2 个分离病灶的临床证据。②病程中有 2 次发作，一处病变临床证据和另一部位病变亚临床证据。辨病明确的意义在于抓住中医对这一西医疾病基本病机的认识。脑为诸阳之会，脊髓为督脉循行所过之处，督脉为“阳脉之海”，从脊里分出属肾。多发性硬化病在脑髓，病在奇经统一身阳经之督脉，高寒之地多发，病之本在阳气虚，责之肾阳亏虚。治疗上力主温补，以右归丸、金匮肾气丸为基础方，还必须加用人参和鹿角胶、阿胶等血肉有情之品以温养气血，佐补肾精。其处方遣药圆机活法，知常达变。临床随症加减。若患者肢体无力，如出现肌肉萎缩，方中则要加入黄芪、党参、黄精等补气健脾的药物；肢体麻木严重者虽责之气血不足为主，但“血得温则行”，周绍华常在益气养血药中加一味嫩桂枝使疗效倍增；由于病情反复，逐渐加重，患者常常伴有心情抑郁，焦虑失眠，心理病与躯体病交织而处于恶性循环状态，周绍华必于方药中酌用柴胡、凌霄花、玳玳花、麦冬、五味子、酸枣仁等药疏肝解郁，养心安神以兼顾调理，扭转枢机。

（十）樊永平经验

樊永平认为MS的病机不外虚实两端，虚证以脾气亏虚和肾阴不足、肾阳不足为多。标实以瘀证、痰证、热证为多。纯虚纯实证型少见，虚实夹杂是主体。痰瘀往往是上述3型的伴发病机，但贯穿在整个疾病的始终。MRI显示：多发性硬化患者其病灶在脑或脊髓，或两者兼有。结合临床和影像表现，多发性硬化与肾气热，则腰脊不举，骨枯髓减的骨痿最为接近。盖病在脑与髓，肾主骨生髓，髓汇于脊柱为脊髓、汇于脑为脑髓。脑为诸阳之会，脊髓为督脉循行所过部位，督脉为阳脉之海，邪阻于脑或脊髓，常常导致阳气运行不畅，郁而化热，热盛为毒，毒热伤阴。因此，多发性硬化的中医病机是五脏失衡，核心在肾，肾虚髓亏是本。中医辨证论治具有安全性、有效性、灵活性、经济性等特点。治疗宜调整五脏功能，特别是补益肾中精气之不足，兼顾化痰活血是根本。包括滋补肾阴、补益脾气、温壮肾阳，阴阳两虚者滋肾阴温肾阳并举。滋补肾阴用六味地黄丸、知柏地黄丸、大补阴丸、左归丸；补益脾气用补中益气汤、参苓白术散、人参归脾丸、香砂六君丸等；温壮肾阳选金匮肾气丸、右归丸；阴阳并补用地黄饮子、金匮肾气丸出入。邪实的宜祛邪，分别以活血、化痰、清热、利水、通腑和豁痰开窍。活血化瘀用桃红四物汤出入；化痰包括燥湿化痰、清热化痰、温阳化痰、理气化痰，分别用二陈汤、温胆汤、苓甘五味姜辛汤、三子养亲汤；清热（泄热）以黄连解毒汤；利水以五苓散、苓桂术甘汤、真武汤等出入；通腑、豁痰开窍分别选承气辈、涤痰汤和安宫牛黄丸等加减。

五、名方推荐

（一）首乌益髓汤

石决明、太子参、炙黄芪各30 g，天麻、枸杞子、党参、制黄精、当归、熟地黄、牛膝、炒桑枝各15 g，丹参、川芎、白芷、羌活、独活各10 g。功效：补气、补血、补肾。主治：多发性硬化之痰瘀互结证。用法：每日1剂，水煎，分2次服。6个月为1疗程。配合外用中药艾叶、樟木、干姜、附子、细辛、肉桂、苏木、红花活血化瘀通脉；海风藤、络石藤舒筋通络。

（二）周绍华基本方

制附子（先煎10 min）、红人参（另煎兑服）、阿胶（烊化）、山茱萸、牡丹皮、山药、枸杞子、嫩桂枝各10 g，鹿角胶（烊化）、当归、盐杜仲各12 g，怀牛膝15 g，酒熟地黄30 g。功效：温养气血，佐补肾精。主治：多发性硬化之肾阳虚损证。用法：每日1剂，早晚分2次服用。加减：下肢无力者加川续断、川萆薢以强筋壮骨；视力障碍者加当归、沙苑子、石斛、白菊花养血补肝明目；肢体麻木者参合黄芪桂枝五物汤、桃红四物汤加减益气养血，温阳活血；肌张力高者择加木瓜、白芍柔筋，止痉散、广地龙、白僵蚕等虫类药熄风止痉；眩晕加黄芪、天麻、四物汤、葛根益气养血，升举清阳；小便失禁者加黄芪、益智、桑螵蛸益气固肾，并据经验加用炙麻黄；大便困难者视其缓急择大黄、枳实、厚朴、肉苁蓉、锁阳、火麻仁等药。吞咽困难者加生脉散益气养阴；束带感加香附、陈皮调理气机。上肢病变用羌活、片姜黄、威灵仙、桑枝；下肢病变用杜仲、牛膝、续断、狗脊。肢体疼痛用桃红四物汤加细辛、桂枝养血温阳通络。

（三）丹栀逍遥散、玉屏风散加减

黄芪 20 g，当归、白芍、白术各 15 g，牡丹皮、栀子、柴胡、茯苓、金银花、蒲公英、鱼腥草、防风各 10 g。功效：疏利玄府，扶正托毒。主治：多发性硬化急性期。用法：每日 1 剂，水煎，分 2 次服。加减：若食后腹胀，加青皮、陈皮；腹痛腹泻者加厚朴、炒山楂、神曲等；少寐多梦者，加煅龙牡、生炒枣仁、夏枯草；肝郁重者，加白蒺藜等。

（四）益气聪明汤加减

人参、黄芪各 20 g，葛根、升麻、淫羊藿各 15 g，蔓荆子 6 g，防风、炒白芍、炒白术、黄柏、威灵仙各 10 g。功效：健脾益气升阳。主治：多发性硬化缓解期。用法：每日 1 剂，水煎，分 2 次服。加减：筋脉挛急者，加蜈蚣、全蝎；四肢无力，上肢重者，加桂枝、桑枝，下肢重者加牛膝、桑寄生、独活等。

（五）六味地黄丸加味

熟地黄 30 g，山茱萸、山药、覆盆子、枸杞子各 15 g，五味子、菟丝子各 6 g，防风、升麻、茯苓、泽泻、牡丹皮、葛根各 10 g。功效：滋补肝肾。主治：多发性硬化恢复期。用法：每日 1 剂，水煎，分 2 次服。加减：素体虚弱者，予紫河车粉，有“返本还元”、疗“诸虚百损”之效。

（六）六味地黄丸加减

熟地黄 30 g，山茱萸、龟甲、山药各 15 g，牡丹皮、知母、黄柏、牛膝、淫羊藿、肉苁蓉、地龙各 10 g，全蝎 3 g，乌梢蛇、蝉蜕各 6 g 等。功效：滋阴补肾、搜风通络。主治：多发性硬化缓解期之肾阴亏虚型。用法：每日 1 剂，水煎，分 2 次服。加减：潮热明显者，加用地骨皮凉血清热；伴失眠者，选用酸枣仁、柏子仁、五味子等养心安神；若口干便秘，则选用麦冬、川石斛、黄精、玉竹、玄参、瓜蒌子等滋阴润下；阴虚夹湿、舌苔腻者，酌加姜半夏、陈皮、姜竹茹燥湿化痰。

（七）金匮肾气丸加减

熟地黄 30 g，山茱萸、山药各 15 g，肉桂、淡附子、牛膝、杜仲、淫羊藿、乌梢蛇、蜂房各 10 g，全蝎 3 g 等。功效：温阳补肾、搜风通络。主治：多发性硬化缓解期之肾阳不足型。用法：每日 1 剂，水煎，分 2 次服。加减：溏者，加补骨脂、淡吴茱萸、煨肉果、五味子，取四神丸之意；便秘者，选用肉苁蓉、当归、枳壳、升麻，取济川煎之意，甚者可加用锁阳、麻仁、瓜蒌子等温阳润下；下肢浮肿者，可加用苓桂之剂、车前子温阳利水；夜尿频多、小便清长者，可加用缩泉丸、菟丝子、桑螵蛸等温肾固涩。

（八）地黄饮子加减

熟地黄 30 g，山茱萸、山药、肉苁蓉各 15 g，川石斛、石菖蒲、肉桂、淡附子、淫羊藿各 10 g，益智、乌药、蕲蛇、蜂房、蝉蜕各 6 g，全蝎 3 g 等。功效：阴阳并补，搜风和络。主治：多发性硬化缓解期之肾肾元亏虚型。用法：每日 1 剂，水煎，分 2 次服。加减：苔厚腻者，选用姜半夏、苍术、厚朴、藿香、佩兰、草豆蔻等化湿和胃；头晕口苦者，选用夏枯草、焦山栀、天麻、钩藤；肢体疼痛挛急者，加鸡血藤，上肢加桂枝，下肢加川牛膝。

（九）参鹿益髓汤

人参、当归各 12 g，鹿茸粉、全蝎各 2 g（冲服），菟丝子 20 g，何首乌 24 g，枸杞子 15 g，鸡血藤 30 g。功效：填精益髓、充督活络。主治：多发性硬化之精亏督虚、络脉瘀阻型。用法：每日 1 剂，水煎，分 2 次服。1 个月为 1 个疗程。加减：肢冷怕凉明显者，加附子 9 g、肉桂 6 g，温补肾阳；肢体发紧，抽筋明显者，加木瓜、白芍各 30 g，养阴柔筋；二便不能自控者，加金樱子 15 g、桑螵蛸 9 g，固涩二便。

（十）二黄汤

熟地黄、生地黄、连翘各 12 g，制何首乌、益母草各 15 g，水蛭 5 g，贝母 9g，全蝎、天麻各 3 g。功效：补肾填精、化痰熄风、解毒活血。主治：多发性硬化急性期，对改善肢体无力、瘫痪、二便障碍有一定优势，对激素引起的副作用有较好改善作用。用法：每日 1 剂，水煎，分 2 次服。3～4 周为 1

疗程。

（十一）补肾通络方

黄芪、淫羊藿、泽泻、薏苡仁各 30 g，党参、熟地黄、菟丝子、沙苑子、莪术各 20 g，赤芍 25 g，三棱 12 g，全蝎 10 g，僵蚕 15 g。功效：益肾固精、祛痰化瘀、通经活络。主治：多发性硬化之肾精亏虚、痰瘀阻络证。用法：每日 1 剂，分 3 次服。1 个月为 1 个疗程，连服 2 个疗程。加减：热毒炽盛加重楼 30 g，半枝莲 30 g；痰热内蕴加天竺黄 15 g，胆南星 15 g；肾阴虚加女贞子 15 g；肾阳虚加巴戟天 15 g。

（十二）参芪养髓方

淫羊藿、巴戟天、黄芪、重楼、石菖蒲各 30 g，党参、菟丝子、大青叶、六月雪、僵蚕各 20 g，女贞子 25 g，葛根 15 g，水蛭 8 g。功效：温补脾肾、清热解毒、化痰祛瘀。主治：多发性硬化之脾肾阳虚型。用法：每日 1 剂，水煎，分 2 次服。连服 3 个月。

（十三）疏肝健脾固髓方加减

柴胡、白术、土茯苓各 15 g，枳壳、白芍、当归各 10 g，甘草 6 g。功效：调肝理气健脾养血。主治：多发性硬化之脏腑虚损证。用法：以上药物取汁 400 mL，每次 200 mL，早晚 2 次服完，疗程为 2 周。加减：气虚者加黄芪；阳虚者加附子、桂枝；阴虚者加地黄、牛膝等；血虚者加紫河车、菟丝子；热盛者加金银花、黄芩、连翘等；湿热内盛者加地肤子、白鲜皮等。

第二节　癫　　痫

癫痫（epilepsy）是多种原因导致的脑部神经元高度同步化异常放电所致的临床综合征，临床表现具有发作性、短暂性、重复性和刻板性的特点。异常放电神经元的位置不同及异常放电波及的范围差异，导致患者的发作形式不一，可表现为感觉、运动、意识、精神、行为、自主神经功能或兼有之。临床上每次发作或每种发作的过程称为痫性发作（seizure），一个患者可有一种或数种形式的痫性发作。在癫痫发作中，一组具有相似症状和体征特性所组成的特定癫痫现象统称为癫痫综合征。

一、诊断标准

（一）病史资料

完整病史是癫痫诊断中最重要的环节。应包括：现病史（重点是发作史）、出生史、既往史、家族史、疾病的社会心理影响等（表 7－5）。

表 7－5　　癫痫诊断中的重要病史资料

现病史
首次发作年龄
发作前状态或促发因素（觉醒、清醒、睡眠、饮酒、少眠、过度疲劳、心理压力、精神刺激、发热、体位、运动、前驱症状及与月经的关系等）
发作最初时的症状/体征（先兆、运动性表现等）
发作时表现（睁眼、闭眼、姿势、肌张力、运动症状、植物神经症状、自动症、意识状态、舌咬伤、尿失禁等）
发作演变过程
发作持续时间
发作后表现（清醒、烦躁、嗜睡、朦胧状态、Todd 麻痹、失语、遗忘、头痛、肌肉酸痛等）
发作频率和严重程度（包括持续状态史）
脑电图检查情况
其他辅助检查（血压、血糖、电解质、心电图、头部影像学等）

续表

其他发作形式（如有，应按上述要点询问发作细节）
抗癫痫药物使用情况（种类、剂量、疗程、疗效、副反应、依从性等）
发作间期状态（精神症状、记忆力、焦虑、抑郁等）
发病后精神运动发育情况
既往史和家族史
围产史（早产、难产、缺氧窒息、产伤、颅内出血等）
中枢神经系统其他病史（感染、外伤、中风、遗传代谢疾病等）
生长发育史（精神运动发育迟滞、倒退）
有无新生儿惊厥及热惊厥史（简单型、复杂型）
家族史（癫痫、热惊厥、偏头痛、睡眠障碍、遗传代谢疾病等）
疾病的影响（求学困难、失业、不能驾车、被过度保护、活动受限、心理压力等

（二）体格检查

重点应放在神经系统，包括：意识状态、精神状态、局灶体征（偏瘫/偏盲等）、各种反射及病理征等。注意观察头颅形状和大小、外貌、身体畸形及排查某些神经皮肤综合征。体格检查对癫痫的病因诊断有初步提示作用。有些体征则可能提示抗癫痫药物的不良反应。

（三）辅助检查

1. 脑电图（EEG）：癫痫发作最本质的特征是脑神经元异常过度放电，而 EEG 是能够反映脑电活动最直观、便捷的检查方法，是诊断癫痫发作、确定发作和癫痫类型最重要的辅助手段，为癫痫患者的常规检查。当然，临床应用中也必须充分了解 EEG（尤其头皮 EEG）检查的局限性，必要时可延长监测时间或多次检查。

2. 神经影像学：磁共振成像（MRI）对于发现脑部结构性异常有很高的价值。如果有条件，建议常规进行头颅 MRI 检查。头部 CT 检查在显示钙化性或出血性病变时较 MRI 有优势。某些情况下，当临床已确诊为典型的特发性癫痫综合征（如儿童良性部分性癫痫）时，可以不进行影像学检查。其他影像学检查，如功能磁共振（fMRI）、磁共振波谱（MRS）、单光子发射计算机断层扫描（SPECT）、正电子发射断层扫描（PET）等，均不是癫痫患者的常规检查。应注意，影像学的阳性结果不代表该病灶与癫痫发作之间存在必然的因果关系。

3. 其他：应根据患者具体情况选择性地进行检查。

（1）血液检查：包括血常规、血糖、电解质、肝肾功能、血气、丙酮酸、乳酸等方面的检查，能够帮助查找病因。定期检查血常规和肝肾功能等指标还可辅助监测药物的不良反应。临床怀疑中毒时，应进行毒物筛查。已经服用抗癫痫药物者，可酌情进行药物浓度监测。

（2）尿液检查：包括尿常规及遗传代谢病的筛查。

（3）脑脊液检查：主要为排除颅内感染性疾病，对某些遗传代谢病的诊断也有帮助。

（4）心电图：对于疑诊癫痫或新诊断的癫痫患者，多主张常规进行心电图检查。这有助于发现容易误诊为癫痫发作的某些心源性发作（如心律失常所致的晕厥发作），还能早期发现某些心律失常（如长 QT 综合征、Brugada 综合征和传导阻滞等），从而避免因使用某些抗癫痫药物而可能导致的严重后果。

（5）基因检测：目前已经成为重要的辅助诊断手段之一。既往利用一代测序技术，可以逐一检测已知的癫痫致病基因，仅适用于临床高度怀疑的某一种癫痫综合征，例如 Dravet 综合征等。随着高通量二代测序技术及微阵列比较基因组杂交技术（array-based comparative genomic hybridization，aCGH）的发展及应用于癫痫研究，越来越多的癫痫致病基因被发现。也发展出了基于二代测序技术的疾病靶向序列测序技术，此方法能够一次性检测所有已知癫痫相关致病基因，是一种快速、高效、相对成本低廉的临床遗传学诊断技术，很方便为我们提供癫痫患者的基本遗传信息，目前已经成功应用于癫痫性脑病的病因学诊断。aCGH 技术能高效地检测出癫痫患者相关的致病性拷贝数改变（copy number variation，CNV）。目前，基因检测不作为常规病因筛查手段，通常是在临床已高度怀疑某种疾病时进行。

二、西医治疗

（一）癫痫的药物治疗

70％左右新诊断的癫痫患者可以通过服用单一 AEDs 使发作得以控制，所以初始治疗的药物选择非常重要，选药正确可以增加治疗的成功率。临床上常根据发作类型来选择药物：

1. 全面强直阵挛发作：丙戊酸是新诊断的全面强直阵挛发作患者的一线用药。如果丙戊酸不适用则使用拉莫三嗪、左乙拉西坦或苯巴比妥。如果患者也有肌阵挛发作或疑诊青少年肌阵挛癫痫，拉莫三嗪可能会加重肌阵挛发作。卡马西平和奥卡西平可用于仅有全面强直阵挛发作的患者。当一线药物治疗无效或不能耐受时，拉莫三嗪、氯巴占、左乙拉西坦、丙戊酸、托吡酯或苯巴比妥可作为添加治疗。如果患者同时有失神或肌阵挛发作，或者怀疑青少年肌阵挛癫痫，不能使用卡马西平、奥卡西平、加巴喷丁、苯妥英钠、普瑞巴林、替加宾或氨己烯酸。

2. 强直或失张力发作：丙戊酸是强直或失张力发作患者的一线药物治疗。如果丙戊酸无效或不能耐受，可选拉莫三嗪添加治疗。如果添加治疗仍然无效或者不能耐受，可考虑托吡酯。不建议应用卡马西平、奥卡西平、加巴喷丁、普瑞巴林、替加宾或氨己烯酸。

3. 失神发作：乙琥胺或丙戊酸是治疗失神发作的一线用药。如果出现全面强直阵挛发作的风险高，如无禁忌证，应优先考虑丙戊酸。当乙琥胺和丙戊酸不适用、无效或不能耐受时，可考虑拉莫三嗪。如果两个一线抗癫痫药无效，可考虑乙琥胺、丙戊酸和拉莫三嗪三种药中的两药联合使用。如果联合治疗无效或不能耐受，可考虑选用氯硝西泮、氯巴占、左乙拉西坦、托吡酯或唑尼沙胺。不能选用卡马西平、加巴喷丁、奥卡西平、苯妥英钠、普瑞巴林、替加宾或氨己烯酸。

4. 肌阵挛发作：丙戊酸是新诊断肌阵挛发作患者的一线用药。如果丙戊酸不适用或不耐受，可考虑使用左乙拉西坦或托吡酯。注意，与左乙拉西坦和丙戊酸比较，托吡酯的副作用相对大。当一线治疗无效或无法耐受，左乙拉西坦、丙戊酸或托吡酯可作为肌阵挛发作患者的添加用药。如果添加用药无效或无法耐受，可考虑选用氯巴占、氯硝西泮或唑尼沙胺。不能使用卡马西平、加巴喷丁、奥卡西平、苯妥英钠、普瑞巴林、替加宾或氨己烯酸。

5. 局灶性发作：卡马西平、拉莫三嗪或左乙拉西坦作为一线用药用于新诊断局灶性发作的患者。奥卡西平也可作为一线用药用于儿童新诊断局灶性发作的治疗。如果卡马西平、奥卡西平、拉莫三嗪或左乙拉西坦不合适或不耐受，可考虑丙戊酸。如果以上五个抗癫痫药中的第一个药物无效，可从中选择另一种药物。如果第二个耐受性好的抗癫痫药无效可考虑联合治疗。当一线治疗无效或不能耐受时，卡马西平、奥卡西平、拉莫三嗪、左乙拉西坦、丙戊酸、托吡酯、氯巴占、加巴喷丁、唑尼沙胺均可作为局灶性发作的添加用药。如果添加治疗无效或不能耐受，可考虑的其他抗癫痫药有苯巴比妥，苯妥英钠。

表 7－6　根据发作类型的选药原则

发作类型	一线药物	添加药物	可以考虑的药物	可能加重发作的药物
全面强直	丙戊酸	左乙拉西坦		
阵挛发作	拉莫三嗪	托吡酯		
卡马西平	丙戊酸			
奥卡西平	拉莫三嗪			

续表

发作类型	一线药物	添加药物	可以考虑的药物	可能加重发作的药物
左乙拉西坦 苯巴比妥	氯巴占			
强直或失 张力发作	丙戊酸	拉莫三嗪	托吡酯 卢非酰胺	卡马西平 奥卡西平 加巴喷丁 普瑞巴林 替加宾 氨己烯酸
失神发作	丙戊酸 乙琥胺 拉莫三嗪	丙戊酸 乙琥胺 拉莫三嗪	氯硝西泮 左乙拉西坦 托吡酯 奥卡西平 唑尼沙胺 氯巴占	卡马西平 苯妥英钠 奥卡西平 加巴喷丁 普瑞巴林 替加宾 氨己烯酸
肌阵挛发作	丙戊酸 左乙拉西坦 托吡酯	左乙拉西坦 丙戊酸 托吡酯	氯硝西泮 氯巴占 唑尼沙胺	卡马西平 奥卡西平 苯妥英钠 加巴喷丁 普瑞巴林 替加宾 氨己烯酸
局灶性发作	卡马西平 拉莫三嗪 奥卡西平 左乙拉西坦 丙戊酸	卡马西平 左乙拉西坦 拉莫三嗪 奥卡西平 加巴喷丁 丙戊酸 托吡酯 唑尼沙胺 氯巴占	苯妥英钠 苯巴比妥	

（二）癫痫的外科治疗

癫痫外科治疗是一种有创性治疗手段，必须经过严格的多学科术前评估，确保诊断和分类的正确性。

1. 目的：需要明确为提高患者生活质量，终止或减少癫痫发作。当然，具体每一例考虑进行手术治疗的癫痫患者，均需要明确手术的具体目标，包括手术希望终止癫痫发作还是减少癫痫发作，癫痫终止或减轻的概率有多少，是否能改善患者生活质量。

2. 适应证：目前癫痫手术的适应证尚不统一，切除性癫痫手术的适应证主要是药物治疗失败的且可以确定致痫部位的难治性癫痫、有明确病灶的症状性癫痫，同时还需要判定切除手术后是否可能产生永久性功能损害以及这种功能损害对患者生活质量的影响；姑息性手术主要可以用于一些特殊的癫痫性脑病和其他一些不能行切除性手术的患者。不论是切除性手术还是姑息性手术，术前均应该运用可能的各种技术手段，仔细充分评估手术可能给患者带来的获益及风险，并且与患者及其监护人充分沟通手术的利弊，共同决定是否手术及手术方案。

3. 治疗方法：①切除性手术：病灶切除术、致痫灶切除术、（多）脑叶切除性、大脑半球切除术、选择性海马-杏仁核切除术；②离断性手术：单脑叶或多脑叶离断术、大脑半球离断术；③姑息性手术：胼胝体切开术、多处软膜下横切术、脑皮层电凝热灼术；④立体定向放射治疗术：致痫灶放射治疗、传导通路放射治疗；⑤立体定向射频毁损术：致痫灶放射治疗、传导通路放射治疗；⑥神经调控手术：利用植入性和非植入性技术手段，依靠调节电活动或化学递质的手段，来达到控制或减少癫痫发作的目的，神经调控相对于切除性手术的优点是可逆、治疗参数可体外调整及创伤小。目前癫痫常用的神经调控手术有：迷走神经刺激术、脑深部电刺激术、反应式神经电刺激术、微量泵的植入技术及经颅磁刺激等。

4. 癫痫外科治疗后仍应当继续应用抗癫痫药物，围手术期抗癫痫药物的应用参照《癫痫外科手术前后抗癫痫药物应用的专家共识》。

5. 癫痫外科治疗后应做好患者的早期和长期随访，早期主要关注癫痫控制、手术并发症、药物治疗方案和药物不良反应，长期随访重点做好患者的癫痫长期疗效和生活质量变化。

（三）生酮饮食

生酮饮食是一个高脂、低碳水化合物和适当蛋白质的饮食。这一疗法用于治疗儿童难治性癫痫已有数十年的历史，虽然其抗癫痫的机理目前还不清楚，但是其有效性和安全性已得到了公认。生酮饮食由于特殊的食物比例配置，开始较难坚持，但如果癫痫发作控制后，患者多能良好耐受。

1. 适应证：

（1）难治性儿童癫痫：适用于儿童各年龄段的各种发作类型的难治性癫痫患者。

（2）葡萄糖转运体Ⅰ缺陷症：由于葡萄糖不能进入脑内，导致癫痫发作、发育迟缓和复杂的运动障碍。

（3）丙酮酸脱氢酶缺乏症：丙酮酸盐不能代谢或乙酰辅酶 A 导致严重的发育障碍和乳酸酸中毒。

2. 禁忌证：患有脂肪酸转运和氧化障碍的疾病者。

3. 治疗原则：

（1）治疗前全面临床和营养状况评价：在开始生酮饮食前，需要详细的病史和检查，特别是患儿的饮食习惯，给予记录存档，以评价发作类型、排除生酮饮食的禁忌证；估计易导致并发症的危险因素；完善相关检查。

（2）选择合理食物开始治疗：首先禁食 24～48 h，监测生命体征及微量血糖、血酮、尿酮，若血糖低于 2.2 mmol/L 或血酮大于 3.0 mmol/L，开始予生酮饮食。食谱中摄入食物中的脂肪/(蛋白质＋碳水化合物）比例约 4∶1。

（3）正确处理治疗初期常见问题：早期常见的副作用包括：低血糖、过分酮症、酮症不足、恶心/呕吐、困倦或嗜睡、癫痫发作增加或无效等，需要对症处理。

（4）随访：在开始的阶段应与家属保持较密切的联系，稳定后 3～6 个月随访一次。随访的项目包括对患儿营养状况的评估，根据身高、体重和年龄调整食物热量和成分，检测副作用，进行必要的实验室检查。

（5）停止生酮饮食：如果无效，应逐渐降低生酮饮食的比例，所有摄入食物中的脂肪/(蛋白质＋碳水化合物）比例由 4∶1 至 3∶1 至 2∶1，直到酮症消失。如果有效，可维持生酮饮食 2～3 年。对于葡萄糖载体缺乏症、丙酮酸脱氢酶缺乏症和结节性硬化的患者应延长治疗时间。对于发作完全控制的患者，80%的患者在停止生酮饮食后仍可保持无发作。

三、中医临床思维

（一）中医病名及病因病机特征

癫痫，属中医“痫病”范畴，在古代文献中其病名亦大致有“巅疾”“癫疾”“阳痫”“阴痫”“风痫”“惊痫”“食痫”“五痫”“五畜痫”“癫痫”“羊痫风”等。中医认为该病的发生与脏腑功能受损，气机逆乱，元神失控相关，以突然昏仆不识人，两眼上视，口吐涎沫，四肢抽搐，或口中怪叫，移时苏醒，一如常人为常见临床表现。有关癫痫病因病机的论述最早见于《内经·素问》，纵观古代文献记载，有关癫痫病因的论述不尽相同，而其导致癫痫的主要病因可按先天因素与后天因素分为两大类：先天因素主要包括先天禀赋不足、胎失所养、胎中受惊 3 个方面；而后天因素又可分为外感和内伤两方面，主要包括外感六淫、七情不调、饮食失宜、跌扑损伤及体质因素等。随着现代医家对癫痫的病因病机研究越来越深入，多认为与惊、风、火、痰、瘀、虚等密不可分，尤以痰邪致病常见，但各医家的观点不尽相同，各有侧重。

（二）辨病辨证及治疗特征

癫痫分为发作期和休止期，发作期分为阴痫和阳痫，休止期分为肝火痰热证、脾虚痰盛证、肝肾阴虚证、瘀阻脑络证 4 个证型。通过文献回顾，可见目前临床上难治性癫痫主要分虚证、实证和虚实夹杂证，进一步分析，文献中关于难治性癫痫的虚实夹杂证，其实质可拆分为虚证和实证。为便于研究，根据难治性癫痫的发病特点，可以大致归纳为虚证和实证两大类。其中虚证证型归纳为：肝肾阴虚，肝血亏虚，肾虚精亏，脾肾气虚，脾阴不足，心脾两虚共 6 证型，其中主要涉及肝，肾，脾，心四脏虚证。实证证型归纳为：肝风内动（肝阳上亢/风阳内动），风痰闭窍，风痰瘀阻，痰瘀闭阻，痰火扰神，痰气郁滞，肝郁痰热，瘀阻脑络，气滞血瘀共九证型，其中主要涉及风、火、痰、瘀、郁、气滞六病理因子的相兼为证。

本病治疗时应分清轻重缓急标本虚实，发作期以开窍醒神为主，宜豁痰息风开窍定痫；恢复休止期以祛邪补虚为主，宜健脾化痰，补益肝肾，养心安神为主。本病治疗时一般应用活血化瘀、祛痰开窍、平肝泻火、定痫熄风等治则。亦有统计结果表明，治疗癫痫以归肝心脾经的药物出现频次最高。痫的病位在肝，涉及心脾诸脏，故在治疗中首选上述入肝经、心经、脾经的药物以平肝息风，化痰开窍，健脾养心，醒脑止痫。

癫痫的预后与转归取决于患者的体质强弱、正气盛衰和邪气轻重、邪伏深浅。本病证有反复发作的特点，病情一般较长，多数患者终身难愈。若发作频繁，且发作持续时间长者，病情较重，发作期容易出现痰阻气道引起窒息等危症，必须及时进行抢救。少数年幼患者反复发作可影响智力发育，甚至成为痴呆。所以，在疗效上因人而异。中医治疗癫痫更注重在休止期。中医治疗以服用汤剂为主，如果汤剂不便，也可以使用颗粒剂或中成药，病情稳定后，也可以间断用药，以保证中医治疗的延续性。

（三）药物选择

数据挖掘发现，治疗癫痫的方剂中所涉及药物分类以补虚药、安神药、平肝熄风药、清热药化痰药、解表药、开窍药、利水渗湿药、理气药、温里药为主。单味药使用频率在 15%以上的药物分别是朱砂、甘草、人参、牛黄、麝香、远志、大黄、茯苓、半夏、黄芩、附子。就使用频数较高药物分析来看，平肝熄风药以息风止痉药的使用最为频繁，代表药为牛黄、天麻、僵蚕、全蝎、钩藤；补虚药以补气药补血药补阴药最为常见，代表药为甘草、人参、当归、白芍、麦冬；安神药主要以重镇安神药与养心安神药为主，代表药为朱砂、龙齿、远志、酸枣仁；清热药以清热燥湿药清热泻火药清热凉血药为主，代表药为黄芩、黄连、石膏、地黄；开窍药中麝香使用频率最高；化痰药主要以温化寒痰药为主，代表药为半夏、天南星。对中医治疗癫痫方剂中的核心药物进行关联规则分析，分析结果可见，支持度较高的药物组合有朱砂→牛黄；朱砂→麝香；远志→茯神；甘草→当归；朱砂→雄黄；牛黄→犀角；附子→僵蚕；朱砂→麝香，牛黄；甘草→白术；人参→茯神，远志。

四、名医经验

（一）张学文经验

张学文认为癫痫属中医脑病，主要是先天因素、颅脑外伤、饮食失节、惊恐气郁、痰气交夹、劳累过度等，导致脏气不平，气机逆乱，风阳内煽，夹痰蒙蔽清窍。临证，化痰常用白附子、僵蚕、胆南星、姜半夏、天竺黄、白矾、菖蒲、竹茹、礞石、海浮石等，熄风止痉用蜈蚣、地龙、全蝎、天麻等，化瘀通窍用桃仁、红花、丹参、川芎、麝香。风痫来势急速、抽搐症状明显，药用全蝎、蜈蚣、僵蚕、天麻、桃仁、丹参、姜半夏、钩藤、白芍、羚羊角、天南星、白矾等；夹火热者，苔黄腻，加竹茹、黄连。痰痫者平素胸闷痞满，发作时痰涎壅盛，喉中痰鸣、口角流涎，张学文常用自拟方：抗痫灵（礞石、海浮石、郁金、僵蚕、丹参、半夏、山楂、竹沥）。临床随症加减：痰热者加黄连或用竹沥达痰丸；热痫平素情绪急躁、心烦失眠、口苦便秘，发作前烦躁不安、面红目赤，发作时喘息气粗、抽搐，舌红干，常用三黄泻心汤、龙胆泻肝汤，神昏者用牛黄清心丸、安宫牛黄丸，便秘加大黄、胆南星、竹茹等。

瘀痫多有脑外伤、产伤、脑感染、脑寄生虫等病史，常有头痛，舌紫暗或有瘀点，用脑通窍方（自拟方），药用丹参、桃仁、红花、川芎、赤芍、麝香、丝瓜络、路路通、鸡血藤、郁金、全蝎、僵蚕。痰浊明显者，加贝母、牡蛎、天竺黄；夹水者加益母草、冬葵子、泽泻。虚痫平素面色苍白或晦暗、头晕目眩、少气懒言、食少纳呆，发作时眩仆、目半闭、四肢蠕动、二便失禁、舌淡，脉细弱，偏心脾两虚用定痫丸加减，药用人参、当归、茯神、枣仁、远志、琥珀、白术、白芍、天竺黄、橘红、姜半夏、天麻、钩藤、炙甘草、僵蚕、蝉蜕；偏肝肾不足，用河车八味丸加减，药用紫河车、生地黄、山药、牡丹皮、泽泻、茯苓、鹿茸、五味子、山茱萸、僵蚕、蝉蜕。

（二）李秀亮经验

李秀亮认为小儿癫痫病因主要为先天不足、后天失养。先天之精在肾，后天之本为脾胃，又因小儿脾常不足，肾常虚，肝常有余，故临床上多从肝脾肾三脏论治。李秀亮提出本病属本虚标实之证，标实即为风痰等实邪，本虚则为脾肾不足，且认为导致小儿癫痫发作的最主要因素是痰，所以在治疗上实证多从痰论治，虚证多从脾肾论治。①湿痰：小儿脾常不足，易生痰邪，或内伤积滞，脾运失健，水聚为痰，痰湿蕴于中焦，阻遏气机，清阳不升，引发癫痫治以健脾燥湿豁痰开窍，处方以涤痰汤加减为主。药选胆南星、石菖蒲、竹茹、半夏、陈皮、远志等健脾化痰开窍，同时配苍术、厚朴、木香等理气之品以行气。②风痰：小儿肝常有余，脾常虚，脾虚则肝阳偏亢而生内风。惊风频发，风邪与伏痰相搏，气机运行失常，经络闭塞，上犯清窍，可致癫痫治以息风止痉涤痰开窍，处方以定痫丸加减，药选天麻、钩藤、石决明、石菖蒲、全蝎、蜈蚣、僵蚕、白芍、益智等涤痰息风。③痰瘀：李秀亮认为痰浊壅滞，阻滞气机，滞涩血流，可致血瘀，痰瘀互结，上行于脑，可发癫痫，表现为惊掣啼叫，四肢抽搐等症状病机为痰阻血瘀，治以祛风化痰活血化瘀，处方以通窍活血汤加减，药选川芎、桃仁、红花、丹参、郁金、钩藤、石决明、半夏、陈皮、茯苓等。④肾精亏虚：李秀亮根据中医肾-精-髓-脑的密切关系及小儿肾常虚的生理特点，提出本病为先天不足，治以益肾填精，平衡阴阳，处方以六味地黄丸加减，药选山药、山茱萸、当归、熟地黄、杜仲、牛膝、菟丝子等。⑤脾气不足：小儿初生，脾禀未充，故脾常不足，运化功能较差，又因饮食失节，喂养不当，损伤脾胃，脾失健运，津液失布，痰液内聚，导致痰饮内伏，痰浊壅盛，阻蔽心窍，引发癫痫，临床表现为久病不愈，面色黄而不华，纳呆神疲等症状。李秀亮认为脾胃首重调护，治以健脾益气祛痰息风，处方以六君子汤加减，药选太子参、白术、茯苓、半夏、陈皮等，同时可予全蝎、钩藤等防止风动再发。

（三）王净净经验

王净净认为，先天禀赋不足，脾肾亏虚，气化转输功能失职，继则气血津液运行不畅，则痰浊、瘀血内生，痰瘀互结，日久酿生邪毒，毒损脑络，元神失控，发为癫痫。瘀血阻塞脑窍，经络、筋脉失养，挛急刚劲，风气内动致痫。津血同源，津可化为痰，血滞日久成瘀；瘀血内停，津液输布失常，津停液而为痰浊。因此二者可相互化生。痰瘀互结，上蒙脑窍，扰乱神明，元神失控，故见反复突发意识丧失、四肢抽搐、双目凝视、口吐涎沫、醒后如常等表现。王净净认为，癫痫病理因素多以痰、瘀为主，而痰、瘀既为病理产物，又可为发病因素，痰瘀胶夹不解，蕴郁为毒邪，内伏于脑络，稍加诱因，则毒损脑络，败坏脑髓，必神机失用、元神失控，致痫病抽搐，反复迁延难愈。据此，王净净认为应重视“毒邪致痫”，并将痰毒、瘀毒、胎毒等一切可致痫的毒邪统称为“痫毒”。基于上述认识，治疗本病的关键在于益气培元、补肾健脾固其本、祛痰活血、解毒定痫，以祛除虚、痰、瘀、毒交夹之邪，恢复脑络之功能，使脑窍得通，脑神得用，则癫痫得以控制。

（四）迟华基经验

迟华基基于经典理论的认知和对癫痫临床表现的观察分析，认为癫痫病机属于内风范畴，固然与肝有关，但“风”乃病之外象，应进一步分析其病机转化。综观整个病机演变过程，多数患者有禀赋不足的发病基础；发病之后贯穿始终的病机特征则是宿痰与逆气相合、上蒙上闭神明清窍；痰结之源与气逆之本则与脾气不足关系最为密切。迟华基认为癫痫的病机演变为：癫痫之始或有先天肾气不足；癫痫之发乃为痰气上冲神窍；癫痫病本在于脾虚痰浊伏留。迟华基认为癫痫属本虚标实脾虚肾亏为病生之本，痰浊气逆为病发之标，而脾虚生痰是病机之关键。癫痫宜从虚立论，侧重治本，标本兼治，益气健脾是治痰的根本之法。

（五）田维柱经验

田维柱提出癫痫的病因病机不能一概而论，应分清癫痫患者所处的具体阶段，分期治疗。田维柱指出癫病反复发作、久治不愈是由于痰浊内伏体内难以祛除，而时发时愈是由于癫痫患者脏腑气机失调，肝风内动，痰浊之邪易于随气逆、随风动而上蒙清窍，阻塞经络而致。田维柱还指出癫痫患者脏腑气机逆乱日久，脏腑功能衰弱，运化无力而致瘀血内停，痰瘀互结更会加重癫痫患者的病情，形成反复之势。因此，癫痫患者病因之标在于风、痰、瘀，病因之本则在于肾中先天之精不足，或后天久病不愈、药毒损害，致使肾中后天之精亏损，伤于心肝之气，致使肝气逆乱而发为本病。此外，田维柱还强调情志刺激、过度劳累、感受外邪、饮食不节等因素均可诱发癫痫的发生。田维柱指出癫痫一病虽变化多端，难以揣摩，但此病不外乎发作与缓解两期，只要抓住发作期以治标为主，应平肝熄风、镇静安神；缓解期宜标本兼治，应化痰祛瘀、益气健脾，临床即可取得良好的效果；同时，田维柱强调肾精不足、脑髓失养为癫痫发病的根本，故特别强调补肾益髓在整个治疗过程中的重要性。临证中将中药与针灸结合治疗癫痫患者可显著改善病情，减少西药用量，减轻西药副作用，对于病机复杂的癫痫患者往往收效甚佳。

（六）程丑夫经验

外伤性癫痫病因主要责之于脑部外伤，经脉不畅，脑神失养，神志逆乱，昏不知人，遂发痫病。程丑夫认为外伤性癫痫责之于痰，每由风、火触动，痰瘀内阻，蒙蔽清窍而发病。其中痰浊内阻，程丑夫认为脑外伤致脑脉络受损，导致气机逆乱，触动积痰，痰积日久发热，痰火上扰，闭塞心窍，火盛动风，发为痫症。程丑夫言：痫病主要责之于痰，兼有火、风。显然，治痰虽重，但须辨痰之性及生痰之源而治，方能十全。故痫证发作期当泻火熄风，化痰开窍。患者病程日久，长时间使用寒凉药物必当耗伤正气，损伤脾胃，若脾失健运，水津不运，湿聚成痰，上蒙清窍。故本着急则治标，缓则治其本的原则，发作期治以清热熄风，化痰开窍之品。当患者症状得到控制，痫病休止期则应去除其宿因，祛邪补虚为主，健脾以杜痰生。发作期之肝风痰热证，方选黄连导痰汤加减。休止期之脾虚痰凝证，方选六君子汤加减。

（七）余瀛鳌经验

余瀛鳌通过多年的临床实践，体会到本病所谓风邪与肝风均不是主要病因病机。其病位主要在于脑、肝、脾，病机为脾虚酿痰，肝气郁积而化阳上亢，挟痰上冲脑窍，脑络瘀阻，神机失用；病性实证多于虚证，虚实夹杂者亦存在实多于虚，热证多于寒证，寒热错杂者亦存在热多于寒；病理要素以痰、瘀为主。针对如上病机，余瀛鳌认为，难治性癫痫临床中可暂不分缓急标本，概以调理肝脾为主，针对主要病理要素，直捣病邪巢穴，祛邪方能安正。治疗原则当遵泻实补虚，泻多于补；调和阴阳，潜多于滋。因此，拟定潜镇止痫、化痰通络为主治法。此外，余瀛鳌还强调对原发性癫痫要注重开窍醒神宁心，对继发性癫痫要注重治疗原发病因。

（八）刘茂才经验

刘茂才强调，癫痫可由先天异常或外感邪气、情志内伤、饮食失调、跌扑损伤等引起。急性发作，每多风动或挟火，触动伏痰，痰随气升而蔽窍，亦可兼瘀血，与痰为奸，共蒙清窍，瘀滞脑络，发为痫病。癫痫大、小发作的区分要点在于清窍受蒙或经络阻滞孰轻孰重。缓解期以脏腑气血虚弱夹痰为主，总不离本虚标实。发作期、缓解期的治疗均以熄风涤痰贯穿始末。刘茂才根据先贤“怪病多痰”之论，指出“癫痫患者之痰非比寻常，胶着顽固非一时可化，其一也；深伏颅内、筋骨、脏腑，常匿于无形，其二也”。辨治在重视“有形之痰”之基础上更关注“无形之痰”，有形易见，无形者可从面色之晦浊、颜面肢体之浮肿、反应之灵钝、舌脉二象及现代辅助检查加以求证。此外，瘀血阻滞脑窍脉络亦是癫痫发作另一因素。因癫痫之证反复发作，经久不愈，必然耗伤气血而瘀滞脉络。急性期治法可采用熄风、涤痰、活血、通络、平肝、清热、开窍，亦可采用解毒、通腑、宁心等。其中治痰多以祛风降痰、清热涤痰、行气消痰、豁痰开窍、通腑导痰、辛温破痰、健脾断痰等法。缓解期重视气血的调补，并注重健脾益肾以固本。

（九）郑绍周经验

郑绍周认为癫痫病位在脑，与脾肾关系密切，常兼夹风、痰、瘀邪。脾肾二脏功能障碍，气血阴阳失调，最终导致癫痫的发生，痰涎作祟为癫痫发生的主要环节，脾肾亏虚是其发病根本。郑绍周在前人经验基础上，结合多年的临床实践，形成了脾肾亏虚为本，风、痰、瘀为标的认识。认为痫证多由先天肾精亏虚，禀赋不足，髓海空虚，脾胃受损，导致脾肾亏虚所致。癫痫以脾肾两亏为主要病机，发作期虽以风痰瘀为标，但其根本病机为脾肾功能失调。肾精亏虚，先天清窍失养，脑髓不足，导致癫痫发生；脾虚导致运化功能减弱，气血生化乏源，精血转化不能，直接影响着肾之藏精的功能，所以郑绍周非常注重在补肾的同时来调理脾脏功能，以资后天而养先天，先后天相互照应。常常从脾肾两虚的角度治疗癫痫，临床常用淫羊藿、黄芪、巴戟天、菟丝子、黄精、女贞子等。郑绍周在治痫中，重在补肾健脾，以期补虚断痫。常从补益肾精、健脾养血两方面着手。肾虚者主要责之于先天肾精亏虚，禀赋不足。风痰瘀责之于后天调摄失养。癫痫患者肾虚偏于肾精的亏乏，也不乏肾气、肾阴及肾阳的不足，应根据其具体类型来用药。癫痫发作与风痰瘀关系密切，在补肾健脾的基础上，针对其不同病证特点，辨证论治。风邪明显者，多平素头晕，肢体麻木，多由外感诱发，常闭阻清窍。临床用药多用牛黄、麝香等开窍之品，此类患者以强直或抽搐症状偏重为主要特征；痰邪明显者，平素多痰，常由进食生冷油腻诱发。发作时必有眩仆，不省人事，喉中痰鸣，口吐涎沫，面唇青紫等为主症。发作后都出现长时间昏睡，头痛，舌苔白腻，脉滑或濡。治宜豁痰降逆，开窍痫。选用清半夏、胆南星、白芥子、石菖蒲等豁痰开窍；血瘀明显者，平素头昏痛，常由情志刺激或外界气候变化诱发癫痫病发作，夜间多发，发作时抽搐部位比较固定。亦有个别仅表现为剧烈头痛，或局部肢体麻木、抽搐。舌质紫黯或有瘀点，脉偏涩。治宜活血通瘀，熄风解痉，佐以豁痰开窍。重用虫类药全蝎、蜈蚣、地龙等活血化瘀通络。

（十）沈宝藩经验

沈宝藩认为，风、惊、痰、瘀是癫痫发作的基本病理因素，癫痫发作急骤如风之急起者，发作时的四肢抽搐，牙关紧闭等症责之于风。癫痫的发作多由七情内伤、恼怒惊恐、气机逆乱所致。癫痫的各种发病因素单一，也可与他病相互影响。而致癫痫频频发作，风痰血瘀闭阻扰神为实证多见，久病不愈，反复发作导致脏腑气血虚损可见虚证，或虚中夹实。定痫汤按证情辨证加减，频繁发作期治标为主，可加大豁痰熄风、开窍通络之力度。间歇期以扶正为主，选加补益肝肾或益气健脾通络之品。方剂组成：全蝎 4 g（分 2 次冲服），僵蚕、地龙、川芎、郁金、菖蒲、法半夏、枳实、牛膝各 10 g。功效：定痫、熄风止痉、涤痰通络。方解：全蝎熄风止痉，僵蚕熄风祛痰，地龙平肝熄风定惊，三药合用取息风止痉、祛痰通络之效；川芎、郁金、牛膝活血祛痰通络，川芎辛窜走上行头目，郁金行气祛痰辛开痰气瘀阻，牛膝活血通络、引血下行补肝肾；菖蒲、法半夏、枳实均可祛痰，菖蒲豁痰醒神开窍健脑，法半夏化痰降逆，枳实理气涤痰。以上诸药相伍，获熄风止痉、祛痰通络之功效，用于治疗癫痫。发作期：①痰火偏重：癫痫频繁发作，面色红赤，平素大便干结，尿黄赤，舌苔较腻或黄腻、舌质暗红，脉弦或滑而数，可选加羚羊角、龙胆、磁石、钩藤、胆南星、山楂、赤芍等。②痰湿偏重：病发时症见面色晦暗，手足发冷，口吐涎沫，舌质暗淡苔白腻，脉弦或弦滑，定痫汤选加天麻、蜈蚣、橘红、胆南星、当归。休止期：①心脾两虚为主：神疲乏力，心悸失眠、纳呆、大便溏稀，舌淡或暗淡，脉细弱，定痫汤去牛膝、枳实，选加党参、炒白术、茯苓、炒薏苡仁、远志、当归、山楂等。②肝肾阴虚为主：头晕目眩、眼花干涩，健忘、失眠，腰膝酸软，大便干燥，舌红或暗红，脉弦细，定痫汤去法半夏、菖蒲、僵蚕，选加天麻、龟甲、鳖甲、赤芍、丹参等。③脑外伤或脑血管病后继发癫痫，定痫汤选加养血活血通络药，当归、川芎、丹参、红花、桃仁、鸡血藤等。④儿童癫痫，定痫汤选加杜仲、山药、枸杞子、菖蒲等益肾填精补髓、健脑安神定志药。

五、名方推荐

（一）愈痫灵Ⅱ号方

黄芪、党参各 20 g，川芎、丹参各 12 g，黄芩、山茱萸、金礞石、石菖蒲各 10 g，全蝎 3 个，熊胆粉、冰片（适量）。功效：健脾补肾、祛痰活血、解毒定痫。主治：癫痫。用法：每日 1 剂，早晚分服。

（二）白郁追风汤

枯矾 5 g，蜈蚣 3 条，蝉蜕 10 g，郁金、炒僵蚕、钩藤各 15 g。功效：解痉祛风，清心开窍。主治：癫痫。用法：每日 1 剂，早晚分服。加减：若便秘肠热，加用玄参、生大黄，可泄热通便；若恶心胃胀，则加茯苓、厚朴、陈皮，以健脾理气，或加藿香以醒脾止呕醒脾。

（三）迟华基自拟方

陈皮、半夏、茯苓、人参、黄芪、石菖蒲、远志、甘草。功效：益气化痰，开窍安神。主治：癫痫之痰热壅盛证。用法：每日 1 剂，早晚分服。加减：年轻体壮，气虚不明显者，或标病甚急，可以去黄芪、人参，或加开窍安神之品，即所谓“甚者独行”。病势和缓，则健脾化痰并重，即所谓“间者并行”。肾虚明显或者恢复期，也可伍用补肾益肝之品，在此基础上，癫痫的治疗针对发作期与休止期区别用药。

（四）癫痫促效方

牡蛎（先煎）30 g，龙齿（先煎）24 g，白矾（先煎）2.5 g，郁金、苦杏仁、桃仁各 10 g，胆南星、法半夏各 6 g，丹参、鸡血藤各 15 g。功效：化痰开窍，活血化瘀。主治：癫痫之痰浊蒙窍证。用法：每日 1 剂，早晚分服。加减：因方中金石之药较多，不宜在体内久留，故有时需加入少量大黄（3～6 g）以导泻浊毒；若因脑部外伤致病者，宜选择加用赤芍、白芍各 12 g，土鳖虫 6 g，生蒲黄、红花各 10 g，川芎 15 g，当归 12 g 等活络散瘀；若抽搐较甚者，可加钩藤、地龙各 10 g，僵蚕 12 g 止痉；若痰浊较甚，头目不清、困倦酸重、胸闷、呕恶者，可酌加川贝母 6 g，竹茹、石菖蒲、远志各 10 g，陈皮 6 g 以增强降气化痰开窍；若心神受损，心悸不安、夜寐不宁，可酌加太子参、麦冬、五味子各 10 g，炒酸枣仁 20 g 益气养阴宁神；伴有发作后或平时头晕头痛者，可酌加秦艽、白芷各 10 g，川芎 15 g 等；发作前有幻听、幻视者，可加珍珠母（先煎）30 g 潜镇安神。如在急性期，癫痫发作频繁，宜用汤剂控制，另加琥珀粉 1～3 g 分冲，可增强疗效；在间歇期，则采用丸剂或散剂；并且要求患者在病情稳定后再坚持服用 3～6 个月。

（五）王常绮经验方

郁金、白芍、丹参、山药、山茱萸各 20 g，柴胡、黄芩、山栀、清半夏、僵蚕、制胆南星、炙甘草各 10 g，天竺黄、明矾、全蝎各 6 g，钩藤、川贝母、磁石、桃仁、熟地黄、大枣各 15 g，金礞石、红花各 12 g，珍珠母（20～30）g，生龙骨、生牡蛎、太子参（先煎）各 30 g，琥珀（冲服）3 g，羚羊角粉（冲服）1.2 g。功效：疏风豁痰，重镇安神，活血通络。主治：癫痫发作期。用法：每日 1 剂，早晚分服。

（六）六君子汤加减

党参、茯苓、白术、法夏、陈皮、甘草、木香、砂仁。功效：健脾益气，燥湿化痰。主治：癫痫恢复期。用法：每日1剂，早晚分服。加减：痰浊盛而恶心呕吐痰涎者加用制胆南星、厚朴化痰降浊；抽搐动风之症者加用僵蚕、天麻、蝉蜕熄风止痉；心神不宁者，加用远志宁心安神，远志既开心气而宁心安神，又能通肾气而强志不忘，有“交通心肾”之长，是治疗癫痫的常用之药；心情抑郁者，加用郁金、贯叶金丝桃疏肝解郁。

（七）愈痫散

天麻10 g、全蝎3 g、僵蚕10 g、羚羊角粉1 g、生石决明15 g、朱砂3 g、紫贝齿10 g、天竺黄10 g、制胆南星10 g、石菖蒲10 g、西牛黄3 g、郁金10 g、丹参15 g、牡丹皮10 g、琥珀3 g。功效：平肝镇痉，涤痰醒脑，宁心安神。主治：癫痫。用法：每日1剂，早晚分服。癫痫发作期，予以汤剂口服，早晚分服；若痫证控制或稳定，将此方共研粉末，入胶囊口服，以资巩固，恒获根治。

（八）附子理中汤

附子、干姜、党参、白术、甘草。功效：温阳散寒。主治：癫痫之阳气虚弱证。用法：每日1剂，早晚分服。加减：面色㿠白、流涎者，加茯苓、半夏、桂枝等以温化痰饮；舌下络脉紫滞、行动迟缓者，加桃仁、川芎、丹参等化瘀通络，通畅阳气运行之道路；表情呆滞、反应迟钝者，加石菖蒲、远志以开窍益智；反复外感者加黄芪、防风；不自主活动或发作1周内就诊者，加天麻、龙骨、牡蛎等熄风定惊。

（九）化痫汤

广陈皮、姜竹茹、炒枳壳、石菖蒲各8 g，云茯苓20 g，焦远志、焦白术、姜半夏各9 g，天竺黄4 g，胆南星、粉甘草各6 g，白僵蚕10 g。功效：化痰散结，熄风解痉。主治：癫痫。用法：水煎，每日1剂，分2次温服。加减：若发作频繁而抽搐者，加淡全蝎、大蜈蚣、干地龙祛风镇惊，化瘀散结；若兼见失眠多梦易惊者，加生龙骨、生牡蛎、首乌藤；若有外伤史者，加桃仁泥、草红花以活血化瘀；若兼头痛头晕者，加明天麻、钩藤以平肝熄风；若身体虚弱、久病不愈、正气亏损者，加太子参以扶正气；热甚者，加炒栀子、嫩黄芩以清热利湿；兼心神不宁者，云茯苓改为朱茯神，加琥珀粉以宁心安神。

第三节　帕金森病

帕金森病（Parkinson's disease，PD）是一种常见的神经系统退行性病变，该病的主要病理改变为黑质致密部多巴胺能神经元丢失和路易小体形成，其主要生化改变为纹状体区多巴胺递质降低，临床症状包括静止性震颤、肌强直、运动迟缓和自噬平衡障碍的运动状态及嗅觉减退、快动眼期睡眠行为异常、便秘和抑郁等非运动状态。在我国65岁以上人群的患病率为1700/10万，并随年龄增长而升高，给家庭和社会带来沉重的负担。

一、诊断标准

（一）帕金森综合征（Parkinsonism）的诊断标准

帕金森综合征诊断的确立是诊断帕金森病的先决条件。诊断帕金森综合征基于3个核心运动症状，即必备运动迟缓和至少存在静止性震颤或肌强直2项症状的1项，上述症状必须是显而易见的，且与其他干扰因素无关。对所有核心运动症状的检查必须按照统一帕金森病评估量表（UPDRS）中所描述的方法进行。值得注意的是，MDS-UPDRS仅能作为评估病情的手段，不能单纯地通过该量表中各项的分值来界定帕金森综合征。

（二）帕金森综合征的核心运动症状

1. 运动迟缓：即运动缓慢和在持续运动中运动幅度或速度的下降（或者逐渐出现迟疑、犹豫或暂停）。该项可通过 MDS-UPDRS 中手指敲击（3.4）、手部运动（3.5）、旋前-旋后运动（3.6）、脚趾敲击（3.7）和足部拍打（3.8）来评定。在可以出现运动迟缓症状的各个部位（包括发声、面部、步态、中轴、四肢）中，肢体运动迟缓是确立帕金森综合征诊断所必需的。

2. 肌强直：即当患者处于放松体位时，四肢及颈部主要关节的被动运动缓慢。强直特指“铅管样”抵抗，不伴有“铅管样”抵抗而单独出现的“齿轮样”强直是不满足强直的最低判定标准的。③静止性震颤：即肢体处于完全静止状态时出现 4～6 Hz 震颤（运动起始后被抑制）。可在问诊和体检中以 MDS-UPDRS 中 3.17 和 3.18 为标准判断。单独的运动性和姿势性震颤（MDS-UPDRS 中 3.15 和 3.16）不满足帕金森综合征的诊断标准。

（三）帕金森病的诊断

一旦患者被明确诊断存在帕金森综合征表现，可按照以下标准进行临床诊断：

1. 临床确诊的帕金森病：需要具备。①不存在绝对排除标准（absolute exclusion criteria）；②至少存在 2 条支持标准（supportive criteria）；③没有警示征象（red flags）。

2. 临床可能的帕金森病：需要具备。①不符合绝对排除标准；②需要具备：如果出现警示征象则需要通过支持标准来抵消；如果出现 1 条警示征象，必须需要至少 1 条支持标准抵消；如果出现 2 条警示征象，必须需要至少 2 条支持标准抵消；如果出现 2 条以上警示征象，则诊断不能成立。

（四）支持标准、绝对排除标准和警示征象

1. 支持标准：①患者对多巴胺能药物的治疗明确且显著有效。在初始治疗期间，患者的功能可恢复或接近正常水平。在没有明确记录的情况下，初始治疗的显著应答可定义为以下两种情况：a. 药物剂量增加时症状显著改善，剂量减少时症状显著加重。以上改变可通过客观评分（治疗后 UPDRS. Ⅲ评分改善超过 30%）或主观描述（由患者或看护者提供的可靠而显著的病情改变）来确定；b. 存在明确且显著的开/关期症状波动，并在某种程度上包括可预测的剂末现象。②出现左旋多巴诱导的异动症。③临床体检观察到单个肢体的静止性震颤（既往或本次检查）。④以下辅助检测阳性有助于鉴别帕金森病与非典型性帕金森综合征：存在嗅觉减退或丧失，或头颅超声显示黑质异常高回声（>20 mm^2），或心脏间碘苄胍闪烁显像法显示心脏去交感神经支配。

2. 绝对排除标准：出现下列任何 1 项即可排除帕金森病的诊断（但不应将有明确其他原因引起的症状算入其中，如外伤等）：①存在明确的小脑性共济失调，或者小脑性眼动异常（持续的凝视诱发的眼震、巨大方波跳动、超节律扫视）。②出现向下的垂直性核上性凝视麻痹，或者向下的垂直性扫视选择性减慢。③在发病后 5 年内，患者被诊断为高度怀疑的行为变异型额颞叶痴呆或原发性进行性失语。④发病 3 年后仍局限于下肢的帕金森样症状。⑤多巴胺受体阻滞剂或多巴胺耗竭剂治疗诱导的帕金森综合征，其剂量和时程与药物性帕金森综合征相一致。⑥尽管病情为中等严重程度（即根据 MDS-UPDRS，评定肌强直或运动迟缓的计分大于 2 分），但患者对高剂量（不少于 600 mg/d）左旋多巴治疗缺乏显著的治疗应答。⑦存在明确的皮质复合感觉丧失（如在主要感觉器官完整的情况下出现皮肤书写觉和实体辨别觉损害），以及存在明确的肢体观念运动性失用或进行性失语。⑧分子神经影像学检查突触前多巴胺能系统功能正常。⑨存在明确可导致帕金森综合征或疑似与患者症状相关的其他疾病，或者基于全面诊断评估，由专业医师判断其可能为其他综合征，而非帕金森病。

3. 警示征象：①发病后 5 年内出现快速进展的步态障碍，以至于需要经常使用轮椅。②运动症状或体征在发病后 5 年内或 5 年以上完全不进展，除非这种病情的稳定是与治疗相关。③发病后 5 年内出现球麻痹症状，表现为严重的发音困难、构音障碍或吞咽困难（需进食较软的食物，或通过鼻胃管、胃造瘘进食）。④发病后 5 年内出现吸气性呼吸功能障碍，即在白天或夜间出现吸气性喘鸣或者频繁的吸气性叹息。⑤发病后 5 年内出现严重的自主神经功能障碍，包括：a. 体位性低血压旧引，即在站起后 3 min 内，收缩压下降至少 30 mmHg（1 mmHg＝0.133 kPa）或舒张压下降至少 20 mmHg，并排除脱水、药物或其他可能解释自主神经功能障碍的疾病；b. 发病后5年内出现严重的尿潴留或尿失禁（不包括女性长期存在的低容量压力性尿失禁），且不是简单的功能性尿失禁（如不能及时如厕）。对于男性患者，尿潴留必须不是由前列腺疾病所致，且伴发勃起障碍。⑥发病后3年内由于平衡障碍导致反复（>1次/年）跌倒。⑦发病后10年内出现不成比例的颈部前倾或手足挛缩。⑧发病后5年内不出现任何一种常见的非运动症状，包括嗅觉减退、睡眠障碍（睡眠维持性失眠、日间过度嗜睡、快动眼期睡眠行为障碍）、自主神经功能障碍（便秘、日间尿急、症状性体位性低血压）、精神障碍（抑郁、焦虑、幻觉）。⑨出现其他原因不能解释的锥体束征。⑩起病或病程中表现为双侧对称性的帕金森综合征症状，没有任何侧别优势，且客观体检亦未观察到明显的侧别性。

二、西医治疗

（一）治疗原则

1. 综合治疗：应该对帕金森病的运动症状和非运动症状采取全面综合的治疗。治疗方法和手段包括药物治疗、手术治疗、运动疗法、心理疏导及照料护理等。药物治疗为首选，且是整个治疗过程中的主要治疗手段，手术治疗则是药物治疗的一种有效补充。

2. 用药原则：提倡早期诊断、早期治疗。坚持“滴定剂量”以避免产生药物的急性副作用，力求实现“尽可能以小剂量达到满意临床效果”的用药原则，避免或降低运动并发症尤其是异动症的发生率。治疗应遵循循证医学的证据，也应强调个体化特点，不同患者的用药选择需要综合考虑患者的疾病特点（是以震颤为主，还是以强制少动为主）和疾病严重程度、有无认知障碍、发病年龄、就业状况、有无共病、药物可能的副作用、患者的意愿、经济承受能力等因素，尽可能避免、推迟或减少药物的副作用和运动并发症。进行抗帕金森病药物治疗时，特别是使用左旋多巴时不能突然停药，以免发生撤药恶性综合征。

（二）药物治疗

根据临床症状严重度的不同，可以将帕金森病的病程分为早期和中晚期，即将Hoehn-Yahr 1～2.5级定义为早期，Hoehn-Yahr 3～5级定义为晚期。

1. 早期帕金森病的治疗：

（1）首选药物原则（图7-1）：

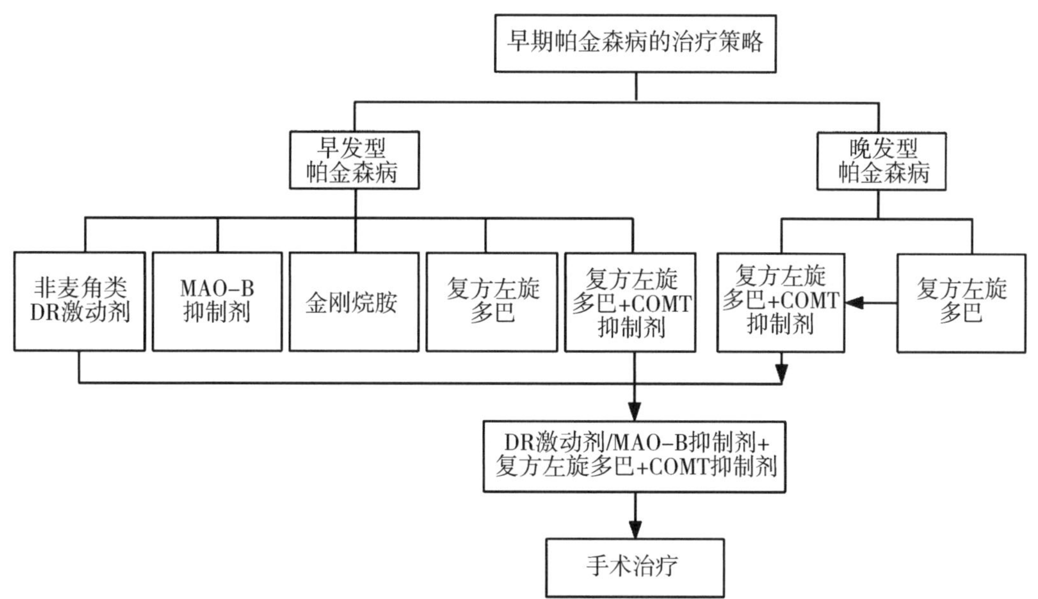

图7-1　早期帕金森的治疗策略。DR多巴胺受体；MAO-B：单胺氧化酶B型；COMAT：儿茶酚-O-甲基转移酶；图（7-2）（7-3）同

1）早发型患者，在不伴有智能减退的情况下，可由如下选择：①非麦角类 DR 激动剂；②MAO-B 抑制剂；③金刚烷胺；④复方左旋多巴；⑤复方左旋多巴＋儿茶酚-O-甲基转移酶（COMT）抑制剂。首选药物并非按照以上顺序，需根据不同患者的具体情况而选择不同的方案。若遵照美国、欧洲的治疗指南应首选方案①、②或⑤；若患者由于经济原因不能承受高价格的药物，则首选方案③；若因特殊工作需求，力求改善运动症状，或出现认知功能减退，则可首选方案④或⑤；也可小剂量应用方案①、②或③，同时小剂量联合应用方案④。对于震颤明显而其他抗帕金森药物疗效欠佳的情况下，可选用抗胆碱能药，如苯海索（benzhexol）。

2）晚发型或伴有智能减退的患者，一般首选复方左旋多巴治疗。随症状的加重，疗效减退时可添加 DR 激动剂、MAO-B 抑制剂或 COMT 抑制剂治疗。尽量不应用抗胆碱能药物，尤其针对老年男性患者，因其具有较多的副作用。

（2）治疗药物：①抗胆碱能药：目前国内主要应用苯海索，剂量为 1～2 mg，3 次/d。主要适用于伴有震颤的患者，对无震颤的患者不推荐使用。②金刚烷胺：剂量为 50～100 mg，2～3 次/d，末次应在下午 4 h 前服用。对少动、强直、震颤均有改善作用，并且对改善异动症有帮助（C 级证据）。③复方左旋多巴（苄丝肼左旋多巴、卡比多巴左旋多巴）：初始用量为 62.5～125.0 mg，2～3 次/d，根据病情而逐渐增加剂量至疗效满意和不出现副作用的适宜剂量维持，餐前 1 h 或餐后 1.5h 服药。④DR 激动剂：目前大多推崇非麦角类 DR 激动剂为首选药物，尤其适用于早发型帕金森患者的病程初期。激动剂均应从小剂量开始，逐渐增加剂量直至获得满意疗效而不出现副作用为止。麦角类 DR 激动剂可导致心脏瓣膜病变和肺胸膜纤维化，因此，目前已不主张使用，其中培高利特在国内已停用。⑤MAO-B 抑制剂：主要有司来吉兰（selegiline）和雷沙吉兰（rasagiline），其中司来吉兰有常释剂和口腔黏膜崩解剂。⑥COMT 抑制剂：恩托卡朋用量为每次 100～200 mg，服用次数与复方左旋多巴相同，若每日服用复方左旋多巴次数较多，也可少于复方左旋多巴次数，需与复方左旋多巴同服，单用无效。托卡朋用量为 100 mg，每日 3 次，第一剂与复方左旋多巴同服，此后间隔 6 h 服用，可以单用，每日最大剂量为 600 mg。其药物副作用有腹泻、头痛、多汗、口干、转氨酶升高、腹痛、尿色变黄等。托卡朋可能会导致肝功能损害，需要严密检测肝功能，尤其在用药之后的前 3 个月。

（三）中晚期帕金森病的治疗

中晚期帕金森病，尤其是晚期帕金森病的临床表现极其复杂，其中有疾病本身的进展，也有药物副作用或运动并发症的因素参与其中。对中晚期帕金森病患者的治疗，一方面要继续努力改善患者的运动症状；另一方面要妥善处理一些运动并发症和非运动症状。

1. 运动并发症的治疗：运动并发症（症状波动和异动症）是帕金森病中晚期常见的并发症，调整药物种类、剂量及服药次数可以改善症状，手术治疗如脑深部电刺激术（DBS）亦有效。

（1）波动症状的治疗（图 7-2）：症状波动主要包括剂末恶化（end of dose deterioration）、开-关现象（on-off phenomenon）。对剂末恶化的处理方法为：①不增加服用复方左旋多巴的每日剂量，而适当增加每日服药次数，减少每次服药剂量（以仍能改善运动症状为前提），或适当增加每日总剂量（原有剂量不大的情况下），每次服药剂量不变，而增加服药次数；②由常释剂换用控释剂以延长左旋多巴的作用时间，更是以在早期出现剂末恶化，尤其发生在夜间时为较佳选择，剂量需增加 20%～30%；③加用半衰期常用的 DR 激动剂，若已用 DR 激动剂而疗效减退可尝试用另一种 DR 激动剂；④加用对

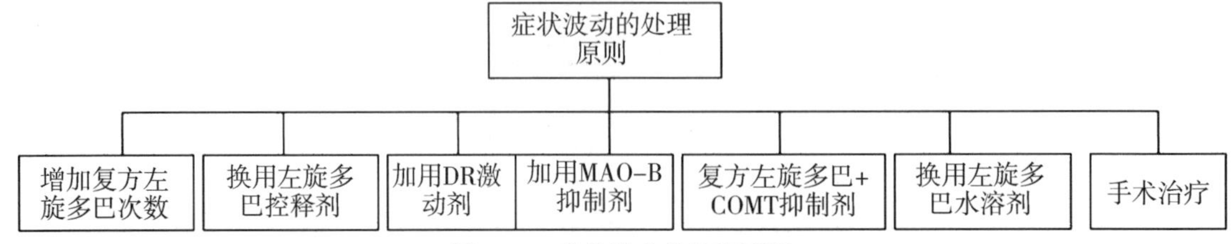

图 7-2 症状波动的处理原则

纹状体产生持续 DA 能刺激（continuous dopaminergic stimulation）的 COMT 抑制剂；⑤加用 MAO-B 抑制剂；⑥避免饮食（含蛋白质）对左旋多巴吸收剂通过血脑屏障的影响，宜在餐前 1 h 或餐后 1.5 h 服药，调整蛋白饮食可能有效；⑦手术治疗主要为丘脑底核（STN）行 DBS，可获裨益，为 C 级证据。对开-关现象的处理较为困难，可以选用口服 DR 激动剂，或可采用微泵持续输注左旋多巴甲酯或乙酯或 DR 激动剂（如麦角乙脲等）。

（2）异动症的治疗（图 7－3）：异动症（abnormal involuntary movements，AIMs）又称为运动障碍，包括剂峰异动症（peak-dose dyskinesia）、双相异动症（biphasic dyskinesia）和肌张力障碍（dystonia）。对剂峰异动症的处理方法为：①减少每次复方左旋多巴的剂量；②若患者是单用复方左旋多巴，可适当减少剂量，同时加用 DR 激动剂，或加用 COMT 抑制剂；③加用金刚烷胺；④加用非典型抗精神病药如氯氮平；⑤若使用复方左旋多巴控释剂，则应换用常释剂，避免控释剂的累积效应。对双相异动症（包括剂初异动症和剂末异动症）的处理方法为：①若在使用复方左旋多巴控释剂应换用常释剂，最好换用水溶剂，可以有效缓解剂初异动症；②加用长半衰期的 DR 激动剂或延长左旋多巴血浆清除半衰期的 COMT 抑制剂，可以缓解剂末异动症，也可能有助于改善剂初异动症。微泵持续输注 DR 激动剂或左旋多巴甲酯或乙酯可以同时改善异动症和症状波动，目前正在试验口服制剂是否能达到同样效果。其他治疗异动症的药物如作用于基底节非 DA 能的腺苷 A2A 受体拮抗剂等治疗效果的相关临床试验正在开展。对晨起肌张力障碍的处理方法为：睡前加用复方左旋多巴控释片或长效 DR 激动剂，或在起床时服用复方左旋多巴常释剂或水溶剂；对“开”期肌张力障碍的方法同剂峰异动症。手术治疗方法主要为 DBS，可获裨益。

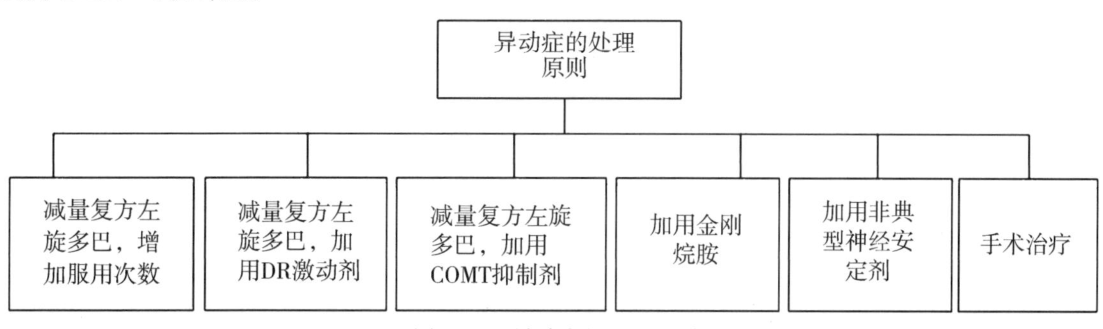

图 7－3　异动症的处理原则

2. 姿势平衡障碍的治疗：姿势平衡障碍是帕金森病患者摔跤的最常见原因，易在变换体位如转身、起身和弯腰时发生，目前缺乏有效的治疗措施，调整药物剂量或添加药物偶尔奏效。主动调整身体重心、踏步走、大步走、听口令、听音乐或拍拍子行走或跨越物体（真实的或假想的）等可能有益。必要时使用助行器甚至轮椅，做好防护。

3. 非运动症状的治疗：帕金森病的非运动症状涉及许多类型，主要包括感觉障碍、精神障碍、自主神经功能障碍和睡眠障碍，需给予积极、相应的治疗。

（四）手术治疗

早期药物治疗显效明显，而长期治疗的疗效明显减退，或出现严重的运动波动及异动症者可考虑手术治疗，详见《中国帕金森病脑深部电刺激疗法专家共识》。需要强调的是手术可以明显改善运动症状，但不能根治疾病，术后仍需应用药物治疗，但可相应减少剂量。手术需严格掌握其适应证，非原发性帕金森的帕金森叠加综合征患者是手术的禁忌证。

（五）康复与运动疗法

康复与运动疗法对帕金森病症状的改善乃至对延缓疾病的进程可能都有一定的帮助。帕金森病患者多存在步态障碍、姿势平衡障碍、语言和（或）吞咽障碍，可以根据不同的行动障碍进行相应的康复或运动训练。如健身操、太极拳、慢跑等运动；进行语言障碍训练、步态训练、姿势平衡训练等。若能每日坚持，则有助于提高患者的生活自理能力，改善运动功能，并能延长药物的有效期。

（六）心理疏导

帕金森病患者多存在抑郁等心理障碍，抑郁可以发生在帕金森病运动症状出现前和出现之后，是影响患者生活质量的主要危险因素之一，同时也会影响帕金森病药物治疗的有效性。因此，对帕金森病的治疗不仅需要关注改善患者的运动症状，而且要重视改善患者的抑郁等心理障碍，予以有效的心理疏导和抗抑郁药物治疗并重，从而达到更满意的治疗效果。

（七）照料护理

对帕金森病患者除了专业性的药物治疗以外，科学的护理对维持患者的生活质量也是十分重要的。科学的护理往往对于有效控制病情、改善症状起到一定的辅助治疗作用；同时也能够有效地防治误吸或跌倒等可能意外事件的发生。

三、中医临床思维

（一）中医病名及病因病机特征

帕金森病属于中医"颤证"范畴，又称"震颤""颤振"等。对该病的认识可追溯到《黄帝内经》。《素问·至真要大论》指出"诸风掉眩，皆属于肝"，"诸暴强直，皆属于风"。《素问·脉药精微论》云："骨者髓之府，不能久立，行则振掉，骨将惫矣。"《素问·五常政大论》又有"其病动摇""掉眩颠疾""掉振鼓栗"等描述，指出本病以肢体摇动为主要症状，属风象，与肝、肾有关。明代医家孙一奎在《赤水玄珠》中指出："颤振者，人病手足摇动，如抖擞之状，筋脉约束不住，而莫能任持，风之象也。"明代王肯堂《证治准绳·震颤》指出"此病壮年鲜有，中年以后乃有之，老年尤多。夫老年阴血不足，极为难治。"认为该病系年老阴血不足，肝风内动，筋脉失去濡养而致。迨至清代，张璐《张氏医通·震颤》对颤证的病因病机、辨证治疗及其预后有了较全面的阐述，认为本病多因风、火、痰、虚所致。目前认为本病主要由于年迈体虚、情志郁怒、饮食失宜、劳逸失度等各种原因导致气血不足，肝风内动，筋脉失养久则肾精亏损，筋脉失于濡润，基本病机为肝风内动，筋脉失养，病位在筋脉，与肝脾肾等脏关系密切。病理性质是本虚标实，本为气血阴阳的亏虚，其中以阴津精血亏虚为主，标实者多为风、火、痰、瘀，日久迁延发为虚实夹杂。

（二）辨病辨证及治疗特征

《中医老年颤证诊断和疗效评定标准》试行草案，将本病病名确定为"颤证"，主证：头或肢体震颤，少动，肢体拘痉，颈背僵直。兼证：表情呆板，头胸前倾，言语謇涩，上肢协调不能，皮脂外溢，口角流涎，智力减退或精神障碍，生活自理能力降低。发病诱因：可有明显诱因，如感受外邪，中毒或脑部病变，也可无诱因。发病年龄在55岁以上，慢性起病或进行性加重。具有主症两个以上，慢性起病或进行性加重，结合年龄、诱因等可确诊。证候标准有痰热动风型，血瘀动风型，气血两虚型，肝肾不足型和阴阳两虚型。目前帕金森病的中医临床分型很多，统计有17型之多，而临床上常见有肝肾阴虚、肝阳上亢、气血亏虚、风痰阻络4型，其本质为本虚标实，肝肾阴虚为本，其他的证候皆在此基础上变化而出。

本病的治疗当急则治其标，缓则治其本；治标以熄风，祛痰，化瘀，通络；治本以滋补肝肾，益气养血。临证时各证型均可适当兼用熄风止颤之法，如风阳内动者，宜滋阴潜阳、熄风止颤；痰热动风者，宜清热化痰、熄风止颤，气血亏虚者，宜补益气血、熄风止颤；肾精髓海不足者，宜填精补髓、熄风止颤。对病机复杂、虚实夹杂者，不应拘泥于一法，宜标本兼治，灵活变通。现代中医从脏腑、经络、六经、气血津液、阴阳等多维度进行论治，临床可以改善帕金森病的"震、痉、僵"等临床症状。目前中医药治疗帕金森病以疏肝通络、滋肾补髓、祛风湿、调经络为主。此外，中医传统疗法内容丰富，头针、电针、穴位注射、热敷、耳穴压豆、太极拳等在帕金森病治疗方面也取得了一定成效。

由于帕金森病的发病机制还不甚明朗，寻找疗效好而无不良反应的治疗方法显得尤为重要。西医治疗以药物和外科手术为主，西药虽然疗效确切，但长期服用易产生药物依赖性和不良反应。外科手术通过破坏人脑相应结构的完整性来缓解症状，会对患者身体造成伤害。针对西医诊治帕金森病存在的弊端，采用中医及中西医结合方法治疗帕金森病具有一定优势。结合中医药的特色优势，对早中期帕金森病患者辨证论治，采取个体化综合治疗，疗效必然突出。

（三）药物选择

数据挖掘结果表明，在治疗帕金森病的常用中药中，白芍、天麻、熟地黄、当归、钩藤处于核心地位，甘草、川芎、茯苓、全蝎、生地黄、黄芪、龟甲胶处于次核心地位，而其余中药处于从属地位。将中药进行功效归类后，补虚药、清热药、祛风湿药、活血化瘀药所占比重较高，表明以上功效的药物对帕金森病的治疗具有积极作用。

四、名医经验

（一）李鲤经验

1. 李鲤在临证中将颤证主要分为阴虚风动证、痰瘀阻滞证、气血亏虚证和髓海不足证等四型加以论治。通过对多年临床诊治的帕金森病患者的观察总结，李鲤发现大多数帕金森病患者都有舌体偏胖大，舌质瘀黯，舌面水滑，舌苔白腻或黄腻，脉象弦滑等脾虚湿盛、痰瘀互结之象，认为脾虚痰瘀互结是帕金森病病程中不容忽视而普遍存在的病理现象，脾胃运化失职，气血生化乏源，不能上输以荣养脑髓，下蓄以温养命门，外达以濡养四肢筋脉，津不化水而生痰，血失温养而瘀滞，痰瘀互阻，久瘀化热生风，上扰神明，而出现震颤症状。

2. 治疗上以消为主，善用保和，李鲤认为导致帕金森病形成的原因固然很多，在病理方面也比较复杂，就中医观点而论，痰瘀互结证型往往贯穿于帕金森病发病的整个过程中，经长期临床实践观察，体会到保和丸加味对此种病症有明显的预防和治疗作用。选用《丹溪心法》第一张方子，由山楂 180 g，神曲 60 g，半夏 90 g，茯苓 90 g，陈皮 30 g，连翘 30 g，莱菔子 30 g 等组成。保和丸属消法的范畴，可谓是消痰、化积、解郁、散结的良方。以保和丸（汤）为基础方可达健运脾胃之功，助后天运化之力，化源一开，痰瘀得消，水谷之精微源源不断进入机体，精血得以涵养，脏腑得到填充，不唯治风，而风自灭，而且脾胃运化正常，也有利于其他药物的吸收利用，发挥疗效，对于此病的治疗大有裨益。

3. 在临床辨证诊治中牢牢把握脾虚痰瘀阻滞，引动肝风这一主要病机，常把健脾和胃化痰作为其治疗的第一步，在保和汤的基础上根据临床表现和相兼症状的不同，并随证辅以益气养血、填精补髓、镇肝熄风等法进行治疗。

4. 李鲤治疗本病善用虫类药搜风止痉，认为“草木不能建功，故必借虫蚁入络搜剔络内久踞之邪”，如僵蚕、地龙对于久病化火生风，痰瘀阻络者用之效佳；制鳖甲、制龟甲善于平肝熄风，多用于肝阳上亢，肝风内动者；全蝎、蜈蚣善于熄风止痉，对顽固性的全身震颤用之得当，必收奇功。

（二）万铁远经验

万铁远认为帕金森病并非一种疾病，而是一类症候群，以头或肢体震振，少动，肢体拘痉，颈背僵直为主证，兼以表情呆板，头胸前倾，言语謇涩，上肢协调不能，皮脂外溢，口角流涎，智力减退或精神障碍，生活自理能力降低。其发病有在筋、在肝、在脾、在肾和在脑之不同，外邪亦在发病过程中起到重要作用。病性分虚实两端，脾虚、肾虚，肺热传变等均可致颤证。①临证要点：a. 临证首问起因。先问患者年龄。禀赋不足，肾精虚损，脏气失调；或人至中年，脾胃渐损，肝肾亏虚，筋脉失养；次问饮食习惯。恣食肥甘厚味或嗜饮烟酒，损伤脾胃，聚湿生痰，痰浊阻滞经络而动风；三问其情志。郁怒忧思太过则肝气郁结不畅，气滞筋脉失养；或肝郁化火生风，风阳暴张，窜经入络，扰动筋脉。四问其职业。行役劳苦，动作不休，使肌肉筋膜损伤疲极；或贪逸少动，气缓脾滞，气血日减不养筋脉发为颤证。b. 次辨发病缓急。万铁远认为颤证发病总属 3 类，一为新发，二为继发，三为复发。分清发病缓急，对审病求因，遣方用法都有重大意义。c. 三辨舌脉。万铁远看舌，主要看舌下络脉。心开窍于舌，舌质可显示脏腑病变，而舌底脉络所反映疾病的征象常早于舌质的变化，其异常能真实地反映脏腑气血的寒热虚实，故以舌底络脉辨证更为精准。d. 四辨疾病轻重程度。病情轻者治疗时间短，恢复较快，患者日常生活不受影响；病情重者，治疗时间长，疾病对日常生活影响较大，患者治疗往往信心不足，容易产生厌恶、排斥、逆反、抑郁等不良情绪，这种不良情绪反之又会加重疾病程度，故对于病情较重的患者，在治病同时应增强心理辅导，给予其信心，多兹鼓励，用药时予以宁心安神之品，则事半功倍。②辨证要点：a. 首辨脏腑：万铁远认为颤证发病，总体而言有在筋、在肝、在脾、在肾和在脑之不同。b. 次应辨脏腑传变致颤：肝主筋，脾主四肢肌肉，身体的摇动颤抖与肝、脾的病变关系密切，肾虚致肝之阴血不足，阴虚不能制阳而肝阳亢而无制，终见肢体动风之象，故“脾肾气虚”“脾肾阳虚”“肺移热于肾”亦是此证的辨证思路之一；万铁远言明辨证中应多法结合，四诊合参，分清标本虚实，方才辨证准确。③治则治法：a. 临床治病首先应当在辨脏腑的基础上遣方用药，邪实者，攻邪时注意扶正，正气不足者，扶正时注意活血行气；b. 治疗应当针药结合，根据不同脏腑而循经取穴，调其虚实；c. 十分注重病后调护，耐心叮嘱患者保持情绪稳定，心情舒畅，避免忧思郁怒等不良精神刺激，饮食宜清淡而富有营养，忌暴饮暴食及嗜食肥甘厚味，戒除烟酒等不良嗜好等。

（三）段富津经验

段富津认为，颤证病因复杂，证候易变。临床常见本虚标实之证，虚者多见五脏阴阳气血津液不足，尤以肝、肾为主；实为风、火、痰、瘀为患，尤以内风为多见。肝血亏虚，肝阳化风，筋脉失约为颤证发生的基本病机，肾精亏虚，髓海不足为颤证发病之根本。肝、肾两脏与颤证的发生发展关系最为密切，临床常从肝、肾两脏论治颤证，疗效满意。段富津治疗颤证时，重视滋补阴血、填精益髓、调补肝肾，在此基础上配合息风之法。①其在临床中重视滋养肝血，在滋补肝血的同时，酌加活血行气之品，使之补而不滞，切忌滋腻太过阻碍胃气。肝血亏虚之患常见肝阴不足之证，故在养肝血的同时，应配伍滋肝阴之药，使肝阴足而血气旺。兼肝气郁滞者，在临证时应采用养血疏肝之法。②而年高体衰之人，肾精渐亏，髓海不足，精不化血，不能濡养筋脉，亦可渐成颤证。治疗上采用补肾精、益精血之法。肝肾同源，肝血可充养先天之肾精，肾精亦可化生为阴血，在临证时应肝肾同补，精血同调。③段富津强调，在调补肝肾的同时要治风，常采用平肝息风、镇肝息风、育阴潜阳之法。此外，段富津强调患者后期常见本虚标实，夹痰、夹瘀之证，在补益肝肾的同时要辨别痰瘀之证的轻重缓急，常加以化痰开窍、活血化瘀之品。临床常用石菖蒲、远志、川芎、桃仁、红花等之药。常用四物汤、地黄饮子、天麻钩藤饮等方加减治疗颤证。综上所述，段富津认为，肝血亏虚，肝阳化风，筋脉失约为颤证发生的基本病机，肾精亏虚，髓海不足为颤证发病之根本。辨证施治时重滋补阴血、填精益髓、调补肝肾，在此基础上配合息风之法。对于本虚标实、虚实夹杂者，还需细辨其标本缓急，灵活变通，方可取得显著疗效。

（四）裘昌林经验

裘昌林主张帕金森病中医分期治疗，寻找合理的切入点。裘昌林认为中医的精髓在于辨证论治，重点在辨证，临证时，最重要的是分清证型，辨明标本虚实。“证同治亦同，证异治亦异。”证是决定治法方药最可靠的依据，同时裘昌林非常重视病证结合。裘昌林将颤证分为风阳上扰、痰热动风、肝肾不足、气血亏虚、阴阳两虚5种证型，但出现的频率有所不同。颤证早期以风阳上扰、肝肾不足、痰热动风多见；晚期则以气血亏虚、阴阳两虚为多，与病程长、脏气亏损及长期使用西药造成的副作用有关。遣方时各型均可配伍熄风止颤之品。认为临床上肝肾阴虚最多见，表现为头目眩晕，肢体震颤，步履艰难，汗出不止，大便不畅，舌质偏红少津，脉细数等症，此时治疗以滋阴为主治其本，熄风治其标，自拟滋阴熄风汤，强调辨证论治，个体化治疗，必须随症加减。主张中西合璧，增效减副，认为所谓的中西医结合，是指中医辨证与辨病相结合，微观辨证和宏观辨证相结合，充分利用中医的理论体系和知识，又要了解该疾病的西医的病理基础，只有在辨证的基础上加以辨病，才能起到更好的疗效。对于中晚期患者，善用虫类药以搜风止痉，同时不忘兼顾脾胃，常佐以砂仁、厚朴、枳壳、炒谷芽、炒白术醒脾健胃、养胃生津、滋阴柔肝之品。时刻谨记“脾胃为后天之本”。脾胃亏虚，气血生化乏源，“精血同源”，肾精不足，肝血亏虚，筋脉失养，诸症加重。此外，中医对其症状的改善，尤其是改善患者非运动症状方面有一定的疗效，如出汗、便秘、抑郁、失眠、痴呆等，提高患者的生活质量等，更为重要的是裘昌林非常注重心理治疗，建立患者治疗的信心更有助于疾病的治疗。

（五）韩明向经验

韩明向认为颤证常常隐匿起病，病程日久，累及肝肾。阴阳两虚为发病之根本。肝主筋，肾主骨，肢体的颤动与肝肾关系密切。肝肾二脏精气充沛，阴平阳秘，则能防止肢体震颤，减少颤证的病发或延缓颤证的病程。反之，肝肾亏虚，肝血虚则无以濡养筋脉，临床表现为头摇肢颤，神疲乏力，动则气短，健忘心悸，眩晕纳呆，脉沉濡或细弱；肾阴虚则神机失养，肢体失主，临床表现为头摇肢颤，腰膝酸软，心烦失眠，头晕耳鸣，老年患者病程日久甚或痴呆；肾阳虚则筋脉拘挛，畏寒肢冷，小便清长，大便溏薄，脉沉迟无力。故韩明向认为，颤证的主要病因病机为本虚标实，肝肾亏虚为本，风火痰瘀为标，临证应以滋补肝肾为治疗大法，辨证处方，疗效显著。其治疗帕金森病重视辨证与辨病相结合，以滋补肝肾为总体治疗原则，结合患者风、火、痰、瘀的不同症状辨证化裁用药，喜用地黄饮子治疗阴阳两虚型颤证，再结合症状辨证加减。韩明向治疗帕金森病以滋补肝肾为总体治疗原则，结合患者风、火、痰、瘀的不同症状辨证化裁用药，切中病机，药证契合，效如桴鼓，可拯救顽疴。

（六）周德安经验

周德安认为颤证的发生多与肾阳亏虚，阳失温煦，阴失濡养，而筋脉挛急有关。临床上应用温阳利水的方法治疗颤证取得了显著的疗效。擅用真武汤加减治疗。真武汤为治疗脾肾阳虚、水气内停的主要方剂，原方是以大辛大热的附子为君药，起到温肾壮阳、化气行水的功效，而周德安却重用白芍 30 g 为君药。重用白芍者，乃一药三用，一者利小便以行水气，一者防止温燥渗利而伤阴，一者敛阴舒筋以止筋惕肉瞤。茯苓、白术健脾利湿，淡渗利水，使水气从小便而出。将生姜换为干姜，协助附子以温阳祛寒。诸药配伍共奏温阳利水之效。此外，周德安提倡针药并用。其非常强调精神、情志因素在致病因素中的重要作用，认为精神安定、情志舒畅是取得良效的重要前提条件，故在治疗疾病过程中，提出“治病先治神”的学术观点。为此周德安设立“针灸四神方”。该方由百会以及神庭、本神、四神聪、神门 4 个穴名含有“神”的穴位组成，具有镇静安神、健脑益智等功效，是针灸治神的主方。临床上将其作为治疗神志疾病的基础方，并在此基础上根据病症配穴可治疗多种疾病。针刺治疗颤证时选用“四神方”起到镇静安神、熄风止痉的作用。督脉统领一身之阳气，通过选取督脉穴位以达到温阳散寒、镇静熄风的目的。“督脉十三针”为周德安临床常用重镇安神穴方，广泛应用于帕金森病、小儿抽动症、躁狂症、癫痫等疾病。另外“督脉十三针”选取督脉穴位，温阳散寒作用较强，临床常用于背部畏寒患者。加风池穴以加强熄风止痉的功效。后溪穴通督脉，取之可以加强温阳散寒之功，申脉为足太阳膀胱经穴位、八脉交会穴通阳跷脉，可以调节人体的运动功能。五脏俞加膈俞为周德安补益安神的常用穴方。通过选取五脏的背俞穴达到补益脏腑气血、调节水液代谢、熄风止痉的功效。水液的运转与肺、脾、肾密切相关。配合温肾健脾利水、调理气血相关穴位，共同起到镇静安神、熄风止痉、温阳利水的功效。

（七）颜德馨经验

颜德馨擅长应用活血化瘀法治疗疑难杂证，对颤证主张从“瘀血生风”论治。其认为颤证多由瘀血作祟，其多属筋脉病变。心主血液以养脉，肝主气机疏泄以濡筋，若气滞血瘀，血气不能滋润筋脉，则颤振频发。其病因病机或因情志不遂，肝郁气滞，导致气滞血瘀，引动内风而成；或挟风痰内阻，壅滞脉络，以致瘀血内生，筋脉失养而成；或因饮食不节，损伤脾胃，致使助湿生痰，日久致瘀，筋脉失养所致；或因年老久病，肝肾精血不足，造成血涩致瘀，风阳内动，筋脉失养，而致颤证；或由于外伤引起瘀血内阻，络脉不通，虚风内动，上扰清窍，筋脉失养而为颤证。其治疗颤证推崇气血学说，在古人“血虚生风”的理论上创立“血瘀生风”的观点，遵遁“疏其血气，令其条达而致和平”的重要治疗原则，主张运用活血化瘀、祛风通络之剂治疗颤证。临床习用王清任的血府逐瘀汤、通窍活血汤化裁。根据患者的表现随症加减，每每能获良效。

（八）颜乾麟经验

颜乾麟认为肝在帕金森病的发生发展中占首要地位。《素问·痿论》指出肢体运动的能量来源，全赖于肝的藏血充足和调节血量的作用。无论任何原因导致筋脉失养，均会筋急风动而变生颤证，因此如果肝阴不足，阳亢化风或肝的阴血不足，筋失所养，多可出现手足颤动，屈伸不利，头摇不止等症。由此可见，颤证是肝阴不足，筋失所养所致，这是颤证的共同病机。而肝的阴血不足，则血液相对黏滞，运行不畅，从而导致血液瘀滞而产生瘀血，因此颜乾麟提出颤证的基本病机应是肝阴不足为本，瘀血内阻为标。临证每以当归芍药甘草汤加味治疗，并取得显著疗效。其在原方基础上加当归、赤芍，以达到柔肝养阴，养血活血的双重功效。当归、白芍 2 药酸甘化阴，柔肝缓痉，当归甘温质润，补血活血；白芍乃养血濡筋，缓急止痉之良药，酸苦微寒，养血敛阴，柔肝，质清不腻，补而不滞；赤芍主入肝经，能清肝火，活血散瘀；炙甘草性味甘平，能补脾益气，缓急止痛，与白芍共用可增强养肝血、濡筋脉之功。

五、名方推荐

（一）地黄饮子加减

熟地黄、山茱萸、肉苁蓉、肉桂心、西枫斗（药用石斛的加工品）、寸麦冬、石菖蒲、苦远志各 15 g，巴戟天、五味子、云茯苓各 10 g，生姜 3 g，大枣 2 枚。功效：滋肾阴，补肾阳，开窍化痰。主治：帕金森病之阴阳两虚证。用法：每日 1 剂，水煎，分 2 次温服，7 剂。加减：症见肝风内动，常配伍天麻、钩藤；症见痰热风动，常配伍半夏、胆南星、竹茹；症见瘀血阻滞，常配伍地龙、鸡血藤；症见气血亏虚，常配伍当归、人参、白芍。

（二）血府逐瘀汤加减

桃仁 12 g，红花、当归、生地黄、牛膝各 9 g，川芎、桔梗各 5 g，赤芍、枳壳各 6 g，柴胡、甘草各 3 g。功效：行气活血，祛瘀养血。主治：帕金森病之气滞血瘀证。用法：每日 1 剂，水煎，分 2 次温服。

（三）芍药甘草汤加减

当归、赤芍、白芍、红花、苍术、白术、木瓜、千年健、伸筋草、络石藤各 10 g，灵磁石、煅龙牡各 30 g，丹参、豨莶草各 15 g，炙地龙 4.5 g，炙甘草 6 g。功效：柔肝养阴，豁痰化瘀。主治：帕金森病之肝阴亏虚，痰瘀交阻证。用法：每日 1 剂，水煎，分 2 次温服，14 剂。加减：如兼手足麻木，可加独活、豨莶草；兼入夜难以入睡，可加黄连、肉桂；兼双下肢无力，可加川牛膝、怀牛膝；兼大便不通，可加生决明子、生地黄、生白术等。

（四）滋阴熄风汤

生地黄、熟地黄、炙龟甲各 15 g，山茱萸、僵蚕各 12 g，白芍 15～30 g，天麻 9～12 g，钩藤 15～20 g，全蝎 3～6 g，石决明 30 g。功效：滋阴熄风。主治：帕金森病之肝肾阴虚证。用法：每日 1 剂，水煎，分 2 次温服。加减：①阴虚内热：症见五心烦热、大便秘结、舌红苔薄、脉细数，可适当选用知母、牡丹皮、地骨皮、炙鳖甲，鲜石斛（若舌光剥者）等滋阴清热除烦。②肢体震颤：选用珍珠母、紫贝齿平肝熄风，重者予羚羊角粉 3 g（另吞），可起到迅速缓解肌张力的作用。③夹有痰湿：苔白腻，脉弦滑者，减熟地黄、山茱萸、龟甲等，或熟地黄配砂仁者亦可，化痰药多用姜半夏、胆南星、石菖蒲等化痰熄风。④气血两虚：选用当归、黄芪、川芎补气养血。血虚生风，熄风药可用，但滋阴药如山茱萸、生地黄、熟地黄必去除。⑤认知障碍：选用益智、石菖蒲、郁金，清心化痰，开心智。⑥大便秘结：仍需辨证论治为主，分为阴虚便秘、气虚便秘、阳虚便秘、痰湿为重者几种情况。阴虚者养阴润下，选用知母、葛根、决明子；阳虚者加肉苁蓉、锁阳温肾润肠；气虚者用枳术丸。此外，便秘生白术需重用至 30 g，也可加火麻仁，若气虚下陷者加升麻升阳举陷，痰湿重者用瓜蒌子、杏仁、桃仁（尤其前两者入肺经，肺与大肠相表里，宣肺气、通大便）。

（五）真武汤加减，配合针灸

白芍 30 g，炮附子（先煎）、五味子、白僵蚕各 6 g，干姜、炒苍术、炒白术、茯苓、枸杞子、钩藤、红花、桃仁泥、天麻各 10 g，黄精、北沙参、麦冬各 15 g，羚羊角粉 0.3 g（冲服）。功效：温阳利水，养阴活血。主治：帕金森病之阳虚水泛，血瘀津亏证。用法：每日 1 剂，水煎，分 2 次温服，14

剂。针灸处方：第1组穴位：风池、风府、大椎、陶道、身柱、神道、至阳、筋缩、脊中、悬枢、命门、腰阳关、长强、肺俞、心俞、膈俞、肝俞、脾俞、肾俞、后溪、申脉；第2组穴位：百会、神庭、本神、四神聪、神门、攒竹、承浆、中脘、天枢、关元、曲池、手三里、内关、合谷、阴陵泉、足三里、丰隆、三阴交、太溪、太冲、公孙、照海。上述2组穴位隔日交替使用。每周针刺3～4次。30次为1个疗程，疗程结束后可休息1～6个月，每半年针刺1个疗程。针刺及补泻手法：百会穴采用直刺的方法，四神聪采用斜刺的方法，针尖朝向百会穴。本神、神庭斜刺，针尖向前，朝向前额。针灸四神聪、攒竹、承浆、后溪、申脉应用平补平泻的手法。督脉十三针、背俞穴、中脘、天枢、关元、曲池、手三里、足三里、阴陵泉、丰隆、三阴交、太溪、照海应用补法。风池、内关、合谷、太冲、公孙应用泻法。加减：肾精亏虚者加山茱萸以补益肝肾、补肾填精。肾阳虚者加巴戟天，以补肾助阳、祛风除湿。阴阳俱虚者加六味地黄丸，共奏滋阴补肾、温阳化气的功效。抖动明显者加天麻、钩藤、羚羊角粉，可加强清热熄风止痉的功效。舌质紫暗者为瘀血内阻之象，加入桃仁、红花以活血化瘀。饮水呛咳者加入郁金、白僵蚕、白芷、羌活。夜尿频繁者加入桑螵蛸、菟丝子、益智以温肾固精缩尿。口干、口渴者加入沙参、麦冬、五味子以养阴生津、润燥止渴。

（六）保和丸加减

陈皮、焦山楂、焦建曲、当归、麦冬、五味子各15 g，半夏12 g，茯苓30 g，炒莱菔子、连翘、远志、金钗石斛、木香、甘草各10 g，杜仲、桑寄生、生龙骨（先煎）、生牡蛎（先煎）、石菖蒲、天冬、太子参各20 g，续断25 g。功效：健脾补肝肾，滋阴熄风。主治：帕金森病之肝肾亏虚，阴虚风动证。用法：每日1剂，水煎，分2次温服，20剂。加减：对于患者气血亏虚较为明显者，加黄芪、党参、白术、茯苓、山药、当归、白芍等药补气养血；属髓海不足者，加熟地黄、枸杞子、怀牛膝、龟甲、杜仲、续断等填精补髓；属肝阳上亢，肝风内动者，加寒水石、珍珠母、生龙牡、鳖甲、地龙、白芍等药镇肝熄风；若患者伴有失眠多梦者可加茯神、珍珠母、首乌藤；便秘者加瓜蒌、当归、桃仁、生地黄；若患者出现情绪淡漠，加用百合、柴胡、香附、枳壳等；烦躁不安者，加用川楝子、黄芩、龙胆、龙齿等。

（七）导痰汤与平胃散加减

石菖蒲、苍术、川牛膝各12 g，姜半夏、天麻、夏枯草、地龙各9 g，厚朴、茯苓、炒枳实、葛根各15 g，钩藤（后下）、木瓜各20 g，白蒺藜、蔓荆子各10 g，远志6 g，首乌藤、郁李仁、火麻仁各30 g。功效：行气化痰开窍，主治：帕金森病之风痰内盛兼肝肾不足证。用法：每日1剂，水煎，分2次温服。

（八）天麻钩藤饮加减

天麻15 g，怀牛膝、草决明各25 g，钩藤、石决明各30 g，生龙骨、生牡蛎各40 g，生白芍、熟地黄、山药、炙甘草各20 g。功效：补肾益肝，平肝息风。主治：帕金森病之肝肾不足，风阳内动证。用法：每日1剂，水煎，分2次温服，7剂。加减：原方适用于舌质红、舌苔黄者，此为实热之候，故用山栀、黄芩清热泻火。若舌红少苔，此为阴虚之象，应去栀子、黄芩，以防苦寒化燥伤阴，酌加天冬、白芍、生龙骨、生牡蛎等以滋阴潜阳。

（九）小续命汤加减

炙麻黄、制附子各6 g，黄芩20 g，当归、羌活各10 g，全蝎、桂枝各8 g，党参、防风、炙甘草、木瓜各15 g，白芍25 g，蜈蚣2条，大枣8枚，生姜5片。功效：健脾养血，柔肝熄风，化瘀通络。主治：帕金森病之肝脾两虚证。用法：1日半1剂，水煎，早晚温服，5剂。

（十）防己茯苓汤加减

木防己18 g，生半夏12 g，茯苓、白术、生龙骨、生牡蛎（先煎）、薏苡仁各30 g，桂枝、黄芪、牡丹皮、炒苍术、炮附子各15 g，猪苓、防风、炙远志、黄芩、甘草各10 g，天麻、石菖蒲、太子参各20 g。功效：温阳达表，利水渗湿，祛邪通络。主治：帕金森病之水湿内停，瘀阻经络证。用法：每日1剂，水煎，分2次温服，15剂。

（十一）人参归脾汤

人参、茯苓、远志、白术、合欢皮各 15 g，酸枣仁 30 g，黄芪、当归、木香、龙眼肉各 10 g，甘草 6 g。功效：补益脾气，益气活血。主治：帕金森病之气血亏虚证。用法：每日 1 剂，水煎，分 2 次温服，疗程 1 个月。

第四节　动脉粥样硬化性血栓性脑梗死

脑梗死（cerebral infarction）又称缺血性脑卒中（cerebral ischemic stroke），是指脑部血液循环障碍，缺血、缺氧所致的局限性脑组织的缺血性坏死或软化，是脑血管病中最常见的类型，约占全部急性脑血管病的 70%。而动脉粥样硬化性血栓性脑梗死（atherothrombotic cerebral infarction）是脑梗死中最常见的类型，是在脑动脉粥样硬化等原因引起的血管壁病变的基础上，管腔狭窄、闭塞或有血栓形成，造成局部脑组织因血液供应中断而发生缺血、缺氧性坏死，引起相应的神经系统症状和体征。其病因主要是各种原因导致的颅内及颈部大动脉粥样硬化，具有较高的致死、致残率。

一、诊断标准

（一）诊断标准

过去对缺血性脑卒中与短暂性脑缺血发作（TIA）的鉴别主要依赖症状、体征持续时间，TIA 一般在短时间内很快完全恢复，而脑梗死症状多为持续性。近年来影像技术的发展促进了对脑卒中认识精确性的提高，对二者诊断的时间概念有所更新。根据国际疾病分类（第 11 版）（ICD-11）对缺血性脑卒中的定义，有神经影像学显示责任缺血病灶时，无论症状/体征持续时间长短都可诊断缺血性脑卒中，但在无法得到影像学责任病灶证据时，仍以症状/体征持续超过 24 h 为时间界限诊断缺血性脑卒中。应注意多数 TIA 患者症状不超过 0.5～1 h。急性缺血性脑卒中诊断标准：①急性起病；②局灶神经功能缺损（一侧面部或肢体无力或麻木，语言障碍等），少数为全面神经功能缺损；③影像学出现责任病灶或症状/体征持续 24 h 以上；④排除非血管性病因；⑤脑 CT/MRI 排除脑出血。

（二）病因分型

对急性缺血性脑卒中患者进行病因/发病机制分型有助于判断预后、指导治疗和选择二级预防措施。当前国际广泛使用急性卒中 Org10172 治疗试验（TOAST）病因/发病机制分型，将缺血性脑卒中分为：大动脉粥样硬化型、心源性栓塞型、小动脉闭塞型、其他明确病因型和不明原因型 5 型。

（三）诊断流程

急性缺血性脑卒中诊断流程应包括如下 5 个步骤：第一步，是否为脑卒中？排除非血管性疾病。第二步，是否为缺血性脑卒中？进行脑 CT/MRI 检查排除出血性脑卒中。第三步，卒中严重程度？采用神经功能评价量表评估神经功能缺损程度。第四步，能否进行溶栓治疗？是否进行血管内机械取栓治疗？核对适应证和禁忌证。第五步，结合病史、实验室、脑病变和血管病变等资料进行病因分型（多采用 TOAST 分型）。

二、西医治疗

（一）治疗

1. 一般处理：

（1）呼吸与吸氧：必要时吸氧，应维持氧饱和度>94%。气道功能严重障碍者应给予气道支持（气管插管或切开）及辅助呼吸。无低氧血症的患者不需常规吸氧。

（2）心脏监测与心脏病变处理：脑梗死后 24 h 内应常规进行心电图检查，根据病情，有条件时进行持续心电监护 24 h 或以上，以便早期发现阵发性心房纤颤或严重心律失常等心脏病变；避免或慎用增加心脏负担的药物。

（3）体温控制：对体温升高的患者应寻找和处理发热原因，如存在感染应给予抗感染治疗。对体温>38 ℃的患者应给予退热措施。

（4）血压控制：①缺血性脑卒中后 24 h 内血压升高的患者应谨慎处理。应先处理紧张焦虑、疼痛、恶心呕吐及颅内压增高等情况。血压持续升高至收缩压≥200 mmHg 或舒张压≥110 mmHg，或伴有严重心功能不全、主动脉夹层、高血压脑病的患者，可予降压治疗，并严密观察血压变化。可选用拉贝洛尔、尼卡地平等静脉药物，建议使用微量输液泵给予降血压药，避免使用引起血压急剧下降的药物。②准备溶栓及桥接血管内取栓者，血压应控制在收缩压<180 mmHg、舒张压<100 mmHg。对未接受静脉溶栓而计划进行动脉内治疗的患者血压管理可参照该标准，根据血管开通情况控制术后血压水平，避免过度灌注或低灌注，具体目标有待进一步研究。③卒中后病情稳定，若血压持续≥140/90 mmHg，无禁忌证，可于起病数天后恢复使用发病前服用的降压药物或开始启动降压治疗。④卒中后低血压的患者应积极寻找和处理原因，必要时可采用扩容升压措施。可静脉输注 0.9%氯化钠溶液纠正低血容量，处理可能引起心输出量减少的心脏问题。

（5）血糖：血糖超过 10 mmol/L 时可给予胰岛素治疗。应加强血糖监测，可将高血糖患者血糖控制在 7.8～10 mmol/L。血糖低于 3.3 mmol/L 时，可给予 10%～20%葡萄糖口服或注射治疗。目标是达到正常血糖。

2. 特异性治疗：包括改善脑血循环（静脉溶栓、血管内治疗、抗血小板、抗凝、降纤、扩容等方法）、他汀类药物及神经保护等。

（1）改善脑循环：①静脉溶栓：是目前最主要的恢复血流措施，药物包括重组型纤溶酶原激活剂（rt-PA）、尿激酶和替奈普酶。Rt-PA 和尿激酶是我国目前使用的主要溶栓药，现认为有效挽救半暗带组织时间窗为 4.5 h 内或 6 h 内。②血管内介入治疗：包括血管内机械取栓、动脉溶栓、血管成形术。a. 血管内机械取栓：是近年急性缺血性脑卒中治疗最重要的进展，可显著改善急性大动脉闭塞导致的缺血性脑卒中患者预后。推荐在有条件的医疗机构，由经规范培训的临床医疗团队执行，严格掌握血管内机械取栓治疗的适应证。b. 动脉溶栓：使溶栓药物直接到达血栓局部，理论上血管再通率应高于静脉溶栓，且出血风险降低。然而其益处可能被溶栓启动时间的延迟所抵消。由于缺乏充分的证据证实动脉溶栓的获益，因此，目前一线的血管内治疗是血管内机械取栓治疗，而不是动脉溶栓。c. 血管成形术［急诊颈动脉内膜剥脱术（CEA）/颈动脉支架置入术（CAS）］：CEA 或 CAS 治疗症状性颈动脉狭窄，有助于改善脑血流灌注，但临床安全性与有效性尚不明确。对于神经功能状态不稳定的患者（例如进展性卒中），急诊 CEA 的疗效尚不明确。AHA/AsA 不推荐常规 CEA 治疗有重度颈动脉狭窄或闭塞的急性缺血性脑卒中患者，对经过评估、存在缺血“半暗带”（临床或脑部影像显示脑梗死核心小、缺血低灌注脑组织范围大）的患者行 CEA 的疗效尚未确定，应个体化决定。③抗血小板：a. 对于不符合静脉溶栓或血管内取栓适应证且无禁忌证的缺血性脑卒中患者应在发病后尽早给予口服阿司匹林 150～300 mg/d 治疗。急性期后可改为预防剂量（50～300 mg/d）。b. 溶栓治疗者，阿司匹林等抗血小板药物应在溶栓 24 h 后开始使用，如果患者存在其他特殊情况（如合并疾病），在评估获益大于风险后可以考虑在阿替普酶静脉溶栓 24 h 内使用抗血小板药物。c. 对不能耐受阿司匹林者，可考虑选用氯吡格雷等抗血小板治疗。d. 对于未接受静脉溶栓治疗的轻型卒中患者（NIHSS 评分≤3 分），在发病 24 h 内应尽早启动双重抗血小板治疗（阿司匹林和氯吡格雷）并维持21 d，有益于降低发病 90 d 内的卒中复发风险，但应密切观察出血风险。e. 血管内机械取栓后 24 h 内使用抗血小板药物替罗非班的疗效与安全性有待进一步研究，可结合患者情况个体化评估后决策（是否联合静脉溶栓治疗等）。f. 临床研究未证实替格瑞洛治疗轻型卒中优于阿司匹林，不推荐替格瑞洛代替阿司匹林用于轻型卒中的急性期治疗。替格瑞洛的安全性与阿司匹林相似，可考虑作为有使用阿司匹林禁忌证的替代药物）。④抗凝：a. 对大多数急性缺血性脑卒中患者，不推荐无选择地早期进行抗凝治疗。b. 对少数特殊急性缺血性脑卒中患者（如放置心脏机械瓣膜）是否进行抗凝治疗，需综合评估（如病灶大小、血压控制、肝肾功能等），如出血风险较小，致残性脑栓死风险高，可在充分沟通后谨慎选择使用。c. 特殊情况下溶栓后还需抗凝治疗患者，应在 24 h 后使用抗凝剂。d. 对存在同侧颈内动脉严重狭窄的缺血性卒中患者，使用抗凝治疗的疗效尚待进一步研究证实。e. 凝血酶抑制剂治疗急性缺血性卒中的有效性尚待更多研究证实。目前这些药物只在临床研究环境中或根据具体情况个体化使用。⑤降纤：对不适合溶栓并经过严格筛选的脑梗死患者，特别是高纤维蛋白原血症者可选用降纤治疗。常用药物有降纤酶、巴曲酶等。⑥扩容：a. 对大多数缺血性脑卒中患者，不推荐扩容治疗。b. 对于低血压或脑血流低灌注所致的急性脑梗死如分水岭梗死可考虑扩容治疗，但应注意可能加重脑水肿、心力衰竭等并发症，对有严重脑水肿及心力衰竭的患者不推荐使用扩容治疗。⑦扩张血管：对大多数缺血性脑卒中患者，不推荐扩血管治疗。⑧其他改善脑循环药物：在临床工作中，依据随机对照试验研究结果，个体化应用丁基苯酞、人尿激肽原酶。

（2）他汀类药物：①急性缺血性脑卒中发病前服用他汀类药物的患者，可继续使用他汀治疗。②在急性期根据患者年龄、性别、卒中亚型、伴随疾病及耐受性等临床特征，确定他汀类药物治疗的种类及强度。

（3）神经保护：理论上，神经保护药物可改善缺血性脑卒中患者预后，动物研究也显示神经保护药物可改善神经功能缺损程度。但临床上研究结论尚不一致，疗效还有待进一步证实。常用的药物有依达拉奉、胞二磷胆碱、吡拉西坦等。

（4）其他疗法：高压氧和亚低温的疗效和安全性还需开展高质量的随机对照试验证实。

（二）早期康复

卒中康复是脑卒中整体治疗中不可或缺的关键环节，可预防并发症，最大限度地减轻功能残疾，改善预后。①推荐经过规范培训的卒中康复专业人员负责实施康复治疗（Ⅰ级推荐，C 级证据）。②推荐康复专业人员与临床医师合作，对患者病情及神经功能缺损综合评估，确定康复治疗开始时间，制定康复治疗方案及疗程（Ⅰ级推荐，D 级证据）。③在病情稳定的情况下应尽早开始康复治疗，对轻到中度神经功能障碍的缺血性脑卒中患者可在发病后 24 h 后进行床边康复、早期离床期的康复训练，包括坐、站、走等活动。卧床者病情允许时应注意良姿位摆放。

（三）二级预防

急性期卒中复发的风险很高，卒中后应尽早开始二级预防。控制血压、血糖、抗血小板、抗凝、他汀类药物治疗等。

三、中医临床思维

（一）中医病名及病因病机特征

动脉粥样硬化性血栓性脑梗死属中医“缺血中风”范畴。中风病病名的建立是一个不断发展和完善的过程，归纳历代中风病名，其病名有偏枯、风痱、风痒、薄厥、真中风、类中风、出血中风、缺血中风、卒中、大厥等。目前认为其病机不外虚（阴虚、气血虚）、火（肝火、心火、痰火）、气（气逆、气陷）、血（血瘀）、风（肝风、外风）、痰（风痰、湿痰）六端。随着中风病各项研究的不断深化，以及现代诊断手段的迅速发展和普及，中风病诊断的规范化研究取得很大进展。《中医临床诊疗术语・疾病部分》这一国家标准中提出了“出血中风”“缺血中风”之分，并做出了明确定义。而动脉粥样硬化性血栓性脑梗死当属中医“缺血中风”范畴，其多发生于风眩、脑络痹、消渴、心痹等患者。由子将息失宜，肝肾阴亏于下，久病入络，脉络挛急，血行不畅，致使瘀痰阻塞脑络，气血不通，脑失所养，神气阻脑而发病。或因积损正衰，气血不足，络脉空虚，风邪乘虚入中经络。缺血中风，多中于经络，亦可兼中脏腑，急性期可危及生命，若急性期过后，可转化为风痱之病，不易完全恢复。(《中医内科疾病诊疗常规》）中医内科学中指出中风病机主要为阴阳失调，气血逆乱。病位于脑，与心、肝、脾、肾关系密切。气血不足或肝肾阴虚是致病之本，风、火、痰、瘀是发病之标，一旦遇到烦劳、恼怒、房事不节或醉酒饱食等诱因，阴阳严重失调，气血逆乱而致卒中。

（二）辨病辨证及治疗特征

中风病诊断与疗效评定标准中证类诊断标准将中风病分为：风痰火亢、风火上扰、痰热腑实、风痰交阻、痰湿蒙神、气虚血瘀、阴虚风动七类。目前对于其辨证论治的研究较多，主要有分期辨治和分型辨治：①分期辨治：王永炎将急性脑血管病（脑梗死）分为二虚四实6个证型，即气虚证、血瘀证、阴虚阳亢证、风证、痰证、热证。亦有将缺血中风分为急性期、恢复期。急性期分为4型：风痰阻络型、阴虚阳亢型、阳亢痰热型、肝风痰湿型；恢复期分为5型：气虚血瘀型、肝阳上亢型、肝肾亏虚型、痰浊上犯型、元气虚衰型。②分型辨治：从中络、中经、中脏、中腑四个阶段论治，中脏者又分为阳闭、阴闭和脱证。中腑者又有风痰上壅、气虚血瘀之分。中经者分为肝阳偏亢、风痰偏盛二型。中医内科学指出中风的病期可以分为急性期、恢复期、后遗症期3个阶段。而由于各期病位深浅、病情轻重不同，又有中经络和中脏腑之别，其中中脏腑当辨闭证与脱证，且闭证亦需辨阳闭与阴闭。此外，当辨病势顺逆。其证治分类主要为：①急性期中经络：风痰瘀阻，风阳上扰；②中脏腑：闭证：阳闭、阴闭；脱证；恢复期和后遗症期：痰瘀阻络，气虚血瘀，肝肾亏虚。

本病治疗原则为：①分清病期，兼顾标本缓急：需根据不同病期而兼顾标本缓急分别论治。急性期以平肝息风，化痰通络为主。闭证治当息风清火，豁痰开窍，通腑泻热；脱证急宜救阴回阳固脱；内闭外脱之证，则须醒神开窍与扶正固脱兼用。恢复期及后遗症期，多为虚实夹杂，治当扶正祛邪，标本兼顾，平肝息风，化痰祛瘀与滋养肝肾，益气养血并用。本病病机为本虚标实，气血不足或肝肾阴虚，痰、火、气、血逆行，阻络闭窍，因此，补益气血、滋补肝肾、潜阳息风、豁痰祛瘀为主要原则。②正确使用通下法：中风之中腑者，有因瘀热内阻，腑气不通，邪热上扰，神机失灵者，应即时使用通腑邪热之法，有助于邪从下泄。中脏阳闭者，风阳痰火炽盛，内闭神机，有时因邪热搏结，亦可出现腹满，便秘，小溲不通，苔黄腻，脉弦实有力，亦应配合通下之法，使大便通畅，痰热下泄，则神识可清，危象可解。但正虚明显，元气欲脱者忌用。

对于本病的治疗，多主张采用综合治疗手段，应中西医结合、早期诊断、尽快治疗、尽早康复。具体如下：①中西医结合：缺血性中风急性期的治疗应以西医为主，中医为辅，中西医互补。急性期的中药以针剂为主，如疏血通、脉络宁、醒脑静等，必要时可以鼻饲，如三七粉、安宫牛黄丸等。恢复期则以中医为主，辅以适量西药，同时配合针灸康复治疗。中风患者度过了急性期，多数都有偏瘫、失语为主的后遗症，使其生活质量降低。中医在辨治此期患者方面有很大的潜力和优势。需要强调的是中西医结合并不是1+1的中医药与西药的结合，而是根据病证分期、分型的辨证施治，全身调整，合理用药及针灸，重视超早期治疗（包括中医、针灸手段的运用和推广），重视早期康复。②急救与康复相结合：缺血性中风的急救应以西医为主，中西医互补，不可过分强调中医参与率。如有溶栓适应证的患者，应按“时间窗”要求及早给予溶栓治疗，并给以脑保护剂。有脑水肿者予脱水药，同时也要积极调控血压，预防并发症的发生。中医治疗也要及早介入。闭证者，以醒脑开窍为原则，用醒脑静注射液，也可用安宫牛黄丸和苏合香丸鼻饲，配合针刺，以促苏醒。脱证者，以回阳救逆，大补元气为治则，用参麦或参附注射液，加艾灸关元。且早期康复的介入，可促进大脑结构和功能的重组及重建，从而促进功能的改善。③突出中医特色：中药与针灸并用，中药配伍及自制制剂的应用等。

（三）药物选择

网络分析结果显示，治疗中风的常用中药包括当归、半夏、茯苓、钩藤、白芍、石菖蒲、牛膝、黄芪、胆南星、天麻等，用药常以活血化瘀药、平肝息风药、开窍化痰药为主，治疗本病当以平肝息风、开窍化痰、活血化瘀为主。常用核心中药组合有当归、半夏、钩藤、茯苓、石菖蒲、桃仁、炙甘草、白术。常用核心药物的配伍主要有茯苓-半夏、黄芪-当归、白芍-当归、牛膝-当归、当归-半夏。

四、名医经验

（一）邓铁涛经验

邓铁涛根据前人经验，结合多年的临证体会，提出本病的病因病机，应以内因为主，内虚为本，加以七情、饮食、劳倦等因素，以致肝风、肝火内动，或湿痰、瘀血内阻，或虚阳浮越而发病。但外风外寒亦往往为本病之诱发原因。本病的辨证分型，邓铁涛主张分为：①中脏：阳闭证，阴闭证，脱证；

②中腑：肝阳亢盛、气虚血病、阴亏血虚；③中经络：风痰阻络，阴亏阳亢等证型。治疗上则根据上述分型，吸取清代尤在泾《金匮翼》卒中八法及张山雷《中风斠诠》治中风八法的精华部分，结合个人的经验，拟定下述辨证论治方案。①中脏：以突然昏倒，不省人事，或发热或不发热为主要表现。a. 阳闭证：昏仆，不省人事，牙关紧闭，两手握固，面赤气粗，或痰声如锯，或身热躁动，舌红，苔黄或腻，脉弦滑而数。治疗方药：至宝丹及清肝降火，滋阴潜阳之剂，针治：十二井（针出血），太冲、人中、丰隆（均用泻法）。b. 阴闭证：昏仆，不省人事，牙关紧闭，两手握固，面白唇紫，痰涎壅盛，四肢不温，苔白滑腻，脉沉滑。治疗方药：苏合香丸及熄风豁痰之剂；针治：太冲、人中、丰隆（均用泻法）。c. 脱证：昏仆、不省人事，目合口开，鼻鼾、息微，肢冷或手撒遗尿，大汗出，或汗出如油，或面色如妆，脉细弱或浮大无根，或沉细欲绝。治疗方药：急救回阳，用参附汤，若属肾阴亏而虚阳浮越，而见足冷面赤的，则用地黄饮子；艾灸——关元、神阙（隔盐灸，不拘壮数）（以上汤药均灌服或鼻饲）。②中腑：以神清，或神情默默，善悲而哭，半身不遂或但臂（腿）不遂，失语或语言不利，口眼㖞斜，或大小便失禁、闭格等为主要表现。本型多经中脏转轻而出腑，或中络转重而入腑。a. 肝阳亢盛：除上述中腑主要表现外，必舌质红绛或艳红，舌体颤，苔黄或腻腐，脉必弦而有力或兼数。治疗方药：宜平肝熄风，用羚羊角骨汤（自拟）。兼热盛者，可加黄芩、莲子心、石膏，兼痰可加胆南星、全蝎、僵蚕；兼失语者加全蝎、菖蒲，或合至宝丹。b. 气虚血瘀：除上述中腑主要表现外，舌必胖嫩，有齿印或黯淡，有紫斑瘀点，脉多浮大或大而无力。治疗方药：治以补气祛瘀通络，用补阳还五汤，或黄芪桂枝五物汤。若兼失语则加全蝎、菖蒲、远志，或合猴枣散（成药）。若以血瘀为主、气虚不甚者，可用王清任通窍活血汤加减。c. 阴亏血虚：除上述中腑主要表现外，舌必嫩红，舌瘦或舌痿，少苔或无苔，脉多沉细而涩。治疗方药：宜养血滋阴，用地黄饮子。若兼失语者，加天竺黄、菖蒲、生葱。针治：以调和经脉，疏通气血为原则。偏瘫者，上肢取肩髃、曲池、外关，下肢取环跳、足三里、阳陵泉、绝骨、三阴交；失语者，取通里、涌泉、廉泉、哑门。③中经络：以口眼㖞斜，语言不利，肌肤不仁，手足麻木为主要表现。a. 风痰阻络：口眼㖞斜，语言不利，肌肤不仁，手足麻木，或见恶寒发热，肢体拘急，舌苔白或兼滑腻，脉浮滑或弦数。治疗方药：宜养血祛风通络，用秦艽牵正汤（自拟）。兼热者加石膏、黄芩，痰多者，去生地黄加胆南星；血虚者，加熟地黄、鸡血藤。针灸：针地仓、颊车、攒竹，合谷（均取患侧）、太冲，久病者当用灸法，或在上述部分作维生素 B_1＋维生素 B_2 注射。b. 阴亏阳亢：口眼㖞斜，舌强语謇，舌质红，苔少，脉弦滑数。治疗方药：宜滋阴平肝潜阳，用钩藤饮加减（自拟）。针灸：地仓、颊车、合谷（均取患侧）、太冲。

（二）李振华经验

李振华认为在中风发病及其病机演变过程中，中焦脾胃是重要的始动因素。①脾伤失运，痰浊内生是中风病的重要发病基础。②脾胃亏虚，正气不足　脾主运化而升清，主统血，为气血生化之源，与胃共为后天之本。人体精微物质的来源无不与后天脾胃之运化有关。所以，气虚的形成与脾胃关系密切。③肝脾失调，化生内风怒伤则肝气郁结，忧伤则脾阳不振；肝郁化火易灼伤经络，脾虚生痰易阻滞络脉，因此情志所伤、肝脾受损是引发中风病的重要原因。④枢机不利，气血逆乱　脾胃气化失常，升降逆乱。在下腑气阻滞，则腹胀便秘，在上浊邪上攻，则眩晕头痛，甚或昏不知人。李振华在中风病的治疗过程中，特别重视健脾、疏肝、和胃。①健脾化痰　脾主运化，喜燥恶湿。②疏肝解郁　肝主疏泄，喜散恶郁。③和胃通腑　胃主受纳腐熟水谷，以通为用，以降为和。此外李振华认为，中风病多见于老年人，而老年人脾胃功能下降，治疗用药宜温中和胃，用药宜轻灵、平和，则病症可徐徐转愈。尤其对中风便秘患者，宜在和胃健脾，增强胃肠功能的基础上，适加润肠之品即可逐渐通便。但是，中风病急性期，枢机不利，腑气不通，使中焦浊邪下降无门，反蒸于上，与风阳互结，可致窍闭神昏。当急则治其标，“釜底抽薪”，执通腑泻浊、开窍启闭之法。荡涤胃肠积滞，通导大便。使大便通利，腑气下降，上蒸蒙窍之浊热痰火随之下撤。此时再用清心开窍之品，则易使闭窍开通，气机宣畅，神志苏醒。可用香砂六君子汤、承气汤类加减。

（三）颜正华经验

颜正华认为，中风多以气虚血瘀为基本证候，中风之虚主要责之于气虚，中风之实主要归咎于瘀血。气虚则推动无力，血行迟缓，甚则形成血瘀。故临证治疗中风时，多以“益气活血通络”为基本治法。补气则能推动血液运行，活血则能使瘀血消散、脉络畅通，两者相辅相成，从而缓解中风的临床表现。临证中，颜正华诊治中风常以补阳还五汤为基本方灵活加减，收效甚佳。其以补阳还五汤为治疗中风的基本方，并随证（症）灵活加减。遇痰瘀互结者，酌加石菖蒲、远志以化痰开窍；心悸、失眠者，加酸枣仁、首乌藤、合欢皮等养心安神药；肢麻者加桑枝、威灵仙、秦艽等祛风通络之品；神昏、头痛严重、大便不解者加生大黄泻下通腑；兼风火上扰清窍者，宜和潜降汤同用。再者，颜正华治疗中风病证用药时，喜用平和之品，并通补相合，兼顾脾胃。如喜用益气升阳之生黄芪等，活血之红花、桃仁、丹参、赤芍等，化痰之石菖蒲、胆南星等，安神之炒枣仁、首乌藤等，健运脾胃之茯苓、生薏苡仁等，行气之陈皮、枳壳、香附等，通络之地龙、桑枝、威灵仙、秦艽等。另外，颜正华注重在中风的辨证论治中顾护脾胃。如应用理气药时，多遵循“忌刚用柔”之旨而选佛手、绿萼梅、陈皮、枳壳等理气不伤阴之品。补益脾胃药多选用党参、白术、薏苡仁、山药等甘平微温益气健脾之品和南北沙参、百合、麦冬、玉竹、甘草加白芍等柔润养阴不碍脾胃之品。

（四）李可经验

李可根据数十年的经验，认为中风多由是外风引动内风或体内的阳气异动化风，上扰清窍所致。故在治疗中时时不离祛风及顾护阳气这个主题。李可在治疗时以祛风或顾护阳气为中心及结合针灸治疗，临床效果显著。此外，他认为中风由内风、外风所导致，二者不能截然分开。李可在治疗中风时以祛风或顾护阳气为中心，其方药或结合针灸不具一格，李可对中西医认为麻黄、附子、桂枝、细辛具有升压作用（中风禁用）并不认同，他认为：中风多由是外风引动内风或体内的阳气异动化风引起麻桂附细可祛外风，回阳救逆，透伏邪，可醒脑利窍通脏腑。附子细辛麻黄桂枝的剂量很大突破常规，附子麻黄治疗中风用多时每次 150 g，治疗其他的疑难杂症时甚至可达每次 500 g 以上；细辛用量也颇大，可 1 次 120 g，其煎服方法也与众不同，但临床效果明显。李可治疗中风多用孙思邈“续命煮散”。其组成：麻黄、川芎、独活、防己、甘草、杏仁各 90 g，紫肉桂、生附子、茯苓、升麻、细辛、高丽参、防风各 60 g，生石膏 150 g，生白术 120 g。加减，口㖞眼斜：加清全蝎 90 g，大蜈蚣 100 条，僵蚕 90 g；失语：加麝香 0.3 g/d，另冲服。主治：中风急重症；高血压、脑动脉硬化，出现中风先兆者；风痱（原因不明瘫痪）。用法：每次 14 g，绢包（细密之白布亦可），加水 800 mL，文火煮至 400 mL，分作 4 次饮，1 次 3 h，连饮 7～10 日。“续命煮散”即“续命汤”另一种剂型，续命汤有大小之分，李可认为：大小续命汤以小续汤为常用，两者大同小异，主治相似。不同点是“大方”主治“卒中之壮热如火者”，即中风突发高热，现代医学认为是脑出血后继发感染，中枢性高热必然还有神昏错语等其他危象。但在加减法中，仅减去防己、附子，加当归、石膏，而不去麻黄，因为汗法得宜，可以减轻脑压，消散瘀血、水肿，故中风危证亦不避麻、桂。得汗之后麻黄减为 5 g，让它发挥通气的作用，直至痊愈。组成：小续命汤：麻黄（另）、防己、红参（另）、黄芩、紫肉桂（后下）、白芍、杏仁、炙甘草各 10 g，制附子 20 g，防风 15 g，生姜 50 g，大枣 10 枚。大续命汤：上方去防己、附子、加当归、石膏。主治：孙思邈云：“小续命汤治中风欲死，不醒人事，口眼㖞斜，半身不遂，舌謇不能语，亦治风湿痹病。”大续命汤治中风之壮热如火者。用法：以水 1 斗 2 升（1400 mL），先煮麻黄 3 沸（大沸后以冷点之，再沸再点，3 次为 3 沸）分 3 服，去沫，入诸药煮取三升（600 mL），甚良；不愈更服 3～4 剂，必佳。敢汗当随人中风轻重虚实也，故令人不虚，诸风服之皆验。病轻、体虚，用小剂（即本剂）、中剂（即本剂 1.5 倍），急危重症用大剂（即本剂 2 倍）。

（五）李鲤经验

李鲤认为痰瘀两者在本病中所占的地位越来越重要，痰瘀互结不同程度地存在于脑梗死的整个过程。中医学认为，痰和瘀俱为脏腑功能失调的病理产物，尤以中焦脾胃功能失常最为关键。他提出，由于人们生活水平提高、饮食结构变化、生活节奏加快，精神状态紧张、体力劳动减少或生活安逸松懈等，均可导致脾胃运化失职。并认为脾胃运化失职，并不在于“虚”，而是在于：①脾胃负担过重，超过了其运化承受能力；②肝胆疏泄失职，不能助脾健运，脾化失职，导致体内过多水湿停留，聚集而生痰。如痰停留于经脉，则会阻滞气血运行，使血运不畅而为瘀，故脾胃负担过重、运化失职为本病发病的前提。李鲤在前人经验的基础上，总结自己多年的临床经验，针对痰瘀互结这一病机，提出了和中消痰、化瘀通络为治疗大法。这一疗法是在寓补于消理论基础上建立起来的。李鲤认为，治痰必须治其本——中焦脾胃。因脾为生痰之源，如脾失健运，则致水湿停留，聚湿而生痰。而目前多数患者脾胃运化失职不是由于“虚”，而是由于脾胃负担过重，超过其运化承受能力所致。故治疗应以和中消食为先，借以除壅滞，开化源。如此则不补气而气渐生，不补血而血渐长，不补肝而肝得养，不补心而心得奉。这种方法以消代补，借消以补，故称寓补于消。治疗本病，在寓补于消、和中化痰的同时，加用祛瘀通络之品，痰瘀同治，使痰化血行，血行痰清，气血流通，从而收到满意的效果。

（六）万铁远经验

万铁远总结前人经验后，认为只有肾中精气充足，才能主骨生髓，出现“髓海有余”，从而“轻劲多力，自过其度”。肝主藏血，血脉充盈，则髓海得养。若精血衰耗，水不涵木，则可致“肝阳偏亢，内风时起”。故肝肾两脏与中风脑病关系甚密，临床辨证与治疗过程中不可忽视。万铁远认为，“中风”之邪非外风起主导作用，往往因外风为诱因，引起中风的主要因素是“内风”，亦称“类风”。推崇张梦侬之论，而将气虚逆乱，血热阴亏，肝肾不足内在因素导致的病理变化总括于“风”之中。即“中风”的病理因素可以概括为“风、火、痰、瘀”。主要的病理基础为肝肾阴虚。主因肝肾之阴下虚，则肝阳易于上亢，复加饮食起居不当，情志刺激，或感受外邪，气血上冲于脑，神窍闭阻，故见卒然晕仆，不省人事。或因脾失健运，痰浊内生，或因暴怒血菀于上，气虚失运，瘀血停滞。皆可导致神窍被蒙，而出现中风诸症。故万铁远在临床上无论辨证论治还是处方用药，都以“风、火、痰、瘀”为重点，往往可达到满意的疗效。万铁远根据“风、火、痰、瘀”的病理因素，将中风脑病主要分为以下几型进行辨证施治。①风火痰瘀型 此型多见于形体肥胖患者，实证为主。除见半身不遂，言语不利等主症外，多可见头晕目眩，面红耳赤，咳吐痰涎，口苦咽干等症。舌红，苔黄腻，脉弦或弦滑。治宜熄风化痰、泻火通络。方以温胆汤加减。②阴虚风动型 此型患者多形体消瘦，虚证多见。临床除中风主症外，还可见眩晕耳鸣，烦躁失眠，手足心热等症。舌红绛少苔，脉弦细数。治宜滋养肝肾，潜阳熄风。方用镇肝熄风汤化裁。③气虚血瘀型　此型除见半身不遂，偏身麻木，言语不利外，还多见手足肿胀，口角流涎，纳呆，便溏等症。舌暗淡，苔薄白，脉沉细。治宜益气活血通络，方用补阳还五汤加减。在辨证分型内治同时，万铁远还擅长外治法治疗中风病，自创中药酒浴疗法。适用于中风病恢复期患者，症见半身不遂，肢体麻木、肿胀，筋脉拘挛等。

（七）张伯礼经验

①观舌脉症，辨主次病机：张伯礼通过对大量患者舌象的观察总结，发现现今心脑血管病患者痰瘀互结证型较多，表现为舌质紫暗或暗红、舌苔厚腻，若痰盛于瘀，脉以滑、弦为主。同时，中风患者的舌态也是判断病程阶段和转归预后的重要因素，若患者舌体柔软、运动灵活，则象征患者气血充盛、脏腑健旺，预后向善；若舌謇语涩，伸舌偏向一侧，或兼舌态颤动、强硬，多证属肝风夹痰或痰瘀阻络，证多偏实，当以清热熄风、化瘀通络为要；若患者舌体伸出时呈短缩、痿软，甚或舌不能伸出口外，则提示患者伤阴较重或气血俱虚，病情较重，可转归向恶，需当扶助正气。综上，病证结合，抓住主症及兼症，舌脉症合参，主次病机当可了然于心。②谨守病机，主从痰、瘀、虚论治：张伯礼注重痰瘀互结的治理，认为“痰、瘀皆为阴邪，可同源互生”，并对应张仲景“血不利则为水”提出“水不行亦可为瘀”的病机，认为水湿停聚可导致气机受阻、血脉不行，渐成瘀滞，更总结多年经验提出“痰瘀互生，胶结为患，病重之源，锲而治之”之说。进一步强调痰瘀互结之证，较为顽固，治疗当分清孰轻孰重，温清芳化，如抽茧剥丝，更须守方坚持，祛邪求尽，因痰瘀互结日久可酿生毒浊，毒损脑络则致病情纷繁缠绵、病情向恶，故“治浊当早，事半功倍”。同时，中风病病机总属“本虚标实”，气虚不能行津化液则聚生痰饮，无力推动血行则终成瘀血，痰浊瘀血搏结，痹阻脑络发为中风，恢复期及后遗症期患者

常表现为虚实夹杂或本虚之证，气虚、阴虚证候逐渐明显，以气虚血瘀、肝肾阴虚为多，抑或见气血不足、阳气虚衰之象，适时补虚治本亦当并驾齐驱。基于以上病机，张伯礼在中风病的临床治疗中主张从痰、瘀、虚论治，重视清化痰（湿）热、活血通络、益气养阴，并根据证候特点灵活配合温肾健脾、开窍益智、镇静安神等治法，相机权变。同时根据病程阶段和证候特点的轻重缓急，间者并行，甚者独行。③个体化用药，防重于治：张伯礼强调，老年人用药、敏感体质用药、四时季节变化用药、病情缓急用药，包括补气药的选择，均应有所斟酌，一是用药的变化，二是药量的变化，切忌盲目遵循“效不更方”。

（八）郑绍周经验

郑绍周认为：中风病病机多为正气亏虚、阴阳失调、气机逆乱导致痰瘀阻络，由于阻滞部位不同，临床表现也多种多样。认为中风后遗症以肾气亏虚为基本病机，故治疗以补肾法为主。①病位在脑，其本在肾：郑绍周认为若肾精不足，髓海亏虚，则脑失所养，易发生中风等疾病。在中风的各个阶段，补肾均至关重要。②肾虚为痰浊、血瘀、风动之本：郑绍周认为：中风患者多为中老年人，年高肾虚，肾中真阴、真阳衰竭，继而导致其他脏腑功能失调，阴阳失调，气机逆乱，最终发为中风。指出中风病病因病机中，肾虚是导致风动、血瘀、痰生的关键。③治病求本，灵活补肾：针对中风后遗症肾虚髓空的病机，郑绍周认为：治疗宜补肾固本，临床根据疾病的虚实寒热加以调整，方能取得良好效果。常用治法包括：补肾滋阴、补肾温阳、补肾健脾、补肾活血、补肾化痰等。各法互相参照，注意综合治疗，以助疾病康复。此外，郑绍周认为中风后遗症基本病机不外风、火、痰、瘀、虚诸端，属本虚标实之证；标实以风、火、痰、瘀为主，本虚主要责之于肾气亏虚；补肾法为治疗中风后遗症的基本方法。在谨守补肾大法的同时，应该兼顾其他病机，分清标本缓急，随症加减。

（九）张学文经验

张学文认为气血逆乱、瘀阻脑络是中风病发病的关键。概而言之，正气虚弱是发病之本，血虚则舟楫不行或行迟而为瘀；气虚则血液运行无力亦可致瘀；饮食不节，如过食肥甘厚腻，损伤脾胃，脾失健运，痰湿内生，痰滞脉络致痰瘀交夹，瘀痰郁久生热，因热生风，风助火势，燔灼津血，而为痰火，或肝阳上亢、生风化火而致瘀。诸般因素由量变到质变，致使脏腑功能失调，气机升降逆乱，瘀血阻滞脑络，终至中风的发生。还认为瘀血证候贯穿中风病变的始终。他认为中风病的主症主要是：突然昏仆，不省人事，半身不遂，口舌㖞斜，或不经昏仆，仅以半身不遂，口舌㖞斜，言语不利，偏身麻木。其发病急骤，在发病前常有头晕头痛、肢体麻木等先兆。年龄在 40 岁以上，常嗜好烟酒、肥甘厚味，素有肝阳上亢，痰湿素盛等，并且每因恼怒、劳累、酗酒、受凉等因素诱发。脑脊液、眼底检查及头颅 CT、磁共振检查有助于诊断。其根据中风病的发病规律，并结合自己长期大量的临床实践，将中风病概括为 4 期 6 证，即中风先兆期、急性发作期、恢复期、后遗证期，而 6 证则为肝热血瘀、气虚血瘀、痰瘀闭窍、瘀热腑实、颅脑水瘀、肾虚血瘀。并根据不同时期和不同证型制定了不同的治疗方案。

（十）刘茂才经验

刘茂才认为中风发病是由于体内气血虚弱，脏腑阴阳失衡，在各种激发因素作用下，风、火、痰、虚、气、血等因素致使正邪交争，虚实相搏，使五脏六腑、气血经络功能失常，气血逆乱而致中。在病机演变中，出现内生毒邪、颅脑水瘀、毒损脑络等。其中，痰瘀互阻贯穿始终。缺血中风方面刘茂才推崇清代名医王清任的气虚血瘀病因病机论。他认为气虚则易生痰湿，易血瘀血滞，兼外风易袭，气虚至极即成脱证，中风后更易气虚，即中风的发病、病变过程及后遗症期都与气虚相关；而血瘀可生痰，血瘀可致发热，血瘀致气滞气虚，血瘀可生风（热极生风、肝阳化风、血虚生风均因血瘀生风），血瘀生毒。在此基础上，刘茂才提出脑当为脏，脑气亏虚是缺血中风重要病机，脑髓瘀滞是缺血中风关键病理基础。刘茂才对于中风证治规律的认识：①证型观点：病因主要为风、火、痰、气、瘀、虚，加上各种诱因，病后呈现阳亢、血瘀、痰盛等邪实现象，因痰浊往往与其他症候相伴，因此可有 6 种证型：阳亢型、血瘀型、阳亢兼血瘀型、阳亢兼痰浊、血瘀兼痰浊、阳亢血瘀痰浊。基本证型为阳亢型和血瘀型。缺血中风以血瘀型为多见。在此基础上，提出阳类证（阳盛之体，兼有眩晕头痛，口苦咽干，甚或面赤身热或气粗口臭，烦躁失眠甚或躁扰不宁，尿赤便秘，舌质红或红绛、舌苔薄黄或黄腻，脉弦数或滑数）、阴类证（阴盛之体，兼有头晕目眩，面白唇暗，静卧不烦，痰浊壅盛，舌质暗或淡，舌苔薄白或白腻，脉弦细或滑）。②急性期阴阳分治，重通腑醒神：治法方面，自创清肝、平肝、镇肝、熄风、育阴潜阳、通络止痉、补益气血、活血化瘀、清热化痰、温化寒痰、豁痰开窍、通腑醒神等方法。③恢复期重补肝肾、益气血：恢复期的治疗，注重肝肾同补、补益气血。④后遗症期重滋阴养血、柔筋活络中风后肢体痉挛病本在脑，病位在肝在筋，以肝阴、肾阴、血虚为本，肢体强硬拘急为标。故滋阴养血、柔筋活络是其重要治法，自创舒筋颗粒。临证经验①痰瘀贯穿始终，主张痰瘀同治："痰瘀同源"，"痰瘀互患"，痰瘀贯穿于中风病的始终，两者可共患，亦可转化，终致痰瘀互阻，脑髓脉络不通。治痰以治脾为本，并注重调理气机、痰瘀同治。活血化瘀方面注重互本，辅以益气养血之品，化瘀而不伤正。②擅用祛瘀法，勇于突破禁区：不论出血性中风、缺血性中风，发病后其基本病理为脑脉瘀阻，及时予活血化瘀可改善脑组织微循环，促进侧支循环的建立，有利血肿吸收和功能恢复。③用药平和，中病即止：老年多正气虚衰，峻猛之品容易损伤正气，加重人体的阴阳失调，因此在其长期的临证中，对老年患者，临床擅用平和之剂取效，扶正当以平为期，稳中求效，祛邪宜衰其大半，注重护本。④治病求本，不囿表象：在临证中注重综合分析各项临床信息，去伪存真，综合推断，必要时可有证舍证、无证求证，微观辨证。⑤善用补法，寄补为通。

五、名方推荐

（一）补阳还五汤加减

生黄芪、丹参各 30 g，赤芍、制何首乌各 15 g，当归、川芎、桃仁、红花、石菖蒲、远志各 10 g，茯苓 20 g，胆南星 6 g。功效：益气活血，化痰通络。主治：中风之气虚血瘀痰阻证。服法：每日 1 剂，水煎，分 2 次温服。并嘱其调情志，忌急躁和劳累。

（二）温胆汤加减

橘红、枳实、竹茹、姜半夏、黄芩各 12 g，茯苓、天麻、钩藤各 15 g，山栀子 10 g，益母草 30 g。功效：滋养肝肾，潜阳熄风。主治：中风之阴虚风动证。服法：每日 1 剂，水煎，分 2 次温服。加减：风盛者加白蒺藜、草决明；痰盛者，加浙贝母、石菖蒲、天竺黄；火盛者加黄连、大黄等。

（三）镇肝熄风汤加减

怀牛膝 30 g，生龙骨、生牡蛎、生白芍、天冬、玄参各 15 g，生麦芽、川楝子、茵陈蒿各 10 g。功效：熄风化痰、泻火通络。主治：中风之风火痰瘀证。服法：每日 1 剂，水煎，分 2 次温服。加减：气虚明显者加党参、太子参；血瘀重者加三棱、莪术。

（四）真方白丸子汤加减

天麻、天南星、白附子各 12 g，半夏 15 g，枳壳、全蝎、木香各 10 g，川乌、甘草各 5 g。功效：祛风化痰通络。主治：缺血中风中经络急性期之风痰入络证。服法：每日 1 剂，水煎，分 2 次温服，14 剂。

（五）小续命汤加减

炙麻黄、熟附子（先煎）、炙甘草各 5 g，桂枝、白芍、杏仁、防风、伸筋草各 10 g，葛根、党参、鸡血藤、怀牛膝、当归、大枣、百合、熟地黄、巴戟天各 15 g。煎加生姜 6 片。功效：疏风散寒，补肾活血。主治：中风后遗症期之肾虚血瘀，风寒痹阻证。服法：每日 1 剂，水煎，分 2 次温服。

（六）血府逐瘀汤加减

生黄芪 36 g，丹参 30 g，地龙、赤芍、当归、熟地黄各 15 g，桃仁、川芎、牛膝、柴胡各 12 g，枳壳、红花、桔梗、水蛭各 9 g，甘草片 6 g。功效：疏肝行气，和血通络。主治：缺血性中风之气虚血瘀证。服法：每日 1 剂，水煎，分 2 次温服。加减：阴虚火旺者加黄柏、知母；肾阳虚者，加茯苓、肉苁蓉片；气阴亏损者加生脉散；肢体冰冷者加炮附片。

（七）和中通络汤（李鲤自拟经验方）

山楂10～12 g，神曲、陈皮、半夏各12～15 g，连翘10～15 g，炒莱菔子12 g，三七3 g，茯苓、丹参、地龙各30 g，全蝎10 g，赤芍20 g。功效：和中消痰、化瘀通络。主治：中风之痰瘀互结、闭阻脉络证。服法：每日1剂，水煎，分2次温服。加减：舌苔黄腻、口苦者，去半夏，加竹茹、黄连各10 g；伴头晕头痛、血压高、肝脉旺盛者，加夏枯草、石决明各30 g；伴心中烦躁、大便秘结者，加大黄6 g，芒硝10 g。

（八）复瘫汤加减（李振华自拟经验方）

生黄芪、薏苡仁各30 g，白术、陈皮、旱半夏、泽泻、节菖蒲、郁金、川芎、炮山甲各10 g，茯苓、乌梢蛇各12 g，木瓜18 g，丹参20 g，甘草3 g。功效：健脾益气，化痰通络，兼以活血化瘀。主治：中风之脾气亏虚，痰瘀阻络证。服法：每日1剂，水煎，分2次温服。

（九）星蒌承气汤（化痰通腑饮）加减

瓜蒌30 g、胆南星6 g、生大黄（后下）10 g、芒硝（冲服）10 g，羌活6 g。功效：化痰通腑。主治：急性缺血性中风病之痰热腑实证。服法：每日1剂，水煎，分2次温服。根据患者的大便情况，每日调整芒硝的冲服量，以大便略稀，每日2～3次为度。根据患者具体排便情况，疗程控制在（5±2）d，以排便间隔缩短1 d，或便质干结改善为度。

（十）通窍活血汤加减

赤芍、川芎、红花各9 g，大枣10枚，鲜生姜3片，老葱3根，冰片0.1克（冲服，原方有麝香，无冰片），黄酒1盅。功效：活血通络。主治：缺血中风急性期之血瘀证。服法：每日1剂，水煎，分2次温服。加减：若见气虚者加黄芪60 g，阴虚者加玄参20 g、生地黄30 g，肝阳上亢者加羚羊角粉0.3 g、石决明30 g，风盛者加僵蚕9 g、天南星9 g；兼腑实者加小承气汤。

（十一）桃红四物汤加减

桃仁、地龙、红花、赤芍、当归、川芎各15 g。功效：通络祛瘀、活血益气。主治：急性脑梗死之血瘀证。服法：每日1剂，水煎，分2次温服。加减：若患者失语或言语謇涩，则加郁金、石菖蒲、远志各10 g；若手足心热、耳鸣眩晕，则加用天冬、生龙骨各10 g；若舌质紫暗、瘀血重，则加用水蛭、莪术各10 g以及丹参、鸡血藤各20 g；若肢体麻木，则加用伸筋草、木瓜各10 g。

（十二）瓜蒌薤白半夏汤加减

瓜蒌、薤白、法半夏、香附各15 g，胆南星、石菖蒲、白术、茯苓各10 g，酒大黄6 g。功效：健脾化痰，渗湿利水，豁痰开窍。主治：缺血性中风急性期之痰瘀阻络证。服法：每日1剂，水煎，分2次温服。加减：兼有头晕头痛者，加天麻、白蒺藜各10 g，兼有血虚者，加鸡血藤20 g；兼痰热之象，加竹茹10 g。

（十三）半夏白术天麻汤加减

法半夏、白术、橘红、茯苓各9 g，天麻12 g，胆南星、地龙、甘草各6 g。功效：健脾燥湿、熄风化痰、通络化瘀。主治：缺血性中风之风痰瘀阻证。服法：每日1剂，水煎，分2次温服。加减：风证突出或头晕明显者加钩藤、石决明、珍珠母；痰浊郁久化热者加栀子、瓜蒌、天竺黄；血瘀伴心悸、胸闷者加桃仁、红花、川芎；肢体强痉、屈伸不利者加鸡血藤、络石藤；痰湿重者加苍术、泽泻；气虚重者加党参、黄芪；夜不能寐者加首乌藤、酸枣仁。

第五节 三叉神经痛

三叉神经分布区内反复发作的阵发性、短暂、剧烈疼痛而不伴三叉神经功能破坏的症状，称为三叉神经痛。其人群患病率为182人/10万，年发病率为3～5人/10万，多发生于成年及老年人，发病年龄在28～89岁，70%～80%病例发生在40岁以上，高峰年龄在48～59岁。但是，WHO最新调查数据显示，三叉神经痛正趋向年轻化，人群患病率不断上升，严重影响了患者的生活质量、工作和社交。

一、诊断标准

临床上依据典型的临床表现：三叉神经分布区内反复发作的阵发性、短暂、剧烈疼痛而不伴三叉神经功能破坏，可以诊断为三叉神经痛。主要是区别原发性三叉神经痛和继发性三叉神经痛，建议参考以下几点：①三叉神经反射电生理学检测可能有助于诊断原发性三叉神经痛（B级证据）。②存在三叉神经感觉减退或双侧同时起病可能为继发性三叉神经痛（B级证据），但是由于特异度较差，不存在上述特征的患者也不能排除继发性三叉神经痛。③术前影像学检查（MRI、CT等）有助于确诊继发性三叉神经痛（C级证据），但对于原发性三叉神经痛，术前影像学检查（MRI、CT等）并不能确诊或者排除是否存在责任血管对三叉神经的压迫，但是仍然推荐三叉神经痛患者术前行影像学检查。④患者起病年龄较轻、异常的三叉神经诱发电位、药物治疗效果不佳及三叉神经第一支分布区域疼痛者并不提示为原发性三叉神经痛（B级证据）。

二、西医治疗

（一）三叉神经痛的药物治疗

药物治疗对原发性三叉神经痛的疗效确切，尤其适合于治疗初发生原发性三叉神经痛患者。但药物治疗对继发性三叉神经痛的疗效不确切。卡马西平治疗三叉神经痛的疗效确切（A级证据，强烈推荐）。奥卡西平治疗原发性三叉神经痛可能有效（B级证据，推荐）。加巴喷丁、拉莫三嗪、匹莫齐特可以考虑用于辅助治疗原发性三叉神经痛（C级证据）。其他用于镇痛的药物（如5-羟色胺去甲肾上腺素再摄取抑制剂和三环类抗抑郁药）在治疗三叉神经痛中的疗效尚缺乏循证医学证据。

原发性三叉神经痛的一线治疗药物包括卡马西平（200～1200 mg/d）和奥卡西平（600～1800 mg/d）。虽然卡马西平的疗效优于奥卡西平，但后者安全性方面的顾虑更少一些。如果以上任何一种钠离子通道阻滞剂无效，下一步应考虑外科手术治疗。

典型原发性三叉神经痛的自然恢复几乎是不可能的，药物治疗的效果可能是部分缓解、完全缓解与复发交替出现，因此，鼓励患者根据发作的频率来调整药物剂量。

（二）三叉神经痛的外科治疗

当药物治疗的疗效减退或者出现患者无法耐受的药物副作用而导致药物治疗失败时，可以尽早考虑外科手术治疗。外科手术方式有多种，包括经皮三叉神经半月神经节射频温控热凝术、Meckel's囊球囊压迫术、Meckel's囊甘油注射、伽马刀治疗及微血管减压手术。

1. 三叉神经半月节射频消融、球囊压迫、甘油注射：

（1）针对三叉神经周围支的外科治疗：如利多卡因注射、冷冻疗法、神经切除术、乙醇注射、苯酚注射、外周针灸术、射频热凝术等。相关研究中除两项为Ⅰ级研究外，其余都是Ⅳ级研究。2项小样本的随机对照研究比较链霉素联合利多卡因治疗和利多卡因单药治疗三叉神经痛的效果（Ⅰ级研究），结果显示2种疗法都不能缓解疼痛。其他的三叉神经外周支损毁术都只是病例系列研究（Ⅳ级研究），结果显示有50％的患者在1年以后疼痛复发，不推荐。

（2）针对半月神经节的外科治疗：包括射频热凝、甘油注射和球囊压迫。虽然数以万计的患者接受过此类治疗，文献报道也很多，但是都只是Ⅲ级或Ⅳ级研究，研究结果仅供参考。根据Ⅲ级研究的2项热凝术报道，1项甘油注射和1项球囊压迫治疗的报道，90％的患者接受治疗之后疼痛得到缓解。治疗失败的主要原因与技术应用不熟练相关。治疗后1年疼痛缓解的比率是68％～85％，术后3年疼痛缓解率下降至54％～64％。热凝术后5年，约有50％的患者疼痛仍能得到缓解。但是约有一半患者治疗后出现感觉缺失，其中约6％的患者发展成感觉迟钝、4％出现痛性麻木、12％的患者主诉各种不适（烧灼感、沉重感、疼痛和麻木）、4％患者术后出现角膜炎。另外高达50％的经皮球囊压迫手术的患者出现暂时性咀嚼困难，但多数可以逐渐恢复。

以上治疗方法主要应用于原发性三叉神经痛，用于治疗继发性三叉神经痛的报道很少，不推荐。

（3）循证医学证据表明，甘油注射的临床应用已经很少，经皮三叉神经半月神经节射频温控热凝术、Meckel's 囊球囊压迫术更适合治疗以下三叉神经痛（B 级证据、推荐）：①年龄＞70 岁；②全身情况较差（心、肺、肝、肾、代谢性疾病等）；③已行微血管减压术后无效或者疼痛复发；④拒绝开颅手术者；⑤带状疱疹后遗症；⑥鼻咽癌相关性三叉神经痛。

2. 伽马刀治疗：伽马刀治疗三叉神经痛在临床上应用很多，但临床研究中随机对照试验研究很少，多数都是Ⅲ级或Ⅳ级研究。2001 年 Flickinger 等人采用随机对照试验研究对比分析了 2 种不同照射范围伽马刀治疗三叉神经痛的疗效，结果差异无统计学意义。总体上，平均起效时间在治疗后 1 个月开始，治疗 1 年后疼痛完全缓解率 69%（不需要药物辅助治疗），治疗 3 年后疼痛完全缓解率降为 52%；虽然伽马刀治疗相对于其他外科治疗方法是微创的，但是治疗后面部麻木的发生率为 9%～37%，感觉缺失的发生率 6%～13%；尽管如此总体上 88%的患者对治疗效果满意。

伽马刀治疗三叉神经痛的适应证：①年龄＞70 岁、糖尿病、高血压、心脏病等慢性病患者及身体一般情况差，不能耐受手术者；②害怕或拒绝开颅手术、担心出现手术并发症的患者；③继发性三叉神经痛，原发病灶已处理，或原发肿瘤较小者；④经其他外科方法治疗后无效或再次复发的患者。

3. 微血管减压术：是目前治疗三叉神经痛中疗效最好和缓解持续时间最长的治疗方法（C 级证据），术后疼痛完全缓解率大于 90%，术后 1 年、3 年和 5 年的疼痛完全缓解率分别为 80%、75%和 73%。但是，微血管减压术也有较其他方法更多的风险，平均病死率为 0.2%，术后面部感觉减退 7%，听力下降 10%，无菌性脑膜炎 11%，还有 4%的风险会出现脑脊液漏、小脑缺血或者小脑血肿。需要指出的是，微血管减压术的手术疗效和并发症发生率与病情复杂程度及手术医生的操作水平密切相关，这也正是通过制定和推广专家共识和指南所能改进的方面。

（1）微血管减压术治疗三叉神经痛的适应证：①诊断明确的原发性三叉神经痛；②药物治疗无效的原发性三叉神经痛；③射频热凝、球囊压迫、伽马刀治疗无效的原发性三叉神经痛；④微血管减压术后复发的典型原发性三叉神经痛；⑤青少年起病的典型原发性三叉神经痛。

（2）微血管减压术的技术关键

1）体位：合适的体位是满意暴露的基础。患者取侧卧位或 3/4 侧俯卧位，后背尽量靠近手术床边缘，同侧肩部向下牵拉，以方便术者操作。头架固定使头部略转向切口侧，这样可以使小脑由于本身的重力而离开岩骨，无须使用脑压板。

2）皮肤切口：平行并紧贴发迹内缘的直切口或者经乳突根部的横切口，长 6～7 cm，其 1/3 位于枕骨隆突—颧骨连线之上，2/3 位于其下方。为保持良好血供，应避免过度电凝，只需用乳突牵开器迅速撑开伤口，便能有效止血，无须使用头皮夹。

3）骨窗：骨窗应尽可能向外贴近乙状窦。通常骨窗直径只需 2～3 cm，但应充分暴露横窦和乙状窦夹角。为了防止损伤静脉窦，可在离静脉窦最远处钻孔，随后咬开颅骨，逐渐向横窦和乙状窦方向扩大骨窗。为使骨窗尽可能靠近乙状窦，必要时可以打开乳突气房，但必须及时用骨蜡封堵。

4）硬脑膜剪开：切开硬脑膜充分暴露横窦乙状窦夹角与面听神经主干之间的区域。可“V”或“U”形剪开硬脑膜，以乙状窦后缘为底边，上端起自横窦乙状窦夹角，充分暴露横窦乙状窦夹角与面听神经主干之间的区域。硬脑膜切开的中点以对应小脑裂外侧端为佳，切口过分靠近头端或者尾端都不利于三叉神经根的充分暴露，也不方便手术操作。

5）入路：采用经小脑裂入路。自小脑背外侧向腹内侧解剖。切开硬脑膜后，充分剪开蛛网膜、打开小脑裂、自外向内解剖，可直达三叉神经根进入区。通常不需要使用甘露醇或行腰穿释放脑脊液，也无须使用脑压板牵拉、避免持续压迫对脑组织带来的损害。过度牵拉还可能将岩静脉从其进入岩上窦处撕裂，这会引起灾难性后果。

6）责任血管识别：三叉神经根的任何部位都可能有责任血管。由于三叉神经颅内段的无髓鞘部分较长，其抵御周围血管压迫能力差，其神经根的任何部位都有可能发生神经血管压迫。因此，行三叉神经根减压术时要暴露该神经根的颅内段全长。任何与三叉神经后根存在解剖接触的血管都可能是责任血管。需注意的是，超过 50％的三叉神经痛患者存在多根血管压迫或者多个部位压迫，术中强调全程探查避免责任血管遗漏。

7）减压：微血管减压术的原则是通过将责任血管从三叉神经根分离移位而实现减压的目的。可以采用聚四氟乙烯棉固定、悬吊、胶水黏附等方法移位责任血管，确保血管不再压迫和接触三叉神经根。聚四氟乙烯棉的作用仅是为了防止血管弹回造成对神经再次压迫，因此，垫片的位置和数量应该适当，尽可能避开神经受压迫的部位。

8）关颅：硬脑膜必须严密缝合，硬膜外无须放置引流。关颅前需用温生理盐水彻底冲洗硬脑膜下腔，一是再次检查术野是否有出血，二是防止低颅压和颅内积气。冲洗时应检查垫片有无脱落。硬脑膜无法严密缝合时可用肌肉片及人工硬脑膜修补。硬脑膜外可用骨屑伴胶水或钛板修补颅骨缺损。肌肉需逐层紧密缝合，伤口内不放置引流。

（3）术后管理：颅内出血是微血管减压术后 24 h 内出现的最严重的并发症，需密切观察患者的生命体征、神志、呼吸、瞳孔、肢体活动等，一旦有顽固性头痛、剧烈而频繁呕吐、意识障碍等，应立即复查 CT 并采取相应措施。发生术后低颅压时，应取平卧位或头低足高位，伴随恶心呕吐者，头偏向一侧，避免误吸并积极对症处理。术后出现颅神经受损表现（周围性面瘫、麻木、口唇疱疹、感觉减退、听力下降等），应注意眼角膜及口腔的护理，做好心理护理，在患者健侧耳边交流，避免噪声刺激等。同时积极给予解痉、扩血管、营养神经药物等治疗。术后出现脑脊液漏时，应采取平卧位头高 30°，禁忌鼻腔、耳道的填塞、冲洗和滴药等，并积极查明原因妥善处理。

（4）并发症防治：微血管减压术治疗三叉神经痛患者的平均病死率为 0.2％，个别报道甚至达到 0.5％；并发症包括颅神经损伤、脑脊液漏、小脑及脑干损伤、低颅压综合征、无菌性脑膜炎等，但是对于每年实施微血管减压术较多的医学中心来说，能减少并发症的发生。

1）颅神经功能障碍：主要为复视、听力下降、面瘫和面部麻木，少数患者可出现声音嘶哑和饮水呛咳等。复视的发生率约为 11％，主要是第 4 及第 6 对颅神经损伤所造成，多为暂时性。单侧听力下降是较严重的并发症，第 8 对颅神经受损引起，发生率甚至达 10％。三叉神经本身受损可以引起面部麻木，发生率达 7％。第 7 对颅神经受损引起面瘫则较少发生。术中注意以下操作能有效降低颅神经功能障碍的发生：

a. 尽量避免电凝灼烧颅神经表面及周围穿支血管，若有小血管出血，尽量采取压迫止血。

b. 避免牵拉颅神经，减少对颅神经的直接刺激，以避免其滋养血管发生痉挛。

c. 充分解剖颅神经周围蛛网膜，实现术中对颅神经的无牵拉。

d. 常规术中电生理监测。

e. 手术当天即开始使用扩血管药物、激素和神经营养药物。

2）小脑、脑干损伤：小脑、脑干损伤，包括梗死或出血，是微血管减压术的严重并发症。避免小脑损伤的关键在于减少牵拉时间、降低牵拉强度。术前半小时使用甘露醇降低颅压、术中适量过度通气、骨窗尽量靠近乙状窦、避免使用脑压板、逐渐打开小脑脑桥池缓慢充分放出脑脊液后再探查小脑脑桥角等措施可最大限度减少术中对小脑半球的牵拉，尽量避免电凝灼烧小脑、脑干表面血管。术后通过多参数心电监护仪对血压、脉搏、呼吸、血氧饱和度实行 24 h 连续监测，密切观察意识、瞳孔的变化。出现血压骤然升高、同时脉搏减慢，清醒后又出现意识障碍，一侧瞳孔散大、光反射减弱或消失，均应考虑小脑梗死、肿胀、出血可能，应及时行头颅 CT 扫描，根据 CT 实施扩大骨窗枕下减压或脑室外引流。

3）脑脊液漏：严密缝合硬膜是防治脑脊液漏的关键。对于硬膜无法严密缝合者，可取肌肉筋膜进行修补，同时应用生物胶将人工硬膜与硬膜贴敷完全。用骨蜡严密封闭开放的气房。严格按肌肉、筋膜、皮下组织、皮肤 4 层缝合切口，不留死腔。如发生脑脊液鼻漏，立即嘱咐患者去枕平卧，告知患者勿抠、挖及堵塞鼻孔和耳道，保持鼻孔和耳道清洁，观察体温变化，使用抗生素预防感染。保持大便通畅，防止咳嗽、大便用力而引起颅内压增高，必要时可使用脱水剂或腰大池引流降低颅内压，若漏孔经久不愈或多次复发需行漏孔修补术。

4）低颅压综合征：可能原因是术中长时间暴露手术部位，释放大量脑脊液，术后脑脊液分泌减少等所致。常表现为头痛、头晕、恶心及非喷射状呕吐，同时血压偏低、脉率加快，放低头位后症状可缓解。术中在缝合硬膜时应尽量硬膜下注满生理盐水，排出空气，术后平卧。

5）无菌性脑膜炎：是较常见的并发症，有报道能达到11%。手术结束时，用生理盐水仔细冲洗术区，必要时可以加用激素治疗。

三、中医临床思维

（一）中医病名及病因病机特征

根据其临床表现，三叉神经痛属中医“面痛”“面游风”“齿槽风”“偏头风”范畴，本病的发生归因于内、外因。“六腑清阳之气，五脏精华之血皆会于头”，所以内因多为肝、脾、肾三脏功能失调，进而导致火郁、气郁、湿阻、痰壅、风动等病理变化，致邪阻经络或上犯清窍，则不通则痛；亦可因肝胃阴虚或脾虚血亏、脉络失养、不荣则痛。如《金匮翼》载：“夫脾为胃行其津液者也，将病则胃中液不得直行，积而为痰，随阳明之经，上攻头脑而作痛也。病久则血行迟涩，血瘀络痹而成顽痛。”古人云：“巅顶之上，惟风可到”，外因多为风邪挟寒、热、湿诸邪循经上犯经脉，不通则痛。就病机而言，因病因之间相互转化，或互相交错，或内外合邪，本虚标实等，病初多属实证，病久常常导致虚实夹杂。

（二）辨病辨证及治疗特征

中医根据其病机病机及临床表现的不同，把三叉神经痛分为6型：风寒阻络型、风热伤络型、风痰壅络型、胃火上炎型、肝火上扰型、瘀血阻滞型。

本病多以祛风解痉、活血化瘀、祛痰活络为治疗原则。该病常采用下述辨证分型治疗：风寒阻络型常使用川芎茶调散加减治疗；风热伤络型使用菊花茶调散加减治疗；风痰壅络型使用导痰汤合牵正散加减；胃火上炎型常用芎芷石膏汤合清胃散加减；肝火上扰型采用龙胆泻肝汤加减；瘀血阻滞型采用通窍活血汤加减。同时配合针刺治疗、敷贴疗法等。本病发作，疼痛剧烈，当标本同治，中药辨证论治，以治其本，针刺、敷贴可迅速止痛，以治其标。若为急性发作期，亦可配合西药、封闭等疗法。内科治疗确无效者，可推荐外科手术治疗，总之为解除病痛，应综合治疗以提高疗效为目的。

（三）药物选择

据数据统计分析表明，治疗三叉神经痛方剂中药物使用频次为川芎、全蝎、白芷、蜈蚣、甘草、白芍、细辛、僵蚕、当归、天麻；解表药、平肝熄风药、补虚药、活血化瘀药及清热药为最常使用的药类。常用解表药的原因：“风者，百病之始也。”各种疾病的产生，多是由风邪侵袭所致。风为阳邪，其性开泄，具有趋外、趋上和升发之性。《素问・太阴阳明论》云：“伤于风者，上先受之。”故风邪最易侵犯人体头面部。原发性三叉神经痛好发于春季，发作时会出现以一侧面颊上下颌及舌部剧烈疼痛，突发突止，病位不固定，严重者可产生面肌反射性抽搐。三叉神经痛的上述临床表现均符合风邪致病的特点。故治疗原发性三叉神经痛当以祛风解表为第一要务，宜应用解表药。常用平肝熄风药的原因：《临证指南医案・肝风》论述了肝风致病的病机，津液亏损，阴虚血热，热则风阳上升，阻塞脑窍，遂致头目不清，眩晕等症。头为诸阳之会，清阳之府，肝风内动最易上扰头面，导致三叉神经痛。应用补虚药的原因：病有虚实之分，原发性三叉神经痛的虚证多与脏腑功能失调有关，主要责之于脾、肾。脾为先天之本，气血生化之源，主运化水谷，《医学三字经》中记载：“入纳水谷，脾气化而上升”。头面部是脏腑气血精微聚集之处，脾虚则生化无源，气虚血亏，能上荣头面，致使头面部筋脉失养而痛。肾为先天之本，主藏精，主水，肾精不足，肾水亏虚，水不涵木，水火不相既济则肝火上炎，烧灼面部经络而痛。因此治疗原发性三叉神经痛的虚证应注意使用补虚药。因气郁、气虚、血虚、血热、血寒及跌扑损伤等多种因素均可导致迫血妄行或气血运行欠畅进而产生瘀血。头面部瘀血阻滞脑络，不通则痛，可出现三叉神经痛。而活血化瘀药有通利血脉，消瘀散结，活血化瘀的作用，故应使用活血化瘀药治疗瘀阻脑络型的原发性三叉神经痛。诸痛疮疡，皆属于火，火性炎上，故头面部易受火热侵袭，清热药清泻里热，适用于火热型三叉神经痛的治疗。临床实践可根据具体症状随症加减，灵活运用。

四、名医经验

（一）石学敏经验

石学敏认为风邪是主要病因，在《素问·太阴阳明论》中指出："伤于风者，上先受之"。风为阳邪，易袭阳位，善行数变，完全符合三叉神经痛突发突止的发病特点。《素问·风论》云："风者，百病之长也。"寒为阴邪，其性主痛，热为阳邪，其性炎上，风邪易夹寒或夹热上攻面部而致疼痛发作，所以，风邪是三叉神经痛主要发病原因。不通是主要病机：《素问·举痛论》云："痛而闭不通矣"。面部三阳经脉受邪，气血凝滞不通，不通则痛，是三叉神经痛的病机特点。《灵枢·刺节真邪篇》云："用针之类，在于调气。"中医学认为气血运行障碍是疼痛的病理基础，疼痛是气血运行障碍的外在表现，针刺有行气活血的作用，能起到"通"的目的，达到治"痛"的效果，所以，石学敏认为通经络、调气血是治疗三叉神经痛的关键。石学敏创立的醒脑开窍针刺法，经过多年的临床实践，不断的充实发展，提出了调神导气止痛法，来治疗三叉神经痛。在治疗过程中重视"神"的理论内涵，强调以脑统神，以针调神，神气相随。重用人中、内关，配合局部交会穴和三孔穴，能明显提高止痛效果。

（二）卢芳经验

卢芳根据发病部位和发作性疼痛特点，认为三叉神经痛相似于中医学的"面游风""齿槽风""厥头痛"等病名。古人云："巅顶之上，惟风可到。"所以可以认定本病主要病邪是风邪。《灵枢·经脉篇》对十二经循行及对三阳经症候的记载，临床上三叉神经痛以第二、三支多发，与这个循行规律是大致吻合的。也证明三叉神经痛与经络受邪的观点是基本一致的。临床治疗三叉神经痛，遵循原则：新病，由外邪引起者，以疏风为主；久病，由痰火血瘀所致者，以清热、涤痰、活血为主。血瘀型三叉神经痛为风火型和风寒型的延续，久治不愈形成血瘀。对于风火型三叉神经痛。卢芳常用川芎 30 g，生石膏 50 g，菊花 15 g，水牛角 25 g，胆南星 10 g 作为基本方。若一支疼痛加蔓荆子 50 g，二支疼痛加薄荷 15 g，三支疼痛加黄连 15 g，一、二、三支联合疼痛加柴胡 15 g。服用本方多在 4～12 剂获效，若服至 12 剂仍无效者，可把川芎每剂改为 75 g，再服 4 服，仍毫无疗效，可考虑按血瘀型治疗。对于风寒型三叉神经痛，他常用处方为：荜茇 50 g，细辛 5 g，川芎 30 g，炙川乌 10 g，苍耳子 15 g。若一支疼痛加防风 25 g；二支疼痛加高良姜 15 g；三支疼痛加藁本 15 g；一、二、三支联合疼痛，加白芷 50 g；恶心、纳呆加半夏 15 g；身畏风寒加羌活 25 g。对于血瘀型三叉神经痛常用处方：川芎 30 g，地龙、僵蚕、水蛭各 15 g，蜈蚣 3 条，全蝎 5 g。若一支疼痛偏热者加蔓荆子 50 g，偏寒者加荜茇 50 g；二支疼痛偏热者加薄荷 15 g，偏寒者加高良姜 15 g；三支疼痛偏热者加黄连 5 g，偏寒者加藁本 15 g；一、二、三支联合疼痛偏热者加柴胡 25 g，偏寒者加白芷 50 g。舌有瘀斑加穿山甲 15 g，舌苔薄黄加胆南星 10 g，兼气郁加姜黄 25 g，兼气虚加黄芪 50 g。血瘀型比上述风热型、风寒型为难治，若服至 6 剂以上，无明显好转者，可将川芎每剂用量改为 75 g，并嘱患者坚持服药 4 周方能显效。

（三）王立忠经验

本病属中医学的"面风""面风痛""偏头风"范畴，一侧面部呈线状闪痛、掣痛，突发突止，反复发作，患者痛苦异常。初期治疗尚且困难，后期治疗则更为棘手。王立忠认为，本病初期常因外感风寒诱发，逐步发展，渐成风痰上扰、面部经脉瘀阻之证。临床将其辨证分为风寒阻络型和风痰阻络型，分别给予自拟祛风散寒止痛汤和祛风化痰止痛汤治之，效果甚佳。王立忠认为，本病分 2 型辨证，基本上反映了三叉神经痛的发展规律，应早诊断、早治疗。三叉神经痛休作无常，乍痛乍止，是风邪为患的特点，所以祛风药是治疗三叉神经痛的关键药物，此外应避风寒，畅情志，尽量减少本病发生的诱因。

（四）吕仁和经验

三叉神经痛中医学病因与风火邪关系密切。病机为经络郁遏，气血壅滞，病位在经络，与肝胃相关，累及脾肾。吕仁和从风、肝、脾胃经立论，认为病因是外风引动内风上扰头面，游窜经络，蓄积作乱而发。三叉神经痛疼痛剧烈，善行数变，如电击、火烧、刀割，来势迅猛，痛时短暂，痛后如常态，与风邪的特征相似。外来之风可在三阳经作乱而致痛，而内生之风由肝郁化热所生，亦可作乱引起剧痛。吕仁和认为风邪内扰，引动肝风，少阳枢机不利，太阳、阳明开阖失常，经络阻滞不通而痛。头面部为手足三阳经循行所会之处，即头为诸阳之会，清阳之府，本病以三阳经受邪为主。吕仁和重视利枢机，助开阖，使三阳调，则邪祛正复。在临床诊治中根据患者症状表现特点分为两型：阳明大肠实热型与阳明大肠虚寒型。吕仁和按照疾病发生发展虚损劳衰的规律，重视疾病分期辨治，把三叉神经痛分为早、中、晚3期。早期即虚损期，病程多在1年内，发病缓慢，疼痛时间短暂，多在刷牙、吃饭、喝水时出现疼痛，不甚剧烈，疼痛逐渐加重。此时虽有痛苦，但能忍受，采用针灸、药物治疗可以减轻，但不易缓解。此期正气尚强，病损较轻，治疗以祛邪为主，兼以扶正，若反复不愈，久损不复则转为劳。中期即虚劳期，此期则病情时好时坏，遇太冷、太热、急躁、郁怒、劳累等即发，疼痛加剧，如刀割、火烧、电击。若治疗得法，虽难痊愈，但能缓解疼痛，嘱患者注意起居，劳逸结合，细心调护，防寒，防热，避免着急、生气、劳累，随需辅助中药，病情也能稳定。如久劳不复则转为衰。晚期即虚衰期，此期患者常合并其他疾病，治疗难度更大，需认真仔细诊治，虽可改善症状，但难以治愈。吕仁和结合病因病机及患者体质和症状表现的不同，综合分析，制定了调肝祛风，利枢机，调和三阳；兼清泻实热，或温补虚寒的治疗原则。

（五）王国华经验

原发性三叉神经痛属于中医“面痛”“面颊痛”等范畴。早在《灵枢·经脉》就有“颊痛”“颌痛”“目外眦痛”的散在记载。而《张氏医通》中“面痛……不能开口言语，手触之即痛”即是本病的描述。王国华认为本病与“风”密切相关，其来去突然，且患病部位居于面部，符合风性善行数变、风为阳邪、易袭阳位的特点。风的形成有内、外风之别，亦可挟痰、挟湿、化火等，诸邪可随风气上扰清窍。不论病因如何，最终病机为邪阻头面脉络，气机郁滞，血行不畅，“不通则痛”，发为面痛。治疗则应遵循“治风先治血，血行风自灭”以及“通则不痛”的原则，“治血者莫如刺血”，放血疗法可调和气血，疏通经络，达到通则不痛的目的。真空抽吸法属于放血疗法，且又不同于一般的放血疗法，因有负压抽吸，可增大放血力度，同时可改善气机郁滞。临床观察有时局部渗出物为淡黄色液体，而非血液，乃此处气滞甚于血瘀之故。此外，“经脉所过，主治所及”，从面部经络循行来看，三叉神经第二、三支的分布区与手足阳明、少阳经脉走行基本相吻合，尤其是阳明经脉，出入齿与口唇、面颊部，与三叉神经第二、三支疼痛更为密切。口腔内经络之气较为表浅，能更好地反映局部气血瘀滞的病变，故选取口腔内黏膜阳性反应点治疗，不仅能更好地激发阳明经气，亦可直达病所，疏通经络痹阻最甚之处，使疾病更快向愈。将真空抽吸法与此取穴法结合治疗原发性三叉神经二、三支疼痛，临床屡施屡验，且见效快而持久，不易复发。

（六）裘昌林经验

裘昌林认为本病的病位在头面部，多由头面部三阳经络受病所致。“头为诸阳之会”“清阳之府”，面为阳明所主，五脏六腑气血精华皆上注于头面。由于头面部位易感风邪，故与风的关系密切，或风寒入侵；或外感风热；或肝郁化火，内风上扰；或阳明热盛上攻，清窍被扰，此外痰凝、血瘀、阴虚阳亢亦与之密不可分。裘昌林概括其总病机可为：清窍被扰，筋脉瘀滞。诊治特色：本病为邪气痹阻经络，气血运行不畅所致，故祛邪活络、缓急止痛为本病的治疗原则。裘昌林以多年的临床经验认为风邪兼夹寒、夹痰居多，多从风从寒论治；根据其病理因素的相互兼夹，治法上宜化痰与活血祛瘀并用，裘昌林常常讲“久病入络，久病必瘀”，治疗上喜用活血化瘀，祛痰通络，方予桃红四物汤加减；裘昌林在临床上还常从肝从火论治，肝胆之火均可循经而达头面部，喜用龙胆泻肝汤加减。此外，避免受凉及寒热刺激，情志调整等综合治疗，是裘昌林治疗慢性疑难病时一贯提倡的。

五、名方推荐

（一）荣面痛宁汤

土茯苓、葛根、白芍各 50 g，石膏 30 g，生地黄、酸枣仁、白芷各 15 g，牛蒡子 12 g，延胡索 10 g，刺蒺藜、羌活、蔓荆子、甘草各 9 g，蜈蚣 2 条，全蝎 6 g，细辛 3 g。功效：祛风解肌，清热养血，化瘀通络。主治：风热侵袭，瘀阻经络型三叉神经痛。用法：每日 1 剂，水煎，分 2 次服。

（二）祛风散寒止痛汤

生麻黄、甘草各 6 g，防风、桂枝、红花、白芷、延胡索、全蝎各 10 g，白芍 12 g，川芎 15 g，细辛 5 g，白蒺藜 30 g。功效：祛风散寒，柔络止痛。主治：风寒阻络型三叉神经痛。用法：每日 1 剂，水煎，分 2 次服。

（三）祛风化痰止痛汤

天麻、蝉蜕、蔓荆子、僵蚕、白芷各 12 g，蜈蚣 2 条，生石膏、川芎、葛根各 30 g，白附子 8 g，全蝎、制乳香、制没药各 10 g，甘草 6 g。功效：祛风活血，化痰通络止痛。主治：风痰阻络型三叉神经痛。用法：每日 1 剂，水煎，分 2 次服。

（四）：血飞荜茇定痛汤

见血飞、白芷、荜茇、大血藤、川芎、赤芍、白芍、生地黄、熟地黄各 15～30g，炙甘草 6g，全蝎 6～10 g，蜈蚣 3～5 条。功效：祛风散邪，活血化瘀，疏通经络止痛。主治：原发性三叉神经痛。用法：每日 1 剂，水煎，分 2 次服。加减：热甚加生石膏 15～30 g，栀子 10～12 g；寒甚加细辛 3 g；恶风加防风、荆芥各 10～12 g；阴虚加麦冬 15～30 g，知母 12～15 g；阳虚加制附片 5～10 g；气虚加黄芪 15～30 g；血虚加当归 15～20 g；面部麻木加地龙 15～30 g；面肌抽搐，加龙牡各（先煎）15～30 g。

（五）升降散

僵蚕、大黄各 12 g，蝉蜕、姜黄各 9 g，蜂蜜少许。功效：升清降浊，散风清热。主治：外感风热证型三叉神经痛。用法：每日 1 剂，水煎，分 2 次服。加减：风痰阻络加制南星、蜈蚣各 10 g，全蝎 6 g；久病入络瘀阻经络者加桃仁 9 g，丹参 15 g，延胡索、广血竭各 10 g，三七粉 12 g。

（六）金铃通窍汤

川楝子、赤芍、川芎、蔓荆子、白蒺藜、藁本、白芷、黄芩、石菖蒲、甘草、桃仁各 10 g，延胡索 30 g，红花 6 g，全蝎 3 g，蜈蚣 2 条。功效：理气活血，化痰泻火，通窍止痛。主治：三叉神经痛。用法：每日 1 剂，上下午分服。1 个月为 1 疗程，治疗 2～3 个疗程。加减：瘀甚加水蛭 3 g，虻虫 1 g；热甚加牡丹皮、生地黄各 10 g；痛甚加乳香 10 g，没药 6 g，细辛 3 g；寒甚加干姜 5 g，炮附子（先煎）10 g；气虚加党参、山药各 10 g，黄芪 15 g。

（七）小柴胡汤合芍药甘草汤加减

柴胡、僵蚕各 10 g，清半夏 9 g，白芍、丹参、生牡蛎各 30 g，生石膏、夏枯草各 15 g，黄芩、龙胆、蝉蜕、甘草各 12 g。功效：清肝泻热，息风解痉通络止痛。主治：三叉神经痛之风火循经上炎证。用法：每日 1 剂，水煎，分 2 次服。加减：若阴虚火旺者加用知母、黄柏、生地黄等养阴泻火；瘀血重者则加入赤芍、五灵脂以活血化瘀；热痛者加甘菊、苍耳子以清热疏风。

（八）石膏细辛汤加减

生石膏、白芍各 30 g，细辛 3 g，白芷、羌活各 15 g，川芎、荜茇各 12 g，蔓荆子、防风各 9 g，生甘草 6 g。功效：辛温活血、通络止痛。主治：三叉神经痛。用法：每日 1 剂，水煎，分 2 次服。

（九）搜风止痛汤

天麻、川芎、赤芍、红花、菊花、栀子各 12 g，钩藤（后入）、石决明各 30 g，黄芩、荜茇各 9 g，全蝎 6 g（冲），蜈蚣 2 条（冲），地龙、卷柏、蒺藜各 15 g。功效：平肝熄风、清热活血。主治：风火夹瘀上攻头面所致三叉神经痛。用法：每日 1 剂，水煎，分 2 次服。加减：眶上痛为主者加白芷，面颊痛（二支）为主者加葛根；面颊麻木不仁加白附子 10 g；面痛、肌肉拘急加白芍 20 g、甘草 10 g；身痛者加秦艽、独活各 10 g；四肢逆冷、面部冷痛、寒凝血滞明显者去栀子、黄芩，加附子 6 g、细辛 3 g；热盛伤津致口渴、舌红少津，减荜茇量，加石斛 12 g，玉竹、天花粉各 15 g；心烦、失眠加豆豉 15 g，酸枣仁、首乌藤、珍珠母各 30 g，远志 12 g；兼夹肝火致疼痛甚、头目眩晕者重用菊花、蒺藜，加夏枯草 20 g；脘腹痞满、纳呆、舌苔厚腻者，加厚朴 10 g，苍术 20 g，半夏 9 g，佩兰 12 g；大便干结或口舌生疮者加大黄 6 g，生地黄 30 g；小便短赤者加淡竹叶、白茅根各 12 g。

（十）柴葛解肌汤加减

柴胡、黄芩、苍术各 15 g，葛根、石膏、白芷、白芍各 30 g，川乌、草乌、细辛各 3 g，吴茱萸 9 g，川芎、柴葛根、木香、香附、栀子各 12 g，甘草 6 g。功效：清肝和胃，祛风止痛。主治：面痛肝火上炎，胆胃郁热。用法：每日 1 剂，水煎，分 2 次服。

第六节　偏头痛

偏头痛是一种常见的慢性神经血管性疾病，特征是反复发作。2008—2009 年中国 18～65 岁人群流行病学调查显示，偏头痛 1 年患病率为 9.3%，男性为 5.9%，女性为 12.8%，女性患病风险是男性的 2.25 倍，40～49 岁患病率最高，城市人群患病风险是农村人群的 1.38 倍。

一、诊断标准（表 7－7 至表 7－15）

表 7－7　无先兆偏头痛的诊断标准

A.	符合 B～D 项特征的至少 5 次发作
B.	头痛发作（未经治疗或治疗无效）持续 4～72 h
C.	至少有下列中的 2 项头痛特征
	1. 单侧性
	2. 搏动性
	3. 中或重度疼痛
	4. 日常活动（如走路或爬楼梯）会加重头痛或头痛时避免此类活动
D.	头痛过程中至少伴随下列 1 项
	1. 恶心和（或）呕吐
	2. 畏光和畏声
E.	不能归因于其他疾病

表 7－8　伴典型先兆的偏头痛性头痛的诊断标准

A.	符合 B～D 特征的至少 2 次发作
B.	先兆至少有下列的 1 种表现，没有运动无力症状：
	1. 完全可逆的视觉症状，包括阳性表现（如闪光、亮点、亮线）和（或）阴性表现（如视野缺损）
	2. 完全可逆的感觉异常，包括阳性表现（如针刺感）和（或）阴性表现（如麻木）
	3. 完全可逆的言语功能障碍
C.	至少满足下列的 2 项
	1. 同向视觉症状和（或）单侧感觉症状
	2. 至少 1 个先兆症状逐渐发展的过程≥5 min，和（或）不同先兆症状接连发生，过程≥5 min

续表

3. 每个症状持续 5～60 min
D. 与先兆症状同时或在先兆发生后 60 min 内出现头痛，头痛符合无先兆偏头痛诊断标准 B～D 项
E. 不能归因于其他疾病

表 7－9　伴典型先兆的非偏头痛性头痛的诊断标准

A. 至少 2 次发作符合标准 B～D 项
B. 先兆包括至少以下一条，但是没有运动障碍：
1. 完全可恢复的视觉症状，包括阳性症状（如闪烁的光、斑点或线）和/或阴性症状（如视野缺损）
2. 完全可恢复的感觉症状，包括阳性症状（如针刺感）和/或阴性症状（如麻木）
3. 完全可恢复的言语障碍
C. 至少符合以下 2 条：
1. 双侧视觉症状和/或单侧感觉症状
2. 至少一个先兆症状逐渐发展时间≥5 min 和/或不同的先兆症状接连出现≥5 min
3. 每个症状≥5 min 并且≤60 min
D. 在先兆期或先兆症状随后 60 min 之内出现不符合无先兆偏头痛的 B～D 项标准的头痛
E. 不能归因于其他疾患

表 7－10　典型先兆不伴头痛的诊断标准

A. 至少 2 次发作符合标准 B～D 项
B. 先兆包括至少以下 1 条，伴或不伴语言障碍，但是没有运动障碍：
1. 完全可恢复的视觉症状，包括阳性症状（如闪烁的光、斑点或线）和/或阴性症状（如视野缺损）
2. 完全可恢复的感觉症状，包括阳性症状（如针刺感）和/或阴性症状（如麻木）
C. 至少符合以下 2 条：
1. 双侧视觉症状和/或单侧感觉症状
2. 至少一个先兆症状逐渐发展时间≥5 min 和/或不同的先兆症状接连出现≥5 min
3. 每个症状≥5 min 并且≤60 min
D. 在先兆期或先兆症状随后 60 min 之内不出现头痛
E. 不能归因于其他疾患

表 7－11　家族性偏瘫性偏头痛的诊断标准

A. 至少 2 次发作符合标准 B～D 项
B. 先兆包括至少以下一条，但是没有运动障碍：
1. 完全可恢复的视觉症状，包括阳性症状（如闪烁的光、斑点或线）和/或阴性症状（如视野缺损）
2. 完全可恢复的感觉症状，包括阳性症状（如针刺感）和/或阴性症状（如麻木）
3. 完全可恢复的言语障碍
C. 至少符合以下 2 条：
1. 双侧视觉症状和/或单侧感觉症状
2. 至少一个先兆症状逐渐发展时间≥5 min 和/或不同的先兆症状接连出现≥5 min

续表

	3. 每个症状≥5 min 并且≤60 min
D.	在先兆期或先兆症状随后 60 min 之内出现不符合无先兆偏头痛的 B～D 项标准的头痛
E.	不归因于其他疾患

表 7-12　散发性偏瘫性偏头痛的诊断标准

A.	至少 2 次发作符合标准 B～C 项
B.	先兆包括完全可恢复的活动力弱，至少以下 1 条：
	1. 完全可恢复的视觉症状，包括阳性症状（如闪烁的光、斑点或线）和/或阴性症状（如视野缺损）
	2. 完全可恢复的感觉症状，包括阳性症状（如针刺感）和/或阴性症状（如麻木）
	3. 完全可恢复的言语障碍
C.	至少符合以下 2 条：
	1. 至少一个先兆症状逐渐发展时间≥5 min 和/或不同的先兆症状接连出现≥5 min
	2. 每个症状≥5 min 并且≤24 h
	3. 在先兆期或先兆症状随后 60 min 之内出现符合无先兆偏头痛的 B～D 项标准的头痛
D.	符合标准 A～E 项的发作没有一度或二度的相关性
E.	不归因于其他疾患

表 7-13　基底型偏头痛的诊断标准

A.	至少 2 次发作符合标准 B～D 项
B.	先兆包括以下完全可恢复的症状中至少 2 条，但是没有活动力弱：
	1. 构音障碍
	2. 眩晕
	3. 耳鸣
	4. 听觉迟钝
	5. 复视
	6. 同时在双眼颞侧和鼻侧区域的视觉症状
	7. 共济失调
	8. 意识水平的下降
	9. 同时双侧感觉异常
C.	至少符合以下 1 条：
	1. 至少一个先兆症状逐渐发展时间≥5 min 和/或不同的先兆症状接连出现≥5 min
	2. 每个症状≥5 min 并且≤60 min
D.	在先兆期或先兆症状随后 60 min 之内出现符合无先兆偏头痛的 B～D 项标准的头痛
E.	不归因于其他疾患

表 7-14　慢性偏头痛的诊断标准

A.	至少 3 个月头痛（紧张型头痛和/或偏头痛）每月≥15 d
B.	至少有 5 次发作符合无先兆偏头痛的诊断标准

续表

C.	至少 3 个月每月有≥8 d 头痛符合下列 C1 和/或 C2 项，即符合无先兆偏头痛的疼痛及伴随症状标准
	1. 至少符合 a～d 中的 2 项
	a. 单侧性
	b. 搏动性
	c. 中或重度疼痛
	d. 日常活动（如走路或爬楼梯）会加重头痛或头痛时避免此类活动
	且符合 a 或 b 中的至少一项
	a. 恶心和（或）呕吐
	b. 畏光和畏声
	2. 在觉得要发生符合以上 C1 项头痛前使用了曲普坦类或麦角胺类药物，头痛缓解
D.	没有药物过度使用，且不能归因于其他疾病

表 7－15 偏头痛持续状态的诊断标准

A.	除了持续时间，无先兆偏头痛患者的此次发作与既往的典型发作相似
B.	头痛符合以下全部特征
	1. 持续不间断超过 72 h
	2. 重度疼痛
C.	不能归因于其他疾病

二、西医治疗

（一）防治原则

1. 基本原则：①积极开展患者教育；②充分利用各种非药物干预手段，包括按摩、理疗、生物反馈治疗、认知行为治疗和针灸等；③药物治疗包括头痛发作期治疗和头痛间歇期预防性治疗，注意循证地使用。

2. 患者教育：偏头痛是目前无法根治但可以有效控制的疾患，应该积极地开展各种形式的患者教育，以帮助其确立科学和理性的防治观念与目标；应教育患者保持健康的生活方式，学会寻找并注意避免各种头痛诱发因素；应教育并鼓励患者记头痛日记，对帮助诊断和评估预防治疗效果有重要意义。

3. 非药物预防识别和避免偏头痛诱发因素很重要。逐步放松训练、生物反馈、音乐疗法及应对应激的认知行为治疗对患者均有益。

4. 头痛门诊（中心）的建立及转诊：国际已有的成熟经验及我国初步的经验均提示建立头痛门诊（中心）能显著提高对偏头痛的诊治水平，有益于开展大规模的临床研究，也有益于建立头痛专业队伍。将诊治不够理想的患者及时转诊到头痛门诊（中心），可极大地减少偏头痛。

（二）急性期药物治疗

1. 治疗目的：快速、持续镇痛，减少头痛再发生，恢复患者的正常生活状态。

2. 常用的偏头痛发作期治疗有效性标准：a. 2 h 后无痛；b. 2 h 后疼痛改善，由中重度疼痛转为轻度或无痛（或 VAS 下降 50％以上）；c. 疗效具有可重复性，3 次发作中有 2 次以上有效；d. 在治疗成功后的 24 h 内无头痛再发生或无需再次服药。

（三）急性期药物评价及推荐

非处方药（非特异性药物）如表 7－16 所示。

表 7-16　　成人急性偏头痛发作非处方镇痛药物推荐

	药物	推荐剂量/mg	每日最大剂量/mg	证据级别	推荐强度	注意事项
COX-2 抑制剂	对乙酰氨基酚	1000	4000	Ⅰ	A	使用说明书推荐剂量，避免大剂量使用
NSAIDs	布洛芬	200～800	1200	Ⅰ	A	不良反应：长期使用主要有胃肠道反应及出血危险
	阿司匹林	300～1000	4000	Ⅰ	A	禁忌证：对本药或同类药过敏者、活动性溃疡、血友病或血小板减少症、哮喘、出血体质者，孕妇及哺乳期妇女
	萘普生	250～1000	1000	Ⅱ	A	同布洛芬和阿司匹林，2 岁以下儿童禁用
	双氯芬酸	50～100	150	Ⅱ	A	不良反应主要有胃肠道反应、肝损伤及粒细胞减少等
复合制剂	对乙酰氨基酚/阿司匹林/咖啡因	250/200～250/50	2 片	Ⅰ	A	同阿司匹林和对乙酰氨基酚
止呕剂	甲氧氯普胺	10～20 口服 20 直肠	不超过 0.5 mg/kg	Ⅰ	B	不良反应：锥体外系症状 禁忌证：<10 岁儿童，肌张力障碍
		10 肌注或静脉注射	不超过 0.5 mg/kg	Ⅱ		禁忌证：癫痫，妊娠，哺乳期
	多潘立酮	20～30 口服	80	Ⅰ	B	不良反应：同甲氧氯普胺禁忌证：<10 岁儿童
其他药物	安乃近	1000 口服 1000 静脉	3000		B	粒细胞缺乏症风险、低血压风险
	安替比林	1000 口服	4000		B	肝及肾衰竭者慎用
	托芬那酸	200 口服	400		B	胃肠道不良反应，出血风险

1. 对乙酰氨基酚剂型有口服剂（片剂、混悬液、混悬滴剂）、肛门栓剂及注射液多种，可满足不同患者人群的需求。本药可用于对阿司匹林或其他非甾体抗炎药（NSAIDs）过敏、不耐受或不适于应用者，3 个月以上婴儿及儿童也可应用。

2. 布洛芬可用于 6 个月以上的儿童。

3. 萘普生有口服剂、肛门栓剂及注射液。口服：250～1000 mg，直肠给药：1 次 250 mg，静脉给药：275 mg，可用于 6 岁以上或体重 25 kg 以上的儿童。

4. 双氯芬酸有口服剂、肛门栓剂及注射液。口服吸收迅速且完全，起效较快，最好于饭前吞服。服用胶囊起效更快，且胶囊疗效优于片剂。双氯芬酸治疗偏头痛急性发作可有效改善疼痛及相关症状（Ⅰ级证据），但应注意肝损伤及粒细胞减少等不良反应。

5. 阿司匹林的剂型有口服剂、肛门栓剂及注射制剂。泡腾片是近年来开发应用的一种新型片剂，每片 0.3 g 或 0.5 g，服用时放入温水 150～250 mL 中溶化后饮下，特别适用于儿童、老年人以及吞服药丸困难的患者。阿司匹林赖氨酸盐（赖安匹林），可用于静脉或肌内注射，每次 0.9～1.8 g。10 岁以上的儿童可单用阿司匹林或与甲氧氯普胺合用。

6. 常用复方制剂包括阿司匹林、对乙酰氨基酚与咖啡因的复方制剂、双氯酚酸与咖啡因的复方制剂。其中合用的咖啡因可抑制磷酸二酯酶，减少 cAMP 的分解破坏，使细胞内的 cAMP 增加，从而发挥广泛的药理作用，包括收缩脑血管减轻其搏动幅度，加强镇痛药的疗效等。要注意，合用的咖啡因会增加药物依赖、成瘾及药物过量性头痛的危险。

7. 其他药物甲氧氯普胺、多潘立酮等止吐和促进胃动力药物不仅能治疗伴随症状，还有利于其他药物的吸收和头痛的治疗。苯二氮䓬类、巴比妥类镇静剂可促使镇静、入睡，促进头痛消失。因镇静剂有成瘾性，故仅适用于其他药物治疗无效的严重患者。阿片类药物有成瘾性，可导致药物过量性头痛并诱发对其他药物的耐药性，故不予常规推荐。仅适用于其他药物治疗无效的严重头痛者，在权衡利弊后使用。肠外阿片类药物，如布托啡诺，可作为偏头痛发作的应急药物，即刻镇痛效果好（Ⅲ级证据）。处方药如表 7－17 所示。

表 7－17　成人急性偏头痛发作处方药推荐

<table>
<tr><th>药物</th><th>推荐剂量/mg</th><th>每日最大剂量/mg</th><th>证据级别</th><th>推荐等级</th><th>注意事项</th></tr>
<tr><td>曲坦类</td><td>25，50，100（口服，包括速释剂）</td><td>300</td><td></td><td></td><td rowspan="10">不良反应：疲劳、恶心、头痛、头晕、眩晕、嗜睡、骨痛、胸痛、无力、口干、呕吐、感觉异常、胃肠道反应、精神异常、神经系统疾病等
严重不良事件：心肌梗死、心律失常、卒中
禁忌证：未控制的高血压、冠心病、Raynaud 病、缺血性卒中史、妊娠、哺乳、严重肝肾功能不全、18 岁以下和 65 岁以上者</td></tr>
<tr><td>舒马曲普坦</td><td>25（栓剂）</td><td></td><td rowspan="3">Ⅰ</td><td rowspan="3">A</td></tr>
<tr><td></td><td>10，20（鼻腔喷剂）</td><td>40</td></tr>
<tr><td></td><td>6（皮下注射）</td><td>12</td></tr>
<tr><td>佐米曲普坦</td><td>2.5，5（口服，包括崩解剂，鼻腔喷剂）</td><td>10</td><td>Ⅰ</td><td>A</td></tr>
<tr><td>那拉曲坦</td><td>2.5（口服）</td><td>5</td><td>Ⅰ</td><td>A</td></tr>
<tr><td>利扎曲坦</td><td>5，10（口服）</td><td>20</td><td>Ⅰ</td><td>A</td></tr>
<tr><td>阿莫曲坦</td><td>12.5（口服）</td><td>25</td><td>Ⅰ</td><td>A</td></tr>
<tr><td>依来曲坦</td><td>20，40（口服）</td><td>80</td><td>Ⅰ</td><td>A</td></tr>
<tr><td>夫罗曲坦</td><td>2.5（口服）</td><td>7.5</td><td>Ⅰ</td><td>A</td></tr>
<tr><td>麦角胺类</td><td></td><td></td><td></td><td></td><td></td></tr>
<tr><td>酒石酸麦角胺</td><td>2（口服）</td><td></td><td></td><td>B</td><td rowspan="2">禁忌证：妊娠、哺乳期、12 岁以下儿童、控制不良的高血压、冠心病、心绞痛、心肌梗死、雷诺综合征、周围血管粥样硬化性疾病、TIA 或卒中、严重肝肾功能不全、存在多种血管危险因素
不良反应：恶心、呕吐、眩晕、嗜睡、胸痛、焦虑、感觉异常、精神萎靡和麦角胺类中毒</td></tr>
<tr><td>双氢麦角胺</td><td>2（口服或肛栓）</td><td>2</td><td></td><td>B</td></tr>
<tr><td>麦角胺咖啡因</td><td>1～2 片</td><td>6 片</td><td>Ⅱ</td><td>B</td><td>禁忌证：心血管和脑血管病、Raynaud 病、高血压、肾功能不全、妊娠期、哺乳期等</td></tr>
<tr><td>降钙素基因相关肽受体拮抗剂</td><td>Telcagepant（MK0974）300（口服）</td><td></td><td>Ⅰ</td><td>B</td><td>恶心、呕吐、头晕、眼花、嗜睡、口干、疲劳无力、感觉异常、胸闷不适等</td></tr>
</table>

（1）曲坦类药物：曲坦类药物为 5-羟色胺 1B/1D 受体激动剂，能特异地治疗偏头痛。目前国内有舒马曲普坦、佐米曲普坦和利扎曲坦，那拉曲坦、阿莫曲坦、依来曲坦和夫罗曲坦国内尚未上市。曲坦类药物在头痛期的任何时间应用均有效，但越早应用效果越好。出于安全考虑，不主张在先兆期使用。与麦角类药物相比，曲坦类治疗 24 h 内头痛复发率高（15%～40%），但如果首次应用有效，复发后再用仍有效，如首次无效，则改变剂型或剂量可能有效。患者对一种曲坦类无效，仍可

能对另一种有效。

舒马曲普坦有口服剂（片剂、速释剂）、皮下注射剂、鼻喷剂及肛门栓剂，其中 100 mg 片剂是所有曲坦类的疗效参照标准。皮下注射舒马曲普坦 6 mg，10 min 起效，2 h 头痛缓解率达 80%。

佐米曲普坦有 2.5 mg 和 5 mg 的口服和鼻喷剂。药物亲脂性，可透过血脑屏障，生物利用度高。口服 40～60 min 后起效，鼻喷剂比口服剂起效快。

利扎曲坦有 5 mg 和 10 mg 的普通和糯米纸囊口服剂型。推荐 10 mg 为起始剂量，若头痛持续，2 h 后可重复 1 次。口服作用快速，头痛消失与疗效维持在所有曲坦类药物中最显著，头痛复发率较舒马曲普坦、佐米曲普坦和那拉曲坦低。

（2）麦角胺类药物：麦角胺类药物治疗偏头痛急性发作的历史很长，但判断其疗效的随机对照试验却不多。试验多使用麦角胺咖啡因合剂（分别 2 mg 和 200 mg 或 1 mg 和 100 mg 合剂）。与曲坦的对比观察证实其疗效不及曲坦类。麦角胺具有药物半衰期长、头痛的复发率低的优势，适用于发作持续时间长的患者。另外，极小量的麦角胺类即可迅速导致药物过量性头痛，因此应限制药物的使用频度，不推荐常规使用。

（3）降钙素基因相关肽（CGRP）受体拮抗剂：CGRP 受体拮抗剂（gepants 类药物）通过将扩张的脑膜动脉恢复至正常而减轻偏头痛症状，且该过程不导致血管收缩。部分对曲坦类无效或者对曲坦类不能耐受的患者可能对 gepants 类药物有良好的反应。

（4）复方制剂：麦角胺咖啡因合剂可治疗某些中重度的偏头痛发作（Ⅲ级证据）。要注意合用的咖啡因会增加药物依赖、成瘾及药物过量性头痛的危险。

（四）选药原则

应根据头痛的严重程度、伴随症状、既往用药情况及患者的个体情况而定。药物选择的方法有：①分层法：基于头痛程度、功能受损程度及之前对药物的反应选药。②阶梯疗法：每次头痛发作时均首先给予非特异性药物治疗，如治疗失败再给予特异性药物治疗。分层法治疗组不良反应稍高于阶梯法，但不良反应均较轻，仅表现为乏力、头晕、感觉异常等常见的曲坦类药物不良反应。药物使用应在头痛的早期足量使用，延迟使用可使疗效下降、头痛复发及不良反应的比例增高。有严重的恶心和呕吐时，应选择胃肠外给药。甲氧氯普胺、多潘立酮等止吐和促进胃动力药物不仅能治疗伴随症状，还有利于其他药物的吸收和头痛的治疗。不同曲坦类药物在疗效及耐受性方面略有差异。对某一个体患者而言，一种曲坦无效，可能另一种曲坦有效；一次无效，可能另一次发作有效。由于曲坦类药物疗效和安全性优于麦角类，故麦角类药物仅作为二线选择。麦角类有作用持续时间长、头痛复发率低的特点，故适于发作时间长或经常复发的患者。

为预防药物过量性头痛，单纯 NSAIDs 制剂的使用在 1 个月内不能超过 15 d，麦角碱类、曲坦类、NSAIDs 复合制剂则不超过 10 d。

（五）预防性药物治疗

1. 预防性治疗目的：对患者进行预防性治疗的目的是降低发作频率、减轻发作程度、减少失能、增加急性发作期治疗的疗效。

2. 预防性治疗有效性指标：预防性治疗的有效性指标包括偏头痛发作频率、头痛持续时间、头痛程度、头痛的功能损害程度及急性期对治疗的反应。

3. 预防性药物治疗指征：通常，偏头痛致使存在以下情况应考虑预防性治疗：①患者的生活质量、工作和学业严重受损（需根据患者本人判断）；②每月发作频率 2 次以上；③急性期药物治疗无效或患者无法耐受；④存在频繁、长时间或令患者极度不适的先兆，或为偏头痛性脑梗死、偏瘫性偏头痛、伴有脑干先兆偏头痛亚型等；⑤连续 2 个月，每月使用急性期治疗 6～8 次以上。⑥偏头痛发作持续 72 h 以上等。

4. 预防性治疗药物评价及推荐：非处方药如表 7－18 所示。

表 7－18　偏头痛预防性治疗非处方药物推荐

药物	每日剂量/mg	推荐级别	不良反应	禁忌证
非甾体抗炎药				
萘普生	500～1000	B	主要为胃肠道不良反应及出血危险	对本药或同类药过敏者、活动性溃疡、血友病或血小板减少症、哮喘、出血体质、孕妇及哺乳期妇女
阿司匹林	300	B	同萘普生	同萘普生
其他药物				
镁盐	24 mmol	B	潮红、出汗、口干，用量过大导致镁蓄积可出现感觉反应迟钝，膝腱反射消失、呼吸抑制、心律失常、心脏停搏	重度肾功能不全、心肌损害、心脏传导阻滞者
维生素 B_2	400	B	过敏反应	对本药过敏者
辅酶 Q10	300	B	胃部不适、食欲减退、恶心、腹泻、心悸，偶见皮疹	对本药过敏者

（1）NSAIDs：阿司匹林对偏头痛预防治疗的研究结果不一。2 项大型队列研究发现每日 200～300 mg 的阿司匹林可降低偏头痛发作的频率。阿司匹林与有确定疗效药物的对比试验显示其效果相当或较差，而在与安慰剂的对照试验中却从未被证实有效。

（2）其他药物：大剂量维生素 B_2（每日 400 mg）及辅酶 Q10 的对照试验结果显示有效。口服镁盐的结果矛盾，1 项结果阴性，另 1 项结果为阳性。2015 年国外发表的最新一项随机、双盲、安慰剂对照多中心研究表明，含有维生素 B_2、辅酶 Q10、镁盐复方制剂对预防偏头痛发作有效，能减少偏头痛发作频率。

处方药：

（1）钙离子拮抗剂：非特异性钙离子拮抗剂氟桂利嗪对偏头痛的预防性治疗证据充足。研究表明，氟桂利嗪预防性治疗 4 周末、8 周末及 12 周末与治疗前相比，头痛程度明显减轻（均 $P<0.05$），头痛频率明显减少（均 $P<0.05$）。

多项尼莫地平预防偏头痛的研究，结果均未能显示其疗效优于安慰剂，不值得推荐。

（2）抗癫痫药物：托吡酯是已获得研究证据支持的抗癫痫药物，对发作性及慢性偏头痛有效，并可能对药物过量性头痛有效。多项研究支持不同剂量托吡酯（50～200 mg/d）预防偏头痛的有效性。双丙戊酸钠/丙戊酸钠对偏头痛预防有效，但长期使用需定时检测血常规、肝功能和淀粉酶。女性患者需注意体重增加及卵巢功能异常（如多囊卵巢综合征）。加巴喷丁近 10 年预防治疗偏头痛的研究较少。

（3）β受体阻滞剂：β受体阻滞剂在偏头痛预防性治疗方面效果明确，有多项随机对照试验结果支持。其中证据最为充足的是普萘洛尔和美托洛尔。另外，比索洛尔、噻吗洛尔和阿替洛尔可能有效，但证据质量不高。β受体阻滞剂的禁忌证包括反应性呼吸道疾病、糖尿病、体位性低血压及心率减慢的某些心脏疾病。不适于运动员，因其可发生运动耐量减低。有情感障碍患者使用β受体阻滞剂可能会发生心境低落，甚至自杀倾向。

（4）抗抑郁药：在抗抑郁药物中，阿米替林和文拉法辛预防偏头痛的有效性已获得证实，另外最新研究发现，阿米替林在感觉神经元离子通道中具有阻断作用，为其在偏头痛中的应用提供了更为合理的理论依据。阿米替林尤其适用于合并有紧张型头痛或抑郁状态的患者，主要不良反应为镇静。文拉法辛疗效与阿米替林类似，但不良反应更少。

其他药物：

抗高血压药物赖诺普利及坎地沙坦各有一项对照试验结果显示对偏头痛预防治疗有效，但仍需进一步证实。

（六）预防性治疗药物推荐如表 7－19 所示

表 7－19　偏头痛预防性治疗处方药物推荐

药物	每日剂量/mg	推荐级别	不良反应	禁忌证
钙离子拮抗剂				
氟桂利嗪	5～10	A	常见：嗜睡、体重增加 少见：抑郁、锥体外系症状	抑郁、锥体外系症状
抗癫痫药				
丙戊酸	500～1800	A	恶心、体重增加、嗜睡、震颤、脱发、肝功能异常	肝病
托吡酯	25～100	A	共济失调、嗜睡、认知和语言障碍、感觉异常、体重减轻	对有效成分或磺胺过敏
加巴喷丁	1200～2400	B	恶心、呕吐、抽搐、嗜睡、共济失调、眩晕	加巴喷丁过敏
β受体阻滞剂				
美托洛尔	50～200	A	常见：心动过缓、低血压、嗜睡、无力、运动耐量降低	哮喘、心衰、房室传导阻滞、心动过缓；慎用于使用胰岛素或降血糖药者
普萘洛尔	40～240	A	少见：失眠、噩梦、阳痿、抑郁、低血糖	
比索洛尔	5～10	B		
抗抑郁药				
阿米替林	25～75	B	口干、嗜睡、体重增加	青光眼、前列腺增生
其他药物				
坎地沙坦	16	B	血管性水肿、晕厥和意识丧失、急性肾衰竭、血钾升高、肝功能恶化或黄疸、粒细胞减少、横纹肌溶解	对本药或同类药过敏者、严重肝肾功能不全或胆汁淤滞患者、孕妇或有妊娠可能的妇女
赖诺普利	20	B	咳嗽、头昏、头痛、心悸、乏力	对本药或其他同类药物过敏、高钾血症、双侧肾动脉狭窄、孤立肾有肾动脉狭窄者、妊娠中期或末期 3 个月

1. 预防性治疗药物选择和使用原则：医师在使用预防性治疗药物之前须与患者进行充分的沟通，根据患者的个体情况进行选择，注意药物的治疗效果与不良反应，同时注意患者的共病、与其他药物的相互作用、每日用药次数及经济情况。通常首先考虑证据确切的一线药物，若一线药物治疗失败、存在禁忌证或患者存在以二、三线药物可同时治疗的合并症时，方才考虑使用二线或三线药物。避免使用患者其他疾病的禁忌药，及可能加重偏头痛发作的治疗其他疾病的药物。长效制剂可增加患者的顺应性。药物治疗应小剂量单药开始，缓慢加量至合适剂量，同时注意副作用。对每种药物给予足够的观察期以判断疗效，一般观察期为 4～8 周。患者需要记头痛日记来评估治疗效果。有效的预防性治疗需要持续约 6 个月，之后可缓慢减量或停药。若发作再次频繁，可重新使用原先有效的药物。若预防性治疗无效，且患者没有明显的不良反应，可增加药物剂量；否则，应换用第 2 种预防性治疗药物。若数次单药治疗无效，才考虑联合治疗，也应从小剂量开始。

2. 心理治疗和物理治疗：偏头痛的心理治疗主要基于行为治疗，包括放松、生物反馈及认知治疗。放松疗法主要目的为降低身体各种系统的激活及促进身体放松。生物反馈是使患者能明确清醒地感受，从而清醒地控制及改变其身体功能。通过使用各种仪器，感受衡量肌张力（肌电图生物反馈疗法）、皮肤电阻（电皮生物反馈疗法）或周围体温（温度生物反馈疗法）来测量、放大并反馈躯体信息给患者，从而达成由生物反馈促进的放松。认知疗法通过指导患者更好地处理与头痛相关的应激反应及其他伴随心理疾患来治疗反复发作的头痛。

通常在以下情况可考虑行为治疗：①患者希望获得非药物治疗；②患者不能耐受药物治疗或者有药物禁忌证；③药物治疗无效或效果较差；④妊娠、准备妊娠或哺乳期；⑤频繁或较大剂量使用镇痛剂或其他急性期治疗药物；⑥具有明显的生活应激事件或患者缺乏合适的应激处理能力。

（七）外科治疗

有研究提示卵圆孔未闭（PFO）与伴有先兆的偏头痛之间存在关联。偏头痛患者经皮 PFO 封堵手术对偏头痛预防发作的疗效存在争议。神经阻滞疗法治疗偏头痛已受到临床关注。

三、中医临床思维

（一）中医病名及病因病机特征

根据其临床表现，偏头痛相当于中医学里面的“头风”“半边头痛”“偏正头风”“偏头风”“头偏痛”“风头痛”。一般认为风、寒、痰、火、虚、瘀是偏头痛发病的病理基础。仔细研究偏头痛的病因病机不出外感、内伤两端。在外感风寒暑湿燥火六淫中，风为百病之长，夹寒、夹湿、夹热侵袭头部而致头痛。又脑为髓之海，有赖于肝肾精血、脾之运化水谷精微滋养，故内伤头痛与肝脾肾关系密切，因于肝者有肝阳上亢、肝气郁结；因于脾者有气血亏虚及痰浊上扰；因于肾者有肾阳或肾阴不足。偏头痛反复发作，久病入络，夹杂瘀血。偏头痛的病因多种多样，但其发病机制确有共同之处，即“不通则痛”和“不荣则痛”，但其程度上又各有其特征和差异。

（二）辨病辨证及治疗特征

2002 年《中药新药临床指导原则》将偏头痛的中医证型分为 5 种，分别是肝阳上亢头痛证、痰浊头痛证、肾虚头痛证、瘀血头痛证和气血亏虚头痛证，这个分类更加符合临床应用。

祛风和活血是偏头痛治疗的关键。中医治疗偏头痛的特点主要是发作期和缓解期的分期治疗。发作期多以实证或本虚标实为主，多因风寒、风热、湿热、痰浊、瘀血、肝阳上亢所致；缓解期多以本虚为主，多见阴阳气血的亏虚。治疗方面，发作期多以祛邪为主，重在祛风、清热、化痰、活血、平肝；缓解期多以补虚为主，重在益气养血、滋阴补肾。标本虚实夹杂者，可相兼为治。偏头痛在上述治则的基础上，还应结合头痛部位和经络循行路线，加用不同的引经药物，有助于提高临床疗效。

（三）药物选择

因偏头痛病因病机复杂，中医临床用药涉及面广，近代整理的《李时珍医学全书·明清名医全书大成》总结了头痛的药物。太阳头痛用麻黄、藁本、羌活；阳明头痛用白芷、葛根、升麻、石膏；少阳头痛用柴胡、川芎；太阴头痛用苍术、半夏；少阴头痛用细辛；厥阴头痛用吴茱萸、川芎。川芎是治疗偏头痛使用频次最高的药物，经过合适配伍可应用于外感、内伤、寒、热、虚、实等多种原因引起的头痛；药物性味以辛、甘、苦味最多，药物以归属于肺、肝二经为主；因偏头痛病程较长，反复发作，久病入络，久病多瘀之特点，常配伍全蝎、蜈蚣、白僵蚕、地龙、蝉蜕、白花蛇、土鳖虫、水蛭等药。

四、名医经验

（一）张琪经验

张琪认为本病属中医“偏头风”的范畴。头痛病因虽多，但总结起来不外内伤、外感两类，而外感又以风邪为多见，风邪有风寒、风热之别，张琪经验以风热者为多见。因现代人伴随着生活水平提高，不少人饮食无节，饮酒无度，膏粱厚味，加以工作节奏快，五志过极，易生内热，感受风邪则内外相兼，而致发生风热上攻头痛，此类头痛纯用祛风药则无效，必须用散风清热法方能取效。张琪治疗偏头痛以“芎芷石膏汤”合“四物汤”为基本方加减。他平生善用石膏以清热，但石膏质重，必重用方能收功，本方以重用石膏为君，清解热邪；菊花、白芷、川芎、全蝎、僵蚕祛风邪而不燥；尤以全蝎、僵蚕善通络脉，以搜剔风邪，凡风邪日久必入络，故叶天士有“久痛入络”之论，张琪认为此类风邪“全蝎、僵蚕”为必用之药，驱散风邪、又通血络，一举两得；除此之外，风热日久，必耗伤营血，故又生地黄、白芍、当归合川芎为四物汤，以养血行血，与祛风清热药配伍祛邪而不伤正。

（二）张学文经验

张学文认为本病属中医“厥头痛”，病机主要是肝热脑络瘀滞。盖“肝气应脑”，肝主疏泄，调气机，畅情志，藏血。若情志失调，或过食肥甘厚味、辛燥香炙、烟酒之品，损伤藏腑经脉气机，肝气郁逆，气血不和，经气逆乱，升降失常，气郁化火，暗耗阴血，炼津为痰，痰热互结，壅滞于脑，脑络瘀滞，从而头痛。临床治疗当以清脑通络为核心，常用磁石、草决明、菊花、赤芍、钩藤平肝阳、清肝热，豨莶草、山楂、川牛膝、丹参、地龙通脑络。肝肾不足加山茱萸、杜仲、桑寄生，痰浊明显加菖蒲、胆南星、天竺黄，瘀血较重加三七，火热明显加黄芩、夏枯草。

（三）贺普仁经验

贺普仁通过临床观察，认为偏头痛除了具有一般头痛的共性外，在病因方面还有许多特性。本病的发生，内因起了很重要的作用。这是由于头为诸阳之会，精华升降之所，外有毛、发、肉、筋、骨所卫，内有清阳煦化。若外固内充，诸邪不能上犯，必待卫外失职，或清阳窒塞，诸邪始能侵袭。细言之，实为内风、痰湿、火邪等合而为病。在外因方面，以六淫中的风寒最为多见，绝大部分病例都以风寒为诱因。但从临床来看，风寒毕竟是外因，只具有发病的“条件”作用。发病的根据仍是“内因”。贺普仁根据每个患者临床表现，将偏头痛的辨证分型分为 3 种：外风侵袭、实热上扰、肝木乘土。他善用针灸，以通经活络，疏风止痛为治疗各证的基本配方，选用丝竹空透率谷、合谷、列缺、足临泣，配用风池、曲池、绝骨等穴为一组。虚弱证偏头痛，常配以悬颅、颔厌、中脘、足三里或丰隆、气海并用。对实热证者，常配以丝竹空、内迎香（放血）、四神聪、行间等穴。在偏头痛的治疗中，放血有祛瘀滞、通经络的重要作用。凡是由于肝胆风热上攻头部，造成少阳经脉壅滞，通过放血，可以使局部经络通利，热邪外出，恢复少阳经脉正常运行。针灸手法与疗效有着重要的关系。贺普仁的临床经验显示，对大多数偏头痛患者只需针其患侧。使用疏风通经，平肝清热法时，各穴都要用泻法，头部诸穴多用捻转泻法，其他部位的穴位多用提插泻法。对远离病所之穴，如合谷、足临泣，则用较强手法，务使针感沿经放散到肢端或上行到躯干部，少数可直达病所。他认为感传越远，效果越好。但是，进行手法时必须避免给患者过于强烈的刺激，引起患者不适，要使患者在“酸、麻、胀”感后遗留下“轻快”“舒适”之感。这就要求医生在针刺中，手法必须熟练，捻转必须圆滑，提插必须灵活。

（四）李远实经验

偏头痛病因诸多，李远实认为气血凝滞，致使清阳不升，精血失养，不通则痛为其主要病机关键所在。五脏六腑之精气皆上注于头，李远实认为治偏头痛不能单纯见头医头，应先治五脏六腑之精气，而调精理气，针灸与中药各有所长，故主张针药合治。针灸取穴应注重取调节全身气血之要穴，中医除对症选药外，亦不应忽视芳香之物可化浊透邪。故在治疗针灸选穴上，精取“三、海、关”，手法或泻或补，加灸或加拔罐视辨证分型而定。三阴交为足三阴经之交会穴；足三里多气多血，为足阳明胃经合穴，擅于鼓舞阳气；气海与关元同属任脉，任脉乃阴脉之海，擅于调节阴血，同时关元为任脉与足三阴经交会穴，取诸穴尚有“上病下取”“引病下出”之义。中药以自拟化浊通络汤为主随证加味，川芎祛风，白芷疏风，佩兰化湿，蔓荆子与薄荷皆能清利头目，并为引经之良药。此方皆由芳香类草本植物组成，药味香透，药量轻灵，因“头乃精明之府”，“其位居巅”，乃效“非轻勿举”之法。中药与针灸，一上一下，各显其长，故能相辅相成，合奏奇功。

（五）王琦经验

中医学认为其属“偏头风、脑风”等范畴。《诸病源候论·头面风候》中首先提出了“头风”的病证名称，云：“头面风者，是体虚，诸阳经脉为风所乘也……”。患者体虚易受风邪，外风可引起内风，临床上诸多偏头痛患者遇风则痛剧。病机多肝脾肾三脏虚于下，风火痰瘀实扰于上；故治疗多从调补肝脾肾，祛风化痰祛瘀为主。在近几年的临床诊疗观察中，王琦发现一些偏头痛患者属于过敏体质，用乌梅、蝉蜕、赤芝等能改善患者的体质状态，从而治愈偏头痛。头痛伴有其他症状者，王琦随证加减加以调理。如六经辨证，太阳经后头痛连项用羌活、蔓荆子；阳明经前额及眉棱骨痛用白芷；少阳经两侧头痛用柴胡；太阴经用苍术；少阴经用独活；厥阴经用细辛、川芎。怕风易感冒者，合用玉屏风散。对冷空气过敏者，常加桂枝、白芍。有血瘀证者，常加全蝎、蜈蚣。

（六）杨思进经验

本病属中医“头痛”“头风”“脑风”“厥头痛”等范畴，该病的发生与情志内伤、饮食不节、忧思劳累、久病不愈等诸多因素相关。头为“诸阳之会”“精明之府”，五脏六腑之精气皆上注于头，故不论外感或内伤都可以通过经络气血直接或间接地影响到头部而发生头痛。杨思进指出：风湿之邪是头痛的致病主因，瘀血是头痛的发病关键，“头部多风，头部多瘀，头部多湿”是头痛的主要病机，风湿夹瘀为头痛病的临床常见证型。杨思进仿李东垣《内外伤辨惑论》中之“湿邪在表”的头腰疼痛的主方“羌活胜湿汤”之意，拟定“祛风止痛，化痰胜湿，活血通络”为本病的基本治疗法则。同时重视：①引经药的使用：根据头痛的部位，辨其病在何经，施以相应的引经药能起到增效的作用；②重视风药的运用：高巅之上，唯风可到。此“风”既指致病之风邪，也指“轻灵流动、升清开窍”之风药；③重视虫类药的使用：头痛日久，瘀血、风邪、痰浊久伏潜入络道，病势深痼，非用虫类药搜剔其病难除。

五、名方推荐

（一）散偏汤合天蝎散加减

川芎、白芷、白芍、白芥子、香附、柴胡、郁李仁、天麻、僵蚕各 10 g，甘草 6 g，全蝎 3 g。功效：疏肝祛风，通络止痛。主治：肝经络脉瘀滞不畅，挟风痰阻滞所致偏头风。用法：每日 1 剂，水煎，分 2 次服。病久可配加通窍活血汤，或加桃仁、赤芍、红花等。

（二）引火汤合芍药甘草汤加减

熟地黄 25 g，生地黄 20 g，巴戟天、麦冬、天冬、酸枣仁各 30 g，茯苓、炙甘草各 15 g，五味子 5 g，桂枝、白芥子各 10 g，白芍 50 g，葛根 60 g，黄芪 45 g。功效：补火泻水，兼以柔肝缓急。主治：无先兆性偏头痛之肾阴亏虚，真阴不足，阴不敛阳，龙雷之火上攻巅顶。用法：每日 1 剂，水煎，分 2 次服。

（三）芎芷石膏汤合四物汤加减

生石膏 50 g，川芎 30 g，山药 20 g，白芷、菊花、钩藤、生地黄、白术、甘草各 15 g，全蝎、荆芥、黄芩各 10 g，细辛 5 g。功效：散风清热，解痉止痛。主治：风热型偏头痛。用法：每日 1 剂，水煎，分 2 次服。

（四）散偏汤加减

川芎、地龙各 30 g，香附 15 g，白芍、柴胡、白芥子、茯神各 10 g，郁李仁、甘草、白芷、黄连各 6 g。功效：疏肝解郁，疏风止痛。主治：偏头痛之风邪袭于少阳经络致郁气不宣。用法：每日 1 剂，水煎，分 2 次服。

（五）逍遥散合甘麦大枣汤加减

柴胡、橘叶、菊花、制香附、炒枳壳各 10 g，当归、郁金、延胡索各 12 g，白芍、川芎各 15 g，薄荷（后下）1.5 g，甘草 6 g。功效：疏肝解郁。主治：偏头痛之肝气郁结证。用法：每日 1 剂，水煎，分 2 次服。

（六）平肝活血汤

首乌藤、白芷、延胡索、白芍各 20 g，炒蔓荆子、炒蒺藜各 15 g，煅牡蛎（先煎）30 g。功效：平肝息风潜阳、活血通窍止痛。主治：偏头痛之阴虚阳亢，瘀血阻络证。用法：每日 1 剂，水煎，分 2 次服。加减：对于肝热证，伍用清肝法，酌加龙胆、炒栀子、夏枯草、钩藤、白茅根等品；对于肝郁气滞证，伍用疏肝解郁法，酌加醋柴胡、广郁金、醋青皮、香附等品；对于肝阳上亢证，伍用镇肝法，酌加生龙齿、生龙骨、生石决明、生石膏等重镇之品；对于肝阴亏虚证，伍用养阴益肝法，酌加酒女贞子、墨旱莲、五味子、炒酸枣仁、枸杞子等品；对于肝血不足证，伍用养血和肝法，酌加当归、生熟地黄、生黄芪、制何首乌、太子参等品。此外，临证还应结合头痛部位和经络循行路线，加用不同的引经药物，更有助于提高临床疗效。常用引经药物：太阳头痛用炙麻黄、藁本、羌活；阳明头痛用葛根、升麻、生石膏；少阳头痛用柴胡、川芎；太阴头痛用苍术、清半夏；少阴头痛用细辛；厥阴头痛用吴茱萸。

（七）柴胡加龙骨牡蛎汤加减

柴胡 15 g，制半夏、黄芩、桂枝各 10 g，党参、茯苓各 12 g，大黄 6 g（后下），龙骨、牡蛎、磁石各 20 g，大枣 5 枚，生姜 3 片。功效：疏肝清热，重镇降逆。主治：偏头痛之肝胆火郁，上攻清窍证。用法：每日 1 剂，水煎，分 2 次服。7 d 为 1 个疗程。加减：若瘀血重者加桃仁、红花；失眠者加远志、酸枣仁；火甚者加菊花、钩藤；病久肝肾阴虚者加枸杞；湿盛者加苍术。

（八）佛手定痛汤

岷当归 30 g，川芎 20 g，细辛 3 g，白芷、羌活、荆芥、防风、薄荷各 10 g，白芍、僵蚕各 15 g，甘草 5 g。功效：活血化瘀、祛风止痛。主治：偏头痛之风邪挟瘀证。用法：每日 1 剂，水煎，分 2 次服。加减：伴夜寐不安者，多为肝气横逆，上犯于心，心神失养，参以首乌藤、珍珠母、五味子安神助眠；伴心烦焦躁者，多为思虑过度，耗伤阴血，心肝失养，神魂不安所致，伍炙甘草、浮小麦、大枣、栀子、淡豆豉以清热除烦、养心安神；伴头晕目眩者，系肝阳化风、上扰清空所致，加半夏、白术、天麻、葛根平肝息风止眩。

（九）川芎茶调散加减

川芎 12 g，荆芥、羌活各 10 g，防风、蔓荆子各 15 g，延胡索 20 g，甘草 6 g。功效：祛风活血止痛。主治：偏头痛之外感风邪证。用法：每日 1 剂，水煎，分 2 次服。加减：若是风火证，则合上丹栀逍遥散加减；若是风痰证，则合半夏白术天麻汤加减；若是风瘀证，则合桃红四物汤加减。

（十）半夏白术天麻汤合四君子汤加减

焦三仙 30 g，茯苓、黄芪、川芎、薏苡仁各 20 g，制远志 15 g，半夏、炒白术、天麻、橘红、炒山药、党参、香附、石菖蒲各 10 g，莪术 8 g，甘草 6 g。功效：健脾化湿，活血通络。主治：偏头痛之脾虚湿阻，兼瘀血阻络证。用法：每日 1 剂，水煎，分 2 次服。

第七节　面神经炎

面神经炎（facial neuritis）亦称特发性面神经麻痹（idopathic facial palsy）或贝尔麻痹（Bell palsy），是最常见的脑神经单神经病变，是引起面瘫最常见的原因。任何年龄均可发病，男女均可受累，无明显性别差异，任何年龄均可发病，40 岁以后男性和 20 岁以后女性发病率略高于其他年龄段，年发病率为（11.5～40.2）/10 万人。临床特征为急性起病，多在 3 d 左右达到高峰，表现为单侧周围性瘫痪。

一、诊断标准

（1）急性起病，通常 3 d 左右达到高峰。

（2）单侧周围性面瘫，伴或不伴耳后疼痛，舌前味觉减退、听觉过敏、泪液或唾液分泌异常。

（3）排除继发原因。

二、西医治疗

该病具有自限性，但早期合理的治疗可以加快面瘫的恢复，减少并发症。目前治疗主要包括：药物治疗、眼部保护、外科手术减压及神经康复治疗。

（一）药物治疗

1. 糖皮质激素：对于所有无禁忌证的 16 岁以上患者，急性期尽早口服使用糖皮质激素治疗。通常选择泼尼松或泼尼松龙口服，30～60 mg/d，连用5 d，之后于5 d内逐步减量至停用。发病3 d使用糖皮质激素口服是否能够获益尚不明确。儿童特发性面神经麻痹恢复通常较好，使用糖皮质激素口服是否能够获益尚不明确。对于面肌瘫痪严重者，可根据情况选择。

2. 抗病毒治疗：对于急性期患者，可以根据情况尽早联合使用抗病毒药物和糖皮质激素，可能会有获益，特别是对面肌无力或完全瘫痪者，但不建议单用抗病毒药物治疗。抗病毒药物可以选择阿昔洛韦或伐昔洛韦，如阿昔洛韦口服，每次0.2～0.4 g，每日3～5次，或伐昔洛韦口服，每次0.5～1.0 g，每日2～3次；疗程7～10天。

3. 神经营养剂：通常给予B族维生素，如甲钴胺和维生素B_1。

（二）眼部保护

根据情况选择滴眼液或膏剂防止眼部干燥，合理使用眼罩保护，特别是在睡眠中眼睑闭合不拢时尤为重要。

（三）外科手术减压

关于外科手术行面神经减压的效果，目前研究尚无充分的证据支持，并且手术减压引起的严重并发症的风险、手术减压的时机、适应证、风险和获益仍不明确。

（四）神经康复治疗

可以尽早开展面部肌肉康复治疗。

三、中医临床思维

（一）中医病名及病因病机特征

面神经炎临床常表现为病侧眼睑不能闭合，口角㖞斜，前额皱纹消失，眉毛下垂，目不能合，流泪，鼓腮漏气，进食时食物残渣常滞留于病侧的齿颊间隙内，口水自流，鼻唇沟变浅等，属中医学“口僻”“面瘫”“吊线风”“歪嘴风”等范畴。中医多从内虚邪中立论，认为邪气以寒、热、痰、瘀携风气为主要因素，气血亏虚是导致面瘫的另一重要因素。《诸病源候论·偏风口㖞候》云：“偏风口僻是体虚受风，风入于夹口之筋也，足阳明之筋，上夹于口，而风因乖之也，使其筋脉急而不调，故令口僻也。”中医学认为本病病位在经筋，正气不足，经络空虚，风邪入中，痰浊瘀血痹阻经络，以致经气运行失常，气血不和，经脉失于濡养，纵缓不收而发病。

（二）辨病辨证及治疗特征

中药治疗面瘫评级FP1-4段Ⅰ～Ⅲ级，中药配合针灸可以治愈。Ⅳ～Ⅵ级，中药作为辅助治疗措施。整个病程根据辨证选方用药有所不同。①初起风邪客于络脉，治宜祛风解毒活血。选方升阳散火汤加减（葛根、党参、赤芍各15 g，升麻、柴胡、羌活、独活、防风各10 g，甘草5 g）。兼目赤流泪，去柴胡、升麻、独活，加荆芥10 g，菊花10 g，连翘15 g，青葙子10 g；兼耳后疼痛，去党参、独活、升麻，加金银花30 g，连翘30 g，桃仁15 g，红花15 g，川芎15 g；兼眩晕、恶心，去升麻、柴胡、独活、羌活，加半夏15 g，石菖蒲15 g，胆南星10 g，白术10 g；听觉减退去独活，加连翘15 g，桃仁15 g，红花10 g。5～7剂，1剂/d，水煎服。②中期气虚血瘀，治当益气活血通络。选方补阳还五汤加减（炙黄芪30 g，川芎、桃仁、赤芍各15 g，红花、地龙、当归各10 g）。评级Ⅰ～Ⅲ级，可用原方；Ⅳ～Ⅵ级加用皂角刺30 g，白附子10 g，鸡血藤30 g。但使用此方需当患侧耳后不痛，无咽痛。1剂/d，水煎服，可用3～4周。③病后期虚中挟实，血虚生风，重在养血通络祛风。面瘫日久（病程4个月以上），正虚邪实，虚风内动，面部倒错，甚或眼睑口角不自主跳动。治宜补益气血、疏风通络。选方五虎追风散合牵正散加减（僵蚕、全蝎、胆南星、蝉蜕、天麻、白附子各10 g）。因面部仍无力且倒错，溢泪，眼睑和口唇不自主抖动，可加黄芪30 g，皂角刺30 g，车前子10 g，路路通15 g。1剂/d，水煎服，服用4～6周无效，进入后遗症期，停止服药。

中医治疗面神经炎的方法日趋多样化，有中药内服及外敷、针灸、皮肤针、电针刺络拔罐、穴位注射、割治、埋线等。总的治疗以分期治疗为原则。急性期治以祛风化瘀通络，常用牵正散、大秦艽汤、银翘散、荆防败毒散等，以祛风为主；恢复期治以活血化瘀，疏风通络，常用二陈平胃汤、通窍活血汤、血府逐瘀汤等；后期病机以气血不足为主，络瘀脉虚为辅，治以补气养血熄风，补阳还五汤、二至丸、大补阴丸、温经汤、桂枝茯苓丸加减等。

（三）药物选择

基于数据挖掘技术，针灸治疗面神经炎面瘫的腧穴使用频次特点为：①“腧穴所在，主治所在”，重视局部取穴，地仓、颊车、阳白、迎香、下关、太阳等面部穴位；“经脉所过、主治所及”，合谷、列缺、太渊、内庭、偏历等穴位的应用也十分常见。②除应用阳明、少阳的相关穴位以外，还重用手太阴肺经列缺穴，特别重视对翳风、合谷、风池等祛风解表穴位的应用。③特定穴在针灸治疗贝尔面瘫用穴中占主要地位，其中以大肠原穴地仓为最，依次为交会穴地仓、阳白、迎香等穴。

在针药结合治疗方面，数据挖掘发现，取穴规律：取穴部位以面部（局部）为主；经络以选取手足阳明经为主；选用特定穴以交会穴为主。腧穴核心处方为：合谷、太阳、印堂、地仓、四白、巨髎、鱼腰、足三里、水沟、阳白、颊车、攒竹、迎香、百会、承浆、下关、承泣、丝竹空。发现常用穴对：内关、神门，血海、气海，手三里、曲池，三阴交、气海，关元、气海，四神聪、百会；常用穴组：足三里、迎香、牵正、地仓、合谷、颊车、阳白，风府、翳风、风池。用药规律：中药类以解表药、清热药、补虚药为主；中药的药性，四气方面以温性药物使用频率最高；五味方面以辛、甘、苦味居多；药物归经以肝、胃、肺、脾四经为主。中药核心处方为：僵蚕、白附子、防风、荆芥、金银花、连翘、炙甘草。常用药对：连翘、金银花；僵蚕、防风、白附子；谷芽、麦芽；川芎、当归；酸枣仁、茯苓。

四、名医经验

（一）夏惠明经验

夏惠明认为该病是由于正气不足，脉络空虚，卫外不固，风寒之邪侵袭面部经络，气血阻闭以致经气流行失常，气血不和，经脉失于濡养，纵缓不收所致。提出本病分虚实辨证，本着“虚则补之，实则泻之”的原则采用患侧、健侧同时治疗，气虚之患侧当补其不足，推拿手法力度轻，作用时间长；拘挛之健侧当泻其有余，推拿手法力度重，作用时间短。推拿治疗面瘫时，让患者坐位，医生站在一旁。具体推拿手法：①先用一指禅法：a. 起于印堂→神庭→头维→太阳→眉弓→印堂穴。左右交替，呈“∞”字推法 3～5 次；b. 起于睛明→迎香→颧髎→瞳子髎→太阳→头维→下关→颊车→地仓→人中→对侧地仓→承浆→迎香→承泣→瞳子髎→太阳。左右交替，5～10 min。②用双手拇指分推堂→太阳；从印堂穴向左右抹上下眼眶；自睛明穴沿两侧颧骨抹向耳前听宫穴；从迎香穴沿两侧颧骨抹向耳前听宫穴各3～5 次。③用大鱼际揉法，揉面部前额及颊部，以患侧为重点治疗 3 min。④接着按揉印堂、攒竹、鱼腰、丝竹空、睛明、四白、阳白、上关、迎香、地仓、下关、颊车等穴，各 30s。⑤在患侧颜面部向眼方向用擦法治疗，以透热为度。⑥按揉百会及四神通：用拇指螺纹面按揉百会及四神通穴。⑦扫散法：用拇指偏峰在头两侧足少阳胆经的循行部位，从前上方向后下方推动，每侧操作 20 余次。⑧拿五经：用 5 指从头顶拿到枕后，在风池穴处改用 3 指拿法，沿颈椎两侧向下至 C7，重点拿风池、合谷穴，反复操作 3～5 遍。

（二）张道宗经验

张道宗认为周围性面瘫多由于人体正气不足，经脉空虚，风邪夹痰夹瘀乘虚入中面部阳明少阳脉络，致使气血痹阻、经气不通、筋脉失养、筋脉纵缓不收而发生口眼㖞斜，不能完成抬眉、闭眼、鼓气等动作，按压下关穴、翳风穴、风池穴等处有疼痛。①治疗面瘫首选针灸：及时针灸治疗一般预后良好，4 个月以上未见恢复多留有后遗症，预后较差。②面瘫治疗要把握时机，施治必须分期：急性期，即发病 1 周内，针灸选穴要少而精，穴位手法宜轻，针刺宜浅，不宜强刺激；恢复期，发病 1 周至 1 个月内，针刺选穴以患侧面部局部为主。对于持续强刺激的电针，主张在 1 个月后进行。③针罐结合，应用温针灸：早期可运用闪罐，拔罐可在 10d 后进行，拔罐以面部局部为主；温针灸乃张道宗治疗面瘫之必用疗法，面瘫的各个时期均应用，温针灸以面神经穿出部位周围穴位为主，穴位如下关、翳风、风池，灸两壮。④原则性与灵活性相结合，参照解剖选穴：原则性就是面神经主干支行经的穴位是必须针的，如：下关、翳风、风池、阳白、太阳等穴位，根据每个面瘫患者不同时间所出现的不同症状，灵活选择针刺的部位、数量及方向等。⑤针灸治疗，慎用激素：张道宗推崇张仲景、孙思邈等“针药合用”之主张，在临床治疗中有时用药，有时用针，或针药并施，不主张急性期使用激素治疗。

（三）裘昌林经验

裘昌林认为面神经炎归属于中医学“口眼㖞斜”“口僻”范畴。他认为本病之发作，当以正气不足为发病内因，而风邪又为发病之主要外因，痰浊亦是本病的重要病因。正气不足，络脉空虚，风邪入中，与痰相结，留于颜面一侧、经络之间，阻碍气血运行，使气血痹阻，营卫不和，筋脉失养，肌肉不仁，不用而缓。无邪一侧，气血尚能运行，相对而急，缓者为急者牵引，故口眼㖞斜。裘昌林对特发性面神经麻痹的治疗分为 3 期：急性期（10 d 内）、恢复期（10 d～3 个月）和后遗症期（＞3 个月）。急性期宜祛风涤痰，以杨氏牵正散加味；恢复期拟益气养血，祛风化痰，解痉通络，宜补阳还五汤与牵正散合用；后遗症期当从脾论治，拟健脾益气，养血通络，以补阳还五汤为主加减。①以“中”为主，以“西”为辅：急性期以中西医结合治疗为主，中医治以祛风涤痰，方以杨氏牵正散加味。西医辅以强的松 1 次 10 mg，1 日 3 次，共 3 d；续 1 次 10 mg，1 日 2 次，共 3 d；再续强的松 1 次 10 mg，1 日 1 次，共 3 d。②善用虫类：裘昌林认为本病以风痰为主要病因，而虫类药多能祛风涤痰，搜风止痉。在治疗特发性面神经麻痹的处方中，都用虫类药，如全蝎、僵蚕、蜈蚣、地龙、蝉蜕、乌梢蛇、蕲蛇等。③针灸治疗的时机切入：裘昌林认为，急性期在患侧局部应当避免刺激性治疗。恢复期针灸理当介入，用中西药、针灸、理疗等综合治疗，加快病情的恢复。④急性期病症多变：急性期神经损害并未停止，在治疗中个别患者会出现症状加重，当与患者及时有效沟通，以得到患者的理解，获得良好的医患关系。⑤生活调适：本病的发生多由劳累后正气不足，外感邪气所致。故裘昌林在治疗时往往建议患者注意休息，不要过分劳累，注意局部保暖，避免吹风，饮食清淡，忌食辛辣发物。

（四）郭耀康经验

郭耀康认为机体正气不足，脉络空虚，卫外不固，风寒乘虚侵袭面部经络，致气血运行痹阻，经筋功能失调，筋肉失于约束，出现面瘫；或因病程严重或失治误治，其病日久不愈，正气亏虚，不能行血，经络瘀阻，致气虚血瘀，面部筋脉肌肉长期失于濡养，弛缓不收，致面瘫逾期不愈。根据面瘫的病因病机，分为风寒袭络、风热袭络和气虚血瘀型。并提出本病不仅与手足太阳、阳明、少阳经筋有关，而且和任督二脉密切相关。郭耀康认为风寒袭络或风热袭络均见于发病初期，即急性期，气虚血瘀见于恢复期和后遗症期。对于急性期，郭耀康急则治其标，治以祛风散寒或疏风清热、活血通络、疏调经筋，同时健脾和胃、扶正祛邪。针药并用，针刺以督脉和面部循经取穴为主，人中、患侧阳白、攒竹、太阳、四白、地仓透颊车，及循经远端取穴的健侧合谷等，风寒袭络型加风池，并面部拔罐；风热袭络型加曲池、内庭。第 1 周每日 1 次，从第 2 周开始隔日 1 次，10 次为疗程，疗程间不休息。中药以白附子、僵蚕、全蝎、防风、柴胡、白芷、黄芪、川芎为主方，风寒袭络型加桂枝、细辛、羌活等，风热袭络型加蒲公英、大青、鱼腥草、败酱草等。对于恢复期和后遗症期，缓则治其本，郭耀康治以益气活血、祛风通络、濡养经筋。针药并用，先以圆针在患侧阳白、攒竹、太阳、鱼腰、丝竹空、四白、牵正、地仓、颊车等穴点、揉约 10 min，针刺以风府、气海、患侧风池、翳风、攒竹、阳白、四白、颧髎、颊车、地仓、健侧合谷和双侧足三里为主方，并随症加减。隔日 1 次，10 次为 1 个疗程，疗程间不休息。中药以党参、白术、黄芪、当归、川芎、丹参、白附子、僵蚕、全蝎、白芍、地龙为主方。

（五）王光鼎经验

王光鼎认为从现代医学来看，面瘫多指特发性面神经麻痹，即面神经炎，其病因病机主要从“风”与“瘀”两端分析。风邪停于面部经络，必然导致气血运行不畅而成瘀，瘀则不通，面部的经络、经筋、孙络及肌肉失去气血的濡养，筋肉纵缓不收而致面肌瘫痪诸症。在“面瘫”中，外风为主要的致病因素，而瘀则是一种内在的病理产物，两者互为病因是导致面瘫的最直接的原因。在“面瘫”的治疗中，王光鼎以辨证论治、针药结合、循证对因、分期论治为原则，非常注重中西医并用、针灸药物结合。①针灸方面以经络辨证为原则，以平衡阴阳，通调经络气血为重点：王光鼎认为面瘫病位在阳明、少阳、太阳三经，针对“瘀”则局部取穴以这 3 条经络的穴位为主。根据手阳明经循行交叉的特点，“以左治右，以右治左”。针对“风”辨证取穴以风池、翳风、风门等为主，祛风通络，对因治疗。如挟热邪的可加曲池、大椎等穴清热祛风；挟寒邪的可加肺俞、百会等穴散寒疏风；挟痰湿的可加阴陵泉、丰隆等化痰散风。循经远道取穴可取外关、合谷等疏调经筋。依据“病在浅则刺浅”的原则，早期刺浅，特别是局部取穴，以刺入天部为宜，中期以刺入人部为好，后期以刺入地部为佳。②中药方面以辨证论治为基础：在辨证论治处方用药方面，紧扣主要病机，辨清“风”“瘀”之间的关系，因此全病程使用僵蚕、全蝎、蜈蚣等虫类药。对于“风”邪，辨清“风”及其所挟他邪的关系，如挟热邪的应以辛凉透邪为原则，所选方药以银翘散、桑菊饮等为多；如挟寒邪的应以辛温解表为原则，所选方药以荆防败毒散，葱豉汤等为多；如挟痰湿的应以祛风除湿为原则，所选方药以半夏白术天麻汤、防风汤等为多。早期病机以外风为主，脉络瘀阻为次，治以祛风化瘀通络，常用银翘散、荆防败毒散等，同时使用丹参、赤芍、当归等活血之品；中期病机以脉络瘀阻为主，外风为辅，治以活血化瘀，疏风通络，因此常用通窍活血汤、血府逐瘀汤等，辅以荆芥、防风、羌活等疏风之药；后期病机以气血不足为主，络瘀脉虚为辅，治以补气养血熄风，常用补阳还五汤、人参再造丸等，同时使用当归、三七、血竭等养血活血之物。③西医方面以循证论治为核心：发病早期消除神经水肿的药物以糖皮质激素为首选，使用激素讲究 3 个原则：一是没有禁忌证；二是早期、足量冲击使用；三是无论有无疗效应快减快停，避免反复使用。对于 B 族维生素等神经营养剂的使用，王光鼎认为可在整个治疗过程中贯穿使用，且临床观察穴位注射的疗效比单纯口服要好。

（六）高全生经验

高全生临床发现，本病发病不受年龄限制，20 岁以下，女性发病率较高，40 岁以上，男性发病率较高，总体上看男性发病率高于女性。高全生认为，患者在感受风寒、情志不畅、疲劳不适、睡眠不佳等因素作用下，风邪乘虚入中经络，气血痹阻，面部阳明、少阳经脉失于濡养，致筋脉弛缓不收而成本病。高全生把本病分为进展期（1～7 d），静止期（7～15 d），恢复期（15～30 d），并发症期（30 d 以后）4 个时期。①采用传统针刺方法治疗。a. 取穴：主穴为牵正、颊车、地仓、翳风，局部配穴为攒竹、阳白、鱼腰、迎香、承浆、廉泉，远端配穴为合谷、足三里、内关、太冲。b. 操作：健侧采用泻法，得气后留针 30 min，患侧采用补法，不留针或留针时间短。每日 1 次，10 次 1 个疗程。进展期避免加重面部炎症反应而使病情加重，以健侧远端取穴为主，宜浅刺、轻刺，留针时间短或不留针。静止期以局部取穴为主，远近取穴相结合，中等强度刺激。恢复期病邪深入，以透刺、深刺为主，刺激量宜大；并发症期正气已虚，少取穴、浅刺激为主。②药酒疗法：有酒的作用和药物功效的双重作用，不仅配制方便、药性稳定、安全有效，而且酒精作为一种良好的半极性有机溶剂，中药的各种有效成分都易溶于其中，药借酒力、酒助药势而充分发挥其效力，提高疗效，故选用具有祛风活血通络作用之中草药制成药酒治疗本病。组方为防风、荆芥、蝉蜕、白芷、柴胡、香附各 30 g，白附子、桂枝、白芍、白术、全蝎、僵蚕、地龙、丹参各 60 g，黄芪、鸡血藤、葛根各 90 g，蜈蚣 20 条。上药粉成粗末置坛中，加白酒 3000 mL 隔水加热，药面出现泡沫时即可离火，趁热密封，1 周后，取上清液即得。每次 50 mL，每日 2 次，空腹，晚睡前口服。③面肌功能训练：闭眼睁眼，皱眉挤鼻，吸吮鼓腮，翘嘴龇牙，开口闭口，干洗脸。每个动作持续 5 s，训练 10～20 次，每日 2 次。但出现面肌痉挛者不能做此项训练。④重视调护：保持心情舒畅，注意休息，防止用眼疲劳，出门应戴口罩，避风寒，每日用热毛巾或热水袋敷面部，利于病情恢复。

（七）马云枝经验

马云枝临床多认为风邪挟寒邪或热邪入中面部经络，致面部脉络瘀阻，血行不畅，经筋失养，肌肉弛缓不收，风邪中左则向右斜，反之则左斜，故而称之为口眼㖞斜。①急性期以清热解毒通络为主，善用细辛：急性期（1 周内）多以风寒或风热侵袭面部经络，风寒痹阻型持续时间较短，传变迅速，入里化热；中医以清热解毒、通络止痛为主，方选银翘散合牵正散加减，方中金银花、连翘、板蓝根清热药量大，旨在清解面部经络之热毒。马云枝治疗面瘫急性期十分注重细辛的配伍应用，如细辛配川芎，共奏祛风活血、通络止痛之功；细辛配黄连，以黄连之苦寒配细辛之辛温，以寒药入热剂，治以反佐法；细辛配白芷，二者气味皆辛温，均具发散风寒、祛风止痛的作用，其止痛效果远较其他药对为佳，且有通窍之功。②恢复期重用疏风清热通络法：发病1周至1个月内，虽然此期症状基本稳定，热邪渐去，但风邪仍在，邪正相争局部经络筋脉受阻；中医以治疗上疏风为主，清热为辅，兼以通络止痛，方选川芎茶调散合牵正散加减。牵正散祛风化痰、通络止痉，以治内风之风痰阻络见长；川芎茶调散祛风解表、散寒止痛，以驱外风兼解表散寒为主。2方合用，增其疏风清热之效；通络药多用虫类药物搜剔络道，牵正散中白附子、白僵蚕祛风化痰，散结止痛，全蝎息风止痉，通络止痛；若面部感觉减退，加桂枝6～10 g，并以局部温敷以温通血脉。③后遗症期强调养血除风、柔筋止痉：发病1个月后，邪气留连或过用温燥耗血之药，正气已虚，邪气仍实，多属虚实夹杂之证。此期多气血瘀滞，闭阻脉络，故中医以养血除风止痉为主，方选四物汤合牵正散加减，其间以瓜蒌根治因虚热脏器之燥枯，而于外表发轻微强直性痉挛，若兼口燥口渴及其他之症状，并用天麻、钩藤、地龙、蜈蚣等息风止痉药。④注重生活调摄，结合心理疏导：马云枝注重面瘫后生活调摄，嘱患者重视面部护理，避免冷刺激，睡前热敷患侧面部，以局部皮肤微红为度。注意休息，避免用眼过度，眼睑闭合不全者，可滴眼药水，保持眼部清洁。畅情志，戒烟酒，忌食辛辣油腻等刺激性食物等。注重与患者交流沟通，重视心理疏导的重要性。

（八）赵建国经验

赵建国认为，本病乃正气不足，络脉空虚，卫外不固，风邪单独或挟他邪乘虚入侵一侧脉络，引起经脉失养，肌肉纵缓不收而发生本病，故早期病位在表，病邪较浅，有风寒、风热之别；久之则外邪内踞筋肉，与痰瘀相杂，形成痰瘀内阻之证。临床上将面神经炎大致分为3个时期：7 d内为急性期，8～15 d为静止期，15 d以上为恢复期。①按期用药，注重辨证，在急性期一般辨证为风寒或风热袭表，治宜散寒或疏风清热，佐以利水渗湿，方用荆防败毒散或银翘散加减，并加茯苓、淡竹叶、冬瓜皮等少量利水渗湿药；在静止期一般辨证为痰瘀内阻，治宜祛风化痰，方用桃红四物汤合二陈汤加减；在恢复期一般辨证为风痰阻络，气血亏虚，治宜祛风化痰，补气养血，方用牵正散加黄芪、当归、鸡血藤等。②掌握时机，针灸勿早：通常发病1周内不建议使用针灸干预，2周以后可给予瘫痪面肌针灸治疗，并可用电针刺激，促进神经传导功能的恢复和加强肌肉的收缩。③中西医结合，激素足量：赵建国在临床上一般用强的松的剂量为1 mg/kg体重，每日晨起顿服，1周后逐渐减量，用药时间为10 d左右。遇有高血压病、糖尿病等患者，强的松可适量减量，并加大原发病治疗药物的药量。

五、名方推荐

（一）杨氏牵正散加味

关白附子、全蝎、红花各6 g，炙蜈蚣3条，蝉蜕、地龙各9 g，赤芍、丹参、络石藤各15 g，川芎、僵蚕各12 g。功效：祛风涤痰。主治：面神经炎急性期。用法：每日1剂，水煎，分2次服。加减：兼有恶风寒发热，周身不适，头项部疼痛拘紧，舌淡红，苔薄，脉浮紧等风寒症状，酌加荆芥、防风、羌活、炙麻黄、桂枝等祛风散寒药；兼恶风出汗，头痛，咽干咽痛，舌尖红，苔薄黄，脉浮数等风热症状，酌加桑叶、黄菊花、金银花、连翘等清热解表药；兼有脘痞胸闷；形体肥胖，口腻多痰等症候，酌加制胆南星、姜半夏、茯苓、陈皮、石菖蒲等化痰药；兼有牙痛发热等热毒偏重症候，酌加黄芩、栀子、牡丹皮、知母、黄连等清热解毒药；出现耳鸣重听、听力过敏等症状，酌加石菖蒲、灵磁石等药；出现外耳道、鼓膜等处疱疹等症状，即Hunt综合征，酌加板蓝根、白英、乌梢蛇、蕲蛇等药。

（二）补阳还五汤合牵正散加减

生黄芪、豨莶草各30 g，当归、川芎、僵蚕各12 g，赤芍、络石藤、丹参各15 g，地龙、蝉蜕各9 g，关白附子、全蝎各6 g，炙蜈蚣3条。功效：益气养血，祛风化痰，解痉通络。主治：面神经炎之恢复期。用法：每日1剂，水煎，分2次服。加减：素体阳气不足，畏寒面白，颜面麻痹怕冷，营卫不和，酌加桂枝、炒白芍以调和营卫，助阳通脉；症状较重，恢复较慢，酌加乌梢蛇、蕲蛇等虫类药以加强祛风搜痰之力。

（三）小续命汤加减

麻黄（去节）、桂枝（去皮）各 9 g，防风 20 g，附子（先煎 45 min）8 g，炙甘草 10 g，生姜、人参、川芎、白术、防己、芍药、黄芩各 15 g 等。功效：疏风祛邪、养血活脉。主治：风寒型面神经炎。用法：水煎服，每日 1 剂，3 次/d，100 mL/次。

（四）牵正散加减方

金银花 30 g，连翘、大青叶、川芎各 15 g，荆芥、防风、丹参、赤芍各 12 g，僵蚕 9 g，全蝎 10 g，白附子 6 g。功效：清热解毒、祛风化痰、活血通络。主治：初中期（30 d 内）属热毒壅盛、风痰阻络。用法：每日 1 剂，水煎，早晚分服。

（五）自拟祛风通络汤

羌活、赤芍各 15 g，防风 12 g，蜈蚣 1 条（研冲），全蝎 6 g（研冲），僵蚕、川芎各 10 g，当归、丹参、桑枝各 20 g，甘草 6 g。功效：祛风通络、养血活血。主治：面神经炎。用法：每日 1 剂，水煎，早晚服。加减：因风热所致者加板蓝根 15 g，重楼 12 g，忍冬藤 15 g；寒胜者加细辛 6 g，麻黄 10 g；气虚者加黄芪 20 g；阴虚者加黄精 15 g，生地黄 15 g；头晕者加天麻 12 g；局部僵木者加白附子 12 g；面肌痉挛者加葛根 12 g，蝉蜕 10 g；高血压者加钩藤 15 g；患病日久者加肉苁蓉 10 g，何首乌 10 g。

（六）防风汤

防风 10～15 g，羌活 10～12 g，甘草 6 g。功效：祛风散寒，通络补虚。主治：面神经炎。用法：儿童用量酌减。每日 1 剂，水煎 2 次，混合后分 3 次口服。加减：偏向左侧加白芍；偏向右侧加川芎；气虚加黄芪；风寒加桂枝、荆芥；风热加黄芩、金银花或连翘；口舌麻木加蝉蜕；迎风流泪加苍术。

（七）普济消毒饮加味

黄芩、黄连、板蓝根、牛蒡子、僵蚕、升麻各 10 g，陈皮、甘草、柴胡、桔梗各 6 g，玄参 9 g，连翘 15 g，薄荷、全蝎各 5 g，制白附子 3 g。功效：清热解毒、疏散风热。主治：面神经炎之风热证。用法：每日 1 剂，水煎，早晚分服，儿童半量，药渣外敷。14 d 为 1 个疗程。加减：头痛者加细辛；面部发麻者加菊花、钩藤。

（八）三白五虫汤

白芍、钩藤各 20 g，白芷、僵蚕、蝉蜕、炒地龙、全蝎各 15 g，白附子 6 g，防风、川芎各 10 g，黄芪 30 g，蜈蚣（另包）2 条。功效：祛风散寒，活血通络。主治：面神经炎。用法：除蜈蚣外，以上药物水煎 2 次兑匀，早晚分 2 次服，1 剂/d。蜈蚣放瓦片上焙焦，研为细末，分 2 次用药汤冲服。

（九）解毒活血汤

鱼腥草 30 g，金银花、蒲公英、地龙、板蓝根各 15 g，白附子 8 g，僵蚕 12 g，蜈蚣 2 条，全蝎、九香虫各 6 g，焦三仙各 10 g。功效：清热解毒，祛风活血。主治：多有面部及耳后受凉史或咽部感染史的面神经炎患者。用法：每日 1 剂，水煎，分早晚 2 次温服。加减：若有面肌痉挛加杭芍 25 g，甘草 6 g；若有热象加黄连 6 g，黄柏 10 g；若有气虚加黄芪 60 g，党参 12 g，并嘱患者注意避风寒。

（十）白附芎麻汤

白附子 6～10 g，天麻、川芎各 10～12 g，蜈蚣 2～3 条，全蝎 5～10 g，防风、白芷、僵蚕、葛根各 10 g。功效：祛风散寒、温经通络。主治：风寒阻络、经脉失养型面神经炎。用法：每日 1 剂，水煎，早晚分服。加减：伴风热外感者加金银花、野菊花、蝉蜕各 10 g，伴风寒外感者加麻黄、桂枝各 9 g，头晕者加钩藤、水杨梅各 10 g，气血亏虚者加黄芪、当归各 10～12 g。

第八节　重症肌无力

重症肌无力（myasthenia gravis，MG）是一种由乙酰胆碱受体抗体介导、细胞免疫依赖、补体参与累及神经肌肉接头，引起其传递障碍，出现肌收缩无力的获得性自身免疫性疾病。主要临床表现为骨骼肌无力、易疲劳，活动后加重，休息和应用胆碱酯酶抑制剂后症状明显缓解、减轻。MG 年发病率为(8.0～20.0)/10 万，在任何年龄均可发病，小至数个月，大至 70～80 岁。研究显示 MG 的患病率呈上升趋势，特别是老年人发病率呈增高趋势。

一、诊断标准

（一）临床表现

某些特定的横纹肌肌群无力呈斑片状分布，表现出波动性和易疲劳性；肌无力症状晨轻暮重，持续活动后加重，休息后可缓解、好转。通常以眼外肌受累最常见。

（二）药理学表现

新斯的明试验阳性。成人肌内注射 1.0～1.5 mg，如有过量反应，可予以肌内注射阿托品 0.5 mg，以消除其 M 胆碱样不良反应；儿童可按 0.02～0.03 mg/kg，最大用药剂量不超过 1.0 mg。注射前可参照 MG 临床绝对评分标准。选取肌无力症状最明显的肌群，记录 1 次肌力，注射后每 10 min 剂记录 1 次，持续记录 60 min。记录改善最显著时的单项绝对分数，依照公式计算相对评分作为试验结果判定值。相对评分$=\frac{\text{试验前该项记录评分}-\text{注射后每次记录评分}}{\text{试验前该项记录评分}}\times 100\%$，作为试验结果判定值。其中≤25%为阴性，>25%至<60%为可疑阳性，≥60%为阳性。如检测结果为阴性，不能排除 MG 的诊断。

（三）RNS 检查

RNS 检查低频慈济波幅递减 10%以上；SFEMG 测定的“颤抖”增宽、伴或不伴有阻滞。

（四）抗体

多数全身型 MG 患者血中可检测到 AChR 抗体，或在极少部分 MG 患者中可检测到抗 MuSK 抗体、抗 LRP4 抗体。

在具有 MG 典型临床特征的基础上，具备药理学特征和（或）神经电生理学特征，临床上则可诊断为 MG。有条件的单位可检测患者血清 AChR 抗体等，有助于进一步明确诊断。需除外其他疾病。眼肌型 MG 需鉴别 Miller-Fisher 综合征、慢性进行性眼外肌麻痹、眼咽型肌营养不良、眼眶内占位病变、Graves 眼病、Meige 综合征。全身型 MG 需鉴别吉兰-巴雷综合征、慢性炎性脱髓鞘性多发性神经变、Lambert-Eaton 综合征、进行性脊肌萎缩、多发性肌炎、肉毒中毒、代谢性肌病。

二、西医治疗

重症肌无力的西医治疗主要包括一般治疗、不同类型 MG 患者的治疗、MG 患者合并其他疾病的治疗以及治疗 MG 过程中需要注意的事项。

（一）一般治疗

1. 胆碱酯酶抑制剂治疗：此类药物为治疗所有类型 MG 的一线药物，用于改善临床症状，特别是新近诊断的初始治疗，并可作为单药长期治疗轻型 MG 患者。不宜单独长期使用胆碱酯酶抑制剂，其剂量应个体化，一般应配合其他免疫抑制药物联合治疗。临床常用药有溴吡斯的明、吡斯的明、新斯的明等，最常用的是溴化吡啶斯的明，国内一般最大剂量为 480 mg/d，分 3～4 次口服。

2. 免疫抑制药物治疗：①糖皮质激素：是治疗 MG 的一线药物，可以使 70%～80%的 MG 患者症状得到显著改善，被广泛应用于 MG 的治疗。目前常用治疗重症肌无力的糖皮质激素包括：醋酸泼尼松、甲泼尼龙及地塞米松。使用方法：醋酸泼尼松 0.5～1.0 mg/kg，每日晨顿服；或 20 mg/d 晨顿服，每 3 天增加醋酸泼尼松 5.0 mg 直至足量 60～80 mg。按照糖皮质激素剂量换算关系：5.0 mg 醋酸泼尼松=4 mg 甲泼尼龙=0.75 mg 地塞米松。通常 2 周内起效，6～8 周效果最为显著。在病情危重的情况下，可用糖皮质激素冲击治疗，其使用方法为：甲泼尼龙 1000 mg/d，连续静脉滴注 3 d，然后改为 500 mg/d，静脉滴注 2 d；或者地塞米松 10～20 mg/d，静脉滴注 1 周；冲击治疗后改为醋酸泼尼松或甲泼尼龙，晨顿服。视病情变化调整药物剂量，减量需要根据患者病情改善情况个体化，如病情稳定并趋好转，可维持 4～16 周后逐渐减量；一般情况下逐渐减少醋酸泼尼松用量，每 2～4 周减 5～10 mg，至 20 mg 左右后每 4～8 周减 5 mg，酌情隔日服用最低有效量。②硫唑嘌呤：是治疗 MG 的一线药物，眼肌型 MG 及全身型 MG 皆可使用，可与糖皮质激素联合使用。使用方法：儿童每日 1～2 mg/kg，成人每日 2～3 mg/kg，分 2～3 次口服。如无严重和（或）不可耐受的不良反应，可长期服用。开始服用硫唑嘌呤 7～10 d 后需复查血常规及肝功能。③环孢菌素 A：眼肌型 MG 及全身型 MG 均可使用，每日口服 2～4 mg/kg，根据血浆环孢菌素药物浓度调整剂量，服药期间至少每月复查血常规、肝肾功能各 1 次，以及监测血压。④他克莫司：适用于不能耐受糖皮质激素和其他免疫抑制剂不良反应或对其疗效差的 MG 患者，特别是抗 RyR 抗体阳性的 MG 患者。他克莫司起效快，一般在 2 周左右起效。使用方法：口服 3.0 mg/d，有条件者检测他克莫司血药浓度调整剂量，服药期间至少每月复查血常规、肝肾功能各 1 次。⑤环磷酰胺：用于其他免疫抑制药物治疗无效的难治性 MG 患者及胸腺瘤伴 MG 的患者。使用方法：成人静脉滴注 400～800 mg/周，或分 2 次口服，100 mg/d。直至总量 10～20 g，个别患者需要服用到 30 g；儿童每日 3～5 mg/kg（不大于 100 mg）分 2 次口服，好转后减量为每日 2 mg/kg。每次注射前均需复查血常规和肝功能。⑥马替麦考酚酯：为治疗 MG 的二线药物，使用方法：0.5～1.0 g/次，每日 2 次。服用本药第 1 个月，1 次/周查全血细胞数，第 2、3 个月每个月 2 次，3 个月后每个月 1 次，如果发生中性粒细胞数减少时，应停止或酌情减量。不能与硫唑嘌呤同时使用。⑦抗人 CD20 单克隆抗体（利妥昔单抗）：在治疗 MG 时，适用于对糖皮质激素和传统免疫抑制药物治疗无效的 MG 患者。作为成年 MG 患者单一治疗药物，推荐剂量为 375 mg/m^2 体表面积，静脉滴注，每周 1 次，22 d 为一疗程，共给药 4 次。

3. 静脉注射用丙种球蛋白：主要用于病情急性进展、手术前准备的 MG 患者，可与起效较慢的免疫抑制药物或可能诱发肌无力危象的大剂量糖皮质激素联合使用，多于使用后 5～10 d 起效，作用可持续 2 个月左右。使用方法：每日 400 mg/kg，静脉注射 5 d。

4. 血浆置换：主要用于病情急性进展、出现肌无力危象患者、胸腺切除术前和围手术期处理以及免疫抑制治疗初始阶段，长期重复使用并不能增加远期疗效。

5. 胸腺摘除手术治疗：疑为胸腺瘤的 MG 患者应尽早行胸腺摘除手术。需要紧急手术的患者，为防止患者手术后出现肌无力危象，术前可予丙种球蛋白等药物。

6. 胸腺放射治疗：此法适用于胸腺增生、全身无力、药物疗效不佳、浸润性胸腺瘤不能手术、未完全切除胸腺或术后复发的患者。分次日量 1～2 Gy，每周 5 次，一般总量 50～60 Gy，可获疗效。

7. 其他：进行呼吸肌训练和在轻型 MG 患者中进行力量锻炼，可以改善肌力。

（二）不同类型 MG 患者的治疗

1. 单纯眼肌型 MG：病初可使用胆碱酯酶抑制剂治疗，剂量应个体化。回顾性研究表明，口服皮质类固醇类药物如醋酸泼尼松等治疗新发的单纯眼肌型 MG 患者，与单纯使用胆碱酯酶药物或未经治疗者比较，可显著改善眼部症状，并能有效地预防向全身型 MG 的转化，但目前仍缺乏相应的前瞻性随机对照研究证据。为了得到满意而稳定的疗效，病程早期可使用免疫抑制剂，与糖皮质激素联合使用，可减少糖皮质激素的用量，减轻不良反应。

2. 全身型 MG：在应用胆碱酯酶抑制剂的基础上，应早期联合使用糖皮质激素和免疫抑制剂，如硫唑嘌呤、环孢菌素、他克莫司或 MMF 等。部分全身型 MG 患者需要甲泼尼龙冲击治疗，其中部分患者在冲击过程中出现病情一过性加重，甚至需要行气管插管或气管切开。经甲泼尼龙冲击治疗疗效欠佳者，可考虑大剂量丙种球蛋白冲击治疗。成年全身型 MG 患者如伴有胸腺异常，如胸腺肿瘤或胸腺增生，应积极早期胸腺摘除治疗。儿童全身型 MG 患者经胆碱酯酶抑制剂、糖皮质激素和丙种球蛋白冲击等治疗后疗效仍差或不能耐受治疗者可慎重考虑给予免疫抑制剂或行胸腺摘除手术治疗。

3. MG 危象：积极行人工辅助呼吸，包括正压呼吸、气管插管或气管切开，监测动脉血气分析中血氧饱和度和二氧化碳分压。肌无力危象，应酌情增加胆碱酯酶抑制剂剂量，直至安全剂量范围内肌无力症状改善满意为止；如不能获得满意疗效时考虑用甲泼尼龙冲击；部分患者还可考虑同时应用血浆交换或大剂量丙种球蛋白冲击。胆碱能危象，应尽快减少或者停用胆碱酯酶抑制剂，一般 5～7 d 再次使用，从小剂量开始逐渐加量，并可酌情使用阿托品；同时给予甲泼尼龙冲击、血浆交换或静脉注射免疫球蛋白。

4. 妊娠期 MG：怀孕期间使用胆碱酯酶抑制剂和糖皮质激素相对安全，其他免疫抑制药物有可能影响胚胎的正常发育，应在怀孕前停用。如欲计划近期怀孕，就应该避免使用甲氨蝶呤和酶芬酸酯等有致畸性的药物。

5. MuSK 抗体阳性的 MG 患者：AChR 抗体阴性而 MuSK 抗体阳性的全身型 MG 患者，对胆碱酯酶抑制剂、糖皮质激素和免疫抑制剂疗效较差，目前尚无特殊治疗方法。血浆置换可短期缓解肌无力症状。

（三）MG 患者合并其他疾病

MG 患者可能合并 Graves 病、多发性肌炎、多发性硬化、干燥综合征、周期性麻痹、类风湿关节炎、系统性红斑狼疮、再生障碍性贫血等疾病。在积极治疗 MG 的同时，兼顾可能合并的其他疾病。

（四）治疗 MG 过程中需注意的事项

MG 患者慎用的药物包括：部分激素类药物，部分抗感染药物（氨基糖苷类抗生素、喹诺酮类等以及两性霉素等抗真菌药物），部分心血管药物（利多卡因、奎尼丁、β-受体阻滞剂、维拉帕米等），部分抗癫痫药物（苯妥英钠、乙酰胺等），部分抗精神病药物（氯丙嗪、碳酸锂、地西泮、氯硝西泮等），部分麻醉药物（吗啡、哌替啶），部分抗风湿药（青霉胺、氯喹等）。其他注意事项：禁用肥皂水灌肠；注意休息、保暖；避免劳累、受凉、感冒、情绪波动。

三、中医临床思维

（一）中医病名及病因病机特征

根据重症肌无力的临床表现的不同，可以将其归属于中医学的不同病证范畴。以全身骨骼肌的无力为主要表现，符合中医“肢体筋脉弛缓，软弱无力，不能随意运动，或伴有肌肉萎缩”，属于中医学的“痿病”范畴；以上睑下垂、睁眼无力为主者，属“睑废”“胞垂”或“上胞下垂”；以复视为主者，属“视歧”；影响到胸锁乳头肌和斜方肌，表现为头颈活动障碍、抬头困难或不能，则归属于“头倾”的范畴；累及到呼吸肌导致呼吸无力又可归属为“大气下陷”。从脏腑而言，根据中医“脾主肌肉”的理论，病位主要涉及肝、脾、肾。脾主肌肉，脾气亏虚，肌肉失于濡养则肌肉无力；肝主筋，肝开窍于目，足厥阴肝经连于目系，肾主骨，肝脾不足、肝肾亏虚，髓海不足，筋骨失养导致筋脉痿弱不用。从整体而言，本病多以虚实夹杂为主，其中会涉及湿邪、湿毒、浊毒等。脾主运化，肾主气化，脾肾亏虚则运化、蒸腾布散无力，无力推动运行水谷精微，故停滞而成痰湿浊邪，久之蕴而成毒，湿邪重浊，迁延难愈，反复发作。

（二）辨病辨证及治疗特征

基于专家共识，重症肌无力的中医证候主要分为 4 型，包括波动期的脾胃虚弱证、脾肾两虚证、气阴两虚证和危象期的大气下陷证。

本病的治疗原则为补中益气、健脾祛湿、补脾益肾，常用的有补气剂（补中益气汤）、祛湿剂（参苓白术散）、补阳剂（右归丸）等，方中药物主要以益气健脾、益气燥湿、健脾温肾药为主。

当 MG 患者急骤发生呼吸肌严重无力以致不能维持换气功能时称重症肌无力危象（MGC），包括肌无力危象、胆碱能危象及反拗性危象。现代医学多采用气管切开或气管插管机械通气，抗乙酰胆碱酯酶药、肾上腺皮质激素、胸腺放疗或切除，免疫抑制剂、血浆置换、免疫调节剂等，文献报道及临床实践反复证实，MGC 在支持治疗基础上联合中药治疗，可有效改善患者的症状，缩短治疗疗程及减少激素副作用和并发症等。中医治疗重症肌无力关键在于辨证论治，一则根据患者的病情轻重、病程久短、发病年龄等，从脏腑论治，明确病位，病性虚实，立法、遣方、施药；再则从经络辨证，络气虚滞为其基本病理环节，明确经络阻滞在十二经脉或是奇经八脉等，疏导经络。中医治疗重症肌无力主要有成药、汤剂、针灸推拿等，一般在治疗初期，多选用中药汤剂，随证加减，疗效确切；病情稳定后以补益脾肾为主，继续服成药，巩固疗效，如强肌健力饮或胶囊、痿痿胶囊、重肌灵散、复肌宁胶囊等，并配合中药针灸或穴位注射等治疗。

（三）药物选择

数据挖掘显示，该病以虚证为本，用药以甘味药为主，治疗本病时多采用补虚药，其中补气药所占比例最多，得知气虚是重症肌无力的主要病因。药物分类中补气药以甘草、人参、白术、黄芪、山药为主，侧重于补脾胃之气；补阳药以肉苁蓉、菟丝子、杜仲为主，3 味药皆入肾经，着重于温补肾阳；补血药以熟地黄为主，滋肾阴兼补血；补阴药以麦冬、石斛为主，重在滋补胃阴；同时兼顾兼夹症状，往往辅以活血通经药、温里药、解表药、清热生津药、收涩药、理气药、燥湿药等，使补而不滞。

四、名医经验

（一）邓铁涛经验

邓铁涛创立“五脏相关学说”来辨治重症肌无力，多从“痿证”入手，认为重症肌无力与五脏皆有关系，提出“脾胃虚损，五脏相关”的学术观点指导重症肌无力的诊治，开现代中医治痿之先河。邓铁涛认为脾胃虚弱，气血亏虚是导致本病发生的主要原因，治法主张补脾益损、升阳举陷，方以补中益气汤为基本方。①邓铁涛治疗重症肌无力使用药物频次最高的中药是白术、黄芪、柴胡、升麻、甘草，常用药物组合排列前 3 位分别是“升麻、柴胡”“黄芪、白术”“黄芪、柴胡”。②邓铁涛临床运用补中益气汤的特点，用量取舍，精益求精：重用补益之君药北黄芪，其用量可用至 160～180 g，最高时达到 240 g，充分体现了力大为君这一配伍原则；而陈皮理气疏壅之佐药，量宜少不宜大，陈皮的用量多在 3～6 g；方证相合，效不更方：邓铁涛认为重症肌无力是由于气血亏耗，导致形体与功能都受到严重损害，治疗上不能贪一时之功，需要较长时间治疗，只要方证相应，不要轻易改变处方。该病的治疗需要 1～2 年时间，而且病情稳定后仍需服药 1 年以上。③邓铁涛以补中益气汤为基本方的 7 首新方：肉苁蓉、狗脊、五爪龙、续断；肉苁蓉、化橘红、玄参、锁阳；茯苓、巴戟天、玄参、豨莶草；川芎、白术、防风、艾叶；山茱萸、五爪龙、薏苡仁、何首乌、枸杞子；甘草、陈皮、牡丹皮、素馨花；太子参、牛大力、党参、石斛。均体现了邓铁涛随证加减的临床思维。

（二）高健生经验

高健生在学习李东垣的“益气升阳”学说和张锡纯的“升陷汤”理论之后，提出了“益气升阳举陷”法，其中运用在眼科最多的就是眼睑疾病。高健生认为重症肌无力眼肌型当属中医的“上胞下垂”“睑废”范畴，治疗多从脾肾论治。他认为肾为先天之本，肾阳虚，不能鼓舞精神，则神疲乏力；脾为后天之本，中医五轮学说中眼睑属脾，眼的约束，眼带等均由脾之精气升腾结聚而成。患者脾气虚弱，运化失司，清阳不升，精气不能上达，肌肉筋脉失于濡养，故出现眼睑下垂，隐涩难开。高健生常用的方剂有益气聪明汤、补中益气汤等，采用益气升阳举陷法，升发脾阳，以治脾虚之气陷，同时加用鹿角霜、淫羊藿、附子、川草乌等温补肾阳之药。

（三）裘昌林经验

裘昌林认为重症肌无力表现出严重的“虚”证、阳气不足证，激素治疗能减轻临床症状，裘昌林认为从中药性味来分析，激素应属阳药，具有温热、兴奋、上升、推动、化气的特性，而临床阳药过用，可形成热毒之邪，则易于伤阴、生风动血，甚至扰乱心神，阳药突然停用，可加重气虚、阳虚症状，使肌无力加重，形成危象，危及生命。裘昌林认为重症肌无力中医治疗维护阳气是基本大法，而激素使用过程中随着阳气的消长变化可出现不同的激素副反应，故治疗上应分 5 个不同阶段进行辨证。①少火期：激素治疗初始阶段，副反应不明显，机体处于“少火”期。裘昌林以健脾益气升阳之法治疗，以减少激素的使用量，药用黄芪 80 g，党参、淫羊藿各 30 g，当归、生晒参、白术各 12 g，炒米仁、山药各 15 g，防风 9 g，炙甘草、升麻、柴胡各 6 g。②壮火期：激素维持治疗阶段，症状稳定，而火热之象渐生，耗气伤阴，机体出现气阴两虚、阴虚内热之证。裘昌林在健脾益气的基础上，加用滋阴凉血之药，以欲清虚阳、必滋其阴，药则加用制黄精、生地黄、麦冬、天冬、五味子、山茱萸、女贞子、牡丹皮、地骨皮、黄柏、知母等。但在选择养阴药时，须谨慎使用柔筋、镇静之品，如白芍、木瓜、牛膝、葛根、天麻、钩藤、龙骨、牡蛎等。③脾肾阳虚期：较大剂量激素长期治疗阶段，机体命门火衰，症状改善不明显，反而使阳气亏虚的症状加重，出现脾肾阳虚，痰湿内停，一派虚寒痰饮内聚之象。在此阶段裘昌林在健脾益气升阳的基础上，加用补肾壮阳、温化痰湿之品，药则加用淡附子、干姜、肉桂、巴戟天、紫河车粉、炒扁豆、芡实、制半夏、藿香、佩兰、厚朴、苍术等。④相对稳定期：相对稳定状态进行激素减量或停药，此阶段患者气血充足，病情稳定，激素减量时外源性激素支持减少，阳气不足的症状可能会出现，严重者不得不重新加用激素。为配合激素减量或停药，在此阶段裘昌林在健脾益气升阳的基础上，加用补温补肾阳之品，药则加用仙茅、淫羊藿、补骨脂、紫河车粉、鹿角霜、淡附子、干姜等。⑤反跳期：激素骤然停用或不恰当减量，症状可突然加重引发肌无力危象，表现出大气下陷之危证，危及生命。裘昌林认为此类重症肌无力治疗应以西医综合集束化为主，包括大剂量激素冲击、丙种球蛋白、溴化吡啶斯的明、呼吸支持、抗感染、营养支持、积极护理等，裘昌林还加用自制炙马钱子胶囊和中药鼻饲，以救逆回阳。

（四）王新陆经验

王新陆认为其病因复杂，多由先天禀赋不足，后天供养失调，或情志内伤，或劳倦过度，或为外邪所侵，或疾病失治误治，或病后失养，导致元气亏虚，肝脾肾功能失调而形成。认为本病主要与肝脾肾三脏相关，责之于脾胃气虚，肝肾亏虚和肝风扰络。分型如下：①脾气虚弱：治宜健脾益气，补中升阳，予补中益气汤化裁。基本用药：黄芪 30～90 g，当归、淫羊藿各 10 g，党参 30 g，葛根、山药、白术各 15 g，升麻、柴胡、炙甘草各 6 g，马钱子 0.3 g（冲服）。②肝肾亏虚：宜补肝肾，益精养血。基本用药：怀牛膝 18 g，山茱萸、杜仲、熟地黄、白芍药、天麻、桑枝、黄芪、老鹳草、巴戟天各 15 g，鸡血藤 30 g，鹿衔草 12 g，马钱子 0.5 g（冲服）。③风扰络阻：治宜养血柔肝，疏风通络。基本用药：明天麻 12 g，全当归、川芎、熟地黄、白芍药各 15 g，黄芪 30 g，菊花 12 g，马钱子 0.5 g（冲服），全蝎、白芥子各 6 g，地龙 9 g。王新陆认为本病元气亏虚，调补脾肾为关键，喜用黄芪、党参以大补元气之不足，辅之以熟地黄、山茱萸、杜仲、怀牛膝、巴戟天等温而不燥，补而不腻之品以补益肝肾；重用黄芪，能大补元气，活血通脉，使气旺血生，并利于长养精髓；善用马钱子，虽毒性强烈，但长于开通经络，通达关节，用于重症肌无力有起痿振颓之效。因本品具通行之性，可使元气布达于上下内外，若炮制得宜，用量恰当，在辨证治疗基础上，加用马钱子往往取效甚捷。

（五）熊继柏经验

熊继柏认为重症肌无力通常表现为一派“虚象”，属“痿病”“睑废”范畴，病机主要为脾虚气陷。脾主肌肉，眼睑乃肉轮，故眼睑为脾所主，脾主其开合；脾虚，开合失司而为病，且脾处中焦，为气机升降之枢纽；脾虚，清阳失升，目窍失养，开合失常，则眼睑下垂。治宜益气举陷，方选益气聪明汤。①熊继柏采用益气聪明汤治疗重症肌无力时，多将方中人参易西洋参，取其补气而无助热之虞，成人常用量为 6 g，小儿则减半，并根据气虚之程度灵活加减。②常重用方中黄芪、葛根：黄芪甘而微温，既补脾益气又升阳举陷，故重用；葛根辛且甘凉，鼓舞脾胃清阳之气上升而无伤津之弊，亦重用；二者成人用量常为 30 g。③熊继柏灵活加减升麻、黄柏剂量：升麻固有升阳举陷之功，但其辛散之性易耗气伤津，故熊继柏升麻成人用量多为 3～5 g；黄柏为苦寒之品，损伤脾胃，不宜多用，故成人用量亦多为 3～5 g；临证中根据病情，亦酌情加量。

（六）张静生经验

张静生认为重症肌无力是由于素体虚弱，或因劳倦过度，或因酒食不节，伤及脾肾，复感外邪，筋脉失养所致。认为本病的病机是脾肾亏虚为主，每因六淫、劳倦、情志而诱发，气血不足，肢体肌肉失养。提出补脾益肾、升举阳气为本病的主要治疗方法，并自拟黄芪复方治疗 MG，黄芪复方由黄芪、太子参、枸杞子、何首乌、白术、升麻、当归、山茱萸、何首乌等药组成，具有补脾益肾、升举阳气之功能，适用于眼肌型和全身型重症肌无力。张静生常根据患者年龄、体质、兼证的不同在上方基础上作适当调整。如兼肝血不足，视物不清者，加菊花、桑叶清肝明目；兼痰浊壅肺，胸闷痰多者，加桔梗、半夏、陈皮宽胸化痰；兼痰湿困脾，痞闷纳差者，加陈皮、砂仁、炒薏苡仁醒脾化湿；兼心血不足，心悸健忘，失眠多梦者，加炒酸枣仁、百合、首乌藤养心安神；兼肝脾不调，肝失疏泄，抑郁或易怒者，加柴胡、郁金、白芍疏肝行气解郁；兼肝肾阴虚，眩晕耳鸣，咽干口燥者，加女贞子、墨旱莲、夏枯草滋阴；兼脾肾阳虚，畏寒肢冷者加巴戟天、淫羊藿补脾肾之阳；兼脾胃气虚，食欲不振者加鸡内金、焦三仙健胃消食等。

（七）涂晋文经验

涂晋文认为重症肌无力属中医“痿证”范畴，而眼肌型重症肌无力辨病当属于“睑废”范畴，而“睑废”又为“痿证”的一部分表现。涂晋文认为眼睑在肌肉，脾主肌肉，脾胃虚弱，中焦运化失宜，湿邪易生，湿邪郁而化热，又反使脾胃进一步受损，此为脾虚生湿热；或外感湿热、饮食肥甘厚腻，湿热内盛，阻滞中焦，使脾胃运化失职，此为湿热致脾虚；二者互为影响，形成恶性循环，使脾胃清阳之气不升，精微物质不能上荣，眼睑肌肉失养，发为睑废。故涂晋文认为本病属虚实夹杂，病位在中焦，主要病机为脾虚兼湿热，清阳不升，眼睑肌肉失养。《黄帝内经》讲到“治痿独取阳明”，“阳明”为多气多血之经，脾与胃互为表里，皆位于中焦，治疗时应从中焦着手；涂晋文认为“取阳明”并不是“补阳明”，本病虚实夹杂，既要补脾胃之虚，又要清中焦之湿热，故需补中有泻，泻中有升，法当益气健脾、升阳除湿，选用升阳益胃汤加减。升阳益胃汤出自李东垣《内外伤辨惑论》，原方主治“肺之脾胃虚”，此处病虽不同，但病机类似，有异病同治之理，涂晋文指出运用此方时应“师古而不泥古”，把握辨证施治的本质，根据湿热之邪的轻重而灵活加减。

（八）乞国艳经验

乞国艳中西医结合诊治重症肌无力策略，理论基础成熟，疗效确实。①辨病为先，明确诊断：乞国艳治病之前，必先进行详细问诊、查体尤舌脉象以及疲劳试验并结合胸腺 CT、抗体水平等微观辨证，明确患者肌无力属痿症，病机为脾虚气陷，病位在突触后膜，确诊为重症肌无力，方可进行专病治疗。②中西结合，贯穿始终：乞国艳认为该病非一日而生，故去病也非一日之功。单纯西医或中医治疗，难以达到满意的效果，只有中西医结合，方能祛邪兼顾固本，效如桴鼓。乞国艳认为治疗之初，调理脾胃，补益正气，维护机体的免疫功能。治疗之中，以补中益气为大法，重用补中益气汤，根据病证转化辅以加减药物，增强机体对抗免疫抑制剂、激素或是手术等治疗的副反应，驱除病邪。维持治疗阶段，西药逐渐减量，中药持续发挥疗效，使得激素和免疫抑制剂能顺利减量而不致病情复发。口服中药时间需 1.5～2 年，方才逐渐停药，达到临床治愈。③老幼患者，中医为主：对于 14 岁以下及 70 岁以上的患者，乞国艳则坚持单纯使用中草药进行治疗。其认为小儿稚阴稚阳之体，处于脏象生发阶段；而老年患者则日渐体虚，五脏六腑功能渐下，阳气日衰，如此之稚芽和枯枝不能耐受现代医学之手术、放化疗、激素抑制强力攻击。可通过单纯补中益气之中药调理取得满意效果。④辨病论治，补中益气：乞国艳一直在坚持以上理论，认准西医病机在突触后膜乙酰胆碱受体抗体异常，中医病机则突出“脾气虚则四肢不用”“治痿独取阳明”，着重“补中益气，升阳举陷”，把补中益气汤作为基本方剂，再结合辨证、辨部位进行化裁。⑤三辨结合，灵活机动：辨证、辨部位、辨病势轻重相结合。临证经验证明，补中益气汤作为治疗重症肌无力的基础方剂，疗效确切，将之作为痿症、虚损之重症肌无力的核心方剂，切合二者的共同病机之脾虚气陷。

五、名方推荐

（一）强肌健力饮

黄芪、党参或太子参、白术、当归、升麻、柴胡、陈皮、甘草、五爪龙或千斤拔、牛大力，常加用枸杞子。其用量视病情而定。功效：补中益气，升阳举陷。主治：重症肌无力，伴眼睑下垂者。用法：儿童一般用量为 20～30 g，成人则一般从 60 g 起用，待患者服后无不适症状，再视病情逐渐加大用量，最大量可用至 240 g。加减：若有吞咽困难、构音不清者，可用云苓、枳壳代替当归、升麻、柴胡，此又称为强肌健力Ⅱ号方，病情稳定的患者可2方交替长期服用。邓铁涛在用此方治疗肌肉疾病时喜用黄芪，但仍具体辨证视之。

（二）益气聪明汤

西洋参6 g（儿童减半），黄芪、葛根各30 g，黄柏、升麻各3～5 g，蔓荆子5～10 g，甘草、芍药各10 g。功效：补中益气，升阳举陷。主治：重症肌无力之脾虚气陷型。用法：每日1剂，水煎，分2次服。

（三）补中益气汤

炙黄芪120 g，党参、白术各30 g，柴胡、升麻、当归各10 g，炙甘草、陈皮各5 g。功效：补中益气，升阳举陷。主治：脾气亏虚之重症肌无力。用法：每日1剂，水煎，分2次服。加减：眼睑下垂无力举抬者加葛根、枳壳；眼珠转动不灵活加白芍、生地黄；复视明显加桑椹、枸杞子；呼吸肌疲乏、胸闷气短加瓜蒌、薤白；上肢无力加桑枝、片姜黄；下肢无力加怀牛膝、淫羊藿、桑寄生、独活；抬头困难加金毛狗脊、菟丝子；身重水肿加冬瓜皮、泽泻。纳食不香加用鸡内金、焦神曲；腹部胀满加木香、砂仁等。

（四）黄芪复方颗粒

黄芪50 g，太子参25 g，升麻、防风、当归各10 g，白术、枸杞子、山茱萸各15 g。功效：健脾益气，滋肾养阴。主治：重症肌无力之气阴两虚型。用法：颗粒剂，每次2袋，每日3次。

（五）益胃升阳汤

党参15 g，黄芪20 g，白术、半夏、陈皮、茯苓、泽泻、防风、独活、柴胡、白芍、生姜各10 g，大枣3个。功效：健脾升阳益胃。主治：脾气虚弱之重症肌无力。用法：水煎服，每日1剂，3个月为1疗程。

（六）复肌宁汤

生地黄、山茱萸、明天麻、白僵蚕、怀牛膝、盐杜仲各10 g，云茯苓20 g，胆南星6 g，全蝎3 g等。功效：滋补肝肾、平肝熄风、搜风通络。主治：肝肾阴虚、肝风内动、风痰阻络之眼肌型重症肌无力。用法：水煎，每日1剂，分2次口服，3个月为1个疗程。随症加减：气虚者加黄芪、党参、白术等；痰湿者加石菖蒲、陈皮、竹茹等；肝郁气滞者加柴胡、白芍、枳壳等。

（七）强力水丸

熟地黄、黄精、白芍各30 g，龟甲、枸杞子、穿山甲各20 g，黄芪60 g等。功效：滋补肝肾，疏筋强筋。主治：肝肾阴虚、宗筋不利之重症肌无力。用法：每日3次，每次5～10 g，小儿酌减。3个月为1个疗程。

（八）益气活血柔肝汤

炙黄芪50 g，当归、薏苡仁、鸡血藤各30 g，丹参、益母草、枸杞子各20 g，赤芍、白芥子、防风、伸筋草、牛膝各15 g，羌活、秦艽、桑寄生各12 g，大蜈蚣2条。功效：益气活血化瘀。主治：气虚血瘀之重症肌无力。用法：连续水煎3次，滤去渣入容器内混匀，1日饮3次，1剂药2日服完。12剂为1个疗程。

（九）补脾益肾方

黄芪100 g，山药、黄精各30 g，西洋参10 g（冲服），升麻、柴胡、当归、陈皮、巴戟天、石斛、炙甘草各10 g，白术、肉苁蓉、土茯苓各20 g。功效：补脾益肾。主治：脾肾亏虚证之重症肌无力。用法：每日1剂，水煎，分3次服。

第九节　精神分裂症

精神分裂症是一组常见的病因未明的严重精神疾病。多起病于青壮年，常有知觉、思维、情感和行为等方面的障碍，一般无意识及智能障碍。病程多迁延，占精神科住院患者的一半以上，约一半的患者最终结局为出现精神残疾，给社会及患者和家属带来严重的负担。最新的研究认为该病是脑功能失调的一种神经发育性障碍，复杂的遗传因素、生物及环境因素的相互作用导致了精神分裂症的发生。

一、诊断标准

DSM-5 中精神分裂症首次以谱系分类，称为精神分裂症谱系及其他精神病性障碍，包括分裂型（人格）障碍、妄想障碍、短暂精神病性障碍、精神分裂症样障碍、精神分裂症、分裂情感性障碍（双相型/抑郁型），物质、药物所致的精神病性障碍，由其他躯体疾病所致的精神病性障碍、紧张症、与其他精神障碍有关的紧张症、由其他躯体疾病所致的紧张症、未定的紧张症、其他特定的精神分裂症谱系及其他精神病性障碍、未定的精神分裂症谱系及其他精神病性障碍。并且排在神经发育障碍之后，这提示精神分裂症谱系障碍的发病存在一定的神经发育基础。

DSM-5 中，不管是精神病性障碍、双相障碍、抑郁症、其他躯体疾病，或者是未定型的躯体疾病，紧张症都用同样的诊断标准进行诊断。而在 DSM-4 中，如果是精神病性障碍或者心境障碍，需要满足 5 项症状条目中的 2 项。如果是一般躯体疾病，则需要满足 1 项症状条目。在 DSM-5 中，不管是哪种疾病，均需要有 3 种紧张症状（在总计 12 种特征性的症状中，满足 3 种）。因此在 DSM-5 中，紧张症可能是一种特定的抑郁症、双相障碍或精神病性障碍的类型。ICD-10、CCMD-3 和 DSM-5 用于精神分裂症的诊断分类标准，请参见附录。

附录：精神分裂症诊断标准

一、ICD-10

（一）症状标准

具备下述 1～4 中的任何一组（如不甚明确常需要 2 个或多个症状）或 5～9 至少两组症状群中的十分明确的症状。

1. 思维鸣响、思维插入、思维被撤走及思维广播；

2. 明确涉及躯体或四肢运动，或特殊思维、行动或感觉的被影响、被控制或被动妄想；妄想性知觉；

3. 对患者的行为进行跟踪性评论，或彼此对患者加以讨论的幻听，或来源于身体某一部分的其他类型的幻听；

4. 与文化不相称且根本不可能的其他类型的持续性妄想，如具有某种宗教或政治身份、超人的力量和能力（如能控制天气，与另一世界的外来者进行交流）；

5. 伴转瞬即逝或未充分形成的无明显情感内容的妄想，或伴有持久的超价观念，或连续数周或数月每日均出现的任何感官的幻觉；

6. 思潮断裂或无关的插入语，导致言语不连贯，或不中肯或语词新作；

7. 紧张性行为，如兴奋、摆姿势，或蜡样屈曲、违拗、缄默及木僵；

8. 阴性症状，如显著情感淡漠、言语贫乏、情感迟钝或不协调，常导致社会退缩及社会功能下降，但须澄清这些症状并非由抑郁症或神经阻滞剂治疗所致；

9. 个人行为的某些方面发生显著而持久的总体性质的改变，表现为丧失兴趣、缺乏目的、懒散、自我专注及社会退缩。

（二）严重程度标准

无

（三）病程标准

特征性症状在至少 1 个月以上的大部分时间内肯定存在。

（四）排除标准

1. 存在广泛情感症状时，就不应作出精神分裂症的诊断，除非分裂的症状早于情感症状出现；

2. 分裂症的症状和情感症状两者一起出现，程度均衡，应诊断分裂情感性障碍；

3. 严重脑病、癫痫、药物中毒或药物戒断状态应排除。

二、CCMD-3

（一）症状标准

至少有以下 2 项，并非继发于意识障碍、智能障碍、情感高涨或低落，单纯型分裂症另规定。

1. 反复出现的言语性幻听；
2. 明显的思维松弛、思维破裂、言语不连贯，或思维贫乏或思维内容贫乏；
3. 思想被插入、被撤走、被播散、思维中断，或强制性思维；
4. 被动、被控制，或被洞悉体验；
5. 原发性妄想（包括妄想知觉，妄想心境）或其他荒谬的妄想；
6. 思维逻辑倒错、病理象征性思维，或语词新作；
7. 情感倒错，或明显的情感淡漠；
8. 紧张综合征、怪异行为，或愚蠢行为；
9. 明显的意志减退或缺乏。

（二）严重标准

自知力障碍，并有社会功能严重受损或无法进行有效交谈。

（三）病程标准

1. 符合症状标准和严重标准至少已持续 1 个月，单纯型另有规定。

2. 若同时符合精神分裂症和情感性精神障碍的症状标准，当情感症状减轻到能满足情感性精神障碍标准时，精神分裂症状需继续满足精神分裂症的症状标准至少 2 周以上，方可诊断为精神分裂症。

（四）排除标准

排除器质性精神障碍、精神活性物质和非成瘾物质所致精神障碍。尚未缓解的分裂症患者，若又罹患本项中前述两类疾病，应并列诊断。

（五）CCMD-3 的精神分裂症亚型分类

1. 偏执型分裂症：符合精神分裂症诊断标准，以妄想为主，常伴有幻觉，以听幻觉较多见。

2. 青春型（瓦解型）分裂症：符合精神分裂症诊断标准，常在青年期起病，以思维、情感、行为障碍或紊乱为主。例如明显的思维松弛、思维破裂、情感倒错、怪异行为，或愚蠢行为。

3. 紧张型分裂症：符合精神分裂症诊断标准，以紧张综合征为主，其中以紧张性木僵较常见。

4. 单纯型分裂症：①以思维贫乏、情感淡漠，或意志减退等阴性症状为主，从无明显的阳性症状；②社会功能严重受损，趋向精神衰退；③起病隐匿，缓慢发展，病程至少 2 年，常在青少年期起病。

（六）未定型分裂症

1. 符合精神分裂症诊断标准，有明显阳性症状；

2. 不符合上述亚型的诊断标准，或为偏执型、青春型，或紧张型的混合形式。说明：本型又名混合型或未分化型。

（七）其他型或待分类的分裂症

符合精神分裂症诊断标准，但不符合上述各型的诊断标准，如儿童分裂症，晚发性分裂症等。

三、DSM-5

精神分裂症

（一）症状标准

存在 2 项（或更多）下列症状，每一项症状均在 1 个月中相当显著的一段时间里存在（如成功治疗，则时间可以更短），至少其中 1 项必须是①、②或③。①妄想；②幻觉；③言语紊乱（例如频繁离题或不连贯）；④明显紊乱的或紧张症的行为；⑤阴性症状（即情绪表达减少或动力缺乏）。

（二）社交或职业功能失调

自障碍发生以来的明显时间段内，1 个或更多的重要方面的功能水平，如工作、人际关系或自我照顾，明显低于障碍发生前具有的水平（当障碍发生于儿童或青少年时，则人际关系、学业或职业功能未能达到预期的发展水平）。

（三）病期

这种障碍的体征至少持续 6 个月。此 6 个月应包括至少 1 个月（如成功治疗，则时间可以更短）符合诊断标准 1 的症状（即活动期症状），可包括前驱期或残留期症状。在前驱期或残留期中，该障碍的体征可表现为仅有阴性症状或有轻微的诊断标准1所列的2项或更多的症状（例如奇特的信念、不寻常的知觉体验）。

（四）分裂情感性障碍或双相障碍伴精神病性特征已经被排除，因为①没有与活动期同时出现的重性抑郁或躁狂发作；②如果心境发作出现在症状活动期，则它们只是存在此疾病的活动期或残留期整个病程的小部分时间内。

（五）这种障碍不能归因于某种物质（例如，滥用的毒品、药物）的生理效应或其他躯体疾病。

（六）如果有孤独症（自闭症）谱系障碍或儿童期发生的交流障碍的病史，除了精神分裂症的其他症状外，还需有显著的妄想或幻觉，且存在至少1个月（如成功治疗，则时间可以更短），才能做出精神分裂症的额外诊断。

二、西医治疗

（一）治疗原则

1. 一旦确定精神分裂症的诊断，尽早开始抗精神病药物治疗。根据临床症候群的表现，可选择一种非典型药物如利培酮、奥氮平、喹硫平、齐拉西酮或阿立哌唑等；也可选择典型药物如氯丙嗪、奋乃静、氟哌啶醇或舒必利等。

2. 急性发作病例，包括复发和病情恶化的患者，根据既往用药情况继续使用原有效药物，剂量低于有效治疗剂量者，可增加至治疗剂量继续观察；如果已达治疗剂量仍无效者，酌情加量或考虑换用另一种化学结构的非典型药物或典型药物。疗效不佳者也可以考虑使用氯氮平，但应该严格定期检查血液白细胞与中性粒细胞数量。

3. 以单一用药为原则。治疗个体化，因人而异。从小剂量起始，逐渐加至有效剂量。药物滴定速度视药物不良反应及患者症状改善而定。维持治疗，剂量可酌情减少，足疗程治疗。

4. 定期评价疗效，指导治疗方案。定期评定药物不良反应，并对症处理。

5. 注重药物不良反应，因为药物不良反应既影响医生选药，也影响患者是否停药。药物不良反应可引起或加重精神症状，影响患者的生活质量。

（二）药物治疗（表7-20至表7-22）

表7-20　常用抗精神病药长期治疗推荐的（口服）给药剂量

抗精神病药	起始剂量/(mg/d)	服药次数[a]	首发患者给药剂量/(mg/d)	反复发作患者给药剂量/(mg/d)	最大剂量/(mg/d)[b]
第二代抗精神病药					
氨磺必利	100～200	(1)～2	100～300	400～800	1200
阿立哌唑	5～10	1	15～(30)	15～30	30
阿塞那平[c]	5	1	5～10	5～20	20
氯氮平	25	2 (4)	100～250	300～800	900
伊潘立酮[c]	1～2	2	4～16	4～24	32
鲁拉西酮[c]	20～40	1	40～80	40～120	120
奥氮平	5～10	1	5～20	5～20	30
帕利哌酮[c]	3～6	1	3～9	3～12	12
喹硫平	50～100	2/1	300～600	400～750	750
舍吲哚	4	1	12～20	12～24	24
利培酮	1～2	1～2	1～4	3～10	16
齐拉西酮	40～80	2	40～120	80～160	160
佐替平	25～50	2 (4)	50～150	100～250	450

续表

抗精神病药	起始剂量/(mg/d)	服药次数[a]	首发患者给药剂量/(mg/d)	反复发作患者给药剂量/(mg/d)	最大剂量/(mg/d)[b]
第一代抗精神病药					
氯丙嗪	50～150	2～4	300～500	300～1000	1000
氟奋乃静	4～10	2～3	2.4～10	10～20	20～(40)
三氟噻吨	2～10	1～3	2～10	10～20	60
氟哌啶醇	2～8	(1)～2	1～4	3～15	100
奋乃静	4～12	1～3	6～30	12～42	56
哌咪清	1～4	2	1～4	2～12	16
氟哌噻吨	2～50	1～3	2～10	25～50	75

注：[a] 推荐的每日服药次数，每日 1 次=1，每日 2 次=2 等。[b] 许多国家批准的最大剂量在不同国家有所不同。在临床实践中，一些第一代和第二代抗精神病药在没有充分循证依据下甚至超剂量使用，在长期治疗中更是如此。增加剂量可能导致更多的副反应，继而可能会降低患者的依从性。[c] 这些抗精神病药物尚未在首发精神分裂症患者中开展研究

表 7-21　治疗精神分裂症患者长效注射抗精神病药物的推荐用药

长效抗精神病药物	循证级别[a]	推荐等级[b]
第一代抗精神病药物	A	1
利培酮	A	1
帕利哌酮	A	1
奥氮平	(A)/B	(2)/3[c]

注：[a] 循证级别：循证级别 A=证据充分，证据来自病例对照研究；[b] 安全等级=推荐等级来自安全性，耐受性及可能的相互作用等方面的相关证据；[c] 最近已推出的双羟萘酸奥氮平，可能与注射后谵妄镇静综合征相关。另外，目前尚不能确定双羟萘酸奥氮平与其他长效抗精神病药物的疗效比较。正是由于这个原因，目前尚不能将其归入最高证据等级

表 7-22　长效抗精神病药物在长期治疗中的推荐剂量

抗精神病药物	DI（剂量范围，周）	首发患者/mg	多次发作患者/mg
第二代抗精神病药			
利培酮微球	2	25	25～50
棕榈酸帕利哌酮	4	25～75	25～150
双羟萘酸奥氮平	2～4	150～210/2 周	150～210/2 周
		300～405/4 周	300～405/4 周
第一代抗精神病药物			
癸酸氟哌噻吨	2～3	20～40	20～100
癸氟奋乃静	2～4	6.25～37.5	12.5～50
癸酸氟哌啶醇	4	50～100	100～200
癸酸珠氯噻吨	2～4	100～200	200～400

药物治疗是精神分裂症的主要治疗方法，但是越来越多的人认识到精神分裂症患者心理演变过程的重要性，包括其对疾病发作、病程的影响以及精神分裂症的诊断对患者的身心、社会功能和生存的影响等。基于上述因素，心理治疗在精神分裂症的全程治疗中显示出了它的必要性和重要性。有效的心理治

疗可以提高精神分裂症患者对药物治疗的依从性、降低复发率和再住院率、减轻精神症状带来的痛苦、改善患者的社会功能和生活质量、为患者家属或照料者提供必要的支持。因此，精神分裂症的优化治疗应将药物治疗与心理治疗进行有机地整合，以达到改善临床症状，提高社会功能和生活质量的治疗目的。除此之外，尚有改良电抽搐疗法、重复经颅磁刺激治疗等治疗方法。

三、中医临床思维

（一）中医病名及病因病机特征

精神分裂症在中医学中无其病名的相关记载，根据其临床症状的表现可大致归属于“癫狂病”的范畴，亦有部分学者提出精神分裂症的部分症状与心风、鬼交、失志等病证相符。精神分裂症中阳性症状与中医学中狂证相符合，阴性症状则与中医学中的癫证相类似。对于本病的记载最早见于《黄帝内经》，《素问·厥论》中提道：“癫疾欲走呼。”《素问·脉解》中有云：“甚则狂癫疾。”《灵枢·经脉》云：“实则狂癫。”这里癫疾的概念指精神错乱的癫狂病，与精神分裂症相符。《难经·二十难》对于本病的病因病机论述为“重阳者狂，重阴者癫”，为本病的病因病机研究起到了指导作用。当代医家一般认为情志所伤、饮食不节、禀赋不足是癫狂发病的重要原因。癫狂病机总由脏腑功能失调或阴阳失于平衡，产生气滞、痰结、火郁、血瘀。本病的病理因素主要是气、痰、火、瘀，而以气郁为先，继而化火或生痰，日久致瘀，终致心窍蒙蔽或神明被扰，引发神志异常之癫狂。病位在脑，涉及心、肝、胆、脾，久则伤肾。此病多属虚实夹杂，病理性质为本虚标实。

（二）辨病辨证及治疗特征

精神分裂症分为痰火内扰型、痰湿内阻型、气滞血瘀型、阴虚火旺型、阳虚亏损型及其他型。有学者以《精神分裂症的中西医结合辨证分型标准》为基础，将 120 例慢性精神分裂症住院患者辨证分型为痰火内扰证、痰湿内阻证、气滞血瘀证、肝郁脾虚证、心脾两虚证、阴虚火旺证、阳虚亏损证，结果显示气滞血瘀证、肝郁脾虚证、心脾两虚证较为多见。亦有学者对精神分裂症中医辨证分型的文献报道进行分析探究。已有学者通过对近 5 年文献报道的 1659 例精神分裂症患者的中医辨证分型进行回顾性分析，结果显示癫证以肝郁气滞证、痰气郁结证、心脾两虚证多见，而狂证则多见于痰火内扰证、痰结血瘀证、阴虚火旺证。历代医家对于癫狂病有“气血凝滞”“痰迷心窍”等认识，运用理气活血、涤痰开窍、清热泻火、养血安神等治则治法；常用方剂如柴胡加龙骨牡蛎汤、礞石滚痰丸、黄连温胆汤、癫狂梦醒汤等；常用的药物如生铁落、青礞石、胆南星、大黄等。有学者对中医药治疗本病的历史文献进行深入研究，通过对中医药治疗癫狂历史文献的发掘整理，梳理出癫狂方药的历史沿革，总结出：先秦战国时期就有情志相胜法的治疗方式；秦汉时期对癫狂病的方药治疗进行了初步尝试，治疗方药有生铁落饮、大承气汤、抵挡汤、桃核承气汤、柴胡加龙骨牡蛎汤、补心丹等，其他治疗手法还包括针刺、艾灸、放血等；晋唐时期对于癫狂的治疗有了进一步积累，采用安神、镇惊、清热、泻火、化痰、祛风等具有针对性的治法，治疗方药如“小镇心散”“九物牛黄丸”“大续命散”“排风汤”“远志汤”“定志小丸”“虎睛汤”“十黄散”“五邪汤”等；宋金元时期是癫狂病中医药理论系统化、体系化的重要阶段，临床方药日渐丰富，治疗方剂有“大八风汤”“小八风散”“宁志膏”“牛黄丸”“紫石英散方”“真珠散方”“七宝镇心丸方”“龙骨散方”“菖蒲散方”“犀角散方”“水银丸方”“铁粉散方”“加味逍遥丸”“芎黄汤”“三圣散”“安神丸”等；明清时期是癫狂病理论及方药体系成熟完善的时期，诸如《证治准绳》《普济方》《医学入门》《石室秘录》等中医典籍中都记载癫狂病的诊疗经验，且记录了大量的有效方剂，如“滚痰丸”“温胆汤”“定志汤”“定心丸”“祛癫汤”“雄朱丸”等，这些方剂具有很高的临床指导意义。

（三）药物选择

通过对 170 例癫证高频药物进行分析，得出古代医家治疗癫证时常用的药物组成及其种类，这些类别的药物依据其出现频次的高低，由高至低依次为补虚类、安神类、化痰类、理气类、清热类、活血祛瘀类、平肝息风类、开窍类。治疗癫证以补虚类药物、安神类药物、化痰类药物、理气类药物为主。其中，补虚类药物包括补气药、补阴药、补血药，安神类药物包括养血安神药和重镇安神药，化痰类药物包括清热化痰药和温化寒痰药，理气类药物主要是疏肝解郁药。通过对 235 例狂证高频药物进行分析，得出古代医家治疗狂证时常用的药物种类及其组成，这些类别的药物依据其出现的频次高低，由高至低依次为清热类、补虚类、化痰类、泻下类、安神类、平肝息风类、理气类。治疗狂证以清热类药物、补虚类药物、化痰类药物、安神类药物为主。其中，清热类药物以清热泻火药和清热凉血药为主，补虚类的药物包括补气药、补阴药、补血药，化痰类的药物以清热化痰药为主，安神类的药物包括养血安神药和重镇安神药。频数统计结果表明，补虚类药物在癫狂病中出现频次最高，总计出现 433 次。按照出现频次的高低，依次为鸡子黄、大枣、白芍、当归、麦冬、白术、人参、党参、百合。其中，鸡子黄、麦冬、百合为补阴药，大枣、白术、人参、党参为补气药，白芍、当归为补血药。化痰类药物在癫狂病中总计出现 335 次。按照出现频次的高低，依次为半夏、胆南星、竹茹、天竺黄、贝母、竹沥、栝楼、礞石。主要涉及的矿石类药物有磁石、朱砂、代赭石、礞石。

四、名医经验

（一）唐启盛教授

唐启盛在临床中发现精神分裂症急性期以痰迷心窍为核心病机，此病急性期多以幻觉、妄想、联想障碍及行为紊乱等阳性症状为主，属于中医“狂病”范畴，因火与痰相凝，痰火夹攻扰神而致；此病急性期也可见情感淡漠、意志减退、反应迟钝等阴性症状为主，属于中医“癫病”范畴，因气与痰相裹，痰气互结，上迷心窍而发。总之，精神分裂症急性期病理因素主要为气、痰、火，而以痰为核心因素，气与痰相裹才能致癫，火与痰相凝才能致狂。痰邪作为精神分裂症的核心因素，其根仍当责之于肾。精神分裂症慢性期以情感淡漠、意志减退、思维贫乏等阴性症状为主，契合肾精亏虚的病机。七情损伤，气机不畅，肝气内郁，可见情绪不稳、喜静懒动、少语懒言、兴趣减退等症状，这些症状与精神分裂症前驱期症状相符，亦说明肝气内郁是本病的始动因素，是其他病机的基础。精神分裂症的中医治法遵循“急则治其标，缓则治其本”治疗原则，急性期侧重治痰，慢性期侧重调肾。急性期从痰论治，慢性期益肾填精以治其本，始终顾护中焦脾胃。

（二）王彦恒教授

王彦恒在对癫病（精神分裂症）临床治疗思路，强调掌握 3 点：①抓住证候特征：情感淡漠、神情郁闷、沉默痴呆、自笑自语、语无伦次、秽洁不知、不知羞耻、积年累月不愈；②分析病位：癫病是脑神与脏腑、脏神（五神脏）功能严重失调的一类疾病，病位多涉及心、肝、脾、肾。不同病理性变化累及脑神，可出现不同病位的症候群。病位在心：自言自语自笑、神思恍惚、心悸易惊、夜寐多梦、如人将捕之。病位在肝：情绪不稳、喜怒无常，时而抑郁、时而刚暴，甚则冲动毁物、外跑伤人、骂詈狂叫、不避亲疏，其势凶狠。病位在脾：病程日久，面色㿠白，自言自语，思维贫乏，肢体倦怠，喜静恶动，生活懒散。病位在肾：记忆大减，无高级意向要求，独居一处、喜静恶动，怕见生人、易惊胆怯，甚则秽洁不知、不知冷热、低声自语、时而自笑。③确定病性：癫病之病性，为本虚标实，初期为邪实，中期为虚实夹杂，后期以虚为主。邪实即气滞、痰盛、血瘀：正虚即气、血、津液亏虚。脑神、脏神功能下降，而不仅仅是针对某一脏腑。癫病是一个全身性疾患，是脑神和五脏神功能紊乱的疾病，有自身的发病和转归规律。从脑主神明，树脑神不废心神的观点，该病初期主要以脑、肝、心、脾为病位，久病则以脑、心、脾、肾为病位。本病多缓慢起病，其病理复杂、多端，有多变的演化过程。一般早期常见症状为抑郁不乐，情感淡漠，喜静恶动，不愿出口，甚则怕见生人，沉默寡言，学习成绩下降，工作不主动，高级意向减退。如果继续发展，则进入充分发展期，表现为生活工作能力下降或丧失，完全不适应社会，甚至出现丰富的幻觉和思维的障碍，情感淡漠，生活懒散。如贻误病机，可继续发展，出现以阴性症状为主的慢性证候特征，临床较难治疗。癫病病性多为虚实夹杂。初期和发展期以邪实为主，气滞、血瘀、痰浊、火邪等实性阳性症状较为突出。久病以气虚、阳虚、阴虚等虚性阴性症状为主。实者为邪气上扰脑神，虚者为正虚脑神失养，出现不同性质的阳性和阴性两大类精神症状。王彦恒早年总结癫病的病机规律为:“始发于肝,并发于心,失调于脏,上扰于脑,癫病乃作。”近年来,他主张癫病是典型的脑神紊乱疾患,发展了对癫病的认识,指出癫病的病因病机规律是:“始发于肝,并发于心,失调于脏,上扰于脑,神明为乱,癫病乃作,或癫或狂,久则正虚,气乏精亏,意志减退,癫呆难辨”。

(三)符为民教授

符为民认为癫狂的病机责之于气、痰、火、瘀,总由脏腑功能失调或阴阳失于平衡,情志刺激与先天禀赋不足是癫狂发病的重要原因,情志不遂,气机不畅,阴阳失调,导致体内气痰火瘀病理因素互为因果兼夹,并贯穿于癫狂发生发展的全过程。病位在脑,涉及心、肝、胆、脾。《素问·脉解》云:“阳尽在上,而阴气从下,下虚上实,故狂癫疾也。”可见癫狂的病理性质总属本虚标实,本虚指气血虚少,标实指风邪直中。符为民总结癫证病理以痰气为主,多属虚证,病变脏器主要在心肝脾,因气血不足,痰气郁结,神志被蒙,出现沉默、痴呆、语无伦次等抑郁症状。狂证以痰火为主,多属实证,病变脏器主要在心肝胆,因痰火被扰,心神不安,出现神志逆乱、狂躁不宁等兴奋症状,故在发病上,始终符合症状病因病机病位的一致性。治疗上重视辨“通腑”,重视按“阶段论治”,重视顾护“胃气”。

(四)张志远教授

张志远认为,精神分裂症的发生与先天禀赋不足或后天饮食失节、情志失调密切相关,诸病因可使脏腑功能失调,进而产生气滞、血瘀、痰结、郁火等蒙蔽心神,使神志出现异常,故治疗当以理气、活血、祛痰、泻火之法为主。张志远认为,精神因素导致的疾患不宜单独依靠药物来调治,而应借鉴《孙子兵法》中“以奇制胜”之法。张志远通常采用相克法来对患者进行说服、启发和教育,以脱离病源。此法对出现多疑、厌食、善感、焦虑、心悸、情绪不稳等轻度精神分裂症患者效果最好。张志远认为出现心理问题时应尽早解决,并提倡使用宣泄法来进行疏导,如可通过大哭、狂笑、呐喊、运动、倾诉、心理咨询等途径放松身心,排解烦恼、消除怒怨,从而解决心理问题。此疗法可实现心理疏导 思维转化移情易志,从而避免日久产生精神问题。

五、名方推荐

(一)二胡开散汤

北柴胡、黄芩各 15 g,党参 20 g,半夏、白芍、枳壳、大黄各 10 g,甘草 6 g,生姜、大枣各适量。功效:疏肝解郁、清心泻火。主治:肝郁气滞型精神分裂症。用法:每日 1 剂,水煎,分 2 次服。

(二)效验定狂散

牛黄、甘遂、生铁落(醋制)各 10 g,胆南星、天竺黄、石菖蒲、芒硝各 30 g,青礞石(煅)60 g,郁金 50 g,明矾 20 g,枳实 40 g,琥珀 15 g,大黄 90 g。功效:清心泻火、涤痰开窍、行气解郁、平肝镇静、导滞通便、清热散结。主治:狂证。用法:研细末,分 20 包,每次 1 包,每日 2 次,空腹白开水送下,忌食生冷腥辣。

(三)涤痰开窍汤Ⅰ号

瓜蒌 30~50 g,石菖蒲、礞石、胆南星、茯神、郁金、竹沥、枳实、珍珠母各 30 g,天竺黄、胆南星、黄连、黄芩各 10 g,百合 15 g,牛黄(冲)1 g。功效:涤痰开窍、平肝镇静。主治:谵妄性躁狂症、精神分裂症妄想型及部分感染性精神病。用法:每日 1 剂,水煎,分 2 次服。

(四)癫康胶囊

半夏、陈皮、胆南星、茯神、郁金、炒枣仁各 100 g,柴胡、木香、菖蒲、焦栀、炒白术、黄芩、炙远志各 80 g,酒大黄、琥珀、生甘草各 50 g。功效:涤痰开窍、行气解郁。主治:各证型精神分裂症,对痰气郁结型的患者疗效较好。用法:一般病例每次 2.5 g,每日 3 次,病史在 10 年以上、体质虚弱及老龄患者每次 2 g,每日 3 次,2 个月为 1 个疗程。

(五)加味温胆汤

法半夏、茯苓、枳实、竹茹、远志、香附、白芍、郁金各 9 g,陈皮 5 g,甘草 6 g。功效:燥湿化痰，理气和中。主治：痰湿内阻型慢性精神分裂症。用法：每日 1 剂，加水 300 mL 煎至 200 mL，去渣，每次 100 mL，分早晚 2 次温服。

（六）解郁安神汤

柴胡、浮小麦、甘草、栀子、川芎、远志、郁金、石菖蒲、香附、柏子仁各 10 g，百合、胆南星、龙齿、酸枣仁、五味子、茯苓各 15 g。功效：疏肝解郁，安神定志。主治：精神分裂症。用法：开水煎，每日 1 剂，早晚分服。

（八）清心定志汤

云苓 20 g，枳实、木香、陈皮、半夏、郁金、炒枣仁各 10 g，天竺黄、制香附各 15 g，黄芩、石菖蒲各 6 g，竹茹 12 g。功效：理气祛痰醒神。主治：精神分裂症。用法：开水煎，每日 1 剂，早晚分服。

第十节　蛛网膜下腔出血

颅内血管破裂后，血液流入蛛网膜下腔称为蛛网膜下腔出血（SAH），临床上将 SAH 分为外伤性与非外伤性两大类。非外伤性 SAH 又称为自发性 SAH，是一种常见且致死率极高的疾病，病因主要是动脉瘤，占全部病例的 85%左右，其他病因包括中脑周围非动脉瘤性出血（PNSH）、血管畸形、硬脑膜动-静脉瘘（DAVF）、凝血功能障碍、吸食可卡因和垂体卒中等。

一、诊断标准

（一）临床表现

轻者可没有明显临床症状和体征，重者可突然昏迷甚至死亡。以中青年发病居多。起病突然（数秒或数分钟内发生）。多数患者发病前有明显诱因（剧烈运动、过度疲劳、用力排便、情绪激动等）。

1. 一般症状主要包括：

（1）头痛：动脉瘤性的典型表现是突发异常剧烈全头痛，多伴发一过性意识障碍和恶心、呕吐。约 1/3 的动脉瘤性蛛网膜下腔出血患者发病前数日或数周有头痛的表现，这是小量前驱（信号性）出血或动脉瘤受牵拉所致。

（2）脑膜刺激征在蛛网膜出血后 7～8 h 后逐渐明显。约 20%患者眼底可见玻璃体下片状出血，是急性颅内压增高和眼静脉回流受阻所致，对诊断具有提示意义。

（3）其他有精神症状如谵妄、欣快等。少数患者有消化道出血、脑心综合征、急性肺水肿。

（4）可有动脉瘤或血管畸形存在的局灶性定位体征，如后交通动脉瘤的同侧动眼神经麻痹。大脑额顶叶凸面的血管畸形可引起癫痫、轻偏瘫或失语等。

2. 常见并发症：

（1）脑血管痉挛发生于病后 3～5 d。如在 5～14 d 后发生者称为迟发性脑血管痉挛。脑血管痉挛可持续 1～4 周。通常在没有蛛网膜下腔再出血的情况下，病情突然恶化、发热、头痛、意识障碍或出现局限性体征（偏瘫等）。这些症状在数小时或数日内急剧进展加重。

（2）再出血指病情稳定后再次发生剧烈头痛、呕吐、痫性发作、昏迷甚至去脑强直，颈强直、Kernig 征加重，复查脑脊液为鲜红色。20%的动脉瘤患者病后 10～14 d 可发生再出血，再出血增加蛛网膜下腔出血的死亡率约一倍。动静脉畸形急性期再出血者较少见。目前由于神经血管外科手术和介入治疗的普及，再出血并发症日趋减少。

（3）病后 1 周内 15%左右患者有脑积水或病后数周内出现嗜睡、双眼上视困难、颅内压增高等。因 CT 的普遍应用而极易发现。

（二）辅助检查

1. 头颅 CT 检查：CT 是诊断蛛网膜下腔出血最首要的检查方法。

2. 脑脊液（CSF）检查：若 CT 检查不能确定蛛网膜下腔出血诊断，对疑似患者可进行腰椎穿刺和脑脊液检查。

3. 数字减影血管造影（DSA）检查：明确蛛网膜下腔出血诊断后有条件者需进行全脑血管造影。

4. 头颅 MRI 检查：MRI 对蛛网膜下腔出血的敏感性不及 CT 检查，急性期 MRI 检查可能诱发再出血。

5. 经颅彩色多普勒（TCD）检查：TCD 检查作为非侵入性技术对监测蛛网膜下腔出血后脑血管痉挛状况具有一定价值。

6. 其他检查：心电图可显示 T 波高尖或明显倒置、P-R 间期缩短、出现高 U 波等异常；血常规、凝血功能和肝功能检查可提示其他方面的出血原因。

（三）诊断要点

突发剧烈头痛，并伴有恶心、呕吐、意识障碍、癫痫、脑膜刺激征阳性及头颅 CT 检查发现蛛网膜下腔呈高密度影，即可确诊 SAH。若头痛不严重，脑膜刺激征不明显，头颅 CT 检查未发现异常，但仍怀疑 SAH，则尽早行腰椎穿刺检查，腰椎穿刺结果提示为均匀血性脑脊液，亦可确诊 SAH。

SAH 需要与脑膜炎、偏头痛发作鉴别。此外，有些颅内静脉窦血栓形成的患者，CT 扫描有纵裂或横窦区域的高密度影，容易误判为 SAH。

二、西医治疗

病因治疗是最重要的降低死亡率的方法。

（一）一般处理及对症治疗

急诊住院监护。绝对卧床（床头抬头 15°～20°），保持安静，使血压稳定到正常水平。应注意低钠血症，心电监护后注意心律失常，如果发现及早妥善处理。

（二）治疗颅内压升高

首先 20％甘露醇 250 mL，每 6～8 h 一次或用呋塞米。次选白蛋白或甘油果糖注射液。

（三）防止再出血

1. 抗纤溶药物：用氨基己酸（EACA）4～6 g 加于生理盐水 100 mL 静脉滴注，或氨甲苯酸（PAMBA）0.2 g 溶于 5％葡萄糖液中静脉滴注。

2. 介入手术、外科手术及放疗：迅速行 DSA 血管造影，以证实有无血管畸形或动脉瘤，以便迅速做外科手术等处理或迅速查明其他原因，做出相应处理。显微外科对大多数脑动脉瘤（特别是颈动脉系统）手术成功率高，死亡率低。当然有些巨大动脉瘤、基底动脉瘤等手术有难度和巨大风险。血管内介入治疗动脉瘤也有一定帮助。甚至先介入治疗后手术或先手术后介入治疗某些难治的动脉瘤，以提高颅内动脉瘤的治愈率。

颅内动静脉畸形有 3 种治疗方法：①病灶切除手术为主，除涉及下丘脑、脑干等区的病灶外均可手术；②介入治疗可减小巨大动静脉畸形区域而创造手术条件，也可闭塞区域小的动静脉畸形；③立体定向放射治疗适用于动静脉畸形小于 3 cm，位于重要功能区或脑深部小型病灶、不能耐受手术者、手术后或介入治疗后残留病灶，应严格控制放射剂量，目前定向放射治疗不能替代手术和介入治疗。

（四）防治脑血管痉挛

及时发现和处理脑血管痉挛，脑血管痉挛是病情加重导致死亡的另一原因，因此重在预防。常用钙通道拮抗剂类药物。一般在蛛网膜下腔出血 3 d 内应用尼莫地平，按 0.5～1.0 mg/h 静脉缓慢滴注（微泵控制输液），维持 7～14 d。如果初用时血压未降到正常，剂量可增至 1～2 mg/h。

目前通用扩容、升压、血液稀释的 3H 疗法，可预防和治疗脑血管痉挛。①每日给予数千毫升液体，使中心静脉压维持于 5～12 cmH_2O 或肺动脉楔压在 5～1.5 mmHg；②用药物适度升高血压，使收缩压比正常高 40 mmHg 左右；③扩容方法：葡萄糖液或林格液的晶体与白蛋白的胶体比为（1～3）∶1，滴速缓慢，维持血细胞比容在 30％～35％。所有溶液输入必须在动脉瘤夹闭后；同时缓慢输注，严格观察有无诱发肺水肿。需注意 3H 疗法可能出现颅内压升高，诱发动脉瘤破裂、心脏负荷增加、肺水肿及电解质紊乱等并发症。

（五）其他

在严重心、肺、肾功能不佳及年老不适合手术的蛛网膜下腔出血者，有人提出放脑脊液方法，每周两次，每次 10～20 mL。放液需十分缓慢，以防脑疝、颅内感染和再出血。

总之蛛网膜下腔出血患者先经神经外科除外动脉瘤和动静脉畸形后，再经神经内科诊断和处理。

三、中医临床思维

（一）中医病名及病因病机特征

蛛网膜下腔出血属于中医学的“真头痛”“中风”等病证范畴。中医认为蛛网膜下腔出血发病急骤，多因情绪激动、用力排便、咳嗽等诱发。青壮年平素多性情急躁，五志过极皆可化火，心肝火旺，灼伤肝阴，肝阳偏亢；中老年人肝肾渐亏，水不涵木，肝阳偏亢，复因暴怒，肝阳暴张，风煽火炽，或因用力，气机升降失常，气血逆乱，上冲于脑，脑脉破裂发为本病。本病初起多以实邪阻滞为主要表现，风火痰瘀诸邪胶结互现。其轻者邪阻脉络，不通则痛，表现为剧烈头痛；其重者则邪闭脑窍，神志不清。本病顺证，经调治将息，邪去正衰，后期出现肝肾阴虚、气血不足的表现；逆证，邪气独留，正气衰败，元气败脱，多为不治。总之，本病主要为肝经病变，以实证居多，风、火、痰、瘀为其标，肝肾阴虚、气血亏虚为其本，情志内伤为其最常见的诱发因素，风（肝风）、火（心火、肝火）、痰、瘀乃其重要的病理因素，相兼互化，互为因果；病变部位在脑，病变脏腑涉及肝、心、肾，病性以实证为主。

（二）辨病辨证及治疗特征

中医规范将其分为肝阳暴亢，瘀血阻窍、肝风上扰，痰蒙清窍、瘀血阻络，痰火扰心、心神散乱、元气败脱 4 个证型。（《中医内科常见病诊疗指南·西医疾病部分》）蛛网膜下腔出血急性期常以风火炽盛、痰热互结突出，轻者，络破血溢而清窍未闭，经治疗多恢复较快；重者，清窍闭塞，病势凶险。若正气不衰，经治疗，内风熄，痰热化、闭窍开，神志转清。若正不胜邪，窍闭不开，耗伤正气，可致阴阳离决而成厥脱之候。恢复期，病邪大减，正气亦伤，易出现气虚、阴虚之候，影响半身不遂之体的恢复。

本病为本虚标实之证，急性期者以标实症状突出，当以祛邪为先，常用平肝熄风、清化痰热、活血通络、化痰通腑、醒神开窍等法，如：天麻钩藤饮、半夏白术天麻汤、星蒌承气汤等。对于元气败脱者，则当以益气回阳固脱为主，如：参附汤。恢复期者多为虚实夹杂，治宜扶正祛邪，标本兼顾，常用益气活血、育阴熄风等法，如：补阳还五汤、镇肝熄风汤等。临证需注意扶正与祛邪的关系，应祛邪不伤正，扶正不滞邪，从而达到气血调和、阴平阳秘，病乃恢复。

蛛网膜下腔出血属于脑病科危急重症，当患者处于昏迷，神识不清，或头痛剧烈时，急需醒神开窍，应先治以清脑醒神、镇痉熄风，必要时也可西医手术治疗；待患者神识转清，头痛缓解，病情稳定后再结合其舌脉证，根据不同证型予以相应治疗。

（三）药物选择

文献研究发现，蛛网膜下腔出血中药治疗中使用频率最高的前 8 位分别为：牛膝、大黄、钩藤、当归、川芎、红花、甘草、丹参。在高频使用的 8 味中药中，其中有 6 味是具有活血化瘀作用的中药，说明“血瘀”是蛛网膜下腔出血的主要病机，中医活血化瘀法在蛛网膜下腔出血的治疗中具有重要的地位。中医学认为颅内所出之血属瘀血，五脏六腑之精气皆上输于脑，颅内受损，出血瘀积，脑窍闭阻，治疗上应当以活血化瘀、活络开窍为基本原则。

四、名医经验

（一）吴翰香经验

吴翰香认为蛛网膜下腔出血的治疗以止血为先务。实证，采用凉血清火法，可投《金匮要略》泻心汤加味：大黄、黄连、龙胆各 3～10 g，黄芩 6～15 g，侧柏叶、生地黄、石决明各 30 g，墨旱莲 9～

15 g（为基本方）；虚证，可用固涩止血法，可用《医学衷中参西录》补络补管汤加味：山茱萸、龙骨、牡蛎、赭石、仙鹤草各 30 g，三七粉 6g（吞），降香、阿胶各 6～10 g。上方为基本方，随症损益。还需配合西医对症疗法，取长补短，积极挽救患者生命。

（二）汪履秋经验

1. 汪履秋认为蛛网膜下腔出血的发病与瘀血有很大关系。早在《黄帝内经》中就有“血菀于上，使人薄厥”的记载，血溢脉道，出血致瘀，故化瘀止血为现在临床常用之法，此即“治风先治血，血行风自灭”之意。故对于蛛网膜下腔出血宜加用如参三七、花蕊石、蒲黄、茜草、藕节等入辨证方中，有一定的辅助治疗作用。蛛网膜下腔出血在急性发作期，用活血化瘀药并不会导致再次出血而加重病情，相反，因瘀血祛除，血流通畅而有利于出血停止。蛛网膜下腔出血恢复期后遗半身不遂，多为气滞血瘀，络脉痹阻，风痰流窜经络，气血不能营养肢体所致，治疗此证，宜活血化瘀与补气通络之品同用。

2. 汪履秋认为中气尤须调气。所谓中气，是指气机逆乱导致中风而言。许叔微云：“中风往往因气而中，中风多挟中气。”治疗中风必须注意调气，尤其是以恼怒为诱因者。且气有余，便是火。气滞则痰凝，气滞则血瘀，调气（理气、降气）有利于清火、降火、化瘀、祛痰。故而汪履秋常用《苏沈良方》之顺风匀气汤（白术、乌药、沉香、白芷、紫苏、木瓜、炙甘草、青皮、天麻、人参）治疗因气血不和所致的蛛网膜下腔出血。

3. 汪履秋认为中风后应注意扶正。中风乃本虚标实为患，病初风阳痰火，气滞血瘀等实邪较盛，治以祛邪为主；后期往往虚象较著，或正虚邪实并见，治以扶正为要，通过扶正可增强机体抵抗力。虚者多见气血不足，肝肾亏虚，故益气养血，滋养肝肾为治虚之大法。气血亏虚者，多见肢软无力，面色萎黄，舌质淡，脉细弱，气虚不能推动血液运行，血郁或瘀，脉络痹阻，还每有肢体瘫废不用，舌有瘀斑、瘀点。治拟益气养血，化瘀通络。以补阳还五汤为首选方，药用黄芪、当归、川芎、桃仁、红花、枸杞子、何首乌等，其中黄芪必须重用。若腰膝酸软，加续断、桑寄生、杜仲、牛膝等以壮骨，强腰膝。肝肾不足者，因阴血不能濡养筋脉，每见患侧肢体拘挛变形，肌肉萎缩，肾虚精气不能上承，还可见舌暗不语。治拟滋养肝肾，地黄饮子为常用方，药如干地黄、何首乌、枸杞子、山茱萸、麦冬、石斛、当归、鸡血藤、杜仲、桑寄生等。肾阳虚腰膝酸冷者，加巴戟天、肉苁蓉、附子、肉桂等。总之，蛛网膜下腔出血恢复期必须注重扶正补虚，但化瘀、祛痰之法也不可偏废。

（三）仝示雨经验

仝示雨认为蛛网膜下腔出血可分为“昏迷”及“后遗症”2 个阶段。昏迷好转后，大部分患者都存在“湿热滞胃，大便不畅”的症状。胃肠失调，对肢体恢复是一个阻碍。所以在此阶段，着重“通调胃肠，导浊清热”，以促进胃肠功能的好转，对整个病情的恢复，可取得良好的效果。昏迷阶段，属于“阳闭”者，选用安宫牛黄丸；数日未大便者，用紫雪丹，以祛浊、清热、开窍；如系“阴闭”的，就用苏合香丸，以芳香开窍。除用丸药外，同时兼用汤剂配合治疗，以羚角钩藤汤（羚羊角、钩藤、白芍、桑叶、菊花、生地黄、川贝母、甘草、茯神、竹茹）为主，适当加些止血药，以止血解痉。昏迷患者在逐渐清醒的过程中，若出现大便数日未解及不进饮食时，则应以“祛浊清热，调理胃肠”为主，用三化汤（大黄、厚朴、枳实、羌活）、清营汤（犀角、生地黄、丹参、玄参、淡竹叶心、黄连、连翘、金银花、麦冬）等加减使用、以促进昏迷好转，恢复肠功能，如患者舌苔黄腻，脉洪大有力者，选用调胃承气汤（大黄、芒硝、甘草）加清热利湿之品，以通调胃肠，促进胃肠功能恢复，在此基础上，患者饮食增加，二便通畅，即转入治疗后遗症阶段。

蛛网膜下腔出血后遗症治疗，主要以活血逐瘀为主，可用桃红四物汤（当归、川芎、赤芍、熟地黄、桃仁、红花）或补阳还五汤（黄芪、当归、川芎、赤芍、桃仁、红花、地龙）或四藤汤（鸡血藤、海风藤、络石藤、钩藤、丝瓜络、伸筋草、防风、丹参、僵蚕、太子参）加减使用。如合并口眼㖞斜，口偏流涎者，可加牵正散（白附子、全蝎、白僵蚕）。血压偏高可减去白附子，重用地龙及活血药物。一般是下肢先恢复，上肢后恢复。腰软不能端坐者，加用强腰补肾的药物。临床基本治愈后，可继服活络丹、再造丸等中成药物，以善其后。

（四）邢锡波经验

邢锡波认为，中风多因五志过极，心火暴盛，使人体阴阳失去平衡，火盛则耗阴烁液，肾阴虚损，水不涵木。肝主条达，肾司潜敛，失去平衡则阴虚阳亢，或兴奋太过，抑制不及所致。对于蛛网膜下腔出血，邢锡波认为本病病因复杂，多由气机不畅，血行阻滞，肾阴虚损所致。其症状为：发病前常单侧头痛眩晕、剧烈头痛，呕吐，继而昏迷，甚则二便失禁，沉睡不醒，抽搐，半身麻木或脉象弦大或弦数。舌红苔垢。身不热者脉弦细或弦滑，舌淡黯紫。治宜清脑醒神，熄风镇痉。方药：石菖蒲、生蒲黄、清半夏、全蝎、天麻、胆南星各10 g，钩藤15 g，羚羊角粉0.5 g，琥珀粉0.4 g（后2味同研细末分冲）。

药后，使其神清，仅见半身麻木不仁，宜改用补气活血、通络启痹法治之。方药：黄芪30 g，玄参、磁石、伸筋草、鸡血藤各15 g，牡丹皮、当归尾、制乳香、制没药、地龙、桃仁各10 g，川芎8 g，血竭0.6 g，安息香0.1 g，麝香0.04 g（后3味同研细末分冲）。

（五）郭建中经验

郭建中认为蛛网膜下腔出血是以猝然剧烈头痛为其主要特征，属中医“风阳头痛”的范畴。多因肝肾阴亏，阳亢化风，风阳暴动，上扰清空，脑络损伤所致。

（六）王松龄经验

王松龄认为蛛网膜下腔出血发病后离经之血阻塞脑脊液循环通路，其一可形成血瘀水停，水蓄颅脑，其二可瘀浊化热生毒，损伤脑髓，引动肝风。结合中医对该病病因病机的认识，提出“出血导致血瘀水蓄，瘀而化热蕴毒，浊毒扰神蔽窍，致使内风更盛”为瘤性蛛网膜下腔出血继发脑积水的病机，而热、瘀、浊、毒等病理产物上扰脑窍是该病的病理基础。清热凉血、逐瘀泄浊、解毒熄风是本病的主要治法，依据理、法、方、药统一原则，王松龄提出血肿消方治疗蛛网膜下腔出血后引起的脑积水。血肿消方是王松龄多年临床经验方，是按照破瘀、泄浊、解毒法而设，达到了针对瘀、浊、毒等病邪施治，血肿消方全方共7味药，三七、川芎、蒲黄各12 g，大黄6 g，莪术、黄芩各10 g，茯苓40 g。方中三七、大黄共为君药，三七能化瘀止血、活血定痛，并具有“止血无留瘀之弊，活血无出血之虞”的优点，针对蛛网膜下腔出血脑中“蓄血”病机起到止血与活血的双向调节作用。大黄能够清热泻火、活血祛瘀、解毒攻下，对脑中瘀血、痰热腑实之象都有针对性治疗作用，方中莪术能破血逐瘀止痛；蒲黄能化瘀止血；川芎为血中气药，能上达巅顶，使诸药直达病所，具有活血行气止痛的功效，三者共为臣药，帮助君药增强活血逐瘀之力。黄芩苦寒，善治上焦热毒，配合大黄，共奏泄浊解毒、清泄瘀热之功。茯苓性味甘平，入心、脾、肺经，淡渗利湿，且利湿作用平和而不伤正气，为佐药，使脑中水浊、邪有出路。总之，诸药合用，力效精专，直达病所，祛除病邪。

（七）李辅仁经验

李辅仁认为本病发病多为肾阴不足，气机失畅，血行阻滞。治疗上先予以清脑醒神、镇痉熄风，待神清、头痛缓解、嗜睡改善，唯见半身不遂、口干思饮等症时，再以滋肾养阴、平肝通络治之。同时，李辅仁指出蛛网膜下腔出血为中风的一种类型，注意防止陷入重度昏迷，急性期急需醒神开窍。抢救初期切忌用动物药，必先芳香开窍、醒脑治之，待神识清醒、病情稳定后再以补气养血、活血化瘀通络药治之。

五、名方推荐

（一）清脑熄风汤

天麻、钩藤（后下）、黄芩、菊花、茺蔚子各10 g，葛根、生地黄、天冬、麦冬、玄参、石斛各15 g，龙胆5 g，天花粉20 g，白茅根30 g，羚羊粉0.5 g（分冲）。功效：清脑醒神、镇痉熄风。主治：证属肾阴虚损，肝失柔润，气机阻滞，血行不畅的蛛网膜下腔出血患者。用法：每日1剂，水煎2次，分2次服。

（二）活血熄风汤

当归、川芎、益母草、牛膝各15 g，白芍、葛根各30 g，牡丹皮、赤芍、地龙、天麻各10 g，三七粉3 g，羚羊角粉1 g，甘草5 g，大黄5～15 g。功效：活血化瘀、熄风止痉。主治：蛛网膜下腔出血患者。用法：每日1剂，早晚各温服1次。加减：气虚者加黄芪30 g，白术15 g；阴虚者加墨旱莲10 g，龟甲15 g；痰盛者加石菖蒲15 g，天南星10 g。

（三）泻心汤加味

大黄、黄连、龙胆各3～10 g，黄芩6～15 g，侧柏叶、生地黄、石决明各30 g，墨旱莲9～15 g。功效：凉血清火。主治：蛛网膜下腔出血实证患者。用法：每日1剂，水煎2次，分2次服。

（四）补络补管汤加味

山茱萸、龙骨、牡蛎、赭石、仙鹤草各30 g，三七粉（吞）6 g，降香、阿胶各6～10 g。功效：固涩止血。主治：蛛网膜下腔出血虚证患者。用法：每日1剂，水煎2次，分2次服。

（五）镇肝益阴汤

生石膏、生石决明、黛蛤粉各30 g，龙胆、天竺黄、九节菖蒲、旋覆花、赭石、知母、黄柏、牛膝、郁金各9 g，竹茹、滑石、磁石各12 g，安宫牛黄丸1粒（化入），羚羊角粉、犀角粉（无犀角以广角代）各0.6 g冲服。功效：清热镇肝，豁痰开窍。主治：阴虚肝热，热极风动，风起痰壅，气血上逆，肝风挟痰火上蒙清窍，内闭络道所引起的蛛网膜下腔出血患者。用法：每日1剂，水煎2次，分2次服。加减：如突然昏仆，脉沉弦而缓者，必然四肢不温，面色苍白，此气血郁闭之象，可先用苏合香丸以开之，或于方内去安宫牛黄丸，加入苏合香丸。如服后脉转滑数，面转红润，再去苏合香丸，改用安宫牛黄丸；如牙关紧闭，可用乌梅1个，温水泡软，塞于腮内，牙关即开；如湿痰盛者，加陈皮、半夏或竹沥水30 g（兑入）、猴枣0.6 g（冲服）；神志清醒后，去安宫牛黄丸、犀角，加桑寄生、鸡血藤各30 g，威灵仙、生穿山甲、地龙各10 g，土鳖虫3 g，以及大活络丹等，活血通络以治偏瘫；脉弦滑有力，头晕甚者，石决明可用至60～90 g，加白蒺藜、杭菊花各10 g；面赤烦躁，脉数大有力，生石膏用至60～90 g；言语謇涩，加僵蚕10 g，全蝎5 g；大便燥者，加元明粉、大黄、瓜蒌等；大便溏者加黄连、芡实等；偏瘫已见活动，惟觉无力，脉滑大之势已衰，加黄芪30 g，渐加至120 g，党参30 g，续断10 g，狗脊12 g；舌赤少苔为阴液不足，加石斛、北沙参各15 g，麦冬12 g。

（六）固脱保元汤

黄芪、党参、熟地黄、山药各30 g，山茱萸、龙眼肉各18～30 g，枸杞子15 g，茯神、枣仁各12 g，白术10 g，生龙骨、生牡蛎各12～30 g，甘草3 g。功效：补气固脱。主治：出血中风脱证患者。用法：每日1剂，水煎2次，分2次服。加减：药后病情好转，神志仍朦胧时加十香丹（旧名十香返魂丹）1粒（分2～3次服）；如天柱骨倒，症见头不能直竖，加鹿茸（分冲）0.6 g，或用参茸卫生丸（分2次服）1粒。

（七）镇肝息风汤

龙骨（先煎）、赭石（先煎）、牡蛎、龟甲（先煎）各30 g，白芍12 g，玄参、川牛膝各15 g，天冬、川楝子、茵陈（后下）、麦芽、川芎各9 g。功效：平肝潜阳，活血止痛。主治：蛛网膜下腔出血证属肝阳暴亢，瘀血阻窍者。用法：每日1剂，水煎2次，分2次服。加减：夹有痰热，加天竺黄15 g，竹沥10 mL以清化痰热；心烦失眠，加黄连、栀子各9 g，首乌藤15 g，珍珠母（先煎）30 g以清心除烦，安神定志；头痛重，加石决明（先煎）、夏枯草各15 g以平肝清热；烦躁，加石菖蒲、远志各15 g以宁神定志；血瘀明显，加红花、桃仁各12 g，牡丹皮15 g以活血化瘀。

（八）羚角钩藤汤合温胆汤

羚羊角粉（冲服）0.6 g，生地黄30 g，钩藤（后下）、茯苓、白芍、赤芍、川牛膝、牡丹皮各15 g，菊花、竹茹、川芎、法半夏、陈皮、栀子各9 g。功效：平肝息风，化痰开窍。主治：蛛网膜下腔出血证属肝风上扰，痰蒙清窍者。用法：每日1剂，水煎2次，分2次服。加减：头痛剧烈，加石决明（先煎）、夏枯草各15 g以平肝清热；恶心呕吐，加生姜6 g以和中止呕；谵妄，加石菖蒲、郁金各

15 g以豁痰宁神；口苦咽干，加黄芩9 g以清热利咽；痰多，加天竺黄15 g，川贝粉（冲服）2 g以清热化痰。

（九）通窍活血汤合涤痰汤

川芎、红花、法半夏、橘红、竹茹、枳实各9 g，桃仁、石菖蒲各12 g，赤芍、牡丹皮、茯苓各15 g，胆南星6 g。功效：活血化瘀，清化痰热。主治：蛛网膜下腔出血证属瘀血阻络，痰火扰心者。用法：每日1剂，水煎2次，分2次服。加减：热重，加栀子、黄芩各15 g，以清热解毒；大便干，加大黄9 g，瓜蒌30 g以泻下通便；痰多，加天竺黄15 g，竹沥10 mL以清热化痰；急性期去川芎，加三七粉（冲服）3 g以活血止血。

（十）参附汤

红参（单煎）30 g，附子（先煎）9 g。功效：益气固脱，回阳救逆。主治：蛛网膜下腔出血证属心神散乱，元气败脱者。用法：每日1剂，水煎2次，分2次服。加减：汗出淋漓，加煅龙骨（先煎）、煅牡蛎（先煎）各30 g，五味子12g以敛汗固脱。

第十一节　脑出血

脑出血（ICH）指非外伤性脑实质内出血。在我国，脑出血占所有卒中的20%～30%。发病1个月内死亡率35%～52%，在6个月内功能恢复、生活独立的患者仅有20%。根据发病原因，可将其分为原发性和继发性脑出血。其中，原发性脑出血在脑出血中占80%～85%，主要包括高血压脑出血（占50%～70%）、淀粉样血管病脑出血（CAA，占20%～30%）和原因不明脑出血（约占10%）。继发性脑出血主要包括动静脉畸形、动脉瘤、海绵状血管瘤、动静脉瘘、Moyamoya病（烟雾病）、血液病或凝血功能障碍、颅内肿瘤、血管炎、出血性脑梗死、静脉窦血栓及药物不良反应等原因导致的脑出血。

本文仅针对原发性脑出血的诊断与治疗。

一、诊断标准

根据突然发病、剧烈头痛、呕吐、出现神经功能障碍等临床症状体征，结合CT等影像学检查，ICH一般不难诊断。但原发性脑出血，特别是高血压脑出血的诊断并无金标准，一定要排除各种继发性脑出血疾病，避免误诊，作出最后诊断需达到以下全部标准。①有确切的高血压病史；②典型的出血部位（包括基底节区、脑室、丘脑、脑干、小脑半球）；③DSA/CTA/MRA排除继发性脑血管病；④早期（72小时内）或晚期（血肿消失3周后）增强MRI排除脑肿瘤或海绵状血管畸形（CM）等疾病；⑤排除各种凝血功能障碍性疾病。

二、西医治疗

（一）院前与急诊室的急救管理

院前急救和急诊处理对抢救生命、改善脑出血患者的预后至关重要。其流程如下。

1. 在发病现场进行急救时，首先观察患者生命体征（记录脉搏、呼吸、血压）及意识状况、瞳孔变化。应用急救设备维持患者生命体征，迅速建立静脉通道。如患者呼吸道不通畅，应立即清理气道分泌物；如呼吸频率异常，血氧饱和度迅速下降，可现场气管插管，球囊辅助呼吸。如患者血压过高或过低，可用升压或降压药将血压维持在基本正常范围内。如患者发病时发生外伤，应注意检查有无骨折、开放性损伤及闭合性脏器出血，根据情况给予简易处理。经紧急现场处理后，立即转送患者至距离最近且有资质的医疗机构。转运途中应注意使患者始终保持头侧位，减少颠簸。

2. 到达急诊科，立即进行初诊。需再次确认患者生命体征，力争保持生命体征平稳。急诊抢救过程中应高度强调气道管理的重要性，始终保持呼吸道通畅。对于呼吸障碍或气道不通畅的患者，必须立即进行气道插管，插管有困难的可紧急气管切开，推荐环甲膜穿刺、经皮气管切开或气管正位切开。根据患者意识障碍的程度、肢体活动障碍及语言障碍情况进行格拉斯哥昏迷评分（GCS）。在生命体征平稳的前提下，快速行头部 CT 检查（有条件的重危患者可做床旁移动 CT 检查），判断是否有脑出血以及明确血肿大小，以便后续分诊。对于脑疝患者，急救过程更应争分夺秒。

3. 分诊至神经内/外科或神经重症加强医疗病房（NICU）。a. 颅内中小量血肿、无明显颅高压的患者，可暂时保守治疗，在发病 72 h 内严密观察，动态复查 CT；b. 颅内大量血肿（幕上出血量＞30 mL，幕下出血量＞10 mL，中线移位超过 5 mm、环池及侧裂池消失），或伴梗阻性脑积水、严重颅高压甚至脑疝的患者，立即分诊至神经外科行手术治疗。有条件的医院可将脑出血重症患者收住专门的卒中单元或 NICU。

（二）非手术治疗

脑出血的非手术治疗包括颅内高压治疗、血压管理、癫痫防治、凝血功能异常的处理、体温管理、血糖管理、营养支持、神经保护、并发症防治等多方面内容。

1. 颅内高压治疗　积极控制脑水肿、降低颅内压是脑出血急性期治疗的重要环节。有条件的应对患者进行颅内压（ICP）监测。常用降颅压药物有甘露醇、甘油果糖、人血白蛋白、利尿剂等，尤以甘露醇应用广泛，常用剂量为 1～8/(kg・d)。应用甘露醇时应注意脑灌注和基础肾功能情况。

2. 血压管理　大量研究显示入院时高血压与脑出血预后较差相关。INTERACT2 研究分析显示，收缩压的变异性也是脑出血患者预后的预测因子。因此，脑出血后应尽早快速降压，尽快达到目标值，但不宜在短时间内将血压降得过低。

关于降压目标，INTERACT、INTERACT 2、ATACH、ADAPT、SUMMARI 等临床试验为早期强化降压［在发病后 6 h 内将收缩压降至 140 mmHg（1 mmHg＝0.133 kPa）以下并维持至少 24 h］提供了证据。其中，INTERACT 2 研究证实了早期强化降压的安全性，提示早期强化降压改善预后的作用优于既往 180 mmHg 的降压目标。我国对降压目标参考 AHA/ASA 2015 版指南并结合中国实际情况建议：①收缩压在 150～220 mmHg 和无急性降压治疗禁忌证的脑出血患者，急性期收缩压降至 140 mmHg 是安全的（Ⅰ类，A 级证据），且能有效改善功能结局（Ⅱa 类，B 级证据）。②收缩压＞220 mmHg 的脑出血患者，连续静脉用药强化降低血压和频繁血压监测是合理的（Ⅱb 类，C 级证据）。但在临床实践中应根据患者高血压病史长短、基础血压值、颅内压情况及入院时的血压情况个体化决定降压目标。③为防止过度降压导致脑灌注压不足，可在入院高血压基础上每日降压 15%～20%，这种分布阶梯式的降压方法可供参考。

脑出血急性期推荐静脉给予快速降压药物，可选择乌拉地尔、拉贝洛尔、盐酸艾司洛尔、依那普利等。

躁动是脑出血患者外周血压和颅内压升高以及影响降压治疗效果的重要因素。应积极寻找躁动原因，及时给予处理。在确保呼吸通畅前提下，适当给予镇静治疗有助于降压达标。

3. 癫痫防治　目前尚无足够证据支持预防性抗癫痫治疗，但不少外科医师主张，对于幕上血肿，围手术期预防性使用抗癫痫药物有助于降低癫痫的发生率。对于脑出血后 2～3 个月再次发生的癫痫样发作，建议按癫痫的常规治疗进行长期药物治疗。

4. 凝血功能异常的处理　凝血功能异常既是继发性脑出血的病因之一，也可加重原发性脑出血。对于脑出血患者，应常规监测凝血功能。对于凝血因子缺乏和血小板减少症者，可给予凝血因子或血小板替代治疗。对于口服抗凝药物（OACs）如华法林等引发脑出血的患者，应停用此类药物，并以最快的速度纠正国际标准化比值（INR），如补充维生素 K、新鲜冰冻血浆（FFP）和凝血酶原复合物等。

脑出血患者发生血栓栓塞性疾病的风险很高。在血管超声检查排除下肢静脉栓塞后，可对瘫痪肢体使用间歇性空气压缩装置，对于脑出血发生深静脉栓塞（DVT）有一定的预防作用。

5. 体温管理　脑出血患者可因颅内血肿刺激、感染或中枢性原因出现高热。降温措施包括治疗感染、物理降温及亚低温治疗。降温目标是将体温控制在 38 ℃以下，尽量不低于 35 ℃。小样本研究显示，亚低温治疗可能预防血肿周围水肿的扩大及并发症的发生，降低病死率。

6. 血糖管理　无论既往是否有糖尿病，脑出血入院时高血糖均提示更高的病死率和更差的临床预后。过分严格控制血糖可能造成全身或脑组织低血糖事件增加，并可能增加死亡风险。目前脑出血患者的最佳血糖值还未确定，应将血糖控制在正常范围内。

7. 营养支持　营养状况与患者的临床预后密切相关。建议采用营养风险筛查 2002（NRS2001）等工具全面评估患者的营养风险程度。对存在营养风险者尽早给予营养支持，可在发病后 24～48 h 内开始，原则上以肠内营养为首选，肠内营养无法满足需求时可考虑肠外营养与经肠营养交替或同时应用。

8. 神经保护　在脑出血领域，不少文献报道神经保护剂有助于疾病恢复，但目前神经保护剂在脑出血治疗中有确切获益的循证医学证据仍不足。

9. 并发症防治　脑出血后可出现肺部感染、消化道出血和水电解质紊乱等多种并发症，加之患者可能有高血压、糖尿病、冠心病等慢性病史，极易合并心、肺、肾等脏器功能障碍。应高度关注并发症的防治。

肺部感染是脑出血最常见的并发症之一，保持呼吸道通畅、及时清除呼吸道分泌物有助于减少肺部感染的发生。

高血压脑出血患者易发生消化道出血。防治手段包括常规应用组胺 H_2 受体拮抗剂或质子泵抑制剂，避免或少用糖皮质激素，尽早进食或鼻饲营养。消化道出血量大者，应及时输血、补液，纠正休克，必要时采用胃镜下或手术止血。

防止电解质紊乱和肾功能不全的关键是合理补液和合理应用甘露醇。泌尿系统另一常见并发症是感染，与留置导尿管时间较长有关。留置导尿管期间严格消毒可减少感染发生。

（三）手术治疗

手术治疗 ICH 在国际上尚无公认的结论，我国目前手术治疗的主要目标在于及时清除血肿、解除脑压迫、缓解严重颅内高压及脑疝、挽救患者生命，并尽可能降低由血肿压迫导致的继发性脑损伤和残废。

三、中医临床思维

（一）中医病名及病因病机特征

本病属于中医学“出血中风”范畴。多发生于素有风眩者，风眩之人，脏腑功能失调，素体阳亢，痰热内蕴，或气血素虚，加之劳倦内伤、忧思恼怒、不慎喜怒、饮酒饱食、用力过度，而致阳亢风动，风火相煽，气血上逆于脑，或因外伤跌仆等损伤头颅，导致脑脉破损，血溢脑脉之外，闭阻脑神而为病。基本病机是脏腑功能失调，阴阳失衡，气血逆乱，上犯于脑，络破血溢于脑脉之外，重症者可闭塞清窍，蒙蔽神明。病位在脑，与心、肾、肝、脾密切相关。病性是本虚标实，上盛下虚。在本为肝肾阴虚，气血亏虚；在标为风火相煽，痰湿壅盛，气血逆乱，络破血溢。“风证”“火证”“痰证”“阴虚证”为出血性中风急性期的基本证候，“风证”为发病的启动因素，急性期以“火证“最为明显，而“瘀证”贯穿于疾病的始终。

（二）辨病辨证及治疗特征

中医规范将其分为肝阳暴亢，风火上扰、痰热腑实，风痰上扰、阴虚风动、痰热内闭清窍、痰湿蒙塞清窍、气虚血瘀、元气败脱，神明散乱 7 个证型。出血性中风急性期病性多以瘀血、痰热、腑实、热毒为主，故学者们大多从活血化瘀、通腑泄热、通腑化痰、息风化痰、清热解毒着手治疗，活血化瘀类药如水蛭、大黄、桃仁、三七、土鳖虫、益母草、丹参、丹参注射液、水蛭注射液等；通腑多用大黄、厚朴、番泻叶、瓜蒌子等；泄热多用大黄、郁金、蒲公英、人工牛黄、黄连；化痰多用半夏、胆南星、天竺黄、贝母、竹茹等。

本病的治疗原则为止血消瘀、滋阴潜阳、平肝熄风。本病乃本虚标实、上盛下虚之证。急性期标实症状比较突出，急则治标，故治疗当以祛邪为主，常用平肝熄风、清化痰热、化痰通腑、化痰通络、醒神开窍等治疗方法，如：天麻钩藤饮、化痰通络汤、大承气汤等。恢复期多为虚实夹杂，邪实未清而正虚已现，治宜扶正法，常用育阴熄风、益气活血等法，如：补阳还五汤、镇肝熄风汤等。

本病常以“神”的变化作为病位深浅的标志。如起病神清者，病在经络，病位较浅，病情较轻，预后亦佳；如起病即见神昏，多为邪实闭塞清窍，病在脏腑，病位较深，病情危重；如初起神清，渐至神昏者，说明正虚邪盛，邪由浅入深，病情加重；若治疗后窍闭得开，神识转清，则病情好转，预后较佳。

（三）药物选择

数据挖掘表明，治疗急性脑出血处方中，使用频次排列前10位的中药依次为大黄、三七、石菖蒲、水蛭、丹参、钩藤、牛膝、胆南星、天麻和川芎。药对频次中较高的有：白芍、石决明；白芍、钩藤；白芍、柴胡；白芍、牛膝；白芍、夏枯草；牡蛎、玄参；赭石、磁石；赭石、丹参等。

四、名医经验

（一）费伯雄经验

费伯雄认为中风病多是先有内虚，或气虚，或血虚，或营亏，或卫虚。辨治中风还重视分析气虚和血虚的不同，左为血虚，右为气虚，人身有如树木，“树木之衰，一支津液不到，则一支偏枯”，人之偏废亦然，“营行脉中，气行脉外，气非血不行，血非气不化”，气血不充则半身偏废。“气虚者，手足弛纵，食少神疲，不能步履，黄芪九物汤主之”，“血虚者，筋节拘挛，手指屈而不伸，不能步履，舒筋通络汤主之”，全身气血双亏者属中风僵卧，表现为手不能举，足不能行，语言謇涩，以费伯雄自制之补真汤为主方。“人惟卫能捍外，营能固内，腠理秘密，毛窍不开，斯贼风外邪无能侵犯。否则正气一虚”，卫气虚则捍外失司，营血虚则固内失守，使在外之风邪得以乘机而入，由表入里，病变亦渐深渐重。而中风重症，多是由于“营分大亏，外风乘虚袭入内络”。费伯雄认为中风之症皆由气血损亏，外风乘隙而入，在治法上着意调营，使风从卫出，治疗上多用血药。

（二）张学文经验

张学文将中风病发生发展概括为四期六证。四期为中风先兆期、急性发作期、恢复期、后遗症期；六证分别为肝热血瘀证、痰瘀阻窍证、瘀热腑实证、气虚血瘀证、颅脑水瘀证、肾虚血瘀证。其中张学文提出的“颅脑水瘀证”的新观点，将瘀、水、热、毒四大病因有机结合为一个整体，并提出从毒邪论治中风病。张学文认为中风病的毒邪主要有瘀毒、水毒、痰毒、火（热）毒。毒邪在其发病过程中，是有其自身特点的。最首要的一个特点就是骤然暴发性，不管是因瘀毒水毒致病，还是痰毒或火（热）毒致病，其发病往往非常急骤，瞬间暴发，传变迅速；其次是相兼多样性。以上所列的几类毒邪其实并不能完全概括毒邪在中风病发病过程的所有因素，起码不是某一个或某几个毒邪因素单一为病，而往往是风、火、痰、瘀俱可能化毒，痰毒、瘀毒、火毒、水毒等又相兼互化，因此病机多样，表现复杂；最后一个特点是峻猛致残性。毒邪为患，危害甚大，中风患者多病情严重，症状峻猛，死亡率及致残率高，完全康复难度较大。在中风病后期毒邪往往会导致动血损络，出现呕血、便血等坏证，甚至易扰乱神明，出现不同程度的神志障碍，遗留痴呆及肢体功能的障碍。毒邪的存在贯穿中风病变的始终；毒邪的种类影响中风病的证型，毒邪的盛衰决定中风病病势的轻重缓急及预后。针对不同的毒邪采取相应的通腑解毒、化瘀利水、祛痰通络之法是扭转中风病病势之关键。

（三）陈汝兴经验

陈汝兴认为脑出血的病机重在瘀血，其因有二：①精血同源，肾精不足则血脉不充，血脉不充则血行不利而成瘀滞。血液流变学检测表明，脑出血患者大多存在高凝血症和高黏血症。②《素问·生气通天论》云“阳气者，大怒而形气绝，而血菀于上，使人薄厥”，其“血菀于上”亦可理解为“血瘀于脑”；而脑出血为离经之血，当属“瘀血”“恶血”，瘀血阻于脑窍，则脑髓壅滞，神明受扰，经脉瘀塞，以致肢体失和，此时的“恶血”又成为进一步导致“瘀血”的直接原因。所谓“瘀血不去，新血不生”，因此，陈汝兴认为治疗脑出血的关键在于祛瘀生新、促进血肿吸收和减轻由血肿释放的生物毒性物质（如凝血酶、胶原酶等）的损害，改善局部血液循环，解除脑血管痉挛。脑出血急性期多发病急骤，病情较重，此时运用活血化瘀法，部分医家持谨慎态度。陈汝兴根据数十年的临床经验及实验研究，认为脑出血发病后 6 h 应用活血化瘀法是稳妥安全的，同时发病 6 h 后也是应用活血化瘀法的最佳时机。因此陈汝兴治疗脑出血以活血化瘀为主，结合清热凉血、化痰开窍、平肝息风、通腑泻下等法，常用的活血化瘀药有水蛭、三七、蒲黄、丹参、川芎、当归、赤芍。

（四）王松龄经验

王松龄认为中风急症多见风、火、痰、瘀、浊、毒、虚，辨证以风痰瘀阻、气虚血瘀、阴虚风动、风痰火亢、风火上扰、痰热腑实、痰湿蒙神为主，病及心、肝、脾诸脏。中风急症多以标实为主，急则治其标，此时虽可用平肝、潜阳、降逆、息风诸法，但皆缓不济急，唯早用通腑泻浊为要。使腑气通，浊气降，热自下，气血得以敷布，痹通络活，气血柔畅，肢体得以恢复。且可使阻于中焦之痰火、湿热积滞迅速排出，浊气下降，清阳得升，烦躁头晕诸症皆除，又急下可存阴，以防阴劫于内，阳脱于外。故王松龄对于中风急症以标实为主，辨证属风痰火亢、风火上扰、痰热腑实者，均用破瘀泄浊解毒之法，应用血肿消（三七、大黄、莪术、川芎、黄芩、茯苓、蒲黄），其中三七、大黄为君药，三七活血定痛、化瘀止血，素有“止血而无留瘀之弊，活血而无出血之虞”之说。切中出血性中风脑中蓄血的病机，起到止血、活血双向调节作用；大黄清泄火毒、祛瘀泄热，对出血性中风的瘀热火毒内蕴，腑气不通有针对作用；此外，肺部感染是脑出血急性期常见并发症，若治疗不佳常导致病情恶化，“肺与大肠相表里”，“肺为华盖，其位在上，其气益降，腑气不通而肺气壅塞”，应用大黄，腑气通则肺气宣降，可谓一举两得，2 药相合，共奏活血止血、泄浊解毒之功。川芎为血中气药，具有活血行气、祛风止痛之效；蒲黄收涩止血、活血祛瘀；莪术破血逐瘀，行气止痛，3 药共为臣药，辅助君药破血活血，逐瘀生血。茯苓性味甘淡，有渗湿利水，健脾和胃，宁心安神之效，且利湿而不伤正，为佐药；黄芩清热燥湿，泻火解毒，善治上焦热毒，与大黄合用，有泄浊解毒、清泄瘀热之用。总之，诸药合用，共奏化瘀泄浊，清热解毒之效。

（五）顾锡镇经验

顾锡镇根据中医理论中“离经之血便是瘀”“气有余则为火，血有余则为瘀”“火性炎上”的论述，认为急性脑出血的基本病机是血分瘀热。邪热迫血妄行，致使血不循经，溢出脉外而发生；且血分热毒耗伤血中津液，血因津少而浓稠，运行涩滞，聚而成瘀。从病因来说，由于急性脑出血来势凶猛，病位在脑，符合火邪“火热之邪炎上”“易生风动血”“易扰心神”的致病特点，且该火多为内生火毒，毒性猛烈，易攻首位。由于“火热为阳邪，易伤津耗气”，“壮火食气”，所以急性脑出血者除血热血瘀外，常伴有气阴两伤。在治疗上，顾锡镇常将犀角地黄汤作为治疗急性脑出血基本方，犀角地黄汤虽为凉血散瘀的经典方，但其亦有滋阴止血之功效。散瘀，瘀去则新生，凉血，火清则血止。也正如叶天士所谓“入血就恐耗血动血，直须凉血散血”。

（六）黄培新经验

黄培新认为痰瘀交结，使气血不能周流，清阳之气不得舒展，神明失司，为脑出血急性期的关键所在，因此，对于出血中风的治疗，采用破瘀涤痰，清热解毒法为基本的治法。痰瘀同治、祛瘀活血具有改善血液循环，止血和促进溢血的吸收，消肿、消炎；改善神经营养作用，脑出血证，所溢于脉外之血，已不能复返故道，及由此引起之瘀血郁积（脑组织之充血、水肿等）必须通过祛瘀活血而加以疏导，使其消散与吸收，从而使脑脉流通，清阳之气舒展，恢复各项功能，达到祛瘀生新之目的。

（七）任琢珊经验

任琢珊认为脑出血急性期应重视通腑法的应用。脑出血常合并其他脏腑功能失调而出现中焦气机紊乱、痰热互结；或脱水药应用日久灼伤津液导致恶心呕吐、纳差、便干、便秘；腑气不通，浊邪上犯，蒙闭清窍，使意识障碍加重。任琢珊认为此时必通腑气，不必拘泥于病重而不敢用通下之法。腑气通，痰热壅盛之邪速去而正安。常用大黄单煎或大黄、三七共煎汤口服或鼻饲，亦可配伍瓜蒌、胆南星、竹茹、枳实、厚朴即星蒌承气汤之意。由于病后胃肠蠕动减慢，肠中毒素吸收增加，加剧脑损害，通腑法有利于废物排出，起到排毒护脑作用，且促进胃肠功能恢复，大黄通腑且可降低胃中 pH 值，保护胃黏膜，防治应激性溃疡。此法既可通腑泻热、通畅气机以敷布气血，又可急下存阴。

（八）徐景藩经验

徐景藩认为出血性中风急性期，多以风、痰、火（热）为主，因其猝然发病，胃肠实。风阳痰火壅于清窍，故宜釜底抽薪，上病取下，通其腑气，导热下行，借以祛痰平熄肝风，实为救治之要法。根据证候，用凉膈散加减，或用小承气汤合羚羊钩藤汤，或佐礞石滚痰丸去沉香。可鼻饲灌服，或精简药味，以硝黄为主药，加大剂量，煎汁灌肠。

（九）李辅仁经验

李辅仁认为，脑出血是由于老年人阴阳偏盛，气血逆乱所致，常因阴虚阳亢、风火交炽，痰涎壅盛而表现为本虚标实、上盛下虚之证。在急症抢救期，李辅仁用芳香开窍、止血醒脑法治之，以安宫牛黄丸、至宝丹、羚羊角饮急救，待神志清醒、血压稳定，唯半身不遂、言语失利、脉象弦细而无力、舌腻减退时，宜补气活血、化瘀通络佐平肝潜阳。

五、名方推荐

（一）中风防治灵

太子参 10 g，制何首乌 12 g，水蛭、大黄各 6 g，胆南星 4 g，天麻 15 g，决明子 20 g。功效：益气逐瘀，化痰熄风。主治：气虚血瘀、阴虚风动、风痰瘀阻、痰湿蒙神证的中风患者。用法：每日 1 剂，水煎，分 2 次服。

（二）镇肝复遂汤

生石决明（先煎）25～35 g，生牡蛎（先煎）、生赭石（先煎）各 20～30 g，胆南星、制半夏、桃仁、菖蒲、红花、郁金各 10 g，化橘红、赤芍、白芍各 12 g，茯苓 15 g，钩藤（血压高者后下）、桑枝各 30 g，全蝎、炙山甲各 6～9 g，羚羊角粉 1～1.5 g，竹沥汁 50～60 mL。功效：镇肝熄风，化痰活络。主治：脑血栓形成刚发病后，或突患脑出血轻症（出血量少，未出现神志昏迷者），可即服此方。用法：每日 1 剂，水煎 2 次，早晚分服。先煎的药物需煎煮 20 min 后，再加入其他药物同煎。后下的药物需待诸药煎煮好后再加入进去，1～2 沸后即可，方中竹沥汁兑入药汁中同服，服时滴入姜汁 2～3 滴。羚羊角粉冲入药汁中服。加减：半身不遂主要在上肢者，可减郁金、赤芍（以免药味太多），加片姜黄 9～12 g，葛根 10 g，羌活 6 g。半身不遂主要在下肢者，减药同上，加桑寄生 30 g，怀牛膝、续断各 15 g，地龙 9 g。言语不利明显者，可加羌活，改全蝎为 9～12 g。口眼㖞斜较重者，减药同上，加白僵蚕 9～12 个，白附子、白芷各 6 g。大便不畅通者，加川大黄 3～6 g，瓜蒌 30 g，把桃仁改为桃仁泥。患肢有时出现拘挛者，可加伸筋草、生薏苡仁各 30 g，鸡血藤 15 g。

（三）活瘀复遂汤

桑枝、钩藤各 30 g，续断 15～18 g，茯苓、怀牛膝各 15 g，化橘红 12 g，赤芍 9～12 g，红花、桃仁、半夏各 10 g，土鳖虫、炙山甲、皂刺、地龙各 6～9 g，蜈蚣 2～3 条。功效：活血通络，化痰熄风。主治：中风病中经证的恢复期。证以半身不遂为主，其他症状不明显，中风后数月（或更长时间），半身不遂之症迟迟不见恢复者。用法：每日 1 剂，水煎 2 次，早晚分服。加减：大便经常干燥者，加瓜蒌 30 g、酒大黄 5 g，或加当归 9 g、生大黄 3～5 g（体胖痰盛者，用前者，体瘦者用后者）。见人易哭者，去赤芍、地龙，加天竺黄、节菖蒲、远志各 9 g，合欢花 6 g。吞咽时容易发生呛咳者，可去赤芍、蜈蚣，加赭石（先煎）15～25 g、旋覆花（布包）10 g、羌活、全蝎各 9 g。健忘者，去地龙、赤芍、蜈蚣，加菖蒲、远志肉各 9～12 g，生龙骨（先煎）、炙鳖甲（先煎）各 15 g，水蛭 3 g。

（四）柴牡三角汤

北柴胡 9～12 g，生牡蛎 30～40 g，山羊角、水牛角各 15～24 g，生鹿角 6～9 g。功效：宣畅气血，化瘀醒脑。主治：中风及其后遗症。用法：每日1剂，水煎2次，分2次服，方中药物质重味潜，需久煎才能取得药效，每煎沸后再煮60～90 min，滤渣取汁。加减：当脑出血尚未完全停止前，除遵守医嘱保持安静外，如见头面潮红，意识模糊者，加赭石、干生地黄各15 g，苎麻根9 g，病重者可酌用广犀角6g磨汁冲服。口噤不能服药者，可用鼻饲。至宝丹亦可用（不排除现代医学抢救措施）；当脑出血已经停止，仍须防其络创复裂，加用女贞子、墨旱莲各9 g，仙鹤草15 g（云南白药亦可用）；中风后，血压仍偏高，头痛头晕，泛恶，拘急者，可加用石决明30 g，赭石15 g，干地龙、生牛膝各9 g；中风后，口眼㖞斜，语言謇涩，半身不遂者，可加用明天麻、僵蚕、决明子、茺蔚子、郁金、菖蒲各9 g，钩藤12 g，全蝎4.5 g。

（五）养阴通络汤

熟地黄25 g，茯苓、天南星、山茱萸、白芍、甘草各9 g，当归、钩藤、丹参、地龙、石斛各12 g，天麻、远志、麦冬、菖蒲、五味子各10 g。功效：养阴息风、活血通络。主治：脑出血伴失语症患者。用法：每日1剂，水煎2次，分2次服，持续治疗30 d。

（六）益气复健汤

川芎25 g，黄芪150 g，天麻、赤芍药、杜仲、桃仁、牛膝各15 g，丹参20 g，红花、胆南星、水蛭、地龙各10 g，通草3 g，蜈蚣2条，桂枝、炙甘草各6 g。功效：益气活血，通络止痛。主治：气虚血瘀型出血中风。用法：每日1剂，温水煎，早中晚分3次饮用。

（七）祛痰瘀清热方

法半夏、牡丹皮、川芎、黄芩、栀子、生地黄、厚朴、枳壳各12 g，全瓜蒌、竹茹、石菖蒲、丹参各15 g，三七9 g，大黄粉（冲服）6 g。功效：祛风止痛、活血化瘀、清热燥湿。主治：脑出血急性期证属痰热腑实证者。用法：每日1剂，用水煎煮，取药汁300 mL，每次口服150 mL，早晚2次温服，若患者处于昏迷状态，可予以鼻饲。

（八）镇肝熄风汤

龟甲、玄参、天冬、白芍、龙骨、牡蛎各15 g，怀牛膝、赭石各30 g，川楝子、麦芽、茵陈、甘草各6 g。功效：潜阳熄风。主治：出血中风属风阳暴亢证者。用法：每日1剂，水煎2次，分2次服。加减：夹有痰热者，加天竺黄、竹沥、贝母；烦躁不宁，加栀子、黄芩、珍珠母；头痛甚，加石决明、夏枯草；便秘加大黄。

（九）涤痰汤

制半夏、制胆南星各15 g，陈皮、茯苓、竹茹、枳实、石菖蒲、人参各12 g，甘草、生姜、大枣各6 g。功效：搜风祛痰开窍。主治：出血中风属风痰闭神证者。用法：每日1剂，水煎2次，分2次服。加减：苔黄腻、脉滑数，加天竺黄、竹沥。

（十）通窍活血汤

赤芍、川芎各10 g，桃仁、红花各15 g，老葱3根（切碎），生姜、大枣各6 g，麝香（绢包）0.15 g，黄酒250 mL。功效：化瘀通脑。主治：出血中风属瘀阻脑络证者。用法：用黄酒250 mL，将前7味煎至150 mL，去渣，将麝香入酒内，再煎二沸，临卧服。可加地龙、丹参、三七粉；气短、息弱，加人参、黄芪。

（十一）导痰汤

制半夏、陈皮、枳实、茯苓、制胆南星各12 g，甘草6 g。功效：清热涤痰开窍。主治：出血中风属痰火闭窍证者。用法：每日1剂，水煎2次，分2次服。加减：抽搐强直，加山羊角、珍珠母、僵蚕、全蝎；便秘，加大黄、芒硝、瓜蒌；热象明显，加黄芩、栀子、龙胆。

（十二）参附汤

人参12 g，炮附子9 g，生姜、大枣各6 g。功效：温阳固脱。主治：出血中风属阳脱证者。用法：每日1剂，水煎2次，分2次服。加减：汗出不止，加山茱萸、黄芪、煅龙骨、煅牡蛎；有瘀血，加桃仁、红花等。

（十三）补阳还五汤加减

生黄芪、紫石英、天麻各 20 g，当归尾、地龙、钩藤（后下）、茺蔚子、黄芩、白蒺藜、桃仁、赤芍、白芍各 10 g，草红花 5 g，桑枝、石决明（先煎）各 30 g，何首乌、生地黄各 15 g。功效：补气活血、化瘀通络。主治：证属阴虚阳亢、风火交炽的脑出血患者。用法：每日 1 剂，水煎 2 次，分 2 次服。

第八章　内分泌科疾病

第一节　糖尿病

我国约有1.14亿糖尿病患者，约占全球糖尿病患者的27%，已成为世界上糖尿病患者最多的国家。近年来我国成人糖尿病患病率显著上升，已达到10.4%，且发病日趋年轻化，农村人群患病率增长快速。糖尿病可以导致视网膜、肾脏、神经系统和心脑血管系统的损伤，是我国导致失明、肾衰竭、心脑血管意外和截肢的主要病因，疾病负担沉重。然而，糖尿病可防可控，糖尿病的早期发现和综合管理可以预防和控制糖尿病并发症，降低糖尿病的致残率和早死率。

一、诊断标准（表8-1至表8-3）

表8-1　糖尿病诊断标准

（1）具有典型糖尿病症状（烦渴多饮、多尿、多食、不明原因的体重下降） 且随机静脉血浆葡萄糖≥11.1 mmol/L 或 （2）空腹静脉血浆葡萄糖≥7.0 mmol/L 或 （3）口服葡萄糖耐量试验（OGTT）2 h血浆葡萄糖≥11.1 mmol/L

注：空腹状态指至少8 h没有进食热量；随机血糖指不考虑上次用餐时间，一日中任意时间的血糖，不能用来诊断空腹血糖异常或糖耐量异常。

表8-2　糖尿病病因学分型（WHO1999的分型体系）

一、1型糖尿病 1. 免疫介导性 2. 特发性 二、2型糖尿病 三、特殊类型糖尿病 1. 胰岛β细胞功能遗传性缺陷：第12号染色体，肝细胞核因子-1α（HNF-1α）基因突变（MODY3）；第7号染色体，葡萄糖激酶（GCK）基因突变（MODY2）；第20号染色体，肝细胞核因子-4α（HNF-4α）基因突变（MODY1）；线粒体DNA突变；其他 2. 胰岛素作用遗传性缺陷：A型胰岛素抵抗；矮妖精貌综合征（leprechaunism）；Rabson-Mendenhall综合征；脂肪萎缩性糖尿病；其他 3. 胰腺外分泌疾病：胰腺炎、创伤/胰腺切除术后、胰腺肿瘤、胰腺囊性纤维化、血色病、纤维钙化性胰腺病及其他 4. 内分泌疾病：肢端肥大症、库欣综合征、胰高糖素瘤、嗜铬细胞瘤、甲状腺功能亢进症、生长抑素瘤、醛固酮瘤及其他 5. 药物或化学品所致的糖尿病：Vacor（N-3吡啶甲基N-P硝基苯尿素）、喷他脒、烟酸、糖皮质激素、甲状腺激素、二氮嗪、β-肾上腺素能激动剂、噻嗪类利尿剂、苯妥英钠、γ-干扰素及其他 6. 感染：先天性风疹、巨细胞病毒感染及其他 7. 不常见的免疫介导性糖尿病：僵人（stiff-man）综合征、胰岛素自身免疫综合征、胰岛素受体抗体及其他

续表

8. 其他与糖尿病相关的遗传综合征：Down 综合征、Klinefelter 综合征、Turner 综合征、Wolfram 综合征、Friedreich 共济失调、亨廷顿舞蹈症、Laurence-Moon-Beidel 综合征、强直性肌营养不良、卟啉病、Prader-Willi 综合征及其他
四、妊娠期糖尿病

注：MODY：青少年的成人起病型糖尿病

表 8－3　2 型糖尿病与 1 型糖尿病鉴别要点

［国家基层糖尿病防治管理指南（2018）］

项目	2 型糖尿病	1 型糖尿病
起病方式	缓慢而隐匿	多急剧，少数缓慢
起病时体重	多超重或肥胖	多正常或消瘦
三多一少症状	不典型，或无症状	常典型
酮症或酮症酸中毒	倾向小	倾向大
C 肽释放试验	峰值延迟或不足	低下或缺乏
自身免疫标记	阴性	阳性支持，阴性不能排除
治疗	生活方式、口服降糖药或胰岛素	依赖外源性胰岛素
相关的自身免疫病	并存概率低	并存概率高

二、西医治疗

（一）治疗原则

糖尿病的治疗应遵循综合管理的原则，包括控制高血糖、高血压、血脂异常、超重肥胖、高凝状态等心血管多重危险因素，在生活方式干预的基础上进行必要的药物治疗，以提高糖尿病患者的生存质量和延长预期寿命。根据患者的年龄、病程、预期寿命、并发症或合并症病情严重程度等确定个体化的控制目标。

（二）治疗目标

2 型糖尿病的综合治疗包括降血糖、降血压、调节血脂、抗血小板、控制体重和改善生活方式等。综合控制目标如表 8－4 所示。对健康状态差的糖尿病患者，可以酌情降低控制目标，但应避免高血糖引发的症状及可能出现的急性并发症。HbA1c 分层目标值建议见表 8－5。

表 8－4　中国 2 型糖尿病综合控制目标

指标	目标值
血糖[a]/(mmol/L)	
空腹	4.4～7.0
非空腹	＜10.0
糖化血红蛋白/%	＜7.0
血压/mmHg	＜130/80
总胆固醇/(mmol/L)	＜4.5
高密度脂蛋白胆固醇/(mmol/L)	
男性	＞1.0

续表

指标	目标值
女性	>1.3
甘油三酯/(mmol/L)	<1.7
低密度脂蛋白胆固醇/(mmol/L)	
未合并动脉粥样硬化性心血管疾病	<2.6
合并动脉粥样硬化性心血管疾病	<1.8
体重指数[b]/(kg/m²)	<24.0

注：a 为毛细血管血糖；b 体重指数（BMI）$=\frac{\text{体重（kg）}}{\text{身高的平方（m}^2\text{）}}$；1 mmHg=0.133 kPa

表 8-5 糖化血红蛋白（HbA1c）与平均血糖关系对照表

HbA1c/%	平均血浆葡萄糖水平/[mmol/L（mg/dl）]
6	7.0（126）
7	8.6（154）
8	10.2（183）
9	11.8（212）
10	13.4（240）
11	14.9（269）
12	16.5（298）

（三）生活方式干预

对已确诊的糖尿病患者，应立即启动并坚持生活方式干预，各类生活方式干预的内容和目标如表 8-6。

表 8-6 生活方式干预的内容及目标

内容	目　标
控制体重	超重[a]/肥胖[b]患者减重的目标是 3～6 个月减轻体重 5%～10%。消瘦[c]者应通过合理的营养计划达到并长期维持理想体重
合理膳食	供给营养均衡的膳食，满足患者对微量营养素的需求。膳食中碳水化合物所提供的能量应占总能量的 50%～65%；由脂肪提供的能量应占总能量的 20%～30%；肾功能正常的糖尿病患者，蛋白质的摄入量可占供能比的 15%～20%，保证优质蛋白质比例超过三分之一
适量运动	成人 2 型糖尿病患者每周至少 150 min（如每周运动 5 d，每次 30 min）中等强度（50%～70%最大心率，运动时有点用力，心跳和呼吸加快但不急促）有氧运动（如快走、骑车、打太极拳等）；应增加日常身体活动，减少坐姿时间。血糖控制极差且伴有急性并发症或严重慢性并发症时，不应采取运动治疗
戒烟、限酒	科学戒烟，避免被动吸烟。不推荐糖尿病患者饮酒。若饮酒应计算酒精中所含的总能量。女性 1 d 饮酒的酒精量不超过 15 g[d]，男性不超过 25 g。每周不超过 2 次
限盐	食盐摄入量限制在每日 6 g 以内，每日钠摄入量不超过 2 000 mg
心理平衡	减轻精神压力，保持心情愉悦

注：a—超重为体重指数（BMI）24.0～28.0 kg/m²；b—肥胖为 BMI≥28.0 kg/m²；c—消瘦为 BMI<18.5 kg/m²；d—15 g 酒精相当于 350 mL 啤酒，150 mL 葡萄酒，50 g 38°白酒，30 g 52°白酒

（四）药物治疗

1. 启动药物治疗的时机：生活方式干预是 2 型糖尿病的基础治疗措施，应贯穿于糖尿病治疗的始终。对初诊血糖控制较好的糖尿病患者，医生可根据病情及患者意愿采取单纯生活方式干预。如果单纯生活方式干预不能使血糖控制达标，再开始药物治疗。

2. 药物治疗的注意事项：

（1）在药物治疗前应根据药品说明书进行禁忌证审查。

（2）不同类型的药物可 2 种或 3 种联用。同一类药物应避免同时使用。

（3）在使用降糖药物时，应开展低血糖警示教育，特别是对使用胰岛素促泌剂及胰岛素的患者。

（4）降糖药物应用中应进行血糖监测，尤其是接受胰岛素治疗的患者。

（5）药物选择时应考虑患者经济能力。

3. 降糖药物的选择：基层医疗机构应根据患者的具体病情制定治疗方案，并指导患者使用药物。具体药物治疗方案参照中华医学会糖尿病学分会发布的“中国 2 型糖尿病防治指南（2017 年版）”。具体药物禁忌证以药品说明书为准。

（1）二甲双胍：是 2 型糖尿病患者的基础用药。如无禁忌证且能耐受药物者，二甲双胍应贯穿药物治疗的全程。禁忌证：双胍类药物禁用于肾功能不全［血肌酐水平男性＞132.6 μmol/L（1.5 mg/dl），女性＞123.8 μmol/L（1.4 mg/dl）或估算的肾小球滤过率（estimated glomerular filtration rate，eGFR）＜45 mL/(min^{-1} · 1.73 m^{-2})］、肝功能不全、严重感染、缺氧、接受大手术、酗酒者等。造影检查如使用碘化对比剂时，应暂时停用二甲双胍。

（2）胰岛素促泌剂：包括磺脲类和格列奈类药物。禁忌证：已明确诊断的 1 型糖尿病患者、2 型糖尿病伴酮症酸中毒、感染、外伤、重大手术等应激情况，严重肝肾功能不全、对该类药物过敏或有严重不良反应者等。

（3）α-糖苷酶抑制剂：有明显消化和吸收障碍的慢性胃肠功能紊乱患者、患有由于肠胀气可能恶化的疾患（如严重疝气、肠梗阻和肠溃疡）者、对该类药物过敏者等均为禁忌证。

（4）噻唑烷二酮类（TZDs）药物：有心力衰竭（纽约心脏协会心功能分级Ⅱ级以上）、活动性肝病或转氨酶升高超过正常上限 2.5 倍及严重骨质疏松和有骨折病史的患者均为禁忌证。

（5）胰岛素：胰岛素治疗是控制高血糖的重要手段。①分类：根据来源和化学结构的不同，胰岛素可分为动物胰岛素、人胰岛素和胰岛素类似物。根据作用特点的差异，胰岛素又可分为超短效胰岛素类似物、常规（短效）胰岛素、中效胰岛素、长效胰岛素、长效胰岛素类似物、预混胰岛素和预混胰岛素类似物。②胰岛素的起始治疗：2 型糖尿病患者经过生活方式和口服降糖药联合治疗 3 个月，若血糖仍未达到控制目标，应及时起始胰岛素治疗。2 型糖尿病患者的胰岛素起始治疗可以采用每日 1～2 次胰岛素，每日 1 次胰岛素治疗者往往需要联合应用口服降糖药。③对于 HbA1c≥9.0％ 或空腹血糖≥11.1 mmol/L 同时伴明显高血糖症状的新诊断 2 型糖尿病患者可考虑实施短期（2 周至 3 个月）胰岛素强化治疗。

（6）其他：其他降糖药物如二肽基肽酶Ⅳ（dipeptidylpeptidase Ⅳ，DPP-4）抑制剂、钠-葡萄糖共转运蛋白 2（sodium-glucose cotransporter 2，SGLT2）抑制剂、胰高糖素样肽-1（glucagon-like peptide-1，GLP-1）受体激动剂。

4. 药物治疗方案　2 型糖尿病的治疗应根据病情等综合因素进行个体化处理。生活方式干预是 2 型糖尿病的基础治疗措施，应贯穿于糖尿病治疗的始终。如果单纯生活方式不能使血糖控制达标，应开始单药治疗，2 型糖尿病药物治疗的首选是二甲双胍。若无禁忌证，二甲双胍应一直保留在糖尿病的治疗方案中。不适合二甲双胍治疗者可选择 α-糖苷酶抑制剂或胰岛素促泌剂。如单独使用二甲双胍治疗血糖仍未达标，则可进行二联治疗，加用胰岛素促泌剂、α-糖苷酶抑制剂、TZDs、胰岛素等。三联治疗：上述不同机制的降糖药物可以 3 种药物联合使用。如三联治疗控制血糖仍不达标，则应将治疗方案调整为多次胰岛素治疗。采用多次胰岛素治疗时应停用胰岛素促泌剂。

（五）综合干预管理

2 型糖尿病患者除降糖治疗外，还应综合控制血压、血脂和抗血小板治疗。

三、中医临床思维

（一）中医病名及病因病机特征

糖尿病属于中医学中的“消渴”病范畴。早在《素问·奇病论》中就有关于消渴的记载：“脾瘅，此人必数食甘美而多肥也，肥者令人内热，甘者令人中满，故其气上溢，转为消渴。”而到了明代的戴思恭《证治要诀》中便明确提出了将消渴分为上、中、下 3 类。糖尿病的病因可以等于中医内科学中涉及的消渴病。消渴病的病因，首先与其人的先天禀赋不足有关。《灵枢》中有云：“五脏皆柔弱者，善病消瘅。”即由于个体的先天禀赋不足，脾胃功能较弱，脾虚使运化失常，气血不足，脏腑功能失调，阴阳失衡，血糖升高，这是糖尿病发病的原因。而饮食不节、情志失调和劳欲过度则为其发病的其他重要影响因素。若是饮食不节，过食肥甘厚味，容易化燥化热，损伤脾胃津液的同时，使得脾胃运化失职，不能运化水谷精微，且泌别清浊的功能失司；而情志不调则容易使得肝失疏泄，或是思虑过多损伤心神，发为消渴；房劳过度则容易使得肾气虚耗，虚火内生，灼伤肾精，导致消渴。由此可见，消渴的病因与五脏之间联系密切，相互影响。且本病的病机在于阴津亏耗，燥热偏盛，阴虚为本，燥热为标。中医认为，任何疾病的发生，都不外正与邪两个方面，正即正气虚，邪即邪气实，二者两合，其病乃成。当然，糖尿病也不例外，糖尿病在传统中医理论上多认为是起病在脾，脾气虚，则人饮入的食物便不能转化为水谷精微与气血，布散周身，则容易出现肌肉消瘦的情况，若是水谷精微下流入小便，则其人容易出现小便味甘的症状；消渴病日久，燥热伤阴，上容易灼伤肺阴，出现口渴的症状；中容易灼伤脾胃，容易出现多食易饥的情况；下容易灼伤肾阴，出现盗热、多尿的情况。即临床所说的“三多一少”症状。

（二）辨病辨证及治疗特征

糖尿病多因禀赋异常、过食肥甘、多坐少动，以及精神因素而成。病因复杂，变证多端。辨证当明确郁、热、虚、损等不同病程特点。本病初始多六郁相兼为病，宜辛开苦降，行气化痰。郁久化热，肝胃郁热者，宜开郁清胃；热盛者宜苦酸制热，其肺热、肠热、胃热诸证并宜辨证治之。燥热伤阴，壮火食气终致气血阴阳俱虚，则须益气养血，滋阴补阳润燥。脉损、络损诸证更宜及早、全程治疗，应根据不同病情选用辛香疏络、辛润通络、活血通络诸法，有利于提高临床疗效。2 型糖尿病中医证候以气阴两虚夹瘀证最为多见，其次依次为气阴两虚证、热盛伤津证、气虚血瘀证、阴阳两虚证。不同年龄 2 型糖尿病患者中医证候分布研究显示，0～40 岁以气阴两虚证居多，40 岁以后的年龄段的糖尿病患者群以气阴两虚夹瘀证为主。2 型糖尿病中医证候诊断中，气阴两虚夹瘀证与气阴两虚证节点关联度最高，气阴两虚夹瘀证另同时可兼见阴阳两虚证、脾胃两虚夹湿证、阴阳两虚夹瘀证、气阴两虚夹瘀热证等，气阴两虚证可同时兼见痰瘀互结及痰湿阻滞证。

关于糖尿病的中医治则治法：糖尿病的典型症状不外乎是“三多一少”，而早期其多表现为阴虚之象，如五心烦热、潮热盗汗、口干口渴、舌红苔黄少津等，中医在治疗这一疾病时往往采取清热润燥，养阴生津的基本治疗原则。中成药的选用必须适合该品种的证型，切忌盲目使用。中成药建议选用无糖颗粒剂、胶囊剂、浓缩丸或片剂。六味地黄丸，用于肾阴亏损，头晕耳鸣，腰膝酸软等。麦味地黄丸，用于肺肾阴亏，潮热盗汗等。杞菊地黄丸，用于肝肾阴亏，眩晕耳鸣，羞明畏光等。金匮肾气丸，用于肾虚水肿，腰酸腿软等。同时，要注意非降糖药物的选用以治疗兼证，如肠热便秘者选复方芦荟胶囊或新清宁，阴虚肠燥者选麻仁润肠丸，失眠者选安神补心丸或天王补心丹，易感冒者选玉屏风颗粒，心烦易怒者选丹栀逍遥丸。中西复方制剂：消渴丸，具有滋肾养阴、益气生津的作用，每 10 粒含格列苯脲（优降糖）2.5 mg。使用方法类似优降糖，适用于气阴两虚而血糖升高的 2 型糖尿病患者。

中医药在治疗糖尿病等慢性、复杂性疾病领域表现出独特优势，中医特色治疗表现出显著的临床治疗价值和优势。针法调节血糖的常用处方有：上消（肺热津伤）处方：肺俞、脾俞、胰俞、尺泽、曲池、廉泉、承浆、足三里、三阴交；配穴，烦渴、口干加金津、玉液。中消（胃热炽盛）处方：脾俞、胃俞、胰俞、足三里、三阴交、内庭、中脘、阴陵泉、曲池、合谷；配穴，大便秘结加天枢、支沟。下消（肾阴亏虚）处方：肾俞、关元、三阴交、太溪；配穴，视物模糊加太冲、光明。阴阳两虚处方：气海、关元、肾俞、命门、三阴交、太溪、复溜。耳针：耳针、耳穴贴压以内分泌、肾上腺等穴位为主。耳针疗法取穴胰、内分泌、肾上腺、缘中、三焦、肾、神门、心、肝，配穴偏上消者加肺、渴点；偏中消者加脾、胃；偏下消者加膀胱。按摩：肥胖或超重糖尿病患者可腹部按摩中脘、水分、气海、关元、天枢、水道等。点穴减肥常取合谷、内关、足三里、三阴交。也可推拿面颈部、胸背部、臀部、四肢等部位以摩、揿、揉、按、捏、拿、合、分、轻拍等手法。

（三）药物选择

在用药上往往采用天花粉、生地黄、葛根一类的以滋阴润燥，用黄连、黄芩苦泄坚阴，若是上焦肺脏的消渴，表现为口渴多饮，口干舌燥，脉洪数的一般可以采用消渴方加减；中焦肺胃的消渴，表现为多食易饥，大便干燥或是便溏，四肢乏力，一般可以采用玉女煎或是七味白术散加减；下焦的肝肾消渴，表现为尿量频多，尿液浑浊，腰膝酸软，怕热或者怕冷则可以采用六味地黄丸或是金匮肾气丸等方剂来进行治疗。研究表明，高频次药物多具有补气活血、养阴清热、调脾益肾等功能，如用药频次较高的有黄芪、当归、茯苓、丹参，补气与活血并重，基本符合糖尿病病机。活血药的频繁应用使临床用药趋势出现新的变化。高频次药物组合，如黄芪与丹参、当归、山药、茯苓、生地黄等配伍，黄芪作为糖尿病治疗的首选药物，性微温，苦甘，归肺脾经，重在补益中气，根据证型不同与活血药、养阴药、清热药等灵活配伍，共奏益气活血、养阴清热、平补脾肾之功。

四、名医经验

（一）施今墨经验

施今墨认为消渴以虚为本，又有阴虚燥热、脾气虚损、阳虚阴寒主次之分。阴虚燥热是消渴的根本病机，脾虚不能为胃行其津液，亦为消渴的主要病机。消渴虽以气阴两虚多见，但病变日久常致阳虚阴寒。临证辨治糖尿病常以虚实寒热为纲，消渴以虚证、热证为多，实证、寒证较少，辨证用药重视兼顾虚、热、实的主次统筹用药。同时，常以三焦分目，分属脏腑辨证，上消在肺，以多饮为特征，中消在脾、胃，以多食为特征，下消在肝、肾，以多尿为特征，临证虽分三消而不拘于三消，按三焦及脏腑病变主次用药。施今墨治疗糖尿病善用对药，黄芪配山药，气阴兼顾，益脾之功尤甚；苍术配玄参，润燥相得，健脾滋阴；绿豆衣配薏苡仁，既清肠胃蕴毒，又健脾益胃。治疗糖尿病基本方为黄芪、山药、苍术、玄参、生地黄、党参、麦冬、五味子，具有健脾益气养阴之功。

施今墨据证立糖尿病 10 法：养阴生津法，病位偏于上焦，方选生脉饮或麦冬煎，常用药为玄参、生地黄、麦冬、天冬、天花粉、石斛、百合；清热解毒法，病位偏于中焦，方选三黄石膏汤或清胃散，常用药为黄芩、黄连、黄柏、石膏、知母、栀子、牡丹皮、绿豆衣、薏苡仁；滋肾养血法或敛精固涩法，病位偏于下焦，方选六味地黄汤或固涩类，固涩类药为乌梅、桑螵蛸、山茱萸、五味子、沙苑子；益气健脾法和芳化醒脾法，分别用于脾气虚损、中焦壅滞者，常用药为黄芪、山药、苍术、党参、白术、厚朴花、扁豆花、佩兰、谷芽、木瓜；活血化瘀法，用于消渴伴血瘀闭经者，常用药为当归、川芎、丹参、牛膝、桑寄生、玫瑰花；回阳固脱法，用于阳虚阴寒者，常用自拟方为肉桂、鹿茸粉、人参、巴戟天、补骨脂、山药、野於术（白术）、金樱子、芡实、桑螵蛸、覆盆子、山茱萸、炙甘草；润肠通便法和平肝潜阳法，分别用于消渴伴便秘和高血压、失眠者。

（二）祝谌予经验

祝谌予重视辨证辨病相结合。诊治糖尿病时既运用望、闻、问、切中医宏观辨证方法，又参考血糖、尿糖、酮体、血脂等微观检测指标。祝谌予认为糖尿病不仅有阴虚燥热病机，且随病程进展常可出现气阴两虚、脾肾亏损，气阴两虚常致血瘀为患，加重糖尿病病情而致多种并发症。因此，临证不独执滋阴清热一法，而且重视益气养阴、培补脾肾、活血化瘀之法，开创了活血化瘀法治疗糖尿病的先河。

祝谌予认为气阴两伤、血脉瘀滞常贯穿于糖尿病的始终，不仅创立了生津活血的药对“葛根配丹参”，且师承施今墨苍术配玄参，自拟降糖对药方（药物组成：黄芪 30 g，生地黄 30 g，苍术 15 g，玄参 30 g，丹参 30 g，葛根 15 g）益气养阴，活血化瘀，作为降糖基本方，加减化裁治疗糖尿病，如血糖不降加人参白虎汤；尿糖不降加天花粉、乌梅；尿酮体阳性加黄芩、黄连、茯苓；饥饿感明显加玉竹、熟地黄；心悸加石菖蒲、远志；皮肤瘙痒加蒺藜、地肤子；阳痿不举加二仙（仙茅、淫羊藿）、肉苁蓉，甚或蜈蚣 2 条。祝谌予主张脏腑气血阴阳辨证，治疗糖尿病重视培补脾肾。临床将糖尿病分为 5 型：气阴两虚型，治宜益气养阴，方用降糖对药方；阴虚火旺型，治宜滋阴降火，方用一贯煎；燥热入血型，治宜清热凉血兼益气养阴，方用温清饮加味（药物组成：黄芩、黄连、黄柏、栀子、川芎、当归、白芍、生地黄、黄芪、苍术、玄参）；阴阳俱虚型，治宜温阳益阴，益气生津，方用桂附地黄汤加减；瘀血阻络型，治宜活血化瘀，益气养阴，方用自拟降糖活血方［降糖对药方＋ 调气活血方（药物组成：广木香、益母草、当归、赤芍、川芎）］。祝谌予认为糖尿病慢性并发症乃本虚标实之证，气阴两伤、脾肾阳虚、阴阳两虚为本，瘀血阻络、痰浊水湿等为标，常用降糖对药方加减治疗，如合并胸痹加冠心Ⅱ号方（药物组成：川芎、丹参、赤芍、红花、羌活）；合并中风辨证为气滞血瘀者加血府逐瘀汤，气虚血瘀者加补阳还五汤；合并糖尿病肾病出现蛋白尿者重用黄芪至 50 g，加山药、续断、益母草、白花蛇舌草；合并痹证（周围神经病变）加自拟四藤一仙汤（药物组成：鸡血藤、络石藤、海风藤、钩藤、威灵仙）。

（三）魏子孝经验

魏子孝认为不能将糖尿病完全等同于古代之消渴病。糖尿病与消渴之间，在临床表现上存在一定差异。对于大部分糖尿病患者中医不能诊断为“消渴”，故诊治时亦不必套用三消分证的思路。对于糖尿病的具体中医治疗，魏子孝提出了一个重要思路——从“抓主症”入手的“辨病与辨证相结合”的治疗思路。具体步骤：先“抓主症”；处理好“标本先后”；再围绕主症辨证论治，确立基础方；然后结合病情，利用传统中药学、中药的现代药理研究，对基础方进行药味加减。对治疗结果的评价，既要依据检测指标（来源于西医的疗效标准），又要依据症状（来源于主症及加减所据的症状）、证候（来源于辨证及加减所据的兼证）。“辨病与辨证相结合”的诊疗思路还可解决很多糖尿病患者有疾却“无证可辨”的情况。魏子孝强调要详审舌、脉、体，不可断然“舍症取脉”。并以中医基础理论为根据，逆推其病机。认为高血糖的中医病机是水谷精微化生异常，不能化生气血津液，郁而积聚为瘀血、水湿、痰浊等有形之邪导致。从“治未病”原则考虑，此时虽未出现三多症状，仍需要治疗干预。具体思路：一方面加强受纳、运化、化生功能，治在脾、肾。另一方面维护气血畅行，行气、活血均不能偏废，以防止水谷精微积聚为邪。另从糖尿病本身的发展规律顺推其病机，在未出现并发症时，要做到“既病防变”。“既病防变”含义有二：一是防止上、中消转变为下消，采取两消甚或三消同治；二是对病程较久，虽无并发症发生，舌体脉提示有瘀滞者，多用益气活血药物，防止并发症的发生。重视专方专药。魏子孝认为如果在辨证论治的基础上，选用专方、专药，治疗效果会明显提高，专方专药是对辨证论治的补充，如在多年的临证过程中，根据糖、脂代谢障碍机理，结合传统中医理论及个人临床体会，汲取中药药理研究的成果，拟订处方降糖消脂胶囊就是很好的例证。魏子孝喜用传统方剂，认为传统方剂理法明晰、构成严谨，有较好疗效。对于传统方剂的使用，依理法变通，不拘泥具体用药。常使用的基础方中有对肾、肝、脾三补三泻的六味地黄汤；养血、疏肝、健脾的逍遥散；清胃热、滋肾阴、引热下行的玉女煎等。对于个别病症特殊患者，则依基础方之法，选用针对性更强的药物，而不刻板遵从原方用药及剂量，使治疗完全个体化。临证处方时，用方精炼，全方保持十余味药，在具体加减时主要从证候或症状、药理、“治未病”等 3 方面考虑选择合宜药物。如车前、石韦兼止咳；磁石、紫石英兼补肾；党参、白术升高血浆白蛋白；金樱子、白茅根、土茯苓、玉米须等可减少尿蛋白。

（四）吕仁和经验

将糖尿病分为脾瘅（糖尿病前期）、消渴（糖尿病期）、消瘅（并发症期）3 期论治。脾瘅即脾热，脾胃有热，转输纳入加快，久之可热伤津液；消渴发病于二阳（胃肠）结滞，结而化热，使甘甜之气过满上溢而成；消瘅期血瘀阻络，气血阴阳俱虚，浊毒内停，病变日久，阴伤气耗，痰郁热瘀胶结而成微型癥瘕，提出糖尿病并发症发病“微型癥瘕”学说。重视“病—期—证—症”诊疗，创立“六对论治”经验，即对病分期辨证论治（疾病分期辨治）、对病论治（抓住疾病基本病机）、对病辨证论治（辨治不同证候）、对症论治（针对症状用药）、对症辨证论治（针对同一症状，分辨证候用药）及对症辨病辨证论治（辨治症状时，需辨病辨证结合）。提出糖尿病“二、五、八”方案和“三自如意表”，“二”即治疗的 2 个目标——健康、长寿，“五”即 5 项观察指标——血糖、血脂、血压、体质量、多系统临床症状，“八”即饮食、运动、心理 3 项基础措施和中药、口服降糖西药、胰岛素、针灸、按摩气功 5 项选择措施，“三自如意表”即自查监测指标、自找影响疗效因素、自我调整。吕仁和临床善用药串，狗脊、续断、杜仲、木瓜相配，治疗肝肾亏虚、经脉失养之腰腿痛。脾瘅期分为 3 个证候论治：阴虚肝旺证，方用养阴柔肝汤（增液汤＋赤芍、白芍、何首乌、栀子、黄连）；阴虚阳亢证，方用滋阴潜阳汤（增液汤＋黄芩、黄柏、知母、牛膝、石决明、珍珠母、葛根、天花粉）；气阴两虚证，方用益气养阴汤（药物组成：沙参、麦冬、五味子、生地黄、黄精、玉竹、赤芍、首乌藤、地骨皮）。消渴期分为 7 个证候论治：阴虚热盛证，方用养阴清热汤（药物组成：沙参、玄参、生地黄、玉竹、石膏、知母等）；气阴两虚证，方用益养通活汤（药物组成：黄精、生地黄、山茱萸、丹参、鸡血藤、黄连等）；肝胆郁热证，方用舒肝清热汤（药物组成：柴胡、赤芍、白芍、黄芩、黄连、枳实、玄参、天花粉等）；胃肠结热证，方用清泄二阳汤（药物组成：大黄、枳实、厚朴、黄芩、黄连、生地黄、玄参、天花粉等）；湿热困脾证，方用清化湿热汤（药物组成：苍术、黄芩、黄连、川牛膝、薏苡仁、葛根、甘草等）；肺胃实热证，方用清泄实热汤（药物组成：石膏、知母、天花粉、黄芩、黄连、甘草等）；热毒壅盛证，方用清解毒汤（药物组成：连翘、金银花、紫花地丁、蒲公英、黄芩、黄连、甘草等）。消瘅期：早期以气阴两虚、经脉不和为主，中期以痰瘀阻络、阴损及阳为主，晚期以气血阴阳俱虚、痰湿瘀结为主，辨证治之。

（五）程益春经验

程益春认为脾气亏虚是消渴的病理基础，提出了“脾虚致消，理脾愈消”理论，确立了益气健脾法治疗糖尿病的地位。据证兼顾其他治法，而成健脾润肺、健脾清胃、健脾养心、健脾调肝、健脾补肾、健脾化湿、健脾活血、健脾解毒之“健脾八法”。程益春认为消渴并非与糖尿病完全等同，提出诊治糖尿病需西医辨病与中医辨证结合，主张摒弃三消辨证而采用脏腑辨证，1 型糖尿病从补肾论治，2 型糖尿病从健脾论治。临床善用对药，黄芪、天花粉、黄连配伍益气养阴清热，适用于气阴两虚型糖尿病；丹参、葛根、瓜蒌配伍活血化瘀，常用于糖尿病心脏病；肉桂、熟大黄、芡实配伍补泻兼施，常用于糖尿病肾病；黄芪、白芷、全蝎配伍祛腐生新、改善血液循环，常用于血管病变。自拟健脾降糖饮（药物组成：黄芪、天花粉、黄连、山茱萸、枸杞子、丹参、葛根、黄精、白术、山药、鸡内金、佩兰）治疗脾气虚弱型糖尿病。程益春临床脏腑气血阴阳辨证合参分 10 型辨治糖尿病：燥热伤肺型，方用清燥救肺汤加减；肺胃燥热型，方用白虎汤合玉女煎加减；湿热中阻型，方用黄芩滑石汤加减；肠燥伤阴型，方用增液承气汤加减；脾气亏虚型，方用健脾降糖饮加减（药物组成：黄芪、黄精、白术、山药、人参、葛根、鸡内金、茯苓、佩兰）；脾虚肺胃蕴热型，方用健脾降糖饮加减（药物组成：黄芪、太子参、山药、葛根、天花粉、黄连、石膏、知母、桑白皮）；脾虚肝肾阴虚型，方用健脾降糖饮加减（药物组成：黄芪、太子参、山茱萸、生地黄、熟地黄、枸杞子、白菊花、天花粉、葛根、黄精）；脾肾两虚气弱型，方用健脾降糖饮加减（药物组成：黄芪、人参、黄精、熟地黄、山茱萸、金樱子、枸杞子、淫羊藿、白术、葛根、菟丝子）；肝肾亏虚型，方用六味地黄汤加减；阴阳两虚型，方用金匮肾气丸加减。程益春根据糖尿病胰岛素抵抗者一般伴有肥胖、高血脂、高血压、高血黏度、高血糖难以控制的特点，故分 3 型辨治：脾虚痰浊型最为常见，方用健脾降糖饮加减；瘀血阻滞型，方用自拟降糖活血方（药物组成：黄芪、丹参、葛根、红花、桃仁、当归、赤芍、川芎、鸡血藤、苏木）；内热炽盛型，方用三黄汤（药物组成：黄连、黄芩、黄柏、大黄、栀子、石膏、知母、葛根、玄参、甘草）加减，此型见于消渴一定阶段，临床应用时苦寒类药应中病即止，以免徒伤胃气。

（六）南征经验

南征认为消渴以散膏（胰腺）为核心，涉及五脏、胃、三焦，以肺、胃（脾）、肾为主。病机关键为阴虚燥热，兼夹气虚、血瘀，终至气血阴阳俱虚。治疗从散膏入手，注重培补脾肾，以滋阴清热为主，益气、活血、生津、温阳灵活贯穿始终，滋阴重在滋肾之阴，益气重在补脾胃之气，顾护散膏以利散精，从整体上调节气血阴阳平衡。毒损肝络是 2 型糖尿病胰岛素抵抗的病理基础，治以解毒通络调肝法。自拟经验方（药物组成：生地黄、知母、黄连、枸杞子、玉竹、人参、丹参、三棱、白术、五味子、肉桂、土鳖虫、水蛭）治疗阴虚燥热、气虚血瘀型糖尿病。临证重用生地黄、知母、黄连滋阴清热，认为此 3 药治消渴最好，血糖高者重用生地黄，尿糖高者重用知母，2 药可重用至 50 g。南征提出从三消论治糖尿病：上消，肺热为主，治宜清热润肺生津，可用消渴方加减；中消，胃火为主，治宜清胃泻火增液，可用玉女煎加减；下消，肾精不足，治宜滋阴温阳，滋阴可用六味地黄汤加减，温阳可用金匮肾气丸加减。分证论治糖尿病：肺胃燥热，可用白虎加人参汤加减；气阴两虚，可用生脉饮合六味地黄汤或玉液汤加减；脾虚湿滞，可用七味白术散加减；阴阳两虚，可用金匮肾气丸加减；血瘀阻络，可用桃红四物汤加减。

（七）颜德馨经验

病机阐微：颜德馨认为分上中下三消论治，虽从症状阐发，与临床颇为相合，但从病之轻重缓急截断，则更为明确，病之初之渐常在太阳阳明，之末常在厥阴少阴，肝肾阴亏是其本，肺胃燥热乃其标。中焦脾胃是津液输布的枢纽，因而亦是消渴起病的关键，认为“脾脆，则善病消瘅”，“脾病者，身重善饥”，脾之运化输布功能失职，津液不能通达周身，因而变生消渴证。此外，颜德馨认为瘀血贯穿于糖尿病的始末，其是糖尿病的病理产物。糖尿病产生瘀血的机理主要是阴虚津亏、燥热内亢，由于津血同源，津亏而致血少，燥热使血黏稠，煎熬成瘀。其次，阴津亏耗伤及元气，气为血帅，气虚无力鼓动血行，或多食肥甘，气机郁滞而成痰瘀，或久病入络，均可形成血瘀。血瘀又是新的致病因素，如瘀血阻于脑络可致中风；阻于心脉可致冠心病；阻于眼目可致视网膜病变；阻于肢体则可致神经炎；阻于下肢脚趾则可致脉管炎；阻于肾络则可致糖尿病肾病。从临床上看，糖尿病患者的瘀血体征有面有瘀斑、面色黧黑，舌黯有瘀点，舌下静脉青紫或怒张，妇人月经血块多，以及合并症所表现的上下肢痛、心前区痛、肢体麻木、半身不遂等。甲皱微循环检查可见微循环的管袢数、袢型、袢输出支和袢顶宽窄及流态等方面均有明显改变，且中晚期的改变大于早期，有合并症者更明显。血液流变学检查可见糖尿病患者的血小板聚集率升高，血浆比黏度、全血比黏度、红细胞压积、血浆纤维蛋白原等指标与正常相比，均有明显升高。因此，主张糖尿病可从瘀论治。治则探幽：颜德馨认为“脾为生化之源”，人的所有饮食营养的吸收与排泄都要归到脾脏的功能，“脾”应该是包括现代医学中的“胰”。故在消渴的证治中，打破视糖尿病为“虚证”，以补肾为主的治疗路线，而强调“脾统四脏”之说，抓住健脾和活血化瘀来解决最棘手的“胰岛素依赖”和并发症问题。

（八）李玉经验

李玉认为糖尿病当属肺、胃、脾、肾四脏俱病。其病因病机，或由于嗜食醇酒厚味，蕴积内热而致脾胃燥热，耗烁水谷，运化失司；或由于精神紧张，五志过极，火热内生，灼阴伤肺而失治节；或由于烦劳太过，房事不节，先天不足，病后失调而致肾阴亏耗，气化失常，主水不能。且四脏之间常相互影响。李玉还指出糖尿病早期主要病位在肺胃，中晚期则常累及脾肾，在治疗上应照顾其标本缓急。由于糖尿病的病机关键在于阳热亢盛，阴耗液损，故李玉以清热养阴立法。他认为血内邪热得清则阴液得存，同时配养阴之品可使中土不焦，水谷得通；肺金不烁，水津可布；肾阴得养，气化可司。故李玉自拟基本方为；槐花 40 g，天花粉 20 g，葛根 15 g，胡黄连 20 g、苦参 20 g，黄柏 15 g，知母 25 g，白术 20 g，山药 20 g。本方立法用药意在清阳明燥热，以润中焦匮乏之津液；清肺肃金，除上焦热，以图津液可布；坚肾阴滋肾水，以充下焦津液之源，因此可使燥热清而津液生，气血复而消渴除。方中首选味苦性寒清热凉血的槐花，意在出奇制胜，速清血内蕴积的燥热以存津液，辅以胡黄连、苦参以助槐花清热凉血之力；除消渴、肠胃病热的天花粉与止烦渴、散肺胃郁火之葛根同用，不仅能清肺胃之血热，尚寓有养肺胃之阴的功能；知母辛苦寒凉，下润肾燥而滋阴，上清肺金而泻火；黄柏苦寒既可除肠胃中结热而存津；又可泻肾经之相火而坚阴；佐白术、山药健脾益胃，补肺益精，既能润其中土又滋肺肾，同时其甘温之性又可制诸药苦寒之弊。

（九）许公平经验

健脾化湿：许公平认为，糖尿病属中医学“消渴病”的范围。《素问·奇病论》中：“脾瘅，此肥美之所发也，此人必数食甘美而多肥也，肥者令人内热，甘者令人中满，故其气上溢，转为消渴”，即指出了饮食不节可导致脾失健运，而脾失健运为消渴病发病之重要因素。上、中、下消的产生都与脾失健运有重要关系，水谷精气的转输与运化必须依赖脾的散精作用。脾不散精，则肺无所布，故有口渴、多饮；四肢百骸也不得禀水谷气，纵然多食却日渐消瘦，如《证治汇补》云：“中消消脾，脾气热燥，饮食倍常，皆消为小便”，故有三多一少症状。故许公平对于糖尿病之脾失健运、湿阻中焦型患者，治以健脾化湿为法，基本方为：苍术、白术、黄芪各 10～15 g，厚朴、车前子、藿香、佩兰、陈皮各 9 g，茯苓、虎杖各 15～30 g，葛根 10 g。加减：如湿郁化热可加入天花粉、知母、栀子等；湿热重则可加入茵陈、黄连、黄芩、黄柏等；大便不通可加入大黄、麻仁、槟榔等；合并瘀血可加入桃仁、丹参、地龙等。

痰瘀同治：中医认为，消渴病发病机制与饮食不节、情志失常、房劳伤肾、先天禀赋不足或过服温燥药物，导致阴津亏损、燥热内生而成。糖尿病患者中有中老年人、肥胖者，正如《素问·奇病论》云：“此肥美之所发也，此人必数食甘美而多肥也，肥者，令人内热，令人中满，故其气上溢，转为消渴。”《通评虚实论》亦云：“消瘦，肥贵人膏粱之变也。”《丹溪心法》云：“酒面无常，酷嗜炙煿脏腑生热，燥热炽盛，津液干涸，渴饮水浆。”《景岳全书》曾记载：“渴病，其为患者之肇端，皆膏粱肥甘之变，酒色劳伤之过，皆富贵人病之而贫贱者少有也。”而痰湿内生又可导致瘀血阻滞，即痰瘀同源。正如《血证论·发渴》所云：“瘀血发渴者，则气为所阻不得上升，水津固不能随气上布。”说明消渴的发生与痰瘀关系密切。因此，许公平认为，消渴病的病理基础是：阴虚为本，燥热痰瘀为标。根据这一理论，许公平创消渴胶囊（由麦冬、五味子、生地黄、寒水石、知母、苍耳子、丹参、茵陈、栀子、大黄、木瓜、土茯苓等组成）。消渴胶囊：方中以生地黄、麦冬、五味子、知母滋补肾阴以治其本；以寒水石清热降火；以茵陈、栀子、大黄清热利湿；木瓜、苍耳子、土茯苓等除湿；丹参等活血化瘀以治其标。诸药并用，共达滋阴清热、祛湿化瘀之功效。

（十）刘永年经验

刘永年针对此发病率高、远期危害严重的慢性疾病有自己独特的理解，尤其对血糖波动现象的中医病机认识，他常从肝论治易于发生血糖波动的消渴患者，每获血糖稳定的良效。可总结如下：①郁热内扰，升降失衡：糖尿病呈现快速增长态势，除外遗传背景，中焦的气机郁滞当为其核心环节。气机郁滞或为饮食直接中伤；或为久坐乏动，致水谷精微郁滞难散而变生糖浊、脂浊壅滞体内，进而壅滞中焦气机；或为肝郁气滞，木不疏土。津液的升降输布失常是消渴本证临床症状的成因，津液壅滞于中焦，不能布散，向上表现为口渴而不欲饮，水谷精微壅积于躯干则表现为中满、身重、疲乏、腹型肥胖，向下则表现为多尿。②浊瘀阻络，循经扰动：浊瘀是消渴变证形成之因。血糖波动是浊瘀互结加速形成的诱因。气机郁滞失调贯穿消渴疾病全程。浊瘀循肝经之通路到达病所。③疏养兼顾，重视体用：刘永年认为：调理肝经气机以达到相对的稳态，给津液、浊瘀消散以通路，对增加糖的利用以降低血糖水平、减少七情致郁引起血糖的波动至关重要，此时当选用疏导、疏散、宣散之法，浊瘀通行消散而无再阻碍气机之机，则血糖无所波动，浊瘀无以新生，脏腑气机无失序之机，本证变证均得以改善，可选用桑叶、牡丹皮、柴胡、枳壳、陈皮、佛手、金橘叶、景天三七、九香虫、香橼叶、木香、香附、白蒺藜、郁金等入肝经行散郁滞之品；亦可选用成方如逍遥散、柴胡舒肝散、当归芍药散、四逆散等，但对于辛香温燥疏散之品，当中病即止或以养益肝阴之品兼制之，防止损伤肝体阴之性。

（十一）颜乾麟经验

糖尿病之发生除因患者先天禀赋不足外，其后天不良的生活方式往往是诱发或加重本病的重要因素。现代人长期过食肥甘厚味，而肥甘、辛辣、醇酒等物性味燥热，耗气伤津，日久脾气必受损。《素问·经脉别论》云："饮入于胃，游溢精气，上输于脾，脾气散精，上归于肺，通调水道，下输膀胱，水精四布，五经并行。"《证治汇补·消渴》云："五脏之精悉运于脾，脾旺则心肾相交，脾健则津液自化。"可见，脾损则其运化功能必然减退，而水谷精微不能正常吸收与输布，出现"脾不散精"的病理状况，则全身内湿必生；湿郁日久，易从热化，从而形成湿热互结内蕴之体。李东垣《脾胃论》中指出："损伤脾胃，真气下溜，或下泄而久不能升，是有秋冬而无春夏，乃生长之用陷于殒杀之气，而百病皆起……火与元气不两立，一胜则一负，脾胃气虚则下流于肾，阴火得以乘土位。"历代医家对于李东垣所言"阴火"究竟为何物，颇多争论。颜乾鳞认为，此"阴火"即指湿热，元气遭受湿热之戕害，必然导致脾胃气虚，故糖尿病患者多见四肢消瘦、疲乏无力等脾虚症状。湿热日久，又会煎熬津液，导致阴液亏虚，从而出现阴虚或气阴两虚的病理状态。因此，"湿热内蕴"实为糖尿病之基本病机，而在此基础之上又可衍生出气虚、阴虚、气阴两虚等其他病机。

五、名方推荐

（一）祝谌予降糖对药方

黄芪、生地黄、玄参、丹参各 30 g，苍术、葛根各 15 g。功效：益气养阴，活血化瘀。主治：糖尿病之气阴两伤、血脉瘀滞证。用法：每日 1 剂，水煎，分 2 次服。加减：祝谌予临证不独执滋阴清热一法，而且重视益气养阴、培补脾肾、活血化瘀之法，开创了活血化瘀法治疗糖尿病的先河。降糖对药方作为降糖基本方，加减化裁治疗糖尿病，如血糖不降加人参白虎汤；尿糖不降加天花粉、乌梅；尿酮体阳性加黄芩、黄连、茯苓；饥饿感明显加玉竹、熟地黄；心悸加石菖蒲、远志；皮肤瘙痒加蒺藜、地肤子；阳痿不举加二仙（仙茅、淫羊藿）、肉苁蓉，甚或蜈蚣 2 条。

（二）健脾降糖饮加减

生黄芪、山药各 30 g，黄精、白术、枸杞子、天花粉、丹参各 15 g。功效：健脾益气，滋阴生津。主治：糖尿病之脾气亏虚证。用法：每日 1 剂，水煎，分 2 次服。加减：若便溏甚者加薏苡仁、莲子肉；便溏日久加罂粟壳；气虚甚者生黄芪加量。

（三）清燥救肺汤加减

玄参 20 g，人参或太子参 15 g，冬桑叶、石膏、麦冬、胡麻仁、黄连各 10 g，杏仁 6 g，甘草 3 g。功效：清燥养阴。主治：糖尿病之燥热伤肺型。用法：每日 1 剂，水煎，分 2 次服。加减：大便燥结者加生大黄、芦荟；头晕目眩者加珍珠母、白芍、杭菊花；若心火燔灼或移热于肺，兼见怔忡、心悸、不寐者，宜加养心清热之品如生地黄、天花粉、酸枣仁、莲子心、五味子等。

（四）白虎汤合玉女煎加减

生石膏 30 g，知母、生地黄、怀牛膝、天花粉各 15 g，麦门冬、黄连、大黄各 10 g，炙甘草 6 g。功效：清热生津。主治：糖尿病之肺胃燥热型。用法：每日 1 剂，水煎，分 2 次服。加减：若热盛日久，耗伤气阴，可用白虎加人参汤；若胃火炽盛，出现牙龈肿痛、口舌生疮，加青黛、黄芩、玄参；若消谷甚者，加栀子、黄芩；若渴甚者，加葛根、玄参。

（五）黄芩滑石汤

滑石 30 g，茯苓 15 g，黄芩、大腹皮、白豆蔻、佩兰各 10 g，通草 6 g。功效：清热化湿。主治：糖尿病之湿热中阻型。用法：每日 1 剂，水煎，分 2 次服。加减：若热盛者加黄连、栀子；若湿盛者加车前子、苍术。此型用药中也常用黄连温胆汤加减，并主张辛苦合化，清化并用。不可过用苦温以致犯化燥助火之禁。

（六）增液承气汤加减

玄参 30 g，生地黄、麦冬各 25 g，大黄 9 g，芒硝 5 g。功效：通腑养阴。主治：糖尿病之肠燥伤阴型。用法：每日 1 剂，水煎，分 2 次服。加减：口渴甚者，加天花粉、生石膏、知母以清热生津；大便燥结者，加枳实、厚朴以助大黄攻下。

（七）六味地黄汤加减

熟地黄、茯苓、黄精各15 g，山药、山茱萸、泽泻、牡丹皮、枸杞、白菊花各10 g。功效：滋补肝肾。主治：糖尿病之肝肾阴虚型。用法：每日1剂，水煎，分2次服。加减：阴虚火旺致盗汗、五心烦热明显者加知母、黄柏、龟甲以清退虚热；多梦遗精者加芡实、金樱子、生龙牡以涩精安神；口渴内热者加生地黄、石斛、天花粉。

（八）东垣清暑益气汤加减

黄芪30 g，当归、苍术、葛根、泽泻各15 g，白术、黄柏各12 g，麦冬、陈皮各10 g，五味子、升麻各9 g，炙甘草6 g。功效：运脾活血。主治：糖尿病之脾虚血瘀证。用法：每日1剂，水煎，分2次服。加减：湿滞者加薏苡仁、茯苓、砂仁；湿热者加黄芪、土茯苓、蒲公英；痰郁者加瓜蒌、法半夏；肝郁者加白芍、郁金、薄荷；阳亢者加蒺藜、钩藤、决明子；阴虚者加山药、石斛、生地黄。

（九）玉液汤加减

山药30 g，知母25 g，黄芪、葛根、天花粉各15 g，鸡内金10 g，五味子6 g。功效：益气生津。主治：糖尿病之气阴两虚证。用法：每日1剂，水煎，分2次服。加减：渴甚加太子参、北沙参以助气津；饥甚加黄连、鲜芦根，去鸡内金，以清胃和中；便溏者加太子参、炒白术，增葛根用量，以升举清阳；尿多加益智，以摄津液。

（十）许公平基本方

苍术、白术、黄芪各10～15 g，厚朴、车前子、藿香、佩兰、陈皮各9 g，茯苓、虎杖各15～30 g，葛根10 g。功效：健脾化湿。主治：糖尿病之脾失健运、湿阻中焦型。用法：每日1剂，水煎，分2次服。加减：如湿郁化热可加入天花粉、知母、栀子等；湿热重则可加入茵陈、黄连、黄芩、黄柏等；大便不通可加入大黄、麻仁、槟榔等；合并瘀血可加入桃仁、丹参、地龙等。

（十一）白虎加人参汤

知母18 g，石膏30～45 g，粳米12 g，人参9 g，甘草（炙）6 g。功效：清热泻火润燥，益气生津止渴。主治：糖尿病之阳明胃热炽盛，津气两伤证。用法：每日1剂，水煎，分2次服。加减：方中石膏、知母，清泄胃热为主药，粳米常用山药代之，人参多用太子参或西洋参代替，并合玉泉散之意，常加天花粉、葛根、生地黄、玄参等药，疗效甚佳。饥饿感甚者，胃火炽盛，加黄连与生地黄、玄参相配，仿清胃散法，既清胃火，又不滋腻碍胃，则消谷善饥自除。口渴甚者，上焦燥热，灼伤肺阴，加黄芩配石膏、知母，清泻肺热，使热清肺宣津布而烦渴自止。

（十二）桃核承气汤

桃仁、大黄各12 g、桂枝、芒硝、甘草（炙）各6 g。功效：逐瘀泻热。主治：糖尿病之瘀热互结证。用法：每日1剂，水煎，分2次服。加减：便秘严重者，大黄、芒硝后下，便秘较轻者，大黄同煎，并去芒硝。然胃肠燥热，每易灼伤阴津，加之消渴之病，阴虚为本，燥热为标，故临证仿增液汤之意，常加养阴清热之生地黄、玄参兼顾其阴虚之本，既可除“三多”之症及便秘之苦，又可正对阴虚燥热之病机。

第二节　糖尿病周围神经病变

糖尿病神经病变是糖尿病最常见的慢性并发症之一，病变可累及中枢神经及周围神经，以后者多见。糖尿病神经病变的发生与糖尿病病程、血糖控制等因素相关，病程达10年以上者，易出现明显的神经病变临床表现。糖尿病周围神经病变（DPN）是指周围神经功能障碍，包含脊神经、颅神经及自主神经病变，其中以远端对称性多发性神经病变（DSPN）最具代表性。糖尿病周围神经病变是指在排除其他原因的情况下，糖尿病患者出现周围神经功能障碍相关的症状和（或）体征。常见症状为肢体麻木、疼痛、灼热或其他异常感觉。无症状的糖尿病神经病变，依靠体征筛查，如肌肉无力和萎缩，肢体局部浅感觉减退，腱反射减弱或消失等，或神经电生理检查方可诊断。

一、诊断标准

（一）诊断标准

1. 明确的糖尿病病史。

2. 诊断糖尿病时或之后出现的神经病变。

3. 临床症状和体征与 DPN 的表现相符。

4. 有临床症状（疼痛、麻木、感觉异常等）者，5 项检查（踝反射、针刺痛觉、震动觉、压力觉、温度觉）中任 1 项异常；无临床症状者，5 项检查中任 2 项异常，临床诊断为 DPN。

5. 排除以下情况：其他病因引起的神经病变，如颈腰椎病变（神经根压迫、椎管狭窄、颈腰椎退行性变）、脑梗死、格林-巴利综合征；严重动静脉血管性病变（静脉栓塞、淋巴管炎）等；药物尤其是化疗药物引起的神经毒性作用以及肾功能不全引起的代谢毒物对神经的损伤。如根据以上检查仍不能确诊，需要进行鉴别诊断，可以做神经肌电图检查。

（二）临床诊断流程

主要根据临床症状和体征，临床诊断有疑问时，可以做神经传导功能检查等。DSPN 诊断流程图如图 8－1 所示。

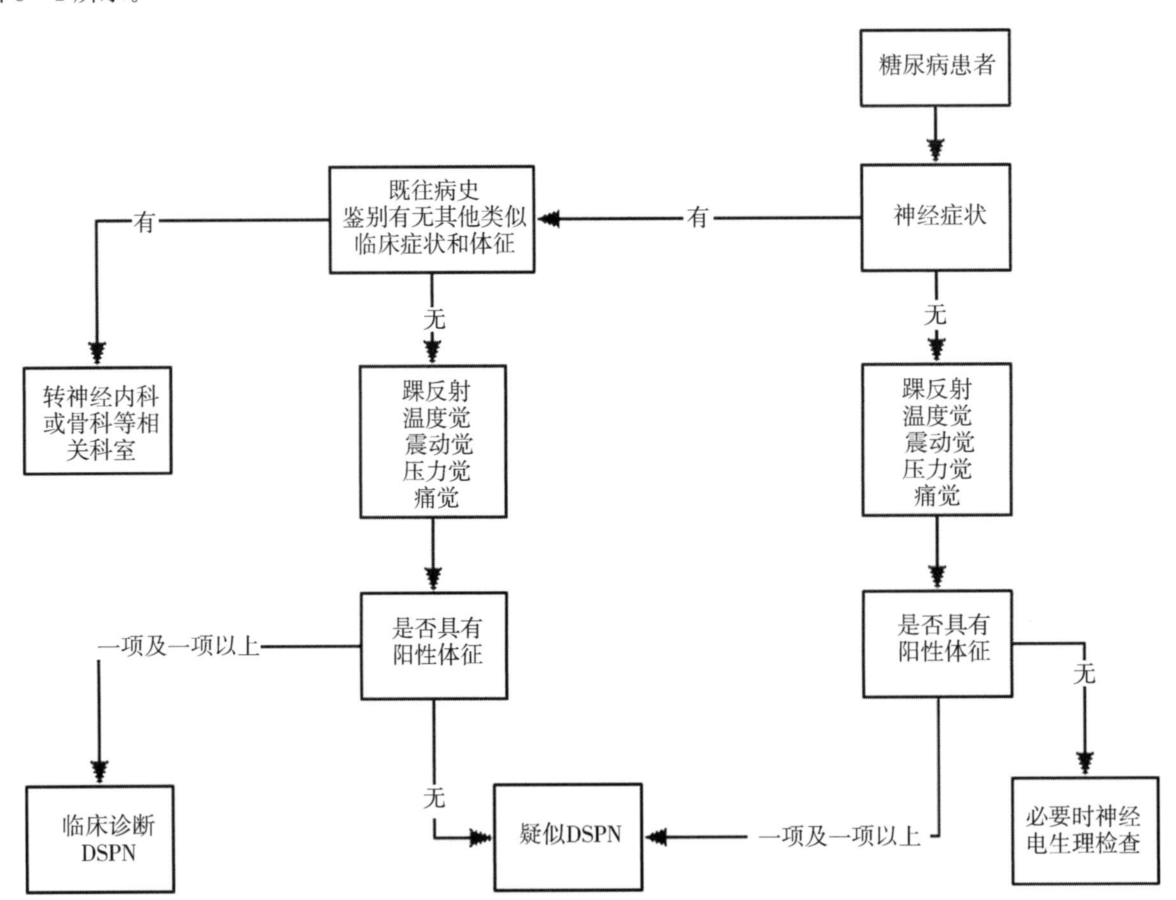

图 8－1　远端对称性多发性神经病变（DSPN）诊断流程

（三）诊断分层

确诊：有糖尿病 DSPN 的症状或体征，同时存在神经传导功能异常。临床诊断：有糖尿病 DSPN 的症状及 1 项体征为阳性，或无症状但有 2 项以上（含 2 项）体征为阳性。疑似有糖尿病 DSPN 的症状但无体征或无症状但有 1 项体征阳性。亚临床：无症状和体征，仅存在神经传导功能异常。

二、西医治疗

（一）针对病因治疗

1. 血糖控制：积极严格地控制高血糖并保持血糖稳定是预防和治疗 DPN 的最重要措施。

2. 神经修复：常用药物有甲钴胺、神经生长因子等。

3. 其他：神经营养因子、肌醇、神经节苷脂和亚麻酸等。

（二）针对神经病变的发病机制治疗

1. 抗氧化应激：通过抑制脂质过氧化，增加神经营养血管的血流量，增加神经 $Na^{+}-K^{+}-ATP$ 酶活性，保护血管内皮功能。常用药物为硫辛酸。

2. 改善微循环：周围神经血流减少是导致 DPN 发生的一个重要因素。通过扩张血管、改善血液高凝状态和微循环，提高神经细胞的血氧供应，可有效改善 DPN 的临床症状。常用药物为前列腺素 E1、贝前列素钠、西洛他唑、己酮可可碱、胰激肽原酶、钙拮抗剂和活血化瘀类中药等。

3. 改善代谢紊乱：通过抑制醛糖还原酶、糖基化产物、蛋白激酶 C、氨基己糖通路、血管紧张素转化酶而发挥作用。常用药物为醛糖还原酶抑制剂，如依帕司他。

（三）疼痛管理

治疗痛性糖尿病神经病变的药物如下。

1. 抗惊厥药：包括普瑞巴林、加巴喷丁、丙戊酸钠和卡马西平等。普瑞巴林可以作为初始治疗药物，改善症状。

2. 抗忧郁药物：包括度洛西汀、阿米替林、丙米嗪和西酞普兰等。度洛西汀可以作为疼痛的初始治疗药物。

3. 阿片类药物（曲马多和羟考酮）和辣椒素（capsaicin）等。由于具有成瘾性和发生其他并发症的风险较高，阿片类药物曲马多不推荐作为治疗 DSPN 疼痛的一、二线药物。

（四）自主神经病变的治疗

1. 考虑短期使用甲氧氯普胺等治疗糖尿病性胃轻瘫。

3. 勃起功能障碍的治疗：除了控制其他危险因素如高血压和血脂异常外，主要治疗药物为磷酸二酯酶 5 型抑制剂，可以作为一线治疗，经尿道前列腺素海绵体内注射、真空装置和阴茎假体可以改善患者的生活质量。

（五）预防

良好的代谢控制，包括血糖、血压、血脂管理等是预防糖尿病神经病变发生的重要措施，尤其是血糖控制至关重要。定期进行神经病变的筛查及评估，重视足部护理，降低足部溃疡的发生风险。

三、中医临床思维

（一）中医病名及病因病机特征

本病属中医“麻木”“血痹”“痛证”“痿证”等范畴。《素问·痿论》云：“脾气热则胃干而渴，肌肉不仁，发为肉痿。”《河间六书·消渴》云：“胃膈瘅热烦满，饮不欲食，或瘅或消中，善食而瘦，或燥热郁甚而成消渴，多饮而数小便。”又云：“如此三消，其燥热一也，但有微甚耳。”张从政《儒门事亲》三消当从火断云：“甚于外，为肌肉之消……外甚而不已，则消及于筋骨……消之证不同，归之火则一也。”综上述，糖尿病周围神经病变可因燥热伤津，肌肤失于濡养而引发。明代王肯堂《证治准绳》云：“然有不言邪，止从经脏之虚而论者，谓脾病者，身重肌肉萎，足痿不收，……谓足少阳之别虚为痿厥，坐不能起，足阳明之别虚则足不收，胫枯。又有饮食所伤，味过于咸，则大骨气劳，味过于辛，则筋脉沮弛，与夫膏粱之人，病偏枯痿厥。”元朝朱震亨《丹溪心法》云：“热蓄于中，脾虚受之，伏阳蒸胃，消谷善肌，饮食倍常，不生肌肉，此渴亦不甚烦，但欲饮冷，小便数而甜，病属中焦，谓之消中……热伏于下，肾虚受之，腿膝枯细，骨节酸痛，精走髓空，引水自救，此渴饮水不多，随即溺下，小便多而浊，病属下焦，谓之焦肾。”以上说明糖尿病周围神经病变可因气虚、血虚、脾肾虚等而引发，多为虚证。亦有医家认为糖尿病周围神经病变亦可由体壮、气郁、实热、血瘀等而引发，属实证。总体来说，糖尿病周围神经病变的病机有虚有实。虚有本与变之不同。虚之本在于阴津不足，虚之变在于气虚、阳损。虚之本与变，既可单独起作用，也可相互转化，互为因果；既可先本后变，也可同时存在。实为痰与瘀，既可单独致病，也可互结并见。临床上，患者既可纯虚为病，所谓“气不至则麻”“血不荣则木”“气血失充则痿”；又可虚实夹杂，但一般不存在纯实无虚之证。虚实夹杂者，在虚实之间，又多存在因果标本关系。常以虚为本，而阴虚为本中之本，气虚、阳损为本中之变，以实为标，痰浊瘀血阻滞经络。糖尿病周围神经病变的病机是动态演变的过程，随着糖尿病的发展按照气虚夹瘀或阴虚夹瘀、气阴两虚夹瘀、阴阳两虚夹瘀的规律而演变。阴亏是发生糖尿病周围神经病变的关键；气虚是迁延不愈的症结；阳虚是发展的必然趋势；血瘀是造成本病的主要原因。糖尿病周围神经病变病位主要在肢体络脉，以气虚、阴虚或气阴两虚为本；或由此导致肢体络脉失荣而表现为以虚为主的证候；或由此导致的脏腑代谢紊乱产生的瘀血、痰浊等病理产物相互交阻，留滞于络脉，表现为本虚标实之候。但无论是以虚为主或本虚标实，血瘀均贯穿疾病的始终。

（二）辨病辨证及治疗特征

糖尿病周围神经病变以凉、麻、痛、痿四大主症为临床特点。本病大致可以分为4个阶段：①麻木为主期；②疼痛为主期；③肌肉萎缩为主期；④与糖尿病足并存期；参照2007年中华中医药学会发布的《糖尿病中医防治指南》结合《中医临床诊疗术语症候部分》制定可分为以下4个证型：气虚血瘀证、阴虚血瘀证、痰瘀阻络证、肝肾亏虚证。参考《中医病证诊断疗效标准》《糖尿病中医防治指南》《糖尿病中医防治标准（草案）》《糖尿病围神经病变中医诊疗规范初稿》，并根据相关文献整理及流行性学调查结果可制定：①气虚血瘀证，肢体无力麻木如有蚁行，肢末时痛，多呈刺痛，下肢为主，入夜痛甚，神疲倦怠，气短懒言，动则汗出，腹泻或便秘，舌质淡暗，或有瘀点，苔薄白，脉细涩。②阴虚血瘀证，肢体麻木，腿足挛急，酸胀疼痛，或肢体灼热疼痛，夜间为甚，五心烦热，失眠多梦，皮肤干燥，口干咽燥，腰膝酸软，头晕耳鸣，便秘，舌质嫩红或暗红，苔花剥少津，脉细数或细涩。③痰瘀阻络证，肢体麻木刺痛，常有定处，或肌肤紫暗、肿胀，肢体困倦，头重如裹，昏蒙不清，体多肥胖，口黏乏味，胸闷纳呆，腹胀不适，大便黏滞，舌质紫暗，舌体胖大有齿痕，苔白厚腻，脉沉滑或沉涩。④肝肾亏虚证，肢体关节屈伸不利，痿软无力，甚者肌肉萎缩，腰膝酸软，骨松齿摇，头晕耳鸣，舌质淡，少苔或无苔，脉沉细无力。⑤阳虚寒凝证，肢体麻木不仁，肢末冷痛，得温痛减，遇寒痛增，下肢为著，入夜更甚，神疲懒言，腰膝乏力，畏寒怕冷，舌质暗淡或有瘀点，苔白滑，脉沉紧。⑥湿热阻络证，肢体灼热疼痛，或重着乏力，麻木不仁，脘腹痞满，口腻不渴，心烦口苦，面色晦垢，大便黏滞，小便黄赤，舌红苔黄腻，脉滑数。治疗原则，本病治疗应注重辨证，首先应辨虚实主次。本病属本虚标实之证，本虚以气虚、阴虚为主，渐至阴阳两虚，标实则责之瘀血、痰浊等，总以脉络不通为主。治疗当辨证施治。同时，瘀血既是病理产物，又是致病因素，遣方择药前提下，酌情选加化瘀通络之品，取其以通为补、以通为助之义。本病在治疗手段的选择上，除口服、注射等常规的方法外，当灵活选用熏洗、针、灸等外治法，内外同治，以提高疗效。分型论治：①气虚血瘀证，治法：补气活血，化瘀通痹。推荐方药：a. 补阳还五汤（《医林改错》）加减；b. 黄芪桂枝五物汤（《金匮要略》）加减。随症加减：病变以上肢为主加桑枝、防风、羌活；以下肢为主加川牛膝、木瓜、威灵仙等。推荐中成药：a. 木丹颗粒；b. 通心络胶囊；c. 糖脉康颗粒；d. 川芎嗪注射液；e. 血栓通注射液。②阴虚血瘀证，治法：滋阴活血，柔筋缓急。推荐方药：a. 芍药甘草汤（《伤寒论》）加减；b. 桃红四物汤（《医宗金鉴》）加减。随症加减：腿足挛急，时发抽搐，加全蝎、蜈蚣；五心烦热加地骨皮、胡黄连、知母；大便秘结加玄参、麦冬、生地黄；口苦咽干，目眩加柴胡、黄芩等。推荐中成药：a. 津力达颗粒；b. 生脉注射液。③痰瘀阻络证，治法：化痰活血，宣痹通络。推荐方药：a. 双合汤（《杂病源流犀烛》）加减；b. 白芥子散（《妇人良方》）加减。随症加减：胸闷呕恶，口黏加藿香、佩兰、石菖蒲；肢体麻木如蚁行较重者加独活、防风、僵蚕、全蝎；疼痛部位固定不移加白附子、延胡索、鸡血藤、制川乌（1.5～3 g）

等。推荐中成药：a. 血塞通软胶囊；b. 葛酮通络胶囊；c. 血府逐瘀胶囊；d. 丹参注射液；e. 丹红注射液。④肝肾亏虚证，治法：滋补肝肾，益精填髓。推荐方药：a. 六味地黄丸（《小儿药证直诀》）加减；b. 虎潜丸（《丹溪心法》）加减。随症加减：肾精不足，腰膝酸软明显加牛骨髓、龟甲、菟丝子；阴虚明显，五心烦热，加白芍、女贞子、银柴胡等。⑤阳虚寒凝证，治法：温经散寒，通络止痛。推荐方药：a. 当归四逆汤（《伤寒论》）加减；b. 阳和汤（《外科全生集》）加减。加减：以下肢，尤以足疼痛为甚者，可酌加制川乌（1.5～3 g）、续断、牛膝、狗脊、木瓜；内有久寒，见水饮呕逆者，加吴茱萸、生姜、半夏等。⑥湿热阻络证，治法：清热利湿，活血通络。推荐方药：a. 四妙散（《成方便读》）加减；b. 当归拈痛汤（《医学启源》）加减。随症加减：以肢体灼热为甚者，可酌加黄连、黄芩、苦参、桃仁；肢体重着者，加薏苡仁、萆薢、泽泻等。

近年来，伴随着糖尿病发病率的升高，糖尿病周围神经病变作为常见的并发症，其治疗方法受到更多的关注，也取得了很多研究成果，早期的干预与采取治疗可以有效减轻糖尿病周围神经病变患者的痛苦，提高其生活质量。由于其发病机制尚未明确，西医一般采取甲钴胺、硫辛酸等营养神经的治疗方法缓解症状；中医发挥其优势，重视辨证论治的作用，在预防及治疗方面都有所侧重，但都离不开行气活血，益气温阳，化瘀通络等治法。汤药、针刺艾灸、贴敷、足浴、中成药及注射液等中医传统疗法皆有其各自的长处，但也存在一些问题，比如诊断依据和疗效标准缺少标准化，实验设计上不严格，依靠单一的实验室指标上的改善，缺少系统的检查结果来证实。理论研究的深度、经验方的普遍适用性等还亟待进一步的研究。因此，加快建立和完善中医药标准化工作，研究中医药中糖尿病周围神经病变的防治机制尤为重要。

（三）药物选择

数据挖掘表明，活血祛瘀药（鸡血藤、牛膝、川芎、红花、丹参、桃仁、水蛭）出现频率最高；其次为补虚药（当归、黄芪、白芍、甘草、白术、山药）以补气补血为主，同时也有解表药（桂枝、葛根、细辛、生姜）和清热药（赤芍、生地黄、黄连）。药性主要集中于温、寒、平，药味主要集中于甘、苦、辛，归肝、脾、肺、肾经居多。仅仅通过药物出现的频次就可以简单地看出治疗糖尿病周围神经病变注重活血祛瘀、益气养阴，当归、黄芪为首选药，黄芪补益三焦之阳气，当归补血和营，气为血之帅，气行则血行，体现了气与血的关系以及“治病必求于本”的理念，同时更是顺应了糖尿病周围神经病变以气血阴阳亏虚为本，脉络瘀阻为标的病机理论，在辨证上注重上、中、下三焦分治。

四、名医经验

（一）吕仁和经验

明确本病的中医病名为消渴病痹症：基本病机为气阴两虚，经络痹阻。糖尿病性周围神经病变临床主要表现为四肢末梢对称性感觉麻木、蚁行、发热、怕冷，甚则出现疼痛，呈针刺、烧灼或钻凿样，患者往往难以忍受，夜间加重，白天或行走后可以减轻：也有的表现为下肢单侧或双侧活动受限，肢体软弱无力，甚则麻木不仁，步履困难，伴不同程度肌肉萎缩。中医古代文献尚无具体病名，但据临床表现，属于中医“痹证”“血痹”“不仁”“麻木”及“痿证”“痿躄”的范畴。吕仁和将本病定位消渴病痹痿病，既说明了本病由消渴病引起，又指出了本病的临床表现为痹证或痿证或两者并见。本病主要由消渴病治不得法，阴津亏耗无以载气，或燥热亢盛，痰热郁滞，伤阴耗气，而致气阴两伤，经络失活，血液运行受阻，脉络失养，血脉失和导致肢体麻木、疼痛，甚则肢软无力，肌肉萎缩等症。治疗大法为益气养阴，通经活络，注重脾肾。脾为后天之本，主运化，主肌肉，主四肢；肾为先天之本，主藏精，主强健，主伎巧。消渴病患者多为中年以上之人，若治不得法，脾肾俱虚。因肾虚藏精固摄失职，致甜味谷气丢失，滋养五脏之源减少，则造成肺胃津亏，燥热内生，耗伤气阴，进一步损伤脾胃，气血生化乏源，肌肉宗筋失养，而病变迁延日久不愈，因脾虚失于升清，不能将气血津液上布于肺而下滋肝肾，使肺家津亏，高源化绝，肾精肝血亏损，筋脉失于濡润，造成恶性循环，终至痰热郁瘀，气阴两伤，阻滞经络而致本病。所以吕仁和指出本病治疗大法以益气养阴、通活经络为主，但尚须兼顾脾肾。吕仁和根据糖尿病周围神经病变虚实夹杂的病机特点，提出了“以正虚定证型、以邪实定证候”的辨证思路。证型和证候是通过正虚和邪实的两个侧面来描述病情的，一般来说，证型是相对稳定的，不易变动的。证型分为 4 种：①气阴两虚：治以补益气阴。②肝肾阴虚：治宜补益肝肾。③脾肾阳虚：治宜温补脾肾。④精亏髓乏：治宜填精补髓。证候分为 8 种：①肺胃燥热：治宜滋阴清热、生津润燥。②肝郁气滞：治宜疏肝理气。③脾胃湿热：治宜清化湿热。④胃肠结滞：治宜清热润肠。⑤瘀血内阻：治宜活血化瘀。⑥痰湿阻滞：治宜化痰除湿。⑦湿热下注：治宜清利下焦湿热。⑧肝胆湿热：治宜清利肝胆湿热。上述证型与证候在糖尿病周围神经病变早、中、晚期均可出现，且证候与证型可以参互并见，如气阴两虚、瘀血阻络：气阴两虚、肝郁气滞等。

（二）许公平经验

许公平认为，本病大多属本虚标实证，病机以气阴亏虚为本，痰瘀阻络为标，阴虚是本病发病的关键，气虚是迁延不愈的症结，血瘀是造成本病的主要原因，痰湿是不可忽视的致病因素，病位在肢体络脉。通过长期的临床经验积累，许公平认为糖尿病周围神经病变当以气阴两虚为本，痰瘀阻络为标，并且瘀血作为病理产物始终贯穿糖尿病周围神经病变的整个过程。临证首先需辨别虚实，实证起病急，病程短，指端或足趾麻木、疼痛明显，感觉异常，活动不利：虚证发病缓，病程长，局部疼痛轻微，四肢指（趾）端麻木、蚁走感、震颤、拘挛、小腿抽筋，常有反复发作史。本病病情错综复杂，单纯实证或纯虚证少见，多虚实夹杂或兼有其他症状。因此，临床治疗中应审因度势，因证变法，不可拘泥于理论。许公平辨治消渴病痹证常从气虚血瘀、阴虚血瘀、湿瘀阻络 3 种证型着手。

（三）张发荣经验

张发荣认为，本病是消渴病日久损及肝肾，导致肝肾气阴亏损，久病入络，络脉闭阻，不通则痛，不通则肌肤失荣，而出现肢体麻木、疼痛、局部发凉等症状，最终导致四肢萎废不用。故糖尿病周围神经病变的病机特征为本虚标实，本虚在于气阴不足，阴津耗损，兼内有虚热；标实为痰浊闭阻，瘀血阻滞，痰瘀交阻，络脉不通。其中标实（痰瘀阻络）是糖尿病周围神经病变发病的直接病因。张发荣处方用药方面有如下特色：①重视调理脾胃。脾胃为后天之本，气血生化之源，脾升胃降则机体才能维持正常的生理功能。临床上常见糖尿病周围神经病变患者伴有纳差脘腹痞闷、二便失调等脾胃运化失司症状。张发荣常用炒麦芽、炒山楂、神曲、鸡内金等健运脾胃。②重视验方和中成药的运用。张发荣除应用汤剂外，常配合验方和中成药，才能取得更好的临床疗效。临证根据患者证型和病情需要，酌加藿香正气液化湿和胃、正清风痛宁胶囊祛瘀止痛、肠泰口服液调理肠胃、逍遥丸疏肝理脾。③善用虫类药物。糖尿病周围神经病变患者多因瘀血引起，并伴有血液黏滞度升高，张发荣除加用活血药物外，常辅以水蛭、土鳖虫、地龙、全蝎、蜈蚣等 1～2 味虫类药以提高疗效。④经方和时方联合应用。张发荣常说临床不应局限于经方和时方，应针对患者病情和症状选择合适对症的处方，方能取得良效。对于药量变化，如黄芪一般用量在 30 g 以上，个别患者曾用至 200 g，而贵重和有毒药物，其用量则应慎之又慎。

（四）林兰经验

林兰认为糖尿病周围神经病变的发生，与糖尿病病程和血糖控制情况等直接相关。阴虚是糖尿病的病因病机主线，阴虚生内热，热耗阴津，气血津液不足，经脉失养闭阻发为本病。心阴虚火旺，热耗心阴，心阴不足，心火亢盛，心神浮越则可致心脏自主神经病变，出现心慌、心悸症状，甚则神情痴呆，神识昏糊。肝阴虚则动风，头晕头痛，或四肢抽搐，挛急，或肢体麻木不仁。若肾阴虚火旺，则肾关失司，精关不固，性神经病变而出现遗精、早泄现象。甚则肾阴虚亏，虚阳上扰而出现头晕目眩，急躁易怒等周围神经和中枢神经病变。糖尿病周围神经病变属于消渴病的继发病变，临床上以麻、凉、汗、痛、痿为主要特点，基本符合“痹证”的表现，命名为“消渴痹证”较为合适。久病必虚、久病必瘀、久病入络。糖尿病病程日久，在五脏柔弱的基础上，脏腑愈虚，气虚则血行不畅，血脉瘀阻，不通则痛而见肢体疼痛；气虚气滞则痰浊内生，痰瘀交阻肢体疼痛，麻木，重着。气滞血瘀则疼无定处，时轻时重，呈现周围神经、中枢神经和自主神经病变。本病的发生与消渴病失治误治、禀赋不足、饮食失宜、情志失调、劳欲过度和起居不慎等密切相关，认为痹证的发病是在消渴病气阴两虚的基础上，阴虚内热，耗气伤津，迁延日久，致虚、致瘀，最终出现气血阴阳亏虚，瘀血、痰湿、气滞闭阻经络而成的。因此消渴痹证的病机以气血亏虚为本，瘀血、痰湿、气滞闭阻脉络为标，虚实错杂，其中血瘀这一病机贯穿于本病的始终，其病位涉及肌肤、经络、五脏。在本病的辨证论治方面，林兰根据其病因病机、临床表现的不同，将消渴痹证分为气阴两虚、脉络瘀阻，阴阳两虚、寒湿闭阻，肝肾阴虚、筋脉失养和脾胃两虚、痰瘀交阻四型来进行辨证论治，其中气阴两虚挟瘀是本病的最基本证型。①气阴两虚、脉络瘀阻者，以益气养阴、活血化瘀为主要治则，方选基础方合糖痛方加减，主要药物包括太子参、麦冬、五味子、丹参、川芎、红花、桃仁、土鳖虫、赤芍、黄芪等；②阴阳两虚、寒湿闭阻者，以益气养阴、温经散寒除湿为主要治则，方选基础方合黄芪桂枝五物汤合独活寄生汤加减，主要药物包括黄芪、桂枝、白芍、独活、桑寄生、秦艽、细辛、防风等；③肝肾阴虚、筋脉失养者，以益气养阴为前提，治宜补养肝肾、活血通经，方选基础方合六味地黄汤合四物汤加减，主要药物包括五味子、酸枣仁、柏子仁、生熟地黄、山茱萸、当归、白芍、川芎、牛膝等；④脾胃两虚、痰瘀交阻者，以益气养阴为前提，治宜健运脾胃、化痰通痹，方选基础方合参苓白术散合茯苓丸加减，主要药物包括茯苓、枳壳、半夏、党参、白术、白扁豆、薏苡仁、山药、莲子、桔梗等。临床上林兰常以益气养阴、活血化瘀的自拟基础方为基础，再根据患者实际进行辨证加减。对于伴有汗出异常者常予黄芪、防风、白术益气固表止汗，桂枝、白术调和营卫、通达四肢；手足刺痛明显者常予白芍、甘草缓急止痛，三七、川芎、土鳖虫、地龙活血行气止痛；四肢麻木、发凉者常予当归、白芍补血敛阴，桂枝、姜黄温通经脉；手足痿弱无力者常予杜仲、牛膝、熟地黄、当归补肝肾阴、强筋健骨。

（五）魏子孝经验

魏子孝主张根据糖尿病周围神经病变临床表现和病机特点将其归于“血痹”和“脚气”范畴，以肢体麻木为主者参照血痹论治，以肢凉肿胀疼痛为主者参照湿脚气论治。魏子孝将糖尿病周围神经病变的主要病机归结为气虚血瘀阻络和阳虚寒湿阻络两种，以气虚、血虚、阳虚为本，以痰湿、瘀血阻络为标，血瘀贯穿始终，病位在血络，与脾肾关系最密切。消渴日久，气血耗伤，气虚则血虚，经脉失养，气虚无力推动血行，而致内生瘀血，阻滞脉络，加剧气血运行不畅，故出现肢体麻木、疼痛等症状；或阴损及阳，阳虚气不化津，而致内生湿邪，日久湿凝成痰，痰湿阻络，阻滞气血运行，甚者致血瘀，阳虚则寒凝，湿胜则肿，故肢体可出现肿胀、发凉、疼痛。治疗以益气养血、温肾化湿为主，化瘀通络贯穿始终。对血瘀、血虚、气虚、络阻证的治疗用药基本符合上述数据挖掘结果，对气虚血瘀型以补阳还五汤为基础方，阳虚寒凝型以鸡鸣散为基础方，并根据各型轻重结合舌苔脉象适当加减变化。如舌色见黯之瘀象者，多用桃仁、红花、莪术、三棱；麻木，或冷痛，或局部乌紫者，则必用水蛭、穿山甲、地龙等药；如苔微腻必配化湿浊之品，防湿聚生痰阻络，清化用青蒿、荷叶、佩兰等，温化用紫苏叶、厚朴、藿香等。畏寒肢冷，多选加淫羊藿、胡芦巴、桂枝、吴茱萸、附片；肢冷重症可暂加细辛散寒。疼痛明显，属热证者，重用白芍，加生甘草、徐长卿；属寒证者，加桂枝、制川草乌（先煎 1 h）、细辛；有灼热感且伴有阴虚者，去当归，加玄参、牡丹皮。

（六）仝小林经验

仝小林结合多年临床经验，认为在糖尿病周围神经病变中，脏腑热、经络寒常常同时存在。治疗上可运用通补兼施、寒热并用的方法。中医根据糖尿病周围神经病变的临床表现，多将其归属于“血痹”“痛证”等范畴。病位主要在络与脉。若以脉的病变为主，一般是多重因素导致的血管病变，治疗难度大，周期长；若以络的病变为主，则主要涉及微血管和神经末梢的病变，治疗相对简单。病机常常虚实相间。脏腑热、经络寒，是指患者既有四肢络脉寒的表现，如四肢发麻、发凉、发木、疼痛等周围神经功能障碍的表现，同时又有急躁易怒、消谷善饥、口干口苦、口舌生疮、大渴引饮、便秘、舌苔黄厚腐腻、脉滑数等脏腑内热的症状。脏腑热主要是以脾虚胃热为主，涵盖胃热、肠热、肝热。经络寒主要表现为四肢的发麻、发木、发凉、疼痛。仝小林认为，糖尿病周围神经病变属于糖尿病“郁、热、虚、损”四大阶段中的虚、损阶段。由于“脾瘅”的核心病机是中满内热，病理中心在胃肠。长期的胃肠积热、脏腑功能亢进，日久必会耗伤脏腑气血。耗伤脏腑的精气之中，尤以脾气虚损为重点。一方面，脾气虚损，会加重脾不运化，水谷不化则土壅，土壅又会导致木郁，土壅、木郁均可化热，加重胃肠积热。土壅主要表现为胃肠热滞，临床上主要表现为消谷善饥、口干、口苦、便秘等；木郁主要表现为肝胆郁滞，临床表现为急躁易怒等。另一方面，脾气虚损，不能运化水谷精微化生精气，反聚而生痰、生湿，形成痰湿浊毒，壅滞于脉道，导致脉络瘀阻；同时脾阳虚、脾气虚，不能温达四末，导致四末失于温养，则寒凝而血瘀，遂成血痹，而成经络寒。《素问》云："脾病不能为胃行其津液，四肢不得禀水谷气，气日以衰，脉道不利，筋骨肌肉皆无气以生"即是此意。因此，糖尿病周围神经病变脏腑热、经络寒总以脾虚为本，脾虚、胃热兼见。

（七）谢春光经验

谢春光认为糖尿病周围神经病变的基本病机是阴虚为本、燥热为标，阴虚内热，灼伤津液而成瘀血；或久病气阴两虚，痰浊瘀血互结，阻滞脉络；或病损及阳，以致阴阳两虚，阳虚寒凝而致血瘀。病变乃本虚标实，虚者多为阴津不足，病久耗气，导致气阴两虚，且阴阳互根，阴虚日久必损及阳，致阴阳俱虚。实者多为痰瘀互结，阻滞脉络而致病。正如清代名医叶天士承《黄帝内经》络病之说，提出"久病入络""久病多瘀"之论，认为"初为气经，久则血伤入络"，"百日久恙，血络必伤"，"经年宿病，病必在络"，"久痛必入络，气血不行"，"络脉瘀闭，不通则痛"。DPN 者气阴两虚、阴阳俱虚，经络失于滋润温养，不荣则痛。若气虚运血无力，阴亏血脉不充，阳虚寒凝均可致气血运行障碍而停滞为瘀。若痰浊阻滞，则血行不畅；或瘀血内停，津液不得化而聚为痰，痰因瘀阻而胶结益固，瘀因痰附其阻愈牢，故朱丹溪有"痰夹瘀血，遂生窠囊"之言。谢春光本着实者宜攻之，虚者宜补之的原则，根据其成因不同，予以清热养阴，活血化瘀；或温阳通络，活血化瘀；或化痰降浊，活血通络；或益气养阴，活血化瘀等诸法治疗。而活血化瘀法则贯穿于治疗的始终。临床上常见的证型有气阴两虚兼瘀，以益气养阴兼活血化瘀法治疗；阳虚血瘀者予温阳通络佐以活血化瘀；阴虚血瘀者予养阴清热法兼活血化瘀法；气虚血瘀者予益气活血通络。正如叶天士认为"至虚之处，便是容邪之处"，主张"大凡络虚，通补最宜"及"辛甘温补，佐以流行脉络"。在用药上，强调活血化瘀法贯穿于病程治疗的始终，且早期应用活血化瘀药可预防糖尿病并发症发生和发展。常用的活血化瘀药如丹参、川芎、赤芍、生地黄、红花等。尤擅长运用虫类药物与藤、枝类药物结合治疗，以达到活血化瘀、通络止痛的目的。如地龙、牛膝、土鳖虫、全蝎、水蛭等，瘀血严重者常用之，因其能深入筋骨络脉，搜风邪、透关节、通络止痛，有攻瘀逐邪之效。瘀血较轻者常用藤、枝类药物，如桂枝、丝瓜络、路路通、桑枝、络石藤、忍冬藤、鸡血藤、海风藤等，因藤枝类能通达四肢经脉，量大效佳，乃四肢疾患常选的引经药。治疗组方上初期当以滋阴清热方剂为主，如六味地黄丸、玉女煎配以黄连、天花粉、葛根、知母、生石膏、玄参、荔枝核、黄精等有降糖作用的单药加用活血化瘀药。病久气虚血瘀者当以补阳还五汤合滋萃饮加味治疗。久病气阴两虚兼瘀者当以滋萃饮合六味地黄汤治疗。临证时需灵活辨证，气虚明显者加用太子参、党参、黄芪等；阴虚明显者加用玄参、麦冬、生地黄、天花粉等；气阴两虚者加用生晒参、北沙参、太子参等；热盛者加生石膏、知母、黄连等；挟湿者加苍术、玄参。

（八）周绍华经验

周绍华认为"血分证"贯穿于该病始终，血虚、血瘀、血热、血寒等病证必然会出现麻木、疼痛等周围神经受损的症状，主要因为血液亏虚或枯少，血不养筋，筋脉失养，通行不利，或血虚不润而生燥，血燥而内风自起，以致血液不能正常输布于诸筋之末，或气机郁滞，气虚不能推动，瘀血内生，阻滞经络，而致手足发麻、皮肤瘙痒等糖尿病性周围神经病的表现。若表现为手或足麻木，蚁走感，刺痛灼热，肢体远端无力，筋脉弛缓，肢体远端皮肤干燥、发凉、苍白或青紫，汗少或多汗，舌质暗红或有瘀斑，苔薄黄或薄白，脉弦或弦细等血虚血瘀，筋脉失养者，周绍华善用当归补血汤合四物汤加味益气养血，祛风通络。方中以黄芪大补脾肺之气，以资化源，使气旺血生，配四物汤养血和营，阳生阴长，气旺血生。若下肢麻木者加红花、丹参、杜仲、川牛膝活血通络；皮肤发凉、疼痛去桑枝加桂枝、附子、细辛温阳通络；多汗加牡蛎、生黄芪益气固表敛汗；若表现为肢端疼痛，不能入睡，怕盖棉被，麻木不仁，手足无力，肿胀汗出，皮肤色暗或有瘀斑，苔薄，脉紧涩等瘀血凝滞者，治以身痛逐瘀汤加减活血通络。手足无力，肿胀汗出，酌加生黄芪、潞党参、云茯苓、嫩桂枝等益气健脾，温阳通络。

五、名方推荐

（一）通络止消方

太子参、桑寄生、川牛膝各 30 g，黄精、卫矛各 20 g，狗脊、续断、刺猬皮、土鳖虫各 10 g，蜈蚣 3 条。功效：益气养阴，健脾补肾，活血通络。主治：糖尿病性周围神经病变之气阴两虚型。用法：每日 1 剂，水煎，分 2 次服。加减：若伴视物模糊，加青葙子、谷精草、女贞子、枸杞子、珍珠母；若伴胸痹，心痛彻背，加瓜蒌、薤白、牡丹皮、丹参、降香；若伴胆囊炎、胆结石，加金钱草、海金沙、鸡内金、柴胡、枳实等；若伴肢体浮肿，加猪茯苓、泽兰、泽泻、车前子等；若气虚倦怠乏力较烈，加黄芪；若四肢麻木疼痛为主，加桑枝、桂枝、羌活；下肢痛甚，重用川牛膝，加姜黄、葛根；若麻木、发热口干，加黄连、桑白皮；若四肢发凉怕冷手足不温，加肉桂、附子；若肢体沉重，纳呆，脘痞腹胀，加木瓜、茯苓、枳实、莱菔子；若肢体麻木，口苦口中黏腻，配合二妙散；四肢麻木较重者，加穿山甲、地龙、威灵仙；若头晕、头痛，加天麻、钩藤、川芎、夏枯草；情志不畅者配合四逆散或者逍遥散加减；下肢瘫痪，肌肉瘦削，配合补中益气丸及虎潜丸。

（二）二至丸合四物汤加减

女贞子、当归、川芎、赤芍、牛膝各 10 g，墨旱莲 9 g，生地黄 12 g，红花、甘草各 6 g。功效：养阴化瘀。主治：糖尿病周围神经病变之阴虚血瘀型。用法：每日 1 剂，水煎，分 2 次服。加减：若阴虚内热较盛，偏内热者，加知母、黄柏、青蒿、地骨皮各 10 g；偏阴虚者，加麦冬、石斛各 6 g，五味子 10 g；若血瘀盛者，加路路通 15 g，鬼箭羽、三七粉各 10 g。

（三）加味苍柏散加减

苍术、白术、黄柏、防己、槟榔、海桐皮、木瓜、羌活、独活、当归各 10 g，薏苡仁 30 g，牛膝 15 g，川芎、赤芍各 9 g。功效：除湿化瘀。主治：糖尿病周围神经病变之湿瘀阻络型。用法：每日 1 剂，水煎，分 2 次服。加减：若下肢肿胀较甚，加猪苓、五加皮各 10 g，冬瓜皮 30 g；若瘀血较重，加水蛭 6 g，红花 9 g，鸡血藤 10 g。

（四）渴必络 1 号方

红花、苏木、骨碎补、花椒各 10 g，川芎、木瓜、牛膝各 9 g，当归、鸡血藤、伸筋草各 20 g，络石藤 12 g，制川乌、制草乌各 5 g。功效：益气散寒，活血通络。主治：糖尿病周围神经病变之气虚寒凝血瘀型。用法：每日 1 剂，水煎，早晚 2 次，外用。

（五）渴必络 2 号方

红花、赤芍、路路通、何首乌各 10 g，川芎、地龙各 9 g，当归 20 g，秦艽、海桐皮、白蒺藜各 15 g，络石藤、钩藤各 30 g。功效：祛湿通络。主治：糖尿病周围神经病变之阴虚湿瘀互结型。用法：每日 1 剂，水煎，早晚 2 次，外用。通过中药足浴使药物有效成分通过皮肤腠理及毛细血管吸收，使气血经络畅通，改善循环。加减：若有四肢不温的患者，则必加入花椒以辛散透达。

（六）六味地黄汤合生脉散加减

黄芪 60 g，山药 30 g，生地黄、麦冬、五味子、熟地黄、山茱萸、牡丹皮、茯苓、泽泻各 15 g，三七粉（冲服）3 g，细辛 5 g。功效：益气养阴，活血通络。主治：糖尿病周围神经病变之气阴两虚型。用法：每日 1 剂，水煎，分 2 次服。

（七）葛根芩连汤合平胃散加减

葛根、陈皮、炒麦芽、丹参、薏苡仁各 30 g，鸡内金、草果、黄芩各 15 g，黄连、生甘草各 10 g，厚朴 12 g。功效：健脾益气，化湿通络。主治：糖尿病周围神经病变之脾虚湿滞型。用法：每日 1 剂，水煎，分 2 次服。

（八）滋水清肝饮加减

当归、山茱萸、牡丹皮、茯苓、泽泻、白术各 15 g，白芍 20 g，柴胡 12 g，山药、炒麦芽各 30 g，生甘草、生姜、薄荷、郁金各 10 g。功效：滋阴益肾、疏肝柔肝。主治：糖尿病周围神经病变之肝肾阴虚型。用法：每日 1 剂，水煎，分 2 次服。

（九）二陈汤合补阳还五汤加减

法半夏、地龙各 15 g，陈皮 20 g，茯苓、延胡索各 18 g，黄芪、丹参、鸡血藤各 30 g，白芷 12 g，白芥子、甘草、乳香、没药各 10 g，水蛭 5 g。功效：活血化瘀、豁痰通络。主治：糖尿病周围神经病变之痰瘀交阻型。用法：每日 1 剂，水煎，分 2 次服。

（十）虎潜丸合芍药甘草汤加减

熟地黄 12 g，龟甲 15 g，黄柏、知母、牛膝、当归各 10 g，白芍 15 g，甘草 6 g。功效：补益肝肾，缓急止痛。主治：糖尿病周围神经病变之肝肾两虚，血不荣经证。用法：每日 1 剂，水煎，分 2 次服。

（十一）逆茯苓丸合补中益气丸加减

茯苓 30 g，枳实 6 g，半夏、陈皮、白术、大腹皮各 10 g，党参、当归各 12 g。功效：健脾益气，化痰通痹。主治：糖尿病周围神经病变之脾胃虚弱，痰浊阻络证。用法：每日 1 剂，水煎，分 2 次服。

（十二）桃仁四物汤加减

当归、赤芍、白芍、川芎、红花、桃仁各 10 g，丹参 15 g，乳香、没药各 6 g，地龙、牛膝各 10 g，生地黄 15 g。功效：活血化瘀，通痹止痛。主治：糖尿病周围神经病变之气滞血瘀脉络瘀阻证。用法：每日 1 剂，水煎，分 2 次服。

第三节　甲状腺功能亢进症

甲状腺功能亢进症，简称“甲亢”，是指甲状腺腺体本身产生的甲状腺激素过多而引起的甲状腺毒症，甲状腺毒症以神经、循环、消化等系统兴奋性增高和代谢亢进为主要特征，甲亢的病因主要包括弥漫性毒性甲状腺肿（Graves disease）、结节性毒性甲状腺肿和甲状腺自主高功能腺瘤等。甲亢的患病率约为 1%，其中 80%以上由 Graves 病引起。

一、诊断标准

临床甲亢的诊断标准：①具有临床高代谢的症状和体征；②甲状腺体征：甲状腺肿和（或）甲状腺结节，少数病例无甲状腺体征；③血清激素异常：FT4、FT3、TT4、TT3 升高，TSH 降低（一般＜0.1 mIU/L）。具备以上 3 项诊断即可成立。

Graves 甲亢的诊断标准：①临床甲亢的症状和体征；②触诊和 B 超检查证实有甲状腺弥漫性肿大，少数病例可以无甲状腺肿大；③血清 TSH 浓度降低，甲状腺激素浓度升高；④眼球突出和其他浸润性眼征；⑤胫前黏液性水肿；⑥TRAb 或 TSAb 阳性。以上诊断标准中，前 3 项为诊断必备条件，后 3 项可为进一步明确病因提供依据。

二、西医治疗

（一）甲状腺毒症的对症治疗

对于具有甲亢症状的老年患者以及静息时心率超过 90 次/min 或同时存在心血管疾病的其他甲亢患者，推荐应给予 β-受体阻滞剂治疗。也可以说，所有高度怀疑或已经确诊甲亢的患者均应考虑应用 β-受体阻滞剂治疗。应用普萘洛尔、阿替洛尔、美托洛尔或其他 β-受体阻滞剂治疗能减轻许多甲状腺毒症症状，尤其是心悸、震颤、焦虑和怕热症状，同时改善肌无力和震颤，还能减轻易怒、情绪不稳和运动不耐受的程度。普萘洛尔常规起始剂量为 40～160 mg/d，因为甲亢时药物清除率会增大，所以可能需要较高剂量来治疗（如 160～320 mg/d）。

（二）ATD 治疗

ATD 主要包括咪唑类和硫脲类两大类，前者包括甲巯咪唑（methimazole，MMI）和卡比马唑，后者包括丙硫氧嘧啶（propylthiouracil，PTU）和甲硫氧嘧啶（methylthiouracil，MTU）。除了妊娠早期、甲状腺危象以及对甲巯咪唑治疗过敏或不敏感同时又拒绝 I^{131} 治疗或手术治疗者选用 PTU 治疗外，对于任何选择 ATD 治疗的患者均推荐选用 MMI 治疗。ATD 的主要不良反应为粒细胞缺乏和肝毒性。MMI 剂量指导：如果 FT4 是正常上限 1～1.5 倍，起始给予 5～10 mg；如果 FT4 是正常上限 1.5～2 倍，给予 10～20 mg；如果 FT4 是正常上限 2～3 倍，给予 30～40 mg。但这些粗略的指导方针应该视患者具体情况而定，包括患者的症状、腺体大小、T3 水平和基础外周血常规以及肝功检测结果。血清 T3 水平对最初的监测很重要，有些 MMI 治疗的患者 FT4 水平很正常，但血清 FT3 水平持续升高，表明存在持续的甲状腺毒症未被有效控制。

（三）放射性碘治疗

适应证：同意在 ^{131}I 治疗达 4～6 个月以后再妊娠者、伴有增加手术风险疾病者、曾经接受过手术或颈部外照射者、有 ATD 治疗禁忌证者、有周期性低钾性瘫痪、右心衰竭、肺动脉高压或充血性心力衰竭的甲亢患者以及缺乏有诊治经验的甲状腺外科医生时。

（四）手术治疗

适应证为具有压迫症状或重度甲状腺肿大（≥80 g）者、放射性碘摄取率相对较低者、同时伴有已证实或怀疑甲状腺癌的结节患者、存在无功能或低功能较大结节者、合并甲状旁腺功能亢进症需要手术治疗者、在未来 6 个月内计划妊娠者、合并中重度活动性 Graves 眼病者、不耐受 ATD 治疗且不希望接受 ^{131}I 治疗者。当血 TRAb 水平非常高时尤其适合手术治疗。行甲状腺切除术前需先用 ATD 治疗 1～3 个月使甲状腺功能恢复正常。对大多数 Graves 病患者都会在术前应用复方碘化钾溶液或碘化钾饱和溶液（saturated solution of potassium iodide，SSKI）治疗，以减少甲状腺血流、改善血管分布和术中失血。在手术前 10 d 应将碘化钾 5～7 滴（0.25～0.35 mL）溶于林格液（8 mg 碘/滴）或碘化钾 1～2 滴（0.05～0.1 mL）溶于 SSKI（50 mg 碘/滴），混于水或果汁中，每日口服 3 次。术前就开始短暂补充一段时间骨化三醇可以减少一过性低钙血症的发生。

（五）妊娠期甲亢的治疗

^{131}I 治疗和放射性核素相关检查为绝对禁忌，原则上不建议行甲状腺手术；如确实需要，也应选在孕中期的后半段进行。考虑到少见但潜在的致命性 PTU 相关肝损伤，国内外指南均推荐仅在妊娠期的头 3 个月或对 MMI 过敏或不耐受的患者首选 PTU。如果在孕中、晚期仍要坚持使用 PTU 治疗，患者在做甲状腺功能评估的同时还应监测肝酶的变化。

三、中医临床思维

（一）中医病名及病因病机特征

根据甲亢的颈前肿大，情志影响出现烦躁易怒、心悸、汗出等症状的特点，将其归属于中医“瘿气”范畴。“瘿气”之名见于宋代《太平圣惠方》，“瘿气”为“瘿病”其中一种，瘿病根据病因可分为石瘿、泥瘿、劳瘿、忧瘿、气瘿五瘿，其中劳瘿、忧瘿、气瘿主要与情志因素有关。《外科正宗》：“筋骨呈露曰筋瘿，赤脉交结曰血瘿，皮色不变曰肉瘿，随忧喜消长曰气瘿，坚硬不可移曰石瘿，此瘿之五名也。”甲亢的病因主要有禀赋体质、水土、外感邪毒、内伤七情、饮食劳倦五大因素。以上病因可致气机升降失调，肝气郁滞，气机不畅导致津液不运而成痰；或致脾胃之气受损，中焦失常则无以运化水湿，湿浊自生；气机升降失调，气滞则血瘀。综上，终致气滞、痰凝、瘀血之邪搏结于颈前，发为本病。基本病机为气血津液失调，气滞、痰凝、血瘀，壅结于颈前。

（二）辨病辨证及治疗特征

中医规范将瘿病分为气郁痰阻证、痰结血瘀证、肝火旺盛证、心肝阴虚证 4 个证型。本病病位主要在肝脾，以实证居多，久病也可致虚，故可见痰凝、气郁、血瘀与气虚、阴虚等虚实夹杂的证候；也可出现病机转化的情况，肝气郁结而化火，久致心肝阴虚。重症患者阴虚火旺症状危重时可出现神昏谵语、大汗高热、脉疾等表现。辨证时应首辨在气在血，再辨虚实。

本病的基本治疗原则为理气化痰、消瘿散结。若经前肿块硬而有结节，可配合活血化瘀治法，阴虚火旺者配合滋阴降火。晋代葛洪《肘后备急方》提出海藻、昆布等富碘中药可治疗瘿病；《小品方》也提出“治瘿瘤诸瘿，昆布丸方”。《本草纲目》提出黄药子也有解毒消瘿之效。孙思邈《千金要方》使用了昆布、羊靥、鹿靥创五瘿丸加减应用治疗瘿病；王焘的《外台秘要》中“瘿病方一十八首”“气瘿方一十首”“五瘿方八首”“灸瘿法一十三首”和“瘤方三首”5篇专篇。明代陈实功在《外科正宗·瘿瘤论》：“夫人生瘿瘤之症，非阴阳正气结肿，乃五脏瘀血、浊气、痰滞而成”，随之创海藻玉壶汤、十全流气饮等方剂。隋代《诸病源候论·瘿候》提出了血瘿、肉瘿、气瘿的治法：“有血瘿，可破之；有肉瘿，可割之；有气瘿，可具针之”，提出了可以使用针灸及外科的方法治疗。《黄帝内经》云“精神不进，志意不治，病乃不愈”，对于瘿病来说，舒畅情志也是重要的治疗措施之一。

（三）药物选择

主要有疏肝理气药、滋阴清热药、化痰散结药、泻火解毒药和补虚药几类。疏肝理气药如香附，消瘿散结药如浙贝母、夏枯草，滋阴清热药如麦冬、生地黄，泻火解毒药如黄连，补虚类药如黄芪。甲亢存在多种免疫功能的异常，治疗甲亢的免疫抑制类中药主要为雷公藤和穿山龙。国家已公开专利中治疗甲亢的中药应用第一的为清热泻火药夏枯草，其次为牡蛎、生地黄，之后依次为化痰药海藻和昆布，以及当归、黄芪、白芍和鳖甲等。含碘中药的使用也存在争议。含碘中药分为两类，一类是含碘较多的（富碘中药），如海藻、海带、昆布等海生药物；另一类含碘较少，如黄药子、生牡蛎、香附、夏枯草、贝母、土贝母、玄参等非海生药物。在治疗由缺碘引起的甲状腺疾患中，含碘中药在缓解患者临床症状方面确有疗效，但在临证治疗中也应根据病情的轻重、病程的长短合理选用。在患病初期，可以消瘿散结、化痰软坚为治法，适当选用含碘中药；疾病后期，患者火热之征已显，阴虚之象已露，应以清热养阴益气为主，此时应少用，或者不用含碘中药。

四、名医经验

（一）魏子孝经验

魏子孝认为甲亢多由先天肾阴不足，后天情志刺激导致，甲亢病机，不外乎本虚标实，本虚以肾阴亏虚为主，标实主要为肝气郁滞，郁而化热或阴虚阳亢，阳亢化火，继而导致脏腑功能紊乱，变生血瘀、痰浊等病理产物。甲亢本虚标实，且疗程较长，根据证候分型特点配以滋阴、降火、解郁、益气之法，运用4个常法时，以滋阴为重。四者单独运用很少，常常二三者并用。关于滋阴法，滋阴的目的有二，“壮水之主以制阳光”，上济心火，下抑肝阳；养肝体，助肝之疏泄；又肝为藏血之器，滋阴养血并用。阴虚者多伴有虚热，养阴清热法临床常以一贯煎为基础方加减。此外，仍要注意选择养阴药物喜用清润之品，避免滋腻之药阻碍气机，且远温近凉。降火之法清热注意分部位（心经有热、肺胃有热、肝经火旺），同时还要注意顾护阴津，运用清热泻火药的同时，配伍利尿药芦根、淡竹叶、通草等，清热利小便而不伤阴，使邪有出路。关于解郁之法，郁证分为气郁化火和痰郁化火。治气血之郁，有“顺气为先”之古训，故以柴胡、香附、郁金、白术等疏肝健脾行气；治痰郁化火，以清热化痰为法，痰火与阴液耗伤互为因果，因此清热化痰的同时也不可忽视滋养阴液。关于益气之法，选用补气药主要着眼在心、肺、脾三脏。补心气，以生脉饮为基础方；补肺气，以玉屏风散为基础方，重用黄芪、白术；补脾气，以四君子汤为基础方。如果补气的同时要兼行滋阴清热，可参考当归六黄汤。关于兼证，对于甲状腺突眼患者，在清肝泻火基础上根据证候配合利湿化痰散瘀，酌加祛风之品。常用生薏苡仁、泽泻利湿，半夏、白芥子、夏枯草、生牡蛎化痰散结，莪术、益母草、赤芍活血化瘀，“肝开窍于目”，故祛风药多选用走肝经的菊花、白蒺藜。

（二）路志正经验

路志正强调“以肝郁为中心，与五脏失调相关”，特别指出：“痰浊瘀血之形成在于脏腑之失调，虽以肝郁为中心，但又必影响到心肺脾肾诸脏”。故病机特点属“本虚标实”，以“肝肾心脾亏虚”为本，“肝郁胃热、化火生风、痰瘀停滞”为标。他认为该病在不同时期，病机虚实有异，针对病情变化而分阶段予内外并治，消补兼施。甲亢早期病机多属“肝郁胃热”，治宜理气解郁，清肝泻火。疏肝解郁常用逍遥散、丹栀逍遥散、柴胡疏肝散、四逆散等。但此类药大多香燥而易伤阴，故不可过用重剂。肝体阴用阳，喜柔忌刚，需与养血柔肝、滋水涵木药物配伍使用，以治病求本。中期则气阴耗伤，此时治疗上当补虚扶正为治疗的主要原则，但益气、滋阴仍有偏重不同和用药差异。晚期则因病机复杂，虚实相兼，治疗上宜分清标本轻重缓急而兼顾正邪两方面的情况，治以健脾补肾，化痰祛痰散结。健脾可选用参苓白术散、归脾丸等加减，若久病失治，损及肾中真阴真阳，则兼见肾阴、肾阳亏虚之候，宜补肾固本，坚阴泻火，可与六味地黄丸、知柏地黄丸或一贯煎等加减，温补肾阳则予真武汤、附子汤等。关于引经药的使用，路志正认为，因甲亢病患在上位于颈前喉结处，故常用桔梗等引药上行，以使药达病所。又因病位在上，属肺卫，凡见肺卫症候，均可加用清肺化痰之品如桑白皮、地骨皮以清肃肺气，而少用温燥。其他药如胆南星、僵蚕、蝉蜕、露蜂房、木槿花、密蒙花、蝉蜕、白蒺藜、枸杞子、菟丝子等药也较常选用，但仍需辨证并视所及脏腑的不同选用相应药物发挥引经报使作用。除内治法外，路志正重视予黄药子等药物外敷甲状腺，既能局部增强软坚散结的功效，又可避免药物口服导致肝功能损害的毒副作用，若联合针灸治疗则可以起到疏通经络、调和五脏的良好作用。同时还强调，心理治疗具有药物等治疗不可替代的特殊作用，也不可忽视。

（三）陈如泉经验

陈如泉认为“痰瘀”是甲亢疾病的基本病理因素，痰瘀凝结于颈前，而为瘿病。常用治法为化痰软坚、疏肝理气、活血散瘀、滋补肝肾、补脾益气、清肝明目。陈如泉认为，甲亢治疗有 3 难症：第一，甲亢合并突眼，第二，甲亢合并心律失常，第三，甲亢合并胫前黏液性水肿。甲亢合并突眼最常见也是现代医学公认的难治疾病，西药及手术均不能满意解决问题。治疗甲亢突眼，常用清肝明目之品，选用木贼、谷精草、青葙子、夜明砂、决明子、千里光、密蒙花等药物。

（四）李赛美经验

李赛美认为人有五脏生五志，情志失调影响五脏之气的运行。肝主疏泄，过度忧郁则肝气郁结，甚则气郁化火，火盛动风，肝风内动；思虑伤脾，脾虚生痰，风火相煽，气火夹痰上逆，阻于颈前肝经循行部位而发此病。气滞则血瘀，气滞、血瘀、痰凝互结颈前，致颈部肿块渐大，病程迁延日久。病久入络，伤及它脏则经久难愈，易于复发。她认为甲亢初期，实证居多，多属阳明或阳明少阳合病，尤以阳明实热证多见，故宜清泄阳明之实热，可予以白虎汤或白虎加人参汤等加减。中期多虚实并见，故宜以涤痰化瘀、软坚散结为主，以益气养阴为次，可予以柴胡加龙骨牡蛎汤、小柴胡汤加减，或消瘰丸加夏枯草、山慈菇、猫爪草作为基本方，辅以柴胡、白芍等疏肝之品，以期标本同治。后期，病程迁延，损及脾胃，久病入肾，脾肾两虚，太少合病，方选理中汤或柴芍六君汤加减，以期匡扶正气，调理善后。

（五）许芝银经验

许芝银认为本病的辨证当分标本、新久、虚实。将本病分为气郁痰阻型、痰瘀互结型、肝火旺盛型、心肝阴虚型、阴虚风动型、气阴两虚型、脾肾阳虚型。许芝银认为在甲亢的发病过程中，一般病初以实证、热证为主，肝郁蕴热、肝胃蕴热、心肝火旺证多见。治疗上以疏肝清热、清胃生津、泻火宁心为主，辅以养阴之品，以防郁热伤阴，故常以龙胆泻肝汤、白虎汤、黄连清心饮等化裁治之。随着病情的发展，病程长者蕴热虽基本已平，但易暗耗人体津气，治疗上以益气养阴为主，常以生脉散、一贯煎、天王补心丹等化裁治之。甲亢常见多脏同病，在治疗上主要分治肝、治心、治胃及心肝同治、心胃同治等。治疗上以清热养阴、益气养阴二法为主，临证根据病程长短，标本虚实，结合八纲辨证和脏腑辨证进行辨治，不应拘泥于一方一药。关于不良反应，对于服用抗甲状腺药物伴肝损转氨酶升高者，多责之肝经湿热，常选用具有保护肝细胞作用的中药如田基黄、垂盆草、虎杖等，以清利肝经湿热；伴白细胞减少者，多责为营血暗耗，常加用养血、和血药如鸡血藤、川芎、阿胶等，以升提白细胞；伴皮肤过敏瘙痒或出疹者，多责之郁热生风或热伤营阴，阴虚生风，常在清热养阴时加用蝉蜕、防风、浮萍等，以祛风止痒。

（六）张发荣经验

张发荣认为甲亢的基本病因病机是先天不足，素体阴虚，加之长期精神抑郁、情绪紧张或遭受精神创伤，导致肝气郁结，郁久化火，肝木侮土，脾虚不运。肝郁化火，火热炽盛，热伤于胃则消谷善饥，口渴引饮；火热上炎，热灼心阴，心阴耗伤，引动君火而致烦躁、心悸、脉数；肝木侮土，脾虚不运则消化不良，大便稀溏，都呈现出“邪热耗气伤阴”特点，强调益气养阴为治疗大法，常选用党参、太子参、西洋参、黄芪、黄精、女贞子、玄参等药物。通过益气养阴能提高患者免疫力，达到扶正祛邪的目的。临床上分为肝火旺盛、心肝阴虚、心肾阴虚 3 型，分别应用栀子清肝汤、天王补心丹、滋水清肝饮为基础方加减。对于甲状腺肿大、眼突等难症，张发荣认为甲状腺肿大是因肝郁气滞，津血难行；或先天不足，素体阴虚；或后天失养，肝肾阴虚，煎熬津液，形成痰凝血瘀，阻碍血液运行，脉络瘀阻，痰瘀交阻颈前而发病。故治疗应从痰、瘀入手，采用软坚散结、活血化瘀之法，在辨证论治的基础上常合三子养亲汤或选加黄药子、山慈菇、土贝母、夏枯草、浙贝母、三棱、莪术、三七等。对于突眼，张发荣认为“肝开窍于目”，肝郁火热上犯目窠则眼胀，日久血瘀痰阻而致眼球突出。治疗上应清泄肝火，常在辨证论治的基础上合用龙胆泻肝汤或选加谷精草、夏枯草、桑叶、菊花、白芍、石决明、决明子、车前子、泽泻、丹参、川芎、白花蛇舌草、白芥子等清肝活血化痰之品。对于黄药子的使用，长期大剂量应用，容易造成对肝脏的损害，故在临床中常采取间歇式用法，一般每日剂量 10 g，连续用 2 周后停药 2 周再用。这样既能发挥黄药子的药性，又能避免其毒性。

（七）李英杰经验

李英杰认为甲亢所产生的一系列脏腑变化，其病机在于七情郁结，情志受扰，五志过极，郁而化火，消灼脏腑阴精。如心志不遂，神明受扰，郁而化火，损耗心阴而心悸胸闷；肝志不遂，失其条达，郁而化火，肝阴受耗，则急躁易怒，失眠多梦；脾志不遂，郁而化火，胃热偏盛，则消谷善饥；五脏开窍于眼，五脏阴亏，阴火上迫目系，而见眼球突出。阴精亏损，阴虚火旺贯穿整个疾病过程，阴虚为本，痰凝血瘀为标。因此治以酸甘养阴，软坚散结，采用用酸性之乌梅、白芍、木瓜、五味子与甘性之莲子肉、麦冬、炙甘草配伍使用，一敛一滋，起协同作用，以化生阴血、滋润脏腑、收敛浮阳、以缓急迫，产生酸甘化阴的临床作用。

（八）廖世煌经验

廖世煌认为本病系因脏腑功能失调，阴阳气血偏盛偏衰引起。首先在于先天禀赋不足，素体气血亏虚，脾虚痰郁，加之外界环境影响，七情所伤，渐成气机郁滞津液不行之势，最后凝而为痰；气滞日久，则血行涩滞，聚而生瘀；或气郁化火，炼液成痰，痰阻血行而成瘀；或因精神紧张、劳累过度，以致气阴耗损，气虚血行无力停而为瘀；阴虚则虚火内生，灼津炼液而为痰，终因痰阻、血瘀互结于颈前而成此病。本病的病理基础以阴阳两虚为主；致病的关键因素以痰阻、血瘀为重；病理特点为虚实夹杂，以虚为主；寒热错杂，以热为主。“虚”在于心肝气阴两虚；“实”在于肝郁化火，胃热亢盛，兼气滞痰瘀蕴结。故在临床中应分清虚实寒热，不可误以为凡甲亢尽属实证，而滥用清泻、削伐正气，耽误病情。辨证分为 5 型，肝郁火旺证药取酸枣仁汤合小柴胡汤加减，胃热亢盛证，用白虎加人参汤加减，肝郁脾虚证，用当归芍药散，气阴两虚证用麦冬汤、百合地黄汤合甘麦大枣汤加减，肝肾阴虚证用六味地黄丸，肾气丸去附子减桂枝而成。对于局部症状突出的患者，如颈肿，痰结血瘀型可用小半夏汤选加活血化痰之品，气滞痰阻型治以半夏厚朴汤合小柴胡汤加香附、郁金及川楝子等。

（九）董振华经验

董振华认为疾病早期多以肝郁气滞、痰瘀互结为主，兼有气阴之虚；进而可发展为阳亢火旺、气阴两虚并重的虚实夹杂之证；病程日久，多以心脾两虚证或阴阳两虚证为主痰瘀互结，主张治疗甲亢早期以疏肝解郁益气养阴为主，中期应滋阴降火平肝潜阳为主，晚期则宜补益心脾，温阳育阴，但治疗时也不完全拘泥于此分期，还是强调应遵“谨守病机，各司其属”之旨。

（十）林兰经验

林兰提出甲状腺有“助肝疏泄、助肾生阳”之功，认为本病由于甲状腺的“助肝疏泄”功能失调而出现由实致虚的病理变化，其发展为肝木火旺，肝郁化火，迁及心胃，心胃火炽，进而耗气伤阴，病情由实转虚，出现气阴两虚、阴虚火旺，甚则阴虚风动，气虚火热，津液营血运行无力，煎津炼血，成痰成瘀，结于颈部成瘿，表现出热郁痰瘀之实，气虚、阴虚之虚的病机变化。在治疗上，气滞痰凝证治以疏肝理气、化痰软坚散结，方以四逆散加减，而不用海藻、昆布、海带等富碘中药，以免加重病情；阴虚阳亢证治以滋阴潜阳、化痰散结，以甲亢宁为基本方，随症加减；阴虚动风证治以滋阴息风为主，方用地黄饮加减；气阴两虚证当益气养阴、宁心安神，予天王补心丹加减。

五、名方推荐

（一）栀子清肝汤

栀子、牡丹皮、柴胡、白芍、当归、川芎、牛蒡子各 10～12 g，党参 15～20 g，甘草 3～6 g。功效：清泻肝火。主治：甲亢之肝火旺盛证。用法：每日 1 剂，水煎，分 2 次服。加减：烦躁易怒者加龙胆 10 g、夏枯草 15 g、黄芩 10 g 清泻肝火；手颤严重者加钩藤 15 g、白蒺藜 10 g、石决明 30 g 平肝息风；多食易饥者合用白虎汤清泻胃火，益胃护津。

（二）滋水清肝饮加减

熟地黄、山药、山茱萸、茯苓、泽泻、柴胡、白芍、栀子各 15 g，牡丹皮、当归各 10 g，酸枣仁 20 g。功效：滋阴养精、补心益肾。主治：甲亢之心肾阴虚证。用法：每 1 剂，水煎，分 2 次服。加减：口苦耳鸣、腰膝酸软者加桑寄生 20 g、川牛膝 15 g 强肾壮腰；男子阳痿加淫羊藿 20 g、仙茅 10 g 以壮阳强身；女子月经量少或闭经加制何首乌 15 g、益母草 15 g、阿胶 15 g 以养血活血。

（三）天王补心丹

生地黄、玄参、天冬、麦冬、当归、五味子、柏子仁、远志、酸枣仁各 10～12 g，党参、茯苓、丹参各 15～20 g。功效：滋阴养血、宁心柔肝。主治：甲亢之心肝阴虚证。用法：每日 1 剂，水煎，分 2 次服。加减：手抖甚者加钩藤 10 g、白芍 15 g、白蒺藜 10 g 以平肝息风；大便稀而次数多者加用炒白术 15 g、薏苡仁 30 g 以健脾止泻。

（四）三子养亲汤

白芥子、紫苏子、莱菔子各 9 g 或选加黄药子、山慈菇、土贝母、夏枯草、浙贝母、三棱、莪术、三七等。功效：软坚散结、活血化瘀。主治：甲状腺肿大明显之痰瘀交阻证。用法：每日 1 剂，水煎，分 2 次服。加减：对于 T3、T4 不高者，常加海带、海藻、昆布等，可以提高疗效。

（五）龙胆泻肝汤

龙胆、生甘草各 6 g，泽泻 12 g，黄芩、栀子、木通、车前子各 9 g，当归 8 g，生地黄 20 g，柴胡 10 g。功效：清泻肝火。主治：甲状腺突眼明显之肝火旺盛证。用法：每日 1 剂，水煎，分 2 次服。加减：若需化痰则选清肝活血化痰之品，如加谷精草、夏枯草、桑叶、菊花、白芍、石决明、决明子、车前子、泽泻、丹参、川芎、白花蛇舌草、白芥子等。

（六）参苓白术散合归脾丸加减

炒白术、山药、扁豆、黄芪、黄精各 6 g，党参 9 g，薏苡仁 10 g。功效：健脾补肾。主治：甲亢后期之脾肾气虚证。用法：每日 1 剂，水煎，分 2 次服。加减：化痰加用杏仁、薏苡仁、白芥子、紫苏子（均宜炒用）、瓜蒌、旋覆花（入血化痰）、石菖蒲（常伍郁金，即取菖蒲郁金汤之义）等健脾宣肺、化痰散结之品。活血化瘀常用香附（为气中之血药）、延胡索（为血中之气药）、红花等。若甲状腺肿大质硬，软坚破结常用青礞石、龙骨、牡蛎、赭石、皂角刺（对甲状腺癌等质硬者尤宜）等，配郁金、醋莪术、姜黄、青皮、陈皮等破结消散重剂以软坚攻结。

（七）酸枣仁汤合小柴胡汤加减

酸枣仁 30 g，甘草 15 g，知母、黄芩各 20 g，茯苓、川芎、柴胡、人参各 10 g。功效：清泻肝火、疏肝养阴。主治：甲亢之肝郁火旺证。用法：每日 1 剂，水煎，分 2 次服。加减：临床运用加杭菊花、郁金、石决明和白芍等加强平肝养阴。

（八）白虎加人参汤加减

知母 20 g，石膏 15 g，人参 10 g，甘草 6 g。功效：清胃火泻实热。主治：甲亢之胃热亢盛证。用法：每日 1 剂，水煎，分 2 次服。加减：加麦冬、生地黄、玄参等滋养胃阴。

（九）当归芍药散加减

当归、川芎各 9 g，芍药 30 g，茯苓、白术各 12 g，泽泻 15 g。功效：健脾利湿。主治：甲亢之肝郁脾虚证。用法：每日 1 剂，水煎，分 2 次服。加减：可加用太子参、黄芪、炙甘草，以增强培补中焦之力。

（十）麦门冬汤、百合地黄汤合甘麦大枣汤加减

麦冬 30 g，半夏 9 g，百合、生地黄各 20 g，人参、甘草、小麦、大枣各 10 g。功效：益气养阴。主治：甲亢之肝郁脾虚证。用法：每日 1 剂，水煎，分 2 次服。加减：可加用太子参、黄芪、炙甘草，以增强培补中焦之力。

（十一）肾气丸加减

干地黄 20 g，山药 15 g，山茱萸、菊花各 10 g，茯苓、泽泻、牡丹皮各 9 g，桂枝 3 g，枸杞子 6 g。功效：滋补肝肾。主治：甲亢之肝肾阴虚证。用法：每日 1 剂，水煎，分 2 次服。加减：夜尿频多者加金樱子、菟丝子；脱发者加首乌、墨旱莲。

第四节　甲状腺功能减退症

甲状腺功能减退症（hypothyroidism，简称甲减）是由于各种原因导致的甲状腺激素合成和分泌减少或组织利用不足引起的全身性低代谢综合征，以畏寒、乏力、手足肿胀感、嗜睡、记忆力减退、少汗、关节疼痛、体重增加、便秘、女性月经紊乱或者月经过多、不孕为临床症候群。发病始于胎儿及新生儿期，表现为生长和发育迟缓、智力障碍，称为呆小症。成人发病表现为全身性代谢减低，细胞间黏多糖沉积，称为黏液性水肿。根据原发性病因的不同，甲状腺功能减退症可以分为：①原发性甲减：由甲状腺病变所致；②继发性甲减：因垂体 TSH 缺乏所致；③三发性甲减：系下丘脑 TRH 缺乏所致；④外周组织性甲减：由甲状腺激素受体或受体后病变所致。引起原发性甲减的原因主要是自身免疫性甲状腺炎、^{131}I 碘治疗甲亢和甲状腺手术。

一、诊断标准

亚临床甲减的诊断标准：TSH 升高＞5 mIU/L，T4 和 FT4 在正常范围内（TSH：0.27～4.2 mIU/L，FT4：12.0～22.0 pmol/L，TT4：66～181 nmol/L）。患者没有或仅有轻微的甲状腺功能减退的临床表现，如怕冷、神疲乏力、皮肤干燥、眼睑水肿、腹胀等。

甲状腺功能减退症诊断标准：①既往有甲状腺手术、甲亢 ^{131}I 治疗、Graves 病和桥本甲状腺炎病史和家族病史等。②临床表现为畏寒、乏力、手足肿胀感、嗜睡、记忆力减退、少汗、关节疼痛、体重增加、便秘、女性月经紊乱或月经过多、不孕。③典型患者体格检查可有表情呆滞、反应迟钝、声音嘶哑、听力障碍、面色苍白、颜面或眼睑水肿、唇厚舌大、常有齿痕，皮肤干燥、粗糙、脱屑、皮温低，水肿、毛发稀疏干燥、跟腱反射时间延长、脉率缓慢。实验室检查：血清 TSH 升高，TT4 和 FT4 降低。

二、西医治疗

血清 TSH 和游离 T4（FT4）、总 T4（TT4）是诊断原发性甲减的第一线指标。原发性临床甲减的治疗目标是甲减的症状和体征消失，TSH、TT4、FT4 值维持在正常范围。左甲状腺素（L-T4）是本病的主要替代治疗药物。一般需要终身替代，也有桥本甲状腺炎所致甲减自发缓解的报道。

（一）治疗用药

L-T4是治疗甲状腺功能减退的主要替代药物。长期应用经验证明其具有疗效可靠、不良反应小、依从性好、肠道吸收好、半衰期长、治疗成本低等优点。甲状腺功能减退的患者缺乏内源性甲状腺激素。正常人甲状腺每日大约分泌85 μg的T4。T3大约80%（约26 μg）由外周的T4转换而来，仅有20%（约6.5 μg）来自于甲状腺直接分泌。L-T4片剂半衰期约7日，每日给药1次，便可以获得稳定的血清T4和T3水平。成年甲减患者的替代剂量为每日50～200 μg，平均每日125 μg。老年患者则需要较低的剂量，大约每日每千克体重1.0 μg。

（二）L-T4治疗剂量

L-T4起始的剂量和达到完全替代剂量所需时间要根据年龄、体重和心脏功能状态确定。<50岁、既往无心脏病史患者可以尽快达到完全替代剂量，>50岁患者服用L-T4前要常规检查心脏功能状态，一般从每日25～50 μg开始，每日口服1次，每1～2周复查，每次增加25 μg，直至达到治疗目标。患缺血性心脏病者起始剂量宜小，调整剂量宜慢，防止诱发和加重心脏病。

（三）L-T4服药方法

L-T4服药方法是每日晨起空腹服药1次，如果剂量大，有不良反应，可以分多次服用。如果以TSH的控制水平为标准，那么不同的服药时间相比较，从吸收最好到最差排序是早餐前60 min、睡前、早餐前30 min、餐时。此外，还要考虑到患者的依从性，例如，尽管空腹服药可能促进L-T4吸收，但可能给患者带来不便。因此，如果不能早餐前1 h服用，睡前服药也可选择。L-T4与其他药物和某些食物的服用间隔应当在4 h以上。

（四）治疗监测

补充甲状腺激素，重新建立下丘脑-垂体-甲状腺轴的平衡一般需要4～6周的时间，所以治疗初期，每间隔4～6周测定血清TSH及FT4。根据TSH及FT4水平调整L-T4剂量，直至达到治疗目标。治疗达标后，至少需要每6～12个月复查1次上述指标。

三、中医临床思维

（一）中医病名及病因病机特征

中医依据症状将原发性甲减归属于中医学中“瘿病”“虚劳”“水肿”“劳瘿”等范畴，先天性甲减属中医学的“五迟”范围。甲减发生的病机主要是阳气亏虚，尤以脾肾阳虚为主，涉及肝、心，病因为气结、食滞、水停、痰阻、血瘀，进而导致阴阳两虚、虚实夹杂、精气俱损等；治以温肾助阳、健脾益气、活血祛瘀、化痰利水。甲减多因先天不足，后天失养，以致脾肾阳虚；或因手术、药物损伤，机体阳气受损，导致脾气阳虚而发病。脾为后天之本，脾气不足，五脏之精气失去充养。其主要病机是肾阳气亏虚，脏腑功能衰弱。

古人认为本病的症状主要为：倦怠乏力、形寒肢冷、面色苍白、失眠健忘、注意力不集中、行动迟缓、精神抑郁、肢体浮肿、无汗等精血亏虚、肾阳亏损的证候，故将本病归纳为“五迟”“瘿瘤”“痰饮”“水肿”等范畴，脾肾阳虚为其共有的病理机制。原发性甲减多因先天禀赋不足，肾中精气亏损，脏腑失去温煦濡养；饮食劳倦、情志损伤脾胃，脾胃生化无源，后天失于调养；或内伤久病失治致阳气虚损；或大汗淋漓、崩漏不止、伤津耗液导致阳气虚耗；传统医学认为本病主要病机是脾肾阳虚，脏腑功能虚衰。脾为后天之本，脾气不足，则生化无源，不能化生精微物质濡养五脏，五脏失去充养。肾藏精，肾阳衰弱，脾气不足，脾阳亦虚，运化失司，水湿聚集，久之形成脾肾阳虚证，阳虚不能上济心火，出现心阳虚弱证，阳气不足，不能温煦水谷精微而化生气血，终至气血亏虚，导致阴阳俱虚。原发性甲减的病机之关键为肾阳虚损。

肾阳虚衰以致温煦功能下降，故而出现畏寒肢冷；机体一身水液代谢有赖肾之蒸腾气化，气化无权，开阖失司，水液停聚为痰为饮，发为水肿；阳损及阴，部分患者可出现皮肤粗糙干燥、大便秘结等症状。脾为后天之本、气血生化之源，主四肢肌肉，脾阳赖于肾阳之温养，肾阳亏于下，火不暖土，脾健运失职，肢体肌肤失养，故而出现倦怠乏力、面色不华、嗜睡懒言、纳差腹胀等症状。心为阳脏而主血脉，心阳赖于肾阳鼓动，肾阳亏虚无以温煦心阳，运血无力可致脉络瘀阻，表现为肌肤甲错、舌质暗、脉沉迟等；水饮凌心，可出现心悸气短等。肝主疏泄调畅气机，情志不遂，肝失条达，气机郁滞，水液敷布不畅，可出现手足肿胀、少汗等。甲减病机总属本虚标实，虚实夹杂，以肾阳虚为病之本，多兼见脾肾阳虚、心肾阳虚和肝气郁结，气滞、痰饮、瘀血为病之标。

（二）辨病辨证及治疗特征

1. 肾阳虚衰型，治以温肾助阳法，方用右归丸加减；

2. 脾肾阳虚型，治以温补脾肾法，方用附子理中汤合肾气丸或右归丸加减；

3. 心肾阳虚型，治以温补心肾、利水消肿法，方用真武汤合保元汤加减；

4. 阴阳两虚型，治以温肾滋阴，调补阴阳法，方用金匮肾气丸加减；

5. 阳微欲脱、气阴两竭型（甲减危候），治以回阳救逆，益气固脱法，方用参附汤合桂枝甘草汤加减。

导致甲减发生的病机主要是阳气亏虚，尤以脾肾阳虚为主；病位在脾肾，涉及肝、心，病理因素为气结、食滞、水停、痰阻、血瘀，进而导致阴阳两虚、虚实夹杂、精气俱损等；治以温肾助阳、健脾益气、活血祛瘀、化痰利水。从阳虚论治，采用温阳、健脾、利湿、化痰、理气等法；从肝脾论治，治疗以温肾阳、健脾祛湿，滋补肝肾、益气滋阴；从脾论治，治以健脾益气、温补中阳；从肝论治，以疏肝理气为主，兼顾标实。

对于肾阳虚所致的甲减患者，采用温肾助阳健脾益气法治疗，《景岳全书·八略补略》云："善补阳，必阴中求阳，则阴得阳升而泉源不竭"。应用温补脾肾助阳的方法来治疗脾肾阳虚的原发性甲减患者；应用温补肾中阳气来振奋心阳的方法治疗心肾阳虚证，"肾阳虚衰蒸腾气化无力、累及心阳，心阳虚则鼓动无力"。应用疏肝解郁健脾之法治疗肝郁乘脾型的患者。用补益心脾之法治疗临床以心脾两虚为主证的患者。用祛痰活血化瘀之法治疗血瘀痰瘀互结证的患者。应用温补脾肾、振奋心阳、化气行水之法治疗阳虚水泛为主要表现的患者。甲状腺功能减退症恢复期所致的阴阳两虚型，多以滋补肾阴肾阳之法。此外，还可以应用针刺、艾灸等中医特色治疗。

（三）药物选择

在用药方面，单味药以补气药与补阳药为主，如黄芪、白术、附子、肉桂、党参、淫羊藿、巴戟天之类，侧面反映出甲减以"虚"为主，且多为气虚、阳虚，此必导致人体内津液运化减缓，从而出现痰饮水湿，故茯苓、泽泻、车前子之类利水渗湿药使用频率也较高。而阳气虚衰到一定程度后，会出现阳损及阴的症候，以致阴阳两虚，故常用药物组合中，白术-茯苓、白术-黄芪、附子-茯苓、山茱萸-熟地黄、熟地黄-茯苓、茯苓-黄芪、白术-附子、山茱萸-山药、山药-熟地黄、山药-附子、熟地黄-黄芪、附子-黄芪等补气、养阳、补阴药出现频率也较高。针对各种并发症，补骨脂-女贞子-桑椹、柴胡-郁金-天竺黄、车前子-猪苓-茯苓皮、车前子-桂枝-泽泻、车前子-猪苓-茯苓、桂枝-白术-干姜、附子-肉桂-杜仲、党参-牡丹皮-干姜、山茱萸-牛膝-牡丹皮、茯苓-泽泻-牡丹皮等出现频率也较高。海藻、昆布、海带、牡蛎、海蛤粉等组成，其富含碘，现代药理学认为具有抗病毒、抗肿瘤、活血化瘀、提高免疫力的作用。

四、名医经验

（一）冯建华经验

冯建华认为本病的主要病机是脾肾阳虚；多由先天禀赋不足，后天失养，或者积劳内伤，久病失调引起的脾肾不足，继之脾肾阳虚所导致。从临床情况来看，甲减的病情比较复杂，病机特点虚实夹杂，早期多见心脾两虚，阳虚征象不明显，实邪（水湿、痰浊、血瘀）罕见；随着病程的迁延，水津代谢随着脾虚的加重而明显，直至脾肾阳虚。所以肾阳虚是甲减病机之根本。肾中元阳衰微，阳气不运，气化失司，开阖不利，以致水湿、痰浊、瘀血等阴邪留滞，出现面色晦暗，精神委顿，甚则意识昏蒙、眩晕、尿少或尿闭、全身水肿等浊阴上逆之证。同时，肾阳虚衰也可导致其他脏腑阳气衰弱。肾阳不足，命门火衰，火不生土，不能温煦脾阳，或肾虚水泛，土不制水而反为所侮，脾阳受伤，而出现脾肾两虚；肾阳虚衰，不能温煦心阳，而致阴寒内盛，血瘀水停，则会形成心肾阳虚。肾阳不足，日久阳损及阴而导致阴阳两虚。冯建华认为该病以脾肾阳虚为主要病机，但随着疾病的发展还常兼出现阳虚湿盛、心肾阳虚、痰瘀阻滞、阴阳两虚，故分为5型。治疗上以温阳益气补肾健脾法为主，配合祛湿、化痰、活血化瘀法。特别是对于久病有水肿又兼皮肤粗糙、舌质暗，甚至无典型瘀血证候者，均加用活血化瘀之品，往往收效颇佳。提出“血不利则为水”，灵活运用了“去菀陈莝”之法。此外，除了汤剂外，应该辅以验方和成药，如临证伴有甲状腺肿大常配用半夏、夏枯草祛痰散结消肿；症状改善之后，常常以温阳应用金匮肾气丸或济生肾气丸口服巩固疗效。

（二）路志正经验

成人甲减一证，按中医学理论路志正认为应主要归属于“虚劳”“水肿”等范畴，因病久难愈、正气亏虚并伴颈部瘿肿或结块者，又属“瘿病”“瘿肿”“劳瘿”范畴。路志正认为，肾为一身之本，肾阳是人体诸阳之本，五脏之阳皆取诸于肾，本病的病机关键为阳虚，且以肾为本。虽大多邪气直损少阴阳气，但因肾藏精、寓元阳亦寓元阴，生理上阴阳互济、精气相生，病理上更是易阴病及阳、阳病及阴，故时时法遵《黄帝内经》“阳病治阴，阴病治阳”“从阴引阳”之不怠，更崇王冰“壮水之主以制阳光、益火之源以消阴翳”之精妙，主张本病的实质应存在阴阳两虚、精气俱损以及虚实夹杂的复杂情况，绝不可片面认为纯虚无实或阳气伤而阴精无损，否则临证辨治必有不当，而反贻害性命。在辨证方面，强调首当详辨机体阴阳虚损之轻重与主次；必辨虚实夹杂与寒热真假，分清“标本缓急”；重视以肾为本，但与心、肝、脾等五脏相关的整体观念。路志正用药轻灵巧变，不倡大方过剂，一般来说本病属慢性疾患，起病隐匿，进展缓慢，虽可急性加重，但大体上治疗用药不可操之过急，尤其是老年人和有心脏疾患者，最宜稳中取效，缓缓图之，否则病情变化可迅速反向发展，所谓欲速不达，变证险生，甚则心阳暴脱。路志正用药不仅轻灵，而且主张本病治宜“平、和、温、柔”之品，即药性平、药力和、药味温、药势柔，绝不主张大辛大热、温补峻剂的长期过量使用，否则最常见劫阴损阳、蕴毒伤正之流弊。

（三）陈如泉经验

陈如泉认为，该病一系列症状表现皆由体内阳气亏虚所致，而其中尤以肾阳亏虚为主，当然心脾阳虚也在疾病的发生发展过程中起到了重要的作用，故其认为，病位在肾，与心脾关系密切，病机总以阳虚为主。陈如泉在对亚临床甲减进行中医辨证时，主要是在望闻问切的基础上，结合患者的现代医学病因，对患者的中医证型进行归类。在治疗方面，应以温补脾肾为基本治法，以温补脾肾为本。要重视对亚临床甲减病因、病机的准确判断，对由慢性淋巴细胞性甲状腺炎所引起的亚临床甲减，陈如泉主张以温补脾肾为法进行治疗。对亚急性淋巴细胞性甲状腺炎所引起的，以温运脾阳为法进行治疗。对由服食抗甲状腺药物、接受放射性同位素治疗所引起的，以温补肾阳为法进行治疗。对因手术切除甲状腺组织所引起的，则以温肝散寒、补益肾阳为法进行治疗。

（四）米烈汉经验

治疗甲减，米烈汉在临床应诊中时常强调从整体出发，全面辨证，充分掌握患者的阴阳、虚实，从而确立治则，选定主方。脾肾阳虚日久可致阴损及阳，故阴阳两虚为甲减之基本病机。甲减患者以阳虚、气虚多见，常涉及心、肾、脾、肝等脏，故重在温阳补气，兼有气郁者应注重调肝解郁；痰湿者应注意运脾化湿；血瘀者应注重活血通络。米烈汉在临床中经辨证发现甲减阳虚日久，可能出现阳损及阴，肝肾不足，进而导致阴阳两虚、虚实夹杂、精气俱损等复杂情况，此时决不可片面地辨证为阳伤而无阴损、纯虚而无实，否则临证必定会有不当，反而拖累病情，贻害无穷。

（五）张曾譻经验

张曾譻治疗甲减症始终贯彻重视治病必求于本的学术思想。病因病机为七情内伤或禀赋薄弱，导致精明失养（脑神经功能紊乱），其病程冗长，从而心脾阳气虚衰，气血亏虚，气滞血瘀阻络，水道不通，经脉不畅，形神失养而发病。脾阳不足失于温煦，健运失司，气血生化无源，肌肤、四肢失荣失养则腹胀纳差，神疲倦怠，面色不华，肌肤粗糙，舌淡体胖。心阳不振，致气血运行失去原动力，主血脉功能失常，血行缓慢，瘀滞不通甚而阻络，则肌肤甲错，舌暗，脉来迟缓。心主神志，赖于心气血在脉道中正常运行为活动的物质基础，心血瘀滞不通则记忆力下降，反应迟钝。心脾阳虚累及至肾阳虚衰，又进一步导致精明失养，从而形成了一种恶性循环。张曾譻关于甲减的发病与脑相关的观点是在吸取前人经验的基础理论上的创新，突破了传统中医学“气血不足，脾肾阳虚”的认识，开创了“甲减之本在于脑”的认识先河。张曾譻基于甲减的发病与脑相关，本着治病必求于本的原则，创立了以健脑宁心、益气养血通络为治疗甲减的基本治法，本治法创造性地提出了以健脑为本的甲减治疗原则，以改善脑疲劳为本，调节垂体功能，使其恢复正常，从而达到调节甲状腺功能的目的。

（六）于作盈经验

于作盈在甲减性心脏病方面颇有造诣。他认为，甲减性心脏病为先天禀赋不足、后天饮食失养或手术后，损伤人体阳气，阳气亏虚，心脉鼓动无力所致。如饮食不慎，过食寒冷之品或用药不当，苦寒太过，损伤脾阳，心脾为母子之脏，中焦阳气受损，子盗母气，可致心气不足，心阳亏虚；过度劳累，房事不节，损伤肾阳，肾阳为一身阳气之根本，对机体有温煦、激发、兴奋、蒸化、封藏和制约阴寒等作用，若肾阳亏虚，不能蒸腾上温心之阳气而致心阳不振，心阳亏虚。心阳不振，脾阳不足，肾阳虚衰，气化不利，三焦输布障碍，膀胱开合失司而致水液不布，停聚体内，泛溢肌肤而致一身尽肿；水气凌心而致心悸、喘促等症。因“元气既虚，必不能达于血管，血管无气，必停留致瘀”。加之多数患者病程较长，久病入络必成瘀，故在病程中必挟有血瘀证。将本病分为阳气亏虚、阳虚血瘀、阳虚水泛三型论治。甲减性心脏病在服用左甲状腺素片不能耐受的情况下运用中药能很好地缓解患者的临床症状，改善患者预后。

（七）廖世煌经验

廖世煌认为，将甲减归入“虚劳”“瘿瘤”的范畴，治疗现多从脾肾阳虚入手。甲减病因多为先天不足、劳逸过度、饮食不当、情志所伤及久病体虚等，以虚为主，虚实夹杂，主要可从肾、脾、肝三脏调治。且从经络角度，足少阴之脉循喉咙，夹舌本；足阳明之经从大迎前，下人迎，循喉咙；足厥阴之脉循喉咙之后，上入颃颡（即喉头和鼻咽），三经的循行路线皆经过甲状腺所在之处。经脉所过，主治所及，故甲减可从肾、脾、肝三脏治疗。辨证论治，分为脾肾阳虚，水湿内停、肝肾阴虚，脾阳不足、气阴两虚，脾虚失健三证。

（八）林兰经验

林兰认为甲减病位主要在肾，与肝、心、脾密切相关。甲减病机总属本虚标实，虚实夹杂，以肾阳虚为病之本，多兼见脾肾阳虚、心肾阳虚和肝气郁结，气滞、痰饮、瘀血为病之标。治疗时应①温阳为要，阴中求阳：根据心、脾、肾阳气亏损偏重以及程度，确立了温阳散寒、温补脾肾、温补心肾、温肾回阳等治法，常用金匮肾气丸、右归饮、真武汤、温脾汤等进行加减化裁。②以补为主，补中有行。在扶正时要注意祛邪，补中有行。③以肾为本，兼顾他脏。甲减病机总以肾阳虚衰为本，故温补肾阳为其治疗的基本大法，同时甲减的治疗与其他脏腑也有密切联系，在处方用药时不可不察。④衷中参西，随证加减。主张中药联合小剂量左甲状腺素钠片治疗甲减，以提高治疗效果，整体改善患者症状，往往收效明显，在一定程度上也可以减轻长期服用西药带来的副作用。还应重视全程，综合调理。

五、名方推荐

（一）金匮肾气丸＋二仙汤加减

附子、肉桂各 6 g，淫羊藿、仙茅、巴戟天各 10 g。功效：温补脾肾。主治：甲减之脾肾亏虚证。用法：每日 1 剂，水煎，分 2 次服。加减：乏力明显者，可加人参、白术、茯苓、白扁豆、甘草、白莲子、砂仁、薏苡仁等健脾利水之品；血气虚者，可用四物汤或阿胶、白芍、当归等补血养血之品。

（二）二术四苓汤

白术、苍术、猪苓、黄芩、羌活、芍药、栀子各 10 g，茯苓 15 g，甘草 6 g。功效：蠲痰化湿、降浊消脂。主治：甲减之血脂异常者。用法：每日 1 剂，水煎，分 2 次服。加减：热象明显者加荷叶

10 g；血脂更高者加山楂 10 g、草决明 10 g、泽泻 10 g。

（三）涤痰汤

茯苓 15 g，甘草 6 g，人参、陈皮（橘红）、胆南星、半夏、竹茹、枳实、菖蒲各 10 g。功效：温阳利水、涤痰开窍。主治：甲减所引起的神经病变。用法：每日 1 剂，水煎，分 2 次服。加减：神志异常可加重用石菖蒲、远志、胆南星、海蛤壳化痰开窍；精神疲惫明显者，可加郁金、冰片开窍醒神。

（四）真武汤

茯苓 15 g，芍药、生姜、白术各 10 g，附子 6 g。功效：温补心肾、蠲痰化饮。主治：甲减之心脏病变。用法：每日 1 剂，水煎，分 2 次服。加减：心悸、怔忡明显可加用安神定志类药物；胸闷、满气加用桂枝、香加皮、葶苈子以提高心功能、减轻心肌细胞水肿、抑制心肌细胞异常凋亡、改善心脏电生理活动。

（五）补中益气汤

黄芪 20 g，党参（人参）15 g，巴戟天、淫羊藿、肉苁蓉、白术、当归、鹿角胶各 10 g，干姜、肉桂、炙甘草各 6 g，附片 6 片。主治：甲减之脾肾阳虚型。用法：每日 1 剂，水煎，分 2 次服。加减：若性欲淡漠，甚则阳痿者，加鹿茸、巴戟天、仙茅、雄蚕蛾；若女子闭经，属血虚者加熟地黄、阿胶；属血瘀者加牛膝、桃仁、红花、丹参；崩漏者加三七、炮姜炭；偏脾阳虚者，去淫羊藿、加茯苓、炒山药、高良姜、白豆蔻、陈皮；偏肾阳虚者，去干姜、白术，燥湿加鹿茸、仙茅。

（六）五苓散

人参、白术、茯苓、茯苓皮、芍药、苍术各 10 g，附子、桂枝各 6 g，干姜 3 g。功效：主治：甲减之阳虚湿盛型。用法：每日 1 剂，水煎，分 2 次服。加减：周身浮肿者，加花椒、大腹皮；小便量少加车前子、泽泻；腹胀明显者，可加半夏、神曲、麦芽、山楂、陈皮等消食健脾开胃、行气宽胸；周身沉重，酸软乏力重用黄芪；纳呆则加白术、山药等。

（七）苓桂术甘汤

桂枝、白术、泽泻、人参、当归、牛膝、车前子各 10 g，茯苓 15 g，熟附子、五味子、葶苈子、炙甘草各 6 g，山茱萸 9 g，干姜 3 g、大枣 3 枚。功效：温阳化饮，健脾利湿。主治：甲减之水邪凌心型。用法：每日 1 剂，水煎，分 2 次服。

（八）桃红四物汤加减

生黄芪 30 g，附子、甘草各 6 g、桂枝、白术、山茱萸、当归、莪术、川芎、香附、桃仁、红花、海藻各 10 g。功效：温阳益气，活血化瘀。主治：甲减之阳虚痰瘀型。用法：每日 1 剂，水煎，分 2 次服。加减：水肿明显、肢体困倦可加茯苓 15 g、陈皮 10 g、半夏 10 g 化痰行水。

（九）金匮肾气丸

山药、山茱萸、麦冬、五味子、党参各 10 g，熟附子、肉桂、女贞子各 6 g，枸杞子、龟甲、鳖甲各 15 g。功效：温肾滋阴，调补阴阳。主治：甲减之阴阳两虚型。用法：每日 1 剂，水煎，分 2 次服。加减：失眠多梦者可加用酸枣仁、龙眼肉、黄芪、人参、白术、远志等养心安神。

（十）心脑血脉宁

黄芪 20 g，丹参、茺蔚子、当归、川芎、赤芍、水蛭各 10 g。功效：健脑宁心、益气养血通络。主治：甲减之气血不足证。用法：每日 1 剂，水煎，分 2 次服。加减：气虚、乏力、短气者加黄芪 20 g；畏冷者加干姜 10 g；水肿明显、肢体困倦可加茯苓 15 g、陈皮 10 g；健忘者可加熟地黄 10 g、龟甲 10 g、杜仲 10 g、牛膝 10 g、益智 10 g 等滋补肝肾，益精填髓之品。

第五节　亚急性甲状腺炎

亚急性甲状腺炎（SAT），是一种可自行恢复的甲状腺非细菌感染性疾病，也被称为 De Quervain 甲状腺炎、巨细胞性甲状腺炎、亚急性肉芽肿性甲状腺炎。以甲状腺疼痛、肿大、压痛并放射至耳后以及全身炎性反应为特征，是甲状腺疼痛最常见原因。病程多持续 2～3 个月。2%～4%的患者可能会反复发作，持续几个月至两年。本病家族聚集性明显，多见于 HLA-B35 阳性的妇女，HLA-B67 阳性也可在部分 SAT 患者中检出。

一、诊断标准

依据 2008 年中国甲状腺疾病诊治指南，要点如下。①急性起病、发热等全身急性炎症症状；②甲状腺疼痛、肿大且质硬，可放射至耳部，吞咽时疼痛加剧；③红细胞沉降率显著增快；④血清甲状腺激素浓度升高与甲状腺摄碘率降低的双向分离现象；⑤甲状腺核素扫描：早期甲状腺无摄取或摄取低下；⑥甲状腺细针穿刺和细胞学检查：早期典型细胞学涂片可见多核巨细胞、片状上皮样细胞、不同程度炎性细胞。符合上述 4 点及以上可诊断为亚急性甲状腺炎。

二、西医治疗

（一）一般治疗

保持情绪稳定，注意休息，对发热患者采用物理或药物降温。

（二）特殊治疗：

1. 解热镇痛药或非甾体抗炎药：对临床症状较轻的患者，一般首先给予解热镇痛药或 NSAID 治疗。我国指南推荐，轻度 SAT 患者一般可选用乙酰水杨酸（1～3 g/d、分次口服）或 NSAID（如吲哚美辛 75～100 mg/d、分次口服）或环氧化酶- 2 抑制剂治疗。美国甲状腺协会和美国临床内分泌学家协会指南也推荐，轻、中度 SAT 患者通常可首选阿司匹林或 NSAID 进行抗炎治疗。疼痛症状一般需要治疗 1～20 周（平均 5 周）才能完全缓解。

2. 糖皮质激素：对中、重度或经足量 NSAID 治疗数天无效的轻 SAT 患者，均需给予口服糖皮质激素治疗，通常在 24～48 h 内即可迅速缓解疼痛和发热症状。美国甲状腺协会和美国临床内分泌学家协会指南推荐以泼尼松龙 40 mg/d 作为治疗这些患者的起始剂量，我国指南推荐的泼尼松龙起始治疗剂量为 20～40 mg/d。在以起始剂量治疗 1～2 周后，应根据患者的症状、体征及 ESR 的变化缓慢减少剂量，一般每周减量 5 mg，总疗程不少于 6～8 周。糖皮质激素减量过快或停药过早都可使患者的病情反复，但再使用糖皮质激素治疗仍然有效。有报告称，使用小剂量泼尼松龙（起始剂量 15 mg/d）治疗 SAT 同样有效，可使 80%患者的症状在 8 周内获得改善，且几乎未观察到药物的不良反应。

3. 针对甲状腺毒症的治疗：SAT 患者的甲状腺毒症是一过性的，并非甲状腺激素合成增加所致，故临床上不能使用硫脲类药物治疗，一般可选用β-受体阻滞剂来控制甲状腺毒症的症状。

4. 针对甲状腺功能减退的治疗：如 SAT 患者处于甲状腺功能减退阶段且症状明显，可使用左甲状腺素补充治疗，一般需持续治疗 6 个月，症状好转后逐渐减量至停用，停用前需监测甲状腺功能。个别患者的甲状腺功能减退会转为永久性，此时需予长期左甲状腺素替代治疗。

三、中医临床思维

（一）中医病名及病因病机特征

中医并无 SAT 的相应病名，多将其归于“瘿病”等范畴。然而“瘿病”的范畴过于宽泛，《圣济总录・瘿瘤门》从瘿病的病因角度进行了分类：“石瘿、泥瘿、劳瘿、忧瘿、气瘿是为五瘿”。《三因极一病症方论・瘿瘤证治》提出瘿病可分为石瘿、肉瘿、筋瘿、血瘿、气瘿。虽然瘿病分类很多，但临床症状与亚甲炎相符合的病名却没有。后世医家针对 SAT 发热、瘿肿、瘿痛等临床表现及对其病因病机的理解，认为其中医病名可称为“瘿痛”“痛瘿”“结喉痛”“结喉痈”“瘿瘤”“瘿病”“瘿痈”“瘿肿”等。关于亚甲炎的病因病机，众多医家观点各不相同，王平认为亚甲炎的病机为“肝郁化火”以肝经郁热为主，临床有兼以痰凝、血瘀、湿盛者。许芝银认为其发病与七情内伤及外感风热有关。发病之初多由肝郁胃热、外感风热等所致，病久则脾阳不振，痰气瘀结，瘿络瘀滞，经络失宣而为病。徐佩英等认为患者多有风热疫毒外袭，毒邪引动肝胆伏热，炼液为痰，而阻于少阳阳明经络，发为瘿瘤。刘红云认为其发病原因多为情志久郁不舒，或有气虚体质者，卫表不固，热毒之邪乘虚入侵，邪阻颈前瘿部而致气滞血瘀，出现瘿肿、瘿痛等临床表现。然而比较公认的病因病机多有外感风热、肝郁化火、热毒壅盛等几种。《外科正宗·瘿瘤论》提出瘿瘤的主要病机是气、痰、瘀壅结，“夫人生瘿瘤之症，非阴阳正气结肿，乃五脏瘀血，浊气，痰滞而成”。《济生方·瘿瘤论治》云：“夫瘿瘤者，多因喜怒不节，忧思过度，而成斯疾焉。大抵人之气血，循环一身，常欲无滞留之患，调摄适宜，气凝血滞，为瘿为瘤。”我们根据传统中医理论及临床经验认为亚甲炎的病因应为外感风热之邪邪合并肝郁化火，内外合邪聚于瘿部而致病，单纯的外感风邪或者肝郁化火都不会发展为亚甲炎，二者缺一不可。

（二）辨病辨证及治疗特征

亚急性甲状腺炎的辨证分型未达成一致共识，许芝银根据SAT的病程演变规律提出6种证型，辨证施治。①外感风热证；②外感风寒证；③肝郁蕴热证；④气阴两虚，瘀热互结证；⑤脾肾阳虚，痰瘀互结证；⑥气滞血瘀，痰气互结证。林兰提出4种证型，辨证施治。①风热外袭，热郁毒结证；②热毒壅盛，表里合病证；③毒热炽盛，阴伤风动证；④邪去正虚，肾阳亏虚证。结合亚甲炎的甲状腺功能变化（即甲状腺毒症阶段、甲减阶段、甲状腺功能恢复阶段）大致可将亚甲炎分为四期，即热毒炽盛期、阴虚火旺期、阴阳两虚期和气郁痰阻期。

治疗上魏子孝根据病程长短、甲状腺肿痛程度及兼证将本病分为4期：疾病初期清热解毒、利咽散结，方以银翘散合五味消毒饮加减。甲状腺毒症期，治以清热解毒、利咽散结为主，辅以滋补肝肾，方以一贯煎加减。甲状腺功能减退期，治以益气温阳，方以麻黄细辛附子汤加减。甲状腺功能恢复期，治以行气开郁、健脾化痰，方以四逆散合半夏厚朴汤加减。刘雪梅认为根据SAT的临床表现分为3期：初期活血化瘀、清热解毒，药物为牡丹皮、菊花、蒲公英、金银花等；中期行气利水、健脾温阳，药物为生甘草、泽泻、泽兰、神曲、党参等；恢复期化瘀散结、疏肝理气，药物为甘草、半夏、贝母、柴胡、陈皮、牡丹皮等。高上林根据SAT的临床表现分为初期、中期、恢复期。初期主要有热毒壅盛型、肝胃郁热型及肝胆湿热型3种证型。热毒壅盛型，治以清热解毒、化痰散结，方以柴葛解肌汤合贝母栝蒌散加减；肝胃郁热型，治以清热疏肝、养阴和胃，方以丹栀逍遥散合玉女煎加减；肝胆湿热型，治以疏肝利胆、清热止痛，方以龙胆泻肝汤加减。中期主要的临床表现有倦怠乏力、畏寒、纳差、水肿等症状，治宜温补脾肾、化气行水，方以苓桂术甘汤加减。恢复期正虚为主，夹痰，肝郁脾虚证，治以疏肝解郁、养血健脾，方以逍遥散加减。故本病的治疗原则为疏散风热、清肝泻热、温补脾肾、化痰散结。疾病初期疏散风热，方用银翘散、五味消毒饮加减；中期清肝泻热、和营解毒，方用栀子清肝汤、清瘟败毒饮、丹栀逍遥散、龙胆泻肝汤加减等，后期温补脾肾，方用阳和汤、金匮肾气丸、麻黄附子细辛汤加减等；恢复期化痰散结，方用血府逐瘀汤合二陈汤、四逆散合半夏厚朴汤加减等。结合中医外治法：①甲状腺局部发热、肿痛者：可用清热解毒、消痈散结的如意金黄散调白醋或黄连膏（黄连、黄柏、姜黄、生地黄、当归）外敷；②甲状腺局部热退而肿痛甚者，可用具有消肿散结作用的活血散（北刘寄奴、虎杖、生南星、半枝莲、地肤子、土鳖虫、黄柏、红花）或消瘿止痛膏（香附、黄芪、白芥子、黄药子、川乌、全蝎、三棱、莪术、山慈菇、露蜂房、瓦楞子等）外敷；③甲状腺局部热退痛消，遗留甲状腺结节者，可用小金胶囊白醋调敷。

西医糖皮质激素疗法见效虽快，却有疗程长、易反复、副作用较多等缺点，可在西医常规治疗的基础上加用疏肝行气、清热解毒、化痰散结、温补脾肾之中医内外治法。如糖皮质激素联合丹栀逍遥散、栀子清肝汤、阳和汤等，外敷金黄散、消炎散等。中西医结合治疗SAT，既可提高疗效、缩短疗程、减少复发，又可减少糖皮质激素的用量及其副作用。

（三）药物选择

组方规律分析表明，亚急性甲状腺炎方剂中药物使用频次为柴胡、夏枯草、连翘、甘草、黄芩、贝母、金银花、玄参、赤芍、白芍、茯苓、牡丹皮、板蓝根、当归、桔梗、陈皮、半夏、牛蒡子、栀子、蒲公英、薄荷、丹参、川芎、牡蛎、白术、郁金、生地黄、延胡索、香附、黄芪、黄连、僵蚕、炙甘草、枳壳、党参、麦冬、大青叶、白花蛇舌草、鳖甲、紫花地丁、知母、荆芥、石膏、莪术等；中成药多使用①六神丸：可用于亚甲炎热毒炽盛、痰凝血瘀证患者。②清开灵：用于表现为发热、咽喉肿痛等风热壅盛证的亚甲炎患者。③小金胶囊：临床适用于痰凝血瘀证的亚甲炎患者。④夏枯草片（胶囊）：可用于以颈部肿大或伴有结节、淋巴结肿大为主的火热内蕴证亚甲炎患者。⑤抑亢丸：可用于表现为心慌、手抖、多汗、消瘦等阴虚阳亢证亚甲炎患者。⑥二仙膏：可用于表现为畏寒肢冷、便秘、皮肤干燥等脾肾阳虚证亚甲炎患者。TGAb、TPOAb 升高者，可在复方辨证的基础上使用以下中成药：①白芍总苷胶囊：2 粒/次，3 次/d；②雷公藤多苷片：2～3 片/次，3 次/d；③通心络胶囊：2～4 粒/次，3 次/d。

四、名医经验

（一）裴正学经验

裴正学经数十年理论和临床实践总结出治疗亚急性甲状腺炎可采取以下中药：黄芪、何首乌、香附等。裴正学在用药过程中以黄芪固肺气，党参补脾气，何首乌、丹参、生地黄补血养血，这种扶正固本充分体现裴正学益气养血的治疗思想。在上述药物中，败酱草、蒲公英、连翘和金银花具有清热解毒之功效，生地黄则有清热之功且能防内火损伤阴津，夏枯草、鳖甲和龟甲则能软坚散结，山药健脾，白芍养阴，香附行气，为了防止上述药物因过于寒燥而伤脾，则可运用甘草对诸药进行调和。根据患者实际情况进行加减，若患者疼痛异常则加用制乳没、川楝子、延胡索。患者肿胀明显可加重夏枯草、鳖甲、龟甲中药用量。热毒重者可加重蒲公英、连翘、金银花、败酱草等药物用量。正气虚甚可加重丹参、白芍、生地黄、黄芪等中药用量。咽痛或咽干可加用裴氏养阴清肺汤，全身关节疼痛则可运用复方桑枝汤，甲状腺肿痛明显者可加用五味消毒饮。

（二）许芝银经验

1. 疏风泄热，佐以益气固表。许芝银认为此类亚急性甲状腺炎患者虽反复发作，临床仍以外感症状为主，表现为恶寒或恶风，咽喉微痛，颈前结喉两侧或一侧疼痛，伴有明显压痛，部分可有结节并随吞咽动作加重，皮色不变或微红，皮温不高；舌质淡红或舌尖微红，苔薄白或薄黄，脉浮或浮数。询问病史知其易于感冒，或有轻度气虚表现，如气短、易疲乏等，因疾病反复发作，卫表不固，复感毒邪所致。虚证虽不显著，治疗予疏风泄热的同时佐以益气固表，方选牛蒡解肌汤加减。药用：荆芥、防风、牛蒡子、金银花、栀子、薄荷、射干、夏枯草、柴胡、黄芩，可酌加炒白术、炙黄芪。方中适当应用清热利咽喉消瘿肿之品，乃病、证同治之意；炒白术、炙黄芪补气固表，和防风相合助正气驱邪外出，也可防诸药寒凉太过，量不宜大，恐助风生热之弊。

2. 补气健脾，佐以活血化瘀。部分亚急性甲状腺炎患者平素畏风恶寒，易于感冒，亚急性甲状腺炎虽经治愈，上感后易复发。此类患者就诊时并无上感表现，诉平常疲倦乏力，气短心慌，动则汗出，休息后缓解。纳谷欠香，大便溏薄，受凉后可有腹泻等。甲状腺部位局部略有肿大，质地稍硬，界限欠清，伴有轻度压痛；同时伴有咽喉部疼痛不适，喉间如有物阻，咽之不下，吐之不出，欲饮凉水却不能多，饮后不能缓解，反见加重；常有牙龈红肿或口腔溃疡等。全身症状可见面色萎黄或苍白，略有浮肿之感；胸中烦闷，纳谷不佳，腹痛喜暖，畏风恶寒，腹部常需保暖，遇风寒则见大便稀薄；腰膝酸软，四肢不温，小便清长，可见下肢浮肿等。舌红苔少，脉沉细。治疗予引火归元，佐以清利咽喉，方选知柏地黄汤加减。药用：知母、黄柏、生地黄、熟地黄、山茱萸、山药、茯苓、泽泻、射干、肉桂、干姜、牛膝。若甲状腺或咽喉局部疼痛较重，可酌加黄芩或金银花、细辛；若脾虚较甚，可加生姜或加重干姜；若下肢浮肿，四肢不温可加桂枝温散；若失眠多梦可加磁朱丸等。许芝银认为中医辨证治疗亚急性甲状腺炎越早疗效越好，而且有益于甲状腺功能的恢复。

（三）陈如泉经验

陈如泉认为 SAT 的病因为外感风热毒邪，其基本病理变化为气滞、血淤、痰凝、火毒，病变脏腑涉及肝、肺、肾，主要在肝，病机为肝经郁热、痰血瘀阻，火毒蕴结之证候，具有外感风热、肝郁热毒、阳虚痰凝 3 个主要证型，治疗法则根据病情的不同阶段为疏散风热、消肿止痛，或为清肝活血、化瘀止痛，或为温阳化痰、活血止痛，还突出内外合治，陈如泉治疗亚急性甲状腺炎的学术思想可概括为以下几个方面：其一，重视诊断，辨证与辨病相结合。颈前疼痛主要包括急性化脓性甲状腺炎、结节性甲状腺肿出血、桥本甲状腺炎和亚急性甲状腺炎，依据患者症状、体征及辅助检查，务必仔细询问病情方可鉴别。其二，治疗方法多变，分清轻重缓急。疼痛较重者，急当以止痛为主，可用小剂量强的松，或者曲安奈德局部注射，发热者可抗感染治疗，中药以清热解毒、活血止痛为主，结合局部外敷治疗，如金黄消瘿膏、散瘀止痛膏等，后期可用丸剂或者膏剂巩固疗效。其三，注重合并症的诊治。亚甲炎长久不愈，可能合并甲减，主要为病久脾肾阳虚所致，当以温阳止痛为主，以阳和汤为代表方；亚甲炎合并甲状腺结节也较常见，因肝郁气滞、痰瘀壅结颈前所致，以自拟活血消瘿汤或活血消瘿片为代表方；亚甲炎合并甲亢者，多为一过性，甲状腺毒症明显者，可以使用β-受体阻滞剂，以自制复方消瘿甲亢片可取得较好疗效。其四，“治未病”思想的运用。有报道，本病后期5%～15%发展为永久性甲减。陈如泉强调既病防变，治疗上疏肝解郁，调达气机，以防肝病传脾肾；使用激素宜小剂量，中药巩固疗效；甲状腺毒症期不宜使用大剂量抗甲亢药物。另外，复发是本病治疗的一大难点。陈如泉强调宜已愈防复，应慎用海藻、昆布等含碘丰富的药物；饮食宜清淡，少刺激性食物及海产品；调畅情志，增强体质，使正气存内，邪不可干。

（四）米烈汉经验

米烈汉认为足厥阴肝经沿喉两侧上行，情志失调易致肝气不疏，气机阻滞，气郁生痰，气血痰热互结于颈前而发瘿瘤。肝藏血，主疏泄，女子以肝为先天，以血为用，经、带、胎、产、乳多与肝经气血运行关系密切，每遇情志异常，便易引起气郁痰结、气滞血瘀及肝郁化火等病理变化。由于长期抑郁、恼怒等不良情志刺激，肝气条达之性受抑，气机不畅，郁而化火，加之外感风热之邪易侵袭阳位，与体内之邪合而为病，气血痰瘀热结于咽喉，表现为发热、恶寒、咳嗽、汗出、咽干而痛、周身酸楚等一系列外感表现，及咽痛、颈前结块、疼痛、拒按等一派热毒壅盛之象。米烈汉在治疗该病时侧重从肝论治，临床治疗以疏肝散结、清热化痰、活血消瘿为法，自拟消瘿汤治疗。消瘿汤由柴胡、枳壳、陈皮、制香附、川芎、浙贝母、生牡蛎、夏枯草、青皮、玫瑰花、合欢皮、三棱、莪术、白芍、甘草组成。本方以柴胡为君，取其条达之性以疏解肝郁，畅达肝气。合枳壳、陈皮增强柴胡行气之力；制香附、川芎善入血，理气的同时兼以活血消痈；浙贝母、生牡蛎取其苦寒之性，化痰软坚散结以消痈。以上6味药分别从气、血、痰3方面论治，共奏疏肝活血化瘀之功，合为臣药。夏枯草清热泻火，散结消肿；青皮辛散温通，苦泄下行；玫瑰花、合欢皮调节情志，疏肝解郁；三棱、莪术破血逐瘀，软坚散结，共为佐药，解毒消肿的同时发散风热，达表祛邪。白芍、甘草合用，养血柔肝，缓急止痛并调和诸药，为使药。以上诸药合用，共奏疏肝散结、清热化痰、活血消瘿之功。

（五）张曾譻经验

张曾譻认为SAT机体自身正气虚衰，适逢六淫邪气外侵是本病病机之根本，《素问·评热病论》有云：“邪之所凑，其气必虚”。外邪入里化热，或因情志不遂而郁而化热，进而造成肝失条达，痰气郁结（甲状腺肿大）和心气不宁，水火不济（自主神经功能紊乱），日久则终至肾阴亏耗，不能滋养精明（脑），形成恶性循环。故张曾譻在本病辨证中，以脑—肝、心—肾为脏腑辨证的轴心，为本病之本，外感六淫为本病之标，标本兼顾。并据此创立清凉疏透、柔肝宁心、健脑补肾之法，以“治病必求于本”。分为3期：①六淫外客。张曾譻认为本病初期，正气虚弱，卫外不固，六淫之邪侵入肺卫，致卫表不和，肺气失于宣发肃降，故见恶寒发热、咳嗽咳痰、咽喉肿痛、头痛汗出、周身酸楚等症，表邪不解化热，而致气机逆乱，血行涩滞，“不通则痛”，故出现口苦咽干、心烦易怒、颈部疼痛等症。针对其病因病机，提出本期应予温病学治疗风温之法——“清、凉、疏、透”，以清热、凉血、疏风、透表。采用经验方——君康液；②邪聚成瘿。张曾譻认为本期又可分为以下3个阶段：a. 郁热伤阴。瘿病日久，气郁化热，耗伤阴津，肝心之阴皆为其所伤，心主神志及肝主疏泄失常，而致患者出现心悸失眠，多汗，多梦不寐，烦躁易怒，舌红少苔，脉弦数等症。张曾譻此时喜用“柔肝、宁心”之法，柔肝体、疏肝木、滋心阴，清心火。方用经验方——甲安合剂；b. 阴损及阳。《素问·阴阳应象大论》有云：“阴在内，阳之守也；阳在外，阴之使也。”阴阳二气，互根互用，相互维系，阴津的耗伤势必造成阳气亏耗，日久则阳气亦为之虚衰，而出现一派阳虚之象。患者多见精神萎靡、疲乏无力、畏寒肢冷、嗜睡、记忆力减退、食纳欠佳、性欲减退、黏液性水肿等症状。张曾譻认为此时应以健脑宁心、益气养血为法，采用经验方——心脑血脉宁。c. 阴阳俱损。肾者，“水火之宅”，内寓元阴元阳。病变后期，肾阳衰疲，肾阴亏耗，出现阴阳俱虚、精明失养之象。症见精神萎靡、面色晦暗、面浮身肿、耳轮干枯、畏寒肢冷、智力及记忆力减退、动作缓慢、腰膝酸软等症状。张曾譻认为此时应以健脑补肾、扶阴助阳为法，采用经验方——肾康宁加减。③久病成石：患者久病，脏腑功能失调，气血津液运行失常，痰湿内生，气滞血瘀，痰浊结聚不散久蕴成毒，气滞、血瘀、痰凝、浊毒等痼结于颈前，相互搏结，日久成积，坚硬如石，推之不移。张曾譻认为此时患者正气多衰败，病邪胶着成积，而邪毒瘀结又反过来阻滞了脾胃运化及气血运行，使正气更虚。非软坚散结、破瘀化积之品不足以消之，同时也要顾护正气，祛邪不伤正。以健脑补肾、软坚散结为法，采用经验方——甲安合剂合消癖舒加减。

（六）高上林经验

高上林指出 SAT 的发生发展与肝的关系密切。隋朝巢元方在《诸病源候论·瘿候》中曰：“瘿者由忧恚气结所生”，明确指出瘿病的主要病因是情志失调。长期情志抑郁、紧张或突遭剧烈的精神创伤致肝气郁结，失于疏泄，进而影响津液之输布，凝而化为痰浊；或气郁日久而化火，火热炼液为痰；或肝郁犯脾，脾失健运，聚湿成痰，痰气交阻。临床中青中年女性好发本病，这是和女性的经、带、胎、产、乳等生理特点密切相关。肝藏血，主疏泄，遇有情志、饮食等致病因素，常可引起气郁痰结、肝郁化火等病理变化而罹患此病。外邪客于肺卫，内有肝郁化热，痰热蕴结，营卫失和，气血凝滞而发病。高上林根据其病因病机，制定以祛邪扶正为主的治疗原则，采用解毒化痰，疏肝健脾之法。初期突然发病，可见发热多汗，颈前肿痛，查体颈前可触及包块，可随吞咽上下活动，包块压痛明显，疼痛向颌下、耳后放射，伴心慌心烦，咽干口苦，舌红苔黄，脉弦滑数。辅助检查：血沉加快，T3、T4、FT3、FT4 正常或升高，甲状腺摄^{131}I 率降低，甲状腺扫描图像示稀疏或不显影。根据临床特点分为热毒壅盛、肝胃郁热及肝胆湿热 3 型。热毒壅盛型：风热毒邪内侵，并与痰瘀壅滞于颈前，则见瘿肿坚硬而痛；邪侵肺卫，卫表不和，肺失宣肃而见发热、恶寒、出汗、咽干而痛、咳嗽、咯痰、头痛、周身酸楚、倦怠乏力。舌红，苔黄，脉浮数。治以清热解毒，化痰散结。方用柴葛解肌汤合贝母栝楼散加减。肝胃郁热型：抑郁暴怒伤肝，肝气郁结，郁久化热，肝火上炎，扰乱心神，见心悸失眠；肝火犯胃，胃热则多食而消瘦；火热内盛，迫津液外泄而多汗；肝阳上亢，阳亢风动可见双手颤抖、急躁易怒；症见颈前肿痛，结块较硬，心悸多汗，多梦不寐，消谷易饥，双手细颤，烦躁易怒，大便或干，舌红少苔或苔薄黄，脉弦数。治宜疏肝清热，养阴和胃。方用丹栀逍遥散合玉女煎加减。肝胆湿热型：感受湿热之邪，肝胆枢机不利，正邪相争，寒热往来，头痛多汗、颈前肿痛；热蒸胆气上溢则口苦喜饮，湿热下注致小便短赤等，舌红苔黄腻，脉弦数。治宜疏肝利胆，清热止痛。予龙胆泻肝汤加减。进入中期，由于病程初期阳热太盛，耗气伤津，或肝木郁久，必克脾土，故脾虚失运，水湿痰饮内停，脾阳不振诸症在此期表现突出，出现倦怠乏力、畏寒、纳差甚或水肿等症状，舌胖有齿痕，舌质红苔白，脉沉细。甲状腺肿痛减轻，T3、T4、FT3、FT4 均降低，而 TSH 升高。治疗以温运脾阳，化湿利水为大法，治宜温补脾肾，化气行水，方用苓桂术甘汤为主。亚甲炎属脾阳不足者极易反复，高上林认为这类患者扶正健脾尤为重要。恢复期《济生方·瘿瘤论治》云：“夫瘿瘤者，多由喜不节，忧思过度，而成斯疾焉。大抵人之气血，循环一身，常欲无滞留之患，调摄宜气凝血滞，为瘿为瘤。”此期以正虚为主，兼有痰瘀，甲状腺肿块或结节逐渐消失，亦可在颈前留有小结节，为圆形或卵圆形，随吞咽动作上下活动，时有胸闷，舌质红，苔白，脉弦。血清 T3、T4 水平基本恢复正常。证属肝郁脾虚，治宜疏肝解郁，养血健脾，方用逍遥散加减。

（七）魏子孝经验

魏子孝认为 SAT 主要由情志不畅、内有郁火，风热邪毒侵袭致病。该病多见于青中年女性，女子为病，一方面易为情志所伤，致肝气郁滞，《丹溪心法》中说：“气血冲和，万病不生，一有怫郁，诸病生焉。”另一方面经、带、胎、产最易耗伤阴血，故女子以血为体、以血为用。肝为刚脏，主疏泄、主藏血，上述两种病理变化均与肝密切相关，故《临证指南医案》说女子以肝为先天，强调肝在女子生理、病理中的重要作用。此外，足厥阴肝经循颈前，故甲状腺部位的疾病多与肝的功能失调有关。甲状腺身居高位，贴近肌肤，易为风热邪气所伤，即“伤于风者，上先受之”。风热侵袭卫表，见发热、咽痛等表证；肝气郁结，加之风热邪毒搏结于颈部、闭阻气机，津液失于输布凝而为痰，血液运行不畅而成瘀，痰瘀互结，见颈前局部肿大、疼痛；日久耗气伤阴，阴虚火旺则心悸、手抖、多汗；阴损及阳，阳气亏虚见畏寒、乏力、倦怠等症。病位在颈前，与肝脾等有关，气、火、痰、瘀壅结，闭阻局部气血，终致全身气血失和是其基本病机。疾病初期多为标实证，日久正气耗伤，表现为本虚标实之虚实夹杂证，甚则气虚、阴虚、阳虚等虚候。咽痛、颈前疼痛明显者以清热解毒为主；伴甲亢者治宜滋阴、降火、解郁、益气；甲状腺功能减退以补气温阳立法；甲状腺肿大为主者重在行气化痰；辨治咽炎，祛除亚急性甲状腺炎复发或加重的诱发因素。

（八）林兰经验

林兰提出SAT主因外感风热邪毒，侵表犯颈，侵表而见表证，热毒壅盛结于颈前，甲状腺局部气血热毒壅盛凝滞，则局部发热肿大痛甚；因其助肝疏泄，疏泄失调，郁而化火，血脉壅塞，使局部热毒更加炽盛，肿痛剧烈。热为阳邪，壮火食气，易出现伤气耗阴而见气虚、阴虚之证，热盛动风之证。多为女性发病，而情志不畅为多，丹溪说一有怫郁，诸病生焉。所以助肝疏泄失调在先，有气郁或气郁化热之基，郁则气结血凝，生热化火，加之外感风热之邪，同气相求而发，火热愈炽因而成痈，外感及局部症状彰著。林兰根据亚甲炎的自然病程提出了4个主要证候，依证施治，变证者随证加减：①风热外袭，热郁毒结，方药以银翘散加减。加减：咽喉肿痛较重者加射干、桔梗；热甚加黄芩、栀子；颈痛者加乳香、没药。②热毒壅瘿，表里合病，治宜清热解毒，消瘿止痛，佐以疏风清热。清瘟败毒饮加减，高热加生石膏、知母；痛剧者加延胡索、没药；烦躁易怒加薄荷、郁金；失眠加首乌藤、生龙齿。③毒热炽盛，阴伤风动，治宜清肝降火，滋阴熄风，佐以消肿止痛。方用柴胡清肝汤加减，加减：烦躁不寐者加炒枣仁、茯神；结节者加浙贝母、生牡蛎；急躁易怒、胸胁胀满者加生牡蛎、郁金；头晕目眩者加菊花，天麻；心悸、手颤者加天麻、钩藤。④邪去正虚，肾阳亏虚，治以温阳化痰、软坚散结。方用金匮肾气丸加减。纳少便溏者加白术、党参；水肿甚者加猪苓、泽泻；腰膝酸软者加桑寄生、淫羊藿；遗精梦交者加龙骨、牡蛎；有结节者加夏枯草、穿山甲。重视亚急性甲状腺炎的局部治疗，在整体辨证治疗的同时结合局部外敷治疗，使局部肿痛得以尽快控制。因瘿痈者局部发热肿痛，触之较热拒按，故多以清热解毒，消痈散结为法，可选用如意金黄散以清热解毒，活血消肿（天花粉、黄柏、大黄、天南星等）加蜜调敷；或黄连膏（黄连、黄柏、姜黄、生地黄、当归）或四黄水蜜（由大黄、黄芩、黄柏、黄连等组成，用蜂蜜调匀）加羚羊角粉混匀外敷颈前甲状腺区；热轻肿显者可局部外敷活血散（北刘寄奴、虎杖、生胆南星、半枝莲、地肤子、土鳖虫、黄柏、红花）；热、痛消失而有结节者用夏枯草消瘿散（夏枯草、牛蒡子、三棱、香附、黄药子、牡蛎）外敷软坚散结；肿痛明显者可用消瘿止痛膏（香附、黄芪、白芥子、黄药子、川乌头、全蝎、三棱、莪术、山慈菇、蜂房、瓦楞子、木鳖子、生大黄、乳香、没药）。

五、名方推荐

（一）陈如泉经验方

柴胡、黄芩、川楝子、制乳香、制没药、制胆南星、贝母、天葵子各15 g，延胡索30 g。功效：疏肝行气、清热消肿止痛。主治：亚急性甲状腺炎之肝经郁热证。用法：每日1剂，煎汤500 mL，分2次口服。加减：胸胁疼痛，喜叹息者加郁金、青皮各15 g；颈前肿大明显，伴有结节者加连翘、夏枯草、重楼各15 g；舌质暗红证属血瘀者加丹参、赤芍各15 g。配合黄连膏外敷，黄连膏取自清代医家吴谦《医宗金鉴》，主要组成：黄连、黄柏、姜黄各9 g，生地黄30 g，当归15 g，制成膏剂。功效：清热解毒、消肿止痛。用法：每次取少量于甲状腺处外敷，每日2次，每次2 h。

（二）君康液

党参、赤芍、重楼各 12 g，丹参、麦冬、玉竹、石菖蒲、羌活、川芎、连翘、茯苓、白花蛇舌草各 10 g，生甘草 8 g。功效：调和营卫，清热解毒。主治：亚急性甲状腺炎之表邪不解，入里化热之证。用法：每日 1 剂，水煎，分 2 次服用。

（三）甲安合剂

茺蔚子、白芍各 30 g，枸杞子、玄参、生地黄各 15 g，苦参、土贝母、谷精草各 10 g，牡蛎 20 g。功效：清热毒，养阴血。主治：亚急性甲状腺炎之热毒伤阴证。用法：每日 1 剂，水煎，分 2 次服用。

（四）心脑血脉宁

黄芪、丹参各 30 g，茺蔚子、当归、川芎、赤芍各 10 g，水蛭 5 g。功效：温补阳气。主治：亚急性甲状腺炎之阴损及阳证。用法：每日 1 剂，水煎，分 2 次服用。

（五）肾康宁

生黄芪、首乌藤各 30 g，酒女贞子、墨旱莲、桂枝各 10 g，丹参 20 g，酒萸肉、杜仲、槲寄生、茯苓、怀牛膝、益母草、泽泻、车前子各 15 g。功效：调补阴阳。主治：亚急性甲状腺炎之阴阳俱虚之证。用法：每日 1 剂，水煎，分 2 次服用。

（六）甲安合剂合消癖舒加减

茺蔚子、忍冬藤、蒲公英各 30 g，枸杞子、玄参、生地黄、漏芦、路路通、炒王不留行各 15 g，苦参、贝母、谷精草、柴胡、赤芍、牡丹皮、土鳖虫各 10 g，牡蛎 20 g 等。功效：行气、化痰、散瘀、解毒。主治：亚急性甲状腺炎后期久病成石之证。用法：每日 1 剂，水煎，分 2 次服用。

（七）裴正学经验方

黄芪 30 g，龟甲、山药、香附、鳖甲、白芍、何首乌、生地黄、丹参、党参、金银花、连翘、蒲公英、败酱草、夏枯草各 10 g。功效：益气养血、软坚散结。主治：亚急性甲状腺炎之气血亏虚证。用法：每日 1 剂，水煎，分 2 次服用。加减：热毒重者加重金银花、连翘、蒲公英、败酱草之用量；肿胀明显者加重龟甲、鳖甲、夏枯草之用量；正气虚甚加重黄芪、生地黄、白芍、丹参之用量；疼痛甚时加延胡索、川楝子、制乳没。伴明显外感证症候时加用麻黄桂枝合剂；咽干、咽痛时加用裴氏养阴清肺汤；甲状腺肿痛明显者加用五味消毒饮；全身关节疼痛者用复方桑枝汤。

（八）银翘散合五味消毒饮

金银花、贝母、玄参、蒲公英各 15 g，连翘 12 g，板蓝根、白花蛇舌草各 30 g，生甘草 10 g。功效：清热解毒、利咽散结、疏风解表。主治：亚急性甲状腺炎热毒蕴结、风热外袭之证。用法：每日 1 剂，水煎，分 2 次服用。

（九）解毒消瘿止痛汤

金银花、蒲公英、夏枯草、生地黄、荔枝核各 15 g，当归、玄参、甘草、牡丹皮、延胡索、柴胡、枳壳、皂角刺各 10 g，牡蛎 20 g。功效：清热解毒、活血通络。主治：亚急性甲状腺炎之热毒蕴结证。用法：每日 1 剂，水煎，分 2 次服用。配合糖皮质激素应用，不仅可以加快缓解甲状腺疼痛、退热、消除甲状腺肿，还能减少激素的使用剂量、减少其毒副作用，在短期内达到停药的效果，且停药后不易复发，明显降低甲减发生率。

（十）柴胡舒肝散合二陈汤加减

陈皮、柴胡各 15 g，川芎、香附、枳壳、芍药、半夏、夏枯草、黄芩、天花粉各 10 g，甘草（炙）6 g。功效：疏肝行气、化痰活血。主治：亚急性甲状腺炎之肝郁气滞证。用法：每日 1 剂，水煎，分 2 次服用。

（十一）牛蒡解肌汤加减

牛蒡子、柴胡、薄荷、栀子、牡丹皮、石斛、夏枯草各 10 g，荆芥、连翘各 12 g，玄参 15 g。功效：清热散结、疏风解表。主治：亚急性甲状腺炎热毒蕴结、风热外袭之证。用法：每日 1 剂，水煎，分 2 次服用。

（十二）吴学苏经验方

姜半夏、陈皮各 12 g，茯苓、当归、牡丹皮、丹参、金银花、焦山楂、焦六神曲各 10 g，枳壳 6 g，生甘草 5 g。功效：化痰散结，活血散结。主治：亚急性甲状腺炎痰瘀互结之证。用法：每日 1 剂，水煎，分 2 次服用。

（十三）消瘤丸

玄参 20 g，浙贝母、牡丹皮各 15 g，夏枯草、山药、忍冬藤各 30 g，鸡内金、赤芍、桑枝各 10 g。功效：疏肝、通络、散结。主治：亚急性甲状腺炎肝气郁结之证。用法：每日 1 剂，水煎，分 2 次服用。加减：烦躁易怒、口干口苦者，酌加柴胡、郁金、栀子各 10 g 以疏肝解郁、清肝泻火；失眠多梦者，酌加首乌藤 30 g、炒酸枣仁 15 g 以养心安神；手颤明显者，加钩藤 15 g、地龙 10 g、白芍 20 g，以熄风止痉；头昏眼花、视物模糊者，加桑叶 20 g、菊花 15 g、蔓荆子 30g 以清利头目。

第六节　女性特发性早熟

女性早熟指任何一个性征出现的年龄早于正常人群平均年龄的 2 个标准差。女性性早熟定义为女孩在 8 岁前出现第二性征发育或 10 岁前月经来潮。国外报告性早熟的发生率约为 1/5000，女孩为男孩的 5～10 倍。性早熟女童受体内性激素影响，体格增长过早加速，骨骺融合提前，使最终的成人身高低于按正常青春期发育的同龄正常儿童的身高，且性早熟儿童性征发育提前，但心理、智力发育水平仍为实际年龄水平，即过早的性征出现和生殖器官发育会导致未成熟孩子心理障碍。

一、诊断标准

根据女孩出现第二性征的年龄、临床表现、实验室的生殖激素检测及影像学检查，判断是否为 CPP，并进行相关的病因诊断，如图 8 - 2 所示。

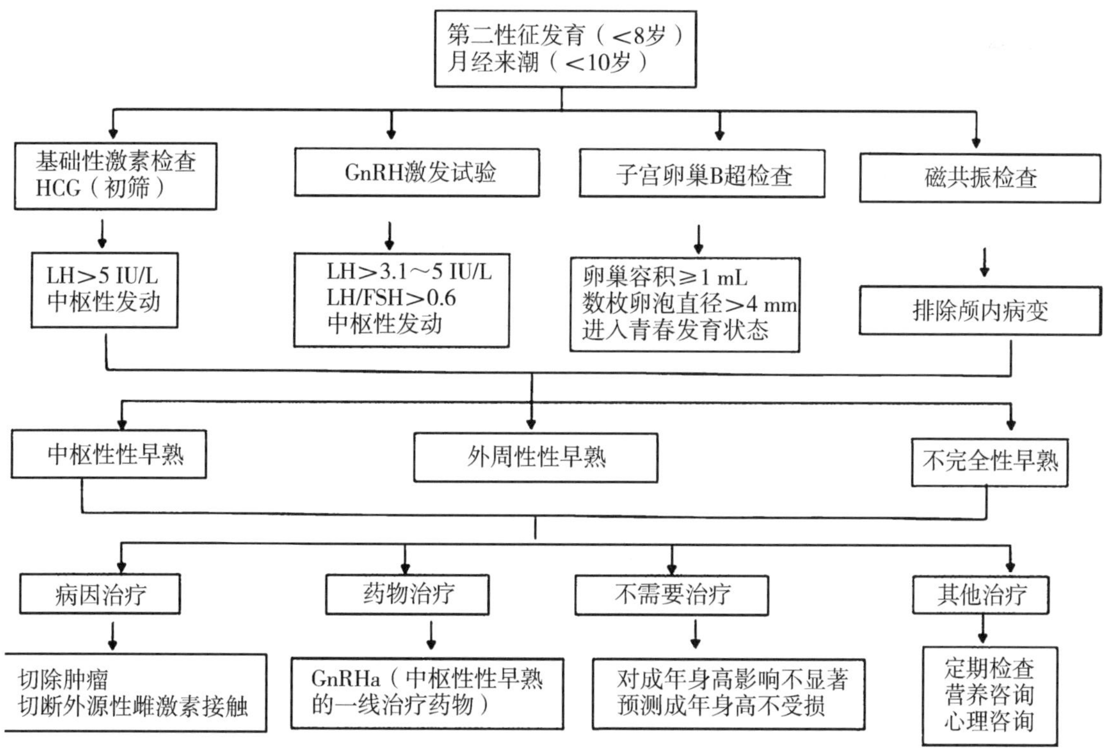

图 8 - 2　女性性早熟的诊治流程

二、西医治疗

治疗目的是使性早熟患者的第二性征渐消退，性激素恢复至青春期前水平，延缓骨骼过快成熟和改善最终成人身高，避免心理行为问题。

（一）病因治疗

应针对病因进行治疗，如切除肿瘤、切断外源性雌激素接触，使提前出现的性征消退。有中枢神经系统病变的 CPP 患者可考虑手术或放疗，对非进行性损害的颅内肿瘤或先天异常，如下丘脑错构瘤等，则宜谨慎处理，但伴有难治性癫痫或颅内高压等神经系统症状的大错构瘤或如出现神经系统症状的肿瘤多需手术。Mucune-Albright 综合征一般不推荐手术治疗，因为容易复发且有可能影响生育能力。确诊为性腺、肾上腺肿瘤所致的 CPP 患儿建议尽早手术。

（二）药物治疗

1. 促性腺激素释放激素类似物的应用治疗目的为抑制或延缓性发育（阻止女性月经来潮），抑制骨骼成熟，改善成人期最终身高，恢复相应年龄应有的心理行为。此为治疗 CPP 的一线药物。

（1）治疗指征：骨龄大于年龄 2 岁或以上，但骨龄≤11.5 岁；预测成年身高：女孩＜150 cm，或以骨龄判断的身高 SD＜－2SD（按正常人群参照值或遗传靶身高判断）；发育进程迅速，骨龄增长/年龄增长＞1。

（2）治疗剂量：首剂 80～100 μg/kg，最大量 3.75 mg；其后每 4 周注射 1 次；体重≥30 kg 者，曲普瑞林每 4 周肌注 3.75 mg；已有初潮者，首剂后 2 周宜强化 1 次；维持剂量个体化；对以上处理性腺轴功能的抑制作用仍不佳者可酌情缩短注射时间或增量。

（3）治疗有效性的评估：生长速率正常或下降；乳腺组织回缩或未继续增大；骨龄进展延缓；HPGA 处于抑制状态。GnRH 激动剂治疗对青春期提前女性的成年最终身高有明显的改善作用，并且与生长激素联合使用效果更显著。有学者分析发现，与 GnRH 单独治疗相比，联合治疗可以显著改善患者身高增长值，预期成人身高及骨龄身高标准差。有研究指出，曲普瑞林肌注 24 小时后雌二醇水平＜14 pg/mL 可作为 CPP 治疗中一种可靠的及简便的监测卵巢功能抑制状况的指标。

（4）治疗中的监测：在促性腺激素释放激素类似物（GnRHa）治疗过程中，应每 3 个月监测性发育情况、生长速度及身高，每半年监测 1 次骨龄，监测任意或激发后的激素水平以评估性腺轴抑制情况。剂量过大时会抑制生长，如生长速度每年＜4 cm，应在不影响性腺抑制疗效的前提下适当减量，年龄＜6 岁剂量可减半。由于骨骼发育至青春期完成，所以治疗至少应坚持到 12～13 岁。

（5）GnRHa 对女性将来生育的影响：应用 GnRHa 治疗的 CPP 患儿的月经周期、怀孕率、活产率等长期生殖结局均较正常人无明显差异。

2. 大剂量性激素的治疗：甲羟孕酮（安宫黄体酮）用于女孩性早熟，每日口服剂量为 10～30 mg，出现疗效后减量维持；环丙孕酮为 17-羟孕酮衍生物，剂量每日 70～150 mg/m^2。上述 2 药并不能改善成年身高。一项随机双盲对照临床试验发现石榴提取物可以增强 GnRHa 治疗 ICPP 患者疗效。

3. 钙剂和维生素 D 的补充：对于骨矿含量和骨密度低于同龄儿的性早熟患者应及时给予足够的钙剂和维生素 D 治疗。青春期每日需元素钙 1200 mg，维生素 D400～500 IU，因此对此类患儿每日应补充钙剂 500～600 mg，维生素 D 200 IU，其余部分可从日常饮食中摄入。

（三）不需治疗的情况

1. 性早熟进程缓慢（骨龄进展不超过年龄进展）而对成年身高影响不显著者。

2. 如骨龄虽然提前，但身高生长速度亦快，预测成年身高不受到影响者。青春期发育是一个动态的过程，故对个体的指标需动态观察，对于暂不需治疗者应进行定期复查和评估。

（四）其他治疗

对性早熟患者及其父母进行营养知识教育和咨询指导，强调患者保持适当体重、增加体育活动以控制肥胖。有研究发现，过早进入青春期的女孩更容易发生行为问题。GnRHa 在治疗开始时脂肪会增加，因而影响女性的心理，值得重视。但是这种脂肪的增加逐渐恢复正常，GnRHa 自身对 BMI 无长期效应且不会对 BMD 产生负面作用。GnRHa 治疗对患者心理问题影响的研究目前仍较少，需进一步深入研究。总之，需重视女性性早熟患者病因诊断，并进行针对性治疗，掌握 GnRHa 治疗指征，注重个体化治疗，给予心理咨询及营养膳食指导，密切关注疗效及不良反应。此外，需进一步探究 CPP 对患者健康状况长期影响及 GnRHa 治疗对生育力及后代健康的影响。

三、中医临床思维

（一）中医病名及病因病机特征

中医学古代文献无“性早熟”之病名，但关于人体的生殖发育问题，早在《黄帝内经》就有论述。《素问·上古天真论篇》有“女子七岁肾气盛，齿更发长，二七天癸至，任脉通，太冲脉盛，月事以时下，故有子”。根据性早熟临床特征，本病属中医的“天癸萌发过早”的范畴。当各种原因引起天癸过早萌发时，“肾气-天癸-冲任-胞宫”轴提前发育，临床表现以乳房发育为主者多归为“乳疬”，月经提前来潮者归于“月经先期”。先天禀赋不足以及后天失于调养可致发病，小儿乃稚阴稚阳之体，具有“肝常有余，肾常不足”的特点，故患儿大多属于阴虚内热的偏颇体质，容易出现阴阳平衡失调，肾虚肝旺的特征。如果随意给健康儿童进补，或恣食肥甘厚味及血肉有情之品，可以助气化火，暗耗阴液，肾阴不足，相火偏亢，则导致天癸早至，第二性征提早出现；或情志抑郁不舒，肝失疏泄，气机不畅，郁而化火，灼津炼液为痰阻于冲任使冲任失调而出现性早熟。冲任与肝肾经脉相错，肝肾同源，相互协调。且女子以肝为先天，经络学说认为乳房、阴部皆为足厥阴肝经所络。故人体正常的发育与性腺的成熟，主要与肝、肾二脏功能及天癸的期至有关。本病病机多责之于肝肾，以肾阴阳失衡，肝火偏旺，痰湿凝滞而成主要病机。

（二）辨病辨证及治疗特征

历代医家根据各自临证经验对性早熟提出不同的见解与看法，根据各大数据库调查统计，目前性早熟中医证型主要分为三型，即阴虚火旺型、肝郁化火型和痰热壅盛型。临床上本病合并症型居多，中医药辨治性早熟多以阴虚火旺证为主进行辨证论治，其次为合并证型，常常以阴虚火旺为主，兼肝郁化火、湿热内蕴。合并证型的地位不可忽视，体现了临床辨证的复杂性，不能拘泥于一证一法一方。

本病的治疗原则主要以滋阴降火，疏肝泻火，化痰健脾为主。肾阴不足，阴不能制阳，相火偏亢，治宜滋阴降火，如知柏地黄丸、六味地黄丸、大补阴丸等；小儿肝常有余，肝失疏泄，郁结之气易化热化火，治宜疏肝泻火，如逍遥散、丹栀逍遥散、龙胆泻肝汤、柴胡橘叶汤、柴胡疏肝散等；小儿脾常不足，脾失健运，内湿不运，聚而成痰，治宜化痰健脾，如二陈汤、六君子汤等。出现兼证者，常常合并加减使用。中医治病体现辨证论治特色，个性化加减灵活运用，如手足烦热者，加淡竹叶、莲子心；潮热盗汗者，加地骨皮、青蒿、白薇；乳房胀痛者，加三棱、夏枯草、香附、郁金；阴道出血者，加茜草、小蓟；面部痤疮多，加桑白皮、黄芩；乳房硬结者，加海藻、昆布、生麦芽、丝瓜络；脘腹胀满，不思饮食者，加焦三仙、炒谷芽、薏苡仁；带下量多清稀，加芡实、苍术；带下色黄而臭秽，加椿皮、黄柏；大便稀溏者，加山药、白扁豆；形体肥胖者，加荷叶、牡丹皮、山楂等。

病程较长、病情较重的性早熟患儿，常常采用中西医结合治疗，采用中药与孕酮类性激素联合治疗，两者疗效互补，互相取长补短，改善患儿的下丘脑-垂体-卵巢轴功能，不仅可使性征消退，改善症状，对减缓内生殖器官和骨骼的发育均有显著的效果，还在减少副作用等方面有明显的优势。除此之外，推拿、针灸、耳穴压豆也是常用的中医治疗方法，通过有效刺激穴位，能够发挥调和阴阳、疏通经脉、调和脏腑的作用，联合使用中药治疗，能够进一步提高治疗效果。

（三）药物选择

数据表明，治疗阴虚火旺证的高频中药依次为知母、生地黄、黄柏、龟甲、牡丹皮、泽泻等；治疗肝郁化火证的高频中药依次为柴胡、白芍、当归、夏枯草、栀子、甘草、黄芩等；清热泻火药常用知母、夏枯草、牡丹皮、栀子，清热燥湿药常用黄柏、龙胆、黄芩，清热凉血药常用生地黄、玄参，补阴药常用龟甲。配伍使用的其他类中药如：补血药常用白芍、当归；补气药常用甘草、山药；利水消肿药常用泽泻、茯苓；理气药常用陈皮；化痰药常用浙贝母、海藻、昆布；发散风热药常用柴胡；消食药常用生麦芽。

四、名医经验

（一）徐蔚霖经验

徐蔚霖认为阴阳为辨证之总纲，性早熟之源在于肝肾阴阳失衡。徐蔚霖认为该病与五脏均密切相关：肾藏先天之精，主生殖，肾中精气盛衰决定并影响性器官的发育及生殖能力的成熟；心主血，主神志；肝藏血，主疏泄，肝气调畅，肝血充盈，女子月经应时来潮；脾主运化水谷之精微，为气血生化之源，使冲任血脉充足，与生殖也密切相关；肺肾金水相生，为母子之脏，与生殖功能也有间接关系。性早熟虽然与五脏关系密切，但尤以肝肾为最。肝肾同源，肝主疏泄，肾主封藏；若肝气不疏，郁久化火，湿热内蕴，夹痰夹瘀结于乳络则为“乳疬”；注于下焦，引动相火可致月经非时而至。治疗以肝肾为主，兼顾五脏。肝肾阴阳虚实主要表现为“阴虚火旺”及“肝火旺”两种主要临床证型，但两者常交织出现，互为影响。

（二）杨少山经验

杨少山认为性早熟当责之冲、任，但其源于肝、肾。因冲为血海，任主胞胎，冲任二脉皆属于肾；肾为先天之本，主元阴元阳；若肾阴亏，精血不足，阴不制阳，相火妄动，则冲任失调，“天癸”早至而为病。又冲任与肝肾经脉相错，肾主闭藏，肝肾同源，相互协调；小儿乃纯阳之体，肝常有余，肾常不足；且女子以肝为先天，肝经循阴部，抵少腹，布两胁。故若肾阴不足，水不涵木，则肝失疏泄，郁而化火，肝火旺盛，灼津为液，炼液为痰，在上结于乳，则乳核增大、胀痛；阴血不足，引动相火，血海浮动，则经血早至；流注于下，则可见黏稠白带。总之，肾的阴阳失衡为病之本，肝火偏旺、痰热凝聚、血海浮动为病之标。杨少山根据标本同治原则，采用滋肾阴、平肝阳，配合清肝热、化痰核、散郁结之法治愈本病。

（三）刘建忠经验

刘建忠认为儿童性早熟的基本病机是阴虚火旺，脾虚肝郁是辨证关键。《素问·上古天真论》云：“女子七岁，肾气盛，齿更发长；二七而天癸至，任脉通，太冲脉盛，月事以时下，故有子。”天癸源于先天，藏之于肾，受后天水谷精微的滋养。人体发育到一定时期，肾气旺盛，肾中真阴不断得到充实，天癸逐渐成熟。若后天水谷精微过度充养肾阴，引发天癸早至，则致第二性征提前出现，月经提前来潮。本病病在冲任，源在于肾。小儿乃稚阴、稚阳体质，纯阳之体，“阳常有余，阴常不足”“肝常有余，肾常不足”。而“肝肾同源”，肾水不足，水不涵木，相火亢盛，阴阳失调，迫使肾精过早化为天癸驱使肾气妄行，导致肾精早泄，天癸早至，青少年青春期性征提早出现。刘建忠在临床辨证过程中发现性早熟患儿均可见不同程度阴虚火旺征象，如口渴、盗汗、五心烦热、便秘、舌红少苔或舌边尖红等症状体征。临床上性早熟的患儿，首要症状就是乳房增大，并有乳核，部分伴有触痛。就乳房与经络的关系而言，乳房与足少阴肾、足阳明胃、足厥阴肝三经以及冲任二脉有密切联系，且女子乳头属肝，乳房属胃。可见，患儿性早熟以肾为根本，与肝脾也有密切关联。脾为后天之本，主运化水谷，化生气血，肝藏血，疏调气机，都对乳房的生理病理存在较大的影响。若肝肾不足，肝失条达，气机郁滞，冲任失调，乳房经络疏利不畅，乳络瘀阻，则乳房硬结，不通则痛。小儿脾常不足，脾弱则内湿失运，聚湿成痰，亦可导致乳房出现硬结。刘建忠治疗特发性女童性早熟以滋阴降火，疏肝解郁，健脾理气为原则，辅以疏肝化痰散结，标本同治，使阴津得复，郁开结解，气行痰化，第二性征症状消失或者进展速度减慢，延缓骨龄的增速。内服中药从肾、从肝、从脾论治，以滋阴降火，疏肝解郁，健脾理气为原则，辅以化痰散结，标本同治。治疗时，用楮实子、熟地黄、知母滋阴降火治本，其中楮实子甘、寒，无毒，“功用大补益，久服不饥，不老、轻身”，除了滋阴降火，还可补肾养肝，明目利尿，为刘建忠常用的一味药。用柴胡、白芍、郁金等疏肝理气，柔肝止痛。考虑到临床上性早熟患儿服药时间往往较长，刘建忠选用荔枝核、橘核、海藻这几味药食两用的药味，专攻软坚散结。佛手、香橼皮疏肝健脾。砂仁化湿开胃，防熟地黄滋腻碍脾。若患儿乳房硬结、触痛明显，加用夏枯草、昆布、山慈菇加强散结；若患儿肝郁火旺明显，加用黄芩、薄荷、栀子清泻肝火；湿邪偏盛而见阴道分泌物增多者，加泽泻、茯苓健脾渗湿止带，或加椿根皮、芡实；汗多者加浮小麦、煅龙骨、煅牡蛎、防风、黄芪等益气止汗。刘建忠强调对于本病一定要及早治疗，否则即使对症治疗也对改善症状的意义不大。而且应仔细辨证论治，严谨用药，反对不予四诊辨证便简单地予以知柏地黄丸等成药服用，如此才能有较好疗效。另外本病治疗时间较长（多大于 3 个月），所以应选择合理方便的剂型，便于患儿家长接受。

（四）刘以敏经验

刘以敏在长期临床中对性早熟女童进行中医辨证，发现患儿均有不同程度的乳房胀痛、怕热、口渴、烦躁易怒、五心烦热、盗汗、便秘、舌质红等表现。肝藏血，主疏泄，调节一身之气机，加之小儿“肝常有余”，若因疾病或精神情志等因素导致肝失疏泄，肝郁化火，火热内迫，而出现天癸早至等性早熟现象。此外，性早熟患儿形体偏胖，食欲旺盛，呈痰湿体质，表现为征象。故其认为性早熟患儿的病机除了相火偏旺外，同时具有肝郁气滞化火，痰火互结的特点。刘以敏治疗本病强调“从肝论治”，认为小儿属生长发育时期，加之小儿“肝常有余”“肾常虚”，泻肾后恐影响小儿的生长发育。采用疏肝泻火，兼健脾化痰治疗本病。以逍遥散合二至丸化裁，创制了疏肝泻火方。该方由柴胡、当归、白芍、茯苓、白术、薄荷、墨旱莲、女贞子、夏枯草、甲珠、乌梅、炙甘草组成。方中君药柴胡疏肝解郁，使肝气条达；当归养血和血、白芍养血柔肝、甲珠活血化瘀，夏枯草清泻肝火，墨旱莲、女贞子补肝肾养阴血而不滋腻，共为臣药；木郁不达致脾虚不运，故以白术、甘草、茯苓健脾益气，既能实土以御木侮，又能使营血生化有源，薄荷疏散郁遏之气，透达肝经郁热，共为佐药；炙甘草调和诸药。其中乌梅为刘以敏常用药，归肝、脾、肺、大肠经，认为其一则入肺则收，除烦清热安心神；二则能开，可疏肝解郁。冉雪峰《大同药物学》谓：“乌梅不唯开，且能开他药所不能开，不唯通，且能通他药所不能通。”以上诸药合用，可达肝脾肾并治，气血兼顾的效果，通过泻肝、平肝、柔肝体现了“乙癸同源”“实则泻其子”的原则，以泻其子“肝”，即可不攻伐肾气犯肾无实证之戒。本方用于治疗性早熟的患儿，疗效甚佳。

（五）时毓民经验

时毓民认为性早熟主要治疗以滋肾阴，泻相火和化痰散结为主。时毓民认为儿童性早熟的主要病机以肾的阴阳不平衡，肾阴不足、相火亢盛为最多见。儿童本为“稚阴稚阳”之体，易虚易实，易发生阴阳不平衡，本身潜在着容易出现阴虚火旺、阴虚阳亢的病理倾向，对相应的病邪即致病因素存在明显的易感性。如长期营养过剩、过食膏粱厚味，耗阴动火，或长期受到环境类激素污染物的作用等。故予“滋肾阴，泻相火”的方法纠正肾阴不足，平亢盛相火；通过调整阴阳，使患儿机体处于平衡状态，达到从本而治，抑制或延缓青春期的提早启动。此法，在临床上已经取得了良好的疗效。时毓民还认为肾的先天精气对乳房的发育最为重要，脾胃的后天水谷之气，肝的藏血与疏调气机对乳房的生理病理亦存在较大的影响。若肝肾不足，肝失条达，气机郁滞，冲任失调，乳房经络疏利不畅，乳络瘀阻，则乳房硬结，不通则痛。小儿“肝常有余”，且部分小儿禀赋父母属阳盛体质，若疾病或精神因素导致肝失疏泄，肾虚肝亢，肝肾阴虚，水不涵木，肝郁化火，肝火上炎，湿热熏蒸于上，出现烦躁易怒，面部痤疮；湿热下注，则带下增多。故可在治疗中适当加入化痰散结的药物，以缩小患儿乳核的大小。

（六）许子春经验

许子春认为儿童性早熟主要与小儿的生理息息相关。小儿“稚阴稚阳”，“肝常有余，肾常虚”。肾阴虚，相火旺。肾阴不足，水不涵木，肝失疏泄，郁而化火。乳房在胸属胃，亦为肝经所布，喉、阴器为肝经所过。其病机为阴虚火旺，肝郁化火。病位在肝胃肾。小儿稚阴稚阳，易出现阴阳偏颇失衡。用药不宜过于寒凉或偏于滋腻，否则易阴阳失调、化火或损伤脾胃。故滋阴清热泻火同时须时时顾及小儿脾胃生机，疏达肝胃郁结之气，方能捷显其效。方中逍遥丸疏肝健脾，理气开郁；保和丸消食导滞，和中畅胃；龙胆、夏枯草、连翘（龙胆枯翘饮）合蒲公英、象贝（蒲贝散）清热燥湿，泻火散结力宏；黄柏、知母滋阴润燥以泻相火：延胡索、竹沥半夏（玄夏汤）合金橘饼、枸橘李、炒青皮（双橘青皮散）活血散结，行气止痛。全方共奏疏肝开郁，滋阴降火，清热散结，行气畅胃之功。

（七）董幼祺经验

董幼祺治疗 ICPP 时，选方用药贵在轻、灵，根据四诊合参，灵活运用逍遥散、知柏地黄汤、大补阴丸等方剂，辅以浙贝母、夏枯草、牡蛎等软坚散结之品，并时刻重视顾护小儿的胃气。药证相符，故临床疗效显著。在治疗上主张有以下 3 点：①滋肾水泻肝火。董幼祺认为 ICPP 患儿的阴阳失调主要体现在肾阴不足、肝火偏亢方面，临床也以此型最多见，治疗当以滋阴降火为主。此外，小儿稚阳未充，稚阴未长，易虚易实，易寒易热，容易导致阴阳偏颇失衡，因此用药不宜过于寒凉或偏于滋腻，否则加重阴阳失调，或损伤脾胃，故在滋阴清热泻火的同时，须时时顾及脾胃，并疏达肝胃郁结之气，从而调整阴阳，使患儿机体恢复平衡状态，达到从本而治。临床常用生地黄、知母、黄柏滋阴降火，龟甲滋阴潜阳、养阴清热，柴胡、龙胆、牡丹皮清泻肝火。②疏肝气调气血。董幼祺认为 ICPP 的另一病机——气血失和，主要由于肝气郁结所致。肝藏血，主疏泄，若肝气郁结，失于调达，气血失和，冲任失调，乳络瘀阻，聚而为肿为痛，故治疗当以疏肝解郁、调气和血为主。因肝以血为体，在疏泄气机的同时加用养肝血的药物，能达到补肝体而助肝用、血和则肝和、血充则肝柔的目的。临床常用柴胡、枳壳、香附、郁金疏肝解郁，浙贝母、橘核理气散结止痛，当归、白芍养阴和血，三棱、莪术行气活血散结。③消积滞化痰浊。除了肾之先天之精、肝之疏泄调达对乳房的生理病理存在较大的影响外，脾胃之后天水谷之气亦对其有一定的影响。膏粱厚味或生冷饮料积聚肠道，运化失司，日久可酿湿生痰，郁而不化，结于乳络而为病。临床不乏形体偏丰、舌苔厚腻、便下干结等食滞不化、痰湿内恋之象，故治疗当以消积理气、化湿除痰为法，方用保和丸合温胆汤加减。常用半夏、茯苓、陈皮、浙贝母化痰散结，柴胡、枳壳疏肝行气，山楂、六神曲、薏苡仁消积利湿。同时董幼祺指出，ICPP 治疗越早，病程越短，效果越好。目前西药治疗本病最有效的就是促性腺激素释放激素类似物，但 GnRHa 价格昂贵，患儿家长依从性差，难以坚持全程治疗，且作为外源性的激素替代物，远期不良反应尚不明确。相对而言，中药作为天然药物，经胃肠消化吸收，比较符合人的生理状态。临床实践证明，中医药不仅可减慢性早熟儿童第二性征发育，而且可明显延长骨骼成熟，防止骨骼提前闭合，从而改善最终身高。董幼祺进一步明确指出，性早熟不仅重在“治已病”，更应注重“治未病”。平时应加强患儿的生活护理，倡导健康的生活方式、科学的饮食习惯及正确的思想教育；增加体育活动，保持充足睡眠；少食家禽脖子、反季节水果、油炸类食品、滋补药品等，以防止性早熟的发生。

（八）李家凤经验

李家凤认为对于性早熟尚未找到明确的病因，但其主要涉及肾、肝、脾三脏。多因情志不舒，肝失条达，气血凝滞，疾瘀阻络，其病在乱，其根在肝、脾、肾。女子以肝为先天，肝经过乳部胁肋，乳房与胞宫多受冲经气血灌溉，亦受肝经疏泄功能的调节，情志不畅，肝气失疏，肝郁气滞，发火，则易发生乳房肿胀，疼痛，治以舒肝健脾，清热解毒。性早熟合剂由小柴胡汤和柴胡舒肝汤化裁而来。从组方来看：柴胡舒肝解郁，治肝气郁结；杭芍平抑肝阳，养血敛阴，柔肝止痛；陈佛手、郁金、炒小茴，行气、解郁、止痛；炒黄芩、牡丹皮、紫花地丁、胡芦巴、炒橘核、炒荔枝核，清热泻火、活血解毒、行气散结、止痛；甘草，补益中气、清热解毒、调和诸药。性早熟合剂组方合理，疗效显著，同道不妨一试。

（九）刁本恕经验

刁本恕认为儿童出现性早熟，是阴阳失调，气血逆乱所致。儿童为“稚阴稚阳”之体，凡先天充盈，后天养护得当的儿童，其自身阴阳能达到和谐平衡的发展，其气血充沛，气机条达，经脉畅通，机体能按人体正常生长曲线生长发育。反之，当阴阳失调，真阴耗伤，真阳亢旺，气血逆乱，正常生长发育曲线被打乱，就会出现性早熟。故性早熟病性当为虚实夹杂，病位在肝、脾、肾，故治疗时应“补不足，损有余，纠其逆乱”。刁本恕用药经验中除了口服中药外，外治与食疗也是其特殊治疗方法。《素问·异法方宜论》提出：“圣人杂合以治，各得其所宜……”，刁本恕认为中医治疗手段应该是多样的，根据不同病情，不同体质，选择适合方法合而用之。外擦法经皮局部给药，提高了药物吸收利用率，且不会有任何不适感，易被儿童接受；一般消肿散瘀药物药性较烈，药性也多偏，对于“脏腑娇嫩，形体未充”的儿童来说，应谨慎使用。刁本恕将之灵活运用在外擦药酒上，确保了药物使用安全性。中医自古有“医食同源”之说，历代医家也多提倡“食治”，药王孙思邈提出：“安身之本，必资于食”。儿童生机蓬勃，发育迅速，饮食调节能更好地适应小儿这种特点。用气味性情皆较平和的药物，与肉类同炖，取汤服用，既能使药效平和持久，在口感上又易于儿童接受。

五、名方推荐

（一）徐蔚霖经验用方

柴胡 4.5 g，黄芩 6 g，生牡蛎 30 g，绿萼梅 3 g，八月札、天花粉、牡丹皮、丹参、知母、潼蒺藜、白蒺藜、郁金、鬼箭羽各 9 g。功效：滋阴壮水、清肝泻火，同时兼顾五脏。主治：性早熟之肝肾阴虚证。用法：每日 1 剂，水煎服。加减：肝火旺导致心火旺者，加用焦栀子 6 g 清心火；脾气虚者，加用白术 9 g、白芍 9 g、豆蔻 1.5 g，以益脾气、助脾阳；肝肾阴虚日久致肺脾气虚者，可加用仙鹤草 9 g、糯稻根 9 g，前者补气，后者气阴双补，可祛虚热、敛汗。

（二）丹栀逍遥散加减

牡丹皮、栀子、柴胡、天花粉、泽泻、黄柏、青皮、生麦芽各 10 g，夏枯草、知母各 15 g，肉桂 6 g，炙甘草 5 g。功效：滋阴降火、疏肝理气、消痰散结。主治：性早熟之肝火痰湿证。用法：每日 1 剂，水煎 3 次，分 2 次口服，每次 100 mL。服药期间宜清淡饮食。加减：乳中包块数量多、乳房发育大且压痛明显者加鳖甲、龟甲、穿山甲、郁金、荔枝核、莪术；口苦、口干、烦热者加龙胆；白带量多者，加椿根皮、山药、芡实；子宫增大者可加香附、益母草。

（三）杨少山经验方

北沙参、枸杞子、钩藤、杭白芍、炒枣仁、太子参各 15 g，麦冬、象贝、丝瓜络、炒麦芽、谷芽各 30 g、生地黄、绿萼梅各 10 g，生甘草、炒黄连各 3 g，明天麻、佛手片各 6 g，炒僵蚕 8 g，川石斛 12 g。功效：滋阴平肝降火，化痰理气和胃。主治：性早熟之肝胃不合证。用法：每日 1 剂，水煎，早晚温服，疗程 3 个月。

（四）刘建忠经验方

楮实子，生地黄，知母，柴胡，郁金，枳壳，薄荷，橘核，荔枝核，海藻，夏枯草，昆布，香附，苍耳子，当归免煎颗粒各 1 包。功效：滋阴降火，理气散结。主治：性早熟之阴虚火旺，痰凝气滞证。用法：每日 1 剂，开水冲服。并配合左耳耳穴压豆，取穴内分泌、交感、神门、肾、肝、脾，并不定时按压，每日按压 5 次，5 min/次，每周换贴 1 次，两耳交替。

（五）疏肝泻火方

柴胡、墨旱莲、女贞子、夏枯草各 10 g，当归、白术各 12 g，薄荷、甲珠、白芍各 6 g，茯苓 15 g，乌梅、炙甘草各 3 g。功效：疏肝泻火、健脾化痰。主治：性早熟之冲任失调，肝郁化火，痰火互结证。用法：每日 1 剂，水煎，每周服 5 剂，疗程 7 个月。

（六）知柏地黄丸合大补阴丸加减

知母、白术各 10 g，黄柏、生地黄、山药、山茱萸、白芍、茯苓各 15 g，泽泻、柴胡各 9 g、牡丹皮 6 g，焦栀子 3 g。功效：滋肾阴，泻肝肾火。主治：性早熟之阴虚火旺证。用法：每日 1 剂，水煎，早晚温服，1 周为 1 疗程。饮食宜清淡，多吃蔬果。

（七）许子春经验方

逍遥丸、保和丸各（布包）15 g，连翘、夏枯草、焦黄柏、炒延胡索、枸橘李、竹沥半夏各 10 g，盐水炒知母、炒青皮各 6 g，酒炒龙胆 2.5 g，蒲公英 12 g，象贝 15 g，金橘饼 5 g。功效：清热泻火，疏肝散结，佐以滋阴。主治：性早熟之阴虚火旺，肝郁化火证。用法：每日 1 剂，水煎，早晚温服，3 周为 1 疗程。

（八）董幼祺经验方

柴胡、当归、黄柏各 6 g，橘核、浙贝母、山楂、茯苓各 10 g，生地黄 12 g、陈皮 3 g、龙胆 5 g。功效：疏肝健脾兼以滋阴。主治：性早熟之肾阴不足、肝火偏亢。用法：7 剂，水煎 2 次，药汁混匀，分 3～4 次温服，1 周为 1 疗程，连续 3 周。方解：方中柴胡疏肝畅气，橘核、浙贝母化痰散结，龙胆、黄柏清泻肝火，生地黄、当归滋阴和血，茯苓、陈皮、山楂健脾消积。

（九）李家凤自拟方

柴胡、杭芍、条参、法半夏、炒桂核、炒荔枝核各 10 g，炒黄芩 6 g、炙香附、陈佛手、郁金、紫花地丁各 6 g，牡丹皮、炒小茴、胡芦巴、台乌、甘草各 3 g。功效：疏肝健脾、清热散结。主治：性早熟之脾虚，肝气郁结化火证。用法：每日 1 剂，水煎，分 3 次口服，疗程 1 个月。加减：阴道分泌物多、色黄、有异味，加炒黄柏、薏苡仁、车前子；阴道出血，加墨旱莲、仙鹤草；胃纳不佳，加扁豆，白豆蔻。

（十）时毓民性早熟基本方

生地黄、炙龟甲、黄柏、知母、玄参、夏枯草、牡丹皮各 9 g，龙胆 12 g。功效：滋阴降火，清利湿热。主治：性早熟。用法：加水浓煎，每剂约 60 mL，早晚分两次服用。3 个月为 1 个疗程，若症状没有彻底改善，应坚持服用第 2 个疗程。加减：痰邪明显者加半夏、陈皮、甘草燥湿化痰、健脾行气；乳房硬结明显者，加三棱、莪术、海藻、昆布、山慈菇化痰软坚、泻热散结；湿邪偏盛而见阴道分泌物增多者，加泽泻、茯苓健脾渗湿止带，或加椿根皮、芡实；阴道流血者，加墨旱莲、仙鹤草；乳房压痛、易怒者，加逍遥丸 9 g 包煎；有瘀血征象者，加当归、赤芍活血化瘀。

（十一）丹栀逍遥散合保和丸加减

牡丹皮、柴胡、白术、豆蔻各 10 g，白芍、茯苓、山楂、神曲、麦芽、谷芽各 30 g，当归 15 g，甘草、薄荷、焦栀子各 3 g。功效：健脾和胃，调理肝气，佐以滋阴。主治：性早熟之肝胃不和证。用法：每日 1 剂，水煎，早晚温服。1 周为 1 疗程。配合外用药酒：血竭 30 g，三七 15 g，青蛙草、肺经草各 30 g，60°白酒浸泡 1 d 后，取药汁外擦包块。另用猫爪草 30 g，金针果 100 g，山楂 30 g，炖鸭胗 2 个，猪瘦肉 250 g，喝汤食肉。嘱患儿家长注意患儿饮食，以清淡为主，多吃蔬果。

（十二）知柏地黄丸合丹栀逍遥散加减

黄柏、生地黄、熟地黄、泽泻、山药、白芍各 30 g，知母、当归、柴胡、白术各 10 g，山茱萸、茯苓各 15 g，牡丹皮 6 g，甘草、薄荷、焦栀子各 3 g。功效：滋阴降火、疏理肝气。主治：性早熟之肝肾阴虚证。用法：每日 1 剂，水煎，早晚温服，1 周为 1 疗程。配合外用药酒：夏枯草、浙贝母、牡蛎、三白草各 30 g，60°白酒浸泡 1d 后，取药汁外擦包块。另用金针果、三白草、浙贝母、薏苡仁、山楂各 30 g，白豆蔻 10 g，炖鸭胗 2 个，猪瘦肉 250 g，喝汤食肉。

第七节 肥胖症

肥胖症是机体脂肪堆积过多或分布异常所致的慢性代谢性疾病，由多种因素引起，与心理、社会和遗传因素相关。流行病学研究表明：从 1980 至 2008 年，全球范围内肥胖症患病人数增加了一倍，截至 2008 年，已有超过 14 亿成年人（≥20 岁）超重，其中，2 亿多男性和近 3 亿女性患有肥胖症。英国的预测数据表明，若按照当前的流行趋势发展下去，截至 2025 年，约有 40%的世界人口将达到肥胖症标准。

一、诊断标准

BMI 是诊断和评估肥胖严重程度最重要的指标。大部分地区以 BMI＞25 kg/m^2 作为超重的标准，东亚、东南亚、南亚人群以 BMI≥23 kg/m^2 作为标准。WC（腹围）作为腹型肥胖的危险因素在 BMI ＜35 kg/m^2 的患者亦需要评估。目前，美国的标准为 WC 男≥102 cm，女≥88 cm；而基于临床的肥胖症多学科诊疗共识中也列出了不同地域不同人种相应的 WC 标准，对于南亚、东南亚、东亚人群，以

WC 男≥85 cm，女 74～80 cm 为标准。中国则以 WC 男≥90 cm，女≥80 cm 为标准。随着 BMI 和 WC 的增加，肥胖相关并发症的风险也升高（表 8－7、表 8－8）。

表 8－7　2016 AACE/ACE 超重及肥胖症诊断及治疗的总体指南

人体测量指标（BMI）	疾病阶段	慢性疾病防治分级	建议治疗
＜25 kg/m^2，部分地区＜23 kg/m^2	正常	一级	健康的生活方式
25.0～29.9 kg/m^2，部分地区 23.0～24.9 kg/m^2	超重 0 期	二级	生活及行为方式治疗
≥30.0 kg/m^2，部分地区≥25.0 kg/m^2	肥胖Ⅰ期	二级	生活及行为方式治疗；减重药物
≥25.0 kg/m^2，部分地区≥30.0 kg/m^2	肥胖Ⅰ期（至少合并一种轻中度并发症）	三级	生活及行为方式治疗；减重药物
≥25.0 kg/m^2，部分地区≥30.0 kg/m^2	肥胖Ⅰ期（至少合并一种重度并发症）	三级	生活及行为方式治疗；减重药物；可考虑外科手术（BMI≥35 kg/m^2）

表 8－8　2016 AACE/ACE 超重和肥胖的 BMI 及 WC 危险度

项目	BMI		WC 及其并发症风险	
	BMI/(kg/m^2)	并发症风险	男≤102 cm　女≤88 cm	男＞102 cm　女＞88 cm
低体重	＜18.5	低	—	—
正常体重	18.5～24.9	平均	—	—
超重	25.0～29.9	增加	增加	高
肥胖Ⅰ级	30.0～34.9	中度	高	很高
肥胖Ⅱ级	35.0～39.9	重度	很高	很高
肥胖Ⅲ级	≥40.0	非常严重	非常高	非常高

单独使用 BMI 诊断个体肥胖有两个主要限制因素。首先是 BMI 无法区分肌肉与脂肪相关的体重。其次，BMI 也不能区分体脂分布，这是已知的代谢风险决定因素。因此，结合 WC 对肥胖进行评估，有利于提高评估的准确性。（2018 TES 肥胖管理科学）

二、西医治疗

治疗的主要环节是减少热量的摄取及增加热量的消耗。制定个体化减肥目标尤为重要，强调以运动、饮食等行为治疗为主的综合疗法，必要时辅以药物或手术。

（一）肥胖症的生活及行为方式治疗

生活方式改善为减肥的起点，最为有效的方法包括膳食、体育活动和行为方式干预，建议为每位减重患者根据具体情况，制定个体化的生活及行为方式治疗方案。

1. 饮食方式改善：减少能量的摄入是减重治疗中最主要的部分，建议每日饮食减少 500～750kcal。而富含营养素的膳食结构可提高患者依从性，改善饮食习惯，减轻代谢性疾病的危险因素，得到临床获益，因而也是大力提倡的。对于膳食结构的构成，指南推荐地中海饮食、低碳水化合物、低脂肪、高蛋白素食，还可考虑配方饮食进行膳食替代。部分患者在医生指导下可予极低卡路里饮食。

2. 体育活动：运动是减重治疗中不可或缺的一部分，可通过减少脂肪成分，增加肌肉含量使机体保持在更健康的状态。开始初始体育运动的患者，运动量和强度应当逐步递增，最终目标应在每周运动 150 min 以上，每周运动 3～5 日。针对主要肌群的单一重复训练可有效减少脂肪成分，建议每周 2～3 次，同时需减少静坐。运动生理学者和专业认证的瘦身师参与到体育减重的计划中，根据患者体能情况制定个体化的体育活动方案，可以提高疗效。

3. 行为方式干预：行为方式干预主要旨在通过各种方式，增强患者肥胖症治疗的依从性，主要包括自我管理、目标设定、教育、解决问题的策略、刺激控制、减轻压力、心理评估、咨询和治疗、认知调整、动机访谈、动员社会支持机构等。

（二）肥胖症的药物治疗

超重/肥胖的药物只是生活行为方式治疗的辅助治疗方法，不应单独应用。药物联合生活方式的改善可以更有效地减轻体重，尤其对于肥胖合并相关并发症的患者，药物联合生活方式的改善可作为首选治疗方案。由于肥胖的治疗是长期规划，短期的药物治疗并不能得到长期的获益，因此，临床医师对于减重药物的选择需要全方面考虑，包括药物的有效性及不良反应，并发症、用药史，这些是个体化减重药物治疗的基石。目前，FDA 批准的治疗肥胖药物主要有环丙甲羟二羟吗啡酮（纳曲酮）/安非他酮、氯卡色林、芬特明/托吡酯、奥利司他、利拉鲁肽。

1. 对于冠心病及心律失常的患者，奥利司他和氯卡色林作为首选，而其他药物有潜在影响血压和心率的风险，不建议使用。

2. 慢性肾脏病的患者，在肾病的终末期，不应使用减重药物，部分患者如用药指征很强，可考虑奥利司他和利拉鲁肽，但需警惕草酸盐肾病及呕吐、腹泻引起容量不足可加重肾损伤。对于轻中度肾功能损害的患者，减重药物可使用，但部分药物需减量，同时密切监测肾功能变化。

3. 严重的肝脏损伤患者，不应使用减重药物。

4. 奥利司他、利拉鲁肽有潜在引起胰腺炎的风险，如有急性胰腺炎发作，需立即停药。

5. 芬特明和纳曲酮不应用于合并青光眼的患者。

6. 对于妊娠期及哺乳期患者，不能使用减重药物，有怀孕可能的女性应在使用减重药物的同时服用避孕药。

近年，尽管安非他酮、氯卡色林、托吡酯等药物先后得到 FDA 批准，用于减重治疗，但目前在我国，有肥胖治疗适应证获得批准的药物只有奥司利他。国内的研究证实，奥利司他可有效达到体重减轻的目的，同时还有助于 TC、血糖及血压水平的改善，整体安全性和耐受性良好。但因为腹泻等不良反应，使用受到限制，今后仍期待有更多的减重药。

（三）肥胖症的手术治疗

对于 BMI≥40 kg/m² 无其他合并情况的患者适合行肥胖外科手术治疗；BMI≥35 kg/m² 同时有 1 个或更多肥胖相关并发症的患者（如 T2DM、高血压、阻塞性睡眠呼吸暂停、肥胖低通气综合征、非酒精性脂肪性肝病、胃食管疾病、非酒精性脂肪肝炎、哮喘、静脉淤血性疾病、严重的尿失禁、退行性关节炎等）有肥胖外科手术治疗指征。此外，此次指南放宽手术指征，对于 BMI 30.0～34.9 kg/m² 合并糖尿病或 MS 者，有手术意愿的也可考虑行外科手术治疗。

（四）肥胖症的并发症

主要包括 MS、T2DM、血脂异常、高血压、非酒精性脂肪性肝病、多囊卵巢综合征、女性不育、男性性腺功能低减、睡眠呼吸暂停综合征、哮喘/气道高反应性、骨性关节炎、压力性尿失禁、胃食管反流病、抑郁等。通过减重治疗可使肥胖相关并发症获益，指南为每一个肥胖相关并发症制定了相应的减重目标，并预估了临床的获益（表 8－9、表 8－10）。

表 8－9　2016 AACE/ACE 肥胖症防治的 3 个阶段

项目	定义	预防方法
一级预防	预防超重和肥胖的发生	健康教育；营造健康的生活环境；促进健康饮食习惯和规律的体力活动
二级预防	已经发生超重和肥胖的患者，预防体重进一步增加和肥胖相关的并发症的发生	生活方式、行为干预及减重药物治疗；可考虑手术治疗
三级预防	通过减重治疗消除或改善肥胖相关并发症并预防疾病的进展	通过 BMI 进行筛查；肥胖诊断和并发症评估；治疗：生活方式及行为干预±减重药物治疗

表 8－10　2016AACE/ACE 超重及肥胖相关并发症减重及临床治疗目标

诊断	并发症	减重目标	临床目标
超重/肥胖	MS 及糖尿病前期	10%	预防 T2DM
（BMI≥25 kg/m²，部分地区≥23 kg/m²）	T2DM	5%～15%或以上	HbA1C 下降；降糖药物使用减少；糖尿病缓解（尤其对于病程短的患者）
		5%～15%或以上	
	血脂异常	5%～15%或以上	TG 下降；HDL-C 升高；非 HDL-C 下降
		5%或更多	
	高血压		SBP 和 DBP 下降；减少降压药物的使用
		10%～40%	减少肝细胞内脂肪堆积
			减轻肝脏炎症和纤维化
	非酒精性脂肪性肝病	5%～15%或更多	排卵；月经规律；多毛减轻；增加 IS；雄激素水平下降
	减少肝细胞内脂肪堆积		
	多囊卵巢综合征		
		10%或更多	排卵；怀孕及生育
		5%～10%或更多	血清睾酮水平增加
	女性不孕		改善症状；睡眠呼吸暂停低通气减轻
	男性性腺功能低下	7%～11%或更多	
	睡眠呼吸暂停		改善第 1 秒用力呼气量；改善症状
			改善症状
		7%～8%或更多	增加功能
	哮喘/气道高反应性		
	骨关节炎	≥10%	
		5%～10%或更多联合运动	减少尿失禁发作次数
		5%～10%或更多	
	压力性尿失禁		减少症状发作的次数；减轻症状发作的程度
		10%或更多	
	胃食管反流病		减轻症状；改善抑郁量表评分
	抑郁	不确定	

三、中医临床治疗

（一）中医病名及病因病机特征

《黄帝内经》最早指出“人有肥，有膏，有肉……䐃肉坚，皮满者肥；䐃肉不坚，皮缓者膏，皮肉不相离者肉”，将肥胖分为肥、膏、肉 3 个证型。肥胖的主要病机为多痰、少气。《格致余论》提出“肥白人多痰饮”。刘完素曰：“血实气虚则肥”，指出肥胖的病机为气虚。凡饮食不节、情志所伤、劳逸损伤、先天不足等因素，皆可使脾之运化、肝之疏泄、肾之温煦失常，导致气滞津停、痰湿壅滞、浊聚生瘀，发为肥胖。本症虚实错杂，病位在脾和肌肉，与肝、肾关系密切，并可涉及五脏。且多以脾肾之虚为本，水湿痰瘀为标，胃热气滞贯穿其间，三焦气化失常随行，虚实、寒热、阴阳兼杂，从而形成恶性循环，造成病情日益严重。

（二）辨病辨证及治疗特征

目前应用较广的单纯性肥胖分型标准为 1997 年全国第 5 届肥胖病研究学术会议修订的《单纯性肥胖病的诊断及疗效评定标准》和 1995 年中华人民共和国颁布的《中药新药临床研究指导原则》第二辑《单纯性肥胖病》的标准，前者将单纯性肥胖划分为脾虚湿阻型、胃热湿阻型、肝瘀气滞型、脾肾两虚型（肾脾阳虚）、阴虚内热型 5 型，后者在证型的划分和描述上有稍微区别，将单纯性肥胖分为脾虚湿阻证、胃热湿阻证、肝郁气滞证、脾肾阳虚证、阴虚内热证 5 型，也有不少中医治疗单纯性肥胖的临床研究采用研究者根据临床经验自定的分型名称，单纯性肥胖的辨证分型目前尚不统一。肥胖症的治疗大致可以概括为 8 个原则：①化湿：用于脾虚湿聚之证，代表方为二术四苓汤、泽泻汤、防己黄芪汤；②祛痰：用于痰浊内停证，轻者用二陈汤、平陈汤、三子养亲汤，重者用控涎汤；③利水：微利用五皮饮，导水用茯苓汤、小分清饮，逐水用舟车丸、十枣汤；④通腑：用小承气汤、调胃承气汤或单味大黄长期服用；⑤消导：用三消饮、保和丸；⑥利肝胆：用温胆汤、疏肝饮、消胀散；⑦健脾：用五味异功散、枳术丸、五苓散、参苓白术散；⑧温阳：用济生肾气丸、甘草附子汤、苓桂术甘汤。肥胖症与五脏相关，虚实夹杂，有初起以本虚为主，兼见标实，亦有初起标实为主，兼有本虚，以至后期标本虚实交错，常有滋养肝肾、温阳健脾、健脾化湿、健脾利胆、疏肝理气、理气化痰、通络消积等多种治法共用。目前控制肥胖的中医治疗方法分为基础治疗（包括饮食控制加运动疗法）、内服与外治疗法。基础治疗中一方面注重调畅情志，如运用音乐疗法、心理咨询、户外运动等多种方式，帮助患者消除机体的负面情绪；另一方面，合理调整饮食和加强锻炼，使用减肥药膳，以膳为补，以膳减肥，再配合传统的“太极拳”“八段锦”“五禽戏”等运动锻炼方法，尤其适合体质虚弱患者和老年患者。外治疗法中针灸疗法由于具有疗效确切、副作用小、不易反弹的优势，开展比较广泛。此外还有各种理疗手段，如拔罐、刮痧、推拿、穴位埋线、耳穴贴压等也被广泛应用。

（三）药物选择

“中成药数据库”检索出肥胖症的首选和常用药物为山楂、泽泻、大黄、白术、陈皮、枳实、黄芪、茯苓，最佳和常用药对为山楂配伍泽泻、白术配伍泽泻。

实验证明，多种中药都具有减肥祛脂的作用。其中祛痰化浊、利湿降脂的有：生大黄、虎杖、苍术、泽泻、茵陈、草决明、半夏、番泻叶、洋葱、大蒜、蚕蛹、槐米、柴胡、金银花、姜黄、茅根、荷叶、薏苡仁等；活血化瘀、减肥祛脂的有：茺蔚子、丹参、赤芍、益母草、三七、生山楂、五灵脂、香附、三棱、莪术、鸡血藤、牛膝、当归、川芎等；滋阴养血、减肥降脂的有：墨旱莲、女贞子、首乌、生地黄、山茱萸、枸杞子、菊花、桑寄生、灵芝等。

四、名医经验

（一）王琦经验

王琦认为肥胖与痰湿体质最为密切，将肥胖分为气虚肥胖、痰湿肥胖和血瘀肥胖三型。肥胖症见肤白肌松，动则气喘，易感，疲乏，困倦，嗜睡，舌苔白腻等为气虚证。气虚导致津液运化失司，脾不散精，精微物质运行输布障碍与转化失调，形成肥胖，治以健脾益气。常重用黄芪以补气，白术、制苍术健脾燥湿，茯苓、泽泻、薏苡仁等健脾利湿。肥胖症见腹部肥满松软，面部皮肤油脂较多，多汗且黏，胸闷，痰多，口黏腻或甜，喜食肥甘，舌苔腻，脉滑者为痰湿肥胖，治则为化痰祛湿。痰壅在肺者，多用紫苏子、莱菔子、白芥子等降气化痰；痰结在胸者，多用半夏、薤白、瓜蒌等温化寒痰；痰凝在脾者，多用白术、茯苓、苍术健脾祛痰；“治痰者，必当温脾强肾以治痰之本”，兼用制何首乌补肾益精，肉桂补命门心包之火，开胃化痰，健脾祛湿，“使根本渐充，则痰将不治而自去矣”。如病程较长，痰湿凝聚日久，用药祛痰之力可较重，如海藻、昆布等祛痰散结之品；如病程较短，或者治疗已见好转，临床表现痰湿之象轻浅，用药化痰之力可较轻，如泽泻、冬瓜皮、茯苓等淡渗利湿之品。病症常分布不均如见有痰湿凝聚之重象可用祛痰散结之重品，同时合用轻品，祛痰化浊于无形。肥胖症见皮肤色素沉着、身体某部疼痛者为血瘀型肥胖。血瘀为肥胖的终末阶段，气不行水，痰浊内阻，浊聚生瘀，治以行气活血化瘀消脂。药用姜黄、蒲黄、山楂、熟大黄、当归、苏木等活血降脂消瘀。

（二）李振华经验

李振华认为，肥胖主要因脾虚失其健运，致体内脂肪、痰湿郁积腹中，治疗关键在于健脾祛湿，通阳利水，使脾运化恢复，痰湿得以排泄，则肥胖自减。脾胃纳降正常，气血生化有源，则疲劳乏力，大便失常症状自消。疏肝不仅可恢复肝的疏泄功能，还可以避免肝木克伐脾土，以利脾之恢复，同时气行则湿行，湿去则湿热无所存。由于肥胖多湿多痰，痰湿为阴邪。故李振华对此病的治疗，以自拟的健脾消脂汤为基础方，重用桂枝以醒脾阳，助膀胱之气化，以利痰湿，同时重用泽泻，茯苓、猪苓、玉米须、生薏苡仁以利水健脾。肥胖症常与高脂血症并见，甚至出现高血压，以上述方药可另加鸡内金，重用生山楂、荷叶。如便秘者亦酌加草决明、生首乌。

（三）张发荣经验

张发荣认为：腰脐之气不利、脾肾不足所致带脉失约是影响膏脂成化的关键，是中心性肥胖的主要病机；治法当以运脾益肾、利腰脐之气为主。对于肥胖的发生，脾之运化固然重要，然脾、肾乃先、后天的关系，土非火不生，火非土不旺，脾胃之土必得肾中之火相生，而土乃坚刚，以消水谷。若肾中先天之火已耗尽无余，如炉中烬绝，益之薪炭，则热灰终难起焰。因此，张发荣特别强调肾气化功能，甚至在腹型肥胖的论治中尤重于肾。带脉首尾相连环形一周，其分布虽不在同一平面，但与目前常用的过脐水平量腰围的皮尺走形相似，且腹型肥胖者脂肪主要堆积于带脉经气流注部位，故察腰腹之外形即可揣测内隐带脉功能之强弱；以腰腹部膨隆胀满为主要表现者，当按带脉病论治，方契合治病求本的基本原则。脾主升，胃主降，属中焦，乃气机升降的重要枢纽，带脉过章门，章门穴乃脾之募，也在肝经上，而肝藏血、主疏泄，故带脉与肝、脾、胃功能尤为相关。若肝、脾、胃功能失调，则气机失常，加之气血生化不足，带脉失养，终致痰湿膏浊内生下陷，囤积于脐周腹部，带脉失约，即《难经·二十九难》所载“带之为病腹满”，出现以带脉所过部位的不适和病变。带脉前贯脐，走太阴，得脾气而周流，后环腰，守少阴，得肾气而出属，是协调先后天之枢纽，与脾、肾关系密切，而腰脐作为此枢纽调渡官，可以通过经络调节脏腑气血津液的运行来发挥重要的病理生理作用。腰脐之气利，则脾肾强，带脉壮；反之，脾肾强，则腰脐之气利，带脉自然固护有力，诸经得以充养约束，人无虞；否则，脏腑不和，阴阳气机失调，津液代谢输布障碍，化湿生痰成瘀，则出现一系列病症。

（四）魏子孝经验

魏子孝认为肥胖以脾、肾两虚为本，病理产物以痰湿为主，夹杂有瘀血、气滞等。治疗上当扶正与祛邪相结合，扶正以健脾补肾为主，尤其重视补益命门之火。①辨证属脾虚者：基本方选四君子汤去甘草加健脾化湿药苍术及疏肝理气药木香而成（党参、茯苓各 12 g，苍术、白术各 15 g，木香 12g）。肾虚时加用肉桂，肉桂补命门心包之火。因心包之火足，自能开胃以祛痰；命门之火足，始能健脾以祛湿，水自归经，痰浊不生。②辨证属湿重者：即加味枳术丸为基本方（枳实、生山楂各 10 g，苍术、泽泻各 12 g，昆布 15 g），以健脾化痰、消积除痞。③辨证属湿热者：基本方用泻黄散去甘草加化痰湿药半夏、泽泻、昆布组成（生石膏 30 g，防风、泽泻各 10 g，藿香、法半夏、炒栀子各 12 g，昆布 15 g），以清热化痰利湿。④辨证属瘀血内阻者：基本方以活络效灵丹加姜黄、莪术、生山楂、生蒲黄而成（丹参 20 g，当归、莪术各 12 g，制乳香、制没药、生蒲黄、姜黄各 10 g，生山楂 15 g），以活血化瘀、行气消积。⑤辨证属痰瘀阻络者：基本方为蒲决散（生蒲黄、决明子、莪术各 10 g，水蛭 3 g，昆布 15 g），以化痰利湿、通络消积。辨证加减：乏力明显，加生黄芪、陈皮；胁胀脘闷者加柴胡、枳壳疏肝健脾；头胀易怒者加草决明、夏枯草清肝泻火；消谷善饥者加生石膏、知母、黄连清胃泻火；腰酸畏寒加附片、肉桂温肾健脾；便秘者加槟榔、火麻仁、大黄。

（五）王东经验

王东认为肥胖的病机虚者为气虚兼夹痰湿，实者为胃热湿阻。虚证在治疗时予健脾益气以固其本，同时佐以化痰祛湿。实证以健脾清热、化痰祛湿为治疗大法。以轻身消脂散为基本方，并可根据虚、实及兼夹气滞、血瘀的不同分型论治。轻身消脂散治疗单纯型肥胖的基本方，其方由藿香正气散、温胆汤二方加入山楂、麻黄 2 药而成，主要功能是健脾化湿，涤荡胃肠，使体内停聚的脂膏及湿浊消除。脾虚湿盛型单纯性肥胖治以健脾益气、化痰兼以除湿，方以轻身消脂散去藿香加当归治疗。胃热湿阻型治以健脾清热、化痰祛湿，方以轻身消脂散加佩兰。气滞明显者予轻身消脂散加柴胡、黄芩，同时加大陈皮、橘红剂量。血瘀明显者，予轻身消脂散加当归、川芎。

（六）黄祥武经验

黄祥武认为肥胖症的病因主要为饮食不节和劳逸失度，主要病机为脾虚湿盛、血浊为瘀。长期过食肥甘油腻，醇酒厚味，导致脾胃运化失司，痰湿内生，湿为阴邪，耗伤阳气，阳虚则不能化气行水，气虚则推动无力致气滞血瘀，从而为脂为浊为瘀。长期久坐久卧懒动，好静恶动，起居无度，可损伤脾的运化功能，脾气虚弱则运化失司。此外津血同源，津液和血液关系密切，痰湿阻滞，津液代谢异常可致血瘀，出现痰湿内盛、血浊为瘀的痰瘀互结证候。又根据“肥白人多痰湿”的观念，结合张仲景确立的“病痰饮者，当以温药和之”治疗原则，结合多年临床经验，采用健脾祛湿、活血化瘀法，在苓桂术甘汤的基础上，自拟加味苓桂术甘汤，用于治疗肥胖症等代谢性疾病，临床疗效甚好。

（七）陈秋经验

陈秋认为肥胖主要是由痰湿瘀浊阻滞，聚为膏脂，病位主要在脾，故以脾为中心，以通为法，临证时主要采用脏腑辨证并辅以气血津液辨证。脾乃后天之本，中焦枢纽，喜燥恶湿，脾虚功能失调，必然导致水液在体内停滞，聚湿生痰，阻滞经络，继而膏脂瘀积，发为肥胖。湿、痰、瘀的形成反过来又影响脾运，形成恶性循环。五脏实证治法，皆立足于通，即便虚证，夹滞者也十之八九，可补中寓通。气血津液辨证主要揭示构成人体基础物质的虚实通滞状态，基础物质的运化、储存、输布等均受脏腑功能的影响。当脏腑功能运动障碍、气血津液升降出入失调，必然导致脏腑功能障碍。故陈秋认为健脾通腑，通调气血津液流通之道为肥胖主要治法，以“通”为法，既通脾腑，又通气血精微运行之道，并根据不同体质、病情等辨证加减用药，并强调饮食有节，充分锻炼之必要性。常用代谢方进行治疗：生黄芪、生地黄、丹参、川芎、生山楂、桂枝、泽泻、茯苓、生白术、陈皮、酒大黄、荷叶、桑叶、生甘草。

（八）徐云生经验

徐云生认为，脾虚乃肥胖发生之本，痰瘀为肥胖发生之标。在治疗上，益气健脾为肥胖治疗的首要原则，在补脾基础上，加用化痰散瘀之品，如牡丹皮、丹参、泽泻、山楂等，以期标本同治。不同年龄肥胖证治亦有不同。①儿童：儿童肥胖患者多由于先天禀赋不足，致肾阳无以温煦脾阳；或后天饮食不节，致脾虚无以运化水谷。小儿脏腑娇嫩，形气未充，脾常不足，肾常虚，若多食肥甘、少动，致使精微不归常化，水湿内停，聚湿生痰，痰从脂化，则膏脂积于体内发为肥胖。徐云生对于儿童肥胖多以滋补脾肾之法，重视先天，培补后天。②青中年：现代社会节奏增快，造成青中年人群生活压力的增大，易致肝气疏泄不畅，而气行则津行，气滞则湿阻，久之则聚湿生痰。且肝对脾胃运化亦有促进作用，如肝疏泄不畅，则影响脾之健运，更加重脾虚，使水湿不化，郁结为痰饮，痰湿内生则发为肥胖。对于青中年肥胖患者，在健脾的同时亦注重调肝，健脾益气以治本虚，调畅气机以解肝郁，辅以化痰散瘀之品，以期标本同治，内生和谐。③老年：老年肥胖多由青中年肥胖发展而来，责之于先天禀赋不足，素体多虚，除脾虚贯穿始终以外，随年龄增长，脏腑亏虚，精、气、血亏耗，肾精不足，阴液亏虚，不能濡养肝阴，肝阴不足又下劫肾阴，终致肝肾阴虚。老年气血衰减，加之运行日趋滞涩，而阴虚内热消烁津液，致瘀血痰浊内生，脏腑功能失调，水谷精微不归正化，形成膏脂。故徐云生治疗老年肥胖多在健运脾胃基础上佐以培补气血、滋养肝肾、化痰祛瘀之品，以得标本兼治，脂除病瘥之功。

五、名方推荐

（一）健脾消脂汤

白术、苍术、陈皮、半夏、厚朴、枳壳、香附各 10 g，茯苓、泽泻各 18 g，荷叶 25 g，玉米须 20 g，甘草 3 g。功效：益气健脾、化痰祛湿。主治：肥胖症之脾虚者。用法：每日 1 剂，水煎，分 2 次服。长期服用者效果佳。加减：并见高脂血症、高血压者加鸡内金，重用生山楂、荷叶。便秘者酌加草决明、生何首乌。

（二）金匮肾气丸加味

熟地黄 240 g，山药、山茱萸各 120 g，泽泻、茯苓、牡丹皮、车前子、肉苁蓉各 90 g，桂枝、炮附子各 30 g。功效：温补脾肾，助阳化湿。主治：脾肾阳虚，水湿内盛型肥胖。用法：制成蜜丸，每次 9 g，每日 2 次，饭前服。温开水或淡盐汤送服。1 个月为 1 疗程。加减：年纪较大或气虚者，酌加黄芪、太子参益气；脾虚湿甚，熟地黄减量，酌加白术、半夏、神曲；湿甚兼喘哮，先治喘哮。

（三）玉女煎加减

生石膏 90 g，熟地黄、玄参、生大黄各 50 g，知母、麦冬各 40 g，川牛膝、枳实、厚朴、薄荷各 30 g。功效：清胃泄热，润肠通便。主治：胃热内盛，肠燥便秘型肥胖。用法：制成水丸，每次 9 g，每日 2 次，饭前服。1 个月为 1 疗程。加减：胃热肠燥不甚，减量或去生大黄；疑有孕者，去生大黄、牛膝。

（四）加味苓桂术甘汤

茯苓、苍术、法半夏、党参、红花各 12 g，桂枝、陈皮、川芎各 9 g，白术、豨莶草、制何首乌各 15 g，生山楂 30 g，甘草 6 g。功效：健脾祛湿，活血化瘀。主治：肥胖症。用法：每日 1 剂，水煎，分 4 次温服，每次 150 mL，并嘱患者控制饮食，加强运动。加减：若兼有胁肋胀痛，肝气不疏者，加柴胡、枳实、郁金疏肝解郁；若倦怠乏力明显，气虚重者，加黄芪补脾益气；若痰湿重浊者，加石菖蒲、薏苡仁化痰除湿；若舌下瘀斑，痰瘀阻络者，加三棱、莪术、丹参活血化瘀；若兼有形寒肢冷，腰膝酸软，脾肾阳虚者，加附子、干姜、肉桂温肾健脾。

（五）加味温胆汤

半夏、竹茹、枳实、茯苓各 10 g，陈皮 15 g，甘草 5 g，大枣 1 枚，生姜 5 片。功效：清胆和胃，行气化痰。主治：肥胖症属痰湿者。用法：每日 1 剂，水煎，分 2 次服。

（六）防风通圣散

防风、荆芥、连翘、薄荷、川芎各 12 g，当归、白芍、栀子、大黄、甘草、滑石各 10 g，白术、芒硝、桔梗各 6 g，石膏 15 g，黄芩 8 g。功效：通里解表，清热解毒。主治：单纯性肥胖。用法：每日 1 剂，水煎，分 2 次服。

（七）健脾化湿方

生白术 15 g，茯苓、姜半夏、陈皮、绞股蓝、泽泻、枳实、桂枝、决明子、荷叶各 10 g，生山楂 15 g，炒甘草 5 g。功效：益气健脾，利湿化痰。主治：脾虚湿阻型肥胖。用法：每日 1 剂，以水 500 mL 煎取汁液 200 mL 服用，每日 2 次，上、下午各 100 mL，餐后半小时温服。

（八）祛痰清胃方

苦参、野菊花、生栀子各 20 g，黄柏、炒枳实、炒鸡内金各 12 g，绞股蓝、荷叶、炒决明子、蒲公英、六神曲、山楂各 30 g。功效：清胃化痰，健脾和中。主治：适用于湿热阻滞型单纯性肥胖症。用法：每日 1 剂，水煎，分 2 次服。

（九）轻身消脂汤

何首乌、生山楂各 15 g，白术、泽泻、干荷叶、炒草决明各 10 g，冬瓜皮 30 g，柴胡、红参、三七粉各 6 g，生大黄 5 g，水蛭 3 g。功效：健脾除湿、化痰祛瘀。主治：适用于脾湿中阻、痰瘀互结型单纯性肥胖。用法：每日 1 剂，水煎，分 2 次服。

（十）荷术汤

荷叶、苍术、薏苡仁、黄芪、车前草、夏枯草、木瓜、山楂各 30 g，白术、黄柏、茯苓各 15 g，牛膝、桂枝各 10 g，泽泻 12 g，甘草 3 g。功效：健脾利湿，补气通阳。主治：单纯性肥胖。用法：每日 1 剂，水煎，分 3 次服。根据体重减轻情况可连服 1～3 个月。加减：高血压者加杜仲、防己各 12 g；冠心病者加丹参、葛根各 15 g，丹参 30 g，川芎 7 g；月经不调者加益母草 12 g；关节疼痛者加寻骨风 12 g，伴阴虚者加女贞子 15 g。

第八节　脂质代谢异常

脂质代谢异常又称为血脂异常，是指血清中总胆固醇（CH）、甘油三酯（TG）、低密度脂蛋白胆固醇（LDL-C）水平升高，高密度脂蛋白胆固醇（HDL-C）水平降低。以 LDL-C 或 TC 升高为特点的血脂异常是动脉粥样硬化性心血管疾病（ASCVD）重要的危险因素；降低 LDL-C 水平，可显著减少 ASCVD 的发病及死亡危险。有效控制血脂异常，对我国 ASCVD 防控具有重要意义。鼓励民众采取健康的生活方式，是防治血脂异常和ASCVD的基本策略；对血脂异常患者，防治工作重点是提高血脂异常的知晓率、治疗率和控制率。

一、诊断标准（表8－11、表8－12）

表8－11　中国ASCVD一级预防人群血脂合适水平和异常分层标准［mmol/L（mg/dl）］

分层	TC	LDL-C	HDL-C	非HDL-C	TG
理想水平		＜2.6（100）		＜3.4（130）	
合适水平	＜5.2（200）	＜3.4（130）		＜4.1（160）	＜1.7（150）
边缘升高	≥5.2（200）且＜6.2（240）	≥3.4（130）且＜4.1（160）		≥4.1（160）且＜4.9（190）	≥1.7（150）且2.3（200）
升高	≥6.2（240）	≥4.1（160）		≥4.9（190）	≥2.3（200）
降低			＜1.0（40）		

表8－12　血脂异常的临床分类

	TC	TG	HDL-C	相当于WHO表型
高胆固醇血症	增高			Ⅱa
高TG血症		增高		Ⅳ、Ⅰ
混合型高脂血症	增高	增高		Ⅱb、Ⅲ、Ⅳ、Ⅴ
低HDL-C血症			降低	

注：TC：总胆固醇；TG：甘油三酯；HDL-C：高密度脂蛋白胆固醇；WHO：世界卫生组织

二、西医治疗

不同ASCVD危险人群降LDL-C/非HDL-C治疗达标值见表8－13。

表8－13　不同ASCVD危险人群降LDL-C/非HDL-C治疗达标值

危险等级	LDL-C	非HDL-C
低危、中危	＜3.4 mmol/L（130 mg/dl）	＜4.1 mmol/L（160 mg/dl）
高危	＜2.6 mmol/L（100 mg/dl）	＜3.4 mmol/L（130 mg/dl）
极高危	＜1.8 mmol/L（70 mg/dl）	＜2.6 mmol/L（100 mg/dl）

注：ASCVD：动脉粥样硬化性心血管疾病；LDL-C：低密度脂蛋白胆固醇；非HDL－C：非高密度脂蛋白胆固醇

（一）治疗性生活方式改变（表8－14）

1. 控制体重：肥胖是血脂代谢异常的重要危险因素。血脂代谢紊乱的超重或肥胖者的能量摄入应低于身体能量消耗，以控制体重增长，并争取逐渐减少体重至理想状态。减少每日食物总能量（每日减少300～500 kcal），改善饮食结构，增加身体活动，可使超重和肥胖者体重减少10%以上。维持健康体重（BMI：20.0～23.9 kg/m^2），有利于血脂控制。

2. 身体活动：建议每周5～7 d、每次30 min中等强度代谢运动。对于ASCVD患者应先进行运动负荷试验，充分评估其安全性后，再进行身体活动。

3. 戒烟：完全戒烟和有效避免吸入二手烟，有利于预防ASCVD，并升高HDL-C水平。可以选择戒烟门诊、戒烟热线咨询以及药物来协助戒烟。

4. 限制饮酒：中等量饮酒（男性每日20～30 g乙醇，女性每日10～20 g乙醇）能升高HDL-C水平。但即使少量饮酒也可使高 TG 血症患者 TG 水平进一步升高。饮酒对于心血管事件的影响尚无确切证据，提倡限制饮酒。

表 8-14　生活方式改变基本要素

要素	建议
限制使 LDL-C 升高的膳食成分	
饱和脂肪酸	＜总能量的 7％
膳食胆固醇	＜300 mg/d
增加降低 LDL-C 的膳食成分	
植物固醇	2～3 g/d
水溶性膳食纤维	10～25 g/d
总能量	调节到能够保持理想体重或减轻体重
身体活动	保持中等强度锻炼，每日至少消耗 200 kcal 热量

（二）调脂类药物治疗

1. 他汀类：为首选药物。他汀类药物适用于高胆固醇血症、混合性高脂血症和 ASCVD 患者。目前国内临床上有洛伐他汀、辛伐他汀、普伐他汀、氟伐他汀、阿托伐他汀、瑞舒伐他汀和匹伐他汀。研究表明，他汀在卒中、老年人、糖尿病及高血压患者中有临床获益（表 8-15）。

表 8-15　他汀类药物降胆固醇强度

高强度 （每日剂量可降低 LDL-C≥50％）	中等强度 （每日剂量可降低 LDL-C 25％～50％）
阿托伐他汀 40～80 mg *	阿托伐他汀 10～20 mg
瑞舒伐他汀 20 mg	瑞舒伐他汀 5～10 mg
	氟伐他汀 80 mg
	洛伐他汀 40 mg
	匹伐他汀 2～4 mg
	普伐他汀 40 mg
	辛伐他汀 20～40 mg
	血脂康 1.2 g

注　* 阿托伐他汀 80 mg 国人经验不足，须谨慎使用。

他汀可在任何时间段每日服用 1 次，但在晚上服用时 LDL-C 降低幅度可稍有增多。他汀应用取得预期疗效后应继续长期应用，如能耐受应避免停用。有研究提示，停用他汀有可能增加心血管事件的发生。如果应用他汀类后发生不良反应，可采用换用另一种他汀、减少剂量、隔日服用或换用非他汀类调脂药等方法处理。

他汀类药物的不良反应有：①肝功能异常：主要表现为转氨酶升高，发生率为 0.5％～3.0％，呈剂量依赖性。对于转氨酶升高在正常值上限 3 倍以内者，可在原剂量或减量的基础上进行观察，部分患者经此处理后转氨酶可恢复正常。失代偿性肝硬化及急性肝衰竭是他汀类药物应用禁忌证。②肌肉不良反应：包括肌痛、肌炎和横纹肌溶解。患者有肌肉不适和（或）无力，且连续检测肌酸激酶呈进行性升高时，应减少他汀类剂量或停药。③长期服用他汀有增加新发糖尿病的危险，发生率为 10％～12％，属他汀类效应。他汀类对心血管疾病的总体益处远大于新增糖尿病危险，无论是糖尿病高危人群还是糖尿病患者，有他汀类治疗适应证者都应坚持服用此类药物。④可引起认知功能异常，但多为一过性，发生概率不高。荟萃分析结果显示他汀对肾功能无不良影响。⑤其他不良反应还包括头痛、失眠、抑郁以及消化不良、腹泻、腹痛、恶心等消化道症状。

2. 胆固醇吸收抑制剂：依折麦布能有效抑制肠道内胆固醇的吸收，推荐剂量为 10 mg/d。依折麦布的安全性和耐受性良好，其不良反应轻微且多为一过性，主要表现为头疼和消化道症状，与他汀联用也可发生转氨酶增高和肌痛等副作用，禁用于妊娠期和哺乳期。

3. 普罗布考：普罗布考通过掺入 LDL 颗粒核心中，影响脂蛋白代谢，使 LDL 易通过非受体途径被清除。普罗布考常用剂量为每次 0.5 g，2 次/d。主要适用于高胆固醇血症，尤其是 HoFH 及黄色瘤患者，有减轻皮肤黄色瘤的作用。常见不良反应为胃肠道反应；也可引起头晕、头痛、失眠、皮疹等；极为少见的严重不良反应为 QT 间期延长。室性心律失常、QT 间期延长、血钾过低者禁用。

4. 胆酸螯合剂：胆酸螯合剂为碱性阴离子交换树脂，可阻断肠道内胆汁酸中胆固醇的重吸收。临床用法：考来烯胺每次 5 g，3 次/d；考来替泊每次 5 g，3 次/d；考来维仑每次 1.875 g，2 次/d。与他汀类联用，可明显提高调脂疗效。常见不良反应有胃肠道不适、便秘和影响某些药物的吸收。此类药物的绝对禁忌证为异常 β 脂蛋白血症和血清 TG>4.5 mmol/L（400 mg/dl）。

5. 其他调脂药：脂必泰是一种红曲与中药（山楂、泽泻、白术）的复合制剂。常用剂量为每次 0.24～0.48 g，2 次/d，具有轻中度降低胆固醇作用。该药的不良反应少见。多廿烷醇是从甘蔗蜡中提纯的一种含有 8 种高级脂肪伯醇的混合物，常用剂量为 10～20 mg/d，调脂作用起效慢，不良反应少见。

6. 主要降低 TG 的药物：贝特类、烟酸类和高纯度鱼油制剂。①贝特类：非诺贝特片每次 0.1 g，3 次/d；微粒化非诺贝特每次 0.2 g/次，1 次/d；吉非贝齐每次 0.6 g，2 次/d；苯扎贝特每次 0.2 g，3 次/d。常见不良反应与他汀类药物类似，包括肝脏、肌肉和肾毒性等，血清肌酸激酶和 ALT 水平升高的发生率均<1%。②烟酸类：烟酸也称作维生素 B_3，属人体必需维生素。大剂量时具有降低 TC、LDL-C 和 TG 以及升高 HDL-C 的作用。调脂作用与抑制脂肪组织中激素敏感脂酶活性、减少游离脂肪酸进入肝脏和降低 VLDL 分泌有关。烟酸有普通和缓释 2 种剂型，以缓释剂型更为常用。缓释片常用量为每次 1～2 g，1 次/d。建议从小剂量（0.375～0.5 g/d）开始，睡前服用；4 周后逐渐加量至最大常用剂量。最常见的不良反应是颜面潮红，其他有肝脏损害、高尿酸血症、高血糖、棘皮症和消化道不适等，慢性活动性肝病、活动性消化性溃疡和严重痛风者禁用。③高纯度鱼油制剂：鱼油主要成分为 n-3 脂肪酸即 ω-3 脂肪酸。常用剂量为每次 0.5～1.0 g，3 次/d，主要用于治疗高 TG 血症。不良反应少见，发生率为 2%～3%，包括消化道症状，少数病例出现转氨酶或肌酸激酶轻度升高，偶见出血倾向。

7. 新型调脂药物：①载脂蛋白 B100 合成抑制剂：米泊美生（mipomersen）是第 2 代反义寡核苷酸，2013 年 FDA 批准可单独或与其他调脂药联合用于治疗 HoFH。作用机制是针对 Apo B 信使核糖核酸（messenger ribonucleic acid，mRNA）转录的反义寡核苷酸，减少 VLDL 的生成和分泌，降低 LDL-C 水平，可使 LDL-C 降低 25%。该药最常见的不良反应为注射部位反应，包括局部红疹、肿胀、瘙痒、疼痛，绝大多数不良反应属于轻中度。②微粒体 TG 转移蛋白抑制剂：洛美他派（lomitapide，商品名为 Juxtapid）于 2012 年由美国食品药品监督管理局（Food and Drug Administration，FDA）批准上市，主要用于治疗 HoFH，可使 LDL-C 降低约 40%。该药不良反应发生率较高，主要表现为转氨酶升高或脂肪肝。③前蛋白转化酶枯草溶菌素 9\kexin9 型（PCSK9）抑制剂：初步临床研究结果表明，该药可使 LDL-C 降低 40%～70%，并可减少心血管事件。至今尚无严重或危及生命的不良反应报道。国内尚处于临床试验阶段。

（三）治疗过程的监测

饮食与非药物治疗者，开始 3～6 个月应复查血脂水平，如血脂控制达到建议目标，则继续非药物治疗，但仍须每 6～12 个月复查，长期达标者可每年复查 1 次。服用调脂药物者，需要进行更严密的血脂监测。首次服用调脂药者，应在用药 6 周内复查血脂及转氨酶和肌酸激酶。如血脂能达到目标值，且无药物不良反应，逐步改为每 6～12 个月复查 1 次；如血脂未达标且无药物不良反应者，每 3 个月监测 1 次。如治疗 3～6 个月后，血脂仍未达到目标值，则需调整调脂药剂量或种类，或联合应用不同作用机制的调脂药进行治疗。每当调整调脂药种类或剂量时，都应在治疗 6 周内复查。治疗性生活方式改变和调脂药物治疗必须长期坚持，才能获得良好的临床益处。

三、中医思维

（一）中医病名及病因病机特征

血脂异常是当代医学的病名，中医学中并没有确切病名，按照其临床表现可将血脂异常归属于“眩晕”“胸痹”“中风”“痰浊”“血瘀”“血浊”“脉痹”“脱疽”“健忘”“脾虚”等证。“血浊”2 字首见于《灵枢·逆顺肥瘦》：“刺壮士真骨坚肉缓节，监监然，此人重则气涩血浊”，王新陆在《脑血辨证》中重新提出血浊概念：血液受各种因素影响，失去其清纯状态，或丧失其循行规律，影响其生理功能，扰乱脏腑气机的一种病理状态。《血脂异常中西医结合诊疗专家共识》将血脂异常的中医诊断归入血浊中。因虚致实是血浊的主要病机，痰浊、血瘀为其主要病理产物。本病本虚标实，本虚指肝脾肾等脏腑功能失调，标实指湿热、痰浊以及瘀血等病理产物在体内引起病变，其中脾胃亏虚是血脂异常形成的主要原因。脾升清，主运化，生湿化痰责之在脾。肝藏血，主疏泄，痰瘀阻结责之在肝。肾为本，主气化，诸脏衰微责之在肾。本病病变早期以痰浊为主，久则兼有淤血内停，致痰瘀互结，胶着脉道，往往导致心脑疾病发生。

（二）辨病辨证及治疗特征

专家共识将血浊分为痰浊内阻证、脾虚湿盛证、气滞血瘀证和肝肾阴虚证四个证型。血浊当以标本兼顾为治则，以泄浊补虚为基本治法。泄浊包括行气、利湿化痰、活血化瘀，可选方如导痰汤、血府逐瘀汤、三仁汤等；补虚以补益肝脾肾为主，当尤重补脾，可选方如参苓白术散、济生肾气丸、附子理中汤等。本病日久，病机复杂，病至后期，复杂多变，涉及五脏，临床表现多样，治当遵从辨证原则，酌情配伍，把握好泄浊与补虚的关系。病程日久，痰瘀久痹不化，攻伐峻猛之品非所宜，临床选药时应既有消化功能，破除血中痰瘀，又能久用而不伤正，补虚当滋肝养肾健脾，以平补为宜，做到补不足而不留邪，补而不滞。

（三）药物选择

近 10 年文献数据挖掘表明，降血脂药物中利水消肿药使用频率最高，如泽泻、茯苓、薏苡仁，其次为补气药和消食药，如黄芪、甘草、白术、党参、山药、山楂、莱菔子，其余各类药物使用相对来说频率比较均匀。单味药使用最多的为山楂和泽泻。

近年实验研究表明：人参、西洋参、灵芝、决明子、大黄、泽泻、何首乌、罗布麻、沙棘、红花、蒲黄、山楂、银杏叶、薤白、茵陈、绞股蓝、三七、丹参、柴胡、姜黄、五味子、麦芽、绿豆、当归、枸杞子、核桃、黄精、红曲、月见草、牡蛎、天花粉、茯苓、甘草、蜂王浆等均具有降脂作用。

四、名医经验

（一）颜德馨经验

颜德馨认为痰浊入血，是形成血脂异常的关键环节，脏腑功能紊乱是痰浊产生的内在原因。脾为生痰之源，其作用尤为重要。①病涉脏腑，独重于脾：颜德馨认为，其余四脏产生痰浊的机理从根本上讲也是导致脾失健运，从脾论治血脂异常寓有固本清源之意。a. 健脾：颜德馨认为脾为后天之本，脾健则四脏皆得煦育，它脏有病从脾论治寓有治本之意。血浊为血中之痰浊，脾健可使水谷随食随化，痰湿不生，可谓清源。况健脾之药，一可防滋腻碍脾寒凉伤胃、二可助药物的吸收。临床常以苍术六君、苓桂术甘、五苓加荷叶、藿香、佩兰等化裁。b. 疏肝：血脂异常患者发病或病情加重多与情志变化有关。肝失疏泄，横逆犯脾，脾土受病，运化失健，浊内生，血脂升高。常以逍遥散化裁。肝火较甚，加钩藤、生地黄、龙胆、泽泻、栀子、黄芩；两胁痛甚加延胡索；脱疽嗳气加姜半夏、紫苏梗。c. 通腑泄浊：脾胃为气机升降之枢纽，如果脾胃升清降浊功能失司，肠道失于通畅，不利于脂浊的排泄，脂浊进入血液从而引起血脂升高。临床常用：制大黄（里热重者用生大黄）、何首乌、虎杖、草决明、枳实等。湿热较甚加芳香化浊之品，如藿香、荷叶、石菖蒲、黄芩、连翘、茵陈、车前子、滑石等；食积较甚加山楂、麦芽。②痰瘀同治，调气为先：痰瘀，是血脂异常的主要病理产物。颜德馨指出，善治痰瘀者必先调其气：a. 益气活血化痰：血脂异常伴心脑血管疾病者，多病程较长，虚象明显。瘀阻脉道虽与心气不足、肾气亏乏、肝郁气滞有关，但究其根本在于脾气虚。痰瘀阻滞者当治以补气活血、化痰通络，药用：黄芪、柴胡、葛根、当归、川芎、桃仁、红花、赤芍、丹参、地龙、何首乌、枸杞子、海藻、水蛭。b. 理气活血化瘀：血脂异常易引起心脑血管疾病，原因在于其病理产物痰瘀痹阻血脉、经络而形成诸病。值此之际，当以调畅气机为先，气机调畅则津行血活，且气机调畅则脏腑功能正常，人体代谢功能正常，脂浊无以生。方用柴胡疏肝散合导痰汤加蒲黄、僵蚕、生山楂、丹参、虎杖。气滞血瘀较重，加柴胡、青皮、陈皮、香附、郁金、川芎、降香、茺蔚子、姜黄、五灵脂、三七。颜德馨抓住血脂异常以脾虚为本，痰瘀为标的特点，拟订了颜氏降脂方，主药为黄芪、生蒲黄、海藻、水蛭、苍术、虎杖。此外颜德馨还善用膏方治疗血脂异常，固本清源，以平为期，在拟定膏方时颜德馨尤为强调“清源”在治疗血脂异常中的应用，膏方常用的药对有：苍术与白术、黄芪与人参、生山楂与海藻、丹参与蒲黄、大黄与虎杖。

（二）王新陆经验

王新陆认为，血浊包括血的物质构成浑浊和由此所致的血液循环紊乱两个方面，临床可分为气、热、寒、痰、虚五大类。血的运行无处不到，故人身各处，举凡脏腑、头面胸腹、四肢百骸均可因血浊导致各种疾病。形成血浊证后会出现相应的临床表现，可借此辨证，确定病位。治疗当辨证与辨病位相结合。化浊行血法是血浊的基本症候的治疗方法，方用化浊行血汤，该方由荷叶、焦山楂、决明子、赤芍、制水蛭、酒大黄、路路通、虎杖、何首乌组成，复合证型可在此基础上加减用药治疗。气滞血浊证当治以行气化浊，可在化浊行血汤的基础上加郁金、香附，组成行气化浊汤，气滞血浊所致头痛、风湿痹痛，可加用川芎；胸痹胁痛、脘腹胀痛，可加用延胡索或甘松；癫痫痰闭、黄疸、胆石症，可加大郁金用量；胁痛腹痛、乳房胀痛，可加大香附用量或加用荔枝核；风湿痹痛，可加用姜黄；疮疡痈肿，可加用乳香、没药；胸痹、痛经，可加用五灵脂；中风肢瘫、风湿痹痛，可加用天仙藤。热毒血浊证当治以清热化浊，可在化浊行血汤的基础上加紫草、玄参，组成清热化浊汤，如热毒血浊所致的肠燥便秘、内热消渴、骨蒸潮热，可加用生地黄；津伤咽痛，瘰疬痈肿，可加大玄参用量；血滞经闭、痈肿疮毒，可加用牡丹皮；肝郁胁痛、痛经闭经，可加大赤芍用量；疮疡湿疹，可加大紫草用量；月经不调、血瘀心痛、心悸失眠，可加用丹参；痈疮肿瘤、热淋涩痛，可加用白花蛇舌草；癥瘕积聚、风疹皮癣、瘙痒痤疮，可加用凌霄花；湿疹疥癣、黄疸便血、小便不利，可加用苦参；淋浊带下，杨梅毒疮，可加用土茯苓。寒客血浊证当治以散寒化浊，方用散寒化浊汤。该方由荷叶、焦山楂、决明子、制水蛭、路路通、鸡血藤、泽兰、吴茱萸、炮姜组成。如寒客血浊所致的血瘀经闭、水肿腹水、痈肿疮毒可加大泽兰用量；风湿痹痛、肢体瘫痪、手足麻木，可加大鸡血藤用量；痛经出血、脘腹冷痛，可加大艾叶用量；腹痛腹泻，可加大炮姜用量；胃寒呕吐，脾虚久泻，可加用灶心土；腰膝冷痛、神疲阳痿、五更泄泻，可加用附子；少腹冷痛、寒疝痛经、脱疽溃烂，可加用肉桂；胃痛吐酸、脾肾虚泻，可加大吴茱萸用量；口眼㖞斜、风痰头痛，可加用白附子；疝气疼痛、小腹癥瘕，可加用胡芦巴。痰湿血浊证当治以祛痰化浊，方用祛痰化浊汤。该方由化浊行血汤去何首乌，加厚朴、草果组成。如痰湿血浊所致的瘿瘤痰核、呕吐结胸，可加用半夏；肢体麻木、关节肿痛，可加用白芥子；瘰疬痰核、肿瘤毒疮，可加用猫爪草；瘿瘤瘰疬，痰饮水肿，乳房肿块，可加用海藻；咽喉肿痛，疮疡肿毒，肿瘤瘰疬，可加用黄药子；胸痹眩晕，肺虚咳喘，可加用银杏叶；咽痛咳喘，肠燥便秘，可加用罗汉果；咯血吐血，痈疽痔疮，可加用海浮石；脘腹胀满、痰饮喘咳、气滞便秘，可加大厚朴用量；脘腹冷痛，呕吐泄泻，可加大草果用量。正虚血浊证当治以补虚化浊法，方用补虚化浊汤。该方由行血化浊汤去何首乌加绞股蓝、红景天组成。如正虚血浊所导致的肺虚咳嗽、脾虚纳呆、热毒肿瘤，可加大绞股蓝用量；脾虚带下、血虚血瘀、阴虚咳嗽，可加大红景天用量；阳痿遗尿、肾虚喘嗽、癥瘕积聚，可加用海马；阳痿遗精、腰膝酸痛、久咳虚喘、五更泄泻、夜尿频多，可加用补骨脂或益智；神衰盗汗、劳嗽咯血，可加用哈士蟆油；胸痹心痛、心悸怔忡、虚烦失眠，可加用紫石英；血虚诸症，可加用熟地黄；肝肾阴虚及早衰诸症，可加用枸杞子；崩漏带下、虚性阴疽，可加用鹿角胶；阴虚肺燥、脾胃虚弱、肾精亏虚、内热消渴，可加用黄精。

（三）周仲瑛经验

周仲瑛认为血浊的病机重点在于痰瘀互结，虽本病多有痰瘀交结的特点，但临床当分清痰瘀的类属，及主次侧重，以痰为主者多注重化痰散结，以瘀为主者化瘀通脉，痰瘀互结者两者兼顾。同时结合兼夹的病邪选择相应的治法。痰瘀停聚的部位不同，治法也应不同。血脂异常伴见喘促咳逆，胸部满闷隐痛、咳血等属瘀阻肺络，痰壅肺气者，以宣利肺气、化痰行瘀为治法常选双合汤配合杏苏散化裁；若血脂异常后期血脉瘀阻，胸闷胸痛等见于冠心病、心肌梗死等，当以养心通脉，活血化痰为法，常用冠心Ⅱ号方和瓜蒌薤白半夏汤化裁；若痰瘀停聚脾胃，阻滞中焦者，见脘胀刺痛，纳呆便血等，当运脾和胃，化瘀活血为法，常选六君子汤配伍丹参饮化瘀；痰瘀停聚清窍，蒙蔽清空，常用通窍活血汤配伍导痰汤化裁；若痰瘀停聚肢体经络为主，症见肢体麻木，半身不遂等，当以宣痹通络、化痰瘀逐为法，常选小金丹配伍桃红饮加减。周仲瑛强调临证要正确处理气、血、水三者的关系，用药不可过于猛浪，免伤及气血，祛瘀慎防破血，化瘀慎防伤津，行气注重养血，化痰祛瘀配合行气解郁，用药力求平和，标本兼顾，方能达到气血通、痰瘀清的治疗目的。

（四）杨少山经验

杨少山将血浊归于气血津液的范畴，认为血浊的病位在肝，延及脾肾，病理性质在于本虚标实，虚为脾肾两虚，实乃痰瘀阻滞。肝失疏泄，脾失健运，痰湿偏盛，是该病的基本病机。针对该病病程较长，本虚标实，虚实互见的特点，杨少山认为治疗当消补兼施、标本同治，宜疏肝健脾，兼化痰瘀。对于肝郁气滞者，重在疏肝理气，用药时忌辛温干燥之品，多用质轻灵动的花类药；脾虚湿阻者，治宜健脾化湿，尤其当重视脾土的健运；痰瘀阻络者，在化痰消瘀、对症治疗的同时，当着眼于肺、脾、肝三脏，因“脾为生痰之源，肺为贮痰之器”；而肝气不舒，亦阻碍气血运行。血瘀疼痛者常酌加延胡索、川楝子，同时重视使用目前经药理研究证实有降血脂作用的中药，如丹参、赤芍、何首乌、桑寄生等。丹参、赤芍具有活血化瘀功效，治疗血脂异常时酌情运用，能起到改善血液流变学、降低血黏度作用；对久病及肾者，可加桑寄生、枸杞子、山药、何首乌以滋补肝肾之阴。此外，对血脂偏高患者，杨少山常酌加茵陈、垂盆草、平地木、荷包草等清热利湿药物。

（五）杨牧祥经验

杨牧祥提出主要从痰瘀论治本病，以化痰降浊、活血化瘀治其标，健脾益气，强本清源治其本。同时必须注意患者气色形体，问其饮食，察其舌脉，辨其虚实。拟定基本方由橘络、炙黄芪、炒白术、清半夏、泽泻、丹参、姜黄、虎杖等药组成。若腰膝酸软疼痛，眩晕耳鸣，肾虚者，酌加桑寄生、杜仲、枸杞子、女贞子等以补肾壮腰；若头痛经久不愈，痛如锥刺不移，入夜尤甚，血瘀脑络者，酌加川芎、水蛭、全蝎（研末装胶囊冲服）等以活血化瘀通络；若胁肋胀痛，急躁易怒，肝郁气滞者，酌加柴胡、郁金、香附、川楝子等以疏肝理气；若头晕且胀，面红目赤，胁肋灼痛，肝郁化火者，酌加栀子、龙胆、黄芩等以清肝泻火；若眩晕耳鸣，头目胀痛，头重脚轻，肝阳偏亢者，酌加钩藤（后下）、刺蒺藜、生石决明（先煎）等以平肝潜阳；若胸闷刺痛阵作，胸阳不宣，心脉瘀阻者，酌加桂枝、薤白、瓜蒌、赤芍、川芎等以宣通心阳，活血通脉；若肢体麻木，痰瘀阻络者，酌加胆南星、苏木、鸡血藤等以化痰祛瘀，活血通络；若大便干结难下，热郁津亏者，酌加川大黄、生地黄、玄参、麦冬等以泻热增液通便；若月经后期或痛经，经色紫黯夹块者，酌加泽兰、益母草、桃仁、红花等以化瘀调经。

（六）何立人经验

何立人认为，肝、脾、肾功能失调为本，痰浊、瘀血、热毒、积滞胶着为标。其对血脂异常确定的治法为：健脾助运，疏肝益肾以治其本；化痰湿、祛瘀血、清热毒、消积滞以治其标。临证首重健脾助运，使清浊分明，浊脂得除，而补脾、健脾同时尤以运脾为要，唯有脾运得复，水谷精微才能正常输布，方药多宗六君子汤化裁，配以藿香、紫苏梗或肉豆蔻等芳香行气之品醒脾助运。证见肝郁当予疏解肝郁之剂，方药多为柴胡疏肝散、逍遥散之属，并酌加郁金、决明子等有降脂浊功效的疏肝之品。但用药应掌握好剂量，以免耗气伤阴，佛手花、厚朴花、玫瑰花等轻扬升散，理气不伤阴，为何立人开郁理气所常用。证见肾虚需分阴阳，可用杞菊地黄丸滋肾阴或金匮肾气丸温肾阳，对于围绝经期的血脂异常患者，何立人常用二仙汤填肾精、温肾阳、泻相火，并配合何首乌、桑寄生、枸杞子、女贞子等有降脂浊功效的补肾药物，但在运用补肾药物时切勿过分滋腻，以免妨碍脾运。证见痰浊内蕴则予化痰降浊之法，方用温胆汤化裁，并配以苦参、荷叶、茶树根等何立人常用于降脂的化痰降浊之品。化痰降浊同时宜适当结合健脾补肾之品，以助化痰。证见瘀血阻滞当予活血化瘀之法，方用血府逐瘀汤加减，何立人还常用虎杖、蒲黄、姜黄等活血化浊以降脂，并适当配合行气药物，以期气行则血行，但应用活血太过，恐有耗血动血之弊，故宜及时调整剂量，中病即止。证见热毒蕴里则予清除热毒之法，何立人常用升降散化裁，并合用黄芩、黄连、皂角刺等具有降脂浊功效的清除热毒之品，同时还常常酌加黄芪、大狼把草等以补虚清热，但应避免过用寒凉药而损伤脾胃。积滞内停者当结合消除积滞之法。常用皂角刺、僵蚕、大黄、山楂等消除积滞，但运用此类药物应“衰其大半而止”，切忌一味攻伐而戕伤正气。

（七）黄春林经验

黄春林依据不同特点将血浊分为 6 个基本证型：①脾虚湿盛型，代表方剂常选参苓白术散加减；②痰浊阻滞型，代表方剂常选涤痰汤加减；③气滞血瘀型，代表方剂常选血府逐瘀汤加减；④阴虚阳亢型，代表方剂常选天麻钩藤汤加减；⑤肝肾阴虚型，代表方剂常选六味地黄丸合一贯煎加减；⑥脾肾阳虚型，代表方剂常选金匮肾气丸合苓桂术甘汤加减。如湿邪困重者，可加茵陈蒿、苍术、布渣叶；胸闷痰多者加桔梗、瓜蒌皮、薤白；痰湿内蕴化热者加竹茹、胆南星；痰热壅盛，腑气不通者加大黄、虎杖、芦荟；若局部见脂瘤，可加入海藻、昆布等化痰软坚之品。瘀热明显者加毛冬青；痛甚者加三七、郁金、蒲黄、延胡索等；胁下有痞块者可加穿山甲、三棱、莪术；痰瘀胶结，脉道难通者加入水蛭、虻、地龙等虫类搜剔之品。若脘痞纳呆可加山楂、麦芽消食健胃；腹胀不适者，加入厚朴下气除满；便溏者，重用白术，并可加入山药、薏苡仁、炒扁豆等；恶心欲呕者加法半夏、砂仁；若见肢体浮肿，可加猪苓、泽泻等利水之品。阴虚阳亢，头晕头痛较重者，加天麻、钩藤、石决明；大便秘结者，加火麻仁、蜂蜜、玄参、肉苁蓉等；阴损及阳，见畏寒肢冷、夜尿清长者，酌加淫羊藿、巴戟天等补阳药；若阴虚风动而致中风者，可选加白芍、赭石、地龙等药。

（八）刘华为经验

刘华为认为气机失调、气化失司是血浊的根本病机。气机的升降出入是人体正常生命活动的基本维系，在这一过程中，若生理状态的气化功能失司，则出现病理状态的相乘相侮，导致痰、饮、水、湿、瘀等病理产物的产生，形成继发性致病病因。脾胃为气机气化之枢纽，治当以脾胃为中心，以痰瘀为重点，刘华为在临床上观察在高脂血症人群中痰瘀互结型居多，主张治疗时首先从中焦入手，驱邪保中。即化痰利湿，理气活血。湿去瘀消，恢复人体正常气化功能，这样即从根本上治疗高脂血症，所谓“大气一转，其气乃散”。他认为尽管临床上病机千变万化，治疗亦随证变法，但治疗血脂异常等代谢性疾病的根本目的是把相乘相侮的病理状态转化为相生相克的生理状态，恢复正常的生克制化（气化）关系，在选药和治则上强调治疗痰瘀互结型高脂血症一定要遵循“病痰饮者，当以温药和之”的治则，用药多选温药，多以和解的方法治疗。

五、名方推荐

（一）降脂汤（加味二陈汤）

半夏、陈皮、泽泻、荷叶、焦山楂、郁金各 10 g，甘草 3 g，薏苡仁 30 g，茵陈 20 g，瓜蒌 15 g。功效：祛痰化湿、升清降浊。主治：血脂异常。用法：每日 1 剂，水煎，分 2 次服。加减：脾虚者加人参、白术、黄芪健脾益气；肾虚加何首乌、黄精、杜仲补肾益精；肝气郁结、肝阳上亢加决明子、钩藤清泄肝胆郁热；气滞血瘀加香附、丹参、赤芍、桃仁理气活血。

（二）神仙服饵方

制何首乌、熟地黄各 20 g，枸杞子 15 g，黄精、淫羊藿、生山楂各 30 g，泽泻 40 g。功效：益肾填精，健脾利湿，化痰祛瘀。主治：血脂异常。用法：每日 1 剂，水煎，分 2 次服。加减：若肾阴偏虚，心烦失眠，口燥咽干，舌红少苔，脉细数者，加女贞子 15 g，并重用熟地黄；肾阳偏虚，畏寒肢冷，舌淡苔白，脉沉细者，加肉苁蓉 15 g；脾虚偏重，脘腹胀满，倦怠乏力者，加党参、黄芪各 10 g，半夏 12 g。

（三）化痰活血保中汤

橘红、姜半夏、茯苓、炒白术、枳壳、竹茹、猪苓、泽泻、赤芍、九节菖蒲各 15 g，桂枝、炙甘草各 6 g。功效：化痰利湿，理气活血。主治：血脂异常。用法：每日 1 剂，水煎，分 2 次服。加减：①痰瘀互结兼脾胃湿热：本方合半夏泻心汤或小陷胸汤化裁。②痰瘀互结兼肝郁气滞：本方合逍遥散化裁。③痰瘀互结兼脾气亏虚：加党参，重用白术。④痰瘀互结兼气阴两虚：本方合生脉散化裁。⑤痰瘀互结兼肾气亏虚：基础方合金匮肾气丸化裁。

（四）清导降脂汤

藿香、清半夏各 15 g，胡黄连、干姜各 9 g，莱菔子 20 g，吴茱萸 6 g。功用：健脾燥湿，清热通腑。主治：血脂异常属湿热痰浊者。用法：每日 1 剂，水煎，分 2 次服。

（五）益气降脂汤

生黄芪、茯苓、肉苁蓉各 30 g，党参、白术各 20 g，诃子肉 9 g，甘草 15 g，干姜 12 g。功用：温补脾肾，利湿化痰。主治：血脂异常属脾肾气虚者。用法：每日 1 剂，水煎，分 2 次服。

（六）化浊祛通心方

茯苓 15 g，藿香、厚朴、枳实、杏仁、郁金各 10 g，茵陈 20 g。功效：健脾祛湿、化痰降浊。主治：血脂异常。用法：每日 1 剂，水煎，分 2 次服。加减：肥胖贪食、食滞伤中者，加焦三仙以消食导滞；身热烦渴、小便不利或小便赤涩淋痛者，加六一散，清热利水；呕吐、饮食或饮水后加重者，加半夏、生姜、茯苓以达到和胃止呕、散饮降逆；咽中异物感、咯吐不出又吞咽不下、但吞咽无碍者，加半夏、茯苓、生姜、紫苏梗，以行气散结、降逆化痰；气短乏力、大便溏稀、脉弱者加太子参、炒白术、茯苓、炙甘草，以益气健脾；脘腹胀满、饮食欠佳、精神疲惫者，加生姜、半夏、炙甘草、太子参，以温运脾阳，宽中除满；脘腹喜温喜按、肢体不温、脉沉细者，加太子参、生姜、炙甘草、炒白术，以温中祛寒，补气健脾。

（七）益脉降脂汤

黄芪、白术、茯苓、泽泻、何首乌、枸杞子、菊花、决明子、丹参各 10 g，黄精、绞股蓝各 20 g，山楂 30 g。功效：健脾化痰、滋补肝肾、活血化瘀。主治：血脂异常。用法：每日 1 剂，水煎，分 2 次服。加减：肝肾阴虚症状明显，可加熟地黄、山茱萸等以滋补肝肾；瘀血症状明显可以加丹参、桃仁、红花、川芎等；肝阳上亢症状明显可以加天麻、钩藤等；肢体麻木可以加地龙。

（八）山泽降脂方

山楂、泽泻、荷叶各 30 g、丹参、虎杖、赤芍、决明子、何首乌各 15 g，蒲黄 10 g。功效：祛湿化浊、活血化瘀、补益肝肾。主治：血脂异常。用法：每日 1 剂，水煎，分 2 次服。

（九）益气通络化浊汤

黄芪、鸡血藤各 30 g，防己、葛根各 20 g，决明子、牛膝、山楂各 15 g，牡丹皮 25 g，泽泻 12 g，炙甘草 5 g。功效：益气通络，化湿祛浊。主治：血脂异常。用法：每日 1 剂，水煎，分 2 次服。加减：伴痰多恶心呕吐者，加半夏 12 g，陈皮、石菖蒲各 15 g；伴头晕加天麻 10 g，钩藤 15 g；伴肢体麻木加全蝎 5 g，地龙 12 g，桑枝 15 g；伴腰膝酸软者，加续断、狗脊各 25 g，炒灶仲 20 g。

（十）降脂方

绞股蓝 30 g，茯苓、丹参各 20 g，山楂、蒲黄、炒麦芽、莱菔子各 15 g，泽泻 10 g，甘草 6 g。功效：健脾化湿、化痰祛瘀。主治：血脂异常。用法：每日 1 剂，水煎取汁 300 mL，早晚温服。加减：便秘加火麻仁、芦荟；腹胀加鸡内金、神曲；消渴加地骨皮、五味子、麦冬；眩晕加天麻、钩藤、罗布麻；目不明加野菊花、枸杞子；血证加三七、小蓟、槐花；不寐加酸枣仁、首乌藤。

第九节　原发性骨质疏松症

骨质疏松症（osteoporosis，OP）是最常见的骨骼疾病，是一种以骨量低，骨组织微结构损坏，导致骨脆性增加，易发生骨折为特征的全身性骨病。骨质疏松症可发生于任何年龄，但多见于绝经后女性和老年男性。骨质疏松症分为原发性和继发性两大类。原发性骨质疏松症包括绝经后骨质疏松症（Ⅰ型）、老年骨质疏松症（Ⅱ型）和特发性骨质疏松症（包括青少年型）。绝经后骨质疏松症一般发生在女性绝经后 5～10 年内；老年骨质疏松症一般指 70 岁以后发生的骨质疏松；特发性骨质疏松症主要发生在青少年，病因尚未明。

一、诊断标准

骨质疏松症的诊断基于全面的病史采集、体格检查、骨密度测定、影像学检查及必要的生化测定。临床上诊断原发性骨质疏松症应包括两方面：确定是否为骨质疏松症和排除继发性骨质疏松症。骨质疏松症的诊断主要基于 DXA 骨密度测量结果和/或脆性骨折。

（一）基于骨密度测定的诊断

DXA 测量的骨密度是目前通用的骨质疏松症诊断指标。对于绝经后女性、50 岁及以上男性，建议参照 WHO 推荐的诊断标准，基于 DXA 测量结果如表 8－16：骨密度值低于同性别、同种族健康成人的骨峰值 1 个标准差及以内属正常；降低 1～2.5 个标准差为骨量低下（或低骨量）；降低等于和超过 2.5 个标准差为骨质疏松；骨密度降低程度符合骨质疏松诊断标准，同时伴有一处或多处脆性骨折为严重骨质疏松。骨密度通常用 T－值（T-Score）表示，T－值 ＝（实测值－同种族同性别正常青年人峰值骨密度）/同种族同性别正常青年人峰值骨密度的标准差。基于 DXA 测量的中轴骨（腰椎 1～4、股骨颈或全髋）骨密度或桡骨远端 1/3 骨密度对骨质疏松症的诊断标准是 T－值≤－2.5。

表 8－16　基于 DXA 测定骨密度分类标准

分类	T－值
正常	T－值≥ －1.0
低骨量	－2.5＜T－值＜－1.0
骨质疏松	T－值≤－2.5

T－值＝（实测值－同种族同性别正常青年人峰值骨密度）/同种族同性别正常青年人峰值骨密度的标准差；DXA：双能 X 线吸收检测法。

对于儿童、绝经前女性和 50 岁以下男性，其骨密度水平的判断建议用同种族的 Z－值表示，Z－值 $=\frac{\text{骨密度测定值}-\text{同种族同性别同龄人骨密度均值}}{\text{同种族同性别同龄人骨密度标准差}}$。将 Z－值≤－2.0 视为“低于同年龄段预期范围”或低骨量。

（二）基于脆性骨折的诊断

脆性骨折是指受到轻微创伤或日常活动中即发生的骨折。如髋部或椎体发生脆性骨折，不依赖于骨密度测定，临床上即可诊断骨质疏松症。而在肱骨近端、骨盆或前臂远端发生的脆性骨折，即使骨密度测定显示低骨量（−2.5＜T-值＜−1.0），也可诊断骨质疏松症。骨质疏松症的诊断标准如表 8-17 所示。

表 8-17　骨质疏松症诊断标准

骨质疏松症的诊断标准（符合以下 3 条中之一者）
·髋部或椎体脆性骨折
·DXA 测量的中轴骨骨密度或桡骨远端 1/3 骨密度的 T−值≤−2.5
·骨密度测量符合低骨量（−2.5＜T-值＜−1.0）＋肱骨近端、骨盆或前臂远端脆性骨折

二、西医治疗

骨骼强壮是维持人体健康的关键，骨质疏松症的防治应贯穿于生命全过程，骨质疏松性骨折会增加致残率或致死率，因此骨质疏松症的预防与治疗同等重要。骨质疏松症的主要防治目标包括改善骨骼生长发育，促进成年期达到理想的峰值骨量；维持骨量和骨质量，预防增龄性骨丢失；避免跌倒和骨折。骨质疏松症初级预防：指尚无骨质疏松但具有骨质疏松症危险因素者，应防止或延缓其发展为骨质疏松症并避免发生第一次骨折；骨质疏松症二级预防：指已有骨质疏松症或已经发生过脆性骨折，防治目的是避免发生骨折或再次骨折。骨质疏松症的防治措施主要包括基础措施、药物干预和康复治疗。

（一）基础措施：包括调整生活方式和骨健康基本补充剂。

1. 调整生活方式：

（1）加强营养，均衡膳食：建议摄入富含钙、低盐和适量蛋白质的均衡膳食，推荐每日蛋白质摄入量为 0.8～1.0 g/kg 体质量，并每日摄入牛奶 300 mL 或相当量的奶制品。

（2）充足日照：建议上午 11:00 到下午 3:00 间，尽可能多地暴露皮肤于阳光下晒 15～30 min（取决于日照时间、纬度、季节等因素），每周 2 次，以促进体内维生素 D 的合成，尽量不涂抹防晒霜，以免影响日照效果。但需注意避免强烈阳光照射，以防灼伤皮肤。

（3）规律运动：建议进行有助于骨健康的体育锻炼和康复治疗。运动可改善机体敏捷性、力量、姿势及平衡等，减少跌倒风险。运动还有助于增加骨密度。适合于骨质疏松症患者的运动包括负重运动及抗阻运动，推荐规律的负重及肌肉力量练习，以减少跌倒和骨折风险。肌肉力量练习包括重量训练，其他抗阻运动及行走、慢跑、太极拳、瑜伽、舞蹈和乒乓球等。运动应循序渐进、持之以恒。骨质疏松症患者开始新的运动训练前应咨询临床医生，进行相关评估。

（4）戒烟。

（5）限酒。

（6）避免过量饮用咖啡。

（7）避免过量饮用碳酸饮料。

（8）尽量避免或少用影响骨代谢的药物。

2. 骨健康基本补充剂：

（1）钙剂：充足的钙摄入对获得理想骨峰值、减缓骨丢失、改善骨矿化和维护骨骼健康有益。2013 版中国居民膳食营养素参考摄入量建议，成人每日钙推荐摄入量为 800 mg（元素钙），50 岁及以上人群每日钙推荐摄入量为 1000～1200 mg。尽可能通过饮食摄入充足的钙，饮食中钙摄入不足时，可给予钙剂补充。营养调查显示我国居民每日膳食约摄入元素钙 400 mg，故尚需补充元素钙 500～600 mg/d。钙剂选择需考虑其钙元素含量、安全性和有效性。其中碳酸钙含钙量高，吸收率高，易溶于胃酸，常见不良反应为上腹不适和便秘等。枸橼酸钙含钙量较低，但水溶性较好，胃肠道不良反应小，且枸橼酸有可能减少肾结石的发生，适用于胃酸缺乏和有肾结石风险的患者。高钙血症和高钙尿症时应避免使用钙剂。补充钙剂需适量，超大剂量补充钙剂可能增加肾结石和心血管疾病的风险。在骨质疏松症的防治中，钙剂应与其他药物联合使用，目前尚无充分证据表明单纯补钙可以替代其他抗骨质疏松药物治疗。

（2）维生素 D：充足的维生素 D 可增加肠钙吸收、促进骨骼矿化、保持肌力、改善平衡能力和降低跌倒风险。维生素 D 不足可导致继发性甲状旁腺功能亢进，增加骨吸收，从而引起或加重骨质疏松症。同时补充钙剂和维生素 D 可降低骨质疏松性骨折风险。维生素 D 不足还会影响其他抗骨质疏松药物的疗效。在我国，维生素 D 不足状况普遍存在，7 个省份的调查报告显示：55 岁以上女性血清 25OHD 平均浓度为 18 μg/L，61.0%绝经后女性存在维生素 D 缺乏。2013 版中国居民膳食营养素参考摄入量建议，成人推荐维生素 D 摄入量为 400 IU（10 μg）/d；65 岁及以上老年人因缺乏日照，以及摄入和吸收障碍常发生维生素 D 缺乏，推荐摄入量为 600～2000 IU/d；维生素 D 用于骨质疏松症防治时，剂量可为 800～1 200 IU/d。对于日光暴露不足和老年人等维生素 D 缺乏的高危人群，建议酌情检测血清 25OHD 水平，以了解患者维生素 D 的营养状态，指导维生素 D 的补充。有研究建议老年人血清 25OHD 水平应达到或高于 75 nmol/L（30 μg/L），以降低跌倒和骨折风险。临床应用维生素 D 制剂时应注意个体差异和安全性，定期监测血钙和尿钙浓度。不推荐使用活性维生素 D 纠正维生素 D 缺乏，不建议 1 年单次较大剂量普通维生素 D 的补充。

（二）药物干预

有效的抗骨质疏松症药物可以增加骨密度，改善骨质量，显著降低骨折的发生风险，本指南推荐抗骨质疏松症药物治疗的适应证：主要包括经骨密度检查确诊为骨质疏松症的患者；已经发生过椎体和髋部等部位脆性骨折者；骨量减少但具有高骨折风险的患者（表 8-18）。

表 8-18　抗骨质疏松症药物治疗适应证

抗骨质疏松症药物治疗适应证
• 发生椎体脆性骨折（临床或无症状）或髋部脆性骨折者
• DXA 骨密度（腰椎、股骨颈、全髋部或桡骨远端 1/3）T-值≤−2.5，无论是否有过骨折

• DXA：双能 X 线吸收检测法；FRAX：骨折风险评估工具

抗骨质疏松症药物按作用机制可分为骨吸收抑制剂、骨形成促进剂、其他机制类药物及传统中药（表 8-19）。通常首选使用具有较广抗骨折谱的药物（如阿仑膦酸钠、唑来膦酸、利塞膦酸钠和迪诺塞麦等）。对低、中度骨折风险者（如年轻的绝经后妇女，骨密度水平较低但无骨折史）首选口服药物治疗。对口服不能耐受、禁忌、依从性欠佳及高骨折风险者（如多发椎体骨折或髋部骨折的老年患者、骨密度极低的患者）可考虑使用注射制剂（如唑来膦酸、特立帕肽或迪诺塞麦等）。如仅椎体骨折高风险，而髋部和非椎体骨折风险不高的患者，可考虑选用雌激素［雌激素补充疗法（estrogen therapy，ET）和雌、孕激素补充疗法（estrogenplus progestogen therapy，EPT）］或选择性雌激素受体调节剂（selected estrogen receptor modulators，SERMs）。新发骨折伴疼痛的患者可考虑短期使用降钙素（目前应用于临床的降钙素类制剂有两种：鳗鱼降钙素类似物和鲑降钙素）。迪诺塞麦（denosumab）是 RANKL 的抑制剂，为单克隆抗体，国外已经广泛使用，在国内已经完成三期临床试验，尽管尚未（即将）上市，亦纳入本指南。中药具有改善临床症候等作用，但降低骨质疏松性骨折的证据尚不足。现就

表 8-19　防治骨质疏松症主要药物

骨吸收抑制剂	骨形成促进剂	其他机制类药物	中药
双膦酸盐	甲状旁腺激素类似物	活性维生素 D 及其类似物	骨碎补总黄酮制剂
降钙素		维生素 K_2 类	淫羊藿苷类制剂
雌激素		锶盐	人工虎骨粉制剂
选择性雌激素受体调节剂			
RANKL 抑制剂（国内尚未上市）			

国家食品药品监督管理局（China Food and Drug Administration，CFDA）已经批准的主要抗骨质疏松症药物的特征和应用规范介绍如下（药物类别按照英文字母排序）。

骨质疏松药物治疗的成功标志是骨密度保持稳定或增加，而且没有新发骨折或骨折进展的证据。对于正在使用抑制骨吸收药物的患者，治疗成功的目标是骨转换指标值维持在或低于绝经前妇女水平。患者在治疗期间如发生再次骨折或显著的骨量丢失，则需考虑换药或评估继发性骨质疏松的病因；如果治疗期间发生一次骨折，并不能表明药物治疗失败，但提示该患者骨折风险高。抗骨质疏松药物疗程应个体化，所有治疗应至少坚持1年，在最初3～5年治疗期后，应该全面评估患者发生骨质疏松性骨折的风险，包括骨折史、新出现的慢性疾病或用药情况、身高变化、骨密度变化、骨转换生化指标水平等。

（三）康复治疗

针对骨质疏松症的康复治疗主要包括运动疗法、物理因子治疗、作业疗法及康复工程等。

1. 运动疗法：运动疗法简单实用，不仅可增强肌力与肌耐力，改善平衡、协调性与步行能力，还可改善骨密度、维持骨结构、降低跌倒与脆性骨折风险等，发挥综合防治作用。运动疗法需遵循个体化、循序渐进和长期坚持的原则。治疗性运动包括有氧运动（如慢跑、游泳）、抗阻运动（如负重练习）、冲击性运动（如体操、跳绳）、振动运动（如全身振动训练）等。我国传统健身方法太极拳等可增加髋部及腰椎骨密度，增强肌肉力量，改善韧带及肌肉、肌腱的柔韧性，提高本体感觉，加强平衡能力，降低跌倒风险。运动锻炼要注意少做躯干屈曲和旋转动作。骨质疏松性骨折早期应在保证骨折断端稳定性的前提下，加强骨折邻近关节被动运动（如关节屈伸等）及骨折周围肌肉的等长收缩训练等，以预防肺部感染、关节挛缩、肌肉萎缩及废用性骨质疏松；后期应以主动运动、渐进性抗阻运动及平衡协调与核心肌力训练为主。

2. 物理因子治疗：脉冲电磁场、体外冲击波、全身振动、紫外线等物理因子治疗可增加骨量；超短波、微波、经皮神经电刺激、中频脉冲等治疗可减轻疼痛；对骨质疏松骨折或者骨折延迟愈合可选择低强度脉冲超声波、体外冲击波等治疗以促进骨折愈合。神经肌肉电刺激、针灸等治疗可增强肌力、促进神经修复，改善肢体功能。联合治疗方式与治疗剂量需依据患者病情与自身耐受程度选择。

3. 作业疗法：作业疗法以针对骨质疏松症患者的康复宣教为主，包括指导患者正确的姿势，改变不良生活习惯，提高安全性。作业疗法还可分散患者注意力，减少对疼痛的关注，缓解由骨质疏松症引起的焦虑、抑郁等不利情绪。

4. 康复工程：行动不便者可选用拐杖、助行架等辅助器具，以提高行动能力，减少跌倒发生。此外，可进行适当的环境改造如将楼梯改为坡道，浴室增加扶手等，以增加安全性。骨质疏松性骨折患者可佩戴矫形器，以缓解疼痛，矫正姿势，预防再次骨折等。总之，骨质疏松症是慢性病，涉及骨骼、肌肉等多种组织、器官，需要综合防治。在常规药物、手术等治疗的同时，积极、规范、综合的康复治疗除可改善骨强度、降低骨折发生外，还可促进患者生活、工作能力的恢复。

5. 骨质疏松症防治监测：骨质疏松症是一种慢性疾病，其治疗是一个长期的过程，在接受治疗期间应对如下情况进行监测钙和维生素D的摄入是否充足，药物的不良反应，对治疗的依从性和新出现的可能改变治疗预期效果的共患病。骨质疏松症药物治疗的目的是显著提高骨强度，从而降低骨折风险。临床上，对疗效的监测受限于缺少直接检测“骨强度”的临床工具，目前可使用替代指标监测疗效，如骨密度和骨转换标志物及脊椎影像学检查。

三、中医临床思维

（一）中医病名及病因病机特征

POP归属于中医的“骨痿”“骨痹”“骨枯”“骨极”“骨缩”等范畴，POP的记载最早见于《黄帝内经》当中的《素问·痿论篇第四十四》“肾气热，则腰脊不举，骨枯而髓减，发为骨痿”和《素问·长刺节篇第五十五》“病在骨，骨重不可举，骨髓酸痛，寒气至，名曰骨痹”。中医认为POP是一种多脏腑相关、多因素长期共同导致的复杂疾病，关于其病因病机，历代医家和学者已进行了大量阐述，现代中医学家多认为本病的发病与先天遗传、饮食劳倦、年老体衰、六淫、情志等因素有关，由肾虚、脾虚、肝郁、血瘀等因素所致，肾精亏虚是根本，脾气虚弱是重要环节，肝失疏泄是关键因素，肺热津伤是重要因素，本病病机特征既有正虚，又有邪实；其基本病机是五脏失衡，本虚标实；核心以肾虚为本，以肝郁血瘀为标。

（二）辨病辨证及治疗特征

本共识采用“病证结合”的模式，以中医脏腑和八纲辨证理论为基础，参考各家文献对于原发性骨质疏松症的观点，结合问卷调查结果，综合分析其证候因素和特征，将该病分为 6 个常见证型：肾阳虚证、肝肾阴虚证、脾肾阳虚证、肾虚血瘀证、脾胃虚弱证及血瘀气滞证。

根据中医药“肾主骨”，“脾主肌肉”及“气血不通则痛”的理论，治疗骨质疏松症以补肾益精、健脾益气、活血祛瘀为基本治法。治疗方法有中药、针灸、推拿，根据患者的不同临床特点和病情而选择具体的治疗方法，临床以综合治疗方案为宜，可促进患者全身症状的改善，减轻骨痛，提高患者生活质量，升高骨密度。肾阳虚证推荐方剂：右归丸加减。常用中成药：淫羊藿总黄酮胶囊、右归丸。肝肾阴虚证推荐方剂：六味地黄汤加减。常用中成药：芪骨胶囊、六味地黄丸。脾肾阳虚证推荐方剂：补中益气汤合金匮肾气丸加减。常用中成药：补中益气丸合右归丸或济生肾气丸。肾虚血瘀证推荐方剂：补肾活血方加减。常用中成药：仙灵骨葆胶囊、骨疏康胶囊（颗粒）。脾胃虚弱证推荐方剂：参苓白术散加减。常用中成药：参苓白术散。血瘀气滞证推荐方剂：身痛逐瘀汤加减。常用中成药：活血止痛散。此外，在临床上亦可见症状较轻、或感受风寒湿邪、或兼夹证者，辨证施治时需灵活应用。

（三）药物选择

从用药频次分析可以看出，治疗 OP 的药多为补益药。用药频数超过 10 次以上的药物依次有：杜仲、熟地黄、淫羊藿、当归、骨碎补、牛膝、黄芪、白术、山茱萸、山药、补骨脂、茯苓、续断、枸杞子、丹参等。从使用的补肾药比例来看，补肾阳药多于补肾阴药。推荐使用中成药：仙灵骨葆胶囊、强骨胶囊、骨松康合剂等。

四、名医经验

（一）诸方受经验

诸方受宗古参今，认识到原发性骨质疏松症之腰背痛的发生，首责于患者年老体衰，正气亏虚不足，骨骼失于充养，尤其与肝、脾、肾三脏相关；而本病的发生同体虚外邪侵袭，以致寒瘀痹阻经络亦有关联。诸方受以为此病的发生多以虚为主，虚实夹杂者较为常见，主要病因病机为：肾虚失充，筋骨不养，肝虚失疏，失于调达，脾虚失养，运化失职，寒瘀痹阻，阻滞经络、诸方受临床辨治本病，以虚实为辨证纲领，紧扣病机，认为其总体为本虚标实之证。原发性骨质疏松症之腰背痛常以肾虚为本，涉及肝脾；寒瘀为标，加剧痿势。在临床诊治此病过程中，需详细揣度患者症状体征，辨明轻重缓急，方可对症治疗，故此诸方受将原发性骨质疏松症之腰背痛具体分为以下 4 种证型辨治：①气血亏虚证。②肝肾阴虚证。③脾肾阳虚证。④寒瘀痹阻证。诸方受依据“肾主骨”的理论，从原发性骨质疏松症之腰背痛患者机体多虚、多寒、多瘀的病机特点，制定了补虚壮骨、温肾散寒、宣痹通络止痛的治疗大法。诸方受治疗原发性骨质疏松症之腰背痛，重在温补肾阳，并兼顾宣痹通络，非一味补虚泄实，而是补中有泻，以防滋补太过；泻中寓补，以防正气亏虚。诸方受临证治疗痿痹疼痛诸症，尤善运用附子与细辛 2 味。附子味大辛，性大热，走而不守，具有温补脾肾，祛风除湿，逐寒止痛之功，一般医家不敢轻易用之。而诸方受认为淡附片经过炮制，毒力减轻许多，若临床辨证准确，则用之效果显著。细辛入肺、肾经，具有辛烈窜透之功，通阳气，祛风散寒，疏利肢节，临床止痛功效良好，为诸方受所常用之。为防温补太过，诸方受常增添白术、茯苓、泽泻和薏苡仁等以作调和。

（二）刘庆思经验

刘庆思根据长期的临床经验认为，原发性骨质疏松症的病机为肾虚、脾虚和血瘀，以肾虚为主。其病位在肾、脾和经络。肾虚是原发性骨质疏松症的主要病机，脾虚是本病的重要病机，血瘀是本病的促进因素。刘庆思根据多年来治疗本病的临床经验，及对本病病因病机的仔细分析，将原发性骨质疏松症分为4个证型：肾阳虚型、肾阴虚型、脾肾两虚型、气滞血瘀型，其中以肾阳虚型患者多见，占80%左右。刘庆思认为，治疗本病应以“补肾壮骨、健脾益气、活血通络”为其基本法则，他根据此基本法则，并通过多年临床经验研究总结，独创补肾健脾活血方治疗本病，并随症加减。刘庆思还非常强调对患者进行配合治疗的指导。指导患者戒除烟酒、避免偏食挑食；对形寒肢冷、腰膝酸软属肾虚者，嘱其在冬天注意保暖，治疗时配合热敷和理疗；老年肥胖患者则嘱其应重点进行减肥，因为过于肥胖，行走及活动时身体重心易左右摇摆，极易跌倒而发生骨折，故重点在于调整饮食结构，以此达到减肥的目的；对重体力劳动者，嘱其注意劳逸结合，防止不合理的过度用力，造成脊椎椎体压缩骨折；对骨质疏松性骨折患者，在其整复固定后，应早期指导功能锻炼，以防止骨质疏松的继续加重；嘱所有原发性骨质疏松症的患者应正确地进行体育锻炼，如步行或游泳，这样既可改善患者血液循环，刺激骨的形成，又可增强肌力，预防跌倒，且正确的体育锻炼有利于促进骨质疏松症的好转，减少骨折发生，使患者的症状得到明显改善。

（三）张文泰经验

张文泰认为肝肾乃壮筋骨之本，是强壮筋骨的先天原动力，直接影响着筋骨，所以肝肾异常是导致本病的核心，其他致病因素最终亦可通过影响肝肾而导致本病。脾胃为养筋骨之源，是骨骼生长发育的后天发动机，对筋骨的影响举足轻重，而劳逸、寒湿、血瘀等外因又可夹杂其中，相互影响转化，综合致病。常见辨证分型为：肾虚之证，肝郁气滞证，肝肾阴虚证，脾胃虚弱证。针对于此，应以滋补肝肾为主，以壮筋骨，健运脾胃为辅，以养筋骨，辨证地消除各种外因，综合治疗。本病治疗应标本兼治，有补有泻。张文泰经实践总结组成了独具特色的治疗本病的基本方：鹿茸、龟甲、狗脊、人参、补骨脂、菟丝子、茯苓、三七、当归、水蛭、砂仁、鸡血藤，在基本方基础上，可随证加减。肾阴不足者，可酌加生地黄、枸杞子、女贞子等；肾阳衰微者，可酌加巴戟天、肉苁蓉、淫羊藿等；阴阳两虚者，可酌加黄精、山药、制附子等；肝郁气滞者，可酌加柴胡、郁金、乳香、没药等；肝肾阴虚者，可酌加山茱萸、续断等；脾胃虚弱者，可酌加白术、薏苡仁、山药等。

（四）仇湘中经验

仇湘中认为OP的病位主要在脾、肾。病性为本虚标实之证，脾虚、肾虚为本虚，瘀血阻络为标实。其单纯的本虚证或者标实证，临床上很是少见。对于原发性骨质疏松症的中医临床证型，各专家均有不同的分型论治，现仍未完全统一。仇湘中根据临床所见，并集百家所长，大致将原发性骨质疏松症分为肾阳虚、肾阴虚、肾精不足、脾肾阳虚、肝肾阴虚、瘀血阻络6大证型，并确定了温补肾阳、滋补肾阴、益精填髓、温肾壮脾、滋水涵木、活血化瘀等治法。仇湘中认为原发性骨质疏松症为慢性疾患，日久必多虚、多瘀，甚则阴阳两虚。在同一患者可兼有两种以上的证型。因此，临证须灵活辨证遣药。

（五）许建安经验

许建安将OP的病因病机概括如下：肾虚为本，脾虚为因，肝失调达，肝血亏虚，瘀血、风寒、湿邪也是本病发生的重要因素。许建安临证治疗原发性骨质疏松症时，强调谨守病机，辨病辨证相结合，并将本病分为4型：①肾精亏虚型：又可分为2个亚型，即肾阳虚和肾阴虚型。②脾肾气虚型。③肾虚血瘀型。④肾虚血亏型。许建安认为原发性骨质疏松症的发病首责于肾虚，而脾虚血亏、瘀血、外感风寒湿邪是发病的重要原因。因此，辨证应属本虚标实，病位主要在肾，又与肝脾经络有关。治疗应以补肾为主，兼顾肝脾，辅以活血祛瘀为原则，具体包括补肾壮骨、益气健脾舒肝、活血通络等治法。但临证时应分清主次，且患者多为老年患者，常兼夹他病而使病情变得复杂，故许建安特别强调辨证论治，辨病与辨证相结合，且无论何型，从肾论治是治疗的关键。

（六）谢兴文经验

谢兴文在继承海派石氏伤科“以气为主，以血为先”学术思想的基础上，提出“三脏一体观”，确立疏肝、健脾、补肾为主的治疗理念，辨证论治原发性骨质疏松症，肝脾肾虚为发病之本，谢兴文在医治时以强筋健骨、健脾强肌为主。基于原发性骨质疏松症常伴有痰、瘀、寒、湿等外邪侵犯，致经脉不畅而为病，谢兴文在治疗上主张肝、脾、肾同治，在疏肝养血、健脾益气、补肾壮骨的基础上注意化痰祛瘀、温阳化湿等药物的运用，使肾精充盈，脾得健运，肝得疏泄，气血调和，达到标本同治、内外兼顾、正胜邪却的目的，以自拟骨痿加减方为主，该方由淫羊藿、熟地黄、蛇床子、黄芪、白芍、当归、甘草等中药组成。淫羊藿为补肾壮阳之要药，且祛风除湿，为君药。熟地黄善滋肾阴，填精益髓；蛇床子温肾壮阳，燥湿祛风，两者共用阴阳双补，为臣药；黄芪与白芍补气益脾，滋养后天之精，当归活血促新，共为佐药；甘草调和诸药为使药。同时根据患者舌苔、脉象以及临床表现，肾阴虚者合用山茱萸、枸杞子、山药等以滋阴补肾；肾阳虚者合川牛膝、菟丝子等温阳补肾；心神不宁，烦躁易怒者合远志、茯苓等交通心肾，安神益智；气滞血瘀，疼痛较重者合红花、桃仁予以活血化瘀。

五、名方推荐

（一）温肾宣痹汤

淡附片、制狗脊、山茱萸、桂枝、泽泻、木香、天麻、甘草各 10 g，北细辛 6 g，炒白术、茯苓 12 g，薏苡仁 15 g。加减：温补肾阳，宣痹散寒止痛。主治：原发性骨质疏松症之腰背痛。用法：每日 1 剂，水煎，分 2 次服。加减：如气血亏虚证者则加用黄芪、阿胶、当归等益气补血之品；肝肾阴虚证者去细辛、泽泻，加用龟甲、熟地黄、黄精等滋阴填精之品；脾肾阳虚证者加用骨碎补、杜仲等补肾壮骨之品；寒瘀痹阻证者加用丹参、川芎等加强活血化瘀功效之品。

（二）补肾健脾活血方为

补骨脂、熟地黄、白芍、黄芪、丹参、当归、菟丝子各 15 g，淫羊藿、肉苁蓉、大枣各 10 g。功效：补肾壮骨、健脾益气、活血通络。主治：原发性骨质疏松症。用法：每日 1 剂，水煎 2 次后将药液混合，早晚各服 1 次。并取药渣热敷疼痛局部，疗效更佳。对由于骨质疏松症引起的腰背疼痛、肌肉酸痛有明显疗效。加减：肾阳虚型可加狗脊、熟附子、肉桂以加强温补肾阳之力；肾阴虚型以基础方减淫羊藿、肉苁蓉，酌加山茱萸、女贞子、知母、黄柏益肾填精，滋阴降火；脾肾阳虚型可加山药、白术、茯苓、熟附子、肉桂温补脾肾，助阳祛寒；气滞血瘀型可加鸡血藤、柴胡、枳壳、郁金、制川乌、延胡索等活血行气，通络止痛。

（三）Ⅰ号方

熟地黄、何首乌、女贞子、牡蛎、黄芪各 15 g，山茱萸 12 g，枸杞子、五味子、紫河车、龟甲、白术、香附、当归、续断、瓦楞子、淫羊藿各 10 g，全蝎 5 g。功效：滋补肾阴，强筋壮骨，益气健脾，活血通络。主治：原发性骨质疏松症之肾阴虚证。用法：每日 1 剂，水煎，分 2 次服。

（四）Ⅱ号方

淫羊藿 20 g，附子、鹿角胶、紫河车、续断、白术、香附、当归、瓦楞子、五味子、龟甲各 10 g，杜仲、菟丝子、黄芪、牡蛎各 15 g，全蝎 5 g。功效：温补肾阳，强筋壮骨，益气健脾，活血通络。主治：原发性骨质疏松症之肾阳虚证。用法：每日 1 剂，水煎，分 2 次服。

（五）壮骨益髓汤

熟地黄 20 g，杜仲、黄精、山药、枸杞子各 12 g，淫羊藿 15 g，菟丝子、骨碎补、牛膝、茯苓、金樱各 10 g，芡实 8 g，生甘草 5 g。功效：补肾填精，强筋壮骨。主治：原发性骨质疏松症。用法：每日 1 剂，水煎，分 2 次服。加减：肾阳虚者，去芡实、骨碎补，加以鹿角、益智；肾阴虚者，去茯苓，加龟甲；脾肾气虚者，去淫羊藿、芡实，添以阿胶、桑椹子、泽泻；肾虚血瘀者则加丹参、川芎等药；肾虚血亏者则另添当归、阿胶等药。

（六）骨坚方

熟地黄、杜仲、山茱萸、骨碎补、牛膝、川芎各 10 g，鹿角胶、甘草各 3 g，黄芪 20 g，三七 5 g、丹参 9 g。功效：补肾壮骨，活血止痛。主治：肾虚血瘀型原发性骨质疏松症。用法：每日 1 剂，水煎，分 2 次服。加减：若疼痛剧烈者，可加大三七用量，并加续断以增强活血化瘀止痛之功；若乏力明显者，宜加白术以增进益气健脾之力；若出现潮热盗汗者，可加黄柏、龟甲胶、知母以滋阴降火；若伴随视物模糊、双眼干涩者，宜加白菊花以养肝明目；若偏于肾阳虚者，可加当归、肉桂、菟丝子以温阳补肾。

（七）壮骨汤

龟甲胶、鹿角胶各 15 g，鳖甲、龙骨、牡蛎、枸杞子、仙茅、淫羊藿各 10 g，紫河车、熟地黄各 12 g。功效：补肾益精、强筋健肾。主治：肾虚型骨质疏松症。用法：煎汤，每日 1 剂，分早、晚 2 次服用，1 个月为 1 个疗程。

（八）加味二仙汤

制仙茅、山茱萸、黄柏、牛膝各 10 g，淫羊藿、制巴戟天、知母、山药、骨碎补各 15 g，熟地黄、大枣各 30 g，当归 5 g，炙甘草 3 g。功效：补肾填精、强壮筋骨、活血通络。主治：原发性骨质疏松症（肝肾不足证）。用法：每日 1 剂，水煎 2 次，取汤液 400 mL，分上下午温服，可同时口服黄芪鳖甲丸 15 g。

（九）补肾活血汤

桃仁、红花、当归、丹参、延胡索各 12 g，熟地黄、黄芪、山药各 30 g，川芎、淫羊藿、杜仲、续断、鹿角胶、牛膝各 15 g，山茱萸、菟丝子各 20 g。功效：补肾填精益髓、活血通络止痛。主治：老年性骨质疏松症。用法：置于 2 L 水内，煎熬至 800 mL 左右，每日 1 剂，早、晚分服，30 日为 1 个疗程，连续服用 3 个疗程。

（十）四君子汤合独活寄生汤加减

人参、黄芪各 20 g，白术、茯苓、杜仲、千年健、伸筋草、神曲各 15 g，独活、威灵仙、续断、桑寄生、牛膝各 10 g，甘草 6 g。功效：益气健脾、强筋健骨。主治：原发性骨质疏松症。用法：每日 1 剂，水煎，分 2 次服。

第九章　风湿内科疾病

第一节　类风湿关节炎

类风湿关节炎（RA）是一种侵蚀性、对称性多关节炎为主要临床表现的慢性、全身性自身免疫性疾病。基本病理改变为滑膜炎和血管炎。本病可发生于任何年龄，80%发病于35～50岁，女性患者约3倍于男性，大多数患者起病隐匿，随疾病进展逐渐出现关节功能障碍，致残率高。RA呈全球分布性，我国发病率为0.3%～0.5%。

一、诊断标准（表9-1）

表9-1　ACR/EULAR 2009年RA分类标准和评分系统

关节受累情况		
受累关节情况	受累关节数	得分（0～5分）
中大关节	1	0
	2～10	1
小关节	1～3个	2
	4～10	3
至少1个关节为小关节	>10个	5
血清学		得分（0～3分）
RF或抗CCP抗体均阴性		0
RF或抗CCP抗体至少1项低滴度阳性		2
RF或抗CCP抗体至少1项高滴度（>正常上限3倍）阳性		3
滑膜炎持续时间		得分（0～1分）
<6周		0
>6周		1
急性时相反应物		得分（0～1分）
CRP或ESR均正常		0
CRP或ESR增高		1

评分相加≥6分（最高10分）时，即可确诊为RA。

二、西医治疗

RA治疗的目的在于控制病情，改善关节功能和预后。应强调早期治疗、联合用药和个体化治疗的原则。治疗方法包括一般治疗、药物治疗、外科治疗和其他治疗等。

（一）一般治疗

强调患者教育及整体和规范治疗的理念。适当的休息、理疗、体疗、外用药、正确的关节活动和肌肉锻炼等对于缓解症状、改善关节功能有重要作用。

（二）药物治疗

1. 非甾体抗炎药（NSAIDs）：主要通过抑制环氧化酶（COX）活性，减少前列腺素合成而具有抗炎、止痛、退热及减轻关节肿胀的作用，是临床最常用的 RA 治疗药物（表 9－2）。主要不良反应包括胃肠道症状、肝和肾功能损害以及可能增加的心血管不良事件。根据现有的循证医学证据和专家共识，NSAIDs 使用中应注意以下几点：①注重 NSAIDs 的种类、剂量和剂型的个体化；②尽可能用最低有效量、短疗程；③一般先选用一种 NSAID。应用数日至 1 周无明显疗效时应加到足量。如仍然无效则再换用另一种制剂，避免同时服用 2 种或 2 种以上 NSAIDs；④对有消化性溃疡病史者，宜用选择性 COX－2 抑制剂或其他 NSAID 加质子泵抑制剂；⑤老年人可选用半衰期短或较小剂量的 NSAID；⑥心血管高危人群应谨慎选用 NSAID，如需使用，建议选用对乙酰氨基酚或萘普生；⑦肾功能不全者应慎用 NSAIDs；⑧注意定期监测血常规和肝肾功能。

表 9－2　治疗 RA 的主要 NSAIDs

分类	半衰期/h	最大剂量/(mg/d)	每次剂量/mg	服药次数/(次/d)
丙酸类　布洛芬（iburofen）	1.8	2400	400～800	3
洛索洛芬（loxoprofen）	1.2	180	60	3
精氨洛芬（ibuprofen arginine）	1.5～2	1.2	0.2	3
酮洛芬（ketoprofen）	3	200	50	3
萘普生（naproxen）	13	1500	250～500	2
苯乙酸类　双氯芬酸（diclofenac）	2	150	25～50	3
吲哚乙酸类（indometacin）	4.5	150	25～50	3
舒林酸（sulindac）	18	400	200	2
阿西美辛（acemetacin）	3	180	30～60	3
吡喃羧酸类　依托度酸（etodolac）	7.3	1200	200～400	3
非酸性类　萘丁美酮（nabumetone）	24	2000	1000	1
昔康类　吡罗昔康（piroxicam）	50	20	20	1
氯诺昔康（lornoxicam）	4	16	8	2
美洛昔康（meloxican）	20	15	7.5～15	1
磺酰苯胺类　尼美舒利（nimesulide）	2～5	400	100～200	2
昔布类　塞来昔布（celecoxib）	11	400	100～200	2
依托考昔（etoricoxib）	22	120	120	1

2. 改善病情抗风湿药（DMARDs）：该类药物较 NSAIDs 发挥作用慢，需 1～6 个月，故又称慢作用抗风湿药（SAARDs）。这些药物不具备明显的止痛和抗炎作用，但可延缓或控制病情的进展。常用于治疗 RA 的 DMARDs（表 9－3）。临床上对于 RA 患者应强调早期应用 DMARDs。病情较重、有多关节受累、伴有关节外表现或早期出现关节破坏等预后不良因素者应考虑 2 种或 2 种以上 DMARDs 的联合应用。主要联合用药方法包括 MTX、LEF、HCQ 及 SASP 中任意 2 种或 3 种联合，亦可考虑环孢素 A、青霉胺等与上述药物联合使用。但应根据患者的病情及个体情况选择不同的联合用药方法。

表 9-3 治疗 RA 的主要 DMARDs

药物	起效时间/月	常用剂量/mg	给药途径	毒性反应
甲氨蝶呤	1～2	7.5～20 mg/周	口服、肌注、静脉注射	胃肠道反应、口腔炎、皮疹、脱发，骨髓抑制、肝脏毒性，偶有肺间质病变
柳氮磺吡啶	1～2	500～100 mg，每日 3 次	口服	皮疹、胃肠道反应，偶有骨髓抑制。对磺胺类过敏者不宜服
来氟米特	1～2	10～20 mg，每日 1 次	口服	腹泻、瘙痒、转氨酶升高、脱发、皮疹
氯喹	2～4	250 mg，每日 1 次	口服	头晕、头痛、皮疹、视网膜毒性、偶有心肌损害，禁用于窦房结功能不全、传导阻滞者
羟氯喹	2～4	200 mg，每日 2 次	口服	偶有皮疹、腹泻、视网膜毒性
金诺芬	4～6	3 mg，每日 2 次	口服	口腔炎、皮疹、腹泻、骨髓抑制、偶有蛋白尿
硫唑嘌呤	2～3	50～150 mg	口服	胃肠道症状、肝功能异常、骨髓抑制
青霉胺	3～6	250～750 mg	口服	皮疹、口腔炎、味觉障碍、蛋白尿
环孢素 A	2～4	1～3 mg/(kg・d)	口服	胃肠道反应、高血压、肝肾功能损害、齿龈增生及多毛等
环磷酰胺	1～2	1～2 mg/(kg・d) 400 mg/(2～4) 周	静脉注射	恶心、呕吐、骨髓抑制、肝功能损害、脱发、性腺抑制等

3. 生物制剂：可治疗 RA 的生物制剂主要包括肿瘤坏死因子（TNF)-α 拮抗剂、白细胞介素（IL)-1 和 IL-6 拮抗剂、抗 CD20 单抗以及 T 细胞共刺激信号抑制剂等。

（1）TNF-α 拮抗剂：该类制剂主要包括依那西普（etanercept)、英夫利西单抗（infliximab）和阿达木单抗（adalimumab)。与传统 DMARDs 相比，TNF-α 拮抗剂的主要特点是起效快、抑制骨破坏的作用明显、患者总体耐受性好。依那西普的推荐剂量和用法是 25 mg/次，皮下注射，每周 2 次或 50 mg/次，每周 1 次。英夫利西单抗治疗 RA 的推荐剂量为 3 mg/(kg・次)，第 0、2、6 周各 1 次，之后每 4～8 周 1 次。阿达木单抗治疗 RA 的剂量是 40 mg/次，皮下注射，每 2 周 1 次。这类制剂可有注射部位反应或输液反应，可能有增加感染和肿瘤的风险，偶有药物诱导的狼疮样综合征以及脱髓鞘病变等。用药前应进行结核筛查，除外活动性感染和肿瘤。

（2）IL-6 拮抗剂（tocilizumab)：主要用于中重度 RA，对 TNF-α 拮抗剂反应欠佳的患者可能有效。推荐的用法是 4～10 mg/kg，静脉输注，每 4 周给药 1 次。常见的不良反应是感染、胃肠道症状、皮疹和头痛等。

（3）IL-Ⅰ拮抗剂：阿那白滞素（anakinra）是目前唯一被批准用于治疗 RA 的 IL-1 拮抗剂。推荐剂量为 100 mg/d，皮下注射。其主要不良反应是与剂量相关的注射部位反应及可能增加感染概率等。

（4）抗 CD20 单抗：利妥昔单抗（rituxiamb）的推荐剂量和用法是：第一疗程可先予静脉输注 500～1000 mg，2 周后重复 1 次。根据病情可在 6～12 个月后接受第 2 个疗程。每次注射利妥昔单抗之前的半小时内先静脉给予适量甲泼尼龙。利妥昔单抗主要用于 TNF-α 拮抗剂疗效欠佳的活动性 RA。常见的不良反应是输液反应，静脉给予糖皮质激素可将输液反应的发生率和严重度降低。其他不良反应包括高血压、皮疹、瘙痒、发热、恶心、关节痛等，可能增加感染概率。

（5）CTLA4-Ig：阿巴西普（abatacept）用于治疗病情较重或 TNF-α 拮抗剂反应欠佳的患者。根据患者体质量不同，推荐剂量分别是：500 mg（<60 kg)、750 mg（60～100 kg)、1000 mg（>100 kg)，分别在第 0、2、4 周经静脉给药，每 4 周注射 1 次。主要的不良反应是头痛、恶心，可能增加感染和肿瘤的发生率。

4. 糖皮质激素：糖皮质激素（简称激素）能迅速改善关节肿痛和全身症状。在重症 RA 伴有心、肺或神经系统等受累的患者，可给予短效激素，其剂量依病情严重程度而定。针对关节病变，如需使用，通常为小剂量激素（泼尼松≤7.5 mg/d）仅适用于少数 RA 患者。激素可用于以下几种情况：①伴有血管炎等关节外表现的重症 RA。②不能耐受 NSAIDs 的 RA 患者作为“桥梁”治疗。③其他治疗方法效果不佳的 RA 患者。④伴局部激素治疗指征（如关节腔内注射）。激素治疗 RA 的原则是小剂量、短疗程。使用激素必须同时应用 DMARDs。在激素治疗过程中，应补充钙剂和维生素 D。

关节腔注射激素有利于减轻关节炎症状，但过频的关节腔穿刺可能增加感染风险，并可发生类固醇晶体性关节炎。

5. 植物药制剂：

（1）雷公藤：对缓解关节肿痛有效，是否减缓关节破坏尚乏研究。一般给予雷公藤多苷 30～60 mg/d，分 3 次饭后服用。主要不良反应是性腺抑制，导致男性不育和女性闭经。一般不用于生育期患者。其他不良反应包括皮疹、色素沉着、指甲变软、脱发、头痛、纳差、恶心、呕吐、腹痛、腹泻、骨髓抑制、肝酶升高和血肌酐升高等。

（2）白芍总苷：常用剂量为 600 mg，每日 2～3 次。对减轻关节肿痛有效。其不良反应较少，主要有腹痛、腹泻、纳差等。

（3）青藤碱：每次 20～60 mg，饭前口服，每日 3 次，可减轻关节肿痛。主要不良反应有皮肤瘙痒、皮疹和白细胞减少等。

（三）外科治疗

RA 患者经过积极内科正规治疗，病情仍不能控制，为纠正畸形，改善生活质量可考虑手术治疗。但手术并不能根治 RA，故术后仍需药物治疗。常用的手术主要有滑膜切除术、人工关节置换术、关节融合术以及软组织修复术。

（四）其他治疗

除前述的治疗方法外，对于少数经规范用药疗效欠佳，血清中有高滴度自身抗体、免疫球蛋白明显增高者可考虑免疫净化，如血浆置换或免疫吸附等治疗。但临床上应强调严格掌握适应证以及联用 DMARDs 等治疗原则。此外。自体干细胞移植、T 细胞疫苗以及间充质干细胞治疗对 RA 的缓解可能有效，但仅适用于少数患者，仍需进一步的临床研究。

三、中医临床思维

（一）中医病名及病因病机特征

根据类风湿关节炎的临床表现，中医多属“骨痹”“肾痹”“痛痹”及“历节病”范畴，近十几年中医学统称“尪痹”。RA 的病因有内因和外因之分。内因多责之正气不足；外因多由于感受风寒湿热诸邪。久居潮湿之地、严寒冻伤、睡卧当风或汗出入水等，感受风寒湿邪，外邪注入肌腠经络，滞留于关节筋骨，导致气血痹阻发为风寒湿痹；久居炎热之地，外感风寒热邪，袭于肌腠，痹阻经络，滞留于关节筋骨，发为风湿热痹。内因劳逸不当致卫外不固，外邪乘袭；久病体虚，肝肾不足，肢体筋脉失养；或病后、产后气血不足，腠理空虚，外邪乘虚而入。本病的基本病机是风、寒、湿、热、痰、瘀等邪气滞留肢体筋脉、关节、肌肉，经络闭阻，不通则痛。正虚卫外不固是内在基础，感受外邪是外在条件。

（二）辨病辨证及治疗特征

指南将类风湿关节炎分为风湿痹阻、寒湿痹阻、湿热痹阻、痰瘀痹阻、瘀血阻络、气血两虚、肝肾不足 7 个证型。魏子孝临证主张分期论治类风湿关节炎，即急性期从风湿热痹论治，以清热燥湿为主；慢性期以风寒湿痹论治，以温经散寒为主；缓解期肝肾亏虚为本，往往兼夹痰瘀，治宜补益肝肾、兼顾祛邪。

根据 RA 本虚标实的病机特点，其治疗多以祛邪扶正为原则。提出了“从五脏论治”“从毒邪论治”“从络论治”以及以现代中药药理为用药指导的论治思想。祛邪多根据邪气偏盛不同采用祛风、散寒、除湿、清热、化痰、行瘀通络等治法，扶正多以补益肝肾脾胃为主。急性期中医辨证分为风湿热型，治以祛风清热、利湿通络，方用四妙散加味；风寒湿型治以祛风散寒、除湿通络，方用桂枝汤加减；恢复或缓解期中医辨证分型为寒湿伤阳型，治以温阳通络、散寒除湿，自拟温阳散寒方；瘀热伤阴型治以养阴清热、化瘀通络，自拟清热化瘀方；脾肾两虚型治以健脾补肾，方选四君子汤合肾气丸加减。

确诊类风湿关节炎的患者，若甲氨蝶呤无禁忌者，单用甲氨蝶呤治疗，有禁忌者单用来氟米特或柳氮磺吡啶，中/高疾病活动度患者联用小剂量短程糖皮质激素和/或 NSAIDs，1～3 个月监测 1 次相关指标，若疗效欠佳，则用 2 种或 3 种传统合成 DMARDs 联用，若疗效不达标，可加用生物制剂 DMARDs，临床缓解 1 年以上可考虑停用 DMARDs。中医治疗类风湿关节炎重在辨证，辨明正邪的主次选方用药，并随症加减。临床研究表明中西医结合治疗类风湿关节炎比单用西药效果明显。

（三）药物选择

通过数据聚类统计分析，整理出治疗类风湿关节炎使用频率最高的前 30 味中药依次是：桂枝、川芎、甘草、当归、没药、栀子、伸筋草、牛膝、川乌、附子、麻黄、细辛、防风、秦艽、鸡血藤、三七、全蝎、地龙、草乌、土鳖虫、熟地黄、淫羊藿、白芍、桑寄生、苍术、延胡索、威灵仙、姜黄、土茯苓、穿山甲。同时在临床中，羌活、独活、雷公藤、青风藤等中药的应用亦不少见，且羌活、独活往往以药对出现，羌活气清属阳，羌活、独活合用善行气分，可发表邪，有解表散寒、祛风胜湿止痛之效。

四、名医经验

（一）周仲瑛经验

周仲瑛认为 RA 属于中医“痹证”范畴，先天禀赋不足是类风湿关节炎发病的主要原因，风寒湿热是致病原因，更是重要的病理因素。中晚期病机主要是本虚标实、虚实夹杂，肝肾亏虚、气血不足为本，痰瘀互结、风湿痹阻为标。对该病的辨治首明辨寒热属性，次区别邪正虚实。认为本病可分为：①风寒湿痹：风寒湿痹寒湿伤表，用麻黄加术汤；寒湿偏盛，用乌头汤；三气杂感可选薏苡仁汤；寒湿伤阳、阴虚阳盛，可选用阳和汤。②风湿热痹：急性期身热明显而有表邪者，多选用石膏配剂，风热偏胜，用白虎加桂枝汤；风湿热相搏，用越婢加术汤；湿热痹阻者用加减木防己汤。湿热在下者可选用四妙丸加减；湿热与痰瘀互结者可选用朱丹溪上中下通用痛风方；如果风热火化，湿热酿毒，犀角地黄汤加漏芦、土茯苓、忍冬藤、地龙、海桐皮；邪热伤阴，另用秦艽、功劳叶、白薇、知母、生地黄、石斛、赤芍等养阴清络热。③寒热夹杂痹：寒初化热，温中有清，用桂枝芍药知母汤加减，寒湿已趋于热化，则用白虎加苍术汤。④痰瘀痹阻：临证见风寒湿热症状者，当结合祛邪，肝肾气血亏虚者，当同时扶正补虚。痰瘀互结证还应审查二者的偏盛用药，祛痰活血可用桃红饮加穿山甲、土鳖虫、姜黄、乳香、没药；化痰通络选用青州白丸子，关节漫肿有积液可用小量控涎丹祛痰消肿。痰瘀痼结，深伏经络，必须借虫类药物走窜入络，搜剔逐邪。⑤久痹正虚：扶正首要是补益肝肾，以温阳精气、平补阴阳、强壮肾督为基础，可选用独活寄生汤、三痹汤；如阴虚湿热，可参照虎潜丸，用淫羊藿、地黄、白芍、鹿角、杜仲、川续断、狗脊、桑寄生、鹿衔草、千年健、石楠藤等药物。如果气血不足，神疲乏力，关节疼痛时轻时重，肌肤麻木，舌淡脉细，当益气固表，养血祛风，可用黄芪桂枝五物汤加减。用药：①根据病位选择用药：病在上肢项背，用羌活、防风、葛根、姜黄、桂枝；病在下肢腰背，用独活、防己、木瓜、晚蚕砂、续断、牛膝；病及全身关节经脉，用松节、千年健、威灵仙、路路通等。②藤类药物应用：祛风通络用青风藤、海风藤、络石藤、丝瓜络；清热通络用忍冬藤、桑枝；补虚和血通络用石楠藤、鸡血藤、天仙藤等。③对药应用：地黄、淫羊藿阴阳相济益肾壮督；石楠藤、鹿衔草补虚祛风湿；松节、天仙藤祛湿消肿；透骨草、威灵仙通利关节；漏芦、土茯苓清热解毒。④虫类药物应用：活血行瘀用炮穿山甲、土鳖虫；搜风剔络用全蝎、蜈蚣；祛风除湿用乌梢蛇、白花蛇；此外僵蚕祛风痰，地龙清络热，露蜂房祛风毒，蚂蚁温补强壮，可辨证选择。⑤专病专药：雷公藤、昆明山海棠、青风藤、海风藤均能取得较好效果，在辨证治疗的同时结合应用针对性较强的专用药物可增强疗效。

（二）卢芳经验

卢芳认为类风湿关节炎属中医学“痹证”范畴。RA 以虚实夹杂为主，致病因素多为风寒湿热瘀等，其基本病机为瘀滞闭阻，不通则痛。正气不足，风寒湿热等外邪侵袭，使气血失和、津液输布紊乱，气滞血凝，痰瘀互结，痹阻关节肌肉筋络，日久不愈而成。在本病的治疗过程中，使用藤蔓类草木之品、虫类血肉有情之品等医治本病取得显著效果。在此基础上创作出治疗本病的基础方——四藤二龙汤。急性期治疗以清热除湿、通络止痛为主，可重用大剂量藤类药，不仅可解气分血分之热毒而渗湿，走表达里，且可活络中之毒而养血通络止痛。若风热偏盛，多关节疼痛游走不定，红肿胀痛，可重用忍冬藤、络石藤之类，配伍秦艽、桑枝、海桐皮祛风清热，凉血舒筋；关节肿胀明显，重而不舒，舌质红，苔黄腻，可用豨莶草、败酱草、土茯苓、萆薢等解毒除湿，通利关节；若皮肤红斑者，可用赤芍、牡丹皮、凌霄花等凉血解毒消斑。缓解期治疗关键在于扶正兼以祛邪。痰浊留滞，皮下结节者，加白芥子、南星、僵蚕等化痰散结；瘀血明显，可加莪术，用地龙 15～20 g 为宜，并酌情加土鳖虫 10～30 g 活血通络止痛；疼痛较重者，加延胡索、乳香、苏木等活血祛瘀止痛；关节活动度受限者，加木瓜、晚蚕砂、油松节等祛风化湿，舒筋通脉；关节漫肿者，可用五加皮、茯苓皮、姜皮、陈皮、大腹皮等行气利水消肿；肢体麻木者，可用路路通、乌梢蛇活血通络；骨节疼痛，乏力者，可加千年健、鹿衔草、骨碎补等补虚通络。

（三）张鸣鹤经验

张鸣鹤认为本虚是 RA 的基本病机，尤其以肾虚为主，外感风寒湿邪侵犯肌体、筋肉、关节，蕴久化热成毒，热毒是病机的关键。本病缠绵难愈，张鸣鹤认为是湿热邪毒痹阻经络，流注骨节为主，湿、热、毒三者之中，以湿邪为主。治疗上主张清热解毒、消肿止痛贯彻始终，特别是疾病活动期，更应加大清热解毒药的使用，看似治标，实则护本，热毒缓解，元气少受损伤。张鸣鹤结合临床经验将本病分为 3 个证型：湿热蕴结型、湿热痰瘀型、寒热错杂型。对于湿热蕴结型，可分为湿重于热型、热重于湿型 2 种。热重于湿型，以清热解毒、祛风胜湿为治疗方法，常用药为：金银花、大血藤、虎杖、板蓝根、猫眼草、土茯苓、猪苓、羌活、独活、荜澄茄、小茴香等药物，而湿重于热型，以清热解毒、健脾祛湿为治法，常用药为：金银花、大血藤、黄柏、田基黄、羌活、独活、猪苓、泽泻、车前草、薏苡仁、荜澄茄等药物；对于湿热痰瘀型，以清热解毒、祛风胜湿、软坚活血为治疗方法，常用药为金银花、大血藤、虎杖、板蓝根、猫眼草、红花、半夏、陈皮、夏枯草、荜澄茄、吴茱萸等；对于寒热错杂型，以清热解毒、祛风胜湿、温经散寒为治疗方法，常用药：金银花、大血藤、虎杖、羌活、独活、川芎、川牛膝、猪苓、土茯苓、制川乌、桂枝等。

（四）丁锷经验

丁锷认为类风湿关节炎属中医“关节痹”。先天或后天的肝肾不足，筋骨关节虚弱是发病的内在基础，正不胜邪时，羁留关节的风寒湿邪痹阻经络、聚邪生热，而出现关节肿痛，形成关节痹证。久则湿化浊生，入络至瘀，进而损害筋骨，致关节强直，运转受限，肢体功能障碍。临床不仅要辨证施治，而且要采取综合措施，即对症治疗、辨证治疗、培元扶正 3 方面结合，分别处方给药，方可见效。①对症治疗：以止痛消肿为主。痹共消、骨疽拔毒散，或加新癀片内服外敷，必要时亦可选用非甾体抗炎止痛药或肾上腺皮质激素等。②辨证治疗：a. 湿热证 治宜清热利湿、祛风通络为主，取新加黄柏苍术汤合利湿消肿汤（为验方验技）化裁。处方：黄柏、苍术、胆南星、忍冬藤、土茯苓、大腹皮、茯苓皮、车前子、川牛膝、雷公藤、白花蛇舌草、血竭（研末吞服）。b. 瘀结证 治宜祛风湿、活血通络。处方：黄芪、丹参、赤芍、防己、雷公藤、青风藤、鸡血藤、追地风、三棱、土茯苓、威灵仙、细辛、桂枝。c. 关节僵直治疗宜活血温经、祛风通络为主。中药内服：黄芪、当归、丹参、赤芍、白芍、羌活、独活、青风藤、络石藤、桂枝、威灵仙、淫羊藿、补骨脂。中药熏洗：透骨草、五加皮、白芷、伸筋草、丁香、小茴香、石菖蒲、红花。患肢功能锻炼。③培元扶正：培元扶正以健脾益肾为主，盖脾主运化，为后天之本，肾为元阳之府、元阴之根。人体正气的盛衰与脾肾关系最为密切，健脾益肾即可培元扶正。主要方药为培元散（为验方验技）。

（五）魏子孝经验

魏子孝认为，RA 属中医“痹证”范畴，其病机以先天不足为本，外邪是诱发或加重 RA 的重要因素，病至后期以肝肾亏虚为主。临证主张分期论治类风湿关节炎，即急性期从风湿热痹论治，以清热燥湿为主，方用二妙散合四妙勇安汤加减，局部红、热、肿胀明显者，加薏苡仁 30 g、升麻 12 g、大青叶 15 g、生石膏 30 g 清热解毒；疼痛明显者，加青风藤 30 g 祛湿止痛；慢性期以风寒湿痹论治，以温经散寒为主，选桂枝芍药知母汤加减，疼痛难忍加徐长卿 15 g、炙蜂房 10 g，重用制川乌、制草乌，仍不缓解者，加全蝎 6 g、蜈蚣 2～3 条，增强搜风通络之功；关节强直活动不利，赤芍改为白芍 30 g、加木瓜 9 g 或石斛 15 g，以增液舒筋、缓急止痛；对伴有慢性咽喉部炎症、咽喉疼痛反复发作的痛痹患者，改以《杨氏家藏方》蠲痹汤加减；若咽痛剧者，加海桐皮 12 g、秦皮 15 g 祛湿止痛；疼痛较剧者，加醋乳香、醋没药各 6 g 活血止痛；缓解期治宜补益肝肾、兼顾祛邪，方选虎潜丸、独活寄生汤、养血荣筋丸等，疼痛显著者，加徐长卿 15 g，痛不减再加蜈蚣 2～3 条；腰背活动不利，加葛根 15 g、南五加皮 15 g；面色不华、唇舌淡者，去制川乌、制草乌，加黄芪 30 g、鸡血藤 20 g、独活 15 g。

（六）路志正经验

讲求从湿病论治，强调痰、燥、毒、瘀的致病作用，治疗时时顾护中焦脾胃，扶正气以祛邪、注重综合治疗等。①从三焦分治风湿病：喜选用炒苦杏仁、桔梗、荷梗开肺气以行水之上源；炒薏苡仁、豆蔻、炒苍术健脾气以祛生湿之源；防己、六一散、泽泻等渗利水湿以使湿从小便而去。②重视脾胃，扶正气以祛邪：根据具体病情选用生谷芽、生麦芽、炒谷芽、炒麦芽、炒三仙、炒山药、炒白术、炒苍术、佛手、绿萼梅、炙甘草、大枣、鸡内金等健脾和胃消食之品。路志正重视调理脾胃还体现在注重食疗上，常用食疗方是赤豆三米粥，做法是用丝瓜络、木瓜、忍冬藤来煮薏苡仁、粳米、红豆，该食疗方能健脾化湿，舒筋活络，对于风湿痹病的恢复期疗效显著。③主张治痹宜通络：治疗当伏其所主，先其所因，灵活而施以通络活血、搜风走窜虫蚁之品。常用药：炙乌梢蛇、姜黄、制川乌、制草乌、附子、穿山甲珠、地龙、露蜂房、川芎、桂枝、青风藤、络石藤、桑枝、蜈蚣、僵蚕、全蝎、白芥子等。又如风寒湿夹瘀选用威灵仙加羌活；血虚夹瘀选用桃红四物汤；阴虚夹瘀选用石斛、忍冬藤、地龙；热毒夹瘀选用牡丹皮、赤芍、白花蛇舌草、桑枝、红藤；水湿夹瘀选用益母草、泽兰；气虚夹瘀选用补阳还五汤以补气活血通络。④喜用对药，讲究药物配伍：炒苦杏仁、炒薏苡仁；防风、防己；青风藤、络石藤；金银花、忍冬藤；防己、生黄芪；萆薢、土茯苓；炒苍术、炒白术；羌活、独活；木瓜、生薏苡仁等。⑤用药引经报使：下肢疼痛者多选肝肾经药，如木瓜、怀（川）牛膝、伸筋草；上肢疼痛者选用桑枝、桂枝或藤类药以祛风湿、通经络；腰为肾之府，故腰部疼痛多选肾经药，常选独活、狗脊、杜仲、桑寄生补肝肾、祛风湿；小腿酸痛者选用肝经药，如木瓜、赤芍、白芍；肩背痛者选用海桐皮、姜黄、葛根以祛风湿，活血通络；下焦湿热著者多用防己、生薏苡仁、盐黄柏、盐知母以清热利湿，滋阴润燥；颈项僵硬疼痛常用葛根、蔓荆子以活血舒筋、祛风止痛。

（七）张炳厚经验

张炳厚认为 RA 属中医学“痹病”“历节风”“尪痹”等范畴，多由机体正气先虚，营卫不调，经络空虚，气血运行不畅，风、寒、湿、热之邪乘虚而入所致，气血不足、经脉痹阻为其病机关键，强调在临证时要注意辨别寒热、虚实、新久等。在 RA 治疗中，应以通调气血为主，当以补气和血、疏散外邪为法，根据病邪偏盛及轻重不同而侧重选药。若寒偏胜，痛重者选用三两三方；痛不重则选用黄芪桂枝五物汤。热偏胜，直接感受热邪，热重者，选用白虎加桂枝汤。由寒痹迁延日久化热，热势轻者，选用桂芍知母汤；湿热并重，下肢浮肿者，选用当归拈痛汤。痹病日久内舍肝肾者，选用独活寄生汤。寒热不明显，风邪偏胜，全身症状明显者，选用五皮五藤饮加减治疗。游走性疼痛选用羌活、独活祛风止痛，重痛根据疼痛程度选用附子、全蝎、蜈蚣、血竭、三七、川芎、当归、延胡索、乳香、没药、马钱子、细辛等。关节漫肿，多为湿邪为患，可用大剂量茯苓、白术、薏苡仁、泽泻。病程日久痰瘀交阻者，选用胆南星、白芥子、三棱、莪术等。挛急不舒者，与肝和湿邪有关，故常用白芍、木瓜、伸筋草 3 药配伍，祛湿养血柔筋。晨僵明显者，多与微循环障碍、水液潴留有关，多用水瘀同祛之品，如益母草、牛膝、泽兰等。活动受限者，加用穿山甲、白僵蚕、白花蛇、乌梢蛇、地龙、水蛭等。久必及肾，又因肾主骨，生髓，所以在治疗中加用补肾壮骨药，如补骨脂、骨碎补、牛膝、肉苁蓉、鹿角胶、狗脊、淫羊藿、桑寄生等，则疗效更加明显。

（八）栗德林经验

栗德林认为RA属于中医“痹症”范畴中的“历节”，其发生是由于正气不足、腠理不密、卫外不固、营卫失和、风寒湿热之邪乘虚而入，阻滞经络，使气血运行不畅。其发展是由于内舍合于五脏，脏腑功能失调，痰浊瘀血内生，久而耗伤气血，损伤正气，正虚邪实夹杂，缠绵胶结难解而成顽疾。治疗时初起祛风除湿散寒清热、舒经通络、调和营卫；久痹重补、扶助正气、补益气血为主，化痰活血、祛风除湿散寒清热、舒经通络为辅。

（九）胡荫奇经验

胡荫奇认为素体虚弱、正气不足、腠理不密、卫外不固，是引起RA的内在因素，风、寒、湿、热等邪侵袭是其发病的外因。RA病久不愈，气血津液运行不畅，可内生痰瘀，痰瘀互结，阻闭经络，深入骨骱，而致难以祛除。根据临床实际把类风湿关节炎分为早期、活动期、缓解期。主张早期在辨证论治的基础上，应及时选用一些现代药理研究具有抗肿瘤作用的中药如莪术、半枝莲、白花蛇舌草及猪苓等，以抑制滑膜细胞的过度增生，减轻滑膜炎症，从而减轻或防止关节软骨及骨破坏的发生。活动期多主张从湿热毒瘀论治，常用方药（清利解毒通络方胡荫奇经验方）为：黄柏、土茯苓、贝母、忍冬藤、穿山龙、徐长卿、莪术等。缓解期的患者亦主张坚持用药，以巩固治疗效果，防止病情发展。胡荫奇根据类风湿关节炎骨侵蚀的特点，总结出对类风湿关节炎骨侵蚀具有一定防治作用的加减痹愈汤（胡荫奇经验方）：骨碎补12 g，山茱萸15 g，青风藤15 g，莪术10 g，法半夏10 g，贝母15 g。临床常用治疗类风湿关节炎的药对：土茯苓与土贝母、青风藤与穿山龙、生地黄与牡丹皮、骨碎补与威灵仙、山茱萸与白芍。

五、名方推荐

（一）五藤蠲痹饮

忍冬藤、络石藤、青风藤、威灵仙各30 g，鸡血藤、海风藤、水桑枝各15 g，秦艽、豨莶草、露蜂房、全蝎各10 g。功效：清热解毒、利湿通络。主治：湿热毒邪痹阻之尪痹。用法：每日1剂，水煎，分2次服。加减：如痛甚者，加乳香、没药；晨僵明显者，加乌梢蛇；关节畸形者，加胆南星、法半夏、土鳖虫。

（二）四藤二龙汤

忍冬藤、络石藤、鸡血藤各15 g，雷公藤（先煎）1～5 g，穿山龙30 g，地龙10 g。功效：清热凉血、通络止痛。主治：风湿热痹证，并可作为各种关节红肿热痛的基本方。用法：每日1剂，水煎，分2次服。加减：急性期：若风热偏盛，多关节疼痛游走不定，红肿胀痛，可重用忍冬、络石藤之类，配伍秦艽、桑枝、海桐皮祛风清热，凉血舒筋；关节肿胀明显，重而不舒，舌质红，苔黄腻，可用豨莶草、败酱草、土茯苓、萆薢等解毒除湿，通利关节；若皮肤红斑者，可用赤芍、牡丹皮、凌霄花等凉血解毒消斑。缓解期：痰浊留滞，皮下结节者，加白芥子、胆南星、僵蚕等化痰散结；瘀血明显，可加莪术，用地龙15～20 g为宜，并酌情加土鳖虫10～30 g活血通络止痛；疼痛较重者，加延胡索、乳香、苏木等活血祛瘀止痛；关节活动度受限者，加木瓜、晚蚕砂、油松节等祛风化湿，舒筋通脉；关节漫肿者，可用五加皮、茯苓皮、姜皮、陈皮、大腹皮等行气利水消肿；肢体麻木者，可用路路通、乌梢蛇活血通络；骨节疼痛，乏力者，可加千年健、鹿衔草、骨碎补等补虚通络。

（三）和血祛风三两三方

当归、黄芪、川芎、忍冬藤各30 g，白芍15 g，桂枝、穿山甲、防风各10 g，三七粉（分冲）3 g。功效：补血养血，活血通络。主治：寒湿瘀阻型RA。用法：每日1剂，水煎，分2次服。加减：治久痹顽痹加虫蚁药，如穿山甲、制水蛭、地龙等；沉疴顽疾，巧用药性强的毒麻药，如附片等；伴手指肿胀者，加炙麻黄、炒白芥子（经验药对）。

（四）加减痹愈汤

骨碎补12 g，山茱萸、青风藤、贝母各15 g，莪术、法半夏各10 g。功效：滋补肝肾、强筋骨、化痰祛瘀。主治：RA缓解期。用法：每日1剂，水煎，分2次服。加减：在激素撤减时应酌情增加补肾中药，以平补肾阳肾阴或补肾助阳、性质柔润、药力缓和之品为主，如菟丝子、黄精、锁阳、补骨脂、山茱萸、巴戟天、肉苁蓉、覆盆子等；若患者经中药汤剂治疗2～3个月，炎性指标（ESR、CRP等）改善不明显，特别是RF居高不下者，可以考虑应用具有较强免疫抑制作用的中药制剂，如雷公藤多苷片、正清风痛宁或白芍总苷胶囊等。

（五）二妙散合四妙勇安汤加减

苍术12 g，黄柏、甘草各9 g，忍冬藤30 g，玄参、赤芍、白芍、防己各15 g，丹参20 g，甘草9 g，土茯苓30 g。功效：清热燥湿。主治：风湿热痹。用法：每日1剂，水煎，分2次服。加减：局部红、热、肿胀明显者，加薏苡仁30 g、升麻12 g、大青叶15 g、生石膏30g清热解毒；疼痛明显者，加青风藤30g祛湿止痛。

（六）桂枝芍药知母汤加减

桂枝、赤芍、白芍、苍术、独活、当归各15 g，制川乌、制草乌各9～15 g，甘草12 g，黄芪30 g，炙麻黄、黄柏、知母各9 g。功效：祛风除湿、散寒止痛，兼滋阴清热。主治：风寒湿痹。用法：每日1剂，水煎，分2次服。加减：疼痛难忍加徐长卿15 g、炙蜂房10 g，重用制川乌、制草乌，仍不缓解者，加全蝎6 g、蜈蚣2～3条，增强搜风通络之功；关节强直活动不利，赤芍改为白芍30 g、加木瓜9g或石斛15 g，以增液舒筋、缓急止痛。

（七）《杨氏家藏方》蠲痹汤加减

黄芪30 g，鸡血藤15～30 g，赤芍、白芍、玄参、姜黄、郁金、僵蚕各12 g，生地黄、威灵仙、贝母各15 g，甘草、炙蜂房各9 g。功效：益气和营，祛风除湿。主治：伴有慢性咽喉部炎症、咽喉疼痛反复发作的痛痹。用法：每日1剂，水煎，分2次服。加减：若咽痛剧者，加海桐皮12 g、秦皮15 g祛湿止痛；疼痛较剧者，加醋乳香、醋没药各6g活血止痛。

（八）虎潜丸、独活寄生汤、养血荣筋丸等

龟甲（先煎）20～30 g，熟地黄15～20 g，知母12 g，白芍15～30 g，锁阳12 g，桑寄生15 g，牛膝15 g，威灵仙15 g，制川乌（先煎）9 g，制草乌（先煎）9 g，甘草9 g。功效：滋补肝肾，活血化瘀。主治：RA缓解期。用法：每日1剂，水煎，分2次服。加减：疼痛显著者，加徐长卿15 g，痛不减再加蜈蚣2～3条；腰背活动不利，加葛根15 g、南五加皮15 g；面色不华、唇舌淡者，去制川乌、制草乌，加黄芪30 g、鸡血藤20 g、独活15 g。

（九）湿热痹协定方（胡荫奇经验方）

黄柏、苦参各6 g，连翘、虎杖、萆薢、木瓜、穿山龙、清风藤、汉防己各10～15 g g。功效：清热除湿、宣痹通络。主治：RA湿热痹阻证。用法：每日1剂，水煎，分2次服。加减：湿重者加苍术、土茯苓，热重者加生石膏、知母；伤阴者加生地黄、秦艽；湿热蕴毒者加土茯苓、土贝母、漏芦等。

（十）热毒痹协定方（胡荫奇经验方）

土茯苓、连翘各15 g，苦参6 g，贝母、虎杖、漏芦、地龙各10 g。功效：清热解毒、化湿宣痹通络。主治：RA热毒痹阻证。用法：每日1剂，水煎，分2次服。加减：湿重者加萆薢、苍术，热灼伤阴者加生地黄，关节疼痛明显者加穿山龙、秦艽。

（十一）痰瘀痹协定方（胡荫奇经验方）

白芥子6 g，贝母、赤芍、清风藤各15 g，穿山龙、莪术、僵蚕各10 g。功效：活血化瘀，祛痰通络。主治：RA痰瘀痹阻证。用法：每日1剂，水煎，分2次服。加减：痰重者加胆南星、半夏；瘀重者加水蛭、三七；疼痛较剧者加穿山甲、皂角刺、乌梢蛇。

（十二）固本通痹协定方（胡荫奇经验方）

当归、鸡血藤、青风藤各 15 g，山茱萸、巴戟天、肉苁蓉各 10 g，黄芪 20 g。功效：补益肝肾，固本通络。主治：RA 肝肾亏虚证。用法：每日 1 剂，水煎，分 2 次服。加减：关节肿胀甚者加白芥子、胆南星；关节疼痛甚者加穿山甲、老鹳草。如阴血虚、咽干耳鸣、失眠多梦、五心烦热、盗汗者，加生地黄、地骨皮、首乌藤。

第二节　系统性红斑狼疮

系统性红斑狼疮（systemic lupus erythematosus）是一种以多器官、多系统损害，体内有多种自身抗体为特征的自身免疫性疾病。临床有发热、皮疹、关节炎、浆膜炎、肾炎等表现。青年女性多见，好发于 20～40 岁，男女发病率约为 1∶9，我发国发病率为 0.07%～0.1%。起病多数缓慢，缓解与发作常交替出现。

一、诊断标准

（一）目前普遍采用美国风湿病学会 1997 年推荐的 SLE 分类标准（表 9－4）

该分类标准的 11 项中，符合 4 项或 4 项以上者，在除外感染、肿瘤和其他结缔组织病后，可诊断 SLE。其敏感性和特异性分别为 95%和 85%。需强调的是，患者病情的初始或许不具备分类标准中的 4 项，随着病情的进展方出现其他项目的表现。11 项分类标准中，免疫学异常和高滴度抗核抗体更具有诊断意义。一旦患者免疫学异常，即使临床诊断不够条件，也应密切随访，以便尽早作出诊断和及时治疗。

表 9－4　美国风湿病学会 1997 年推荐的 SLE 分类标准

1. 颊部红斑	固定红斑，扁平或高起，在两颧突出部位
2. 盘状红斑	片状高起于皮肤的红斑，黏附有角质脱屑和毛囊栓；陈旧病变可发生萎缩性瘢痕
3. 光过敏	对日光有明显的反应，引起皮疹，从病史中得知或医生观察到
4. 门腔溃疡	经医生观察到的口腔或鼻咽部溃疡，一般为无痛性
5. 关节炎	非侵蚀性关节炎，累及 2 个或更多的外周关节，有压痛、肿胀或积液
6. 浆膜炎	胸膜炎或心包炎
7. 肾脏病变	尿蛋白定量（24 h）＞0.5 g 或＋＋＋，或管型（红细胞、血红蛋自、颗粒或混合管型）
8. 神经病变	癫痫发作或精神病，除外药物或已知的代谢紊乱
9. 血液学疾病	溶血性贫血，或白细胞减少，或淋巴细胞减少．或血小板减少
10. 免疫学异常	抗 dsDNA 抗体阳性，或抗 Sm 抗体阳性，或抗磷脂抗体阳性（包括抗心磷脂抗体、狼疮抗凝物、至少持续 6 个月的梅毒血清试验假阳性三者中具备一项阳性）
11. 抗核抗体	在任何时候和使用药物诱发“药物性狼疮“的情况下，抗核抗体滴度异常

（二）SLE 病情活动性和病情轻重程度的评估

1. 活动性表现：各种 SLE 的临床症状，尤其是新近出现的症状，均可能提示疾病的活动。与 SLE 相关的多数实验室指标，也与疾病的活动有关。提示 SLE 活动的主要表现有：中枢神经系统受累（可表现为癫痫、精神病、器质性脑病、视觉异常、颅神经病变、狼疮性头痛、脑血管意外等，但需排除中枢神经系统感染），肾脏受累（包括管型尿、血尿、蛋白尿、白细胞尿），血管炎，关节炎，肌炎，发热，皮肤黏膜表现（如新发红斑、脱发、黏膜溃疡），胸膜炎，心包炎，低补体血症，抗双链 DNA（dsDNA）抗体滴度增高，血三系减少（需除外药物所致的骨髓抑制），红细胞沉降率（ESR）增快等。

国际上通用的几个 SLE 活动性判断标准包括：英国狼疮评估小组（BILAG）、SLE 疾病活动指数（SLEDAI）、系统性狼疮活动程度检测（SLAM）等，其中以 BILAG 和 SLEDAI 最为常用。

2. 病情轻重程度的评估：轻型 SLE 指诊断明确或高度怀疑者，但临床稳定且无明显内脏损害。所有系统 BILAG 评分为 C 或 D 类，SLEDAI 积分＜10 分。中度活动型狼疮是指有明显重要脏器累及且需要治疗的患者，BILAG 评分 B 类（≤2 系统），或 SLEDAI 积分在 10～14 分。重型 SLE 是指狼疮累及重要脏器，任何系统 BILAG 评分至少 1 个系统为 A 类和（或）＞2 系统达到 B 类者，或 SLEDAI≥15 分。具体而言包括：①心脏：冠状动脉血管受累、Libman-Sacks 心内膜炎、心肌炎、心包填塞、恶性高血压；②肺脏：肺动脉高压、肺出血、肺炎、肺梗死、肺萎缩、肺间质纤维化；③消化系统：肠系膜血管炎、急性胰腺炎；④血液系统：溶血性贫血、粒细胞减少（白细胞＜1.0×10^9/L），血小板减少（＜50×10^9/L）、血栓性血小板减少性紫癜、动静脉血栓形成；⑤肾脏：肾小球肾炎持续不缓解、急进性肾小球肾炎、肾病综合征；⑥神经系统：抽搐、急性意识障碍、昏迷、脑卒中、横贯性脊髓炎、单神经炎/多神经炎、精神性发作、脱髓鞘综合征；⑦其他：包括皮肤血管炎，弥漫性严重的皮损、溃疡、大疱，肌炎，非感染性高热有衰竭表现等。

狼疮危象是指急性的危及生命的重症 SLE。如急进性 LN、严重的中枢神经系统损害、严重的溶血性贫血、血小板减少性紫癜、粒细胞缺乏症、严重心脏损害、严重狼疮性肺炎或肺出血、严重狼疮性肝炎、严重的血管炎等。

二、西医治疗

（一）一般治疗

1. 患者宣教：正确认识疾病，消除恐惧心理，明白规律用药的意义，学会自我认识疾病活动的征象，配合治疗，遵从医嘱，定期随诊，懂得长期随访的必要性；避免过多的紫外光暴露，使用防紫外线用品，避免过度疲劳。

2. 对症治疗和去除各种影响疾病预后的因素：如注意控制高血压，防治各种感染。

（二）药物治疗

目前还没有根治的办法，但恰当的治疗可以使大多数患者达到病情缓解。强调早期诊断和早期治疗，以避免或延缓不可逆的组织脏器的病理损害。

1. 轻型 SLE 的药物治疗：①非甾体抗炎药（NSAIDs）：可用于控制关节炎。应注意消化道溃疡、出血，肾和肝功能等方面的不良反应。②抗疟药：可控制皮疹和减轻光敏感，常用氯喹 0.25 g，每日 1 次，或羟氯喹 0.2～0.4 g/d。主要不良反应是眼底病变。用药超过 6 个月者，应每半年检查眼底。有心动过缓或有传导阻滞者禁用抗疟药。③沙利度胺：对抗疟药不敏感的顽固性皮损可选择，常用量 50～100 mg/d，1 年内有生育意向的患者忌用。④可短期局部应用激素治疗皮疹，但脸部应尽量避免使用强效激素类外用药，一旦使用，不应超过 1 周。⑤小剂量激素（泼尼松≤10 mg/d）有助于控制病情。⑥权衡利弊，必要时可用硫唑嘌呤、甲氨蝶呤等免疫抑制剂。应注意轻型 SLE 可因过敏、感染、妊娠生育、环境变化等因素而加重，甚至进入狼疮危象。

2. 中度活动型 SLE 的治疗：个体化糖皮质激素治疗是必要的，通常泼尼松剂量 0.5～1 mg/($kg^{-1}\cdot d^{-1}$)。需要联用其他免疫抑制剂，如：①甲氨蝶呤：为二氢叶酸还原酶拮抗剂，通过抑制核酸的合成发挥细胞毒作用。剂量 7.5～15 mg，每周 1 次。主要用于关节炎、肌炎、浆膜炎和皮肤损害为主的 SLE。其不良反应有胃肠道反应、口腔黏膜糜烂、肝功能损害、骨髓抑制，偶见甲氨蝶呤导致的肺炎和肺纤维化。②硫唑嘌呤：为嘌呤类似物，可通过抑制 DNA 合成发挥淋巴细胞的细胞毒作用。用法 1～2.5 mg/($kg^{-1}\cdot d^{-1}$)，常用剂量 50～100 mg/d。不良反应包括：骨髓抑制、胃肠道反应、肝功能损害等。少数对硫唑嘌呤极敏感者用药短期就可出现严重脱发和造血危象，引起严重粒细胞和血小板缺乏症，轻者停药后血象多在 2～3 周内恢复正常，重者则需按粒细胞缺乏或急性再生障碍性贫血处理，以后不宜再用。

3. 重型 SLE 的治疗：治疗主要分 2 个阶段，即诱导缓解和巩固治疗。诱导缓解目的在于迅速控制病情，阻止或逆转内脏损害，力求疾病完全缓解，但应注意过分免疫抑制诱发的并发症，尤其是感染。常用药物包括：①糖皮质激素：通常重型 SLE 的激素标准剂量是泼尼松 1（mg·kg）/d，每日 1 次，病情稳定后 2 周或疗程 8 周内，开始以每 1～2 周减 10%的速度缓慢减量，减至泼尼松 0.5 mg/(kg^{-1}·d^{-1}）后，减药速度按病情适当调慢；如果病情允许，泼尼松维持治疗的剂量尽量<10 mg。在减药过程中，如果病情不稳定，可暂时维持原剂量不变或酌情增加剂量或加用免疫抑制剂联合治疗。可选用的免疫抑制剂如环磷酰胺、硫唑嘌呤、甲氨蝶呤等，联合应用以便更快地诱导病情缓解和巩同疗效。并避免长期使用较大剂量激素导致的严重不良反应。SLE 的激素疗程较漫长，应注意保护下丘脑-垂体-肾上腺轴，避免使用对该轴影响较大的地塞米松等长效和超长效激素。激素的不良反应除感染外，还包括高血压、高血糖、高血脂、低钾血症、骨质疏松、无菌性骨坏死、白内障、体质量增加、水钠潴留等。治疗开始应记录血压、血糖、血钾、血脂、骨密度，胸部 X 线片等作为评估基线，并定期随访。②环磷酰胺：是主要作用于 S 期的细胞周期非特异性烷化剂，通过影响 DNA 合成发挥细胞毒作用。其对体液免疫的抑制作用较强。能抑制 B 细胞增殖和抗体生成，且抑制作用较持久，是治疗重症 SLE 的有效的药物之一，尤其是在 LN 和血管炎的患者中，环磷酰胺与激素联合治疗能有效地诱导疾病缓解，阻止和逆转病变的发展，改善远期预后。目前普遍采用的标准环磷酰胺冲击疗法是：0.5～1.0 g/m^2 体表面积，加入生理盐水 250 mL 中静脉滴注，每 3～4 周 1 次。多数患者 6～12 个月后病情缓解，而在巩固治疗阶段，常需要继续环磷酰胺冲击治疗，延长用药间歇期至约 3 个月 1 次，维持 1～2 年。由于各人对环磷酰胺的敏感性存在个体差异，年龄、病情、病程和体质使其对药物的耐受性有所区别，所以治疗时应根据患者的具体情况。掌握好剂量、冲击间隔期和疗程，既要达到疗效，又要避免不良反应。白细胞计数对指导环磷酰胺治疗有重要意义，治疗中应注意避免导致白细胞过低，一般要求白细胞低谷≥3.0×10^9/L。环磷酰胺冲击治疗对白细胞影响有一定规律，1 次大剂量环磷酰胺进入体内，第 3 天左右白细胞开始下降，7～14 d 至低谷，之后白细胞逐渐上升，至 21d 左右恢复正常。对于间隔期少于 3 周者，应更密切注意血常规监测。大剂量冲击前需查血常规。除白细胞减少和诱发感染外，环磷酰胺冲击治疗的不良反应包括：性腺抑制（尤其是女性的卵巢功能衰竭）、胃肠道反应、脱发、肝功能损害，少见远期致癌作用（主要是淋巴瘤等血液系统肿瘤），出血性膀胱炎、膀胱纤维化和长期口服而导致的膀胱癌。③霉酚酸酯（MMF）：为次黄嘌呤单核苷酸脱氢酶抑制剂，可抑制嘌呤从头合成途径，从而抑制淋巴细胞活化。治疗 LN 有效，能够有效地控制Ⅳ型 LN 活动；其不良反应总体低于环磷酰胺，但尚不能替代环磷酰胺。其常用剂量为 1～2 g/d，分 2 次口服。值得注意的是随着 MMF 剂量的增加，感染风险也随之增加。④环孢素：可特异性抑制 T 淋巴细胞产生白细胞介素（IL)-2，发挥选择性细胞免疫抑制作用，是一种非细胞毒免疫抑制剂。对 LN（特别是 V 型 LN）有效，环孢素剂量 3～5 mg/(kg^{-1}·d^{-1})，分 2 次口服。用药期间注意肝、肾功能及高血压、高尿酸血症、高血钾等，有条件者应测血药浓度，调整剂量，血肌酐较用药前升高 30%，需要减药或停药。环孢素对心的总体疗效不如环磷酰胺冲击疗法，对血液系统累及的治疗有其优势。

4. 狼疮危象的治疗：治疗目的在于挽救生命、保护受累脏器、防止后遗症。通常需要大剂量甲泼尼龙冲击治疗，针对受累脏器的对症治疗和支持治疗，以帮助患者度过危象。后继的治疗可按照重型 SLE 的原则，继续诱导缓解和维持巩固治疗。大剂量甲泼尼龙冲击治疗通常是指：甲泼尼龙 500～1000 mg，每日 1 次。加入 5%葡萄糖 250 mL。缓慢静脉滴注 1～2 h，连续 3 d 为 1 个疗程，疗程间隔期 5～30 d，间隔期和冲击后需给予泼尼松 0.5～1 mg/(kg^{-1}·d^{-1})，疗程和间隔期长短视具体病情而定。甲泼尼龙冲击疗法对狼疮危象常具有立竿见影的效果，疗程多少和间隔期长短应视病情而异。甲泼尼龙冲击疗法只能解决急性期的症状，疗效不能持久，必须与其他免疫抑制剂，如环磷酰胺冲击疗法配合使用，否则病情容易反复。需强调的是，在大剂量冲击治疗前、治疗中、治疗后应密切观察有无感染发生。①急进性肾小球肾炎：表现为急性进行性少尿、浮肿、蛋白尿或血尿、低蛋白血症、贫血、肾功能进行性下降、血压增高、高血钾、代谢性酸中毒等。B 超示肾脏体积常增大，肾脏病理往往呈新月体肾炎。治疗包括纠正水电解质、酸碱平衡紊乱及低蛋白血症，防治感染，纠正高血压、心力衰竭等并发症，保护重要脏器，必要时需要透析支持治疗。在评估 SLE 活动性和全身情况及有无治疗反应指征的同时，应抓住时机行肾脏穿刺，判断病理类型和急慢性指标，制定治疗方案。对明显活动、非肾脏纤维化或硬化等不可逆病变为主的患者，应积极使用激素［泼尼松≥1 mg/(kg^{-1} · d^{-1})］，或使用大剂量甲泼尼龙冲击疗法，同时用环磷酰胺冲击治疗。②神经精神狼疮：必须除外化脓性脑膜炎、结核性脑膜炎、隐球菌性脑膜炎、病毒性脑膜炎等中枢神经系统感染。弥漫性神经精神狼疮在控制 SLE 的基础药物上强调对症治疗，包括抗精神病药物；癫痫大发作或癫痫持续状态时需积极抗癫痫治疗，注意加强护理。抗心磷脂抗体相关神经精神狼疮，应加用抗凝、抗血小板聚集药物。有全身血管炎表现的明显活动证据，应用大剂量甲泼尼龙冲击治疗。中枢狼疮包括横贯性脊髓炎在内，可试用地塞米松 10 mg 或联用甲氨蝶呤 10 mg 鞘内注射，每周 1 次，共 2～3 次。

（三）其他治疗

国内有临床试验提示来氟米特对增生性 LN 有效；国内外的研究进展提示利妥昔（抗 CD20 单克隆抗体）对部分难治性重症 SLE 有效，并可能成为新的 SLE 诱导缓解药物；血浆置换、自体干细胞移植不宜列入 SLE 诊疗常规，应视患者具体情况选择应用。

三、中医临床思维

（一）中医病名及病因病机特征

本病当属中医学“红蝴蝶疮”“蝴蝶疮”“蝶疮流注”“马缨丹”“茱萸丹”“阴阳毒”等范畴。关节损害为主者，亦可属于中医学“痹症”范畴。SLE 多见于青年生育期的女性，病机可总结为先天禀赋不足，肾精亏虚，复受六淫外邪侵袭，或因劳累、情志所伤、阳光、生产等，以致真阴不足，邪郁化热，热毒与虚火相搏，瘀阻脉络，热毒炽盛，燔灼营血，可引起本病急性发作，病情稳定或缓解只表现为阴虚火旺，肝肾亏虚的证候。本病的病位初起在经络血脉，可伤及脏腑，以心、脾、肾为主。本病的性质是本虚标实，“虚”是本病之本，以肾阴亏为主，也可阴损及阳，终致阴阳两虚。《金匮要略》将本病区分为阴毒、阳毒，正是强调了“毒”邪为患的病理关键。“毒”可与风、火、寒、湿、瘀等邪气相互胶着为患，瘀血贯穿于 SLE 病程的始终。本病虚、瘀、毒三者并存，互为因果。肾虚阴亏，血虚络滞，则邪毒易于蕴结；热毒燔灼真阴，耗伤阴血，则肾虚阴亏更甚；邪毒火热搏结于血分，血脉瘀滞则为瘀血，终成本虚标实、虚实夹杂之证，而慢性期更是久病多虚，虚象更著。本病初起在表，四肢脉络痹阻，先表后里，由表入里，由四肢脉络受损入内损及脏腑。病变由轻渐重，由浅渐深，若多脏同病则为重症，五脏六腑俱虚，若上入巅脑最为危重。

（二）辨病辨证及治疗特征

1993 年卫生部药政局《中药新药临床指导原则》将 SLE 分为 6 型：热毒炽盛型、阴虚内热型及肝肾阴虚或肾阴亏损型、邪热（或瘀热）伤肝型、脾肾阳虚型及风湿热痹型。1994 年国家中医药管理局颁发的《中医病证诊断疗效标准》将 SLE 分为 5 型：气阴两伤型、热毒炽盛型、脾虚肝旺型、脾肾阳虚型及气滞血瘀型。2002 年《中药新药临床指导原则（试行）》将 SLE 改分 7 型：热毒炽盛型、阴虚内热型、瘀热痹阻型、风湿热痹型、脾肾阳虚型、肝肾阴虚型及气血两虚型。范瑞强的《中国皮肤性病学（临床版）》将 SLE 分为 3 型：热毒炽盛型、阴虚内热型、脾肾阳虚型。刘辅仁的《实用皮肤科学》将 SLE 分为 5 型：毒热炽盛型、气阴两伤型、脾肾两虚型、脾虚肝郁型及风湿痹阻型。

不同书籍对 SLE 的中医辨证分型不等，辨证分型的术语也不统一，但大都涵盖以下几个证型：热毒炽盛型、阴虚内热型、肝肾阴虚型及脾肾虚阳型。

SLE 中医治疗应在辨证论治和整体观的指导下进行，姜泉认为“热”是 SLE 发病过程中的重要特点，“清热”之法的活用是中医药治疗 SLE 的一个重要手段。即使在气血亏虚、脾肾亏虚等证候的治疗中，虽以温补扶正为主，也可稍佐清热之品，既顾全疾病基本病机，又可防止温补助热伤阴之虞。清热药、补气药、滋阴药、利湿药、活血药为中医治疗 SLE 的五大主要药类，研究显示在 SLE 治疗中频率使用较高的前30味中药，使用频次超过50次的主要有生地黄、牡丹皮、甘草、赤芍、茯苓、丹参、黄芪、当归、白术、玄参，以清热药和补虚药为主。同时指出，必须采用辨病与辨证相结合的方法，在疾病的不同阶段、不同时期进行中药、西药合理搭配使用，积极发挥中西医药协同作用。在SLE早期及不典型期仅有皮疹、关节肿痛等症状时可采用硫酸羟氯喹片＋中药辨证治疗，随时观察病情变化；若在急性进展期或有脏器损害时则积极应用激素＋免疫抑制剂＋中药辨证治疗，迅速控制病情，保护重要脏器，为继续治疗争取时机；病情稳定期，则发挥中医药养阴益气、扶正固本、改善体质、调节机体免疫功能、稳定病情的优势，最终使病情缓解，提高生活质量，恢复劳动力，延长生存时间，降低病死率。就中医论治而言，急性期重在清热解毒，适当滋阴凉血，缓解期重在益气固本、活血通络之品贯穿始终。治疗始终贯穿滋阴、清热、解毒、祛瘀的基本原则。

（三）药物选择

系统性红斑狼疮患者辨证选药应有重点，清热药常选生地黄、牡丹皮、赤芍、玄参；补虚药常选甘草、黄芪、当归、白术；利水渗湿药常选茯苓、泽泻、车前子、虎杖；活血化瘀药常选丹参、鸡血藤、川芎、益母草；祛风湿药常选威灵仙、雷公藤、桑寄生；温里药常选附子、肉桂、干姜。

四、名医经验

（一）冯兴华经验

冯兴华认为，本病病因病机以肝肾阴虚为本，热毒血瘀水饮为标，标本夹杂出现于疾病的各个阶段，临床表现多种多样。冯兴华采用中西医结合方法治疗SLE，在规范使用糖皮质激素和免疫抑制剂的同时，联合中医辨证施治，控制SLE活动及病情进展，并减少西药副作用。根据SLE疾病特点及证候演变规律，SLE分为热毒炽盛、阳虚水泛、阴虚内热和脾肾两虚4种基本证型。必须强调的是SLE临床表现多种多样，故临床上应该遵循“辨证论治”的原则，因人施治，不必拘泥。热毒炽盛型多见于内外合邪，正邪相争，邪盛正气奋起抗争之时，表现为热毒炽盛、气营两燔。症见：高热不退，面部斑疹红赤如锦纹，关节肿痛，四肢斑疹隐隐，甚则神昏谵语，手足抽搐，咳嗽咯血，尿赤便难，心烦不眠，舌质绛红、苔或少或黄厚，脉弦数或弦滑。治以清热解毒、清营凉血活血。方药多选用清营汤合犀角地黄汤加减。阳虚水泛型多见于病程日久，阴损及阳，至脏气受伤，肾不主水，脾不制水，水湿泛滥而成，表现为阳虚水泛。症见：面浮肢肿，按之凹陷，腰以下尤甚，或胸水、腹水，面黄神萎，形寒肢冷，腰酸倦怠，舌体淡胖、苔薄白，脉沉细弱或沉迟缓。治以健脾温肾、化气行水。方药多选用五苓散合金匮肾气丸加减。阴虚内热型此型多见于标热之邪渐去，阴虚之本突显，阴虚易致内热，表现为肝肾阴虚内热之证。症见：低热，午后明显，夜间盗汗，手足心热，面色潮、红而有暗紫色斑片，渴喜冷饮，腰膝酸软，头目眩晕，关节时有疼痛，肿胀不明显，舌质红、少苔或苔薄黄，脉细数。治以补益肝肾、养阴清热。方药多选用青蒿鳖甲汤合二至丸加减。脾肾两虚此型多见于标本两邪均衰之时，阴血本亏于下，阴不能涵阳，阳火炎于上，“壮火食气”，消烁阴液，病程日久，气阴暗耗，可见脾肾两虚之证。症见：神疲，倦怠乏力，潮热颧红，面色淡白，声怯气短，头晕目眩，时有口干自汗，舌红少苔，脉虚数。冯兴华认为，该型应以扶正为主，扶正是为了祛邪。该期治以健脾益气为主，兼以益肾养阴。方药多选用四君子汤合六味地黄丸加减。冯兴华强调临床上需随症加减，灵活变通。如尿中有潜血可加入小蓟、地榆（炭）、白茅根等收敛止血药；如尿中有蛋白可加入山药、芡实、莲须等收敛涩精药；如关节疼痛可加入羌活、独活、防风等祛风湿药；如表虚自汗，恶风易感冒可加入玉屏风散；如腹胀纳差，大便黏腻，舌苔白厚腻可加入平胃散。

（二）张镜人经验

张镜人认为，该病的病机乃正虚为本，毒热为标，该病多由素体禀赋不足或后天失于调养，导致正气不足，气阴两虚，复受日光曝晒或感六淫邪气，毒邪外侵引起。气阴两虚为本，毒热外侵为标，正气不足在先，则毒热由外而内，先侵肌肤，经脉关节而出现皮肤红斑，关节肿痛；继之内犯脏腑，累及脑、肾、肝、肺、心等导致阴阳两虚，出现相应的症候。系统性红斑狼疮，中医辨证，属“阴阳毒”范畴，张镜人经过多年的临床实践，反复推敲，对本病的病因病机及其治疗都有深刻的认识。他认为系统性红斑狼疮一病，以中医观点而论，主要是湿热侵袭，导致体内阴阳平衡失调，气血运行不畅，瘀凝脉络，若湿从热化，热毒久稽，必然会累及心、脾、肝、肾，损伤气阴、耗血动血，形成“本虚标实”。由此提出了治疗首应着眼“热”“毒”“瘀”。并注意护阴益气，标本兼顾。系统性红斑狼疮由于涉及全身结缔组织，所以多系统，脏器损害也颇不少见，尤其是重要脏器损害，如肾、脑、肝、心、肺等，脏器损害严重者，一般均采用激素或免疫抑制剂治疗。病情稳定后，可配合中医药治疗。

（三）朱良春经验

朱良春认为系统性红斑狼疮是一种累及多系统多脏器的自身免疫性疾病，与中医的“温病发斑”“阴阳毒”相类似。朱良春指出，该病病机为肝肾阴虚，邪毒亢盛，络脉瘀阻，内侵脏腑。以察虚实、辨脏腑、审气血为临床辨证要点，分为热毒炽盛、阴虚内热、瘀热阻络、脾肾两虚 4 个证型。热毒炽盛是红斑狼疮急性期或急性发作阶段，目前西医主张用糖皮质激素、抗疟药、免疫抑制剂，使临床症状迅速得到控制，有利于阻断病情恶化。阴虚内热或肝肾阴虚是本病常见的临床类型。在此期内，如何撤减激素，防止减量时的反跳，减轻激素及免疫抑制剂等的副作用，是治疗的关键。朱良春非常重视虫类药在红斑狼疮中的应用，他认为本病早期病变在表，多见皮肤经络、肌肉关节受损，若病势由上而下，由表渐里，病邪深伏，则损害脏腑。毒邪每与热、瘀相搏，非虫类搜剔之品不能引药力以达病处，故虫类药搜络剔瘀，解毒透邪，用于红斑狼疮各期。虫类药与其他药物相伍，能起到协同增效的作用，最大限度发挥中药的优势。若症见骤然发病、发热，皮肤刺红斑疹，烦躁身痛，舌红苔薄黄，脉滑数等症，常用水牛角、金银花、连翘、赤芍、牡丹皮、生地黄、鬼箭羽、地龙、蜈蚣、僵蚕等清热凉血、祛风解毒。若高热不退，加羚羊角、合成牛黄、青黛各等份，装胶囊吞服。羚羊角清肝熄风，牛黄清心开窍，青黛清热消瘀，3 药合用，一般数日即可热挫趋安。若低热缠绵，斑疹隐现，口干咽痛，舌苔薄或少苔质红，脉细数者，常用青蒿、秦艽、白薇、银柴胡、鳖甲、地龙、僵蚕、生地黄、玄参等养阴清热，化瘀通络。若四肢关节游走性疼痛，斑疹暗红，肌肤瘙痒，舌苔薄，脉弦细，常用穿山龙、青风藤、土茯苓、忍冬藤、秦艽、乌梢蛇、全蝎、僵蚕、鬼箭羽等祛风解毒，化瘀通络。口腔溃疡者，常用全蝎配川黄连，泻火解毒；斑疹焮红不消者，重用僵蚕配生石膏；出现雷诺现象用僵蚕、蝉蜕配川桂枝、毛冬青熄风解痉，温经通络。

（四）禤国维经验

禤国维认为 SLE 的发生与先天禀赋不足及肾阴亏虚有明显的关系。肾为先天之本，一身阴阳之根，肾虚不足，百病由生。素体禀赋不足，肾阴亏耗，阴阳失调，气血失和是本病的发病基础。真阴本亏，肝肾阴虚，则虚热内生，日久则相火妄动，津液暗耗，肌肤失养，内脏受损，阴损及阳，而致脾肾两虚。日光曝晒外受热毒是诱发本病的重要因素。感染、外伤、寒冷、精神创伤、药物等是诱发或加重本病的因素。禤国维指出本病属于本虚标实之证，中医辨证分 3 型：热毒炽盛证、阴虚内热证及脾肾阳虚证。急性期以热毒炽盛证多见，缓解期以阴虚内热证、脾肾阳虚证多见，病位在经络血脉，病久可累及全身多脏器多系统。急性期病情突出表现为毒热的标象，但从根本上看还是虚中夹实，标实本虚，而慢性患者更是久病为虚，虚中有实。系统性红斑狼疮的病机关键是肾阴不足，本虚标实，而疾病整个过程中出现的其他证型都是在此基础上演变而来。在治疗 SLE 时，禤国维特别强调补肾法，他认为 SLE 的病机关键是肾阴不足，本虚标实，而疾病整个过程中出现的热毒炽盛、脾肾阳虚都是在此基础上演变而来。因而在治疗过程中补肾法要贯彻始终。

（五）周仲瑛经验

周仲瑛认为瘀热痹阻是 SLE 活动期的基本病机。病情活动时常有发热持续不退，多属内伤发热，此乃瘀热搏结所致。瘀热互结，阻滞经络，浸淫筋骨，则关节肿痛；伤及血络，发于肌肤，则为皮肤红斑、疹点隐隐，或结节红斑、触之疼痛；瘀热郁而化火，循经上犯或下侵，则见口唇、下阴破溃。若瘀热深伏营血，势必内伤脏腑。瘀热壅遏，伤及肾络，则现尿血（血尿、蛋白尿），甚则导致肾气衰竭，表现为尿少、尿闭（肾功能障碍）；瘀热结于胸胁，“瘀血化水”，则胁下有水饮，咳唾胸痛（胸膜炎、肺炎）；瘀结胁下，湿热内蕴，表现为胁痛、腹胀、黄疸、胁下积块（肝炎、肝脾肿大）；瘀热上犯清窍，扰乱神明，出现谵狂（中枢神经系统的损害）；瘀热搏结不散，瘀血闭塞心窍，心营为热所动，心气为瘀所阻，则出现昏迷等重症。并呈现舌质深红、暗红或红紫，舌有瘀点、瘀斑，舌苔黄或焦黄，舌下脉络怒张，脉细数、沉涩、沉实等瘀热征象。SLE 以肝肾阴虚为本，瘀热、风毒痹阻为标，而瘀热痹阻是 SLE 病理机制中的重要环节，故凉血化瘀、祛风解毒是 SLE 活动期的基本治法。临床上以甘寒微苦、清解凉泄之药和辛苦微寒、散血消瘀之品同用，以凉解血分热毒、清热消瘀散血。通过凉血，可清解血分的火热，使其不至煎熬津血而成瘀；通过化瘀，可使热毒失去依附，不能与瘀血胶结而难解难清。2 法合用，共奏清解血分火热、消散血中瘀滞的目的。同时根据证情，予以祛风、解毒，兼顾补益肝肾。在治疗时尚须注意凉血与化瘀的有机配伍。如果单纯清热凉血，往往会加重瘀血的阻滞，因为血得寒则凝。叶天士曾云："凡寒凉清火解毒，必佐活血疏畅，恐凝滞气血也"；而单纯活血化瘀又难以清解血分之热邪，热邪不除，瘀血难消。

（六）阎小萍经验

阎小萍认为本病的病机为本虚标实，以肾虚为本，热毒、瘀血为标；虚实互为因果，使病情缠绵难愈。急性期以清热凉血解毒为主，活动期主要表现为热毒炽盛证，阎小萍认为治疗应以清热解毒、泻火凉血为主，方以白虎汤合犀角地黄汤加减，另外由于本病以阴虚内热为本，活动期患者除热毒炽盛证之外，还常见阴虚火旺证，治宜养阴清热，方选青蒿鳖甲汤加减。稳定期以培补正气为主，对于稳定期的患者，阎小萍以培补正气为总的治疗大法。在此基础上，依据患者的症、舌、脉表现，辨证分析后，遣方用药。气阴两虚者，症见乏力纳呆、心悸气短、精神萎靡、口干不欲饮、大便燥结，舌红，脉沉细数，治宜益气养阴，方选生脉散加减。脾肾阳虚者，症见头身浮肿、腰膝酸软、畏寒肢冷、神疲乏力、纳呆腹胀、尿少便溏，舌质淡，脉沉细，治以温化水饮、健脾利湿，方用真武汤加减。肝肾阴虚者，症见头晕目眩、耳鸣如蝉、口干咽燥、腰膝酸软、五心烦热，舌质红，脉细数，治以补益肝肾、养阴清热，方用知柏地黄丸加减。SLE 患者在症状表现上如发斑、皮疹、雷诺等无不因淤血痹阻经脉所致。此外，本病之发热、月经紊乱、经血闭阻等症，除与肝肾亏虚有关，亦与血瘀相关。因此，阎小萍认为 SLE 在整个病变过程中皆存在血瘀，所以活血化瘀的治疗原则应该贯穿整个治疗过程的始终。无论是活动期还是缓解期的患者，阎小萍在治疗中非常注意活血化瘀。SLE 患者本身常存在脾胃虚弱的情况，而且往往需要长期服用多种中西药物治疗，所以脾胃受损的情况是在所难免的，因此阎小萍在治病的同时时刻不忘顾护脾胃后天之本，常在药物中配伍如山药、焦白术、砂仁、薏苡仁、建莲肉等药，即取其补后天以养先天之意。

五、名方推荐

（一）狼疮Ⅱ号

山茱萸、生地黄、茯苓、泽泻、牡丹皮各 15 g，青蒿 10 g，甘草 6 g。功效：滋阴清热、凉血解毒。主治：活动期系统性红斑狼疮。用法：水煎，每日 1 剂，早晚分服。

（二）滋肾活血凉斑方

女贞子、墨旱莲、千里光、白花蛇舌草、忍冬藤各 30 g，知母、晚蚕砂、丹参、益母草、僵蚕各 15 g。功效：滋补肾阴、凉血活血、清热解毒、通络退斑。主治：活动期系统性红斑狼疮。用法：水煎，每日 1 剂，早晚分服。

（三）益气补血汤

枸杞子、天冬、生地黄、当归各 15 g，党参、白芍、甘草各 10 g，黄芪、阿胶（烊化）各 20 g。功效：益气养阴补血。主治：系统性红斑狼疮贫血。用法：水煎，每日 1 剂，早晚分服。

（四）秦艽丸加味

秦艽、黄芪各 15 g，大黄（酒炒）6 g，防风、苦参、漏芦、黄连、白豆蔻、乌梢蛇、柴胡、白术各 10 g，生薏苡仁、丹参、六一散（包煎）各 30 g。功效：祛风除湿止痛。用法：每日 1 剂，水煎，早晚分服。

（五）狼疮Ⅰ号方

熟地黄、鸡血藤各 20 g，女贞子、墨旱莲、制鳖甲（先煎）各 15 g，太子参、白花蛇舌草各 30 g，青蒿、牡丹皮、秦艽各 12 g，升麻、当归、山茱萸各 10 g。功效：滋阴透热、解毒化瘀。主治：系统性红斑狼疮。用法：1 剂/d，常规水煎 2 次，分早晚口服，250 mL/次。

（六）祛瘀滋阴汤

玄参 15 g，生地黄、麦冬、知母、黄柏各 10 g，金银花 12 g，地骨皮、青蒿各 9 g，生甘草 6 g。功效：清热养阴，补益肝肾。主治：系统性红斑狼疮。用法：水煎，每日 1 剂，早晚分服。

（七）清热利湿解毒方

生地黄 30 g、生石膏 40 g、杏仁 9 g、葶苈子 30 g、玉竹 30 g、凌霄花 10 g、滑石粉 30 g、金银花 30 g、钩藤 15 g、薏苡仁 30 g、白毛夏枯草 15 g、天冬 15 g、红曲 15 g、桑白皮 30 g、积雪草 15 g、羊蹄根 30 g、羚羊角粉（分次进行冲服）0.6 g、猪苓 15 g、鱼腥草 32 g。功效：清热凉血、宣肺化痰、强心通脉、解毒泻火以及活血通络等。

（八）加味知柏地黄汤

黄芪 30～60 g，知母、生地黄、熟地黄、山药、徐长卿各 15 g，茯苓、泽泻、黄柏、甘草各 10 g，牡丹皮 25 g，鸡血藤 30 g。功效：滋阴补肾，活血通络。主治：系统性红斑狼疮之肾阴不足证。用法：每日 1 剂，水煎 2 次合并，早晚分服，连续服药 12 周。

（九）青蒿鳖甲汤加减

青蒿、鳖甲、知母、银柴胡、地骨皮、女贞子、白薇各 15 g，牡丹皮、玄参、墨旱莲各 20 g，白花蛇舌草、生地黄、忍冬藤各 30 g。功效：滋阴清热，活血通络。主治：系统性红斑狼疮之阴虚内热证。用法：每日 1 剂，水煎 2 次合并，早晚分服。

第三节　痛　　风

痛风是由于嘌呤代谢紊乱和（或）因尿酸排泄不良导致血尿酸增加而引起组织损伤的一组疾病。病变常侵犯关节、肾等组织，发病年龄多在 40 岁以上，患病率随年龄而增加，男女之比为 20∶1，多数女性患者为绝经后的妇女，常在春、秋季节发病。

一、诊断标准（表 9-5）

表 9-5　2015 年 ACR/EULAR 痛风分类标准

项目		分类	得分/分
临床特点	受累关节*	累及踝关节或是中段的单关节或寡关节炎	1
		累及第一跖趾关节的单关节炎或寡关节炎	2
发作时关节特点	患者自述或医师观察发现受累关节表面皮肤发红	符合 1 个发作特点	1
	受累关节明显触痛或压痛	符合 2 个发作特点	2
	受累关节活动受限或行走困难	符合 3 个发作特点	3
发作的时间特点（符合以下 3 点中的 2 点，且无论是否进行抗炎治疗）			
24 h 之内疼痛达峰值		有 1 次典型发作	1
14 d 之内疼痛缓解		有 1 次典型发作	1
2 次发作间期疼痛完全缓解		反复典型发作	2

续表

项目		分类	得分/分
痛风石的临床证据	痛风石为皮下结节，常用于耳郭、关节、双肘窝突滑囊、指腹、肌腱、表面皮肤菲薄且覆有较多血管，皮肤破溃后可向外排出粉笔屑样尿酸盐结晶	有	4
实验室检查	血尿酸水平（尿酸酶法）：应在发作4周后（即发作间期）且还未行降尿酸治疗的情况下进行检测，有条件者可重复检测。取检测的最高值进行评分	<40 mg/L（<240 μmol/L）	−4
		60～80 mg/L（360～480 μmol/L）	2
		80～100 mg/L（480～600 μmol/L）	3
		≥100 mg/L（≥600 μmol/L）	4
	对发作关节或者滑囊的滑液进行分析（应由受过培训者进行评估）*	尿酸盐阴性	−2
影像学表现*	发作关节或滑囊尿酸盐沉积的影像学表现		
	超声表现有双边征*		
	双能CT有尿酸盐沉积*	有任意一种表现	4
	痛风关节损害的影像学表现		
	X线显示手和（或）足至少1处滑囊侵蚀	有	4

注：①该标准仅适用于至少发作过1次外周关节肿胀、疼痛及压痛，且在发作关节、滑囊或痛风结节中未找到尿酸盐结晶者。对于已在发作关节、滑囊或痛风结节中找到尿酸盐结晶者不适用此标准，但可直接诊断为痛风。②该标准最高得分是23分，当得分≥8分时可诊断为痛风。③该标准必须要进行血尿酸水平的检测。a. 关节受累表现为外周关节或滑囊肿胀、疼痛及压痛；b. 如果血尿酸水平<40 mg/L（240 μmol/L）则减4分；b. 如果血尿酸水平在40～60 mg/L（240～360 μmol/L），则计0分；c. 如果偏振光显微镜下发作关节或滑囊的滑液未找到尿酸盐结晶，则减2分；如果未进行滑液的检查，则计0分；d. 如果未进行影像学检查，则计0分；e. 透明软骨表面不规则的强回声不应随超声探头的角度变化而消失（若双边征随超声角度变化而消失则为假阳性）；f. 双能CT成像常用的管电压条件是80 kV和140 kV，对双能数据使用痛风分析软件通过彩色编码技术进行处理，若关节或关节周围出现尿酸对应编码颜色则为阳性结果，而甲床、皮肤、血管等部位出现痛风对应编码颜色以及因痛风石体积过小、活动、射线硬化伪影等导致相同颜色出现均视为假阳性结果；g. 骨侵蚀定义为除外远端指间关节侵蚀及鸥翼征后，骨皮质破坏并伴有边缘硬化及突出。

二、西医治疗

（一）非药物治疗

患者的教育、适当调整生活方式和饮食结构是痛风长期治疗的基础。①避免高嘌呤饮食：动物内脏（尤其是脑、肝、肾），海产品（尤其是海鱼、贝壳等软体动物）和浓肉汤含嘌呤较高；鱼虾、肉类、豆类也含有一定量的嘌呤；各种谷类、蔬菜、水果、牛奶、鸡蛋等含嘌呤最少，而且蔬菜水果等属于碱性食物，应多进食。②对于肥胖者，建议采用低热量、平衡膳食、增加运动量，以保持理想体质量。③严格戒饮各种酒类，尤其是啤酒。④每日饮水应在2000 mL以上，以保持尿量。

（二）药物治疗

应按照临床分期进行，并遵循个体化原则。

1. 急性发作期的治疗：以下3类药物均应及早、足量使用，见效后逐渐减停。急性发作期不开始进行降酸治疗，已服用降尿酸药物者发作时不需停用，以免引起血尿酸波动，延长发作时间或引起转移性发作。

（1）非甾体抗炎药（NSAIDs）：各种NSAIDs均可有效缓解急性痛风症状，现已成为一线用药。非选择性NSAIDs如吲哚美辛等常见的不良反应是胃肠道症状，也可能加重肾功能不全、影响血小板功能等。必要时可加用胃保护剂，活动性消化性溃疡禁用，伴肾功能不全者慎用。选择性环氧化酶

(COX)-2 抑制剂胃肠道反应少见，但应注意其心血管系统的不良反应。依托考昔（etoricoxib）已被批准用于急性痛风性关节炎的治疗。

（2）秋水仙碱：是有效治疗急性发作的传统药物，一般首次剂量 1 mg，以后每 1～2 h 予 0.5 mg，24 h 总量不超过 6 mg。秋水仙碱不良反应较多，主要是严重的胃肠道反应，如恶心、呕吐、腹泻、腹痛等，也可引起骨髓抑制、肝细胞损害、过敏、神经毒性等。不良反应与剂量相关，肾功能不全者应减量使用。低剂量（如 0.5 mg，每日 2 次）使用对部分患者有效，不良反应明显减少，但起效较慢，因此在开始用药第 1 天，可合用 NSAIDs。

（3）糖皮质激素：治疗急性痛风有明显的疗效。通常用于不能耐受 NSAIDs、秋水仙碱或肾功能不全者。单关节或少关节的急性发作，可行关节腔抽液和注射长效糖皮质激素，以减少药物的全身反应，但应除外合并感染。对于多关节或严重的急性发作可口服、肌内注射、静脉使用中小剂量的糖皮质激素，如口服泼尼松 20～30 mg/d。为避免停药后症状“反跳”，停药时可加用小剂量秋水仙碱或 NSAIDs。

2. 间歇期和慢性期的治疗：旨在长期有效地控制血尿酸水平。使用降尿酸药物的指征是：急性痛风复发、多关节受累、痛风石出现、慢性痛风石性关节炎或受累关节出现影像学改变、并发尿酸性肾石病等。治疗目标是使血尿酸<60 mg/L，以减少或清除体内沉积的 MSU 晶体。目前临床应用的降尿酸药物主要有抑制尿酸生成药和促进尿酸排泄药，均应在急性发作平息至少 2 周后，从小剂量开始，逐渐加量。根据降尿酸的目标水平在数月内调整至最小有效剂量并长期甚至终身维持。仅在单一药物疗效不好、血尿酸明显升高、痛风石大量形成时可合用 2 类降尿酸药物。

在开始使用降尿酸药物的同时，服用低剂量秋水仙碱或 NSAIDs 至少 1 个月，以起到预防急性关节炎复发的作用。

（1）抑制尿酸生成药：别嘌醇。初始剂量 100 mg/d，以后每 2～4 周增加 100 mg，直至 100～200 mg，每日 3 次（每日剂量在 300 mg 以内，也可 1 次服用）。本品不良反应包括胃肠道症状、皮疹、药物热、肝酶升高、骨髓抑制等，应予监测。大约 5%患者不能耐受。偶有严重的超敏反应综合征，表现为高热、嗜酸细胞增高，毒性上皮坏死及剥脱性皮炎、进行性肝肾功能衰竭，甚至死亡。仅对皮疹等轻微反应者考虑住院进行脱敏治疗，不能用于严重反应者。肾功能不全会增加不良反应风险，应根据肾小球滤过率减量使用。部分患者在长期用药后产生耐药性，导致疗效降低。

（2）促尿酸排泄药：①丙磺舒（Probenecid）：初始剂量 0.25 g，每日 2 次，渐增至 0.5 g. 每日 3 次，每日最大剂量 2 g。主要不良反应有胃肠道症状、皮疹、药物热、一过性肝酶升高及粒细胞减少。对磺胺过敏者禁用。②苯磺唑酮（sulfinpyrazone）：初始剂量 50 mg，每日 2 次，渐增至 100 mg，每日 3 次，每日最大剂量 600 mg。主要不良反应有胃肠道症状、皮疹、粒细胞减少，偶见肾毒性反应。本品有轻度水钠潴留作用，对慢性心功能不全者慎用。③苯溴马隆（benzbromarone）：初始剂量 25 mg/d，渐增至 50～100 mg，每日 1 次。根据血尿酸水平调节至维持剂量，并长期用药。本品可用于轻、中度肾功能不全，但血肌酐<20 mL/min 时无效。不良反应较少，包括胃肠道症状（如腹泻）、皮疹、肾绞痛、粒细胞减少等，罕见严重的肝毒性作用。

（3）新型降尿酸药：①奥昔嘌醇（oxypurind）：本品是别嘌醇氧化的活性代谢产物，其药物作用和疗效与别嘌醇相似，但不良反应相对较少。适用于部分对别嘌醇过敏的患者，然而二者之间仍存在 30%左右的交叉反应。②非布索坦（febuxostat）：这是一种分子结构与别嘌醇完全不同的非嘌呤类降尿酸药物，特异性抑制氧化型及还原型 XO，疗效优于别嘌醇。适用于别嘌醇过敏的患者。此外由于本品同时在肝脏代谢和肾脏清除，不完全依赖肾脏排泄，因此可用于轻中度肾功能不全者。不良反应主要有肝功能异常，其他有腹泻、头痛、肌肉骨骼系统症状等，大多为一过性轻中度反应。③尿酸酶（uricase）：人类缺少尿酸酶，无法将尿酸进一步氧化为更易溶解的尿囊素等排出体外。生物合成的尿酸氧化酶目前主要有：重组黄曲霉菌尿酸氧化酶（rasburicase）和聚乙二醇化重组尿酸氧化酶（PEG-uricase）。

（4）碱性药物：①碳酸氢钠片：口服每次 0.5～2.0 g，每日 3 次。由于本品在胃中产生 CO_2，增加胃内压。常见嗳气、腹胀等症状，也可加重胃溃疡；长期大量服用，可引起碱血症及电解质紊乱，充血性心力衰竭、水肿，肾功能不全者慎用。②枸橼酸钾钠合剂：Shohl 溶液（枸橼酸钾 140 g，枸橼酸钠 98 g，加蒸馏水至 1000 mL），每次 10～30 mL，每日 3 次。使用时应监测血钾浓度，避免发生高钾血症。此外也可选用枸橼酸钾钠颗粒剂、片剂等。

3. 肾脏病变的治疗

痛风相关的肾脏病变均是降尿酸药物治疗的指征，应选用别嘌醇，同时均应碱化尿液并保持尿量。慢性尿酸盐肾病如需利尿时，避免使用影响尿酸排泄的噻嗪类利尿剂及呋塞米、利尿酸等，其他处理同慢性肾炎。如果出现肾功能不全，可行透析治疗，必要时可做肾移植。对于尿酸性尿路结石，经过合理的降尿酸治疗，大部分可溶解或自行排出，体积大且固定者可行体外冲击碎石、内镜取石或开放手术取石。对于急性尿酸性肾病这一急危重症，应迅速有效地降低急骤升高的血尿酸，除别嘌醇外，尿酸酶的使用是正确选择，其他处理同急性肾衰竭。

（三）无症状高尿酸血症的处理原则

尽管高尿酸血症与痛风性急慢性关节炎、肾脏疾病密切相关，与代谢综合征的其他组分可能存在某些关联，但尚无直接证据表明溶解于血液中的尿酸对人体有害，除非特别严重的或急性血尿酸升高。因此无症状高尿酸血症应以非药物治疗为主，一般不推荐使用降尿酸药物。但在经过饮食控制血尿酸仍高于 8 mg/dL；有家族史或伴发相关疾病的血尿酸高于 80 mg/L 的患者，可进行降尿酸治疗。

三、中医临床思维

（一）中医病名及病因病机特征

关于本病的中医病名归属，医学家们意见不一。有谓当属“历节病”，认为《金匮要略》中的“历节病”的症状特点“疼痛如掣”“脚肿如脱”“不可屈伸”，与痛风性关节炎极为相似。如宋绍亮根据痛风高尿酸血症的基本病理，认为本病病机属血毒、浊毒所致，其关节症状与历节病相似，并提出“痛风非风论”。而大多数学者则认为本病属于“痹证”范畴。如洪国章根据痛风的病因病机，认为本病当属于中医学“痛痹”与“脚气”。由于痛风除关节症状外，最重要的是肾脏损害，故又有人认为当属于淋证中之“热淋”“石淋”或“腰痛”“虚劳”“水肿”等。中华人民共和国中医药行业标准《中医病症诊断疗效标准》将其直接命名为“痛风”。

汉代张仲景《金匮要略》认为“病历节不可屈伸疼痛，皆由‘风湿’‘风血相搏’所致”。唐代王焘《外台秘要》曰：“大多是风寒湿之毒，因虚所致……”元代朱丹溪《丹溪心法》曰：“痛风者，大率因血受热，已自沸腾，其后或涉冷水，或立湿地，或扇取冷，或卧当风，寒凉外搏，热血得寒，寒浊凝滞，所以作痛。”明代张景岳《景岳全书》认为：外是阴寒水湿，令湿邪袭人皮肉筋脉；内由平素肥甘过度，湿壅下焦，寒与湿邪相结郁而化热，停留肌肤病变部位红肿潮热，久则骨蚀。综上所述并结合临床，痛风病因主要有两个方面：外因为感受风寒水湿，寒湿之邪侵入机体皮肉筋骨和关节；内因为平素过食肥甘厚味，或饮酒无度，或多食乳酪，脾胃运化失常，湿热内生而致病。而临床所见，痛风发病与后者关系更为密切。

对痛风病机的认识，《医学入门》认为体质不同病机有异，云：“形怯瘦者，多因血虚有火；形肥勇者，多因风湿生痰。”又云：“痛多痰火，肿多风湿。”近代医家研究更为深入，方建萍认为痛风属湿浊毒邪内郁化热之热痹，不仅可由感受湿热之邪而引起。风寒湿邪郁痹日久，风变为火，寒变为热，湿变为痰，亦致热痹；钟洪等认为原发性痛风其本在脾，其标在湿浊，外注皮肉关节，内留脏腑而发病；而朱良春之认识则更有见地，他首先提出“似风非风”论点，认为痛风是由于浊毒滞留血中，不得泄利，初始未甚可不发痛，然积渐日久，愈滞愈甚，或逢外邪相合，终必瘀结为害，或闭阻经络而发骨节剧痛，或兼夹凝痰变生痛风结节，久之，痰浊瘀腐则见溃流脂浊，痰瘀胶固，以致僵肿畸形。由于郁闭之邪最易化热，其证又多兼热象，如湿毒蕴热，煎熬尿液，可见石淋尿血。浊毒久稽，损伤脾肾，寒热杂错，壅塞三焦，而有关格险恶之症。凡此种种，皆浊毒瘀滞为殃，非风邪作之症。宋氏进一步指出，此浊毒之邪非受自于外，而主生于内，脾肾郁，两脏清浊代谢紊乱，水谷不归正化，浊毒随之而生，滞留血中，终则瘀结为患。

笔者以为，痛风病机在其不同发展阶段各不相同，在痛风性关节炎急性期，由于尿酸盐沉积引起的局部非特异性炎症反应，临床表现为关节红肿热痛，中医辨证为湿热痹证；间歇期多表现为脾虚湿困证；慢性关节炎期，由于多组织纤维化，关节发生僵硬畸形，此期多辨为脾肾亏虚，痰湿瘀阻；痛风长期不愈发展至见骨质侵蚀缺损及周围后期，约 1/3 患者伴有肾脏损害，痛风性肾病主要因尿酸盐结晶沉积于肾间质及肾小管引起的肾小管间质病变。此期可分肝肾阴虚和脾肾气虚两类，但日久则阴虚及气，气虚及阴，气阴两虚较为多见。

（二）辨病辨证及治疗特征

中华人民共和国中医药行业标准《中医病症诊断疗效标准》将痛风分为 4 型。①湿热蕴结型。②瘀热阻滞型。③痰浊阻滞型。④肝肾阴虚型。上述 4 型可分别考虑用四妙散、凉血四物汤、六安煎、杞菊地黄汤加味治疗。各医家辨证分型方法虽有异，但大多与国标相同，如方策等将痛风分为 4 型：湿热蕴结型以四妙散加减；瘀热阻滞型以枝藤汤加减；痰浊阻滞型以涤痰汤加减；肝肾阴虚型以六味地黄汤加减。

（三）药物选择

王政治疗痛风性关节炎急性期以清热泻浊通络为主，酌加健脾之品，药用苍术、知母、黄柏、牛膝、土茯苓、山慈菇、虎杖、忍冬藤、制大黄、野木瓜、蚕沙、茯苓、白术、蜂房、土鳖虫；恢复期以健脾益肾化浊为主，药用白术、生黄芪、茯苓、杜仲、补骨脂、牛膝、土茯苓、山慈菇、野木瓜、鸡血藤、川芎。眭承志等认为急性期表现为邪毒客于经脉，与血互结，郁积化热，热毒流注关节，阻隔经络，治以活血利水，清热泄毒，药用黄柏、苍术、赤芍、泽泻、车前子、土茯苓、蚕沙、蒲公英、木瓜、木通、防己、黄芪；缓解期表现为脾肾不足，邪毒滞留。与血水互结，阻隔经脉，骨骼关节失却濡养，治以健脾益肾，活血利水，药用杜仲、薏苡仁、防己、泽泻、当归、鸡血藤、党参、肉桂、晚蚕砂、萆薢、丹参、黄芪。

主张宜在分期的基础上辨证治疗，可分为 4 期进行，即急性期、间歇期、慢性关节炎期、痛风肾 4 个阶段。急性期多表现为关节红肿热痛，口干口渴，面红目赤，大便干，小便黄赤，舌质红，脉数，治宜清热解毒利湿；清热解毒利湿法在急性期运用可迅速截断病势，控制临床症状，常用四妙散合宣痹汤加减，间歇期是症状发作后的缓解阶段，此期多辨证为脾虚湿困，治宜健脾化湿，多用三仁汤合参苓白术散加减治疗。慢性关节炎期多有骨质侵蚀缺损及周围组织纤维化，关节发生僵硬畸形并疼痛，形体消瘦，舌质淡红，脉细，此期多辨证为肝肾亏损，痰瘀阻络，治宜活血化痰，补益肝肾，常用独活寄生汤合四妙散加减。病至痛风肾阶段，辨证宜分阴阳，肝肾阴虚者用杞菊地黄汤加减；气阴两虚者用参芪地黄汤加减；脾肾气虚者用大补元煎加减。同时应考虑到患者由于本虚往往容易感邪，常兼夹湿热、寒湿、瘀血之邪，因此要注意扶正兼以祛邪。

四、名医经验

（一）冯兴华经验

冯兴华认为痛风性关节炎强调分期辨证施治。①急性期湿、热、毒、瘀痹阻关节，治以清热利湿、解毒祛瘀：急性期多表现为关节突发红肿热痛，常以足部第一跖趾关节受累，即所谓“膏粱之变，足生大疔”。先天禀赋不足，后天失养，脾失健运，加之过食膏粱厚味，以致湿热内蕴，兼因外感风湿热邪，或因人素体阳盛，阴液不足，感邪从阳热化，脏腑积热，热郁为毒，热毒气壅于血脉，循于经络，湿、热、瘀、毒留滞经络骨节，气血不能畅通，导致关节局部灼热红肿，痛不可触。冯兴华认为湿、热、毒、瘀之邪痹阻关节，导致痛风性关节炎急性发作。火热之邪痹阻关节，蕴毒日久，发为痹病。急性期症见突发关节红肿热痛如燎，以四肢小关节为甚，肢体困重，关节活动受限，兼有发热，有汗不解，心烦，口渴不欲饮，便干尿赤，舌质红、苔黄腻或燥，脉滑数。治以清热利湿、解毒祛瘀，方选当归拈痛汤合四妙丸加味。②间歇期脾失健运、湿浊内生，治以益气健脾、化湿通利：冯兴华认为，急则治其标，缓则治其本，脾气亏虚为痛风发病之本，脾失健运、湿浊内生为痛风发病之病机关键，此期当以益气健脾、化湿通利为法。间歇期患者关节已无明显肿痛，周身无明显不适，表现为高尿酸血症，舌淡胖、苔白，脉沉细。此期热毒之邪虽解，湿浊之邪缠绵，当以益气健脾、化湿通利，方选四君子汤加味。③慢性期痰瘀胶着、虚实夹杂，治以健脾益肾，化浊排毒：慢性痛风性关节炎虚实夹杂，当以扶正祛邪，标本兼治。治疗上重在健脾益肾，化浊排毒，方选四君子汤合肾气丸加味。

（二）焦树德经验

焦树德认为痹证是人体肌表、经络遭受外邪侵袭后，气血不能畅通，因而引起肢体、关节、肌肉等处疼痛、酸楚、重着、麻木、屈伸不利等一类疾病。主要是由于风、寒、湿三邪侵袭人体流注经络，致气血不和而成。《素问·痹论》指出："所谓痹者，各以其时，重感于风寒湿之气也。"故痛风性关节炎应属痹证范畴，但又与一般痹证不同。本病的发病与脾肾功能失调有关。脾主运化和布精，脾的运化功能正常，水谷精微物质化生有源，并通过布精作用输布周身营养机体，若平素饮食不节，嗜食肥甘厚味，饮酒无度，而致脾失健运，津液代谢失常，水谷不化精而反化浊，则湿热浊邪内生；肾者水脏，主津液，司开合，为气化之本，一旦气化失职，开合不利，水液的输布调节失常，清津不能运化，浊阴不得排泄，水湿停滞，便酿为痰浊；湿热浊邪伏留于三焦血脉之中，流布于骨节、肌腠、筋膜之间；斯时若过食膏粱厚味、嗜酒，或外感湿热之邪，或风寒之邪郁而化热，而致湿热更炽，流注关节，痹阻经脉，气血运行不畅而发病。湿性重浊，故发病之初多在足部及下肢，病久则波及上肢。痹证日久，气机不利，血行不畅，肝失疏泄，津液停聚，酿生痰瘀，肾主骨，生髓，肾虚则髓海不充，以致骨质破坏、关节畸形；血瘀痰阻，则变证多发，故本病又有别于一般痹证。由此可见，本病的形成关键为脾肾失调。脾肾亏虚为病之本，湿热痰阻血瘀为病之标。病成之后，本虚标实相互作用形成恶性循环，日久则骨质受损、变症丛生。

（三）朱良春经验

朱良春对《丹溪心法》中痛风病因病机进行继承与发展，创立全新的理论——"浊瘀痹"。基于对经典痛风学说的理解、长期的临床实践经验，朱良春认为："从痛风病因来看，受寒受湿虽是其诱因之一，但不是主因。湿浊瘀滞内阻才是其主因。"并进一步阐述道："痰湿阻滞于血脉之中，难以泄化，与血相结而为浊瘀，滞留于经脉，则骨节肿痛、结节畸形，甚则溃破，渗溢脂膏。或郁闭化热，聚而成毒，损及脾肾。"又指出："凡此皆浊瘀内阻使然，实非风邪作祟。"朱婉华认为其父朱良春的"浊瘀论"与西医痛风病因病机紧密相联。她认为中医的"浊瘀"与西医的尿酸盐结晶相类似。浊瘀聚于体内，因体质的差异其可从阴从阳转化：从阳化，则见关节红肿热痛，病情急，症状重，呈现热、毒、浊、瘀之征象，炎症反应明显，常见于急性痛风性关节炎和间歇期；从阴化，则见关节肿胀，经久难消，肤色暗淡，局部不温，症状轻，病程长，寒、痰、浊、瘀的征象显露，炎症反应缓和，常见于痛风性关节炎的慢性期。由此推测，浊瘀内阻是痛风炎症反应的病理基础，而炎症反应则是其外在的征象。朱良春提出"泄化浊瘀"的治疗大法。他认为："恪守泄化浊瘀大法，贯穿于本病始终。"并结合多年临床经验，创立了泄化浊瘀之方剂——痛风方。他认为："痛风日久，绝非一般祛风除湿，散寒通络等草木之品所能奏效，必须借助血肉有情之虫类药，取其搜剔钻透，通闭解结之力。"因此常在方中配用土鳖虫、地龙等虫类药，"促进湿浊泄化，溶解瘀结，推陈致新，增强疗效，能明显改善症状，降低血尿酸"。

（四）阎小萍经验

①急性期清热通络治标，注重健脾利湿培本：痛风之发病，内因是根本，关键在脾胃。临床所见，此类病患每多形体丰腴，平素嗜食肥甘，饮酒无度，致使脾湿内生，湿郁化热，湿热相搏，流注关节，壅滞经络，阻塞气血，发为痛风。故急性期之治疗除清热解毒通络以治标外，勿忘健脾利湿以培本，清热通络常用五味消毒饮、四妙散等，健脾利湿可选四苓散、三仁汤等。②慢性期健脾补肾求本，不忘温通化浊散结：痛风是由于浊毒滞留血中不得泄利，积渐日久，闭阻经络，突发骨节剧痛，或兼夹凝痰，

变生痛风结节。久之，痰浊瘀腐则溃流脂浊，痰瘀胶固，则致关节畸形。然浊毒之邪，非受自于外，而主生于内。治疗应当缓图其本，健脾以助水湿之运化，温通以助浊毒之消散，补肾以助骨质之恢复，可用六味地黄丸合二陈汤。③痛风肾利湿通淋排石，兼夹症灵活辨证施治：湿浊化热、煎熬尿液，尿中湿浊之邪熬炼日久，积聚成石，可发为石淋，热灼血络或结石下行，刺伤血络可发为血淋，严重者湿浊弥漫三焦，壅塞气机，膀胱气化不利，湿浊无以排泄，郁而化毒，发为癃闭、关格等症，预后不良。阎小萍强调早期治疗，在补肾健脾利湿化浊的基础上，见石淋者配合排石通淋，常用六味地黄丸加金钱草、海金沙、鸡内金、郁金；见血淋者加花蕊石、白茅根、三七粉；见关格、癃闭者加生大黄、半夏等泄浊排毒。

（五）商宪敏经验

商宪敏认为痛风急性期过后，痰湿浊邪留于经络，注于关节，以致气血凝滞、瘀阻络痹，使气血痰湿结聚关节经络而为患。故痛风慢性期治疗需注重活血化瘀和化痰通络。此期临床常见关节局部肿痛、胀痛重着，或局部颜色紫暗，或每在阴冷天气因感受风寒而诱发，肢体沉重麻木，舌体胖，舌质暗，苔白腻，脉沉弦或细滑。化痰通络多选白芥子、穿山龙、半夏、茯苓，活血化瘀则喜用地龙、丹参、生蒲黄、川芎、炙穿山甲。痛风缓解期需重视补益肝、脾、肾。痛风久病，湿浊痰瘀留恋不去，累及肝肾，或内伤脾胃。《素问·六节藏象论篇》云："肝者，罢极之本，魂之居也。其华在爪，其充在筋，以生气血。"肝的阴血充盈，筋得其养，关节才能灵活而有力，肝血不足，筋失其养，则见关节活动不利。肾主骨生髓，主藏精，司开合，为先天之本，脾主运化，腐熟水谷精微，为后天之本。脾肾亏虚，水液不运，日久影响气血运行，使气血痰湿结聚关节经络而为患。脾肾精虚血亏，则骨失所养，髓空骨疏。当调补脾肾，先后天健旺，则水液行、湿浊化、筋骨坚、气血畅。此期临床常见关节局部肿痛时隐时现、皮色紫暗，或伴有头晕耳鸣、腰膝酸痛、肢体麻木，或伴有身倦乏力、胸脘痞闷、食少纳呆，舌质暗淡或舌体胖，舌质暗淡，苔腻，脉沉弦滑或沉细滑。滋补肝肾常用女贞子、骨碎补、山茱萸、鹿衔草、桑寄生等药，温补脾肾、健脾利湿常选桑寄生、杜仲、淫羊藿、补骨脂等药。

（六）路志正经验

路志正认为，痛风痹虽属中医学"痹证"范畴，但与其他痹证不同，有明显的特征性，好发于青壮年男性，平素多恣食膏粱厚味、海鲜、动物内脏、辛辣，或沉溺醇酒，以及生活起居没有规律，缺少运动，过于安逸，或先天禀赋不足，脾胃虚弱，导致脾失健运，升清降浊无权，脾虚湿聚，酿湿生热，蕴热成毒，气血壅滞，阻滞经络，流注关节、肌肉，出现红肿热痛，痛不可近；污浊凝涩，血脉瘀阻，形成结节或溃流脂浊，或出现痛风石，日久脾肾两虚，使病情缠绵，反复发作。饮食肥甘，脾运失健，湿热壅滞，凝涩关节是痛风痹的基本病因病机。病因以内因为主，源于饮食将息失宜，痰湿瘀毒起于中焦脾胃；湿为阴邪，其性趋下，故发病多发于下肢关节。并依此创见性地指出本病具有"源之中焦，流阻下焦，病于下肢""起于脾胃，终于肝肾"的明显病理特点。路志正认为，痛风痹属慢性顽固性疾病，在急性发作期应以健脾祛湿、祛风清热泄浊以治标，慢性期以调摄生活规律，健运脾胃，调畅气血以治本。

五、名方推荐

（一）痛风克颗粒

防己、栀子、晚蚕砂、萆薢各 10 g，土茯苓、川牛膝、威灵仙各 15 g，山慈菇 6 g。功效：清热利湿，祛瘀化浊，通利经络，消肿止痛。主治：急性痛风性关节炎。用法：上药共为细末，制成冲剂，每包 10 g，每日 3 包；后为了患者服药方便进行剂型改革，用上药加水共煎，提取浓缩后制成颗粒剂，每包 10 g，每次 1 包，开水冲服，每日 2～3 次。

（二）当归拈痛汤合四妙丸加味

苦参、茵陈、金银花、连翘、苍术、丹参、牛膝、秦艽、秦皮、威灵仙、甘草各 10 g，土茯苓、生地黄、牡丹皮各 15 g。功效：清热解毒。主治：急性痛风性关节炎。用法：每日 1 剂，早晚分服，每日

2 次。加减：急性期若伴有发热者，可选用清瘟败毒饮加减。关节肿甚者加萆薢、防己、泽泻以利湿消肿；关节局部热甚者加栀子、石膏、知母以泻热解毒；夜间痛甚者加三棱、莪术以逐瘀通络；热毒炽盛伤及阴分者加玄参、麦冬以养阴。

（三）路志正经验方

炒苍术、炒白术、藿香、炒防风、青风藤各 12 g，黄柏、泽泻各 10 g，生薏苡仁、炒薏苡仁、金雀根、益母草各 30 g，炒杏仁 10 g，萆薢、土茯苓、虎杖、炒防己、车前草、鸡血藤、晚蚕砂（包煎）各 15 g。功效：健脾祛湿、活血通络。主治：痛风之湿热痹阻证。用法：每日 1 剂，早晚分服，每日 2 次。加减：脾虚者加五爪龙、黄芪、太子参益气健脾祛湿；肾气不足者加川续断、桑寄生、杜仲；小便不畅者加金钱草、通草、六一散；胃脘胀满，纳食欠馨者加藿香梗、紫苏梗、厚朴花、焦三仙、五谷虫；湿浊热毒较甚者加炒枳实、大黄；痰瘀阻络，患处皮色较黯者加山慈菇、穿山甲珠、地龙。

（四）朱良春经验方

土茯苓 40 g，豨莶草、萆薢、泽兰、威灵仙、泽泻各 30 g，薏苡仁、鸡血藤、丹参各 20 g，当归、桃仁、红花、乌梢蛇、地龙、赤芍、土鳖虫各 10 g，徐长卿 15 g。功效：泄浊解毒、蠲痹定痛。主治：痛风之浊毒瘀结证。用法：每日 1 剂，早晚分服，每日 2 次。

（五）乌头汤加味

麻黄、芍药、黄芪各 12 g，制川乌 10 g，甘草 10 g。功效：祛风利湿、散寒止痛。主治：痛风之风寒湿痹证。用法：水煎，每日 2 次，早晚餐后半小时服用，每日 1 剂。加减：风湿阻络证，加清风藤 20 g、防风 20 g、威灵仙 15 g；寒湿痹阻证加桂枝 10 g、干姜 10 g。

（六）痹证消痛汤

黄芪 20 g，桂枝 25 g，麻黄、白芍、甘草、桃仁、川乌、草乌、地龙、乌梢蛇各 15 g，红花、细辛各 10 g。功效：祛风利湿、散寒止痛。主治：痛风之风寒湿痹证。用法：水煎服，每日 1 剂。2 周为 1 个疗程。加减：风邪偏甚可加防风 15 g、羌活 15 g；寒邪偏甚可加重川乌、草乌的用量，根据病情可以加至 20～30 g，煎药时先煎 60～120 分钟，后入它药；湿邪甚可加薏苡仁 25 g、防己 15 g；年老体弱之痹可加当归 20 g、桑寄生 15 g、五加皮 15 g、续断 15 g。

（七）第一竹沥汤

竹沥 5000 mL，甘草、秦艽、葛根、黄芩、麻黄、防己、细辛、桂枝、干姜、茯苓各 30 g，防风、升麻各 45 g，附子 2 枚，杏仁 50 枚。功效：祛风散寒，化痰除湿。主治：痛风之风寒湿痹夹痰证。用法：上 14 味咀，以水 7 L 合竹沥，煮取 3 L，分 3 服。

（八）古今医统乌头汤

乌头、附子、细辛、桂枝、秦艽、官桂、甘草、白芍药各 2.1 g，防风、干姜、当归、白茯苓、独活各 3 g。功效：祛风行湿，散寒除痹。主治：痛风之风寒湿痹证。用法：上药碾末，每取 2.4 g，水盏半，大枣 2 枚，空心服。

（九）蠲痹汤

羌活、独活、秦艽各 3 g，桂心 1.5 g，当归、桑枝各 9 g，川芎、炙甘草各 2 g，海风藤 6 g，乳香、木香各 2.5 g。用法：水煎服。功效：祛风行湿，散寒除痹。

（十）通络方

独活、牛膝、秦艽、薏苡仁、猪苓、茯苓、海桐皮各 15 g，桃仁、红花、当归、川芎、赤芍各 12 g。功效：清热利湿、祛风通络。主治：原发性痛风之风湿热痹型。用法：水煎服，每日 2 次，每日 1 剂。21 日为 1 个疗程。加减：寒邪偏盛者可酌加细辛 3 g、川乌 6 g（先煎 60 min）等祛风散寒之品；关节红肿痛甚者酌加栀子 10 g、牡丹皮 10 g、黄柏 10 g、忍冬藤 30g 等清热解毒利湿通络之品；病情反复，关节屈伸不利者酌加穿山甲 10 g、土鳖虫 10 g、地龙 10 g 等活血搜风通络之品。

第四节 风湿热

风湿热是由咽喉部感染A组乙型溶血性链球菌后反复发作的急性或慢性的全身结缔组织炎症，主要累及关节、心脏、皮肤和皮下组织，偶可累及中枢神经系统、血管、浆膜及肺、肾等内脏。本病发作呈自限性，急性发作时通常以关节炎较为明显，急性发作后常遗留轻重不等的心脏损害，尤其以瓣膜病变最为显著，形成慢性风湿性心脏病或风湿性瓣膜病。本病多发于冬春阴雨季节，寒冷和潮湿是重要的诱因。发病可见于任何年龄，最常见为5～15岁的儿童和青少年，3岁以内的婴幼儿极为少见。男女患病率大致相等。近年来风湿热的临床表现隐匿型发病较多，暴发型少，误诊率增加。

一、诊断标准（表9-6、表9-7）

表9-6 美国心脏协会1992年修订的Jones诊断标准

主要表现	次要表现	链球菌感染证据
1. 心脏炎	1. 临床表现	1. 近期患过猩红热
（1）杂音	（1）既往风湿热病史	2. 咽培养溶血性链球菌阳性
（2）心脏增大	（2）关节痛[a]	3. ASO或风湿热抗链球菌抗体增高
（3）心包炎	（3）发热	
（4）充血性心力衰竭		
2. 多发性关节炎	2. 实验室检查	
3. 舞蹈症	（1）ESR增快，CRP阳性，白细胞增多，贫血	
4. 环形红斑		
5. 皮下结节	（2）心电图[b]：P-R间期延长，Q-T间期延长	

注：[a] 如关节炎已列为主要表现，则关节痛不能作为1项次要表现；如[b] 心脏炎已列为主要表现，则心电图不能作为1项次要表现。

如有前驱的链球菌感染证据，并有2项主要表现或1项主要表现加2项次要表现者，高度提示可能为急性风湿热。但对以下3种情况，又找不到风湿热病因者，可不必严格遵循上述诊断标准，即：以舞蹈病为唯一临床表现者；隐匿发病或缓慢发生的心脏炎；有风湿热史或现患风湿性心脏病，当再感染A组链球菌时，有风湿热复发高度危险者。

表9-7 2002—2003年WHO对风湿热和风湿性心脏病诊断标准

初发风湿热[a]	2项主要表现或1项主要及2项次要表现加上前驱的A组链球菌感染证据
复发性风湿热不患有风湿性心脏病[b]	2项主要表现或1项主要及2项次要表现加上前驱的A组链球菌感染证据[c]
复发性风湿热患有风湿性心脏病	2项次要表现加上前驱的A组链球菌感染证据
风湿性舞蹈病 隐匿发病的风湿性心脏炎[b]	风湿热主要表现或A组链球菌感染证据可不需要
慢性风湿性心瓣膜病［患者第一时间表现为单纯二尖瓣狭窄或复合性二尖瓣病和（或）主动脉瓣病］[d]	不需要风湿热任何标准即可诊断风湿性心脏病
主要表现	心脏炎、多关节炎、舞蹈病、环形红斑、皮下结节
次要表现	临床表现：发热，多关节痛 实验室：急性期反应物升高（ESR或白细胞数） 心电图：P-R间期延长

续表

近 45 d 内有支持前驱链球菌感染的证据	ASO 或风湿热链球菌抗体升高，咽拭子培养阳性或 A 组链球菌抗原快速试验阳性或新近患猩红热

注：a 患者可能有多关节炎（或仅有多关节痛或单关节炎）以及有数项（3 个或 3 个以上）次要表现，联合有近期 A 组链球菌感染证据。其中有些病例后来发展为风湿热，一旦风湿热诊断被排除，应慎重地把这些病例视作“可能风湿热”，建议进行继发预防。这些患者需予以密切追踪和定期检查其心脏情况。这尤其适用于高发地区和易患年龄患者。b 感染性心内膜炎必须被排除。c 有些复发性病例可能不满足这些标准。d 先天性心脏病应予排除。

二、西医治疗

治疗目标：清除链球菌感染，去除诱发风湿热病因；控制临床症状，使心脏炎、关节炎、舞蹈病及风湿热症状迅速缓解，解除风湿热带来的痛苦；处理各种并发症，提高患者身体素质和生活质量，延长寿命。

（一）一般治疗

注意保暖，避免潮湿和受寒。有心脏炎者应卧床休息，待体温正常、心动过速控制、心电图改善后，继续卧床休息 3～4 周后恢复活动。急性关节炎早期亦应卧床休息，至 ESR、体温正常后开始活动。

（二）消除链球菌感染灶

这是去除风湿热病因的重要措施，否则本病将会反复发作或迁延不愈。目前公认苄星青霉素是首选药物，对初发链球菌感染，体质量在 27 kg 以下者可肌内注射苄星青霉素 60 U/次，体质量在 27 kg 以上用 120 万 U/次剂量即可，1 次/d，连用 2～4 周。对再发风湿热或风湿性心脏病的预防用药可视病情而定。

（三）抗风湿治疗

对单纯关节受累首选非甾体抗炎药。常用乙酰水杨酸（阿司匹林），开始剂量成人 3～4 g/d，小儿 80～100 mg/($kg^{-1}\cdot d^{-1}$)，分 3～4 次口服。亦可用其他非甾体抗炎药，如萘普生、吲哚美辛等。对已发生心脏炎者，一般采用糖皮质激素治疗，常用泼尼松，开始剂量成人 30～40 mg/d，小儿 1.0～1.1 mg/($kg^{-1}\cdot d^{-1}$)，分 3～4 次口服，病情缓解后减量至 10～15 mg/d 维持治疗。为防止停用激素后出现反跳现象，可于停用激素前 2 周或更早一些时间加用阿司匹林，待激素停用 2～3 周后才停用阿司匹林。对病情严重，如有心包炎、心脏炎并急性心力衰竭者可静脉滴注地塞米松 5～10 mg/d 或氢化可的松 200 mg/d，至病情改善后，改口服激素治疗。抗风湿疗程，单纯关节炎为 6～8 周，心脏炎疗程最少 12 周，如病情迁延，应根据临床表现及实验室检查结果，延长疗程至病情完全恢复。

亚临床心脏炎的处理：既往无心脏炎病史，近期有过风湿热，只需定期追踪及坚持长效青霉素预防，无需特殊处理。对曾患心脏炎或现患风湿性心脏病者可根据实验室检查（如 ESR、AHRA、ASP、PCA 等）、超声心动图、心电图及体征的变化而制定具体治疗措施：①如仅有轻微体征改变而上述各项检查正常者，无需抗风湿治疗，应继续追踪观察；②如实验室检查变化明显，但无其他原因解释，可试行 2 周的抗风湿治疗（一般用阿司匹林），如 2 周后实验室检查恢复正常，则不需进一步处理，如实验室检查仍不正常，可再继续抗风湿治疗。2 周后复查有关项目，若仍不阴转，又有可疑症状及体征或超声心动图或心电图改变者，需进行正规抗风湿治疗；③如实验室检查、心电图、超声心动图均有明显的改变，而无其他原因解释者，虽无明显症状，应作进一步观察及应用 1 个疗程抗风湿治疗。

对有舞蹈病的患者应尽量避免强光噪声刺激，在上述治疗基础上，首选丙戊酸，对于该药物无效或是严重舞蹈病如瘫痪的患者，应用利培酮治疗。风湿热多巴胺受体阻断药物如氟哌啶醇也可能有用。越来越多的证据表明免疫抑制治疗，如静脉注射甲泼尼龙，随后逐渐口服泼尼松是有效的。尤其适用于那些上述药物治疗无效或不能耐受的患者。血浆置换和静脉注射丙种球蛋白现被作为试验性治疗方法。

对于风湿性心脏炎二尖瓣狭窄，近年来开展的经皮二尖瓣球囊扩张术（PBMV）取得良好疗效，其近期和远期疗效与心脏直视手术相似，术后再狭窄率也相似。用 PBMV 减少了患者麻醉和手术所承受的痛苦和危险。严重慢性心脏瓣膜病，有明显血流动力学改变，同时伴有心肌缺血、缺氧、栓塞、晕厥或心力衰竭者，则可考虑行瓣膜成形术，以恢复瓣膜的功能，缓解症状，使之度过危险期，但一定要严格掌握适应证。

（四）并发症的治疗

在风湿热治疗过程中或风湿性心脏病反复风湿热活动等患者易患肺部感染，重症可致心功能不全，有时并发心内膜炎、高脂血症，高龄风湿性心脏病患者还会合并冠心病以至急性心肌梗死。这可能与患者抵抗力下降或与糖皮质激素和阿司匹林长期治疗有关，亦可能与近年风湿热发病倾向于轻症，风湿性心脏病患者寿命较过去延长而并发各种老年疾病有关。故在治疗过程中，激素及非甾体抗炎药的剂量和疗程要适当，以免促使各种并发症的出现和加重。同时在治疗中，需警惕各种可能性的出现，及时加以处理，如心功能不全，应予小剂量洋地黄类药物和利尿剂；如感染应针对不同病情，选择有效抗生素。

（五）预防

风湿热的初级预防和二级预防能够明显减少风湿热和风湿性心脏病的患病率，以及患病的严重程度。初级预防即一级预防：是预防"危险因子"，即加强儿童、青少年的保健和卫生宣教工作，建立迅速而有效的医疗保障系统，通过阻断 A 组乙型溶血性链球菌感染的传播，以阻止风湿热的发生。二级预防是预防风湿热复发或继发性风湿性心脏病，以及对再发风湿热或风湿性心脏病的继发性预防用药。

三、中医临床思维

（一）中医病名及病因病机特征

中医认为风湿热属于"热痹"的范畴，其与人体质关系密切。《素问·痹论》中云："其热者，阳气多，阴气少，病气盛，阳遭阴，故为痹热。是说素体阳气偏旺或阴气虚弱致内有蕴热，复受风寒湿邪所侵，邪郁化热成本病。除此，风寒湿痹经久不愈，邪留经络，蕴而化热，亦可发为本病。此即林珮琴《类证治裁》中所谓"初因风寒湿邪，郁痹阴分，久则化热攻痛"之说。总之，本病以素体虚弱或内有蕴热或气阴不足复感风寒湿热之邪，湿热滞留经络、血脉关节、气血循行受阻而成。

（二）辨病辨证及治疗

根据本病临床热痹起病急骤、病情变化趋势、局部皮温等特点，辨证分为风热阻络、湿热痹阻、寒湿热痹、痰瘀热痹、阴虚热痹、血虚热痹、营热心痹 7 个证型。而本病的中心环节仍为风、湿、热邪壅于经络关节，必以清热通络、祛风除湿为其主要治法。但热亦有虚实之分，热邪又多与其他邪气夹杂致痹，所以治疗热痹时应根据正邪力量的不同以及个人体质的差异，邪实者佐以祛风、化痰、解毒、泄浊等驱邪之法，正虚者加以益气化湿、滋阴、补肝肾、通络等扶正之法。常用治法包括：清热祛风通络法、清热祛湿通络法、清热育阴宣痹法、化瘀祛痰蠲痹法、清热解毒消痹法等。用药多选复方合而治之，如：运用白虎加桂枝汤清热通络、疏风胜湿以和解营卫；桂枝芍药知母汤化湿清热、祛风散寒以寒热并治；宣痹汤清热利湿、宣痹止痛以宣上畅中渗下。

临床上治疗热痹的方药不少，但总结探究其发病的症候特点，结合现代人体质偏颇，膳食结构的改变，生活方式的变化，使治疗更加有的放矢，实施个体化方案。

风湿热的治疗中西医都有其特点，一般中医治疗效果缓慢，但作用维持时间较长，副作用较小，无明显禁忌证，而西药疗效迅速，但副作用较大，而且有明显的禁忌证，中西医联合治疗效果明显，一般分工如下：①用西药消灭残余病灶，切断病因，同时运用抗风湿中药进行辨证用药。②在病程缓解期，运用中药可巩固疗效，提升患者生活质量，如补益类中药提升正气，增强患者抗病邪能力。根据其病程的发展具有阶段性、传变性进行临床辨证。

（三）药物选择

大量研究表明，风湿热选药多以清热利湿、祛风除湿、活血化瘀类为主。使用频次较多的中药包括：薏苡仁、苍术、萆薢、泽泻、忍冬藤、茯苓、土茯苓、木瓜、丹参、黄柏、川芎、防己、桑枝、牛膝、生地黄、防风、威灵仙等。伴有局部关节症状者，可选用中药外用，药物包括：川芎、乳香、没药、延胡索、地骨皮、黄柏、牡丹皮以除湿、凉血化瘀、通络止痛，病久可加用红花、桃仁、地龙等增强活血通络、祛瘀化斑之功。

四、名医经验

（一）黄春林经验

黄春林认为风湿热初起溶血性链球菌感染，咽炎、扁桃体肿大之时，往往为风湿外袭；风湿热以多发性关节受损为主要表现时，多见为湿痹证；若冬天或受寒引起者，又可表现为寒热夹杂证，既有以寒痹肌的特点，又有热痹的表现；风湿热经心脏炎为主要表现者，则属于中医的久痹入心或痹毒入心。在痹证入心之中，又以心气阴两虚及心气血两虚为多见；久痹可以出现动风证，每一证可用基本方剂。风热外袭证，治以疏风清热通痹，以清瘟败毒饮加减；湿热痹阻证，治以清湿热通痹，以蠲痹汤合三妙散加减；寒热夹杂证，治以祛风散寒、清热除湿，以桂枝芍药知母汤合麻黄连翘赤小豆汤加减。并在此基础上依据实际情况灵活加减：发热甚者可加青蒿（后下）15 g、柴胡 25 g；咽喉肿痛者可加板蓝根 25 g、蒲公英 25 g；关节肿痛明显者可加秦艽 15 g、独活 15 g；心悸气促可加莲子心 2 g、麦冬 15 g；惊则舞动者加天麻 12 g、全蝎 6 g。

（二）周宗波经验

周宗波认为风湿热侵袭关节是以膝关节及其周围组织病理变化为主的疾病，常采用“局部辨病，全身辨证”的方法，以局部为主，特别是发作期，患者就诊主要矛盾集中于局部症状，因此以“急则治其标，缓则治其本”的基本原则，急性期的治疗重点应该是“标实”的疼痛，而现代医学止痛成为风湿热治疗中最重要的环节，在风湿热的发作期，缓解疼痛已成为中、西医治疗的共同目标，二者不谋而合。

（三）李今垣经验

李今垣认为临床热痹主要由于热邪客于经络、关节，导致气血郁滞不通，以至局部红肿灼热，关节疼痛，屈伸不利，行动受限。由于热邪夹杂湿邪、风邪也可见重着而热痛，疼痛而发痒者，由于热邪伤津，部分患者可见口渴、发热、便秘、烦闷不安等症状，苔多黄燥，脉滑数等现象。治疗以清热通络、祛风除湿为治疗原则。李今垣在仲景白虎加桂枝汤基础上加用清热凉血之牡丹皮、紫草、拳参，活血止痛之当归、川芎，搜风通络除湿之威灵仙、秦艽、防风，诸药配合共同发挥清热祛风除湿止痛之效。

（四）颜德馨经验

颜德馨认为痹症初起多以邪实为主，病位多在肢体、皮肉、经络之分，分则病多深入筋骨或波及脏腑。治取桂枝白虎法和活血化瘀、虫类搜剔之品以折其势，证势一缓则转取益肝肾，养气血为主以善其后。如发热，以肾主骨，取黄柏泻肾火，下肢则多用三妙丸；因痹在四肢，故多用“以络通络”之络石藤、丝瓜络、海风藤类；骨节变形，则喜用虫类搜剔、活血化瘀之类如地龙、土鳖虫、鬼箭羽、全蝎、蜈蚣等；关节肿胀停痰积水者，习用防己；镇痛，则每用川草乌、生半夏等。

（五）苗卫萍经验

苗卫萍认为本病初期是感受风热病邪，温毒上受，属中医“温病”范畴；游走性身痛，关节痛属“行痹”；急性风湿性关节炎多属“风湿热痹”；慢性风湿性关节炎多属“风寒湿痹”或“瘀血痹”；心脏炎则属“心痹”。总以肺脾肾虚损为本，关节疼痛等为标。证型一般分为湿热痹、寒湿热痹、风热痹、痰瘀热痹、血虚热痹等证型。根据发病情况，还分为急性期和慢性期，急性期以风湿热痹为主，以心脏炎和关节疼痛为主要临床表现，多见发热，咽喉肿痛，口干口渴等风热上攻症状；继而出现肌肉关节游走性疼痛，局部呈现红、肿、热、痛及伴见全身发热或湿热偏盛者，关节红肿疼痛，灼热感明显，发热亦甚，皮肤可见红斑，舌质红，舌苔黄干，脉滑数。根据“热者寒之”的治疗原则，风湿热总的治疗大法仍以清法为主线，以祛风清热消痹为主要治疗原则，再根据其病程中不同阶段的不同病因病机分别论治。或兼以疏风，或兼以解毒，或兼以化湿，或兼以散寒，或兼以凉血，或兼以化痰行瘀，或兼以滋阴，或兼以养血，或多法合而施之。

（六）黄金元经验

黄金元认为热痹发病较急，全身症状明显，且邪气极易内舍，病情多变，临床治疗颇为棘手。黄金元通过临床探索发现，热痹早期病机以邪郁化热或湿热熏灼为主，采用清热解毒、凉血养阴法，方用加味清瘟败毒饮，常用生地黄、牡丹皮、生甘草、犀角、连翘、白芍、石膏、淡竹叶、玄参、知母、桑枝、海桐皮、乳香、没药等药物。后期患者体内之热已清，湿邪、毒邪已祛。此时治宜顾护营阴，方用自拟清营养阴汤：生地黄、麦冬、生石斛、牛膝、玄参、丹参、生石决明、狗脊、桑枝、杜仲等，每获佳效。

（七）张永经验

张永认为热痹的产生，有外因和内因两方面。外因多为感触温热邪气，或夹杂暑湿，内因则多为正气不足，卫外不固，或素体阳盛或阴虚，邪气侵袭则化热，或过用温燥之药，耗伤津血而化热，故热邪为本病主要的致病因素。基本病机为邪热壅盛，痹阻不通，病性多为实证、热证，或虚实夹杂之证。其病程的发展具有阶段性、传变性，具有温病血分证“血热、耗血、动血、血瘀”的病机，故临床上凉血散血法就成为热痹的常用辨治方法之一。由于热痹病因病机的复杂性，强调应在充分把握温邪致病入血分的临床特征前提下，合理运用清热解毒、凉血止血、滋阴养血、活血化瘀等治法。

（八）宋绍亮经验

宋绍亮认为热痹的病因有内外两端，内因脏腑积热蕴毒，或中焦湿热蕴结，外因为风寒湿热邪气的侵袭，内外因相互作用，形成热痹湿热毒攻注骨节，留滞筋脉，深入脏腑的根本病机。宋绍亮临床擅于运用肿节风，清热凉血，活血消斑，祛风通络治疗该病。每剂肿节风用量常取药典上限之 30 g，入水煎剂。热痹多为标实为主，取汤剂荡涤之性，利于祛病。热痹治疗中，常用有毒药物如雷公藤、大戟等，因此临证强调药物的安全性，首先严格把握用法用量，另外通过合理地配伍应用，充分发挥治疗效果，减少其不良反应，使之切合热痹病机，祛邪愈病而不伤正。包括：①配伍健脾益胃药，故常配伍砂仁 6～12 g，鸡内金 6～15 g，以健脾胃，且佐制肿节风的寒凉之性；②配伍燥湿利湿药；③配伍活血化瘀药。热痹日久，多兼血瘀。如见关节局部皮肤色黯，关节疼痛夜间加重，无论舌脉，可配伍桃仁 9 g，红花 9 g；④配伍通络止痛药。疼痛是痹病的主要症状，严重影响生活质量。止痛以白芍 30～60 g，生甘草 12～15 g，或再配伍鸡血藤 30 g，青风藤 30 g 以通络止痛。经脉痹阻更甚者，可酌加全蝎、蜈蚣、地龙等虫类搜剔之品；⑤配伍扶助正气药。湿热毒邪蕴结日久，气阴必伤。益气则加黄芪、党参、白术，养血则加当归、熟地黄，滋阴多选麦冬、沙参、石斛。

（九）杨杰经验

杨杰认为热邪的产生，或直接感受外邪，或由他邪化而成，亦可由脏腑功能失调，如阳盛体质或阴血亏耗所致。由于火热之邪具有炎上与急迫的特性，且火热之邪易消耗津液，暑热之邪易耗气伤津并多夹湿邪。治疗大法是以清热为主。但热有虚实之分，且热邪又多与其他邪气兼夹致痹，所以治疗时应根据邪气偏胜、病位深浅、体质强弱、阴阳盛衰的不同，以及邪入人体从化各异，将清热法与祛风、除湿、散寒、化瘀、除痰、补虚等治法相互配合应用，才能切中病机。正气虚是引起本病的内因，在病程的不同阶段，亦需采用和营卫、健脾胃、养气血、补肝肾等扶正大法。痹证日久，气血运行不畅，而致血停为瘀，湿凝为痰，痰瘀互结，与外邪相合，阻闭经络，深入骨髓，胶结难愈，就应采取化痰软坚、活血化瘀的治疗方法。在药物的选择上，尽量选用苦而微寒或甘寒之品，如金银花、蒲公英、半枝莲、紫花地丁、虎杖等。禁用或慎用黄柏、苦参、龙胆等苦寒直折之品，或加用温中和胃药，如荜澄茄、干姜、生姜、吴茱萸、高良姜等，以制约清热解毒药的苦寒之性而发挥反佐作用。临床有表里俱病，营卫失和，寒热错杂，虚实并见，夹痰夹瘀等复杂证候，在治疗时当辨证求因，审因论治。

（十）张华东经验

张华东认为痹热发病机制有二，一为内有蓄热，感受风寒湿邪后，邪从热化；二是感受风寒湿邪，致风寒湿痹，痹阻气血经脉，郁而化热。临床往往表现为寒热并存，虚实互见，错综复杂，治疗当以宣通为要。常运用桂枝芍药知母汤加减解决清热与温阳的矛盾，以麻桂附芍辛温散寒湿郁邪，畅通阳气血脉，宣散郁热之邪，万不可一味清热凉血，在临床中取得较好的疗效。此外，张华东认为，痹热之阳气多者尚存在因有瘀、痰所致，气血经脉不通之郁而化热成痹病，久郁不解致虚，用药遣方当辨痰、瘀、虚等，病因不同而选取适合的方药，当根据临床实际辨证遣方。如瘀血所致病证，则可采用王清任逐瘀系列方剂。水液代谢障碍，聚而生痰，久病入络则痰瘀互结，五皮五藤饮功效通经行络、清热解毒、祛湿活血，善治湿热之久痹、顽痹。

五、名方推荐

（一）清络饮加减

青蒿、白薇、忍冬藤、丝瓜络、赤芍、海桐皮、地骨皮各 10 g，生地黄、石斛各 20 g，威灵仙、秦艽、牛膝各 6 g。功效：清热通络，祛风渗湿。主治：风湿热。用法：每日 1 剂，水煎，分 2 次服。加减：风热型者，重加大威灵仙、海桐皮、忍冬藤用量；阴虚湿热者，除重加生地黄、石斛、青蒿外，须再加苍术、黄柏、薏苡仁；如血沉持续不降、抗“O”仍高者，酌加鸡血藤、海风藤、黄芪。

（二）乌梢蛇驱风除湿散寒祛瘀汤

乌梢蛇、桂枝、白芍、羌治、独活、当归、川芎、防风、鸡血藤、白术各 15 g，蜈蚣 2 条，桃仁、干姜、制附片各 10 g，细辛 8 g，薏苡仁 25 g，甘草 6 g。功效：祛风除湿、散寒通络。主治：风湿性关节炎。用法：水煎，每日 1 剂，每日服 3 次，治疗期间忌生冷食物，保持心情舒畅，每 2 个月为 1 个疗程。加减：病位在上手指，腕关节病情明显者加桑枝、姜黄片、五加皮等；下肢肘足趾、踝、膝关节病情明显者加怀牛膝、木瓜等；腰痛甚者加狗脊、续断；心悸胸闷气短者加红花、郁金、三七等；偏于风者加蜂房、钩藤等；偏于湿者加苍术、薏苡仁、晚蚕砂等。

（三）白虎桂枝汤加减

石膏 60 g，细辛 3 g，桂枝、川芎、威灵仙、牡丹皮、紫草、秦艽、防风、防己、拳参各 15 g，山慈菇 10 g，牛膝 20 g。功效：清热祛湿，祛风通络。主治：热邪客于经络、关节致气血郁滞不通，以至局部红肿灼热，关节疼痛，屈伸不利，行动受限；或热邪夹杂湿邪、疼痛而发痒者；或由于热邪伤津，部分见口渴、发热、便秘、烦闷不安等症状，苔多黄燥，脉滑数等现象者。用法：水煎，每日 1 剂，分 2 次服。

（四）桂枝芍药知母汤加味

生姜、白术各 15 g，桂枝、麻黄、知母、防风各 12 g，附子 10 g（炮），芍药 9 g，甘草 6 g。功效：行气、止痛、消除水肿。主治：慢性风湿热性腰腿痛。用法：以水 800 mL，煮取 200 mL，每次温服 80 mL，每日 3 服，连服 8 周。加减：风寒湿重者加独活、秦艽、薏苡仁。对于肾虚湿热下注者，加黄柏、苍术、牛膝、薏苡仁，对于淤血阻络兼有血瘀者，合用桃红四物汤加补益肝肾之品及牛膝、丹参、水蛭、莪术等，兼有外感风寒者加桑白皮；兼风热者加金银花、连翘。

（五）加减黄芪桂枝五物汤

生薏苡仁 30 g，黄芪、生地黄各 15 g，白芍、大枣、焦白术、当归、防风、秦艽、苍术各 10 g，生姜、附子、桂枝各 5 g，甘草 6 g。功效：益气调营，和血通痹。主治：风湿热痹。用法：诸药加水浸泡 15～30 min，煎开 30 min，分早、晚 2 次温服，治疗 2 个月为 1 个疗程。加减：上肢明显，加桑枝、片姜黄；下肢加川牛膝、川木瓜、桑寄生；关节局部灼热疼痛明显，可加石膏、知母、青风藤；湿热明显，加黄柏、萆薢、白花蛇舌草；风邪偏胜，加威灵仙、桑枝；伤阴明显，可加生地黄、石斛；热在血分，加赤芍、丹参、水牛角丝；痹症日久，加僵蚕、乌梢蛇、蜂房。

（六）加味四妙散

牛膝、薏苡仁各 30 g，防己、苍术、秦艽、独活各 15 g，焦黄柏 12 g，蜈蚣 3 条，乳香、没药、炙甘草各 10 g，全蝎 6 g。功效：清热除湿、祛瘀通络、补肝益肾、搜风除痹。主治：风湿热痹型膝骨关节炎。用法：水煎，加 800 mL，煮沸 30 min，去渣取汁 600 mL，每次 200 mL，每日 3 次温服，1 周为 1 个疗程。

（七）龙蚁清风合剂

青风藤 15 g，白芍、苍术、薏苡仁各 12 g，黄芪、太子参、白术、茯苓、怀牛膝、知母、黄柏各 10 g，黑蚂蚁、炙甘草各 3 g，天龙 1.5 g。功效：益气健脾、清利湿浊、解毒通络。主治：类风湿关节炎风湿热痹型。用法：加入原药 1 剂，加入药材质量 10 倍的饮用水，浸泡 30 min 后，加热至沸后 2 h，过滤得到滤液；锅内再加入原药材质量 8 倍的饮用水，加热至沸后 1.5 h，过滤得到滤液，将 2 次滤液混匀，分 2 次服用。

（八）越婢加术汤

麻黄、大枣、白术各 10 g，石膏 30 g，生姜 5 g，甘草 6 g。功效：疏风泄热、健脾利湿，发汗利水。主治：风湿热痹患者有发热、肌肉酸胀、关节红肿痛者。用法：每日 1 剂，1 周为 1 疗程，起效慢者可延长疗程。加减：下肢疼痛者加投牛膝、海桐皮；上肢疼痛者加纳桑枝、桂枝；风湿偏胜者加防己、薏苡仁、防风、赤茯苓；湿热偏盛者加秦艽、虎杖、赤芍、忍冬藤。

（九）芍药甘草汤

白芍药 30～60 g、生甘草 12～15 g、鸡血藤 30 g、青风藤 30 g。功效：祛风除湿止痛。主治：类风湿关节炎活动期，湿热毒邪痹阻经络、筋脉、骨节，以疼痛明显，严重影响生活质量者。用法：水煎，每日 1 剂，分早晚 2 次服用。加减：经脉痹阻更甚者，可酌加全蝎、蜈蚣、地龙等虫类搜剔之品。

（十）宣痹汤

桑枝、生薏苡仁各 30 g，忍冬藤 20 g，赤芍、滑石、威灵仙各 12 g，防风、防己、晚蚕砂各 9 g，连翘、牡丹皮各 10 g，木通 6 g，桂枝 5 g。功效：苦辛通络、宣痹祛湿。主治：风寒湿郁遏经络，湿郁化热，热扰营血，经络壅闭，肢体关节红肿，舌厚腻微黄，脉弦滑略数，口不渴，不恶寒，身热灼手，目红者。用法：水煎，每日 1 剂，分 2 次服用。

（十一）五皮五藤饮

白鲜皮、大腹皮、忍冬藤、络石藤各 30 g，牡丹皮、钩藤、海风藤各 20 g，青风藤、地骨皮、桑白皮各 15 g。功效：通经行络、清热解毒、祛湿活血。主治：五体痹，脏腑痹，尤善治疗久病入络之顽痹、久痹。用法：水煎服，每日 1 剂。加减：关节屈伸不利明显者，加川芎、赤芍、秦艽、乌梢蛇、鸡血藤；湿热甚者，加黄芩、黄连、黄柏、炒栀子、虎杖、冬瓜皮。

（十二）三仁汤

滑石、忍冬藤、生薏苡仁各 30 g，通草、苦杏仁、厚朴、淡竹叶、苍术、半夏、白蔻仁、防己各 10 g，黄柏、牛膝、泽泻、地龙各 15 g，全蝎 3 g（研末冲服）。功效：清热除湿，祛风通络。主治：热痹顽痹痼疾，见局部灼热肿痛，口渴不欲饮，舌苔白厚腻微黄，脉滑数者。用法：每日 1 剂，水煎服。加减：对于有腰痛不已者，遵“腰为肾之府”之理论，加入续断、桑枝强腰健肾，祛风除湿。

（十三）柴胡桂枝汤加味

金银花、生石膏各 30 g，忍冬藤、连翘各 20 g，柴胡、山药、板蓝根各 15 g，虎杖、秦艽、丹参、地龙、赤芍、牡丹皮各 10 g，黄芩、半夏、党参、桂枝、知母、牛膝、大枣、甘草、白芍各 6 g，生姜 3 片。功效：调和营卫，祛风除湿，清热解毒。主治：表虚卫弱，风湿热邪，瘀阻脉络的风湿热痹急性期。用法：每日 1 剂，水煎 2 次，分 3 次温服。加减：黄芪、金银花各 30 g，党参、当归、女贞子、枸杞子、茯苓各 15 g，玄参、桂枝、白芍、虎杖、秦艽、白术各 10 g，陈皮、紫河车、甘草各 6 g。上方取 3 剂，配制胶囊，每粒 0.5 g，每次 2 粒，日服 3 次。共奏扶正固本，益气养阴，健脾补肾，温经通络之功。用于恢复期余邪未尽，身体虚弱，虚扶正者，并配制胶囊，以资巩固。

第五节 强直性脊柱炎

强直性脊柱炎（ankylosing spondylitis，AS）是一种累及中轴及外周关节的慢性炎症性自身免疫疾病。本病起病缓慢而隐匿，好发于 20～30 岁男性，以骶髂关节炎、脊柱炎、肌腱端炎为主要特点，进行性脊柱运动受限甚至畸形，可伴发关节外表现。流行病学调查发现，遗传、环境与免疫因素在本病中发挥重要作用。我国患病率为0.3%左右，临床上90%患者HLA-B27阳性，而亚洲普通人群HLA-B27阳性率仅4%～8%，提示本病与HLA-B27高度相关。

一、诊断标准（表9-8、表9-9）

表9-8 1984年修订的纽约标准

1. 骶髂关节X线表现分级： 0级正常；Ⅰ级可疑；Ⅱ级轻度骶髂关节炎，可见局限性侵蚀、硬化，但关节间隙正常；Ⅲ级明显异常，有中度骶髂关节炎，存在侵蚀、硬化、关节间隙增宽或狭窄、部分强直等1项或1项以上改变；Ⅳ级为严重异常，表现为完全性关节强直/关节融合强直。
2. 分类标准 ①下腰背痛、晨僵持续至少3个月，疼痛随活动改善，但休息不减轻；②腰椎在前后和侧屈方向活动受限（腰椎额状面和矢状面活动受限）；③胸廓扩展范围/胸廓活动度小于同年龄和性别的正常值；④双侧骶髂关节炎Ⅱ～Ⅳ级，或单侧骶髂关节炎Ⅲ～Ⅳ级。
3诊断：①肯定AS：具备④和①～③条中1项（及以上）临床标准者。②可能AS：符合3项临床标准，或符合放射学标准而不伴任何临床标准者。

表9-9 2009年ASAS中轴型SpA（AS）诊断标准

起病年龄＜45岁和腰背痛≥3个月的患者，加上符合下述中1种标准：
①影像学提示骶髂关节炎[1)] 加上≥1个下述的SpA特征；
②HLA-B27阳性加上≥2个下述的其他SpA特征。
SpA特征包括：①炎性背痛；②关节炎；③起止点炎（跟腱）；④眼葡萄膜炎；⑤指（趾）炎；⑥银屑病；⑦克罗恩病，溃疡性结肠炎；⑧对非甾体抗炎药（NSAIDs）反应良好；⑨SpA家族史；⑩HLA-B27阳性；⑪CRP升高。

MRI示活动性（急性）炎症，高度提示与SpA相关的骶髂关节炎或符合1984修订的纽约标准定义的X线标准。

二、西医治疗

目前AS尚无根治方法，早期合理的诊治可以缓解症状并改善预后，AS的治疗分为：①急性期治疗；②稳定期治疗；③康复期治疗；④并发症治疗。

（一）急性期治疗

1. 非甾体抗炎药：NSAIDs作为目前治疗的首选药物，可迅速改善疼痛、晨僵等症状。①治疗原则：足量持续用药。②推荐方案：常用NSAIDs：塞来西布，0.2～0.4 g/d；双氯芬酸，75～150 mg/d；美洛昔康，7.5～15.0 mg/d；洛索洛芬钠，60～180 mg/d等。NSAIDs发挥最大疗效是在服药2周后，因此应持续规则使用至少2周，如1种药物治疗2～4周疗效不明显，应改用其他类别的NSAIDs，避免同时使用2种以上NSAIDs。常见不良反应是长期服用会导致消化系统溃疡、肝肾损伤、水肿及过敏等。

2. TNFi：活动性AS患者的二线治疗，强烈推荐如果患者1个月内对至少2种NSAIDs无反应或者2个月内对至少2种NSAIDs无完全的反应时则应该使用TNF抑制剂。（LOE 1+；建议B强度；共识评分9.6）用药应考虑关节外表现和患者的选择，常用TNFi：依那西普，每周50 mg，分1～2次皮下注射；英夫利西单抗，3 mg/(kg·次)，第0、2、6周各1次，之后每1～2个月1次皮下注射；阿达木单抗，每2周40 mg，1次皮下注射。TNFi疗程较长，初始评估应在治疗3～6个月时，对于应答者此后每6个月重新评估。应答定义为BASDAI评分和脊柱疼痛VAS较基线期减少≥2分。治疗6个月仍未达到临床应答，或者未在2个连续评估中维持应答，应考虑药物终止。该类药最主要的不良反应为注射点反应和免疫力降低，机会感染增加，患者易合并呼吸道感染、结核、病毒性肝炎等。

3. 缓解病情抗风湿药（DMARD）：推荐用于NSAIDs治疗后病情仍活动且有TNF-α拮抗剂禁忌证的成人AS患者，常用药为：柳氮磺吡啶，2.0 g/d，分2～3次服用；来氟米特20 mg/d，1次顿服；沙利度胺50～100 mg/d。沙利度胺联合柳氮磺吡啶治疗强直性脊柱炎可以提高疗效。叶酸还原酶抑制剂甲氨蝶呤疗效显著，且能显著提升患者在治疗期间的舒适程度。新型白介素拮抗剂如Secukinumab、Ustekinumab、Anakinra用于治疗强直性脊柱炎也取得了一定的疗效。

4. 糖皮质激素：循证医学证据不支持全身应用糖皮质激素，以下情况推荐局部用激素：①对于NSAIDs治疗后病情仍活动的成人AS患者有孤立骶髂关节炎活动；②对于NSAIDs治疗后病情仍活动的成人AS患者中轴病变稳定但肌腱端炎活动；③对于NSAIDs治疗后病情仍活动的成人AS患者中轴病变稳定但外周关节炎活动，可考虑用于更愿意选择局部治疗而非全身治疗的患者，且只有1～2个关节有炎症。CFDA已批准曲安奈德（如康宁克通-A）、复方倍他米松（如得宝松）等局部用激素剂型用于治疗AS。

（二）稳定期治疗

活动期使用NSAIDs治疗者稳定期按需使用NSAIDs治疗，可选用药物有塞来西布、双氯芬酸、美洛昔康、洛索洛芬钠等；活动期使用TNFi或其他药物联合治疗者稳定期单独使用TNFi持续治疗，可选用的药物有：英夫利昔单抗、戈利木单抗、依那西普和阿达木单抗。

（三）康复期治疗

优先选择主动的地面运动方式，加强背部运动，晚期还应注意立、坐、卧正确姿势；睡硬板床、低枕、避免过度负重和剧烈运动，对患者进行自我管理教育。

（四）并发症治疗

1. 晚期髋关节炎：全髋关节置换术；
2. 重度脊柱后凸：必要时选择性脊柱截骨术；
3. 复发性虹膜炎：英夫利昔单抗或阿达木单抗；
4. 炎症性肠病：使用TNFi单抗；
5. 外周症状或炎症性肠病加重：全身应用糖皮质激素。

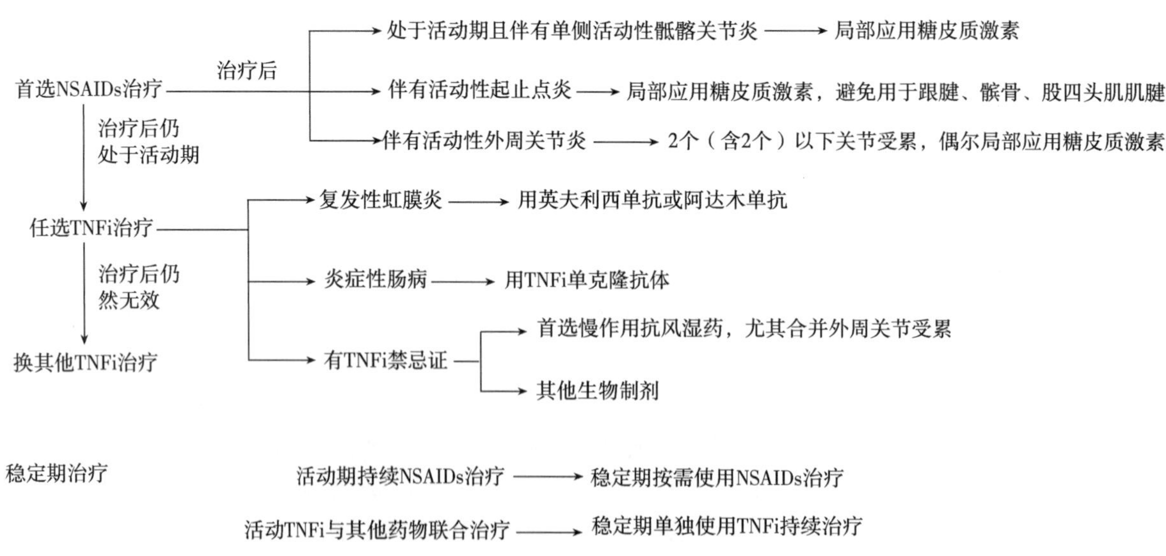

活动TNFi与其他药物联合治疗 ——→ 稳定期单独使用TNFi持续治疗

康复治疗　优先选择主动的地面运动方式，加强背部运动，对患者进行自我管理教育

并发症治疗

晚期髂关节炎 ——→ 全髋关节置换术

重度脊柱后凸 ——→ 必要时选择性脊柱截骨术

急性虹膜炎 ——→ 眼科医生治疗

复发性虹膜炎 ——→ 英夫利西单抗或阿达木单抗

炎症性肠病 ——→ 使用TNFi单抗

外固症状或炎症性肠病加重、妊娠 ——→ 全身应用糖皮质激素

韧带骨赘或进行脊柱融合术后 ——→ 使用双重X线吸光分析扫描筛查脊椎和髋部骨质减少

病情监测复查　定期检测C反应蛋白（CRP）浓度、红细胞沉降率（ESR）、疾病活动度指标

三、中医临床思维

（一）中医病名及病因病机特征

中医学并无“强直性脊柱炎”这一病名记载，根据其脊背强直或驼背畸形，肢节疼痛、屈伸不利的症状特点，可将其归属于“痹症”“脊强”“背偻”“历节风”“偻痹”等范畴，其病位在骨骼，在脏为肾，故可归为“骨痹”“肾痹”；病性顽固缠绵难愈，又称为“顽痹”“厄痹”。全国名老中医焦树德根据强直性脊柱炎的发病特点，将其命名为“大偻”。现国家中医药管理局以“大偻”作为AS的中医病名在全国风湿病专科推广使用。《素问·痹论篇》云：“风寒湿三气杂至，合而为痹也……以冬遇此者为骨痹……肾痹者，善胀，尻以代踵，脊以代头。”说明本病起病与外感风寒湿邪气有关，即本病外因，而《素问·生气通天论篇》云：“阳气者，精则养神，柔则养筋，开阖不得，寒气从之，乃生大偻。”《诸病源候论·腰背病诸候篇》曰：“若虚则受风，风寒搏于脊膂之筋，冷则挛急，故令背偻。”均表明阳气不足、正气亏虚为本病内因，《医学衷中参西录》提道：“凡人之腰痛，皆脊梁处作痛，此实督主之……肾虚者，其督脉必虚，是以腰疼。”督脉总督一身之阳气，肾阳亏虚，督脉受损，风寒湿诸邪乘虚侵袭，气血凝滞，致使筋脉失养，发为本病。由此可见，本病是内外合邪相互作用的结果，病机为五脏内虚，复感外邪，气血凝滞，筋脉失养。病性属本虚标实，其本为肾督阳虚，标为风、寒、湿、痰浊、瘀血、气滞诸邪。

（二）辨病辨证及治疗特征

中医辨证分型参照《中医内科常见病诊疗指南·西医疾病部分》将强直性脊柱炎分为寒湿痹阻证、湿热阻络证、瘀血阻络证、肾虚督亏证、肝肾阴虚证。湿热阻络、寒湿痹阻的证候多见于活动期，湿热阻络证可分为湿重于热者和热重于湿者，而缓解期以肾虚督亏、肝肾亏虚为主要矛盾，瘀血阻络贯穿病程始终。

本病治疗原则为补肾强督，扶正祛邪，以补肾强脊为本，如右归丸、阳和汤、龟鹿二仙胶、补肾强督汤、强脊益肾汤、金匮肾气丸等；祛除致病邪气，如麻杏苡甘汤、四妙散、羌活胜湿汤、麻黄加术汤、甘草附子汤、乌头汤、宣痹汤等；减轻病理产物，如身痛逐瘀汤、桃红四物汤、二陈汤、通痹活血汤。多标本兼顾，使用复方，如独活寄生汤、黄芪桂枝五物汤、桂枝芍药知母汤、强脊通络汤、补阳还五汤、五虎强督通痹汤等。活动期的治法包括清热利湿、祛风解表、活血通络、散寒除湿等，缓解期的治法包括补肾强督、益气健脾、滋补肝肾、蠲痹通络、活血化瘀等。

对于强直性脊柱炎的治疗，临床可通过综合治疗缓解疼痛和僵硬症状，控制或减轻炎症，改善预

后，非甾体抗炎药仍是目前治疗的一线用药，疗效不佳时可选择 TNF-α 拮抗剂、缓解病情抗风湿药，局部用激素抗炎改善症状。中医药治疗 AS 疗效肯定，能够缓解临床症状，抑制关节炎症，阻止骨破坏等，多种病理因素交互致病决定了本病的复杂性，故应辨证论治、病症结合、分期论治多法兼施，治疗过程中辨明邪正盛衰、标本虚实、轻重缓急，才能合理遣方用药。由于病因、病性、病程长短等差异性，或患者合并其他疾病，如：银屑病、炎症性肠病、虹膜炎、风湿性关节炎、肾炎、间质性肺炎等，临症表现不尽相同，疗效因人而异，应根据患者的证候、病情特点、个体差异进行个体化辨证施治。中医药治疗扶助正气，固本培元，可增强营卫防御外邪的能力，促进机体的阴阳平衡；西医药治疗能较快地改善症状，延缓疾病进展，但是同时会产生毒副作用。中西医合用可扩大药物治疗范围，减轻毒副作用，促进强直性脊柱炎更快取得治疗效果。

（三）药物选择

数据挖掘强直性脊柱炎的治疗用药规律表明，常用药物有牛膝、甘草、当归、桂枝、白芍、独活、川乌、狗脊、熟地黄、杜仲、续断、桑寄生、附子、黄芪、淫羊藿、川芎、羌活、威灵仙、防风、生地黄、鹿茸、赤芍、薏苡仁等。药理研究表明，其配伍用药可选择穿山龙、龟甲、全蝎、土鳖虫、天南星、白芥子、泽泻、僵蚕、伸筋草、蜈蚣、青风藤、鸡血藤、骨碎补、土茯苓、白芍、木瓜等。

四、名医经验

（一）焦树德经验

焦树德根据 AS 具有腰骶和脊柱外关节疼痛、脊柱强直的临床表现，创立了“尪痹”“大偻”等新病名及诊治规律。认为本病因先天禀赋不足或后天失养，或房劳过度、劳累过极，情志失调、产后失血、月经过多等造成肾、督正气不足，正不胜邪，风寒湿热侵袭致病，肾主骨生髓，受邪则髓不能满，骨失淖泽而致骨损；肝肾同源，肝木失养则血海不充，冲任失调，筋骨失荣。肾督两虚，脊背腰胯之阳气失于布化，阴精失于营荣，寒凝筋脉则腰脊疼痛；气血不化则脊柱僵曲，形成大偻。故本病以正虚为本，邪实为标，肾虚督寒是根本病因病机，因此焦树德创下“补肾强督”的治疗大法，并辨证施治，辅以祛寒化湿、清热利湿、活血通络、强壮筋骨等，在桂枝芍药知母汤的基础上，结合自己的临床经验，组补肾强督治偻汤、补肾强督清化汤、补肾强督利节汤来治疗本病：①肾虚督寒证：以补肾强督为主，善用骨碎补、补骨脂、熟地黄、续断、杜仲补肾强筋骨，配狗脊、鹿角胶补督脉填精血，川牛膝、泽兰祛瘀通络，羌活、独活、防风祛风除湿通络，又合桂枝芍药知母汤以温通阳气，散寒除湿，肾阳得温、督阳得复而筋脉得畅。②邪郁化热证：因体质属阳盛，寒邪郁久化热或因服用辛温药物阳气骤旺使寒从阳化而转化为邪郁化热证，焦树德施以补肾强督清化法，在补肾强督治偻汤基础上将熟地黄、桂枝、附片、干姜、炙麻黄、鹿角胶、狗脊等温热之品用量减少，而加入黄柏、生地黄、桑枝、青蒿等苦以坚肾、活络清疏之品，使肾阳得补的同时邪热得清，筋脉得通。③痹阻肢节证：对于风气盛者，可见除腰脊尻疼痛外，兼见多关节肿痛，游走窜痛，痛处怕风者，焦树德施以补肾强督利节法，根据化热与否，分别在上两方的基础上，加以松节、青风藤、海风藤、伸筋草等防风散寒、通利关节之品，如邪及肝肺，则以补肾强督调肝为法，在补肾强督治偻方基础上，加入白蒺藜、枳壳、紫苏梗等调肝理肺之品。以上诸药组成主方，可在此基础上审因论治，随证加减，只要用药恰当准确，往往能取得良效。

（二）路志正经验

路志正认为本病属“痹病”范畴，为各种病理因素所致营卫失和、气血虚弱、肝肾亏虚、筋骨无以充养、外邪乘虚而入阻滞经络而致病，肾虚乃发病之本，痹痛为标，肾虚督亏，腰脊失养，复加外邪留滞，气血凝涩，督脉经气瘀滞，不荣不通，且病程渐进，寒湿、痰浊、瘀血胶着难解，凝聚不散，甚则“尻以代踵，脊以代头”。辨治上主张：①温肾强脊，活血通络：以此法论治肾虚督寒、经脉瘀滞证，处方选用阳和汤、右归丸、龟鹿二仙胶等，路志正喜用鹿角胶、炙龟甲等血肉有情之品填精生髓以固先天之本，辅以仙茅、淫羊藿、补骨脂、菟丝子等温肾壮阳药物驱散督寒，再以桃仁、红花、鸡血藤等养血活血通络，佐一二引经药如羌活、川牛膝之属以领诸药直达病所，为防厚腻之品碍脾常佐砂仁、橘皮、焦三仙等顾护脾胃。从而肾督得养，经脉得通，疾病向愈。②补益肝肾，柔筋壮骨：以此法论治肝肾亏虚或肝脉郁滞、筋骨失养证，处方常选用独活寄生汤、柴胡疏肝散等。肝肾同源，精血相生，互滋互化；肾主骨，肝主筋，肝肾充盛则筋骨荣利，否则筋脉失养、骨髓失充。路志正常用熟地黄、山茱萸、枸杞子等养肝益肾，桑寄生、杜仲、续断补养肝肾的同时强筋壮骨，以伸筋草、忍冬藤、络石藤等舒筋活络，辅以柴胡、白芍、佛手花、玫瑰花等疏肝柔肝之品以助肝用，肝气条达，精血充盛，则筋骨得充。③祛风除湿，疏经活络：以此法论治太阳经气不利，风湿痹阻证，处方以羌活胜湿汤、通气防风汤为代表，治当祛邪为主，以羌活、独活、蔓荆子、防风之属祛风胜湿、表散寒邪。路志正认为此法适于疾病初期，以外散表邪为主，因风药剽悍，须配合当归、川芎、芍药等养血润燥之剂，俾邪外出，中病即止，以祛邪不伤正。④温阳益气，养血宣痹：以此法论治阳气不固、气血不足证，代表方如防己黄芪汤、桂枝加附子汤、黄芪桂枝五物汤等。督之阳气不足、卫外不固、风寒湿客至、督脉经络之气血痹阻不通，而出现“脊强而厥”的病证，治疗当以温阳益气为先，佐以养血宣痹。路志正用药以黄芪益气固表，桂枝温经通络，附子补火助阳，三者均可温阳益气，但程度有异，临证当揆度病情之深浅，择情选用。气为血帅，气行则血行，阳气盛则血运畅达，痹痛可通。⑤健脾和胃，调和营卫：以此法论治脾胃虚弱、气血亏虚、营卫不和证，处方如六君子汤、小建中汤、桂枝汤等。脾为后天之本，气血生化之源，强直性脊柱炎患者本已为虚馁之体，更易兼夹外感而致营卫不和，因于风者，常合用桂枝汤以调和营卫，以中焦虚损之症为主时，路志正多从脾胃论治，提出“持中央”的学术思想，以建中焦为法，扶正祛邪，安内攘外，脾胃健、气血充、营卫和，则痹痛除。

（三）周仲瑛经验

周仲瑛认为本病发病的首要原因是先天禀赋不足，而风寒湿热与内生之痰瘀均构成致病因素协同致病，病邪之间又可相互转化。病位在络脉，病本在肝肾，病性为本虚标实。治疗以病机证素为核心辨证论治：①以风寒湿为主要病机证素，治以祛风散寒、除湿通络，处方以薏仁汤为基础方，若偏于风盛，关节游走性疼痛，周仲瑛重用羌活，加防风、秦艽、青风藤等祛风胜湿；偏于寒盛，关节冷痛拘急，加细辛、制草乌等温经散寒之品；湿邪偏盛、关节肿胀重着行动不利者，加防己、茯苓、猪苓、晚蚕砂等除湿；关节痛甚者，则以伸筋草、透骨草、寻骨风来温经通络。②以风湿热为主要病机证素，治以清热通络、祛风除湿，处方以白虎加桂枝汤、四妙丸加减，对于湿热偏盛者，周仲瑛善用土茯苓、萆薢等清热利湿。③以“寒、热”夹杂为主要病机证素的治法为：“温经散寒、清热除湿”。以桂枝芍药知母汤为基础方，对于寒重热轻者，加制川乌、淫羊藿、威灵仙温阳散寒通络；热重于寒者，加生石膏、络石藤、豨莶草、海桐皮清热通络。④以“痰、瘀”为主要病机证素的治法为：“化痰行瘀、蠲痹通络”，以双合汤为基础方。若痰瘀日久，宜重用虫类以祛瘀剔络、化痰散结，如土鳖虫、全蝎、蜈蚣等；痰瘀郁热，则加地龙、胆南星、水蛭。关节、脊柱强直变形、疼痛较甚者，加乳香、没药、血竭、苏木、延胡索活血祛瘀止痛。⑤以“肝、肾两虚”为主要病机证素的治法为：“培补肝肾、强壮筋骨”。独活寄生汤为基础方，若兼肾阳虚者，加鹿角片、淫羊藿、巴戟天、肉苁蓉温肾助阳；兼肾阴虚者较少见，加生地黄、枸杞子、山茱萸、女贞子、墨旱莲等滋补肾阴；骨节疼痛腿酸膝软者，则加鹿衔草、千年健、骨碎补、制黄精等补虚通络、强筋骨。周仲瑛认为以上各法，虽各有其适应证，但在病变过程中往往因证候错杂相兼，临证应联系分析，按主次处理，故诸法常需复合应用。

（四）张琪经验

张琪认为本病病位在于督脉及肝肾，基本病机是正虚邪侵，肝肾亏耗，督脉不充，筋骨失于濡养，外邪侵袭，正虚无力祛邪外出，则六淫外邪于气血筋骨经脉间流连，与营卫合而为痹。张琪提出扶正祛邪是治疗痹证的基本大法。其临床常用方法为补益肝肾、强壮筋骨，同时配合清热除湿、活血、涤痰、虫药通络等，药用丹参、当归、熟地黄、狗脊、山茱萸、桑寄生、牛膝等补益肝肾，乳香、没药、赤芍、桃仁、红花活血通络，乌梢蛇、川乌、甲珠、地龙、全蝎、苏土虫、蜈蚣搜风、利湿、化痰、通络止痛。

（五）朱良春经验

朱良春临床将该病归称为“肾痹”“顽痹”，指出其基本病机为：肾督亏虚是其根本；风、寒、湿、热、痰瘀痹阻骨骱、经隧，伏于关节，而为其邪实。并总结了其具有“久病多虚、久病多瘀、久必及肾”之特点，倡导“益肾壮督”治其本，“蠲痹通络”治其标的治疗大法，以补为本，以通为用。无论是朱良春自拟的痹通汤方还是成药益肾蠲痹丸，都是围绕该法而出，以温壮肾督阳气，补益肝肾精血和散寒祛邪、通络除湿、祛邪散寒、虫蚁搜剔及化瘀涤痰等诸法合用，共奏标本兼顾扶正祛邪之功。对于顽痹的治疗，朱良春认为此乃邪气久羁所致，治疗中除常用的祛风湿药外，主张大量使用虫类药物，如穿山甲、僵蚕、蜂房、土鳖虫、乌梢蛇、蜈蚣、水蛭、制全蝎末等，取其开痹解结，解毒活血，攻逐经络之能，并将血肉有情、虫蚁搜剔的虫类药与草木药物如青风藤、羌活、独活等相配伍，收其协同增效之功，从而达到缓解僵硬、疼痛，减轻炎症，防止骨质破坏的效果。

（六）阎小萍经验

阎小萍继承了焦树德的学术思想，认为 AS 当属于“大偻”范畴，其病因病机主要是肾督阳气不足，风寒湿热诸邪深侵肾督，并建立了大偻的辨治分型论治的理论体系，概括为 2 期 6 型，即活动期和缓解期，活动期辨证为肾虚督寒证、邪郁化热证、湿热伤肾证、邪痹肢节证、邪及肝肺证，缓解期为缓解稳定证。阎小萍认为各型病症虽有异同，但均以肾督亏虚为本，肾督亏虚则易受邪侵，外邪侵袭亦加重肾督亏虚。肾精不足，则髓无以生，髓不足，则骨失其养。因此，治疗上主张将补肾壮骨法贯穿各证型病程始终，同时灵活应用“活血通络”“调和营卫”“循经辨证”“顾护脾胃”“养肝调肝”等法则，分期辨证论治，①发作期：a. 肾虚督寒证，治以补肾祛寒，壮督除湿，处方以补肾壮督祛寒汤化裁；b. 邪郁化热证，治以补肾清热、壮督通络，方以补肾壮督清热汤化裁；c. 湿热伤肾证，治以清热除湿、祛风通络、益肾壮督，方以补肾壮督清化汤化裁；d. 邪痹肢节证，治以益肾壮督、疏风散寒、祛湿利节，方以补肾壮督利节汤化裁；e. 邪及肝肺证，治以燮理肝肺、益肾壮督、通络利节，方以补肾壮督燮理汤化裁。②缓解稳定期：当疼痛、僵硬消失或明显减轻时，可继服取效明显的最后一诊方药 4～5 剂以巩固疗效。

（七）冯兴华经验

冯兴华认为肾虚是 AS 的根本原因，腰痛为 AS 的主要症状、首发症状，历代医家明确指出腰痛为肾虚所致，如张介宾引徐东皋所言“诸脉皆贯于肾而络于腰脊，肾气一虚，腰必痛矣。除坠伤之外，不涉于虚。其于风寒湿热，虽有外邪，多有乘虚相犯，而驱邪之中，又当有以究其本也”。故冯兴华提出了强直性脊柱炎“本在肾虚督空，治以补肾壮督；标在寒湿或湿热痹阻，治以散寒利湿或清热利湿；痹有血瘀作祟，活血化瘀，贯穿始终”的学术思想。对于活动期以清热利湿、活血化瘀为法，常用四妙散化裁，妙用苦参为君，清利湿热；加土茯苓、金银花等清热解毒之品来治疗湿热之邪久蕴成毒者；缓解期以补肾填精，通络活血为法，常用青娥丸合左归、右归丸加减，以鹿角胶、补骨脂、狗脊、菟丝子等味甘性温之品，补命门，益精气，坚筋骨而祛风湿；熟地黄、枸杞子、杜仲等味甘质润之品，补肝肾，壮腰膝；尤喜酌加一味细辛，言其辛温走窜，既散少阴肾经里寒之邪，又搜筋骨之间风湿痹痛。冯兴华认为，无论 AS 处于哪个时期，总有瘀血作祟，故活血化瘀法应贯穿治疗始终，然瘀有寒热虚实痰湿之别，治疗当结合症情缓急，病程长短，寒热微甚，瘀痹轻重，脏腑虚实，综合论治。病轻日短，瘀尚未成，意在活血行血，局部血流通利，则痹痛无以生；重病日久，瘀血已成，意在活血化瘀逐瘀，瘀血去，脉络通而痹痛可止。同时由于本病变证丛生，难以速效，病程日久患者常正气亏虚，痰瘀胶结而病情难愈，当扶正兼以祛邪，使邪去正复。

（八）娄多峰经验

娄多峰认为 AS 属中医学“脊痹”“肾痹”“骨痹”“腰痛”等范畴，病因病机为正气亏虚、外邪侵袭、痰瘀气滞，并将其概括为“虚邪瘀”，三者关系密切，正虚是 AS 发病的内在因素，起决定性作用；邪侵是发病的重要条件；不通（痰瘀）则是发病的病理关键。在本病发展变化过程中，一般可出现以下 4 种情况：①邪随虚转，证分寒热；②邪瘀搏击，相互为患，“不通”尤甚；③邪正交争，虚因邪生，

"不通""不荣"并见；④正虚痰瘀，相互为患，交结难解。AS患者体内虚邪瘀三者共存，相互影响，共同为患，形成双向恶性循环，即正虚易感邪，邪不祛则正难安；正虚则鼓动气血无力易致瘀，瘀血不祛新血不生则虚更甚；瘀血阻滞则易留邪，邪滞经脉则瘀血难祛，使AS的临床表现错综复杂，变证丛生。故娄多峰指出AS治疗需正虚、外邪、瘀血三者整体对待，提出了扶正祛邪，标本同治；宣散疏通，依部用药；三因制宜，异同相治；守方变方，杂合以治的四大原则。同时在长期临床实践中总结出多首治疗AS行之有效的经验方，如强脊宁一号汤、二号汤、肾痹汤、腰痹汤等。研制出多种中成药制剂，如舒督丸（丹）、骨痹舒片、瘀痹平片、着痹畅片等。药物选择上喜用独活、桑寄生、狗脊、熟地黄、杜仲、续断、川牛膝、薏苡仁、炒白术、党参、茯苓、木瓜、白芍、丹参、鸡血藤等，在临床应用上将药物治疗与非药物治疗相结合，内治与外治相结合，功能锻炼与针灸、理疗相结合，以尽快改善症状，控制病情，而最后以中药收功。科学合理的综合治疗方案能使很多棘手难治的AS有所好转，从全局、整体上综合各方面的治疗方法，进行全面的施治，以打破虚邪瘀三者之间的双向恶性循环，从而取得良效。

（九）胡荫奇经验

胡荫奇详读历代医家相关论，指出本病发病早期以脊柱关节僵痛、活动受限为主要表现，以"脊强"命名较为贴切。如《灵枢·经脉》中所云："督脉之别，名曰长强，夹脊上项……实则脊强"，病至后期，患者出现腰脊弯曲、不能伸直等表现时，则可冠名为"背偻"。对于AS的病因病机胡荫奇认为肝肾亏虚乃发病之本，邪气伏藏是发病之源，外邪引动伏邪可致病情反复发作。辨治上胡荫奇强调方证合宜，依法统方，主要辨为①湿热痹阻证：治以清热除湿、凉血解毒为主，佐以除痹通络。处方多以四妙散、四妙勇安汤、当归拈痛汤为基础加减，湿盛者加茯苓、泽泻、白术等；热象偏重者加蒲公英、忍冬藤、紫草、白花蛇舌草、虎杖等。②寒湿痹阻证：治以平补肝肾，祛风散寒，除湿通络。处方以阳和汤为基础方化裁，选用药性平和之续断、牛膝、桑寄生、枸杞子等补益肝肾；羌活、防风、威灵仙、徐长卿、独活等祛风散寒，除湿通络。③肝肾阴虚证：治以滋养肝肾，常用生地黄、熟地黄、女贞子、墨旱莲、牛膝、知母、山茱萸等滋阴清热。④肾督阳虚证：治以温肾壮督，常用独活寄生汤、附子汤、补肝汤等加减。药物选用狗脊、淫羊藿、骨碎补、补骨脂、杜仲、牛膝、桑寄生、白芍、续断等。⑤痰瘀痹阻证：治以活血化瘀，化痰通络，药物常选用莪术、土贝母、夏枯草、姜半夏、胆南星、鳖甲、僵蚕、龙骨、牡蛎、白芥子、红花、延胡索、鸡血藤等。对于病变主要侵犯中轴关节者，胡荫奇喜用葛根、白芷、片姜黄、全蝎、蜈蚣、僵蚕、鸡血藤、羌活等，病变后期，则配合芍药甘草汤养肝柔筋，舒挛缓急；对于病变主要侵犯外周关节者，根据病变部位不同酌情选用红花、续断、桑寄生、威灵仙、车前子、泽泻、萆薢、防己、木瓜、苦参、忍冬藤、络石藤、土茯苓、泽兰等，同时加用穿山甲、土鳖虫、僵蚕、乌梢蛇等虫类药物以增加搜剔通络之力。

五、名方推荐

（一）强脊宁一号汤

威灵仙、千年健、追地风各10 g，木瓜、香附各15 g、丹参、白芍、生地黄、薏苡仁各20 g，独活12 g，甘草9 g。功效：祛风除湿，疏督通络，活血止痛。主治：强直性脊柱炎之风寒湿邪，痹阻督脉。用法：水煎，每日1剂，分早、晚2次服用。

（二）强脊宁二号汤

淫羊藿、何首乌、桑寄生、川牛膝、丹参、鸡血藤、白芍、独活各30 g，当归、木瓜、威灵仙各20 g，甘草10 g，黑豆60 g，黄酒100 mL。功效：益肾壮督，养血柔筋，活血养血，通脉蠲邪。主治：适用于强直性脊柱炎中后期之肾督亏虚，邪痹血瘀证。用法：每日1剂，水煎后分2次内服。加减：湿热盛者，可加土茯苓30 g、知母20 g。

（三）肾痹汤

熟地黄、何首乌、淫羊藿、桑寄生、续断、丹参各20 g，杜仲、地龙各15 g，川芎、红花各12 g，菝葜、金毛狗脊各 30 g。功效：滋补肝肾，壮督蠲邪，活血通络。主治：适用于强直性脊柱炎中后期之肝肾亏虚，邪痹督脉证。用法：水煎，每日 1 剂，分 2 次服用。加减：舌红少苔、脉数者，加生地黄、玄参各 20 g；遇冷加重、得温则减者，加制附片 5 g、桂枝 15 g；髋、膝、踝关节肿痛者，加川牛膝、木瓜各 15 g；肩及颈项部疼痛者，加威灵仙、羌活各 12 g，葛根 20 g。

（四）腰痹汤

当归、独活、续断各 18 g，鸡血藤、桑寄生各 30 g，透骨草、老鹳草各 24 g，香附 15 g。功效：强肾壮骨，祛风除湿，活血通络。主治：强直性脊柱炎之肾阳不足，寒湿痹阻证。用法：水煎，每日 1 剂，分 2 次服用。加减：寒邪偏胜者，加制川乌、制草乌各 9 g；湿邪偏胜者，加萆薢 15 g、白术 18 g；热邪胜者，去独活、续断，加败酱草、忍冬藤各 30 g，知母 20 g；瘀血痛剧者，加制乳香、制没药各 9 g，延胡索 15 g；肾阳虚者，加淫羊藿 30 g、制附子 9 g；肾阴虚者，加熟地黄 20 g、山茱萸 9 g。

（五）补肾强督治尪汤

续断、熟地黄各 12～15 g，补骨脂、骨碎补、淫羊藿、川牛膝、赤白芍、知母各 9～12 g、制附片、炙虎骨（另煎）各 6～12 g，防风、苍术各 6～10 g，炙穿山甲、土鳖虫各 6～9 g，桂枝 9～15 g，麻黄 3～6 g，独活 10 g，伸筋草 30 g，威灵仙 12 g，松节 15 g，鹿角胶 9 g，羌活 6 g。功效：补肾强督，祛风除湿，活血通络。主治：强直性脊柱炎之肾虚督寒证。用法：水煎，每日 1 剂，分 2 次温服。加减：脊柱僵直、变形者，可加金毛狗脊、鹿角胶、白僵蚕、羌活。

（六）补肾强督清化汤

骨碎补、续断各 18 g，生地黄、秦艽、知母、威灵仙各 15 g，炒黄柏、川牛膝、白僵蚕、赤芍、白芍各 12 g，杜仲 20 g，苍术、羌活各 10 g，金毛狗脊、桑枝、生薏苡仁各 30 g，鹿角霜、白术各 6 g，土鳖虫、桂枝、制附片各 6～9 g。功效：补肾强督，清热活络。主治：强直性脊柱炎之邪郁化热证。用法：水煎，每日 1 剂，分 2 次温服。

（七）补肾强督利节汤

骨碎补 18 g，补骨脂、防风、川牛膝、赤、白芍、白僵蚕、炒枳壳各 12 g，金毛狗脊、青风藤、海风藤、伸筋草、松节各 30 g，鹿角（镑或片、霜）6～10 g，土鳖虫 6～9 g，杜仲 20 g，羌活、独活、片姜黄各 10 g，桂枝、知母、威灵仙各 15 g，制附片、制草乌各 3 g，炙麻黄 5 g，白术 6 g，功效：补肾强督，通利关节。主治：强直性脊柱炎之痹连肢节证。用法：水煎，每日 1 剂，分 2 次温服。加减：若见口干欲饮、溲黄便干等化热征象者，可减或去桂枝、制附片，加大知母用量，并可加炒黄柏 6～12 g、生地黄 9～15 g；若关节红肿热痛或不恶寒、反恶热喜凉者，可加忍冬藤、桑枝各 30 g、寒水石（先煎）15～20 g，减或去桂枝、制附片。

（八）补肾壮督燮理汤

狗脊 20～30 g，骨碎补、杜仲各 15～20 g，延胡索 10～15 g，香附、紫苏梗、姜黄、鹿角、防风各 9～12 g；桂枝、羌活、白芍各 9～15 g，续断 15～30 g，独活 6～10 g，炙穿山甲 6～15 g。功效：燮理肝肺、益肾壮督、通络利节。主治：强直性脊柱炎之邪及肝肺证。用法：水煎，每日 1 剂，分 2 次温服。加减：若腰脊背僵痛明显者，可加桑寄生 15～20 g、菟丝子 9～12 g；如同时兼见畏寒及颈项僵痛者，可加干姜 3～6 g、炙麻黄 3～6 g、葛根 15～20 g；若胸锁、胸胁、脊椎关节疼痛甚且伴有心烦易怒者，可酌加青皮 6～10 g、川楝子 9～10 g；若胸闷、气短明显者，加檀香 6～10 g、杏仁 9～12 g、槟榔 6～10 g；若胸脘胀满、纳谷欠馨者，可去枳壳，酌加厚朴 9～12 g、枳实 6～10 g、陈皮 9～12 g。

（九）益肾蠲痹方加减

熟地黄 25 g，淫羊藿、骨碎补各 10 g，当归、蜂房、乌梢蛇、徐长卿各 15 g，土鳖虫、僵蚕、延胡索、全蝎、蜈蚣、地龙各 10 g，甘草 6 g。功效：补益肝肾，温经通络。主治：强直性脊柱炎之肾督亏虚，痹阻经络证。用法：水煎，每日 1 剂，分 2 次温服。加减：偏寒者加制川乌、制草乌；偏气血虚者加黄芪、党参以补气养血。

（十）温经蠲痛汤

熟地黄、淫羊藿各 15 g，川桂枝、当归、乌梢蛇各 10 g，鹿衔草 30 g，制川乌 10 g，甘草 5 g。功效：祛风除痹，强筋健骨。主治：强直性脊柱炎之风寒湿痹证。用法：水煎，每日 1 剂，分 2 次温服。加减：风胜者加青风藤、钻地风；湿胜者加苍术、白术、生薏苡仁、熟薏苡仁；关节肿胀明显者加白芥子、穿山甲、泽兰、泽泻；寒胜者加制川乌、制草乌、制附片；痛剧者加炙全蝎或炙蜈蚣、制南星 30～60 g；刺痛者加土鳖虫、三七、延胡索；体虚者增淫羊藿剂量至 20～30 g，并加炙蜂房；气血两亏者加黄芪、党参。

（十一）四妙散加减

黄柏、苦参、防己、秦艽各 15 g，土茯苓、薏苡仁各 15～30 g，萆薢 15～20 g，木瓜 13～30 g。功效：清热除湿、解毒通络。主治：强直性脊柱炎之湿热痹阻证。用法：水煎，每日 1 剂，分 2 次温服。湿盛者加茯苓、泽泻、白术等；热象偏重者加蒲公英、忍冬藤、紫草、白花蛇舌草、虎杖、赤芍等。

（十二）阳和汤化裁

熟地黄 15～20 g，鹿角胶 12 g，炙麻黄 9 g，狗脊、巴戟天、淫羊藿、白芍、穿山龙、续断、青风藤各 15 g。功效：平补肝肾，祛风散寒，除湿通络。主治：强直性脊柱炎之寒湿痹阻证。用法：水煎，每日 1 剂，分 2 次温服。若寒湿较重可加用羌活、防风、威灵仙、徐长卿、独活等祛风散寒，除湿通络。

第六节　多发性肌炎

多发性肌炎（Polymyositis，PM）是指各种原因引起的以骨骼肌群的间质性炎性改变和肌纤维变性为特征的综合征。其主要临床表现是四肢近端肌肉受累而无力，继之肌肉萎缩。如病变局限于肌肉则称为多发性肌炎，病变同时累及皮肤称为皮肌炎（Dermatomyositis，DM），两者同属特发性炎性肌病（idiopathic inflammatory myopathies，Ⅲ Ms），本病可发生在任何年龄，女性比男性多一倍。早期诊断、合理治疗，本病可获得满意的长时间缓解。成人患者可死于严重的进行性肌无力、吞咽困难、营养不良及吸入性肺炎或反复肺部感染所致的呼吸衰竭，儿童患者通常死于肠道血管炎和感染。

一、诊断标准（表 9－10、表 9－11）

目前临床上大多数医生对 PM/DM 的诊断仍然采用 1975 年 Bohan/Peter 建议的诊断标准（简称 B/P 标准）。

表 9－10　1975 年 B/P 建议的 PM/DM 诊断标准

确诊 PM 应符合 1～4 条中的任何 3 条标准；可疑 PM 符合 1～4 条中的任何 2 条标准；确诊 DM 应符合第 5 条加 1～4 条中的任何 3 条；拟诊 DM 应符合第 5 条及 1～4 条中的任何 2 条；可疑 DM 应符合第 5 条及 1～4 条中的任何 1 条标准。
1. 对称性近端肌无力表现：肩胛带肌和颈前伸肌对称性无力，持续数周至数月。伴或不伴食管或呼吸道肌肉受累。
2. 肌肉活检异常：肌纤维变性、坏死，细胞吞噬、再生、嗜碱变性，核膜变大，核仁明显，筋膜周时结构萎缩，纤维大小不一，伴炎性渗出。
3. 血清肌酶升高：如 CK、醛缩酶、ALT、AST 和 LDH。
4. 肌电图示肌源性损害：肌电图有三联征改变：即时限短、小型的多相运动电位；纤颤电位，正弦波；插入性激惹和异常的高频放电。
5. 典型的皮肤损害：①眶周皮疹：眼睑呈淡紫色，眶周水肿；②Gottron 征：掌指及近端指间关节背面的红斑性鳞屑疹；③膝、肘、踝关节、面部、颈部和上半身出现的红斑性皮疹。

表 9－11　国际肌病协作组建议的ⅡM分类诊断标准

诊断要求	诊断标准
1. 临床标准：A. 常＞18 岁发作，非特异性肌炎及 DM 可在儿童期发作；B. 亚急性或隐匿性发作 C. 肌无力：对称性近端＞远端。颈屈肌＞颈伸肌；D. DM 典型的皮疹：眶周水肿性紫色皮疹；Gottron 征，颈部 V 型征，披肩征	多发性肌炎（PM） 确诊 PM：1. 符合所有临床标准，除外皮疹 2. 血清 CK 升高；3. 肌活检包括 A，除外 C、D、H、I 拟诊 PM：1. 符合所有临床标准，除外皮疹 2. 血清 CK 升高；3. 其他实验室标准中的 1～3 条；4. 肌活检标准包括 B，除外 C，D，H，I
2. 血清 CK 水平升高	皮肌炎（DM） 确诊 DM：1. 符合所有临床标准；2. 肌活检包括 C 拟诊 DM：1. 符合所有临床标准；2. 肌活检标准包括 D 或 E，或 CK 升高，或其他实验室指标的 1～3 条
3. 其他实验室标准：①肌电图检查：a. 纤颤电位的插入性和自发性活动增加，正相波或复合的重复放电；b. 形态测定分析显示存在短时限、小幅多相性运动单位动作电位（MUAPs）；②磁共振成像（MRI）STIR 显示肌组织内弥漫或片状信号增强（水肿）；③肌炎特异性抗体	无肌病性皮肌炎：1. DM 典型的皮疹：眶周皮疹或水肿，Gottron 征，V 型征，披肩征；2. 皮肤活检证明毛细血管密度降低，沿真皮-表皮交界处 MAC 沉积，MAC 周伴大量角化细胞；3. 没有客观的肌无力；4. CK 正常；5. EMG 正常；6. 如果做肌活检，无典型的 DM 表现
4. 肌活检标准：①炎性细胞（T 细胞）包绕和浸润至非坏死肌内膜；②CD8＋T 细胞包绕非坏死肌内膜但浸润至非坏死肌内膜不确定，或明显的 MHC－1 分子表达；③束周萎缩；④小血管膜攻击复合物（MAC）沉积，或毛细血管密度降低，或光镜见内皮细胞中有管状包涵体，或束周纤维 MHC－1 表达；⑤血管周围肌束膜有炎性细胞浸润；⑥肌内膜散在的 CD8＋T 细胞浸润，但是否包绕或浸润至肌纤维不肯定；⑦大量的肌纤维坏死为突出表现，炎性细胞不明显或只有少量散布在血管周，肌束膜浸润不明显；⑧MAC 沉积于小血管或 EM 见烟斗柄状毛细管，但内皮细胞中是否有管状包涵体不确定；⑨可能是 IBM 表现：镶边空泡，碎片性红纤维，细胞色素过氧化物酶染色阴性	可疑多发性肌炎： 1. 符合所有临床标准，除外皮疹 2. 血清 CK 升高 3. 其他实验室指标的 1～3 条 4. 肌活检标准中符合 C 或 D

二、西医治疗

对于多发性肌炎患者的治疗，目前的观念是应遵循个体化原则，治疗开始前对患者进行全面评估，治疗可分为：①急性期治疗；②缓解期治疗；③康复期治疗。

（一）急性期治疗

1. 糖皮质激素：一线治疗。①治疗原则：大剂量，足疗程，个体化。用药首选糖皮质激素，但用法尚不统一，多根据患者具体情况调整，常用方法有：a. 泼尼松 1～2 mg/(kg・d），晨起顿服，最大剂量应≤100 mg/d，通常在用药 4～8 周症状改善，血清肌酸激酶逐渐下降至正常，然后逐渐减量，每 1～2 周可减量 10 mg，当减量至 20 mg/d 时减量速度变慢，其后每周减量 5 mg，最后以 5～10 mg/d 维持 2～3 年。b. 对于急性起病，症状进行性加重，合并有吞咽困难、心肌受累及快速进展的间质性肺疾病患者，可连续 3～5 天静脉滴注大剂量甲基强的松龙（500～1000 mg/d）冲击治疗以迅速控制病情，然后按照上述口服泼尼松的方案继续治疗。减量过程如出现病情反复，则应暂缓减量或者加大激素用量。常见不良反应包括继发感染、向心性肥胖、电解质紊乱，血糖、血压、血脂异常，上消化道出血，骨质疏松、股骨头坏死等。

2. 免疫抑制剂：二线治疗。对于糖皮质激素不敏感、耐受差及部分起病即较为严重的患者，可加用或换用免疫抑制剂，临床常用的免疫抑制剂为甲氨蝶呤、硫唑嘌呤、环磷酰胺等。甲氨蝶呤的初始剂量是 7.5 mg/周，可每周增加 2.5 mg，一般维持在 10～20 mg/周，同时补充叶酸，由于甲氨蝶呤存在潜在的肺部损害危险，一般不用于伴发间质性肺炎的患者；硫唑嘌呤的初始剂量是 50 mg/d，1 周后可加至 2 mg/(kg ·d) 维持，但起效较慢，需要 4～6 个月才能判断疗效；环磷酰胺多建议用于伴间质性肺炎的 PM，一般使用方法为每月 1 次静脉滴注，剂量为 0.8～1 g/m^2 体表面积，连用 6 个月。

3. 静脉免疫球蛋白（IVIg）：对于复发性和难治性疾病可考虑，目前有研究认为 IVIg 联合大剂量激素治疗可以作为伴有吞咽、呼吸困难危及生命的 PM/DM 患者的一线治疗。IVIg 的一般剂量为 400 mg/(kg·d)，每月用 5 日，连续 3～6 个月以维持疗效。

4. 生物制剂：生物制剂如 TNF-α 抑制剂、CD20 单克隆抗体已被用于 PM/DM。CD20 单克隆抗体主要为利妥昔单抗，常用治疗剂量一般为 1g，每 2 周 1 次静脉注射，治疗剂量需根据患者的反应进行相应调整；TNF-α 拮抗剂主要包括英夫利昔单抗和依那西普，有报道称存在慢性炎症性疾病患者，在使用 TNF-α 抑制剂期间诱导产生了 PM/DM，故关于这类药物在肌炎中的使用目前尚不推荐，需要谨慎。

5. 血浆置换：有研究表明血浆置换治疗对 PM/DM 治疗无明显效果，可能只有“生化的改善”，一般不推荐使用。

（二）缓解期治疗

活动期使用糖皮质激素逐渐减量者治疗上使用泼尼松龙 5～10 mg/d 维持 2～3 年，对于使用糖皮质激素治疗多发性肌炎和皮肌炎 6 周后效果不佳者多采取免疫抑制剂治疗，患者可在病情稳定后减少用药剂量，并维持治疗。

（三）康复期治疗

应早期进行被动运动和功能锻炼，随着肌炎好转，应逐渐增加运动量，稳定期应进行主动训练，如手功能训练、呼吸肌训练、步态训练等，以促进肌力恢复。

三、中医临床思维

（一）中医病名及病因病机特征

根据多发性肌炎以肌无力、肌萎缩无关节症状者，可归属于“痿证”范畴，兼有关节症状者，可归于“痿痹”“肌痹”范畴，皮肤炎以皮肤症状为主要表现者，属《金匮要略》所谓的“阴阳毒”或“阳毒发斑”范畴。《诸病源候论》云：“此为阴阳二气偏虚，则受气于毒。”说明了本病为内因外感致病。而肌痹（肉痹）包含了现代医学的多发性肌炎、皮肌炎，《类证治裁》中提道：“诸痹……良由营卫先虚……风寒湿乘虚内袭……久而成痹。”《中藏经》亦云：“肉痹者，饮食不节……脾气已失，则肉不荣……则腠理疏，则风寒暑湿之邪易入，故久不治则为肉痹也。”阐述了本病为内外合邪致病，多由脾胃亏虚，先天禀赋不足，或情志内伤，复感外邪，营卫失和，阴阳失调，气滞血瘀痰湿阻络而肌肉疼痛，气血亏虚血行不畅而肌失濡养则四肢肌肉无力；或素体阴虚内热，湿热毒邪侵袭，蕴阻肌肤，内传营血，热毒炽盛，气血两燔而发斑，本病初期病位在肺脾，后期累及肝肾，以禀赋不足，五脏内虚为本，热毒湿瘀为标，病性属本虚标实，虚实夹杂，不同时期各有侧重，病久不愈，邪毒可深入内攻脏腑，危及生命。

（二）辨病辨证及治疗特征

根据中医诊疗规范将本病分为热毒炽盛、湿热蕴结、寒湿痹阻、肝肾阴虚、脾肾阳虚、阴阳两虚 6 个证型。急性期包括热毒炽盛、湿热蕴结、寒湿痹阻证型，稳定期主要有肝肾阴虚、脾肾阳虚、阴阳两虚证型。其急性期主要以热毒或寒湿为患，多累及肺脾，缓解期则多累及肝、脾、肾三脏，久则气血阴阳俱虚，痰瘀湿阻为正虚邪毒的病理产物，贯穿病程始终。

本病治疗原则为扶正起痿、养荣生肌、健脾益肾、祛邪解毒、化瘀通络。以扶正起痿为本，如补中益气汤、参苓白术散、十全大补汤、大补阴丸、四君子汤、黄芪建中汤等，同时祛邪解毒通络，调和营卫，如清瘟败毒饮、身痛逐瘀汤、黄连解毒汤、犀角地黄汤、二妙散等，由于病机证素的复杂性，方药间常配伍杂合使用，亦根据不同症状常用复方，如补阳还五汤、化痰通络汤、知柏地黄丸、黄芪桂枝五物汤等。急性期的治法包括：清热解毒、清营凉血、祛风通络、祛湿活血、调和营卫，或兼扶正。缓解期的治法包括健脾益气、补益肝肾、调理阴阳、活血化痰、理气通络、养阴生津等。

从整个病程来看，对于PM/DM急性活动期的治疗临床多采用糖皮质激素、免疫抑制剂等，能快速控制炎症，缓解症状，但其不良反应和并发症颇多，使用中医药配合治疗可提高疗效、减少激素用量，减轻不良反应。而在病情相对缓解期，中医药治疗可在减少激素使用的同时提高机体抵抗力，防止继发感染，促进机体恢复。临床研究表明中西医结合治疗组的肌肉疼痛、磷酸肌酸激酶、红细胞沉降率和不良反应的改善情况明显优于西药组。中医药治疗本病当根据病因、病性、病势的不同辨明所属脏腑、寒热虚实、邪正盛衰、标本缓急，结合患者自身特性进行个体化辨证施治，多法兼施，针药并用，方可兼顾扶正祛邪，促进机体的阴阳平衡，取得更好的疗效。

（三）药物选择

数据分析表明，治疗多发性肌炎/皮肌炎方剂中药物使用频次为，黄芪、当归、白术、丹参、薏苡仁、茯苓、党参、赤芍、牛膝、山药、牡丹皮、甘草、生地黄、金银花、红花、熟地黄、鸡血藤、连翘、苍术、黄柏。现代药理研究表明，其配伍用药常选用青蒿、补骨脂、杜仲、续断、巴戟天、女贞子、山茱萸、枸杞子、大血藤、紫草、雷公藤等。

四、名医经验

（一）陈湘君经验

陈湘君认为本病的发生是由于患者素体脾胃虚弱，加外邪入侵，或饮食不节、恣食膏粱厚味所致，病位在脾胃，日久累及肝肾，脾胃虚弱则气血生化乏源，不能充养肌肉四肢而致肢体痿软无力；脾虚水湿不运，湿浊黏滞不去，气血运行不畅，不通则痛，同时血滞成瘀，久湿成毒，湿、毒、瘀三者相兼为患，共同致病。陈湘君治疗此病遵循“急则治其标，缓则治其本”的原则，主张疾病急性发作期治宜清热解毒化湿佐健脾，以桑菊饮加减治疗风热犯肺证，以连朴饮合四妙丸加减治疗湿热困脾证，以犀角地黄汤合甘露消毒丹加减治疗热毒夹湿证。至缓解期治宜补益脾胃佐解毒化湿活血之品，以补中益气汤合防己黄芪汤加减治疗脾气亏虚证，以补阳还五汤加减治疗气虚血瘀证，以六味地黄丸合大补阴丸加减治疗肝肾阴虚证，以金匮肾气丸加减治疗脾肾阳虚证。同时注重病症结合，针对皮肤症状多选用芙蓉叶、白茅根、牡丹皮、栀子、丹参、白芍、紫草等凉血消斑。针对肌肉疼痛多选用金雀根、白术、川芎、当归、怀牛膝、三七等益气养血之品治疗“不荣则痛”；对于由热毒、血瘀所致肌肉疼痛，常选用落得打、开金锁、藤梨根、延胡索、桂枝、徐长卿、王不留行、独活、威灵仙、郁金、穿山甲、土鳖虫等活血通络之品。如此遣方用药随证治之，依症加减，标本兼顾，方能取得良效。

（二）冯兴华经验

冯兴华认为本病因先天禀赋不足、内伤饮食劳倦、久病劳逸太过等使五脏受损，气血津液亏虚复感外邪致病，病位在于肌肉、筋脉、皮肤，发病之本乃五脏虚损，生化乏源，气血津液亏虚，肌肉筋脉失去濡养而痿软，气血亏虚而血行不畅，复感外邪壅滞肌肤、肌肉，经脉痹阻，以致肌肉、关节疼痛，屈伸不利。冯兴华认为治疗本病应当标本兼顾，扶正同时祛邪，根据病情标本缓急，分期辨治：①热毒炽盛证：外感热邪，热毒炽盛，燔灼营血而发斑，治以清热解毒、凉血化斑，常以普济消毒饮、清瘟败毒饮、四妙勇安汤、黄连解毒汤、清营汤等临证加减，针对皮肤症状者多选用白芷、麦冬、贝母、金银花、连翘、蒲公英等；针对肌肉症状多选用黄芩、黄连、生地黄、牡丹皮、石膏、知母等。②湿热困脾证，湿热之邪阻遏气机，脾失健运，升降失常，湿遏热伏，治以清热健脾、利湿化浊，常用甘露消毒丹、三仁汤、芩连平胃散、四妙丸等临证加减，用药常选用苍术、厚朴、牛膝、黄柏、茵陈、薏苡仁、白术、茯苓、泽泻、大腹皮等。③肝肾阴虚证：热邪为病，耗伤阴液，日久累及肝肾，治当滋补肝肾，清退虚热，常用青蒿鳖甲散、六味地黄丸、二至丸、当归补血汤等临证加减，用药常选用女贞子、墨旱莲、枸杞子、熟地黄、山茱萸、杜仲、牛膝、桑寄生等。④脾肾两虚证：本病日久正气已亏，伤及本源，治以健脾益肾，活血祛湿，常用参苓白术散、补中益气汤、四君子汤等补脾之方合以左归丸、右归丸、肾气丸等补肾之方临证加减，用药常选用党参、黄芪、薏苡仁、鸡血藤、淫羊藿、肉苁蓉、独活、杜仲、山茱萸等。

（三）朱良春经验

朱良春认为本病发病原因为先天禀赋不足或后天失养致使气血两虚，复而外邪乘虚而入，即“邪之所凑，其气必虚”、“主客交病”之故，治疗时朱良春注重辨病辨证相结合，调整整体机能，按辨证分型的不同分别使用祛风化湿、搜风通络、清热透邪、活血化瘀、镇痛消肿、滋阴养血、扶正培本等治法，在疾病早期主客交病邪正相搏之时以三甲散加减滋阴养血，清热透邪，搜风通络，蠲痹消癥，扶正培本。有滋透并行，攻补兼施之效。由于风寒湿热外袭，易化热化毒损伤经脉，瘀血阻络，朱良春临证常用马钱子合虎杖、甘草煎汁外洗浸渍以除关节剧痛。马钱子尤对肌肉萎缩，肢体麻痹及骨关节剧痛等顽疾的治疗，屡有奇功。对于久病缠绵难愈，脾肾虚损者，以金匮肾气丸或配合参苓白术散加减补益脾肾，脾肾同治，使中气、肾气自复，阴阳迅速调和，故达到“阴阳自和者必自愈”的目的。

（四）张鸣鹤经验

张鸣鹤认为，从中医的角度认识，多发性肌炎应属于“肌痹”“肉痹”“脾痹”或“痿证”的范畴，虽然皮肌炎可出现痿躄的症状，但应属于湿毒发斑或阴阳毒的继发性疾病或症候群，两者并不相同。张鸣鹤根据多年临床经验，提出“热毒致病”学说，皮肌炎为外受风热火毒，或患者素体阴虚阳盛，受邪后从阳化热或邪郁化热成热毒所致，热毒贯穿病程始终，故张鸣鹤对于皮肌炎的辨证分为热毒炽盛型和气虚血热型，前者治以清热解毒，祛风凉血，益气活血，方以清瘟败毒饮加减。后者治以补中益气，养阴清热，活血化瘀，处方用药上选用大量黄芪益气扶正，配合西洋参、楮实子补气的同时益胃生津，以半枝莲、垂盆草、连翘清热凉血，赤芍、红花活血化瘀；同时石斛、女贞子补肝肾、以补阴津之不足，辅佐清营凉血之功，促使红斑皮疹逐渐消退。对于多发性肌炎张鸣鹤认为主要是湿热成痿而非热毒，如《下经》所云：“骨痿者，生于大热也。此湿热成痿，令人骨气乏力，故治痿独取阳明。”其主要病机是热伤气阴，脾胃失健，肝肾受损，因此多发性肌炎大体可以分为脾胃湿热型和热乘肝肾型两个证型。前者治以清热化湿，健脾益气，处方取二妙丸之意改用白术配黄柏，再加栀子以去湿热而防其过燥助热；以黄芪、党参、楮实子扶正益气；豆蔻、厚朴健脾化湿；白芍、甘草酸甘化阴以防湿热伤阴。后者治以清热益气，补益肝肾，选用白芍、山茱萸、菟丝子、沙参、五味子补益肝肾为重，合丹参活血养血；贯众、大青叶清热解毒兼去湿；黄芪、楮实子益气扶正。诸药共奏祛邪扶正，标本兼治之功。由于本病病因病机的特点需运用清热解毒之品，张鸣鹤临证加减时常选用吴茱萸、高良姜、荜澄茄、干姜等作为反佐之剂，以制约清热解毒药苦寒之性，起到温中散寒之效，同时固护脾胃，调和药物，适用于患者长期服用；素体脾胃虚弱者酌加党参、白术、茯苓等药物健脾益气。

（五）周翠英经验

周翠英根据《金匮要略》所云“阳毒之为病，面赤斑斑如锦纹，咽喉痛，唾脓血”，并结合临床经验认为皮肌炎的病因关键在于热毒，或源于外感热邪郁久化毒，或源于五志过极内生成毒，热毒炽盛，内伤营血，外灼肌肤，故有特征性皮损或发热；热毒日久伤及阴液，肌肤和脏腑失于濡养而出现肌无力、肌压痛。主张脾气虚是本病的发病之本，脾主运化，脾气虚则湿浊内生，湿邪阻滞气血运行，不通则痛，致肌肉酸痛乏力；同时脾气虚则卫外不固，外邪易于侵入，与内邪相合，共同致病。热毒日久可伤气、伤阴；脾虚日久必致阴伤，故热毒和脾气虚可以相互作用，加重气阴两虚，最终导致气血阴阳俱衰。周翠英辨治本病根据“急则治标，缓则治本”的原则分期辨治。急性期以清热解毒为主，缓解期以益气养阴为主。①清热解毒，凉血消斑：周翠英创制清热解毒饮以治疗急性期热毒炽盛证，选用甘寒解毒药如金银花、连翘、茜草、蒲公英、土茯苓、白花蛇舌草、半枝莲、贯众、紫草、生甘草等清热解毒而不伤阴血，同时选用太子参、茯苓、白术等配合丹参、川芎、赤芍益气养阴，活血化瘀。②益气养阴，清透余热：以此法治疗缓解期余热留恋证。一般在清热解毒饮基础上加西洋参、黄芪等益气养阴，青蒿、鳖甲、知母等清透余热。③健脾益气，补益肝肾：以此法治疗缓解期气阴两虚证，处方常选用补中益气汤合六味地黄汤。周翠英根据疾病不同阶段，灵活运用基础方，收效甚佳。

（六）周耀庭经验

周耀庭认为本病具有痹和痿的双重特点，肌肉乏力，难以行走是痿的表现，同时周身肌肉疼痛，甚则关节疼痛为痹的特点。治疗上须将两者适当结合，宜散风利湿，健脾温肾，益气温经通络，方以大秦艽汤、黄芪桂枝五物汤、当归四逆汤化裁治疗。周耀庭处方时常用秦艽、防风、威灵仙以祛风除湿，通络止痛；桂枝温通经脉，补阳化湿，与黄芪配合益气通脉；生薏苡仁、川萆薢、防己利经络之湿，治挛痹麻木；木瓜可缓解腓肠肌痉挛，治小腿痹痛；三妙散，苍术、黄柏、牛膝除湿治痿痹；手足不温者以补骨脂、炮附片、巴戟天治疗；汗出气虚者以黄芪、麻黄根、生牡蛎、浮小麦益气止汗；酌加细辛治雷诺现象，借鉴《伤寒论》当归四逆汤用法以辛温温通之品改善末梢循环。周耀庭在本病辨治过程中，用药简约精当，药物之间相互联系，主次分明，构思巧妙，疗效显著，充分显示了中医在多发性肌炎治疗中的独特优势。

（七）刘福友经验

刘福友认为本病病因病机与风、寒、湿、热、瘀、虚等有关，根据临床症状将本病归属于中医“痿证”“痹症”“肌痹”“阴阳毒”“虚损”等范畴，起病以四肢酸软无力、肌肉萎缩为主者可按痿证辨治，以四肢关节疼痛、肌肉酸楚为主者可按痹证辨治，以皮疹、发热、身痛为主者可按阴阳毒辨治。本病急性期发作多见湿热实证，辨证分为①风热犯肺证。治宜疏散风热、养阴清肺，方用银翘散合清燥救肺汤加减，药物常选用药金银花、连翘、薄荷、牛蒡子、桑叶、黄芩、麦冬、苦杏仁、山药、麦芽、生甘草。②脾虚湿热证。治宜益气健脾、清热除湿，方以升阳益胃汤加减，药物常选用黄芪、半夏、白芍、人参、防风、羌活、独活、苍术、茯苓、陈皮、柴胡、白术、黄芩、黄连等。③邪热内盛证。治宜清热凉血，方用清瘟败毒饮合清营汤加减，药物常选用生石膏、水牛角、淡竹叶、玄参、生地黄、黄连、金银花、连翘、天冬、麦冬、丹参、牡丹皮。缓解期则气阴、肝肾虚多见，辨证为①肝肾阴虚证。治宜滋补肝肾，方用六味地黄汤加减，药物常选用生地黄、山茱萸、泽泻、牡丹皮、白芍、枸杞子、当归、墨旱莲、生甘草、女贞子等。②瘀血阻络证。治宜活血化瘀，方用身痛逐瘀汤加减，药用川牛膝、秦艽、地龙、桃仁、红花、赤芍、羌活、鸡血藤、当归、丹参等。③气阴亏虚证。治宜健脾益气养阴，方以补中益气汤、参苓白术散为基础方加减，药用党参、黄芪、薏苡仁、伸筋草、山药、白术、砂仁、茯苓、大枣、升麻、鸡血藤、炙甘草等。“治痿独取阳明。”缓解期配合针灸治疗，取手足阳明两经穴如足三里、曲池等，配合三阴交、阳陵泉，对功能恢复大有裨益。

（八）沈丕安经验

沈丕安总结多年临床经验，提出本病“当以虚立论”，以阴虚为主，真阴不足为本，本虚标实，郁热、湿热、风湿、瘀滞等病邪为标，先天真阴不足或后天久病则“邪入于阴则痹”，痹病日久，肝肾亏虚，津液受损，使筋骨失于濡养而肌肉瘦削、萎缩；气血运行不畅则肌肉关节疼痛；阴虚阳亢，水不制火，虚火发斑发疹，同时激素为纯阳之品，药毒化热，易灼伤阴液。后期累及脾肾则肌肤不仁，肌肉软弱无力而萎缩。基于此，沈丕安治疗本病主张滋阴为主。①阴虚内热证：治以养阴清热，解毒通络，处方以生地黄、生石膏、黄芩、忍冬藤为主药，佐枸杞子、川牛膝以滋补肝肾；②脾肾两虚证：治以健脾补肾，辅以泻实。处方以黄芪、白术健脾益气，龟甲、杜仲、续断、菟丝子补肾益精，葶苈子、猪苓、泽泻利湿消肿，落得打、接骨木、六月雪解毒止痛；③瘀热痹阻型：治以清热通络，活血止痛。处方以用忍冬藤清热通络，岗稔根、虎杖根、羌活祛风通络、活血止痛，另外用川牛膝祛风活血，作为引经药。

五、名方推荐

（一）虎潜丸加减

黄柏、知母、锁阳各9～15 g，龟甲、熟地黄、陈皮、白芍各15～20 g，虎骨（狗骨代）20～30 g，干姜 3～6 g。功效：滋阴降火，强壮筋骨。主治：多发性肌炎/皮肌炎之邪及肝肾阴虚证。用法：水煎，每日 1 剂，分 2 次温服。加减：若骨蒸潮热甚者，加地骨皮、青蒿、银柴胡各 9～12 g，若肺中燥热者，加贝母 9～12 g，麦冬、石斛各 15～20 g，若盗汗甚者，加山茱萸、煅龙骨、煅牡蛎等各 15 g。

（二）清瘟败毒饮加减

白花蛇舌草、半枝莲、连翘、牡丹皮、生地榆、赤芍、黄芪、楮实子各 20 g，蝉蜕、红花各 10 g，荜澄茄 12 g。功效：清热解毒，祛风凉血，益气活血。主治：皮肌炎之热毒炽盛证。用法：水煎，每日 1 剂，分 2 次温服。加减：如有高热不退者加生石膏 30～60 g，石斛 10～15 g；皮疹广泛持续不见好转者加青黛（包煎）10 g，水牛角 15 g；肌痛明显者加大血藤 20 g。

（三）二妙丸加减

黄芪、党参、楮实子、白术、白芍各 20 g，黄柏 12 g，厚朴、栀子各 10 g 白蔻、甘草各 6 g。功效：清热化湿，健脾益气。主治：多发性肌炎脾胃湿热证。用法：水煎，每日 1 剂，分 2 次温服。加减：如体虚无力无明显改善者加绞股蓝 20 g；如恶心、干哕、不思饮食者加半夏 9 g，焦山楂 12 g；如大便稀溏或完谷不化者去栀子加芡实 20 g，神曲 6 g。

（四）清热解毒饮加减

金银花、土茯苓各 30 g，黄芪、白花蛇舌草、生地黄各 20 g，赤芍 24 g，牡丹皮、紫草、虎杖各 15 g，升麻 12 g，生甘草 6 g。功效：清热解毒，凉血化瘀，健脾利湿通络。主治：多发性肌炎/皮肌炎热毒瘀阻证。用法：水煎，每日 1 剂，分 2 次温服。加减：若高热者可加石膏、知母、青蒿；红斑范围较大可加地榆、牡丹皮；伴关节痛者可加忍冬藤、青风藤；胸闷、咳嗽者，加桔梗、枳壳。

（五）潜阳丹加减

生石斛、生龟甲（先煎）、生白术、淫羊藿各 20 g，炒生地黄、骨碎补各 15 g，砂仁、制附子各 5 g，穿山龙 30 g，藏红花 3 g。另马钱子 0.1 g。功效：育阴潜阳，活络导滞。主治：多发性肌炎之脾肾两虚，气阴两伤、阴虚阳亢证。用法：水煎，每日 1 剂，分 2 次温服。加减：咳喘较甚，气短胸闷者，加黄芪、白术各 30 g，麻黄 3 g。

（六）三甲散加减

醋制鳖甲 100 g，龟甲、乌梅肉、生甘草各 30 g，穿山甲 20 g，全蝎、僵蚕、蝉蜕、当归、赤芍各 60 g。功效：滋阴养血，清热透邪。主治：皮肌炎之邪正相搏，毒瘀胶结，肝脾受损证。功效：清热解毒，凉血化瘀，健脾利湿通络。主治：多发性肌炎/皮肌炎热毒瘀阻证。用法：共粉为一料，每服 5～6 g，每日 3 次，蜜水送服。

（七）金匮肾气丸加减

熟地黄 45 g，山药、山茱萸各 12 g，茯苓、泽泻各 15 g，牡丹皮、制附子各 10 g，肉桂 6 g，红参、砂仁各 5 g。功效：补益脾肾，调和阴阳。主治：皮肌炎之脾肾亏虚证。用法：水煎，每日 1 剂，分 2 次温服（红参、砂仁共打粉，分 3 次冲汤药同服）。加减：红斑范围较大可加地榆、玄参、紫草等；关节疼痛者可加鸡血藤、大血藤等。

（八）六味地黄丸合大补阴丸加减

生地黄、熟地黄各 30 g，牡丹皮、黄柏各 12 g，山药、山茱萸、菟丝子、知母、龟甲各 15 g，玄参 10 g。功效：补益肝肾，滋阴清热。主治：皮肌炎之肝肾阴虚证。用法：水煎，每日 1 剂，分 2 次温服。加减：咳嗽着常加桔梗、川贝母、法半夏、炙百部、前胡、炙紫菀等；腹胀食少者常加大腹皮、厚朴、莱菔子、砂仁、焦神曲、香橼、鸡内金、木香、陈皮等；大便溏泄者常加苍术、白术、干姜、吴茱萸、藿香、佩兰等。

（九）大秦艽汤、黄芪桂枝五物汤、当归四逆汤加减

生黄芪 20 g，桂枝、赤芍、白芍、当归、桃仁、红花、黄芩、地龙、白蒺藜、川楝子、菟丝子、补骨脂、萆薢、防风、威灵仙、秦艽各 10 g，黄连、全蝎、肉桂各 6 g，连翘、生薏苡仁各 15 g。功效：温补脾肾，散风通络。主治：脾肾两虚，风湿阻络。用法：水煎，每日 1 剂，分 2 次温服。

（十）治瘘通络方

薏苡仁、牡丹皮、白术、赤芍、茯苓、补骨脂、秦艽各15 g，白花蛇舌草、黄柏、玄参、丹参、升麻各10 g，黄芪30 g，怀牛膝、当归、忍冬藤各12 g，甘草6 g。功效：清热利湿、凉血活血、健脾通络。主治：正气亏虚，湿热阻络证。用法：水煎，每日1剂，分2次温服。

第七节　成人斯蒂尔病

成人斯蒂尔病（Adult onset Still's Disease，AOSD）是一种病因未明的以长期间歇性发热、一过性多形性皮疹、关节炎或关节痛、咽痛为主要临床表现，并伴有外周血白细胞总数及粒细胞增高和肝功能受损等系统受累的临床综合征。本病发病机制未明，一般认为与感染、遗传和免疫异常有关，本病极易复发，病程两年以上者多进入慢性病程，少数患者甚至可出现严重的关节破坏。本病男女患病率相近，散布世界各地，无民族及地域差异。发病年龄从14～85岁不等，但好发于青壮年。

一、诊断标准

本病无特异性诊断方法，国内外曾制定了许多诊断或分类标准，但至今仍未有公认的统一标准。推荐应用较多的是美国Cush标准和日本标准（Yamaguchi标准）。

（一）美国Cush标准

必备条件：①发热≥39 ℃；②关节痛或关节炎；③类风湿因子＜1∶80；④抗核抗体＜1∶100。

另需具备下列任何2项：①血白细胞≥15×10^9/L；②皮疹；③胸膜炎或心包炎；④肝大或脾大或淋巴结肿大。

（二）日本Yamaguchi诊断标准

主要条件：①发热≥39 ℃并持续一周以上；②关节痛持续两周以上；③典型皮疹；④白血细胞≥15×10^9/L。

次要条件：①咽痛；②淋巴结和/或脾肿大；③肝功能异常；④类风湿因子和抗核抗体阴性。

符合5项或更多条件（至少含两项主要条件），方可做出诊断。日本的诊断标准比较全面，易于操作，但也有不足之处，如主要条件中关节痛和血白细胞增高≥15×10^9/L显得比较宽泛，而降低了诊断标准的特异性。而临床实际工作中不可拘泥于某一诊断标准，以临床实际情况为主，并参考多种标准以做出正确诊断。

二、西医治疗

本病尚无根治方法，但如能及早诊断、合理治疗，可以控制发作、防止复发。急性发热炎症期的治疗可首先单独使用非甾体抗炎药（NSAIDs）；对单用NSAIDs不缓解，加用糖皮质激素，常用泼尼松0.5～1 mg/(kg·d)；仍不缓解或激素减量复发，加用改变病情的抗风湿药物（DMARDs），首选甲氨蝶呤（MTX）；病情控制不满意，在MTX基础上，联合其他DMARDs，部分难治或重症患者，可配合糖皮质激素冲击治疗，必要时予生物制剂。缓解后逐个减停DMARDs，到单予MTX维持，同时递减激素用量，过渡到仅予NSAIDs，然后停药观察。

（一）NSAIDs

急性发热炎症期的治疗可首先单独使用，约有1/4 AOSD患者，经合理使用NSAIDs可以控制症状，使病情缓解，通常这类患者预后良好。一般NSAIDs需用较大剂量，病情缓解后应继续使用1～3个月，再逐渐减量。定期复查肝功能、肾功能及血常规，注意不良反应。

（二）糖皮质激素

对单用NSAIDs无效，症状控制不好，常用泼尼松0.5～1 mg/(kg·d)，待症状控制、病情稳定1～3个月以后可逐渐减量，然后以最小有效量维持。有系统损害、病情较重者应使用中到大量糖皮质激素。病情严重者如顽固发热、重要脏器损害、严重血管炎、ESR 极快、常规 DMARDs 联合治疗半年以上效果差，需用大剂量激素［泼尼松≥1.0 mg/(kg·d)］，也可用甲泼尼龙冲击治疗，通常剂量每次 500～1000 mg，缓慢静脉滴注，可连用 3 d。必要时 1～3 周后可重复使用，间隔期和冲击治疗后继续口服泼尼松。长期服用激素者应注意感染、骨质疏松等并发症。及时补充防治骨质疏松的相关药物，如抑制破骨细胞的双膦酸盐、活性维生素 D。

（三）DMARDs

激素仍不能控制发热或激素减量即复发者，或关节炎表现明显者，应尽早加用 DMARDs。使用 DMARDs 时首选 MTX；单用 MTX 仍不缓解，或转入以关节炎为主要表现的慢性期时，在此基础上，采用联合其他 DMARDs 策略。如患者对 MTX 不能耐受或疗效不佳可改用或联合使用来氟米特（LEF），在使用 LEF 基础上还可与其他 DMARDs 联合。常用的 DMARDs 如下：

1. MTX：口服、肌内注射或静脉注射均有效。口服 60%吸收，每日给药可导致明显的骨髓抑制和毒性作用，临床多采用每周 1 次给药。常用剂量为 7.5～20 mg/周，个别重症患者可以酌情加大剂量。常见的不良反应有恶心、口腔炎、腹泻、脱发、皮疹，少数出现骨髓抑制、肝功能受损和肺间质病变，也可引起流产、畸胎和影响生育能力。服药期间，应定期查血常规和肝功能。

2. LEF：剂量为 10～20 mg/d。主要不良反应有腹泻、瘙痒、高血压、肝酶增高、皮疹、脱发和一过性白细胞及血小板下降等，也有引起间质性肺炎的报道，服药初期应定期查肝功能和血常规。因有致畸作用，故孕妇禁服。

3. 抗疟药：有氯喹（每片 250 mg）和羟氯喹（每片 100 mg 或 200 mg）2 种。该药起效慢，服用后 3～4 个月疗效达高峰，至少连服 6 个月后才能宣布无效，有效后可减量维持。用法为：氯喹 250 mg/d，羟氯喹 200～400 mg/d。本药有蓄积作用，服药半年左右应查眼底。另外，为防止心肌损害，用药前应常规查心电图，有窦房结功能不全、心率缓慢、传导阻滞等心脏病患者应禁用。其他不良反应有头晕、头痛、皮疹、瘙痒和耳鸣等。国外报道羟氯喹安全性较氯喹明显提高。

4. 硫唑嘌呤（AZA）：口服后约 50%吸收。常用剂量 1～2 mg/(kg·d)，一般 100 mg/d，维持量为 50 mg/d。不良反应有脱发、皮疹、骨髓抑制（包括白细胞及血小板减少、贫血）。胃肠道反应有恶心、呕吐，可有肝损害等。服药期间应定期查血常规和肝功能等，用药最初前 8 周，应每周至少复查全血细胞计数 1 次。

5. 柳氮磺吡啶（SASP）：一般服用 4～8 周后起效。从小剂量逐渐加量有助于减少不良反应。使用方法：每日 250～500 mg 开始，之后每周增加 500 mg，直至每日 2.0 g，如疗效不明显可增至每日 3.0 g，如 4 个月内无明显疗效，应改变治疗方案。主要不良反应有恶心、呕吐、厌食、消化不良、腹痛、腹泻、皮疹、无症状性转氨酶增高和可逆性精子减少，偶有白细胞、血小板减少，对磺胺过敏者禁用。服药期间应定期查血常规和肝功能。

6. 环孢素 A（CsA）：口服起始量为 3～5 mg/(kg·d)，维持量为 2～3 mg/(kg·d)。常见的不良反应包括：高血压、肝毒性、肾毒性、神经系统损害、继发感染及胃肠道反应等。

此外，重症患者还可使用环磷酰胺（CTX）治疗。CTX 有冲击疗法及小剂量用法，两者相比较，冲击疗法不良反应较小。冲击疗法为 500～1000 mg/m^2 体表面积。每 3～4 周 1 次，均经静脉滴注。小剂量为 1～2 mg/(kg·d)，一般 100 mg/d，维持量为 50 mg/d。常见的不良反应包括：恶心呕吐、骨髓抑制、出血性膀胱炎及膀胱癌（我国较少见）、肝损害及黄疸、脱发、感染、致畸和性腺抑制。

DMARDs 用药过程中，应密切观察所用药物的不良反应，如定期观察血常规、ESR、肝功能、肾功能。还可定期观察血清铁蛋白，如临床症状和体征消失，血常规正常，ESR 正常，血清铁蛋白降至正常水平，则提示病情缓解。病情缓解后首先要将激素减量，但为继续控制病情，防止复发，DMARDs 应继续应用较长时间，剂量可酌减。

（四）生物制剂

使用生物制剂是难治、复发、重症和高度活动的 AOSD 的治疗新途径，抗肿瘤坏死因子-α、抗白细胞介素（IL）-1受体制剂和抗IL-6受体制剂等在国外已开始用于治疗AOSD。

（五）其他

部分植物制剂，如雷公藤多苷、青藤碱、白芍总苷已应用于多种风湿性疾病的治疗。在本病慢性期，以关节炎为主要表现时亦可使用。

三、中医临床思维

（一）中医病名及病因病机特征

成人斯蒂尔病主要表现为发热、皮疹、关节痛、乏力等，根据临床表现不同，可归于中医学“温病”“历节病”“痹热”“虚劳”等范畴。叶天士将卫气营血和三焦理论融合于痹病辨证中，提出了“营中热”“热入血分”等症候诊断，如：“今痹痛多日，脉中筋急，热人阴分血中，致下焦为甚，所谓上焦属气，下焦属血耳。”本病的病机是脏腑内热，复感风湿热、时疫毒邪，而致风湿热毒壅盛，风湿热邪痹阻经络、骨节，热毒充斥三焦及卫、气、营、血分所致。素体阴虚血热，脏腑积热蕴毒，外感风寒湿热毒邪，易从阳而热化，传变迅速，形成热入卫气营血分；或湿热毒邪痹阻经络、骨节，使血脉瘀闭，津液凝聚，而出现关节肿大、热痛，局部肿胀屈伸不利，及皮疹斑块、结节等。感受时邪疫毒，或暑热之邪，侵及人体。初为湿热痹阻少阳交炽于半表半里之间，故见寒战高热；邪郁肌肤，热灼血络，故皮疹鲜红；继而痹阻经络骨节则骨节红肿热痛；热灼湿蒸，湿聚为痰，痰着经络肌肤，则淋巴结肿大。外感风湿热或时疫毒邪，入里化热，热伤阴津，余毒未尽，必致阴虚内热，故常出现热势已减仍有低热不退，五心烦热、皮疹不消、结节不散等症状。本病的基本病机为热毒蕴结，充斥三焦。

（二）辨病辨证及治疗特征

中医辨证将AOSD分为风湿热邪，初犯卫分、热毒炽盛，气营两燔、风湿热邪痹阻经络、阴虚血热，余毒未尽4个证型。胡荫奇根据本病的临床表现特点及诊治本病的多年临床经验，将本病分为发作期和恢复期，发作期多表现为湿热蕴毒、热入营血、寒热错杂之证，而恢复期一般表现为阴虚血瘀、气阴两虚之象。

AOSD中医治疗无统一标准，临床辨证时应审察虚实，辨证论治。唐先平考虑到本病发病特点是早期出现发热且出现皮疹、关节肌肉疼痛，热退后皮疹和关节肌肉疼痛缓解，故将其分为发热期和缓解期。发热期又分卫气同病证、气营两燔证、湿热内蕴证3型分别论治。卫气同病治宜清热解毒、疏风解表，方用白虎汤合银翘散加减；气营两燔治宜清营透气、凉血解毒，方用白虎加人参汤合清营汤加减；湿热内蕴治宜清热利湿、祛风透邪，方用白虎汤合四妙丸加减。缓解期治宜益气养阴、活血通络，方用青蒿鳖甲汤合二妙散。

对于AOSD急性发作，一般需要住院治疗，多数患者首选NSAIDs，若NSAIDs单用无效，则加用糖皮质激素，或选择激素冲击，激素仍不能控制发热或激素减量即复发者，或关节炎表现明显者，应尽早加用DMARDs。中医治疗AOSD的疗效重在辨证，要把握疾病的轻重缓急、审查虚实，方能立法、遣药、处方；本病患者症状各异，病程长短不一，发病年龄不同等，患者个体差异大，疗效也因人而异。中医治疗AOSD更适用于恢复期。中医治疗以服用汤剂为主，如果汤剂不便，也可以使用颗粒剂或中成药，病情稳定后，也可以间断用药，以保证中医治疗的延续性。

（三）药物选择

数据挖掘表明，AOSD单味药中使用频率较高的前10味药分别是甘草（3.04%）、知母（2.95%）、牡丹皮（2.60%）、黄芩（2.60%）、生地黄（2.60%）、连翘（2.17%）、石膏（2.17%）、柴胡（1.91%）、青蒿（1.91%）、薏苡仁（1.82%）；按功效归类则清热药（35.76%）所占比例最大，其次为补虚药（18.48%），解表药（9.38%）、利湿药（9.11%）和祛风湿药（5.72%）。清热药以清热解毒和清热凉血药为主；补虚药以补气和补阴药为主。

四、名医经验

（一）张磊经验

张磊认为成人斯蒂尔病可归属中医“伤寒”“温病”“痹证”及“内伤发热”等范畴。本病病理因素涉及风、湿、热、毒、痰、瘀、虚，临床表现复杂，证候多变，张磊临证最重病机，认为应通过“审证求因”的方法，来探求本病致病原因乃至病机本质：①审“六经之证”；②审“卫气营血之证”；③审“三焦之证”；④审“脏腑气血阴阳之证”。辨证既要“求于本”，又要“穷其末”，临证须仔细辨明以下3点：①辨主证与兼证而观其杂；②辨动证与静证而识其变；③辨正治与逆治而明其伤。分型论治：①外邪犯表证。治以疏风散热，透疹解肌，方用银翘散合升降散加减。若高热无汗，烦躁口渴，恶寒重，关节肌肉疼痛明显，以大青龙汤发之，或用柴葛解肌汤外散表寒、内清郁热；若素体气血虚弱，低热乏力，疹出不畅，用李东垣升阳散火汤。②邪遏卫气证。治以芳香透泄，宣肺祛湿，方用藿朴夏苓汤加减。若汗出不畅，予《金匮要略》麻黄杏仁薏苡甘草汤。③半表半里证。治以和解少阳、开达募原，方用柴胡达原饮加减。若烦渴溲赤、苔黄腻等湿热象显著者，以蒿芩清胆汤治之。④阳明热盛证。治以辛寒清气，方用白虎汤加味。若发热无汗，此太阳阳明合病，方用张锡纯清解汤（薄荷、蝉蜕、石膏、甘草）加减；若兼口苦、恶心等少阳症，则用小柴胡汤合白虎汤增损。⑤气营两燔证。治以清气透营，凉血解毒，方用清瘟败毒饮加减；毒热症状轻者，可改用《温病条辨》化斑汤泄热救阴、解毒化斑。⑥湿浊阻滞证。治以祛湿涤浊，方用张磊自拟涤浊汤（冬瓜仁、薏苡仁、桃仁、大黄、半夏、苍术、泽泻、茯苓、陈皮、神曲、栀子、甘草）加减。若关节酸痛不休，加木瓜、威灵仙、忍冬藤、丝瓜络、白芍以通络止痛。⑦瘀热内结证。治以活血化瘀、开郁透热，方用血府逐瘀汤。若心烦，加淡竹叶、灯心草、小麦以清心宁神；盗汗者加桑叶、浮小麦、煅牡蛎。⑧脾阴不足证。治以补益脾阴，方用一味薯蓣饮合四君子汤加味。⑨阴虚阳浮证。治以燮理阴阳，方用二加龙骨汤加减。若虚热之象明显者，则先予当归六黄汤增损。

（二）裴正学经验

裴正学认为AOSD以反复发热、皮疹、关节疼痛、血沉持续升高为主要症状，与《金匮要略·中风历节病脉证并治》中“诸肢节疼痛，身体魁羸，脚肿如脱，头眩短气，温温欲吐，桂枝芍药知母汤主之”，“病历节不可屈伸，疼痛，乌头汤主之”描述相似。机体自身免疫之不足，正气既衰，邪气乘虚而入，正邪相争，则见发热、关节及全身疼痛、皮疹、血沉加快等症状，以桂枝芍药知母汤调和营卫、宣郁通阳，是为正治。在此方中加黄芪、当归、生地黄等扶正固本之品，以川乌、草乌易附子，加马钱子1个（油炸），以此加减。裴正学治疗该病重用川乌、草乌以热因热用，乌头大辛大热，“益火之源以消阴翳”，从而达到回阳救逆之效，剂量宜大，60 min先煎可去其毒，再加麻黄，细辛“开腠理而见阳光”，阳光普照则阴寒自散，外热自除。佐以知母、白芍酸甘收敛以防大剂量乌头劫阴之弊。咽部红肿者加金银花、连翘；关节疼者加薏苡仁、桑枝、豨莶草；纳差乏力者加党参、丹参、木香、草豆蔻；咳嗽、痰多者加生石膏、杏仁；尿蛋白阳性者加丹参、益母草；贫血者加生地黄、女贞子；多汗者加当归六黄汤；午后低热加青蒿鳖甲汤。

（三）范永升经验

范永升认为邪热蕴结于少阳是本病的病理基础，郁热、毒邪、瘀血既为病理产物，又是致病因素，郁热日久而成毒，病程日久易生瘀，毒邪留连不去，致毒瘀互结。此为本病病机的关键。基于以上邪郁少阳、毒瘀互结的病机，以小柴胡汤加减治疗。AOSD热势常较盛，故多合用金银花、连翘、蒲公英、牡丹皮、大青叶、青蒿等以加强清热之力。本病症状反复发作，患者多有毒瘀互结，对此导师常加以解毒祛瘀药，如七叶一枝花、白花蛇舌草、僵蚕、蜂房、丹参、桃仁、川芎等。

（四）胡荫奇经验

胡荫奇认为本病当属于“热痹”“湿温”范畴，初期以邪实为主，邪实多为湿、热、毒、瘀。后期伤及正气，可出现气阴两伤，尤其是阴血亏虚的证候，但这时余邪未清，多表现为本虚标实之证。本病多发于青壮年，素体阳盛，脏腑积热，复感湿热疫毒或感受风寒湿邪从阳化热，病邪或循卫气营血内传，或侵犯皮肤、经络、关节、血脉，重者可累及脏腑。胡荫奇根据本病的临床表现特点及诊治本病的多年临床经验，将本病分为发作期和恢复期，发作期多表现为湿热蕴毒、热入营血、寒热错杂之证，而恢复期一般表现为阴虚血瘀、气阴两虚之象。辨证分型：①湿热蕴毒：治以清热解毒、利湿通络，予以土龙合剂（自拟方）。常用苍术、黄柏、土茯苓、土贝母、穿山龙、川牛膝、薏苡仁、车前子、肿节风、忍冬藤、半枝莲、虎杖、野菊花、蒲公英、赤芍。②热入营血：治以清营解毒，化瘀通络，予以清营通络合剂（自拟方）。药物有：生地黄、牡丹皮、赤芍、玄参、金银花、连翘、羚羊角粉（冲服）、生侧柏叶、生石膏、知母、栀子、茜草、大青叶、麦冬、秦艽、土茯苓、半枝莲。③寒热错杂：治以散寒除湿、清热通络，治以桂枝芍药知母汤加减。药物有：桂枝、赤芍、知母、麻黄、牡丹皮、羌活、土茯苓、川芎、生白术、半枝莲、金银花藤、穿山龙。④阴虚血瘀：治以养阴退热、化瘀通络，予以滋阴通络合剂（自拟方）。药物有：青蒿、鳖甲、牡丹皮、玄参、麦冬、生地黄、知母、地骨皮、秦艽、土茯苓、土贝母、赤芍、葛根、桑枝。⑤气阴两虚，脉络瘀阻：治以益气养阴，活血通络，治以养阴益气通络汤（自拟方）。药物有：炙鳖甲、银柴胡、太子参、地骨皮、紫苏梗、生黄芪、青蒿、穿山龙、知母、土茯苓、五味子、鸡血藤、葛根、赤芍。

（五）冯兴华经验

冯兴华认为，本病基本病机为外感风湿热邪、时疫毒邪及暑湿等邪气后，导致机体营卫不和，气营两伤，或湿热蕴结经络关节，甚至内侵脏腑。另外，脏腑积热蕴毒也是形成本病的内在条件，是外感邪气从阳化热的主要原因；其病位在表、在气、在营，也可在经络、关节、血脉，同时与心、肺、胃、肝等脏腑关系密切。因此可看出本病临床证候复杂，临证时应辨清寒热虚实，初期以风、湿、热、疫等邪实为主，后期以气阴两伤、阴血亏虚为主。运用卫气营血辨证等方法，将本病分风热犯卫型、气营两燔型、湿热蕴毒型、阴虚内热型进行治疗。对于风热犯卫型辨为病在肺卫，为实证，治以银翘散加减以疏风散热；对于气营两燔型辨为病在气营，为实证，治以白虎汤合清营汤加减以清热凉血；对于湿热蕴毒型辨为病在脾胃，为实证，治以四妙散加味以清热利湿、祛风通络；对于阴虚内热型辨为病在肝、脾、肾，为虚证，治以青蒿鳖甲汤合大补阴丸加减以养阴清热，化瘀通络。

（六）施光其经验

施光其认为本病具有温病的特征，病变可涉及上、中、下三焦，故用三焦辨证将其分为三型。热扰心肺，邪漫上焦型，治以疏风散热，豁痰开胸之法，方用银翘散合瓜蒌薤白半夏汤加减；胃肠热盛，中焦失润型，治以清热凉血之法，方用白虎汤合清营汤加减；肝肾阴虚，下焦津亏型，治以养阴清热，化瘀通络之法，方用青蒿鳖甲汤合大补阴丸加减。

（七）李伯英经验

李伯英在本病的辨证上较为灵活，分型分期较多，认为急性期发热分三型。以邪实为主，为热邪犯卫证，药用银翘散加减；以往来寒热表现为主则邪在半表半里之间，为邪郁少阳证，药用小柴胡汤加减；极期患者高热持续不退，辨为气营两燔证，药用犀角地黄汤加减；病程较长，反复难愈的患者，或伴日晡潮热，或伴四肢沉重酸胀，以下肢为重者，辨为湿热蕴结证，以三仁汤合白虎加桂枝汤治疗；后期仍反复发作、迁延难愈，病程长达数年者，辨为久病则虚，或为阴血不足、阳气亢盛而致发热之证，或为中气下陷至阴中，郁而化热之证，辨证为阴虚火旺证的，选方青蒿鳖甲汤加减；为血瘀发热证的，用血府逐瘀汤加减；气虚发热证，用补中益气汤加减；阳虚发热证，则使用乌头汤或右归丸加减。

（八）胡秋未经验

胡秋未将本病分为初、中、后 3 期进行辨治。初期邪在表卫，辨为太阳经病或卫分证，治以清表宣热、解肌疏邪之法，方用柴葛解肌汤和银翘散加减；中期邪由表入里，或入营血，辨为阳明经病或温病气营两燔证或气血两燔证，治以清热泻火、清营凉血之法，方用清瘟败毒饮加减；后期病在脾胃肝胆，可为湿热蕴毒证，方用蒿芩清胆汤合清瘟败毒饮加减治疗；若为气阴两虚证，则以清瘟败毒饮合复脉汤加减；若为气虚发热证，则以清瘟败毒饮加大剂量黄芪治疗。

（九）刘健经验

刘健认为禀赋不足、阴血亏虚是 AOSD 发病基础，湿热伏邪、痰瘀痹阻是病理关键，正虚邪实、湿热痰瘀互结是复发根源。辨证论治：①阴虚内热证，治以养阴清热，通络凉血，方用青蒿鳖甲汤加减。关节灼热，盗汗明显者，加黄柏、知母、地骨皮、银柴胡养阴清热；心烦不寐者，加酸枣仁、首乌藤；斑疹明显者，加紫草、玄参、茜草凉血止血。②湿热痹阻证，治以清热利湿解毒，祛风通络。方用白虎加桂枝汤合宣痹汤加减。皮肤有红斑者，加牡丹皮、赤芍、生地黄清热凉血，活血化瘀；发热、咽痛者，加荆芥、薄荷、桔梗疏风清热、解毒利咽；热盛伤阴症见口渴心烦者，加玄参、麦冬、生地黄清热滋阴生津。③痰热瘀结证，治以清热化痰，活血化瘀通络，方用双合汤加减。瘀血明显，关节疼痛、肿大、僵直、畸形，活动不利者，加丹参、姜黄；痰瘀交结，疼痛不已者，加全蝎、地龙、僵蚕搜剔络道。④气阴两虚证，治以益气养阴。方用知柏地黄丸加减。症见低热持续不退者，加银柴胡、鳖甲、青蒿、胡黄连、地骨皮等清退虚热；气血亏虚尤甚者，加鸡血藤养血通络，白术、甘草健脾益气；胃脘不适，饮食欠佳者，加炒麦芽、炒谷芽、焦山楂、鸡内金等和胃消食之品。

五、名方推荐

（一）涤浊汤

冬瓜仁、薏苡仁、桃仁、大黄、半夏、苍术、泽泻、茯苓、陈皮、神曲、栀子、甘草。功效：祛湿涤浊。主治：AOSD 之湿浊阻滞证。用法：每日 1 剂，早晚分 2 次服用。加减：若关节酸痛不休，加木瓜、威灵仙、忍冬藤、丝瓜络、白芍以通络止痛。

（二）小柴胡汤加减

柴胡 12 g，黄芩、半夏、生姜各 9 g，人参 6 g，炙甘草 5 g，大枣 4 枚。功效：和解少阳。主治：邪郁少阳、毒瘀互结的 AOSD。用法：每日 1 剂，早晚分 2 次服用。加减：AOSD 热势常较盛，故多合用金银花、连翘、蒲公英、牡丹皮、大青叶、青蒿等以加强清热之力。本病症状反复发作，患者多有毒瘀互结，对此常加以解毒祛瘀药，如七叶一枝花、白花蛇舌草、僵蚕、蜂房、丹参、桃仁、川芎等。

（三）银翘散加减

金银花、生石膏（先煎）、大青叶、虎杖各 30 g，生薏苡仁、地龙各 20 g，连翘、黄芩、桑枝、防己、秦艽、川牛膝各 15 g，知母、苍术、荆芥、防风各 9 g，甘草 6 g。功效：疏风散热。主治：AOSD 之风犯肺卫证。用法：每日 1 剂，早晚分 2 次服用。加减：发热不退加寒水石（先煎）30 g，玄参 30 g；关节肌肉疼痛较重加忍冬藤 30 g，威灵仙 30 g，姜黄 15 g；皮疹较重加牡丹皮 9 g，赤芍 15 g。

（四）白虎汤合清营汤加减

生石膏（先煎）、生地黄、玄参、麦冬各 30 g，金银花、连翘各 15 g，知母、牡丹皮、赤芍、丹参、淡竹叶、黄连各 9 g。功效：清热凉血。主治：AOSD 之气营两燔证。用法：每日 1 剂，早晚分 2 次服用。加减：高热、神昏谵语可加犀角粉 3 g，羚羊角粉（冲服）6 g，莲子心 3 g。斑疹较重者加三七粉（冲服）3 g，白茅根 9 g，茜草 15 g。口干咽燥者加沙参 30 g，石斛 9 g，天花粉 9 g。咽痛甚者加玄参 30 g，蝉蜕 6 g，马勃 6 g。

（五）四妙散加味

薏苡仁、木瓜、土茯苓各 30 g，川牛膝、茯苓、泽泻、车前草、独活各 15 g，防己 12 g，苍术、黄柏、黄芩、羌活各 9 g。功效：清热利湿，祛风通络。主治：AOSD 之湿热蕴毒证。用法：每日 1 剂，早晚分 2 次服用。加减：关节明显灼痛肿甚加飞滑石 30 g，川芎 30 g，牡丹皮 9 g；日晡潮热难退加蒲公英 9 g，板蓝根 30 g，苦参 30 g，龙胆 15 g；瘰疬不消加生龙骨（先煎）30 g，生牡蛎（先煎）30 g，赤芍 15 g。

（六）青蒿鳖甲汤合大补阴丸加减

忍冬藤、虎杖、地龙、桑枝、龟甲各 30 g，青蒿、鳖甲、麦冬、玄参、黄芩、赤芍各 15 g，知母、牡丹皮、秦艽各 9 g，甘草 6 g。功效：养阴清热，化瘀通络。主治：AOSD 之阴虚内热证。用法：每日 1 剂，早晚分 2 次服用。加减：低热重加生石膏（先煎）30 g，银柴胡 9 g，地骨皮 9 g；口干咽燥加玄参 30 g，芦根 9 g，石斛 15 g；瘰疬肿痛重用玄参 30 g，牡蛎（先煎）30 g，川贝母 9 g，青皮 9 g。

（七）桂枝芍药知母汤加减

生姜、白术各 15 g，桂枝、麻黄、知母、防风各 12 g，附子（炮）10 g，芍药 9 g，甘草 6 g。功效：调和营卫，宣通郁阳。主治：AOSD 正气已衰，邪气乘虚而入。加减：于原方中加入黄芪、当归、生地黄等扶正固本之品，另以川乌、草乌易附子，再加马钱子 2 g。

（八）补中益气汤加减

黄芪 18 g，炙甘草、白术各 9 g，人参、陈皮、升麻、柴胡各 6 g，当归 3 g。功效：补中益气，升阳举陷。主治：AOSD 之中气虚衰证。加减：方中常加生地黄养阴，或用熟地黄以濡养四肢，龙眼肉以益气温阳。

（九）双合汤加减

桃仁、红花、当归、川芎、白芍、茯苓、半夏、陈皮、竹沥、延胡索、鸡血藤、甘草等。功效：清热化痰，活血化瘀通络。主治：AOSD 之痰热瘀结证。用法：每日 1 剂，水煎，分 2 次服。加减：瘀血明显，关节疼痛、肿大、僵直、畸形，活动不利者，加丹参、姜黄；痰瘀交结，疼痛不已者，加全蝎、地龙、僵蚕搜剔络道。

（十）知柏地黄丸加减

知母、黄柏、熟地黄、山药、山茱萸、茯苓、银柴胡、青蒿、地骨皮、白术、甘草等。功效：益气养阴。主治：AOSD 之气阴两虚证。用法：每日 1 剂，水煎，分 2 次服。症见低热持续不退者，加银柴胡、鳖甲、青蒿、胡黄连、地骨皮等清退虚热；气血亏虚尤甚者，加鸡血藤养血通络，白术、甘草健脾益气；胃脘不适，饮食欠佳者，加炒麦芽、炒谷芽、焦山楂、鸡内金等和胃消食之品。

（十一）自拟加味青蒿鳖甲汤

青蒿、炙鳖甲、生知母、生地黄、秦艽各 15 g，牡丹皮、羌活、川芎、白芷、连翘各 12 g，细辛 3 g。功效：升阳散火。主治：AOSD 失治误治出现营阴暗耗、邪热炽盛之证。用法：每日 1 剂，水煎，分 2 次服。加减：口渴发热重者加金银花 15 g、石膏 40 g 清热生津；皮疹较多者加地骨皮 15 g、白鲜皮 15 g、赤芍 12 g 祛风凉血；纳呆者加焦神曲 12 g、砂仁 9 g 醒脾助运；腹痛剧烈者加延胡索 15 g、木香 15 g 行气止痛；咽痛剧烈者加射干 12 g、马勃 12 g；关节疼痛明显者加肿节风 15 g、海桐皮 12 g 消肿通络止痛。

第八节 干燥综合征

干燥综合征（SS）是一种主要累及外分泌腺体的慢性炎症性自身免疫病。临床除有涎腺和泪腺受损功能下降而出现口干、眼干外，尚有其他外分泌腺及腺体外其他器官受累而出现多系统损害的症状。本病分为原发性和继发性两类，前者指不具另一诊断明确的结缔组织病（CTD）的原发性干燥综合征（pSS）。后者是指发生于另一诊断明确的 CTD，如系统性红斑狼疮（SLE）、类风湿关节炎（RA）等的 SS。本文主要叙述 pSS。pSS 属全球性疾病，用不同的诊断标准在我国人群的患病率为 0.29%～0.77%。在老年人群中患病率为 3%～4%。本病女性多见，男女比为（1∶9）～（1∶20）。发病年龄多在 40～50 岁，也见于儿童。

一、诊断标准（表 9－12、表 9－13）

表 9－12　2016 年美国风湿病学会/欧洲抗风湿病联盟

原发性干燥综合征分类标准
①唇腺灶性淋巴细胞浸润，并且灶性指数≥1 个灶/4 mm^2：（应由擅长灶性淋巴细胞浸润和灶性指数计数的病理学家依照 Daniels 等的方案进行评分），3 分。

续表

原发性干燥综合征分类标准
②抗 ssA 或抗 Ro 抗体阳性，1 分。
③至少单眼 Oss 染色评分≥5 或 van Bijsterveld 评分≥4，1 分。
④至少单眼 Schirmer 试验≤5 mm/5 min，1 分。
⑤未刺激的全唾液流率≤0.1 mL/min（Navazesh 和 Kumar 测定方法），1 分。
适用于任何满足入选标准，并除外排除标准者，且上述 5 项评分总和≥4 分者诊断为 pSS。（常规使用抗胆碱能药物的患者应充分停药后再进行上述③④⑤项评估口眼干燥的客观检查）。

表 9-13　ACR/EULAR pSS 入选标准及排除标准

入选标准：至少有眼干或口干症状其一的患者，即下列至少一项阳性：
①每日感到不能忍受的眼干，持续 3 个月以上；
②眼中反复砂砾感；
③每日需用人工泪液 3 次或 3 次以上；
④每日感到口干，持续 3 个月以上；
⑤吞咽干性食物时需频繁饮水帮助。或在 EULAR pSS 患者疾病活动度指标（ESSDAI）问卷中至少一个系统阳性的可疑 SS 者。
排除标准：下列疾病因为可能有重叠的临床表现或干扰诊断结果，其患者应予以排除：
①头颈部放疗史；②活动性丙型肝炎病毒感染（由 PCR 确认）；③AIDs；④结节病；⑤淀粉样变性；⑥移植物抗宿主病；⑦IgG4 相关性疾病。

二、西医治疗

目前对 pSS 的治疗目的主要是缓解患者症状，阻止疾病的发展和延长患者的生存期，尚无可以根治疾病的方法。

对 pSS 的理想治疗不但是要缓解患者口、眼干燥的症状，重要的是终止或抑制患者体内发生的异常免疫反应，保护患者脏器功能，并减少淋巴瘤的发生。pSS 的治疗包括 3 个层次：①涎液和泪液的替代治疗以改善症状；②增强 pSS 外分腺的残余功能，刺激涎液和泪液分泌；③系统用药改变 pSS 的免疫病理过程，最终保护患者的外分泌腺体和脏器功能。

（一）对症治疗

1. 口干燥症：减轻口干较为困难，人工涎液的效果很不理想，实用的措施是保持口腔清洁，勤漱口，减少龋齿和口腔继发感染的可能，并且停止吸烟、饮酒及避免服用引起口干的药物如阿托品等。人工涎液有多种制剂，含羧甲基纤维素、黏液素（mucin）、聚丙烯酸（polyaerylie acid）、黄胶原（xanthan）或亚麻仁聚多糖（linseed polysacchride）等成分。人工涎液作用时间短，口感较差，oralbalance 是胶状物，作用时间较长，一般在夜间使用。另外患者还可以使用含氟的漱口液漱口，以减少龋齿的发生。

2. 干燥性角结膜炎：予人工泪液滴眼可以减轻眼干症状，预防角膜损伤，减少眼部并发症。人工泪液，有多种非处方制剂。黏度不同，有的含有透明质酸。应鼓励患者根据自己的情况使用，最大限度地缓解症状。另外在夜间患者还可以使用含甲基纤维素的润滑眼膏，以保护角、结膜。国外有人以自体的血清经处理后滴眼。含有皮质激素的眼药水对眼干疗效不佳且能引起角结膜上皮细胞的变性和穿孔，故不宜应用。某些药物如利尿剂、抗高血压药、雷公藤可以加重口、眼干燥，应尽量避免使用。

3. 肾小管酸中毒合并低钾血症：钾盐的代替疗法用于肾小管酸中毒合并有低钾血症者，有低血钾性瘫痪者宜静脉补充氯化钾，缓解期可口服枸橼酸钾或缓释钾片，大部分患者需终身服用。多数患者低血钾纠正后尚可正常生活和工作。

4. 肌肉、关节痛：可用非甾体抗炎镇痛药，如布洛芬、吲哚美辛等治疗，由于侵蚀性关节病变罕见，所以没有必要常规使用改善疾病的抗风湿药物，但羟氯喹 6～7 mg/(kg^{-1} · d^{-1})，每日最大剂量≤400 mg，可用于缓解 pSS 患者的疲劳、关节痛和肌痛等症状，在少见的情况下，可能需要短程使用小剂量糖皮质激素（例如泼尼松 5～10 mg/d）以缓解关节剧痛等症状。

（二）改善外分泌腺体功能的治疗

当使用涎液或泪液替代治疗效果不满意时，可使用毒蕈碱胆碱能受体（muscarinic receptors）激动剂刺激外分泌腺分泌。目前常用的药物有毛果芸香碱（匹罗卡品，pilocarpine）和 cevimeline（目前尚无中文名称）。毛果芸香碱是乙酰胆碱类似物，可刺激胆碱能受体，对 M3 受体作用较强。毛果芸香碱 5 mg，每日 3 次（每日剂量 10～20 mg）可以增加涎液流率。不良反应包括出汗、频繁排尿、肠激惹，对消化道溃疡、哮喘和闭角性青光眼的患者禁用。在临床使用的剂量范围内，患者的不良反应并不多，耐受性良好。Cevimeline 较毛果芸香碱更特异地作用于外分泌腺体中的 M3 受体。Cevimeline 20～30 mg，每日 3 次，治疗 pSS 的口、眼干燥症效果良好，不良反应与毛果芸香碱相似。此外，环戊硫酮片（正瑞）、溴己新片（必嗽平）和盐酸氨溴索片（沐舒坦）等也可以增加外分泌腺的分泌功能。

（三）免疫抑制和免疫调节治疗

系统损害者应根据受损器官及严重程度进行相应治疗。对于有重要脏器受累的患者，应使用糖皮质激素治疗，对于病情进展迅速者可合用免疫抑制剂如环磷酰胺、硫唑嘌呤等。出现恶性淋巴瘤者宜积极、及时地进行联合化疗。pSS 疾病早期以 B 细胞增生为主，因此高免疫球蛋白血症是 pSS 免疫学异常的一个重要特点，pSS 中高免疫球蛋白血症常提示疾病可能处在活动进展期，所以很多医师认为对于高免疫球蛋白血症，而无系统损伤的患者同样应给予全身积极的免疫抑制治疗，包括糖皮质激素和免疫抑制剂的治疗，以免疾病进展出现系统受损。但是血清免疫球蛋白达到什么样的水平才给予治疗无法达成一致。

1. 糖皮质激素：对合并有神经系统、肾小球肾炎、肺间质性病变、肝脏损害、血细胞减少尤其是血小板减低、肌炎等要给予糖皮质激素治疗，糖皮质激素剂量应根据病情轻重决定，剂量与其他结缔组织病治疗用法相同。肾小管酸中毒的患者主要是替代疗法，但是如果是新发病例，或者是肾脏病理显示为小管及其周围以炎性病变为主的，也可以考虑激素疗法或加免疫抑制剂的治疗，以泼尼松为例剂量 0.5～1 mg/(kg^{-1} · d^{-1})。

2. 羟氯喹：羟氯喹 200～400 mg/d [6～7 mg/(kg^{-1} · d^{-1})]，可以降低 pSS 患者免疫球蛋白水平。在一些研究中也可以改善涎腺功能。根据目前的临床资料，当患者除口眼干的症状外，还出现关节肌肉疼痛、乏力以及低热等全身症状时，羟氯喹是一个合理的治疗选择。

3. 其他免疫抑制剂和免疫调节剂：对合并有重要脏器损害者，宜在应用糖皮质激素的同时加用免疫抑制剂，常用的免疫抑制剂包括甲氨蝶呤 0.2～0.3 mg/(kg^{-1} · 周$^{-1}$)，硫唑嘌呤 1～2 mg/(kg^{-1} · d^{-1})，环孢素 2.5～5 mg/(kg^{-1} · d^{-1})，环磷酰胺 1～2 mg/(kg^{-1} · d^{-1}) 或 0.5～1 g/(m^{-2} · 4 周$^{-1}$)，其中环磷酰胺最常用。对于出现神经系统受累或血小板减少的患者可静脉用大剂量免疫球蛋白（IVIG）0.4 g/(kg^{-1} · d^{-1})，连用 3～5 d，需要时可以重复使用。如果出现由 pSS 导致的中枢神经系统病变，应该采用大剂量糖皮质激素静脉冲击治疗，同时应用环磷酰胺。对于合并原发性胆汁性肝硬化的患者应使用熊去氧胆酸治疗。除上述治疗外，局部用环孢素乳化剂滴眼和口腔含服小剂量干扰素，口干和眼干症状均有缓解，而没有出现明显的不良反应，目前国内尚未得到应用，需要进一步研究。

（四）生物制剂

自身反应性 B 细胞的异常激活是 SS 发病的重要因素之一。目前有越来越多的临床试验表明，使用抗 CD20 和抗 CD22 抗体进行 B 细胞清除治疗可以改善 SS 病情。

利妥昔单抗（rituximab，美罗华，抗 CD20 单克隆抗体）最早被用于 B 细胞淋巴瘤的治疗，后在自身免疫病治疗中也取得了一定的疗效。它对 SS 常规治疗效果不佳的患者，且有严重的关节炎、严重的血细胞减少、周围神经病变以及相关的淋巴瘤均有较好的疗效。研究报道，利妥昔单抗 375 mg/m^2，每周 1 次治疗 SS 患者，12 周后患者主观症状显著缓解，涎腺有残余功能的患者涎液流率也有明显增加。SS 患者使用利妥昔单抗发生血清病样不良反应的概率较高，同时使用较大剂量的糖皮质激素有可能减少这种不良反应的发生。利妥昔单抗能否最终改变 SS 病程，消除 SS 外分泌腺体中的异常免疫反应，还需要更长时间、更大样本的观察。根据 SS 发病机制有针对性地采用新的生物制剂、免疫治疗以及基因治疗，将为 SS 的治疗带来希望。

三、中医临床思维

（一）中医病名

干燥综合征是西医学病名，中医文献有关本病的专论不多，中医学中常以主症来命名，如口眼干燥为主而名之为“燥证”或“内燥证”；腮腺肿大而名之为“发颐”；眼部角膜炎、结膜炎干涩无泪而名之为“翳眼”“白溜症”“泪枯症”；关节炎而名之为“痹证”；或根据各种虚损证候明显而名之为“虚劳”等。近年全国中医痹病委员会所著《痹病论治学》始有“干燥综合征”之名，称之为“燥痹”，并确立了燥痹的定义，即燥邪损伤气血津液而致孔穴干燥，肌肤枯涩，肢体疼痛，甚则脏腑损害的痹证之一。本病主要病因病机为阴虚燥热、聚滞成瘀、燥瘀致毒，虚、燥、瘀、毒交互为患：虚者当责之于气阴，津液在人体属阴，起滋润濡养作用，其散布于体表能润泽皮肤毛发，其流布于体内能滋灌五脏六腑，其注入孔窍能濡养眼耳口鼻诸窍，其流注于筋骨关节能使之柔润滑利。气虚阴伤，津乏液少，脏腑不荣，机体失润，则燥病乃成，津亏液少，血液沉涩重浊，气虚无以运血，则瘀血内生；燥热灼血炼液成瘀，燥瘀互结，蕴结为毒；毒甚更耗阴津，周而复始，使虚、燥、瘀、毒交互为患，虚实夹杂，缠绵难愈（干燥综合征中医药治疗研究进展．辽宁中医药大学学报，2014 年第 5 期）。

（二）辨病辨证及治疗特征

干燥综合征之辨证总属阴伤津亏，致毒、虚、燥、瘀、毒交互为患。临床常辨证四型：气阴两虚证、阴虚津亏证、阴虚热毒证、阴虚血瘀证；治以益气养阴、健脾和胃、养肝滋肾、清热解毒，辅以通络化瘀，常用方剂包括：补中益气汤合沙参麦冬汤、杞菊地黄丸合一贯煎加减、百合固金汤合益胃汤、玉女煎加减、四逆散、桃红四物汤及血府逐瘀汤加减。

干燥综合征因其发病隐匿，临床往往容易误诊，又因其表现多样，症情复杂，可侵袭全身各个系统，范围广泛，故患者的生活质量明显降低。西医学对该病的病因及发病机制尚不十分清楚，常常采用替代治疗与对症处理为主，包括免疫抑制剂和糖皮质激素的运用，但疗效均欠佳，中医通过病因病机的分析，辨证论治，在缓解患者症状及改善生活质量方面有着重要的意义。

（三）药物选择

黄芪、炒白术、党参、白芍、冬虫夏草、西洋参、甘草、熟地黄、山药、何首乌、女贞子、知母、黄柏、生地黄、熟地黄、沙参、麦冬、玉竹、桃仁、红花、墨旱莲、炒枣仁、石决明、白蒺藜、青葙子、枸杞子、谷精草、龙胆、白扁豆、黄精、天花粉、石斛、麦芽、淡竹叶等。

本病以阴虚为本，燥热为标，虚实夹杂为病理基础，燥、痰、瘀、毒互结是本病的病理关键，久病入络是发展的常见趋势。对本病的辨治，各家医家不同，都注重于中医整体辨证论治，在滋阴润燥基础上，佐以益气、清热、祛瘀、解毒、通络等。如发热乏力者，常滋阴清热；皮疹、瘀斑者，在滋阴基础上，辅以祛瘀解毒；关节疼痛者，常辅以祛瘀通络止痛；干咳、气短者，辅以补益肺气，滋阴润肺；蛋白尿者，辅以温阳补肾；病久体虚者，辅以滋阴潜阳。中医治疗还可以配合针灸，常在局部取可生津润燥之穴如睛明、廉泉以缓解眼、口干燥，加以肝、肾、脾等经上的重要穴位益气养阴、祛瘀清热。经过大量的临床观察及总结证实，中医药在改善干燥综合征患者症状以及控制病情，提高生存质量等方面颇有成效。

四、名医经验

（一）朱良春经验

朱良春对干燥综合征之辨证强调要分脏腑，辨证型。如燥热内盛、肺胃津伤，症见口干唇燥，眼干少泪，唾液量少，饮水不解，咽喉、鼻腔干燥，或见口腔溃疡，干咳少痰，或伴关节隐痛，舌质红，少苔或干燥，中有裂纹，脉细弦。此型重在肺胃津伤，无以濡润口、眼、鼻、咽、肠，治宜清养肺胃、生津润燥，方用一贯煎、清燥救肺汤化裁。如脾胃阴伤，燥热内生，症见口干较盛，咽干声嘶，口舌生疮，饮食难下，大便干结，或有失眠、心烦等症，甚至舌质红或绛，干如镜，脉细数。治宜益脾养胃、生津润燥，方用沙参麦冬汤化裁。如肝肾阴虚，虚热内生，症见头晕口干，目干或涩或糊，咽燥，心烦失眠，腰膝酸软，牙齿枯槁、无泽或断裂，舌红少苔或无苔，脉细弦，此型多为病延日久，肝肾亏虚，阴血不足，虚热内生，治宜滋养肝肾、清热润燥，通络止痛。且认为临床上要注意 3 型常常兼参辨证，注意兼证，特别是多见手指、肩、膝等关节疼痛。

（二）陈湘君经验

陈湘君认为本病病机为阴虚燥毒，以益气养阴、酸甘生津为基本治则，根据不同阶段，分别论治：①口鼻干燥为主症者，治以健脾益气、滋养肺胃，方选酸甘生津 2 号（黄芪、太子参、白术、北沙参、麦冬、五味子等）；②眼干齿枯为主症者，治以滋阴生津、补益肝肾，方选酸甘生津 1 号（生地黄、北沙参、麦冬、五味子、石斛、大白芍、乌梅、鸡血藤、丹参等）；③颐肿痰核为主症者，治以健脾化痰、疏肝解郁，化痰软坚多用山慈菇、象贝母、海藻、昆布，疏肝解郁多用郁金、合欢皮、生铁落、栀子等。

（三）康广盛经验

康广盛综合各家学说，将本病辨治 6 法：①健脾益气法：适用于各种干燥综合征，脾失健运，进而津液生成不足，或输布障碍，治当健脾益气，方用四君子汤加味；②补肾填精法：适用于素体阴虚或年高、久病患者，肾精乏源，则诸脏腑之阴亏虚，治当滋补肾阴、填精益髓，方用左归丸；③养肝明目法：适用于眼干明显者，目开窍于肝，肝肾阴虚，目失濡养，治当养肝明目，方用杞菊地黄丸；④宣肺布津法：适用于口、鼻干燥症状明显者，口鼻为肺气之通道，肺不布津、气行涩滞，则可导致口鼻干燥症状，治当宣肺布津，方用沙参麦冬汤；⑤清热凉血汤：适用于血热化瘀者，血瘀内停，气机受阻，水津不布，治以清热凉血，方用黄连解毒汤合桃红四物汤；⑥通络化痰法：适用于兼瘰疬瘿瘤者，津液代谢异常，聚而成痰，阻塞经络，是故治当通络化痰，方用沙参麦冬汤合加味消瘰丸。

（四）刘永年经验

刘永年提出流津润燥法治疗 SS，即应用补气、温阳、活血、解毒等方法，使患者津充气足，脉道通利，津液流布，从而使津液能上承于口眼，润泽于肌肤，充养于五脏，“燥”也自然得解。基本方药可选玄参、生地黄、熟地黄、天冬、麦冬、山药、玉竹、枫斗、黄精、白芍、乌梅等。若兼燥火内热者，可酌加知母、黄柏、牡丹皮；低热者加地骨皮、银柴胡、青蒿等；燥毒炽盛者加清热解毒之水牛角、土茯苓、黄芩、连翘、贯众等，予泄热降火之生石膏、知母、牡丹皮、生地黄、夏枯草等；气虚无力敷布津液致燥加用党参、黄芪、太子参、白术、葛根、薏苡仁、炙甘草等；虚寒甚者加桂枝、仙茅、巴戟天、淫羊藿。

（五）路志正经验

在治疗燥痹时，注重肺、脾、肝、肾四脏，兼顾到各脏腑系统；治疗本病要注重先天与后天的互补关系；顾全气血、阴阳之间的关系，治疗时采用益气养阴、宣肺布津的方法。在选药上考虑到滋阴药易滋腻碍气且有润下通便的作用，加用理气药补而不腻，用益气药既可阴阳互补又可健脾止泻如白术等，甚至加用少量收涩药如乌梅炭等。益气药多选用温和不燥之品如太子参等，活血药大多用性温不燥且有养血通经的药物如当归、乌梢蛇等。考虑到燥者炼液成痰，选用清半夏等少量化痰药；痰湿郁而化热者选金银花等清热解毒；阴虚内热，加用知母、龟甲；阳气虚甚，加桑寄生、莲子肉等。并创造性提出

“持中央”而“调升降”的学术思想，临床上重视脾阳胃气以及脾阴胃阴。

（六）孟如经验

孟如认为本病为阴津亏虚，病位在口、眼等清窍，亦可累及全身，与肺、脾（胃）、肝、肾密切相关，甚则可累及皮肤、肌肉、关节。本病性质属本虚标实，肺、脾（胃）肝、肾阴虚为主，火热、燥、气为标。治疗上除注重润燥治燥、滋肺脾（胃）肝、肾之阴外，常注重临床实际，随证辨证施治。具体分型，燥邪伤肺证：干咳无痰或痰少而黏稠、难以咯出，口干咽燥，常伴发热恶寒、关节肿痛等症，舌质红、苔薄黄而干，脉浮数。治以清肺润燥止咳，方选清燥救肺汤化裁。肺肾阴虚证：咳嗽痰少、咳声不扬、鼻咽干燥、心烦、夜寝不安、午后潮热、腰膝酸软、形体消瘦、皮毛干枯、舌质干红少苔、脉细数。治以清肺益肾、滋阴生津，方选百合固金汤加减。肝肾阴虚证：口咽干燥、眼干乏津、耳鸣目眩、胸胁胀闷或胀痛不适、烦躁、五心烦热、腰腿酸软、大便干结、舌干红少津、脉细弦。治以滋补肝肾、益阴生津，方选一贯煎合左归丸或知柏地黄丸。脾胃阴虚证：口干咽燥，口干不欲多饮、眼干、胃脘隐痛、大便干结、小便黄少、舌红少津、脉细数。治以健脾益胃、养阴生津，方选益胃汤合玉女煎加减。气阴两虚证：口眼干燥、气短懒言、神疲乏力，或有腹胀纳差、心烦，夜寐不安、腰膝酸软、舌红少苔、脉细弱。治以益气健脾、滋阴补肾，方选六味地黄丸合八珍汤。

（七）左振素经验

左振素认为干燥综合征是在内、外因素共同作用下机体津液减少，脏腑功能受损的病证。而热燥毒、阴虚津亏、血瘀脏损是本病的特点，其中热燥毒是干燥综合征的主要病因，津液阴血耗伤是最终病理改变，血瘀痹阻、内脏受损是最终结果。治疗强调清热解毒润燥当贯穿始终，益气养阴活血也为主法，孰轻孰重，孰主孰次当依证而变。选药遵循多用甘寒之品，少用苦寒之物的原则。甘寒清热润燥，苦寒多性燥，不宜应用。基本方：生地黄 15 g，玄参 15 g，五味子 12 g，乌梅 12 g，白芍 15 g，金银花 30 g，土茯苓 30 g，丹参 15 g，当归 12 g，枸杞子 15 g，黄精 15 g，麦冬 12 g，石斛 12 g，甘草 6 g。

（八）张鸣鹤经验

张鸣鹤认为干燥综合征是一种以慢性炎症为基础的自身免疫病，热毒内蕴是其发病基础，贯穿于整个病程，并与疾病活动程度密切相关。血瘀是发病过程中的病理产物，早期的症状和体征可能没有临床表现，但是实验室检查已有血瘀证的病理基础存在，并且随病程进展而加重。阴津亏虚虽和患者先天禀赋有关，但主要由热毒所致，瘀血内停，津液难生，亦可加重干燥症状，故强调当从“热毒”“阴虚”“血瘀”3 个方面来论治。临证施治，以清热解毒为基础，兼以养阴生津、活血通络。从中西医结合出发，借助西医“炎”性病机，执简驭繁，提出 SS 从免疫源性“炎”“热”论治，立足“热痹”理论，创新性提出“因炎致痹”“炎生热毒”“因炎致瘀”“因炎致燥”的学术观点。

（九）李德新经验

李德新认为，本病的病因分为外感与内伤。外感为风热、风寒之邪侵入上焦肺胃之气；内伤为脏腑阴津亏虚，精血不足。瘀血阻滞、阴津燥热为其病机。临床上李德新认为燥邪本易伤阴，其性质可分为凉燥与温燥，与季节关系明显，夏秋多以温燥明显，冬秋以凉燥常见。五脏气血亏虚、阴液不足而致燥。因燥可伤筋骨，反复恶性循环，肌肉、关节失养，终致燥痹。燥痹可伤五脏。外燥（六淫、疫情等）、内燥（七情、气虚、阴虚等）影响机体功能，日久不愈，阴液耗伤，导致气阴亏虚，或阴损及阳，阳气亏虚，进而导致气阴两虚；日久则阴阳俱虚，形成血瘀、痰饮，致经脉不通，关节、筋骨、络脉失养，形成燥痹。总之，治外燥，辨温凉；治内燥，辨脏腑。李德新将本病分为以下 7 种证候。其中外感温燥、外感凉燥属于外燥；肺阴亏虚、脾胃阴虚、肝肾亏虚、阴虚燥热、瘀血阻滞属于内燥。治疗上外感凉燥型以温散凉燥、温肺止咳，处方用杏苏散加减。外感温燥型以轻宣温燥、凉润止咳，处方用桑杏汤加减。肺燥咳嗽型以滋阴润肺、生津止咳，处方用沙参麦冬汤加减。脾胃阴虚型以补脾气健脾、益胃生津，处方用益胃汤加减。肝肾亏虚型以补肾填精、益肝明目，处方用杞菊地黄汤加减。阴虚燥热型以滋阴清热、生津止渴，处方用一贯煎加减。瘀血壅滞型以活血祛瘀、化瘀通络，处方用血府逐瘀汤加减。在治疗本病的过程中，考虑到滋阴药易滋腻碍气机且有碍脾胃的运化，在用药上可加用化湿行气药。

（十）张之文经验

张之文认为机体阴液虚损，津亏致燥是本病的基本病机，阴虚为本，燥热为标。口干多饮、双目干涩、舌红少苔是最常见的临床表现，也正是阴虚燥热的主证。并认为本病与肝胃关系最密切，肝阴不足或肝有内热，常出现双目干涩，甚则刺痛等表现，治疗上常用柴胡、白芍、女贞子、桑叶、菊花、夏枯草等疏肝、养肝、清肝之品；胃阴亏虚，胃有郁热，出现口干、牙龈炎、多发龋齿、口臭、舌红少苔等症状，治疗上常用芦根、玉竹、知母、麦冬、玄参、沙参、生地黄。同时气能生津、能行津、能摄津，津液的生成、输布和排泄，皆有赖于气的作用。张之文还发现，单纯从养阴清热的角度治疗干燥综合征，疗效往往欠佳，若配合补气药的运用，益气与养阴兼顾，常可达到事半功倍的效果，故常用黄芪、党参之品。

五、名方推荐

（一）养阴清热解毒汤

蛇舌草、生石膏、芦根、大血藤各 30 g，生地黄、石斛各 20 g，玄参、黄芩各 12 g，麦冬、北沙参各 15 g，知母、牡丹皮、赤芍、野菊花各 10 g。功效：养阴清热解毒。主治：干燥综合征。用法：水煎，每日 1 剂，分早晚 2 次服用。加减：若兼燥火内热者，可酌加知母、黄柏、牡丹皮；低热者加地骨皮、银柴胡、青蒿等；燥毒炽盛者加清热解毒之水牛角、土茯苓、黄芩、连翘、贯众等与泄热降火之生石膏、知母、牡丹皮、生地黄、夏枯草等；气虚无力敷布津液致燥加用党参、黄芪、太子参、白术、葛根、薏苡仁、炙甘草等；虚寒甚者加桂枝、仙茅、巴戟天、淫羊藿。

（二）活血解毒方

丹参、生地黄各 30 g，玄参、麦冬、石斛、鸡血藤、太子参各 20 g，当归、川芎、连翘、南北沙参各 15 g，甘草 10 g。功效：活血解毒、养阴生津。主治：干燥综合征口干、眼干症状明显，且实验室指标异常者。用法：水煎，分 2 次服，每日 1 剂。加减：气阴亏虚为主者，加用党参、五味子益气养阴；肝肾阴虚甚者，加用五味子、益智、补骨脂收涩固肾；眼干明显者，加用菊花、密蒙花清肝明目。

（三）增液润燥汤

乌梅 30 g，北沙参、天冬、桔梗各 15 g，紫菀、知母、桃仁各 10 g，甘草 6 g。功效：益气滋阴、生津除燥、祛瘀通络。主治：干燥综合征以津液亏虚兼瘀者。用法：水煎，每日 1 剂，早晚分服。加减：肺阴虚者，加天花粉 16 g；胃阴虚明显者，加石斛 10 g、玉竹 10 g；肾虚明显者，加怀牛膝 30 g；瘀血明显者，加红花 10 g、地龙 10 g。

（四）升降散

白僵蚕 6 g，蝉蜕、大黄各 5 g，片姜黄 15 g。功效：宣畅气机、输布津液，驱邪泄浊。主治：邪伏久居所致的气郁津液失布型干燥综合征。用法：每日 1 剂，水煎，分 2 次服用。加减：外邪甚，加柴胡、升麻、青蒿、荆芥、防风、连翘、金银花祛邪外达；痰浊甚，加苦杏仁、紫苏叶、瓜蒌皮、桔梗行气化痰；热甚者，加栀子、淡豆豉清透郁热；病久气阴损伤明显者，加枸杞子、生地黄、太子参益气生津。

（五）润燥露经验方

西洋参 20 g，沙参、麦冬、天花粉各 15 g，石斛、射干、桔梗、苏木各 10 g，川贝、藏青果、蝉蜕各 5 g，甘草 6 g。功效：益气养阴、生津止渴、清热解毒。主治：腺体组织进行性破坏，唾液和泪液分泌减少，患者出现口干、眼干症状的干燥综合征。用法：水煎，每日 1 剂，分早晚服。

（六）乌梅丸

黄连 240 g，干姜 150 g，乌梅（炒）、制白附子、桂枝、细辛、黄柏、红参各 90 g，花椒、当归各 60 g。功效：寒热并用、温清并举，阴阳并调、攻补兼施。主治：阴阳失调，气血紊乱，寒热夹杂之燥痹。用法：制成丸，每次 15 g，每日 2 次。

（七）燥痹汤

生地黄、枸杞子、麦冬、白芍、土茯苓、寒水石各 15 g，南沙参、石斛、菊花各 10 g，穿山甲、贝母、金银花、甘草各 5 g。功效：养阴润燥、清热解毒。主治：燥痹之气阴亏虚证。用法：水煎，每日 1 剂，分早晚 2 次服。临床可据证灵活加减：如燥痹症见口咽干燥甚、咽喉肿痛或口腔溃疡，加射干、蝉蜕、木蝴蝶清热利咽；如皮肤有红疹瘙痒，可加白鲜皮清热燥湿，治疗湿疹疮毒；病久乏力，属气阴亏虚，加灵芝补气安神；有四肢畏寒等阳虚之象，加骨碎补、巴戟天、仙茅、淫羊藿等温阳药以补肾阳。

（八）增液汤加减

生地黄、麦冬、玄参、石斛、枸杞子、炙女贞子各 10 g。功效：养阴生津润燥。主治：阴液亏虚，燥热内盛，脏气亏虚，燥瘀互结之燥痹。用法：水煎，每日 1 剂，分 2 次服用。加减：口咽干燥甚者，加入南沙参、北沙参、芦根和天花粉等甘寒清热泻火养阴生津之品；目涩明显，加入石斛、决明子、密蒙花、枸杞子和青葙子养肝明目；气虚乏力者，加入太子参、红景天和炙黄芪；若有腰酸者，加入杜仲、续断；口腔黏腻不爽者，加入藿香、佩兰、生薏苡仁、白扁豆、炒白术、茯苓和泽泻等健脾化湿之品；腰酸乏力者，加楮实子、制黄精、制何首乌、山茱萸、山药之品，慎用熟地黄；舌质暗红者，加入鬼箭羽、赤白芍、牡丹皮、红花之品。

（九）一贯煎加减

女贞子、麦冬、石斛各 15 g，炒白芍、北沙参各 20 g，酸枣仁 25 g，甘草 5 g。功效：滋养肝肾、养阴清热。主治：肝肾阴伤、津液枯涸、血燥气滞所变生诸证。用法：水煎服，每日 1 剂。临证加减：若口干明显，伴干咳少痰，甚或痰中夹有血丝，声音嘶哑等肺阴亏虚明显者，加贝母、鲜藕汁、芦根、丝瓜络等以滋肺阴，养肺络；伴低热不退，潮热盗汗，阴虚内热明显者，加地骨皮、青蒿、白薇以养肺阴，除虚热；唇舌干燥、心悸怔忡，虚烦不寐等心阴亏虚明显者，可在酸枣仁宁心作用下，加五味子以收敛心气；伴胃脘灼痛，心烦嘈杂，取黄连配五味子以苦通辛降；兼大便干结者，取石斛配生地黄而润下，若助以调和而增疗效则可加竹茹；若双目干涩，视物模糊，头晕耳鸣，腰膝酸软等肝肾阴虚明显者，可加枸杞子、龟甲滋阴补肾以收全功。

（十）补中益气汤加减

女贞子、山茱萸、枸杞子、甘草、白术、黄精各 10 g，党参、太子参各 15 g，山药、黄芪各 30 g。功效：健脾补肺，益气升津。主治：干燥综合征中晚期见干咳无力、心悸、气短喘息、动则更甚；或四肢乏力、肌肉萎缩、举步不健脾胃之气受损者。用法：水煎，每日 1 剂，分早晚温服。加减：口鼻咽干者，用知母、石膏、天花粉、黄芩等清肺胃之热；眼干者，用菊花、密蒙花、黄芩、栀子等清肝经之热；燥毒内盛者，用金银花、连翘除热毒；对于腮腺肿大等燥毒炽盛者，运用普济消毒饮清热解毒，消肿散结；大便干加生地黄、大黄滋阴清热，泻火通便；发热加秦艽、青蒿凉血清热；燥证兼瘿瘤结块（淋巴结或腮腺肿大）或肺痹（肺间质纤维化）者，常加牡蛎、浙贝母、玄参、昆布、海藻、山慈菇、瓜蒌、穿山甲、王不留行等化痰软坚、散结消瘀。

（十一）沙参麦冬汤加减

玉竹、石斛、桑叶、苍术、黄柏、怀牛膝各 10 g，沙参、麦冬、天花粉、葛根、山茱萸、生地黄、葛根各 15 g，蓝布正、薏苡仁各 30 g，木香 5 g，甘草 3 g。功效：滋阴润燥、除湿通络。主治：燥痹，阴虚夹湿证。用法：水煎，每日 1 剂，分早晚 2 次服用。临证加减：纯阴虚者运用沙参麦冬汤；阴虚夹痰者，见于干燥综合征合并咳嗽、少痰，方用沙参麦冬汤合柴芩温胆汤加减；阴虚夹湿、阴虚夹瘀均可见干燥综合征合并关节疼痛，阴虚夹湿者，方用沙参麦冬汤合四妙散加减；阴虚夹瘀者，方用沙参麦冬汤合桃红四物汤加减；阴虚夹热者，可见于干燥综合征合并结节性红斑，方用滋水清肝饮加减。

（十二）清燥救肺汤

生石膏、麦冬各 15 g，枇杷叶、杏仁、山药、白术各 10 g。功效：宣肺生津布津，培土生金。主治：干燥综合征鼻咽诸窍、皮毛干燥需要得以濡养者。用法：水煎，每日 1 剂，分早晚 2 次服。加减：若兼燥火内热者，可酌加知母、黄柏、牡丹皮；低热者加地骨皮、银柴胡、青蒿等；燥毒炽盛者加清热解毒之水牛角、土茯苓、黄芩、连翘、贯众等与泄热降火之生石膏、知母、牡丹皮、生地黄、夏枯草等；气虚无力敷布津液致燥加用党参、黄芪、太子参、白术、葛根、薏苡仁、炙甘草等；虚寒甚者加桂枝、仙茅、巴戟天、淫羊藿。

（十三）六味地黄汤加减

牡丹皮、泽泻、霜桑叶、麦冬、白芍、百合、玄参、炙穿山甲、石斛、玉竹各 10 g，生地黄、补骨脂各 15 g，山茱萸、续断、桑寄生、骨碎补、知母、青风藤各 20 g，生山药、茯苓、鸡血藤各 30 g。功效：清燥救肺、补益肝肾、养阴通络。主治：久病气血络脉瘀滞，阴精亏损，阳虚不布之燥痹，症见口干、鼻干、眼干、皮肤干燥。用法：水煎 400 mL，每日 1 剂，早晚各服 200 mL。加减：伴有倦怠乏力、纳呆食少、面黄无华、苔少脉细等气血两虚的症状，加用白术、大枣、山药、白芍、当归、陈皮补气养血；脾胃亏虚，运化无力，酿湿生痰，痰浊困脾者，在六味地黄汤基础上加养胃汤加减治疗，可加西洋参补脾益气，清热生津；如挟痰浊，可加土茯苓、薏苡仁、泽兰利湿渗湿，通利关节。

第十章　传染科疾病

第一节　严重急性呼吸综合征（SARS）

传染性非典型肺炎是由SARS冠状病毒（SARS-CoV）引起的一种具有明显传染性、可累及多个器官系统的特殊肺炎，以肺炎为主要临床表现的急性呼吸道传染性疾病，世界卫生组织（WHO）将其命名为严重急性呼吸综合征（SARS）。本病是由SARS冠状病毒所引起。SARS病毒是一种全新的冠状病毒，可通过短距离飞沫、气溶胶等传播。病理改变主要显示弥漫性肺泡损伤和炎症细胞浸润，早期特征是肺水肿、纤维素渗出、透明膜形成、脱屑性肺炎及灶性肺出血等病变；后期可见肺泡内成纤维细胞增生，甚至硬化。

一、诊断依据

（一）流行病学史

1. 发病14 d内曾经接触过疑似或临床诊断或实验室明确诊断SARS病例，尤其是与其密切接触。

2. 病例有明确传染他人，尤其是传染多人发病的证据，他人或多人被诊断为疑似或临床或实验室确诊SARS病例。

3. 发病前14 d内有与果子狸或相关野生动物的接触史，如曾经到过饲养、贩卖、运输、加工、烹饪果子狸或相关野生动物的场所和环境，直接接触过其分泌物和（或）排泄物等。

4. 从事SARS-CoV检测、科研的相关实验室工作人员。

5. 发病前2周内居住在或曾到过SARS流行的区域（由卫生部组织专家评估确定）。

（二）典型临床表现

多数患者以发热为首发症状，极少数患者不发热。头痛，肌肉酸痛，乏力，食欲不振。后期出现咳嗽，轻、中度患者出现呼吸急迫和困难、低氧血症，少数患者发展为ARDS。部分患者可闻及干、湿啰音，肺部表现有不同程度的片状、斑片状浸润阴影或间质性改变；少数病例进展迅速，呈大片状阴影，常为双侧。

（三）实验室检查

1. 血常规：外周血白细胞多为正常或降低，血淋巴细胞、CD4＋、CD8＋细胞减少。

2. 血清学检查：可应用酶免疫法（EIA）、间接免疫荧光法（IFA）检测SARS冠状病毒的抗原和抗体，抗体出现较晚，一般在10～21 d后才出现阳性，不能作为早期诊断标准。

3. 聚合酶链反应（PCR）法：采取口咽分泌物、痰、血、大便标本，应用RT-PCR技术检测新型人冠状病毒的RNA。但是目前检测结果的敏感度与特异性均较差。

4. 肺部影像学检查：有不同程度的片状、斑片状浸润阴影或间质性改变；少数病例进展迅速，呈大片状阴影，常为双侧。SARS患者胸部X线和CT基本影像表现为磨玻璃密度影和肺实变影。

（四）SARS-CoV实验室检测

1. SARS-CoV核酸（RNA）检测

（1）任何一种标本经任何一间具备RT-PCR检测和生物安全资质的实验室检测阳性。

（2）至少需要两种不同部位的临床标本检测阳性（例如血液和鼻咽分泌物或粪便）。

（3）连续收集 2 d 或以上的同一种临床标本送检，检测阳性（例如 2 份或多份鼻咽分泌物）。

（4）在每一个特定检测中对原始临床标本使用不同方法，或从原始标本重新提取 RNA RT-PCR 检测阳性。

2. SARS-CoV 特异性抗原 N 蛋白检测

以 ELISA 检测血清或血浆标本中 SARS-CoV 核衣壳（N）蛋白抗原阳性，重复一次实验，结果仍为阳性。

3. SARS-CoV 特异性抗体检测

（1）病例任何一份血清抗体阳性。

（2）平行检测急性期和恢复期血清，抗体阳性。

（3）平行检测急性期和恢复期血清，抗体滴度升高≥4 倍。

（五）诊断标准

1. SARS 疑似病例：符合以下任何一项可诊断为 SARS 疑似病例：

（1）具备（一）中任何一项和（二）中的 SARS 的相应临床表现，但尚没有典型［（三）—4.］肺部 X 线影像学表现者。

（2）具备（二）中的 SARS 的相应临床表现，有或没有［（三）—4.］肺部 X 线影像学表现者，同时具有［（四）—1.—（1）］。

（3）具备（二）中的 SARS 的相应临床表现，有或没有［（三）—4.］肺部 X 线影像学表现者，同时具有［（四）—3.（1）］。

2. SARS 临床诊断病例

具备（一）中任何一项和（二）中的 SARS 的相应临床表现，具有［（三）—4.］肺部 X 线影像学表现，并能排除其他疾病诊断者。

3. SARS 确诊病例：符合以下任何一项者为 SARS 确诊病例：

（1）具备（二）中的 SARS 的相应临床表现及［（四）—1.—（2）］；

（2）具备（二）中的 SARS 的相应临床表现及［（四）—1.—（3）］；

（3）具备（二）中的 SARS 的相应临床表现及［（四）—1.—（4）］；

（4）具备（二）中的 SARS 的相应临床表现及［（四）—2.］；

（5）具备（二）中的 SARS 的相应临床表现及［（四）—3.—（2）］；

（6）具备（二）中的 SARS 的相应临床表现及［（四）—3.—（3）］。

二、西医治疗《传染病学分册》

（一）一般治疗

住院隔离；卧床休息；注意水，电解质平衡，适当补充液体和维生素。密切观察病情变化（多数患者在发病 14 d 内都有可能属于进展期），应定期复查胸片（病情未稳定时 1～2 d 复查 1 次，稳定后 2～4 d 1 次）、心、肝、肾功能等。给予氧疗，一般给予持续鼻导管或面罩给氧，流量为 3～5 L/min；对伴有胸闷、呼吸困难或达到重症诊断标准者，应进行末梢血 SaO_2 监测。

（二）肾上腺糖皮质激素治疗

肾上腺糖皮质激素应用不当可引起严重后果，包括抑制机体免疫功能，引起病情加重和严重的继发性感染。重症患者可考虑使用肾上腺糖皮质激素，减轻肺的渗出、损伤和后期的肺纤维化。应用指征：①有严重中毒症状，高热不退；②达到重症病例诊断标准者。可根据病情选择相当于甲基泼尼松龙 80～320 mg/d 的剂量，待病情缓解或胸片有吸收后逐渐减量停用，切忌减量过快，易引起病情反复。儿童谨慎使用。

（三）抗病毒治疗

目前尚无肯定疗效的抗新型人冠状病毒的药物，根据具体病情可选用利巴韦林、α 干扰素等。体外研究发现甘草甜素具有很强的抗新型人冠状病毒的作用。

（四）对症处理

1. 体温＞38 ℃时，应使用解热镇痛药；

2. 咳嗽患者在干咳频发的情况下，应给予镇咳药；

3. 腹泻为水泻时，应给予蒙脱石散等口服止泻。

（五）继发感染治疗

传染性非典型肺炎病程中可发生继发性感染，如衣原体、支原体、细菌等，可采用大环内酯类、喹诺酮类药物治疗，并可根据获得的细菌和药敏试验结果调整用药。

（六）免疫抑制剂应用

因传染性非典型肺炎的发病机制不清楚，目前没有明确证据表明免疫调节剂在传染性非典型肺炎患者的治疗中具有肯定作用。恢复期患者血清可能有助于病情恢复。

（七）防治真菌及二级感染

1. 合理使用抗生素及肾上腺糖皮质激素。

2. 定期检测尿常规和痰、粪培养及真菌涂片，加强口腔护理。

（八）无创、有创呼吸机的应用

1. 无创正压人工通气（NIPPV）：可以改善呼吸困难症状，改善肺的氧合功能，有利于患者度过危险期，减少患者气管插管通气的需要。①应用指征：a. 有明显的胸闷和呼吸困难；b. 呼吸次数＞30 次/min；c. 吸氧 3～5 L/min 条件下 SaO_2＜93%。②禁忌证：a. 有危及生命而需要紧急气管插管的情况；b. 气道分泌物多和排痰功能障碍；c. 不配合和不耐受 NIPPV 治疗；d. 血流动力学不稳定和有 MODS。

2. 有创人工通气：适时进行有创人工通气是减少 SARS 病死率的重要措施。①应用指征：a. 严重呼吸困难；b. 吸氧 5 L/min 条件下 SaO_2＜90%或氧合指数＜200 mmHg；c. 使用无创正压通气，患者不能耐受，或呼吸困难无法改善，或病情显示恶化趋势；d. 有危及生命的临床症状或出现 MODS。

三、中医临床思维

（一）中医病名及病因病机特征

中医对 SARS 的病名目前尚无一致看法，由于其发病在“冬春之际”，有学者认为 SARS 应属于春温或风温，称其为“风温”；也有学者从病因出发，从毒着眼，提出本病感染的气为湿毒、臭毒，故有“湿毒疫”“臭毒疫”“肺毒疫”等名称；也有专家从病机着眼，提出本病应命名为“肺痹疫”或“肺湿疫”。还有的学者用新病名称之，称为“肺戾”；其意有三：一是点出其病位在肺，症状也以肺系症状为主；二是指出其病因为戾气为患；三是《说文解字》中，“戾”字有乖张、暴烈、迅猛之意，用于形容本病病势较为合拍。无论是从其发病特点还是病因病机特点，大多数学者认为，该病属中医“温病”范畴，与中医温病辨证论治相一致。中医虽无细菌、病毒之说，但“邪气”这一概念已涵盖了各种病原体。而“病气”是一种特殊的“邪气”，又称为“戾气”，是指致病暴戾，具有强烈传染性的一种致病因素。《素问・刺法论》载：“五疫之至，皆相染易，无问大小，症状相似，不相染者正气存内，邪不可干”；《温疫论》云：“盖祖五运六气，百病皆原于风寒暑湿燥火，无出此六气为病者，实不知杂气为病，更多于六”。《温疫论》又明确指出：“夫疫者，感天地之病气也。病气者，非寒、非暑、非暖、非凉，亦非四时交错之气，乃天地别有一种病气也。”

现代医家认为主要的致病因素有风、热、火（内火）、疫病、疫毒湿邪等方面；关于病机的认识各地有所不同，与以前发生的传染病相比较，认为本病发病机制为内火偏盛，加之外感时邪疫毒从口鼻或皮毛直犯入里，外来疫毒引发内在伏邪，侵袭肺脏、热毒湿毒壅阻肺络，肺气宣降不利，热盛邪实，其病位在肺，同时累及肝、心、脾、胃、肾等他脏，后期耗气伤阴，是以肺脏病变为主的多脏腑损伤。各家认为的主要病机有热、毒、湿、瘀、虚等几个方面。其中热包括外来热毒疫邪以及内火，虚包括阴虚、气虚、他脏受损等。

（二）辨病辨证及治疗特征

中医分型方面，温邪上受，首先犯肺。本病初发，疫毒侵袭人体，从口鼻而入，首犯肺卫，卫气受郁阻，肺气则不宣，故可见肺卫表证表不解，可化热，使邪热愈甚，毒热交阻而热毒壅阻于肺邪热过盛热毒内炽，可传入营血，可致毒瘀壅阻肺络重则热入心包，蒙闭清窍如救治不及时，出现身灼热而四肢厥冷，造成热深厥深之证或气阴两伤，脉微欲绝，为阴竭阳脱之危候。若正能胜邪，余热未净，虚热内生，可出现正虚邪恋气阴两虚之候。

本病的治疗原则以清热解毒、宣肺透邪、益气养阴等为主。热盛期清热解毒，方可选安宫牛黄丸、三仁汤、银翘散、人参白虎汤、黄连解毒汤、三拗汤、千金苇茎汤、白虎汤、小柴胡汤、正气散、紫雪丹等。喘憋期宣肺化浊，驱邪开闭，可用麻杏石甘汤、五虎汤、葶苈大枣泻肺汤、小陷胸汤、桔梗汤、复脉汤、四逆汤、清瘟败毒饮、礞石滚痰丸、至宝丹、犀角地黄汤、桃红四物汤、安宫牛黄丸、紫雪散、独参汤、参附汤、生脉散汤等。恢复期与吸收期，治则益气养阴活血，可用沙参麦冬汤、百合固金汤、丹参饮、清暑益气汤、健脾清肺解毒汤等。基于数据挖掘探究提示，治疗 SARS 主要为清热解毒类，化湿类、养阴类、化痰类等。除甘草外，杏仁、连翘、麦冬、生石膏、半夏、金银花等药物使用频数较高。

从临床上看 SARS 病情变化多由发热开始，并且出现肺部炎症，炎症进展可为肺实变，危重者出现急性呼吸窘迫综合征。从中医病因病机对其病理变化进行分析，按一般病变发展而言，湿热疫毒(SARS)，是由犯肺壅肺—闭肺—恋肺一清除，可以说是对 SARS 病变规律性的形象概括，这和西医描述的肺部病理改变是一致的。治疗上西医主要以抗病毒对症处理为主。在治疗上，中医有其独特的优势，中药的应用上除考虑中药的传统功效之外，也要参考中药的现代药理实验，把两者结合起来，按照君臣佐使的法度来组方，诸药配合，既符合中医辨证施治的特色，又符合西医辨病的特点，将中药功效和药理试验相结合是组方的最大特点，也是寻求攻克 SARS 用药的有效方法，只有这样，才能收到最佳的治疗效果，中西医药的作用和优势才能真正地发挥出来。

四、名医经验

（一）张伯礼经验

张伯礼认为非典病因当是疫毒病邪。冬春发病，自口鼻而入，传染性强，有普遍易感性。其病机有以下几个特点：①外毒引发内毒；②诸邪交织，杂而为患；③因毒致瘀，因瘀生湿，瘀浊交结，壅塞成痹；④邪恋气分，搏在中焦；⑤疫毒炽盛，气闭阳脱。“非典”症候辨识、病机转归、辨证论治、处方用药都应牢牢抓住一个“毒”字。非典治疗无论何期，都应注重解毒方药的使用，辛凉轻剂或苦寒重剂，须随证而用。在临床治疗中，更应强调辨证论治，不可拘泥于一方一法。正如戴天章《广瘟疫论》提出时行疫病与一般伤寒治法有异，“下不厌早，汗不厌迟，为和，为解，浅深必不可拘”。采用个体化的综合治疗效果较好。肺实者，以葶苈大枣、小陷胸泻肺；腹满者，以枳实导滞、承气类通腹；气虚血瘀者，以益气活血方药，都能起到减少渗出、促进渗出、吸收消散、防止纤维化的作用。清热解毒，宣化痰浊等方药，都可改善瘀滞状况，但还要早期使用活血化瘀药物，包括静脉滴注化瘀通脉注射液等，对减轻渗出，控制肺纤维化进展有积极作用。见腑气郁热，秽浊塞积之症，急当通腹泻浊，疏利气机，轻者枳实导滞，重者承气汤类，热毒瘀积，随便而下。也有少数患者高热身灼，烦躁口渴而无便秘，用辛凉重剂，五虎汤加减，清气分经热。

（二）张云鹏经验

张云鹏认为，正确把握祛邪与扶正治疗 SARS 的关键。大凡温病温疫多为时行疫毒，温热湿浊，痰瘀互阻，肺气壅塞。先期亟予祛邪，即邪气退，正乃安，如妄加滋补，则助邪为虐，贻患无穷。正如吴又可曰：客邪贵乎早逐。早拔去病根为要耳。邪不去则病不瘳，延缠日久，愈沉愈伏，多致不起，时师误认怯证，日进参芪，愈壅愈固，不死不休也。祛邪者如清热解毒，祛痰活血，化湿辟秽，攻下通腑等，可以辨证选用。病之后期，当以扶正，即正气足邪自退，扶正为了清孽，一般可用冬虫夏草补肺益肾，以善其后。如气阴两虚者可用生脉饮合沙参麦冬汤化裁。病之后期，还需注意余邪未尽。正如叶天士所说：炉烟虽息，灰中有火也。吴又可所说：暴解之后，余焰尚在。因此，不得不防。张云鹏还认为治疗 SARS 重用清热解毒之品是要招。SARS 的基本病机，系疫邪热毒，痰湿内蕴，壅阻肺络，由气及血，下注胃肠，累及心肾，邪盛正虚，耗气伤阴。其中疫邪热毒是病之本，痰湿瘀血是病之变，变是由本派生而来。重用清热解毒之品，是从 SARS 源头上进行治疗的策略。如患者之初期，邪犯肺卫，可用银翘散加减，重用鱼腥草、大青叶、菊花。病之中期，疫毒壅肺，可用麻杏石甘汤加黄芩、蒲公英；若咳嗽气促，口渴欲饮，发热不甚，大便溏薄，舌质红苔黄腻者，可用桑白皮汤加金银花、连翘、鱼腥草、芦根等。疫毒入营，可用清营汤加鱼腥草、蒲公英。疫毒扰血，可用犀角地黄汤加大青叶、连翘、金银花等。

（三）范永升经验

范永升从培补正气与避其毒气谈“非典”的预防。其认为“正气存内，邪不可干”。然而，对于疫病又有“五疫之至，皆相染易”之说。吴又可在论述疫病疠气时也认为“无论老少强弱，触之者皆病”。在“非典”猖獗流行的今天，正确理解这些理论，对于预防“非典”，不无裨益。培补正气的原则适用于所有病种，当然也包括“非典”疫病。就一般性疾病发病而言，“正气存内，邪不可干”在中医界是毫无疑义的。中医药预防“非典”应注意：①适当使用芳香药物：芳香药物具有辟浊化湿开窍等作用。《千金要方》用于防治疫病的雄黄丸、圣散子均含有芳香的药物。因此，在使用解毒祛邪等药物的同时，适当加入藿香、佩兰、石菖蒲等芳香药物，有助于增强辟邪的作用。②注意个体差异：辨证施治是中医临床的特色和优势，预防“非典”也应因人而异，人的体质不同，舌脉各异，所应培补的阴阳气血等都有区别。

（四）徐珊经验

徐珊认为，防治非典型肺炎，重要原则是扶正祛邪：“非典”患者初起即有高热，全身疼痛，干咳，痰少痰黏难咯出，往往热势较高难退，迅速出现气短、口干，手足心热，烦躁，常同时伴随有腹泻，呕吐，腹胀等消化道症状，后期则有呼吸困难，喘息，汗出，最终死于肺绝。中医诊断此病为肺系温疫，属于中医“春温”“湿热疫病”的范畴。疾病的过程，是正邪斗争的过程。正邪消长盛衰决定着疾病的发生、发展变化及其转归。因而，中医防治“非典”的一个基本原则，就是在于扶助正气，祛除邪气。《素问·刺法论》说：“不相染者，正气存内，邪不可干，避其邪气。”因此，在预防上，强调保持人体的正气，以扶助正气为主。可以采取适应自然规律、重视精神调养、注意形体锻炼、调和饮食五味等调摄保养方法，增强人的体质，提高正气对外界环境的适应能力和抗病能力，以减少或避免疾病的发生。同时扶正祛邪治疗，可以减少抗生素和激素而引起的毒副作用，避免心肝肾损害和常见的消化道损害等，提高临床疗效。

（五）田芬兰经验

田芬兰认为非典的病理因素主要为湿、热、毒、瘀 4 个方面。主张 SARS 分 2 期论治。急性期（发病后 1～2 周）以邪实为主，治以清热、解毒、利湿、化瘀之法；恢复期（发病后 3～4 周）以正虚为主，治以益气、养阴、润肺、健脾之法。急性期又分 4 型，邪犯肺卫，治以辛凉解表，宣肺止咳，银翘散加减；邪伏膜原，治以疏利透达，达原饮加减；热入营血，治以清营凉血，清心开窍，清营汤加减；正气虚脱，治以益气固脱，回阳救逆，参附汤加味。恢复期，治以益气养阴，润肺健脾，沙参麦冬汤加减。

（六）张国梁经验

张国梁根据患者体温和胸片的表现将 SARS 分为Ⅰ、Ⅱ、Ⅲ期。Ⅰ期以“发热”为主症，多表现为热毒，相当于病变的初期，兼夹湿或湿热者不多，治以清热解毒为主；Ⅱ期以“肺部病变”为主，相当于病变的极期，兼夹湿或湿热或津伤，由极盛致虚，实多虚少，临床证候表现复杂，治以驱邪宣降为主，可用清热、宣肺、降气之法，根据兼证的不同，辅以化湿、解毒、益气、滋阴等治法；Ⅲ期以“肺部病变开始好转”为主，相当于病变的恢复期，在病损致虚的基础上，出现虚多实少、阴伤精损的证候，治以扶正为主，采用补气、滋阴之法，根据兼证的不同，辅以健脾、化痰、宁心等治法。

（七）刘尚义经验

刘尚义认为SARS病因有以下几种：①系感受“戾气”“疫气”“疠气”“杂气”，疫邪自口鼻而入；②“冬不藏精，春必病温”；③正气不足，“邪之所凑，其气必虚”；④心虚气弱，疫毒所乘。将SARS初、中、恢复3期分别辨为发热毒盛证、肺实喘咳证、肺脾气虚证。发热毒盛证（初期），治以清热解毒，化湿透邪，银翘散加减、三仁汤合升降散加减、麻杏石甘汤合升降散加减、普济消毒饮加减；肺实喘咳证（中期），治以清热化湿，化瘀疏利，甘露消毒丹加减、达原饮加减、蒿芩清胆汤加减、三黄石膏汤加减；肺脾气虚证（恢复期），生脉饮加减、益胃汤加减、沙参麦冬汤加减。

（八）彭胜权经验

彭胜权将SARS辨证分3期8型。早期为邪犯肺卫（多为初起，以冬春季为多见），治以辛凉解表，宣肺止咳，银翘散加减。中间过程：邪阻少阳（邪在半表半里，邪热偏盛者），治以和解少阳，分消湿热，蒿芩清胆汤加减；湿热遏阻膜原（邪在半表半里，湿浊偏盛者），治以疏利透达，达原饮加减；邪热壅肺，治以清热解毒，宣肺化痰，麻杏石甘汤加味；肺热移肠，治以清热止利，葛根芩连汤加味；热入营血，治以清营泄热，清心开窍，清营汤加味；正气虚脱，治以益气固脱，回阳救逆，参附龙牡救逆汤合生脉散加味。后期伤阴，治以益气养阴，清肺化痰，沙参麦冬汤加味。

（九）邓铁涛经验

邓铁涛等将SARS分4期。①早期，多在发病后1～5 d，病机以湿热遏阻，卫气同病为特点，治疗强调宣透清化。常见证型有湿热遏阻肺卫、表寒里热夹湿2型。湿热遏阻肺卫证，治以宣化湿热、透邪外达，三仁汤合升降散加减；表寒里热夹湿证，治以辛凉解表、宣肺化湿，麻杏甘石汤合升降散加减。②中期，多在发病后3～10 d，病机以湿热蕴毒、邪伏膜原、邪阻少阳为特点。治疗强调清化湿热，宣畅气机。湿热蕴毒，治以清热，化湿解毒，甘露消毒丹加减；邪伏膜原，治以疏透膜原湿浊，达原饮加减；邪阻少阳，治以清透少阳湿热，蒿芩清胆汤加减。③极期（高峰期），多在发病后7～14 d，临床表现气促喘憋明显，或伴有发绀，病机以湿热毒盛，耗气伤阴，淤血内阻为主，少数为邪入营血，气竭喘脱。治疗在祛邪的同时必须重视扶正，可选用白虎加人参汤、清营汤、犀角地黄汤等加用活血化瘀之品，并配合静点参附针、参麦针、丹参针等；热入营分，耗气伤阴，治以清营解毒，益气养阴，清营汤合生脉散加减；邪盛正虚，内闭外脱，治以益气固脱，或兼以辛凉开窍，药用大剂量静点参麦针或参附针，并用参附汤或生脉散（汤）送服安宫牛黄丸或紫雪丹。④恢复期，多在发病后10～14 d，病机以正虚邪恋，挟湿挟瘀为特点。主要证候有气阴两伤，气虚挟湿挟瘀。治疗强调扶正透邪，并重视化湿、活血。气阴两伤证，治以益气养阴，生麦散或沙参麦冬汤加减；气虚挟湿挟瘀，治以益气化湿，活血通络，据虚实不同可分别选用李氏清暑益气汤、参苓白术散或血府逐瘀汤加减。

（十）仝小林经验

仝小林等将SARS的发展过程分为5期：即潜伏期、发热期、喘咳期、喘脱期和恢复期。其中发热期又可分为3个阶段，初期、壮热期和热毒期。重症SARS临床可见2期或3期重叠。发热期：①初期（邪在卫表），发热1～3 d，治以疏风清热，解毒化湿，口服中药汤剂为SARS 1号方（芦根、金银花、蝉蜕等），同时用双黄连粉针剂、鱼腥草注射液静脉点滴；②壮热期（邪热壅肺），发热3～5 d，治以清热宣肺，解毒活血，口服中药汤剂为SARS 2号方（炙麻黄、生石膏、杏仁等），同时用清开灵注射液、鱼腥草注射液、丹参注射液静脉点滴；③热毒期（气营两燔、毒瘀互结），发热5 d以上，治以清气凉营，解毒活血，口服中药汤剂为SARS 3号方（生石膏、生地黄、水牛角等），同时用醒脑静注射液、鱼腥草注射液、丹参注射液静脉点滴。喘咳期：①应用激素（阴虚火旺，血淤水停），治以滋阴降火，活血通络，解毒化湿，口服中药汤剂为SARS 4号方（黄柏、知母、生地黄、地龙等），同时用丹参注射液静脉滴注；②未用激素（肺热壅盛，痰瘀互结），治以泻肺平喘，通腑活血，口服中药汤剂为SARS 5号方（黄芩、桑白皮、瓜蒌等），同时用丹参注射液静脉滴注。喘脱期：①宗气外脱，治以益气固脱，活血化瘀，口服中药汤剂为 SARS 6 号方（太子参、黄芪、山茱萸等），同时用丹参注射液、参麦注射液静脉滴注；②元气外脱，治以温阳固脱，活血化瘀，口服中药汤剂为 SARS 7 号方（吉林人参、淡附片、黄芪等），同时用丹参注射液、参附注射液静脉滴注。恢复期：①心脾两虚，治以益气健脾，养心安神，口服中药汤剂为 SARS 8 号方（黄芪、茯苓、紫石英、五味子等），同时用丹参注射液、参脉注射液静脉滴注；②心肾不交，治以交通心肾，养血安神，口服中药汤剂为 SARS 9 号方（黄连、阿胶、生地黄、炒枣仁等），同时用丹参注射液、参麦注射液静脉滴注；③肝经湿热，治以清肝泄热，解毒化湿，口服中药汤剂为 SARS 10 号方（草河车、垂盆草、茵陈、五味子等），同时用苦黄注射液或茵栀黄注射液静脉滴注；④火毒伤阴，治以清热解毒，滋阴降火。口服中药汤剂为 SARS 11 号方（黄连、天花粉、南沙参、石榴皮等）；⑤肺络郁积，治以益气润肺，化痰通络，口服中药汤剂为 SARS 12 号方（太子参、麦冬、浙贝母、地龙等）。

五、名方推荐

（一）黄连解毒汤合三物汤、千金苇茎汤加减

生石膏（先下）、生薏苡仁、鲜芦根各 30 g，黄连 5 g，黄芩、蒲公英、败酱草各 15 g，枳壳、栀子、杏仁、桃仁、知母各 10 g，炙麻黄、生甘草各 6 g。功效：清肺化痰，逐淤排脓。主治：败血症、脓毒血症、流行性脑脊髓炎等。用法：每日 1 剂，分温 2 服。加减：热毒重者加虎杖 10 g，以清热毒；便秘腹胀加生大黄 5 g，或全瓜蒌 30g 以通腑泻热；疼痛加川芎 10 g，蔓荆子 10 g；口干加生地黄 15 g，玄参 15 g，麦冬 10 g 以润肺生津；腹泻加车前子 10 g；烦躁不宁者加白芍 15 g，钩藤 10 g 以清心宁神。

（二）清瘟败毒饮加减

生石膏（先煎）60～150 g，金银花 30 g，连翘、黄芩、知母、生地黄、玄参各 15 g，桔梗、牡丹各 12 g，羚羊角粉（冲服）、三七粉（冲服）、甘草各 6 g，芦根 20 g。功效：清热解毒，凉血泻火。主治：流行性感冒，登革热等。用法：每日 1 剂，分温 2 服。加减：咳嗽咯痰者，加贝母、杏仁、瓜蒌；大便秘结者，加生大黄；喘憋甚者，加地龙、葶苈子；纳差者，加山药、神曲；气阴两虚者，加生黄芪、西洋参、沙参、麦冬。

（三）非典 1 号方

生石膏 45 g，羚羊角粉（分冲）0.6 g，知母、贝母、牡丹皮各 10 g，黄芩、苍术各 15 g，赤芍 12 g，西洋参 30 g 等。功效：宣肺达邪，开窍醒神。主治：邪热逆传心包性肺炎，流行性感冒等。用法：水煎，每日 1 剂，分温 2 服。

（四）非典 2 号方

旋覆花、郁金、石菖蒲、车前子各 10 g，丹参、晚蚕砂、苍术、白术、黄芩 15 g 等。功效：清热解毒，益气养阴。主治：病至后期，湿热渐去，气阴亏虚型肺炎。用法：水煎，每日 1 剂，分温 2 服。

（五）非典 3 号方

西洋参、山茱萸、败酱草各 30 g，生黄芪、麦冬、连翘、猪苓、茯苓、薏苡仁各 15 g 等。功效：清热解毒。主治：肺炎等。用法：水煎服，每日 1 剂。

（六）麻杏石甘汤

麻黄 15 g，杏仁、石膏各 10 g，甘草 6 g。功效：发汗解表，宣肺平喘。主治：感冒、上呼吸道感染、急性支气管炎、肺炎、支气管哮喘等疾病。用法：每日 1 剂，分温 2 服。加减：热重加知母、金银花，湿毒重加猪苓、茯苓、败酱草、萆薢、草苗子、瓜蒌等，虚损时加沙参、麦冬、山茱萸。肺为娇脏，气阴易伤，治疗应自始至终注意养护气阴。在早期方药中就加用西洋参、黄芪，以护气阴。

（七）清暑益气汤合沙参麦冬汤加减

西洋参、麦冬、扁豆、天花粉各 12 g，沙参、茯苓各 10 g，薏苡仁 15 g，竹叶 30 g，五味子 6 g，败酱草、大青叶、丹参各 20 g。功效：清暑益气，养阴生津。主治：支气管炎、胸膜炎、慢性咽炎、肺炎等。用法：上方煎取汁 180 mL，1 剂/d，连续服药 3 d。加减：至恢复期毒性渐清，而湿热之邪未

祛，又因恢复期患者伤阴之证明显，故用《脾胃论》之清暑益气汤以益气生津，除湿清热，合用《温病条辨》之沙参麦冬汤，可以清养肺胃，生津润燥。同时根据具体情况加减，清热加用大青叶、败酱草等，活血化瘀可加用丹参，桃仁等，加强健脾利湿，可加用薏苡仁、茯苓等。

（八）健脾清肺解毒汤加减

党参、茯苓、桔梗、金银花、赤芍、丹参、百合各12 g，炒白术15 g，麦冬20 g，黄芩、连翘、天花粉、川贝母各10 g，杏仁9 g，金银花12 g，生甘草6 g等。功效：健脾清肺、益阴补气。主治：肺炎、支气管炎等属脾虚肺热证。用法：早晚各100 mL，温服，10 d为1疗程。

（九）抗炎Ⅰ号方

青天葵10～15 g，黄连15～30 g，蒲公英20～30 g，羚羊骨（先煎）15～20 g，苇茎10～15 g，石膏（先煎）30～60 g，薏苡仁15～20 g，法半夏6～10 g，白僵蚕6～15 g，桃仁6～10 g，青蒿（后下）15～20 g，生甘草6～10 g。功效：清热解毒。主治：肺炎、支气管炎等。用法：每日1剂，分温2服。加减：若湿邪较盛，发热较轻者，可加藿香6～10 g（后下），豆蔻仁6～15 g，淡豆豉10～15 g；若高热持续不退，伴有轻度气急喘促、舌绛红者，加天然牛黄粉1～3 g，每日3次，或配服天然熊胆粉2～4 g，每日3次。

（十）抗炎Ⅱ号方

青天葵10～15 g，黄芩15～30 g，羚羊骨（先煎）20～30 g，葶苈子10～25 g，石膏（先煎）30～60 g，桑白皮15～20 g，法半夏6～10 g，白僵蚕6～15 g，紫苏子15～30 g，知母15～20 g。功效：清热解毒。主治：肺炎，支气管炎等。加减：若症见呛咳频作，烦躁不寐，胸闷恶心，小便黄浊，加全蝎10～15 g，苍术6～15 g；若疫毒嚣张者，热势较甚，喘急气促，大便或结，加黄连6～10 g，大黄10～15 g；若热痰甚者，加栝楼皮15～30 g，胆南星10～15 g；若疫毒逆传心包，意识渐昏者，加石菖蒲10～25 g，另送服或鼻饲麝香0.5～1.0 g，或加服安宫牛黄丸每1～2粒，每次1/4粒，温水送服；若热入营血，见身灼热，喘促烦燥，夜扰不宁，谵语，甚至出现皮下瘀斑、咯血痰、吐血等，舌红绛，脉细数，加生地黄10～20 g，麦冬20～30 g，连翘10～20 g，并加服安宫牛黄丸或紫雪散。

（十一）抗炎Ⅲ号方

青天葵6～10 g，黄芩10～15 g，太子参10～25 g，麦冬10～30 g，桑白皮15～20 g，法半夏6～10 g，全蝎6～10 g，五味子10～15 g，浮小麦15～20 g，沙参10～15 g，莪术6～10 g，炙甘草6～10 g。功效：清热解毒。主治：肺炎，支气管炎等。用法：每日1剂，分温2服。加减：脾肺两伤，气虚较明显者，用参苓白术散加减，或加炒白术10～15 g，茯苓10～20 g，桔梗10～15 g，白扁豆10～20 g。

第二节　禽流感

禽流感，是由感染禽流感病毒引起的人类疾病。禽流感病毒，属于甲型流感病毒，根据禽流感病毒对鸡和火鸡的致病性的不同，分为高、中、低非致病性三级。由于禽流感病毒的血凝素结构等特点，一般感染禽类，当病毒在复制过程中发生基因重配，致使结构发生改变，获得感染人的能力，才可能造成人感染禽流感疾病的发生。至今发现能直接感染人的禽流感病毒亚型有：H5N1、H7N1、H7N2、H7N3、H7N7、H9N2和H7N9亚型。

一、诊断标准

（一）轻症人禽流感

1. 医学观察病例：有流行病学接触史，1周内出现流感样临床表现者。对于被诊断为医学观察病例者，医疗机构应当及时报告当地CDC，并对其进行7 d医学观察。

2. 疑似病例：具备流行病学史中任何一项，且无其他明确诊断的肺炎病例。

3. 临床诊断病例有两种情形：①诊断为人禽流感疑似病例，但无法进一步取得临床检验标本或实验室检查证据，而与其有共同接触史的人被诊断为确诊病例，且无其他疾病确定诊断依据者；②具备流行病学史中任何一项，伴有关临床表现，实验室病原检测患者恢复期血清红细胞凝集抑制（HI）试验或微量中和试验（MN）A（H5N1）抗体阳性（HI 抗体或中和抗体效价≥1∶40）。

4. 确诊病例：有流行病学接触史和临床表现，从患者呼吸道分泌物标本或相关组织标本中分离出特定病毒，或采用其他方法，禽流感病毒亚型特异抗原或核酸检查阳性，或发病初期和恢复期双份血清禽流感病毒亚型毒株抗体效价升高 4 倍或以上者。

另外，在流行病学史不详的情况下，根据临床表现、辅助检查和实验室检查结果，特别是从患者呼吸道分泌物或相关组织标本中分离出特定病毒，或采用其他方法，禽流感病毒亚型特异抗原或核酸检查阳性，或发病初期和恢复期双份血清禽流感病毒亚型毒株抗体效价升高 4 倍或以上者，也可以确定诊断。

（二）重症人禽流感

诊断标准具备以下 3 项之中的任何 1 项，即可诊断为重症 HPAI。

1. 呼吸困难，成人休息状态下呼吸频率≥30 次/min，且伴有下列情况之一：①胸部 X 线片显示多叶病变或在正位胸部 X 线片上病灶总面积占双肺总面积的 1/3 以上；②病情进展，24～48 h 内病灶面积增大超过 50%，且在正位胸部 X 线片上占双肺总面积的 1/4 以上。

2. 出现明显低氧血症，氧合指数（OI）低于 300 mmHg（1 mmHg=0.133 kPa）。

3. 出现休克或 MODS。

二、西医治疗

（一）一般治疗

对疑似病例、临床诊断病例和确诊病例均应进行隔离治疗。卧床休息，吸氧，维持水、电解质平衡，保护消化道黏膜，加强营养支持。

（二）抗病毒治疗

1. 应用原则：

（1）在使用抗病毒药物之前应留取呼吸道标本。

（2）抗病毒药物应尽量在发病 48 h 内使用，重点在以下人群：①人感染禽流感 H5N1 或 H7N9 患者；②有密切接触者（包括医护人员）出现流感样症状，发生聚集性流感样病例及在 1 周内接触过禽类的流感样病例；③有基础疾病如慢性心肺疾病，高龄，孕妇等流感样病例；④病情快速进展及临床认为需要使用抗病毒药物的流感样病例；⑤其他不明原因肺炎病例。

（3）对于临床认为需要使用抗病毒药物的病例，发病超过 48h 亦可使用。

（4）重症患者，根据气道分泌物病毒核酸检测结果，可适当延长疗程，并可根据病情酌情加量，但应注意药物的不良反应。

2. 抗病毒药物：由于目前实验室资料提示禽流感病毒对离子通道 M2 阻滞剂金刚烷胺（Amantadine）和金刚乙胺（Rimantadine）耐药，不建议单独使用。目前主要使用神经氨酸酶抑制剂。

（1）奥司他韦（Oseltamivir）：成人剂量 75 mg，每日 2 次，重症者剂量可加倍，疗程 5～7 d。1 岁及以上患儿应根据体质量给药：体质量<15 kg 者，予 30 mg，每日 2 次；体质量≥15 kg 且<23 kg 者，予 45 mg，每日 2 次；体质量≥23 kg 且<40 kg 者，予 60 mg，每日 2 次；体质量≥40 kg 者，予 75 mg，每日 2 次。对于吞咽胶囊有困难的患儿，可选用奥司他韦混悬液。

（2）扎那米韦（Zanamivir）：成人及 7 岁以上青少年，每日 2 次，间隔 12 h，每次 10 mg（分 2 次吸入）。

（3）帕拉米韦（Peramivir）：重症病例或无法口服者可用帕拉米韦氯化钠注射液，成人用量为 300～600 mg，每日 1 次静脉滴注，疗程 1～5 d。目前临床应用数据有限，应严密观察不良反应。

轻症者首选奥司他韦或扎那米韦。应根据病毒核酸检测阳性情况，决定是否延长疗程。

（三）重症救治

1. 氧疗：患者病情出现下列情况之一，应进行氧疗：①吸空气时，患者脉搏血氧饱和度（SpO_2）$\leqslant$0.92；②平卧位时，患者呼吸频率增快（>24 次/min），呼吸困难或窘迫。

2. 机械通气：呼吸功能支持患者经氧疗（双腔鼻管或面罩吸氧，氧流量 5 L/min）2 h，$SpO_2\leqslant$0.92，或呼吸困难、呼吸窘迫改善不明显时，应进行机械通气治疗。重症患者病情进展迅速，可较快发展为 ARDS。在需要机械通气的重症病例，可参照 ARDS 机械通气的原则进行治疗。ARDS 治疗中可发生纵隔气肿、呼吸机相关肺炎等并发症，应当引起注意。

（1）无创正压通气：出现呼吸窘迫和（或）低氧血症、氧疗效果不佳的患者，可早期尝试使用无创通气，推荐使用口鼻面罩。如果重症患者经无创通气治疗效果欠佳，需及早考虑实施有创通气。

（2）有创正压通气：给予患者规范无创通气治疗 2 h 后，出现下列情况之一，应及时改行有创正压通气：①OI 仍<150 mmHg；②呼吸困难或窘迫改善不明显；③影像学检查显示，病变进展迅速。

建议对接受有创机械通气患者都应进行充分的镇痛、镇静治疗，必要时考虑应用肌松剂。鉴于部分患者较易发生气压伤，应当采用 ARDS 保护性通气策略，参照 ARDS 的治疗流程。

肺保护性通气策略为：①小潮气量：6～8 mL/kg 标准体质量；②合理选择呼气末正压（PEEP）的水平，通常用 10～20 cmH_2O（1 cmH_2O=0.098 kPa）。

3. 在上述措施不能达到满意的氧合水平（$SpO_2\leqslant$0.92）时，应尽快考虑应用挽救性治疗措施：①肺复张，注意气压伤及对循环的影响。②俯卧位通气，注意通气管道的管理及安全以及体位对循环的影响；③高频振荡通气，对已发生气压伤患者可考虑使用高频振荡通气；④体外膜氧合（ECMO）。

应用 ECMO 指征为：经过积极的机械通气治疗，包括采用挽救性治疗措施后，仍未能达到满意的氧合；在 PEEP 为 15～20 cmH_2O 条件下，OI$\leqslant$80 mmHg 和（或）pH 值$\leqslant$7.2（呼吸性酸中毒引起），持续 6 h 以上。

4. 循环支持：①加强循环评估，及时发现休克患者；②合理使用血管活性药物；③有条件的可以进行血流动力学监测并指导治疗；④在循环稳定的前提下，注意液体平衡。

5. 糖皮质激素不推荐常规使用。当患者出现感染性休克经液体复苏，血管活性药物无效时，可使用。

6. 其他治疗：①人工器官支持；②必要时使用抗菌药物；③早期肠内营养，保持肠道微生态平衡。

三、中医临床思维

（一）中医病名及病因病机特征

中医学根据禽流感发病原因、发病特点、临床表现，可将其归属于“风温”“温疫”范畴。“疫”是指传染性极强、病死率极高的疾病。“温病”是指症状表现为高热的相关疾病，病情可以很重，但传染性不强。《黄帝内经》有“五疫之至，皆相染易”的认识，是指感受时疫邪毒所引起的急性热病。明代温病学家吴又可在《温疫论》中认为，疫是“感天地之疠气”而生的，又指出“疫乃无形之毒”，“疫者……此气之来，无论老少强弱，触之者即病，邪从口鼻而入”。清代温病学家余师愚在《疫疹一得》中强调疫病“因乎运气”。《素问·五常政大论》云“天符为执法……太乙天符为贵人……中执法者，其病速危……中贵人者，其病暴而死”。因此气候突变、寒暖失常，常为诱发本病的重要因素，如春应温而反寒，冬应寒而反温，“非其时而有其气”，人体一时不能适应气候的变化，则易遭时邪侵袭而发生瘟疫。现代医家多认为人禽流感之发病规律是疫邪上受，首先犯肺，下及胃肠，逆传心包，伤津动风。首先犯肺，疫邪内侵，由鼻窍先犯肺之外合，肺为疫邪所侵，失于宣降，故有发热、流涕、咳嗽、咽喉疼痛、全身酸痛、头痛等症。进而疫病火毒灼伤肺金，肺气上逆，可见喘促、呼吸困难。肺胃素有积热之人复感疫病之邪，致见两眼白睛赤丝满布，哆泪黏稠。此即所谓“首先犯肺”。下及胃肠，疫邪由口经咽腔直入胃腑，或经肺络下侵大肠，都可致手足阳明受病，产生中下焦气分症状。疫病火毒夹湿浊来犯，邪亢热炽，可出现肌肤高热不为汗衰，口渴喜饮邪火伤胃，其性炎上，胃失和降，气机上逆，故呕吐不食邪伤胃肠之络，气机阻滞不通，可见腹痛火热夹湿浊下迫，致生泻痢。逆传心包。人禽流感疫病之邪从肺入内，由气犯营，传入心包，扰乱神明，则出现神昏等症状，病转危殆。火耗津液，生风动血。人禽流感疫病之火毒大伤肺津，致肺热叶焦，发为痿躄，患者出现脚软无力。火毒煎灼阴液，使筋脉失去濡润而抽动，故见患者头摇晃不定，“共济失调”。

（二）辨病辨证及治疗特征

中医根据病因病机及症状多将禽流感分为表证期、高热期、喘憋期、恢复期等四期来论治。初期多因感受疫邪，邪郁卫表，肺气失宣，正邪相争为病机特征，故此期治疗以清热解毒，宣肺透邪为主；随着疾病进展及未能及时治疗，致疫毒化热入里，致肺热壅盛，毒热亢盛，肺络受损而形成邪胜高热期，此期表现多为高热 39 ℃以上，甚者可伴有热扰神窍表现，此期治疗多以泻肺通腑，益气解毒为主；热毒壅盛于内，邪盛正虚，肺气郁闭，聚湿成痰，瘀血内生，气阴损伤，内闭外脱进一步邪热郁闭于内，此期多伴有并发症的出现，病情较重，治疗上以回阳固脱，解毒开窍为主；随着正邪抗争，邪去正衰，最终可导致气阴两伤。

中医治疗禽流感原则为：早期介入、分期论治。早期介入即洞察病情早期截断“细胞因子风暴”，是本病疗效突破的着眼点。截断法的主要措施是早用清热解毒，早用通腑攻下，早用凉血活血。分期论治则是紧扣病机将本病确定为表证期、高热期、喘憋期、恢复期等 4 个不同的疾病阶段，按不同病程实行基本方加减策略，即根据主要病机（主症）遣药组方（基本方），根据次要病机（次症）、兼夹病机（兼夹症）随症加减。表证期推荐银翘散、升降散、麻杏石甘汤等加减化裁；邪盛高热期可用宣白承气汤、葶苈大枣泻肺汤、生脉散等加减化裁；喘憋期（并发症期）治以回阳固脱，解毒开窍为主，多用参附汤、茯苓四逆汤、参萸汤等加用安宫牛黄丸化裁；恢复期，邪去正衰，气阴两虚，可用沙参麦门冬汤、生脉散、六君子汤等加减运用，益气养阴，顾护正气。

禽流感治疗应慎用辛温解表剂，温疫自甲鼻而入，非从皮毛侵袭而来，因非表病，故不用汗法，防其伤津，正如吴鞠通在《温病条辨》所言“病自口鼻吸受而生，徒发其表亦无益也。且汗为心液，心阴受伤，必有神明内乱，谵语癫狂，内闭外脱之变”。因此，温疫用药切忌伤阴，发汗必伤阴，故切忌发汗。在疾病初期等阶段，温邪为主兼夹“寒”象时，可考虑加减对症处理，予寒温药物并用。另一方面，“热”象不是很显著而用寒凉药物较重时，可加用温药以防寒太过，但温药的应用须慎重选择，以免助邪。

历史上中医药在治疗热病及瘟疫方面积累了丰富的临床经验，在防治乙脑、流脑、出血热及“非典”等传染病中发挥了重要作用，目前仍有许多有效方药在临床中应用。在防治禽流感的过程中，中医药治疗并非只针对病原体，而是通过整体治疗，使免疫功能恢复正常，抑杀病毒，既注重驱邪，也注重调护患者的正气，并使邪有出路。禽流感一旦发病则病情重、病死率高，而且目前还没有有效的治疗方法，所以预防就显得尤为重要。中医学积累了丰富的预防医学内容，不但有明确的“预防为主”的指导思想，如“上工治未病”与重视正气，而且还有整套具体的方法和措施。预防性应用中药必须针对病因，谨守病机，并依据疫情流行的不同时间、不同地点的气候变化和人群体质的差异，做到因时、因地、因人制宜方可奏效。在禽流感发病的不同阶段虽有不同病机及临床表现，但病位始终以肺为主，所以在防治时也应以护肺、治肺为主。

依据传统药物学所提供的线索，已经筛选出一批对流感病毒有效的中药，例如大青叶、板蓝根、金银花、连翘、射干、黄连、黄柏、大黄、虎杖、百部、鱼腥草、葱、大蒜、野菊花、柴胡、牛蒡子、防风、紫苏、紫草、赤芍、牡丹皮、茵陈、麻黄、桂枝、香薷、佩兰、鹅不食草、贯众、常山、艾叶、紫菀、侧柏叶、诃子、五味子、槟榔、黄芪、夏枯草、紫荆、南蛇藤、罗布麻、一枝黄花、紫花地丁、石韦、芫花、凌霄花等。

四、名医经验

（一）杨明富经验

杨明富从病邪性质及病位角度论述了人禽流感之中医治疗。疾病初起邪在肺卫，属于表证范围，风寒束表，辛温解表、荆防解表汤治之；风热犯肺，辛凉解表，银翘散加减；暑湿在表，祛暑化湿解表，新加香薷饮；暑热疫邪上干清窍症见头痛如劈，且目痛、昏蒙，治宜清瘟败毒饮，清其暑热为主。因热甚则津液易伤，故增石膏、玄参，以助清热生津之力，加菊花以清头目之火。骨节烦热，腰如被杖，暑热之邪，涉于肾经，清瘟败毒饮加黄柏；暑热之疫遍体壮热，是正气尚能托邪外出，较之脉沉，肢冷，清瘟败毒饮加黄芩、黄连、石膏、生地黄、牡丹皮以解毒凉血；神昏谵语者送服安宫牛黄丸；疫毒壅肺，内闭外脱，治宜清热解毒，扶正固脱，用麻杏石甘汤合人参白虎汤加减治之。

（二）侯政平经验

侯政平从卫气营血辨证角度论治人禽流感。邪毒袭卫，治以祛邪解表，宣肺泄卫；卫气同病，治以透表清气，清热解毒；邪毒壅肺，清热解毒，宣肺化痰，方用麻杏石甘汤合千金苇茎汤加减；气营同病，治以清气凉营，泻火解毒，方用白虎清营汤。

（三）李和元经验

李和元等认为人禽流感属阴证、寒证，可使用解表温里之法进行治疗。先解表后温里，循序渐进，逐级攻破，最终达到治疗的目的。对于人禽流感，其将具体的治疗过程分为以下 5 个阶段：第一阶段，初证者，证在表，主解表，轻者用麻黄、桂枝、紫苏叶，重者再加生姜。第二阶段，渐入里者，半表半里，轻者用麻黄、桂枝、生姜、芥子，重者再加细辛。第三阶段，久证者，重在温里，轻者用百部、生姜、芥子、细辛、乌梢蛇、荆芥、桂枝，重者再加紫菀（蜜炙）、款冬花、旋覆花，腹痛等则加砂仁、藿香。第四阶段，已有好转，轻者用百部、紫菀（蜜炙）、生姜、芥子、细辛、桂枝、麻黄，重者加款冬花，腹痛等加砂仁、藿香。第五阶段，基本转好，轻者用麻黄、桂枝、紫苏叶、芥子，重者加生姜。

（四）胡天佑经验

胡天佑等指出无论病毒的流行还是人禽流感病毒的传播，对付这种原始的或从人类起源以来就与之共生存的微生物，化学药物却略显无能为力。依据传统药物学所提供的线索，已经筛选出一批对流感病毒有效的中药。如大青叶、板蓝根、金银花、连翘、射干、黄芩、黄连、黄柏、大黄、肿节风、虎杖、百部、鱼腥草、葱、大蒜、野菊花、柴胡、牛蒡子、防风、紫苏、紫草、赤芍、牡丹皮、大叶桉、茵陈、麻黄、桂枝、香薷、佩兰、鹅不食草、贯众、常山、艾叶、紫菀、侧柏叶、诃子、五味子、槟榔、黄芪、甘草、夏枯草、紫荆、南蛇藤、鸭跖草、罗布麻、一枝黄花、紫花地丁、石韦、芫花、凌霄花等。

（五）曹洪欣经验

曹洪欣学术特色强调暑燥疫毒为患，治疗善于重用石膏。他说“重用石膏，直入肺胃，先捣其窝巢之害，而十二经之患自易平矣，无不屡试屡验”。他创制了用于温病属邪气燔居于营血，气血疫毒俱盛的重要方剂——清瘟败毒饮。该方由石膏、生地黄、黄连、犀角、栀子、黄芩、知母、赤芍、桔梗、玄参、牡丹皮、连翘、淡竹叶、甘草等组成。用于急性热病中出现壮热烦渴，大汗神昏，躁动谵语，阳毒血斑，吐、衄、便血，舌绛少苔，脉沉细而数或洪大。具有清热解毒，凉血救阴的功效。现代用于治疗气血两燔型的重症乙脑、流行性出血热等效果显著。

（六）盛增秀经验

盛增秀对历代医家的治疫经验进行了总结，归纳出了中医治疗疫病有三大亮点：一是因势利导，驱邪外出。盛增秀对吴又可提出的“客邪贵乎早逐”“邪不去则病不瘳”的名论大为推崇，指出：“吴氏治疗温疫，重视祛除疫邪，强调逐邪为第一要义，……其祛邪之法，注意放邪出路”。他认为吴氏“不仅深刻揭示了放邪出路治法的基本原理，还强调其在消除致病因子（病原）上的重要地位”。二是毒随邪入，注重清热解毒。瘟疫之邪，由外而入，常表现为热胜毒盛的证候特点。盛增秀认为，疫病的治疗应注重清热解毒，这对提高疗效能起到有益的作用，很值得深入研究。但对于清热解毒法的运用，他指出“并不意味着一味地应用寒凉清热之剂，应当以辨证论治为准则，或宣透以解毒，或疏泄以解毒，或渗利以解毒，或清营以解毒，或凉血以解毒”。三是疫易伤阴，强调生津养液。瘟疫多为热毒之邪，最易耗伤阴液。古人有“留得一分津液，便有一分生机”之论，盛增秀认为，“养阴法是治疗疫病的重要法则”，强调保护和滋养津液在疫病治疗上的极端重要性。同时他对温病学家将养阴法分为甘寒养阴（如沙参麦门冬汤）和咸寒养阴（如加减复脉汤）两大类十分赞赏，称其“极大地丰富了养阴法的应用范围”。

五、名方推荐

（一）柴胡达原饮

柴胡、生枳壳、厚朴、青皮、黄芩、桔梗各 15 g，槟榔、荷梗各 10 g，草果、炙甘草各 6 g。功效：透邪解表，开达三焦。主治：流行性感冒等。用法：水煎 15 min，倒出药液，1 剂药 2 煎混合一起，分早、中、晚 3 次口服。

（二）清瘟败毒饮

石膏、生地黄各 20 g，黄连 15 g，栀子、知母、赤芍、玄参、连翘各 9 g，竹叶、甘草各 6 g，桔梗 5 g，犀角 3 g。功效：清热解毒，凉血救阴。主治：气血两燔型的重症乙脑、流行性出血热。用法：每日 1 剂，分温 2 服。

（三）人禽流感处方

生石膏 15 g，葛根 8 g，僵蚕 4 g，黄芩、黄连、重楼、石菖蒲各 3 g，炙甘草 2 g。功效：清热解毒。主治：流行性感冒等。用法：此为小儿剂量，成年人用量加倍。高热患者每日 2 剂，水煎 4 次，每 6 h 服 1 煎，直到热退、喘平、泻止、神志改善为度。恶寒重者，加荆芥 3 g，防风 3 g；咳喘甚者，加桑白皮 5 g，贝母 3 g；大便不泻反见便秘者，加大黄 4 g；神疲脉微者，加党参 5 g；若重楼缺货，改用大青叶 5 g。

（四）清气凉营汤

大青叶、生石膏（先煎）、白茅根、野菊花、青蒿（后下）各 30 g，金银花、知母、淡竹叶、大黄各 10 g。功效：清热泻火，凉血解毒。主治：病毒性流行性感冒，登革热等。用法：每日 2 剂，水煎 2 次，分次频服。湿重者加法半夏，化湿和中，藿香，芳香化浊，厚朴，行气化湿，黄连，清热燥湿，凉血解毒。

（五）新定达原饮

槟榔、厚朴、草果仁、山栀子各 15 g，知母、黄芩、枳实、桔梗、豆豉、鲜荷叶各 10 g，石膏 8 g，甘草 6 g。功效：透解除烦、宣化湿热。主治：病毒性流行性感冒等。用法：水煎，每日 1 剂，分温 2 服，另先用活水芦根 30 g、细辛 0.6 g 煎汤代水。

（六）麻杏石甘汤合千金苇茎汤

麻黄、甘草各 6 g，杏仁 9 g，生石膏、冬瓜仁各 24 g，芦茎、鱼腥草各 30 g，桃仁、黄芩、浙贝母各 9 g。功效：清热解毒，宣肺化痰。主治：流行性感冒等。用法：水煎，每日 1 剂，分温 2 服。

（七）白虎清营汤

生石膏、水牛角（先煎）、大青叶各 30 g，知母、金银花各 10 g，连翘、丹参各 12 g，竹叶 8 g，黄连 5 g，玄参 15 g。功效：清气凉营，泻火解毒。主治：气营同病的重症流行性感冒等。用法：水煎，每日 1 剂，分温 2 服，水牛角需先煎。

（八）破格救心汤

附子 20～60 g，干姜 10～20 g，炙甘草 10～20 g，高丽参（另煎浓汁兑服）10～30 g，山茱萸净肉 15～60 g，生龙牡粉、活磁石粉各 15～30 g，人工麝香 0.2 g（分次冲服）。功效：回阳救逆，开闭固脱。主治：元气暴脱重症禽流感等。用法：开水武火急煎，随煎随喂，或鼻饲给药，24 h 内不分昼夜频频喂服 1～3 剂。

（九）增损大柴胡汤

柴胡、枳实、大黄、陈皮、黄连、黄柏、槐子、片姜黄各 10 g，白芍、黄芩、薄荷各 15 g，蝉蜕、僵蚕各 3 g。功效：辛凉和解。主治：毒郁腠理的流行性感冒等。用法：诸药水煎去渣，入冷黄酒 30 g，蜂蜜 15 g，和匀冷服，每日 1 剂。

第三节　日本血吸虫病

日本血吸虫病（schistosomiasis japonica）是由日本血吸虫（Schistosoma japonica）寄生于门静脉系统所引起的疾病。系皮肤与黏膜接触含尾蚴的疫水而感染。主要病变是虫卵沉积于结肠和肝脏等组织，引起虫卵肉芽肿。急性期表现为发热、肝肿大及压痛、腹痛、腹泻和痢疾样便等，血中嗜酸性粒细胞明显增多。慢性期以肝、脾肿大或慢性腹泻为主要表现。晚期主要与肝硬化有关，临床表现有巨脾与腹水等。我国日本血吸虫病主要分布于长江流域及以南地区。但大多数地区已消灭或基本消灭此病。近年来疫情有所回升，成为四大重点防治的传染病之一，值得引起重视。

一、诊断标准

（一）急性血吸虫病

主要依据：①有血吸虫病疫水接触史（发病前 2 周至 3 个月）；②突起以发热、肝区压痛、咳嗽及周围血嗜酸性粒细胞增多为主要特征，伴腹胀、腹泻及肝、脾肿大等；③血清学试验阳性（包括间接血凝试验、酶联免疫吸附试验、胶体染料试纸条试验、环卵沉淀试验、斑点金免疫渗滤试验）或吡喹酮试验治疗有效；④粪检找到血吸虫虫卵或粪便孵化找到毛蚴。符合①、②为疑似病例，符合①、②、③为临床诊断病例，符合①、②、④为确诊病例。

（二）慢性血吸虫病

主要依据：①有血吸虫病疫水接触史；②乏力、腹泻或黏液便，肝肿大以左叶为主或伴轻度脾大；③肝功能及影像学改变和/或结肠炎病变；④ 血清免疫学检查阳性；⑤直肠黏膜活检或粪检发现血吸虫虫卵。符合①、②、③为疑似病例，符合①、②、③、④为 临床诊断病例，符合①、②、③、④、⑤为确诊病例。

（三）晚期血吸虫病

主要依据：①长期或反复的疫水接触史，或有明确的血吸虫病治疗史；②有门静脉高压症状、体征，或有侏儒、结肠肉芽肿表现；③血清免疫学检查阳性；④直肠黏膜活检或粪检发现血吸虫卵。符合①、②为疑似病例，符合①、②、③为临床诊断病例，符合①、②、④为确诊病例。

二、西医治疗

（一）病原治疗

吡喹酮是治疗血吸虫病的首选药物。疗效好，不良反应小，给药方便，可用于各型血吸虫病患者的治疗。常用方法与剂量：

1. 急性血吸虫病：成人总量按 120 mg/kg（最大量按 60 kg 计算）；儿童为 140 mg/kg，4～6 日疗法，每日剂量分 2～3 次服用。一般病例也可采用每次 10 mg/kg，每日 3 次，连续 4 日。

2. 慢性血吸虫病：成人总剂量 60 mg/kg 或每次 10 mg/kg（体重以 60 kg 为限），每日 3 次，连服 2 日。儿童体重＜30 kg 者，总剂量为 70 mg/kg，用法同成人。感染严重者可按总量 90 mg/kg，分 2 日用完，每日剂量分 3 次口服。

3. 晚期血吸虫病：成人总剂量 40～60 mg/kg，2 日用完，每日剂量分 3 次口服。

吡喹酮的主要不良反应有头痛、乏力、轻度腹痛、恶心、呕吐和食欲减退等。少数患者可有黄疸等肝功能损害，心悸、胸闷，心电图可见短暂的 T 波改变、ST 段下移、早搏、室上性心动过速、房颤等。因此，用药前应做心电图和肝功能检查。对伴有严重心律紊乱或心力衰竭未获控制，晚期血吸虫病伴有腹水、肝、肾功能严重障碍者，一般暂不治疗。对伴有精神病或癫痫的患者，应慎用吡喹酮。

（二）对症治疗

急性血吸虫病患者高热、中毒症状重者，可使用肾上腺糖皮质激素。应补液，保证水、电解质平衡，加强营养及支持疗法。对慢性和晚期血吸虫病患者，应加强营养及支持治疗。对巨脾伴明显脾功能亢进、食管-胃底静脉曲张及有上消化道出血史者，应积极改善全身情况，为外科治疗创造条件。

三、中医临床思维

（一）中医病名及病因病机特征

根据本病的病因及临床特征，本病属中医“蛊毒”“水毒病”的范畴。中医学认为，该病是蛊毒从皮毛侵入而首先犯及肺卫，卫阳被郁则寒热身痛发疹，肺失清肃可见咳嗽、胸痛、咯血；蛊毒或水毒不解，由表入里，可见高热、口渴、谵妄；蛊毒或水毒下涉肠道，传导失司，则腹痛、便秘或泄泻；蛊毒或水毒损坏肠膜脂膏，可出现下痢脓血。如未及时治疗，蛊毒或水毒随血脉漂流，藏伏于肝，瘀阻肝络，脾胃受损，气机郁滞，经隧阻塞，久之积聚成块阻碍气血运行，精气营血亏虚，机体失其濡养，而见胁下痞块、腹痛腹泻、消瘦、贫血等症。蛊毒病或水毒病迁延日久，肝脾郁滞更甚，由气郁血瘀进一步酿成气结血凝，结为痞块；脾气虚衰，运化失司，形成血凝气结水裹的病机，水液停积腹内，影响整个脏腑气机升降与运行，则腹满胀大，二便不利；肝郁日久生热，暗耗肝阴，肝阳偏亢，木不疏土，脾土更为困惫，水谷纳少，精微匮乏，气血无源，以致大肉脱尽，虚羸瘦削。

（二）辨病辨证及治疗特征

中医规范将日本血吸虫病分为邪袭肺卫证、邪郁少阳证、邪蕴中焦证、肝郁脾虚证、湿热滞肠证、瘀血内阻证、水湿内停证、肝肾阴虚证、肾阳亏虚证 9 个证型（现代中医疫病学）。本病急性期以杀虫、解蛊毒为主，辅以解表清里、滋养气阴为基本治则。力求彻底祛除，以达到根治目的。本病慢性及晚期治疗较为复杂。大抵有兼症者，先治兼症，后治主症。有积水者，先除积水，后破癥块。虚证当补，实证当攻。虚证为主者，先补其虚，后务其实；实证为主者，先攻其实，后务其。或一补一攻，二补一攻，二攻一补，寓补于攻，寓攻于补。补有温补滋补、补阴补阳、补气补血，以及补不同脏腑之侧重；攻有峻下缓下、分消、通瘀、行气、软坚之各殊，务须权衡病位虚实、揆度邪正消长，才能审时度势，按生克，论制化，行攻补，将克制变为生化，从乘侮转为促进，方能药证相对。治疗过程中不忘杀虫、解蛊毒，以图其根本。此期的治疗步骤可概括为：消积水—攻痞块—扶正气—除虫毒。早期、合理进行病原学治疗是减少并发症、降低死亡率、改善预后的关键。急性期患者发热应卧床休息，忌饮酒、忌质地粗糙饮食，加强支持疗法。晚期出现腹水时应给予低盐、高蛋白饮食，并酌用利尿药。巨脾型患者可做脾切除加大网膜腹膜后固定术，以降低门静脉高压，消除脾功能亢进。及早采取中医治疗对改善急性期的症状、减轻驱虫药的毒副作用以及增强患者的抵抗力有一定的作用，治疗过程中应注意水、电解质的平衡，同时注意加强患者的营养。

（三）药物选择

中成药治疗血吸虫病，应注意类型及证候不同用药也不同。邪犯肺卫证型宜采用疏散风热、宣肺解毒药物；肝脾湿热证型宜采用清热化湿、调和肝脾药物；肝郁脾虚证型宜采用疏肝健脾药物；瘀血内阻证型宜采用化瘀通络、活血理气药物；水湿内停证型宜采用通阳利水药物；肝肾阴虚证型宜采用滋养肝肾药物；脾肾阳虚证型宜采用健脾温肾药物。现代药理研究表明，多种中药具有治疗日本血吸虫病作用。①抗肝损伤：如人参、党参、黄芪、白术、大枣、沙棘、山药、甘草、绞股蓝、冬虫夏草、沙苑子、当归、何首乌、白芍、墨旱莲、枸杞子、女贞子、五味子、黄精、鳖甲、芦荟、甘遂、京大戟、芫花、连翘、贯众、板蓝根、鱼腥草、马鞭草、山豆根、山慈菇、夏枯草、水牛角、白鲜皮、生地黄、牡丹皮、赤芍、紫草、青蒿、木瓜、茯苓、泽泻、瓜蒂、灵芝、水飞蓟等。②杀灭血吸虫：如苦楝皮、南瓜子、鹤草芽、腹水草、鸦胆子、槟榔等。③麻痹血吸虫虫体：如槟榔、南瓜子等。

四、名医经验

（一）邓铁涛经验

邓铁涛认为血吸虫病多属于中医的“蛊胀、虫胀、蛊”等证范围之内。本病的发病机制为虫邪侵袭人体，内舍于肝，肝失条达，肝乘脾，脾失健运，故临床上多见有食欲不振，倦怠乏力，脘闷不适，腹胀便溏，消瘦等证候；肝郁、脾虚日久，必致气血运行不畅，瘀结胁下，则可见肝肿大之积证；有些患者，因肝郁虫积，损伤肝之阴血，故见胁痛，头晕耳鸣，失眠多梦，消瘦，舌质略红，苔薄，脉弦细稍数等肝阴不足之证；若病延日久，肝不疏泄，脾阳不振，水湿内停，则症见腹部日渐胀大，如裹水之状，发为臌胀，少数患者，因虫积肝郁化火，加之脾不健运，湿浊内生，郁湿化热，故见胁痛，寒热往来，脘痞厌食，身肢倦重，黄疸，便溏，舌苔黄腻，脉滑数等湿热内郁证。本病虫积肝郁为本，脾虚为标，证候表现虚实并见，或虚多实少，或实多虚少，或虚实并重。邓铁涛认为“四季脾旺不受邪”，从临床上的观察，似可认为，通过补脾，可提高机体的免疫功能，造成一个不适于肝吸虫寄生的环境，有利于驱虫药物更好地发挥作用，同时兼制驱虫药物对正气的攻伐，便可以减少其副作用的产生。“治病必求其本”，而本病之根本是虫积肝内，故又须予以驱虫药，杀灭或驱逐肝虫出体外，以达到治病之目的。总治则：健脾驱虫疏肝。由于证候表现多为邪实正虚，故治疗上采取肝吸虫①方健脾扶正，肝吸虫②方驱虫疏肝以祛邪，两方交替使用，标本兼顾，起到协同愈病的作用。肝吸虫①方中包括党参（或太子参）12 g、云苓 12 g、白术 10 g、扁豆 12 g、山药 15 g、郁金 10 g、枣子 25 g、槟榔 25 g、使君子 10 g、甘草 5 g。肝吸虫②方包括郁金 10 g，苦楝根、桑白皮各 15 g，榧子肉 25 g，枣子、槟榔各 25 g。根据临床证候差异，于①方适当加减，②方不变。兼见脘闷，恶心呕吐，肢体困重，湿困明显者，加法半夏、陈皮、砂仁，苍术易白术，以化湿燥湿；若胁痛明显，嗳气呃逆，脘闷，肝气横逆者，酌加枳壳、白芍、柴胡以疏肝；若头晕头痛，失眠多梦，舌嫩红，肝阴并有不足者，酌加女贞子、墨旱莲、白芍，太子参易党参，以养护肝阴；若出现肝硬化腹水者，酌加丹参、何首乌、菟丝子、楮实子，人参易党参，以增强健脾除湿柔肝之效，并根据病情延长方药服用时间，待条件许可再予②方；若症见发热，寒热往来，胁痛，黄疸，苔黄厚腻，脉弦滑数者，为湿热内盛，应先予以清热利湿之剂，待湿热之邪消退后，方可服用②方。

（二）朱良春经验

朱良春对晚期血吸虫病肝硬化腹水治疗有独特的认识。本病临床表现与中医的蛊毒、黄疸、积聚，臌胀等有某些类似之处。关于“晚腹水”的成因，朱良春结合现代医学知识认为是：由于劳动人民长期接触疫水，反复感染尾蚴，未能及时治疗，以致成虫大量排卵，产生毒素，致使脉道阻塞，肝失疏泄，血瘀生热，肝病及脾，脾病则水谷不能化为精微，反聚而为湿，脾虚久必及肾，因而脾肾两虚，三焦气化失司，水道不利，水湿横溢，则发为臌胀。可见本病与肝、脾、肾三脏关系至为密切。晚期肝硬化以腹水为主要临床表现者，朱良春有以下一些认识：①瘀血为本，水湿为标。本有病本、共本之分，此说见于明代张介宾。所谓病本，即指起病之因；所谓共本，即人体阳气、阴精（血）与脾胃。肝硬化腹水先有肝脾肿大，而后有腹水，肝脾肿大为瘀血痰浊、湿热阻滞肝络，瘀血、痰浊、湿热即为病本，故宜化瘀消积治其本，利水宽胀治其标。②正虚为本，邪实为标。血吸虫病肝硬化病变起病缓慢，病程长，正邪长期相持，则虚实夹杂，往往是邪实未去，正已难支。此际攻邪则伤正，纯补则助邪，只能攻补兼施，尤其要锩惦以肝、脾、肾三脏为念，盖腹水之作，正是病起于肝，影响及于肝肾所致也。若见腹水之盈，胀急痞满，便一味峻攻，则邪未去而正愈伤矣。对肝硬化腹水，朱良春的用药经验包括①补脾：常用山药、白术、茯苓、赤豆，脾阳不足者用干姜；②补肝：常用黄芪（采用张锡纯之说）、当归；③补肾：常用淫羊藿、紫河车、楮实子，肾阳不足者用桂、附；④消积：常用干蟾皮、菴闾子、鸡内金、鳖甲；⑤活血：常用益母草、丹参、泽兰、姜黄、郁金、土鳖虫；⑥行水消胀：常用胡芦巴、连皮茯苓、玉米须、鲤鱼赤豆汤。

（三）王伯祥经验

王伯祥认为血吸虫病肝纤维化属于中医的“痞块、蛊胀、黄疸、血症、虚损”等病的范畴。其病因是虫卵蛊毒经皮毛侵入人体。其病机是蛊毒虫邪随血漂流而藏于肝，侵入脾，沉积于肝脾，使气机郁滞，经隧阻塞，久之，积聚而成痞块。脾气虚，运化失司，血凝气结水裹而发生积水胀满。胁下痞块盘居腹中，浊水停留，有形之物阻碍于中，影响脏腑气机升降和运化，浊水郁久，化生湿热；肝郁日久，遏郁生热，暗耗肝阴，引起肝阳上亢。木不疏土，则脾气不展，失于运化，水谷纳少，既不能养肝润肺又不能以后天养先天，充肾精而生气血。气虚血滞，脉络瘀久生热，热伤血脉，致使血不循经，或脾虚气虚而滞，不能统血，造成大量呕血、便血，最终气随血耗而死亡。血吸虫病肝纤维化在中医属里证，其临床证候甚为复杂，且常因人而异。一般以痞块、蛊胀、虚损为主症。不同的主症有不同的辨证分型。由于血吸虫病肝纤维化的主证与兼证颇多，往往虚实夹杂，因此也有较复杂的治疗方法，大抵有兼证者，先治兼证后治主证。有积水者，先除积水，后破痞块。虚证当补，实证当攻。虚证为主，先补其虚，后务其实；实证为主，先攻其实，后务其虚。或一补一攻，二补一攻，二攻一补，寓补于攻，寓攻于补。治疗过程中不忘杀虫，解蛊毒以图其根。

（四）赵国荣经验

赵国荣认为日本血吸虫病相当于中医病名“蛊毒”“水毒病”。中医认为该病是蛊毒由皮毛侵入肺部，下涉肠道，淤积肝络，阻碍气血水液运行所致。由于损害部位及人体反应性的不同，各阶段的病理变化不同，以及人体可反复感染血吸虫，故本病临床表现复杂。赵国荣认为西医优势是体现在对急性血吸虫的抗虫治疗，以及对一些急症如上消化道大出血、肝性脑病等威胁生命的并发症的对症急救措施。其不足就是抗血吸虫药本身的一些不良反应限制了它的使用范围。中药治疗对改善急性期的症状、消除痞块有一定的疗效，但其优势体现在对于慢性血吸虫病、晚期血吸虫病的治疗，有些中药制剂对高热、出血、腹水、神志昏迷等表现有很好的治疗作用，且这些中药本身的不良反应远较西药少而轻。血吸虫病急性期中医分型为邪袭肺卫证、邪郁少阳证、邪蕴中焦证、肝郁脾虚证；慢性期及晚期分为湿热蕴肠证、瘀血内阻证、水湿内停证、肝肾阴虚证、肾阳亏虚证。目前的临床实践已经证实，在辨证论治的指导下，中药与抗血吸虫西药结合在一起应用，能明显提高疗效，减少并发症的产生，并对减轻驱虫药的不良反应以及增强患者的抵抗力有一定的作用。急性血吸虫病和慢性早期患者用抗血吸虫药或单纯服用汤药治疗后，绝大多数症状消失，体重、体力明显增进和恢复，并可长期保持健康状态。如并发上消化道出血、肝性脑病等，病情险恶，宜中西医结合抢救。如慢性血吸虫病并发细菌感染，除抗血吸虫药治疗外，当积极运用抗菌治疗并按中医分型辨证论治用汤药治疗。中药的抗虫作用已得到肯定，但中药应该在中医药的理论指导下应用才能更好地取得疗效，因此，中西药结合应用时不能脱离辨证论治，更不能纯粹用现代药理研究成果来指导中药应用。应用时，可以在辨证的基础上结合辨病用药，尤其注意中药之间性味的反佐。

（五）袁肇凯经验

袁肇凯临床实践将 67 例血吸虫肝纤维化者依中医辨证分为气虚血瘀证和气滞血瘀证两组，分别给予“抗纤灵Ⅰ方”和“抗纤灵Ⅱ方”。抗纤灵Ⅰ方由黄、防已、莪术、牛膝等组成；抗纤灵Ⅱ方由桃仁、枳壳、木通等组成。每片含生药 0.3 g。患者每次口服 6 片，每日 3 次。采用临床症征分级记分的方法进行疗效观察。治疗 40 d 后，证明抗纤灵Ⅰ方和抗纤灵Ⅱ方对改善症状、减轻体征十分明显，临床症征积分分别减少 69.8%和 68.1%，症状总有效率分别达 93.9%，94.1%。对气虚血瘀证患者，抗纤灵Ⅰ方在消除或减轻神疲乏力、纳少便溏的同时，也能明显改善胁下痞块、胁肋刺痛等血瘀症状；对气滞血瘀证患者抗纤灵Ⅱ方重在消除胁肋胀满、胁痛纳呆症状，也有减轻或控制胁下痞块、胁痛面晦的功效。与同时口服肌苷、维生素为主的常规治疗组对比中发现，抗纤灵方辨治肝纤维化，在临床疗效上明显优于常规治疗。

（六）叶佐臣经验

叶佐臣对血吸虫所致的肝脾肿大，肝硬化腹水等积累了一整套治疗经验。他认为早期肝、脾肿大属中医“癥瘕”“积聚”“黄疸”范畴，晚期肝硬化腹水则属“鼓胀”范畴。主要和肝、脾、肾关系最大，先由肝传脾，由脾传肾，最后由肾传心。治疗上抓住发展快、病程长、正虚邪实的特点，从气滞、血瘀、水停3个方面着手，采用逐水、行气、化瘀、散结、扶正等方法。①峻下逐水法。自拟九龙丹。巴豆、甘遂、牵牛子、水蛭、槟榔，研末和蜜为丸。适用于体质壮实、病情重、腹水膨胀者。一般服药1～2次即可取效。若腹泻次数多，可饮米汤一碗缓解药性而止泻。②缓下利水法。自拟鲤鱼大蒜饮：取鲤鱼1条（约500 g）去鳞剖腹，大蒜6 g，花椒3～5 g置于鱼腹中，文火清炖，熟后先饮汁后服渣，一般服2～3次，尿量增加，腹水渐退，达到健脾益气，消肿利水的目的。③行气消导法。四逆散加木香、槟榔、莱菔子等，治疗肝气郁结或肝脾不调等引起的胁腹疼痛。④化瘀散结法。鳖甲丸、膈下逐瘀汤为主方，选用鳖甲、苏木、三棱、莪术、赤芍、柴胡、藏红花、丹参、三七、土鳖虫、皂角刺、路路通等，治疗肝脾大而质硬者，以软坚消癥，行瘀散结。⑤扶正固本法。常用方药有；健脾丸、六君子丸、八珍汤、当归补血汤、一贯煎、滋水清肝饮、六味地黄丸、附桂理中汤、真武汤等。

（七）王鸿士经验

王鸿士认为血吸虫病晚期主要与肝硬化有关，临床表现有巨脾与腹水等。消除腹水，治疗绝非单纯地使用利水药物而已，而应审病求因，分清虚实，根据不同类型予以相应治疗方法。如健脾利水、滋阴利水、活血利水、宣肺降气利水等标本同治。肝硬化患者皆见气郁血滞，仅程度有异，故常用行气活血药。行气或兼活血，活血必兼行气，行气可增进活血通络的功效，并有一定的缩软肝脾的作用。常用疏肝理气药有青皮、陈皮、香附、郁金、延胡索、枳壳、川楝子、腹皮子、香橼、木香、乌药等；活血药有丹参、赤芍、泽兰等。若见肝脾肿大，质地较硬且病程较久者，疏气行血药已难奏效，应选用红花、桃仁、三棱、莪术、鳖甲、炒穿山甲、马鞭草、生牡蛎等软坚化瘀之品。王鸿士在治疗肝硬化腹水中除了强调消除腹水外，还提到要恢复肝功能。湿热之邪未清，仍可见湿热困阻脾胃或蕴于肝胆不去的表现，如腹胀、纳少、便溏、便下脓血等，治疗上当清热利湿，疏利中焦。若见气阴不足或肝肾阴虚宜予益气养阴或滋补肝肾；脾肾阳虚需予温补脾肾；如果出血明显加用活血化瘀之品，权衡虚实随证加减。

（八）朱明烈经验

朱明烈认为血吸虫性肝硬化为难治病之一，本病形成与气、血、水三者息息相关，与肝、脾、肾三脏最为密切。一般初病在肝，继则损脾，后则及肾，临床常见气、血、水同病之候。特别强调“肝病总离不开郁，有郁则可引起病”，故在治疗肝硬化时，十分重视“郁”和“瘀”2字，以疏肝解郁、活血化瘀、健脾软坚为大法。研制的健脾软肝丸，基本方由醋柴胡、枳壳、青皮、鸡内金各12 g，白术、五灵脂、茯苓、地龙、茜草各15 g，丹参、炙鳖甲、白茅根各3 g，甘草5 g组成。另加猪肝粉20 g冲服。若腹胀纳差者，加砂仁6 g，山楂、谷麦芽各15 g；腹水者加炒黑白二丑末、车前子（包）各15 g；气血虚弱者增西洋参、当归各15 g；腹脉暴露者加赤芍、郁金、三棱、莪术各15 g，有蜘蛛痣和砂掌者加生地黄、鸡血藤各30g，桃仁、红花各10 g；大便溏泻者加苍术或土炒白术、藿香、神曲各15 g，炒薏苡仁30 g；肝脾肿大加土鳖虫30 g，射干10 g，鼠妇10 g；有湿热未净，加茵陈、虎杖、白花蛇舌草、半枝莲各30g等。诸药浓煎，每剂药分2次煎，第一煎分2次服，第二煎服1次，每日早、中、晚3次空腹饮下。服药1～2个月后，症状明显好转，病情基本稳定后，则将上方制成丸剂如绿豆大小，水泛丸，每次服6 g，日服3次，红糖水吞服。以3个月为一疗程。朱明烈认为临证论治，关键在辨清证型，以切中病机而获效。

五、名方推荐

（一）参苓白术散加减

薏苡仁、葛根、黄芪各30 g，党参、茯苓、扁豆、山药、莲子各15 g，白术、陈皮各12 g，广木香10 g，甘草、砂仁、黄连、桔梗各6 g。功效：健脾益气，化湿止泻。主治：慢性血吸虫病以腹泻为主要症状。用法：每日1剂，分3次煎服。15日为1个疗程。加减：腹中冷痛者，加炮姜、熟附子；伴脓血便者，加白头翁、地榆炭；肝脾肿大者，加鳖甲、桃仁。

（二）健脾软肝丸加减

醋柴胡、枳壳、青皮、鸡内金各 12 g，白术、五灵脂、茯苓、地龙、茜草各 15 g，丹参、炙鳖甲、白茅根各 30 g，甘草 5 g，另加猪肝粉 20 g 冲服。功效：疏肝解郁，活血化瘀，健脾软坚。主治：慢性血吸虫病症见右上腹及胁下隐隐胀痛，以食后及劳累后加重，伴脘腹作胀，纳差，乏力，时恶恶心，小便短少，舌红暗苔润，脉弦细。用法：诸药浓煎，每剂药分 2 次煎，第一煎分 2 次服，第二煎服 1 次，每日早、中、晚 3 次空腹饮下。服药 1～2 个月后，症状明显好转，病情基本稳定后，则将上方制成丸剂如绿豆大小，水泛丸，每次服 6 g，日服 3 次，红糖水吞服。以 3 个月为 1 疗程。加减：若腹胀纳差者，加砂仁 6 g，山楂、谷麦芽各 15 g；腹水者加炒黑白二丑末、车前子（包）各 15 g；气血虚弱者增西洋参、当归各 15 g；腹脉暴露者加赤芍、郁金、三棱、莪术各 15 g；有蜘蛛痣和砂掌者加生地黄、鸡血藤各 30 g，桃仁、红花各 10 g；大便溏泻者加苍术或土炒白术、藿香、神曲各 15 g，炒薏苡仁 30 g；肝脾肿大加土鳖虫 30 g，射干 10 g，鼠妇 10 g；有湿热未净，加茵陈、虎杖、白花蛇舌草、半枝莲各 30 g 等。

（三）一贯煎加减

生地黄、麦冬、山药、黄芪、鳖甲（先煎）各 30 g，北沙参、枸杞子各 50 g，川楝子、郁金、白芍、桂枝各 10 g，泽泻 30～60 g。功效：补脾益肾，活血利水。主治：慢性血吸虫病具有肝硬化体征者。用法：每日 1 剂，水煎，早、中、晚各服 100 mL，30 d 为 1 疗程。加减：胁肋胀痛加香附，兼黄疸者加金钱草、赤芍，血瘀重加桃仁、红花、三棱，衄血加牡丹皮、仙鹤草，谷丙转氨酶明显升高加垂盆草、鸡骨草，不能进食者给予西药对症及支持等辅助治疗。

（四）柴鳖牡丹汤加减

柴胡、紫丹参各 12 g，醋炙鳖甲 15 g，生牡蛎 30 g，川楝子、郁金、制香附、青皮、陈皮、炒枳壳、桃仁、赤芍、焦山楂、焦神曲各 10 g，红花 5 g，炙甘草 3 g。功效：疏肝解郁，活血行气。主治：慢性血吸虫病伴见肝脾肿大者。用法：水煎，每日 1 剂，每日服 2 次。加减：伴腹水者，同时伍用己椒苈黄丸；伴黄疸者，加用茵陈 10 g，海金沙 15 g。

（五）茯苓导水汤加减

赤茯苓 30 g，白茯苓 20 g，槟榔、鸡内金、车前子各 15 g，陈皮、泽泻、猪苓各 10 g，枳实、广木香、焦术、肉桂各 9 g，二丑 12 g。功效：通阳化气，健脾利水。主治：慢性血吸虫病症见腹胀满，脘腹撑急疼痛，四肢肿胀以双下肢为甚，小便不利，面部浮肿者。用法：水煎，每日 1 剂，每日服 2 次。加减：若腹痛者加杭白芍 20 g，延胡索 15 g；恶心呕吐者去肉桂，加法半夏 10 g，藿香 12 g，腹泻者加炒山楂 15 g，腹胀甚者加厚朴 10 g，炒莱菔子 18 g。

（六）调营饮加减

当归、川芎、赤芍、莪术、延胡索、大黄、桑白皮、瞿麦、葶苈子各 10 g，槟榔、赤茯苓各 15 g。功效：活血化瘀，行气利水。主治：慢性血吸虫病，症见腹大坚满，脉络怒张，胁腹刺痛，面色黯黑，面颈胸臂有血痣，呈丝纹状者。用法：每日 1 剂，每日服 2 次。加减：大便色黑者，可加三七、侧柏叶化瘀止血；水胀满过甚，脉弦数有力者，可以舟车丸、十枣汤攻逐水气。

（七）复肝丸

生黄芪、生麦芽、糯稻根各 30 g，潞党参 12 g，当归、炒白术、炒白芍、生鸡内金各 10 g，软柴胡、炙甘草、麸炒枳壳各 6 g，石见穿 15 g。功效：行气疏肝，活血化瘀。主治：慢性血吸虫病，症见胁痛纳差，脘腹胀，肢乏便溏者。用法：每服 3 g，每日 2 次。

（八）复方荜澄茄丸

荜澄茄 140 g，广木香 90 g，枯明矾 9 g，百部 60 g，枣儿槟榔 150 g。功效：燥湿杀虫，行气止泻。主治：慢性血吸虫病以排便异常、痢疾样大便和胁腹痞块为主证者。用法：每日 2 次，每次服 10 g，40 d 为 1 疗程，总剂量为 800 g。15 岁以下者每次服 6 g，40 d 为 1 疗程，总剂量为 500 g。饭前半小时用温开水吞服。

第四节 病毒性肝炎

病毒性肝炎（viral hepatitis）是由多种肝炎病毒引起的，以肝脏损害为主的一种全身性传染病。目前按病原学明确分类的有甲、乙、丙、丁、戊5种肝炎病毒，除乙型肝炎病毒为DNA病毒外，其余均为RNA病毒。临床上以食欲减退、恶心、上腹部不适、肝区痛、乏力为主要表现。部分患者可有黄疸发热和肝大伴有肝功能损害。有些患者可慢性化，甚至发展成肝硬化，少数可发展为肝癌。临床上，根据病情程度不同，临床可分为急性、慢性、重型、胆汁淤积性肝炎等。

一、诊断标准

按病情程度分类，可以分为急性肝炎、慢性肝炎、重型肝炎、淤胆型肝炎、肝炎肝硬化；按病原学分类，可以分为甲型肝炎、乙型肝炎、丙型肝炎、丁型肝炎、戊型肝炎。具体诊断标准如下：

（一）急性肝炎

1. 持续几天以上乏力，食欲减退，恶心呕吐等症状，可伴发热；

2. 肝脏肿大，肝区叩击痛阳性；

3. 血清丙氨酸转氨酶明显升高。

临床根据有无黄疸可分为：

①急性黄疸型肝炎：血清总胆红素 ＞17.1 μmol/L，或尿胆原阳性。

②急性非黄疸型肝炎：血清总胆红素＜17.1 μmol/L，或尿胆原阴性。

（二）慢性肝炎

1. 急性肝炎持续半年以上；

2. 原有乙型、丙型、丁型肝炎病史或HBsAg携带史，本次又因同一病原体出现肝炎症状、体征和肝功能异常者；

3. 发病日期不明，但根据症状、体征、实验室检查及影像学检查综合分析符合慢性肝炎特征者；

4. 肝组织病理学检查符合慢性肝炎者。

临床根据病情轻重程度可分为：

①轻度：症状、体征较轻，肝功能仅1～2项异常者。

②中度：症状、体征和检查居于轻度与重度之间。

③重度：有明显的肝炎症状，如乏力、食欲不振、恶心呕吐等，伴肝掌、蜘蛛痣、脾大并排除其他病因，但无门静脉高压症状，血清ALT、AST反复或持续升高，白蛋白降低，A/G比值异常，丙种球蛋白明显升高等，或具备上述症状、体征，实验室检查白蛋白≤32 g/L，胆红素大于5倍正常值上限，凝血酶原活动度为40%～60%，以上3项满足1项者，均可诊断为重度慢性肝炎。

（三）重型肝炎

1. 临床根据病情轻重程度可分为：

①急性重型肝炎：急性肝炎起病，2周内极度乏力，出现明显消化道症状，迅速出现Ⅰ度及Ⅱ度以上肝性脑病；肝浊音界进行性缩小，黄疸迅速加深，凝血酶原低于40%并排除其他原因者；

②亚急性重型肝炎：急性黄疸型肝炎起病，黄疸迅速加深，15～24日内出现极度乏力及明显消化道症状，迅速出现Ⅱ度及Ⅱ度以上肝性脑病或腹水，凝血酶原低40% 并排除其他原因者；

③慢性重型肝炎：临床表现同亚急性重型肝炎，但有慢性肝炎或肝硬化病史，或慢性乙型肝炎病毒或丙型肝炎病毒携带史；或虽无上述病史，但有慢性肝病体征，如肝掌、蜘蛛痣、脾大以及生化检测改变，如丙种球蛋白升高、A/G比值下降等，或肝组织病理学检查符合慢性重型肝炎者。

其中，亚急性、慢性重型肝炎又可分为以下几个阶段：

（1）早期：有严重乏力及消化道症状，黄疸迅速加深，血清胆红素大于10倍正常值上限，凝血酶原活动度40%左右，未出现明显肝性脑病及腹水。

(2) 中期：出现Ⅱ度及Ⅱ度以上肝性脑病或腹水，出血倾向（出血点或瘀斑），凝血酶原活动度20%～30%。

(3) 晚期：有难治并发症，如肝肾综合征、消化道大出血、严重出血倾向及电解质紊乱，或Ⅱ度以上肝性脑病、脑水肿等，凝血酶原活动度≤20%。

(四) 淤胆型肝炎

1. 急性淤胆型肝炎：起病似急性黄疸型肝炎，消化道症状较轻，但有皮肤瘙痒及大便色白。常有明显肝肿大。黄疸持续3周以上并排除其他原因引起的肝内、外梗阻性黄疸。血清胆红素明显升高，以直胆升高为主，伴有血清胆汁酸、碱性磷酸酯酶及胆固醇升高。

2. 慢性淤胆型肝炎：在慢性肝炎基础上发生上述淤胆的临床表现。

(五) 肝炎肝硬化

1. 根据肝功能受损程度可分为代偿性肝硬化和失代偿性肝硬化。

2. 根据肝脏炎症活动程度可分为活动性肝硬化和静止性肝硬化。

二、西医治疗

(一) 一般治疗

1. 急性肝炎应住院治疗并卧床休息，恢复期可逐渐增加活动，但要避免劳累。慢性肝炎患者应适当休息，避免劳累。

2. 营养：高蛋白、低脂肪、高维生素饮食，适当摄取碳水化合物。急性期宜清淡饮食，恢复期避免过食，绝对禁酒。

3. 药物治疗：对症治疗，如发热、食欲不振可静滴10%葡萄糖、维生素C等。

(二) 对各型肝炎的治疗

1. 急性肝炎：多能自愈，急性丙型肝炎应早期抗病毒治疗，其他各型采用对症支持治疗即可。

2. 慢性乙型肝炎：根据具体情况采取抗病毒、调节免疫、改善肝功能、抗纤维化及心理治疗等治疗措施。

(1) 免疫耐受CHB：无治疗指征，需长期随访，每3～6个月评估ALT；

(2) 非活动期CHB：无治疗指征，第一年每3个月评估ALT和HBV DNA水平，之后每6个月评估1次。如果HBV DNA<2000 IU/mL同时HBsAg<1000 IU/mL，疾病再活动概率小，可适当降低检测频率；

(3) 免疫活动期CHB：①HBeAg阳性慢性乙型肝炎：ALT<ULN，HBV DNA>2000 IU/mL时，每3～6个月监测ALT，每6～12个月监测HBV DNA和HBeAg，若无肝脏炎症活动可暂不进行治疗；ALT1～2×ULN HBV DNA>2000 IU/mL，如果年龄>40岁，ALT升高，有HCC家族史，建议行肝组织活检或无创性检查，若出现明显肝脏炎症或纤维化则给予抗病毒治疗。每1～3个月监测ALT和HBV DNA，每3个月监测HBeAg，如果HBeAg持续阳性3～6个月，同时伴有肝脏炎症活动，则需进行抗病毒治疗。②HBeAg阴性慢性乙型肝炎：ALT<ULN HBV DNA<2000 IU/mL者，每3个月监测ALT和HBV DNA，如果3次后ALT仍<1×ULN同时HBV DNA仍<2000 IU/mL，每6～12个月监测一次，无需治疗；ALT 1-2×ULN HBV DNA > 2000 IU/mL者，每3个月监测ALT和HBV DNA，如果持续升高，考虑肝穿刺及抗病毒治疗；ALT 2×ULN HBV DNA>2000 IU/mL者，每3～6个月监测ALT和HBV DNA，同时进行抗病毒治疗。

抗病毒治疗：①普通IFNα：5 MU/次，每周3次或隔日1次，皮下或肌内注射，一般疗程为6个月，若治疗6个月无应答者，可改用其他抗病毒药物。②PRG-IFNα-2a：剂量根据患者耐受情况决定。③阿德福韦酯：10 mg，每日1次。疗程至少1年，至HBV DNA低于检测下限或检测不到，以及ALT正常时。应继续用药，经监测3次（每次相隔至少6个月）仍保持不变者可停药。④拉米夫定：

100 mg，每日1次。⑤恩替卡韦：0.5 mg（对拉米夫定耐药者1 mg），每日1次。

代偿期乙型肝炎肝硬化的治疗：①拉米夫定：100 mg，每日1次，长期服用；②阿德福韦酯：10 mg，每日1次，长期服用；③干扰素：小剂量使用，随患者耐受情况逐渐增加剂量。

3. 慢性丙型肝炎：只有确诊为HCV RNA阳性者才需进行抗病毒治疗。

（1）聚乙二醇化干扰素联合利巴韦林（PR）治疗：可应用于所有基因型HCV现症感染，同时无治疗禁忌证的患者。

（2）直接抗病毒药物（DAAs）治疗：DAAs在我国尚处于临床试验阶段。以DAAs为基础的抗病毒方案包括1个DAA联合PR，DAAs联合利巴韦林，以及不同DAA联合或复合制剂，上述DAAs的3种方案可以涵盖几乎所有类型的HCV现症感染者的治疗。这些含DAAs的方案尤其适用于PR治疗后复发或是对PR应答不佳的患者。初治患者也可考虑使用含DAAs的方案，以缩短疗程，增加耐受性，提高SVR率。

（3）聚乙二醇化干扰素α（PEG IFNα）、普通干扰素联合利巴韦林

1）基因1型或基因6型的治疗方案：a. 首先推荐使用聚乙二醇化干扰素联合利巴韦林治疗，基本疗程为48周。在治疗过程中应根据不同应答给予相应处理。b. 普通IFNα联合利巴韦林治疗方案：IFNα 3～5 MU，隔日1次肌内或皮下注射，联合口服利巴韦林1000 mg/d，建议治疗48周。c. 不能耐受利巴韦林不良反应者的治疗方案：可单用普通IFNα或PEG-IFNα，方法同上。或在医生指导下使用DAAs治疗。

2）基因2型、3型治疗方案：a. 聚乙二醇化干扰素联合利巴韦林的治疗方案：这是HCV基因2型或3型的首先推荐方案。利巴韦林给药剂量为每日800 mg。但若患者存在低应答的基线因素，如胰岛素抵抗、代谢综合征、重度肝纤维化或肝硬化、年龄较大，利巴韦林则应根据体重给药。在接受PEG-IFNα联合利巴韦林治疗过程中应根据不同应答给予相应处理。b. 普通IFNα联合利巴韦林治疗方案：IFNα 3 MU，每周3次肌内或皮下注射，联合应用利巴韦林800～1000 mg/d，治疗24～48周。c. 不能耐受利巴韦林不良反应者的治疗方案：可单用普通IFNα或PEG-IFNα。或在医生指导下使用DAAs治疗。

4. 戊型肝炎

（1）急性戊肝治疗：一般为自限性，以一般治疗及对症支持治疗为主，一般不采用抗病毒治疗。但免疫功能低下的患者因易发展成慢性戊肝，建议早期给予抗病毒治疗。

（2）慢性戊肝治疗：目前临床上多采用利巴韦林或PEG-IFNα联合利巴韦林治疗慢性戊肝。

三、中医临床思维

（一）中医病名及病因病机特征

根据临床表现不同，可隶属于中医学不同病证范畴，如“胁痛”“黄疸”“积聚”“鼓胀”等，临床多表现为黄疸病，病因主要有外感时邪，饮食所伤，脾胃虚弱及肝胆结石、积块瘀阻等，其发病往往是内外因相因为患。黄疸的发病，从病邪来说，主要是湿浊之邪，故《金匮要略·黄疸病脉证并治》有“黄家所得，从湿得之”的论断；从脏腑病位来看，不外脾胃肝胆，而且多是由脾胃累及肝胆。黄疸的发病是由于内外之湿阻滞于脾胃肝胆，导致脾胃运化功能失常，肝失疏泄，或结石、积块瘀阻胆道，胆液不循常道，随血泛溢而成。病理属性与脾胃阳气盛衰有关，中阳偏盛，湿从热化，则致湿热为患，发为阳黄；中阳不足，湿从寒化，则致寒湿为患，发为阴黄。至于急黄则为湿热夹时邪疫毒所致，也与脾胃阳气盛衰相关。不过，正如《丹溪心法·疸》所云：“疸不用分其五，同是湿热。”临床以湿从热化的阳黄居多。阳黄和阴黄之间在一定条件下也可相互转化，阳黄日久，热泄湿留，或过用寒凉之剂，损伤脾阳，则湿从寒化而转为阴黄；阴黄重感湿热之邪，又可发为阳黄。

（二）辨病辨证及治疗特征

中医临床诊疗指南根据临床病情程度不同，对急性肝炎、慢性肝炎、肝衰竭、慢性乙型肝炎病毒携

带者分别规定其中医辨证标准。①急性肝炎：湿热内蕴、寒湿中阻。②慢性肝炎：湿热内结、肝郁脾虚证、淤血阻络、肝肾阴虚及脾肾阳虚证。③淤胆型肝炎分为湿热淤滞、寒湿淤滞证。④重型肝炎（肝衰竭）包括湿热蕴毒、瘀热蕴毒、阴虚淤毒、阳虚瘀毒证。⑤慢性乙型肝炎病毒携带者分为湿热内伏证、肝郁脾虚证、脾肾亏虚证。

目前在临床上本病以抗病毒治疗为主，辅以中药治疗，可显著提高疗效，故治疗本病往往采用中西医结合治疗的方式。中医治疗以汤剂为主，在遣方用药时，要正确辨别临床病情程度，谨守病机，辨病与辨证相结合，守法守方用药。此外，应嘱咐患者注意饮食、情志的调节，加强生活方式干预。

（三）药物选择

数据挖掘表明，治疗病毒性肝炎的方剂中使用药物最多的是柴胡、赤芍、丹参、茯苓、茵陈、白术、党参、黄芪、当归、白芍、甘草、升麻、葛根、桂枝、猪苓、黄芩、大黄、栀子、厚朴、杏仁等。另有文献报道，慢性乙型肝炎常用中药为丹参、茯苓、黄芪、柴胡、茵陈、白芍、白花蛇舌草、郁金、虎杖等。

四、名医经验

（一）金洪元经验

金洪元认为慢性病毒型肝炎由外感湿热疫毒引起，湿热疫毒久羁难解，始终贯穿全病程，初期、活动期以湿热邪盛为主，中、后期兼有脾气虚或肝（肾）阴虚或脾肾阳虚，脏腑气血阴阳功能失调，而以脾气虚为根本。故此病以湿热疫毒为病因，肝、脾、肾同病为病位，湿、毒、瘀、滞是其基本病理。金洪元以临床经验为基础，总结出一组方药“益肝转阴汤”适用于各类型病证，并随证加减，可获得中医主证缓解和现代医学各指标改善。益肝转阴汤以疏肝运脾、清热解毒为法。方药：党参、柴胡、郁金、白芍、赤芍、虎杖、半枝莲、白花蛇舌草等。并根据病情进行加减：①肝郁脾虚：方用益肝转阴汤加减（党参、柴胡、赤芍、郁金、白芍、白花蛇舌草、虎杖、炒白术、云苓、陈皮、枳壳、鸡内金、生麦芽等）治以疏肝健脾，理气调滞。②湿热内蕴之热重于湿：方用益肝转阴汤加茵陈蒿汤加减（党参、柴胡、郁金、白芍、赤芍、虎杖、半枝莲、白花蛇舌草、茵陈、栀子、大黄等）治以清热利湿退黄。③湿热内蕴之湿重于热：方用益肝转阴汤加减（党参、柴胡、郁金、白芍、赤芍、白花蛇舌草、虎杖、半枝莲、茵陈、厚朴、云苓、一枝蒿等）治以利湿化浊、清热退黄。④肝郁气滞：方用益肝转阴汤加柴胡疏肝散加减（党参、柴胡、郁金、白芍、赤芍、白花蛇舌草、虎杖、半枝莲、香附、青皮、枳壳、陈皮、生麦芽等）治以疏肝理气。⑤肝肾阴虚：方用一贯煎加益肝转阴汤加减（生地黄、枸杞子、北沙参、黄精、玉竹、麦冬、石斛、党参、柴胡、郁金、白芍、赤芍、虎杖、半枝莲、白花蛇舌草等）治以滋阴养血柔肝。⑥瘀血阻络：方用益肝转阴汤加减（党参、柴胡、郁金、白芍、赤芍、虎杖、半枝莲、白花蛇舌草、丹参、红花、生山楂等）治疗以疏肝理气，活血化瘀。另金洪元在临床治疗慢性病毒型肝炎时，常在“益肝转阴汤”基础上辨病、辨证、辨微观指标加减。如气虚明显，加炙黄芪、太子参、炒白术；转氨酶升高，加乌梅、五味子、板蓝根、一枝蒿、车前草、草河车、黄芩；黄疸较重，加茵陈、红花、厚朴、丹参、生地黄；乙肝病毒载量（HBV DNA）异常，加炙黄芪、一枝蒿、阴阳草等。

（二）林天东经验

林天东常指出慢性乙型肝炎病程大致可分为 3 个阶段进行治疗。①初期：以轻度慢性活动型和慢性迁延型多见。此期湿热毒邪未除，正气充足，正邪交争，辨证属湿热蕴结，肝气郁滞。临床常见：纳差、乏力、身黄、目黄、小便黄，舌红苔黄腻，脉弦滑数。治宜清热利湿、疏肝理气为法。林天东常以茵陈蒿汤合四逆散加减：绵茵陈 30 g，栀子 10 g，大黄 10 g，柴胡 10 g，枳实 10 g，赤芍 15 g，炙甘草 10 g。若湿热明显可加入白花蛇舌草、半边莲、半枝莲、鸡骨草、田基黄等清热利湿解毒之品。②中期：以中度慢性活动性和慢性迁延型多见，此期邪毒困阻中焦脾胃，正气不足，脾失健运，肝失疏泄而出现肝郁脾虚、肝脾失和之证。治宜疏肝理气、健脾运化。林天东常用逍遥、六君加味：白芍 15 g，柴胡、当归、茯苓、白术、炙甘草、木香、吴茱萸、法半夏、党参各 10 g，陈皮 5 g。③后期：以重度慢性活动型或慢肝恢复期多见。此期毒邪久耗阴血，证属气阴两虚，络脉瘀阻，治宜补气养阴，疏肝通络为法。林天东常用旋覆花汤合一贯煎加减：沙参 10 g，麦冬 15 g，枸杞子 10 g，旋覆花 10 g，茜草 10 g，当归 10 g，桃仁 10 g，柏子仁 10 g，郁金 10 g。

（三）钱英经验

钱英提出治疗肝病必用和血法。他认为在慢性肝病的发展过程中，瘀血阻络虽然是其核心病机之一，但慢性肝病的治疗，不应一味单用活血化瘀，而应该结合肝藏血主疏泄，体阴用阳的生理特点，采用和血的方法治疗。提倡“若欲通之，必先充之”。盖“和血者，气血冲和之谓，既为治疗大法，又为治疗的最终目的”。“和血法”是扶正与祛邪兼顾，而以扶正为主的治疗大法，是养血法加活血法的综合应用，而非单纯的活血化瘀。养血法包括补养血和调养血，活血法包括通络和化瘀。通过和血，补其不足，充其血脉，愈其劳损，扶其正；损其有余，祛其瘀血，祛其邪，故云和血而非单纯活血。

（四）邱健行经验

邱健行治疗肝炎，主张在详细了解病情的基础上四诊合参，胁痛首辨外感内伤，外感胁痛是指感受湿热之邪，湿热蕴蒸肝胆，肝胆失于疏泄条达，其起病急剧，伴有寒热，口苦，恶心呕吐；内伤痛多因肝气郁滞，瘀血内阻或肝阴不足而发，其起病缓慢，病程长。治疗上不通而痛者属实，宜疏导之法使之通，气滞者宜疏肝解郁，瘀血者宜活血通络，湿热者清热利湿；不荣则痛者多虚，宜濡润之法使之荣。黄疸以辨阴阳寒热为辨证要点，首辨阴阳，次分寒热。阳黄多由湿热之邪所致，热重于湿者，身目俱黄、色泽鲜明，湿重于热者，色泽不甚鲜明，头身困重。阴黄则由寒湿内阻，脾胃虚寒或肝郁血虚所致，血瘀所致阴黄色黄而晦黯，面色黧黑，舌质黯淡，多见瘀斑，或肋下积块。在治疗方面，阳黄以清热利湿为主，通利二便时驱除体内湿热是主要途径。《金匮要略·黄疸病脉证并治》云：“诸病黄家，但利其小便”，但要防止损伤脾胃。阴黄证之治疗依据寒湿或血瘀的病机特点，分别采用温化寒湿、化瘀退黄之法。邱健行认为对于乙型病毒性肝炎的治疗，应以“清”为不可缺少的治法，自拟清肝宝胶囊随症加减。治疗以清热利湿、健脾益气为法。处方：珍珠草、溪黄草、白花蛇舌草、鸡骨草、甘草、莱菔子、丹参、怀牛膝、海螵蛸、灵芝、茯苓、薏苡仁等。配合拉米夫定、五灵肝复胶囊，治疗效果明显增强。伴有身目黄明显者，再予茵陈蒿、虎杖以加强利湿退黄的功效。

（五）王庆国经验

王庆国认为病毒性乙型肝炎的病因病机可分为以下 3 个方面：第一，感受湿热毒邪。第二，感受疫疠之邪。中医称之为瘟黄，即暴发流行的肝炎。第三，饮食失宜。临床辨治乙肝分为 4 期，即急性期、慢性期、硬化期和无症状携带期。①急性期：王庆国认为，儿童患急性肝炎者较多，而成人患者大部分是慢性肝炎的急性发作，或者是无症状的携带者出现急性发作的症状。急性期均以气分证为主，多由湿热之邪伤及肝胆。湿热之邪有偏于湿重，偏于热重，兼有热毒，或者兼有肝郁或肝胃不和的特点。治疗以祛邪为主，即清利湿热毒邪，兼以疏利气机，方用刘渡舟创制的柴胡解毒汤。如果湿毒较重，即在此基础上加入 3 味石类药，即生石膏、滑石、寒水石，以及淡竹叶、金银花等清热解毒、渗湿利尿之品，即三石柴胡解毒汤。如果兼有肝脾不和，则用加味柴胡桂枝汤，或用小柴胡汤和越鞠丸合方加减。②慢性期：临床上慢性乙肝的病机主要是湿热未清，肝郁脾虚方用刘渡舟创制的柴胡活络汤。若湿热已退，肝脾不和，气血同病者，则用加味柴胡桂枝汤，对于阻塞性黄疸有时还会用到大黄硝石散。王庆国强调，对于慢性期的乙肝患者，要在清利湿热的基础上加入补气扶正及活血化瘀之品，有时还要加入一些软坚散结的药物。③硬化期：此时病邪由气分进入血分，进而病入络脉，由气滞血瘀，结聚成癥，变为癥瘕，即出现肝硬化，脾肿大，甚至血瘀水停，从而影响到水液代谢，出现肝硬化腹水，甚而动血出血。王庆国认为，乙肝发展到这个阶段，最关键的治疗要点是保护肝脏功能，抑制肝纤维化的发展，尽量延长患者的生命。此时的治疗方法就是扶正祛邪、活血利水、软坚散结。④无症状携带期：王庆国认为，若患者是“小三阳”，则主张不予治疗，只要密切观察即可。但是“大三阳”的患者，e 抗原阳性，或者病毒标志物阳性，就需要进行积极的治疗。

（六）危北海经验

危北海认为，病毒性肝炎等各种传染病，其病因均为湿热疫毒。病毒性肝炎湿热疫毒入侵，以湿热阻滞中焦多见，严重者可弥漫三焦。治疗上应审证求因，审因论治，辨病与辨证结合。将危北海临床治疗经验总结为以下几点：①清热利湿与疏肝利胆同用，辨病与辨证并举：病毒性肝炎的病因大多为湿热疫毒。危北海常用的清热利湿药多为藿香、佩兰、石菖蒲、黄柏、滑石、车前草、杏仁、化橘红、通草等，疏肝利胆药多为柴胡、郁金、金钱草、海金沙、茵陈、栀子、香附、枳壳等。危北海常常上中下三焦兼顾，大有分消走泄之气势。②健脾也和胃、补气运中州：危北海将中医理论与现代医学结合，把辨病与辨证相结合，总结出了"胃肠复元法"，在肝病的治疗上，危北海尤其注意健脾和胃，以保气血化生之源充足。危北海常用的健脾益气药有生黄芪、党参、茯苓、白术、炙甘草、大枣、山药、薏苡仁等。③调气又活血，肝胆无滞留：治疗肝病要注意调理气血，这样才能肝有所藏，肾有所养，脾有所健，肝胆气机疏泄正常，病邪自去。在临证中危北海尤其注重"脾胃为气血生化之源"，从健脾益气入手，补其虚损，疏其壅滞。其处方中常用黄芪、当归、芍药、党参、白术、茯苓、山药、桑寄生、枸杞子等补气养血，健脾补肾。④补肝要滋肾，养血也填精：肝藏血，肾藏精，精血同根，肝肾同源。肝病日久则肾气亏虚，肝血不足，则肾无所养。晚期肝病多为肝肾亏虚，精血不足。所以治疗时要注意滋补肝肾，补气养血。危北海常用药物：当归、白芍、阿胶、枸杞子、女贞子、墨旱莲、楮实子等。

（七）吴寿善经验

吴寿善认为，慢性乙肝起病邪毒郁结，久病而肝失疏泄，必累及于脾。脾为人体运化水湿的枢纽，湿邪又是慢性乙肝的主要病机之一。若脾气衰败，治疗肝病难以奏效。故治疗该疾病重在健脾胃、调气机，治法常在调养脾胃基础上辨证论治，根据具体病机拟定相应的治法。临床上，吴寿善将慢性乙肝证型主要分为湿热蕴结、肝肾阴虚、瘀阻脉络等证，辨证论治，确立其辅助疗法及用药加减，临床疗效显著，常用半夏泻心汤、温胆汤、二陈汤等随证加减，常用药物有茯苓、陈皮、法半夏、白术、山药、炒二芽等。

（八）杨春波经验

杨春波认为，肝炎的临床表现：脘胁不舒、全身乏力、食欲减退、手足心热、黄疸等，主要呈中医脾的病象。据此，杨春波指出肝炎之治主在"脾"，临床上从脾论治，获得良效。①脾胃湿热肝郁证：理脾和胃，清化疏肝。方剂：茵萆清化饮：茵陈、萆薢、薏苡仁各 15 g，白鲜皮、白扁豆、煮半夏、刺蒺藜、赤芍各 10 g，厚朴 6 g，白豆蔻 4.5 g。每日 1 剂、分 2 次服，必要时日可服 2 剂。加减：a. 偏热盛（舌苔黄腻干，口苦渴，小便黄，大便偏干），去厚朴、白豆蔻，加入枳壳 10 g，知母 6 g，黄连 3 g。b. 偏湿盛（舌淡红齿印、苔白腻根发黄，小便清，大便溏），去白扁豆、白鲜皮，加苍术、佩兰各 10 g。c. 若化火入营（舌红绛，苔薄黄干，脉细数；夜热心烦，黄疸加深，或溢齿血），当清营凉血。方易犀角地黄汤：水牛角（代）30 g，生地黄、赤芍各 15 g，牡丹皮 12 g，黄连、藏红花各 3 g。②脾虚湿热肝瘀证：补脾清化，疏肝通络。方用精萆补化汤：黄精、萆薢、仙鹤草各 15 g，白扁豆 12 g，茯苓、赤芍、刺蒺藜各 10 g，厚朴 6 g，砂仁、炙甘草各 4.5 g。③脾肝阴亏络瘀证：养脾滋肝，清热通络。方用黄精滋养汤：黄精、山药、莲肉、仙鹤草、墨旱莲各 15 g，女贞子、桑叶、赤芍、茜草各 10 g，甘草 3 g。④脾肾气虚血瘀证：补脾益肾，化瘀利水。方用：沙苑补气汤：沙苑子、生黄芪各 15 g，丹参 12 g，白术、菟丝子、泽泻、枳壳、泽兰各 10 g，益智、炙甘草各 4.5 g。随症加药：a. 不知饥，选加麦芽、谷芽、神曲、山楂、莱菔子、鸡内金等消食醒胃。b. 黄疸或加深，选用茵陈、白毛藤、金扁柏或虎杖、大黄、赤芍等清热凉血。c. 乙型肝炎，酌加苦参片、叶下珠、升降散等清热解毒。d. 脂肪肝，选加僵蚕、莱菔子、苍术、蒲黄、泽泻等化痰活络。e. 酒精性，加葛花、荷叶等解酒悦脾或金线莲清肝解酒。f. 絮浊长期不退者，加鹿角胶、炮穿山甲、卷柏等养肝散瘀。

五、名方推荐

（一）护肝抑毒系列方

1. Ⅰ号方：人参、黄芪各 15 g，熟附子、肉桂、白术、升麻、柴胡各 10 g、淫羊藿、土茯苓、白花蛇舌草各 6 g，蜈蚣、蜂房、皂角刺各 3 g。益气温阳补肾，配合甘寒清热解毒及虫类药，以毒攻毒，激活免疫耐受，抑制病毒复制，用于 CHB 免疫耐受期。②Ⅱ号方：丹参、赤芍、半枝莲、虎杖、白花蛇舌草、垂盆草各 15 g，黄芪、白术、柴胡、升麻各 10 g，五味子、金银花各 5 g，皂角刺 3 g 等，甘寒、苦寒、清热解毒并重，护肝降酶，抑制病毒复制，用于 ALT＞正常值上限 5～10 倍（限＜20 倍）CHB 免疫清除期。③Ⅲ号方：水牛角 20 g、黄芪、白术、丹参各 15 g，枸杞子、制何首乌各 10 g、赤芍、紫草各 9 g、肉苁蓉、珍珠草、五味子、金银花各 5 g，皂角刺 3 g 等，益气补肾，清热解毒，凉血活血，抑制病毒复制，用于Ⅱ号方治疗后肝功能未复常，HBV DNA 未转阴者。

（二）张赤志经验方

白花蛇舌草、炒枳实各 20 g，瓜蒌、茯苓、赤芍、白芍各 15 g，法半夏、炒白术、五灵脂、蒲黄、生甘草各 10 g，黄连 5 g，干姜 3 g。水煎，每日 1 剂，早晚分服。功效：清热化湿，健脾活血解毒。主治：乙型肝炎湿热蕴结证。用法：水煎，每日 1 剂，早晚分服。

（三）舒肝化癥汤

丹参、女贞子各 20 g，五味子、板蓝根各 15 g，茵陈 10 g，柴胡、当归、莪术、党参、茯苓、白术、黄芪各 9 g。功效：清热解毒、健脾除湿、活血化瘀，主治：各种类型病毒性肝炎。用法：水煎，亦可共碾为末，炼蜜为丸，每丸重 9 g，日服 3 丸。加减：有湿热证候或瘀胆现象甚者，方中茵陈可重用 40～60 g 以清利湿热退黄，再加赤芍、栀子以祛瘀利胆退黄；虚羸严重者，若阳偏虚，酌加淫羊藿、仙茅、肉桂等，以温补肾阳；偏阴虚酌加生地黄、枸杞子等，以滋补肾阴。

（四）方和谦经验方

茵陈蒿 15 g，当归、白芍各 12 g，炒栀子、陈皮、麸炒枳壳各 10 g，白术、柴胡、茯苓、党参、紫苏梗、香附各 9 g，炙甘草 6 g，生姜 3 g，薄荷（后下）3 g，大枣 4 枚。功效：行气止痛，疏肝和胃。主治：胁痛之肝郁气滞，横逆犯胃。用法：水煎，每日 1 剂，早晚分服。

（五）吴寿善经验方

茵陈、丹参、白花蛇舌草各 24 g，茯苓、连翘、金钱草、车前子、郁金、蒲公英各 15 g，陈皮 12 g，金银花、黄芩、制大黄各 10 g。功效：清热利湿，凉血解毒。主治：黄疸之湿热内蕴中焦。用法：水煎，每日 1 剂，早晚分服。加减：血瘀血热加牡丹皮配赤芍或用槐角炭配地榆炭以凉血活血；湿热泄泻用升麻配黄连；湿热中阻恶心欲呕者，用藿香配佩兰；呕吐者用竹茹配赭石；痰热盛者以浙贝母配瓜蒌、冬瓜仁。

（六）茵陈蒿汤合栀子大黄汤加减

茵陈 60 g，栀子、枳实、大青叶、丹参各 15 g，大黄、延胡索、柴胡、厚朴各 10 g，金钱草、白茅根、猪苓各 30 g，赤芍 20 g，泽泻 12 g，黄连 6 g，共 14 剂，水煎服，1 剂/d。功效：清热解毒利湿退黄。主治：黄疸之湿热蕴结。用法：水煎，每日 1 剂，早晚分服。

第五节　肝衰竭

肝衰竭（liver failure，LF）是多种因素引起的严重肝脏损害，导致合成、解毒、代谢和生物转化功能严重障碍或失代偿，出现以黄疸、凝血功能障碍、肝肾综合征、肝性脑病、腹水等为主要表现的一组临床症候群。在我国引起肝衰竭的主要病因是肝炎病毒（尤其是乙型肝炎病毒），其次是药物及肝毒性物质（如酒精、化学制剂等）。

一、诊断标准（表 10－1）

表 10－1　肝衰竭的分类及诊断标准

分类	定义	组织病理学	临床诊断
急性肝衰竭（ALF）	急性起病，无基础肝病史，2 周内出现以Ⅱ度以上肝性脑病为特征的肝衰竭。	肝细胞呈一次性坏死，可呈大块或亚大块坏死，或桥接坏死，伴存活肝细胞严重变性，肝窦网状支架塌陷或部分塌陷。	急性起病，2 周内出现Ⅱ度以上肝性脑病并有以下表现者：①极度乏力，并伴有严重的消化道症状；②短期内黄疸进行性加深，TBIL≥10×ULN 或每日上升≥17.1 μmol/L；③有出血倾向，PTA≤40%，或 INR≥1.5，且排除其他原因；④肝脏进行性缩小。
亚急性肝衰竭（SALF）	起病较急，无基础肝病史，2～26 周出现肝衰竭的临床表现。	肝组织呈新旧不等的亚大块坏死或桥接坏死；较陈旧的坏死区网状纤维塌陷，或有胶原纤维沉积；残留肝细胞有程度不等的再生，并可见细、小胆管增生和胆汁淤积。	起病较急，2～26 周出现以下表现者：①极度乏力，有明显的消化道症状；②黄疸迅速加深，血清 TBIL≥10×ULN 或每日上升≥17.1 μmol/L；③伴或不伴肝性脑病；④有出血表现，PTA≤40%（或 INR≥1.5）并排除其他原因者。
慢加急性肝衰竭（ACLF）	在慢性肝病基础上，短期内出现急性肝功能失代偿和肝衰竭的临床表现。	在慢性肝病病理损害的基础上，发生新的程度不等的肝细胞坏死性病变。	在慢性肝病基础上，由各种诱因引起以急性黄疸加深、凝血功能障碍为肝衰竭表现的综合征，可合并包括肝性脑病、腹水、电解质紊乱、感染、肝肾综合征、肝肺综合征等并发症，以及肝外器官功能衰竭。患者黄疸迅速加深，血清 TBIL≥10×ULN 或每日上升≥17.1 μmol/L；有出血表现，PTA≤40%（或 INR≥1.5）。
慢性肝衰竭（CLF）	在肝硬化基础上，缓慢出现肝功能进行性减退导致的以反复腹水和/或肝性脑病等为主要表现的慢性肝功能失代偿。	弥漫性肝脏纤维化以及异常增生结节形成，可伴有分布不均的肝细胞坏死。	在肝硬化基础上，缓慢出现肝功能进行性减退和失代偿：①血清 TBIL 升高，常＜10×ULN；②白蛋白（ALB）明显降低；③血小板明显下降，PTA≤40%（或 INR≥1.5），并排除其他原因者；④有顽固性腹水或门静脉高压等表现；⑤肝性脑病。

二、西医治疗

目前肝衰竭的内科治疗尚缺乏特效药物和手段。原则上强调早期诊断、早期治疗，采取相应的病因治疗和综合治疗措施，并积极防治并发症。肝衰竭诊断明确后，应动态评估病情、加强监护和治疗。LF 的治疗分为：①内科综合治疗；②非生物型人工肝支持治疗；③肝移植。

（一）内科综合治疗

1. 一般支持治疗：

（1）卧床休息，减少体力消耗，减轻肝脏负担，病情稳定后加强适当运动。

（2）加强病情监护：评估神经状态，监测血压、心率、呼吸频率、血氧饱和度，记录体重、腹围变化、24 h 尿量、排便次数及性状等；建议完善病因及病情评估相关实验室检查；进行腹部超声波（肝、胆、脾、胰、肾，腹水）、胸片、心电图等物理诊断检查，定期监测评估。

（3）推荐肠内营养，包括高碳水化合物、低脂、适量蛋白饮食。积极纠正低蛋白血症，补充白蛋白或新鲜血浆，并酌情补充凝血因子。

（4）进行血气监测，注意纠正水电解质及酸碱平衡紊乱，特别要注意纠正低钠、低氯、低镁、低钾血症。

（5）注意消毒隔离，加强口腔护理、肺部及肠道管理，预防医院内感染发生。

2. 对症治疗：

（1）护肝药物治疗的应用，推荐应用抗炎护肝药物、肝细胞膜保护剂、解毒保肝药物以及利胆药物。

（2）微生态调节治疗，建议应用肠道微生态调节剂、乳果糖或拉克替醇，以减少肠道细菌易位或内毒素血症。

（3）免疫调节剂的应用。肾上腺皮质激素在肝衰竭治疗中的应用尚存在不同意见。非病毒感染性肝衰竭，如自身免疫性肝炎及急性酒精中毒（重症酒精性肝炎）等，可考虑肾上腺皮质激素治疗［注射用甲泼尼龙琥珀酸钠，1.0～1.5 mg/(kg^{-1} · d^{-1})］；胸腺肽 α1 单独或联合乌司他丁治疗肝病合并感染患者可能有助于降低 28 d 病死率。治疗中需密切监测，及时评估疗效与并发症。

3. 病因治疗：

（1）去除诱因：如重叠感染、各种应激状态、饮酒、劳累、药物影响、出血等。针对不同病因治疗：①肝炎病毒感染：a. 对 HBV DNA 阳性的肝衰竭患者，不论其检测出的 HBV DNA 载量高低，建议立即使用核苷（酸）类药物抗病毒治疗；b. HCV RNA 阳性的肝衰竭患者，可根据肝衰竭发展情况选择抗病毒时机及药物治疗，若 MELD 评分＜18，可在移植术前尽快开始抗病毒治疗，部分患者经治疗后可从移植列表中退出；若 MELD 评分≥18，可先行移植术，术后再行抗病毒治疗；c. 甲型、戊型病毒性肝炎引起的急性肝衰竭，目前尚未证明病毒特异性治疗有效；d. 其他病毒感染：确诊或疑似疱疹病毒或水痘-带状疱疹病毒感染导致急性肝衰竭的患者，应使用阿昔洛韦（5～10/kg，1 次/8 h，静脉滴注）治疗，且危重者可考虑进行肝移植。②药物性肝损害：因药物肝毒性所致急性肝衰竭，应停用所有可疑的药物；N-乙酰半胱氨酸（NAC）对药物性肝损伤所致急性肝衰竭有效。急性妊娠期脂肪肝/HELLP 综合征导致的肝衰竭：建议立即终止妊娠，如果终止妊娠后病情仍继续进展，需考虑人工肝和肝移植治疗。肝豆状核变性：采用血浆置换、白蛋白透析、血液滤过，以及各种血液净化方法组合的人工肝支持治疗，可以在较短时间内改善病情。

4. 并发症的内科综合治疗：

（1）脑水肿：有颅内压增高者，给予甘露醇 0.5～1.0 g/kg 或者高渗盐水治疗；襻利尿剂，一般选用呋塞米，可与渗透性脱水剂交替使用；应用人血白蛋白，特别是肝硬化白蛋白偏低的患者，提高胶体渗透压，可能有助于降低颅内压，减轻脑水肿症状；人工肝支持治疗；肾上腺皮质激素不推荐用于控制颅内高压；对于存在难以控制的颅内高压急性肝衰竭患者可考虑应用轻度低温疗法和吲哚美辛，后者只能用于大脑高血流灌注的情况下。

（2）肝性脑病：去除诱因，如严重感染、出血及电解质紊乱等；调整蛋白质摄入及营养支持，一般情况下蛋白质摄入量维持在 1.2～1.5 g/(kg^{-1} · d^{-1})，Ⅲ度以上肝性脑病者蛋白质摄入量为 0.5～1.2 g/(kg^{-1} · d^{-1})，营养支持能量摄入在危重期推荐 25～35 kcal/(kg^{-1} · d^{-1})，病情稳定后推荐 35～40 kcal/(kg^{-1} · d^{-1})。一旦病情改善，可给予标准饮食。告知患者在白天少食多餐，夜间也加餐复合碳水化合物，仅严重蛋白质不耐受患者需要补充支链氨基酸（BCAA）；应用乳果糖或拉克替醇，口服或高位灌肠，可酸化肠道，促进氨的排出，调节微生态，减少肠源性毒素吸收；视患者电解质和酸碱平衡情况酌情选择精氨酸、门冬氨酸-鸟氨酸等降氨药物；酌情使用 BCAA 或 BCAA 与精氨酸混合制剂以纠正氨基酸失衡；Ⅲ度以上的肝性脑病患者建议气管插管；抽搐患者可酌情使用半衰期短的苯妥英钠或苯二氮䓬类镇静药物，不推荐预防用药；人工肝支持治疗；对于早期肝性脑病要转移至安静的环境中，并密切评估其病情变化，防止病情进展恶化；常规评估患者的颅内压，轻度体温降低、吲哚美辛可以考虑应用于难控制的颅内高压患者。

（3）感染：推荐常规进行血液和体液的病原学检测；除肝移植前围手术期患者外，不推荐常规预防性使用抗感染药物；一旦出现感染征象，应首先根据经验选择抗感染药物，并及时根据病原学检测及药敏试验结果调整用药；应用广谱抗感染药物，联合应用多个抗感染药物，以及应用糖皮质激素类药物等治疗时，应注意防治继发真菌感染。

（4）低钠血症及顽固性腹水：水钠潴留所致稀释性低钠血症是其常见原因，托伐普坦作为精氨酸加压素 V2 受体阻滞剂，可通过选择性阻断集合管主细胞 V2 受体，促进自由水的排泄，已成为治疗低钠血症及顽固性腹水的新措施。对顽固性腹水患者：推荐螺内酯联合呋塞米起始联用，应答差者，可应用托伐普坦；特利加压素 1～2 mg/次，1 次/12 h；腹腔穿刺放腹水；输注白蛋白。

（5）急性肾损伤（AKI）及肝肾综合征：防止 AKI 的发生：纠正低血容量，积极控制感染，避免肾毒性药物，需用静脉造影剂的检查者需权衡利弊后选择。肝肾综合征治疗：可用特利加压素［1 mg/(4～6 h)］联合白蛋白（20～40 g/d），治疗 3 d 血肌酐下降＜25%，特利加压素可逐步增加至 2 mg/4 h。若有效，疗程 7～14 d；若无效，停用特利加压素；去甲肾上腺素（0.5～3.0 mg/h）联合白蛋白（10～20 g/L）对 1 型或 2 型肝肾综合征有与特利加压素类似结果。

（6）出血：常规推荐预防性使用 H_2 受体阻滞剂或质子泵抑制剂；对门静脉高压性出血患者，为降低门静脉压力，首选生长抑素类似物或特利加压素，也可使用垂体后叶素（或联合应用硝酸酯类药物）；食管胃底静脉曲张所致出血者可用三腔管压迫止血；或行内镜下套扎、硬化剂注射或组织黏合剂治疗止血；可行介入治疗，如经颈静脉肝内门体支架分流术（TIPS）；对弥散性血管内凝血患者，可给予新鲜血浆、凝血酶原复合物和纤维蛋白原等补充凝血因子，血小板显著减少者可输注血小板，可酌情给予小剂量低分子肝素或普通肝素，对有纤溶亢进证据者可应用氨甲环酸或氨甲苯酸等抗纤溶药物；在明确维生素 K_1 缺乏后可短期使用维生素 K_1（5～10 mg）。

（7）肝肺综合征：PaO_2＜80 mmHg（1 mmHg＝0.133 kPa）时给予氧疗，通过鼻导管或面罩给予低流量氧（2～4 L/min），对于氧气量需要增加的患者，可以加压面罩给氧或者气管插管。

（二）非生物型人工肝支持治疗

基于肝细胞的强大再生能力，通过一个体外的机械、理化和生物装置，清除各种有害物质，补充必需物质，改善内环境，暂时替代衰竭肝脏的部分功能，为肝细胞再生及肝功能恢复创造条件或等待机会进行肝移植。适应证：①各种原因引起的肝衰竭前、早、中期，PTA 介于 20%～40%的患者为宜；晚期肝衰竭患者也可进行治疗，但并发症多见，治疗风险大，临床医生应权衡利弊，慎重进行治疗，同时积极寻求肝移植机会。②终末期肝病肝移植术前等待肝源、肝移植术后排异反应、移植肝无功能期的患者。③严重胆汁淤积性肝病，经内科治疗效果欠佳者；各种原因引起的严重高胆红素血症者。相对禁忌证：①严重活动性出血或弥散性血管内凝血者；②对治疗过程中所用血制品或药品如血浆、肝素和鱼精蛋白等高度过敏者；③循环功能衰竭者；④心肌梗死非稳定期者；⑤妊娠晚期。

（三）肝移植

肝移植是治疗各种原因所致的中晚期肝衰竭的最有效方法之一，适用于经积极内科综合治疗和/或人工肝治疗疗效欠佳，不能通过上述方法好转或恢复者。适应证：①对于急性/亚急性肝衰竭、慢性肝衰竭患者，MELD 评分是评估肝移植的主要参考指标，MELD 评分在 15～40 分是肝移植的最佳适应证。②对于慢加急性肝衰竭，经过积极的内科综合治疗及人工肝治疗后分级为 2～3 级的患者，如 CLIF-C 评分＜64 分，建议 28 d 内尽早行肝移植。③对于合并肝癌患者，应符合肿瘤无大血管侵犯；肿瘤累计直径≤8cm 或肿瘤累计直径＞8cm、术前 AFP≤400ng/mL 且组织学分级为高/中分化。禁忌证：①4 个及以上器官功能衰竭（肝、肾、、肺、循环、脑）；②脑水肿并发脑疝；③循环功能衰竭，需要 2 种及以上血管活性物质维持，且对血管活性物质剂量增加无明显反应；④肺动脉高压，平均肺动脉压力（mPAP）＞50 mmHg；⑤严重的呼吸功能衰竭，需要最大限度的通气支持［吸入氧浓度（FiO_2）≥0.8，高呼气末正压通气（PEEP）］或者需要体外膜肺氧合（ECMO）支持；⑥持续严重的感染，细菌或真菌引起的败血症，感染性休克，严重的细菌或真菌性腹膜炎，组织侵袭性真菌感染，活动性肺结核；⑦持续的重症胰腺炎或坏死性胰腺炎；⑧营养不良及肌肉萎缩引起的严重的虚弱状态需谨慎评估肝移植。

三、中医临床思维

（一）中医病名及病因病机特征

肝衰竭可归属中医“黄疸”（“急黄”“瘟黄”）、“肝瘟”等范畴，急黄（或瘟黄）在发病过程中根据其症状，出现“血证”“鼓胀”及“肝厥”等。《诸病源候论·黄疸诸候·急黄候》中记载“脾胃有热，谷气郁蒸，因为热毒所加，故卒然发黄，心满气喘，命在顷刻，故云急黄也”。疫毒侵袭，或伏邪日久，肝阴暗耗，气机不畅，脾气虚损，毒、热、湿蕴结于肝胆，邪热化火，疫毒内陷而发病。肝阴被劫，疏泄失常，胆汁失于常道，黄疸迅速加深，目黄、身黄、小便黄，肤色如金，胁肋胀痛刺痛，心烦易怒；湿邪阻遏气机，恶心呕吐，神疲乏力，纳呆痞满；湿蕴肌表，见皮肤瘙痒；或毒陷心包、蒙蔽清窍，伤及营血，神志异常，谵妄躁动、抽搐，嗜睡，进而神昏；热毒入营动血，迫血妄行，或见衄血、便血，或肌肤瘀斑，舌质红绛，脉弦滑或数；热毒灼津生痰，脾气运化失职，瘀阻脉络、聚水内停，致臌胀、悬饮，脘腹或胀或痛，小便短赤，或癃闭；病情进展至亡阴之证，可见大汗淋漓，或汗出如油，色黄而黏，或四肢厥冷、脉细微欲绝而厥脱。故肝衰竭病机上多属于“正虚邪实”，其病理因素集中在“热”“毒”“湿”“虚”“瘀”“虚”；分早、中、后 3 期，早期以邪实为主，中期湿热毒瘀胶结，后期以正气虚损为主。

（二）辨病辨证及治疗特征

中医诊疗指南将慢加急性肝衰竭分为毒热瘀结证、湿热蕴结证、脾肾阳虚证和肝肾阴虚证 4 个证型。钱英将肝衰竭分为 3 型，即热毒内蕴证、热毒入营证和热入心包证。周小舟认为慢加急性肝衰竭、慢性肝衰竭的主要证型为湿热发黄证、气虚瘀黄证、瘀热发黄证、阳虚发黄证 4 型。康良石认为疫毒内陷是肝衰竭发生的主要病机，将重型肝炎分为热毒炽盛证、毒陷心包证、毒陷脾肾证、肝脾虚弱证、痰瘀生毒证 5 个证型。

本病的治疗原则：解毒凉血利湿是治疗肝衰竭的重要法则，截断逆挽是抢救肝衰竭成功的关键手段，顾护脾胃是提高肝衰竭疗效的基本方法。

（三）药物选择

数据挖掘表明，肝衰竭方剂中药物使用频次前 10 位的药物分别是茵陈、赤芍、丹参、白术、甘草、薏苡仁、石菖蒲、黄芩、虎杖、滑石。常用清热利湿核心用药包括：茵陈、薏苡仁、石菖蒲、黄芩；活血通络核心用药包括：赤芍、丹参；健脾利湿类核心用药包括：白术、茯苓、薏苡仁；温阳健脾核心用药包括：附片、黄芪。

四、名医经验

（一）康良石经验

康良石根据中医学有关肝病文献的学习与临床所见，提出独特的中医肝病疫郁理论，认为乙肝病毒感染隶属于“内经五疫之至”学说中的疫病，因疫致郁，因郁致病。肝病的演变发展，存在有郁证的病机演变，常见由肝病导致“中伤脾胃”或“上干心肺”或“下损肾及冲任”，呈“五行相因”而“病在于肝，不止于肝”涉及全身，还可见“气郁与湿热相因”，“气郁、湿热与化火相因”，“郁滞化火与痰凝血瘀相因的六郁相因”病机。康良石认为疫毒内陷是重型肝炎（肝衰竭）发生的主要病机。急性、亚急性重型肝炎，多由疫毒化火，热极生毒，疫毒内陷而发生；慢性重型肝炎，多由邪气流连，正不胜邪，痰瘀生毒，疫毒内陷所致。根据急、慢性重型肝炎的病机及发病后急骤的传变规律，康良石在治疗重型肝炎（肝衰竭）时重视未病先防、既病防变，采取“两重视”“三及早”的措施。急性肝炎“阳黄”重视清里驱邪，主张用栀子根、白花蛇舌草、郁金、白英、地耳草、玉米须等清里驱导肝胆、营血之邪速从小便而去。慢性肝炎“瘀黄”重视扶正祛邪，“瘀黄”与“阳黄”不同，其类似于“阴黄”，常是正气日益虚损，痰瘀未得化解，则投重剂的黄芪、西洋参、丹参、龟甲、鳖甲、田七、郁金、茜草、败酱草、牡丹皮等益气健脾、滋养肝肾、利胆退黄、扶正祛邪药物，阻断正虚邪实的恶性循环，延缓、控制病情的逐渐恶化，避免重型肝炎的发生、发展。重型肝炎“急黄”加深，即及早凉血救阴、泻火解毒，须及早速投重剂黄芩、黄连、栀子根、白花蛇舌草、郁金、龙胆、重楼、败酱草、薄公英、板蓝根、水牛角、玄参、白芍等、安宫或万氏清心牛黄丸等凉血救阴、泻火解毒药品，延缓病情发展，防止神昏、厥脱诸凶险逆证的出现。重型肝炎“急黄”者，有轻度神志异常时，须及早并开窍醒神，重用安宫牛黄丸，配水牛角、带心麦冬、玄参、淡竹叶卷心、莲子心、连翘心、菖蒲、郁金、栀子根、绵茵陈等开窍醒神之剂，是防治神昏凶险逆证的关键。重型肝炎“急黄”者，当稍觉有腹胀、尿少时，须及早化瘀逐水，须及早采用地胆草、郁金、琥珀、三七粉、半边莲、玉米须、薏苡仁、葶苈子、桑白皮、大腹皮、茯苓皮、猪苓、泽泻等化瘀逐水药物，乃防治重型肝炎凶险逆证臌胀的要领。

（二）谌宁生经验

谌宁生认为重型肝炎传染性强、病势凶险、易入营血、危及心包、多有变证等多方面均具有温病的特点。其发病病机有“温乃热之渐，热乃温之极，热极必生毒”，以及“毒寓邪中，毒随邪入，热由毒生，变由毒起”的观点，与一般的湿热黄疸大不相同。谌宁生认为重型肝炎的病机为“毒瘀胶结”，在治疗上应采取快速截断治疗的果断措施，以解毒祛邪，扭转病机，阻止毒邪深入营血，预防出现“变证”危候至关重要。遂认为重型肝炎治以“解毒化瘀”为要。基于重型肝炎具有“热毒盛，血瘀重，毒瘀胶结”的特点，谌宁生治疗重型肝炎“重在解毒，贵在化瘀”，临证用药常以赤芍、大黄为治疗重型肝炎要药。

（三）钱英经验

钱英提出的运用“逆流挽舟”法治疗慢性重型肝炎即针对其因虚致邪的病机，采用扶正祛邪的方法治疗本病。祛邪不外乎清热解毒、祛湿化痰、活血化瘀等，而扶正则包括滋肝肾之阴、补肺脾之气、温脾肾之阳等。根据肝“体阴而用阳”理论，补肝体而益肝用，使元气充足，能祛邪外出，不致使邪气未除而正气先虚，炽盛之毒邪如顺风之船急转直下。扶正兼以祛邪，先安未受邪之地如逆流挽舟使正气充足则逐渐祛邪外出，逆其病势而使病愈。钱英运用“逆流挽舟”法治疗慢性重型肝炎的体会：及早治疗，防止病情进一步发展；兼顾脾胃功能，宜从益中焦入手；久病及肾，温补脾肾以扶元气；用药不宜偏颇，忌大剂苦寒清利之品。

（四）周仲瑛经验

周仲瑛认为本病以黄疸为突出的主症，故中医学将其归属于“急黄”范畴。本病病因一为外感湿热疫毒，经口直犯中焦；一为饮食不节（洁），恣食肥片，嗜酒太过，困遏脾运，湿浊内生，郁而化热；此外亦有因黄疸肝炎久延失治，或复加药毒损肝所致者。病机为湿热壅盛，内蕴中焦，由脾胃熏蒸肝胆，疫毒炽盛者，内陷心肝，充斥三焦，多脏受累，且可因热毒内陷，阴气耗竭，邪闭正脱。中医疗法中，辨证论治仍占主导地位，故从清热祛湿，治有主次；清热解毒，当分气血；腑实热结，主以通泄；瘀热相搏，凉血化瘀；利水逐水，缓急有别；热毒内陷、开闭防脱等方面加以阐述。

（五）毛德文经验

毛德文寻求古训、博览众方、承先辈精髓并结合自己的临床实践经验，提出了重型肝炎“毒浊致病”新学说。认为本病的病因可总归结为“毒”“瘀”“痰”，“毒”为致病之因，贯穿于疾病的始终；“瘀”“痰”为病变之本，“毒”“瘀”“痰”胶结为本病基本病机，病位在肝，连及脾脏，上行于脑及心包，下涉于肾，血脉受损，三焦俱病。主病位在肝，横连于胆，致胆汁外泄，不循常道、浸渍肌肤，致目黄、身黄、小便黄；克伐脾胃，脾运失司，故疲乏无力、食欲减退、恶心欲吐，甚则水湿内停而现腹水；热毒侵入营血可见齿鼻衄血、皮下有出血点、瘀斑，甚则呕血、便血；邪陷心包，上扰心神，轻则神志异常、烦躁不安甚者出现神志不清、昏迷不醒。凝炼了急性（亚急性）肝衰竭“毒浊致病—截断逆转”的以解毒化瘀系列方为主的中西医治疗方案；亚急性（慢性）肝衰竭“毒浊致病—扶阳培土”的以茵陈术附汤等为主的中西医结合治疗方案；肝性脑病“毒浊致病—通腑开窍”的以大黄煎剂为核心的中医治疗方案。

五、名方推荐

（一）解毒化瘀汤

白花蛇舌草、茵陈、赤芍各 30 g，丹参、田基黄各 15 g，生栀子、郁金、石菖蒲、通草、生大黄（后下）各 10 g，枳壳 6 g，甘草 5 g。功效：清热解毒，活血化瘀。主治：肝衰竭毒瘀内蕴证。用法：每日 1 剂，早晚分 2 次服用。加减：其黄疸严重者，赤芍、茵陈可重用至 60 g；若舌质淡苔白腻，偏湿重者，加豆蔻、藿香等芳香化湿；若舌质红，苔黄脉数，发热，偏热重者，加板蓝根、半枝莲、虎杖等清热解毒；若齿鼻衄血，皮下瘀斑，出血倾向明显者加生地黄、牡丹皮、水牛角凉血止血；心烦躁动、神志异常、有肝性脑病先兆者，选加安宫牛黄丸、至宝丹、紫雪丹。

（二）犀角地黄汤

水牛角 30 g，生地黄 24 g，芍药 12 g，牡丹皮 9 g。功效：清热凉血。主治：热入血室证。用法：每日 1 剂，早晚分 2 次服用。加减：并可酌加紫草、栀子、大黄、玄参等。若黄疸深重，可合茵陈蒿汤加鸡骨草、田基黄等；出血量多加大黄、栀子、紫珠草、白茅根；若消化道出血蓄瘀，可用大黄煎汁高位灌肠，凉血祛瘀止血；尿少便秘可仿《温疫论》桃仁承气汤，配大黄、桃仁、芒硝、枳实、猪苓、白茅根、怀牛膝等下瘀热、利小便；瘀阻神机，配合清心开窍通络之丹参、连翘、郁金、鲜石菖蒲等，同时可用神犀丹凉血解毒。

（三）茵陈蒿汤

茵陈 18 g，栀子 12 g，大黄（去皮）6 g。功效：清热利湿。主治：湿热黄疸。用法：每日 1 剂，早晚分 2 次服用。加减：热重加大黄、黄连、龙胆、板蓝根等；湿重，郁遏卫表，寒热，身楚酸困，胸闷，苔白罩黄加秦艽、豆卷、藿香、佩兰疏表祛湿、芳香化浊；湿困中焦，胸闷脘痞，恶心呕吐，腹胀，大便溏垢，口中黏腻加苍术、厚朴、法半夏、陈皮、豆蔻等苦温燥湿；舌苔厚浊，腹胀满者，配草果、槟榔疏利宣泄；湿在下焦，小便黄赤热涩，量少不利，加茯苓、猪苓、泽泻、通草、车前草、碧玉散等淡渗利湿。

（四）温阳解毒化瘀方

茵陈、薏苡仁各 30 g，白术、丹参各 15 g，制附片 10 g、赤芍 60 g。功效：健脾益气，温阳补肾。主治：脾肾阳虚证。用法：每日 1 剂，早晚分 2 次服用。附：如果患者阳虚不明显，以脾气虚弱为主，可选用以下方药。①扶正解毒化瘀方：炙黄芪、虎杖、茯苓、北刘寄奴、丹参、益母草、猪苓、炒白术；②益气健脾基本方：黄芪、太子参、炒白术、陈皮、当归、茯苓、炙甘草、女贞子。

（五）清营汤

水牛角 30 g，生地黄 15 g，玄参、麦冬、金银花各 9 g，淡竹叶心 3 g，丹参、连翘各 6 g，黄连 5 g。主治：热入营分证。用法：每日 1 剂，早晚分 2 次服用。加减：兼有腑热上冲者，可通下与开窍并进，用牛黄承气汤；瘀热阻窍，应凉血化瘀，加桃仁、大黄、赤芍。如痰浊内闭，神昏、嗜睡、舌苔厚浊，又当化浊开窍，药用远志、石菖蒲、郁金、胆南星、天竺黄之类，并用至宝丹辛香开闭、豁痰醒神。风动抽搐，加钩藤、生石决明，另服羚羊角粉熄风止痉，紫雪丹清热镇痉。若邪实窍闭不苏，既可见厥闭而亡，亦可因热毒化火耗伤阴血，肝肾衰竭，阴气耗损，发展至内闭外脱。

（六）大黄煎剂

醋制大黄、乌梅各 30 g。功效：清热解毒。主治：肝衰竭热毒蕴结证。用法：文武火急煎 15 min，存汁 100 mL，压膜装袋。每日 100 mL，保留灌肠 1 次，连用 15 d 为 1 疗程。

第六节 非酒精性脂肪性肝病

非酒精性脂肪性肝病（NAFLD）是一种与胰岛素抵抗（IR）和遗传易感密切相关的代谢应激性肝损伤，疾病谱包括非酒精性单纯性肝脂肪变、非酒精性脂肪性肝炎（NASH）、肝硬化和肝细胞癌

（HCC）。随着肥胖和 MetS 的流行，NAFLD 已成为发达国家和中国富裕地区慢性肝病的首要病因，并且越来越多的慢性乙型肝炎病毒（HBV）感染合并 NAFLD，严重危害人民生命健康（表 10－2）。

表 10－2　NAFLD 的相关定义

术语	工作定义
NAFLD	肝脏病理学和影像学改变与酒精性肝病相似，但无过量饮酒等导致肝脂肪变的其他原因，患者通常存在营养过剩、肥胖、MetS 等相关表现。
非酒精性（nonalcoholic）	不饮酒或无过量饮酒史（过去 12 个月男性每周饮用乙醇小于 210 g，女性小于 140 g），未应用胺碘酮、甲氨蝶呤、他莫昔芬、糖皮质激素等药物，并排除基因 3 型丙型肝炎病毒（HCV）感染、肝豆状核变性、自身免疫性肝炎、全胃肠外营养、乏 β 脂蛋白血症、先天性脂质萎缩症、乳糜泻等可以导致脂肪肝的特定疾病。
非酒精性肝脂肪变 NASH	又称单纯性脂肪肝，是 NAFLD 的早期表现，大泡性或大泡为主的脂肪变累及 5%以上肝细胞，可以伴有轻度非特异性炎症 NAFLD 的严重类型，5%以上的肝细胞脂肪变合并小叶内炎症和肝细胞气球样变性。规定不合并肝纤维化或仅有轻度纤维化（F0～1）为早期 NASH，合并显著纤维化或间隔纤维化（F2～3）为纤维化性 NASH，合并肝硬化（F4）为 NASH 肝硬化。
NAFLD 相关肝硬化	有肥胖症、MetS、T2DM 和（或）NAFLD 病史的隐源性肝硬化。

一、诊断标准

1. 无过量饮酒史，（男性饮酒折合乙醇量小于 30 g/d，女性小于 20 g/d）。

2. 排除酒精性肝病（ALD）、基因 3 型 HCV 感染、自身免疫性肝炎、肝豆状核变性等可导致脂肪肝的特定肝病。

3. 排除药物（他莫昔芬、胺碘酮、甲氨蝶呤、糖皮质激素等）、全胃肠外营养、炎症性肠病、甲状腺功能减退症、库欣综合征、β 脂蛋白缺乏血症、脂质萎缩性糖尿病、Mauriac 综合征等导致脂肪肝的特殊情况。

4. B 超、受控衰减参数（CAP）、X 线计算机断层摄影术（CT）和常规磁共振成像（MRI）等相关影像学检查符合脂肪肝影像学改变。

5. 肝活检组织学改变符合脂肪性肝病的病理学诊断标准。

二、西医治疗

（一）改变不良生活方式

1. 适当控制膳食热量摄入，建议每日减少 2092～4184 kJ（500～1000 kcal）热量；调整膳食结构，建议适量脂肪和碳水化合物的平衡膳食，限制含糖饮料、糕点和深加工精制食品，增加全谷类食物、ω-3 脂肪酸及膳食纤维摄入。

2. 一日三餐定时适量，严格控制晚餐的热量和晚餐后进食行为。

3. 避免久坐少动，坚持运动。例如：每日坚持中等量有氧运动 30 min，每周 5 次，或每日高强度有氧运动 20 min，每周 3 次，同时做 8～10 组阻抗训练，每周 2 次。

（二）减肥手术

国际糖尿病联盟建议，重度肥胖（BMI≥40 kg/m^2）的 T2DM 患者，以及中度肥胖（35 kg/m^2≤BMI≤39.9 kg/m^2）但保守治疗不能有效控制血糖的 T2DM 患者都应考虑减肥手术。轻度肥胖（BMI 30.0～34.9 kg/m^2）患者如果保守治疗不能有效控制代谢和心血管危险因素也可以考虑减肥手术。亚裔群体的 BMI 阈值应下调 2.5 kg/m^2。

（三）针对 MetS 的药物治疗

1. BMI≥30 kg/m^2 的成人和 BMI≥27 kg/m^2 伴有高血压病、T2DM、血脂紊乱等并发症的成人可以考虑应用奥利司他等药物减肥，但需警惕减肥药物的不良反应。

2. 血管紧张素Ⅱ受体拮抗剂可以安全用于 NAFLD 和 NASH 患者的高血压病的治疗。

3. ω-3 多不饱和脂肪酸虽可能安全用于 NAFLD 患者高 TG 血症的治疗，但是该药对血清 TG 大于 5.6 mmol/L 患者的降脂效果不肯定，此时常需处方贝特类药物以降低血脂和预防急性胰腺炎。

4. 他汀类药物可安全用于 NAFLD 和 NASH 患者降低血清低密度脂蛋白胆固醇（LDL-C）水平以防治心血管事件，肝硬化失代偿期及肝衰竭患者慎用。

5. 人胰高糖素样肽-1（GLP-1）类似物利拉鲁肽具备多重降糖机制，适合用于肥胖的 T2DM 患者的治疗。

三、中医的临床思维

（一）中医病名及病因病机特征

非酒精性脂肪肝是现代医学病名，中医学多从症状、病因病机等将其归属于“胁痛”“痞满”“肝胀”“肝痞”“肝癖”“肝着”“积聚”“痰证”“痰浊”“湿阻”“瘀证”“肥气”“积证”等范畴。2009 年发布的《非酒精性脂肪性肝病中医诊疗共识意见》将 NAFLD 的病名定为“肝癖”“胁痛”“积聚”。临床多表现为胁胀或痛，右胁下肿块。历代医家大致认为本病主要涉及脾、肝、肾三脏，以肝为主；《素问·脏气法寸论》中云：“肝病者，两胁下痛引少腹，令人善怒。”《素问·缪刺论》云：“寒气客于厥阴之脉，厥阴之脉者，络阴器，系于肝，寒气客于脉中，则血泛脉急，故胁肋与少腹相引痛矣。”《灵枢·五邪》篇云：“邪在肝，则两胁中痛，……恶血在内。”此外，《灵枢·经脉》篇云：“胆，足少阳也，是动则口苦，善太息，心胁痛，不能转侧。”饮食不节、情志失调、痰瘀互结是本病的基本病因。《灵枢·百病始生篇》云“凝血蕴里而不散，津液涩渗，著而不去，而积皆成矣”；《临证指南医案·湿》中指出“湿从内生者，必其人膏粱醴过度”，明代龚信在《古今医鉴·胁痛》中云“胁痛者，若因暴怒伤触……或痰积流注于血，与血相搏”。综上所述，本病的病机以本虚标实为主，患者多肝失疏泄、脾失运化，痰瘀聚于胁下，而发此病。

（二）辨病辨证及治疗特征

中医规范将非酒精性脂肪性肝病分为湿浊内停、肝郁脾虚、湿热蕴结、痰瘀互结、脾肾两虚 5 个证型。

中医治疗本病应当分期论治，疾病初期的治疗方法主要为疏肝理气、健脾和胃；中后期的治疗方法主要为健脾益肾、化瘀散结，佐以清热化湿。重症患者应采取中西医结合治疗。分型治疗：治以祛湿化浊，如胃苓汤、二陈汤；治以疏肝健脾，如逍遥散；治以清热利湿，如茵陈蒿汤、三仁汤；治以活血化瘀，祛痰散结，如膈下逐瘀汤合二陈汤加减。可配合中成药进行治疗，如水飞蓟宾胶囊清热利湿，疏肝利胆；复方益肝灵益肝滋肾，解毒祛湿；护肝片疏肝理气，健脾消食等。分阶段治疗：分析临床常用的治疗脂肪肝的方药可见，早期脂肪肝多以疏肝理气活血为法，用香附、柴胡、山楂、赤芍、郁金等中药较多；中度脂肪肝治以健脾祛湿、化痰散结为主，多用白术、茯苓、陈皮、半夏、茵陈等，大多归于脾经；重度脂肪肝以活血散瘀、化痰通络为大法，常用当归、桃仁、红花、丹参等中药。

中医认为，本病的产生与饮食失节、情志失调、痰瘀互结有关，饮食偏嗜肥甘厚味，肝胆疏泄失常，均可导致体内阴阳失调，产生痰瘀等病理产物，故在预防本病时，应起居有度，饮食有节，情志舒畅。已经患有此病的患者除中药汤剂治疗，还可配合针灸进行治疗，针灸治疗：取穴章门、肝俞、足三里、阳陵泉、三阴交、丰隆、太冲，或选用太溪、肾俞、足三里、三阴交、丰隆等穴位治疗非酒精性脂肪性肝病，疗效明显。另可选择耳针进行治疗，选取肝、胆、脾、胰、胃、内分泌治疗效果较好，同时应积极进行体育锻炼，改变不良的生活方式，防止疾病加重。

四、名医经验

（一）王新陆经验

王新陆认为，非酒精性脂肪肝是以脾之健运功能失调，浊邪入血而致血浊为其基本病机，脾虚为本，血浊为标。治疗上主要采用补脾助运、消壅散滞、化浊行血等方法，以截断浊生之源，或清除已存在的浊邪，扭转已有的病理趋势。①补气健脾：主要药物有黄芪、人参、茯苓、白术、半夏、生蒲黄、山楂、荷叶、路路通、泽泻、香附等。②化浊行血：主药有苍术、神曲、栀子、山楂、半夏、炒莱菔子、大黄、枳壳、郁金、制水蛭、虎杖、决明子等。由于脏腑间存在着相互联系与影响，脾土的功能失调则会出现土失木疏或土壅木郁的病理变化，故在用药上配伍制香附、佛手、郁金等以疏肝行气，同时配合使用泽泻、何首乌、荷叶、草决明、虎杖、山楂、鸡内金等药物，可有效地起到降低血脂的作用。

（二）危北海经验

危北海认为，NAFLD 的病机不外虚实两端，虚证以脾失健运，肝失条达为主，实证以痰浊水饮、瘀血食积为主，因此，危北海提出治疗 NAFLD 要以肝脾为主要脏腑辨证，以疏肝平肝、健脾运脾为主要治疗原则，以理气、补气、活血、化痰以及清热解毒为主要治疗方法。①疏肝平肝、健脾和胃：常用药物有醋柴胡、郁金、钩藤（后下）、夏枯草、僵蚕、延胡索、川楝子、白芍、甘草、太子参、茯苓、白术、生黄芪等。若患者性情急躁易怒，面红目赤，舌红苔黄，或是肝功能（主要为丙氨酸氨基转移酶）不正常，则加入黄芩、蒲公英、栀子、白花蛇舌草清热解毒；若见食欲不振、大便夹带未消化之物，加入焦三仙、鸡内金、砂仁化食消滞；恶心泛酸明显者，加入旋覆花、煅赭石、丁香、柿蒂和胃止呕，甚或合入左金丸；若气短乏力明显者，党参易太子参，或加入灵芝增强补益作用；若胃中嘈杂，饥不欲食，舌红少苔，脉细弦数者，可在前药的基础上加入百合、石斛养阴清热。②理气散瘀，气血并调：若见疲倦乏力或胁肋、脘腹胀满，时作时止，选用参芪四君汤益气健脾（药物组成：太子参、炙黄芪、党参、茯苓、炒白术、炙甘草）。患脂肪肝日久患者，临床上多加用入血分的药物，如白及、三七、丹参及四物汤等，以改善肝内血液循环，减少病变部位缺血，改善肝脏营养，防止肝细胞损伤加重。③化痰利水，消食去积：胁下胀痛不适持续时间长，可在肋下触及质软肿大的肝脏，咳痰口黏，食欲下降，小便短少，腹胀，漉漉肠鸣，大便稀薄，一日多次，舌黯，苔黄厚腻，脉弦或滑，常用清半夏、竹茹、苦参、黄柏、泽泻化痰利湿清热，葛根、诃子、赤石脂、五倍子涩肠止泻，生山楂、决明子、虎杖降脂；于脘腹胀满、食积难下的患者，以大腹皮、槟榔、神曲、山楂、鸡内金消食导滞，同时嘱患者每日餐后散步，加速气血运行，提高机体的代谢。

（三）李振华经验

李振华在临证时多以辨病与辨证相结合为原则，特别强调“脾胃为后天之本，气血生化之源”和“四季脾旺不受邪”的理论。李振华认为，非酒精性脂肪肝病位在肝，病机关键在脾，故李振华指出健脾是治疗该病之关键，“脾为生痰之源”，脾健则痰消，气血通畅，脂肪肝可愈。其经验方为健脾豁痰汤，药物组成：白术、旱半夏、厚朴、鸡内金、橘红、郁金、节菖蒲、桃仁各 10 g，茯苓 20 g，泽泻 18 g，玉米须 30 g，桂枝 6 g，砂仁 8 g，广木香 6 g，山楂、丹参、莪术各 15 g，甘草 3 g。

（四）杨震经验

杨震认为，NAFLD 主要病因在于痰、湿、瘀、积等病理产物共同损肝脾，脾失健运，湿浊内生；肝失疏泄，郁久化热结于肝络而发病，并将本病命名为“肝痞”。治疗上主张清肝化郁法贯穿疾病始终，自拟“桑明合剂”清肝热、化肝郁，兼顾调肝、柔肝、降脂、消积。方中桑叶疏散风热、平抑肝阳；菊花既清肝明目、疏肝达气，又取桑、菊发散之性作为引经之用。决明子清肝泄浊，润肠通便，山楂开胃消食，化滞消积，为消油腻肉食积滞之要药；佐以夏枯草清肝火，散郁结；怀牛膝补肝肾，逐瘀通经。

（五）尹常健经验

尹常健认为 NAFLD 的病因不外乎气郁、痰湿、血瘀三者，临床上根据患者表现不同分别采用①清热化湿法：症见呕恶腹胀，胁痛，口渴不欲饮，厌油纳呆，尿黄，大便黏腻不爽，周身困重，烦热，舌红苔薄腻，脉弦滑略数。多用茵陈蒿汤、甘露消毒丹、龙胆泻肝汤等加减化裁，药如茵陈、栀子、田基黄、淡竹叶、通草、龙胆、赤小豆、车前草、虎杖、芦根等。胁痛重者加海浮石、佛手，呕恶食少者加竹茹、豆蔻、炒山楂、炒麦芽、炒神曲，ALT 升高者加茵陈、败酱草，甘油三酯升高加枸杞子、女贞子、决明子、黄精、生山楂，肝大者加生瓦楞子、牡丹皮。②行气解郁法：可见到胁肋胀痛、脘腹胀闷、心烦易怒、纳呆食少、嗳气不舒等肝气郁滞的临床表现，常因情志刺激而症状加重，舌淡苔薄白，脉沉弦。常用方药如柴胡疏肝散等，药如柴胡、枳实、白芍、郁金、青皮、佛手、木蝴蝶、川芎、紫苏梗、山楂、旋覆花等。嗳气频繁者加降香、丁香，纳呆者加槟榔、鸡内金，胁痛者加威灵仙、延胡索，ALT 升高者加乌梅、木瓜、车前草等。③化痰祛湿法：症见体质肥胖，胸胁满闷，腹胀，呕恶食少，周身困重，倦怠乏力，大便黏腻不爽，舌淡苔白或腻，脉沉滑。常用方如半夏白术天麻汤、二陈汤、藿朴夏苓汤及大瓜蒌散等。化痰药如瓜蒌、半夏、橘红、茯苓、浙贝母、天竺黄，祛湿药如薏苡仁、冬瓜仁、茯苓、苍术、泽泻、白术，化浊药如藿香、佩兰、荷叶、厚朴花、大豆黄卷。兼有湿热者，酌加茵陈、黄芩、车前草、淡竹叶等；呕恶者加竹茹、枇杷叶、芦根；肝区痛者加丝瓜络、威灵仙、路路通；ALT 升高者，则去半夏，加夏枯草、茵陈、败酱草；肝大者，加海蛤壳、鸡内金。④活血通络法：尹常健认为脂肪肝血瘀阻络型多见于肝炎后及酒精性脂肪肝。症见胁肋胀痛，面部及胸部有蟹爪纹缕，肝掌，纳食减少，可有肝脾肿大，舌多暗或有瘀斑，脉沉涩。常用方如水红花子汤、大瓜蒌散等，药如水红花子、丝瓜络、瓜蒌、红花、丹参、山楂、威灵仙、土鳖虫、郁金、皂角刺、牡丹皮、当归、赤芍、鸡血藤、马鞭草、泽兰等。肝区刺痛者加延胡索、青皮、山甲珠，呕恶腹胀者加炒莱菔子、竹茹，齿衄加三七粉、藕节，ALT 升高者加八月札、车前草、淡竹叶，HBsAg 阳性者加板蓝根、土茯苓。

（六）李佃贵经验

李佃贵认为 NAFLD 患者多因情志不畅，肝郁气滞，横逆犯脾，或外感时邪、饮食不节、烟酒过度，脾胃升降失常，湿热内蕴，日久变生浊毒所致，本病病位在肝，病变脏腑关键在肝脾肾，病机特点是邪实为主，浊、毒往往同时存在，故重视化浊解毒；此外李佃贵认为，NAFLD 是由于情志失调或嗜食肥甘厚味，过度肥胖，或饮酒过度等因素造成的肝失疏泄，脾失健运，最终导致膏脂痰浊，气滞血瘀阻滞于肝经脉络，其基本病机为肝郁脾虚、气滞血瘀，健脾疏肝、理气活血是 NAFLD 治疗的基本法则。临床上需据浊毒轻重分层用药，对浊重毒轻者应以化浊为主，如用芳香化浊的藿香、佩兰、砂仁、豆蔻仁悦脾醒脾助运，使湿浊内消；或用苦温燥湿的厚朴、陈皮燥化中焦湿邪，但需和清热药一起使用；或用苦寒燥湿之黄连、黄芩、黄柏、大黄、龙胆等，既可燥湿，又能坚阴解毒，但注意不可过量反致碍胃滞脾；还可用茯苓、猪苓之属淡渗利湿，兼能健脾助运，保护后天，并防苦寒败胃。另外，风能胜湿，风能燥湿，所以还常用白芷、升麻等风药升清燥湿，以恢复脾的健运功能。对毒重浊轻者应以解毒为要，但对解毒治疗又常据毒之轻重用药。毒轻者用绞股蓝、黄芩、黄柏、板蓝根、栀子、石膏、连翘、金银花等；毒介于轻与重之间者用半边莲、败酱草、冬凌草等；毒重者用全蝎、露蜂房之属。

（七）张赤志经验

张赤志认为①气滞、痰浊、血瘀是 NAFLD 形成的重要病理因素，单一因素致病少见，常相互影响，兼夹互病，难解难分，所以治疗上行气化痰活血共用，其中又以化痰为主；②本病虽为邪结，但不能与肿瘤的痰瘀交结相比，故不可峻攻伤正，只宜缓攻徐图；③脾虚是 NAFLD 发生发展过程中的重要环节，虽然位于次要地位，但治疗过程中应该时刻注重顾护脾胃，防止药物伤及脾胃。治疗应重化痰，攻邪勿伤正。临床自拟化痰调脂方，由生山楂、莱菔子、荷叶组成，3 药均可化膏脂痰浊，莱菔子兼以行气，山楂又可活血，荷叶另能化湿。共奏行气化痰活血之效，而又以化痰为重。3 药皆可食用，药食同源，性味平和，不寒不热，毒副作用甚小，可长期食用，符合“缓攻徐图”的要求。NAFLD 患者多体型肥胖，山楂具有明显的抗脂肪肝作用，其作用机制涉及抑制脂肪吸收，促进其转化，保护肝细胞膜，抗氧化应激及脂质过氧化等方面。而荷叶、莱菔子均有降低血清胆固醇的作用。张赤志尤其强调患者的配合治疗，如清淡饮食，适度运动，生活规律，戒除熬夜、饮酒、吸烟等不良嗜好。

（八）李金生经验

李金生认为，NAFLD有单因，也有数因并存，治疗应病证合参，辨证求因，虚实兼顾。①如患者形体肥胖，腹胀胁痛，乏力，纳呆，口腻，大便不爽，小便浊，苔腻，脉弦滑者，属痰阻气滞脂停。由脾虚，运化失职，水谷精微停滞于肝，凝聚为痰为脂，日积月累则形成脂肪肝。②若与情志有关，且有不同程度的胸闷，胁胀，口苦，脉弦等，属肝郁气滞脂聚。由于肝气郁结，胆气郁遏，疏泄失职，气机不畅，则清净无权，脂浊难化，日久则为脂肪肝。③若患者胁肋刺痛，兼有眩晕，肢体麻木，舌暗，有瘀斑等特点，属血瘀气滞脂停。由于血行不畅，瘀血阻络，气机不利，脂浊停滞肝脉，日久不化而成脂肪肝。临床上应仔细辨证论治。

五、名方经验

（一）疏肝降脂煎

柴胡、三棱、莪术、郁金、枳壳、炙甘草、生山楂、荷叶各10 g，炒白术、泽泻、茯苓各15 g，制鳖甲（先煎）12 g。功效：疏肝健脾、活血化瘀。主治：肝郁脾虚型非酒精性脂肪肝。用法：水煎，每日1剂，早晚分服。加减：若肝气郁滞明显可加延胡索、川芎各10 g以增理气活血之力；脾虚明显，便溏酌加莲子肉、炒扁豆各12 g以健脾止泻；腹胀明显酌加厚朴、大腹皮各10 g以理气除胀；水肿明显酌加车前子（包）、益母草各30 g以活血利水；肝硬化腹水明显可酌加水红花子、半枝莲、半边莲各12 g以增强活血利水之功；若痰湿明显酌加苍术、半夏各10 g以燥湿祛痰。

（二）清肝降脂煎

柴胡、三棱、莪术、川楝子、炒白术各10 g，茵陈、虎杖、鸡骨草、决明子、泽泻各15 g，生牡蛎、制鳖甲（先煎）各12 g。功效：清肝利湿、破血软坚化积。主治：湿热瘀血型非酒精性脂肪肝。用法：水煎，每日1剂，早晚分服。加减：湿热明显并大便干可酌加生大黄（后下）6～10 g；瘀血明显酌加水蛭12 g、五灵脂10 g以破血化瘀；眩晕明显可酌加夏枯草、天麻各10 g以增清肝祛火、平肝熄风之功；舌质黯红血分有热加牡丹皮、赤芍各10 g活血凉血。

（三）化浊解毒护肝方

泽泻、石决明、生薏苡仁、生山楂、苍术各30 g，茵陈、虎杖各15 g，姜黄、延胡索、柴胡、郁金各9 g。功效：健脾疏肝、理气活血。主治：肝郁脾虚、气滞血瘀之脂肪肝。用法：水煎，每日1剂，早晚分服。加减：腹胀纳差者，加炒莱菔子、陈皮、大腹皮、槟榔、鸡内金、枳实、神曲、炒谷芽、炒麦芽等；恶心加法半夏、竹茹等；胁肋疼痛加川楝子、白芍、炙甘草等；服药后吐酸水加海螵蛸、煅牡蛎或减少山楂用量；嗳气频作加旋覆花、赭石、竹茹等；下肢浮肿加猪苓、白术等；胸闷加瓜蒌、郁金、枳实、薤白等；口苦加栀子等；腰膝酸软加续断、桑寄生、杜仲等；失眠多梦加炒酸枣仁、合欢皮等；舌苔白厚腻加藿香、佩兰等；舌边齿痕加党参、白术、茯苓等。病毒性肝炎加白花蛇舌草、半枝莲、淫羊藿等抗病毒、调节免疫药；酒毒所伤加葛花、枳椇子、葛根、黄芩等解酒护肝药；药物、毒物所伤加栀子、金银花、连翘、女贞子、生甘草等解毒药；胆结石者加金钱草、鸡内金等；肝脾肿大者加生牡蛎、制鳖甲、三棱、莪术等；高血压加夏枯草、石决明等；肥胖者加大黄、火麻仁、郁李仁等；转移酶增高加垂盆草、平地木、田基黄、白花蛇舌草、蒲公英、五味子、鸡骨草等；尿酸升高者酌加萆薢、土茯苓、山慈菇等；重度FLD和病程较长者加丹参、川芎、桃仁、当归等。

（四）消脂合剂

绞股蓝30 g，郁金、泽泻、丹参、生山楂、葛根、桑寄生各15 g，枳壳、麦芽各12 g，赤芍药、乌药、白术各9 g。功效：疏肝健脾、化痰祛瘀。主治：各种类型脂肪肝。用法：每日1剂，水煎2次取汁300 mL，分早晚2次温服。忌食辛辣油腻，忌烟酒、郁怒、过劳或过逸等。加减：胁痛加延胡索10 g、川楝子9 g；口干苦，大便秘结加生大黄（后下）6 g、瓜蒌15 g；腹胀、便溏，完谷不化，乏力甚，将白术增为12 g，加茯苓12 g、党参12 g、砂仁（后下）3 g；不寐加炒酸枣仁30 g、合欢花30 g；嗜睡多梦加石菖蒲9 g；下肢水肿加益母草12 g、冬瓜皮15 g。

（五）陈益昀自拟方

紫丹参 25 g，赤芍、川芎、莪术各 12 g，桃仁、枳实、郁金、苍术、泽泻各 15 g，生山楂 20 g，草决明、荷叶各 30 g，大黄（后下）、红花各 10 g。功效：活血化瘀，疏肝理气，健脾祛湿。主治：各种类型脂肪肝。用法：每日 1 剂，水煎 2 次，早晚分服，30 d 为 1 个疗程，1 个疗程后，可休息 3～5 d，再继续下一个疗程，3 个疗程后评定疗效。主治：肝郁脾虚、痰浊瘀血内阻之脂肪肝。

（六）健脾疏肝降脂汤

丹参 30 g，党参、山楂、草决明、茵陈各 20 g，柴胡、枳实、陈皮、白芍各 10 g、泽泻、瓜蒌皮各 15 g。功效：清热泻浊，疏肝健脾，活血化瘀。主治：各种类型脂肪肝。用法：每日 1 剂，水煎，分 2 次服。

（七）丹荷保和丸

生山楂 30 g，谷芽、麦芽、干荷叶各 20 g，丹参、枳壳、莱菔子各 15 g，法半夏、连翘、延胡索、神曲、川楝子、茯苓、陈皮、炒白术各 10 g，三七粉（冲服）3 g。功效：健脾理气化瘀，消脂降浊。主治：单纯性脂肪肝。用法：每日 1 剂，水煎，分 2 次服。

（八）解郁疏肝汤

柴胡 15 g，泽泻、茯苓、陈皮、香附、芍药、大枣各 10 g，枳壳、生姜、甘草各 5 g。功效：行气疏肝健脾。主治：肝郁气滞型脂肪肝。用法：每日 1 剂，水煎，分 2 次服。加减：淤血显著者，加用红花、桃仁；肝郁者，加用川芎、佛手；湿热重者，加用黄芩。

（九）祛脂活血利湿方

丹参 20 g，山楂 12 g，决明、茵陈、茯苓、薏苡仁、当归各 15 g，绞股蓝、荷叶、苍术、泽泻、神曲各 10 g，陈皮 9 g，猪苓 5 g。功效：行气活血、健脾利湿。主治：各型非酒精性脂肪肝。用法：每日 1 剂，水煎取汁 300 mL，早晚 2 次口服。

第七节　肝硬化

肝硬化是临床常见的慢性进行性肝病，由一种或多种病因长期或反复作用形成的弥漫性肝损害。在我国大多数为肝炎后肝硬化，少部分为酒精性肝硬化和血吸虫性肝硬化。病理组织学上有广泛的肝细胞坏死、残存肝细胞结节性再生、结缔组织增生与纤维隔形成，导致肝小叶结构破坏和假小叶形成，肝脏逐渐变形、变硬而发展为肝硬化。早期由于肝脏代偿功能较强可无明显症状，后期则以肝功能损害和门脉高压为主要表现，并有多系统受累，晚期常出现上消化道出血、肝性脑病、继发感染、脾功能亢进、腹水、癌变等并发症。

一、诊断标准

肝硬化出现黄疸、腹水等失代偿表现时，诊断并无困难。但在肝硬化早期，因缺乏特征性症状，且临床症状与病理改变常不一致，因而诊断常十分困难，需结合病史、体征和辅助检查进行综合判断。胃镜检查一旦发现食管胃底静脉曲张且排除肝外阻塞，肝硬化诊断基本确立。病理学检查发现肝组织假小叶形成是最直接、最可靠的诊断方法。

（一）病因学诊断

肝炎后肝硬化有明确的慢性病毒性肝炎史和（或）血清病毒标记物阳性；血吸虫肝硬化有明确的血吸虫感染史或疫水接触史；酒精性肝硬化需有长期大量饮酒史（一般超过 5 年，折合乙醇量≥40 g/d）；原发性胆汁性肝硬化除 GGT 明显增高外，抗线粒体抗体约 95.0%阳性；肝静脉回流受阻如肝静脉阻塞症（布加综合征）可根据影像学判断；心源性肝硬化有心脏病史，如缩窄性心包炎、右心功能不全、持续体循环淤血表现等；药物性肝硬化有长期使用损伤肝脏药物的经历；自身免疫性肝硬化的自身抗体呈阳性；遗传代谢性肝硬化如肝豆状核变性有角膜 K-F 环和血清铜蓝蛋白明显降低，α1-抗胰蛋白酶缺乏

症可根据血清 α1-AT 水平判断；铁负荷过多的血色病性肝硬化可结合血清转铁蛋白及转铁蛋白饱和度等检查作出病因学诊断。

（二）肝硬化分期

诊断临床上肝硬化常分为代偿期和失代偿期

1. 代偿期：症状较轻，有乏力，食欲减少或腹胀、上腹隐痛等症状。上述症状常因劳累或伴发病而出现，经休息和治疗后可缓解，肝功能正常或轻度异常，一般属 Child-PughA 级。影像学、生化学或血液学检查有肝细胞合成功能障碍或门静脉高压症（如脾功能亢进及食管胃底静脉曲张）证据，或组织学符合肝硬化诊断，但无食管胃底静脉曲张破裂出血、腹水或肝性脑病等严重并发症。患者可有门脉高压症，如轻度食管胃底静脉曲张，但无腹水、肝性脑病或上消化道出血。

2. 失代偿期：症状显著，主要为肝功能减退和门脉高压症两大类临床表现。如血清白蛋白＜35 g/L，胆红素＞35 μmol/L，ALT、AST 升高，一般属 Child-Pugh B、C 级。患者可出现皮肤黏膜黄疸、肝掌和蜘蛛痣，胸腹水、脾大和食管胃底静脉曲张；并可出现一系列并发症，如上消化道出血、肝性脑病、自发性腹膜炎、肝肾综合征和原发性肝癌。

（三）肝脏储备功能的评估

Child-Pugh 改良分级法（表 10－3）是目前国内外广泛使用的评估肝脏储备功能的方案，对判断预后、指导治疗、预测对手术的耐受及评估疗效均有十分重要价值。

表 10－3　Child-pugh 改良分级法

项 目	1 分	2 分	3 分
白蛋白/(g/L)	＞35	28～35	＜28
胆红素/(μmol/L)	＜34	34～51	＞51
凝血酶原时间/(活动度%)	＞50	30～50	＜30
腹水	无	轻度	中～重度
肝性脑病	无	1～2 级	3～4 级

注：A 级：总分 5～6 分；B 级：总分 7～9 分；C 级：总分≥10 分

（四）肝脏弹性测定

该方法能够比较准确地识别出轻度肝纤维化和重度肝纤维化（早期肝硬化），且无创伤性、操作简便。但易受肥胖、肋间隙大小及胆汁淤积等因素影响。

（五）鉴别诊断

1. 慢性肝炎：早期肝硬化与慢性肝炎临床表现十分相似，鉴别较困难。常需依据病理学检查明确诊断。

2. 与引起腹水的疾病鉴别：引起腹水的疾病有：结核性腹膜炎、腹腔肿瘤如间皮细胞瘤、原发性腹膜癌和卵巢肿瘤等。实验室检查对于鉴别腹水的病因十分重要，此外，肝功能、B 超、CT 及磁共振检查也有助于鉴别。

3. 原发性肝癌：原发性肝癌多数在肝硬化基础上产生。早期原发性肝癌与肝硬化鉴别主要依赖血清学与影像学检查。甲胎蛋白是原发性肝癌的特异性血清学标记。B 超、CT 及磁共振检查可见明确的实质性占位性病变。

4. 与其他门脉高压症鉴别：如 Budd-Chiari 综合征、缩窄性心包炎、门静脉血栓形成和慢性胰腺炎等。

5. 特发性门静脉高压症：特发性门静脉高压症是一种原因不明且多不伴有肝硬化的门脉高压性疾病，主要表现为反复上消化道出血和脾亢。彩色多普勒检查对诊断该病具有重要意义。

二、西医治疗

治疗目标是延缓或减少肝功能失代偿和肝细胞癌的发生。

（一）病因学治疗

对乙型肝炎所致的代偿期肝硬化患者不论 ALT 是否升高，HBeAg 阳性者的治疗指征为 HBV DNA ≥104 拷贝/mL；HBeAg 阴性者为 HBV DNA ≥103 拷贝/mL；对 HBV DNA 可检测到但未达到上述水平者如有疾病活动或进展的证据，且无其他原因可解释，在知情同意的情况下可用核苷（酸）类似物治疗，治疗目标是延缓和降低肝功能失代偿和肝癌的发生。干扰素因其有导致肝功能失代偿等并发症的可能，应十分慎重。如认为有必要宜从小剂量开始，根据患者的耐受情况逐渐增加到预定的治疗剂量。对于失代偿期乙肝肝硬化患者，治疗指征为 HBV DNA 阳性、ALT 正常或升高，建议在知情同意的基础上应用核苷（酸）类似物抗病毒治疗，以改善肝功能并延缓或减少肝移植的需求。因需要长期治疗最好选用耐药发生率低的核苷（酸）类似物治疗。干扰素治疗可导致肝衰竭，对失代偿期肝硬化患者属禁忌证。具体治疗方案参见中华医学会《慢性乙型肝炎防治指南（2010 年版）》。对代偿期丙型肝炎肝硬化（Child-Pugh A 级）患者，尽管对治疗的耐受性和效果有所降低，但为使病情稳定、延缓或阻止肝衰竭和原发性肝癌等并发症的发生，建议在严密观察下给予抗病毒治疗；失代偿期丙型肝炎肝硬化不采用干扰素抗病毒治疗（具体治疗方案参见《丙型肝炎防治指南》）。酒精性肝硬化者必须绝对戒酒（其他病因所致的肝硬化亦应禁酒）；有血吸虫感染者应予杀血吸虫治疗；对肝豆状核变性所致的肝硬化患者应给予青霉胺等驱铜治疗。

（二）抗肝纤维化治疗

肝硬化应积极用中药抗纤维化治疗，常用药物有扶正化瘀胶囊、复方鳖甲软肝片等。

（三）一般治疗

代偿期患者应适当减少活动，注意劳逸结合，可参加轻工作；失代偿期的患者应卧床休息为主。饮食以高热量、高蛋白和高维生素易消化的食物为宜；肝性脑病时限制蛋白质的摄入；有腹水时应少盐或无盐；避免进食粗糙、坚硬食物；禁用损害肝脏的药物。

（四）并发症的治疗

若出现肝硬化并发症时需要对症治疗。如腹水的处理、食管-胃底静脉破裂出血的处理、肝性脑病和肝肾综合征的处理、脾功能亢进及自发性腹膜炎的处理可参见中华医学会相关指南进行处理。

三、中医临床思维

（一）中医病名及病因病机特征

肝硬化属于中医“胁痛”“积聚”“癥积”“臌胀”“黄疸”等病的范畴。肝硬化的病因病机复杂。大多是由于湿热邪毒久羁于肝，肝郁失疏，气滞血瘀，湿邪蕴久则伤脾气，热毒之邪蕴久则耗阴液，脾气损伤，肝肾阴亏，瘀血留结，渐渐正虚瘀结，而成肝硬化。病机应归结为本虚标实，阴阳失调。

如徐云生等认为，肝硬化主要是湿邪为患，病位以肝脾为主，由气分渐入血分，病情是本虚标实。刘敏等认为，肝硬化多由湿热毒邪蕴郁血分，日久伤及脏腑气血，导致亏损性变化和或失调性变化。张定国等认为，肝硬化常由外感邪毒、酒湿内蕴、血吸虫感染等引起，其病机主要是脾气虚，血液运行不畅，气血痰湿传输失常而为病，病机突出脾虚与血瘀，本虚标实。穆齐金等临床治疗肝炎后肝硬化，强调病机特点是正虚、热毒、血瘀和逆乱为害。李佃贵等则以浊毒立论，强调浊、毒、虚共同致病，认为浊邪既为病果又为病因，脾肾是虚之源头。虽然众医家观点不尽相同，但“正虚血瘀，本虚标实”的基本病机特点为各医家的共识。

（二）辨病辨证及治疗特征

1. 中医证型：

（1）肝气郁结证（含肝胃不和、肝脾不调）

主要症候：①胁肋胀痛或窜痛。②急躁易怒，喜太息。③口干口苦，或咽部有异物感。④脉弦。

次要症候：①纳差或食后胃脘胀满。②便溏。③腹胀。④嗳气。⑤乳房胀痛或结块。⑥舌苔白或薄黄，舌质红。

证型确定：具备主证 2 项（第 1 项必备）加次证 2 项。

（2）水湿内阻证：

主要症候：①腹胀如鼓，按之坚满或如蛙腹。②胁下痞胀或疼痛。③脘闷纳呆，恶心欲吐。④舌苔白腻或白滑。

次要症候：①小便短少。②下肢浮肿。③大便溏薄。④脉细弱。

证型确定：具备主证 2 项（第 1 项必备）加次证 1 项。

（3）湿热蕴结证：

主要症候：①目肤黄染，色鲜明。②恶心或呕吐。③口干或口臭。④舌苔黄腻。

次要症候：①脘闷，纳呆，腹胀。②小便黄赤。③大便秘结或黏滞不畅。④胁肋灼痛。⑤脉弦滑或滑数。

证型确定：具备主证 2 项加次证 2 项。

（4）肝肾阴虚证：

主要症候：①腰痛或腰酸腿软。②胁肋隐痛，劳累加重。③眼干涩。④五心烦热或低热。⑤舌红少苔。

次要症候：①耳鸣、耳聋。②头晕、眼花。③大便干结。④小便短赤。⑤口干咽燥。⑥脉细或细数。

证型确定：具备主证 3 项，或主证 2 项加次证 2 项。

（5）脾肾阳虚证：

主要症候：①腹部胀满，入暮较甚。②脘闷纳呆。③阳痿早泄。④神疲怯寒。⑤下肢水肿。

次要症候：①小便清长或夜尿频数。②大便稀薄。③面色萎黄或苍白。④舌质淡胖，苔润。⑤脉沉细或迟。

证型确定：具备主证 3 项加次证 1 项，或主证 2 项加次证 2 项。

（6）瘀血阻络证：

主要症候：①胁痛如刺，痛处不移。②腹大坚满，按之不陷而硬。③腹壁青筋暴露。④肋下积块（肝或脾肿大）。⑤舌质紫暗，或瘀斑瘀点。⑥唇色紫褐。

次要症候：①面色黧黑或晦黯。②头、项、胸腹红点赤缕。③大便色黑。④脉细涩或芤。⑤舌下静脉怒张。

证型确定：具备主证 2 项加次证 1 项。

2. 中医的治法及方药：

（1）肝气郁结证：治则。疏肝理气。方药：柴胡疏肝汤加减（柴胡、白芍、枳壳、香附、川芎、陈皮、炙甘草）。加减：兼脾虚证者加四君子汤；伴有苔黄，口干苦，脉弦数，气郁化热者加牡丹皮、栀子；伴有头晕、失眠，气郁化热伤阴者加制何首乌、枸杞子、白芍；肋下刺痛不移，面青、舌紫者加延胡索、丹参；精神困倦，大便溏，舌质白腻，质淡体胖，脉缓，寒湿偏重者加干姜、砂仁。

（2）水湿内阻证：治则。运脾化湿，理气行水。方药：实脾饮加减（白术、熟附子、干姜、木瓜、大腹皮、茯苓、厚朴、木香、草果、薏苡仁、车前子、甘草）。加减：水湿过重者加肉桂、猪苓、泽泻；气虚明显者加人参、黄芪；胁满胀痛加郁金、青皮、砂仁。

（3）湿热蕴结证：治则。清热利湿，攻下逐水。方药：中满分消丸合茵陈蒿汤加减〔黄芩、黄连、知母、厚朴、枳实、陈皮、茯苓、猪苓、泽泻、白术、茵陈蒿、栀子、大黄、牵牛子（研末冲）、甘草〕。加减：热毒炽盛、黄疸鲜明者加龙胆、半边莲；腹胀甚、大便秘结者加商陆；小便赤涩不利者加陈葫芦、马鞭草；热迫血溢，吐血、便血者，去厚朴，加水牛角、生地黄、牡丹皮、生地榆；昏迷属热入心包者鼻饲安宫牛黄丸。

（4）肝肾阴虚证：治则。滋养肝肾，活血化瘀。方药：一贯煎合膈下逐瘀汤加减〔生地黄、沙参、麦冬、阿胶（烊）、牡丹皮、当归、赤芍、白芍、枸杞子、川楝子、丹参、桃仁、红花、枳壳〕。加减：内热口干，舌红少津者加天花粉、玄参；腹胀明显者加莱菔子、大腹皮；阴虚火旺者加知母、黄柏；低热明显者加青蒿、地骨皮；鼻衄甚者加白茅根、墨旱莲。

（5）脾肾阳虚证：治则。温补脾肾。方药：附子理中丸合五苓散，或济生肾气丸合五苓散加减（熟附子、干姜、党参、白术、猪苓、茯苓、泽泻）。偏于脾阳虚者用附子理中丸合五苓散。偏于肾阳虚者用济生肾气丸合五苓散。加减：腹部胀满，食后较甚，在附子理中丸合五苓散基础上加木香、砂仁、厚朴；如面色灰暗，畏寒神疲，脉细无力可在济生肾气丸合五苓散基础上加巴戟天、淫羊藿；如腹壁青筋显露加赤芍、桃仁。

（6）瘀血阻络证：治则。活血行气，化瘀软坚。方药：膈下逐瘀汤加减（当归、川芎、赤芍、桃仁、红花、丹参、乌药、延胡索、牡蛎、郁金、炒五灵脂、枳壳）。加减：瘀积明显者加炮山甲、虫、水蛭；腹水明显者加葶苈子、瞿麦、槟榔、大腹皮；若兼见气虚者加白术、人参、黄芪；兼见阴虚者加鳖甲（研末冲服）、石斛、沙参等；兼见湿热者加茵陈、白茅根等。

（三）药物选择

逐篇检索近 10 年中医治疗肝纤维化的临床文献，补益药的应用频次最高，达 364 次；其次是活血药，达 325 次；利水渗湿药，达 85 次。针对肝硬化的中医证型及相关病因病机，将治疗肝硬化的中药分为：活血化瘀类，清热解毒类，扶正祛邪类，健脾祛湿类。张向磊等数据挖掘分析中医药辨证治疗乙肝后肝硬化的相关文献，分析文献中治疗肝硬化所采用的方剂，得出中医药治疗肝硬化单味中药应用的频次从高到低依次为白术、茯苓、黄芪、丹参、甘草、柴胡、泽泻、当归、猪苓、鳖甲。

四、名医经验

（一）赵国荣经验

赵国荣自拟四逆软肝方治疗肝硬化，不论是血清学指标还是影像学及肝脏瞬间弹性试验，均证实肝硬化可逆转。现代医学认为引起肝硬化的原因包括病毒性肝炎、慢性酒精性肝病、非酒精性脂肪性肝病、长期胆汁淤积、药物或毒物、循环障碍、遗传和代谢性疾病、免疫紊乱、血吸虫病等。虽病因不一，但病理均首先为肝细胞弥漫性变性坏死，继而出现纤维组织增生和肝细胞结节状再生，3 种改变反复交错进行，结果肝小叶结构和血液循环途径逐渐被改建，使肝变形、变硬而导致。晚期失代偿期则出现一系列肝功能损害、门脉高压及多种并发症。西医认为导致肝硬化的原因众多，从中医认识则证本一源，其肝细胞炎性损伤、坏死多与中医“湿热疫毒”相关。病机则较为复杂，病位不仅在肝，且与脾肾密切相关，首先湿热疫毒郁阻肝胆，导致肝胆疏泄失常，气机郁滞，血行不畅，停为瘀血；肝失疏泄，木乘土，又可致脾失健运，痰湿内生。水湿内停，气机升降失常，土壅木郁；湿为阴邪，热为阳邪，湿伤阳，热伤阴，湿热久羁肝胆，隐伏血分，必伤肝阴，肝体阴而用阳，肝阴受损又可影响肝主疏泄、藏血功能；肝肾同源，肝阴受灼，势必导致肾阴受损；阴阳互根互用，阴伤及阳，而致脾肾阳虚，终致阴阳两虚。湿热合邪，伤津耗气，亦致气阴亏虚。“气为血之帅”“血为气之母”，气虚则血运无力，而致血瘀，瘀血又可致气滞。湿热久羁亦灼津酿痰，痰瘀互结，胶固不化，阻滞血络，邪实正虚，循环往复，日久而形成肝积或臌胀。

辨证治疗与肝硬化代偿期、失代偿期相结合。肝硬化代偿期，如果邪不盛、正气虚，以扶正为主，治疗同静止期。但肝硬化失代偿期肝体受损，其用阳功能也相应出现障碍，人体正气衰弱，邪气亢盛，正不胜邪，治疗时应扶正祛邪并用，以四逆软肝方为主软坚散结，复其肝体，扶其正气，以固其本。同时根据腹水、内毒素血症、出血等肝硬化失代偿期的临床表现而辨证祛邪治疗。腹水是肝硬化患者进入失代偿期的标志之一，其病机为水湿内停，三焦决渎失权，膀胱气化失司，以四逆软肝方合茵陈四苓散，清热利水；内毒素血症导致全身炎性反应综合征最常见的症状是发热，若兼大便不通、如羊屎状等，证属阳明腑实者，以四逆软肝方合调胃承气汤，泄热通腑；兼胸闷脘痞、便溏腹泻，舌苔黄腻等，证属湿热中阻者，以四逆软肝方合连朴饮，清热化湿，理气和中；若兼恶寒，发热，证属三阳热盛者，以四逆软肝方合柴葛解肌汤，解肌清热；有出血或出血倾向者，当分清血热迫血妄行证或血虚气随血脱、气不摄血证。若血热迫血妄行者，当加茜草、紫草、生地黄、牡丹皮等，凉血活血；若血虚气随血脱、气不摄血者，重用西洋参益气摄血，仙鹤草、阿胶、当归、赤小豆、大枣、甘草等补血止血。肝硬化失代偿期由于炎性反应刺激舒血管活性物质增加，腹腔内脏小动脉及外周血管扩张，使得总血浆容量上升，有效循环血浆容量相对不足，更重要的是舒血管活性物质使毛细血管前小动脉括约肌开放，形成动-静脉短路。此外，总血浆容量虽增加，但因隔离于腹腔内脏血管床，不参与全身有效血循环，中心血容量下降，动脉充盈不足，有效循环血浆容量减少，由此而引起全身血液动力学障碍。故在治疗时，采用四逆软肝方，方中西洋参补益气阴，气行则血行，提升有效循环血浆容量，茵陈、牡丹皮等能减轻或消除炎性反应，使总血浆循环容量复其正常，腹水得以快速消退，出血也不再现，疗效持续稳定。

（二）谌宁生经验

谌宁生认为鼓胀多在乙肝肝硬化基础上发生，病程较长，易损伤肝脾，日久可伤及肾。疾病早期，邪气入攻，正气充实，肝脾先伤，肝失疏泄，脾失健运，两者互为因果，乃致气滞湿阻，清浊相混，以实证为主，病至中期，湿浊内蕴中焦，阻滞气机，郁而化热，致水热蕴结，亦可湿从寒化，水湿困脾，久则气血凝滞，瘀结水留，此时邪气实而正气不衰，晚期正气耗伤，肝脾渐虚，病延及肾，肾火虚衰，无力温助脾阳，运化水湿，且开阖失司，气化不利，而致阳虚水盛。至此肝脾肾三脏俱伤，气、血、水三者，错杂为患，病机更为复杂，变证多端，临床治愈甚难。对于本病治法，谌宁生归纳之不外为消、攻、补 3 法。初期患者受邪气攻伐，正气尚足，故以消法为主，着重于治肝，常用疏肝行气、活血利水等法，病至中期，邪气充实而正气将衰，此时宜用攻法，着重于利肠胃，多用逐水攻下、破瘀消坚等法，晚期患者，久治不愈，正气耗损而邪气不盛，当以扶正补虚为主，着重于补益脾肾，以固其本，常用益气健脾、温补脾肾等法。故在治疗晚期肝硬，化腹水时，应中病即止，不宜久用。

（三）黄保中经验

黄保中提出“肝瘟”作为病毒性肝病的病名，同时认为湿热疫毒内侵是病毒性肝病的主要致病因素，肝、胆、脾、胃不和是脏腑病变之基础，气滞血瘀是病变发展的基本过程，阴阳气血亏损是病程久延的必然结果。其中扶正固本又据各个病例不同的虚损情况，施以不同的补法，同时黄保中指出，在治疗中应始终“法随证变”，充分发挥中医辨证论治的针对性和灵活性。黄保中根据中医学理论，并总结前人经验，经过多年的临床实践，指出“肝郁脾肾气阴（血）虚”是贯穿于肝硬化病情始终的中心病机。据此，精选方药，制定了治疗肝硬化腹水的基本方鼓胀汤。使肝硬化腹水的病理得到改善，同时根据不同的情况，灵活加减，更能兼顾各种症状，使其迅速改善和消失。本方在辨病基础上进行辨证，既符合中医整体观念、辨证论治的原则，又考虑了肝硬化腹水病机演变的特殊情况。

（四）关茂会经验

中医认为，肝炎日久，肝失疏泄，气行不畅而致血运不利，由于气滞血瘀使肝之络脉瘀阻，渐成癥积之征。现代医学认为，随着慢性肝炎病程的迁延及病情的反复波动，同时，也伴随着肝脏纤维化程度的不断加重，终致形成肝硬化。故关茂会强调，治疗慢性肝炎定要考虑活血化瘀，提早使用抗肝纤维化之药。他很赞赏用桃仁、红花、当归、丹参、川芎、莪术、鸡内金、炮山甲、生牡蛎等活血软坚之品，组方频率颇高。对长期慢性肝炎所引起的脾肿大、蛋白代谢障碍者，关茂会均用穿山甲、鳖甲等，2 药在抗肝硬化的同时有明显的回缩脾脏的作用。另外，他通过长期的临床实践，还发现夏枯草、生山楂既能保肝降酶，又可以抗肝纤维化，前药还可清泄肝火以降压，后者又能消脂以降压，故对嗜辛酗酒、饮食不洁、因肝炎致肝硬化并伴高血压者常频频入药。鉴于活血软坚之品每每有导致出血耗气之弊，故关茂会提出，在肝功能反复波动的不稳定期，对这类药的选用应持慎重态度。另外还发现，当 ALT、天冬氨酸氨基转氨酶（AST）值较高时，当归、红花等辛温活血药应不用或少用，否则会使指标居高不下。

（五）刘平经验

刘平提出并论证肝硬化“虚损生积”的中医病机理论，发现益气补虚黄芪汤可改善早期肝硬化病理组织学变化，促进肝硬化病证结合治疗方案的临床推广应用，结合现代临床实践与古今文献，创新发展传统中医学理论，是当今中西医结合工作者必须承担的任务。刘平在前期研究的基础上，紧密结合古今医家的有关论述，明确提出了“血瘀为积之标，虚损为积之本”的肝硬化“虚损生积”中医病机理论假说，进一步解答了“补益虚损方药能否改善肝硬化的肝组织损伤、促进早期肝硬化逆转”这一关键问题。通过证候病机比较分析及其与病理组织学变化的相关分析，明确精气虚损是肝硬化虚损生积的病机之本，揭示肝硬化的肝细胞坏死、损伤是虚损（肝脾气虚、肝肾阴虚）生积的主要病理学基础。

（六）王鸿士经验

王鸿士认为，肝硬化形成的因素从临床所见，肝硬化促成因素主要有两方面：①湿热为邪是本病重要致病原因。②情志失和是本病致病原因或重要辅因。a. 清除湿热余邪：以清热利湿、凉血解毒为主，健脾益气为辅。若肝肾阴虚尚需滋补肝肾，脾肾阳虚宜温补之，血瘀明显加用活血化瘀之品。常用药物有茵陈、龙胆、栀子、金钱草、板蓝根、蒲公英、牡丹皮、白茅根、小蓟、败酱草、鱼腥草、寒水石、茜草、白芍等。b. 调理气血，疏散郁结，调和气血在本病治疗中占有重要地位。c. 扶正补虚：①湿热久蕴、肝阴耗伤，或脾虚肝失所养皆可导致肝肾阴虚、阴虚血热及心肾不交诸候。常见症状如劳则胁痛、心烦口干、多梦失眠、眩晕耳鸣、心悸气短、腰背酸楚，肝掌、蜘蛛痣、出血点，肝功能麝浊、麝絮、脑絮增高。治疗中加用滋补肝肾之女贞子、枸杞子、五味子之类，诸症可减轻，肝功能可逐渐正常。②肝虚脾弱、气血不足容易出现神疲倦怠、气短懒言、面白少华、消瘦贫血、皮肤干燥，或有浮肿、纳少胃呆、舌淡脉弱，血浆蛋白低下倒置、血小板及白细胞减少等征象，治宜补气健脾养血为法。诸症改善，血浆蛋白增加，并可改变血球蛋白比例倒置现象。

（七）冯文忠经验

冯文忠认为，肝硬化一病，尤应重视实脾。冯文忠多在辨证立法的基础上重用黄芪、白术、山药、薏苡仁等品。其对白术的用法颇有讲究，一般轻证即用 30 g，重证则在 60 g 左右。湿盛较甚者，白术宜炙用；阴虚较甚者，白术宜生用；脾虚较甚者，白术宜炒用。实脾并非仅用健脾益气之剂，还应注意脾虚之轻重、类型。肝体受损，必及肾脏。因此，对本病的辨证立法，须加强温肾利水，方可达到“以洁净府”之目的。同时，气滞不通是引起肝硬化病情进一步发展并产生腹水的关键。因此，疏通气机尤其重要，但行气必须从上中下三焦同时着手，冯文忠在处方用药时，常用葶苈子、桔梗，其目的就在于泻肺气以通水道。

（八）关幼波经验

关幼波认为鼓胀的形成是首发于正虚，脾失健运，气机逆乱，肝郁气血阻滞，湿热凝结成痰，痰浊瘀阻血络，更由于肝、脾、肾三脏失调，三焦气化不利，气血不行，水湿不化，聚而成痰饮。因此气虚血瘀，痰浊蕴内为鼓胀之本，活血行气化痰要贯穿肝硬化治疗始终。在对大量腹水的治疗中，应重视活血行气化痰以利水除湿。因此，关幼波重视补中益气，气行则血行，血行则水化。治疗中常重用黄芪，补益中气以帅血行，更能利水而消肿，常用量为 30～60 g，最大用量可达 120 g。选用党参、白术、茯苓、薏苡仁、木瓜、厚朴、大腹皮等健脾除湿。

（九）孙同郊经验

孙同郊认为，本病因湿热侵袭，阻滞气机，肝郁气滞，导致痰湿瘀阻于内；肝病传脾，以致肝郁脾虚，脾主运化，为气血生化之源，脾失健运，气滞血瘀，可促使胁下痰瘀阻滞，形成包块，而成“积聚”。气滞血瘀，阻塞脉络，血行不利则化而为水湿；脾虚则不养脏腑，脾虚失运，斡旋无力，则水湿停聚腹中；终因瘀血水湿停聚中焦，清浊相混而成鼓胀；肝脾久病及肾，肾为水脏，肾失开阖，水道不利，则鼓胀愈甚。因而湿热中阻是肝硬化的根本病因，正气虚是根本病机，病久不愈，可致肝、脾、肾三脏阴阳虚损。对于本病的辨证，应分脏腑部位及病情的虚实。正虚以脾虚、气阴两虚、肝肾阴虚、脾肾阳虚为主。邪实以湿热内蕴、肝郁气滞、瘀血阻络、水湿内停为主。由于该病病程漫长，病机繁复，正虚邪实和血瘀湿热等常不能截然分开，往往虚中有实，实中有虚，故而治疗应坚持标本兼治，常于清热补阴之中加活血化瘀之品，重益气健脾，若病程迁延日久，更加补肾之品，温肾阳以化气利水，又因肝为刚脏，体阴而用阳，且本病多有湿热残留，故常用温而不燥的淫羊藿、巴戟天、肉苁蓉、肉桂等，又或温阳药与滋阴药同时应用，相得益彰。

五、名方推荐

（一）自拟舒肝汤

柴胡、赤芍、川芎、枳壳、香附、桃仁、郁金、土鳖虫、水蛭各10 g，当归12 g、丹参25 g、鳖甲15 g。功效：疏肝理气，解郁散结，活血化瘀。主治：肝硬化之肝郁气结，瘀血阻络证。用法：加水500 mL浸泡20 min，文火煎20 min，将药浓缩至200 mL，每日分2次口服。一般治疗疗程12周。

（二）柴胡疏肝散合胃苓汤

柴胡、枳壳、芍药、甘草、香附、川芎、茯苓、苍术、陈皮、白术、官桂、厚朴、泽泻、猪苓、生姜、大枣。功效：疏肝理气，行水散满。主治：肝硬化腹水气滞水停证。用法：加水500 mL浸泡20 min，文火煎20 min，将药浓缩至200 mL，每日分2次口服。加减：腹胀明显者，加大腹皮、莱菔子、木香；两胁胀满疼痛者，加郁金、延胡索、苏木。

（三）四君子汤合实脾饮

人参、白术、茯苓、炙甘草、附子、干姜、厚朴、木香、草果、槟榔、木瓜、生姜、大枣。功效：温中健脾，行气利水。主治：肝硬化腹水之脾虚水停证。用法：加水500 mL浸泡20 min，文火煎20 min，将药浓缩至200 mL，每日分2次口服。加减：湿浊中阻，恶心呕吐者，加陈皮、竹茹；肢体沉困，小便短少者，加车前子、泽泻。

（四）中满分消丸合茵陈蒿汤

厚朴、枳实、黄芩、黄连、知母、法半夏、陈皮、茯苓、猪苓、泽泻、砂仁、干姜、姜黄、人参、白术、甘草。功效：清热利湿，攻下逐水。主治：肝硬化腹水之湿热水停证。用法：加水500 mL浸泡20 min，文火煎20 min，将药浓缩至200 mL，每日分2次口服。加减：小便赤涩不利者，加滑石、通草；下肢浮肿明显者，加车前草、赤小豆。

（五）调营饮或膈下逐瘀汤

川芎、赤芍、大黄、莪术、延胡索、当归、瞿麦、槟榔、葶苈子、赤茯苓、桑白皮、大腹皮、陈皮、官桂、细辛、甘草、五灵脂、桃仁、牡丹皮、乌药、香附、红花、枳壳。功效：活血化瘀，行气利水。主治：肝硬化腹水之血瘀水停证。用法：加水500 mL浸泡20 min，文火煎20 min，将药浓缩至200 mL，每日分2次口服。加减：胁下痞块，刺痛明显者，加丹参、鳖甲；腹水顽固不消，可加益母草、泽兰、水红花子。

（六）附子理中丸合五苓散

制附片、干姜、人参、白术、甘草、桂枝、茯苓、泽泻、猪苓等。功效：温补脾肾，化气利水。主治：肝硬化腹水之脾肾阳虚水停证。用法：加水500 mL浸泡20 min，文火煎20 min，将药浓缩至200 mL，每日分2次口服。加减：大便溏泻者，加山药、扁豆、砂仁；腹中冷痛者，加乌药、小茴香、荔枝核。

（七）一贯煎合猪苓汤

沙参、麦冬、当归、生地黄、枸杞子、川楝子、猪苓、茯苓、泽泻、阿胶、滑石。功效：滋养肝肾，化浊利水。主治：肝肾阴虚水停证。用法：加水500 mL浸泡20 min，文火煎20 min，将药浓缩至200 mL，每日分2次口服。一般治疗疗程12周。加减：鼻衄、齿衄，阴虚内热者，加女贞子、墨旱莲、茜草、仙鹤草。

（八）济生肾气丸加减

制附片、牡丹皮、泽泻、茯苓、怀牛膝、木瓜、赤芍、丹参各10 g，肉桂3 g，熟地黄、车前子各

20 g，山药、大腹皮、枸杞子、党参各 15 g。功效：温补脾肾、行气利水。主治：乙型肝炎肝硬化（失代偿期）之脾肾阳虚证。用法：加水 500 mL 浸泡 20 min，文火煎 20 min，将药浓缩至 200 mL，每日分 2 次口服。

（九）参苓白术散加减

党参、酸枣仁各 20 g，白扁豆、桔梗、炙甘草各 10 g，陈皮、山药、莲肉、茯苓、薏苡仁、白术各 15 g，砂仁 3 g。功效：扶正益气，健脾祛湿。主治：乙型肝炎肝硬化（失代偿期）之脾虚湿盛证。用法：加水 500 mL 浸泡 20 min，文火煎 20 min，将药浓缩至 200 mL，每日分 2 次口服。

（十）化癥方

黄芪、党参、白术、茯苓、焦三仙（焦山楂、焦神曲、焦麦芽）各 20 g，赤小豆、泽兰、半枝莲、车前子、大腹皮、陈皮各 15 g，醋鳖甲（先煎）、金钱草各 30 g，当归、郁金各 10 g。功效：益气健脾、活血利水。主治：肝硬化腹水脾虚水停证。用法：每日 1 剂，水煮 2 次，取药液 400 mL，分早、晚 2 次服用。

第八节 疟　疾

疟疾是由疟原虫寄生于人体引起的传染性寄生虫病，寄生于人体的疟原虫共有 4 种，即间日疟原虫、三日疟原虫、恶性疟原虫和卵形疟原虫，在我国主要是间日疟原虫和恶性疟原虫；其他 2 种少见，近年偶见国外输入的一些病例。不同的疟原虫分别引起间日疟、三日疟、恶性疟及卵形疟。本病主要表现为周期性规律发作，全身发冷、发热、多汗，长期多次发作后，可引起贫血和脾肿大。

一、诊断标准

（一）流行病学史

曾于疟疾传播季节在疟疾流行区住宿、夜间停留或近 2 周内有输血史。

1. 传染源：疟疾现症患者和病原携带者，当其外周血液中存在配子体时成为传染源。

2. 传播途径：经媒介按蚊叮咬传播和/或血液传播。

3. 易感人群：不同种族、性别、年龄和职业的人，除具有某些遗传特征的人群外，对 4 种疟原虫普遍易感。

4. 地区分布：全球疟疾主要分布在非洲、加勒比海地区、中美、南美、东亚、东南亚、中东、印度次大陆、南太平洋地区和东欧等。我国除西北地区和东北地区北部以外，都是疟疾流行区。

5. 季节分布：通常全年都有发病，我国的发病高峰多在 7—9 月。

6. 年龄、性别分布：各年龄组均有发病，通常以青壮年发病为多。男、女发病率无明显差异。

（二）临床表现

1. 潜伏期：间日疟有长短潜伏期，短者为 12～30 d，长者可达 1 年左右；卵形疟与间日疟相仿；恶性疟为 11～16 d，三日疟为 18～40 d。

2. 前驱期：初发患者发作前 3～4 d 常有疲乏、头痛、不适、畏寒和低热等。

3. 发作期：典型的疟疾发作先后出现寒战、发热、出汗退热的周期性症状。但初发患者临床发作常不典型。多次发作后可见贫血、脾大。恶性疟多起病急，无寒战，出汗期不明显，且热型不规则，持续高热，发热期往往长达 20～36 h，前后两次发作的间歇较短。

4. 发作周期：间日疟和卵形疟的发作周期为隔天一次，但间日疟初发病例的前 2～3 次发作周期常不典型，呈每日 1 次；其后可呈典型的隔天发作。恶性疟一般间隔 24～48 h 发作一次，在前后两次发作的间歇期，患者体温可不恢复正常。三日疟隔 2 日发作 1 次，且较规律。疟疾的发作多始于中午前后至晚 9 点以前，偶见于深夜。

5. 脑型疟：疟疾患者出现意识障碍或昏迷，绝大部分由恶性疟发展而成，以幼童及无免疫力的患者为多见。预后凶险，治疗不当常致死亡。

6. 并发症：常见的严重并发症有脑损害、胃肠损害、休克、溶血、严重的肝/肾损害、肺水肿、严重贫血、异常出血、低血糖、酸中毒等。

（三）假定性治疗

在单一间日疟流行区，成人用氯喹总量 0.6 g（基质）顿服或 2 次分服，每次 0.3 g；在有恶性疟流行区，可用哌喹 0.6 g（基质）顿服。确诊后按疟疾病例给予规范治疗。

（四）实验室检查

1. 显微镜检查血涂片查见疟原虫。

2. 疟原虫抗原检测阳性。

（五）诊断标准

1. 带虫者：无临床症状，同时符合显微镜检查血涂片查见疟原虫。

2. 疑似病例：应同时符合流行病学史（曾于疟疾传播季节在疟疾流行区住宿、夜间停留或近 2 周内有输血史）及临床表现（具有发冷、发热、出汗等症状，但热型和发作周期不规律）。

3. 临床诊断病例：具备下列之一者

（1）应同时符合以下 2 点：①流行病学史：曾于疟疾传播季节在疟疾流行区住宿、夜间停留或近 2 周内有输血史。②临床表现：典型的临床表现呈周期性发作，每日或隔天或隔 2 日发作 1 次。发作时有发冷、发热、出汗等症状。发作多次后可出现脾大和贫血。重症病例出现昏迷等症状。

（2）应同时符合以下 3 点：①流行病学史：曾于疟疾传播季节在疟疾流行区住宿、夜间停留或近 2 周内有输血史。②临床表现：具有发冷、发热、出汗等症状，但热型和发作周期不规律。③假定性治疗：用抗疟药作假定性治疗，3 d 内症状得到控制。

4. 确诊病例：具备下列之一者

（1）应同时符合以下 3 点：①流行病学史：曾于疟疾传播季节在疟疾流行区住宿、夜间停留或近 2 周内有输血史。②临床表现：典型的临床表现呈周期性发作，每日或隔天或隔 2 天发作 1 次。发作时有发冷、发热、出汗等症状。发作多次后可出现脾大和贫血。重症病例出现昏迷等症状。③实验室检查：显微镜检查血涂片查见疟原虫。

（2）应同时符合以下 3 点：①流行病学史：曾于疟疾传播季节在疟疾流行区住宿、夜间停留或近 2 周内有输血史。②临床表现：典型的临床表现呈周期性发作，每日或隔天或隔 2 天发作 1 次。发作时有发冷、发热、出汗等症状。发作多次后可出现脾大和贫血。重症病例出现昏迷等症状。③实验室检查：疟原虫抗原检测阳性。

（3）应同时符合以下 3 点：①流行病学史：曾于疟疾传播季节在疟疾流行区住宿、夜间停留或近 2 周内有输血史。②临床表现：具有发冷、发热、出汗等症状，但热型和发作周期不规律。③实验室检查：显微镜检查血涂片查见疟原虫。

（4）应同时符合以下 3 点：①流行病学史：曾于疟疾传播季节在疟疾流行区住宿、夜间停留或近 2 周内有输血史。②临床表现：具有发冷、发热、出汗等症状，但热型和发作周期不规律。③实验室检查：疟原虫抗原检测阳性。

二、西医治疗

抗疟药的使用应遵循安全、有效、合理、规范的原则。应根据疟原虫虫种及其对抗疟药的敏感性和患者的临床症状与体征选择药物，并应严格掌握剂量、疗程和给药途径，以保证治疗和预防效果并延缓抗药性的产生。

（一）抗疟药的选择

1. 用于间日疟和卵形疟的抗疟药：首选磷酸氯喹加磷酸伯氨喹。磷酸氯喹无效时，可选用磷酸哌喹或磷酸咯萘啶或 ACTs 加磷酸伯氨喹。

2. 用于三日疟的抗疟药：首选磷酸氯喹。磷酸氯喹无效时，可选用磷酸哌喹或磷酸咯萘啶或ACTs。

3. 用于恶性疟的抗疟药：ACTs或磷酸咯萘啶；妊娠3个月内的孕妇患恶性疟选用磷酸哌喹。

4. 用于重症疟疾的抗疟药：青蒿素类注射液或磷酸咯萘啶注射液。

5. 用于多种疟原虫混合感染者的抗疟药：

（1）用于恶性疟原虫与间日疟原虫、恶性疟原虫与卵形疟原虫混合感染者的抗疟药：ACTs或磷酸咯萘啶，加磷酸伯氨喹。

（2）用于恶性疟原虫与三日疟原虫混合感染者的抗疟药：ACTs或磷酸咯萘啶；妊娠3个月内的孕妇患恶性疟选用磷酸哌喹。

6. 预防药：磷酸氯喹或磷酸哌喹。

7. 休止期根治药：磷酸伯氨喹。

（二）抗疟药使用方案

1. 间日疟和卵形疟的抗疟药使用方案

（1）磷酸氯喹加磷酸伯氨喹8日方案：磷酸氯喹（氯喹基质）总剂量1200 mg，分3日口服；磷酸伯氨喹（伯氨喹基质）总剂量180 mg，分8日口服。

（2）磷酸哌喹加磷酸伯氨喹8日方案：磷酸哌喹（哌喹基质）总剂量1200 mg，分3日口服；磷酸伯氨喹（伯氨喹基质）总剂量180 mg，分8日口服。

（3）青蒿素类复方加磷酸伯氨喹8日方案：①双氢青蒿素磷酸哌喹片加磷酸伯氨喹 双氢青蒿素磷酸哌喹片总剂量8片，分2日口服；磷酸伯氨喹（伯氨喹基质）总剂量180 mg，分8日口服。②青蒿琥酯阿莫地喹片加磷酸伯氨喹 青蒿琥酯阿莫地喹片总剂量6片，分3日口服；磷酸伯氨喹（伯氨喹基质）总剂量180 mg，分8日口服。③青蒿素哌喹片加磷酸伯氨喹 青蒿素哌喹片总剂量4片，分2日口服；磷酸伯氨喹（伯氨喹基质）总剂量180 mg，分8日口服。④磷酸咯萘啶加磷酸伯氨喹8日方案 磷酸咯萘啶（咯萘啶基质）总剂量1200 mg，分3日口服；磷酸伯氨喹（伯氨喹基质）总剂量180 mg，分8日口服。

2. 三日疟的抗疟药使用方案：

（1）磷酸氯喹3日方案：磷酸氯喹（氯喹基质）总剂量1200 mg，分3日口服。

（2）磷酸哌喹3日方案：磷酸哌喹（哌喹基质）总剂量1200 mg，分3日口服。

（3）磷酸咯萘啶3日方案：磷酸咯萘啶（咯萘啶基质）总剂量1200 mg，分3日口服。

（4）青蒿素类复方方案：①双氢青蒿素磷酸哌喹片 双氢青蒿素磷酸哌喹片总剂量8片，分2日口服。②青蒿琥酯阿莫地喹片 青蒿琥酯阿莫地喹片总剂量6片，分3日口服。③青蒿素哌喹片 青蒿素哌喹片总剂量4片，分2日口服。

3. 恶性疟的抗疟药使用方案：同2.（3）和2.（4）。

4. 重症疟疾的抗疟药使用方案：

（1）青蒿素类注射液：①青蒿琥酯注射液 首选青蒿琥酯注射液静脉推注，疗程不少于7日；如7日内患者临床症状和体征缓解并能进食，可停止使用青蒿琥酯注射液，并改口服ACTs一个疗程继续治疗。②蒿甲醚注射液 蒿甲醚注射液肌内注射，疗程不少于7日；如7日内患者临床症状和体征缓解并能进食，可停止使用蒿甲醚注射液，并改口服ACTs一个疗程继续治疗。

（2）磷酸咯萘啶注射液：咯萘啶注射液静脉滴注或肌内注射治疗，总剂量（咯萘啶基质）9.6 mg/kg体重，分3日滴注或注射。

5. 孕妇患疟疾的抗疟药使用方案：

（1）孕妇患间日疟、卵形疟或三日疟同2.（1）和2.（2）。

（2）孕妇患恶性疟：①妊娠3个月内的孕妇患恶性疟 磷酸哌喹（哌喹基质）总剂量1500 mg，分3日口服。②妊娠3个月以上的孕妇患恶性疟：同2.（4）。③孕妇患重症疟疾同2.（4）。

6. 休止期根治药物使用方案：

磷酸伯氨喹（伯氨喹基质）总剂量 180 mg，分 8 日口服。

7. 预防服药使用方案：

（1）恶性疟和间日疟混合流行地区

流行季节磷酸哌喹每月 1 次，每次口服（哌喹基质）600 mg，临睡前服。连续服药不超过 4 个月，再次进行预防服药间隔 2 个月～3 个月。

（2）单一间日疟流行地区

流行季节磷酸氯喹每 7～10 d 1 次，每次口服磷酸氯喹（氯喹基质）300 mg，临睡前服。

三、中医临床思维

（一）中医病名及病因病机特征

疟疾的概念自《黄帝内经》即很明确，即疟疾是指由感受疟邪引起的，以恶寒壮热，发作定时，多发于夏秋季为特征的一种传染性疾病。中西医学对疟疾的认识基本相同，即西医学的疟疾属于本病范畴。引起疟疾的病因是感受疟邪，在《黄帝内经》亦称为疟气。疟邪具有的特点是：①舍于营气，伏藏于半表半里；②随经络而内搏五脏，横连募原；③盛虚更替；④与卫气相集则引起发病，与卫气相离则病休。其中引起瘴疟的疟邪亦称为瘴毒或瘴气，在我国主要存在于南方，所致疾病较重，易于内犯心神及使人体阴阳极度偏盛。感受疟邪之后，疟邪与卫气相集，邪正相争，阴阳相移，而引起疟疾症状的发作。疟邪与卫气相集，入与阴争，阴实阳虚，以致恶寒战栗；出与阳争，阳盛阴虚，内外皆热，以致壮热，头痛，口渴。疟邪与卫气相离，则遍身汗出，热退身凉，发作停止。当疟邪再次与卫气相集而邪正交争时，则再一次引起疟疾发作。因疟邪具有虚实更替的特性，疟气之浅深，其行之迟速，决定着与卫气相集的周期，从而表现为病以时作的特点。疟疾以间日一作者最为多见，疟气深而行更迟者，则间 2 日而发，形成三阴疟，或称三日疟。

（二）辨病辨证及治疗特征

根据疟疾阴阳偏盛、寒热多少的不同，把通常情况下所形成的疟疾称为正疟；素体阳盛及疟邪引起的病理变化以阳热偏盛为主，临床表现寒少热多者，称为温疟；素体阳虚及疟邪引起的病理变化以阳虚寒盛为主，临床表现寒多热少者，称为寒疟。在南方地区，由瘴毒疟邪引起，以致阴阳极度偏盛，寒热偏颇，心神蒙蔽，神昏谵语者，则称为瘴疟。若因疟邪传染流行，病及一方，同期内发病甚多者，则称为疫疟。疟病日久，疟邪久留，使人体气血耗伤，正气不足，每遇劳累，疟邪复与卫气相集而引起发病者，则称为劳疟。疟病日久，气机郁滞，血脉瘀滞，津凝成痰，气滞血瘀痰凝，结于胁下，则形成疟痰。

治疗原则：祛邪截疟是治疗疟疾的基本原则。在诊断为疟疾后，即可截疟。在此基础上，根据疟疾证候的不同，分别结合和解表里、清热保津、温阳达邪、清心开窍、化浊开窍、补益气血等治法进行治疗。

（三）药物选择

基于数据挖掘表明，治疗疟疾的用药频次，使用频次前 5 位分别是黄芩、法半夏、茯苓、青蒿、陈皮；组方规律：药物组合出现频次前 3 位分别是法半夏-黄芩、法半夏-茯苓、茯苓-黄芩，置信度较高的关联规则包括草果-黄芩、陈皮-黄芩-青蒿、黄芩-茯苓；依据相关度与惩罚度约束，通过聚类算法分析，得到方剂中两两药物间的关联度，关联系数前 3 位药对分别是牡蛎-泽泻、炙鳖甲-牡蛎、党参-姜半夏；基于复杂系统熵聚类演化出 8 组 3～4 味药核心组合，包括“竹茹苦杏仁草果”“白芍生薏苡仁桂枝”“炙鳖甲煨槟榔陈皮”等。

四、名医经验

（一）王勋经验

王勋指出“疟先由太阳经风、寒、暑、湿而起，阳明经夹痰夹滞而发，传入少阳而住，则成疟矣”。

他认为，五脏六腑皆有疟症，非独少阳、阳明二经受病。他强调治疗疟疾之症，务必辨明经络脏腑，细究病情，见症施药。足太阳膀胱经之疟，与手太阳小肠经合症，治以加减开邪散；足阳明胃经之疟，与手阳明大肠合治，宜平阳汤加减；足少阳胆经之疟，与手少阳三焦同治，治宜和解表里，和疟饮主之；足太阴脾经之疟，寒从腹起，得风邪合之，盛于脾经，治宜加减温脾祛疟汤；足少阴肾经之疟，寒从下起，先脚冷后腿冷，至脐周冷，此症宜早治，不然则变三阴，治宜温里退疟汤；足厥阴肝经之疟，此症乃少阳胆经传人，治宜补肝祛邪，不可纵邪以伐肝，方用补肝祛疟汤；手太阴肺经之疟，因内热熏蒸，耗其心血，宜清肺胃邪痰，祛其积滞之热，清肺和疟汤主之；手少阴心经之疟，与手厥阴心包经同治，心为火，火实于心，欲得清水，则阴出于表，治宜清心泄热，方用清心和疟饮。

（二）屠呦呦经验

青蒿抗疟作用的发现是一个漫长的过程，工作之初，屠呦呦及其团队研究了超过 2000 种中药，发现了其中 640 种可能有抗疟效果。后面发现青蒿提取物很好地抑制了寄生虫的生长，然而并没有在之后的实验中重复出来。翻阅古籍，在葛洪《肘后备急方》“青蒿一握，以水二升渍，绞取汁，尽服之”中得到灵感，采用较低温提取方法后，提取物的活性得到了大幅提升。1972 年，得到了提取物中的活性成分，分子量为 282 道尔顿的无色晶体，分子式是 $C_{15}H_{22}O_5$，熔点在 56 ℃～157 ℃，将其命名为青蒿素。接下来的过程，是将自然界的分子转变为药物，经全国范围内的科技协作，项目组发现四川产的黄花蒿符合制药要求。1981 年第四届化学药物治疗疟疾科学会议在北京召开，屠呦呦做的《青蒿素的化学性质研究》报告引起了巨大反响。科学研究是无止境的，屠呦呦及其团队发现了二氢青蒿素更加稳定且比青蒿素的疗效好 10 倍。在《青蒿素及其衍生物》一书中，屠呦呦总结了青蒿素的发现历史及其对青蒿素分子及衍生物的研究成果。2005 年，世界卫生组织宣布了青蒿素联合疗法。

（三）周筱斋经验

周筱斋认为温热病的致病因素温、热、暑、火四者均属阳邪，其间仅是轻重程度的区别，伤人致病皆属于热性，因而名为温热病。概而言之，包括风热、暑热、湿热和燥热等 4 种。感受风热之邪者病风温，感受暑热之邪者病暑温，感受湿热之邪者病湿温，感受燥热之邪者病温燥，其间又多有兼夹。周筱斋结合前人学术思想和多年临证经验，深深认识到温热顾阴是中医治疗温热病的重要治疗原则之一，进而提出具体应用方法。温热顾阴是与伤寒顾阳相对而言。顾阴之“阴”，包括人体的津、液、营、血、精等。周筱斋认为上焦以护阴为主，有直接与间接之别。辛凉解达，或清气解热，为间接护阴，热退表解，阴即不伤；滋阴解表，或清营退热，是直接护阴。寒温统一，辨治外感热病总以“透邪外达”为要。对于恶性疟疾，周筱斋常按 11 种临床类型，随证施治，功效显著，其方药中加味香薷饮、加减小柴胡汤、青蒿白薇汤中都有青蒿一药，表明周筱斋使用青蒿治疗疟疾，是将特殊功效的单方与辨证论治结合的用药思路。

（四）赵成春经验

赵成春认为中医不能在显微镜下指出“疟邪”是“疟原虫”，但认为疟疾 11 个独立的临床类型，并对其临床特征有深刻的认识，这是可以肯定的。认为疟疾的发生与地区、季节、气候、适应性有关，在南方、在夏秋而湿热多雨之地，多患疟疾。疟疾的主要征象为定期的往来寒热发作。在治疗上要从症状上辨别发寒期、发热期的程度及持续时间，从体质上辨别患者之“虚”“实”“寒”“热”，从过程上辨别疟疾之新、老、久、暂，分析疟疾的其他伴有症状及脉象上之弦、细、迟、数，以确定治疗方案，包括药物和针灸两方面。

五、名方推荐

（一）柴胡截疟饮

柴胡 15 g，黄芩、人参、桃仁、常山、槟榔、乌梅各 10 g，甘草、半夏、生姜各 6 g，大枣 6 枚。功效：祛邪截疟，和解表里。主治：正疟。用法：每日 1 剂，水煎，分 2 次服。加减：口渴甚者，可加葛根、石斛生津止渴；胸脘痞闷、苔腻者，去滞气碍湿之参枣，加苍术、厚朴、青皮理气化湿；烦渴、苔黄、脉弦数，为热盛于里，去辛温补中之参、姜、枣，加石膏、天花粉清热生津。

（二）白虎加桂枝汤

知母 180 g，炙甘草、粳米各 60 g，桂枝（去皮）90 g，石膏 500 g。功效：清热解表，和解祛邪。主治：温疟。用法：上锉为粗末。每服 15 g，用水 250 mL，煎至 200 mL，去滓温服。汗出愈。加减：津伤较甚，口渴引饮者，酌加生地黄、麦冬、石斛养阴生津。

（三）柴胡桂枝干姜汤

柴胡 24 g，桂枝、黄芩、干姜各 9 g，瓜蒌根 12 g，牡蛎（熬）、炙甘草各 6 g。功效：和解表里，温阳达邪。主治：寒疟。用法：每日 1 剂，水煎，分 2 次服。加减：可加蜀漆或常山祛邪截疟。脘腹痞闷，舌苔白腻者，为寒湿内盛，加草果、厚朴、陈皮理气化湿，温运脾胃。

（四）清瘴汤

柴胡 15 g，茯苓、枳实、常山、知母、青蒿、陈皮、竹茹、半夏、黄芩各 10 g，黄连、益元散（滑石、甘草、朱砂）6 g。功效：解毒除瘴，清热保津。主治：热瘴。用法：每日 1 剂，水煎，分 2 次服。加减：若壮热不寒，加生石膏清热泻火。口渴心烦，舌红少津为热甚津伤，加生地黄、玄参、石斛、玉竹清热养阴生津。神昏谵语，为热毒蒙蔽心神，急加安宫牛黄丸或紫雪丹清心开窍。

（五）不换金正气散

由厚朴（姜炒）、苍术（米泔水泡）、陈皮（去白）、半夏（制）、藿香叶（净）、甘草（炙）构成。功效：解毒除瘴，芳化湿浊。主治：冷瘴。用法：每服 15 g，水一盏半，生姜 3 片，大枣 2 枚，煎至 8 分，去滓，食前稍热服。加减：神昏谵语者，合用苏合香丸芳香开窍；但寒不热，四肢厥冷，脉弱无力，为阳虚气脱者，加人参、附子、干姜益气温阳固脱。

第九节　原发性肝癌

原发性肝癌（PHC）是指原发于肝细胞或肝内胆管细胞的恶性肿瘤，是我国和某些亚非地区常见的癌症，与乙型、丙型、丁型肝炎密切相关。原发性肝癌按组织学类型分为肝细胞癌（HCC）（91.5%）、胆管细胞癌（5.5%）、肝细胞与胆管细胞混合型肝癌（3%）。是我国常见恶性肿瘤之一。死亡率在消化系统恶性肿瘤中列第 3 位。我国每年约 11 万人死于肝癌，占全世界肝癌死亡人数的 45%。由于依靠血清甲胎蛋白（AFP）检测结合超声显像对高危人群的监测，使肝癌在亚临床阶段即可得出诊断，早期切除的远期效果尤为显著。加之积极综合治疗，已使肝癌的五年生存率有了显著提高。本病可发生于任何年龄，以 40～49 岁最多，男女之比为（2～5）∶1。

一、诊断标准

典型表现：增强动脉期（主要是动脉晚期）病灶明显强化，门脉或延迟期强化下降，呈“快进快出”强化方式。不典型表现：缺乏动脉期病灶强化或者门脉和延迟期强化没有下降或不明显，甚至强化稍有增加等。动态 MRI：指磁共振动态增强扫描。动态增强 CT：指动态增强三期或四期扫描。CEUS：指使用超声对比剂实时观察正常组织和病变组织的血流灌注情况。EOB-MRI：指 Gd-EOB-DTPA 增强磁共振扫描。AFP（+）：超过血清 AFP 检测正常值。

二、西医治疗

肝癌治疗领域的特点是多种方法、多个学科共存，而以治疗手段的分科诊疗体制与实现有序规范的肝癌治疗之间存在一定的矛盾。因此肝癌诊疗须重视多学科诊疗团队的模式，从而避免单科治疗的局限性，为患者提供一站式医疗服务、促进学科交流，并促进建立在多学科共识基础上的治疗原则和指南。合理治疗方法的选择需要有高级别循证依据支持，但也需要同时考虑地区和经济水平差异。

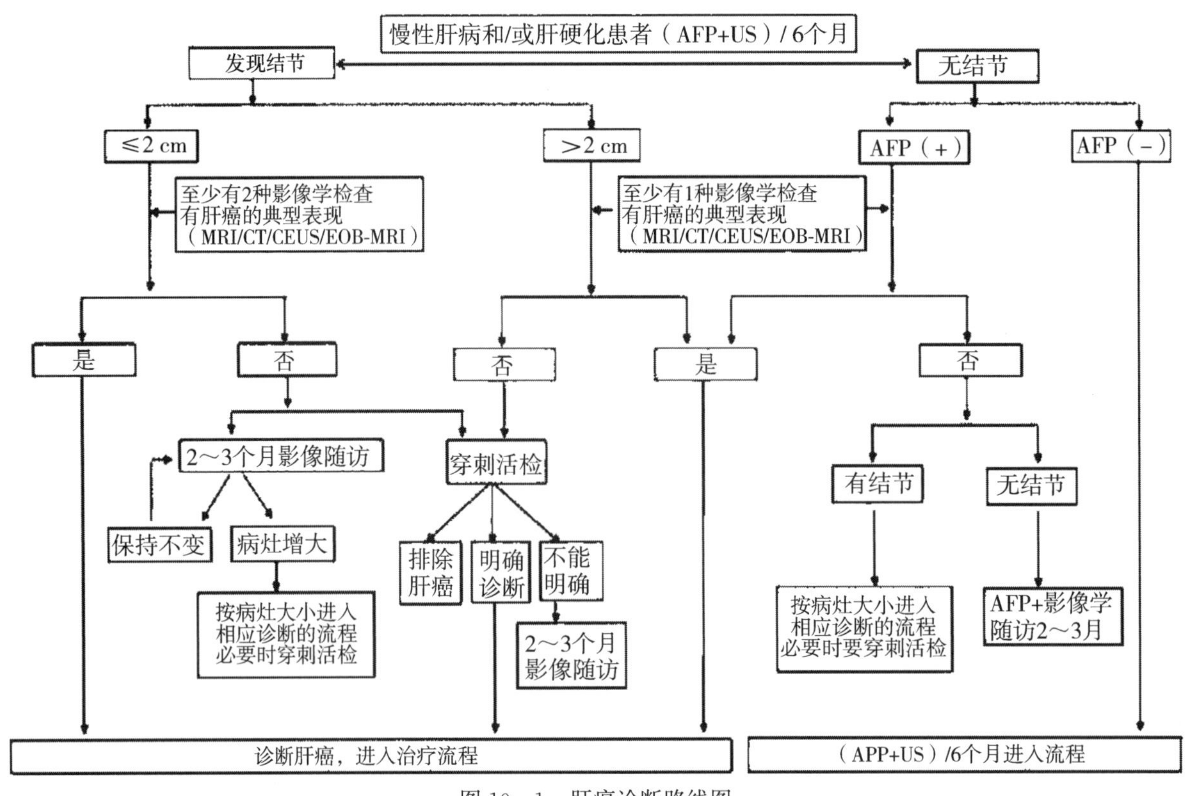

图 10－1 肝癌诊断路线图

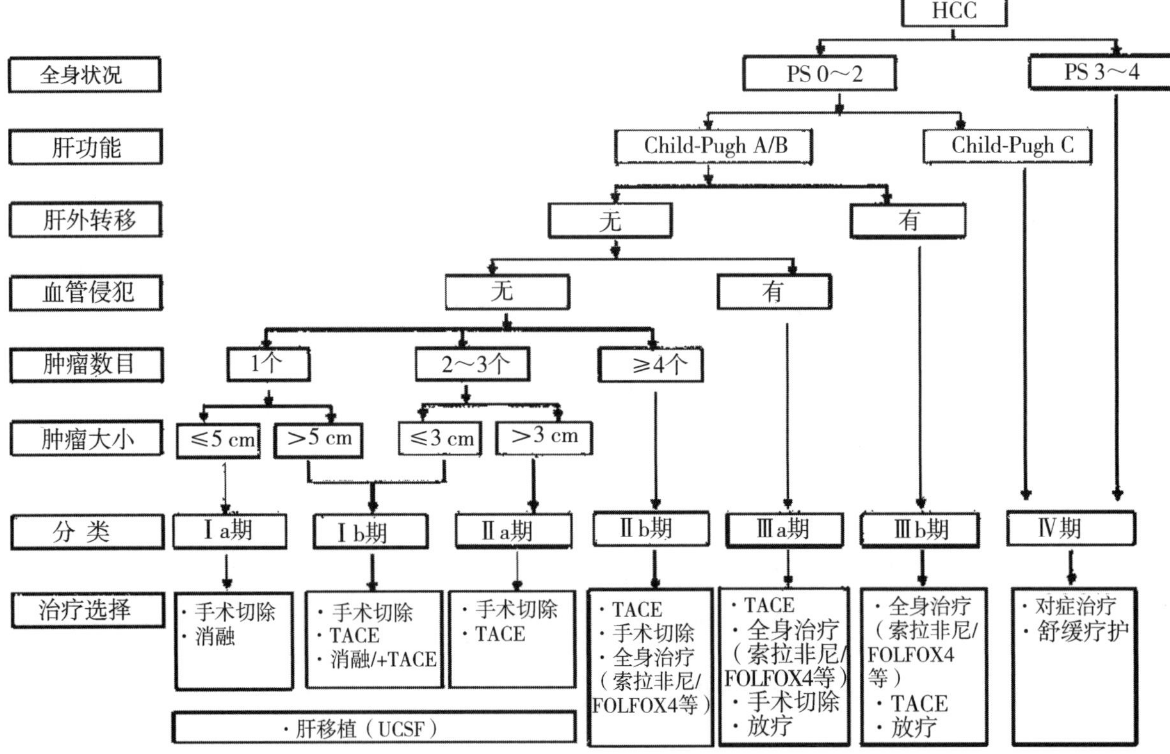

图 10－2 肝癌临床分期及治疗路线图

（一）肝切除术

肝癌的外科治疗是肝癌患者获得长期生存最重要的手段，主要包括肝切除术和肝移植术。

1. 肝切除术的基本原则：

（1）彻底性：完整切除肿瘤，使切缘无残留肿瘤；

（2）安全性：保留有足够功能肝组织（具有良好血供以及良好的血液和胆汁回流）以术后肝功能代偿，降低手术死亡率及手术并发症。

（二）肝移植术

适应证：肝移植是肝癌根治性治疗手段之一，尤其适用于有失代偿肝硬化背景、不适合切除的小肝癌患者。合适的适应证是提高肝癌肝移植疗效，保证宝贵的供肝资源得到公平合理应用的关键。关于肝移植适应证，国际上主要采用米兰（Milan）标准，美国加州大学旧金山分校（UCSF）标准等。国内尚无统一标准，已有多家单位和学者陆续提出了不同的标准，包括杭州标准、上海复旦标准、华西标准和三亚共识等。各家标准对于无大血管侵犯、淋巴结转移及肝外转移的要求都比较一致，但是对于肿瘤的大小和数目的要求不尽相同。上述国内标准均不同程度地扩大了肝癌肝移植的适用范围，可使更多的肝癌患者因肝移植手术受益，并未明显降低术后总体生存率和无瘤生存率。但仍需多中心协作研究以支持和证明，从而获得高级别的循证医学证据。经专家组充分讨论，现阶段本规范推荐采用 UCSF 标准。

（三）局部消融治疗

尽管外科手术是肝癌的首选治疗方法，但因肝癌患者大多合并有肝硬化，或者在确诊时大部分患者已达中晚期，能获得手术切除机会的患者为 20%～30%。近年来广泛应用的局部消融治疗，具有创伤小、疗效确切的特点，使一些不耐受手术切除的肝癌患者亦可获得根治的机会。

局部消融治疗是借助医学影像技术的引导对肿瘤靶向定位，局部采用物理或化学的方法直接杀灭肿瘤组织的一类治疗手段。主要包括射频消融（Radio frequency ablation，RFA）、微波消融（Microwave ablation，MWA）、冷冻治疗、高功率超声聚焦消融（High power focused ultrasound ablation，HIFU）以及无水乙醇注射治疗（Percutaneous ethanol injection，PEI）等。局部消融最常用超声引导，具有方便、实时、高效的特点。CT 及 MRI 结合多模态影像系统可用于观察超声无法探及的病灶。CT 及 MRI 引导技术还可应用于肺、肾上腺、骨等转移灶的消融等。

消融的路径有经皮、腹腔镜、开腹 3 种方式。大多数的小肝癌可以经皮穿刺消融，具有经济、方便、微创的特点。位于肝包膜下的肝癌，特别是突出肝包膜外的肝癌，经皮穿刺消融风险较大，或者影像学引导困难的肝癌，可考虑经开腹消融和经腹腔镜消融的方法。

（四）TACE 治疗

TACE 治疗在国内亦称介入疗法、介入治疗（Interventional treatment），目前被公认为肝癌非手术治疗的最常用方法之一。

（五）放射治疗

放射治疗（简称放疗）分为外放疗和内放疗。外放疗是利用放疗设备产生的射线（光子或粒子）从体外对肿瘤照射。内放疗是利用放射性核素，经机体管道或通过针道植入肿瘤内。

（六）全身治疗

对于没有禁忌证的晚期肝癌患者，全身治疗可以减轻肿瘤负荷，改善肿瘤相关症状，提高生活质量，延长生存时间。

三、中医临床思维

（一）中医病名及病因病机特征

历代中医著作中，均有类似肝癌的症状、体征和成因的记载。“癥瘕”“胁痛”“鼓胀”“黄疸”都有类似描述，目前多称之为“肝积”。如《灵枢·邪气脏腑病形》云：“肝脉急甚者为恶言；微急为肥气，在胁下，若覆杯。缓甚为善呕；微缓为水瘕痹。”《诸病源候论·癖黄候》云：“胁下满痛，而发黄，名为癖黄。”《备急千金要方》中有“诊得肝积，脉弦而细，两胁下痛，邪气走心下，足胫寒，胁痛引少腹，男子积疝，女子瘕淋，身无膏泽，善转筋，爪甲枯黑，春瘥秋剧，色青也。肝之积名曰肥气，在左胁下如覆杯，有头足如龟鳖状，久久不愈，发咳逆，痎连岁月不已，以季夏戊己日得之”的说法。《济生方·总论》描述“肥气之状，在左胁下，覆大如杯，肥大而似有头足，是为肝积”等。这些说法均与原发性肝癌类似。在古籍中，有很多病名的描述与现代医学所谓的肝癌都有一定程度上的相似，这导致了对古籍整理的不确定性。所以笔者认为，中西医病名不应一一对应，要有一定程度的复合病名共同确立西医所谓的肝癌之称。

病机及证候的表述可见于历代各种医书中。原发性肝癌属于中医学“瘤痕”“积聚”“肥气”“息责”“脾积”“痞气”“黄疸”“肝积”“癖黄”等范畴。苏小康等通过对106例肝癌患者的研究表明，肝郁脾虚证大部分为早期患瘤的立论多可归结为气血瘀滞说、痰凝湿聚说、热毒内蕴说、脏腑失调说、气血亏虚说等。侯风刚等认为原发性肝癌常见的中医基本证候为血瘀、脾气虚、肝胆湿热、肝气郁结、肝阴虚、肾阴虚的证论。万茜等认为肝癌病变过程多见肝胆湿热、肝火炽盛、肝血失养，耗伤肝阴，肝阴枯竭，肝损及肾，肾阴亏虚。王泽民等认为毒邪致病与正气亏损，则贯穿于疾病的始终，是判断病情发展以及指导临床用药的关键。林丽珠等揭示肝癌的传变规律为肝郁脾虚证—肝肾阴虚证，肝热血瘀证—肝肾阴虚证；湿热蕴结证合并有不同程度的感染，大部分为中晚期患者；而肝肾阴虚证患者基本上都是中晚期，肝脏储备功能较差。林敏等通过对以上5种观点进行分析，最终得出正气虚损、脏腑失调是原发性肝癌发生发展的基本前提；癌毒内生、邪毒盘踞是其发生发展的根本原因；气滞血瘀、络脉痹阻是其发生发展的重要因素；湿热痰浊、诸邪相攻是其发生发展的致病关键；肝胆脾胃、久必及肾是其发生发展所涉及的基本病变脏腑的结论。叶丽红等从原发性肝癌中医病名病因探讨的角度对脂肪肝进行了系统论述，在病因方面认为癌毒是导致肝癌发生、发展和变化的根本病因，而与饮食内伤、情志失调、外邪侵袭、肝病迁延、先天禀赋不足和脏腑虚弱等内外因素密切相关。王昌俊等对广州地区的原发性肝癌进行了证候规律研究。肝癌常见证型在广州地区以脾虚为本，瘀血、气滞、湿热为标。虽与文献报道的气滞证、血瘀证有一定出入，但由于广州地处岭南，气候炎热，多雨多湿，亦有一定的参考价值。吴煜等从原发性肝癌的临床分析显示，中医证候出现频率依次为气虚、气滞、血瘀等。说明肝癌患者的病因病机主要是正气虚损而导致脏腑失调，促进癌毒内生，引发气滞血瘀、络脉闭阻是其内因；与饮食、情志、外邪等外在因素相合，从而导致肝癌的发生。

（二）辨病辨证及治疗特征

肝癌患者症状多变，错综复杂，需要把握“正虚”“邪实”两个大纲。扶正主要为助肝阳、补阴血、养脾气为主。祛邪主要为行气解郁、化痰散结、清热利湿等方面。肝癌的证型主要分为以下几个方面。

1. 肝郁脾虚型：此类患者多伴有上腹部肿块，脾不能正常运化，饮食不化，出现脘腹胀满，呕吐嗳气。伴有腹部胀闷不适，进食后腹胀加重，还有消瘦乏力，疲倦气短，进食量减少，口干不喜饮，大便稀且次数偏多，小便黄短，甚则出现腹水、黄疸、下肢浮肿等症状。方子选用逍遥散和四君子汤加减。

2. 肝热血瘀型：这类患者通常会出现上腹肿块如石头一样坚硬，疼痛拒按，或胸胁疼痛拒按，或胸胁烧灼样疼痛不适，烦热，口干唇燥，大便干结，小便黄或短赤，甚则肌肤甲错等表现。方子选用龙胆泻肝汤合下淤血汤加减。

3. 肝胆湿热型：这类患者大多自觉头重身困，皮肤眼睛发黄，心烦易怒，发热，口渴，口干而苦，胸脘痞闷，胁肋胀痛灼热，腹部胀满，胁下痞块，纳呆呕恶，小便短少黄赤，大便秘结或不爽等症状。方子选用茵陈蒿汤加减。

4. 脾虚湿困型：对于这类患者而言，主要表现为腹部膨大胀满，神疲乏力，自觉身体重，不想进食，肢重足肿，口黏不欲饮，时觉恶心，大便稀溏不成形。方子选用四君子汤合五皮饮加减。

5. 肝肾阴虚型：这类患者在临床上主要表现为腹部臌胀肢体发肿，如青蛙一样的腹部，满腹青筋暴露，四肢如柴瘦，短气喘促，唇红口干，不想进食且畏惧进食，烦躁不眠，小便量少，大便次数多等症状。方子选用一贯煎加味。

临床上多根据患者机体的具体情况进行相关的加减。养阴血主要为白芍、山茱萸、地黄、乌梅、龟甲、鳖甲、沙参、石斛之品；助肝阳主要靠附子、干姜、细辛、蜀椒等品；补脾多用白术、党参、茯苓、砂仁、山药、鸡内金等物；气滞血瘀可选用陈皮、半夏、三棱、莪术、郁金、蜈蚣等药；清利湿热当选蒲公英、虎杖、茵陈、菊花、生地黄等药。

（三）药物选择

原发性肝癌的中医证型以肝郁脾虚证、气滞血瘀证、肝肾阴虚证出现频率最高。治疗原发性肝癌排名前十的药物依次为白术、柴胡、陈皮、茯苓、半夏、山楂、当归、黄芪、半枝莲、山药；常用中药类别为补虚药、利水渗湿药、清热药；药味以甘、苦、辛为主；归经以肝、脾为主。中医药治疗肝癌以健脾、疏通气血为基本治则，以补虚为主，兼顾祛邪，肝脾同治。

四、名医经验

（一）柴可群经验

柴可群认为原发性肝癌在中医辨治中有四则四法，即扶正为本、祛邪有度、全程调神、随证而治的辨治肿瘤基本治则和健脾补肾、化痰解毒、疏肝解郁、温阳通络的抗癌四法。对于肝癌，柴可群多从脾肾论治，活用“四则四法”。肝癌的病因不外乎外感六淫、七情内伤、饮食劳倦、邪毒内侵等因素导致脏腑功能失调、气血阴阳失衡，进一步致气滞、血瘀、湿热、痰毒等蕴结于肝脏所成。肝癌病机有4个特点，一是脾气虚，因肝木乘土，肝失疏泄，肝气横逆，侮脾犯胃；二是肝阴亏，多由肝火燔灼，劫血烁阴，肝不藏血，血耗阴虚所致；三是肾水竭，因肝肾同源，精血同源，肝血不足则相火妄动，以致肾阴不足，肾水枯竭；四是湿热郁蒸，肝火本燔灼，复挟湿浊、耗散阴血，最终导致脾肾两虚，因此，肝癌的发病与肝、脾、肾三脏关系最为密切，湿热夹杂为其主要病机。柴可群认为活用健脾补肾、化痰解毒、疏肝解郁、温阳通络四法，针对肝癌不同病期，合乎肝癌病机本质，对临床有较好的指导意义。治本常用健脾益气、养血柔肝、滋养阴精等法，同时注意结合病程、患者的全身状况，处理好“正”与“邪”及“攻”与“补”的关系，攻补适宜，治实勿忘其虚，补虚勿忘其实。还当注意攻伐之药不宜太过，虽可图一时之快，但耗气伤正，最终致正虚邪盛，加重病情。辨治规律上主张：①健脾补肾法：肝癌的正虚以脾虚为主，脾虚存在于肝癌病程始终，在治肝的同时，要重视健脾之法。柴可群临证以四君子汤为基础方，加熟地黄、当归、川芎、白芍等益气养血、扶正培元，提高患者自身免疫力，改善肿瘤微环境，减轻放疗、化疗的毒副反应。伴见呃逆不止者，加旋覆花、赭石；呕吐者，加姜半夏；胃纳不佳者，加鸡内金、砂仁；胃气不足者，加炒谷芽、炒麦芽，使得脾胃功能得以正常发挥。②化痰解毒法：痰毒是肝癌形成与发展最根本的病理产物，因此，化痰解毒亦是肝癌祛邪的根本治法。根据痰浊内聚、痰毒互结的主要病机，柴可群衍化出化痰软坚、化痰解毒、化痰逐瘀、化痰清热、温化寒痰与化痰息风等治法，旨在从痰毒论治，化痰解毒以消散癌肿。另外，五脏之病，虽俱能生痰，然无不由乎脾肾。故化痰解毒法往往建立在健脾补肾的基础上，如将薏苡仁、山药、芡实、半夏、胆南星同用，即“痰之化无不在脾、痰之本无不在肾”之意，亦是治病求本之意。③疏肝解郁法：肝主疏泄，喜条达而恶抑郁。柴可群认为，肝癌的治疗尤要注重疏肝解郁。疏肝则脾旺，则后天之本固；解郁则肝气条达，全身气机流畅，则水湿、瘀血、痰毒无生长之根源。另外，疏肝解郁以调畅情志，促进机体功能的恢复。临证中疏肝解郁常以逍遥散加减为主，并予百合、郁金、八月札等行气解郁之品。疏肝气应避免木香、陈皮之燥，香附辛窜耗气之弊。临证可加用茯苓、薏苡仁、白术等以健脾渗湿，鸡内金、麦芽等健脾助运、资生化源，不但合“四季脾旺不受邪”之意，且能防养阴药滋腻碍胃之弊。④温阳通络：“肝为罢极之本”，阳气为人之根本，“阳气者，精则养神，柔则养筋”，《扁鹊心书·须识扶阳篇》指出：“故为医者，要知保扶阳气为本。人至晚年阳气衰，故手足不暖，下元虚惫，动则艰难。盖人有一息气在则不死，气者阳所生也，故阳气尽必死”。临诊中均可投以淫羊藿、巴戟天、菟丝子等以补肾助阳、扶助正气。若气虚、阳虚兼夹痰湿，症见便溏溲数、不思饮食、舌苔厚腻等，则投以桂枝、干姜、附子以温阳化气、培补元气，即温补脾肾寓于扶正之中，散寒消肿寓于温阳之中，共奏养正消积之功。

（二）张照兰经验

张照兰认为应以扶正祛邪为基本原则，基本方为黄芪30 g，女贞子15 g，白花蛇舌草30 g，土鳖虫10 g，预知子15 g，炮山甲6 g，炙甘草6 g。方中黄芪味甘，性微温，主益气固表、消肿托毒，如《本草纲目》释其为“耆，长也。黄耆色黄，为补药之长，故名”，现代药理研究表明，黄芪能明显增加血液中白细胞数，促进巨噬细胞的吞噬和杀菌能力，及NK细胞活性，促进肝糖原和蛋白合成，提高机体免疫力，又可抗肿瘤、托毒生肌；女贞子味甘、苦，性凉，主补益肝肾、清虚热，如《本草经疏》载“女贞子，气味俱阴，正入肾除热补精之药品，肾得补，则五脏自安，精神自足，百病去而身肥健矣”，现代药理研究表明，女贞子有增强免疫功能，抗肿瘤，促进肝细胞再生的功效，两者配伍，共奏益气祛邪，促进TACE术后受损肝组织修复功能；白花蛇舌草味甘、微苦，性寒，主清热解毒、消痈散结，可促进抗体形成，使网状细胞、白细胞的吞噬能力增加以达到抗菌、抗炎的作用；土鳖虫味咸，性寒，有小毒，主归肝经，有破血逐瘀之效；预知子味苦，性凉，主活血通脉、疏肝理气散结；炮山甲味咸，性微寒，归肝、胃经，有活血消癥，软坚消肿的作用，如《本草经疏》载“性走，能行瘀血，通经络”。上药同用有益气扶正、软坚散结、化瘀解毒之效，对肝癌TACE术后调治疗效确切。结合具体病情，随诊加减如下：①肝郁脾虚证：肝主疏泄，喜调达而恶抑郁，若情志不舒或抑郁致使肝失条达，气机郁结，血行不畅，瘀血内生而致肝癌，行TACE术后损伤正气，脾胃运化功能失职，肝郁乘脾使脾虚尤甚，气虚无力推动血行，而有形之邪无以排出，临床主要表现为右胁隐痛，乏力，气短，胸闷不舒，纳少等症状。治疗以疏肝健脾、扶正祛邪为主，可用基础方加柴胡、香附以疏肝理气，茯苓、白术以益气健脾，薄荷以透邪解郁，当归、芍药以养血柔肝。②脾虚湿盛证；素体脾胃虚弱或术后耗气伤津导致中焦运化不足，津液得不到正常的转输和布散，导致津液在体内环流迟缓，或在体内某一局部发生滞留，可致水湿内生，如《素问·至真要大论》载“诸湿肿满，皆属于脾”。临床主要表现为右胁隐痛，纳呆，乏力，水肿，面色萎黄等。治疗以健脾祛湿、扶正祛邪为主，可用基本方加白术、茯苓以益气健脾，猪苓、泽泻、白茅根以利水消肿，桂枝以温阳利水。③痰瘀毒结证：肝主疏泄而藏血，若情志不舒或素体虚弱或饮食不调导致血液运行不畅或血液循行脉外，导致瘀血内生阻于脏腑而成痰瘀内结，临床主要表现为右胁刺痛、固定不移，脘腹胀满，面色暗黄，食欲不振等。治疗以活血化瘀、扶正祛邪为主，可用基础方加三棱、莪术、郁金以活血化瘀，当归活血补血，延胡索、枳实以理气止痛。④肝肾阴虚证：因久病失调，阴液暗耗，水不涵木，肝络失养，郁热内生，又可煎灼津液，两者相互搏结，加重病情，临床主要表现为右胁隐痛，头晕目眩，五心烦热，潮热盗汗，纳少，乏力等。治疗以滋补肝肾、扶正祛邪为主，可用基础方加生地黄、枸杞子、当归以滋阴养血，沙参、麦冬以养阴生津，川楝子以疏肝解郁。

（三）郁存仁经验

郁存仁提出肿瘤发病的“内虚学说”，指出肝癌发病主要是由于正气亏虚、外感疫毒，引发机体阴阳失衡，气血不和，加之情志失调，肝失疏泄，气滞血瘀，积聚于胁下，从而最终发为癌毒。辨治规律主张：①肝郁气结证。临床症状多见胁肋胀痛，急躁易怒，胸闷不适，舌黯红，苔薄白，脉弦或脉弦细。常以柴胡疏肝散、小柴胡汤、逍遥散加减。肝郁尤甚者加莱菔子、八月札、厚朴、厚朴花以疏肝理气；血虚者多加白芍、山茱萸以养血柔肝；此外，见肝之病，知肝传脾，当先实脾，故而也常常加用白术、茯苓、山药健脾和胃，以防肝气不舒克犯脾土。②气滞血瘀证。临床症状多见胁肋刺痛，夜间尤甚，胁肋下可触及肿块，舌黯红，有瘀斑或瘀点，苔白，脉弦或弦涩。常以膈下逐瘀汤加减。疼痛固定明显者多加用延胡索、白屈菜、徐长卿以止痛；瘀血久不去者，加土鳖虫活血攻瘀。③湿毒热结证。临床症状多见头目黄染，烦躁易怒，口干口苦，胁肋胀痛，皮肤瘙痒，舌红或黯红，苔黄，脉弦滑或脉滑数。常以自拟肝癌方（小叶金钱草、姜黄、牡丹皮、栀子、茵陈、柴胡、八月札、五味子、板蓝根）加减。腹胀有腹水者加泽泻、白术、茯苓、猪苓、车前子、车前草、肉桂以利水消肿，同时加用木香、厚朴等理气药。以气行水亦行；毒甚者，加用草河车、白花蛇舌草、白英、龙葵、蛇莓等清热解毒。④肝肾亏虚证。临床多见面色黧黑，低热汗出，口燥咽干，胁肋隐痛，五心烦热，或腹胀如鼓，舌红少苔，脉弦细滑或弦细数。常以一贯煎、青蒿鳖甲汤加减。阴虚明显者加生地黄、熟地黄、山茱萸以补肝肾；气虚明显者加用生黄芪、白术、、山药益气不伤阴；虚热明显者加地骨皮、银柴胡以养阴清虚热。在中医辨证论治过程中，肝气郁结、气滞血瘀临床上多见于早期、中期肝癌患者，气滞血瘀、湿毒热结常常见于中晚期，肝肾亏虚则多见于晚期患者，但是临床上往往复杂多变，各种证型之间又相互交叉，所以郁存仁在辨证论治中也常常教导辨证论法不可拘泥于理论，应该学会灵活变通，抓住主要矛盾，对症治疗。

（四）邵梦杨经验

邵梦杨认为肝癌属于“肝积”“臌胀”等范畴，肝属足厥阴经，属木，主升发，体阴而用阳，喜条达而恶抑郁，若长期饮食不节或情志内伤等引起肝阴阳失衡，则可引发肝硬化，甚至肝癌的发生。辨治规律主张：①肝气郁结证：症状包括两胁痛，胸闷不舒，纳差，肝大有块，舌苔薄白，脉弦。病因病机：肝气不疏，阻于胁络，故胁胀痛；气机不畅而胸闷不舒；木郁乘土，脾运失司，故纳差不欲食。治疗：疏肝解郁。方用逍遥散加减，药用柴胡、当归、杭芍、白术、茯苓、郁金、香附、白英、三白草、菝葜、八月札、薏苡仁、甘草、青皮。恶心、呕吐者加姜半夏、姜竹茹、砂仁；腹胀纳呆者加玳玳花、厚朴、广木香。②气滞血瘀证：症状包括胁下痞块，胁痛如刺，舌质紫暗，脉沉细。病因病机：气郁日久必生瘀血，不通则痛，故胁痛；舌质紫暗，脉沉细，皆为瘀血阻滞表现。治疗：化瘀消积。方选膈下逐瘀汤加减，药用降香、延胡索、柴胡、三棱、莪术、八月札、赤白芍、郁金、土鳖虫、生牡蛎、炮山甲、三白草、白屈菜、当归、桃仁、红花。低热不退者加丹参、青蒿、银柴胡；黄疸加金钱草、虎杖、茵陈。③湿热结毒证：症状包括痛势较剧，发热出汗，胁肋刺痛，便干尿赤，舌质红绛而暗，舌苔黄腻，脉弦滑。病因病机：肝郁气滞日久，化热化火，扰乱心神，湿热郁滞，中焦气逆则出现上述症状。治疗：清热利胆、泻火解毒。方选龙胆泻肝汤合茵陈蒿汤加减，药用龙胆、黄芩、栀子、虎杖、泽泻、车前子、茵陈、生大黄、厚朴、莱菔子、蒲公英、羊蹄根、甘草。若高热、大汗者加石膏、知母；黄疸甚加金钱草、姜黄。④肝阴亏虚证：症状包括胁肋隐痛，纳差消瘦，低热盗汗，便血，舌红少苔，脉虚细而数。病因病机：毒热之邪属阳，阻于肝胆易于耗伤肝阴，日久肝血亏虚，故胁肋隐痛；阴虚内热，故见低热、黄疸诸症；舌红少苔等皆阴虚内热之明征。治疗：养阴柔肝，益气养血。方用滋水清肝饮加减，药用生地黄、白芍、当归、女贞子、墨旱莲、生龟甲、生鳖甲、丹参、嫩青蒿、山茱萸、生山药、沙参、生黄芪、茯苓皮、半边莲。高热者加寒水石；出血加白茅根、侧柏叶等；恶心、呕吐加竹茹、赭石、玉枢丹。

（五）钱英经验

钱英认为肝癌在治疗上应攻补兼施、标本兼治，要同肝癌分期相结合，将标本兼治与疾病分期的有机结合，充分体现了中西医医学优势互补的特色。肝为罢极之本，在用药上，钱英的独特之处在于扶正祛邪，标本兼顾的总则，其常用治法法则包括补气养血调经、健脾补肾疏肝、益气活血化瘀、清热利湿解毒等。钱英认为肝癌早期病机特点是体虚为本，郁热为标，肝郁脾虚，患者无明显不适，临床症状不典型，此期应以疏肝为主；肝癌中期，肿瘤体积逐渐增大，消化症状、压迫症状逐渐突出，肝功能损害日益加重，患者出现各种消化道症状，再加上介入、手术治疗对人体正气的损伤，正虚邪实都变得明显，所述症状都变得比较突出，此期应强调以和血为主。肝癌后期肿瘤体积逐渐增大，压迫症状逐渐增多，气血郁而不行，化热较多，正虚邪实表现也较甚，此期应养肝柔肝为主。在肝癌辨证论治过程中，体用同调体现了钱英的基本学术思想。其创制的槲芪散也是在体用同调指导思想下创立的。槲芪散以滋补肝肾、益气健脾、和血调肝、解毒通络为主要治则。槲芪散由生黄芪、槲寄生、丹参、水红花子、莪术、白花蛇舌草、郁金等 8 味药组成，其中君药为槲寄生，臣药生黄芪、丹参，益气固表、利水消肿、滋补肝肾、和血调肝，起到扶正的作用，3 味药的总剂量也占该方的 2/3。钱英选用槲寄生作为君药主要依据肝癌的病因病机并结合槲寄生的现代药理学研究而来，肝癌的病因病机中肝肾亏虚是重要的病因，因此治疗上选滋补肝肾为主药物，同时药物经过现代药理研究有明确的抗肿瘤的疗效，而槲寄生正是具备上述特征药物。

（六）郑伟达经验

郑伟达认为，肝癌主要病因病机主要为外受寒气、湿邪、湿热，加之饮食不节，脾胃损伤；或因情志抑郁，肝气郁滞，气滞血瘀，结而成积，脾阳为湿所困，湿郁化热，蒸郁而生。《灵枢·百病始生》云：“风雨寒热，不得虚，邪不能独伤人。”“虚邪之中人也，始于皮肤……入则抵深……留而不去，传舍于肠胃之外，募原之间，留著于脉，稽留而不去，息而成积。”“湿气不行，凝血蕴裹而不散，津液涩渗，著而不去，而积皆成矣。”又云：“积之始生，得寒乃生，厥乃成积也。”所以与肝癌有关的病机是内有脏腑气虚血亏，脾虚湿困，气滞血瘀；外有六淫邪毒入侵，虚邪中人，邪凝毒结，日久成积所致。郑伟达认为：肝癌由于症情复杂，并发症多，不同病程阶段有不同的表现，故辨证类型也不完全一样，现仅将常见证型归纳如下：肝气郁结型。主证：两胁痛，右胁胀痛、坠疼，胸闷不舒，生气后加重，饮食见少，肝大，舌苔薄白，脉弦。辨证：瘀毒互结，肝郁气滞。治则：化瘀解毒，疏肝理气。中成药：慈丹胶囊，5 粒/次，4 次/d。癥消癀，1 g/次，3 次/d。参灵胶囊，4 粒/次，3 次/d。汤药：以伟达 5 号方加减：柴胡 10 g，白芍 12 g，枳壳 10 g，生甘草 6 g，川芎 6 g，香附 6 g，当归 10 g，炙罂粟壳 10 g，延胡索 10 g，川楝子 10 g，乌药 10 g，青皮 6 g，白术 10 g，茯苓 10 g，郁金 10 g，甘草 4 g。肝郁脾虚型。主证：胁痛如刺，痛引腰背，痛处固定，入夜更剧，胁下痞块巨大，消瘦纳少，舌质暗，有瘀点、瘀斑，脉沉细或涩。辨证：瘀毒互结，肝郁脾虚。治则：化瘀解毒，疏肝健脾。中成药：慈丹胶囊，5 粒/次，4 次/d。复方莪术消瘤胶囊，5 粒/次，4 次/d。癥消癀，1g/次，3 次/d。参灵胶囊，4 粒/次，3 次/d。汤药：以伟达 2 号方加 5 号方加减：太子参 20 g，白术 10 g，茯苓 10 g，扁豆 12 g，山药 20 g，薏苡仁 15 g，续断 10 g，补骨脂 10 g，大枣 6 枚，生姜 3 片，柴胡 10 g，白芍 12 g，枳壳 10 g，川芎 6 g，香附 6 g，当归 10 g，炙罂粟壳 10 g，延胡索 10 g，川楝子 10 g，乌药 10 g，青皮 6 g，炙甘草 6 g，降香 10 g，三棱 10 g，莪术 10 g，生牡蛎 30 g，郁金 10 g，炮穿山甲 10 g。湿热结毒型。主证：病势加剧，发热出汗，心烦易怒，口干口苦，身黄目黄，胁肋刺痛，腹胀腹满，恶心纳少，便干尿赤，舌质红绛而暗，舌苔黄腻，脉弦滑或滑数。辨证：肝胆湿热，瘀毒内结。治则：清热利胆，化瘀解毒。中成药：慈丹胶囊，5 粒/次，4 次。癥消癀，1 g/次，3 次/d。汤药：以伟达 7 号方加减：茵陈 30 g，白英 30 g，白花蛇舌草 30 g，茯苓 15 g，猪苓 10 g，白术 10 g，泽泻 10 g，丹参 10 g，郁金 10 g，虎杖 15 g，金钱草 30 g，姜黄 15 g，栀子 10 g，牡丹皮 15 g，蒲公英 30 g，半枝莲 30 g，厚朴 10 g，大腹皮 10 g，莱菔子 15 g，阴亏损型。主证：胁肋隐痛，绵绵不休，纳少消瘦，低热盗汗，五心烦热，头晕目眩，黄疸尿赤，或腹胀如鼓，青筋暴露，呕血，便血，皮下出血，舌红少苔，脉虚细而数。辨证：瘀毒互结，肝阴亏损。治则：化瘀解毒，养血柔肝，养阴益血，凉血止血。中成药：慈丹胶囊，5 粒/次，4 次/d。癥消癀，1g/次，3 次/d。参灵胶囊，4 粒/次，3 次/d。汤药：以伟达 15 号方加减：熟地黄 25 g，白芍 15 g，当归 10 g，山茱萸 12 g，山药 12 g，杜仲 15 g，续断 15 g，益智 10 g，何首乌 15 g，桑椹子 15 g，枸杞子 15 g，女贞子 15 g，桑寄生 15 g，墨旱莲 15 g，远志 10 g，酸枣仁 10 g，生龟甲 20 g，生鳖甲 20 g，牡丹皮 15 g，青蒿 10 g，沙参 30 g，生黄芪 20 g，茯苓皮 30 g，半边莲 30 g。

（七）霍介格经验

霍介格认为肝癌分为隐匿期、发病期、缓解期、终末期 4 期。隐匿期肝癌多无明显临床表现或有较轻的症状、体征，较为隐匿，很难通过症状观察发现，但可通过 CT/MRI、超声检查等发现。发病期肝癌患者大多是有手术切除或介入治疗的指征，或通过新辅助化疗后能进行手术切除者，临床常见乏力、肝区疼痛、纳差、腹胀、便溏等症状。缓解期患者大多已去除病灶并未见转移，或通过化疗、靶向药等进行治疗的患者。终末期肝癌患者已失去手术或介入治疗的机会，并多伴有腹水、黄疸、各处转移等恶性病变。据此，霍介格提出治疗肝癌时应辨明疾病发展的程度，并结合患者的证候及症状来明确治法，即“分期辨治，证症结合”。①隐匿期-邪盛正未衰，此期肝癌患者一般无明显症状及体征，少数患者可见纳差、日渐消瘦、胁肋隐痛、乏力等症状，但很难被人们所重视。此期的病机多以邪实为主，常因情志失畅，肝失疏泄，以致气机不利，气滞血瘀，进而影响脾胃之气的升降，从而使脾胃功能失常，临床可见脾胃失调症状。霍介格为，此期处于邪气盛而正气未衰，多见肝旺乘脾、木郁土壅证，治疗应以疏肝行气为主，辅以健脾和胃。②发病期-正气受损，邪气壅实发病期患者多见肝郁脾虚、湿热瘀结证，临床可见乏力、肝区疼痛、纳差、腹胀、便溏或便秘，或可见双下肢轻度水肿等。此期患者在身体素质允许的情况下，往往首选手术切除、介入等治疗。霍介格指出，情志不遂，气滞肝郁日久，化热化火，火郁成毒；脾虚则饮食不能化生精微而变为痰浊，运化失常，痰湿内生，形成肝积；部分患者在接受介入（TACE）、消融术或新辅助化疗后，正气受损，胃肠道功能紊乱，因此治疗多消补兼施，祛邪与扶正并重，临证多采用疏肝理脾、化湿行瘀，伍以清热解毒之法。③缓解期-正邪错杂，复感外邪，霍介格认为此期患者病灶多已去除或正在进行化疗、靶向药的治疗，实邪已去，正气亏虚，易感外邪，正邪错杂。临床上可见化疗后毒副反应，体倦乏力，食少纳呆，免疫力低下等。对于此期患者，霍介格多辨证论治，证症结合，在扶正的同时，祛除所感新邪，同时配伍抗癌解毒之药，防止肝癌的复发转移。④终末期-正气亏虚而邪气盛肝癌终末期，癌毒日久，肝脾不调，肝阴血耗伤，而肝藏血，肾藏精，精血同生，正如《景岳全书》中所云："五脏之伤，穷极必肾"。肝癌发展到后期，势必伤肾。临床可见上腹部胀痛、低热汗出、形体消瘦、口干、腰膝酸软、舌红少苔或夜尿增多，病久则见身冷恶寒、腰膝冷痛、便溏等症状。霍介格指出癌毒日久伤正，病情发展至晚期，正气虚而邪气盛，临床多见肝肾亏虚证。李中梓在《医宗必读》中提出了"乙癸同源，肝肾同治"的理论观点。故霍介格在此期注重滋补肝肾，消补兼施，兼以扶正。

（八）刘铁军经验

刘铁军认为应用扶阳益气法治疗肝癌发热。因癌性发热的病因病机错综复杂，尚需针对血、阴、水的虚实变化而分别侧重于活血、养血、滋阴、利水的治则。刘铁军从阳虚气弱立论，临床中选用再造散加减，方药：党参 15～30 g、黄芪 50～80 g、炙甘草 10 g、附子 5～10 g、桂枝 10～20 g、羌活 10～20 g、防风 10～20 g、川芎 10～20 g、白芍 20～30 g、细辛 5 g，生姜、大枣各 15 g。方中用芪、参益气，附、桂破阴，以治阳虚气弱；细辛、羌活、防风以散阴寒；芍药和营，其寒凉之性以制温燥之性；姜枣健脾助汗，甘草调配诸药。若瘀血内阻，加红花、赤芍、桃仁；腹水者加土茯苓、白术等；气滞者加柴胡、香附、青皮；蜈蚣、守宫、半边莲、半枝莲、虎杖、白花蛇舌草破除留滞于肝络的热、毒、瘀等病理产物。再造散出自《伤寒六书》卷 3，明代陶华所著。原用于治疗"头痛发热，……恶寒，无汗……，汗不出者"。因阳虚无汗，此方可使汗液再出，由此得名为再造散。功用助阳益气解表。现多改为汤剂广泛临床应用。

（九）高辉经验

高辉认为肝癌患者以正气亏虚，脏腑功能失调为本，局部表现为痰湿凝滞、瘀毒蕴结的实证，总体为"本虚标实"之证，以扶正祛邪为治疗原则，治正气虚衰为本，湿、痰、瘀、毒等为标。基于以上病因病机，高辉创立了补益消癥方。方药组成主要为：太子参、黄芪、白术、佛手、鸡内金、厚朴、莪术、薏苡仁、竹茹、枳壳、法半夏、陈皮、茯苓、甘草等。脾虚显著者加大黄芪、白术用量；血瘀重者加丹参、桃仁，加重莪术用量；气滞型加香附、柴胡；阴虚明显者加石斛、玉竹；湿热显著者加金钱草、虎杖。方中黄芪、太子参为君药，增强机体免疫功能，抑制肿瘤活性，起到补气健脾，解毒去邪的作用；陈皮、白术入肝、脾、胃经，有良好的护肝、改善免疫功能、抗肿瘤的作用，此外陈皮的有效成分橙皮苷还具有抗肝纤维化、肝衰竭之功；半夏燥湿化痰、降逆止呕、消痞散结，以治恶心、呕吐呕逆，尤其肝癌 TACE 术后恶心呕吐者多见，现代研究表明半夏还有抗炎、抗肿瘤的作用；枳壳合用厚朴，对腹胀腹痛的患者起到消胀除满、行气止痛之功效，具有显著的抗炎、镇痛、抗肿瘤的作用；茯苓、薏苡仁入脾、胃、肝经，健脾除湿、利水化痰，针对血瘀水停所致诸证，可缓解癌性疼痛、炎症反应，还具有抗肿瘤、提高机体免疫力的作用；竹茹清胃热、止呃逆、消顽痰、解烦渴，对恶心呕吐、口干烦热患者有明显改善功效；佛手走肝、胃经，舒肝健脾和胃、理气化痰止痛，对情志不疏、腹痛腹胀者效佳，为肝病科常用药；莪术味苦、辛，微温，入肝、脾经，为气中血药，消痞块、破血癥、行气止痛，活血而不伤胃，有效成分莪术油对肝癌细胞具有明显抑制作用；鸡内金运脾开胃，消食积，善化瘀积，善治心腹刺痛，胃脘胀满，食少纳差；甘草调和诸药，兼有补虚之功，使攻邪而不伤正，现代医学证明甘草还具有抗炎、抗癌、抗病毒等作用。诸药合用，功补兼施，扶正培本，解毒抗癌，增强免疫功能，抗炎镇痛，保护肝脏，改善患者临床症状，提高患者生活质量。根据该方组成药物的中医功效及现代药理作用，推测该方能够有效缩小瘤体及预防复发转移，为今后进一步的研究提供新的思路和挑战。

（十）李素领经验

李素领认为，肝癌虽病位在肝，但病之根本在脾，属肝脾同病。尤其中晚期肝癌患者，多反复行介入、射频消融、粒子植入等局部治疗，因其毒副作用，脾胃复又受损，正气亦更亏虚，邪气乘虚而入，可致病情加重或反复迁移。故治疗时应肝脾同治、实脾益胃，正如叶天士云“中流砥柱，斯肝木凝然，则知培植胃土乃治病法程”，张锡纯也认为：“欲治肝者，原当升脾降胃，培养中宫，俾中宫气化敦厚，以听肝木自理。”李素领临证中晚期肝癌患者时，不论辨证为何，特别注重实脾益胃，提出肝脾同治，认为倘若只“见肝治肝”，忽视脾胃，则可致“土不滋木”，引起肝癌的进一步恶化。李素领辨治中晚期肝癌患者时，以扶正固本为根本，解毒抗癌为重要治疗手段，实脾益胃贯穿始终，临证时先辨“正虚邪盛的主次”，再辨“属寒属热”，灵活运用，随证加减，每获良效。李素领还指出，中晚期肝癌患者多经放化疗、介入等现代手段的干预，针对此类患者，治疗时应在肝癌的“三期”原则基础上，将局部治疗与中医药治疗相结合，准干预时期，在不同外治手段的不同时期采用不同的治疗方法进行“分阶段治疗”。此外还指出，肝癌并非一时之感，犹如冰冻三尺非一日之寒，且病因病机复杂多变，常规治法难获良效。针对此类沉疴顽疾，提出“大方起沉疴”的治疗思路，认为小方能改变一时，不能改变一世，大方方能抑制病灶，提供临床治愈的可能。临证时，常将“实脾益胃”“四攻一补”法同时运用，再投以疏肝理气、养血活血之品，寓攻补兼施、气血并调之意，处方用药多在30味左右。“分阶段治疗”和“大方起沉疴”的治疗经验在此先不作过多阐述。最后，李素领临证治疗中晚期肝癌时常常教导，应以提高中晚期肝癌患者的生活质量、延长其生存时间为目的，避免过度治疗，同时也要求须及时地对具有肝癌倾向的人群进行健康教育，防病于未然。

五、名方推荐

（一）疏肝健脾汤

甘草5 g，柴胡12 g，芦根、茯苓、女贞子、白芍、郁金各15 g，薏苡仁、黄芪、茵陈各20 g。功效：疏肝解郁，益气健脾。主治：肝癌肝郁脾虚证。用法：每日1剂，水煎，分2次，早晚分服。能有效减少肝癌化疗栓塞术后胃肠反应，改善患者中医证候和恶心呕吐等症状，有助于提高患者生存率。加减：腹痛者加延胡索、川楝子各15 g；恶心呕吐者加陈皮、半夏各15 g；发热者加石膏30 g；腹胀者加大腹皮30 g。

（二）祛毒化瘀消积方

生牡蛎（先煎）40 g，炙黄芪35 g，党参、莪术、重楼、菟丝子各15 g，山慈菇12 g，鹿角胶、土鳖虫、蛇六谷、柴胡各10 g，全蝎、蜈蚣、守宫、穿山甲各6 g，三七3 g。功效：祛毒化瘀消积，兼以扶正。主治：癌毒内积，毒瘀互结，正气亏虚。用法：每日1剂，加水煎煮2次后所得药液，再浓煎至约300 mL，隔30～60 min服1次，每次20～30 mL。一方面毒清积消，邪祛正安；另一方面正气恢复，阴阳冲和，机体更能有效地抵抗癌毒，具有标本兼治的作用。

（三）柴胡疏肝方合桃红四物汤化裁方

柴胡、香附、陈皮、红花、川芎各10 g，当归、赤芍各15 g，甘草5 g。对于血清肌酐明显升高的患者甘草加至10 g。功效：通畅血脉、疏散肝气郁结、补气健脾、消散瘀滞。主治：肝郁脾虚，气机阻滞。用法：每日1剂，水煎，分2次早晚分服。

（四）桂枝芍药汤加减

桂枝、生姜各15 g，白芍30 g，炒麦芽、炙甘草、大枣、山楂各10 g。功效：温经散寒、缓急止痛。主治：寒凝肝脉、气滞血瘀。用法：每日1剂，水煎，分2次早晚分服。

（五）小建中汤加减

桂枝、生姜、石榴皮、炒白术各15 g，炙甘草、炒麦芽各10 g，大枣10枚，芍药30 g，胶饴50 g。功效：温中散寒，益气健脾。主治：肝癌久泻，乃中焦脾胃虚寒所致。用法：水煎，每日1剂，早晚分服。治当依据“虚人伤寒建其中”的原则。

（六）桂枝甘草龙骨牡蛎汤加减

桂枝、陈皮各 10 g，石菖蒲、炙甘草各 20 g，茯神 15 g，龙骨、牡蛎各 25 g，远志、炒酸枣仁各 15 g。功效：补益心阳、潜镇安神。主治：热毒炽盛，热入心包，痰浊蒙蔽心窍，致使肝脏阴虚阳亢，肝风内动，最终为气阴两竭，阴阳俱虚。用法：水煎，每日 1 剂，早晚分服。

（七）补益消癥方加减

黄芪、薏苡仁各 30 g，白芍、茯苓、佛手、白花蛇舌草、莪术各 20 g，太子参、白术、鸡内金各 15 g，厚朴、竹茹、枳壳、法半夏、陈皮、甘草、桃仁各 10 g。功效：益气补虚，化瘀消癥。主治：肝癌之气虚血瘀证。用法：每日 1 剂，水煎，早晚服。

（八）健脾扶正汤

黄芪、薏苡仁各 30 g，竹茹、女贞子各 20 g，党参、白术、茯苓、枳壳、法半夏、石斛各 15 g，陈皮 10 g，甘草 6 g。功效：扶正祛邪、化痰除湿。主治：肝癌之正气亏虚，痰湿内阻证。用法：每日 1 剂，每剂水煎为 200 mL，分 2 次温服。1 个月为 1 个疗程，持续治疗 2 个疗程。

（九）益脾柔肝方

黄芪、薏苡仁、茯苓各 50 g，鳖甲 30 g，浙贝母 20 g，党参、连翘各 15 g。功效：健脾益气、补血养肝、软坚散结。主治：肝癌之肝郁脾虚，瘀血内结证。用法：加水 500 mL 水煎至 200 mL 左右，每日 1 剂，分早晚 2 次口服，共治疗 2 个月。

（十）十宝消癥方

黄芪、党参、丹参、鳖甲、海藻、白花蛇舌草、菟丝子、马鞭草各 15 g，白术、广郁金、枳壳、牡丹皮各 12 g，柴胡 10 g，防己 9 g。功效：疏肝补肾、活血化瘀、解毒消癥。主治：肝癌之肝肾亏虚、气滞血瘀证。用法：水煎，取汁 200 mL，温服，日 1 剂。

第十一章　儿科疾病

第一节　新生儿黄疸

新生儿黄疸又称为“胎黄”（neonatal hyperbilirubinemia），与胎禀因素有关。出生后以皮肤、黏膜、巩膜发黄为主要临床表现。以未结合胆红素增高为主的新生儿高胆红素血症是十分常见的临床问题，胆红素脑病在我国也并非罕见。

一、诊断标准

（一）临床表现

1. 生理性　单纯因胆红素代谢特点引起的暂时性黄疸。一般情况良好，每日血清胆红素升高≤85 μmol/L（5 mg/dl）。足月儿：出生后 2～3 d 出现黄疸，4～5 d 达高峰，持续时间≤2 周。早产儿：出生后 3～5 d 出现黄疸，5～7 d 达高峰，持续时间≤4 周。

2. 病理性　血清总胆红素水平 220.5 μmol/L（12.9 mg/dl）和 256.5 μmol/L（15 mg/dl）分别为足月儿和早产儿“生理性”黄疸的上限。对于胎龄≥35 周的新生儿，除前述的 TSB 水平异常增高外，出生后 24 h 内出现的黄疸，每日 TSB 上升幅度>85 μmol/L（5 mg/dl），或每小时上升>8.5 μmol/L（0.5 mg/dl），结合胆红素 25.6～34 μmol/L（1.5～2 mg/dl），以及黄疸持续不退等，也应考虑为病理性黄疸，需进一步查找原因。

（二）实验室检查

1. 血清胆红素测定：血清总胆红素和结合胆红素有助于评估黄疸程度是否与血中胆红素水平相符；依据结合胆红素/总胆红素比值，可初步判断黄疸的性质及可能原因。

2. 溶血性黄疸：怀疑溶血因素引起的黄疸，应当检查周围血中血红蛋白含量、红细胞计数、红细胞比容（压积）、网织红细胞计数、改良直接抗人球蛋白（改良 Coomb's）试验、G-6-PD 活性。

3. 感染性黄疸：考虑细菌感染时，可检查周围血中的白细胞计数，血、大便或小便培养及分泌物涂片查细菌，并检查急相蛋白（如 CRP）和降钙素原（PCT），做胸部 X 线摄片、大便或小便常规检查，必要时查脑脊液。若考虑病毒感染时，应做肝功能、TORCH 检查。

4. 阻塞性黄疸：依据大便颜色、尿二胆、肝胆 B 超检查，可确定有无胆管阻塞。

5. 代谢性黄疸：除外其他原因，停止哺乳，若新生儿血中胆红素在 24～48 h 内下降 50%以上，则应考虑母乳因素所致的黄疸。有条件时，可检测母乳和新生儿粪便中 β－葡萄糖醛酸苷酶（β-GD）活性。

（三）胆红素脑病的诊断

主要依据患儿高胆红素血症及典型的神经系统临床表现；头颅磁共振成像（MRI）和脑干听觉诱发电位可以辅助诊断，头颅 MRI 表现为急性期基底神经节苍白球 T1W1 高信号，数周后可转变为 T2W1 高信号；脑干听觉诱发电位（BAEP）可见各波潜伏期延长，甚至听力丧失；BAEP 早期改变常呈可逆性。

（四）鉴别诊断

新生儿黄疸首先区别生理性和病理性，病理性黄疸需注意鉴别其发病的原因是溶血性黄疸（包括

ABO溶血、RH溶血等)，梗阻性黄疸（先天性胆道闭锁等)，感染引起（如肝细胞性黄疸、新生儿肺炎、败血症等)，代谢异常引起（如母乳性黄疸、先天性甲状腺功能减低等)。

二、西医治疗

目的是降低血清胆红素水平，预防重度高胆红素血症和胆红素脑病的发生。光疗是最常用的有效又安全的方法。换血疗法可以换出血液中的胆红素、抗体及致敏红细胞，一般用于光疗失败、溶血症或已出现早期胆红素脑病临床表现者。另外还有一些药物可以起到辅助治疗作用。

（一）光疗

光疗指征：光疗标准很难用单一的数值来界定，不同胎龄、不同日龄的新生儿都应该有不同的光疗指征，另外还需考虑是否存在胆红素脑病的高危因素。出生胎龄35周以上的晚期早产儿和足月儿可参照2004年美国儿科学会推荐的光疗参考标准，或将TSB超过Bhutani曲线第95百分位数作为光疗干预标准。在尚未具备密切监测胆红素水平的医疗机构可适当放宽光疗标准。出生体重＜2500 g的早产儿光疗标准亦应放宽。在极低出生体重儿或皮肤挤压后存在淤斑、血肿的新生儿，可以给予预防性光疗，但对于＜1000 g的早产儿，应注意过度光疗的潜在危害。特别提出，在结合胆红素增高的患儿，光疗可以引起"青铜症"，但无严重不良后果。

光疗设备与方法：光源可选择蓝光（波长425～475 nm)、绿光（波长510～530 nm）或白光（波长550～600 nm)。光疗设备可采用光疗箱、荧光灯、LED灯和光纤毯。光疗方法有单面光疗和双面光疗。光疗的效果与暴露的面积、光照的强度及持续时间有关。光照强度以光照对象表面所受到的辐照度计算，标准光疗光照强度为8～10 $\mu W/(cm^2 \cdot nm)$，强光疗为30 $\mu W/(cm^2 \cdot nm)$。胆红素水平接近换血标准时建议采用持续强光疗。

光疗中应注意的问题：光疗时采用的光波波长最易对视网膜黄斑造成伤害，且长时间光疗可能增加男婴外生殖器鳞癌的风险，因此光疗时应用遮光眼罩遮住双眼，对于男婴，用尿布遮盖会阴部，尽量暴露其他部位的皮肤。光疗过程中不显性失水增加，应注意补充液体，保证足够的尿量排出。监测患儿体温，避免体温过高。光疗时可出现腹泻、皮疹等不良反应，依据其程度决定是否暂停光疗。轻者暂停光疗后可自行缓解。光疗过程中密切监测胆红素水平的变化，一般6～12 h监测一次。对于溶血症或TSB接近换血水平的患儿需在光疗开始后4～6 h内监测。当光疗结束后12～18 h应监测TSB水平，以防反跳。

停止光疗指征：对于＞35周新生儿，一般当TSB＜222～239 μmol/L（13～14 mg/dl）可停光疗。具体方法可参照：①应用标准光疗时，当TSB降至低于光疗阈值胆红素50 μmol/L（3 mg/dl）以下时，停止光疗；②应用强光疗时，当TSB降至低于换血阈值胆红素50 μmol/L（3 mg/dl）以下时，改标准光疗，然后在TSB降至低于光疗阈值胆红素50 μmol/L（3 mg/dl）以下时，停止光疗；③应用强光疗时，当TSB降至低于光疗阈值胆红素50 μmol/L（3 mg/dl）以下时，停止光疗。

（二）换血疗法

换血指征：①出生胎龄≥35周的晚期早产儿和足月儿可参照2004年美国儿科学会推荐的换血参考标准。在准备换血的同时先给予患儿强光疗4～6 h，若TSB水平未下降甚至持续上升，或对于免疫性溶血患儿在光疗后TSB下降幅度未达到34～50 μmol/L（2～3 mg/dl）立即给予换血。②严重溶血，出生时脐血胆红素＞76 μmol/L（4.5 mg/dl)，血红蛋白＜110 g/L，伴有水肿、肝脾大和心力衰竭。③已有急性胆红素脑病的临床表现者无论胆红素水平是否达到换血标准，或TSB在准备换血期间已明显下降，都应换血。在上述标准的基础上，还可以TSB与白蛋白（Alb）比值（B/A）作为换血决策的参考，如胎龄≥38周新生儿B/A值达8.0，胎龄≥38周伴溶血或胎龄35～37周新生儿B/A值达7.2，胎龄35～38周伴溶血新生儿B/A值达6.8，可作为考虑换血的附加依据。

换血方法：①血源的选择：Rh溶血病换血选择Rh血型同母亲，ABO血型同患儿，紧急情况下也可选择O型血。ABO溶血病如母亲O型血，子为A型或B型，首选O型红细胞和AB型血浆的混合血。紧急情况下也可选择O型血或同型血。建议红细胞与血浆比例为（2～3）∶1。②换血量：为新生儿血容量的2倍（150～160 mL/kg）。③换血途径：可选用脐静脉或其他较粗的外周静脉，也可选用脐动脉或外周动脉、外周静脉同步换血。

换血中应注意的问题：①换血过程中应注意监测生命体征（体温、心率、血压和血氧饱和度），并做好记录。注意严格无菌操作。②注意监测血气、血糖、电解质、血钙、血常规。③换血时需等容量匀速地抽出和输入血液。一般控制全程在90～120 min内。④换血后可发生TSB反弹，应继续光疗，并每4小时监测TSB。如果监测TSB超过换血前水平应再次换血。

（三）药物治疗

静脉注射丙种球蛋白（IVIG）：确诊新生儿溶血病者可采用丙种球蛋白0.5～1.0 g/kg于2～4 h静脉持续输注。必要时可12 h后重复使用1剂。

白蛋白：当血清胆红素水平接近换血值，且白蛋白水平＜25 g/L的新生儿，可补充白蛋白1 g/kg，以增加胆红素和白蛋白的联结，减少血液中的游离胆红素。若白蛋白水平正常，则没有必要额外补充白蛋白。但如存在酸中毒，应首先予以纠正。

（四）和母乳喂养相关的黄疸

1. 母乳喂养性黄疸：单纯母乳喂养的新生儿最初3～5 d由于摄入母乳量不足，胎粪排出延迟，使得肠肝循环增加，导致其胆红素水平高于人工喂养的新生儿，甚至达到需要干预的标准；母乳喂养性黄疸常有生理性体重下降＞12%。母乳喂养性黄疸的处理主要包括帮助母亲建立成功的母乳喂养，确保新生儿摄入足量母乳，必要时补充配方乳。已经达到干预标准的新生儿需给予及时的干预。

2. 母乳性黄疸：通常发生于纯母乳喂养或以母乳喂养为主的新生儿。黄疸现于出生1周后，2周左右达高峰，然后逐渐下降。若继续母乳喂养，黄疸可延续4～12周方消退；若停母乳喂养，黄疸在48～72 h明显消退。新生儿生长发育良好，并可以除外其他非生理性高胆红素血症的原因。当TSB＜257 μmol/L（15 mg/dl）时不需要停母乳，＞257 μmol/L（15 mg/dl）时可暂停母乳3 d，改人工喂养。TSB＞342 μmol/L（20 mg/dl）时则加用光疗。母乳性黄疸的婴儿若一般情况良好，没有其他并发症，则不影响常规预防接种。

（五）新生儿重度高胆红素血症的预防

1. 高危因素的评估：每个新生儿出生后都应进行高胆红素血症高危因素的评估，对于存在高危因素的新生儿，住院期间应注意监测胆红素水平及其动态变化趋势，根据上述建议干预，并适当延长住院时间。常见的高危因素包括：出生后24 h内出现黄疸，合并有同族免疫性溶血症或其他溶血（如G6PD缺陷），胎龄37周以下的早产儿，头颅血肿或明显瘀斑，单纯母乳喂养且因喂养不当导致体重丢失过多等。

2. 出院后随访计划的制订：每例新生儿出院前都应该测1次TSB或TCB，若出院前胆红素水平处于Bhutani曲线（图11-1）的第75百分位以上，建议延长住院时间，继续留院监测胆红素水平的动态

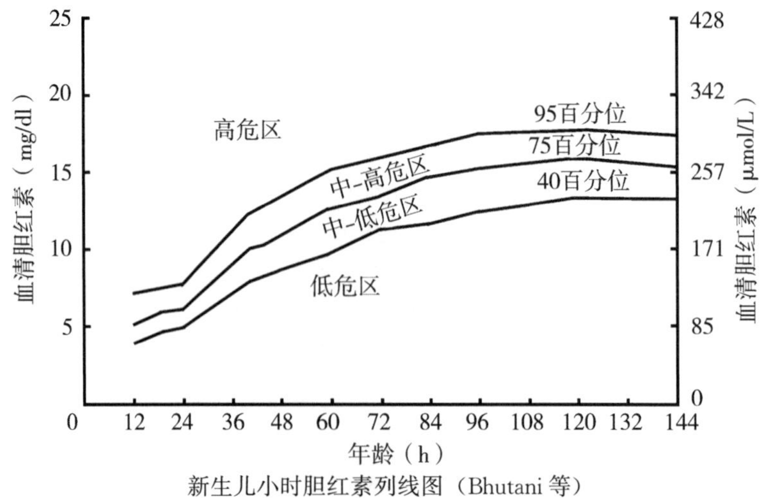

新生儿小时胆红素列线图（Bhutani等）

变化。出院前胆红素水平处于 Bhutani 曲线（图 11－1）的第 75 百分位以下的新生儿可以出院，但需根据出院日龄或出院前的胆红素水平制订出院后的随访计划。鉴于我国目前大部分产科阴道分娩新生儿在出生后 48～72 h 出院，剖宫产在 96～120 h 出院，出院后随访计划可参考表 11－1。对于存在上述高危因素的新生儿，出院后随访时间可以考虑提前。

表 11－1　　新生儿出院后的随访计划

出院年龄/h	出院时胆红素水平/百分位	随访计划/d
48～72	＜40	出院后 2～3
	40～72	出院后 1～2
72～96	＜40	出院后 3～5
	40～75	出院后 2～3
96～120	＜40	出院后 3～5
	40～75	出院后 2～3

三、中医临床思维

（一）中医病名及病因病机特征

“黄疸”病名首见于《黄帝内经》：《素问・平人气象论》云“目黄者曰黄疸”，又《灵枢・论疾诊尺篇》云“面色微黄，齿垢黄，爪甲上黄，黄疸也，安卧，小便黄赤，脉小而涩者，不嗜食”。这是中医对黄疸含义的最早论述，并且指出目黄、身黄、小便黄为黄疸病的三大主要临床症状。《素问》中对于黄疸的记载是黄疸作为独立疾病的最早论述，“黄疸”一名，高度地概括了其主症和病性，为后世认识本病奠定了基础。《金匮要略》中记载了黄疸的病因及治疗原则，“黄家所得，从湿得之”“诸病黄家，但利其小便”。新生儿黄疸相当于中医学中的“胎黄”或“胎疸”，隋代巢元方《诸病源候论・胎疸候》中有所记载：“小儿在胎，其母脏气有热，熏蒸于胎，至生下小儿遍体皆黄，谓之胎疸也”，明确了胎黄的概念，宋代钱乙《小儿药证直诀・黄相似》记载：“自生而身黄者，胎疸也”。关于胎黄的病因，明代万全《幼科发挥》提出，“小儿之病，多因湿热食积”，小儿为纯阳纯阴之体，易受寒、湿、热、疫毒之邪的侵袭，孕母湿热内蕴传于胎儿，或出生之后感受湿邪或湿热邪毒，使脾胃运化功能受阻，脾运失健，则气机失调，肝胆疏泄失常，胆汁泛溢肌肤则皮肤、面目发黄，下注膀胱则小便黄。近年来，随着中医理论的研究不断深入挖掘，有学者提出胎黄的病位不单单是肝胆脾胃，同时也关乎肺与大肠。新生儿脏腑柔弱，功能不全，肺易失宣肃则通调水道功能失司，致湿邪留滞为患，胆汁不循常道泛溢肌表形成黄疸；大肠为“传导之官”，是传化糟粕的重要出路，若传导失司，则影响水液代谢及糟粕的排泄，湿热毒邪上扰肺脾肝胆，影响脏腑功能正常发挥，致湿热之邪熏蒸腠理肌肤而发黄，临证时亦可通过治肺而达到退黄的目的。

（二）辨证论治

《幼幼集成》云：“黄疸之证，古人多言谓湿热……黄之大要，不外阴阳，二黄总括了寒热虚实之大纲。”可见小儿黄疸，更以两黄分治为宜，如黄色鲜明如橘子色，伴有身热、口渴、腹满、小便赤黄、心中烦闷，名为“阳黄”，是因湿热郁蒸而成，治宜清热利湿。若表现为黄色暗晦、口不渴、身凉肢冷、腹胀便溏等症的，名为“阴黄”，此属寒湿，治当温化寒湿。以阳黄、阴黄为总纲，常证有湿热郁蒸型、寒湿阻滞型及瘀积发黄型，病情恶化可生变证分为胎黄动风证及胎黄虚脱证。

临证时若见患儿面目皮肤发黄，颜色鲜明，状如橘色，烦躁啼哭，或有发热，小便黄赤，大便秘结，舌红、苔黄厚腻，指纹紫滞，辨为湿热郁蒸证，治以清热利湿退黄，方选茵陈蒿汤加味。若患儿面目皮肤发黄，颜色晦暗，精神倦怠，不欲吮乳，四肢欠温，腹胀便溏，或大便灰白，小便短少，唇舌偏淡、苔白腻，指纹淡，辨证为寒湿阻滞证，治以温中化湿退黄，方选茵陈理中汤加减。若患儿面目皮肤发黄，颜色晦滞，日益加重，部分患儿 28 d 后皮肤黄疸仍绵延不退，深黄晦暗如烟熏，腹部胀满，青筋暴露，右胁下痞块质硬，大便秘结或灰白，唇色黯红，或衄血，舌红，可见瘀点或瘀斑，苔黄腻，指纹紫，此属瘀积发黄证，治宜行气化瘀消积，方选血府逐瘀汤合茵陈五苓散加减。若黄疸未及时有效控制，可致黄疸迅速加重，若患儿表现为面目深黄，嗜睡，神昏，抽搐，两目凝视，尖叫，舌质红、苔黄腻，指纹青紫，属胎黄动风证，需平肝息风退黄，可选羚角钩藤汤加减。若患儿出现黄疸迅速加重，面色苍黄，伴四肢厥冷、浮肿、气促、胸腹欠温、神昏，舌淡、苔白，脉微欲绝，指纹淡紫等症，属危重症，需及时进行有效的干预，可选参附汤合生脉散加减。

亦有医家从邪毒论治胎黄，用类比法提出内毒胆红素是胎黄发病的基础和关键，外毒入侵机体造成脏腑功能失常，气血运行障碍，产生病理性代谢产物内毒胆红素，因此，感受外邪是诱因，内毒才是根本，提出小儿感邪生毒发病者常黄色鲜明以阳黄多见；小儿为稚阴稚阳之体，脏腑娇嫩，若邪毒留体内日久，可致阴阳俱损，易于传变，使病情更加凶险顽恶，治当祛邪解毒排毒并重。

病邪传变方面，黄疸本是湿热致病，加之小儿纯阳之体更易从火化，火热生燥，湿浊化痰，而成燥症。若居住之地气候干燥、护之过热或孕母喜食辛热，则使化热更剧，而生燥热，故临诊时亦可见燥症。但本病湿邪是本病基本病邪之一，燥当润，过则助湿，病必不除。有医家在治疗北方胎黄时，常加入芦根、石斛、桑叶、粳米等轻薄养阴之品，使润而不过，同时加入薄荷、紫苏、通草、滑石、生薏苡仁清热宣散透解，以藿香、扁豆、木香、豆蔻等温通祛湿，使气机得通，湿热得解。若较长病程，考虑燥热化痰，可适当予以竹茹、胆南星、天竺黄等品，或配以成药复方鲜竹沥液口服，效果尤佳。在治疗中选药时还需注意顾护脾胃，因脾为后天之本，主运化输布精微物质，药物经口而入后亦需要胃气入纳、脾气运化后方可达病所，但本病患儿发病年龄小，脾胃运化功能薄弱，故遣方用药应能顾护脾胃，使驱邪不伤正。

（三）药物选择

《伤寒论》记载“伤寒七八日，身黄如橘子色，小便不利，腹微满者，茵陈蒿汤主之”。茵陈蒿汤由茵陈、栀子、大黄组成，其中茵陈苦泄下降，善清脾胃肝胆湿热，使之从小便而出，为治黄疸之要药；栀子清热降火，通利三焦，助茵陈引湿热而从小便去；大黄泻热逐瘀，通利肠道，导瘀热从大便而下，合用利湿与泄热并进，通利二便，前后分消，共奏清热利湿退黄之功。王汝锡常以桃仁、赤芍、丹参、三棱、莪术等为基础，阳黄加茵陈蒿汤及金钱草、郁金、甘草；阴黄加茵陈术附汤或茵陈五苓散。裴学义临证时阳黄治以清热利湿、疏肝利胆，药用茵陈、生麦芽、金钱草、穿肠草、通草、生黄柏；阴黄治以健脾化湿、理气温中，药用茵陈、茯苓、生麦芽、金钱草、白术、穿肠草、黄柏，并随症加减。对难治性乳儿黄疸加用活血化瘀之品，阳黄加血竭、青黛；阴黄加血竭、明矾。有文献研究显示，茵陈蒿汤及茵陈五苓散为本病的首选方和基础方。茵陈使用频次最多，金钱草次之，其次是大黄、黄柏、黄芩、栀子。对各种难治性黄疸加用活血化瘀中药如三棱、莪术、丹参、血竭等，通过改善肝内血液循环，提高肝细胞功能及对胆管轻度粘连的疏导作用，达到退黄的目的。

四、名医经验

（一）陈颖异经验

陈颖异在治疗母儿 ABO 血型不合方面积累了丰富的经验。母儿 ABO 血型不合是孕妇与胎儿间因血型不合而产生的同族血型免疫性疾病。可发生流产、早产、死胎、死产或新生儿早发性黄疸、重症黄疸，发生不同程度的溶血性贫血，严重威胁新生儿的健康乃至生命。陈颖异认为本病的发病关键在于湿热瘀邪，发病根本原因是脾肾亏损，须治以清热利湿退黄，行气活血祛瘀，健脾补肾安胎，标本兼治，使祛邪不伤正，治病安胎并举。经验方“莲黄汤”由莲房、茵陈蒿、制大黄、炒栀子、牡丹皮、杜仲、木香、白术、黄芪等组成，方中莲房味苦涩温，无毒，为方中君药，功能：除湿、消瘀、止血，可治胎漏下血，具有除湿祛瘀不伤正，止血不留邪，又有安胎之功，加强了大黄、茵陈的清热利湿之功；制大黄具有泻热解毒，活血祛瘀双重功效，荡涤瘀热下行，使邪有去路，推陈出新；茵陈清湿热退黄疸，自古就是治疗黄疸的要药；炒栀子清热利湿，凉血解毒，炒黑兼入血分而止血，又协同茵陈加强清热利湿退黄之功；牡丹皮苦寒，清热凉血，活血散瘀，具有凉血而不成瘀，活血而不妄行的作用；木香行气，使气行则血行，血行则瘀化；白术健脾益气，以后天养先天，生化气血以化精；杜仲则补肾固冲安胎，先后天同补，加强安胎之功；黄芪甘、微温，补气之要药，既有益气之功，又有利水湿、托脓排毒之效，一味药就具有扶正祛邪的作用。重视脾胃功能贯穿本病治疗始终。临证时需结合孕母具体情况谨慎用药，灵活加减。卫爱武同样以补肾活血为法治疗本病，以寿胎丸为基础方加用丹参、降香自拟补肾活血方，并随证清热或化湿，方中菟丝子、丹参为君药，补活结合，相得益彰；续断、桑寄生为臣药益肾安胎，佐以降香助丹参活血行血，阿胶补血止血，以血养胎，并防活血化瘀之药散血之虑，一补一行，标本兼治，共奏精血生、气血行而安胎之效。

（二）贾六金经验

贾六金认为难治性黄疸（病因不甚明确，黄疸持续不退或退而复现）患儿湿重热轻为病机关键，湿为阴邪，重浊黏滞，与热邪相合，如油而入，缠绵难愈。贾六金谨守“湿不祛、热不清、黄不退”的辨治要点，拟祛湿清热为治法，湿祛则热不能独存，治以祛湿为主，以茵陈蒿汤合平胃散加减自拟“茵陈退黄汤”，具有燥湿运脾、清热利湿、退疸除黄的功效。茵陈退黄汤药物组成：茵陈、茯苓、泽泻、苍术、陈皮、厚朴、五味子、板蓝根各6 g，砂仁、豆蔻、栀子、甘草各3 g。主治病理性黄疸，黄疸持续不退或退而复现，皮肤、巩膜黄染，精神欠佳，大便稀溏，次数增多者，适加炒白术健脾燥湿，纳乳不佳者，酌加炒三仙消食开胃。

（三）刁本恕经验

刁本恕认为新生儿五谷未食，何有黄能弥漫至全身？必因其母湿热胎毒传之。若久居湿热之地，孕母不禁食腻，则产儿多发此病症。首重当除湿热为要，内服疏导湿热于大小便之中，以茵陈蒿汤为主方，另多加金钱草、满天星、花斑竹、泽泻、车前草之类，且喜用金钱草、满天星、花斑竹为退黄要药。外治开鬼门，透散泻于腠理之外，以自拟方予小儿熏洗全身，方用麻黄、桂枝、细辛、艾叶、菖蒲、紫苏、荆芥辛温发汗，配以苦寒之茵陈、金钱草、花斑竹、板蓝根、大青叶、生大黄、寒水石之类，变辛温为辛凉，以达清热除湿、散邪退黄之功。同时要兼顾健运脾胃，以畅中祛湿，方中加入紫苏梗、藿香、陈皮、楂曲、二芽之类以醒脾和胃，健运其能。尤喜用白蔻醒脾化湿，佐方中苦寒伤胃之弊，长夏季节需化湿清暑，添加香薷、佩兰、扁豆、荷叶之类，又喜加西瓜翠衣生津清暑，利小便而渗湿退黄。黄疸后期湿热渐除，脾胃虚弱者须健脾开胃以固痊愈。刁本恕常以香砂六君子汤健脾益气。

（四）石熙瑞经验

石熙瑞治疗小儿先天性胆道阻塞，认为系脾虚为本，湿热为标。胎儿在母体时感受湿热，出生后又脾胃失运，哺乳积滞酿生湿热，导致胆失疏泄，胆汁溢于肌肤而发黄，若大便灰白为寒证，大便不成形为虚证，腹胀为中衰气滞，本病本虚标实寒热错杂。治宜培补脾胃、利胆退黄，以参苓白术散为主加减，配合利肺祛痰、温中理气、消积导滞等法。用参须取其滋阴补气，补而不燥之意，若脾虚里急症则用白参，扁豆长于健脾化湿，补益力弱，只宜湿盛难化的情况下用之。恶心呕吐，倦怠少食，舌苔白腻等偏湿证，可加用豆蔻、藿香等醒脾化湿药；心烦夜吵、小便短赤、苔黄等热盛证，可加金银花、连翘、赤芍等清热药。此外还需配合兼治法，有利于疏通胆道；若兼肺失清肃，痰湿内阻者，宜加法半夏、茯苓、瓜蒌、贝母等，并配合健脾化湿之品，以治痰之本；兼大便灰白，腹满者，此属中阳虚衰，寒湿凝滞，当温中理气，宜加砂仁、木香、厚朴、乌药、枳壳之属，使气机畅达，清升浊降；兼食积中焦，阻于胆道者，宜配麦芽、鸡内金、山楂炭等药。

（五）闫慧敏经验

闫慧敏在治疗婴儿胆汁淤积性肝病时疗效甚佳。婴儿胆汁淤积性肝病是以黄疸、肝脾大、肝功能异常为主要表现的一组疾病。闫慧敏认为湿邪致病，是导致本病的主要病因，而无论阴黄、阳黄，湿邪均可阻滞气机，造成血行不畅、瘀血阻滞。临证时应四诊合参，首辨阴阳，提出以大便颜色和舌苔厚薄为主要辨证依据。阳黄证患儿除黄色鲜亮、哭闹不安、食欲亢进、大便秘结、发热、指纹紫滞外，大便金黄色或者深黄色、舌红舌苔黄厚或者白厚腻是其重要特点；阴黄证患儿除黄色晦暗如烟熏、喜静喜睡、食欲欠佳、形寒怕冷、指纹淡红外，大便浅黄色或者白陶土色、舌淡苔薄白是其主要特点。治疗上常以祛湿为主，兼顾寒热，并将活血化瘀法贯穿治疗始终；同时加强疏肝利胆之法，以治病求本。在阳黄的治疗中常用茵陈、金钱草、败酱草、土茯苓、白花蛇舌草等清热，泽泻、茯苓、猪苓、车前子利湿。热象明显者予泻黄散加减清脾胃伏火，湿邪内蕴明显者予五苓散或平胃散加减利湿行水，运脾祛湿。此外，闫慧敏常用青黛、明矾药对，青黛泻肝胆之火、利胆退黄，明矾“善燥湿祛痰，利水通胆，祛湿退黄”，2 药相伍，具有清热解毒、燥湿退黄之功。在阴黄的治疗中，闫慧敏强调适当温补，兼清余热，临床常用干姜、桂枝、苍术、半夏等温阳燥湿，尤善用秦艽。秦艽可“利大小便，瘥五种黄疸”，药性润而不燥，无论寒湿、湿热皆可用之，秦艽联合茵陈以防茵陈利湿太过而伤脾阳。在胎黄的治疗上将活血化瘀贯穿始终，在活血化瘀药物中，除丹参、赤芍外尤擅长应用莪术、鳖甲、血竭、琥珀等。闫慧敏认为莪术为“气中血药”，破血逐瘀力强，但攻伐正气力弱，莪术与黄芪同用，使攻补相得益彰，达到驱邪不伤正的效果。血竭为“活血圣药”，琥珀具有活血散瘀之功，与血竭配伍既能活血散瘀，又能补血补虚，使邪去而不伤正。本病病位在肝胆，病本脾胃，需配伍柴胡、郁金、青皮等疏肝理气、行气解郁，配伍枳壳促胆气通降，顺应胆腑“通降为顺”之性。闫慧敏临床喜用生麦芽健脾疏肝和胃。《医学衷中参西录》指出麦芽“虽为脾胃之药，而实善疏肝气”，常在方中加大生麦芽剂量，以收健脾、养胃、和中、滋养后天之本、行气疏肝之效。随着病情发展，邪蕴日久，损伤正气，突显脾肾亏虚之象，临床遣方用药多以健脾益气、滋养肝肾、扶正祛邪为原则，常用黄精、五味子、酸枣仁、枸杞子、女贞子等养阴扶正，应用太子参、黄芪、白术等健脾益气类药物，促进病情恢复。在治疗过程中既要不忘顾护正气，防药邪伤正，同时又要见微知著，既病防变，促进病情恢复。

（六）董廷瑶经验

董廷瑶治疗新生儿黄疸兼肝脾大，实证为多，可见面目黄染，腹满胀气，按之满实，大便干结，小便短赤，舌红苔腻，啼声响亮等症。董廷瑶每以三棱、莪术为君，配以清热利湿的茵陈、连翘、赤小豆、大腹皮等，每获良效。经典案例举隅：俞某，女，2 个月，1991 年 6 月初诊。2 个月婴儿，黄疸不退，目黄肤黄，大便呈陶土色，每日 4～5 次，小便短赤，腹部胀满，青筋暴露，舌苔白腻，吐恶严重，证属湿热郁滞，气机失调，瘀结发黄。治宜活血化瘀，调畅气机，清热化湿。药用：煨三棱、煨莪术各 4.5 g，青陈皮 5 g，煨木香 3 g，川楝子、大腹皮、连翘各 9 g，茵陈 20 g，鸡内金 6 g，7 剂。经治 1 个月，该患儿黄疸退净，腹部平软，大便转调。再拟健脾理气，疏肝活血，散结消痞，异功散加赤芍、当归、丹参、川楝子、大腹皮，以善其后。

（七）裴学义经验

裴学义在治疗婴儿肝炎综合征的过程中首先辨阴阳、其次重脏腑，将病因归为湿热、脾湿、肝郁、血瘀，强调分期论治的学术特点。裴学义认为婴儿肝炎综合征的初期以黄疸为主，结合临床表现及病程分为阳黄证，阴黄证及瘀血黄证。恢复期大多数患儿黄疸逐渐消退，但临床表现肝功能指标反复升高，裴学义认为此期应为湿热毒邪未尽，相搏日久，壅塞肝经，肝失疏泄条达所致。在黄疸期，裴学义选用清肝利胆方，重在健脾祛湿、清热利胆退黄。胆汁通畅，肝气方能疏达，则无肝郁日久，气血凝滞而致癥瘕、痞块之患。清肝利胆方基本组成为麦芽、茵陈、金钱草、通草、丹参、泽兰、黄柏等。若患儿腹胀、大便稀溏，加茯苓、白术健脾祛湿，固护中焦之气；若以胆汁淤积为主，表现色黄晦暗、大便浅黄或灰白，属气机不畅、肝胆血脉瘀滞，加入青黛、血竭、明矾、琥珀清肝胆郁热、活血通经化滞；若出现腹壁膨隆、青筋暴露、肝脾肿大明显，加桃仁、红花、大腹皮、鳖甲等活血通络、祛瘀消癥。在恢复期则选用益肝降酶方，旨在祛湿解毒、活血通络、疏肝散结。益肝降酶方基本组成为青黛、紫草、蒲公英、紫花地丁、马齿苋、败酱草、虎杖、土茯苓、生铁落、白花蛇舌草等，方中药物均可入肝经，全方有清肝热、祛湿毒及凉血散瘀之功，对降低肝功能指标、恢复肝功能均有较好的临床作用。

（八）潘佩光经验

潘佩光提出胎黄之“脾运未启”观点，认为小儿脏腑娇嫩，形气未充，脾常不足，脾土运化功能未能及时启动，脾失健运，运化水湿无力，蕴蓄于内而透发于外，因而见皮肤面目发黄，归其因，脾土为根本，湿邪是关键。脾运未启证型胎黄临床症状多见面目、周身消瘦，皮肤发黄，伴有精神疲倦，不欲吮乳、呕吐、便溏，四肢肌肉消瘦，舌质淡、少苔。此为小儿“脾运未启”，不能运化水谷精微，出现不欲吮乳、呕吐、便溏；运化水液失职，致水湿内蕴，出现面目、周身皮肤发黄，精神疲倦；脾虚不能濡养四肢，出现四肢肌肉消瘦。潘佩光总结“启运脾土法”治疗该型，方用茵陈白术汤加减：茵陈、太子参各 3 g，白术 6 g，茯苓、薏苡仁各 5 g，甘草 2 g。煎服法：上方加水煎取汁 30 mL，每次 10 mL，分 3 次服用。

（九）衷诚伟经验

衷诚伟在婴儿巨细胞病毒感染的中医中药治疗中积累了丰富的经验。认为胎毒、湿热是致病因素，瘀滞是病理基础，湿热内郁肝脾，气机阻滞，血行不畅，渐成瘀积痞块，导致肝脾肿大。若热毒炽盛，内攻脏腑，外窜肌肤，邪正交争，则黄疸迅速加剧，可出现神昏抽搐等危象。故清热利湿、祛毒退黄、消积化瘀是治疗本病的关键。临证用药时要抓住患儿主要症状，如阳黄为主者，病因责之于湿热毒；症状以阴黄为主者，病因常责之于寒湿毒；黄疸发展慢且深，肝脾肿大明显，病因责之于正虚血瘀；疾病后期常表现为虚实夹杂，或正虚为主或邪实为主，病情错综复杂。用药时切记疏泄化瘀太过，以防损伤正气。需要特别注意的是由于本病大多数被感染的胎儿出生时多为隐性感染，出生即发病者在少数，必要时可加用扶正之品。衷诚伟亦重视外用药的使用，胁部腹部是肝胆脾胃经脉所过之处，脏腑正常功能的发挥有赖于经络的贯通，气血的运行，经络的协调。对腹大、肝脾大者常选用理气散结类中草药外敷，如三棱、莪术各 5 g，芒硝 25 g，甘遂 1.5 g，鲜洋葱 10 g。发病越晚者后遗症可能越多，发病晚者治疗用药最好坚持半年以上，以减少后遗症的发生。

（十）张绚邦经验

张绚邦认为胎黄病机不外胎气、湿、郁三者，其中湿和郁是一般黄疸的共性，胎气则是胎黄所特有的发病机制，病位以肝胆为主，湿郁肝胆，与湿热之气熏蒸，胆汁外溢而黄，病性虽有寒热、虚实、表里、阴阳之辨，但仍以阴黄、阳黄为纲领，遣方用药主张大方小剂，适时为度。综合归纳得出最易体现遣方用药之共性的“胎黄清退饮”，茵陈、郁金、枳壳、黄柏、大黄、泽泻、白茅根等共 185 g，按传统方法水煎，每日 3 次，每次 20 mL 喂服（含生药总量 2.15 g），具有清利湿热、疏泄肝胆的作用。

五、名方推荐

（一）地黄汤

地黄、赤芍、天花粉、赤茯苓、川芎、当归、猪苓、泽泻、甘草、茵陈。功效：利湿退黄。主治：胎黄。用法：水煎食后服。剂量需结合患儿日龄及体重灵活运用。

（二）自拟茵陈解毒汤方

茵陈 10 g，穿心莲 8 g，栀子、泽泻、黄芩、黄柏各 5 g，大黄 2 g，车前草、野菊花、大青叶、鱼腥草各 6 g，甘草 3 g。功效：祛湿退黄，清热解毒。主治：胎黄湿热型。用法：水煎温服。加减：若邪毒将去，则立扶正气，顾护脾胃，需去大黄、黄芩、黄柏、大青叶等伤阴耗气之品，加白术、茯苓、砂仁、陈皮、茴香健脾和胃。

（三）茵陈白术汤加减

茵陈、太子参各 3 g，白术 6 g，茯苓、薏苡仁各 5 g，甘草 2 g。功效：启运脾土；主治：胎黄之脾土未启证。用法：上方加水煎取汁 30 mL，每次 10 mL，分 3 次服用。

（四）茵陈四苓合剂

茵陈、金钱草、郁金、茯苓、白术、白芍、党参、丹参、焦山楂、平地木各 9 g，青皮、陈皮各 3 g。功效：清热利湿，活血化瘀。主治：婴儿肝炎综合征。用法：水煎温服。加减：阳黄加黄柏，栀子；阴黄加党参。

（五）茵陈退黄汤

茵陈、茯苓、泽泻、苍术、陈皮、厚朴、五味子、板蓝根各 6 g，砂仁、白蔻仁、栀子、甘草各 3 g。功效：燥湿运脾、清热利湿、退疸除黄。主治：病理性黄疸，黄疸持续不退或退而复现。用法：水煎温服。加减：皮肤、巩膜黄染，精神欠佳，大便稀溏，次数增多者，酌加炒白术健脾燥湿；纳乳不佳者，酌加炒三仙消食开胃。

（六）清肝利胆方

麦芽、金钱草、丹参、泽兰各 10 g，茵陈 12 g，通草、黄柏各 3 g。功效：健脾利湿、活血化瘀。主治：脾虚湿困、肝郁血瘀型黄疸。用法：每日 1 剂，煎 2 次，每次煎取 30 mL，每日服 2 次，每次 30 mL。加减：若患儿腹胀、大便稀溏，加茯苓、白术；若色黄晦暗、大便浅黄或灰白，加入青黛、血竭、明矾、琥珀；若腹壁膨隆、青筋暴露、肝脾肿大明显，加桃仁、红花、大腹皮、鳖甲等。

（七）益肝降酶方

青黛 3 g，紫草、蒲公英、紫花地丁、马齿苋、败酱草、虎杖、土茯苓、生铁落、白花蛇舌草各 10 g。功效：祛湿解毒、保肝利胆。主治：黄疸消退期，肝功能异常。用法：每日 1 剂，煎 2 次，每次煎取 30 mL，每日服 2 次，每次 30 mL。

（八）胎黄清退饮

茵陈、郁金、枳壳、黄柏、大黄、泽泻、白茅根等共 185 g。功效：清利湿热、疏泄肝胆。主治：新生儿黄疸。用法：按传统方法水煎，每日 3 次，每次 20 mL 喂服（含生药总量 2.15 g）。

（九）自拟补肾活血方

菟丝子、桑寄生、山药、山茱萸、太子参、生地黄各 30 g，丹参、牡丹皮、黄芩各 10 g，杜仲 15 g，炙甘草 3 g。功效：补肾活血安胎。主治：母儿血型不合。用法：水煎，每日 1 剂，分次温服。

（十）参苓白术散

白参、砂仁、广木香各 3 g，焦白术、茯苓、山药、贝母、柴胡、茵陈蒿、白芍、车前子（包）、麦芽、厚朴、法半夏、芡实各 6 g。功效：扶脾理气、疏肝利湿。主治：先天性胆道梗阻。用法：水煎温服，每日 1 剂。

（十一）逐瘀降黄汤

茵陈、虎杖各 3 g，黄芩、丹参、五味子、川芎、茯苓、白芍、柴胡、白术、女贞子、甘草各 2 g。功效：清热利湿，活血行气，祛瘀退黄。主治：新生儿湿热瘀滞型黄疸。用法：每日 1 剂，每次煎取 30 mL，每次 10 mL，分早、中、晚口服，每晚用温药渣敷躯干、四肢 30 min。7～10 d 为 1 个疗程。

（十二）降黄散

茵陈：栀子：（大黄、山楂、苍术、赤芍、大枣、炙甘草）为 5∶2∶1。功效：利胆退黄、清热除湿、健脾益气。主治：新生儿黄疸；用法：研成细末（60 d 量），每份 120 g，每日熏蒸 1 次，每次 20 min，连续 5 d。

第二节　注意缺陷多动障碍

注意缺陷多动障碍（attention deficit hyperactivity disorder，ADHD），是一种儿童时期较常见的精神发育障碍性疾病。世界卫生组织的《世界通用疾病分类手册》第 10 版（ICD-10，WHO，1992）称此症为“过度活跃症”（Hyperkinetic Disorder），分类编号为 F90，一般又俗称为“过动儿”。常在 12 岁以前发病，以学龄儿童为多，病程至少持续 6 个月，70％患儿症状可延续到青春期，1/3 可迁延至成年，影响 5％的儿童和 3％～4％的成人。临床上表现为与同龄儿童发育水平不相称，注意缺陷、活动过度和冲动是本病的三大核心症状。在儿童时期的主要特征表现是普遍的注意力缺陷和过度活跃、冲动行为，成绩欠佳、人际关系紧张，产生对患儿家庭、学业的消极影响，但智力正常或基本正常，可有家族史。高达15%～60%的患儿病情会持续至成年，导致社会功能受损、反社会行为等。ADHD是一种慢性、终生性疾病，病因复杂，综合了基因遗传性以及环境危险因素等。

一、诊断标准

（一）注意障碍

6项或更多以下症状，持续至少6个月，且这些症状到了与发育水平不相称的程度，并直接对社会和学业造成了负面的影响。①经常不能关注细节，在学习、工作或其他活动中难以在细节上集中注意或犯粗心大意的错误（例如忽视或遗漏细节，工作不精确）；②在任务或游戏中，经常难以维持注意力（例如在听课、对话或长时间的阅读中难以维持注意力）；③当别人对其直接讲话时，经常看起来没有在听（例如即使在没有任何干扰的情况下，看起来也是心不在焉地听）；④经常不遵指示导致无法完成作业、家务及工作中的职责（例如可以开始任务但是很快就失去注意力，容易分神）；⑤经常难以组织任务活动（例如难以管理有条理的任务，难以把材料或物品放得整整齐齐，凌乱，工作没有头绪，不良的时间管理，不能遵守截止日期）；⑥经常回避、厌恶或不情愿从事那些需要精神上持续努力的任务（例如学校作业或家庭作业，对于年龄较大的青少年和成人，则为准备报告、完成表格或阅读冗长的文章）；⑦经常丢失任务或活动所需的物品（例如学校的资料、文具用品、钥匙、钱包、手机、文件、眼镜等）；⑧经常容易被外界刺激分神（对于年龄较大的青少年和成人，可能包括不相关的想法）；⑨经常在日常活动中忘记事情（例如做家务、外出办事，对于年龄较大的青少年或成人，则为回电话、付账单、约会等）

（二）多动与冲动

6项或更多以下症状，持续至少6个月，且这些症状到了与发育水平不相称的程度，并直接对社会和学业/职业造成了负面的影响。这些仅仅是对立行为、违抗、敌意的表现，或不能理解任务指令，对于17岁以上的青少年和成人，则需要满足以下5项。①经常手和脚动个不停或在座位上扭动；②经常在应该坐着的时候离开座位；③经常在不适宜的场合中跑来跑去、爬上爬下（在青少年或成人只是有坐立不安的主观感受）；④经常很难安静地参加游戏或课余活动；⑤经常“忙个不停”，犹如被马达驱动一样；⑥经常讲话过多、喋喋不休；⑦经常在提问还未讲完之前就把答案脱口而出（如接别人的话，不能等待交谈顺序）；⑧经常难以耐心等候（例如当排队等待时）；⑨经常打断或侵扰他人（例如插入别人的对话/游戏或活动；未经他人允许使用他人东西；对于青少年或成人，可能是侵扰或接管他人正在做的事情）。

二、西医治疗

（一）药物治疗

1. 中枢兴奋性药物：中枢兴奋性药物是ADHD治疗效果较好的方法。中枢兴奋性药物的代表性药物是Methylphenidate（英文商品名：Ritalin，中文商品名：利他林）。Methylphenidate对注意力不足、过多行动障碍、嗜眠病等的治疗方面有较显著的效果。它对脑部的单胺类神经递质起到作用而阻止去甲肾上腺素与多胺的摄取，由于中枢兴奋性药物的容量和临床反应是第一次线性关系（liner-relationship），所以药物容量越大，症状越减轻，但是其副作用也越增多。因此，从少量开始服用，据疗效和副作用，于1～3周增量。其增量到副作用的出现或达到限制容量为止。开始服用药物后，你需要询问照顾者的副作用。Methylphenidate药物种类如下：①immediate-release（IR）Methyphenidate；药效持续时间较短，需要每日服用2～3次。②long-acting for Methylphenidate：该药与IR-Methylphenidate药效相等。虽然其费用高于IR-Methyphenidate，但是该药不用在学校等地方服用而可在私人空间里治疗。此可使患儿避免学校影响，结果可提高药物顺应度。中枢兴奋性药物最常见的副作用是食欲减退、体重减轻、失眠、头痛。有时还发生抽动障碍、抽动秽语综合征、情绪不安、刺激过敏性皮疹、呕吐、眩晕症、血压变化等。

2. 非中枢兴奋剂：Atomoxetine疗效与Methylphenidate相当，且不良反应少。比如：耐受性好，神经过敏，兴奋引起的抽动症并发症的时候可以使用。其已被列为ADHD的一线治疗药物。特点：每日服用1次，疗效可持续24 h，而且副作用比较少。但是该药起效时间比中枢兴奋剂缓慢，一般1～2周后才能出现药物的效果。最常见的不良反应是消化系统疾病、食欲下降等胃肠道反应，需餐后服药。据此，刺激性药物常导致一些身体上的副作用，如脑血流的减少、脑收缩的减少、生长激素的破坏、压迫儿童身体与脑的成长、抽动障碍、日常生活中的萎缩反应以及中毒、滥用、燥症、应激反应、失眠、社会性萎缩、食欲减退、体重减少等。因此，ADHD儿童使用药物时要考虑各种因素。而且研究结果表明，药物治疗虽然短期性地增强儿童的注意力，但是对增强长期性学业成就没有效果。

（二）非药物治疗ADHD

1. 行为治疗：行动治疗是根据行动主义理论的应用行动分析战略，是为增强儿童的合适行动倾向和减少不正常的行动而灵活地运用赏罚，这种治疗经常被使用于ADHD儿童的学习和问题行动指导。行动治疗虽然不是每次均有效果，但研究结果表明，这种方式对缺乏注意力、冲动、破坏、妨害行动等有效果。行为治疗的代表性疗法有美术治疗和音乐治疗，其内容如下：

（1）美术治疗：美术治疗可以归结为一种心理疗法，其中美术被称为“表达的语言”，是一种非语言性沟通，它可使遭受身体精神上折磨的人放松紧张而提供健康身体和情绪上的稳定。通过创作活动赋予治疗意义的是美术治疗。美术治疗具有以下功能，对儿童有治疗价值。第一，净化功能：儿童内在的愤怒、敌对感等的消极感情，可以通过美术来解决。这种经验可以说“宣泄”，把自己的感情或外伤性经验表现出来而通过给别人讲自己的感情中获取感情净化。第二，沟通功能：儿童很难详细表达自己的感受或经验。美术是对方自然传达，儿童的潜意识中的想法、感情、感觉等。第三，自我概念的形成与勇气；第四，通过残疾儿童对美术活动提供的自由表达方法，而且通过美术治疗帮助他的认知过程改造，可以了解对象的概念形成和表达手法。第五，通过用美术材料和用具，能够使认知能力和身体机能得以发达。第六，学习怎么与内向型的儿童沟通。第七，孩子的画是诊断和治疗过程的有效性判断的好的材料。美术对语言方面不够顺畅的儿童更加有用。ADHD儿童美术治疗的意义如下：①自尊感恢复：大部分的儿童因为行动特征而受到周围人的指责和负面评价，所以他们造成了负面的自我形象，造成了自卑。自我尊重感低的儿童缺乏自主的选择或决定、责任感、进取心等。为了积极的自我尊重感，在美术活动的过程中，应该让孩子们学到美术媒体的选择、颜色的选择、美术表现的意志，并承担相应的责任。②心理上的安全感恢复：因为自我评价不成熟，有些事情不顺利，就总是倾向于会找到事物或对象。随着他们逐渐成长起来，责任转移给自己使自己萎缩或忧郁。抑郁可以对自己愤怒的形式出现的。儿童内在的愤怒、敌对感等的消极感情，可以通过美术来解决。③社会性及关系性的恢复：小组进行的集体艺术治疗培养共同体感和亲密感等。通过分享美术作品感受到的时间，可以增加价值的社会思想，接受、支持和激励社会的思考方式。④不集中和冲动感性行为的仲裁：在构思作品和制作过程中，可以充分发挥认知性的柔韧性，并在脑海中画出作品的过程，并在准备过程中，要求作品创作过程中对众多运动能力的控制。⑤对多动症以及攻击性行为儿童来说，有助于缓解因不适应而引起的外部世界的中断。用手工制作的方法消除多动性及攻击性。

（2）音乐治疗：音乐影响到身体发育发达、情绪发达、语言发育、社交能力发达、审美能力发展、认知发达、创意性发达。许多研究报告指出，音乐治疗适用于儿童患ADHD症的注意力缺乏和多动症。由于儿童的注意力缺陷在选择过程中会产生损耗，所以通过音乐活动可以发挥选择性的效果。因为音乐很有能量，所以适合治疗冲动性的孩子。冲动的行动是指不灵活地调节内在的能量，适当地控制不合理的行为，以过激和攻击的方式释放出来。通过音乐治疗以诱导不恰当的冲动行为的情感、心理能量升华。第一，创作歌词：音乐歌词创作治疗是对患儿使用熟悉的音乐，此时患儿将心中的情感和重要的潜在的问题表现出来。创作歌词的过程结束后，治疗师和患者回顾歌词的内容，并进行讨论对歌词的意义的过程。患儿在这个过程中了解别人怎么看我。第二，唱歌活动：唱歌是让患儿最容易参加音乐活动的良好媒介。第三，演奏乐器活动：在乐器演奏中，通过调节自己的节奏，通过调节音乐的方式使患儿与他人相互作用和控制能力提高。第四，跳舞活动：配合音乐活动的活动，从很单纯的动作开始，就像舞蹈动作一样，包含了多种形态的动作。配合音乐练习舞蹈的行为具有提高感官功能、提高集中力和记忆力的效果。

2. 认知行为治疗：认知行为治疗是由 A. T. Beck 在 60 年代发展出的一种有结构、短程、认知取向的心理治疗方法，主要针对抑郁症、焦虑症等心理疾病和不合理认知导致的心理问题。它的主要着眼点放在患者不合理的认知问题上，通过改变患者对己、对人或对事的看法与态度来改变心理问题。认知是指一个人对一件事或某对象的认知和看法、对自己的看法、对人的想法、对环境的认知和对事的见解等。认知行为治疗认为：人的情绪来自人对所遭遇的事情的信念、评价、解释或哲学观点，而非来自事情本身，治疗的策略便在于帮助他重新构建认知结构，重新评价自己，重建对自己的信心，更改认为自己“不好”的认知。认知行为治疗认为治疗的目标不仅仅是针对行为、情绪这些外在表现，而且分析患者的思维活动和应付现实的策略，找出错误的认知加以纠正。使用认知行动治疗时，使得 ADHD 儿童自己作为变化的主体，感觉到自己所做出的行动导致的结果，让他自己改变行动。比如，教给儿童有阶段性和体系性的思维方式时使用“4 阶段的思考”，即“什么是问题”“应该怎么办”“是按照计划处理好的吗”和“是按照计划完成的吗”。除此之外，还可以教停止行动而进行思考的方式、制作生活计划表、人际关系技术与对话技术等。

3. 父母训练：以 ADHD 儿童的父母为对象的父母训练是根据行动主义学习原理将有用的信息与技术提供给父母的治疗方式。

父母教育简介如下：①ADHD 的了解；通过提供疾病的方式、发育过程、预后等信息，对父母错误的观念进行纠正；②反抗性态度原因理解；引发反抗性行为的要素（发育异常、儿童的特性、父母的特性、叛逆的行为状况、家庭内部的压力），通过对反抗性行为的深度讨论，了解儿童的行动而纠正父母错误的概念；③阳性强化方式鼓励孩子的良好行为：增加孩子在行动中的积极兴趣。它教导立即表扬孩子的积极行为，并教导他们忽略不适当的行为；④积分制：在引进家庭内部积分制度之前，说明儿童的责任和特权，然后根据行动给予补偿和制裁。

4. 神经反馈治疗：神经反馈训练的标准方案有 3 个原则方向。第一个是由 Sterman/Lubar 最先提出的直接强化功能模式。注意缺陷障碍存在明显大脑半球特殊性，左半球与注意障碍有关，一般强化 15～21 Hz 的高频率波幅段，右半球与冲动和分心有关，一般强化 9～15 Hz 的 SMR 低频率。这与左半球具有从事高频率 EEG 的优势功能以及右半球具有从事低频率 EEG 的分配功能是一致的。训练方法进一步调整，需针对个体制定出相应的优势功能。研究发现调整过度抑制低频率 EEG 波幅也有帮助。θ 波抑制适用于儿童小的刺激反应，α 波抑制常用于 ADHD 的抑郁方面。有严重行为问题和情景失控行为的儿童反馈行为儿童反馈训练在额叶点 T3 和 T4 多于 C3、C4 点。其他的方法根据特殊需要选择双极导联。例如，C4～P4 点对于运动和抽动症有帮助。第二种方法是利用定量脑电（quantitave EEG，QEEG）信息调整抑制策略及调整强化方案。对课堂上表现为 ADHD 的病例研究发现，在 QEEG 波幅值中线有预测偏离功能，提示中线是反馈训练的最佳点。在 QEEG 基础上训练方法不断改进，不仅利用 QEEG 去做抑制，而且奖赏策略去观察每个个体在 EEG 上的变异。第三种是折中方法，即利用 QEEG 去鉴别 ADHD 的不同亚型，然后应用最合适的训练方案。这种方案在药物治疗应用方面拥有丰富的经验，Amen 在 SPECT 研究基础上成功应用。

三、中医临床思维

（一）中医病名及病因病机特征

儿童注意力缺陷多动障碍相当于中医学中的“脏躁”“健忘”“失聪”“虚烦”等范畴。中医认为本病的主要病因可分两类——内因和外因。内因为先天因素，外因为环境因素。内因是禀赋不足，如遗传因素而致基因缺陷，产伤而致头颅损伤，出生时窒息或剖宫产都可使患儿禀赋异常；外因即后天调养不当、饮食不节，还包括病毒感染、头部外伤、肝气郁结、环境改变、性情过于激动等。或可兼有教育方法不当等因素。该病的发病机制主要是脏腑阴阳失调，脏腑功能不足，以虚症为主，但虚中有实，属本虚标实之证。中医认为，该病是阴失内守、阳躁于外所致的一种情志、行为失调性疾病，《素问·宣明五气篇》云“五脏所藏，心藏神，肝藏魂，脾藏意，肾藏志”，所以该病病位主要责之于心、肝、脾、肺、肾等脏腑阴阳失调有关。

（二）辨病辨证及治疗特征

中医临床辨证论治方面，现在主要将注意力缺陷多动障碍的病因责之于肾阴不足、脾气不足、肾阳虚弱、精髓亏少、心肝燥热，神志不安、肾阴虚肝阳亢、气阴不足、心脾两虚等。注意力缺陷多动障碍临床上常见分型为：精血亏虚、肝肾阴虚、心脾两虚、痰火扰心、心肾不交5型。

本病以滋肾阴、潜肝阳，宁神益智为治疗大法。因无风不动，风由肝所致，肝为风木之脏，肝主人体生发之气，肝主疏泄，主风、主动。小儿生机蓬勃，精气未充，肝阳易旺，肝风易动，故《丹溪心法》有“小儿肝常有余”的生理特点。肝为刚脏而性动，主筋藏魂，其志怒，其气急，肝阳亢旺，魂失所藏则有多动，急躁冲动，神荡无主，夜寝不安，梦游梦呓，少于谋虑。小儿多动症阳亢为标，肾阴不足为本，肾主骨生髓，脑为髓之海，肾阴精不足，脑髓失充，故有思维短暂，注意涣散，记忆不强，心神不宁，学习困难等。

（三）药物选择

数据挖掘表明，本病治疗药物使用频次从高到低为石菖蒲、远志、熟地黄、白芍、龙骨、益智、茯苓、山药、牡蛎、山茱萸、枸杞子、甘草、钩藤、柴胡、大枣、酸枣仁、五味子、龟甲、郁金等。

四、名医经验

（一）韩斐经验

韩斐认为该病属于中医“情志病”范畴，提出从肾论治ADHD的观点。其认为ADHD常由先天禀赋不足、胎产外伤及情志失调等引起，累及脏腑以肾、脾、心三脏居多，病机以心神浮越为标，肾精不足、脾虚湿困为本。临证时，审证求因，谨守病机，辨病与辨证相结合治疗。辨病：主症见注意力不集中，神思涣散，多动多语，坐立不安，协调性差，动作笨拙，成绩差，丢三落四等。辨证则需分虚实、察气血、明脏腑、辨阴阳。偏心肝火旺者见多动难静，急躁易怒，难以自制，大便秘结，小便色黄，舌质红或舌尖红，舌苔薄黄，脉弦或弦数。偏阴虚者多见记忆力差，难以静坐，五心烦热，盗汗，或伴有遗尿，大便秘结，舌质红，苔少，脉弦细。兼有痰火者多见烦躁不宁，难以制约，胸中懊恼，纳少口苦，心烦失眠，便秘尿赤，舌质红，舌苔黄腻，脉滑数。夹风者可见多动话多，自我控制力差，冲动任性，可伴有眨眼、吸鼻、耸肩等抽动症状。治疗上，以补肾填精、健脾祛湿、养心安神为主，在此基础上辅以清心平肝，豁痰祛瘀，兼益智开窍等，标本同治，以本为主。治疗儿童ADHD的基础方，药物组成：熟地黄、山药、山茱萸、茯苓、泽泻、女贞子、党参、石菖蒲、远志、柏子仁、酸枣仁、黄芪。临证加减：偏心肝火旺者，宜清心平肝，常加龙胆、天竺黄、焦栀子、郁金、川楝子、石决明、黄连、夏枯草等；偏阴虚者，宜滋补肝肾，常加枸杞子、麦冬、北沙参、石斛、生地黄等；夹痰火者，宜泻火豁痰，常加陈皮、半夏、瓜蒌、胆南星、白附子等；夹风者，宜镇惊熄风，常加珍珠母、僵蚕、地龙、煅龙骨、煅牡蛎、蝉蜕等；夜寐不安者，加女贞子、琥珀、首乌藤；惊惕不安者，加蝉蜕、钩藤；脘腹胀满者，加厚朴、焦槟榔、枳实等；注意力涣散明显者，加海藻、防风、益智等。

（二）王俊宏经验

王俊宏认为本病的内因主要为患儿先天禀赋不足，胎怯，外加环境影响，遗传与环境的交互作用共同导致本病的发生。王俊宏认为儿童注意力缺陷多动障碍的病机关键为“脏腑阴阳失调”，病机特点是心肝肾阴精不足、心肝脾肾阳动有余。《素问·生气通天论》云：“阴平阳秘，精神乃治。”人体脏腑阴阳一方的偏盛偏衰都可引起行为和神志的异常甚至病理改变。王俊宏还认为“阴阳者，天地之道也，万物之纲纪，变化之父母，生杀之本始，神明之府也，治病必求于本”。本病从阴阳两纲分证论治可化繁为简，临证治疗时可结合五脏证候的表现，加减辨证论治。主证分型分为阴虚和气虚，治疗多采用益气养阴、宁心安神法，王俊宏针对气阴两虚型常用四君子汤合六味地黄汤加减化裁，主要由太子参、熟地黄、枸杞子、五味子、茯苓、远志、石菖蒲等组成，并强调行为干预，临床采用中药联合采用肺脾肾益气、心肝安神益智推拿法干预治疗儿童注意力缺陷多动障碍。多动为主的患儿适宜采用益气健脾、安神益智法，注意力缺陷为主的患儿适宜采用益气补肺、安神益智法，混合型患儿适宜采用益气补肾、安神益智推拿法。具体方法如下：①益气健脾推拿法。主穴：清补脾 15 min，运八卦 10 min，揉外劳宫 10 min。配穴：揉二人上马 10 min，推大四横纹 10 min，平肝 5 min。功效：益气健脾。每日 1 次。②益气补肺推拿法。主穴：平肝清肺 10 min，清补脾 15 min，推大四横纹 10 min。配穴：推天河水 10 min，揉二人上马 10 min，揉外劳宫 10 min。功效：益气固表。每日 1 次。③益气补肾推拿法。主穴：揉二人上马 15 min，补脾 15 min，揉外劳宫 10 min。配穴：平肝 5 min，推天河水 10 min，推大四横纹 10 min。功效：固元气，壮阴阳。每日 1 次。④安神益智推拿法。主穴：揉二人上马 20 min，揉阳池 10 min。配穴：平肝 10 min，推天河水 10 min，捣小天心 2 min。功效：宁心安神。每日 1 次。

（三）罗笑容经验

罗笑容认为阴虚阳亢，心肝脾肾功能失调是儿童多动症的主要病机，以心脾肾不足为其本，肝阳亢盛为其标。罗笑容把儿童多动症辨证分为肾虚肝亢、心脾不足、痰热扰心三型。临床上以肾虚肝亢型最常见，心脾不足型次之，痰热扰心型很少独立存在，多属上述两型的兼夹证。如肝肾阴虚兼有痰热，脾虚夹痰热。表面看来证候复杂，但实际上有规律可循，一般偏于多动者，多属肾虚肝亢；以神思涣散、注意力不集中为主要表现者多属心脾不足。中医辨证治疗有很大的灵活性，需要根据患儿的个体差异而随证加减。治疗上罗笑容注重安神益智法的运用，他把治疗多动症的中药分为 2 类：一是调理脏腑功能，平衡阴阳治本的药物，其中使用频率较高的有熟地黄、龟甲、黄芪、党参、枸杞子、白芍、女贞子、山药、鹿角、茯苓。二是安神开窍治标的中药，如石菖蒲、远志、龙骨、牡蛎、五味子、酸枣仁等。罗笑容还很重视每个病例的饮食疗法，建议平时宜多食健脾补肾的平性食物和蛋白质、微量元素丰富的食物，下面是他的食疗方：①淮枸兔肉汤：兔肉 50 g、山药 20 g、枸杞子 10 g、生姜 1 片，共放入炖盅内，加开水适量，隔水炖 2 h，调味食用，适于脾肾两虚患儿。②核桃仁五味子茶：核桃仁 15 g、五味子 5 g，同置锅内加适量清水，文火煎煮 45 min，取汁调入蜂蜜或冰糖适量，代茶饮用，适于脾肾两虚患儿。③猪肉牡蛎汤：瘦肉 50 g、鲜牡蛎肉（生蚝肉）50 g、生姜 1 片，共放砂锅内加水武火煮沸后，文火煮 45 min，调味食用。适于各型多动症患儿。④猪心莲子汤：猪心 1 个、莲子（不去心）50 g、桂圆肉 10 g，共放砂锅内加清水适量，武火煮沸后，文火煮 2 h，调味食用。适用于心脾气虚患儿。⑤百合生地鸡蛋汤：鸡蛋 1 个、百合 15 g、生地黄 15 g，百合、生地黄共放砂锅内加清水适量，武火煮沸后，文火煮 2 h，放入鸡蛋搅匀，加入蜂蜜。适用于心脾不足，心神不宁患儿。

（四）王霞芳经验

王霞芳认为认为本病以肾精不足为其本，虚阳浮越、心肝火盛、积痰动风为其标。临床每见多动不宁，上课注意力难集中，小动作多，易激惹发怒，动作不协调，舌红苔腻，脉弦滑带数。证属肝风痰火内扰，元虚心神失养。治疗当先豁痰泻心，兼滋肾平肝熄风，首选泻心宁神汤（经验方），由黄连泻心汤、温胆汤加减而成。泻心宁神汤处方：黄连 5 g，黄芩 9 g，竹沥半夏 10 g，茯神 10 g，淡竹叶 9 g，青龙齿（先煎）30 g，珍珠母（先煎）30 g，灵磁石（先煎）30 g，柏子仁 10 g，石菖蒲 15 g，炙远志 6 g。因其标在风火痰浊，其本为肾虚精亏，待心火降风痰蠲后，改用百合地黄汤或甘麦大枣汤，合左归饮、右归饮之类滋水涵木、补肾填精养脑，常能异病同治而获效。小儿体禀稚阴稚阳，脏腑功能全而未壮。若患儿先天禀赋不足，因学习压力重，劳累过度，体力不支导致肾阴不足、虚阳偏亢、心神被扰而出现上课多动，自控能力差，激惹易怒，时发口疮，应先清心泻火、平肝安神，再予滋补肝肾助其生长，并嘱患儿注意劳逸结合。王霞芳喜用琥珀清心泻火安神，配合淡竹叶、青龙齿，往往收事半功倍之效。小儿肾水未充、精气不足，常导致心肾两虚而神气涣散。阴亏则肝阳偏亢，扰动心神。可先予三甲复脉汤合百合地黄汤滋阴潜阳，加平肝熄风、化痰通窍之品，标本同治，浮阳躁动之象即趋平和。久病肾虚精耗，髓海空虚则神智不足，可加入鹿角、益智，于阴中求阳，选血肉有情之品峻补阴阳，以充养脑髓、益智振神。常用药对有：①半夏、黄连配黄芩，3 药合用，清热祛痰，对痰热夹湿之证最为合适；②生地黄配百合，使阴复热清，百脉调和，气阴相成，神乃自生，心气开通，神魄自宁；③石菖蒲配炙远志，则有肾气上通、心气下降之妙，自能运其神机而开窍醒脑益智；④白蒺藜配珍珠母，2 药合用，一刚一柔，一清一散，相须为用；⑤龟甲配鹿角，龟甲、鹿角相配，贯通任督而育精化神，能益智强志，振发神明；⑥龙齿配竹叶，2 味相配，善治小儿惊痫抽风、烦躁多动、心神不宁、梦多惊哭等。

（五）韩新民经验

韩新民认为本病病位主要在心肝，涉及肾脾，其病理因素主要以火与痰为主，病理性质多属实证或实多虚少之证，病机主要为心肝火旺、痰热内扰，临床上以心肝火旺证型最为多见。韩新民发现儿童多动症患儿除有多动不安、注意力不集中外，更明显特点是性情急躁易怒、好发脾气、做事莽撞、冲动任性、大便秘结难行，多动不安比注意力不集中程度重，舌质红、脉弦，皆属心肝火旺、痰火内热之象，治疗当清心平肝、豁痰开窍、安神定志。方药选用安神定志灵加减，清心平肝，豁痰开窍，安神定志，使心火得清，肝阳得平，肝肾得补，阴阳得调，则多动不安、注意力不集中等症俱可消除。药物组成如下：醋柴胡、广郁金、黄芩、连翘、决明子、天竺黄、钩藤、石菖蒲、全当归、益智、炙远志。本病除药物治疗外，韩新民同时注重加用基础治疗。基础治疗主要包括心理疏导和躯体训练两个方面。心理疏导首先要建立良好的医患关系，尤其对年长儿童必须解除其心理负担，使其信任医生，为其制定切实可行的作息时间和可能达到的学习目标。指导家教，经常向家长介绍防治本病的知识，帮助分析其家庭环境中的不利因素，促使其建立和谐的关系。要求父母多关心患儿服药后的情况，帮助患儿克服自卑自弃的逆反心理。躯体训练，根据具体情况要求患儿每日进行 0.5～1.0h 跑步、球类或游戏等体育活动，一方面可以减轻某些患儿的厌学情绪，另一方面能够增强患儿体质和躯体的协调能力。饮食上改变不良饮食习惯，减少发病诱因。在保证患儿营养的同时，尽量予食清淡易消化之品，以减少生痰化火之源。

（六）李宜瑞经验

李宜瑞认为，本病的病因有禀赋不足、产伤外伤、护养不当、情志失调等，主要病机特点是小儿阴阳、脏腑功能失调。阴主静，阳主动，人体阴阳平衡，才能动静协调。小儿体属稚阴稚阳，生长发育迅速，阴精相对不足，若因先天禀赋不足，后天调护失宜或他病所伤而阴精亏损，阴不制阳，则阳躁有余，而见多动、冲动等；但亦可因阳气虚弱，不根于阴而外浮，以致神动不安，注意难专，脏腑功能不足。人的精神、思维、情志等由五脏产生，必须依靠五脏之精气作为物质基础；五脏功能的失调，则必然影响人相关精神活动，致其失常。李宜瑞认为，本病临床阴虚阳亢者多见，往往又以心脾肾不足为其本，肝阳亢盛为其标。在辨证分型上，为执简驭繁，主要分为肾虚肝亢证、心脾不足证、痰热扰心证 3 证。①肾虚肝亢证：多动不宁，行为冲动，急躁易怒，注意涣散，记忆欠佳，夜寐不安，或梦游梦呓，可伴遗尿，或盗汗，或口干，或大便干，舌淡红或红，苔薄白或少，脉细或细数。治以滋肾平肝，宁神定志为法。主方为益智宁，基本药物：熟地黄、醋龟甲、龙骨、远志、石菖蒲、茯苓、女贞子、白芍、五味子、何首乌藤等，由孔圣枕中丹合左归饮化裁而来。若急躁易怒甚者，可易龙骨为龙齿、珍珠母，以加强平肝潜阳、重镇安神之力；盗汗者，加浮小麦，既可敛汗固涩，又可养心安神；口干咽燥，舌质红者，以生地黄易熟地黄，并可加麦冬以养阴润燥；②心脾不足证：神思涣散，记忆欠佳，做事拖拉，粗心大意，有头无尾，多动以小动作多为著，厌食或偏食，睡眠不实，或少气懒言，或自汗，或大便溏烂，舌质淡，苔薄白，脉细或虚弱。治宜健脾养心，安神定志。主方为四君子汤合甘麦大枣汤化裁，基本药物：太子参、白术、茯苓、炙甘草、五指毛桃根、白芍、远志、石菖蒲、龙骨、浮小麦等。若舌苔厚腻，可加法半夏、陈皮行气燥湿；冲动明显，容易发怒，不能自控者，予珍珠母加强平肝潜阳，宁心安神；抑郁寡欢，善太息者，酌加合欢皮、柴胡以行气解郁；食少纳呆者，佐以鸡内金、谷麦芽以消食健胃；③痰热扰心证：多动难安，烦躁不宁，冲动，脾气暴躁，注意力不集中，可伴心烦多梦，大便干结或溏烂不爽，舌质红，苔黄腻，脉滑数，治宜清热泻火，化痰宁心，主方为温胆汤化裁。基本药物：半夏、陈皮、竹茹、茯苓、甘草、枳实、石菖蒲、远志、郁金、珍珠母等。大便溏烂者，易枳实为枳壳；若痰热甚，且烦躁不宁偏重，宜加天竺黄以加强清热化痰之力，并酌加龙齿、钩藤以清肝热，平肝阳。

（七）王烈经验

王烈指出该病是脑功能轻微障碍引起的以多动妄为、精力分散、情绪不稳等为特点的一种综合征，关乎肾、肝、心三脏。夫肾者主脑髓，肝者司筋，心者藏神。此三脏如有失调，即可导致脑功能障碍，出现多动妄为、注意力不集中、情绪不稳定等多种症状。儿童多动症乃先天之肾不足，肝、心之气有余，故见诸症。治用平抑肝、心之气，以缓多动，稳定心神，此为治标；尔后重在益肾，状其脑髓，增强脑的功能，从而促进阴阳调和。治疗方面：①外治用耳针法，取穴脑干、肾、肝、心，1 日 1 次，留针 20 min，10 日 1 疗程。②内服汤剂：当归 10 g，远志 10 g，郁金 10 g，白芍 10 g，牡蛎 10 g，龟甲 10 g，地龙 10 g，珍珠母 10 g，生地黄 10 g，紫贝齿 10 g，水煎服，1 日匀 3 次用。连续治疗 1 个月，病情基本稳定后复用石菖蒲 10 g，桑椹子 10 g，何首乌 10 g，熟地黄 10 g，山药 10 g，牡蛎 10 g，仙茅 10 g，日 1 剂，水煎服用 20 日，用以益肾促进脑髓发育，扶正固本以巩固疗效。方中当归、远志调神主静，白芍、郁金、生地黄平肝求稳，牡蛎、珍珠母、紫贝齿益肾利脑，配合耳针共奏其功。辅方诸品，皆补肾充脑之品，久服大有裨益。

（八）胡天成经验

胡天成认为本病概分为虚实两类，即初病多实，久病多虚；形神有余多实，形神不足多虚；多动不安，烦躁易怒，冲动人性多实，神思涣散，难以静坐，头晕健忘多虚。临床所见实证较多，虚证较少，但虚实两类不能截然划分，临床亦有虚实夹杂之证，不可不辨。遵循“实则泻之，虚则补之”原则，泻有余，补不足，虚实夹杂者，当补泻兼施，标本同治。并强调小儿不可过用苦寒、重镇之品，中病即止，泻不伤正，补不滞邪。治疗上，实证主要分为心肝火旺、心脾积热、痰热内扰，虚证主要分为心脾两虚、心肾两虚、肝肾阴虚。实证：①心肝火旺证，治以清肝泻火、宁心安神，偏于心经火旺者，选用黄连导赤散加减，组方有黄连、生地黄、淡竹叶、木通、僵蚕、蝉蜕、龙骨、牡蛎、石菖蒲、郁金。偏于肝火旺者，选用龙胆泻肝汤加减，组方有龙胆、柴胡、黄芩、栀子、生地黄、木通、牡丹皮、龙骨、牡蛎、石菖蒲、郁金。若失眠多梦者，加首乌藤、合欢皮养心安神；大便秘结者，加生地黄、玄明粉通腑泻热。②心脾积热证，治以清心泻脾、安神定志，选用导赤泻黄散，组方有生地黄、淡竹叶、木通、黄连、蝉蜕、石膏、栀子、防风、藿香、石菖蒲、郁金。若手脚心热者，加知母、黄柏清泻脾热；大便秘结者，加生大黄、玄明粉通腑泻热；唇舌红者，加牡丹皮配栀子、黄连清热凉血。③痰热内扰证，治以清热化痰、宁心安神，选用黄连温胆汤加减，组方有陈皮、法半夏、茯苓、枳实、竹茹、黄连、酸枣仁、炙远志、石菖蒲、郁金。若胸中烦热者，加栀子清心除烦；夜寐不安者，加龙骨、牡蛎重镇安神；口干口苦者，加黄芩、天花粉清热泻火生津；喉间痰鸣者，加胆南星清热化痰；大便秘结者，加生大黄、玄明粉通腑泻热。虚证：①心脾两虚证，治以健脾益气、养心安神，选用香砂异功散加减，组方有太子参、白术、茯苓、陈皮、藿香、砂仁、酸枣仁、远志、石菖蒲、郁金、山楂、建曲。若神思涣散者，加五味子宁心安神；汗多者，加浮小麦益气敛汗；失眠多梦者，加龙骨、牡蛎、首乌藤重镇养心安神。②心肾两虚证，治以补益心肾、养阴安神，选用安神定志丸加减，组方有人参、茯苓、龙齿、石菖蒲、远志、龟甲、酸枣仁、知母、川芎。若气不虚者，去人参；口干津少，大便干燥者，加玄参、生地黄、麦冬养阴生津，增液润燥；眩晕耳鸣者，加牡蛎、磁石平肝潜阳。③肝肾阴虚证，治以滋养肝肾、益智宁神，选用知柏地黄汤加减，组方有熟地黄、山药、山茱萸、茯苓、牡丹皮、泽泻、炒知母、炒黄柏、酸枣仁、炙远志。若健忘者，加石菖蒲、郁金开窍醒神；盗汗者，加龙骨、牡蛎、浮小麦收敛固涩止汗；肝阳上亢，急躁易怒者，加栀子、石决明泻火除烦，清热平肝。若髓海失养，形神不足，智力低下者，改用左归丸加减，组方有熟地黄、菟丝子、龟甲胶、鹿角胶、山药、山茱萸、枸杞子、紫河车、石菖蒲、郁金。气虚者加人参补益元气；血虚者加黄芪、当归补气生血。且平时患儿饮食宜清淡，应忌辛辣燥热鱼腥食物，还要避免不良刺激，如不要看打斗暴力类动画片，亦不要学跆拳道、空手道等对抗项目，否则都会加重病情。

五、名方推荐

（一）安神定志灵

炙远志6 g，醋柴胡、黄芩、连翘、郁金、石菖蒲、决明子、天竺黄、制龟甲、益智、当归各10 g、钩藤12 g。功效：清心平肝、豁痰开窍法。主治：心肝火旺型。用法：水煎，每日1剂，每次150 mL，分2次服。加减：烦躁不安明显者加珍珠母、龙胆；大便干结者加大黄；纳谷不香者加焦山楂、炒谷芽、麦芽。

（二）益智宁

五味子、甘草各4 g，远志5 g，麦冬、龟甲、石菖蒲各10 g，首乌藤、党参、茯苓、熟地黄各15 g，龙骨、浮小麦各20 g。功效：健脾养心、补肾平肝、益智宁神。主治：儿童注意力缺陷多动症。用法：中药常规水煎，煎2次，分早晚温服。加减：肾虚肝亢型以益智宁方加磁石、泽泻；痰热明显可合用温胆汤加减；心脾不足型以益智宁方加用五爪龙、茯苓、山茱萸等。

（三）泻心宁神汤

黄连3 g，远志6 g，黄芩9 g，竹沥、半夏、百合、生地黄、淡竹叶、白蒺藜、天竺黄各10 g，赤芍12 g，石菖蒲15 g，珍珠母、龙齿各30 g。功效：清心泻火豁痰、平肝宁神熄风。主治：心肝火旺型注意力缺陷多动症。用法：每日1剂，水煎，分2次服。

（四）补肾益元汤

熟地黄、山药、山茱萸、益智、石菖蒲、菟丝子各10 g，枸杞子、五味子、朱远志各6 g，龟甲9 g，浮小麦15 g，龙齿30 g。功效：滋养肝肾、平肝潜阳。主治：肝肾阴虚型。用法：每日1剂，水煎，分2次服。

（五）养心益智汤

党参、黄芪、茯神、半夏、益智、石菖蒲各10 g，炙远志、当归、五味子各6 g，柏子仁、酸枣仁各9 g，珍珠母30 g。功效：养心安神、健脾益气。主治：心脾两虚型。用法：每日1剂，水煎，分2次服。

（六）调神汤

生地黄、徐长卿各10 g，当归、远志、郁金、茯神、白芍、牡蛎、龟甲、地龙、珍珠母、紫贝齿各15 g，壁虎1条。功效：平抑肝心之气，以缓多动，养心安。主治：肾阴不足，肝阳偏旺。用法：中药常规水煎，煎2次，分早晚温服。

（七）多动停

辛夷花10 g，玄参、板蓝根各15 g，山豆根6 g，炒白芍30 g，天麻8 g。功效：疏散外风，清息内风，聚神止动。主治：儿童注意缺陷多动障碍。用法：上药水煎2遍，混合取滤液内服。4～7岁每次服150 mL；8～12岁每次服200 mL；均每日2次。1个月为1个疗程，休息3 d，开始下一个疗程。加减：伴性情急躁，易怒者，加龙胆、柴胡；伴口臭，舌苔厚腻者，加炒三仙；伴大便干燥，尿黄者，加大黄；伴多汗，易感冒者，加黄芪、五味子。

（八）宁神益智冲剂

山茱萸、黄柏、石菖蒲、远志、五味子各6 g，熟地黄、钩藤、益智、山药、茯神、泽泻、知母各10 g，龙骨30 g。功效：滋养肝肾、平肝潜阳。主治：肝肾阴虚型注意力缺陷多动症。用法：口服，4～5岁，3日2剂；6～12岁，日1剂；13～15岁，2日3剂。1个月为1个疗程。

（九）参芪归脾糖浆

人参、黄芪、当归、丹参各15 g，茯苓、炒白术、木香、酸枣仁、远志各10 g，大枣、甘草各6 g。功效：补气养血、健脾安神。主治：注意力缺陷多动症心脾两虚证。用法：7～9岁儿童，10 mL/次，3次/d；10～12岁儿童，15 mL/次，3次/d，2个月为1个疗程。

（十）多动安口服液

熟地黄、珍珠母（煅）各 15 g，白芍、白蒺藜、炙远志、知母、五味子、制何首乌、柏子仁各 10 g，钩藤、黄柏、甘草各 6 g。功效：滋肾育阴，平肝潜阳，养心益智，宁神定志。主治：肾虚火旺型注意力缺陷多动症。用法：患儿每次服用 10 mL，≤6 岁者，每日服用 2 次，>6 岁者，每日服用 3 次，8 周为 1 个疗程。

（十一）多动康胶囊

熟地黄、龟甲（制）各 200 g，黄柏、知母、麦冬各 120 g，珍珠（煅）、石决明、人参各 60 g，石菖蒲、甘草（炙）各 15 g，酸枣仁（炒）30 g。功效：滋阴泻火，潜阳安神。主治：肝肾阴虚型注意力缺陷多动症。用法：共研细末，装入胶囊，每日 3 次，每次 3 粒，60 d 为 1 疗程，连续治疗 3 个疗程。

第三节　多动性抽动症

多动性抽动症（MT），又称抽动障碍（TD）、抽动秽语综合征，是一种起病于儿童时期、以抽动为主要表现的神经精神疾病。其临床表现多样，可伴多种共患病，部分患儿表现为难治性。其发病是遗传、生物、心理和环境等因素相互作用的综合结果，确切病因和发病机制不清，中枢神经递质失衡，纹状体多巴胺活动过度或突触后多巴胺受体超敏感为其发病机制的关键环节。本病患病率男性高于女性，男女之比为（3～5）∶1。

一、诊断标准

根据临床特点和病程长短，TD 分为短暂性 TD、慢性 TD 和 Tourette 综合征（Tourette syndrome，TS）3 种类型。其诊断标准依据《国际疾病分类》第 10 版（ICD-10）、《美国精神疾病诊断与统计手册》第 5 版（DSM-5）和《中国精神障碍与诊断标准》第 3 版（CCMD-3）。目前国内外多数学者倾向于采用 DSM-5 的诊断标准，具体如下。短暂性 TD：①1 种或多种运动性抽动和/或发声性抽动；②病程短于 1 年；③18 岁以前起病；④排除某些药物或内科疾病所致；⑤不符合慢性 TD 或 TS 的诊断标准。慢性 TD：①1 种或多种运动性抽动或发声性抽动，病程中只有 1 种抽动形式出现；②首发抽动以来，抽动的频率可以增多或减少，病程在 1 年以上；③18 岁以前起病；④排除某些药物或内科疾病所致；⑤不符合 TS 的诊断标准。TS：①具有多种运动性抽动及 1 种或多种发声性抽动，但二者不一定同时出现；②首发抽动后，抽动的频率可以增多或减少，病程在 1 年以上；③18 岁以前起病；④排除某些药物或内科疾病所致。

有些患儿不能归于上述任一类型诊断，属于尚未界定的其他类型 TD，如成年期发病的 TD（迟发性 TD）。而难治性 TD 是近年来小儿神经/精神科临床逐渐形成的新概念，尚无明确定义，通常认为是指经过盐酸硫必利、阿立哌唑等抗 TD 药物足量规范治疗 1 年以上无效，病程迁延不愈的 TD 患者。

二、西医治疗

TD 的治疗应确定治疗的靶症状，即对患儿日常生活、学习或社交活动影响最大的症状。

抽动通常是治疗的靶症状，对于轻度 TD 患儿，主要是心理疏导，密切观察；中重度 TD 患儿的治疗原则是药物治疗和心理行为治疗并重。而有些患儿靶症状是多动、冲动、强迫观念等共患病症状时，需在精神科医师等多学科指导下制定治疗方案。

（一）药物治疗

对于影响到日常生活、学习或社交活动的中重度 TD 患儿，单纯心理行为治疗效果不佳时，需要加用药物治疗，包括多巴胺受体阻滞剂、α 受体激动剂及其他药物等。药物治疗应有一定的疗程，适宜的剂量，不宜过早换药或停药。

1. 常用药物：儿科临床医师常用治疗 TD 的 5 种药物见表 11－2，表中标签外用药是指超病种和超年龄适应证范围用药，用药前应与患儿家长进行有效沟通，并注意监测药物不良反应。亦有文献报道托吡酯、丙戊酸钠等药物具有抗抽动作用。其中丙戊酸钠治疗剂量为15～30 mg/(kg・d)，2次/d或3次/d，注意肝功能损害等不良反应；托吡酯治疗剂量为1～4 mg/(kg・d)，2次/d，应注意食欲减退、体质量下降、泌汗障碍、认知损害等不良反应。

表 11-2　治疗抽动障碍的常用药物

药名	作用机制	起始剂量	治疗剂量a	常见不良反应	备注
硫必利	D2受体阻滞	50～100 mg/d	150～500 mg/d	头晕、乏力、嗜睡、胃肠道反应等，少而轻	一线药物，有TD适应证
舒必利	D2受体阻滞	50～100 mg/d	200～400 mg/d	镇静、嗜睡、体质量增加、轻度锥体外系反应	一线药物，标签外用药
阿立哌唑	D2受体部分激动	1.25～2.50 mg/d	2.5～15.0 mg/d	头痛、失眠、易激惹、焦虑、嗜睡、胃肠道反应	一线药物，标签外用药
可乐定b	α2受体激动	1 mg/周	1～2 mg/周	镇静、头晕、头痛、乏力、口干、易激惹、嗜睡、体位性低血压、P-R间期延长	一线药物（TD+ADHD），有TD适应证
氟哌啶醇	D2受体阻滞	0.25～0.50 mg/d	1～4 mg/d	嗜睡、锥体外系反应	二线药物，同服等量盐酸苯海索，有TD适应证

注：TD，抽动障碍；ADHD，注意缺陷多动障碍；a治疗剂量建议根据年龄进行选择，≤7岁者，使用最小治疗剂量至大约1/2最大治疗剂量，如硫必利150～325 mg/d；>7岁者，使用大约1/2最大治疗剂量至最大治疗剂量，如硫必利325～500 mg/d；b透皮贴片

2. 治疗方案：①一线药物：可选用硫必利、舒必利、阿立哌唑、可乐定等。从最低起始剂量开始，逐渐缓慢加量（1～2周增加1次剂量）至治疗剂量。②强化治疗：病情基本控制后，需继续治疗剂量至少1～3个月，称为强化治疗。③维持治疗：强化治疗阶段后病情控制良好，仍需维持治疗6～12个月，维持剂量一般为治疗剂量的1/2～2/3。强化治疗和维持治疗的目的在于巩固疗效和减少复发。④停药：经过维持治疗阶段后，若病情完全控制，可考虑逐渐减停药物，减量期至少1～3个月。用药总疗程为1～2年。若症状再发或加重，则应恢复用药或加大剂量。⑤联合用药：当使用单一药物仅能使部分抽动症状改善，难治性TD亦需要联合用药。⑥如共患ADHD、OCD或其他行为障碍时，可转至儿童精神/心理科进行综合治疗。

（二）非药物治疗

1. 心理行为治疗：心理行为治疗是改善抽动症状、干预共患病和改善社会功能的重要手段。轻症TD患儿多数采用单纯心理行为治疗即可奏效。通过对患儿和家长的心理咨询，调适其心理状态，消除病耻感，采用健康教育指导患儿、家长、老师正确认识本病，淡化患儿的抽动症状。同时可给予行为治疗，包括习惯逆转训练、效应预防暴露、放松训练、阳性强化、自我监察、消退练习、认知行为治疗等。其中习惯逆转训练和效应预防暴露是一线行为治疗。

2. 教育干预：在对TD进行积极药物治疗的同时，对患儿的学习问题、社会适应能力和自尊心等方面予以教育干预。策略涉及家庭、学校和社会。鼓励患儿多参加文体活动等放松训练，避免接触不良刺激，如打电玩游戏、看惊险恐怖片、吃辛辣食物等。家长可以将患儿的发作表现摄录下来，就诊时给医师观看，以便于病情的判别。家长应与学校老师多沟通交流，并通过老师引导同学不要嘲笑或歧视患儿。鼓励患儿大胆与同学及周围人交往，增进社会适应能力。

（三）难治性TD的治疗

在排除诊断错误、选药不当、剂量不足、不良反应不耐受、用药依从性差等假性难治性TD后可采用综合治疗方法，包括联合用药、尝试新药、非药物治疗、共患病治疗等。其中联合用药包括抗TD药

物联用、抗 TD 药物与治疗共患病药物联用等，非药物治疗包括心理治疗、神经调控治疗和手术治疗等，也可以进行药物治疗与非药物治疗联用。已有报道治疗难治性 TD 新药包括新型 D1/D5 受体拮抗剂（如依考匹泮）、囊泡单胺转运体抑制剂（如四苯喹嗪）、尼古丁类药物（如美卡拉明）、大麻类药物（如四氢大麻酚）、谷氨酸类药物（如利鲁唑）、γ-氨基丁酸、非那雄胺、欧米伽-3 等。也有报道显示对于一些药物难治性 TD 患儿，可尝试重复经颅磁刺激、经颅微电流刺激、脑电生物反馈等神经调控疗法；少部分可考虑转诊至神经外科行深部脑刺激，但属于有创侵入性治疗，主要适用于年长儿（12 岁以上）或成人难治性 TD。应用多受体调节药物联合治疗或探索新药，已成为难治性 TD 治疗的趋势。通常对于难治性 TD 患儿，需要寻求多学科协作，及时转诊至儿童精神科或功能神经外科治疗。

三、中医临床思维

（一）中医病名及病因病机特征

多发性抽动症属于中医“肝风”“抽搐”“瘈疭”“筋惕肉瞤”等范畴。发病与先天禀赋不足、感受外邪、情志失调、饮食所伤等有关。小儿先天禀赋不足，肾精亏虚，则不能上荣于脑，影响儿童行为发育，发为抽动；体质纯阳，肝常有余，肝失疏泄，气郁不畅，易化热生风，致肝风内扰，风阳上扰于头面，发为抽动；《小儿药证直诀·急惊》：“若小儿热痰客于心胃，因闻声非常，则动而惊搐矣”，脾为生痰之源，湿邪困脾，聚而为痰，痰饮与热结，可上扰心神，发为抽动；《古今医统大全》谓“脾土虚……肝木乘之，故筋挛而作搐”，脾虚则水谷精微无以化生，气血生化乏源，濡养肌肉功能减弱筋脉失养，出现颤动；怪病多责之于痰，抽动多责之于风，六淫皆可引动伏邪，外风可引动内风，《素问·风论篇》云：“风者，百病之长也”，风邪入里，引触伏痰，两者相合为病，风痰横窜经络，而发抽动；《景岳全书·痉证》云：“凡属阴虚血少之辈，不能营养筋脉，以致搐挛僵仆者，皆是此证”，阴血亏虚，筋脉失养，可致抽动。病机关键为风痰胶结，肝风亢动。

（二）辨病辨证及治疗特征

中医诊疗指南将多发性抽动症分为肝亢风动、外风引动、痰火扰神、气郁化火、脾虚痰聚、阴虚风动 6 个证型。本病以息风止动为基本治疗原则。应根据疾病的不同证候和阶段，分清正虚与邪实的关系，痰盛者化痰息风，火盛者清热泻火，脾虚者健脾益气，阴虚者滋阴潜阳。肝亢风动型治以平肝潜阳，如天麻钩藤饮、泻青丸；外风引动型治以疏风解表，如银翘散、桑菊饮；痰火扰神型治以清热化痰，如黄连温胆汤、礞石滚痰丸；气郁化火型治以行气泻火，如清肝达郁汤；脾虚痰聚型治以健脾化痰，如十味温胆汤；阴虚风动型治以滋水涵木，柔肝息风，如大定风珠、三甲复脉汤、知柏地黄丸。另外，宗“怪病多由痰作祟”“久病入络”之意，故病程迁延者，必佐以化痰通络搜风之品。

（三）药物选择

数据挖掘表明，治疗多发性抽动症基础方用药擅用柔肝熄风之药、虫类药和健脾化痰祛浊之药，其所用之药物主要归于肝经。白芍、钩藤、甘草、茯苓、僵蚕、石菖蒲、天麻、全蝎、蝉蜕、半夏为医家常用治疗本病的药物，且白芍、钩藤二者连用次数最多，是最为核心的药物。

四、名医经验

（一）汪受传经验

汪受传认为据 MT 临床表现，多发性抽动症可归属于“慢惊风”“梅核气”范畴。病因不外乎内因与外因两大类，先天因素即内因，环境因素为外因。患儿父母健康欠佳或患有神经精神疾病，致使子女先天不足，精血不充，稍有感触即产生阴阳偏颇而出现抽动诸证。外因责之于父母调护失宜，教养不当，或溺爱放纵或强加各种学习压力，致小儿心、肝、脾、肾等脏腑功能失调而发病。本病的发病机制主要是脏腑阴阳失调，即阴静不足，阳动有余，以虚证为主，但虚中有实，属本虚标实之证。病变脏腑涉及心、肝、脾、肾四脏，以肝肾阴虚、心脾两虚为其病机大纲。①肝肾阴虚型：临床表现为在多种抽动症状之外，往往伴有好动不安，症见频繁眨眼，蹙眉，一侧或双侧面肌不自主抽动，耸肩，甩头，四肢肌肉不自主抖动，性情急躁，多动不安，盗汗，五心烦热，大便干，小便黄，舌质红，苔薄黄，脉弦细。治以滋阴潜阳，柔肝滋肾。方用杞菊地黄丸加减。常用药：生地黄、菊花、枸杞子、牡丹皮、胡黄连、夏枯草、谷精草、煅龙骨、煅牡蛎、白芍等。②心脾两虚型：除各种抽动症状外，多伴有注意力不集中，症见眨眼频频，抽鼻歪嘴，耸肩扭头，抽动不宁，喉中咯咯作响，精神倦怠，面色无华，汗出较多，注意力不集中，记忆力差，睡眠纳食欠佳，舌质淡，苔薄白，脉无力或沉细。治以补益心脾，方用归脾汤加减，常用药：黄芪、党参、茯苓、当归、白芍、白术、远志、酸枣仁、煅龙骨、煅牡蛎等。③兼证及加减：以上2证挟有痰湿者，据偏湿、偏热之不同酌选石菖蒲、明天麻、制半夏、天竺黄、瓜蒌皮等豁痰宁神之品；肝火亢盛明显者加黄芩、郁金、钩藤等以泻火平肝。

（二）张士卿经验

张士卿认为MT大多与先天不足、病后脾胃虚弱或情志失调有关。先天禀赋不足，肾虚精亏，或后天脾胃虚弱，阴血不足，则肝木无以涵养，心血亦得不到滋充，心肝之脉阴血不足，筋脉失养，虚风内动；小儿生理特点为心肝阳热常有余、君相之火易炎上。心肝血虚，木火偏旺，则心绪不宁，多动易怒；若小儿情志不畅，气郁不舒，肝失条达，则脾失肝助，运化失健，聚湿生痰，随气冲逆，走窜经络，可致掣动。故本病病变部位在肝，涉及心、肺、脾、肾。病机属性是本虚标实，以脾虚及肝肾阴血不足为本，以君相之火炎上、风痰阻络为标。风、痰、火、瘀为病理产物。在辨证论治方面，张士卿根据“治风先治血，血行风自灭”的理论，执简驭繁，总以滋阴养血，平肝熄风为主，佐以健脾化痰，疏肝理气，活血通窍，清君相之火。具体还要根据患儿体质、发病季节、病症表现的不同而调整治法的侧重点。在遣方用药上，张士卿以《时病论》清离定巽法为主，配合导痰汤、逍遥散加减化裁。药用：生地黄、玄参、连翘、淡竹叶、冬桑叶、钩藤、白芍、当归、柴胡、菊花、石菖蒲、郁金、胆南星。在治疗过程中，患儿常常因感冒、季节变化加重或反复，往往是一组症状减轻或消失，另一组症状又起，或在一组症状的基础上，又增加一组症状。因此，张士卿在辨证的基础上，随症加减，标本同治。若抽搐明显者加僵蚕、地龙、全蝎以祛风止痉；挤眉眨眼者加枸杞子、密蒙花、蝉蜕清肝明目；喉发怪声者加山豆根、桔梗、牛蒡子清热利咽；鼻塞不通者加苍耳子、辛夷宣通鼻窍；扭颈、耸肩明显者加葛根、川芎、羌活祛风胜湿；夜寐不安或夜惊者加生龙骨、生牡蛎、炒酸枣仁安神定惊。一方之中常熔柔肝、平肝、清肝、疏肝、健脾化痰、活血通窍诸法于一炉。

（三）安效先经验

安效先认为MT的基本病机为肝风挟痰，病位主要在肝。风性主动，肝主疏泄，喜条达而恶抑郁，小儿肝常有余，但自身脏腑娇嫩，生长发育未趋完善，在情志紧张等条件下肝木疏泄不及，而致肝风内作则发为抽动。风木疏泄不及则气机不能畅达，津液不得正常疏布，蕴而生痰，风痰停滞经络，则使病情缠绵难愈，或愈而复发。小儿抽动病位主要在肝，但根据其兼夹症状，病位可波及心、脾、肾等。抽动患儿若兼有注意力不集中、小动作较多、夜间睡眠不安等心神不宁症状，在平肝化痰基础上常加用栀子豉汤、甘麦大枣汤、酸枣仁、珍珠母等宁心安神之品；若患者平素脾虚，痰多，纳食欠佳，大便溏薄，舌淡胖大苔白腻或有齿痕等症状，临床常加重茯苓、法半夏用量，同时加用炙黄芪、炒白术、山药等健脾之品；若痰液较多可加用胆南星、竹茹；若小儿病程缠绵难愈，或小儿素体亏虚，则可用滋水涵木法，合用六味地黄丸加减以滋肾阴平肝木。安效先临床常用方中天麻、钩藤、蝉蜕、菊花平息肝风，甘寒之品平肝木但不过度抑遏其生机，生白芍、炙甘草柔肝阴，缓解其痉挛抽动，使其肝木条畅；茯苓、法半夏、石菖蒲等化痰，使其经络条畅；酸枣仁、生龙牡等养肝、平肝而安神。总观其方，使肝木条畅、肝阴得养而风痰不兼夹为患则病痊。

（四）李安源经验

李安源认为，小儿脏腑娇嫩，形气未充，生机蓬勃，发育迅速，阳常有余，阴常不足。故感受外邪、饮食不节、衣被过暖或情志不调等因素均可生热化燥，伤及脏腑之阴，阴不制阳，风气内动，则诸证俱现。究其本源为阴虚阳亢。MT病位主要在心、肝，涉及肾、脾等脏，以心肝亏虚、虚风内动为主，主张从“虚、风、痰、火”辨证施治，主要有两个方面：①心肝亏虚、虚风内动证，治以养心柔肝，熄风止痉。根据“虚则补之，实则泻之”，“谨察阴阳所在而调之，以平为期”的原则，以《医宗金鉴》之钩藤饮（人参、全蝎、羚羊角、天麻、甘草、钩藤）为基础，创制了宁动颗粒。②痰浊阻窍、痰火扰心证，痰浊阻窍为主者，治以健脾祛湿，化痰熄风。常在《医学心悟》半夏白术天麻汤（半夏、白术、天麻、陈皮、茯苓、蔓荆子、生姜、大枣、甘草）基础上化裁。痰火扰心为主者，治以清心化痰，熄风止痉，以《三因极一病证方论》之温胆汤（半夏、竹茹、枳实、陈皮、茯苓、甘草）为基础随症加减。临证常加石菖蒲、郁金、胆南星豁痰通窍，加钩藤、全蝎、蜈蚣祛风止痉，肢体抽动加桑枝、木瓜、伸筋草以舒筋通络；情绪不稳者加柴胡、白芍以疏肝解郁；心神不宁者加炙远志、五味子等养心安神；咽部发声不适者常加蝉蜕、僵蚕、射干疏风利咽；眨眼频繁者加菊花、木贼清热疏风。同时，李安源重视情志调摄，注意饮食起居，病愈防复。在药物治疗的同时，非常注意对患儿的心理治疗和情志的疏导，解决儿童的情绪问题与其他伴随症状。李安源还认为感染尤其是上呼吸道感染，常常诱发或使抽动症状加重，要求家长注意患儿冬春季节避寒保暖，预防感冒，避免过度劳累和看过于刺激的电影或电视剧；饮食上注意均衡营养、平衡膳食，忌食辛辣或肥甘厚腻的食物，少食或少饮添加色素的零食或饮料。

（五）熊继柏经验

熊继柏认为MT属中医“震颤”的范畴，为“内风”所致，临床以肝阳化风、风痰相引及阴虚动风3种类型最为常见。①肝阳化风，小儿乃“稚阴稚阳”之体，稚阳未充则脏腑功能脆弱，易受邪发病，稚阴未长则发病后易呈阴伤阳亢，表现为热证及阳亢化风之证，而《素问·至真要大论》云：“诸风掉眩，皆属于肝。”《丹溪心法》亦指出小儿“肝常有余”，说明肝风易动是小儿的病理特点之一，治以镇肝熄风，滋阴潜阳，方用镇肝熄风汤合天麻四虫饮加减。②风痰相引，小儿“脾常不足”，运化功能尚未健全，故易生痰湿，加之肝风易动，如《杂病源流犀烛·痰饮源流》所说，痰之为物，“风鼓则涌，变怪百端”，风痰相引而发为震颤。治疗之法，一则化痰，二则熄风。涤痰汤、温胆汤及定痫丸等化痰之剂均可随证选用，再合天麻四虫饮熄风止痉。③阴虚动风，此证的肢体肌肉抽掣摇动必兼手足心热，舌红少苔或无苔，脉细数等明显的阴虚特点。治宜滋阴熄风，方用大定风珠。另有血虚而见动风者，常见于脾胃虚弱或久病后，以肢体肌肉抽动、动摇兼面唇淡白，舌淡，脉弦细为辨证要点，治宜养血熄风，四物汤合天麻四虫饮治之。此型临床较为少见。此外，由于本病发生的机制与患儿精神紧张、心理压抑有关，因此在药物治疗的同时，还要重视减轻儿童的心理压力，消除紧张、恐惧、压抑、自卑等心理因素，使儿童心情舒畅，促进疾病痊愈。

（六）武连仲经验

武连仲认为MT多发于儿童，其又具有“阳常有余，阴常不足”生理特点，且思想简单，多无忧思之伤，故此病的发生不外乎先天因素和后天因素两方面。先天不足，肾精亏虚，元神失于统摄，加之精神紧张，劳伤心神，伤津耗液，引动虚风而发筋惕肉瞤，证属虚，责之少阴；或后天恣食肥甘厚味，饮食不节，致使胃肠积滞，阳明热盛，化火生风，加之手足阳明经络皆分布头面，阳明主一身之宗筋，遂易发筋惕而头面抽动不止，证属实，责之阳明。故立“虚则少阴，实则阳明”之说。武连仲主张辨证论治，具体如下：①少阴不足证：治以滋肾养心，填精养髓，取足三里、复溜、内关、神门、百会、四神聪、印堂等穴。心主血而藏神，其性属火；肾主水而藏精，其性属水，只有心肾相交、水火既济才能阴阳平和，精神调秘，神志安宁。故选足三里、复溜补肾益阴，濡润宗筋；内关、神门补益心气，调神养心；头面部取百会、四神聪安神益气，升提清阳，印堂醒神调神通督。②阳明实热证：治以清泄阳明，清热化痰，取曲池、偏历、合谷、丰隆、内庭、头维、巨髎、四白等穴。手足阳明经络皆布于头面，阳明主一身之宗筋，曲池、偏历、合谷配伍内庭、丰隆则有清泻阳明腑热之功效；头维、巨髎、四白均为头面部经穴，通经活络，舒筋止痉；若患儿局部抽动动作较轻较缓，可只选其中一穴，另外可根据患儿抽动部位沿手足阳明经循经选穴。③督脉不足证：治以振奋阳气，调督醒神，取前顶、后顶、通天、大椎、攒竹、至阳、腰阳关、肾俞等穴。极少数患者兼有此证表现，督脉乃“阳脉之海”，主全身之阳气，统情志及全身功能活动，故兼此证型者配选督脉之穴，鼓舞全身阳气，兴阳振颓。

（七）孙申田经验

孙申田认为MT与环境、精神因素、遗传、中枢神经递质异常有关。本病在儿童和青少年期起病，男性多见，病程在1年以上，常有病情的波动。本病的发生主要是由于儿童时期“稚阳未充”“稚阴未长”，各组织器官发育尚未成熟，营卫失调，卫外不固，风邪乘虚而入或气血虚弱，经脉失养所致。治疗当以疏散风邪、调和营卫为主。常用穴位有：双侧风池、百会，头针双侧舞蹈震颤控制区、廉泉、迎香、地仓、内关、攒竹。百会位于巅顶，能调补经气、通络；风池为足少阳与阳维脉之交会穴，既疏散外风，又平熄内风，内外兼治；舞蹈震颤控制区则是控制肌肉张力和协调运动的功能部位。根据“经脉所过，主治所及”和阳明经多气多血的原理，针刺上述穴位，可获调和营卫、疏风活络兼益气血之效，解除抽动肌肉的痉挛状态，而达到治疗的目的。

（八）郑启仲经验

郑启仲认为，MT为本虚标实之证，病位在五脏，主要表现在肝，病机为痰邪内扰，气机失调，升降失常，肝风内动。痰浊、风、火、瘀为其病理产物，亦为致病因子。痰浊与风、火、瘀相互胶结，导致TD症状怪异、变化多端，反复发作，迁延难愈。TD病机错综复杂，其中气机失调，升降失常是其核心。《素问·举痛论》载：“百病生于气也。”清代薛雪亦指出“气之在人，和则为正，不和则为邪，故百病皆生于气也”，故气机失调则百病丛生，气机失调会导致痰、瘀、湿、滞等病理产物在体内的瘀积，而痰饮、水湿、瘀血等病理产物亦是导致疾病发生和变化的病理基础。《灵枢·邪气脏腑病形》云：“十二经脉，三百六十五络，其血气皆上于面而走空窍，其精阳气上走于目而为睛，其别气走于耳而为听，其宗气上出于鼻而为臭。”气机调畅、升降有序，经络畅通是脑主神明的基础，若清阳不升，浊阴不降，痰浊上蒙，经脉被阻，窍道阻塞，则出现TD的各种症状。郑启仲运用“升清降浊”法治疗TD，并自拟“升清降浊制动汤”，其由升降散、牵正散、芍药甘草汤3方化裁而成，核心在升降散。全方起升清降浊，化痰熄风，通络止痉，清心安神之效。

（九）刘弼臣经验

刘弼臣认为MT病位主要在肝，结合其风痰流窜的病机特点，提出“肝风证”这一病名。从多年的临床观察中，刘弼臣发现TD的患儿在病初多伴有鼻痒、鼻干、鼻塞、喷嚏、流涕、鼻黏膜发红，咽痒咽痛、咽喉不利、喜“吭吭”清嗓、咽部发红等鼻咽部症状，而且患儿的抽动在外感后多加重或反复。结合小儿的生理特点为脏腑娇嫩，形气未充，“肺常不足”，易感外邪，因此，刘弼臣认为感受外邪与本病的发生、复发及预后有重要的关系，本病常常为外风引动内风，风痰流窜经络所致据此提出“从肺入手，肺肝同治”的治疗思路。临床上多采用清肺宣窍、化痰通络、平肝熄风的方法。清肺宣窍，一则可以祛除在表之风邪，二则可以治疗局部之症状，三则可以预防外感，达到未病先防的目的，临证时常用辛夷、苍耳子、玄参、板蓝根、山豆根清肺宣窍利咽。平肝熄风，用治内风，以熄风止痉、减少抽动，用天麻、钩藤、全蝎、僵蚕、蜈蚣，配以木瓜、伸筋草、白芍等平肝、熄风、柔筋并用，达到制动、止痉的作用。化痰通络，搜剔顽痰，使经络气血通畅，则怪病自除，临证常用半夏、白附子、石菖蒲、胆南星、天竺黄，神昏狂乱者加礞石滚痰丸。

五、名方推荐

（一）自拟风宁汤

钩藤、天麻、石菖蒲、茯苓、白蒺藜各10 g，矾郁金、胆南星、僵蚕各6 g，蜈蚣1条，甘草3 g。功效：息风豁痰。主治：多发性抽动症各证型。用法：每日1剂，水煎，分2次服。加减：兼气郁化火者，加夏枯草、石决明、菊花、黄芩；兼痰蒙心窍者，加半夏、白术、枳实、远志；兼心脾两虚者，加党参、益智、白术、酸枣仁；兼肝肾阴虚者，加生地黄、白芍、枸杞子、山茱萸。

（二）柔肝祛风汤

钩藤、天麻、防风、白芍、僵蚕、秦艽、菊花、草决明各10 g，珍珠母12 g，甘草6 g。功效：平肝熄风化痰。主治：多发性抽动症肝亢风动或痰火扰神型。用法：每日1剂，水煎，分2次服。加减：

心肝经实热，加黄连、龙胆、栀子等以清肝降火；脾虚痰湿，加橘红、姜半夏、茯苓等健脾化痰；阴虚动风，加玄参、麦冬、白芍等滋阴息风；眨眼频繁者加菊花清热疏风；咽部发声不适者常加牛蒡子、桔梗、射干疏风利咽；搐鼻明显加辛夷、白芷；肢体抽动加木瓜以舒筋通络；情绪急躁者加柴胡、白芍以疏肝柔肝；心神不宁者加炒酸枣仁、柏子仁、远志等养心安神；食积夹滞加焦三仙、莱菔子、鸡内金。

（三）安效先基本方

生龙骨、生牡蛎各 30 g，白芍 20 g，天麻、钩藤、蝉蜕、菊花、茯苓、石菖蒲、木瓜、酸枣仁各 10 g，半夏、炙甘草各 6 g。功效：平肝熄风，化痰宁神。主治：多发性抽动症肝亢风动型。用法：每日 1 剂，水煎，分 2 次服。加减：若眨眼频繁，则选加白蒺藜或木贼、蝉蜕、菊花；耸鼻选用辛夷、苍耳子、石菖蒲通鼻窍；头部抽动为主，可选用葛根或川芎；四肢抽动为主选用木瓜、宽筋藤；抽动频繁者加虫类药物搜风镇惊，如僵蚕、全蝎；合并注意力缺陷多动障碍的患儿加孔圣枕中丹加减，选用龟甲、龙骨、石菖蒲、远志、合欢皮等。

（四）升清降浊制动汤

白芍、僵蚕各 20 g，蝉蜕 12 g，姜黄、莲子心、穿山龙各 10 g，白附子、全蝎各 6 g，大黄 3 g，甘草 9 g。功效：升清降浊，化痰熄风，通络止痉，清心醒脑。主治：多发性抽动症痰热动风型。用法：每日 1 剂，水煎，分 2 次服。加减：①痰热重、大便干者，大黄生用量宜偏大；大便不干者用（酒）大黄，且量宜小；②白芍用量宜偏大，与甘草的比例为 1：1 或 2：1；③秽语重者，加黄连、（胆）南星以清心涤痰；咽有异物感者，加升麻、厚朴以增强气机升降之力；④脾虚者，去大黄、莲子心，加白术健脾化湿，以杜生痰之源；⑤症见阴虚阳亢者，加鳖甲、龟甲、龙骨、牡蛎，以滋阴潜阳；⑥兼见精神抑郁者，加石菖蒲、郁金、远志，以化痰开窍；⑦兼见血瘀者，加（酒）大黄、桃仁、红花、川芎、鸡血藤等以活血化瘀通络；⑧兼见气虚者，去大黄、穿山龙、莲子心，加黄芪、人参补气固本，以助气机升降之力。（郑启仲治疗小儿多发性抽动症经验 [J]. 中医杂志，2012 年第 3 期）

（五）半夏白术天麻汤合柴胡加龙骨牡蛎汤

茯苓、生龙骨、生牡蛎各 20 g，白术、天麻、钩藤、葛根各 15 g，半夏、陈皮、党参、蝉蜕、柴胡、黄芩、当归、白芍、炙甘草各 10 g。功效：健脾化痰，清肝熄风，潜镇安神。主治：多发性抽动症脾虚肝旺型。用法：每日 1 剂，水煎，分 2 次服。加减：有痰热扰心者，加竹茹、黄连、栀子；食积者，加焦三仙、鸡内金、莱菔子；痰蒙清窍者，加石菖蒲、远志；肝火盛者，加龙胆、菊花。

（六）调神汤

当归 15 g，茯神、远志、首乌藤、徐长卿、郁金各 10 g。功效：调神定治，养心祛邪。主治：多发性抽动症肝心不和证。用法：每日 1 剂，水煎，分 2 次服。

（七）刁本恕基本方 1

龙骨、牡蛎各 30 g，钩藤 10 g，黄芩、连翘、龙胆、木通、石菖蒲各 9 g，芦荟、白蔻各 6 g，黄连、栀子、炙远志各 3 g 等。功效：养阴清热，平肝息风。主治：多发性抽动症肾阴不足，肝阳偏亢，热扰心神型。用法：每日 1 剂，水煎，分 2 次服。

（八）刁本恕基本方 2

炒谷芽、炒麦芽各 30 g，茯苓 15 g，竹茹、益智、豆蔻各 10 g，枳实 9 g，法半夏、陈皮、连翘、石菖蒲各 6 g，炙远志 3 g，黄连、栀子各 1.5 g。功效：健脾化湿，清热涤痰。主治：多发性抽动症脾气不足，生湿蕴痰，痰热扰心型。用法：每日 1 剂，水煎，分 2 次服。

（九）刁本恕基本方 3

钩藤、石决明、白芍、磁石各 30 g，橘络、山楂、神曲各 15 g，远志、三七、豆蔻、天麻各 10 g，全蝎 5 g，桃仁、红花、石菖蒲 3 g，蜈蚣 2 条。功效：涤痰通络，活血开窍，养心益智。主治：多发性抽动症痰瘀阻络，心智受损型。用法：每日 1 剂，水煎，分 2 次服。

（十）刁本恕基本方 4

钩藤、石决明、石斛、决明子、炒麦芽各 30 g，僵蚕、蝉蜕、淡竹叶、天麻各 10 g，桔梗 9 g，桑叶、菊花各 6 g。功效：疏风清热，涤痰通络。主治：多发性抽动症风热痰阻，上扰头面型。用法：每日 1 剂，水煎，分 2 次服。

（十一）四逆散加减

白芍 20 g，柴胡、枳壳各 15 g，枳实、香附、菊花、蔓荆子、桑叶、谷精草、蒺藜各 10 g，蝉蜕、防风各 5 g。功效：疏肝气，调肝郁。主治：多发性抽动症肝气郁结型。用法：每日 1 剂，水煎，分 2 次服。加减：鼻抽动者加辛夷、苍耳子、白芷；抽动频繁有力，摇头耸肩，挤眉眨眼，性情急躁，烦躁易怒者加钩藤、蜈蚣、僵蚕、全蝎、地龙、珍珠母、石决明等以镇肝熄风。

（十二）二陈汤加味

钩藤 15 g，茯苓、白芍、白术各 10 g，半夏 9 g，陈皮、防风、炙甘草各 6 g，蜈蚣 2 条。功效：健脾化痰，平肝熄风。主治：多发性抽动症脾虚肝亢型。用法：每日 1 剂，水煎，分 2 次服。加减：腹部挛急者重用白芍，合炙甘草酸甘化阴；喉间异常发声者加蝉蜕、玄参、山豆根清热利咽；口出秽语者加石菖蒲、郁金豁痰通窍；抽搐明显者加僵蚕、地龙、全蝎、蜈蚣。

（十三）大定风珠加减

龟甲、鳖甲、牡蛎各 20 g，阿胶（烊化）、生地黄、麦冬、天麻各 10 g，白芍 9 g，五味子 6 g，全蝎、蝉蜕各 5 g，甘草 3 g。功效：滋阴养液、柔肝熄风。主治：多发性抽动症阴虚火旺，虚风内动型。用法：每日 1 剂，水煎，分 2 次服。

（十四）刘弼臣基本方

玄参、伸筋草各 15 g，辛夷、苍耳子、板蓝根、木瓜、钩藤各 10 g，半夏 5 g，山豆根 3～5 g，全蝎 3 g。功效：清肺化痰，利咽通窍，熄风通络。主治：多发性抽动症风痰鼓动型。用法：每日 1 剂，水煎，分 3 次温服。3 个月为 1 疗程。加减：伴眨眼、耸鼻、口角抽动、摇头等面部异常动作者，加黄连、白附子、菊花；烦躁易怒、秽语骂人者加柴胡、枳壳、白芍、甘草；注意力不集中、学习困难者，加丹参、菖蒲、远志、郁金；肢体抽动明显者，加蜈蚣；上肢抽动明显者，加姜黄；下肢抽动明显者，加牛膝；颈肩部动作明显者，加柴胡、葛根；喉部异声、嗽嗓者，加蝉蜕、僵蚕、青果、射干、锦灯笼；喉中痰鸣漉漉者，加胆南星、天竺黄；动作幅度大、频率快者，加生龙牡、灵磁石、珍珠母或加白芍药、甘草。

（十五）痛泻要方加味

白芍 30 g，钩藤 15 g，远志 12 g，陈皮、防风、炙甘草、半夏、茯苓、炒白术、当归、蕲蛇各 10 g。功效：健脾化痰，平肝熄风。主治：多发性抽动症脾虚肝亢证。用法：每日 1 剂，水煎，分 2 次服。加减：鼻塞缩鼻者加辛夷、苍耳子宣通鼻窍；挤眉眨眼者加蕤仁、菊花、密蒙花清肝明目；头摇者加天麻疏肝熄风；肢体抽动者加木瓜、伸筋草舒筋活络；腹部挛急者重用白芍，合炙甘草酸甘化阴；喉间异常发声加僵蚕、蝉蜕、玄参、山豆根清热利咽；口出秽语加石菖蒲、郁金豁痰通窍；抽搐明显者加僵蚕、地龙、全蝎、蜈蚣。

（十六）宣桂琪基本方

钩藤、磁石（先煎）、生牡蛎（先煎）各 30 g，炙鳖甲、蝉蜕、辰茯神、生龙齿（先煎）、益智、地龙各 10 g，杭白芍、天麻、石菖蒲、秦艽、防风各 6 g。功效：养阴平肝，镇静祛风，涤痰通络。主治：多发性抽动症肝风内动型。用法：每日 1 剂，水煎，分 2 次服。加减：肝火旺盛，加山栀子；抽动甚者，加全蝎等虫类药熄风；智力下降，重用益智、酌加五味子；痰热内扰、睡眠不安，加炙远志、重用辰茯神或合用甘麦大枣汤；肝气郁结，加广郁金、柴胡；喉间异声，加天竺黄、山豆根、玄参化痰利咽；有外伤史及出生缺氧史，加丹参、桃仁、郁金活血化瘀。

（十七）王素梅基本方

白芍 20 g，钩藤 15 g，太子参、白术、茯苓、半夏、陈皮、天竺黄、僵蚕各 10 g。功效：健脾化痰，平肝熄风。主治：多发性抽动症脾虚肝亢型。用法：每日 1 剂，水煎，分 2 次服。加减：如头部抽动用葛根、天麻、蔓荆子；眨眼明显加桑叶、白菊花、谷精草、白蒺藜、木贼、防风；鼻抽动加辛夷、苍耳子、白芷；口角抽动加白附子；喉部异常加射干、重楼、青果、锦灯笼；腹肌抽动可用姜黄、白芍配甘草，酸甘化阴、缓急，治肚子抽动；四肢抽动加桑枝、桂枝、鸡血藤、木瓜、伸筋草、蜈蚣、地龙、全蝎祛肢末之风。如伴多动，加珍珠母、磁石；伴注意力不集中，加远志、石菖蒲、郁金、益智等；秽语明显者，加琥珀、石菖蒲、茯神；舌质瘀暗加丹参、红花。

（十八）静心止动方

煅龙骨（先煎）、煅牡蛎（先煎）各 20 g，珍珠母 15 g，炒酸枣仁、柏子仁各 12 g，白芍、僵蚕、板蓝根、蒺藜各 9 g，柴胡、枳壳、蝉蜕、辛夷各 6 g。功效：镇心安神、熄风止动。主治：多发性抽动症心神失调型。用法：每日 1 剂，水煎，分 2 次服。

（十九）木瓜芍药汤

木瓜、葛根各 20 g，白芍、鳖甲、龟甲各 15 g，天麻、钩藤、地龙、僵蚕、全蝎、伸筋草、蝉蜕、露蜂房各 10 g，白芷 8 g，蜈蚣 2 条。功效：柔肝息风，通络止痉。主治：多发性抽动症肝风内动型。用法：每日 1 剂，水煎，分 2 次服。

（二十）蝉蜕钩藤饮

蝉蜕、荆芥、防风、当归、熟地黄、白芍各 10 g，僵蚕 5 g，川芎、甘草各 3 g。功效：清肺化痰，利咽通窍，熄风通络。主治：多发性抽动症肝经风热、阴血亏虚型。用法：每日 1 剂，水煎，分 2 次服。如食欲欠佳加山楂、麦芽；睡眠不安加茯神；神疲肢倦加黄芪。（蝉蜕钩藤饮治疗小儿抽动症临床研究［J］. 山东中医杂志，2011 年第 4 期）

（二十一）银翘散加减

金银花、连翘、牛蒡子、桔梗、枳壳、荆芥穗、黄芩各 10 g，芦根 15 g，薄荷、甘草各 6 g，全蝎 3 g。功效：疏风止痉。主治：多发性抽动症风热型。眨眼频繁者加菊花、青葙子；合并鼻炎者加辛夷、苍耳子、白芷；大便干结难行者加生大黄；心情抑郁不舒加浮小麦、大枣；咽部红肿明显者加金果榄、射干、玄参。

第四节　水　痘

水痘（varicella）是由水痘-带状疱疹病毒（VZV）引起的常见的小儿急性出疹性传染病。临床可有发热，皮肤分批出现皮疹，斑疹、丘疹、疱疹、结痂同时存在为主要特征。本病传染性强，各年龄段小儿均可发病，高发年龄为 6～9 岁，多流行于冬、春季节。本病可发生肺炎、脑炎等并发症。

一、诊断

（一）病史

起病前 2～3 周有水痘或带状疱疹接触史。

（二）临床表现

1. 常证：皮疹可见于全身，呈向心性分布，躯干部较密集，常伴瘙痒感，分批出现，初期皮疹为红色斑疹、丘疹，24 h 后变为疱疹，2～3 d 结痂，高峰期斑疹、丘疹、疱疹、结痂同时存在，形态椭圆，大小不一，周围红晕，愈后不留瘢痕，无色素沉着，可有发热，多为低热，伴全身不适、头痛、咽痛、纳差等症状。

2. 变证：多发生于体质虚弱患儿，皮疹稠密，疱疹较大，疹色赤紫，根盘红晕明显，疱浆混浊，发热，呕吐，烦躁；或见嗜睡，神昏，谵语，惊厥；或见咳嗽频作，喘促。

3. 先天性水痘：孕母水痘史，先天性畸形，低出生体重，皮肤瘢痕，播散性水痘，智力低下。

接种过水痘疫苗或二次感染者，症状较轻微。先天性免疫缺陷，或获得性免疫缺陷，或正在接受免疫治疗的儿童二次感染后，病情危重，预后差。自然病程约 1 周，轻者可自愈。

（三）实验室检查

1. 血常规：白细胞总数正常或稍低，亦可见白细胞总数稍增高，分类计数淋巴细胞可增高。

2. 血清学检查：补体结合抗体高滴度或双份血清抗体滴度 4 倍以上升高可明确病原。

3. 病毒学检查：将疱疹液直接接种入人胎羊膜组织培养分离病毒，单纯-免疫荧光法检测病毒抗原。用聚合酶链反应（PCR）检测患儿呼吸道上皮细胞和外周血白细胞中的特异性病毒 DNA，是敏感、快速的早期诊断方法。

（四）并发症

原发性水痘可引起多种临床并发症，如细菌性感染：脓疱疮、疖、蜂窝织炎、葡萄球菌大疱性皮损，极少数患者可能引起中枢神经并发症，如大脑炎，急性脑共济失调，Guillain-Barre 综合征，多发性脊神经炎和急性脑病伴内脏脂肪变性，也可引起心肌炎、胰腺炎、关节炎、视神经炎、角膜炎、虹膜炎、肾小球肾炎、肝炎和过敏性紫癜。在成人水痘感染中，水痘病毒性肺炎是一种值得重视的并发症，在免疫力正常的成人患者，VZV 肺炎的病死率大约在 10％，在免疫力低下的 VZV 肺炎患者的死亡率可上升到 30％。

妊娠妇女感染 VZV 可以引起胎儿的发育畸形甚至死胎，特别在妊娠早期（20 周）感染 VZV，畸形及死胎的发生率均较高，在妊娠中期之后（20 周之后）感染 VZV，发生畸胎的危险概率可降至 2％。

二、西医治疗

（一）一般治疗

严格隔离患者，尽量卧床休息，多饮水，清淡饮食，保持清洁避免抓挠，加强护理，防止继发感染。

（二）对症治疗

皮疹已破溃可涂以甲紫或新霉素软膏，皮肤瘙痒可局部使用炉甘石洗剂及抗组胺药物。

（三）抗病毒治疗

阿昔洛韦是首选药物，出疹 24 h 内可口服用药，每日 80 mg/kg，分 4 次口服，共 5 d。对重症或有并发症或免疫功能受损的患者宜静脉给药，每日 30 mg/kg，分 3 次治疗，每次输入时间应在 1 h 以上。此外，也可早期选用干扰素，每天 10 万～20 万单位，连用 3～5 d；尚可选用阿糖腺苷等。

（四）并发症处理

继发感染者应及早选用敏感的抗生素。并发肺炎、脑炎按肺炎和脑炎治疗。一般不宜使用激素，当合并有严重的并发症时，在应用有效抗生素的前提下，酌情使用。病前已用激素者应该尽快减量或停用。

（五）预防及调护

1. 接种疫苗：世界卫生组织（WHO）认为，在那些水痘是比较重要的公共卫生和社会经济问题，且负担得起水痘疫苗费用及疫苗覆盖率高（85％～90％）的国家，可考虑进行常规儿童期水痘疫苗接种。水痘疫苗接种的最适合年龄为 12～24 月龄，美国对≥13 岁青少年和成人接种 2 剂疫苗，间隔 4～8 周。AAP 指出，水痘疫苗可与麻疹-流行性腮腺炎-风疹疫苗（MM R）同时接种，但注射器和注射部位必须分开，如不同时接种，则水痘疫苗和 MMR 的接种间隔时间至少为 1 个月。必要时，水痘疫苗可与百白破联合疫苗、脊髓灰质炎疫苗、乙型肝炎疫苗、b 型流行性感冒杆菌疫苗同时接种，或在这些疫苗接种前后的任何时间接种。

2. 隔离：隔离水痘患儿不少于发病后 2 周。消毒水痘患儿污染的被服、用具及居室。对有接触史的易感儿检疫 3 周。

3. 禁忌证：对免疫损害者（包括晚期艾滋病病毒感染者），目前禁忌水痘疫苗接种以免发生疫苗引起的播散性疾病。水痘疫苗不应在孕妇中使用，如接触 VZV 危险性高，可考虑对 VZV 易感的哺乳母亲接种。对水痘疫苗任一组分（包括新霉素）有过敏反应者不应接种。除了稳定缓解期的急性淋巴细胞性白血病患者外，全身使用类固醇治疗［成人>20 mg/d，儿童>1 mg/(kg·d)］是水痘疫苗接种的禁忌证。对注射了免疫球蛋白或其他血液制品者，应至少推迟 5 个月接种疫苗。由于在理论上有发生 Reye 综合征的危险性，因此在接种水痘疫苗后 6 周内避免使用水杨酸盐。

4. 调护：

(1) 保持室内空气流通、新鲜，保持皮肤清洁，修剪指甲、防止搔抓，内衣要柔软勤换，以防擦破皮肤。

(2) 多饮温开水，饮食宜清淡、易于消化，忌食辛辣炙煿等刺激性食物。

(3) 水痘伴发热患儿禁止使用水杨酸制剂。禁止使用糖皮质激素，已用者减至维持量。预防继发感染。密切观察重症水痘患儿病情变化，及早发现变证。

(4) 若水痘搔破继发感染，可用青黛 30 g、煅石膏 50 g、滑石 50 g、黄柏 15 g、冰片 10 g、黄连 10 g，共研细末，和匀，拌油适量，调搽患处。

三、中医临床思维

(一) 中医病名

《景岳全书·痘疹诠》中记载“但考之《内经》则止言疡胗，即今斑疹之属也。故自越人、仲景、元化、叔和诸公皆无一言及痘，可见上古本无是证”。到宋·钱乙所著《小儿药证直诀·疮疹候》中最早提出“疮即今之所谓痘”，其后《小儿卫生总微论方·疮疹论》则有“水痘”之称，“其疮皮薄，如水疱，破即易干者，谓之水痘”。此后又有水疱、水疮、水花、风痘等别名。

(二) 中医病因病机

中医认为水痘多因外感时行邪毒，内伤湿热蕴于肺脾两经而致。时行邪毒由口鼻或皮毛而入蕴郁于肺，肺的宣通肃降功能失常，时行邪毒与体内湿热相搏于肌腠，外发肌表而成。若外感邪毒较轻，多病在卫表，表现为疱疹形小、点粒稀疏、疹色红润、全身症状轻浅；若素体虚弱或湿热较重，邪毒炽盛则易内犯气营，可见疹点密布、痘疹形大、疹色红赤或紫暗、疱浆混浊多伴有壮热。重症者若失于调治，则邪毒内陷或邪毒犯心而出现变证。在古代医集中，早先对水痘的病因论述认为是秉先天胎毒而发，正如《小儿痘疹方论》:“其母不知禁戒，纵情浓味，好啖辛酸，或食毒物，其气传于胞胎之中，此毒发为疮疹”;《古今医统大全》则认为水痘为热毒熏蒸皮肤而致；而《张氏医通》认为“由风热郁于肌表而发”;《医宗金鉴》主张“水痘发于脾肺二经，由湿热而成也”。

(三) 中医辨证论治

中医将水痘分为常证和变证，常证分为邪伤肺卫证、邪炽气营证，变证分为邪陷心肝证、邪毒闭肺证、毒染痘疹证。治疗上以清热、解毒、利湿为基本原则。清热宜分清表热、里热，表热宜辛凉宣散，里热应根据在气、营、血分之不同，分别施以清气泻热、清营透热、凉血解毒等法。祛湿亦根据湿邪在表、在里不同，而分别采用芳香化湿、淡渗利湿之法。同时应视湿与热之轻重而治疗有所侧重，目的是使邪热得清，水湿得化，则水痘自除。

1. 常证：

(1) 邪伤肺卫证：可见全身性皮疹，向心性分布，躯干为多，点粒稀疏，疱疹形小，疹色红润，根盘红晕不显，疱浆清亮，瘙痒感，伴发热，多为低热，头痛，鼻塞，流涕，喷嚏，咳嗽，纳差，偶有轻度腹痛，舌质红、苔薄白或薄黄，脉浮数。治法：疏风清热，利湿解毒。主方：银翘散合六一散加减。常用药：金银花、连翘、牛蒡子、薄荷（后下）、蝉蜕、桔梗、车前子（包煎）、六一散（包煎）。加减：咽喉肿痛加板蓝根、马勃、山豆根，皮肤瘙痒甚加白鲜皮、地肤子，咳嗽有痰加浙贝母、前胡，素体气虚，疹稀色淡，液少皮皱加黄芪、薏苡仁。

(2) 邪炽气营证：可见全身性皮疹，可呈离心性分布，疹点密布，痘疹形大，疹色红赤或紫暗，疱浆混浊，口腔、睑结膜、阴部可见疱疹，壮热，烦躁，口渴欲饮，面赤唇红，目赤，口舌生疮，牙龈肿痛，纳差，大便干结，小便短赤，舌质红绛、苔黄腻，脉洪数或滑数。治法：清气凉营，化湿解毒。主方：清胃解毒汤加减。常用药：黄连、黄芩、生地黄、连翘、升麻、牡丹皮、赤芍、紫草、生石膏（先煎）、栀子、车前草。加减：口舌生疮，大便干结加生大黄（后下）、玄明粉（溶入）、瓜蒌，口干唇燥，津液耗伤加天花粉、麦冬、芦根。

2. 变证：

（1）邪陷心肝证：常发生于水痘后期，可见发热，头痛，呕吐，甚或喷射状呕吐，烦躁不安，神识不清，嗜睡，谵语，狂躁，昏迷，口噤，项强，角弓反张，四肢抽搐，舌质红绛、苔黄燥或黄厚，脉洪数或弦数，指纹紫。治法：清热解毒，镇惊开窍。主方：清瘟败毒饮合羚角钩藤汤加减。常用药：生石膏（先煎）、生地黄、水牛角片（先煎）、黄连、栀子、黄芩、知母、赤芍、玄参、连翘、牡丹皮、紫草、羚羊角粉（吞服）、钩藤（后下）、甘草。加减：壮热不退加柴胡、寒水石（先煎），高热烦躁神昏加服安宫牛黄丸，神昏惊厥加服紫雪丹，神昏谵语痰盛加服至宝丹。

（2）邪毒闭肺证：可见发热，咳嗽频作，喉间痰鸣，气急，喘促，鼻煽，胸高胁满，张口抬肩，口唇发绀，舌质红、苔黄腻，脉滑数，指纹紫滞。治法：清热解毒，开肺定喘。主方：麻杏石甘汤合黄连解毒汤加减。常用药：麻黄、苦杏仁、生石膏（先煎）、桑白皮、葶苈子（包煎）、紫苏子、黄芩、黄连、栀子、紫草、牡丹皮、甘草。加减：热重者加虎杖、连翘、知母，咳重痰多加前胡、天竺黄、浙贝母、瓜蒌，腹胀便秘加生大黄（后下）、玄明粉（溶入）、枳实、厚朴，喘促而面唇青紫加丹参、赤芍。

（3）毒染痘疹证：可见发热，疱浆混浊，疱疹破溃，脓液外流，皮肤焮红肿痛，疱疹出血，舌质红绛、舌苔黄，脉象数，指纹紫滞。治法：清热解毒，透脓排毒。主方：仙方活命饮加减。常用药：金银花、当归尾、赤芍、野菊花、紫花地丁、白芷、天花粉、皂角刺、甘草。加减：壮热不退加柴胡、葛根，大便干结者加生大黄（后下）、玄明粉（溶入）。

（四）其他疗法

1. 中医外治：中医外治有着完善的理论基础和经验积累，清代吴师机《理瀹骈文》云："外治之理，即内治之理，外治之药，即内治之药，所异者法耳。"可见，水痘的外治也是不可或缺的部分。且小儿服用中药相对困难，经灵活变通、辨证施治，以外治补内服汤药之不足，不仅具有水疗和止痒的作用，还具有中药对机体产生医疗效能的优势，提高了临床疗效，缩短了病程，易于操作。

2. 中成药：

（1）口服中成药：①小儿豉翘清热颗粒［连翘、淡豆豉、薄荷、荆芥、栀子（炒）、大黄、青蒿、赤芍、槟榔、厚朴、黄芩、半夏、柴胡、甘草］：每袋 2 g，开水冲服。每服剂量：6 个月至 1 岁 1～2 g，1～3 岁 2～3 g，4～6 岁 3～4 g，7～9 岁 4～5 g，10 岁以上 6 g，每日 3 次。用于邪伤肺卫证。②双黄连口服液（金银花、黄芩、连翘）：每支 10 mL。每服建议剂量：＜3 岁 10 mL，每日 2 次；3～6 岁 10 mL，每日 3 次；＞6 岁 20 mL，每日 2 次。用于邪伤肺卫证。③黄栀花口服液（黄芩、金银花、大黄、栀子）：每支 10 mL，饭后口服。每服剂量：2.5～3 岁 5 mL，4～6 岁 10 mL，7～10 岁 15 mL，＞11 岁 20 mL，每日 2 次。用于邪伤肺卫证、邪炽气营证。④羚珠散（羚羊角粉、珍珠粉、牛黄、僵蚕、胆南星、朱砂、琥珀、冰片、石菖蒲油）：每支 0.6 g，温开水调服。每服剂量：＜1 岁 0.5 支，1～3 岁 0.5～1 支，＞3 岁 1 支，每日 3 次。用于邪炽气营证、邪陷心肝证。

（2）中药注射剂：①喜炎平注射液（穿心莲内酯磺化物）：每支 50 mg。成人剂量：肌内注射，每次 50～100 mg，每日 2～3 次。静脉滴注，每日 250～500 mg，加入 5%葡萄糖注射液或 0.9%氯化钠注射液中滴注。儿童剂量按 5～10 mg/kg（0.2～0.4 mL/kg），最高剂量不超过 250 mg，以 5%葡萄糖注射液或 0.9%氯化钠注射液 100～250 mL 稀释后静脉滴注，控制滴速为 30～40 滴/min，每日 1 次。本品使用后需用 5%葡萄糖注射液或 0.9%氯化钠注射液冲洗输液管后，方可使用第 2 种药物。用于邪伤肺卫证、邪炽气营证。②热毒宁注射液（青蒿、金银花、栀子）：每支 10 mL。静脉滴注，3～5 岁最高剂量不超过 10 mL，加入 5%葡萄糖注射液或 0.9%氯化钠注射液 50～100 mL 稀释后，滴速为 30～40 滴/min，每日 1 次。6～10 岁每次 10 mL，以 5%葡萄糖注射液或 0.9%氯化钠注射液 100～200 mL 稀释后使用，滴速为 30～60 滴/min，每日 1 次。11～13 岁每次 15 mL，以 5%葡萄糖注射液或 0.9%氯化钠注射液 200～250 mL 稀释后静脉滴注，滴速为 30～60 滴/min，每日 1 次。14～17 岁每次 20 mL，以 5%葡萄糖注射液或 0.9%氯化钠注射液 250 mL 稀释后静脉滴注，滴速为 30～60 滴/min，每日 1 次。或遵医嘱。本品使用后需用 5%葡萄糖注射液或 0.9%氯化钠注射液冲洗输液管后，方可使用第 2 种药物。用于邪伤肺卫证、邪炽气营证。③痰热清注射液（黄芩、熊胆粉、山羊角、金银花、连翘）：每支 10 mL。成人剂量：静脉滴注，每次 20 mL，重症患者可用 40 mL，加入 5%葡萄糖注射液或 0.9%氯化钠注射液 250～500 mL，注意控制滴速在每分钟 60 滴以内，每日 1 次。儿童按 0.3～0.5 mL/kg，最高剂量不超过 20 mL，加入 5%葡萄糖注射液或 0.9%氯化钠注射液 100～200 mL，静脉滴注，控制滴速为 30～60 滴/min，每日 1 次。或遵医嘱。本品使用后需用 5%葡萄糖注射液或 0.9%氯化钠注射液冲洗输液管后，方可使用第 2 种药物。用于邪伤肺卫证、邪炽气营证、邪毒闭肺证。

四、名医经验

（一）刁本恕经验

刁本恕认为小儿水痘多系外感风热时邪，伤及肺卫，湿热郁于肌肤所致。邪犯肺卫，故见发热，流涕，喷嚏，咳嗽。邪入未深，透于肌表，故见疹疱疏稀，色泽润红，疱浆清亮。辨证：风热夹湿；治则：中医内外合治；治法：疏风清热，解毒祛湿。刁本恕经长年潜心临床探索，继承和发扬传统中医药浴疗法，内外合治小儿水痘。外治洗浴方药：千里光、野菊花、板蓝根、大青叶、苦丁茶、茵陈、生地黄、玄参、生黄柏、生大黄、白矾各 30 g，3 剂。上方中药加水 1000 mL，煎 30 min 后去渣，取汁再兑温水至 37 ℃～40 ℃温热水洗澡，每日 1 剂，每日 1～2 次。内服中药处方：茵陈、乌梢蛇、板蓝根、大青叶、山楂、神曲、炒麦芽、炒稻芽各 30 g，姜黄、佛手、郁金各 10 g，全蝎（另）10 g，蜈蚣（另）5 条，香橼 6 g，黄连 3 g，黄柏、黄芩各 15 g，3 剂。以上诸药中：全蝎酒洗，蜈蚣去头、足后酒洗后，再与其他中药煎剂内服，每日 1 剂，每日 4～5 次，每次 15 mL。嘱：患儿勤洗手，勤剪指甲，不食辛辣、海鲜和滋补性食物，不要手抓水痘。三诊辨证加减后，水疱基本消失，无新出皮疹，疱疹全部结痂，大部脱落，仅留有少许痕迹，病愈。

（二）郑颉云经验

郑颉云认为水痘为外感时邪病毒，内蕴伤食积滞，湿热蕴郁，内外二邪相搏，留于脾肺二经，邪毒外出肌肤，聚为痘疹。可用达原散疏风清热，除湿化浊。然当小量服用，以达调理肝脾，畅达胃气，促使痘疹透发。若毒邪能外解，内陷气营，耗伤精血，症见发热，烦躁，口舌生疮，疱色紫暗，疱浆晦暗，不思饮食，舌苔干黄而厚腻，脉洪数，此为水痘重证，可用达原散配伍金银花、连翘、蝉蜕等；若伤及营血，有动风之势者，当加生地黄，牡丹皮、赤芍、钩藤、僵蚕等凉血平肝之品治之。

（三）孙谨臣经验

孙谨臣认为水痘之风热湿集中表现在出疹上，是水痘症（状）、因、机的综合反映，其中热（毒）是发病之本。故对本病的治疗，无论是在出疹期和疹后期，都主张以清热解毒为主。水痘重症在出疹期对小儿脏腑气血津液的损耗较大，疹后干痂尚未完全脱落，皮肤瘙痒欠润，有的患儿两唇干裂出血，甚至龈舌生疮，口臭，便结。此缘阴虚血燥，余毒未清。孙谨臣常用金银花、玄参、麦冬、生地黄、人中黄、牡丹皮、地骨皮、紫草、生白芍、石斛、紫丹参、鲜淡竹叶等药（适量），以养阴润燥，凉血败毒，一般连服 5～7 剂即可。此外，还须注意口腔护理（药液清洗、含漱，疮药外涂）、保护皮肤（干痂让其自然脱落，勿令搔破皮肤，以防感染），并忌食海鲜及香燥之品。

（四）王大文经验

王大文提到水痘是疱疹型呼吸道传染病，一年四季都可发生，尤以冬春季多见。其病原为带状疱疹病毒，是一毒两病，儿童、青少年多发为水痘，成人、中老年人发为带状疱疹。一个人若患过水痘，一般可以终生不再患水痘，但仍可能患带状疱疹；患过带状疱疹的人，还可能再患带状疱疹。王大文一直应用临床经验方（简称为 1 号方，2 号方）。1 号方：用于水痘初起，以清热解毒为主。当归 10 g，金银花 12 g，黄连 5 g，赤芍 10 g，连翘 15 g，白芷 10 g，紫花地丁草 10 g，牡丹皮 10 g，葛根 10 g，牛蒡子 10 g，甘草 5 g。加减：体温高，39 ℃左右，疱疹多，疹色绛紫或焦黑，为热毒较盛，即去当归、白芍，加蒲公英 15 g，紫草 5 g，生地黄 15 g；若体温超过 39 ℃，口干舌燥，口唇燥裂，大便秘结，为胃火炽热之象，即去当归、赤芍、白芷、牛蒡子，加生石膏 30～50 g，知母 10 g，淡竹叶 15 g，生大黄 10 g；若目赤肿胀，为风火热毒上攻于目之症，宜去当归、白芷、牛蒡子，加山栀子 10 g，羚羊角 3～5 g，龙胆 10 g；若咽喉红肿，咽干而痛，宜加射干 6 g，土牛膝 10 g；若苔白滑厚腻，多涎外溢，为脾湿内蕴之象，可加苍术 10 g，茯苓 10 g，薏苡仁 30 g，青皮 10 g。2 号方：用于水痘后期（康复期），余毒未清，结痂回斑，体质虚弱者，以温养气血，清泄余毒为主。党参 12 g，当归 12 g，金银花 10 g，白术 10 g，白芍 10 g，连翘 12 g，黄芪 10 g，白芷 8 g，黄连 3 g，生谷芽 10 g，生甘草 5 g。加减：疱疹明显收敛，可去黄连、金银花；若舌苔滑腻，脾湿未清，加青皮、陈皮、山楂；体质甚虚，加重参、白术、黄芪，或加熟地黄、鹿角胶、枸杞子。1 号方、2 号方其实是由以下 3 个方剂加减变化而来的。松肌通圣散：用于水痘发热初期：荆芥、紫草、紫花地丁、羌活、红花、山楂、防风、青皮、木通、牛蒡子、桔梗、葛根。必胜汤：发疹后连服 5 剂，荆芥、紫花地丁、赤芍、蝉蜕、生地黄、牛蒡子、防风、山楂、红花、桃仁、木通、葛根、生大黄、石膏、灯心草。六日方（暂定名）：祛风解毒，凉血养阴。僵蚕、玄参、连翘、桔梗、红花、山楂、牛蒡子、白芷、山栀子、木通、牡丹皮、皂角刺、全蝎、蝉蜕，大热加石膏。

五、名方经验

（一）银翘散加减

金银花、连翘、牛蒡子、薏苡仁、黄芩、佩兰、板蓝根各 10 g，甘草 5 g。功效：疏风清热，利湿解毒。主治：邪伤肺胃卫。用法：每日 1 剂，水煎 2 次取汁，分 3 次服。加减：热重者加石膏、知母；皮肤瘙痒者加蝉蜕、白鲜皮；咽喉肿痛者加山豆根、玄参；咳嗽者加炙紫菀、款冬花。药量随年龄增减。

（二）清胃解毒汤加减

升麻、黄芩、牡丹皮、赤芍、紫草、生地黄各 6 g，黄连 3 g，生石膏 10 g。功效：清气凉营，解毒化湿。主治：邪炽气营。用法：每日 1 剂，水煎，分 2 次温服。加减：皮肤瘙痒，疱疹密集者，加蝉蜕、地肤子、白鲜皮；疱疹密集色红者，加蒲公英；口舌生疮、大便干结者，加大黄、瓜蒌；津液耗伤，口唇干燥者，加麦冬、芦根。

（三）五味消毒饮加减

金银花、生地黄、野菊花、青天葵、黄芩、滑石、牡丹皮各 8～12 g，紫花地丁 12～20 g，蒲公英 10～20 g，石膏 6～12 g。功效：清热解毒。主治：外感邪毒，湿蕴肺脾。用法：随证加减药物剂量，属风热轻证，每日 1 剂，水煎服，3 次/d，疗程 2～3 d；属毒热重证，重用紫花地丁、蒲公英、黄芩、石膏，每日 1 剂，水煎服，3～4 次/d，疗程 3～4 d。

（四）清瘟败毒饮加减

生石膏、生地黄、水牛角各 30 g，赤芍、玄参各 15 g，牡丹皮、知母、黄芩、栀子、桔梗、连翘、淡竹叶各 10 g，黄连、生甘草各 6 g。功效：清热解毒，镇惊开窍。主治：邪毒内陷心肝。用法：每日 1 剂，每日 2 次，水煎服。加减：发热重、咽痛加板蓝根、山豆根，大便干加大黄。

（五）防风通圣散加减

防风、当归、川芎、白芍、麻黄、薄荷、大黄、芒硝各 9 g，石膏、黄芩、桔梗、滑石各 15 g，荆芥、栀子、白术、甘草各 3 g。功效：清热解毒化湿。主治：外感热毒，内蕴湿热。用法：每日 1 剂，水煎，分 3 次温服。

（六）荆防败毒散加减

荆芥、防风、葛根各 12 g，羌活、独活、柴胡、薄荷（后下）各 10 g，升麻 6 g，甘草 3 g。功效：祛风胜湿，解毒透疹。主治：外感时邪，湿热内蕴。用法：1 日 1 剂，煎汁分 2 次服，疗程 1～2 周。

（七）枳实导滞汤加减

黄芩、茯苓、泽泻各 6 g，黄连、神曲、白术各 5 g，大黄、枳实各 3 g。功效：解毒祛湿。主治：湿热内蕴，外感时邪。用法：每日 1 剂，水煎分 3～4 次服，药物剂量视年龄体质增减。加减：水痘初起加金银花 10 g，连翘 6 g；咳嗽咽痛加牛蒡子、桔梗各 5 g，甘草 3 g；热毒甚加大青叶 10 g，紫花地丁 5 g；血热甚加生地黄 10 g，牡丹皮、紫草各 6 g；水湿盛加薏苡仁 20 g，滑石 10 g，车前子 6 g；皮肤瘙痒加地肤子、白鲜皮各 6 g；食积甚加炒麦芽、炒山楂各 6 g。

（八）六神丸加减

麝香、牛黄、冰片、珍珠、蟾酥、明雄黄各 6 g。功效：清热解毒、消肿止痛。主治：外感邪毒。用法：将六神丸研末，另取大青叶适量加水煎 2 次，滤液合并浓缩，然后按每毫升大青叶浓缩液加入 1 g 六神丸粉末配制成混悬液，用法：涂擦患儿皮疹部位，每日 3 次。

（九）苦参煎剂

苦参、地肤子、大黄、金银花、鱼腥草各 15 g，蛇床子、白鲜皮、蝉蜕、黄柏各 10 g。功效：清热解毒止痒。主治：热毒内侵。用法：将上述药物加水 1000 mL 浸泡 30 min，武火急煎取汁放置 20 ℃左右外洗。

（十）麻黄连翘赤小豆汤加减

麻黄、甘草各 3 g，杏仁 5 g，连翘、赤小豆、大青叶、白鲜皮、金银花各 10 g，桑白皮 6 g，大枣 4 g，生姜 2 片。功效：祛风清热，除湿解毒。主治：外感风热，湿浊肌表。用法：每日 1 剂，水煎，分 2 次温服。

（十一）清热解毒汤加减

生地黄 10 g，黄连 3 g，牛蒡子、荆芥、牡丹皮、紫草、连翘各 8 g，薄荷、木通各 5 g，竹叶 6 g（此为 6～10 岁小儿用量，可根据年龄加减）。功效：透表凉营、解毒渗湿。主治：痘毒侵犯，湿蕴肌肤之重症。用法：每日 1 剂，水煎复渣浓缩为 120 mL，加糖调味，分 2 次服用。5 日为 1 疗程。加减：高热烦躁加栀子、青蒿；水疱较大饱满，周围红晕不明显，属湿重者加土茯苓、苍术；皮损瘙痒剧烈者加白鲜皮、蝉蜕；皮损周围红晕明显，水疱较小，以丘疱疹为主，属热重者加赤芍、栀子、金银花；水疱为紫黑色血疱，属瘀血者加红花；水疱混浊有脓液为合并感染，属湿毒重加鱼腥草、蒲公英、野菊花。

（十二）三仁汤加减

杏仁、滑石、法半夏、薏苡仁各 10 g，厚朴、白通草、淡竹叶各 6 g，豆蔻 3 g。功效：清热利湿解毒。主治：时邪外扰，湿热内蕴。用法：每日 1 剂，水煎，分 2 次温服。加减：如风热偏盛者，加金银花、连翘、蝉蜕；热毒偏盛者加土茯苓、蒲公英；湿毒偏盛者，加苍术、云苓。

第五节　麻　　疹

麻疹是由副粘病毒科麻疹病毒属一种有包膜的 RNA 病毒引起的急性感染性疾病。好发于学龄前期及学龄期儿童，以未接种过疫苗的幼儿患麻疹的风险最高，发生并发症（含死亡）的风险也最高。麻疹病毒主要通过直接接触传染性飞沫传播。潜伏期从接触到发病一般为 8～12 d，病毒感染上呼吸道黏膜，然后扩散至全身，临床表现以发热、咳嗽、流涕、眼结膜炎、皮肤红色斑丘疹、颊黏膜可见麻疹黏膜斑、疹退后遗留色素沉着伴糠麸脱屑为特征。

一、诊断标准

（一）疑似病例

具备以下 3 点：①发热，体温一般≥38 ℃；②在病程第 3～第 4 日开始出现红色斑丘疹，疹间皮肤正常。出疹顺序一般自耳后、面部开始，自上而下向全身扩展，并可累及黏膜。出疹时间一般持续 3～

5 d；③咳嗽、流涕、喷嚏等上呼吸道卡他症状，并有畏光、流泪、结膜炎症状。

（二）临床诊断病例

疑似病例符合以下任何一项者：①在出疹前7～21 d与麻疹确诊患者有接触史和/或在出疹前7～21 d有麻疹流行地区居住或旅行史，且未明确诊断为其他疾病；②起病早期（一般于病程第2～第3日）在口腔颊黏膜见到麻疹黏膜斑（Koplik 斑）。③未采集标本进行实验室检测，且未明确诊断为其他疾病。

（三）实验室确诊病例

疑似病例具备以下3项中任何1项者：①采血前8～56 d内未接种过含麻疹成分减毒活疫苗，而出疹后28 d内血标本中麻疹 IgM 阳性；②咽拭子或尿液标本中麻疹病毒核酸阳性或分离到麻疹病毒；③恢复期血标本麻疹 IgG 抗体滴度比急性期有≥4倍升高，或急性期抗体阴性而恢复期抗体阳转。

二、麻疹类型

（一）典型麻疹

1. 前驱期：3～4 d，发热，体温达39 ℃～40 ℃，流涕、喷嚏、咳嗽、流泪、畏光、结膜炎等，发热2～3 d后，口腔颊黏膜粗糙，上有数量不等、周围可见红晕的0.5～1 mm灰白色小点，称麻疹黏膜斑（Koplik's spot，柯氏斑），上下唇黏膜也可见到，是早期诊断麻疹的标志。

2. 出疹期：多在发热2～4 d后出现，持续3～5 d，自耳后、发际、前额、面、颈部开始自上而下波及躯干和四肢手掌足底，疹间皮肤正常，皮疹初为淡红色斑丘疹，以后部分融合成暗红色，出疹时体温达到高峰，全身症状加重；若无并发症，皮疹出齐后体温开始下降，进入恢复期。

3. 恢复期：疹子依出疹顺序逐渐隐退，色变暗，有色素沉着及糠皮样脱屑，1～2周消退，疹退同时体温也下降到正常。

（二）重型麻疹

持续高热在40 ℃以上，皮疹融合成片，深红色，可见出血性皮疹，病情重且病程长，常伴肺炎、喉炎或有惊厥、昏迷等脑炎表现。

（三）轻型麻疹

临床表现为发热相对轻，多低于39 ℃，热程短于7 d，轻度上呼吸道卡他症状，及少量皮疹，不留色素沉着或脱屑，口腔麻疹黏膜斑仅见1～2个或无，全身状况良好。无并发症，病程约1周。多见于6个月前婴儿或4周内经过被动免疫的患儿，偶见于接种麻疹疫苗后。由于机体内的抗体不能完全抵御麻疹病毒的侵袭，但仍有一定的抗病能力，因此病毒在体内只能有限复制。

三、常见并发症

（一）肺炎

肺炎是麻疹最常见的并发症，发生率约10%，多见于出疹期，也是引起死亡的主要原因。常见于5岁以下、原有佝偻病和营养不良的小儿。由麻疹病毒引起的肺炎多不严重，但有免疫功能缺陷患者（如白血病、先天性无球蛋白血症等）发生严重和致死性的巨细胞性肺炎，其临床特征为缺乏皮疹和血清中不能形成麻疹病毒特异性抗体，其病理变化为间质性肺炎。其他病原所致的继发性肺炎多较为严重，常见的病原为腺病毒、肺炎球菌、葡萄球菌、流行性感冒嗜血杆菌等。

（二）喉炎

发生率为1%～4%，可以是麻疹病毒本身感染所致，多见于3岁以下婴幼儿，若继发细菌感染则病情加重，常呈声音嘶哑，犬吠样咳嗽，容易气道梗阻，吸气性呼吸困难，胸部三凹征明显，若不及时处理可引起窒息。

（三）中耳炎

多见于婴幼儿，是继发细菌感染所致，与麻疹病毒无关。

（四）脑炎

在免疫功能正常的患者，麻疹脑炎的发病率约为麻疹患者的1‰。多见于2岁以上儿童，病死率约为15%，病程1～2周，脑脊液和血中可查到麻疹IgM抗体。30%的存活者有轻重不等的后遗症。在细胞免疫功能缺陷的患者，可发生麻疹病毒包涵体脑炎，疾病呈急性或亚急性的过程。

四、西医治疗

（一）抗病毒治疗

麻疹病毒感染缺乏特异性的抗病毒治疗，在体外实验中，麻疹病毒对利巴韦林敏感。临床上常通过静脉或气溶胶途径使用利巴韦林治疗免疫功能低下的重症麻疹患儿。

（二）维生素A治疗

严重的麻疹患儿血清视黄醇（维生素A）水平往往较低，多个研究证明使用2剂维生素A能降低儿童麻疹病死率。因此，WHO建议发展中国家所有急性麻疹患儿使用2剂维生素A。使用方法为1次/d，连续使用2 d，每日剂量为：＜6个月的婴儿5万IU；6～11个月的婴儿10万IU；≥12个月的婴幼儿20万IU。如果患儿有维生素A缺乏的临床症状，可在4～6周给予第3剂，即使在麻疹发病率较低的国家，也应对所有严重麻疹患儿使用维生素A。

（三）其他治疗

可以通过支持性治疗，保障良好的营养，摄入足够量的液体，避免患儿出现严重并发症。

（四）并发症治疗

对合并肺炎、喉炎、脑炎、心功能不全者，及时给予处理。细菌性肺炎者应选用1～2种抗生素治疗，常用青霉素、红霉素等。心血管功能不全者按心力衰竭处理，选用毒毛旋花子苷K 0.007～0.01 mg/kg加于10%葡萄糖液10～20 mL缓慢静注或地西泮0.03～0.04 mg/kg，首剂1/3～1/2量，稀释于10%葡萄糖液10～20 mL中静脉缓注，余量分1～2次，必要时间隔4～6 h给予，情况好转后停用或改用维持量，一般用地高辛0.01～0.015 mg/kg，每日1次；心衰严重者可加用酚妥拉明0.2～0.3 mg/kg静注，每日1～2次，以减轻心脏前后负荷，同时应用呋塞米等利尿剂。脑炎者可用甘露醇和速尿交替降颅压，并及早采用干扰素、转移因子、胸腺肽等。

五、麻疹的预防

（一）麻疹的免疫接种

WHO免疫专家组推荐，在麻疹传播率低的国家儿童9～12月龄时接种首剂麻疹疫苗，在2岁后应再次接种。第2剂麻疹疫苗使用时间常规推荐在学龄前期（即4～6岁），也可以在任何年龄较早给予（如在麻疹暴发时），但2次接种时间至少应间隔28 d。只接种过1剂麻疹疫苗的学龄前儿童，均应接种第2剂麻疹疫苗。目前常使用的是麻疹-腮腺炎-风疹（MMR）联合疫苗或麻疹-腮腺炎-风疹-水痘（MMRV）联合疫苗。使用MMRV联合疫苗可减少注射次数。美国儿科学会和疾病预防与控制中心建议：MMRV联合疫苗用于12个月～12岁的儿童预防麻疹、腮腺炎、风疹、水痘；人类免疫缺陷病毒（HIV）感染患儿因缺乏4价疫苗使用安全的证据，所以不应接受MMRV联合疫苗；使用MMRV联合疫苗与含麻疹疫苗，如MMR联合一面至少应间隔28 d，2次使用MMRV联合疫苗的最小间隔时间为90 d。

（二）特殊人群麻疹的免疫接种

1. 结核感染儿童：未治疗的结合感染或结核病患儿在给予麻疹疫苗前，应先给予抗结核治疗。因为麻疹免疫会抑制结核菌素皮试的反应，所以，进行结核菌素皮试应在接种疫苗前或在接种麻疹疫苗4～6周。

2. 免疫功能低下儿童：免疫功能低下患儿常易患严重的病毒感染性疾病，不应给予活性的麻疹疫苗（获得性免疫缺陷综合征患儿除外，除非他们存在严重的免疫抑制）。降低患儿麻疹暴露风险的有效方法是，让密切接触的易感者接种麻疹疫苗。易感的免疫缺陷患儿在麻疹暴露后，应使用麻疹免疫球蛋白。

3. 使用糖皮质激素（GC）儿童：使用大剂量GC（泼尼松≥2 mg/kg或≥20 mg/d）以及使用时间超过14 d的患儿，至少在停止使用GC1个月以上才能接种麻疹疫苗，一般情况下，吸入GC不引起免疫抑制，不属于麻疹免疫接种的禁忌。

4. HIV感染儿童：因为HIV感染患儿麻疹后的病情更为严重，所以，对≥12月龄缺乏麻疹免疫力的HIV感染患儿，在无严重的免疫抑制时，应予接种麻疹疫苗或MMR疫苗。严重的免疫抑制（任何年龄儿童的CD4细胞比例＜15%或年龄超过5岁儿童的CD4细胞计数＜200×10^6/L），患儿不应该接种含麻疹病毒的疫苗。第1剂麻疹疫苗或MMR疫苗应在12～15月龄时给予，第2剂在4～6岁或在第1次接种28 d后给予。在麻疹和HIV感染发病率较高的地区，第1剂麻疹疫苗接种时间可提早到6月龄时。新诊断的HIV感染患儿，如果缺乏麻疹免疫力的证据，一旦确诊HIV感染应尽快接种2剂麻疹疫苗或MMR疫苗，严重免疫抑制患儿除外。

5. 有惊厥发作史或家族史的儿童：有惊厥发作史或家族史的儿童接种麻疹疫苗会轻微增加惊厥发作的风险，但接种麻疹疫苗的益处大于其风险。美国儿科学会推荐，在告之有惊厥发作史或家族史儿童的监护人相应的风险后，仍应接种麻疹疫苗。接受抗癫痫治疗的患儿应在接种麻疹疫苗后继续治疗。

6. 孕妇：对怀孕妇女不应使用含麻疹成分的疫苗。因为活病毒疫苗会增加胎儿感染的风险，所以，建议接种了MMR疫苗的妇女至少28 d后才能怀孕。

（三）麻疹暴发时期的免疫接种

在麻疹暴发时期，应给所有有接触史的人群或者处在暴发环境而缺乏麻疹免疫力的人群接种MMR疫苗。由于一些儿童体内存在母传抗体，在1岁前接种MMR疫苗，其血清中的麻疹抗体阳性率低于1岁后接种的儿童，因此，在11～15月龄时再次接种疫苗，并在入学前（4～6岁）再次接种。

（四）麻疹暴露后的预防

对未接种过或仅接种过1剂麻疹疫苗的暴露人群，最好在暴露后的72 h内接种麻疹疫苗或MMR疫苗。还可以在麻疹暴露后6 h内，肌内注射或静脉注射免疫球蛋白，以预防麻疹感染。肌内注射免疫球蛋白的剂量为0.50 mL/kg（最大剂量为15 mL）。对缺乏麻疹免疫力的孕妇及严重免疫缺陷的患儿，建议静脉使用免疫球蛋白，剂量为400 mL/kg。对一些常规接受皮下注射免疫球蛋白治疗的人群，在麻疹暴露前至少连续2周使用200 mL/kg的免疫球蛋白，可有效预防麻疹感染。麻疹暴露后，接受免疫球蛋白用于预防儿童感染麻疹，在使用免疫球蛋白6个月后可接种麻疹疫苗。

六、中医临床思维

（一）中医病名

古代医书中早有关于出疹性疾病的记载，但能够确认为麻疹的内容出现在宋代。庞安常的《伤寒总病论》中有“麻子”一词。钱乙则在《小儿药证直诀》一书中清晰地描述了麻疹的症状，但钱氏将其与其他疾病统称为“疮疹病”。“麻疹”一词出现较晚，麻疹在古代又称“麻”或“麻证”，元代滑寿所著《麻证全书》记载“麻字无疾，披麻即麻，如麻之一片，以形名病，内中不言脉象，因此证童稚最多……”，即“麻”是以形态命名的疾病名称，儿童发病较多。“麻证初起，必发热咳嗽，浑身胀痛，似伤寒之候，惟干咳连声，目赤多泪，呕恶便溏，确为麻证之验。然发热之时，既明麻证，而麻于耳后、项上、腰腿上先现，然后遍及手足为齐，以头面更多者为佳。”此外，古代麻证在各地的名称不同，《四方麻名论》中记载“在京师呼为瘟证，河南呼为麸疮，山西、陕西呼为糠疮，山东、福建、两广、四川俱呼为疹子，江南呼为痧疹，浙江呼为瘖子，湖广、江西俱呼为麻证，又呼为艄子，闻人氏呼肤证”。

（二）中医病因病机

宋代医家钱乙认为麻疹为胎毒所致，此种胎毒伏于命门之间，出生后人体与天气相感相通，所禀胎毒随感而发，“小儿在胎食五脏血秽，伏于命门，若遇天行时热，或乳食所伤，或惊恐所触，则其毒当出”。元代朱丹溪则明确指出“痘疹原因胎毒成，发生须是待天行”。元代医家滑寿认为“麻”与“胎毒”“时气”有关，“麻为肺胃之毒，从阳而发，遇阴而出”；“然麻虽胎毒，未有不因时气冒感而发者”及“夫麻乃肺胃中之余毒，每逢疫气流行之际，往往缠染”。清代医家则认为麻疹是由时气触染而成，正如现代医学认为麻疹是由麻疹病毒引起，且人体对麻疹病毒有普遍易感性。麻毒从口鼻而入，蕴于肺脾二脏，感时气而发，外越皮肤，此期之后可向顺证和逆证两方面发展。以外透为顺，内传为逆，若体质强壮，治疗及时得当，邪尽从机表而向外发越，则为顺证，即上焦肺经所感麻邪内传中焦脾胃，与自口而入脾胃的麻邪相合，从肌肤而发。邪正相争，疹毒外发，直至正胜邪却，热退疹收。由于麻毒阳热之性，在疹末期尚表现为一片津伤气耗之相。若感邪过重，治疗不当，调护失宜，则为逆证。邪毒内陷，炼津成痰，阻于肺络，闭阻肺窍，而为肺炎喘嗽；麻毒入血分，腐蚀血肉，与痰浊互结，壅阻咽喉，则为邪毒攻喉；若热盛动血，则迫血妄行，而见尿血、便血等症；若麻毒壅盛，内迫心肝，热扰心神，可为邪陷心肝重症；其热极化火窜入心包内，则神明受扰，躁扰不宁，甚神昏谵妄；窜入厥阴，则动风生痉。

（三）中医辨证论治

中医将麻疹分为顺证：邪犯肺卫证（初热期）、邪炽肺脾证（见形期）、肺胃阴伤证（收没期）；逆证：邪毒闭肺证、邪毒攻喉证、邪陷心肝证。

中医治疗麻疹主张分期、分证型治疗，根据麻疹时邪“麻不厌透”“麻喜清凉”的特性，麻疹顺证以透、清、养为治疗原则。初热期宜肺透疹为主；见形期治以清热解毒，佐以透疹；收没期治以甘寒养阴清热为主。临证尚需注意透疹不可过用辛温，以避温燥伤津；清凉不可过用苦寒，以防伤阳而透疹无力；养阴不可过用滋腻，以免滞邪碍脾。麻疹逆证的治疗以透疹、解毒、扶正为基本原则，分别采用宣肺开闭、利咽消肿、开窍息风等法。出现心阳虚衰之险证时，当回阳救逆，扶正固脱为先。

七、名医经验

（一）张学文经验

张学文言中医防治麻疹，必须辨 3 期（初、中、后期）、分 2 证（顺证、逆证）、明治法（初期解表，中期清里养阴，后期偏重活血），擅长运用卫气营血辨证，强调“毒瘀交结”病机。初期（疹前期）邪毒由口鼻而入，邪在肺卫，见恶寒发热、鼻塞流涕，治宜清热透表，选银翘解毒汤。中期（见形期）疹出颜色鲜红、分布稀疏，则为顺证，治疗重在疏表透疹，予升麻葛根汤，咳嗽加杏仁、川贝母。后期（疹退期）宜遵上述治法，并注重调摄，顺证 3～4 d 可疹退痊愈。若初期邪毒炽盛，正不胜邪，发展至中期疹出不畅或疹出即没，或疹色紫暗，疹点密集，则为逆证，亦称“麻毒内攻”。病邪尚在气分，热毒壅肺者多见壮热咳剧、痰声漉漉、呼吸急促、甚则鼻煽胸高、口唇青紫，治宜清热解毒，泻热化痰，方用麻杏石甘汤去麻黄合白虎汤加大米治疗，生石膏小孩剂量 30 g，甘寒、清热、养阴，白虎汤清里热，大米清热养阴。热毒阻滞中焦、出现高热、呕吐、腹胀腹泻者，给予甘露消毒丹治疗；热毒壅肠者治宜通下解毒，方用承气类方药加减。卫、气分证若误治或治不及时，毒热不解，毒入于血，与血相搏，煎炼营阴，致血少黏稠，瘀阻经脉，毒能致瘀，瘀可生毒，毒胜瘀阻，蚀脉腐肉，直接损伤脏腑，发生麻疹逆证，可见疹色紫黑，形成斑块，舌干绛起刺，咳喘明显的危急证候，给予清营汤加牡丹皮、赤芍、板蓝根清热解毒、凉血活血；若神昏谵语，惊厥抽风，为热毒内陷心肝的危、急、重症，给予安宫牛黄丸、紫雪丹、至宝丹口服，镇静安神，清热解毒。麻疹总的治疗原则为清热解毒透疹，兼以养阴。

（二）傅淑清经验

傅淑清认为患儿的精神状态可反映出病情的顺逆。麻疹顺证，患者神志清楚，虽发热较高，但精神安定，虽有咳嗽，但无喘促；麻疹逆证，患者神志不清，烦躁谵妄，昏迷抽搐，或精神萎靡，倦怠嗜睡，或伴痰鸣喘促，涕泪全无等症，均为危重病证。在治疗上，疹前期以宣透达邪为主，方选宣毒发表汤加减，常用药：葛根、荆芥、防风、薄荷、连翘、前胡、牛蒡子、桔梗、淡竹叶、甘草等。出疹期以清热透疹为主，方选银翘散加减，常用药：金银花、连翘、淡竹叶、牛蒡子、蝉蜕、紫草、薄荷、芦根、葛根等。应注意透疹不可过用辛散升提以防耗伤阴液，如慎用升麻等；清解不可过用寒凉以免影响其透发。出疹期慎用甘草以免疹出不透。咳甚可酌加桑白皮、杏仁等；高热烦渴者加生石膏、知母；若疹点红赤紫暗，融合成片者加生地黄、牡丹皮或酌加红花；鼻衄者加牡丹皮、白茅根、藕节炭；若疹色不艳，逾期未出，体虚乏力者加黄芪、人参等。出疹期若出现麻毒闭肺，麻毒攻喉，邪陷心肝等逆证宜用中西医结合治疗，以提高疗效。麻疹后期，热伤阴液，则宜养阴为主，佐以清解余邪，方选沙参麦冬汤加减，常用药：沙参、麦冬、玉竹、扁豆、天花粉、桑白皮、枇杷叶、杏仁、贝母、甘草等。热未退清者，可加连翘、地骨皮；口渴唇燥者加石斛、知母；咳嗽痰多者加川贝母、法半夏等；咽喉疼痛者加玄参、马勃；纳少者加生谷芽、麦芽、山楂；大便干燥者加瓜蒌子、火麻仁；大便溏稀者加山药、薏苡仁等。临床上对于年幼患者或素体脾胃虚弱者，在养阴益肺的同时，必须注意顾护脾胃，以防出现麻疹后泄泻或痢疾。

（三）黄调钧经验

黄调钧认为麻毒时邪主要侵犯肺经，肺合皮毛，故疹出于皮肤，麻为阳毒，以透为顺，以清为要，故其治疗原则，首重透发。出疹表明麻毒外透，促使疹出透彻是治疗麻疹的主要目的。黄调钧对麻疹的分期治疗有自己的特色，从开始发热至出疹中期为第一阶段，出疹中期至疹点出透为第二阶段，疹点出透到收没为第三阶段。第一阶段以疏风清热、宣毒透疹为主，用药以薄荷、金银花、连翘、牛蒡子、芦根、葛根、蝉蜕、苦杏仁、黄芩为主。黄调钧认为，在麻疹流行期间，对发热咳嗽的患儿，尽管早期还不能确诊为麻疹，但可以用此方治疗，是感冒可宣表退热，是麻疹可促其早透，咳甚，痰多者加桑白皮、瓜蒌、贝母、桔梗；心烦者加知母。第二阶段以清肺解毒为主，佐以宣透，用药以薄荷、金银花、连翘、牛蒡子、苦杏仁、黄芩、川贝母、瓜蒌、前胡为主。大便秘结者加大黄；肺部可闻及湿啰音者，加桑白皮、葶苈子；鼻衄者，加牡丹皮、栀子、白茅根；咳甚者，加枇杷叶、紫菀。第三阶段以滋阴润肺为主，用药以生地黄、麦冬、玄参、南沙参、苦杏仁、黄芩、知母为主。余热不清，低热不退者，加地骨皮、知母、生地黄；纳少者，加炒麦芽。

（四）王玉玲经验

王玉玲认为本病的发病原因，主要是感染麻毒时邪、其病在于肺经，故首先出现一系列肺卫症状，如恶寒发热、咳嗽、鼻塞等。麻毒以外透为顺，内传为逆。凡体质较好，年龄较大，邪毒较轻者，则麻毒可顺利外达。如因邪毒旺盛，或体质虚弱的幼儿，邪毒不从外透而内陷。其毒闭于肺经者，可引起肺炎；邪传肠腑，可致肠炎或痢疾；如毒邪化火，内迫心肝，则可出现神昏抽风等根据麻疹发病情况，一般可分为疹前、出疹、疹回三期治疗可选用宣透、清解、养阴等法辨证施治。麻疹前期，在麻疹将出初出之际，邪郁肌表。此时王玉玲常用轻清宣透法，使其易出，方用荆蒡透疹汤加减，方中用荆芥、牛蒡子、蝉蜕、桑叶、薄荷、连翘、板蓝根等。本方于麻疹初起用之最宜。若疹出困难，舌苔白者，可去连翘、桑叶，加紫苏叶、防风；麻疹中期（出疹期）：在麻疹将透或已透之际，邪从火化。王玉玲常用清热解毒法，以防毒火上炎灼肺。方用加减银翘散，方用金银花、连翘、牛蒡、蝉蜕、薄荷、大青叶、鲜芦根等。本方对高热、咳嗽气粗者用之最宜。若口渴甚加花粉，下利疹出不透加葛根；麻疹后期（疹回期）：邪热稽留肺胃，宜用清火滋液法，清养肺胃。王玉玲常以加减沙参麦冬汤治之，方中用沙参、麦冬、天花粉、象贝母、知母、杏仁、甘草等。本方对肺胃阴伤，虚热不清，咽干口燥者最为适宜。若热甚加生石膏、淡竹叶；低热久咳加地骨皮、桑白皮。在此 3 期中，王玉玲认为初期勿过寒凉，中期不宜温燥，末期尤忌补敛是治疗关键。

（五）江育仁经验

对于麻疹的诊断，江育仁指出要注意麻疹流行季节、年龄、症状、实验室检查等 4 个方面，并指出麻疹疹前期应与感冒相鉴别，出疹期应与风疹、幼儿急疹、猩红热等相鉴别。治麻疹顺证宜宣透、清解和养，江育仁治疗麻疹疹前期，注重因势利导，促使麻毒外达，治疗以宣透为主，方选宣毒发表汤加减。常用药物为荆芥、防风、葛根、前胡各 5 g，升麻、薄荷、桔梗、生甘草各 3 g，炒牛蒡子、连翘、建曲各 10 g。发热恶寒，鼻流清涕加紫苏叶、羌活；发热烦躁，咽红口干加金银花、蝉蜕；咽喉疼痛，乳蛾红肿加射干、马勃；潮热有汗，精神疲倦，恶心呕吐，大便稀溏加藿香、佩兰；夜寐不安，尿黄短少加淡竹叶、通草；面色苍白，四肢欠温加太子参、葛根；麻疹欲透未出者，可另加浮萍、芫荽煎水外洗。治疗时应根据气候时令选药，若夏季患麻疹，酌加香薷、扁豆、浮萍等祛暑透疹。出疹期疹毒已有外达之路，但内热炽盛易伤肺胃，江育仁认为此时须退其热毒，以保脏腑，治疗应以清热为主，方选竹叶石膏汤加减。常用药物为生石膏 20 g，淡竹叶 15 片，牡丹皮、炒牛蒡子、紫草、连翘、建曲、金银花各 10 g，生甘草、前胡各 5 g。壮热不退，烦躁不安，加栀子、黄连、石膏；皮疹稠密，疹点红赤，紫暗成片，加牡丹皮、红花、紫草；神识昏沉嗜睡，加石菖蒲、郁金；壮热神烦、口渴舌绛、疹隐不透，加西河柳、豆豉以透疹；身不发热，皮疹未透或疹稀色淡，加黄芪、太子参。疹退期人体内经过 1 周左右的邪正交争，病势虽然减退，但麻疹热毒，多易耗伤肺胃之阴，治疗时应以养阴为主，方选沙参麦冬汤加减。常用药物为南沙参、玉竹、石斛、大麦冬、天花粉、生地黄、谷芽、麦芽各 10 g，大贝母 5 g，陈皮 5 g。麻疹收没过缓，加牡丹皮、丹参；苔黄口渴、汗出心烦，加生石膏、栀子；神倦自汗，食欲不振，加谷芽、麦芽、鸡内金；大便秘结，加瓜蒌子、火麻仁；咳嗽不止，加枇杷叶。治麻疹逆证宜清热、凉血和回阳。在出疹过程中因复感风寒，或因麻毒深重，或疹回而热不退，高热咳嗽、气喘、鼻煽者，此乃热毒闭肺，应治以清热开肺，常用麻杏石甘汤加味。患儿壮热持续，疹点大而紫黯或成斑块，舌红起刺，甚则神昏谵语，此乃热毒内陷，宜治以凉血解毒，常用犀角地黄汤加减。患儿体质较差，疹出而疹色苍白；或突然隐没，面色白，气短，自汗，四肢厥冷，此乃正气衰脱，治以回阳固脱，可用参附龙牡救逆汤加减。

（六）钱育寿经验

钱育寿认为麻疹贵在疹前期的诊断，因为麻疹在见形前的征象和某些热性疾病最易混淆。因此必须掌握其特征，才有可能确定是发疹，所以诊断是防治麻疹的重要环节。清代《医宗金鉴》云："疹宜发表透为先，最忌寒凉毒内含，已出清利无余热，没后伤阴养血痊。"指出了整个麻疹过程的治疗步骤，钱育寿经多年临床实践按此治法，指出麻疹是病毒外达的表现，所以治疗起来宜顺势利导、宣邪外出，促使透发，最为重要。凡是违反这种趋势的措施均非所宜。正如《幼科准绳》："虽寒勿用桂枝，虽虚勿用参术，虽吐勿用半夏、南星温燥总非所宜。"因此前人提出麻疹用药之忌。①忌骤用寒凉：麻虽阳邪，但不可早用寒凝凉血或苦寒攻伐以防热毒冰伏产生内陷。②忌妄用辛热：麻乃热毒，若用辛热燥烈犹似火上加油，助其炽势。本病初起，虽有肢冷是热极似寒之象，不可误认虚寒。一旦疹透，自然转温。③忌早用补涩，麻疹是外感热病，即使素察虚弱，也应急则治标，如初热、透疹阶段，早用补益，必致毒滞邪留。若间有便泄二三次，是里热下引，切勿误认为虚而用补涩。钱育寿在具体治疗处方用药方面，又创立 3 法，分别用于麻疹 3 个不同阶段：①宣表透达法：此法是治疹过程中比较重要的，适用于疹前期。方选蝉蜕宣透饮，药用蝉蜕、牛蒡、荆芥、防风、大贝、薄荷、瓜蒌、通草；或选葛根解肌汤，药用：葛根、前胡、牛蒡、连翘、蝉蜕、贝母、荆芥、赤芍、桑白皮、木通、甘草、灯心草等化裁。若汗少苔腻者可加豆豉，若为寒邪所束，疹出困难，苔白者则去连翘、桑叶加紫苏叶、防风，若正气不足疹出不畅者加参芪以扶正透托。②清热解毒法：用于麻疹见形期。麻疹布出后，热毒尚炽，在此阶段既要透表又应清里，才能达到表里双解的目的。如热咳俱盛可以麻杏石甘汤、清解散（豆卷、山栀、牛蒡、连翘、知母、象贝、石膏、黄芩、滑石、菖蒲、芦根）化裁；如肺炎喘嗽，疹多，气急加桑皮、葶苈、白前、射干。倘热毒上迫，泻痢并行，当合葛根芩连汤或白头芍翁汤（白头翁、秦皮、黄连、黄柏）等清肠泄热；若热毒化火伤及营血，疹色紫暗，高热神昏，舌绛起刺则以犀角地黄汤（犀角、生地黄、赤芍、牡丹皮）合紫雪丹清营解毒；如进而神昏痉挛可再合羚羊钩藤汤与至宝丹开窍熄风。③养阴清热法：此法主要适用于麻疹收泄期，一般选用沙参麦冬汤（沙参、麦冬、知母生草、桑叶、扁豆、天花粉）随证化裁。如高热虽降，潮热不尽，可加地骨皮、淡芩、青蒿、白薇等除蒸；干咳不已加桑白皮、贝母、枇杷叶、冬瓜子；有痰加海蛤散、甜杏仁，气逆加紫苏子、款冬花，食欲不佳加桔白、生谷芽，大便溏薄去麦冬、玉竹、天花粉加怀山药、白茯苓等；咽红音哑加玄参、玉蝴蝶、生地黄、蝉蜕；咽红肿糜加山豆根、板蓝根、僵蚕，并用锡类散吹喉。此外，正虚邪陷、疹色淡白、面白肢厥可用回阳托毒之保元汤（人参、黄芪、炙甘草）、生脉散（人参、五味子、麦冬）、附子龙牡救逆（附子、龙骨、牡蛎、人参、白芍、炙甘草），随证化裁。

八、名方推荐

（一）银翘散方加减

金银花、连翘、前胡、牛蒡子、防风、桔梗、升麻、葛根各10 g，浮萍、薄荷、荆芥、甘草各5 g。功效：辛凉透表、清宣肺卫。主治：邪犯肺卫。用法：每日1剂，水煎，分2次温服。加减：恶寒无汗，鼻流清涕者加麻黄、紫苏叶；发热烦躁、咽红口干者，加蝉蜕；咳嗽痰多者，加杏仁、贝母。

（二）宣毒发表汤加减

升麻、葛根、薄荷、桔梗、荆芥、防风、木通、枳壳各3 g，前胡、牛蒡子、连翘各5 g，杏仁6 g，淡竹叶、生甘草各2 g。功效：解表透疹、止咳利咽。主治：邪炽肺脾。用法：每日1剂，水煎，分2次温服。

（三）清热透疹汤加减

金银花、连翘各9 g，杏仁、荆芥、防风、蝉蜕、牛蒡子、升麻、延胡索、芦根、甘草各6 g，葛根3 g。功效：辛凉透表，清热解毒。主治：邪犯肺卫。用法：每日1剂，水煎，少量多次顿服。加减：壮热烦躁，面红赤，皮疹密集量多，色暗红或为出血疹加紫草、山栀子、赤芍、牡丹皮；咳喘、痰多、呼吸急促加用黄芩、炙麻黄、葶苈子、桑白皮；高热伤阴加生地黄、麦冬、玄参、天花粉；热毒攻喉加玄参、桔梗。

（四）麻杏石甘汤加减

麻黄、杏仁、黄芩、前胡、桔梗、石膏、芦根各10 g，甘草5 g。功效：辛凉宣泄，清肺平喘。主治：邪毒闭肺。用法：每日1剂，水煎，少量多次顿服。加减：频咳痰多者加浙贝母、天竺黄、鲜竹沥；咳嗽喘促者，加葶苈子、紫苏子；皮疹稠密，疹色紫暗，口唇发绀者，加丹参、紫草。

（五）葛根芩连汤加减

葛根18～30 g，细川连3～9 g，山药15～30 g，淡黄芩6～15 g，天花粉18～30 g，升麻5～9 g，蝉蜕9～18 g，薄荷9～18 g，甘草6～15 g。功效：解表清热，透疹祛邪。主治：邪热内闭。用法：水煎，每日1剂，早晚温服，3 d为1个疗程。加减：若腹痛者，加延胡索、香附；脘闷者，加莱菔子。

（六）沙参麦冬汤加减

南沙参、麦冬、天花粉、玉竹、桑叶、扁豆各9 g，甘草3 g。功效：养阴益气，清解余邪。主治：肺胃阴伤。用法：每日1剂，水煎，分2次温服。加减：潮热盗汗，手足心热者，加地骨皮、银柴胡；神倦自汗，纳谷不香者，加炒谷芽、炒麦芽、鸡内金；大便干结者，加瓜蒌子、火麻仁。

（七）清咽下痰汤加减

玄参10 g，桔梗、荆芥各5 g，甘草3 g，牛蒡子、贝母、马兜铃、射干各9 g，瓜蒌皮、板蓝根、芦根各15 g。功效：清热解毒，降火下痰。主治：邪毒攻喉。用法：每日1剂，水煎，分2次温服。加减：大便干结者，可加大黄、玄明粉泻火解毒。

（八）羚角钩藤汤加减

羚羊角、桑白叶各5 g，钩藤、菊花、茯神、贝母、生地黄、白芍各9 g，甘草5 g。功效：平肝熄风、清心开窍。主治：邪陷心肝。用法：每日1剂，水煎，分2次温服。加减：痰涎壅盛者，加石菖蒲、胆南星、矾郁金、鲜竹沥；腹胀便秘者，加大黄、玄明粉。

（九）清解透表汤加减

牛蒡子、葛根、升麻、紫草根、桑叶各5 g，菊花、金银花、连翘、石膏、知母、粳米、生地黄各10 g，甘草5 g。功效：清热解毒，透疹达邪。主治：邪炽肺脾。用法：每日1剂，水煎，分2次温服。加减：壮热不退，烦躁不安者，加石膏、知母；皮疹稠密、疹点红赤，紫暗成片者，加牡丹皮、赤芍、丹参；咳嗽气粗，喉间痰鸣者，加桑白皮、杏仁、浙贝母；壮热不退，四肢抽搐者，加羚羊角、钩藤；身热不起，皮疹未透，或疹稀色淡者，加黄芪、太子参。

第六节　手足口病

手足口病（hand，foot and mouth disease，HFMD）是由肠道病毒（enterovirus，EV）感染引起的一种儿童常见急性发疹性传染病，以手掌、足趾、口腔及臀等部位斑丘疹、疱疹，或伴发热为特征。本病一年四季可发生，夏秋季多见。好发于学龄儿童，以 3 岁以下发病率最高。手足口病是全球性疾病，我国各地全年均有发生，发病率 37.01/10 万～205.06/10 万，近年报告病死率在 6.46/10 万～51.00/10 万之间。

一、诊断标准

结合流行病学史、临床表现和病原检查作出诊断。

（一）临床诊断病例

1. 流行病学史：常见于学龄前儿童，婴幼儿多见。流行季节，当地托幼机构及周围人群有手足口病流行，发病前与手足口病患儿有直接或间接接触史。

2. 临床表现：符合以下临床表现。

第 1 期出疹期：主要表现为发热，手、足、口、臀等部位出疹，可伴有咳嗽、流涕、食欲不振等症状。部分病例仅表现为皮疹或疱疹性咽峡炎，个别病例可无皮疹。

第 2 期神经系统受累期：少数病例可出现中枢神经系统损害，多发生在病程 1～5 d 内，表现为精神差、嗜睡、吸吮无力、易惊、头痛、呕吐、烦躁、肢体抖动、肌无力、颈项强直等。

第 3 期心肺功能衰竭前期：多发生在病程 5 d 内，表现为心率和呼吸增快、出冷汗、四肢末梢发凉、皮肤发花、血压升高。

第 4 期心肺功能衰竭期：可在第 3 期的基础上迅速进入该期。临床表现为心动过速（个别患儿心动过缓）、呼吸急促、口唇发绀、咳粉红色泡沫痰或血性液体、血压降低或休克。亦有病例以严重脑功能衰竭为主要表现，临床可见抽搐、严重意识障碍等。

极少数病例皮疹不典型，部分病例仅表现为脑炎或脑膜炎等，诊断需结合病原学或血清学检查结果。

（二）确诊病例

在临床诊断病例基础上，具有下列之一者即可确诊。①肠道病毒（CV-A16、EV-A71 等）特异性核酸检查阳性。②分离出肠道病毒，并鉴定为 CV-A16、EV-A71 或其他可引起手足口病的肠道病毒。③急性期血清相关病毒 IgM 抗体阳性。④恢复期血清相关肠道病毒的中和抗体比急性期有 4 倍及以上升高。

二、西医治疗

（一）一般治疗

普通病例门诊治疗。注意隔离，避免交叉感染；清淡饮食；做好口腔和皮肤护理。

积极控制高热。体温超过 38.5 ℃者，采用物理降温（温水擦浴、使用退热贴等）或应用退热药物治疗。常用药物有：布洛芬口服，5～10 mg/(kg・次)；对乙酰氨基酚口服，10～15 mg/(kg・次)；2 次用药的最短间隔时间为 6 h。

保持患儿安静。惊厥病例需要及时止惊，常用药物有：如无静脉通路可首选咪达唑仑肌内注射，0.1～0.3 mg/(kg・次)，体重＜40 kg 者，最大剂量不超过 5 mg/次，体重＞40 kg 者，最大剂量不超过 10 mg/次；地西泮缓慢静脉注射，0.3～0.5 mg/(kg・次)，最大剂量不超过 10 mg/次，注射速度

1～2 mg/min。需严密监测生命体征，做好呼吸支持准备；也可使用水合氯醛灌肠抗惊厥；保持呼吸道通畅，必要时吸氧；注意营养支持，维持水、电解质平衡。

（二）病因治疗

目前尚无特效抗肠道病毒药物。研究显示，干扰素α喷雾或雾化、利巴韦林静脉滴注早期使用可有一定疗效，若使用利巴韦林应关注其不良反应和生殖毒性。不应使用阿昔洛韦、更昔洛韦、单磷酸阿糖腺苷等药物治疗。

（三）液体疗法

重症病例可出现脑水肿、肺水肿及心力衰竭，应控制液体入量，给予生理需要量 60～80 mL/(kg·d)（脱水剂不计算在内），建议匀速给予，即 2.5～3.3 mL/(kg·h)，注意维持血压稳定。休克病例在应用血管活性药物的同时，给予生理盐水 5～10 mL/(kg·次）进行液体复苏，15～30 min 内输入，此后酌情补液，避免短期内大量扩容。仍不能纠正者给予胶体液（如白蛋白或血浆）输注。有条件的医疗机构可依据中心静脉压（CVP）、动脉血压（ABP）等指导补液。

（四）降颅压

常用甘露醇，剂量为 20%甘露醇 0.25～1.0 g/(kg·次)，每 4～8 h 1 次，20～30 min 快速静脉注射；严重颅内高压或脑疝时，可增加频次至每 2～4 h 1 次。

严重颅内高压或低钠血症患儿可考虑联合使用高渗盐水（3%氯化钠）。有心功能障碍者，可使用利尿剂，如呋塞米 1～2 mg/kg 静脉注射。

（五）血管活性药物

第 3 期患儿血流动力学改变为高动力高阻力型，以使用扩血管药物为主。可使用米力农，负荷量 50～75 μg/kg，15 min 输注完毕，维持量从 0.25 μg/(kg·min）起始，逐步调整剂量，最大可达 1 μg/(kg·min)，一般不超过 72 h。高血压者应将血压控制在该年龄段严重高血压值以下（具体血压值见表 11-3），可用酚妥拉明 1～20 μg/(kg·min)，或硝普钠 0.5～5 μg/(kg·min)，由小剂量开始逐渐增加剂量，直至调整至合适剂量，其间密切监测血压等生命体征。

表 11-3　儿童（≤5 岁）严重高血压参考值

性别	年龄	收缩压/mmHg	舒张压/mmHg
女	～3 岁	≥110	≥72
	～4 岁	≥112	≥73
	～5 岁	≥114	≥76
男	～3 岁	≥112	≥73
	～4 岁	≥114	≥74
	～5 岁	≥117	≥77

第 4 期血压下降时，可应用正性肌力及升压药物治疗，如多巴胺 5～20 μg/(kg·min)、去甲肾上腺素 0.05～2 μg/(kg·min)、肾上腺素 0.05～2 μg/(kg·min）或多巴酚丁胺 2.5～20 μg/(kg·min）等，从低剂量开始，以能维持接近正常血压的最小剂量为佳。以上药物无效者，可试用血管加压素或左西孟旦等药物治疗，血管加压素：20 μg/kg，每 4 h 1 次，静脉缓慢注射，用药时间视血流动力学改善情况而定；左西孟旦负荷剂量 6～12 μg/kg 静脉注射，维持量 0.1 μg/(kg·min)。

（六）静脉丙种球蛋白

第 2 期不建议常规使用静脉丙种球蛋白。有脑脊髓炎和持续高热等表现者以及危重病例可酌情使用，剂量 1.0g/(kg·d)，连用 2 d。

（七）糖皮质激素

有脑脊髓炎和持续高热等表现者以及危重病例酌情使用。可选用甲基泼尼松龙 1～2 mg/(kg·d)，或氢化可的松 3～5 mg/(kg·d)，或地塞米松 0.2～0.5 mg/(kg·d)，一般疗程 3～5 d。

（八）机械通气

1. 机械通气指征：出现以下表现之一者，可予气管插管机械通气：①呼吸急促、减慢或节律改变；②气道分泌物呈淡红色或血性；③短期内肺部出现湿性啰音；④胸部 X 线检查提示肺部明显渗出性病变；⑤脉搏血氧饱和度（SPO_2）或动脉血氧分压（PaO_2）下降；⑥面色苍白、发绀、皮温低、皮肤发花、血压下降；⑦频繁抽搐或昏迷。

2. 机械通气模式：常用压力控制通气，也可选用其他模式。有气漏或顽固性低氧血症者可考虑使用高频通气（HFV）。

3. 机械通气参数调节目标：维持动脉血氧分压（PaO_2）在 60～80 mmHg，动脉血氧饱和度（SaO_2）92%～97%，控制肺水肿和肺出血。对于出现肺水肿或肺出血者或仅有中枢性呼吸衰竭者，按照机械通气呼吸机初调参数表（表 11－4）进行调节。若肺出血未控制或血氧未改善，可每次增加 PEEP1～2 cmH_2O，一般不超过 20 cmH_2O，注意同时调节 PIP，以保证正常氧合水平。肺水肿及出血控制后，逐步下调呼吸机参数。

表 11－4　机械通气治疗时呼吸机初调参数

类别	吸入氧浓度（FiO_2）	气道峰压（PIP）	呼气末正压（PEEP）	呼吸频率（f）	潮气量（Vt）
肺水肿或肺出血者	60%～100%	20～30 cmH_2O（含 PEEP）	8～12 cmH_2O	20～40 次/min	6～8 mL/kg
仅有中枢性呼吸衰竭者	21%～40%	15～20 cmH_2O（含 PEEP）	4～5 cmH_2O	20～40 次/min	6～8 mL/kg

4. 机械通气管理：①镇痛与镇静：气管插管前需要进行充分的镇静、镇痛处理。药物包括：咪达唑仑静脉泵注，0.1～0.3 mg/(kg·h)；芬太尼静脉注射，1～2 μg/kg，注射时间＞60 s；芬太尼静脉维持泵注：1～4 μg/(kg·h)。②机械通气过程中避免频繁、长时间吸痰造成气道压力降低，要保持气道通畅，防止血凝块堵塞气管导管。

5. 撤机指征：①自主呼吸恢复正常，咳嗽反射良好；②氧合指数（PaO_2/FiO_2）≥200 mmHg，PEEP＜10 cmH_2O 时，开始做撤机评估；③血气分析好转，胸片肺部渗出与肺水肿好转；④意识状态好转；⑤循环稳定。

（九）其他

1. 血液净化：危重症患儿有条件时可开展床旁连续性血液净化治疗，目前尚无具体推荐建议。血液净化辅助治疗有助于降低“儿茶酚胺风暴”，减轻炎症反应，协助液体平衡和替代肾功能等，适用于第 3 期和第 4 期患儿。

2. 体外生命支持：包括体外膜肺（ECMO）、体外左心支持（ECLVS）、ECMO＋左心减压（LV vent）等。适用于常规治疗无效的合并心肺衰竭的危重型患儿，其中 ECMO＋左心减压适用于合并严重肺水肿和左心衰竭的重症患儿。严重脑功能衰竭的患儿不建议使用。

（十）恢复期治疗

针对患儿恢复期症状进行康复治疗和护理，促进各脏器功能尤其是神经系统功能的早日恢复。

三、中医临床思维

（一）中医病名及病因病机特征

中医学认为，本病属于“口疮”“口糜”“肺瘅”“心瘅”“心火”“时疫”“温病”等范畴。手足口病的病因为外感时邪疫毒，内伤湿热蕴结，心火炽盛；病位在肺、脾、心三脏；其基本病机为外感时邪疫毒，卫表被遏，肺气失宣，症见发热、咳嗽、流涕、恶心、呕吐等，由于素体湿热内蕴、心经火盛，内外交争，心经之火上蒸于口舌，脾胃湿热熏蒸于四肢，则发为疱疹。《黄帝内经》云“膀胱移热于小肠，膈肠不便，上为口糜，……少阳之复，火气内发，上为口糜”；“少阳司天，火气下临，肺气上从，口疡是也”；“岁金不及，炎火乃行，复则寒雨暴至，阴厥且格，阳反上行，病口疮是也”。《诸病源候论》云：手少阴，心之经也，心气通于舌；足太阴，脾之经也，脾气通于口。脏腑热盛，热乘心脾，气冲于口舌，故令口舌生疮是也。”“由脾胃热，其气上冲喉咽，所以生疮。其疮或白头，或赤根，皆由挟热所致。”“其口舌生疮，热毒气在脏，上冲胸膈，气发于口，故生疮也。”“小儿口疮，由血气盛，兼将养过温，必有客热熏上焦，令口舌生疮。”明代薛己云：“口疮上焦实热，中焦虚寒，下焦阴火，各经传变所致。”《小儿药证直诀》云：肺疳，气喘，口鼻生疮，当补肺脾，益黄散主之。疳皆脾胃病，亡津液之所作也。”《证治准绳》云：膀胱移热于小肠，膈肠不便，上为口糜。盖小肠者，心之府也。此举由邪热之端耳。心属君火，是五脏六腑之火主，故诸经之热皆应于心。心脉布于舌上，若心火炎上熏蒸于口，则为口舌生疮。”《医贯》云：“按《圣济总录》有元脏虚冷，上攻口舌者，……此皆龙火上迫，心肺之阳不得下降，故用此以引火归元也。”《小儿卫生总微论方》云：心疳，其候浑身壮热，颊赤面黄，心胸膈脘烦躁满闷，口舌生疮，盗汗多惊……。肺疳……，咽喉不利，揉鼻咬甲，口鼻生疮。”《医宗金鉴》认为：“心属火，色赤主血脉，故心疳则见面红目脉络赤，壮热有汗，时时惊烦，咬牙弄舌，口舌干燥，渴饮生疮”，皆对本病之病因病机、证候症状，尤其疱疹之形态进行了重点描述。

（二）辨病辨证及治疗特征

中医辨证将手足口病分为出疹期：湿热蕴毒，毒郁脾肺证；风动期：毒热内壅，肝热惊风证；喘脱期：邪闭心肺，气虚阳脱证；恢复期：气阴不足，络脉不畅证四期四证。治疗上以清热祛湿解毒为基本原则。出疹期予以清热解毒，化湿透邪。基本方为甘露消毒丹。风动期予以解毒清热，息风定惊。基本方为清瘟败毒饮合羚角钩藤汤。喘脱期予以固脱开窍，清热解毒。基本方为参附汤、生脉散合安宫牛黄丸。恢复期予以益气通络，养阴健脾。基本方为生脉散合七味白术散。

手足口病传染性强，易暴发流行。一旦发现，应注意隔离，避免交叉感染，做到早发现、早就诊、早治疗、早隔离。一般治疗为控制高热，保持患儿安静，病因治疗上予以干扰素 α 喷雾或雾化、利巴韦林静脉滴注。本病预后一般，多在一周内痊愈，少数重症可伴有其他疾病，如合并脑炎、脑膜炎、肺水肿、心肌炎、呼吸系统疾病和循环系统疾病等，甚至危及生命。此时应采用液体疗法、降颅内压、糖皮质激素、机械通气等对症支持治疗。中医治疗手足口病的疗效重在辨证论治，辨轻重，辨分期，予以对症施治，尽早控制病情，防止出现变证。中医治疗以服用汤剂为主，可少量多次服，如果汤剂不便，也可以使用直肠滴入、中药外洗等。

（三）药物选择

据资料分析，手足口病中医的治疗多采用清热解毒，利湿透疹，芳香辟浊，凉血止痒等治法，按出现频率高低依次是：金银花、连翘、甘草、板蓝根、黄芩、蝉蜕、石膏、生地黄、薏苡仁、薄荷、藿香、淡竹叶、栀子、大青叶、黄连、牛蒡子、紫草、滑石、牡丹皮、赤芍、玄参、防风、荆芥、知母、桔梗、芦根、野菊花等。

四、名医经验

（一）杨震经验

杨震认为手足口病归属中医学“外感湿热病”范畴，适用卫、气、营、血辨证，病因为感受湿热疫毒，经口鼻而入，上熏口咽，发于手足，外透肌肤，发为皮疹；其疹型为斑丘疹、疱疹，出疹部位为手、足臀部等皮肤及口腔，因肺主皮毛，脾主口，且有“斑出阳明，疹出太阴”，故脏腑病位在肺在胃，肺气失宣，症见发热、咳嗽，并倦怠、恶心、便秘等；湿热阻滞中焦，脾运不健出现大便不畅，舌苔厚腻；正盛邪实，正邪剧争，则见发热；甚者可邪毒内陷，化燥入营血，而出现神昏谵语等危证，以至于气随血脱，出现高热、抖动、肢体痿软，甚则发生喘、脱，危及生命。基于“肺与大肠相表里”之理论，应用凉血解毒法，自拟“连紫汤”直肠滴入治疗手足口病。具体方法为：紫草、苦参各 6 g，金银花 12 g，连翘 10 g，加水 100 mL 煎取 20 mL，20 min 内直肠滴入，每日 1 次。治疗 5 d。方用连翘清热解毒为君，金银花轻清透热、宣通气机为臣，苦参清热燥湿为使，紫草凉血解毒为使，防止热毒传于血分。考虑该病以儿童为多，口服药物多有不依从，且因口腔疱疹，患儿多哭闹拒药，改用直肠给药，吸收好、易于接受，也避免了胃肠道刺激。

杨震认为手足口病重症病机为湿热之邪深入阳明，化燥成温，阻滞气机，进而热毒逼入营分，深入血分。治宜通腑、泄热、熄风。具体方法为：仙方承气汤（大黄 15 g，枳实、厚朴各 10 g，僵蚕 6 g，蝉蜕 3 g）加水 100 mL 煎取 20 mL，20 min 内直肠滴入，1 日 2 次。治疗 2 d。方用大黄为君药苦寒通降，泻热通便，涤荡胃肠实热积滞；臣以厚朴苦、温，下气除满，枳实苦、寒，行气消痞；3 药合用使热结得下，里热下趋而解，气机宣畅，阳气敷布外达。方中僵蚕，轻浮而升，清热解郁，既能熄风止痉，又能化痰定惊；蝉蜕味甘咸性寒，升浮宣透，宣毒透达，既能疏散肝经风热，又能凉肝熄风止痉；两药共为佐药可透达郁热。

（二）汪受传经验

汪受传认为手足口病合并中枢神经系统感染的病机当属邪陷心肝，小儿心、肝有余，心为神明之府，肝为风木之脏，心肝同源；若邪毒炽盛，化火内陷，木火相煽，则可出现扰神动风之变证。症见壮热、烦躁、神昏、谵语、舌绛者，为热陷心包证；症见高热、头痛、项强、抽搐，甚或角弓反张者，为热极动风证。方选清瘟败毒饮合千金龙胆汤加减。汪受传将手足口病合并病毒性心肌炎当属邪毒犯心证，症见心胸痹痛、心悸怔忡、烦躁不宁、夜寐不安、唇甲青紫、舌黯脉涩。治以解毒利湿，养心通络，方用葛根黄芩黄连汤合血府逐瘀汤加减。汪受传认为手足口病合并肺水肿当属湿热毒邪犯及心肺，症见咳频气急、鼻翼煽动、呼吸困难、口唇发绀、张口抬肩、呼吸节律改变，口吐白色或或粉红色泡沫痰，或为咖啡色。治以回阳救逆，方用己椒苈黄丸合参附汤加减。汪受传认为手足口病出现心阳虚衰，症见面色苍白、大汗淋漓、四肢厥冷，舌质黯红，或紫黯，苔白腻，脉沉细无力，或脉微细；治以回阳救逆，方用参附汤加减。

（三）张士卿经验

张士卿认为手足口病的发生，多在风、火、湿、热比较明显的年份和季节，特别是风、火、湿、热至盛，即成为疫疠邪毒，其伤人则传染性强，极易流行，其发病则既急且暴。肺、胃、心、脾是其病位所在，心脾积热，肺胃郁火，邪毒至盛，上熏于口舌，则口腔黏膜多发疱疹、溃疡；外蒸于四末，则手掌、足底亦出现水疱样皮疹。风热在表，宜疏风清热以散表邪；火热温毒，宜清热泻火以解毒；因其兼湿，故宜佐以渗利。总之，治疗应以清、疏、利、透为要。因此，对于手足口病的治疗，张士卿强调早期治宜辛凉宣透，方用银翘散合薏苡竹叶石膏散加减，使疹毒顺利透发，免致热毒遏伏，疫毒内陷，引发变证。中期病证多属湿热内蕴，熏发于外，治疗需详辨热、湿之轻重。若热重于湿者，应治以清热解毒为主，佐以利湿、透疹，方用黄连解毒汤合碧玉散加味；若湿重于热者，应治以宣肺透热，化湿利湿，方用甘露消毒丹加减；湿热并重者可选黄连解毒汤合三仁汤加减，以清热解毒利湿为主，佐以透疹为要。若属湿热蒸盛，燔灼气血，则为本病之重症，治疗当选清瘟败毒饮加减，以清热泻火，解毒凉营，佐以利湿为法。邪陷心肝者，宜用羚角钩藤汤加减以平肝熄风，清心开窍；属邪毒损心、伤肺者，则当参照“病毒性心肌炎”“心衰”“肺衰”等论治，或凉营解毒，护心安神，或益气育阴，养心安神，或温振心阳，宁心安神，或温阳化饮，益气护肺；若至阴阳欲脱，则应急以回阳救逆，益气固敛为治，总以审机权变，随证而治为宜。

（四）张涤经验

张涤治疗手足口病，力主祛邪为先，给邪以出路。邪在肺卫，清透解表，方用葛根银翘散；邪在气分，泻火清热，方用白虎汤；湿温困脾，泻脾解毒，清热利湿，方用六一散或甘露消毒丹。其二，热毒搏结，因毒致热，毒清而热解。治疗中常贯穿使用连翘、蒲公英、紫花地丁、板蓝根等清热解毒之品。其三，宜分热重、湿重。热重者，清透退热、泻火退热、解毒退热，三管其下，方用葛根银翘散合白虎汤加清热解毒之品，且重用生石膏 20 g，宜急速退热，阻其传变（高热不退，容易引发患儿中枢神经系统、呼吸系统损害，出现手足口病重症，甚至导致死亡）；湿重者，利湿化湿为主，佐以清热解毒。其四，治病祛邪，中病即止。张涤认为，手足口病患儿就诊时一般是在发疹期，主要证型为湿热夹毒型，治法以清热利湿解毒为主，由于手足口病的潜伏期较短，发疹初期常伴有表证，治疗上佐以疏风清热，解毒透疹之法。虽然手足口病预后一般良好，但是小儿“发病容易，传变迅速”的病理特点，易造成暴发流行，且少数发生变证的重症患儿可危及生命，因此要做到早发现、早就诊、早治疗、早隔离。张涤认为治疗本病以清热利湿解毒为法，以西茵陈、滑石、芦根、紫花地丁、蒲公英、牛蒡子、连翘、甘草为基本用药。茵陈性微寒，清利湿热之力较强。重用滑石，其性甘淡寒，有利尿通淋，清热解暑，收湿敛疮之功效。二者共为君药。芦根性味甘寒，可清热泻火，生津止渴，利尿，既可助茵陈、滑石清热利湿，又可预防祛湿太过，以免伤阴耗液，化燥生风。紫花地丁、蒲公英性苦寒，均可清热解毒，蒲公英尚有利尿通淋之效，可导湿热从小便而去，以助君药清热利湿之力。共为臣药。牛蒡子有疏散风热，利咽透疹，解毒消肿之功。连翘有疏散风热，清热解毒消肿之效，更有“疮家圣药”之称。两者合用可使表邪得解，邪有所出，更助臣药以清热解毒，为佐助药。甘草性平，调和诸药，并可助清热解毒之力，为使药。发热明显者可加生石膏，表证明显加荆芥、桑叶等，伴有咳嗽者可加紫苏子、白前、百部等。

（五）尹周安经验

尹周安认为手足口病合并病毒性脑炎的病机当属湿热邪毒酿痰蒙蔽心包之证，临证可见神志模糊或神昏谵语、项强抽搐、喉有痰声、舌红绛、苔黄腻，方选菖蒲郁金汤送服安宫牛黄丸清化痰热，醒神开窍。尹周安认为手足口病合并病毒性心肌炎当属湿热邪毒，化火之后逆传心包之证；湿热化毒，逆传心包，必须防止内闭外脱，当用生脉散、参附汤、四逆汤或参附注射液、生脉针等固脱救逆。尹周安认为手足口病合并肺水肿的病机当属湿热化燥，灼伤肺络，导致肺之化源欲绝之证，即吴鞠通所言“若吐粉红色血水者，死不治”之证，吴鞠通提出清络育阴法。

（六）王雪峰经验

王雪峰认为，手足口病在发病前驱期表现为发热、咽痛、咳嗽等一系列外感症状，发疹期表现为疱疹显现以及身热持续、烦躁口渴等里热证候，疾病恢复期表现为疱疹渐消、身热渐退、口唇干燥、纳差等一系列阴液耗伤及脾虚证候。因此，治疗时宜根据疾病的发展阶段和证候表现，辨证用药。①前驱期，主要以外感表证为主，治宜清凉解表，疏散风热，方用银翘散。②发疹期，邪犯肺脾型，治宜疏散风热，透疹外出，佐以清热解毒，方用甘露消毒饮；湿热内蕴型，治宜清热解毒祛湿，方用清瘟败毒饮加减；内陷厥阴型，治宜清心开窍，平肝熄风，方用安宫牛黄丸或紫雪丹。③恢复期，以阴伤脾虚为主，治宜健脾助运，生津养阴方用沙参麦冬汤、四君子汤等。

（七）罗珊珊经验

罗珊珊认为，手足口病的病机是小儿平素心脾积热或脾弱肝旺，腠理疏薄，卫外不固，风热湿毒入侵。因小儿体质虚实不等，感邪的轻重不同，故临床表现各有不同。外邪时行邪毒从口鼻吸入，侵犯肺脾，内干于胃，内有湿热与外邪相搏，湿热上蒸于口，出现口舌疱疹、溃疡。两邪相搏，毒随气泄，外发肌肤，则出现手、足、臀部斑丘疹、疱疹。罗珊珊将手足口病分为3型论治：肺脾湿热型，治宜清热解毒，化湿透邪，方用甘露消毒丹加减；湿热郁蒸型，治宜清气凉营，解毒化湿，方用清瘟败毒饮加减；毒热动风型，治宜解毒清热，熄风定惊，方用羚角钩藤汤加减。

（八）张国梁经验

张国梁认为手足口病属中医“温病”“戾气”范畴，是外感时行之邪，内有湿热炽盛，内外因共同作用形成的传染性疾病。肺在体合皮主一身之气，脾在体合肌肉而主四肢，小儿发育未全，形气未充，脏腑功能常为不足。外感疫毒，脾气不足则湿郁而生热，湿热累及脾肺，肺主气功能失调则卫气郁遏，腠理闭塞，邪气不得外散；脾失运化则食滞大肠，大肠郁热，热盛动血则发为疱疹。而中药灌肠治疗手足口病，药物不仅直接经肠道局部作用于病灶，还通过肺与大肠的经脉络属关系和“肺朝百脉”的作用将药物输送至全身而起到整体的治疗效果。六腑以通为用，以降为顺。将中药直接灌入传导之官的大肠，能起到泄腑通便排毒的作用。

（九）王孟清经验

王孟清认为手足口病的病因为外感时邪疫毒，内伤湿热蕴结，心火炽盛，病位在肺、脾、心三脏。小儿手足口病初期以风热犯肺、邪犯肺脾为主，因此除应用辛凉解表的药物外，还应给予清心泻脾、解毒利湿的药物进行治疗，则可明显改善患儿临床症状，提高治疗小儿手足口病中医证候的疗效。小儿手足口病中期仍以风热犯肺和邪犯肺脾两种证型为主，是由实证向虚证转移的关键时期，治疗上应注重扶正与祛邪兼顾，则可以提高各证向正常转移的概率，从而缩短小儿手足口病的疗程。小儿手足口病后期虽多见实证，但其持续存在概率均有所降低，并逐渐向气阴两虚证和正常转变，其向正常转变的概率高于此前任何时期。提示在辨证治疗手足口病时，中病即止，同时，应特别注意顾护阴液，热病易耗津伤阴，加之小儿阴常不足，治疗应清热为主，兼顾养阴则可能提高其向正常转移的概率，从而缩短疗程。

五、名方推荐

（一）清瘟败毒饮合千金龙胆汤加减

龙胆、黄连、黄芩各 15 g，水牛角、大黄、僵蚕、地龙各 3 g，栀子、淡竹叶各 10 g，生地黄、牡丹皮、钩藤各 6 g。功效：凉营解毒，熄风开窍。主治：手足口病之邪陷厥阴证。用法：水煎，每日 1 剂，分 2 次温服。另服安宫牛黄丸清心开窍；抽搐加羚羊角粉平肝熄风。也可使用中成药针剂：清开灵注射液或醒脑静注射液静脉滴注。

（二）己椒苈黄丸合参附汤加减

防己、花椒、葶苈子各 15 g，大黄（后下）3 g，桑白皮、前胡各 10 g，泽泻、车前子各 6 g。功效：泻肺逐水，温阳扶正。主治：手足口病之邪伤心肺证。用法：水煎，每日 1 剂，分 2 次温服。加减：咯血加用青黛、阿胶（烊化）清肺宁络。

（三）血府逐瘀汤合天王补心丹

人参 10 g，麦冬、炙黄芪、五味子、丹参各 6 g，桂枝、生地黄、郁金、炙甘草各 3 g。功效：活血止痛，通络养心。主治：手足口病之邪毒侵心证。用法：水煎，每日 1 剂，分 2 次温服。

（四）参附龙牡救逆汤加减

人参 10 g，附子、甘草各 3 g，龙骨、牡蛎、白芍各 6 g。功效：扶阳救逆固脱。主治：手足口病之心阳虚衰证。用法：水煎，每日 1 剂，分 2 次温服。亦可以使用参附注射液静脉滴注。

（五）二妙散加减

苍术、黄柏各 6 g，萆薢、防己、薏苡仁各 10 g，蚕砂、木瓜、牛膝各 5 g，龟甲 3 g。功效：清热利湿，通利经脉。主治：手足口病之湿热伤络证。用法：水煎，每日 1 剂，分 2 次温服。同时该证应配合针灸推拿治疗，恢复肢体功能。

（六）王烈经验方 1

黄芩 15 g，栀子、木通各 5 g，石膏、生地黄、白鲜皮、淡竹叶、蝉蜕各 10 g，黄连、紫草各 3 g。功效：清热解毒化湿。主治：手足口病综合征之疱疹证。用法：1 剂水煎为 60 mL，匀 6 次，1 日 3 次，每次 10 mL 口服。局部破溃处，涂以 1%甲紫溶液。

（七）王烈经验方 2

黄芩、生地黄、黄芪、当归、白芍各 10 g，木通、甘草、黄柏各 5 g，栀子 3 g。功效：滋阴降火。主治：手足口病综合征之疱疹证，虚火内恋。用法：水煎分 6 次服，1 日 3 次，每次 10 mL 口服。外治用吴茱萸粉 10 g，醋调敷涌泉穴。

（八）清解利湿汤加减

金银花、连翘、牛蒡子、淡竹叶各 10 g，板蓝根、蒲公英、生薏苡仁各 15 g，桔梗、蝉蜕、薄荷（后下）、青黛、儿茶各 6 g，木通、生甘草各 3 g。功效：清热解毒，利湿透邪。主治：手足口病。用法：水煎，每日 1 剂，分 2 次温服。加减：疹色红而多者，加紫草、牡丹皮各 10 g；大便干结不通者，加制大黄 3～6 g；高热不退者，加生石膏 30 g，知母 10 g。

（九）葛根银翘散合白虎汤加减

葛根、芦根、淡竹叶、板蓝根、玄参各10 g，荆芥、连翘、桔梗、牛蒡子、紫花地丁、蒲公英、知母、地骨皮各5 g，生石膏20 g，甘草2 g。功效：辛凉解表，清热解毒。主治：手足口病湿温袭表，热重于湿证。用法：水煎（不宜久煎），每日1剂，早晚温服。医嘱：若患儿高热不退，可每4～6h服药1次；解热之剂，热退更方，不必尽剂。

（十）泻白散加减

桑白皮、地骨皮、牛蒡子、桔梗、葛根、紫花地丁、蒲公英、淡竹叶各5 g，玄参、薏苡仁、生石膏各10 g，佩兰3 g，甘草2 g。功效：清泻肺热，化湿解毒。主治：手足口病肺中郁热，湿毒未尽。用法：水煎，每日1剂，早晚温服。

（十一）甘露消毒丹加减

金银花、连翘、炒黄芩、淡豆豉各6～10 g，牛蒡子6～8 g，通草、甘草各3 g，生薏苡仁、滑石各10 g。功效：清热解毒、化湿透邪。主治：手足口病肺脾湿热证。用法：根据患儿的年龄、体重等酌定药物用量，每日1剂，水煎100～150 mL，分3～4次口服。加减：若恶心呕吐者加藿香，咽喉肿痛者加射干、马勃、玄参。

（十二）清瘟败毒饮加减

金银花、连翘、淡豆豉、黄芩、赤芍各6～10 g，生栀子5 g，黄连3 g，生石膏、水牛角各15～30 g，知母10 g，生薏苡仁15 g，淡竹叶、牡丹皮各6 g。功效：清气凉营，解毒化湿。主治：手足口病湿热郁蒸证。用法：根据患儿的年龄、体重等酌定药物用量，每日1剂，水煎100～150 mL，分3～4次口服。加减：若便秘者加大黄，咽喉肿痛加射干、马勃、玄参。口腔溃疡处涂敷青黛粉，每日3～4次。

（十三）羚角钩藤汤加减

水牛角粉、生石膏、生牡蛎各15～30 g，钩藤、僵蚕各10 g，天麻、竹茹各6～10 g，黄连、全蝎各3 g，生栀子5 g，生薏苡仁15 g。功效：解毒清热，熄风定惊。主治：手足口病毒热动风证。用法：根据患儿的年龄、体重等酌定药物用量，每日1剂，水煎100～150 mL，分3～4次口服，或结肠滴注。

（十四）清燥养阴方

桑叶、连翘、生地黄、麦冬、牛蒡子、黄芩、栀子各6 g，石膏15 g，板蓝根9 g，大黄、生甘草各3 g。功效：清燥解毒，养阴润肺。主治：小儿手足口病（普通病例）。用法：每日1剂，水煎分2次服用，每次50 mL，治疗5 d。3岁以下婴幼儿减量多次服用。

第七节　流行性腮腺炎

流行性腮腺炎（mumps）是由腮腺炎病毒（mumps virus）引起的呼吸道传染病。临床以单侧或双侧耳下腮部漫肿、疼痛为特征，一年四季均可发病，4—7月和11月至次年1月为发病高峰期，多见于学龄及学龄前期儿童，在集体机构中可见暴发流行。中医学中称之为“痄腮”。

一、诊断标准

（一）病史

未接种流行性腮腺炎疫苗，发病前2～3周可有接触史。

（二）临床表现

发病初期可有发热、头痛、咽痛。腮腺以耳垂为中心非化脓性肿大，向前、后、下方扩大，边缘不清，表面皮肤不红，触之疼痛，有弹性感。常一侧先肿大，对侧亦可出现肿大。同侧腮腺管口可见红肿，或同时有颌下腺、舌下腺肿大。腮腺局部胀痛和感觉过敏，张口或咀嚼时更明显。可并发脑膜脑炎、睾丸炎、卵巢炎、胰腺炎等。

（三）实验室检查

1. 血常规检查：血白细胞总数正常或稍增高，淋巴细胞相对增高。

2. 血清和尿液中淀粉酶测定：90%患儿早期血清和尿淀粉酶增高。淀粉酶增高的程度常与腮腺肿胀程度相平行。无腮腺肿大的脑膜炎患儿，血和尿中淀粉酶也可升高。血脂肪酶增高有助于腮腺炎的诊断。

3. 病原学检查：从患儿唾液、脑脊液、尿或血中可分离出腮腺炎病毒。用 ELISA 法检测患者血清中腮腺炎病毒特异性 IgM 抗体，可以早期快速诊断，用于 1 个月内未接种过腮腺炎减毒活疫苗者。用 PCR 技术检测腮腺炎病毒 RNA，可明显提高可疑患者的诊断率。疑有脑膜脑炎者可做脑脊液检查。

二、西医治疗

可通过接种腮腺炎减毒活疫苗进行主动免疫，无特异性抗病毒治疗，以对症处理为主。

主要保持口腔清洁，清淡饮食，忌酸性食物，多饮水。对高热、头痛和并发睾丸炎者可给予解热止痛药物。睾丸肿痛时可用丁字带托起。发病早期可使用利巴韦林 10～15 mg/(kg·d)。对重症患者可短期使用肾上腺皮质激素治疗，疗程 3～5 d。脑膜脑炎、胰腺炎可对症治疗。

三、中医临床思维

（一）中医病名及病因病机特征

中医称为痄腮，亦称“时行腮肿”“温毒”“蛤蟆瘟”“鸬鹚瘟”。痄腮病的病因主要有外感温毒病邪、内伤情志、饮食起居失宜和体质因素 4 类。基本病机是温毒时邪从口鼻而入，或感受风寒，郁久化热，或素有肝胃积热，情志不畅，与外邪互结，壅阻少阳经脉，郁结不散，与气血相搏，凝滞耳下腮颊，致使腮腺肿胀、疼痛而发为此病。《素问》认为该病：“岁太阳在泉，寒淫所胜，则凝肃惨栗，民病少腹控睾，引腰脊，上冲心痛，血见，嗌痛颔肿。”《景岳全书》：“大头瘟者，以天行邪毒客于三阳之经，所以憎寒发热，头目颈项或咽喉俱肿，甚至腮面红赤，肩背斑肿，状如虾蟆，故由名虾（蛤）蟆瘟。大都此证多属风热，然亦有表里虚实之辨。”《诸病源候论》：“风热毒气客于咽喉、颔颊之间，与气血相搏，结聚肿痛。”《温疫论》：“温热毒邪，协少阳相火上攻耳下，硬结作痛。”《疮疡经验全书》中云：“蛤蟆瘟毒，系风热壅滞颊腮。”

（二）辨病辨证及治疗特征

中医儿科诊疗指南将流行性腮腺炎分为邪犯少阳证、热毒蕴结证、邪陷心肝证、毒窜睾腹证、毒结少阳证五个证型。本病治疗以清热解毒、软坚散结为基本原则。轻证治疗可用宣、通之剂，以去其壅滞，不可过于攻伐，壅滞祛除，则少阳毒解。若出现邪毒内陷，扰动肝风，蒙蔽心包，引窜睾腹，毒结少阳，则需配伍息风开窍、清肝泻火、疏利少阳等法。分证论治：邪犯少阳证以和解少阳，散结消肿为法，主方柴胡葛根汤加减。热毒蕴结证以清热解毒，软坚散结为法，主方普济消毒饮加减。邪陷心肝证以清热解毒，息风开窍为法，主方清瘟败毒饮加减。毒窜睾腹证以清肝泻火，活血止痛为法，主方龙胆泻肝汤加减。毒结少阳证以清泄热毒，疏利少阳为法，主方大柴胡汤加减。

对于痄腮的治疗，现代医学还没有特效药物，一般以疫苗免疫和抗病毒治疗为主，利巴韦林和更昔洛韦是广谱强效的抗病毒药物，广泛应用于腮腺炎的防治。西医治疗包括抗感染、解热镇痛、肾上腺皮质激素等。痄腮的中医辨证要点是辨寒热、辨腮肿、辨变证，治疗以清热解毒、软坚散结为基本法则。本病宜采用内、外治法结合治疗，外治法如针刺、灯火灸、外敷等，均有助于腮部肿胀的消退。同时应密切关注患儿病情变化，及早发现并处理变证，常采用中西医结合治疗。

（三）药物选择

以解表、清热药为主，其中内服药物中使用频次较高的有板蓝根、黄芩、连翘、柴胡、金银花、桔梗、牛蒡子、玄参、僵蚕、夏枯草、蒲公英、薄荷、大青叶、荆芥、升麻。外用药物中使用频次较高的有青黛、大黄、黄柏、冰片、白芷、黄连、灯心草、仙人掌、吴茱萸、石膏、厚朴、天花粉、大青叶、胆南星、乳香、没药、芒硝、姜黄。

四、名医经验

（一）何体乾经验

何体乾认为流行性腮腺炎的病因主要分为两个方面：内因①多因小儿脏腑娇嫩，形气未充，体质脆弱，故阳常有余，阴常不足，常生郁热，少阳之经受到影响。②饮食不能自节，脾胃之气常虚，脾虚生湿，湿聚成痰。外因：疫毒流行侵袭人体，引动内伏的郁热湿痰，使其阻于少阳之经，阳明之络，引起气血郁滞，凝聚腮部，则见漫肿，坚硬疼痛。治当疏风清热化痰散结。何体乾所拟牛蒡板蓝汤加减：牛蒡子、炒青蒿、夏枯草、龙胆、蒲公英、板蓝根、大青叶、鱼腥草、瓜蒌、海浮石、薤白、生谷芽。其剂量加减根据病儿年龄确定。外治，水晶丹外敷，1 日换药 2 次。运用上方根据临床症状加减化裁。发热加酥鳖甲、白薇、地骨皮养阴清热；颌下有肿块加生牡蛎、玄参、苦荞头、浙贝母、荔枝核养阴清热化痰散结；睾丸肿大加地榆、荔枝核、橘核清热行气散结止痛，配以甘草梢以引药下行；便秘重加冬瓜仁、碎火麻仁润肠通便；呕吐加竹茹清热止呕；鼻血加少量的怀牛膝引血热下行；嗜睡、昏迷、抽搐、痉厥加钩藤、刺梨平肝熄风；重者配合紫雪丹、至宝丹熄风镇痉。小儿为稚阴之体，腮腺炎为阳证，实证，用药须“毋伐其生生之气”。何体乾认为此证初起时尤当注意 2 点：①慎用过于寒凉和泻下以及苦寒之品。寒凉药易伤体内阳气，引起气血运行不畅，不利于脱肿内消。泻下药多伤肠中津液，故助热内生。除确有热毒蕴结大肠，便泄不爽，须用泻下药使邪热从大便而泄外，一般因热毒内郁肠中津亏所致的便燥重用润下药。苦寒药多能伐胃，易化燥伤阴也能助热内生。②一般不用柴胡，虽然柴胡对外感发热有透表泄热功效，但是本品性能升发，有助于肝热上升的作用，对小儿退热不利。

（二）侯干曾经验

侯干曾认为本病系由外感邪毒，经口鼻而入，壅滞聚积于足少阳胆经所酿成。足少阳胆经支脉循行于耳前、耳中及耳后，故见腮腺肿胀拒按。邪毒在半表半里宜以清透和解为治。应采用和解少阳方药，其中柴胡、连翘散邪清热，解毒透表；以黄芩、栀子、牡丹皮清解内热；半夏降逆和胃；玄参清热解毒，养阴生津；贝母清热散结；桑叶、钩藤、生牡蛎、生龙骨重镇安神，平肝潜阳，散结软坚止痛；生石膏、知母清热泻火；大青叶、生地黄、石菖蒲、鲜竹沥凉血平肝胆之火，兼以养阴生津，涤痰熄风。

（三）杨媚良经验

杨媚良认为本病的发生及其合并症的出现，在其病因病机上总的不外乎：①感受四时不正之气，风热相加壅遏不解，以致经络阻滞；②疹后余邪蕴留，温热之毒郁结于太阴，阳明之脉，经气不畅；③胃家食积，阻滞中宫，阳明蓄热蒸熏，脾胃运化失司，循经上扰，以致面颊腮肿、痛、热、赤；④时行温毒或风热之邪侵及厥阴，发为睾丸、卵巢肿痛。邪热疫毒内陷心包，则呈昏迷痉厥之险证。治疗上，因本病乃温热之气侵及太阴、阳明和少阳，颐及耳之前后，均属阳明、少阳经络分布之区，故应选用有关输穴。《黄帝内经》说：“耳者宗脉之所聚也。”说明耳与经络有着内在的联系。民间亦有用“灯心蘸”灸耳尖治疗本病的经验。受其启发，故主取耳尖穴以通调经气。取关冲、少商等穴能起到疏风解表、泄热、宣散气血壅滞的作用；翳风乃手、足少阳经之会，泻之能收到通调经气，消肿散结的效果；手、足阳明经脉均上循面颊，故取合谷、颊车、曲池等穴以收清热解毒、疏解阳明经气之功，取曲泉、大敦的目的在于疏肝解郁，调气消结以治合并症睾丸炎、卵巢炎；取三阴穴在于和营清热，健脾利湿。治疗期间，应该注意安静休息，腮部肿胀时以进流质或半流质饮食为宜，忌食辛辣、酸涩等刺激性食物以及油腻厚味之品，同时还应保持口腔清洁卫生。本病为传染性疾病，故应注意隔离，以防扩大传染。

（四）陆石如经验

陆石如认为该病是由于温毒侵袭人体而表现的症候，主要原因可分为内在因素和外在因素两种，内在因素主要为饮食不当、嗜食辛辣，精神劳逸所伤，七情六欲所扰，使胃肠功能发生紊乱，机体抵抗力减低；小儿体质平素热盛，容易发病。外因主要为气候异常，非其时而有其气，外在环境反常破坏了适合人体的正常环境，加上人体内在因素便形成了它的发病。对于流行性腮腺炎的诊断主要根据患者的症候，像耳前后肿胀，发热，舌苔脉象等方面的表现来决定诊断。治疗上：①对于轻症的患者；一般情况好，只是发热，腮腺肿大脉象弦数，舌苔厚质绛，尚能进食的患者，单独用普济消毒饮（去升麻、柴胡），另外加一清热培阴的药物，像鲜石斛、鲜生地黄、龙胆等。②对重症患者的治疗：一般指患者高热，腮腺肿大比较严重，全身状态不好，伴有谵语，不能进食，大便秘结，脉象弦数，有力，舌苔黄，渴喜饮水，多汗，面青的患者，应用上述药物以外更可用调胃承气汤，并用白虎汤，局方至宝丹来治疗。③对有并发症患者的治疗：特别是并发脑炎的患者，往往出现昏迷、谵语、不安、呕吐、大便秘结，全身状态非常不好，中医认为昏迷谵语等症状是病毒侵入心包络的表现。若脉象洪实有力，或脉数小有力者，除上述的治疗方法以外，特别严重的患者可并用安宫牛黄丸；对并发睾丸炎的患者，并用犀黄丸。

（五）刘树华经验

刘树华认为流行性腮腺炎病因为胃肠积热，阳明经热邪内盛，导致火性上炎，邪毒壅阻少阳，所以，组方用药必须切中病机，丝丝入扣。一方面急需清解其内的胃肠积热，另一方面疏通其外的有形腮肿。采用自拟方“消腮饮”治疗，具体组方：板蓝根、蒲公英、大黄、醋柴胡为君药；地龙、马勃、僵蚕、赤芍为臣药；忍冬藤、络石藤、前胡为佐药；玄参、桔梗、白茅根为使药。每味药的用量可根据患儿年龄的不同略做调整。先用大火急煎 15 min，后改文火慢煎，每日 1 剂，个别高热患儿应夜晚再加 1 剂，采用少量多次频服。加减：高热者加生石膏、青蒿；腮腺肿而不消者加夏枯草、浙贝母；头痛头闷者加蔓荆子；咽痛而肿者加锦灯笼、山豆根；舌苔黄厚、纳差者加藿香、山楂。本方板蓝根、蒲公英清热解毒，凉血利咽；大黄泻火解毒，活血化瘀，通里攻下；醋柴胡疏解少阳风热，以达散火解郁；地龙咸寒降泄，清热通络；马勃消散血中之毒；僵蚕清热散结；赤芍清热凉血，活血化瘀；忍冬藤、络石藤清热通络，凉血消肿；前胡功专降气，气降则火降而痰消；玄参凉血解毒散结；桔梗与泻下药同用，能使肺气开而腑气通，引诸药直达病所；白茅根泻火凉血。综观全方，共奏清热解毒、化瘀散结之功效。大黄具有攻积导滞、泻火解毒和活血化瘀的双重功效。“痄腮”患儿服药后必须保持大便每日 2～3 次，故在问诊中一定要询问大便情况，从而决定大黄在处方中的用量。若患儿发病后及时服用此方，一般 3～6 d 可痊愈。治疗的患儿中腮肿不需要外敷中药或草药，而红肿热痛同样很快消失。在治疗期间嘱患儿食用清淡饮食，忌鱼虾海鲜，多吃蔬菜水果，同时注意预防交叉感染。

（六）黄甡经验

黄甡认为小儿痄腮主要是由于患儿饮食不洁或感受外邪，风温邪毒从肌表口鼻而入，侵犯足少阳胆经，少阳受邪，毒热循经上攻腮颊，与气血相搏，壅阻少阳经脉，气滞血郁，运行不畅，凝滞耳下腮部，发为本病。热甚化火，出现高热不退，烦躁头疼，经脉失和，机关不利，张口咀嚼困难；足少阳胆经与足厥阴肝经互为表里，肝经循少腹络阴器，毒窜少腹，蕴结不散，可伴有睾丸肿胀疼痛或少腹疼痛；治疗原则为：清热解毒，消肿散结。黄甡善用“柴消饮”加减辨治本病。该方由小柴胡汤合消瘰丸化裁而成，柴胡、黄芩、半夏、金银花、连翘、板蓝根、海藻、昆布、夏枯草、玄参、浙贝母、生牡蛎。药量随年龄、病情变化。局部肿痛明显或伴有咽痛、扁桃体肿大者可加入桔梗、猫爪草以增软坚散结之力；高热不退可加入石膏、知母直折阳明火热之势；大便干结者可加入大黄、牵牛子通腑泄热，取“釜底抽薪”之意；睾丸肿痛着加橘核、龙胆以理气通络止痛。并配合外治疗法；用仙人掌适量捣烂外敷患处，每日 2～3 次，或青黄膏（青黛、雄黄各半醋调）或如意金黄膏外敷局部，每日 1 次。小柴胡汤为《伤寒论》治疗少阳病之主方，有和解少阳、以利枢机、疏利三焦之功，本病病在少阳，邪与毒结，经脉被郁，凝滞耳下腮部而发。故黄甡从此处入手选用本方，去参、姜、枣、草者，因其有助气化火之虞，方中柴胡苦平、入肝经，和解退热，长于疏解半表半里之邪，为治疗少阳证要药并兼引经药之职；黄芩苦寒、清泄少阳之热，伍半夏有化痰散结之功，二者配伍善消痰核臃肿。玄参、浙贝母、生牡蛎配伍乃《医学心悟》之消瘰丸，取玄参之解毒散结、浙贝母之散结消肿、生牡蛎之软坚散结之功，3 药配伍善治瘰疬痰核，善消臃肿疼痛。金银花、连翘、板蓝根共奏清热解毒、消肿散结利咽之功。海藻、昆布消痰软坚，入肝经，能消少阳之臃肿，夏枯草入肝胆经，清肝火、散郁结，用治痰火郁结之瘰疬痰核。诸药合用共奏清热解毒、消肿散结之功。

（七）朱锦善经验

朱锦善认为本病因感受风温邪毒疫病之气，由表入里，邪毒蕴结于少阳经脉所过之耳下腮部，引起腮部漫肿疼痛。若热毒炽盛，可内陷厥阴，年幼者脏腑娇嫩，热毒内陷易入脏腑，则心肝受邪，而见神昏抽搐；年长儿则以内陷厥阴经脉受邪为主，而见厥阴经脉所过之睾腹肿痛症状。以腮部漫肿疼痛为主症者为常证；兼见神昏抽搐、睾腹肿痛者为变证。常证中，由于风温邪毒由表入里，故又有温毒郁表和热毒蕴结的证候。本病的治疗，以清热解毒，消肿散结为大法。初起兼表证者，配合疏风解表；热毒内陷心肝者，以清心开窍、平肝熄风为先，热毒内窜睾腹者，佐以清肝泻火、行气活血。治疗过程中结合外治疗法，可提高疗效。

（八）邓荫南经验

邓荫南认为重症腮腺炎系天时不正，外感风温，内蕴痰热所致。治疗当理“三焦”，初起病在上焦，当以疏风清热为主，药用荆芥、防风、柴胡、黄芩、连翘、金银花等；一旦温毒之邪蕴而化热，痰浊内生，下移厥阴之络，出现睾丸肿痛，当以化痰消肿，清利下焦为先，药用半夏、杏仁、僵蚕、猪苓、泽泻等。邓荫南在治疗该病时喜用一味贯众，量达30～60 g，是根据现代药理研究认为其具有抗病毒、抑菌作用而施。在内服药的同时配合外敷药（如青宝丹加姜芷散），效果更好。

（九）耿鉴庭经验

耿鉴庭认为痄腮主要由感受风热时毒引发，以发热、耳下腮部漫肿疼痛为主要临床表现。耿鉴庭治疗痄腮：①轻证用清散之品解表达邪，藿香芳香化浊辟秽，能散邪气，辟恶毒而解时疫；紫苏疏表解肌，辟秽化浊，善治时疫温病；薄荷味辛性凉，凉能清利，专于消风散热；牛蒡子辛苦性寒，味苦能清火，带辛能疏风，可辛散透热，清泄热毒。4药合用，可清宣达邪，清解热毒。橘络、半夏、枳壳为理气化湿祛痰的常用配伍。青皮、郁金理气行气，疏利少阳。赤茯苓、通草淡渗清降，通利小便。荷叶为使，轻清灵动，内可展化气机以化湿，外能轻宣散邪。诸药合用，清化达邪，治痄腮于未发之时。②重证以清热解毒消肿为主，普济消毒饮为治疗痄腮热毒壅盛的常用方药，以金银花、连翘、板蓝根为主，清热解毒，疏散风热；马勃、牛蒡子、甘草、桔梗清利咽喉；僵蚕既可辛散风热又可配贝母化痰软坚散结；玄参、赤芍泻火解毒，清热凉血；金果榄清火解毒，为治咽喉病要药，应用时须磨汁，其效方显。此外，耿鉴庭在治疗痄腮时常以普济消毒饮去升麻、柴胡、黄芩、黄连制为粗末，用瓷器收贮密封，勿令泄气。用时以布袋包装煎服，煎成待其稍凉再服，既方便又可取得较好疗效，但此剂型不宜多煎，过煎效力即减。③内热里实者投以清彻之品，五利大黄汤用于治疗痈疽肿毒内热里实较重者，具有通利脏腑、泄热解毒之效。《千金方衍义》云：“升麻升举清阳于上，硝、黄荡涤热毒于下。黄芩、栀子兼清表热，从渗道而泄也。”加枳实破气化痰以加强泄下之力，板蓝根增强清热解毒之力，“治天行热毒”，于痄腮之证尤宜。④病情严重出现变证者，男子并发睾丸炎多用龙胆泻肝汤，龙胆、栀子清泄肝胆之火；川楝子、枳壳、青皮、郁金、乌药疏肝理气止痛；橘核治“阴核肿痛”，荔枝核“主疝卵肿如斗”，二者均入足厥阴肝经，功专行气止痛，散结消肿；山楂化瘀消积，可治睾丸偏坠肿痛，《本草蒙筌》谓其“行结气，疗疝”；当归、赤芍活血凉血，化瘀止痛。诸药合用清利肝胆，散结止痛。女子并发卵巢炎则从“热入血室”入手进行治疗。逍遥散治“血热相搏，月水不调，脐腹作痛，寒热如疟”。以柴胡、薄荷、黄芩、枳实舒畅气机，清泄肝胆郁热；牡丹皮、赤芍、郁金凉血散瘀，清解郁热；当归、泽兰养血活血祛瘀，《本草通玄》云：“泽兰，芳香悦脾，可以快气，疏利悦肝，可以行血，流行营卫，畅达肤窍，遂为女科上剂”；煨姜、小红枣调和气血，甘草调和诸药。全方疏利枢机，可使邪从表解，郁热得清。耿鉴庭还适当选用一些外治方法，外敷或鼻中取嚏，合理调护，以减轻患者痛苦，促进痄腮痊愈。耿鉴庭认为总的护理原则为“开窗户，以通天气；居楼下，以通地气；宽松衣带，以通血气”。一方面要嘱咐患者忌口，凡辛辣刺激、油腻之品均不相宜，饮食宜清淡，如绿豆、冬瓜、丝瓜等。若胸闷口臭，宜食金橘；若口中不爽，可含橄榄。另一方面，痄腮病性属阳，调摄主张安静，要“外不劳形于事，内无思想之患”，慎起居，和喜怒，避风寒。感染痄腮的患儿要避免受惊恐或再加新感。

五、名方推荐

（一）柴胡清肝汤加减

柴胡、防风、当归、甘草各 6 g，黄芩、板蓝根各 12 g，栀子、连翘、牛蒡子各 9 g，天花粉、白芍、生地黄各 15 g。功效：清热解毒，散结消肿。主治：痄腮。用法：每日 1 剂，水煎，分 2 次饭后服。

（二）真人活命饮加减

金银花 12 g，连翘、生牡蛎（先煎）、浙贝母、天花粉各 9 g，桔梗、牛蒡子、防风、赤芍、白芷、当归、甲珠各 6 g，乳香、酒大黄、甘草各 3 g。功效：清热解毒，消肿溃坚，活血止痛。主治：流行性腮腺炎。用法：每日 1 剂，水煎，分 2 次服。连服 3 剂。

（三）阳和汤合海藻甘草汤加减

熟地黄 30 g，白芥子（炒研）、鹿角胶（烊化）各 10 g，肉桂、生甘草各 3 g，炮姜 6 g，生麻黄 2 g，海藻 15 g。功效：温阳化痰，软坚散结。主治：流行性腮腺炎。用法：每日 1 剂，水煎，分 2 次服。阳虚明显，加细辛 3 g，附子 30 g（先泡先煎 1 h）。略有热象（舌稍红，脉略滑者）加浙贝母、夏枯草各 10 g，蝉蜕 5 g。同时以金黄膏（大黄、黄柏、姜黄各 75 g，厚朴、陈皮、白芷、甘草各 30 g，天花粉 150 g）敷患处，每日 1 换。

（四）逍遥散加减

柴胡、郁金各 15 g，当归 10 g，赤芍、薄荷、炒黄芩、枳实、牡丹皮、泽兰、小红枣各 6 g，甘草、煨姜各 3 g。功效：疏利枢机，表解清热。主治：痄腮并发卵巢炎。用法：每日 1 剂，水煎，分 2 次服。

（五）和解少阳方

柴胡、半夏、牡丹皮、黄芩、栀子各 10 g，贝母 5 g，玄参、连翘、生牡蛎各 15 g。功效：透邪清里，调和营卫。主治：流行性腮腺炎。用法：上方浓煎 200 mL，每日 4 次。热毒炽盛加生石膏、知母；待热毒缓解，生石膏、知母酌减或停用。并发睾丸炎加川楝子、橘核、荔枝核。神昏惊厥，心烦喜呕者鼻饲用药，腮肿处不用外敷药。

（六）龙胆泻肝汤加减

柴胡、当归各 15 g，栀子、龙胆、郁金各 10 g，赤芍、橘核、川楝子、枳壳、磨台乌、山楂各 6 g，青皮、荔枝核各 3 g。功效：清泄肝胆、消肿止痛。主治：痄腮并发睾丸炎。用法：每日 1 剂，水煎，分 2 次服。

（七）普济消毒饮加减

牛蒡子、马勃、龙胆、元明粉、生大黄各 6 g，玄参、板蓝根、鲜石斛、贝母、粉丹皮各 10 g，金银花、连翘、蒲公英、鲜生地黄各 15 g。功效：清热解毒，疏风散邪。主治：流行性腮腺炎。用法：每日 1 剂，水煎，分 2 次服。

（八）清瘟败毒饮加减

生石膏 30 g，知母、石菖蒲、川郁金、玄参、天花粉各 6 g，姜黄连、甘草、广犀角各 3 g，竹茹 15 g，板蓝根、连翘各 10 g，金银花、鲜芦根各 20 g。功效：清热解毒，熄风开窍。主治：流行性腮腺炎合并脑炎。用法：每日 1 剂，水煎，分 2 次服。

（九）刘树华自拟方“消腮饮”

板蓝根、蒲公英各 20 g，大黄、柴胡、僵蚕、赤芍、前胡、白茅根、玄参各 10 g，地龙、马勃、桔梗、山豆根各 6 g，忍冬藤、络石藤各 15 g。功效：清热解毒、化瘀散结。主治：痄腮。用法：先用大火急煎 15 min，后改文火慢煎，每日 1 剂，个别高热患儿应夜晚再加 1 剂，采用少量多次频服。加减：高热者加生石膏、青蒿；腮腺肿而不消者加夏枯草、浙贝母；头痛头闷者加蔓荆子；咽痛而肿者加锦灯笼、山豆根；舌苔黄厚、纳差者加藿香、山楂。

（十）柴消饮加减

柴胡 12 g，黄芩、连翘、海藻、昆布、夏枯草、玄参、浙贝母、玄参、知母、大黄各 10 g，半夏 9 g，金银花 15 g，板蓝根、生牡蛎、石膏各 30 g，牵牛子 6 g。功效：清热解毒、消肿散结。主治：痄腮之邪犯少阳、热毒壅盛证。用法：3 剂，每日 1 剂，水煎，分 2 次服。

（十一）五利大黄汤加减

栀子、板蓝根各 15 g，升麻、贝母、郁金各 10 g，黄芩、元明粉、枳实各 6 g，大黄、甘草各 3 g。功效：通利脏腑、泄热解毒。主治：痄腮之内热里实证。用法：每日 1 剂，水煎，服分 2 次服。

（十二）清热软坚散

天花粉、大黄、黄芪、黄芩、黄连、黄柏、郁金、陈皮、白芷、白矾各 30 g，甘草 10 g。功效：清热解毒、软坚散结。主治：流行性腮腺炎。用法：用粉碎机打成极细粉末，过 80 目筛，加入 200 mL 食醋调成糊状，取大小适宜的纱布涂抹药物，厚度约 1cm，敷于患部，纱布固定 6～8 h，每日 1 次，连续外敷 7 d。

第八节　小儿咳嗽

咳嗽是小儿常见的一种以咳嗽症状为主症的肺系疾病，以咳嗽、咯痰为主要临床表现。因其病程长短不同可分为两类，咳嗽持续时间小于 4 周即急性咳嗽，4 周及以上则归为慢性咳嗽。多种因素均可能引起小儿急性咳嗽，最多见的即由急性上呼吸道或下呼吸道感染所诱发。咳嗽是小儿肺系疾病中的常见病和多发病，随着城市化的进程和空气污染的加重，小儿咳嗽发病率越来越高，若咳嗽治疗不彻底，发展为长期慢性咳嗽，易对小儿心肺功能造成影响，不利于其生长发育，严重时可影响患儿的学习和生活。

一、诊断标准

（一）病史询问

详细询问病史（包括患儿年龄、咳嗽持续时间、咳嗽性质如犬吠样、雁鸣样、断续性或阵发性、干咳或有痰咳嗽、夜间咳嗽或运动后加重等）、有无打鼾，有无异物或可疑异物吸入史、服用药物史尤其是较长时间服用血管紧张素转换酶抑制剂、既往有无喘息史、有无过敏性疾病或过敏性疾病阳性家族史等，要注意患儿暴露的环境因素（如被动吸烟、环境污染、大气污染等）。

（二）体格检查

注意评估患儿生长发育情况、呼吸频率、胸廓有无畸形、腭扁桃体和（或）增殖体有无肥大/肿大、咽后壁有无滤泡增生、有无分泌物黏附、有无发绀、杵状指等，尤其要注意检查肺部及心脏。

（三）辅助检查

1. 影像学检查：慢性咳嗽患儿应常规做胸部 X 线检查，依据胸部 X 线片有无异常，决定下一步的诊断性治疗或检查。如果胸部 X 线片仍不能明确诊断或病情复杂的患儿，可以行胸部 CT 检查以明确诊断。对怀疑增殖体肥大/肿大的患儿，可以摄头颈部侧位片，了解增殖体增大的情况。鼻窦部 CT 片若显示鼻窦黏膜增厚 4 mm 以上，或窦腔内有气液平面，或模糊不透明，则是鼻窦炎的特征性改变。考虑到放射线对儿童可能的损害，鼻窦部 CT 不宜列为常规检查，而对其结果的解释尤其在 1 岁以下小儿也需慎重，因为儿童鼻窦发育尚不完善（上颌窦、筛窦出生时虽存在但很小，额窦、蝶窦 5～6 岁才出现）、骨结构不清晰，单凭影像学容易造成“鼻窦炎”过多诊断。

2. 肺功能：5 岁以上患儿应常规行肺通气功能检查，并可根据第 1 秒用力呼气量进一步做支气管舒张试验或支气管激发试验，以辅助 CVA，NAEB 和 AC 的诊断与鉴别诊断。

3. 鼻咽喉镜检查：对怀疑有鼻炎、鼻窦炎、鼻息肉、增殖体肥大/肿大的患儿，可以做鼻咽喉内窥镜检查明确诊断。

4. 支气管镜检查：对怀疑气道发育畸形、气道异物（包括气道内生异物、痰栓）等引起的慢性咳嗽可以做支气管镜检查及灌洗。

5. 诱导痰或支气管肺泡灌洗液细胞学检查和病原微生物分离培养，可以明确或提示呼吸道感染病原，也可根据嗜酸性粒细胞百分率明确 NAEB 的诊断。

6. 血清总 IgE，特异性 IgE 和皮肤点刺试验：对怀疑与过敏相关的慢性咳嗽，了解患儿是否为特应性体质等有一定参考价值。

7. 24 h 食管下端 pH 监测：是确诊 GERC 的金标准。对怀疑 GERC 患儿，应进行此项检查。

8. 呼出气 NO（eNO）测定：eNO 的升高与嗜酸性粒细胞相关性气道炎症有关，测定 eNO 可作为辅助诊断 CVA，EB 的非侵入性检查方法。

9. 咳嗽感受器敏感性检测：怀疑 AC 时可行此项检测，在儿童期该技术尚需在开展中积累经验。

二、西医治疗

（一）CVA 治疗

可予以口服 B_2 受体激动剂（如丙卡特罗、特布他林、沙丁胺醇等）作诊断性治疗 1～2 周，也有使用透皮吸收型 B_2 受体激动剂（妥洛特罗），咳嗽症状缓解者则有助诊断。一旦明确诊断 CVA，则按哮喘长期规范治疗，选择吸入糖皮质激素或口服白三烯受体拮抗剂或两者联合治疗，疗程至少 8 周。

（二）UACS 治疗

根据引起患儿慢性咳嗽的上气道不同疾病，采取不同的治疗方案：①过敏性（变应性）鼻炎：予以抗组胺药物、鼻喷糖皮质激素治疗，或联合鼻黏膜减充血剂、白三烯受体拮抗剂治疗。②鼻窦炎：予以抗菌药物治疗，可选择阿莫西林或阿莫西林＋克拉维酸钾或阿奇霉素等口服，疗程至少 2 周，辅以鼻腔灌洗，选用鼻腔局部减充血剂或祛痰药物治疗。③增殖体肥大：根据增殖体肥大程度，轻-中度者可鼻喷糖皮质激素联用白三烯受体拮抗剂，治疗 1～3 个月并观察等待，无效可采取手术治疗。

（三）PIC 治疗

PIC 通常具有自限性，症状严重者可考虑使用口服白三烯受体拮抗剂或吸入糖皮质激素等治疗。

（四）GERC 治疗

主张使用 H_2 受体拮抗剂西咪替丁和促胃动力药多潘立酮，年长儿也可以使用质子泵抑制剂。改变体位取半卧位或俯卧前倾 30°，改变食物性状，少量多餐等对 GERC 有效。

（五）NAEB 治疗

支气管舒张剂治疗无效，吸入或口服糖皮质激素治疗有效。

（六）AC 治疗

主张使用抗组胺药物，糖皮质激素治疗。

（七）药物诱发的咳嗽

最好的治疗方法是停药观察。

（八）心因性咳嗽

可给予心理疗法。

（九）PBB 治疗

予以抗菌药物，可优先选择 7∶1 阿莫西林-克拉维酸制剂或第 2 代以上头孢菌素或阿奇霉素等口服，通常疗程需 2～4 周。

三、中医临床思维

（一）中医病名及病因病机特征

咳嗽这一病名最早见于《黄帝内经》，后刘河间明确提出咳即有声无痰，嗽即有痰无声，有痰有声则为咳嗽。隋·巢元方的《诸病源候论·咳嗽病诸候·咳嗽候》云：“咳嗽者，肺感于寒，微者则成咳嗽也”，《内经博议》云“脾气不运上焦不通而咳，胃受饮食之火上通于咽而咳”，故而咳嗽主要外因为感受风邪，主要内因为肺脾虚弱。《小儿卫生总微方论》云“有儿乳饮失宜，致脾胃不和，停滞其饮不散，留结成痰，若随气上于肺而嗽者，此为痰嗽。”指出乳食所伤也是引起小儿咳嗽的重要病因之一。咳嗽病变部位在肺，常涉及脾，基本病机为肺失宣肃。外邪从口鼻或皮毛而入，首犯肺卫，肺失宣肃，气机不利，肺气上逆，发为外感咳嗽。小儿脾常不足，脾虚生痰，上贮于肺，或咳嗽日久不愈，耗伤正气，可转为内伤咳嗽。

（二）辨病辨证及治疗特征

张景岳认为咳嗽分为两大类，即外感和内伤。故而首辨外感内伤，小儿咳嗽起病急，病程短，咳声高扬，常伴有表证，多属外感咳嗽；起病缓，病程较长，咳声低沉，多兼有不同程度的里证，多属内伤咳嗽。再辨寒热虚实，咳嗽痰稀色白易咯者，多属寒证；咳嗽痰黄质黏咯之不爽者，多属热证。外感咳嗽属实；内伤咳嗽多虚或虚中夹实。咳声高亢，有力，为实；咳声低微，气短无力，为虚。《中医儿科学》将咳嗽按病因分为风寒袭肺、风热犯肺、痰湿蕴肺、痰热郁肺、肺脾气虚、阴虚肺热六种。小儿咳嗽的基本治疗原则为宣通肺气。外感咳嗽以疏散外邪、宣通肺气为主，根据寒、热证候不同治以散寒宣肺、解热宣肺，分别方用杏苏散加减、桑菊饮加减。内伤咳嗽应辨别病位、病性，随证施治，痰热咳嗽以清肺化痰为主，方用清金化痰汤加减，痰湿咳嗽以燥湿化痰为主，方用二陈汤加减，气虚咳嗽以健脾益气为主，方用六君子汤加减，阴虚咳嗽则以养阴润肺为主，方用沙参麦冬汤加减。

（三）药物选择

根据对小儿咳嗽用药规律的古代文献研究提示，频次前20味的药物分别是炙甘草、生姜、杏仁、半夏、人参、紫菀、茯苓、蜂蜜、麻黄、贝母、五味子、款冬花、桔梗、桂枝、橘皮、桑白皮、细辛、干姜、麦冬、白术等。用药以温热药物为主，除擅用化痰止咳药外，还注重解表药、补益药和渗湿药的运用。治法上注重固护脾胃之气和化痰除湿；在药物归经上以肺、胃、肝、脾最重，治疗上着重对肺脏、脾胃及肝脏的调理。最常见病因为寒邪犯肺，常以小青龙汤加减治疗；热邪犯肺亦较为多见，常用清金化痰汤加减。白术和人参，半夏、天南星和生姜，麻黄和杏仁是治疗小儿咳嗽的常见药对，茯苓、白术、炙甘草，人参、茯苓、桔梗、炙甘草是临床的常用药组。

四、名医经验

（一）贾六金经验

贾六金立足小儿“肺脾不足”说，指出慢性咳嗽患儿多脾肺虚弱，痰浊内伏，又感外邪，常见有肺寒咳嗽、肺热咳嗽；痰热咳嗽、脾湿咳嗽、阴虚咳嗽、气虚咳嗽及食积咳嗽证。贾六金重视肺、脾论治，临证辨析小儿慢性咳嗽，常见有①肺寒咳嗽：平素因喜欢生冷，寒邪伤肺，肺气虚寒所致咳嗽，遇冷加重，咳痰稀白，病程缠绵，时轻时重，舌淡苔白为辨证要点，治温肺散寒，止咳化痰，方用小青龙汤合圣惠橘皮散，药用麻黄、杏仁、桂枝、细辛、半夏、五味子、太子参、贝母、紫苏叶、陈皮、桔梗、甘草等。②肺热咳嗽：以咳嗽频作，咳痰黄稠，唇红咽红，便干，舌红苔黄，脉数为证候要点，治以泻肺清热，止咳化痰，方用加味泻白散，药用桑白皮、地骨皮、黄芩、桔梗、百部、知母、陈皮、甘草等。③痰热咳嗽：以咳嗽痰多色黄，黏稠难咳，大便干结，舌红苔黄，脉滑数为证候要点，治以清肺化痰。方用清宁散合清气化痰丸，贾六金又称二清汤，药用黄芩、杏仁、瓜蒌、枳实、胆南星、陈皮、半夏、茯苓、桔梗、贝母、百部、甘草等。④痰湿咳嗽：以咳嗽痰多，清稀色白，食欲欠佳，大便稀溏、神疲乏力、舌淡苔白厚腻为证候要点，治以健脾燥湿，化痰止咳，方用六君子汤合三子养亲汤，药用陈皮、半夏、茯苓、太子参、麻黄、杏仁、白芥子、莱菔子、紫苏子、甘草等。⑤阴虚肺燥：干咳无痰，或痰少而黏，不易咳出，口渴咽干，喉痒声嘶，手足也热，或痰中带血，舌红少苔或花剥苔，脉细数为证候要点，治以滋阴润燥，润肺止咳，方用沙参麦冬汤合养阴清肺汤，药用沙参、麦冬、玉竹、天花粉、知母、杏仁、生地黄、牡丹皮、牛蒡子、桔梗、射干、僵蚕、甘草等。⑥肺脾气虚：以咳嗽时轻时重，病程较长，反复发作，咳而无力，咳痰稀白，纳呆，体虚多汗，大便不调，舌淡，脉细无力，治以健脾益气，止咳化痰，方以六君子汤合止嗽散，药用太子参、白术、茯苓、陈皮、半夏、紫菀、款冬花、白前、百部、贝母、桔梗、甘草等。⑦食积咳嗽：咳嗽有痰，入夜尤甚，咳剧则呕吐，纳呆，舌红苔白厚腻，治以消积止咳，方用曲麦二陈汤合保和丸，药用陈皮、姜半夏、茯苓、甘草、黄连、山楂、麦芽、神曲、瓜蒌子、枳实、连翘等。

（二）安效先经验

安效先认为慢性咳嗽以“风、热、痰、瘀、虚”为主要特点，是一种或多种因素协同作用的结果，以虚实夹杂证多见，单纯的虚证或实证则少见。①区分不同时间咳嗽，选取适当药物。晨起咳嗽者，安效先认为是有肺热，必用炙麻黄、黄芩、桑白皮。午后咳嗽者，说明肺燥阴虚，善用五味子。②兼有脾虚证时，宜培土生金。部分患儿咳嗽日久，出现脾虚证候，脾土生肺金，故采用培土生金法可肺脾同治，达到良好治疗效果。安效先常用白术健脾渗湿，还常加炒薏苡仁助清热利湿化痰。③兼有阴伤证时，同用甘寒养阴之品。咳嗽日久兼有阴伤者，临床可见于素体阴虚、热盛伤阴及长期服用宣肺清热药物等患儿。安效先认为宣肺散风法所用方药皆辛散性温，又易伤肺阴津，故临床治疗当酌加甘寒养阴之品，如麦冬、北沙参、乌梅、百合等，以制其温燥之性。常用方剂可选用沙参麦冬汤、清燥救肺汤。④久咳伤及肺络，加以活血化瘀药物。瘀血阻络是病变不缓解的一个重要因素，久治不愈的咳嗽应适当加活血化瘀之品，如当归、丹参、川芎、赤芍、地龙等药物均可提高疗效。⑤咳嗽属过敏性者，酌加疏风解痉之品。风邪是本病证发生、发展和演变过程中的主要致病因素。如患儿咳嗽常突然发作，伴咽痒、鼻痒等，符合风邪的特点。风有外风与内风之别，外风即外感风寒或风热之邪，内风是指接触过敏原。风邪伏于肺日久，病邪入里，伤及肺络，长期不去，风摇钟鸣，故表现为长期咳嗽。常用蝉蜕、防风、柴胡、地龙、紫苏叶等疏风解痉之品。⑥偶尔咳嗽，治疗可以补法为主。安效先认为儿童慢性咳嗽病位在肺，故治疗时先以祛邪为主，或祛邪扶正两相兼顾，极少纯用补法。古有“肺无补法”之说，是告诫后人治疗肺病时不可贸然骤补，以免闭门留寇，而非不能用补。所谓“观其脉证，随证治之”，在疾病的后期，邪去之后出现本虚的表现，治疗或益气养阴，或补益脾肺，或肺肾同补。同时由于补肾药物多含有性激素，故安效先在需用补肾药时，常选用药性平和的太子参、核桃仁以益气补肾固本。

（三）倪珠英经验

倪珠英认为治疗小儿咳嗽关键在于痰、热、气，注重个体差异，辨证施药，临床善从痰、从热、从气论治小儿咳嗽病。倪珠英认为调理肺气应贯穿于小儿咳嗽病治疗的始终，前胡、蜜麻黄、麸炒枳壳、炒苦杏仁是他临证治疗小儿肺系疾病过程中常会运用的基本方，其中遵循了蒲辅周老中医治疗小儿肺炎理气化痰善用“前胡、枳壳”的经验，以及仲景运用麻、杏宣肺降气的理念，常用这个药对来化痰理气止咳，麻、杏一宣一降，前胡宣散化痰，枳壳理气通降化痰，共奏理气化痰之功。倪珠英在临床治疗小儿咳嗽病时，遵循《证治要诀》中“善治痰者，不治痰而治气，气顺而一身津液亦随气而顺矣”之古训，不仅注重“从痰”论治，而且擅长与治气法合用，理气健脾益气以绝生痰之源。鱼腥草、瓜蒌皮、钩藤、法半夏这4味药是他常用自拟基本方之一，其中法半夏和瓜蒌皮意取小陷胸汤，有清热化痰、宽胸散结的作用；倪珠英在治疗咳嗽气急患儿时，常常会用平肝熄风药钩藤以祛风解经镇咳，因“肝常有余，肺常不足”是小儿的生理特点，当肺经为邪气侵袭时易为肝木所侮，此四者共奏清热化痰、驱风解痉镇咳之功效。同时，倪珠英治疗咳嗽病喜从“热”论治，注重清热药的运用。在治疗过程中如若疾病有化热之势，倪珠英亦善提前运用清热药以阻断病邪向内传变，清热药中出现频次较高的药味是黄芩、鱼腥草、金银花。

（四）龙旭浩经验

龙旭浩认为CVA患儿大多呈现特禀质，特禀质表现为一种特异性体质，多指由于先天性和遗传因素造成的一种体质缺陷，包括先天性、遗传性的生理缺陷，先天性、遗传性疾病，过敏反应，原发性缺陷等。特禀质小儿体质类型类似于过敏体质，有肺常不足、易感外邪及对不良刺激过度敏感等特点。临床治疗过程中发现，大多数CVA患儿伴有湿疹、过敏性鼻炎、过敏原检测阳性等病史，且与正常患儿比较，对外感病有易感性。故而，治疗小儿咳嗽变异型哮喘时，结合小儿的生理、病理及体质特点，以清肺、止咳、化痰、养阴为主，同时加用活血、祛瘀及祛风药物。多选用蜜麻黄、生石膏、苦杏仁、黄芩、生地黄、川贝母、白前、炒莱菔子、蝉蜕、钩藤、白鲜皮、丹参、白芍、炒酸枣仁、牡丹皮、板蓝根、连翘、煅龙骨、煅牡蛎、炙甘草。随证加减：伴有痰多者，加半夏、瓜蒌；伴有鼻塞，流涕者，加辛夷；伴有厌食者，加焦山楂、焦六神曲、焦麦芽。

（五）史纪经验

史纪认为《伤寒论》的六经辨证和脏腑辨证可以并行不悖，无论外感咳嗽还是内伤咳嗽，均可以采用六经辨证进行临床治疗。小儿五脏六腑成而不全，脾常不足，经方方小量少，不伤脾胃之气，正好方便小儿服用，若临床方证相符，可首先考虑经方治疗，善用经方，常采用六经辨证治疗小儿咳嗽。在治疗 CVA 时，发现患儿多有情绪波动，或抑郁，或急躁易怒，或多动不安，注意力不集中，结合小儿肝常有余的生理特点，认为 CVA 的发病与肝关系密切，在传统治疗基础上加用疏肝理气、活血化瘀的药物，经过临床实践，发现治疗效果显著，遂采用从肝论治，并拟定定风散应用于临床，提出“肺病治肝”治疗咳嗽变异性哮喘的学术思想。治疗上从小儿的生理特点出发，以疏泄气机、保持肝疏泄畅通为主，药物常采用疏肝、柔肝、平肝、养肝药等，反对过度采用苦寒、辛热、攻伐甚至有毒之品，以免伤及脾胃之气，耗损阴津，甚至引起气阴两虚的严重情况。临证时，常补泻相宜，苦寒适度，攻伐有节，中病即止，治疗中时时考虑固护脾胃之气，防止土虚木亢。定风散药物核心药物组成为：柴胡、白芍、全蝎、胆南星、炒枳壳、当归、僵蚕、钩藤、甘草。可疏肝理气、化痰止咳，气机疏泄有度，津液正常循布，则诸症皆除。

（六）熊磊经验

①审证求因，舌咽相参。依据小儿生理、病理等特点，诊病善观舌及咽喉以察疾病之生变，结合全身症状而施救。因舌为心之外窍，舌色能够清楚明白地反映人之气血阴阳消长和感邪深重，若舌红苔薄者且外有表寒清涕而咳，邪气所凑寒热皆有者，用桑杏汤辅以疏风解表之荆芥、防风等药物，在用此法一定避免辛凉太过而造成“闭门留寇”；舌红少苔或无苔而咳者多为肺燥阴虚，适合生津益气止咳之品，如：沙参、麦冬、知母、芦根等，旨在领会“正气存内，邪不可干”之典论；若苔黄腻舌红或深红，肺脏被痰热所扰，此应清热肃肺、豁痰止咳法，方可保小儿安虞，临证用药多选麻杏石甘汤；若有苔白腻或腻而水滑舌淡者，此乃痰湿为患，需健脾利湿，在门诊中以三仁汤合二陈汤加减而用。②注重三因制宜，昆明地区昼夜温差大，气候干燥，小儿咳嗽后期容易出现阴虚的症状，组方时常加沙参麦冬汤养阴清肺；春季昆明风大，花粉弥散，小儿咳嗽常见咳嗽变异型哮喘，组方时常用桑菊饮或荆防败毒散加减；根据气候变化，若夏季时，昆明气温较高，可选用麻杏系列方药时，常将麻绒换为炙麻绒或用香薷代替，防止发汗太过而伤正，同时又可宣肺止咳平喘。③药甘汁美，用药精简。古之常言：“良药苦口利于病，忠言逆耳利于行”，岂不知药不可口，患儿难服用，小儿不喝，效从何来？统观熊磊用药并无特别苦涩难咽之品，加之常用豆蔻、甘草之药调味，药甘汁美小儿特别容易接受，熊磊经常借喻处方用药如大厨烹菜，只有清楚常用中药的形、色、气、味，并考虑入口和经过咽胃的感受及后果，才有可能实现口感好、依从性好、疗效好的目标。熊磊常告诫众弟子，不明医理，不知性味、不察药物，不能为良医。熊磊特别反对大方杂陈，处方 15 味药以内，此所谓“用药如用兵，贵在少而精”，临诊中每张处方价格基本在 10 元左右，真正体现了中医“简、廉、效”之特点。

（七）王力宁经验

治疗 196 例咳嗽患儿处方，所用中药仅 50 味，其中统计排名前 12 位的中药分别是：甘草、莱菔子、射干、杏仁、鱼腥草、炙麻黄、瓜蒌皮、茯苓、陈皮、僵蚕、细辛、法半夏，这 12 味药正是组成王力宁治疗小儿咳嗽的主要经验方。王力宁治疗小儿咳嗽的核心药物组合：炙麻黄、杏仁、莱菔子、射干、茯苓、甘草、鱼腥草、瓜蒌皮。统计出以炙麻黄-杏仁、鱼腥草-莱菔子、鱼腥草-瓜蒌皮-莱菔子、鱼腥草-瓜蒌皮-射干-杏仁为代表的药物规则。王力宁在长期临床实践中发现，不少特禀体质（过敏体质）的儿童皆存在不同程度的“黑眼圈”，并根据特禀质儿童的其他临床特征性表现率先提出“下眼睑瘀黑表征”概念。王力宁在望诊中还注重“望咽喉”。重视小儿的咽喉望诊，并以此辨寒热，即咽喉部位黏膜颜色较其他黏膜红则为热象。治疗小儿咳嗽时既要重视不同致病因素对机体所造成的影响，还尤其要重视患儿的体质特点，按辨证论治的原则进行处方用药。例如特禀质咳嗽患儿病程较长，病性属寒，以反复的夜间或凌晨阵发性咳嗽为主要特点，临床表现上具有痰湿质咳嗽的特点，其次特禀质咳嗽患儿还有湿疹、过敏性鼻炎、哮喘等个人过敏史以及家族过敏史。在治疗上，王力宁根据特禀质咳嗽患儿的特点，在古方小青龙汤和麻杏石甘汤的基础上创制了麻杏二陈汤，该方由炙麻黄、杏仁、茯苓、陈皮、法半夏、甘草、僵蚕、射干、莱菔子、细辛组成，方中炙麻黄、杏仁宣肺降气，茯苓、陈皮、法半夏、甘草燥湿化痰，僵蚕祛风解痉，莱菔子下气消痰，细辛、射干温肺止咳，诸药合用，共奏温肺化痰止咳之功。

（八）欧正武经验

欧正武认为，咳嗽变异性哮喘是小儿久咳的并发症，CVA 既以虚寒为本，又兼具哮喘“痰”“风”的病机特点，在此基础上可致“风邪久恋”及“痰饮潜伏”。故对由 CVA 导致的久咳，欧正武抓住虚寒这一主要矛盾，认为在急性期应温肺化痰止咳，予温肺化痰饮合常规西药治疗。缓解期宜益气健脾，以玉屏风散合六君子汤治疗。温肺化痰饮，实由三拗汤合二陈汤加味组成。三拗汤与二陈汤均出自《太平惠民和剂局方》，三拗汤辛温开肺，化痰止咳，对风寒束肺者尤佳。方中麻黄味苦性温，入肺与膀胱经，具发汗解表、宣肺平喘之功；杏仁降利肺气，与麻黄配伍，一宣一降，以复肺气之宣降，增强宣肺降气之功，伍用甘草调和诸药。二陈汤乃燥湿化痰之要方，又针对痰饮立意。方中法半夏为主药，性辛温而燥，善燥湿化痰；辅以陈皮理气燥湿，使气顺而痰消；茯苓健脾渗湿，使湿无所聚，则痰无由生，是兼顾其本之法。方中加桂枝散寒解表，对体弱表虚，感受风寒者尤宜，且能温经通阳，使经脉流通，气道通畅。紫菀有较好的止咳化痰作用，对肺虚久咳尤佳。结合中医现代药理研究，紫草有抗过敏作用；地茶可扩张支气管平滑肌；蝉蜕有镇静镇咳之效，合而用之共奏抗过敏、镇静、止咳之功。综观全方，既疏风散寒，又温肺化痰止咳，切合中医病机及西医病理，临床疗效甚佳。CVA 常因误诊而致抗生素长期使用，欧正武强调久咳伴虚寒证候及有过敏表现者，用抗生素治疗无效，应避免滥用。玉屏风散是益气固表止汗之代表方，方中黄芪益气固表；白术健脾，合黄芪以补脾而助气血之源，使气充血旺；佐以防风走表而祛风邪。3 药合用，补中有疏，散中寓补。六君子汤乃主治脾虚兼痰湿的要方。玉屏风散与六君子汤化裁合而用之，既可杜绝生痰之源，又可补益贮痰之器，肺强脾健，令伏痰得化，新痰难生。CVA 患儿缓解期经玉屏风散合六君子汤治疗，可提高抗病能力，抑制变态反应，控制反复感冒，从而减少 CVA 发作。

（九）林季文经验

林季文认为小儿肺、脾常不足，结合“脾为生痰之源，肺为储痰之器”的脏腑功能特性，认为咳嗽病因复杂，症候不一，多寒热虚实夹杂相见，因而治疗小儿咳嗽应当辨证施治，灵活组方，治肺的同时，注重顾护脾胃，必要时兼顾温肾，用药上宣发与肃降药物配伍使用，必要时温清补泄并用，因证而施治，不拘泥于一方一法。林季文治疗咳嗽药物的选用中，多为轻灵之品，性偏温润，如化痰止咳药中，多选用前胡、桔梗、瓜蒌皮、贝母等性偏温润之药，而少用半夏等性偏燥烈之品；解表药中，多用紫苏梗、防风等轻灵之品解表，而少用麻黄、桂枝等大开其表之品；清热药中多用射干以轻清其热，而少用连翘、大青叶、紫花地丁等大苦大寒之品，以防伤其正气，与岭南儿科用药轻巧的特点一致。常用于组合的药物有：前胡、桔梗、紫苏梗、瓜蒌皮、苦杏仁、贝母、桑白皮、枇杷叶，林季文常用的药物组合模式有：前胡与桔梗、紫苏梗与瓜蒌皮、枇杷叶与苦杏仁。其辨治小儿咳嗽的临床基本处方为：甘草、桔梗、前胡、紫苏梗、瓜蒌皮、苦杏仁、川贝母、枇杷叶、桑白皮、射干。

（十）武维屏经验

一者，开门逐寇、重视宣解。外感咳嗽，不论证候如何，究其始动原因，均由乎外邪犯肺，因此武维屏认为外邪由皮毛、口鼻犯肺，致肺失宣降，邪气轻浅。治疗当因势利导，宣肺解表，予邪出路，开门逐寇，邪去则肺复清虚，咳嗽即止；若妄用清热、通里、收涩及血分药物等，易引邪内陷，毛窍不开，邪无出路，犹关门捉贼，贼必反扑，反受其害。临床上经常见到许多外感咳嗽患者，由于使用大量抗生素反而咳嗽愈重者，武维屏认为此闭门捉贼之弊也，抗生素犹中药清热解毒之品，愈用之压制邪气，邪无出路，反抗愈烈。此外，肺主宣发肃降，宣与降相辅相成，而二者之中，武维屏更重视宣发，认为只有宣发正常，才能“提壶揭盖”，肺气才能肃降正常，不致上逆作咳。二者，化痰为先、下气为上。武维屏认为肺主通调水道，为水之上源。外感咳嗽始动病因虽为外邪，但其病理机转则为外邪犯肺，导致肺气郁闭，津液失布，停聚为痰，痰阻气逆而致咳嗽频作。痰既是外邪犯肺的病理产物，反过来又是肺气上逆的致病因素，同样，肺气上逆既是痰浊内阻之结果，亦可因肺失肃降，水道不通而成为痰浊内生之因。因此治疗咳嗽必须重视治痰，痰浊不祛则逆气难平，故云“咳嗽者，治痰为先”；而另一方面，“善治痰者，不治痰而治气，气顺则一身之津液亦随气而顺矣”，苟能使肺气肃降，水道得通，水精四布，五经并行，则何痰之有？故“治痰者，下气为上”。此外，咳嗽即由于肺气上逆所致，故肃肺下气、恢复肺的肃降功能，亦是治咳之正治之法。三者，和解少阳、疏肝理气。武维屏认为咳嗽其病理机制终究由乎气病——肺气上逆，而诸脏之中，在气机方面与肺关系最为密切者莫过于肝。《万病回春》上云：“从来咳嗽十八般，只因邪气入于肝”。武维屏对肝与肺关系进行了深入研究，认为肺居上焦，为华盖，其气清肃，肺主降；肝居下焦，其气升发，肝主升，二者相互配合，共司气机升降，主气在肺，调气在肝。肝肺升降正常，则气顺无碍；如肝气不升，则肺气难于肃降。基于以上认识，武维屏临证治疗咳嗽时方中常常喜欢加入柴胡、黄芩、半夏等，取其和解少阳，通利枢机，疏肝理气之意。枢机利则三焦得通而表解里和，在表之邪易解，而入里犯肺之邪易散；肝气舒则左升右降，肺复清肃而咳嗽得平。

五、名方推荐

（一）小青龙汤加减

麻黄、姜半夏、五味子、桂枝、炙甘草各 6 g，细辛、干姜各 3 g，白芍、紫苏子、款冬花各 10 g，生石膏 30 g。功效：温肺化饮、解表散寒。主治：用于外感风寒、寒饮内停之证。用法：每日 1 剂，水煎，分 3 次服。

（二）桑菊饮

桑叶、菊花、杏仁、百部、桔梗、薄荷各 9 g，百合 10 g，芦根、连翘各 12 g，甘草 6 g。功效：宣通肺气、化痰止咳。主治：外感风热、咳嗽初起之证。用法：药量根据患儿的年龄加减，每日 1 剂，1 日内分多次服完。加减：风寒偏重者加荆芥、防风各 12 g；风热偏重者加金银花 15 g，重用连翘；痰黏难咳者加贝母 6 g，瓜蒌 15 g；泄泻者加薏苡仁 15 g，茯苓、山药各 12 g；发热者加鱼腥草 10 g，黄芩 9 g；腹胀者加山楂、莱菔子各 10 g；咽喉肿痛者加牛蒡子、射干各 9 g。

（三）二陈汤加减

陈皮 5～10 g，半夏 2～6 g，鱼腥草 6～12 g，桔梗、白前、茯苓、黄芪、炙瓜蒌皮各 3～9 g，射干、炒莱菔子各 1～6 g，荆芥、炙甘草各 3～6 g，姜 3 g，红枣 4 枚。功效：宣肺祛邪，化痰止咳。主治：痰湿咳嗽。用法：每日 1 剂，每 4 h 1 次或不拘时温服。服药后注意避风，饮食宜清淡。

（四）泻白散

桑白皮、地骨皮、粳米各 8～10 g，甘草 3～6 g。功效：清泻肺中郁热，平喘止咳。主治：咳嗽痰热伏肺证。用法：水煎，每日 1 剂，早晚顿服。

（五）沙参麦冬汤

南沙参、北沙参、焦山楂各 15 g，麦冬、玉竹、桑叶、紫菀、贝母、瓜蒌、地骨皮各 10 g，射干、蝉蜕、生甘草各 6 g。功效：养阴清热、润燥生津。主治：温热和燥热之邪伤及肺胃阴分之证。用法：水煎服，每日 1 剂。

（六）清金化痰汤

桔梗、黄芩、桑白皮、浙贝母、鱼腥草、前胡、款冬花、法半夏、莱菔子各 8～10 g，杏仁 6～8 g。功效：清热化痰，肃肺止咳。主治：咳嗽痰热壅肺证。用法：水煎，每日 1 剂，早晚顿服。

（七）麻杏石甘汤

炙麻黄 3 g，杏仁、甘草各 6～9 g，生石膏 9～15 g。功效：清宣肺热，止咳平喘。主治：痰热咳嗽。用法：每日 1 剂，水煎分 3 次服。加减：若兼气粗，面红，口渴加重者加生石膏（先煎）15 g，天花粉 10 g；咽喉红肿加大青叶、牛蒡子各 5 g，玄参 10 g；胸闷，心烦，口渴，呕吐，脉濡数者加淡竹叶、佩兰各 5 g，藿香 10 g。

（八）杏苏散

法半夏、杏仁、茯苓、白前、炒莱菔子各 9 g，紫苏子、陈皮、炒枳壳、神曲各 6 g，甘草 3 g。功效：温散风寒，宣肺化痰。主治：外感凉燥咳嗽。用法：每日 1 剂，水煎分 3 次服。加减：夹食而呕者加神曲、旋覆花、谷芽、麦芽；脾虚痰湿者加黄芪、炒白术、山药、谷芽、神曲等益肺、健脾化痰助运之品；若咳嗽紧闷，痰不易出，则加炙麻黄以宣肺散寒；若痰声重浊，则加瓜蒌皮以化痰；若痰白中带黄，则加黄芩、桑白皮兼以清热。

（九）加味三拗汤

麻黄 3 g，炒杏仁、前胡、法半夏、黄芩、麦冬各 4 g，桑白皮、款冬花各 6 g，川贝母、甘草各 3 g。功效：疏风清热，化痰止咳。主治：咳嗽证属风热挟痰。用法：此为 2～3 岁量，2 岁以下减半量，3～6 岁加半量，6～14 岁加倍量，水煎，分 3～4 次温服，每日 1 剂。治疗期间忌食生冷、糖水，避免油、烟气刺激。加减：临证中如无表证，麻黄用蜜炙可减其温升之性，无痰鸣而舌苔黄者，可去法半夏，高热可加石膏以其辛甘大寒，清凉解热，亦即有麻杏石甘汤之意，肺脾气虚之症，加黄芪、茯苓之类，或予人参健脾丸，取其“培土生金”之意，使肺脾气壮，运化则健，而咳痰自愈。

（十）止嗽散

荆芥、防风、紫苏叶、紫菀、白前、陈皮各 10 g，百部、桔梗、生姜各 6 g，甘草 3 g。功效：疏风宣肺、化痰止咳。主治：新久咳嗽均可。用法：水煎，每日 1 剂，早晚顿服。

（十一）半夏厚朴汤

柴胡、黄芩、清半夏、大枣、党参、茯苓、厚朴、桔梗各 10 g，生姜 15 g，炙甘草、紫苏叶各 6 g。功效：健脾行气，温化痰饮，寒解表。主治：咳嗽证属外邪里饮者。用法：水煎，每日 1 剂，分次温服。

（十二）玉屏风散

防风、黄芪各 15 g，白术 30 g。功效：益气固表、止汗。主治：咳嗽属肺气亏虚证。用法：水煎，每日 1 剂，分次温服。

（十三）刘氏小儿推拿

①开窍：开天门，推坎宫，推太阳，按总筋，分阴阳，各 24 次。②推五经（清四补一法）：清肺经 500 次，清脾经 350 次，清心经 200 次，清肝经 200 次，补肾经 150 次。③配穴：清大肠 80 次，揉外劳宫 100 次，推三关 150 次，推六腑 50 次，推胸法 20 次，揉中脘 50 次，推背法 30 次，盐擦肺俞至发红，捏脊 3～5 次。④关窍：按肩井 2～3 次。用法：每日 1 次，每次约 20 min。加减：肺实证的五经推拿治疗用“清四补一法”（清肺、清脾、清心、清肝、补肾），肺虚证的五经推拿治疗用“补三抑一法”（补肺、补脾、补肾、清心），其中，肺虚用“补三抑一法”去掉“清肝”是以防清泻太过而伤正。湖南湘西刘氏小儿推拿创建于清朝咸丰同治年间，历经六代传承发展至今，目前已成为全国小儿推拿最主要的流派之一。

第九节　小儿腹泻

小儿腹泻，主要为大便次数增多和大便性状改变，可伴有发热、呕吐、腹痛等症状，根据其伴随不同程度水、电解质、酸碱平衡紊乱可分为轻度、重度腹泻。小儿腹泻是常见病证之一，2 岁以下婴幼儿多见，以夏秋季节为多见，延误治疗可影响小儿生长发育或危及生命。我国卫生部疾病预防控制局调查结果显示，我国每年患泄泻病的5岁以下儿童达3亿人，年平均发病率为1.9次/人。

一、诊断标准

1. 根据大便性状和次数判断。根据家长和看护者对患儿大便性状改变（呈稀水便、糊状便、黏液脓血便）和大便次数比平时增多的主诉可作出腹泻诊断。

2. 根据病程分类。急性腹泻病：病程≤2周；迁延性腹泻病：病程为2周～2个月；慢性腹泻病：病程>2个月。

3. 对腹泻病患儿进行有无脱水和电解质紊乱的评估。①脱水程度的分度与评估（表11－5）：注：捏起皮肤回复≥2 s；②尽可能对中、重度脱水患儿行血电解质检查和血气分析。

表11－5　脱水程度评估

脱水程度	轻度	中度	重度
丢失体液（占体重%）	≤5%	5%～10%	>10%
精神状态	稍差	萎靡或烦躁	嗜睡—昏迷
皮肤弹性	尚可	差	极差
黏膜	稍干燥	干燥	明显干燥
前囟、眼窝	稍有凹陷	凹陷	明显凹陷
肢端	尚温暖	稍凉	凉或发绀
尿量	稍少	明显减少	无尿
脉搏	正常	增快	明显增快、且弱
血压	正常	正常或稍降	降低、休克

4. 根据患儿粪便性状、粪便的肉眼和镜检所见、发病季节、发病年龄及流行情况初步估计病因。急性水样便腹泻患者（约占70%）多为病毒或产肠毒素性细菌感染，黏液脓性、脓血便患者（约占30%）多为侵袭性细菌感染。有条件尽量进行大便细菌培养以及病毒、寄生虫检测。

5. 对慢性腹泻病还须评估消化吸收功能、营养状况、生长发育等。

二、西医治疗

（一）脱水的预防与治疗

1. 预防脱水：从患儿腹泻开始，就给口服足够的液体以预防脱水。母乳喂养儿应继续母乳喂养，并且增加喂养的频次及延长单次喂养的时间；混合喂养的婴儿，应在母乳喂养基础上给予ORS或其他清洁饮用水；人工喂养儿选择ORS或食物基础的补液如汤汁、米汤水和酸乳饮品或清洁饮用水。建议在每次稀便后补充一定量的液体（<6个月者，50 mL；6个月～2岁者，100 mL；2～10岁者，150 mL；10岁以上的患儿能喝多少给多少）直到腹泻停止。

2. 轻至中度脱水：口服补液及时纠正脱水，应用ORS，用量（mL）＝体重（kg）×(50～75)。4 h内服完；密切观察患儿病情，并辅导母亲给患儿服用ORS液。以下情况提示口服补液可能失败：①持续、频繁、大量腹泻［>10～20 mL/(kg·h)］，②ORS液服用量不足，③频繁、严重呕吐；如果临近4 h，患儿仍有脱水表现，要调整补液方案。4 h后重新评估患儿的脱水状况，然后选择适当的方案。

3. 重度脱水：①静脉输液：采用静脉用的糖盐混合溶液（须在医院进行），首先以2∶1等张液20 mL/kg，于30～60 min内静脉推注或快速滴注以迅速增加血容量，改善循环和肾脏功能；在扩容后根据脱水性质（等渗性脱水选用2∶3∶1液，低渗性脱水选用4∶3∶2液）按80 mL/kg继续静滴，先补2/3量，婴幼儿5 h，较大儿童2.5 h；在补液过程中，每1～2 h评估1次患者脱水情况，如无改善，则加快补液速度；婴儿在补液后 6 h，儿童在补液后 3 h 重新评估脱水情况，选择适当补液的方案继续治疗；一旦患儿可以口服（通常婴儿在静脉补液后 3～4 h，儿童在静脉补液后 1～2 h，即给予 ORS）。②鼻饲管补液：重度脱水时如无静脉输液条件，立即转运到就近医院进行静脉补液，转运途中可以用鼻饲点滴方法进行补液。液体采用 ORS 液，以 20 mL/(kg·h) 的速度补充，如患儿反复呕吐或腹胀，应放慢鼻饲点滴速度，总量不超过 120 mL/kg。每 1～2 h 评估 1 次患者脱水情况。

（二）继续喂养

1. 调整饮食：母乳喂养儿继续母乳喂养，小于 6 个月的人工喂养患儿可继续喂配方乳，大于 6 个月的患儿可继续食用已经习惯的日常食物，如粥、面条、稀饭、蛋、鱼末、肉末、新鲜果汁。鼓励患儿进食，如进食量少，可增加喂养餐次。避免给患儿喂食含粗纤维的蔬菜和水果以及高糖食物。病毒性肠炎常有继发性双糖酶（主要是乳糖酶）缺乏，对疑似病例可暂时给予改为低（去）乳糖配方奶，时间 1～2 周，腹泻好转后转为原有喂养方式。

2. 营养治疗：①糖源性腹泻：以乳糖不耐受最多见。治疗宜采用去双糖饮食，可采用去（或低）乳糖配方奶或豆基蛋白配方奶。②过敏性腹泻：以牛奶过敏较常见。避免食入过敏食物，或采用口服脱敏喂养法，不限制已经耐受的食物。婴儿通常能耐受深度水解酪蛋白配方奶，如仍不耐受，可采用氨基酸为基础的配方奶或全要素饮食。③要素饮食：适用于慢性腹泻、肠黏膜损伤、吸收不良综合征者。④静脉营养：用于少数重症病例，不能耐受口服营养物质、伴有重度营养不良及低蛋白血症者。

（三）补锌治疗

急性腹泻病患儿能进食后即予以补锌治疗，大于 6 个月的患儿，每日补充含元素锌 20 mg，小于 6 个月的患儿，每日补充元素锌 10 mg，共 10～14 d。元素锌 20 mg 相当于硫酸锌 100 mg，葡萄糖酸锌 140 mg。

（四）合理使用抗生素

腹泻患儿须行粪便的常规检查和 pH 试纸检测。急性水样便腹泻在排除霍乱后，多为病毒性或产肠毒素性细菌感染，常规不使用抗生素类药；黏液脓血便多为侵袭性细菌感染，须应用抗生素，药物可根据当地药敏情况经验性选用；用药后 48 h，病情未见好转，可考虑更换抗生素；用药的第 3 天须进行随访；强调抗生素疗程要足够；应用抗生素前应首先行粪便标本的细菌培养和病原体检测，以便依据分离出的病原体及药物敏感试验结果选用和调整抗菌药物。

（五）其他治疗方法

有助于改善腹泻病情、缩短病程。①应用肠黏膜保护剂：如蒙脱石散；②应用微生态疗法：给予益生菌如双歧杆菌、乳酸杆菌等；③补充维生素 A；④应用抗分泌药物：用于分泌性腹泻。⑤中医治疗：采用辨证方药、针灸、穴位注射及推拿等方法。

（六）腹泻病的家庭治疗

无脱水征和轻度脱水的腹泻患儿可在家庭治疗，医生应向家长宣传家庭治疗四原则：①给患儿口服足够的液体以预防脱水；②锌的补充；③持续喂养患儿；④对病情未好转或出现下列任何一种症状的患儿须及时送医院：a. 腹泻剧烈，大便次数多或腹泻量大；b. 不能正常饮食；c. 频繁呕吐、无法口服给药者；d. 发热（＜3 个月的婴儿体温＞38 ℃，3～36 个月幼儿体温＞39 ℃）；e. 明显口渴，发现脱水体征，如眼窝凹陷、泪少、黏膜干燥或尿量减少等神志改变，如易激惹、淡漠、嗜睡等；f. 粪便带血；g. 年龄＜6 个月、早产儿，有慢性病史或合并症。

三、中医临床思维

（一）中医病名及病因病机特征

小儿腹泻病属中医“泄泻”范畴，首见于《五十二病方》，名“溏泄”。《黄帝内经》中亦有“飧泄”“濡泄”“洞泄”“注泄”等记载。《伤寒杂病论》将本病与痢疾并称为“下利”。《素问·阴阳应象大论》：“清气在下，则生飧泄”，《灵枢·师传》：“胃中寒，则腹胀，肠中寒，则肠鸣飧泄”，《素问·至真要大论》："暴注下迫，皆属于热"，指出寒、热、虚、实等因素均可引起泄泻。《医宗必读》云："脾虚泄之因，脾气素虚，或大病之后，过服寒冷，或饮食不节，劳伤脾胃，皆成脾虚泄泻之证。"由此，泄泻主要与小儿的体质因素、外部因素密切相关。小儿脏腑娇嫩，营卫薄弱，寒温不能自调，易受外邪侵袭，若小儿素体脾虚，湿邪偏盛，则容易与外邪合而为患，形成泄泻。故而，小儿泄泻以外邪、伤食及脾胃虚弱为主要病因，主要病位在脾胃，脾虚湿胜是发病的重要因素。

（二）辨病辨证及治疗特征

2012 版中医儿科杂志发表的《中医儿科常见病诊疗指南》中将小儿泄泻辨证分为常证与变证两大类，常证包括湿热泻、风寒泻、伤食泻、脾虚泻及脾肾阳虚泻 5 种证型，变证分为气阴两伤证、阴竭阳脱证 2 种辨证分型。本病以八纲辨证为纲，常证重在辨寒、热、虚、实，变证重在辨阴、阳。常证按起病缓急、病程长短分为久泻、暴泻，暴泻多属实，久泻多属虚或虚中夹实。变证可见泻下不止，精神萎靡，皮肤干燥，为气阴两伤证，属重症；精神萎靡，尿少或无，四肢厥冷，脉细欲绝，为阴竭阳脱证，属危证。以运脾化湿为基本原则，湿热泻多清肠解热、化湿止泻，用葛根芩连汤加减；风寒泻多疏风散寒、化湿和中，藿香正气散加减；伤食泻多运脾开胃、消食化滞，用保和丸加减；脾虚泻多健脾益气、助运止泻，用参苓白术散加减；脾肾阳虚泻多温补脾肾、固涩止泻，用附子理中丸合四神丸加减；气阴两伤证多健脾益气、酸甘敛阴，用人参乌梅汤；阴竭阳脱证多挽阴回阳、救逆固脱，用生脉散合参附龙骨牡蛎救逆汤。

（三）药物及穴位选择

基于中医传承辅助系统治疗小儿泄泻组方规律分析，用药频次前 15 位的主要是：茯苓、甘草、白术、葛根、山楂、木香、陈皮、藿香、苍术、山药、党参、砂仁、黄连、神曲、薏苡仁。在本次分析结果中，按用药频次从高到低分析，包含渗湿燥湿化湿之茯苓、苍术、藿香、砂仁等；消食导滞之山楂、麦芽、神曲等；健脾和胃之甘草、陈皮、山药、白扁豆等；健脾益气之党参、黄芪、人参、白术等；清肠湿热之黄连、黄芩等；祛风散寒理气之葛根、木香、陈皮等；温肾固涩之肉豆蔻；酸甘敛阴之乌梅、白芍。体现了中医治疗小儿泄泻从湿、虚、风、寒、热等方面论治。六大小儿推拿流派治疗小儿腹泻用穴规律研究提示：六大流派治疗小儿腹泻的主选特定穴是大肠、脾经穴，其次是龟尾、摩腹等。共使用 45 个穴位，总频次为 233 次；使用穴位种类 12 类，其中补益类穴位使用最多为 19 个，总频次 100 次；清热类穴位 13 个，使用频次 56 次。六大流派治疗小儿腹泻选穴多选补益类、清热类、止腹痛类、止泻类穴位；穴位分布多取上肢部和背部穴位。穴位贴敷疗法属于中国传统医学中的特色疗法，小儿泄泻是该疗法的优势病种，采用穴位贴敷疗法治疗小儿泄泻在临床中广泛应用。取穴以神阙穴为主穴，其次为天枢、中脘、足三里，穴位多分布在胸腹部，以任脉的经穴为主；在中药选用上，以丁香、吴茱萸、肉桂、木香、苍术居多，药物归经以脾、胃两经为首。

四、名医经验

（一）汪受传经验

"脾虚湿盛"作为泄泻病机关键是众多中医医家的共识，中医药治疗小儿泄泻也相应以运脾化湿为基本法则，汪受传在这一认识的基础上，提出药毒伤脾是小儿泄泻中不可忽视的重要病因，"药毒"即指临床使用某些药物造成小儿体质的偏颇，并根据临床表现归纳为伤阴、伤阳、伤气 3 个方面，治疗上相应提出了滋阴健脾、温阳健脾及益气健脾，同时汪受传认为"善于调理脾胃者，非惟脾病治脾，胃病治胃，而必调和五脏则病自愈"。①药毒伤气证临床可见久泄不止或大便滑脱不禁，大便随矢气而出，色淡不臭，甚则伴有脱肛，面色萎黄，形体消瘦，神疲倦怠，舌淡苔白，脉缓弱，指纹淡。常用药有黄芪、白术、莲肉、山药、甘草等。汪受传提出补时不致气机壅塞，脾胃壅滞，泻时不致脏腑不耐，伐伤正气。选药之旨，在于补脾益气，升阳调中，使脾气健运，升降有序，气机畅达。②药毒伤阴泄泻患儿临床可见泻下过度，质稀如水，皮肤干燥，口渴引饮，小便短少，唇红而干，舌红少津，苔少或无苔，脉细数。阴液欲竭者则见皮肤枯瘪，精神萎顿或心烦不安，目眶及囟门凹陷，啼哭无泪，甚至无尿。治疗上以滋阴健脾为大法，多用西洋参、乌梅、白芍、石斛、玉竹、沙参、麦冬、生地黄、木瓜等，若其湿热未清，可配合黄连、黄芩、地锦草，如连梅汤。③泄泻药毒伤阳证候久泻不止，大便清稀，澄澈清冷，完谷不化，或见脱肛，形寒肢冷，面色㿠白，精神萎靡，睡时露睛，舌淡苔白，脉细弱，指纹色淡。泄泻多属湿邪为患，湿为阴邪，脾又为阴中至阴，治法上汪受传强调健脾贵运，运脾贵温，故以温补脾阳为要，阳气蒸腾则水湿自化。另一方面，小儿泄泻又跟肾息息相关，汪受传指出久泻如釜底无薪，对于久泻的患儿更需加温补肾阳之品。《灵枢·论疾诊尺》曰："婴儿病，大便赤瓣，飧泄，脉小者，手足寒，难已；飧泄，脉少，手足温，泄易已。"指出了阳气对于泄泻预后的重要性。汪受传临床上体会到，凡泄泻迁延者，均有不同程度脾阳受损的表现，健脾温阳较单纯健脾益气取效迅捷。温阳药味辛性温以启动脾肾之阳，能醒脾燥湿，温肾助阳，使中焦脾土阳气生发，下焦肾阳充实，水湿得化，泄泻自止。若此时未顾及小儿特点而过用淡渗利湿之品反而使阳气更伤，湿邪难化，成为迁延不愈之虚泄。故早投温补之品可防止病情加重，常用炮姜、丁香、砂仁、附子、豆蔻等。

（二）温振英经验

温振英认为主要还是造成脾胃虚弱，故治疗小儿腹泻病的要点应在于恢复脾胃之受纳及运化功能。治疗应以"扶正固本"为主，祛邪为次。治法均应首选健脾祛湿治本，生津和胃固涩治标，以恢复脾胃之受纳及运化功能，是治疗各类型腹泻的基本法则。温振英通过大量的临床实践发现，单凭传统的葛根芩连汤或理中丸，已不能较好地治疗当前复杂多变的小儿腹泻。而清解分利治法的使用与抗生素的疗效相同，均远远落后于健脾祛湿止泻法，且其对脾虚儿童的副作用也与抗生素相同，更伤脾胃。故温振英时刻不忘小儿的生理特点是"脾常不足"和"小儿易虚易实"，所以用药力求药味精简与平和，现形成以健脾祛湿治本、生津和胃固涩治标为法则治疗小儿腹泻病的特点。选方用药生黄芪、白术、茯苓、陈皮、苍术、生薏苡仁、乌梅、诃子、五味子、土茯苓等。方中生黄芪益气健脾白术、茯苓健脾祛湿、陈皮健脾开胃苍术、生薏苡仁祛湿健脾乌梅、诃子、五味子生津和胃固涩止泻。

（三）杜明昭经验

治则以祛湿为主，辅以理气和中、清热、消导积滞、健脾开胃、祛风解表；用药归经立足脾胃，药性以温为主，以平为要，多以辛温、甘平之品，辅以苦温、淡平、甘而微温之味；基本方为苍术、晚蚕砂、破布叶、炒山楂、煨葛根、甘草；常用药对为蚕砂-苍术，蚕砂-陈皮，火炭母草-破布叶，炒山楂-破布叶，苍术-陈皮，苍术-煨葛根。临证时可依据患儿病情加减化裁：表有风寒泻者，可加防风、藿香、紫苏叶以透邪达表，如表证较重者，应先解表后治理，可仿人参败毒散的逆流挽舟之法，专事发散，酌加祛湿、理气、和中之品；湿热较重者，可加酌减苍术、炒山楂、陈皮等温燥之品，同时以火炭母草、鸡蛋花等清热祛湿，但同时应注意中病即止，以免伤脾胃，另生变证；泄泻伴呕吐者，可加陈皮、姜竹茹、法半夏以降逆和胃；伴腹痛者，酌加防风、石菖蒲、木香以行气止痛；泄利日久不愈，或暴泻无度者，可在基本治法的基础上酌加石榴皮以涩肠止泻；泻下次数较多者，可加升麻配合其他风药共奏祛风胜湿，升阳止泻之功。

（四）李秀亮经验

李秀亮认为脾虚泄泻总与脾胃虚损有关，或因本脏素虚演变而来，或由实证泄泻转化而来。临床中，本病常见于久泻、迁延性腹泻或其他疾病之后。一方面，小儿个体体质不同，脾虚泄泻有其不同病机及转归；另一方面，脾虚运化失常则病理产物容易形成而难于清除，故临床常形成脾虚夹实、寒热错杂的证候。脾气虚儿易夹食滞：脾虚失运则食滞内停，食湿不化则易碍脾运，故临床中，脾气虚儿易夹食滞为患。脾阳虚儿易夹寒湿：脾阳耗伤则寒从中生，寒湿困脾则脾阳更伤，故临床中，脾阳虚儿易夹寒湿为患。脾阴虚儿易夹湿热：脾阴耗伤则虚热内生，湿热蕴脾则脾阴更耗，故临床中，脾阴虚儿易夹湿热为患。脾之阴阳俱虚儿则常见虚实夹杂、寒热并见的复杂症候群。其药物治疗的治法特色归为以下4点：健脾化湿，贵在健脾醒脾；健肺止泻，贵在升阳举陷；温中健脾，勿忘温肾助阳；固护脾阴，勿忘酸甘化阴。同时注重局部望诊：①望面色可辨寒热虚实及病位。脾气虚者面色萎黄，脾阳虚者面色㿠白，脾阴虚者面瘦色黄，若面色垢腻为湿热，青脉横切山根为食滞，面部白斑为虫积等。②望唇色，唇色淡为脾气虚，唇色红者为脾经有热，唇色干红乏津者为脾阴虚有热，唇色淡白为脾阳虚，唇周垢腻为湿热，唇周色青主风、主惊，口唇干燥为津液已伤。③望舌看舌苔舌色和津液。舌色红主热，若舌红而干燥，为内热乏津；若舌红瘦小而干，或有裂痕，或呈地图舌，为阴虚有热；若同时夹厚苔，为阴虚夹湿热；舌色淡白多主虚寒，若同时伴舌苔厚腻者，为脾虚夹湿；若舌淡而边有齿痕者，为脾胃气阴两伤。④望大便。脾虚泄泻的大便次数可多可少，常迁延数日，反复发生，粪色淡黄，或夹有乳食，多食后则泻，伴面黄体弱，发育较差。脾阳虚见日久不愈，大便色淡白，多夹完谷、气味不显，伴见形寒肢冷。脾阴虚证大便多腹泻与便秘交替，迁延反复，泄泻多便溏，伴见形体消瘦伴皮肤干燥，烦燥不安或渴而不思饮。脾虚夹风者，大便色青，多夹风泡。脾虚夹食滞者，大便夹不消化物。脾虚夹湿热者，大便夹少许黏液。

（五）舒兰经验

舒兰认为临床脾虚湿盛是发生小儿泄泻的根本原因，外感邪气、饮食不节、抗生素等寒凉药物使用不当等诱因常使小儿脾胃受伤，脾失健运，加之脾乃太阴湿土，喜燥恶湿，健脾既能祛湿，使中焦脾土阳气升发，脾气散精，则水谷精微得升，水湿得化，泄泻自止，提出健脾化湿是治疗泄泻的关键；又因小儿生机蓬勃，脏气清灵，易趋康复，忌补益太过，宜健脾为先，且治疗小儿脾胃病，必须掌握证候实质及其转归，时时以维护脾气为要，以脾气健运为主要治疗法则。故总结多年临床经验，创健脾化湿方治疗小儿泄泻之外感风寒证、寒热夹杂证及脾虚证。健脾化湿方由苍术、茯苓、藿香、木香、葛根、车前子、石榴皮、建曲、甘草组成。若大便夹有黏液，口渴喜饮，小便短黄等湿热之证加黄连清热燥湿；呕吐加砂仁，半夏之类；大便带血加马齿苋清热、止血；口气较重加豆蔻、佩兰之类芳香化湿祛胃腑浊气；精神萎靡，少气懒言，口渴加党参以益气补脾，生津止渴；泄泻日久，精神不振，手脚冰凉加干姜以温脾散寒。

（六）张锡纯经验

李中梓在《医宗必读》中将淡渗法列为“治泻九法”之首。然张锡纯氏别有见地，认为“小儿少阳之体，不堪暑热，恒喜食凉饮冷以解暑，饮食失宜，遂多泄泻。泻多亡阴，益至燥渴多饮，而阴分虚损者，其小溲恒不利，所饮之水亦尽归大肠，因之泄泻愈甚，此小儿暑天水泻所以难治也”。倘究其暑天饮食起居，喜贪寒冷致泻投以藿香正气散之属，则阴分更亏，阴虚作热，必愈畏暑气之热；若虑其燥渴多饮，施予葛根芩连汤之辈，则苦寒损胃伤阴。遇此等证，清其燥热则滑泻愈甚，补其滑泻则燥热愈甚，寓顾护阴液为治泻第一要义，遂制滋阴清燥汤，旨在护阴和中，兼清燥热、利水止泻。用药上张锡纯非常推崇硫黄温肾之功，凡因肾阳虚衰致沉寒痼冷之病，一般温阳药不效者，即可虑用硫黄，且喜用生硫黄。因其但热下焦而性不僭上，“其功远胜桂、附”，硫黄禀火之精气，且沉重下达，能补助相火，因此治疗下焦寒凉泄泻及五更泻，莫如硫黄。至于毒性，张锡纯认为若纯系硫质，分毫无毒；至于生用，张锡纯认为其毒即其热，故可生用。“服制好之熟硫黄，犹不若径服生者，其效更捷。盖硫黄制熟则力减，少服无效，多服又有燥渴之弊，服生硫黄少许，既有效而又无他弊也”，若制之则热力减，必须多服，有时反因多服而生燥，实不如少服生者；至于服硫黄致泻，张锡纯认为硫黄虽能润通大便，因寒作泻者，服之仍以止泻之时居多，兼有服之泻转剧者，与干姜白术五味等药同用，或择一性温且有收涩之力者佐之。若“病重者服之，间或不愈，以其补火之力犹微也，故加花椒、硫黄之大补元阳以助之”，遂制方名为加味四神丸。

（七）史纪经验

迁延性腹泻病程长，反复迁延不愈，其病机属性以脾虚为主，脾气虚弱，不能正常运化水湿，湿邪反盛，困阻中焦，运化失权，发为泄泻，若外感湿邪，内外湿邪交相呼应则病情迁延难愈。史纪认为久泻的原因主要是腹泻日久，阴损及阳，常常因脾气虚弱累及肾，肾阳不足而肾阳虚衰。脾虚不能正常运化水谷精微，谷停为滞，水聚成湿，湿滞聚而下行则泄；肾虚则命门火衰，脾土不得温煦，反而加重泄泻，严重则滑脱不禁。其本病为虚，病理因素为湿。故治疗小儿迁延性腹泻，多辨证为脾肾阳虚，采用温肾健脾法治疗，方常以桂附理中汤合参苓白术散加减治疗。桂附理中汤大补下焦元阳，方中肉桂、附子温补肾阳，佐以干姜温中温补脾肾、回阳祛寒，使火盛土强。脾为湿土之脏，喜燥恶湿，脾虚则湿盛，参苓白术散可健脾益气、渗湿止泻，使脾之气机舒展，运化之机恢复从而改变大便性状。史纪治疗小儿迁延性腹泻常采用温肾健脾、燥湿止泻法为其治疗法则，恢复脾主运化、肾主温煦的生理功能，效如桴鼓。

（八）邵铭熙经验

邵铭熙认为小儿泄泻无论外感或是内伤，脏腑稚嫩、元气不足是泄泻发生的根本病因，病机在于中焦脾胃阴阳失调。元气不足，脾胃脏腑不充，脾胃功能失调，中焦阴阳错乱，阳并于阴，清浊不分，并走肠间。或因外感六淫，多寒则肠鸣飧泄食不化，触冒暑热则暴注下迫；或因喂养失节，脾胃伤则不能消磨水谷，混杂而下；或因脾胃失运，水谷不化，水反为湿，谷反为滞，并走于下；或因诸因混杂而下，不能自止，发为泄泻。正如《幼幼集成》所云："夫泄泻之本，无不由于脾胃……小儿脾常不足，脾胃薄弱，加之寒暖不能自调，饮食不能自节，凡外感六淫，内伤饮食均可损伤脾胃，脾运困顿，清气不升，浊气不降，清浊不分而成泄泻。"因此治疗上应以培补元气、温补脾胃为原则，使元气足、脏腑充，中焦脾胃运化得健、升降得司，清阳升、浊阴降、阴阳和，泄泻乃止。邵铭熙临床推拿治疗小儿泄泻以温肾俞穴、摩腹揉脐、捏脊、推上七节骨等手法为主方以补益元气，温脾健运；有食积者加清大肠以消食导滞，寒湿者揉外劳宫以温阳，湿热者加清大肠，脾虚者加补脾经，脾肾阳虚者加补脾经、肾经，腹痛者加拿肚角，热重者加清天河水，久泻脱肛者加按揉百会穴。邵铭熙认为推拿主要用于轻型泄泻和慢性泄泻，对于重型腹泻、严重脱水及酸碱平衡失调者应行综合治疗；治疗时应详查缓急，得病知性，谨察其意，手法柔和，以意调之。邵铭熙十分注重患儿的调养，注重患儿平素保暖及良好的喂养习惯，认为不论饮食起居，或者服药，均要注意顾护脾胃。患儿脾胃本虚，不耐消磨水谷，因此不仅生冷油荤非其所宜，患儿还要节制饮食摄入以减轻脾胃负担。在保证肠道充足的营养供给的基础上，饮食上依据由稀到稠、由少至多的原则，或进食清淡、易消化食物，或减量进食，或延长进食间隔时间，参考患儿腹泻程度及食欲进行饮食调整，根据病情恢复逐步恢复到正常饮食。

（九）邵瑛经验

邵瑛认为抗生素属"苦寒败胃之品"，患儿在感染时本处于邪盛正虚状态，抗生素的过度使用致使脾阳受损，中焦不运，脾不能为胃行其津液，水湿运化失司，中焦气化不利，水谷精微随脾气下陷而作泻；本病不利于原发感染病灶的治疗，临床表现除有腹泻外，常常伴有纳呆、腹胀、腹痛等中焦气滞之象。故对小儿 AAD 的治疗当从脾胃着手，即健脾和胃、理气化湿。通过改善中焦运化来达到止泻的目的，同时也有利于原发感染疾病的治疗。邵瑛在治疗小儿 AAD 时注重健脾祛湿、升阳止泻，配合行气止痛，采用小儿推拿结合中药治疗。此外，邵瑛提出采用中医治疗的同时，根据病情酌情使用微生态制剂可提高疗效。治疗上主张推药结合，常配伍异功散（人参、茯苓、白术、陈皮、甘草）益气健脾，葛根升清止泻，藿香芳香化湿浊以醒脾，木香行气止痛。全方共奏健脾祛湿、升阳止泻、行气止痛之功。推拿处方①起式：三六和元法，为邵瑛独创手法，上三关与退六腑 1∶1，用以调和阴阳；黄蜂出洞，在寒象明显时采用该手法。②主穴：补脾经、调大肠经、清小肠经、揉外劳宫、逆时针摩腹、捏脊、推上七节骨、揉龟尾。③收式：拿肩井、摩前囟、闭天门。

（十）彭学礼经验

彭学礼认为小儿"脾常不足"，易于挟滞挟湿，秋冬季节受外感风寒疫毒之邪与脾胃湿浊相夹，滞于大肠，运化失常，清浊不分，升降不利，发为吐泻。其根据多年的临床观察，总结出秋季腹泻病变均在脾胃，"祛风散寒，健脾化湿"是治疗婴幼儿腹泻的关键，彭学礼认为临床中该病多来势较猛，如若辨证准确，用药得当，则其愈也速。配合具有抗病毒、杀菌、退热等广泛药理作用的喜炎平注射液及补液治疗效果显著。另婴幼儿饮食多不知自节，稍有不慎，则症状易反复，故治疗的同时，合理饮食尤其重要，宜富有营养、易消化的食物，忌肥甘厚味，生冷瓜果，勿过饱过饥，如处于哺乳期，乳母也需注意合理饮食。总之中西医结合治疗婴幼儿腹泻能有效发扬传统中医学的优势，明显提高疗效，缩短治疗时间，减轻患方经济负担，明显好于单纯的西医治疗，值得临床推广。

五、名方推荐

（一）七味白术散

党参、焦山楂、炒麦芽、炒谷芽、白芍各 10 g，茯苓、炒白术、生甘草、藿香各 12 g，黄连、木香各 6 g，葛根 15 g。功效：运脾化湿，和中止泻。主治：脾虚泄泻。用法：每日 1 剂，水煎，分次温服。加减：临症中伴呕吐者加姜半夏和中止呕，伴不欲饮食加焦三仙消食导滞、健运脾胃，伴腹痛者加延胡索活血理气、散瘀止痛，伴发热者加薄荷疏风清热、清利头目，伴久泻不止者加肉豆蔻温中涩肠、行气消食。

（二）参苓白术散

党参、白扁豆、山药、薏苡仁各 12 g，茯苓、白术各 15 g，莲子肉、桔梗各 9 g，砂仁（后下）10 g，炙甘草 6 g。功效：健脾祛湿。主治：脾虚湿盛泄泻。用法：每日 1 剂，水煎，分次温服。

（三）健脾止泻汤

白术、党参各 8 g，甘草 5 g，薏苡仁、茯苓各 12 g，炒山药 10 g，炒扁豆 6 g。功效：祛湿止泻、理气健脾。主治：泄泻证属脾胃受损、功能失调型。用法：水煎煮，取汁，每日 1 剂，分早晚两次口服。加减：湿热患儿增加葛根、黄连各 3 g；呕吐患儿增加半夏 5 g，竹茹 3 g；久泻不止患儿增加豆蔻、补骨脂各 3 g。

（四）健脾化湿汤

白术、莲子、茯苓、炒扁豆、大腹皮各 6 g，山药 8 g，炒薏苡仁 10 g，煨葛根 5 g，砂仁、甘草各 3 g。功效：健脾益气、祛邪利湿。主治：脾虚湿盛泄泻。用法：每日 1 剂，煎 2 次匀分 2 次服用，泻下频者每 4 h 服药 1 次。加减：每日便次在 10 次以上、病程在 1 周以上者加芡实、石榴皮各 5 g；呕吐者加半夏、紫苏各 5 g；兼表证者加荆芥、防风各 3 g；虚寒者加炮姜 6 g；肛门红热者加黄芩、黄连各 3 g；泻下粪便臭如败卵者加陈皮、焦三仙各 6 g。

（五）葛根芩莲汤

藿香、白术各 6 g，葛根 5 g，白蔻、黄连、木香、青黛各 3 g，黄芩 4 g，乌梅、板蓝根各 12 g，罂粟壳 2 g，茯苓 10 g。功效：清热除湿，解毒止泻。主治：湿热泄泻。用法：水煎，每日 1 剂，分 2 次温服。加减：呕吐者加半夏以燥湿降逆止呕；发热者加防风以增强祛风解热作用，且有“风能胜湿”之意。

（六）四神丸合附子理中丸

党参、山药各 20 g，白术、茯苓、五味子、补骨脂各 15 g，附子、干姜、豆蔻、吴茱萸各 10 g。功效：温肾助阳、温肾健脾。主治：脾肾阳虚泄泻。用法：每日 1 剂，早晚分服。

（七）藿香正气散

藿香、厚朴、木香、甘草各 3 g，茯苓、车前子各 10 g，陈皮、白术、半夏、竹茹、紫苏各 6 g。功效：疏风散寒、运脾化湿。主治：风寒泄泻。用法：以上为 6 个月～1 岁婴幼儿的剂量。>1 岁患儿根据月份、体重加减。每日 1 剂，水煎分服。

（八）保和丸加减

陈皮、半夏、猪苓、茯苓、焦山楂、焦神曲、连翘各 10 g，阿胶、滑石、焦白术、石榴皮各 5 g。功效：消食和胃、健脾化湿。主治：食积泄泻。用法：水煎，每日 1 剂，分 2 次温服。

（九）桂枝加人参汤

桂枝、炙甘草各 12 g，白术、人参、干姜各 9 g。功效：温补中气，解肌散邪。主治：阳虚腹泻。用法：水煎，每日 1 剂，分 2 次温服。

（十）三字经派推拿

清补脾土，清大肠，清小肠，退六腑，揉小天心，运八卦。功效：清热利湿，健脾止泻。主治：湿热泄泻。用法：每日治疗 1 次，3 d 为 1 个疗程，治疗 2 个疗程。加减：伴呕吐者，加运八卦；伴腹痛者，加揉板门。①脾穴：拇指桡侧，赤白肉际处，指尖到指根，有健脾胃、消食滞、化痰湿之功效。自指尖推向指根，为补脾，用于脾虚泄泻，自指根推向指尖，用于实证，来回推之为清补脾，用于虚中夹实证。②大肠穴：位于示指桡侧边缘至虎口，具有双向调节大肠功能的作用，可固肠涩便，亦可消积导滞通便。③小肠穴：小指尺侧缘，指根推向指尖为清小肠，可利尿止泻、分清降浊，为利小便之穴，治腹泻有神效。④八卦穴：是面型穴，手掌面，掌心的周边，用运法可理气宽胸，降逆祛痰，升清降浊，主治胸闷饱胀，呕吐，泄泻等。⑤板门穴：拇指下，掌面大鱼际的中点，左右旋转揉之或者来回推之能清胃热，止吐泻，通调三焦之气。⑥小天心穴：位于掌根，小大鱼际交接处，通窍散郁，安神镇惊，止咳利尿，揉小天心，既能安神镇惊，又能利小便实大便。通过直接刺激穴位由表及里地使经络气血通畅，营卫调和，保持阴阳相对平衡，运脾化湿清肠，改善脾胃功能，以达到清热利湿，健脾止泻。

第十节　小儿哮喘

支气管哮喘（以下简称哮喘）是儿童时期最常见的慢性气道疾病。支气管哮喘是一种以慢性气道炎症和气道高反应性为特征的异质性疾病，以反复发作的喘息、咳嗽、气促、胸闷为主要临床表现，常在夜间和（或）凌晨发作或加剧。呼吸道症状的具体表现形式和严重程度具有随时间而变化的特点，并常伴有可变的呼气气流受限。众多研究证明，儿童哮喘的早期干预和规范化管理有利于控制疾病，改善预后。支气管哮喘在儿童中的发病率较之前有明显上升。研究表明，我国城市 14 岁以下儿童哮喘患病率较 10 年前显著增加（43.4%），较 20 年增加更多（147.9%）。在地域上，目前患病率较高的城市主要集中在一些中部经济发达的城市，而东北、西南、西北地区的城市患病率较低，增长幅度较小。在性别上，男性的患病率高于女性。在患病年龄上，1～5 岁、8～13 岁儿童患病率最高。

一、诊断标准

哮喘的诊断主要依据呼吸道症状、体征及肺功能检查，证实存在可变的呼气气流受限，并排除可引起相关症状的其他疾病。

1. 反复喘息、咳嗽、气促、胸闷，多与接触变应原、冷空气、物理、化学性刺激、呼吸道感染、运动以及过度通气（如大笑和哭闹）等有关，常在夜间和（或）凌晨发作或加剧。

2. 发作时双肺可闻及散在或弥漫性，以呼气相为主的哮鸣音，呼气相延长。

3. 上述症状和体征经抗哮喘治疗有效，或自行缓解。

4. 除外其他疾病所引起的喘息、咳嗽、气促和胸闷。

5. 临床表现不典型者（如无明显喘息或哮鸣音），应至少具备以下 1 项：①证实存在可逆性气流受限。支气管舒张试验阳性：吸入速效 β2 受体激动剂（如沙丁胺醇压力定量气雾剂 200～400 μg）后 15 min 第一秒用力呼气量（FEV1）增加≥12%；抗炎治疗后肺通气功能改善：给予吸入糖皮质激素和（或）抗白三烯药物治疗 4～8 周，FEV1 增加≥12%；②支气管激发试验阳性；③最大呼气峰流量（PEF）日间变异率（连续监测 2 周）≥13%。

符合第 1～4 条或第 4、第 5 条者，可诊断为哮喘。

二、西医治疗

根据临床表现，哮喘可分为急性发作期（acute exacerbation）、慢性持续期（chronic persistent）和临床缓解期（clinical remission）。要坚持长期持续规范、个体化治疗原则。治疗包括：①急性发作期：快速缓解症状，如平喘、抗炎治疗；②慢性持续期和临床缓解期：防止症状加重和预防复发，如避免触发因素、抗炎、降低气道高反应性、防止气道重塑，并做好自我管理。强调基于症状控制的哮喘管理模式，避免治疗不足和治疗过度，治疗过程中遵循“评估—调整治疗—监测”的管理循环，直至停药观察。

（一）长期治疗方案

根据年龄分为>6 岁儿童哮喘的长期治疗方案和<6 岁儿童哮喘的长期治疗方案，分别分为 5 级和

4级，从第2级开始的治疗方案中都有不同的哮喘控制药物可供选择。对以往未经规范治疗的初诊哮喘患儿，参照哮喘控制水平（≥6岁参考表11-6，<6岁参考表11-7），选择第2级、第3级或第4级治疗方案。在各级治疗中，每1～3个月审核1次治疗方案，根据病情控制情况适当调整治疗方案。

表11-6　≥6岁儿童哮喘症状控制水平分级评估项目

评估项目	良好控制	部分控制	未控制
日间症状>2次/周 夜间因咳喘憋醒 应急缓解药使用>2次/周 因哮喘而出现活动受限	无	存在1～2项	存在3～4项

注：用于评估近4周的哮喘症状

表11-7　<6岁儿童哮喘症状控制水平分级评估项目

评估项目	良好控制	部分控制	未控制
持续至少数分钟的日间症状>1次/周 夜间因哮喘憋醒或咳嗽 应急缓解药使用>1次/周 因哮喘而出现活动受限 （较其他儿童跑步/玩耍减少，步行/玩耍时容易疲劳）	无	存在1～2项	存在3～4项

注：用于评估近4周的哮喘症状

1. ≥6岁儿童哮喘的长期治疗方案（图11-2）

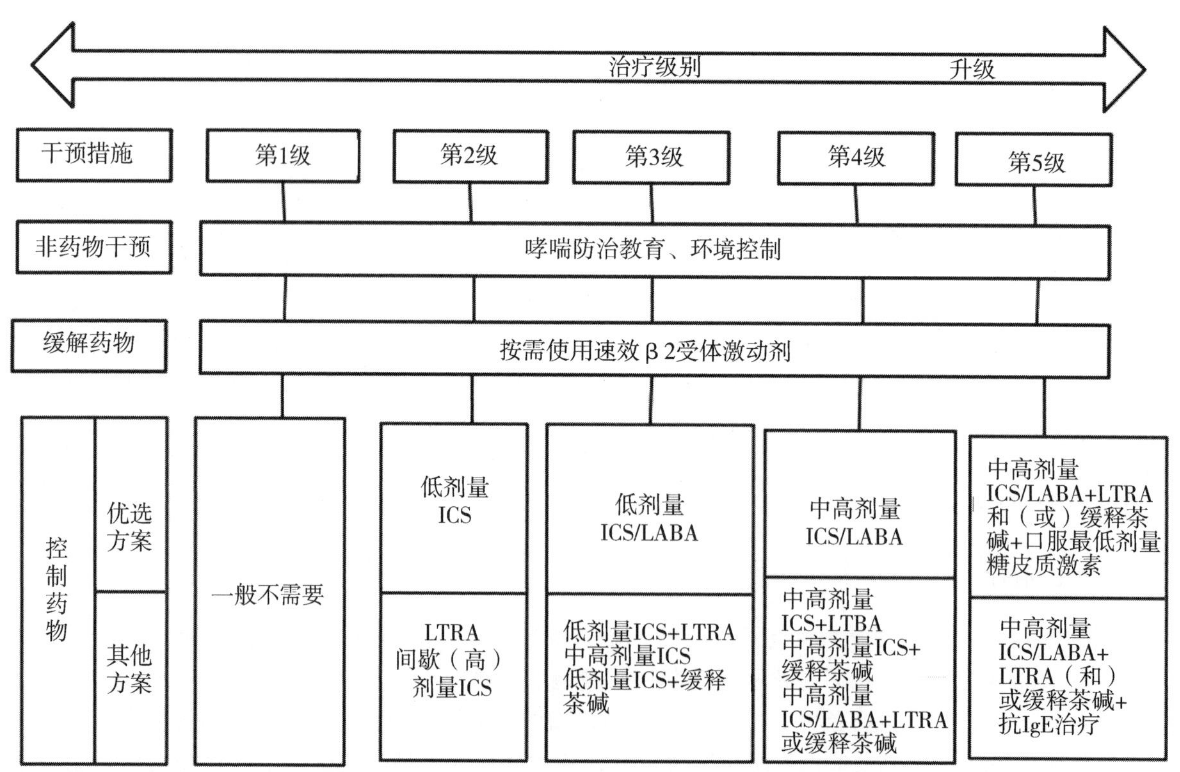

图11-2　≥6岁儿童哮喘的长期治疗方案

儿童哮喘的长期治疗方案包括非药物干预和药物干预两部分。ICS/LABA 联合治疗是该年龄儿童哮喘控制不佳时的优选升级方案。

2. ＜6 岁儿童哮喘的长期治疗方案（图 11－3）

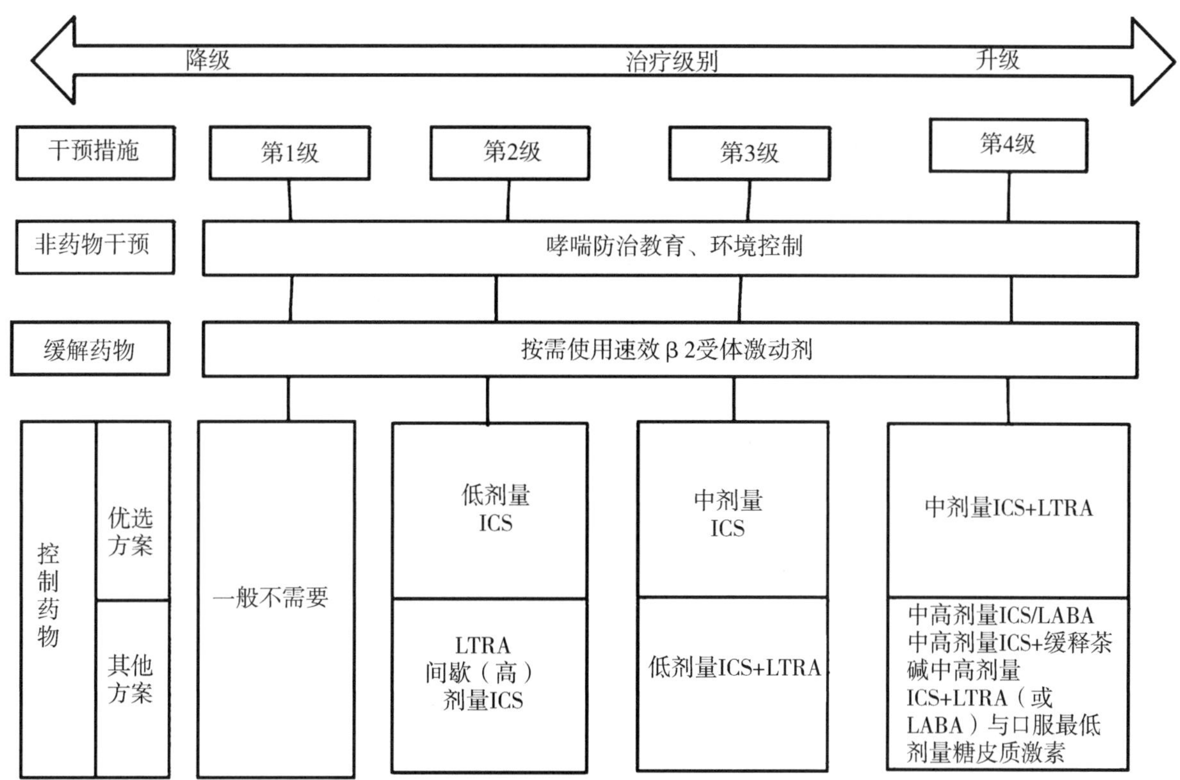

ICS：吸入性糖皮质激素；LTRA：白三烯受体拮抗剂；LABA：长效β2受体激动剂；ICS/LABA：吸入性糖皮质激素与长效β2受体激动剂联合制剂；抗IgE治疗适用于≥6岁儿童

图 11－3　＜6 岁儿童哮喘的长期治疗方案

对于＜6 岁儿童哮喘的长期治疗，最有效的治疗药物是 ICS，对大多数患儿推荐使用低剂量 ICS（第 2 级）作为初始控制治疗。如果低剂量 ICS 不能控制症状，优选考虑双倍低剂量 ICS。无法应用或不愿使用 ICS，或伴变应性鼻炎的患儿可选用 LTRA。吸入型长效 β2 受体激动剂（LABA）或联合制剂尚未在 5 岁及以下儿童中进行充分的研究。对于＜6 岁儿童哮喘长期治疗，除了长期使用 ICS 和（或）LTRA，结合依从性和安全性因素，部分间歇发作或轻度持续哮喘患儿可按需间歇使用高剂量 ICS/SABA。

（二）急性发作期治疗

儿童哮喘急性发作期的治疗需根据患儿年龄、发作严重程度及诊疗条件选择合适的初始治疗方案，并连续评估对治疗的反应，在原治疗基础上进行个体化治疗。哮喘急性发作需在第一时间内予以及时恰当的治疗，以迅速缓解气道阻塞症状。应正确指导哮喘患儿和（或）家长在出现哮喘发作征象时及时使用吸入性速效 β2 受体激动剂，建议使用压力定量气雾剂经储雾罐（单剂给药，连用 3 剂）或雾化吸入方法给药。如治疗后喘息症状未能有效缓解或症状缓解维持时间短于 4 h，应即刻前往医院就诊。哮喘急性发作经合理应用支气管舒张剂和糖皮质激素等哮喘缓解药物治疗后，仍有严重或进行性呼吸困难加重者，称为哮喘持续状态；如支气管阻塞未及时得到缓解，可迅速发展为呼吸衰竭，直接威胁生命（危及生命的哮喘发作）。

1. 氧疗：有低氧血症者，采用鼻导管或面罩吸氧，以维持血氧饱和度在＞0.94。

2. 吸入速效 β2 受体激动剂：是治疗儿童哮喘急性发作的一线药物。如具备雾化给药条件，雾化吸入应为首选。可使用氧驱动（氧气流量 6～8 L/min）或空气压缩泵雾化吸入，药物及剂量：雾化吸入沙丁胺醇或特布他林，体重≤20 mg，每次 2.5 mg；体重>20 mg，每次 5 mg；第 1 小时可每 20 min 1 次，以后根据治疗反应逐渐延长给药间隔，根据病情每 1～4 h 重复吸入治疗。如不具备雾化吸入条件时，可使用压力型定量气雾剂（pMDI）经储雾罐吸药，每次单剂喷药，连用 4～10 喷（<6 岁 3～6 喷），用药间隔与雾化吸入方法相同。快速起效的 LABA（如福莫特罗）也可在≥6 岁哮喘儿童作为缓解药物使用，但需要和 ICS 联合使用。经吸入速效 β2 受体激动剂及其他治疗无效的哮喘重度发作患儿，可静脉应用 β2 受体激动剂。药物剂量：沙丁胺醇 15 μg/kg 缓慢静脉注射，持续 10 min 以上；病情严重需静脉维持时剂量为 1～2 μg/(kg·min)［≤5 μg/(kg·min)］。静脉应用 β2 受体激动剂时容易出现心律失常和低钾血症等严重不良反应，使用时要严格掌握指征及剂量，并作必要的心电图、血气及电解质等监护。

3. 糖皮质激素：全身应用糖皮质激素是治疗儿童哮喘重度发作的一线药物，早期使用可以减轻疾病的严重度，给药后 3～4 h 即可显示明显的疗效。可根据病情选择口服或静脉途径给药。药物及剂量：①口服：泼尼松或泼尼松龙 1～2 mg/(kg·d)，疗程 3～5 d。口服给药效果良好，副作用较小，但对于依从性差、不能口服给药或危重患儿，可采用静脉途径给药。②静脉：注射甲泼尼龙 1～2 mg/(kg·次）或琥珀酸氢化可的松 5～10 mg/(kg·次)，根据病情可间隔 4～8 h 重复使用。若疗程不超过 10 d，可无需减量直接停药。③吸入：早期应用大剂量 ICS 可能有助于哮喘急性发作的控制，可选用雾化吸入布地奈德悬液 1 mg/次，或丙酸倍氯米松混悬液 0.8 mg/次，每 6～8 h 1 次。但病情严重时不能以吸入治疗替代全身糖皮质激素治疗，以免延误病情。

4. 抗胆碱能药物：短效抗胆碱能药物（SAMA）是儿童哮喘急性发作联合治疗的组成部分，可以增加支气管舒张效应，其临床安全性和有效性已确立，尤其是对 β2 受体激动剂治疗反应不佳的中重度患儿应尽早联合使用。药物剂量：体重≤20 kg，异丙托溴铵每次 250 μg；体重>20 kg，异丙托溴铵每次 500 μg，加入 β2 受体激动剂溶液作雾化吸入，间隔时间同吸入 β2 受体激动剂。如果无雾化条件，也可给予 SAMA 气雾剂吸入治疗。

5. 硫酸镁：有助于危重哮喘症状的缓解，安全性良好。药物及剂量：硫酸镁 25～40 mg/(kg·d)（≤2 g/d），分 1～2 次，加入 10%葡萄糖溶液 20 mL 缓慢静脉滴注（20 min 以上），酌情使用 1～3 d。不良反应包括一过性面色潮红、恶心等，通常在药物输注时发生。如过量可静注 10%葡萄糖酸钙拮抗。

6. 茶碱：由于氨茶碱平喘效应弱于 SABA，而且治疗窗窄，从有效性和安全性角度考虑，在哮喘急性发作的治疗中，一般不推荐静脉使用茶碱。如哮喘发作经上述药物治疗后仍不能有效控制时，可酌情考虑使用，但治疗时需密切观察，并监测心电图、血药浓度。药物及剂量：氨茶碱负荷量 4～6 mg/kg（≤250 mg），缓慢静脉滴注 20～30 min，继之根据年龄持续滴注维持剂量 0.7～1 mg/(kg·h)，如已用口服氨茶碱者，可直接使用维持剂量持续静脉滴注。亦可采用间歇给药方法，每 6～8 h 缓慢静脉滴注 4～6 mg/kg。

7. 经合理联合治疗，但症状持续加重，出现呼吸衰竭征象时，应及时给予辅助机械通气治疗。在应用辅助机械通气治疗前禁用镇静剂。

三、中医临床思维

（一）中医病名及病因病机特征

哮病是一种发作性的痰鸣气喘疾患，发作时以喉中哮鸣有声、呼吸急促困难为特征，甚则喘息不能平卧，是临床肺系疾病中的常见病、多发病、难治病，反复发作且迁延难愈。元代朱丹溪首创哮喘病名，《丹溪心法》载："哮喘必用薄滋味，专主于痰"。哮病的病因病机的认识，以清代医家李用粹《证治汇补·卷五》之概括最为精辟："哮即痰喘之久而常发者，因内有壅塞之气，外有非时之感，膈有胶固之痰，三者相合，闭拒气道，搏击有声，发为哮病。"提出本病病机的关键在于痰。病因分为外感、内伤、病理产物致哮 3 个方面。隋代巢元方继承《内经》外感邪气导致哮病这一病因，云："邪乘于肺则肺胀，胀则肺管不利。不利则气道涩，故气上喘逆，鸣息不通。”内伤致哮包括饮食不当、肺脾肾脏腑功能失调、遗传论。叶天士将小儿哮病称为“幼稚天哮”，即生来即患哮病，由遗传而得，其本为素体本虚。张仲景在《金匮要略·痰饮咳嗽病脉证治》篇中指出：“膈上病痰，满喘咳吐，发则寒热，背痛腰疼，目泣自出，其人振振身瞤剧，必有伏饮。”朱丹溪认为哮病由痰引起，提出：“哮，专主于痰”。《景岳全书》云：“喘有夙根，遇寒即发，或遇劳即发者，亦名哮喘。”《证治汇补》指出：“由痰火郁于内，风寒束于外，或因坐卧寒湿，或因酸咸过度，或因积火熏蒸，病根深入，难以卒除。”认为哮病发生的病因病机，由于哮有夙根，一般认为主要是痰，但与水饮、瘀血、气滞、火郁以及本虚等密切相关，故在哮的发病过程中，痰、瘀、虚最为主要，每因外邪、饮食、情志等因素而诱发本病，综合了饮食不当、“哮，专主于痰”、瘀血说、七情说等病因、病机。

（二）辨病辨证及治疗特征

目前，中医诊治小儿哮喘分为发作期、迁延期、缓解期3期论治。发作期分为风寒束肺证治以温肺散寒、豁痰平喘，方选小青龙汤合三子养亲汤加减；痰热阻肺证治以清肺涤痰、止咳平喘，方选麻黄杏仁甘草石膏汤合苏葶丸加减；外寒内热证治以解表清里、定喘止咳，方选大青龙汤加减。迁延期分为风痰恋肺、肺脾气虚证治以消风化痰、补益肺脾，方选射干麻黄汤合人参五味子汤加减；风痰恋肺、肾气亏虚证治以泻肺祛痰、补肾纳气，偏于上盛者用苏子降气汤加减，偏于下虚者选方都气丸合射干麻黄汤加减。哮喘缓解期分为肺脾气虚证治以健脾益气、补肺固表，方选玉屏风散合人参五味子汤加减；脾肾阳虚证治以健脾温肾、固摄纳气，方选金匮肾气丸加减；肺肾阴虚证治以养阴清热、补益肺肾，方选麦味地黄丸加减。发作期临证重点在于辨寒热；迁延期在辨虚实及辨脏腑；缓解期当辨脏腑及气血阴阳。

现代医学在本病急性发作期的治疗多采用支气管扩张剂、糖皮质激素等，但始终存在不良反应明显、治疗依从性差等缺点。对于小儿哮喘急性发作，小青龙汤加减治疗寒哮、定喘汤或和麻杏石甘汤加减治疗热哮效果较好。在对照组使用抗生素、补液、抗过敏及激素等治疗的基础上用中药进行治疗，结果表明中西医结合辨证治疗能有效缓解小儿哮喘的症状及体征，近远期疗效俱佳。治疗时须“甚者独行”，以攻邪实、治其标为要，力求快速控制患儿的哮喘发作症状，同时根据患儿哮喘发作的兼夹症状，灵活加减用药，随症治之。

（三）药物选择

数据挖掘表明，小儿哮喘的常用药中甘草、麻黄、杏仁的使用频次最高。儿童哮喘常用药物详细分类：止咳平喘药：杏仁、紫苏子、桑白皮、款冬花、紫菀、葶苈子、白果、百部，温化寒痰药：半夏、白芥子，清化热痰药：桔梗、前胡、贝母，补气药：甘草、黄芪、白术、党参、太子参、大枣，补血药：白芍、当归、熟地黄，补阴药：麦冬，补阳药：补骨脂，发散风寒药：麻黄、细辛、防风、桂枝，发散风热药：蝉蜕，清热燥湿药：黄芩，清热解毒药：射干、鱼腥草，清热泻火药：石膏，息风止痉药：地龙、僵蚕，敛肺涩肠药：五味子，理气药：陈皮，利水消肿药：茯苓，活血调经药：桃仁、丹参，消食药：莱菔子，温里药：干姜。麻黄/杏仁为最基本的药对组合，增强止咳祛痰平喘之效。麻黄/杏仁/半夏的药对组合，治疗临床中咳嗽声重，痰白质稀，痰饮内盛，胃气失和，甚则呕吐痰涎的湿痰之证。麻黄/杏仁/紫苏子的药对配伍，应用于临床中痰壅气逆、咳嗽气喘、痰多胸痞之证。

四、名医经验

（一）董幼祺经验

董幼祺认为哮喘的形成，“外有非时之感（包括气候，过敏原等），内有壅塞之气，膈有胶固之痰，三者相合，闭拒气道”而哮喘发作。哮喘缓解期反复发作难以根治的原因，为病久肺脾肾三脏不足，水液运行障碍不化精微反酿浊饮，且“正不存内，易致邪凑”。痰饮为主因，以肺脾肾三脏不足为根本。治则治法：以“痰之本源于肾，痰之动主于脾，痰之成贮于肺”作为理法依据，治当以杜痰为主。既要祛痰，又要防痰再生，称之为杜痰法以除哮喘之根。董幼祺“杜痰法”的应用：①寒饮留恋主症：寒喘渐平，痰鸣不断，舌苔薄白，面色不华，形寒肢冷，大便或溏，脉濡无力。证候分析：此多见素体阳气虚患儿，以其哮喘虽渐平，但阳气未复，不能运脾化饮，故见形寒肢冷，痰鸣便溏等症。治则：温化痰饮。方药：苓桂术甘汤为主。②脾肺不足，痰饮不化主症：哮喘平后，痰鸣不断，面色不华，短气乏力，汗出较多，舌苔薄白，大便松软，小便通长，二脉弱。证候分析：多见平素肺脾不足，哮喘以后，肺脾之气更耗，以致无力运脾化湿化饮，以致痰饮储之于肺，而咳痰不消。治则：健脾化痰。方药：星附六君汤。随症加减：若形寒肢冷者加桂枝（亦即苓桂术甘汤合用）；痰多者加款冬花、紫菀；大便松软而次多者加山药、煨诃子。

（二）郭振武经验

郭振武认为小儿哮喘发病具有明显季节性，并根据季节变换之不同分期治疗小儿哮喘。治疗上：①小儿哮喘急性期以平喘祛痰、祛邪为主辨治，郭振武认为小儿为纯阳之体，所感受外邪易于从阳化热，故小儿哮喘以肺热、痰热闭肺居多。常以定喘汤为基本方加减：麻黄、杏仁、桑叶、野菊花、金银花、白果、白屈菜、白前、炒葶苈子、炙百部、黄芩、知母、芦根、焦三仙、甘草等。痰热甚加石膏、鱼腥草，兼有咽部充血、扁桃体肿大者加牛蒡子、玄参、生地黄、板蓝根等，喘急者加地龙，痰多者加半夏、陈皮、紫苏子，便秘者加麻子仁、郁李仁、制何首乌、大黄等。②郭振武认为缓解期以调理肺脾肾三脏、健脾祛痰为主要治则。“脾为生痰之源，肺为贮痰之器”。认为此期患儿临床表现，大多面色苍白，气短乏力，畏寒，多汗，纳差，夜尿多，大便溏。郭振武常用二陈汤加减应用治疗：茯苓、山药、陈皮、半夏、桔梗、黄芩、知母、白前、紫菀、炙百部、焦三仙、白芍、鸡内金、甘草等。平素易感，可酌加玉屏风散；自汗加生龙骨、牡蛎等；血行乏力，气虚血瘀之症，加活血化瘀之品，小儿体质弱，加活血而不伤正之药物，如丹参、地龙等药物。

（三）俞景茂经验

俞景茂认为小儿哮喘病机为肺脾肾三脏不足，痰饮留伏，痰瘀交结是本病发生的主要内在因素，风邪为哮喘发作的关键病因。发作期宣肺豁痰，治有形之痰；缓解期扶脾益肾，培土生金，调理脏腑功能，治无形之痰。祛风、豁痰、理气、补虚、化瘀的综合作用，可将哮喘根治于小儿阶段。治疗上①急性发作期：a. 热性哮喘。症见气喘息涌，喉中痰鸣如吼，咳嗽，痰黄黏稠，口苦而干，舌红，苔黄腻，脉滑而数。治宜清热宣肺，化痰平喘。方用麻杏石甘汤加减。b. 寒性哮喘。症见鼻塞流涕，呼吸急促，咳嗽，喉内痰鸣有声，痰多白沫，形寒，口不渴，舌淡，苔白滑，脉浮紧。治以祛风散寒，温肺化饮（痰）。方用小青龙汤加减。c. 寒热错杂证。症见喘息，咳嗽无明显规律，咯痰或白或黄，畏寒，发热，口渴引饮，大便干结，头痛心烦，舌红，苔薄白，脉滑数。治宜解表清里，止咳平喘。方用大青龙汤加减。②缓解期：俞景茂认为哮喘缓解期发作休止，但仍会出现不同程度的喘息、咳嗽、胸闷等症状，肺脾肾诸脏虚损突出。从病理因素看，寒痰易伤及脾肾之阳，痰热易耗灼肺肾之阴，故终以肾虚为主要证候。从脏腑关系看，由于肾中精气是机体生命活动之本，五脏之阴阳根于肾，故久病必伤肾。因此哮喘缓解期的治疗应侧重补肾。俞景茂自拟防哮汤，同时，依肺脾虚损不同，酌加补肺健脾中药。治疗经验上，俞景茂强调哮喘的治疗要重视祛风化痰，常用半夏、天南星、陈皮、葶苈子、瓜蒌、茯苓、厚朴等祛风解痉、燥湿化痰，并在辨证论治的基础上加入虫类药，以取其走肝经、平肝木、入络行窜搜风，并宣肺祛风解痉的目的。痰多者用地龙、僵蚕，尤擅用僵蚕，因取其祛风开痹，化痰散结之良效。虚寒者用蛤蚧；实热者用蝉蜕。俞景茂强调虫类药不可妄用，不可过用，哮喘缓解后应适当减量；用时炮制而不宜入煎剂，用量从小剂量开始。俞景茂临证中常嘱咐患者生活中远离过敏原，注意锻炼身体，增强体质，在哮喘缓解期依照中医“冬病夏治”“冬病冬防”的“治未病”理论，在三伏时节、三九时节灸贴，通过伏九灸疗法，调整肺、脾、肾诸脏及气血阴阳功能，共同起到防治哮喘的目的。

（四）周耀庭经验

周耀庭指出喘必兼寒，外邪中寒邪是致喘首要原因。周耀庭根据哮喘反复发作的证候特点，认为宿痰内伏、气机郁滞、肺气不降，也是导致患儿喘憋的主要原因。同时指出，引起儿童哮喘之痰多为热痰，辨证应考虑年龄特点，又分为食痰和热痰。4～15 岁患儿或因素有脾胃虚弱或脾肾两虚，痰饮内伏，有化热趋势而为热痰；3 岁以下婴幼儿多为食痰所伤。婴幼儿哮喘与儿童哮喘在治疗上有较大区别，打破“急则治其标，缓则治其本”的治疗原则，强调“邪去则正安，祛邪宜尽”，以散寒化痰、降气平喘一种方法贯穿于治疗的始终，强调积极祛邪，散寒化痰要彻底，病情稳定后仍然坚持服药半年以上。治疗上：①按照年龄分阶段论治：a. 婴幼儿哮喘（0～3 岁）：临床表现：伴或不伴感冒症状，咳嗽喘憋，喉中痰鸣，面色黄白，食欲减退，腹胀，舌苔白腻或淡黄腻，脉滑略数。辨证：食痰上泛，外感风寒。治法：消食化痰，宣肺散寒。方药组成：麻黄、杏仁、枳壳、黄芩、知母、焦四仙、细辛、紫苏子、莱菔子、葶苈子、五味子、枇杷叶。b. 儿童哮喘（4～15 岁）：临床表现：反复喘憋，痰黄而稠，不易咯出，时有喷嚏，舌苔淡黄腻，舌质淡红，脉弦滑。辨证：痰热郁肺，外感风寒。治法：清热化痰，散寒定喘。方药组成：麻黄、射干、苦桔梗、生甘草、黄芩、知母、瓜蒌、法半夏、浙贝母、鱼腥草、细辛、旋覆花、赭石、五味子、枇杷叶。②分因论治：a. 外感风寒、肺气郁闭是导致小儿哮喘的外界因素，首用辛温散寒宣肺定喘法，常选用麻黄、杏仁、射干、细辛等药，久咳久喘加五味子以敛肺止咳定喘，防止肺气耗散。b. 痰饮内伏、盘踞日久是本病的内因，结合化痰逐饮法，如瓜蒌、贝母、鱼腥草等。对于婴幼儿哮喘，内痰多为食痰所致，故用消食导滞化痰法，药如焦四仙、莱菔子等。周耀庭据经验，小儿哮喘出现喘憋症状，多表明有肺气上逆，配以降气平逆药，婴幼儿选用紫苏子、葶苈子、莱菔子，儿童选用旋覆花、代赭石，起到化痰逐饮、降气平逆的作用，则治疗效果明显提高。

（五）汪受传经验

汪受传认为，风痰内伏是小儿哮喘的内在夙根。并分三期论治：①发作期：汪受传认为在哮喘发作期外邪引动内伏风痰、风痰壅肺、肺失宣肃是其主要病机，临床以咳嗽咯痰，喘息气促，喉间痰鸣为主要症状，临证重点在于辨寒热。a. 风寒束肺证治以温肺散寒、豁痰平喘，方选小青龙汤合三子养亲汤加减。b. 痰热阻肺证治以清肺涤痰、止咳平喘，方选麻黄杏仁甘草石膏汤合苏葶丸加减。c. 外寒内热证治以解表清里、定喘止咳，方选大青龙汤加减。②迁延期：汪受传临证观察到大多哮喘患儿经发作期治疗后症状暂解，但稍有触冒外邪、异气、异物则哮鸣又起。此阶段病机不可单纯用发作期邪实或缓解期正虚来认识，多属风痰恋肺，气息尚未平复，而正气已虚，难御诱因侵袭。辨证重点在辨虚实及辨脏腑。症见咳喘减而未平，静时息平，活动后喘鸣发作，喉中有痰，纳呆，便溏，舌质淡、苔薄白或白腻，脉弱，指纹紫滞。a. 风痰恋肺、肺脾气虚证治以消风化痰、补益肺脾，方选射干麻黄汤合人参五味子汤加减。b. 风痰恋肺、肾气亏虚证治以泻肺祛痰、补肾纳气。偏于上盛者用苏子降气汤加减；偏于下虚者选方都气丸合射干麻黄汤加减。③缓解期：外邪祛除，风痰内伏于体内，隐而不发，以肺、脾、肾三脏功能不足及气血阴阳失衡为主。辨证重点是辨脏腑及气血阴阳，治疗当扶正以治其本，调理肺、脾、肾，以消除内伏风痰夙根。a. 肺脾气虚证治以健脾益气、补肺固表，方选玉屏风散合人参五味子汤加减。b. 脾肾阳虚证治以健脾温肾、固摄纳气，方选金匮肾气丸加减。c. 肺肾阴虚证治以养阴清热、补益肺肾，方选麦味地黄丸加减。

（六）张士卿经验

哮喘之成因，张士卿推崇明清医家的观点，乃肺脾两虚，风寒痰火。发时化痰降逆以平喘，缓时固本，是治疗哮喘之大法。风热哮喘治以宣肺、清热、定喘，方用麻杏石甘汤加味；风寒哮喘方用小青龙汤加味；肺虚痰喘方用《尊生》定喘汤加减；脾虚痰喘方用益气定喘汤加减；肾虚痰喘方用育阴定喘汤加减。可用清肺养脾汤作为善后之方。张士卿认为在哮喘治疗中扶正固本与痰瘀同治是长期控制儿童哮喘的关键，特别强调患儿的体质特点和缓解期证候特点，既采用辨“证”论治，又对“症”加减，能标本兼顾，提高临床疗效。张士卿对于小儿疾病用药提出以中正平和为宜，不可过于攻伐或补益，“中病即止”。在处方用药过程中，注重攻补兼施，寒温相佐。张士卿也善于应用虫类药物，主要用于搜风、化痰、祛瘀，常用药物有蝉蜕、僵蚕、地龙、水蛭等。张士卿治疗哮喘善用麻黄，配伍等量甘草，自汗虚喘要用时应配伍白芍、五味子等酸敛之品，以防伤阴之弊，小儿一般不超过 6 g，宜用炙麻黄，而不用生麻黄。

（七）武维屏经验

武维屏认为哮喘以痰浊、瘀血、风邪、气滞气逆为标实一面，以体质虚弱，或气虚、或阴虚、或气阴两虚、或阴阳两虚为本虚一方，标本相合而发哮喘。治疗上，武维屏在朱丹溪所提出的“未发以扶正气为主，既发以攻邪气为急”的基础上进一步深化，提出“未发扶正补脾肾，既发祛邪理肺肝”的观点。武维屏认为脾为后天之本，肾为先天之源，哮喘发作期治疗上当以健脾补肾、温阳益气为法。健脾益气方可选四君子汤、保元汤、玉屏风散等。补肾温阳方可选右归饮、二仙汤、金匮肾气丸等。补阴方可选百合固金汤、六味地黄汤、麦味地黄丸、金水六君煎等。武维屏认为哮喘虽往往可见肺虚，但补肺常以隔一之治为法，即补土为主。概括为：①培土生金以绝痰源，用二陈汤、参苓白术散、苓桂术甘汤等方。②益气固表以防风犯，多以玉屏风散、四君子汤等方化裁。③气阴两虚常以生脉散加味，若气血阴阳俱虚、寒热互见则以仲景乌梅丸加减。哮喘发作期强调治疗要注重祛邪、调肝理肺。祛邪不外乎针对哮喘的病理予以祛风、理气、化痰、活血。①调肝包括以下几点。a. 疏肝：适于肝郁气滞者，方选四逆散、柴胡枳桔汤、逍遥散等。b. 清肝：适用于木火刑金者，方选泻白散合黛蛤散。c. 柔肝：适用于肝阴不足、内风自伏者，方选过敏煎。d. 平肝：适于肝阳化风或虚风内扰者，风甚者加虫类搜剔之品，方选天麻钩藤饮等。②理肺包括以下几点。a. 宣肺：有温宣、清宣之分。温宣：方选三拗汤、华盖散。清宣：方选麻杏石甘汤、桑菊饮、桑杏汤等。b. 降肺：有温降、清降之分。温降肺气：方选三子养亲汤、苏子降气汤。清降肺气：方可选葶苈大枣泻肺汤、清气化痰丸等。

（八）王霞芳经验

王霞芳治疗小儿哮喘时注重辨证论治，认为治病关键是把握疾病的基本病机。王霞芳认为：小儿哮喘急性发作期时因风邪触动伏痰，痰浊壅塞气道，肺失肃降，气道挛急而致咳、喘、气促、呼吸不畅，痰涎壅盛，胸闷气塞等诸症。治疗上应在宣肺化痰平喘方基础上，加用祛风通络药，自拟“宣肺通络平喘汤”，此方由炙麻黄、杏仁、甘草、紫苏子、半夏、黄芩、炙百部、紫菀、僵蚕、地龙、辛夷、蝉蜕、麻黄根组成。王霞芳认为方中加入麻黄根，与麻黄同用，既加强平喘宣肺之效，又能避免咳喘患儿的多汗之弊。王霞芳缓解期用“培土生金法”同治肺脾之症，健脾助运，杜绝生痰之源，治痰饮之本，减少哮喘复发。王霞芳认为同时采用夏季穴位敷贴，扶元御邪防病复发；冬季膏方调理，益气润肺固卫，健脾补肾固本，周期疗法使大部分患儿病情稳定，哮喘未发。形成了肺脾同治，健脾为要、内外兼治、分期分证等治疗哮喘的学术思想。此外，王霞芳还强调平素调摄的重要性，如饮食均衡，护理恰当，避免接触过敏原，舒畅情志等，这些对哮喘的治疗和预防都非常关键。

（九）王烈经验

王烈认为哮喘病反复发作是内有肾亏、伏痰所致，因此，固护肺、脾、肾之气，从而化伏痰是根治哮喘之根本。首创“哮喘三期分治”理论、“哮喘苗期”理论、“哮咳”理论。哮喘发作期以止哮方（黄芩、紫苏子、前胡、地龙、全蝎、白鲜皮、川芎等）加减，配合口服小儿哮咳喘胶囊。缓解期分为脾虚痰盛证、肺热痰盛证、气阴两伤证、肾虚痰盛证四型，分别采用缓哮方健脾化痰、利肺方清热化痰、保肺方养肺伤之阴、哮痰汤治顽固咳痰，在一般止咳化痰之剂治疗无效的情况下，提出“以哮论痰”和“以肾治痰”的新观点。稳定期予防哮汤（黄芪、玉竹、女贞子、补骨脂、牡蛎、太子参、五味子等）。王烈认为“治哮易、除根难”，故治疗哮喘其难不在于止哮而在防哮。王烈认为处于哮喘“苗期”的患儿，虽然无咳嗽、喘促，但表现为肺气虚、脾气虚、肾气虚的症状，给予固气抑痰法防治，自拟防哮汤、固哮汤进行早期干预治疗。认为“久咳痰郁终成哮”，咳嗽反复发作，最终将导致哮喘发病。

（十）赵时雨经验

赵时雨对儿童哮喘的辨证治疗，重视体质辨证。赵时雨将哮喘的体质分为虚寒质、痰湿质、痰热质、阴虚质、阳虚质 5 种类型，而每一种体质类型又按中医症状进行辨证论治。哮喘发作期根据寒热虚实辨证，缓解期根据肺脾肾三脏气虚、阳虚、阴虚的不同体质辨证。小儿为稚阴稚阳之体，易虚易实，同一种体质在发作期和缓解期的用药有别，而不同的体质在发作期和缓解期用药也要有不同。辨证论治与辨质论治相结合，体质因素决定病机寒热虚实的从化性，形成证候的内在基础是体质。辨虚寒质重在畏寒易感；辨痰湿质重在痰多苔腻；辨痰热质重在痰黄便干；辨阴虚质重在阵咳咽干；辨阳虚质重在肢冷易喘。赵时雨认为无论何种体质，发作早期均可予平喘化痰之剂，并根据体质寒热虚实的不同而选方用药。①虚寒质发作期治宜温肺散寒、降逆化痰平喘，方用小青龙汤、三子养亲汤加减，缓解期宜服桂龙咳喘宁、玉屏风散、桂枝颗粒等以温肺散寒，调理体质。赵时雨用炙麻黄只给 3～6 g，仅用 3～5 d，防其量大久用耗散肺气。②痰湿质发作期治宜燥湿化痰，理气止咳平喘。方用二陈汤、三子养亲汤加减。平稳后宜服参苓白术散，以健脾化湿，调理体质。赵时雨认为，偏于脾虚有湿者用苍术，偏于肺虚有湿者用厚朴。③热质发作期治宜清热涤痰，清肺止咳平喘。方用麻杏石甘汤、定喘汤、苏葶丸加减。平稳后可间断服用小儿胡芦散、清肺化痰片等以清肺化痰。平时清淡饮食，多食苦瓜、绿豆、绿茶等清凉泻火之品，少食辛辣油腻之物。④阴虚质发作期治宜滋阴润肺，止咳平喘。方用沙参麦冬汤加减。平稳后宜服麦味地黄丸，以滋阴敛肺纳肾。平素饮食可加枸杞子、麦冬、百合炖汤服。赵时雨对阴虚质发作期以痰喘为主时，先涤痰定喘，再养阴润肺，可用紫苏子、百部、白果、葶苈子等。⑤阳虚质发作期治宜温阳散寒，固摄纳气平喘。方用金匮肾气丸加减。平稳后或服用百灵胶囊（成分为冬虫夏草）补肾温阳实脾。赵时雨认为瘀血体质小儿多为久咳久喘迁延不愈，发作期可加入桃仁、红花、丹参等以活血化瘀。另外，小儿为纯阳之体，附子、肉桂大辛大热之品，易补火助阳，非亡阳里寒证不可用，可用紫河车、蛤蚧、核桃仁等以补肾益肺、纳气定喘。

五、名方推荐

（一）祛风定喘汤

防风、醋柴胡、乌梅、天花粉、五味子、桑皮、紫菀、紫苏梗、陈皮各 10 g，白果、石菖蒲、诃子各 6 g，白蒺藜 9 g，黄精 15 g。功效：养阴祛风、润肺平喘。主治：小儿哮喘急性发作期。用法：每日 1 剂，水煎分 3 次服，疗程为 7 d。合并细菌感染者可合用抗生素。

（二）周耀庭经验方

麻黄、细辛各 2 g，杏仁、枳壳、黄芩、葶苈子、紫苏子、知母各 6 g，莱菔子、五味子、枇杷各 10 g，焦四仙各 20 g。功效：消食化痰，散寒定喘。主治：食痰上泛、外感风寒证型儿童哮喘。用法：每日 1 剂，水煎分 3 次服，总疗程为 6 个月。加减：伴有变应性鼻炎者加辛夷、菊花，重者加苍耳子；伴有外感者，加桑叶、菊花；体温升高者，加生石膏，甚则羚羊角粉；大便干结者，加二丑，甚则加入郁李仁、火麻仁；滞热明显者，加熟大黄；伴腹泻，加法半夏、苍术、白术、茯苓、大腹皮。

（三）《尊生》定喘汤加减

炙紫菀、葶苈子、紫苏子、橘红、苦杏仁、茯苓各 9 g，五味子、法半夏、厚朴各 6 g，甘草 3 g。功效：益肺、祛痰、平喘。主治：小儿哮喘之肺虚痰喘证。用法：每日 1 剂，水煎分 3 次服，疗程 7 d。加减：痰多、大便干燥，去法半夏，加瓜蒌、桔梗各 9 g；痰多而口渴，去法半夏，加天花粉、海蛤粉各 9 g；汗多喘甚，去紫苏子，加白果 9 g、白芍 6 g。

（四）麻杏石甘汤加减

蜜炙麻黄 4 g，杏仁、黄芩、皂荚、白芥子各 6 g，甘草、蝉蜕各 3 g，生石膏 15 g，地龙 10 g，丹参 9 g。功效：清热宣肺，化痰平喘。主治：小儿哮喘急性发作期证属热性哮喘者。用法：每日 1 剂，水煎分 3 次服，疗程 7 d。加减：热重者加鱼腥草 15 g，一枝黄花 10 g 疏风清热；喘咳重者加葶苈子 8 g，炒莱菔子 6 g 行气化痰、泻肺平喘；便秘者加枳实、沉香各 6 g，大黄 3 g 降逆通腑；痰黄、量多者加全瓜蒌、冬瓜子各 9 g，金荞麦 6 g 清肺泄热、润燥化痰；痰热伤津者加天花粉、南沙参、北沙参各 6 g 清热生津、祛痰；痰黏稠不易咯出者加黛蛤散 10 g，贝母 9 g 以清热化痰，宽胸利膈；鼻塞有黄浊涕者加白芷、藿香各 6 g 通窍泄浊。

（五）小青龙汤加减

麻黄、桂枝各 5 g，甘草、细辛、干姜、僵蚕各 3 g，白芥子、炒地龙各 6 g，炒莱菔子 10 g，全蝎 2 g，当归 9 g。功效：祛风散寒，温肺化饮（痰）。主治：小儿哮喘急性发作期证属寒性哮喘者。用法：每日 1 剂，水煎分 3 次服，疗程 7 d。加减：鼻塞流涕明显者加苍耳子、辛夷、白芷、薄荷加强祛风抗敏，祛散壅阻鼻窍之力；胸闷憋气，苔白、厚腻者，加瓜蒌实、薤白以行气解郁，通阳散结，祛痰宽胸；脘痞纳少，苔白腻者，加苍术、厚朴燥湿化痰；气虚明显者加生黄芪、党参益气补虚；喘咳重者加百部、葶苈子降气平喘。

（六）大青龙汤加减

麻黄、桂枝各 5 g，甘草、射干各 3 g，杏仁、黄芩各 9 g，生姜、地龙、葶苈子、当归各 6 g，桑白皮 10 g，生石膏 15 g。功效：祛风散寒，温肺化饮（痰）。主治：小儿哮喘急性发作期证属寒热错杂者。用法：每日 1 剂，水煎分 3 次服，疗程 7 d。加减：痰多者加半夏、陈皮、紫苏子降气消痰、止咳平喘；痰热者加黛蛤散、竹沥清化痰热。

（七）防哮汤

黄芪 15 g，北沙参、山茱萸、补骨脂、半夏、葶苈子、款冬花、胆南星各 5 g，茯苓 9 g，蝉蜕 3 g，当归 6 g，牡蛎 10 g。功效：补肾。主治：小儿哮喘缓解期。用法：每日 1 剂，水煎分 3 次服，疗程 7 d。加减：偏阴虚者加五味子 6 g，麦冬 5 g，熟地黄 10 g 养血滋阴、补精益髓；偏阳虚者加淫羊藿、肉苁蓉、补骨脂各 5 g 补肾阳、益精血；夜尿多者，加益智、菟丝子各 5 g 暖肾助阳；食欲不振者加神曲、焦山楂各 5 g 健脾消食、活血散瘀；大便稀薄者加山药 15 g、炮姜 3 g 健脾补肾、温中止泻；易感冒者加防风 3 g 祛风解表。

（八）止哮固本汤

黄芪 15 g，党参、白术、陈皮、茯苓、法半夏、山药、银柴胡、乌梅、五味子、当归各 6 g，防风、赤芍、僵蚕、地龙、甘草各 3 g，焦三仙各 20 g。功效：化痰祛瘀。主治：小儿哮喘缓解期证属脏腑亏虚、痰瘀内伏者。用法：每日 1 剂，水煎分 3 次服，3 个月为 1 个疗程。加减：配合咳喘贴“内服外敷”，药物组成：紫苏子、白芥子、莱菔子、细辛、干姜、丹参等，应用时用蜂蜜调和成钱币大小的药饼，贴于脊柱两侧的心腧、肺腧、膈腧、脾腧（均为双侧）以及胸前的膻中穴 9 个穴位，每次 6～8 h，10 日 1 次，共治疗 4 次。

（九）苓桂术甘汤加味

茯苓、焦白术各 10 g，桂枝、清甘草各 3 g。功效：温化痰饮。主治：小儿哮喘缓解期之寒饮留恋证。用法：每日 1 剂，水煎分 3 次服，疗程 7 d。加减：兼见汗多，舌淡者加细辛、淡干姜、五味子；痰多苔白滑者加二陈汤；苔厚腻加厚朴；便下干结加炙紫苏子、炒莱菔子。

（十）星附六君汤加味

党参 6 g，焦白术、茯苓、姜半夏各 10 g，清甘草、胆南星各 3 g，竹节、白附子各 5 g。功效：健脾化痰。主治：小儿哮喘缓解期之脾肺不足、痰饮不化证。用法：每日 1 剂，水煎分 3 次服，疗程 7 d。加减：若形寒肢冷者加桂枝（亦即苓桂术甘汤合用）；痰多者加款冬花、紫菀；大便松软而次多者加山药、煨诃子。

（十一）益气活血定喘方

黄芪 20 g，毛冬青 15 g，当归尾、桃仁、川芎、地龙、僵蚕、苦杏仁、紫菀各 6 g，甘草 5 g。（以上均为 5 岁患儿药量，其他年龄患儿药量酌情加减）功效：益气活血祛痰。主治：小儿哮喘缓解期。用法：每日 1 剂，水煎分 2 次温服，每周连续服药 5 d，每月治疗 3 周，疗程为 3 个月。加减：肺气虚弱加太子参 10 g，五味子 6 g；脾气虚弱加茯苓 15 g，陈皮 6 g；肾气虚弱加补骨脂、女贞子各 10 g。

（十二）黎氏哮喘1号方

炙麻黄、葶苈子、紫苏子各6 g，毛冬青、五指毛桃根各15 g，重楼、射干各8 g，细辛2 g，五味子、炙甘草各5 g。功效：化痰定喘、散寒清肺、扶正祛邪。主治：小儿外寒肺热型哮喘。用法：每日1剂，水煎，可分多次口服。加减：壮热者加青蒿、大青叶各10 g，喘甚者加地龙6 g，痰多者加桔梗6 g、天竺黄10 g，多汗而发热不甚者加山茱萸10 g、生龙骨20 g，便结臭秽者加胖大海6 g。

（十三）刘弼臣经验方

辛夷、苍耳子、玄参、秦皮、地龙、钩藤、板蓝根各10 g，山豆根5 g，紫石英15 g。功效：调肺平肝，温肾降气，化痰平喘。主治：小儿哮喘发作期和缓解期。用法：每日1剂，水煎分3次服，疗程7 d。加减：发作期常用基本方加葶苈子5 g，紫苏子、莱菔子各10 g，以泻肺平喘，降气消痰；缓解期主张长期服用基本方加二陈汤（陈皮、半夏各5 g，茯苓10 g，甘草3 g），以健脾化痰，缓以图功，远期疗效较好。

（十四）“宝根1号方”

党参、沙参、白术、白芍、生地黄、当归、白扁豆各9 g，豆蔻、五味子各1.5 g，炙远志4.5 g，生牡蛎30 g等。功效：健脾益气、和营敛汗、益肺化痰。主治：儿童哮喘临床缓解期证属肺脾气虚证者。用法：药物颗粒剂，口服，每次1袋，每日分早晚服用2次，治疗周期为2个月。

第十一节　皮肤黏膜淋巴结综合征

皮肤黏膜淋巴结综合征，又名川崎病（Kawasaki disease，KD），是一种以全身血管炎性病变为主要病理改变的急性发热性出疹性疾病，临床以发热、皮疹、球结膜充血、草莓舌、颈淋巴结肿大、手足硬肿为特征。好发于婴幼儿，男女比例为1.5∶1，病程多为6～8周，有些患儿的心血管症状可持续数月至数年。绝大多数患儿经积极治疗可以康复，死亡率仅有1%～2%，死亡原因多为心肌炎、动脉瘤破裂及心肌梗死。

一、诊断标准

持续发热>5 d，伴下列5项指标之4者：①肢端改变：急性期，四肢末端红斑水肿，恢复期，指尖脱屑。②多形性皮疹。③无渗出的对称性无痛性球结膜充血。④唇及口腔改变：唇起红斑干裂、草莓舌、口咽黏膜弥漫充血。⑤颈淋巴结肿大，直径>1.5 cm，常为非对称性。即可诊断本病。若持续发热伴4项或以下上述指标改变，而超声心动图或冠脉造影示有冠状动脉病，亦可诊断本病。同时指出对于>4项主要临床特征，尤其是出现手足潮红硬肿时，热程4 d即可以诊断。

次要临床与实验指标：①心血管系统：a. 听诊：奔马律或心音遥远。b. ECG：心律失常，异型Q波、PR和/或QT间期延长、偶有低电压或ST-T改变。c. X胸片：心影扩大。d. 超声心动图：心包积液、冠状动脉瘤或心室收缩乏力，二尖瓣和/或主动脉瓣关闭不全，少有外周动脉瘤。e. 心绞痛或心肌梗死。②消化系统：腹泻、呕吐、腹痛、胆囊积液、麻痹性肠梗阻、轻度黄疸、转氨酶轻度升高。③血液系统：血沉增快、白细胞增多伴核左移、C-反应蛋白阳性、低白蛋白血症，急性期可轻度贫血。④泌尿系统：无菌性脓尿，偶有蛋白尿。⑤皮肤系统：亚急性期会阴皮疹及脱皮，恢复期甲沟横皱。⑥呼吸系统：咳嗽、鼻溢、肺浸润。⑦关节系统：关节痛、关节炎。⑧神经系统：脑脊液中单核、淋巴细胞增多，明显易怒，罕有面瘫。

不完全KD的定义：儿童发热≥5 d，具备2～3项主要临床特征，除外渗出性结膜炎、渗出性咽炎、溃疡性口腔炎、大疱性或水疱性皮疹、全身淋巴结肿大或脾肿大；婴儿发热≥7 d且无其他原因可以解释者，需要考虑不完全KD的可能。如果相关实验室化验检查及超声心动图检查达到标准如图11-4所示，则可确诊不完全KD。

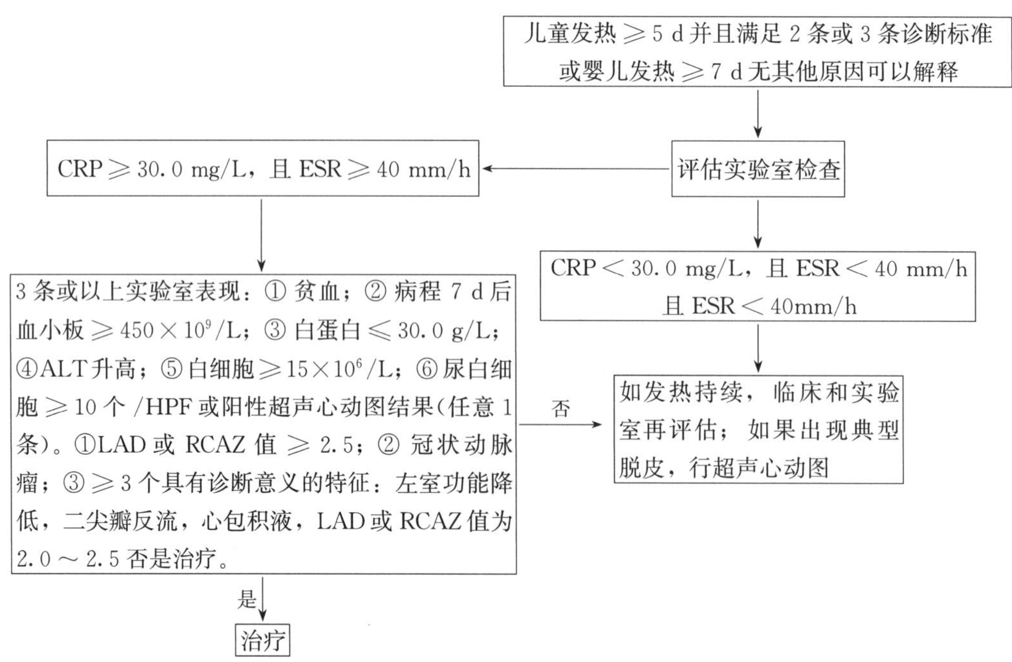

图11-4 不完全川崎病的诊断流程图

二、西医治疗

在病程10 d内诊断的患者，应尽早使用IVIG。在病程10 d以后诊断的患者，ESR增快或CRP＞30 mg/L伴发热或冠状动脉瘤（Z值≥2.5）者，需应用IVIG；无发热、炎性指标正常、冠状动脉正常者，不用IVIG（Ⅱa类，B级）。IVIG：单剂2 g/kg，10～12 h持续静脉输入（Ⅰ类，A级）。

阿司匹林：初始剂量美国80～100 mg/(kg·d)，日本、西欧30～50 mg/(kg·d)，研究证实两种方案无差异（Ⅱa类，C级）。在热退48～72 h或病程14 d后改为小剂量3～5 mg/(kg·d)，6～8周且冠状动脉恢复正常后停用。

辅助治疗：对预估并发冠状动脉瘤或IVIG无反应高风险患者，初始治疗可以联合辅助治疗，包括激素、英夫利昔单抗和依那西普。糖皮质激素：糖皮质激素可用于预估IVIG无反应和冠状动脉瘤高风险患者的初始治疗。英夫利昔单抗：为TNF-α单克隆抗体，能将IVIG无反应率从20%降至5%。其能降低炎症水平，但不能抑制血管炎。

辅助治疗的建议：单次甲泼尼龙冲击联合IVIG治疗不应作为常规方案（Ⅲ类，B级）；对预估并发冠状动脉瘤或者IVIG无反应高危患者，初始治疗可以考虑糖皮质激素（如2～3周逐渐减停）联合IVIG（2 g/kg）以及阿司匹林的治疗方案（Ⅱb类，B级）。

IVIG无反应的治疗：IVIG无反应患者于初次注射完IVIG后仍持续发热36 h或以上，或者再度发热。其发生率为10%～20%。IVIG无反应患者辅助治疗的建议：①应用第二剂IVIG（2 g/kg）（Ⅱa类，B级）。②大剂量甲泼尼松龙冲击治疗（Ⅱb类，B级）。③较长时间（2～3周）泼尼松龙或泼尼松联合IVIG（2 g/kg）及阿司匹林（Ⅱb类，B级）。④英夫利昔单抗：为TNF-α单克隆抗体。可替代第二剂IVIG或激素。⑤环孢霉素：主要抑制钙神经素-NFAT通路。可用于第二剂IVIG、英夫利昔单抗、激素治疗无效的难治性KD（Ⅱb，C级）。⑥免疫调节单克隆抗体（除TNF-α拮抗剂）、细胞毒性药物、血浆置换可考虑用于第二剂IVIG、长时间激素治疗、英夫利昔单抗无效的难治性患者（Ⅱb，C级）。

心肌功能不全、心血管衰竭治疗：川崎病急性期心肌炎病理改变为心肌间质水肿、炎性细胞浸润，并极少部分心肌细胞变性、坏死，病变早于冠状动脉异常。经IVIG治疗后，大部分心肌细胞存活，左室功能正常。若发生重症心肌炎，表现为血流动力学不稳定。发生休克综合征的大部分病例是因血管外周阻力降低，而非左室收缩力下降。川崎病休克综合征（Kawasaki disease shock syndrome，KDSS），发生率约7%。表现为低血压和休克，需要扩容、血管活性药物及转入重症监护室。KDSS为中度休克，给予包括血管活性药物在内的治疗后，血流动力学不稳定状态能很快纠正，但急性期后患者仍存在轻度的心室舒张功能不全。KDSS患者循环中血管内皮生长因子水平很高，可能与毛细血管渗漏有关。IVIG治疗可以抗炎、抑制炎性细胞因子释放，从而实现稳定血流动力学。必要时同时给予液体复苏、正性肌力及血管活性药物以维持血压。常用正性肌力药物包括多巴酚丁胺、肾上腺素、去甲肾上腺素、多巴胺等。

冠状动脉瘤患者血栓预防及溶栓治疗急性期最严重的并发症是冠状动脉血栓性闭塞导致心肌梗死或猝死。对冠状动脉血栓溶栓治疗的建议：①冠状动脉瘤合并闭塞或即将闭塞的血栓患者应采用溶栓治疗，或如果有可行的血管通路，采用心导管介入行冠状动脉机械性血运重建（Ⅰ类，C级）；②溶栓药物应与小剂量阿司匹林和小剂量肝素联合使用，并应密切监测出血倾向（Ⅰ类，C级）；③对于伴有大血栓负荷以及闭塞高危因素的冠状动脉血栓，可考虑减量的溶栓治疗联合阿昔单抗（Ⅱb类，C级）。

远期管理：KD的远期管理始于急性期末，即病程的4～6周。此时急性期的症状和体征已经缓解，冠状动脉受累也达到了最大限度。远期管理的目标是防止血栓形成和心肌梗死，保持理想的心血管健康。血栓预防和冠状动脉监测是远期管理的基石。

三、中医临床思维

（一）中医病名及病因病机特征

小儿川崎病属于中医“温热病”范畴，主要因感受温热邪毒，从口鼻而入，犯于肺卫，内侵气营，扰血而传变，尤以侵犯营血为甚，病变脏腑则以肺胃为主，可累及心肝肾诸脏。叶天士云：“温邪上受，首先犯肺，逆传心包。”小儿脏腑娇嫩，形气未充，易为邪侵，若骤受温热毒邪，初犯卫分，为外感表证。小儿为“纯阳之体”，再感温热邪毒，两阳相劫，且“脏腑薄，藩篱疏，易于传变”。故温热毒邪易直入营血，形成气营两燔。温热毒邪耗伤气阴，且小儿“阴常不足”，出现津亏液少，气阴两虚的症状。气虚无力鼓动血脉，则血行不畅气血留滞于经络而致血瘀。“宗气同呼吸贯心脉”，“心主血脉”，“脉乃心舍”，故气阴两伤之候以心之气阴亏损，心脉瘀滞之证最显著。川崎病病因病机虚实并见，后期虚证多于实证，以气阴两虚、心脉瘀滞为本，兼以卫气营血不同阶段邪气的表现为标，临床上往往相互错杂，相互转化，因此临证时不可拘泥于一方一法，治法重在变通，应审察病机，辨病结合辨症，辨证论治。总之，治疗上以益气养阴、活血开窍为治本之道，清热解毒、清气凉营、益气活血为治标之途。益气养阴法对于川崎病早期急性发作时有扶助正气，增强体质，提高免疫力，驱除邪气，明显改善症状，有效缩短疗程，促使机体康复，预防病情传变的作用。活血开窍法在预防川崎病心血管并发症方面也有着明显疗效，能有效帮助心血管功能的恢复，防范血液方面的危害，调节机体免疫功能，提高患儿的体质，预防反复感染，阻截并发症的发生，充分体现中医治疗的优势，并且无毒副作用，取得令人满意的疗效。

（二）辨病辨证及治疗特征

本病按卫气营血辨证。初起邪在肺卫，症见发热恶风，咽红，多为时短暂。热炽气分，口渴喜饮，皮疹显现。继入营血，症见斑疹红紫，草莓舌，烦躁嗜睡。后期气阴两伤，症见疲乏多汗，指趾蜕皮。本病易于形成瘀血证，症见斑疹色紫，手足硬肿，指纹紫滞等，若是瘀血阻塞脉络，还可见心悸、右胁下癥块等名种征象。其证型分为邪在卫气证、气营两燔证、气阴两伤证3型。邪在卫气证：持续高热，微恶风，双目红赤，口唇泛红，口腔黏膜潮红，咽红或痛，手足微肿稍硬，手掌、足底潮红，皮疹显现，颈部臖核肿大，肛周皮肤发红，口渴喜饮，或伴咳嗽，纳差；舌质红，苔薄黄，脉浮数或指纹淡紫。气营两燔证：壮热不退，昼轻夜重，斑疹遍布，斑疹多形色红，唇干赤裂，口腔黏膜弥漫充血，双目红赤，手足硬肿潮红，指、趾端膜样脱皮，肛周皮肤发红或脱皮，颈部臖核肿大，口干渴，或伴烦躁不宁，舌质红绛，状如草莓，苔黄，脉数或指纹紫滞。气阴两伤证：低热留恋或身热已退，指趾端脱皮或脱屑，斑疹消退，倦息乏力，动辄汗出，手足心发热，咽干口燥，口渴欲饮，或伴心悸纳差盗汗；舌红少津，苔少，脉细弱不整或指纹淡。

治疗原则：本病治疗以清热解毒，活血化瘀为基本原则。初起疏风清热解毒，宜辛凉透达。热毒炽盛治以清气凉营解毒，苦寒清透；后期气耗阴伤，则以益气养阴为主，甘寒柔润。本病易于形成瘀血，自初期至后期始终应注意活血化瘀法的应用。

（三）药物选择

治疗川崎病的常用药物有生石膏、生地黄、赤芍、连翘、玄参、牡丹皮、知母、金银花、水牛角、甘草、丹参、麦冬、淡竹叶、黄芩、天花粉、黄芪、北沙参、川芎、石斛、炙甘草、大青叶、栀子、红花。常用药物组合有：连翘、生地黄；金银花、连翘；生地黄、赤芍；生石膏、生地黄；生地黄、牡丹皮；生石膏、赤芍；金银花、生地黄；连翘、赤芍；牡丹皮、赤芍；金银花、连翘、生地黄；经过聚类分析，常用药对包括：黄芩、生石膏；金银花、连翘；金银花、生地黄；生石膏、金银花、连翘；生石膏、金银花、生地黄；生石膏、连翘、生地黄；金银花、生地黄、连翘；金银花、水牛角、连翘；金银花、牡丹皮、连翘。

四、名医经验

（一）周耀庭经验

周耀庭根据本病临床特点，认为在发热同时伴斑疹与局限性水肿，亦类似中医的伏邪温病，即湿热毒邪内伏营分，由新感引动伏邪外发所致。发热为感受时邪，即新感，多为风热之邪；斑疹为营分伏邪，由新感引动外发肌肤；局限性水肿属阳水特点，乃热毒之邪夹湿，泛溢肌肤所致；如当时有表证，则为风水性质；淋巴结肿大：热结少阳，乃由部分伏邪由少阳外出所致；心血管合并症则多由热毒深入营血，与血相搏，导致夹瘀所致。治则：早期以散风透邪，清热解毒利湿为主；发热较高加用羚羊角粉、牛黄清热散；皮肤发斑可用清营凉血法，方如清营汤、化斑汤加减；同时加清热利湿之品，如泽兰、薏苡仁、滑石等。水肿结合五皮饮或四苓汤等加减，或加防己、川萆薢；后期：注意心血管病变（心肌变化），基本治疗原则是清热利湿解毒不可废，再加活血化瘀，如有心慌气短，自汗等气阴不足之证时加用益气养阴固表之品。

（二）安效先经验

依据中医辨证施治原则，安效先采用“治分三期，重视化瘀”的方法治疗川崎病。

1. 热毒炽盛期：本病有热度高、热程长、传变迅速的特点。临证所见卫分证候极短，一般在患儿就诊时已见热毒炽盛，气营两燔之证。表现为壮热不退，烦躁不宁，肌肤斑疹，咽红目赤，唇干赤裂，舌质红绛少苔，脉数有力。治宜清气凉营，解毒救阴之法。可阻断病势向纵深发展，防止阴津进一步耗损，最大限度地减少因热毒炽盛所造成的机体各种损害。方选清瘟败毒饮加减。药用水牛角、生地黄、牡丹皮、赤芍、玄参、知母、生石膏、金银花、连翘、黄芩、黄连、淡竹叶等。

2. 热恋阴伤期：病至中期，经治疗后热势虽已下降，但尚未退尽，热邪留恋，阴津耗伤。表现为低热留恋，咽干口燥、唇焦干裂，口渴喜饮，纳食不香，舌红少津，两脉细数。治宜清涤余热，养阴生津之法。方选竹叶石膏汤加减。药用生石膏、淡竹叶、炒栀子、北沙参、麦冬、石解、天花粉、芦根、白茅根、生甘草等。

3. 气阴两伤期：邪热伤耗气阴，突出地表现在心脏方面。症见倦怠乏力，活动易汗，面色不华，心律失常甚至心脏扩大，舌红淡而不润、苔薄白，脉细软或结代。治宜益气养阴，护心复脉之法。目的在于减少及防止心脏的损害。方选生脉散加味。药用太子参（或生晒参）、五味子、麦冬、炙黄芪、炒白术、生地黄、生山药、石斛、玉竹、生龙牡等药。研究证明，生脉散能改善缺血心肌的合成代谢和离子传递系统，减少心肌对氧和能量的消耗，提高心肌对缺血乏氧的耐受性，延长心肌的存活时间，对中毒性心肌损伤有很好的保护作用。用于本病后期确能收到养心复脉之功效。

值得重视的是，川崎病最易形成淤血进而阻塞脉络，甚至发生患儿猝死的重症。因此，在治疗早期就须配合应用活血化瘀药物。选择性地加用丹参、赤芍、川芎、红花、桃仁等品，以期控制血小板的异常增多，降低血小板聚集，减轻血液黏稠度，并可扩张冠状动脉，增加冠脉血流量，防止猝死的发生。可以说这是治疗川崎病最为关键的一环。

（三）刘弼臣经验

清热解毒是治疗本病的总则。由于病程的久暂、邪毒的深浅、病情的轻重，又当灵活辨治。一般病之初起，邪尚在表，治当辛凉宣透，最宜宣中寓清，以引邪外出，热去毒解。方取葛根解肌汤，药用葛根 10 g、前胡 5 g、蝉蜕 3 g、荆芥 10 g，解肌透表；金银花 10 g、连翘 10 g，清上焦之热；淡竹叶 10 g、芦根 30 g，清心胃之热；赤芍、赤苓等各 10 g，导热从小便出。热甚可加生石膏（先下）25 g，大青叶 10 g；腹泻加黄连 1.5 g。本方可使邪从汗泄、毒随疹出，切忌辛温升散，以免化燥伤阴，内陷逆传，更不可猛进大剂寒凉，否则疫疹之毒冰伏于内，不能外达，正气亦遭克伐，而且苦寒容易化燥，阴液益伤，使内热更炽。

如果毒热内盛，痰涎壅塞，阻遏肺气而见气粗胸闷，壮热不解，颈下淋巴肿大，此时宜清化，清其疫毒郁火，化其黏痰气滞。方取玄参牡蛎汤合蒌贝涤痰汤化裁，药用玄参 10 g、薄荷 3 g、生石膏（先下）25 g、生地黄 10 g，清热解毒；瓜蒌 10 g、贝母 5 g，涤痰化浊；穿山甲 10 g、紫花地丁 10 g、赤芍 10 g，活血解毒。如果毒热已经化火，邪在气营，症见皮疹充血潮红，高热不退，口唇皲裂，舌生芒刺，状如杨梅，脉数神烦，治当清营解毒，冀其由营透气，邪从外达，方取凉营清气汤加减，药用生石膏 25 g，黄连 1.5 g，连翘、淡竹叶各 10 g，清火泄热解毒；生地黄、石斛、玄参各 10 g，芦根 30 g，养阴生津清热，配合犀角 1.5 g 磨汁冲服，凉营清热解毒。大便秘结，神烦不安，舌苔垢腻，脉象滑数者，又当通腑泄热存阴，这是在治疗过程中不得已而采用的一个法则，毒势深重，火焰沸腾，若不扫尽狂氛，则难存津液。方取犀连承气汤，药用犀角 1.5 g（磨汁冲服）、生地黄 10 g、黄连 2 g、生草 3 g，凉血清热解毒；枳实 5 g、生大黄 5 g（后下），荡热去积，急下存阴。吴鞠通常云："若留得一分津液，便有一分生机。"

（四）宋祚民经验

由于川崎病初起即现壮热不退等一派里热证象，因而近于中医的温热伏邪，或新感引动伏热，但其征象险恶势猛，又非单纯温热之邪，其中多挟有疫戾毒邪。在病程高峰期，常出现营血证，为毒热内迫，伤营耗血，所不同者其毒邪充斥三焦内外表里，呈气血两燔之象，正如杨栗山《寒温条辨》所云："其邪郁伏三焦，由血分而发出气分，虽有表证实无表邪"，因而后期多见少阴营血亏虚，症见精神萎弱，心悸气短，或贫血少华，导致血瘀（血小板增多），甚而损伤血脉（动脉瘤）。在本病的高峰发热期，亟须凉营清气、透邪化毒护阴为要，运用清营汤、化斑汤、犀角地黄汤等化裁而治，恢复期可用犀地清络饮或沙参麦冬汤调护胃气。切忌辛温升散和大剂表散，否则易致烽火燎原。苦寒直折其热亦不可多用，免伤胃气，导致恢复较慢，其毒邪虽然猖獗，但多属无形之戾热，除兼有腑实证可滋通外，不可妄下，后期应以生发胃气为要。

（五）时毓民经验

川崎病可能由于免疫失调所致，中医属"温病"范畴。病初邪入气营，应以清热解毒凉血为主。病后期血热灼伤气阴，热毒内陷于心，心失血养，心气虚衰，心脉瘀滞，故用益气养阴，活血化瘀法。运用大剂量黄芪合党参补气，辅以养阴及活血化瘀药，可获得满意疗效。

（六）张涤经验

张涤认为，关于川崎病的中医治疗，当以卫气营血辨证为纲，以清热解毒为法。临证过程中，需依据体质的强弱、病邪的深浅、病程的久暂、病情的急缓，灵活用药。一般来说，病之初期，邪毒犯表，治以疏风散邪、清热解毒，且宜宣中寓清，以引邪外出，热去毒解，方用银翘散加减；热毒炽盛，当以清气凉营解毒，冀其透营转气，邪从外达，方用银翘散合白虎汤临证加减；后期因温热邪毒伤及阴分，治疗上予以养阴清热解毒，热邪灼津成痰，凝阻经络，当以清气化痰。因其温热毒邪易于化火伤阴，故在疾病的全程中，当顾护阴液，用药切忌辛温升散，以免化燥伤阴，内陷逆传。诚如吴鞠通所云："留得一分津液，便有一分生机。"亦不可猛进大剂寒凉，否则瘟疫毒邪郁伏于内，无能外达，正气亦遭侵伐，且苦寒之品易于化燥伤津，则内热更炽，必使变证风起。

（七）杨梦兰经验

川崎病的急性期是以持续高热、皮肤斑疹以及淋巴结肿痛为主症，按照中医卫气营血的辨证理论属于温热邪毒迫及气营，故而拟用清气凉营法，常选用清瘟败毒饮加减，药如生石膏、薄荷、金银花、连翘、淡竹叶、栀子等清气分邪热，达到"透热转气"的目的，使营热开达由气分而解，壮热烦渴等症可以消除。用生地黄、玄参、牡丹皮、紫草、赤芍等清泄营热、凉血救阴，"热清血自宁"，所以发斑唇赤、舌绛起刺诸证能解。并加板蓝根、大青叶、鱼腥草等药，旨在增强清热解毒的功效。对于热毒极盛的病例，还可用紫雪丹、羚羊角粉或以清开灵 8～12 mL，加葡萄糖液中静滴，临床效果更好。我院所治数例病儿均在服药后 3 天体温逐渐下降，皮疹及淋巴结肿痛也随之消退。

根据临床观察及文献资料记载，川崎病患儿血小板数目增高，少数病例可以有心血管系统的合并症。所以杨梦兰很重视本病恢复期的调治，一般急性期之后继续随诊观察 3 个月。在本病的恢复期，患儿常有气阴两虚的症状，如低热、盗汗、乏力、睡眠不实。偏气虚者，易发感冒、大便稀薄。偏阴虚者，口干渴、烦躁、便结等。主要是因为温热病邪久羁所致。阴虚明显者予生脉饮为主，加天花粉、玄参、地骨皮等养阴清热。偏气虚者用玉屏风散加茯苓、山药、陈皮、党参等益气健脾。例如曾治一女孩，高热皮疹消退以后，出现面色潮红、低热盗汗、烦躁口渴、食纳不振，脉细数，舌红少苔等阴虚内热症状。检查心肌酶谱明显异常，心电图示窦性心动过速。血小板 37 万/mm^3。宜以生脉饮加味，药用沙参 12 g、麦冬 12 g、五味子 6 g、生地黄 10 g、天花粉 10 g、淡竹叶 6 g、连翘 10 g、丹参 12 g、赤芍 10 g、白芍 10 g、煅牡蛎 15 g，水煎服，每日 1 剂。并用复方丹参注射液 10 mL 加葡萄糖溶液中静脉滴入。又经调治 20 余日，诸证悉平，各项化验检查恢复正常。在川崎病恢复阶段，对于血小板数日持续或反复增高的患儿，杨梦兰遵照辨证与辨病相结合的指导思想，在辨证治疗的方药中加用活血化瘀药，如丹参、赤芍、牛膝、红花、益母草等，可降低血液黏稠度。

（八）王耀献经验

王耀献认为温毒为燥热之邪，燥热归阳明，肺胃为其必犯之地，故初期可见卫分表证，因小儿为纯阳之体，温毒为阳热之邪，"两阳相劫"化热迅速，所以少见单纯卫分症状，而直接表现为肺胃气分症状，正邪交争于气分，热壅阳明经脉，充斥皮肤黏膜，瘀阻肢体四末，或毒从火化，内窜营分，形成气营两燔。若病势发展，形成热毒炽盛、肝风内动或邪毒内陷、心阳暴脱。温热之邪最易伤阴耗液，故后期常见津亏液少，余热留恋，痰瘀阻窍，心失所养，甚至由阴及阳，形成气阴两虚。王耀献将本病分为常证、变证，常证分型为：邪侵肺卫型，治宜清热解毒，辛凉透表。方选白虎汤合银翘散加减；气营两燔型，治宜清气凉营，养阴化瘀，方选清营汤加减；病后阴伤型，治宜养阴清热，益气化瘀，方选沙参麦冬汤加减；变证分型为：毒窜心肝型，治宜清心开窍，方取紫雪丹或安宫牛黄丸；心阳暴脱型，治宜回阳救逆，方取参附汤加减治疗。

五、名方推荐

（一）清营汤合白虎汤加减

青蒿、柴胡、黄芩、赤芍、牡丹皮、玄参、紫草、滑石、猪苓各 10 g，生石膏、生地黄、大青叶各 20 g，知母、连翘、茵陈各 15 g。功效：清气凉营，利湿消肿，解毒透斑。主治：川崎病气营两燔证。用法：水煎，每日服 3 次，配合口服牛黄清热散，每次 0.5 g。加减：若兼热痰，可加竹沥、天竺黄、贝母清热涤痰；营热多系由气分传入，如气分热邪犹盛，可重用银翘、黄连，或加大青叶、板蓝根、贯众之属，增强清热解毒之力。

（二）生脉饮、桃红四物汤加减

太子参、川芎、赤芍、生地黄、桃仁、红花各10 g，麦冬、五味子、当归各6 g。功效：益气养阴、活血化瘀。主治：川崎病缓解期。用法：每日1剂，水煎，分2次服。加减：低热不退加青蒿、鳖甲各10 g。纳呆加陈皮、炒三仙各10 g。

（三）清瘟败毒饮加减

生石膏20～30 g，知母、黄芩、连翘、栀子、赤芍药、玄参、牡丹皮各10 g，黄连3 g，水牛角粉1 g（冲服），生地黄20 g，淡竹叶6 g，生甘草、桔梗各5 g。功效：清热解毒，清气凉营。主治：川崎病气营两燔证。用法：每日1剂，水煎，分2次服。加减：高热神昏者加服安宫牛黄丸；咳嗽、痰多加黄芩、瓜蒌各10 g。

（四）清营汤合通窍活血汤加减

水牛角粉1 g（冲服），生地黄20 g，玄参、赤芍药、金银花、连翘、麦冬、桃仁各10 g，黄连3 g，川芎6 g，红花5 g。功效：清营凉血，化瘀通络。主治：川崎病热毒瘀滞证。用法：每日1剂，水煎，分2次服。加减：若热陷心包而窍闭神昏者，可与安宫牛黄丸或至宝丹合用以清心开窍；若营热动风而见痉厥抽搐者可配用紫雪丹，或酌加羚羊角、钩藤、地龙以息风止痉；若兼热痰，可加竹沥、天竺黄、贝母清热涤痰；营热多系由气分传入，如气分热邪犹盛，可重用银翘、黄连，或更加大青叶、板蓝根、贯众之属，增强清热解毒之力。

（五）生脉散合竹叶石膏汤加减

南沙参、北沙参、黄芪、山楂各15 g，麦冬、桃仁、丹参各10 g，淡竹叶6 g，生石膏20 g，五味子、红花、炙甘草各5 g。功效：益气养阴，活血化瘀。主治：川崎病气阴两虚证。用法：每日1剂，水煎，分2次服。加减：腹胀、纳差、便溏加茯苓、白术各8 g；烦躁不安加紫石英、生枣仁各8 g。

（六）解毒化瘀地黄汤加减

连翘、水牛角、生地黄各12 g，当归、赤芍、川芎、牡丹皮、地龙各6 g，红花、桃仁、蝉蜕、乌梢蛇各5 g，黄连4 g。功效：解毒化瘀。主治：川崎病。用法：每日1剂，800 mL水煎至500 mL，去渣，浓缩至200 mL，分2次服。10 d为1疗程。加减：腹胀、纳差、便溏加茯苓、白术各8 g；胸闷、憋气加紫苏梗、瓜蒌各5 g；烦躁不安加紫石英、生枣仁各8 g；皮疹严重加凌霄花5 g；肢端水肿加川牛膝、益母草各5 g。

（七）葛根解肌汤加减

葛根、荆芥、金银花、连翘、淡竹叶、赤芍、赤苓各10 g，前胡5 g，蝉蜕3 g，芦根30 g。功效：辛凉宣透。主治：川崎病邪在卫气证。用法：每日1剂，水煎，分2次服。加减：热甚可加生石膏（先下）25 g，大青叶10 g；腹泻加黄连1.5 g。

（八）元参牡蛎汤合蒌贝涤痰汤加减

生石膏25 g，玄参、生地黄、瓜蒌、穿山甲、紫花地丁、赤芍各10 g，薄荷3 g，贝母5 g。功效：清疫毒郁火，化黏痰气滞。主治：川崎病痰热内盛证。用法：每日1剂，水煎，分2次服。加减：若心热烦甚者，加黄连、栀子以清热除烦；失眠者，加远志以宁心安神；惊悸者，加珍珠母、生牡蛎、生龙齿以重镇定惊；呕吐呃逆者，加紫苏叶或紫苏梗、枇杷叶、旋覆花以降逆止呕；癫痫抽搐，可加胆南星、钩藤、全蝎以息风止痉。

（九）凉营清气汤加减

生石膏25 g，连翘、淡竹叶、生地黄、石解、玄参各10 g，芦根30 g，黄连、犀角各1.5 g。功效：清热解毒，养阴生津。主治：川崎病气营两燔证。用法：每日1剂，水煎，配合犀角1.5 g磨汁冲服，分2次服。加减：若热陷心包而窍闭神昏者，可与安宫牛黄丸或至宝丹合用以清心开窍；若营热动风而见惊厥抽搐者可配用紫雪丹，或酌加羚羊角、钩藤、地龙以息风止痉；若兼热痰，可加竹沥、天竺黄、贝母清热涤痰；若气分热邪犹盛，可重用银翘、黄连等增强清热解毒之力。

（十）犀连承气汤加减

药用犀角（磨汁冲服）1.5 g，生地黄 10 g，黄连 2 g，生甘草 3 g，枳实、生大黄各 5 g（后下）。功效：通腑泄热存阴。主治：川崎病。用法：每日 1 剂，水煎，配合犀角 1.5 g 磨汁冲服，分 2 次服。加减：阴液不足者，宜加玄参、生地黄等以滋阴润燥。

（十一）清营汤、白虎汤加减

水牛角、赤芍、牡丹皮、金银花、连翘、玄参、丹参各 10 g，生石膏 20 g，生地黄、知母各 6 g。功效：清气凉营、活血散瘀。主治：川崎病急性期。用法：每日 1 剂，水煎，分 2 次服。加减：咳嗽、痰多加黄芩、瓜蒌各 10 g。

第十二章　外科疾病

第一节　痈

痈（carbuncle）是多个相邻毛囊及其周围组织同时发生的急性化脓性炎症。炎症常从毛囊底部开始，并向阻力较小的皮下组织蔓延，再沿深筋膜浅层向外周扩散，进入毛囊群而形成多个脓头。病变累及深层皮下结缔组织，表面皮肤血运障碍甚至坏死；自行破溃常较慢，全身反应较重，甚至发展为脓毒症。痈发病以中、老年居多，大部分患者合并有糖尿病。病变好发于皮肤较厚的项部和背部，初起表现为局部小片皮肤硬肿、热痛，肤色暗红，其中可有数个凸出点或脓点，有畏寒、发热、食欲减退和全身不适，但一般疼痛较轻。随着局部皮肤硬肿范围增大，周围呈现浸润性水肿，引流区域淋巴结肿大，局部疼痛加剧，全身症状加重。继而病变部位脓点增大、增多，中心处可坏死脱落、破溃流脓，使疮口呈蜂窝状。周围皮肤可因组织坏死呈紫褐色，但疮口肉芽增生比较少见，难以自行愈合。延误治疗病变继续扩大加重，出现严重的全身反应。

一、诊断标准

（一）临床诊断

1. 常见于身体比较衰弱的成年人或老年人。
2. 好发于颈、肩、背及臀部。
3. 皮损表面有多个脓栓，流出脓液及坏死组织，有蜂窝状脓性基底的深溃疡。
4. 可伴有较重的全身及局部症状。
5. 白细胞总数及中性粒细胞可明显增高。
6. 脓液做细菌培养及药物敏感试验，有利于选药。

（二）分期标准

1. 初期（邪聚）：7 d之内，患部肿胀不适，皮肤光软无头，肉理迅速结块，病位深者皮色不变，浅者皮色焮红，中心较暗，边界欠清，灼热剧痛，可伴恶寒发热，头痛泛恶，口渴口苦，尿黄便干，舌苔黄，脉弦洪滑数。

2. 中期（成脓）：7～14 d，肿势逐渐扩大高起，出现痛如鸡啄，中心坏死，按之有波动感，发热持续不退，舌红苔厚，脉象弦数。

3. 后期（溃破）：14～30 d，破溃后脓出稠厚，脓色黄白，或夹有赤紫血块，局部肿痛减轻，脓出之后，肌生皮长，全身症状逐渐减退。

二、西医治疗

（一）治疗方案及原则

1. 注意皮肤清洁卫生。

2. 积极治疗基础疾病，加强全身支持疗法，增强机体抵抗力。长期使用皮质类固醇或免疫抑制药者，根据原发病情况，逐渐减量或停用。

3. 尚未破溃的早期损害，可用理疗，如红外线或超短波照射；或外搽莫匹罗星软膏、10%～20%

鱼石脂软膏、2%碘酊等。成熟时，若排脓不畅，须切开引流。

4. 伴有发热等全身症状，或发生于上唇部、鼻翼两旁等部位者，除严禁挤捏外，应酌情选用抗生素，也可根据细菌培养及药敏结果，选用敏感抗生素，必要时应静脉给药。

5. 晚期已化脓破溃应及时切开引流，切忌挤捏和早期切开，尤其是发生在鼻孔和上唇者。

6. 全身症状较重，范围大，坏死组织多时，应考虑手术治疗，尽量切除坏死组织，但唇痈因易引起颅内海窦血栓性静脉炎，不宜采用手术治疗。

（二）临床治疗

1. 给予富有营养和易消化食物，维持水、电解质平衡，必要时少量多次输新鲜血。

2. 全身应用磺胺药、抗生素，至体温恢复正常 3～5 d 后停止。重者给广谱抗生素，再根据细菌培养药物敏感度测定结果选用有效药物。

3. 局部一般治疗：固定患处；湿热敷，同时可辅以理疗，如超声、紫外线等；X 线放射治疗；封闭疗法。

4. 切开引流，成脓时行切开引流术。切开时应避开大血管神经，对唇、面部脓肿切开时应慎重，对局部感染灶可行脓液培养与药敏试验，根据结果外用适量的敏感药物。

三、中医临床思维

（一）中医病名及病因病机特征

痈之病名首见于《灵枢・痈疽》，中医属“有头疽”“发”和“痈”的范畴，因发病部位的不同而有许多名称，如生于头部者称“顶门痈”，颏下部者叫“颏痈”，胸部为“幽痈”，胁部为“胁痈”，生于背部者称“背痈”，生于腰部者叫“腰痈”，上腹部为“中脘痈”，下腹部为“腹皮痈”“少腹痈”，生于上肢者有“肩痈”“臑痈”“臂痈”“手腕痈”，生于下肢者有“臀痈”“大腿痈”“膝痈”“胫阴痈”“小腿痈”，生于手部者称为“手发背”，生于足部者称为“足发背”等；根据发病特点的不同，许多病尚有不同的称谓，例如大腿痈又名“箕门痈”“阴包毒”等，小腿痈又名“鱼肚痈”等，外因感受风温湿热之毒，以致气血运行失常，凝聚肌肤而致经络壅滞，血败肉腐。《黄帝内经》：“营卫稽留于经脉之中，则血泣而不行，不行则卫气从之而不通，壅遏而不得行，故热，大热不止，热胜则肉腐，肉腐则为脓，故命曰痈……痈者，其皮上薄以泽，此其候也。”内因责之于七情内郁，气郁化火；房事不节，劳伤精气，以致肾水亏损，水火不济，阴虚则火炽盛；平素恣食膏粱厚味，以致脾胃运化失常，湿热火毒内生，均可导致脏腑蕴毒，凝聚肌表，以致经络阻滞，营卫不和，气血阻滞，血败肉腐。《天枢疽篇》记载：“荣卫留于静脉之中，则血泣而不行，不行则卫气从之而不通，壅遏不得，故热。大热不止，热则肉腐，肉腐则为脓，然不能陷于骨髓，五脏不为伤，故名曰痈。”本病病机为营卫不和，气血凝滞，经络壅遏。

（二）辨病辨证及治疗特征

将痈按病期分为：①红肿期（初期）；②溃脓期；③收口期。红肿期治以清热泻火，和营托毒，方用仙方活命饮加减；溃脓期治以清热解毒，活血托毒，方用五味消毒饮合透脓散加减；收口期调补气血，清热解毒，方用十全大补汤加减。

痈治疗过程中，应根据邪正消长的趋势，以消托补 3 法为治疗原则。初期疮疡毒气已聚，脓腐未成，适用于消法，宜用神授卫生汤、仙方活命饮、蟾酥丸、万灵丹等治疗。若是脓已成，毒邪深沉散漫者，或是正气已虚，不能托毒外出者，则宜以补益气血及透脓之药促使脓出，治宜托里消毒散加减。若是疮疡溃后，邪正俱虚者，则宜以补中益气汤、十全大补汤、加减八味丸等加减治疗。应注意内治与外治相结合，可配合外洗、外敷等方法。

按辨证论治分为：①风温化火治法：疏风清热，泻火解毒。方药：仙方活命饮加减。②肝胆火郁治法：清肝解郁，散坚消肿。方药：柴胡清肝汤加味。③脾胃湿热治法：清热除湿，行气和营。方药：四苓散和黄连解毒汤加减。④湿热下注治法：清热利湿，解毒消肿。方药：龙胆泻肝汤加减或选用萆薢化毒汤加减。⑤气虚邪恋证治法：补气祛邪，托毒生肌。方药：托里排脓汤加柴胡、升麻、穿山甲片

(代)、皂角刺，加重黄芪用量。

辨病论治：①颈痈：治以散风清热，化痰消肿；方用牛蒡解肌汤加减。②胁痈：治以清肝解郁，散坚消肿；方用柴胡清肝汤加减。③中脘：治以清热利湿，行气和营；方用黄连解毒汤合四苓散加减。④脐痈：治以清热利湿，散坚消肿；方用黄连解毒汤合五苓散加减。⑤臀痈：治以清热利湿，行气活血；方用内消沃雪汤加减。⑥委中痈：治以清热利湿，和营消肿；方用仙方活命饮加减。

对于脓毒血症休克的患者，应及时予以抗生素和抗休克等西医抢救措施，急救措施能够稳定患者生命体征。中医治疗痈重在辨证，辨别疾病急缓轻重，有无变证，明确病位，辨别何种病邪致病，方可立法、用药、处方。由于本病发病迅速，易肿、易脓、易溃、易敛的特点，患者的病灶位置、病损程度有异，病程长短不一，发病年龄不同，治疗时机有别，或者患者伴有其他的疾病，如合并糖尿病、结核病、血管炎、毛囊炎、自身免疫性疾病、酗酒等，在症状上表现差异较大，不同症状、阶段时期治疗难度不尽相同，在临床上治疗效果因人而异，中医治疗可贯穿全程，内服汤剂、外敷中药，内外结合，以达优效。

（三）药物选择

张庚扬治疗痈疡善用清热解毒药和凉血活血药，清热解毒药多用如金银花、连翘、蒲公英、野菊花等；凉血活血药多用如玄参、丹参、赤芍等。蔡炳勤治疗糖尿病合并颈痈用药上痈早期常用黄芪、太子参、白芍、赤芍、天花粉、浙贝母、陈皮、穿山甲等益气养阴、扶正托毒。热毒明显加入金银花、蒲公英、野菊花以清热解毒；阴虚明显者加玄参、麦冬、白茅根以养阴清热。中期脓成腐脱，邪正斗争，病情复杂，最易内陷。阴虚明显者重用养阴补血、益气托毒之剂，常用生黄芪、玄参、沙参、生地黄、白芍药等。后期脓腐已净，新肉渐生，此时宜补气健脾，常用生黄芪、党参、茯苓、山药、白术、炒薏苡仁、陈皮、桔梗等。

四、名医经验

（一）蔡炳勤经验

蔡炳勤认为中医治病，首辨阴阳。颈痈一证有红、肿、热、痛等阳性疮疡的一面；又多见于气阴两虚的糖尿病患者，发生在颈部皮肤厚韧的部位，具有难肿、难脓、难溃、难敛等阴性疮疡的特征，糖尿病患者消渴日久，阴损阳耗，正气既虚，感受外邪，热毒壅塞局部，血滞为瘀肉腐为脓，患生大痈，脓血外泄，往往正不胜邪，热毒内陷，内攻脏腑，病情危殆。根据急则治其标的原则，在颈痈的早、中期以祛邪为先，如手术切开排脓、大剂中药清热解毒、抗生素抗菌等皆是首选。本病的发生，本于肝肾不足，气阴两虚，卫外不固，邪毒内侵，属本虚标实证，正气不足，祛邪无力，邪盛正虚则热毒内陷。攻及脏腑，病情危殆；邪衰，正邪相持，易致病情迁延不愈，故在治疗过程中，扶正固本要贯穿始终。或益气和营、或养阴增液、或气血双补，正气充盛则毒不能留。故重用黄芪，托里消毒，早期理气以箍毒，中期益气以透脓，后期补气以固本生肌。蔡炳勤指出治疗糖尿病合并重症颈痈时必须注意：树立局部与全身结合的整体观念，坚持扶正祛邪两大原则，益气扶正必须顾护阴液，清热祛邪当以清气、清营、凉血活血相结合。常将生脉散与清营汤合用。蔡炳勤灵活运用围箍药，早期在于消散；成脓时促脓肿局限穿溃，溃后余肿不消，可使根盘收缩，截其余毒，防止扩散；收口期用生肌膏，拔脓长肉。糖尿病合并重症颈痈属半阴半阳之证，宜用冲和膏或双柏散水蜜调敷。蔡炳勤提出治疗糖尿病合并颈痈，首先应控制血糖，同时，中医则应根据其症状，审其病程，划分阶段，同时结合部位及其热毒的轻重、气血的盛衰、年龄的大小等具体情况辨证施治。糖尿病合并重症颈痈早期常用黄芪、太子参、白芍、赤芍、天花粉、浙贝母、陈皮、穿山甲等益气养阴、扶正托毒。热毒明显者加入金银花、蒲公英、野菊花以清热解毒；阴虚明显者加玄参、麦冬、白茅根以养阴清热。中期脓成腐脱，邪正斗争，病情复杂，最易内陷。阴虚明显者重用养阴补血、益气托毒之剂，常用生黄芪、玄参、沙参、生地黄、白芍药等，加生脉注射液口服或静滴。以石斛、冬虫夏草、南沙参煎水代茶饮。颈痈后期，脓腐已净，新肉渐生，此时宜补气健脾，常用药：生黄芪、党参、茯苓、山药、白术、炒薏苡仁、陈皮、桔梗等。若见溃面淡白、脓汁清稀、阳气衰微之证，加肉桂、鹿角胶、炮姜以温阳散寒。

（二）张灿玾经验

张灿玾认为痈致病机主要为气血壅闭，遏止不通，经络阻塞，郁而化热，热甚肉腐而致。痈者，初起局部光软无头，表皮掀红肿胀、疼痛，逐渐扩大，高肿而硬，触之灼热，易脓易溃。痈证宜清热解毒、活血散瘀，消肿止痛，张灿玾认为，痈治疗过程中，应根据邪正消长的趋势，以消托补 3 法治疗。初期疮疡毒气已聚，脓腐未成，适用于消法，宜用神授卫生汤、仙方活命饮、蟾酥丸、万灵丹等治疗。若是脓已成，毒邪深沉散漫者，或是正气已虚，不能托毒外出者，则宜以补益气血及透脓之药促使脓出，治宜托里消毒散加减。若是疮疡溃后，邪正俱虚者，则宜以补中益气汤、十全大补汤、加减八味丸等加减治疗。应注意内治与外治相结合，可配合外洗、外敷等方法。如疮疡红肿疼痛，可用忍冬藤煎汤清洗患处。疮面腐肉脱落后，可内外合治，外用忍冬藤水洗，再用生肌玉红膏敷贴疮面。同时张灿玾重视脾胃气血，他认为脾胃为后天之本，气血生化之源，若脾胃健运，中气充足，则气血充盛，升降有序，脏腑和谐，有利于疮疡恢复；若脾胃虚弱，化源不足，则已成之脓难以破溃，已溃者难以收口。"肿而不溃者血虚，溃而不敛者脾虚"，意为即肿而不溃及溃而敛均责脾虚及血虚，故而治疗过程中应调理脾胃气血，使脾胃健旺、气血和畅，则脓水自排，腐肉自溃，新肉自生。治疗过程应始终注意：及时将毒邪发散或是托出，以免发生内陷。凡痈疽疼甚或灼痛者，不必担心，这是疮毒向外的表现；若肿疡突然不疼或疼痛骤减，疮面有塌陷之时，需谨防疮毒攻心，造成险症，甚至亦可形成死症。有些痈疽溃后，需内服药与外用药相结合。

（三）罗禹田经验

罗禹田认为疮疡是营卫气血受邪而为病。其邪可在经络，可在脏腑。故审明病证之阴阳，辨别气血之虚实，可得出症结之所在，为立法施治提供依据。施治的原则是：疮疡初起，首重消散；消之不散，予以内托；脓成决以刀针，溃后扶正祛邪；若邪毒扩散、走黄、过心者，则解毒透邪，护心护膜。罗禹田认为可归纳为以下 14 个类型：①疮疡初起，法宜活血行气、清热解毒，以解决气血凝滞，邪热壅聚，从而达到气行、血活、热清、毒解，使疮疡未成即消，已成即溃。红肿范围直径不超过 2 cm 者方用银花甘草汤，方中当归、赤芍活血祛瘀，穿山甲、皂角刺、贝母、白芷软坚散结，金银花、甘草、防风清热解毒散风；深在疮疡，红肿范围较大者方用内消散，方中知母、天花粉清热解毒，贝母、法半夏、白芍软坚降逆，穿山甲、皂角刺、木通使毒从尿解；疮疡具有风热、风寒交杂之表证者方用活命饮，方中金银花、甘草、防风、白芷发表祛邪、清热解毒，陈皮、乳香、没药、归尾、赤芍活血行气，协同白芷等消散邪毒，皂角刺、山甲珠、贝母软坚散结。②肿疡已成，此为邪毒在里，法宜解热泄毒、通便泄热。方用加减内疏黄连汤，方中当归、白芍、木香、槟榔活血疏气，黄连、黄芩、栀子、大黄解热泄毒，桔梗、薄荷透解邪毒。③疮疡若处于脓成未成之际，法宜和解，清热解毒祛风。处方：连翘、天花粉、柴胡、黄芩、金银花、甘草、黄芪、白芍、当归、红花、防风、皂角刺。④疮疡若处于阴阳交错，虚实夹杂，寒热往复，一时难以分辨，病名难定者，下方可普治之。其法为：宣热祛风、活血行瘀、解毒消肿、疏通脏腑，此为表里两解之法。方用活血解毒汤，处方：连翘、大黄、防风、羌活、当归、红花、穿山甲、皂角刺、没药、金银花、甘草。⑤阳证疮疡经内消无效，而又应期不成脓，或阴证疮疡久不成脓者，均为气血不足之证。法宜气血双补、促腐化脓。方用双补托脓汤，处方：金银花、甘草、人参、黄芪、茯苓、白术、当归、川芎、白芍、皂刺、穿山甲。⑥疮疡不脓不腐者，法宜温补托里，以助气血。方用温托汤，处方：党参、黄芪、茯苓、白术、当归、川芍、白芍、穿山甲、附子、木香。⑦疮疡若见疮顶凹陷，肿势蔓延，根盘红晕扩散，或红丝走窜，憎寒壮热，心烦口渴，气喘痰鸣，神昏谵语者，此为毒热扩散、走黄过心之变（败血症），系毒入营血所致。法宜解毒透邪、护心护膜，甚则益阴扶阳之法亦当应用。首以《医宗金鉴》"蜡矾丸"方，以制止其病势之发展，再用犀角地黄汤（犀牛角、生地黄、白芍、牡丹皮、金银花、连翘、玄参、麦冬、黄连、栀子、淡竹叶心、甘草）配合安宫牛黄丸或紫雪丹、至宝丹，以救其危，必要时，应佐以益阴扶阳之法，方用加味桂附地黄丸（熟地黄、山茱萸、山药、泽泻、茯苓、金银花、牡丹皮、人参、甘草、肉桂、附子、干姜）。此证从表面上看，病证处于壮热，似乎用姜、附之品不当。但从本质上看，姜、附为扶阳之品，若不急为扶阳，则病证进一步可发展为亡阳之变（中毒性休克），救治则难矣。罗禹田在抢救大面积烧伤败血症期的病例中，多次用此方，颇收疗效。⑧脓成而不溃者，阳气虚也。法宜补阳气。处方：党参、黄芪、白术、木香、桔梗、金银花、甘草。⑨瘀肉不腐者，阳气不足也。法宜大补阳气。处方：上方加干姜、陈皮。⑩脓清稀、久不敛、疮面不红活、肉芽不新生者，气血不足也。法宜大补气血。方用八珍汤去川芎加金银花。去川芎之理在于川芎虽为活血之品，但有耗气之弊。⑪脓多食少，症见发热，不眠，倦怠懒言者，分析病证，其主因在于食少，即因脾胃气虚导致血虚不足。故宜健脾胃以养血，处方：当归、白芍、熟地黄、山药、芡实、金银花、甘草。⑫虚寒疮症，疮口不敛，疮面下陷者，亦属气血两虚，法宜温补气血。方用八珍汤加干姜、大枣、桂枝、金银花。此方又不去川芎，其理在于温补则需活血。⑬溃疡，脉大无力而涩者，此为气血虚衰之征兆，法宜峻补气血、扶正祛邪。方用十全大补汤去川芎加金银花。⑭疡面出血，脓多而清稀，具有秽恶溢臭之气，症见烦躁不眠者，此为气虚不摄，为亡阳之先兆，法宜急补气血。方用八珍汤去川芎，加附子、干姜、金银花。

（四）赵炳南经验

赵炳南认为痈的病因“没有急气怒恼不生”，“急气怒恼、肝火暴动以致荣卫失和，营气不从，逆于肉理，乃生痈肿”，再加上外感六淫毒火或过食膏粱厚味，邪热塞聚，气血凝结，经络壅遏不通而成。老年性重症的痈症患者，则考虑肾阴虚亏，阴虚火旺，水火不济；再加上外因引动，内外合邪而发病。其表现的毒热病象，是一种“阴极似阳”、虚中挟实的外在表现。治疗时应注意养阴扶正，否则可以形成陷症。赵炳南对于不同时期、证型的经验如下：①毒热壅盛期：治以清热解毒，兼以活血内托，方用消痈汤。对于痈肿而未溃脓者，能促使其消散；有脓者，能促使其溃破。伴有高热毒热炽盛者，可加至宝丹、紫雪散。合并消渴症者，加生白芍、生甘草。外用药以围箍为主，用黑布化毒膏，促其消散，如消之不应则促其化脓。敷药的范围一定要超过局部红肿的范围，而且药膏要摊得厚一些，要紧贴患部使之与病灶紧密贴合。②脓肿期：治以托里透脓，清热解毒。处方：当归尾、生穿山甲（代）、生皂角刺、川芎、赤芍、白芍、白芷、桔梗、生黄芪、金银花、乳香、没药、蒲公英。毒热盛者加黄连、连翘；大便干燥者加大黄；气血虚者重用生芪，以托里固表，或加党参、白术；阴虚者加南北沙参、玉竹、石斛、玄参、二冬。病情较重者，服药次数可以相应增加，每日服药 3～4 次。若因患者体质素弱，而毒邪内陷，出现面色晦暗，大汗出，循衣摸床，手脚发凉，鼻出冷气，脉细微等症时，应当回阳救逆，益气回阳，阳和汤加减，扶正固脱。外用药：疮口处可用甲字提毒药捻或红肉药捻纳入疮口，外敷黑布化毒膏。如疮口小，脓肿深引流不畅，可用甲字提毒药捻以扩大创口；如腐肉不脱，可用京红粉撒在坏死组织处以化腐生新，或用剪刀剪除腐败组织。蜂窝状的脓眼也可纳入药捻，使之引流通畅。③溃破期：治宜健脾和胃，补托生肌。处方：炙黄芪、花粉、山药、党参、当归、炒白术、陈皮、炙甘草、石斛，若毒热未尽者可加金银花、蒲公英以解余毒。外用甘乳膏、化毒散软膏混合外敷。若疮面清洁，毒热已尽，则可单用甘乳膏加生肌散以生肌长肉，促进愈合。治疗痈症时，要保护肾阴，忌房事。注意保护脾胃，以增强体质。赵炳南认为痈乃毒热阻经络，气血阻隔而成，治疗以清热解毒为主，兼活血内托。可用消痈汤（金银花、连翘、蒲公英、赤芍、天花粉、白芷、川贝母、陈皮、重楼、龙葵、生地黄）治疗，同时注意顾护脾胃，保护肾阴。

（五）朱仁康经验

朱仁康认为痈虽属于阳证，但可互相转化，既可由阳转阴，亦可转阴回阳，须看正气盛衰，邪毒轻重。如正能胜邪，则为顺证，正虚邪盛，则为逆证。在治疗原则上，正虚者首先要扶正，扶正有几方面：气血两虚者宜益气和营，阴虚火炽则宜滋阴清热，阳虚欲脱则宜回阳救逆。邪实者，应以驱邪为主，勿早用扶正，否则反助邪势。初起有恶寒发热表证时，应先祛风透表，湿热上壅则宜理湿清热；更着重在一个“托”字，使疮毒顶透高突，易于溃脓，不致向外扩散或平塌内陷。托毒方面，有补托清托、温托之分。补托即补正托毒，如托里消毒饮；清托即清热托毒，如四妙汤；温托即温补托毒，如托里温中汤等。朱仁康将痈辨证：①顺证（轻证）可分风热、湿热二型论治。a. 风热型：治宜祛风清热，托毒消肿。以消痈汤加减。荆芥、防风祛风透表；当归、赤芍活血和营；金银花、天花粉、甘草清热解毒；白芷、贝母、甲片、皂角刺，托毒消肿。b. 湿热型：治宜理湿清热，托毒消肿。以加味芩连汤。方用黄连、黄芩、栀子理湿清热；厚朴、赤苓、薏苡仁、六一散清化理湿；佐以金银花解毒，皂角刺托毒外透。外治法：a. 初起用马齿苋捣烂外敷。b. 未溃时，白胡椒末，蜂蜜调敷疮头上。c. 已溃脓尚不多，可用重升丹撒疮口上，或用药捻插入疮口内，提脓去腐，待脓腐渐清，改用五五丹拔毒生肌。②逆证（重证）由于正气内虚，火毒炽盛，正不胜邪，毒不外泄，反陷入里，邪入营血，甚至内犯脏腑，成“内陷”之证。中医有三陷之分，即火陷、干陷及虚陷。a. 阴虚火炽型：以清营化毒汤加减。方用：生地黄、牡丹皮、赤芍、连翘、玄参、淡竹叶、石斛、、皂角刺、紫花地丁、金银花、蒲公英、生首乌。如见神志昏迷，宜清心开窍，加用至宝丹或安宫牛黄丸。b. 气血两虚型：干陷之症，由于气血两亏，正不胜毒，不能化腐成脓，托毒外泄；邪气愈盛，正气愈虚所致。又分以下两型：正虚邪陷：治宜扶正托毒。以托里消毒饮减。方用：生地黄、党参、陈皮、茯苓、当归、白芍、皂角刺、谷芽、制何首乌、川芎、甘草。阳虚邪陷：治宜温补托毒，以托里温中汤加减。方用：黄芪、当归、茯苓、鹿角霜、皂角刺、附子、川芎、炮姜、白芷、白茄蒂。c. 虚极欲脱型：虚陷之证。毒邪虽已衰退，但气血大伤，脾气不复，阳微欲脱。治宜扶正补气，回阳救逆。以回阳救逆汤加减。方用：人参、炮姜、附子、黄芪、陈皮、茯苓、炒白术。d. 消渴型：由于阴虚液耗，火毒炽盛，亦属阴虚火炽型。治宜养阴增液，清热化毒。以消渴方加减。方用生黄芪、生地黄、麦冬、天花粉、玄参、石斛、白人参、黄连、生甘草、金银花。

（六）许履和经验

许履和认为颈痈风热证可用牛蒡解肌汤轻疏上焦风热，阴虚痰热证用消瘰丸、半丁汤、柑橘汤治疗，对高热易于动风者，加钩藤以凉肝息风。发于中部之痈，许履和喜用逍遥散、柴胡清肝汤，清泄肝胆郁火。对于发于腰以下之痈喜用五神汤或高氏萆薢化毒汤，合仙方活命饮共用，以清利湿浊，和营活血。若过用寒凉之品而肿块经久不消，呈僵持状态者，用舒肝溃坚汤，配合金黄膏以箍围消肿。脐痈宜早消散，否则可内溃而成脐漏。湿热并重者可用黄连毒汤合五苓散以清热利湿；火热偏盛者可用导赤散加归尾、赤芍、金银花以清心火、和营血。

五、名方推荐

（一）仙方活命饮

金银花、天花粉各 15 g，乳香、没药、穿山甲、甘草各 10 g。白芷、归尾、赤芍、贝母、皂角刺、陈皮、防风各 12 g，功效：清热解毒。主治：疮疡。用法：水煎，每日 1 剂，早晚分 2 次服用，白酒为引。如病在上部先饮白酒 1 杯，后药之；病在下部，先服药，后饮白酒 1 杯以行药力。加减：若疮疡生于头部加桔梗、野菊花；生于下肢者加川牛膝；热毒重者加蒲公英、紫花地丁、紫背天葵；瘀重者加桃仁、红花；血热者加水牛角、玄参、牡丹皮；成脓慢或成而不溃者加黄芪；便秘加大黄。

（二）四妙汤

黄芪、当归各 15 g，金银花 30 g，炙甘草 10 g。功效：托里排毒。主治：痈疽，已溃未溃灵活加减。用法：每日 1 剂，早晚分 2 次服用。加减：热象明显者可加黄连、黄芩、蒲公英、紫花地丁，血分有热可加生地黄、牡丹皮，脓成或已溃者可加甲珠、皂角刺等。

（三）七星剑汤

野菊花、苍耳头、草河车各 10 g，豨莶草 12 g，半枝莲 15 g，紫花地丁 20 g，生麻黄 3 g。功效：清热解毒。主治：疔疮。用法：每日 1 剂，早晚分 2 次服用。加减：壮热渴甚加生石膏、生栀子，肿甚、毒甚加黄连、黄芩，湿热甚合三妙汤，血热甚加赤芍、生地黄、牡丹皮，便秘加生大黄，坚肿不易溃脓加土贝母、皂角刺，汗多减麻黄。

（四）消毒散

藤黄、生明矾各 9 g，生大黄、芙蓉花叶、五倍子各 30 g，麝香、冰片各 1 g。功效：消肿散毒，搜脓敛疮。主治：臀痈。用法：除麝香、冰片外，其余药物碾末过 100 目筛，然后加入麝香、冰片并搅匀，入瓶备用调醋或蜜或冷茶叶水外敷患处，1 日换药 2 次。

（五）黄连解毒汤合四逆散加减

黄连、黄芩各 6 g，栀子、枳实、柴胡、赤芍、金银花各 9 g，炙甘草 6 g。功效：清热、解毒、疏肝理气。主治：颈痈、背痈。用法：每日 1 剂，早晚分 2 次服用。加减：热毒炽盛者加金银花、连翘 10 g，蒲公英、板蓝根各 3 g；阴虚者加生地黄 20 g，玄参、知母各 15 g，麦冬 10 g；阳虚者加党参 15 g，黄芪 30 g，当归 15 g；气滞血瘀者，加益母草、丹参各 10 g，川芎 6 g。

（六）人参黄芪汤加味

生黄芪、金银花各 30 g，党参、黄连、黄芩、白芷、当归、白芍、陈皮、羌活、葛根、升麻、牡丹皮、甘草各 10 g，连翘、防风各 5 g。功效：调补脾胃，益气养血。主治：痈疮虚证。用法：每日 1 剂，早晚分 2 次服用。加减：热毒炽盛者加金银花、连翘 10 g；阴虚者加生地黄 20 g，麦冬 10 g；阳虚者加党参 15 g，黄芪 30 g，当归 15 g；气滞血瘀者，加益母草、丹参各 10 g，川芎 6 g。

（七）托里消毒饮加减

生黄芪 30 g，党参 15 g，陈皮、茯苓、当归、白芍、皂角刺、谷芽各 9 g，制何首乌 12 g，川芎、甘草各 6 g。功效：扶正托毒。主治：痈之正虚邪陷证。用法：每日 1 剂，早晚分 2 次服用。加减：热毒炽盛者加金银花、连翘各 10 g；阴虚者加生地黄 20 g，知母 15 g，麦冬 10 g；阳虚者加党参 15 g，黄芪 30 g，当归 15 g。

（八）消痈汤

金银花、连翘、蒲公英、赤芍、天花粉、白芷、贝母、陈皮、重楼、龙葵、生地黄各 10 g。功效：清热解毒，活血内托。主治：痈证。用法：每日 1 剂，早晚分 2 次服用。加减：热毒炽盛者更加金银花、连翘各 10 g；阴虚者加生地黄 20 g，麦冬 10 g；阳虚者加党参 15 g，当归 15 g；气滞血瘀者，加丹参 10 g，川芎 6 g。

（九）消炎散结膏

黄连 50 g，山豆根、生大黄、威灵仙、当归、干姜各 30 g，冰片 5 g，二甲基亚砜与食醋占药物总量的 0.5%，凡士林适量，将黄连、山豆根、生大黄、威灵仙、当归、干姜烘干后磨成细末，过 120 目筛，再将冰片研细粉与上述药物搅拌均匀，依次加入二甲基亚砜、食醋及适量的凡士林调和成稠膏状，分装密封备用。功效：清热解毒、活血通络、散结消肿。主治：早期外痈。用法：外用，1 日 2 次。

（十）跌打消炎膏

生草乌 25 g，生天南星 20 g，生半夏 45 g，生栀子、大黄、黄药子、樟脑（研末备用）、白芷各 50 g，丹参 75 g，重楼、荔枝草各 100 g，除前 4 药外，余药均经炮制加工成饮片，各药一同粉碎，过 120 目筛，混匀备用。取凡士林 300 g 置锅内，文火加热至沸，然后移出火面，投入药粉并搅拌均匀，待温度降至 60 ℃左右时，加入樟脑粉，搅拌均匀，趁热分装备用。将药膏均匀涂布在消毒敷料上再贴患处，功效：清热解毒。主治：疖痈肿毒、跌打损伤。用法：外用，1 日 2 次。

（十一）火针

火针治疗顽固、重危的痈疽，尤其对用药物久治不愈的痈疡、瘤、流痰等病症有显著效果。治法：将 1.3 mm 火针在酒精灯上烧红，迅速在痈肿周围点刺，疾入疾出，然后外敷独角膏药。同时用 2 mm 火针在肿大淋巴结硬结中心刺入，各刺 1 针，亦外敷独角膏药，隔 5 d 再针。

（十二）药捻

①祛腐类药捻：白降丹 75 g，普鲁卡因粉、炉甘石粉各 10 g，干姜末 5 g。研细末与糯米糊调软面，分别搓成长 3 cm、5 cm、10 cm 比火柴杆略细的药捻，阴干，贮瓶备用。主治：疔疮、瘰疬、漏管、流痰、背痈、臂痈、锁骨疽、背疽或骨髓炎、化脓性乳腺炎及恶性深部脓肿等。②提脓类药捻：红升丹 70 g，炉甘石 10 g，巴豆霜 5 g，冰片 15 g。研细末，掺入桑皮纸，分别捻成长 5 cm、10 cm、15 cm 的药捻，在药捻外涂一层糯米糊，均匀撒上一层药粉。主治：痈疽排脓不畅，腐肉难脱。③生肌类药捻：

三仙丹 57 g，鹿角霜、海鳔蛸各 20 g，麝香 3 g。研细末，掺入桑白皮纸，分别捻成长 5 cm、10 cm、15 cm 的药捻，在药捻外涂一层糯米糊，均匀撒上一层药粉。用于脓血将尽的一切疮疡、痈疽及久难收敛的深部窦道等病。

第二节　丹　　毒

丹毒（erysipelas）是乙型溶血性链球菌侵袭感染皮肤淋巴管网所致的急性非化脓性炎症。好发于下肢与面部，大多常先有病变远端皮肤或黏膜的某种病损，如足趾皮肤损伤、足癣、口腔溃疡、鼻窦炎等。发病后淋巴管网分布区域的皮肤出现炎症反应，病变蔓延较快，常累及引流区淋巴结，局部很少有组织坏死或化脓，但全身炎症反应明显，易治愈但常有复发。本病起病急，开始即可有畏寒、发热、头痛、全身不适等。病变多见于下肢，表现为片状微隆起的皮肤红疹、色鲜红、中间稍淡、边界清楚，有的可起水疱，局部有烧灼样疼痛。病变范围向外周扩展时，中央红肿消退而转变为棕黄色。附近淋巴结常肿大、有触痛，但皮肤和淋巴结少见化脓破溃。病情加重时可出现全身性脓毒症。此外，丹毒经治疗好转后，可因病变复发而导致淋巴管阻塞、淋巴液淤滞，最终形成淋巴水肿、肢体肿胀、局部皮肤粗厚，甚至发展成“象皮肿”。

一、诊断标准

1. 多数发于下肢，其次为面部，新生儿丹毒常为游走性。
2. 局部红赤灼热，如涂丹之状，肿胀疼痛，红斑边缘翘起，与正常皮肤有明显分界，红斑有时可出现水疱、紫斑，偶有化脓或皮肤坏死。病变附近有核肿痛。
3. 开始即有恶寒、发热、头痛、周身不适等症状。
4. 可有皮肤、黏膜破损或脚癣等病史。
5. 血白细胞总数及中性粒细胞明显增高。

二、西医治疗

1. 注意休息，避免过劳，下肢丹毒应抬高患肢，全身症状严重或年老体弱者，应加强支持疗法。
2. 积极治疗原发病，如鼻前庭，鼻炎或足癣等，纠正抠鼻等不良习惯。
3. 全身治疗可选用青霉素或头孢类，必要时可静脉滴注，待皮损及全身症状消退后，根据病情可继续使用 1～2 周，以巩固疗效，防止复发。青霉素过敏者，可选用大环内酯类、喹诺酮类等药物。
4. 局部可用 0.02％呋喃西林溶液、0.1％依沙吖啶溶液、50％硫酸镁溶液湿敷，或外搽莫匹罗星软膏、10％～20％鱼石脂软膏等，如有大疱，可在抽出疱液后湿敷。
5. 可选用理疗。
6. 可用清热解毒中药。

三、中医临床思维

（一）中医病名及病因病机特征

丹毒现有最早记载见于《素问・至真要大论》“少阳司天，客胜则丹疹外发，乃为丹粟（丹毒）、疮疡”。丹毒之名出自《备急千金要方》，云：“丹毒一名天火，肉中忽有赤，如丹涂之色。”因部位不同而命名不同，发于躯干者称丹毒；发于头面者称抱头火丹；发于两腿者称腿游风；发于小腿胫前者称流火。外因感受火毒之邪、热邪，湿热之邪等可致病。在肌肤破损处（如鼻腔黏膜、耳道皮肤或头皮等破伤，脚湿气糜烂，毒虫咬伤，臁疮等）有湿热火毒之邪乘隙而入，郁阻肌肤而发。火毒、湿热之邪入于血分，或其他外感病邪入里化热，伤及血分，血络阻滞。《诸病源候论》云：“丹者，人身体忽然焮赤，如丹涂之状，故谓之丹，或发于手足，或发腹上，如手掌大，皆风热恶毒所为；重者，亦有疽之类。不急治，则痛不可堪。”《医宗金鉴·外科心法要诀》云：“诸丹本于火邪。”《疡医大全》云：“流火，两脚红肿光亮，其热如火者是。”内因血分蕴热，血热炽盛，热毒蕴结，灼伤脉络，血络阻滞；局部血络阻滞，气血凝滞，可出现局部红肿热痛，甚则破溃糜烂。本病病机为血热火毒蕴结，湿热阻滞，壅聚经络，血络阻滞，营气郁滞。

（二）辨病辨证及治疗特征：证候分类标准

1. 风热毒蕴：发于头面部，恶寒发热，皮肤焮红灼热，肿胀疼痛，甚则发生水疱，眼胞肿胀难睁。舌淡红，苔薄黄，脉浮数。

2. 湿热毒蕴：发于下肢，除发热等症状外，局部以红赤肿胀，灼热疼痛为主，亦可发生水疱、紫斑，甚至结毒化脓或皮肤坏死。苔黄腻，脉洪数。反复发作，可形成大腿风（象皮腿）。

3. 胎火蕴毒：发于新生儿，多见于臀部。局部红肿灼热，可呈游走性，并有壮热烦躁。

本病的治疗原则为凉血清热、解毒化瘀。急性期以湿热为主，治疗原则以清热解毒或清热利湿为大法；反复发作的慢性丹毒则以血瘀、湿滞为主，治疗原则应在清热解毒的基础上配合活血化瘀或健脾化湿法；若热毒内陷，病势危笃，当以大剂凉血解毒、清营开窍之剂。发于头面者，须兼散风清火；发于胸腹腰胯者，须兼清肝泻脾；发于下肢者，须兼利湿清热。在内治的同时结合外敷、熏洗、砭镰等外治法，能提高疗效、缩短疗程、减少复发。若出现毒邪内攻之证，须中西医综合救治。

对于丹毒患者一般需要住院接受综合治疗，急性期西医多采用大剂量广谱抗生素治疗，效果较好，但对于局部循环欠佳的患者，效果往往不甚理想。中医治疗丹毒重在辨证，辨别疾病急缓轻重，明确病位，辨别何种病邪致病，方可立法、用药、处方。由于本病的复杂性，患者的病灶位置、病损程度有异，病程长短不一，发病年龄不同，治疗时机有别，或者患者伴有其他的疾病，如合并糖尿病、中风后遗症、冠心病、足癣、淋巴结回流障碍、自身免疫性疾病、酗酒、肾性水肿等，在症状上表现差异较大，不同症状、阶段时期治疗难度不尽相同，在临床上治疗效果因人而异，中医治疗可贯穿全程，内服汤剂、外敷中药，内外结合，以达优效。

（三）药物选择

数据挖掘表明，丹毒内服方剂中药物使用频次前 10 的药物为甘草、黄芩、赤芍、升麻、连翘、金银花、牡丹皮、生地黄、防风、犀角，以清热药类为主。清热药中常用的药物为黄芩、赤芍、连翘、金银花、牡丹皮等，解表药常用药物如防风、荆芥、柴胡、葛根、麻黄等；补虚药常用药物如甘草、当归、黄芪、麦冬、白芍等；活血化瘀药常用药物如川芎、丹参、川牛膝、红花、泽兰等；利水渗湿药常用药物如茯苓、薏苡仁、泽泻、木通、萆薢等。清热药的使用频率远大于其他类药物，清热药中，清热凉血药使用频率高于清热解毒药。

四、名医经验

（一）崔公让经验

崔公让认为下肢丹毒是一种患处皮肤突然发红成片、色如涂丹的急性感染性疾病。其病因是素体血分有热，外受火毒，热毒搏结，郁阻肌肤而发。或因皮肤黏膜有破损（如皮肤擦伤、脚湿气糜烂、毒虫咬伤、镰疮），毒邪乘隙侵入而成。崔公让在临证中发现，发生下肢丹毒的患者多数伴有足癣病史，足癣与下肢丹毒均好发于潮湿闷热环境，尤以夏季多发。湿性重浊，易袭阴位，《黄帝内经》云：“伤于湿者，下先受之。”湿邪阻滞肌肤，湿蕴化热，导致血液运行不畅，化生火毒，郁于肌肤，气滞血瘀，经络不通，在外则色如丹涂之色，发为丹毒，故湿邪毒蕴为下肢丹毒的根本病机。本病治疗着重清热祛湿解毒，分初期、中期、恢复期 3 个阶段治疗。①初期：患者多为下肢局部红肿掀痛，甚则伴有恶寒发热，纳差，口干、口渴。崔公让常用四妙勇安汤加减。善用金银花、玄参、当归、甘草，4 药共奏解毒祛湿之功。若热势较重，可加用生地黄、牡丹皮等清热凉血之品；若皮肤红肿甚者，可加用紫花地丁、蒲公英等清热解毒之品；若兼有舌苔厚腻，大便黏腻者，加用藿香、佩兰芳香化湿醒脾。②中期：此期病变区皮温下降，皮色开始变暗，肿胀减轻，有脱屑，此阶段湿热毒蕴之症情已好转，治疗可减少清热解毒药味及药量，加用清热凉血滋阴类药物，如生地黄、玄参等，防止伤阴。③恢复期：此期皮温基本正常，皮肤肿胀明显减轻，皮色由鲜红转为暗红，有大量脱屑。崔公让认为在巩固治疗的基础上，结合患者病情，适当给予益气温阳之品，如蜀羊泉等，以扶助正气，促进患者病情恢复。崔公让强调，下肢丹毒虽可治愈，但其愈后容易复发，尤其是患有足癣的患者，积极预防足癣可减少下肢丹毒的复发。除了日常注意足部卫生及护理，勤换洗鞋袜外，崔公让给出以下 2 种日常防护的方法：①蛇床子、白鲜皮、地肤子、百部、明矾各 60 g。每日 1 剂，水煎外洗。②细沙一盆，将其清洁干净，在太阳下曝晒 3 h后，将双足置于干燥的细沙中，每次 20 min。

（二）黄尧洲经验

黄尧洲认为丹毒发病多由外界刺激引起，与患者素体虚弱有关。由于血热内蕴，郁于肌肤，复感风热湿邪，内外合邪，热毒之气暴发于皮肤之间，不得外泄，蕴热为病机。黄尧洲认为，发病部位不同，和致病因素有着很大关系。小儿发生的丹毒，是由于其父母饮食不节，嗜食肥甘厚腻，出现胎火、胎毒，传给胎儿而发病；头面部丹毒是因为感受风热毒邪所致。风邪其性上扬，热为阳邪，头为诸阳之会，风热之邪上攻，形成火邪而发抱头火丹，颜面丹毒容易导致邪毒内攻。风热之邪与体内气血相搏，风性善行而数变，发病游走不定，形成赤游风。其中老年患者，脾脏运行失常，容易化生湿热，湿性劲黏滞，容易在下肢发病，并导致反复发作迁延不愈之势。湿热之邪留滞肌肤，湿盛于热者，容易出现热盛肉腐之象，形成坏疽性丹毒。黄尧洲认为，此病发作，主因是热毒，夹杂风、湿等邪气，加之素体较虚，形成丹毒。其病位在肌肤，与脾、心等脏腑密切相关，病性为本虚标实。在治疗上黄尧洲认为发病急、传变快是丹毒总体发病特点，所以治疗上早期应急则治其标，以清热解毒为主法，常用丹热方为基础进行加减。善用连翘、蒲公英、黄芩，3 药相互为用，共奏清热解毒之效。同时黄尧洲在临床上善于重用石膏退实热，丹毒属于实热，大剂量石膏可达到迅速退热的目的。黄尧洲善在运用清热解毒药物基础上，加入利湿的药物，有利于缓解病情，避免迁延不愈。因丹毒发于下肢者多因湿热所致，选用具有清热解毒作用，又能够利湿的药物，起到清热解毒利湿，缓解丹毒红肿疼痛的作用。常用药物为：车前草、茯苓皮、冬瓜皮 30 g，淡竹叶 10 g，共同起到利湿消肿的功效。对于丹毒治疗不当，迁延不愈或反复发作者，黄尧洲辨为湿热之邪阻碍经络，内生瘀滞造成皮肤粗糙，治用清热解毒利湿之剂之外，加用解毒祛瘀之剂。黄尧洲在临床上喜用马鞭草 15 g，酒大黄 10 g 作为解毒祛瘀之药。黄尧洲强调：①治疗丹毒不可抗拒苦寒药。急则治其标，丹毒属于热毒致病，且病势发展较快，运用苦寒之清热解毒剂，能够釜底抽薪，迅速起到解毒祛热之功效，从而取得满意之疗效。②治疗丹毒，还要顾及原发疾病的治疗。针对慢性丹毒缓则取其本，积极治疗原发疾病控制浅表皮肤感染，才能防止病情反复。

（三）阙华发经验

阙华发认为下肢丹毒的发生总由患者素体血分有热，感受湿热之邪，或有皮肤破损，邪毒乘隙而入，湿热邪毒蕴结，不得内泄，郁于肌肤，外发为病。阙华发认为局部气血凝滞、经络阻隔是其发病的关键。阙华发运用辨病、辨证、辨体来辨治丹毒。首辨疾病种类，治宜凉血清热、解毒化瘀，方用犀角地黄汤加减。临证中阙华发将下肢丹毒分为湿热毒盛、湿热瘀阻、气虚血瘀，随症加减用药。体质因素在疾病的发生、发展、转归中起着重要作用，制约和影响证候的变化，在病、证、体三者中，体质因素尤为重要。诊察疾病，辨识证候，应时刻关注体质状态，诚如《素问·征四失论》所说“诊不知阴阳逆从之理……不适贫富贵贱之居，坐之薄厚，形之寒温，不适饮食之宜，不别人之勇怯，不知比类，足以自乱，不足以自明”。阙华发诊病中尤擅辨体，阳虚明显者常加生黄芪、附子、桂枝、肉桂等，阴虚明显者常加生地黄、麦冬、玄参、石斛、北沙参等，气虚明显者常加生黄芪、白术、党参、茯苓等，血瘀明显者常加当归、川芎、丹参、三棱、莪术、桃仁、红花等。治疗中阙华发用活血通络之法，贯彻始终。其中分为①湿热毒盛证，治疗上除用凉血清热之法外，还注重和营活血法的应用，二法相配，促使血分热毒得解，经络气血得通。常用生地黄、赤芍、丹参、虎杖、大血藤、蒲公英等既清热解毒又活血化瘀，并注重应用当归、丹参、泽兰、川芎等和营活血。②湿热瘀阻-益气活血利湿。方中减少凉血清热药的应用，加用清热利湿之品（萆薢、车前草、泽泻）和益气活血之品（黄芪、党参、白术、茯苓、当归、桃仁、鸡血藤）。③痰瘀阻络-扶正活血利水。临床常用黄芪、白术、茯苓等补气运脾以利水，三棱、莪术、泽兰、牛膝、路路通、益母草等活血化瘀以利水。注重皮损，局部辨证。阙华发认为治疗下肢丹毒，在凉血清热、解毒化瘀的全身辨证的基础上，临证当结合局部表现辨证施药。本病在临床上可分为红斑性丹毒、水疱性丹毒、紫癜性丹毒和坏死性丹毒。一般患者以局部红斑为主，压之褪色，多为血分热毒炽盛所致，治疗以凉血清热解毒，若红斑上伴有水疱，多为兼挟湿毒为患，应加用土茯苓、茵陈、虎杖等清热利湿之品。紫癜性丹毒局部红斑压之不褪色，多为血热挟瘀所致，临床当加用紫草、水牛角、白茅根等凉血消斑之品。局部组织坏死糜烂者，多为热毒炽盛，而致热盛肉腐，临床应加用半枝莲、紫花地丁、蒲公英等清热解毒之品。

（四）解发良经验

解发良认为糖尿病合并丹毒病机属本虚标实。糖尿病合并丹毒早在隋朝就有记载，《诸病源候论·渴利后发疮候》》记载："渴利者……多发痈疽，以其内热，小便利故也。其渴利虽瘥，热犹未尽，发于皮肤，皮肤先有风湿，湿热相搏，所以生疮"。治疗上解发良强调，糖尿病合并丹毒的患者在治疗上必须注重整体观念与辨证论治，同时应该坚持"急则治其标"的原则，以丹毒的治疗为主，同时加强血糖控制。在丹毒的治疗上，解发良根据徐灵胎所云"外治可补内服汤药之不足"，认为采用内服外治结合治疗此病，有助于提高治愈率，缩短治疗时间，减轻患者痛苦，减少复发。临床上解发良将本病分为3型：①风热火炽型。②肝经郁火型。③湿热毒蕴型。解发良在多年的临床经验中，总结出内服方剂以犀角地黄汤合五味消毒饮加减，基本方组成：水牛角、蒲公英30 g，生地黄15 g，白芍、牡丹皮、天葵子、紫花地丁各10 g，金银花20 g；以自拟熏洗基本方（金银花、土茯苓、薄荷、黄柏各30 g，黄连15 g，蒲公英50 g）外用，内外结合治疗本病取得较好的疗效。其中风热火炽型在内服基本方基础上多加钩藤、升麻、薄荷；肝经郁火型多配以柴胡、炒栀子、龙胆；湿热毒蕴型多加玄参、牛膝、苍术。外用熏洗基本方水煎后冷却至合适温度，涂抹于皮损处。对于糖尿病患者，一般要求以口服降糖药或皮下注射胰岛素控制血糖。同时，解发良还十分注重患者的心理治疗，通过细心交谈来缓解患者的精神压力，提高患者依从性，从而有助于提高临床疗效。

（五）赵永昌经验

赵永昌认为，丹毒不仅由热毒邪气瘀滞于经络皮肤之间，并有湿热阻滞，壅聚经络，尤其还因气血不畅，营气郁滞，邪毒入血而成重症，见高热、皮肤坏死等。而下肢丹毒主要是湿热毒邪相合，湿性重浊下行蕴结肌肤，加之血被热劫，气血瘀滞不通，故局部壅肿疼痛；若反复发作不愈，致余邪留恋血分不去，久则热盛肉腐，故渐变紫黑，甚则破溃；病至晚期，瘀血不去，血化为水，不归水道，泛溢肌肤，可见局部水肿。丹毒发病急骤，以局部红、肿、热、痛为其特征。因营气郁滞，邪毒入血，可出现局部或全身体温升高，故可伴有高热及恶寒、头痛、口渴，重者出现烦躁难寐、昏迷等症状；患处皮肤呈片状、色红如丹、中间较淡，手指按压可使红色消退，边缘清楚而稍突起。急性期红疹中间可发生水疱，局部水肿很快向四周蔓延；恢复期红疹中央由鲜红转为暗红甚至变为暗黄，经数天后脱屑而愈。若失治误治，或患血丝虫病等致久而不愈，慢性发展可呈象皮腿改变。急性发作时，患处剧痛难忍，按之疼痛更甚，可伴有局部引流部位淋巴结肿大、疼痛。赵永昌认为一般发病在3～7 d之内以红、肿、痛为主要表现者归属急性期，本期证属湿热下注，兼血分有风热之毒。多因体弱卫气不固，风、湿、热邪外袭，体表气机不畅；加之风邪走窜，风、湿、热邪内窜入血，蕴结肌表小解，发为丹毒。此时湿热若为主患，易下注而发于下肢。因有湿邪参与而缠绵难愈或反复发作。湿与热合，互相搏结，如油入面，清热则易寒凉助湿，利湿则易燥助火势；一旦血分热毒留恋不去，极易发展为慢性期。此时的关键在于鉴别湿重于热，或热重于湿，或湿热并重，或湿热化燥，同时考虑血分毒热之邪，宜凉血活血，兼疏散风热。主方选二妙丸，可加龙胆泻肝丸清下焦湿热。用药上，赵永昌最强调大黄与牛膝的合用。大黄有良好的清热解毒、活血散瘀作用；牛膝一方面可引无法清解之郁热向下，从小便和大便而出，使邪有出路，另一方面，对于下肢丹毒，可引药向下，使其自达病所。同时须加清热凉血之品，如牡丹皮、赤芍清除血分毒热；以及发散风热之品，如薄荷、菊花、葛根疏散风热。病程超过7 d以上者多属缓解期，缓解期间急性发病者早期按急性期患者处理，病情稳定并缓解后归属缓解期论治。本期证属脾虚湿盛，兼脾阳不足。下肢丹毒发病以湿热为主要病邪，但气血不畅、经络不通也是导致邪气在肌表蕴结不去的重要原因。初期治疗若过用苦寒之剂，伤及脾胃中焦，既不利于局部气血经络疏通，也会阻遏脾胃之健运，聚湿生痰。故治宜健脾渗湿为主，兼以清热化湿（痰）。方以四妙丸为基础辨证加减。若虚证为主，辅以参苓白术丸；久病缠绵，损伤脾肾阳气，内有寒凝之象，见下肢溃烂，深可至骨，创面苍白，加桂枝以温通经脉，意在走经络而使丹毒局部气血得以畅通，多则入心肾温阳，对局部经络不佳。

（六）朱仁康经验

朱仁康将丹毒分型：发于头面者多为风热化火型，治以散风清热解毒法，方用普济消毒饮加减；发于腰胯肋下多为肝脾湿火型，治以清肝泄热利湿，方用柴胡清肝汤或化斑解毒汤加减；发于下肢胫足多为湿热化火型，治以利湿清热解毒，方用五神汤合萆薢渗湿汤加减；新生儿丹毒为胎火胎毒型，治以凉营清热解毒，方用犀角地黄汤合黄连解毒汤加减；丹毒毒邪内走为毒邪内攻型，治以凉营解毒，方用清瘟败毒饮加减。

（七）戴裕光经验

急性期以火毒论治，兼顾湿热，治以泻火解毒为首要之法，以防火毒蔓延，变生他证。主要用犀角地黄汤、黄连解毒汤清解气血之热毒。表证兼见较为明显，则用普济消毒饮、牛蒡解肌汤等，在清热解毒的基础上配合疏散卫分之温热，配伍紫花地丁、败酱草、板蓝根、忍冬藤、虎杖、白花蛇舌草、蜂房、虎杖、土茯苓等具有清热泻火解毒的药物。戴裕光经验配伍大黄和牛膝。兼见湿热，常配清热利湿之法，多选用甘露消毒丹利湿化浊、清热解毒，龙胆泻肝丸清肝胆实火、清下焦湿热，三妙丸清热燥湿，三仁汤清利湿热、宣畅气机等。戴裕光常用当归拈痛汤，治以利湿清热、疏风止痛，多用忍冬藤、蒲公英、紫花地丁、白茅根、萆薢。

（八）李兰青经验

李兰青治疗下肢慢性丹毒时，急性期在清热解毒、活血利湿的基础上，注重整体与局部的辨证论治，配合外敷中药以加强疗效，常用方剂为五味消毒饮合四妙丸加减，常用药物为金银花、蒲公英、野菊花、紫花地丁、苍术、黄柏、地龙、赤芍、牡丹皮、川牛膝、生薏苡仁等。五味消毒饮为外科阳证常用方剂，全方共奏气血同清、三焦同治，兼开三焦热结、利湿消肿之功，另加赤芍、牡丹皮凉血活血，为李兰青常用之解毒活血汤。本方在清热解毒利湿的同时加用活血药物，既使湿热无法瘀滞体内，又因活血药物的使用增大了清热解毒的力度。四妙丸为清利下肢湿热的经典方剂，引药下行，辅以地龙、蜈蚣、乌梢蛇等虫类药物活血通络。因久病病邪入里，以虫类药物搜剔在络之邪，故可防止其反复发作。在症状缓解期，加用健脾益气活血药物，可加用黄芪、白术、山药、山茱萸等。脾气虚衰者，应减清热类药物，加用麸炒白术、茯苓、泽泻以健脾除湿。

五、名方推荐

（一）柴胡清肝饮

枳壳 6 g，柴胡、栀子、黄芩、黄连、知母、龙胆、野菊花、甘草各 10 g，生石膏 30 g，蒲公英 15 g。功效：清肝泻火解毒。主治：丹毒火毒郁肤证。用法：每日 1 剂，水煎，分 2 次服。加减：若胸胁胀痛者，加青皮；口干渴饮者，加麦冬、玉竹；大便秘结者，加大黄或大青叶；局部红肿面积较大者，加生地黄、牡丹皮。

（二）解毒清热汤

紫花地丁、野菊花、蒲公英、大青叶、重楼各 15 g，牡丹皮、赤芍、板蓝根各 10 g。功效：清热解毒。主治：丹毒。用法：每日 1 剂，水煎，分 2 次服。加减：发于颜面者加牛蒡子、薄荷、菊花，取其辛凉清上；发于下肢者加黄柏、猪苓、萆薢、牛膝，以清利湿热，引药下行；若伴有高热者，加生石膏、知母、天花粉，以养阴清热；缠绵不愈，反复发作者，加路路通、鸡血藤、防己、黄柏以利湿解毒，活血通络；肿胀明显者，加泽泻、猪苓、木瓜、乳香、没药，以利湿消肿止痛。

（三）萆薢渗湿汤

萆薢、薏苡仁各 30 g，赤茯苓、黄柏、牡丹皮、泽泻各 15 g，滑石 30 g，通草 6 g。功效：清热利湿、凉血解毒。用法：每日 1 剂，水煎，分 2 次服。加减：湿邪重者加入祛湿药，如茯苓、车前子等。慢性丹毒的治疗当以益气利湿、化瘀通脉为主，可加入黄芪、川芎、桃仁、红花、穿山甲等药。

（四）普济消毒饮、消炎方加减

金银花、连翘、龙葵、牡丹皮、知母、甘草各 10 g，薄荷 6 g，黄芩、黄连、三颗针各 12 g，紫花地丁 15 g。功效：祛风清热解毒。主治：丹毒风毒侵肤证。用法：每日 1 剂，水煎，分 2 次服。方选加减变化：恶寒发热等自觉症状明显时，选用普济消毒饮化裁；自觉症状减轻而局部症状突出时，选用消炎方加减。发于头面者可加野菊花；发于胸胁腰胯者，加栀子、龙胆；发于下肢者，加黄柏、牛膝；肿胀明显或有水疱者，加木通、车前子；局部色红不褪者，加生地黄、赤芍；局部有脓疱或附近淋巴结肿大者，加败酱草、蒲公英、虎杖；若高热不退者，加生石膏，毒热深重者可以毒热伤营证处理。

（五）渗湿汤、五神汤加减

薏苡仁、茯苓各 15 g，泽泻、黄柏、木通、龙葵、苍术各 10 g，紫花地丁 20 g，生甘草 6 g。功效：祛湿清热解毒。主治：丹毒湿毒侵肤证。用法：每日 1 剂，水煎，分 2 次服。方选加减变化：发病初起恶寒发热者，加金银花、连翘；若腹股沟淋巴结肿大，重用紫花地丁，加蒲公英、败酱草、三颗针；若反复发作，平时可内服苍术膏或三妙丸。

（六）五味消毒饮、黄连解毒汤加减

生地黄 10 g，牡丹皮、赤芍、金银花、野菊花、黄连、甘草各 3～6 g，紫花地丁、蒲公英各 6～10 g。功效：凉血清热解毒。主治：丹毒胎毒侵肤证。用法：每日 1 剂，水煎，分 2 次服。加减变化：若治疗失宜或未及时诊治，毒邪内攻，高热、惊厥，可参考毒热伤营证处理。

（七）清瘟败毒饮、清热地黄汤加减

药物：羚羊角 1～3 g（或用水牛角代 10～20 g），生地黄 30 g，牡丹皮、赤芍、黄芩、黄连、栀子、知母、玄参、淡竹叶、连翘各 10 g，生石膏 30 g。功效：清营凉血解毒。主治：丹毒毒热伤营证。用法：每日 1 剂，水煎，分 2 次服。加减变化：淋巴结肿大不消者，加败酱草、紫花地丁、蒲公英；神昏谵语、高热不退者，可加安宫牛黄丸、至宝丹、紫雪丹，任选一种，化开后送服。

（八）萆薢渗湿汤合五神汤加减

金银花、薏苡仁各 20 g，野菊花、蒲公英、紫花地丁、茯苓、滑石、当归、川牛膝各 15 g，黄柏、萆薢各 10 g，牡丹皮 12 g。功效：清热解毒，利湿化瘀。主治：下肢丹毒。用法：每日 1 剂，水煎，分 2 次服；并用药渣煎汤外洗。加减变化：发病初起恶寒发热者加连翘。

（九）五味消毒饮合四妙丸加减

金银花、蒲公英各 20 g，野菊花、紫花地丁、苍术、黄柏、地龙、赤芍、牡丹皮、川牛膝各 10 g，生薏苡仁 15 g 等。功效：清营凉血解毒。主治：丹毒毒热伤营证。用法：每日 1 剂，水煎，分 2 次服。可加用黄芪、白术、山药、山茱萸等。脾气虚衰者，应减清热类药物，加用麸炒白术、茯苓、泽泻以健脾除湿。

（十）冰片芒硝外敷

将冰片、芒硝按 1∶10 的比例混合研末，按病变范围大小，取适当纱布一块展平，将药末适量，均匀撒在纱布中央约 0.5 cm 厚，然后将纱布四边折褶包好，贴敷患处，用胶布固定或用绷带包扎，以防药末洒出。每 2～3 d 换 1 次。不宜勤换，以免药物溶解不全而影响疗效。用药后局部凉爽，舒适。

第三节　蜂窝织炎

蜂窝织炎为一种广泛的皮肤和皮下组织弥漫性化脓性炎症，致病菌为溶血性链球菌、金黄色葡萄球菌以及大肠埃希菌或其他型链球菌。其特点是病变为弥漫性浸润性红肿，扩散迅速，境界不清。

炎症可由皮肤或软组织损伤后感染引起，亦可由局部化脓性感染灶直接扩散，或经淋巴管、血液传播而发生。

一、诊断标准

（一）病史

部分患者有链球菌感染、化学刺激或异物存留于软组织中、创伤、溃疡，以及淋巴管炎、肾性或坠积性水肿等病史。

（二）症状

局部疼痛，常伴有发热、畏寒等全身症状，或发生淋巴结炎、淋巴管炎、坏疽和败血症而出现相应的临床症状等。

（三）体征

发病初期局部红、肿、热、痛明显，发展较快，边界不清。7～10 d 后成脓，触之有波动感，疼痛加剧。溃后脓出而愈。病变轻者，因组织疏松而肿胀明显，疼痛较轻。病变深者因组织致密而肿胀不明显，疼痛却较剧烈。

（四）检查

血白细胞总数增多，中性粒细胞增多，急性期血沉加快。脓液可做细菌培养及药物敏感试验。

二、西医治疗

1. 针对未合并全身感染症状的典型蜂窝织炎患者，推荐使用对抗链球菌的抗生素进行治疗（表 12－2）。针对合并全身感染症状的蜂窝织炎患者，推荐使用全身性抗生素进行治疗。针对与穿透性创伤、其他部位 MRSA 感染的证据、注射用药或 SIRS 有关的蜂窝织炎，推荐使用万古霉素或其他有效抗生素来对抗 MRSA 和链球菌。针对重度免疫缺陷患者，推荐使用广谱抗生素。针对重度感染患者，推荐在万古霉素的基础上添加哌拉西林-三唑巴坦或亚胺培南或美罗培南作为经验用药。

表 12－2　蜂窝织炎链球菌皮肤感染抗生素

成人剂量	儿童剂量	抗生素适于重度青霉素超 N/A 敏反应
青霉素 200 万～400 万单位 q4～6 h Ⅳ	青霉素 60～100000 单位/kg q6 h	克林霉素、万古霉素、利奈唑胺、克林霉素、替拉万星。克林霉素耐药性＜1%，但在亚洲已广泛应用
克林霉素 600～900 mg　q8 h Ⅳ	克林霉素 10～13 mg/kg q8 h Ⅳ	
萘夫西林 1～2 g q4～6 h Ⅳ	萘夫西林 50 mg/kg q6 h	
头孢唑林 1 g q8 h Ⅳ	头孢唑林 33 mg/kg q8 h Ⅳ	
青霉素 V 钾 250～500 mg q6 h po 头孢氨苄 500 mg q6 h po	青霉素 60～10000 单位/kg q6 h 10～13 mg/kg q8 h Ⅳ	

2. 推荐抗菌疗法的时间为 5 d，若在此疗法下感染没有好转，需延长治疗时间。

3. 抬高受累皮肤和治疗诱发因素，如水肿或潜在的皮肤疾病。

4. 针对下肢蜂窝织炎，临床医师需详细检查足趾间隙。腔隙注药、刮治或浸离法可以消除病原体的定植、减少复发性感染事件的发生。

5. 针对未合并 SIRS、精神状态改变或血流动力学不稳定的患者，推荐使用门诊患者疗法。但是，若出现以下情况，如尿生殖膈上下筋膜或化脓性感染、患者不能坚持治疗、重度免疫缺陷患者的感染或门诊治疗失败，则推荐住院治疗。

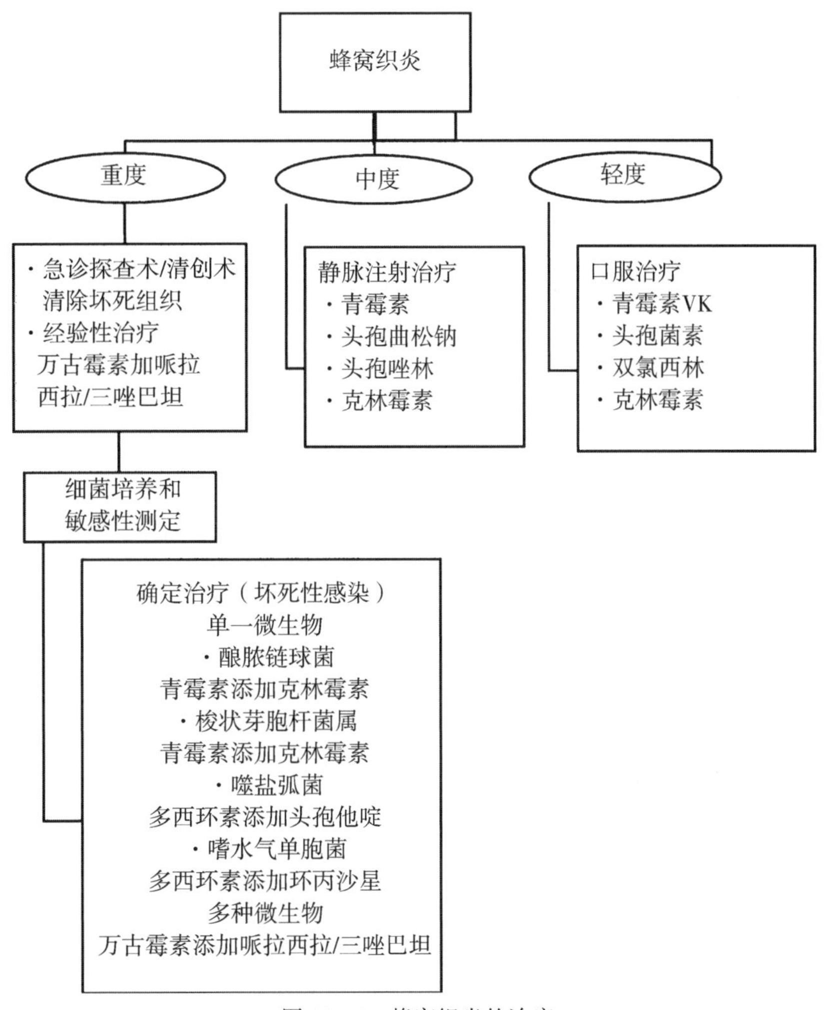

图 12-1　蜂窝织炎的治疗

6. 针对非糖尿病成人患者，推荐使用全身性皮质类固醇（如泼尼松 40 mg/d，持续 7 d）。

7. 针对尽管尝试治疗或控制易感因素的情况下，蜂窝织炎仍然 1 年发作 3～4 次的患者，推荐预防性给予抗生素，如口服青霉素或红霉素（2 次/d，持续 4～52 周）或肌内注射苄星青霉素（1 次/2～4 周）。只要存在易感因素，即推荐持续使用上述方案。

三、中医临床思维

（一）中医病名及病因病机特征

蜂窝织炎属中医“痈”“发”等范畴，发于结喉处为锁喉痈，发于臀部为臀痈，发于手背部为手背发，发于足背部为足背发。中医认为本病是由外感风燥湿火毒邪壅结，或过食膏粱厚味，致湿热火毒风生，或外来损害，肌肤破损，毒邪乘隙内侵，致营卫不和，气血壅滞，经络壅阻而成痈。病变发于上部多风湿、风热，发于中部多气郁、火郁，发于下部多湿火、湿热。其疾病发展过程，可分为初起、成脓、溃后 3 个阶段。

（二）辨病辨证及治疗特征

锁喉痈分为痰热蕴结证、热盛肉腐证、热伤胃阴证；臀痈分为湿火蕴结证、湿痰凝滞证、气血两虚证；手背发分为湿火蕴结证、气血不足证；足背发为湿热下注证。

本病的治疗原则：锁喉痈治疗以清热解毒、化痰消肿为原则，臀痈以清热利湿解毒为原则，手背发、足背发初期宜清热解毒、利湿消肿，脓成后宜透脓托毒，溃后以补益生肌为原则。

蜂窝织炎病变范围较广，可分为一般性皮下蜂窝织炎、新生儿皮下坏疽、老年人皮下坏疽、颌下急性蜂窝织炎、产气性皮下蜂窝织炎、眼眶蜂窝织炎、头颈部蜂窝织炎等。蜂窝织炎属急、重、危症，病情复杂，变化多端，局部出现红、肿、热、痛是所有发炎最初的症状，一旦引发蜂窝织炎就不止如此，开始会出现局部灼热感及压痛现象，局部会有水肿、红斑的情形，同时也会有发热、畏寒、全身倦怠、头痛或关节痛等，血液检查时，血中白细胞会明显上升，若不立即治疗，等到出现淋巴结肿时，细菌已经侵入血液中，严重的甚至会引发败血症而死亡。因此临床治疗应根据不同病变部位、不同症状予以相应措施，如糖尿病患者，治疽同时要积极治疗糖尿病，尽量控制血糖在 10 mmol/L 以内，否则效果不佳；发生于颈部、前胸者，可引起喉头水肿，压迫气管，应及时抢救；如形成脓肿应及时切开引流，口底及颌下急性蜂窝织炎应及早切开减压，以防喉头水肿、压迫气管，对产气性皮下蜂窝织炎患者必须采取隔离治疗措施。中医治疗蜂窝织炎的疗效重在辨证，要把握疾病所处阶段、辨别虚实，方能立法、遣药、处方，中医治疗蜂窝织炎适合早期，可以中药内服配合局部敷贴或湿敷，但其他各期也可配合中药内服、外敷，促进伤口恢复。

（三）药物选择

临床数据统计，蜂窝织炎方剂中常用药物为黄柏、黄连、黄芩、大黄、金银花、连翘、石膏、白芷、黄芪、当归、皂角刺、赤芍、丹参、牡丹皮等，配伍用药可以选择党参、玄参、麦冬、茯苓、白术、川芎等。

四、名医经验

（一）唐汉钧经验

唐汉钧主张蜂窝织炎内治尤重托法，中药为主，西药为辅。托法，是用补益气血和透脓的药物，扶助正气，托毒外出，以免毒邪内陷。用药时，忌选滋腻留邪之品，可选用黄芪、当归、川芎、皂角刺配伍以达到扶正养血不留寇之功。唐汉钧认为，痈疽重者，不外乎正盛邪实、气虚邪实、阴虚邪实 3 类。正盛邪实者，多见于青年，多由五志过极或恣食厚味所致，拟和营清热托毒为法，方以仙方活命饮加减；气虚邪实者，多见于年迈体弱者，或因七情内伤，或因劳伤精气所致，气血亏虚不能达邪，拟益气养荣，扶正托毒为法，方以八珍汤合仙方活命饮加减；阴虚邪实者，多见于消渴日久者，拟养阴清热托毒为法，方以六味地黄丸合仙方活命饮加减。若出现肿势散漫，疮形平塌或内陷，脓水少而稀薄，伴嗜睡懒言，精神倦怠，神识欠清等症状，属毒入营血，内陷之象。有壮热不退者，说明正气未竭；不发热者，说明正气已衰。及时短期选用抗革兰氏阳性菌的抗生素，可迅速扼制毒邪肆虐五脏，不致危及生命。此类患者还应佐以通腑泻热，加用生大黄、枳实、天花粉等。此时有效抗生素的应用，有类似箍毒围聚之功，可把毒邪局限于一个较小的范围，不致侵害全身。但用药不可过久，只要肿势不再扩散，肿形渐高，脓出增多，神识转清即止。对于糖尿病患者，则应选用胰岛素迅速把空腹血糖控制在 6～8 mmol/L 为要。其次，需把握切排时机，选择适当切口：痈疽重证大多数均需进行切开排脓手术，而切排时机直接影响到病情的变化。过早切开，则血多脓少，血络受损严重，火毒易侵入营血造成内陷；过晚切开，则脓水大量积聚，毒不外泄，高热难退，徒增患者痛苦，亦有内陷可能。唐汉钧认为，脓熟才是切开的最佳时机。判断脓熟要掌握以下几点：①发病时间在 10 d 左右，应用过大量抗生素者应适当延长；②肿形中央高起，触诊有波动感，疮周按之已软；③高热持续不退伴鸡啄样疼痛；④切排以后血少脓多。

（二）朱仁康经验

朱仁康认为痈虽属于阳证，但可互相转化，既可由阳转阴，也可由阴转阳，须看正气盛衰，邪毒轻重，如正能胜邪，则为顺证，正虚邪盛，则为逆证。在治疗原则上，主张正虚者首先要扶正，如气血两虚者益气和营，阴虚火旺者滋阴清热，阳虚欲脱者回阳救逆。邪实者，则以祛邪为主，勿早用扶正，否则反助邪势。初起有恶寒发热表证时，应先祛风透表，湿热上重则应理湿清热。更着重一个“托”字，使疮毒顶透高突，易于溃脓，不致向外扩散。托毒方面，又有补托、清托、温托之分，补托即补正托毒，常用托里消毒饮；清托即清热托毒，常用四妙汤；温托即温补托毒，常用托里温中汤。

（三）尚德俊经验

尚德俊主张此类急性化脓性感染疾病的发病时期，当内治疗法与外治疗法相结合。初起，局部红肿热痛，炎症浸润明显，热毒炽盛，应清热解毒、活血消肿，内服清热解毒饮，五味消毒饮，黄连解毒汤等，也可使用抗生素治疗，常有良好效果，数日内红肿炎症即可消退而痊愈。早期，每日用解毒洗药溻渍和热罨患处，外敷和围敷大青膏、芙蓉膏、金黄膏等，促使炎症局限消退。如脓肿形成时，应及时切开排脓引流，创口有坏死组织，脓液多者，应清热解毒、提脓祛腐，可用解毒洗药，猪蹄汤溻滞和浸洗，然后撒九一丹、五五丹等，外敷黄连膏，大黄膏等。至后期，创面干净时，应生肌收口，可撒布生肌散，外盖玉红膏油纱布，促进创口愈合。

（四）贺菊乔经验

贺菊乔认为臀痈多由于气郁、火郁，气血凝滞，热盛肉腐，邪毒壅聚而发，临床以局部红肿热痛，扩展迅速，皮肤容易坏死形成溃疡为主症，故本病属阳证疮疡，为实证、热证。因此清热解毒的治法应贯穿治疗的始终，以釜底抽薪之法使热势顿减，以截其源；热盛肉腐，久酿成脓，及时地切开排脓，亦使热毒之邪随脓而出，再配合内服托毒外达及补益气血之品，促其早日脓出毒泄，以免脓毒旁窜深陷，同时又使邪去而正不伤。

（五）李应存经验

李应存以中医辨证论治为基点，认为本病系外感六淫之邪，郁火化热，营卫不和，经络阻塞，导致气血壅滞，脏腑功能失调，湿热火毒内生而起。在临床工作中结合敦煌遗书《辅行诀脏腑用药法要》："大泻肝汤。治头痛，目赤，多患怒，胁下支满而痛，痛连少腹迫急无奈方。枳实（熬）、芍药、甘草（炙）各三两，黄芩、大黄、生姜切，各一两。右（上）六味，以水五升，煮二升，温分再服。""大补肾汤。治精气虚少，腰痛，骨萎，不可行走。虚热冲逆，头目眩，小便不利。脉软而快者方。地黄、淡竹叶、甘草各三两，泽泻、桂枝、干姜、五味子各一两。右（上）七味，以长流水一斗，煮取四升，温分四服，日三服夜一服"的理论和方药，将大补肾汤与大泻肝汤，合称为补肾泻肝汤治疗皮下蜂窝织炎。

（六）陈忠明经验

陈忠明在临床中治疗臀痈时，结合临床表现和进展，将臀痈分为三期，初期：表现为局部皮肤因长期受压及其他刺激（如潮湿、摩擦、搔抓，肌内注射等），导致血液循环障碍，留滞成瘀，蕴久化热，临床表现以局部皮肤暗红色、肿胀、灼热、疼痛为主症，皮肤的完整性尚未被破坏，及时治疗，有望完全恢复正常而不溃烂。中药可内服仙方活命饮加减。长期卧床而致臀痈者多气血亏虚，肌肤失养，不扶正就难以祛其瘀邪，中药可内服八珍汤加减，本方主要是补气养血，改善肌肤营养，同时又有凉血解毒作用，对红、肿、热、痛具有良效。另外还应增加患者的翻身次数，以改善局部血液循环，纠正缺血缺氧，尽可能去除导致臀痈的病变因素。中期：由于血滞经络，瘀而不行，而"血不利则为水"，导致津液溢出脉外，蓄于皮下。临床表现是以局部皮肤紫红色、水肿为主症。瘀血久滞可成瘕，所以也每见皮下硬结；水肿甚时可使皮肤变薄，故又常见出现水疱，水疱不小心极易破溃，最易引起感染，如有感染，可静脉滴注有效抗生素，局部涂抹红霉素软膏，中药可内服四物五苓散加减。溃烂期：由于臀痈早期失于发现，加之以后又治不如法，致使病变局部表皮水疱逐渐扩大，以致破溃暴露出真皮，真皮极易感染，感染后原有的黄色渗出液表面可有脓液覆盖，并逐渐形成溃疡，开始出现疼痛。根据中医辨证，此期患者是以气血亏虚、邪毒蕴络、血败肉腐为主证。治疗首先应有效地抗感染，以防病情继续发展。在使用足量有效的抗生素的同时，局部可用过氧化氢反复清理创面，以暴露出新鲜肉芽，方便下一步治疗。外用如意金黄散外敷患处，每日 1 次；双黄连粉针剂撒于创面，每日 1 次；九一丹掺于创面上，或用药线蘸药插入疮中，每日换药 1 次。中药可内服益气解毒汤加减。

五、名方推荐

（一）解毒清热汤

当归 12 g，赤芍 10 g，牡丹皮 10 g，金银花 20 g，连翘 10 g，蒲公英 30 g，萆薢 15 g，薏苡仁

20 g，浙贝母 10 g，白芷 10 g，乳香 10 g，没药 10 g。功效：清热解毒、消痈排脓。主治：蜂窝织炎成脓期。用法：每日 1 剂，水煎早晚分服。加减：病变发于上部者去萆薢、薏苡仁，加牛蒡子、桔梗、薄荷（后下）各 10 g，菊花 15 g，板蓝根 30 g；发于中部者加黄连 6 g，栀子、龙胆各 10 g；发于下部者加黄柏 15 g，苍术、川牛膝各 10 g；肿势高突趋于局限，按之中软应指，局部剧痛加锥刺，伴壮热口渴，大便秘结，舌红绛苔黄腻，脉弦滑数者，去萆薢、薏苡仁，加穿山甲（先煎）9 g，皂角刺 30 g，甘草 6 g；溃后脓出稀薄，疮口有空壳，久不收口，舌光质红，口干，脉强数者，去当归、赤芍、牡丹皮、萆薢、浙贝母、白芷、乳香、没药，加玄参 15 g，麦冬 12 g，生地黄 20 g，天花粉、石斛各 9 g，太子参 12 g；脓水稀薄，疮口较深而形成空腔，收口缓慢，面色苍白，纳呆，疲乏，舌淡苔白，脉细弱者，去赤芍、牡丹皮、金银花、连翘、浙贝母、乳香、没药，加党参、黄芪各 15 g，白术、川芎、制半夏各 9 g，茯苓各 12 g，甘草、陈皮各 6 g。

（二）白芷四黄散

①处方：白芷、紫草各 20 g，当归、甘草各 15 g，血竭、轻粉各 12 g，白蜡 60 g，麻油 500 g。功效：提脓去腐，化瘀生肌。主治：蜂窝织炎红肿热痛破溃且有脓性分泌物。用法：先将白芷、紫草、当归、甘草四味入油中慢火煎枯，去渣，入血竭融化，加入白蜡收膏，后将研细之轻粉搅入，将油膏涂于纱布上，敷贴患处，每日 1 次，连用 7 d。②处方：大黄、黄连、黄芩、黄柏、栀子、枳壳、五倍子各 30 g。功效：清热解毒，行气活血，消肿止痛，敛溃疮，散淤血。主治：皮肤红肿热痛、痈、发、疖、疔。用法：共同烘干，研碾成细粉，过 100 目筛，装瓶备用，应用时先将局部毛发剃光，用肥皂水洗擦患处，根据患处部位大小，将适量药粉倒入广口瓶中，用水、米醋（按 3∶1 比例）将药粉调匀，以手捏不滴水为度，放入纱布袋中紧敷患处，保持湿润，每日更换两次，连用 7 d。

（三）五味消毒饮加减

金银花 25 g，野菊花、蒲公英、紫花地丁各 20 g，连翘 25 g，生石膏 30 g，薄荷 5 g，牛蒡子 15 g，炙僵蚕、牡丹皮、升麻、皂角刺各 10 g。功效：清热解毒。主治：颌面部蜂窝织炎。用法：每日 1 剂，水煎，分 2 次服。加减：若大便秘结加大黄、玄明粉各 5 g。若伴有神昏烦躁加生地黄 15 g，黄连 5 g。若恶寒加荆芥 15 g。若久治不愈反复溢脓加骨碎补、玄参各 10 g。若肿连腮颊且较重宜加板蓝根 20 g，苦参 15 g。

（四）尹作文经验方

黄芪 40 g，皂角刺、当归、紫花地丁各 30 g，黄芩、丹参各 15 g，连翘 20 g，姜半夏 12 g。功效：托里排毒。主治：急性蜂窝织炎。用法：每日 1 剂，水煎，分 2 次服。加减：热毒炽盛加金银花、牡丹皮；阴虚火炽加生地黄、白芍、葛根；气血两虚酌加“四君”“四物”。

（五）解毒消痈汤

金银花、丹参、山豆根、皂角刺各 15 g，连翘、防风、牡丹皮、大青叶各 12 g，黄连 9 g，石膏 20 g。功效：清热解毒，活血消肿。主治：颌面部蜂窝织炎。用法：每日 1 剂，水煎，分 2 次服。

（六）复方虎杖散

虎杖 5 份，生大黄 2 份，黄柏 2 份，生地榆 1 份。功效：活血化瘀、消肿止痛。主治：常用于疮疡初起红肿热痛等症。用法：用袋装散剂，使用时用凡士林煮热调成厚糊状外敷患处，然后以绷带缠绕固定，每日换药 1 次。

（七）活血透热汤

赤芍、生地黄、丹参、浙贝母、生牡蛎各 15 g，连翘 25 g，防风、白芷、丝瓜络各 10 g，白芥子、鹿角霜各 6 g，生甘草 3 g。功效：辛散透邪，活血凉血，解毒散结。主治：臀痈慢性期。用法：每日 1 剂，水煎，分 2 次，早晚饭后半小时后服。

（八）复方黄连水煎液

黄连 50 g，黄柏 25 g，栀子 25 g，白矾 25 g。功效：抗菌、消炎、防腐、镇痛。主治：痈疮性蜂窝织炎。用法：加水 500 mL，浸泡 30 min，大火烧开后中火煎煮 25 min，滤取药液，药渣再加水重复上述步骤，合并 2 次煎液共约 500 mL，即可使用。未成脓者，外用浸透复方黄连水煎液纱方盖贴。如肿脓已溃成脓，切开排脓，用 3%过氧化氢冲洗，用浸透复方黄连水煎液药线引流，外用浸透复方黄连水煎液纱方盖贴，如脓性分泌物较多，1 日 1 次。1 周后如脓性分泌物减少，隔日换药 1 次。

（九）徐巍经验方

金银花、玄参、生地黄、桔梗、大黄各 10 g，紫花地丁、蒲公英各 15 g，薄荷 5 g。功效：疏风清热、解毒消肿。主治：早期颌面蜂窝织炎。用法：水煎，1/2 剂，2 次/d，1 次口服，1/2 剂湿敷肿胀区。

（十）自拟消痈汤

金银花、连翘、紫花地丁、天花粉各 15 g，蒲公英 30 g，虎杖、黄连各 12 g，甘草 6 g。功效：清热解毒，消肿散痈。主治：臀部蜂窝织炎。用法：每日 1 剂，水煎，分 2 次，早晚饭后半小时后服。

第四节　急性乳腺炎

急性乳腺炎是指发生于乳房的急性化脓性感染疾病。以患者乳房局部初起红肿热痛，逐渐形成脓疡为特征，可伴有全身寒热起伏，头疼身痛等症状。常发生于产后未满月的哺乳期妇女，尤以初产妇最多见，也可见于产后 2～4 个月，甚至 1 年以上的哺乳期妇女。此外，妊娠期、非妊娠期和非哺乳期亦可发生本病。

一、诊断标准

1. 初起乳房内有疼痛性肿块，皮肤不红或微红，排乳不畅，可有乳头破裂糜烂。化脓时乳房肿痛加重，肿块变软，有应指感，溃破或切开引流后，肿痛减轻。如脓液流出不畅，肿痛不消，可有“传囊”之变。溃后不收口，渗流乳汁或脓液，可形成乳漏。

2. 多有恶寒发热，头痛，周身不适等症。

3. 患侧腋下可有臖核肿大疼痛。

4. 患者多数为哺乳妇女，尤以未满月的初产妇为多见。

5. 血白细胞总数及中性粒细胞增高。

二、西医治疗

（一）物理疗法

乳汁淤积期间可继续哺乳，局部用冷敷，以减少乳汁分泌。蜂窝织炎患者应暂停哺乳并采取措施使乳汁排出，局部用湿热敷或理疗，促使炎症局限化。在脓肿形成前进行理疗，多数患者的炎症可自行消失。

（二）手术治疗

适用于乳腺脓肿形成患者。乳腺脓肿切开引流的方法主要根据脓肿的部位而定。切口选择波动感和压痛最明显处，以乳头为中心做辐射状切口，避免切开乳晕。同时注意切口有足够长度，以保证引流通畅。

（三）抗生素治疗

对所有急性乳腺炎患者应选用抗生素治疗，选择本地区对金黄色葡萄球菌敏感的抗生素，一般治疗应持续 10 d 左右。无并发症的乳腺炎口服头孢拉定 500 mg，4 次/d；或红霉素 500 mg，4 次/d；若有乳腺脓肿给予头孢唑啉钠 1～2 g 入生理盐水 500 mL 静滴，3 次/d，还可加用甲硝唑 250 mL 静滴，2 次/d，若青霉素过敏可选用克林霉素 900 mg 静滴，2 次/d。

（四）抑制泌乳

由于停止哺乳可能加重乳汁淤积，故不列为乳腺炎处理常规，仅用于感染严重或乳腺脓肿引流形成乳瘘者。可口服乙烯雌酚 5 mg，3 次/d，共 5～7 d，维生素 B_6 口服，3 次/d，共 5～7 天。

三、中医临床思维

（一）中医病名及病因病机特征

中医称之为“乳痈”，发生于哺乳期者，称外吹乳痈；发生于怀孕期者，名内吹乳痈；在非哺乳期和非怀孕期发生者，名非哺乳期乳痈。乳房为阳明经所过，乳头为厥阴经所属，乳子之母，不知调养，怒忿所逆，郁闷所遏，厚味所酿，以致厥阴之气不行，故窍不得通而汁不得出，阳明之血沸腾，故热盛而化脓。急性乳腺炎多由外邪侵袭体内郁结而发病，外邪之所以能致病主要取决于机体内在状态。如情志不畅，肝气不舒，郁而发热，热结不去；或产后恣食厚味，或孕期胎气旺盛，气机失于疏泄，致乳房脉络阻塞，乳汁壅滞而结块，腐肉酿脓。哺乳期主要为乳汁蓄积，使气血运行不畅，乳络失宣，乳汁郁久化热酿毒，进而腐肉成脓。孕期发生，多责之于胎气上冲，阳明经络郁结而成。非孕、哺乳期乳痈可见于胃热炽盛，壅于乳房或假吮乳等损伤，邪毒由伤口侵袭而致。乳头属足厥阴肝经，乳房属足阳明胃经，故本病多由肝气郁结，阳明蕴热，郁热相协，致使经络阻塞，营气不运。

（二）辨病辨证及治疗特征

中医诊疗标准将急性乳腺炎划分为气滞热壅、热毒炽盛、正虚毒恋 3 个证型。①气滞热壅：乳汁淤积结块，皮色不变或微红，肿胀疼痛。伴有恶寒发热，头痛，周身酸楚，口渴，便秘。苔黄，脉数。②热毒炽盛：壮热，乳房肿痛，皮肤掀红灼热，肿块变软，有应指感。或切开排脓后引流不畅，红肿热痛不消，有“传囊”现象。舌质红，苔黄腻，脉洪数。③正虚毒恋：溃脓后乳房肿痛虽轻，但疮口脓水不断，脓汁清稀，愈合缓慢或形成乳漏。全身乏力，面色少华，或低热不退，饮食减少。舌质淡，苔薄，脉弱无力。

本病的治疗原则：①疏肝散结：忧郁伤肝、肝郁气滞而引起的乳房肿块、结节，治宜疏肝散结，方药用牛蒡子汤、橘叶散。②清热解毒：局部红肿高突、灼热疼痛，伴有壮热口渴、舌苔黄、脉弦数等，治宜清热解毒，以抑热毒之势。方药用人参败毒散、神效栝蒌散、加味逍遥散治之。③托里透脓：适用于气血两虚，不能托毒外出。脓成难溃，治宜补益托毒，使之毒聚透脓，可选用托里消毒散、内托升麻汤。④益气和营：溃后脓水清稀，症如疮形平塌，漫肿不收，或有寒热，纳差可采用益气和营法，选用内托十宣散、补中益气汤、八物汤加减。

对于急性乳腺炎，中医治疗独具优势，关键在于早诊、早治。该病具有发病急、病情变化快等特点，乳汁淤积后发生感染化脓，局部出现红、肿、热、痛的炎症反应，同时引发全身的中毒表现；乳房组织结构疏松，如不能及时有效地控制炎症发展和组织破坏，脓肿范围会迅速扩大，化脓穿溃，容易引起乳漏，迁延时日，徒增痛苦，中毒症状也会加重，甚至出现严重的脓毒血症。故中医内治方面，在临床具体运用中应按临床分期的不同特点抓住主症辨证施治，同时应遵循“辨证守法而不泥古，处方用药灵活多变”的应用原则，如有风寒表证应疏散表邪，不可在初期即一味清热泻火，且在临床上，虽然乳痈病机主要为乳汁淤积，热毒壅盛，但也应注意患者中亦有因寒邪所致，故临床各期不应用药过于寒凉攻伐太过，以免伤阴伤阳，至后期难以恢复。外治方面，炎症早期配合采用揉抓排乳手法治疗，成脓期准确掌握成脓时机，准确定位，及时切开引流，以防脓毒内陷，并发脓毒血症，同时可针对性地运用针灸、艾灸、中药外敷等中医特色治疗。对于合并脓毒败血症者，应以西医治疗为主，根据原发病灶的性质及早足量联合应用 2 种抗生素，继而按细菌培养和药敏试验结果调整用药。

（三）药物选择

郁滞期常用药物有炮山甲、王不留行、路路通、漏芦、桔梗、郁金、陈皮、丝瓜络、柴胡、青皮、牛蒡子、通草等；成脓期常用药物有炮山甲、皂角刺、郁金、青皮、桔梗、王不留行、瓜蒌、蒲公英、连翘、牛蒡子、黄芪、党参、白芷等；溃后期常用药物有黄芪、党参、山药、白术、茯苓、陈皮、皂角刺、桔梗、金银花、当归、川芎等。

四、名医经验

（一）陈宝贵经验

陈宝贵认为急性乳腺炎多由于哺乳期妇女缺乏哺乳经验、怕痛等原因未将乳汁及时排空，而致乳汁瘀积继发炎症所致。如果不及时处理可发展成急性化脓性乳腺炎，故在疾病早期治疗的关键是疏通瘀积乳汁，避免炎症范围继续扩大，积极阻断脓肿的形成。陈宝贵通过多年临床经验总结出治疗急性乳腺炎早期的一套立体疗法，包括中西并药、中药外敷、针刺穴位、手法按摩、饮食调理、心理疏导六大方法。①中西并药：主要使用中药汤剂内服配合抗生素静滴的治疗手段。中药采用仙方活命饮为基础方加减化裁，红肿痛甚、热毒重者可加羚羊粉、生石膏、野菊花等以加强清热解毒之力；便秘者加大黄、芒硝、厚朴以泻热通腑；血热盛者加牡丹皮、赤芍、生地黄以凉血；气郁甚者加沉香、枳实、厚朴以疏肝行气；气虚者加西洋参、炙黄芪以补气。西药则采用对金黄色葡萄球菌及溶血性链球菌有效的青霉素和头孢类抗生素为主进行治疗。②中药外敷：陈宝贵嘱患者每日用仙人掌肉合芒硝外敷患处。仙人掌去刺取肉 200 g 捣成糊状，加入芒硝 100 g 调匀，取纱布包裹，用时微波炉中火加热 30 s 取出敷于患处，注意温度在 50 ℃，以手摸温热不烫为宜，防止烫伤。纱布包裹的层数以汁液刚好能渗出贴于患处又不至于流出即可。外面再用热毛巾覆盖乳房整体，一来有利于保温，二来温敷乳房整体，有利于气血流畅。每次热敷 30 min，每日 2 次。③针刺穴位：陈宝贵喜用肩井、足三里、申脉、照海为主穴进行配伍。④手法按摩：患者呈仰卧位，操作者立于患者一侧，先在患者乳房上涂少许橄榄油，一手托起乳房，另一手以食指、中指、无名指指腹从乳房根部向乳晕做旋转式按摩，同时可用拇指、食指轻轻挤捋乳头数次，以扩张乳头部的输乳管，排出瘀乳块及积乳，最后以拇指在乳房结块处由轻到重，顺乳管方向进行按摩，力度以产妇不出现痛苦表情为宜，每日 2 次，连续 3 d。其余时间嘱患者定期自行使用吸奶器将乳汁排空。⑤饮食调理：陈宝贵对不同的体质以及在疾病不同阶段都注意选择合适的饮食搭配进行辅助治疗，对食材的四气五味、归经功效详细斟酌，采用合理的辨体质施膳的方法进行配餐。⑥心理疏导：陈宝贵对每位患者在四诊合参的同时都会进行心理疏导和健康宣教，让患者明白病因病机、治疗方案、预后转归及如何预防，使其舒缓压力。

（二）唐汉钧经验

唐汉钧认为肝胃郁热，乳汁郁积，感染邪毒为乳痈发生的主要原因，因此在治疗上以疏肝理气、清胃通络为治则。乳痈根据病程分为初期、酿脓期及溃后期。初期以肝气郁结，乳汁郁积为主，治疗应以通为顺，重在疏肝理气通乳，外敷金黄膏消肿散结，乳头破碎者以青吹口油膏外搽。酿脓期以热毒炽盛为主，故以清泄胃热为主要治则。脓肿成熟后应及时切开引流，乳房部切口选放射状低位切开，乳晕部则选择弧形切口，并以八二丹或九一丹药线插入疮口引流。溃后期一般肿消痛减，若脓出不畅，红肿热痛不消，则可能形成“袋脓”或“传囊乳痈”。亦有溃后乳汁从疮口溢出，形成“乳漏”，久不收口等变证。此阶段辨为正虚邪恋，治以补益气血，清解余毒。而外治方面，“袋脓”者可以垫棉法治疗，在脓腔下部加用棉垫，绷带缚紧，使脓液不致潴留。“传囊”者也可在疮口一侧垫棉加压，若引流不畅则需在按之应指处作辅助切口；“乳漏”亦可取垫棉法加压治疗，以防止乳汁溢入疮口，促进愈合。乳痈初期至酿脓期为实热之证，法虽应清热解毒，但亦不能妄用寒凉之品，应多选用金银花、黄芩、蒲公英等甘凉清热或苦寒较轻之药，并适当加入鹿角片等温通散结之品。若应用大量抗生素或寒凉中药后，形成僵块不消者，可加穿山甲、皂角刺、桃仁等以和营软坚散结。乳痈初期若乳汁色白无腥味时，唐汉钧一般不主张回乳，提倡通过哺乳或手法按摩促使郁积的乳汁排出，这样有助乳管畅通，减轻炎症的发展。若酿脓期感染严重，乳汁色黄变质，或病变范围较大形成“传囊乳痈”，或脓肿切开引流后乳汁从创口内溢出而形成“乳漏”，影响创口愈合者，则应予以回乳。回乳药常用生山楂 15 g，生麦芽 30 g，并配合皮硝外敷，必要时可加用苯甲酸雌二醇肌注或溴隐亭口服等方法加强回乳功效。

（三）许芝银经验

许芝银认为乳痈病因虽各不相同，但其初起的病理机制却是大体相同，即各种致病因素，以致乳络不畅，阻碍气血运行，导致乳汁郁积，气滞热壅，发为本病，因此乳痈的治疗，不论何种证型，必须设法将乳汁排出，才有消散希望，不仅初起如此，即溃脓之后，亦须将乳汁吸出，以有利于早期愈合，并能防止传囊之变，此为治疗乳痈之关键。因此，许芝银治疗乳痈，着重在“气”字，无论新久虚实，消托攻补，方中总以理气通乳之品为主，使乳络疏通。对于乳痈郁滞期，许芝银临证时常以自拟的乳痈散结汤加减治疗，若为单纯乳汁郁积，而热象尚不显者，常配伍郁金、路路通、荔枝核等，以增强理气通乳之效。若气滞热壅，症见全身热象较甚者，常配伍轻清的金银花、连翘以清热解毒。若肝郁气滞，郁而化火，症见烦躁易怒，舌边红、苔较黄、脉弦者，常配伍黄芩、夏枯草以清泄肝胆木火之郁结。依据许芝银经验，若治之尚早，即初起乳房红肿或不红，局部皮肤不热或微热，乳内结块不十分疼者，经治疗 3～4 d后，硬块软散，诸症减，可望消散而不致化脓溃破。若见脓肿形成者，许芝银常以乳痈散结汤为基础化裁，配伍皂角刺、炮山甲、生黄芪等以托毒排脓，并及时手术切开引流或针管穿刺抽脓，以防毒邪旁窜，传囊之变。若产后气血亏虚，症见溃后伤口长期不愈，全身乏力、面色少华者，常以托里消毒散化裁治之，有补益气血，促其腐肉易脱，新肉易生之功。许芝银用药反对过用苦寒之品，或妄投清热解毒之剂，因苦寒太过，既可妨碍脾胃运化，又可攻伐正气，或致乳房气血凝结，局部肿硬不消。故硬块期治疗宜温通理气、和营散结，并佐以少量清解之剂，亦不致余烬复燃而再化脓。临证时常以乳痈散结汤为基础化裁，配伍鹿角霜、炮山甲以温通行血，促其消散。针对多数患者有乳汁瘀滞、乳房肿胀疼痛的症状，许芝银在进行内治的同时，还倡导热敷加按摩的外治方法。具体方法：先将湿热毛巾拧干，折叠数层，敷于肿痛处，上置热水袋，以保持毛巾的湿热温度稳定。30 min后，取下热水袋及毛巾，继而于肿痛皮肤处，涂少许润滑油，用手掌小鱼际由乳房四周沿乳络方向轻轻向乳头方向按摩，每日 1～2 次。既可以使乳络疏通，促进郁积乳汁的排出，又可达到和营消肿止痛之目的。

（四）林毅经验

林毅认为，乳痈之成，外因为产后哺乳，乳头破损，风毒之邪入络；内因为情志所伤，肝气郁结，厥阴之气不行致气滞于乳，且产后饮食不节，恣食膏粱厚味，伤及脾胃，运化失司，阳明经热熏蒸，肝郁胃热互相影响。如此诸因引起乳络失宜，乳窍闭塞，宿乳壅结不得散，气血瘀滞，阻塞乳络而成乳房肿痛结块。若郁久化热，热盛酿毒则肉腐成脓。本病发病急，传变快，极易成脓破溃。乳房以通为顺，以堵为逆，以塞为因，审其病因，究其机理，乳汁淤积是本病主要矛盾；肝郁胃热、气血瘀滞是其发病基础。治疗乳痈，以通为用，以消为贵，尤贵早治，这是本病关键的治疗原则。治疗得法可消而散之，若处理不当或延误时机，极易形成脓肿，徒增刺烙、切开引流之苦。《丹溪心法》“于初起之时，便需忍痛，揉令稍软，吮令汁出，自可消散，失此不治，必成痈疽”，说的即是。据此，林毅总结出揉抓排乳手法。乳汁排出通畅是治疗成功的关键。揉抓排乳手法操作步骤：患者取坐位，先在患乳部搽以少量润滑剂，术者左手托起乳房，右手五指顺着乳络方向，首先轻拿提拉乳头及乳晕部，以扩张输乳管，疏通该部淤乳，继而采用五指指腹揉、推、挤、抓的手法，按摩患乳部硬结肿块，沿放射状从乳房向乳晕部揉抓，随后，右手拇指与食指夹持患侧乳晕及乳头部，不断轻拉揪提，宿乳即呈喷射状排出，直至结块消失、乳房松软、淤乳排尽、疼痛明显减轻为度。排乳后可外敷金黄散或四黄膏，嘱患者继续充分授乳，及时排空乳汁。郁滞期治疗内服药以“通”为用，具体用药时可选择理气、通乳、活血、化痰、散结、泻热、通便之品，切不可滥投苦寒之品，否则会形成“欲消不消、欲脓不透”之僵块。郁滞期辨证以肝郁气滞较为常见，治宜疏肝解郁、通乳消肿，常用药物有炮山甲、王不留行、路路通、漏芦、桔梗、郁金、陈皮、丝瓜络、柴胡、青皮、牛蒡子、通草等。成脓期辨证以胃热壅盛最为常见，治宜清热解毒、托里排脓，常用药物有炮山甲、皂角刺、郁金、青皮、桔梗、王不留行、全栝楼、蒲公英、连翘、牛蒡子、黄芪、党参、白芷等。成脓期透托为要，兼以清热解毒，清热之中配合理气、通乳、消结、散淤之品，切不可过用苦寒之品。至溃后期，患者正气亏耗，予以参苓白术散健脾益气，扶正驱邪，助长新肉，此期不再予寒凉，因寒凉反伤中阳，气血更亏，阴阳两虚，疮口不敛。

（五）纪青山经验

纪青山认为，乳痈的发病机制不外乎乳络闭阻不通，乳汁排出不畅，久瘀而化热成脓结痈。而哺乳期女性易产生负面情绪，故引起乳痈发病的因素虽多，而临床上因情志而发者居多，且中医学认为肝主疏泄，可调情志，因此在针刺治疗中应以疏肝理气为主。结合其病因病机及经络与脏腑相关理论，纪青山提出采用“疏泻厥阴”之法，调畅气机，祛壅滞积热，宣通乳络，从而达到治疗外吹乳痈的目的。在临床治疗中，纪青山选取期门、行间、内关、少府、肩井5穴为主穴，并行捻转泻法，配合乳房边缘进行多针围刺、浅刺，具有疏通局部气血壅滞的作用。因乳汁是细菌滋生繁衍的培养剂，故在针刺时务必严格消毒，只需浅刺即可，勿使针触及到乳汁，以防感染。

（六）裴晓华经验

裴晓华认为急性乳腺炎初期多表现为乳汁瘀积结块，皮色不变或微红，乳房肿胀疼痛，伴有恶寒发热，周身酸楚，口渴，便秘等症状，针对该病初期治疗当以消为贵，以通为主，疏肝清胃，通乳消肿。因此，裴晓华常运用瓜蒌牛蒡汤加减治疗。瓜蒌牛蒡汤出自《医宗金鉴》，由瓜蒌子、炒牛蒡子、天花粉、黄芩、生栀子、连翘、皂角刺、金银花、生甘草、陈皮、柴胡组成。患者乳汁瘀积严重可加王不留行、漏芦、通草、路路通；患者肿块明显可加醋穿山甲；回乳可选用生山楂、炒麦芽；患者发热明显可加石膏、知母、蒲公英等。除上述用药组合，裴晓华还常强调引经药的作用，常选用桔梗作为引经药，一般用量为6 g，桔梗可载药上行，入肺经，而胃气上注于肺，胃中郁热，可随其行至上焦，宣发透达于体外，与方中黄芩、连翘等解表药药效相合。外治手法上，裴晓华提倡使用艾灸、中药外敷以及揉散手法排乳（需彩超检查排除形成脓肿）对该病进行治疗。取膻中、乳根、阿是穴（局部硬结疼痛处），艾灸15 min。如果患者发热明显，可选大椎、曲池进行艾灸，灸至局部皮肤红晕，以不起疱为度。揉散手法操作方法：艾灸或盐袋热敷20 min后，患者取仰卧位，首先放松乳房，可选用双手大鱼际、小鱼际从乳房根部延乳络推向乳晕，还可选用单手颤法、指揉法、掌揉法，放松乳房，然后从健侧开始，使患者逐渐接受，放松全身，避免紧张情绪。可分别点按膻中、肩井、期门、中脘、足三里、太冲。由肿块开始，沿乳管向乳头走行方向，用双手拇指交替抹推。当抹推至乳晕部时，用力挤压，使乳汁能够充分排出，乳汁排泄的通畅度以有一定射程为佳。部分乳房局部有肿块者，在相应乳管开口的乳头根部或乳晕部可扪及小结节，通过对该结节进行捏拿、揉散，疏通该处输乳管窦，从而使得瘀积的乳汁充分排出。排乳完成后，可给予患者芙蓉膏、如意金黄散等外敷，如患者出现乳头皲裂，可给予少量鸡蛋油、象皮生肌膏等外涂。

（七）陆德铭经验

对于乳痈初起者，内治陆德铭多采用瓜蒌牛蒡汤加减内服，以疏肝清胃、通乳消肿，临证加减时则酌加鹿角霜、路路通以温经通络下乳，加当归、益母草以养血活血，大便干结者加柏子仁、郁李仁以润肠通便，夜寐不安者加酸枣仁、朱茯神以养心安神，热象明显者，清热宜适当选用牛蒡子、天花粉、玄参、连翘等甘寒清热之品，同时酌加鹿角霜、当归、益母草等以温经通络，配合姜半夏、陈皮、山药等以顾护脾胃，标本兼顾；外治陆德铭则以手法按摩与药物外敷相结合，首先通过局部热敷加手法按摩以排出积乳，再加外用药物如金黄散、玉露散等金银花露调敷，或直接使用金黄膏、玉露膏等局部敷贴，使药效直达病所，以达到消肿止痛、通乳消块的目的。上法内外结合，相得益彰，促使乳房结块在早期即得以迅速消散。若病情进展，至中期成脓者，陆德铭认为应及时切开排脓，佐以内托，促使脓毒外泄，预防疮周结块不散。后期脓尽肉长者，则应生肌收口，并佐以健脾和胃、补益气血，使患者早日康复、恢复哺乳。陆德铭认为如乳痈初起过用寒凉中药，或大量使用抗生素，虽身热减退、局部肿痛减轻，但仍有部分患者遗留局部结块，日久难消产生乳房僵块，一旦形成乳房僵块，短期内难以消退，治疗时不可急于一时，待患者彻底停止哺乳后再缓缓图治。治疗时虽需辨证施治，但应以活血散结为要。临床陆德铭常使用的药物有夏枯草、浙贝母、海藻、莪术、赤芍、白花蛇舌草等。

（八）姜兆俊经验

姜兆俊认为本病妇女产后不能正常哺乳，乳汁瘀积是发生乳痈的重要原因，肝郁胃热是发生乳痈的另一重要原因，产后心情不舒，肝气郁结，饮食不节，过食膏粱厚味，阳明积热，肝郁胃热互结而发生乳痈，引起乳汁郁积，治疗时强调疏肝清胃。姜兆俊将哺乳期乳痈分为瘀滞期、化热期、脓始成期、脓成熟期、溃后期、硬块期6个阶段。①瘀滞期：贵在治之于早，消散于无形，治宜疏肝解郁，通乳和营，解毒消肿，外治用金黄膏外敷患处。②化热期：以郁久化热为主，重在清热解毒，通乳消肿，外治以大青膏外敷。③脓始成期：此期虽然脓已成，但脓液较少，仍有消散之希望。但此期的消散与肿疡初期的消散不同，需与托药如白芷、桔梗、浙贝母、天花粉、穿山甲、皂角刺合用，才能促进脓液吸收，故治宜清热解毒，托脓消散，外治先穿刺抽脓后，周围敷以大青膏。④脓成熟期：急需透脓外出，以防毒邪内陷或传囊之变。故内治宜清热解毒，排脓消肿，外治宜急开之。⑤溃后期：此期脓液外出，毒邪外泄，正气虚，故治宜扶正清热解毒，外治以大黄油纱条蘸少许牛黄散换药。本病溃后期以虚实兼证多见，而单纯虚证者少，故治疗溃后期切忌过早或单纯使用补法，只有气血两虚而无热象者方可应用补法，内治宜补气养血，用八珍汤加减，外治以生肌散换药。⑥硬块期：治疗乳痈时，不仅要清热解毒，还要注意行气活血。气行血行则瘀滞方可消散，若单纯投以寒凉药物以清热解毒，而忽视行气活血，炎症虽消，但遗留硬块。故姜兆俊在乳痈急性期治疗时均配以赤芍与疏肝药物以行气活血，散瘀消肿，防止形成硬块。若已经形成硬块，宜疏肝行气，活血散结，外治用生地黄、木香捣烂外敷硬块处。

（九）楼丽华经验

楼丽华认为，产后妇人常饮食不节，过食膏粱厚味，化生痰湿，脾胃运化失调，痰浊内生，驳结气血，阻塞经络，发为乳痈。楼丽华辨证为“表阳里阴证”，立意“温通法”，发扬阳和汤方义而自拟了乳腺四号方，是方在阳和汤基础上加入益脾气和暖脾之品而成，旨在消散阴寒。治疗乳痈，楼丽华主张分期从脾论治：①肿块期，通消为主，始终贯穿益脾气、暖脾胃：楼丽华认为，此期属表阳里阴证，治疗上采取温阳、通阳的温通法，处方用乳腺四号方温阳通络，化痰散结，与此同时楼丽华针对乳痈内有寒邪的病机，酌加益脾气的生甘草，暖脾胃的肉桂、炮姜等药物，以期达到中焦脾胃健运调达，助通络化痰之药消散肿块的目的。②成脓期，内外同用，健脾益气，托里透脓：治疗上内外法同用，口服乳腺四号方配合外用细针穿刺抽脓，药物多加健脾益气药物如黄芪、陈皮、升麻等，以更好地载药上行，使气行则血行，使脓成即溃。③窦道期，纯补脾胃，大益气血，暖脾和营，托毒散结：楼丽华在乳腺四号方的主方基础上纯补脾胃，大益气血，重用党参、白术、黄芪，兼用暖脾之药如肉桂入营以温经散寒祛除毒根，杜绝再犯。

（十）孙贻安经验

孙贻安认为哺乳期乳腺炎的基本病机为乳汁郁积、乳络闭阻、气血运行不畅，临证以辨证分期、内外合治为治则，分为瘀滞期、化热期、成脓期和溃后期4期治疗。瘀滞期治以疏肝解郁、行气活血，方选柴胡疏肝散加减，对于乳汁胀满的可予以川牛膝6 g引血下行，减少乳汁分泌。此外，应佐以外治法。①配合芒硝外敷局部，以凉开水调成糊状湿敷患乳，3次/d。②推拿排积乳。操作方法：将患侧乳房暴露，擦适量润滑剂，左手托患侧乳房，右手施行推、揉、按等手法疏通患乳的硬结、肿块。右手5指指腹顺输乳管的放射方向从乳根至乳晕，轻拿揉抓，疏通瘀乳；提拉乳晕乳头促使乳汁排出。手法先轻后重，以患者耐受为宜。20～30 min/次，1次/d，共治疗5～7 d。化热期治以疏肝清胃、清热解毒、通乳消肿，方选瓜蒌牛蒡汤加减。发热甚者可适当予以抗生素治疗。外治法可敷大青膏治疗，若伴有乳头皲裂者，外涂鸡蛋黄油（取煮熟鸡蛋蛋黄于热锅中文火翻炒直至出油）于乳头皲裂处。成脓期治以清热解毒、排脓消肿、活血止痛。方选仙方活命饮加减。此期外治方法为3种：①脓液较少者，可于B超引导下用空针穿刺抽取脓液；②脓液较多或已形成袋脓者，孙贻安结合外科理念，总结了小切口置管低负压引流术；③大青膏外用托里透脓。溃后期常可分为2型。①气血两虚型。此型乳房红肿热痛现象常不明显，伴少气懒言，舌淡、苔白，脉细弱。治以补气养血。常用八珍汤加减；②毒邪未尽型。此型患者常红肿仍在，故在补益气血的八珍汤基础上辅以金银花、蒲公英、连翘、忍冬藤以清热解毒。二型均可佐以生肌玉红膏外敷。

五、名方推荐

（一）唐汉钧经验方

蒲公英 15 g，金银花、生地黄、连翘、瓜蒌各 12 g，赤芍、牛蒡子、黄芩、王不留行子各 9 g。功效：清泄胃热。主治：急性乳腺炎酿脓期。用法：水煎，每日 1 剂，分 2 次服。加减：高热加生石膏 30 g，知母 12 g。

（二）乳痈散结汤加减

蒲公英、漏芦各 20 g，青皮、生甘草各 5 g，橘叶、牡丹皮、赤芍药各 10 g，橘核 15 g。功效：疏通乳络、和营散结。主治：乳痈郁滞期。用法：每日 1 剂，水煎，分 2 次服。

（三）裴兆俊经验方

柴胡、青皮、陈皮、郁金、漏芦、夏枯草、赤芍各 9 g、丝瓜络、生甘草各 6 g、金银花、蒲公英、瓜蒌各 30 g。功效：疏肝解郁，通乳和营，解毒消肿。主治：哺乳期乳痈瘀滞期。用法：水煎，每日 1 剂，分 2 次服。加减：有肿块者加穿山甲 6 g；有表证者用牛蒡子 9 g。

（四）乳腺四号方

熟地黄、炮姜、白芥子、炮穿山甲各 12 g，鹿角片、昆布、煅瓦楞子各 15 g，皂角刺 30 g。功效：温阳和营，通络散结。主治：乳痈郁滞期。用法：每日 1 剂，水煎，分 2 次服。加减：化脓期加桃仁，红花，白芷，冬瓜仁，黄芪。溃后期加党参，白术，川芎，白芷。

（五）柴胡清肝汤

柴胡、木香、生栀子、赤芍、黄芩各 15 g，当归、生地黄、牛蒡子、天花粉、川芎、防风、生甘草各 10 g，金银花、连翘、蒲公英各 30 g。功效：解表散邪，兼理气清里防变。主治：乳痈初期（寒热郁表证）。用法：水煎，每日 3 次，每次 200 mL，饭后服。

（六）瓜蒌牛蒡汤

瓜蒌子 30 g，牛蒡子、连翘、忍冬藤、党参各 15 g、天花粉、黄芩、柴胡各 9 g，青皮、陈皮各 6 g、栀子 12 g，皂角刺 3 g，黄芪 20 g。功效：疏肝清胃、清热解毒、通乳消肿。主治：乳痈化热期。用法：每日 1 剂，水煎，分早、晚 2 次温服。

（七）益气扶正方

生黄芪、蒲公英各 30 g，当归、党参、炒白术、桔梗、瓜蒌各 15 g，路路通 8 g，穿山甲、柴胡、甘草各 6 g，白芷、玄参、青皮各 9 g，紫苏梗 12 g。功效：扶助正气，辅以疏肝通络。主治：乳痈初期。用法：水煎，每日 1 剂，分 2 次服。

（八）清解六君煎

败酱草、蒲公英、浙贝母各 30 g，皂角刺、紫苏梗、生大黄各 15 g。功效：消肿散结、清热解毒。主治：哺乳期乳痈初中期。用法：每日 1 剂，加水 400 mL，急火煎 20 min，取汁 200 mL，二煎加水 300 mL，急火煎 10 min，取汁 300 mL，两煎混合 2～3 次温服。将药渣用纱布袋包好，加水 300 mL，煎约 15 min，热敷患乳病灶处，直至药凉，每日 2～3 次。加减：初期畏寒、高热、无汗加金银花 15 g、防风 6 g；肿块硬痛明显加穿山甲珠 9 g、海藻 15 g；热甚加黄芩 15 g、木通 9 g；乳汁量多加山楂 15 g、生麦芽 15 g。

（九）仙方活命饮加减

金银花、蒲公英、天花粉各 30 g，香附、丝瓜络、王不留行、浙贝母、皂角刺、当归尾各 15 g，穿山甲（先煎）、通草、陈皮、防风、制乳香、制没药各 9 g，赤芍、白芷、柴胡各 12 g，甘草 6 g。功效：清热解毒，消肿溃坚。主治：乳痈成脓期。用法：水煎服，每日 1 剂。

（十）消痈散结汤

蒲公英 30 g，金银花、皂角刺、瓜蒌、赤芍各 15 g，炙穿山甲 10 g，生大黄 9 g，柴胡 12 g。功效：清热散结，消肿通乳。主治：哺乳期急性乳腺炎。用法：先将药物用冷水浸泡 30 min 以上，大火烧开后文火煎煮 20 min，取汁 250 mL，再加凉水直接煎煮 150 mL，两煎混合分 2 次早晚服用。煎第 3 遍之药汁用干净毛巾浸湿药液，热敷患乳，用推拿方法从乳房四周沿导管方向向乳头做向心性挤压式按摩，每次 20～30 min，每日 1～2 次。加减：初期畏寒发热加荆芥、防风各 10 g；热甚者加石膏 20 g；如成脓未熟者加生黄芪 20 g，当归 12 g；乳汁分泌多加焦山楂、生麦芽各 12 g；肿块明显者加昆布、海藻各 12 g；胸胁胀痛者加枳壳 12 g。

第五节 乳腺增生病

乳腺增生病（hyperplastic disease of breast，HDBA），又被称为乳腺增生、乳腺小叶增生、乳腺结构不良、慢性乳腺囊性增生病、纤维囊性增生病等，国外称之为良性乳腺疾病（benign breast disease，BBD）或良性增生性乳房疾病。其基本病理变化为乳房纤维结缔组织、上皮细胞的异常增生，以及乳腺导管和乳小叶在结构上的退行性改变。现代医学认为，该病多因内分泌紊乱，卵巢功能失调，雌激素比例失衡，即雌激素绝对或相对升高，孕激素比例下降，失去保护作用，导致雌激素长期刺激乳腺组织而发病。HDBA 多见于 25～45 岁女性，其发病率约占育龄女性的 40%，约占所有乳房疾病的 75%，是最常见的乳房疾病，也是目前女性中最为常见的非炎症性、非肿瘤性疾病。部分患者具有恶变倾向，其中非典型增生已被列为癌前病变，值得引起重视。

一、诊断标准

HDBA 的诊断方法为“三步诊断法”，即临床评估、影像诊断、病理诊断。其中，以临床评估＋影像诊断为常用方法，病理诊断为金指标，本病病程较长，发展缓慢，恶变率低，而其中非典型增生作为癌前病变，应引起重视。

（一）临床表现

参照 2002 年中华中医外科学会乳腺病专业委员会第 8 次会议通过的乳腺增生病诊断疗效标准，临床上 HDBA 的主要表现为乳房疼痛和乳房肿块。

1. 乳房疼痛常为单侧或双侧乳房胀痛或触痛，也有患者以腋窝下胀痛为主，甚者有牵涉至肩背部甚至上肢的疼痛，运动时会引起疼痛加剧。部分患者疼痛具有周期性，即经前明显，经后缓解，较严重者疼痛周期性不明显，与月经周期无明显时间关联性。疼痛也常与情志相关，生气、压力过大等情绪或熬夜、饮酒等不良生活习惯都会引起乳房疼痛。患者疼痛症状与 HDBA 严重程度并不成正比，用药疗效一般以临床症状缓解程度为评判标准。

2. HDBA 部分患者体查乳房内可有单个或多个结节，结节多质韧，呈颗粒状、结节状或纺锤状，边界常模糊不清，与周围组织无粘连，活动度可，压痛明显，亦可表现为乳房内区域性片状增厚区，一般外上象限或腋尾区增厚较其他区域明显。年轻人常可扪及结节，中老年女性则以片状增厚区多见，偶全乳可有增厚感。

3. 囊性增生者也可有结节状触感，边界较清，细针抽吸多见淡黄色或血性液体，彩超下囊壁较厚者也可考虑手术切除。伴乳头溢液者占 3.6%～20.0%，常为淡黄色、无色或乳白色浆液，血性溢液少见，部分患者彩超下可见乳腺导管扩张。

4. 排除初潮前小儿乳房发育症，男性乳房异常发育及乳房良恶性肿瘤。

（二）超声表现

在乳腺疾病的基本影像学检查手段中，彩色多普勒超声诊断与 X 线钼靶检查为首选，根据中国女性腺体型乳腺腺体比例较大的国情，我国以乳腺彩超为检查首选，建议每半年到 1 年行 1 次乳腺彩超，超声表现常见以下 6 类：

1. 增生性斑块：乳腺腺体内结构紊乱，回声强弱不均，超声下影像可见“花斑状或豹皮样”改变，以大小在 0.5 cm 左右的低回声斑块居多，常为多发，边界尚清楚，形态不规则，边缘多欠整齐或较粗糙。有周围的乳腺纹理伸入其中，无明确的结节和占位感，彩色血流信号分布无异常。加压检查略感腺体质地较硬或凹凸不平。

2. 增生性结节：超声表现多为欠规则的实性低回声团块，大小多在 0.5～2 cm 之间，内部均匀或欠均匀，有瘤体占位感，外形不一定规则，无包膜，较大的包块可有后壁回声增强和侧方声影，周围的乳腺纹理较清楚。

3. 导管扩张形：乳腺实质内可见多条长短不一、粗细不均、相互连通的条索状、不规则状或盘曲状管道结构，管腔清晰光滑呈无回声。当其融合成片时，边缘界面显示欠清，或因其内部盘曲的导管壁回声混杂使其呈分叉状弱回声，但内无肿块占位。

4. 增生性囊肿：在腺体内显示单个或多个圆形或椭圆形无回声暗区，边界和边缘清楚，囊壁完整，后壁回声增强，侧边声影明显。较大较浅者临床触诊可扪及。

5. 乳腺弥漫性回声异常：腺体密集或有增厚，弥漫性回声增强或减低，内部结构不清，腺体内无包块、结节或斑块，乳腺导管无扩张，腺体小叶间的纤维条索分隔回声不明显，内部无异常血流信号。触摸乳腺组织增厚，韧性增强。

6. 乳腺囊实混合性回声异常：乳腺结构混杂不清，内出现实性结节或包块与囊性包块混合；或包块内部回声低弱似囊性区，周边似实性区；或者扩张的乳腺导管内出现实性回声。腺体组织凌乱不均，强弱不等，腺体内血流信号表现不一，部分病灶内可出现粗大血流信号。

（三）X 线钼靶表现

在乳腺 X 线钼靶片中，HDBA 变区呈斑片状、毛玻璃状或棉絮状密度增高影，密度不均匀，边界不清；少数形成肿块状致密影，部分患者可伴有钙化灶。乳腺囊性增生，在 X 线钼靶片上表现为大小不等的圆形或卵圆形影像，密度类似于腺体，边缘较为锐利光滑，呈局限性或散在分布，较大的囊肿形成时，表现为球形透光区（球形密度略减低区），囊肿壁偶可见线样钙化。乳腺钼靶检查具有反射线辐射损伤，且 35 岁前的女性腺体较致密，钼靶检查影像欠清，因此不建议 35 岁以前尤其是尚未完全发育的女性行乳腺钼靶检查。

（四）病理学检查

体检与影像学检查中发现的乳腺肿块、区域性腺体增厚，尤其是彩超中的可疑结节、乳腺钼靶中发现的微钙化，均需行病理组织学检查（空心针穿刺活检、细针穿刺细胞学检查、手术活检）。其中，乳腺小叶增生伴导管上皮细胞非典型增生，且呈现重度异形，则为癌前期病变（占极少部分），需积极治疗定期检查，防患于未然。

二、西医治疗

1. 药物治疗：本病的治疗以对症治疗为主，西医上对于临床症状较重的患者可予三苯氧胺治疗，于月经干净后 5 d 内开始口服，每日 2 次，一次 10 mg，连用 15 d 后停药。该药以抑制雌激素为主要作用机制减轻乳腺作为雌激素靶向器官的临床症状，治疗效果可，但因对子宫内膜及卵巢有一定影响而不宜长期服用。在唐伟琼等的报道中，短期与间断小剂量地应用他莫昔芬（每日 2 次，一次 10 mg，于月经后第 3 日开始服药，至下次月经来潮前停药，连续治疗 3 个疗程），未发现有子宫内膜增生及子宫内膜癌的发生，亦可缓解临床症状，降低复发率。此外，维生素类药物也具有维护肝功能的作用，可加强肝脏对雌激素的灭活作用，从而达到调节内分泌，缓解 HDBA 的作用，也可选用托瑞米芬替代他莫昔芬达到降低对子宫内膜的影响。

乳腺增生伴乳头溢液或乳腺导管扩张患者应加测泌乳素，若合并泌乳素升高者，应予溴隐亭等降泌乳素等对症支持处理，具体服用剂量视泌乳素水平高低而定，一般每日 5 mg，疗程 3 个月。

其他药物可视患者性激素水平选用：乙烯雌酚（第 1 个月经周期，每周口服 2 次，1 次 1 mg，连服 3 周；第 2 个月经周期，每周给药 1 次，每次 1 mg；第 3 个月经周期给药 1 次，1 mg）；孕酮（月经前 2 周，每周 2 次，每次 5 mg，总量为 20～40 mg）；睾酮（月经后 10 日开始用药，每日 5～15 mg，月经来潮停药，每个月经周期不超过 100 mg)；丹那唑（雌激素衍生物，通过抑制某些酶来阻碍卵巢产生甾体类物质，每日 200～400 mg，连用 2～6 个月)。

2. 手术治疗：乳腺彩超示乳房肿块逆位生长、血彩丰富、靠近胸大肌表面或有血管穿行，乳腺 X 线钼靶提示肿块内有钙化灶或病理检查提示非典型增生等情况，即影像学检查示可疑结节或病理提示癌前病变的肿块均应行手术切除，可采用肿块切除、微创旋切等术式，术后应密观。

三、中医临床思维

（一）中医病名及病因病机特征

中医学认为 HDBA 属“乳癖”“乳痞”范畴，早在《黄帝内经》中就有关于乳房的经络和生理、病理等方面的记载，女子乳头属肝，乳房属胃，肝喜舒畅条达，恶抑郁闷结，脾与胃相表里。若郁怒忧思，怒伤肝，则肝疏泄失调，肝气郁结；思伤脾，则脾脏受损，表里及胃，致气滞痰凝血瘀，则出现乳房结块疼痛等症。经络学认为与乳房关系最密切的是肝、脾、肾三经，其次是冲任两脉，冲脉为血海，任脉主胞宫，二经循腹而行止胸中，足少阴肾经上贯肝膈而与乳联，冲任二脉隶属于肝肾。冲任失调，肝气郁结，肾阳虚弱致痰湿内结，则出现乳房肿块疼痛，并随月经周期改变，故而具有症状周期性特征。本病病性属本虚标实，肝、脾、肾、冲任失调为发病之本，气滞、痰凝、血瘀为发病之标，病位在肝、脾、肾。历代医家皆将肝郁气滞奉为乳癖病机之本。盖因女子以肝为先天，肝气不疏则气机不畅，肝郁则气滞，进而郁阻乳络则发为乳癖。

（二）辨病辨证及治疗特征

本病主要分为肝郁痰凝、痰瘀互结和冲任失调 3 种证型：肝郁痰凝证多见于未婚妇女及病程较短者，乳房胀痛和肿块随喜怒消长，伴有胸闷胁胀、喜郁易怒、失眠多梦、心烦口苦等，舌淡红，苔薄白或薄黄，脉弦滑。治宜疏肝解郁、化痰散结，方用逍遥蒌贝散加减，乳房胀痛甚者加八月札、郁金、制香附；痰瘀互结证常与月经、情绪不甚相关，但经期多见经行不畅或有瘀块，以乳房刺痛为主要临床症状，肿块常多样，边界欠清，质韧，舌暗红或青紫，舌边尖有瘀斑，或舌下络脉粗胀、青紫。治宜活血化瘀、散结化痰，方用消瘀汤加减；冲任失调证多见于中年妇女，乳房疼痛和肿块在月经前加重，经后缓解，伴有腰酸乏力、神疲倦怠、耳鸣目糊、月经先后失调、量少色淡、闭经。舌淡胖，苔白，脉弦细或沉细。治宜调摄冲任，疏肝活血，方选二仙汤合四物汤加减，肿块坚实者，加桃仁、莪术、石见穿。

本病的治疗原则为疏肝理气，活血化瘀。本病病程长，调养为主，治疗在辅。“乳癖”为病，病机复杂，症状轻重不一，虚实寒热互见，需据不同阶段证候所变，从整体出发，明其病因、病机，进行辨证诊治。综前古代医家论治，首辨虚实寒热，本实者泻肝清胃，本虚标实者辨气、血、肝、脾、肾与冲任之损各不同，区别气滞、痰凝、血瘀为病之轻重而分别施治。寒热又有虚实之分，病初多实，实易温清；病久多虚，虚寒虚热之证用药宜温和。然瘀之为病，多有气郁或滞，故不论虚实寒热，总不离行气之品，或须先畅其情怀，除郁之源。保持心情舒畅，调整生活作息，多食用新鲜蔬菜水果，少食用含激素高的食物、药物，控制高脂肪食物摄入，规律复查，尤其是有乳腺癌家族史及乳腺癌危险因素的妇女更应重视自我检查及定期体检。必要时乳腺囊性增生可予细针抽吸，结节考虑恶性可能时应予手术切除并行病理学检查。

（三）药物选择

数据研究表明，HDBA 临床用药可有以下特点：①临床用药集中：用药以柴胡为最多，其次为当归、甘草、白芍、香附、鹿角等，所用药物种类主要分布在活血化瘀药、理气药、化痰止咳平喘药等，以疏肝理气，调畅气机；活血化瘀，疏通乳络；化痰软坚，消肿散结为主要治疗方法；②肝、脾、肾同调。重视用柴胡、香附疏肝理气“助肝用”，用当归、白芍药养血和血“补肝体”，重视恢复肝“体阴用阳”；补肝与健脾同治，补而不滞，通而不伤正，邪正兼顾；肝、肾并治，调补冲任；③注重调和气血。重视用柴胡、香附等疏肝行气和橘皮等行气醒脾，尤其是疏肝行气、活血通络；④重视对症加减。临床上针对本病乳络不通的病理特点，常选用活血、清热、化痰、软坚类药物消肿散结。

四、名医经验

（一）郭诚杰经验

郭诚杰认为乳癖由郁而生，郁重而肝气郁结，肝郁而情志异常，恶性循环，故肝郁则是其关键环节。他将本病分为肝郁气滞、肝火旺盛、肝肾阴虚和气血不足四型，前两型直接与肝郁相关，其中火之来源有二，一为肝郁日久化火，二为素体火旺，又遇情志不畅而肝郁，郁而化火。肝郁患者的共同特点：乳房胀满疼痛，或抽向腋下肩背，烦躁易怒，情绪易激动、易紧张，胸胁胀满，胃脘不适，纳差，善太息，咽如物梗，或舌质欠红或有瘀点，脉弦涩。临床亦有肝郁兼肝火（伴有头晕，口苦，面红目赤，夜卧不宁，舌红苔薄黄，脉弦数），兼肝肾阴虚（伴有腰膝酸软，头晕目眩，耳鸣，五心烦热，盗汗，舌红苔少，脉细数），或兼气血两虚（伴有神疲乏力，心悸怔忡，失眠多梦，舌淡，脉细弱）。据此，郭诚杰临床以“肝郁”为干，余证为支，支干分明，抓住了乳癖治疗的精髓。又结合临床经验，他治疗上主张：“针药结合，主从肝治”：①用针者，穴分 2 组。甲组：屋翳（双侧）、膻中、合谷（双侧）。乙组：肩井、天宗、肝俞（均双侧）。这些穴中共有 5 穴与“肝”相关，补泄得宜，奏疏肝理气，补益气血，散结止痛之效。而其中，天宗为治乳疾之经验穴。②用药者，多治宜疏肝理气，散结止痛，方用柴胡疏肝散加减：柴胡、当归、白芍各 15 g，党参 20 g，川芎 9 g，延胡索 10 g，生姜 6 g，大枣 3 枚。郭诚杰常针药并用，双管齐下，共达疏肝解郁，治疗 HDBA 之功效。

（二）林毅经验

林毅在临床诊疗中发现，大多数患者疼痛症状在经前半月内病情加重，而经后自行缓解，即 HDBA 的周期性，这在一定程度上验证了《黄帝内经》月节律的测病论述。林毅总结认为，女子经前气血充盈，盈满自泻而行经，肝气旺盛，气滞血瘀为实；经后肝郁得疏，气血亏损为虚。故在治疗上经前宜疏肝，采用疏肝理气、活血化瘀的治疗方法；经后宜固本，根据阴阳偏盛采用温肾固本，或滋阴补肾的治疗方法。按照月经周期进行划分，而采用相应的治疗方法，这就是 HDBA 的周期疗法，治疗原则以经前治标为主，经后固本为法。①月经前期是指从黄体期至月经来潮这段时间，治疗以疏肝解郁、理气止痛为法，林毅临证以柴胡疏肝散加减，处方：柴胡、青皮、郁金、延胡索、王不留行、皂角刺等；②月经后期是指月经来潮后的卵泡期、排卵期，治疗以温肾固本、调摄冲任为法，林毅以六味地黄汤加减，处方：仙茅、淫羊藿、山茱萸、熟地黄、山药、茯苓、泽泻、牡丹皮、何首乌、女贞子、菟丝子等；③对于月经周期失调或已行全宫切除的患者，无法根据月经周期来用药的，需配合使用基础体温测定指导周期用药。

（三）张震经验

张震认为，治疗 HDBA 的关键是疏调气机，其核心在于舒展肝气，使其疏泄正常，以保持人体气机调畅运行。故在治疗中疏肝解郁，化瘀消痰散结是施治的重点，肝疏泄功能正常，气机调畅则气血调和，结散瘀除，乳癖自消。张震结合其临床诊疗与科研工作 50 余年，自创“疏调消核汤”：柴胡、赤芍、三棱、莪术、泽兰各 10 g，当归、茯苓、郁金、浙贝母、夏枯草、白花蛇舌草各 15 g，香附 20 g，薄荷、佛手、生甘草各 6 g 为基础方，审证求因，辨证加减，临床使用得当，往往效果较佳。每遇此患者，张震均耐心劝说开导，增进患者信赖，传递积极的诊疗信念和乐观的生活态度，使患者心情舒畅，正确认识自己的疾病，同时嘱患者在日常生活中保持愉悦的心情，避免情绪波动，更不可有长时期精神抑郁身心兼治，增益疗效。

（四）陆德铭经验

冲任无本脏，不能独行经。陆德铭认为乳癖之病机以肾气不足、冲任失调为发病之本，肝气郁结、痰瘀凝滞为发病之标，其根源自“肝肾同源”及乳腺与冲任、肝肾相关联的理论，他认为冲任失调可影响以“肾”为中心的“肾-天癸-冲任性腺轴”的功能，经脉血海应充而未满，该疏而不畅：经前经期气血聚于冲任，不通则痛，壅滞于乳络而乳痛加剧；经后血海空虚，乳痛稍减，但血脉凝滞，经久不散，结块不消。因此，临证要通过药物辨冲任与肾、肝、脾、胃、气血等之间的关系，陆德铭提出调摄冲任为治疗 HDBA 的根本方法，并主张多途径调摄冲任以治疗 HDBA。即应从辨冲任与肾、肝、脾胃气血之间的关系入手，临证当从补肾益气、疏肝理气、健脾和营、活血化瘀等多途径调摄冲任法治疗 HDBA。陆德铭遣方用药有以下特征：①强调乳癖治疗处方当以温和为贵，慎用寒凉药物，不然乳房结块质硬不消，即使阴虚患者也反对使用甘寒养阴之品，可辅以生地黄、天冬等养阴补肾药物，宗阴阳互根互用，阴平阳秘，调整机体阴阳平衡，以取阳生阴长，阴阳互生之效。故临证常选用仙茅、淫羊藿、肉苁蓉、鹿角片等补肾温阳、调补精血、充盈冲任的药物；②治病最重气血，强调气血以通为用。临证常选用制香附、郁金、柴胡、延胡索、八月札等行气血的药物，共奏疏肝活血之效，各药物配伍，可使冲任、血海充盈，气血调顺，肝气疏畅条达，血行畅通，从而达到治疗的目的；③若肿块难消，则辅以三棱、莪术、海藻等破血散结之品；④根据症状不同，临证中辨证也常选用养心安神如炒枣仁、合欢皮、首乌藤、五味子等药物，重镇安神如珍珠母、磁石、龙骨、牡蛎、生铁落、灵磁石等药物；⑤经验用方可见：仙茅、山茱萸、泽兰、制香附各 9 g，淫羊藿、益母草各 30 g，肉苁蓉、鹿角片、当归、广郁金、柴胡各 12 g，山慈菇、莪术各 15 g。且指出仙茅为小毒之品，只可暂用，不可久服，若需久服可使用巴戟天 15 g 代之。

（五）赵尚华经验

赵尚华认为 HDBA 患者绝大多数发病与情志有关，患者病情往往多随情绪波动而变化。肝喜调达恶抑郁，肝主疏泄，调节人体一身之气机，全身气血调和，经络表里循行通畅皆依赖于肝的疏泄功能正常。又认为乳癖多起于痰而成于郁，未有不郁而能生痰者，未有无痰而能成乳癖者也。世人必须以开郁消痰为治，然郁久则气血必耗，耗则气血更亏，若徒消痰而不解郁，或但开郁而不消痰，是以虚而益虚也，不能奏功。因此，赵尚华高度概括出“从肝论治”法用于调节 HDBA，注重疏导患者情绪，将调肝、疏肝解郁贯穿治疗始终，拟创“逍遥蒌贝散”为治疗主方：柴胡、当归、白芍、白术、茯苓、瓜蒌、贝母、山慈菇、鹿角霜各 10 g，首乌藤 12 g、生牡蛎、炒枣仁各 30 g，胆南星、甘草各 6 g。治疗多注重疏肝解郁、化痰散结，同时 HDBA 为标本同病，虚实夹杂的复杂疾病，临证治疗应辨清标本、虚实，结合症状辨证治疗，在临床上疗效显著。

（六）王万林经验

王万林治疗 HDBA 不脱辨证论治精髓，但循其发病特点，结合临证经验，常从以下 4 个方面着手：①疏肝健脾，中焦为枢是治疗核心：王万林认为临床上 HDBA 治疗的着眼点仍多责于肝脾，因此法宗《黄帝内经》论厥阴治法“调其中气，使之和平”，应以疏肝健脾为核心，辨证用药，斟酌主次从属，使脾健肝和，才能发挥“中焦如枢”的作用，气血调畅，则癖消痛减。常使用黄芪、党参补气健脾之药，配合疏肝理气之品如枳壳、青陈皮、川楝子等，既可补益中土，使生化有源，也可使补而不滞；②补肾固本，冲任调和是治疗基础：王万林强调肾在 HDBA 发病中的重要性，认为妇女由于经孕产乳伤及精血，或生活不规律，后天失养，或因于忧思恼怒，日久必然伤及肾精，冲任失调，气机凝滞，痰瘀互结而为癖核。王万林多给予温补肾气，调摄冲任，常用杜仲、续断、肉苁蓉、菟丝子、山茱萸，阳虚者加巴戟天、鹿角霜、仙茅、淫羊藿，阴虚者多加女贞子、生地黄，火旺者加牡丹皮、栀子、墨旱莲等，常佐以少量疏肝调肝理气之品，如柴胡、郁金、白芍及黄芪等。对于实证为主者，如伴有冲任不调表现，王万林亦有时在疏肝健脾理气的基础上，佐以少量平补肾精之品，如女贞子、枸杞子等。王万林认为补肾固本、调和冲任虽不为速功，但是乳癖治疗求本之法，可从根本上控制乳腺增生的发生发展、减少复发，在临床取得较好效果。③活血祛瘀，化痰消结是治疗要务：王万林认为乳腺增生发病其本在于肝脾肾，而其标在气血痰。用药时必以疏肝理气为先，配合活血散瘀、化痰软坚之品，如桃仁、红花等。但在应用破气破瘀峻品之时，王万林常主张味少量小，以免耗气伤正。在内服基础上，他常辅以“散结乳癖膏”等外用药物使用，并收到了较好的消结止痛效果。必要时也建议手术切除以解除隐患；④王万林特别重视本病患者精神情绪的调节，临证时非常注重与患者的交流沟通方式，以增强患者信心，提高临床疗效。

（七）王国斌经验

①王国斌认为，因乳癖有反复发作且病程较长的特点，故临床以虚实夹杂者最为多见，亦为本病的病机关键。他认为本病病位在肝、脾、冲任，肝属木，主疏泄；脾属土，主运化，为后天之本，气血生化之源，水湿津液运化之枢纽。肝气郁结，木郁土衰，则肝气乘脾，脾失健运，升降失常，水湿失于运化失常，内聚为痰浊，又气为血之帅，气滞则血瘀，血瘀痰凝，结于乳房发为癖块；肝肾不足，冲任失调气壅不散，阻闭乳络所致，日久而成包块。对此，王国斌提出在临床治疗过程中应攻补相宜，一为防疏泄太过伤正，而加重病情；二为培其不足，顾护其本。王国斌主张以疏肝理气、活血止痛为基，辅以调补肝肾之药，扶正与祛邪相结合，首选柴胡疏肝散以治疗 HDBA，且根据临床经验并不拘泥于原方，其基本药物组成：柴胡、川芎、炒枳壳、陈皮、制香附、当归、皂角刺各 10 g，白芍 12 g，黄芪 30 g，炮穿山甲（冲服）3 g，甘草 6 g。在原方基础上常适当佐以巴戟天等调补肝肾药物，以补泻并用、温清同炉、双向调节治疗虚实错杂的病证而取效。②对于乳癖虚症，王国斌认为这多由素体阳虚、营血不足、寒凝痰滞、痹阻于乳络而成。阴寒为病故局部肿势弥漫、皮色不变、寒痛无热，并可伴有全身虚寒症状，同时与肝脾肾脏腑的关系密不可分。肝气郁结、情志不畅而乳络瘀阻；脾虚失运、痰浊内生而痞涩聚结成癖；肾阳不足、冲任不调而致乳络失养，故病发之。治疗阳虚寒凝、血滞痰阻之乳癖，法当阳和通腠，温补并投，方用阳和汤加减：当归 20 g，熟地黄、夏枯草、蒲公英各 30 g，郁金、延胡索、香附、白芥子、麻黄、鹿角霜、香橼各 10 g，土贝母 15 g，小茴香、炮姜炭各 6 g，肉桂 6 g，红花 5 g。补泻并用、温清同炉、双向调节治疗虚实错杂的病证而取效。

（八）高建东经验

高建东在多年的临床实践中，遵循中西医结合思路，辨证论治与现代药理研究相结合。他认为本病的核心病机为肝郁气滞，痰瘀互结，冲任失调。治宜调理冲任、疏肝理气、化痰散结、活血化瘀、通络止痛。高建东治疗本病抓住其“肝郁、气滞、血瘀、痰凝、热毒”的病机特点，并在此基础上进行辨证治疗。高建东在柴胡疏肝散的基础上加减，自拟成方如下：柴胡、郁金各 10 g，香附、山慈菇各 9 g，玫瑰花、瓜蒌各 12 g，丹参 30 g，红花 5 g，浙贝母、夏枯草、橘核、延胡索、白芷、半枝莲各 15 g，鸡内金、牡蛎各 20 g。值得注意的是高建东在活血药物的选择中不用赤芍、生地黄、当归，高建东认为赤芍、生地黄、当归影响雌激素的代谢，可加重病情或易致复发。山慈菇为中医常用抗癌中药，始载于《本草拾遗》，有文献报道山慈菇提取物 irrhopetalanthrin 对人结肠癌（HCT. 8）、肝（Bel7402）、胃癌（BGC-823）、肺癌（A549）、乳腺癌（MCF-7）和卵巢癌（A-2780）细胞表现出非选择性中等强度的细胞毒活性，这和山慈菇的传统抗肿瘤药效是相吻合的。目前对半枝莲主要化学成分的研究比较充分，半枝莲单味药的抗肿瘤作用表现在抗突变作用、抑制肿瘤细胞增殖的作用、诱导肿瘤细胞凋亡的作用、免疫增强作用和抗氧化的作用方面。基于半枝莲、山慈菇的抗肿瘤作用，高建东认为半枝莲、山慈菇能够防止本病发生变化，调节机体免疫力。在临床辨证治疗上，气滞甚者重用理气药，或加三棱等活血破气药物；络瘀甚者重用活血化瘀药物，或加路路通等通络药物；兼湿热者加薏苡仁、滑石等祛湿热药，余可随症加减。

（九）路艺经验

路艺认为 HDBA 近年来发病率日趋增长且呈年轻化趋势，在临证时尤其以肝郁痰凝证型最多，其主要源于现代饮食习惯影响，饮食不节、嗜肥甘厚味、辛辣刺激等品；生活压力较之增大，且女子情绪易于激动致使肝气郁结。女子以血为主，肝藏血、肝主疏泄，脾为生痰之源，脾主升清、运化水湿、喜燥而恶湿，女子乳房属胃，乳头属肝，且女子禀赋阴柔之性，肝气不舒，久思伤脾，脾失健运，久之升清、运化水湿功能减弱，气机停滞，痰湿内生，气血失调，痰瘀互结，乳络壅塞不通从而形成乳癖。木曰曲直，土爰稼穑，肝郁，肝木乘脾土加重痰凝形成。路艺以疏肝理气，活血化瘀，化痰散结为选方依据，采用宁夏医科大学附属银川市中医院制剂中心制成的乳癖散结膏外敷于患处，具体药物组成：柴胡、青皮、穿山甲、牡蛎、延胡索、三棱、莪术、王不留行、冰片、夏枯草、香附、乳香、没药，配合 KWD-808 电针仪针刺乳根、屋翳、膻中、足三里、三阴交、行间、太冲、阿是穴等穴位，第 1 天外敷乳癖散结膏于患处，第2天给予针刺治疗，二法交替治疗。路艺认为乳腺增生此病有恶变风险可能，所以在治疗上应予以重视，综合治疗，预防恶性病变。注重饮食调摄和预防，清淡饮食、起居有常、劳逸结合、不妄劳作、调畅情致。

（十）孙贻安经验

孙贻安认为肝主疏泄，升发疏散，性喜调达，恶抑郁，若情志不舒，导致乳房部位气血不畅，不通则痛；脾主运化，脾功能异常，痰湿内聚，结于乳房，乳络不通，俱成乳癖。孙贻安对中医致病因素“阴毒”有着独到的理解，他临证分型论治见解丰富，除提出疏肝化痰、益阳温肾的治病思想之外，还格外强调顾护脾胃，养气血生化之源，强人体之宗气，注重气血充沛则邪不可干。①肝脾论：疏肝解郁、健脾化痰：肝气郁结，脾虚痰凝的乳癖患者症见乳房胀痛，胸胁胀闷不适，痛可牵涉肩背，性情急躁或抑郁，乳房肿块大小随喜怒消长或与月经相关，舌质淡，脉弦。方用逍遥蒌贝散，方药组成：柴胡、瓜蒌、半夏、白芍、茯苓各9 g，当归、白术、贝母、山慈菇各12 g，生牡蛎30 g，天南星6 g。②阳虚论：温肾助阳，化痰散结：肾阳虚衰型乳腺增生病，症见乳房疼痛或痛有肿块，另见畏寒，四肢不温，腰膝酸软，性欲减退，精神萎靡，月经异常等常见伴发症状，方用阳和消块汤，方药组成：熟地黄21 g，柴胡、香附、穿山甲、三棱、莪术、白芥子、半夏、浙贝母各9 g，淫羊藿、昆布、海藻各15 g，鹿角霜、夏枯草各12 g，生牡蛎30 g，麻黄3 g。

五、名方推荐

（一）加味瓜蒌汤

当归18 g，瓜蒌、柴胡各30 g，乳香、没药各9 g，甘草6 g，橘核、荔枝核、郁金各15 g，柴胡30 g。功效：疏肝解郁，活血化瘀。主治：乳腺增生之肝郁痰凝型。用法：水煎，每日1剂，每日3次，分早中晚温服。经期暂停服药，疗程共13周。加减：治疗期间嘱患者忌食辛辣发物以及油腻食物，饮食宜清淡。失眠多梦者，可加合欢花、炒枣仁；气血虚弱合十全大补汤或归脾汤；脾虚便溏者，加茯苓、白术。

（二）逍遥散癖汤

当归、白芍、白术、醋柴胡、香附、郁金、熟地黄、杜仲、炒桃仁、红花、蒲公英各10 g，茯苓15 g，枳壳12 g，甘草6 g。功效：疏肝解郁，理气止痛。主治：肝郁气滞型乳腺增生病。用法：14剂，每日1剂，水煎分早晚2服。嘱其畅情志。加减：血瘀较重者加煅牡蛎、三七粉化瘀软坚；乳房胀痛较重者改枳壳为枳实；午后发热者加浮萍、白薇；肿块硬痛者加昆布、海藻软坚散结，临床应用中应根据患者病情加减、灵活运用，不能拘囿于一方一药。

（三）柴金散结汤

柴胡、桔梗、莪术、路路通、瓜蒌各10 g，炒白芍、当归、橘核仁、荔枝核、浙贝母、郁金、鸡内金、蒲公英各15 g。功效：活血化瘀，疏肝理气。主治：肝郁气滞、痰瘀互结型乳腺增生病。用法：10剂，水煎，每日1剂，嘱其经尽后服用。加减：病程较长者，佐用鳖甲等咸寒之品，滋阴潜阳，软坚散。

（四）止痛消结汤

柴胡、青皮、陈皮、香附、延胡索、郁金、当归、莪术、浙贝母各12 g，丹参、肉苁蓉各15 g，甘草6 g。功效：化痰散结，疏肝止痛。主治：肝郁痰凝型乳腺增生。用法：加水1000 mL，将药物浸泡30 min后，用武火煮沸，后用文火煮20 min，如此煎煮2遍，取药液400 mL，分早晚2次温服，1剂/d，2周为1个疗程。加减：乳痛明显可酌加川楝子、枳壳、威灵仙；乳痛于经前加重者加生麦芽、知母；肿块软者加消瘰丸；肿块坚者加海藻、昆布；形成增生结节者加白花蛇舌草、山慈菇；病程长久者可加王不留行、穿山甲；伴乳头溢液者加牡丹皮、女贞子；性情急躁易怒者还可加入白芍、合欢皮；伴胸闷、纳呆者加瓜蒌、茯苓；睡眠差者加酸枣仁、首乌藤。

（五）消结止痛汤

柴胡、香附、郁金、广木香、当归、半夏、白术、莪术、青皮各12 g，土贝母、山慈菇、夏枯草、淫羊藿各 15 g，全蝎 9 g，白芍 10 g，延胡索 24 g。功效：疏肝理气，健脾温肾，化瘀通络，调节冲任。主治：冲任失调型乳腺增生病。用法：水煎，1 剂/d，分 2 次服用。

（六）血府逐瘀汤

生地黄、红花、当归、牛膝、枳壳各 9 g，桃仁 12 g，赤芍、柴胡各 6 g，川芎、桔梗各 5 g，柴胡 6 g，枳壳 9 g，炙甘草 3 g。功效：活血化瘀，疏肝解郁。主治：气滞血瘀型乳腺增生。用法：上药水煎 200 mL，月经第 15 d 始服，服至月经来潮停药，每次服用 100 mL，每日 2 次，饭后 30 min 服用。3 个月为 1 个疗程。

（七）舒散汤

生牡蛎（打碎先煎）30 g，柴胡、浙贝母、三棱各 10 g，醋香附、郁金各 12 g，夏枯草、醋延胡索、淫羊藿、鹿角霜、杭白芍、王不留行各 15 g，党参 18 g。功效：疏肝理气、活血化瘀、软坚散结、化痰止痛。主治：肝郁痰凝型乳腺增生病。用法：每日 1 剂，水煎两次，共取药液 500 mL，分早、晚 2 次温服。患者均从月经来潮后第 10 日开始服用，下次月经来潮即停服。每个月经周期为 1 个疗程，连续使用 3 个月经周期。加减：肝郁化火者加牡丹皮 12 g，栀子 10 g；气血虚加黄芪 20 g，当归 12 g；溢乳者加炒麦芽 50 g。

（八）乳没四物汤加味

乳香、没药、赤芍、川芎、柴胡、郁金、昆布、浙贝母各 15 g，生地黄 30 g，当归、夏枯草各 20 g，甘草 10 g。功效：解郁止痛、软坚散结。主治：肝郁痰凝型乳腺增生。用法：水煎 2 次，混合得药汁 400 mL，早晚两次温服。1 个月经周期为 1 个疗程，经期停服，连服 3 个疗程。加减：若乳房刺痛，经血有块，舌紫暗或有瘀点、瘀斑者加桃仁、红花；若纳差，便溏舌淡胖，有齿痕，苔白厚腻者加党参、白术、茯苓等；若乏力、体瘦、精神不振，舌淡苔白，脉沉细者加八珍汤，若痰气郁结加二陈汤；肾阳虚，腰膝酸软，畏寒肢冷，月经量少，舌淡胖苔白，脉沉弱者加鹿角霜、肉苁蓉、菟丝子、淫羊藿；肝肾阴虚，五心烦热，颧红盗汗，舌红少苔，脉细数者加知母、生地黄、山茱萸、墨旱莲；疼痛明显者加制乳香、没药、川楝子、延胡索；病程长，肿块质地硬者加三棱、莪术、海藻等。

（九）二花解郁汤

玫瑰花、月季花、柴胡、白芍、茯苓各 10 g，甲珠 6 g，昆布、海藻、山慈菇各 15 g，丝瓜络、荔枝核、佛手、当归各 10 g。功效：疏肝解郁、消痰软坚。主治：肝郁痰凝型乳腺增生病。用法：每日 1 剂，水煎早、晚口服。于月经干净后第 5 日开始服用，月经期停服，1 个月经周期为 1 疗程，连用 3 个疗程。

（十）银黄二甲汤

金银花、栀子、丹参、牡蛎、白术各 20～30 g，连翘 15～20 g，蒲公英、薏苡仁各 30～50 g，黄芩、干姜各 10～20 g，炮穿山甲 6～12 g，醋鳖甲、川芎各 30～200 g，贝母 10～40 g，三棱、莪术各 30～300 g，牡丹皮 30～80 g，木香 20～50 g，白通草 3～5 g。功效：清热解毒，化痰行瘀，软坚散结，通络止痛。主治：重度乳腺增生病（热毒内炽，痰瘀积聚，络道阻滞）。用法：以水淹过药面 5 cm 深，水沸 25 min 后滗净药液装入大容器内。如法连煎 4 次混合服用，3～4 次/d，50～150 mL/次。加减：在用该方时，对重症，可配服西药，以治标增效。

（十一）消乳汤

青皮、陈皮、香附、当归、白芍、郁金、茯苓、白芥子各 12 g，橘核、鳖甲（先煎）各 15 g，僵蚕、川楝子、延胡索各 10 g，生牡蛎（先煎）30 g，夏枯草 18 g。功效：化痰祛湿、疏肝解郁。主治：肝郁痰凝型乳腺增生病。用法：1 剂，水煎 2 次/d，合并 2 次煎煮液 400 mL，分早晚 2 次，饭后温服。加减：肝气不舒，两胁胀痛，心烦易怒口苦加牡丹皮、栀子；失眠多梦加大枣、远志；月经量少血块多加益母草；质地较软，边界不清加半夏、瓜蒌；乳房胀痛明显加乳香、没药；腰膝酸软，冲任不调的加杜仲、乌药；体虚乏力，气血亏虚加黄芪、党参。

（十二）调冲消癥方

莪术、当归、郁金、浙贝母、昆布各 10 g，制鳖甲（先煎）20 g，芥子 12 g。功效：行气活血、软坚散结。主治：混合型乳腺增生病，用法：常规水煎煮。1 剂/d，分早晚 2 次服用。疗程为 12 周。加减：冲任不调者加淫羊藿、鹿角霜各 10 g，女贞子 20 g；肝气郁结者加柴胡、王不留行各 10 g，白芍 15 g；痰瘀互结者加制乳香、制没药、僵蚕各 10 g，全蝎 3 g；疼痛明显者加延胡索、五灵脂各 10 g；肿块明显者加土鳖虫、三棱各 10 g。

第六节　乳腺癌

乳腺癌（breast cancer）是乳腺导管和乳腺小叶上皮细胞在各种致癌因素的作用下发生癌变、以乳腺肿块为主要临床表现的疾病。统计学表明，乳腺癌是全球范围内，女性最常见的恶性肿瘤。2012 年，我国乳腺癌发病率占女性恶性肿瘤发病率的 15.1%，其比例仅低于肺癌，且呈现年轻化趋势，平均诊断年龄较发达国家大约提前了 10 岁，以 45～55 岁为高发。其发病危险因素大致与年龄、月经、生育情况、乳腺良性疾病史、家族病史、激素水平、不良生活方式、电离辐射、饮食习惯、肥胖、精神因素等相关。男性乳腺癌较罕见，发病率占总发病率平均比值为 0.49%，发病年龄一般在 70 岁左右，预后较差。

一、诊断标准

典型乳腺癌根据患者病史、查体及必要的影像学或组织活检，诊断较容易，而对于不典型或早期的乳腺癌病例，应耐心询问病史，进行详细认真的乳腺专科检查，并结合临床表现，依据相关检查可作出诊断。

（一）临床表现

1. 肿块：此为乳腺癌最常见的首发症状。绝大多数肿块为单乳单个肿块，偶可见多个或双乳肿块。与乳房良性肿块有所区别的是，大多数乳腺癌的肿块呈不太规则的圆形或卵圆形，质硬实，尤其是较为表浅的肿块，表面欠光滑，甚至粗糙，活动度较差。少数特殊类型癌，如黏液癌、乳头状癌等边界较清，而乳房较肥大，肿块体积小或深时，临床触感可不明显。

2. 疼痛：早期乳腺癌患者以无痛性肿块居多，常表现为乳房刺痛、胀痛等，与其他乳腺疾病，如乳腺增生引起的乳腺肿块较难分别。局部晚期乳腺癌患者若出现肿块破溃流脓等也可引起疼痛。

3. 特征性乳房皮肤改变：酒窝征，乳腺癌侵犯用于连接乳腺组织深浅筋膜的 Cooper 韧带，使之缩短、牵拉皮肤，或直接与皮肤粘连，造成局部皮肤凹陷，形同酒窝，患者患侧手臂上下活动时更加明显，该征是乳腺癌早期症状的典型表现；橘皮样变：癌细胞阻塞皮下淋巴管出现皮肤水肿，使水肿皮肤似橘子皮样，称“橘皮样变”；皮肤红肿以炎性乳癌最为多见；局部晚期可出现肿块破溃流脓甚至溃疡型深洞；局部扩散可出现卫星结节。

4. 乳头乳晕变化：在癌细胞的牵拉作用下可出现乳头回缩或朝向改变等，应与乳腺导管扩张症及慢性炎症相鉴别；乳头出现湿疹样改变是乳腺湿疹样癌（Paget 病）的典型表现；乳头溢液或溢血则多见于导管原位癌或乳头状癌。

5. 淋巴结肿大：以腋窝淋巴结肿大常见，多为乳腺癌淋巴结转移，也可见于内乳淋巴结、锁骨上淋巴结等。

（二）超声检查

乳腺癌的典型超声表现为非均质的弱回声团块，边界不规则，锯齿状或多形性，呈“蟹足”样，内部回声不均，可见点状强回声，一般周围可伴有强回声带，后部有不同程度的衰减，肿块纵横比大于 1，可见肿块内部或周边血流较丰富，正常乳腺组织被破坏，肿块处皮肤增厚等。

（三）乳腺X线钼靶检查

1. 肿块影：乳腺癌的肿块影多表现为不规则或呈分叶状，无明显界限，中心密度高，有的其边缘有短的毛刺，外突而呈星状表现。或有僵直地索状带向外周延伸，或肿块周围结构紊乱变形，或伴有沙粒样钙化，或见有增粗扭曲的血管影，或可见到邻近皮肤增厚、凹陷或乳头凹陷。

2. 钙化影：有部分患者临床上扪不到肿块，X线上也可能没有肿块影，而单纯表现为簇状细砂粒样钙化影，或伴有斑片状密度稍高影像，多见于导管内癌。细砂粒样钙化，其密度大于5个/cm^2，其大小不一，密度不均，形态怪异多变，动态观察数目增多时，多为乳腺癌。如大于15个/cm^2即可临床诊断。

（四）乳腺磁共振（MRI）检查

乳腺MRI表现为不规则肿块或结节状影，有分叶和放射状毛刺，与周围组织结构分界不清，内部不均匀，边缘强化明显，有时可见肿块与乳头之间存在不规则条索状强化影。MRI增强可判断肿瘤血供，对于肿瘤良恶性的判断具有重要意义。

（五）病理检查

常用的病检为空心针穿刺及肿块整体或局部切检（可选用开放手术或微创手术），也有乳头溢液细胞学检查、针吸细胞学检查、乳腺X线立体定位下切除活检、乳管内镜咬取活检等方式。

二、西医治疗

不同分子分型的推荐治疗见表12-3。

表12-3　不同分子分型的推荐治疗

亚型	治疗类型	备注
Luminal A型	大多数患者仅需内分泌治疗	一些高危患者需加用化疗
Luminal B型（HER-2阴性）	全部患者均需内分泌治疗，大部分患者要加用化疗	是否加用化疗需要综合考虑激素受体表达高低，复发转移风险，以及患者状态等
Luminal B型（HER-2阳性）	化疗＋抗HER-2治疗＋内分泌治疗	本亚型患者常规予以化疗
HER-2阳性（非Luminal）	化疗＋抗HER-2治疗	抗HER-2治疗对象：pT_{1b}及更大肿瘤，或淋巴结阳性
三阴性（导管癌）	化疗	
特殊类型		
内分泌反应型	内分泌治疗	
内分泌无反应型	化疗	

（一）手术治疗

乳腺癌的手术治疗术式丰富，可依照患者不同情况和个人意愿选取不同的手术方式。①乳腺癌根治切除术：切除乳腺组织及周围脂肪组织，切除胸大肌、胸小肌，清除腋下及锁骨下脂肪组织和淋巴结，一般适合临床Ⅲ期乳腺癌患者，或肿瘤偏大、侵犯胸肌、腋窝淋巴结多发转移的患者；②乳腺癌改良根治术：切除患侧全部乳腺组织包括胸大肌筋膜，保留胸大肌、胸小肌或切除胸小肌保留胸大肌，同时廓清同侧腋窝淋巴结。适合Ⅰ、Ⅱ、Ⅲa期的乳腺癌患者；③保留乳房的乳腺癌切除术：切除原发病灶范围包括肿瘤、肿瘤周围一定范围（1～2 cm）的乳腺组织以及肿瘤深部的胸大肌筋膜，并行腋窝淋巴结清扫术。适合临床Ⅰ、Ⅱ期的早期单发乳腺癌患者；④乳房单纯切除术；⑤乳腺微小钙化灶的切除活检（可在X线引导下进行）；⑥乳房修复与再造，包括Ⅰ期乳房修复与再造（即刻）和Ⅱ期再造（延迟）。⑦微创外科治疗，如全腔镜皮下乳腺切除术、乳腔镜辅助小切口乳腺癌改良根治术、乳腔镜腋窝淋巴结清扫等。

（二）化学药物治疗

①新辅助化疗：局部进展期乳腺癌经过新辅助化疗可以提高切除率和增加保乳机会，对于可手术乳腺癌患者新辅助化疗和术后辅助化疗生存期相似，而新辅助化疗达到病理完全缓解（pCR）患者的生存期则明显提高。新辅助化疗宜选择含蒽环类、紫杉类等术后辅助化疗有效的方案，疗程为4～6个周期。满足以下条件之一者可选择术前新辅助药物治疗：肿块较大（>5 cm）；腋窝淋巴结转移；HER-2阳性；三阴性；有保乳意愿，但肿块大小与乳房体积比例大难以保乳者。②辅助化疗：乳腺癌术后辅助化疗可以杀灭亚临床微小转移灶，从而降低乳腺癌患者术后复发率和死亡率。辅助化疗已经成为乳腺癌综合治疗方案中不可缺少的一部分。满足以下条件之一者可选择术后辅助药物治疗：腋窝淋巴结阳性；三阴性乳腺癌；HER-2阳性乳腺癌（T1b以上）；肿瘤大小>2 cm；组织学分级为3级。

（三）放射治疗

放射治疗在各期乳腺癌治疗中均有重要运用，其可作为治疗的主要手段，也可用于辅助治疗，还可用于卵巢去势及姑息治疗。术后放疗指征：①原发肿瘤最大直径≥5 cm，或肿瘤侵及乳腺皮肤、胸壁；②腋窝淋巴结转移≥4枚；③淋巴结转移1～3枚的T1-2，目前的资料也支持术后放疗的价值，然而对低危亚组需权衡放疗获益和风险。术后放疗可能在包含以下因素的患者中更有意义：年龄≤40岁，腋窝淋巴结清扫数目<10枚时转移比例>20%，激素受体阴性，HER-2过表达，组织学分级高，以及脉管阳性等；④T1-2乳腺单纯切除术，如SLN阳性，当不考虑后续腋窝清扫时，推荐术后放疗；如不考虑放疗，则推荐进一步腋窝清扫。

（四）内分泌治疗

1. 去势治疗：尚未绝经或绝经不足1年的晚期或复发转移，癌组织ER和（或）PR阳性的高危患者，应手术、放疗或药物抑制卵巢功能。其中以戈舍瑞林（诺雷德）最为常用（3.6 mg，ih，每4周1次，持续2～5年），此外还有亮丙瑞林、曲普瑞林等。

2. 抗雌激素类药物：以他莫昔芬（ATM）为应用最广泛者，多用于年龄较大，有大量受体和既往激素治疗疗效好的晚期和（或）复发性乳腺癌，也用于绝经前后术后辅助内分泌治疗。用法：10 mg，每日2次或每日20 mg口服，一般连续应用5年，未绝经的患者可连用10年。第3代非甾体类芳香化酶抑制剂，阿那曲唑：每次1 mg，每日1次，可长期口服；来曲唑：每次2.5 mg，每日1次，口服；依西美坦：每日25 mg，口服。绝经后患者口服ATM 2～3年（淋巴结阳性的患者为5年）后改用芳香化酶抑制剂。

3. 激素添加疗法：如雄激素制剂丙酸睾酮，孕激素类药物甲羟孕酮等。

（五）生物治疗

生物治疗包括免疫治疗、基因治疗、免疫细胞治疗、干细胞治疗、抗血管治疗、内分泌治疗、诱导凋亡治疗等，是一种有效的辅助治疗手段，是一种能潜在提高乳腺癌患者预后的治疗方案。

三、中医临床思维

（一）中医病名及病因病机特征

中医学称本病为“乳岩”，首见于宋《妇人大全良方》，《普济方》中也称本病为“石奶”“番花奶”。乳腺癌主要与气滞、血瘀、痰凝、肝郁脾肾阳虚、肝肾冲任等脉关系密切，归纳起来主要有肝郁脾虚肾虚等虚证导致气滞痰凝血瘀冲任失调，积聚成癌。属本虚标实之症，且因虚致实，虚实相兼，整体虚与局部实互见。乳腺癌初起多见标实之象，用药以驱邪为主，病久则显露本虚之候，用药以扶正气为主。其中正气内虚脏腑阴阳失调是乳腺癌发生的基础，七情内伤是乳腺癌发病的重要因素。乳房属胃，为足阳明胃经所司，乳头属肝，系足厥阴肝经所属。故而乳岩与肝胃关系最为密切。肝主疏泄，主条达，通利血脉，肝郁则气滞，气滞气结壅积成块；脾胃为气血生化之源，脾胃不调则痰浊内生，气血亏损，肝脾不足，冲任失调，痰瘀互结于乳房而形成乳岩。也可见于肾脾气虚，肝气郁结，外邪乘虚入内，结聚乳络，阻塞经络，拥堵气血津液输布致瘀血、痰浊、邪毒相搏成乳岩。病位在乳腺，其发病可与肝、脾、肾等脏腑功能失常，情志失调、饮食失节、冲任不调、先天禀赋不足等相关，其病机可概括为正虚邪实。

（二）辨病辨证及治疗特征

中医内科病证诊断疗效标准将乳岩证型分为3型，即肝郁痰凝、冲任失调、正虚毒炽3型。根据患者各期不同情况，辨证上可有以下证型：术前邪实正虚一般尚耐攻伐，此期患者多以肝郁痰凝、痰瘀互结、冲任失调、正虚毒炽等实证为主；术后患者邪去正亦虚，可辨证为脾胃不和、气血（阴）两虚；化疗期间患者受化疗药物毒副作用，可辨证为脾胃不和、气血（阴）两虚、肝肾亏虚、脾肾两虚；放疗期间患者因放射线灼射，可辨证为气阴两虚、阴津亏虚、阴虚火毒；巩固治疗与内分泌药物服用期间，可有气血两虚、脾肾两虚、冲任失调等证。

乳腺癌的中医治疗原则主要包括扶正和祛邪两个方面，治疗上主要分为病因治疗及对症治疗。在现代医学的治疗过程中，因为药物的毒副作用、患者焦虑情绪及手术对人体正气的损伤等，患者往往在患病期间除乳房局部症状外还易出现各类并发症状，如肝功能损伤、患侧上肢水肿、手足综合征等，同时三阴性乳腺癌的治疗也是乳腺癌治疗的难关。中医药治疗联合西医手术、放化疗等各个治疗阶段，可增强疗效，改善并发症状，进一步提高患者的生活质量。依据“乳腺癌分期辨证规范”讨论初步制定并试行，中华中医药学会将乳腺癌中医分为4期：围手术期［分术前：肝郁痰凝证、痰瘀互结证、冲任失调证、正虚毒炽证；术后：肝胃不和证、气血（阴）两虚证］、围化疗期［肝胃不和证、气血（阴）两虚证、肝肾亏虚证、脾肾两虚证］、围放疗期（气阴两虚证、阴津亏虚证、阴虚火毒证）、巩固期（气血两虚证、脾肾两虚证、冲任失调证），故而乳腺癌的治疗上以扶正祛邪为大法，结合中医整体观辨证论治，疏肝解郁，健脾祛湿，滋补肝肾，调养气血，活血化瘀，辨证施治。

（三）药物选择

研究数据表明，乳腺癌患者临床用药以补气、疏肝、活血、补血、理气、化痰为主。因乳腺癌病机以正虚邪实为主，用药常用扶正祛邪为大法，其中补气药物主要用到熟党参、黄芪、五指毛桃、白术，以扶益因先天或后天导致的正气不足。配伍入肝经的白芍、柴胡、玉米须，功效重在柔肝、疏肝、清肝为用。理气药物重用砂仁、枳壳、陈皮、半夏、浙贝母，取其理气、化痰功效为主。燀桃仁、醋莪术、薏苡仁、半枝莲、黑枣、猫爪草、山药、女贞子、三七、郁金、蒲公英，其功效依次以祛痰、活血、理气、解毒为主。

四、名医经验

（一）许芝银经验

许芝银认为治疗乳腺癌应中西结合，应当顾护正气，重视扶正抑癌，唯正气充盛，邪气才不易侵犯机体。他将乳腺癌分为围手术、围化疗、围放疗、巩固治疗、姑息治疗等期进行辨证治疗。①围手术期。术前：许芝银认为乳腺癌早期，正盛邪轻，宜速攻祛邪，全身情况良好时应先手术治疗，再中药调理；全身状况不理想尚不宜手术者，常重扶正，辅祛邪，尽可能为患者创造手术条件，全身条件改善后仍优先考虑手术去除邪瘤；术后：治疗应着重培补正气，以顾护脾胃，调理气血为主，辅以抑癌解毒。许芝银此期以党参、太子参、白术、当归、熟地黄、白芍、丹参各10 g，半枝莲、白花蛇舌草各20 g为其基本用药，并常于方中再配伍茯苓、陈皮、法半夏、厚朴花、焦谷麦芽等运脾和胃之品，以顾护胃气。②围化、放疗期。围化疗期：许芝银将化疗期间常见证候归纳为脾胃不和、气阴两虚、肝肾不足之证多见，治疗时着重以调养脾胃为主，以补气生血、益气生津、补后天以滋先天为治疗大法。恒以党参、太子参、白术、茯苓、法半夏各10 g，陈皮、厚朴花各5 g为其基本用药；证属气血不足者，配伍当归、白芍、丹参各10 g，阿胶20 g等，以养血补虚；证属气阴两虚者，配伍天冬、麦冬、玉竹、南沙参、黄精各10 g等，以补养阴液；证属肝肾不足者，配伍熟地黄、山茱萸、紫河车各10 g，炙龟甲20 g等，以滋养肝肾，填精益髓。在正气尚可耐受的情况下酌加2～3味抗癌解毒的中药如蜀羊泉、半枝莲、白花蛇舌草等。围放疗期：许芝银认为放疗主要易损伤人体阴液，常表现为放射灶皮肤干燥、瘙痒、脱屑，口干喜饮、低热、烘热、盗汗、舌光红少苔或无苔、脉细数等阴液亏虚之证候，因此治疗应着重滋养阴液为主。恒以麦冬、天冬、太子参、玉竹、天花粉、石斛、制黄精各 10 g，制五味子 6 g，芦根 15 g 为其基本用药。③巩固治疗期：此期治疗主要目的是改善内分泌治疗的副反应、提高生活质量以及预防复发转移。此期辨证论治可参照围手术、围化疗、围放疗各期，并根据患者情况，随证加减，在扶正固本的基础上，可适当配伍抑癌解毒之品，亦不致癌毒余烬复燃。总之，补其不足，泻其有余，以平衡为目的。④姑息治疗期：终末期患者，由于全身机能衰弱，或者癌细胞已经广泛转移，甚至出现恶病质，此时虽然癌毒日渐增长，但患者正气已虚，邪气亦盛，攻补两难。许芝银认为此期治疗的主要目的应着重于顾护正气，维持整体功能，以尽可能地提高患者生活质量，延长其生存时间。病机重点为本虚标实，本虚以脏腑气血阴阳亏虚，标实为气滞、瘀血、痰浊、热毒互结，聚结成块。治疗时多用补益气血阴阳、疏肝理气、活血化瘀、化痰散结、清热解毒之法治之。临证中根据病情采用先攻后补，或先补后攻，或攻补兼施等方法。许芝银在遣方用药的同时，常配合内分泌治疗，并开导患者保持心情舒畅，解除抑郁心理，使患者正确面对疾病的变化。

（二）霍介格经验

霍介格以“疏肝补肾，扶正抑癌”为治疗大法，从肝肾入手，顾护脾胃，主次分明，分而治之。①扶正为主，兼顾祛邪：根据不同脏腑亏损情况，选用养阴生津、健脾和胃等各种不同的治疗方案，因人制宜；②重视补益肾气：对于脑、骨转移的患者，或为预防脑、骨转移，霍介格多用补肾类药物，如菟丝子、续断等补肾填精益髓，辅以全蝎、僵蚕等解毒散结纸品；③注重肝气条达：霍介格认为，无论何阶段的乳腺癌患者，均应注重肝气的疏泄条达，多加用柴胡、郁金等疏肝解郁，若有失眠心悸等血不养心者，常配伍柏子养心丸以养心安神；④不忘癌毒为致病之源：霍介格在临证常加用一至两味抗癌解毒药如山慈菇、漏芦等，从原始动因上予以治疗；⑤病症合参，分期治疗：霍介格常根据患者的不同临床表现及不同的治疗阶段灵活治疗；⑥情志调节：霍介格主张身心兼治，在药物治疗的同时予以科普宣教，耐心地开导患者，从而有利于增强患者的治疗信心，也有利于下一步治疗的开展；⑦并发症的治疗：益气通络、化瘀利水，治疗术后患肢水肿，益气养阴辨治放化疗毒性反应，以“肝肾失常”立论，辨治内分泌治疗相关类更年期综合征。

（三）郁仁存经验

①郁仁存认为肝郁气滞为核心病机，治疗首推疏肝解郁：临床上常用柴胡、郁金行气疏肝，芍药、当归养血柔肝，并随证配以香附、枳壳、川楝子、陈皮、玫瑰花等理气消胀。肝郁化火者加用黄芩、牡丹皮、栀子，热甚伤阴、口干舌燥者加天花粉、麦冬、女贞子等；肾亏脾虚是基本病机，健脾补肾贯穿始终。②郁仁存临床常以六味地黄丸为基础滋补肾阴，同时喜用枸杞子、女贞子平补肝肾；痰、瘀、毒互结是关键病机，祛邪当化痰祛瘀、解毒散结。③郁仁存祛邪常以清热解毒与理气化痰、活血化瘀相结合，根据毒、痰、瘀的病势轻重而灵活调整用药，临床常用白英、龙葵、蛇莓、重楼、白花蛇舌草、半枝莲、山慈菇等清热解毒，海藻、浙贝母、夏枯草、僵蚕、猫爪草、瓜蒌等化痰散结，莪术、鸡血藤、炮山甲、土鳖虫等化瘀散结。④对于并发症的治疗，郁仁存认为部分乳腺癌患者由于原有的肝脏疾病或于化疗、内分泌治疗后出现肝功能异常，表现为胆红素升高和/或转氨酶升高。治宜疏肝理气、凉血解毒，药用柴胡、赤芍、茵陈、姜黄等，可促进肝功能的恢复。长期口服三苯氧胺的患者常出现脂肪肝及发胖，可于方中加决明子、茵陈、泽泻等清肝化浊、祛脂利湿。对芳香化酶抑制剂使用后引起的骨关节酸痛者，加用鸡血藤、牡蛎、续断、桑寄生、补骨脂；夜寐不安者，加酸枣仁、首乌藤、石菖蒲、龙骨、牡蛎等安神之品；疼痛者，加郁金、延胡索、徐长卿、白屈菜等。⑤对三阴性乳腺癌的治疗郁仁存也有独到的见解：郁仁存认为，三阴性乳腺癌的证型中，以肝郁气滞型、毒热蕴结型较多，冲任失调型较少见。三阴性乳腺癌患者多见肝气不舒、邪毒潜伏，其为复发转移的根本，故治疗早期就强调疏肝解郁、清解邪毒。对此，郁仁存多采用分期治疗：手术治疗易耗气伤血，早期治疗应益气养血，而后加以活血通络之品；放疗易耗伤津液，临床上常常出现阴虚内热的现象，在放疗期间治宜益气养阴、调补肝肾，如一贯煎等；化疗药物容易影响患者的脾胃功能，常常出现消化道功能紊乱及气血生化不足等症，

在化疗期间应治以健脾补肾、益气养血，如生血汤等；巩固治疗期：乳腺癌手术、辅助性放化疗后，有很长一段时间需要中药的巩固性治疗，以进一步预防乳腺癌的复发转移；维持性治疗期：晚期乳腺癌，尤其是三阴性乳腺癌，化疗是主要的治疗手段，中医药的辅助治疗有利于减轻药物的毒副作用，提高患者生活质量。

（四）潘敏求经验

潘敏求认为乳腺癌的发生、发展与肝、脾、肾及冲任二脉关系密切。肝气郁结，肝失疏泄，气血冲任失调，经脉壅阻，导致气滞、血瘀、毒瘀互结，阻滞乳络，形成痞核，日久郁滞蕴毒则生变，积毒伤正，则可能发生乳腺癌。并将乳腺癌的病因病机概括为“瘀、毒、虚”，即：正气亏虚，毒瘀内结。基于“瘀、毒、虚”这一乳腺癌的基本病机，潘敏求制定“疏肝健脾、补肾益精、化瘀解毒”为乳腺癌的基本治则，常以逍遥散为基本方进行加减。对于化疗药物毒性，潘敏求认为脾气亏虚、胃失和降是导致胃肠道反应的病理关键，而骨髓抑制与肾精亏虚、脾虚血亏密切相关，确定了健脾补肾、益气养血为防治化疗毒副反应的基本治法，方用脾肾方加减；而放疗是一种“火热毒邪”作用于人体，导致热毒过盛、耗气伤津。另一方面热毒壅滞于经脉，导致气滞血瘀，从而形成气阴两虚、热毒壅盛的病机特点。治疗上益气养阴、健脾补肾、清热解毒，常用沙参麦冬汤合六君子汤加减。待机体机能恢复，能够耐受后续治疗，再同时佐以抗癌中药，使短期内不出现病情复发；针对内分泌治疗导致的子宫内膜增厚、阴道出血，治疗时宜健脾补肾、调理冲任、疏肝柔肝、凉血止血、养血活血；对于内分泌治疗导致的骨质疏松则以健脾补肾壮骨为主。

（五）王沛经验

①王沛认为无论肿瘤病程早晚，其本在于正气亏虚，施治时必须顾护正气。王沛认为肝郁气滞、毒聚、痰凝气结是乳腺癌的基本病变，而木旺必克脾土，脾虚累及肾虚，故肝脾肾同病为其主要病机，气滞痰瘀邪毒互结，脾肾亏虚，互为因果，虚实夹杂，耗损正气。因此，乳腺癌的基本病机特点为：肝郁气结为主，兼有脾肾亏虚，以及痰凝、邪毒的蕴结。故而在治疗中应当疏肝解郁为主，适当健脾补肾，兼以散结之品，通络以搜邪。王沛在治疗乳腺癌时最常用药有山慈菇、夏枯草、蜂房、瓜蒌、穿山甲、郁金等，根据症状的不同，用药也不同，如局部疼痛症状明显，偏气滞血瘀者，多用生香附、炙乳香、炙没药、穿山甲、丹参、郁金等以理气活血止痛；扶正补肾药多用生杜仲、补骨脂、桑寄生、淫羊藿、益智等；癌毒较深，入络者多用僵蚕、地龙、蜂房、威灵仙等以搜风通络；散结化瘀消痰多用瓜蒌、紫草、山慈菇、莪术、龙骨、牡蛎、生半夏、海藻、昆布等以通络化痰；益气养阴多用生黄芪、炙黄芪、炒白术、沙参、五味子、天冬、麦冬、猪苓、茯苓等。②王沛认为，乳腺癌术后肺转移主要由两个因素引起：正气不足，阴阳平衡失调，无力抗邪；乳腺癌术后癌毒残留，加之肝郁气滞，肝气犯肺，导致肺气阴两伤，易受余毒侵犯。两者共同作用，引起乳腺癌术后肺部转移灶的产生。正气内虚为发病基础，局部癌毒留存及肝郁肺虚为重要条件。王沛在临床实践过程中，自拟疏补相合方（药物组成：柴胡、补骨脂、姜黄、山慈菇各 12 g，青皮、防己各 10 g，北沙参、天冬、麦冬、浙贝母、夏枯草、猪苓、茯苓、生半夏各 15 g，生黄芪、生薏苡仁各 20 g）温补脾肾，疏肝理肺，治疗乳腺癌肺转移。在辨证用药上应慎用活血药，王沛认为活血药有增加肿瘤转移概率的风险；治疗过程中要辨清疾病的标本缓急，“急则治其标，缓则治其本”，如有发热、大量咳血，疼痛、黄疸等症时，应先治其标。

（六）陆明经验

①陆明认为，治疗肿瘤疾病应以调理脾胃为主。故他在治疗乳腺癌时，除用祛邪药物攻伐局部肿瘤外，非常注重患者整体功能的调护，调理脾胃，以保后天之本，增强机体抗病能力。陆明喜用益气健脾之品以提高免疫功能，常用太子参、黄芪、白术、茯苓、生薏苡仁等；虑其补虚难祛滋腻，伍以生姜、甘草、鸡内金、砂仁、山楂、麦芽以和胃消导。②陆明认为“外治之法即内治之法”，临证擅用敷脐、熏洗、直肠灌药、贴敷穴位等各种外治方法治疗乳腺癌。③陆明善用虫蚁之品，认为虫类药乃“血肉有情之品”，攻邪则有“虫蚁搜剔之能”，以咸味、辛味居多，气温或平，且多有小毒。陆明常用的虫类药及用量如下：全蝎 6 g、蜈蚣 2 条、僵蚕 10 g、蟾皮 6 g、土鳖虫 10 g、九香虫 10 g、穿山甲 6 g、水蛭

6 g、壁虎 6 g、地龙 10 g。虫类药多用于治疗癌性疼痛，晚期复发转移乳腺癌患者。处方含虫类药多为1～3 味，用之不可过量。

（七）裴正学经验

裴正学总结出乳腺癌主要以“围点打援”为主要治则。肝气郁结型主要以疏肝解郁，软坚散结为大法，方用：柴山合剂加减。常用药物：柴胡、穿山甲、当归、木通、路路通、郁金、天花粉、三棱、莪术、海藻、昆布、肉苁蓉、贝母、夏枯草等。疼痛部位固定不移，舌质有瘀斑者加汉三七、水蛭粉；局部有红热肿痛者加白花蛇舌草、半枝莲、龙葵、蒲公英、败酱草。热毒蕴结证主要以清热解毒，消瘤散结大法，方用：仙方活命饮、托里透脓散加减，常用药物：金银花、当归、白芍、乳香、没药、陈皮、穿山甲、皂角刺、黄芪、川芎等。乳房肿块质硬，固定不移者，加王不留行、八月札、漏芦、三棱、莪术；淋巴结肿大者，加皂角刺、紫草。气血双亏型主要以益气养血，解毒散结为大法，方用：兰州方核心、复元活血汤加减，常用药物：潞党参、人参须、北沙参、太子参、生地黄、山茱萸、酒大黄、柴胡、桃仁、红花、当归、鳖甲、天花粉、甘草等。气短乏力明显者加黄芪；局部疼痛明显者加川乌、雷公藤、辽细辛、桂枝、白芍；动则汗出者加麻根、浮小麦、大枣。

（八）章永红经验

①章永红认为肿瘤多为因虚致病，因虚致实，是一种全身属虚，局部属实的疾病，治当以补为先，扶正固本为先，益气养阴为要；②攻毒散结为辅，注重血瘀、热毒、痰凝、气郁：肿瘤证属本虚标实，治疗当标本兼顾，攻补兼施。正虚邪实，脏腑功能失常，气滞血瘀、痰浊交凝、痰瘀互阻、邪毒搏结乳房，形成乳腺癌，治疗应注重血瘀、热毒、痰凝、气郁方面。如血瘀类药物使用：章永红认为在乳腺癌的中药治疗中活血化瘀药必不可少，但在运用过程中要把握好活血化瘀药的剂量、配伍等，不当的使用可能会引起上述相关负面作用，她常在大量扶正药物基础上配伍 1～3 味活血化瘀药物，如莪术、木馒头、景天三七、三棱等；③顾护脾胃：章永红选方多选用《医方集解》六君子汤（党参、白术、黄芪、山药、茯苓、甘草）加灵芝、黄精，补益脾胃，亦常选用《金匮要略》橘皮枳实生姜汤（橘皮、枳实、生姜），加砂仁、木香，调理脾胃；④重剂为用中医不传之秘，癌为沉病，重剂为起。中医学认为肿瘤为邪毒久积的结果，既为沉病，必以重剂，取其药力宏专，方可直捣病所。章永红通过多年临床实践总结得出肿瘤治疗时，益气养阴药的使用剂量宜大，方能力起沉疴，单味药黄芪最大量用至 100 g，所选病例中补气药黄芪加红芪最大量为 60 g，白术、山药、党参最大量为 60 g，补阴药石斛、百合等最大量为 30 g。

（九）花宝金经验

花宝金将乳腺癌的发生、发展归纳为虚、郁、痰毒、瘀，重在肝、脾、肾。因此，治疗上也要着重于这些方面。①调肝健脾，重在气机。花宝金治疗乳腺癌亦首责肝脾，肝宜调理，脾宜健运，肝脾之治，重在气机。在用药上予柴胡、川楝子、香附等疏肝行气的同时，宜酌加当归、白芍等养血柔肝。另外气郁易化热，稍用茵陈、黄芩以疏肝清热。木郁克土，调肝与健脾往往并举。脾主运化，居中焦，为气机升降出入之枢，花宝金认为健脾关键在于调和脾胃之升降、出入、寒热、补泻、润燥的平衡，以平为期，以气机的有序运动为目的；②化痰解毒散结，善用药对。花宝金认为乳岩的形成为正气亏虚，脏腑失和，冲任失调，肝郁脾虚致气机不畅，经络痞涩，痰湿内阻、瘀血内停，结为肿块。“坚者削之”，积之已成，非单用扶正可散之。因此，乳岩的治疗以化痰解毒散结为主。花宝金应用化痰散结之药，善用药对，相辅相成，提高祛邪效果。如蒲公英、夏枯草、半枝莲；山慈菇、浙贝母；桑枝、鸡血藤；凌霄花、八月札；皂角刺、胆南星；石见穿、猫爪草等，随证选用；③顾护脾胃，兼顾肝肾。脾为后天之本，生化之源，肾为先天之本，阴阳之根。乳岩为本虚标实之证，扶正与祛邪不可偏废，扶正最根本的是保护脾胃，兼顾肝肾。另外，行气活血、解毒散结之药均为易耗气败胃之品，在应用大队苦寒峻利之药时一定要注意顾护胃气，得胃气者生。花宝金每多用生姜、大枣、炒神曲、炒麦芽开胃醒脾，同时防止苦寒之品败胃；④兼症的治疗：花宝金认为中医治疗强调整体论治，兼症也是病机的反映，同时兼症的治疗可提升患者战胜疾病的信心，心情得到放松。例如乳腺癌术后患侧上肢肿胀者加桑枝、王不留行、丝瓜络、泽兰等；手足心热者加女贞子、墨旱莲、知母、黄柏等；肢体麻木者加姜黄、鸡血藤等；失眠多梦者加酸枣仁、煅牡蛎、合欢皮、首乌藤等；关节不利者加伸筋草、透骨草等；头重头晕者加天麻、菊花、石菖蒲等；胸闷者加全瓜蒌、薤白、紫苏梗等；⑤分期论治，中西结合。花宝金认为乳腺癌的治疗宜中西结合，综合治疗。中医药在结合现代医疗手段治疗的同时要做好辅助和主导角色的转换，调整好扶正与祛邪的平衡。如手术患者多气血损伤，脏腑失和，治疗以益气养血为主，酌加化痰散结；化疗患者健脾和胃、补益肝肾为主；内分泌患者多肝肾阴虚，或脾虚痰湿，宜辨证论治，稍佐解毒抗癌之品。同时，检查有其他部位转移的酌加相应药物，不但是辨病与辨证结合的体现，同时起到引经药的作用，使诸药专达病所，则效果愈佳。如有肺转移者，酌选鱼腥草、沙参、麦冬、桔梗、杏仁、百合等；肝转移者，选用茵陈、凌霄花、白梅花、八月札、鳖甲、穿山甲等；脑转移者，选用全蝎、蜈蚣、菊花、天麻、钩藤等；骨转移者常加用骨碎补、续断、牛膝、枸杞子等。一般在辨证的基础上选用2～3味，用量宜轻，引经药用量太过则有喧宾夺主之嫌。

五、名方推荐

（一）柴胡疏肝散加减

川芎20 g，白英、云芝、陈皮、柴胡、枳壳、芍药、白花蛇舌草各15 g。主治：乳岩之肝郁痰凝证。功效：疏肝解郁，化痰散结。用法：以水煎服，2次/剂，1剂/d，分别于早晚用药，持续治疗1年。加减：乳房胀痛者添加青皮、荔枝核、橘核；体弱偏寒者添加桂枝，体弱偏热者添加夏枯草；肝火旺盛者可加牡丹皮、山栀子；阴虚盗汗者添加知母、墨旱莲；痰湿者可添加鱼腥草、黄芩；乳房疼痛者可加莪术、香附、三棱、牵牛子。

（二）自拟乳岩方

柴胡、山慈菇、淫羊藿、补骨脂各9 g，白芍、白术、茯苓、当归、浙贝母各10 g，黄芪15 g。主治：肝郁脾虚型乳腺癌。功效：疏肝解郁，健脾益气。用法：水煎，每日2次，每次200 mL，餐后1 h服用。以3个月为1个疗程。加减：如夜寐不安严重兼心气虚者加枣仁、首乌藤、灵芝等；如兼气血两虚，脾失健运者加山药、白扁豆等；如腰酸膝软乏力明显者加杜仲、牛膝、续断等；如兼阴虚者加生地黄、麦冬、石斛等。

（三）凉血疏肝方加减

紫草30 g，柴胡、白术各10 g，白芍、人参各15 g，川芎、熟地黄各9 g。主治：雌激素受体阳性乳腺癌。功效：清热凉血、疏肝健脾。用法：冲水口服，1剂/次，2次/d。持续治疗3个月。加减：失眠者加酸枣仁15 g、远志9 g，头痛者加蔓荆子、白蒺藜各9 g，患肢水肿者加路路通、桑枝、茯苓皮各9 g，腹胀者加大腹皮、厚朴各9 g，焦虑抑郁者加淮小麦30 g、大枣18 g，神疲乏力者加生黄芪、炙黄芪各15 g，潮热汗出者加地骨皮、生地黄各9 g。

（四）三叶青散结抗癌方

三叶青20 g，党参15 g，白术9 g，莪术、仙茅、淫羊藿各12 g。主治：三阴性乳腺癌化疗期间。功效：扶正抗癌，消肿散结。用法：每次化疗后第3日开始服用，每日1剂，连服2周。

（五）理气消瘤方

柴胡、芍药、枳壳各15 g，川芎20 g，陈皮、香附、甘草各10 g。主治：浸润性乳腺癌术后。用法：以水煎，中药汤剂水煎至约500 mL，1周5剂，分2次温服，服药时间从开始至结束至少3年。加减：兼肝阳上亢者加生牡蛎、生龙齿、钩藤（后下）、天麻（先煎）各15 g，首乌藤30 g；兼气血不足者加当归、黄芪各15 g，阿胶6 g（烊化）等；兼瘀血阻滞者加丹参、赤芍、桃仁、红花各15 g等；兼阴虚者加墨旱莲、知母、鳖甲（先煎）、牡丹皮各15 g；兼阳虚者加鹿茸5 g，补骨脂、杜仲、牛膝各15 g等；兼寒热错杂之恶心呕吐者，加橘皮、竹茹、丁香、柿蒂各15 g。

（六）益气温阳方

黄芪45 g，干姜、桂枝、法半夏、甘草各9 g，党参、白术、补骨脂各15 g，浙贝母、陈皮、茯苓各 12 g。主治：乳腺癌内分泌治疗无病生存期。用法：1 剂/d，水煎 400 min，早晚分服。2～4 个月后制成膏剂长期服用，2 个月复诊 1 次，辨证调整药物。加减：气滞甚者加柴胡 15 g、郁金 12 g；化火者加黄芩 15 g、白花蛇舌草 20 g；夹瘀者加桃仁 15 g、莪术 12 g；湿盛者加苍术 12 g、泽泻 15 g。

（七）四逆散加味方

柴胡、炒枳实、白芍、桂枝、炙甘草、郁金、丹参、枸杞子、女贞子各 10 g，醋鳖甲（先煎）15 g。主治：雌孕激素受体阴性乳腺癌。功效：疏肝健脾，解郁化瘀，补肾填精，调节冲任。用法：递减法服药：1 剂/d，服药半年后，改为隔日 1 剂，再服药半年后，改为每周 2 剂，维持治疗 1 年。脘闷嗳气加姜半夏、紫苏梗各 10 g；大便秘结加火麻仁 10 g，莱菔子 12 g；食少纳呆加六神曲、炒麦芽各 10 g；乏力便溏加炙黄芪、焦山楂各 10 g。

（八）益气利水方

白芍、云苓各 20 g，黄芪、冬瓜皮、茯苓皮各 30 g，木瓜、川芎、紫苏叶、当归各 12 g，泽泻、防己、白术各 15 g。主治：乳腺癌术后上肢水肿。功效：益气健脾利湿。用法：上方诸药水煎取汁 300 mL，每日 1 剂，1 日 2 次，每次 150 mL，早晚分用。治以疏肝健脾，活血化瘀，益气健脾利湿。

（九）益气养血生津方

党参、熟地黄、生地黄各 15 g，茯苓、白术、当归、白芍、麦冬、沙参各 10 g，炙甘草 6 g，川芎 5 g。主治：乳腺癌术后化疗患者骨髓抑制。功效：健脾益气、养血滋阴。用法：每日 1 剂，以水煎，取 200 mL 药汁，分早晚 2 次温服，1 个治疗周期为 21 d，共治疗 3 个周期。

（十）补肾壮骨方

淫羊藿、补骨脂、骨碎补、菟丝子各 15 g，淮牛膝 30 g。主治：乳腺癌内分泌治疗芳香化酶抑制剂引起的骨代谢异常。功效：补肾强骨。用法：水煎 400 mL，每日 1 剂，分早晚 2 次，餐后 1 h 温服。3 个月为 1 个疗程，服用 2 个疗程。

第七节 带状疱疹

带状疱疹是由长期潜伏在脊髓后根神经节或颅神经节内的水痘-带状疱疹病毒（varicella zoster virus，VZV）经再激活引起的感染性皮肤病。带状疱疹是皮肤科常见病，除皮肤损害外，常伴有神经病理性疼痛，常出现在年龄较大、免疫抑制或免疫缺陷的人群中，严重影响患者生活质量。全球普通人群带状疱疹的发病率为（3～5）/1000，50 岁后随年龄增长，VZV 特异性细胞免疫功能逐渐降低，带状疱疹的发病率、住院率和病死率均逐渐升高。主要临床特点为簇集性水疱，沿身体一侧周围神经呈带状分布，伴明显神经痛为特征。

一、诊断标准

（一）典型临床表现

发疹前有轻度乏力、低热、食欲不振等全身症状，患处皮肤觉灼热感或神经痛，触之有明显的痛觉敏感，也可无前驱症状即发疹。好发部位为肋间神经（占 53%）、颈神经（20%）、三叉神经（15%）及腰骶部神经（11%）。患处先出现潮红斑，很快出现粟粒至黄豆大小丘疹，成簇状分布而不融合，继而迅速变为水疱，疱壁紧张发亮，疱液澄清，外周绕以红晕。皮损沿某一周围神经区域呈带状排列，多发生在身体的一侧，一般不超过正中线。病程一般 2～3 周，老年人为 3～4 周。水疱干涸、结痂脱落后留有暂时性淡红斑或色素沉着。神经痛为主要症状，可在发疹前、发疹时以及皮损痊愈后出现。疼痛可为钝痛、抽搐痛或跳痛，常伴有烧灼感，多为阵发性，也可为持续性。老年、体弱患者疼痛较为剧烈。

（二）特殊临床类型

①眼带状疱疹：多见于老年人，表现单侧眼睑肿胀，结膜充血，疼痛常较为剧烈，常伴同侧头部疼痛，可累及角膜形成溃疡性角膜炎；②耳带状疱疹：系病毒侵犯面神经及听神经所致，表现为外耳道疱

疹及外耳道疼痛。膝状神经节受累同时侵犯面神经时，可出现面瘫、耳痛及外耳道疱疹三联征，称为Ramsay-Hunt综合征；③顿挫型带状疱疹：仅出现红斑、丘疹而不发生水疱；④无疹性带状疱疹：仅有皮区疼痛而无皮疹；⑤侵犯中枢神经系统大脑实质和脑膜时，发生病毒性脑炎和脑膜炎；⑥侵犯内脏神经纤维时，引起急性胃肠炎、膀胱炎，表现为腹部绞痛、排尿困难、尿潴留等；⑦播散性带状疱疹：恶性肿瘤或年老体弱患者，病毒经血液播散导致广泛性水痘样疹并侵犯肺和脑等器官，可致死亡；⑧其他：尚有大疱性、出血性、坏疽性等表现的带状疱疹。

根据典型临床表现即可诊断。也可通过收集疱液，用PCR检测法、病毒培养予以确诊。无疹性带状疱疹病例的诊断较难，需做VZV活化反应实验室诊断性检测。由于实验室诊断操作难度较大，目前主要依靠临床诊断。

二、西医治疗

带状疱疹的治疗目标是缓解急性期疼痛，缩短皮损持续时间，防止皮损扩散，预防或减轻PHN等并发症。

（一）抗病毒药物

抗病毒药物是带状疱疹临床治疗的常用药物，能有效缩短病程，加速皮疹愈合，减少新皮疹形成，减少病毒播散到内脏。应在发疹后24～72 h内开始使用，以迅速达到并维持有效浓度，获得最佳治疗效果。目前批准使用的系统抗病毒药物包括阿昔洛韦、伐昔洛韦、泛昔洛韦、溴夫定和膦甲酸钠。

肾功能不全患者，要相应下调使用剂量。肾功能持续下降者，应立即停用阿昔洛韦，改用泛昔洛韦或其他抗病毒药物继续治疗。对于怀疑存在肾功能不全的患者初始给药前应检测肌酐水平，但溴夫定无需检测肌酐水平。

美国感染病学会（Infectious Diseases Society of America，IDSA）指南推荐阿昔洛韦治疗VZV所致的脑膜炎/脑炎：轻中度病例，静脉滴注10 mg/kg，每8 h 1次，连续治疗10～14 d，而严重病例应持续治疗14～21 d。HIV合并VZV感染，推荐使用阿昔洛韦或膦甲酸钠治疗。VZV引起的球后视神经炎较为罕见，几乎只出现在HIV血清反应阳性的艾滋病患者中，同时可伴或不伴皮损，目前并无明确有效的治疗方案。但由于视神经炎可严重危害视力且组织病理学显示有炎症浸润，所以可考虑初始给予静脉滴注阿昔洛韦及糖皮质激素治疗，而对于阿昔洛韦治疗抵抗（耐药）的患者，推荐静脉滴注膦甲酸钠。

（二）糖皮质激素疗法

目前关于是否应用糖皮质激素治疗带状疱疹仍存在争议。普遍观点认为在带状疱疹急性发作早期系统应用糖皮质激素并逐步递减可以抑制炎症过程，缩短急性疼痛的持续时间和皮损愈合时间，但对已发生PHN的疼痛无效。推荐剂量泼尼松初始量30～40 mg/d口服，逐渐减量，疗程1～2周。该疗法是否能预防PHN的发生尚存在争议。年龄大于50岁、出现大面积皮疹及重度疼痛、累及头面部的带状疱疹、疱疹性脑膜炎及内脏播散性带状疱疹可使用糖皮质激素。高血压、糖尿病、消化性溃疡及骨质疏松患者谨慎使用，禁用于免疫抑制或有禁忌证的患者。推荐使用泼尼松治疗带状疱疹引起的Ramsay Hunt综合征和中枢神经系统并发症，如脑炎或Bell麻痹。

（三）带状疱疹期的镇痛治疗

对于轻中度疼痛，考虑处方对乙酰氨基酚、非甾体抗炎药或曲马多；中重度疼痛使用阿片类药物，如吗啡或羟考酮，或治疗神经病理性疼痛的药物，如钙离子通道调节剂加巴喷丁、普瑞巴林等（该类药物具体用法请参照表12－2）。带状疱疹期间重度急性疼痛是发生PHN的危险因素，联合钙离子通道调节剂不仅能有效缓解疼痛，而且能减少PHN发生。研究显示，早期使用普瑞巴林可显著降低带状疱疹期疼痛评分，尤其在疱疹发生7 d内使用能显著降低PHN发生率。老年带状疱疹患者的疼痛更常见且为重度，严重影响生活各方面，如发生焦虑、睡眠障碍、无法正常工作或生活。研究显示，普瑞巴林联合羟考酮不仅能进一步降低PHN发生率，还可改善患者日常活动与睡眠，提高生活质量。

（四）特殊人群带状疱疹的临床特点与治疗

婴儿期、母孕期患水痘的儿童较易发生带状疱疹，但发病较成人轻，可口服阿昔洛韦 20 mg/kg，4 次/d；或权衡利弊，与患儿家长充分沟通后，慎重口服泛昔洛韦，体重<40 kg 者每次 12.5 mg/kg，每 8 h 1 次，体重≥40 kg 者每次 250～500 mg，每 8 h 1 次。重症患者可静脉滴注阿昔洛韦≤500 mg/m^2 或≤15 mg/kg，每 8 h 1 次。老年人易出现皮肤、内脏播散，以及合并症，宜采用高效低毒的抗病毒药物积极治疗。排除禁忌证也可使用糖皮质激素治疗。妊娠晚期患者可口服阿昔洛韦或伐昔洛韦，严重者静脉滴注阿昔洛韦，但妊娠 20 周前应慎用。哺乳期口服阿昔洛韦未见乳儿异常，但口服泛昔洛韦需停止哺乳。

三、中医临床思维

（一）中医病名及病因病机特征

古代医家对蛇串疮的观察和认识角度有异，故在不同时期蛇串疮又有甑带疮、白蛇缠、缠腰龙、蛇窠疮、蜘蛛疮、缠腰火丹、火带疮等不同名称。由于时代差异，病名纷繁错杂，故中医对蛇串疮病因病机的认识也较为多样。《诸病源候论》中首次提出了蛇串疮的病因病机，认为此病的产生与风、湿二邪有关，病因无论内外，均可扰动脏腑、经络、形体、气血，脏腑失衡则毒邪泛发。《外科启玄》言："蛇窠疮，此疮因衣服被蛇游过，或饮食内受沾蛇毒，入于皮毛，致生疮且痛。"明代王肯堂《证治准绳·疡医》云："或问：缠腰生疮，累累如珠何如？曰：是名火带疮，亦名缠腰火丹。由心肾不交，肝火内炽，流入膀胱，缠于带脉，如故束带。"清代祁坤的《外科大成》与沈金鳌的《杂病源流犀烛》也提出同样观点。说明蛇串疮发病，火毒为主，病位在其心、肝、肾、膀胱等。近现代，多数医家对于蛇串疮发病的认识，均从疱疹泛发期和疱疹消退期论治：疱疹急性期阶段，蛇串疮的发生或因情志不畅，肝气不舒，郁结日久，化热化火所致；或因饮食不节，脾失运化，湿热蕴结所致；外加复感六淫风、热、湿毒，蕴于肌肤，合而发病。疱疹消退期阶段，主因前期火热太盛，气血阴阳俱损，以致脉络不通，气滞（虚）血瘀，痛而不通，则病邪着留，缠绵不愈。归纳起来，其发病部位多为肝、脾两脏，还可连同心、肺、胆、肾；其病性不外火（热）、湿、毒、瘀，后期疾病余邪不尽，气虚血衰。本病病机特征为肝胆湿热蕴结，兼感毒邪；其基本病机是气血凝滞，营气不从，经络阻塞。

（二）辨病辨证及治疗特征

中医规范将带状疱疹分为肝经郁热证、脾虚湿蕴证、气滞血瘀证。临床以肝经郁热型最为常见，之后为气滞血瘀型，脾虚湿蕴，气虚血瘀，气阴两伤。将证候进行分解，发病部位多为肝、胆，脾、心、肾三脏也可引发疾病；病理因素以湿、热为主，同时并见气滞、血瘀、气虚、风邪、阴虚、血虚、阳虚。其治疗也可从肝、胆、脾、心、肾入手，运用和法调整脏腑功能，使脏腑安和。

本病的治疗原则为早期以祛邪为主，晚期攻补兼施。以达到扶正祛邪，调整阴阳，调整脏腑功能，调理气血的目的，即和法论治带状疱疹。主要治法有清热利湿解毒、理气活血止痛，据症加用疏肝解郁、健脾益气、滋阴平阳、通络止痛等法。部分年龄较大的患者，五脏六腑功能逐渐衰退，免疫力下降，恰恰给带状疱疹的发生创造了契机。由于本病疼痛剧烈，部分合并慢性疾病的患者治疗难度大，需要患者和医生有较好的耐心。因此，临床治疗应该根据患者的年龄、是否合并其他基础疾病、疼痛感的强弱等选择不同的治疗方案。

带状疱疹急性期，宜在中医中药辨证论治的同时及早联合使用西医的抗病毒药物、镇痛剂、抗炎药，可显著缩短疗程，提高疗效，减少带状疱疹后遗神经痛的发生率。中医方面亦应考虑在辨证论治原则的基础上有选择地应用止痛中药，如常用延胡索、川楝子、郁金等，以达疏肝行气止痛之功。适当的外治法，对缩短病程，减轻疼痛，避免后遗神经痛的发生有积极作用。带状疱疹的治疗难点，第一是年老或体弱的病者如何防止其严重并发症的产生，这个问题的处理主要是及早准确辨证治疗，第二是后遗疼痛的处理，一般如能及早准确，辨证治疗，疼痛均能较快消除，相反，后遗疼痛时间会延长。处理后遗疼痛，抓住气滞血瘀这个机制。内服药物充分应用行气祛瘀，疏肝止痛的治法，以行气祛瘀汤为主，一般均能取得较满意的疗效。

（三）药物选择

数据挖掘表明，带状疱疹方剂中药物使用频次为甘草、黄芩、延胡索、柴胡、当归、龙胆、生地黄、栀子、赤芍、板蓝根、川芎、丹参、金银花、车前子、红花。将 237 味中药进行归类，得到药物 19 大类，清热药使用次数最多（1055），活血化瘀药其次（512），补益药、利水渗湿药、解表药、理气药、平肝熄风药等药物在蛇串疮治疗中亦起到重要作用。临床药对 45 对，如乳香、没药；红花、桃仁；龙胆、车前子；黄芩、泽泻；当归、桃仁；板蓝根、紫草；甘草、白芍；柴胡、郁金等。3 味药物关联，如龙胆、木通、栀子；红花、桃仁、川芎；黄芩、泽泻、柴胡等。4 味药物关联，如龙胆、车前子、柴胡、黄芩；柴胡、生地黄、当归、黄芩；桃仁、红花、川芎、当归等。

四、名医经验

（一）赵炳南经验

赵炳南称本病为“串腰龙”。赵炳南将带状疱疹分为 2 期，急性期和后遗症期，共 7 型：肝胆湿热型、脾肺湿气型、血热挟风型、经络阻隔型、毒邪侵营型、气隔血瘀型和气虚伤阴型。其中前 5 型见于带状疱疹急性期，后 2 型见于带状疱疹后遗神经痛期。辨证规律上：①肝胆湿热型：症见皮疹色鲜红，可见水疱，甚至脓疱、血疱，有针刺样痛感，疼痛剧烈，可伴发热，恶寒，口苦，咽干，眼睛发红，心烦，大便干，发病部位常见腰际、胁肋部，甚至还有发展至头额的。起病急剧，皮疹色鲜红，可见水疱，甚至脓疱、血疱，有针刺样痛感，疼痛剧烈，可伴发热，恶寒，口苦，咽干，眼睛发红，心烦，大便干，小便发红、黄，甚至酒色。治以：清肝胆湿热，解毒止痛。方以：清肝胆湿热解毒止痛汤。②脾肺湿气型：皮疹色淡红，水疱松弛，出现胀痛、针刺样疼痛，疼痛较轻，口干，不欲饮水，胸闷、腹胀，大便溏，小便清。治以：健脾除湿，清肺理气。方以：健脾除湿汤。③血热挟风型：症见红色皮损，伴热痛，轻微发热或恶寒，心烦急躁，口渴喜冷饮，大便干，小便黄。治以：凉血疏风止痛。方以：凉血疏风止痛汤。④经络阻隔型：症见红色皮疹，突起不明显，水疱不明显，针刺样疼痛伴胀痛，食欲不振，喜热饮，乏力，懒言。治以：益气理血、通经活络止痛。方以：益气理血通经活络止痛汤。⑤毒邪侵营型：症见痘形皮疹，伴高热，疼痛严重，烦躁，甚至神志不清、谵语。治以解毒清营。方以解毒清营汤。⑥气隔血瘀型：症见皮疹基本消退，留有色素沉着，但针刺感疼痛仍很剧烈，伴窜疼，口苦，急躁。治以理气止痛、活血化瘀。方以理气止痛活血化瘀汤。⑦气虚伤阴型；症见皮疹完全消退，或留有色素沉着，疼痛明显，喜按，白轻夜重，低热，气短、乏力、懒言，口干。治以：补中益气、养阴止痛。方以：补中益气养阴止痛汤。

（二）禤国维经验

禤国维认为带状疱疹属于中医“蛇串疮”“缠腰火丹”“火带疮”“蛇丹”“蜘蛛疮”等范畴。主要是感染毒邪、风、火、湿、热，郁于心、肝、肺、脾，经络阻隔，气血凝滞所致。湿热风火邪毒，损伤经络，经气不宣，气滞血瘀，不通则痛，常致疼痛剧烈或疼痛不休。其中湿热内蕴，感受邪毒为本病的基本病机特点，所以治疗重点在于清热利湿，解毒止痛。辨治规律上主张：①肝经湿热型：多发于肝胆经脉循行的部位，症见皮损见红斑，水疱明显。患处灼热疼痛，伴有口苦咽干，烦渴纳呆，小便黄赤，大便干结或稀烂不畅，舌质红，苔黄腻，脉弦滑数。治宜泻肝利湿，解毒止痛。方以龙胆泻肝汤加减。②脾胃湿热型：多发于腹部及下肢，症见皮损见水疱数量多，疱型较松弛，易破，糜烂渗液，疼痛较肝胆湿热轻。伴有口渴不欲饮，胃纳减退，腹胀便溏，舌质淡红，苔白腻，脉缓或滑。治宜健脾利湿，清热解毒。方以除湿胃苓汤加减。③气滞血瘀型：症见疱疹基底瘀红，血疱或疱疹大部分已消退，或已结痂脱落，但患处区域仍疼痛不止。伴有精神疲倦，夜睡不宁，烦躁不安，苔白，脉弦。治宜行气祛瘀、疏肝止痛。方以桃红四物汤加减。④气阴两虚型：症见皮损呈淡白或暗，晦滞，水疱细少簇集，甚至皮损可出现坏死，患处剧痛，伴有面色无华，气短，倦怠乏力，心烦失眠，午后潮热，白汗盗汗，手足心发热等。治宜滋补气阴。方以六味地黄丸加减。

（三）艾儒棣经验

艾儒棣认为蛇串疮多因情志内伤，肝气郁结，久而化火妄动，湿热内蕴，外溢皮肤而生；或因外感毒邪，以致湿热火毒蕴积肌肤而成；或热蕴蒸肤，壅阻肌肤，经络失疏，致使气滞血瘀，常遗留疼痛不休或刺痛不止。“湿热火毒内蕴，感受毒邪”为基本病机。以清热泻火、化湿解毒为治疗大法。结合多年临床经验，艾儒棣提出了根据不同部位论治带状疱疹的观点。①上部从风论治：症见发于眼、面颈、胸壁等部位，色红，焮肿疼痛。治以祛风清热解毒。方以普济消毒饮加减。重用酒连、酒芩清热泻火，祛上焦热毒；牛蒡子、连翘、薄荷、僵蚕辛凉疏散风热；玄参、马勃、板蓝根清热解毒；陈皮理气疏壅，散邪热郁结，为佐；升麻、柴胡疏散风热，引诸药上达头面，寓火郁发之之意。诸药配伍，共收清热解毒、疏散风热之功。②中部从火论治：症见发于腰部，红黄之异，皆如累累珠形。干者色红赤，形如云片，上起风粟，作痒发热。治以泻肝火，清热凉血解毒。方以龙胆泻肝汤加减。若湿甚者，可合用四君子汤，以人参补益脾气，茯苓、白术补脾化湿；若血瘀疼痛甚者，可合用桃红四物汤，以桃仁、红花活血化瘀，川芎行气活血止痛；疼痛不止者，加用蜈蚣、全蝎搜风剔骨、通络止痛；情志不畅者，加用合欢皮。③下部从湿论治：症见发于会阴部、下肢，因湿性黏滞常常遗留神经痛。治以利湿清热。方以四妙丸加减。黄柏苦寒燥湿清热，性沉降，长于清下焦湿热；苍术辛散苦燥，入脾经、肝经，能健脾燥湿；牛膝补肝肾，强筋骨，引药下行，活血通经，祛风除湿；薏苡仁清热健脾，祛湿通络。4 药合用，共收清利下焦湿热之功。另外，艾儒棣认为通络止痛药中有两类为本病治疗较有意义的：一为藤类药，中草药之藤，性情轻，善走行，通络力强，如忍冬藤解毒通络止痛；鸡血藤养血通络止痛，首乌藤滋阴养血，安神通络止痛等；二为虫类药，如全蝎、蜈蚣、地龙等血肉有情之品。

（四）张志礼经验

张志礼认为本病可因情志内伤，以致肝胆火盛，外受毒邪诱发。毒邪化火与肝火搏结，阻于经络乃气血不通，不通则痛。肝火脾湿郁于内，毒邪乘之诱于外，气血瘀阻为其果。气血阻于经络，致使经气不宣，经脉失疏，则疼痛不休。本病多有神经疼痛之症，张志礼认为此症是因气滞血瘀，经脉阻隔所致。在治疗方面，以气血相关立论，而行气活血化瘀止痛为法贯彻治疗的始终。辨治规律上主张：①湿热感毒型：症见局部皮损鲜红，疱壁紧张，灼热刺痛。伴口苦咽干，口渴，烦躁易怒，食欲不佳。治以清利湿热，解毒止痛。方以龙胆泻肝汤加减。②脾虚湿盛型：症见皮损颜色较淡，疱壁松弛，疼痛略轻，口不渴而不欲饮，不思饮食，食后腹胀，大便时溏，女性患者常见白带多。治以健脾利湿，佐以解毒。方以除湿胃苓汤加减。③气滞血瘀型：症见皮疹消退后局部疼痛不止。治以益气养血、通络止痛、清解余毒。方以桃红四物汤、活血散瘀汤加减。

（五）徐宜厚经验

徐宜厚认为带状疱疹属“缠腰火丹”“蜘蛛疮”“火带疮”“蛇串疮”等范畴。本病总因气血凝滞，经络阻滞而成，故常有灼热刺痛难忍之感。病位主要在心、肝、脾三脏，心火旺则血热，热灼于肤，故痛重；脾气虚则湿不运，水聚于腠，故水疱多；肝病既影响于心，又影响于脾，如肝郁化火，火与心气相连，风火相煽，故皮肤焮红，痛如火燎；肝旺侮脾，脾湿内困，蕴而化热化毒，湿毒流窜于肝胆经脉循行之区，故见丘疱疹、水疱、糜烂、渗出等皮损，因此应立法以疏肝、泻火、理脾为主。辨证规律上：①火毒型：症见焮红皮损上出现丘疹、丘疱疹和疱壁紧张的小水疱，有灼热刺痛感，伴有口干口苦，溲赤便秘结。治以凉血泻火。方以大青连翘汤加减。②湿毒型：症见红晕皮损上出现数群簇集成串的水疱，状如绿豆大小，排列呈带状，各群疱疹之间夹有正常皮肤，3～5 日后，疱液浑浊溃破，进而出现糜烂浸淫现象，甚至形成坏疽性溃疡，痛痒交作，口渴不欲饮，纳呆腹胀，大便时溏。治以清化湿热，佐以凉血解毒。方以薏仁赤豆汤加减。③气滞型：症见皮损透发不明显，痛如针刺，或隐痛绵绵，动则加重。常伴心烦，夜寐不安，纳差。治以疏肝理气，通络止痛。方用金铃子散加减。本病后期酌情加甘寒救阴、通络止痛之品。另外，毫针围刺具有疏导经气，通络止痛的作用，可用于治疗带状疱疹。

（六）刘复兴经验

刘复兴认为本病初期多为湿热火毒，后期多是正虚血瘀夹湿邪为患。因发病部位多在体侧，皮疹单侧分布，体侧属肝胆二经循行之处，故本病与肝 胆二经关系密切。在发病过程中以“气血不畅”为主要病机，初期以湿热火毒阻滞，气滞血瘀为主，后期以气虚血瘀或肝阴不足，气血不畅，虚实夹杂为主，故行气活血之法必须贯穿始终。治疗时应以“止痛”为关键，同时注意“祛邪”与“扶正”并重，标本兼治，求本为要。刘复兴将带状疱疹分为 4 个证型进行论治。①肝胆湿热证：症见皮肤潮红，疱壁紧张，疼痛剧烈，伴有口苦咽干，烦躁易怒，小便黄。治以清热利湿，活血止痛。方以龙胆泻肝汤加减。②脾虚湿盛证：症见皮肤淡红，疱壁松弛，疼痛较轻，纳差或腹胀，大便溏。治以健脾利湿，活血止痛。方以三仁汤加减。③气滞血瘀证：症见皮疹减轻或消退后，局部疼痛不止，难以忍受。治以益气活血，通络止痛。方以补阳还五汤加减。④肝阴不足证皮疹减轻或消退后，留色素沉着斑，感疼痛难忍，口干，舌淡红干，苔薄少津，脉弦细。治以益气养阴，通络止痛。方以一贯煎加减。除了以上 4 个证型，刘复兴认为对于带状疱疹初起，部分湿热之象不明显的患者，此时如用龙胆泻肝汤则过于苦寒，容易损伤脾胃。应当考虑风热犯表之证，故刘复兴自拟贯防汤以辛凉解表，解毒通络。

（七）崔公让经验

崔公让认为带状疱疹属中医学“缠腰火丹”“蛇串疮”等范畴。崔公让认为本病多因情志内伤，肝胆郁滞，久而化火，兼感湿热毒邪，蕴积肌肤；或脾湿郁久，湿热内蕴，外感毒邪，泛溢肌肤；或年老体弱，血虚肝旺，毒邪久蕴，气血凝滞，以致疼痛剧烈，经久不愈。崔公让认为本病的病机不外乎“湿”“热”“瘀”，湿热蕴结，阻遏脉络，气血不通，不通则痛。辨证规律上崔公让指出本病早期症见疱疹周围有红晕和疱疹内水液清亮，疱疹密集成片，呈带状分布，患者自觉疱疹部位灼热，疼痛，可伴有发热，口渴，咽干，烦急易怒。证属肝火湿热，治以清泄肝胆之火，利湿凉血解毒。方以镇痛消肿汤。可配合复方雄黄酊外用，后期饮食辅助治疗。

（八）冯宪章经验

冯宪章认为本病属于本虚标实，可用 5 个字概括带状疱疹的病因病机，即“虚、瘀、湿、热、毒”。患者隐性感染期类似于温病“伏邪”。辨证规律上：①热盛型：症见皮损基底色红，剧烈疼痛，影响睡眠，心烦易怒，口干口苦。治以清肝泻热，凉血解毒，活血止痛。方以龙胆泻肝丸合金铃子散加减。②湿毒型：症见皮损基底淡红，疱壁松弛，疱疹炎症较轻，疱内浑浊状液体，易于溃破，糜烂浸淫，伴纳呆腹胀，身重乏力，便溏。治以健脾祛湿，清热解毒，活血止痛。方以参苓白术散合茵陈蒿汤加减。③气滞血瘀型：疱疹消退后局部刺痛或隐痛麻木，常伴心烦，夜寐不安。治以疏肝理气，活血止痛。方以四逆散合桃红四物汤。④气虚血瘀型：症见皮损消退后局部刺痛不休，伴见面色不华，气短乏力，劳则汗出，舌质淡红，苔薄白润，脉细弱，此为《黄帝内经》所云“不荣则痛”。治以大补气血，通络止痛。方以十全大补汤加减。外治：以上数型皆用王不留行研末加少许薄荷脑、麻油调敷患处。

（九）李秀敏经验

李秀敏认为带状疱疹属中医学“缠腰火丹”“蛇串疮”等范畴。正气存内，邪不可干，李秀敏认为皮肤病亦是如此。带状疱疹病毒是一种亲神经和亲皮肤特性的病毒，感染人体进入脊神经后根的神经节或脑神经的神经节细胞内长期潜伏存在，呈休眠状态，只有当人体正气亏虚，免疫力低下，特别是正常免疫防卫机制受损伤或受抑制时，便激活带状疱疹病毒，在受侵害的神经节内大量生长繁殖而发病。在治疗老年带状疱疹始终，必须重视正气亏虚的发病基础，强调应用太子参、党参、生黄芪、红景天等鼓舞机体正气的药物，以达到扶正的目的。

（十）黄尧洲经验

黄尧洲认为带状疱疹属中医学“缠腰火丹”“蛇串疮”等范畴。黄尧洲认为脏腑功能失调是带状疱疹发病主因，湿热火毒蕴肤是发病初期的主要病机，湿热火毒蕴肤是发病初期的主要病机。黄尧洲提出对带状疱疹进行分阶段治疗的观点，每一阶段立法方药特色鲜明，且药味精当。①急性期：病程不超过 1 周，以湿热火毒蕴结皮肤为主要表现。治以泻火解毒、清热利湿法，方选解毒利湿汤。②亚急性期：病程 2～3 周内，水疱逐渐干瘪，皮肤潮红消失，为带状疱疹的恢复期，此时疼痛明显，应防止遗留后遗神经痛。治以安神活血方为主，稍佐利湿之品。方用毒瘀并解汤。③PHN 期：病程超过 1 个月，治以安神活血方加减，重用养心重镇安神之品，药用生龙骨、珍珠母、酸枣仁、首乌藤、合欢皮等，同时配合葛根、白芍以柔肝活血止痛。

五、名方推荐

（一）龙胆泻肝汤

龙胆、车前子、生地黄各 15 g，黄芩、山栀、泽泻、木通各 10 g，板蓝根、大青叶各 30 g，当归 12 g，柴胡 6 g。功效：清利湿热，解毒止痛。主治：带状疱疹肝经湿热型。用法：每日 1 剂，水煎，分 2 次服。配合外用香油调云南白药涂患病部位。

（二）清疱汤加减

牛蒡子、紫草、板蓝根、鸡内金、白芍、玄参各 15 g，薏苡仁、蒲公英各 20 g，延胡索、郁金各 12 g，珍珠母 30 g，三七末 3 g，诃子 8 g，甘草 10 g。功效：清热解毒、凉血透疹。主治：带状疱疹热毒证。用法：每日 1 剂，水煎服，疗程 10 日。血热甚加生地黄，湿重加车前子，年老体弱加淫羊藿、山药，头面部加蔓荆子，上肢加姜黄或桑枝，胸部加柴胡、枳壳，腰背部加杜仲、桑寄生，下肢加牛膝为引经药。

（三）愈疱汤

黄芩、炒栀子、木通、车前子、八角枫各 15 g，龙胆 10 g，雷公藤 25 g，蜈蚣 2 条。功效：清热利湿止痛。主治：带状疱疹肝胆湿热型。用法：用冷水先浸泡药物 1 h，使其充分溶解，文火煮沸 3 min 即可服用。若疼痛严重者配合三棱、莪术、透骨草等外洗。

（四）疱疹方加减

大青叶、板蓝根、当归各 15 g，延胡索、香附、赤芍各 12 g，马齿苋 30 g，蜂房 8 g，全蝎 4 g，蜈蚣 2 条。功效：清热泻火、解毒止痛。主治：带状疱疹湿热火毒型。用法：每日 1 剂，水煎，分 2 次服。加减：红斑为主的皮损，加贯众、白花蛇舌草、马尾连等；水疱多者，加泽泻、车前子、生薏苡仁等；后期疼痛为主者，加鸡血藤、丹参、制首乌、郁金等。

（五）刘再朋经验方

龙胆、生栀子、大青叶各 15 g，板蓝根、连翘各 20 g，紫草茸 10 g，金银花 15 g。功效：泻肝火、清热凉血解毒。主治：带状疱疹肝郁化火型。用法：每日 1 剂，水煎，分 2 次服。加减：疼痛明显者，加蜈蚣、地龙；大便干结者，加生大黄；小便黄赤者，加木通；湿盛苔黄者，加苍术、薏苡仁；血虚者加当归、生地黄。

（六）瓜蒌消带汤加减

全瓜蒌、白花蛇舌草各 30 g，板蓝根、赤芍、制乳没各 15 g，川贝母、浙贝母各 10 g。功效：清热泻火、凉血止痛。主治：带状疱疹火热证。用法：每日 1 剂，水煎，分 2 次服。加减：疱疹多发额面部者，加桔梗；发于胸腹部者，加柴胡、黄芩。

（七）清脾泻热汤加减

龙胆、栀子、黄芩、藿香、地肤子、连翘、木通、苦参各 10 g，青蒿、金银花、刺蒺藜、赤芍各 15 g；功效：利湿解毒，清脾泻热。主治：带状疱疹脾经湿热型。用法：每日 1 剂，水煎，分 2 次服。加减：便秘者，加大黄；年老气虚者，去龙胆、苦参，加白术、太子参；阴虚者去龙胆、苦参，加生地黄、女贞子。此外，沈汝才还擅用中医外治法，用鲜鱼腥草提取的有效成分鱼腥草注射液湿敷患处。

（八）镇痛消疹汤加减

葛根、板蓝根各 30 g，生地黄、白花蛇舌草各 20 g，青黛 6 g，柴胡 9 g，黄芩 15 g。功效：清泄肝胆之火，利湿凉血解毒。主治：带状疱疹肝火湿热型。用法：每日 1 剂，水煎，分 2 次服。加减：热重加牡丹皮、金银花等；湿重者，加薏苡仁、土茯苓。自拟复方雄黄酊：雄黄 30 g，冰片 10 g，研细，以 75％酒精适量调匀涂患处，每日 2 次。

（九）清热除湿汤

龙胆、黄芩、紫草、赤芍、生地黄、川楝子、延胡索各 10 g，大青叶、牡丹皮、车前子各 15 g，金银花 20 g，六一散（布包）30 g，大黄 6 g。功效：清利湿热、解毒止痛。主治：带状疱疹湿热蕴结证。用法：每日 1 剂，水煎，分 2 次服。

（十）四逆散合桃红四物汤

四逆散合桃红四物汤加水蛭 10 g、蜈蚣 1 条、路路通 15 g、延胡索 20 g。若气血两虚者加黄芪 40～60 g、生晒参 15 g、丹参 30 g。功效：疏肝理气、活血化瘀、通络止痛。主治：带状疱疹后遗神经痛。用法：每日 1 剂，水煎，分 2 次服。

（十一）麻黄附子细辛汤加减

生麻黄、细辛各 6 g，制附子、郁金、炙甘草各 10 g，丹参 20 g。功效：温阳透表，解毒化瘀。主治：带状疱疹寒凝血瘀型。用法：每日 1 剂，水煎，分 2 次服。气滞血瘀明显加桃仁、红花、丹参，湿热内蕴加龙胆、苍术，寒湿凝滞加干姜、薏苡仁，火毒炽盛加金银花、连翘。总的治疗原则是透邪外出，扶正祛邪。

第八节　天疱疮

天疱疮（PV）是一类累及皮肤和黏膜的自身免疫性疱病。本病好发于中年人，男性多于女性，一般分为寻常型、增殖型、落叶型和红斑型 4 种经典类型，还可有其他特殊类型，如副肿瘤性天疱疮、药物诱发性天疱疮、疱疹样天疱疮和 IgA 型天疱疮等。主要临床特点以成批发生的松弛性大疱、组织病理有棘细胞松解所致的表皮内水疱为特征。本病好发于地中海地区。

一、诊断标准

目前诊断 PV 主要依靠临床表现、组织病理、免疫学检查等几种方法。

（一）临床表现

1. 皮肤出现松弛性水疱和大疱，易破。
2. 水疱和大疱破溃后形成顽固性糜烂。
3. 可见的黏膜区域出现非感染性水疱或糜烂。
4. Nikolsky 征阳性。

（二）组织病理

表皮细胞间水疱形成（棘层松解）。

（三）免疫诊断指标

常用的有直接免疫突光检查法、间接免疫突光检查法。①皮损区域或皮损周围正常皮肤 DIF 示 IgG 和（或）补体沉积于表皮细胞间；②检测到血清中出现抗细胞间抗体或 ELISA 检测到血清中出现抗 Dsg 抗体。

满足“临床表现”中的至少 1 条、“组织病理”、“免疫诊断指标”中的至少 1 条即可确诊，满足“临床表现”中至少 2 条“、免疫诊断指标”中 2 条亦可确诊。

二、西医治疗

天疱疮的治疗分为初始治疗阶段和维持治疗阶段。初始治疗阶段是指从开始治疗到病情得到控制、激素开始减量的时间，一般在开始治疗后的 2～4 周。疾病的早期阶段给予充分的治疗至关重要。由于 IgG 的半衰期为 3 周，即使经过有效治疗，B 细胞产生抗体的能力被抑制，但 IgG 下降仍需要一段时间。如果 2～4 周没有出现显著效果，可以调整治疗方案。

（一）激素（推荐等级 A）

系统应用激素是 PV 的一线治疗方案。病情控制一般需数周，完全消退需数月，停止治疗需 2 年或更长时间。轻度患者（PDAI 0～8 分）初始剂量泼尼松为 0.5 mg/(kg・d)；中度患者（PDAI＞9）1.0 mg/(kg・d)，如果 2 周内没有控制病情，剂量升至 1.5 mg/(kg・d)，不需继续增加剂量；重度患者（PDAI≥25）初始剂量 1.5 mg/(kg・d)，不再增加剂量，并同时应用免疫抑制剂。

病情控制开始减量，激素减量方法国内外差别较大。欧美国家减量速度较快，而国内学者减量较慢。建议泼尼松 60～90 mg/d 时，每 1～2 周减 20%；40～60 mg/d，每 1～2 周减 10 mg；20～40 mg/d，每月减 5 mg；达 20 mg/d 时，每 3 个月减 5 mg，直至减至 0.2 mg/(kg・d) 或 10 mg/d 长期维持，部分患者可用更低剂量维持。自初始治疗到维持治疗的时间一般在 2 年左右。当激素和免疫抑制剂合用时，应首先降低激素的剂量，当激素减至 0.2 mg/(kg・d) 或 10 mg/d，可逐渐降低免疫抑制剂的剂量。如果在减量过程中出现新发水疱，数量＜3 个，首先外用强效激素，如果 1 周后没有控制，仍有新发水疱 1～3 个，将剂量升至减量前的剂量。如果新发水疱大于 3 个，将剂量升至减量前剂量。

在应用上述推荐剂量激素联合免疫抑制剂治疗失败的患者，可考虑下列冲击治疗。在冲击治疗的多种方案中，以甲泼尼龙冲击治疗最常用。甲泼尼龙 500 mg 或 1000 mg 静脉滴注，连用 3 d，然后恢复到冲击前的激素治疗剂量。如果效果不好，3 周后可重复冲击 1 次，一般 2 个周期后皮损基本消退。冲击治疗前多与免疫抑制剂联用，冲击治疗期间免疫抑制剂不需停药。部分患者冲击治疗好转后会复发，再次冲击仍然有效。

（二）免疫抑制剂

中重度患者应早期在激素治疗的同时联合应用免疫抑制剂，特别是存在糖尿病、高血压、骨质疏松症等的患者，更需早期联合。联合应用免疫抑制剂可缩短激素开始减量的时间，且可以在激素减量过程中防止疾病复发。

1. 硫唑嘌呤（推荐等级 B）：为一线免疫抑制剂，剂量 1～3 mg/(kg・d)，起效时间 6 周。应用前应检查巯基嘌呤甲基转移酶（TPMT）活性，在酶活性正常的患者，可正常使用。在酶活性较低的患者应使用维持量［0.5～1.5 mg/(kg・d)］。在无酶活性的患者禁用，以免引起严重的骨髓抑制，此严重不良反应最常在使用 4～10 周后突然出现。建议起始剂量为 50 mg/d，若没有不良反应发生，可在 1～2 周后加至正常剂量。若发生不良反应，则应立即停药。用药期间需要密切监测血常规。硫唑嘌呤的主要优势是可降低激素的累积剂量。

2. 吗替麦考酚酯（MMF）（推荐等级 B）：亦为一线免疫抑制剂。在体重为 75 kg 的患者，推荐剂量为 2 g/d，为了减轻消化道不良反应，可采用每周增加 500 mg 的方法直至 2 g/d 为止。对于复发性 PV 或对常规治疗无效的顽固性 PV 患者，MMF 有显著效果。激素联合 MMF 比单纯使用泼尼松和泼尼松联合硫唑嘌呤需要更小的泼尼松控制量，还可加快泼尼松减量，减少泼尼松累积量。

3. 环磷酰胺及甲氨蝶呤（推荐等级 C1）：为二线免疫抑制剂，环磷酰胺 2 mg/(kg・d) 口服，一般 50～100 mg/d，早晨顿服并大量饮水可减少膀胱毒性。甲氨蝶呤 10～20 mg/周口服，次日口服叶酸 5～15 mg。

4. 环孢素（推荐等级 C1）：为二线免疫抑制剂，常用剂量 3～5 mg/(kg・d)。

（三）生物制剂

1. 利妥昔单抗（推荐等级 C1）：是人鼠嵌合型 CD20 单克隆抗体，能选择性杀伤 B 淋巴细胞。不推荐常规使用，在应用泼尼松 1 mg/(kg・d) 联合至少 1 种免疫抑制剂治疗 12 周无效、激素减量后出现复发、出现激素应用禁忌证的患者可考虑应用。下列患者禁止应用：活动性结核或其他细菌感染；活动性肝炎或其他病毒感染；HIV 阳性；恶性肿瘤；严重心肝肾肺疾病及血液系统疾病者等。使用方法：1000 mg 静脉滴注每 2 周 1 次，或 375 mg/m^2 每周 1 次，连用 4 周。皮损消退后预防性治疗无任何作用。应用利妥昔单抗不需应用激素或免疫抑制剂。

2. 英夫利西单抗（推荐等级 C2）：是嵌合性抗肿瘤坏死因子 α 单克隆抗体。虽然英夫利西单抗能降低抗 Dsg1 和 Dsg3 抗体水平，但联合激素治疗与激素单独应用相比并无显著性差异。目前的证据尚不足以证实该抗体对 PV 有效。

（四）静脉注射免疫球蛋白（IVIG）（推荐等级 B）

多用于常规治疗无效的顽固性疾病或出现激素或免疫抑制剂禁忌证的患者。常规剂量 400 mg/(kg・d)，连用 5 d。病情如未缓解，可每月使用 1 次，直至病情控制。多与激素及免疫抑制剂联合应用，与利妥昔单抗合用效果更佳。在合并偏头痛的 PV 患者中，应用要小心，此类患者可发生无菌性脑膜炎。此外，IgA 缺乏的患者禁用，易出现严重的过敏反应。

（五）血浆置换和免疫吸附（推荐等级 C1）

血浆置换目前尚无标准治疗方案，一般 7～10 d 内进行 2～3 次，每次置换 1～1.5 倍血浆容积，可去除 90%的致病抗体。血浆置换相对安全，主要风险来自应用激素和免疫抑制剂引起的感染。

免疫吸附：临床应用最广的免疫吸附剂为葡萄球菌蛋白 A（简称蛋白 A），其氨基末端的 Fc 结合区与自身抗体（主要是 IgG 型）及循环免疫复合物的 Fc 段特异性结合，从而将致病的自身抗体清除。目前尚无标准的治疗方案，一般可采用连续 4 d 为 1 个疗程，1 个月后可重复进行。

不论血浆置换还是免疫吸附，只是清除血浆中致病抗体，需与激素和免疫抑制剂联合应用，以抑制抗体的产生。

（六）局部治疗

保护皮肤创面和预防继发感染，保持创面干燥，高蛋白饮食。小面积破溃，不需包扎，每日清创换药后暴露即可；大面积破溃可用湿性敷料，避免用易粘连的敷料。破溃处外用抗菌剂，防止继发感染。外用碱性成纤维细胞生长因子可促进糜烂面愈合。口腔内糜烂或溃疡可用利多卡因、制霉菌素和生理氯化钠溶液配成含漱液，每日漱口 2～3 次。头皮糜烂或溃疡对治疗较抵抗，愈合时间较长，全身皮损消退后头皮损害依然会存在，可用激素软膏联合抗生素软膏。眼部需每日用生理氯化钠溶液冲洗数次，防止球睑结膜粘连，可外用抗生素眼膏预防感染。

三、中医临床思维

（一）中医病名及病因病机特征

本病相当于中医的“火赤疮”“天泡疮”“蜘蛛疮”“浸淫疮”“天泡”等。中医学认为，本病主要是由于暑湿热邪入侵肺经或心火脾湿内蕴，外感皮肤而成。若邪郁日久，温火化燥，耗津伤胃，则气阴两虚，阴伤胃败。因其病发水泡，遍及全身，日久成疮而得名，多由素体心火亢盛，脾胃湿热蕴蒸，复因外感风热、湿热之邪，内外合邪，搏结肌肤，内不得疏泄，外不得宣散而发。《外科大成》云：“天疱疮者，初起白色燎浆水疱，小如芡实，大如棋子，延及通身，疼痛难忍。”《医宗金鉴》亦云：“初起小如芡实，大如棋子，燎浆水疱，色赤为火赤疮，若顶白根赤，名天疱疮。俱延及遍身，焮热疼痛，未破不坚，疱破毒水津不臭。”并认为“此证由心火妄动，或感酷暑时临，火邪入肺，伏结而成”。古代医家对天疱疮病因病机的论述多与心火、脾湿、热邪伤肺、风热伤络、风热犯表等病因有关。本病病机特征是湿热内蕴，其基本病机为心火内炽，脾湿浸淫，血热肉湿相感；或婴儿胎火，外受暑湿毒邪。

（二）辨病辨证及治疗特征

中医规范将天疱疮分为毒热炽盛证、心火脾湿证、脾虚湿盛证、气阴两伤证。大疱性类天疱疮患者年龄小，病程较短，以实证为主，表现为湿热闭阻型或瘀血阻滞型；年龄较大，病程较长，以虚证为主，表现为肝肾阴虚型或阳虚水泛型。

本病的治疗原则为急则治其标、缓则治其本的原则，急性期重在清热除湿，解毒凉血，如犀角地黄汤、黄连解毒汤、清脾除湿饮等；慢性期或后期湿热减退，津伤气耗，治疗重在益气养阴，健脾除湿，兼以清热解毒，如除湿胃苓汤、参苓白术散、解毒养阴汤等。

天疱疮是较为少见的疑难皮肤病，首先要明确其诊断，一经确诊应采用中西医结合治疗方法，早期足量使用糖皮质激素。天疱疮目前仍是一种病死率较高的大疱性危重皮肤病，糖皮质激素和免疫抑制剂的配合使用以及使其病死率明显下降。急性暴发期激素仍是首选药物。西药可迅速缓解症状，配合中药的目的是稍减激素用量、减轻激素副作用、缩短病程、恢复患者体质。中医治疗天疱疮重在辨证，且要分期论治。急性期中医辨证以“火毒”为主，湿热、血热、毒热均较重，因湿热风毒，蕴蒸化燥、耗气竭阴，而疱疮破溃，滋水流漓，最易耗津气，苦燥寒凉之药每有耗气伤阴之弊。以上种种，皆可致邪未去而正先伤，病必不愈。故本病治疗的中晚期，定要逐渐加用补气益阴扶正之品而辨证调之，调整阴阳，调整脏腑功能，调理气血，即和法论治天疱疮。外治法以保护皮肤，预防感染为原则、应选用性质温和，无刺激性的洗剂、粉剂或软膏，必要时进行湿敷等处理。天疱疮的西医主要治疗中，用药离不开糖皮质激素，且一般用量及疗程相对较长，糖皮质激素长期大量使用后不良反应较多。联合中医中药治疗，可以较好地改善症状，加速激素的递减。天疱疮在病情严重期间，全身大疱破溃，糜烂面往往较广泛，渗出较多，抵抗力差，易引起继发性感染，因此预防和治疗感染也是一个防治重点。必须加强局部护理，保持创面清洁，以防继发感染而引起败血症和肺炎等。由于长期的毒热、湿热耗伤气血，会有气阴两伤的主证，要养阴益气为主，消耗较大，抗病力差，应注意营养的补充，可服用参麦液、生脉饮等。

（三）药物选择

明清医家在本病的治疗上总结了一些方药。如《疡科心得集》认为本病“系风热客于皮肤间，外不得泄，沸热血液，结而成泡。宜清热凉血，热解则愈；如兼表邪而发热脉数者，宜荆防败毒散；如火盛者，或加黄芩、连翘、金银花、玄参之属；如肿块疼痛，脉数便结者，此表里俱实也，宜防风通圣散双解之；如外多毒水，以金黄散敷之，或以石珍散掺之，无有不愈”。其用药不可一味使用大辛大苦、猛烈刺激之品，宜根据患者个体情况，病邪轻重，标本缓急，病程始末，季节时令以及药物的特殊性能，剂量当轻就轻，当重就重，补偏救弊，各适其宜，即和法论治天疱疮。

四、名医经验

（一）禤国维经验

禤国维认为天疱疮多属于中医的“火赤疮”“天疱疮”“蜘蛛疮”等范畴。禤国维提出分期论治天疱疮的经验，认为急性期以热毒炽盛多见，多因心火盛，脾湿蕴蒸，外受风湿热毒之邪，内外合邪。熏蒸不解，发于肌肤。治疗以解毒祛邪为主；病程日久，湿热化燥，灼津耗气，故阴虚夹湿热多见，治宜祛湿健脾，清热养阴并重，才能使机体恢复正常免疫状态，达到阴平阳秘。该病病程反复，易转为阴伤气衰证。治疗时主张中西医并重，在西药激素等治疗基础上，可根据疾病发展的不同阶段配合使用中医外治法。辨治规律上主张：①热毒型：症见水疱迅速扩大，松弛破裂糜烂，糜烂面鲜红，伴有身热，心烦，口渴欲饮，便秘。治以清热解毒，凉血清营。方以六味地黄丸加青蒿鳖甲汤加减。②湿热型：症见红斑水疱散在，糜烂渗出流水较多，疲倦肢乏，食欲不振，心烦口渴。口舌糜烂，便秘或腹泻，尿黄。治以清心泻火，健脾除湿。方以六味地黄丸合四妙丸加减。③气阴两伤，阴虚内热：症见水疱时起时伏，以结痂为主，口渴不欲饮，烦躁少眠，消瘦乏力，咽干唇燥，懒言。治以益气养阴，清热解毒。方以六味地黄丸合参麦饮加减。

（二）盛正和经验

盛正和认为内因心火，脾湿蕴蒸，复感风热暑湿之邪，致使火邪犯肺不得疏泄，熏蒸不解，外越皮肤而发。根据病程分为急性期、恢复期，按全身及皮肤辨证给予相应的药物；外治采取全身浸泡和湿敷创面能保持肌肤清洁和保护创面，生肌促愈合；口腔含漱考虑到黏膜不耐刺激的特点，以药性平和轻灵的金银花、薄荷、芦根、牡丹皮、玄参清解炎上之火，凉血养阴生肌。①急性期，此期邪盛正虚，症见全身皮肤泛发大水疱，破损后渗血，伴全身水肿，壮热口渴，口舌溃烂，不能进食。辨证为湿毒热盛、肺脾气虚，诊治延误者尚有脾肾阳虚。治疗以祛邪为主，兼以扶正。盛正和主张治以清热燥湿，利水消肿，凉血解毒，健脾益肺，必要时温补脾肾。善用知母、天花粉、黄柏、白鲜皮、萆薢、车前草、猪苓、桑白皮、牡丹皮、赤芍、薏苡仁、白术、陈皮、黄芪。热入营血可用水牛角、紫草、玄参；高热烦渴阴伤可加生地黄、沙参、石斛；大便秘结加生大黄；气虚加太子参、党参，阳虚加附子、巴戟天、干姜。②恢复前期，症见皮色暗红，粗糙无华，水疱破裂皮痂形成。辨证热瘀互结，气阴受损。盛正和主张治以凉血活血，益气养阴。善用银花藤、白鲜皮、牡丹皮、赤芍、紫草、玄参、石斛、沙参、太子参、陈皮、白术、茯苓、山药、甘草。气虚甚加黄芪、党参；伤及真阴加龟甲、鳖甲；阳虚加附子、巴戟天。③恢复后期，症见皮肤干燥脱痂，口渴少饮、倦怠，纳差，自汗，辨证气虚血燥，盛正和主张治以养阴润燥，益气健脾，清解余毒。善用生地黄、石斛、百合、当归、丹参、陈皮、党参、茯苓、白术、金银花、淡竹叶。虚热未除可加鳖甲、龟甲、青蒿、地骨皮。外治采取全身浸泡和湿敷创面能保持肌肤清洁和保护创面生肌促愈合。据皮肤辨证，急性期湿毒蕴热，血热成瘀，用黄柏、苦参、土槿皮、大黄、白鲜皮、石膏、青黛清热燥湿；天花粉、败酱草清热解毒；牡丹皮、赤芍、忍冬藤清热凉血活血。恢复前期瘀热阴虚兼有湿郁，用乳香、没药、牡丹皮、赤芍、大黄、银花藤祛瘀生新；玄参、天花粉、白芍、黄芪益养肌肤；石膏、青黛清热除湿。

（三）赵炳南经验

赵炳南认为“湿”邪是“天疱疮”发生发展中的一个中心环节，贯穿于疾病的整个过程，从“湿”论治是治疗“天疱疮”的基本原则。辨证规律上：①毒热炽盛、气营两燔证：症见水疱基底红赤，身热口干欲饮或多饮、心烦、便溲赤。治以凉血解毒、清热除湿。方选解毒凉血汤加减。②脾湿内蕴、心火炽盛证：症见水疱、大疱伴糜烂、渗出；或有口舌糜烂；可伴胃纳呆滞，发热心烦。治以泻心凉血、清脾除湿。方选清脾除湿饮加减。③脾虚湿蕴证：症见水疱基底淡红或不红，倦怠、乏力。治以利水消肿、健脾除湿。方选健脾除湿汤加减。④脾肾阳虚证：症见水疱松弛；面色白，畏寒肢冷，腰膝或下腹冷痛，久泻久痢，或五更泄泻，或下利清谷。治以补益脾肾、温阳除湿。方选人参养荣丸加减。⑤湿热毒邪、阻滞肌肤证：症见水疱居于阳位（上部），病程较久，瘙痒剧烈。治以活血解毒、通络除湿。方选秦艽丸加减。如果水疱破溃，糜烂，则外涂冰片蛋黄油或以药油调珍珠散、化毒散、祛湿散、如意金黄散成为油调剂或糊剂外用，红斑如未破溃，也可直接外涂祛毒油膏、化毒散膏、清凉膏、芙蓉膏等。

（四）艾儒棣经验

艾儒棣认为本病病机为心火脾湿，湿毒蕴结，属本虚标实，治疗重点在脾胃。艾儒棣认为天疱疮病分3期，急性期以邪实为主，“急则治其标”，以祛邪为主，宜清热凉血，泻火解毒，健脾祛湿，务使邪去正安；卧床缓解期，宜“缓则治其本”，固本兼祛邪，宜健脾益气，除湿解毒；“热病未有不耗阴者”，热毒炽盛煎熬津液，加之皮肤破损津液外泄，所以该病后期气阴两伤，急性期用清热除湿药也有苦寒伤阴之弊，所以在恢复期宜益气养阴，复元固本，调理脏腑功能。①急性期：症见皮肤水疱发展迅速，水疱、红斑多融合成片，皮损范围大，糜烂面鲜红湿润渗液多，疼痛难忍，甚或有脓液分泌物。治以清热凉血，泻火解毒，健脾祛湿，方以黄连解毒汤加味。②卧床缓解期：症见新发水疱红斑发展速度减慢，数目减少，病情时轻时重，疱液渗出减少，疼痛减轻，腹胀满，纳呆食少。治以健脾益气，除湿解毒。方以四君子汤加味。③恢复期：症见偶有新发水疱、红斑或不发，原有皮损结痂干燥，痂壳开始脱落，自觉体力下降，疲倦气短，潮热，盗汗，手足心汗多，眠差夜梦多。治以益气养阴，复元固本。方以沙参麦冬汤加味。脾虚加四君子汤，肺虚加玉屏风散、党参、云芝。瘙痒明显者加地肤子、白鲜皮、灵磁石、石决明；风邪甚加秦艽、僵蚕；肝经热重加白菊花，青葙子，钩藤；肾精不足加制何首乌，黄精。

（五）张志礼经验

急性期辨证以脾虚湿盛为本，湿热、毒热、血热为其标。治疗上，急性期张志礼常采用清热除湿，清热解毒，凉血解毒上，又因“治病必求其本”，所以在治疗中又立足于健脾益气；本病在慢性期和后期，多由于毒热或湿毒耗伤气血，会出现气阴两伤的主证，故对此类患者应以养阴益气为主，佐以除湿解毒或清热解毒。辨治规律上主张：①湿毒化热、郁于血分：症见水疱迅速发展，甚或融合成片，口腔黏膜常被侵犯，伴身热口渴，大便干、小便黄赤，烦躁。发病急骤，以寻常型、红斑型、落叶型天疱疮多见。治以清热除湿，凉血解毒。张志礼善用羚羊角粉、白茅根、生石膏、天花粉、紫花地丁、重楼、白花蛇舌草、莲子心、生栀子、黄连、生地黄炭、金银花炭、大青叶、车前子、冬瓜皮、白鲜皮。②心火炽盛，脾湿内蕴：症见遍身燎浆大疱，糜烂渗出面大，心烦身热口渴，口舌糜烂，伴大便秘结，小便短赤。治以泻心凉血，清脾除湿。张志礼善用赤苓皮、生白术、黄芩、生栀子、泽泻、茵陈、枳壳、生地黄、淡竹叶、灯心草、莲子心、黄连。③脾虚湿盛，兼感毒邪：症见水疱反复出现，破溃津水浸淫成片，时轻时重，常见口腔糜烂，并有胸腹胀满，四肢沉重，大便溏泻或先干后溏，女性患者可见白带清稀。治以健脾益气，除湿解毒。张志礼善用生白术、生枳壳、生薏苡仁、生芡实、萆薢、扁豆、茵陈、金银花、黄柏、茯苓皮、冬瓜皮、马齿苋、车前子、泽泻。④毒热伤津，气阴两伤：症见旧疱大部结痂，痂皮未能脱落，偶有新疱发生，自觉午后潮热，五心烦热，口渴不欲饮，气短懒言，周身乏力。治以益气养阴，清解余热。张志礼善用沙参、石斛、麦冬、玄参、黄芪、干生地黄、金银花、蒲公英、牡丹皮、黄连。

（六）顾伯华经验

顾伯华认为天疱疮主因心火脾湿内蕴，外感风热毒邪，阻于皮肤而成。心火旺盛者，热邪燔灼营血，则以热毒炽盛为主；脾虚不运者，则心火内蕴与脾经湿热交阻，阴水盛，阳火衰，而以湿邪蕴积为甚。日久湿火化燥，灼津耗气，胃液亏损，故病之后期，每致气阴两虚，阴伤胃败。在治疗上主张中西医结合治疗，临床根据辨证分为 3 型：①热毒炽盛证：起病急骤，水疱成批出现，或有血疱及渗血，掀红糜烂，灼热疼痛，可伴寒战高热，口渴欲饮，烦躁不安，便干溲赤。治以凉血清热，利湿解毒。方用犀角地黄汤加减。中成药可以选用蟾蜍丸、火把花根片。②湿热交阻证：症见红斑水疱散在，成批发作较少，糜烂流水较多，或已结痂，病情稳定，或有增殖，稍有蔓延，伴胸闷纳呆，腹部胀满，大便溏薄。治以清火健脾，利湿解毒。方选除湿胃苓汤加减。中成药可以选用龙胆泻肝颗粒、火把花根片。③阴伤胃败证：多在病程后期，皮损多数结痂，或仍有少数水掩发出，伴神疲乏力，口渴欲饮，咽干口燥，饥不欲食。治则益气养阴，和胃解毒。方药用益胃汤加减。中成药可以选用参麦注射液、火把花根片。顾伯华主张内外并用，中西结合，提倡多种疗法系统治疗，并特别注重预防与调护。

（七）朱仁康经验

朱仁康认为天疱疮当属“火赤疮”“蜘蛛疮”范畴。病因病机为心火内炽，脾湿浸淫，血热肉湿相感而成；或婴儿胎火，外受暑湿毒邪所致。辨证规律上，将天疱疮分为 4 型论治：①毒热型。多见于寻常型天疱疮及新生儿天疱疮。症见遍身大小不等燎浆水疱，全身发热，重者壮热。治以凉血清热败毒。方用清瘟败毒饮加减。②阴伤型。多见于寻常型天疱疮、疱疹样脓疱疮。症见常起大疱，壮热，历久不退，脉细数，舌红苔光剥。治以滋阴清热，凉营解毒。方用增液解毒汤。③湿热型。多见于红斑型天疱疮、增殖型天疱疮、慢性家族性良性天疱疮等。症见常起水疱、红斑、结痂等。治以健脾利湿，清热解毒。方用除湿胃苓汤或清脾除湿汤加减，后期病情稳定可改用滋阴除湿汤。④风湿热型。可见于疱疮样皮炎等症。症见成批丘疹、水疱，瘙痒无度。治以利湿清热，祛风止痒。常用黄芩、茯苓、泽泻、薏苡仁、豨莶草、地肤子、苦参、白芷、海桐皮等，外用青白散香油调搽。

五、名方推荐

（一）清脾除湿汤

茯苓、生地黄各 15 g，生白术、黄芩、黄连、栀子、泽泻、茵陈、枳壳、淡竹叶、莲子心各 10 g，灯心草 6 g。功效：泻心凉血，清脾除湿。主治：天疱疮心火脾湿型。用法：每日 1 剂，水煎，分 2 次服。

（二）犀苓解毒汤加减

犀角 0.3 g，猪苓、土茯苓、山楂、山药、生石膏、泽泻各 30 g，生大黄、生栀子、陈皮各 10 g，生黄芪 15 g。功效：清热利湿，凉血解毒。主治：天疱疮心火脾湿型。用法：每日 1 剂，水煎，分 2 次服。10 日为 1 疗程。加减：神志不清者，加安宫牛黄丸，红斑明显者，加牡丹皮；有继发感染者，加草河车、金银花、半枝莲；腹胀呕吐者，加厚朴、姜半夏；失眠多梦者，加首乌藤、炒枣仁；大便溏泄者，去大黄、泽泻。

（三）参苓白术散加减

人参、白术、苍术、黄连各 10 g，山药、茯苓、猪苓、车前子、赤小豆、金银花、生黄芪各 15 g，蒲公英 30 g。功效：健脾益气，养阴除湿，和胃解毒。主治：天疱疮心脾湿毒内蕴，气阴两亏型。用法：每日 1 剂，水煎，分 2 次服。加减：神志不清者，安宫牛黄丸加犀角地黄汤；腹胀呕吐者加厚朴、陈皮、木香；胸闷纳呆者，加鸡内金、陈皮、麦芽；有乳头状增生者，加夏枯草、丹参、牡蛎；有红斑者，加牡丹皮、生栀子；感染者，加半枝莲、土茯苓；阴伤明显者，加生地黄、麦冬、沙参；病情较重，可适当配合强的松口服，待病情缓解者立即停药。

（四）解毒养阴汤加减

天冬、麦冬、玉竹各 10 g，南沙参、北沙参、金银花、蒲公英、丹参各 15 g，玄参、佛手参各 30 g，石斛 6 g，西洋参（另煎兑服）3 g。功效：益气养阴，清解余毒。主治：天疱疮气阴两伤证。用法：每日 1 剂，水煎，分 2 次服。加减：痒甚可加刺蒺藜、当归。

（五）除湿胃苓汤合参苓白术散加减

黄芩、泽泻、黄柏、枳壳各 10 g，茵陈、茯苓皮、冬瓜皮各 15 g，猪苓、车前草各 30 g。功效：清热解毒，健脾除湿。主治：天疱疮脾虚湿蕴证。用法：每日 1 剂，水煎，分 2 次服。加减：皮损色红加牡丹皮、赤芍；便干加大黄；痒甚加白鲜皮。

（六）血风汤

生地黄 30 g，首乌、玄参各 15 g，防风、柴胡、当归、甘草、牡丹皮各 12 g，红花、僵蚕、苍耳子各 9 g。功效：益气养阴、清解余毒。主治：心火脾湿，气阴两伤。用法：每日 1 剂，水煎，分 2 次服。

（七）麻黄连翘赤小豆汤

炙麻黄 8 g，连翘、茯苓皮、冬瓜皮各 15 g，苍术、厚朴、桑白皮各 10 g，陈皮、杏仁各 6 g，砂仁 3 g。功效：健脾利湿，清热解毒。主治：天疱疮湿热内郁证。用法：每日 1 剂，水煎，分 2 次服。

（八）解毒凉血汤

广角、金银花炭、生地黄炭、白茅根、莲子心、天花粉、生栀子、紫花地丁、黄连、甘草各 10 g，冬瓜皮、车前子各 15 g，生石膏、白鲜皮各 30 g。功效：清营凉血、清热除湿。主治：天疱疮热毒炽盛、气营两燔证。用法：每日 1 剂，水煎，分 2 次服。

（九）解毒泻心汤

黄连、黄芩、牛蒡子、知母、栀子、防风、荆芥各 12 g，石膏、滑石各 30 g，玄参 15 g。功效：清热解毒泻火。主治：天疱疮热毒心火炽盛证。用法：每日 1 剂，水煎，分 2 次服。

（十）犀角地黄汤合黄连解毒汤加减

紫花地丁、金银花炭、天花粉、黄连、栀子、生地黄炭、甘草、莲子心各 10 g，水牛角、白茅根、生石膏各 30 g。功效：泻心凉血。主治：天疱疮心火脾湿证。用法：每日 1 剂，水煎，分 2 次服。加减：高热者加玳瑁；大便干燥者加大黄。

第九节　接触性皮炎

接触性皮炎（contact dermatitis）是皮肤或者黏膜单次或多次接触外源性物质后，在接触部位甚至以外的部位发生的急性或慢性炎症反应。主要表现为红斑、肿胀、丘疹、水疱甚至大疱。其好发部位主要见于面部、手部、足部以及脐周等，能引起接触性皮炎的物质很多，主要有动物性、植物性和化学性物质三种，而化学性物质是接触性皮炎的主要病因。

一、诊断标准

1. 发病前有明确接触史。
2. 在接触部位发生境界清楚的急性或慢性皮炎改变，除去病因后，经适当处理皮损很快消退。

3. 斑贴试验　是诊断接触性皮炎最可靠的方法，标准筛查系列变应原可为临床寻找可疑致敏原提供参考（表 12-4）。

表 12-4　国际接触性皮炎研究小组推荐的斑贴试验结果记录方法

结果判读代号	含义	皮肤表现
−	阴性	正常
±	可疑	仅有轻度红斑
+	弱阳性	红斑、浸润、可有少量丘疹
++	强阳性	红斑、浸润、丘疹、水疱
+++	极强阳性	红斑、浸润明显，出现水疱、大疱

二、西医治疗

（一）一般治疗

去除一切可疑的病因和立即去除可疑接触致敏物，避免一切外来刺激，包括过度烫洗、过多肥皂刺激、过度搔抓等。

（二）外用治疗

根据患者的临床表现，遵循外用药的基本原则选用合适药物及合适的剂型。①轻度红肿、丘疹、水疱而无渗液时：用炉甘石洗剂，其中可加适量苯酚、樟脑或薄荷脑以止痒；②急性皮炎伴渗液时：渗液明显可用 3%硼酸溶液、1∶20 醋酸铝溶液或 1∶（5000～10000）高锰酸钾溶液做冷湿敷；渗液不多时，可外用锌氧油。③当皮炎至亚急性阶段，可选用各种糖皮质激素。糖皮质激素的选择应参照《中国湿疹诊疗指南（2011 版）》中提及的用药原则用药，具体时间视病情而定。④抗生素：当皮损有感染时选用。具体时间视病情而定。

（三）系统治疗

1. 抗组胺药：用于缓解瘙痒症状和控制组胺介导的局部红肿等炎症症状。常规选用第二代抗组胺药。如果患者夜间瘙痒明显，可酌情选用第一代抗组胺药，但在儿童和老年患者要观察不良反应。具体用药时间视病情而定。

2. 抗感染药物：皮损有感染时短期使用，应按照《抗菌药物临床应用指导原则（2015 年版）》（国卫办医发〔2015〕43 号）执行，根据创面细菌培养及药敏结果用药。

3. 糖皮质激素：当皮损面积较大和/或局部糜烂渗出明显和/或出现全身系统症状时，可予中小剂量糖皮质激素［0.5～1 mg/(kg・d)］待病情控制后可迅速减量，一般用药时间不超过 7 日。

三、中医临床思维

（一）中医病名及病因病机特征

接触性皮炎相当于中医学中的“漆疮”。狭义漆疮是指接触油漆后所引起的皮肤或黏膜的急性过敏性炎症反应；广义漆疮是指由于接触某些外源性物质后，在皮肤黏膜接触部位发生的急性或慢性炎症反应。此病名出自《诸病源候论・漆疮候》：“漆有毒，人有禀性畏漆，但见漆便中其毒。喜面痒，然后胸臂胫腨皆悉瘙痒，面为起肿，绕眼微赤。……亦有性自耐者，终日烧煮，竟不为害也。”在中医文献中根据接触物质不同而有不同的名称，如因贴膏药引起者，称为“膏药风”；接触马桶者，称为“马桶癣”；擦胭脂、化妆品引起者，称“粉花疮”等。漆疮的病因病机特征为禀赋不耐，皮毛腠理不密，卫表不和，易外受不耐之湿热毒邪，蕴阻肌肤，郁而化热，与气血相搏而发病。

（二）辨病辨证及治疗特征

中医将接触性皮炎分为热毒蕴肤证、湿热毒蕴证、血虚风燥证 3 个证型。热毒蕴肤证起病急，在接触部位出现鲜红色水肿斑片，境界清楚，表面有密集的红色丘疹，自觉灼热瘙痒，伴心烦，口干，小便黄；湿热毒蕴证也起病较急，但皮损有所改变，出现水疱或大疱，水疱破溃后则糜烂渗液，自觉痒痛灼热；伴发热，口渴，大便干；血虚风燥证则病程较长，反复发作，皮损肥厚干燥有鳞屑，或呈苔癣样变，瘙痒剧烈，有抓痕及结痂。

本病的治疗原则主要为清热、解毒、利湿。热毒蕴肤证的治法为清热凉血解毒，方选化斑解毒汤加生地黄，牡丹皮；红肿灼热明显，加紫草、白茅根；瘙痒剧烈，加白鲜皮。湿热毒蕴证的治法为清热祛湿、凉血解毒，方选龙胆泻肝汤加减；红肿明显者，加白茅根，六一散；继发感染者，加蒲公英、紫花地丁。血虚风燥证的治法为养血祛风、润燥止痒，方选当归饮子合消风散加减；瘙痒重者，加白蒺藜、首乌藤；皮疹色暗，苔癣样变者，加丹参、桃仁、红花。

接触性皮炎在发作前有一定的潜伏期，首次接触过敏原后一般不发生反应，经过1～2周后如再次接触同种致敏物才发病，所以寻找过敏原，避免接触是治疗成功和预防复发的关键。其皮损往往呈广泛性、对称性分布，容易反复发作，西医多数选择内服抗组胺药或糖皮质激素治疗，治标不治本，并不能解决反复发作这一困扰，所以，结合中医治疗，辨证论治，标本兼治，往往有不错的疗效。最后，还需饮食清淡，多食新鲜的蔬菜水果，忌食辛辣、刺激、油腻、鱼腥等发物；外用药物、化妆品应注意其刺激性及适合与否；本病部分还与职业因素相关，应加强防护，必要时更换工作。

（三）药物选择

本病重在清热凉血，利湿解毒，常用药物有生石膏、生地黄、牡丹皮、赤芍、苦参、马齿苋、白茅根、车前草等，如患者素体脾胃虚弱，可加用薏苡仁、生白术、生山药健脾除湿。

四、名家经验

（一）王文春经验

王文春认为接触性皮炎的病因多为禀赋不耐，皮肤腠理不密，接触某些物质，例如漆，药物，塑料，橡胶制品，染料和某些植物的花粉、叶、茎等，使毒邪侵入皮肤，蕴郁化热，邪热与气血相搏而发病。但体质因素是发病的主要原因，同一种植物，禀赋不耐者接触后先发病，体质强盛者则不发病。王文春中医治病重在辨证施治，为避免“见症治症”，注重“审因论治”，且因个体差异，“证”的表现也不同。王文春根据前人以及个人多年临床经验总结将接触性皮炎分两型。①血虚肝旺型：其发病部位多为头面部，分布有大小不等的密集水疱，瘙痒剧烈，皮损其间可见抓痕、结痂，严重时可见红肿、渗液，灼热感，双目难睁，舌质红绛，苔微黄，脉弦滑数。治以：清热凉血，解毒利湿。方用龙胆泻肝汤加六一散加减。②湿热内蕴型：在接触部位出现潮红色斑片，境界清楚，表面有密集的粟粒样红色丘疹，自觉瘙痒剧烈，严重时可见黄色液体渗出，舌质淡红，苔白腻，脉弦滑。治则：解毒除湿，清热凉血。方用龙胆泻肝汤加减。王文春还认为对疮疡的治疗重在辨，初期消散，除经络之阻过苦寒药物反而加重气血凝滞。另脾主肌肉，且为气血生化之源，而后要注意防护脾胃功能。本病属过敏性疾病，发病期间应严格注意饮食禁忌。清代赵濂《医门补要》载：“一切发物为外症，尤当戒。误犯者，随加焮肿溃痛，敛者复烂。医者须嘱咐病家宜先。若小儿痘后犯之，肢体骨节，隐痛漫肿，却如注痰，延绵难效，有发症随死者，有成残疾者，即如牛羊肉、鱼、蟹、虾、蚌、鸡、鸭、海味、猪首、王瓜、芥菜、芹菜、茄子、番瓜、扁豆、甜菜、菠菜、芋头、芫荽、菌子、香蕈、金针、赤豆、竹笋、豆腐、面食、豆粉、面筋、鸭蛋、乌可豆各味。”因其具有动风气、助热毒、生风助火、助毒邪。等作用促使疾病加重恶化、变证产生等一系列不良影响。故在发病期间，避免易过敏食物。

（二）席建元经验

席建元认为接触性皮炎，特别是变应性接触性皮炎，先天禀赋不耐、皮肤腠理不密是发病的根本，同一种物质，禀赋不耐者接触后发病。接触的外界的致敏物质为标，如漆、药物、塑料、橡胶制品、染料、化妆品，某些植物的花粉、叶、茎等，侵入皮肤，蕴郁化热，邪热与气血相搏而发病。急性者，发病急，皮损色红、丘疹、肿胀轻，多属风热蕴肤之象；若皮损鲜红肿胀，上有水疱或大疱，水疱破后则糜烂渗出，多属湿热毒蕴；病久反复发作，耗伤阴血，皮损肥厚干燥，或呈苔藓样变，多属血虚风燥之证。席建元提出治疗接触性皮炎首先要避免接触过敏物质，否则治疗无效。以清热祛湿止痒为主要治法。急性期清热祛风除湿止痒，慢性期养血润燥止痒。根据临床症状辨证用药：①风热蕴肤证：治以祛风清热，凉血止痒，方选消风散加减，常用药物有防风、荆芥、蝉蜕、鱼腥草、金银花、生地黄、紫草、赤芍、淡竹叶、土茯苓、甘草等；②湿热毒蕴证：治以清热利湿，凉血解毒，选用银地利湿解毒汤，常用药物有金银花、生地黄、土茯苓、茵陈、苦参、紫草、生石膏、淡竹叶、鱼腥草、白花蛇舌草、白鲜皮、甘草等。此型接触性皮炎病情较重，所以宜重用清热利湿，凉血解毒的药物，若大便秘结者，可加大黄 10 g（后下），通泻大便以泻热解毒；③血虚风燥证：治以凉血祛风，润燥止痒，方选当归饮子合消风散加减，常用药物有防风、蒺藜、僵蚕、乌梢蛇、玉竹、鸡血藤、牡丹皮、赤芍、徐长卿、白鲜皮、土茯苓、甘草等。

（三）龚景林经验

龚景林认为接触性皮炎主要是接触灰尘、花粉、油漆、不干净衣物、化妆品或是头发焗油等各种因素引起，具有个体的差异性。此病主要分为急性期和慢性期。急性期起病急，皮损多色红稍肿或鲜红肿胀，伴丘疹、水疱，多属风热湿蕴证，治疗以清热解毒，祛风止痒为主，方选龚景林自拟皮炎汤加减，常用药物有金银花、生地黄、赤芍、牡丹皮、防风、蝉蜕、炒蒺藜、白鲜皮、紫草、黄芩、板蓝根、生石膏、白茅根、浮萍、甘草等。慢性期病程较长，反复不愈，皮损多肥厚干燥或呈苔藓样变，多属血虚风燥证，治疗以凉血健脾，祛风止痒为主，方选龚景林自拟湿疹 2 号方或当归饮子加减，常用药物有当归、生地黄、鸡血藤、丹参、防风、蝉蜕、白鲜皮、炒蒺藜、乌梢蛇、僵蚕、茯苓、泽泻、萆薢、薏苡仁、甘草等。龚景林用药喜用虫类药物，认为少量虫类药物清热解毒力强，能使疾病更加快速痊愈。

（四）陈方林经验

陈方林认为本病一则由于禀赋不耐，直接接触某些物质，病邪经皮肤入里，引发本病。二则阐明湿毒经气道入肺，随肺气之布施搏结于肌肤，殃及血脉亦可引发本病。若久治不愈，邪气入里，郁肺则肺气不化，滞脾则脾不运湿，湿毒胶着，是故病情迁延难愈，有此数端，足资佐证湿毒之病也。而三仁汤有宣肺化气，运化水湿，淡渗利湿之功效。吴鞠通在三仁汤条下自注云："惟此三仁汤轻宣上焦肺气，盖肺主一身之气，气化则湿亦化矣。"其治针对"湿"。《圣济总录》云茵陈治疗"风疹瘙痒，皮肤肿痒"。《本草正义》云土茯苓"利湿去热，能入络，搜剔湿热之蕴毒"。《本草别录》云防己"散痈肿恶结，诸疥癣虫疮"。言紫草皮"清理血分之热，……而兼疗斑疹"。加此四味，其治针对"毒"。使肺气得以宣化，脾湿得以健运，湿气宣化，毒无依附，方证合拍，故效果明显。

（五）卢勇经验

卢勇认为接触性皮炎是由于接触某种外界物质后在接触部位的皮肤黏膜上所发生的一种急性皮炎。按病因可分为两类，即原发性刺激和变态反应。在中医文献中，由于接触物的不同而有不同名称。如因漆刺激而引起者，称"漆疮"。《外科启玄》中云："凡人感生漆之毒气，则令浑身上下俱肿，起疮如痱子，如火刺，刺而通。皮肤燥烈。"若因贴引膏引起者，称"膏药风"。接触马桶引起者为"马桶癣"。卢勇认为此病总因禀赋不耐，接触某种物质，使毒邪侵入皮肤，郁而化热，邪热与气血相搏而发病。龙胆泻肝汤见于《医方集解》，由龙胆、黄芩、栀子、泽泻、木通、车前子、当归、生地黄、柴胡、甘草等 10 味药组成，具有泻肝胆实火、清下焦湿热作用。方中龙胆大苦大寒，上泻肝胆实火、下清下焦湿热，为本方泻火除湿两擅其功的君药；黄芩、栀子具有苦寒泻火之功，为臣药；泽泻、木通、车前子清热利湿，使湿热从水道排出；方用柴胡，是为引诸药入肝胆而设，甘草有调和诸药之效。综观全方，泻中有补，利中有滋，以使火降热清，湿浊分清，循经所发诸症可相应而愈。

（六）林河东经验

林河东提出中医所谓"开鬼门"治法即是通过发汗与通调水道以达到消除水肿之目的。鉴于张仲景曾用越婢汤开通鬼门治疗水肿病。林河东受此启迪应用该方加味试治接触性皮炎而获所期效果。此方剂中麻黄在于发汗宣肺利尿，因发汗可使肌腠之邪从毛窍而出，肺气宣则水道通调，尿利畅则水湿可除。生石膏除辛凉透表，解肌清热发汗之外，尚能制约麻黄辛温发散之剽悍，生石膏与麻黄之比以 3∶1 为宜。生姜、大枣、甘草三者同用以调和营卫于中焦，可使肿消邪去，添配白术健脾扶正以除湿邪，再加浮萍意在祛风止痒和加强清热利水之作用。以上诸药共奏宣肺发汗利尿、止痒清热之功。治疗结果：痊愈 20 例（占 64.5 %），其中最少服 2 剂，最多服 9 剂。好转 10 例（占 32.3%），均服 3 剂病情见轻而未再就诊。无效一例，总有效率为 96.8%。

五、名方推荐

（一）龚景林皮炎汤

金银花 10 g，生地黄 15 g，赤芍 10 g，牡丹皮 10 g，防风 10 g，蝉蜕 5 g，炒蒺藜 10 g，白鲜皮 10 g，紫草 10 g，黄芩 10 g，板蓝根 15 g，生石膏 10 g，白茅根 15 g，浮萍 10 g，甘草 5 g。功效：清热解毒，祛风止痒。主治：接触性皮炎之风热湿蕴证。用法：每日 1 剂，早晚分 2 次服用。

（二）龚景林湿疹 2 号方

当归 10 g，生地黄 15 g，鸡血藤 10 g，丹参 15 g，防风 10 g，蝉蜕 5 g，白鲜皮 10 g，炒蒺藜 10 g，乌梢蛇 10 g，僵蚕 10 g，茯苓 15 g，泽泻 10 g，萆薢 15 g，薏苡仁 15 g，甘草 5 g。功效：养血健脾，祛风止痒。主治：接触性皮炎之血虚风燥证。用法：每日 1 剂，早晚分 2 次服用。

（三）龙胆泻肝汤合六一散加减

龙胆 10 g，黄芩 10 g，栀子 10 g，柴胡 10 g，车前子 15 g，木通 10 g，泽泻 15 g，地黄 15 g，当归 10 g，六一散 30 g。功效：清热凉血、解毒利湿。主治：接触性皮炎之血虚肝旺证。用法：每日 1 剂，早晚分 2 次服用。

（四）加味三仁汤

杏仁（去皮尖）、薏苡仁、半夏（久煎）各 15 g，白蔻（后下）、厚朴、淡竹叶、汉防己、紫草皮各 10 g，通草 5 g，茵陈、土茯苓各 20 g，滑石（布包煎）30 g。功效：健脾祛湿解毒。主治：接触性皮炎之湿毒蕴结证。用法：水煎频服，1 日 1 剂，5 日为一疗程。

（五）龙胆泻肝汤

龙胆、木通、甘草各 5 g，黄芩、泽泻、栀子、当归、生地黄、柴胡各 10 g，车前子 15 g。功效：清热解毒。主治：接触性皮炎之湿热内蕴证。用法：每日 1 剂，早晚分 2 次服用。加减：发热者加生石膏 20 g，发于上者加菊花、桑叶、蝉蜕各 10 g，便秘者加生大黄 5 g，水疱渗出者加萆薢 10 g、茵陈 20 g。

（六）自拟祛风止痒汤加减

地骨皮 30 g，桑叶 9 g，桑白皮 12 g，黄芩 9 g，泽泻 12 g，白茅根 12 g，料豆衣 12 g，生甘草 6 g。功效：清热解毒，祛风止痒。主治：接触性皮炎之风热蕴肤证。用法：每日 1 剂，早晚分 2 次服用。加减：皮损潮红、水肿，加茯苓、牡丹皮；痒甚，加珍珠母、灵磁石；皮损发于头面加菊花，发于躯干、四肢加地肤子、白鲜皮。

（七）疏风解毒清热汤

荆芥 9 g，防风 9 g，蝉蜕 4.5 g，白鲜皮 6 g、连翘 9 g，金银花 9 g，蒲公英 20 g，生地黄 15 g，浮萍 9 g，地肤子 12 g，甘草 6 g。功效：清热解毒，疏风止痒。主治：接触性皮炎之风热蕴肤证。用法：每日 1 剂，水煎分 3 次服用，每次 30～50 mL，连服 5～7 日。加减：皮肤潮红、烧灼感严重加赤芍、牡丹皮；水肿明显，渗出较多者加茯苓皮、泽泻。

（八）乌蛇皮炎汤

乌梢蛇 10 g，刺蒺藜 10 g，蝉蜕 10 g，连翘 10 g，生地黄 20 g，地肤子 10 g，蛇床子 10 g。功效：疏风止痒解毒。主治：接触性皮炎之风热蕴肤证。用法：每日 1 剂，早晚分 2 次服用。加减：局部红肿明显者加牡丹皮、赤芍、紫草等，瘙痒明显者加防风、荆芥、羌活；水疱或渗出较多加泽泻、土茯苓、薏苡仁；热毒甚加用蒲公英、黄芩、白花蛇舌草；长期接触而反复发作，出现慢性化、湿疹化，皮损肥厚干燥，成苔藓样变加当归、胡麻仁、玄参以养阴润燥。

（九）自拟苦参汤洗剂

苦参30～60 g（创面未溃烂用30 g，溃烂时可用至60 g），黄柏15 g，金银花35 g，地肤子15 g，蛇床子15 g，黄芩15 g，枯矾15 g，五倍子15 g，赤芍15 g，白鲜皮15 g，薄荷10 g（后下），野菊花30 g。功效：清热解毒，利湿止痒。主治：接触性皮炎之湿热毒蕴证。用法：上方水煎成1000 mL，用无菌方纱湿敷创面，频洗，每次20～30 min，每日2次。

（十）银翘板地汤加减

金银花、连翘、板蓝根、生地黄各20 g，黄芩15 g，苦参、赤芍、牡丹皮、蝉蜕、葛根、升麻、牛蒡子、木通、生甘草、焦三仙各10 g。功效：清热解毒，祛风除湿。主治：接触性皮炎之风热湿毒证。用法：每日1剂，连煎2次，合先后药汁为600 mL，然后日服3次，每次200 mL，温汤冲服青黛粉1 g。加减：如有血疱坏死者，加紫草30 g；局部疼痛较重者加延胡索15 g。

（十一）清热解毒汤加减

荆芥10 g，蝉蜕8 g，白鲜皮12 g，生地黄15 g，金银花30 g，连翘20 g，蒲公英30 g，生甘草5 g。功效：疏风清热，凉血解毒。主治：接触性皮炎之风热毒蕴证。用法：每日1剂，水煎分2次服。加减：如局部掀红，血热现象明显者，加赤芍、牡丹皮各10 g；局部红肿或水疱密集者，加茯苓20 g，泽泻10 g，黄芩10 g。

第十节　湿　　疹

湿疹（eczema）是由多种内外因素引起的一种具有明显渗出倾向的炎症性皮肤病，明显瘙痒，容易复发，严重影响患者的生活质量，临床上急性期皮损以丘疱疹为主，有渗出倾向，慢性期以苔藓样变为主。我国一般人群患病率约为7.5%，美国为10.7%。截至目前，湿疹的病因尚不明确。目前多认为是机体内部因素，如免疫功能异常、皮肤屏障功能障碍等基础上，由多种内外因素综合作用的结果。

一、诊断标准

（一）湿疹的诊断

主要根据临床表现，结合必要的实验室检查或组织病理学检查。特殊类型的湿疹根据临床特点进行诊断，如干燥性湿疹、自身敏感性皮炎、钱币状湿疹等；非特异者可根据临床部位进行诊断，如手湿疹、小腿湿疹、肛周湿疹、乳房湿疹、阴囊湿疹、耳湿疹、眼睑湿疹等；泛发性湿疹指多部位同时发生的湿疹。湿疹严重程度可根据其面积和皮疹的特点进行评分。

（二）临床表现

根据湿疹的临床表现可以分为急性、亚急性及慢性3期。急性期表现为红斑、水肿基础上粟粒大小的丘疹、丘疱疹、水疱，糜烂及渗出，病变中心往往较重，并逐渐向周围蔓延。外围又有散在丘疹、丘疱疹，故境界不清。亚急性期表现为红肿和渗出减轻，糜烂面结痂、脱屑。慢性期主要表现为粗糙肥厚、苔藓样变。湿疹可伴有色素改变，手足部湿疹可伴发指（趾）甲改变。皮疹一般对称分布、常反复发作，自觉症状为瘙痒，甚至剧痒。

（三）组织病理学

急性湿疹表现为表皮内海绵形成，真皮浅层毛细血管扩张，血管周围有淋巴细胞浸润，少数为中性和嗜酸性粒细胞；慢性湿疹表现为角化过度与角化不全，棘层肥厚明显，真皮浅层毛细血管壁增厚，较远纤维变粗。

二、西医治疗

主要目的是控制症状、减少复发、提高患者生活质量。治疗应从整体考虑，兼顾近期疗效和远期疗效，特别要注意治疗中的医疗安全。

（一）基础治疗

1. 患者教育：需要说明疾病的性质、可能转归、疾病对机体健康的影响、有无传染性、各种治疗方法的临床疗效及可能的不良反应等，指导患者寻找和避免环境中常见的变应原及刺激原，避免搔抓及过度清洗，对环境、饮食、使用防护用品、皮肤清洁方法等也应提出相应建议。

2. 避免诱发或加重因素：通过详细采集病史、细致体检、合理使用诊断试验，仔细查找各种可疑病因及诱发或加重因素，以达到去除病因、治疗的目的，如干燥性湿疹应治疗使皮肤干燥的因素，感染性湿疹应治疗原发感染等。

3. 保护皮肤屏障功能：湿疹患者皮肤屏障功能有破坏，易继发刺激性皮炎、感染及过敏而加重皮损，因此保护屏障功能非常重要。应选用对患者皮肤无刺激的治疗，预防并适时处理继发感染，对皮肤干燥的亚急性及慢性湿疹加用保湿剂。

（二）局部治疗

局部治疗是湿疹治疗的主要手段。应根据皮损分期选择合适的药物剂型。急性期无水疱、糜烂、渗出时，建议使用炉甘石洗剂、糖皮质激素乳膏或凝胶；大量渗出时应选择冷湿敷，如3%硼酸溶液、0.1%盐酸小檗碱溶液、0.1%依沙吖啶溶液等；有糜烂但渗出不多时可用氧化锌油剂。亚急性期皮损建议外用氧化锌糊剂、糖皮质激素乳膏。慢性期皮损建议外用糖皮质激素软膏、硬膏、乳剂或酊剂等，可合用保湿剂及角质松解剂，如20%～40%尿素软膏、5%～10%水杨酸软膏等。

外用糖皮质激素制剂初始治疗应该根据皮损的性质选择合适强度的糖皮质激素。轻度湿疹建议选弱效糖皮质激素，如氢化可的松、地塞米松乳膏；重度肥厚性皮损建议选择强效糖皮质激素，如哈西奈德、卤米松乳膏；中度湿疹建议选择中效激素，如曲安奈德、糠酸莫米松等。儿童患者、面部及皮肤皱褶部位皮损使用弱效或中效糖皮质激素即有效。强效糖皮质激素连续应用一般≤2周，以减少急性耐受及不良反应。钙调神经磷酸酶抑制剂，如他克莫司软膏、吡美莫司乳膏对湿疹有治疗作用，且无糖皮质激素的不良反应，尤其适合头面部及间擦部位湿疹的治疗。细菌定植和感染往往可诱发或加重湿疹，因此，抗菌药物也是外用治疗的重要方面。

（三）系统治疗

1. 抗组胺药：根据患者情况选择适当抗组胺药止痒抗炎。

2. 抗生素：对于伴有广泛感染者建议系统应用抗生素7～10日。

3. 维生素C、葡萄糖酸钙等有一定抗过敏作用，可以用于急性发作或瘙痒明显者。

4. 糖皮质激素：一般不主张常规使用糖皮质激素。可用于病因明确、短期可以去除病因的患者，如接触因素、药物因素引起者或自身敏感性皮炎等；对于严重水肿、泛发性皮疹、红皮病等，为迅速控制症状也可以短期应用，但必须慎重，以免发生全身不良反应及病情反跳。

5. 免疫抑制剂应当慎用，要严格掌握适应证。仅限于其他疗法无效、有糖皮质激素应用禁忌证的重症患者，或短期系统应用糖皮质激素病情得到明显缓解后、需减用或停用糖皮质激素时使用。

（四）复诊及随访

本病易复发，建议患者定期随访。急性湿疹患者最好在治疗后1周、亚急性患者在治疗后1～2周、慢性患者在治疗后2～4周复诊1次。复诊时评价疗效、病情变化、是否需进一步检查以及评价依从性等。对于反复发作、持续不愈的病例，要注意分析其原因，常见的原因有：①刺激性因素：由于皮肤屏障功能的破坏，新的或弱刺激原，甚至正常情况下无刺激性的物质也成为刺激原，注意治疗用药也可产生刺激；②忽略接触过敏原：忽略了家庭中、职业及业余爱好中的某些接触过敏原；③交叉过敏：注意仔细检查过敏原的交叉过敏原；④继发过敏：注意避免对药物（尤其是肾上腺糖皮质激素）及化学物质（如手套中的橡胶乳）产生继发过敏；⑤继发感染：皮肤屏障功能破坏，及肾上腺糖皮质激素等的应用，易引起继发细菌或真菌感染；⑥不利因素：日光、炎热的环境、持续出汗，寒冷干燥均可使病情加重；⑦全身因素：如糖尿病患者易瘙痒、继发皮肤感染等。

三、中医临床思维

（一）中医病名及病因病机特征

中医古代文献依据其皮损特点、发病部位而有不同的名称。若泛发全身，浸淫遍体者，称“浸淫疮”；以身起红粟，瘙痒出血为主者，称“血风疮”或“粟疮”；发于耳部者，称“旋耳疮”；发于乳头者，称“乳头风”；发于手部者，称“病疮”；发于脐部者，称“脐疮”；发于阴囊者，称“肾囊风”或“绣球风”。现统称为“湿疮”。

中医认为本病的发生，总由禀赋不耐，风、湿、热邪阻滞肌肤所致。《素问·至真要大论》指出：“夫百病之生也，皆生于风、寒、暑、湿、燥、火，以之化之变也。”说明大多数疾病包括湿疹，是由外感六淫之邪而引发。风为百病之长，常是外邪袭人的主要致病因素。风为阳邪，轻扬开泄，常伤及肌表，且善行数变，故湿疹多具瘙痒难耐，发无定处的特点。《医宗金鉴·血风疮》：“血风疮，此证由心肝胆脾之经湿热，外受风邪，袭于皮肤，郁于肺经致遍身生疮。”湿邪犯表，停滞于肌腠脉络之间，可致阳气郁闭，郁结不散，与气血搏结而发病。《外科大成·不分部位小疵》道：“诸疮痛痒，皆属于火。风盛则痒，盖为风者，火之标也。凡风热客于皮肤，作痒起粟者，治宜疏风。”说明火热邪与风邪均为外科疾病的重要致病因素。火热为阳邪，易伤津耗气，故受火热邪的湿疹患者多具有皮肤干燥、脱屑、口干舌燥、大便秘结等症状。《素问·咳论》提出了“外内合邪”的发病观，指出先有脏腑损伤，内疾产生，若再有外邪侵袭，外邪合内疾则发病。如明代申斗垣《外科启玄·血风疮》论述：“此疮多在两小腿里外，上至膝，下至踝骨，乃血受风邪而生也。”说明素体血虚并受外邪而引起湿疹。又如《医宗金鉴·血风疮》：“浸淫疮此证由肝、脾二经湿热，外受风邪，致遍身生疮。”肝为风木，脾为湿土，肝火太旺则克脾土，以致脾失健运，水湿泛滥，蕴久化热，湿热久羁，耗伤阴血，血虚化燥生风而致肌肤失养，干燥肥厚粗糙。饮食不当，过食辛辣肥甘厚味及劳腥动风之品，或过食生冷，损伤脾胃，脾失健运，酿湿生热亦可导致本病。清代《疡医大全·斑疹门》论述：“胃与大肠之风热亢盛已极，内不得疏泄，外不得透达，怫郁于皮毛腠理之间，轻则为疹。”说明肠胃之变与本病密切相关。湿疹发病病因主要为风、湿、热三邪为主，且有内、外因之分。外邪是导致内邪生成的主要因素，内邪又致脏腑阴阳气血功能失调，内外邪相合而为病。

（二）辨病辨证及治疗特征

中医将湿疹主要分为风热蕴肤证、湿热浸淫证、脾虚湿蕴证、阴虚血燥证 4 个证型。风热蕴肤证常见于急性湿疹初发者或慢性湿疹急性发；湿热浸淫证常见于急性湿疹；脾虚湿蕴证常见于亚急性湿疹；阴虚血燥证常见于慢性湿疹。其他如临床出现腰膝酸软，畏寒肢冷，精神不振，舌淡胖或暗，苔润，脉沉弱无力等，常为阳虚证；出现畏寒，少汗或无汗，舌淡，苔薄白或白腻，脉浮紧等，常为风寒证。部分患者出现畏寒疲乏，口苦，便秘，舌暗红水滑，苔薄白或黄腻等，常为寒热错杂证。

风热蕴肤证治以疏风清热止痒，方用消风散加减，常用药物：荆芥、防风、苦参、蝉蜕、胡麻仁、牛蒡子、生地黄、牡丹皮、赤芍、当归、甘草等。湿热浸淫证治以清热燥湿止痒，方用龙胆泻肝汤加减，常用药物：龙胆、连翘、栀子、黄芩、柴胡、生地黄、车前子、泽泻、生甘草、牡丹皮等。脾虚湿蕴证治以健脾利湿止痒，方用除湿胃苓汤加减，常用药物：苍术、陈皮、厚朴、白术、茯苓、泽泻、薏苡仁、白鲜皮、地肤子、甘草等。阴虚血燥证治以滋阴养血，润燥止痒，方用凉血四物汤加减，常用药物：当归、生地黄、白芍、玄参、沙参、丹参、牡丹皮、刺蒺藜、防风等。阳虚证常选用四逆汤或真武汤等，风寒证常选用麻桂各半汤或麻黄附子细辛汤等，寒热错杂证常选用麻黄连翘赤小豆汤或柴胡桂枝干姜汤等。

湿疹是由多种内外因素引起的一种具有明显渗出倾向的皮肤炎症反应，其发病原因很复杂，有内在因素和外在因素的相互作用，常是多方面的。外在因素如生活环境、气候条件等均可影响湿疹的发生。内在因子如慢性消化性疾病、胃肠道功能性障碍、精神紧张、失眠、过度疲劳等精神改变，感染病灶、新陈代谢障碍等，均可产生和加重湿疹的病情。本病以标本兼顾，内外并治，整体与局部相结合为基本原则。以控制症状，减少和预防复发，提高患者生活质量为基本目的。本病早期当祛邪为主，后期则要以调理气血为主。根据疾病不同分期及证型制定相应治疗方案，同时要结合皮损的局部辨证，兼顾近期疗效和远期疗效。需要注意的是，湿疹的皮损症状逐渐消退，仍然需要在短期内坚持用药，达到理脾扶正和清除邪气的功效，以此来调理患者的体质，将患者机体内的超敏症状进行控制，从而减少或者消除复发情况。

（三）药物选择

湿疹内治处方中以清热药、补虚药、利水渗湿药等功效的药物最为常用。在治法方面，清热燥湿，解毒止痒是使用频率最高的治则，其次是健脾除湿法，及滋阴养血、除湿止痒。这与急性者以湿热为主，亚急性者多与脾虚湿恋有关，慢性者多耗伤阴血，与血虚风燥病机相吻合，故清热及补益药物使用都比较广泛，因为各型湿疹都本于湿，所以利水渗湿药也占有相当比率，充分体现了本于病机，辨证施治的中医基本治则。其中使用频率较高的有白鲜皮、苦参、当归、甘草、生地黄等药物。

四、名医经验

（一）禤国维经验

禤国维认为慢性湿疹迁延日久，风邪化燥伤阴，痛阻经络，血不濡肤，或脾虚湿困，阴虚血瘀。临床根据四诊及局部皮损的表现予以辨证论治，不应拘泥于祛风、清热、利湿等治法，应辨清虚实，分辨急缓，审证求因。且慢性湿疹病久入络者，多有局部皮肤肥厚、苔藓样变等，此为血瘀之象。因此，禤国维在各型辨证用药的基础上常用苏木、莪术等养血活血之品。禤国维还认为皮肤病的局部治疗是中医治疗的一个重要方面，不可忽视。慢性湿疹常较局限，若在辨证论治的基础上结合外治法治疗，常可以在较短时间内取得良好效果。如穴位注射可以调节机体自身免疫功能；尿素软膏可软化和剥脱增厚的角质层，消炎止痒霜具有明显的抗炎、抗变态反应等，为外治法的应用提供了理论依据。禤国维还提出治疗时应注意虫类药的应用，虫类药物多为动物蛋白，具有较强抗原性，湿疹患者发病期间往往对于外来抗原性物质高度敏感，应用不当，很可能导致病情加重。而且虫类药物多有小毒，长期服用，有药不胜毒之虑。所以禤国维应用虫类药物甚为慎重，若为病情需要，一般从小剂量起，逐渐少量递增，使患者有一个脱敏过程；而且应用虫类药物时，方中常加紫苏叶，既可理气祛风，又可解虫毒，一举两得。

（二）汪受传经验

汪受传提出除了外感六淫的风邪即“外风”，由外感内伤引发的肝风内动即“内风”外，还有一种来自先天禀赋，深伏体内的“伏风”。伏风在小儿过敏性疾病病因病机中占有重要地位，湿疹发病以伏风内潜为夙因。伏风来自先天禀赋，因为遗传因素差异，形成特禀质，今日称之过敏性体质，平素深伏在体内，若外感风邪，或受发物所触，则随之被引动而发病。发物常因人而异、因体质而异，每个患儿的禀赋体质有所差别，引动“伏风”发病的诱因也不尽相同。湿疹病机在于“伏风”内潜，外感风、湿、火热邪气，或发物所触，引动伏风，内外交合而病。因此论治时应祛除外风，搜剔伏风，需时刻注重“消风”治法，既要祛除外感邪气，同时也要时时关注消除内之伏风，两相兼顾不可偏废。临床常见湿热浸淫、火毒炽盛、脾虚湿蕴、血虚风燥 4 种证候。治疗皆应以消风为大法，分证配伍用药。①风泛湿淫证：汪受传认为本证辨证时需辨别风、湿之侧重。常用萆薢、薏苡仁、黄芩、茵陈、苍术、滑石等药，可根据湿疹泛发部位，灵活选用善清上、中、下三焦之品。再配以功效为疏散外风为主的消风之药，如蝉蜕、牛蒡子、金银花、菊花、桑白皮等。若是以湿甚为主，则侧重以燥湿、化湿，常用苦参、藿香、佩兰、土茯苓、六一散等药。再加荆芥、防风、白鲜皮、刺蒺藜、地肤子等消风止痒。如若患儿瘙痒难以忍受，迁延不愈，则方中选加乌梢蛇、蜈蚣、地龙、僵蚕等动物药搜剔经络之风，增强消风止痒之效。②火毒炽盛证：治宜清热解毒、凉血消风，便秘时，加以通腑泄热。风热袭表者用银翘散加减疏风解热，常用金银花、连翘、蒲公英、板蓝根、重楼。热毒壅盛者用泻心汤加减清热解毒，常用黄芩、黄连、栀子、败酱草、虎杖。热在血分者用犀角地黄汤加减清热凉血，常用水牛角、生地黄、牡丹皮、紫草、赤芍等。若是患儿大便二三日一行，干结、难解，加生大黄、瓜蒌子。再配以如蝉蜕、牛蒡子、野菊花、刺蒺藜、地肤子、白鲜皮、乌梢蛇、地龙、僵蚕等药物，全方共奏清热解毒，祛风止痒之功。③脾虚湿蕴证：治宜除湿消风。若脾虚为主，以参苓白术散加减健脾化湿，常用党参、茯苓、白术、苍术、白扁豆、陈皮、焦神曲、山药等。若湿浊内蕴更重，则以除风胜湿汤加减燥湿化浊，常用苍术、秦艽、薏苡仁、藿香、佩兰、羌活、独活、土茯苓等。再加以消风中药，以除走窜于肌肤经络之风。④血虚风燥证：治宜养血和血，滋阴润肤。以当归六黄汤加减，常用当归、芍药、川芎、熟地黄、天冬、麦冬、玉竹、枸杞子、五味子等药。养血不忘祛风，再配以祛风止痒方药。

（三）张小萍经验

张小萍治疗湿疹旨在复脾胃气化之功，使脾胃健运，而邪不可干。故在治疗慢性湿疹急性发作时主张先祛湿热兼以止痒，使脾胃不为湿热之邪所困，遣方用药喜在四妙散基础上加用地肤子、白鲜皮、苦参加强清热祛湿止痒之功，同时久病夹瘀，加用赤芍、牡丹皮清热凉血以涤荡血中蕴热；生甘草清解湿热之毒，诸药相合，共奏清利湿热、止痒、健脾之功。待诸症缓解后则以健运脾气固本之法防止复发，方选参苓白术散，此方不仅可健运脾气，还可燥湿化湿。如此，使脾胃升降出入有序，复其气化功能而断湿之来路。由于脾胃为人体气机升降之枢纽，张小萍常在辨证遣方基础上加用炒枳壳调节脾胃气机，使其升降有度；炒谷芽、炒麦芽顾护胃气，炒谷芽入胃，炒麦芽入脾，二者相合调节脾胃升降，以增健脾化湿之力。

（四）黄莺经验

黄莺认为，手足部湿疹急性或亚急性发作者，起丘疱疹，破流汁水，多为湿疮候；手足慢性湿疹浸润肥厚、干燥、鳞屑、皲裂者多为燥疮候；缠绵难愈者则为久疮候。其病因不外乎湿、瘀、燥、风为患，为正虚邪实之证。黄莺临证，重视调养肺脾、气血，主张除湿务尽、化瘀通络、养血润燥、祛风止痒。①从肺脾论治，扶正祛邪：黄莺从肺脾论治手足部湿疹以补益肺脾及气血为本，兼顾祛除邪气。肺脾气虚之象明显者，方选参苓白术散合玉屏风散加减。参苓白术散健脾渗湿，以资气血生化；玉屏风散之黄芪使脾肺之气益增，培土生金之效更强；合防风以固肺之卫外，驱邪外出，兼能胜湿。若兼有肺阴虚者合泻白散以清除肺中虚热。用药常选用南沙参、北沙参、太子参、炒白术、茯苓、黄芪、防风、桑白皮、地骨皮、桔梗等调养脾肺。②从湿论治，除湿务尽：湿性黏滞，手足湿疹亦缠绵难去，黄莺根据局部皮损及全身情况以治其湿。证属湿热者，选用黄连解毒汤加减以苦寒燥湿；局部热邪不甚，证属脾虚湿蕴者，选用五皮饮或三仁汤加减以行气化湿、淡渗健脾；证属痰湿化热者，选用温胆汤加减以清热化痰除湿；属阴虚湿热者，选自拟除湿止痒汤（桑白皮、地骨皮、牡丹皮、生地黄、白鲜皮、地肤子、白芍、甘草等）以清热养阴、除湿止痒。黄莺常于除湿药中配伍丹参，取“活血以利除湿”之意。皮损发于手部者常加用桑枝，发于足部且脾虚湿甚者，重用薏苡仁 40 g 以加强健脾渗湿之功。以上诸法，旨在除湿务尽。③从瘀论治，化瘀通络：“久病入络”“久病多瘀”，瘀阻日久则发为手足局部浸润、肥厚、苔藓样变等肌肤甲错之象，证属血虚风燥。瘀阻较甚者，治宜扶正驱邪、化瘀通络，忌用温燥猛烈之品活血动风，方选当归饮子加减，药用黄芪、当归、生地黄、川芎、制何首乌、赤芍、鸡血藤等补气生血，使气旺血行，瘀去新生；酌情伍用丝瓜络、桑枝、伸筋草、漏芦、路路通、忍冬藤等除湿、解毒、通络之品，以助气血达于手足肢端。④从燥论治，养血润肤：黄莺临床治疗燥，若患者湿邪不甚、脾胃功能尚可者，常针对其因虚、因瘀致燥之机，根据“精血同源”“津血同源”之理，采用益气养阴润燥、养血调血润肤之法，方选养血润肤饮加减，药用麦冬、天冬、熟地黄、黄芪、黄精、女贞子、枸杞子、桃仁等品，使阴津得生，精血得补，气血得行，则燥象可治。若见苔腻、腹胀、便溏等脾虚有湿之象，则去麦冬、天冬、熟地黄以防滋腻碍脾助湿，辅以健脾除湿行气之品。⑤从风论治，祛风止痒：黄莺临床擅用祛风止痒诸法，属血虚生风、血燥生风为主者，常选用养血调血之丹参、当归、鸡血藤，以达“治风先治血、血行风自灭”之效；外风为主者，常用简化消风散加减，药用忍冬藤、连翘、龙骨、射干、紫荆皮、牡丹皮等，以外散风热毒邪，兼以安神止痒。

（五）吴寿善经验

吴寿善认为慢性湿疹的发生与内外两个因素有关。外因主要以风、热、湿邪为主，风邪善行而数变，风邪克表，窜行肌肤经络之间而出现肌肤瘙痒、游走不定等症；热邪侵袭肌肤，热毒蕴结，化脓生疮，肌肤赤肿焮红，肤温升高，疼痛难忍；湿邪浸淫肌肤，则疮口流黄水，疮面湿润，腥臭难闻，疮口难结痂，久不收口。风热湿邪侵犯肌肤，毒邪结聚，气血凝滞于肌肤经络，发为湿疮。内因主要与心脾两脏有关，而尤与脾关系密切。且吴寿善认为本病最根本病机多与脾失健运有关，因此临床治疗本病特别注重调护脾胃，从湿之根源入手，釜底抽薪而断其疾病根源。脾虚为本病根源，故以健脾为核心，辅以祛湿清热，选方多用除湿胃苓汤、参苓白术散、三仁汤合四君子汤、四妙散等。临床用药多用茯苓配白术健脾利湿，党参配陈皮补气健脾，苍术配薏苡仁燥利相兼，泽泻配猪苓导湿热从小便而去，地肤子配白鲜皮祛风止痒。而慢性湿疹的另一重要病机便是脾经积热，应重清脾热，并配伍清心安神之品，选方多用清脾除湿汤、泻黄散、龙胆泻肝汤、清胃散等。用药多选用黄芩配生地黄清热养阴，薏苡仁配白扁豆清热祛湿，生白术配生芡实健脾祛湿，白鲜皮配苦参祛湿止痒。

（六）王莒生经验

王莒生根据中医“肺主皮毛”理论，认为湿疹的病变在皮，其主要病变脏腑为肺，而湿疹发病的关键在于湿热。“肺为水之上源”，若肺的通调水道功能失常，则水湿聚而为患，而湿性重浊，难于去除，久之会影响脾胃功能，导致脾失健运，湿聚生热。总以湿热为主，或湿重热轻，或热重湿轻，或湿热并重。湿热互结，如油入面，湿热二邪互为因果，导致湿疹迁延难愈。故王莒生主张治疗湿疹应“从肺论治”，辨治思路主要围绕湿热进行，从肺论治主要以宣利湿邪和清肺热为主。王莒生治疗湿疹的常用处方浮楮清热除湿汤（首乌藤、龙胆、浮萍、淡竹叶、楮桃叶、蒲公英、苦参、白鲜皮、苍术、黄柏、荆芥、防风）共 12 味中药。其中入肺经的药物 6 味，清热药物 7 味，体现了王莒生从肺论论治、清肺热的理念。本方用浮萍、淡竹叶、荆芥、防风以“开鬼门、洁净府”，给湿邪以出路，使湿邪随汗、尿排出；又用蒲公英、龙胆、苦参、白鲜皮、黄柏、浮萍、淡竹叶清肺热，使湿热分离，不致结而为患。

五、名方推荐

（一）禤国维经验方

生地黄、牡丹皮、白芍、当归、防风、紫苏叶、赤芍、紫草各 12 g，胡麻仁、白鲜皮、钩藤各 15 g，鸡血藤 30 g，莪术、苏木（先煎）各 10 g，甘草 6 g。功效：养血润燥，祛风止痒。主治：湿疹之血虚风燥证。用法：每日 1 剂，水煎服。加减：瘙痒影响睡眠者加牡蛎、珍珠母；夹瘀者加丹参、延胡索；湿盛者加萆薢；风盛者加蒺藜。

（二）禤国维经验方

党参、茯苓、山药、布渣叶各 15 g，薏苡仁、白扁豆各 20 g，白术、防风、茵陈、徐长卿各 12 g，甘草 6 g。功效：健脾利湿止痒。主治：湿疹之脾虚湿困证。功效：每日 1 剂，水煎服。加减：气虚甚者加黄芪；湿重加鱼腥草、土茯苓；食积明显者加陈皮。

（三）禤国维经验方

熟地黄、生地黄各 20 g，丹参、何首乌、白鲜皮、泽泻、茯苓、乌梅各 15 g，麦冬、女贞子、墨旱莲、当归、白芍、赤芍各 12 g。功效：滋阴润燥，养血润肤。主治：湿疹之阴虚血燥证。用法：每日 1 剂，水煎服。加减：瘀滞明显者加丹参、桃仁；潮热心烦加玄参；虚烦不眠加酸枣仁、珍珠母。

（四）当归饮子加减

当归、生地黄、白芍、川芎、何首乌、荆芥、防风、白蒺藜各 15 g，黄芪、生甘草各 10 g。功效：滋阴补血，生津润燥。主治：湿疹之血虚风燥证。用法：每日 1 剂，水煎，分 2 次温服。加减：热毒较甚、皮损发红者，加金银花、玄参以增加清热解毒功效；皮损紫暗者，加赤芍、牡丹皮散瘀通络；皮损以面部为主者，加蝉蜕、苍耳子；痒痛甚者，加徐长卿、地肤子等活血止痒止痛；兼大便干结者，加制大黄、火麻仁通腑泄热；兼夜寐不安者，加远志、炒酸枣仁养心安神；伴有瘙痒者，加皂角刺、白鲜皮燥湿止痒；伴口干者，加玄参、麦冬；纳差者，加焦山楂、炒麦芽、神曲。

（五）加减芩连四物汤

黄芩、黄连、当归、赤芍、川芎、苦参各10 g，生地黄、车前子各15 g、地肤子、白鲜皮各20 g。功效：活血利水，利湿止痒。主治：湿疹之水瘀互结证。用法：每日1剂，水煎，分2次温服。加减：若大便干者，可加大黄。

（六）四妙丸加减

苍术6 g，黄柏6 g，牛膝10 g，薏苡仁15 g。功效：清热解毒，健脾渗湿，祛风止痒。主治：湿疹之湿热蕴结证。用法：每日1剂，水煎，分2次温服。加减：瘙痒甚加荆芥、防风，由于痒自风来，故止痒必先疏风，疏风止痒以祛除在表之风邪。疹色红甚、热毒重者加蒲公英、野菊花以加强清热解毒之力。

（七）滋阴除湿汤加减

生地黄30 g，玄参15 g，当归15 g，丹参20 g，茯苓20 g，泽泻15 g，苍术10 g，白术10 g，陈皮15 g，白鲜皮30 g，地肤子30 g，土茯苓30 g，生甘草15 g。功效：滋阴除湿，健脾止痒。主治：湿疹之阴虚夹湿证。用法：每日1剂，水煎，分2次温服。加减：发于头面部可酌加桑叶、菊花、苍耳子。发于腰腹多加枳壳、川厚朴。如发于耳部、阴囊部，因其属肝胆经，故多加龙胆、栀子、柴胡等引经药。如痒剧，则加苦参、海桐皮、乌梢蛇、蝉蜕。如影响睡眠，则加些安神止痒药，如首乌藤、合欢花、牡蛎、龙骨。

（八）龙胆泻肝汤或萆薢渗湿汤加减

龙胆10 g，柴胡15 g，黄芩15 g，土茯苓30 g，白鲜皮30 g，茵陈蒿10 g，滑石（包）15 g，车前子（包）15 g，萆薢30 g，栀子15 g，生地黄20 g，当归10 g，泽泻15 g，金银花30 g，连翘15 g，生甘草10 g。功效：祛风清热除湿。主治：湿疹之湿热证。用法：每日1剂，水煎，分2次温服。加减：发于下肢多加川牛膝、茯苓、泽泻。发于腰腹多加枳壳、川厚朴。如痒剧，则加苦参、海桐皮、乌梢蛇、蝉蜕。如影响睡眠，则加些安神止痒药，如首乌藤、合欢花、牡蛎、龙骨。

（九）去湿止痒汤加减

土黄芪30 g，生地黄20 g，连翘20 g，虎杖20 g，土大黄20 g，牡丹皮20 g，赤芍20 g，甘草10 g。功效：祛风除湿，清热解毒。主治：湿疹之湿热浸淫证。用法：7付，每日1剂，水煎取汁300 mL，早晚分服。加减：若久治不愈顽固者，可加羚羊角丝平肝熄风，凉血散血解毒。还可配合麻黄洗剂加减：麻黄10 g，荆芥25 g，防风20 g，艾叶15 g，花椒15 g，芒硝50 g，冰片5 g，水煎取汁1000 mL，患部浸泡擦涂，可每日数次。

（十）参苓白术散加减

炒白术15 g，陈皮10 g，茯苓15 g，薏苡仁30 g，党参15 g，白扁豆10 g，黄芪15 g，苍术10 g，甘草6 g，白鲜皮10 g，六一散10 g，山药30 g，怀牛膝15 g。功效：健脾祛湿止痒。主治：湿疹之脾虚湿盛证。用法：每日1剂，水煎，分2次温服。加减：若皮疹颜色鲜红且感疼痛加金银花、连翘；若皮肤粗糙变厚，加牡丹皮、赤芍、当归；若皮肤瘙痒游走性发作，加防风、蝉蜕；若伴纳差，食欲不振，加谷芽、麦芽。还可配合外洗方：土茯苓15 g，地肤子15 g，苦参15 g，白鲜皮15 g，白及10 g，当归10 g，五倍子10 g，黄柏10 g，每日1剂，水煎浓缩成200 mL，反复擦洗患处。

第十一节 荨麻疹

荨麻疹（Urticaria）是由于皮肤、黏膜小血管扩张及渗透性增加出现局限性水肿反应，表现为红色或苍白色风团，时隐时现的一种瘙痒性、过敏性皮肤病，约有20%伴有血管性水肿（表12-5）。荨麻疹通常在2～24 h内消退，但一定条件刺激下可反复发生，病程迁延数日至数月。本病病因复杂，有内源性及外源性之分，外源性病因多为一过性，常见的有：药物、物理因素如机械刺激、食物及食物添加剂、吸入物、冷热、日光刺激、昆虫叮咬，内源性病因多有慢性、隐匿性及持续性的特点，如感染、精神因素、内分泌改变及遗传因素等。临床上大约有 75%的荨麻疹患者病因不明，尤其是慢性荨麻疹。

表 12－5　荨麻疹分类及定义

分类	定义
自发性	
急性自发性荨麻疹	自发性风团和/或血管性水肿发作≤6 周
慢性自发性荨麻疹	自发性风团和/或血管性水肿发作＞6 周
诱导性	
物理性	
人工荨麻疹	机械性切力后 1～5 min 内局部形成条状风团
冷接触性荨麻疹	遇到冷的物体（包括风、液体、空气等），在接触部位形成风团
延迟压力性荨麻疹	垂直受压后 30 min 至 24 h 局部形成红斑样深在性水肿，可持续数天
热接触性荨麻疹	皮肤局部受热后形成风团
日光性荨麻疹	暴露于紫外线或可见光后发生风团
振动性血管性水肿	皮肤被振动刺激后数分钟内出现局部红斑和水肿
胆碱能性荨麻疹	皮肤受产热刺激如运动、摄入辛辣食物或情绪激动时发生直径 2～3 mm 的风团，周边有红晕
非物理性	
水源性荨麻疹	接触水后发生风团
接触性荨麻疹	皮肤接触一定物质后发生瘙痒、红斑或风团

一、诊断标准

（一）诊断依据

1. 病史及体检：应详尽采集病史并完成视诊、触诊等皮肤科专科检查，包括可能的诱发因素及缓解因素、病程、发作频率、皮损持续时间、昼夜发作规律、风团大小及数目、风团形状及分布、是否合并血管性水肿、伴随瘙痒或疼痛程度、消退后是否有色素沉着，是否伴恶心、呕吐、腹痛、腹泻、胸闷及喉梗阻等全身症状，个人或家族的过敏史以及个人感染史、内脏病史、外伤史、手术史、用药史、心理及精神状况、月经史、生活习惯、工作和生活环境以及既往治疗反应等，以便于明确诊断、评估病情及了解病因。

2. 实验室检查：通常不需要做过多的检查。一般情况下急性患者可通过检查血常规初步了解发病是否与感染相关。慢性患者如病情严重、病程较长或对常规剂量的抗组胺药治疗反应差时，可考虑行相关的检查，如血常规、粪虫卵、肝肾功能、免疫球蛋白、红细胞沉降率、C 反应蛋白、补体、相关自身抗体和 D-二聚体等，以排除感染及风湿免疫性疾病等。必要时可进行变应原筛查、自体血清皮肤试验、幽门螺杆菌感染检测、甲状腺自身抗体测定和维生素 D 的测定等，以尽可能找出可能的发病因素。诱导性荨麻疹还可根据诱因不同，做划痕试验、光敏实验、冷热临界阈值等检测，以对病情严重程度进行评估。IgE 介导的食物变态反应可提示机体对特定食物的敏感性，其结果对明确荨麻疹发病诱因有一定参考价值，但对多数慢性荨麻疹发病诱因的提示作用较为有限。

3. 分类诊断：结合病史和体检，将荨麻疹分为自发性和诱导性，前者根据病程是否＞6 周分为急性与慢性。①急性荨麻疹：起病急，剧痒。随后出现大小不等、形态各异的鲜红色风团。风团可为圆形、椭圆形，孤立、散在或融合成片。风团大时，可呈苍白，表面毛孔显著，似橘皮样。风团此伏彼起，病重者可有心慌、烦躁、恶心、呕吐，甚至血压降低等过敏性休克样症状。部分患者可出现腹痛、腹泻、甚至窒息。②慢性荨麻疹风团时多时少，此起彼伏，反复发生，病程持续 6 周以上。后者根据发病是否与物理因素有关，分为物理性和非物理性荨麻疹，具体见表 12－6。可以有两种或两种以上类型荨麻疹在同一患者中存在，如慢性自发性荨麻疹合并人工荨麻疹。

表 12－6　常见荨麻疹亚型临床推荐诊断试验

分类	诊断路线（推荐）	补充诊断（建议）
自发性		
急性自发性荨麻疹（自发性风团≤6 周）	无	无
慢性自发性荨麻疹（自发性风团＞6 周）	不同的血细胞计数和血沉或 C 反应蛋白	感染性疾病、Ⅰ型变态反应、可疑药物（如非甾体抗炎药）、自身抗体、甲状腺功能测试、皮肤测试（包括物理性的）、皮损活检
诱导性		
人工荨麻疹	划皮现象诱发	不同的血细胞计数和血沉或 C 反应蛋白
冷接触性荨麻疹	冷激发和阈值测试（冰块、冷水、冷风）	血细胞计数和血沉或 C 反应蛋白以排除其他疾病（尤其是感染）
延迟压力性荨麻疹	压力测试（0.2～1.5 kg/cm^2，10 min 和 20 min）	无
热接触性荨麻疹	热诱发和测试阈值（热水）	无
日光性荨麻疹	不同波长的紫外线和可见光	无
运动诱发的荨麻疹	没有热淋浴时，吃或不吃以往致敏食物做运动试验	无
胆碱能性荨麻疹	运动和热淋浴诱发	无
水源性荨麻疹	身体穿 20 min 湿衣服	无
接触性荨麻疹	点刺试验	无

（二）常见荨麻疹亚型临床推荐诊断试验

本病的典型皮疹为发作性的皮肤潮红或风团，风团形状不一，大小不等，颜色苍白或鲜红，时起时消，单个风团持续不超过 24～36 h，消退后不留痕迹。自觉瘙痒剧烈，少数伴发热，关节肿痛，头痛，恶心，呕吐，腹痛，腹泻，胸闷，憋气，呼吸困难，心悸等全身症状，严重患者还可有胸闷、不适、面色苍白、心率加速、脉搏细弱、血压下降、呼吸短促等全身症状。

本病根据临床上出现风团样皮疹，即可确诊。诊断一般不困难，但引起荨麻疹的原因比较复杂，确定引起荨麻疹的原因常很困难，因此，必须通过详细采取病史，详细体格检查，以及有关的实验室检查，尽可能地明确荨麻疹的原因。

二、西医治疗

本病治疗的目的是控制症状，提高患者生活质量。消除诱因或可疑病因有利于荨麻疹自然消退。其次是控制症状，药物选择应遵循安全、有效和规律使用的原则，旨在完全控制荨麻疹症状，提高患者的生活质量。推荐根据患者的病情和对治疗的反应制定并调整治疗方案。

（一）急性荨麻疹的治疗

去除病因，治疗上首选第二代非镇静抗组胺药，常用的第二代抗组胺药包括西替利嗪、左西替利嗪、氯雷他定、地氯雷他定、非索非那定、阿伐斯汀、依巴斯汀、依匹斯汀、咪唑斯汀、苯磺贝他斯汀、奥洛他定等。在明确并祛除病因以及口服抗组胺药不能有效控制症状时，可选择糖皮质激素：泼尼松 30～40 mg/d，口服 4～5 d 后停药，或相当剂量的地塞米松静脉或肌内注射，特别适用于重症或伴有喉头水肿的荨麻疹患者；1∶1000 肾上腺素注射液 0.2～0.4 mL 皮下或肌内注射，可用于急性荨麻疹伴休克或严重的荨麻疹伴血管性水肿患者。儿童患者应用糖皮质激素时可根据体重酌情减量。

（二）慢性荨麻疹的治疗

对于慢性荨麻疹，临床尚无完全根治的方法，总的治疗原则是抗组胺、抑制肥大细胞脱颗粒，降低血管通透性及相应对症治疗。

附：药物选择方案：

一线治疗：应用抗组胺药，单独治疗无效时，可以选择两种不同类型的 H_1 受体拮抗剂合用或与 H_2 受体拮抗剂联合应用；对传统使用的抗组胺药物无效的荨麻疹患者，多塞平是较好的选用药物。首选第二代非镇静抗组胺药，治疗有效后逐渐减少剂量，以达到有效控制风团发作为标准，以最小的剂量维持治疗。慢性荨麻疹疗程一般不少于 1 个月，必要时可延长至 3～6 个月，或更长时间。第一代抗组胺药治疗荨麻疹的疗效确切，但中枢镇静、抗胆碱能作用等不良反应限制其临床应用，因此不作为一线选择。

二线治疗：第二代抗组胺药常规剂量使用 1～2 周后不能有效控制症状时，考虑到不同个体或荨麻疹类型对治疗反应的差异，可更换抗组胺药品种，或联合其他第二代抗组胺药以提高抗炎作用，或联合第一代抗组胺药睡前服用以延长患者睡眠时间，或在获得患者知情同意情况下将原抗组胺药增加 2～4 倍剂量。

三线治疗：上述治疗无效的患者，可考虑选择抑制肥大细胞脱颗粒作用、减少组胺释放的药物，如：硫酸间羟异丁肾上腺素、酮替酚、色甘酸钠、曲尼司特等；或配合应用糖皮质激素，以减少前者用量，一般用于严重急性荨麻疹、荨麻疹性血管炎、压力性荨麻疹对抗组胺药无效时，或慢性荨麻疹严重激发时，静脉滴注或口服，应避免长期应用。常用药物如下：①泼尼松；②曲安西龙；③地塞米松；④倍他米松。紧急情况下，采用氢化可的松、地塞米松或甲泼尼龙静脉滴注。上述方法疗效不佳时，还可考虑免疫抑制剂，如用雷公藤多苷片，每日 1～1.5 mg/kg，分 3 次口服，使用时需注意对造血系统的抑制、肝脏的损伤及生殖毒性等不良反应。环孢素，每日 3～5 mg/kg，分 2～3 次口服，因其不良反应发生率高，只用于严重的、对任何剂量抗组胺药均无效的患者。生物制剂如奥马珠单抗（omalizumab，抗 IgE 单抗），对多数难治性慢性荨麻疹有较好疗效，推荐按 150～300 mg 皮下注射，每 4 周注射 1 次，但需注意其罕见的过敏反应。糖皮质激素适用于上述治疗效果不佳的患者，一般建议予泼尼松 0.3～0.5 mg/(kg·d)。（或相当剂量的其他糖皮质激素）口服，好转后逐渐减量，通常疗程不超过 2 周，不主张常规使用。国外有研究显示，部分难治性慢性荨麻疹采用补骨脂素长波紫外线（PUVA）或中波紫外线均有一定治疗作用，并以 PUVA 疗效更佳。

诱导性荨麻疹的治疗：基本治疗原则同自发性荨麻疹，首选第二代非镇静抗组胺药，效果不佳时酌情加倍剂量。但部分诱导性荨麻疹对常规抗组胺药反应较差，治疗无效的情况下，要选择一些特殊治疗方法，见表 12－7。奥马珠单抗已经成功用于治疗寒冷性荨麻疹、延迟压力性荨麻疹、热接触性荨麻疹、日光性荨麻疹及人工荨麻疹等。

表 12－7　部分诱导性荨麻疹的治疗选择

类型	特殊治疗方法
人工荨麻疹	①减少搔抓；②联合酮替芬 1 mg，每日 1～2 次；③窄谱 UVB、UVAI 或 PUVA
冷接触性荨麻疹	①联合赛庚啶 2 mg，每日 3 次；②联合多塞平 25 mg，每日 2 次；③冷水适应性脱敏
胆碱能性荨麻疹	①联合达那唑 0.6 g/d，初期可按每日 2～3 次，每次 0.2～0.3 g 口服，以后逐渐减为 0.2～0.3 g/d；②联合酮替芬 1 mg，每日 1～2 次；③逐渐增加水温和运动量；④汗液脱敏治疗

续表

类型	特殊治疗方法
延迟压力性荨麻疹	常抗组胺药无效，可选择：①联合孟鲁司特每日 10 mg；②糖皮质激素，如泼尼松每日 30～40 mg；③难治患者可选择氨苯砜每日 50 mg 口服；④柳氮磺胺吡啶每日 2～3 g，口服
日光性荨麻疹	①羟氯喹，每次 0.2 g，每日 2 次；②UVA 或 UVB 脱敏治疗；③阿法诺肽（afamelanotide）16 mg 皮下单次注射
注	适用于成人，儿童诱导性荨麻疹患者的治疗请参考“妊娠和哺乳期妇女及儿童等特殊人群的治疗”部分；UVB：中波紫外线；UVA：长波紫外线；PUVA：补骨脂素长波紫外线

特殊人群的治疗：原则上，妊娠期应尽量避免使用抗组胺药。但如症状反复甚至严重影响生活和工作，则须予应用，但应告知患者不能确保绝对安全可靠。应避免使用第一代抗组胺药，权衡后可选择氯雷他定、西替利嗪和左西替利嗪等第二代抗组胺药。哺乳期也首选无镇静作用的第二代抗组胺药。另外，现有的临床试验也证实孕期使用奥马珠单抗具有安全性，无致畸性，可在抗组胺药疗效不佳时酌情使用。无镇静作用的第二代抗组胺药也是治疗儿童荨麻疹的一线选择，若治疗无效，建议在患者监护人知情同意的情况下酌情按体重调整剂量。老年人应优先选用第二代抗组胺药，以避免第一代抗组胺药可能导致的中枢抑制作用和抗胆碱作用，防止由此引起的跌倒风险及青光眼、排尿困难、心律失常等不良反应的出现。对于合并肝肾功能异常的荨麻疹患者，应严格按照说明书、根据肝肾受损的严重程度合理调整抗组胺药物的种类和剂量。

三、中医临床思维

（一）中医病名及病因病机特征

荨麻疹相当于中医病名中的“瘾疹”“赤白游风”等范畴。其病因与体质、外感、脏腑、饮食等均有关联。体质因素：巢氏《诸病源候论》认为本病因内有阳虚，复外感风热邪气所致；《小儿卫生总微论方》提出本病有“血气微弱”“汗津润出，忽为风邪所干”之因；《医宗金鉴》认为本病因由表虚而易受风寒邪气；《外科枢要》中认为脾肺气虚，腠理不密导致本病，可见历代医家认为本病与阳虚、血气虚、表虚、皮肤虚体质关系甚密。外感因素：本病为感受风邪，夹热则多色赤，风多或夹寒则色白。脏腑因素：《黄帝内经》云“诸痛痒疮，皆属于心”。《三因极一病证方论》对此进行发挥，提出“随证调之，无不愈”，认为五脏六腑皆有可能与瘾疹发病相关。《薛氏医案》中认为本病属“脾肺气虚，腠理不密，风热相搏或寒闭腠理，内热怫郁或阴虚火动，外邪所乘或肝火风热”，《医学入门》则认为“赤白游风属肝火，……，赤者，谓之……乃肝风搏于皮肤，血气不和所生。”历代医家逐渐形成以脾、肺、肝三脏为瘾疹辨证重点的观念。饮食因素：《证治要诀》云：“瘾疹……病此者……有人一生不可食鸡肉及獐鱼动风之物，才食则丹随发，以此得见系是脾风。”明确提出瘾疹为特禀体质食用了动风之物所引发的皮肤病，且与脾相关。现代中医认为本病以风邪为主，七情内伤，机体阴阳失调，营卫失和，卫外不固复感，或因过食膏粱厚味、荤腥动风之物脾胃滞热，再感风邪而发，或平素体弱，阴血不足，阴虚生内热，血虚生风或反复发作，气血被耗，风邪侵袭而致。

（二）辨病辨证及治疗特征

本病主要分 4 型，风热犯表证、风寒束表证、胃肠湿热证、血虚风燥证。起风必有因，风有外风、内风之分，内风或因气血瘀滞或逆乱生风，或因气、阴、血虚弱生风，有内风体质的患者相对平人，对外风的易感性更强，因此风邪常能与内风相交感致病，这也就是单纯的外风所致荨麻疹易治，而有内风体质的患者，尤其是感受了外风之后便反复发作、难以治愈的原因。因此治疗本病应分清外风内风，以及因何生风。

本病的治疗原则为祛风、清热、固表、养血、活血。对于风热犯表证，应疏风清热，用消风散加减；对于风寒束表证，应疏风散寒，用桂枝汤或麻黄桂枝各半汤加减；对于胃肠湿热证，应疏风解表，通腑泄热，用防风通圣散加减；对于血虚风燥证，应养血祛风润燥，用当归饮子加减。中医治疗以服用汤剂为主，如果汤剂不便，也可以使用颗粒剂或中成药，病情稳定后，也可以间断用药，以保证中医治疗的延续性。治疗本病时，若有外邪引动，或风热，或风寒，则确应疏散风邪，若还有内风的症候，譬如有眩晕、神疲乏力、汗多、脉弱等肺脾气虚表现的，应扶脾固卫御风，配以补中益气汤、玉屏风散等方药；有口唇、指（趾）甲、面色、肌肤色泽暗淡，皮肤干燥，易头晕，甚至黑矇、心悸、失眠、脉细等血虚表现的，应养血活血定风，配以四物汤、人参养荣汤等方药；若有五心烦热、急躁、口渴、失眠多梦，或腰膝酸软、脉细数等阴虚内热表现的，应养阴清热平风，配以天麻钩藤饮、知柏地黄丸等方药；若有头重如裹、身热不扬、口黏、大便黏滞等湿重表现的，应化湿通络和风，配以四妙散、藿朴夏苓汤等方药。

对于急性荨麻疹或慢性荨麻疹急性发作，应尽快远离或撤走可能的诱发因素，发作时可选用1～2种抗组胺药物。重者可短期内配合应用糖皮质激素，若出现全身性泛发皮疹，或者出现胃肠道症状，甚至喉头水肿、呼吸困难，可皮下或肌内注射0.1%肾上腺素，或静脉滴注氢化可的松或地塞米松。此类患者应及时就医，避免进一步加重、延误病情，危机生命；慢性荨麻疹应积极寻找病因，一般以抗组胺药治疗为主，风团控制后可逐渐减量，持续服药月余，特殊类型荨麻疹抗组胺药效果不佳者，可配合肥大细胞膜稳定剂进行治疗。中医主要适用于瘾疹急性发作但无危重表现情况时的治疗，以及瘾疹缓解期的调治。中医治疗本病时，不能一味疏风散风，要以扶正、祛邪为中心，或侧重扶正，或侧重祛邪，应从病程、缓急等发病特点以及患者体质综合考虑，通过调节气血阴阳，使人体气血充盛、气畅血行，阴阳平衡，则外风不侵，内风不生。中医治疗以服汤剂为主，长期调理可运用丸剂、散剂或者膏方等，若不方便则可酌情选用主治证型相对接近的中成药短期服用，此外，也可运用中医特色外治法，如采取中药熏洗疗法或外敷法，譬如：用香樟木、蚕砂30～60 g，煎水外洗，或用炉甘石洗剂外搽，还可运用针刺、艾灸、拔罐、耳穴压豆等针灸类疗法进行调治。

（三）药物选择

荨麻疹方剂中多采用防风、黄芪、当归、甘草、蝉蜕、荆芥、生地黄、桂枝、白芍等，主要以补虚药、清热药、解表药为最多，其中补气药、补血药、发散风寒药、清热凉血药为主要高频率用药，药物主要归肝经，以甘味、苦味及辛味药居多。常以祛风、固表之药配伍清热解表、补肺健脾、养血活血中药。

四、名医经验

（一）禤国维经验

禤国维在多年临床中积累了大量宝贵经验，从系统论的角度解读本病，认为慢性荨麻疹发生的根本性前提条件是人体稳态的偏离，人体系统自组织的能力弱化是发生本病的重要原因，在人整体稳态偏离的情况下，环境、生活习惯、心理等都可能成为加重稳态偏离状态的因素，成为疾病发生、发展的基本条件，此类患者体质多倾向于特禀质，容易发生过敏，加之环境等复杂因素的诱发，呈现不耐受的病理状态，易反复发作，迁延难愈，只要调节好机体的整体状态，即使存在体质偏颇或过敏疾病相关基因，疾病也不易发生。本病病情的发展除了与机体失调有直接关系之外，还取决于患者体内两种力量的对比：一种是病理损害力，即加重失调的因素，起恶化病情作用；另一种是自修复力，它是人体系统自组织能力在疾病状态时的体现，是使病情好转的力量。在治疗上，禤国维认为，慢性荨麻疹患者正气相对虚弱且体质各异，或内有食滞邪热，复感风寒风热之邪；或平素体弱，阴血不足，致皮疹反复发作，经久不愈。患者气血被耗，内不得疏泄、外不得透达，郁于皮肤腠理之间，邪正交争而发风团，即“邪之所凑，其气必虚”，其中表虚不固较为常见。本病治疗的关键在于调节机体免疫系统，使其恢复为互相联系、制约的动态平衡状态。从中医学角度看，皮肤病证型复杂，顽固难治者不外乎虚、瘀、湿、痰，通过平调阴阳，即借助药物或其他治疗手段可使紊乱的阴阳恢复平衡，具体处方时应扶正祛邪、补虚泻实。在系统论及阴阳平衡理论的指导下，禤国维常以玉屏风散为主方化裁，临证习用黄芪、白术、防风、蝉蜕、露蜂房、地龙、乌梢蛇、紫苏叶、荆芥、五味子、乌梅、蒺藜、当归、生地黄等药。方中以黄芪益气固表，白术益气健脾并助黄芪益气固表，防风祛风散邪固表而不留邪，3 药合用，补益正气的同时驱逐邪气，使人体恢复“正气存内，邪不可干”的系统平衡状态。蝉蜕、荆芥、露蜂房、地龙、乌梢蛇祛风，开腠理以透解郁滞肌肤之邪并助防风疏风止痒；紫苏叶解鱼虾之毒；五味子、乌梅敛肺；蒺藜祛外风而平肝。同时，辨证辅以当归补血活血，以期达到“治风先治血，血行风自灭”之效，酌加生地黄助当归补血养阴，并防芪、术之温燥。全方补中有散，散中寓补，寒热温凉并用，祛邪于扶正之中，并根据患者体质偏颇进行药量、药味加减，在平调阴阳的大前提下有所侧重。对一些胆碱能性、寒冷性、日光性、压力性荨麻疹及皮肤划痕症等特殊类型的患者，禤国维认为，常规处方往往疗效欠佳，需要重视辨证加减。如胆碱能性荨麻疹，主要表现为受热汗出或情绪激动后出现小风团，周围红晕明显，同时伴有心烦、脸红、恶心、腹痛、流涎、口干口苦等不适，脉象多滑数。多因邪气郁阻毛窍，经气不能外泄透达所致，治宜宣肺开窍，偏寒者宜用麻黄、桂枝以宣通肺卫开皮痹；偏热者宜用地肤子、黄芩、柴胡以清热祛风。血热明显者加用赤芍、牡丹皮。寒冷性荨麻疹多为接触冷风、冷水或冷物后，在接触部位产生风团或斑块状水肿，可伴有手麻、唇麻、胸闷、心悸、晕厥甚至休克等，脉多弦紧。多为偏风寒束表，治宜温阳散寒益气，重用桂枝、黄芪温阳通脉。同时，禤国维强调“以平为期”，主张用性味平和或性味相制的药对组方，慎用附子、干姜等刚烈之品，以达到“平调阴阳”的目的。

（二）刘尚义经验

刘尚义大胆提出“在内之膜如在外之肤，在外之肤如在内之膜，肤膜同病，肤膜同位，异病同治”的膜病理论，认为痒病、疹病均可从膜病论治，他治疗膜病的主要临床经验包括：①从肺论治膜病，丰富肺主皮毛的理论内容，提炼治肺八法（宣肺、肃肺、清肺、泻肺、温肺、润肺、补肺、敛肺），调畅肺气，恢复肺的宣降功能，譬如以防风、蝉蜕等宣通肺气之愤郁；以紫菀、款冬花、百部等肃清痰火水饮，先宣肺后肃肺是先表后里之大法，宣肃并行则属表里双解；以桑白皮、黄芩、冬凌草等清肺。葶苈子等泻肺中痰火和水湿；以甘草干姜汤、小青龙汤等温化肺中寒饮之法；以知母、百合、沙参、麦冬、石斛、玉竹等润肺以针对阴虚肺燥；以黄芪、白术等温而不燥者补肺气；以五味子等敛肺在于收敛肺气之耗散，敛肺药必须与补肺药同用。刘尚义还认为，肝、脾、肾功能失调也是疾病的常见原因，多见于肝气郁滞、肝肾阴虚、脾肾阳虚、肝脾湿热，在一些疑难疾病的治疗中，单从某一脏论治效果不佳，可根据疾病的不同时期、不同特点灵活运用五行生克制化理论，肺脾气虚采用培土生金法，木火刑金采用佐金平木法，肺肾阴虚采用金水相生法。此外，刘尚义将“肺与大肠相表里”纳入“肺合皮毛”的理论范畴，多用生大黄、熟大黄、枳实、厚朴、决明子等通腑降泄，恢复宣肃功能，使大便通，肺经之邪从下而解。②注重风药的运用，刘尚义认为风能升阳，对顽固不愈者，多用香附、川芎、防风等风药，以其生发之力，撬动顽疾；风能胜湿，针对湿热瘀积于内而导致痒、疮、痛，是由于邪气内陷，不能升提，以荆芥、防风、苍术等风药之力，升阳除湿，配合清热利湿的金钱草、田基黄等能祛除顽痰瘀阻；风药具有辛散走窜之性，能通经络，在临证中针对经络不畅而致的膜病，运用羌活、独活、川芎等风药可通络止痛、止痒。③注重引邪外出，使邪有出路，巧用“消”“托”“补”3 法，消法运用于实证，以祛风、豁痰、化瘀、解毒等法驱邪外出，针对风邪以风药调和营卫，疏通经络；针对湿邪通过肺之宣降、通调水道，脾之运化，肾之温化开阖，肝之疏泄等功能以调节水液代谢，使痰湿无以化生；针对体内蕴结的病邪，风邪可通过汗法祛风解表，痰热瘀毒炽盛，多以苍术、厚朴、藿香、胆南星、田基黄、萆薢、六月雪、大黄等或清热解毒，化痰利湿，或化瘀通络，或通腑泄热，使邪从二便而出。针对虚证以托补之法，以养阴、温阳等法，虚则补之，托邪外出；入络者，轻者以莪术、川芎、葛根等祛风通络，重者以蜈蚣、地龙、鳖甲等搜剔络中之邪。④根据病程、病位等巧用引经药。⑤善用养阴药物阴中求阳：临证中针对津亏不甚者，多从滋养肺胃肾之阴入手，多选用平和之品，如玉竹、石斛、沙参、麦冬、百合、黄精、桑椹等养阴而不滋腻；阴伤较重者，虚不受补者多用龟甲、鳖甲等血肉有情之品滋阴复阳。刘尚义在养阴药的运用方面根据阴阳互根的理论，提出针对膜病的治疗，当平衡阴阳，阴为物质基础，阳为功能体现。膜病的病理基础为风痰瘀毒，病邪入侵，易伤阴液，治疗中苦燥、辛散、热灼均易耗伤阴液，阴虚则阳无以附，因此，临证中注重养阴药的运用，通过物质的补充，使功能有所依附，即阴中求阳。⑥注重虫类药物和风药的运用：膜病的病机初起气结在经，久病血伤入络，针对络病的治疗推崇张仲景，其所创大黄䗪虫丸、抵当汤、鳖甲煎丸等通络之方，刘尚义认为，膜病日久，风痰瘀毒混处络中，草木之品难以奏效，常以蜈蚣、鳖甲、水蛭、地龙等虫类药物搜剔经络。在络病的用药中还注重风药的运用，风药多辛香走窜，能散能行，其性通络。在临床用药中，普通活血化瘀药能疏通经脉，但难入络脉，常用羌活、川芎、葛根，取其风药走窜，无处不至，引药入络，透络达邪之功。在风药和虫类药的运用方面结合病情合理使用，一般病情较轻，初入络脉者多用风药通络，病势较重，络伤血瘀者，加虫类药搜剔络中伏邪。

（三）连建伟经验

连建伟认为慢性荨麻疹属中医“瘾疹”范畴，其发病与素体禀赋不足，加之风湿热诸邪侵犯皮肤有关，为虚实夹杂，邪盛正伤之候，治疗以扶正祛邪为主。若辨证为气血不足、血虚受风者，常可见其脉缓，舌苔薄白等气血不足之征象。“治风先治血，血行风自灭”，故法当益气固表、养血祛风，遂投以四物汤加减，以四物汤养血和血，重用黄芪补气固表，丹参凉血活血，生何首乌养血祛风，“风为百病之长”，配之以防风、荆芥、蝉蜕、白蒺藜之类祛风止痒。若常自汗出，为营卫不和之征象，可取桂枝汤调和营卫之法，加入桂枝、甘草、姜枣，营卫和则疹自消。

（四）任继学经验

任继学认为，荨麻疹病因以正气不足为主，复因饮食不节，以及鱼蛋虾蟹辛香燥热之味，或在外风寒之邪侵伤人体，造成正气不足，营卫损伤，则营卫二气失调，致使气血壅滞，不得宣泄于外所致。应调其营卫，凉血熄风，常采用桂枝汤加味。但亦有正虚太甚，郁久不复，营卫二气不易和调者，多引起脾气失调，肾气不充，气血壅滞，则虚热虚风渗入营血，潜伏膜原，而成顽疾，故常于前方加入苦参一味以清热祛风止痒，并有补阴益精、安五脏、通利九窍之功，或配之以荆芥、防风等宣通腠理，使气机得扬，营卫得行，则虚风自熄，顽疾乃愈。

（五）白郡符经验

白郡符承先人之法，鉴后人之方，根据家传上百年的秘方，整理而得白氏扶正祛风汤：治疗瘾疹，收效显著。方中有黄芪、肉桂、桂枝、熟地黄、白蒺藜、当归、白芍、人参、甘草。本方以熟地黄滋阴补血，当归补血活血，白芍养血敛阴，归芍相配阴津充而血气旺；人参补气健脾，黄芪益气固表止汗，肉桂、桂枝温经通阳，白蒺藜疏风止痒，甘草调和诸药，全方共达益气固表，调和营卫，疏风止痒，扶正祛邪之功。

（六）乔保均经验

慢性荨麻疹病因病机可由风寒外袭，蕴积肌肤，导致营卫失和；亦可由风热之邪，客于肌肤，引起营卫失调所致；可由肠胃湿热，复感外邪，内不疏泄，外不透达，郁于皮毛腠理之间而发；亦可由食荤腥发物，或有肠寄生虫以致湿热内生逗留肌肤而发；可由平素体弱、气血不足或病久气血耗伤，血虚生风，气虚卫外不固，风邪乘虚所致；亦可由情志内伤，冲任不调，肝肾不足，肌肤失养，生风生燥，阻于肌肤而成。乔保均在临床实践中所总结认为，本病还可由肝郁气滞，瘀血阻络引起，多因肝气郁结，瘀血停留肌肤，肌肤失养，生风生燥，阻于肌肤而成。在辨证施治方面，对于风寒证，患者每遇凉遇风遇冷水刺激而发，伴舌质淡，苔白，脉沉细，乔保均常用桂枝汤或麻黄桂枝各半汤化裁，药用桂枝、炙麻黄、白芍药、杏仁、菟丝子、威灵仙、白蒺藜等；对于风热证，患者每遇天气热发作，遇冷则减，伴舌质红，苔薄黄，脉沉弦，方用麻杏石甘汤化裁，药用炙麻黄、杏仁、石膏、蝉蜕、荆芥、地肤子、徐长卿、苦参等；对于肠胃湿热证，患者发疹时伴有脘腹疼痛，神疲纳呆，大便秘结或泄泻，甚至恶心呕吐，苔黄腻，脉沉数，部分患者有肠寄生虫病，方用茵陈蒿汤合防风通圣散化裁，肠寄生虫患者药用茵陈蒿汤合乌梅丸化裁，药用茵陈、青蒿、栀子、大黄、车前子、薏苡仁、乌梅、槟榔、防风、当归、滑石、蝉蜕、荆芥、黄芩、芒硝、生甘草；对于气血两虚证，患者风疹块反复发作，延续数月或数年，劳累后则反复加重，神疲乏力，苔薄，舌质淡，脉沉细，治以滋阴养血，补气温阳。方用炙甘草汤化裁，药用炙甘草、党参、桂枝、麦冬、生地黄、火麻仁、阿胶、制何首乌等，酌加白蒺藜、蝉蜕、荆芥解表除风；对于冲任不调证，常在月经期前后数日开始出现风团，伴有痛经，腹部发凉，治以温经散寒补肾养血，调理冲任，方用当归四逆汤合二仙汤化裁，药用当归、桂枝、芍药、细辛、仙茅、淫羊藿、巴戟天、黄柏、知母、通草、大枣，酌加醋香附、红花等活血止痛；对于肝郁气滞，瘀血阻络病情在3年以上者，患者不分时段，昼夜均出，夜晚尤甚，伴心烦易怒，大便干结，舌质暗红，有瘀点，脉沉滞，治以疏肝理气，活血化瘀，疏风通络，方用四逆散合桃核承气汤化裁，药用柴胡、枳实、白芍、桃仁、大黄、桂枝、芒硝、火麻仁、白蒺藜、首乌藤、鸡血藤，酌加全蝎、僵蚕疏风通络。

（七）张作舟经验

张作舟认为，慢性荨麻疹的病因十分复杂。患者若感受外来风寒、风热之邪；或饮食起居失调，使机体正气受损，致使卫外不固，营卫失和，外邪乘虚侵袭而发本病。在六淫之中，又以风邪为主，诸邪随风而入，郁于皮肤腠理之间，使营卫气血壅滞，不得疏达而出现疹块。饮食失节，常使脾湿胃热，转输不利，气机郁滞，积热生风，泛于肌肤而发本病。上述这些，均为实邪伤人，病势多急骤。还有些患者先天禀赋不耐，若劳逸失度，或内伤于七情，往往导致脏腑气机失调，日久必耗伤阴血，以致水不涵木，风从内生，也可发为本病。这类患者，病实于外，而本虚于内。若患者病史较长，还会出现虚实夹杂的复杂情况，迁延日久，更不易治愈。张作舟将荨麻疹分为表虚不固、血虚气弱、阴虚内热和湿热内蕴4种类型，辨证施治。譬如，表虚不固，风邪乘虚而入，营卫失和而发疹者，多表现为：疹块小，颜色淡，时起时伏，于发汗后，或遇风寒而发，反复不愈，瘙痒剧烈，还常伴有恶风、多汗等症状。患者面色白，气短乏力，舌质淡、苔白，脉沉，张作舟常运用固卫御风汤以固卫和营，佐以酸敛之法，方取玉屏风散益气固表以御风，党参扶正以治本，桂枝、白芍，调和营卫，乌梅、五味子，酸涩而收敛气阴，白鲜皮、秦艽，驱逐客表之风邪，白芥子，透达卫阳，甘草调和诸药，固卫御风汤具有固表祛风、酸涩而不敛邪之效，若患者兼有热象，则去白芥子，加青蒿；汗多者，加生牡蛎；剧痒者，加蒺藜、白鲜皮。再如，血虚气弱，脏腑失养，风从内生，郁于皮毛腠理之间而发疹者，或本虚复感风邪，外风引动内风而发疹者，疹块多为淡红色，或色如皮肤，形如云片，痒不甚，多夜起昼伏，或于劳累后加重，经年不愈，伴面白唇淡，头晕健忘，失眠多梦，舌质淡、苔薄，脉沉细，张作舟常采用养血熄风汤以养血熄风，内外同治，方中以当归补血汤益气养血，重用黄芪，使气旺血生，用何首乌，养阴血以助熄风，白芍、五味子，酸柔敛阴而熄风，乌梢蛇、全蝎，搜风止痒治内风，白鲜皮、羌活，疏风祛邪治外风，方中五味子酸柔，有收敛气阴而不恋邪之功，故气阴虚者多用之，疹块顽固不退者加蜈蚣3 g，疹块色暗淡，伴唇紫舌暗者，加桃仁、红花、桂枝以活血通络；若妇女每于经期发疹，为血虚冲任失调，可加益母草以养血调经。又如，阴虚内热而发疹者，多表现为：疹块色红赤，自觉灼热而痒，午后或夜间加重，晨起消退，多伴有心烦易怒，口干目涩，手足心热，舌质红、苔少，脉细数，张作舟常用养阴宁荨汤以滋阴清热，潜阳熄风，方中生地黄、白芍、女贞子养阴清热，黄芪益气生阴，五味子酸柔敛阴，地骨皮、牡丹皮清虚热，生牡蛎、珍珠母潜阳熄风，白鲜皮、秦艽祛风止痒，虚热重者加黄芩、青蒿；痒重者加蝉蜕，张作舟认为，风药多燥，阴虚者不宜使用，极力推崇祁坤“宜凉风润燥，慎用风药”的主张，若见虚阳外扰之证，多用滋阴潜阳之法，屡奏良效。还如，胃肠湿热内蕴，化热动风，湿热与风邪互结者，往往疹块泛发全身，此起彼伏，色红而痒剧，常因食用腥发之物而诱发，或加重，伴脘腹胀闷或疼痛，便秘或腹泻，舌质红、苔黄，脉滑数，张作舟常用加味平胃散以清热理脾，宣化湿浊，方中苍术、厚朴、茯苓健脾燥湿，茵陈、青蒿、黄芩清热除湿，藿香、佩兰芳香化湿，使“湿不内恋，风无所依”，白鲜皮、蒺藜疏风止痒，便秘者加焦槟榔；纳呆、苔黄厚者加焦三仙，随症加减。

五、名方推荐

（一）疏风清热饮

生地黄15 g，荆芥、防风、牛蒡子、白蒺藜、丹参、赤芍、炒栀子、黄芩、金银花、连翘各9 g，生甘草6 g，蝉蜕4.5 g。功效：疏风清热。主治：风热型荨麻疹。用法：水煎服，每日1剂。

（二）八味消风饮

白鲜皮 15 g，蝉蜕、生地黄、连翘、僵蚕各 9 g，地肤子、红花、桃仁各 6 g。功效：清热活血消风。主治：诸型荨麻疹。用法：水煎，早晚各服 1 次。血热风盛，加牡丹皮、赤芍、金银花；肺热便燥，加青黛、大黄、白芷；风热上犯，加白芷、白蒺藜、荷叶；湿热外渗，加苦参、黄柏、苍术、荆芥、防风；风冷喘咳，加杏仁、前胡、紫苏子、桔梗、牛蒡子；表虚，加甘草、黄芪。

（三）百部洗方

百部、苦参各 60 g，狼毒 37.5 g，蛇床子 30 g，雄黄 7.5 g。功效：疏风止痒，祛湿杀虫。主治：皮肤瘙痒症、荨麻疹等。用法：上药为粗末，装纱布袋内，同水 2500～3000 mL 煮沸 30 min，用软毛巾溻洗，或溻洗后再加热水浸浴（有创面者慎用）。

（四）薄荷牛蒡汤

板蓝根 15 g，京玄参、西赤芍、大青叶、薄荷叶各 12 g，牛蒡子、焦马勃、焦栀子、连翘壳、炒僵蚕各 9 g，玉桔梗 6 g。功效：清透风热。主治：风热型荨麻疹。用法：水煎，早晚各服 1 次。

（五）蚕沙饮

蚕砂（布包）、丹参各 31 g，重楼 15 g，白鲜皮 9 g，地肤子、蝉蜕各 6 g。功效：清虚热，透皮疹。主治：虚热型荨麻疹，疹色淡红，稀疏分布，日晡潮热，多在夜间发生，舌质红，苔薄，脉弦。用法：水煎，早晚各服 1 次。

（六）荨麻疹汤

白术 30 g，茯苓、荆芥、牡丹皮、丹参、龙骨各 15 g，白蒺藜 12 g，僵虫、黄芩各 10 g，川芎、防风各 9 g，苍术 5 g。功效：健脾利湿，祛风止痒。主治：荨麻疹属脾虚兼风者。用法：水煎，早晚各服 1 次。

（七）程子荣瘾疹汤

王不留行、当归、白术、山楂、蒲公英、白鲜皮、地肤子各 20 g，赤芍、白芍、牡丹皮、丹参、莱菔子各 15 g，红花、防风、甘草各 10 g。功效：养血润肤、疏风止痒或调和营卫、祛风胜湿。主治：血虚风燥或风湿蕴阻所致瘾疹。用法：水煎服，每日 1 剂。用药期间停服其他药物。加减：痒甚加地龙、僵蚕、蝉蜕；阴血虚加沙参、鸡血藤、白蒺藜；郁热加黄连、连翘。

（八）朱练之止痒汤基础方

土茯苓 30 g，白鲜皮、豨莶草、苦参片各 15 g，地肤子 10 g，净蝉蜕 5 g。功效：祛风胜湿，解毒止痒。主治：顽固性荨麻疹。用法：水煎服，每日 1 剂。加减：偏于风胜者，加荆芥、防风、连翘；偏于湿胜者，加苍术；偏于热毒者，加紫花地丁、生石膏、黄连；偏于血虚者，加生地黄、玄参、生何首乌；偏于血热者，加牡丹皮、赤芍药、紫草。

（九）曾氏荨麻疹经验方

牛蒡子、蝉蜕、木贼、浮萍、黄芩各 10 g，水煎，每日 1 次，分 2 次服。功效：祛风清热止痒。主治：风热型荨麻疹。

（十）过敏煎

银柴胡、乌梅各 10 g，五味子、防风、甘草各 6 g。功效：祛风清热，养阴收敛。主治：荨麻疹。用法：水煎早晚各服 1 次，1 周为 1 个疗程。加减：属风寒者加桂枝、麻黄；风热者加蝉蜕、薄荷；出汗多者加黄芪；血虚加生地黄、当归、白芍；病程长者加徐长卿。

第十二节　皮肤瘙痒症

瘙痒症，又叫皮肤瘙痒症（Pruritus），是一种无明显原发性皮肤损害而以瘙痒为主要症状的皮肤病。根据范围及部位不同，可分为全身性瘙痒及局限性瘙痒两种类型。部分全身性瘙痒与某些疾病有关，譬如肝脏疾病、胆汁淤积、尿毒症、真性红细胞增多症、糖尿病、甲状旁腺功能异常等；局限性瘙痒多局限在身体某些部位，亦可多处同时发生，一般以外阴、肛门、头皮、小腿、掌跖、外耳道多见。老年人因皮脂腺体功能减退，皮肤萎缩、干燥，加之过度热水烫洗，易泛发全身瘙痒，称为老年性瘙痒症（pruritus senilis）。与季节相关明显者则称季节性瘙痒症。

一、诊断标准

根据无原发性皮损，仅有瘙痒等，易于诊断。如有继发损害，应与虱病、慢性湿疹、慢性单纯性苔藓鉴别。此外，还需与变应性或刺激性接触性皮炎、真菌和蛲虫等感染相鉴别。为了寻找致病因素，常需做全面体格检查和实验室检查。

二、西医治疗

目前尚无满意的选择性瘙痒治疗方法。了解疾病瘙痒的主要机制对瘙痒的治疗有重要意义。若主要由组胺引起，则抗组胺药效果好；而特应性皮炎中组胺并不是致痒主要介质，虽然非镇静抗组胺药无镇静作用，但多有抗某些炎症介质的作用，故亦可有效。

（一）外用治疗

1. 低 pH 清洁剂及润滑剂：皮表酸性物质可有效减少皮肤刺激，从而减轻瘙痒，一般用于治疗干燥症、特应性皮炎、尿毒症等皮 pH 较高的疾病。

2. 冷却剂及局麻药：前者包括薄荷脑、樟脑、石炭酸等，这些物质刺激神经末梢传递冷感掩盖痛感，后者如利多卡因及丙胺卡因的混合物恩纳（EMLA）也有抗瘙痒作用。

3. 外用抗组胺剂及糖皮质激素：5%多塞平软膏可以封闭 H1 受体而止痒。糖皮质激素可以有效地减轻由炎症介质介导的皮肤病，但不能长期使用。

4. 免疫抑制剂：吡美莫司、他克莫司对移植物抗宿主病、酒渣鼻、结节性痒疹、硬化性萎缩性苔藓、阴囊湿疹、单纯性痒疹引起的瘙痒效果较佳。

5. 锶盐等：20%锶盐有抑制感觉刺激和止痒作用，可以明显减轻组胺诱导的瘙痒，其机制不清。外用辣椒素可以通过抑制 P 物质的合成，储存、转运、释放而消耗 P 物质来减轻瘙痒。

（二）系统治疗

抗组胺药物、钙剂、维生素 C、硫代硫酸钠及镇静催眠等药物，可根据病情选择使用。

全身性瘙痒症可用盐酸普鲁卡因静脉封闭，局限性瘙痒症可用曲安缩松、地塞米松或泼尼松龙等药物作局部封闭。对老年性瘙痒症可用性激素治疗，男性患者用丙酸睾酮 25 mg 肌内注射，每周 2 次，或服甲基睾酮 5 mg，1 日 2 次。女性患者可服己烯雌酚 0.5 mg，1 日 2 次，或用黄体酮 10 mg，肌内注射，每日 1 次。①沙利度胺（反应停）：可用于治疗炎症性皮肤病，如光化性痒疹、结节性痒疹、湿疹、老年性瘙痒症、慢性单纯性苔癣和银屑病瘙痒。②阿片受体拮抗剂：对胆汁性瘙痒的患者，给予纳洛酮治疗有良好而短暂的作用，对尿毒症患者，加服另一种阿片受体拮抗剂纳曲酮，能显著地减轻瘙痒。③5-HT 受体拮抗剂：昂丹司琼（枢复宁）为高选择性的 5-HT 受体拮抗剂，对淤胆性瘙痒有良好反应，对慢性肾衰竭和鞘内应用吗啡后引起的瘙痒也有较好的疗效，剂量为 8 mg，口服，每日 2 次，或 4～8 mg 加生理盐水静脉注射，注射后 30～60 min 瘙痒症状几乎全部消失。

（三）物理治疗

光疗（UVA、UVB 和 PUVA）对炎症性皮肤病及尿毒症、原发性胆汁淤积和真性红细胞增多症等系统引起的瘙痒有效。

三、中医临床思维

（一）中医病名及病因病机特征

根据皮肤瘙痒症的临床表现，相当于中医学中的“风瘙痒”，历代中医文献根据不同皮损及发病部位有不同名称，如“痒风”“阴痒”等，现统称之为风瘙痒。《外科证治全书·痒风》记载“遍身瘙痒，并无疥疮，搔之不止”。本病常因禀赋不耐，血热内蕴，外感之邪侵袭，故而易血热生风致痒；还可因久病体弱，气血亏虚，风邪乘虚外袭，血虚易生风，肌肤失养而致痒；又可因过食辛辣、油腻，或饮酒，损伤脾胃，湿热内生，化热生风，内不得疏泄，外不得透达，郁于皮肤腠理而致痒。本病病机特征既有正虚，又有邪实；其基本病机是五脏失衡，本虚标实；核心以肾虚为本，以浊毒内蕴为标。

（二）辨病辨证及治疗特征

中医规范将瘙痒症分为风热血热证、湿热内蕴证、血虚风燥证三证型。风热、血热主要表现在急性期，而迁延不愈，反复发作者，常由于饮食不节所致湿热，搔抓后继发感染、渗出较多；老年人阴血亏虚，水不涵木，肝气燥旺，则皮肤瘙痒干燥，常伴有脱屑、抓破后有血痕等特点。

本病以祛风止痒为原则，应根据患者体质、皮损特点、自觉症状、舌脉，辨证选用中药或中成药内服、外用。风热血热证可予消风散加减，或配合四物汤以清热疏风，凉血止痒；湿热内蕴证可予龙胆泻肝汤加减以清热利湿止痒；血虚风燥证则可予当归饮子加减以养血平肝，祛风止痒。中成药应用上，若外寒内热，表里俱实可选用防风通圣颗粒以解表通里，清热解毒；若因风热而起者，可用肤痒颗粒祛风活血，除湿止痒；若辨证为湿热内蕴，则可用疗癣卡西甫丸清除碱性异常黏液质，或者用金蝉止痒胶囊清热燥湿，止痒；若有血虚风燥证表现的，可予润燥止痒胶囊以养血滋阴，祛风止痒，润肠通便；若因血虚风湿热邪蕴于肌肤所致，则选用乌蛇止痒丸养血祛风，燥湿止痒为宜。

本病应尽可能除去一切可疑的致病因素。西医主要为对症处理，即镇静止痒，包括应用各种抗组胺药物及镇静类药物，或选用钙剂，局部外用药以止痒、润肤、外用类激素为主，但要注意外阴及肛门黏膜区应避免使用刺激性药物。本病主症为瘙痒，患者常常在搔抓过程中继发感染，因此要止痒以止挠，预防感染，对于已有感染者，要注意保持局部清洁卫生，不可再反复搔抓加重感染，根据病情适当应用抗感染药物。本病瘙痒症状可作为一些内分泌疾病的症状出现，比如糖尿病；亦可因肝胆疾病、内脏肿瘤、感染性疾病、神经障碍性疾病、妊娠等引起，需要对可能的病因进行排查，并对可能与本病相关的疾病进行治疗，根据治疗效果判断与本病的关联，以确认是特发还是继发。对有糖尿病的瘙痒患者，应进行合理的血糖控制。中医认为，阴阳平衡，气机平和，人体才能维持正常生命活动，瘙痒病机类似疼痛，不通则气血郁积作痒，不荣则气血空虚作痒，有虚实两端，因此中医并非一见痒就直接止痒，而是通过热者寒之、湿者燥之、虚者益之，风者实则疏之、虚则平之，使人气血充实、舒畅平和而痒自止。本病除了应用汤剂，或者膏丹丸散内服调治，还可采用中药熏蒸法进行外治，以当归、丹参、白鲜皮、连翘、鸡血藤等养血活血、解毒止痒的药物用于无明显抓痕、血痂及无渗出的患者，以胡麻仁、地骨皮、当归、白鲜皮、生地黄等清热解毒、活血润肤的药物用于皮损肥厚、苔藓样变的患者；对于皮肤干燥的患者，也可应用黄连膏等外搽，以润肤止痒。此外，针灸疗法对本病亦有一定的调治效果。

（三）药物选择

瘙痒方剂中药物使用频次较高者为苦参、何首乌、百部、芒果叶、茯苓、鸡骨柴叶等等味属苦、甘、辛的中药，且老年患者常常以祛风药与补血药相配，如当归、白芍、防风、生地黄等的相互配伍。

四、名医经验

（一）姚树锦经验

姚树锦认为瘙痒症在许多疾病中均可兼见。根据姚树锦多年临床经验，常于方药中加入苦蛇胡地饮，效果颇佳。苦蛇胡地饮，由“止痒四味”——苦参、蛇床子、胡麻仁、地肤子组成，是姚树锦在长期临床实践中选用药物时形成的“对药”之一。其以蛇床子燥湿、祛风、杀虫；苦参味苦性寒，清热燥湿，杀虫利尿；地肤子清皮肤中湿热与风邪而止痒；胡麻仁益肝补肾，解毒生肌。姚树锦非一味应用此方，而会针对不同具体情况，予以辨证加减。譬如老年郁证，主要表现为心情抑郁恍惚如神灵作祟，情绪不宁，急躁易怒、失眠，同时伴不同程度的皮肤干燥瘙痒脱屑，姚树锦认为病因病机无外乎肝失条达，气失疏泄致肝气郁结，肝郁及脾或思虑不解使脾失健运，蕴湿生痰，导致气滞痰郁，或湿浊停留，或痰湿化热，则可发展为湿郁、热郁等证，而皮肤瘙痒正是湿邪热毒淤积所致，故治疗中姚树锦常常根据辨证分型，在治疗本病基础上用苦蛇胡地饮加味，如联合应用丹栀逍遥散、孔圣枕中丹等有调神之功的方剂，使郁舒气畅，湿清热解。又如姚树锦常在治阴道瘙痒的基础方“止带五味”（白芍、干姜、甘草、车前子、鸡冠花）基础上用苦蛇胡地饮加味四妙汤，屡屡称验。又如关格、溺毒（如慢性肾衰竭，尿毒症）并发的皮肤瘙痒，姚树锦认为正虚邪实为贯穿始终的病机，且尿毒症末期患者长期血透后气血俱虚，营血亦亏，“诸痒皆属于风，属于虚”，前者属实，后者属血虚生风，所以均为风邪作祟，风邪“主动”，致皮肤表现为瘙痒无度，起病急剧，营血不足，血虚肤失濡养，生风生燥，可引起皮肤干燥、粗糙、脱屑、瘙痒，脾气虚，湿浊内聚，故治宜在治疗本病益气活血、泄浊利湿基础上加用苦蛇胡地饮加犀角地黄汤（犀牛角用水牛角代），共奏养血润燥，活血化瘀，祛风利湿，清热凉血，解毒止痒之效。再如，手癣俗称“鹅掌风”，虽属皮肤表病，但源于内，以心火、脾虚为主，可因心绪烦扰，郁火内生，导致血热；又可由于饮食不慎，脾失健运，湿内生而与热合，外走肌表而发病，姚树锦常将其分湿热型和血风型辨治，予利湿清热解毒或清热凉血、活血解毒，方用苦蛇胡地饮加犀角地黄汤、四妙汤等，收效甚佳。

（二）连建伟经验

连建伟认为本病可因妇女小产耗气伤血，血虚生燥而得，其脉常为沉涩，临床若见舌苔薄白有小朱点为血瘀之候，因此连建伟常秉“治风先治血，血行风自灭”之意，养血活血与祛风兼用，以其习用方二丹桃红四物汤为主，加入少许疏风清热解毒之品。二丹桃红四物汤为连建伟多年经验凝练而成的经验方，方中桃红四物汤活血化瘀；牡丹皮性味甘寒，泻血中之伏火，和血凉血而生血；丹参善能去瘀生新，前人有“一味丹参散，功同四物汤”之说；再配适量疏风清热解毒之忍冬藤、生甘草。兼有气虚者，加入生黄芪以补气健脾。若大便较溏，恐其润药太过，可酌减当归、桃仁、红花用量，生地黄可改为炒生地黄，从而“养血风自熄”。此外，连建伟在多年的临床实践中深感脾胃在机体生理病理中有着相当重要的作用，李东垣《论脾胃虚实传变论》中云：“脾胃之气既伤，而元气亦不能充，而诸病之所生也。”此类患者常因脾胃虚弱，肝血不足，肌肤失养，复感湿邪而发病，故以归芍六君一方糅合四君益气健脾、二陈化痰祛湿、归芍养血柔肝的三重功效，并伍以健脾祛湿之炒薏苡仁，祛风止痒之炒防风而获良效。

（三）韩明向经验

韩明向认为本病可由风热外袭，或嗜食肥厚味，情志郁结，日久化火等，致血热内盛，耗伤阴津，生风动血，外发肌肤，而致瘙痒。所以治疗上立凉血清热、祛风止痒之法，常用犀角地黄汤加减，清热凉血又活血解毒，配以黄芩、苦参、黄柏、栀子、柴胡等清热燥湿；荆芥、防风、羌活等疏散风邪，祛血中之风，韩明向常于祛风之中配伍以凉血、清热、燥湿、解毒之品，使风邪尽去，湿热得清，血脉相和，则瘙痒自消。

（四）侯玉芬经验

侯玉芬在临证过程中常用露蜂房治疗痒证，露蜂房，又叫蜂房，味苦，平，有小毒。归胃、肝、肾经，善祛风，攻毒，杀虫，止痛，抗过敏，对瘾疹、瘙痒有较好的疗效，侯玉芬在临证时对于蜂房一味药物的应用相较于古时历代医家有所创新，古时用蜂房多煎汤外洗，烧灰醋调、盐调外用，以取攻毒、止痒、疗癣等效，而侯玉芬用蜂房多组方煎汤内服，又善用蜂房的止痒、疗癣特点进行外洗。充分发挥蜂房药物作用，以达到治疗目的。但因蜂房有小毒，在临证组方内服时不可大剂量、久服，以免出现毒副作用。

（五）张林经验

张林认为，本病多因禀赋不足，气血亏虚，或年迈体弱，营卫失和，肌肤失荣，总言为虚。“邪之所凑，其气必虚”，故内因为正虚。其外因多属素嗜烟酒，辛辣肥甘，湿热内蕴；或因异物毒瘀伤营阻络；更有起居不慎，衣着不适，劳汗当风，坐卧潮湿；或感六淫之外邪侵及营血、肌肤。更因肺主皮毛，肌肤受邪，肺气不宣，腠理不密，风血燥热而致瘙痒。张林概其本病之因机乃为“虚”“瘀”“外邪”。据“风者，善行数变。故风者，百病之长也”，“肺主皮毛”，“与大肠相表里”以及“风盛则燥”，

“风动则痒”之说，认为本病症虽在肌肤，却与肺及大肠经气不疏，营血失和有关，按“治风先治血，血活风自灭”，“风消痒自除”之理，立以活血和营，宣肺疏风，润燥解毒止痒之法；并本着“异病同治”的原则，以活血疏风汤辨证化裁，组治痒主方而调之。

（六）杨小平经验

杨小平是第一批全国 500 名老中医学术经验继承人，他善用黄芪赤风汤治疗皮肤瘙痒症。本病病因病机错综复杂，多由风、湿、热邪客于肌表，导致肌肤间气血失和，营卫不调，气为血之帅，气郁则血行不畅，瘀阻脉管；气郁、血瘀相互影响，气郁致使血瘀，血瘀加重气郁，互为因果，相互为害，日久则气滞血瘀，营血不能温煦濡养肌肤，发为肌肤瘙痒。而出自清代王清任之《医林改错》下卷中的黄芪赤风汤，其药物组成为生黄芪 2 两、赤芍 1 钱、防风 1 钱，“能使周身之气通而不滞，血活而不凝”，方中重用黄芪益气扶正固表，赤芍、丹参活血化瘀行滞，防风、荆芥、地肤子祛风止痒，土茯苓解毒除湿，瓜蒌清热涤痰宽胸，炙甘草调和诸药。诸药合用，共奏益气活血行滞、祛风通络之效，故能有效缓解气滞血瘀兼有湿热之象。

五、名方推荐

（一）乌蛇驱风汤

乌蛇、防风、羌活、黄芩、金银花、连翘各 9 g，蝉蜕、白芷、黄连、甘草各 6 g。功效：搜风清热，败毒止痒。主治：诸痒症。用法：每日 1 剂，水煎，分 2 次服。

（二）三黄洗剂

大黄、黄柏、黄芩、苦参各等量。功效：清热止痒，保护收敛。主治：各种急性无渗出性皮炎，单纯性皮肤瘙痒。用法：共研细末，用 10～15 g，加入蒸馏水 100 mL，医用石炭酸 1 mL，摇匀，以棉签蘸搽患处，每日多次。

（三）加减止痒全虫方

刺蒺藜、炒槐花各 18.5 g，威灵仙 15 g，炒枳壳、紫草根各 11 g，全虫（打）、苦参、荆芥、蝉蜕、皂角刺、猪牙皂各 7.5 g，白鲜皮 37 g。功效：除湿解毒，熄风止痒。主治：风湿内侵，结为湿毒，皮肤瘙痒。用法：每日 1 剂，煎汤外用。

（四）赵炳南冬季型皮肤瘙痒症经验方

莲子心、蒺藜、白鲜皮各 20 g，苦参、连翘心、白僵蚕各 15 g，石楠叶、甘草各 10 g，栀子 5 g，藏红花（另煎）3 g。功效：治以除蕴湿、泄心火。主治：冬季型皮肤瘙痒，证属内有蕴湿，外受火邪者，此类患者大部分于冬季或秋末冬初生火时发病，老年人多见，病程长，以瘙痒为主，昼轻夜重，入睡尤甚，无明显皮疹，常见抓痕，舌胖，苔白兼涩腻，脉沉缓。用法：每日 1 剂，水煎，分 2 次服。加减：服上方效果不佳时，加玳瑁（另煎冲服）9 g。

（五）赵炳南老年型皮肤瘙痒症经验方

黄芪、何首乌、太子参、黑芝麻、胡麻仁、桑椹、石楠叶各 20 g，白芍、天冬、麦冬各 10～15 g，白人参 5 g。功效：养血益气、润肤止痒。主治：60 岁以上老年人无季节性皮肤瘙痒证属气血两亏者，无疹，干燥，脱屑，粗糙角化，可见抓痕，血痂，色素沉着，舌淡、体胖，苔薄白，脉沉细。用法：每日 1 剂，水煎，分 2 次服。加减：服上方效果不佳时，加西洋参（另煎冲服）3 g。

（六）赵炳南阴阳不调型皮肤瘙痒症经验方

天仙藤、首乌藤、鸡血藤、白鲜皮、地肤子各 30 g，钩藤、茯神、酸枣仁、益智、牡丹皮、石楠叶各 15 g，远志 10 g。功效：调和阴阳、安神止痒。主治：证属心肾不交，阴阳不调，上实下虚，上火下寒者，此型多见于工作繁忙者，或心情抑郁，或失眠，心烦，与年龄无关，可见抓痕，血痂，无明显皮疹，头晕腰酸，手足心时冷时热，舌微红无光，苔薄白或兼有黄苔，脉寸关弦滑、尺沉细。用法：每日 1 剂，水煎，分 2 次服。

（七）赵炳南风湿蕴阻型皮肤瘙痒症经验方

方以全虫方加减，首乌藤 30 g，蒺藜、白鲜皮、生地黄、槐花各 15 g，苦参、泽泻、当归各 10 g，全蝎、皂角刺各 6 g。功效：祛风利湿、养血润肤。主治：证属风湿蕴阻，肌肤失养者，此型多见于青壮年，夏秋季发病，因经久搔抓，皮肤继发感染或湿疹样变，舌淡红，苔白或腻，脉滑或滑数。用法：每日 1 剂，水煎，分 2 次服。

（八）张林治痒主方

防风、地肤子、苦参各 25 g，羌活、当归、白鲜皮各 20 g，川芎、赤芍、红花、桂枝、荆芥、苍术各 15 g，麻黄、黄芩、蝉蜕、胡麻仁各 10 g，甘草 5 g。功效：活血疏风。主治：皮肤瘙痒。用法：每日 1 剂，水煎服。可将药渣用纱布包成数包，趁热擦洗或热敷患处。服药期间忌食辛辣、生冷、鱼虾海鲜、酒类及刺激性较强的食物。辨证加减：上肢痒重者加浮萍、桑枝；下肢痒重者加木瓜、川牛膝；头项加白芷、白蒺藜、独活；胸背腹躯干痒重者加桔梗、葛根；皮肤粗糙脱皮、色素沉着者加丹参、桃仁、蛇蜕；流血渗液痒疮者加金银花、蒲公英；大便秘结者加杏仁、大黄；阴囊、肛门、女阴痒重加蛇床子、土茯苓，重用苦参、地肤子；气血不足者加黄芪、党参、丹参。

（九）皮肤瘙痒症验方

小龙衣（别名蛇皮）3 g，鸡蛋 2～3 个，香油 15 g，功效：祛风止痒。主治：各种皮肤瘙痒症。用法：鸡蛋打烂，小龙衣制碎后放鸡蛋内调匀，用香油在锅内炒黄（忌盐），早上空腹一次服完，5 日为 1 疗程。

（十）舒和饮

救必应、凤尾草、蒲公英各 20 g，枳实、生地黄、藿香各 15 g，柴胡、白芍、甘草各 10 g，黄连 6 g。功效：祛浊清热、通畅气机。主治：久病消渴，肝脾不和，气滞血郁而致浊毒化热伤阴，阴虚风动夹浊毒所致瘙痒。用法：每日 1 剂，水煎，分 2 次服。

第十三节　寻常痤疮

痤疮是一种常见的毛囊皮脂腺的慢性炎症性皮肤病，粉刺、丘疹、脓疱、结节、囊肿及瘢痕为其特征，常伴皮脂溢出。本病好发于颜面、前胸、后背等处，各年龄段人群皆可患病，尤其青春期男女发病率较高。大多数在青春期后逐渐减轻或痊愈，有的也可迁延数年。

一、诊断标准

好发于青春期人群，好发于面部、上胸、背及肩部等皮脂溢出部位。基本损害为圆锥形丘疹，又称粉刺，分为开放性的黑头粉刺和闭合性的白头粉刺，同时伴有炎症损害如炎性丘疹、脓疱、结节、囊肿等。一般无自觉症状，可有轻微痒、痛，病情时轻时重，呈慢性经过，可遗留色素沉着、瘢痕。

根据痤疮皮损性质及严重程度可将痤疮分为三度 4 级：

1 级（轻度）：仅有粉刺。

2 级（中度）：除粉刺外还有炎性丘疹。

3 级（中度）：除有粉刺、炎性丘疹外还有脓疱。

4 级（重度）：除有粉刺、炎性丘疹及脓疱外还有结节、囊肿或瘢痕。

二、西医治疗

轻度痤疮：维生素 A 酸类，如 0.1%维 A 酸霜睡前外搽，还可用 0.1%阿达帕林凝胶、0.05%～0.1%他扎罗汀凝胶局部外用，每日 1～2 次。或抗生素类，炎症明显可外用 3%磷酸克林霉素液、2%红霉素软膏、1%四环素软膏、必麦森凝胶（过氧化苯酰与红霉素复合制剂）、2%氯霉素水杨酸酊等。锌制剂可用 1%～2%硫酸锌溶液外搽。还可以用 1%～2%水氯酊、2%红霉素酊、1%磷酸克林霉素溶液（特丽仙），外涂，每日 1～2 次。

中度痤疮：选用抗生素，如四环素 0.25 g，口服，每日 4 次，据皮损减量；克林霉素 0.15 g，口服，每日 3 次；罗红霉素 0.15 g，口服，每日 2 次；甲硝唑 0.4 g，口服，每日 2 次；米诺环素 50～100 mg，口服，每日 1 次，2～3 周减量；阿奇霉素 250 mg，口服，每日 1 次，每周 3 次，连续 3～4 周等。

重度痤疮：选用维 A 酸类，如维 A 酸每日 0.5 mg/kg，4 周后每日 0.1～1 mg/kg，饭后口服；维胺酯 25 mg，口服，每日 3 次，一般疗程为 15～20 周，本法对囊肿性或聚合性痤疮有较好疗效，锌盐制剂，硫酸锌 25 mg，每日 2 次，饭后口服；对结节、囊肿及聚合性痤疮，可短期应用皮质类固醇激素如泼尼松 10 mg，口服，每日 3 次，有效后逐渐减量。

三、中医临床思维

（一）中医病名及病因病机特征

痤疮属中医学“肺风粉刺”范畴。中医学认为，本病的发生因素体阳热偏甚，肺经蕴热，复感风热外邪，熏蒸面部，蕴阻肌肤而发；或因饮食不节，嗜食辛辣肥甘厚腻之品，肺胃积热，湿热互结，循经上蒸颜面所致；或因肺胃积热，久蕴不解，化湿生痰，痰湿凝结，致使粟疹日渐扩大，或出现结节和囊肿。

（二）辨病辨证及治疗特征

参照《中华人民共和国中医药行业标准——中医皮肤科病证诊断疗效标准》（1994 年）和《中药新药治疗寻常痤疮的临床研究指导原则》，将寻常痤疮分为四大证型：肺经风热证、湿热蕴结证、冲任不调证、痰瘀结聚证。本病以皮疹辨证结合整体辨证，中医内、外治结合为原则，同时应注意不同的年龄阶段其辨证有所侧重。青春期痤疮，多从肺、胃论治；女性青春期后痤疮患者，多从肝、肾论治；久治不愈者，多存在本虚标实，应注意补泻兼施。

具体来说：肺经风热证治宜疏风清肺，方用枇杷清肺饮加减。常用药物：黄芩、桑白皮、枇杷叶、金银花、蒲公英、连翘、生甘草等。湿热蕴结证治宜清热利湿，方用茵陈蒿汤、泻黄散加减治疗，常用药物：茵陈、焦栀子、黄芩、金银花、连翘、赤芍、生山楂、薏苡仁、鸡内金、枳实等。冲任不调证治宜调理冲任，方用丹栀逍遥散加减，常用药物：焦栀子、牡丹皮、柴胡、当归、赤芍、黄芩、陈皮、金银花、连翘、白术、茯苓、甘草。痰瘀结聚证治宜化瘀散结、清热解毒，方用仙方活命饮加减，常用药物：醋山甲、天花粉、乳香、没药、白芷、赤芍、浙贝母、防风、皂角刺、当归、陈皮、金银花、草决明、牛蒡子、甘草等。

西医治疗寻常痤疮是以去脂、溶解角质、消炎杀菌为主；而中医则通过四诊合参、辨别证型，同时兼顾本病在不同年龄阶段与不同性别的发病特点，以疏风清肺、清热利湿、调理冲任、化瘀散结等为治法遣药组方，中西医结合可明显提高疗效。

（三）药物选择

采用数据挖掘技术对治疗痤疮的中药使用情况进行分析，结果显示：排名前 10 位的中药为甘草、丹参、黄芩、白花蛇舌草、金银花、连翘、生地黄、牡丹皮、栀子、蒲公英。这 10 味药物的使用频率占所有药物的 41.01%，均有清热之效。

四、名医经验

（一）王行宽经验

王行宽熟谙历代各家学说，结合临床实际对痤疮的认识有不同的见解，认为痤疮的发生病位不仅在肺脾，与肝也有密切关系。王行宽洞晓脏腑相关学说，倡导“杂病治肝”的学术观点，治疗疑难杂病每多采用多脏调燮，综合治理的方案。痤疮的治疗亦不例外，病机责之于肝脾失调，肺气失于治节，日久湿热痰瘀成疮。治宜疏肝达脾，左金制木，佐以清热凉血，消痰软坚：①尤重治肝，通达脾胃：王行宽总结出杂病治肝的一般治则。疏泄肝木为治疗肝病的通用法则；治脾乃肝病防治之法。肝病每乘脾胃，今脾气先虚，肝气更急，更须益气健脾，培土泄木。②清宣肺气，左金制木：肝主疏泄，助肺治节。肝气实可郁而化火，上灼肺经；肺经为风热所感，金不制木，肝升发太过，有肝火犯肺，肝旺侮脾之虑，则邪热熏蒸，易蕴阻肌肤而发病。

（二）王自立经验

王自立强调，从肺的生理功能来看，肺主气司呼吸，主宣发肃降。肺主表，外合皮毛。人体通过肺气的宣发和肃降，使体表皮肤腠理气机通畅，气血津液得以布散全身；若素体偏热，嗜食辛辣油腻之品或素体虚弱，热邪侵犯肺经，肺卫肌表首受其害，致使内生之湿热或火热上熏颜面，外来之邪阻遏肺气，使肺经郁热，则肺失宣降，皮毛被郁，致使郁积而成痤疮。王自立在辨证论治的基础上，治疗本病时，王自立多选用皮类中药，如多皮饮类取“以皮走皮”之意。故王自立经过多年的临床经验总结，自拟治疗面部痤疮的桑地饮治疗痤疮疗效显著。

（三）庄国康经验

《外科正宗·肺风粉刺酒渣鼻》指出了痤疮的病因和治法，如“肺风、粉刺、酒渣鼻三名同种，粉刺属肺，渣鼻属脾，总皆血热郁滞不散所致……”故治疗中以涤痰化瘀、清热解毒为大法，采用庄国康经验方，以荡涤久稽面部痰热瘀结，选用半夏、胆南星、陈皮、茯苓燥湿涤痰为君；以大青叶、白花蛇舌草、侧柏叶清热解毒为臣；以三棱、莪术、丹参活血通络为佐。目前治疗痤疮大多以一味清热解毒，忽略了脾胃痰湿，故效果平平，庄国康抓住疾病实质，达到异曲同工作用。同时，可加之外用高频电针点刺局部，对囊肿施行瞬间高温灼烧，在表皮和真皮之间形成一条人为的通道，具有引流更彻底，以缓解脓肿对皮脂腺、毛囊壁的挤压，防止感染蔓延到皮内，避免了真皮层受损所造成的不可修复的瘢痕；同时由于瞬间高温可杀菌消炎而治标，标本同治，起效迅速而不易复发。

（四）许铣经验

许铣认为，囊肿性痤疮主要以湿热为主，兼以痰热、血瘀等证，治疗时应辨病论治，对症治疗。许铣结合数十年临床经验，总结出一套安全、有效且患者易于配合的中西医结合治疗痤疮的用药方案。中医方面，基于痰瘀内阻的基本病机，许铣确立的治疗基本法则是活血化痰，软坚散结。同时，许铣强调“以通为用”的原则，临床上注重调节患者排大便及月经的通畅。西药方面，针对患者皮脂腺分泌旺盛，使用异维 A 酸软胶囊来控制油脂分泌。针对细菌的感染，采用抗菌药物联合应用，常用药物为甲硝唑联合青霉素或者红霉素类药物。多数患者服用异维 A 酸类药物后口干症状明显，且痤疮患者多为年轻人，许多患者担心此类药物对生育的不良反应。针对这一情况，许铣的原则是小剂量服用，配合中药内服及外用，坚持治疗即可奏效。

（五）徐宜厚经验

徐宜厚认为痤疮的治法务求多样，归纳了以下五种内治法：①清泄肺胃法：适用于丘疹性座疮，红色丘疹、丘疱疹和少许脓疱，彼此混杂而生，舌质红、苔黄，脉浮数。治拟清泄肺胃，方选白虎汤合枇杷清肺饮化裁。②解毒散结法：适用于脓疱性痤疮、结节性痤疮，皮疹以脓疱和结节为主，舌质红、苔薄黄，脉细数。治拟解毒散结，方选验方痤疮平。③调理冲任法：适用于月经前痤疮，即在月经前皮损加剧或诱发，皮损好发于颏、眉间或面颊部，部分患者主要集中在口唇四周，尤以下颏更为明显，其程度往往随月经周期的变化而加重。常伴有痛经或夹瘀块，舌淡红、苔少，脉细涩。治拟调理冲任法，方选益母圣金丹合二仙汤化裁。④舒肝清解法：适用于脓疱性痤疮或月经前痤疮，皮疹多发于面颊两侧，甚至连及颈项等，以炎性丘疹、脓疱为主，伴有乳胀不适、心烦易怒，脉弦数，舌质红、苔薄黄。治拟舒肝清解法，方选丹栀逍遥散加减。⑤活血散瘀法：适用于聚合性痤疮和痤疮愈后遗留色素沉着或瘢痕，舌暗红、苔少，脉细数。治拟活血散瘀法，方选桃红四物汤加减。

（六）许连霈经验

许连霈以中医“诸痛痒疮皆属于心……皆属于火”“火热并邪皆成毒”以及“痈疽原是火毒生”的理论为根据，认为痤疮的形成源于下、中、上三焦，属于实证或实中挟虚，病位在气分、血分。认为素体阳热、生理亢盛之火的遗传素质使营血偏热，为其内因，源于下焦；嗜食甘肥辛热，阳明多气多血助其化生湿热，源于中焦；自然中六淫之火侵袭肌表（外感生物因素），太阴多气少血助毒热上行，蕴郁头面或胸背肌肤为其外因，源于上焦。内外合邪为毒，决定皮损的定位及预后。热盛挟湿则肿；热毒郁久，耗炼津血则瘀；瘀久化火，湿热火毒与瘀血互结，免疫机制参与为阴虚阳亢之火，更使本病加重，结节囊肿形成而难愈。故而治疗以清火解毒为主，兼以消肿散瘀之法。方中重用黄芩清上焦心肺之火，除肠中湿热为君。黄连、栀子清心胃中焦之火，消肿解毒除烦；银翘消肿散结，清解气分之毒；紫花地丁、丹参凉血散瘀解血分之毒，透营转气，共为臣。桑白皮引药入经清利肺经湿热为佐。生甘草调和诸药为使，共奏其效。有家族史的聚合性痤疮加黄柏以清肾经亢盛之火，清阴虚阳盛之热；伴结节囊肿者加当归、酒大黄助清三焦诸火，散瘀通经之功，可谓组方用药精巧。同时许连霈指出，以上清火解毒诸药协同应用，尚有调节免疫、促进组织修复和抗菌抑菌作用，此对治疗本病提高疗效起着决定性作用。

（七）李郑生经验

李郑生经多年临床观察认为：治疗痤疮不能仅从一脏入手，也不能单用清热泻火之法，因为临床患者大多有舌体胖大、边有齿痕的脾虚舌象，除面部痤疮外，还多伴有面色萎黄、纳差、腹胀、大便不畅或干结的症状，女性患者还伴有月经不调的症状，所以治疗痤疮需审病求因，辨证论治，由肝、脾、胃3脏入手。若临床表现为面色萎黄，情绪低落，面部痤疮，纳差，腹胀，口干口苦，睡眠多梦，大便2～3 d一行，女性可见月经先后不定期、量少或夹有血块，舌胖大，边尖红，苔薄白或白腻，脉弦细或弦滑，此时病机为脾虚肝旺，且偏于脾虚。治疗以健脾为主，兼清肝和胃，方予香砂温中汤加减。若临床表现为心急烦躁，面部痤疮，脱发，胃胀，胃痛，或有胃酸，嘈杂，口干口苦，睡眠差，大便干、数日一行，女性可见月经提前、痛经、经前乳房胀痛等，舌胖大、边尖红，苔薄白或黄腻，脉弦数或弦滑数，此时痤疮的病机为肝脾不和，以肝火为主。治疗以疏肝清热为主，兼健脾和胃，方予逍遥散或丹栀逍遥散加减。

（八）冯志荣经验

冯志荣认为本病病位在肺胃，病机为肺胃热盛，兼夹湿瘀。肺在体外合皮毛，开窍于鼻，故面鼻属肺。肺经受风热侵袭，上蒸头面，蕴阻肌肤，而发粉刺、丘疹。又现代人喜食肥甘厚味，加之四川地区气候潮湿炎热，易于生湿生热，结于中焦，足阳明胃经起于颜面而下行过胸，内生的湿热不能下达，反循经上行颜面，蕴蒸肌肤而致脓疱，伴皮肤油腻。冯志荣依据多年的临床经验，针对本病肺胃热盛、兼夹湿瘀的病机，制定了清热除湿、祛瘀散结的治疗原则，自拟消痤汤予以治疗。方中黄芩清肺胃之热、燥上中两焦之湿；连翘清热解毒、消肿散结，共为君药。蒲公英、牡丹皮清热凉血消痈，赤芍、丹参、桃仁凉血祛瘀，共为臣药。薏苡仁健脾渗湿，白芷祛风排脓，白花蛇舌草清热解毒利湿，共为佐药。甘草为使，清热解毒、调和诸药。若热盛体实者，加黄连、栀子以清泄三焦之热；大便秘结者，加虎杖以通腑泄热；皮肤油腻者，加山楂、土茯苓以利湿化瘀降脂；结节囊肿较多者，加夏枯草、皂角刺以散结消痈；气血不足者，加黄芪、当归以调补气血，同时制约方中苦寒药物损伤胃气；血虚明显者，合四物汤、益母草以补血调经。

（九）范瑞强经验

范瑞强认为，痤疮的发病根本病机在于肾阴不足，而冲任失调是女子经前皮损加重的主要因素，故治疗以滋补肾阴为主，辅以疏肝。基本方为女贞子、墨旱莲、鱼腥草、蒲公英、柴胡、郁金、丹参、牡丹皮。在基本方的基础上，范瑞强又根据皮损情况、月经周期进行加减治疗：若患者面部潮红，粉刺较多时，加用黄芩，同时加大蒲公英、鱼腥草的用量，以加大清热解毒之力；脓疱较多时，加用白芷，消痈排脓；如皮损以结节、囊肿为主，即表现为重度痤疮的患者，酌加玄参、浙贝母、连翘凉血解毒，消痈散结；患者面部油脂分泌较多，湿热较甚者，加用茵陈清热利湿。除此以外，范瑞强还结合月经周期疗法，根据患者的月经周期，进行药物的加减，以调理冲任二脉。其原则为：月经来潮前血海充盛，宜活血调经，加用行气活血的益母草，且益母草兼有清热解毒消肿之功，可促进皮损消退；同时，因血室大开，血海空虚，此时应适当减少滋阴清热及清热凉血药物的用量。月经期，继续以活血调经为原则，伴有痛经者，加用香附调经止痛。经后期，注重调理体质，加大滋阴清热及清热凉血药物的用量，改善患者体质。若患者为月经后期者，则予赤芍活血催经。

（十）王辉武经验

王辉武认为，肝肾阴血不足，不能制约相火，相火过亢是痤疮的内在因素，是疾病之本；而肌肤尤其是面部热毒积聚则为痤疮的外在表现，是疾病之标。治疗痤疮应该标本同治，滋养肝肾、平抑相火与清热解毒同时进行。王辉武认为，男女痤疮患者虽然病机一致，但因各自生理机能差异而选方则有所不同，这是取得疗效的关键因素之一。男性痤疮患者选用滋阴补肾的基础方——六味地黄汤；而“女子以肝为先天”，故女性痤疮患者选用四物汤，再分别加用清泄相火的药对黄柏、知母及清热解毒的五味消毒饮成为治疗痤疮的基本方，共奏滋养肝肾、平抑相火、清热解毒之功效。

（十一）魏品康经验

魏品康治疗痤疮颇有心得，尤其擅长使用“对药”：①金银花—连翘：a. 金银花可使疮疡脓成者溃，未成者散。《本草纲目》云“诸痛痒疮，皆属心火”，连翘可引心火从下焦而去，故合用时治疮疗效倍增；b. 金银花气味芳香，质性轻扬，连翘虽能清三焦热毒，但更擅长走上焦清肺心之热，两药皆为轻扬上浮之品，更利于宣发头面热毒；c. 金银花清气分之热，解血分之毒，连翘清气凉血，清热解毒，伍用能使气血流通，疏散十二经之气滞血凝，故可消肿散结。魏品康常于痤疮属“阳证”患者应用此药对，病势轻者单用，病势重者联用，用量常可加至 30 g。②浮萍—蝉蜕：用浮萍—蝉蜕治疗风热所致的痤疮初期患者，一则宣发肺气，二则通利小便，使外邪从汗、尿二路散去，邪去则疹消痒止诸症自除。若病势进展，痤疮局部颜色深红伴触痛明显者，不宜再用。③蒲公英—紫花地丁：野菊花、龙葵等苦寒药物虽有清热解毒之功，却无蒲公英之消痈散结之力，再加一味紫花地丁以泻心肝之火，二者配合应用相得益彰，可使局部痈疮得以消散，热毒得以清解，临证用量亦可加至 30 g。④天花粉—浙贝母：二者伍用，一排一散，既可使成脓去，又可令结节消。所谓不见脓头触之绵软，指痤疮初起脓尚未完全形成，不可过早应用排脓峻剂，否则不易使脓毒消散干净。⑤穿山甲—皂角刺：穿山甲性善走窜，托毒排脓，功专行散，皂角刺消肿排脓，直达病所，药力锐利，二者伍用，透脓之力极强，尤善治疗病程日久难愈之痤疮，未成脓者可使其消散，已成脓者可促使其破溃，疮口久不愈合者可促其托毒收口。⑥大黄—炒枳实—炒枳壳：大黄与枳实伍用出自《伤寒论》之大承气汤，用于荡涤肠胃，峻下热结。枳实、枳壳联用则为魏品康经验所得，2 药皆入脾胃之经，枳实性烈，破气消积走于腹部，枳壳性缓，理气消胀走于胸部，一上一下，直通胸腹，气机得以调畅，更助大黄通腑泻浊之功，应用时以炒者为佳，增强疗效，更能减轻对胃肠的刺激。

五、名方推荐

（一）丹参散结方

丹参 15 g，益母草 15 g，玄参 10 g，生牡蛎 15 g，浙贝母 10 g，夏枯草 15 g，连翘 10 g，赤芍、白芍各 10 g，苍术 10 g，茯苓 10 g，甘草 6 g。功效：凉血活血、化瘀散结。主治：囊肿型痤疮。用法：每日 1 剂，早晚分服。加减：瘙痒为甚，加生龙牡、磁石、徐长卿等；痰湿内阻，加半夏、陈皮、生薏苡仁等；囊肿较深，加生薏苡仁、附子、败酱草等；心情烦躁、易怒，加柴胡、香附、龙胆等；眠差，加珍珠母、磁石、酸枣仁、远志、茯神等。

（二）痤疮方

知母 15 g，黄柏 15 g，生地黄 30 g，当归 12 g，赤芍 15 g，川芎 6 g，丹参 20 g，金银花 30 g，连翘 15 g，蒲公英 30 g，紫花地丁 12 g，山楂 30 g，荷叶 30 g，香附 12 g，益母草 30 g。功效：疏肝泄火调经。主治：痤疮之肝郁化火。用法：每日 1 剂，早晚分服。

（三）桑地饮

桑白皮 15 g，地骨皮 10 g，枇杷叶 15 g，杏仁 10 g，白芥子 10 g，香附 10 g，川芎 10 g，陈皮 10 g，炒麦芽 15 g，炙甘草 10 g。功效：清肺胃。主治：各类型痤疮。用法：每日 1 剂，早晚分服。加减：若气虚明显者加黄芪；若疮面紫暗者加当归、桃仁、红花以活血化瘀；兼有失眠者，加五味子以养心安神；兼大便秘结者，加肉苁蓉、枳壳以理气润肠通便；肺主皮毛，肺与大肠相表里，润下法通过润下排浊，有助于减轻皮肤腠理之郁滞；兼大便溏泄者，加薏苡仁、茯苓以健脾渗湿止泻；女子兼有月经不调，月经量少者，加益母草 10～15 g；若月经量多者，加益母草 25～30 g；伴有瘙痒者，可用凤眼草以除湿止痒。

（四）丹栀逍遥散加减

牡丹皮 10 g，栀子 10 g，醋柴胡 6 g，当归 20 g，生白术 12 g，茯苓 20 g，生甘草 6 g，莱菔子 30 g，生山楂 20 g，酸枣仁 30 g，柏子仁 30 g，天麻 30 g，钩藤 15 g，刺蒺藜 15 g，生龙骨、生牡蛎各 30 g，薏苡仁 30 g，僵蚕 15 g，蝉蜕 10 g，丹参 20 g。功效：疏肝理气、清热活血、养血安神。主治：痤疮之肝郁化热、气滞血瘀。用法：每日 1 剂，早晚分服。

（五）仙方活命饮加减

生地黄、玄参、蒲公英各 30 g，麦冬、牡丹皮、当归、白芷、防风、浙贝母、陈皮、乳香、没药、野菊花、紫桑叶、枇杷叶各 10 g，紫苏叶、连翘、金银花、天花粉、皂角刺、桑白皮各 15 g。功效：清肺泻胃。主治：痤疮之肺胃积热。用法：每日 1 剂，早晚分服。

（六）牟淑敏经验方

黄连 9 g，黄芩 9 g，栀子 9 g，莲子心 3 g，淡竹叶 6 g，金银花 30 g，连翘 15 g，蒲公英 30 g，当归 30 g，川芎 9 g，夏枯草 15 g，赤芍 6 g，土茯苓 15 g，泽泻 15 g，王不留行 15 g，桃仁 9 g。功效：清心泻火解毒。主治：痤疮之心火上炎证。用法：每日 1 剂，早晚分服。

（七）梁贻俊经验方

炙枇杷叶 20 g，栀子、黄芩各 10 g，金银花 30 g，连翘 20 g，牡丹皮 10 g，赤芍 15 g，红花、凌霄花各 10 g，桑白皮 15 g，川大黄（后下）10 g，生石膏（先煎）20 g。功效：清泄肺热。主治：肺热型痤疮。用法：每日 1 剂，早晚分服。

（八）唐汉钧经验方

茯苓、白术、白花蛇舌草、鹿含草、丹参各 15 g，枇杷叶、淫羊藿、桑白皮各 12 g，黄芩、菊花、陈皮、半夏、女贞子、生山楂各 9 g。功效：清肺健脾补肾。主治：痤疮之肺脾肾症状兼有、证型交叉者。用法：每日 1 剂，早晚分服。加减：肺热偏重加金银花、蒲公英、侧柏叶、地骨皮等；胃火盛加黄连、栀子、生石膏、寒水石等；冲任失调加黄精、肉苁蓉、枸杞子、墨旱莲等。

（九）陈力经验方

黄柏、黄芩、连翘、泽泻、葛根、生地黄各 10 g，丹参 20 g，川芎 6～10 g，生甘草 5 g。功效：疏风清肺、清热祛湿、凉血解毒，兼活血化瘀、软坚散结。主治：各类型痤疮。用法：每日 1 剂，早晚分服。加减：健脾利湿加法半夏 10 g，生薏苡仁 12 g；清热解毒，祛湿止痒，活血消肿加生石膏 18 g，知母、苦参、泽兰、紫花地丁各 10 g，益母草 20 g，鱼腥草、蒲公英、白花蛇舌草、生山楂各 30 g，半边莲 20 g；凉血解毒，活血化瘀，软坚散结加生牡蛎 30 g，皂角刺 10 g，白芷 6 g，红花 6 g，夏枯草 15 g，牡丹皮、赤芍各 10 g；清肝解郁加栀子、柴胡各 10 g；加瓜蒌 10 g，大黄 6g 以通腑降浊，使邪有出路；皮脂溢出多者，重用生薏苡仁；女性月经不调者常加香附、益母草等。

（十）许连霈经验方

黄芩 15 g，黄连 10 g，金银花 15 g，连翘 10 g，丹参 10 g，紫花地丁 15 g，桑白皮 15 g，生甘草 6 g。功效：泻火解毒。主治：结节、囊肿型痤疮。用法：每日 1 剂，水煎服。重者每剂煎 3 次，前 2 煎内服，第 3 煎涂洗患处。4 周为 1 疗程。加减：结节囊肿明显者加当归 10 g、制大黄 6 g；聚合性痤疮加黄柏 10 g。

第十四节　银屑病

银屑病是一种与免疫相关的慢性复发性炎症性皮肤病，其特征损害为红色丘疹或斑块上覆盖多层银白色鳞屑。临床分为寻常型、脓疱型、关节型和红皮病型，其中以寻常型最为常见，占全部患者的

97%以上。男性发病多于女性，北方多于南方。本病病程较长，病情易反复，缠绵难愈，给患者的身心健康带来严重的不良影响。

一、诊断标准

（一）寻常型银屑病

1. 原发损害为粟粒至绿豆大小淡红色丘疹，上覆多层银白色鳞屑，刮除后可见薄膜和点状出血现象。病程中皮损形态可有点滴状到钱币状再到地图状演变。边界清，常伴程度不等的瘙痒。

2. 皮损好发于头发和四肢伸侧。头发上损害常致毛发成簇状外观，但不伴脱发。

3. 少数病例可累及睑缘、口唇、颊黏膜、龟头及包皮。

4. 甲板常呈点状凹陷，亦可变黄、增厚及指甲剥离。

5. 一般为冬重夏轻，常反复发作。

（二）脓疱型银屑病

1. 多为急性发病，可在数日至数周内脓疱泛发全身，先有密集的针尖大小的潜在的小脓疱，很快融合成脓湖。

2. 全身各处均可发疹，但以褶皱部及四肢屈侧为多见。有时甲床亦可出现小脓疱，甲板肥厚浑浊。

3. 常伴有高热、关节肿痛及全身不适，血常规检查白细胞增多。

4. 脓疱干涸后出现脱屑，在脱屑后又可出现新发脓疱，病程反复可达数月或更久。

（三）关节型银屑病

1. 多数病例关节炎继发于寻常型银屑病之后，或寻常型银屑病多次发病后，症状恶化而发生关节改变，或与脓疱型银屑病或红皮病型银屑病并发。

2. 少数病例（约10%）银屑病皮损出现在关节炎表现之后。

3. 大小关节均可侵及，典型受累关节为远端指（趾）间关节，颈椎、腰椎、骶髂关节、肘关节、膝关节等关节均可受累。

4. 受累关节红肿、疼痛，重者大关节积液、活动受限，长久以后出现关节强直、畸形损毁。

5. X线检查可见类似于类风湿关节炎改变，RF因子阴性，部分患者HLA-B27（+）。

6. 病程慢性，关节症状进行性发展。

（四）红皮病型银屑病

1. 既往有明确的银屑病病史，累及体表面积大于90%，临床表现为弥漫性红斑，急性期炎症水肿明显，慢性期表面可附有大量麸皮样或片状鳞屑。

2. 手足皮肤常呈整片的角质剥脱，甲板可呈点状凹陷，亦可变黄、增厚及指甲剥离。

3. 可有发热、畏寒、头痛、全身不适的症状。浅表淋巴结常肿大。

二、西医治疗

（一）抗生素

适用于急性点滴型及寻常型进行期银屑病，如果伴有扁桃体炎或上呼吸道感染，首选青霉素80万U，肌内注射，每日2次，共1～2周；脓疱型银屑病可以选用氯霉素（慎用）、红霉素等，如氯霉素1 g加于5%葡萄糖溶液中静脉滴注，连续7～10天。

（二）维生素

维生素A，每次5万U，口服，每日3次，或每次30万U，肌内注射，每日1～2次；维生素C 0.1～0.3 g，口服，每日3次，或每日静脉注射0.5～1.0 g；维生素B_{12}每日200～500 μg，肌内注射，适用于儿童点滴型银屑病；维生素D_2成年人每日6万～10万U，分次口服，适用于脓疱型银屑病。

（三）抗组胺药

用于银屑病的止痒，可以选用西替利嗪10 mg，每日1次；氯雷他定10 mg，每日1次；另外亦可用阿司咪唑、非索非那定、氯苯那敏等。

（四）维A酸类

适用于泛发性脓疱型及红皮病型银屑病，如阿维A酯0.75 mg/(kg·d)，1～2周后见效，1个月后可以用每日25 mg维持；亦可选用依曲替酸每日50 mg。

（五）糖皮质激素

寻常型银屑病不宜使用，仅在红皮病型、关节病型和泛发性脓疱型银屑病且伴有全身症状者可以短期应用，如氢化可的松150～200 mg，静脉滴注，每日1次，病情控制后逐渐减量至停用。

（六）免疫抑制药

甲氨蝶呤：适用于红皮病型、脓疱型、关节病型银屑病其他治疗效果不佳时，每周7.5 mg，即每12 h 2.5 mg，连服3次，症状控制后，每周服2.5 mg巩固疗效；也可以每次2.5 mg，每日1次，连服5 d，休息2 d后再每次2.5 mg，每日1次，连服5 d，停用7 d；也可以每周1次口服7.5～25 mg。多数患者1～2周见效，2～3个月治疗后改为维持剂量。

羟基脲：25～40 mg/(kg·d)，分2次口服，连用4～6周。

环孢素：3～12 mg/(kg·d)，饭前服，视病情连用数日或数周。

雷公藤片：每次3～4片，每日3次。

（七）免疫调节剂

可以选用转移因子、丙种免疫球蛋白、胸腺素及免疫疗法等。

（八）非糖皮质激素类抗炎药物

适用于关节病型银屑病轻度、中度关节炎，以减轻疼痛，可以选用阿司匹林0.6～0.9 g，口服，每日3次；吲哚美辛25～50 mg，口服，每日3次；布洛芬100 mg，口服，每日3次。

（九）局部用药

糖皮质激素：常选用中效糖皮质激素如糠酸莫米松软膏；强效的氟氢松软膏；超强效的丙酸倍他米松、丙酸氯倍他索、丙酸倍他索软膏或霜剂。

维A酸：常用浓度为0.025%～0.1%的霜剂，可以与超强的糖皮质激素联合治疗，此时应减轻剂量，以降低其潜伏的毒性。

维生素D_3衍生物：如卡泊三醇每日2次，连用6周为1疗程，每次治疗不宜超过治疗面积的40%，斑块型可以用封包治疗，与环孢素A合用有协同作用，减少不良反应，对慢性重症患者较为可取。

焦油类：如5%～10%黑豆馏油、煤焦油软膏，5%～10%水杨酸软膏，0.1%～0.5%蒽林软膏，也可以用可溶性煤焦油溶液沐浴、煤焦油洗剂洗头等。

40%氧化锌油：寻常型银屑病进行期、泛发性脓疱型银屑病及红皮病型银屑病不宜使用刺激性的外用药物时，可以选用此药，具有保护、安抚、滋润的功效。

硫磺：可用于寻常型银屑病和红皮病型损害，单用浓度为5%～10%，也可以与其他药物混合外用，外用于皮损处，每日2次。

水杨酸：常用5%～10%软膏或乙醇溶液，由于有刺激性和毒性，因此宜从小范围开始，广泛应用时其浓度要低，每日1～2次，外用于皮损处。

喜树碱：10%～15%喜树碱酊外用，加入二甲基亚砜后可显著提高疗效，每日1～2次，2周左右为一疗程。

其他：如鱼肝油制剂可以改善皮损的浸润脱屑，氟尿嘧啶制剂对指甲损害有效，15%～20%尿素软膏治疗掌趾脓疱型银屑病等。

三、中医临床思维

（一）中医病名及病因病机特征

银屑病在古代文献中被称为“白疕”“蛇虱”“松皮癣”“白壳疮”等。中医认为本病总由营血亏虚、血热内蕴、化燥生风、肌肤失养而成。初起多为内有蕴热，复感风寒或风热之邪，阻于肌肤；或肌体蕴热偏盛，或性情急躁；或外邪入里化热，或恣食辛辣肥厚及荤腥发物，伤及脾胃，郁而化热，内外之邪相合，蕴于血分，血热生风而发。病久耗伤营血，阴血亏虚，生风化燥，肌肤失养，或加之素体虚弱，病程日久，气血运行不畅，以致经脉阻塞，气血瘀结，肌肤失养而反复不愈；或热蕴日久，生风化燥，肌肤失养，或流窜关节，闭阻经络，或热毒炽盛，气血两燔而发。

（二）辨病辨证及治疗特征

本病通过中医辨证共分为以下 7 种证型，血热证、血瘀证、血燥证、湿毒蕴阻证、火毒炽盛证、风湿阻络证、热毒伤阴证。其中血热证、血瘀证、血燥证分别相当于寻常型银屑病的进行期、静止期和退行期；湿毒蕴阻证相当于反转型银屑病或掌跖脓疱病；火毒炽盛证相当于脓疱型银屑病；风湿阻络证相当于关节型银屑病；热毒伤阴证相当于红皮病型银屑病。

本病以中医辨证论治、内外治结合为原则。进行期以清热凉血为主，静止期、退行期以养血润燥、活血化瘀为主。具体治法为：血热证宜清热凉血、解毒消斑，可用犀角地黄汤或凉血解毒汤加减；血瘀证宜活血化瘀、解毒通络，可用桃红四物汤或活血解毒汤加减；血燥证宜养血润燥、解毒祛风，可用当归饮子或养血润燥汤加减；湿毒蕴阻证以清利湿热、解毒通络为治法，可用萆薢渗湿汤加减；火毒炽盛证以清热泻火、凉血解毒为治法，可用黄连解毒汤合五味消毒饮加减；风湿阻络证应祛风化湿、活血通络，可用独活寄生汤合三藤加减；热毒伤阴证应清热解毒、养阴凉血，可采用清营汤合生脉饮加减。

银屑病虽以皮肤病变为主，但祖国传统医学认为“有诸内者，必形诸外”，所以治疗本病时切勿障眼于外部皮损而忽视内在脏腑经络气血，宜秉持“欲知其内者，当以观乎外；诊于外者，斯以知其内”的辨诊思维。诊断时应把握“整体观念”，治疗时应同样如此。中医主要在辨证基础上决定方药，疗效确切且稳定，不良反应小，但起效较慢；西医短期疗效尚可，但不良反应较多，且停药易复发，故中西医结合治疗能扬长避短，是银屑病最佳治疗方案。

（三）药物选择

利用文本挖掘技术分析银屑病中医用药规律，发现生地黄是辨治银屑病的核心药，牡丹皮、赤芍、丹参、白花蛇舌草、紫草、茯苓、土茯苓和甘草与之配伍，体现了治疗银屑病复方的配伍精髓。

四、名医经验

（一）禤国维经验

禤国维认为，银屑病的病机不外湿、热、毒、瘀四个方面，患者或因起居不慎，外感热邪，或因饮食失节，过食肥甘厚味，以致湿热内生，或七情悖逆，五志化火，火热之邪入血，遂成血热血燥之势，久不解而生瘀生毒。病久便有血虚风燥之变。素有脾虚或迭经中西医治疗损伤脾胃者，则成脾虚毒瘀型。这里的毒不专指“热之极谓之毒”，而泛指一切具有令人致病，来势较快，症状较重，顽固难去之病邪。禤国维结合数十年的临床所得，创制新方“乌紫解毒汤”方，由乌梅、紫草、土茯苓及莪术 4 味药组成，具有解毒化瘀、利湿清热之功，为治疗白疕的基础方。在辨证治疗上，禤国维将银屑病分为血热毒瘀、血虚毒瘀、脾虚毒瘀 3 型进行治疗。禤国维认为，男子阳刚，素体多有血热，故患病多为血热毒瘀型，方以乌紫解毒汤合犀角地黄汤；女子阴柔，以血为本，得病多现血虚血燥之象，方用乌紫解毒汤合四物汤加减以养血调经，解毒化瘀；病久伤及脾胃者或小儿，多用乌紫解毒汤合参苓白术散加减以扶正祛邪。另外，禤国维对以斑块为主，长期难消的皮损结合现代医学理论加用白花蛇舌草、石上柏等具有抗肿瘤作用的中药，效果较好。禤国维喜在各型用方的基础上加用九节茶和泽兰两味药，两者可加强乌紫解毒汤解毒化瘀、利湿清热之力。九节茶又名草珊瑚、金粟兰，性味辛苦微寒，有活血破积、消肿止痛、清热解毒、祛风除湿的功效。泽兰苦辛微温，李时珍云：“泽兰走血分，故能治水肿，除痈毒，破癥血，消瘕，而为妇人要药。”

（二）朱仁康经验

朱仁康认为，“血分有热”是银屑病的主要发病原因，“血热”病机贯穿银屑病治疗的始终。“血分有热”实际是由气分有热、郁久化毒，波及营血而成，与温病的“热入营血”不同，本病是由于素体血中蕴热，复感风热毒邪，或恣食腥发动风之物，或情志内伤，五志化火。两阳相合，内不能疏泄，外不得透发，燔灼血液，充斥体肤，怫郁肌凑，发为白疕。日久则耗伤阴血，而致阴虚血燥，肌肤失养；而经脉闭塞，血瘀脉络，可存在于白疕的各期。血热风燥证多见于本病进行期，朱仁康多用土茯苓、北豆根、草河车、白鲜皮、生地黄、牡丹皮、赤芍、大青叶等药物清热解毒、凉血祛风；朱仁康强调此时期宜配合使用性质温和、刺激性小的外用软膏。血虚风燥证多见于静止期或消退期，朱仁康认为本证以内服药物为主，多采用生地黄、牡丹皮、玄参、丹参、白芍、麻仁、北豆根、苦参等养血活血、滋阴润燥。朱仁康善用桂枝芍药知母汤化裁治疗风湿阻络证，用五味消毒饮化裁治疗湿热化毒证。治疗燔营灼血证时，朱仁康多用生地黄、牡丹皮、赤芍、生石膏、知母、金银花、连翘、淡竹叶、鲜茅根等清营凉血、解毒消斑。朱仁康临证时，还根据皮疹部位的不同，注重引经药物的应用，如：头皮重者加升麻、荆芥；面部多者加白芷；四肢重者加威灵仙、桑枝；上肢重者加川芎；下肢重者加独活、川牛膝；腰骶为主者加杜仲、狗脊。

（三）赵炳南经验

赵炳南深入探究银屑病病因病机，认为血热是机体和体质的内在因素，是发病的主要根据。然而血热的形成，是与多种因素有关的。内因方面多为七情内伤，气机壅滞，郁久化火，以致心火亢盛，使得热伏于营血；或为饮食失节，过食腥荤动风的食物，以致脾胃失和，气机不畅，郁久化热。外因方面主要是由于受风邪或夹杂燥热之邪客于皮肤，内外合邪而发病，热壅血络则发红斑，风热燥盛肌肤失养则皮肤发疹，搔之屑起，色白而痒。赵炳南根据多年的临床经验将银屑病分为血热型和血燥型，并针对银屑病病因病机，创设经验专方，随证加减，使中医药治疗银屑病疗效显著。针对银屑病血热型创立方药：凉血活血汤。方中生槐花、白茅根、生地黄清热凉血，其中槐花苦微寒，入肝大肠经，《药品化义》中云“此凉血之功独在大肠也。大肠与肺为表里，能疏皮肤风热，是泄肺金之气也”。赤芍、丹参、紫草根、鸡血藤凉血活血。若风盛者，可加入白鲜皮、刺蒺藜、防风；若夹杂湿邪者，可加入薏苡仁、茵陈、防己、泽泻；若热盛者，可加入龙胆、大黄、栀子。针对银屑病血燥型创立方药：养血解毒汤。方中当归、丹参养血活血润肤；土茯苓、蜂房清解深入营血之毒热；威灵仙性急善走，通十二经，宣通五脏，搜逐诸风。若兼脾虚内湿者，加白术、茯苓、生薏苡仁、猪苓、扁豆皮；阴虚血热者，加知母、黄柏、二冬、槐花；痒感明显者，加白鲜皮、地肤子；血虚明显者，加熟地黄、白芍、丹参。赵炳南根据多年来的经验，体会到一些病程较长，皮损呈散发肥厚的皮肤病多为湿邪所致，湿邪久稽，精气内耗，精亏则液燥；患者脉沉细缓，舌质淡，说明阴虚血燥之象，所以治疗时除了健脾利湿之外，还重用养血润燥之剂。常用白术、黄柏取二妙之意，薏苡仁、茯苓健脾利水除湿，天冬、麦冬、生地黄养阴清热；熟地黄、当归、白芍养血润肤，丹参活血，白鲜皮、地肤子散风清热利湿止痒。

（四）欧阳恒经验

欧阳恒认为，血热而致气、津、阴液受损为白疕的主要病机，银屑病病久则伤阴耗血，化燥生风，或血热阴耗，血瘀气滞，毒滞经脉、瘀阻经络。银屑病一般多以“热”“瘀”“虚”为主要病理因素，治疗中应以清热、化瘀、补虚为主。同时欧阳恒认为，本病亦与“毒”密切相关，在治疗中不仅注意“解毒”，而且还需给“毒”以出路。血热阴耗证治以清热解毒、益气养阴，选用竹黄汤，由黄连解毒汤合竹叶石膏汤加减化裁而成（黄连、淡竹叶、石膏、党参、麦冬、黄芩、栀子、黄柏、水牛角、三七、漏芦）。血热抑郁证治宜疏肝解毒、清热养阴，处方用竹黄汤Ⅰ号，该方由逍遥散、淡竹叶石膏汤、黄连解毒汤加减化裁而来（漏芦、柴胡、黄连、黄柏、黄芩、栀子、党参、麦冬、生石膏、淡竹叶、生地黄、当归、白芍）。毒瘀证治以清热解毒、活血散瘀，常用仙方活命饮加漏芦化裁治疗（金银花、漏芦、乳香、没药、当归尾、赤芍、天花粉、浙贝母、穿山甲、皂角刺、甘草、防风、白芷、陈皮）。血虚风燥证治宜养血活血、滋阴润燥，常用药物：生地黄、牡丹皮、玄参、丹参、白芍、麻仁、山豆根、苦参等。伴有口渴者加麦冬、天花粉；便秘者加何首乌、当归、肉苁蓉；痛痒者加白鲜皮、白芷；皮损颜色暗红者加当归尾、桃仁、红花；皮损厚硬者加三棱、莪术；皮损干裂者加沙参、麦冬；鳞屑厚者加当归、鸡血藤。

（五）王玉玺经验

王玉玺在总结多年临床经验的基础之上，提出了“毒”邪是银屑病致病的关键因素，治疗上重视解毒祛邪；“风”邪贯穿于银屑病发病的始终，临床以祛风法作为银屑病治疗的基本原则。王玉玺依据“毒”邪致病理论，创立蜈蚣败毒饮，方由蜈蚣、乌蛇、紫草、鬼箭羽、土茯苓、甘草6味药物组成，其中蜈蚣既有祛风又有解毒的双重功用，紫草、鬼箭羽、土茯苓分祛热毒、瘀毒、湿毒，乌蛇助蜈蚣剔除经络之风，甘草为使，全方共奏解毒祛瘀、祛风通络、清热凉血之功，此方在临床治疗银屑病的应用上取得了确切疗效。王玉玺根据银屑病病机中的“风”与“燥”，拟定了“祛风解毒汤”，方由荆芥、防风、羌活、独活、苍耳子、威灵仙、当归、川芎、乌梢蛇、蜈蚣、白鲜皮组成。方中以荆防、二活、苍耳子、威灵仙祛外风除湿，乌梢蛇、蜈蚣、全蝎熄内风、搜经络之风、解毒，而当归、川芎有“治风先治血”之义。临床应用本方治愈各类各型银屑病患者不计其数。

（六）钟以泽经验

钟以泽提出银屑病的治疗3原则：①始终不忘解毒：银屑病发病由毒邪引起，病初大量应用清热解毒药，病情反复发作大多由于余毒未清理干净，星星之火而成燎原之势。具体用药，白花蛇舌草，解毒力量较强，并具有散结作用；皂角刺是很好的解毒药物；黄芪可以益气托毒；制何首乌，养血生津解毒。恢复期清理余毒时，可用四妙汤（当归、黄芪、金银花、甘草），另毒邪可从二便与汗中排泄，可根据兼加症状或以利小便，通大便，发汗散邪。②酌情选用活血化瘀药：活血化瘀药可扩张血管，使毒邪走散，有时可加重病情，一般首选丹参，丹参性凉，作用较为平和，兼具免疫调节作用。尽量少用破血药，以防耗伤阴血。③兼顾阴液：银屑病多毒邪为患，热毒易耗伤阴液，肌肤失于濡养，应加滋阴生津药以濡润肌肤。常用二至丸、枸杞子、桑椹、乌梅、甘草等。

（七）陈仁寿经验

陈仁寿认为，在临床治疗银屑病的过程中，医者若将更多的精力放在“祛邪”方面，应用各种免疫抑制剂和激素类药物，起初虽有一定的疗效，但却容易复发，且此类药物副作用极大，致虚者更虚。因此，若不及时扶正，一味祛邪，治标不治本，则会加重病情；或正气难复，邪易攻之，致使病情反复发作。可从补肺、运脾、滋肾等方面达到“扶正”目的。陈仁寿在治疗银屑病的过程中特别重视补肺气、润肺燥，在选方用药上常选用补气健脾、生津润肺的太子参、党参、山药、生甘草等，再加性温而质润，长于润肺下气的紫菀、款冬。在顾护脾胃方面，常选用白术、茯苓、薏苡仁、陈皮等健脾养胃之药。陈仁寿注重从肾论治皮肤病，认为肾为五脏根本，肾虚可导致其余各脏阴阳失调，发为各种皮肤疾患。因此，在银屑病的治疗上特别重视补肾，临床常选用二至丸。女贞子，色青黑，益精补肾；墨旱莲，入肾补精，益下荣上。二至丸滋阴补肾而不滋腻，为滋阴扶正之佳品。

（八）庄国康经验

庄国康常用活血法为主，辨证加减治疗斑块型银屑病，取得了满意的临床疗效。庄国康常用的活血化瘀基本方主要药物有桃仁、红花、鸡血藤、丹参、三棱、莪术。方中桃仁、红花活血祛瘀，调经止痛。红花量大破血，常用量活血，量小能和血养血；鸡血藤行血补血调经；丹参活血调经，用于各种瘀血证，能去瘀生新，并有“一味丹参功同四物”之说；三棱、莪术均可破血、行气、消积、止痛，用于瘀血重证。庄国康常以基本方为主，根据斑块型银屑病皮损的不同表现，结合患者全身症状，辨证加减治疗：①凉血活血法适用于斑块型银屑病热瘀互结证，方药组成：基本方加生地黄、赤芍、牡丹皮、生槐花、水牛角等。②活血清解法适用于热毒瘀结证，方药组成：基本方加土茯苓、金银花、白花蛇舌草、北豆根、大青叶、玄参等。③养血活血法适用于血虚血瘀证，方药组成：基础方加熟地黄、当归、白芍、制何首乌、阿胶、黄芪等。④滋阴活血法适用于阴虚血瘀证，方药组成：基础方加天冬、麦冬、南沙参、北沙参、玉竹、石斛、白芍、枸杞子等。⑤行气活血法适用于气机郁滞、瘀血阻络证，方药组成：基础方加川芎、香附、郁金、降香、姜黄、延胡索等。⑥玄府开窍、活血化瘀法适用于肺卫被郁、毛窍闭塞、瘀阻血脉证，方药：基础方加炙麻黄、桂枝、生石膏、杏仁、生姜、羌活、白芷。⑦化痰散结、活血化瘀法适用于痰湿瘀阻证，方药组成：基础方加海浮石、瓜蒌、白芥子、浙贝母、海藻、昆布。

五、名方推荐

（一）乌紫解毒汤

乌梅 20 g，土茯苓 20 g，紫草 15 g，莪术 10 g，水牛角（先煎）30 g，生地黄 15 g，牡丹皮 15 g，赤芍 15 g，泽兰 15 g，九节茶 15 g，白花蛇舌草 15 g，石上柏 15 g，甘草 10 g。功效：清热凉血、活血解毒。主治：血热毒瘀型银屑病。用法：每日 1 剂，早晚分服。加减：瘙痒重加鱼腥草 15 g，白鲜皮 15 g；红皮病型加沙参 20 g，玄参 15 g；关节炎型加入地金牛 15 g，威灵仙 15 g。

（二）润肤饮

生地黄 15～30 g，天花粉 15 g，玄参 30 g，当归 15 g，丹参 30 g，黄芪 15 g，雷公藤 15 g，白鲜皮 12 g，黄芩 9 g，土茯苓 15 g，炙甘草 6 g。功效：养血活血、滋阴除湿。主治：湿热瘀阻型银屑病。用法：每日 1 剂，早晚分服。

（三）凉血清热饮

水牛角 30 g，生地黄 15 g，丹参 30 g，杭白芍 10 g，白茅根 15 g，牛蒡子 12 g，生石膏 15 g，知母 15 g，荆芥 12 g，防风 9 g，升麻 15 g，金银花 12 g，甘草 6 g。功效：凉血活血、清热解毒。主治：热壅血络型银屑病。用法：每日 1 剂，早晚分服。

（四）丹蛇解毒汤

丹参、白花蛇舌草、土茯苓各 30 g，赤芍、白芍、石斛、草河车各 15 g，郁金、乌梢蛇、茯苓各 10 g，苍术 12 g，甘草 6 g。功效：凉血活血、解毒搜风。主治：银屑病之血瘀风燥证。用法：每日 1 剂，水煎 3 次，将 3 次药液兑匀，分 3 次服。

（五）消银解毒汤

水牛角 30～60 g，板蓝根 25 g，重楼、白鲜皮、金银花、土茯苓各 30 g，牡丹皮 15 g，生地黄、赤芍各 20～30 g，苦参 10～15 g。功效：凉血解毒、清热泄湿。主治：银屑病之血热毒盛兼挟湿热。用法：每日 1 剂，早晚饭后服。加减：如有咽痛加北豆根、连翘；胸中烦热加黄连、栀子；身热口渴喜凉饮加生石膏、知母；全身瘙痒剧烈者加全蝎、海桐皮；若斑色鲜红，舌质红赤，属血热盛者，则重用水牛角片、金银花、牡丹皮。

（六）银屑汤Ⅰ号

白鲜皮 30 g，白茅根 60 g，金银花 20 g，连翘 15 g，防风 10 g。功效：凉血解毒、活血祛风。主治：银屑病风盛血热证。用法：每日 1 剂，早晚分服。

银屑汤Ⅱ号

当归 15 g，生地黄 30 g，熟地黄 30 g，丹参 15 g，鸡血藤 15 g，红花 10 g，牡丹皮 10 g，威灵仙 15 g，刺蒺藜 40 g，重楼 15 g。功效：滋阴润燥、活血疏风。主治：银屑病风热血燥证。用法：每日 1 剂，早晚分服。

（七）乌蛇搜风饮

乌梢蛇 15 g，荆芥 10 g，防风 10 g，黄芩 10 g，黄柏 10 g，苦参 30 g，土茯苓 30 g，白花蛇舌草 20 g，白鲜皮 15 g，当归 10 g，甘草 10 g。功效：解毒祛风。主治：风、热、湿、毒杂至之银屑病。用法：每日 1 剂，早晚分服。

（八）黄连解毒汤加减

黄连 12 g，黄芩 15 g，黄柏 15 g，栀子 15 g，女贞子 30 g，墨旱莲 30 g，生地黄 30 g，白花蛇舌草 30 g，僵蚕 15 g，牡丹皮 15 g，紫草 15 g，赤芍 15 g，太子参 30 g，生大黄 10 g。功效：解毒凉血化斑。主治：热毒炽盛型银屑病。用法：每日 1 剂，早晚分服。

（九）犀角地黄汤加减

水牛角片 30 g，生地黄 15 g，牡丹皮 15 g，赤芍 15 g，紫草 15 g，槐花 20 g，土茯苓 20 g，菝葜 20 g，红藤 20 g，鸡血藤 15 g，生甘草 6 g。功效：凉血解毒、活血散血。主治：银屑病之血热证。用法：每日 1 剂，早晚分服。加减：血热较重可加生槐花、白茅根、紫草、赤芍、丹参、鸡血藤；血燥明显的可加生地黄、阿胶、天冬、麦冬，加强其养阴润燥之功；病程较久，热毒煎阴导致经脉阻塞，血瘀明显者，可加三棱、莪术、桃仁、红花、白花蛇舌草等。

（十）麻黄附子细辛汤加减

生麻黄 9 g，制附子（先煎）15 g，细辛 6 g，当归 15 g，鸡血藤 20 g，蜈蚣 2 条，茯苓 20 g，陈皮 9 g，柴胡 10 g，黄芪 20 g，甘草 6 g。功效：温阳散寒。主治：阳虚外寒型银屑病。用法：每日 1 剂，早晚分服。加减：皮损肥厚者加蜈蚣、全蝎；纳差、便溏者加山药、煨肉豆蔻；脉弱者加黄芪；脾气急，脉弦者加柴胡；湿胜者加茯苓、薏苡仁、陈皮等。

第十五节　胆道感染与胆石症

胆道感染是由胆道系统细菌感染引起的一类疾病，可分为胆囊炎和胆管炎两大类，按其病程发展又可分为急性和慢性两种。胆石症是指胆道系统，包括胆囊和胆管内发生结石的疾病。其成分由胆固醇、胆红素、钙盐及混合型结石等所组成，其临床表现取决于胆结石的部位、是否造成胆道梗阻和感染等因素。临床上，胆道感染多与胆石症共同存在，互为因果。

一、诊断标准

（一）胆道感染

胆道系统感染可分为胆囊炎、胆管炎两大类；按病程发展又可分急性和慢性两种；胆囊炎又根据胆囊内有无结石，分为结石性胆囊炎和非结石性胆囊炎。

1. 急性结石性胆囊炎：①症状：以胆囊区为主的上腹部持续性疼痛，大多数患者在发病初期伴有中上腹和右上腹阵发绞痛，并有右肩胛区的牵扯痛。常伴恶心和呕吐。发热，体温一般在 37.5 ℃～38.5 ℃，无寒战。少数患者可有轻度黄疸。

②体征：体格检查见右上腹有压痛和肌紧张，墨菲（Murphy）征阳性。在约 40%的患者的中、右上腹可摸及肿大和触痛的胆囊。③实验室检查：白细胞计数轻度升高，一般在（10～15）$\times 10^9$/L。B 超提示胆囊体积增大，胆囊壁增厚，厚度常超过 3 mm，在 85%～90%的患者中能显示结石影。CT 亦有助于急性胆囊炎的检出。在不能明确诊断时，可应用核素^{99m}Tc-IDA 作胆系扫描和照相，在造影片上常显示胆管，胆囊因胆囊管阻塞而不显示，从而确定急性胆囊炎的诊断。

2. 急性非结石性胆囊炎：本病临床上非常少见，发病率约占所有外科治疗的胆道疾病的 3%，常发生在手术、创伤、烧伤、全身感染后和部分腹膜炎患者，也见于肿瘤、糖尿病、腹腔血管炎和充血性心力衰竭患者，本病无特异性症状，其表现易被原发病所掩盖。诊断的关键在于创伤或腹部手术后出现上述急性胆囊炎的临床表现时，要考虑该病的可能性。B 超是本病的主要诊断方法。胆囊壁厚 4.0 mm 以上有诊断价值。如有胆囊周围积液、腔内存有气体和提示壁内水肿的“晕轮”征象时，更可确诊。

3. 慢性胆囊炎：①症状：最常见的症状是腹痛，发生率约为 84%。常表现为发作性胆绞痛，多位于右上腹或出现钝痛，可放射至背部，持续数小时后缓解。其次为消化不良，约占 56%，又称胆源性消化不良，表现为嗳气、饱胀、腹胀、恶心等症状。②体征：约 34%的慢性胆囊炎患者可有右上腹压痛，但大多数患者可无任何阳性体征。③实验室检查：超声等影像学检查发现胆囊结石，和（或）CCK-HIDA 评估胆囊低喷射指数（<35%）。

4. 急性化脓性胆管炎：①症状：起病急骤，出现典型的 Charcot 三联征，即腹痛、寒战高热和黄疸。当病情发展时可出现烦躁不安、意识障碍、昏睡乃至昏迷等中枢神经系统抑制表现和血压下降现象，即 Reynold 五联征。提示患者已发生败血症和感染性休克。②体征：剑突下和右上腹有明显压痛和肌紧张。胆囊未切除者，常可扪及肿大和有触痛的胆囊并可触及肝脏。③实验室检查：血常规示白细胞计数明显升高并伴有核左移，可达（20～40）×10^9/L，并可出现毒性颗粒。血清胆红素和碱性磷酸酶升高，并常有 ALT 和 γ-GT 增高等肝功能损害表现。血培养细菌种类常与手术时所获得胆汁标本的细菌相同。B 超、CT 检查可见胆囊肿大、胆管是否有扩张及结石。逆行胰胆管造影（ERCP）、经皮肝穿刺胆管造影（PTC）检查可更清楚地显示肝内外以及胆管内的病变。

5. 原发性硬化性胆管炎：是一种慢性进行性胆汁淤积性肝胆疾病：①临床表现：黄疸和瘙痒为首发症状，进行性加重，另伴有发热、上腹痛和肝脾大。②实验室检查：大多数患者有碱性磷酸酶的升高，疾病发展可有高胆红素血症，晚期则会出现尿铜和血铜蓝蛋白水平升高。B 超、CT 检查可见胆囊肿大、胆管是否有扩张及结石。逆行胰胆管造影（ERCP）、经皮肝穿刺胆管造影（PTC）检查可更清楚地显示肝内外以及胆管内的病变。

（二）胆石症

按结石发生部位不同，可分为胆囊结石、肝外胆管结石和肝内胆管结石。

1. 胆囊结石：①症状：最常见的症状为右上腹胆绞痛，往往与进食油腻食物有关，多伴有呕吐、黄疸、发热等表现。往往出现急性症状的发作期与间歇期反复交替。较大的胆囊结石可引起嗳气、畏食和腹胀等消化不良症状。较小的结石常与饱餐、进食油腻食物后，或夜间平卧后，结石阻塞胆囊管而引起胆绞痛和急性胆囊炎。②体征：查体 Murphy 征阳性，可有右上腹肿块、中上腹及右上腹压痛、肌紧张的局部炎症表现。③实验室检查：血液 C 反应蛋白水平升高和白细胞数增多等全身炎症表现；超声、CT、MRI 提示有阳性结石的征象，其中，彩超是诊断胆结石的首选检查，可显示胆囊内移动的光团及其后方的声影，阴性结石往往不伴声影，诊断正确率可达 95%。另外，口服胆囊造影可示胆囊内结石形成的充盈缺损影；MRCP 可显示胆囊内充盈缺损和胆道是否扩张等。

2. 肝外胆管结石：①症状：胆总管结石的典型症状表现为反复发作的胆绞痛、寒战高热和黄疸，即 Charcot 三联征。常有不少患者缺乏完整的三联征表现。多数患者有剑突下偏右突发性绞痛，可放射至右肩背部，重者可伴有冷汗面色苍白、恶心和呕吐等症状；因并发胆道感染可引发寒战和高热，体温可达 40 ℃；黄疸一般出现在绞痛、寒战高热后的 12～24 h。②体征：体检时在上腹部及右上腹部有压痛和肌紧张，胆囊常不能扪及。在病程较长的患者可扪及肿大的肝脏和脾脏，肝脏质地较硬。③实验室检查：血清胆红素升高，尿中胆红素升高，尿胆原降低或消失，粪中尿胆原降低。肝功能检查示直接胆红素升高。B 超和 CT 可见胆管扩张，肝总管或胆管内见结石影像。

3. 肝内胆管结石：①症状：肝内胆管结石的症状很不典型。在病程间歇期，可无症状，或仅表现为上腹轻度不适。但在急性期，则可出现急性化脓性胆管炎的症状，或因合并肝外胆管结石出现不同程度的 Charcot 三联征。在无合并肝外胆管结石的患者，当一侧或一叶的肝内胆管结石造成半肝或某一肝段的肝内胆管梗阻，并继发感染时，可出现畏寒、发热等全身感染症状。②体征：查体可扪及肝脏不对称性肿大和压痛，常易误诊为肝脓肿或肝炎。③实验室检查：B 超虽不能帮助了解结石分布等详细情况，但在诊断肝内胆管结石仍有 80%的准确性，又方便简便且为无损伤性检查，故目前常作为首选诊断方式。CT 平扫常能显示扩张的肝内胆管和密度较高的结石影，以及结石的部位和数量，对决定治疗方案有很大帮助。MRCP 胆管成像能清楚地显示胆管树的图像，了解肝内外胆管的情况。

二、西医治疗

（一）胆道感染

1. 急性结石性胆囊炎：①非手术疗法：禁食，解痉镇痛，抗菌药物的应用，纠正水、电解质和酸碱平衡失调，以及全身的支持疗法。一般应用抗感染谱较广的药物，如庆大霉素、氨苄西林、氨苄西林舒巴坦、甲硝唑，对于病情较重、合并败血症者可选用第二、第三代头孢菌素等，并常联合应用。②手术治疗：主要有胆囊切除术和胆囊造口术。其中，胆囊切除术是首选的术式。

2. 急性非结石性胆囊炎：所有急性非结石性胆囊炎患者均应手术治疗，但患者全身情况欠佳往往是经治医生的顾忌，可选择在局部麻醉下行胆囊造口引流术，若情况允许可考虑切除胆囊。

3. 慢性胆囊炎：治疗以择期手术为主，首选腹腔镜胆囊切除术，在遇到胆囊和胆管解剖不清以及遇到出血或胆汁渗漏而不能满意控制时，应及时中转开腹。对有可能增加手术危险性的合并症应及时纠正，如心血管疾病、肝硬化等。患者应定期B超随访，如发现囊壁增厚＞5 mm，或有局限性不规则隆起，应手术切除胆囊。

4. 急性化脓性胆管炎：治疗原则是解除胆管梗阻，减压胆管和引流胆汁，使感染过程完全得以控制。早期轻症胆管炎，病情不太严重时，可先采用非手术治疗方法。①非手术治疗：包括解痉镇痛和利胆药物的应用，其中50%硫酸镁溶液常有较好的效果，用量为30～50 mL一次服用或10 mL每日3次；禁食胃肠减压；抗生素常用第二、第三代头孢菌素类药物及甲硝唑，头孢哌酮在胆汁中浓度较高，可作为优先选择的药物。②手术治疗：非手术治疗6 h后病情仍无明显改善，休克不易纠正者，可行内镜下胆道引流和减压。对病情一开始就较严重，特别是黄疸较深的病例，又不具备内镜下胆道引流和减压的条件时可直接施行剖腹手术引流，胆管切开探查和T管引流术。待患者度过危险期后，经T管胆道造影全面了解胆道病变的情况后，经胆道镜取石，或再做择期手术，或经内镜括约肌切开以彻底解决引起胆道梗阻的潜在病变。

5. 原发性硬化性胆管炎：①非手术治疗：免疫抑制剂如硫唑嘌呤、环孢素、他克莫司等，糖皮质激素可以对抗炎症降低胆红素水平。熊去氧胆酸（UDCA）也具有一定疗效。秋水仙碱可对抗纤维化，降低原发性胆管炎的死亡率。烯胺、纳洛酮可治疗瘙痒。②介入治疗：主要是针对并发症，目的是缓解梗阻，减轻继发性损害，但对病程无影响，包括PTC和ERCP。③姑息性手术及肝移植：主要目的是解除梗阻、减轻黄疸和延长病程。肝移植主要使用于晚期患者，包括肝衰竭、肝性腹水、严重的食管胃底静脉破裂出血和反复发作的细菌性腹膜炎等。

（二）胆石症

1. 胆囊结石：治疗原则是缓解症状、减少复发，消除炎性反应，消除结石，避免并发症的发生。

（1）急性发作期：治疗以缓解症状、消除炎性反应为主。a. 解痉止痛：临床常用阿托品、山莨菪碱（654－2）或间苯三酚肌注或静脉注射，同时可与异丙嗪、哌替啶肌注增强镇痛效果，一般禁用吗啡（因吗啡可能促使Oddi括约肌痉挛进而增加胆管内压力加重胆绞痛）；b. 抗感染治疗：常选用广谱抗生素，尤其对革兰氏阴性杆菌敏感的抗生素，如可选用哌拉西林/他唑巴坦、头孢哌酮/舒巴坦治疗、阿莫西林、左氧氟沙星，同时针对厌氧菌使用甲硝唑类具有较好效果。胆道结石梗阻或嵌顿可引起急性化脓性胆管炎，出现脓毒血症或败血症，在加强抗生素的情况下，必要时可使用激素治疗，以减轻炎症反应，增强机体应激能力；c. 缓解胆源性消化不良症状：可用胰酶类药物，提高消化道内胰酶的浓度从而改善腹胀症状和营养水平。

（2）缓解期（包括无症状胆石症）：主要是控制饮食，限制摄入脂肪、胆固醇过多的食物；或口服溶石药物等内科保守治疗，密切观察和随诊。溶解胆固醇结石的药物有：鹅去氧胆酸（CDCA），熊去氧胆酸（UDCA），若治疗后，胆石的体积未见减小者，应停止治疗。此外，还可以促进胆汁分泌和排出，药物可用胆酸钠片和去氧胆酸片。溶石药物只对胆固醇结石有效，且停药后容易复发，5年内复发率为50%。

（3）手术治疗：对于症状反复发作或腹部超声显示胆囊壁显著增厚（＞0.4 mm）或胆囊明显萎缩者，应行手术切除胆囊以根治。胆囊切除首选腹腔镜胆囊切除术（laparoscopic cholecystectomy，LC）。对于无症状性胆囊结石，是否手术应以结石大小为判断标准，结石直径＞2 cm者，应当手术以防癌变。手术方式可根据病情选择开腹或腹腔镜下胆囊切除。对于夹杂症很多、条件困难的需急症手术老年患者，可选择胆囊引流术，最简单的是经皮肝胆囊穿刺置管引流术，具有方便、不需全麻和可在床旁实施等优点。等待两个月后胆囊炎症消退，患者身体条件恢复良好，其他基础疾病控制良好以后可择期行LC。

2. 肝外胆管结石：胆总管结石是明确的手术指征。手术处理原则是胆管内的结石彻底清除干净；建立通畅的胆汁引流。

（1）手术方式：主要有腹腔镜胆囊切除加胆道探查取石术（Laparoscopic common bile duct exploration，Laparoscopic cholecystectomy，LCBDE＋LC）和先行 ERCP 取出胆总管结石后再行腹腔镜胆囊切除（ERCP＋LC），即所谓的“二步法”。二步法需要两次不同的手术过程，患者需经受两次痛苦，胆总管取石需要行 Oddi 括约肌切开，增加手术风险，再行 LC 时有胆囊结石再次掉入胆总管的可能。另外 Oddi 括约肌切开后易引起反复的肠液反流、增加感染机会和促进胆管结石复发。LCBDE＋LC 可以用腹腔镜一次性切除胆囊和胆总管探查取石，这样就更能体现微创的优势，保存了 Oddi 括约肌的功能，减少手术的风险和减轻患者的痛苦，缩短住院时间。在操作过程中要注意：腹腔镜胆总管探查胆总管直径至少 1 cm，方便胆道镜取石和避免胆管缝合后狭窄；胆总管结石嵌顿或者结石巨大者，需要液电碎石或者激光碎石，然后通过胆道镜网篮取出；急性炎症期，胆管壁充血明显，切开胆管出血多，使手术困难。此时可考虑 ERCP 取石，若取石困难则鼻胆管或置内支架引流，待炎症消退后择期 LCBDE＋LC。

（2）术后治疗：结石取尽后，胆道镜检确认无残余结石，若胆道镜检不能确定或可疑者，可通过 T 管进行术中胆管造影，确认后置 T 管引流。术后 T 管引流 4 周，待患者的黄疸消退，全身和胆管局部感染控制，经 T 管胆管造影证实胆管内无残余结石和夹管后胆汁排泄畅通，即可拔除 T 管。胆管残留结石和复发结石一直是胆总管结石手术治疗后常见的问题，术中通过胆道镜检至关重要，需要仔细和耐心，即使术中已尽量清除结石，但术后仍有很高的结石复发率。对于胆管结石较多、取尽后可能有泥沙样细小结石残留者，建议术后口服溶石利胆药物 3～6 个月。

3. 肝内胆管结石：肝内胆管结石的治疗目前仍以手术治疗为主，但远期疗效欠佳。初期多采用以切开取石或胆道镜取石（包括经皮胆道镜）为主的治疗；而肝脏病灶伴有纤维化萎缩则需要肝切除；当发展到重度胆汁性肝硬化、门静脉高压时肝移植术可能是唯一选择。具体手术方式有以下几种。

（1）胆管切开取石术：胆管切开取石是治疗肝胆管结石的基本手段。急性胆道感染和重症病例，行单纯胆道取石引流手术旨在控制胆道感染、通畅引流以挽救患者生命，必要时为二期确定性手术做准备。择期手术术前应明确结石的部位和多少，术中通过切开肝门部胆管、肝胆管或经肝实质切开肝内胆管，进一步了解胆道结石的部位、数量、胆管狭窄梗阻及胆管下端的通畅情况，取尽结石解除狭窄。经肝外胆管途径盲目的器械取石是肝胆管结石手术后高结石残留率的重要原因。充分切开肝门部狭窄的胆管，必要时切开二级肝管，可在直视下取出主要肝管的结石，结合胆道镜直视下取石，必要时可结合术中胆道造影和术中 B 超，能有效地清除肝管内结石，显著降低结石残留率。

（2）肝部分切除术：切除病变肝段以最大限度地清除含有结石、狭窄及扩张胆管的病灶，是治疗肝内胆管结石的最有效手段。对于区域型结石，切除含结石的肝段或肝叶；对于弥漫型结石，切除局限于肝段或肝叶的区域性毁损病灶。需切除的区域性毁损病变主要包括：萎缩的肝叶或肝段；难以取尽的多发性结石；难以纠治的肝管狭窄或囊性扩张；合并慢性肝脓肿；合并肝内胆管癌。肝胆管结石的肝切除范围主要取决于结石分布及毁损性病变范围。肝胆管结石的病变范围是沿病变胆管树呈节段性分布的，因此其肝叶切除要求以肝段、肝叶为单位作规则性切除，以完整切除病变胆管树及所引流的肝脏区域。这是取得优良疗效的基本条件和关键。无论是针对区域型肝内胆管结石时病变肝段，还是弥漫型肝内胆管结石时毁损性病灶，肝脏切除范围不够，遗留病变，常是术后并发症及症状复发的根源。

（3）肝门部胆管狭窄修复重建术：由于肝门部胆管狭窄病变类型比较复杂，常需结合多种手术方法进行治疗。处理肝门部胆管狭窄的手术方法主要有以下 4 类。a. 胆管狭窄成形、空肠 Roux-en-Y 吻合术：适用于肝内病灶和上游肝管狭窄已去除的肝门部胆管狭窄病例。b. 胆管狭窄成形、游离空肠段吻合术：适用于肝内病灶和上游肝管狭窄已去除，尚有结石残留或有结石复发可能而胆管下端通畅的病例。c. 胆管狭窄成形、组织补片修复术：适用于肝内病灶及上游肝管狭窄已去除，结石已取尽且无复发可能，而只存在肝门部胆管轻度狭窄的病例。d. 经皮经肝胆道镜治疗（Percutaneous transhepatic cholangioscopy，PTCS）肝内胆管结石由于病变复杂，结石不容易取尽或者结石复发，常需进行多次胆道手术。多次反复的胆道手术，使后续手术越来越困难，有时解剖肝门都举步维艰，术中出血多，也增加了手术风险。PTCS是指先行经皮经肝胆管引流（PTCD），然后再行PTCD窦道扩张术，待窦道被扩张至能容纳3 mm胆道镜进入胆管时，再行胆道镜检查和治疗取石。此技术具有简单、安全、有效微创易重复等优点，是目前微创治疗复杂性肝胆结石的有效方法。

（4）肝移植术：适合于肝脏和胆管系统均已发生弥漫性不可逆损害和功能衰竭的肝胆管结石。

三、中医临床思维

（一）中医病名及病因病机特征

中医认为胆石症、胆道感染属于“胁痛”“肝（胆）胀”“黄疸”等范畴。其成因多是气滞、湿热和淤血。肝主调达而恶抑郁，气郁者长期情志不舒、烦躁易怒，导致肝气郁滞，日久郁而化火，火热灼伤津液、煎熬胆汁，聚而为石。又或肝胆湿热，复感外邪，或饮食不节，运化不佳，酿生湿热，湿热之邪蕴结于肝胆，久煎成石。湿热又分湿重于热、热重于湿，若以热重于湿为主，热毒壅滞，蒸腾谷气，化而为黄疸，《诸病源候论·急黄候》：“脾胃有热，谷气郁蒸，因为热毒所加，故卒死发黄。”《症因脉治·胁痛论》：“内伤胁痛之因……或死血停滞胁肋……皆成胁肋之痛矣。”

（二）辨病辨证及治疗特征

中医规范将胆石症及胆道感染分为肝郁气滞、肝胆湿热、肝阴不足、瘀血阻滞、热毒内蕴5个证型。其中肝胆湿热证最为常见，肝郁气滞次之。本病的治疗原则为疏肝、利胆、排石。对不同证型，肝郁气滞证用以疏肝理气，化滞排石，如柴胡疏肝散；肝胆湿热证用以清热祛湿，利胆排石，如大柴胡汤加减；肝阴不足证治以滋阴清热，利胆排石，如一贯煎等；瘀血阻滞证治以疏肝利胆，活血化瘀，如膈下逐瘀汤加减，热毒内蕴证治以清热解毒，泻火通腑，如大承气汤加减。

（三）药物选择

实验研究表明，金钱草、川楝子、白芍、郁金、茵陈、延胡索、海藻、莱菔子、槐花、海金沙、栀子、柴胡、鸡内金、生地黄、姜黄这15味药有明显的胆囊收缩作用，其收缩作用高者，收缩率明显强于水，甚至接近高脂餐的效果。

四、名医经验

（一）陈宝贵经验

陈宝贵认为胆道感染、胆石症虽为两病，但其病机是一致的，均属中医“胁痛”“肝（胆）胀”等范畴，皆与肝之疏泄、脾之运化密切相关。胆为“中精之府”，内藏精汁，喜清净而恶污浊。胆汁源自“肝气之余”，肝藏精，主疏泄，司谋虑，喜调达而恶抑郁。肝胆互为表里，共司疏泄清肃之职。肝疏泄功能正常，胆汁排泄通畅，反之，肝疏泄功能失常，则胆汁排泄失常，故病发之。肝木疏泄失常，克伐脾土致运化不健，脾胃互为表里。因此，胆囊炎、胆结石患者，脾胃功能亦失常。根据以上理论，陈宝贵在治疗此类病症时，拟疏肝利胆为主，辅之健脾和胃，行气化滞，利胆排石为原则。旨在使肝气条达，气机通畅，使肝疏泄有职，胆清肃有权，胆汁自利，污浊难积。

（二）李佃贵经验

李佃贵指出，胆石症多由感受外邪、七情内郁，恣食煎腻厚味食物导致肝胆疏泄失常，气血瘀滞，胆汁瘀积，故胆石症之中医辨证，以肝郁气滞为多见，其形成与情绪有关。患者由肝郁而气滞，气滞而血瘀，进而导致脉络不通，再者肝郁克脾，脾虚生湿，湿聚而浊生，日久凝为结石。其标在胆，其本在肝。治疗应以疏肝理气为先，擅用柴胡疏肝散、大承气汤或小承气汤、二陈汤等化裁。李佃贵根据临床辨证，总结胆结石症治疗3法——排石法、溶石法、化石法。排石法适用于气滞证，以疏肝理气、通腑排石为治疗原则。对临床上以右胁胀痛，痛势每随情绪变化，甚至出现满腹胀痛、便闭、恶心呕吐等急腹症症状，舌红苔黄腻脉滑者。溶石法多用于瘀血症，以活血化瘀，软坚散结为治疗原则。临床上以气滞血瘀为主者，多表现为右胁刺痛，泛酸口苦，嗳气，不思饮食，舌质紫暗或有瘀斑，脉弦细者。化石法适用于痰浊证，以祛痰化浊、通络化石为治疗原则。化石与溶石含义相似，但又不完全一样。此法适用于浊邪凝聚，痰湿阻络的患者。临床表现为肝区隐痛，胸脘痞闷、肢体困倦、头目眩晕，恶心欲吐，舌淡苔白腻、脉濡数。

（三）朱培庭经验

朱培庭认为，胆石病多发于中老年人，常表现为胁痛隐隐，头目眩晕，口干口苦，大便干结，舌尖红起刺，或有裂纹，舌红、少苔或光剥无苔，脉细弦，证属肝阴不足。朱培庭曾总结了 274 例慢性胆道感染、胆石病的辨证规律，发现属肝阴不足者有 152 例，占 55.74%，而且 50 岁以上年龄组中，肝阴不足型占比例达 72.37%。朱培庭认为其原因有 3：一是生理变化因素。中医认为，随着年龄增大，尤其是 50 岁以上引起逐渐衰减。“年四十，阴气自半”。二是疾病发展使然。胆石病间歇期，邪浊留恋，易暗耗阴血；在急性发作期，邪从燥化，燥热伤阴，此所谓“久病必虚”“阴精难成而易亏”之理。三是医者治疗不当使然，医者施以大量疏肝理气、清热燥湿、凉血解毒之品，更易伤津耗血，劫伤肝阴而留肝阴不足之患。《金匮翼·胁痛总论》云：“肝虚者，肝阴虚也，阴虚则脉绌急，肝之脉贯膈布胁肋，阴虚血燥则经脉失养而痛。”由此，朱培庭得出肝阴不足是胆石病的重要发病机制之一。

（四）赵智强经验

赵智强认为，在病因上，胆石症多责于情志失调、饮食不节、脾胃虚弱、体质及禀赋及虫积损伤。其病位在胆，与肝、脾、胃关系密切，又以肝失疏泄、胆失通降为发病之本，脾失健运，胃失和降为致病之标。故在临证辨证上，赵智强遵本病肝胆失疏，以疏肝利胆排石为核心治法，将其贯穿治疗始终。《金匮要略》有云：“见肝之病，知肝传脾，当先实脾。”肝胆与脾胃同居中焦，肝胆之邪气易于横逆，克伐中土，脾胃失和，土壅木郁，亦可引起诸多临床症状。故在治疗本病时，尤需顾护脾胃之气，佐以部分健脾和胃补中益气之品，促进脾胃之气运行，恢复脾胃气机相因，既病防变。

（五）冀爱英经验

冀爱英认为胆石症的产生受肝脏影响最大，因胆汁是借肝之余气，淤积于胆，积聚而成。而又肝与中焦脾胃关系密切，故在治疗原则上，以清肝利胆，调理肝脾为主。冀爱英认为，肝胆同司疏泄，肝胆疏泄正常，则胆汁的分泌和排泄更加通畅，而胆汁排泄无阻，又有利于肝气的疏泄畅达，若肝气郁滞，可影响胆汁的分泌与排泄，胆汁瘀滞日久，生为结石。故在治疗上，注重清肝利胆，恢复正常疏泄。又肝气主升，有利于全身气机的通畅、条达。肝气的疏泄功能正常，则气机调畅，气血和调。冀爱英认为，肝藏血，肝脏气机郁滞不通则不能推动血行，从而继发瘀血内生的病理改变，治疗上，在疏肝理气的基础上，用以活血化瘀之品，使血脉通利，气血流畅，从而有利于结石的消散和排出。肝之疏泄正常也可协调脾胃升降，并疏利胆汁，输于肠道，促进脾胃对饮食物的消化，及对精微物质的吸收和输布。肝失疏泄，气机郁滞，易致脾失健运，脾失健运也可影响肝失疏泄，导致土壅木郁之候，出现“肝脾不调”。故强调疏肝和健脾并举，疏中有补，使正气充足，从而增加排石之力。

（六）周玉朱经验

周玉朱认为胆石症发病因素多样，但其始动病因应归于肝郁不动。肝之疏泄失常，通降不能，则胆汁淤积，进而形成结石。又气血为饮食入胃经消化分解后由肠道吸收的营养物质。胆汁为气血所化。而肝为贮血之脏，体阴而用阳。肝失条达，则气血凝滞，胆汁淤积，久而为石。周玉朱提醒，在临床辨证中，要首辨胆胃。胆胃二者同主饮食、水谷的消化，在生理上有着密切关系，在病理上则相互影响。周玉朱认为，在临床辨病辨证时，遇到先有肝胆疾患，后有纳少、恶心、嗳气、反酸时，常是“木克土”。但胆胃同时有病，则应考虑到现代医学所说的胆胃综合征。否则，只着眼于肝胆病变，易于漏诊。

（七）谢晶日经验

谢晶日认为，胆石症日久必然引起湿热内蕴，从而诱发胆囊炎。胆石症与胆囊炎两者关系密切、互为因果，究其病因，无外乎七情所伤、饮食不节、外邪侵袭，而肝郁气滞、胆枢不利、湿热蕴结中焦则为其发病的病机关键。治疗上，谢晶日认为胆石症虽病位在胆，病之源却在肝。若肝的疏泄功能失常，就会影响胆汁的分泌和排泄，而胆汁排泄不畅，亦会影响肝的疏泄，胆病应从肝论治。又中焦脾胃为气机之枢，但脾胃的升降运动亦有赖于肝胆之气的疏泄，因此脾胃有病可以影响到肝胆，肝胆功能失调亦可以影响到脾胃，故以疏肝健脾利胆为治疗原则。具体治法上，谢晶日又有疏、清、通、养阴、理中五法。疏法即疏利肝胆。主要适用于肝郁气滞、胆汁分泌不畅者，以加味疏肝散合逍遥散加减。清法即清利湿热、解毒法。主要适用于肝胆湿热，热重于湿，方以龙胆泻肝汤为主。通法即通腑排石法，适用于胆经瘀滞，有积有形，治疗方以大柴胡汤合承气汤。胆石症日久多见阴虚，因此治疗又以养阴为法。临床用药，谢晶日擅长使用药对，每于方中加太子参、黄芪相伍为用，太子参甘微苦，补气生津，黄芪补气升阳，以助阴生，乃“善补阴者必于阳中求阴”之意。对于肝阴不足严重者，重用养阴益气之品，如南北沙参、石斛等。理中法即理中健脾，谢晶日循“务必先安未受邪之地”的防治原则，临床每以茯苓、焦术同用，达到健脾之功效。

（八）路广晁经验

路广晁认为，辨病和病症的统一，是治疗胆石证的关键所在。对于此病，有临床表现者，以辨证治疗为主，分不同证型（肝气郁滞、肝胆湿热、肝阴不足、脾胃虚弱）分别治以疏肝理气、清利湿热、滋养肝阴、补益脾胃等；无临床表现者，以辨病治疗为主，按照结石的性质（胆固醇性、胆色素性、混合性）分别以利湿化痰、软坚散结、化瘀散结等法加以治疗。中、西医医学对胆汁的形成、贮存及排泄认识大致相同，中医学更强调“肝”的疏泄作用，与西医学强调胆囊的收缩作用略有不同。路广晁认为疏肝利胆在胆石症的治疗中必不可少，但中医学更强调肝的疏泄功能，因此，疏肝和利胆关系中，疏肝起主导作用，疏肝即可利胆，利胆离不开疏肝、有利于疏肝，二者相辅相成。

（九）邵铭经验

邵铭认为胆石症是多种原因共同导致，其中最主要的原因为体质、饮食、情志，其认为在自身体质的基础上饮食结构不当、情志不调是胆石症根本原因；胆石症的基本病机为湿、热、瘀阻滞肝胆，致肝胆失和，通泻失常。胆石症病位虽在胆腑，但与肝脏、脾胃关系密切；且根据临床经验总结出 4 种常见与一种较少见类型进行辨证论治，分别为肝胆湿热证、湿热瘀阻证、肝郁气滞证、脾虚肝郁证和湿从寒化证；临床治疗胆石症，分型论治十分重要，但各个证型之间往往相互转化或者兼夹，临床需辨证准确，用药精当。

五、名方推荐

（一）三金二胡汤

金钱草 20 g，郁金、鸡内金、柴胡、延胡索各 10 g。功效：疏肝利胆，健脾和胃，行气化滞，利胆排石。主治：胆石症、胆囊炎。用法：每日 1 剂，水煎，分 2 次服。加减：若兼胃脘不适，胀满疼痛，恶心欲吐，加半夏、佛手、香橼、陈皮；若纳呆食少，加焦三仙、莱菔子；若腹胀、便干，加槟榔、厚朴、大黄；若乏力、便溏，舌淡齿痕，加党参、白术、茯苓；舌苔黄腻，加厚朴、藿香、黄连；口苦苔腻，加龙胆；口干少津，加石斛、玉竹、麦冬；舌暗，加桃仁、赤芍、丹参、红花等活血药。

（二）通腑排石止痛汤

金钱草、茵陈各 30 g，海金沙、党参、黄芪各 20 g，白芍 15 g，鸡内金、大黄、枳壳、甘草、栀子、川楝子、延胡索各 10 g，木香 5 g。功效：清热利湿，疏肝利胆，行气化滞排石，解痉止痛。主治：胆石症、胆囊炎。用法：每日 1 剂，早晚分服，每次 250 mL。

（三）茵陈四金汤

柴胡、枳实、白术、茵陈、丹参、陈皮、金钱草、鸡内金各 15 g，厚朴、郁金、海金沙、枳壳各 10 g。功效：疏肝解郁、利胆排石。用法：每日 1 剂，水煎，分 2 次服。脾胃虚弱者，加党参、甘草等，取四君子汤之意健脾益气；消化不良者加焦三仙、莱菔子，以助消导；口苦、烦躁等肝胆火热盛者加龙胆以清利肝胆火；眠差者加茯神、酸枣仁、龙骨、牡蛎等安神；阴虚者加麦冬、石斛、生甘草等养阴生津。

（四）五金承气汤

金钱草 30 g，川楝子、鸡内金、郁金、金银花各 15 g，大黄、枳实、厚朴、柴胡、延胡索各 10 g。功效：疏肝利胆、清热通腑、溶石排石。用法：每日 1 剂，水煎，分 2 次服。服药后若大便溏泄，日行数次，可延长煎药时间或减少大黄用量。

（五）疏肝利胆汤

柴胡、白芍、生鸡内金、炙甘草各 10 g，赤芍、香附各 12 g，枳壳 15 g，海金沙 30 g。功效：疏利气机，清利湿热，溶石排石。用法：每日 1 剂，水煎，分 2 次服。右胁疼痛明显者，加醋延胡索、木香；脘腹痞胀者，加厚朴、焦槟榔；恶心、呕吐者，加竹茹、半夏、生姜；伴发热者，加蒲公英、鱼腥草；疼痛范围较大者，加金铃子散（金铃子、延胡索）；肝胆血瘀较明显，舌边有瘀点者，加桃仁、丹参、牡丹皮。

（六）藿朴夏苓汤

藿香、厚朴、法半夏、白蔻仁、麦芽、焦山楂、鸡内金各 15 g，茯苓、薏苡仁、白扁豆各 20 g，隔山撬、延胡索各 30 g。功效：补脾祛湿，疏肝利胆。用法：每日 1 剂，水煎，分 2 次服。偏于阳虚水湿者加桂枝、附子；湿郁久化热者加大黄、栀子、柴胡、郁金。

（七）金鸡胆石汤

金钱草 100 g，虎杖 30 g，鸡内金、茵陈蒿、香附各 15 g，柴胡、枳壳、青皮、蒲公英、郁金、延胡索各 10 g。功效：清热利湿，疏肝利胆排石。用法：每日 1 剂，水煎，分 2 次服。

（八）蒌枳汤

瓜蒌、金钱草、黄连各 20 g，枳实、鸡内金、郁金、甘草、厚朴各 15 g，白芍 25 g。功效：清热利湿，软坚散结，化石溶石。用法：每日 1 剂，水煎 2 次，各取汁 150 mL，2 次/d，早晚温服。大便干结者加大黄；血热者加赤芍；气滞偏重者加陈皮、木香；热极伤阴加麦冬、党参。

（九）大黄灵仙汤

生大黄、枳壳、柴胡、郁金、黄芪各 12 g，芒硝、磁石各 15 g，金钱草 30 g，泽兰 10 g，鸡内金、甘草各 6 g。功效：疏肝利胆、通下排石、行气化瘀。用法：每日 1 剂，水煎服，每次 200 mL。肝郁气滞者加川楝子、川芎；湿热甚者加茵陈、栀子；肝阴不足者加枸杞子、北沙参、石斛。

（十）清肝化湿汤

栀子、大黄、茵陈、当归、川芎、羌活、防风、郁金各 10 g，豨莶草、金钱草各 30 g，龙胆 5 g。功效：清热利湿，化浊通瘀。用法：1 剂/d，水煎服。肝气郁结者加川楝子、陈皮。

（十一）肝胆宁汤

柴胡、鸡内金、山楂、虎杖各 15 g，栀子、大黄、黄芩、青皮、枳壳各 12 g，海金沙 20 g，郁金 10 g。功效。清热利湿，行气化瘀，利胆排石。用冷水 1000 mL 浸泡 30 min，再用文火煎 30 min，得药汁约 400 mL，待冷却后装瓶服用。每日 2 次口服，每次 200 mL，每日 1 剂。肝气郁结者，加川楝子；肝胆湿热者，加延胡索、茵陈；热毒壅积，加金银花、生地黄、黄连；肝郁脾虚者，去大黄，加茯苓、白术、黄芪、当归、焦三仙。

第十六节　尿石症

尿石症又称泌尿系结石，是肾结石、输尿管结石、膀胱结石和尿道结石的总称，是泌尿系统最常见的疾病之一。本病临床表现因结石所在部位的不同有所区别，如肾与输尿管结石的最常见的症状是腰痛和血尿，伴有腹胀、恶心和呕吐；膀胱结石主要表现为排尿过程中排尿中断，并引起剧烈疼痛；尿道结石则可引起局部疼痛、排尿困难、感染等。泌尿系结石虽可见于肾、输尿管、膀胱和尿道的任何部位，但就发病率而言，以肾和输尿管结石最为多见，膀胱结石次之，一般见于 5 岁以下的儿童和 60 岁以上的老年人，且男性患者多见；尿道结石最为少见，常见于男孩。本病有明显的地区性差异，在我国，南方地区发病率高于北方地区。

一、诊断标准

（一）肾、输尿管结石

1. 症状：主要表现为腰痛和血尿。肾盂内较小的结石由于移动性大和直接刺激，能引起平滑肌痉挛，或结石嵌顿于肾盂输尿管交界处发生急性梗阻，则出现肾绞痛。仅少数在肾盂中较大、不活动的结石，又无明显梗阻感染时，可长期无症状，甚至肾完全失去功能，症状仍不明显。血尿出现在绞痛后，多为镜下血尿，也有肉眼血尿，或有排石现象。

2. 体征：肾区叩击痛及压痛。在绞痛发作时，病侧肋脊角可有压痛和叩击痛；无梗阻的病例，体检可无阳性体征，或肾区有轻度叩击痛。

3. 实验室检查：尿常规能见到肉眼或镜下血尿，伴感染时有白细胞和脓尿，尿液细菌培养可能呈阳性。有时可发现尿液中有晶体。尿路X线片可观察到肾的外形，结石的大小、形态和部位；B超显示为增强回声伴声影，且能够评价肾积水和肾实质萎缩的程度，还可发现X线片不能显示的小结石和透X线结石。另外还可选择静脉尿路造影（IVU）、放射性核素肾显像等检查。

（二）膀胱结石

典型的膀胱结石常见于儿童。

1. 症状与体征：表现为排尿中断及排尿过程剧痛。由于在排尿时结石突然阻塞在膀胱颈部，发生中断，并引发剧烈疼痛，此时病孩常用手握阴茎，蹲坐哭叫，但体位变化后又可顺利排尿。多数患者平时有尿频、尿急、尿痛和终末血尿。前列腺增生引起的继发性结石，可能仅有排尿困难。大的膀胱结石在直肠指诊有时能摸到。

2. 实验室检查：尿路X线片可显示绝大多数结石；B超可显示结节影，可同时发现前列腺增生等；膀胱镜下能直接见到结石，并可发现结石的病因，如膀胱憩室、炎症改变等。

（三）尿道结石

较少见，常见于男孩。

1. 症状与体征：尿道结石可引起局部疼痛、排尿困难、感染，导致尿道炎，甚至脓肿、溃疡，形成尿道瘘。前尿道结石可扪及结石。

2. 实验室检查：尿道探杆探查有摩擦感，X线片可证实诊断。

二、西医治疗

（一）肾、输尿管结石

治疗原则是解除梗阻、缓解或去除疼痛、清理结石、去除感染因素、改善甚或挽救肾功能，预防复发。

1. 一般疗法：①饮水治疗：尽量多饮水，使每日尿量维持在2000～3000 mL，配合利尿解痉药物。②对症治疗：肾绞痛发作时，首先应解痉止痛，可用阿托品或山莨菪碱，哌替啶，含服硝苯地平等。必要时静脉补液，或用吲哚美辛栓剂肛门塞入。合并感染者应同时进行抗感染治疗。③排石治疗：其适应证为：结石直径小于0.6 cm，表面光滑，结石以下尿路无梗阻，结石未引起尿路完全梗阻。可服用各种排石冲剂，配合多量饮水和适当运动有助于结石排出。④病因治疗：甲状旁腺功能亢进者有时在甲状旁腺瘤或癌切除后，尿石不再发展，甚至自行溶解消失，同时结石亦不再复发。其他如肾小管酸中毒、特发性高钙尿、肠源性高草酸尿均多见并发结石，可采用病因治疗，选择相应的治疗措施。⑤药物溶石治疗：单纯尿酸结石常用碳酸氢钠或碱性溶液碱化尿液，也可用碳酸酐酶抑制剂治疗。胱氨酸结石采用低胱氨酸饮食，碱化尿液，大量饮水，主要采用降低胱氨酸药物。

2. 体位冲击波碎石术（ESWL）：直径≤2 cm的肾盂或肾盏单发结石或总体积与之相当的多发结石是ESWL的最佳适应证。直径2～4 cm的肾结石，仍可选择ESWL治疗，但术前常需放置输尿管导管或支架管，且往往需要多次碎石。

3. 经皮肾镜取石术（PCNL）：适应证，所有需开放手术干预的肾结石，包括完全性和不完全性鹿角结石、直径≥2 cm的肾结石、有症状的肾盏或憩室内结石；ESWL难以粉碎及治疗失败的结石；输尿管上段L4以上、梗阻较重或长径>1.5 cm的大结石；或因息肉包括及输尿管迂曲、ESWL无效或输尿管置镜失败的输尿管结石；特殊患者的结石，如小儿肾结石、肥胖症患者的肾结石、肾结石合并肾盂输尿管连接部梗阻或输尿管狭窄等。

4. 输尿管镜取石术：适应证，透X线的肾结石（<2 cm），ESWL定位困难；ESWL术后残留的肾下盏结石；嵌顿的肾下盏结石，ESWL治疗效果不好；极度肥胖、严重脊柱畸形，建立PCNL通道困难；结石坚硬（如一水草酸钙结石、胱氨酸结石等），不利于ESWL治疗。伴盏颈狭窄的肾盏憩室内结石。对于输尿管结石，也可采用输尿管镜下取石碎石术。

5. 膀胱镜输尿管取石术：仅用于输尿管结石中，ESWL和输尿管镜取石碎石治疗失败，以及输尿管镜取石或ESWL存在禁忌证的情况下。

6. 手术治疗：手术的适应证包括ESWL、输尿管镜取石和（或）PCNL作为肾结石治疗方法存在禁忌证；ESWL、PCNL、输尿管镜取石治疗失败，或上述治疗方式出现并发症需开放手术处理；存在同时需要开放手术处理的疾病。手术方法主要有以下几种：肾盂或肾窦内切开取石术、肾实质切开取石术、肾部分切除术、肾盂-肾下盏（经肾实质）切开取石术、肾切除术、双侧上尿路结石的手术治疗。

（二）膀胱结石

1. 治疗原则：取出结石和纠正形成结石的原因。

2. 治疗方法包括：内腔镜手术、开放手术和ESWL：①经尿道镜内镜下碎石术是目前治疗膀胱结石最常用且有效的方法。目前使用较多的是钬激光碎石。②还可采用经尿道气压弹道碎石术，但碎石效率差于钬激光碎石术。如成人的膀胱结石直径在2 cm以内，也可采用经尿道碎石钳碎石术，并将碎石块冲洗干净。

（三）尿道结石

停留在前尿道不大的结石，可扩大或切开尿道外口，采用钳夹法、钩出法或挤压法取石，取石前应先注入润滑剂以利取石。如结石较大，经努力不能移动时，可行尿道切开取石术。后尿道结石主张用探杆将结石推回到膀胱，再按膀胱结石处理，也可在直视下尿道镜取石或者碎石。

三、中医临床思维

（一）中医病名及病因病机特征

尿石症归属于中医“石淋、砂淋、血淋、腰痛、尿血”等范畴。其成因大多认为是肾虚、膀胱气化不利、湿热蕴结于下焦、尿液受其煎熬，浊质凝结成石。即《诸病源候论》“肾主水、水结而化为石，故肾克砂石”之说。亦有部分医家强调气滞血瘀为病机关键，尿石症与肝经密切相关、肝、肾、膀胱三经的气血运行不畅或为导致尿石症种种症状的原因。本病在古代医书中记录繁多，《黄帝内经》首次推出淋症之名，有“淋”“淋秘”“淋溲”“淋满”等名称。如《素问·六元正纪大论》载：“阳明司天之政……初之气……小便黄赤，甚则淋。”

（二）辨病辨证及治疗特征

一般将尿石症分为湿热蕴结、气血瘀滞、肾气不足、肾阴亏虚4个证型。清热利湿、通淋排石是治疗尿石症的基本大法，无论部位、证型，清热利湿皆不可少。对于湿热蕴结证，同治疗原则，治以清热利湿、通淋排石，如三金排石汤加减；气血瘀滞证用以理气活血、通淋排石，如金铃子散合石韦散加减；肾气不足证治以补肾益气、通淋排石，如济生肾气丸加减；肾阴亏虚证治以滋阴补肾、通淋排石，如六味地黄丸加减。

（三）药物选择

根据对尿石症的用药频次统计，其中出现频次最高的是金钱草，且用量多在30g以上，其次是石韦和海金沙；补肾益气药出现频次最高的是杜仲和黄芪；行气活血药应用频次最高的是王不留行，其次是三棱、莪术和桃仁。根据药理研究，排石汤（金钱草、海金沙、车前子、石韦、木通、甘草等）和尿路排石汤（金钱草、车前子、石韦、大黄、瞿麦、萹蓄、滑石、甘草等），以及单味活血化瘀药川牛膝、川芎，攻下药大黄、复方巴豆散，通淋利湿药金钱草、海金沙等，均可增加输尿管动作电位和蠕动程度，有利于输尿管结石的排出。

四、名医经验

（一）岳惠卿经验

岳惠卿认为肾虚和瘀滞是形成尿石的两大机制，即肾气不足，蒸腾气化失职，无以吸清排浊，尿液杂质结为砂石，或气血瘀滞，气不行水，水道不畅，浊质凝结，日久成石。石阻水道，水积伤肾，肾气更虚。总结为“虚瘀生肾石”。在治疗原则上，岳惠卿提出“祛石在先，扶正善后，标本兼顾”。即尿路任何部位的结石，均先祛石，遂之审其病因，辨其病机，确立以保护肾功，恢复肾气，畅通水道的方法及标本兼顾的诊疗方案。岳惠卿将尿石症辨为下焦湿热型、下焦瘀滞型、石阻气闭型和肾气亏虚型。分别予以清热利湿，通淋排石、理气化瘀，通淋排石、消石导滞通淋、扶正祛邪，益肾排石等法治之。

（二）薄敬华经验

薄敬华在病因与病机上，对尿石症的认识与岳惠卿类似：都认为结石责之肾气虚与瘀滞，但在治疗方法上，薄敬华有他独特的看法。薄敬华认为，姑且可将肾脏看作管道，把结石看作阻塞水管道的石块，要使管道水流通常，必须采取以下措施：①增大管道中水流的动力，即增强水流对沙石的冲击力。②增粗管道，为石块的顺利排泄扩宽路径。③粉碎石块，或尽量减少石块的占位体积。④增大管道中的水流量，以利石块向下排泄。故薄敬华采取了补肾、活血、化石、利尿的标本兼治治疗原则。以补肾药补肾中阳气，激发阳气升腾、气化、推动之功能，以增大管道中水流动力的效果；另用活血药，认为活血药可以扩张肌管道，为结石顺利排泄扩宽路径；加用化石药，薄敬华在使用金钱草碎石之时一般用量为 30～60 g，但根据病情需要，最大可达 120～160 g，再配滑石、萹蓄等利尿药，以增强尿液对结石的冲刷能力，从而加速结石向下尿路的排泄。

（三）赵玉庸经验

赵玉庸认为，中医对尿石症的症状观察已细致周到，病机认识较为全面，拟定的治疗大法有较强的针对性。但在临床治疗中，对行气化瘀这一原则体现不足，组方遣药时常常忽略，影响疗效。因赵玉庸认为湿热蕴结或肾气不足导致气化不利，进而形成气滞血瘀是本病的病理归结。在治疗中，必须重视理气和活血两方面。赵玉庸认为，尿石症与肝经密切相关。肝经延大腿中侧进入阴毛中，绕阴器、抵少腹，上行至章门穴、循行至期门穴入腹，与尿道-膀胱-输尿管-肾的通路一致，尿石症少腹挛急疼痛向股内放射、小便不利等也属肝经病候，在中医治疗疾病的过程中，不能单纯着眼于病变所在的解剖器官，要从中医理论所提示的脏腑功能范围来全面考虑。故赵玉庸重视活血与理气，旨在推动肝、肾、膀胱三经气机血运，化解瘀结，畅通经络。

（四）刘景源经验

在病机上，刘景源引《诸病源候论》中“肾主水，水结则化为石，故肾客砂石。肾虚为热所乘，热则成淋”之说，从肾虚和膀胱湿热立论，并成临床上诊治尿路结石的最主要的病机立论之一。另引《奇效良方》“气塞不通，血塞不流”，气为血之帅，气行则血行，气滞则血行亦滞。结石气塞当属有形实邪，若停留于体内，阻滞气机，血行滞涩，不通则痛，故结石患者常于结石活动时出现腰与少腹胀满、小便不畅，甚至小便点滴不出进而导致肾积水。气机郁滞，则津血运行失常，瘀血水湿内生，又可加快结石形成，使病情缠绵难愈，最终形成湿热、气滞、血瘀三者共同为患的局面。在治法上，刘景源主张化导推排诸法兼施。刘景源临床时发现，很多患者经大量苦寒利尿通淋等通淋排石之剂治疗后，表现有乏力，腰痛，小腿拘挛疼痛，食欲不振，腹泻等，表明单用清利湿热，往往收效不佳。刘景源认为，对结石小、病程短、体质好的患者，宜采用一鼓作气的“总攻”疗法。对于年纪较大、体质较差，或结石日久，过服攻利之剂者，多有气虚或阴虚之象，但同时又存在砂石所致的腰酸疼痛、血尿、尿道刺激征等。若纯用攻利之法，不但结石难于攻下，反而更虚正气，纯用补益之品又有助湿生热之弊，故其治当以攻补兼施，缓缓图之。基于以上认识，刘景源治疗尿路结石时，常以“化”“导”“推”“排”4法。化法即用金钱草、海金沙等药物化石；导法则取因势利导之意，用滑润导下之品导石下行；推法则用补气益阴，行气活血之品使气血同治，升降并调以推动结石下行；排法即通淋排石之法。

（五）袁金声经验

袁金声认为，除了外感湿邪、饮食失调等外在因素之外，内在肾、肝、脾等脏腑功能失常也是本病的主要病因，其发病是内外因相互作用的病理结果。如人虽久居气候湿、热之地，或饮食偏嗜肥甘厚味，但若脾胃运化水湿、肾脏温煦气化之力正常，则入侵体内之湿邪、饮食肥甘所致之内生痰湿，均不足以内停为患；而当内在脏腑运化、代谢水湿之力不足时，湿邪方可蕴结体内而生病变。此外，肝胆功能失常在本病的发病机制中也起着重要作用。首先，肝主疏泄，胆主决断，如肝胆疏泄失常，则三焦气机逆乱，使内停之湿邪更难排出；其次，肝胆气郁则化火，与体内湿邪互结，结石乃成。综上所述，袁金声认为本病的病因病机主要为：外在湿邪内侵、过食肥甘，加之肝之疏泄、脾之运化、肾之气化功能失调，内外因相互作用，导致湿邪内蕴，日久化热，炼液为痰、凝血为瘀，最终化为砂石，阻滞尿路，致气机逆乱，诱发疼痛、血尿、发热等临床表现，甚至导致水肿、关格等一系列严重并发症。

（六）严仲庆经验

严仲庆认为尿石症的病因虽多责于湿热或肾虚或瘀血或气滞，但引起结石的各种病因可互为因果，同时存在，因而可相互转换。严仲庆在辨证中，从肝、脾、肾入手，实证多采用清热利湿、行气化瘀、疏肝理气等法；虚证则采用健脾益气、补肾温阳等法。严仲庆将尿石症辨为下焦湿热、肝郁气滞、肝郁脾虚、肝热湿盛和肾气亏虚五证，并分别拟以三金一仙汤、四逆散合五苓散、当归芍药散、柴苓汤、金匮肾气丸等方理之。严仲庆在坚持辨证论治的同时，发现尿石症患者腰痛、血尿等共同点，认为腰痛甚者，易伤肾阳，故多伍以补骨脂、菟丝子、巴戟天等温补肾阳的药物；久病夹瘀，多伍以三七、茜草、益母草等活血利尿之药。严仲庆在辨证论治之余，对于无形之气滞均酌加行气药，如冬葵子、小茴香、枳壳、香附等；对于有形之结石，多伍以溶石化石药。如琥珀粉、滑石粉、蒲黄、炮穿山甲、鸡内金等。

（七）党中勤经验

党中勤认为尿石症发病机制为多食肥甘酒肉之品，脾肾受损，分清化浊功能减退，从而生湿生痰，湿热痰浊蕴积下焦。尿液受其煎熬，天长日久，尿中杂质凝结为砂石，小者如砂，大者如石，或在肾内、或在膀胱、或在输尿管，堵塞尿道，使小便不利，疼痛难忍。因此下焦湿热是形成结石的主要原因。历代医家对这一观点皆有认同，朱丹溪在治淋法则中认为“淋有五，皆属热，湿热蕴结膀胱，膀胱气化不利，日久结而成石”。医圣张仲景在《金匮要略》中提出“热在下焦者，则尿血亦令淋秘不通”。《医学心悟》亦论“淋者……大抵由膀胱经湿热所致”。故党中勤强调尿结石是由于下焦湿热，尿液浓缩，煎蒸日久而成。因此可通过清热化湿，排石利尿，将结石冲刷而出。针对这一病机，党中勤确立了清热化湿、排石利尿的治法。自拟排石利尿合剂治疗尿石症。

（八）赵冠英经验

赵冠英推崇章次公先生提出的“辨证与辨病相结合，双重诊断，一重治疗”观点，主张治疗泌尿系结石时，应不拘中西医门户之见，与时俱进，中西结合，充分借鉴和应用现代科学技术和手段，不仅可以大大提高泌尿系结石的诊断准确率，减少误诊，也是对中医辨证论治的深化和发展。赵冠英认为，泌尿系结石尽管病位有在肾、输尿管、膀胱之分，但皆形成于肾，故病本于肾，为本虚标实之证，本为肾虚，标为砂石结聚。治疗时应结合患者的具体情况，辨清虚实。一般情况下实证多以湿热蕴热下焦多见，治疗以八正散等清利之剂为主，酌加金钱草、海金沙、鸡内金等化石溶石之品。根据肾主水液的理论，赵冠英认为肾气虚弱，导致人体水液代谢障碍是泌尿系结石形成的主要原因，肾气旺盛，尿中沉渣自然容易排出，肾气虚弱，气化推动无力，尿中沉渣易沉积于体内而为结石。据临床观察，补肾药物能够促使肾盂、输尿管蠕动，有助于泌尿系结石下移，而且部分患者的积水往往消失在结石排出之前。此外，由于患者体质的差异及临床失治误治，亦有表现为气虚或阳虚见证者，可辨证使用补气药如黄芪、党参及温补肾阳的药物如金匮肾气丸、真武汤等。

（九）王自敏经验

王自敏认为，尿石症的病因既往阐述得很明确，其内因是肾虚而致膀胱气化不利，膀胱湿热而致泌尿功能失常。其致病因素还有外邪所伤，外感风邪、湿热化火、灼津伤阴、导致肾阴不足，湿热郁蒸，引起热淋、血淋；另外还可因饮食所伤，临床中所见不少石淋患者平素嗜食肥甘厚味，偏啖酒酪、辛辣刺激之物，而致伤脾败胃，运化失布，脾虚水湿内停，湿郁化热，湿热蕴积下焦，阻滞气机，瘀结为石；或情志所伤，肝气郁结，郁久化热伤阴，肝肾不足，导致肾阴不足，阴虚火旺，肾之阴阳失衡而发此病。王自敏认为尿石症病位在肝、脾、肾三脏，互为影响，为本虚标实证。本虚以脾肾两虚、阴虚内热为主，标实以下焦湿热、气滞血瘀为主。在治疗时，应辨明本虚及标实证的临床表现，权衡用药，标本兼治，采用不同的治疗方法，以达目的。

（十）吴立文经验

在病因病机上，吴立文重视湿热浊瘀，认为本病多因感受外界六淫之湿邪，或秽浊之气，致湿邪内停，寒湿郁久化热，移热下焦；或嗜食肥甘酒醪、恣食辛辣厚味，脾运失司，酿生湿热，湿热交蒸，蕴结下焦。肾及膀胱，煎熬尿中杂质，日久而成结石。若结石日久失治或久攻不下，结石、湿热停留体内，气机不畅，可致气滞、血瘀；它们互为因果，尤其是结石，既是病理产物，又是致病因素。故吴立文认为本病为脾肾亏虚和下焦湿热引起，病变重在脾肾。其病变性质有本虚标实两大方面：本虚为脾肾不足，气化失职；标实为湿热蕴结，气滞血瘀、结石内生，是促成因素及发展后果。初病多实，久则正虚或虚实夹杂。故在临床辨证中，也需重视标实本虚，标实为湿热蕴结，气滞血瘀，结石内生；本虚主要辨识肾虚和脾虚，肾虚又有肾阴虚、肾阳虚、肾气虚等不同，多需辨别。

五、名方推荐

（一）海金排石汤

金钱草、黄芪、党参、海金沙、威灵仙各 30 g，牛膝、瞿麦各 20 g，石韦 24 g，鸡内金、王不留行、车前子、萹蓄、枳壳、滑石各 15 g，生甘草 12 g。功效：益气健脾，调肝活血，化石通淋。主治：急性尿石症。用法：每日 1 剂，水煎早晚饭后半小时分服。加减：合并热淋加金银花、败酱草、薏苡仁、柴胡、黄芩；尿血或有血块者加大小蓟、蒲黄、五灵脂、白茅根等；伴有腰痛重者加川续断、杜仲、桑寄生；结石日久灼伤阴津者加知母、黄柏、龟甲；肾阳虚者加肉桂、附子；结石粘连、嵌顿或形成石街者应加山甲、三棱、莪术破血行气通络之品；合并气淋者（肝郁）加柴胡、黄芩、郁金等疏肝解郁之品；伴有大便秘结者加大黄、芒硝。

（二）导淋汤

金钱草 30～100 g，车前子 15 g，生地黄、当归尾各 10 g，飞滑石、赤茯苓、芍药、川牛膝各 12 g，甘草、木通各 9 g，焦栀子、芒硝、淡竹叶各 6 g。功效：清热、排石、通淋。主治：尿石症。用法：每日 1 剂，先将药浸泡 1 h，然后煎熬 30 min，煎 3 次各取汁 200 mL 混合，分 3 次服用。加减：湿热重，大便秘结，舌红苔黄腻者加生大黄 6～15 g，芒硝加至 15 g；气滞血瘀，腰腹疼痛明显者加延胡索 10 g，乌药 10 g，桃仁 9 g，并重用川牛膝至 30 g；尿血者加白茅根 30 g，败酱草 2 g；气虚加党参、黄芪各 12 g，肾虚加胡桃肉 12 g，菟丝子 12 g；肾阴虚重用生地黄至 30 g，肾阳虚加肉桂（后下）3 g；肾盂积水加白芥子 10 g，炒莱菔子 12 g，生鸡内金 12 g。

（三）加味三草汤

夏枯草、金钱草各 50 g，威灵仙 30 g，王不留行、车前草各 20 g，白芷、鸡内金各 15 g，茯苓、生大黄、延胡索、莪术、甘草各 10 g。功效：利尿通淋，溶石排石。主治：尿石症。用法：每日 1 剂，水煎，分 2 次早晚服用。加减：气虚加党参、黄芪；阴虚加生地黄、北沙参、麦冬；结石过大、难移位者，加鸡内金；肾积水加泽泻、车前子；肾绞痛加乳香、没药，并配合腕踝针；尿血加三七、小蓟。

（四）利水化瘀排石汤

金钱草、胡桃仁各 50 g，鸡内金、石韦各 30 g，威灵仙 20 g，海金沙 15 g，王不留行、芒硝、穿山甲、地龙、甘草各 10 g，琥珀末 6 g。功效：利水通淋，排石化石。用法：每日 1 剂，水煎，分 2 次早晚服用。发热者加蒲公英 15 g、鱼腥草 15 g；带血尿者加车前草、小蓟各 20 g；腰腹绞痛者加木香、白芍、延胡索各 10 g；气滞血瘀者加枳壳、川芎各 10 g；肾阴虚者加枸杞子、石斛各 15 g；肾阳虚者加仙茅、巴戟天各 10 g。

（五）扫石汤

金钱草、海金沙、鸡内金各 30 g，石韦、瞿麦、萹蓄、车前子、滑石各 15 g，山药、川牛膝各 10 g。功效：清热利湿，健脾补肾，通淋排石。主治：尿石症。用法：每日 1 剂，水煎，分 2 次服。湿热重者加黄柏、蒲公英；气虚者加黄芪、党参；肾虚者加肉桂、附片；尿血者加茜草、大蓟、小蓟；痛甚者加制乳香、制没药、延胡索。

（六）通淋汤

金钱草 30 g，鸡内金、怀牛膝、海金沙、白茯苓、车前子各 15 g，郁金 12 g，枳壳、王不留行各 10 g，大黄 3 g。功效：清利湿热，活血化瘀，利尿通淋。用法：每日 1 剂，水煎，分 2 次服。腰腹痛甚加三七、路路通各 10 g；尿血加白茅根 30 g，琥珀 3 g；大便秘结增加大黄剂量或加番泻叶 10 g；脾气虚弱加黄芪 20 g，白术 15 g；肾气亏虚加淫羊藿 10 g，桂枝 6 g；肾阴不足加生地黄 15 g，龟板 30 g。

（七）益气利尿通淋汤

生黄芪 50 g，白术、金钱草、海金沙、鸡内金、石韦各 30 g，防己、茯苓、茯苓皮、车前子、车前草、萹蓄、半枝莲、马齿苋、牛膝各 20 g，穿山甲 15 g。功效：补益肾气，溶石、化石，通淋排石。主治：尿石症。用法：每日 1 剂，水煎，分 2 次服。随症加减：尿血甚者加大蓟、小蓟各 20 g、三七粉 2 g（冲服）、杜仲炭 20 g；腰腹刺痛者加白芍药 30 g、生甘草 15 g、乌药 20 g；合并泌尿系统感染者加蒲公英 20 g、败酱草 20 g、白花蛇舌草 20 g；伴肾积水、输尿管扩张者加杜仲 30 g、益母草 20 g。

（八）益肾排石汤

桑寄生、冬葵子、金钱草各 30 g，石韦 12 g，川续断、鸡内金、猪苓各 15 g，益母草、杜仲、怀牛膝、菟丝子各 12 g。功效：固肾培元，利尿排石，活血化瘀。主治：尿石症。用法：每日 1 剂，水煎，分 2 次服。加减：肾阳虚者加干姜 12 g；气虚者加黄芪 30 g，党参 20 g；湿热甚者加滑石 12 g，海金沙 15 g；尿频、尿急、尿痛甚者，加瞿麦、萆薢各 12 g；血尿明显者加白茅根 15 g，藕节 12 g；腰腹绞痛甚者加威灵仙、小茴香各 30 g；痰多者，加海浮石 12 g；便秘者加生大黄 6 g；便溏者加薏苡仁 20 g、白扁豆 15 g。

（九）通淋消石汤

金钱草 40 g，车前子、滑石各 30 g，郁金、海金沙各 20 g，泽泻、萹蓄各 15 g，牛膝 9 g，甘草 6 g。功效：通淋利尿排石。主治：尿石症。用法：每日 1 剂，水煎，分 2 次服。加减：气滞型加延胡索、川楝子；血瘀型加五灵脂、大小蓟；湿热型加金银花、蒲公英；肾阴虚型加生地黄、肉苁蓉；肾阳虚型加附子、肉桂。

（十）升阳益胃汤

黄芪 20 g，党参 18 g，半夏、枳壳、金钱草、车前子各 15 g，白芍 12 g，干姜、羌活、独活、甘草、柴胡各 10 g，陈皮 8 g，黄连 1 g。功效：疏肝理气，缓急止痛，祛湿排石。主治：尿石症。用法：每日 1 剂，水煎取汁分 2 次温服。

（十一）三金一仙汤

金钱草、鸡内金、海金沙、滑石、车前子、白茅根各 30 g，淫羊藿、石韦、瞿麦各 15 g，冬葵子 12 g。功效：清热利湿，通淋排石。主治：尿石症。用法：每日 1 剂，水煎，分 2 次服。血尿重者加仙鹤草 30 g，小蓟 12 g，发热加金银花 15 g，连翘 20 g，恶心呕吐者加紫苏叶 10 g，炒黄连 6 g。

（十二）排石利尿合剂

金钱草、车前子、石韦、白茅根、生薏苡仁各 30 g，萹蓄、瞿麦、滑石、蒲公英、鸡内金、生麦芽各 25 g，海金沙、冬葵子、延胡索各 15 g，广木香、槟榔各 12 g。功效：清热化湿，排石、利尿。主治：尿石症。用法：每日 1 剂，水煎早晚分服。

第十七节　痔

痔疮（Hemorrhoids），或者称痔，是临床上一种最常见的肛门疾病，英国人 Thomson 在 1975 年提出了痔的近代概念：痔是直肠下端的肛垫出现了病理性肥大。痔疮在肛肠疾病中占比 87.25%，该病可发于任何年龄段，且发病率随年龄增长而不断增长，通常 45～65 岁人群为痔疮的高发人群。据调查，50 岁以上的人至少有 50%患有痔疮疾病，且女性发病率略高于男性。根据发生部位的不同，痔可分为内痔、外痔和混合痔。目前认为内痔（Internal hemorrhoid）是肛垫（肛管血管垫）的支持结构、血管丛及动静脉吻合支发生的病理性改变或移位。外痔（External hemorrhoid）是齿状线远侧皮下血管丛的病理性扩张或血栓形成。混合痔（Mixed hemorrhoid）是内痔和外痔混合体。

一、诊断标准

（一）临床表现

1. 内痔：主要临床表现是出血和脱出，可并发血栓、嵌顿、绞窄及排便困难。根据内痔的症状，其严重程度分为 4 度。

Ⅰ度：便时带血、滴血，便后出血可自行停止；无痔脱出。

Ⅱ度：常有便血；排便时有痔脱出，便后可自行还纳。

Ⅲ度：可有便血；排便或久站及咳嗽、劳累、负重时有痔脱出，需用手还纳。

Ⅳ度：可有便血；痔持续脱出或还纳后易脱出。

2. 外痔：主要临床表现为肛门部软组织团块，有肛门不适、潮湿瘙痒或异物感，如发生血栓及炎症可有疼痛。

3. 混合痔：主要临床表现为内痔和外痔的症状同时存在，严重时表现为环状痔脱出。

（二）检查方法

1. 肛门视诊：检查有无内痔脱出，肛门周围有无静脉曲张性外痔、血栓性外痔及皮赘，必要时可行蹲位检查。观察脱出内痔的部位、大小和有无出血及痔黏膜有无充血水肿、糜烂和溃疡。

2. 肛管直肠指诊：是重要的检查方法。Ⅰ、Ⅱ度内痔指检时多无异常；对反复脱出的Ⅲ、Ⅳ度内痔，指检有时可触及齿状线上的纤维化痔组织。肛管直肠指诊可以排除肛门直肠肿瘤和其他疾病。

3. 肛门直肠镜：可以明确内痔的部位、大小、数目和内痔表面黏膜有无出血、水肿、糜烂等。

4. 大便隐血试验：是排除全消化道肿瘤的常用筛查手段。

5. 全结肠镜检查：以便血就诊者、有消化道肿瘤家族史或本人有息肉病史者、年龄超过 50 岁者、大便隐血试验阳性以及缺铁性贫血的痔患者，建议行全结肠镜检查。

（三）痔的鉴别诊断

即使有痔存在，也应该注意与结直肠癌、肛管癌、息肉、直肠黏膜脱垂、肛周脓肿、肛瘘、肛裂、肛乳头肥大、肛门直肠的性传播疾病以及炎性肠病等病进行鉴别。

二、西医治疗

治疗原则：无症状的痔无需治疗。治疗目的重在消除、减轻痔的症状。解除痔的症状较改变痔体的大小更有意义，应视为治疗效果的评判标准。医生应根据患者情况、本人经验和医疗条件采用合理的非手术或手术治疗。

（一）一般治疗

改善饮食、保持大便通畅、注意肛门周围清洁和坐浴等对各类痔的治疗都是有效的。

（二）药物治疗

药物治疗是痔治疗的重要方法，Ⅰ、Ⅱ度内痔患者应首选药物治疗。

1. 局部药物治疗：包括栓剂、乳膏、洗剂。含有角菜酸黏膜修复保护和润滑成分的栓剂、乳膏对痔具有较好的治疗作用。含有类固醇衍生物的药物可在急性期缓解症状，但不应长期和预防性使用。

2. 全身药物治疗：常用药物包括静脉增强剂、抗炎镇疼药：①静脉增强剂：常用的有微粒化纯化的黄酮成分、草木犀流浸液片、银杏叶萃取物等，可减轻内痔急性期症状，但数种静脉增强剂合用无明显优越性。②抗炎镇痛药：能有效缓解内痔或血栓性外痔所导致的疼痛。③中医药辨证治疗。

（三）硬化剂注射疗法

黏膜下层硬化剂注射是常用治疗内痔的有效方法，主要适用于Ⅰ、Ⅱ度内痔，近期疗效显著。并发症有局部疼痛、肛门部烧灼感、组织坏死溃疡或肛门狭窄、痔血栓形成、黏膜下脓肿与硬结。外痔及妊娠期痔应禁用。

（四）器械治疗

1. 胶圈套扎疗法：适用于各度内痔和混合痔的内痔部分，尤其是Ⅱ、Ⅲ度内痔伴有出血和/或脱出者。套扎部位在齿状线上区域，并发症有直肠不适与坠胀感、疼痛、胶圈滑脱、迟发性出血、肛门皮肤水肿、血栓性外痔、溃疡形成、盆腔感染等。

2. 中药线结扎：用丝线或药制丝线、纸裹药线缠扎在痔核的根部，使痔核坏死脱落，创面经修复而愈。

3. 物理治疗：包括激光治疗、冷冻疗法、直流电疗法和铜离子电化学疗法、微波热凝疗法、红外线凝固治疗等。主要适应证为Ⅰ、Ⅱ、Ⅲ度内痔。主要并发症为出血、水肿、创面愈合延迟及感染等。

（五）手术治疗

适应证：内痔已发展至Ⅲ、Ⅳ度，或Ⅱ度内痔伴出血严重者；急性嵌顿性痔、坏死性痔、混合痔以及症状和体征显著的外痔；非手术治疗无效且无手术禁忌证者。痔的手术分为以下几种。

1. 痔切除术：原则上将痔核完全或部分切除，常用手术方式：①外剥内扎创面开放式（Milligan-Morgan）手术。②创面半开放式（Parks）手术。③创面闭合式（Ferguson）手术。④外剥内扎加硬化剂注射术。⑤环形痔切除术，包括半闭合式环形痔切除术（Toupet 手术）、闭合式环形痔切除术（Whitehead 手术），但因并发症多，目前临床已基本摒弃。术中应注意合理保留皮肤桥、黏膜桥的部位及数量，可缩短创面愈合时间。

2. 痔上黏膜环切钉合术（procedure for prolapsed hemorrhoid，PPH）：用吻合器经肛门环形切除部分直肠黏膜和黏膜下组织。适用于环状脱垂的Ⅲ、Ⅳ度内痔和反复出血的Ⅱ度内痔。术后应注意防治出血、坠胀、肛门狭窄、感染等并发症。

3. 多普勒引导下痔动脉结扎术：利用多普勒专用探头，于齿状线上方 2～3 cm，探测到痔上方的动脉直接进行结扎，阻断痔的血液供应以达到缓解症状的目的。适用于Ⅱ～Ⅳ度内痔。

4. 其他：对Ⅰ、Ⅱ度出血性内痔伴内括约肌处于高张力状态的患者，可采用针对肛门内括约肌的手术方式，包括手法或借助球囊装置进行扩肛和肛门内括约肌后位或侧位切开术。并发症主要有肛管黏膜撕裂、黏膜脱垂、肛门失禁等。

（六）痔的围手术期处理

术前应常规做必要的物理和实验室检查。手术前的肠道准备可采用口服洗肠液、灌肠或其他促排便等方式进行。术前可预防性使用抗生素。

（七）术后并发症的防治

1. 出血：各种痔手术都有发生出血的可能，部分患者手术后可有迟发性出血。应注意手术中严密止血和术后观察，必要时需手术止血。

2. 尿潴留：术前排空膀胱，控制输液量和输液速度，选择合适的麻醉方式可预防尿潴留的发生。如发生尿潴留可采用针刺关元、三阴交、至阴穴，还可用耳压、中药内服的方法治疗，必要时导尿。

3. 疼痛：采用局部黏膜保护剂和使用镇痛药可减轻痔手术后疼痛，包括复方利多卡因、复方薄荷脑、解热镇痛栓剂、硝酸甘油膏等黏膜保护剂局部用药和采用自控性镇痛泵；中药熏洗以活血消肿止痛，还可采用针刺龈交、二白、白环俞或肛周电刺激治疗。

4. 肛缘水肿：坐浴、药物外敷，必要时手术处理。

5. 肛门直肠狭窄：由于痔术后有肛门狭窄的可能，手术时应注意保留肛管皮肤。治疗措施包括扩肛和肛管成形术。

6. 肛门失禁：过度扩肛、肛管括约肌损伤、内括约肌切开等治疗后易发生肛门失禁。患者原有肛管功能不良、肠易激综合征、产科创伤、神经疾患等疾病可增加肛门失禁发生的危险。

7. 其他并发症：包括手术创面延迟愈合、直肠黏膜外翻、肛周皮赘、感染等，需注意防治。

（八）特殊患者的处理

1. 急性嵌顿痔：是痔的急症。根据患者情况可选择手法复位或手术治疗。早期手术并不增加手术风险及并发症；对嵌顿时间长、或痔表面糜烂坏死者，可局部应用解除括约肌痉挛的药物；对嵌顿痔手法复位失败、嵌顿时间长而出现绞窄坏死者，应采取手术治疗以解除嵌顿、去除坏死组织、预防感染。

2. 血栓性外痔：是痔的急症。对发病早期、疼痛剧烈、肿块无缩小趋势者，可急诊手术。发病超过 72 h 宜采用保守治疗。

3. 妊娠、产后早期的痔：首选保守治疗。对痔的严重并发症和药物治疗无效的患者，应选择简单有效的手术方式。禁用硬化剂注射。

4. 痔并发贫血：应注意排除导致贫血的其他疾病，应积极采取硬化剂注射、手术等治疗。

5. 痔合并免疫缺陷：免疫缺陷的存在（艾滋病、骨髓抑制等）是硬化剂注射和胶圈套扎的禁忌证。在手术治疗时，须预防性使用抗生素。

6. 高龄、高血压病、糖尿病患者的痔：以非手术治疗为主，病情严重者，应对相关疾病进行治疗，待其稳定后酌情选用简单的手术方法治疗。

三、中医临床思维

（一）中医病名及病因病机特征

“痔疮”既是西医病名也是中医病名，中医将其称为“痔”，“痔病”，是中医学最早认识的疾病之一。《山海经·西山经》：“有鸟，名曰栎，食之已痔”，是世界上最早关于痔的命名。唐代《外台秘要》中也提到“内痔”“外痔”病名。到明清时期，中医对痔疮的认识已经相当深刻，且治疗方法也相对成熟。痔疮的发病与湿邪、热邪、风邪、燥邪及瘀血密切相关。《丹溪心法》有云：“痔者，皆因脏腑本虚，外感风湿，内蕴热毒，醉饱交接，多欲自戕，以致气血下坠，结聚肛门，宿滞不散，而冲突为痔也。”《东垣十书》云：“善为病者，皆是湿热风燥四气所伤，而热为最多也。”“邪之所凑，其气必虚”，在正气不足的基础上外感湿邪或内因脾虚泛生湿邪，与热相结，下趋迫于肛门，久病化瘀，瘀血不行，血络肠伤，故可见疼痛及出血。另外，风邪善行而数变，为百病之长，可与燥邪相合，伤及肠络，失于濡润，可见摩擦出血及肛门异物不适感。由此可见，导致痔疮发病的原因并非单纯一种，可因多种邪气杂至合而为病，并且其病性并非单一属实属虚，常常为本虚标实。故中医认为，饮食不节、便秘、久病、劳累过度、脏腑虚弱及外邪入侵（湿热风燥瘀等）是痔疮发生的主要病因病机，但需指出“遗传因素”“情志因素”也是导致痔疮发生的重要诱因，此外房事过度、月经不调、妇人妊娠也可致病。“治痔瘘大法，以泻火、凉血、除湿、润燥为主”，明确了痔疮多为湿热风燥火邪伤及动脉血，以致气血瘀滞，结而成块的病机，提出了痔疮的分型及治疗方法。

（二）辨病辨证及治疗特征

根据《中华人民共和国中医药行业标准》可将痔分为 6 种证型，分别为风伤肠络型、湿热下注型、气滞血瘀型、脾虚气陷型、阴虚肠燥型、大肠实热型，其中最常见的是风伤肠络、湿热下注、脾虚气陷和气滞血瘀四种。

痔疮的中医药疗法大致可分为内治法和外治法。内治法的剂型主要以汤剂和成药为主，多为清热、凉血、解毒、除湿、活血、化瘀等药物。风伤肠络治疗当以清热凉血祛风立法，凉血地黄汤主之，主要用寒凉的药物，使热毒得以清解，是临床治疗痔疮最为常用的方法，尤其是用于疾病的早期或体质较为精壮者。湿热下注型治疗应以清热利湿止血为法，可考虑脏连丸加减。脾虚气陷型治疗应以健脾益气立法，正气存内，邪不可干。适用于病程日久或痔疮常伴有便血使气血亏虚者或便后内痔脱出者，可选用补中益气汤加减。气滞血瘀型当以活血化瘀为治则，同时也是临床痔疮的主要治疗原则，立方可以止痛如神汤加减。因为据现代医学研究，痔疮的发病有静脉曲张、血管增生、括约肌功能下降、肛管狭窄等原因，无不与中医气血有关，共同之处是都认为痔核是血液瘀滞导致微循环障碍所致。选用活血化瘀药可改善血管渗透性，加强血液循环和扩张血管，增加纤维蛋白溶解，使肿消瘀散而奏效。临床上，患者情况往往更加复杂，不能以单一证型解释全部症状，常常需要“观其脉症，知犯何逆，随证治之”，如对于气滞血瘀证为主兼有脾虚不足者，可在运用活血化瘀药的基础上加用黄芪、党参、白术等健脾益气之药，使气血充足则行畅无碍。外治法可分为熏洗法、外敷法、按摩法、灌肠法、栓剂法等，如《理瀹骈文》云：“外治之理，即内治之理，外治之药，即内治之药，所异者法耳”。中药外治能使药物通过肛门皮肤和直肠黏膜直接作用与吸收，促进病灶局部血液循环，从而达到清热化湿、解毒、活血化瘀、消肿止痛的效果。此外还有垫衬法、针灸、火针、放血等治疗方法用作痔疮的治疗。内外相合，直达病所，标本兼治，和中治之，效如神速。

在痔疮的治疗原则上，由过去的以消除痔块为目的改为消除症状为目的，无症状的痔疮无需治疗，有症状的痔疮应以减轻和消除症状为目的，即解除痔疮的症状比单纯改变痔的大小更有意义。因此，中医的治疗方法在治疗痔上有简、便、廉、验的独特优势，不仅能减少并发症的出现，而且是治疗并发症的良好方法，加之操作简单，患者痛苦少，是保守治疗的主要手段。虽然近年来随着科学的发展，关于痔疮的治疗越来越倾向于手术治疗，但中医药治疗仍然具有其不可替代的作用，在治法和用药方面都存在着很大的发展空间。

（三）药物选择

有研究统计《中医方剂大辞典》治疗痔疮的处方中的药物频次，有 22 味药的频次高于 20，前 10 位的依次是枳壳、当归、黄芪、刺猬皮、地榆、甘草、生地黄、防风、黄连、槐花。按照药物组合出现频次由高到低排序，前 5 位是“黄芪，当归”、“黄芪，枳壳”、“当归，枳壳”、“防风，枳壳”、“生地黄，当归”。黄芪补气生血，当归补血行血，“黄芪，当归”合用血旺载气，气足生血。黄芪补气，枳壳行气，“黄芪，枳壳”合用则补气行气并举，补而不滞。当归补血活血，枳壳宽中理气。“当归，枳壳”合用则补血活血，宽中理气。防风升清气，配枳壳以宽肠顺气，“防风，枳壳”合用能宽肠顺气通便；当归补血和血，生地黄清热凉血养阴生津，“生地黄，当归”合用能补血养血凉血。古方中高频出现的药对具有补气行气、补血活血凉血的作用，符合痔疮的湿热肿痛病症。另外，刺猬皮味苦甘，入胃与大肠血分，能疏胃中逆气瘀滞，治肠中痔漏下血。地榆性沉寒，入足厥阴、少阴、手足阳明经，沉寒入下焦，主下部湿热诸病，凉血泄热，热散则血活肿消。炙甘草气平味甘，归入足厥阴经、太阴经、少阴经，温补三焦元气，消肿敛疮。黄连气味苦寒，入手少阴心经，厚肠胃，涤除肠、胃、脾湿热而止血。槐花味苦酸，入足厥阴肝、手阳明大肠经，凉大肠，清血热，治五痔。

四、名医经验

（一）陈民藩经验

陈民藩注重地区、季节、体质变化，多从湿热辨证论治。地处东南沿海的福建多湿、多热，患者易感湿邪热邪。湿性趋下，肛肠疾病病位属下焦，多因湿热下注而致，因此治疗上他主张多从湿热论治。但根据一年四季的变化，药物配伍应用也略有不同。春季加防风，夏季加佩兰、荷叶、薏苡仁，秋季加玄参，冬季加荆芥。他认为炎性混合痔多因饮食不节、湿热内生、下注肛门而发。以二妙散加鬼针草、金银花、生大黄，加强清热利湿之功，辅以地榆、槐花凉血止血，佐以白芷消肿止痛，枳壳行气宽中，共奏清热利湿、凉血止血之功。并且，在痔的辨证治疗体系中，结合现代医学的分期分类法，初期内痔以内治法为主，第二期内痔内外治并重，第三期内痔以手术方法为主。体现了“强调整体观念，内外并重，辨证、辨病结合”的学术思想。

（二）柏连松经验

柏连松认为痔病虽然是局部病变，但与人体全身脏腑、经络、气血、阴阳的病理变化是密切相关的。脏腑本虚、气血亏虚是痔的发病基础，正如《丹溪心法》云“痔者，皆因脏腑本虚，外伤风湿、内蕴热毒，醉饱交接，多欲自戕，以致气血下坠，结聚肛门，宿滞不散而冲突为痔者”。具体归纳为以下诸法：①清热凉血止血，祛风润燥：选用生地黄、牡丹皮、黄柏、虎杖、炒槐角、地榆炭、侧柏炭、鹿衔草等药物，对发病初期风热燥邪引起的内痔便时带血、滴血或喷射状出血，血色鲜红者有显著疗效。②清热利湿，凉血消肿：选用水牛角片、生地黄、黄柏、牡丹皮、赤芍药、虎杖、穿山甲、蒲公英、桃仁、薏苡仁等，对内痔脱出嵌顿具有消肿止痛作用，可促进局部水肿消退，加速痔核回复，治疗便血鲜红，肛内肿物外脱疼痛。③益气健脾，升提固脱：选用炙黄芪、党参、炒白术、白茯苓、炙甘草、山药、陈皮、升麻、柴胡、枳壳、白芍药等药物，对内痔经常脱出，尤其是年老体弱暂不宜手术的患者有一定效果，使脾胃强健，中气充足，则气陷得升，脱肛可治。④补气摄血，健脾养血：选用黄芪、党参、当归、白术、茯苓、仙鹤草、鹿衔草、焦山楂、焦六曲等。上药合用，使气旺血生，以复统摄之权，从而达到止便血、补气血之功。⑤滋阴清热，润肠通腑：选用生地黄、麦冬、黄柏、虎杖、仙鹤草、瓜蒌、生何首乌、麻子仁、枳实、白芍药，对阴虚内热，便血便结者有效。

（三）邓正明经验

邓正明认为肺与大肠相表里，构成脏腑阴阳表里两经的络属关系，一阴一阳表里相对，其相互关系体现如下：其一，肺主宣发是大肠得以濡润的基础，使大肠不致燥气太过而便秘，犹如“河道不枯，舟能行之”。其二，肺主肃降是肠传导功能的动力，魄门为肺气下通之门户，故可为“肺上窍开于鼻，下施于魄门”。其三，肺主通调，是大肠主燥气之条件，即肺通过促进水液代谢和维持水液平衡之作用，使大肠水分不致过多，以保证大肠的“燥化”功能。其四，这种生理上的密切联系，是二者病理上相互作用，相互影响的基础，发生病变时，肺与大肠可互传，即脏病及腑，腑病亦可及脏。当证属肺经之热下迫大肠，责在肺卫失调时，当治以辛凉泻肺，缓急止痛，方用麻杏石甘汤加减，处方：蜜麻黄 6 g，甜杏仁 6 g，生石膏 30 g，细升麻 6 g，白芍药 15 g，柴胡 12 g，生黄芪 15 g，生甘草 6 g。水煎服，每日 1 剂，另备马应龙痔疮膏一盒，嘱患者每日便后先温水坐浴，然后外敷马应龙痔疮膏，日后复诊，可见肿痛全消，脱出之内痔亦完全回纳。方中麻黄清宣肺气，杏仁苦降泻气，石膏清热泻火凉血，甘草、芍药缓急止痛，升麻升提中气，清热解毒，柴胡发散风热，升举阳气，诸药合用，使经脉调和，诸症皆愈。

（四）李柏年经验

李柏年认为痔病的治疗原则应以减轻患者痛苦、缩短病程、延缓复发为宗旨。对痔病的治疗，首选非手术疗法，因为外科手术时很难避免损伤正常组织结构，造成患者痛苦。当痔无症状时则不需治疗，更不需作预防性治疗。晚期症状明显或非手术疗法失败者，才考虑手术治疗。通过痔切除来达到痔根治的做法实为不智之举。痔血的发生不外乎虚、实两类。实证多由风火内迫，或湿热下注，血热妄行，热灼血络为患。虚证多由血虚气虚，脾不统血，气不摄血而致下血；或血虚肠燥，大便干结擦伤表面黏膜而便血。故火热炽盛，迫血妄行；湿热下注，瘀阻魄门；气血虚弱，不能摄血，为痔血的病机关键。中医认为，“血遇寒则凝，遇热则行”。气能够统摄血液在血脉中循行而不溢于脉外。根据唐宗海《血证论》对血证的治疗“惟以止血为第一要法”的原则和《丹溪心法》“痔疮专以凉血为主”，《东垣十书》治痔瘘大法以泻火、凉血、除湿为主以及《黄帝内经》“虚则补之”的原则，清热凉血止血、清热利湿止血、益气补虚止血为其主要治疗方法。

（五）汪平洋经验

汪平洋认为，老年人患内痔多由于年老体衰，气虚无力推动血行，继而产生血瘀，导致“筋脉横解”而产生内痔，脾气亏虚，中气下陷致内痔脱出。其病因与中医气虚下陷、气血瘀滞、固摄失司的认识相吻合。故其治疗应以益气活血为主，补阳还五汤出自清代名医王清任的《医林改错》，为气虚血瘀证而设，黄芪乃性味甘温之补气要药，故方中重用黄芪以大补患者元气。中医认为气为血帅，气行则血行，气滞则血瘀，所以首先必须行气，气旺则血行，然后才能活血化瘀。当归性味甘辛温，之所以不取整个当归而独取当归尾，是因为当归身以补血为主，而当归尾则以活血化瘀为主。赤芍性味苦凉，能活血祛瘀，清热凉血。川芎性味辛温，能活血行气，祛风止痛。桃仁性味甘平，能破血祛瘀，润燥滑肠。红花性味辛温，能活血通经，祛瘀止痛。地龙即蚯蚓，性味咸寒，能清热止痉，通络除痹。诸药互相配伍，可使气旺血行，瘀去络通，诸症自可渐愈。

（六）郑氏痔科经验

郑氏的学术思想精髓为：重视脏腑、气血及六淫在痔疮发生发展中的作用。因“饮食不节损伤脾胃，加之经脉壁薄弱，燥热内生下迫大肠；气虚不摄、血溢脉外致瘀或火热熏灼、迫血妄行；外感热邪或湿热损伤下部脉络”，均可导致痔疮的发生与发展。《血证论》曾记载：“魄门之病，多由中气下陷、湿热下注者；有肺经遗热，传于大肠者；有肾经阴虚，不能润肠者；有肝经血热，渗漏魄门者；乃大肠之滞与各脏腑相连之义。”因内伤致脏腑失调、气血失和，外感风湿燥热邪渗漏肠间，冲发下部。郑氏通过以上分析综合，再结合临床实际，将痔疮辨证分为热毒炽盛、阴虚火旺、湿热下注、气血亏虚等4个中医证型。总结其临床辨证思路；以脏腑为本，气血为要，外感风湿燥热邪为标，治则以平衡脏腑阴阳，调和气血，祛除外感六淫为主，统摄总纲，论治痔疾。

五、名方推荐

（一）补中益气汤加减

黄芪 18 g，当归、橘皮各 9 g，炙甘草、白术、人参、升麻、柴胡各 6 g，荆芥炭、地榆炭各 10 g。功效：健脾益气，生血止血。主治：痔疮之气虚下陷证。用法：每日 1 剂，水煎分 2 次服用。方中黄芪补中益气、升阳固表为君；人参、白术、甘草甘温益气，补益脾胃为臣；橘皮调理气机，当归补血和营为佐；升麻、柴胡协同参、芪升举清阳为使。加上荆芥炭，地榆炭凉血止血，故便血得止。加减：如气血两虚型的混合痔及内痔出血加熟地黄 10 g、阿胶 20 g；如出血量多时加海螵蛸 20 g、仙鹤草 10 g、藕节 10 g 等。

（二）止痛如神汤加减

当归、黄柏、桃仁、槟榔、皂角刺、苍术、秦艽、防风、制大黄、泽泻各 10 g。功效：祛风清热、行气利湿、润肠通便。主治：痔疮肿胀属风湿热蕴结者。用法：每日 1 剂，水煎分 2 次服用。配合大黄芒硝泥敷贴。止痛如神汤方中秦艽、防风祛风除湿，和血舒筋而止痛；桃仁、当归活血行滞而止痛，补血养阴以固本，润燥滑肠而通便；湿源于脾，脾虚则生湿，故用苍术之苦温以健脾燥湿，黄柏之苦寒以清热燥湿，二者相伍则热祛湿除；泽泻甘寒泻热利湿而利小便；大黄、槟榔下气利水，泄热通便；皂角刺润燥通便，消肿止痛。有脓加青皮、木香下气导滞，化湿行水，使气畅水行则脓肿得消；大便秘结加麻仁、枳实行气散结，润肠通便；水肿加防己、猪苓、黄芩祛风行水，清热利湿，使水邪从小便而去则水肿自消；痛甚加羌活、郁李仁、延胡索、羌活入太阳经，能祛上部风湿而止痛，郁李仁润燥滑肠，大便软则疼痛减，延胡索行气活血止痛；痒甚加黄芪、麻黄、藁本、甘草祛风解表，益气固表；术前出血加地榆、槐花、荆芥穗、白芷清大肠湿热，凉血止血，祛风散邪；小便涩数不通加赤茯苓、车前子或灯心草、萹蓄利尿通淋，使小便通畅。

（三）痔疮洗剂

组成：朴硝，莲房，五倍子，地榆，槐角，防风等。功用：消肿止痛，收敛止血。主治：内痔脱出、出血，炎性外痔，血栓外痔，脱肛等症。用法：上药共为粗末，装入纱布袋中，加水 200～300 mL

煮沸、先熏再洗，后坐浴。每次 30 min，每日 1～2 次，每剂可用 1～2 d。方解：方中朴硝取其清热散瘀之力，而收软坚消肿之功，是为君药；五倍子外用取其清热、收湿、敛疮、止血之功，辅助主药清热则毒解，瘀散则痛止，湿去则肿消，佐以化瘀止血的莲房、凉血止血的地榆、泻热止血的槐角；防风外用有止痒除痛、散风胜湿之力，是为使药，合而用之，熏洗痔疮，可收散瘀、祛湿、止血、敛疮之效。

（四）经验单方

青箕 60 g 煎汤代茶。青箕即辣椒梗，不管是何种品种的辣椒梗都可入药，具有很好的治疗痔疮出血作用，而且不管是虚证还是实证，皆有效。

（五）秦艽白术汤加减

秦艽 15 g，当归尾 5 g，防风 6 g，白术、泽泻、槐花、地榆、侧柏叶、黄芩、荆芥穗、火麻仁、炒枳实各 10 g。功用：清热利湿，凉血止血。主治：内痔属风湿热蕴结者。用法：水煎，每日 1 剂，分 2 次服，每次服 150 mL。方中槐花、地榆、黄芩、侧柏叶清热利湿，凉血止血；荆芥穗理血疏风；秦艽、当归尾养血祛风；白术、防风、泽泻祛风利湿；火麻仁、炒枳实润肠通便。

（六）清解化痔汤

红藤、芒硝各 50 g，大黄、蒲公英、黄芩各 30 g，甘草、木香、冰片、苍术、制乳香各 15 g。功效：活血消肿、清热解毒、行气止痛。主治：痔疮急性发作属气血瘀滞证。用法：加水 3000 mL 浸泡 5 min，煮沸 30 min，煎取药液约 2000 mL，药液温热时坐浴，每次坐浴 10 min，早晚各 1 次。方中红藤清热解毒、活血通络，大黄攻积滞、清湿热、祛瘀解毒，芒硝清火消肿，诸药共为君药。臣以乳香调气活血定痛，木香行气止痛，黄芩清热燥湿，蒲公英清热解毒散结。佐以苍术苦温燥湿，冰片清香宣散、消肿止痛。甘草清热解毒、缓急止痛为使药。

（七）槐花消痔散

槐花、槐角、滑石各 15 g、当归、生地黄、金银花各 12 g、黄连、黄柏、黄芩各 10 g、升麻、柴胡、枳壳各 6 g、甘草 3 g。功效：凉血止血、清热解毒、活血止痛、逐瘀消痔。主治：痔疮之血热血瘀证。用法：每日 1 剂，水煎分 2 次服用。方中槐花、槐角历代多用于止痔疮出血。槐花亦常用治痈疽疮毒，阴疮湿痒，痔漏，杨梅恶疮，下疳伏毒。近人亦有用治颈淋巴结核、暑疖者。槐角亦常用于止血散疽、疮、疔、痔疮、火疮，妇人乳瘕，子藏急痛等症，此 2 药不仅能凉血止血，且有行血散结，消肿疗疮之功，配当归、生地黄养阴清热，活血润肠；金银花、黄连、黄芩、黄柏清热解毒，消肿止痛；升麻、柴胡、枳壳升提清气，宽肠导滞；滑石、甘草利湿通便，引药下行。加减：出血甚者加荆芥 10 g，地榆、侧柏炭各 15 g，大便秘结者加火麻仁、大黄各 10 g；小便短少者加木通 12 g、车前仁 10 g；身体衰弱或痔核脱出者加党参、黄芪、山药各 15 g，重用升麻、黄芩；贫血者加黄芪 15 g、熟地黄 12 g，重用当归。

（八）祛毒汤

瓦松、马齿苋、甘草各 15 g，五倍子、花椒、防风、苍术、枳壳、侧柏叶、葱白各 9 g，朴硝 10 g。功效：清解湿热，活血散瘀。主治：痔疮属湿热阻滞，气血不通者。用法：上药加水 800 mL，入砂锅或搪瓷盆内煮沸 10 min，取汁。患者蹲位，先用热气熏蒸肛门局部。水温达 40 ℃时，坐浴 10～20 min。每日早、晚各 1 次。本方重用瓦松、马齿苋、甘草 3 味。瓦松味酸苦，性凉，具清热解毒、利湿消肿之功，为治疗痔肿痛的专药，马齿苋协同瓦松，加强清热利湿之功。配以生甘草，既取其解毒之功，又兼温和之性，攻邪而不伤正。在此基础上，配以苍术、防风燥湿健脾，枳壳、川椒行气活血散瘀，五倍子、侧柏叶止血，朴硝软坚消肿，使湿热得解，瘀血得散，脉络通畅而痊愈。

（九）乙字汤

大黄 1 g，当归 6 g，升麻 1.5 g，柴胡 5 g，黄芩 3 g，甘草 2 g。功效：清热解毒，止血止痛，升阳举陷，润肠通便。主治：痔疮属热毒蕴结证。用法：水煎，每日 1 剂，分 2 次服，每次服 150 mL。方中大黄泻火通便，当归润肠通便，升麻、柴胡升提清气，黄芩加强清热解毒之功，甘草调和诸药，缓急止痛。加减：内痔、混合痔出血，加地榆、槐花；混合痔、外痔发炎、嵌顿痔疼痛，乙字汤与麻杏石甘汤合用；Ⅱ～Ⅲ期内痔、混合痔脱出采用原方服用，气虚之征明显者，加大升麻、柴胡的用量。

（十）桃红四物汤加减

桃仁、生地黄、川芎、赤芍、地榆各12 g，红花、当归、大黄各10 g，蒲公英20 g。功效：活血化瘀，消肿止痛。主治：痔疮之气滞血瘀证。用法：每日1剂，水煎分2次服用；药渣煎水熏洗，每日2次。方中桃仁、红花、当归、川芎、赤芍活血祛瘀；桃仁、当归又有润肠通便之效；“川芎为血中之气药”，实具通达气血之功，“气行则血行”；生地黄凉血养阴以养血，可使桃红四物汤活血祛瘀而不伤血；地榆为治痔之要药；大黄既可活血，又能解毒通便，蒲公英清热解毒。诸药合用，共奏活血祛瘀，通便解毒消痔之功效，使其肿消痛止，“通则不痛”。

（十一）凉血地黄汤加减

生地黄25 g，黄芪20 g，枳壳、穿心莲、地榆各15 g，升麻12 g，黄连9 g，黄芩、黄柏、槐角、荆芥炭、赤芍各10 g，炙甘草6 g。功效：清热祛湿、凉血祛风、润肠行气、消肿止痛。主治：痔疮之风伤肠络证。用法：每日1剂，水煎分2次服用；药渣煎水熏洗，每日2次。方中生地黄性寒味甘，最善凉血兼止血，故为君药；穿心莲、黄柏、黄连、黄芩性寒味苦，清解热毒兼燥湿，助君药加强凉血之效，故为臣药；以地榆、赤芍、槐角、荆芥炭增强凉血止血之效，辅以黄芪、升麻益气健脾升阳，再以枳壳行气通便，预防术后便秘，以上共为佐药；辅以炙甘草调和诸药。诸药共用，共奏之效。

（十二）龙胆泻肝汤加减

龙胆9 g，黄芩、泽泻、车前子各12 g，当归、栀子各10 g，生地黄15 g，甘草5 g，蒲公英、地榆各20 g，柴胡、木通、升麻各6 g。功效：清利湿热、解毒消肿、活血止痛。主治：痔疮之湿热下注证。用法：每日1剂，水煎分2次服用；药渣煎水熏洗，每日2次。方中龙胆泻肝胆实火、清下焦湿热；黄芩、栀子、生地黄、蒲公英清热凉血解毒；泽泻、木通、车前子利湿热而从水道排出，佐以柴胡疏肝祛风，加入地榆凉血止血，升麻升提清气，甘草调和诸药，和缓止痛。若肝胆实火较盛，可去木通、车前子，加黄连以助泻火之力；若湿盛热轻者，可去黄芩、生地黄，加滑石、薏苡仁以增强利湿之功；若红热甚者，可去柴胡，加连翘、黄连、大黄以泻火解毒。

第十八节　肛门直肠脓肿

肛门直肠脓肿指肛腺感染后在肛门直肠周围软组织或其周围间隙发生的化脓性疾病，临床主要表现为肛周结块，或自感肛内刺痛、坠胀，重者伴恶寒、发热、身体倦怠、食欲不振、大便秘结等，是肛肠科常见疾病之一，发病率为2～10/万人。本病多见于20～40岁的青壮年，男性多于女性，婴幼儿也时有发生。通常以肛提肌为界，将脓肿分类为高位肛周脓肿及低位肛周脓肿。脓肿分布于肛周可占19%、坐骨直肠占61%、括约肌间占18%、肛提肌上则占2%。

一、诊断标准

（一）症状及体征

浅表脓肿表现为肛周疼痛和局部红肿，可触及肿块，或有波动感，但很少发热。深部脓肿如坐骨直肠窝或者骨盆直肠间隙的脓肿可伴有会阴或腰骶部胀痛，直肠指检有触痛，可触及有波动感的肿块，可伴有发热。当清醒因疼痛或压痛检查受限时，需要在镇静或麻醉下完成。

（二）分类诊断

以肛提肌为界限，将肛周脓肿分为低位与高位两种，前者包括肛门周围皮下脓肿、坐骨直肠间隙脓肿、括约肌间隙脓肿及肛管后间隙脓肿；后者则包括骨盆直肠间隙脓肿、直肠后间隙脓肿、直肠黏膜下脓肿。

（三）辅助检查

肛管直肠周围肿胀疼痛，伴有发热或不适，疑似为肛管直肠周围脓肿，盆腔CT、MRI或盆腔超声检查可作出鉴别诊断。电子计算机断层扫描（CT）、超声、磁共振成像（MRI）或瘘管造影对于诊断隐匿性脓肿、复发性肛瘘以及克罗恩病肛周病变是有效的。MRI 对于肛周脓肿及其瘘管的诊断优于 CT。经直肠超声（EUS），无论是否使用过氧化氢增强，对肛周脓肿和肛瘘的诊断和分类都是有效的。经会阴超声（TPUS）作为非侵袭性的检查方式与 EUS 诊断肛周脓肿的价值相似。肛瘘瘘管造影术也是判断瘘管的有效办法。

（四）肛周脓肿的鉴别诊断

包括肛裂、血栓痔、藏毛窦、汗腺炎、肛管癌和癌前病变、克罗恩病以及性传播疾病。患者的病史采集上需要包括肛门括约肌功能、肛门直肠部手术史以及相关胃肠道、泌尿道、妇科病史等信息，会阴部检查应包括探查手术瘢痕、肛门直肠畸形、克罗恩病肛周表现和外口的部位。

二、西医治疗

1. 肛管直肠周围脓肿的治疗就是切开引流，一旦诊断为肛管直肠周围脓肿应及时切开引流，不管有没有成脓（有无波动感），脓肿没有及时引流会播散引起周围间隙的感染和全身感染。

外科引流依然是肛周脓肿最基本的治疗，原则上切口应紧靠肛缘，以缩短潜在瘘管的长度并确保引流通畅。坐骨直肠窝脓肿，或向上蔓延引起提肛肌上方脓肿，在肛周尽量靠近括约肌复合体外缘作引流切口。括约肌间脓肿，或向上蔓延引起提肛肌上方脓肿，或是盆腔脓肿向下蔓延，应经肛从直肠腔内引流，也可以置管引流或挂线引流，避免形成括约肌瘘或括约肌外瘘。

马蹄形脓肿多来源于括约肌间和肛后深间隙的感染，但可蔓延到肛前深间隙，也可以蔓延至单侧或双侧的坐骨直肠窝。1965 年首次介绍的 Hanley 手术治疗马蹄形脓肿是有效的，在后正中作放射状切口，通过主管切开引流肛后深间隙脓肿，如果需要再加两侧坐骨直肠窝切开完全引流，但该术式损伤大，大宗的病例报道还缺乏对肛门括约肌功能长期影响的综合评估。改良 Hanley 手术是通过切开部分括约肌结合分次紧线的方法治疗马蹄形脓肿，在两侧坐骨直肠窝作对口引流，创伤小，显示出与 Hanley 手术相似的疗效，且保护了肛门括约肌的功能。

2. 对内口明确伴有瘘管形成的患者，如果是单纯性肛瘘，或复发风险较高的马蹄形脓肿，可以考虑行肛瘘切开术（一期手术）；对高位复杂性脓肿、女性前侧脓肿，即使有瘘管形成，还是以切开引流或挂线引流为主，不推荐做一期手术。

肛周脓肿患者中有 30%～70%会伴发肛瘘。脓肿切开引流的同时行瘘管切开术仍存在争议。尽管瘘管切开术可能处理感染的肛腺隐窝，但炎症和组织水肿使得内口难以辨别，盲目探查可能造成假道或更大创伤。因此，脓肿切开引流术时面对单纯性瘘管，是否行瘘管切开术需要权衡潜在的获益（治愈）和风险（肛门失禁），在这种情况下，挂线引流可作为瘘管切开术的安全替代，待瘘管形成或瘘管成熟后再行确定性手术或保留括约肌手术，如松弛挂线技术、推移瓣、LIFT 手术。

3. 对于肛周和会阴局部感染严重的肛管直肠周围脓肿，可考虑使用抗生素，伴全身感染、心脏瓣膜疾病、糖尿病和免疫抑制的患者需要应用抗生素。

原则上，身体状况良好的非复杂性肛周脓肿患者行脓肿切开引流术后不推荐常规使用抗生素，因其并不能改善治愈率和减少复发。然而，对于伴有蜂窝织炎、系统性疾病以及免疫抑制的肛周脓肿患者，仍推荐使用抗生素治疗。对于难愈性和复发感染创面者，可行创面分泌物培养。对于艾滋病潜伏感染和非特异性细菌感染者（如结核），可从微生物培养中获益并选择敏感抗生素。推荐以下患者在脓腔切开引流前使用抗生素：心脏人工瓣膜、先天性心脏病和心脏瓣膜移植患者。

4. 大多数肛管直肠周围脓肿切开引流的患者，创面的细菌培养是不必要的，当对选择抗生素治疗有影响或高危耐药的免疫抑制患者，可以作创面的细菌培养。

三、中医临床思维

（一）中医病名及病因病机特征

根据肛周脓肿的发病部位不同，相当于中医学中的不同病证，如生于肾囊之旁，大腿根里侧，股缝夹空中，则为“骑马痈”；生于肾囊之后，谷道之前，名“悬痈”，又名“海底漏”；目前大多数观点认为本病相当于中医学中的肛门周围痈疽，简称“肛痈”。中医认为本病的发生与气血的关系密切，气血壅滞不通是肛痈的基本病机。病因有虚实之分，实证多因过食醇酒厚味，湿浊不化而生；虚证多因肺、脾、肾亏损，湿热乘虚下注而成，或病后体虚并发。具体病因包括饮食不节、房事太过、外感六淫、情志不和、负重远行、劳作辛苦、妊娠、虚劳久咳、便秘等。如《灵枢·痈疽篇》中云：“寒邪客于经络之中则血泣，血泣则不通，不通则卫气归之，不得复发，故痈肿。寒气化为热，热胜则肉腐，肉腐则为脓。”又如《外证医变篇》中云：“肛痈者，即脏毒之类也。始起则为肛痈，溃后则为痔瘘，病名虽异，总不外乎醉饱入房，膏粱厚味，炙煿热毒，急重奔走，劳碌不停，妇人生产努力，以上皆能气陷阻滞，湿热游毒下注，致生肛痈。”本病病机特征主要以“热”“毒”为主，“热”、“毒”所致气血壅滞不通是肛痈的基本病机。

（二）辨病辨证及治疗特征

中医规范将肛周脓肿分为火毒蕴结、热毒炽盛、阴虚邪恋3个证型。火毒蕴结证多见于脓肿早期，主要表现为肛周红肿触痛明显，质硬，表面灼热，治宜清热解毒、消肿止痛。热毒炽盛证多见于脓肿中期，表现为肛周红肿，按之有波动感，治宜清热解毒、透脓托毒。阴虚邪恋证多见于脓肿晚期，主要表现为肛门灼热肿痛、溃后难敛，伴见阴虚征象，治宜养阴清热、祛湿解毒。

中医学治疗肛痈依据病情的发展过程分为3个时期，初期治以解毒散结之“消法”，成脓期治以托里透脓之“托法”，溃后期治以益气活血之“补法”。正如《外科证治全书·痈疽治法统论》载：“初起者，审其证而消之；成脓者，因其势而逐之；毒尽者，益其所不足而敛之，此治痈之大旨也。”具体方法分为内治和外治两大类，内治法包括口服中药汤剂或中成药等，外治法包括中药熏洗坐浴、中药外敷等。内治法即口服中药汤剂或中成药，以清热解毒、托里透脓、益气活血促进肛痈消散、透脓或创面愈合，如初期选用仙方活命饮以清热解毒、消肿止痛，中期选用透脓散以清热解毒、透脓托毒，后期选用青蒿鳖甲散以养阴清热、祛湿解毒。中药（熏洗）坐浴是将中药水煎为汤，借助蒸腾的药气对病变处进行熏灼，并趁热淋洗，通过药液本身的功效和药浴的温热作用达到治疗效果，如苦参汤熏洗坐浴。中药外敷是指将各种散剂、膏剂等直接涂抹于患处的一种方法，具有清热解毒、活血消肿、止血止痛、祛腐生肌等作用，如初期可用金黄散、黄连膏外敷，属虚证者以冲和膏外敷，溃脓后期用提脓丹或九一丹外敷。

对于肛周脓肿，一般需要手术治疗，多数选择切开排脓或挂线疗法，手术能切开引流、清除坏死组织，缓解局部症状，避免感染继续蔓延，但术后有44％～50％的患者出现复发，且大多发生在初始治疗后的1年内。引流不畅、形成分隔马蹄形脓肿以及初次瘘管切开失败均是肛周脓肿复发的危险因素。中医治疗肛周脓肿的疗效重在辨证论治、分期论治、内外并重，即要把握疾病的轻重缓急、辨清疾病分期，立法、遣药、处方，同时内服药与外用药配合使用，方能达到良好疗效；由于本病的复杂性，患者的病灶位置、数量和范围大小各异，病程长短不一，或者患者伴有其他的疾病，如合并糖尿病、肠结核、系统性红斑狼疮、炎症性肠病等，其治疗的难度也不同，所以，在疗效上也因人而异。采用中医挂线疗法配合术后中药口服及外用药物持续伤口专科换药，对于治疗本病的疗效较好。

（三）药物选择

数据挖掘表明，肛周脓肿古今内服高频药中共同出现的有金银花、黄芩、黄连、黄柏、甘草、当归、黄芪、白芷等；外用高频药中共同出现的有黄柏、甘草、白芷、冰片等。

四、名医经验

（一）贺执茂经验

贺执茂认为肛周脓肿属于中医的“肛痈”范畴，多由于饮食不节、湿热内生、热毒结聚而致；或因肌肤损伤，感染邪毒，导致淤血凝滞，经络阻塞、血败肉腐、生成脓肿，应早期正确治疗，防止反复发作后演变成复杂性肛瘘。其“秘传之法”有二：①早期切开引流，排出脓液，经验是先用注射器穿刺抽脓定位，即使脓液较少、定位较难，也可找准病灶，防止盲目乱切。②对初起无脓者，用仙方活命饮内服及如意金黄散外敷，对“非瘘管性脓肿”往往可以避免开刀手术而收全功。贺执茂认为，对本病的治疗很少能避免手术，但亦十分重视内治，只要辨证求本，处理贴切，有些病证可以消散于无形，即使不能内消，亦为手术创造条件，他强调要辨别阴阳、寒热、虚实，方能应变自如。根据《外科证治全书》“初起者，审其症而消之；成脓者，因其势而逐之；毒尽者，盖其所不足而敛之”的古训，分为3型论治：①火毒蕴结型，症见：肛门周围突然肿痛，持续加剧，伴有恶寒、发热、便秘、溲黄。肛周红肿，触痛明显，质硬，表面灼热，舌红、苔黄、脉数，多见于脓肿早期。治当清热解毒、消肿止痛，方用仙方活命饮。②热毒炽盛型，症见：肛门肿痛剧烈，持续数天，痛如鸡啄，夜寐不安，伴恶寒发热，口干便秘，小便因难，肛周红肿，按之有波动感或穿刺抽脓，舌红、苔黄，脉弦紧，多见于脓肿中期。治当清热解毒、透脓托毒，方选透脓散加减。③阴虚邪恋型，症见：肛门肿痛、灼热，表皮色红，溃后难敛，伴有午后潮热，心烦口干，夜间盗汗，舌红少苔，脉细数，多见于脓肿晚期。治当养阴清热、祛湿解毒，方选青蒿鳖甲汤合三妙丸加减。肛痈的手术治疗，无论是行”切开排脓术”还是“一次性根治术”，关键在于：①定位要准确，可在术前穿刺抽脓定位。②保护正常组织，避免副损伤。③近肛缘处脓肿，切口必须呈放射形，切忌横切。④切开脓肿后，要用手指去探查脓腔，并分开脓腔内的纤维间隔，以利引流，伤口要“里大外小”，以防皮肤过早黏合影响引流。⑤若行一次性根治术，找准内口是手术成功的关键。

（二）陈民藩经验

陈民藩认为金元四大家中河间苦寒、东垣之甘温均各有其地区、气候、社会条件差异。而丹溪亦绝非仅“阳常有余，阴常不足”一说，实多承刘河间、李东垣二家之长。中医学认为湿邪重浊黏滞，易阻碍气机，导致升降失常，且湿邪易阻滞经络。从发病部位看，肛门位于下消化道末端，病位属下焦，湿性趋下，肛肠疾病以湿邪最为多见。从地域上看，地处东南沿海的福建多湿、多热，患者易感湿邪、热邪，湿热下注大肠，湿与热结，下迫肛门，湿热蕴结，热盛肉腐，酿液为脓，发为肛痈。故治疗上陈民藩主张肛肠疾病多从湿热论治，但也要灵活辨证。肛周痈肿多为实证，也有本虚标实者，具体应用时根据病性病位使用。陈民藩在选方用药中除用仙方活命饮等经典方剂外，他的经验方多为二妙散加味衍化而来。二妙散来源于《丹溪心法》，组成是苍术、黄柏各等份。原方用于治疗湿热下注之痿证，也用于治疗黄带、下部湿疮。方中黄柏苦寒清热，苍术苦温，善能燥湿，2药相伍，共奏清热燥湿之功。

（三）钟传华经验

钟传华认为肛周脓肿的病因病机为：外感风、寒、湿、燥、火之邪气，侵入人体，入里化热，阻塞气血，瘀血凝滞，热胜则血肉化腐成脓而发为痈疽。正气不足；饮食不节：多因过食辛辣厚味，损伤脾胃，致使湿热内生，热毒蕴结，湿热下注大肠魄门处而致病。三阴亏损：三阴亏损，内生湿热，湿热结聚于肛门则发为痈。情志损伤：中医重视情志调畅，一旦情志不舒，便可影响脏腑、气血、阴阳失调，而引发本病。治疗上，内治法：以分期论治为主，早期多见实证，以清热解毒祛瘀，软坚散结为主；脓成后应尽早切开排脓；脓溃后根据寒热虚实辨证施治，或清热解毒或补托生肌。初期：以消法为主，通过内服仙方活命饮合五味消毒饮加减，外用祛毒汤洗剂熏洗坐浴，二者配合治疗，早期患者症状多能很快消退。酿脓期：以托法为主。此时，热毒结聚，血肉已化腐成脓，治宜透脓散加减使以托毒透脓或切开法使脓腐排出，配合祛腐生肌药治愈。溃脓期：此时余毒未清，热邪未散，治宜清热解毒，祛湿活血，消肿止痛，托里透脓散主之。若毒邪排去，正气已虚，治宜扶正祛邪，以补法为主，以补中汤、八珍汤补益气血，滋养生肌。外治法：包括中药熏洗，中药外敷，针灸，中药灌肠，挂线法，针刺法等。中药熏洗是中医学治疗肛门疾病非常有效的外治方法之一，在清热燥湿、祛腐生肌、消肿止痛方面具有独特而显著的疗效。常用的中药熏洗药方有祛毒汤、苦参汤等。中药外敷：将中药制成水剂或膏剂，敷于肛周红肿皮肤表面或破溃后的创面内，达到清热解毒，消痈散结，收敛生肌的作用。可根据临床辨证分期选择对症治疗的中药，如肛痈初起，以清热解毒，活血祛瘀药为主，如金黄散；成痈期以提腐排脓的水调散、九一丹为主，溃脓期则先以祛腐排脓为主，待腐肉祛尽，再收敛生肌，如生肌红粉膏等。中药灌肠治疗：中药灌肠也是治疗肛直肠疾病的中医传统方法之一，通过大肠对中药的直接吸收起到全身治疗的作用，特别是对邻近盆腔的组织作用更为明显。挂线法：挂线的治疗机制有4个方面：慢性勒割作用；引流作用；异物刺激作用；标志作用。通过挂线的慢性勒割作用，对括约肌边切割的同时保证残端修复粘连，最大限度地减轻了括约肌损伤对肛门功能的影响，同时刺激周围纤维坏死组织，产生炎症反应，促进其脱落。另外，挂线深入病灶内部，既可以吸附肛门直肠周围脓肿术后大量的分泌物，又对术后换药具有良好的指引标记作用。

（四）李柏年经验

李柏年认为脓肿形成时就应当重视正确治疗，预防高位肛瘘的形成。在西医治疗中，肛旁脓肿形成时，即使使用抗生素也不能防治脓肿的形成，因此西医外科要求当肛旁脓肿初形成时就需要进行切开引流手术。单纯的切开引流术后，形成肛瘘需行二次手术，有报道其发生率高达70%。因此早期的治疗、合理的引流是预防高位复杂性肛瘘的关键。李柏年认为："疮疡肿毒者，以消为贵，以托为危。"初起时可消可敛，当予"清热消肿、透脓托里"之法，内服配合外治之法，可促进脓肿吸收和局限，降低脓肿手术率及手术的损伤。在临床应用中李柏年多用参、苓、术、草四君子汤化裁。肛痈多有外邪入里化热，阻塞气血，或者饮食损伤脾胃，湿热下注，进而热盛肉腐而发，李柏年认为四君子汤健脾益气，补益中焦，以行水湿，而使脾胃健，气血行，湿热无以存，同时单靠内治法治疗，愈后易复发，因此临床上多用于体虚患者，以改善症状。对于已成脓者，李柏年认为合理的切口与充分的引流，对于脓肿切口的选择以自然状态下能够充分引流为前提，遵循肛周解剖学特点，不人为切断括约肌，避免通过肌肉的引流通道，能防止脓肿的进一步加深，预防高位肛瘘的形成。对于切口的选择，李柏年认为主切口应位于主管道处，或以内口相应位置，1～3个辅助切口为宜。深部切口则宜呈半球形，不宜呈三角形，外大内小，呈喇叭状，以利引流，且易于术后换药。李柏年为改善挂线治疗后肛门功能损伤和术后锁眼样畸形的发生，提出了单向控制性挂线理论。在传统挂线的基础上，通过置入韧质皮垫，改变皮筋紧线后被切割组织的受力方向，从而对挂线肌肉承受由上而下、由深及浅的定向作用力，达到"重锤悬坠"的效果。

（五）徐廷翰经验

徐廷翰认为肛周脓肿常因自然溃破或单纯排脓而形成肛瘘。若不根治或处理不当，即进入脓肿→肛瘘→脓肿→肛瘘的恶性循环而经久不愈。因其发病机制一致，且是先生脓肿，再成肛瘘，被认为同一疾病的不同阶段。脓肿为感染的急性期，肛瘘为感染的慢性期或静止期。徐廷翰认为，对其正确的诊断与治疗，需做到如下几个方面：①熟悉和了解肛周脓肿发生的病因病机，有的放矢，力求对因正确治疗：对有确切或可疑内口的肛周脓肿一定要采用根治术治疗，正确彻底地处理好内口和保证脓肿引流通畅，以杜绝感染源和防止假愈合，使脓肿一次治愈而不致形成肛瘘。未见确切或可疑内口的肛周脓肿，多为非瘘管性脓肿，常因血源性感染胚胎组织异位感染或皮脂腺囊肿等其他因素所致感染发生的脓肿，对此可先行引流或加以局部脓肿切除术，不要盲目行根治术，更不能盲目制造内口而行根治术，造成不必要的损伤和后遗症，待脓肿不愈形成肛瘘后再行手术根治。免疫功能低下或体质虚弱的患者，应采用中西医治疗增强免疫功能，提高患者的抗病能力，以亡羊补牢，这就是中医所说"正气存内，邪不可干，邪之所凑，其气必虚"的道理。②熟悉和了解肛周脓肿的症状、体征与特点，防止误诊和作好及时正确的治疗：肛周脓肿的诊断一旦确立，立即采用相应的方法进行尽早及时的根治，若因特殊原因不能做根治术时也应及时单纯切开排脓引流，防止病情恶化。③准确彻底地处理内口和保证引流通畅是治愈肛周脓肿的关键：肛周脓肿能否治愈不再复发和不成为肛瘘，关键是在内口的处理是否彻底，引流是否通畅，如果内口处理好，杜绝了感染源头的感染物质继续侵入，同时使引流通畅，伤口由基底逐渐修复愈合而无假愈合，则必然治愈，否则即会复发或成为肛瘘，现将寻找和处理内口的几种方法介绍于下：①染色法：于肛周脓肿高突顶端或波动明显处作一小切口进入脓腔，放出脓液后肛内放入盐水纱条，用吸有染色液带有秃头针头的空针，将秃头针头由切口伸入脓腔内注入染色液以了解内口之位置。②探针法：如上法作小切口放出脓液，用一手食指伸入肛内扪及可疑内口处固定，将另一手持探针由小切口伸入，经脓腔由食指固定之可疑内口处轻松探出，这是常规探针法；另外笔者运用有钩探针由内向外探出，常可消除潜在的隐蔽性内口，而做到更稳妥。③肛镜检查法：术中先用手指检查病变区域和可疑内口，再用圆筒肛镜或直肠镜放入肛管直肠，看准可疑内口处，再轻轻挤压脓肿观察有无脓液从内口溢出，也可用染色法，于脓腔注入染色剂，观察有无染色剂从内口或其他可疑处溢出或染色。同时观察其他可疑内口处肛隐窝是否变深或上皮向内生长形成管道以确定内口。④触摸牵拉法：用手指仔细触摸确定脓肿的范围和向肛内走行的情况，并大体确立内口可疑位置，此时用两把鼠齿钳，钳夹可疑内口两侧将其向外牵提，显露可疑内口区域，观察有无变深的肛隐窝，有无炎性反应，有无脓液溢出，有无上皮向内生长形成管道；对于反复发作的脓肿还可牵拉脓腔中的瘘管，看有无被牵动凹下，或手指感觉有无被牵动的感觉，以此确立内口的位置。⑤举一反三法：无论是肛周脓肿或肛瘘，当主要内口确立后，一定要在这一内口附近仔细寻找有无其他可疑内口，仔细观察邻近肛隐窝有无炎性反应，有无脓液溢出，有无变深，有无上皮向内生长，有无硬节，有无染色等情况，再用探针由外向内或由内向外探查以确定分支内口。脓肿的内口准确无误和无遗漏地确定处理后，使脓肿之引流口保持引流通畅则是脓肿治愈的又一个重点。徐廷翰常用的方法是：①肛周脓肿引流口大小合适，切口最低点与脓腔外缘平齐，使脓肿充分引流。②引流条大小合适，放置不要过深也不要过浅，达到脓腔中部即可，给脓腔自行塌闭的空间，同时使其基底向上愈合，防止桥形愈合。③当脓腔伤口愈合接近尾声时再用有钩探针由内向外钩挂以防止假愈合。④既要根治脓肿，又要尽量减少损伤和保护好肛门的功能；认真确定肛周脓肿的类型和所在位置，恰当选择和制定正确的治疗方案；中西结合，提倡微创，避免和减少不必要的损伤；对婴幼儿患者，在处理时更应提倡微创，不可损伤过多。

（六）陆金根经验

陆金根认为，肛痈病首辨阴阳。阳证多发病急骤，3～5日即可成脓，成脓时，浅部肛痈皮色光亮，疼痛剧烈，应指明显，深部肛痈病或肤色微红，或皮肤光亮，或见坠胀疼痛，伴全身高热等不适，阳证触诊病灶区域肤温均升高。阴证多发病缓慢，初期可见肛周硬结，肤色正常或淡白，触诊无明显压痛，即使成脓，疼痛亦不明显。阳证因多为饮食不洁或不节，如过食辛辣厚味，引起湿热内生，热毒内蕴结聚而致，或因肌肤损伤，如感染毒邪，瘀血凝滞，经络阻塞，血败肉腐而致。阴证多因肺、脾、肾三阴亏损，湿热乘虚下注肛周而致。临床过程中发现，肛痈病以阳证多见。陆金根认为，肛痈病治疗是一个动态过程，应分段进行，步步推进，证异治异，辨证或辨病有机结合。肛痈病早期，治则以清热解毒利湿为主，活血化瘀为辅，阳证清热解毒利湿药剂量应大，阴证清热解毒利湿药剂量当小，以免伤正，酌情加用调理脾胃，补益肝肾药物，以扶正祛邪。成脓期不必拘泥于药物治疗，根据病情特点，主张及时肛周脓肿切开引流术治疗，以引邪外出，切不可盲目保守治疗，导致病情加重，甚至发生“走黄”或“内陷”重症。肛痈病术后的辨证论治，治则治法同肛痈病早期，应重视辨证和辨病相结合。陆金根认为：脾胃为后天之本，所化经血滋养五脏六腑。尤其是肛痈病手术创伤，正气本已耗损，气血亏虚，气不行血，而致络脉血瘀，不通则痛。故应辅以活血化瘀疏通络脉。再之，气血亏虚，应加用益气和营药物，以健脾和胃，脾健则气血旺盛，“气为血之帅，血为气之母”，调补气血，气助血行，解决脉络瘀阻问题，络脉通畅，疼痛减轻，同时又可加速伤口残余脓液吸收，方中稍佐药物补益肝肾，以扶持根本，祛邪外出。值得注意的是肛痈病术后后期，伤口快速恢复，清热解毒利湿力度宜小，益气和营力度宜大。将肛痈病分为：僵块期、成脓期、溃后期。根据不同时期进行辨证论治或辨病论治。僵块期：局部形成僵块，稍有麻木或肿胀感，舌红，苔薄白或薄黄，脉濡或数。成脓期：局部形成肿块，灼热疼痛明显，舌红，苔黄腻或白腻，脉滑数或弦滑。溃后期：多为肛痈病脓肿自行溃破或手术切开引流，局部流脓或分泌物，溃口周围组织僵硬，舌红，苔白或黄，脉滑。治疗原则：清热解毒利湿、活血化瘀通络。肛痈病虽分为不同时期，但应辨证论治，首应清热解毒利湿，辅以活血化瘀疏通络脉。次应辨病论治，加减应用益气和营药物，健脾和胃药物，佐以补益肝肾药物，以扶正祛邪。故应用蒲公英、紫花地丁、金银花肛痈病虽分为不同时期，但应辨证论治，首应清热解毒利湿，辅以活血化瘀疏通络脉。次应辨病论治，加减应用益气和营药物，健脾和胃药物，佐以补益肝肾药物，以扶正祛邪。故应用蒲公英、紫花地丁、金银花、连翘、生黄芪、皂角刺、茯苓、赤芍、牡丹皮、当归，效果满意。辅以苍术、黄柏、党参、薏苡仁、牛膝、枸杞子益气和营、健脾和胃、补益肝肾。

（七）柏连松经验

发病初期表现为局部的红、肿、热、痛，深部脓肿初期，仅表现为肛门胀痛，可伴有寒战、发热等为主症，发病初期要先清热解毒。成脓期表现为局部疼痛剧烈，肿块中央可扪及波动，对于深部脓肿而言，肛门坠胀、疼痛剧烈，肛门外观无明显变换，指检肛管直肠环上能及饱满或隆起，压痛或及波动感。成脓期的治疗还是以清热解毒为主，外加化解脓肿。溃烂期表现为肿块破溃，局部流脓血，疼痛、红肿症状改善。日久溃口凹陷。这个时期需要益气养阴，消炎清毒。外治是不服药，主要以涂药消炎消肿，让疮口表现恢复如初，一般初期用金黄膏或黄柏膏外敷。如果脓肿的位置靠近里面，那需要灌肠，一般 30 g 金黄散与少许藕粉（无糖）搅匀，灌入直肠。成脓期，一般采取人工引流的方法，排出脓水，促进肛肠黏膜痊愈，手上方法要根据脓肿位置深浅和疾病的急缓来选择。溃烂期：必须手术引流，引流脓尽后改用生肌药物涂抹，让溃烂处愈合。

五、名方推荐

（一）复方芩柏颗粒剂

黄芩、黄柏各 15 g，当归尾、防风、秦艽各 10 g、桃仁、延胡索、槟榔各 6 g。功效：清热燥湿、行气活血止痛。主治：各种肛肠疾病坐浴用。用法：水煎，每日 1 剂，分 2 次早晚服用（饭后 1 h）。或煎水熏洗坐浴，每日 1 剂，分 2 次早晚用。

（二）柏氏透脓方

薏苡仁 30 g，黄芪、当归各 12 g，黄柏、虎杖、赤芍、牡丹皮各 10 g，桃仁 9 g，炙甲片 3 g，皂角刺 4.5 g。功效：益气活血、托毒排脓。主治：肛周脓肿之湿热瘀毒证。用法：每日 1 剂，早晚分 2 次服用。

（三）柏氏经验方 1

黄柏、牡丹皮、赤芍药、金银花各 9 g，蒲公英、半枝莲、虎杖、水牛角片（先煎）、生地黄各 30 g。功效：清热解毒。主治：肛周脓肿之初期。用法：每日 1 剂，水煎，分 2 次服。

（四）柏氏经验方 2

生黄芪、虎杖各 30 g，桃仁、米仁各 12 g，炙甲片、皂角刺、当归尾、黄柏、赤芍药、牡丹皮各 9 g。功效：清热解毒，化解脓肿。主治：肛周脓肿之成脓期。用法：每日 1 剂，水煎，分 2 次服。

（五）柏氏经验方 3

炙黄芪、白芍药、香谷芽、虎杖各 30 g，太子参、北沙参、天花粉、麦冬各 15 g，炒白术 12 g，炙鸡金、黄柏、牡丹皮各 9 g。功效：益气养阴，消炎清毒。主治：肛周脓肿之溃烂期。用法：每日 1 剂，水煎，分 2 次服。

（六）陆金根经验方

蒲公英、紫花地丁、赤芍各 30 g，金银花、连翘、生黄芪、茯苓、牡丹皮、党参、薏苡仁、牛膝、枸杞子各 15 g，皂角刺、当归各 12 g，苍术、黄柏、生甘草各 9 g。功效：清热解毒利湿、活血化瘀通络。主治：各型肛痈。用法：每日 1 剂，早晚 2 次顿服。

（七）符中柱经验方 1

黄芪、天花粉、当归、白芷各 12 g，金银花 20 g，穿山甲、白芍、皂角刺、乳香、没药、陈皮各 9 g，大黄、生甘草各 6 g。功效：益气活血、散结透脓。主治：肛周脓肿实证初期。用法：每日 1 剂，水煎，分 2 次服。加减：成脓期加桔梗 12 g，开宣肺气排脓；溃后期加白及 12 g、川芎 9 g，活血生肌。

（八）符中柱经验方 2

黄芪 30 g，薏苡仁 20 g，党参、太子参、沙参、白芍、白术、茯苓各 12 g，肉桂、川芎、当归各 9 g，甘草 6 g。功效：益气活血、温阳散结。主治：肛周脓肿虚证。用法：每日 1 剂，水煎，分 2 次服。加减：成脓期加皂角刺 12 g，以助透脓；溃后期加五味子 20 g，敛肺滋肾、收涩生肌。

（九）痔炎灵浓缩液

黄芩、地榆各 15 g，金银花、麻子仁各 12 g，紫花地丁 20 g，侧柏叶、黄柏各 9 g，大黄、甘草各 6 g。功效：清热燥湿，活血化瘀，消痈散结。主治：痔病及肛周感染疾病。用法：20 mL 口服，每日 3 次。

（十）自拟肛痈方

水牛角（先煎）60 g，黄芪、生地黄各 30 g，皂角刺 18 g，山楂炭、六神曲各 15 g，生栀子 12 g，当归 10 g，黄芩、黄柏、牡丹皮、赤芍、萆薢各 9 g，穿山甲 3 g。功效：清热解毒、凉血消痈、化瘀散结。初期可消弭肿块，成脓期可软坚透脓，溃后期可补托排脓。主治：各期肛周脓肿。用法：每日 1 剂，水煎，分 2 次服。

（十一）仙方活命饮加减

金银花 15 g，赤芍、天花粉各 10 g，防风、浙贝母、当归尾、炒皂角刺、炙穿山甲各 9 g，白芷、乳香、没药、陈皮、生甘草各 6 g。功效：清热解毒、消肿溃坚、活血止痛。主治：肛痈之湿热下注证。用法：取上药加水 1500 mL，白酒 100 mL，先武火再文火煎沸 30 min；第二次煎加水 1000 mL，白酒 50 mL，再煎沸 20 min。2 次共取汁 300 mL，分 2 次温服，每日 1 剂。加减：加连翘、蒲公英；里急后重加黄芪、升麻；失眠多梦加酸枣仁、合欢皮。

（十二）消痈止痛饮

蒲公英 30 g，乳香、皂角刺、连翘、黄芩、金银花、没药、萆薢各 10 g，生地黄 20 g，生黄芪、赤芍各 15 g，生甘草 6 g。功效：清热解毒、消痈散结。主治：肛周脓肿之火毒蕴结证。用法：各种中药材均浸泡 1 h，头煎煮开 20 min 后取汁 200 mL，二煎取汁 100 mL，2 次取汁相混合，分别在早、晚分 2 次内服。药渣中加水 1500 mL 煮开 5 min，先进行熏蒸，后进行坐浴，每次为 30 min，一日 2 次，一个疗程为 1 周，连用 1 个疗程。加用黄柏和黄连治疗红肿热痛甚者；加用延胡索治疗疼痛甚者；加用苦参治疗苔黄腻者；加用大黄治疗大便实者。

第十九节　肛　　瘘

肛瘘指肛管直肠因肛门周围间隙感染、损伤、异物等病理因素形成的与肛门周围皮肤相通的一种异常通道，也叫肛管直肠瘘，多数肛周脓肿患者在切开或穿破引流后形成肛瘘，其组成一般为外口、瘘管和内口，复杂的肛瘘可见支管。其临床表现特点为肛门硬结、局部反复破溃流脓、疼痛、潮湿、瘙痒。肛瘘是一种常见的肛门直肠疾病，且复发率较高，可发生于不同性别、年龄，男性多于女性，以 20～40 岁青壮年为主，婴幼儿发病者亦不少见。

一、诊断标准

（一）临床表现

为肛周流脓、肿痛，且症状反复发作；肛口流脓；肛周可触及条索状硬结；病灶有内口、管道、外口征。

（二）辅助检查

1. 探针检查：初步探查瘘管的情况。
2. 肛门直肠镜检查：过氧化氢或亚甲蓝（浓度）配合使用，可初步确定内口位置。
3. 瘘管造影：可采用泛影葡胺等造影剂，尤其对于复杂性肛瘘的诊断有参考价值。
4. 直肠腔内超声：观察肛瘘瘘管的走向、内口，以及判断瘘管与括约肌的关系。
5. CT 或磁共振成像：用于复杂性肛瘘的诊断，能较好地显示瘘管与括约肌的关系。

（三）分类

1. 低位单纯性肛瘘：仅有1条管道，且在肛管直肠环以下。

2. 低位复杂性肛瘘：具有2条以上管道，位于肛管直肠环以下，具有2个以上外口或内口。

3. 高位单纯性肛瘘：只有1条管道，穿越肛管直肠环或位于其上。

4. 高位复杂性肛瘘：管道有2条以上，位于肛管直肠环以上，且有2个以上外口或内口。此外，瘘管主管在肛提肌以下，呈环形或半环形的称为低位马蹄形肛瘘；瘘管主管在肛提肌以上，呈环形或半环形的称为高位马蹄形肛瘘。马蹄形肛瘘内口多在截石位6点（称后马蹄形）或12点（称前马蹄形）。

二、西医治疗

肛瘘的治疗目标是尽可能减少括约肌损伤，消除肛瘘内口和上皮化瘘管。肛瘘治疗方案一定要根据病因、解剖、症状程度、是否有合并症以及外科医师的经验来确定。应该权衡括约肌切断范围、治愈率和肛门功能损伤之间的利弊。

1. 肛门功能正常的单纯性肛瘘的治疗可以应用肛瘘切开术。简单肛瘘患者，肛瘘切开术的治愈率可达90%以上。治疗失败因素包括：复杂性肛瘘、瘘管内口不明确、克罗恩病。简单型（低位）肛瘘，术后肛门失禁的风险很小。术后肛门括约肌功能障碍的危险因素包括：术前失禁、复发瘘、女性、复杂瘘、既往肛瘘或肛门直肠手术。袋形缝合术可以减少术后出血和缩短伤口愈合时间。肛瘘切除术与肛瘘切开术愈合率相似，但前者的伤口愈合时间较长、创伤较大，肛门失禁发生率较高。

2. 直肠推进瓣修补术可用于治疗肛瘘。直肠推进瓣修补术是一种保护括约肌的技术，经过发展，该技术日趋成熟。具体操作包括：搔刮瘘管，游离一段正常的近端黏膜瓣（包括肛管直肠黏膜、黏膜下层和肌层）来覆盖缝合的瘘管内口。研究显示，该术式治疗肛瘘的治愈率在66%～87%之间。复发的患者行此手术仍可能治愈。术后轻中度肛门失禁发生率约35%。

3. 简单或复杂型肛瘘可以应用括约肌间瘘管结扎术（LIFT）。LIFT主要操作是在肛管括约肌间结扎和切断瘘管。LIFT术前先挂线引流，以促进瘘管的纤维化。传统的LIFT手术肛瘘治愈率在61%～94%之间，并发症较少，愈合时间4～8周。该术式具有保留括约肌、操作相对简单、费用较低等优点，适合逐步推广，具有良好的应用前景。

4. 复杂性肛瘘可以谨慎应用切割挂线术。挂线治疗复杂性肛瘘通常采用分期操作：一期挂线控制感染，二期处理瘘管。两期治疗方式不同，挂线治疗的治愈率为62%～100%不等。也可以切割挂线，逐渐收紧切开括约肌。挂线疗法愈合率较高，但对肛门括约肌功能的影响各研究差异较大，术后失禁发生率为0%～67%，可能与肛瘘的类型和失禁的标准有关。挂线术操作相对简单，出血少，费用低，在国内使用率较高。但是这种治疗可能导致肛门括约肌功能障碍，因此应当结合自身经验、患者病情，谨慎开展此术式。

5. 肛瘘栓、纤维蛋白胶治疗肛瘘疗效相对较差。肛瘘栓是利用人工合成的胶原基质或其他生物材料封闭瘘管内口、提供组织向内生长的支架。近几年研究发现，对复杂型肛瘘疗效并不乐观，其治愈率不到50%。纤维蛋白胶治疗肛瘘的成功率在不同研究中差异较大，治愈率从14%～63%不等。尽管肛瘘栓、纤维蛋白胶疗效不甚确切，但由于其有保护括约肌功能，术后并发症少，并且有治愈的可能性，仍然是治疗肛瘘的选择。

三、中医临床思维

（一）中医病名及病因病机特征

本病在中医学中，被称为“肛漏”，中医学认为本病多为肛痈溃后久不收口，湿热余毒未尽；或痨虫内侵，肺、脾、肾三脏亏损；或因肛裂损伤日久染毒而成。如《奇效良方》指出肛瘘由肛痈破溃后，余毒未尽，蕴结不散所致，云：“至于失治而成漏者，成漏而穿臀者，及有穿肠成孔，粪从孔中出者，则是肛瘘。”《千金翼方》则具体指出瘘是痈疽的后遗疾患，云：“痈之后脓汁不止，得冷即是鼠瘘”。病因包括外感风、热、燥、火、湿邪，饮食醇酒厚味、劳伤忧思、便秘、房劳过度等，导致机体阴阳失调，经络壅塞，气血不畅，正气内伤，毒邪乘虚而入；或机体脾胃功能受损，内生湿热，湿热下注，郁久不化，热腐成脓，穿肠穿臀，日久成漏。如《外科正宗》："夫脏毒者，醇酒厚味，勤劳辛苦，蕴毒流注肛门结成肿块。"《河间六书》云："盖以风热不散，谷气流溢，传于下部，故令肛门肿满，结如梅李核，甚至乃变而为瘘也。"《奇效良方》还指出："漏可穿臀、穿肠、穿阴、粪从孔中出，形成复杂瘘。"

（二）辨病辨证及治疗特征

中医规范将肛瘘分为湿热下注、正虚邪恋、阴液亏虚 3 个证型。①湿热下注型：脉滑或弦，苔黄，舌红，肛内可触及条索状物。肛旁流脓、破溃反复发作，脓液稠厚，伴局部灼热，肛门胀痛。②正虚邪恋型：脉濡，苔薄，舌淡，肛内可触及条索状物。肛旁的溃口时愈时溃，流脓反复，脓液稀薄，伴肛门不适等。③阴液亏虚型：脉细数，少苔，舌红，肛内可触及条索状物，肛旁可见破溃，颜色淡红，可伴有五心烦热，潮热盗汗。

本病的中医治疗原则是：初期宜用消法，以祛邪为主，《外科启玄》云："消者灭也，灭其形症也"，清热解毒是最常用的，如五味消毒饮、黄连解毒汤等。中期宜用托法，扶正祛邪并重，托里透脓，如托里消毒散、透脓散。后期脓出之后宜用补法，以扶正为主，恢复人体正气，助养新肉生长。可分为益气、养血、滋阴、助阳等法。如四君子汤、四物汤、六味地黄丸、肾气丸等。中医辨证施治中，肛瘘证属湿热下注者可选用萆薢渗湿汤加减以清热利湿；肛瘘证属正虚邪恋者可采用托里消毒饮加减以扶正祛邪。证属阴液亏虚者，可选用青蒿鳖甲汤加减以养阴托毒。中药熏洗采用痔炎冲洗灵以清热解毒，消肿止痛。术后局部换药：根据创面的不同生长阶段选用不同的药物换药，初期腐肉未脱时用拔毒膏祛腐；中期腐肉脱尽后改用九华膏以生肌长肉；后期肉芽长平后用生肌玉红膏以长皮收口，加快愈合。同时配合健脾益气、活血化瘀的中药口服扶正祛腐生新，加速术后恢复。

肛瘘具有不能自愈的特点，治疗上主要依靠外科手术，手术治疗必须遵循以下原则：①正确寻找和处理内口；②彻底清除感染病灶；③创面引流通畅，防止假性愈合；④保护肛门功能。如挂线术、肛瘘切开术、肛瘘切除缝合术等。但术后创面具有开放性、易感染、局部渗血渗液多、恢复时间长等特点，且患者易出现创面疼痛、瘙痒、尿潴留及肛门失禁等不良反应。且由于患者的病灶位置、数量、大小范围有异，病程长短不一，发病年龄不同，或者患者伴有其他的疾病，如合并糖尿病、系统性红斑狼疮、肠结核、HIV、溃疡性结肠炎或克罗恩病等影响术后伤口愈合，术后伤口愈合速度、创面情况各异，其治疗的难度也不同，所以，疗效上因人而异。中医外治法在促进肛瘘术后创面愈合方面具有独特优势，利用中药熏洗坐浴、中药外敷及冲洗促进伤口愈合，如患者术后体虚，可辨证施治予中药汤剂口服调理，以保证中医治疗的疗效，促进肛瘘术后伤口愈合。

临床中往往出现不适于或无法手术治疗的情况，如多次手术致肛门组织缺损、肛门狭窄、括约肌功能障碍等，不适再次手术。感染灶范围较大、部位较深，肛门周围组织受损严重，如已造成骶尾骨破坏、臀部肌肉萎缩等不可逆损伤，手术治疗无法治愈的情况。特殊原因所致肛瘆及合并其他疾病，如肿瘤、结核、克罗恩病等，或合并白血病、免疫缺陷等疾病，导致术后创口难以愈合、难以止血，甚至继发感染，不适手术。因患者本身原因拒绝手术治疗的，此非手术疗法成为新选择，可改善症状，提高患者生活水平。其包括内治法及外治法。具有中医特色的综合治疗是我们中医肛肠科的一大优势。

（三）药物选择

数据挖掘表明，在治疗肛瘘的方剂中，高频药物有白矾、麝香、枳壳、乳香、五倍子、黄连、没药、轻粉、密陀僧、朱砂、雄黄、砒霜、牛黄、龙骨等。以外用为主，内服入丸散的药物使用频次较多的是白矾、轻粉、雄黄、密陀僧、砒霜等；内服入丸散，可外用的药物使用频次较多的是麝香、血竭、冰片、朱砂等；内服为主，外用适量的药物使用频次较多的是乳香、五倍子、黄连、没药、龙骨、苦参、朴硝等；只可外用，不宜内服的药物使用频次较多的是水银、炉甘石。

四、名医经验

（一）贺执茂经验

贺执茂认为，目前治疗肛瘘唯一有效的方法就是手术，而肛瘘的正确分类与选择手术方式关系极大，在分类基本明确之后，才能正确选择不同术式。不管采用哪种手术方法，都必须掌握以下几个关键问题：①找准内口并正确处理，是手术成功的关键。②妥善处理肛管直肠环和括约肌：外括约肌深部以上瘘管或穿过肛管直肠环的瘘管，不能直接切开，应采用挂线，使其缓慢切开，以防止肛门失禁。③妥善处理肛尾韧带：肛尾韧带可以纵形切开，不能横形切断。若确实需要切断，要将两断端重新缝合固定，以免造成肛门向前移位和塌陷。④手术创面一定要“内小外大”，以利引流。⑤手术过程中，对肛管壁组织的处理，不主张完全切除，应作部分保留。尤其是面积较大的管壁组织，如切除过多，会使创口增大和加深，轻则延长收口时间，重则影响肛门括约肌的功能。术后换药，功劳占半。必须辨别阴阳、新旧、有无腐肉、胬肉、毒等，分别采用祛腐生新、清热利湿、生肌收口的方法，亦即“辨疮换药”。放置的引流纱条既要引流畅通，又要紧贴于创面底部和切开的内口部位，使创面肉芽由内向外生长；对分段开窗旷置术的未切开的窦道，每日认真冲洗后加压固定，促使瘘管粘连、闭合。红升丹为《医宗金鉴》名方，亦为中医外科常用方剂，贺执茂在临床中独辟蹊径，对于高位肛瘘，常用红升丹引流条置于窦道中，一方面促进腐化组织脱落，以祛腐生肌；另一方面平整胬肉，使新生的肉芽组织均匀平缓地增长。这样就保持了伤口的引流畅通，避免桥形愈合的形成，促使肉芽新鲜红活，有利于创口愈合。

（二）陈民藩经验

陈民藩认为肛肠病和其他外科病一样，必先受于内，而后发于外。肛肠病的病因多端，外因以风、湿、燥、热、火毒为主；内因以饮食失节、劳倦失度、七情内伤、气血虚弱为主。对于肛肠病的治疗，陈民藩重视内外并治，其中外用敷药最为常用。由于药物直接作用于患处，起效快、使用方便，易为患者接受。在外治法方面，他强调整体观念、内治外治并重、辨证辨病结合，运用“酸涩收敛”理论研制了紫白膏、消炎生肌膏、消痔洗剂等一系列外用剂型，疗效显著。对于具有中医特色的挂线疗法，陈民藩深得其疗法精髓是慢性切割，使瘘管切断与组织修复同步，能保护肛管直肠环的功能。在临床应用中，他认为挂线方法还有引流作用、止血作用、标志物作用等。在治疗高位复杂性肛瘘时，则更体现选择术式的灵活性。过去通常采用挂线疗法治疗肛瘘，挂线对于跨越肛管直肠环的瘘管处理，一般不会导致肛门失禁，但挂线疗法存在着疗程长、痛苦大、术后容易造成肛门变形等缺点，为了在治疗高位肛瘘过程中尽量保留肛门括约肌功能，减少肛门部缺损而采用切开挂线，旷置对口引流，半开放改道引流，以及配合浅置术等方法。如高位肛瘘以切开挂线法为基础，其外口至肛缘的瘘管可采用旷置对口引流法，对深肌间瘘配合浅置法，这样应用切开挂线，旷置、半开放缝合浅置等方法治疗高位复杂性肛瘘取得了满意的疗效，缩短了疗程，减轻了患者的痛苦，并基本上避免术后并发症及后遗症的发生。对肛瘘的挂线方法应用也是有常有变，不单应用于一般高位肛瘘，也把挂线疗法加以演化，形成多挂线术式、切挂留皮桥术式、挂线旷置引流术式、低位挂线术式、婴幼儿肛瘘挂线术式等新的手术方式。

（三）李柏年经验

肛瘘中医多认为属实证，病邪为湿热，日久可耗伤气血。然李柏年认为气血在肛瘘的发生、发展与转归中关系重大。其一，肛瘘病位在魄门，大肠所属，足阳明多气多血之官。其二，脓之由来，皆由气血。气血凝滞是酿脓的必要条件，同时气血也是化脓之源。其三，就疾病发展而言，气血盛者，感邪且不为病，肛痈溃后易发易溃易敛，反之易病。因此，在肛瘘的治疗中，李柏年认为应当重视气血，着眼局部，内治与外治相结合，善用黄芪、人参、白术、当归等药物益气养血，以期托毒于上。而对于术后患者，益气养血之剂，有助于切口的生长恢复，新肉复生。

李柏年认为肛瘘的内口作为感染的“源头”，与肛瘘反复发作、缠绵难愈关系密切，肛瘘不愈的原因在于：①粪便残渣可由内口进入造成瘘管感染；②括约肌间沟处的瘘管由于受内外括约肌的挤压，易使坏死组织聚集，引流不畅，造成反复的感染。李柏年认为正确处理内口，做到“澄源”，才能“生新”。据多年临床经验，李柏年将内口类型概括为三类：明确内口、疑似内口及无内口。临床上能否正确地评估及处理内口，是能否有效治疗肛瘘上的关键。高位肛瘘多伴有走向复杂、迂曲的窦道，李柏年认为，瘘管所达之处，如淤泥于塘，非清则无以用，惟通则得以生，祛淤方可生新。对于高位复杂性肛瘘的治疗，彻底清除肛瘘疤痕组织和瘘管组织，能降低术后复发率，加速了组织修复。高位肛瘘在愈合过程中，常会出现两侧皮缘卷曲，创面狭小等，李柏年在手术时根据创腔深度，在外侧皮肤切缘做数个“V”字形切口，独创“星形”创面，避免外口狭窄内卷的发生。李柏年为改善挂线治疗后肛门功能损伤和术后锁眼样畸形的发生，提出了单向控制性挂线理论。在传统挂线的基础上，通过置入韧质皮垫，改变皮筋紧线后被切割组织的受力方向，从而对挂线肌肉承受由上而下、由深及浅的定向作用力，达到“重锤悬坠”的效果。

（四）徐廷翰经验

徐廷翰指出由于瘘管不同程度地经过内括约肌、外括约肌和耻骨直肠肌等组织结构，在括约肌切断术式中均会造成不同程度的损伤，若处理不当，可能导致不同程度的肛门失禁，因此临床应予高度重视。原则上凡是高位肛瘘在瘘管所经过的括约肌与耻骨直肠肌处均应挂线，手术切开是切开瘘管表层的皮肤皮下组织和括约肌与耻骨直肠肌外的组织，如果瘘管所经过的肛管直肠环部或括约肌处已明显纤维化，局部肌肉组织与周围组织已粘连固定，可单纯切开一处，但必须垂直切开，若需切开两处或两处以上者亦应挂线。对于低位肛瘘，单纯位于前侧的肛瘘，括约肌处应予挂线，因为前侧肌肉附于会阴中心腱，又无耻骨直肠肌的包绕支持，因此要尽量减少括约肌的损伤。其他部位可酌情一次切开。对低位复杂性肛瘘，若要多处切开括约肌，也以挂线为宜，利于保护肛门括约功能。肛尾韧带对保持直肠与肛管间的正常角度十分重要，对闭合肛管及蠕动性排便均有作用，因此手术中要尽量避开横形切断，若必须横切也应在切断后再予修复，以防肛门肛管移位及造成肛门括约功能受损，一般采用放射状多切口的手术方法可以减少或避免损伤。为了在根治肛瘘的基础上更好地保护肛门功能，徐廷翰首创黏膜肌瓣下移封闭压垫多切口引流术，在内口与肛缘之间顺肛管作一放射状小切口，将内口及病变组织切除，然后把切口上缘黏膜和内括约肌一并拉下到肛缘与肛缘皮瓣横行缝合，于原内口处缝一小纱垫固定加压关闭内口，再将外口作放射状切口切除扩大以利引流。向下牵拉以覆盖内口下瘘管的黏膜肌瓣少于 1 cm。该术式一般适宜于内口 1～2 个，位于齿线或距齿线 2 cm 以内的高位肛瘘和低位复杂性肛瘘，对于 2 cm 以上内口或支管者宜采用多切口切开挂线引流术，发挥中医挂线疗法的优势，减小创伤，减轻患者痛苦。挂线疗法的机制是依靠挂线逐渐收缩的机械作用，使挂线内的组织因缺血而逐渐坏死，瘘管慢慢被剖开。这种方法最大的优点是：被挂线以内的组织在逐渐切开的过程中基底创面也逐渐开始愈合，括约肌虽然被切断，但断端已被瘢痕组织固定，不致因直接切断而回缩致使其分离缺口太大，而且愈合后瘢痕较小，不会引起严重肛门失禁。因此，这种疗法适用于肛管直肠环未纤维化的高位肛瘘和脓肿的治疗。有肛周严重皮肤病性病、肛管直肠癌、播散型肺结核以及身体极度虚弱的患者不宜采用。

徐廷翰认为，手术并非治疗的全部，术后换药、紧线等处理也可影响到手术成功率，少数位置特别是情况特别复杂的高位复杂性肛瘘，手术只占成功因素的约 30%，术后换药等处理可占成功因素的约 70%。因此掌握术后换药、紧线等技巧并能及时有针对性地处理伤口是必要的。中医换药不同于西医，由于采用中药膏、丹、散剂等，伤口往往有较多浓稠分泌物，换药时不必完全清除。每日换药务必注意观察伤口生长情况，应令创口内肌肉组织逐渐向外填充，最后皮肤愈合，皮下不留腔隙。采用挂线疗法治疗多内口高位肛瘘时主管挂线宜紧，各支管挂线宜松，术后再分次紧线使之逐一脱落，避免因紧线导致肛管直肠环同时多处受损而增加对肛门括约功能的损伤。徐廷翰还主张在肛瘘术后辨证施治予以中药汤剂内服，可有效缓解不适症状，促进伤口愈合，缩短疗程。对于病程长久、病变范围较广、瘘管坚硬者均可在辨证的基础上加入制乳香、制没药、穿山甲以活血散瘀、软坚散结、消肿止痛，可有效缓解疼痛、促进病变组织软化及新肉生长。肛瘘患者无论手术与否都可熏洗中药以达清热解毒、行气活血、消肿止痛、疏风止痒、软坚散结之功。熏洗法处方以苦参汤加味（苦参、蛇床子、黄柏、野菊花、大黄、鸡血藤等)，局部肿痛明显加千里光、蒲公英、紫花地丁、芒硝、当归、红花；瘙痒者加百部、白鲜皮、地肤子、赤石脂、花椒；局部潮湿者可加苍术、土茯苓、芒硝、白矾；肉芽苍白不鲜活者可加黄芪、当归、鸡血藤。也可使用消炎洗散（由苦参、蛇床子、黄柏、野菊花、大黄、苍术等组成)，每次 1 袋，开水冲泡，适温熏洗患处。

（五）陆金根经验

陆金根认为"漏"病久伤正、气血不足，无力托毒外出，难以生肌敛疮，"久病必虚"。经久不愈，必有脉络损伤瘀滞的存在，"虚"与"瘀"二者可相互影响。由于日久不愈，必然有"虚"和"瘀"的存在，且常常"因瘀致虚，因虚致瘀"互为因果，以致难以愈合。复杂性肛瘘的病机是"正气不足邪毒未尽"，关键环节在于"气血瘀阻经络"。加之病灶多而广泛，病变坏死组织难以自身消融、吸收，在机体免疫力低下的状态下必然反复继发感染，必须手术治疗。基于中医学"腐脱肌生"的理论，20 世纪 80 年代在顾氏外科挂线术、切开术、药捻疗法的基础上，以线代刀，创立"拖线疗法"治疗复杂性肛瘘。拖线疗法具有组织损伤小，无须切开或切挂皮肤、管道及周围组织；愈后形态好，最大限度减少皮肤缺损，形成瘢痕小；后遗症少，有效地保护组织正常形态及生理功能的完整性；治愈率高，最大限度避免假性愈合及遗留支管残腔，减少复发的优势。陆金根认为复杂性肛瘘的治疗中，保护功能是首要，处理内口是关键，充分引流是保障。拖线技术操作关键点在于置线与撤线。根据临床中拖线在复杂性肛瘘瘘管治疗中放置部位的不同，可分为主管拖线与支管拖线。配合药物疗法：拖线术后第 1 日起每日换药 2 次，换药时配合提脓祛腐药物，加快脓腐组织脱落，常用药物有八二丹、九一丹、红油膏等；拖线撤除后即可改用生肌收口药物，如生肌散、白玉膏。垫棉疗法：撤除拖线后一般配合垫棉疗法，根据瘘管范围，用适量棉花及纱布衬垫其表面；用 30 cm 长的宽胶布将棉花及纱布加压固定于皮肤上，将胶布叠加贴合保证固定到位。根据病灶位置，采用沙袋坐压，保证到位，时间以每次 30 min 为宜，每日不少于 4 h，一般坐压 3 d。挂线疗法：对于术前肛门功能正常的患者或多次手术失败且肛门功能良好的高位复杂性肛瘘患者，高位部分的管道可采用挂线疗法，如两处及以上管道需要挂线，则应虚实挂线相结合，分次紧线，待第 1 处挂线脱落，再紧第 2 处挂线。

（六）闻茂康经验

闻茂康认为肛门部位结构特殊，切除或修剪过多，必为较大的疤痕组织所代替，未免损害其正常的开合功能；而且由于经常的污染和局部血运不良，肛旁肌肉生长比较缓慢，修复不易。单纯切开术可因管壁纤维组织存留而有复发之虞；切除术尽管手术彻底、创面洁净，并且即刻就可开始修复愈合过程，但往往在手术时将正常组织当成腐脓败血，以致损伤较多，遗留创面较大，修复时间因而延长，甚至导致肛门变形，修复不全，或漏气、漏水等功能损害。腐蚀药的合理使用，既可去除管壁纤维化组织，又能进行疮面的消毒杀菌，还不致过分损伤正常组织。他运用去腐生肌术治疗低位肛瘘，痊愈时间平均 20 d，与一般手术术式所需愈合时间相类。但其手术时间平均只须 2 min，术中出血量亦只 1～3 mL，患者痛苦少，术后很少需要服用镇痛剂，有着多方面的优越性。

蚀肉药常用砷或汞的化合物组成。药之毒性，莫过于此。虽说是外用而非口服，但过量不但对于疮疡不利，严重者可损害人体，甚至导致死亡。许多人不敢应用。闻茂康则认为：蚀肉药只要掌握其用量、用法和合制方法，运用是安全的，疗效是显著的。他选用古方三品一条枪加以改良，制成"四品散"，其功卓著，但去腐药物毕竟多是大毒之品，因此在运用时断不可过量。历代许多外科大家认为生肌药物不可早用。明代汪机《外科理例》中云："设若脓毒未尽，就用生肌，反增溃烂。壮者、轻者，不过复溃或迟敛而已；怯者、重者，必致内攻或溃烂，不敛者亦多矣。"清代祁坤《外科大成》更简言之："腐不尽，不可以言生肌。"闻茂康则认为：对生肌药物的运用，也应持辨证态度，不可一概而论，腐盛时固不可泛敷生肌药物，但腐将脱时，去腐生肌同用或早用生肌可以加快创口的愈合。因为在治疗过程中，腐肉脱落与新肉生长两者，可以是同时进行的两个过程，前期以脱腐为主，后期以生肌为主，腐尽则唯有生肌。许多疮疡、坏死组织虽仍依附，但疮下已有肉芽生长；中心创面腐肉虽未脱落，但边缘部分已有肉芽匍行。此时倘不分具体情况，单持腐未尽而更用蚀药，往往容易戕伤正气，将正常之血肉蚀为腐脓败血，徒增患者苦痛，徒延愈合时间，此其一。再者，许多生肌膏散中也常常伍有去腐之品，如《外科正宗》生肌玉红膏、太乙膏，《疡医大全》中八宝丹等均加用轻粉，说明去腐与生肌二者可以同用，并非冰炭不可共存，此其二。再从临床实践看，对于一般低位肛瘘，切开后以四品散腐蚀两天左右，早期换上生肌散或八宝丹，确能减少患者痛苦，促进创面愈合，又无复发之虞。在此问题上，闻茂康认为《太平圣惠方·痈疽叙疗诸法》中讲得比较客观，其云："若已成大脓者，兼疮中有恶肉，即须用猪蹄汤洗之，敷蔄茹散，蚀其恶肉。候烂肉欲尽，即贴生肌膏药。"欲尽并非必尽，此意明矣。至于何时为欲尽，只在医师辨证之间，当根据具体情况，视其病之久新，腐之厚薄，疮之大小，正之强弱而辨证用药。倘胶柱鼓瑟，以不变应万变，于病无益。为纠此偏，闻茂康提出：生肌用当，未必腐尽，对临床换药有实际指导意义。

闻茂康在内服药的运用中主张治外不废乎内，外证必本诸内。历来许多医家治疗瘘管，不但注重外治，而且亦重内治。清代陈士铎《洞天奥旨》中收载治漏疮方剂凡九首，其中内服方即占 7 首，外治方只有 2 首。清代余听鸿为纠正人们治瘘重外轻内的偏向，曾提出："治漏者当固气血为先，气旺内充，而能收蓄，使其不漏，可无害矣。"在他的《外证医案汇编》中选载的，全系内服药物治愈肛疾的病例。闻茂康十分赞同古人这种治外不废内的整体观思想。因肛瘘虽小，其产生与治疗、愈合无不与全身脏腑气血息息相关。《素问·五脏别论》中"魄门亦为五脏使"是肛门脏腑相关的理论根据。只有脾肺健旺，气血充沛，瘘方易去，肌可速生。因此在治疗瘘管过程中，"四君""四物""十全""补中益气"之类是闻茂康常用的方剂。即使在病变初期，其清热解毒，活血化瘀，消肿定痛，温阳托毒等方俱可随证选用。实践证明，内外兼治对于加速创面愈合，减轻患者痛苦，保全和恢复肛门功能，尤其对一些体质较差、病情较为复杂的病例，可取得十分理想的疗效。总之，要在辨证基础上内外兼治，才能相得益彰。治外不废乎内充分体现出闻茂康在诊治肛肠疾病中的整体观念和辨证施治的学术思想，足堪后学者师法。

（七）丁义江经验

丁义江在参阅大量国内外文献的基础上，结合自己 30 余载的临床经验，提出了"重内口，轻支道"的指导思想，这在高位复杂性肛瘘的治疗学上意义重大。目前在国内众多肛肠专科医生中存在着这一不良倾向：把肛瘘支道当作肿瘤般扩大、隧道式切除，遇到内口却简单处理，甚至不用探针而用血管钳捅入肛管，形成人为内口，而遗漏真正的原发内口。其结果是复发率居高不下，进入了"重支道，轻内口"的误区。丁义江认为内口既是发病的途径，也是预后的关键因素，因此，在治疗上一定要做到拔根塞源，则毒散窦实，即使遗留部分支道未除，也会机化充实，而无复发之虞。

丁义江提出"功能重于疾病"，如何在清除瘘管，治愈肛瘘的情况下，能保证括约功能的完备？除外众所周知的保留肛直环，微创是重要的措施。其法有二：一是主支道切口引流通畅即可，无需将管壁组织完整切除；二是中药药捻引流。药捻取材桑白皮，药粉取自九一丹，适用于内口所在主管道的引流和支道之间的引流，有化腐生肌、清脓排毒之功。丁义江认为中药药捻引流是中医学在高位复杂性肛瘘治疗中微创理念的具体体现，其不只有引流之力，尚有内口化腐生肌之效，对于局部热毒不显的患者，可用中药药捻通过外口从内口引出，待瘘管腐化肌生（约在治疗后 2 周），将药捻抽出，肛瘘方可治愈，而肛门括约功能得以保全。

丁义江在长期的临床实践中发现，全程实挂后患者的括约功能在肌电图和压力测定下仍显示轻度下降，而实挂后随内口下移至齿线以下，即可抽去挂线，内口可愈，因此，创新地提出"半实挂疗法"。该疗法的原理是先以实线慢性切割至齿线以下，内口避开了齿线高压区，粪污不会压入，内口可闭肛瘘得愈，而肛管括约功能几近保全。相对于实挂，"虚挂"也是一种治疗高位复杂性肛瘘的佳法，其作用不在切割而在于引流，主要用于主管道与支道、支道与支道间引流。复杂性肛瘘管道之间存在的炎症坏死组织属中医"湿热毒邪"范畴，手术完全切除显然损伤太大，虚挂引流则泄毒于无形，温存于有形。半实挂疗法、虚挂疗法都是对中医传统挂线疗法的传承与创新。

肛肠专科医生往往以为高位复杂性肛瘘只是局部病变，与全身无关。然临床常见克罗恩病、溃疡性结肠炎、结核、血液病等并发高位复杂性肛瘘，单纯手术切除无法治愈。在积累大宗病例回顾性分析之后，丁义江认为高位复杂性肛瘘的发生与预后大都与某些全身性因素有关，不能仅“肛病医肛”，而应有全局观念，发挥中医整体辨证的优势，药术并用，进一步提高高位复杂性肛瘘的疗效。通过对临床高位复杂性肛瘘的辨证分型，发现大多数属湿热下注型，少数属气血两虚型。前者单纯手术后局部往往存在硬结聚集不散，肿痛不适，假愈而发；后者单纯手术后往往出现创口胬肉虚浮，色淡乏泽，经久不愈。针对前者，口服黄连、黄柏、苍术、蒲公英、皂角刺、紫草等清热利湿之品，同时局部外敷丁义江的经验方乌蔹莓软膏，以清湿热、散肿结。针对后者，口服八珍汤等益气补血之品，同时创口外敷丁老经验方复方珠黄霜（珍珠粉、牛黄、五倍子），以益肌敛疮。

五、名方推荐

（一）复方芩柏颗粒剂

黄芩、黄柏、当归尾、桃仁、延胡索、槟榔、防风、秦艽各 15 g。功效：清热燥湿、行气活血止痛。主治：各种肛肠疾病坐浴用。用法：水煎，每日 1 剂，分 2 次早晚服用（饭后 1 h）。或煎水熏洗坐浴，每日 1 剂，分 2 次早晚用。

（二）五味治瘘方

金银花、连翘、桔梗、菊花、蒲公英各 5 g。功效：内清湿热，外透虚毒。主治：小儿肛瘘之湿热虚毒内蕴脾胃证。用法：口服，1 日 3 次，1 次 20～30 mL；肛门局部熏洗，1 日 2 次，一次约 500 mL。

（三）术苓香连汤

白术、茯苓、木香各 10 g，党参、炮姜、赤芍、白芍各 9 g，黄连、炙甘草各 6 g。功效：健脾燥湿、清热解毒。主治：肛瘘合并克罗恩病，肛瘘。用法：每日 1 剂，水煎共取汁 200 mL，分早、晚 2 次服。

（四）二妙散加味

苍术、黄柏各 15 g，鬼针草、土茯苓各 10 g。功效：清热燥湿。主治：肛瘘之湿热下注证。用法：每日 1 剂，分 2 次早晚用。加减：春季加防风，夏季加佩兰、荷叶、薏苡仁，秋季加玄参，冬季加荆芥；湿热蕴盛型：加赤小豆、茵陈、车前草、龙胆。燥火型：加玄参、生地黄、火麻仁、麦冬、生大黄。风热型：白鲜皮、蝉蜕、地肤子、芋环干。热毒炽盛型：去苍术，加黄连、黄芩、山栀、生大黄。气血阻滞型：加丹参、牡丹皮、桃红、皂角刺。虚寒型：黄柏、金银花，苍术改炒用，去蒲公英、连翘，加白术、藿香、炒薏苡仁或神曲，罂粟壳。正虚邪恋型：党参、生黄芪、当归。阴液亏损型：加知母、生地黄、鳖甲、太子参、牡丹皮。

（五）苦参汤加味

苦参、蛇床子、黄柏、野菊花、大黄、鸡血藤各 15 g。功效：清热解毒、行气活血。主治：各型肛瘘。用法：煎水适温熏洗坐浴。加减：局部肿痛明显加千里光、蒲公英、紫花地丁、芒硝、当归、红花；瘙痒者加百部、白鲜皮、地肤子、赤石脂、花椒；局部潮湿者可加苍术、土茯苓、芒硝、白矾；肉芽苍白不鲜活者可加黄芪、当归、鸡血藤。

（六）仙方活命饮加减

金银花 15 g，赤芍、天花粉各 10 g，防风、浙贝母、当归尾、炒皂角刺、炙穿山甲各 9 g，白芷、乳香、没药、陈皮、生甘草各 6 g。功效：清热解毒、消肿溃坚、活血止痛。主治：肛瘘之湿热下注证。用法：取上药加水 1500 mL，白酒 100 mL，先武火再文火煎沸 30 min；第二次煎加水 1000 mL，白酒 50 mL，再煎沸 20 min。两次共取汁 300 mL，分 2 次温服，每日 1 剂。加减：加连翘、蒲公英；里急后重加黄芪、升麻；失眠多梦加酸枣仁、合欢皮。

（七）萆薢渗湿汤

萆薢、薏苡仁、滑石各 30 g，赤茯苓、黄柏、牡丹皮、泽泻各 15 g，通草 6 g。功效：清热利湿。

主治：肛瘘之湿热下注证。用法：每日 1 剂，分 2 次早晚用。

（八）痔瘘外洗通用方（东岳经验方）

当归、苏木、红花各 15 g，荆芥、防风各 12 g，马齿苋、苦参、芒硝各 30 g，黄柏 20 g，甘草 10 g。功效：清热解毒、活血消肿、润燥软坚、排脓止痛。主治：各型痔瘘。用法：水煎坐浴，每日 1～2 次，每次 20～30 min。加减：若痒甚加花椒 15 g，蛇床子 20 g。

（九）托里消毒饮

黄芪、蒲公英、紫花地丁、生地黄各 15 g，金银花、连翘、白术、赤芍、白芷、茯苓、当归各 10 g，甘草 3 g。功效：托里透毒。主治：正虚邪恋证之肛瘘。用法：每日 1 剂，分 2 次早晚用。加减：大便硬兼里热证者加栀子，发热脓多者加黄连、黄柏。

（十）止痛如神汤

黄柏、苍术各 15 g，泽泻、秦艽、归尾、防风各 10 g，桃仁、槟榔各 9 g，熟大黄 6 g。功效：清热燥湿、行气活血、止血镇痛。主治：痔瘘、结肠炎等。用法：口服，每日 1 剂，煎服，分 3 次服完；外用坐浴，每日 1 剂，煎水 1000～2000 mL 适温熏洗坐浴；灌肠，每日 1 剂，煎水 100～200 mL，冷却后保留灌肠。

第二十节 直肠癌

直肠癌（Rectal Cancer）是指从齿状线至直肠乙状结肠交界处之间的癌，是消化道最常见的恶性肿瘤之一。直肠癌位置低，容易被直肠指诊及乙状结肠镜诊断。但因其位置深入盆腔，解剖关系复杂，手术不易彻底，术后复发率高。中下段直肠癌与肛管括约肌接近，手术时很难保留肛门及其功能是手术的一个难题，也是手术方法上争论最多的一种疾病。我国直肠癌发病年龄中位数在 45 岁左右。青年人发病率有升高的趋势。

一、诊断标准（表 12－8）

表 12－8　直肠癌的诊断

目的	Ⅰ级推荐	Ⅱ级推荐	Ⅲ级推荐
诊断	全结肠镜检查＋活检[a] 肛门指诊[c]	乙状结肠镜检查＋活检 经肛门肿物活检 钡剂灌肠[b] CT 仿真肠镜 盆腔平扫及增强 CT/MRI	
分期诊断-原发瘤（肠镜确诊者）	盆腔高分辨率 MRI[d] 经直肠超声[e]	盆腔增强 CT	
分期诊断-远处转移（肠镜确诊者）	胸部/腹部/盆腔增强 CT	血清癌胚抗（CEA） CA199	胸部 X 线照片 腹盆超声（US）
分期诊断（超声或 CT 怀疑肝转移者）	腹部平扫及增强 MRI[f]	肝脏细胞特异性造影剂增强 MRI[f]	肝脏超声造影
分期诊断 （上述影像学检查怀疑转移但无法定性）	PET/CT[g,h]		
重大治疗决策前检查[g]		PET/CT[h] 肝脏细胞特异性造影剂增强 MRI[f]	肝脏超声造影

注释：

a. 已知患者存在临床显性肠梗阻，原则上禁止行结肠镜检查，因为结肠镜检查前的肠道准备会加剧梗阻或造成穿孔。

b. 如果患者不具备条件或拒绝全结肠镜检查，可行乙状结肠镜检查＋活检和经肛门肿物活检。钡剂灌肠、CT 仿真肠镜及盆腔增强 CT/MRI 可作为筛选和诊断方法选用。如果结肠镜不能完全检查全部结肠，考虑加做 CT 仿真肠镜及钡剂灌肠以了解残余肠段情况。肠梗阻患者不应该接受钡剂灌肠检查。

c. 强调对所有怀疑直肠癌的患者均应行肛门指诊，尽管不能作为诊断的客观依据。

d. 盆腔 MRI 应被列为所有直肠癌患者分期检查手段；对于直肠系膜筋膜（mesorectal fascia，MRF）的判断，盆腔高分辨率 MRI 是最优的检查。

e. 对 T 分期的判断，直肠内置超声及 MRI 皆优于 CT，T2 及以下分期直肠内置超声优于 MRI。

f. 临床或超声（US）/CT 检查怀疑肝转移时，尤其肝转移有潜在手术切除机会时，应该行腹部 MRI 检查，其包含 T2 加权，DWI 加权以及多期增强扫描序列等多种影像指标能够有效确定肝转移瘤的数目、大小及分布；有条件者可行肝脏细胞特异性造影剂增强 MRI，该方法有助于检出更多的肝内 1 cm 以下的小病灶。

g. 指拟行转移瘤手术切除或治疗决策的重大更改时；PET/CT 用于发现可能存在的更多转移灶，从而避免了过度手术/治疗。

h. 不推荐 PET/CT 作为直肠癌诊断的常规检查手段。

二、西医治疗

（一）非转移性直肠癌的治疗原则

1. 直肠腺瘤治疗原则（表 12－9）

表 12－9　直肠腺瘤治疗原则

分期	分层	Ⅰ级推荐	Ⅱ级推荐	Ⅲ级推荐
直肠高级别瘤变	病灶距肛缘≤8 cm	经肛局部切除术或内镜下切除	TEM	腹腔镜或开腹直肠肠段切除术
	病灶距肛缘 8～15 cm	内镜下切除	1. TEM 2. 腹腔镜或开腹直肠肠段切除术	

注释：TEM 是一种借助特殊器械经肛门切除肿瘤的手术方法，可以对更近端的直肠病灶进行切除（20 cm 以内），其优点为直视下进行全层切除术和缝合术。

2. $cT_{1-2}N_0$ 直肠癌的治疗原则（表 12－10）

表 12－10　$cT_{1-2}N_0$ 直肠癌的治疗原则

分期	分层	Ⅰ级推荐	Ⅱ级推荐	Ⅲ级推荐
cT_1N_0	保留肛门括约肌有困难[a]	经肛门局部切除[c] 直肠癌根治术[b]		
	保留肛门括约肌无困难	直肠癌根治术[b]	1. 内镜下切除[c] 2. 经肛门局部切除（含 TEM）[c]	
cT_2N_0	保留肛门括约肌有困难[a]	直肠癌根治术[b]	如患者有强烈保肛意愿：术前同步放化疗—临床完全缓解（cCR）[d]－观察等待[e] ycT1-经肛门局部切除 ycT2-直肠癌根治术[b]	
	保留肛门括约肌无困难	直肠癌根治术[b]		

续表

分期	分层	Ⅰ级推荐	Ⅱ级推荐	Ⅲ级推荐
$cT_{1-2}N_0$	存在无法手术切除的医学因素		同步放化疗[f]＋/－经腹切除[g]＋密切随访	短程放疗[i]＋/－经腹切除[g]＋/－化疗[h,j]

注释：

a. 适用于患者对保留肛门括约肌有强烈愿望、不愿意接受 APR（腹会阴联合切除术）者。

b. 直肠癌根治术　①中低位直肠癌应该行全直肠系膜切除术（TME），高位直肠癌行广泛系膜切除术（切除肿瘤下缘至少 5 cm 的直肠系膜），不建议常规扩大清扫范围至髂血管旁淋巴结，除非临床怀疑有转移。②腹腔镜/机器人辅助的直肠癌根治术：尽管具有微创与保肛的优势，但长期肿瘤学疗效仍有待进一步评估，建议在有经验的中心开展。

c. 局部切除术后病理检查具有以下情况之一时，需要挽救性直肠癌根治术：肿瘤组织学分化差、脉管浸润、切缘阳性、肿瘤浸润超过黏膜下肌层外 1/3（sm3 级）或 T2 期肿瘤。如不接受挽救性手术，应行放化疗。

d. cCR 为 complete clinical regression 的缩写，代表“完全临床缓解”。

e. “观察等待”策略目前国际和国内都在探索，应用时需要与患者有充分沟通和较高频度的随访。

f，g，h，i，j 分别参见 3 的注释 a，b，c，d，e。

3. cT_3/cT_4N_+ 直肠癌的治疗原则（表 12－11）

表 12－11　cT_3/cT_4N_+ 直肠癌的治疗原则

分期	分层	Ⅰ级推荐	Ⅱ级推荐	Ⅲ级推荐
cT_3N_0	有腹膜覆盖的中位直肠	同步放化疗[a]＋经腹切除[b]＋辅化疗[c]	短程放疗[d]＋经腹切除[b]＋辅助化疗[c]	经腹切除[b]＋/－辅助治疗[c,e]
	无腹膜覆盖的中位直肠或低位直肠	同步放化疗[a]＋经腹切除[b]＋辅助化疗[c]	短程放疗[d]＋经腹切除[b]＋辅助化疗[c]	
cT_4/任何 N 或任何 cT/N_{1-2} 或局部不可切除	无	同步放化疗[a]＋经腹切除[b]＋辅助化疗[c]	化疗＋同步放化疗[a]＋经腹切除[b]＋/－化疗	
$cT^{3,4}$ 或 N_+	存在无法手术切除的医学因素	同步放化疗[a]＋经腹切除[b]＋辅助化疗[c]	化疗＋同步放化疗[a]＋经腹切除[b]＋/－化疗	
$cT_{3,4}N_0$ 任何 T/N_+，存在综合治疗禁忌或其他原因未行术前放疗者	经腹切除 $pT_{1-2}N_0$	观察		
	经腹切除 $pT_{3-4}N_0$ 或任何 pT/N_{1-2}	再评估：辅助化疗[c]＋辅助放化疗[a]＋辅助化疗[c]	再评估：辅助放化疗[a]＋辅助化疗[c]	

注释：

a. 术前同步放化疗＋手术＋辅助化疗的治疗策略仍是中低位局部晚期直肠癌（Ⅱ、Ⅲ期）的标准治疗策略。

b. 长程放化疗后等待 5～12 周的间歇期再行手术治疗，以便患者能从术前放化疗毒性中恢复。

c. 术后辅助化疗方案可参考结肠癌术后辅助化疗。

d. 建议行多学科讨论是否采用短程放疗，主要考虑其降期的必要性和可能的长期毒性反应。

e. 接受术前新辅助放化疗的患者，应接受术后辅助治疗，总的辅助治疗的疗程推荐为 6 个月。对于接受新辅助放化疗，术后病理显示退缩程度大于 ypStage Ⅱ的患者，与患者充分沟通后，可考虑氟尿嘧啶类单药辅助化疗。

（二）转移性直肠癌的治疗原则（表 12－12）

1. 同时性转移性直肠癌的治疗原则：

表 12－12　　同时性转移性直肠癌的治疗原则

分层[b] 原发灶	分层[b] 转移瘤	Ⅰ级推荐	Ⅱ级推荐	Ⅲ级推荐
可切除，≤中度复发风险	可切除	同 3.2.1.1 初始可切除转移性结肠癌的治疗原则		
	不可切除	同 3.2.1.2 初始不可切除转移性结肠癌的治疗原则		
可切除，高度及极高度复发风险	可切除	同步放化疗[c]＋全身治疗[d]＋手术[e]	全身治疗[d]±同步放化疗[c]＋手术[e]	
不可切除	不可切除	全身治疗[d] MDT 评估可切除性	短程放疗＋全身治疗[d]	
	可切除	全身治疗[d]＋同步放化疗[c] MDT 评估可切除性	全身治疗[d]±放疗[c]	
	不可切除	全身治疗[d]±放疗[c]		

注释：

a. 同时性转移性直肠癌，由于直肠原发瘤和远处转移瘤同时并存，因此，针对原发瘤的局部治疗和针对远处转移的全身治疗都是必需的，应该在 MDT 框架下讨论如何安排局部治疗和全身治疗的顺序问题，总体来说，对健康威胁最大的优先处理。

b. 直肠原发瘤局部复发风险评估采用 ESMO 分类方法。

c. 关于放疗的详细内容，参见 3. cT_3/cT_4N+直肠癌的治疗原则。

d. 全身化疗的详细内容，参见结肠癌的相关部分。

e. 手术可以是直肠原发瘤和远处转移瘤的同期切除或分期切除。

2. 术后复发转移性直肠癌的治疗原则（表 12－13）

表 12－13　　术后复发转移性直肠癌的治疗

目的	Ⅰ级推荐	Ⅱ级推荐	Ⅲ级推荐
术后复发的诊断	临床症状[a]、体征[b]	盆腔增强 CT	PET/CT
	肛门指诊（女性含经阴道指诊）	直肠腔内超声	手术探查活检[c]
	血 CEA、CA199	盆腔/会阴肿物穿刺活检[c]	
	电子结肠镜＋活检[c]		
	盆腔增强 MRI		
	胸腹增强 CT		
术后复发的分类与评估	MDT 综合讨论[d]		
	Leeds 分类法		
	手术切除性的评估		
不伴远处转移的局部复发的治疗（可切除，未接受过放化疗）	同步放化疗，然后手术±术后化疗；	手术±术后放疗/化疗	
	直接手术（不耐受放化疗者）；		
	单纯放化疗（不耐受手术者）		
不伴远处转移的局部复发的治疗（可切除，接受过放化疗）	直接手术±术后化疗；	姑息性治疗	

续表

目的	Ⅰ级推荐	Ⅱ级推荐	Ⅲ级推荐
不伴远处转移的局部复发的治疗（不可切除）	单纯化疗（不耐受手术者） 既往接受过放化疗者：姑息性治疗； 既往未接受过放化疗者：放化疗； 所有患者应治疗后评估再次切除可能性	姑息性治疗	
直肠癌局部复发伴远处转移的治疗	参见“表 12 - 12 同时性转移性直肠癌的治疗原则”		

注释：

a. 局部复发症状：最常见的是盆腔或会阴部疼痛、感觉异常、不适等。

b. 局部复发体征：会阴或盆腔肿块最常见。女性患者可以通过阴道检查触及到会阴、盆腔内的复发病灶；接受 AR 手术的患者，肛门指诊可探及盆腔内位置较低的复发病灶，或吻合口复发病灶。

c. 关于复发后的病理活检：一般可以通过临床、影像检查获得临床诊断而开始治疗。但如果患者确诊后有可能接受器官毁损性的根治性手术切除者（例如盆腔脏器廓清术），则必须要有病理学证实为肿瘤复发。

d. 直肠癌术后复发的 MDT 评估：除了常规结直肠癌 MDT 学科参与外，还需纳入泌尿外科、妇产科、整形外科等学科一起参与。

三、中医临床思维

（一）中医病名及病因病机特征

直肠癌中医之中属于“积聚”“脏毒”“肠游”“锁肛痔”等范畴。《外科正宗·脏毒论》中记述：“又有生平情性暴急，纵食膏粱，或兼补术，蕴毒结于脏腑，火热流注肛门，结而为肿。其患痛连小腹，肛门坠重，二便乖违，或泻或秘，肛门内蚀，窜烂经络，污水流通大孔，无奈饮食不餐，作渴之甚。凡犯此未得见其有生。”病因病机有：①湿热下注，传导失司：湿性重着、黏滞、并有趋下之势，留置于大肠易使疾病反复发作；②饮食失宜，损伤肠络：导致后天气血生化无源，正气受损，使外邪易于侵入而内邪易于滋生；③情志不遂，七情内伤：《素问·举痛论》云：“百病生于气也。”情志不遂可导致脏腑气机逆乱，进而引起五脏所司功能失常，气血津液失调，易感受外邪而诱发各种疾病；④肺脾肾虚，运化无力：先天不足或素体虚弱正气亏虚之人，两脏虚损，易出现全身水液运化失常，水湿内停，也可导致本病的发生；⑤肝肾阴虚，虚热内生：肝肾阴虚，肠络燥热津亏，血虚失于濡养，大肠传导失司，以致大便燥结，排便困难，肠道久失濡润，日久导致癌变。病理性质总属本虚标实，多是因虚而得病，因虚而致实，是一种全身属虚，局部属实的疾病。往往初期邪盛而正虚不显，故以气滞、血瘀、痰结、湿聚、热毒等实证为主，多种病邪合而为病。中晚期由于癌瘤耗伤人体气血精液，故多出现气血亏虚、阴阳两虚等病机转变。由于邪愈盛而正愈虚，本虚标实，病变错综复杂。

（二）辨病辨证及治疗特征

直肠癌中医辨证分型未见明确的中医临床诊疗规范，但相关研究资料表明结直肠癌中医证型排序由高到低分别是脾肾阳虚、脾虚湿盛、痰瘀毒聚、气血亏虚、肝郁气滞、气滞血瘀、肝肾阴虚、气虚热毒、肝郁脾虚。无论从文献的数量还是治疗的病例数，大多数的结直肠癌患者与脾虚密切相关，并多见肾虚、痰湿、血瘀、热毒等证型，符合恶性肿瘤中医证型本虚标实、虚实夹杂的证候特点。

本病的治疗原则为扶正培本，健脾补肾，活血化瘀，破癥消肿，软坚散结，清热解毒。扶正培本，健脾补肾可用四君子汤、补中益气汤、参苓白术散、十全大补汤等；活血化瘀常用方剂有桃红四物汤、丹参饮、血府逐瘀汤、膈下逐瘀汤、大黄䗪虫丸等，常用有川芎、红花、丹参、五灵脂、三棱、莪术、穿山甲、土鳖虫、蜈蚣、地榆炭、延胡索等。以毒攻毒，清热解毒也是该病的治疗法则之一，如蒲公英、败酱草、土茯苓、山豆根、重楼、龙葵、半边莲、半枝莲、白花蛇舌草等。总之，顾护脾胃，攻补兼施，方能奏效。

癌病往往病程较长，治疗需做到“治实当故虚，补虚勿忘实”。初期邪盛正虚不明显，当先攻之，可用活血化瘀、软坚散结等法；中期宜攻补兼施，攻邪补虚均不可忘；晚期正气大伤，不耐攻伐，以补为主，扶正培本以抗邪气。扶正之法要根据正虚侧重不同，结合主要病变脏腑采取补阴、补阳、补气、补血的治法。早发现，早诊断，早治疗对癌病的预后有积极意义。既病之后加强饮食调养，调畅情志，注意休息，有利于癌病的康复。

（三）药物选择

从治疗直肠癌高频使用药物的频数分析可知，健脾益气药显著居多，印证了脾虚为肠癌之本，治疗大肠癌，尤其是对于具有虚证表现的患者，健脾已经成为首要任务。依据聚类分析统计可知，治疗大肠癌常用的24味中药，归脾经的药最多，有17味，这也验证了大肠癌在治疗上主要针对脾而治。所以，大肠癌的用药主要以健脾益气之药为主，配合使用清热、解毒、化瘀、祛湿之药。如《医学心悟》所述：“夫积聚、癥瘕之症，有初、中、末之三法焉。当其邪气初客，所积未坚，则先消之而后和之。及其所积日久，气郁渐深，湿热相生，块因渐大，法从中治，当祛湿热之邪，削之软之，以底于平。但邪气久客，正气必虚，须以补泻迭相为用。”若纯用“补”则邪气益固，纯用“泻”则正气随脱，此证未愈，彼病益深，所以必须攻、补同用。健脾益气药物有白术、黄芪、茯苓、党参、陈皮、白芍、木香、苍术等，清热解毒药物有黄连、败酱草、地榆、苦参、白花蛇舌草、半枝莲、八月札等；化瘀药物有当归等；行气攻邪药物有厚朴、枳实、柴胡等；祛湿药物有薏苡仁、半夏、白扁豆、山药等。

四、名医经验

（一）孙光荣经验

孙光荣认为癌之变，邪气常盛，喜用草药以驱邪。癌症之发展与转移，总离不开邪气猖獗，所谓“积之成者正气不足，而后邪气踞之”，直肠癌亦是如此。患者虽有一派正气虚弱之证候，但凡大便脓血、腹痛腹胀等症，多为湿热蕴结、气滞不畅所致，当以清热化湿、解毒驱邪为治。若一味以温补固涩，或以滋腻养阴，则可致闭门留寇，阻抑气机，邪不得泄。孙光荣临床善于随证选用茱萸、白花蛇舌草、半枝莲、蒲公英、嫩龙薆、土贝母、隔山消等清热解毒、软坚散结之草药，为扶正益气诸品之辅药，攻补兼施，故每获良效。另外，孙光荣认为血之下，肠络必损，善用炭药以止血。直肠癌患者以黏液脓血便为其典型症状，多为邪毒滞留，久聚成块，阻塞肠道，化热伤及血络，热毒炽盛，肉腐络损所致。故在攻补兼施之基础上，佐以化瘀止血。孙光荣善用槐花炭、蒲黄炭、地榆炭等炭药化瘀止血，或配大蓟、仙鹤草以清热凉血止血，往往药下血止，效如桴鼓。

（二）周仲瑛经验

周仲瑛认为，癌毒是大肠癌发生发展的关键并贯穿病程始终，癌毒是在脏腑功能失调，气血阴阳紊乱的基础上产生的，癌毒产生后继续损害脏腑功能，耗伤气血阴阳，酿生痰浊瘀血等病理产物。周仲瑛认为大肠癌患者平素大多饮食失节，过食肥甘厚腻等易聚湿生痰之物，临床表现为早期血便，黏液脓血便，腹痛，腹部肿块，舌质红、苔黄腻，脉滑数等症，其病理性质多为湿热浊瘀互结之证。湿热浊瘀内蕴兼杂癌毒贯穿病程始终以致肠腑传导失司，气不得畅则滞，血不得行则瘀，津不得布则凝，初发气结在经，久病血伤入络，耗伤气血，损伤中宫，生化乏源，以致标实本虚。又因患者就诊时大多为晚期术后化疗后，此时元气亏虚，脾胃亦伤，既脾胃气衰，元气不足，而下焦阴火独盛，肝脾清阳不升，湿热浊瘀难化，升清降浊乖乱，其病益甚。因实致虚，因虚成实以致虚者更虚，实者更实，然其正虚邪实无疑，虚者固以脾虚胃弱为主，实者不外湿热浊瘀兼杂癌毒为要。

（三）孙桂芝经验

孙桂芝推崇《诸病源候论》，重视病因病机与疾病的证候。她认为肿瘤的发生是在正气亏虚的基础上，内外因素相互作用，进而激化成为一种强烈的特异性致病因子，即癌毒。癌毒侵袭，损伤经络，气化功能失常，而致津液输布不畅，聚而为痰；癌毒盘踞，阻碍气机，而致气滞血停，积而成瘀；癌毒久居，耗伤正气，气虚推动无力，血行迟缓，津液停滞，而致癌毒痰瘀结聚，郁而化热，形成热毒内痈。日久不断掠夺人体气血津液以自养，进而导致五脏六腑失去气血津液濡润，加剧正气亏虚；邪胜正衰，又易致恶性肿瘤迅速生长、转移扩散，形成恶性循环。痰邪是多种慢性疑难杂病致病因素，中医有“百病多由痰作祟”“怪病多痰”之说。痰是机体水液代谢失常形成的病理产物，其特点是致病隐袭、缓慢、缠绵，肿瘤居疑难杂病之首，多隐匿起病，亦属怪病之一，因此，孙桂芝认为，痰邪是肿瘤病标之一。基于以上对癌毒是根，痰瘀为标的认识，在临床上，孙桂芝根据病情的不同，选用具有化痰散结、活血化瘀、清热解毒的药物共同配伍治疗各种肿瘤，常收到较为满意的疗效。

（四）刘嘉湘经验

刘嘉湘认为大肠癌是全身性的疾病，而肿瘤本身只是其中的一个局部表现；治疗时应以扶正培本为主，坚持辨证与辨病、扶正与祛邪、整体与局部相结合的原则；遣方用药可在上述辨证分型治疗的基础上，再根据患者具体的临床表现加减用药。腹痛较甚者，加延胡索、枳壳以理气止痛；便血者，加生黄芪、参三七以益气化瘀止血；腹部扪及肿块者，加夏枯草、海藻、昆布以软坚散结；食欲不振者，加生山楂、莱菔子、鸡内金以健脾消食；脘腹作胀、腹部窜痛者，加青皮、八月札、沉香、乌药、枳壳以行气宽肠止痛；乏力明显者，酌情加用生黄芪以补气；久泻不止者，加柴胡、升麻以益气升清；食欲不振、脘腹胀闷、痰涎壅盛属脾阳不振、痰湿中阻者，加木香、砂仁、陈皮、半夏以化痰除湿；大便频数者，加赤石脂、禹余粮、乌梅、诃子肉、儿茶；久泻脱肛者，加黄芪、升麻、柴胡以益气固脱；便血绵绵不止者，可合黄土汤加减；另外可酌情选用菝葜、野葡萄藤、藤梨根、大血藤、败酱草、苦参等清热解毒之品，以提高疗效。

（五）李斯文经验

李斯文历来重视“辨证、辨病、对症治疗三结合”，主张在诊治肿瘤中，要充分运用辨证、辨病、对症治疗相结合，采用从辨证到辨病到对症相结合的原则，体现对疾病发展的过程性和阶段性的综合判断。临床诊疗过程中必须处理好三者关系，在分析症状的基础上认识疾病和辨证，治疗宜辨证论治与辨病论治相结合，对症治疗作为补充。李斯文认为在中医抗肿瘤临床治疗中关键仍然是辨证施治，恶性肿瘤除按辨证论治外，还要与辨病、对症治疗相结合，运用综合治疗原则。每一种恶性肿瘤都有其生物特性及发生发展的规律，这就是辨证基础，临床上如果将辨证与辨病相结合，则对指导治疗用药更有实际意义，而对症治疗则可以缩短或减轻病痛、建立良好医患关系、提高中医社会声誉。

（六）周岱翰经验

周岱翰认为六腑最重要的生理功能是“通”。肿瘤是正虚邪盛，虚实夹杂的全身性疾病。而晚期大肠癌临床多见饮食不下、腹痛腹胀、大便秘结等症，多由腑气不通所致，故强调“六腑以通为用，以降为和”的治疗方法。“急则治其标，缓则治其本”，如对腹痛滞下、脏毒脓血、肠道梗阻等治疗皆以“标急”为主，以“通利”为务，常以木香槟榔丸化裁治疗。另以解毒得生煎（大黄、黄柏、栀子、蒲公英、金银花、红花、苦参）直肠内滴注通降腑气，通利六腑，使糟粕得除，邪有出路。论治中注意从整体考虑，如大肠的传导功能会影响肺气的宣发肃降，大肠传导功能正常，人体的气机才能运行正常；反之，则会变生其他病症。另外，大肠癌因“蕴毒内结”或“毒聚肠胃”致腑气不通，而成“阳明腑实”或“热结旁流”之证，必先通降腑气，方可“急下存阴”而不伤正气。辨证均应谨记“六腑以通为用”的生理特点，贵在降气通腑，驱邪外出，进而调和全身的气机，使气机升降出入达到平衡态，从功能角度、变化角度把握生命规律。

（七）张代钊经验

张代钊十分推崇张景岳“脾肾不足及虚弱之人，多有积聚之病”的观点，认为要保证中晚期肿瘤患者营养支持的有效性则必须顾护胃气。张代钊非常重视脾胃的运化功能，方中与脾胃相关药物涉及20余种，超过半数药物。常用药物有陈皮、茯苓、白术、炙甘草、大枣、神曲、薏苡仁、沙参等。常用成方有四君子汤、六君子汤、参苓白术散、平胃散、理中丸等。肿瘤的慢性消耗，加上早、中期的手术及放化疗治疗，势必影响肾气，出现脏腑气血阴阳失衡，不能资化源、养气血、益先天。故张代钊常用女贞子、枸杞子、菟丝子、山茱萸、桑椹子、地黄、补骨脂等药物，常用方剂有五子汤及六味地黄丸。

（八）柏连松经验

柏连松认为大肠癌系正气不足，邪气乘虚侵入所致。治疗应攻补兼施，尤以扶正为主。早期为气血瘀滞，湿热毒蕴所致，故以消瘤为主，或祛邪兼以扶正，使邪去而正不伤，常用药为：夏枯草、海藻、山药、半枝莲、白花蛇舌草、虎杖、木馒头、生薏苡仁各30 g，太子参15 g，山豆根、白术各12 g，陈皮、焦山楂、焦神曲各9 g。中期正气尚未衰，但由于病程较长，正气耗损，属正虚邪实，故以攻补兼施为主，常用药：黄芪40 g，党参、制黄精、山药、龙葵、白花蛇舌草、半枝莲、夏枯草、海藻、薏苡仁、香谷芽各30 g，鸡内金9 g。晚期患者正气耗伤，体质衰弱，肿瘤增大侵犯周围组织和脏器，或转移扩散，或更予化疗、放疗、癌肿切除术，造成正气衰败，治当以益气健脾，软坚散结，常用药：黄芪50 g，香谷芽、丹参、鬼球、白花蛇舌草、半枝莲、山药、党参各30 g，白术12 g，枳壳、扁豆衣、陈皮、焦山楂、神曲各9 g。

（九）吴良村经验

吴良村认为，肠癌之病位在肠，与肺、脾、胃、肾、肝关系密切，病多与饮食、情志相关，是邪实与正虚夹杂的复杂疾病，尤具邪深毒盛，正虚体弱之特征。针对其特殊而复杂的发病规律，吴良村将其归结为气滞、血瘀、痰凝、火盛相互胶结，正气受损，气阴两伤。且因邪毒乘虚而入，必然进一步阻滞气血津液流通，耗伤正气，致气愈滞、血愈瘀、痰愈凝、火愈盛，且因果相连，变证丛生。而其病理关键在于邪深毒盛，正气不足既是其内在原因，也是其必然结果。

（十）金国梁经验

金国梁认为癌症的病变是个慢性的发展过程。在这个过程中，每一位患者所出现的情况是不一样的，比如性别有男女之分，年龄有老幼之别，病史有长短之异，病情有轻重之殊，病势有缓急之变，饮食习惯、环境因素也不同。因此，需要对每一位患者的症状，进行辨证施治，视症情而进退增损药物。如出现发热、疼痛、出血、水肿等症状，就要相应的给予解热、镇痛、止血、利尿消肿等；或有因放、化疗而出现的恶心、呕吐、饮食无味、纳差等，也必须针对症状而施以和胃降逆等药物；还有因免疫功能低下、起居不慎，出现了外感，就必须暂时停用某些药物，专门治外感等。

五、名方推荐

（一）加味慈桃丸

山慈菇、核桃肉各10 g，五味子、全蝎各5 g，蜈蚣2条，小白花蛇1条。功效：镇痉通络，软坚散结。主治：大肠癌之痰瘀互结证。用法：核桃肉为药前服用，余药每日1剂，水煎，分2次服。方解：山慈菇辛寒，有小毒，归肝、胃经，其散结消坚、化痰解毒之力颇峻，在临床上作为抗肿瘤药物被广泛配伍运用；五味子用以佐制山慈菇的毒性。全蝎辛平，主入肝经，性善走窜，搜风通络，且还有攻毒散结之功，药理研究表明，全蝎的主要成分蝎毒通过3个途径发挥抗癌作用：一是抑制肿瘤细胞增殖；二是调节癌基因表达，诱导肿瘤细胞凋亡；三是直接杀伤肿瘤细胞。蜈蚣辛温，归肝经，性善走窜，通达内外，亦有解毒散结、通络止痛的功效，与全蝎相须为用，共奏攻毒散结，通络止痛的功效；小白花蛇熄风镇痉，通络散结；三味虫类药物搜风通络之功引诸药入脑，药前服用核桃肉取象比类，引药入脑。

（二）香砂六君子汤加减

党参、鸡内金各12 g，白术、陈皮、法半夏各9 g，八月札、扁豆、大血藤、淫羊藿、香谷芽、茯苓各15 g，野葡萄藤、半枝莲、首乌藤、生薏苡仁各30 g。功效：健脾补气，驱邪化瘀。主治：大肠癌之脾气虚弱证。用法：每日1剂，水煎，分2次服。方解：致冲和之气，白术培中宫，茯苓清治节，甘草调五脏，胃气既治，病安从来，然拨乱反正又不能无为而治，必举大行气之品以辅之。则补者不至泥而不行，故加陈皮以利肺金之逆气，半夏以疏脾土之湿气，而痰饮可除也。扁豆、生薏苡仁健脾益气扶助正气，使“正气存内，邪不可干”。稍佐以半枝莲、野葡萄藤祛邪。

（三）膈下逐瘀汤加减

半枝莲30 g，败酱草、虎杖各15 g，红花6 g，赤芍、延胡索、当归尾各12 g，三棱、桃仁、乌药、莪术各10 g。功效：行气活血，祛瘀攻积。主治：直肠癌之瘀毒内结证。用法：每日1剂，水煎，分2次服。方解：当归、赤芍养血活血，与逐瘀药同用，可使瘀血祛而不伤阴血；桃仁、红花破血逐瘀，以消积块；三棱、莪术破血行气，消积止痛；配乌药、延胡索行气止痛；败酱草、虎杖、半枝莲清热解毒；全方以逐瘀活血和行气药物居多，使气帅血行，更好发挥其活血逐瘀，破症消结之力。

（四）灌肠2号方

黄芩、黄连、黄柏、苦参、侧柏炭、槐花各20 g，马鞭草、山土瓜各15 g，木香10 g。功效：清热解毒，止痛消肿。主治：对术后吻合口炎症持续存在，大便次数频繁，一般情况尚好者。用法：加水浓煎100 mL，保留灌肠。患者取侧卧位，根据肿瘤部位将肛管插入10～40 cm，滴入中药浓煎剂100 mL，每日1次，保留时间2～6 h（至少1 h）；中药浓煎剂滴入后，根据大肠生理走向，让患者采取抬高臀部仰卧位、侧卧位、臀膝位、右侧卧位等不同体位，使药液充分到达病变部位并吸收。

（五）葛根芩连汤加减

葛根、炒黄芩、炒黄连各40 g，炒枳实、白芍、延胡索、红藤各20 g，白头翁30 g，香附、厚朴、虎杖、鸡内金各15 g，炙瓜蒌皮、半枝莲、木香各10 g，甘草5 g。功效：益气健脾和胃，清热利湿止泻。主治：直肠癌属脾胃虚弱，湿热内证。用法：每日1剂，水煎服。嘱其避风寒，忌劳累，调畅情志，软食，饮食忌生冷、油腻，忌牛羊肉、辛辣香燥之品及发物。

（六）补中益气汤加减

党参、黄芪、炙甘草各15 g，柴胡12 g，当归、白术各10 g，升麻、陈皮各6 g，生姜9片，大枣6枚。功效：补中益气，扶正祛邪。主治：直肠癌术后腹泻属中气不足者。用法：水煎至200 mL，每日1剂，温水早晚送服。方解：党参、黄芪、炙甘草、柴胡益气而升阳，健脾同时具有化湿的作用，使患者存在的脾虚情况得健，水湿的运化则变为正常，机体气虚的情况得益，益而充足，诸药合用，对患者进行通达而脾运，气机的功能逐渐恢复至正常，使得患者的腹泻得到有效的缓解和治愈。

（七）八珍汤加减

党参、白术、熟地黄、茯苓各12 g，甘草3 g，赤芍药9 g，熟薏苡仁24 g，山药、黄芪、当归、败酱草各15 g，白花蛇舌草、灵芝各30 g。功效：益气养血、健脾扶正。主治：直肠癌之气血不足证。用法：每日1剂，水煎，分早晚2次服。方解：方中党参、黄芪益气扶正；益气升提；白术、茯苓、山药健脾补中；当归、赤芍药、熟地黄养血和营；白花蛇舌草、败酱草清热化瘀解毒。加减：夜寐不安加酸枣仁6 g、首乌藤30 g、合欢皮9 g；久泻加升麻9 g、葛根6 g、诃子9 g；腹痛加木香3 g、延胡索12 g；腹胀加柴胡6 g、郁金12 g。

（八）清肠消癖汤加减

马齿苋30 g，蜈蚣3条，黄芪、黄精、熟地黄、枸杞子、紫丹参、鸡血藤、仙鹤草、槐花、蛇毒、半枝莲、蒲公英、败酱草、白英、八月札、白毛藤各15 g，当归、白芍、白术、茯苓、重楼、天花粉、三七、人参、华蟾各10 g，川芎9 g，壁虎、水蛭、炙甘草各6 g。功效：扶正益气，解毒驱邪。主治：直肠腺瘤。用法：每日1剂，水煎2次，饭后温服（注：每日用药渣煎熬后外洗肛门）。

（九）四逆汤加味

茯苓、生姜各30 g，附子（先煎2 h）、巴戟天各20 g，炒二芽各15 g，干姜、当归、炙甘草、砂仁各10 g，肉桂8 g，大枣10枚。功效：益气固本培元，补肾温阳，益气健脾。主治：预防结直肠癌化疗后血小板减少。用法：化疗前7d即开始服用，每日1剂，分2次服，服药4个月以上。方解：方中附子可大振阳气，有温阳补虚、固汗止痛之效；附子无干姜不热，得甘草则性缓，故与干姜、甘草及生姜合用可降低毒性，温阳散寒，降逆止呕，以消阴翳；且制附子配伍肉桂可补肾温阳、填精补髓，适用于化疗后真阳虚衰，或体弱久病入络，并伴癌痛的患者；砂仁与炒二芽合用可温补脾胃，益气和中，补养后天气血生化之源；巴戟天乃补肾阳之要药，与当归合用可补肝肾、益血生津；茯苓温中化饮宁心；用炙甘草补中气，既缓附子、干姜之燥烈，又助其回阳救逆，可调和诸药。另根据患者体质及辨病辨证，加减阿胶、太子参、炙黄芪、陈皮等药。

（十）芪附龙葵汤

黄芪 30 g，茯苓 20 g，补骨脂、白芍、丹参、仙鹤草各 15 g，山茱萸、炮附片、干姜、龙葵、郁金、石菖蒲、陈皮各 10 g。功效：益气温阳，养阴清热，祛湿化瘀。主治：直肠癌之湿热蕴结证。用法：水煎服，每日 1 剂。方解：方中黄芪入脾，扶中州而利水湿；附子入肾，补元阳而化阴水，2 药合之，脾肾同治，补火生土，对脾肾阳虚，运化失职，湿浊内停之证，常以之为君。干姜温中散寒，使脾阳得温，能运化水谷；补骨脂，其味辛，其气温，能暖水脏，阴中生阳，是壮火益土之要药。白芍，其味苦酸，润燥养血，佐补骨脂，可防其性燥伤阴；茯苓健脾渗湿，可助黄芪健脾益气之功；山茱萸补肾填精，味酸能收，与补骨脂同用补肾填精；仙鹤草补虚强壮；石菖蒲芳香走窜，化湿辟秽；丹参、郁金共用活血祛瘀散结；龙葵清热解毒，消肿散结，抗肿瘤效特佳。陈皮醒脾化痰利气。

第二十一节　慢性前列腺炎

慢性前列腺炎（chronic prostatitis，CP）属于中医学“精浊”“淋证”“白浊”等范畴，是中青年男性常见的一种生殖系炎症性疾病，约 50％男性在一生中的某个阶段会受前列腺炎的困扰，其临床表现主要为会阴等部位疼痛、排尿异常及神经精神症状。CP 尤其是非细菌性前列腺炎（non-bacterial prostatits，NBP）发病机制、病理生理学改变还不十分清楚。临床上有细菌性和非细菌性、特异性和非特异性的区别，其中以慢性 NBP 最为多见，占 90％～95％，临床上以发病缓慢、病情顽固、反复发作、缠绵难愈为特点。

一、诊断标准

西医对前列腺炎的分类种类较多，目前在国际上多采用 1995 年美国国立卫生研究院（NIH）分类方法。主要将其分为四类：Ⅰ型急性细菌性前列腺炎；Ⅱ型慢性细菌性前列腺炎；Ⅲ型慢性非细菌性前列腺炎/慢性骨盆疼痛综合征（CP/CPPS），并将该类进一步分为ⅢA 型和ⅢB 型；Ⅳ型无症状的炎症性前列腺炎（AIP）。

（一）推荐按照 NIH 分型诊断前列腺炎

Ⅰ型：诊断主要依靠病史、体格检查和血、尿的细菌培养结果。对患者进行直肠指检是必需的，但禁忌进行前列腺按摩。在应用抗生素治疗前，应进行中段尿培养或血培养。经 36 h 规范处理，患者病情未改善时，建议进行经直肠 B 超等检查，全面评估下尿路病变，明确有无前列腺脓肿。

Ⅱ型和Ⅲ型（慢性前列腺炎）：须详细询问病史、全面体格检查（包括直肠指检）、尿液和前列腺按摩液常规检查。推荐应用 NIH 慢性前列腺炎症状指数（NIH chronic prostatitis symptom index，NIH-CPSI）进行症状评分。推荐“两杯法（表 12－16）”或“四杯法（表 12－15）”进行病原体定位试验。

为明确诊断及鉴别诊断，可选择的检查有：精液分析或细菌培养、前列腺特异性抗原（prostate-specific antigen，PSA）、尿细胞学、经腹或经直肠 B 超（包括残余尿测定）、尿流率、尿动力学、CT、MRI、尿道膀胱镜检查和前列腺穿刺活检等（表 12－14）。

Ⅳ型：无症状，在前列腺按摩液（EPS）、精液、前列腺按摩后尿液、前列腺组织活检及前列腺切除标本的病理检查时被发现。

Ⅱ和Ⅲ型：临床症状类似，多有疼痛和排尿异常等。Ⅱ型可表现为反复发作的下尿路感染。Ⅲ型主要表现为骨盆区域疼痛，可见于会阴、阴茎、肛周部、尿道、耻骨部或腰骶部等部位。排尿异常可表现为尿急、尿频、尿痛和夜尿增多等。由于慢性疼痛久治不愈，患者生活质量下降，并可能有性功能障碍、焦虑、抑郁、失眠、记忆力下降等。

（二）慢性前列腺炎症状评分

由于诊断慢性前列腺炎的客观指标相对缺乏并存在诸多争议，因此推荐应用 NIH-CPSI 进行症状评估。NIH-CPSI 主要包括 3 部分内容，有 9 个问题（0～43 分）。第一部分评估疼痛部位、频率和严重程度，由问题 1～4 组成（0～21 分）；第二部分为排尿症状，评估排尿不尽感和尿频的严重程度，由问题 5～6 组成（0～10 分）；第三部分评估对生活质量的影响，由问题 7～9 组成（0～12 分）。目前已被翻译成多种语言，广泛应用于慢性前列腺炎的症状和疗效评估。

表 12－14　Ⅱ型和Ⅲ型前列腺炎诊断建议

必需项目
病史
体格检查（包括直肠指诊）
尿常规检查前列腺按摩液常规检查
推荐项目
NIH-CPSI
下尿路病原体定位检查："四杯法"或"两杯法"
可选择项目
• 实验室检查
精液常规及病原体培养
尿细胞学
PSA
• 器械检查
尿流率
侵入性尿动力学检查（包括压力-流率测定或影像尿动力学）
尿道膀胱镜
• 影像学检查
经腹或经直肠 B 超（包括残余尿测定）
CT
MRI
• 前列腺穿刺活检

表 12－15　"四杯法"（Meares-Stamey 试验）诊断前列腺炎结果分析

类型	标本	VB_1	VB_2	EP_S	VB_3
Ⅱ型	WBC	－	＋/－	＋	＋
细菌培养	－	＋/－	＋	＋	
ⅢA 型	WBC	－	－	＋	＋
细菌培养－	－	－	－		
ⅢB 型	WBC	－	－	－	－
细菌培养－	－	－	－		

表 12－16　“两杯法”诊断前列腺炎结果分析

类型	标本	按摩前尿液	按摩后尿液
Ⅱ型	WBC	+/−	+
细菌培养	+/−		+
ⅢA型	WBC	−	+
细菌培养	−		−
ⅢB型	WBC	−	−
细菌培养−	−		

二、西医治疗

慢性前列腺炎的临床进展性不明确，不足以威胁患者的生命和重要器官功能，并非所有患者均需治疗。慢性前列腺炎的治疗目标主要是缓解疼痛、改善排尿症状和提高生活质量，疗效评价应以症状改善为主。

（一）一般治疗

健康教育、心理和行为辅导有积极作用。患者应戒酒，忌辛辣刺激食物；避免憋尿、久坐，注意保暖，加强体育锻炼。

（二）药物治疗

最常用的三种药物是抗生素、α－受体阻滞剂和非甾体抗炎镇痛药，其他药物对缓解症状也有不同程度的疗效。

1. 抗生素：目前，在治疗前列腺炎的临床实践中，最常用的一线药物是抗生素，但是只有约5%的慢性前列腺炎患者有明确的细菌感染。

Ⅱ型：根据细菌培养结果和药物穿透前列腺的能力选择抗生素。药物穿透前列腺的能力取决于其离子化程度、脂溶性、蛋白结合率、相对分子质量及分子结构等。推荐可供选择的抗生素有氟喹诺酮类（如环丙沙星、左氧氟沙星、洛美沙星和莫西沙星等）、四环素类（如米诺环素等）和磺胺类（如复方新诺明）等药物。

前列腺炎确诊后，抗生素治疗的疗程为4～6周，其间应对患者进行阶段性的疗效评价。疗效不满意者，可改用其他敏感抗生素。不推荐前列腺内注射抗生素的治疗方法。

ⅢA型：抗生素治疗大多为经验性治疗，理论基础是推测某些常规培养阴性的病原体导致了该型炎症的发生。因此，推荐先口服喹诺酮等抗生素2～4周，然后根据疗效反馈决定是否继续抗生素治疗。只在患者的临床症状确有减轻时，才建议继续应用抗生素。推荐的总疗程为4～6周。部分此型患者可能存在沙眼衣原体、解脲脲原体或人型支原体等细胞内病原体感染，可以口服四环素类或大环内酯类等抗生素治疗。

ⅢB型：不推荐使用抗生素治疗。

2. α－受体阻滞剂：α－受体阻滞剂能松弛前列腺和膀胱等部位的平滑肌而改善下尿路症状和疼痛，因而成为治疗Ⅱ型/Ⅲ型前列腺炎的基本药物。

可根据患者的情况选择不同的α－受体阻滞剂。推荐使用的α－受体阻滞剂主要有：多沙唑嗪（doxazosin）、萘哌地尔（naftopidil）、坦索罗辛（tamsulosin）和特拉唑嗪（terazosin）等，对照研究结果显示上述药物对患者的排尿症状、疼痛及生活质量指数等有不同程度的改善。治疗中应注意该类药物导致的眩晕和体位性低血压等不良反应。研究提示，α－受体阻滞剂可能对未治疗过或新诊断的前列腺炎患者疗效优于慢性、难治性患者，较长程（12～24周）治疗效果可能优于较短程治疗。

α－受体阻滞剂的疗程至少应在12周以上。α－受体阻滞剂可与抗生素合用治疗ⅢA型前列腺炎，合用疗程应在6周以上。

3. 植物制剂：植物制剂在Ⅱ型和Ⅲ型前列腺炎中的治疗作用日益受到重视，为推荐的治疗药物。植物制剂主要指花粉类制剂与植物提取物，其药理作用较为广泛，如非特异性抗炎、抗水肿、促进膀胱逼尿肌收缩与尿道平滑肌松弛等。

推荐的植物制剂有：普适泰、沙巴棕及其浸膏等。由于品种较多，其用法用量需依据患者的具体病情而定，通常疗程以月为单位。不良反应较小。

最近完成的一项多中心、随机、双盲、安慰剂对照研究结果显示，普适泰可显著减轻ⅢA前列腺炎患者的疼痛症状，提高生活质量。另一项研究显示，与安慰剂比较，普适泰长期（6个月）治疗可以显著减轻Ⅲ型前列腺炎患者的疼痛和排尿症状。普适泰与左氧氟沙星合用治疗ⅢA前列腺炎效果显著优于左氧氟沙星单一治疗。

4. 非甾体抗炎镇痛药：非甾体抗炎镇痛药是治疗Ⅲ型前列腺炎相关症状的经验性用药。其主要目的是缓解疼痛和不适。迄今已有数项随机、安慰剂对照研究评价此类药物的疗效。临床对照研究证实塞来昔布对改善ⅢA型前列腺炎患者的疼痛等症状有效。

5. M-受体阻滞剂：对伴有膀胱过度活动症（overactive bladder，OAB）表现如尿急、尿频和夜尿但无尿路梗阻的前列腺炎患者，可以使用M-受体阻滞剂（如托特罗定等）治疗。

6. 抗抑郁药及抗焦虑药：对合并抑郁、焦虑等心境障碍的慢性前列腺炎患者，在治疗前列腺炎的同时，可选择使用抗抑郁药及抗焦虑药治疗。这些药物既可以改善患者心境障碍症状，还可缓解排尿异常与疼痛等躯体症状。应用时必须注意这些药物的处方规定和药物不良反应。可选择的抗抑郁药及抗焦虑药主要有三环类抗抑郁剂、选择性5-羟色胺再摄取抑制剂和苯二氮䓬类等药物。

（三）其他治疗

1. 前列腺按摩：前列腺按摩是传统的治疗方法之一，研究显示适当的前列腺按摩可促进前列腺腺管排空并增加局部的药物浓度，进而缓解慢性前列腺炎患者的症状，故推荐为Ⅲ型前列腺炎的辅助疗法。联合其他治疗可有效缩短病程。Ⅰ型前列腺炎患者禁用。

2. 生物反馈治疗：研究表明慢性前列腺炎患者存在盆底肌的协同失调或尿道外括约肌的紧张。生物反馈合并电刺激治疗可使盆底肌松弛，并使之趋于协调，同时松弛外括约肌，从而缓解慢性前列腺炎的会阴部不适及排尿症状。生物反馈治疗要求患者通过生物反馈治疗仪主动参与治疗。该疗法无创伤，为可选择性治疗方法。

3. 热疗：主要利用多种物理手段所产生的热效应，增加前列腺组织血液循环，加速新陈代谢，有利于消炎和消除组织水肿，缓解盆底肌肉痉挛等。有经尿道、经直肠及会阴途径，应用微波、射频、激光等物理手段进行热疗的报道。短期内虽有一定的缓解症状作用，但尚缺乏长期的随访资料。对于未婚及未生育者不推荐使用。

4. 前列腺注射治疗/经尿道前列腺灌注治疗：尚缺乏循证医学证据证实其疗效与安全性。

5. 手术治疗：经尿道膀胱颈切开术、经尿道前列腺切除术等手术对于慢性前列腺炎很难起到治疗作用，仅在合并前列腺相关疾病有手术适应证时选择上述手术。

三、中医临床思维

（一）中医病名及病因病机特征

本病临床表现复杂多变，颇不一致，因此在辨治时不能一概以“精浊”而言。当患者症状主要表现为终末尿白，或大便时尿道口有白色分泌物溢出（俗称“滴白”），与“精浊”病症最为一致，当从“精浊”论治。当患者症状主要表现为尿频、尿急、尿痛、尿道灼热感时，可参照“淋证”；当主要表现为小腹、会阴、腰骶等部位疼痛（即前列腺痛）为主时，可参照“痛证”“腰痛”等论；当主要表现为神经衰弱、精神紧张、失眠、焦虑、抑郁、记忆力减退、注意力不易集中等精神症状时，可参照“郁证”等论治；当主要表现为阳痿、早泄、遗精时，亦当参照各自病症论治。本病多由于饮食不节，嗜食醇酒肥甘，酿生湿热，或因外感湿热之邪，壅聚于下焦而成；或由于相火妄动，所愿不遂，或忍精不泄，肾火郁而不散，离位之精化为白浊，或房事不洁，湿热从精道内侵，湿热壅滞，气血瘀阻而成。其病机演变初期往往以湿热为主，日久缠绵不愈时多表现为气滞血瘀之象，病久则损耗肾气，可致“肾虚则小便数，膀胱热则水下涩”之虚实夹杂证型，或肾阴暗耗，可出现阴虚火旺证候，亦有火势衰微，易见肾阳不足之象。总之，湿、热、瘀、滞、虚贯穿在CP不同阶段。

（二）辨病辨证及治疗特征

专家共识指出CP主要的基本证型为：湿热下注证、气滞血瘀证、肝气郁结证、肾阳不足证、肾阴亏虚证，复合证型为湿热瘀滞证。

本病的治疗原则为主张综合治疗，注意调护，辨证论治为主，临床以复合证型多见。应抓住肾虚、湿热、肝郁瘀滞3个基本病理环节，分清主次，权衡用药。主要治法有清热利湿，导浊通淋；行气活血，化瘀止痛；疏肝解郁，行气止痛；温补下元，补肾壮阳；滋肾填精，养阴清热；清热利湿，行气活血。

中医治疗慢性前列腺炎取得了一定的进展，其治疗特点和优势在于辨证论治。根据大样本的流行病调查，本病湿热下注证型最为常见，占92.44%。由于现代医学的疗效不足及容易用补肾法误治，终致缠绵不愈，加重了患者的精神压力。据报道，慢性前列腺炎患者的精神心理症状发生频度非常高。利用“和法”的思路，可以行和解少阳、疏肝解郁、清利湿热之效。不仅可以有效治疗泌尿系统炎性反应，且能疏解患者抑郁心理，安情定志。

（三）药物选择

数据挖掘表明，慢性前列腺炎中药使用频次最多的分别为丹参、赤芍、王不留行、败酱草、车前子；排名前5位的高频药物类型依次为清热药、活血化瘀药、利水渗湿药、补虚药、理气药；慢性前列腺炎中成药使用频次较多的为野菊花栓、消痔灵注射液、普乐安片、三金片、桂枝茯苓丸、男康片等。

四、名医经验

（一）刘渡舟经验

刘渡舟依据《临证指南医案》：“若夫便浊之恙，只在虚与湿热推求。”认为前列腺炎患者素食酒肉，出现白浊，有阴囊潮湿、尿黄、舌腻等症，为中焦湿热下注所致。脾与相表里，蕴生湿热，由脾及胃，阳明之气燥，故又见口渴、心烦等症。治疗应升泄脾胃中伏火积热，待脾气一健，运达四旁，则湿热之邪自解。方用泻黄散合二妙散，泻黄散专为脾胃伏火而设，石膏辛寒清其热，栀子苦寒泻其火，共成清上澈下之用；防风升散湿与火之郁，取“火郁发之”之义；藿香苏脾胃之机，化湿浊之困，待湿去则热孤；生甘草泻火而清焦。用二妙散为辅，以治在下之湿热。

（二）谭新华经验

谭新华认为治疗慢性前列腺炎，应从虚、郁、瘀、毒论治。谭新华认为，久病多虚，责在脾肾；情志失调，重在调肝；久病顽疾，化瘀取效；顽毒久羁，解毒为先。临证谨守病机，善用古方，创制新方。谭新华在治疗慢性前列腺炎时用药常顾及肾，其中，以补肾阴为主的，如左归丸、固阴煎、大补阴丸、六味地黄丸等；以补肾阳为主的，有右归丸、八味肾气丸、固精丸、巩堤丸等。常用补阴药，如熟地黄、女贞子、墨旱莲等；常用补阳药，如鹿角胶、鹿角霜、枸杞子、补骨脂、淫羊藿、巴戟天、杜仲等。谭新华认为，补肾不论是阴精虚还是肾气损，皆以固精关、摄下元为要，药用山茱萸、芡实、益智、沙苑子、菟丝子之属。对于一般的肝气郁结，宜选用性味和平的疏肝药，如柴胡、白芍、佛手、枳壳等；对于体质偏寒而有肝气郁结者，宜选用性味辛温香燥的疏肝药，如乌药、木香、小茴香等；对于肝气郁结证的慢性前列腺炎伴有前列腺增生者，宜选用质沉重味浑厚的疏肝药，如橘核、荔枝核等；对于肝气郁结导致性功能障碍者，常加用蜈蚣、露蜂房等。化瘀药中，谭新华尤喜用穿山甲，正如《医学衷中参西录》云：“穿山甲，味淡性平，气腥而窜，其走窜之性，无微不至，故能宣通脏腑，贯彻经络，透达关窍，凡血凝血聚为病，皆能开之”。对于慢性前列腺炎毒邪的治疗，顽毒久羁、解毒为先。谭新华认为，湿热毒邪，清利当先解毒，可选红藤、败酱草、蒲公英、鱼腥草等清热解毒；或用车前草、金钱草、凤尾草等利湿热排热毒；或用土茯苓、苦参解湿毒；同时须结合体质，若阳旺热盛之体，清热解毒药可直接应用，若阳虚气弱之体，须同时温补阳气、温养气血。至于难治顽毒的治疗，要根据中医“以毒攻毒”的理论，用有毒性的药物治疗，以药物之毒攻击蓄积于机体脏腑组织之顽毒，治之用蜈蚣、露蜂房、白花蛇舌草攻散顽毒。

（三）施汉章经验

施汉章在有关慢性前列腺炎的病因病机认识和辨证论治方面，都有独到之处。①病因病机的特点是本虚标实：慢性前列腺炎患者在年少时多自慰频繁，成人后房劳过度，戕伐肾元，致肾气内虚，此为内因；平素饮食不节，嗜酒过度，或外邪侵袭，邪气内侵，此为外因。内外合邪致湿热蕴阻，气机升降失常，败精留滞，日久则化瘀生痰。肾虚为本，湿热、痰瘀交阻为标，为本虚标实、虚实夹杂之证。早期以湿热为主，症见尿频、尿急、尿黄等；发展至中期则湿热交蒸兼夹痰瘀，症见少腹、会阴、睾丸等处疼痛较明显；久病迁延则出现腰膝酸软、头晕乏力、夜尿频多、性功能下降等肾元虚损证，但湿邪贯彻本病始终。因此，既主张分早、中、晚 3 期辨治，又强调以化湿为重点。②传统四诊结合微观辨证。③辨证论治不离不弃。④多途径给药，重视心理疏导。

（四）谢海洲经验

谢海洲根据《素问・六节脏象论》“肾者主蛰，封藏之本，精之处也”；《素问・痿论》“思想无穷，所愿不得，意注于外，入房太甚，宗筋弛纵，发为筋痿白淫”；《杂病源流犀烛・遗泄》“遗泄，肾虚有火病也，肾元虚，虚火流行，以精海脱滑”等，结合临床实践，认为有的慢性前列腺炎患者由于长期思虑过度，所愿不遂，或自慰过度致使阴精妄泄，阴虚阳亢、相火内炽，故先治以清泻相火、益肾涩精之法；又由于长期自慰而使阴精败浊瘀积下焦，气机疏泄不利，出现少腹掣痛不适，甚则牵及会阴部，故继以少腹逐瘀汤之意，逐瘀化浊，疏利气机，以萆薢分清饮加减渗利湿浊，导邪外出。由于这类患者是以肾虚为本，阴虚阳亢、相火妄动为主要发病机制，因此在治疗过程中，始终注意兼顾这一因素。后期以肾虚失于固摄为主，故以金锁固精丸、桑螵蛸散、缩泉丸加减治疗。

（五）李今庸经验

李今庸认为精浊的发生与肾和膀胱有关。因肾主水，膀胱为津液之府，水液经肾气化，清者上升布散周身，浊者下降，出于前阴为小便。然正常尿液，色应是清亮微黄。如果肾和膀胱的气化功能失调，或下焦的湿浊之邪直接注于膀胱，就会发生本病。临床分为 2 型：①肾阴亏虚；②肾气虚衰。

（六）刘猷枋经验

刘猷枋认为慢性前列腺炎病因复杂，症状杂多，病程迁延难愈，极易复发，治疗颇为棘手。经过多年反复临床实践与认识，认为其主要病机是瘀血凝结，临床以瘀阻经脉、瘀结成块的血瘀证为多见，尤其是重型、顽固性慢性前列腺炎，临床观察也发现此类患者的血液流变学检查确有异常。其临床特点是：病程较长，症状以局部疼痛为主，前列腺指诊硬韧而小，不规则，前列腺液不易按出，或有成堆脓细胞。而其他证型包括湿热下注证和肾虚证较为少见。湿热下注证病程不长，以膀胱尿道刺激症状为主；肾虚证多见于中老年患者及病久素体虚弱者，以腰膝酸痛、乏力倦怠及性神经衰弱症状为主，前列腺指诊腺体萎缩平陷。由于瘀血凝结、脉络阻滞是该病的本质问题，因此治疗应以活血化瘀、通脉导滞为主，辅以行气、解毒，研制出中药制剂前列腺炎汤。药物组成：桃仁泥、红花、赤芍、丹参、泽兰、炙乳没、青皮、王不留行、蒲公英、败酱草、白芷、川楝子、小茴香、穿山甲片。方中以丹参、红花为主，配以桃仁泥、赤芍、泽兰、炙乳没、王不留行、穿山甲祛瘀活血；因气为血帅，气行则血行，故配以青皮、川楝子、小茴香理气行气止痛；蒲公英、败酱草荡涤瘀热、清热解毒；白芷泄浊。兼虚寒者加乌药、益智、巴戟天等温经散寒药；瘀久正虚者配以黄芪、党参、当归、首乌等补气养血药；兼有膀胱湿热下注者加滑石、萹蓄、瞿麦、赤小豆等清热利湿药；肾虚者加淫羊藿、巴戟天、肉苁蓉、女贞子等补肾药。

（七）王乐匋经验

王乐匋认为前列腺炎发病机制多为湿热下注，厥阴经脉因而瘀阻。病至慢性期，由腑及脏，兼有肾虚。辨证与辨病相结合，可提高疗效。急性期主以清利膀胱湿热，其治在腑；慢性期益肾清利并举，脏腑兼顾。但无论急性或慢性，必在辨证的基础上，伍以化浊通瘀之炮山甲、王不留行。慢性前列腺炎多为肾虚夹有湿热痰瘀为患，立法为清热利湿、活血通瘀、化痰软坚，自拟“新订萆薢分清饮”治疗。

（八）徐福松经验

徐福松根据深入分析中西理论后认为，慢性前列腺炎常由体虚、感染、充血、身心等因素引起，它既可以是局部感染和充血，亦可以是全身病变在局部的反应。如全身（或局部）免疫功能低下，给细菌和病毒等以可乘之机。慢性前列腺炎之所以高发、难治、易反复，除受前列腺的解剖生理因素影响外，还与酗酒、纵欲、禁欲、久坐、疲劳、受寒或包皮过长等因素密切相关。徐福松常云，精浊的病因病机甚为复杂。总的来说是肾亏于下，封藏失职；败精瘀浊，湿热下注，精室被扰，精关不固，而成本病。常见的原因是忍精和感染。前者多由青壮年相火易动，所愿不遂，精未泄出；或同房、遗精、手淫、惊恐等，忍精不泄，败精流注，精关不固，遂成精浊。后者多由肺脾素虚，容易感冒腹泻，引动下焦湿热；或包皮过长，藏污纳垢，或性交不洁，湿热内侵，流于精室，精浊混淆，精离其位，而成本病。其病机转化是：①病久伤及脾肾，脾气虚则湿愈难化，肾气伤则精易下泄，此为本病由实转虚的大致过程。肾虚是本，湿热是标，久病入络，血脉瘀滞，乃是进入慢性过程的病理反应。中虚是湿热伤脾的必然结果，或系素体脾虚所致，或由肾虚及脾之故。②临证辨治特点：徐福松在多年的临床基础上认为本病一般可分为湿热、瘀血、中虚、肾虚四证。前两证属实，后两证属虚，慢性期虚多实少，急性发作期实多虚少。其辨证和辨病论治要领如下——清热导湿治湿热：临床特点是年龄较轻，病程较短，或有包皮炎、龟头炎、睾丸炎等病史。症见小便黄少、混浊或有沉淀，尿频尿急，尿道灼热刺痛，少腹及会阴胀痛，口中干苦而黏，辨证要点为舌苔黄腻，脉象弦滑带数。常用萆薢分清饮加减。活血化瘀疗瘀血：临床特点是病程较长，或会阴受伤，症见终末尿滴白量少，小便滴沥涩痛或见肉眼血精，会阴部刺痛明显，眼眶黧黑，辨证要点为舌质紫或有瘀斑，脉涩。常用王不留行汤加减。补益中气调中虚：临床特点是病程较长，素体脾虚，症见终末尿滴白，尿意不尽，尿后余沥，劳累后加重，会阴部有下坠感，神疲乏力，面色少华，纳谷不馨，辨证要点为舌淡而胖，脉细而软。常用补中益气汤加减。补肾涩精益肾虚：临床特点是病程较长，有手淫或房劳过度史，症见尿末滴白，尿道口时流黏液黏丝，腰酸而软，有梦而遗，性功能减退，或面色黧黑，五心烦热，午后低热颧红，辨证要点为舌红苔少，中有龟裂，或有剥苔，脉细带数。常用菟丝子丸加减。本病虽有上述 4 证，但临床单独出现者少，虚实夹杂者多，其中肾虚兼湿热者最多，故常以菟丝子丸合萆薢分清饮加减施治，最能切中病机，1982 年杜撰方名曰萆菟汤，1986 年立项研究时定名为保精片。临床及实验研究提示：本品可改善全身和局部免疫功能，调节前列腺液酸碱度，有明显的抗菌、消炎、抗病毒，清除有害物质，畅通前列腺局部引流等功效，无明显毒副作用。本病对改善慢性前列腺炎合并的不育症，性功能改变等亦有较好作用。同时徐福松对慢性前列腺炎还可配用中药验方前列腺四号方（苦参、龙胆、黄芩、黄柏、炙乳香、炙没药）煎汤坐浴，每日 1～ 2 次。功能清热解毒，活血化瘀。对改善局部血液循环，促进炎症吸收，缓解临床症状及体征有一定帮助。但伴有急性精囊炎和男子不育症者忌用。

（九）王琦经验

王琦提出慢性前列腺炎的病机特点为“瘀浊阻滞”。瘀不仅指血瘀，还包含瘀积不通，指前列腺导管常因炎症刺激、纤维变性而管腔狭窄，或结石阻塞，致使前列腺导管内分泌物淤积不出；浊为秽浊之分泌物。综上所述，本病与思欲不遂或房劳过度、相火妄动，或酒色劳倦、脾胃受损、湿热下注、败精瘀阻等因素有关，与心脾肾等脏腑关系密切。王琦将慢性前列腺炎分为 4 型论治：①湿热下注型，治宜清利湿热，方用八正散；②肝肾阴虚型，治宜滋补肝肾，降火，方用知柏地黄汤加减；③肾阳虚型，治宜温肾壮阳固精，方用肾气丸合桑螵蛸散加减；④气滞血瘀型，治宜活血化瘀，疏肝通络，方用复元活血汤加川楝子、橘核治之。

（十）李日庆经验

李日庆将该病分为 4 型，湿热下注型药用龙胆、黄柏、滑石、车前子、赤芍等；气滞血瘀型药用丹参、红花、青皮、川楝子、王不留行、乳香、没药、赤芍等；肾阴不足型药用生地黄、熟地黄、山药、枸杞子、黄柏、山茱萸、泽泻、牡丹皮等；肾阳虚衰型药用附子、肉桂、淫羊藿、杜仲、乌药、牛膝、茯苓、熟地黄、丹参等。辅以临证加减，取得了较为满意的疗效。

五、名方推荐

（一）萆薢分清饮加减

萆薢、茯苓、车前子、丹参各 10 g，黄柏、苍术、厚朴花各 6 g，生薏苡仁 12 g，石菖蒲 2 g，碧玉散（包）15 g。用法：每日 1 剂，水煎，分 2 次服。功效：清热导湿治湿热。主治：年龄较轻，病程较短，或有包皮炎、龟头炎、睾丸炎等病史。

（二）王不留行汤加减

王不留行 15 g，延胡索、牡丹皮、皂角刺、桃仁、三棱、莪术、牛膝各 10 g，穿山甲、红花、苏木、川芎、赤芍各 6 g。用法：每日 1 剂，水煎，分 2 次服。功效：活血化瘀疗瘀血。主治：病程较长，或会阴受伤，症见终末尿滴白量少，小便滴沥涩痛或见肉眼血精，会阴部刺痛明显者。

（三）补中益气汤加减

炙黄芪、党参、当归、茯苓、芡实各 10 g，薏苡仁、煅龙骨（先煎）各 12 g，煅牡蛎（先煎）20 g，白术、陈皮、炙升麻各 6 g，炙甘草 3 g。用法：每日 1 剂，水煎，分 2 次服。功效：补益中气调中虚。主治：病程较长，素体脾虚，症见终末尿滴白，尿意不尽，尿后余沥，劳累后加重，会阴部有下坠感者。

（四）菟丝子丸加减

菟丝子、茯苓、山药、沙苑子、车前子（包 ）、石斛、生地黄、熟地黄、续断、益智各 10 g，炙远志 6 g。用法：每日 1 剂，水煎，分 2 次服。主治：补肾涩精益肾虚。临床特点是病程较长，有手淫或房劳过度史，症见尿末滴白，尿道口时流黏液黏丝，腰酸而软，有梦而遗，性功能减退，或面色黧黑，五心烦热，午后低热颧红，辨证要点为舌红苔少，中有龟裂，或有剥苔，脉细带数。

（五）当归贝母苦参丸合复元活血汤加减

天花粉 15 g，柴胡 12 g，当归、浙贝母、苦参、滑石粉（包煎）、桃仁、红花各 10 g，熟大黄、炙甘草各 6 g。用法：每日 1 剂，水煎，分 2 次服。功效：清热祛湿排浊、化瘀通络止痛。主治：湿热、瘀浊阻滞前列腺，精窍不畅，排尿不利伴见会阴、小腹疼痛较剧者。加减：如湿热较重，可佐以马鞭草、萆薢、鱼腥草各 15 g，虎杖 10 g，清热祛湿；如排尿不利症状明显，可加入蒲黄 10 g 合滑石以泄热利湿、化瘀利窍；如患者疼痛日久，瘀血阻络，临证又可酌加蜈蚣 1 条、穿山甲粉 3 g 等虫类药，以加强全方破血祛瘀，通络止痛功效。

（六）三妙丸合八正散加减

处方：黄柏、车前子、萹蓄、苍术各 10 g，土茯苓 30 g，川牛膝、王不留行、益母草、白茅根各 15 g，生甘草 6 g。用法：每日 1 剂，水煎，分 2 次服。功效：清利湿热，活血通淋。主治：热淋。加减：热毒炽盛者，加蒲公英 15 g，败酱草 15 g，野菊花 10 g；会阴及小腹部胀痛者，加生黄芪 20 g，白芷 10 g，虎杖 20 g；尿道灼热涩痛者，加海金沙 10 g，鸡内金 9 g；尿道发痒者加威灵仙 15 g；伴排尿困难者加通草 6 g；尿血者加大蓟、小蓟各 15 g；大便干加生大黄 3 g；小腹及会阴胀痛明显者加川楝子 10 g。

（七）李日庆治寒湿凝滞基本方

萆薢、川牛膝、茯苓各 15 g，苍术、泽泻、小茴香、乌药、石菖蒲、当归各 10 g，肉桂、生甘草各 6 g。功效：温阳暖肝，健脾化湿。主治：慢性前列腺炎之寒湿凝滞证。用法：每日 1 剂，水煎，分 2 次服。加减：腰痛怕冷，手足不温者，加川乌 10 g，草乌 10 g；腰酸加杜仲 10 g；小腹冷痛加细辛 3 g；

睾丸痛者，加橘叶 10 g，橘核 10 g，荔枝核 10 g；伴阳痿者，加淫羊藿 15 g，肉苁蓉 15 g；神疲乏力，加党参 10 g，白术 12 g；滴白明显者，加芡实 10 g。

（八）新订萆薢分清饮

粉萆薢、滑石（包煎）、土牛膝各 12 g，炒川黄柏 10 g，王不留行、炙山甲片、京赤芍、猪茯苓各 10 g，红藤、白茅根各 30 g，生甘草、通草各 4 g。功效：清热利湿、活血通瘀、化痰软坚。主治：慢性前列腺炎。用法：每日 1 剂，水煎，分 2 次服。加减：瘀滞甚者加西琥珀（研末，泛丸吞服）4～6 g，或田三七粉（吞服）4～6 g；痛引精索者加炒橘核 15 g，台乌药 6 g；肾阴虚者加干地黄 12～18 g，沙苑子 10 g，女贞子 10 g；肾阳虚致阳痿者去黄柏、白茅根，加熟附片 6～10 g，巴戟天 10 g，肉桂 6 g；镜检脓细胞多者加败酱草 10 g，猫爪草 15 g。

（九）前列腺炎Ⅰ号经验方

萆薢、威灵仙各 15 g，石菖蒲 5 g，台乌药、五味子各 6 g，益智、皂角刺、菟丝子各 10 g，冬瓜子、马鞭草各 30 g，白芷 8 g，茯苓 12 g，水蛭 3 g。功效：益肾导浊，活血止痛。主治：慢性前列腺炎。用法：每日 1 剂，水煎，分 2 次服。

（十）张伯礼经验方

生地黄、山茱萸、杜仲、桑寄生、菟丝子各 15 g，当归 12 g，萆薢、泽泻、夏枯草、生牡蛎各 20 g，蒲公英、首乌藤各 30 g，黄柏、合欢皮各 12 g。功效：补益肝肾，化浊散结，调神安神。主治：肝肾亏虚，浊精瘀阻之慢性前列腺炎。

第二十二节　前列腺增生症

前列腺增生症又称作良性前列腺增生症（benign prostatic hyperplasia，BPH），是指中老年男性（50 岁以上）组织学上前列腺间质、腺体成分的增生和解剖学上前列腺的增大（benign prostatic enlargement，BPE），以尿动力学上的膀胱出口梗阻（bladder outlet obstruction，BOO）和临床上主要表现的下尿路症状（lower urinary tract symptoms，LUTS）为特征的一种疾病。BPH 属中医“精癃”范畴。BPH 的发生是一个长期、缓慢、复杂的过程，其具体形成机制尚不清楚，目前医学界较为公认的两个相关因素是：年龄增长和正常睾丸功能。BPH 组织学上的发生率随年龄的增长而增加，通常发生在 40 岁以后，到 60 岁时大于 50%，80 岁时高达 83 %。与组织学表现相类似，随着年龄的增长，排尿困难等症状也随之增加。LUTS 症状是影响和降低生活质量最为普遍的原因，大部分老年男性至少存在一种 LUTS 症状。

一、诊断标准

（一）临床表现

临床症状以 LUTS 为主，包括储尿期症状、排尿期症状以及排尿后症状。储尿期症状包括尿频、尿急、尿失禁以及夜尿增多等；排尿期症状包括排尿踌躇、排尿困难以及间断排尿等；排尿后症状包括排尿不尽、尿后滴沥等。

（二）诊断标准

以 LUTS 为主诉就诊的 50 岁以上男性患者，首先考虑 BPH 的可能，详细询问病史进行初始评估，并结合实验室、影像学等检查明确诊断。

1. 病史询问（medical history）：

（1）LUTS 特点、持续时间及其伴随症状。

（2）手术史、外伤史尤其是盆腔手术或外伤史。

（3）既往史，包括泌尿生殖道感染史、糖尿病、神经系统疾病、可能与夜尿症有关的心脏疾病史。

（4）药物史，可了解患者目前或近期是否服用了影响膀胱出口功能或导致 LUTS 的药物。

（5）患者的一般状况。

（6）国际前列腺症状评分（international prostate symptom score，IPSS）见表 12－17，IPSS 是目前国际公认的判断 BPH 患者症状严重程度的最佳手段。IPSS 是 BPH 患者下尿路症状严重程度的主观反映，它与最大尿流率（（Amax）、残余尿量（postvoid residual urine volume，PVR）以及前列腺体积无明显相关性。

表 12－17　　国际前列腺症状评分（IPSS）

在最近一个月内，您是否有以下症状？	无	在 5 次中					症状评分
		少于 1 次	少于半数	大约半数	多于半数	几乎每次	
1. 是否经常有尿不尽感？	0	1	2	3	4	5	
2. 两次排尿间隔是否经常＜2 h	0	1	2	3	4	5	
3. 是否曾经有间断性排尿？	0	1	2	3	4	5	
4. 是否有排尿不能等待现象？	0	1	2	3	4	5	
5. 是否有尿线变细现象？	0	1	2	3	4	5	
6. 是否需要用力及使劲才能开始排尿？	0	1	2	3	4	5	
7. 从入睡到早起一般需要起来排尿几次？	没有	1 次	2 次	3 次	4 次	5 次	
	0	1	2	3	4	5	
症状总评分＝							

IPSS 患者分类如下（总分 0～35 分）：轻度症状 0～7 分；中度症状 8～19 分；重度症状 20～35 分。

（7）生活质量评分（QoL）见表 12－18。QoL 评分（0～6 分）是了解患者对其目前 LUTS 水平的主观感受，受 LUTS 困扰的程度及是否能够忍受。

表 12－18　　生活质量指数（QoL）评分

	高兴	满意	大致满意	还可以	不太满意	苦恼	很糟
如果您在今后的生活中始终伴有现在的排尿症状，您认为如何？	1	2	3	4	5	6	
QoL＝							

2. 体格检查：

（1）外生殖器检查排除外尿道外口狭窄或其他可能影响排尿的疾病（如包茎、前尿道瘢痕狭窄、阴茎肿瘤等）。

（2）直肠指检（digital-rectal examination，DRE）DRE 是 BPH 患者重要检查项目之一，需在膀胱排空后进行。DRE 可以了解前列腺的大小、形态、质地、有无结节及压痛、中央沟是否变浅或消失以及肛门括约肌张力情况。

（3）局部神经系统检查肛周和会阴外周神经系统的检查，有助于排除神经源性膀胱功能障碍。

3. 实验室检查

（1）尿常规（urinalysis）对 LUTS 患者可以判定是否有尿路感染、血尿、蛋白尿及尿糖等。

（2）血清前列腺特异性抗原（prostate specific antigen，PSA）主要用于鉴别前列腺癌。

（3）血清肌酐、尿素氮 BPH 导致的膀胱出口梗阻可以引起肾功能损害，导致 Cr，UN 升高。如出现肾积水、输尿管扩张反流等病变，怀疑肾功能不全时建议选择此检查。

4. 尿流率检查可以初步判定下尿路是否存在梗阻，但影响因素较多，注意鉴别。

5. 影像学检查：

（1）超声检查（ultrasonography）可以了解前列腺形态、大小、有无异常回声、突入膀胱的程度，双肾、输尿管、膀胱病变情况以及 PVR。PVR 的多少，对下尿路梗阻程度的判定具有重要参考价值。经直肠超声可以较精确地测定前列腺体积（计算公式为 0．52×前后径×左右径×上下径）。

（2）静脉尿路造影（intravenous urography）如果有 LUTS 患者同时伴有反复泌尿系感染、镜下或肉眼血尿、怀疑肾积水或者输尿管扩张反流、泌尿系结石应行静脉尿路造影检查。但患者对造影剂过敏或者肾功能不全时应禁止该项检查。

（3）尿道造影（urethrogram）怀疑尿道狭窄时建议此项检查。

6. 尿动力学检查（urodynamics）尿动力学检查是诊断 BOO 的“金标准”，可以了解膀胱功能的情况。BPH 患者拟行手术及微创治疗前如出现以下情况，建议行尿动力学检查：

（1）尿量，150 mL。

（2）50 岁以下或 80 岁以上。

（3）PVR ＞ 300 mL。

（4）怀疑有神经系统病变或糖尿病所致神经源性膀胱。

（5）双侧肾积水。

（6）既往有盆腔或尿道手术史。

7. 尿道膀胱镜镜检查（urethrocystoscopy）可了解前列腺增大所致的尿道或膀胱颈梗阻特点，排除尿道及膀胱相关病变。

8. 鉴别诊断本病需要与膀胱颈纤维化、神经源性膀肌尿道功能障碍、尿道狭窄、膀胱肿瘤、前列腺癌及慢性前列腺炎等疾病相鉴别。

二、西医治疗

（一）西药治疗

1. α-受体阻滞剂主要是通过阻滞分布在前列腺和膀胱颈部平滑肌表面的肾上腺素能受体，松弛平滑肌，达到缓解膀胱出口动力性梗阻的作用。α-受体阻滞剂能显著改善患者症状，使 IPSS 评分改善30%～40%，Q_{max} 提高 16%～25% 。有中、重度 LUTS 的 BPH 患者，推荐使用多沙唑嗪、特拉唑嗪和坦索罗辛等。α-受体阻滞剂不影响前列腺体积和血清 PSA 水平，不能减少急性尿潴留的发生。但急性尿潴留 BPH 患者接受 α-受体阻滞剂治疗后成功拔除尿管的机会明显高于安慰剂治疗。年龄不影响受体 α-阻滞剂的疗效。

2. 5α-还原酶抑制剂通过抑制体内睾酮向双氢睾酮（DHT）的转变，进而降低前列腺内 DHT 的含量，达到缩小前列腺体积、改善 LUTS 的治疗目的。但起效时间相对较慢，半年至 1 年才可获得最大疗效，且需长时间（6 年）服用确保疗效持续稳定。治疗前列腺体积增大并伴中、重度 LUTS 的 BPH 患者，常用非那雄胺和度他雄胺。

3. M 受体拮抗剂通过缓解逼尿肌过度收缩，降低膀胱敏感性，来改善 BPH 患者的储尿期症状。目前常用托特罗定和索利那新。

4. 植物制剂主要指花粉类制剂与植物提取物，如锯叶棕、番茄红素等。具有非特异性抗炎、抗水肿、促进膀胱逼尿肌收缩与尿道平滑肌松弛等作用。

（二）手术治疗

1. 手术指征　具有中、重度 LUTS 并已严重影响生活质量的重度 BPH 患者可选择手术及微创治疗，尤其是药物治疗效果欠佳或不愿接受药物治疗的患者。BPH 同时合并以下并发症时，建议采用手术或微创治疗：①反复尿潴留（至少在一次拔管后不能排尿或两次尿潴留）；②反复血尿，药物治疗无效；③反复泌尿系感染；④膀胱结石；⑤继发性上尿路积水（伴或不伴肾功能损害）；⑥合并腹股沟病、严重痔疮或脱肛。

2. 手术方式　目前经尿道前列腺电切术仍是 BPH 手术治疗的金标准，主要适用于前列腺体积在80 mL 以下的 BPH 患者。

三、中医临床思维

（一）中医病名及病因病机特征

前列腺在中医学中未见相应的解剖名称，也无前列腺增生的病名。前列腺增生的病理改变为前列腺的体积增大，而其临床症状主要为排尿困难乃至尿闭。从症状学来看，前列腺增生可以归属于中医的“癃闭”；从触诊上应归属于“癥瘕”和“积聚”等证的范畴。现代中医结合现代医学的解剖知识，依照前列腺分泌前列腺液的生理功能，将前列腺与精囊同归属精室，精室病变导致的癃闭，故称之为“精癃”。1994年国家中医药管理局颁布的《中医病证诊断疗效标准》列有“精癃”病名，并指出“相当于前列腺肥大、增生症”。由陈德铭团队主编的《中医外科学》教材中正式把前列腺增生症归于中医的“精癃”范畴。本病多发于50岁以上的老年男性，病位在精室，与膀胱、肾的关系最为密切，与脾、肝、肺亦有一定关系。多因年老肾元亏虚，膀胱气化无力，加之瘀血、败精、湿热等瘀阻下焦，乃成精癃。肾虚血瘀水阻、膀胱气化失司是精癃之基本病机，本虚标实是其病机特点。

（二）辨病辨证及治疗特征

专家共识指出BPH主要的基本证型为：湿热蕴结证、气滞血瘀证、脾肾气虚证、肾阴亏损证、肾阳虚衰证。

本病的治疗原则为根据精癃病机特点，治疗应以扶元补虚治其本，以化瘀通窍治其标。治虚应以补肾为主，使肾之阴阳平衡，开合有度；治实应根据“六腑以通为用”的原则，着重于通法的运用，宜清湿热，散瘀结，利气机以通水道，同时运用活血化瘀、软坚散结法，使梗阻程度减轻。

三焦作为气化之总司，总领五脏六腑的功能活动。只有三焦气化功能正常、气血津液升降出入的道路通畅，才能保证人体健康无恙。患者脏腑气化功能低下，无论上焦心肺、中焦脾胃、下焦肝肾中的任何一个脏腑气化功能出现异常，都可使三焦整体气化失常，最终导致气血津液升降出入的通道不畅，从而内生风、火、湿、热诸邪及痰、瘀、浊毒等病理产物。这些病理产物又会成为新的致病因素，会进一步加重三焦气化失司，其结果是导致水液不归其道，清者不升，浊者不降，尿液的生成及排泄障碍。三焦气化失司是发生癃闭的重要原因。根据病因，审因论治，根据病变在肺、在脾、在肝、在肾的不同，进行辨证论治，不可滥用通利小便之品。

（三）药物选择

研究数据表明，BPH的核心处方以桂枝茯苓丸最为多见，桂枝茯苓丸虽药味简单，但活血化瘀、缓消癥积的功效颇宏，医家常以此方为主，药味灵活加减，切中病机。除此外，医家在临证时还常选用“滋肾通关丸”“补中益气汤”“八正散”等为基本方。虽然一些医家喜用经方加减化裁治疗本病，但由于BPH临床证候复杂，虽以肾虚为本，但常兼有瘀血、湿热、痰浊、气滞等不同，故更多医家治疗BPH时常根据患者证候及病机特点自拟经验方，医家自拟经验方其组方特点紧扣BPH核心病机，均取得了良好的临床疗效。在用药分布上，治疗BPH的药物使用频率较高的为“补虚药”“活血化瘀药”及“利水渗湿药”。在补虚药中以补气、补阳为主，补气药以黄芪为首选，其甘微温，入脾、肺经，为补气之要药，既能补脾益气，又能利尿消肿，标本兼治，且临床运用时常重用黄芪，以其力专效宏，直达下焦，鼓动真气运行；补阳药常选淫羊藿，因其辛甘性温燥烈，长于补肾壮阳。上述二者治疗肾气虚、肾阳虚，紧扣其病机特点，临床运用中具有良好的疗效。活血化瘀药中则以牛膝、穿山甲较为多见，牛膝性善下行，穿山甲则善于走窜，两者紧扣本病血瘀的特点，直达病所起到活血化瘀的作用。然而在药物规范过程中，牛膝又有川牛膝（16/41），怀牛膝（8/41）之分，两者在功效上略有不同，但均具有活血祛瘀、补肝肾、利水通淋之功，在临证应用时根据具体证候加以选择。由于BPH以小便不利为其主要表现，常配伍利水渗湿药通利小便，其中以茯苓、泽泻频数最高，配合补益药及活血化瘀药的使用以达到对BPH良好的治疗效果。

四、名医经验

（一）印会河经验

印会河在几十年丰富临床经验基础上，运用抓主证的方法，提出以“疏肝散结法”治疗良性前列腺增生，并在临床反复验证，获满意疗效。老年男性前列腺增生所出现的症状，是以尿闭或排尿点滴不畅为其临床特征。此与中医学“癃闭”病证极其相似。对癃闭形成之因，历来多责之肾与膀胱的气化不利，而对因肝经壅结所引起的癃闭论述较少。印会河以中医辨证论治为基础，结合丰富的临床经验，大胆参酌现代医学对人体的一些认识，指出：现代医学所述前列腺之部位，正为中医足厥阴肝经循行所过之地循股内侧入阴毛，下行环绕阴器，故将其归属为足厥阴肝经。而因前列腺组织不断增生肿大，压迫尿道所引起的癃闭证候，亦可视作肝经壅积所致。前列腺肿大之因，多为年老肾亏，阴阳失和，经脉不利，相火妄动，煎熬津血，致使痰凝瘀阻，滞结肝经形成肿物。治疗当疏理消散，提出“疏肝散结”之法，并设立“疏肝散结方”。

（二）施汉章经验

施汉章运用补中益气、温肾化瘀、清利散结三法，辨治本病，疗效显著。①补中益气法　中医学认为癃闭系膀胱气化不利所致。但其气化之出，有赖三焦决渎功能的正常。老年气虚癃闭者，脏气虚弱，病位虽在膀胱，但其本在于脾胃虚弱，不能升清降浊。正如李东垣所说：“脾胃虚则九窍不通。”施汉章治疗本症用补中益气汤为主，补气升阳，疏通三焦，使清浊各行其道；再佐以熟地黄、山药、泽泻、茯苓、补骨脂等，补脾益肾利尿并施，每获良效。②温肾化瘀法　中医学认为，肾中精气，特别是肾阳的气化功能，对于体内津液的输布和排泄，起着极为重要的调节作用。膀胱的排尿能力，与肾气的盛衰密切相关。若肾气不足，膀胱气化无力，腑气郁滞，气滞则血瘀，阻塞尿道，从而造成气滞与血瘀的恶性循环。年老之人，肾阳不足，脉络瘀阻，是老年阳虚血瘀癃闭的主要病机。施汉章用温肾化瘀法治疗本病疗效显著。常用药物：补骨脂、益智、巴戟天、菟丝子、肉桂、黄芪、益母草、王不留行、皂角刺、海藻、生牡蛎等。其中补骨脂、益智、巴戟天、菟丝子、黄芪、肉桂温肾益元化气；益母草、王不留行、皂角刺活血化瘀，下血消肿；海藻、生牡蛎软坚散结以利水道。③清利散结法　《诸病源候论·小便病诸候》云：“小便不通，由膀胱与肾俱有热故也。”因老年人生理功能衰退，体内的代谢产物，如湿邪、痰饮及各种毒素，不能及时排出体外，壅结下焦，瘀阻脉络；或以败精、瘀血阻塞水道，导致膀胱气化不利，而成癃闭。日久则湿热毒邪与痰饮瘀血互结，是本病的又一病理特点。施汉章根据实证宜清湿热、散瘀结的治疗原则，立清热利湿、活血散结之法。常用药物：龙葵、土茯苓、当归、浙贝母、苦参、生牡蛎、莪术、穿山甲、桔梗、川牛膝、泽泻、泽兰、琥珀等。其中龙葵、土茯苓、苦参、泽泻清热利湿解毒；当归、莪术、穿山甲、泽兰活血破瘀；浙贝母、生牡蛎化瘀软坚散结；桔梗宣肺气，调升降，提壶揭盖；穿山甲、琥珀宣通脏腑，通关启闭；川牛膝引药直达病所。诸药合用，共奏清热利湿解毒、活血破瘀散结、通关启闭之功。

（三）徐福松经验

徐福松认为前列腺增生伴急性尿潴留多属本虚表实之证，本虚责之脾肾，标实乃湿热、浊瘀。据“急则治其标”的原则，宜治标为主或标本同治。分为膀胱积热和阴虚火旺两证。膀胱积热证以清热利尿为主，活血开闭为辅。用公英葫芦茶（验方）加减；得效后增入“二海”即海藻、昆布。阴虚火旺证以滋阴降火为主，软坚开闭为辅。用二海地黄汤（验方）加减。

（四）谢昌仁经验

谢昌仁治疗本病有3法：一为清热利湿，通腑逐瘀，药用桃仁承气汤加车前草、赤芍、土牛膝、蒲公英；二为清热利湿，通腑泄浊，药用二陈汤加薏苡仁、泽泻、车前草、枳壳、土牛膝、蒲公英、瓜蒌、生制大黄；三为清热利湿，滋养肾阴，药用六味地黄汤加薏苡仁、车前草、土牛膝、蒲公英、制大黄。

（五）董汉良经验

董汉良据《黄帝内经》“汁沫与血相搏，则合并凝聚不得散而积成矣”，以及脏腑学说“肺为水之上源”和“肺与大肠相表里”等理论，组成消积软坚，活血祛瘀，佐以开肺通腑方，治疗前列腺增生症。

方中桑皮、桔梗、前胡以宣降肺气，肺气宣降则水液得下，气降则水道通调，下输膀胱；琥珀、益母草、赤小豆以活血祛瘀，清利湿热；大黄、枳壳以通利大便；冬葵子渗利小便；瓦楞子、陈皮、甘草理气化浊，调胃和中。湿热下注加黄柏、淡竹叶、土茯苓；肾阳衰微加肉桂、附子、淫羊藿；脾虚湿滞加茯苓、薏苡仁、泽泻。临床应用，颇为良效。

（六）秦伯未经验

秦伯未认为癃闭的治疗，因肾阳虚而膀胱气化不及者，用熟地黄、肉苁蓉、附子、巴戟天、肉桂、山茱萸等温化下元；因热结膀胱而气痹不通者，用冬葵子、木通、车前子、通草、猪苓、枳壳等疏导。

（七）张锡君经验

张锡君主张通瘀散结，清热利水以治标；辨证论治，因人而异以求本。老人正气渐衰，或因（脾肾）气虚，或因（肝郁）气滞，均致气血瘀阻，凝滞成块，阻塞尿道。因此均先服用“双虎通关丸”3～5 d以通瘀散结，清热利水治其标；然后再根据临床所见而分型论治。

（八）叶朗清经验

叶朗清指出本病病程较长，久病不愈，加之年老体弱，气血阴阳必然有所偏损，继而影响膀胱气化功能，而致小便癃闭，水湿停留。故本病在正虚之外，尚有邪实。正虚为发病之本，水湿为致病之标，治疗应寓通于补，补中兼通，标本同治。在辨证的基础上配合升清之品如升麻、柴胡，软坚之品如夏枯草、海藻、昆布等可提高疗效。

（九）胡遵达经验

胡遵达认为肾虚是本病发病的根本原因，因虚致实瘀血、水湿、气滞为主要病理产物。本病的发生与肝肾有关，针对以上病因，当以扶正祛邪为治则。扶正，重在温补肾阳，鼓舞气化；祛邪，即祛瘀化痰，理气散结。用温肾散结汤治肾虚痰瘀凝滞之前列腺增生症。

（十）李曰庆经验

良性前列腺增生症是一种由于前列腺的良性增生而表现为下尿路功能障碍的老年男性常见病之一，临床主要表现为尿频、排尿困难或尿潴留，属于中医“精癃病”的范畴。李曰庆认为年老肾虚为本病发病之本，瘀血内结为发病之标，本虚标实是本病的病机特点，强调该病的基本病机为肾虚血瘀，在临证上以补肾活血为治疗大法。临证时常用补肾通瘀汤为基础方进行辨证论治。

五、名方推荐

（一）疏肝散结方

柴胡、牛膝各10 g，生牡蛎（先煎）30 g，丹参、当归、赤芍、海浮石（先煎）、海藻、昆布、夏枯草、玄参各15 g，川贝粉（另冲）3 g，肾精子5粒（以桂圆肉包裹，于第一次服药时吞服）。功效：疏肝散结。主治：前列腺增生症痰凝瘀阻、滞结肝经证。用法：每日1剂，水煎，分2次服。

（二）公英葫芦茶（验方）

冬葵子、车前子、瞿麦、石韦、藿香、怀牛膝、王不留行各10 g，滑石、葫芦茶各30 g，木通5 g，蒲公英18 g，三棱、莪术各6 g，得效后增入“二海”即海藻、昆布。功效：清热利尿为主，活血开闭为辅。主治：前列腺增生症膀胱积热证。用法：每日1剂，水煎，分2次服。

（三）双虎通关丸

琥珀粉、虎杖、当归尾、桃仁、石韦各10 g，大黄、海金沙各15 g，土鳖虫2 g（每丸剂量）。用法：每服1丸，每日3次。用葎草、白花蛇舌草各30 g煎汤送服，以治其标。功效：通瘀散结，清热利水。主治：前列腺增生症气血瘀阻、凝滞成块、阻塞尿道证。用法：每日1剂，水煎，分2次服。

（四）二海地黄汤（验方）

生地黄、熟地黄、山茱萸、茯苓、怀牛膝、泽泻、海藻、昆布、牡丹皮、丹参、续断各10 g，车前子（包）10 g，荔枝核15 g，碧玉散（包）15 g。功效：滋阴降火为主，软坚开闭为辅。主治：前列腺增生症阴虚火旺证。用法：每日1剂，水煎，分2次服。加减：兼脾虚加补中益气丸；兼肾虚加金匮肾气丸；兼瘀血加大黄䗪虫丸。

（五）抵挡汤

当归尾、山甲片各 15 g，桃仁、大黄、芒硝各 10 g，车前子、萹蓄、瞿麦、栀子、大黄各 6 g。功效：活血化瘀。主治：前列腺增生症气血瘀阻证。用法：每日 1 剂，水煎，分 2 次服。

（六）温肾散结汤

巴戟天、仙茅、淫羊藿、菟丝子各 15 g，枸杞子、三棱、穿山甲、青皮、海藻各 10 g，水蛭、白芷、川楝子各 10 g。功效：温肾散结。主治：前列腺增生症肾虚痰瘀凝滞证。用法：每日 1 剂，水煎，分 2 次服。加减：若湿热明显者，加蒲公英、车前草、石韦以清热利湿；尿潴留者，加麻黄、紫苏叶以宣上启下；肾阳虚明显者，加附子、肉桂以温阳；肾阴虚明显者，加女贞子、墨旱莲以滋阴；气滞明显者，加乌药、柴胡以疏肝。

（七）沈楚翘经验方

炙黄芪、党参、桑寄生、续断、山药各 15 g，桔梗、升麻各 6 g，益智、台乌药、白术、茯苓、牡丹皮、泽泻各 10 g，肉桂 6 g。功效：益肾健脾，补气开肺，化气利水。主治：前列腺增生症肾阳虚衰、气化无力证。用法：每日 1 剂，水煎，分 2 次服。

（八）补肾通瘀汤

黄芪、菟丝子各 15 g，穿山甲、牛膝各 10 g，乌药、水蛭、肉桂各 6 g。功效：益气补肾、祛瘀活血。主治：前列腺增生症肾虚血瘀证。用法：每日 1 剂，水煎，分 2 次服。加减：肾阳不足较甚者加制附片；肾阴亏虚者加墨旱莲、女贞子；血瘀重者加丹参、桃仁；湿热下注甚者加知母、黄柏、栀子、车前子；口干口渴，舌红少津，加沙参、石斛；心烦失眠，溲赤，舌尖红赤者，加黄连、淡竹叶；伴尿血者可酌情加栀子、藕节、蒲黄炭、三七粉、小蓟；脘痞纳呆者，加白术、茯苓、苍术；前列腺体较硬者，加王不留行、桃仁、红花。

（九）桂枝茯苓丸加减

川桂枝 12 g，茯苓、泽兰叶各 15 g，牡丹皮、赤芍、桃仁、三棱各 10 g，莪术、昆布、海藻、乌药各 20 g，炙水蛭 6 g。功效：活血通络，软坚消癥。主治：前列腺增生症瘀血阻络证。用法：每日 1 剂，水煎，分 2 次服。

（十）尿癃康

熟地黄 15 g，山茱萸、茯苓、泽泻、牡丹皮、生蒲黄、五灵脂、赤芍、桃仁、莪术、牛膝各 10 g，山药 20 g，肉桂（研粉）3 g，甘草 6 g。功效：补肾祛瘀，利水消结。主治：前列腺增生症肾虚血瘀证。用法：每日 1 剂，水煎，分 2 次服。

第二十三节　男性不育症

夫妇同居 1 年以上，未采用任何避孕措施，由于男方因素造成女方不孕者，称为男性不育（male infertility）。男性不育症不是一种独立的疾病，而是由某一种或多种疾病与因素造成的结果。在欧美国家，不育夫妇约占已婚夫妇的 15%，不育症的原因中 50%左右发生在男方，男性不育症的发病率有逐年增加的趋势。

一、诊断标准

对患者进行病史询问和体格检查是评价所有男性生育力的标准程序，而精液分析是客观评估男性生育力的首选检查（表 12－19）。当精液分析结果同时出现少精子症（精子浓度<15×10^6/mL）、弱精子症（活动精子比率<32%）、畸形精子症（正常形态精子比率<4%）时，定义为少弱畸形精子症（OAT）。精液分析包括精子和精浆特征与参数，结果会受到许多因素干扰，仅通过一份精液标本的评估无法确定 1 名男性精液质量的特征，需至少进行 2 次精液分析，这样有助于获得更加准确的结果。

表 12-19 精液分析参考值范围

参数	参考值
精液量/mL	1.5（1.4～1.7）
精子总数（$\times10^6$/次射精）	39（33～46）
精子浓度（$\times10^6$/mL）	15（12～16）
总活力（PR+NR，%）	40（38～42）
前向运动（PR，%）	32（31～34）
存活率（活精子，%）	58（55～63）
精子形态学（正常形态，%）	4（3.0～4.0）
pH 值	>7.2
过氧化物酶阳性白细胞（$\times10^6$/mL）酌情选择的检测	<1.0
混合抗球蛋白试验（mixed antiglobulin reaction，MAR；%）	<50
免疫珠实验（与免疫珠结合的活动精子，%）	<50
精浆锌（μmol/次射精）	≥2.4
精浆果糖（μmol/次射精）	≥13
精浆中性葡萄糖苷酶（mU/次射精）	≥20

二、西医治疗

本病的治疗原则包括病因治疗、个体化、足疗程和夫妻同查同治。病因治疗：首先要明确不育的现代医学诊断，根据少精症、弱精症、畸形精子症等不同，进行针对性治疗。个体化：不育的治疗方法很多，医生应根据自己的专业知识，为患者推荐最优化的治疗方案。足疗程：大多数不育症疗程较长（如特发性少弱畸形精子症），故临床中一般认为1～3个月为1个疗程。夫妻同查同治：男性不育的最终目的是使女方受孕，配偶的生育能力决定治疗结果；夫妻同查同治，有利于抓住女方的最佳受孕时机。

1. 不育夫妇双方共同参与诊断与治疗，在男方进行治疗前也应对女方检查生育力。根据 WHO 多中心临床研究，男方生育力低下者约26%配偶也同时存在生育问题。

2. 预防性治疗：为了防止以后引起男性不育应注意以下几点：①预防性传播性疾病；②睾丸下降不全者，应在幼儿期作出相应处理；③安全的环境、避免对睾丸有害因子及化学物品的接触；④对采用有损睾丸功能的治疗者，包括某些药物如肿瘤化疗等，在用药前将患者的精液贮存于人类精子库。

3. 非手术治疗：①特异性治疗：病因诊断相当明确，治疗方法针对性强，则可采用特异性治疗，如用促性腺激素治疗促性腺激素低下的性腺功能低下症。②半特异性治疗：对病因、病理、发病机制尚未阐明，治疗措施只解决部分发病环节，如感染不育和免疫不育治疗等。③非特异性治疗：由于病因不明，如特发性少精症采用的经验型治疗和传统医学治疗等。

4. 手术治疗：①提高睾丸精子发生的手术，如精索内静脉高位结扎术和睾丸固定术。②解除输精管道的梗阻。③解除其他致使精液不能正常进入女性生殖道的手术，如尿道下裂手术等。④其他全身性疾病引起男性不育的手术，如垂体瘤手术和甲状腺疾病手术等。

5. 人类辅助生殖技术：不通过性交而采用医疗手段使不孕不育夫妇接受的方法称人类辅助生殖技术，该技术主要分为4方面：①丈夫精液人工授精（artificial insemination with husband's semen，AIH）：精子体外处理后，收集质量好的精子作宫腔内人工授精（IUI），主要用于宫颈因素引起的不育，男性主要用于免疫不育，成功率为8%～10%。②体外受精胚胎移植技术（in vitro fertilization-embryo transfer，IVF-ET）：每周期成功率达30%以上，主要用于女性输卵管损坏、梗阻的不育治疗。

③卵泡浆内精子注射（intracytoplasmic sperm injection，ICSI）：主要用于严重少精、死精以及梗阻性无精子症患者。此项技术可达70%左右成功授精；每次移植2个胚胎，怀孕率达35%～50%。④供者精液人工授精（artificial insemination with donor's semen，AID）：男性不育经过各种方法治疗无效而其配偶生育力正常者，为了生育目的可采用供者精液人工授精。

三、中医临床思维

（一）中医病名及病因病机特征

本病属中医学"无子""艰嗣"等范畴。但男性不育症病因复杂，辨证分型繁多。明代万全《广嗣纪要・择配篇》："人有五不男：天、犍、漏、怯、变也"；明代陈无择《辨证录》曾记载："凡男子不能生育有六病，六病何谓？一精寒、二气衰、三痰多、四相火盛、五精稀少、六气郁。"说明其既有先天因素，又有后天因素；既有外伤，又有饮食情志劳伤；既有脏腑虚损之本，又有水饮痰湿、气滞血瘀之标。与不育关系密切的脏腑为肾、脾、肝，其中肾尤为重要。男性不育症的病机以脏腑虚损为本，湿热瘀滞为标。

（二）辨病辨证及治疗特征

中医上将男性不育症分为肾阴亏虚型、肾阳不足型、肾精亏损型、肝气郁结型、痰湿内阻型、湿热下注型、气滞血瘀型、脾虚湿盛型。

中医治则围绕肾、脾、肝三脏，补以生精为基础，攻以祛邪为要。肾阴亏虚型，治以滋阴降火益精，拟方六味地黄丸，组成：熟地黄、山茱萸、山药、泽泻、茯苓、牡丹皮。肾阳不足型，治以温肾壮阳，滋肾助精，拟方右归丸，组成：熟地黄、山药、山茱萸、枸杞子、鹿角胶、菟丝子、杜仲、当归、肉桂、制附子。肾精亏损型，治以补肾填精。拟方五子衍宗丸，组成：枸杞子、菟丝子、五味子、覆盆子、车前子。肝气郁结型，治以疏肝理气，拟方柴胡疏肝散，组成：陈皮（醋炒）、柴胡、川芎、枳壳（麸炒）、芍药、甘草（炙）、香附。痰湿内阻型，治以祛痰化湿，拟方二陈汤，组成：制半夏、橘红、白茯苓、炙甘草、生姜、乌梅。湿热下注型，治以清热利湿，通精开窍，拟方龙胆泻肝汤（《医宗金鉴》），组成：龙胆、栀子、黄芩、柴胡、生地黄、川木通、车前子、泽泻、当归、甘草。气滞血瘀型，治以疏肝理气，活血祛瘀，拟方丹栀逍遥散，组成：炙甘草、当归、芍药、茯苓、炒白术、柴胡、炒栀子。脾虚湿盛型，治以健脾和胃，益精通窍，拟方参苓白术散，组成：人参、白茯苓、白术、莲子肉、桔梗、白扁豆、山药、薏苡仁、砂仁、甘草、大枣。

对于男性不育症，除中医治疗外，也有西医治疗。应将中西医结合，选择适合患者的治疗方案。如合并有勃起功能障碍，需要同时治疗勃起；对严重精神抑郁患者必要时请心理科医生会诊；针对精液不液化性不育，可在精液细菌培养的基础上酌情予以敏感抗生素治疗；根据不同病因选择合适的治疗方案，使达到理想的治疗效果。

（三）常用药物

临床实验研究发现了许多具有治疗男性不育症的单味中药和复方制剂。单味中药有：巴戟天、肉苁蓉、锁阳、黄芪、淫羊藿、枸杞子、菟丝子、五味子、丹参、何首乌等。复方制剂常用有：五子衍宗丸、养精胶囊、黄精赞育胶囊、六味地黄丸等。

四、名医经验

（一）杨秉秀经验

杨秉秀认为男性不育症属于中医学"不育""无子""无嗣""男子艰嗣"等范畴。认为其病因病机不外虚实两端，一为肾精亏虚，生殖无能而不育，治以补肾填精，益气健脾；一为膀胱气化失司，水湿不能气化，湿郁化热蕴结下焦而不育，治以清热解毒，利湿化浊。以肾虚为本，湿热为标，然二者不可截然分开，可相互转化，或虚中夹实，或实中有虚，治疗时应明辨虚实，或以扶正为主佐以祛邪，或以祛邪为主佐以扶正，或扶正祛邪，攻补兼施。杨秉秀治疗男性以补肾填精、益气健脾、清热利湿化浊为治疗大法，诸药相须、相使配伍组合，补中有泻，补中有清，泻中寓补，扶正不碍邪，祛邪不伤正，与肾虚兼有湿热的病机相符。并且十分重视补虚，从补肾填精、补肾温阳、补肾滋阴、固肾涩精多个角度入手平调肾之阴阳；同时重视先后天同治，喜用黄芪、太子参、党参、山药等味甘微温之品益气健脾，培补后天气血生化之源以养先天，土旺肾充则生精聚精。杨秉秀用药强调平和，清热利湿，多选用淡渗甘寒之品，鲜少用大苦大寒之品，因苦寒败胃，易伤阳气，不利生精强精；补肾用熟地黄、鹿角胶、龟甲胶等滋腻之品时，常配理气醒脾药如砂仁、佛手、陈皮等，使滋而不腻，补而不滞；补肾注重阴阳并重，阴生阳长，常二仙、二至同用。杨秉秀用药注重一药多用，如露蜂房除大家所熟悉的“攻毒杀虫，祛风止痒，祛风止痛”等功效外，认为其亦为血肉有情、精气双补、温阳益肾之品，且善走表达里，通络疏通精窍，常用于精液量过少、同房不射精者。

（二）李海松经验

李海松认为男性不育症的发病主要责之于肾、脾、肝三脏，同时李曰庆认为肾虚的发病率明显下降，而湿热、血瘀、痰湿的机会增多。但痰贯穿于其中，影响精液的正常分泌、输布及液化，在治疗中要注重化痰药的运用。李海松在治疗男性不育症患者中时刻强调我们要在首重病机基础上，把化痰祛瘀贯穿治疗始终，同时在用药的时候要注重阴阳平衡，防止用药过寒、过热、过燥，以防矫枉过正。其主张主要体现在以下几个方面：①燥湿健脾以化痰：此法用于湿热蕴脾证，临床表现为：头昏身重，肢体困倦，食欲不振，少腹急满，阳事不举，尿短赤或频数。精液量少而黏稠，或射精不能。苔黄腻，脉滑数。有医家用药时常常选用生麦芽、陈皮、鸡内金、炒白术、土茯苓、茯苓、益母草等。这类药具有燥湿健脾之效，且专攻下焦湿热。但李海松使用健脾药相对燥湿药量要大，以防止苦寒伤胃，损伤正气。②养阴生津以化痰：此治法适用于肾阴不足证，临床表现为：潮热盗汗，五心烦热，口干咽燥，头昏耳鸣，腰膝酸软，性欲减退或遗精，舌淡红，少苔，脉滑数。李海松在治疗男科疾病时强调要“微调阴阳”，在化痰时使用养阴生津之品，可以起到“阴中求阳，阳中求阴”之效，同时，滋补肾阴可减轻睾丸生精上皮的免疫损伤。故用药多选用熟地黄、山茱萸、枸杞子、五味子、茯苓、白术等，以达到生津祛痰之功，使痰去而精道通，以助受孕。③疏肝理气以化痰：此治法适用于肝郁气滞证，临床表现为：婚后不育，精神压抑，头昏沉，闷闷不舒，两胁作痛，善叹息，心烦少寐，性欲减退，或阳痿不举，舌淡红，脉弦滑。李海松在治疗气郁痰凝类型的不育症时注重运用疏肝理气化痰药，如青皮、陈皮、柴胡、郁金、百合等。在运用疏肝理气化痰药的同时，李海松常佐用一些活血化瘀之品，使气血运行正常，保证精液化生有源，精道输布通畅。④温阳化气以祛痰：此治法适用于肾阳不足，气化失司证，临床表现为：精神萎靡，头识昏蒙，神疲乏力，四肢冰凉，腰膝酸软，性欲减退或阳痿早泄，或精液稀冷，小便清长，夜尿频繁，大便稀溏，舌淡胖，脉沉细。李海松在用药上多用茯苓、姜半夏、桂枝、白果、炒白术等，达到温化寒痰，助生精液的作用。同时佐以活血通络之品，以防瘀而化热，加重病情。李海松在治疗男性不育症时注重运用化痰药，并根据不同的阶段适时选用健脾化痰、养阴化痰、理气化痰、温阳化痰等，故在临床中能收到较好的疗效。

（三）徐福松经验

徐福松根据多年的临床经验，以中医辨证论治理论为指导，结合全身辨体质和局部辨精液，综合分析病因病机，将精液异常分为精亏、精寒、精热、精瘀、精湿 5 种“精病”类型。具体如下：①精亏：是指各种原因引起肾精亏损而导致的精液异常。调精方法为补肾益精。常用方剂有聚精汤、还少丹、斑龙丸、龟鹿二仙膏、麒麟丸等。常用药物：补益肾精类（益智、五味子、补骨脂、菟丝子、沙苑子、覆盆子、桑螵蛸、金樱子、桑椹子、车前子、蛇床子、地龙、牡蛎等）中药为主，配合滋补肾阴类（枸杞子、女贞子、山茱萸、黄精、墨旱莲、何首乌、鳖甲、龟甲、紫河车等）和补气养血类（党参、黄芪、当归、熟地黄、阿胶等）中药。②精寒：是指肾阳不足引起的精液异常。调精方法为温补肾阳。常用方剂有右归丸、济生肾气丸、赞育丹、二仙汤、金匮肾气丸等。常用药物：温肾助阳类（鹿角、鹿角胶、鹿角霜、肉苁蓉、仙茅、淫羊藿、桑寄生、巴戟天、锁阳、韭菜子、续断、楮实子、杜仲等）中药为主，配合温香行气类（肉桂、干姜、小茴香、丁香、木香、橘核、荔枝核、桂枝、炮姜、白芷等）中药。③精热：是指肝肾阴亏、虚火上炎引起的精液异常，属虚热之证。常用方剂有知柏地黄丸、清肾汤、乌梅甘草汤、大补阴丸、二至地黄汤、杞菊地黄丸等。常用药物：滋阴类（南沙参、北沙参、百合、麦冬、天冬、石斛、黄精、枸杞子、山药、生地黄、熟地黄等）中药为主，配合清虚热类（牡丹皮、白薇、地骨皮、麻黄根、浮小麦、糯稻根须、地榆、槐花、白茅根、苎麻根、夏枯草等）中药。④精瘀：是指瘀血阻滞或痰瘀互结引起的精液异常。常用方剂有血府逐瘀汤、桃红四物汤、精脉疏通汤、红白皂龙汤、失笑散、二陈汤等。常用药物：活血化瘀类（丹参、红花、王不留行、莪术、三棱、桃仁、川芎、延胡索、郁金、乳香、没药、五灵脂、益母草、泽兰、牛膝、鸡血藤、水蛭、穿山甲、茜草、蒲黄、大黄等）中药和化痰散结类（半夏、皂角刺、浙贝母、陈皮、瓜蒌、竹茹、海藻、昆布、猫爪草等）中药。⑤精湿：是指湿热蕴结引起的精液异常。常用方剂有萆菟汤、萆薢分清饮、五苓散、二妙丸、龙胆泻肝汤、八正散等。常用药物：祛湿类（藿香、佩兰、苍术、厚朴、砂仁、茯苓、薏苡仁、猪苓、萆薢、独活、防己、威灵仙、木瓜、蚕沙、路路通、石菖蒲、陈皮、佛手等）中药和清热利湿类（黄连、黄柏、龙胆、秦皮、苦参、土茯苓、车前子、通草、大血藤、败酱草、绿豆衣、泽泻、瞿麦、金钱草、虎杖等）中药。

（四）黄海波经验

对于男性不育症的治疗，黄海波力主男女同治，并提出应全面发展中医生殖科的学术观点。他认为：男性不育症是多种疾患造成的一种后果，而不是一种独立的疾病。根据《黄帝内经》中所记载的以肾为中心的生育观。在治则上，以补肾为要。但肾有阴阳之分，所以临证需首辨阴阳。肾阳不足者温肾助阳；肾阴虚损、虚火旺盛者清热育阴。①肾阳虚证：临床表现为婚后不育，伴有身体倦怠，畏寒肢冷，腰膝酸软无力，精神萎靡，面色白或黧黑；或性欲减退，阳痿早泄，大便溏泻，甚则五更泄泻，小便清长，舌质淡或胖嫩，苔薄白，脉沉细或沉迟。其代表方为黄氏增精丸。主要由雄蚕蛾、鹿茸、淫羊藿、鹿角胶、炮附子、沉香、石斛、龟甲胶、肉苁蓉等组成。黄海波经验认为肾阳虚证不宜单纯重用补阳之品，而忽视中医理论中的“阴阳互根”之论。因肾为水火之脏，内寓元阴元阳，阴阳中任何一方的偏衰都必将导致阴损及阳或阳损及阴。所以上方在补阳药的基础上，佐配伍滋阴之品。如石斛、龟甲胶。体现了“善补阳者，必于阴中求阳，则阳得阴助而生化无穷”的理论。②肾阴虚证：其表现多为肾阴虚损、虚火旺盛证候，故呈现生殖道炎症、免疫功能下降，造成正虚邪恋，虚热内扰。虚中又夹实邪，如湿热蕴结肝经，秽浊停聚精室或血瘀气滞，经道阻塞血不养精，均是导致精子质量异常的重要原因。代表方黄氏嗣育丸。主要由雄蚕蛾、龟甲、生地黄、山茱萸、牡丹皮、黄柏、鹿茸、肉苁蓉、淫羊藿、茯苓、甲珠、沉香等中草药组成，共研细末，制成水丸。嗣育丸中补肾生精与活血养血药物相配伍，可改善睾丸和附属性腺的内环境，促进精子生成。诸药合用，滋阴清热益肾、健脾活血，以达生精助育之效。

（五）周安方经验

周安方认为肾虚肝实是男性不育症的基本病机，肾虚是男性不育的内在因素，肝实是男性不育的重要条件，因肾虚而导致生精障碍、肾精不足；因肝实而导致精液腐败、精道阻塞。周安方将男子不育症分为湿热蕴结、气滞血瘀、湿热瘀阻、痰浊凝结、肝实肾虚（肝实包括肝气郁结、肝脉瘀阻、肝经痰浊、寒凝肝脉，肾虚包括肾精不足、肾气亏虚、肾阴不足、阴阳两虚）、肾精不通、肾气亏虚、肾阴不足、肾阳虚衰、肾阴阳两虚、脾肾两虚等 11 种基本证型，并认为临床上单一证型的患者比较少见，比较多的是数证夹杂为患。周安方采用自拟经验方辨证治疗男性不育症，湿热蕴结证治宜清热利湿、补肾护精，药用蒲公英、金银花、连翘、野菊花、土茯苓、枸杞子、菟丝子、淫羊藿等；气滞血瘀证治宜行气活血、化瘀通络、补肾生精，轻证药用当归、川芎、郁金、丹参、红花、熟地黄、枸杞子、淫羊藿、巴戟天等，重证药用五灵脂、蒲黄、三棱、莪术、炮山甲、枸杞子、淫羊藿等；湿热瘀阻治宜清热利湿、活血化瘀，药用蒲公英、败酱草、金银花、连翘、虎杖、土茯苓、丹参、红花、三棱、莪术等；痰浊凝结证治宜化痰散结、补肾生精，药用贝母、海藻、昆布、玄参、生牡蛎、夏枯草、枸杞子、淫羊藿、鹿角胶等；肾精不足证治宜补肾生精，治宜熟地黄、制何首乌、黄精、枸杞子、炙党参、炙黄芪、白术等；肾阴不足证治宜滋补肾阴，药用熟地黄、制何首乌、枸杞子、五味子、女贞子、桑椹子、黄精、龟甲、淫羊藿等；肾阳亏虚证治宜温补肾阳，药用巴戟天、淫羊藿、肉苁蓉、五味子、锁阳、菟丝子、鹿角胶、覆盆子等；肾阴阳两虚证治宜阴阳并补，药用枸杞子、菟丝子、淫羊藿、覆盆子、巴戟天、五味子、鹿角胶、熟地黄、制何首乌等；脾肾两虚证治宜补脾益肾，药用人参（或党参）、炙黄芪、白术、炙甘草、枸杞子、菟丝子、熟地黄、鹿角胶等。

（六）李育明经验

李育明把男性不育症之病因病机归纳为先天因素和后关因素。先天因素包括禀赋薄弱，精气虚冷，生殖功能低下，或各种先天发育异常等；后天因素包括肝气郁结、肝肾亏损、命门火衰、肝经湿热、寒凝肝经、气血瘀阻、惊恐伤肾。李育明将男性不育辨证分为肝气郁结、肝肾亏损、肝经湿热、寒凝肝经、气血瘀阻、惊恐伤肾等 6 种基本证型。根据不同的证型有不同的治法：①肝气郁结证，治宜疏肝解郁，药用炒柴胡、炒枳壳、当归、炒香附、杭芍、炒白术、薄荷、五味子、菟丝子、车前子、补骨脂、牛膝、甘草、覆盆子等；②肝肾亏损证，治宜温肾壮阳益精，药用附片、山药、枣皮、熟地黄、茯苓、泽泻、牡丹皮、肉桂、菟丝子、五味子、车前子、枸杞子、覆盆子、补骨脂、牛膝、甘草等；③肝经湿热证，治宜清热除湿，药用龙胆、木通、栀子、牡丹皮、泽泻、柴胡、滑石、生地黄、苍术、盐炒黄柏、薏苡仁、牛膝、五味子、车前子、甘草等；④寒凝肝经证，治宜温经散寒，补肝肾，药用当归、肉桂、炒茴香、沉香、淫羊藿、胡芦巴、乌药、香附、杭芍、人参、菟丝子、覆盆子、五味子、车前子、枸杞子、甘草等；⑤气血瘀阻证，治宜活血化瘀，药用当归、川芎、生地黄、赤芍、桃红、红花、柴胡、枳壳、地龙、牛膝、路路通、菟丝子等；⑥惊恐伤肾证，治宜镇静安神，药用人参、酸枣仁、五味子、远志、茯神、龙骨、牡蛎、杭芍、柴胡、白术、车前子、枸杞子、菟丝子、覆盆子、肉桂等。

（七）吕绍光经验

吕绍光认为，男性不育主要责于肾，肾虚是不育的主要病机。补肾是治疗男性不育症的主要治法，但脏腑是统一的整体，肾与其他脏腑密切相关，如肾脾为先后天之本，肝肾同源等，故补肾当与调节其他脏腑的功能相结合，统筹兼顾。并且吕绍光借助现代科学技术微观辨证，即精液辨证。重视精液的望诊，观察精液的量、颜色、液化、黏稠度，精子的浓度、活力等。根据《黄帝内经》中“阳化气，阴成形”的理论，吕绍光认为，精液量多色白质稀者，多为寒、虚证；量少色黄质稠者，多属热、实证。精虫数量少者，多属肾阴不足，治以滋补肾阴为主；精子活动力差者，多属肾阳不足，治以温肾益气为主；精液不液化者，多属阴虚湿热，治以滋阴清热为主。吕绍光自拟益精汤加减治疗精液异常引起的不育症，药物组成：植物花粉 15 g，紫河车 15 g，黄精 15 g，制何首乌 15 g，熟地黄 15 g，仙茅 15 g，淫羊藿 15 g，巴戟天 15 g，黄柏 10 g，大血藤 15g 等。吕绍光在辨证论治的同时，充分利用现代科学技术的诊治方法，如精液分析、精浆生化、免疫、性激素、阴囊彩超等，在补益肝肾基础上，结合阴囊彩超分辨静脉曲张轻重及血液反流情况，提出“三阶段活血论”。第一阶段（轻）：以丹参、牡丹皮、赤芍、当归、川芎、泽兰等平和之品；第二阶段（中）：以三棱、莪术、桃仁、红花、路路通、王不留行等破血逐瘀；第三阶段（重）：以水蛭、土鳖虫、全蝎、蜈蚣等搜剔入络之品，逐层加重用药。除此之外，吕绍光也非常强调夫妻同治在不孕不育症治疗中的重要性。

（八）李曰庆经验

李曰庆认为，男性不育症多与肾、肝、心、脾等脏有关，而与肾关系最为密切。不育大多由于精少、精弱、精清、精寒、精热、精稠、精瘀、阳痿、滑精、不射精及无精子等所引起。患者多禀赋不足，肾气虚弱，命门火衰，可致阳痿不举或举而不坚，甚至阳气内虚，无力射出精液。或房劳伤肾，病久伤阴，精血耗散，而致精少、精清。或元阴不足，阴虚火旺，相火偏亢，遗精盗汗，致精热黏稠。或暴饮暴食、过食肥甘厚味、偏嗜烟酒，生活过于安逸，痰湿积蓄、蕴而化热伤阴。李曰庆认为男性不育多因阴阳失调所致，治疗应把握阴阳失调的本质，清补共用、攻补兼施，选择合适的剂型，夫妻同调，综合辨治。李曰庆治疗男性不育症常用药为：熟地黄 10 g、生地黄 10 g、山茱萸 10 g、五味子 10 g、菟丝子 12 g、枸杞子 15 g、覆盆子 10 g、车前子 10 g、淫羊藿 10 g、仙茅 10 g、鹿角霜 15 g、牛膝 10 g。

方中蕴含五子衍宗方，即枸杞子、覆盆子、菟丝子、五味子、车前子5味药物，均药性平和，可补肾填精、平调阴阳，用于治疗肾精亏虚型男性不育症有较好的临床疗效，可以提高精液量、精子浓度、精子活动率。对于肾阳虚明显、阴寒内盛引起的精液凝固、液化不良者，李曰庆会加重补肾温阳功效，选用肉桂、鹿茸补火壮阳，振奋阳气，恢复温煦功能，使寒化而精动。对于肾阴不足、虚火偏旺者，多加用何首乌、黄精等药物以补精血。对于临床上无明显症状的患者，多辨证为肾精亏损，多用血肉有情之品如紫河车、鹿角胶、阿胶等填精补血，以形补形。而对于房事不洁、感受湿热，或嗜食肥甘，导致脾虚湿热内生，积聚下焦，热烁肾阴，使精液浓厚而液化不良，或忍精不射，败精腐蚀精血导致死精或畸形精子甚为脓精的，即临床上合并慢性前列腺炎、精液中白细胞偏多的患者，多属微观辨证中的湿热之证，病久湿热瘀阻可致阴阳失调者，治疗应清补结合，滋补肾阴与清热解毒并用，即"壮水之主以制阳光"，选用知母、黄柏、玄参、黄芩滋阴清热，加用金银花、蒲公英、连翘等降火解毒。对于合并有精索静脉曲张的患者，可加用一些通络的药物，如穿山甲、水蛭等，但应注意此类入络药物均药性峻烈，长期使用易伤精耗血，所以临证宜间断使用为佳。

五、名方推荐

（一）龙胆泻肝汤加减

龙胆、柴胡、当归、生地黄各6 g，黄芩、黑栀子各10 g，车前子（包）15 g，泽泻、川牛膝各12 g，茯苓30 g，甘草3g等。功效：泄肝胆实火、清下焦湿热。主治：男性不育症湿热下注。用法：水煎，每日1剂，早晚分服。连服3个月为1个疗程，1个疗程后禁欲5～7d。加减：阴囊潮湿汗多加薏苡仁30g等化湿之品；精液中有白细胞加金银花、蒲公英、白茅根各30g清热凉血之品；精子活力低加菟丝子30 g、巴戟天15g等补肾之品；大便稀溏减黑栀子，加黄连6 g。

（二）五子衍宗汤加减

菟丝子30 g，五味子、枸杞子各20 g，车前子、覆盆子各15g等。功效：调养气血、补肾生精。主治：肾精亏损证。用法：水煎，每日1剂，早晚分服。连续治疗3个月。加减：气滞血瘀者加当归15 g，党参20 g；肾气不足者加淫羊藿20 g，肉苁蓉15 g，山茱萸、黄芪各10 g。

（三）金草地黄汤加减

生地黄、茯苓、麸炒白术各15 g，山茱萸、山药、牡丹皮、女贞子、沙苑子、车前子、白花蛇舌草各12 g，黄柏、菟丝子、淫羊藿、萆薢、金银花、石菖蒲各9 g，黄芪、丹参各20 g，当归10g等。功效：滋肾通络、化瘀祛湿。主治：肾阴虚、湿热、血瘀之男性不育。用法：水煎，每日1剂，早晚分服。4周为1个疗程，共治疗3个疗程。

（四）麒麟丸加减

淫羊藿、锁阳各6 g，菟丝子、枸杞子、党参、白芍各12 g，制何首乌、黄芪各8 g，覆盆子、丹参、墨旱莲、桑椹、当归各10 g，郁金15 g，青皮9 g，山药30g等。功效：补肾填精、益气养血。主治：肾虚精亏、血气不足之男子不育。用法：水煎，每日1剂，早晚分服。治疗3个月为1个疗程。

（五）温阳赞育汤加减

锁阳、熟地黄、阳起石（先煎）、韭菜子、当归各20 g，仙茅、车前子各10 g，淫羊藿30 g，枸杞子、五味子、覆盆子、菟丝子、蛇床子、胡芦巴各15 g，肉桂6g等。功效：补肾填精、补髓、助繁衍宗嗣。主治：肾阳虚证之男性不育症。用法：水煎，1剂/d，分3次口服。连续治疗1个月为1疗程，停药1周后进行下一疗程，连续治疗3个疗程。

（六）益肾通络方加减

菟丝子、淫羊藿、黄芪、丹参各20 g，熟地黄、川牛膝各10 g，水蛭6g等。功效：益肾通络。主治：肾精亏虚证之男性不育症。用法：水煎，每日1剂，早晚分服，疗程为3个月。加减：夜尿多者，加仙茅、巴戟天、益智等；失眠多梦者，加酸枣仁、首乌藤、龙骨、牡蛎等。

（七）六味地黄丸加减

熟地黄 160 g，山茱萸、山药各 80 g，牡丹皮、茯苓和泽泻各 60g 等。功效：滋阴降火益精。主治：男性不育肾阴亏虚证。用法：水煎，每日 1 剂，早晚分服。加减：唇色常白，面色萎黄，脉沉迟无力，加用附子、肉桂等。

（八）右归丸加减

熟地黄、黄芪、山药各 15 g，山茱萸、枸杞子、杜仲、菟丝子各 12 g，当归、制附子、肉桂、鹿角胶（另包、烊化冲服）、甘草各 6 g 等。功效：温肾壮阳，滋肾助精。主治：男性不育症之肾阳不足证。用法：水煎，每日 1 剂，早晚分服。加减：伴泄泻不止加五味子、肉豆蔻；伴阳虚滑精者加金樱子、桑螵蛸等。

（九）固冲汤加减

黄芪 20 g，白术、熟地黄、山药、山茱萸、丹参各 10 g，仙鹤草、白茅根、凤尾草、煅龙骨、煅牡蛎各 15 g，三七、甘草各 5g 等。功效：补肾健脾，益气摄血。主治：男性不育症之脾肾亏虚证。用法：水煎，每日 1 剂，早晚分服。药物加减：血虚者，加阿胶、血余炭等；遗精早泄者，加莲子、金樱子、芡实等；腰痛者，加桑寄生、杜仲、狗脊等。

（十）黄氏增精丸加减

雄蚕蛾 30 g，鹿茸（另）1 g，淫羊藿、枸杞子各 9 g，鹿角胶、菟丝子、怀牛膝、紫河车、熟地黄、陈皮各 10 g，炮附子、沉香各 6 g，炒山药 12g 等。功效：温肾生精、填补真火。主治：男性不育症之肾阳虚型。用法：水煎，每日 1 剂，早晚分服。连用 6 个月。加减：气血两虚者，加黄精、人参、白芍等；湿热下注者，去附子，加萆薢、连翘、牡丹皮等。

第二十四节　烧　伤

一般指热力，包括热液（水、汤、油等）、蒸气、高温气体、火焰、炽热金属液体或固体（如钢水、钢锭）等所引起的组织损害，主要指皮肤和/或黏膜，严重者也可伤及皮下或/和黏膜下组织，如肌肉、骨、关节甚至内脏。烫伤是由热液、蒸气等所引起的组织损伤，是热力烧伤的一种。

一、诊断标准（表 12－20 至表 12－22）

表 12－20　烧伤面积计算

部位		占成人体表/%		占儿童体表/%
	发部	3		
头颈	面部	3	9	9＋(12－年龄)
	颈部	3		
	双上臂	7		
双上肢	双前臂	6	9×2	9×2
	双手	5		
	躯干前	13		
躯干	躯干后	13	9×3	9×3
	会阴	1		
	双臀	5		

续表

部位		占成人体表/%		占儿童体表/%
	双大腿	21	9×5+1	9×5+1-(12-年龄)
双下肢	双小腿	13		
	双足	17		

表 12－21　**烧伤分度**

	烧伤严重性分度	
	Ⅱ°	Ⅲ°
轻度	10%以下	
中度	11%～30%	9%以下
重度	31%～50	10%～19%
特重度	50%以上	20%以上

表 12－22　**烧伤程度**

	Ⅰ°烧伤	浅Ⅱ°烧伤	深Ⅱ°烧伤	Ⅲ°烧伤
损伤深度	表皮浅层	表皮生发层、真皮乳头层	真皮层	全皮层、皮下、肌、骨骼
水疱	无	大小不一	可有，较小	无
创面	红斑、干燥、轻度红肿	潮湿、红肿明显	红白相间、红肿	焦化状
创面	烧灼感	疼痛明显	痛觉迟钝	痛觉消失
局部温度	微增	增高	略低	发凉
愈合时间	3～7 天	1～2 周	3～4 周	>4 周
愈合方式	脱屑	有色素	瘢痕	须植皮

二、西医治疗

（一）治疗原则

小面积浅度烧伤按外科原则，及时给予清创、保护创面，大多能自行愈合。大面积深度烧伤的全身反应重、并发症多、死亡率和伤残率高，治疗原则是：①早期及时补液，迅速纠正低血容量休克，维持呼吸道通畅；②使用有效抗生素，及时有效地防治全身性感染；③尽早切除深度烧伤组织，用自、异体皮移植覆盖，促进创面修复，减少感染来源；④积极治疗严重吸入性损伤，采取有效措施防治脏器功能障碍；⑤实施早期救治与功能恢复重建一体化理念，早期重视心理、外观和功能的恢复。

（二）治疗

1. 现场急救、转送：①迅速去除致伤原因：包括尽快扑灭火焰、脱去着火或沸液浸渍的衣服。劝阻伤员衣服着火时站立或奔跑呼叫，以防增加头面部烧伤或吸入性损伤；迅速离开密闭和通风不良的现场；及时冷疗能防止热力继续作用于创面使其加深，并可减轻疼痛、减少渗出和水肿，越早效果越好。一般适用于中小面积烧伤、特别是四肢烧伤。方法是将烧伤创面在自来水下淋洗或浸入水中（水温一般为 15 ℃～20 ℃），或用冷水浸湿的毛巾、纱垫等敷于创面。一般至冷疗停止后不再有剧痛为止，多需 0.5～1 h。②妥善保护创面：在现场附近，创面只求不再污染、不再损伤。因此，可用干净敷料或布类保护，或行简单包扎后送医院处理。避免用有色药物涂抹，因其会增加对烧伤深度判定的困难。③保持呼吸道通畅：火焰烧伤常伴烟雾、热力等吸入性损伤，应注意保持呼吸道通畅。合并CO中毒者应移至通风处，必要时应吸入氧气。④其他救治措施：a. 严重大面积烧伤早期应避免长途转送，烧伤面积较大者，如不能在伤后1～2 h内送到附近医院，应在原单位积极抗休克治疗或加作气管切开，待休克被控制后再转送。必须转送者应建立静脉输液通道，途中继续输液，保证呼吸道通畅。严重口渴、烦躁不安者常提示休克严重，应加快输液，现场不具备输液条件者，可口服含盐饮料，防单纯大量饮水发生水中毒。转送路程较远者，应留置导尿管、观察尿量。b. 安慰和鼓励患者，使其情绪稳定。疼痛剧烈可酌情使用地西泮、哌替啶（杜冷丁）等。已有休克者，需经静脉用药，但应注意避免抑制呼吸中枢。此外，注意有无心跳及呼吸停止、复合伤，对大出血、窒息、开放性气胸、骨折、严重中毒等危及患者生命的情况应先施行相应的急救处理。

2. 初期处理：①轻度烧伤主要为创面处理，包括清洁创周健康皮肤，创面可用1∶1000苯扎溴铵或1∶2000氯己定清洗、移除异物，浅Ⅱ°水疱皮应予保留，水疱大者，可用消毒空针抽去水疱液。深度烧伤的水疱皮应予以清除。如果用包扎疗法，内层用油质纱布，可添加适量抗生素，外层用吸水辅料均匀包扎，包扎范围应超过创周5 cm。面、颈与会阴部烧伤不适合包扎处，则给予暴露疗法。疼痛较明显者，给予镇静止痛剂，口服或静脉补液，如无禁忌，可酌情进食。使用抗生素和破伤风抗毒素。②中、重度烧伤应按下列程序处理：a. 简要了解受伤史后，记录血压、脉搏、呼吸，注意有无吸入性损伤及其他合并伤，严重吸入性损伤应及早行气管切开。b. 立即建立静脉输液通道，开始输液防治休克。c. 留置导尿管，观察每小时尿量、比重、pH，并注意有无血红蛋白尿。d. 清创，估算烧伤面积和深度。特别应注意有无Ⅲ°环状焦痂的压迫，其在肢体部位可影响血液循环，躯干部可影响呼吸，应行焦痂切开减张术。e. 按烧伤面积、深度制订第一个24 h的输液计划。f. 广泛大面积烧伤一般采用暴露疗法。③创面污染重或有深度烧伤者，均应注射破伤风抗毒血清，并用抗生素治疗。

三、中医临床思维

（一）中医病名及病因病机特征

烧伤最早称为“水火烫伤、烫火疮、汤火冻”，还有的称“火烧伤、汤火伤、火烧疮、汤烫疮”等。对其病因的认识，古代医籍文献认为是热毒内侵所致。近代中医认为烧烫伤是因热所致，除热外还有毒，其病因机制仍是热毒。此热毒，也即外来火热之邪直接侵犯人体所致之毒，所以治疗上以清热解毒为主。现代医学文献中认为烧伤是热损伤，除热外还有毒，其病因机制仍是热毒，所以治疗上多采用清热解毒的中药外用制剂或方药。徐荣祥指出：烧伤是伤，伤则气血瘀滞，瘀则不通，不通则痛，气滞则湿积，湿积则霉腐。烧伤是火毒所致，火毒则疮，疮则热毒入里，疮则腐肉脓血。在黎鳌的《烧伤治疗学》中也指出：烧伤的病因为火毒或热毒，属“不内外因”，烧伤总是火炽热甚，主要侵犯中焦，多为阳明实热之证，热邪为病，耗阴损气。同时烧伤是伤，必有瘀血凝滞；烧伤有伤口，故又多腐肉脓血。而对其病机的认识，烧伤创面病理机制的变化皆由外来火热之邪生变和传变所致，火热之邪外侵早期可导致创面经络受阻、气血凝滞，久之可酿生毒邪，内攻脏腑，最后导致脏腑、气血功能失常。谭炳炎认为，烧伤除火热之邪直犯人体致病之外，还应重视创面毒邪的产生和传变，而如何阻止毒邪的产生和传变，关键是在烧伤早期尽快清除创面的火热之症，使创面尽快转入顺变之状，则毒邪不复酿生和传变矣。

（二）辨病辨证及治疗特征

初步归纳烧伤病程为初期（厥逆期）；中期（正盛邪实期）；晚期（正虚邪实期）；恢复期（正虚邪退期）。初期（厥逆期）：相当于体液渗出期（伤后48～72 h），因烫伤、火烧，外伤形体，内损气血，引起气血不足。气为血之帅，气行则血行，由于心气骤虚，鼓动少力，气虚则血滞；伤处皮毛不存，经脉灼伤，络脉瘀塞，形成伤处的血瘀气滞；加以火毒猛烈，重症骤然入里，破坏阴阳相对平衡状态，使阴阳离决而显厥脱之症。轻者由阴阳紊乱很快恢复，也可不显厥逆，而仅表现火毒侵犯上焦，如恶寒、发热、烦躁、口干、尿黄等，舌质编红，苔白或黄白相兼。中期（正盛邪实期）：伤后3～4日开始，即转入中期。此期火毒炽盛，正盛邪实，邪正交争，主要显胃热实证。重者燔灼脏腑、火蔓三焦。有壮热、口干、腹胀满、腹泻或便秘、咳嗽、痰稠，甚者神昏谵语等；舌质红绛、质老、苔黄燥、芒刺。顺者转入恢复期，逆者转入晚期。晚期（正虚邪实期）：烧伤重症，邪正相争，历时较久，耗损阴津，正已虚而邪未退，则显阴虚主证，甚至阴损及阳，阴阳俱虚。一般伤后2～3周（如未愈）转入本期，严重者数天甚至伤后不久即转入本期。显发热、神昏、谵语、昏睡、幻觉、躁动、吐血、便血、抽搐、惊动、咳嗽、咯痰、腹胀、便溏等，舌质绛，苔光剥或灰黑而燥。治疗得宜，正虽虚，而邪亦退，可望康复；若邪不退，则可阴阳离决、命门火衰。恢复期（正虚邪退期）：创面基本痊愈，邪虽退而正亦虚，显气血虚衰症状：低热、夜卧不安、食欲不振、消瘦、精神困倦、自汗、盗汗、皮肤瘙痒、嗜睡等：舌质淡红或红、苔薄。此期病期绵长，调理得法，则可痊愈；若拖延治疗，特别是未能积极消灭创面，则于绵长的恢复期内，随时都可发生变症。各期对应相应的治疗法则。

一般烧伤的治疗应该包括以下治则：清热解毒；养阴生津；益气理脾；活血逐瘀；托里排脓。初期轻者主要清热养阴，用银花甘草汤加味（金银花、连翘、黄芩、芦根、栀子、蒲公黄、绿豆、赤小豆、甘草）。重者瘀血凝滞，宜加凉血活血之品，用凉血四物汤加减（金银花、连翘、栀子、当归、生地黄、赤芍）。中期火炽热甚，正盛邪实，故重在祛邪，以清热解毒为主治。一般应用黄连解毒汤合白虎汤加减（黄连、黄芩、黄柏、栀子、石膏、知母、当归、大黄、红花、三七、乳香、没药等）。火蔓三焦者，宜清瘟败毒饮法。若开始脱痂，宜加用黄芪、穿山甲、皂角刺类托里排脓药物。晚期因长期邪正交争，热邪深入营血，气血耗损，不可单纯攻伐，必须扶正以祛邪，滋养肾阴，透营转气，用清营汤合犀角地黄汤加减；神昏谵语者酌加安宫牛黄丸或紫雪丹；肝风内动者，加羚羊角、钩藤、龙齿、石决明类；若阴损及阳，阳气衰微者，亦可急用回阳救逆药物如参附汤；病程迁延，尚需考虑夹湿夹痰之证，予以清利湿热，清肺祛痰的药物。恢复期邪热虽退而正气亦衰，治疗重在养阴益气，兼以清利余热，用八珍汤加减。若创面较大，为促进其生长，重用参芪类托里透脓。

若发生并发症，则火热燔灼脏腑，各种脏腑的症状都可出现，更需根据病情予以辨证施治。中医治疗烧伤，可根据病情的某些特殊要求，辨证施治，选择针对性较强的中草药，可收到良好治疗效果。

（三）常用药物

中国的古代文献记载了很多治疗烧伤的有效药物。在《神农本草经》记载的有牛膝、红景天、槐实、鸡子、黄芩、败酱、青琅、荧火等药物治疗烧伤。唐代的《新修本草》另记载有柏白皮、溺白、井底泥、豆酱、水上小浮萍、白蔹、虎屎中骨、火柿等药物。《本草纲目》中治“汤火伤疮”有内服柳叶、人尿等。近年来，我国烧伤治疗水平有了很大提高，烧伤休克死亡率明显下降，但由于烧伤创面感染所导致的全身侵袭性感染，甚至造成全身多器官功能衰竭，仍然是烧伤治疗的一大难题，也是导致烧伤患者死亡的主要原因。具有抗感染作用的外用中药有很多，如穿心莲、四季青、金银花、板蓝根、蒲公英、黄柏、黄连、黄芩、大黄、马齿苋、鱼腥草、艾叶、虎杖、紫草、毛冬青等。中药如石膏、炉甘石、牡丹皮、寒水石、赤石脂、海螵蛸、珍珠母、龙骨、蜜陀僧、琥珀等均为脱痂类药物，此类药物均有提脓化腐的作用，能加速坏死组织溶解分离，促进肉芽生长。

四、名医经验

（一）何清湖经验

何清湖认为烧伤是热力直接作用于肌表，损伤皮肤，导致局部气血凝滞、经络阻塞，卫气受损，营卫不和，营失镇守，营阴外渗而为水疱或渗出。水疱液量与渗出液量过多，加之火热伤津，耗伤阴津，阴伤阳脱而致脱证；火毒内陷，内攻脏腑而致陷证。病久必致脾胃虚和气血虚。根据中医辨证法则，营卫失和、阴津耗伤、阴伤阳脱、火毒内陷、脾胃虚弱和气血两虚是烧伤的几个主要病机特点，常在烧伤初期、中期和后期出现。正邪交争、气血凝滞、经络阻塞、营卫不调、脏腑失和及渗出、腐、毒、虚等变化伴随着烧伤的始终。何清湖认为小面积轻度烧伤，可单用外治法；大面积重度烧伤，必须内外兼治。内治原则以清热解毒、益气养阴为主。①火毒伤津证，治以清热解毒、益气养阴；拟用黄连解毒汤或银花甘草汤合增液汤加减。②阴伤阳脱证，治以回阳救逆、益气护阴；拟用四逆汤、参附汤合生脉散加味。③火毒内陷证，治以清营凉血解毒；拟用清营汤或黄连解毒汤合犀角地黄汤加减。④气血两虚证，治以补气养血、兼清余毒；拟用托里消毒散或八珍汤加金银花、黄芪。⑤脾胃虚弱证，治以补气健脾和胃，拟用益胃汤合参苓白术散加减。

（二）马栓全经验

马栓全认为烧伤源于热力作用于体表肌肤，致受伤局部热毒蕴结，经络损伤，水湿外溢。热毒蕴结则皮肤红肿，气滞血瘀，经络阻塞则局部疼痛；脉络损伤则津布失常，溢于脉外，积于皮间，则见水疱、肿胀、创面渗液；热毒蕴结，瘀久化热，热盛肉腐，则出现创面肌肤腐烂溃疡等症。马栓全认为在烧伤初期，主要是热力蕴结肌肤、经络阻塞气血不通而引起红肿热痛，因此烧伤早期用药则应以活血止痛、清热解毒为治则。早期创面的渗出是源于肌肤的热毒外出的生理现象，渗出的多少与热毒轻重呈正相关；渗出多者热毒重，渗出少者则热毒蕴结轻。因此应以清热解毒燥湿消肿为治则，而不应控制渗出，应积极清除余热，故应选择燥湿收敛消肿的药物外用于创面。头面部及会阴部、臀部等特殊部位创面行暴露疗法，Ⅰ°烧伤创面及Ⅱ°烧伤创面皮未脱者，创面外涂烫伤药水，可促进创面尽快收敛、干燥，使创面上形成一层具保护创面作用的药痂，给创面基底修复创造相对洁净的环境，方法为每 2 h 外涂 1 次烫伤药水，至 3～5 d 后创面形成薄厚均匀的药痂；躯干及四肢部位创面行烫伤药水包扎疗法，以避免创面过多暴露在外，增加创面感染的概率。

（三）谭炳炎经验

谭炳炎认为烧伤中医学最早称之为水火烫伤、烫火疮，对其病因的认识，中医学认为是外来火热之邪所犯，皆属火、热之邪直接侵犯人体致病，明代陈实功说："汤泼火烧，此患原无内症，皆从外来也。"而对其病机的认识，烧伤创面病理机制的变化皆由外来火热之邪生变和传变所致，火热之邪外侵早期可导致创面经络受阻、气血凝滞，久之可酿生毒邪，内攻脏腑，最后导致脏腑、气血功能失常。谭炳炎认为，烧伤除火热之邪直犯人体致病之外，还应重视创面毒邪的产生和传变，而如何阻止毒邪的产生和传变，关键是在烧伤早期尽快清除创面的火热之症，使创面尽快转入顺变之状，则毒邪不复酿生和传变矣。谭炳炎烧伤 1 号方由生大黄、生地榆、生黄柏、生白芷、天花粉、青黛组成，其中生大黄泻火凉血，活血祛瘀；生地榆凉血止血，收敛，解毒；生黄柏清湿热，泻火毒；生白芷消肿止痛，天花粉清热消肿，青黛凉血解毒。诸药合用，可起清热解毒、凉血消肿之功。

（四）黎鳌经验

黎鳌认为火毒或热毒，属"不内外因"，轻则犯皮肤，重则伤肌肉、筋骨，其病机为火毒侵袭，热胜则肉腐，以致肌肉腐烂，火毒内攻，热为阳邪，故热邪为病，易耗阴损气；同时烧伤是伤，必有瘀血凝滞，故又多腐肉脓血，皮肤肌肉灼伤，人体卫外屏障破坏。烧伤患者肌肤遭受热损伤后，创面疼痛，气血津液输布失常，多因经络阻塞，气滞血瘀而致；烧伤后创面渗出、肿胀、水疱，多因津液聚积或不循常道，溢于脉络之外所致；气血瘀滞，水湿瘀积，瘀久化热，乃生肉腐而成疮脓。中医治疗烧伤以中医理论为基础，以理法方药、辨证论治为指导，以清热解毒、益气养阴、健脾和胃、活血化瘀、托里生肌等为治则。内治以益气养阴、清热解毒、托里生肌为总则，外治选用清热泻火类、清热解毒类、活血化瘀类、解表类、收涩类、消导类等药物。根据患者病情发展，早期主要以活血理气、清热解毒方剂为主，中、后期主要以养阴清热、益气养阴、健脾和胃方剂为主。

（五）孔昭遐经验

孔昭遐认为烧伤是一种突然发生的火热外伤。它不同于一般的跌仆损伤，其原因虽不外乎火与热，但又不同于六淫之火，因此，烧伤的伤有其特点。汤烫火烧，其气猛烈，所及之处，皮焦肉卷，"热胜则肉腐"致皮肉腐烂成疮。同时人是一个整体，体表与内脏密切相关，大面积烧伤，虽外伤于皮肉，必内损于脏腑。孔昭遐将烧伤病程发展分为渗出休克期、回吸毒血症期、创面演变期（分为感染型、无感染型）、恢复期等 4 期。这些发展阶段是互相联系、互相影响、不可分割的。内治总则主要为：补（益气养阴）、清（清热解毒）、托（托里生肌）。烧伤早期当补清并用，后期宜清托并用，但活血化瘀应贯彻始终，调理脾胃不可忽视。①渗出休克期：烧伤后至 72 h，这一期的主要病机是脏腑功能失调，气虚血滞和皮肤天然屏障的破坏，以致体液外渗，所以渗出是这一期矛盾的主要方面。因此补气活血、抗渗扩容是防治烧伤休克的重要环节。②回吸毒血症期：烧伤 48 h 后，组织液逐渐回吸收，大量毒素吸收入血，此期的主要病机是火毒传里，燔灼脏腑。治疗原则为：利水消肿，促进毒素排泄；清热解毒，预防创面感染；滋阴降火，减轻临床症状。常用参芪汤合猪苓汤加减或沙参麦冬汤合黄连解毒汤加减。③创面演变期：本期主要病机是邪正交争，治疗以扶正祛邪、防治烧伤败血症、促进创面愈合为主，争取达到无感染。一旦发生败血症，其临床表现与温热病及疮毒内陷证有许多类同之处，可根据邪正虚实、标本缓急，参考温病分型及疮毒内陷治法进行辨证论治。④恢复期：创面愈合，正气渐复，唯疤痕增生，奇痒难忍，除继续调补气血外，宜加祛风止痒、活血软坚之品，选八珍汤加蝉蜕、蒺藜、白鲜皮、桃仁、红花、穿山甲、生牡蛎等，以减少疤痕增生。

（六）唐乾利经验

中医认为烧伤是由于热毒侵害人体，导致皮肉腐烂而成，轻者仅皮肉损伤，重者除皮肉损伤外，因火毒炽盛，伤津耗液，损伤阳气，致气阴两伤；或因火毒侵入营血，内攻脏腑，导致脏腑失和，阴阳平衡失调，重者可致死亡。因此治疗上也多采用清热解毒的中药制剂或方药，多以内外合治效果更佳。唐乾利在中医外治法现状与展望中亦指出，中医外治与传统内治的最大区别是：给药或施治不经过消化道，不使药物分子的有效成分直接进入内脏器官。中医外治的基本原理是，其各种方法殊途同归地通过人体经络脑容派神经、体液、生物电、生物磁等作用于病变部位，达到事半功倍的效果。烧伤的病位在表，在不是大面积的重度烧伤时，单用外治法即可，而大面积重度烧伤在注重内治法的同时也当同样注重其外治。中医治疗烧烫伤也应该根据其烧伤的程度应用不同的中药及其制剂。常用于治疗烧伤的中药剂型有：①油剂：如紫草油、獾油等；②膏剂：如烧伤药膏、烫伤膏、湿润烧伤膏（MEBO）等；③散剂：如烫火药、单味虎杖粉等；④膜剂：如烧伤药膜等；水溶剂：如康复新滴剂、复方熊胆液等；⑤喷雾剂：如烧伤灵、烧伤喷雾剂等；⑥霜剂、成膜剂：如复方芦荟霜剂、“白翻花”涂膜剂、搽剂等，不同剂型对不同病因、不同时期、不同深度等烧烫伤疗效也不同。因此对于烧伤创面外用药的使用，不仅要考虑到药物的选择，还应根据不同的病情，正确选用剂型。

五、名方推荐

（一）四君子汤加减

党参、白术、茯苓、山药各 9 g，炙甘草 6 g 等。功效：补气健脾，益胃养阴。主治：烧伤之气阴两伤、脾胃虚损证。用法：用 500 mL 清水浸泡 30 min 后煎煮至 200 mL，1 剂/d，分 2 次服用，7 d 为一个疗程。加减：腹胀食少加鸡内金、谷麦芽等；黄疸者加茵陈、竹茹等。

（二）托里消毒散加减

黄芪、党参各 15 g，茯苓、炒白术、当归、川芎、赤芍、白芷、连翘、金银花、皂角刺各 10 g，炙甘草 6 g 等。功效：补气养血、兼清余毒。主治：烧伤之气血两虚证。用法：200 mL 水煎至 100 mL，每日 2 次，连续服用三周。加减：食欲不振者加神曲、麦芽、鸡内金、薏苡仁、砂仁。

（三）银花甘草汤加味

金银花、连翘各 20 g，黄芩、芦根、栀子各 15 g，蒲公英 30 g，绿豆、赤小豆各 10 g，甘草 5 g 等。功效：清热养阴。主治：烧伤之火毒伤津证。用法：水煎，每日 1 剂，早晚分服。加减：口干甚者加鲜石斛、天花粉；便秘者加生大黄；尿赤加白茅根、淡竹叶等。

（四）凉血四物汤加减

金银花、连翘各 20 g，牡丹皮、生地黄、赤芍、川芎各 15 g，栀子、当归各 10 g 等。功效：凉血活血。主治：烧伤之瘀血凝滞证。用法：水煎，每日 1 剂，早晚分服。

（五）黄连解毒汤加减

黄连、黄芩、黄柏、栀子各 10 g，金银花、蒲公英各 30 g 等。功效：清热解毒。主治：烧伤之火炽热甚，正盛邪实证。用法：水煎，每日 1 剂，早晚分服。加减：火毒传肺者加生石膏、知母、贝母、桔梗、鱼腥草、桑白皮、鲜芦根；火毒传肝者加羚羊角粉、钩藤、石决明；火毒传脾者加大黄、玄明粉、枳实、厚朴、大腹皮、木香。

（六）清瘟败毒饮加减

生石膏 30 g，生地黄、黄连、黄芩、连翘各 15 g，乌犀角、玄参各 12 g，栀子、知母、赤芍、牡丹皮、白花蛇舌草各 10 g，桔梗 6 g、甘草 5 g 等。功效：清热解毒。主治：烧伤之火蔓三焦。用法：水煎，每日 1 剂，早晚分服。加减：呕血、便血加地榆炭、侧柏炭、白及、三七、藕节炭；火毒传肾者加白茅根、车前子、淡竹叶、泽泻；血尿加生地黄、大蓟、小蓟、黄柏炭、琥珀等。

（七）清营汤加减

水牛角 30 g，生地黄、丹参、竹叶心、金银花、连翘各 15 g，玄参、麦冬、黄连各 12 g，郁金 9 g，石菖蒲 8 g 等。功效：滋养肾阴，透营转气。主治：烧伤之热入营血，气血耗损。用法：水煎，每日 1 剂，早晚分服。加减：神昏谵语者酌加安宫牛黄丸或紫雪丹；肝风内动者，加羚羊角、钩藤、龙齿、石决明类。

（八）参附汤加味

人参 30 g，青黛、桂枝各 15 g，附子、陈皮、川芎各 10 g 等。功效：回阳救逆。主治：烧伤之阴损及阳，阳气衰微。用法：水煎，每日 1 剂，早晚分服。加减：冷汗淋漓者加煅龙骨、煅牡蛎、黄芪、白芍、炙甘草等。

（九）八珍汤加味

党参 12 g，白术、白茯苓、当归、川芎各 9 g，白芍药 10 g，熟地黄、鸡血藤各 15 g，炙甘草 6 g 等。功效：补气养血。主治：烧伤之气血两虚证。用法：水煎，每日 1 剂，早晚分服。加减：食欲不振者加神曲、麦芽、鸡内金、薏苡仁、砂仁。

（十）参苓白术散加减

党参 15 g，白术、茯苓、莲子肉、陈皮各 10 g，炙甘草 6 g，桔梗 5 g，砂仁 3 g，山药 20 g，薏苡仁 30 g 等。功效：补气健脾和胃。主治：烧伤之脾胃虚弱证。用法：水煎，每日 1 剂，早晚分服。加减：呃逆嗳气者，加竹茹、法半夏、柿蒂。

第十三章　妇科疾病

第一节　功能失调性子宫出血

功能失调性子宫出血（dysfunctional uterine bleeding，DUB）是一种由生殖轴（下丘脑-垂体-卵巢轴）神经内分泌调节机制失常引起卵巢性激素分泌失调所致的异常子宫出血，分为无排卵型功血和有排卵型功血两大类。功血在自青春期至绝经过渡期的各个年龄段均有可能发生，其中以无排卵性功血较多见，占80%～90%，主要发生于青春期和绝经过渡期；有排卵性功血仅占10%～20%，包括黄体功能不足、子宫内膜不规则脱落和排卵期出血等，多发生在育龄期。

一、诊断标准

功血的诊断须根据病史、临床表现、体格检查和辅助检查。

（一）病史

包括患者的年龄、月经史、婚育史、避孕措施及引起月经失调的内分泌疾病或凝血功能障碍性疾病病史以及近期有无服用干扰排卵的药物或抗凝药物等。仔细询问患者的月经史，了解不正常月经的出血类型是鉴别功血与其他异常子宫出血的最主要的依据，月经史包括月经间隔（天数、是否规律），经量（多或少或不定）；经期（天数是否延长，每次经期天数一致或不定）；不正常月经发生的时间（发生年龄，是忽然发生的还是逐渐出现的）；伴随情况（发生在性生活后，产后，服避孕药时，体重增加或下降时）；伴随症状（烘热、溢乳或多毛）。另外，有无全身疾病（肾脏病、肝病、凝血功能障碍或甲状腺疾病）及服药史（如激素、抗凝药物）等详细的信息均可为诊断提供重要的线索。

（二）临床表现

临床出血类型是鉴别异常子宫出血的重要依据。月经过多但月经周期正常，且基础体温双相型者，若除外子宫器质性病变（如子宫肌瘤，子宫腺肌病等）则多因为子宫内膜止血机制异常；停经一段时间后突发月经过多但出血不止者在除外流产后，多由于卵泡发育突然闭锁所致的雌激素水平下降；月经不规则及经期延长多由于无排卵的雌激素波动；月经周期规则，基础体温双相，经间期出血可能由于器质性宫腔病变。

（三）体格检查

检查有无贫血及内分泌疾病如甲减、甲亢、雄激素过多症、胰岛素拮抗及出血性疾病的阳性体征。妇科检查应排除阴道或宫颈病变及了解子宫大小（正常或增大）、轮廓（光滑及对称或不规则），质地（硬或软）及压痛；注意出血来自宫颈糜烂面局部还是来自颈管。

（四）辅助检查

根据病史及临床表现常可作出印象性诊断，辅助检查的目的是鉴别诊断和确定病情严重程度及是否已有合并症。

1. 全血细胞计数及铁蛋白检查：月经过多、经期长妇女全血测定确定有无贫血、贫血程度及有无血小板减少。

2. 凝血功能检查：凝血酶原时间，部分促凝血酶原激酶时间，血小板计数，出血时间，凝血时间等，排除凝血功能障碍疾病。

3. 尿妊娠试验或血人绒毛膜促性腺激素β亚单位（β-HCG）：既往月经规则的有性生活史或育龄妇女在停经一段时间后出现异常子宫出血时可立即排除因妊娠相关合并症引起的异常子宫出血。

4. 盆腔超声检查及宫腔镜检查：了解子宫内膜厚度、内膜回声及有无宫腔占位病变如多发性内膜息肉，及其他生殖道器质性病变如子宫肌腺病、肉瘤、子宫内膜癌等。

5. 基础体温（BBT）测定：无排卵时基础体温单相型，有排卵时基础体温双相型。黄体天数≤11日者提示黄体功能不全；高相期体温下降缓慢伴经前出血常提示黄体萎缩不全。而当基础体温呈双相，月经间期出现不规则出血时，可鉴别出血是发生在卵泡期、排卵期或黄体期，还应考虑生殖道器质性病变。

6. 血激素水平测定：适时测定血孕酮水平可确定有排卵型、无排卵型功血及黄体功能，测定甲状腺素可迅速排除甲状腺功能异常，测定催乳激素水平及其他内分泌激素水平以利于鉴别诊断。

7. 诊断性刮宫及宫腔镜下刮宫：年龄＞40岁或异常子宫出血病程超过半年者或超声子宫内膜厚度＞12 mm者或内膜回声紊乱者首次就诊可考虑采用诊断性刮宫或宫腔镜下刮宫，以了解子宫内膜情况。

二、西医治疗

（一）无排卵型功血的治疗

1. 止血

（1）性激素：无排卵型功血的治疗首选性激素。

1）孕激素：孕激素治疗也称“子宫内膜脱落止血法”或“药物刮宫”，因停药后短期即有撤退性出血，适用于贫血不很严重如血红蛋白＞80 g/L、生命体征稳定的患者。药物以天然黄体酮最常用，合成孕激素的活性较高，对青春期发育中的下丘脑-垂体-卵巢轴（HPOA）而言作用较强，故不做首选。具体用法如下：①黄体酮：20～40 mg，肌内注射，每日1次，共3～5 d。酌情加用丙酸睾丸酮3～5 d以减少撤退性出血量。②地屈孕酮（其他名称：达芙通）：10 mg/次，口服，每日2次，共10 d。③微粒化黄体酮胶囊（其他名称：琪宁）：200～300 mg，口服，每日1次，共10 d。④醋酸甲羟孕酮（MPA）：6～10 mg，口服，每日1次，共10 d。

2）雌激素：雌激素治疗也称“子宫内膜修复法”，适用于出血时间长、量多致血红蛋白＜80 g/L的青春期患者。具体用法如下：①苯甲酸雌二醇：初始计量3～4 mg/d，分2～3次肌内注射，若出血明显减少，则维持；若出血量未见减少，则加量，也可从6～8 mg/d开始，每日最大量一般不超过12 mg。出血停止3 d后开始减量，通常以每3 d递减1/3量为宜。②结合雌激素：25 mg，静脉注射，可4～6 h重复1次，一般用药2～3次；次日应给予结合雌激素（其他名称：倍美力）3.75～7.5 mg/d，口服，并按每3 d递减1/3量为宜。③结合雌激素：每次1.25 mg或戊酸雌二醇（其他名称：补佳乐）每次2 mg，口服，每4～6 h 1次，血止3 d后按每3 d递减1/3量为宜。

各种雌激素治疗过程中，当血红蛋白增加至90 g/L以上后，均必须加用孕激素治疗，以达到撤退性出血的目的。

3）复方短效口服避孕药：适用于长期而严重的无排卵出血。目前使用的是第3代短效口服避孕药，如去氧孕烯-炔雌醇（其他名称：妈富隆）、孕二烯酮-炔雌醇（其他名称：敏定偶）或复方醋酸环丙孕酮（其他名称：达英-35），用法为每次1～2片，每8～12 h 1次，血止3 d后逐渐减量至每日1片，维持至21 d本周期结束。

4）高效合成孕激素：高效合成孕激素可使子宫内膜萎缩，从而达到内膜萎缩和止血的目的，此法不适用于青春期患者。炔诺酮（其他名称：妇康片，0.625 mg/片）治疗出血较多的功血时，首剂量为5 mg，每8 h 1次，血止2～3 d后，每3 d递减1/3量，直至维持量为每日2.5～5.0 mg；持续用至血止后21 d停药，停药后3～7 d发生撤退性出血。也可用左炔诺孕酮1.5～2.25 mg/d，血止后按同样原则减量。

（2）刮宫术：刮宫可迅速止血，并具有诊断价值，可了解子宫内膜病理变化，除外恶性病变。对于绝经过渡期及病程长的育龄期妇女应首先考虑使用刮宫术，对未婚、无性生活史的患者，除非要除外内膜病变，否则不轻易选择刮宫术，仅适于大量出血且药物治疗无效需立即止血，或需要行子宫内膜组织病理学检查者。对于B超检查提示宫腔内异常者可在宫腔镜下刮宫，以提高诊断的准确率。

（3）辅助治疗：一般止血药包括氨甲环酸（其他名称：妥塞敏）每次1 g，每日2～3次，或酚磺乙胺（其他名称：止血敏）、维生素K等。a. 丙酸睾酮：具有对抗雌激素的作用，可减少盆腔充血和增加子宫张力，减少子宫出血，并有协助止血作用。b. 矫正凝血功能：出血严重时可补充凝血因子，如纤维蛋白原、血小板、新鲜冻干血浆或新鲜血。c. 矫正贫血：对中、重度贫血患者在上述治疗的同时，可给予铁剂和叶酸治疗，必要时输血。d. 抗炎治疗：对出血时间长，贫血严重，抵抗力差或有合并感染临床征象者，应及时应用抗生素。

2. 调节月经周期

采用上述方法达到止血目的后，因病因并未去除，停药后多数患者可复发，需采取措施控制周期，防止功血再次发生。

（1）孕激素：可于撤退性出血第15 d起，使用地屈孕酮10～20 mg/d，共10 d，或微粒化黄体酮胶囊200～300 mg/d，共10 d，或MPA4～12 mg/d，分2～3次口服，共10～14 d。酌情应用3～6个周期。

（2）口服避孕药：口服避孕药可很好地控制周期，尤其适用于有避孕需求的患者。一般在止血用药撤退性出血后，周期性使用口服避孕药3个周期，病情反复者可酌情延长至6个周期。应用口服避孕药的潜在风险应予注意，有血栓性疾病、心脑血管疾病高危因素及40岁以上吸烟的女性不宜应用。

（3）雌、孕激素序贯疗法：如孕激素治疗后不出现撤退性出血，考虑是否内源性雌激素水平不足，可用雌、孕激素序贯疗法。绝经过渡期患者伴有绝经症状且单纯孕激素定期撤退不能缓解者，按《绝经过渡期和绝经后激素治疗临床应用指南修订草案（2006版）》处理。

（4）左炔诺孕酮宫内缓释系统：可有效治疗功血，原理为在宫腔内局部释放左炔诺孕酮，抑制子宫内膜生长。

3. 手术治疗：对于药物治疗效果不佳或不宜用药、无生育要求的患者，尤其是不易随访的年龄较大者及内膜病理癌前病变或癌变者，应考虑手术治疗。

（1）子宫内膜去除术：适用于激素等药物治疗无效或复发者，尤其适用于无生育要求的有排卵型月经过多患者，并可同时剔除黏膜下子宫肌瘤。

（2）子宫全切除术

（二）有排卵型功血的治疗

1. 月经过多的治疗

（1）药物治疗：①止血药：氨甲环酸口服每次1 g，每日2～3次，可减少经量54%；经量<200 mL者，应用后92%的患者经量<80 mL，无栓塞性疾病增加的报道。不良反应为轻度恶心、头晕、头痛等。也可应用酚碘乙胺、维生素K等。②宫腔放置左炔诺孕酮宫内缓释系统：放置后，该系统可在宫腔内释放左炔诺孕酮20 μg/d，有效期一般为5年。使用该系统过程中，经量可明显减少，20%～30%的使用者可出现闭经，但使用的最初6个月可能发生突破性出血。左炔诺孕酮宫内缓释系统副作用少。③高效合成孕激素：使用高效合成孕激素可使子宫内膜萎缩。

（2）手术治疗：子宫内膜去除术、子宫全切除术或子宫动脉栓塞术。

2. 月经间期出血的治疗

建议先对患者进行1～2个周期的观察，测定BBT，明确出血类型，排除器质性病变，再进行干预。①围排卵期出血：止血等对症治疗。②经前期出血：出血前补充孕激素或HCG，卵泡期应用枸橼酸氯米酚促排卵以改善卵泡发育及黄体功能。③月经期延长：周期第5～7 d，给予小剂量雌激素帮助修复子宫内膜，或枸橼酸氯米酚促卵泡正常发育，或在前个周期的黄体期应用孕激素促进子宫内膜脱落。④口服避孕药：可适用于上述各种月经间期出血，口服避孕药可很好地控制周期，尤其适用于有避孕需求的患者。一般于月经第1～5日开始，周期性使用口服避孕药3个周期，病情反复者可酌情延长至6个周期。

三、中医临床思维

（一）中医病名及病因病机特征

功能失调性子宫出血相当于中医学中的“崩漏”，是指妇女不在行经期间阴道大量出血，或行经时间过长、出血淋漓不断的一种疾病。出血量多，来势较急谓之崩，出血量少，持续时间少，淋漓不断谓之漏。崩与漏可交替出现，崩证日久，出血量减少，淋漓不断则为漏证，而漏证之时，又复现出血量增多者则为崩证。崩证的病名最早见于《黄帝内经》，《素问·阴阳别论》云“阴虚阳搏谓之崩”。漏证则最早见于《金匮要略·妇人妊娠病脉证并治篇》：“妇人有漏下者……”《诸病源候论》有载：“内有瘀血，故时崩时止，淋沥不断。”《妇人良方》：“妇人冲任二脉，为经脉之海，外循经络，内荣脏腑，若阴阳和平，经下依时，若劳伤不能约制，则忽然暴下，甚则昏闷……”，指出了崩漏的病因以劳伤不能约制，或劳伤气血而伤及冲任，以致外邪客于胞宫，滞于血海，治法应调补脾胃，病邪可退，病证可愈。崩漏病因是多方面的，病机也错综复杂。历代医家认识各不相同，归纳起来有内伤七情、劳伤气血、外感六淫、房事不节、饮食不调等。崩漏的发生与肝、脾、肾关系最密切，三脏功能紊乱则导致冲任二脉失调，以致崩漏。

（二）辨病辨证及治疗特征

崩漏病常见基本证型有肾阳虚证、肾阴虚证、脾虚证、血热证、血瘀证。但临床崩与漏相互转化，临床有脾虚证、气血两虚证、血瘀证、气阴两虚证、肾阴虚证、肾虚证、肾虚血瘀证、血热证、肾虚肝郁证、气滞血瘀证、气虚血瘀证、肾阳虚证、肝郁证、脾肾两虚证、脾肾两虚兼血瘀证、肝郁化火证、肝郁脾虚证、阴虚血热证等。

本病的治疗原则为“急则治其标，缓则之其本”，“塞流、澄源、复旧”。血热引发的崩漏，常用清热固经汤；脾虚引发的崩漏，常用固本止崩汤，并可加用山药、升麻；肾阴虚引发的崩漏，常用左归丸合二至丸，去牛膝，加用墨旱莲、女贞子、杜仲炭、桑寄生、续断、菟丝子等；肾阳虚引发的崩漏，常用右归丸，去除肉桂、当归，可加用乳香、赤石脂、黄芪、没药；血瘀引发的崩漏，常用逐瘀止血汤，可加用赤芍、桃仁、川楝子、败酱草、制香附、当归等。

（三）药物选择

数据挖掘表明，崩漏方剂中药物使用频次为白芍、当归、黄芪、白术、甘草、熟地黄、党参、生地黄、阿胶、墨旱莲、牡蛎、山茱萸、山药、人参、仙鹤草、菟丝子、益母草、黄芩、续断、枸杞子、茯苓、地榆、女贞子、香附、茜草、牡丹皮、升麻、柴胡、蒲黄、五味子、艾叶、川芎、栀子、地骨皮、藕节、血余炭、贯众、大黄、桑寄生等。

四、名医经验

（一）夏桂成经验

夏桂成认为功能失调性子宫出血属于中医的“崩漏病”范畴，经期产后余血未尽、过食生冷、外感寒邪、七情内伤、气滞血瘀等各种原因导致血瘀，瘀阻冲任，血不循经，非时而下；外感热邪、过食辛辣助阳之品、情志不遂、肝郁化火、素体阳盛等各种原因导致血热，火热内盛，热伤冲任，迫血妄行，非时而下；素体脾虚、饮食失节、忧思不解、劳倦过度等原因导致脾虚，脾气损伤，中气下陷，冲任不固，血失统摄，非时而下；先天脾气不足、青春期肾气稚弱、更年期肾气渐衰、早婚多产、房事不节、肾阴虚损、命门火衰等各种原因导致肾虚，从而冲任不固，不能制约经血，致经血非时而下。夏桂成强调心（脑）对于月经节律乃至整个女性生殖内分泌的重要作用。认为心（脑）-肾-子宫轴的紊乱造成了心肾水火失济，则阴虚加剧、天癸衰少，甚则少数阴虚火旺，下扰冲任血海。肾阴虚则偏于水火失济，心肝气火旺所致子宫、冲任失司，阴虚及阳，阳不足致瘀，离经之血不能归经；肾阳虚则脾土不温，阳虚而冲任失调，心、肝、脾、肾及子宫、冲任不调。夏桂成认为功能失调性子宫出血不外乎热、虚、瘀三者原因，治疗上：①血热以凉血清热、固经止血为法，方选固经丸（汤）加减，药用炙龟甲 15～30 g、炒黄柏 6～10 g、椿根白皮 10 g、白芍 10 g、炒黄芩 10 g、制香附 9 g、地榆 10 g、苎麻根 15 g、女贞子 15 g、墨旱莲 15 g、大蓟 15 g、小蓟 15 g、大黄炭 6 g 等。②血瘀以化瘀止血为法，方选逐瘀止血汤，药用炙龟甲 15 g，炒当归 10 g，赤芍 10 g，五灵脂 10 g，蒲黄 6 g，景天三七 15 g，川续断 15 g，益母草 15～30 g，制大黄 5 g，量多可加枳壳 6～10 g，三棱 9 g，莪术 9 g，泽兰叶 10 g。③气虚以补虚摄血为法，方选归脾汤加减，药用党参 15 g，黄芪 15 g，白术 10 g，茯苓 10 g，炙甘草 6 g，炒续断 15 g，炙远志 6 g，炒枣仁 6 g，阿胶珠 10 g，艾叶炭 6 g，虚寒者加用红参 10 g，补骨脂 10 g，鹿角胶 10 g。④阴虚以滋阴固冲，方选补阴凝血汤，药用炙龟甲 30 g，阿胶珠 10 g，女贞子 15 g，墨旱莲 15 g，山茱萸 10 g，炒续断 15g，白芍 10 g，干地黄 10 g，白术 10 g，苎麻根 30 g，茯苓 10 g。夏桂成认为妇科病程复杂，病程长，现象与本质不一致，临床上应多层辨证，主次相顾。

（二）班秀文经验

班秀文认为崩漏病因有外感六淫之邪、房事劳伤及内伤七情之变等，但归纳起来不外乎虚热瘀湿。临床上崩漏寒热错杂，虚实相兼，班秀文提出“补而不腻，利而不伐，温而不燥，凉而不凝，补阳配阴，补阴配阳，止中有化，化中有止”的用药原则。治疗用药上：①崩漏因于热者，班秀文常用地骨皮饮、丹栀逍遥散、两地汤，常用药有北沙参、玄参、丹参、麦冬、白芍、生地黄、桑叶、地骨皮、凌霄花、牡丹皮、鲜荷叶、藕节、鲜茅根、墨旱莲、仙鹤草、侧柏叶、小蓟、苎麻根等，热势较甚者可加用黄连、黄柏、栀子、龙胆等（用量控制在 3～10 g）。②崩漏因于寒者，班秀文常用右归丸、附子汤、温经汤、艾附暖宫丸等，常用药有艾叶、肉桂、补骨脂、菟丝子、淫羊藿、仙茅、锁阳、巴戟天、蛇床子、艾叶炭、老姜炭、血余炭、赤石脂、鹿角霜、伏龙肝、桑螵蛸等。③崩漏因于瘀者，班秀文常用大黄牡丹汤、桃红四物汤、少腹逐瘀汤、补阳还五汤等，常用药有丹参、鸡血藤、桃仁、红花、三七、川芎、当归、炒山楂、益母草、苏木、泽兰等。④崩漏因于虚者，气虚者，班秀文常用归脾汤、补中益气汤、举元煎、异功散等；血虚者，班秀文常用四物汤、当归补血汤、圣愈汤、人参养荣汤等；阴虚者，班秀文常用左归丸、两地汤、二至丸、增液汤、八仙长寿饮等；阳虚者，班秀文常用右归丸、参附汤、附子汤等。班秀文认为花者华也，集天地精灵之气而生，凝本草之精华，轻灵清化，性味平和，故常用合欢花、玫瑰花、佛手花、凌霄花、素馨花等疏理气机，调达气血。

（三）李振华经验

李振华认为崩漏的发病之本为脾虚失统，主要病机是脾胃虚弱、气虚血脱。崩漏多因饮食不节、劳倦太过、思虑过度、久病不愈是致脾胃虚损，而后血失统摄，气不升摄，气随血陷，血海不固，气虚血脱而发。故临床李振华治疗强调以健脾益气为原则，法守健脾益气、升陷止血。常用方为健脾止血汤，此方是在补中益气汤与归脾汤的基础上加减变化而成。常用药为：黄芪 30 g、党参 15 g、当归 10 g、茯苓 15 g、白术 10 g、醋白芍 15 g、醋柴胡 6 g、升麻 6 g、远志 10 g、炒酸枣仁 15 g、阿胶 10 g、黑地榆 12 g、广木香 6 g、炙甘草 6 g、米醋（晚煎）120 mL。①脾虚日久、土壅木郁、肝郁气滞腹痛者：加延胡索 10 g、郁金 10 g、醋香附 10 g；②气滞血瘀、出血色暗、夹有血块者：加丹参 15 g、三七粉 3 g；③气郁化火、肝火内盛者：栀子 10 g、牡丹皮 10 g、川楝子 12 g；④食少便溏者：加薏苡仁 30 g、砂仁 8 g、泽泻 10 g；⑤脾肾阳虚、腹中冷痛、四肢不温者：加制附子 10 g、炮姜 5 g；⑥出血量多势急者：去党参，加人参 10 g、茜草炭 10 g、海螵蛸 15 g。此方中加用了大量的米醋，米醋一来可以直折横逆之肝气，使肝不犯脾，以利脾气的恢复；二来健脾调中；三来收敛固涩，直损出血之势。米醋在方中可标本兼顾，使方剂达到止血的效果。

（四）熊继柏经验

熊继柏认为崩漏辨证应辨清崩与漏，崩者，山崩地裂之意，指妇女突然而发的阴道大出血，属急性病，是急症重症；漏者，淋漓漏下之意，指妇女出血量较少但持续时间较长，属慢性病。以虚实为纲，虚证重点为气虚，气虚则不能摄血而致血崩血漏；实证重点为血热，邪热迫血妄行，轻者为漏，重者为崩；虚实之外还有血瘀证，为虚实夹杂证，亦虚亦实，本虚标实。并强调治崩需要谨守塞流、澄源、固本三大法则，首先要迅速止血，其次要针对病因进行治疗，最后血止则要进一步扶正调养、预防复发、补气血固冲任。熊继柏治崩止血验方为三炭三甲饮合独参汤，药物组成为：侧柏炭、蒲黄炭、地榆炭、煅龙骨、海螵蛸、炒龟甲、人参（上等高丽参为佳），可起到凉血止血、收敛固涩止血、补气摄血的作用。治漏下要方为胶艾汤，虚证加西洋参滋阴益气，谓之“加参胶艾汤”；邪热实证则加黄芩，谓之“黄芩胶艾汤”，临证还可根据寒热辨证再进行加减。熊继柏认为止血药必须进行炮制炒炭，治疗崩漏，临床无论虚实都需要以止血为要务之一，熊继柏常用止血药物有：艾叶炭、棕榈炭、蒲黄炭、侧柏炭、栀子炭、荆芥炭、地榆炭、阿胶珠等。

（五）许润三经验

许润三认为崩漏虽然病因病机复杂，但发病关键是肾气受损、冲任不固，各种致病因素影响了肾气的充盈，而致天癸泌之无津，冲任气血失固。许润三认为塞流为治标，但应在澄源的基础上塞流，不可不论虚实一味见血止血。澄源即正本清源、谨守病机。对于血热崩漏，许润三认为可清热凉血，但不可拘泥于清热凉血，并总结出出血期间常见的 3 种病理机制，即血热、气虚、血瘀。治疗上以止血为主，①阴虚血热证：方用滋阴止血方，药物组成有生地黄 30 g、墨旱莲 50 g、女贞子 30 g、阿胶（另溶兑入）10 g、当归 10 g、生甘草 6 g、三七粉（分冲）3 g。②气虚阳虚证：方用温阳止血方，药物组成有鹿含草 60 g、党参 50 g、三七粉（分冲）6 g，气虚明显者，加党参 100 g。③瘀血滞留胞宫证：方用化瘀止血方，药物组成有炒丹参 20 g、党参 20 g、当归 10 g、川芎 10 g、制香附 10 g、益母草 15 g、三七粉（分冲）3 g。若瘀血化热，则改用凉血化瘀方，药物组成有生地黄 30 g、生白芍 20 g、牡丹皮 15 g、玳瑁 10 g、墨旱莲 20 g、桃仁 10 g、红花 5 g、三七粉（分冲）3 g。出血较多者，应加用养血药（阿胶、党参、菟丝子等）。若要调整月经周期，恢复排卵，①肝肾调节功能失调偏阴虚者：方用滋肾调周方，药物组成有生地黄 10 g、山茱萸 10 g、女贞子 20 g、枸杞子 15 g、山药 15 g、益母草 15 g、生白芍 10 g、当归 10 g、紫河车 10 g、制香附 10 g。②肝肾调节功能失调偏阳虚者：方用温肾调周方，药物组成有枸杞子 20 g、女贞子 15 g、党参 15 g、益母草 15 g、淫羊藿 12 g、仙茅 12 g、紫河车 10 g、当归 10 g、白芍 10 g、制香附 10 g。兼气虚者，可倍用党参。体型肥胖者，常需体重减轻后恢复排卵，可加鹿角霜 10 g。临床 3 种证型可相互转化，也可同时并见，所以对于血热型崩漏，许润三还常用犀角地黄汤加味，并用水牛角替代犀牛角以清热凉血止血，用量 30～50 g。生地黄 10～20 g，以养阴清热。芍药 10～20 g，牡丹皮 6～10 g，两药既能凉血又可散瘀，以达到止血不留瘀的目的。许润三还常加茜草 10 g 以活血化瘀又止血，海螵蛸 30 g 收涩止血又消瘀。对于气虚型崩漏，许润三多选用当归补血汤加味，生黄芪 30～100 g、当归 10～30 g 以益气养血止血；气虚较重者可加党参 15～30 g 以补气固脱，有血块者加用三七粉 3 g 以活血止血；出血日久为防外邪入里化热，可加桑叶 10 g，或瞿麦 10 g，或重楼 10 g 以清热凉血。对于血瘀型崩漏，许润三常选用生化汤加减，药用当归 10 g 以补血活血化瘀，川芎 6 g 以活血行气，桃仁 10 g 以活血祛瘀，炮姜 6 g 以温经化瘀，甘草 6 g 以调和诸药；出血量多或出血日久气血虚弱者，可加人参 10～20 g 以补气固脱。

（六）尤昭玲经验

尤昭玲认为造成崩漏的原因多端，病变非一脏一腑，并认为此病多因肝经有湿热内蕴，治疗上宜散湿热，不宜过用固敛酸涩之品。尤昭玲临床常应用四草汤治疗崩漏，四草汤组方为鹿衔草 15～20 g 以治崩止带、补虚益肾、活血调经，仙鹤草 15～20 g 以止血、收涩、补虚，马鞭草 15～20 g 以止血、活血、凉血，墨旱莲 15～20 g 以滋阴、止血、活血，4 药合用，熔止血药于一炉，兼有清热、化瘀、滋阴、补虚之效，以达活血不动血，止血不留瘀，凉血不寒凝，祛瘀不伤正，临证加减配合，适用于因虚、瘀、热等各种原因所导致的崩漏。随症加减：①出血量多者，加用血余炭、炒蒲黄、大黄炭、白芍、大小蓟，药对有仙鹤草-荆芥炭，贯众炭-大小蓟。②夹瘀者，药对有茜草-海螵蛸，棕榈炭-海螵蛸，茜草-茺蔚子。③属热者，加黄芩、焦栀子、生地黄、白芍。④湿热者，加药对白芍-椿根白皮，仙鹤草-马鞭草，牡丹皮-茵陈，侧柏叶-地榆，大蓟-小蓟，生地黄-白芍。⑤阴虚烦热者，加药对制龟甲-

黄柏，炙龟甲-墨旱莲，生地黄-白芍。⑥属寒者，加肉桂、淫羊藿、补骨脂、鹿角胶。⑦阳虚寒盛者，加赤石脂、禹余粮。⑧寒凝血瘀者，加三七、茜草炭。⑨属实者，加栀子、牡丹皮、桃仁、红花、赤芍、川芎、蒲黄；小腹刺痛者，加延胡索、郁金；大便秘结、瘀血难下者，加少量大黄；突然大下血块，颜色由深变浅者，加地榆炭、蒲黄炭。⑩属虚者，加黄芪、党参、白术、山药、肉苁蓉、杜仲、续断、锁阳、覆盆子、菟丝子、鹿角霜；头晕耳鸣者，加熟地黄、山茱萸、枸杞子；心烦失眠者，加首乌藤、五味子；尤昭玲认为青春期功血以止血、调整周期、恢复排卵为目的，以治肾兼理脾为主；育龄期以止血、调整周期、促进黄体功能恢复、促排卵为目的，以治肝兼理肾为主；绝经期功血以止血后调整周期、减少经量为原则，以治脾兼理肾为主。

（七）黄健玲经验

黄健玲认为本病多因脾虚、肾虚、血热、血瘀，血海蓄溢失常，冲任二脉不能制约经血，以致经血非时而下而发病。根据黄健玲临床观察得出，虚、热、瘀三者又与心、肾、子宫生殖节律的功能失常有关。治疗时，出血期本着急则治标，以控制出血为主，但在“塞流”止血的同时，还必须结合“澄源”求因。临床常见证型有脾肾阳虚型、肝肾阴虚型、气阴两虚型、血热型、血瘀型，且结合月经周期的不同特点进行分期施治，即经后期治宜滋补肝肾精血，促动阴长；排卵前期治宜活血化瘀理气，阴阳并重；排卵后期，治宜补肾助阳，重在阳长；经前期治宜活血通经，补理兼施；月经期以调经为主，重在转化除旧。治疗方面，黄健玲认为本病以阴道出血的量、色、质变化为辨证要点，临证时综合分析全身证候，辨明寒、热、虚、实，认为暴崩之际，急当止血防脱，四诊合参，辨证论治，本病证情复杂，实中有虚，虚中有实，虚实夹杂者，需要知常达变。崩漏出血阶段的中医常见证型有脾肾阳虚、肝肾阴虚、气阴两虚、血热、血瘀。黄健玲认为待流血停止后，应继续调经，从而恢复规律排卵、建立正常月经周期，一般应继续用药 3～6 个月，以巩固疗效，防止复发。在辨证论治的基础上结合月经周期的不同特点阶段用药，一般分为 5 个时期。①经后期（卵泡期）：即月经周期第 5～10 d，月经初净，血海空虚，有待修复，治疗宜滋补肝肾精血，适当应用首乌、熟地黄、菟丝子、女贞子、山茱萸、桑寄生等药。②排卵前期：即月经周期第 10～14 d，血海渐充，天癸真阴渐盈，乃阴中生阳，由阴转阳之过渡期，在辨证基础上加以活血化瘀理气之品，适当应用川芎、当归、丹参、赤芍、茺蔚子、牛膝等药以促使排卵。③排卵后期（黄体期）：即月经第 15～24 d，以顺应阴消阳长之势，治宜补肾助阳，酌加菟丝子、续断、淫羊藿、杜仲、补骨脂、紫河车等药以维持黄体功能。④经前期：即月经第 25～28 d，天癸充而冲任盛，为阳气活动的旺盛期，治宜因势利导，活血通经，适当应用当归、川芎、桃仁、牛膝、益母草等药。⑤月经期：月经第 1～5 d，为阳消阴长之期，血海满溢，月经来潮初时，如经行不畅，出血量少，可按上述经前期用活血通经药 1～2 剂，如月经已通畅，且量多，则应按辨证论治用止血药，使月经量减少，并在 1 周之内干净。针灸疗法：①取断红穴（经外奇穴）：位于手背部，当第 2、3 掌骨之间，指端下 1 寸，握拳取之。主治月经过多，崩漏，有明显减少血量的作用。毫针针刺加灸法：沿掌骨水平方向刺入 1.5～2 寸，使针感上行至肩，留针 20 min。起针后灸之，以艾条行雀啄术灸法，灸 10～15 min。②体针疗法：取神阙、隐白，艾灸 20 min，可减少血量。③耳针：取子宫、内分泌、皮质下、肝、肾、神门。每次选用 3～4 穴，每日或隔日 1 次，中等刺激，留针 30 min，也可用埋针法，两耳交替使用。

（八）金季玲经验

金季玲认为该病的病机多为阴虚，肾精亏虚，肾水不能滋养肝木，以致肝郁化火，下扰冲任，经血非时而下；肝脏疏泄失职，影响胞宫经血的正常排泄，导致瘀血内阻；若出血日久，导致气随血脱，亦可表现为气虚之证。故临床多件虚、热、瘀相互兼夹之证。金季玲指出，围绝经期功血是因卵巢功能衰退引起的，且围绝经期患者情绪波动明显，体质下降，临床上多伴随其他的证候，治疗时要根据临床辨证，灵活施治。治疗方面：①出血期应止血为要，经验方：茜草 10 g，海螵蛸 20 g，女贞子 10 g，墨旱莲 20 g，三七粉（冲服）3 g，蒲黄炭（包煎）10 g，阿胶（烊化）10 g，炙鳖甲（先煎）15 g，仙鹤草 15 g，棕榈炭 15 g，花蕊石 10 g，鹿含草 15 g，芥穗炭 15 g，本方有化瘀止血、止血不留瘀，滋肾养肝，标本兼治，涩中寓通的特点。阴虚热象明显者，酌加生地黄、牡丹皮等以滋阴清热；气虚明显，酌加党参、白术、炙黄芪等益气之品；肝郁气滞者，酌加香附、柴胡以疏肝理气。②出血停止后调节月经周期以补肾调经为要，a. 青春期及生育期采取补肾调周法，经后期予二至丸合两地汤，组方：女贞子 10 g，墨旱莲 20 g，炙鳖甲（先煎）15 g，当归 10 g，白芍 10 g，熟地黄 10 g，首乌 15 g，黄精 10 g，麦冬 10 g，生地黄 15 g，玄参 15 g。经前期加入补肾阳药物，如菟丝子 15 g，肉苁蓉 15 g，紫河车 6 g，巴戟天 15 g，淫羊藿 15g 等。b. 更年期补肾固本，金季玲根据具体病情辨证求本，如肝肾阴虚型可用六味地黄丸加味；阴阳两虚型可用二仙汤加味以调补肾阴肾阳。

五、名方推荐

（一）固经丸（汤）加减

炙龟甲 15～30 g，炒黄柏 6～10 g，大黄炭 6 g，制香附 9 g，地榆、椿根白皮、白芍、炒黄芩各 10 g，苎麻根、女贞子、墨旱莲、大蓟、小蓟各 15 g。功效：凉血清热、固经止血。主治：崩漏之血热证。用法：出血过多者，每日 2 剂，水煎，分 4 次温服，卧床休息。还可加服血安片（或血见愁片、断血流片、十灰丸等），每次 4 片，1 日 3 次。

（二）逐瘀止血汤加减

炒当归、赤芍、五灵脂、泽兰叶各 10 g，三棱、莪术各 9 g，炙龟甲、景天三七、续断各 15 g，蒲黄 6 g，制大黄 5 g。功效：化瘀止血。主治：崩漏之血瘀证。用法：每日 1 剂，水煎，分 2 次服，出血期服用。加减：量多可加枳壳 6～10 g，益母草 15～30 g。出血量多时，合用三七粉或云南白药，同时加用缩宫素、麦角新碱等宫缩剂加强止血。

（三）补阴凝血汤

阿胶珠、茯苓、山茱萸、白芍、干地黄、白术各 10 g，女贞子、墨旱莲、炒续断各 15 g，苎麻根、炙龟甲各 30 g。功效：滋阴固冲。主治：崩漏之阴虚证。用法：每日 1 剂，水煎，分 2 次服，除出血期外，经后期重用此法。

（四）健脾止血汤

黄芪 30 g，党参、炒酸枣仁、茯苓各 15 g，黑地榆 12 g，当归、白术、远志、阿胶各 10 g，广木香、醋柴胡、升麻、炙甘草各 6 g，米醋 120 mL（晚煎）。功效：健脾益气、升陷止血。主治：崩漏之脾胃虚弱证。用法：每日 1 剂，水煎，分 2 次服。加减：脾虚日久、肝郁气滞腹痛者：加延胡索 10 g、郁金 10 g、醋香附 10 g；气滞血瘀、出血色暗、夹有血块者：加丹参 15 g、三七粉 3 g；气郁化火、肝火内盛者：加栀子 10 g、牡丹皮 10 g、川楝子 12 g；食少便溏者：加薏苡仁 30 g、砂仁 8 g、泽泻 10 g；脾肾阳虚、腹中冷痛、四肢不温者：加制附子 10 g、炮姜 5 g；出血量多势急者：去党参，加人参 10 g、茜草炭 10 g、海螵蛸 15 g。

（五）三炭三甲饮合独参汤

人参（上等高丽参为佳）、侧柏炭、蒲黄炭、地榆炭各 15 g，煅龙骨、海螵蛸、炒龟板各 30 g。功效：凉血止血、收敛固涩、补气摄血。主治：崩漏之出血量多期，以尽快止血。用法：每日 1 剂，水煎，分 2 次服。

（六）滋阴止血方

墨旱莲 50 g，生地黄、女贞子各 30 g，阿胶（另溶兑入）、当归各 10 g，生甘草 6 g，三七粉（分冲）3 g。功效：止血、滋阴。主治：崩漏之阴虚血热证。用法：每日 1 剂，水煎，分 2 次服。

（七）温阳止血方

鹿含草 60 g，党参 50 g，三七粉（分冲）6 g。功效：止血、温阳。主治：崩漏之气虚阳虚证。用法：每日 1 剂，水煎，分 2 次服。加减：气虚明显者，党参 100 g。

（八）化瘀止血方

炒丹参、党参各 20 g，益母草 15 g，当归、川芎、制香附各 10 g，三七粉（分冲）3 g。功效：止血、化瘀。主治：崩漏之瘀血滞留胞宫证。用法：每日 1 剂，水煎，分 2 次服。

（九）凉血化瘀方

生地黄30 g，生白芍、墨旱莲各20 g，牡丹皮15 g，玳瑁、桃仁各10 g，红花5 g、三七粉（分冲）3 g。功效：凉血、化瘀、止血。主治：崩漏之瘀血化热证。用法：每日1剂，水煎，分2次服。加减：出血较多者，应加用养血药（阿胶、党参、菟丝子等）。

（十）滋肾调周方

女贞子20 g，枸杞子、山药、益母草各15 g，生白芍、当归、紫河车、生地黄、山茱萸、制香附各10 g。功效：滋阴、补益肝肾。主治：崩漏之肝肾调节功能失调偏阴虚者，调整月经周期，恢复排卵。用法：每日1剂，水煎，分2次服。

（十一）温肾调周方

枸杞子20 g，女贞子、党参、益母草各15 g，淫羊藿、仙茅各12 g，紫河车、当归、白芍、制香附各10 g。功效：温补肾阳。主治：崩漏之肝肾调节功能失调偏阳虚者，调整月经周期，恢复排卵。用法：每日1剂，水煎，分2次服。加减：兼气虚者，可倍用党参。体型肥胖者，常需体重减轻后恢复排卵，可加鹿角霜10 g。

第二节　闭　　经

闭经为常见的妇科症状，表现为无月经或月经停止。根据既往有无月经来潮，分为原发性闭经和继发性闭经两类。原发性闭经指年龄超过14岁，第二性征未发育；或年龄超过16岁，第二性征已发育，月经还未来潮。继发性闭经指正常月经建立后月经停止6个月，或按自身原有月经周期计算停止3个周期以上者。按生理轴和功能失调的部位分类，闭经可分为下丘脑性闭经、垂体性闭经、卵巢性闭经、子宫性闭经以及下生殖道发育异常导致的闭经。

一、诊断标准

闭经的诊断流程见图13－1和图13－2。

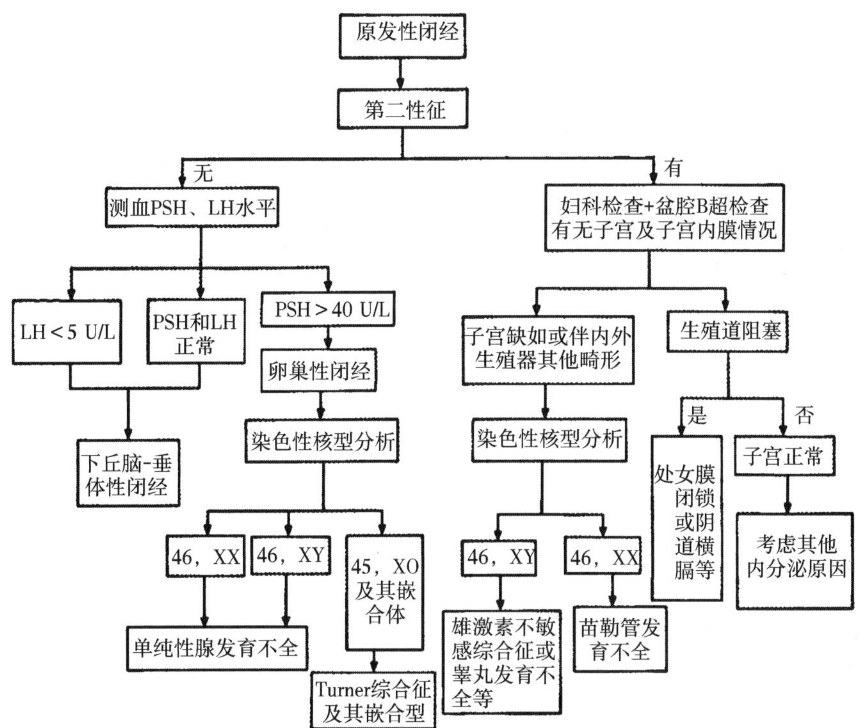

图13－1　原发性闭经的诊断流程

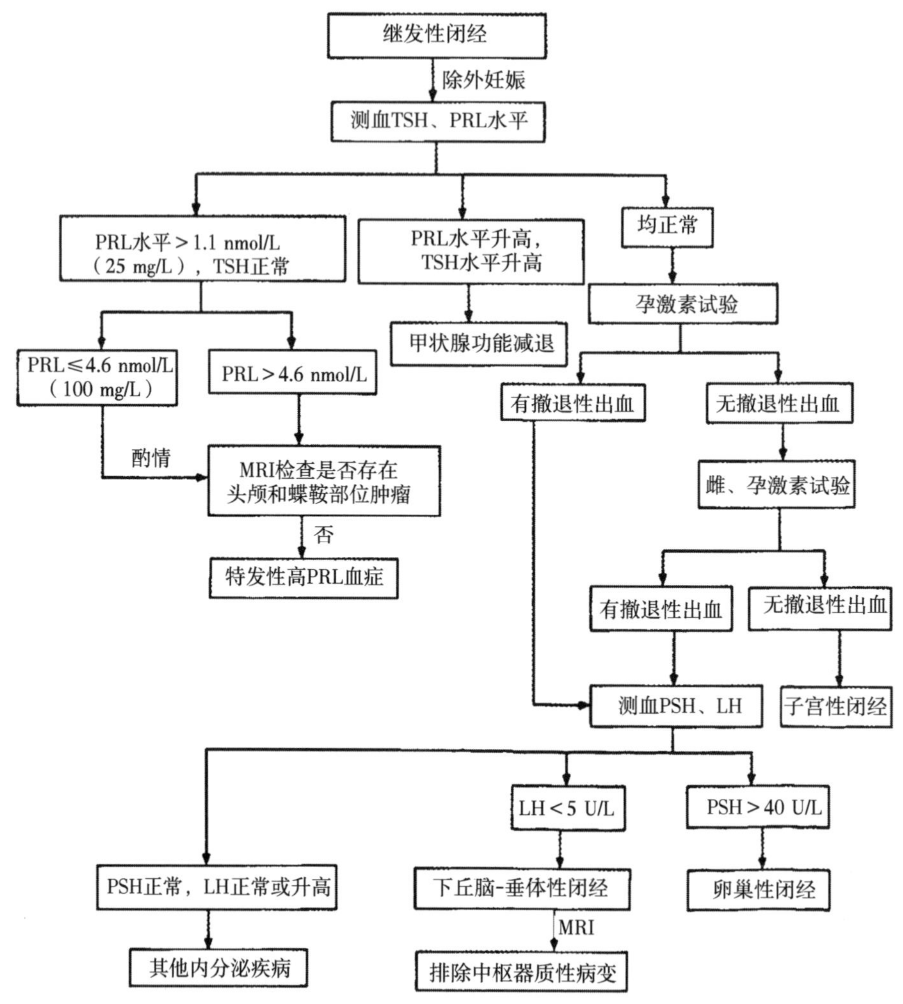

图 13－2 继发性闭经的诊断流程

二、西医治疗

闭经治疗原则：①病因治疗；②雌激素和（或）孕激素治疗；③针对疾病病理、生理紊乱的内分泌治疗；④诱发排卵；⑤辅助生育治疗。

（一）病因治疗

部分患者去除病因后可恢复月经。如神经、精神应激起因的患者应进行有效的心理疏导；低体质量或因过度节食。消瘦所致闭经者应调整饮食、加强营养；运动性闭经者应适当减少运动量及训练强度；对于下丘脑（颅咽管肿瘤）、垂体肿瘤（不包括分泌 PRL 的肿瘤）及卵巢肿瘤引起的闭经，应手术去除肿瘤；含 Y 染色体的高 Gn 性闭经，其性腺具恶性潜能，应尽快行性腺切除术；因生殖道畸形经血引流障碍而引起的闭经，应手术矫正使经血流出畅通。

（二）雌激素和（或）孕激素治疗

对青春期性幼稚及成人低雌激素血症所致的闭经，应采用雌激素治疗。用药原则：对青春期性幼稚患者，在身高尚未达到预期高度时治疗起始应小剂量开始，如 17β-雌二醇或戊酸雌二醇 1～2 mg/d 或结合雌激素 0.625～1.25 mg/d，促进性征进一步发育，待子宫发育后，可根据子宫内膜增殖程度定期加用孕激素（方法见表 13－1）或采用雌、孕激素序贯周期疗法。成人低雌激素血症闭经者则采用 17β－雌二醇或戊酸雌二醇 1～2 mg/d 或结合雌激素 0.625 g/d，以促进和维持全身健康和性征发育，待子宫发育后，同样需根据子宫内膜增殖程度定期加用孕激素或采用雌、孕激素序贯周期疗法。青春期女性的周期治疗建议选用天然或接近天然的孕激素，如地屈孕酮和微粒化黄体酮，有利于生育轴功能的恢复；

有雄激素过多体征的患者，可采用含抗雄激素作用的孕激素配方制剂；对有一定水平的内源性雌激素的闭经患者，则应定期采用孕激素治疗（方法见表 13－1），使子宫内膜定期脱落。

表 13－1　孕激素试验方法

药物	剂量及用法	用药时间/d
黄体酮	20 mg/d，肌内注射	3～5
醋酸甲羟孕酮	10 mg/d，口服	8～10
地屈孕酮	10～20 mg/d，口服	10
微粒化黄体酮	100 mg/次，每日 2 次，口服	10

（三）针对疾病病理、生理紊乱的内分泌治疗

根据闭经的病因及其病理、生理机制，采用有针对性的内分泌药物治疗以纠正体内紊乱的激素水平，从而达到治疗目的。如对 CAH 患者应采用糖皮质激素长期治疗；对有明显高雄激素血症体征的 PCOS 患者，可采用雌、孕激素联合的口服避孕药治疗；对合并胰岛素抵抗的 PCOS 患者，可选用胰岛素增敏剂治疗；上述治疗可使患者恢复月经，部分患者可恢复排卵。

（四）诱发排卵

对于低 Gn 性闭经者，在采用雌激素治疗促进生殖器官发育，子宫内膜已获得对雌、孕激素的反应后，可采用尿促性素（HMG）联合 HCG 治疗，促进卵泡发育及诱发排卵，由于可能导致卵巢过度刺激综合征（OHSS），故使用 Gn 诱发排卵时必须由有经验的医师在有 B 超和激素水平监测的条件下用药；对于 FSH 和 PRL 水平正常的闭经患者，由于患者体内有一定水平的内源性雌激素，可首选枸橼酸氯米芬作为促排卵药物；对于 FSH 水平升高的闭经患者，由于其卵巢功能衰竭，不建议采用促排卵药物治疗。

（五）辅助生育治疗

对于有生育要求，诱发排卵后未成功妊娠，或合并输卵管问题的闭经患者，或男方因素不孕者可采用辅助生殖技术治疗。

三、中医临床思维

（一）中医病名及病因病机特征

中医病名亦称闭经，闭经古称“经闭”“不月”“月事不来”“经水不通”等。本病首见于《黄帝内经》。《素问·阴阳别论》云：“二阳之病发心脾，有不得隐曲，女子不月。”《素问·评热病论》云：“月事不来者，胞脉闭也，胞脉者属心而络于胞中，今气上迫肺，心气不得下通，故月事不来也。”闭经的发病机制主要是冲任气血失调，有虚、实两个方面。虚者多因精血匮乏，冲任不冲，血海空虚，无血可下；实者多为邪气阻隔，冲任瘀滞，脉道不通，经不得下。

（二）辨病辨证及治疗特征

经闭之虚证有：肾虚型（肾气虚·肾阳虚型）、脾虚型、心脾两虚型、血虚型（含血枯阴亏）；实证有：胃火型、气滞血瘀型、寒凝血瘀型、痰湿阻滞型。

治疗特征：以补肾养肝血、活血化瘀、补气养血、活血调经为立法原则，使冲任得养、任脉得通，则经血流畅，月经按期来潮。超过 18 岁未来月经者，此类少女原发性闭经多属肝肾阴虚型，治疗以补肝肾，调冲任为主。中年女性在工作、住房、子女等方面压力越来越大，易发生功能性闭经属肝郁气滞和气血虚弱型，大多由于肝气不舒、气滞血瘀、气郁日久、思虑伤脾导致气血虚弱，结合脉症治疗以疏肝理气、活血调经或补益心脾、养血调经为主。若有多次人流史或妇科炎症，兼以肥胖之人出现闭经，多属痰湿阻滞型，治以燥湿祛痰，活血通经为主。临床在辨证论治的同时酌加当归、益母草、香附、养血、活血、行气、调经之品，可收到良好的效果。

对于闭经患者一般需门诊规律就诊，激素配合中药汤剂治疗。闭经的治疗目的不是单纯月经来潮，而是恢复或建立规律性月经周期，或正常连续自主有排卵月经。因此，不可见经行即停药。一般应以3个正常月经周期为准。

（三）药物选择

通过对用药频次的分析，可知临床治疗继发性闭经常用的中药有当归、香附、川芎、熟地黄、菟丝子、白芍、茯苓、牛膝、淫羊藿、柴胡等，这些药物具有补血、活血、理气、补肾、健脾等功效。因此治疗本病当以理气活血、补肾健脾为主要治法。若以肾气亏虚证为主，常用补肾药有菟丝子、淫羊藿、山茱萸、枸杞子等；若以气血虚弱证为主，常用补益气血药有当归、白芍、党参、黄芪等；若以阴虚血燥证为主，常用滋阴凉血药有生地黄、麦冬等；若以气滞血瘀证为主，常用理气活血的药有香附、川芎、柴胡、桃仁、红花等；若以痰湿阻滞证为主，常用健脾祛痰的药物有茯苓、白术、陈皮等。

四、名医经验

（一）尤昭玲经验

尤昭玲认为，“经水出诸肾”，肾藏精气，是人体的根本，它对“天癸”的成熟和冲任二脉的通盛有着极为重要的作用，肝藏血，与肾藏精密切相关，精血相生、肝肾同源而同司下焦，又为冲任之本，且妇人以肝为先天，肝为肾之子，肝血必得肾精始充，两者在月事形成调节中起到重要作用。当然临床还有其他证型，但肝肾不足是闭经的基本病机，在临证中应紧紧抓住肝肾不足之病机本质。治疗上：①滋养肝肾；②补肾不忘宁心，尤昭玲在治疗上在补肾的同时还予以宁心，以使心降则肾实，选用合欢皮、首乌藤、酸枣仁、珍珠母；③补中有通，动静结合：尤昭玲长期实践总结经验方为：川芎、杭芍、当归、熟地黄、山茱萸、女贞子、龟甲、牛膝、牡蛎、丹参、鸡血藤、苏木、益母草。尤昭玲养血调经最常用的方剂首推四物汤，以四物汤养血调经，四物汤为《太平惠民和剂局方》中的方剂，《成方便读》云：“地黄入肾，壮水补阴，白芍入肝，滋阴益血，二味为补血之正药。然血虚多滞，经脉隧道，不能滑利通畅，又恐地、芍纯阴之性，无温养流动之机，故必加以当归、川芎辛香温润，能养血而行血中之气者以流动之。”山茱萸、女贞子、龟甲、牛膝、牡蛎滋补肝肾之精，取静补能生水之意，丹参、川芎、鸡血藤、苏木、益母草活血通经，为动药，补中有通，动静结合气机调畅，血脉通利，化源充足，血海充盈，则月事以时下。

（二）周铭心经验

周铭心认为闭经有新闭（3个月以内）与久闭之分。久闭多瘀，条达冲任，疏通胞宫，以达冲和血为法，不应者专事养血调元；新闭者多有郁火积热，以清和冲任为法，不应者专事达冲和血。有或先达冲有效而后不效，则转以养血注冲，或先注冲有效而后不效，则可转以达冲和血，往往注冲养血时间长于达冲和血。达即通达，以祛邪为旨，注者灌注，以补虚为旨。周铭心常以“达冲”和“注冲”分别标识血瘀和血枯之治。通过治法的“应”与“不应”来明确患者标本病机而针对性施治是周铭心治病遣方用药的一大特色，也是周铭心提出的“论治策略”概念的具体体现。就闭经治疗而言，因既往临证已知久闭久瘀，故以达冲之常法应对病机，取效者当知是所患“常病”；达冲无效者则知病机非常病，而为血枯经闭，则当转以养血滋元以复其源而不是继续用通法。进一步而言，当达冲取效但继后治疗中又失败者当考虑达冲和血法。新闭者往往壅而有郁热，未必邪滞成实，以清和冲任法清利胞宫之郁热，另外又可通过清法之“应”与“不应”明确患者病机是否有从无形之郁热转至有形之瘀阻。如病机确实转为瘀阻，当以条达冲任调经为主。从以上闭经治法的选择变化可看出，周铭心往往不为琐杂细证所左右，直取证候大势，在辨证的基础上运用治疗策略，据“常病”与“非常病”选择治法及治疗中的“效”与“非效”而变化治法，思维严谨，统筹安排了整个治疗方案，故临症中能取得好的疗效。

（三）杨宗孟经验

杨宗孟认为，继发性闭经不离虚、郁、瘀，三者可互为因果，但多在气血不足基础上变生瘀阻、寒湿、湿热等，故本病临床多见虚实夹杂证。虚者，气血两亏，血海空虚，无血可下；实者，气滞血瘀，痰湿凝滞，脉道壅阻不通，经血不得下行。治疗时杨宗孟遵著名医家张景岳“欲以通之，无如充之”的原则，采用张氏柏子仁丸（柏子仁、牛膝、续断、泽兰、卷柏各 15 g）为主方并随症加减，灵活施治，补其不足，通其血脉，通补兼施，使冲任调畅，血海满盈，经水应时而下。

（四）何嘉琳经验

何嘉琳认为原发性闭经患者，天癸应至不至，多伴有全身发育不良，第二性征不明显，B 超可发现幼稚子宫。治疗上须补肾阴肾阳为主，应及早治疗，18 岁前治疗效果最佳。何嘉琳认为治疗闭经最关键的是排卵。排卵功能障碍的闭经在治疗上应结合现代医学的“促排卵”理论择期用药，分经后期和经间期分别施治，经后期是月经干净后至排卵前，是精血的恢复和滋长期，宜采用温养冲任，益髓填精。方药：党参、黄芪、当归、白芍、川芎、熟地黄、菟丝子、覆盆子、紫河车、制黄精、巴戟天、肉苁蓉。经间期是排卵期，此期是肾中阴精进一步发展充实，在肾阳作用下进行转化。此时是阴阳交替，重阴转阳的“氤氲之时”，宜采用补肾促排为主，稍加活血理气之品。何嘉琳常用：黄芪、当归、川芎、淫羊藿、仙茅、巴戟天、菟丝子、枸杞子、石菖蒲、小胡麻等加减。

（五）蔡小荪经验

蔡小荪认为：中医对闭经的辨证，总的来说，不外虚实两大类；包括气虚、血虚、脾虚、肾虚、心气不足、不得下行，以及气滞、血瘀、寒凝、痰阻。症状繁多、旷日持久，不易取效。因此对本症的治疗，必须辨证与辨病相结合，师古而不泥古，融会中西学说，各取所长，互为应用，相对来说，较容易奏功。对于闭经的治疗，不能急切图功、妄事攻伐。一切以调为主，养血为先、理气为要、多血肉有情之品，以冀肾气旺盛、冲任充盈、月事得以时下。通常用炒当归 9 g、生地黄 9 g、熟地黄 9 g、川芎 9 g、熟女贞子 9 g、制黄精 12 g、淫羊藿 12 g、苁蓉 9 g、甘杞子 12 g、狗脊 9 g、巴戟肉 9 g、加河车大造丸 9 g（吞）。如大便不实者，可去生地黄、肉苁蓉，加炒山药、菟丝子，每味 9 g 以健脾肾。前方每处 10 剂，1 个月为 1 疗程，须观察 3 个月。最好能同时测量基础体温，以助诊断。此类闭经，大都基础体经温单相。经过治疗后，如体温呈现双相者，即预示症情已有好转。继用调经方理气行血、通调冲任。方用：炒当归 9 g、大熟地 9 g、川芎 9 g、白芍 9 g、怀牛膝 9 g、丹参 9 g、制香附 9 g、桂枝 3 g、泽菊叶 9 g、红花 4.5 g。可望经水通行。但尚须继续治疗，直至停药 3 个月，水仍能自行按时来潮，方称痊愈。

（六）朱南孙经验

朱南孙治疗“泌乳闭经”，或养血疏肝，或补益脾肾，或调治心肝肾三脏。朱南孙认为肝为乙木，藏血，主疏泄，而司血海。肝血充足，疏泄有常，则月经按时而至，乳汁分泌正常。肝血不足，疏泄失常，肝气上逆，血不归经，则经水由延期量少渐至经闭，乳汁自溢、质稀、腰膝神疲、头眩，便秘，面色晦暗，乳胀，情志抑郁，脉弦细，舌质紫暗。朱南孙通过多年临床摸索，认为此证型应以疏肝养血调经为要，选用四物合逍遥加减方。此方适用于闭经泌乳初期，兼见肝郁症状者，收效显著。泌乳闭经症，朱南孙将其分为 3 型，虽立 3 法，皆以四物汤养血调冲，肝经郁积，肾亦郁也，气机不畅，胞脉为之闭也。肝气上逆，虽见肾虚，但不从肾治，用逍遥散疏肝之郁，即开肾之郁也，肝气舒而精自通，精旺而水自利，不治而治，是故病愈。

（七）柴嵩岩经验

柴嵩岩提出五脏六腑将有余之血源源不断地下注血海（即冲脉），冲脉之阴血充实；在旺盛的肾气推动下，月经方可周而复始地按时来潮。一方面，强调肾气在月经来潮中的主导作用；另一方面，强调整体观念，即月经的来潮与五脏六腑的功能状态有关。反之，就会出现各种月经病。引起闭经的主要病机为肾气推动无力，或为阴血不足，或为血海阻隔，导致冲脉阴血匮乏而发。柴嵩岩特别强调补肾气在治疗闭经中的作用，认为肾气充盛的标准随年龄阶段的不同而不同，对闭经的治疗应考虑年龄的特点，因此，提出“三最观点”。①肾生最早：肾之精气是生命之始，受之于父母，是生命的基础。因此，在治疗女童的疾病时，应注意不要过分寒凉，应保护肾气，使之按时成熟，避免医源性损伤，引起原发性闭经。②肾足最迟：与其他脏腑功能相比，主生殖的肾气充实最晚，一般以青春期第二性征发育为标志，在此期间，用药应注意肾中阴阳的平衡，促进其发育成熟，建立排卵的月经周期。③肾衰最先：冲脉接受其他脏腑有余之血而充实，天癸至、月经周期而至。当其他脏腑的功能状态减退，虽能维持该脏腑的功能活动，但是已不能保证按时将有余之血下注血海，则出现冲脉衰、天癸竭、月经闭止。对于接近围绝经期的闭经患者，在治疗中强调注意护阴，不能过分鼓动肾中之阳气，而进一步伤及阴血，导致“竭泽而渔”的后果。

（八）许润三经验

许润三认为月经的主要成分为血，而血的化生、封藏、运行、统摄均在脏腑功能正常的基础上得以实现。肝藏血，肾藏精，肝肾同源，精血互生，肝主疏泄，肾主封藏，一开一合共同维持子宫的藏泄功能，使月经按时来潮。脾胃为后天之本，气血生化之源，脾虚则无力运化水谷精微，导致气血不足，致使月经减少，甚至闭经。正如《黄帝内经》所云：“二阳之病发心脾，有不得隐曲，女子不月。”许润三认为这段条文正是说明女子有隐曲难解之情，思虑过度，劳伤心脾，脾失运化，导致胃不受纳，饮食日少，气血生化乏源，血海不充，不能满盈，导致闭经。所以，脏腑功能失调是引起闭经的重要因素。许润三认为闭经的本质为虚，平时调理应以补肾为主，根据患者体质和症状不同，分为肝肾阴虚、脾肾阳虚、肾虚痰湿 3 种证型。许润三常用方药如下：肾气亏虚，症见月经停闭，腰膝酸软，头晕耳鸣，小便频数，面色晦黯，舌淡红，苔薄白，脉沉细者，自拟调冲方：仙茅 10 g，淫羊藿 10 g，当归 10 g，川芎 10 g，女贞子 20 g，紫河车 10 g，柴胡 10 g，鸡血藤 25 g，羌活 6 g；偏肝肾阴虚，兼见手足心热，颧红，盗汗，舌红少苔或无苔，脉沉细数者，可选用熟地黄 10 g，当归 30 g，白芍 10 g，山茱萸 10 g，紫河车 10 g，枸杞子 20 g，女贞子 20 g，续断 30 g，香附 10 g，益母草 10g 等。偏肾阳虚，兼见畏寒肢冷，小便清长，夜尿频数，性欲减退，舌淡，苔薄白，脉沉细而无力者，可选用：仙茅 10 g，淫羊藿 10 g，巴戟天 10 g，肉苁蓉 10 g，女贞子 20 g，枸杞子 20 g，沙苑子 20 g，菟丝子 20 g，香附 10 g，益母草 10 g 等。体胖，肾虚痰湿之体，可选用：鹿角霜 10 g，生黄芪 30 g，当归 30 g，白术 15～30 g，枳壳 15 g，半夏 10 g，昆布 10 g，益母草 10 g 等。许润三认为此方可消除卵巢周围痰脂，刺激卵泡突破，恢复排卵。经临床观察，一般患者先体重减轻，继之月经恢复正常。

（九）夏桂成经验

夏桂成认为正常月经的调节系统主要有 3 个方面：心肾子宫轴的主调作用，冲任督带为主的奇经八脉的调节作用，肝脾气血的协调作用其中，心-肾-子宫轴对月经起主要调节作用，该学说是夏桂成在长期临床实践中，针对社会、心理、环境、生活方式等因素导致女性生殖障碍疾病高发的时代特征，根据太极八卦理论首次提出的。根据月经周期与调周法、心-肾-子宫轴等理论，以及虚则补之、实则泻之法则，夏桂成临床上根据闭经患者具体情况来辨证施治。他强调切不可因为患者经闭日久，即用通经药方，而致伤及血分、阴分，反而加重疾病。对于顽固性闭经，着重在经后期及经间排卵期的治疗。经后初期养血滋阴，以阴助阴；经后中期养血滋阴，佐以助阳；经后末期滋阴助阳，阴阳并重；经间排卵期活血补肾，重在促新。同时遵循虚则补之、实则通之原则，虚者当以补益肾气，填精滋肝，益气养血，养阴润燥为主。肾气充、冲任通，血海按时满盈，经水可按时而下；实者依据痰、湿、郁、瘀、寒病因不同，分别予以祛痰、除湿、解郁、化瘀、温经散寒。具体临证经验如下：在经后初期方取归芍地黄汤合钩藤汤加减，药用丹参、白芍、山药、山茱萸、炙龟甲、怀牛膝、莲子心、茯苓、茯神、钩藤、合欢皮、炒枣仁等。待阴有所恢复，即加入经后中期的一些药物，也就进入真正的阴长时期，可见带下。此时属阴，要有动有升，需静中求动，降中有升，是经后中期的特点。在保证早睡、睡足、心静前提下，在滋阴补肾，清心安神的基础上加入助阳升动之品，方选加减滋肾生肝饮，药用丹参、白芍、山茱萸、山药、熟地黄、莲子心、茯苓、茯神、续断、菟丝子、合欢皮、荆芥、炙鳖甲、生白术等。如能顺利，阴长可达重，进入经后末期，升动明显，治疗上可按经间排卵期论治。此期，既要保证睡眠，又要有一定的兴奋性。选择方药时，仍然要以阴药为主，促进带下分泌的增多、增稠，同时加入较多的阳药和适当的活血药，方取补天种玉丹（汤），药用丹参、赤芍、白芍、山药、山茱萸、熟地黄、莲子心、茯苓、茯神、续断、菟丝子、鹿角霜、五灵脂、紫河车、荆芥、炙鳖甲等。如不顺利，又将折返经后中期，甚至经后初期，再按初期、中期论治。

（十）韩冰经验

韩冰认为肝藏血，主疏泄调节经血。只有精血充盛，血海充盈有度，月经才能按时来潮。因此肝的疏泄功能正常是“月事以时下”的必要条件。故在临床上若肾虚精亏，或肝郁肾虚均可导致血海空虚而闭经。韩冰临证强调补肾以培先天之根，调肝以利气血畅行。补肾善于阴阳双调，取张景岳“善补阳者，必于阴中求阳，则月阳得阴助而生化无穷；善补阴者，必于阳中求阴，则血阴得阳升，而泉源不竭”之意。临床常用六味地黄丸补肾阴，加淫羊藿、续断、菟丝子补肾阳，紫河车大补精血。而肝郁闭经者，常见心烦、乳胀、脉弦等，韩冰善用补肾疏肝法治疗，选用逍遥散合六味地黄丸加减，逍遥散疏肝健脾，六味地黄丸补肾养精，兼含母子相生之意。肝郁每致血行不畅而血滞，故常加用活血的益母草、泽兰、月季花等。治疗无论是补肾，还是疏肝均应贯穿始终，调肝使血海充盈有度，补肾调肝根据治疗阶段而选用。治疗初期多以补肾养血为主，佐以活血，使其补而不滞，活血而不伤正；治疗中出现阴道分泌物增多、乳房胀等经潮先兆时，转为疏肝理气，养血活血，促使月经来潮；月经来潮后，出现月经量少，治疗以补肾养血为主，使其精血充盈而满溢。

五、名方推荐

（一）尤昭玲基础方

川芎、杭芍、当归、熟地黄、山茱萸、女贞子、龟甲、牛膝、牡蛎、丹参、苏木各 10 g，鸡血藤、益母草各 15 g。功效：养血调经、滋养肝肾。主治：闭经之肝肾亏虚证。用法：每日 1 剂，水煎，早晚分 2 次服。加减：腰痛甚者，加杜仲、续断、桑寄生、狗脊；烦躁胁痛者，加柴胡、郁金、延胡索、川楝子；肢体浮肿明显者，加益母草、泽泻、泽兰；少腹冷痛，脉沉迟者，酌加桂枝、吴茱萸。有脾虚表现加党参、白术、茯苓等。溢乳的表现加荷叶蒂、生麦芽、山楂等。

（二）张氏柏子仁丸

柏子仁、牛膝、续断、泽兰、卷柏各 15 g。功效：滋补肝肾、宁心调经。主治：闭经之脾肾虚损者。用法：每日 1 剂，水煎，早晚分 2 次服。加减：肝肾虚损型加当归、白芍、鹿角霜、枸杞子等。气滞血瘀型加木香、川芎、当归、香附、香橼、白芍、麦芽等。痰湿阻滞型合苍附导痰丸加减。气血亏虚型加黄精、川芎、当归、白芍、益母草等。

（三）四二五合方

当归、熟地黄各 12 g，川芎、白芍、五味子、车前子、仙茅各 10 g，覆盆子、牛膝、枸杞子、淫羊藿各 15 g，菟丝子 30 g。功效：补肾养血。主治：闭经之肾精亏虚者。用法：每日 1 剂，水煎，早晚分 2 次服。待肾气精血充盛后，再用活血通经之品加减因势利导，通经下血。

（四）蔡小荪调经方

炒当归、生熟地黄、川芎、熟女贞子、狗脊、肉苁蓉、巴戟肉、河车大造丸（吞）各 9 g，制黄精、淫羊藿、甘杞子各 12 g。功效：育肾养血。主治：闭经证属肾精亏虚者。用法：每日 1 剂，水煎，早晚分 2 次服。加减：如大便不实者，可去生地黄、肉苁蓉，加炒山药、菟丝子各 9 g，以健脾肾。前方每处 10 剂，1 个月为 1 疗程，观察 3 个月。

（五）柴嵩岩经验方

女贞子、山药、瓜蒌各 15 g，杜仲、地骨皮、山茱萸各 10 g，沙参 20 g，柴胡 3 g，川芎 5 g，青蒿 6 g，淫羊藿 12 g。功效：滋阴清热，养血调经。主治：闭经证属肝肾阴亏，有伏热者。用法：每日 1 剂，水煎，早晚分 2 次服。

（六）许润三自拟调冲方

仙茅、淫羊藿、当归、川芎、紫河车、柴胡各 10 g，女贞子 20 g，鸡血藤 25 g，羌活 6 g。功效：补肾调经。主治：闭经证属肾气亏虚者。用法：每日 1 剂，水煎，早晚分 2 次服。

（七）许润三自拟方1

当归、续断各30 g，熟地黄、白芍、山茱萸、紫河车、香附、益母草各10 g，枸杞子、女贞子各20 g等。功效：补益肝肾。主治：闭经证属肝肾阴虚者。用法：每日1剂，水煎，早晚分2次服。

（八）许润三自拟方2

仙茅、淫羊藿、巴戟天、肉苁蓉、香附、益母草各10 g，女贞子、枸杞子、沙苑子、菟丝子各20 g等。功效：补益肾阳。主治：闭经证属肾阳亏虚者。用法：每日1剂，水煎，早晚分2次服。

（九）许润三自拟方3

生黄芪、当归各30 g，白术15～30 g，枳壳15 g，半夏、鹿角霜、昆布、益母草各10 g等。功效：补肾化痰。主治：闭经证属肾虚痰湿者。用法：每日1剂，水煎，早晚分2次服。此方可消除卵巢周围痰脂，刺激卵泡突破，恢复排卵。经临床观察，一般患者先体重减轻，继之月经恢复正常。

（十）蔡连香自拟方

菟丝子、女贞子、黄芪、鸡血藤各15 g，覆盆子、车前子、当归、茯苓、鸡内金、香附各10 g，肉苁蓉12 g，巴戟天、五味子各6 g。功效：补肾填精，养血调经。主治：闭经证属肾虚津亏者。用法：每日1剂，水煎，早晚分2次服。

第三节　多囊卵巢综合征

多囊卵巢综合征（PCOS）属妇科常见内分泌疾病，育龄期妇女多见，以持续不排卵和雄激素分泌过多为主要临床特征，常见临床表现有月经不调、不孕、多毛、肥胖，患者常因婚后不孕或月经不调就诊而发现。其发病率高，不但严重影响患者的生殖功能，而且雌激素依赖性肿瘤如子宫内膜癌发病率增加，同时亦容易导致患者出现较为严重的并发症。

一、诊断标准

（一）国际诊断标准

2013AES指南：符合以下3条中的2条，并排除其他疾病导致的类似临床表现，即可诊断PCOS：①雄激素过多的临床和/或生化表现；②稀发排卵或无排卵；③卵巢多囊样改变。如果患者存在高雄激素的临床表现，且合并女性男性化，那么血清雄激素测定可以不作为诊断必需。如存在多毛、痤疮、雄激素性脱发、雄激素过多的临床表现，血清总睾酮、生物活性睾酮或游离睾酮升高即可认为高雄激素血症；排卵异常可表现为月经稀发（>35 d）或频发（>21 d），偶尔月经周期正常，仍无排卵；卵巢多囊样改变，即单侧卵巢体积增大超过10 mL（排除囊肿及优势卵泡）和/或单侧卵巢内有超过12个的直径2～9 mm卵泡。

（二）中国PCOS标准

2008年卫生部正式立项“多囊卵巢综合征诊断标准”以建立适合中国人群的诊断标准，2011年发布基于相关文献以及针对中国人群的循证医学研究的《PCOS诊断和治疗专家共识》。与国外标准不同，中国多囊卵巢综合征诊断标准首次提出“疑似PCOS”这一概念。该标准提出，月经稀发、闭经或不规则子宫出血是诊断的必需条件。另外，再符合下列2项中的1项，即可诊断为疑似PCOS：①高雄激素的临床表现或高雄激素血症；②超声表现为PCO。具备上述疑似PCOS诊断条件后还必须逐一排除其他可能引起高雄激素的疾病和引起排卵异常的疾病才能确定诊断。PCOS诊断时，依据患者有无肥胖及中心型肥胖、有无糖耐量受损、糖尿病、代谢综合征等，可将PCOS分为经典的PCOS患者（月经异常和高雄激素，有或无PCO），代谢障碍表现较重；无高雄激素PCOS（只有月经异常和PCO），代谢障碍表现较轻。

二、西医治疗

治疗标准：无论国外指南还是国内专家共识均提倡PCOS患者无论是否有生育要求，首先均应进行生活方式调整，戒烟、戒酒、减轻体重至正常范围等基础治疗，从而减轻月经紊乱、多毛、痤疮等症状，改善胰岛素抵抗。PCOS 患者的治疗从近期而言，促使有生育要求患者排卵以达到正常妊娠；无生育要求患者达到月经周期、治疗多毛和痤疮、控制体重，从而阻止 PCOS 长期发展的不良后果，如糖尿病、高血压、高血脂和心血管疾病、子宫内膜癌等。

（一）高雄激素治疗

以复方醋酸环丙孕酮（达英-35）为首选的避孕药（HCs），可通过抑制下丘脑-垂体 LH 分泌，而抑制卵泡膜细胞高水平雄激素生成。中国 PCOS 专家共识及 AES 指南均推荐短效口服避孕药（达英-35 首选），可用于高雄激素血症的治疗，HCs 的疗程尚无明确标准，对于 HCs 不能改善的多毛症，AES 建议可选择螺内酯治疗。

（二）调整月经周期

国内专家共识建议可使用短效避孕药纠正高雄激素血症，改善雄激素水平升高的临床表现，可有效避孕。周期性撤退性出血可改善子宫内膜状态，预防子宫内膜癌的发生。PCOS 患者常常存在糖、脂代谢紊乱，建议用药期间应监测血糖、血脂变化。另外，对于青春期女孩应用口服避孕药前应进行充分的知情同意。服药前需排除口服避孕药的禁忌证，尽量采用天然孕激素或低雄激素活性的孕激素制剂，每 1～2 个月进行撤药性出血或序贯调整周期。对于无明显雄激素水平升高的临床和实验室表现，且无明显胰岛素抵抗的无排卵患者可定期孕激素治疗，常用的孕激素有安宫黄体酮（MPA）、微粉化孕酮（琪宁）、地屈孕酮（达芙通）、黄体酮等。与以往指南及国内推荐相同，AES 指南推荐首选 HCs 治疗月经紊乱及多毛、痤疮的 PCOS 患者。但须除外相关禁忌证，例如超过 160/100 mmHg（1 mmHg＝0.133 kPa）的高血压，病程超过 20 年的糖尿病，有神经病变、视网膜病变或肾脏病变，抽烟超过每日 15 支等。HCs 的疗程尚无明确标准，但该指南指出，已有证据表明 HCs 可以改善胰岛素敏感性，不增加 2 型糖尿病的发病风险，也不增加体重。在脂代谢方面，雌激素含量多的 HCs 可以提高高密度脂蛋白胆固醇水平，同时降低低密度脂蛋白胆固醇。若患者不能服用 HCs 或对其不耐受，可以考虑将二甲双胍作为调整月经周期的二线用药。与国内共识不同，对于青少年 PCOS 的治疗，该指南建议首选 HCs；对于尚未月经初潮，但对有临床或生化高雄激素血症，且第二性征发育明显（如乳腺发育达到或超出 Tanner 四级水平）的患者来说，推荐使用 HCs。

（三）改善胰岛素抵抗

目前国内建议 PCOS 患者使用二甲双胍仅限于糖耐量异常的患者，如果月经不恢复，仍须加用孕激素调经。二甲双胍为 B 类药，药品说明上并未将妊娠后妇女列为适应人群。糖耐量异常的 PCOS 患者妊娠期是否继续使用二甲双胍需要产科医师在权衡利弊以后决定，并提供精细的监测。2010 年 ESHRE/ASRM 提出二甲双胍只能在 PCOS 合并葡萄糖耐量受损（IGT）时使用。2013 AES 指南仍将二甲双胍定位为辅助用药，对于合并 IGT 或代谢综合征且单纯生活方式调整无效的 PCOS 患者，建议加用二甲双胍。对于肥胖、代谢风险增加的 PCOS 患者一线首选治疗仍是饮食、运动等生活方式的改变。

（四）促排卵治疗

国内外共识均认为，体重控制是 PCOS 促排卵的优先步骤，减轻体重是 PCOS 伴肥胖患者的第一位的治疗，理想的体重减轻至少要达到 5%。肥胖除了伴发其他的风险，如冠心病和糖尿病，还影响卵母细胞质量和妊娠结局，体重控制后可以很好地改善卵巢反应和排卵。减重的方法包括行为咨询、生活方式调整（节食和锻炼）、药物治疗和手术治疗。克罗米芬（Clomiphenecitrate，CC）仍然是 PCOS 促排卵的第一线药物，单独使用二甲双胍并不比 CC 治疗 PCOS 更有效，CC＋二甲双胍并不改善促排卵效果；二甲双胍可降低 PCOS 患者促排卵治疗中卵巢过度刺激综合征（OHSS）的发生和减轻症状，二甲双胍可作为预防 PCOS 患者在接受体外受孕治疗中 OHSS 发生的辅助用药。而对于噻唑烷二酮类药物也并无证据表明其作用优于二甲双胍。AES 指南认为噻唑烷二酮属于妊娠 C 级药物，鉴于其益处不明显，缺乏大型随机对照研究，且存在安全性问题（肝毒性、心血管事件及膀胱癌），指南不建议使用。近来有些研究发现芳香化酶抑制剂（来曲唑）在治疗无排卵 PCOS 患者中，活胎率优于克罗米芬，而安全性和药物耐受性两者相同。这些研究结果提示，芳香化酶抑制剂有可能以后会成为指南推荐的一线治疗药物。

（五）其他药物治疗

随着对 PCOS 研究的深入，有研究显示 PCOS 也是一种慢性炎症状态且多合并有血脂异常。有研究发现他汀类治疗不仅可以降低血脂，还具有部分抗氧化应激作用，降低雄激素水平，但目前缺乏足够相关证据，指南不建议使用他汀类药物来治疗高雄激素血症及无排卵的 PCOS 患者，但对于符合使用他汀类药物指征的 PCOS 妇女来说，仍建议使用。其他降糖药物如胰高血糖素样肽-1（GLP-1）类似物及二肽基肽酶-4（DPP-4）抑制剂对于 PCOS 是否有益目前尚缺乏足够相关证据，指南未推荐应用。

（六）手术治疗

在促排卵药物被发明前，最初认为扩大的多囊卵巢是雄激素过量和生殖功能障碍的原因，因此适合手术干预，手术治疗是治疗多囊卵巢综合征的金标准。过去，卵巢楔形切除术是 PCOS 女性不孕的标准治疗。然而，由于氯米芬的疗效较好且楔形切除术的盆腔粘连发生率较高，现已弃用这种方法。腹腔镜卵巢激光电灼术是楔形切除术的一种替代方法，可能对某些 PCOS 女性有效。然而，考虑到有其他药物诱导排卵疗法可供选择，常常不需要手术。近年来微创手术，包括腹腔镜手术的发展，PCOS 的外科干预又再次引起了人们的兴趣。临床上腹腔镜下卵巢打孔术（LOD）为对多囊卵巢综合征进行治疗的一种有效外科手段，通过电凝或激光打孔对卵巢间质进行破坏，从而减少循环及卵巢雄激素水平，降低卵巢基质体积，间接达到调节垂体的效果，促进卵巢轴功能的恢复。多数情况下针对药物治疗、对症治疗无效者可采取该术式进行治疗，专家共识推荐作为二线治疗。既往研究提示，通过对比发现，腹腔镜卵巢打孔组患者卵泡数目（AFC）、基础 LH、LH/FSH 均较非打孔组显著降低，打孔组促进排卵过程中促性腺激素使用量也较非打孔组高，妊娠率、持续妊娠率以及种植率均略高于非打孔组。由此可见，腹腔镜卵巢打孔后卵巢储备功能发生一定程度的降低，对于打孔后没有自然妊娠者行助孕治疗，打孔术并不会对妊娠成功率产生影响，值得关注。

三、中医临床思维

（一）中医病名及病因病机特征

根据多囊卵巢综合征的临床表现不同，相当于中医学的“月经后期”“闭经”“经量过少”“不孕”等范畴。病机主要在“虚”“痰”“瘀”3 个方面，涉及肾、肝、脾三脏。肾虚多为基础，兼有痰湿、气血瘀滞、肝郁等，病性多属虚实夹杂。女子以肾为本，以血为用，若肾气不足，肾精不能化生为血，而致血虚；肾气虚弱无力推动血行，血行迟滞而成瘀；肾阳不足，阴寒内生，寒凝经脉，血脉不得温养凝滞而致瘀；或因肾阴亏损，津液不足，虚热灼津，血液稠滞而成瘀。瘀血阻滞，冲任不畅，血海不能如期溢满或血不得下，则见月经后期或月经停闭，也可造成血不归经而妄行或瘀阻胞宫则可见崩漏或不孕。脾为后天之本，气血生化之源。《丹溪心法》提出：“若是肥盛妇人，禀受甚厚，恣于酒食，经水不调，不能成胎，谓之驱脂满溢，闭塞子宫。”脾气亏虚、运化失司使津液代谢失衡，湿聚成痰阻滞冲任胞宫，气血运行受阻使血海不能满溢导致月经后期、闭经甚至不孕。痰湿壅塞胞脉胞宫，则不能摄精成孕，壅于肌肤则肥胖、多毛。女子以肝为先天，肝藏血，主疏泄，性喜条达恶抑郁，若素性忧郁或因七情六欲纷扰，致使肝失条达，疏泄失常，气机郁结，则气滞血瘀，冲任不能相资，胞宫血海不宁，导致月经失调、不孕、痤疮、多毛等。肝失疏泄，气机失调，血脉不畅则发生闭经、月经迟发。

（二）辨病辨证及治疗特征

中医对于多囊卵巢综合征辨证分型多为肾虚型、脾虚痰湿型、肝经湿热型及气滞血瘀型。肾虚型治以补肾调经，如右归丸、归芍地黄汤；脾虚痰湿型治以健脾化痰祛湿，如苍附导痰汤；肝经湿热型治以疏肝解郁，清利湿热，如龙胆泻肝汤、丹栀逍遥散等；气滞血瘀型治以行气化瘀，如佛手散、膈下逐瘀汤等。

多囊卵巢综合征患者多因肾-天癸-冲任-胞宫轴功能失调，因此中药周期治疗调整月经治疗效果甚好。中药周期疗法主要是根据月经周期不同的生理以及病理特性进行分期论治，进行阶段性、序贯性用药。将月经周期分 4 期论治，于经后期或孕激素撤退出血后以滋补肾阴为主，促进卵泡生长发育，用归芍地黄汤加减；经间期以补肾调理气血、促排卵为重点，用补肾促排卵汤酌加活血药物促使卵泡排出；经前期以毓麟珠加减；孕激素撤退出血或行经期应用五味调经汤加减。

（三）药物选择

数据挖掘表明，多囊卵巢综合征方剂中药物使用频次为苍术、陈皮、茯苓、白术、半夏、当归、川芎、香附、桃仁、鸡血藤、枳壳、牡丹皮、菟丝子、川楝子、续断、泽兰、茵陈、柴胡、丹参、路路通、熟地黄、菟丝子、厚朴、砂仁、薏苡仁、甘草、青皮、黄芪、山药、赤芍等。丹参、红花、当归等活血药具有抗氧化作用，是临床治疗的天然抗氧化剂，增加氧化应激力对神经、心肌细胞、组织等起到保护作用，同时也对 PCOS 的一些并发症起到防治作用。

四、名医经验

（一）尤昭玲经验

尤昭玲认为 PCOS 是由于脏腑功能失常，血气不和，间接或者直接损伤冲任、督带和胞宫、胞脉、胞络，导致肾-天癸-冲任-胞宫轴失调的疾病。天癸至竭有期，冲任气血充盛，胞宫藏泻有度，月经盈亏有时，则为摄精成孕之际。故对于特殊的 PCOS 患者必先调经，助卵养巢，让其每月氤氲之时有卵子发育成熟，并顺利排出。行经期（月经周期第 1～6 d），子宫血海由满而溢，泻而不藏排出经血，此为“重阳转阴”之际，注重调经助孕、治疗原发痼疾、整理子宫内环境，治疗上应调理气血，因势利导，使胞宫脉络通畅、盈满之血依时而下，方用内炎方加减，以行气活血，化瘀调经。卵泡发育期益气滋肾以滋养卵巢，促进卵泡生长，并予以宣散活络促进卵泡排出。尤昭玲认为，肾精为先天之本，靠后天之本供养，脾胃化生水谷精微，转输五脏六腑，储藏于肾，充养先天之精，因此，脾胃化生的水谷精微不断充养，先天肾精才能不断壮大、充盛，从而助卵泡的生长发育，子宫内膜的增生，使内膜卵泡同步。同时脾气健旺，避免了水湿痰饮等病理产物的蓄积，无碍卵泡生长，促进卵巢微循环。尤昭玲注重食疗辅助治疗，对于 PCOS 患者强调忌发物，调畅情志，根据卵泡发育的时空轴，在月经第 5 d、第 9 d 予以暖巢煲暖巢填精，护卵养泡。尤昭玲善用“助卵养巢”法助卵泡发育，促使优势卵泡排出，在现代医学技术下，利用妇科 B 超辅助手段监测卵泡生长发育情况，拟月经第 11 d 行第 1 次监测排卵，卵泡 10～15 mm，卵泡每日增长约 1 mm；卵泡＞15 mm 时，卵泡每日增长约 1.5 mm，内膜同步增长约每日 0.3 mm，在计算控制下，安排同房最佳时机。

（二）夏桂成经验

夏桂成认为多囊卵巢综合征属于难治的月经病之一，根据月经周期演变认为本病证的阶段始终停留在经后期，因肾阴癸水不足，卵子发育不能成熟，痰湿蕴阻，卵巢呈多囊样变化。治疗上必须抓住经后期，用动静观指导滋阴补肾，促进卵泡发育，以推动月经期顺利地进入排卵期，同时蠲化痰湿，改变卵巢多囊样病变。夏桂成将经后期分经后初、中、末 3 个时期。其经后初期的治疗核心是养血滋阴，以阴药滋阴，但需血中养阴，养阴的目的尤在于养精卵，可选用六味地黄汤，为了血中滋阴，可合用四物汤，根据情况去川芎，甚则还要去当归，防其动而耗阴。经后中期时应滋阴结合促动，促动含义有三：①助阳，阳主动，加入续断、菟丝子、肉苁蓉，以达阳生阴长的目的，有助于提高阴长之运动水平。②疏肝，疏肝解郁，推动气机运动，不仅为痰气郁阻而用，亦为阴长运动而设，选用柴胡、广郁金、荆芥等品。③活血，小剂量的活血药，不仅有助于阴血的生长，更重要的是推动阴长的运动，如赤芍、山楂、红花等，用量宜轻，如阴虚明显者，则尽量避免使用。进入经后中期后很快就进入排卵期，否则将返回经后中期或初期，常选用补天五子种玉丹加减，药用丹参、赤白芍、山药、山茱萸、熟地黄、茯苓、续断、菟丝子、杜仲、紫河车、五灵脂、山楂等。夏桂成也强调行经期治疗的重要性，其为除旧生新、排除瘀浊、清利痰湿、气血活动最显著的时期，也是治疗痰湿标证的重要时期，故治疗时利水化痰与调经药相并重，如茯苓、薏苡仁、泽兰叶，甚则可加入车前子、马鞭草、晚蚕砂、瞿麦、滑石等，因势利导、顺水推舟。在行经期的服药时间上，必须按照周期固有的“7、5、3”时数率而服用上述药物。

（三）朱南孙经验

朱南孙认为多囊卵巢综合征属中医“月经病”范畴。本病的发生与肾的功能失调关系最为密切，故在治疗上以肾为重，但依照疾病发展的时期及病情严重程度，亦兼以健脾、疏肝、化瘀疗法。①益肾养精，不忘健脾。对于闭经、月经后期、月经量少的患者，以充养经源为治本之道，气血得养，经源得以扩充，月水自通。临诊常用参芪四物汤益气补血，加用山药、陈皮、山楂、神曲、木香等，脾胃功能得以调养，气血充足，再予通经活血以催经。②调经促孕，注重肝肾。朱南孙认为在经水盈亏满溢的过程中，肝肾功能尤为重要，故常分期治疗，调经之法应有经后（卵泡期）、经间（排卵期）、经前（黄体期）、经期（月经期）之别，各期都围绕补益肝肾，调整肝肾功能为治。经后期着重补益肝肾，以顾其本，为下次行经提供经源，故本期宜补益肝肾或合健脾益气，以补气养血、益肾健脾为主，同时，温补肾阳与益肾之阴相结合，以求阴阳相济，生化无穷。常用药物党参、丹参、当归、黄芪、熟地黄、巴戟天、淫羊藿、仙茅、菟丝子、覆盆子、白术、炙甘草、女贞子等；经间期血海渐盈，肾气渐充，卵泡已趋成熟，应温肾助阳，补气通络，以动运静，促卵泡排出，加用石菖蒲、石楠叶、蛇床子、鹿角粉、紫石英、黄精、山药、莪术等温肾助阳药促其顺利排卵，并用大量黄芪补气虚不足，以增其动力；经前期时月经不调者着重调经，月经正常者则滋阴护阳；月经期则以通经、调经为主。③补肾活血，化瘀澄源。朱南孙认为，对崩漏一症的治疗，虽以补充气血，塞流止血为主，但澄源复旧亦为重中之重，对于崩漏迁延日久的PCOS患者，认为其体内必有瘀血，瘀血内阻，离经之血不除，新血不能归位，故经漏不止，治当祛瘀澄源，见漏不单用摄血止血，而用活血祛瘀，使瘀血得去，则血自归经而安和。药用当归、熟地黄、白芍、川芎、丹参，加炮姜炭、熟军炭（大黄炭）、陈棕榈炭等。

（四）王绵之经验

王绵之认为多囊属中医“不孕症”范畴。对于有求子需求的患者，注重调经，同时补肾、健脾、调肝并举。补肾时辨明肾阴、肾阳、肾精、肾气之关系，遵循“阴中求阳，阳中求阴”的方药配伍原则，切忌一味阴柔滋腻，或纯用辛热温燥之品以求速效。王绵之常选用淫羊藿、菟丝子、肉桂、吴茱萸、小茴香、续断等以调冲任和血脉，扶元阳，配以当归、枸杞子、熟地黄、麦冬、女贞子、墨旱莲等滋阴养血之品，达到补益下元，燮理阴阳之目的。健脾时，王绵之则着意培补中土，兼调气血，脾土旺以载胎。在诸多健脾益气药中，尤其重用白术。体胖痰湿重者，加陈皮、半夏以燥湿化痰；溲少腹胀，足跗浮肿者，加生黄芪、防已、车前子、泽泻以益气利水；若正值月经前期，则加泽兰、茜草以利血分之水湿。调肝时，则不可过用升散疏肝之品，以免重伤阴血，于病无益。王绵之常以逍遥散加减养血调肝并治。

（五）何嘉琳经验

何嘉琳认为多囊卵巢综合征因临床表现不同可分属“闭经”“崩漏”“不孕”“癥瘕”等范畴。其起病多由于先天禀赋不足，后天起居失常、饮食失节、情志失调所致。因脾肾气虚，顽痰浊脂瘀阻胞脉而发病。或由于真阴不足，火热煎灼，炼液成痰。本病病机多为虚、痰、瘀错杂交织，兼夹为患。分型论治：①痰湿型：月经周期紊乱，量少色淡质稀，渐至闭经，或经量多淋漓不尽，喉间多痰，胸闷泛恶，形体肥胖，神疲肢重，大便溏稀，舌淡红、苔白腻，脉沉细。治宜健脾温肾，涤痰化瘀以调经。方用苍附导痰汤加减。②阴虚火旺型：月经先后不定，甚至闭经，量少色红质稠。面部痤疮，大便秘结，舌质红绛、苔黄腻，脉弦细滑。治宜滋水育肾，养阴生津以调经。方用瓜石汤合叶氏养胃汤加减。

（六）许润三经验

许润三认为多囊卵巢综合征以月经稀发或闭经、不孕、肥胖、多毛为主症，根据其体胖、卵巢囊性病变、包膜增厚等特点，辨证应以肾虚痰湿为主，在补肾的基础上配伍半夏、陈皮、南星、昆布等化痰之品，同时配合丹参、穿山甲活血通络促排卵。且认为此法与现代医学行腹腔镜下对卵巢激光打孔促排卵有异曲同工之妙。

（七）杨秉秀经验

杨秉秀认为多囊卵巢综合征多属于中医“月经过少”“月经后期”“闭经”“不孕症”范畴。肾、脾、肝是本病发生的主要脏腑，脾肾两虚、痰湿内阻、肝郁血瘀是其发病的主要病机。辨证分4型：①肾虚肝郁证，常以补肾健脾、疏肝解郁、化瘀散结为治法。②脾虚痰湿证，常以益气健脾、燥湿化痰、化瘀散结为治法。③气滞血瘀证，常以健脾理气、活血化瘀为治法。④肝经湿热证，治法以清肝泄热、除湿化痰为主。杨秉秀认为临床上往往诸证错杂，因此，整体治疗是本病治疗关键，治疗时既要从肾、脾、肝三脏出发，又要祛除“痰湿”“瘀血”有形之邪，治则或标本同治，或先治标后治本，同时又要多证兼顾。治法上在补肾、健脾的前提下，或化痰祛湿，或理气祛瘀，或清肝泄热为主要治法。根据多囊卵巢具有小卵泡多、卵泡不长、不破、不排，从而形成“癥积”的特点，注重补益脾肾以长养卵子，使卵子成熟，补肾注意阴阳双补，以助肾气生化，予以菟丝子、续断、枸杞子、桑寄生、鹿角霜、何首乌之类；健脾多用健脾利湿，消食化痰之品，常用生黄芪、太子参、党参、山药、茯苓、法半夏、薏苡仁、鸡内金、神曲之类；并以攻、散、破为治疗原则，以破瘀消癥、软坚散结为法，常配伍三棱、莪术、丹参、桃仁、赤芍、北刘寄奴、穿山甲、鳖甲、土鳖虫、贝母、皂角刺之类；疏肝解郁、理气行滞则以柴胡、乌药、川楝子、王不留行等；清肝泄热常用夏枯草、黄芩之类，而达促使卵子破裂、排出的目的。杨秉秀同时强调合理健康的饮食及生活习惯，调畅思想，适当的体育活动则有助于本病的康复，并可有效地预防本病的复发。

（八）蔡小荪经验

蔡小荪认为肾虚为不孕症的核心，肾气不足，精血亏虚，就可影响生殖功能，导致不孕症的发生。创导育肾调周法治疗不孕症，且以调经为首要，辨病辨证相合。而调经之道，在于明审月经周期之节律，根据不同时期的阴阳生理特点，进行适时适当治疗。女子生理随着阴阳消长，气血盈亏而出现月经期、经后期、经间期、经前期的变化。治疗中将四期生理和妇科诸疾的病理特点有机结合，促排卵，健黄体，倡导周期调治法，并制定出治疗不孕症之“育肾助孕周期调治法”。常以测量基础体温作为辨别肾气充盈的参考指标，指出基础体温单相者临床上大多为无排卵者，尤以偏肾阳虚者为多。因黄体产生孕酮似是一种致热源，孕酮分泌不足，致使基础体温后期低于正常水平而影响受孕。排卵期是肾中阴阳转化时期，此时温煦肾阳，兴旺命火，可提高雌激素水平，故用温肾助阳的药物，温暖子宫，驱除寒邪，益肾可促排卵，健黄体。治不孕蔡小荪强调必须进行全面检查，明确原因，既辨病又辨证，病证合参，有针对性地调治，在育肾调周法的基础上，结合辨病治疗。同时提倡男女同治、关注心理疏导及注意生活因素。

五、名方推荐

（一）苍附导痰汤

姜半夏、石菖蒲各9 g，苍术、皂角刺、泽兰、川芎各10 g，路路通、丹参、白芥子各15 g，当归、香附各12 g，海藻20 g，生山楂30 g。功效：健脾化痰，活血通络。主治：多囊卵巢综合征痰湿瘀阻胞宫型月经不调。用法：每日1剂，水煎，分2次温服，连服20 d后，原方加用制黄精、制何首乌、生黄芪、菟丝子补肾填精以滋先天，消补兼施，连服5个月。

（二）瓜石汤

葛根、益母草、川牛膝各30 g，制黄精、制首乌、炙鸡内金各20 g，天花粉、当归、白芥子、丹参各15 g，石斛12 g，王不留行、桃仁、川芎、郁金各10 g，炙甘草5 g。功效：滋水育阴，理血调经。主治：多囊卵巢综合征阴虚火旺型月经不调。用法：每日1剂，水煎，分2次温服，服用20剂后，加用海藻20g涤痰散结，马鞭草30 g、月季花6 g、麦冬10 g、透骨草15g清热凉血滋阴。

（三）朱氏调经方

党参、丹参、黄芪、当归各20 g，巴戟天、淫羊藿、菟丝、覆盆子、熟地黄各12 g。功效：补肾调经。主治：肾虚型PCOS。用法：每日1剂，水煎，分2次温服。加减：气滞者，加用川楝子、王不留行子疏肝行气活血以促经血来潮；肝肾亏虚较重者，加川续断、桑寄生、杜仲、狗脊等药补益肝肾；瘀血较重者，加泽兰、红花、益母草等活血化瘀以通经；寒凝者，加用鸡血藤、桂枝、桑枝养血通络，通利冲任。

（四）定经汤加减

柴胡、当归、白芍、山茱萸、制香附、益母草、紫河车各 10 g，山药 20 g，续断 30 g，菟丝子 50 g。功效：调肝补肾。主治：崩漏属黄体功能不健者。用法：每日 1 剂，水煎，分 2 次温服。加减：气虚加鹿含草、党参、三七粉（分冲）6 g；血热者，加犀角（犀角可用玳瑁或水牛角代替）、生地黄、牡丹皮、生白芍、三七粉（分冲）等；血瘀者，加用桃仁、红花，对于出血时间较长者，加用黄芩、重楼、桑叶、黄柏等清热解毒凉血。半夏、陈皮、南星、昆布等化痰之品，同时配合丹参、穿山甲活血通络促排卵。

（五）参苓白术散加减

党参 15 g，炒白术、茯苓、白芍、山药、续断、菟丝子、制苍术、广郁金、合欢皮各 10 g，山茱萸 9 g，广木香 6 g，炮姜 5 g。功效：健脾滋阴。主治：补肾调周，经后中期养阴奠基。用法：每日 1 剂，水煎，分 2 次温服。

（六）补肾促排方

山药 30 g，生地黄、茯苓、丹参各 20 g，山茱萸、炒白术各 15 g，当归、川芎各 12 g，巴戟天 10 g，法半夏 9 g，陈皮、甘草各 6 g。功效：补肾健脾、祛痰活血，促进机体排卵功能的改善。主治：PCOS 所致排卵障碍不孕证属脾肾阳虚，气滞痰阻者。用法：从患者黄体酮撤退性出血或月经第 5d 开始，水煎，每日 1 剂，早晚分别服用。如患者 B 超检测提示排卵则停止服用，如未排卵则继续服用，直至下次月经来潮。

（七）益肾活血汤

菟丝子 10 g，熟地黄、补骨脂各 9 g，杜仲、枸杞子、当归尾、没药、山茱萸、独活、肉苁蓉各 3 g，红花 1.5 g。功效：补足肾气，调和血脉，阴阳同补及痰瘀并祛。主治：肾气不足、虚寒滞血或气血痰浊，造成“肾气-天癸-冲任-胞宫”生殖轴功能紊乱的 PCOS 患者。用法：自月经周期第 5 d 服药，温水煎服，取汁液 400 mL，1 剂/d，早晚各 1 次；月经后 5～10 d 加入女贞子 9 g、覆盆子 10 g、川牛膝 15 g、枸杞子 30 g，煎服。

（八）开郁种玉汤

白芍 30 g，当归、白术各 15 g，牡丹皮、香附、茯苓、天花粉各 9 g。功效：疏肝解郁，调经种子。主治：肝气郁结之不孕症。用法：月经干净后开始服用，每日 1 剂，连服 15 剂，30 剂为 1 个疗程。

（九）朱氏调经方

党参、丹参、黄芪、当归各 20 g，巴戟天、淫羊藿、菟丝、覆盆子、熟地黄各 12 g。功效：补肾调经。主治：肾虚型 PCOS。用法：每日 1 剂，水煎，分 2 次温服。加减：气滞者，加用川楝子、王不留行子疏肝行气活血以促经血来潮；肝肾亏虚较重者，加续断、桑寄生、杜仲、狗脊等药补益肝肾；瘀血较重者，加泽兰、红花、益母草等活血化瘀以通经；寒凝者，加用鸡血藤、桂枝、桑枝养血通络，通利冲任。

（十）养精种玉汤

熟地黄 30 g，当归、山茱萸、白芍各 15 g。功效：补血生精，滋补肝肾，填精益血。主治：身瘦血虚不孕或肝肾精血不足，阴虚火旺证。用法：月经干净后开始服用，每日 1 剂，连服 12 剂，连服 3 个月。

第四节 痛 经

痛经为常见的妇科症状之一，指行经前后或月经期出现下腹部疼痛，坠胀，伴有腰酸或其他不适。

症状严重者影响生活和工作。痛经分为原发性和继发性两类，原发性痛经是指生殖器官不存在器质性疾病的痛经，占痛经的90%以上。继发性痛经是指由盆腔器质性疾病引起的痛经，例如子宫内膜异位症。原发性痛经多发生于已经建立排卵周期的青春期女性。在月经初期，由于孕激素撤退引起的子宫收缩痛与排卵周期有关。

一、诊断标准

原发性痛经的特点可表现为经期之前或之后几小时出现的耻骨弓上的痉挛性疼痛。痛经在经量最多的时候最明显，可持续2～3 d。痛经的症状不一定在每个月经周期均出现。疼痛的特点可表现为绞痛，位于下腹正中，也可表现为钝痛，可放射到两侧下腹部，腰部，以及大腿部。痛经的伴随症状包括腹泻、恶心以及呕吐、疲劳、头晕、头痛，偶尔可见晕厥及发热。出现这些症状的原因与前列腺素的释放有关。

青少年女性在没有任何确切原因的时候，可在月经初潮时即出现痛经，尤其是当出血较多且存在血块时。然而，若在月经初潮时即出现痛经，需要排除是否存在生殖道畸形。

二、西医治疗

痛经的治疗分为：药物治疗（包括非激素药物治疗和激素药物治疗）、补充和替代治疗和手术治疗。

（一）药物治疗

1. 非激素药物治疗：对乙酰氨基酚（在治疗原发性痛经时，对乙酰氨基酚联合咖啡因较安慰剂疗效更好。帕马溴是一类温和的短效利尿剂，可以减轻水肿，已有证据支持对乙酰氨基酚和帕马溴的联合使用可以暂时缓解痛经）；非甾体抗炎药［如果在开始出血和（或）相关症状出现时即进行有效的治疗，那么治疗时间通常不会超过2 d或3 d。推荐剂量包括初始的负荷剂量，随之是常规预定的剂量，最后是每日推荐的最大剂量］。

2. 激素治疗：①复合型激素避孕药：抑制排卵可以有效缓解痛经。口服避孕药可以抑制排卵及子宫内膜组织生长，因此可以减少月经量和前列腺素的分泌，从而降低子宫内压力及子宫收缩程度。使用复合型激素避孕药的女性较少发生痛经。2004年Cochrane进行的包括4个随机试验在内的回顾性研究中发现，使用含有35 mg炔雌醇的口服避孕药明显优于安慰剂的痛经治疗效果。与安慰剂相比，使用口服避孕药的女性在工作或学校缺勤的情况明显减少。Hendrix和Alexander在一项随机临床试验中指出，使用含有20 mg炔雌醇口服避孕药的女性其痛经情况较安慰剂明显减轻。类似地，Harada等研究中指出，低剂量的口服避孕药在治疗痛经方面明显优于安慰剂。延长月经周期或者持续性使用复合型激素避孕药具有许多优点，包括减少痛经的发生概率。Dmitrovic等进行了一项临床试验，比较了连续和周期性使用口服避孕药作为原发性痛经的初始治疗方法。在这项设计良好的研究中，连续使用口服避孕药的疗效明显提高。最近的一项Cochrane研究中得出结论，治疗痛经时连续使用复合型激素避孕药较周期治疗更加有效。原发性痛经的激素治疗方案对于某些情况引起的继发性痛经是同样有效的。因此，对于存在痛经的所有女性，即使怀疑存在器质性疾病，在不等待进一步检查结果即使用药物治疗也是合理的；②黄体酮：醋酸甲羟孕酮主要通过抑制排卵发挥作用。它同样可使子宫内膜发生萎缩。使用醋酸甲羟孕酮发生12～24个月闭经的概率为55%～68%。有报道称，使用醋酸甲羟孕酮避孕的女性，痛经的发生概率降低。黄体酮胶丸可以减少月经量，其中约有10%的女性会出现闭经。连续使用黄体酮较复合型激素避孕药有效，它可以缓解疼痛，副作用更少。在治疗子宫内膜异位症引起的痛经时，地诺孕素比安慰剂有效，不劣于醋酸亮丙瑞林。在6个月的使用时间里，约39%的患者会出现闭经，耐受性好，副作用小。由于许多原发性痛经的患者多数合并子宫内膜异位症，因此对于没有避孕要求的女性，地诺孕素是一种有效的经验性治疗方法。对于子宫内膜异位症和子宫腺肌病引起痛经的女性，使用左炔诺孕酮宫内缓释系统其症状明显减轻。大多数情况下，无论是原发性还是继发性痛经，左炔诺孕酮宫内缓释系统的使用均可使痛经缓解。在Cochrane的一项综述性研究中发现，经量多的女性被随机分配到左炔诺孕酮宫内缓释系统治疗组，其经量明显减少。

（二）补充和替代治疗

运动，局部热敷，行为干预，饮食/中药治疗是女性常用的缓解痛经的方法。

（三）手术治疗

1. 腹腔镜检查。

2. 子宫内膜异位症的治疗：子宫内膜异位病灶的切除或消融术可以缓解痛经。

3. 保守性手术：腹腔镜下子宫骶骨神经切除术和骶前神经切除术。

三、中医临床思维

（一）中医病名及病因病机特征

痛经亦称“经行腹痛”，有关痛经的记载，最早见于《金匮要略·妇人杂病脉证并治》：“带下，经水之利，少腹满痛，经一月再见者，土瓜根散主之。”指出瘀血内阻而致经行不畅，少腹胀痛，1 个月后周期性再出现的痛经特点。《妇人大全良方》认为痛经有因于寒者，有气郁者，有血结者，病因不同，治法各异。《景岳全书·妇人规》有云：“经行腹痛，证有虚实。实者或因寒滞，或因血滞，或因气滞，或因热滞；虚者有因血虚，有因气虚。然实痛者，多痛于未行之前，经通而痛自减；虚痛者，于既行之后，血去而痛未止，或血去而痛益甚。大都可按可揉者为虚，拒按拒揉者为实。”详细归纳了本病的常见病因。其后《傅青主女科》《医宗金鉴·妇科心法要诀》进一步补充了肝郁化火、寒湿、肝肾亏虚为患的病因病机。

（二）辨病辨证及治疗特征

中医结合痛经发病机制的不同常对其进行证型分类，如寒湿凝滞证，宿瘀内结证，湿热瘀阻证，气滞血瘀证，气血虚弱证，肝肾虚损证，阴虚内寒证等。

治疗原则：气滞血瘀型，常用加味乌药汤加减，以疏肝理气，活血化瘀。寒湿凝滞型，治拟温经散寒、调经止痛，方用温经汤加减。气血虚弱型，治拟益气补血，方用八珍汤加减。肝肾亏损型，治以滋肾养肝，方用调肝汤加减。若肝肾阴虚者，加生地黄、枸杞子、女贞子之类，或用一贯煎加减。

痛经一般需先排除器质性病变，诊断时需与子宫内膜异位症、子宫腺肌病、盆腔炎性疾病引起的继发性痛经相鉴别，继发性痛经常在初潮后数年方出现症状，一般痛经患者来医院就诊需先进行 B 超检查，初步排除器质性病变，再行中医辨证分型诊治。一般经前服用中药治疗最佳，经期亦可服用。

（三）药物选择

在单味中药频数分析中，当归频次最高，当归味甘而重，故专能补血，其气轻而辛，故又能行血，补中有动，动中有补。但当归补血之力弱于熟地黄，活血行气之力弱于川芎，但当归一味独兼具补血活血之功，最为符合“血和”之条件，因此当归为治疗原发性痛经的核心药物。现代药理表明，当归具有明显抗血栓作用，延长凝血酶原时间、血栓形成时间，缓解子宫平滑肌痉挛作用。在药对和药组中，当归- 延胡索、川芎-白芍、当归，川芎-白芍、甘草、当归组合频次最高，白芍敛阴补血药，当归补血活血，川芎活血行气，延胡索活血行气止痛，因此，此 4 味中药 2 味或多味相配，补血活血，使血气调和，即为和血之义。

四、名医经验

（一）朱南孙经验

朱南孙认为致病原则须根据《黄帝内经》“所胜平之，虚者补之，实则泻之，不虚不实，以经取之”及“谨察阴阳所在而调之，以平为期……”。刘完素《伤寒直格·泛论》也云：“凡治病之道，以调六气阴阳，使无偏颇，各守其常，平和而已。”治疗痛证也就是使体内动静平衡协调。朱南孙根据引起痛经的病因，将痛经一证分为寒凝血瘀、气滞血瘀、气血虚弱、肝肾虚损；寒凝血瘀：寒为阴邪，其性凝滞，极易与血相结。而妇女以血为本，月经的重要成分是血，若气候骤冷，着衣不足或冒雨涉水等因素致使寒邪内侵，血液凝滞，血行不畅，而致寒凝血瘀。临证可见经前或行经时小腹疼痛，按之痛甚，得热痛减，经血量少，血黯红或紫，手足不温，畏寒，苔白润，脉沉。治宜温经散寒，活血止痛。朱南孙常选用：炒蒲黄、炒五灵脂、全当归、川芎、陈艾叶、制香附、九香虫、炙乳香、炙没药、吴茱萸、姜半夏、炮姜、紫石英等。气滞血瘀：临床可见于经前一二日或经期中小腹胀痛，拒按，经量少或行经不畅，经色紫黯有块，血块排出疼痛可减，经净后疼痛自消。常伴有胸胁、乳房作胀、舌质黯或见瘀点、脉弦或弦滑。治宜：理气活血，化瘀止痛。朱南孙常选用：生蒲黄、炒灵脂、三棱、莪术、乳香、没药、川楝子、延胡索、柴胡、青皮、制香附、北刘寄奴、血竭粉等。气血虚弱：气血之间相互依存，相互资生，气血失调，则冲任气血虚少，行经后血海不能濡养冲任、胞脉，兼之气虚无力流通血气，因而发生痛经。临床见于经净后或经前或经期小腹隐隐作痛，喜揉按，月经量少，色淡质薄。伴有神疲乏力，面色萎黄，或食欲不振，舌质淡，苔薄白，脉细弱。治宜补气健脾，养血止痛。朱南孙常选用：炒蒲黄、炒五灵脂、当归、丹参、乳香、没药、制香附、生白芍、炙甘草、党参、黄芪、白术、川楝子、延胡索、血竭等药物。肝肾虚损：肝为藏血之脏，主疏泄，宜条达，肾为先天之本，元气之根，主藏精气，冲任之本在肾，肝与肾属子母关系。肝肾不足或亏损，冲任俱虚，精血之本已不足，行经之后，血海更虚，胞脉失于濡养，因而发为痛经。临证可见于经期或经后一二日小腹绵绵作痛，经色黯淡，经量少而质薄。常伴有耳鸣、头晕，眼花，或腰酸、小腹空坠不温，或潮热，脉细弱或沉细，苔薄白或薄黄。治宜补益肝肾养血止痛。朱南孙常选用巴戟天、菟丝子、肉苁蓉、枸杞子、杜仲、山茱萸、生白芍、全当归、丹参、柴胡、广郁金、川楝子、制香附、川芎、炒蒲黄、陈皮、红花、乳香、没药、血竭等治疗。

（二）胡玉荃经验

胡玉荃认为：①“瘀”是产生子宫内膜异位症系列症状及体征的主要原因。其发病可因气滞、气虚、寒邪、邪热、手术等因素，导致冲任、脏腑功能失调，气血不和，血不循经，离经外溢而为。血留，气机不畅、络脉不通，发为痛经。瘀滞日久，积而成微，进一步影响胞脉、胞络，造成冲任失调等变化，影响其“冲为血海”“任主胞胎”的生理功能，故临床表现除痛经外，还常伴月经失调、不孕等症状。②瘀热并见。血瘀日久，易于化热，出现瘀热并见之证。《成方便读》指出：“血瘀之处，必有伏阳。”若瘀热不除，又易灼阴耗血，加重瘀阻状况。而温热火毒，也是形成瘀血的重要病因。《金匮要略》云：“热之所过，血为之凝滞。”《圣济总录》云：“毒热内郁，则变为瘀血。”《重订广温热论》云：“因伏火郁蒸血液，血液煎熬成瘀。火热毒盛，既可壅滞气机，影响血液的运行，亦能煎灼营血，形成瘀热互结之证。妇女因“经、带、孕、产”的生理特点，常因妇科手术，如人流、清宫、置（取）环或者经期性交等直伤冲任，胞宫气机失利，瘀血留滞胞宫；或者经期、产后，余血未净，复感外邪致使胞宫血液瘀滞，积瘀化热，瘀热互结而发病，故临证治疗除理气化瘀外，多合用养血清热之法。③肾阳不足。肾中真阳，乃一身阳气之根本，对机体及腑脏功能有温煦和推动作用。临床中胡玉荃发现，子宫内膜异位症的“瘀”与肾阳不足有着重要的关系。阳气不仅能推动气血的运行，而且有助于瘀血的吸收，同时对水湿、脂肪的代谢运化也有重要作用，故阳气不足，不仅能使血滞成瘀，也易使水湿、脂肪代谢运化障碍而积聚凝结，形成有形之邪，进一步阻碍气机，加重瘀阻。故在治疗时注重温补肾阳之法，以补肾药物与活血药物同用，以达“益火之源，以消阴翳”之效。综上所述，内异症性痛经的基本病机可归纳为瘀血留聚、气机不畅、瘀热互结、肾阳不足，而临床上本病纯属虚寒者少见，虚实并见兼热者颇多，因此，胡玉荃以理气化瘀、清热调血、补肾养精作为治疗本病的基本法则，以当归、桃仁、红花、蒲黄、五灵脂、牡丹皮、赤芍、白蔹、蒲公英、败酱草、炒薏苡仁、乌药、淫羊藿等作为组方的基础药物。

（三）蔡小荪经验

蔡小荪认为痛经多因经血受阻，瘀滞失畅，每行经则腹痛，当属实证。经净后身体尚未复原，而下次经水又至，禀体难免不足，或平素体弱，气血本虚，经血无力排出，致瘀滞作痛，可见虚中有实，实中有虚。辨其因由，全实证者虽少，但夹实者较多。治疗痛经，以痛止为效，但止痛是目的，不是主要治法。要解决致痛病因，必须探本究源，以求根治，一般遵循“不通则痛，通则不痛”原则。经行腹痛，究其病机无论是气滞、寒凝、热结、虚损，最终导致气血运行不畅、瘀血凝滞冲任，治疗仍宜活血化瘀，温散疏通，调理冲任。蔡小荪认为，不能盲目止痛，单纯止痛仅能暂缓症状，而达不到治疗疼痛的效果。如瘀滞腹痛，不以活血祛瘀为主，或剂量不足，往往止痛效果不佳。又如宿瘀内结，凝滞胞宫，经血虽下，疼痛不减，即使经量多如水柱，治疗仍宜活血化瘀，从实证论。若用止血定痛法，以碍血行，则宿瘀未消，瘀血留滞，非但疼痛不得缓解，出血反越止越多，淋漓不断，所谓瘀血不去，新血不生，血不归经。治疗痛经用止痛法，蔡小荪还强调应全面认识，痛剧时急则治其标，以止痛为先；痛缓时应治本为主，临证时两者不能截然划分。因此，治疗本病倡导求因为主，止痛为辅，治病必求于本。不主张单一应用止痛药。组方特色：蔡小荪认为，痛经乃本虚标实证，治法不可独取活血化瘀，宜养血和血，拟四物汤加味。女子以血为本、以通为用，治疗先顾护精血，一味攻伐，必伤精血，虽取效一时，但气机失畅，瘀血不去。遵《素问·调经论》“病在脉调之血，病在血调之络”之法则，经行时以通为贵，常用方药物组成：当归、怀牛膝、延胡索、丹参、香附、白芍、生地黄各 10 g，川芎、红花各 5 g，桂枝 3 g。方中以四物汤温经养血，通血中之结、血得温则行；怀牛膝、香附、丹参、红花活血理气通络，使瘀血去而新血生；加桂枝辛温通散以增力；香附为气中血药，合延胡索理气行血止痛，以通气分之郁。

（四）班秀文经验

班秀文认为：经者血也，痛者滞也，治疗痛经重在疏肝理气、活血化瘀。对经将行而胸胁、乳房、少腹、小腹胀痛者，班秀文常用黑逍遥散加素馨花、佛手花、合欢花、玉兰花、玫瑰花等芳香花类。逍遥散为疏肝解郁、养血柔肝、健脾和中之剂，可治疗肝郁血虚之痛经。黑逍遥散为逍遥散加生地黄或熟地黄，班秀文去地黄而用黄精，云：黄精、地黄皆为补阴之品，黄精偏于补脾阴，脾为后天之本，以运为健，以升为和；用黄精易地黄，既可益阴养血，又可防地黄滋腻碍脾之弊，妇人体质柔嫩，用药宜轻清，以平和为贵。班秀文用疏肝理气之品时，多选辛平香淡之花类药，防止过燥伤阴。若气滞而导致血瘀，经将行及经行第 1 天少腹、小腹痛过于胀，经色紫黯而夹瘀块者以桃红四物汤加味治之。班秀文每于治疗痛经方中加入白术、益母草。白术辛苦微温，辛能开，苦能泄，温能养，为血中之气药，既能活血又可行气，且不损伤正气，妇人用之尤宜益母草辛苦微寒，其功在活血化瘀通经，有理血的作用，故为治痛经常用之药。

（五）杨家林经验

杨家林认为痛经的发病与肝的关系最为密切，素性抑郁、工作不顺、家庭失和、压力过大、性格乖戾导致肝之疏泄失职，肝郁气滞，气血运行不畅，气滞血瘀，不通则痛是发病的主要原因。针对痛经的辨证论治，提出痛经以实证为主，虚证少见，也可见虚实夹杂之证，其观点更与临床实际相符。杨家林认为痛经的发病与肝关系密切，故痛经的治疗以止痛为先，多从肝论治，重在疏肝行气止痛，以调畅气机为主，达通则不痛为目的。兼以活血化瘀止痛，或兼以清利湿热止痛，并随气滞、血瘀、湿热的侧重加减用药。临证多喜用四逆散加减化裁。四逆散原为伤寒少阴病阳郁厥逆证而设，具有透邪解郁、疏肝理气之功，后人发展用此方治疗急腹症。杨家林以现代药效学对本方镇痛疗效的研究结果为依据，同时根据自己多年的临床经验，临证时常以此方为基础予以加减。四逆散由柴胡、白芍、枳实、甘草组成。柴胡轻升，疏达肝气，枳实苦降，理气行滞，两药一升一降，达到疏理气机之效。白芍柔肝养阴，甘草缓急，两药配合缓急止痛。全方具疏肝理气，行滞缓急止痛功效。体盛便结者用枳实，而体弱便调者用枳壳。腹痛拘急者白芍可用至 24～30 g，如经行不畅、血行瘀滞者可赤白芍同用。

（六）尤昭玲经验

尤昭玲认为内异症其病因为瘀血占据血室，致血不得归经而成“离经之血”，或逆流于胞宫之外，或蕴结于肠膜脉络肌肉之间，离经之血积聚于局部，则成“瘀血”。瘀血为病理产物，又反过来成为致病因素，“不通则痛”，导致患者腹痛拒按，可扪及有形包块或结节等，经血夹有血块，舌质黯，脉弦涩。因此，尤昭玲认为瘀血是内异症的基本病理。瘀血成因又有虚实寒热的不同，临床表现有气虚血瘀、气滞血瘀、寒凝血瘀3种证型，坠痛难忍、胀痛难忍、冷痛难忍是临床证型辨证的主要标志。临床3型治疗基本方依次为四君子汤加少腹逐瘀汤、血府逐瘀汤、少腹逐瘀汤。尤昭玲认为化瘀为首要，强调益气血、补脾肾。妇人以血为本，但血赖气以行，“气运乎血，血本随气以周流”。而气之在人，和则为正气，不和则为邪气。尤昭玲还强调血得寒则凝，得温则行，得热则溢，故“血以调为补”，即通过调整和纠偏以消其瘀，凉其血，温其寒。另外，在补血法中若欲充实其阴血物质，也要通过益其气，使之阳生阴长而促进新血自生；或益其阴津，使之阴盛阳附，阴阳和调而血自足。因此，内异症的治疗要重视通过行气解邪，提气缓坠而达到止痛、止坠的目的。尤昭玲认为，内异症的治疗以化瘀为首要，临症时药效显著。掌握好活血药物的作用强度和适用范围。如针对无形之血瘀（仅表现为血行缓慢者），用当归-川芎、益母草-红花；有形的瘀血尚不明显时，用丹参-桃仁、蒲黄-五灵脂、北刘寄奴-泽兰等养血和血；血瘀重证，如有形的日久死血，有巧克力囊肿或输卵管粘连者用水蛭-虻虫、虻虫-土鳖虫、鳖甲-穿山甲等虫类血肉有情之品搜剔脉络，破血祛瘀，促进病灶周围组织的血液循环，以利病灶吸收消散；若血瘀日久，或痰瘀互结而成癥瘕者，在活血化瘀的同时配伍软坚散结消之品，用昆布-土鳖虫、鳖甲-琥珀、王不留行-夏枯草、三棱-莪术、丹参-桃仁、橘核-荔枝核、石见穿-生牡蛎、地龙-路路通等。

（七）王采文经验

王采文在前人认识的基础上，总结临症诊治经验，认为原发性痛经发生的病机主要体现为有所“不通”。不论是气滞血瘀、寒凝，还是气血虚弱、肝肾亏损，均可产生气血运行不畅，冲任失调，导致“不通则痛”，其中“瘀”是本病病机之关。她明确提出“唯证是辨”，治疗本病亦不离此大法。她总结30年临症经验，认为除湿热蕴结型为继发性痛经特有的证型外，原发性痛经可分气滞血瘀、寒凝血瘀、气血虚弱、肝肾亏损4型论治。治法上，宗《黄帝内经》“治病必求于本”的法则，气滞血瘀者行气化瘀，寒凝血瘀者温经通络，气血虚弱者益气补血兼活血化瘀，肝肾亏损者补肝肾、化瘀滞、调理冲任。王采文尤其重视活血化瘀，遵从《黄帝内经》“通则不痛”的治疗准绳，对各种类型的原发性痛经，无论是气滞血瘀、寒凝血瘀的实证，还是气血虚弱、肝肾亏损的虚证，在治疗中都加入活血化瘀的药物，常用当归、川芎、赤芍、丹参、延胡索、乳香、没药、血竭、三棱、莪术、蒲黄、五灵脂等药。证之于临床，常获显效。

（八）杨宗孟经验

杨宗孟认为痛经更多表现为虚实夹杂证，纯实者少，纯虚者亦不多见。其机制应是气血不和，在此精血不足之时，又兼气血瘀滞致痛。故杨宗孟治疗年轻未婚女子的痛经，除调理冲任气血，遵循“通”的法则外，还注意顺应生理之自然，培补耗损之不足，注意补养调血。在辨证用药上，常加用当归、川芎、白芍以养血活血，补中有行，活中有养；当归、川芎为血中动药以行血气，白芍为血中静药以养肝肾精血，而无壅滞碍血之嫌。虚者非白芍静顺之德不足以养，滞则非当归、川芎行血气不足以活。另外，还常选用菟丝子、枸杞子、鹿角霜等以养肝肾精血，填精益髓，气血充盈，冲任二脉气血运行流畅则疼痛自除。

五、名方推荐

（一）化膜汤

生蒲黄（包煎）15 g，五灵脂10 g，北刘寄奴12 g，生山楂、赤芍各9 g，青皮6 g，熟大黄炭、炮姜炭各4.5 g，血竭末（另吞）、参三七末（分吞）各3 g。功效：化膜行滞，散瘀止痛。主治：痛经之气滞血瘀者。用法：每日1剂，水煎，分2次服。经前服用，每月服7～10剂，一般3个月至半年左右痛经缓解。加减：经前乳胀加柴胡、路路通、丝瓜络；乳癖结块者加炙山甲、昆布、王不留行；经期泄泻者加焦白术、山药、芡实；经少欠爽者加三棱、莪术、丹参；痛经甚者加炙乳香、炙没药；情志抑郁、胸闷不舒者加越鞠丸、沉香曲、四制香附丸；口干便燥者加生地黄、牡丹皮、当归、桃仁、月季花，或用瓜蒌子、火麻仁；腹部有冷感者加炒小茴香、制香附、吴茱萸、艾叶；腰脊酸楚者加金狗脊、续断、桑寄生。

（二）胡玉荃经验方

黄芪 15 g，蒲公英、金银花、败酱草、当归、炒薏苡仁、淫羊藿各 30 g，桃仁 12 g，红花、蒲黄、五灵脂、地龙、乌药、土鳖虫、广木香各 10 g，川牛膝 20 g，甘草 6 g。功效：理气化瘀、清热利湿。主治：痛经之瘀阻胞宫兼下焦湿热证。用法：每日 1 剂，水煎，分 2 次服。经前一周服用。加减：气滞者加香附、延胡索等，热郁者加蒲公英、红藤等，气虚者加党参。

（三）胡玉荃产后身痛方

党参 10 g，熟地黄 20 g，当归、川芎、阿胶珠、丝瓜络、络石藤各 12 g，杜仲、寄生、黄芪、丹参各 15 g，鸡血藤、忍冬藤各 30 g，防己、甘草各 6 g。功效：益气滋阴、养血祛风。主治：痛经之气阴两亏、风寒阻络证。用法：每日 1 剂，水煎，分 2 次服。加减：若汗出多，伍用玉屏风散，或加煅龙牡、浮小麦等；头痛者加白芷、藁本；项背强急加伸筋草、葛根；腰痛加续断、狗脊；上肢痛加桂枝；下肢痛加怀牛膝、木瓜；足跟痛加盐黑豆、补骨脂；风盛加透骨草；湿盛加炒薏苡仁；寒盛加艾叶、巴戟天；恶露不畅者加益母草；乳汁不足可酌加穿山甲、王不留行等；大便干结者加炒草决明。

（四）蔡小荪经验方 1

当归、怀牛膝、延胡索、丹参、香附、白芍、生地黄各 10 g，川芎、红花各 5 g，桂枝 3 g。功效：温经散寒、化瘀止痛。主治：痛经证属寒凝血瘀者。用法：每日 1 剂，水煎，分 2 次服。加减：寒凝瘀滞者加木香、小茴香、肉桂、吴茱萸、炮姜；肝郁气滞血瘀者加乳香、乌药、川楝子、苏木行气活血止痛。

（五）蔡小荪经验方 2

当归、赤芍、牡丹皮、延胡索、制香附、生甘草各 10 g，败酱草、红藤各 30 g，柴胡 5 g，川芎 4.5 g，桂枝 2.5 g。功效：清瘀止痛。主治：炎症导致痛经者。用法：每日 1 剂，水煎，分 2 次服。加减：气虚无力推动血行者，以八珍汤为主，加香附 10 g，补气养血。

（六）黑逍遥散

柴胡、甘草各 6 g，当归、白芍、白术、延胡索、莪术各 10 g，土茯苓 20 g，丹参 15 g，吴茱萸 3 g，薄荷 5 g（后下）。用法：每日 1 剂，水煎，分 2 次服。功效：疏肝健脾，理气活血。主治：痛经证属肝郁血虚者。加减：若气滞而导致血瘀，经将行及经行第 1 天少、小腹痛过于胀，经色紫暗而夹瘀块者，以桃红四物汤加味治之。

（七）四逆散

柴胡、白芍、枳实、甘草各 6 g。功效：疏肝理气、行滞缓急止痛。主治：痛经之肝郁气滞证。用法：每日 1 剂，水煎，分 2 次服。加减：若疼痛偏热、口干口苦、心烦易怒者合金铃子散加牡丹皮、黄柏、栀子，组成金铃丹栀或金铃丹柏四逆散。疼痛偏寒者酌加乌药、艾叶、小茴香，寒甚者加吴茱萸、桂枝、炮姜。

（八）尤昭玲经前止痛处方

丹参 20 g，土鳖虫、青皮、路路通、台乌药各 10 g，水蛭、血竭粉（冲服）、生大黄（后下）、甘草各 5 g，生山楂、橘核、荔核、三棱各 15 g。功效：补肾疏肝宁心。主治：痛经之肝郁肾虚、心神不宁者。用法：每日 1 剂，水煎，分 2 次服。

（九）尤昭玲保留灌肠处方

夏枯草、忍冬藤、石见穿、莪术、败酱草、透骨草、马鞭草、三棱、大血藤各 20 g，白芷、皂角刺各 15 g。功效：峻下、逐瘀、散结。主治：痛经证属血瘀者。用法：水煎，保留灌肠，每日 1 剂。

（十）王采文经验方

党参、炙黄芪、茯苓、山药、焦山楂、当归、丹参、益母草各 12 g，焦白术 9 g，炙甘草、陈皮、煨木香、炮附子（先煎）各 6 g。功效：温补脾肾，活血化瘀。主治：痛经证属脾肾阳虚，寒凝血瘀。用法：水煎，每日 1 剂，连服 10 剂。

第五节　子宫内膜异位症

子宫内膜异位症（简称内异症）为育龄期女性常见病、疑难病，是指子宫内膜组织（腺体和间质）在子宫腔被覆内膜及子宫以外的部位出现、生长、浸润，反复出血，继而引发疼痛、不孕及结节或包块等。内异症作为一种慢性疾病，病变广泛、形态多样，极具侵袭性和复发性，具有性激素依赖的特点。

一、诊断标准

（一）临床表现

内异症临床表现呈多样性，其中痛经（以 10 分制为准，疼痛评分≥8 分）、慢性盆腔痛、深部性交痛、经期合并泌尿系统症状、不孕较为常见。有约 25％患者无任何症状。

1. 痛经和慢性盆腔痛：继发性痛经、进行性加重是内异症的典型症状。疼痛多位于下腹、腰骶及盆腔中部，有时可放射至会阴部、肛门及大腿，常于月经来潮时出现。典型的痛经多于月经开始前 1～2 日出现，月经第一日最剧烈，以后逐渐减轻，并持续至整个经期。疼痛严重程度与病灶大小不定成正比，粘连严重、卵巢异位囊肿患者可能并无疼痛，而盆腔内小的散在病灶却可引起难以忍受的疼痛。少数患者长期下腹痛，形成慢性盆腔痛，经期加剧。有 27％～40％患者可无痛经。

2. 不孕：本病患者不孕率高达 40％。而在不孕症患者中，约 80％有异位症。引起不孕的原因复杂，如盆腔解剖结构异常影响精卵结合及运送；盆腔内微环境改变使腹腔液含有异常物质导致不孕；免疫功能异常，多种细胞因子和补体系统的损伤反应导致不孕；卵巢功能异常导致排卵障碍和黄体形成不良等。异位症患者自然流产率高，发生率约为 40％，正常妊娠的自然流产率为 15％。

3. 月经异常：15％～30％患者有经量增多、经期延长或月经淋漓不尽。可能与卵巢组织被病灶破坏、无排卵、黄体功能不足或合并有子宫腺肌病和子宫肌瘤有关。

4. 性交痛：因直肠子宫陷凹有异位病灶或因局部粘连使子宫后倾固定，性交时碰撞或子宫收缩上提而引起疼痛，一般表现为深部性交痛，月经来潮前性交痛最明显，发生率约为 30％。

5. 急腹症：卵巢子宫内膜异位小的囊肿破裂时，可出现一过性下腹部疼痛或盆腔深部疼痛。较大囊肿破裂时，囊内容物流入盆腹腔引起突发性剧烈腹痛，伴恶心、呕吐和肛门坠胀，疼痛多发生于经期前后或性交后，症状类似输卵管妊娠破裂。

6. 其他特殊症状：盆腔外任何部位有异位内膜种植生长时均可在局部出现周期性疼痛、出血或经期肿块明显增大，月经过后又缩小。肠道内异症可出现腹痛、腹泻、便秘或周期性少量便血，严重者可因肿块压迫肠腔而出现肠梗阻症状；膀胱内异症患者可在经期出现尿痛和尿频，但多被痛经症状掩盖而被忽视；异位病灶侵犯和（或）压迫输尿管时，引起输尿管狭窄、阻塞，出现腰痛和血尿，甚至形成肾盂积水和继发性肾萎缩；手术瘢痕内异症结节经期包块增大，疼痛加剧。

（二）体征

较大的卵巢异位囊肿在妇科检查时可扪及与子宫粘连的肿块。囊肿破裂时腹膜刺激征阳性。典型盆腔内异症双合诊检查时可发现子宫后倾固定，直肠子宫陷凹、宫骶韧带或子宫后壁下方可扪及触痛性结节，一侧或双侧附件处触及囊实性包块，活动度差，轻压痛。病变累及直肠阴道间隙时可在阴道后穹隆触及，或直接看到局部隆起的小结节或紫蓝色斑点。

（三）辅助检查

1. 一线辅助检查：子宫内膜异位症一线诊断依据为妇科查体及超声，其中经阴超声对子宫腺肌病具独特诊断价值。绝经后女性应注意鉴别恶性肿瘤，若影像学发现性质不明确的卵巢肿块，建议重复超声检查。50％～60％侵及尿路的内异病变伴有肾积水，对伴有慢性疼痛、下尿路症状或可疑内异症的患者应行 MRI 或超声检查，超声对评估膀胱或尿道内异症价值很大。

2. 二线辅助检查：子宫内膜异位症的二线诊断依据为由专科医师进行有针对性的盆腔检查，由专业超声医师行经阴超声或盆腔 MRI 检查。盆腔 MRI 对涉及宫旁、宫骶韧带、阴道和直肠阴道隔的病变敏感度较高，经阴超声对直肠和直肠乙状结肠交界处的内异病变较敏感，是否需要同时行这两项检查取决于病变类型及治疗策略。

3. 直肠内镜超声：直肠内镜超声在诊断累及肠道肌层及评估病灶距离肛门缘的效果优于盆腔 MRI。影像学发现典型内异症病灶时不建议为明确诊断行诊断性腹腔镜，基于患者临床表现高度可疑为内异症但术前检查未证实者，可采用诊断性腹腔镜，术中需准确描述病变类型、外观、大小和位置，便于专家讨论做出个性化治疗。若行全面检查但未发现肉眼病变可排除内异症，但最终诊断需依据病理学。不建议对健康腹膜进行活检，亦不建议为诊断内异症行生育镜检查。

二、西医治疗

（一）药物治疗

1. 内异症相关疼痛激素疗法：内异症相关疼痛推荐的一线疗法为复方激素类避孕药（combined hormonal contraceptives，CHCs）或 52 mg 左炔诺孕酮宫内节育系统。临床上应用 CHCs 时需告知患者血栓栓塞的风险。二线疗法为低剂量的孕激素类避孕药如：去氧孕烯、依托孕烯植入剂、促性腺激素释放激素激动剂（GnRH-a）、地诺孕素联合反向添加疗法，反向添加疗法中必须包括雌激素以防止骨密度流失，提高患者生活质量。

建议将 CHCs 及低剂量孕激素类避孕药作为青少年内异症相关疼痛的一线药物。虽然地诺孕素和 GnRH-a 对青少年内异症相关疼痛的效果较好，但 16 岁以前不推荐使用（上市许可规定 18 岁），其最长治疗时间 12 个月，另外，GnRH-a 疗法必须结合反向添加治疗。目前，尚无数据评价对乙酰氨基酚和 2、3 阶梯阿片类药物对内异症相关疼痛的疗效，加巴喷丁和阿米替林治疗慢性盆腔疼痛的效果较好，但尚无内异症相关疼痛疗效的评估，鉴于非甾体类抗炎药（NSAIDs）的骨和肾脏的毒副反应，不推荐长期使用。

2. 内异症术前激素疗法：目前，尚无证据支持术前单独使用激素可预防手术并发症、优化手术难度、减少复发。对于直肠阴道隔内异病灶，大部分术前口服 CHCs、去甲氧孕烯类避孕药、醋酸炔诺酮和 GnRH-a 的患者在 12 个月时可将病灶体积缩小 17%～21%，但也有 8%～16%的患者用药期间发生病灶体积增大。

3. 内异症术后激素疗法：若患者无妊娠意愿，建议术后使用激素来降低内异症相关疼痛的复发风险及提高患者生活质量。研究发现，CHCs 可减轻 40%～69%的术后疼痛，并可降低术后内异症复发。相关研究发现，长期服用 CHCs 与间歇服用者相比术后疼痛缓解率差异无统计学意义，故可明确药物治疗无长期保护作用，且长期用药者停药后不良反应发生率较高。52 mg 左炔诺孕酮宫内节育系统可降低术后疼痛复发风险并提高患者生活质量，效果与 GnRH-a 相似。术后短期（3 个月）使用 GnRH-a 并不会降低疼痛复发的远期（5 年）风险，术后立即给药较术后第一日用药可使出血的频率及间期减少 15%，但对盆腔疼痛、痛经或腹痛改善差异无统计学意义，故不推荐为防止复发单独应用 GnRH-a。研究发现，长效甲羟孕酮（DMPA）止痛效果优于 CHCs，但在性交困难或慢性疼痛方面两者满意度差异无统计学意义（>90%）。

4. 新型药物及其他药物：因缺乏数据支持，不推荐芳香化酶抑制剂、选择性雌激素受体调节剂、选择性孕激素受体激动剂和肿瘤坏死因子（TNF-α）抑制剂用于治疗内异症相关疼痛。尚无临床试验外的数据支持戈舍瑞林用于治疗内异症相关疼痛。目前，尚无数据评估各种饮食疗法、草药或芳香疗法在内异症相关疼痛中的疗效。针灸、整骨疗法和瑜伽已被证实可改善患者生活质量。经皮神经电刺激已被证实对原发性痛经有效，但对内异症的疗效尚不明确。通过对内异症患者行渐进性放松疗法（肌肉收缩和舒张），发现该疗法能缓解焦虑，提高生活质量。合并慢性疼痛患者需注意心理支持。

（二）手术治疗

1. 轻至中度的盆腔子宫内膜异位症：切除和消融疗法在缓解术后疼痛方面无明显区别。不孕症合并轻至中度盆腔子宫内膜异位症（ASRMⅠ/Ⅱ期），切除或消融联合松解粘连，会增加自然受孕率。

2. 卵巢子宫内膜异位囊肿：腹腔镜异位囊肿切除为首选术式，与经腹手术相比，腹腔镜手术在并发症、术后疼痛、住院时间以及费用方面更具优势。囊肿剥除术易损伤卵巢皮质（尤其大囊肿、复发或双侧病变者），降低卵巢储备功能，影响生育功能，故术前建议评估卵巢储备功能。术中应避免双极电凝止血，该操作可降低妊娠率，增加复发率。由于缺乏强有力的对比研究，激光或等离子体能量消融不推荐用于异位囊肿的消融。

3. 深部子宫内膜异位症伴膀胱、输尿管浸润：膀胱子宫内膜异位症行部分膀胱切除可缓解疼痛、预防复发、减少并发症，手术路径上不建议选择经尿路切除，手术时应彻底切除病灶以预防和减少疾病复发；内异症伴输尿管浸润者可行保守治疗或根治术（输尿管切除端端吻合或输尿管膀胱再植），术后应行影像学监测预防吻合口或再植入部位狭窄以及渐进性肾萎缩的发生。

4. 深部子宫内膜异位症伴结直肠浸润：指南指出此类患者腹腔镜切除或剖腹手术在缓解排便疼痛，提高术后生活质量上差异无统计学意义，但腹腔镜在手术出血量、并发症、自然妊娠率等方面具有明显优势。依照当前文献，无法评估单纯手术疗法或术前、术后联合激素类药物哪种治疗方案价值更大。手术方式包括病灶切除术、直肠前壁盘状切除术、直肠节段切除术 3 种。保守治疗（直肠病灶切除术、直肠前壁盘状切除术）可减少术后并发症，提高生活质量，但与节段切除术相比，其复发率较高。直肠下段（齿状线上 5 cm 内）内异病变行前壁盘状切除或者节段切除时并发直肠阴道瘘的风险较高，术前须告知患者相关风险，为降低直肠阴道瘘的风险可行暂时分流（回肠造口术或结肠造口术）。

5. 内异症神经保留问题：无神经浸润的情况下，建议尽可能保留盆腔自主神经，可改善患者术后泌尿系统功能。

三、中医临床思维

（一）中医病名及病因病机特征

子宫内膜异位症在中医古籍中并无相对应的病名，按其临床症状表现及病情发生发展过程，当属于“痛经”“不孕症”“癥瘕”和“月经不调”等妇科疾病范畴。痛经是指妇女正值经期或行经前后，出现周期性小腹疼痛或痛引腰骶，甚则剧痛至昏厥者。本病最早见于《金匮要略》：“带下，经水不利，少腹满痛……”。不孕症是指女子婚后，夫妻同居 2 年以上，配偶生殖功能正常，无避孕而未受孕；或曾有过妊娠，又间隔 2 年以上，未避孕而不再受孕者。本病最早见于《周易集解·卷十一》中，有“妇三岁不孕”之记载。癥瘕是指妇人下腹胞中有结块，伴有或胀或痛或满甚或出血者。癥者有形可征，固定不移，痛有定处；瘕者假聚成形，聚散无常，推之可移，痛无定处，本病最早见于《黄帝内经》。月经失调是以月经的周期、经期、经量异常为主症，或伴随月经周期或围绕经期前后出现明显症状为特征的疾病。

对于子宫内膜异位症，中医认为是由先天不足，后天失养或烦劳过度、损伤正气，或久病失治、误治，以及外邪侵袭，内外合邪引起脏腑气血、阴阳失调。内异症是异位的内膜有周期性的出血，蓄积于局部，并引起其周围组织纤维化，此为“离经之血”，称蓄血或瘀血，血瘀当为内异症的病理实质。瘀阻冲任、胞宫胞络，经行不畅，“不通则痛”，发为痛经。当瘀血阻滞冲任，新血不得归经，或瘀伤脉络，络伤血溢，亦可致月经过多与延长、漏下。当瘀阻冲任、胞宫，令胞脉受阻，两精不能结合成孕，发为不孕。血瘀日久，积结成癥瘕包块，而积瘀日久更伤肾气，肾亏冲任不足，胞宫盈溢失司，则月经不调。其病因归纳起来主要与情志失调、脏腑、气血功能失常以及感邪等因素有关。子宫内膜异位症病位主要在下焦，胞宫、胞络为病，且与肝脾肾亦有密切关系。

（二）辨病辨证及治疗特征

本病以瘀阻冲任为主要病机，而“瘀血”又有寒热虚实之区别，故将其分为血瘀型、气滞血瘀型、寒凝血瘀型、肾虚血瘀型、热瘀互结型 5 个证型。血瘀型子宫内膜异位症的根本病因是血瘀，使用活血消瘀法可以直接去除基本病因、改善瘀血的状况。气滞血瘀型子宫内膜异位症采用行气化瘀法，气主导血的运行，气行则血行，气滞则血瘀，而血又是气的根本，血液瘀滞必然导致气运行不通畅。根据《黄帝内经》中记载的“温则消而去之”，对寒凝血瘀型患者采用温经止痛、活血化瘀方法，可以起到显著的治疗效果。对于肾虚血瘀型子宫内膜异位症采用行气化瘀法，补肾化瘀法，肾为先天之本，补肾、化瘀、活血是其根本治法。现代的许多医学研究也证实，补肾活血能提高机体的免疫力。寒邪凝滞在经脉就会导致血液瘀滞、气机阻塞、不通则痛。热瘀互结型患者往往有明显的热证，具体表现为腹部灼热、大便干结，常有低热、经期体温升高等，采用清热化瘀法。

对于子宫内膜异位症的治疗，西医目前尚缺乏有效的根治方法，而中医认为其主要病机是瘀阻冲任，病位在下焦，胞宫、胞络为病，治疗上以活血化瘀为基础，根据患者临床症状及寒热虚实辨证论治进行遣方用药，以经间期和经前期为治疗关键点，从整体出发，标本兼治。因此，中药治疗本病具有相当的优势，尤其是对于治疗内异症的主要症状，在降低复发率、提高受孕率以及调节全身免疫功能等方面均有独到之处，且中药本身具有远期疗效好、毒副作用小等特点，有良好的应用前景。

（三）药物选择

数据挖掘表明，子宫内膜异位症方剂中药物使用频次依次为：莪术、当归、丹参、三棱、赤芍、延胡索、桃仁、香附、川芎、五灵脂、蒲黄、白芍、红花、桂枝、黄芪、茯苓、没药、血竭、牡丹皮、皂角刺、菟丝子、水蛭、淫羊藿、熟地黄、乳香等。

四、名医经验

（一）柴嵩岩经验

柴嵩岩根据内异症发病特点、病机转化规律和临床表现，总结出内异症的本质是阳证、热证、实证，基本病因病机为湿热毒邪侵袭冲任血海。在论治方面，除了基本的辨证论治外，柴嵩岩将内异症的发病机制与女性的生理特点相结合，形成了“分时论治”“分年龄论治”。①分时论治，即对于治疗内异症，柴嵩岩顺应月经周期气血盈亏、冲任虚实的变化规律，将治疗分为经期和非经期，根据分期采取不同的治疗原则，选方用药。经期时气血变化较甚，血海满溢，由盛变虚，内异症患者通常会有较为剧烈的下腹痛，此时应遵循“急则治其标”的原则，以止痛为主。但由于异位内膜在经期也会发生出血，柴嵩岩认为如果冒用活血止痛药，会加重病灶出血，因离经之血并无出路反而会加重病情，所以治疗上不主张应用大剂量的活血药，取向代之应用化瘀止痛的药物，如三七粉、蒲黄炭、茜草炭等，化瘀而不伤正，止痛而不破血，先暂时缓解患者经期盆腔疼痛的症状。非经期冲任气血较为平和，气血下聚于冲任、胞宫，藏而不泻，此时期以“治本”为主，柴嵩岩喜用北沙参、玉竹等归肺经又具有益气滋阴的药物，调补肺肾，从肺而治，补肺启肾，稳定血海，调节患者的卵巢功能和盆腔环境，达到治本目的。②分年龄论治，即遵循女性生理特点及主诉进行论治。对于年轻未婚或暂无生育要求的患者，柴嵩岩不主张积极采取手术的方式进行治疗，而是首先考虑药物保守治疗，维护盆腔正常的生理结构，控制病情发展，解决盆腔的疼痛症状，此时采用中医中药治疗是最佳选择。对近绝经期且无生育要求的患者，柴嵩岩主张“止痛、消癥、调经”，顺势而为，益气固肾。对于有生育要求的内异症患者，调经、育卵、助孕为治疗的主要目的，柴嵩岩总结出“益肾安冲，稳定血海”的基本治疗思路，治疗重点不在消除癥瘕本身，而在于调节盆腔环境，促使患者排出优质的卵子，使患者顺利受孕，其中非经期是治疗的关键时期。柴嵩岩补肾喜用女贞子、墨旱莲、菟丝子、杜仲、续断等性味较平和、无温燥助热之弊、有走动之性的药物，少用或不用覆盆子、枸杞子等滋腻之品，亦不用淫羊藿、仙茅、巴戟天等虽补肾但温燥之品。

（二）夏桂成经验

夏桂成认为本病以肾阳虚瘀结为多见，临床治疗不拘泥一方一药，以经间期和经前期为治疗关键点，从整体出发，标本兼治，同时注重月经周期节律的调节。运用周期疗法治疗，时间节点重在经间期和经前期，注重温阳化浊，理气止痛，化瘀消癥。临证时，夏桂成在周期调治的基础上，注重脾肾，治疗脾肾不足之内异症喜用健固汤、香砂六君子汤等，常用药有党参、太子参、砂仁、广木香、苍白术等健脾理气平和之品，在经前期重用巴戟天、鹿角霜、杜仲等温阳药，达到脾肾双补的目的。对于癥瘕，夏桂成认为不宜强攻，宜于缓谋，多遵循罗谦甫“养正则积自除”的观点，用药较为平和，调补大于攻剂。夏桂成认为女性机体柔弱，血少气多，峻烈之品易伤阳气，因此在治疗内异症等癥瘕疾患时，一般喜用生山楂、五灵脂、三七、石打穿等缓消癥结之品，配合温阳之品以消散瘀浊。子宫内膜异位症若伴有比较严重的痛经症状，除了着眼经间期和经前期外，夏桂成认为经期痛时急则治标也非常重要。夏桂成重在温阳化瘀解痉止痛，用夏氏内异止痛汤基础上加减，方入：钩藤（后下）15 g，紫贝齿（先煎）10 g，丹参、赤芍、五灵脂各 10 g，延胡索 12 g，肉桂（后下）3～5 g，广木香 6～9 g，续断 12 g，茯苓 12 g，全蝎 3～5 g。膜样痛经较著，下较多内膜样组织者，夏桂成主张选用逐瘀脱膜汤，在前方基础上加入三棱、莪术、三七等化瘀攻结消癥之品，温阳化瘀消癥，使得宫内瘀结性内膜顺利脱落；冷痛甚者可加入制附片 6～9 g、炙桂枝 9 g、艾叶 10 g 等，进一步加强温阳的力量。夏桂成对于子宫内膜异位症的认识立足于阳虚瘀结的主要病机，治疗上不是见痛止痛，而是从整体考虑，通过调理月经周期疗法，着眼经间期和经前期，促进转化，助阳祛瘀，将病理产物的消除融合在调整机体的内在环境过程中，通过月经周期的调摄，达到消癥止痛之目的，故能取得良好疗效。

（三）尤昭玲经验

尤昭玲认为内异症有五大病因，分别为免疫性、出血性、内膜炎性、激素依赖性及遗传性，并大胆地认为“瘀”是产生本病系列症状及体征的主要原因，且为内异症的根本。在前人的基础上，尤昭玲从五大病因着手，分别予以侧重，治疗上以活血化瘀为基础，予自拟内异方，根据患者临床症状予以辨证加减，并重点顾及其基本病机血瘀。尤昭玲对于子宫内膜异位症有怀孕要求者，分 3 期治疗。经期内外合治，以通因通用、化瘀散结为大法，针对“痛、坠、胀”以“治”为主，用药宜专一，药量宜增大，选加水蛭、土鳖虫、九香虫、地龙嗜血通络之品。由于“胞脉系于肾”，肾通血而具有“寒则涩而不流，温则消而去之”之机制，故方中加入雪莲花、吴茱萸、姜黄等温肾通达，温热通络，且能助诸位药力流通之品，有利于内异结节的吸收。同时注重联合中医外治法以提高疗效，且无药物败胃之弊。临证中常用妇科外敷包外敷下腹部以活血化瘀、消癥软坚散结，可促使药效经皮肤渗透或经直肠黏膜迅速吸收，直达病所，促进局部血液循环，改善血运，缩小病灶。经后暖宫促泡，以助卵汤为主方。尤昭玲强调促卵泡生长切勿用苦寒、酸涩之药，以防影响卵泡长养；排卵前后勿使用传统通经、活血、化瘀之品，以防伤泡或碍泡。助卵汤由生地黄、熟地黄、玉竹、沙参、石斛、山药、黄精、莲肉、百合、菟丝子、桑椹子、覆盆子、枸杞子、橘叶、月季花、三七花、甘草等组成。尤昭玲认为，子宫内膜具有的摄胎、载胎、纳胎、养胎的功能，类似土载万物，因此胚胎的早期着床需要健运脾胃、助膜长养以摄胎、载胎、纳胎、养胎。尤昭玲临床诊治时常以党参、黄芪、白术为主药，且加山药、莲子、莲须等脾肾双补之品，养胎中常用菟丝子、桑椹子、苎麻根、续断、桑寄生、山药等补肾固胎之品，以及莲子、大枣等养心安神之品。尤昭玲对于无怀孕要求者，以内异方、外敷包、保留灌肠三管齐下。内异方以党参、黄芪、白术、大血藤、忍冬藤、络石藤、三棱、鬼箭羽、土鳖虫、土贝母、虎杖、连翘、泽泻、灵芝、红景天、绞股蓝、雪莲花、三七花等主方。全方扶正与祛瘀并举，温通并重，活血化瘀改善盆腔微环境、腹腔液中前列腺素、各种细胞因子及免疫功能，达到缓解子宫内膜异位症导致的疼痛和不孕，并消散异位内膜病灶。因子宫内膜异位症是免疫系统疾病，尤昭玲临床必用红景天、绞股蓝、灵芝等提高免疫力之药。对内异症之痛经的患者，尤昭玲在内异方基础上喜用药对当归、川芎，二者为行气活血化瘀的经典药对，同时亦喜欢用络石藤与延胡索，络石藤性苦味寒，入心肝二经，功擅通络而止痛。

（四）蔡小荪经验

蔡小荪认为内异症的产生有三大原因：一是经期产后房事不节，败精浊血混为一体；二是人流、剖宫产术后，损伤冲任及胞宫，瘀血留滞胞络、胞宫；三是邪毒侵袭稽留不去，致寒热湿瘀阻。血瘀能与多种病理机制发生相互影响、相互转化，临证须随症应变。蔡小荪认为，子宫内膜异位症辨证以肝郁气滞、瘀血阻络者为多数，正如《血证论》中指出：“瘀之为病，总是气与血交结而成，须破血行气以推除之。”蔡小荪主张治疗以活血祛瘀，疏肝散结，可以使瘀血得化，癥痕缩小；气血流畅，痛经减轻；

冲任调和，摄精成孕；能改善子宫微循环，促进血肿、包块吸收，促进异位内膜病灶周围的血液循环，抑制异位内膜的增生、分泌和出血，吸收和消散异位内膜及结节粘连，修复因组织纤维化而引起的瘢痕，从而改善和消除临床症状和体征。治则遵循经行期间须控制症状，经净以后以消除病灶之原则。依据历代医家治疗血瘕、癥结的经验，蔡小荪主张“求因为主，止血为辅”“治病必求于本”，以通因通用，化瘀散结为大法，并注意到整体辨证，结合病因治疗，以调整脏腑、气血、阴阳的生理功能，临床研制出内异Ⅰ～Ⅲ方为基本方。介绍如下，内异Ⅰ方：炒当归、川牛膝、赤芍、制香附、五灵脂各10 g，川芎、制没药各6 g，丹参、延胡索、蒲黄（包）各12 g，血竭3 g。当归、川芎辛香走散，养血调经止痛；赤芍清瘀活血止痛；丹参祛瘀生新；川牛膝引血下行；制香附理气调经止痛；延胡索、制没药活血散瘀，理气止痛；蒲黄、五灵脂通利血脉，行瘀止痛；血竭散瘀生新，活血止痛。内异Ⅱ方：炒当归、生地黄、制香附、大黄炭、丹参、白芍各10 g，蒲黄（包）30 g，花蕊石20 g，震灵丹、三七各2 g。本方当归、丹参祛瘀生新；香附理气调经，以助化瘀止血；生地黄、白芍凉血养血；震灵丹化瘀定痛，镇摄止血。内异Ⅲ方：茯苓、莪术各12 g，桂枝3 g，赤芍、牡丹皮、桃仁各10 g，皂角刺30 g，石见穿20 g，穿山甲（炮）9 g，水蛭6 g。本方为桂枝茯苓丸加味。桂枝茯苓丸治瘀阻，下癥块；皂角刺溃肿散结；石见穿活血消肿；穿山甲散血通络，消肿排脓；莪术行气破血，消积散结；水蛭凿恶血，破瘀散结。蔡小荪强调基本方不能通治所有子宫内膜异位症，还须按患者的禀赋差异、受邪性质、病机转归、症状特点进行辨证施治。对体虚邪实者，如气虚阴亏者，可以攻补兼施，扶正散结，加用滋阴和补气之剂，以宗前人“养正积自除”之法；寒凝血瘀者，临床特征常表现为剧烈腹痛，用经痛方加重温经散寒之剂，痛势多能缓解。

（五）司徒仪经验

司徒仪认为子宫内膜异位症所致的痛经，必有血瘀存在，但应分清因实致瘀或因虚致瘀。因实致瘀者可由气滞血瘀、寒凝血瘀、湿热瘀阻导致子宫的气血运行不畅，即“不通则痛”。因虚致瘀即主要由于气血虚弱、肾气亏损，导致子宫失于濡养，胞宫虚寒，即“不荣而痛”。同时，司徒仪认为，妇女有其特殊的生理情况，胞宫乃奇恒之腑，藏泻有度，经期气血倾泻，经后气血逐渐恢复，渐至壅盛而经血下泻，则下一个周期来临。气血循这一规律发生周期性生理变化，故治疗中也要顺应这动态变化，分析气血盈亏的状况而变通用药。对于实证的痛经患者身体壮实，无虚羸之累，司徒仪主要考虑的是如何顺应月经周期以治瘀，采用化瘀止血止痛之法，常用药物有活血止血之三七、蒲黄、益母草；行气止痛之延胡索、五灵脂。兼有热证则用茜草凉血止血；兼有寒证则用蕲艾炭温经止血。月经干净后由于气血随经血外排，瘀血的状态当有相对性的改善，故对于子宫内膜异位症患者的治疗，司徒仪认为应乘胜追击，用活血化瘀消癥之品以加速血液黏稠度、凝聚状态的进一步改善，故治疗实证痛经时，非经期均以活血化瘀、消癥散结为主法，临证常用药物有丹参、三棱、莪术、郁金。子宫内膜异位症不孕的主要病机，司徒仪认为是肾虚血瘀，提倡攻补兼施，补肾而活血，并按月经周期气血盈亏状态，顺应来调治。临证时多选用三棱、莪术、穿破石、皂角刺、枳壳等药。其中，三棱配莪术，是司徒仪最常用的药对。三棱辛苦性平，归肝脾经，入血破瘀，可升可降。《汤液本草》称其能“破血中之气”，为血中之气药，长于破血通经而行气消积。莪术辛苦性温，归肝脾经。辛苦开泄，芳烈破散，能破血祛瘀，行气止痛。同时，此二药皆能入肝经血分，司徒仪认为其两者相须而用能加强疏导肝气、行气活血之功，能改善盆腔环境，促使增生性病变的转化和吸收，促进组织的修复和再生。司徒仪还主张配合莪棱灌肠液灌肠协同治疗，这样更有利于粘连松解，结节瘀滞的吸收。

（六）褚玉霞经验

褚玉霞认为内异症与月经周期密切相关，病症表现有明显的周期性，她提出应顺应月经周期、肾阴肾阳的转化和气血盈亏规律分期治疗。经期褚玉霞认为内异症痛经因宿瘀内结，阻滞胞宫、胞脉、胞络而致经行腹痛。常于经前几天就开始疼痛，行经两三日后才逐渐缓解，据“不通则痛”理论，此时应给予活血化瘀，因势利导。对于经期的治疗，遣方用药中褚玉霞善用自拟潮舒煎加减，药用当归、川芎、赤芍药、丹参、红花、延胡索、乌药、泽兰、川牛膝、香附等，于经前3～5日开始服用，连服7～10

剂。该方系桃红四物汤加减而成，其中桃红四物汤去熟地黄、白芍药易赤芍药，增强养血活血、通经止痛之功，丹参能祛瘀生新而不伤正，泽兰养血活血、化瘀调经；乌药温肾散寒、行气止痛，香附、延胡索理气行滞、活血止痛；川牛膝活血祛瘀通经、引血下行。疼痛剧烈者，酌加全蝎、地龙、土鳖虫以解痉通络止痛；如伴有下腹冷痛者，加肉桂、吴茱萸温经通脉、散寒止痛；如经前乳房胀痛、下腹胀痛者，加柴胡、木香、枳壳等疏肝行气，畅通气机；伴腰骶痛甚者，加续断、盐杜仲、鸡血藤等补益肝肾、强健筋骨、扶正固本；伴有恶心呕吐，加姜半夏、砂仁降逆止呕；如有包块者，加莪术、三棱、水蛭活血破瘀消癥；月经量多、经期延长者，去川芎，加益母草、贯众炭、三七粉、墨旱莲、仙鹤草、黄芪、红参等以祛瘀止血、补虚固本。对于非经期的治疗，褚玉霞认为血瘀肾虚是内异症引起痛经的基本病机，宿瘀内结，积久不化，留滞月积成癥，按“血实宜决之”治则，经净后宜消癥散结，化瘀治本，常用自拟消癥饮，药用黄芪、桂枝、牡丹皮、皂角刺、赤芍药、连翘、茯苓、丹参、香附、延胡索、薏苡仁等为基本方加减化裁，方中桂枝、茯苓、牡丹皮、赤芍药活血化瘀、通络消癥；皂角刺、丹参、连翘活血消肿；香附、延胡索理气止痛，取气行则血行之意；黄芪、薏苡仁益气健脾，扶正固本。如为巧克力囊肿或结节明显者，可加生牡蛎、鸡内金、鳖甲破血祛瘀、软坚散结；如小腹坠胀隐痛不适，可加乌药、川楝子、广木香行气止痛。部分患者经净后仍觉腰骶酸痛，小腹绵绵作痛，且体倦乏力，此多为邪实正虚，褚玉霞认为此时应扶正祛邪，治宜益气补肾、活血散结，常给予自拟紫石英汤，药用紫石英、淫羊藿、巴戟天、黄芪、当归、川芎、熟地黄、白芍药、香附、丹参、砂仁、川牛膝等为基本方加减化裁。紫石英、淫羊藿、巴戟天补肾温阳止痛；黄芪补气以行血，四物汤养血和血，气充血沛，子宫、冲任，复其濡养，自无疼痛之患；砂仁善于调理脾胃气滞，以防补药滋腻；香附、丹参、川牛膝理气活血、祛瘀通滞；亦可加入血竭、土鳖虫以加强祛瘀散结、活血定痛之效。此方正寓前人“养正积自除”之意，而又无祛邪伤正之嫌。

五、名方推荐

（一）尤昭玲内异方

党参、黄芪、白术、大血藤、忍冬藤、络石藤各 12 g，三棱、鬼箭羽、土鳖虫、土贝母、虎杖、连翘、泽泻、灵芝、红景天、绞股蓝、雪莲花、三七花各 10 g。功效：补益正气、活血化瘀、软坚散结。主治：子宫内膜异位症（无怀孕要求者）。用法：经期第 7 日开始，每日 1 剂，水煎，分 2 次温服。

（二）尤昭玲助卵汤

熟地黄、山药、莲子各 12 g，百合、玉竹、黄精、枸杞子、桑椹子、覆盆子、沙苑、菟丝子、精巴戟天各 10 g，耳环石斛、三七花、甘草各 5 g。功效：通因通用、化瘀散结。主治：子宫内膜异位症之不孕，气滞血瘀型。用法：经期第 7 日开始，每日 1 剂，水煎，分 2 次温服。

（三）夏氏内异止痛汤

钩藤（后下）15 g，紫贝齿（先煎）、当归、赤芍、五灵脂、莪术各 10 g，续断、延胡索各 12 g，木香 6～9 g，肉桂（后下）、全蝎、蜈蚣各 3～5 g。功效：活血化瘀，温经解痉止痛。主治：子宫内膜异位症之痛经（行经期）。用法：经期第 1 日开始，每日 1 剂，水煎，分 2 次温服。

（四）助阳消癥汤

丹参、赤芍、续断、杜仲、紫石英、广木香、延胡索、五灵脂各 10 g，生山楂、肉桂、石见穿各 5 g。功效：补肾助阳，化瘀消癥。主治：子宫内膜异位症之痛经（经前期）。用法：每日 1 剂，水煎，分 2 次温服。

（五）内异Ⅰ方

炒当归、川牛膝，赤芍、制香附、五灵脂各 10 g，川芎、制没药各 6 g，丹参、延胡索、蒲黄（包）各 12 g，血竭 3 g。功效：活血化瘀，调经止痛。主治：子宫内膜异位症之痛经较甚者。用法：经期第 1 日开始，每日 1 剂，水煎，分 2 次温服。

（六）内异Ⅱ方

当归、生地黄、制香附、大黄炭、丹参、白芍各 10 g，蒲黄（包）30 g，花蕊石 20 g，震灵丹、三七各 2 g。功效：活血调经，化瘀止崩。主治：子宫内膜异位症之月经较多者。用法：经期第 1 天开始，每日 1 剂，水煎，分 2 次温服。

（七）内异Ⅲ方

茯苓、莪术各 12 g，桂枝 3 g，赤芍、牡丹皮、桃仁各 10 g，皂角刺 30 g，石见穿 20 g，穿山甲（炮）9 g，水蛭 6 g。功效：活血消癥。主治：子宫内膜异位症（非经期）。用法：每日 1 剂，水煎，分 2 次温服。

（八）自拟潮舒煎

当归、川芎、赤芍、香附、泽兰、延胡索、川牛膝各 15 g，丹参 30 g，红花、乌药各 12 g。功效：温阳散寒，化瘀止痛。主治：经期之痛经、不孕症、癥瘕。用法：经前 3～5 日开始服用，每日 1 剂，水煎，分 2 次温服。加减：疼痛剧烈者，酌加全蝎、地龙、土鳖虫以解痉通络止痛；如伴有下腹冷痛者，加肉桂、吴茱萸温经通脉、散寒止痛；如经前乳房胀痛、下腹胀痛者，加柴胡、木香、枳壳等疏肝行气，畅通气机；伴腰骶痛甚者，加川续断、盐杜仲、鸡血藤等补益肝肾、强健筋骨、扶正固本；伴有恶心呕吐，加姜半夏、砂仁降逆止呕；如有包块者，加莪术、三棱、水蛭活血破瘀消癥；月经量多、经期延长者，去川芎，加益母草、贯众炭、三七粉、墨旱莲、仙鹤草、黄芪、红参等以祛瘀止血、补虚固本。

（九）棱莪消癥饮

三棱、莪术、生牡蛎、鳖甲、黄芪、紫石英各 30 g，鸡内金、路路通、川牛膝各 15 g，乌药 12 g，桂枝、皂角刺、穿山甲各 10 g，紫河车粉（装胶囊另冲）3 g。功效：破瘀消癥，补肾扶正。主治：非经期之痛经、不孕症、癥瘕。用法：每日 1 剂，水煎，分 2 次温服。

（十）补肾调经汤

山药、菟丝子各 8 g，川楝子、牛膝各 10 g，桑寄生 12 g，鸡血藤、熟地黄各 15 g。功效：活血化瘀、调经补肾。主治：子宫内膜异位症。用法：每日 1 剂，水煎，分 2 次温服。

（十一）丹赤饮加减

丹参 20 g，柴胡、制香附、赤芍、莪术、皂角刺各 10 g。功效：疏肝理气、活血化瘀。主治：子宫内膜异位症之气滞血瘀型。用法：每日 1 剂，水煎，分 2 次温服。

（十二）桂附饮加减

炙附片、桂枝、乌药、莪术、皂角刺各 10 g，盐巴子 15 g，丹参 20 g 等。功效：温经散寒，活血化瘀。主治：子宫内膜异位症之气虚血瘀型。用法：每日 1 剂，水煎，分 2 次温服。

（十三）芪丹饮加减

炙黄芪、丹参各 20 g，赤芍、莪术各 10 g，茯苓、炒白术各 15 g。功效：健脾益气、活血化瘀。功效：子宫内膜异位症之气虚血瘀型。用法：每日 1 剂，水煎，分 2 次温服。

第六节　经前期综合征

经前期综合征（premenstrual syndrome，PMS）是指反复在黄体期出现周期性以情感、行为和躯体障碍为特征的综合征。症状出现于月经前 1～2 周，月终来潮后迅速减轻直至自然消失。周期性反复出现为其临床表现特点。其发病率为 30%～40%，多见于 25～45 岁妇女。值得强调的是，只有对日常生活和工作有明显影响的才称为 PMS。美国精神病协会将 PMS 的严重类型称经前期焦虑障碍（Premenstrual Dysphoric Disorder，PMDD）。

一、诊断标准

（一）PMS 回顾性诊断标准

1. 在月经前 5 天出现以下症状之一或更多，且症状出现多于 3 个月经周期（表 13-2）。

表 13-2 PMS 患者自我报告症状

情绪异常	躯体症状
情绪低落或抑郁消沉	乳房胀，胀痛或触痛
愤怒发火，情绪失控	腹胀
易激惹	头痛
焦虑	肢体浮肿
思维不清晰	

2. 具有可确认的社会或经济行为功能障碍。
3. 月经期 4 天内症状缓解或消除，且卵泡期症状未再发作。
4. 周期性出现以下症状，且症状出现具有预期性（在 2 个月经周期内出现）。
5. 患者不饮酒，不服用药物和激素情况下症状仍出现。凡符合上述 5 项条件，即可诊断为 PMS。

（二）PMS 前瞻性诊断标准

患者自就诊后第 1 次月经周期来潮前 5 日每晚 20：00～22：00 填写症状严重程度每日记录量表（DRSP），连续填写 2 个月经周期。打分标准："1—无，2—极轻，3—轻度，4—中度，5—重度，6—极重"。根据 DRSP 引进应用结果，经前 5 日总分 70～130 分之间患者病情为轻度；经前 5 日总分达到 130 分，认为患者病情达到中度以上；经前 5 日总分大于 180 分为重度；大于 230 分为极重；低于 70 分不能诊断为 PMS（表 13-3）。

表 13-3 症状严重程度每日记录量表（DRSP）条目

症　状
1. 自觉郁闷、悲哀、情绪低落，无望；无用、自责。
2. 自觉焦虑、紧张、易激动、不安。
3. 情绪不稳定（如突然感到悲伤或欲哭），害怕被拒绝，易受伤害。
4. 自觉生气、易被激怒。
5. 对日常活动缺乏兴趣（如工作、学习、交友、娱乐）。
6. 注意力不集中。
7. 无精打采、疲乏、精力不足。
8. 食欲增强或饮食过量，或渴望某种食物。
9. 睡眠增加、打盹、赖床；或入睡困难、眠浅易醒。
10. 感到压力过大，难以应付，力不从心或手足无措。
11. 乳房触痛；乳房胀满、体重增加；头痛；关节/肌肉痛或其他躯体症状。
12. 上述至少一项导致工作、学习、理家及其他日常活动的能力或效率降低。
13. 上述至少一项导致对社交活动或业余活动的回避或参加减少。
14. 以上症状影响了与他人的关系。

（三）PMS诊断方法

患者应首先符合回顾性诊断标准（过去3个月经周期），然后再进一步进行DRSP前瞻性诊断（前瞻性连续2个月经周期）。如果不符合回顾性诊断标准，则排除PMS诊断；如果符合，则需要进一步应用DRSP前瞻性量化诊断确诊。当2个月前DRSP对PMS的诊断不明确时，可使用促性腺激素释放激素（GnRH）类似物（在妇科中有着广泛的应用，可以通过抑制周期性卵巢功能，有效地区分经前期综合征者和无经前期综合征者）3个月进行干预，依症状是否缓解来建立和/或支持PMS的诊断。

（四）经前焦虑性障碍（PMDD）诊断标准（美国《精神疾病诊断和统计手册》第4版）（表13-4）

表13-4　经前焦虑性障碍（PMDD）诊断标准

症　状
A. 过去几年中大多数月经周期内，在黄体期最后一周的大多数时间呈现以下5项以上症状，而在卵泡期（即月经行经）一开始的几天内症状开始缓解，月经过后一周内，症状缺失，即没有任何症状。在此后一直表现正常直至下一周期。5项症状必须包括（1）、（2）、（3）、（4）中的任1项：
（1）显著的心境抑郁、绝望感或自我懊悔的想法；
（2）显著的焦虑、紧张、“不耐烦”感；
（3）显著的感情脆弱（例如，感到突然悲伤或眼泪汪汪，或对被拒绝十分敏感）；
（4）持久显著的愤怒或激惹，或人际关系矛盾冲突加重；
（5）对日常活动兴趣减低（例如，工作、学习、朋友、爱好）；
（6）主观感觉思想难以集中；
（7）倦睡、易疲倦或显著缺乏精力；
（8）食欲显著改变，吃得过多，或挑食；
（9）睡眠过多或失眠；
（10）主观感觉到即将崩溃或失去控制；
（11）其他躯体症状，例如乳房胀痛、头痛、关节肌肉疼痛、“发胀”感、体重增加。
B. 明显影响工作或学习，或影响日常社交活动及与他人关系（例如，回避社交活动，工作或学习的效率及成绩减退）。
C. 并不是其他精神障碍的症状的恶化加重，例如重性抑郁障碍、惊恐障碍、心境恶劣障碍、某种人格障碍（虽然该病可以叠加于任一种障碍之上）。
D. 标准A、B、C应在至少2个连续周期内，予以逐日观察记录，并加以肯定（在肯定之前可以暂作出诊断）。

二、西医治疗

（一）心理治疗

帮助患者调整心理状态，给予心理安慰与疏导，让精神放松，有助于减轻症状。患者症状重者可进行认知-行为心理治疗。

（二）调整生活状态

包括合理的饮食及营养，戒烟，限制钠盐和咖啡的摄入。适当的身体锻炼，可协助缓解神经紧张和焦虑。

（三）药物治疗

1. 抗焦虑药：适用于有明显忧郁症状者。阿普唑仑（alprazolam）经前用药0.25 mg，每日2～3次口服，逐渐增量，最大剂量为每日4 mg，用至月经来潮第2～3日。

2. 抗忧郁药：适用于有明显忧郁症状者。氟西汀（fluoxetine）能选择性抑制中枢神经系统5-羟色胺的再摄取。黄体期用药，20 mg，每日1次口服，能明显缓解精神症状及行为改变，但对躯体症状疗效不佳。

3. 醛固酮受体的竞争性抑制剂：螺内酯 20～40 mg，每日 2～3 次口服，可拮抗醛固酮而利尿，减轻水潴留，对改善精神症状也有效。

4. 维生素 B_6：可调节自主神经系统与下丘脑-垂体-卵巢轴的关系，还可抑制催乳素合成。10～20 mg，每日 3 次口服，可改善症状。

5. 口服避孕药：通过抑制排卵缓解症状，并可减轻水钠潴留症状，抑制循环和内源性激素的波动。也可用促性腺激素释放激素类似物（GnRH-a）抑制排卵，连用 4～6 个周期。

三、中医临床思维

（一）中医病名及病因病机特征

本病属于“月经前后诸症”范畴，临床常以其主要症状分别命名：如每值经前或经期乳房作胀，甚至胀满疼痛，或乳头痒痛者，甚至不能触衣者，称为“经行乳房胀痛”；每遇经期或行经前后，出现以头痛为主要症状，经后辄止者，称“经行头痛”；若每值行经前后或经期，大便溏薄，甚或水泻，日解数次，经尽自止者，称为“经行泄泻”，亦称“经行而泻”“经来泄泻”；如果每逢经行前后，或正值经期，出现周期性的吐血或衄血者，称“经行吐衄”，亦有“倒经”“逆经”之称；每值行经前后，或正值经期，出现烦躁易怒、焦虑紧张，或情绪低落、抑郁悲伤，或坐卧不宁、彻夜难眠，经后复如常人者，则称为“经行情志异常”。命名皆如此类，依据主要症状不同，还有每值经行前后或正值经期，出现风疹块、浮肿、口舌生疮、身痛、发热，经后逐渐缓解者，分别称为“经行风疹块”“经行浮肿”“经行口糜”“经行身痛”“经行发热”。本病的发生与月经前后女性气血阴阳的生理变化密切相关。妇女行经之前，阴血下注冲任，血海充盈，冲脉之气较盛；经期血海由满而溢，胞宫泻而不藏，经血下行，全身阴血相对不足。加之阴阳气血有所偏盛或偏虚，或受情志、生活因素影响，则易发生脏腑功能失调，气血失和，而出现一系列证候。月经以血为本，肝藏血，肾藏精、精化血，脾生血、统血，月经的产生和调节与肝、脾、肾的关系尤为密切。故肝、脾、肾功能失调是导致月经前后诸证的重要机制，而素体禀赋又是引发本病的关键因素。本病病位主要在肝，与脾、肾、心密切相关。其病因病机涉及气虚、阴虚、血虚、肝郁、脾虚、肾虚、气滞、血瘀、痰浊、湿盛、胃热、风热等。结合脏腑与精气血津液分析 PMS 的主要病机为肝失疏泄，脾失健运，肾失封藏，气血失调。病理性质属虚实错杂。实证，以气滞为主；虚证，以阴虚为主。

（二）辨病辨证及治疗特征

《2012 年版中医妇科常见病诊疗指南》将经前期综合征分为肝郁气滞证、肝肾阴虚证、脾肾阳虚证、心肝火旺证、心脾两虚证、气滞血瘀证、痰火上扰证共 7 个证型。本病治疗用药时间应根据辨证属虚属实，虚证从经尽后开始治疗，以补为主，于经前 1～2 周在补虚基础上佐以通利；实证从经前 1～2 周开始，以通为主，直至经尽。方药依据临床症状及辨证分型的不同分别采用柴胡疏肝散、一贯煎、右归丸合苓桂术甘汤、归脾汤、丹栀逍遥散、血府逐瘀汤、生铁落饮加郁金、黄连。中成药可选择逍遥丸、延胡索止痛片、乌鸡白凤丸、右归丸、济生肾气丸、归脾丸、丹栀逍遥散、血府逐瘀胶囊，分别适用于肝郁气滞证、气滞血瘀证、气血两亏证、脾肾阳虚证、脾肾阳虚证以水肿为主者、心脾两虚证、心肝火旺证、气滞血瘀证。

经前期综合征多由于肝脾肾功能失调，气血失和所致，中医治疗多以调整肝脾肾功能、调和气血为主，强调辨清寒热虚实，明确在脏在腑，辨证求因，审因论治。本病病位主要在肝，治疗尤其注重从肝论治，或疏肝、或养肝、或清肝等辨证而施治。本病发生与月经周期密切相关，治疗时可辅助调周，根据经前期病机变化特点来调整用药。西医对本病主要是对症治疗。在使用药物治疗的同时，中西医都重视配合心理治疗，调畅情志，使患者保持心情舒畅；形成良好的饮食及生活起居习惯、积极锻炼身体也有利于提高药物治疗的疗效和预防本病的发生。

（三）药物选择

数据挖掘结果表明，治疗经前期紧张综合征的中药药性多偏于寒温、药味多苦甘辛。药物归经的前4位分别为肝经、脾经、心经及肾经。常用的前10位药物为当归、白芍、茯苓、柴胡、甘草、白术、牡丹皮、郁金、香附、生地黄。根据药物的不同组合，按所出现的频率从高到低进行排列，得到常用2味药物的组合频率中的前5位分别为“当归、白芍”，“当归、柴胡”，“白芍、柴胡”，“当归、茯苓”，“白芍、茯苓”，这些常用组合多以疏肝理血为主。常用3味药物组合频次从高到低分别为“当归、白芍、柴胡”，“白芍、柴胡、茯苓”，“当归、白芍、茯苓”，“当归、柴胡、茯苓”，“当归、柴胡、香附”。这些组合大都具有疏肝理气的功效，是著名药方逍遥散的重要组成成分，而肝郁气滞是经前期紧张综合征临床常见证型，其遣方用药思路正合乎这一病机。

四、名医经验

（一）班秀文经验

班秀文认为经前期综合征属于“月经病”范畴，把月经病的病因归纳为外感与内伤两大类。外感病邪中，风、寒、暑、湿、燥、火（热）六淫之邪皆能导致月经病，然经者血也，而寒、热、湿邪易与血结，故六淫病邪中，常以寒、热、湿邪为主，又以寒邪多见，寒邪是外邪致病的主因。内伤病因，主要是体质的虚弱、不良的精神刺激、饮食不节、多产房劳。如湿邪重黏腻，困阻气机，导致血液运行不畅，且湿胜则濡泄，甚则水闭腑肿，故湿邪可致经行泄泻、经行浮肿；热为阳邪，能使血液沸腾，血流加速，甚则损伤血络，迫血妄行，可致经行吐衄、经行发热等；素体肥胖易生痰湿，可致经行眩晕、经行泄泻等。主要病证为虚、郁、瘀3个方面。就脏腑而言，常见肝、脾、肾之虚。如阴虚生内热，虚火妄动，则可见经行吐衄、经行发热等病证；肾阳虚则命门火衰，封藏失职，温化无能，可见经行泄泻、经行浮肿等；肝体阴而用阳，若肝阴不足，可致肝阳上亢，虚火内盛，出现经行眩晕；脾虚不运水湿，水湿内停，湿渗大肠，可见经行泄泻；肝失疏泄，冲任失调，血海蓄溢异常，出现经行乳房胀痛、经行情志异常等；火性炎上，又可见经行头痛、经行吐衄。在诊断方面，对月经病要了解期、色、质、量的变化，通过望、闻、问、切四诊合参，了解局部症状和全身症状，加以综合分析，辨清寒热虚实，明确在脏在腑。月经病辨治可分为9个证型：①血热证：治疗应以清热凉血为主，常用《景岳全书》之清化饮治之；若伴经行少腹、小腹、乳房胀痛，证属肝郁化火，可酌加川楝子、合欢皮、柴胡、栀子之类以解郁清热。②血寒证：治疗应以温经散寒为主，可用《金匮要略》之温经汤治之；如寒邪较甚，少腹、小腹疼痛剧烈者，可加小茴香、香附、艾叶之类以温经止痛。③血虚证：治疗应以补血益气为法，可用《和剂局方》之人参养荣汤治之。④气虚证：治疗以补气摄血为主，佐以升提之法，可用《脾胃论》之补中益气汤加减治之。⑤气滞（气郁）证：治法当以行气活血为主，佐以化瘀，可用《普济本事方》之紫苏饮去甘草合《和剂局方》之失笑散加莪术、甘松治之。⑥血瘀证：治疗原则以活血化瘀为主，佐以理气行滞，可用《医宗金鉴》之桃红四物汤合失笑散治之。⑦痰湿证：治疗方法为健脾燥湿、行气化痰，可用《叶天士女科诊治秘方》之苍附导痰丸治之。⑧脾虚证：治宜健脾益气，养血调经，可用《伤寒论》之理中丸加黄芪、益母草、当归治之。⑨肾虚证：治宜补益肾气，养血调经，可用《景岳全书》之固阴煎加鹿角霜、覆盆子、茺蔚子、当归身治之。

（二）朱南孙经验

朱南孙认为冲任以气血、阴精为物质基础，与肝、肾、脾胃相互关联，指出冲任通盛是月经正常来潮的保证。冲任“不通”或“欠盛”均可导致月经失调。导致冲任不通、损伤的致病因素多为气滞、痰湿、湿热、瘀血等，以冲任实证为主，如实邪阻滞冲任，不通则痛，症见经行腹痛、经行乳房胀痛。在治疗上，实者当泻之、攻之，以祛除邪滞，调畅气血，常选香附、川楝子、柴胡、广郁金、青皮、八月札等疏理冲任，生蒲黄、牡丹皮、赤芍药、丹参、川芎、三棱、莪术、泽兰、益母草、马鞭草等通利冲任为主。先天禀赋不足以及气血、阴精的虚损是冲任欠盛的主要原因。冲任欠盛有冲任不固与冲任不足之分。冲任不足，不荣则痛，可见经行腹痛。在治疗上，虚则补之，以补益肝、脾、肾，培养气血，常选生地榆、椿根皮、黄芪、党参、山药、山茱萸、桑螵蛸、海螵蛸、茜草、玉米须、莲须、芡实、杜仲等固摄冲任，熟地黄、何首乌、枸杞子、菟丝子、覆盆子、巴戟天、淫羊藿、鹿角片、炙龟甲、紫河车粉等填补冲任为主。

（三）洪家铁经验

洪家铁认为本病是因妇女在经前及经期，冲任、气血、胞宫变化较平时急骤，气充而血流急，气血相对比较壅滞，气血壅滞不通，冲任胞脉受阻所致，往往经血泄下通畅而缓解，以实证居多，故当通经，即疏通冲任经脉，使经血下行通畅无阻。拟方开郁汤（柴胡、川芎、枳壳、陈皮、香附、赤芍、青皮、郁金、瓜蒌）行气活血化瘀。疼痛者加延胡索、五灵脂、炮姜等；寒凝者加炮姜、肉桂；气滞者加柴胡、香附、郁金、青皮；血瘀者加三棱、北刘寄奴、牡丹皮；肥胖、痰湿壅盛者加以化痰利湿之剂，苍术、半夏、茯苓、泽兰等；阴虚手足心热者加青蒿、银柴胡。经前 7 日服药，月经来潮第 2 日停药，法于经前调理气血治于本。

（四）蔡小荪经验

蔡小荪认为女子经候皆以血为基础，气为动力，因此调治月经病，总以气血为纵轴，主张养血为先，“气以通为顺，血以调为补”，强调调经以理气为要，将疏肝理气法作为妇科常用之法，即使调血诸方，皆以调气为先导。处方用药除四物外，香附最为常用，意使肝气冲和，血脉流通。如经行腹痛，主要症状是“痛”，蔡小荪认为，辨痛的虚实是重要环节，但尚需审证求因；其病机无论是气滞、寒凝、热结、虚损，最终导致气血运行不畅、瘀血凝滞冲任；治疗宜活血化瘀，温散疏通，调理冲任；不能盲目止痛，单纯止痛仅能暂缓症状，而达不到治疗疼痛的效果；治疗痛经用止痛法，应全面认识，痛剧时急则治其标，以止痛为先；痛缓时应治本为主，临证时两者不能截然划分。因此，治疗本病以求因为主，止痛为辅，治病必求于本，不主张单一应用止痛药。经行腹痛乃本虚标实证，治法不可独取活血化瘀，宜养血和血，拟四物汤加味。常用方药物组成：当归、怀牛膝、延胡索、丹参、香附、白芍、生地黄各 10 g，川芎、红花各 5 g，桂枝 3 g。服药时间，应在行经前 3 日即开始服用，直至月经来潮，需连续服 3 个月以巩固疗效。虚性痛经平时可常服八珍丸或乌鸡白凤丸，经行时再改服汤剂。

（五）夏桂成经验

夏桂成按五行运动的规律将月经周期分为行经期、经后期、经间排卵期、经前期、经前后半期 5 个时期，采用补肾调周法，以达到重建月经周期。经前期，又称黄体期，此期最大特点为阳长阴消，为阳长运动的重要时期。经前期应以阳长阴消、重阳延续为主，扶助阳长，保持重阳延续，是治疗的主要方面。前人有“经前期理气为先”之说，夏桂成认为理气必须建立在重阳必阴的转化前提下，要在补肾助阳的主法下结合应用。常选用滋阴助阳汤、健固汤、毓麟珠等。药物常用：当归、赤芍、白芍、山药、山茱萸、熟地黄、牡丹皮、茯苓、续断、菟丝子、鹿角片、巴戟天、党参、（炒）白术等。经前后半期，即经前重阳维持期，冲任血海充盛，也即前人所谓经前期。治疗予助阳理气，补理兼施。但首先在于助阳，其次理气。目的在于顺利地排泄月经，促进转化。常选加减越鞠丸（经验方）、七制香附丸、毓麟珠合越鞠丸等方。药用：丹参、赤芍、白芍、山药、熟地黄、牡丹皮、茯苓、续断、紫石英、苍术、香附、五灵脂、山楂、绿萼梅等品。经前期属阳长阴消阶段，此期调周药物性多平、温，有补肾助阳的功效，可选择日出卯时或辰时服药。

（六）刘云鹏经验

刘云鹏认为肝为先天，重在以肝脾肾为中心的调治月经病，祛邪以湿热、瘀、寒为主。以调（疏肝养肝法）、清（清热凉血护阴法）、活（活血化瘀法）、化（化痰利湿法）、温（温经散寒法）、补（补血、补脾、补肾）为法，往往一法单用或两法并用。刘云鹏在临床上往往顺应月经周期而用药。经前期（含排卵后期），偏排卵后期，以补肾调冲为主，佐以滋阴促黄体成熟。用验方促黄体汤：巴戟天，肉苁蓉，菟丝子，续断，黄芪，当归，熟地黄，制何首乌，枸杞子，山茱萸，太子参，丹参。偏经前期者以疏肝理气，兼以养血，为经行通畅准备。用验方调经一号方加减。此处调经一号方适应证指“但见经前乳房胀痛之症便是，不必悉具。”调经一号方为逍遥散加味，有疏肝扶脾，理气调经之功，适用于肝郁脾虚之经前诸症，方药组成：柴胡、当归、白芍、白术、茯苓、郁金、川芎各9 g，甘草3 g，香附12 g，益母草15 g。刘云鹏认为，月经病发生往往受到情志因素、生活因素和环境因素的影响，属于心身疾病，应从心理-生理-社会-环境等方面进行调摄。安慰、开导、排查心理障碍，对患者常嘱其注意心理卫生和生理卫生，尤其是经期卫生，以免感染性疾病发生导致月经病。

（七）刘敏如经验

刘敏如认为“经行情志异常”，肝郁固然是重要的因素之一，但“痰”与“瘀”互结才是致病之本，两者反果为因，常可导致冲任损伤，出现诸多月经病证，而当痰瘀闭阻心窍时，则可导致“经行情志异常”，其治疗，应重在理气化痰、顺气消瘀。因为气能行水、行血，气滞则湿停，蕴结成痰；气滞则血阻，留而为瘀。常治以失笑散合导痰汤化加减。

（八）陈莹经验

陈莹认为本病的机制乃患者体质先天禀赋不足，后天失调，加上精神、心理因素影响，引起机体气血不和，阴阳失凋，脏腑功能紊乱而出现一系列症状。病变主要涉及肝、脾、肾三脏，但以肝脏的功能失调为先。证候有虚有实，发于肝者实多虚少，源于脾肾者虚多实少。妇女月事以血为本，以气为根。气血冲和则痼疾不起，气血不和则百病由生。本病治疗原则是扶正固本，故治疗时刻意扶助正气，而用药则以平和为主，组方时注重阴阳平衡，阴中求阳，阳中求阴。月经前诸疾与冲任气血虚实密切相关，因此行气活血是治疗经前期综合征常用方法。脏腑是气血生化之源，经前诸疾是脏腑功能失调的反映，故调整五脏功能，疏肝、健脾、补肾，攻其有余，补其不足，也是治疗经前诸疾的重要方法。养血柔肝，常用药物是熟地黄、白芍、当归；疏肝解郁，常用药物是柴胡、郁金；补肾阴多用枸杞子、山茱萸，补肾阳多用鹿角霜、巴戟天、淫羊藿、菟丝子；补气健脾除湿，常用药为黄芪、党参、白术、扁豆、甘草、茯苓；行气活血的药物，例如川芎、益母草、三棱、莪术、红花等。此外，结合疾病的特点配合采用中药人工周期疗法，在临床运用时按照月经周期，指导患者于经净后一周开始服药，主要常用熟地黄、山药、白芍、白术、黄芪、菟丝子、丹参、香附、淫羊藿、巴戟天、当归、枸杞子、续断、鹿角霜等药物以治本，配以柴胡等疏肝理气，茯苓、泽泻等健脾渗湿以治标，连服至月经来潮；至经前1周配以调经活血的药物，常用川芎、当归、三棱、莪术、香附、牛膝、红花等，连服至经行两三日。通过这种中药序贯疗法，一般连用3个月经周期以上，调整机体内分泌功能，使气血调畅，阴阳平衡，则经前期出现的各种症状可缓解甚至消失。自我调适及心理疏导亦是治疗中必不可少的环节，陈莹在此类患者来诊时，除了对症给予药物治疗外，还会耐心解释劝导，告诉患者在日常生活中保持心情愉快，对生活持有乐观积极的态度，避免情绪刺激，多到户外锻炼身体。

（九）韩冰经验

韩冰认为经前期综合征发病与肝、脾、肾、心相关，尤与肝脏功能失调密切相关。肝为本病发病之枢纽，冲任失调为主要病理基础。素体禀赋是本病发病关键，而情志刺激是常见的诱发因素。本病临床表现多样，故其治疗方法多样，但治疗当以调整和改善脏腑冲脉气血功能状态为主，治无定方，以调肝为要。采取补血柔肝，疏肝解郁，利肝之气而疏肝，降肝之火而平肝等方法，在疏肝的同时，注意肝“体阴而用阳”和“司冲任”的特点，加入养肝柔肝之药，以柔治刚，防止过用香燥之品劫伤阴血。韩冰在临床上注重辨证施治，因此根据经前期综合征临床表现多样的特点，其辨证分型及治法也不同。①气滞血瘀、肝气上逆经行头痛，用血府逐瘀汤加减治疗，加蔓荆子、白蒺藜、全蝎等药物加强通络止痛之力。②阴虚阳亢头痛、头晕，用天麻钩藤饮加减，治以滋补肝肾、平降肝火。③肝胃不和经行泄泻，方用逍遥散加减，加用山楂炭、乌梅、木瓜以酸泻肝木，而并非收敛之意。④经行鼻衄，以通经为主，方用顺经汤加减，加白茅根、芥穗炭、侧柏叶等凉血止血药剂，益母草、牛膝引血下行。⑤经行乳房胀痛，用柴胡疏肝散加路路通、王不留行、橘核等行气活血以止痛，有结节者加青皮、蒲公英、夏枯草、鳖甲等药物，增强活血通络散结的功效。⑥经前发热，属于热入血室，以小柴胡汤为主方，和解退热，加益母草活血利水，引热下行，热势较高者加青蒿。⑦胆郁日久化热，木旺克土，脾胃运化失司，水湿不化，聚而生痰，痰火相搏，蒙蔽清窍，则经行情志异常，治宜清心泻肝涤痰开窍，选用温胆汤化裁加减治疗。本病有周期发作的特点，故应辅助调周，治疗中应根据月经不同阶段的病机变化特点来调整用药，分为经前、经期、经后及善后调治，经前治标，控制症状，经期配合通经；经后治本为主。并且应给予足够的疗程，因停药后症状可能有反复，所以常用丸剂，以巩固疗效。本病在药物治疗的同时，也应配合心理治疗，重视调节情志，避免情志刺激，使患者保持心情舒畅和良好的心态；慎起居，经期避免感寒，主以饮食调理，经前、经期勿食寒凉、辛辣之品；积极锻炼身体，提高免疫力，从而预防疾病发生。

（十）裘笑梅经验

裘笑梅认为，女子善怀多郁，稍有不遂便易情志内伤，致使肝气不疏，郁而化火，而冲脉隶属于阳明附于肝，月经前期冲气旺盛，则肝火夹着冲气上逆，上扰清窍乃见经前头痛；肝郁犯脾，脾失健运，水湿内生，郁火炼液成痰，经前郁火夹着痰浊随冲气上蒙心窍，扰乱神明而见经前、经期烦躁易怒，或情志抑郁，心神不宁，彻夜不眠；痰浊中阻则胸闷呕恶；郁火下扰冲任则见经汛先期，经量偏多，色红夹块；肝郁气滞而见经前胸胁乳房胀痛，少腹胀满；舌红苔薄腻，脉弦滑皆为郁火夹痰之象。由此可见，本病的基本病理实质为肝郁化火，夹痰上扰。本病的治疗应本着“郁者散之”“热者清之”“逆者降之”之原则，辨证求因，审因论治方能取得较好疗效。治疗当疏肝解郁，泻火降逆，涤痰镇惊。方用自拟二齿安神汤加减。药用：紫贝齿、青龙齿、灵磁石、琥珀末、朱砂、石菖蒲、仙半夏、制胆南星、柴胡、栀子、牡丹皮、广郁金，并随症加减。在临证治疗中，应重视固护脾胃功能，常于方中加入山药、白术、茯苓、神曲、甘草之类健脾益气、和胃助运之品，以助水湿运化，并资气血生化之源，恢复体质，促使疾病早日康复。本病为肝郁化火所致，易耗伤精血，损伤正气，转为虚实夹杂之证，临床治疗中注意苦寒泻利之品如牡丹皮、栀子、胆南星当中病即减，后续治疗在理气化痰、清肝和胃基础上，加用滋阴养血、宁心安神之品，如麦冬、玄参、白芍、当归、大枣等扶正祛邪，标本兼顾，以杜复辙。本病的发生与情志因素有着密切的关系，裘笑梅认为医护人员在诊治过程中应尽力做到对患者具有高度的同情心，临诊时需察颜观色，细心询问，方能洞察病情，确切诊治。治疗中还应耐心解释，开解患者心结，帮助患者了解所患疾病的病因和预后，以期得到病家的配合，解除心理障碍，缓解心理压力，以乐观和积极的态度对待疾病，提高临床疗效。

（十一）孙维峰经验

孙维峰认为此病的发生与肝、脾、肾三脏有关，但与肝的关系更为密切。本病的基本病机为肝气郁结，瘀血阻络。根据临床经验自创妇科1号方（柴胡、白术、白芍、香附、益母草各15 g，鸡血藤、茯苓、路路通各20 g，薄荷、甘草各6 g）。脾肾阳虚证，常加用熟附子、巴戟天、淫羊藿、茯苓、白术、车前子等温肾健脾利水之品；肝肾阴虚型，可加用枸杞子、熟地黄、牡丹皮、沙参等滋养肝肾的药物；肝郁化火型，应酌情配入黄芩、牡丹皮、栀子、川楝子等清泄肝经郁热之药；气血两虚型，应加入熟地黄、何首乌、当归、党参等益气养血的药物。孙维峰注重顺应女性胞宫空虚—旺盛—满盈—溢泻的循环过程，以中医辨证论治为基础，结合现代医学的月经神经内分泌调节理论，在月经周期的不同阶段采用不同的调节方药，以恢复肾-天癸-冲脉-胞宫生殖轴的功能。经前、行经之时即“阴盛阳生渐至重阳”，为阳长阴消时期，阳动过度则气机逆乱，气血失调，影响胞宫、冲任为病，此期运用疏肝理气、活血调经法以恢复肝主疏泄、调畅气机的功能，促使子宫内膜正常脱落。由于本病的关键是肝脏功能失调，故在治疗中以疏肝理气、活血调经为主，围绕肾-天癸-冲任-胞宫生殖轴，并随月经周期的阴阳消长变化而随证加减收到满意效果。

五、名方推荐

（一）滋阴降逆汤

生地黄、墨旱莲、鲜荷叶各15 g、泽泻、牡丹皮、茯苓各10 g，牛膝6 g，甘草5 g。功效：滋阴清热降逆，凉血止血。主治：阴虚血热所致经行吐衄。用法：水煎，每日1剂，每剂分2～3次服。加减：月经量少，加益母草10 g，香附6 g，理血调经；兼潮热，加地骨皮9 g，白薇6 g，清热透热；经前乳房胀痛，加夏枯草 12 g，瓜蒌壳 9 g，宽胸理气，解郁散结；平素带下赤白，加赤芍、凌霄花各 6 g，清下焦伏火。

（二）养血调经汤

鸡血藤 20 g，丹参、熟地黄各 15 g，当归、白芍、续断、益母草各 10 g，川芎、炙甘草各 6 g。功效：补肝肾，养血调经。主治：肝肾不足、血虚所致的经前期综合征。用法：水煎服，每日 1 剂。加减：以肾虚为主者，加川杜仲、桑寄生，加强补肾之力；阴虚内热者，去川芎之辛温香燥，熟地黄改为生地黄，加地骨皮、知母。

（三）加味没竭汤

生蒲黄（包）24 g，炒五灵脂（包）15 g，三棱、莪术各 12 g，炙乳没各 3 g，生山楂 12 g，青皮 6 g，血竭粉（冲服）2 g。功效：破气行滞，活血化瘀。主治：气滞血瘀所致经行腹痛，尤其膜样痛经和子宫内膜异位症、盆腔炎等引起的痛经。用法：水煎，每日 1 剂，月经间期起服，连服 10 剂对膜样痛经有化散膜块的作用，膜散经畅，其痛自止。加减：月经过多，蒲黄、山楂炒用，去三棱、莪术，加三七粉、炮姜炭、仙鹤草等，通涩并用，祛瘀生新；偏寒，酌加小茴香、艾叶、炮姜；热瘀互结，加蒲公英、大血藤、紫花地丁、败酱草、柴胡等。

（四）化瘀定痛方

丹参、延胡索、生蒲黄各 12 g，炒当归、川牛膝、制香附、赤芍、五灵脂各 10 g，川芎、炙没药各 6 g，血竭 3 g。功效：活血化瘀，调经止痛。主治：由瘀滞引起经行腹痛，翻滚不安，甚至痛剧拒按，不能忍受，以至晕厥。用法：水煎，每日 1 剂，早晚分服。加减：腹痛胀甚者，加乳香、苏木；痛甚呕吐者，加吴茱萸；痛甚畏冷肢清者，加桂枝；每次经行伴有发热者，可加牡丹皮，与赤芍配合同用；口干者，加天花粉；便秘者，加生大黄。

（五）止衄顺经汤

当归、大生地黄、白芍、怀牛膝、茜草、南北沙参、条芩、牡丹皮、黑芥穗、山茶花、泽泻各 10 g。功效：引血下行，止衄顺经。主治：心阴不足、肝火上逆、肺胃郁热等所致经行吐衄，而经量减少，并伴有面赤咽干、心烦易怒、便溏溲红等症。用法：水煎，每日 1 剂，早晚分服。加减：经量过少，可加丹参；吐衄较甚者，加墨旱莲；鼻衄较甚者，加茅根肉；热甚者，可加黄连；口渴者，加川石斛；溲赤不畅者，加车前子；大便不畅者，加全瓜蒌；便秘腹胀者，加生大黄。

（六）疏肝开郁方

炒当归、炒白术、白芍、广郁金、金铃子各 10 g，云茯苓 12 g，小麦 30 g，青陈皮各 5 g，生甘草 3 g。功效：疏肝理气，缓急开郁。主治：肝郁气滞所致经行乳房胀痛、经前期紧张综合征。用法：水煎，每日 1 剂，早晚分服。加减：兼头痛或胀者，加生石膏、白蒺藜；有低热者，加黑栀子、牡丹皮；乳胀痛结块明显者，加蒲公英、夏枯草、穿山甲片，橘叶核选用；大便秘结者，加瓜蒌、玄明粉；兼痰滞者，加制胆南星、白芥子、海藻、枳壳等。

（七）调经Ⅰ号方

柴胡、当归、白芍、郁金、川芎各 9 g，益母草 15 g，香附 12 g，甘草 3 g。功效：疏肝解郁。主治：肝郁气滞型经前期综合征。用法：水煎服，每日 2 次，每日 1 剂。加减：肝郁化热者，加炒栀子、牡丹皮各 9 g；小腹胀痛者，可选加枳实、青皮、木香各 9 g、槟榔 12 g；脾气虚者，加党参 15 g、白术 12 g、茯苓 9 g；血瘀腹痛者，加丹参 15 g、赤芍 12g 或失笑散 12 g；腰痛者，加续断、巴戟天各 12 g，牛膝 9 g；腰胀痛者，加乌药、牛膝各 9 g。

（八）调经Ⅱ号方

乌药、木香、当归、川芎、牛膝各 9 g，制香附、槟榔各 12 g，益母草 15 g，甘草 3 g。功效：清热解毒，疏肝活血。主治：肝郁、气滞血瘀型经前期综合征。用法：水煎服，每日 2 次，每日 1 剂。加减：小腹痛者，加延胡索、五灵脂各 9 g；小腹冷痛，加高良姜 9 g；气郁化火者，加栀子、牡丹皮各 9 g。

（九）金橘消胀汤

香附、合欢皮、娑罗子、路路通各9 g，广郁金、焦白术、炒乌药、陈皮、炒枳壳各3 g。功效：行气开郁，健脾和胃。主治：肝郁脾虚所致经前胸闷、乳房胀痛。用法：于临经前有胸闷乳胀时开始服用，直至经来胀痛消失为1个疗程，如此连续服用三四个疗程。加减：乳胀甚者，加青橘叶、橘核；乳胀痛者，加川楝子、蒲公英；乳胀有块者，加王不留行、炮穿山甲；乳胀有块兼有灼痛感者，加海藻、昆布；兼有肾虚者，加杜仲、续断；兼有血虚者，加当归、熟地黄；兼有冲任虚寒者，加鹿角霜、肉桂；兼有火旺者加黄柏、青蒿；小腹两旁掣痛者加大血藤、白头翁。

（十）养阴润肺止衄方

北沙参15～30 g，玉竹、桃仁各12 g，麦冬、天花粉、白芍、侧柏叶、白茅根各15 g，青蒿5～15 g，赭石30 g，牛膝、甘草各6 g。功效：养阴润肺，凉血止血，平冲降逆。主治：燥邪伤肺，津液亏损，热邪损伤肺络所致经行吐衄。用法：水煎服，每日1剂，每日3次，每次200 mL。加减：干咳少痰，加枇杷叶、百合、炙款冬花；心烦失眠，加酸枣仁、柏子仁、莲子心；衄血量多，加藕节炭、仙鹤草、白及；大便干结，加郁李仁、麻子仁、瓜蒌子等。

（十一）二齿安神汤

紫齿贝、青齿贝、丹参各15 g，灵磁石30 g，辰砂12 g，琥珀末1.2～1.5 g，石菖蒲2.4 g，半夏6 g。功效：镇静安神，涤痰开窍。主治：肝阳偏亢痰蒙心窍型月经前后诸症。用法：水煎服，每日2次，每日1剂。加减：盗汗者，加浮小麦30 g；心悸、失眠较重者，加生牡蛎、何首乌各20 g。

（十二）归经汤

益母草、川牛膝各15 g，瓦楞子30 g，炙卷柏9 g。功效：引经血下行归经。主治：气火上迫，血随火升所致倒经。用法：水煎服，每日2次，每日1剂。

（十三）妇科1号方

柴胡、白术、白芍、香附、益母草各15 g，鸡血藤、茯苓、路路通各20 g，薄荷、甘草各6 g。功效：疏肝解郁，化瘀通络。主治：肝气郁结，瘀血阻络之经前期综合征。用法：水煎服，每日2次，每日1剂。加减：脾肾阳虚型，加熟附子、巴戟天、淫羊藿、茯苓、白术、车前子等温肾健脾利水之品；肝肾阴虚型，可加用枸杞子、熟地黄、牡丹皮、沙参等滋养肝肾的药物；肝郁化火型，应酌情配入黄芩、牡丹皮、栀子、川楝子等清泄肝经郁热之药；气血两虚型，应加入熟地黄、何首乌、当归、党参等益气养血的药物。

（十四）散寒止痛汤

当归、木瓜、赤芍、白芍各9 g，肉桂、吴茱萸各3 g，川芎4.5 g，桑寄生15 g，乌药、青皮、陈皮、制半夏、木香各6 g。功效：温经散寒，调和肝胃。主治：寒凝气滞，肝胃不和所致经行腹痛。用法：水煎服，每日2次，每日1剂。

（十五）养肝汤

生熟地黄、柏子仁、桑麻丸（包）、制何首乌各12 g，东青子、墨旱莲、石斛各9 g，牛膝、麦冬各6 g，牡蛎（先煎）30 g。功效：补肝阴，滋肝阳。主治：经前诸症。用法：水煎服，每日2次，每日1剂。

（十六）柴苏汤

醋柴胡、天麻、香甘松各3 g，白芍、延胡索、川楝子、旋覆花（包）、香橼皮各9 g，川芎4.5 g，紫苏梗、制香附各6 g。功效：疏肝理气。主治：肝气郁滞所致经前期紧张症。用法：水煎服，每日2次，每日1剂。

（十七）平肝止痛汤

钩藤、女贞子、菊花（后下）、白蒺藜各9 g，石决明24 g，白芍、玄参、生地黄各15 g，白芷、细辛各1.8 g，蔓荆子、香附、紫苏梗、藁本、川芎各6 g。功效：平肝潜阳，滋水涵木，疏风定痛。主治：肝肾阴虚、水不涵木，肝阳上亢所致经行头痛。用法：水煎服，每日2次，每日1剂。

（十八）疏肝解郁汤

郁金、佛手、白蒺藜各 12 g，丹参、泽泻、白芍各 15 g，茯苓 25 g，首乌藤 30 g，香附 10 g。主治：疏肝解郁，健脾宁心。主治：经前烦躁失眠症。用法：水煎服，每日 2 次，每日 1 剂。

（十九）疏肝调冲汤

八月札、乌拉草、青皮、川芎、生麦芽、娑罗子、合欢皮、郁金、路路通、香附、当归各适量。功效：疏肝理气调冲。主治：经行乳房胀痛。用法：水煎服，每日 2 次，每日 1 剂。加减：经前乳房胀时间长，加羊乳、老鹳草；口干、胸闷，酌加蒲公英、忍冬藤；乳胀块硬不消，可选加昆布、海藻、浙贝母、皂角刺、夏枯草、王不留行、炙穿山甲；乳头作痛明显，酌加橘叶、佛手等。

（二十）清眩平肝汤

当归、桑叶、菊花、黄芩、女贞子、墨旱莲、红花、牛膝各 9 g，川芎 4.5 g，白芍、生地黄各 12 g。功效：滋肾养肝，清热平肝，活血调经。主治：经前期紧张证属肝肾阴虚，肝阳亢盛。用法：水煎服，每日 1 剂，每日 2 次。加减：热重者，去当归、川芎，加马尾连 9 g；肝阳亢盛者，加龙齿 30 g。

第七节　围绝经期综合征

围绝经期综合征又称更年期综合征（MPS），指妇女绝经前后出现性激素波动或减少所致的一系列以自主神经系统功能紊乱为主，伴有神经心理症状的一组症候群。主要临床表现为月经周期改变及潮热、出汗等血管舒缩症状，可伴有自主神经失调症状、精神神经症状、泌尿生殖道症状、心血管症状、骨质疏松等。

一、诊断标准

（一）年龄及病史

患者发病年龄在 45～55 岁之期，有月经紊乱史或人工绝经史。

（二）临床表现

有典型的自主神经功能失调症状，如潮热、汗出、情绪不稳定、失眠、多梦、易疲劳。排除器质性病变及精神疾病。

（三）实验室检查

1. 血清 FSH 值及 E2 值测定：绝经过渡期血清 FS＞10 U/L，提示卵巢储备功能下降，闭经、FSH＞40 U/L 且 E2＜10～20 pg/mL，提示卵巢功能衰竭。

2. AMH 测定：AMH 低至 1.1 ng/mL 提示卵巢储备功能下降，若低于 0.2 ng/mL 提示即将绝经，绝经后 AMH 一般测不出。

二、西医治疗

MPS 应在有适应证、无禁忌证、遵循患者主观意愿的前提下，尽早、合理地开始治疗。MPS 的治疗分为：①激素补充治疗；②非激素药物治疗；③对症治疗；④健康管理。

（一）激素补充治疗（HRT）

1. 应用原则：a. 药物剂量：应用 HRT 时，应个体化用药；且应在综合考虑具体症状、治疗目的和危险性的前提下，选择能达到治疗目的的最低有效剂量；可考虑应用较现有标准用法更低的剂量。b. 用药时间：在卵巢功能开始减退并出现相关绝经症状后即开始给予 HRT，可达到最大益处。HRT 期间应至少每年进行 1 次个体化收益/危险评估，根据评估情况决定疗程长短，并决定是否继续应用；根据现有的循证医学依据，尚未对 HRT 持续时间进行限制，只要受益大于危险，即可继续给予 HRT；对于提前绝经者，推荐 HRT 应至少用至正常绝经年龄，之后按照正常年龄绝经妇女对待。c. 添加孕激素的基本原则：有子宫的妇女，HRT 时应加用孕激素对抗雌激素，从而保护子宫内膜。对于已切除子宫的妇女，通常不必加用孕激素。

2. 具体方案：a. 单纯孕激素补充治疗：适用于绝经过渡期，调整卵巢功能衰退过程中出现的月经问题。具体方法为：地屈孕酮 10～20 mg/d 或微粒化黄体酮胶丸 200～300 mg/d 或醋酸甲羟孕酮 4～6 mg/d，每个月经周期使用 10～14 d。b. 单纯雌激素补充治疗：适用于已切除子宫的妇女。具体方法为：结合雌激素 0.3～0.625 mg/d 或戊酸雌二醇片 0.5～2.0 mg/d 或半水合雌二醇帖（1/2～1）帖/7 d，连续应用。c. 雌、孕激素序贯用药：适用于有完整子宫，围绝经期仍希望有月经样出血的妇女。此种方法为模拟月经生理周期，在应用雌激素的基础上，每月加用孕激素 10～14 d。按雌激素的应用时间可分为周期序贯和连续序贯，前者每周期停用雌激素 2～7 d，后者连续应用雌激素。雌激素多采用戊酸雌二醇 1～2 mg/d 或结合雌激素 0.3～0.625 mg/d，也可采用半水合雌二醇帖（1/2～1）帖/7d 或雌二醇凝胶 1.25 g/d 经皮涂抹；孕激素多采用地屈孕酮 10 mg/d 或微粒化黄体酮胶丸 100～300 mg/d 或醋酸甲羟孕酮 4～6 mg/d。也可采用复方制剂，在周期序贯方案中，可采用戊酸雌二醇片/雌二醇环丙孕酮片复合包装，按 1 片/d，用完一盒后停药 7 d，再开始下一个周期的治疗；连续序贯方案可采用雌二醇/雌二醇地屈孕酮片（1/10 或 2/10 剂量），按序 1 片/d，用完 1 盒后直接开始下 1 盒，中间不停药。d. 雌、孕激素连续联合用药：适用于有完整子宫，绝经后期不希望有月经样出血的妇女。该法每日均联合应用雌、孕激素，一般为连续性给药。雌激素多采用戊酸雌二醇 0.5～1.5 mg/d 或结合雌激素 0.3～0.45 mg/d 或半水合雌二醇帖（1/2～1）帖/7 d 或雌二醇凝胶 1.25 g/d 经皮涂抹，孕激素多采用地屈孕酮 5 mg/d 或微粒化黄体酮胶丸 100 mg/d 或醋酸甲羟孕酮 1～3 mg/d，也可采用复方制剂如雌二醇屈螺酮片 1 片/d。e. 连续应用替勃龙：1.25～2.5 mg/d，适合于绝经后不希望来月经的妇女。

（二）非激素药物应用

植物类药物：此类药物对缓解绝经相关症状安全有效，主要包括黑升麻异丙醇萃取物、升麻乙醇萃取物。

（三）对症治疗

1. 泌尿生殖道萎缩的相关症状，如阴道干涩、性交痛、压力性尿失禁等，可阴道使用雌激素治疗：普罗雌烯阴道片，雌三醇乳膏等，阴道给药，每日 1 次，连续 2 周，症状缓解后，改为每周用药 2～3 次，长期使用者应监测子宫内膜。

2. 抑郁症状：雌激素可改善围绝经期妇女轻度抑郁症状，对伴有重度抑郁症状者需同时服用抗抑郁等精神类药物协同治疗。

3. 失眠：必要时可选用适量镇静药以助睡眠，如睡前服用艾司唑仑 2.5 mg。

4. 异常子宫出血：以药物治疗为主，可选择口服孕激素，复方口服避孕药，放置左炔诺孕酮宫内缓释系统，以及氨甲环酸辅助治疗。药物控制不佳或疑有结构异常时，应及时手术治疗。

（四）健康管理

需对围绝经期女性开展全面健康管理，包括每年健康体检、推荐合理饮食（全部谷物纤维，足量蔬菜和水果，每周 2 次鱼类食品，控糖，少油，限盐，限酒，戒烟，足量饮水）、增加社交脑力活动、健康锻炼等。

三、中医临床思维

（一）中医病名及病因病机特征

围绝经期综合征当属中医之“绝经前后诸证”范畴。并可根据其常见临床症状及并发症的不同，归于中医的不同病证。围绝经期功能失调性子宫出血者，当属于“年老血崩”“崩漏”“月经过多”“经期延长”等范畴；高血压者，相当于“眩晕”“心悸”；烘热汗多者，当归于“汗证”；抑郁者，相当于“郁证”；以失眠为主要症状者，则属“不寐”范畴。本病以肾虚为根本，《素问·上古天真论》云：“七七任脉虚，太冲脉衰少，天癸竭，地道不通，故形坏而无子也”，此时期妇女天癸将竭，肾精亏虚，冲任虚损，气血不足，则出现一系列围绝经期临床证候。肾藏元阴元阳，“五脏之阴气非此不能滋，五脏之阳气非此不能发”，故肾阴阳失调常涉及其他脏腑，尤与心、肝、脾三脏关系密切。肾精亏虚，脏腑失养，则见腰膝酸软；肝肾精血同源，肾精亏虚，水不涵木则易出现肝阳上亢，加之妇女思虑较多，肝气易滞，郁而化火，易致肾虚肝旺，则易产生烦躁易怒或抑郁寡欢之精神症状；肾水不足，不能上济于心，心肾不交则产生失眠多梦、心悸等相关症状；肾为先天之本，脾胃为后天之本，先后天相资，肾阳虚衰，无力温煦脾阳，则脾失健运而致使精微物质不能输布，气血不足故出现乏力、气短、失眠多梦等相关症状。本病病性以虚为主，或虚中夹实。

（二）辨病辨证及治疗特征

中医将围绝经期综合征分为肾阴阳两虚型、肝气郁滞型、心肾不交型、心脾两虚型、肝肾阴虚型及脾肾阳虚型等证型。其常见并发症有失眠、功能失调性子宫出血、高血压等，失眠常见中医证型为肝郁肾虚型、肝郁血虚型、心肾不交型；崩漏常见中医证型为肾阴虚型、肾阳虚型、肾阴阳两虚型；高血压的主要中医证型则为肾虚阳亢型。

本病的治疗原则以治肾为要，从本论治，可用加味二仙汤、六味地黄丸等加减以补益肾气，滋肾填精。同时应根据病症的不同，投以交通心肾、疏肝养肝、养血安神、健脾益气等不同治法。如心肾不交而致不寐者，可用孔圣枕中丹加减以交通心肾，补肾宁心；肾阴亏虚，心火旺盛者，可选用坎离既济方、名家经验之清心滋肾汤滋水益肾、清心降火；肝郁血虚者，可投以和肝汤合酸枣仁汤加减以疏肝养血；肝肾阴虚者，可投以滋肾养肝；肝郁气滞者，可选用名家经验之疏肝开郁方以疏肝理气，缓急开郁；肾精亏虚，水不涵木，至肝阳上亢者，可用六味地黄丸、安坤汤加减以滋肾平肝；脾肾阳虚者，则应温肾健脾。

（三）药物选择

数据挖掘表明，围绝经期综合征治疗中药物使用频次较高的为白芍、山茱萸、熟地黄、山药、淫羊藿、茯苓、牡丹皮、当归、甘草、女贞子、生地黄、柴胡、墨旱莲、枸杞子等；围绝经期不寐患者，可加用酸枣仁、首乌藤；焦虑抑郁患者，可加用当归、柴胡、木香、牡丹皮、酸枣仁、茯苓、茯神、党参、栀子、丹参等。

四、名医经验

（一）陈颖异经验

陈颖异认为，围绝经期综合征当属中医“绝经前后诸证”范畴，其病理特点以肾虚为本，肾阴阳失调为致病关键，心、肝、脾各脏功能失调为病机演变特征，故治疗上以立足补肾为主，佐以调肝、养心、扶脾等。临床用药上，陈颖异喜用鹿茸、鹿角胶、肉苁蓉、巴戟天、仙茅、淫羊藿等药物补肾阳，紫河车、何首乌、枸杞子、熟地黄、黑芝麻、桑堪子等药物填肾精，龟甲、女贞子、黄精、天冬等滋肾阴；补肾的同时亦调肝，常用当归、白芍、鸡血藤、熟地黄、木瓜等药物养肝血，绿萼梅、玫瑰花、郁金等调畅气机，以促精血同源互相滋生。此外，陈颖异补肾不忘养心、扶脾，常用的养心安神药物有黄芪、小麦、灵芝等，清心火常用药物为竹叶。补脾益气药物常为党参、白术、山药、茯苓、芡实、扁豆等，脾气健运使气血生化有源，以后天养先天，延缓肾气衰退的进程。对于围绝经期功能失调性子宫出血的妇女，陈颖异在治疗上立足于肾，本着“虚者补之”的原则补其不足：肾阳虚者，陈颖异喜用附子炭、人参、黄芪、山药、鹿角胶、菟丝子、炮姜炭、三七粉、仙鹤草、海螵蛸等补肾壮阳；肾阴虚者，常用熟地黄、枸杞子、山茱萸、牡丹皮、当归、白芍、龟甲胶、阿胶、女贞子、墨旱莲等滋补肾阴；肾阴阳两虚者，方用黄芪、附子炭、人参、麦冬、五味子、山茱萸、花蕊石、龟甲胶、鹿衔草、仙鹤草等阴阳双补。针对围绝经期不寐的妇女，陈颖异认为其病因为精血不足，肝郁肾虚，心神不宁，故在治疗上以填补精血、舒肝滋肾、宁心安神为治疗大法，自拟舒肝滋肾宁心汤治疗。此外，陈颖异强调，围绝经期妇女应分阶段、明主次进行治疗：对于进入围绝经期，早期尚未出现症状或较轻症状的妇女，应即根据该妇女体质，指导她们适当服用一些补肾养精血的天然食品或药物以增强体质；针对处于围绝经期中期，出现临床症状的妇女，应在辨证施治的基础上，调节月经周期，延迟其绝经年龄；而针对围绝经期后期的妇女，在辨证施治时月经当断未断者，则应诱导其绝经。

（二）朱南孙经验

朱南孙认为，围绝经期综合征多见于中医之“脏躁”“汗证”等病证中。脾肾不足、气血亏虚、天癸亏耗是本病主要病理机制。肝肾乃冲任之本，肾阴亏虚，澄水不足，不能上济于心，心肾不交产肝火旺，肾虚肝旺故而出现烘热出汗、烦躁易怒、腰膝酸软、胸闷心悸、失眠多梦等各围绝经期症状。基于此，朱南孙提出，“治肝必及肾，益肾须疏肝”的肝肾为纲、肝肾同治的观点，以补肾为主，兼以健脾清肝、宁心安神，自拟怡情更年汤治疗本病，汗出者，朱南孙喜加碧桃干、糯稻根、麻黄根以收敛止汗；高血压、头晕目眩者，加白蒺藜、钩藤、天麻以平肝潜阳；视物昏花者，加枸杞子、野菊花以清热明目；潮热盗汗重加白薇以清热敛汗；腰腿酸软加续断、杜仲、桑寄生以补肝益肾；周身乏力酸痛加补骨脂、威灵仙以舒筋活络；抑郁烦躁加郁金、制香附以疏肝解郁；经前乳胀加青皮、陈皮、橘核、橘络以疏肝消滞；关节屈伸不利加伸筋草、络石藤以祛风通络；口腔溃疡加炒栀子以清热泻火；胃脘不适、舌苔厚腻加藿香、佩兰、苍术、炒谷芽、炒麦芽、佛手、炒薏苡仁以清热化湿和胃；夜寐不安加炒酸枣仁、远志以安神助眠；大便溏薄加茯苓、白扁豆以健脾益气；大便干结加瓜蒌、柏子仁以润肠通便。

（三）周士源经验

周士源认为，高血压、失眠是妇女围绝经期常见的并发症，可归属中医之“眩晕”“心悸”“不寐”范畴。肾精耗损是围绝经期高血压病机之关键，此时期妇女肾精不足，阴阳失衡，冲任亏虚，水不涵木致肝失濡养，肝阳上亢而出现种种症侯，属本虚标实之证，而久病入络，血瘀留恋不解亦是重要因素之一。其以滋肾平肝、活血通脉为治疗原则，提出在六味地黄丸的基础上加入石决明、白蒺藜、丹参、益母草、山楂，使其同时具益肾调经、平肝潜阳之功效。针对围绝经期不寐的症状，周士源认为此病病机当为心肾不交、肝失调养，治疗上以孔圣枕中丹为基础方进行随症加减，以达到达滋养肝肾、解郁安神、安魂定志、交通心肾之功效。

（四）方和谦经验

方和谦认为围绝经期抑郁症为围绝经期妇女可出现的疾病之一。方和谦认为，根据临床表现，围绝经期抑郁症应属中医“郁证”范畴，早期围绝经期抑郁症的病位在心、肝、肾。病机属肝郁血虚，治疗时以养血疏肝为基本大法，自拟和肝汤配合酸枣仁汤加减。和肝汤为方剂逍遥散化裁而成，由党参、茯苓、炒白术、炒白芍、当归、薄荷、柴胡、香附、紫苏梗、炙甘草、大枣等药物组方而成，既保留了逍遥散疏肝解郁、健脾和营之性，又加重了益气健脾、疏达理气之功，使其和中有补、补而不滞，柔补通调，养血解郁，达和调气血、养心安神之目的。若因心气虚而见心悸者，方和谦常加远志、浮小麦养心安神；心火上炎而见心烦者，加莲子心清心除烦；阴虚烦热失眠者，加白薇、竹茹养阴清热；对于情绪郁闷的患者，方和谦常加入合欢花或郁金解郁安神。此外，方和谦在临床还特别注意对脾胃之气的调护，用药量轻，药性柔和。

（五）杨秉秀经验

杨秉秀认为围绝经期综合征其与肾、心、肝三脏的关系密切。围绝经期肾中精气亏虚，冲任虚损，精血不足，天癸将竭，加之忧愁思虑、情志过极等精神因素，往往导致机体气血失和，脏腑失养，阴阳失衡，从而表现出一系列的复杂证候。本病以肾阴亏虚为本，多兼心肝失调、肝经郁热、心神失养、气血失和之证，病性以虚为主，或虚中夹实。治疗用药上，杨秉秀在滋补肾阴治本的基础上，佐以疏肝解郁、宁心安神、调理气血，以二至丸、甘麦大枣汤、芍药甘草汤为基础方，自拟更年滋肾养肝清心汤加减治疗此病，药用：女贞子、墨旱莲、浮小麦、大枣、炙甘草、生黄芪、党参、茯苓、制何首乌、白芍、酸枣仁、香附、合欢皮、炙远志、石菖蒲等。未绝经而经血量多者，杨秉秀常加茜草、海螵蛸收敛止血；精神抑郁或易怒较重者，加郁金、柴胡、青皮疏肝解郁；心烦失眠较重者，酌加栀子、百合、柏子仁、首乌藤清泻心火，养心安神；五心烦热者，酌加白薇、地骨皮滋阴清热；眩晕、血压较高者加天麻、钩藤、杭菊花平肝潜阳；口干舌燥者加天花粉、麦冬滋阴生津；胸闷心慌者加丹参、瓜蒌宽胸通脉；腰膝酸软者加狗脊、续断、秦艽、菟丝子、补骨脂补肾壮骨；食欲欠佳者加鸡内金、焦麦芽、焦神曲各消食助运。此外，杨秉秀指出，围绝经期综合征患者虽然以肾阴亏虚型常见，但病久阴损及阳，临床亦不乏肾阳亏虚者，宜在更年滋肾养肝清心汤的基础上加用参附汤温补阳气。

（六）胡玉荃经验

胡玉荃认为围绝经期综合征的病机根本在“真阴亏少”，病机关键在“阳亢火旺”。病位主要在肾，肝、心受累最为常见。治疗上，胡玉荃自拟安坤汤加减治疗此病，重在滋阴养血，镇肝清火，平衡阴阳，一方面“补其不足”，以生地黄、熟地黄、山茱萸、女贞子等填补真阴，益精养血，“壮水之主，以制阳光”，使阴阳能达到相对平衡，另一方面“损其有余”，辅以牡丹皮、栀子等抑阳清火之品以治其标，珍珠母、石决明、生龙牡平肝潜阳镇惊，使上亢之阳归入阴中，同时佐以鸡血藤养血行血，引药达病所，并防补药滋腻碍血。肝郁甚、胸胁胀闷者加广郁金、香附疏肝解郁；肝经火热，眼目胀痛者加夏枯草清热泻火；眠差多梦者加首乌藤安神助眠；头目眩晕者加钩藤、天麻平肝潜阳；烘热汗多者加浮小麦、生龙牡改为煅用收涩敛汗；潮热盗汗者加地骨皮、知母滋阴清热；口苦烦躁者加黄芩清热去火；心悸不安者加远志、五味子养心安神；身目肿胀者加玉米须、茯苓利水消肿；大便干结者加柏子仁润肠通便；便溏者生地黄减量加山药、白术固护脾胃。同时，胡玉荃力主“治未病”：一方面需加大妇女保健的普及宣传力度，使围绝经期女性正确认识这一生理过渡，遵循健康的生活饮食习惯，保持平和的心态，避免过劳熬夜，嗜食辛热而使阴精益损，阳亢火旺，致生诸症。另一方面可以通过中药调理预培其损，执和致平，使阴阳和调，能够平稳度过这一生理波动时期并重视心理调护和预防。

（七）刘润侠经验

刘润侠认为本病病位主要在肾、肝二脏，肾精亏虚是围绝经期综合征的发病基础，肝疏泄失常，肝气郁而化火，形成肾虚肝郁之体而致此病，故在治疗上以“补肾调肝”为治疗本病的总则，以两地汤、二至丸、逍遥散为基础方进行加减：一方面重用厚味滋阴补肾药物如生地黄、熟地黄、女贞子、墨旱莲、知母、何首乌等，并加用咸寒的血肉有情药物如鳖甲、龟甲胶以求引药入肾，同时注重“阳中求阴”的思想，辨证加入淫羊藿、肉苁蓉等，使“阴得阳升，而泉源不竭”；另一方面仿丹栀逍遥散组方，以牡丹皮、栀子泻火解郁，又以当归、白芍养血柔肝，补肝体以助肝用，疏肝泻火解郁与养血柔肝双管齐下。同时，刘润侠指出，病久伤及他脏，从而见心脾失养，故治疗时亦当调养心脾，兼顾他症。

（八）蓝青强经验

蓝青强认为，围绝经期综合征临床多见肾虚肝郁型，治拟滋养肝肾，疏肝理气为主。治疗上以调补肾阴肾阳为重点，疏肝解郁贯穿始终，同时需注重安神定志，改善睡眠。蓝青强提出，围绝经期综合征的常用方为丹栀逍遥散、逍遥散合六味地黄丸、二仙汤等；同时在临床上推崇清代名医徐灵胎“一病必有一主方”之说，常用自拟更年康方作为治疗围绝经期综合征的基础方，其基本药物组成为：生地黄、山茱萸、巴戟天、淫羊藿、当归、黄柏、知母、紫草、龙骨、牡蛎、柴胡、白芍、酸枣仁、合欢皮，此方以调补肾阴肾阳为主，且疏肝安神。蓝青强临床注重随证加减，若阳虚明显者，症见小便频数，四肢不温，面浮肢肿，崩中漏下，舌淡苔白、脉沉迟弱者，为肾阳虚所致，治宜温补肾阳，重用巴戟天和淫羊藿，并加温阳暖肾之附子和血肉有情之品鹿角胶，加强补肾壮阳。若阴虚甚，出现口渴多饮，舌红脉数等阴虚内热之症，重用生地黄和山茱萸，滋补肝肾之阴。若阴虚血热出现崩漏、骨蒸盗汗等症，加用龟甲与地骨皮滋阴益肾、潜阳熄风、调补任脉。若出现心烦易怒、经期提前或经期发热等肝郁化火之证，常加牡丹皮与栀子清热凉血。若血压升高，头痛眩晕，常加用石决明、钩藤平肝熄风。若出现自汗或盗汗，可酌加麻黄根、浮小麦收敛止汗。

（九）周铭心经验

周铭心认为，围绝经期综合征症状的发生以肾脏为根本，关键在肾脾二脏。故治疗上以治肾为主，脾肾兼顾，将本病分为肾阴虚和肾阴阳两虚两种证型，以天麻钩藤饮、天王补心丹、逍遥散化裁出 2 个基本方，随证加减，并配以健运脾胃及调畅气机之药：①肾阴虚、虚火偏亢的基本药物组珍珠母、石决明、天麻、钩藤、炒枣仁、白术、山药、云茯苓、陈皮等。②肾阴阳两虚者阳虚甚者，基本药物组成为仙茅、淫羊藿、菟丝子、当归、熟地黄、玄参、麦冬或天冬、知母、黄柏、巴戟天等。在治疗时，周铭心提出应温清并用，勿伤正气，即治疗在温肾之时当留意有无浮火、肝阳亢盛等情况，当心助相火、浮火，除却肾阳虚兼水气者，宜用仙茅、淫羊藿、菟丝子、杜仲、续断、沙苑子等平补之品，少用附子、肉桂辛热之品；在清浮火时不应伤及脾阳，少用知母、黄柏苦寒伤阳之品，宁用黄芩、白薇、地骨皮、青蒿清虚火、郁火。

（十）吕绍光经验

吕绍光认为肝气郁滞是围绝经期综合征发病的关键，脾肾功能减退是发病的主要病机，中医辨证应以肝郁、脾虚、肾虚为主。吕绍光力主“药贵平和，综合调治”，根据多年经验，在归脾汤的基础上化裁而成经验方，旨在养心健脾，滋补肝肾。具体药物有炒栀子、淡豆豉、竹茹、白术、党参、黄芪、枸杞子、茯神、百合、麦冬、李根皮、炙甘草等。吕绍光同时强调，在临证过程中要明确患者的体质类型，用药寒热兼顾。若饮食怕凉明显者，上方应去百合；脾气虚者，症见纳少，疲乏无力，便溏，舌淡嫩，脉虚等，方中黄芪用量较大，与党参配伍，以“后天补先天”；肾阳虚者，症见腰膝冷痛，性欲减退，夜尿增多，舌淡胖苔白滑，脉沉迟或细数无力等，应加锁阳、淫羊藿、仙茅、巴戟天补肾壮阳；肾阴虚者，症见腰膝冷痛，性欲减退，夜尿增多，舌淡胖苔白滑，脉沉迟或细数无力等，应加何首乌、黄精、女贞子、墨旱莲益肾填精；肝郁气滞型，症见情志抑郁，或易怒，月经失调，腹胀，脉弦等，加郁金、合欢皮、远志疏利气机。同时，吕绍光认为，围绝经期因精神神经改变与心经相关，亦可用归脾汤、六味地黄汤合甘麦大枣汤、百合地黄汤、丹栀逍遥散等。

（十一）刘祖贻经验

刘祖贻认为，围绝经期综合征以天癸竭、精气虚为病机之本，故以以温肾益精为治疗大法，佐以培元潜镇，由五子衍宗丸化裁而成温肾复癸方治疗本病，主要药物包括菟丝子、覆盆子、枸杞子、熟地黄、龙骨、山药、山茱萸、仙茅、牡蛎、黄柏等。同时，刘祖贻还强调，精气虚甚者，可出现阴阳两虚，而阴阳偏胜常各有不同：若偏于阳气虚，则足冷、背寒等症明显，而偏于阴虚，则见身热盗汗较重，且伴口干便结、舌红而少苔等，临床上应分辨寒热偏性，酌情加重温阳、益阴之力。复因阴阳俱虚，不耐攻伐，故其制方用药以平和为贵，不宜过于刚燥或阴柔，以防重伤阴阳。

（十二）何嘉琳经验

何嘉琳认为围绝经期妇女机体阴阳、脏腑、气血功能失调，进而出现冲任损伤、冲任不固，容易导致围绝经期功血的发生。此当属“年老血崩”“崩漏”“月经过多”“经期延长”等范畴。其强调，女子以阴血为主，无论新病还是久病，都应以顾护阴血为治崩之首务，临床治疗上尤善用独参汤和三七粉止血，并主张血止后辨证求本，分型论治，以澄原复旧：①血热沸溢型，临床表现以阴道流血量多，色鲜红，质稠，口干渴，便秘，舌红苔薄黄，脉数为主，何嘉琳治以清源遏流，宁静血海，拟两地汤合清海丸加减。并强调平时宜凉血清肝，如生地黄、生白芍、槐米、地骨皮、牡丹皮、黄连、黄芩等；经来崩下，宜清源遏流，如桑叶、炒白芍、荷叶、侧柏叶、墨旱莲、生地黄炭、玄参炭、仙鹤草等；月经量减或净后，还需养阴敛肝，宁固血海，如生地黄、生白芍、玉竹、枸杞子、阿胶、合欢皮、麦冬、炙甘草等。②中虚堤决型临床表现阴道流血量多，色淡，全身乏力，便溏，舌质淡，边有齿印，脉沉缓无力。以补虚塞流，引血归经立法。平素常服益气健脾，柔肝养血之剂，使脾运血有所摄，药用党参、生黄芪、焦白术、炙甘草、炒白芍、肉果炭、诃子炭等；经漏不止宜益气举陷，摄血塞流，上药重用白术、白芍、黄芪，并加用升麻炭、鹿衔草等；血量减少后，以扶持中阳，引血归经，方选补中益气之属加远志；禀赋素弱，肾气不充之人，加用熟地黄、菟丝子、淫羊藿、金樱子、覆盆子、补骨脂等益肾填精之品。③胞络瘀滞型临床表现阴道流血时多时少，时有时无，质黯有血块，小腹刺痛，舌质黯，边有瘀点，脉弦涩。以散瘀畅流，和血调经法平素时多时少，淋漓不尽，宜活血化瘀，疏通气血，药用当归、生熟地炭、赤白芍、大蓟、小蓟、炮姜炭、失笑散等；下血甚多，夹块腹痛，宜荡涤胞络，散瘀畅流，药用三七粉、制大黄、马齿苋、血余炭等；经血净后，又当正本清源，和血调经，药用生黄芪、当归、生熟地黄、炒白芍、藕节炭、仙鹤草等。

五、名方推荐

（一）滋肾养肝汤

枸杞子、白芍各 12 g，熟地黄、麦芽各 15 g，山茱萸、当归各 10 g，牡丹皮 6～8 g，炙龟甲 20 g，雪蛤 8 g（另调）。功效：滋肾养肝。主治：围绝经期综合征之肝肾阴虚型。用法：每日 1 剂，水煎，分 2 次服。加减：月经量多者加龟甲胶 20 g、阿胶 12 g；月经量少者加鸡血藤、丹参各 20 g；胃胀满者加生鸡内金 6 g，木香 10 g；相火偏旺者加黄柏 10 g，知母 12 g。

（二）温肾健脾汤

肉桂、干姜各 3 g，附子 5 g，山药、芡实各 15 g，人参、炒白术、鹿角胶各 10 g，紫河车 6 g。功效：温肾健脾。主治：围绝经期综合征之脾肾阳虚型。用法：每日 1 剂，水煎，分 2 次服。加减：大便溏软者去鹿角胶；大便秘结者去炒白术，加生白术、木香各 10 g。

（三）加味二仙汤

紫河车、鹿角胶、仙茅、淫羊藿、知母、黄柏、当归、白术各 10 g，巴戟天、地骨皮各 15 g，炙龟甲 20 g、雪蛤 8 g（另调）。功效：阴阳双补。主治：围绝经期综合征之阴阳两虚型。用法：每日 1 剂，水煎，分 2 次服。加减：挟痰者去鹿角胶、雪蛤，加陈皮 6 g、法半夏 10 g。

（四）交通心肾汤

肉桂、黄连各 3 g，太子参、枸杞子各 15 g，麦冬、灵芝、百合、阿胶（烊冲）各 12 g，炙龟甲、龙眼肉各 20 g，制五味子 6 g，小麦 30 g。功效：交通心肾。主治：围绝经期综合征之心肾不交型。用法：每日 1 剂，水煎，分 2 次服。加减：心火偏旺者加淡竹叶 10 g、加重黄连用量。

（五）陈颖异经验方 1

白芍、枸杞子各 12 g，熟地黄、合欢皮各 15 g，当归、郁金各 10 g，杜仲 20 g，绿萼梅 6 g，玫瑰花 8 g。功效：疏肝解郁，补肾填精。主治：围绝经期综合征之肝郁肾虚型。用法：每日 1 剂，水煎，分 2 次服。加减：瘀血阻滞者加丹参、急性子各 10 g，炮山甲 3 g。

（六）陈颖异经验方 2

附子炭、炮姜炭各 8 g，人参、黄芪、山药、鹿角胶、菟丝子、仙鹤草各 15 g，海螵蛸 10 g，三七粉 5 g。功效：疏肝解郁，补肾填精。主治：围绝经期功能失调性子宫出血之肾阳虚证。用法：每日 1 剂，水煎，分 2 次服。加减：瘀血阻滞者加丹参、炮山甲、急性子。

（七）陈颖异经验方 3

熟地黄、枸杞子、山茱萸、女贞子、墨旱莲各 15 g，牡丹皮、当归、白芍各 10 g，龟甲胶 15 g，阿胶（烊冲）6 g。功效：滋补肾阴。主治：围绝经期功能失调性子宫出血之肾阴虚证。用法：每日 1 剂，水煎，分 2 次服。

（八）陈颖异经验方 4

黄芪、人参、麦冬、山茱萸、附子炭、龟甲胶、鹿衔草、仙鹤草各 15 g，五味子 8 g，花蕊石 20 g。功效：双补阴阳。主治：围绝经期功能失调性子宫出血之肾阴阳两虚证。用法：每日 1 剂，水煎，分 2 次服。

（九）舒肝滋肾宁心汤

熟地黄、白芍、郁金、玫瑰花各 12 g，枸杞子、杜仲、合欢皮各 15 g，当归 5 g，绿梅花 6 g。功效：舒肝滋肾，宁心安神。主治：围绝经期不寐之肝郁肾虚证。用法：每日 1 剂，水煎，分 2 次服。加减：伴有心烦、口苦者，加川黄连 3 g、莲子心 5 g；五心烦热者，加龟甲 15 g、知母 10 g；大便干结者，加麻仁 6 g；大便溏软者当归用量宜轻，可加葛根 30 g。

（十）孔圣枕中丹加减

龟甲、龙骨（先煎）、石菖蒲、远志、白芍、酸枣仁、女贞子、北沙参、莲子心、墨旱莲各 10 g，琥珀 5 g。功效：补肾宁心，交通心肾。主治：围绝经期不寐之心肾不交证。用法：每日 1 剂，水煎，分 2 次服。

（十一）六味地黄丸加减

熟地黄、山药、石决明、白蒺藜、益母草各 15 g，山茱萸、牡丹皮、茯苓、泽泻、丹参、山楂各 10 g。功效：滋肾平肝，活血通脉。主治：围绝经期高血压。用法：每日 1 剂，水煎，分 2 次服。

（十二）怡情更年汤

女贞子、墨旱莲、桑椹子、巴戟天、肉苁蓉、玄参、合欢皮各 12 g，紫草、淮小麦各 30 g，首乌藤 15 g，炙甘草 6 g。功效：滋养肝肾，解郁安神。主治：围绝经期综合征之肝肾阴虚，心神不宁型。用法：每日 1 剂，水煎，分 2 次服。加减：汗出者，加碧桃干、糯稻根各 15 g，麻黄根 10 g；高血压、头晕目眩者，加白蒺藜、钩藤各 12 g，天麻 9 g；视物昏花者，加枸杞子、野菊花各 9 g；潮热盗汗重者，加白薇 12 g；腰腿酸软者，加续断、杜仲、桑寄生各 12 g；周身乏力酸痛者，加补骨脂 12 g，威灵仙 15 g；抑郁烦躁者，加郁金、制香附各 12 g；经前乳胀者，加青皮、陈皮各 6 g，橘核、橘络各 9 g；关节屈伸不利者，加伸筋草、络石藤各 15 g；口腔溃疡者，加炒栀子 9 g；胃脘不适、舌苔厚腻者，加藿香、佩兰、苍术、炒谷芽、炒麦芽、佛手各 9 g，薏苡仁 12 g；夜寐不安者，加炒酸枣仁 12 g，远志 5 g；大便溏薄者，加茯苓、白扁豆各 12 g；大便干结者，加瓜蒌 15 g，柏子仁 12 g。

（十三）妇科调经 4 号方

仙茅、淫羊藿、山茱萸、山药、巴戟天、鹿角霜、熟地黄、知母、金樱子、当归、麦冬、生地黄各 15 g，茯苓、泽泻、黄柏、五味子、川芎、丹参、桃仁、牛膝，远志、柏子仁、益智各 10 g。功效：滋肾养肝、调补心肾。主治：围绝经期综合征之肝肾阴虚、心神失养证。用法：每日 1 剂，水煎，分 2 次服。

（十四）和肝汤合酸枣仁汤加减

党参、茯苓、炒白术、炒白芍、当归、柴胡、香附、紫苏梗各 9 g，薄荷（后下）5 g，知母、炙甘草各 6 g，大枣 4 枚，酸枣仁 12 g，川芎 5 g。功效：疏肝养血。主治：围绝经期抑郁症。用法：每日 1 剂，水煎，分 2 次服。加减：心气虚而见心悸者，加远志、浮小麦；心火上炎而见心烦者，加莲子心；阴虚烦热失眠者，加白薇、竹茹；情绪抑郁者，加合欢花、郁金。

（十五）更年滋肾养肝清心方

女贞子、墨旱莲、大枣、合欢皮、石菖蒲各 10 g，浮小麦、生黄芪、党参、茯苓、制首乌、白芍、酸枣仁各 15 g，炙甘草、炙远志各 5 g，香附 12 g。功效：滋补肾阴，疏肝解郁，宁心安神。主治：围绝经期综合征之肾阴亏虚、肝经郁热、心神失养证。用法：每日 1 剂，水煎，分 2 次服。加减：未绝经而经血量多者，加茜草、海螵蛸各 15 g；精神抑郁或易怒较重者加郁金 15 g，柴胡、青皮各 10g 疏肝解郁；心烦失眠较重者，酌加栀子、百合、柏子仁各 10 g，首乌藤 20 g；五心烦热者，酌加白薇、地骨皮各 10 g；眩晕、血压较高者加天麻、钩藤、杭菊花各 10 g；口干舌燥者加天花粉、麦冬各 10 g；胸闷心慌者加丹参、瓜蒌各 10 g；腰膝酸软者加狗脊、续断、秦艽各 12 g，菟丝子 20 g，补骨脂 10 g；食欲欠佳者加鸡内金、焦麦芽、焦神曲各 10 g。

（十六）安坤汤

生地黄、熟地黄、当归、生龙骨、生牡蛎、珍珠母、鸡血藤各 30 g，山茱萸、牡丹皮、栀子、石决明、女贞子各 12 g，杭白芍、酸枣仁、合欢皮各 15 g，甘草 6 g。功效：滋阴潜阳，调和阴阳。主治：围绝经期综合征之阴虚阳亢，阴阳失调证。用法：每日 1 剂，水煎，分 2 次服。加减：肝郁甚、胸胁胀闷者加广郁金、香附各 10 g；肝经火热，眼目胀痛者加夏枯草 15 g；眠差多梦者加首乌藤 15 g；头目眩晕者加钩藤、天麻各 10 g；烘热汗多者加浮小麦 15 g、生龙牡改为煅用；潮热盗汗者加地骨皮、知母各 10 g；抑郁寡言、悲伤欲哭者加百合、石菖蒲各 10 g；口苦烦躁者加黄芩 10 g；心悸不安者加远志、五味子各 10 g；身目肿胀者加玉米须 15 g、茯苓 10 g；血压偏高者加丹参、杜仲、牛膝各 10 g；大便干结者加柏子仁、炒草决明各 10 g；便溏者生地黄减量加山药、白术各 10 g。

（十七）更年康方

生地黄、山茱萸、巴戟天、淫羊藿、紫草、当归、知母、酸枣仁、合欢皮各 15 g，龙骨、牡蛎各 30 g，柴胡、白芍各 10 g，黄柏 8 g。功效：补肾调肝。主治：围绝经期综合征之肾虚肝郁证。用法：每日 1 剂，水煎，分 2 次服。加减：补肾填精，疏肝安神。加减：若阳虚明显者，重用巴戟天和淫羊藿，加附子、鹿角胶，肾阳不足之尿频、带下等症，常加用益智、桑螵蛸。阴虚甚者，重用生地黄、山茱萸，阴虚血热出现崩漏、骨蒸盗汗等症，加用龟甲、地骨皮。肝郁化火者，加牡丹皮、栀子。血压升高，头痛眩晕者，加石决明、钩藤。自汗、盗汗者，加麻黄根、浮小麦。

（十八）疏肝开郁方

炒当归、炒白术、白芍、金铃子、广郁金各 10 g，云茯苓 12 g，青皮、陈皮各 4.5 g，小麦 30 g，柴胡 5 g，生甘草 3 g。功效：疏肝理气、缓急开郁。主治：围绝经期综合征之肝气郁结证。用法：每日 1 剂，水煎，分 2 次服。加减：如胸闷不快，大便失畅者，增广郁金、瓜蒌宽胸解郁、兼通腑道；如遇紧张激动较甚，不能自控者，增加九节菖蒲、龙齿、远志等震惊宁神；如夜不安寐、梦绕纷纭、失眠健忘，可服用枕中丹以滋阴补肾，养心益智。

（十九）坎离既济方

生地黄、龙齿、朱茯苓各 12 g，天冬、麦冬、柏子仁各 9 g，炙远志、九节菖蒲各 4.5 g，川黄连 2 g，五味子 3 g，小麦 30 g。功效：滋水益肾、清心降火。主治：围绝经期综合征之心肾不交、心火上炎证。用法：每日 1 剂，早晚分 2 次服用。

（二十）清心滋肾汤

钩藤、紫贝齿（先煎）、太子参各 15 g，山药、茯苓、合欢皮、熟地黄各 10 g，山茱萸 9 g，莲子心 5 g，黄连 3 g，功效：宁心滋肾。主治：围绝经期综合征之肾阴亏虚，心火旺盛证。用法：每日 1 剂，水煎，分 2 次服。加减：若面目及四肢浮肿、腹胀便溏加陈皮、防己等；若口干明显加麦冬、五味子等；若汗出较多，加牡蛎、糯稻根等；若心慌甚加生地黄、龙眼肉等；若咽部有异物感、吐之不出、咽之不下加厚朴、半夏等。

第八节 妊娠剧吐

妊娠剧吐（HG）指妊娠早期孕妇出现严重持续的恶心、呕吐引起脱水、酮症甚至酸中毒，需要住院治疗者。有恶心呕吐的孕妇中通常只有 0.3%～1.0%发展为妊娠剧吐，是否需要住院治疗常作为临床上判断妊娠剧吐的重要依据之一。妊娠剧吐是妊娠呕吐最严重的阶段，往往因医患对早孕期用药安全性的顾虑而延误就诊或治疗不足导致孕妇严重并发症甚至危及母亲生命，被迫终止妊娠。

一、诊断标准

（一）临床表现

1. 病史：妊娠剧吐为排除性诊断，应仔细询问病史，排除可能引起呕吐的其他疾病，如胃肠道感染（伴腹泻）、胆囊炎、胆道蛔虫、胰腺炎（伴腹痛，血浆淀粉酶水平升高达正常值 5～10 倍）、尿路感染（伴排尿困难或腰部疼痛）、病毒性肝炎（肝炎病毒学阳性，肝酶水平升高达 1000 U/L 以上）或孕前疾病（如糖尿病引起的呕吐、Addison 病）。应特别询问是否伴有上腹部疼痛及呕血或其他病变（如胃溃疡）引起的症状。

2. 症状：几乎所有的妊娠剧吐均发生于孕 9 周以前，这对鉴别诊断尤为重要。典型表现为孕 6 周左右出现恶心、呕吐并随妊娠进展逐渐加重，至孕 8 周左右发展为持续性呕吐，不能进食，极为严重者出现嗜睡、意识模糊、谵妄甚至昏迷、死亡。

（二）体征

孕妇体质量下降，下降幅度甚至超过发病前的 5%，出现明显消瘦、极度疲乏、口唇干裂、皮肤干燥、眼球凹陷及尿量减少等症状。

（三）辅助检查

1. 尿酮体检测阳性；同时测定尿量、尿比重，注意有无蛋白尿及管型尿；中段尿细菌培养以排除泌尿系统感染。

2. 血常规：血红蛋白水平升高，可达 150 g/L 以上，红细胞比容达 45%以上。

3. 生化指标：血清钾、钠、氯水平降低，呈代谢性低氯性碱中毒，约 67%的妊娠剧吐孕妇肝酶水平升高，但通常不超过正常上限值的 4 倍或 300 U/L；血清胆红素水平升高，但不超过 4 mg/dl（1 mg/dl=17.1 μmol/L）；血浆淀粉酶和脂肪酶水平升高可达正常值 5 倍；若肾功能不全则出现尿素氮、肌酐水平升高。

4. 动脉血气分析：二氧化碳结合力下降至<22 mmol/L。上述异常指标通常在纠正脱水、恢复进食后迅速恢复正常。

5. 眼底检查：妊娠剧吐严重者可出现视神经炎及视网膜出血。

二、西医治疗

治疗持续性呕吐并酮症的妊娠剧吐孕妇需要住院治疗，包括静脉补液、补充多种维生素、纠正脱水及电解质紊乱、合理使用止吐药物、防治并发症。

（一）一般处理及心理支持治疗

应尽量避免接触容易诱发呕吐的气味、食品或添加剂。避免早晨空腹，鼓励少量多餐，两餐之间饮水、进食清淡干燥及高蛋白的食物。医务人员和家属应给予患者心理疏导，告知妊娠剧吐经积极治疗 2～3 d 后，病情多迅速好转，仅少数孕妇出院后症状复发，需再次入院治疗。

（二）纠正脱水及电解质紊乱

1. 每日静脉滴注葡萄糖液、葡萄糖盐水、生理盐水及平衡液共 3000 mL 左右，其中加入维生素 B_6 100 mg、维生素 B_1 100 mg、维生素 C 2～3 g，连续输液至少 3 d（视呕吐缓解程度和进食情况而定），维持每日尿量≥1000 mL。可按照葡萄糖 4～5 g+胰岛素 1U+10%KCl 1.0～1.5 g 配成极化液输注补充能量，但应注意先补充维生素 B_1 后再输注葡萄糖，以防止发生 Wernicke 脑病。常规治疗无效不能维持正常体质量者可考虑鼻胃管肠内营养，肠外静脉营养由于其潜在的严重并发症，只能在前述治疗无效时作为最后的支持治疗。

2. 一般补钾 3～4 g/d，严重低钾血症时可补钾至 6～8 g/d。注意观察尿量，原则上每 500 mL 尿量补钾 1 g 较为安全，同时监测血清钾水平和心电图，酌情调整剂量。根据血二氧化碳水平适当补充碳酸氢钠或乳酸钠溶液纠正代谢性酸中毒，常用量为 125～250 mL/次。

（三）止吐治疗（表 13-5）

1. 维生素 B_6 或维生素 B_6-多西拉敏复合制剂：研究证实，早孕期妊娠剧吐应用安全、有效，于 2013 年通过美国食品与药品监督管理局（FDA）认证，推荐作为一线用药，但我国尚无多西拉敏。

2. 甲氧氯普胺（其他名称：胃复安）：多中心前瞻性研究显示，早孕期应用甲氧氯普胺并未增加胎儿畸形、自然流产的发生风险，新生儿出生体质量与正常对照组相比没有显著差异。另一项大样本量研究显示，早孕期应用甲氧氯普胺并未增加新生儿出生缺陷、低出生体质量、早产、围产儿死亡的发生风险。最近一项评价孕期应用甲氧氯普胺安全性特大样本量（120 余万例）的研究进一步证实，该药并未增加出生缺陷（包括神经管畸形、大血管转位、室间隔缺损、房间隔缺损、法洛四联症、主动脉缩窄、唇裂、腭裂、肛门闭锁或狭窄、肢体短小）以及早产、死产的风险。

3. 昂丹司琼（其他名称：恩丹西酮）：为 5-羟色胺 3 型受体拮抗剂，迄今最大样本量（60 余万例）的单胎妊娠、早孕期孕妇应用昂丹司琼的安全性研究显示，该药未增加自然流产、胎死宫内、新生儿出生缺陷、早产、新生儿低出生体质量及小于胎龄儿的发生风险，但也有报道与胎儿唇裂有关。最近美国妇产科医师协会（ACOG）认为尽管缺乏足够证据证实昂丹司琼对胎儿的安全性，但其绝对风险是很低的，应权衡利弊使用。另一方面，昂丹司琼有增加患者心脏 QT 间期延长引发尖端扭转型室性心动过速的潜在风险，故 FDA 建议单次使用剂量不应超过 16 mg，有 QT 间期延长、心力衰竭、低钾血症、低镁血症个人及家族史的患者在使用昂丹司琼时，应监测电解质及心电图。同时，另一项随机对照双盲研究证实，静脉滴注甲氧氯普胺与昂丹司琼的止吐效果近似，但后者的副反应如嗜睡、口干、尿酮症发生率低于甲氧氯普胺，而甲氧氯普胺以其对胎儿较安全、止吐效果良好且价廉的优势成为妊娠剧吐孕妇的另一选择。

4. 异丙嗪：一项随机对照双盲研究结果显示，异丙嗪的止吐疗效与甲氧氯普胺基本相似，但甲氧氯普胺的副反应发生率却低于异丙嗪。此外，有文献还报道，孕早期应用异丙嗪止吐虽然未增加出生缺陷率发生率，但在妊娠晚期持续使用可致新生儿发生戒断效应和锥体外系反应。

5. 糖皮质激素：研究报道，甲基强的松龙可缓解妊娠剧吐的症状，但鉴于早孕期应用与胎儿唇裂相关，ACOG 建议应避免在孕 10 周前作为一线用药，且仅作为顽固性妊娠剧吐患者的最后止吐方案。

表 13－5　妊娠剧吐孕妇常用的止吐药物

药物类别	孕期应用安全性	副反应	备注
维生素 B_6	整个孕期可安全使用	—	—
维生素 B_6＋多西拉敏缓释剂	整个孕期可安全使用	—	2013 年通过 FDA 认证，推荐作为一线用药
抗组胺药		镇静	
多西拉敏	整个孕期可安全使用	—	我国目前尚无此药
苯海拉明	孕期使用安全；可能轻微增加腭裂风险；在早产分娩前 2 周使用可能对早产儿有毒性作用	—	—
茶苯海明	在早产分娩前使用可能增加早产儿视网膜病变风险	—	—
酚噻嗪药物		锥体外系体征、镇静	
异丙嗪	对胚胎可能有轻微的影响，但证据不充分	—	口服，也可直肠内给药，或肌内注射效果更佳；静脉应用可能会造成严重软组织损伤
多巴胺拮抗剂		镇静、抗胆碱能作用	
甲氧氯普胺	整个孕期均可使用，没有证据显示对胚胎、胎儿、新生儿有不良影响	迟发性运动功能障碍	连续用药超过 12 周可能增加迟发性运动功能障碍风险
5-羟色胺 3 型受体拮抗剂		便秘、腹泻、头痛、疲倦	
昂丹司琼	胎儿安全性证据有限，对孕妇有潜在的严重心律失常风险	轻度镇静，头痛	单次剂量不超过 16 mg
糖皮质激素	胎儿唇裂风险	—	常规止吐方案无效时方可考虑应用，并避免孕 10 周前应用

三、中医临床思维

（一）中医病名及病因病机特征

妊娠剧吐相当于中医学中的妊娠恶阻，又称“子病”“阻病”等。本病常见病因主要为胃虚、肝热和痰滞。素体胃气虚弱，孕后经血停闭，血聚冲任养胎，冲脉气盛，而冲脉隶属于阳明，冲气夹胃气上逆，胃失和降；平素性躁多怒，郁怒伤肝，肝郁化热，孕后血聚冲任养胎，肝血益虚，肝火愈旺，且冲脉气盛，而冲脉附于肝，肝脉夹胃贯膈，冲气、肝火上逆犯胃，胃失和降。脾阳素虚，水湿不化，痰饮内停，孕后血聚冲任养胎，冲脉气盛，冲气夹痰饮上逆。本病病机特征为既有正虚，又有邪实；其主要病机是冲气上逆，胃失和降。以脾胃虚弱为本，以痰火、气逆为标。

（二）辨病辨证及治疗特征

中医妇科学将妊娠呕吐分为胃虚、肝热、痰滞 3 个证型。妊娠剧吐的中医文献研究得出妊娠剧吐最多见的 4 个证型为肝胃不和、脾胃虚弱、胃阴亏虚、肝胃郁热 4 个证型。

本病的治疗原则是调气和中，降逆止呕。胃虚证治以健胃和中、降逆止呕，方选香砂六君子汤等；肝热证治以清肝和胃、降逆止呕，方选加味温胆汤等；痰滞证治以化痰除湿、降逆止呕，方选青竹茹汤等。

对于妊娠剧吐的治疗，一般需住院治疗，治疗上包括静脉补液、补充多种维生素、纠正脱水及电解质紊乱、合理使用止吐药物、防治并发症等。中医治疗妊娠剧吐的疗效在于辨病的基础上准确辨证。辨别脏腑失衡的关键，明确病机是脾胃虚弱、肝脾不和或痰湿阻滞等导致的妊娠剧吐，方能立法、遣药、处方。本病发生在妊娠这一特殊时期，多兼顾固肾安胎，在治疗疾病的同时兼养护胎元。中医治疗以服用汤剂为主，少量频服，配合中医外治疗法如耳穴、中药穴位贴敷、针刺等，并可辅以心理治疗。对恶心呕吐甚，食入即吐，不能服食中药者，可考虑单用外治法，也有将口服的药物改为直肠滴注的方法给药，使药物通过直肠黏膜吸收而达到治疗目的。

（三）药物选择

数据挖掘表明，妊娠剧吐使用方剂中药物使用频次为陈皮、茯苓、半夏、白术、竹茹、人参、白芍、紫苏梗、黄芩、黄连等。

四、名医经验

（一）班秀文经验

班秀文认为妇女的妊娠，本是正常的生理现象，其所以致病的原因，多为受孕后血聚于冲任以养胎，以致阴血偏虚，血虚则气虚，阴阳失调而发生病变。治疗上班秀文认为妊娠剧吐多与脾胃虚弱、肝胃不和相关。阳明乃多气多血之经，传化之腑，与太阴湿土相表里，脾胃是气血生化之源，冲脉主血海，隶属阳明，阳明经脉收受损，脾土虚弱，血源不足，可致胎气上逆，不能和降而导致妊娠恶阻，班秀文用桂枝汤调营卫，和阴阳，胃气得降，则呕吐止，亦用归芍异功散治疗脾胃不和导致的妊娠剧吐。班秀文常用治疗妊娠剧吐的药物有桑寄生、茯苓、党参、陈皮、砂仁、竹茹、紫苏叶等药。

（二）杨秉秀经验

杨秉秀认为妊娠剧吐的病位主要在胃，与肝脾二脏的关系密切。基本病机是“冲脉之气上逆犯胃，胃失和降。”因孕后血聚冲任以养胎元，胞宫血海充盈，经血不泻，冲脉之气偏盛，冲脉起于胞宫，隶属阳明，冲气上逆，循经犯胃，胃失和降，故致恶心呕吐；且孕后阴血下聚养胎，肝阴血偏虚，肝气偏旺，冲脉附于肝，冲气易夹肝火上逆犯胃而致恶阻。治疗上杨秉秀认为应谨遵治病与安胎并举的原则。在清热平冲，抑肝健脾，和胃降逆止呕的同时兼养护胎元。以加味苏叶黄连汤为基本方随证化裁治疗，取得满意的疗效。

（三）刘云鹏经验

刘云鹏治疗妊娠剧吐独辟蹊径，不降胃气，先清肺气。因肺者相傅之官，主治节，又主一身之气；肺居上焦，其气宜宣、宜降。肺气清肃，气道通利，则冲气自平，胃气自降而呕止。刘云鹏认为，用药如用兵，成方是有制之师，配伍得当，针对性强，若舍成方，临证凑合药味，必顾此失彼，鲜有疗效；但用成方时须辨证加减，不可胶柱鼓瑟。

（四）曾倩经验

曾倩认为，妊娠恶阻责之肝脾肾，妊娠恶阻治疗当去病安胎并重，故调和肝脾、降逆止呕，同时肾为先天之本，天癸之源，系胞之脏；脾为后天之本，气血生化之源。先后天相滋相生则母健而胎安也，故当注重补肾健脾，去病而安胎。治疗上首选非药物治疗——中医特色外治疗法，主要运用耳穴贴压和穴位敷贴。耳穴常选用肝、脾、胃、肾、神门、耳迷根、额、颞、枕等穴位，以调和肝脾、降逆止呕。穴位敷贴则以中脘穴、上脘穴、双足三里穴、内关穴为主穴，随症加减，以达到降逆止呕的功效。若使用外治法效果不明显者，及时给予中药治疗。选择药物治疗当注重用药少而精。

（五）傅金英经验

傅金英认为脾胃虚弱是妊娠剧吐的本证。素体脾胃虚弱，受孕后血聚子宫以养胎，子宫内实，冲脉之气较盛。冲脉起于胞宫隶于阳明，冲气循经上逆犯胃，胃失和降，反随冲气上逆而发为恶阻。治疗上认为当治病与安胎并举，病情严重者，应下胎益母。临床上常表现为面色萎黄、恶心、呕吐清涎、纳差、乏力者，治疗当健脾益气、和胃止呕、理气消食为主。采用综合治疗，以口服中药为主，配合中药穴位贴敷，并给予心理指导，从而缓解症状，使其顺利妊娠。

（六）谈勇经验

谈勇认为本病的原因主要有两个方面：一是妊娠妇女冲脉之气亢盛，其气上逆，逆犯于胃，胃失和降。二是肝脾失调，肝气偏旺，克伐脾胃。妊娠后经血不下泄，血聚以养胎，冲气失于涵养，气机上逆，胃居中焦，首受其害，故又有谓胎气上逆者。此外，呕吐频繁，耗伤津液，饮食不进，津液生成乏源，亦可致阴血匮乏，气失濡养，故后期常合并气阴两虚。阴虚水不涵木，木火益旺，不仅损肝伤脾，亦可扰乱心神，下及肾阴，致昏迷抽搐等，此乃危重之证，不可轻视。谈勇认为辨恶阻之证，首辨虚实；治恶阻之法，需降逆止呕为先。且此病以肝胃不和为主证，治当以抑肝和胃为主，如兼痰浊、脾虚者，需兼治。将其妊娠剧吐分为肝胃不和、脾胃虚弱、痰湿阻滞三个证型。恶阻肝胃不和证主要治法为抑肝和胃、降逆止呕，方选抑肝和胃饮（夏桂成经验 3 方）加减，呕吐剧烈加乌梅、芦根，头晕较甚加甘菊花、石决明，呕吐痰涎量多加茯苓；并佐以中药熏蒸疗法（自拟方：藿香、白蔻仁、紫苏叶、玫瑰花、柿蒂，水煎）。恶阻脾胃虚弱证治以健脾益气，谈勇临证以香砂六君子汤加减健脾，呕吐剧烈加代赭石、灶心土，烦热口渴加黄连、黄芩，兼有虚寒加淡干姜、丁香益气。治疗恶阻痰湿阻滞时注重行气温中、燥湿化痰，方选小半夏加茯苓汤加减。

（七）王邦才经验

王邦才认为妊娠剧吐以冲脉之气上逆，胃失和降，肝、脾二脏功能失调为其根本。女子怀孕期间，精血下行以养胎，故冲脉失其所养，其气易上逆而犯胃，致胃失和降而恶心呕吐，此为病机之常。结合患者体质，如木火之质，肝气易郁，木火易亢，常挟冲气横侮胃土，使胸满胁痛，呕吐频作，甚则呕吐酸水或苦水，烦渴口苦；又有阳旺之躯，胃火偏盛，腑气不通，以致食入即吐；"吐泻之余，并无完气"，妊娠剧吐流失大量津液，气随津脱，从而导致气阴两虚，临床表现为精神不振，四肢乏力，小便量少，发热口渴，舌红、苔薄黄或光剥，脉细滑无力等。治疗上，王邦才以平冲降逆、和胃安胎为法，常用自拟平冲安胎饮（竹茹、黄芩、白术、紫苏梗、续断、陈皮、清甘草）加减。呕吐较剧者，加姜半夏；偏寒性者则加生姜；偏热者，加桑叶；见肝气郁结者，加柴胡、香附；肝火偏亢者，加生栀子、牡丹皮；因剧吐伤津耗气，加石斛、沙参、麦冬以益气养阴生津；有腑气不通、大便秘结、呕吐剧烈者，王邦才根据张仲景"食入即吐，大黄甘草汤主之"之意，应用大黄甘草汤，使腑气通胃气降而呕吐止。用生大黄、生甘草、竹茹、紫苏梗、黄芩，此宗《内经》"有故无殒，亦无殒也"之旨。此外，对素体津亏、胎失所养又呕吐剧烈者，治拟甘寒养胃，常用自拟石斛养胃汤（石斛、竹茹、北沙参、炒白芍、瓜蒌皮、麦冬、炒麦芽、炙甘草）加减可获良效。

（八）韩冰经验

韩冰认为妊娠剧吐的病因病机主要责之于冲任之气上逆，孕后阴血下聚养胎，血分遂感不足，气分相对有余，从而导致冲任气血不调。韩冰以调理冲任气血为大法，虚者补之，实者通之。治疗原则以补肾安胎、平冲降逆止呕为主，并辅以补气滋阴之法。韩冰在治疗上重视调理冲任气血，酌加调理冲任之品，对于饮食难下、食入即吐者常加吴茱萸、半夏、紫苏等，虽半夏有动胎之性，属妊娠禁忌药，但遵从“有故无殒，亦无殒也”的原则，用之每获良效，一般可用至10 g。且韩冰认为凡妊娠之病，无论母病亦或胎病，治疗均有所顾及，治病安胎并重。呕吐频繁或日久，势必耗气伤阴，应重视顾护阴液、健脾开胃，以资后天，免胎失所养，临床常用太子参、沙参、玉竹、麦冬、五味子、芦根等。

（九）谢萍经验

谢萍认为妊娠恶阻主要责之冲气上逆，有因脾胃虚弱，孕后冲脉之气旺盛，气逆而上以致呕吐者；亦有因肝胃不和，肝气上逆犯胃，胃失和降而致呕吐者；若呕吐日久，气阴两虚，阴津耗损，可见妊娠恶阻之重症。妊娠剧吐属脾虚胃弱，冲气上逆者，谢萍认为妇人平素脾胃虚弱，孕后阴血下聚以养胎，冲脉之气旺盛，循经上逆犯胃，胃失和降，反随冲气上逆而呕恶。治以健脾和胃，平冲降逆止呕，方用香砂六君子汤合小半夏茯苓汤加减。属肝胃不和，冲气上逆者，治以平肝和胃，降逆止呕，方用温胆汤加减。属气阴两虚，阴津耗损者，谢萍认为妊娠恶阻病情进展迅速，因其具有恶心、呕吐，甚者食入即吐、恶闻食臭、终日不能饮食、只出不进的特点，极易发展为气阴两虚、阴津耗损之证，该证可与上述证型并存，是上述证型进展到一定程度的表现，临证之时，应据患者呕吐程度、次数、呕吐物性状、颜色来辨证，严格注意患者呕吐量，谨防气阴亏虚、津液耗损之重症。治疗时应时时注意患者病证变化，随证化裁，治以益气养阴，生津止呕，方用麦门冬汤加减。谢萍认为恶阻甚者会伴随整个妊娠周期直至生产，严重者可导致Wernick脑病，电解质紊乱，甚至威胁孕妇生命，极大影响着孕妇的生命健康和妊娠结局。

（十）马春芬经验

马春芬根据《素问·至真要大论》“诸呕吐酸、暴注下迫，皆属于热”的病机，认为妊娠恶阻的机理是肝热犯胃，胃失和降。妇女妊娠后，由于血盛于下养胎元，经血不泻，使冲脉之气上逆。复因妊娠一二月肝胆养胎，木火之气偏旺，肝热犯胃而易生恶阻。且孕后阴血下聚养胎使肝血更虚，肝火旺而冲脉气盛，冲脉附于肝，肝脉挟胃贯膈，冲气挟肝火上逆犯胃而致恶阻。病位主要是胃，引起呕吐的因素还涉及肝。马春芬认为，本病当清肝火，和胃气，降逆气，俾肝火得清，胃气得复，能纳水谷，则津液自复。治疗原则当以治病与安胎相结合，但由于孕妇体质之强弱，以及呕吐程度之轻重，而致耗伤津液有多寡，临床所表现的病证，有时也不可能为单纯型，可出现各种不同的兼证。所以在辨治过程中，依据病机、病证的转化，随证化裁，灵活变通，方能取得良效。

（十一）邓高丕经验

邓高丕认为妊娠剧吐以脾胃虚弱、胃气损伤为其根本，因脾胃虚弱，肝气趁其虚而乘之，水湿不得运化而积为痰湿。故其认为本病之病机虽为脾胃虚弱，肝胃不和，痰湿阻滞，但其根本却在脾胃虚弱。邓高丕结合古训认为，对妊娠剧吐的临床辨证治疗，尤以健脾和胃、降逆止呕为重，并秉着治病与安胎并举的原则，在健胃止呕的同时兼以安胎，并用生姜、乌梅、半夏、黄连、吴茱萸等止吐药物以标本兼顾。妊娠剧吐证属脾胃虚弱者，治疗以健脾益胃为主，常用药物有党参、白术、茯苓、砂仁、木香、紫苏叶、山药、生姜、甘草等。妊娠剧吐肝胃不和及痰湿阻滞者，因“土虚木乘”“脾虚生湿”，病机以脾虚为本，故治疗则以健脾和胃为主，在健脾益胃、固肾安胎的基础上酌情加用白芍、乌梅、茵陈等柔肝清肝；如呕吐酸水或苦水，烦渴口苦者，酌情加入黄连、黄芩、竹茹等。痰湿阻滞，舌苔厚腻者，酌情加用陈皮、半夏、佛手、枳壳、厚朴、藿香、佩兰、砂仁、白扁豆等，均有醒脾化湿之效；如吐剧伤阴者，少用木香、砂仁、白术之品，以免进一步温燥伤阴，并酌加沙参、麦冬、玄参、石斛、玉竹等以养阴生津。妊娠剧吐进一步则损伤气阴。气阴两伤者，因正气已伤，气虚则无以载胎，阴虚则无以养胎，故治宜益气养阴，止呕固胎。轻用木香、砂仁之品，以免进一步温燥伤阴，常用药物有太子参、黄芪、生地黄、麦冬、玄参、五味子、石斛、玉竹、天花粉、芦根等。因患者呕吐剧烈，易拒药，故宜少量频服且温服以增加药液的摄入量，提高疗效。对恶心呕吐甚，食入即吐，不能服食中药者，常辅以负压吸中脘穴的方法帮助进食。或将上述辨证口服的处方，改为直肠滴注的方法给药，使药物通过直肠黏膜吸收而达到治疗目的。

五、名方推荐

（一）加味苏叶黄连汤加减

紫苏叶、黄芩、竹茹各 10 g，矮地茶 10～15 g，藿香 5～10 g，黄连、砂仁（后下）、甘草各 5 g，生姜汁数滴。功效：清热平冲，抑肝健脾，和胃降逆止呕，兼养护胎元。主治：冲气夹肝火上逆犯胃之恶阻。用法：分次少量频服。加减：若夹痰饮，呕吐痰涎，体质壮实者，加姜半夏、茯苓；脾胃虚弱，不思饮食，脘腹胀满，神疲倦怠者，加白术、茯苓；胃脘胀闷，痞塞不适者，加枳壳、紫苏梗；肝郁气滞者，加合欢皮、佛手；兼有胎漏、胎动不安者，加桑寄生、菟丝子、续断、杜仲、苎麻根、地榆。

（二）抑肝和胃饮

紫苏叶、黄连各 5 g，陈皮、竹茹各 6 g，钩藤（后下）15g，黄芩 9 g，生姜 3 片。功效：抑肝和胃，降逆止呕。主治：肝胃不和之恶阻。用法：每日 1 剂，两煎相混，少量呷服，连服 5 d，同时每日补液 1000～1500 mL。

（三）小半夏加茯苓汤合寿胎丸加减

姜半夏、茯苓、生姜、续断各 10 g，大菟丝子、桑寄生各 15 g。功效：利湿健脾、平冲降逆，补肾益精、安胎固胎。主治：脾肾两虚之恶阻。用法：煎熬浓汤，服药应在患者未呕吐之时，少量频服。加减：若伴见呕吐清水、痰涎，纳呆、困倦、嗜睡、神脾乏力等气虚症状，可加四君子汤以健脾益气和胃止呕；若伴见呕吐酸水、苦水，头晕目眩、胸胁闷胀、心烦口苦、口干或尿黄等肝逆痰热之症，可加黄芩、竹茹清热除烦止呕；枇杷叶化痰降逆止呕；紫苏梗、藿香宽中行气、和胃止呕。若伴见呕吐血性之物、神疲乏力、口干舌燥等气阴两虚之症，可加西洋参益气养阴，麦冬、生地黄、石斛养阴滋液。

（四）傅金英经验方

黄芪 30 g，党参 20 g，炒白术、鸡内金、焦神曲各 15 g，陈皮、佩兰、黄芩、紫苏叶各 12 g，茯苓、木香各 10 g，厚朴、砂仁、甘草各 6 g。功效：健脾益胃，理气安胎。主治：脾胃虚弱之恶阻。用法：共 3 剂，武火煮沸，文火煎煮 20～25 min，倒出放置保温瓶中。取新鲜生姜，刮成细末汁，服药前先饮少许姜汁，引药入胃。少量频服，不拘时，不限量。服毕，吸住腮帮，使药液慢慢顺下，勿吐口水，以固护津液，减少“金汁”“玉液”的消耗。加减：肝气郁结者加白芍、合欢皮、郁金；脾虚湿盛者加薏苡仁、佩兰；腰酸者加菟丝子、桑寄生。

（五）香砂六君子汤合小半夏茯苓汤加减

党参 30 g，木香、白术、茯苓、陈皮、姜半夏各 10 g，砂仁（后下）、藿香各 5 g。功效：健脾和胃，平冲降逆止呕。主治：脾虚胃弱、冲气上逆之恶阻。用法：浓煎频服，可 2 d 服 1 剂。加减：若兼气阴亏虚者，可易党参为太子参；脾胃虚寒甚者，酌加吴茱萸温胃止呕，或加生姜切薄片，含于口中；若兼口干口苦者，加黄芩以清热止呕；若呕吐甚者，可添伏龙肝以温中降逆止呕。

（六）温胆汤加减

茯苓 15 g，京半夏、竹茹、陈皮、黄芩、枇杷叶、紫苏梗各 10 g，藿香 5 g。功效：平肝和胃，降逆止呕。主治：肝胃不和、冲气上逆之恶阻。用法：浓煎频服，可 2 d 服 1 剂。加减：呕吐甚者，阴津亏虚，可酌加芦根、麦冬以养阴生津。

（七）麦门冬汤加减

西洋参、麦冬、山药各 15 g，生地黄、石斛、半夏、粳米、竹茹各 10 g。功效：益气养阴，生津止呕。主治：气阴两虚、阴津耗损之恶阻。用法：煎水频服，配合禁食补液。加减：若呕吐血性液体可加藕节炭止血。

（八）马春芬经验方

竹茹 15 g，紫苏叶 12 g，黄连、姜半夏、陈皮、白术各 10 g，黄芩 6 g，甘草 3 g。功效：清热降逆止呕。主治：肝热犯胃、胃失和降之恶阻。用法：少量频服。加减：若呕吐带咖啡色等血样物者，加黄芩炭 15 g；呕吐至阴液亏耗重者，加沙参 12 g，麦冬 12 g，五味子 12 g；阴道流血者，加菟丝子 15 g，续断 10 g，桑寄生 10 g，仙鹤草 15 g。

（九）和胃安胎饮

山药 15 g，白术、紫苏叶、香附、乌梅、竹茹、石斛、陈皮、茯苓各 10 g，西洋参、甘草各 5 g，砂仁 3 g。功效：疏肝和胃，降逆止呕。主治：肝胃不和之恶阻。用法：煎水频服。

（十）干姜党参半夏汤

党参（脾气虚弱者可用人参）、法半夏、黄芪、炒白术各 15 g，干姜、续断、砂仁（打碎后下）、陈皮、紫苏梗各 10 g。功效：温中益气、降逆止呕。主治：妊娠恶阻。用法：每日 1 剂，加水 500 mL，煎至 150 mL，少量多次饮服，以温服效佳，均以姜汁为药引，服药后可漱口，口含姜片以防反胃。

第九节　异位妊娠

异位妊娠（EP）是指种植于子宫体腔以外的妊娠，是妇产科常见的急腹症，发生率约 2%。异位妊娠的发病与性生活年龄的提前、输卵管损伤史、盆腔炎性疾病史、盆腔或输卵管手术史、不孕症病史、吸烟史、辅助生殖技术等均密切相关。临床上根据其发病部位的不同，分为输卵管妊娠、宫颈妊娠、剖宫产疤痕妊娠、间质部妊娠、宫角妊娠、卵巢妊娠、腹腔妊娠，其中最常见的为输卵管妊娠。

一、诊断标准

（一）病史

多有停经史，可有早孕反应，但也有 20%～30%患者无明显停经史。

（二）症状

1. 腹痛：早期可有一侧下腹隐痛；输卵管妊娠流产或破裂时，突感一侧下腹疼痛或撕裂样剧痛，持续或反复发作，常伴有恶心呕吐，肛门坠胀和排便感。

2. 阴道流血：阴道有不规则出血，量少，亦有阴道出血量较多者，可同时排出蜕膜管型或蜕膜碎片。

3. 晕厥与休克：由腹腔内急性出血和剧烈腹痛引起，初始或轻者出现晕厥，严重者出现低容量性休克，休克程度与腹腔内出血的速度及血量成正比，但与阴道出血量无明显关系。

任何性生活活跃的育龄期妇女一旦出现腹痛或者阴道流血即应进行妊娠筛查，无论是否有避孕措施。有明确异位妊娠高危因素的孕妇，即使没有症状，也应该进行筛查评估以排除异位妊娠。

（三）检查

1. 一般情况：腹腔内出血较多时，患者呈贫血貌，可出现面色苍白、脉搏快而细弱、血压下降等休克表现。通常体温正常，休克时体温略低，腹腔内血液吸收时体温略升高，但不超过 38 ℃。

2. 腹部检查：有内出血时下腹部有压痛及反跳痛，患侧尤甚，但腹肌紧张不甚。内出血较多时腹胀，叩诊有移动性浊音。

3. 妇科检查：阴道可有血迹，有腹腔内出血时阴道后穹隆饱满、触痛。宫颈有明显摇举痛。子宫稍大而软，内出血多时子宫有漂浮感。子宫一侧或后方可触及肿块，质软，边界不清，触痛明显。陈旧性异位妊娠时，肿块的边界较清楚，质地偏实，且不易与子宫分开。

4. 经阴道超声检查：经阴道超声是诊断输卵管妊娠的首选方法。经阴道超声提示附件区可见含有卵黄囊和（或）胚芽的宫外孕囊，可明确诊断异位妊娠。若超声检查发现与卵巢分离的肿块或者低回声肿块，应高度怀疑为异位妊娠，其阳性预测值约为 80%。在孕 5～6 周间经阴道超声可探及含有卵黄囊的宫内孕囊。一般情况下，除了罕见的宫内外复合妊娠，超声显示宫内孕囊可排除异位妊娠。尽管超声检查发现宫腔内囊性结构提示宫内妊娠，但也有可能为“假孕囊”（宫腔内的积液或积血），20%的异位妊娠患者超声检查可见“假孕囊”。

5. 血人绒毛膜促性腺激素测定：血人绒毛膜促性腺激素（HCG）水平的测定能辅助诊断异位妊娠。

单独的血 HCG 测定不能用于异位妊娠的诊断，应结合患者的病史、症状和超声检查协助诊断。若 HCG 超声阈值用于异位妊娠的诊断，那么阈值应予以提高（至 3500 U/L）以避免潜在的误诊以及可能的正常宫内妊娠终止。

临床疑似为异常妊娠者，推荐在第 1 次血 HCG 测定后间隔 48h 重复血 HCG 测定。有活力宫内妊娠的血 HCG 最低增幅应谨慎看待（可能有的正常宫内妊娠增幅更慢），且最低增幅取决于初始血 HCG 水平。初始血 HCG 低于 1500 U/L，则间隔 48h 血 HCG 水平增幅为 49%；初始血 HCG 处于 1500～3000 U/L 者增幅为 40%；超过 3000 U/L 者增幅为 33%。

6. 不明部位妊娠：不明部位妊娠患者如果病情稳定且有继续妊娠的意愿，可重复经阴道超声检查和（或）随访血 HCG 以明确诊断并指导治疗。如果排除正常宫内妊娠，可通过诊断性刮宫检查宫内刮出物是否有绒毛来鉴别早期宫内妊娠流产与异位妊娠。刮宫后 12～24 h 内血 HCG 值下降超过 15%提示滋养细胞已清除。刮宫后血 HCG 处于平台期或者上升，提示刮宫不全或超声未显示的异位妊娠。

二、西医治疗

（一）药物治疗

甲氨蝶呤（MTX）治疗适用于病情稳定患者，确诊或是临床高度疑似异位妊娠病例，并且其血流动力学稳定、包块未破裂、无 MTX 治疗的绝对禁忌证。治疗前需排除正常宫内妊娠，避免用于血清肌酐、肝转氨酶显著升高以及骨髓抑制（严重贫血、白细胞减少、血小板减少）的患者。治疗前，应告知患者虽然证据有限，但 MTX 治疗不会对后续生育或卵巢储备功能产生不良影响。

有 3 种 MTX 治疗方案用于治疗异位妊娠：单剂量方案、二次剂量方案和多剂量方案。选择 MTX 治疗方案应根据初始血 HCG 水平为指导，并与患者讨论每种方案的优点和风险后决定。单剂量方案适用于低初始血 HCG 水平或者血 HCG 水平处于平台期的患者，而二次剂量方案可能被认为是对于初始血 HCG 水平较高患者的单剂量方案的替代方案。药物治疗后需连续监测血 HCG 水平，HCG 下降至正常水平需要 2～4 周，最长 8 周。MTX 治疗后从第 4 日到第日天血 HCG 水平降低少于 15%则提示治疗失败风险高，并需要追加 MTX 治疗（单剂量或二次剂量方案）或手术干预。接受 MTX 治疗的患者需要被告知异位妊娠破裂的风险，避免同时服用某些降低药效的食物、保健品、药物，以及避免治疗成功前再受孕。MTX 治疗后需随访血 HCG 水平直至正常非孕水平。

MTX 治疗成功率可能取决于治疗方案和初始血 HCG 水平，有研究显示，MTX 治疗前血 HCG 水平高于 5000 U/L，失败率＞14.3%；当低于 5000 U/L 时，失败率为 3.7%。MTX 治疗失败患者若治疗前未行刮宫术，则应高度警惕宫内妊娠可能，除非有明确的输卵管妊娠证据，否则在重复 MTX 治疗或手术治疗前应考虑行刮宫术。超声无法预测输卵管妊娠破裂和治疗所需时间，故药物治疗后不需要常规进行超声监测。MTX 治疗失败预测指标包括：治疗前高血 HCG 水平、血 HCG 水平快速上升（间隔 48h 上升超过 50%）、胚胎过大或生长快速（如出现心管搏动）。

医疗机构需要告知患者输卵管妊娠破裂的症状，并强调一旦出现症状需即刻就医。治疗期间患者应避免剧烈运动和性行为，医生应尽量减少妇科检查和超声检查。建议患者在治疗期间避免服用降低 MTX 疗效的食品及药物（叶酸补充剂、含有叶酸的食品和非甾体抗炎药）。有限的证据表明，MTX 暴露后短期内妊娠不增加胎儿畸形、早期妊娠流产发生率。专家建议，女性在 MTX 治疗的最后 1 次剂量后至少 3 个月再妊娠。

（二）手术治疗

对于病情稳定的非破裂型异位妊娠患者，腹腔镜手术或肌内注射 MTX 治疗均是安全有效的治疗方法。需根据临床表现、实验室和影像学检查以及患者知情选择来决定选择手术还是药物治疗。

手术治疗一般采用腹腔镜输卵管切除术或腹腔镜输卵管开窗术。开腹手术适用于血流动力学不稳定、大量腹腔内出血者以及腹腔镜检查中视野受限者。当患者有以下临床表现时需进行手术治疗：血流动力学不稳定、异位妊娠破裂的症状（如盆腔疼痛）或腹腔内出血征象、药物治疗失败时。

手术治疗与药物治疗相比较，虽然药物治疗避免了手术和麻醉风险，但是治疗成功率低于手术治疗，需要更长的随访时间、更多次数的复诊和抽血实验室检查。临床上，需根据患者的临床病情、生育期望以及输卵管损伤程度来决定行输卵管切除术或输卵管开窗术。当输卵管损伤严重、手术部位有明显出血的情况下，输卵管切除术是首选手术方法。有生育要求的患者，如果对侧输卵管正常，也可以考虑行输卵管切除术。对于对侧输卵管有损伤、有生育要求的患者，可考虑行输卵管开窗术。输卵管开窗术后可以考虑预防性单剂量 MTX 治疗，并随访监测血 HCG 以防持续性异位妊娠。

（三）期待治疗

保守治疗要求患者应当没有症状，血 HCG 初始水平为 2000 U/L。当初始血 HCG 低于 2000 U/L，88%的异位妊娠患者会发生自然流产，初始血 HCG 水平高的患者自然流产率低。一项随机对照研究报道，在血 HCG 低于 2000 U/L 的患者中，期待治疗与单剂量 MTX 治疗成功率差异无统计学意义。放弃期待治疗的原因包括腹痛加剧、血 HCG 水平下降不满意、输卵管妊娠破裂。异位妊娠期待治疗成功表现为患者应当没有症状，有自然流产的客观依据，如血 HCG 水平表现为平台期或下降。同时，患者必须知情同意并愿意接受输卵管破裂、出血和急诊手术等潜在的风险。

三、中医临床思维

（一）中医病名及病因病机特征

中医学无异位妊娠病名，根据“停经”“少腹疼痛”“腹腔内出血”“腹腔内包块”的临床表现，可归属于中医“妊娠腹痛”“癥瘕”“胎漏”“经闭”“少腹瘀血”等疾病范畴之中。异位妊娠的发病机制与冲任不畅，孕卵异位着床有关，主要有以下 3 方面：一是素性忧郁，或七情内伤，情怀不畅，肝郁气机不畅，气滞血瘀，或因经期产后，血室空虚，邪毒乘虚内侵，阻遏经脉，导致气滞血瘀，经期产后余血未净而合阴阳，精浊与余血相搏为瘀，瘀阻冲任，胞脉失畅，孕卵受阻，不能运达胞宫，而成异位妊娠。二是先天不足或后天房劳伤肾，大病久病“穷必及肾”，以致肾虚，肾虚元气不足，无力运血则血瘀，以至孕卵不能及时运达胞宫，而成异位妊娠。三是过食膏粱厚味，痰湿内生，或肝旺克脾，或肾阳虚不能温暖脾土，脾虚水湿不化，湿聚成痰，或肝郁化火，炼液成痰；或肝郁气机不利，气滞水停，聚液成痰。痰湿流往下焦与瘀搏结，阻滞冲任，孕后孕卵不能及时运回胞宫而发病。总之，异位妊娠的发生，一因虚，主要是脾肾气虚，不能把孕卵及时送达胞宫；二因阻，孕卵受到阻滞，不能送达胞宫。由于孕卵未能移行至胞宫，而居于胞脉，久而胞脉破损，血溢妄行，离经之血淤积少腹，气机阻滞，不通则痛，形成少腹血瘀证。若出血过多，气随血脱则形成阴阳离决之危症。

（二）辨病辨证及治疗特征

临床上将异位妊娠归为瘀证，分为未破损期、出血期、包块期三期，治法以活血化瘀为中心。初始以杀胚消癥、活血止痛为主，中期以活血止血、杀胚消癥为主，最后以活血化瘀消癥为主。临床遣方用药时，既要遵循活血、化瘀、消癥的原则，还要结合病情的不同阶段和患者的特殊表现辨证用药。未破损期的治疗，应先以杀胚为主，如新宫外孕Ⅰ号方。杀胚成功后，服用祛瘀消癥的药物。出血期的治疗以化瘀止血、杀胚消癥为主，如新宫外孕Ⅱ号方、胶艾四物汤、参附汤加味等。包块期的治疗以活血化瘀、消癥散结为治疗原则，如新宫外孕Ⅰ号方、大黄䗪虫丸、桂枝茯苓丸、消瘤方等。

异位妊娠提倡多种方法综合治疗，可加速瘀积血块及异位妊娠包块溶解吸收，起到事半功倍的效果，如中药口服配合灌肠、贴敷。中药贴敷可用纱布将口服中药渣包后贴敷于患侧下腹部以行气活血、祛瘀消癥、通络止痛。灌肠可使药物透过肠黏膜直接作用于病变部位，增加输卵管药物浓度，还可使血管扩张，改善盆腔内微循环，促进药物的吸收，从而加速炎症消散，提高临床疗效。

（三）药物选择

治疗异位妊娠的中药主要为杀胚药，目前常用的药物有赤芍、莪术、桃仁、丹参、三棱、天花粉、紫草、蜈蚣、乳香、没药、当归等，部分中药外用也常用于异位妊娠中，如大黄、芒硝、麝香等。

四、名医经验

（一）张良英经验

张良英认为异位妊娠未破损期是中医治疗的最佳时期，中医药保守治疗异位妊娠未破损期，具有安全、无痛苦和保留输卵管等优势，是目前临床治疗的首选治法之一。临床上，张良英常以杀胚方和消瘤方来治疗异位妊娠。异位妊娠未破损期，张良英主张用杀胚方治疗，以活血化瘀、消瘕杀胚。特别强调由于异位妊娠尚未流产或破裂，临床表现可不典型，有停经及早孕反应，可有阴道少量流血及下腹一侧隐痛，检查子宫稍大变软，附件一侧发现包块，尿 HCG 呈阳性或弱阳性。杀胚方由丹参、赤芍、桃仁、三棱、莪术、炙黄芪、党参、紫草、枳壳、甘草组成。方中三棱、莪术活血消瘕杀胚为君药；丹参、赤芍、桃仁为臣药，协同君药加强化瘀杀胚之功；黄芪、党参健脾益气，一方面顾护正气，另一方面推动血行。紫草凉血解毒，且杀胚效果较好，实验研究已发现能通过破坏绒毛而达到杀死胚胎的作用。枳壳行气除胀，上述药物同为佐药；甘草调和诸药为使药。全方合用，益气扶正、活血化瘀杀胚。张良英认为，中医药治疗异位妊娠除杀胚外，对包块型（陈旧性宫外孕）也具有良好的效果，能消癥散结通络，善用其经验方消瘤方酌加穿山甲、路路通、丝瓜络等恢复输卵管的功能。消瘤方由当归、白术、川芎、桃仁、赤芍、三棱、夏枯草、荔枝核、枳壳、鸡内金、甘草组成。全方健脾理气，活血化瘀，软坚散结。方中川芎、桃仁、赤芍活血化瘀，3 味药中，川芎性温、赤芍微寒、桃仁性平，故活血而不动血。三棱与川芎相伍既行气又活血，川芎有行气之功，为血中之气药。夏枯草、荔枝核、三棱软坚散结，行气止痛。当归、白术、甘草益气健脾补中，当归又有补血之用。共奏理气活血，软坚散结，益气健脾的功效，使结块软散，气行瘀化，瘀消而不伤正。对于气虚明显者，张良英常加党参、黄芪，血虚者加白芍、熟地黄，阴虚火旺者加牡丹皮、沙参，痰湿重者加二陈汤，湿热重者加薏苡仁、黄柏。

（二）许润三经验

许润三认为，异位妊娠病机本质是少腹血瘀实证，故中药治疗以活血化瘀为其治疗大法。临床遣方用药时应注意，既要遵循活血、化瘀、消癥的原则，还要结合病情的不同阶段和患者的特殊表现辨证用药。许润三根据自己多年的临床经验，治疗本病常以桂枝茯苓丸合土瓜根散为主，活血化瘀、消癥散结以杀胚，再结合异位妊娠的不同时期、病情的严重程度及患者的体质配伍加减。桂枝茯苓丸、土瓜根散均出自《金匮要略》，其中桂枝茯苓丸原本是用来治疗癥病。用量较小，缓下癥积，不使伤正；土瓜根散原本用于治疗瘀血而致经水不利之少腹满痛，活血祛瘀、通经止痛。许润三在临床当中根据自己多年经验，将两者合用并适当加大桂枝茯苓丸中每味中药的剂量，以增强活血通经、化瘀消癥之力，而土瓜根（即天花粉）还具有杀胚之功，两者合用共奏活血化瘀、消癥杀胚之效。许润三认为，若患者出血量多，尽量避免应用破血逐瘀力量较强的药物，以免引起大出血；出血量少者，可在活血化瘀的基础上加用活血力量较大的破血逐瘀的虫类药，如水蛭、蜈蚣、虻虫等；疼痛明显者，可加活血化瘀、通络止痛之品，如水蛭、血竭等；待病情稳定后，B 超示有包块残留者，可加用大量的破血消癥的中药，如三棱、莪术等消包块。异位妊娠保守治疗的患者病程一般较长，多伴有气血亏虚的征象；再者，活血化瘀治疗大法贯穿异位妊娠保守治疗的始终，久用活血化瘀消癥之类攻伐药物，必将耗伤正气，而气为血之帅，气愈虚则血愈滞，不利于整个疾病的治疗，故许润三主张在整个治疗过程当中，应当攻邪不忘扶正，常在活血化瘀、消癥杀胚中药中加用黄芪、党参等补气药扶助正气。

（三）何嘉琳经验

何嘉琳认为，异位妊娠血瘀为其主要病机，感染邪毒、湿热蕴结、情志所伤、气虚、气滞皆可致瘀，而瘀血形成后更加阻滞气血，互为因果。血瘀既是异位妊娠的重要致病因素，又是异位妊娠的病理产物。另外大失血之后，不仅有离经之血形成的少腹血瘀实证，同时也有不同程度的血虚存在。因此异位妊娠属虚实夹杂，本虚标实之病。血瘀存在于异位妊娠的各型及疾病发展的整个过程，因此，何嘉琳主张将活血化瘀贯穿于整个治疗过程中。对于未破损期的治疗，以活血化瘀，消癥杀胚为主，何嘉琳喜用药物有丹参、赤芍、桃仁、三棱、莪术、紫草、生蒲黄、生山楂、水蛭、生甘草。丹参、赤芍、桃仁、生山楂活血化瘀，三棱、莪术消癥散结，水蛭破血逐瘀。紫草，其功长于凉血活血。《医林纂要》："补心，舒肝，散瘀，活血。"对于已破损期不稳定型的治疗，少腹仍有瘀血，因瘀血日久，血不循经，溢于脉外，故导致出血。何嘉琳认为此时瘀血为病理产物，又为出血的病因，两者之间互为因果，此时期虚实夹杂，正虚邪实，正气虽虚尚耐攻，常采用三棱、莪术、丹参等活血化瘀力稍强的中药。何嘉琳主张治疗不宜一味活血化瘀，活血太过不仅不利于止血，反而会增加出血量，加剧阴血暴亡，甚至危及生命，遣方用药时常加用三七、蒲黄、五灵脂、制大黄炭之类止血而不留瘀之品。气虚明显者，见气短乏力、神疲纳呆，加黄芪、党参、焦白术以益气扶正。若气滞明显，见腹胀，胃脘不舒、腹痛拒按者，加枳壳、川楝子等以理气行滞。若破损时间较长，络伤血溢于少腹成瘀，瘀积成癥，腹腔形成血肿包块，癥块阻碍气机下腹坠胀，何嘉琳认为此时属于异位妊娠包块期，活血化瘀同时应软坚散结，临床喜用皂角刺、穿山甲、薏苡仁、鸡内金等。异位妊娠日久，失血后多伴有阴血亏虚，常配伍龟甲，龟甲咸平，能去瘀血，止新血。

（四）厉健经验

厉健认为异位妊娠的病因主要与盆腔炎导致子宫、输卵管功能及形态发生改变有关。湿热下注，冲任气血不畅，瘀与热互结，滞于少腹为异位妊娠基本病机，病位在少腹部。在治疗异位妊娠初期，以杀胚为主，初期方药中厉健善用天花粉、紫草杀胚为主，《本草纲目》中记载天花粉治胞衣不下，紫草凉血活血散瘀功效显著，可促进宫内瘀血排出，预防出血时间较长造成宫腔感染。临证时，厉健根据多年经验，自拟杀胚消癥方以活血化瘀，消癥杀胚立法，与病机相符。自拟杀胚消癥方是在宫外孕Ⅱ号方基础上加减而来，由丹参、赤芍各 15 g，桃仁 10 g，三棱、莪术各 9 g，全蝎 3 g，蜈蚣 2 条，紫草、天花粉各 30 g，炙甘草 6 g 组成。杀胚后，厉健主张应用清热利湿，活血化瘀解毒之法促进异位妊娠盆腔包块吸收及盆腔炎治疗。治疗异位妊娠盆腔包块，厉健认为湿遇寒而凝，遇热而行，故在自拟杀胚消癥方基础上去天花粉，多用温性、行气中药，常以鸡内金、连翘、陈皮、醋延胡索、厚朴、五灵脂、炒蒲黄等中药促进盆腔包块吸收及消除盆腔炎症。厉健认为中药保留灌肠，药物透过直肠黏膜局部吸收，增强疗效，保留灌肠方以清热解毒，活血化瘀为治法，具体中药有败酱草、夏枯草、鱼腥草、醋延胡索、大血藤、丹参、莪术、牡丹皮、赤芍等，将药渣敷在附件包块区，药物透皮吸收，促进包块吸收。

（五）张晓甦经验

对输卵管妊娠的诊断，张晓甦主要从以下几个方面进行综合判断：①症状：停经史、少腹痛或有不规则阴道流血；②妇科检查：子宫常大或略大，一侧附件或可触及包块，有压痛；③血 HCG 翻倍及血孕酮较正常妊娠水平低；④阴道 B 超：宫内未见孕囊，宫旁出现低回声区，或见特异性包块（胚囊型包块中见卵黄囊、胚芽或胎心搏动）。如若患者出现特异性宫外包块，输卵管妊娠基本可诊断。当患者出现上述临床症状而超声检查阴性或声像图不典型时，也不宜轻易放弃考虑异位妊娠的可能，应动态观察血 HCG、孕酮水平及阴道 B 超情况。当输卵管妊娠异位胚胎存活，HCG 持续上升，但＜2000 U/L 者，将其归为输卵管妊娠早期。保守治疗时首先应终止异位胚胎继续生长，张晓甦主张在用甲氨蝶呤治疗输卵管妊娠的同时予以活血杀胚中药口服治疗，认为活血杀胚中药可提高输卵管妊娠保守治疗的成功率，缩短血 HCG 转阴时间。张晓甦常用基本方药物组成为赤芍、牡丹皮、丹参各 15 g，三棱、莪术、川牛膝各 12 g，地龙、土鳖虫、石见穿、川芎、当归、天花粉各 10 g，炮穿山甲 5 g。其中天花粉中含有天花粉蛋白，有引产和终止妊娠作用，常于活血祛瘀药中加用此药，以配合甲氨蝶呤进行杀胚治疗。在输卵管妊娠保守治疗过程中，张晓甦强调此期的治疗是保守治疗成败的关键，在治疗过程中有少部分患者可因保守治疗失败而出现一些急症情况，然而治疗的可检测性保障了其安全性，积极运用 HCG 和阴道超声的检测为输卵管妊娠保守治疗提供了安全性保障。经早期的中药口服配合甲氨蝶呤肌内注射杀胚治疗后，若第 4～7 日患者血 HCG 下降＞15%，说明杀胚治疗已成功，张晓甦认为此后治疗应以破瘀消癥为主，兼以清热利湿，常于活血破瘀消癥方中配伍清热利湿药，以减少异位妊娠包块处的炎性渗出，加快局部炎症包块吸收，减少粘连。常用经验方消癥止痛方加味治疗，消癥止痛方药物组成为赤芍、三棱、莪术、川牛膝、蒲公英、薏苡仁、黄芪、鸡血藤各 12 g，当归、制香附、制延胡索各 10 g，桃仁、红花、川芎各 9 g。为了能加速积血块及异位妊娠包块溶解吸收，张晓甦常嘱咐患者将所剩药渣热敷于患侧，这样既增加了治疗效果，又充分利用了药材。同时，由于异位妊娠包块在盆腔输卵管内，常外用中药保留灌肠配合中药口服治疗，药液可经直肠静脉丛直接吸收，能使药力直达病所，改善盆腔内微循环，起到化瘀消癥、清热利湿，促进异位妊娠包块吸收的作用，同时又减少了药物对胃肠道的刺激。张晓甦常用灌肠方药物组成：三棱、莪术、乳香、没药、皂角刺、蒲公英、车前草各 15 g，红藤、败酱草各 10 g，浓煎至 100 mL，保留灌肠。治病必求于本，张晓甦认为对于异位妊娠患者，平素往往伴有月经的期、量、色、质的异常。同时，保守治疗的异位妊娠患者多有生育的要求，对经 B 超证实的异位妊娠包块已消失者，张晓甦常予以补肾调周，恢复正常月经，以调节盆腔内环境助其正常妊娠。张晓甦主张根据月经周期 4 阶段分别论治：①经后期：以补肾滋阴养血为主。处方：女贞子、炙黄精、山茱萸、赤芍、白芍各 12 g，熟地黄、炙龟甲、广郁金各 10 g，当归 9 g，山药 15 g。②经间期：以补肾助阳、调理气血为主。处方：郁金、柴胡、五灵脂、茺蔚子、鹿角霜各 10 g，青皮、陈皮、当归各 9 g，桃仁、红花各 6 g，川芎、泽兰、紫石英各 12 g。③经前期：以温补肾阳为主。处方：菟丝子、熟地黄、茯苓各 12 g，覆盆子、淫羊藿、鹿角片、赤芍、白芍、香附各 10 g，郁金 9 g，山药 15 g。④月经期：以温经活血化瘀为主。处方：桃仁、红花、艾叶各 6 g，川芎、益母草、当归、熟地黄、制香附、太子参各 10 g，赤芍、白芍各 12 g。

（六）陈林兴经验

陈林兴主张本病宜中西医结合治疗，单用中药治疗本病，不能快速有效地杀死胚胎，易发展成输卵管妊娠流产或破裂，从而引发腹腔内出血，严重者威胁患者生命安全；单用西药治疗输卵管妊娠，虽可快速杀胚，但输卵管妊娠后期的包块吸收效果欠佳，输卵管不通畅不能得到有效改善，使输卵管妊娠再次复发的可能性增大，且药物不良反应多。因此，陈林兴将未破裂型输卵管妊娠分为两个阶段治疗，早期未破裂型输卵管妊娠杀胚是重中之重，主张中西医结合治疗以求有效快速地杀死胚胎；晚期胚胎杀死后则以中药治疗为主，促使异位妊娠包块吸收、消散，恢复输卵管的通畅，为正常宫内妊娠做好充分准备。异位妊娠属少腹血瘀之实证，因此“活血化瘀”始终贯穿治疗的全过程。异位妊娠的第一阶段为早期未破损，即异位胚胎存活，陈林兴认为此时为气血运行不畅，冲任胞络阻滞，喜用“杀胚方”以活血化瘀止痛，杀胚消癥散结；药物组成为蜈蚣 2 条，紫草 30 g，丹参 15 g，赤芍、桃仁、延胡索各 12 g，三棱、莪术、枳壳各 10 g。方中蜈蚣、紫草为君药，蜈蚣攻毒散结，通络止痛，用其逐瘀消癥杀胚，《名医别录》云：“蜈蚣疗心腹寒热结聚，堕胎，去恶血。”紫草有凉血活血，化瘀解毒的作用。臣药赤芍、桃仁、丹参活血化瘀杀胚，佐药三棱、莪术破血消癥以杀胚；延胡索行血止痛，枳壳行气除胀为使药，二者协同促使子宫收缩，从而起到止痛止血作用。陈林兴主张同时加用西药米非司酮片 50 mg，每日 2 次，空腹口服连用 3 d；甲氨蝶呤 50 mg/m^2 单次肌注，患者血 HCG 水平情况若下降不理想或不降反升可予行第 2 疗程。中西药共同使用以阻止滋养细胞及胚胎生长，促进局部炎症吸收，提高胚胎杀死率。异位妊娠的第二阶段为晚期异位胚胎已死亡，血 HCG 值转为阴性，停经，下腹坠胀不适，阴道流血逐渐停止，一侧附件区包块可有压痛，舌质暗，苔薄白，脉细涩。陈林兴认为此为胎与血瘀互结成块，阻滞冲任胞络，常以“通畅方”活血化瘀散结，消癥通畅助孕，药物组成为当归、卷柏、丹参各 15 g，赤芍、桃仁、大血藤、丝瓜络、路路通各 12 g，甲珠、川芎、莪术、枳壳、台乌各 10 g，甘草 5 g。方中甲珠为君药，善于走窜，性专行散，能直达病所，既能活血祛瘀，又能消癥通络；当归、川芎、赤芍、丹参、桃仁、莪术、大血藤以活血祛瘀、消散止痛，开郁散结，丝瓜络、路路通活络通经以散瘀止痛，卷柏卷缩似拳状，其形似输卵管，以破血通络，上述药物助君药甲珠消癥通络，共为臣药；台乌上入肺，中走脾，下达肾与膀胱调畅一身气机，枳壳行气除胀，二者共为佐药，使气行则血行；甘草调和诸药为使药。全方合用，可促使瘀结包块尽快吸收，通而不畅的输卵管通畅，捡拾卵子和运送受精卵的功能恢复正常，为正常宫内妊娠创造有利条件。

五、名方推荐

（一）杀胚方

炙黄芪、紫草各 30 g，丹参、党参各 15 g，赤芍、桃仁各 12 g，三棱、莪术、枳壳各 10 g，甘草 5 g。功效：益气扶正、活血化瘀杀胚。主治：异位妊娠未破损期。用法：每日 1 剂，水煎，分 2 次温服。

（二）消癥方

川芎、桃仁、赤芍各 20 g，当归、白术各 15 g，三棱、夏枯草、荔枝核、枳壳、鸡内金各 10 g，甘草 5 g。功效：健脾理气，活血化瘀，软坚散结。主治：陈旧性宫外孕。用法：每日 1 剂，水煎，分 2 次温服。气虚明显者加党参、黄芪，血虚者加白芍、熟地黄，阴虚火旺者加牡丹皮、沙参，痰湿重者加二陈汤，湿热重者加薏苡仁、黄柏。

（三）桂枝茯苓丸合土瓜根散

桂枝、茯苓、牡丹皮、桃仁、赤芍各 10 g，土瓜根、䗪虫各 9 g。功效：活血化瘀、消癥散结。主治：异位妊娠。用法：每日 1 剂，水煎，分 2 次温服。出血量少者，加用活血力量较大的破血逐瘀的虫类药，如水蛭、蜈蚣、虻虫等；疼痛明显者，可加活血化瘀、通络止痛之品，如水蛭、血竭等；待病情稳定后，B 超示有包块残留者，可以加用大量的破血消癥的中药，如三棱、莪术等。

（四）宫外孕Ⅰ号方

丹参、赤芍各 15 g，桃仁 9 g。功效：活血化瘀杀胚。主治：用于休克型和早期不稳定型患者，或腹腔血液未凝成血肿包块者。用法：每日 1 剂，水煎，分 2 次温服。

（五）宫外孕Ⅱ号方

丹参、赤芍各 15 g，桃仁 9 g，三棱、莪术各 3 g。功效：活血化瘀，软坚散结。主治：用于腹腔内血液已凝成血肿包块者。用法：每日 1 剂，水煎，分 2 次温服。

（六）自拟杀胚消癥方

丹参、赤芍各 15 g，桃仁 10 g，三棱、莪术各 9 g，全蝎 3 g，蜈蚣 2 条，紫草、天花粉各 30 g，炙甘草 6 g。功效：活血化瘀，消癥杀胚。主治：用于异位妊娠初期。用法：每日 1 剂，水煎，分 2 次温服。

（七）消癥止痛方

赤芍、三棱、莪术、川牛膝、蒲公英、薏苡仁、黄芪、鸡血藤各 12 g，当归、制香附、制延胡索各 10 g，桃仁、红花、川芎各 9 g。功效：破瘀消癥，清热利湿。主治：用于输卵管妊娠中期（杀胚治疗后第 4～7 日，复查血 HCG 下降＞15%）。用法：每日 1 剂，水煎，分 2 次温服。

（八）逐瘀止孕汤

生地黄 30 g，大黄、赤芍、龟甲各 9 g，牡丹皮 3 g，当归尾、枳壳各 15 g，桃仁 10 粒。功效：消积杀胚，活血化瘀。主治：非破裂型异位妊娠。用法：每日 1 剂，水煎，分 2 次温服。

（九）化瘀消癥方

天花粉、丹参各 15 g，赤芍、枳壳、三棱、莪术、蒲黄各 10 g，三七 5 g，蜈蚣 2 g。功效：活血化瘀、消癥散结。主治：未破损期的异位妊娠。用法：每日 1 剂，水煎，分 2 次温服。

（十）化瘀散结通畅方

甲珠、川芎、三棱、枳壳、台乌各 10 g，当归、丹参、桂枝、卷柏各 15 g，赤芍、丝瓜络、路路通各 12 g，甘草 5 g。功效：活血化瘀，消癥散结，疏通脉络。主治：异位妊娠包块型。用法：每日 1 剂，水煎，分 2 次温服。若体质较弱，或长期服用本方，可加炙黄芪、党参以益气扶正。

（十一）桃红四物汤加味

桃仁、红花、当归、赤芍、川芎各 15 g，熟地黄 25 g。功效：活血化瘀。主治：异位妊娠包块型。用法：每日 1 剂，水煎，分 2 次温服。

（十二）自拟消癥饮Ⅰ号方

黄芪20 g，茯苓、赤芍、丹参、三棱、鸡血藤、北刘寄奴、连翘各15 g，莪术、仙鹤草、川牛膝各12 g，川芎、石见穿、马鞭草各10 g，当归、牡丹皮各9 g，炮山甲5 g，三七末4 g，甘草6 g。功效：益气活血，利湿解毒，止血养血。主治：异位妊娠包块型。用法：每日1剂，水煎，分2次温服。加减：腹痛甚者，加入延胡索15 g、醋香附20 g；淋漓不尽甚者，加入黄芩炭、地榆炭各15 g；包块甚者加入土鳖虫10 g、广地龙9 g；腰酸甚者加入菟丝子、桑寄生各15 g；湿热甚者加入连翘20 g。

第十节　先兆流产

先兆流产指妊娠28周前先出现少量的阴道流血，常为暗红色或血性白带，无妊娠物排出，随后出现阵发性下腹痛或腰背痛。妇科检查宫颈口未开，胎膜未破，子宫大小与停经周数相符。本病与胚胎、母体、环境因素有关。若经休息及治疗后症状消失，可继续妊娠；若阴道流血量增多或下腹痛加剧，可发展为难免流产。

一、诊断标准

（一）病史

患者有停经史，临床症见阴道少量流血，伴有不同程度的腹痛坠胀或腰背疼痛，无妊娠物排出。

（二）体格检查

宫颈口未开，胎膜未破。

（三）辅助检查

超声检查提示宫内妊娠囊，子宫大小与停经周数相符，HCG阳性。

二、西医治疗

（一）孕激素治疗

1. 使用方法：①首选口服用药：地屈孕酮，每日20～40 mg，或其他口服黄体酮制剂；妊娠剧吐患者应谨慎使用。②肌内注射黄体酮：每日20 mg，使用时应注意患者局部皮肤、肌肉的不良反应。③阴道用黄体酮：微粒化黄体酮，每日200～300 mg，或黄体酮阴道缓释凝胶，每日90 mg，阴道流血的患者应谨慎使用。

2. 停药时机：用药后，临床症状改善直至消失，B超检查提示胚胎存活可继续妊娠，继续使用1～2周后可以停药，或者持续用药至孕8～10周。若治疗过程中，临床症状加重，β-HCG水平持续不升或者下降，B超提示胚胎发育不良，考虑流产不可避免，应停药并终止妊娠。

（二）一般治疗

卧床休息，禁性生活。为患者营造有利于心情稳定、解除紧张气氛的环境。

三、中医临床思维

（一）中医病名及病因病机特征

先兆流产根据其不同的临床表现，可归属于中医之“胎漏”“胎动不安”“胎动下血”“妊娠腹痛”等病证范畴。胎漏者，阴道少量出血，时下时止，或淋漓不尽，而无腰酸腹痛、小腹下坠等临床表现；胎动不安者，则出现腰酸腹痛、小腹下坠，或伴有阴道少量流血，亦称“胎动下血”。本病病机以肾虚为基础和核心，常见脾肾失养，气血亏虚，热扰胞宫，瘀血阻滞等证。肾藏精，主生殖，为先天之本，脾主运化，为后天之本，气血生化之源，胎元生长以气血为本，气血充盈使胎元牢固，气血虚衰则致胎堕，如《血证论》云：“妇人以血养胎，血或不足，或不和，于是有胎气诸证”，先天禀赋不足，或后天调养失常，脾肾亏虚则气血生化乏源，而使胎元无所养而有坠堕之虞；素体阴虚，或喜食肥甘厚腻之品致胞宫蕴热者，孕后阴血下聚以养胎，则更易导致血虚生热；若母体胞宫素有癥瘕痼疾或孕后跌扑闪挫，或气虚无力推动血之运行，久而成瘀，瘀血阻滞于胞宫、冲任，血脉不畅，新血不得归经，亦可导致胎元失养而不固。

（二）辨病辨证及治疗特征

中医将先兆流产分为脾肾两虚、肾虚、肾虚夹瘀、肾虚血热、血热证、气血虚弱 6 个证型。

中医治疗上以双补脾肾、益气养血安胎为主，并根据临床证候的不同，辅以清热、化瘀、疏气等法。脾肾两虚者，可用寿胎丸、胎元饮、四君子汤、补中益气汤等加减以补益脾气，益肾安胎；气血亏虚者，可用胶艾汤合黄芪建中汤双补气血，固摄冲任；阴虚内热，扰动冲任者，可投以保阴煎、二至丸加减以滋阴清热安胎；肝郁气滞而致腹痛者，可选用当归芍药散加减以疏肝理脾安胎；兼夹瘀血者，可适当选择赤芍、丹参、川芎等活血化瘀之品，但需注意中病即止，不可伤正。在用药的同时需及时检测孕妇血清 HCG 值、孕酮值的变化，以评估病情，指导临床治疗。同时，过度劳累、精神情志因素等因素会加速本病病情发展，故先兆流产的妇女需注意休息，放松心情。

（三）药物选择

数据挖掘表明，先兆流产方剂中药物使用频次较高的为菟丝子、桑寄生、杜仲、续断、白术、党参、阿胶、黄芪和白芍。采取关联规则对药对组合分析表明，治疗先兆流产可选用的药对为桑寄生-菟丝子、白术-桑寄生、桑寄生-续断、菟丝子-续断、菟丝子-白术等。

四、名医经验

（一）朱南孙经验

朱南孙认为先兆流产当属于中医之“胎漏”“胎动不安”范畴，与冲任、脾肾关系密切。可因先天禀赋不足，或后天调养失常，而致气血不足，冲任不固，胎元受损。治疗上，朱南孙以补肾益气、养血安胎为大法，善用寿胎丸的基础上，加以太子参、黄芪补气健脾，托举胎元，配合杜仲补益肝肾，固冲安胎，为避免用药勿过温燥，朱南孙常加予二至丸补肾滋阴，凉血安胎，以求阴阳平衡。朱南孙临床遵“通、涩、清、养”安胎四法，具体治法为：①通者祛瘀止血以安胎，一般流血少者用炒归身养血守中，多者用归身炭 6～9 g 止血安胎，但临证时应掌握“衰其大半而止”的原则，切勿过度以免伤正殒胎。②涩者收敛止血以安胎，多选用藕节炭、血余炭、海螵蛸、桑螵蛸补肾温涩，收敛止血。③清者凉血止血以安胎，胎漏下血偏于实热者，朱南孙常用地榆炭、侧柏叶、黄芩、黄连、阿胶；偏于阴虚内热者，常用生地黄、二至丸、苎麻根、何首乌等清心泻热燥湿，滋阴止血。④养者补虚止血以安胎，一则扶正补虚而止血，二则培养固本而善后。朱南孙认为，若纯虚无邪则补益兼以固涩之品，治从脾肾，可用四君子汤、寿胎丸、二至丸等方；若本虚兼有宿疾，如盆腔炎、内异症、子宫肌瘤等，治宜补虚兼以清热、祛瘀、软坚散结。

（二）班秀文经验

班秀文认为，胎元生长以气血为本，气旺则使胎元牢固，气衰则致胎堕，胎元需血液的滋养，母血亦是胚胎的营养物质，气血的充盈或亏损时时影响胎元的发育。气虚不能摄胎可致妊娠腹痛、胎动不安，气虚不能摄血可致胎漏。故临证治疗上喜用黄芪、党参、白术等药物补中益气，熟地黄、当归、白芍等药物补血养阴，并重用泰山磐石散以顺气安胎。临床上分为以下几种类型：①冲任不固所致的胎漏下血，常用寿胎丸加减治疗。②气血亏虚导致的胎动不安，常用四物汤加减治疗。③肝脾不调所致的妊娠腹痛，采用当归芍药散治疗，并在此方的基础上加入桑寄生、杜仲、菟丝子等以安胎元。④因血热所致阴道少量出血、烦热、咽干等胎漏相关的症状，常用两地汤滋阴清热以治本，加荷叶蒂、墨旱莲、苎麻根以治标，从而达到阴足热退、胎元得安的效果。⑤对负重或跌扑损伤所致的胎动不安，常用当归补血汤加桑寄生、菟丝子、续断、杜仲、鸡血藤、骨碎补治之，以固护胎元，无漏脱之虞。⑥肾虚血瘀所致胎漏、胎动不安，为本虚标实之证。此时应对证治疗，对因用药，即使妊娠合并大积大瘀之疾，根据辨证，若有瘀血阻滞胞宫，亦应使用活血化瘀通脉之品，班秀文采取补肾益气、活血通脉的方法，以安胎防漏汤为主方，加活血通脉、化瘀止血之壮药三七、扶芳藤，但需注意保胎扶正，“衰其大半而止”。此外，班秀文喜用花类药物疏利气机，调达气血，肝失条达，胞脉阻滞所致的妊娠腹痛，常用佛手花、合欢花合芍药甘草汤治之。

（三）李玉奇经验

李玉奇认为，先兆流产可因先天亏损冲任虚衰，或因肥甘太过致使胞宫蕴热；或扭闪过力伤及胎系，或忧伤心脾化源不足而导致胎元不固导致。气虚不能摄血，肾虚受胎不实，冲任不固，胎系不牢方为本病的根本病机，故李玉奇提倡，针对本病的治疗应从气治而不从血治，采取补气调经之法静养胎元，而非见血治血从血论治，不可再用补血和血药动其经血，临床上李玉奇喜用补中益气汤、四君之类化裁补脾益气，加以滋补肾气之品，以利胎元。方用人参、白术、知母、陈皮、桑寄生、杜仲、菟丝子、益智、山药、贝母等，如用药后仍见少量阴道流血，李玉奇常改杜仲为杜仲炭，如血见较多，先检查胎元，如胎元尚好，可加用生地黄炭、莲房炭止血而不留瘀。

（四）张玉芬经验

张玉芬临床安胎重视肝、脾、肾三脏，其主张安胎以治肾为先，需补肾益精以系胎，在此基础上，亦需脾肾同治，益气载胎，或肝肾同调，疏气安胎，或消散瘀滞，化瘀安胎。张玉芬认为，肾藏精，主生殖。肾之精气充盛是胎孕的物质基础，肾气充盛，胎有所系，则胎自安，故以补肾固冲任为安胎主要治则，临床常用寿胎丸为基本方加减治疗本病，常选用补肾用药如熟地黄、女贞子、墨旱莲、肉苁蓉、苎麻根、鹿角霜、狗脊等。同时，张玉芬在临证补肾的同时，亦强调培土健脾益气的重要性，脾气主升，气能载胎，脾旺则统摄有权，胎儿才能正常发育而不致殒堕，因此，张玉芬常用黄芪、党参、白术、山药、陈皮、砂仁等药物培土健脾，益气安胎。此外，若孕妇素性抑郁，肝气郁而化火，或阴虚内热，扰动冲任、胞宫，致胎元不固而出现腹痛胁胀、口苦口干、阴道少量出血，张玉芬则治以肝肾同调，以疏理、调畅气机为治疗胎动不安的重要法则之一，常在补肾基础上予疏肝泄热或柔肝止痛之品而安胎，但强调此类情况下用药要温和，常用柴胡、当归、白芍、炒黄芩等。伴有大便干结或不畅、神倦纳差、腹胀、口干、不思饮食等气机壅滞、肝胃不和之证时，张玉芬常用紫苏梗、木香等行气而不伤胎、润肠而不导泻之品，以调和气机，消除症状，俾补益之品得以发挥作用。不仅如此，张玉芬认为，在母体胞宫素有癥瘕痼疾或孕后跌扑闪挫，瘀血形成的情况下，化瘀安胎不失为一种保胎方法。瘀血既为病理产物，亦是致病原因。瘀血阻于胞宫、冲任，新血不得归经，胎元失养而不固。但临证施治一定要谨慎，活血化瘀用药要平和，中病即止，以防伤害胎元。如跌扑损伤可在补肾养气血的基础上和血安胎，用赤芍、丹参、川芎、当归之品。如出血量多，不可用川芎、当归等辛温动血之品，可酌用化瘀止血之品或其他炭类药物苎麻根、海螵蛸等。癥瘕碍胎，可酌情用桂枝茯苓丸治疗，用药中病即止，不可久服。此外，张玉芬强调，安胎诸法在用药时，都需谨记勿用大寒、大热、滋腻、淡渗、破血之品，治病与安胎并举，并同时阐述了孕妇保胎期间生活细节的重要性，如应注意卧床休息，避免感冒、跌扑，保持大便通畅等。

（五）杨宗孟经验

杨宗孟认为，先兆流产的发生与肾、脾二脏关系最为密切。中医学素有“肾以载胎”之明训，肾气的盛衰，直接关系到肾-天癸-冲任-胞宫生殖轴的功能状态，因而成为主宰孕育的根本。肾气旺盛，脏腑功能协调，冲任、胞宫安和，胎儿便可安居胞中，自无堕胎之虞，若肾气匮乏，封藏失职，冲任不固，胞胎难以维系，便成先兆流产之疾。脾肾先后天相互资助，脾气的强弱将有关肾气的盛衰，且脾气所化生之精微为养育胚胎的重要基础物质。脾气强健，气血生化有源，胚胎得养，则发育正常。脾气虚弱，则气血生化乏竭，气虚胚胎失摄，血虚胞宫失养，而成先兆流产之患。故杨宗孟认为，孕育之根本在于肾，荣养之源泉在乎脾。立足于此，杨宗孟将先兆流产分为肾脾两虚与肾虚血热两型：①妊娠期阴道少量出血，色淡红或淡褐，质稀薄，腰酸、腹胀，伴头晕耳鸣、面色灰暗或㿠白，神疲肢倦，形寒畏冷，心悸气短，小便清长，夜尿频多，纳差便溏，舌质淡，舌体胖嫩，或边有齿痕，苔白润，脉沉细兼滑者，当属肾脾两虚型，药用：熟地黄、山药、白术、菟丝子、续断、阿胶（烊）、桑寄生、当归、白芍、党参、艾叶炭、覆盆子、甘草以双补脾肾，填精益气安胎。②妊娠期阴道少量出血色红或淡褐，质黏，小腹胀坠，腰酸痛，兼咽干口燥，或心烦潮热，便结尿黄，舌质红，尖赤，苔薄黄或无苔，脉细数兼滑者，为肾虚血热型。药用竹茹、桑叶、丝瓜络、生地黄、白芍、白术、黄芩、甘草、桑寄生、菟丝子、当归、乌梅、炒地榆、阿胶（烊）滋补肾阴，清热凉血安胎。其中，竹茹、桑叶、丝瓜络三种主药的使用为杨宗孟安胎的独到之处，其循“风火害胎论”，认为肝藏血，体阴而用阳，胆为风火之府，若素禀阴虚之人，肝血不足，孕后血聚养胎，阴血益虚，血不养肝，肝阳亢而生风，下拂血海，扰动胎元，使胎元受害。此时用药，虽阴血虚弱但须慎滋腻之品，阳亢化风而不宜镇潜之属，故选竹茹、桑叶、丝瓜络三药共伍，奏滋阴凉血，清血海伏热之效。

（六）尤昭玲经验

尤昭玲认为，先兆流产的其发病多与父母先天不足、肾气虚弱，或脾弱中虚、血热伤胎，或房事失节等有关，但终导致冲任损伤，胎元不固，方能发病。其中尤以肾不固胎，脾失摄养为发病关键。此外，心肾、胞宫之间的关系亦十分密切。胞宫的藏泻建立在心肾相济的基础上，心血肾精由胞脉输注达于胞宫，经孕乃可正常，加之孕期妇女因担心腹痛、阴道流血损及胎儿，故易致心烦、心神不宁等症。基于此，尤昭玲在治疗上以补肾健脾宁心为安胎大法，在补肾方药中必加健脾益气的药品，即所谓“疏得一分气，养得一分胎”常以桑寄生、菟丝子补肾填精安胎元，佐以党参、白术、黄芪健脾益气养胎体，同时重视对心的调理，常用莲子心清心安神，使胎元得固，以达安胎、保胎、养胎之目的。

（七）周铭心经验

周铭心认为，导致胎漏、胎动不安的主要病机是冲任损伤，胎元不固。临床常见脏腑、气血、经络同病，病机虚实错杂。周铭心强调，“胎前多热，胎后多寒”，胎元不固可由郁火所致，郁火多为湿邪化热，或气郁气滞化火而来，推崇朱丹溪“黄芩、白术乃安胎圣药”之说，故治疗胎漏、胎动不安时常加入黄芩，或配白术、砂仁以调中，杜仲、川续断以固元，或配金银花、茯苓以清利湿热，陈皮、白芍以燮理肝脾。用量一般在10～15 g之间。

（八）何嘉琳经验

何嘉琳强调，本病的临证治疗必须谨守病机，需抓住主要脉症，辨证论治。临床上分为以下3种类型：①脾肾两虚者，其症可见阴道少量出血、色淡红、质稀薄，或小腹空坠而痛，面色不华，神疲乏力，胃纳减少，大便溏薄，舌质淡、苔薄白，脉细滑等。多因肾气不足，脾胃运化失健，气血乏源，冲任不盈，而致胞络失养，胎元不固。治疗上多以寿胎丸合胎元饮加减。气虚明显、出血量大者，可重用黄芪、太子参益气止血，或可加用红参、西洋参以加强益气摄血功效；漏红者可加藕节炭、狗脊炭；便烂者去阿胶珠加淮山药健脾补肾。②阴虚火旺者，见阴道出血，色鲜红或深红，腰酸腹坠，心烦不安，口干咽燥，手足心热，小便短黄，大便秘结。舌质红、少苔或苔黄而干，脉细滑数。因素体阳盛血热，或阴虚内热，或孕后嗜食辛热之品，或感受热邪，热伏冲任，迫血妄行，血海不固，内扰胎元，以致胎元不安。治疗上多以保阴煎加减。腰酸痛者，加菟丝子、桑寄生以固肾安胎；下血多者，加墨旱莲、地榆炭、阿胶珠、仙鹤草以凉血止血。大便秘结者加瓜蒌子、无花果；腰酸明显者加狗脊炭、桑寄生、菟丝子；下血多者可加地榆炭、仙鹤草、苎麻根；口干舌红者，予立钻牌铁皮枫斗晶3 g冲服，2次/d，以养阴增液；伴梦交宫缩者，重用桑叶、黄芩、生白芍，以抑相火，或食疗以莲子汤；胁痛乳胀情志不舒者，酌情加佛手、紫苏梗、绿梅花等和缓之药舒畅和谐，开郁气而不伤胎元。③湿热瘀结者，可因母有湿热，热传胞胎，化为胎毒，瘀结在血，胞脉失养，形成本虚标实之证。症见阴道出血，小腹疼痛，腰酸，舌红、苔黄，脉细滑。何嘉琳治以清热化湿祛瘀、固肾安胎，投茵陈蒿汤加减。同时配合桑寄生、菟丝子、杜仲、续断补肾安胎，使补中有清、清中寓补，以祛湿热，补肾安胎。此外，何嘉琳认为，久漏必有瘀，在妊娠不同时期的治疗方法有所区别：孕早期多属肾虚夹瘀，此时以清热养阴安胎为先，酌加制大黄、牡丹皮活血；孕中晚期多属湿热夹瘀，可酌情加知母、黄柏、丹参、三七粉、赤芍活血清湿化瘀安胎。宫内积血患者，何嘉琳善以制大黄清热化瘀安胎，配合金银花炭、黄连、蒲公英增强清热之效，大黄虽为苦寒破积之品，炒熟后攻下之性缓，取其凉血泻火、活血祛瘀之功，与清热凉血止血药相配，疗效显著，有抗生素之效，可抗炎防宫内感染。同时，何嘉琳还擅于对宫内积血患者大剂量应用生白芍（20～30 g），芍药和血敛阴，配以制大黄能逐瘀化结，和营止痛。对孕 3 个月以上，阴道流血淋漓不尽，尤伴宫内暗区者，予白及粉、三七粉化瘀止血安胎，久漏恐宫内感染者，在苎麻根、藕节等止血药中加入金银花炭、焦栀子等清热解毒以止血。

（九）蔡小荪经验

蔡小荪认为，本病产生有母体和胎元两方面原因，胎元方面的原因有：胎元不固，胎气不坚，以致胎漏、胎动不安；母体方面的原因有：母体素虚，肾气不足，或房劳不节，或气血虚弱，或七情失宜，或跌扑损伤，或受孕之后兼患他疾，致冲任之气不固，胎失所养而胎漏、胎动不安。蔡小荪认为，本病在临床上以脾肾虚衰为多，如果偏重于肾虚者，宜补肾益任以固系胞胎，药用：炒杜仲、续断、桑寄生、麻黄根、炒潞党参、菟丝子、生地炭、海螵蛸、条芩、陈阿胶、炒白术等；如属于脾气虚衰，偏于气虚，营血不足者，当益气养营，以固胎元，药用：炒潞党参、云茯苓、续断、炒白术、炒当归、条芩炭、生地黄炭、白芍、阿胶、炒陈皮、砂仁等；如果偏于气虚而脾阳衰惫，当益气健脾，摄血安胎，药用：炒潞党参、炒白术、山药、条芩炭、炒杜仲、云茯苓、仙鹤草、陈皮、升麻炭；若为气滞火盛，胞脉受损，宜清热止血，安胎，药用：生地黄炭、桑寄生、墨旱莲、苎麻根、山药、地榆炭、淡子芩、川柏炭、陈阿胶。

（十）张良英经验

张良英认为，先兆流产可因肾虚、气血虚弱、血热、跌仆外伤、癥积伤胎、毒物毒药等诸多方面导致，但其主要原因是脾肾虚弱，胎元不固。治疗上，张良英主张养胎安胎保胎并重：首重养胎，须用养胎之法，使胎儿逐渐长大，不致萎缩而堕。其次是安胎，安胎宜补养脾肾之气，胎气系于肾，肾固胎自安，故诸如杜仲、桑寄生、续断等补肾之品，脾气健运则生化有源，气血充足而能养胎，白术为健脾安胎之要药，亦重宁心安神，调节情志，使心肾相济以固摄胎元，常在安胎方药中，加入酸枣仁、莲子心、黄连、茯神等安神之品，使胎元得到稳固。此外，张良英还强调，本病辨清胎元正常与否很重要，对于胎元未损者，主张以安胎止血为主，使之继续妊娠；对于胎元已殒或胎堕难留者，则应下胎以益母体。

（十一）胡玉荃经验

胡玉荃认为，肾虚为本病病机的基础和核心，常兼见血热、血虚。因此，胡玉荃认为固肾是安胎之本，养血是安胎之基，清热是固胎之要，治疗上以菟丝子、续断、桑寄生、阿胶珠、焦生地黄、焦熟地黄、白芍、桑椹、黑杜仲、墨旱莲、炒黄芩、白术、百合、藕节炭、砂仁、甘草为主药，自拟安胎饮治疗本病。若下血量多色鲜，用黑白芍，黄芩炭，并可加紫仙鹤草、海螵蛸加强止血功效；若小腹下坠明显，可少佐参、芪；若腹痛腹胀，可加紫苏梗、陈皮理气健脾安胎；若脾虚泄泻者，加党参、山药，加重白术用量；若心肝火旺，心烦易怒，加黑栀子泻三焦之火；若失眠多梦，加酸枣仁养心安神；若心悸口干，加麦冬、五味子；若大便干结，加柏子仁、炒草决明养血润肠；若抗心磷脂抗体阳性，或内有瘀滞，舌质暗，有瘀点瘀斑，酌加少量丹参、川芎、益母草。临证可根据肾虚、血虚、血热等的侧重，通过调整药量或药味，改变组方的君臣佐使，从而使其功效侧重点有所改变。

五、名方推荐

（一）参芪寿胎丸加减

太子参、黄芪、女贞子、墨旱莲、苎麻根各 15 g，菟丝子、桑寄生、续断、杜仲、南瓜蒂各 12 g。功效：补益肾气、养血安胎。主治：先兆流产之气血不足、冲任受损证。用法：每日 1 剂，水煎，分 2 次服。加减：气虚甚去太子参，改用党参 9～12 g 以健脾益气；血虚加阿胶 6 g、熟地黄 9 g 等补血养血，因阿胶《本草备要》云“泻者忌用”，故临床多用阿胶珠（蛤粉炒成珠）3～9 g；腰酸、腰坠明显者，加用覆盆子 12 g、制狗脊 12 g、枸杞子 12 g、补骨脂 12g 等补益肝肾安胎；阴虚血热者去温燥之党参、黄芪，用生地黄 9 g、淡芩 6 g 等清热凉血；脾虚纳差便溏者，加山药 12 g、白术 9 g、谷麦芽

（各）9 g 以健脾化湿等。

（二）安胎防漏汤

菟丝子 20 g，覆盆子、川杜仲、炒白术、棉花根各 10 g，熟地黄、党参各 15 g，杭白药、炙甘草各 6 g。功效：温养气血，补肾安胎。主治：先兆流产之肾虚型。用法：每日 1 剂，水煎，分 2 次服。加减：若腰痛明显，小便频数，或夜尿多加益智，加强补肾安胎；若孕妇腰背及小腹胀坠疼痛，可加桑寄生、续断、砂仁壳、紫苏梗等滋肾增液；若有阴道出血量少色红，脉细数者，可加荷叶蒂、苎麻根、黄芩、阿胶等养血止血；若出血量多色红，宜减去当归，另加鸡血藤养血安胎；若出血日久，色暗，腹部不痛者，加桑螵蛸、鹿角霜、花生衣等固冲止血。

（三）补中益气汤加减

人参、杜仲各 5 g，白术、知母、陈皮、菟丝子、益智、山药、贝母各 10 g，桑寄生 20 g。功效：健脾补气，益肾安胎。主治：胎动不安之脾气亏虚证。用法：每日 1 剂，水煎，分 2 次服。加减：用药后仍见少量阴道流血者，改杜仲 5 g 为杜仲炭 25 g，如血见较多，胎元尚好者，加用生地黄炭 30 g、莲房炭 25 g 止血而不留瘀。

（四）张玉芬安胎方

党参、黄芪、桑寄生、续断炭、炒枣仁、炒黄芩、炒白术各 15 g，苎麻根 30 g，菟丝子 20 g，陈皮、甘草各 5 g。功效：补肾健脾安胎。主治：先兆流产之脾肾两虚证。用法：每日 1 剂，水煎，分 2 次服。

（五）杨宗孟保胎方 1

熟地黄、山药、菟丝子、桑寄生、白芍、覆盆子各 25 g，白术、续断、阿胶（烊）、党参、艾叶炭各 15 g，当归、甘草各 10 g。功效：补脾益肾安胎。主治：先兆流产之脾肾两虚证。用法：每日 1 剂，水煎，分 2 次服。

（六）杨宗孟保胎方 2

白术、黄芩、竹茹、桑叶、丝瓜络、乌梅、阿胶（烊）各 15 g，生地黄、菟丝子各 20 g，白芍、桑寄生各 25 g，当归、甘草各 10 g，炒地榆 50 g。功效：滋阴益肾，凉血安胎。主治：先兆流产之肾虚血热证。用法：每日 1 剂，水煎，分 2 次服。

（七）尤昭玲基本方

桑寄生、菟丝子、莲子心、苎麻根、紫苏梗各 10 g，党参、黄芪、白术、石斛各 15 g，甘草 5 g。功效：补脾益肾宁心安胎。主治：先兆流产之脾肾两虚，热扰心神证。用法：每日 1 剂，水煎，分 2 次服。

（八）周铭心基本方

杜仲、海螵蛸各 20 g，续断、女贞子、地榆各 15 g，白芍、生白术各 12 g，金银花、黄芩、栀子炭各 12 g，蒲公英、仙鹤草各 18 g。功效：清热泻火，止血安胎。主治：先兆流产之心肝郁热证。用法：每日 1 剂，水煎，分 2 次服。加减：腰痛明显，小便频数，或夜尿多加益智，腰痛及小腹坠胀疼痛者，加桑寄生、续断、砂仁、紫苏梗；阴道流血量少色红，脉细数者，加荷叶蒂、苎麻根；出血量多色红，去当归，加鸡血藤养血安胎；出血日久，色暗，腹部不痛者，加桑螵蛸、鹿角霜、花生衣等固冲止血。

（九）保阴煎加减

生地黄、熟地黄、白芍、山药、续断各 15 g，黄芩、黄柏、桑叶各 10 g，甘草 5 g。功效：清热凉血安胎。主治：先兆流产之阴虚火旺证。用法：每日 1 剂，水煎，分 2 次服。加减：腰酸痛者，加菟丝子、桑寄生；下血多者，加墨旱莲、地榆炭、阿胶珠、仙鹤草。大便秘结者加瓜蒌子、无花果；腰酸明显者加狗脊炭、桑寄生、菟丝子；下血多者可加地榆炭、仙鹤草、苎麻根；口干舌红者，予铁皮枫斗晶 3 g 冲服，2 次/d，以养阴增液；伴梦交宫缩者，重用桑叶、黄芩、生白芍，以抑相火，或食疗以莲子汤；胁痛乳胀情志不舒者，酌情加佛手、紫苏梗、绿梅花等。

（十）寿胎丸合胎元饮加减

党参、黄芪、桑寄生、杜仲、续断、苎麻根、白芍各15 g，焦白术、黄芩各10 g，菟丝子30 g，甘草5 g。功效：补脾益肾安胎。主治：先兆流产之脾肾两虚证。用法：每日1剂，水煎，分2次服。加减：气虚明显、出血量大者，重用黄芪、太子参，或可加用红参、西洋参5 g；漏红者加藕节炭、狗脊炭12 g；便溏者加山药15g健脾补肾。

（十一）茵陈蒿汤合胎元饮加减

茵陈、栀子各10 g，桑寄生、菟丝子、杜仲、续断各12 g，熟大黄5 g。功效：清热利湿安胎。主治：先兆流产之湿热瘀毒证。用法：每日1剂，水煎，分2次服。

（十二）胶艾汤合黄芪建中汤加减

党参、桑寄、续断、杜仲、熟地黄、大枣各15 g，当归、黄芩、炒白术、艾叶炭、炙甘草各10 g，菟丝子、白芍、苎麻根各30 g，紫苏梗、桂枝、生姜各6 g，陈皮、川芎各5 g，太子参9 g，黄芪20 g，阿胶珠12 g。功效：益气养血，健脾安胎。主治：先兆流产之气血不足，脾肾亏虚证。用法：每日1剂，水煎，分2次服。

（十三）蔡小荪基本方1

炒杜仲、续断、桑寄生、麻黄根、炒潞党参各12 g，菟丝子、生地黄炭、海螵蛸、条芩、陈阿胶（烊冲）、炒白术各10 g。功效：补肾益任安胎。主治：先兆流产之肾气虚衰证。用法：每日1剂，水煎，分2次服。

（十四）蔡小荪基本方2

炒潞党参、云茯苓、续断各12 g，炒白术、炒当归、条芩炭、生地黄炭、白芍各10 g，阿胶（烊冲）9 g，炒陈皮5 g，砂仁（后下）3g等。功效：当益气养营，以固胎元。主治：先兆流产之脾气虚衰，偏于气虚，营血不足者。用法：每日1剂，水煎，分2次服。

（十五）蔡小荪基本方3

炒潞党参、炒白术、山药、条芩炭各10 g，炒杜仲、云茯苓、仙鹤草各12 g，陈皮、升麻炭各5 g。功效：益气健脾，摄血安胎。主治：先兆流产之脾阳衰败证。用法：每日1剂，水煎，分2次服。

（十六）蔡小荪基本方4

生地黄炭、桑寄生、墨旱莲、苎麻根各12 g，山药、地榆炭各10 g，淡子芩、川柏炭各6 g，陈阿胶（烊冲）9 g。功效：清热止血安胎。主治：先兆流产之气滞火盛，胞脉受损证。用法：每日1剂，水煎，分2次服。

（十七）保胎方

菟丝子、党参、女贞子、黄芪各15 g，熟地黄、白术、山茱萸、山药、桑寄生、续断、海螵蛸各10 g，阿胶（烊化）、甘草各6 g。功效：补脾养血，滋阴益肾。主治：先兆流产之肾虚胎元不固、脾虚气血不足证。用法：每日1剂，水煎，分2次服。加减：热象明显，症见咽干口燥，手足心热，舌红苔少，脉细滑数者，加玄参、白芍、墨旱莲以养阴清热；气虚明显下腹坠痛者，加炙升麻、荆芥炭以益气升提，固护胎元。对于外伤直损冲任，内扰胎元，致令胎气不安者，加炒蒲黄治化瘀止血安胎。

（十八）寿胎四君子汤

党参30 g，桑寄生、菟丝子、白芍各15 g，续断18 g，阿胶、白术、茯苓各10 g，甘草6 g。功效：健脾益气，补肾安胎。主治：先兆流产之脾肾两虚证。用法：每日1剂，水煎，分2次服。加减：伴口干口苦，舌红脉滑数，加黄芩清热安胎；伴见恶心呕吐者，加竹茹、紫苏梗、陈皮和胃降逆止呕；气滞腹痛者，加广木香行气止痛；腹胀不适者，加紫苏梗宽中行气安胎；腰痛甚者，加杜仲补肾固胎；阴道出血量多者，加苎麻根清热止血安胎；偏寒加炒艾叶温经止血；脘腹痞满、纳少苔腻者，去阿胶，加阿胶珠或砂仁。

（十九）安胎饮加减

菟丝子、焦熟地黄各15 g，续断、桑寄生、焦生地黄、白芍、桑椹、黑杜仲、墨旱莲、炒黄芩、白术、百合、藕节炭各 10 g，阿胶珠、砂仁、甘草各 6 g。功效：固肾养血，清热养阴，止血安胎。主治：先兆流产之肾虚，血虚、血热证。用法：每日 1 剂，水煎，分 2 次服。临证可根据肾虚、血虚、血热等的侧重，通过调整药量或药味，改变组方的君臣佐使，从而使其功效侧重点有所改变。加减：下血量多色鲜者，用黑白芍，黄芩炭，并可加仙鹤草、海螵蛸加强止血功效；小腹下坠明显者，可少佐参、芪；腹痛腹胀者，可加紫苏梗、陈皮理气健脾安胎；脾虚泄泻者，加党参、山药，加重白术用量；若心肝火旺，心烦易怒者，加栀子泻三焦之火；失眠多梦者，加酸枣仁养心安神；者心悸口干，加麦冬、五味子；大便干结者，加柏子仁、炒草决明养血润肠。

第十一节　胎儿生长受限

胎儿生长受限（fetal growth restriction，FGR）是产科常见的并发症之一，与胎盘灌注不足、不良妊娠结局及远期不良预后相关。FGR 是围产儿死亡的第二位原因，仅次于早产。美国和欧洲的发生率为 5%～15%，发展中国家的发生率为 10%～55%，我国的发生率接近发达国家。FGR 的定义并不明确，英国皇家妇产科学院（RCOG）认为经超声评估的胎儿腹围或胎儿体重低于相应孕周正常标准的第 10 百分位数为 FGR，低于第 3 百分位数属于严重 FGR。法国妇产科医师学院（CNGOF）提出小于胎龄儿（small for gestational age，SGA）是指出生胎龄或估测胎儿体重（estimated fetal weight，EFW）小于相应胎龄标准体重的第 10 百分位，而小于第 3 百分位时为严重 SGA。FGR 是生长停滞或生长速度减慢的 SGA。在我国的临床工作中，当 EFW 小于相应胎龄标准体重的第 10 百分位时，即诊断 FGR，而 SGA 只用于出生后的诊断。值得一提的是，FGR 与胎盘功能受损及更差的围产儿预后相关，而 SGA 与正常围产儿的妊娠结局相近。从长期预后来讲，FGR 和 SGA 都增加了神经系统发育异常、心血管疾病和内分泌疾病的风险。

一、诊断标准

孕期准确诊断 FGR 并不容易，往往需要在分娩后才能确诊。密切关注胎儿发育情况是提高 FGR 诊断率及准确率的关键。

（一）临床指标

测量子宫长度、腹围、体重，推测胎儿大小，用于低危人群的筛查。

1. 宫高、腹围值　连续 3 周测量均在第 10 百分位数以下者，为筛选 FGR 指标，预测准确率达 85%以上。

2. 计算胎儿发育指数 胎儿发育指数＝宫高（cm）－3×(月份＋1)，指数在－3 和＋3 之间为正常，小于－3 提示可能为 FGR。

3. 在孕晚期，孕妇每周增加体重 0.5 kg，若体重增长停滞或增长缓慢时，可能为 FGR。

（二）辅助检查

1. 超声胎儿生长测量：①测头围与腹围比值（HC/AC）：比值小于正常同孕周平均值的第 10 百分位数，即应该考虑为 FGR，有助于估算不匀称型 FGR。②测量胎儿双顶径（BPD）：如超声动态监测双顶径时发现每周增长＜2.0 mm，或每 3 周增长＜4.0 mm，或每 4 周增长＜6 mm，于妊娠晚期双顶径每周增长＜1.7 mm，均应考虑有 FGR 可能。③羊水量与胎盘成熟度：多数 FGR 出现羊水量少、胎盘老化的超声图像。

2. 彩色多普勒超声检查：脐动脉舒张期血流缺失或倒置对诊断 FGR 意义大。妊娠晚期脐动脉 S/D 比值≤3 为正常值，脐血 S/D 比值升高时，也应考虑有 FGR 的可能。测量子宫动脉的血流（PI 及是否存在切迹）可以评估是否存在胎盘灌注不良可能，从而预测 FGR 的发生。

3. 抗心磷脂抗体（ACA）的测定：研究表明 ACA 与 FGR 的发生有关。

二、西医治疗

（一）FGR的产前处理

1. 卧床休息：孕妇取左侧卧位，可使肾血流量和肾功能获良好恢复，从而改善子宫胎盘的血供，孕妇卧床1～2周后，宫高可得到显著增长，胎儿指数增加明显，但卧床时间过长，可增加血栓性疾病等并发症的发生，推广受限。

2. 高压氧治疗：采用医用多人高压氧舱治疗，压力为0.15 MPa，缓慢均匀加压，20～25 min，稳压40 min面罩吸氧30 min，然后呼吸空气10 min，再重复吸氧30 min后，缓慢均匀减压吸氧20～25 min出舱，1次/d，7 d为1个疗程，疗效显著，原理是高压氧下血氧含量、血氧分压、组织储氧量及血氧弥散距离增加，进而改善孕妇、胎盘及胎儿缺氧状况，改善胎盘血供，使胎盘功能系统作用增强，使胎儿得到正常生长发育。

3. 静脉补充营养物质：①用氨基酸或必需氨基酸和/或水溶性维生素静滴，1次/d，或用L-精氨酸20 g+5%葡萄糖注射液500 mL，1次/d，1个月为1个疗程。②10%葡萄糖液加维生素C、能量合剂静滴，1次/d，10 d为1个疗程，疗效有待观察。③脂肪乳剂包括中/长链脂肪乳等静滴，1次/d。因为脂肪乳在体内不依赖胰岛素，不引起葡萄糖代谢紊乱，但能供给机体热能，给机体必需的脂肪乳，供给胎儿随着妊娠进展不断增加营养物质的需要，为胎儿更好的生长提供营养帮助。④耐能注射液（转化糖）250～500 mL静滴，1次/d，10 d为1个疗程。⑤补充微量元素锌能促进胰岛素胎儿生长激素分泌，能改善母体胰岛素生长因子（IGF-1）的缺乏状态，更好地促进胎儿生长发育。⑥全胃肠外营养（TPN）用于治疗胎儿生长受限可收到良好的效果。

4. 改善胎盘血液循环：①传统疗法：低分子右旋糖酐500 mL+复方丹参注射液10～20 mL静脉点滴，1次/d，7 d为1个疗程，疗效不显著。②低分子肝素：予低分子肝素注射液500 IU，腹壁皮下注射2次/d。③硫酸镁注射液：以5%葡萄糖液1000 mL+25%硫酸镁60 mL，滴速为40滴/min，1次/d，14 d为1个疗程。④舒喘灵（沙丁胺醇）：口服舒喘灵可以扩张血管，松弛子宫体与子宫颈平滑肌，改善胎盘供血，适用于妊高征、妊娠合并慢性肾炎等患者。⑤小剂量阿司匹林合双嘧达莫：因为小剂量阿司匹林能够抑制血小板环氧化酶，降低血栓素A2水平，但对内皮来源的前列环素抑制作用较弱，而增加前列环素水平，提高前列环素对血栓素的比率，从而改变两者的不平衡状况，最终达到扩张血管，改善胎盘血液循环的作用；同时双嘧达莫可以对抗血小板聚集、改善血液循环，与阿司匹林起协同作用，从孕12周起服用阿司匹林75 mg/d，顿服；双嘧达莫75 mg/d，分3次服。

5. 避免吸烟与被动吸烟：香烟中有尼古丁、一氧化碳等20多种有害物质，特别是尼古丁对血管有收缩作用，孕妇吸入后直接导致胎盘血流量下降，同时减少胎儿动脉血的氧含量，进一步影响营养物质的吸收和转运；吸入一氧化碳能抑制碳酸酐酶的活性，影响细胞呼吸。其他有害物质极易引起胎儿血液供应不足而发生FGR。所以，孕妇一定要戒烟，丈夫也要戒烟，孕妇不要到吸烟者较多的公共场所。

（二）终止妊娠的时机和方式

FGR死产的风险显著增加，目前还没有有效的干预措施。分娩仍是唯一有效的终止FGR病情进展的措施。掌握分娩时机至关重要，需要权衡医源性早产与死产风险的利弊，以及组织灌注不足引起的胎儿器官损害。

脐动脉血流正常的FGR，可在孕38～39周终止妊娠；如出现脐动脉血流阻力增高但舒张期血流存在，或者大脑中动脉血流异常，孕37周终止妊娠；胎儿生长停滞超过3周，孕34周终止妊娠；若病情需要＜34周终止妊娠，建议完成一个疗程的促胎儿肺成熟治疗；若仅舒张末期血液反流出现，则建议在妊娠32周时终止妊娠。对于妊娠不足32周的胎儿，建议分娩前12 h内给予硫酸镁以保护其脑神经。

分娩方式取决于胎儿宫内情况和多普勒监测结果。没有证据支持FGR采用剖宫产终止妊娠。当脐动脉血流正常、阻力增高但舒张期血流存在时，推荐引产；当脐动脉舒张期血流消失时，有部分专家或学者建议引产或剖宫产；当脐动脉舒张期血液反流、静脉导管血流或胎心监护异常时，推荐剖宫产；当胎儿胎心监护出现变异消失或者减速、静脉导管反向时，建议剖宫产。目前圣保罗联邦大学保利斯塔医学院产科病区根据 FGR 的发展阶段设立了对孕妇的管理协议（表 13－6）。

表 13－6　FGR 各发展阶段的孕妇管理协议

阶段	描述	生存力的监测	分娩
小于胎龄儿	3 rd＞胎儿体重＜10 th	每 2 周监测 1 次	40 周终止妊娠
Ⅰ（FGR 合并多普勒检测正常）	胎儿体重＜3 rd	每周监测 1 次	38 周终止妊娠
	胎儿体重＜1 st	每周监测 1 次	37 周终止妊娠
Ⅱ（FGR 合并适度胎盘功能大全）	UA、MCA 或 CPR 任意一项不正常	每周监测 2 次	37 周终止妊娠
Ⅲ（FGR 合并严重胎盘功能大全）	UA 舒张末期血流缺失	住院并每天监测	34 周终止妊娠（择期剖宫产）
Ⅳ（FGR 合并胎儿情况恶化）	UA 舒张末期反流或 DV PI＞95 th	住院并催产	26～28 周分娩胎儿有机会生存的，可择期剖宫产
Ⅴ（FGR 合并高风险胎儿酸中毒及死亡）	胎心监护 DV/STV 反向波＜3 ms，或胎心率下降	住院并催产	在机会生存的 26～28 周分娩，可择期剖宫产

注：UA：脐动脉；MCA：大脑中动脉；CPR：大脑胎盘血流比；DV：静脉导管；PI：搏动指数；STV：短时变异性

在 FGR 的分娩方式和终止妊娠时机的选择上，应该由高年资产科医师综合评估后决定，且 FGR 胎儿出生时应有新生儿科医师在场。

三、中医临床思维

（一）中医病名及病因病机特征

中医妇科将妊娠腹形小于相应妊娠月份，胎儿存活而生长迟缓者，称为“胎萎不长”，亦称“胎不长”“妊娠胎萎燥”。相当于西医学的“胎儿生长受限”。对胎萎不长之因，早在《诸病源候论》“妊娠胎萎燥候”“妊娠养胎候”就有详细的记载。指出“妊娠胎瘘燥候”，即“胎之在胞，血气资养。若血气虚损，胞脏冷者，胎则翳燥，委伏不长。其状，儿在胎都不转动，日月虽满，亦不能生，是其候也。而胎在内瘘燥，其胎多死”。这一观点至今仍为后世医家所公认和推崇。前贤张景岳对本病的病因认识更为完善。以“胎气本乎血气，胎不长亦惟血气不足耳”为立论，较全面地阐述了气血不足胎失所养以致胎萎不长之成因，因“受胎之后而漏血不止者有之，泉源日涸也”，“妇人多郁怒者有之，肝气逆则血有不调而胎失所养也”，“血气寒而不长者，阳气衰则生气少也”，“血热而不长者，火邪盛则真阴损也”等诸多孕母因素，但均未涉及胎元因素。宋代陈素庵认为忧郁致胎萎不长的原由是“妊娠忧郁不解，以致阴血衰耗，胎燥而萎，盖忧郁则伤脾，脾伤则饮食减少，水谷之气不能运化为血，无以养胎则胎燥，燥则萎”。《张氏医通》认为“有妊母气血自旺而胎不长者，此必父气之孱弱”。科学地认识到男方身体懦弱，生殖之精发育不良会导致胎萎不长。这一见解不仅为胎萎不长的病因提出了新的理论，也开拓了临床治疗胎萎不长的新途径。尤昭玲认为胎萎不长与血瘀亦有一定关系，提出血瘀既是胎萎不长发病过程中的一种病理产物，也是一个新的致病因素，气虚运血无力，淤血阻滞，血不达胞，胎失所养。

（二）辨证论治

中医学基于整体认识，以未病先防和既病防变的“治未病”思想为原则，在预防与治疗方面有显著优势。辨证主要依据伴随的全身证候、舌象、脉象等确定证型，指导治疗。

常见证型有气血虚弱证、脾肾阳虚证、肝肾阴虚证、气虚血瘀证。气血虚弱证，孕妇腹形明显小于妊娠月份，胎儿存活，症见面色皖白或萎黄，头晕心悸，少气懒言，纳少无力；舌淡、苔少，脉细弱无力。治以益气补血，健脾养胎，方选八珍汤加减：当归、川芎、白芍、熟地黄、党参、白术、茯苓、炙甘草等，中成药可选用八珍颗粒，人参养荣丸等。脾肾阳虚证，孕妇腹形明显小于妊娠月份，胎儿存活，症见腰膝酸冷，手足不温，纳少便溏，或形寒畏冷；舌质淡，苔白或薄白，脉沉迟。治以补益脾肾、填精养胎。方选温土毓麟汤加减：巴戟天、党参、覆盆子、白术、山药、黄芪等，中成药可选滋肾育胎丸等。肝肾阴虚证，孕妇腹形小于妊娠月份，胎儿存活，症见头晕耳鸣，腰酸乏力，口干咽燥，手足心热；舌红苔少，脉细滑数等。治以滋补肝肾，清热养胎。方选左归丸加减：熟地黄、山药、枸杞子、山茱萸、菟丝子、龟甲胶、黄芩、白芍、陈皮等，中成药如左归丸等。气虚血瘀证，孕妇腹形小于妊娠月份，胎儿存活，症见面色苍白或晦暗，头晕心悸，少气懒言，腰膝酸软；舌质紫暗或舌边尖夹有瘀斑、瘀点，苔薄白或少，脉细涩。治以益气活血，补肾安胎。方选补肾益气活血方加减：桑寄生、黄芪、当归、丹参、川芎等。可选择具有活血化瘀功效的中药注射液：丹参注射液（或丹参粉针）、川芎嗪注射液等。

亦有医家以孕母角度从血论治，结合临证分型为血虚型、血瘀型、血热型。血虚型，平素血虚，孕后恶阻严重，致脾胃虚弱，肾气亏损，胎营不足，表现为：面色无华，头晕心悸，精神倦怠，纳谷不振，腰膝酸软，脉细滑无力，苔薄、质淡红。治以益气养血，方用八珍汤加减：党参、黄芪、白术、白芍、当归身、熟地黄、山药、杜仲、大枣。血热型：素体内热，孕后聚阴养胎，胎火耗阴，阴虚火旺，胎受熬煎，胎萎不长。表现为：口干唇燥，面红升火，五心烦热，头晕目花，脉滑数，苔薄，质红或绛或有裂纹。治以滋阴养血，两地汤加减：生地黄、麦冬、玄参、白芍、地骨皮、淡芩、太子参。血瘀型：素多忧郁，孕后胎体渐长，阻滞气机，气滞血瘀，胎失供养。表现为：精神抑郁，头胀，胸闷胀痛，肢体浮肿，脉弦滑，苔薄白、质有瘀点。治以活血养血，方用当归芍药散加减：当归、白芍、川芎、白术、茯苓、泽泻、香附。

（三）药物选择

有方剂频次统计表明在古代文献中治疗胎萎不长重复率最高的是八珍汤。数据挖掘表明，古代文献中治疗胎萎不长常用的药物有白术、甘草、当归、人参、茯苓、川芎、生姜、大枣、熟地黄、芍药等，这也正是八珍汤的药物组成；由组方规律分析可见，常用的药物组合有白术、甘草，人参、甘草，甘草、茯苓，人参、白术，白术、茯苓，人参、茯苓，白术、当归，白术、甘草、茯苓，甘草、当归，人参、白术、甘草，川芎、白术，川芎、当归等，人参、茯苓、生姜、甘草、白术、大枣、当归、川芎的配伍使用联系密切，是治疗胎萎不长的主要药物。所以，古代文献中对胎萎不长的治疗，以两方面为主：一为益气健脾。据《汤液本草》记载："脾苦湿，急食苦以燥之，白术。欲缓，急食甘以缓之，甘草。以甘补之，人参……虚，则以甘草、大枣之类补之。""白术，气温，味甘。苦而甘、温，味厚气薄，阴中阳也……除湿益燥，和中益气……除胃中热，去诸经之湿，理胃"，亦可安胎；"甘草，气平，味甘，阳也。生用大泻热火，炙之则温，能补上焦、中焦、下焦元气"；"茯苓，味甘平，补阳，益脾逐水"。《神农本草经》记载："人参，味甘，微寒。主补五脏，安精神，定魂魄，止惊悸，除邪气。"二为养血行气、活血化瘀。据《证类本草》记载，日华子云："（当归）治一切风，一切血。补一切劳。破恶血，养新血及主癥瘕"；川芎"味辛，温，无毒。主妇人血闭，无子"，日华子云：（川芎）治一切风，一切气，一切劳损，一切血。补五劳，壮筋骨，调众脉，破癥结宿血，养新血……消瘀血"。当归补血活血，为血中之气药，长于养血；川芎活血行气，为气中之血药，长于行气。故补血用当归或川芎或二者相伍，养血而不凝气血，又祛瘀而不伤气血。

四、名医经验

（一）尤昭玲经验

尤昭玲认为血瘀往往并存于气血虚弱病变过程中，气血虚弱往往是血瘀形成的原因，瘀血滞而新血不生，活血可以祛瘀、祛瘀即可生新。益气则生血，气足则血旺，气虚与血瘀是胎萎不长的两个关键点。针对胎萎不长气虚血瘀的病机，组成了具有益气化瘀功能的双参养胎汤，方中人参大补元气为主药，在补气的同时能够畅利血行，使得气足血旺，气行血行，瘀血去新血生，为益气化瘀之要药。黄芪、白术、砂仁健脾益气，扶胃宽肠，使气血生化有源，胎得濡养，菟丝子、桑寄生、续断、黄芩等固肾清热安胎。当归、丹参养血活血化瘀，使瘀血去新血生，研究证实当归、丹参以能疏通微循环、改善胎盘功能，使胎盘有效灌注量增加。全方具有益气养血，活血化瘀、长养胎元之功能。

（二）熊继柏治疗内燥太甚致胎萎不长经验

熊继柏认为妊娠后若发热汗出或长时间呕吐，必然损伤津液，衰耗气血。体内之精血津液亏乏过度，内燥太甚致胎失滋养，可见胎萎不长。胎儿尚活，当大补精血以挽其生命。内燥太甚之胎萎不长，以胎儿尚生，乃可图滋养，当以滋补精血、生津增液之法图治，用加减复脉汤重剂，再加人参、当归、肉苁蓉、菟丝子。熊继柏认为，《景岳全书》有云："妊娠胎气本乎血气，胎不长者，亦惟血气不足耳。故于受胎之后而漏血不止者有之，血不归胎也；妇人中年血气衰败者有之，泉源日涸也；妇人多脾胃病者有之，仓廪薄则化源亏而冲任穷也……"大补妇人精血津液，俾化源充足，自然胎长母安。

（三）傅培红治疗肝郁脾虚累及心脾两虚致胎萎不长经验

傅培红认为性格忧郁寡欢，妊后又不注重调节情志，易致情志郁结。郁久则气滞血不畅行，冲任受阻，胎失滋利，肝气受病，横侮脾胃，有碍脾胃受纳与生化，致使营血渐少，冲任渐虚，胎燥而萎，妊母亦面色憔悴。因此，治疗上先宜疏肝解郁，养血理脾治其标。郁解气调后又本着"总以健脾扶胃为长养之本"的原则，后期重在培护脾土，佐以顾护调理肝脾获得显效。此外，清代妇科名医傅山认为"肝郁肾亦郁"，又冲任隶属肝肾，肝肾受病，累及冲任，胎元不安，轻则胎萎不长，重则可致萎坠。因此，傅培红认为除上述药物治疗，应多说理劝导，使妊妇思想开朗，心情舒畅，精神愉快，对疗效的提高有很大的帮助。正如《临证指南》所云：郁症全在病者能移情易性，确为至理。

（四）邢维萱治疗忧思伤脾、津血不足致胎萎不长经验

邢维萱认为，忧思伤脾，脾胃运化失职，不能输津化血以养胎，故胎萎不长。治以健脾养血为主，用八珍汤加减。胎之在胞，血气资养。若血气虚损，胞脏冷者，胎则黔燥萎状不长。《妇人良方大全》亦有记载"妊娠不长者，因有宿疾，或因失调，以致脏腑衰损，气血虚弱而胎不长也。"可见胎儿之所以在胞宫内发育不良，主要与母体的气血盛衰，冲任血脉通盛，脏腑功能正常与否有关。故临床多以补益气血，健脾固肾法为主治疗本病。

五、名方推荐

（一）参养胎汤药物组成

人参（另炖服）、当归、菟丝子、桑寄生、续断、黄芩各 10 g，白术、丹参各 15 g，黄芪 30 g，砂仁、甘草各 6 g。功效：益气养血，活血化瘀，长养胎元。主治：胎萎不长之气虚血瘀型。用法：每日 1 剂，水煎，分 2 次服。

（二）加减复脉汤加减

红参、炙甘草各 10 g，当归身 12 g，肉苁蓉、白芍、生阿胶（烊化）、菟丝子各 15 g，火麻仁 20 g，大生地黄、麦冬各 30 g。功效：滋补精血、生津增液。主治：胎萎不长之津亏内燥型。用法：每日 1 剂，水煎，分 2 次服。

（三）两地汤加减

生地黄、玄参各 30 g，麦冬、阿胶、白芍 15 g，地骨皮、淡芩各 9 g，太子参 10 g。功效：滋阴清热，养血生津。主治：胎萎之阴虚火旺证。用法：每日 1 剂，水煎，分 2 次服。

（四）当归芍药散加减

当归、川芎各 9 g，白芍 18 g，白术、茯苓、泽泻各 12 g，香附 10 g。功效：养血调肝，健脾利湿。主治：胎萎不长之血瘀型。用法：每日 1 剂，水煎，分 2 次服。

（五）胎育灵

人参、白术、杜仲、续断、熟地黄、当归、柴胡、黄芩、砂仁制成流浸膏制剂。主治：胎萎不长之肾虚不荣，肝郁脾虚型。功效：健脾补肾、养血疏肝安胎。主治：健脾补肾、养血舒肝。用法：每次 10 mL，每日 2 次，疗程 4 周。

（六）寿胎丸加味

菟丝子 45 g，桑寄生、黄精各 30 g，黄芪 20 g，党参 15 g，续断、山药各 12 g，阿胶 10 g，陈皮 3 g，甘草 5 g。功效：益肾补精、和益癸水、调固冲任。主治：父气孱弱之胎萎不长。用法：2 日 1 剂，水煎，代茶饮之。

（七）逍遥散化裁

柴胡、当归、茯苓、龙眼肉、合欢皮各 10 g，白芍、山药各 15 g，白术 12 g，炙甘草 6 g。功效：培护脾土，调理肝脾。主治：胎萎不长之肝郁脾虚型。用法：每日 1 剂，水煎，分 2 次服。

（八）八珍汤加减

党参、白术各 5 g，当归、升麻各 10 g，白芍、陈皮、黄芪、续断各 15 g，杜仲 20 g，生山药 50 g。功效：益气补血，补肾安胎。主治：胎萎不长之气血虚弱型。用法：每日 1 剂，水煎，分 2 次服。

第十二节　妊娠期肝内胆汁淤积症

妊娠期肝内胆汁淤积症（ICP）是一种妊娠特有疾病，以不明原因的皮肤瘙痒、肝功能异常，但产后迅速消失或恢复正常为临床特点。主要危害为早产、羊水胎粪污染、胎儿窘迫、死胎、死产。ICP 重要的妊娠期并发症，主要导致围产儿死亡率增加。其发病迄今国际上尚无有关 ICP 的统一诊治意见。

一、诊断标准

（一）妊娠期筛查

1. ICP 高发地区：由于 ICP 在部分地区发病率较高，临床无特征性表现，因此有筛查的必要。具体推荐：a. 产前检查应常规询问有无皮肤瘙痒，有瘙痒者即测定并动态监测胆汁酸水平变化。b. 有 ICP 高危因素者，孕 28～30 周时测定总胆汁酸水平和肝酶水平，测定结果正常者于 3～4 周后复查。总胆汁酸水平正常，但存在无法解释的肝功能异常也应密切随访，每 1～2 周复查 1 次。c. 无瘙痒症状者及非 ICP 高危孕妇，孕 32～34 周常规测定总胆汁酸水平和肝酶水平。

2. 非 ICP 高发区孕妇：如出现皮肤瘙痒、黄疸、肝酶和胆红素水平升高，应测定血清胆汁酸水平。

（二）诊断要点

1. 出现其他原因无法解释的皮肤瘙痒：瘙痒涉及手掌和脚掌具有 ICP 提示性，尤其需鉴别 ICP 皮肤瘙痒严重导致的皮肤抓痕与其他妊娠期皮肤疾病。

2. 空腹血总胆汁酸水平升高：总胆汁酸水平≥10 μmol/L 可诊断为 ICP。

3. 胆汁酸水平正常者：即使胆汁酸水平正常，但有其他原因无法解释的肝功能异常，主要是血清丙氨酸转氨酶和天冬氨酸转氨酶水平轻、中度升高，可诊为 ICP，GGT 水平也可升高，可伴血清胆红素水平升高，以直接胆红素为主。

4. 皮肤瘙痒和肝功能异常在产后恢复正常：皮肤瘙痒多在产后 24～48 h 消退，肝功能在分娩后 4～6 周恢复正常。

（三）ICP 严重程度的判断

ICP 的分度有助于临床监护和管理，常用的指标包括瘙痒程度和起病时间、血清总胆汁酸、肝酶、胆红素水平，比较一致的观点认为，总胆汁酸水平与围产结局密切相关。①轻度：a. 血清总胆汁酸≥10～40 μmol/L；b. 临床症状以皮肤瘙痒为主，无明显其他症状。②重度：a. 血清总胆汁酸≥40 μmol/L；b. 临床症状：瘙痒严重；c. 伴有其他情况，如多胎妊娠、妊娠期高血压疾病、复发性 ICP、曾因 ICP 致围产儿死亡者；d. 早发型 ICP：国际上尚无基于发病时间的 ICP 分度，但早期发病者其围产儿结局更差，也应该归入重度 ICP 中。

二、西医治疗

（一）治疗目标

缓解瘙痒症状，降低血胆汁酸水平，改善肝功能；延长孕周，改善妊娠结局。

（二）病情监测

1. 孕妇生化指标监测：①主要筛查项目是总胆汁酸和肝功能。②频率：不论病情程度，每 1～2 周复查 1 次直至分娩。对程度特别严重者可适度缩短检测间隔。

2. 胎儿的宫内状况监测：至今为止，对于 ICP 孕妇的胎儿缺乏特异性监测指标，但仍建议通过胎动、胎儿电子监护及超声密切监测胎儿宫内情况。①胎动：评估胎儿宫内状态简便的方法。胎动减少、消失或胎动频繁、无间歇的躁动是胎儿宫内缺氧的危险信号，应立即就诊。②胎儿电子监护：无应激试验（NST）在 ICP 中的研究结果不一致，鉴于 NST 的特点，仍可将其作为 ICP 胎儿的监护方法，推荐孕 32 周起，每周 1 次，重度者每周 2 次。但更应认识到胎心监护的局限性，并强调 ICP 有无任何预兆胎死宫内的可能。产程初期缩宫素激惹试验（OCT）对围产儿预后不良的发生有良好的预测价值，因此，对 ICP 孕妇行阴道分娩时建议在产程初期常规行宫缩负荷试验。③脐动脉血流分析：胎儿脐动脉血流收缩期与舒张末期最大速度比值（S/D 比值）对预测围产儿预后可能有一定意义，检测频率同 NST。④产科超声：在胎心监护出现不可靠的图形、临床又难于做出确切判断时选用超声生物物理评分，但其对 ICP 胎儿宫内安危评判的敏感性、特异性有限。

（三）门诊管理

1. 门诊治疗：妊娠＜39 周、轻度 ICP，且无规律宫缩者。

2. 方法：口服降胆酸药物，7～10 d 为 1 个疗程。

3. 评估：口服治疗后根据症状是否缓解及实验室检查结果综合评估，如治疗有效，则继续服药治疗直至总胆汁酸水平接近正常。

4. 随访：根据疾病程度和孕周适当缩短产前检查间隔，重点监测血总胆汁酸水平和肝功能，加强胎儿监护，如病情加重或伴有产科其他并发症，则需住院治疗。

（四）住院治疗标准

1. 妊娠≥39 周的轻度 ICP。

2. 妊娠＞36 周的重度 ICP。

3. ICP 伴有先兆早产者。

4. 伴有产科并发症或有其他情况需立即终止妊娠者。

（五）一般处理

1. 低脂、易于消化的饮食。

2. 适当休息，左侧卧位为主，以增加胎盘血流量，计数胎动。

3. 重视其他不良产科因素的治疗，如妊娠期高血压疾病、妊娠期糖尿病的治疗。

（六）药物治疗

1. 基本原则尽可能遵循安全、有效、经济和简便原则。至今尚无一种药物能治愈 ICP，故临床以合理延长孕周为目的。无论选用何种治疗方案，治疗前必须检查胆汁酸指标系列、肝功能、胆红素及凝血功能，治疗中及治疗后需及时监测治疗效果、观察药物不良反应，及时调整用药。

2. 降胆酸的基本药物：①熊脱氧胆酸（ursodeoxycholic acid，UDCA）：a. 疗效评价：推荐作为 ICP 治疗的一线药物。熊脱氧胆酸治疗 ICP 缺乏大样本随机对照试验，在 Cochrane 系统综述数据库中只有 1 篇相关的系统评价，认为 UDCA 在治疗 ICP 中的疗效仍不确切，属于 A 级证据。但与其他药物对照治疗相比，在缓解皮肤瘙痒、降低血清学指标、延长孕周、改善母儿预后方面具有优势。但停药后可出现反跳情况。b. 剂量：建议按照 15 mg/（kg・d）的剂量分 3～4 次口服，常规剂量疗效不佳，而又未出现明显副反应时，可加大剂量为每日 1.5～2.0 g。c. 胎儿安全性：动物试验证明，UDCA 在羊水和脐血中的蓄积量很低，对胚胎和出生的幼仔无直接损害，也未发现 UDCA 对人类胎儿的毒副作用和造成围产儿远期不良影响的报道，妊娠中晚期使用安全性良好。②S 腺苷蛋氨酸：a. 疗效评价：没有良好的循证医学证据证明S腺苷蛋氨（S-adenosylmethionine，SAMe）的确切疗效和在改善围产结局方面有效（证据等级为Ⅰ/A），国内就其治疗ICP疗效的荟萃分析显示，该药可以改善某些妊娠结局，如降低剖宫产率、延长孕周等，停药后存在反跳。建议作为ICP临床二线用药或联合治疗（证据等级为Ⅳ/C）。b. 剂量：静脉滴注每日1 g，疗程12～14 d；口服500 mg每日2次。c. 胎儿安全性：尚未发现SAMe存在对胎儿的毒副作用和对新生儿远期的不良影响。③降胆酸药物的联合治疗：文献报道的样本量小或组合复杂，疗效难于评价。比较集中的联合方案是：UDCA250 mg每日3次口服，联合SAMe500 mg每日2次静脉滴注。建议对于重度、进展性、难治性ICP患者可考虑两者联合治疗。

3. 辅助治疗支持产前使用维生素K减少出血风险，肝酶水平升高者可加用护肝药物，其余辅助治疗如血浆置换等可能有效，但无证据支持。

三、中医临床思维

（一）中医病名及病因病机特征

根据妊娠期肝内胆汁淤积症的临床表现，属于中医疾病中“妊娠身痒”的范畴，《黄帝内经·素问》云“风胜则动”，本病的发与“风”密切相关。“外风”即风邪。如感受风热之邪，素体阳盛，血分蕴热，孕后阴血养胎，阴分必亏，风热之邪乘虚侵入肌肤与血热相合，生风化燥发为身痒。而“内风”在本病中主要责之肝阳阴虚、血虚、营卫失调。素体阴血虚孕后阴血养胎，阴血愈亏不能濡养肌肤，化燥生风，风胜则痒。或因素体肝肾不足，冲任亏虚，孕后冲任养胎，因孕重虚，冲为血海，任主胞胎，冲任不调，营卫不和，肌肤失养发为身痒。本病病机特征既有正虚，又有邪实；其基本病机是气血不和或血虚生风化燥，肌肤失于濡养。

（二）辨病辨证及治疗特征

第8版《中医妇科学》教材中将妊娠身痒分为血虚证、风热证、营卫不调证3个证型。本病的治疗原则以血虚者养血为主，佐以滋肾养阴；风热者疏风清热，养血安胎；营卫不调者调和营卫，滋补肝肾。

1. 血虚证：妊娠期皮肤干燥瘙痒，无疹或有疹，疹色淡红，口轻夜甚或劳累加重，也有全身剧痒，坐卧不安，抓破流血；面色㿠白，心悸怔忡或烦躁失眠；舌淡，苔白，脉细滑弦。治以养血祛风，滋养肝肾。方药取当归地黄饮子合二至丸或人参养荣汤加减。若有风团则去当归加乌豆衣、徐长卿、地肤子；若烦躁不安夜间尤甚加龙齿、山茱萸、桑椹子。

2. 风热证：妊娠期全身皮肤瘙痒，出现大小不等的风团，上半身尤甚，疹块色红有灼热感，剧痒，遇热加剧，伴咽喉肿痛，头痛，舌红，苔黄，脉浮滑数。若因鱼腥虾蟹等过敏，可伴腹胀，纳呆，泄泻等。治以疏风清热，养血安胎。方药取消风散（方见经行风疹块）去木通、滑石加桑叶、龙骨、牡蛎。若风热甚加金银花、连翘疏风清热解毒；血分热甚去当归，加赤芍、牡丹皮清热凉血；若由食物过敏所致可加紫苏、莱菔子、茵陈。

3. 营卫不调证：妊娠中晚期身痒以腹壁及大腿内侧瘙痒为甚，抓破后有血溢皮损。皮肤干燥，夜间或劳累后瘙痒加剧，腰酸，眼眶黑，舌淡暗，苔白，脉细滑尺弱。治以补冲任，调营卫。方药取四物汤合桂枝汤加何首乌，桑寄生，地肤子。若头晕耳鸣，瘙痒剧烈加白蒺藜、乌豆衣；夜尿多加山茱萸、覆盆子。

（三）药物选择

数据挖掘表明，治疗妊娠身痒的中药有125味，其中清热药、补虚药、利湿药明显高于其他类别药物，是医家治疗妊娠身痒最主要药物种类，由此可见医家认为湿、虚、热为最主要的致病因素。其中各类中药使用率前5位中药为：清热药：黄芩、栀子、黄柏、生地黄、牡丹皮；补虚药：白术、甘草、当归、白芍、黄芪；利湿药：茵陈、金钱草、泽泻、地肤子、车前草；解表药、泻下药、活血化瘀药的使用频数靠前，提示瘀、风为此病常见病理因素，常夹杂出现。其中各类中药使用率前5位中药为：解表药：柴胡、蝉蜕、防风、金银花、荆芥；泻下药：大黄；活血化瘀药：丹参、郁金、川芎、益母草、鸡血藤。

四、名医经验

（一）夏桂成经验

夏桂成认为妊娠期肝内胆汁淤积症多以心肝（胆）郁火湿热为其发病的主要原因，因此在临床处理中，把清肝解郁与利湿止痒结合在一处，常用的基本方剂为丹栀逍遥散合茵陈蒿汤，基本药物为炒山栀、炒牡丹皮、当归、白芍、钩藤、茵陈、泽泻、炒柴胡、茯苓、地肤子等。如偏于郁火，以火热为主者，在治疗上必须清热占主导，可加入生地黄、黄连，甚则大黄亦可加入，凉血泄热，才能达到止痒的目的；如偏于湿热，以湿为主者，治疗上必须燥湿占主导，可加入制苍白术、防风、藿香、佩兰等，温燥化湿，才能达到除湿的目的；在治疗过程中，还要认识到瘀滞的重要性，因为肝经郁火，有郁必然有瘀滞，有瘀滞就得化滞通瘀，所以常在上述基本方药中，据证加入赤芍、丹参、虎杖等活血之品。这类活血化瘀的药物性质较为缓和，但毕竟偏于活血，要慎重使用，但“有故无殒”，又不得不用，用之得当，效果颇佳；如果肝肾阴虚，藏血不足，待郁火湿热解除后，就应侧重滋阴养血，以保护肝脏。脾胃薄弱者，湿热清除后，以健脾和胃，恢复后天生化之源，亦为保肝之措施，更为养胎之要招，有着积极的临床意义。

（二）张良英经验

张良英认为胎毒与妊娠特殊的生理状态有密切关系，其病因主要有血虚、风热与湿瘀。如素体阴血亏虚，孕后阴血以养胎，不能濡养肌肤，血虚生风发为瘙痒；素喜食辛辣之品或孕后风热之邪乘虚侵入肌肤与血热相合，生风化燥发为身痒；素体脾虚，或饮食不慎致脾失健运，加之胎体长大阻碍母体气机升降，三焦水湿内停，化生湿热，湿热久羁深入血分致脉络阻滞，胆汁失于疏泄，外溢肌肤形成黄疸和皮肤瘙痒；或平素肝肾不足，因孕重虚，湿瘀阻碍冲任气血的正常运行，胞脉失养，则胎动不安（胎儿宫内窘迫），久之胎元受损导致早产、胎死等严重后果。认为 ICP 的病机关键是“血虚风燥”与“湿热瘀阻”，治疗时要充分考虑孕期特殊生理，以注重肝脾肾，扶正祛邪，安胎护母为原则，把握病机，内外并治。内服方药采用清热利湿祛瘀，养血益精固胎之法，用自拟生地四物汤加味；外洗药均为清热祛风止痒之品，促使风热湿邪从肌表腠理而出，与内服药协同作用而奏全功。同时注重情志和饮食的调摄，常嘱咐患者节情志，慎起居，饮食清淡以配合治疗。

（三）罗珊珊经验

罗珊珊认为，妊娠期肝内胆汁淤积症病位在肝、胆、脾，病机关键是脾虚湿困、肝胆湿热，治疗应以渗湿利水、清利肝胆湿热为主。同时因该病特发于妇女妊娠期，治疗时既应抓住病机重点清利肝胆湿热，同时又应充分考虑孕妇及胎儿安全，做到祛邪而不伤正。根据罗珊珊经验，此病有 3 个证型，肝胆湿热证、肝脾不调证、肝郁血瘀证。治疗上肝胆湿热证治以清热利湿利胆退黄，方药予茵陈四苓汤加减；肝脾不调证治以调和肝脾利胆退黄，方药予八道茵陈四苓汤加减；肝郁血瘀证治以理气活血利胆退黄，丹栀逍遥散加减。若黄疸明显，可加鸡骨草、玉米须、虎杖；若孕周以上，可加入郁金、丹参活血怯疲。导师临证宗此大法，每逢此病均应手而愈。

（四）曾倩经验

曾倩认为，妊娠身痒论治，取“治风先治血，血行风自灭”之意旨，以滋阴清热、养血祛风为治疗核心。妊娠身痒的发生，可由于素体血虚，孕后阴血聚以养胎，血虚益甚，血虚生风化燥，肌肤失养；或素体阳盛，血分蕴热，孕后阴血养胎，阴份必亏，风热之邪乘虚侵入肌肤与血热相合，生风化燥发为身痒。临证时既要审证求因，又要辨证与辨病相结合，正如《外科证治全书》指出“痒虽属风，亦各有因……证有不同，治有微别，勿视为一类也”。妊娠身痒是妊娠期间特有的症状，临床上需认真鉴别，结合西医检查辨病，以排除因感染病毒而引起的致畸力强的皮肤病，如风疹、妊娠疱疹、疱疹样脓疱疮等，不可一味地止痒保胎，以免延误病情。又因临证所用药物多为寒凉之品，中病即止，防久用耗伤胎元，动胎、伤胎。

五、名方推荐

(一) 生地四物汤

生地黄、当归、茵陈、蒲公英、山药各 15 g，白芍、牡丹皮各 12 g，桑叶、金银花、防风、枳实、桔梗、淡竹叶各 10 g，甘草 6 g。功效：清热利湿祛瘀，养血益精固胎。主治：妊娠期肝内胆汁淤积症之湿热瘀阻证。用法：每日 1 剂，水煎，每次 200 mL，每日服 3 次，每剂服 2 d。配合外洗方：黄柏 10 g，苦参、蛇床子、地肤子、防风各 15 g，茵陈蒿 20 g。用法：水煎去渣，药汤温洗瘙痒处，每日 1 次，每次 20 min。

(二) 茵陈蒿汤

茵陈、栀子、白鲜皮各 15 g，白茅根、薏苡仁、黄芩、丹参各 10 g，甘草 3 g。功效：清热利湿。主治：妊娠期肝内胆汁淤积症之湿热、痰湿证。用法：每日 1 剂，水煎，分 2 次服。

(三) 胆瘀汤

茵陈、茯苓、白鲜皮、地肤子各 30 g，白术、淮山药、丹参各 15 g，防风 12 g。功效：健脾和胃，清热凉血利胆。主治：脾胃虚弱，湿热蕴结，肝胆气郁证。用法：每日 1 剂，水煎，分 2 次服。

(四) 利胆止痒汤

茵陈 30 g，白鲜皮、蒲公英各 15 g，黄芩、郁金各 12 g，柴胡、白芍、紫苏梗各 10 g，甘草 6 g。功效：疏肝利胆、清热利湿。主治：肝胆气机失疏、湿热郁积之证。每日 1 剂，水煎，分 2 次服。加减：恶心呕吐加砂仁 6 g（后下）；胎动不安加苎麻根 15 g；ALT 增高加垂盆草 30 g。

(五) 滋养消风饮

菟丝子 20 g，女贞子、旱墨莲、桑寄生、何首乌各 12 g，酸枣仁、鸡血藤、丹参、防风、荆芥、当归、生地黄、白蒺藜各 10 g，蝉蜕 6 g，甘草 8 g。功效：养血祛风，润燥止痒。主治：妊娠期肝内胆汁淤积症之血虚风燥证。用法：每日 1 剂，水煎，分 2 次服。

(六) 保产无忧散

当归、川芎、菟丝子、白芍、浙贝母各 12 g，荆芥穗、黄芪各 10 g，羌活、艾叶、枳壳、厚朴各 8 g，甘草 5 g。功效：活血化瘀、行气益气、利胆护胎。主治：妊娠期肝内胆汁淤积症之肝脾不足、气滞血瘀证。用法：每日 1 剂，水煎，头煎取汁 300 mL，再煎取汁 200 mL，将 2 次煎液混合后分早、中、晚 3 次温服。

(七) 退黄益胎汤

茵陈、地耳草各 50 g，虎杖、垂盆草各 30 g，郁金、白芍、生地黄、白术、积雪草各 20 g，黄芩 15 g，大黄、蝉蜕各 6 g。功效：疏肝利胆、清热排毒、退黄止痒。主治：妊娠期肝内胆汁淤积症之湿毒蕴结证。用法：每日 1 剂，水煎，分 2 次服。水煎每次药液趁热即冲蛋清 1 个，每日 2 个，略加白糖 1 匙（10 g 左右），以甜为度，频频饮服。

(八) 保肝解毒汤

茵陈 30 g，徐长卿、蒲公英各 15 g，杜仲、黄芩、枸杞子、白术、一枝黄花、马鞭草、鱼腥草、土茯苓、生大黄（后入）、豨莶草、白鲜皮各 10 g，甘草 5 g。功效：清热解毒，保肝安胎。主治：妊娠期肝内胆汁淤积症之胆汁外溢，湿热毒瘀阻滞证。用法：每日 1 剂，水煎 2 次，分早、晚 2 次饮服。加减：舌苔黄腻者加藿香、佩兰各 10 g；舌苔白腻者加生姜 3 g。

(九) 丹栀逍遥散加减

栀子、柴胡、白芍、茯苓、生地黄各 15 g，牡丹皮、当归、白术、茵陈各 12 g，黄芩、僵蚕、蝉蜕、甘草各 9 g。功效：疏肝理脾、凉血活血、祛风止痒。主治：妊娠期肝内胆汁淤积症之肝郁脾虚证。用法：每日 1 剂，水煎，分 2 次服。

(十) 抗胆瘀汤

茵陈 15 g，柴胡、炒黄芩、制大黄各 6 g，地肤子 9 g。功效：清热疏肝止痒。主治：妊娠期肝内胆汁淤积症之肝郁化热证。用法：取上药 30 剂量，浸泡，加水 11 L，煎沸至 117 ℃，得药汁 7.8 L 分装成 60 袋，每袋 130 mL，含生药 22.5 g。每日早晚各服 1 袋，1～2 周为 1 疗程。

（十一）加味四逆汤

丹参 20 g，白芍、茯苓、郁金、白术、厚朴各 10 g，柴胡、枳壳、生甘草各 6 g。功效：疏肝利胆，活血化瘀。主治：妊娠期肝内胆汁淤积症之肝郁气滞血瘀证。用法：每日 1 剂，水煎，分 2 次服。连续 14 d。

（十二）护肝利胆汤

制大黄 8～15 g，垂盆草 25～50 g，生黄芪 20～30 g，金钱草 30 g，茵陈 20 g，白鲜皮、茯苓、车前子（包）各 15 g，菟丝子、炒神曲、地肤子各 12 g，川芎、赤白芍、续断、炒苍术各 10 g，生甘草 3 g。功效：凉血解毒、疏肝利胆、化湿止痒、益肾安胎。主治：妊娠期肝内胆汁淤积症之胆汁外溢，湿毒瘀滞证。用法：每日 1 剂，水煎，分早、中、晚 3 次饭后半小时服。2 周为 1 疗程。忌辛辣油腻之品。加减：舌苔厚腻去白芍，加厚朴、制半夏；舌红苔少加生熟地黄、知母。

（十三）清胆方

小蓟 30 g，茵陈、金钱草、黄芩各 15 g，郁金、栀子、杜仲各 12 g。功效：疏肝解郁、清热利湿。主治：妊娠期肝内胆汁淤积症之肝胆湿热证。用法：每日 1 剂，水煎，分 2 次服。加减：口干明显者加金银花 12 g、玄参 12 g；瘙痒明显者加蝉蜕 9 g、薄荷 3 g；苔腻者加砂仁 3 g、薏苡仁 12 g；下肢浮肿者加泽泻 12 g、茯苓 12 g；血压增高者加钩藤 15 g、野菊花 12 g。

（十四）益肝化瘀汤

枸杞子、菊花、熟地黄、山茱萸、桑寄生、续断、菟丝子、杜仲、当归各 15 g，丹参 30 g，制大黄、黄芩、茯苓各 10 g，牡丹皮 9 g。功效：滋补肝肾、益气养血，活血化瘀、利胆退黄。主治：妊娠期肝内胆汁淤积症之肝肾阴虚、血瘀证。用法：每日 1 剂，水煎，分早、晚 2 次温服。加减：气虚者加黄芪 30 g，炙白术 15 g；血虚者加白芍 15 g，何首乌 15 g；湿热者加茵陈 15 g，泽泻 10 g。

第十三节　晚期产后出血

晚期产后出血（late puerperal hemorrhage）指分娩 24 h 后，在产褥期内发生的子宫大量出血，出血量超过 500 mL。以产后 1～2 周发病最常见，亦有迟至产后 2 月余发病者。又称产褥期出血。阴道流血少量或中等量，持续或间断；亦可表现为急骤大量失血，同时有血凝块排出。产妇多伴有寒战、高热，常因失血过多导致贫血或失血性休克。近年来随着各地剖宫产率的升高，晚期产后出血的发生率有上升趋势。

一、诊断标准

（一）病史

若为阴道分娩，应注意产程进展及产后恶露变化，有无反复或突然阴道流血病史；若为剖宫产，应了解手术指征、术方及术后恢复情况。

（二）症状和体征

1. 阴道流血：胎盘胎膜残留、蜕膜残留引起的阴道流血多在产后 10 d 发生。胎盘附着部位复旧不良常发生在产后 2 周左右，可以反复多次阴道流血，也可突然大量阴道流血。剖宫产子宫切口裂开或愈合不良所致的阴道流血，多在术后 2～3 周发生，常常是子宫突然大量出血，可导致失血性休克。

2. 腹痛和发热：常合并感染，伴发恶露增加，恶臭。

3. 全身症状：继发性贫血，严重者因失血性休克危及生命。

4. 体征：子宫复旧不佳可扪及子宫增大、变软，宫口松弛，有时可触及残留组织和血块，伴有感染者子宫明显压痛。

（三）辅助检查

1. 血常规：了解贫血和感染情况。

2. B型超声检查：了解子宫大小、宫腔有无残留物及子宫切口愈合情况。

3. 病原菌和药敏试验：宫腔分泌物培养、发热时行血培养，选择有效广谱抗生素。

4. 血 HCG 测定：有助于排除胎盘残留及绒毛膜癌。

5. 病理检查：宫腔刮出物或切除子宫标本，应送病理检查。

二、西医治疗

1. 少量或中等量阴道流血，应给予广谱抗生素、子宫收缩剂及支持疗法。

2. 疑有胎盘、胎膜、蜕膜残留或胎盘附着部位复旧不全者，静脉输液、备血及准备手术的条件下刮宫，操作应轻柔，以防子宫穿孔。刮出物应送病理检查，以明确诊断。术后继续给予抗生素及子宫收缩剂。

3. 疑剖宫产子宫切口裂开者，仅少量阴道流血也应住院，给予广谱抗生素及支持疗法，密切观察病情变化；若多量阴道流血，可行剖腹探查。若切口周围组织坏死范围小、炎症反应轻微，可行清创缝合及髂内动脉、子宫动脉结扎止血或行髂内动脉栓塞术。若组织坏死范围大，酌情做低位子宫次全切除术或子宫全切除术。

4. 肿瘤引起的阴道流血，应按肿瘤性质、部位做相应处理。

5. 晚期产后出血的预防应从孕期开始，加强孕期监测可以预测晚期产后出血的高危因素，以便及早采取预防措施，严格掌握剖宫产指征，降低剖宫产率和人工流产率，加强产程管理及产褥期保健知识宣传，剖宫产术中合理选择切口及认真缝合，注意预防感染，这些均为预防晚期产后出血的措施，同时要加强多学科合作团队建设，以提高产后出血的抢救成功率。

三、中医临床思维

（一）中医病名及病因病机特征

晚期产后出血属于中医学“产后恶露不绝”“产后血崩”范畴，为妇产科危急重症。《女科经纶》引陈无择云：“血崩不是轻病，况产后有此，是谓重伤。”本病的发生机制主要是冲任不固，气血运行失常。基本病机为气虚、血热和血瘀。若产妇素体虚弱，因产失血耗气，正气愈虚，或因产后操劳过早，损伤脾气，气虚冲任不固，血失统摄，导致血崩。若产妇素体阴虚，复因分娩亡血伤津，阴液愈亏，虚热内生，或产后嗜食辛燥助阳之品，或者情志不畅，肝郁化热，或感受热邪，热伏冲任迫血下行，而致血崩。产妇产后胞脉空虚，若寒客胞宫，与血搏结，血为寒凝、冲任瘀阻，或因七情郁结，气滞血瘀，或因劳倦，气虚无力运血，败血滞留为瘀，或胞衣残留阻滞冲任，以致瘀血内阻，新血不得归经，而致血崩。

（二）辨病辨证及治疗特征

本病分为气虚证、血热证、血瘀证 3 个证型。根据病情的轻重缓急，采用“急则治其标，缓则治其本”的原则，以调理气血、固摄冲任为主要治法。当出血量多势急时，急宜益气固冲，回阳救逆。待血势缓解，则应虚者补之，热者清之，瘀者攻之，并随证选加相应止血药标本同治。

晚期产后出血属产科危重症，治疗应以止血、固脱为先。出血量多势急时，中医应以独参汤或参附汤益气固冲，回阳救逆；西医则以促宫缩、抗感染、纠正贫血等短时间内控制出血。若宫内有胎盘胎膜残留应应行清宫术；子宫伤口裂开者，必要时手术治疗。当病情得到有效控制后，应通过中医辨证论治，以治其本，巩固疗效。

（三）药物选择

用药频次统计结果显示补血药和活血化瘀药使用频次远高于其他类，其次是补气药、温里药、理气药、清热凉血药等，代表药依次为当归、川芎、甘草、肉桂、地黄、木香，其中当归使用频次远较其他药高，为恶露不绝治疗之首药，其次是川芎。

四、名医经验

（一）朱南孙经验

朱南孙认为妇人素以血为本，而妊娠之时，阴血注于胞宫以顾护养胎，生产之时产妇体力虚耗过多，气损津伤，血随气脱，而产后又需哺乳，精血上行化为乳汁，乳汁亦耗其气血。故总以虚为本，固摄无权，冲任不固；而营阴亏虚，虚而生热，热扰冲任，迫血妄行；产后气虚无以推动胞衣排出，瘀血不化，均可引起恶露不止。故产后恶露不绝责之于虚、瘀、热，但仍以气血亏虚为本，实属虚实夹杂之证。临证体会：①通补结合，祛瘀为先：朱南孙临证治法先以化瘀为主，用药推陈致新，动静结合，喜用党参、生黄芪、当归益气养血，蒲黄炭、花蕊石、益母草活血化瘀，通补结合，祛瘀为先。对于出血过多者，急则治其标，塞流为先以防贫血、休克，下血淋漓不尽而量少者当以辨证施治，法随证立。②权衡清补，兼以疏肝：产后恶露不绝，初期兼热证者为多。虽可因多食辛辣之物或外感湿热之邪等所致实热之证，但多因产后营血亏虚，肝失所养，肾水匮乏，肾虚肝旺，热破冲任所致，故治以清补法。朱南孙秉承“静则归经”之宗旨，虚者治以补法，热者治以清法。选用滋阴清热、清养肝肾之品，使血宁归经。肝肾同源，益肾必疏肝。而妇女素性忧郁，若产时受到外界刺激，产后情绪多有变化，情志不畅，肝气郁结，肝气犯逆，血随气逆而妄行，均可导致或加重出血。朱南孙临证兼加疏肝理气之法，以调畅气机，舒畅情志。③复旧善后，重在调体：产后恶露不绝者当先重在“塞流、澄源”，待血止后，辨证准确，需缓缓图治，守法守方，补益调养，促进子宫复旧，使得胞宫藏泻有度。朱南孙认为气血纯虚者，当以大补气血，兼以固涩冲任为主；对于素体虚而瘀血滞于内者，当以补虚化瘀为大法；对于素体阴虚、血热妄行则需养阴固涩，兼以清热之品。④处方精专，善调奇经：朱南孙精于药对以增加疗效。止血药对常用蒲黄炭和五灵脂，其传承于古方“失笑散”，功在祛瘀、行气之效，二者相互配伍，既能化瘀，又能止血，通涩并用，有生新去旧之效。熟大黄炭与炮姜炭药对，两者“一走一守”，寒热并举，通涩兼备。茜草化瘀止血，仙鹤草以收敛为主，但亦能强壮补虚，无论寒热虚实之血证皆能运用，二者配伍，再兼以益母草，通涩清养兼备。朱南孙临证擅调奇经，详细总结了冲任二脉的常用药物，以山药、莲子入冲脉以固冲。⑤善用药膳，调治结合：因妇女自身特有生理特点和疾病规律，女性保健养生和治病疗疾都宜于药膳调理。正确的食养可以提高产妇的营养，并且有利于婴儿的健康发育。朱南孙善用药膳，主张药食双补，正所谓“天人合一”。基于产后“多虚多瘀”的生理特点，以补中益气、补血逐瘀为法则，以食为药，从膳食方面改善体质，以冀消除疾病，恢复健康。

（二）张良英经验

张良英认为本病发病主要为虚、热、瘀等因素影响冲任，导致气血失调。然而产后的主要特点是亡血伤津，瘀血内阻，多虚多瘀，而且是虚必挟瘀，瘀中必有虚，是虚实夹杂之证。对于本病的治疗，遵循“虚者补之，瘀者化之，热者清之”的治疗原则。临证治疗时始终注意“虚”和“瘀”这两大核心，辨清主次。若气虚明显，治疗以补气为主辅以化瘀；若血瘀较重，此时化瘀为主辅以益气，要根据“虚”与“瘀”轻重程度，来选择“补”与“祛”的用药力度。具体治疗主要分 3 型来辨治：①气虚型：主要证候为产后恶露过期不止而量多，色淡，质清稀，无臭气，亦可见到夹有小血块，小腹空坠，神疲懒言，面色苍白或萎黄，舌淡苔白，脉缓弱。此为气虚冲任不固，血失统摄所致。治宜补气摄血少佐以化瘀止血及收敛止血之品，但应注意不能一味用收涩止血药，否则非但不能止血，反而可招致更危急之证候，必须在补气摄血并少佐化瘀止血药的基础上应用收敛止血药才能起到良好的止血效果。常用补中益气汤加益母草、海螵蛸、芡实。若夹有血块多者，则应去收敛止血之海螵蛸、芡实，加炒蒲黄、炒贯众以加强化瘀止血之力，使血止而不留瘀；若伴见腰痛者，加续断、补骨脂以补肾；若面色苍白明显者，加阿胶、鸡血藤以补血；若小腹疼痛，恶露有臭味者，加牡丹皮、败酱草、川楝子、延胡索以清热解毒、行气止痛。血止之后还须进一步调理，以促使其恢复气血或正常月经，常用八珍汤气血双补，可适当加入黄精、何首乌等。②血瘀型：主要证候为产后恶露过期不止，量或多或少，色紫黯夹血块，胸胁胀痛，小腹痛剧，拒按，血块排出后疼痛减轻，舌紫黯或边尖有瘀点瘀斑，脉弦涩。此为瘀血阻滞冲任，新血难安所致。治宜益气活血，逐瘀止血，常用益气生化汤（即生化汤加炙黄芪、潞党参）加益母草、炒蒲黄、枳壳。若畏寒肢冷明显者，加炒艾叶温经止血；若胸胁胀痛明显者，加香附、柴胡以疏肝理气；若恶露臭秽难闻者，加牡丹皮、败酱草、川楝子。③热毒型：主要证候为产后恶露过期不止，量多，色紫暗，质如败酱，味臭秽，多伴发热，下腹刺痛。妇科检查时子宫甚至波及双附件有压痛。血常规中白细胞、中性粒细胞可有升高。此为热毒内侵，与余血搏结所致。治宜清热解毒，凉血止血。常用五味消毒饮加益母草、枳壳以行气化瘀止血，加墨旱莲、茜草以清热凉血止血。另外，临证用药时要照顾产后多虚多瘀的特点，补虚不留瘀，祛瘀不伤正，虚证勿补摄太过，瘀证勿攻破太过，热证勿苦寒太过，配伍要权衡以达气血调和，固冲止血的效果。

（三）裘笑梅经验

裘笑梅认为，由于孕期养胎、分娩之时失血耗气，产后机体往往处于气血两亏之境，如若产后操劳过早，劳倦伤脾，统摄失职，冲任不固，则势必阴道出血持续难尽；由于产后气虚无力运血，余血浊液排出不畅，滞留胞宫，瘀阻脉道，新血不得归经，则阴道出血久下不止。此外，产后气血两亏，胞脉空虚，湿热之邪乘虚内袭，与瘀血浊液互结，瘀热蕴阻胞脉，扰乱气机，致使阴道出血泄而不畅，日久不止。由此可见，产后虚、瘀、热为本病的主要致病因素，而其基本病理实质为气血亏虚，即使夹瘀夹热，仍为正虚邪恋，虚实夹杂之证，应本“虚则补之，热则清之，瘀则消之”之原则。综上所述，本病治疗当以益气养血、补肾固摄为主，兼以清化湿热、祛瘀止血之法，重在祛除病因，调整机体功能，促进机体康复。裘笑梅治疗时强调：①扶正祛邪，动静结合：本病虽为出血之证，由于产后多瘀多虚，故治疗不能一味固摄止血，应补虚与祛瘀并用。补虚以益气固肾为主，气能摄血、生血，此“阳生阴长”之义也，又冲任系于肾，补肾则能调养冲任，以司封藏之职，则恶露自止。裘笑梅临证之时补气常重用党参、黄芪、白术；若气虚下陷者，可少佐升麻以益气升提；补肾多用续断、桑寄生、菟丝子、补骨脂等；并适当配合香附、木香等气分药，取气行则血行之义，以防壅滞之弊。②知常明变，治病求本：产后抵抗力低下，容易继发感染，湿热内蕴胞宫而致恶露持续不止，此时不可拘泥于“产后宜温”“产后无得令虚，当大补气血为先，虽有杂症，以末治之”之说，不敢使用寒凉之品，应“知其常，明其变”，大胆应用清热解毒药治之方能达到治疗效果。但此时也应注意产后气血亏虚之体质特点，用药时多选用药性平和之品，如半枝莲、忍冬藤、白花蛇舌草清热解毒，大血藤、败酱草祛瘀排脓、消肿止痛，大黄（炭）、贯众（炭）等清热祛瘀、凉血止血，都获得了较好的疗效，同时应注意中病即止，以免更伤正气。③衷中参西，多法同治：产后阴道出血量多，或淋漓不止，病因复杂，病情轻重不一，临床诊治时应结合现代诊疗技术，衷中参西，明确诊断，及时治疗，以免延误病情。如考虑到胎盘、蜕膜残留之可能，在药物施治疗效不显时应考虑行诊断性刮宫，特别对个别阴道出血淋漓不断、日久不愈者，要警惕恶性病变之可能，须做进一步检查。④调养气血，固护脾胃：裘笑梅认为，脾胃为后天之本，气血生化之源，本病患者产后体质虚弱，通过调理脾胃，补养后天之本，调动机体内在能动性，常可改善体质，增强抗病能力，促进产后康复。临证治疗中，裘笑梅常在辨证论治的同时于方中加入山药、白扁豆、白术、甘草等益气健脾和胃之品，固护脾胃以资气血生化之源，既能保证乳汁供应，又能恢复体质，促使疾病早日康复。

（四）方仁三经验

方仁三认为，产后有多虚多瘀的发病特点，恶露乃裹儿污血，当以排出为顺，恶露不下与恶露不绝，见症迥然不同而病机往往相似，多由瘀滞胞宫而起。导致瘀阻的原因甚多，其大要有五：一者，产后胞脉空虚、为寒邪所乘，血为寒凝而成瘀；二者，胞衣残留或宿有瘀积，阻滞冲任，以致瘀血不去、恶露不止；三者，产后元气本亏，再加劳倦，气虚运血无力，败血滞留而成瘀；四者，情志郁结、气滞成瘀乃致血不归经；五者，感染热毒之邪，邪热与血相搏而致瘀阻胞宫、恶露淋漓。方仁三治疗晚期产后出血症恒用化瘀药取效；但他并非无视气虚与血热的存在而一概攻逐，其处方用药乃是以审证求因为前提的。方仁三常言，治疗成败之关键在于临证“三辨”：从恶露的量、色、质、味来辨；从脉症来辨；

从病 因病程来辨。瘀乃有形之邪，本属实证，但致瘀之因既有寒、热、虚、实之辨，化瘀之方就应有温、清、补、泻之异。方仁三推崇傅青主，称生化汤为祛瘀生新第一妙方，可随证加减而恒用之。①用于寒凝瘀阻之重证：瘀滞重者，多因血为寒凝或宿有块及胎盘黏膜残留而起。患者腹痛拒按，恶露时多时少，色紫暗挟块等表现突出。此等证当急用活血化瘀之品攻逐。方仁三习用生化汤加益母草、丹参、桂枝、乌药、延胡索辈治之，待患者瘀块下，腹痛缓后，酌减温经逐瘀药，生地黄炭、荆芥炭、海螵蛸、阿胶等随证加入，可收澄本清源，塞流复旧之功。②用于气虚挟瘀证：气血亏损、冲任不固，运血无力而成瘀，乃虚中挟实之候。若攻逐太过，必伤正气，补气固涩，有碍血行，法当活血化瘀为主，佐以益气固冲；待瘀滞清除后，再加重补气养营，固本摄血之品。方仁三习用生化汤加益母草、党参、黄芪、山药、海螵蛸辈治之，有标本兼顾之妙。③用于气滞成瘀证：情志郁结、气滞成瘀，血不归经者，常兼胸闷、嗳气、胁胀、乳痛等症。此时当加入行气之品，一则使气帅血行，瘀滞易消；二则可健脾开胃，益生化之源。方仁三习用生化汤加益母草、香附、乌药、郁金、木香、紫苏梗辈治之，屡奏气行郁开、瘀除血止之功。④用于血热挟瘀证：此类患者多因感受热毒之邪，邪热与血相搏，结于胞宫所致（西医诊断的盆腔感染或子宫内膜炎导致子宫复旧不良属此），临床多有发热，小腹刺痛，恶露量多挟块、色紫暗、臭秽等症。此时当活血化瘀兼清热解毒为法，方仁三习用生化汤去炮姜加金银花、连翘、蒲公英、地榆、生地黄炭、益母草辈治之，奏效甚捷。

（五）哈孝贤经验

哈孝贤认为，晚期产后出血相当于中医的“产后血崩”范畴。引起产后血崩的原因，不外乎气血虚弱，瘀血内阻，情志激动，暴怒伤肝等方面。产后血崩虽然以产后突然大出血为主症，但病因不同，其在临床表现的特征也不尽一致，治疗方法及选用的方药也各异。①气血虚弱者，多表现为产后或满月前后阴道突然大出血，血色鲜红或淡红，质稀薄或有少量血块，同时见有面色苍白，头晕无力，唇舌色淡，脉细弱等症状。这种类型的患者，大多属于平素体质虚弱，又加分娩时出血较多，正气损伤较重不能固摄血液所致。治疗需要采取补气养血、止血固冲的方法，可选择升举大补汤加减。②瘀血内阻者，出血多在产后数日或产褥末期，量多而骤；或表现为恶露不绝时有增多，血色暗红夹有血块或组织物排出，下腹疼痛拒按。这种类型的患者，多因产后胎盘组织残留，或因感受寒邪而致瘀血内阻，血液不能循行于血管内以致溢出脉外，从而引起大出血。治疗宜采取活血化瘀、养血止血之法，可选择生化汤加减。③暴怒伤肝者，大多由于产褥期间情绪过于激动，致使肝气疏泄太过不能藏血，从而引起阴道突然大量出血，颜色鲜红，同时伴有烦躁易怒，头晕而胀，胸胁胀疼等症状。治疗要采用平肝清热、固冲止血的方法，可选择丹栀逍遥散加味。晚期产后出血在大量出血之时要以及时止血为急务，特别是出现休克倾向时，可急煎独参汤或大剂量参附汤，以益气固脱、回阳救逆，同时可与西药配合应用。出血得到控制后，可应用中药治本，通过辨证选用补脾益肾、养血活血的方药。

（六）傅金英经验

傅金英认为冲为血海，任主胞胎，孕时经血聚于冲任、子宫以养胎，产时用力、出汗、产伤失血，耗血伤津，元气受损，气血骤虚，阴亏津少，产后哺乳又加重气血之损耗，产后特点为多虚多瘀，世人皆曰“产后百节空虚”。因此傅金英认为本病不过“虚”“瘀”所致，以冲任虚损为本，本虚标实为证。临床常见素体虚弱、肾气不足、脾失健运，或房劳多产，或产后过早劳累、调养不当，致冲任虚损，气血生化匮乏，统摄无权，恶露绵绵不绝。或因气虚运行无力，血行不畅，瘀血留滞；或产后阴虚津少，血液干涸而瘀滞；或因产后真元大损，阳气受损，血失温煦，血液循行迟缓，瘀滞成瘀；或因产留瘀，胞衣胎膜残留，瘀血浊液当下不下，伤及冲任胞宫，新血难以归经可致恶露不绝。《诸病源候论》指出恶露不绝由“血瘀”“虚损”所致，清代《胎产心法》亦指出“产后恶露不止……由于产时损其气血，虚损不足，不能收摄，或恶血不尽，则好血难安，相并而下，日久不止”。临床亦有感受邪毒、热伤血络、迫血妄行等，然证虽各异而本多为气血虚衰，冲任不固，气血运行失常，恶露不断，是故产后恶露不止者，是因产后伤于经血，虚损不足所致。经云：“正气存内，邪不可干。”结合本病病机，傅金英认为本病的治疗大法是扶正祛邪。脾胃为后天之本，气血生化之源，而产妇在分娩过程中耗气伤血，因此傅金英治疗本病以补气健脾，调冲止血为原则。选用黄芪、党参、白术、茯苓、益母草、当归、川芎、延胡索、木香为基本方随证加减。全方共奏补气血而驱余邪，驱瘀血而不伤正之功。在临证过程中，要重视恶露的量、色、质、臭气等，来辨证选药施治，必要时中西医结合。若感染邪毒，恶露臭秽，色暗，兼发热，口干咽燥脉数者可加野菊花、蒲公英、金银花以清热解毒止血，必要时使用抗生素；若恶露清稀，量少、腰膝酸软无力，畏寒肢冷，脉沉细无力者可辅以杜仲、菟丝子、淫羊藿以温补肾阳，固冲止血；若瘀阻宫内，恶露夹有大量血块，小腹刺痛明显，瘀血下而痛减，舌质暗淡有瘀点者可用炒蒲黄、五灵脂、三棱、莪术以加强活血化瘀之效，并查彩超以探是否有胎膜残留，心要时及时清宫。

（七）张萍青经验

张萍青认为本病的发生与患者体质、妊娠、分娩、产后的特殊生理环境有关，同时可能与产后情志不畅，起居不慎或六淫为害等有因果关系。张萍青根据自己的临床诊治经验，提出了剖宫产后恶露不绝多以虚实夹杂为多见，产褥期的生理特点是“多虚多瘀”，并认为：产后亡血伤津，元气受损，瘀血内阻，以致多虚多瘀的病理特点，而“瘀”更是关键。而剖宫产后之恶露不绝，由于创伤所致更是虚实夹杂多见。张萍青根据自己的临床经验提出：产后恶露不绝的治疗以“去瘀生新”为主；剖腹产者以“攻补兼施”扶正与祛邪同治；迁延日久不愈者，则需辨病辨证互参。必要时，进一步检查妇科 B 超、血检等明确诊断，中西医并举治疗。本病为本虚标实之证，治疗时应遵循虚者补之、实者攻之的原则，同时应顾及产前宜凉，产后宜温的特殊情况。张萍青结合妇人产后多虚多瘀的病理特点，提出治疗该病的大法：活血祛瘀、缩宫止血、固本求源。前期以祛除胞宫瘀滞为主，使旧血得去，新血得安；后期以补脾肾固冲任为主，以促进胞宫复旧，使之藏泻有度而治愈本病。

（八）王自平经验

王自平提出了本病为本虚标实的辨证思想。本虚即为脾肾虚，标实即为血瘀。王自平认为，妇人妊养胞胎，需消耗阴血；分娩时用力、出汗、产伤失血及产后哺乳又加重气血之损耗；气血亏虚，冲任不固，此既为妇人产后的特殊生理状态，也是产后病多虚之病因，故世人皆曰“产后百节空虚”。若产妇肾气足则精可化气生血，脾健运则气血生化不竭，气血渐旺，血海渐充，任脉通盛而胞宫自荣，缩宫摄血而恶露可绝。若妇人平素脾胃虚弱或元气素虚，复伤于妊娠、分娩，气损血耗则脾肾之虚更甚。脾失健运则气血生化匮乏，统摄无权；肾虚则精亏血少无以化生气血濡养冲任，命门火衰，不能温煦胞宫；产妇耗伤之气血不能得到及时补养，冲任不固而致恶露不止。故本病病位虽在冲任、胞宫，变化在气血，但本在于脾肾亏虚标实即为血瘀。本病的临床特点为产后恶露不断，其过期不止，淋漓而出就说明离经之血内瘀胞宫。离经之血即为瘀血，是血瘀的病理产物，在瘀血形成之后，又可瘀阻胞脉而转化为致病因素。本病无论气虚、血热或六淫为害、金刃产伤，证虽各异而机制均属气血虚衰，统摄无权，血瘀胞脉，冲任不固而恶露不断。此即本病之瘀乃因虚所致也。本病为本虚标实之证，治疗应遵循虚者补之、瘀者攻之的原则。王自平在总结多年经验基础上，结合妇人产后的生理、病理特点，另辟蹊径，提出了活血祛瘀、缩宫止血、固本求源的阶梯治疗大法，以祛除胞宫瘀滞，缩宫止血使旧血得祛、新血得安，补脾肾、益气血，促进胞宫复旧藏泄有度而治愈本病。

五、名方推荐

（一）调经汤加减

女贞子、墨旱莲、生地黄、地榆、白芍各 25 g，黄芩、当归各 15 g，黄柏、荆芥、茜草、甘草各 10 g，侧柏叶 20 g。功效：滋阴清热，止血调经。主治：产后恶露不绝之阴虚血热证。用法：每日 1 剂，水煎，分 2 次服。

（二）补中益气汤加味

黄芪 20 g，白术 15 g，党参 12 g，陈皮、女贞子、墨旱莲、芡实各 10 g，升麻 4 g，海螵蛸、炙甘草各 6 g。功效：产后恶露不绝冲任失固证。主治：益气固冲，健脾养肾。用法：每日 1 剂，水煎，分

2 次服。

（三）保阴煎合黄芩滑石汤

生地黄、熟地黄、白芍、山药各 15 g，黄芩、黄柏、续断、滑石、泽泻、荆芥、连翘各 10 g，薏苡仁 20 g，甘草、蝉蜕各 6 g。功效：清热利湿滋阴。主治：产后恶露不绝，证属阴虚火旺，湿热之邪为患。用法：每日 1 剂，水煎，分 2 次服。

（四）益母生化汤加减

益母草 30 g，当归 24 g，川芎、桃仁、蒲黄炭各 9 g，姜炭、甘草各 6 g。功效：祛瘀生新，调气止血。主治：产后恶露不绝之瘀血未净，气血不调者。用法：每日 1 剂，水煎，分 2 次服。加减：恶露量多者加益母草 30 g、蒲黄炭 9g 或田三七粉 6 g（吞服）；恶露量少者可加红花、赤芍各 9 g。

（五）裘笑梅经验方

续断（炭）12 g，阿胶（烊化）、熟地黄、桑寄生、花蕊石、忍冬藤各 10 g，黄芪、白术、当归各 9 g。功效：去瘀热，补气血，固冲任。主治：晚期产后出血之正虚邪恋，虚实夹杂证。用法：每日 1 剂，水煎，分 2 次服。加减：若阴道出血量多色淡、质稀无臭、神疲乏力、气短懒言、舌淡苔薄、脉缓弱，治当以基本方去花蕊石，重用党参 30 g、黄芪 24 g，少佐艾叶 2.4 g、炮姜（炭）3 g 或仙鹤草、鹿角霜；若见阴道出血淋漓不净、量时多时少、色暗夹块、小腹疼痛拒按、舌紫暗边瘀点、脉沉涩之瘀血阻滞胞脉者，则基本方加桃仁、蒲黄、五灵脂、炮姜（炭）、三七。若见恶露泄而不畅、日久不止、色暗质黏、气秽臭、小腹胀痛拒按、舌红苔黄腻、脉濡数之瘀热蕴阻胞脉者，基本方去黄芪、白术、熟地黄、阿胶，加败酱草、白花蛇舌草、金银花（炭）、牡丹皮、贯众（炭）。

（六）加味生化汤

当归、红花、桃仁、牡丹皮、益母草、蒲黄、乌梅、金银花、连翘各 10 g，山楂 15 g，川芎、甘草各 5 g，肉桂、炮姜各 3 g。功效：逐瘀清热止血。主治：产后恶露不绝胞脉瘀阻，郁久化热证。用法：每日 1 剂，水煎，分 2 次服。

（七）加味桃红四物汤

当归、生地黄、赤芍、桃仁、红花、怀牛膝、丹参各 15 g。功效：温经活血行瘀。主治：产后恶露不绝血瘀气滞证。用法：每日 1 剂，水煎，分 2 次服。加减：临证酌加炒蒲黄、三七粉、茜草以增逐瘀止血之力；出血量多者加阿胶（烊化）15 g，煅龙骨、煅牡蛎各 15 g。

（八）升举大补汤

黄芪、台党参各 30 g，白术、熟地黄、麦冬各 20 g，当归、川芎、升麻、白芷、荆芥、陈皮、炙甘草各 10 g。功效：补气养血，止血固冲。主治：晚期产后出血气血虚弱者。用法：每日 1 剂，水煎，分 2 次服。加减：若出现冷汗淋漓、手足清冷症状者，可加炮附子 10 g。

（九）生化汤加减

当归、五灵脂、炒蒲黄、紫丹参各 15 g，桃仁、炮姜、川芎各 9 g。功效：活血化瘀，养血止血。主治：晚期产后出血瘀血内阻者。用法：每日 1 剂，水煎，分 2 次服。加减：腹痛重者，可加川楝子 9 g，延胡索、没药、乳香各 15 g；如因出血量多而有气虚表现者，可加黄芪、党参各 20 g。

（十）丹栀逍遥散加味

牡丹皮、栀子、菊花、白蒺藜各 15 g，白芍、白术、墨旱莲、女贞子、生地黄炭各 20 g，柴胡 6 g。功效：平肝清热，固冲止血。主治：晚期产后出血暴怒伤肝者。用法：每日 1 剂，水煎，分 2 次服。

（十一）益宫散

黄芪、大黄、炒五灵脂、当归、川芎、炒蒲黄、黑荆芥穗各 15 g，红花、甘草（炙）各 6 g。功效：益气摄血、养血化瘀。主治：晚期产后出血之气血亏虚，瘀血留滞证。用法：每日 1 剂，水煎，分 2 次服。6 周为 1 个疗程，连续服用 12 周。加减：手足厥冷者加人参、附子；血虚者加熟地黄、阿胶珠；血脱气陷者加人参；血瘀发热者加黄连、白及、连翘。

（十二）产后复旧汤

益母草 30 g，炒蒲黄 2.5 g，王不留行 12 g，川芎 6 g，当归、黄芪各 15 g，五灵脂、藕节炭、炙甘草各 5 g，熟地黄 10 g。功效：补气养血，活血化瘀，温经行滞。主治：晚期产后出血之虚实夹杂，冲任不固证。用法：水煎，产后 2 h 开始服用，每日 1 剂，连服 14 d。加减：若瘀久化热，恶露臭秽，加紫草、马齿苋各 10 g，蒲公英 12 g；若肝郁化热，恶露量多或少，色深红有块，两胁胀痛，加墨旱莲 15 g，茜草 10 g。

第十四节　产褥期抑郁症

产后抑郁障碍（PPD 或 PND）的概念最早由 Roland M.（1950）提出。随着半个多世纪以来对 PPD 认识的不断加深，目前认为 PPD 并不是一个独立的疾病，而是特发于女性产后这一特殊时段的抑郁症（MDD），有时也包括延续到产后或在产后复发的 MDD。美国精神障碍类与第四版诊断标准（DSM-Ⅳ）将 PPD 的起病时间定为产后 4 周内；但在 2013 年 5 月新颁布的 DSM-5 中已取消 PPD 的概念，取而代之的是围生期抑郁（peripartumde pression），特指从妊娠开始至产后 4 周内发生的 MMD。西方发达国家 PPD 的患病率为 7%～40%。亚洲国家 PPD 患病率为 3.5%～63.3%。我国报道的 PPD 患病率为 1.1%～52.1%，平均为 14.7%，与目前国际上比较公认的 PPD 10%～15%的患病率基本一致。PPD 首次发作后半数以上会在未来的 5 年内出现再次发作，有 1/3 的患者甚至在第 1 年内再次发作。而且随着复发次数的增多，复发风险也在加大。主要包括 3 个症状：情感低落、兴趣和愉快感丧失、导致劳累感增加和活动减少的精力降低。这是 PPD 的关键症状，诊断 PPD 时至少应包括上述 3 个症状中的 2 个。

一、诊断标准

（一）诊断方法

PPD 主要通过询问病史、精神检查、体格检查、心理评估和其他辅助检查，并依据诊断标准做出诊断。PPD 的诊断主要建立在对症状学（横断面）与病程（纵向）的分析之上，缺乏客观性的躯体、实验室或影像学检查作为依据。迄今为止，尚无针对 PPD 的特异性检查项目。常用心理评估量表简介：

1. 筛查量表：最常用的是爱丁堡孕产期抑郁量表（EPDS）。其次有产后抑郁筛查量表（PDSS）、医院焦虑抑郁量表（HADS）等。①EPDS 简介：EPDS 是一个有效的 PPD 自评筛选工具，于 1987 年由英国 Cox 等创制。该量表共有 10 个项目，分别涉及心境、乐趣、自责、焦虑、恐惧、失眠、应付能力、悲伤、哭泣和自伤等，分 0（从未）、1（偶尔）、2（经常）、3（总是）4 个等级，得分范围 0～30 分，5 min 即可完成。②EPDS 界值：Cox 将 13 分推荐为极有可能患 PPD 的界值，而卫生保健人员常规使用时可采用 9 分作为界值。当得分≥13 时，则该产妇需要进一步确诊；如果产妇在第 10 个问题回答不是 0，有自杀及其他奇怪的想法或无序行为，则需要立刻转诊到精神专科医院。③EPDS 使用：大量研究表明，PPD 发生的峰值处于产后 1 个月以内，因此，EPDS 筛查的最佳时间也为产后 2～6 周。

2. 其他常用量表：如贝克抑郁量表（BDI）、抑郁自评量表（SDS）、患者健康问卷抑郁量表（PHQ-9）、汉密尔顿抑郁量表（HAMD）和蒙哥马利抑郁量表（MADRS）。

（二）诊断步骤

临床上推荐对 PPD 的诊断采用两步法，第一步为量表筛查，可由经过相关培训的社区及产科医护人员完成；第二步采用临床定式检查或精神科会诊，做出符合相应诊断标准的临床诊断，应由精神科医生完成（图 13-3）。

（三）分类与诊断标准

国内对 PPD 的分类与诊断标准主要依据的是 ICD-10“精神与行为障碍分类——临床描述与诊断要点”及美国 DSM-Ⅳ中有关抑郁发作和复发性抑郁障碍的相关内容和编码。具体可参见相关参考资料。

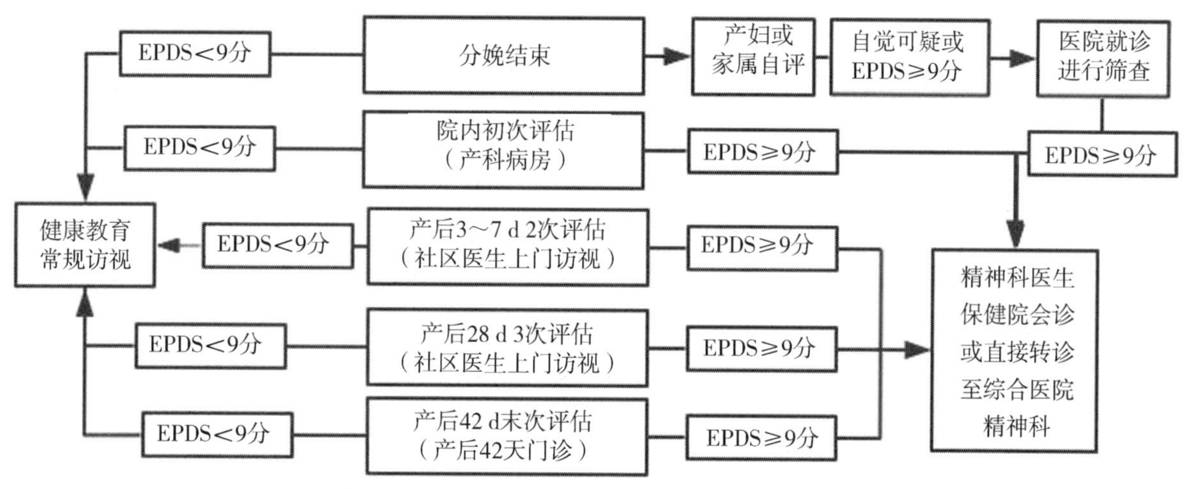

图 13－3　产后抑郁障碍筛查流程

二、西医治疗

（一）治疗原则

1. 综合治疗原则：当前治疗 PPD 的 3 种主要方法是药物治疗、心理治疗和物理治疗。已有众多的循证医学证据显示，综合治疗的效果优于单一的任何一种治疗。

2. 全病程治疗原则：PPD 为高复发性疾病，目前倡导全病程治疗。分为：急性期（推荐 6～8 周）、巩固期（至少 4～6 个月）和维持期（首次发作 6～8 个月，2 次发作至少 2～3 年，发作 3 次及以上则需要长期维持治疗）3 期。

3. 分级治疗原则：轻度抑郁发作可以首选单一心理治疗，但产妇必须被监测和反复评估，如果症状无改善就必须要考虑药物治疗；中度以上的抑郁发作应该进行药物治疗或药物联合心理治疗，并建议请精神科会诊；若为重度抑郁发作并伴有精神病性症状、生活不能自理或出现自杀及伤害婴儿的想法及行为时，务必转诊至精神专科医院。

4. 坚持以产妇安全为前提原则：对 PPD 患者，首先应该考虑的是产妇的安全。如果症状严重或非药物治疗无效，应立即进行药物治疗。

5. 保证婴儿安全原则：迄今为止，美国 FDA 和我国 CFDA 均未正式批准任何一种精神药物可以用于哺乳期，所有的精神科药物均会渗入乳汁，婴儿通过母乳接触药物后对发育的远期影响尚不清楚。因此原则上尽量避免在哺乳期用药，若必须在哺乳期用药，应采取最小有效剂量以使婴儿接触的药量最小，而且加量的速度要慢。鼓励母乳喂养，以便提高新生儿的免疫能力。

（二）药物治疗

PPD 产妇若坚持母乳喂养，在使用药物治疗前需要进行全面的个体化的获益及风险评估。虽然没有研究显示抗抑郁剂对胎儿或新生儿的安全剂量和使用期限，但哺乳期使用抗抑郁剂使孩子暴露于药物的危险绝对低于子宫的药物暴露。

1. 抗抑郁药物：抗抑郁药种类繁多，以下是目前国内外常用的几类抗抑郁药。

（1）选择性 5－羟色胺再摄取抑制剂（SSRIs）：SSRIs 是 PPD 患者的一线治疗药物。主要包括氟西汀、帕罗西汀、舍曲林、氟伏沙明、西酞普兰和艾司西酞普兰 6 种。对于哺乳期妇女，多属于慎用。众多研究发现，舍曲林对被哺乳婴儿极少存在不利影响，安全性较高，但尚缺乏远期影响资料的研究结果。

（2）其他抗抑郁药：除三环类抗抑郁药（TCAs）及选择性 5－羟色胺及去甲肾上腺素再摄取抑制剂（SSRIs）文拉法辛属慎用外，其他药物目前的研究资料不足，不建议服用。目前尚无证据表明哪种抗抑郁药对 PPD 更有效。选药的主要依据为既往用药史及耐受性。

2. 其他药物：如抗焦虑药和镇静催眠药物、抗精神病药、情感稳定剂、雌激素等。一般来说，

PPD患者若需要抗精神病药或情感稳定剂治疗，往往提示她们的病情较重，很难维持对婴儿的正常哺乳，因而不推荐此类产妇进行母乳喂养。

（三）心理治疗

已有的证据显示，对于某些PPD患者，心理治疗可作为首选治疗，而且推荐心理治疗在任何可能的时候都要成为PPD患者治疗方案的一部分。疗效最肯定的心理治疗方法为人际心理治疗（IPT）及认知行为治疗（CBT）。

（四）物理疗法及其他疗法

1. 物理疗法：最常用的物理疗法为改良电痉挛治疗（MECT）及重复经颅磁刺激（rTMS）。大量的临床证据证实，MECT的有效率可高达70%～90%。在某些PPD患者，如具有强烈自杀及伤害婴儿倾向时可作为首选治疗。

2. 其他疗法：其他如运动疗法、光疗、音乐治疗、饮食疗法等也被用来辅助PPD的治疗。与药物及心理治疗相比，这些治疗的可行性及可及性更好。

（五）产后访视

产后访视的工作内容归纳有心理咨询、营养指导、卫生指导、健康宣教、母乳喂养技术等。产后访视一般安排在产后1～10 d内进行，具体内容为：

1. 母亲和婴儿的查体，如子宫收缩、恶露和乳房情况，婴儿反应、心肺情况、黄疸情况等。

2. 评估产妇和婴儿的心理状况及家庭环境条件，列出存在和可能存在的问题。

3. 健康教育和技术指导，提供母乳喂养、新生儿抚触、洗澡等服务。通过以上工作，减少产妇因产后知识、技能匮乏而引起的焦虑与抑郁，增加其处理现实问题的能力。

（六）健康教育

健康教育对于PPD的预防、识别、转诊及干预等方面也非常重要，可以采取讲座、文字、电视、网络等多种方法及形式对大众、产妇及其家属、非精神科医护人员进行PPD相关知识的宣传与教育。具体诊疗流程如图13-4所示。

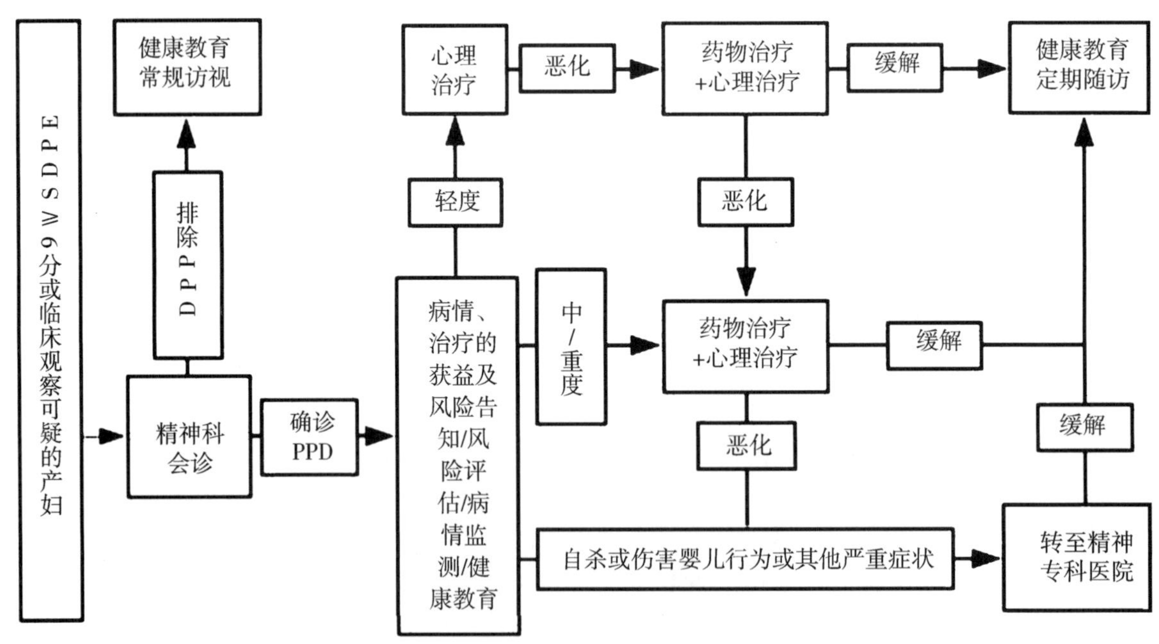

图13-4 产后抑郁障碍诊疗流程

三、中医临床思维

（一）中医病名及病因病机特征

我国中医文献中没有“产后抑郁”病名的相关记载，但《金匮要略》《普济方》《医宗金鉴》《傅青主女科》等中医学著作均对产后抑郁的来源与病因进行了较详细的描述，并将其归属为中医学“郁病”“脏躁”等范畴内。明·虞抟《医学正传》首先采用“郁证”作为病证名。《傅青主女科》对产后抑郁的病因进行了细致的描述，云：“由产忧惊劳倦，去血过多，则心中跳动不安，谓之怔忡；若惕然震惊，心中怯怯，如人将捕之状，谓之惊悸。”总结我国中医学著作，妇女产后抑郁的原因多为气虚、血虚、血瘀，可归结为：①血失过多，则心神恍惚：产妇作为一类特殊人群，妊娠期间身体因供给胎儿营养而处于阴血偏虚状态；分娩时气血受损，产后哺乳，加重阴血亏虚，导致血不养心，心神失养、恍惚；②对新生命的关切致使产妇休息、睡眠时间不足，过度忧思则导致心脾受损，脾失运化，痰湿蕴结；③产妇因身体、环境、家庭等因素而情致受伤，致使肝脾疏泄功能失常，最终肝气郁结，气滞血瘀。由此分析，产后抑郁症的基本病因是心脾两虚、肝气郁结不畅，并由此演变为精神紊乱病症。中医妇科学将其病因病机归为产后多虚，血不养心，心神失养，或过度忧愁思虑，损伤心脾；产后多瘀，瘀血停滞，上攻于心；或情志所伤，肝气郁结，肝血不足，魂失潜藏。

（二）辨病辨证及治疗特征

中医妇科学将其分为心脾两虚、脾血内阻、肝郁气结 3 型（《中医妇科学》）。目前对于本病的临床证候分型尚有争议，但传统医学的辨证施治大多取得了良好的疗效，PPD 的中医证型有 21 个之多，通过对频数≥31 的证型系统聚类分析可得出 5 类证型，分别为心脾两虚、肝气郁结、气虚血瘀、脾肾两虚、痰热郁结。

金元之前医家多持“产后皆虚”之观点，故以“补益”为辨治核心。至元代，朱丹溪明确提出：“产后当大补气血，即有杂病，从末治之；一切病多是血虚，皆不可发表。”至明末清初，渐有医家提出本病治疗亦需重视“祛瘀”的观点。李梴主张“产后必须先逐瘀，正产体实无病，不药可也，但难产气衰，瘀血停留，非药不行”。张景岳认为：“产后既有表邪，不得不解，既有火邪，不得不清，既有内伤停滞，不得不开通消导；不可偏执。”随着对疾病认识的逐步深入，各医家对 PPD 辨治往往根据疾病不同情况适当给予补虚、祛瘀以及疏散外邪之治法。何松庵推崇：“产后气血大损，诸事必须保重，切不可恃健劳碌，致内伤外感，六淫七情诸证，为患莫测。故产后证，先以大补气血为主，虽有他证，以末治之，或欲去邪，必兼补剂为当，不宜专用峻厉，再损血气。”综观古代医家对 PPD 的论治原则，皆以“补虚祛瘀”为要旨，并逐步从单纯的“补虚”发展为“补虚”与“祛瘀”并重。现代医家对 PPD 辨治进一步探索：①疏肝解郁法为主，或兼以养血活血：其代表方剂有柴胡疏肝散、小柴胡汤。②疏肝健脾法：其代表方剂为逍遥散。③健脾养心安神法为主，或兼以疏肝：其代表方剂有归脾汤、补心汤、酸枣仁汤、茯神散、甘麦大枣汤。④益肾疏肝法：其代表方剂为滋水清肝饮。⑤滋阴清心法：其代表方剂有大定风珠、交泰丸。有关本病心脾两虚型的报道占据多数，相应治疗方药亦以具有补益心脾作用的归脾汤加减为多见。

产后抑郁症的治疗是对症治疗和对因治疗的结合，根据其症状严重度选择治疗方案，轻-中度无明显社会功能障碍者以心理治疗为主，辅以物理治疗；中度伴社会功能障碍及重度患者以药物治疗为主。目前治疗产后抑郁症的西药较多，其中 5-羟色胺再摄取抑制剂最常用，帕罗西汀是其代表性药物，已广泛应用于产后抑郁症治疗中并取得了较好的疗效，但部分患者疗效欠理想，副作用较大。中西药结合治疗产后抑郁症的疗效较单纯的西药治疗更佳，能更有效地改善产妇的抑郁症状，且不良反应轻，安全性佳。

（三）药物选择

PPD 的常用方剂为补益剂、理气剂、理血剂和和解剂，其中使用较多的方剂是逍遥散、归脾汤、甘麦大枣汤。对使用中药类型的频次分析，常用药物多为补虚药、理气药、理血药、安神药。这 3 类药物中按照频次显示，补虚药有甘草、党参、白芍等；理气药有柴胡、郁金、香附等；理血药有当归、川芎等。

四、名医经验

（一）韩明向经验

韩明向治疗郁证抓住气郁之关键，强调“治病必求其本”，“辨证施治”。针对病因病机，从根本上治疗疾病，包含了探求邪正盛衰，阴阳失衡，围绕主证进行审因论治。韩明向认为，情感因素与脏腑功能、气血津液输化相互影响，郁证为情志不舒、气机郁滞所致，气郁是关键。其转归趋向有两个方面：一种是因郁成实，如石瘕、瘿瘤、痈疽、疮疖等。另一种则因郁致虚，诸郁久而不解，必伤及中气，耗损真阴，气血津液生化匮乏，导致精神抑郁失常等诸虚百损之患。根据其临床表现，常采用下述 4 种方法加以治疗。①疏肝解郁法：症见精神抑郁，情绪不宁，胸部满闷，胁肋胀痛，舌淡红，苔薄腻，脉弦。治宜疏肝解郁，常采用柴胡疏肝散加减治疗。②清火解郁法：症见急躁易怒，胸胁胀痛，口干而苦，溲黄便干，嘈杂吞酸，舌质红，苔黄，脉弦数。治宜清肝泻火、理气解郁，常用丹栀逍遥散为主方。③养心解郁法：症见多思善疑，头晕神疲，心悸胆怯，失眠健忘，纳差，大便不调，面色不华，舌淡红，苔薄白，脉细。治以健脾养心、补益气血。常用归脾汤加减。④滋阴解郁法：症见情绪不宁，失眠，盗汗，五心烦热，口咽干燥，腰酸，舌红少津，脉弦数。治宜滋肾养肝，常采用一贯煎加减治疗。韩明向认为产后抑郁症病因病机与肝密切相关，故当从肝立法论治，肝郁气滞，贵在疏肝解郁，气郁日久化火，发为火郁。病为肝火引起，治疗上应该清肝泻火。对于肝气郁结所致的气机不畅，气郁化火，临床治疗上，多采用苦寒类药物，寒以清热，苦能泻火，可选用龙胆泻肝汤以清脏腑热，清泻肝胆实火。

（二）班秀文经验

班秀文认为六郁中，以气郁为最主要，无论用什么方药，都要着眼于气机的调节，治郁要先治气，治气要先治肝，班秀文特别强调肝脏在产后病中的作用，常用逍遥散加减。班秀文认为七情内伤是导致妇科病变重要的病因病机之一。班秀文从情志论治妇科病主要归纳为 5 个方面：①重视情志致病，提倡防治结合：对未病的妇人，提倡养性怡情，进行自我节制；对已病妇人，采用方药施治与安神调治相结合，达到身心同治。②调气和血，兼顾心、肝、脾三脏：班秀文多从气血方面论治，以“气机紊乱”为关键；从脏腑分析，情志失调所引起妇人疾患多涉及心、肝、脾三脏。③选方用药平和为佳：班秀文认为女子体攻补太过，使心神受损，也使人易产生新的情志伤害。班秀文认为玫瑰花、凌霄花、佛手花、合欢花等花类药药性平和，如素馨花辛平，擅长疏肝行气解郁，对素体阴虚火旺者，用之代柴胡既有疏肝解郁之功，又无苦寒劫阴之弊。④情志久郁勿忘痰瘀：班秀文指出妇女情志久郁，易使气机紊乱，气血周流不畅，血停为瘀，津凝为痰，必致络脉瘀阻或湿聚痰生。痰瘀既能阻滞气机，影响阳气之升发，复能阻滞胞脉而损害胞宫，加重或继发妇科诸疾。⑤身心并治，综合调理：班秀文认为患病女子，尤久病体虚者，忧思苦闷，多愁善感，不易排解，尤重疗人之心。班秀文善于与患者沟通，他认为医者当了解患者之所思所虑，耐心倾听，注意观察其内心感受及心理反应，注意分析原因并给予积极疏导，树立尽早治愈的信心，从而达到药力所不及之效，还可用中医传统之以情胜情、劝说开导法、移情易性法、静养等法，以消除患者的消极情绪。

（三）李德新经验

李德新从“调脾胃安五脏”立论治郁，脾胃居中，而心肺在上，肝肾在下，四脏所受之邪过于中者，中先受之。李德新推崇朱丹溪的“六郁相因”理论。李德新认为人体脏腑的生理功能总归升其清阳而降其浊阴，摄其所需而排其所弃，故在治疗本病时尤为注重调畅气机，善从肝脾两脏入手调畅气机，常用青皮、枳壳、香橼、佛手等性较平和的理气而不伤阴之品。其认为五志过极、七情内伤是本病发生的主要因素，本病病位在心、脾、肝，与其他脏腑亦有密切联系。病机主要为七情内伤，致肝气郁结，疏泄失常，脾失健运，心失所养，脏腑阴阳气机失调。李德新将本病分为以下 7 种证型。①心神失养型：治以宁心安神，方用甘麦大枣汤加减。②心脾两虚型：治以益气健脾、补血养心，方用归脾汤加减。③阴虚火旺型：治以滋阴补肾、清肝泻火，方用滋水清肝饮加减。④肝气郁结型：遵“木郁达之”

之旨，治以疏肝解郁、理气健脾，方用柴胡舒肝散加减。⑤气郁化火型：治以疏肝健脾、泻火除烦，方用丹栀逍遥散加减治疗。⑥气滞痰郁型：治以行气化痰、开郁畅中，方用半夏厚朴汤加减治疗。⑦气滞血瘀型：治以活血化瘀、开胸行气，方用血府逐瘀汤加减治疗。

（四）李学铭经验

李学铭按中医学三因学说分析，认为内因情志所伤是引起抑郁症、焦虑症的主要病因，包括其人体质的阴阳属性不同，性格的内向外向有别等。抑郁症临床见症以阴证居多，表现为抑制；焦虑症之临床见症以阳证居多，表现为亢奋。焦虑症以痰热、痰火为主，抑郁症以痰气为主。李学铭诊治“易惊易慌”的抑郁症患者，经常叮嘱患者在煎药时，放进 1 枚金戒指，与药同煎，乃中医药学认为，黄金具有镇静、宁心、定惊的功效。李学铭认为以中药辨证治其本，辅以少量西药治其标，标本兼顾，可提高疗效。可分为：①气郁痰结型：症见精神郁闷，表情呆滞，悲观厌世，闭门独居，反应迟钝，失眠心烦，悲伤哭泣，常伴有胸胁胀满，嗳气呃逆，纳差便溏，舌淡、苔薄白或腻，脉弦滑。治法：理气化痰，解郁安神。代表方：柴胡疏肝汤或五花芍草汤。重在开宣气机和化痰，而不能一味用西药来镇静。②痰火内扰型：症见情绪不宁，性情急躁易怒，胸胁胀满攻撑作痛，口干而苦，大便秘结，夜寐多梦，或头痛、耳鸣，舌红、苔黄，脉弦涩或弦细。治法：清热化痰，宁心安神。代表方：黄连温胆汤或顺气导痰汤加减，痰偏重则合礞石滚痰丸。③阴虚内热型：症见情绪极度低落，悲观消极，焦虑恐惧，凡事易往坏处想，多愁善感，抑郁哭泣，颜面潮红，五心烦热，舌红、少苔，脉沉细。治法：滋阴清热。代表方：方用百合地黄汤或黄连阿胶汤加减。④心脾两虚型：症见精神萎靡不振，情绪焦虑多疑，恐惧不安，夜寐不安，少气懒言，失眠头晕，心悸多汗，易疲劳或记忆力减退，纳差，舌体胖、苔薄白而干，脉沉细。治法：健脾益气，补血养心。方药：归脾汤加减。

（五）刘茂林经验

刘茂林认为经济的发展、社会的进步、生活节奏的加快、饮食结构的变化、工作压力的加大及环境的污染等，均为抑郁症的致病诱发因素，概括本病的病机不外虚实两类：虚者阴阳气血本虚，不能奉养心阴（血）；实者邪气扰心而致不宁，邪指郁、痰、瘀、火之属。刘茂林认为其病独在心肝，与脾肾密切相关，故将其列为 3 型，分别为：①痰瘀互结、蒙闭心窍型：此型多见于脑卒中后抑郁症，方用活血化浊饮；②肝郁化火、痰热扰心型：此型多见于青年患者，方用越鞠丸合逍遥散加减；③心脾虚损、心神失养型：此型多见于年老体弱、妇女崩漏日久、产后失血、行手术患者，自拟八味归脾饮（协）化裁：人参、茯苓、白术、熟地黄、当归、赤芍、香附、远志、麦冬、五味子、丹参。心神烦闷者加栀子、淡豆豉；失眠甚者加生龙牡、白蒺藜。共奏补益心脾，养血宁神之功。

（六）王法德经验

王法德认为，抑郁症属中医“郁证”“不寐”范畴，以情绪低落、失眠多梦、不思饮食为主要表现。认为本病病机不外虚实两类，虚者包括阴阳气血之虚、心经自虚及其他脏腑正虚不能奉养；实者，乃邪扰于心而神不安，其邪包括六淫、七情、不内外因及内生之邪，而邪不外郁、瘀、痰、火之类。病位主要在心、肝二脏，与脾、肾密切相关。王法德遵从虚者补之，实者泻之的原则，分为：①肝郁气滞、痰火扰心型：症见情绪低落，坐立不安，心烦易怒，失眠多梦，舌红、苔黄腻，脉弦滑或滑数。王法德在治疗时抓住痰、郁、火、瘀的病理特点，自拟清心安神方。②心脾两虚、心神失养型：症见善思多虑，胸闷心悸，失眠健忘，倦怠乏力，舌淡、苔薄白，脉弦细或细数。王法德自拟补心安神方。

（七）王静怡经验

王静怡认识到郁证总体来说是一种精神状态低落和生理活力降低的疾病，除三大主症外，常见的症状还有稍做事情即觉明显的倦怠。认为郁证属于中医“虚证”范畴，治疗不能以疏肝解郁通治，应重视心脾两虚在抑郁症的发生中的重要作用，在治疗上确立了以益气健脾养心清火、安神法治疗抑郁性神经症的大法。方药选择生脉散之意组方加减。在抑郁症的治疗过程中应重视对失眠症状的改善，采取分时段而治的原则。白昼阳行于外，给益气健脾养心、清火的中药，阳气得药助而鼓舞。夜晚阳欲潜于内，阴分之气充盛，夜晚给予敛阴安神的枣安胶囊助阳入阴，而人得安卧。

（八）胡国俊经验

胡国俊认为，郁者，是指因五志过激，七情所伤，气机逆滞引起的病证，其病机主要为气机郁滞，气郁化火，气滞痰结，阴虚血亏。主要病理因素为“气”“火”“痰”“血”。以实证多见，如气机郁滞为郁证早期的主要机因，气滞痰结，气郁化火为病情进一步进展，后期多表现为虚证，如阴虚血亏。胡国俊治郁思想：①郁证调气，必先疏肝：肝气郁结在前，肝郁化火在后，这种先后顺序不仅是失眠从郁论治的理论依据，也是失眠与郁证发病的共同病理机制之一。可选用逍遥散，柴胡疏肝散加减。香附为调气之圣药，郁金乃解郁之佳品，不可或缺。②从肺治郁：疏肝理气，宁心安神不效时，转而从肺金着手，肃降肺气，不仅可以驯横逆之肝气，而且可冲和中土，助清气升，浊气降，上下交泰而郁证除。常用药物包括枇杷叶，桑叶，桔梗，贝母，麦冬，南沙参，菊花，瓜蒌皮，旋覆花，黄芩，郁金，远志等。③郁证“治心”：以清心宁神，养心安神为主，方选甘麦大枣汤，可予远志、酸枣仁、柏子仁、茯神、首乌藤化裁之。④从脾治郁：以健脾理气为法，方选补中益气汤化裁，加枳壳、川芎行气活血以补气而不滞气；加郁金、合欢以增解郁之效。⑤从肾治郁：肾气虚急者当补肾益气，方选六味地黄丸化裁；气逆上冲者宜用降敛冲气之法。

（九）王明杰经验

王明杰根据“玄府理论”，认为气血津液的升降出入有赖于玄府的畅通，玄府郁闭为百病之根，同样也是郁病的发病之根本，倡导通过开通玄府、流通气液、畅达神机来治疗郁证，尤其是运用祛风药为主的疏风开郁方加减治疗抑郁症疗效显著。王明杰分析玄府的特性有三：分布的广泛性、结构的微观性、功能上的贵开忌阖性。其认为玄府作为中医藏象理论中的微观结构，是中医学中迄今为止有关人体结构层次上最为细小的单位。

（十）马智经验

马智认为内科杂病的病势病位的渐进路径是：初伤气，次伤血，久则致痰瘀。所以万病不离“痰”“瘀”“气”“血”4字，郁证也是如此。马智认为郁证发于七情，有先天禀赋的差别，如七情过极，超过人体的调节能力，会导致五脏气机失调而成为致病关键。在五脏中，肝为郁证之本脏，肝主疏泄和藏血的功能与情志功能关系最为密切，其次涉及心、脾、肾。马智认为早期多为肝气郁滞，为实证，并可夹火、夹痰、夹食、夹瘀，日久转虚或虚实夹杂，可耗气伤阴，因此常用疏肝解郁法作为治疗情志疾病贯穿始终的方法。如实证者，以疏肝理气为主，再根据辨证分别施以清热、化痰、消食、活血等法；虚证者，仍以疏肝理气为主，再根据病情配以益气养血、滋阴扶正等法。马智自制“解郁汤”由柴胡、白芍、当归、川楝子、香附、郁金6味药组成，具有疏肝气，调肝血，解肝郁之功效。

（十一）张磊经验

张磊所述郁证主要表现为心情抑郁，情绪不宁，胁肋胀痛，或易怒善哭，以及咽中如有异物梗阻、失眠等各种复杂症状。认为郁证的发生，多由于郁怒、思虑、悲哀、忧虑七情之所伤，郁结痞滞，凝结不通，导致肝失疏泄、脾失健运、心神失常、脏腑气血阴阳失调而成。治疗主要责之于肝、脾、心三脏受累以及气血失调。根据临床所见病例大致分为6型：①肝气郁结型：方用百合逍遥散加减。②木土壅郁型：方用达郁汤。③心阴不足型：方用眠安汤。④心火亢盛型：方用清宫汤加减。⑤血行郁滞型：方用血府逐瘀汤加减。⑥心神惑乱型：方用甘麦大枣汤合百合地黄汤加味。

（十二）傅萍经验

傅萍认为，产后抑郁发生的主要病因病机以心脾两虚、瘀血内阻、肝郁气结为主。在产后抑郁的治疗上注重望闻问切，必详细问诊，认真聆听，询问症状。认为产后失血伤津耗气，心神失养，或气血无力运血，败血闭于心窍，或素体忧郁，肝气郁结，故而产后之病多虚多瘀。心脾两虚者，宜归脾汤加减健脾益气、养心安神；瘀血内阻者，宜调经散加减活血逐瘀、镇静安神；肝气郁结者，宜逍遥散加减疏肝解郁、镇静安神。注重因时、因地、因人制宜。春夏之际，予石斛、沙参、麦冬等养阴之品；寒冬之际，加入巴戟天、紫石英、肉苁蓉等物。母乳喂养者，予通草、羊乳、路路通等；恶露未净者，则可加入红藤、当归、川芎等；而产后大便难者，可予肉苁蓉、火麻仁。首先耐心聆听内心诉求，解释病情，鼓励患者积极乐观。同时叮嘱家属协助配合，给予患者以宽容、谅解与鼓励。傅萍常常建议患者多参加户外活动，怡养身心，调和阴阳气血，并叮嘱患者应劳逸结合，生活规律，避免过度劳累和焦虑。

（十三）梅建强经验

梅建强在“肝体阴而用阳”“血气者，人之神”“阳气者，精则养神”的中医理论基础上提出了产后抑郁症“血虚肝郁，阳郁不达”的病机特点，指出阴血骤虚是产后抑郁症发病的首要病理基础。治疗上主张从肝论治，提出“养血柔肝，通阳散寒”的治疗原则。自拟产后抑郁方，系由百合地黄汤与桂枝加龙骨牡蛎汤化裁而成。基本方由补骨脂、鹿角霜、龙骨、牡蛎、桂枝、炙甘草、百合、生地黄、柴胡、当归、白芍药、龙眼肉、川芎组成。肝郁明显者加佛手、玫瑰花；伴烦躁者加黄连、栀子；阴伤甚者加龟甲；汗出多者加乌梅、五味子；肝阳上亢明显者加夏枯草、钩藤、蒺藜。治疗中注意重视兼症；守经用权；隐匿性产后抑郁症；用药时间及运动疗法。

（十四）褚玉霞经验

褚玉霞在治疗本病时，多考虑产妇产后因情志不畅而致郁，加之产时产后失血伤津耗气，导致气血俱虚，而出现情志异常，如心悸恍惚、失眠多梦、眩晕健忘等产后抑郁症状。褚玉霞采用健脾益气、疏肝解郁、宁心安神之法，常用主方为归脾汤、逍遥散、桂枝汤合甘麦大枣汤加减。药物组成：炒白术、党参、黄芪、当归、茯神、柴胡、白芍、生麦芽、桂枝、炙甘草、石菖蒲、郁金、莲子心、生姜、大枣等。心慌胸闷，失眠多梦者，加百合、合欢皮等；肝郁化火者，加栀子、牡丹皮、知母等；肝气犯胃、胃失和降，脾失健运者，加厚朴、木香、大腹皮、莱菔子、槟榔等；肝肾不足，伴有腰痛者，加续断、桑寄生等；痰气郁结者，加佛手、半夏等；肢体麻木疼痛不适者，加桑枝、伸筋草、全蝎、地龙、怀牛膝等。常嘱患者保持心情舒畅，适当表达与发泄情绪，培养个人兴趣爱好，忌过于抑郁忧思或悲恐急躁；同时保持居住环境安静，温度适宜，食用易消化而富有营养之品，忌食生冷寒凉；配合适当锻炼，以增强体质，利于产后恢复。

（十五）谢萍经验

谢萍认为，产后气血亏虚是本病的发病基础和内因，而在产后气血亏虚这一特殊的气虚—血虚—血瘀生理病理进程中，尤以气虚为重，气虚为本，瘀血阻滞为标。气虚无力运行血液，血不归经则血瘀，败血上冲，神明受扰，最终“因虚致郁”。谢萍提出以“补虚化瘀”为治疗大法，治以益气养血、宁心安神，其中以大补气血为重，随症施治。谢萍拟定的“产舒颗粒”（又名参归仁）衍生于归脾丸（《济生方》）和生化汤（《傅青主女科》）。谢萍认为应加强孕期保健科学养胎，消除其紧张、恐惧的消极情绪。重视产褥期保健，产后家人多与患者沟通与交流，避免精神刺激，实行母婴同室，鼓励指导母乳喂养，并做好新生儿的保健指导工作，减轻产妇的体力和心理负担。

（十六）李京枝经验

李京枝认为本病发生的主要机制，是产后气血亏虚，心神肝木失养，血不舍魂，忧愁思虑，损伤心脾而致郁；情志刺激，使肝气郁结、肝失疏泄，气滞血瘀，以及产后元气本亏，气虚无力行血，气虚血瘀，败血攻心而致郁；再因肝气犯胃，土木不和，加之饮食不当，中焦纳运不和，脾胃升降失司，酿为痰湿，痰浊上阻心窍而致郁。认为产后抑郁是以气血亏虚为主，而兼有肝郁、血瘀、痰湿等症，故治疗以益气补血为主，辅以疏肝理气、活血化瘀、化痰利湿，方用归脾汤为基本方。李京枝认为应采取积极的措施预防该病的发生，如争取良好的家庭社会氛围，产前给予良好的宣教，产时给予心理支持，产后正确的心理疏导；一旦发病，则应给予正确的治疗，在益气补血的同时，必要时佐以疏肝、活血、化痰之品；在药物治疗的同时，还必须了解精神、心理治疗的重要性。

（十七）胡思荣经验

胡思荣认为，产后抑郁症属于中医“郁证”范畴，主要是由于产后气血虚亏，心神失养，加之情志刺激，引起肝气郁结。胡思荣在辨证求因的基础上，详细斟酌，从而选择适当的方药。他尤喜合用经方，常用的有柴胡加龙骨牡蛎汤、百合地黄汤、甘麦大枣汤、半夏厚朴汤、桃核承气汤等。胡思荣认为柴胡加龙骨牡蛎汤对产后抑郁的基本病机——肝气郁结、痰浊、瘀血、心营不足均有作用，是治疗产后抑郁的基本方，临床应用时去铅丹，改用磁石 30 g；应用甘麦大枣汤的方证是喜悲伤欲哭，浮小麦至少应用 90 g；应用百合地黄汤的依据是以阴虚内热为基本病机，咽干、失眠及心烦易怒等情绪症状为主症，舌脉常表现为舌红、苔少、脉数，百合 30～60 g，生地黄 60～240 g，用于产后抑郁等情志疾病效果显著；应用半夏厚朴汤的方证是咽中如物梗塞，法半夏可重用至 24 g；患者焦虑如狂、小腹胀满，表现为下焦蓄血证者，一般先用桃核承气汤，病情缓解后，再用柴胡加龙骨牡蛎汤合桂枝茯苓丸调理。除桃核承气汤等比较峻猛的方剂外，其他方药产妇可正常哺乳。有峻猛药物者，产妇服药 2 h 后亦可哺乳。

五、名方推荐

（一）归脾汤加减

炙黄芪 40 g，党参 20 g，当归、炒白术、云茯苓各 15 g，炒酸枣仁、龙眼肉、炙甘草各 12 g，制远志、广木香、生姜各 10 g，大枣 5 枚。功效：补养气血，宁心益脾。主治：心脾两虚之抑郁症。用法：每日 1 剂，水煎，分 2 次服。20 剂为 1 疗程。加减：若兼见颈不适，头晕耳鸣者加葛根、泽泻；精神恍惚、抑郁者，合甘麦大枣汤；失眠严重者，加淮小麦、首乌藤；心烦，易怒者，合栀子豉汤。

（二）五花芍草汤加减

绿梅花 5 g，佛手花、玳玳花、合欢花、杭白芍、甘草、柴胡各 10 g，玫瑰花、莲子心各 3 g，枳壳、石菖蒲、丹参、柏子仁各 12 g，远志 6 g。功效：补养气血，宁心益脾。主治：气郁痰结型之郁证。用法：每日 1 剂，水煎，分 2 次服。加减：头晕、耳鸣，大便溏软，苔薄，脉弦，去莲子心、柏子仁，加紫苏梗 10 g。

（三）黄连温胆汤加减

黄连、莲子心各 3 g，竹沥、半夏、枳壳、制胆南星、石菖蒲、丹参各 12 g，炒竹茹 10 g，茯苓、青龙齿各 15 g，陈皮、甘草各 6 g。功效：清热化痰，宁心安神。主治：痰火内扰型之郁证。用法：每日 1 剂，水煎，分 2 次服。加减：睡眠明显好转，神烦减轻，口干、口苦消失，记忆力仍有减退，苔薄，脉细数，去莲子心、青龙齿，加益智 12 g。

（四）活血化浊饮加味

橘红、法半夏、赤芍、胆南星、郁金、地龙、石菖蒲、天竺黄、醋柴胡各 10 g，远志、白蒺藜各 15 g，水蛭 5 g，生龙骨、生牡蛎各 30 g。功效：活血化浊，解郁安神。主治：痰瘀互结，蒙蔽心窍之郁证。用法：每日 1 剂，水煎，分 2 次服。加减：心烦，头晕，记忆差，加茯神、百合各 30 g。

（五）天王补心丹合生铁落饮加减

麦冬、天冬、远志、当归、地黄、石菖蒲、茯神、贝母、柴胡、合欢花各 10 g，五味子 3 g，党参、酸枣仁、柏子仁、连翘各 15 g，丹参、桔梗、钩藤各 20 g，朱砂 2 g，甘草 6 g，生铁落 100 g。功效：滋阴养血，宁心安神，佐疏肝理气。主治：心肾阴虚，兼肝郁气滞之郁证。用法：生铁落先煎 5 min，用此水煎药，水煎服，朱砂分冲，每日 1 剂。加减：属心之气阴两虚，上方去连翘、钩藤、生铁落加太子参、黄芪各 15 g。

（六）清心安神汤

酸枣仁、合欢皮、生龙骨各 30 g，清半夏、茯苓各 15 g，陈皮、白术、胆南星、郁金各 12 g，枳壳、黄连、竹茹、远志各 10 g，栀子 9 g，甘草 6 g。功效：清心安神、疏肝解郁。主治：肝郁气滞、痰火扰心之郁证。用法：每日 1 剂，水煎，分 2 次服。加减：湿邪偏盛者，加石菖蒲、滑石；纳呆者，加谷芽、生麦芽；躁动不安者，加大黄、生石膏。

（七）补心安神汤加减

何首乌 15 g，酸枣仁、柏子仁各 30 g，茯苓、熟地黄、白芍各 20 g，人参、五味子、阿胶、川芎、远志各 10 g，白术 12 g，木香 9 g，甘草 6 g。功效：补益心脾、养血安神。主治：心脾两虚、心神失养之郁证。用法：阿胶烊化，每日 1 剂，水煎，分 2 次服。28 剂为 1 疗程。加减：伴心烦者，加栀子、豆豉；纳呆者，加焦三仙、枳壳；失眠者，加生龙骨、生牡蛎。

（八）疏风开郁方加减

柴胡、防风、石菖蒲、麻黄、白芷、羌活各 12 g，细辛、葛根各 9 g，炙甘草 6 g，生姜 10 g。功效：疏肝健脾，化痰除湿。主治：肝郁脾虚，痰湿阻滞之郁证。用法：每日 1 剂，水煎，分 2 次服。后期中药制作丸剂调理。加减：兼有郁热者，加黄连、栀子等；兼有阳虚者，加附子、肉桂等；兼有气虚者，加人参、黄芪等；兼有痰湿者，加半夏、陈皮、白术、茯苓等。

（九）解郁汤加减

柴胡、当归、白芍、川楝子各 15 g，郁金 20 g，香附 25 g。功效：疏肝解郁，行气止痛。主治：肝郁气滞型之郁证。用法：免煎颗粒剂 14 剂，开水冲服，每日 2 剂。加减：心烦化热者加牡丹皮、栀子；胸闷有痰加瓜蒌、薤白、厚朴；腹胀便溏加焦山楂、木香；兼血瘀胁肋刺痛，舌有瘀斑瘀点者加赤芍、丹参；失眠者加首乌藤、炒酸枣仁、龙齿、琥珀、茯苓、炙甘草、菖蒲、远志；若症状较重则加磁石、朱砂以重镇；头晕痰浊上蒙者，加泽泻、半夏、白术、茯苓、炙甘草、天麻、钩藤、陈皮、葛根；气郁化火之变证加龙胆 15 g 或者加牡丹皮、栀子各 15 g，黄连 10 g，便秘加大黄 6 g、厚朴 10 g、枳实 10 g。气郁挟痰加半夏厚朴汤（半夏、厚朴、紫苏、生姜各 15 g，茯苓 25 g）；痰气交阻之郁证而无热象者，若痰湿较重，舌淡苔厚腻水滑，胃脘不舒者，加藿香、佩兰、白蔻仁、苍术；气郁挟食加砂仁、鸡内金、木香、炙甘草各 15 g，焦山楂 100 g，莱菔子 50 g；挟血瘀加赤芍、丹参、桃仁、炙甘草各 15 g；兼气虚加黄芪、浮小麦各 50 g，太子参 25 g，甘草、大枣各 15 g；兼血虚加阿胶、大枣、当归、白术、炙甘草各 15 g，茯苓 20 g；兼阴虚加六味地黄汤、天王补心丹、一贯煎。

（十）百合逍遥散加减

百合、合欢皮各 30 g，柴胡、白芍、炒白术、茯苓、当归各 10 g，薄荷 3 g（后下），制香附 12 g，郁金 15 g，炙甘草 6 g，生姜 3 片。功效：疏肝解郁、理气畅中。主治：肝气郁结型之郁证。用法：每日 1 剂，水煎，分 2 次服。加减：若大便溏，当归减量或不用；若大便干结，白术减量或不用；若烦躁易怒，颊赤口干，证属肝郁化火者，用丹栀逍遥散；若胁痛较甚，证属气郁血滞者，选柴胡疏肝散；若以胸膈满闷、脘腹胀痛、嗳腐吞酸、饮食不消为主，证属气血痰火湿食诸郁者，依据病情可选越鞠丸合小柴胡汤加减。若肝郁化火，炼液成痰，痰火扰心，伴见口苦、呕吐呃逆、惊悸不宁、虚烦不寐、舌苔黄厚腻者，方以黄连温胆汤合小柴胡汤加减；若肝郁兼痰湿者，以小柴胡汤合二陈汤加减。

（十一）达郁汤

柴胡、白芍、炒枳实、炒苍术、制香附、黄芩各 10 g，草果、栀子、生甘草各 6 g，蒲公英 15 g，防风、羌活各 3 g。功效：疏肝理气，清热祛湿。主治：木土壅郁型之郁证。用法：每日 1 剂，水煎，分 2 次服。加减：若口渴加知母，心烦加淡竹叶、灯心草，纳差加炒麦芽、炒神曲，便干加决明子，便溏加白术、白扁豆，去栀子；恶心加制半夏、陈皮。若以胸膈满闷、脘腹胀痛、嗳腐吞酸、饮食不消为主，证属气血痰火湿食诸郁者，依据病情可选越鞠丸合小柴胡汤加减。

（十二）柴胡疏肝散合甘麦大枣汤加减

柴胡、陈皮、大枣各 15 g，枳壳、白芍、甘草各 12 g，香附、川芎各 10 g，浮小麦 30 g。功效：疏肝解郁，养心补脾。主治：肝气郁结、心脾两虚之郁证。用法：每日 1 剂，水煎，分 2 次服。4 周为一个疗程。加减：肝气郁结加青皮 15 g、郁金 10 g；气滞痰郁加半夏、厚朴各 10 g，茯苓 15 g；忧郁伤神加茯神 15 g、小麦 30 g；心脾两虚加茯神、远志、当归各 15 g，党参 20 g；阴虚火旺加熟地黄 30 g、黄柏 12 g、山茱萸 15 g。

（十三）茯神散

茯神 30 g，人参、桂心各 3 g，黄芪、龙齿各 15 g，赤芍 10 g，牛膝、当归各 12 g，琥珀 5 g，生地黄 8 g。功效：健脾益气，养心安神，活血化瘀。主治：产后抑郁症。用法：每日 1 剂，水煎 2 次取汁 500 mL，分早晚 2 次温服，连服 60 d。加减：失血过多加阿胶、芍药；伴恶露淋漓不尽者加益母草；伴乳汁不行者加王不留行、炮穿山甲；伴纳差食少者加砂仁、藿香；若气短懒言者加炙甘草；若寐差多梦加炒酸枣仁、合欢皮。

（十四）归脾汤加减

白术、黄芪、酸枣仁、党参各 15 g，当归、白茯苓、远志各 12 g，龙眼肉 9 g，木香、甘草各 6 g。功效：益气补血为主，辅以疏肝理气、活血化瘀、化痰利湿。主治：气血亏虚为主，而兼有肝郁、血瘀、痰湿之郁证。用法：每日 1 剂，水煎，分 3 次服。加减：肝郁者酌加柴胡、郁金、佛手、乌药等，血瘀者酌加益母草、桃仁、川芎，痰湿者酌加薏苡仁、陈皮、泽泻。

（十五）产后抑郁痊愈汤

党参 21 g，茯苓、当归、酸枣仁、郁金、大枣各 18 g，柴胡、百合、合欢皮各 24 g，薄荷 10 g，白芷 15 g，浮小麦 30 g。功效：疏肝解郁，健脾益气，养血安神。主治：肝气郁结、心脾失养之郁证。用法：每日 1 剂，水煎，分 2 次服。14 d 为 1 个疗程，连续服用 2 个疗程。加减：伴头晕、头昏沉者加苍术 24 g、葛根 30 g；伴头痛较重者加天麻 15 g、全蝎（冲服）9 g；伴失眠者加首乌藤 30 g、龙牡各 24 g；伴心烦者加九节菖蒲 24 g、栀子 15 g；伴心悸气短者加桂枝 15 g、薤白 18 g；伴胸闷者加丹参 24 g、瓜蒌 18 g；伴视物模糊者加石决明 15 g、枸杞子 24 g；伴乏困酸软者加龙眼肉 24 g、桑寄生 30 g；伴舌苔黄微腻者加黄连 10 g、生薏苡仁 24 g；伴大便干结者加生大黄 15 g。

（十六）归脾汤加减

白术、黄芪、酸枣仁、党参各 15 g，当归、白茯苓、远志各 12 g，龙眼肉 9 g，木香、甘草各 6 g。功效：益气补血，疏肝理气。主治：气虚肝郁之郁证。用法：每日 1 剂，水煎，分 2 次服。加减：肝郁者酌加柴胡、郁金、佛手、乌药等；血瘀者酌加益母草、桃仁、川芎；痰湿者酌加薏苡仁、陈皮、泽泻。

（十七）疏肝解郁方加减

炒苍术、川芎、香附、炒栀子、神曲、郁金各 15 g，炒枣仁 50 g，五味子、制远志、柴胡各 10 g，乳香 6 g，煅龙牡各 30 g，赤白芍各 20 g。功效：疏肝解郁安神。主治：产后抑郁症。用法：每日 1 剂，水煎，分 2 次服。14 d 为 1 个疗程，共 2 个疗程，即 28d。加减：纳谷不香、口淡乏味者加炒二芽、鸡内金各 10 g；口咽干燥，急躁易怒者加牡丹皮、丹参、龙胆各 10 g；忧郁神伤，头晕失眠者加合欢皮、合欢花各 10 g，珍珠母 15 g；心神不宁、两胁胀满者加茯苓、茯神、玫瑰花各 10 g。

（十八）逍遥散合当归补血汤加味

柴胡、当归、柏子仁、枸杞子、郁金、合欢花各 10 g，茯神、白芍各 15 g，炒白术、酸枣仁各 20 g，炙黄芪、合欢皮、首乌藤、浮小麦各 30 g，大枣 8 枚，炙甘草 6 g。予逍遥丸善后调理 2 周。功效：疏肝解郁，养血安神。主治：血虚肝郁之郁证。用法：每日 1 剂，水煎，分 2 次服。15 d 为 1 疗程。加减：乏力加党参 20 g。

第十五节　子宫肌瘤

子宫肌瘤是子宫平滑肌组织增生而形成的良性肿瘤，是女性最常见的良性肿瘤。子宫肌瘤的发病率难以准确统计，估计育龄期妇女的患病率可达 25%，根据尸体解剖统计的发病率可达 50%以上。

一、诊断标准

（一）可依据临床症状或体征进行诊断

临床症状：可无明显症状。患者症状与肌瘤的部位、生长速度及肌瘤变性有密切关系。月经改变常见于 0～Ⅲ型，表现为月经增多、经期延长、淋漓出血及月经周期缩短，可发生继发性贫血，也可出现有阴道分泌物增多或阴道排液。肌瘤较大时可能扪及腹部包块，清晨膀胱充盈时更明显。肌瘤较大时也可压迫膀胱、直肠或输尿管等出现相应的压迫症状。黏膜下肌瘤可引起痛经，浆膜下肌瘤蒂扭转可出现急腹痛，肌瘤红色变性时可出现腹痛伴发热。子宫肌瘤可影响宫腔形态、阻塞输卵管开口或压迫输卵管使之扭曲变形等均可能导致不孕。

体征：表现为子宫增大，呈球形或不规则，或与子宫相连的肿块；与肌瘤大小、部位及数目有关。0 型有蒂黏膜下肌瘤可从子宫颈口脱出至阴道。浆膜下肌瘤查体容易误诊为卵巢实性肿物。

（二）影像学检查

子宫肌瘤的影像学诊断方法主要包括超声及 MRI 检查，偶会用到 CT 检查。超声检查是诊断子宫肌瘤的常用方法，具有较高的敏感性和特异性；但对于多发性小肌瘤（如直径 0.5 cm 以下）的准确定位及计数还存在一定的误差。MRI 检查能发现直径 0.3 cm 的肌瘤，对于肌瘤的大小、数量及位置能准确辨别，是超声检查的重要补充手段；但费用高，而且如果有宫内节育器时会影响对黏膜下肌瘤的诊断。CT 对软组织的分辨能力相对较差，对肌瘤的大小、数目及部位特异性略差，一般不用于子宫肌瘤的常规检查，但能显示有无肿大的淋巴结及肿瘤转移等。

1. 超声检查：超声检查时肌瘤多呈类圆形或椭圆形低回声的实性结节，单发或多发，大多界限清楚。较大肌瘤的内部回声不均，可见片状低回声。肌瘤周围有较清晰的直条状血流，同时还表现为半环状、环状及弓状血流信号，肌瘤实质内可有稀疏或丰富点状、短线状、细条状和小分支血流或无血流信号。在子宫腺肌病时，超声检查影像与子宫肌瘤不同，显示肌壁弥漫性增厚，病变回声不均且边界不清。经阴道超声检查最常用。但对超出盆腔的肿物、肥胖及无性生活女性宜行传统的经腹壁超声检查。经直肠超声检查可用于不宜行经阴道超声的患者，如阴道出血、阴道畸形、阴道萎缩、阴道脱垂及无性生活的女性。三维超声的图像逼真，能明确肌瘤与子宫内膜及肌壁的关系，对肌瘤大小的估测值也较二维超声更可靠，对较小的黏膜下肌瘤诊断敏感性更佳，但费用较高。腹腔镜超声是配合腹腔镜手术的一种新的检查途径，可帮助术者确定最佳的子宫肌层切口位置，并有助于发现直径 0.5 cm 左右的小肌瘤。

2. MRI 检查：具有软组织分辨率高、空间三维成像等优点，能清楚显示肌瘤的数量、大小、位置及与宫腔的关系，特别是对于多发性及较小的子宫肌瘤。子宫肌瘤的 MRI 信号特征是 T1 加权成像（DWI）信号强度与正常肌层相似，在 T2WI 为很低的信号；伴坏死、液化或玻璃样变性时，可表现为 T2WI 高信号；伴出血时，T1WI、T2WI 均表现为不均匀高信号。对于血管内平滑肌瘤、富于细胞平滑肌瘤等特殊类型子宫肌瘤与子宫肉瘤的鉴别诊断具有一定的意义。

二、治疗

（一）手术治疗

1. 手术适应证：①子宫肌瘤合并月经过多或异常出血甚至导致贫血；或压迫泌尿系统、消化系统、神经系统等出现相关症状，经药物治疗无效。②子宫肌瘤合并不孕。③子宫肌瘤患者准备妊娠时若肌瘤直径≥4 cm 建议剔除。④绝经后未行激素补充治疗但肌瘤仍生长。

2. 手术禁忌证：由于手术方式和手术途径不同，禁忌证也不尽相同。通用的绝对禁忌证包括：生殖道或全身感染的急性期；严重内科疾患如心、肝、肾功能衰竭的急性期；严重的凝血功能障碍及血液病；存在其他不能耐受麻醉及手术的情况；膈疝患者禁行腹腔镜；子宫肌瘤生长较快、影像学提示有恶性倾向者不适合行子宫肌瘤剔除术。

3. 手术途径：①经腹手术（包括腹腔镜和开腹两种术式）：经腹子宫肌瘤剔除术适用于有生育要求、期望保留子宫者。具体选择腹腔镜还是开腹手术，取决于术者的手术操作技术和经验，以及患者自身的条件。对于肌瘤数目较多、肌瘤直径大（如>10 cm）、特殊部位的肌瘤、盆腔严重粘连、手术难度增大或可能增加未来妊娠时子宫破裂风险者宜行开腹术。此外，对于可能存在不能确定恶性潜能的平滑肌肿瘤甚至平滑肌肉瘤者，肌瘤粉碎过程中可能存在肿瘤播散的风险（ⅢB 级证据），应选择开腹手术。无生育要求、不期望保留子宫者可行子宫全切除术。②宫腔镜手术：适合于 0 型黏膜下肌瘤；Ⅰ、Ⅱ型黏膜下肌瘤，肌瘤直径≤5.0 cm；肌壁间内突肌瘤，肌瘤表面覆盖的肌层≤0.5 cm；各类脱入阴道的子宫或子宫颈黏膜下肌瘤；宫腔长度≤12 cm；子宫体积<孕 8～10 周大小，排除子宫内膜及肌瘤

恶变。除通用禁忌证外，子宫颈瘢痕致子宫颈坚硬不能充分扩张者为宫腔镜手术的禁忌证。③经阴道手术：可行子宫切除术及子宫肌瘤剔除术。经阴道手术通过人体自然的穴道进行，能保持腹部皮肤及腹壁组织的完整性，与开腹手术相比，具有减少围手术期并发症，缩短住院时间，减少疼痛，改善生命质量，恢复快，无需昂贵的医疗设备，医疗费用低等特点（Ⅰ级证据）。尤其是对于伴有肥胖、糖尿病、高血压、肺心病等内科合并症，不能耐受开腹或腹腔镜手术的患者是理想术式。对合并盆腔器官脱垂的患者，可同时进行盆底修复手术。但经阴道手术也有一定的局限性，由于阴道手术视野小，操作空间受到局限，手术难度大，若有盆腔粘连、子宫体积大等会增加手术难度，操作不当易损伤邻近器官，增加感染机会，对术者的操作技巧有较高要求。提高术者的手术熟练程度至关重要，术前充分评估是保证手术成功的重要基础。

（二）其他微创、无创手术或局部治疗

经导管子宫动脉栓塞术和高强度超声聚焦消融等。

（三）药物治疗

1. 适应证：①子宫肌瘤导致月经过多、贫血和压迫症状，不愿手术者。②子宫肌瘤剔除术或子宫切除术前预处理纠正贫血、缩小肌瘤和子宫体积，为手术治疗做准备。③子宫肌瘤患者孕前可使用药物缩小子宫体积和肌瘤体积，为妊娠做准备。④多发性子宫肌瘤剔除术后，预防肌瘤近期复发。⑤有手术治疗禁忌证者。

2. 禁忌证：肌瘤生长较快或肌瘤发生变性，不能排除恶变者；有异常子宫出血时须除外子宫内膜病变，必要时行宫腔镜检查和诊刮；怀疑浆膜下肌瘤发生蒂扭转时应手术治疗。

3. 治疗药物：治疗子宫肌瘤的药物可以分为：一类，只能改善月经过多的症状，不能缩小肌瘤体积，如激素避孕药、氨甲环酸、非甾体抗炎药（NSAID）等。另一类，既可改善贫血症状又能缩小肌瘤体积，如促性腺激素释放激素激动剂（GnRH-a）和米非司酮等。另一类是中医药：中医药治疗子宫肌瘤以化瘀消癥为主。

三、中医临床思维

（一）中医病名及病因病机特征

子宫肌瘤是妇科最常见的良性肿瘤，多见于育龄期妇女，临床常见症状以月经过多、经期延长、带下增多、腹内肿块、压迫症状、疼痛、不孕等为主要表现。中医学并无子宫肌瘤之病名，根据子宫肌瘤的临床表现不同，隶属于“石瘕”“癥瘕”“积聚”“崩漏”“带下”等范畴。此病好发于育龄期妇女，妇女经孕产乳过程中如摄生不当，往往数伤于血，导致正气不足，易感受风寒湿热之邪，加之此期家庭、工作、生活压力大，情志抑郁，或房事不节，体虚过劳，饮食内伤等，都易致脏腑功能受损，气血不畅，导致气滞、血瘀、痰湿等有形之邪凝结不散，相互影响，互为因果，久而积结成形，停聚胞宫，变生癥瘕，最终形成正气虚，邪气实，虚实错杂，寒热夹杂之痼疾。本病的病机要点主要为正虚、气滞、血瘀、痰结、湿热；其病位在胞宫；病理性质为本虚标实。本虚主要表现为气血亏虚，标实主要表现为气滞、血瘀、痰湿。

（二）辨病辨证及治疗特征

中医规范将子宫肌瘤分为气滞、血瘀、痰湿、热毒 4 个证型。本病的治疗原则为“衰其大半而止”，治法：活血化瘀，软坚散结为主，佐以行气化瘀，兼调寒热。气滞证宜疏肝解郁，行气散结；血瘀证宜活血破瘀，散结消癥；痰湿证宜除湿化痰，消癥；热毒证宜解毒除湿，破瘀消癥。

（三）药物选择

张仲景从瘀血论治妇人癥瘕，应用下瘀血汤、桃核承气汤、抵当汤、抵当丸、大黄䗪虫丸；从肝郁论治应用当归芍药散、四逆散、乌梅丸，从痰湿论治应用大黄甘遂汤、桂枝茯苓丸、鳖甲煎丸。周洪前以下瘀血汤为主方，寒凝血瘀者加细辛、附片，气滞血瘀者加川楝子、台乌、蒲黄、五灵脂等，热郁血瘀者加败酱草、蒲公英等，气虚血瘀者加黄芪、党参、广木香等，脾肾两虚者加杜仲、枣皮、续断、狗脊、菟丝子等，肥胖痰湿者加法半夏、陈皮等疗效显著。张引儒以桂枝茯苓丸加味温阳散寒、化瘀消癥，治疗本病寒凝血瘀患者50例，总有效率96%。郝建平认为，大黄䗪虫丸祛瘀生新、缓中补虚，用于癥病寒温相宜，攻坚破结不伤正，通滞祛瘀不伤阴，但力量略显不足，临床酌加三棱、莪术活血消癥或加补肾阳药，有助于提高疗效。

四、名医经验

（一）朱南孙经验

朱南孙通过多年的临床观察，发现大多数子宫肌瘤的患者，其舌质淡暗、舌体胖大、舌边有齿痕，脉多沉细或细弦，此乃气虚之征。而月经量多是子宫肌瘤最常见的症状，且伴有头晕无力、小腹下坠、气短懒言等一派气虚证候。概因患者长期失血，气随血耗，而致气虚。审证求因，气虚亦为子宫肌瘤病机之一。癥瘕日久，正气本虚，复因患者长期失血，阴血亏虚，气随血耗，又加重气虚，气虚无力行血，又加重血瘀，使瘀结更甚，如此反复，终致虚实错杂。因此，气虚血瘀是子宫肌瘤的重要病机，本虚标实为其特点。以活血化瘀，兼顾扶正立法，朱南孙认为，癥瘕的发生、发展、转变和预后与患者正气强弱关系密切，正虚则瘤易长，扶正祛邪亦即消瘤也。扶正者，健脾养肝益肾也。朱南孙喜用枸杞子、菟丝子、桑椹子，三子相配，平补肝肾，补而不腻，温而不燥，久崩久漏，复旧固本。莪术、白术常合用，一攻一补，消补相伍，攻补兼施，正气强盛，气血调和。分期论治，攻补结合子宫肌瘤的治疗，临床存在攻伐消瘤与经期出血量多的矛盾。因此朱南孙临证根据月经周期按阶段分别用药。非经期注重化瘀消癥散结，着重于消，寓补于消之中；处方选药可用生蒲黄、生牡蛎、石见穿、皂角刺、三棱、莪术、赤芍药、丹参、铁刺苓、鬼箭羽等，同时酌加党参、黄芪以补气生血，桑寄生、续断补肝肾养血。诸药配伍补中有消，消中有补，使攻不伤正，补不留瘀。经期注重经血通畅，用理气止痛、活血化瘀止血之药，药如小茴香、川楝子、乌药、延胡索、益母草、蒲黄、五灵脂等；若血量多可加桑螵蛸、海螵蛸、熟大黄炭、炮姜炭、益母草、仙鹤草等止血。其中熟大黄炭与炮姜炭，一寒一热，一走一守，涩而不滞，动而不烈，通涩并举，是瘀血内阻、崩中漏下之良药。朱南孙临证非常重视情志致病的病因病机。女子多感性，不耐情伤，情绪易于波动，更易受情志因素影响，而致脏腑功能失调，影响气血。肝脏与情志的关系最为密切。肝失疏泄则导致情志抑郁不疏或急躁易怒。

（二）班秀文经验

班秀文认为子宫肌瘤发病的原因为经行、产后外感、六淫之邪，凝滞血脉，或七情内伤，肝气郁结，气血不和；或房事不节，损伤胞宫，精血互结；或积劳体弱，气血亏虚等导致气滞血瘀，停留日久，聚积而成。班秀文认为，子宫肌瘤的病因以寒为主，病机以瘀着眼的观点。其治疗特点可归纳为如下几个方面：①温凉并用，以温为主，常用方以当归芍药散出入加减。②补化并用，以化为主，用方常选桃红四物汤。③选用辛味，配伍相立，如莪术辛苦温，以其辛散温通，既能破血祛瘀，又能行气止痛。泽兰苦辛微温，亦可辛散温通，有活血通经、祛瘀散结的作用；夏枯草苦辛寒，苦寒虽属阴，而辛味属阳，味辛则能散郁结而化癥，为阴中寓阳之品。④配用气药，化滞消块，治血先治气，方中要适当配用行气之品启动气机，使经脉畅通，血能随气而行，促使痰积消散，常用如延胡索、甘松、郁金、玫瑰花、香附等。同时，班秀文非常注重患者全身状况，根据月经、带下情况，癥块大小、软硬、腹痛表现，体质强弱等进行辨证，在临床上分为3种证型：①瘀血积结：月经量多，行经时间延长，淋漓不断，经色暗红而夹瘀块，经汛前及经期少腹、小腹疼痛剧烈，按之不减，触之有硬块，推之不移，面色晦暗，皮肤干燥，平时带下量多，其色白黄相兼，质稠臭秽，舌质暗红，或有瘀斑瘀点，苔薄白，脉细涩。拟软坚散结，破积消癥法。体质壮实者，用桂枝茯苓丸加莪术、北刘寄奴、猫爪草、夏枯草、土茯苓、香附、生黄芪治之；体质虚弱者用当归芍药散加鸡血藤、牡丹皮、莪术、夏枯草、香附、益母草治之。②湿热蕴结：经期前后不定，月经量多，颜色暗红兼夹瘀块，月经将行及经期腰酸与小腹胀痛，甚或灼热掣痛，按之不减，平时带下量多，色黄质稠，臭秽，小便短黄，舌质红，苔黄腻，脉象濡缓或弦数。治宜清热燥湿，活血祛瘀。方用四妙散加凌霄花、牡丹皮、马鞭草、土茯苓、夏枯草、海藻之类。

如湿热已退，癥块未消者，改用桃红四物汤加虫类药如鳖甲、穿山甲、水蛭等消癥化积。③气血两虚：癥块日久不愈，突然阴道下血量多，或长期出血淋漓不断，血色淡而质稀，或夹小块，小腹胀痛，精神困倦，面色苍白，气短懒言，舌质淡，苔薄白，脉细弱或虚大。宜“急则治其标”，先用补气摄血之法，以当归补血汤加人参、海螵蛸、艾叶炭治之。血止之后，正气渐复，再缓图化瘀散结之法，以少腹逐瘀汤加苏木、泽兰等温化消块。

（三）尤昭玲经验

尤昭玲长期致力于该病的研究，循“邪之所凑，其气必虚”“正气存内，邪不可干”等理论，认为正气虚弱是子宫肌瘤的病变基础，血瘀胞宫、胞脉是其病变实质，气虚血瘀是子宫肌瘤的常见病机。在论治大法上应以鼓舞元气、扶正固本（改善机体基本状况、提高机体抗病力）为基础，兼重活血化瘀、理气消癥之法，从而达到扶正祛邪、标本兼治的目的。古今大量理论和临床资料证明活血化瘀方药对子宫肌瘤有一定效果，活血化瘀法甚至也一直被认为是治疗子宫肌瘤的通用法则，而化瘀止血法在子宫肌瘤的治疗中也具有重要意义。气行则血行，气虚则血瘀，气的盛衰、气的运动与血的运行密切联系，气虚可致血瘀，血瘀又导致耗气伤血，因此子宫肌瘤的治疗不但要注意益气而且要注重化瘀，益气可以调经止血，改善症状，通过益气以固本培元，提高正气抗邪、固邪的能力，局限病灶，从而有利于清除病邪。化瘀消癥可以消除癥瘕积聚，益气和化瘀进行有机结合从而达到从根本上治疗的目的。因此益气化瘀法应是治疗子宫肌瘤的有效方法，尤昭玲临床常以自拟尤氏消瘤Ⅰ号（由黄芪、白术、莪术、茜草、山楂、鸡内金等组成）治疗，疗效显著。

（四）杨秉秀经验

杨秉秀认为本病的病机要点主要为正虚、气滞、血瘀、痰结、湿热，其病位在胞宫，病理性质为本虚标实。本虚主要表现为气血亏虚，标实主要表现为气滞、血瘀、痰湿。在三大病理因素中，杨秉秀强调“无瘀不成癥”，瘀血内停是本病的病机关键。杨秉秀认为子宫肌瘤的治疗当遵循攻补兼施，气血兼顾之原则，采取益气行气，活血破瘀，化痰软坚，清热利湿，散结消癥之法。以消癥汤和消癥丸并用治疗子宫肌瘤疗效显著。杨秉秀认为攻法固然重要，但攻伐之品用之过多过久，易耗伤正气，加之子宫肌瘤多由渐而甚，积年累月，病程较长，用药非一朝一夕之功，需长期服药，故杨秉秀强调临床治疗子宫肌瘤当采取攻补兼施，气血兼顾之法，扶正与祛邪并举，在破血逐瘀、化痰软坚散结的同时，补益气血、健脾护胃，使癥瘕得消而正气不伤，既可减轻攻邪药物的负面效应，又可增强患者体质，更耐长期用药，且正气充足，机体抗御和祛除病邪的能力也会大大提高，即所谓“养正积自除”。

（五）肖承悰经验

肖承悰认为，子宫肌瘤主要由于患者产后或经期外感六淫，内伤七情，或多产、房劳等导致阴血亏虚，气随血耗导致气虚；而气虚则运血无力，血流缓慢，瘀血停蓄胞宫，日久则成癥瘕；而瘀血又可阻碍气机、损伤正气，气机不利遂生痰湿，痰瘀互结使气虚更甚，终致气虚血瘀。主要病机是气虚血瘀、痰瘀互结，提出“益气祛瘀，补消结合”的治疗原则，寓补于消之中，消于补之上。即分为经期和非经期治疗，且在不同时期补与消各有侧重，标本兼治。非经期用药着重于消，寓补于消之中，寓消于补之上。治以活血化瘀、软坚消瘕，兼以益气，用肌瘤内消丸（鬼箭羽、生牡蛎、制鳖甲、生何首乌、荔枝核、黄芪、浙贝母和川牛膝等）。经期用药：子宫肌瘤患者多伴有月经量多或经血淋漓不断，故经期治以益气缩宫、祛瘀止血，兼以软坚消瘕。以补为主，补于消之上，消寓补之中，用药安宫止血丸（南沙参、太子参、党参、白术、枳壳、益母草、生贯众、煅龙骨、煅牡蛎等）。

（六）蓝青强经验

蓝青强认为，子宫肌瘤的基本病理因素是胞宫血瘀，“血瘀”是一种病理产物，有其特有的临床症状，腹部瘕积肿块，时有疼痛，可见血瘀之症，治以疏肝理气、活血化瘀为大法。故在经期时多注重经血和气血的通畅，故多用理气活血、止痛化瘀及止血之药，如乌药、小茴香、益母草、川楝子、蒲黄、五灵脂、延胡索等；若经血量多者则加炮姜炭与大黄炭，一热一寒，一守一走，通涩并举，动而不烈，涩而不滞，是治疗瘀血内阻和崩中漏下之良药；海螵蛸和桑螵蛸，去瘀血而不伤新血；益母草配伍仙鹤草，使活血而不伤血，瘀血去而新血自生，动静相结合。蓝青强治疗本病时善于顺应胞宫的生理特性，治疗多按照经期的规律。经前期阳长阴消，为阳气活动旺盛的时期，肾气旺冲任盛，而肾为水脏，治虽着重于阳，但宜水中补火，阴中求阳，才能使阴阳达到平衡，药用柴胡、当归、山药、白芍、牡丹皮、茯苓、菟丝子、续断、巴戟天、肉苁蓉。行经期阳气下泄，让位于阴，故治宜因势利导，多以通利为主，如转化不利，血排泄甚少，证属气滞血瘀，治当理气化瘀，药用川牛膝、当归、醋香附、赤芍、川芎、泽兰、苏木、青陈皮等。蓝青强强调，临床上子宫肌瘤患者中除平和质以外，易患子宫肌瘤的两种体质多为气虚质和瘀血质，结合其多年的临床观察提出，在子宫肌瘤的高发年龄阶段，子宫肌瘤偏小，临床上无症状或者临床症状较轻的阶段，甚至在子宫肌瘤切除术后，可以有针对性地指导患者通过食疗、心理治疗、锻炼身体等途径来调整阴阳不平和的病理体质，平素饮食宜性温，多以平味辛甘为主，忌性寒味苦酸之品，尤其要注意忌冷食，可多吃香菇、茄子、山楂等调理气血之品，必要时可用活血祛瘀和调理气血的中药如川芎、丹参、三七、红花、益母草等，以达到体质阴阳平和的目的。蓝青强治子宫肌瘤，用药特点如下：①用药平和，顾护脾胃。肝郁多横逆犯脾，所以应该首先补脾；蓝青强常用柴胡疏肝散、越鞠丸、柴平汤，以起益气健脾和胃的功效，如食欲差，多用山楂健脾、鸡内金散结消积，顾护脾气。②善用养血活血之药。如桃红四物加减、鸡血藤等，使活血又不伤正气。由于血瘀是本病的发病机制，故多选用理气活血之药，如有血虚之象者，则以补虚化瘀为主，多选用黑逍遥丸、仙鹤草等。③顺应周期，循序渐进。癥瘕是日积月累形成的，用药不宜过快过猛，可根据月经周期而调节。通常以疏肝理气和活血消癥为主，经期则以养血活血和行气化瘀为主。药物选择原则为气滞轻者可用柴胡、香附，气滞重者用沉香、姜黄、乌药；活血药善用桃红，亦可选择白花蛇舌草、石见穿、北刘寄奴等，瘀血重者用穿山甲、大黄、䗪虫，此乃王老的经验用药。

（七）张良英经验

张良英认为气滞血瘀是子宫肌瘤形成的主要病机，治疗以化瘀消癥祛邪为首要，配合理气健脾补正为辅，攻补兼施。其临床用药经验，自拟了治疗子宫肌瘤的基础方：消瘤Ⅰ号方。其药物组成是：枳壳10 g，川芎10 g，桃仁12 g，赤芍12 g，三棱10 g，夏枯草12 g，荔枝核12 g，当归15 g，白术12 g，甘草6 g。服用方法：水煎400 mL，分2次温服，每剂服2天。临床施治时辨病与辨证相结合，根据病情酌情加减：伴神倦乏力，头晕目眩等气虚明显者加党参、黄芪；面色萎黄，心悸失眠等血虚者加白芍、熟地黄；腰腿酸软无力，手足心热，咽干心烦等阴虚火旺者加牡丹皮、沙参；脘闷，咯痰量多色白，口干不思饮等痰湿重者加二陈汤；经行量多，经期延长，带下量多色黄等湿热重者加薏苡仁、黄柏。立方主要依据气聚为瘕、血结为癥，气血运行不畅，阻滞胞脉日久聚集成为癥瘕的机理。气滞则血不行，血属阴而主静，血不能自行，有赖于气的推动，气行则血行，气滞则血瘀，瘀聚成癥，全方共奏理气活血，软坚散结，益气健脾的功效。

（八）哈孝贤经验

哈孝贤认为其病因病机多由素体不足，外感风寒湿热，内伤饮食，或房事不节，致使脏腑功能失调，气机阻滞，瘀血、痰饮、湿浊有形之邪凝聚胞宫，日久渐积而成。本虚标实是本病基本病机，血瘀、气滞、痰凝、湿阻是其基本病理因素。病在女子胞，属奇恒之腑。他强调子宫肌瘤终是本虚标实之病，除辨证论治之根本外，还应病证结合，方能更恰病机。哈孝贤治疗子宫肌瘤常用方剂有桂枝茯苓丸、温经汤、失笑散、举元煎、胶艾汤等。常用药物有桂枝、茯苓、桃仁、红花、牡丹皮、赤芍、刘寄奴、三棱、莪术、鸡内金、山楂、五灵脂、蒲黄、路路通、皂角刺、山甲片、延胡索、夏枯草、鳖甲、生牡蛎、香附、党参、黄芪、当归、熟地黄、五味子、阿胶、艾叶、海螵蛸、桑寄生、杜仲等。哈孝贤力主子宫肌瘤的治疗分2步，首先以汤剂为先锋，强力荡涤及增益，衰邪大半后再用丸剂为主力缓慢收功。哈孝贤结合自己多年的临床经验研制出“肌瘤丸”。

（九）沈绍功经验

沈绍功认为在稳定期调肾阴阳为主，调肾即调整内分泌，为治根之法，兼以软坚散结，活血化瘀。诊断以舌苔定虚实，苔腻为实，苔薄为虚；治疗主张先祛实后补虚，祛实以祛痰化瘀为主，补虚重在调肾阴阳，同时加用引经药，结合意、食、体三疗达到消除肌瘤的目的，具体如下：①调肾阴阳补虚损：a. 滋补肾阴，兼补肾阳。沈绍功认为，调肾是治疗子宫肌瘤的关键，以杞菊地黄汤为基本方，再佐以1～2味温阳之品，如淫羊藿，应用于以五心烦热、腰膝酸软、舌净质红、脉象细数为主症的肾阴虚者。b. 温煦肾阳，勿忘滋阴。以“二仙汤”来调整阴阳失调，临床偏重于以形寒腰酸、舌质淡胖、脉象沉细为主症的肾阳虚者。②痰瘀同治祛实邪：a. 痰浊化热时见头重、胸满、口黏、纳呆、苔腻、脉滑等主证，方用竹茹、枳壳、云苓、陈皮、石菖蒲、郁金以祛痰化瘀。b. 瘀浊化火时以桂枝茯苓丸加减，郁久而化热配伍赤芍、丹参、泽兰凉血化瘀；气行则血行，故加香附、郁金行气活血；疼痛剧烈者加延胡索、川楝子、晚蚕砂、生蒲黄；出血多者加茜草、藕节炭等。③引药入宫消肌瘤：尤其注重桂枝、茯苓、山慈菇的运用，引药入胞宫。④意食体疗增疗效：子宫肌瘤的患者嘱平时既要保持舒畅的心情，避免生气，使情志条达，气血流通，又可通过食疗，平时应多食用瘦肉、鸡肉、鸡蛋、鹌鹑蛋、白菜、芦笋、芹菜、菠菜、黄瓜、冬瓜、香菇、豆腐、海带、紫菜、水果等，又可“体疗”，平时适当练习瑜伽、太极拳、导引等速度相对舒缓的运动，对于促进血液循环、增强心脏功能、促进消化、提高机体免疫力具有重要作用。

五、名方推荐

（一）消癥汤

生黄芪、太子参、赤芍、石见穿、大血藤、败酱草、神曲各 15 g，丹参 20 g，桃仁、三棱、莪术、牡丹皮、枳壳、夏枯草各 10 g，桂枝、血竭各 6 g，鳖甲 12 g，牡蛎 30 g。功效：重在活血化瘀，补气、行气、化瘀、清热、利湿、消痰、软坚、散结，攻补兼施，气血兼顾，寒热并用。主治：子宫肌瘤。用法：水煎（鳖甲、牡蛎先煎），每日 1 剂，2 次分服，3 个月为 1 个疗程，连服 2 个疗程。加减：肝气郁结者，可酌加柴胡、郁金、香附、川楝子以助疏肝行气；瘀滞重者，可酌加山楂、水蛭、王不留行、三七、乳香、没药以助活血祛瘀；兼夹热毒症者，可酌加黄芩、金银花以助清热泻火；兼见寒湿症者，可酌加小茴香温经散寒；湿热下注者，可酌加山慈菇、虎杖、薏苡仁、赤小豆以助清热利湿；肾虚腰痛者，可酌加杜仲、续断、桑寄生、狗脊、桑枝、忍冬藤；经期出血量多势急者，可去三棱、莪术，加五灵脂、炒蒲黄；经行腹痛者加延胡索、葛根；脾胃虚弱，正气不足者，可酌加党参、茯苓补脾益气；顽痰胶结，日久不去者，可酌加鸡内金、贝母、北刘寄奴、甲珠以助软坚散结。

（二）消癥丸

大黄、石见穿各 150 g，芒硝、桃仁各 200 g，桂枝、小茴香各 50 g。上药用布袋包好放入锅内，锅内放入 100 颗核桃仁，同时煎煮，待水沸后 30～40 min，将核桃仁捞起烘干。功效：活血逐瘀，引瘀血下行。主治：子宫肌瘤。用法：每日早晚空腹服食 2 颗核桃仁，3 个月为 1 个疗程，连服 2 个疗程。

（三）桂枝茯苓丸加虫类药

桂枝、牡丹皮、桃仁各 15 g，芍药 25 g，茯苓 45 g 等加软坚散结、活血消癥的虫类药。功效：活血化瘀、散结消癥。主治：子宫肌瘤重症。用法：每日 1 剂，水煎，分 2 次服。加减：凡瘀积重，面色暗黑，眼有黑圈，环口一圈紫暗，手足心、前胸后背发热者，为血瘀发热，加酒大黄 10～15 g。4 种虫类药，软坚散结，化瘀力强。生水蛭为破瘀第一要药，破瘀血不伤新血，可视瘤体之大小，病程之长久，用 3～6 g。炮甲珠穿透走窜之性无微不至，凡血瘀血凝皆能开，且有升高人血白蛋白的作用，寓补于攻，妙用无穷。血瘀气滞加柴胡。消痰软坚，缩短病程，加贝母。

（四）肌瘤内消丸

生牡蛎、制鳖甲各 25 g，荔枝核 10 g，鬼箭羽、黄芪、生何首乌、浙贝母、川牛膝各 15 g。功效：活血化瘀、软坚消瘕，兼以益气。主治：子宫肌瘤非经期治疗。用法：上药做成丸剂，6 g/次，2 次/d，连服 3 个月经周期。

（五）安宫止血丸

南沙参、太子参、党参、白术、益母草、生贯众各 15 g，枳壳 10 g，煅龙骨、煅牡蛎各 25 g。功效：益气缩宫、祛瘀止血，兼软坚散结。主治：子宫肌瘤经期治疗。用法：上药做成丸剂，6 g/次，2次/d，连服 3 个月经周期。

（六）理冲汤

生黄芪 30 g，党参、生白术各 15 g，怀山药、鸡内金各 18 g，三棱、莪术各 6～10 g，天花粉 30～60 g，海藻 20 g，甘草 6 g，生贯众 25 g，穿山甲粉（套胶囊）4.5 g。功效：消补兼施，扶正祛瘀。主治：子宫肌瘤患者偏湿热者。用法：每日 1 剂，水煎，分 2 次服，3 个月为一疗程。加减：虚寒者亦可伍用肉桂反佐。经行崩冲加花蕊石 30 g，且以自拟“外治妇瘤散”（由阿魏、生南星、参三七、海藻、归尾、王不留行、炒小茴组成，共碾粗末，干粗末装入长 15 cm、宽 10 cm 细白布袋内，干敷神阙穴偏小腹，外用绷带固定）配合内服汤药。

（七）尤氏消瘤Ⅰ号

黄芪、白术、山楂、鸡内金各 15 g，莪术、茜草各 10 g。功效：益气化瘀消癥。主治：子宫肌瘤。用法：每日 1 剂，水煎，分 2 次服。

（八）消瘤Ⅰ号方

枳壳、川芎、三棱各 10 g，桃仁、赤芍、夏枯草、荔枝核、白术各 12 g，当归 15 g，甘草 6 g。功效：理气活血，软坚散结，益气健脾。主治：子宫肌瘤。用法：水煎 400 mL，分 2 次温服，每剂服 2 天。加减：伴神倦乏力，头晕目眩等气虚明显者加党参、黄芪；面色萎黄，心悸失眠等血虚者加白芍、熟地黄；腰腿酸软无力，手足心热，咽干心烦等阴虚火旺者加牡丹皮、沙参；脘闷，咯痰量多色白，口干不思饮等痰湿重者加二陈汤；经行量多，经期延长，带下量多色黄等湿热重者加薏苡仁、黄柏。

（九）自拟消瘤汤

党参、黄芪、牡蛎、海螵蛸各 25 g，丹参、赤芍、莪术、三棱、益母草、北刘寄奴、夏枯草、桂枝、鸡血藤、土鳖虫、茯苓、山楂、鸡内金各 15 g，桃仁 10 g。功效：益气化瘀、清结散癥、抗炎消肿。主治：子宫肌瘤气虚血瘀证。用法：每日 1 剂，水煎，分 2 次服。加减：若行经量多，淋漓不止，在消瘤汤的基础上加炒蒲黄、五灵脂、血余炭化瘀止血；经期血色暗有块加三棱、莪术以破血行气；血热妄行加黄芩、生地黄、牡丹皮、侧柏叶等清热凉血；月经后期量少，加牛膝、泽兰、川芎补肾调经；经行腹痛加延胡索、白芍、小茴香温经理气止痛；腰酸痛加乌药、桑寄生、续断以滋补肝肾等；精神抑郁，胸闷不舒，加青皮、枳壳、香附以疏肝解郁，行气除胀；湿热较重加苍术、黄柏以清热除湿。

（十）二仙汤

仙茅、淫羊藿、巴戟天各 15 g，当归、黄柏、知母各 10 g。功效：调整阴阳。主治：子宫肌瘤临床偏重于以形寒腰酸、舌质淡胖、脉象沉细为主症的肾阳虚者。用法：每日 1 剂，水煎，分 2 次服。加减：临证加石菖蒲、郁金可以通窍行气，剔除蒙蔽清窍的痰浊；加生杜仲、桑寄生调补肾之阴阳，以脾肾双补，鼓动全身之气血运行；加香附、鸡血藤调理冲任、疏肝解郁；另外，菟丝子、泽兰是调整内分泌的有效药对；加川芎通窍上提，川牛膝引血下行，升清降浊，调畅气机；加炒枣仁、首乌藤宁心安神；加云苓、泽泻、陈皮补而不滞，利水渗湿。在温补肾阳时，稍配滋阴之品，如枸杞子、女贞子、墨旱莲等。

（十一）橘荔散结丸

橘核、荔枝核、小茴香、乌药、风粟壳、川楝子、莪术各 10 g，续断、益母草、海藻、制何首乌、党参各 15 g，岗稔根、生牡蛎各 30 g。功效：活血化瘀、燥湿化痰、软坚散结兼益气养血。主治：子宫肌瘤。用法：每日 1 剂，水煎，分 2 次服。

第十六节　宫颈炎

宫颈炎（cervicitis）是常见的女性下生殖道炎症，好发于 20～40 岁的育龄期女性，常见致病原最典型的是沙眼衣原体和淋病奈瑟菌，也常合并毛滴虫和生殖器疱疹病毒（尤其是原发性单纯疱疹病毒-2感染）。宫颈炎包括子宫颈阴道部炎症和子宫颈管黏膜炎症，因子宫颈阴道部鳞状上皮与阴道鳞状上皮相延续，故阴道炎症可引起子宫颈阴道部炎症。由于子宫颈管黏膜上皮为单层柱状上皮，抗感染能力较差，易发生感染。临床多见的子宫颈炎是急性子宫颈管黏膜炎，尤其是黏液脓性宫颈炎（mucopurulent cervicitis，MPC）。若得不到及时治疗可引起上生殖道炎症，重者有可能诱发子宫颈癌。

一、诊断标准

出现如下两个特征性体征之一，且显微镜检查阴道分泌物白细胞增多，即可做出宫颈炎症的初步诊断。宫颈炎症诊断后，需进一步做衣原体及淋病奈瑟菌的检测（表13－7）。

（一）两个特征性体征

具备一个或两个同时具备。①于宫颈管或宫颈管棉拭子标本上，肉眼见到脓性或黏液脓性分泌物。②拭子擦拭宫颈管时，容易诱发宫颈管内出血。

（二）白细胞检测

可检测宫颈管分泌物或阴道分泌物中的白细胞，后者需排除引起白细胞增高的阴道炎症。①宫颈管脓性分泌物涂片做革兰染色，中性粒细胞＞30个/高倍视野。②阴道分泌物湿片检查白细胞＞10个/高倍视野。

（三）病原体检测

应做衣原体及淋病奈瑟菌的检测，以及检查有无细菌性阴道病及滴虫性阴道炎。①检测淋病奈瑟菌常用的方法有：a. 分泌物涂片革兰染色，查找中性粒细胞内有无革兰氏阴性双球菌，敏感性70%，特异性高，故需同时做淋病奈瑟菌的培养。b. 淋病奈瑟菌培养，为诊断淋病的金标准方法。c. 核酸检测，包括核酸杂交及核酸扩增，尤其核酸扩增方法诊断淋病奈瑟菌感染的敏感性及特异性高。②检测沙眼衣原体常用的方法有：a. 衣原体培养，因其方法复杂，临床少用。b. 酶联免疫吸附试验：测沙眼衣原体抗原，为临床常用的方法，但由于各试剂盒敏感性、特异性不同，使得检测阳性率变化较大。c. 核酸检测，包括核酸杂交及核酸扩增，尤以后者为检测衣原体感染敏感、特异的方法。但应做好质量控制，避免污染。③目前检测支原体常用的方法有：a. 培养法。需要液态培养基及固态培养基上均阳性才能确诊。b. 核酸检测。包括核酸杂交及核酸扩增，目前较少用于临床。可以同时做宫颈管分泌物的细菌培养，包括需氧菌及厌氧菌。

表13－7 宫颈炎的诊断流程

	诊断流程
症状与体征	（1）宫颈管棉拭子肉眼可见黏液脓性分泌物
	（2）宫颈管接触性出血
实验室检查	（1）宫颈管脓性分泌物涂片作革兰染色，中性粒细胞＞30个/高倍镜视野
	（2）阴道分泌物湿片检查白细胞＞10个/高倍镜视野（排除阴道炎症）
病原体检查	
淋病奈瑟菌	（1）分泌物涂片作革兰染色，查找中性粒细胞有无革兰氏阴性双球菌
	（2）淋病奈瑟菌培养：诊断金标准
	（3）核酸检查：核酸杂交及核酸扩增，核酸扩增的敏感性与特异性好
沙眼衣原体	（1）衣原体培养：方法复杂，临床少用
	（2）酶联免疫吸附试验：检测沙眼衣原体的常用方法
	（3）核酸检查：核酸杂交及核酸扩增，核酸扩增的敏感性与特异性好
生殖支原体	尚无检查生殖支原体的特异方法

二、西医治疗

（一）西药治疗

宫颈炎的治疗，主要是针对病原体进行局部或者全身药物治疗。对于性传播疾病的高危人群（包括①小于 25 岁。②多性伴或新性伴。③无保护性行为等），特别是没有随访条件或非敏感方法（非核酸扩增技术）诊断的患者，应给予经验性治疗。经验性治疗评估推荐方案：阿霉素 1 g，单次顿服；或多西环素 100 mg，口服，2 次/d，连服 7 d。如果评估人群中淋病患病率高，同时应用抗淋病奈瑟球菌感染药物。若淋病患病率＞5%（低龄人群及特殊机构居住人群），应同时行抗淋病奈瑟菌治疗。对合并阴道毛滴虫病或细菌性阴道病者，应针对性治疗。对未行经验性治疗的宫颈炎患者，在初评病情后应根据沙眼衣原体和淋病奈瑟菌的敏感试验结果（采用核酸扩增技术）决定采用何种治疗。对于那些低危的性传播疾病的妇女，延迟治疗直到获得检测是一种选择。如果治疗被推迟，且核酸扩增检测出衣原体和淋菌阴性，则考虑随访观察宫颈炎是否好转（表 13-8）。

表 13-8　宫颈炎治疗方法

病原体	治疗方法
沙眼衣原体	阿奇霉素（1 g，单次顿服） 多西环素（100 mg，每日 2 次，口服 7 d）
淋病奈瑟菌	头孢克肟（400 mg，单次顿服）；环丙沙星（500 mg，单次顿服） 氧氟沙星（400 mg，单次顿服）；头孢曲松钠（125 mg，肌内注射）
阴道毛滴虫	甲硝唑（2 g，单次顿服）；替硝唑（2 g，单次顿服）
单纯疱疹病毒	阿昔洛韦（400 mg，每日 3 次，口服 7～10 d）。 泛昔洛韦（250 mg，每日 3 次，口服 7～10 d）。 伐昔洛韦（1 g，每日 2 次，口服 7～10 d）
经验性治疗	大多数采取针对沙眼衣原体的治疗根据患者年龄，淋病奈瑟菌感染高危因素，小范围流行等情况决定是否选择针对淋病奈瑟菌治疗；同时进行伴有阴道炎的治疗。

（二）复发性和持续性宫颈炎

复发和持续性宫颈炎患者，尽管接受过治疗，应对是否再次暴露于淋病奈瑟球菌或支原体进行评估。如果排除由于一个具体的性传播疾病而复发和（或）再感染，细菌性阴道病也不存在，性伴侣也被评估和治疗，对于持续宫颈炎无肯定有效的治疗方法。此外，对持续性宫颈炎进行重复或延长抗生素治疗是否有效，尚不清楚。生殖支原体不太可能被认为是因重新被一个性伴传染或医学依从性不高导致持续或反复感染的病因。对于缺乏检测生殖支原体条件时，应考虑使用莫西沙星，对于有检测生殖支原体条件时，应先使用阿奇霉素，反复持续感染或治疗失败时再使用莫西沙星。对于宫颈炎有持续症状的患者应转诊妇科。

（三）性伴的管理

对于治疗宫颈炎的患者，其性伴的管理应符合具体的性传播疾病诊治，对于怀疑或确诊有衣原体、淋病奈瑟球菌、滴虫感染的宫颈炎患者的近 60 d 内的性伴应进行评估、检测和经验性治疗。对于有衣原体或淋病奈瑟球菌感染的妇女，可以选择加快性伴治疗或其他方案对其性伴进行管理。为了避免再次感染，性伴应禁止性生活，直到他们的性伴侣（们）得到完全的治疗。

（四）其他考虑因素

为了减少传播和再感染，应该指导妇女治疗宫颈炎后禁止性生活，直到她们及其性伴被全面地治疗（顿服治疗后 7 d 或 7 d 治疗方案完成后）及症状消失。被诊断为宫颈炎的妇女应检测人免疫缺陷病毒（HIV）和梅毒。

（五）随访

接受治疗的妇女应该接受再次随访，通过随访，医生能判断宫颈炎是否治愈。对于未进行治疗的患者，一次随访能够为医生提供一个机会去交流获得的检测结果，作为宫颈炎评估的一部分。为了确诊宫颈炎，应该推荐随访。感染衣原体、淋病奈瑟球菌或滴虫的患者，由于再感染率高，应该提供性伴相应的措施，不论其性伴有没有接受治疗，都应指导患者治疗 3 个月后再次随访。如果症状持续或再发，则应指导患者前来进行再次评估。

三、中医临床思维

（一）中医病名及病因病机特征

中医无本病记载，因其以带下增多、色、质、气味异常改变为临床主要改变，故在中医属于“带下病”中“带下过多”范畴。带下一词首见于《素问·骨空论》：“任脉为病……女子带下瘕聚。”现代中医认为带下病有广义和狭义之分：广义的带下指所有妇科疾病，即经、带、胎、产等多种疾病；狭义的带下有生理及病理之分：正常女子自青春期开始，肾气充盛，脾气健运，任脉通调，带脉健固，阴道内即有少量白色或无色透明无臭的黏性液体，特别是在经期前后、月经中期及妊娠期量增多，以濡润阴户、抵御外邪，此为生理带下。若带下量明显增多或减少，色、质、气味发生异常，或伴全身、局部症状者，即为带下病。带下量明显增多者称为带下过多。带下病主要病因是湿邪为患，如《傅青主女科·女科上卷》：“夫带下俱是湿症。”饮食不节，劳倦过度，或忧思气结，损伤脾气，运化失职，湿浊停聚，流注下焦，伤及任带；素禀肾虚，或寒邪伤肾，或恣情多欲，肾阳虚损，命门火衰，或肾气不固，封藏失职，致任带失约；素禀阴虚，或房事不节，阴虚失守，下焦感受湿热之邪，损及任带；素体脾虚，湿浊内生，郁久化热，或情志不畅，肝气犯脾，脾虚湿盛，湿郁化热，或感受湿热之邪，以致湿热流注下焦，损及任带；经期产后，胞脉空虚，忽视卫生，或房事不禁，或手术损伤，以致感染邪毒，湿毒蕴结，损伤任带；任带损伤，约固无力而致带下病。脾肾功能失常是带下病发病的内在条件，感受湿邪、湿毒之邪是重要的外在病因。核心病机是湿邪伤及任带二脉，任脉损伤，带脉失约。病位在任带二脉，涉及脏腑以脾肾为主。常由脾阳虚、肾阳虚、阴虚夹湿、湿热下注和湿毒蕴结所致。

（二）辨病辨证及治疗特征

《2012 年版中医妇科常见病诊疗指南》将带下病分为脾虚证、肾阳虚证、肾阴虚夹湿热证、湿热下注证和湿毒蕴结证。本病治疗原则以除湿为主。一般治脾宜运、宜升、宜燥；治肾宜补、宜固、宜涩；湿热、湿毒则宜清、宜利，同时还需配合外治法。急性子宫颈炎治疗宜清热解毒、利湿止带；慢性子宫颈炎根据病情或健脾除湿，或温肾固涩止带，或滋阴清热祛湿。脾虚证治宜健脾益气，升阳除湿，方选完带汤；肾阳虚证治宜温肾培元，固涩止带，方选内补丸；肾阴虚夹湿热证治宜滋肾益阴，清热祛湿，方选知柏地黄丸；湿热下注证治宜清热利湿止带，方选止带方；湿毒蕴结证治宜清热解毒，除湿止带，方选五味消毒饮合银甲丸。对于顽固性带下，可在辨证论治的基础上采用活血化瘀的方法。外治法多采用清热利湿解毒的外用药如膏剂、洗剂涂擦、擦洗、冲洗外阴和阴道，或者采取坐浴方法，如苦参软骨、保妇康栓、洁尔阴洗液、甘霖洗剂、苦参洗剂等。

对于子宫颈炎的治疗，西医主要是针对病原体进行局部或者全身的药物治疗，对复发性和持续性宫颈炎西医治疗无确切疗效。同时强调要对宫颈炎患者近 60 d 内的性伴也要进行评估、检测和经验性治疗。为了减少传播和再感染，宫颈炎患者应禁止性生活，直到她们及其性伴被全面地治疗后及症状消失，并且推荐治疗后随访。中医认为子宫颈炎主要病因是湿邪为患，治疗祛湿为主，多从肝、脾、肾论治。久病不愈者，湿瘀互结，治疗时宜湿瘀同治，可酌情加入固涩敛带之药治其标。中医治疗宫颈炎在辨证使用汤药内服的同时，重视配合外治法，内外同治，可取得更好的疗效。

（三）药物选择

数据挖掘结果表明，治疗带下病药物多以健脾益气、利水渗湿、清热解毒、收涩止带、疏肝调气之品。最高用药频次前 10 味药物为茯苓、薏苡仁、白术、党参、山药、甘草、陈皮、柴胡、苍术、黄柏。

2味核心药组为茯苓、白术。临床在应用2味核心药组基础上：兼见肝郁脾虚者，可重用茯苓、白术，同配伍疏肝理气之品，如青皮、香附、陈皮、玫瑰花等；兼见气滞血瘀者，则配伍化瘀、活血、行气之品，如延胡索、莪术、牛膝、桃仁、香附等；兼见脾肾阳虚者，则配伍升阳、温肾之品，如巴戟天、菟丝子、补骨脂等；兼见湿浊壅盛者，则配伍燥湿、清热、升提之品，如黄芩、黄柏、白芷、车前子、升麻、五味子等；还可加入固脱止带、滋阴养营等药物以加强补虚束带之功。

四、名医经验

（一）班秀文经验

班秀文认为带下病是由水谷精微不能输布生血，潴留为湿，流注下焦，停滞胞宫，损伤冲、任、带诸脉而引起的病变。带下病因多端，以湿为主，湿的轻重多少，直接关系到病情的严重程度，湿重则带多，湿轻则带少。带下致病，虽有饮食劳倦、内伤七情、外感邪毒等，但总体与肝郁化火，脾失健运，肾气虚弱、湿毒内侵等四方面的因素有关。班秀文将带下病总结为四大证型：脾虚证、肾虚证、肝火证、湿毒证。带下病的治疗因病情有虚实寒热的不同，而有不同治法。但因其病因以湿为主，故其治当以祛湿为先，治湿之法，最重要的是温化和清利。带下病还与瘀血关系密切，带下之人，常伴瘀血，尤其是久病带下不愈者，湿瘀互结更为严重，这往往是造成病情复杂与治疗困难的主要原因。班秀文提出"治带先治湿，治湿不忘瘀"的带下病治疗原则，在湿瘀同治的过程中，尽量选用一些药性平稳，具有养血通络之品，代表方如当归芍药散。水蛭、虻虫、桃仁、红花、牛膝、大黄等猛峻之药应少用或慎用，一旦使用，也应凭脉辨证，适可而止。脾虚湿热型，常使用活血清热、化湿利水的药物，像牛膝、黄柏、苍术、薏苡仁、土茯苓等；脾肾阳虚型，多使用补气补阳，健脾利水的益智、附子、党参、白术、茯苓等；肝郁脾虚型常用养血舒肝、补气健脾的柴胡、当归、白芍等药。

（二）夏桂成经验

夏桂成对带下病的病理产物认为主要与湿有关，并受任脉与带脉的影响。区分内湿与外湿：内湿乃脏腑功能失调所产生，外湿是多由湿邪入侵，注入下焦，任带失约而致，一般在急性阶段，大多湿邪较甚，感染阴器，留驻下焦发病，或是久之未得根治，留而为患，影响到脏腑功能，或是体弱正不胜邪，易感而发病。夏桂成认为本病的脏腑病机还注意肝的作用。他认为，"女子的肝为先天"，常可由情怀不舒，肝气失于条达而气机郁滞，碍及脾运，湿浊下注。所以对于肝强脾弱之体，应注意气郁而致带下为患。带下病重在量、色、质、气味的分析，与月经病的期、量、色、质一样有其重要性。临证虚实夹杂者多，全虚者少，治疗着眼于湿，外湿者宜清利，内湿者则以调理肾肝脾为要，结合辨病局部对症治疗。夏桂成尤强调以下两方面：①一般证治：是对脾虚、肾虚、肝郁、湿热等单纯性证型的辨治，但重要的是首先在于对带下的量、色、质、气味的分析。后结合全身症状、脉象、舌苔以及病史、检查，不难作出明确诊断，进行针对性的治疗。如湿重者，用止带方；热重者，选龙胆泻肝汤；夹有热毒者，当合五味消毒饮（金银花、野菊花、蒲公英、紫花地丁、紫背天葵子），重要的是针对带下的特殊性加入墓头回、蜀羊泉、核桃仁、炒扁豆衣、鸡冠花、龙葵、芡实等所谓治带专药，疗效将有所提高。对脾虚者宜健脾，选完带汤、补中益气汤，但如加入炒芡实、炒白果等止带之品更为合适。对肾虚者宜补而涩之。偏肾阳虚者，前人常用内补丸、鹿茸、菟丝子、潼疾藜、白蒺藜、黄芪、肉桂、桑螵蛸、肉苁蓉、附子、紫菀茸，虽有补肾固涩的作用，但偏于温阳，虚寒盛者适宜；五子补肾丸平和，但嫌固涩有余，补养不足，故应加入山药、熟地黄、鹿角霜、巴戟天之品为宜。偏于肾阴虚者，常伴火旺，知柏地黄丸汤最为合适，但应加入水陆二仙丹（金樱子、芡实），疗效更好。肝郁者，本虚标实，在服药的同时，必须进行心理疏导，解除思想顾虑，舒畅情志，才能获取良效。②夹杂证治：临床上较多的是夹杂证型。在带下的量、色、质、气味四者间亦常存在冲突。如带下量多，色白夹黄，质稀夹黏，一般无臭气，偶或有之，此乃虚夹实，常为脾肾虚夹湿热的病证。带下时多时少，色赤白相杂，质稀夹黏，或有臭气，此为实中有虚，常是湿热夹气血虚，或者夹脾肾虚的病证。带下量多色白夹黄，或赤白相杂，质清稀如水，无臭气，此为虚中夹虚，常是阴虚脾弱的病证。带下量多，色黄白或夹紫褐色，质黏腻，有臭气，此为实中夹实，常是湿热夹血瘀的病证。这一类病证，更需要与辨病相结合，排除一些顽固性炎症和肿瘤疾病，以免误事。

（三）何任经验

何任认为，带下绵绵不断，量多而超过正常，有异常之色泽或气味，并有全身症状，统称带下，此为妇女常见之多发症。历代医家有“五色带”之叙述，临床以白带、黄带为常见。若有赤白带、多色杂下的带病，极应警惕恶性病变，不可就带论带。带下之病机，与脾有关，脾失健运为内在原因，其治多以健脾、升阳、除湿为主，结合证情则可配以疏肝、固肾、清热、解毒。若带下清冷如水，则当温补肾元，并重固涩。何任治带下，宗傅青主以健脾胃稍佐舒肝为常法。盖初病多由脾虚湿盛，积久则湿郁化热，其兼痰者亦多为湿化。如单纯白带，或兼便溏足软者，均以完带汤（白术、山药、人参、白芍、车前子、苍术、甘草、陈皮、黑芥穗、柴胡）为主加减之。如湿热偏甚，带下色黄，兼有秽气则宜泻其湿热，易黄汤（山药、芡实、黄柏、车前子、白果）为基本方。其据临床所见，确如傅青主所说：“本方不独治黄带也，凡有带病者均可治之。”带下日久者，宜酌投固涩。若过用清热燥湿之品，易伤阴液，亦不可过用滋腻之药，以防滞湿。

（四）刘云鹏经验

刘云鹏认为带下病的主要病因是湿邪，即《傅青主女科》所云：“夫带下俱是湿症。”其治疗的关键要分清虚实。虚即脾阳虚，实又分湿热下注和肝经湿热。临床上纯虚和全实者虽不少见，但仍以虚实夹杂者为多，治疗宜分清主次，抓住主要矛盾。①因脾阳虚弱，运化失职，水湿内停，湿浊下注，损伤任带二脉，约固无力而发为带下者，治宜健脾益气，升阳除湿。方用完带汤加减：党参 20 g，白术、山药各 30 g，苍术、陈皮、车前子、柴胡、炒荆芥各 9 g，甘草 6 g，白芍 15 g。腰痛者加杜仲、牛膝各 12 g，续断 15 g；若带下色黄、大便干、舌质红，加黄柏 9 g。②脾胃升失司，清浊不分，则发胸闷呕恶，腹坠带下者，治宜燥湿化痰，升清降浊，方用加味苍白二陈汤：半夏、陈皮、茯苓、苍术、白术、升麻、柴胡各 9 g，甘草 6 g。若湿郁化热、舌质红、苔黄腻、脉滑数者，加黄柏 9 g 以清热除湿；腰痛者，加牛膝 9 g、萆薢 12 g，以利湿止痛；小便短而频数者，加滑石 30 g、车前草 15 g，以清热利尿。③湿热阻于下焦者，治当清热除湿、解毒止带，方用止带汤加减：车前子、泽泻、猪苓、茯苓、牡丹皮、栀子、黄柏各 9 g，茵陈 30 g，赤白芍各 15 g，牛膝 12 g。若舌体胖、边有齿痕、纳差，可加山药 30 g、白术 9 g、党参 15 g；外阴痒，可加蛇床子、地肤子、苦参各 30 g，百部 9 g。④若湿热郁阻三焦，见带下量多，头身困重，四肢酸软，脘腹胀满，治当苦辛化气，淡渗利湿。方用黄芩滑石汤加减：黄芩、大腹皮、淡竹叶、猪苓各 9 g，滑石 30 g，茯苓皮 15 g，通草、蔻仁各 6 g。腹胀满者加厚朴 9 g，以理气散满；身痛者加木防己 12 g、薏苡仁 15 g，以除湿止痛；腰酸痛者加牛膝 9 g；腰胀痛者加乌药 9 g，以活血理气消胀痛；若无蔻仁，可用藿香 9g 代之。⑤肝郁日久化热，复感湿邪，湿热循肝经下注为带下者，治当清肝泻火，除湿止带。方用龙胆泻肝汤：龙胆、甘草各 6 g，栀子、黄芩、柴胡、车前子、生地黄、泽泻、木通、当归各 9 g。大便秘结者加酒大黄 9 g，以泻热通便；外阴痒者加苦参 15 g、蛇床子 9 g，以清热燥湿止带。

（五）刘敏如经验

刘敏如治疗带下证，常用参苓白术散、龙胆泻肝汤、四妙散等。除湿止带常选用薏苡仁、车前仁、苍术、白芷；清热祛湿常用黄柏、土茯苓、鱼腥草等；收敛止带常用金樱子、桑螵蛸、海螵蛸、龙骨、牡蛎、银杏、益智、莲须。并嘱咐患者注意阴部卫生，配合坐盆外治法。

（六）何嘉琳经验

何嘉琳认为本病主要病机为湿，湿邪重浊趋下，下注冲任，带脉失约，可致带下病并伴有阴痒、不孕症等。本病辨证分为虚实两大类，虚者表现为脾虚、肾虚湿困，多为内湿致病，实者表现为湿热蕴结，多为外感湿邪，而临床以实证或虚实夹杂者多见。在临床对于脾虚者治以健脾益气、升阳除湿，尊《傅青主女科·带下》，以完带汤加减。肾虚者以补肾益精、固摄止带为主，肾阳虚选用菟丝子、金樱子、芡实、桑螵蛸、潼蒺藜、补骨脂、巴戟天等，肾阴虚合知柏地黄汤加减。湿热实证治以清热利湿止带，多选用川萆薢、焦栀子、木通、车前草、土茯苓、墓头回、鸡冠花、白花蛇舌草、臭椿皮、黄柏等。针对虚实夹杂者的治疗宜分清主次，祛湿时不可一味固涩，以免湿无去路，反蕴而化热，唯带下已久、滑脱不止者可加海螵蛸、煅牡蛎、金樱子等敛带；赤带者多为心火炽热而阴血渐虚，中气渐损，必养心和肝，佐以凉血清气之品如忍冬藤、知母等。对于临床多见经带同病者，根据病情轻重，可治带及经，或调经治带；需经带并治者，主张经前调经，经后治带，行经期不宜治带，以免月经紊乱。带下病病机有内湿、外湿之别，临床表现为整体和局部症状兼见，故临床上常采取内外并治、整体与局部相结合的治疗原则。在口服汤药的基础上配合中药熏洗，是治疗各型带下病的有效方法。外治法采用何氏妇科经验方涤净洗剂（苦参、苦楝皮、南鹤虱、蛇床子、重楼、白鲜皮）煎汤 150～250 mL 加温水外洗或坐浴。

（七）孙光荣经验

孙光荣认为女子生理之带下属于人体之“精”的范畴，为肾脾之精所化，白带淖泽胞宫、阴道，“带下”对女子的重要性犹如“生殖之精”对男子的重要性。带下的色、质、量等在相当程度上反映了女性精气血津液的盛衰状况及脏腑功能协调与否。带下病的发生与湿、毒、热和脏腑失调关系密切，但其主要病因多离不开湿邪，正如《傅青主女科》所云“夫带下俱是湿症”，这与诸多著名医家对带下病病因病机的认识相对较为一致。孙光荣对带下病的诊断重视询问白带的性状、色泽，以判别其形成的原因。从色泽方面来看，大致有白、黄、青、赤、黑等，即所谓五色带。他认为色白提示虚，白带白黏是湿热的表现，白带清稀如水提示肾已虚衰，红白夹杂者癌变可能性大。此外还有青带及黄带，二者提示有热。黑带若非寒极，即是热极。带下病的发生与湿、毒、热和脏腑功能失调关系密切，则治疗离不开清热解毒、利湿止带和调理脾肾、补元摄带两大法则，并随证选用相应方药加减。清热解毒、利湿止带之内服方剂多选用五味消毒饮等方或孙光荣分清泌浊饮加减；调理脾肾、补元摄带之内服方剂多选用归脾汤、完带汤等方加减。孙光荣分清泌浊饮为其荣自拟的治疗带下病的内服基本方，全方益气活血、利湿清热，由 3 组“三联药组”组成，即：党参、黄芪、丹参；萆薢、车前子、蒲公英和生薏苡仁、芡实仁、生甘草。带下病日久的患者需加用固涩敛带之药，如煅龙牡、芡实、海螵蛸等以治其标。带下病的治疗在辨证使用汤药内服的同时配合药物外洗可取得更加良好的效果。孙光荣在治疗带下病时常配合内服药物而使用自拟外用验方孙光荣清带汤坐浴治疗。孙光荣清带汤是孙光荣治疗带下病的外治验方，其基本组方思想是在运用清热解毒止痒药物的同时加用敛湿止带的药物。主要药物包括蛇床子、炙百部、白花蛇舌草、蒲公英、金银花、生薏苡仁、煅龙骨、煅牡蛎、芡实仁、白鲜皮、地肤子、紫苏叶、生甘草。清带汤尤以湿热下注证应用效果最为明显，临床中夹血丝者可加白茅根，局部瘙痒严重者可加蝉蜕、白蒺藜等一味或两味，带下日久量多者可再增入木槿皮增强敛涩之力，白带腥味较重者可以鱼腥草替换紫苏叶，或二者同用，因相关肿瘤引起白带增多者可加入山慈菇、半枝莲、菝葜根等以增清热解毒软坚散结之力。

（八）李振华经验

李振华认为，脾虚湿盛是带下发病之本，其主要病机为脾气虚弱运化失职，水湿流注下焦伤及任、带二脉，使任脉不固，带脉失约。病因多为脾气素虚，或饮食失宜，或劳倦过度，或木郁侮土。治以健脾益气，燥湿止带，方用完带汤加减，党参、茯苓、白术、甘草健脾益气，薏苡仁、泽泻淡渗利湿，苍术、陈皮燥湿健脾、行气和胃，柴胡、白芍疏肝解郁、升阳除湿，芡实益脾涩精止带。脾胃肝三经同治，补中寓行，消中寓升，通中有涩，补、散、升、消、涩，达健脾益气燥湿止带之效。

（九）李丽芸经验

李丽芸秉承《傅青主女科》“夫带下俱是湿症”的观点，认为湿邪是妇科常见的致病因素，与带下病的关系非常密切。治疗带下病，在治法上总体采用化湿除浊、扶正祛邪的方法。根据湿邪转化类型有寒热虚实不同，应用清化或温化或泻实或补虚的治法，通过化湿、燥湿、渗湿、利湿和升阳温通或豁痰逐瘀等方法，调补脏腑、冲任，健固督带，从而达到治疗带下病的目的。①化湿除浊法：用于湿浊蕴结下焦，浸渍胞宫胞络之带下病。药物可选择川萆薢、绵茵陈、布渣叶、佩兰、厚朴、土茯苓、白蔻仁等。方剂可选用萆薢渗湿汤、二陈汤等。②清热利湿法：用于湿蕴化热，湿热下注之带下病。可选择清热利湿类药物鱼腥草、车前草、金银花、猪苓、泽泻、栀子、黄芩、黄柏、忍冬藤等。方剂可选用止带方。③化湿解毒法：用于湿邪与热邪合并，或湿郁化热，湿毒壅盛之带下病。药物可选择蒲公英、白花蛇舌草、败酱草、板蓝根、大黄、龙胆、金银花、连翘、野菊花、紫花地丁等。方剂可选用五味消毒饮等。④祛寒化湿：用于寒湿凝滞带脉之带下病。药物可选择桂枝、茯苓、台乌、白术、威灵仙等。方剂可选用苓桂术甘汤等加减化裁。⑤健脾升阳除湿法：用于脾气虚弱，脾阳不振，湿浊内生，带脉失约之带下病。药物可选择党参、白术、茯苓、芡实、莲子、北芪、薏苡仁、山药等。方剂可选用治疗脾虚湿盛型白带的首选方剂完带汤。⑥补肾温阳化湿法：用于肾阳虚，气化失常，水湿停聚之带下病。药物可选择熟附子、肉桂、菟丝子、巴戟天、补骨脂、鹿角霜、肉苁蓉等，方剂可选用内补丸等。⑦化湿逐瘀法：用于湿邪与血瘀同时存在之湿瘀互结、带脉失约之带下病。药物可选择丹参、赤芍、牡丹皮、毛冬青、桃仁、红花、大黄、枳实、三棱、莪术、血竭、龟甲、鳖甲等。方剂可选用大黄牡丹汤、解毒活血汤等。⑧收敛止带法：用于久带不止，在化湿除浊的基础上加用下列药物：如脾虚者，在健脾的基础上加用山药、芡实、莲子、莲须、苍术、白术等；肾虚者，在补肾的基础上加用芡实、金樱子、海螵蛸、桑螵蛸、煅龙骨、煅牡蛎等；湿热者，在清热利湿基础上加用白鸡冠花、生薏苡仁、土茯苓、银杏等。收涩止带药物不宜过早使用，仅适于久带不止，需辨证使用。李丽芸受《金匮要略》的启发，重视外洗阴户、阴中纳药、肛门导入等外治法，采用多途径给药治疗带下病。具体方法如下：①外阴熏洗、阴中纳药、宫颈涂药。②自制中药包或中药散水蜜调敷下腹部。对湿热型带下病，可使用大黄、黄柏、黄连、黄芩研粉水蜜调敷。对于瘀阻型带下病，可使用中药热奄包封包外敷，药物可选用当归、桂枝、丹参、栀子。③药物保留灌肠，或中药栓直肠用药。可选用中药复合汤剂煎煮后适温灌肠，或其他中药制剂如毛冬青灌肠液保留灌肠治疗。

（十）王慎轩经验

王慎轩认为带下之为病，因湿邪伤及任带二脉，使任脉不固，带脉失约所致。王慎轩认为湿邪成因无外有脾虚、肝郁、肾虚和外感寒湿。并据带下病的病因病机及临床特点，将其分为脾虚夹湿、肝郁兼湿、风寒兼湿 3 个证型。①脾虚夹湿型：治宜健脾利湿。给予泽泻汤为主，若兼血虚证者，兼补血，以当归芍药散为主；若兼寒而湿重者，兼散寒，加重利湿，以五苓散为主。②肝郁兼湿型：治宜理气散寒利湿。方药以香苏散加茯苓为主；若其湿已凝结为痰而成肝郁兼湿证，以前法合渗湿化痰饮为主；若其郁已化热，宜兼清解郁热，以加味逍遥散为主。③风寒兼湿：治宜祛风解表，健脾利湿。方选香苏散加减。

（十一）门成福经验

门成福认为本病的发生一是由于脾、肾、肝等脏腑功能失调，损及任带所致。二是外感湿毒浸淫带脉。脏腑功能失常是其发病的内在条件，而湿热邪毒则是致病的外因。门成福辨治带下病注重辨色，治疗着重于祛湿，强调治带要以除湿为首务。脾虚当健脾祛湿，肾虚宜补肾固涩，湿毒则应清热解毒、除湿止带。《诸病源候论》中有白、黄、赤、青、黑五色带下的记载，而临床以白带、黄带、赤白带最常见。①白带多见于脾肾阳虚。脾阳虚弱者，治宜健脾益气，祛湿止带，多选用完带汤加芡实、海螵蛸、防风等；肾阳虚，治宜温肾涩精止带，常用归肾汤加味治疗，选用菟丝子、桑寄生、续断、山药、茯苓、泽泻、山茱萸、枸杞子、益智、怀牛膝、海螵蛸、茜草、白术等。②黄带多由湿热互结，流注下焦，损及任带所致，治宜清热利湿止带，易黄汤为治疗本病首选，门成福常用此方加薏苡仁、败酱草、川牛膝、金银花、薄荷、防风等。③赤白带为肝经郁火，下克脾土，伤及血分所致者，治宜清肝火而补脾除湿，方选清肝止淋汤；若湿毒外侵伤及任带而致者，选方以五味消毒饮为主，加薏苡仁、败酱草、柴胡、黑荆芥、防风、连翘等。带下阴痒，常辅以外治法，中药内服配合外洗方，熏洗阴部以止痒。药物由苦参、蛇床子、百部各 30 g，白矾、花椒各 15 g，荆芥、黄柏、防风各 25 g。每日 1 剂，加水煎至 1500 mL，嘱患者先熏后洗 1～2 次。局部溃烂者加金银花 30 g，地骨皮 25 g，艾叶 15 g；有滴虫、霉菌者，加鹤虱 30 g。

（十二）黄绳武经验

黄绳武认为带下虽以湿为主，治脾固属重要，但脾之运化有赖肾之温煦，肾气旺则助脾气健，脾健湿化，带下自愈，此其一也。带下日久，阴津必伤，切忌见带治湿，妄用刚燥之剂，重劫其阴，虚火内炽，迫液外泄，带下反而缠绵难愈，此其二也。即或脾虚肝郁，湿热下注，也不可清利太过，以舒肝健脾扶正为要。

（十三）褚玉霞经验

褚玉霞认为：①标本兼治，重在治本：带下以湿为主，不离肾肝脾。故治宜大补脾肾之气，稍佐疏肝之品，方用完带汤加减。因带下证多由湿致，故临证时常虑白芍养阴助湿，故多不用，而喜用白芷燥湿止带，兼以止痛。如有腹痛则伍以生薏苡仁、败酱草。另在临床亦有肾虚不固，带脉失约而见带下量多，质清稀如水者，治宜固涩止带，方用《医学衷中参西录》清带汤加减。②经带同病，先治带下：褚玉霞在临床治疗中强调经带同病，先治带下，后调月经，抓住主证，从带治经，使冲任调和，带脉稳固，脏腑功能恢复正常。临床施治，当详辨脾虚、肾虚、湿热诸证，随证选方用药，不可拘泥，乃证同治同之意。③内外同治，相得益彰：褚玉霞据多年临床经验，自拟经验方洗阴煎，药用蛇床子、苦参、黄柏、蒲公英、艾叶、百部、枯矾等。该方适用于各种证型带下，并可根据临床表现及实验室检查酌情加减。同时，根据中医理论的整体观，带下病涉及范围广，应针对病因辨证，整体施治，加以内服药物，使得内外同治，方显速效。

五、名方推荐

（一）内服止带Ⅰ号

炒黄柏、车前子、茯苓、薏苡仁各 15 g，苍术 12 g，紫花地丁、牡丹皮各 10 g，炒黄连 8 g，甘草 5 g。外洗止带Ⅱ号：地肤子、蛇床子、土茯苓各 20 g，白鲜皮、苦参各 15 g。功效：清热解毒利湿。主治：宫颈炎之湿热毒型。用法：内服止带Ⅰ号方水煎，每日 1 剂，分 2 次服，饭后 1 h 服，服药前后 30 min 忌吃酸冷辛辣等刺激性食物；外洗止带Ⅱ号煎水外洗，每日 2 次。加减：热毒重者加连翘 15 g、蒲公英 12 g 以清热解毒；湿重者加猪苓 15 g、木通 12 g 以加强利水除湿作用；腹痛明显者加延胡索、赤芍各 15 g，没药 8 g 以活血祛瘀止痛。外洗方有外阴破溃者，可加枯矾 10 g；有灼热疼痛者，加冰片 2 g。

（二）清热除湿杀虫止痒方

地肤子、白鲜皮各 20 g，蛇床子、苦参、蒲公英、土茯苓、紫花地丁各 15 g，黄柏 12 g，冰片 6 g。功效：清热燥湿，杀虫止痒。主治：各种原因所致带下量多，外阴瘙痒。用法：以上中药（冰片除外）加水 1500 mL 煎煮 30 min 取汁约 1000 mL，冰片先用 80 mL 白酒浸泡，每次取 20 mL 加入煮好的药液中，趁热先熏，待水温合适坐浴 10～15 min；每剂药用 2 日，每日 2 次。

（三）健脾化湿止带方

党参、焦薏苡仁、杜仲、续断各 12 g，茯苓 13 g，白术、白芍、海螵蛸、菟丝子、山药各 9 g，乌鸡白凤丸 2 粒。功效：健脾补肾化湿。主治：带下病之脾肾两虚证。用法：每剂煎 2 次，滤去药渣，得药液约 500 mL，分早、晚 2 次服，1 周为 1 个疗程。

（四）朱良春止带方

椿白皮、浙贝母各 12 g，生柏叶 30 g，当归、苦参各 6 g，泽泻、白芷、荜澄茄各 10 g。功效：除湿止带，清热泻火。主治：宫颈炎之湿热内盛证。用法：水煎服。加减：新病带下去椿皮易三妙丸；赤白带下加墨旱莲、小蓟滋阴凉血，且助柏叶以止赤带；腹痛加杭白芍、延胡索以活血镇痛；有寒热加柴胡、白薇；肝经湿热阴中奇痒，选加白芷、防风、赤芍、白蒺藜；证属脾胃湿热带下秽恶如脓，加三妙丸；量多时重用泽泻；带秽阴内灼热选加马齿苋或白花蛇舌草各 30 g。

（五）解毒止痒汤

土茯苓 30 g，槟榔 10 g，苦参、忍冬藤、车前草各 15 g，地肤子 12 g，甘草 6 g。功效：清热利湿，解毒杀虫止痒。主治：带下病之湿热证。用法：水煎服。加减：如体质瘦弱、纳食不馨者，减去苦寒之苦参、地肤子，防其犯胃，加山药、薏苡仁各15 g，健脾化湿；如阴道灼热、痒痛交加者，加黄柏6 g，凌霄花、火炭母各9 g，以加强清热化瘀之力。

（六）清宫解毒饮

土茯苓30 g，鸡血藤、忍冬藤、薏苡仁各20 g，丹参15 g，车前草、益母草各10 g，甘草6 g。功效：清热利湿，解毒化瘀。主治：湿、热、瘀所致子宫颈炎。用法：水煎服。加减：如带下量多，色黄而质稠秽如脓者，加马鞭草15 g，鱼腥草、黄柏10 g；发热口渴者，加野菊花15 g，连翘10 g；阴道肿胀者，加紫花地丁15 g，败酱草20 g；带下夹血丝者，加海螵蛸、茜草、大蓟各10 g；阴道痒者，加白鲜皮、苍耳子、苦参各10 g；带下量多而无臭秽，阴痒者，加蛇床子、槟榔各10 g；带下色白，质稀如水，减去忍冬藤、车前子，加补骨脂、桑螵蛸、白术、扁豆花各10 g；每于性交则阴道疼痛出血者，加赤芍12 g，地骨皮、牡丹皮各10 g，三七6 g；腰脊酸痛、小腹坠胀者，加桑寄生15 g，杜仲、续断、骨碎补各10 g。

（七）温肾止带方

菟丝子24 g，补骨脂、桑螵蛸、泽泻各12 g，肉桂6 g，炒杜仲、芡实各15 g，益智、炙甘草各9 g，山药、薏苡仁各30 g。功效：温阳补肾，固精止带。主治：带下病之肾阳虚证。用法：水煎服。加减：如食少便溏者，时腹胀满者，系脾阳亦虚，可易山药为白术9 g，加砂仁6 g；如形寒畏冷，四肢欠温者，可加附子9 g，以增强温阳之力；如气短者，加党参15 g。

（八）补肾固带汤

淡附片3 g，芡实、党参各15 g，桑螵蛸、煅龙骨、赤石脂各12 g，煅牡蛎30 g，鸡冠花10 g。功效：补肾固涩，清热止带。主治：带下病之肾虚证。用法：水煎服。忌生冷刺激之品，暂避房事。

（九）止带固本方

党参、山药、土茯苓各15 g，生地黄20 g，茜草、白芍、龙骨、牡蛎、海螵蛸、白头翁、败酱草、地榆、鸡冠花各12 g。功效：清热凉血祛瘀，解毒除湿止带，益气养阴固本。主治：宫颈炎之瘀热湿毒蕴结，气阴两虚证。用法：每日1剂，水煎服。

（十）加味四君子合剂

党参、大血藤、蒲公英各24 g，苍术、藿香各6 g，茯苓、白果仁、椿根白皮、桔梗各9 g。功效：健脾止带。主治：带下病之气虚脾弱证。用法：水煎服。

（十一）带下方

土茯苓、山药、芡实、薏苡仁各15 g，莲须、穞豆衣、樗白皮各10 g。功效：祛湿健脾止带。主治：带下病之脾虚湿邪下陷证。用法：水煎服。加减：白带加党参、白术、鸡冠花、银杏各10 g；黄带加炒苍术、萆薢各10 g，黄柏、木通各6 g；浮肿加泽泻10 g；腰痛加川牛膝10 g。

（十二）养阴凉血止带汤

生地黄、牛膝、白芍、炒地榆各15～20 g，椿根皮、栀子、黄柏各5～10 g，牡丹皮、阿胶（烊化）、麦冬各10～15 g。功效：滋阴补肾，清热凉血，利湿止带。主治：阴虚内热，湿热下注所致的带下病。用法：水煎服。加减：肾阴不足，相火偏旺，虚热内扰，复感湿邪，损伤任带而致带下病者，加黄柏、知母、车前子以养阴清热，燥湿止带；腰痛者，加杜仲、狗脊以强健腰膝；小便不利者，加茯苓、泽泻以利湿通淋。

（十三）宫颈消炎方

熟地黄24 g，泽泻、牡丹皮各9 g，山药、山茱萸、茯苓、五灵脂、蒲黄各12 g。功效：滋补阴津，活血化瘀。主治：宫颈炎。用法：每日1剂，分3次温服，6剂为1个疗程，需要用药3～4个疗程。加减：若阴虚甚者，加天冬、麦冬，以滋补阴津；若瘀甚者，加水蛭、虻虫，以活血逐瘀；若五心烦热者，加地骨皮、黄连，以清热虚热；若盗汗者，加五味子、牡蛎，以敛阴止汗；若大便干结者，加麻仁、肉苁蓉，以润肠通便等。

（十四）温肾止带汤

龙骨、牡蛎、茯苓、芡实各 20 g，山药、白术、薏苡仁各 15 g，甘草 10 g。功效：温肾健脾，渗湿止带。主治：带下病之脾肾亏虚证。用法：水煎，每日 1 剂，早、晚饭后温服。加减：偏肾阳虚者，加菟丝子、补骨脂、巴戟天以温肾助阳止带；若精关不固而致精液滑脱、带下如崩者为白崩，加菟丝子、沙苑子、五味子、巴戟天以补肾固精止带；偏脾虚甚者，加人参、陈皮、苍术以健脾燥湿止带；腹泻便溏者，加白扁豆、砂仁、补骨脂以涩肠止泻；腰疼者，加杜仲、狗脊以强健腰膝。

第十七节　盆腔炎性疾病

盆腔炎性疾病（PID）指女性上生殖道系统的炎症疾患，包括子宫内膜炎、输卵管炎、输卵管-卵巢脓肿以及盆腔腹膜炎的各种组合形式。多发于分娩后，流产后及盆腔内手术操作后；通过性行为传播的生物体，尤其是淋病奈瑟菌和沙眼衣原体也是导致盆腔炎的常见原因，但是组成阴道菌群的微生物体（例如厌氧菌群、阴道加德纳菌、流感嗜血杆菌、肠道革兰氏阴性杆菌和无乳链球菌）同样与 PID 的发生、发展有关。此外，巨细胞病毒、人型支原体、解脲支原体和生殖支原体也可能与某些 PID 有关。临床上常分为急性盆腔炎和慢性盆腔炎两种。

一、诊断标准

（一）最低诊断标准

在性活跃女性及其他患性传播疾病（STD）危险患者，如满足以下条件又无其他病因，应开始 PID 经验治疗：子宫触痛或附件触痛或子宫颈举痛。满足所有最低标准可能会降低高危患者的敏感性。是否开始经验性治疗可根据患者患 STD 的风险确定。

（二）附加诊断标准

不正确诊断与处理可能导致并发症增加，需要更准确地诊断。以下附加诊断标准可提高上述最低诊断标准的特异度：发热（＞38.3 ℃）；阴道或宫颈黏液脓性分泌物；阴道分泌物盐水湿片镜检发现白细胞；红细胞沉降率增快；C 反应蛋白升高；特异性病原体，如淋病奈瑟菌或沙眼衣原体阳性。多数 PID 患者宫颈黏液脓性分泌物或阴道分泌物盐水湿片镜检发现白细胞。如果宫颈分泌物正常且阴道分泌物湿片未发现白细胞，通常可排除 PID，考虑其他原因引起的疼痛。阴道分泌物湿片可检测到并发的感染如细菌性阴道病和滴虫病。

（三）最特异的标准

子宫内膜活检发现子宫内膜炎的组织学证据；经阴道超声检查或磁共振显像显示输卵管壁增厚、管腔积液、合并或不合并盆腔积液或输卵管卵巢脓肿；腹腔镜检查有符合 PID 的异常发现。

二、西医治疗

（一）一般治疗

应卧床休息，取半坐卧位有利于脓液积聚于子宫直肠陷凹而使炎症局限。给予充足的营养和水分，纠正电解质紊乱，疼痛严重时可给予止痛剂，高热时可采用物理降温。

（二）住院治疗指征

包括：①外科急症表现，例如阑尾炎和异位妊娠不能排除者。②患者为孕妇。③口服抗生素治疗无效的患者。④不能遵循或不能耐受门诊口服抗生素治疗的患者。⑤病情严重，恶心、呕吐或高热。⑥输卵管卵巢脓肿。尚无资料确定住院治疗对青少年 PID 患者有益。青少年 PID 急性患者的住院治疗标准和成年患者相同。急性轻中度 PID 青少年患者无论是门诊或住院治疗，其疗效预后都跟成年患者相似。

（三）注射抗生素治疗

注射抗生素治疗后 24～48 h 症状改善需考虑转为口服药治疗。输卵管卵巢脓肿患者最少住院观察

24 h。推荐方案 A：头孢替坦 2 g，静脉滴注，1 次/12 h，或头孢西丁 2 g，静脉滴注，1 次/6 h；均加多西环素 100 mg，口服或静脉注射，1 次/12 h；治疗应持续到临床病情改善 24 h 以上，之后继用多西环素 100 mg，口服，2 次/d，至 14 d。推荐方案 B：克林霉素 900 mg，静脉滴注，1 次/8 h；加庆大霉素 2 mg/kg（负荷量），静脉滴注或肌内注射，之后以 1.5 mg/kg，静脉滴注或肌内注射，1 次/8 h，或每日应用 3～5 mg/kg 单次剂量庆大霉素；治疗应持续到临床病情改善 24 h 以上，之后继用多西环素 100 mg，口服，2 次/d，至 14 d，或克林霉素 450 mg，口服，4 次/d，至 14 d。输卵管卵巢脓肿患者应加用克林霉素或甲硝唑。尽管每日应用单次剂量庆大霉素尚未在 PID 治疗中评价，但在相类似情况的研究中，每日应用单次剂量庆大霉素更有优势。头孢二、三代的使用证据缺少，不推荐使用头孢克肟、头孢噻肟、头孢曲松，这些头孢类较头孢西丁、头孢替坦抗厌氧菌效果差。替代方案：阿莫西林/舒巴坦 3 g 静脉滴注，1 次/6 h；加多西环素 100 mg，口服或静脉滴注，2 次/d。治疗应持续到临床病情改善 24 h 以上，之后应用多西环素，100 mg，口服，2 次/d，至 14 d。输卵管卵巢脓肿患者，氨苄霉素/舒巴坦林联合多西环素对沙眼衣原体、淋病奈瑟菌和厌氧菌有明显作用。一项试验表明，阿奇霉素单一治疗一周（静脉滴注 500 mg/d，共 1～2 d，之后口服阿奇霉素 250 mg/d，共 5～6 d）或联合甲硝唑 12 d，其临床短期治愈率高。

（四）肌内注射/口服抗生素治疗

对轻中度 PID，注射抗生素治疗和口服抗生素治疗的效果相似。对口服或肌内注射用药 72h 后无症状改善患者需改为静脉注射或重新考虑诊断。推荐方案：头孢曲松 250 mg，单次肌内注射；加多西环素 100 mg，口服，2 次/d，共 14 d 加或不加甲硝唑 500 mg，口服，2 次/d，共 14 d。或头孢西丁 2 g，单次肌内注射；加丙磺舒 1 g，单次口服；加多西环素 100 mg，口服，2 次/d，共 14 d；加或不加甲硝唑 500 mg，口服，2 次/d，共 14 d。或其他三代头孢如头孢噻肟或头孢唑肟加多西环素 100 mg，口服，2 次/d，共 14 d；加或不加甲硝唑 500 mg，口服，2 次/d，共 14 d。以上治疗方案均能很好地覆盖 PID 的病原体，头孢西丁抗厌氧菌效果较头孢曲松好，与丙磺舒和多西环素合用短期有效性好。头孢曲松对淋病奈瑟菌效果好。

替代方案：目前应用其他口服抗生素治疗 PID 的资料有限。可选择的抗生素包括：阿莫西林/克拉维酸联合多西环素；阿奇霉素或与甲硝唑联合；单剂量头孢曲松肌内注射联合阿奇霉素口服。上述治疗方案均需要联合甲硝唑抗厌氧菌。由于淋病奈瑟菌对喹诺酮药物出现耐药，含有喹诺酮类药物的方案不再推荐用于 PID 的治疗。淋病流行率低的人群在头孢菌素治疗不适合的情况下，可选择氟喹诺酮类如左氧氟沙星或联合甲硝唑，在开始治疗之前，必须先进行淋病奈瑟菌检测。如果淋病奈瑟菌检查阳性，选择敏感抗生素治疗。若淋病奈瑟菌对喹诺酮类耐药或其抗药性难以评估（如只进 NAATs 检测），推荐注射头孢菌素如头孢曲松肌内注射，联合阿奇霉素或多西环素加甲硝唑。如无条件使用头孢菌素，则可在 PID 喹诺酮类治疗方案的基础上加阿奇霉素单剂量口服。

（五）手术治疗

1. 手术指征：久治不愈的炎性包块，输卵管粘连而致不孕，附件脓肿破裂并发弥漫性腹膜炎，宫颈或宫腔粘连。

2. 手术方式及范围：手术方式有后穹隆切开脓肿引流，经腹脓肿引流，单侧附件切除，全子宫及双附件切除术等。其手术范围根据患者年龄，产况，病变程度及全身情况决定。

3. 经手术治疗者，术后应用抗生素及减少复发危险。

4. 盆腔炎的发病率较高，易复发，针对不同的患者，采取相应的治疗方案，使患者早日痊愈。

（六）随诊

患者在治疗开始后 3 d 内会出现临床症状改善，如退热、腹部压痛减轻、子宫及其附件触痛及宫颈举痛减轻。在这段时间患者如无改善，常需要住院或外科处理。如果在门诊给予患者口服或注射抗生素治疗，应该在 72 h 内复查，如无好转，建议住院予注射抗生素治疗，并进一步评估治疗方案，考虑其他的诊断方法。不管患者的性伴是否接受治疗，所有沙眼衣原体或淋病奈瑟菌阳性患者在治疗后 3 个月内必须复查沙眼衣原体或淋病奈瑟菌。如果随访不可靠，在治疗后的 1～12 个月内无论患者何时就诊均应复查沙眼衣原体或淋病奈瑟菌。所有诊断为 PID 的患者均应检查 HIV。

（七）性伴处理

由淋病或沙眼衣原体感染引起 PID 患者的男性性伴常无症状。不管 PID 患者检测出的病原体如何，均应对患者出现症状前 60d 内接触过的性伴进行检查和治疗。如果 PID 患者性行为发生在症状出现或诊断前的 60 d 以上，最后接触的性伴也应治疗。无论 PID 患者分离的病原体如何，均应对患者的性伴至少按无并发症淋病及沙眼衣原体感染进行经验治疗。即使在仅给女性患者治疗的机构，也应安排对 PID 患者性伴诊治或将 PID 患者性伴转诊治疗，治疗期间禁性生活。

（八）特别考虑

1. 药物过敏、不耐受和不良反应：有青霉素过敏史患者头孢类与青霉素交叉变态反应的发生率小于 2.5%。青霉素与大多数二代（头孢西丁）或三代头孢（头孢曲松）的交叉变态反应的发生可忽略不计。

2. 妊娠：妊娠期 PID 增加早产、流产和妊娠相关疾病风险，宜住院和应用注射抗生素治疗。

3. HIV 感染：HIV 患者 PID 症状与非 HIV 感染者相似，但更容易发生输卵管卵巢脓肿。HIV 感染者与非 HIV 感染者对标准治疗方案的效果相似。

4. 应用宫内节育器：在放置宫内节育器（IUD）避孕最初 3 周内容易发生急性 PID。放置 IUD 患者出现 PID 时无需取出 IUD。如果治疗 48～72 h 症状无改善，应考虑取出 IUD。

三、中医临床思维

（一）中医病名及病因病机特征

对于“带下病”的病因病机，历代医家均有论述。隋代巢元方在《诸病源候论・带下候》中指出带下病的病因为“由劳伤气血，损动冲脉任脉，致令其血与秽液相兼带而下也……秽液与血相兼连带而下，冷则多白，热则多赤。”认为带下病是由机体虚损，胞宫感受外邪所致，同时提出“冷则多白，热则多赤”，为后世医家临床辨证提供依据。宋代陈自明在《妇人大全良方》中认为带下病：“起于风气、寒热之所伤，或产后早起、不避风邪，风邪之气于胞门；或中经脉，流传脏腑而发下血，名为带下。”而明代薛立斋在《女科撮要》、张介宾《景岳全书》等指出带下病是由“脾肾亏损，阳气下陷”所致，治疗主张健脾升阳。清代傅山在《傅青主女科》记载：“带下俱是湿症，……，况加之以脾气之虚，肝气之郁，湿气之侵，热气之逼，安得不成带下病哉?”书中分别论述白、青、黄、带、赤 5 带，指出病因皆属于湿证，强调肝在带下病产生过程的作用。现代医家，将病因分为内湿、外湿，在辨证分型上更为完善。历代医家对该病病因病机虽各有侧重，但多数医家认为带脉失约、湿邪下注为本病的基本病机，肝、脾、肾脏腑功能失调，任带二脉失于固约，水湿不运，湿热互结，流注下焦，或外感湿毒所致。临床主要证型有湿热下注证，脾虚证，肾阳虚证，阴虚夹湿证，热毒蕴结证。其中湿热下注证为最常见证型。

（二）辨病辨证及治疗特征

中医规范将盆腔炎分为湿热瘀结证、气滞血瘀证、寒湿凝滞证及气虚血瘀证 4 个证型。急性盆腔炎分为热毒壅盛及瘀毒壅结二型。但两者往往不能截然分开，当热毒壅盛未得到控制，则可成瘀毒壅结，亦可当热毒壅盛之际，同时有瘀毒壅结存在。因此，临床治疗时必须结合体征详细检查。慢性盆腔炎常有纤维组织增生，炎症部位形成索条状物或包块，生殖器官活动受限，影响盆腔气血运行，故其治疗应以活血行气，软坚散结为主，以软化增生组织，并促其吸收。

（三）药物选择

单味药使用频次前 10 位的药物依次是赤芍、败酱草、延胡索、丹参、当归、香附、鸡血藤、桃仁、薏苡仁及牡丹皮。活血化瘀类药味位于首位，清热类药味居于第 2 位，清热药中高频药味赤芍、败酱草、鸡血藤、牡丹皮等均有活血化瘀之功效，体现了该病的主要治疗原则，即活血化瘀、清热利湿。补虚药居于第 3 位，所占比例相对较大，说明多数医家在治疗该病时都加入补虚药物以攻补兼施、顾护正气。

四、名医经验

（一）孙光荣经验

孙光荣认为女子生理之带下属于人体之“精”的范畴，为肾脾之精所化。它对女子的重要性犹如“生殖之精”对男子的重要性。带下的色、质、量等在相当程度上反映了女性精气血津液的盛衰状况及脏腑功能协调与否。若带下量明显增多，或色、质、气味异常，即为带下病。孙光荣认为带下病的发生与湿、毒、热和脏腑失调关系密切，但其主要病因多离不开湿邪，正如《傅青主女科》所说“夫带下俱是湿症”。孙光荣对带下病的诊断重视询问白带的性状、色泽，以判别其形成的原因。从色泽方面来看，大致有白、黄、青、赤、黑等，所谓五色带。他认为色白提示虚，白带白黏是湿热的表现，白带清稀如水提示肾已虚衰，红白夹杂者癌变可能性大。此外还有青带及黄带，二者提示有热。黑带若非寒极，即是热极。孙光荣认为，带下病的治疗离不开清热解毒、利湿止带和调理脾肾、补元摄带两大法则，并随证选用相应方药加减。清热解毒、利湿止带之内服方剂多选用五味消毒饮等方或孙光荣分清泌浊饮加减；调理脾肾、补元摄带之内服方剂多选用归脾汤、完带汤等方加减。孙光荣分清泌浊饮为其自拟的治疗带下病的内服基本方，全方益气活血、利湿清热，由 3 组“三联药组”组成，即：党参、黄芪、丹参；萆薢、车前子、蒲公英和生薏苡仁、芡实仁、生甘草。孙光荣清带汤是孙光荣治疗带下病的外治验方，其基本组方思想是在运用清热解毒止痒药物的同时加用敛湿止带的药物。主要药物包括蛇床子、炙百部、白花蛇舌草、蒲公英、金银花、生薏苡仁、煅龙骨、煅牡蛎、芡实仁、白鲜皮、地肤子、紫苏叶、生甘草。孙光荣清带汤用于带下病的外治治疗，尤以湿热下注证效果最为明显，临床上滴虫性阴道炎、外阴阴道假丝酵母菌病（既往称为霉菌性阴道炎）、细菌性阴道病、幼女阴道炎、宫颈炎等均可应用，对于盆腔炎、肿瘤等引起的白带增多也可配合使用，以减轻局部症状。临床使用中，带中夹血丝者可加白茅根，局部瘙痒严重者可加蝉蜕、白蒺藜等 1 味或 2 味，带下日久量多者可再增入木槿皮增强敛涩之力，白带腥味较重者可以鱼腥草替换紫苏叶，或二者同用，因相关肿瘤引起白带增多者可加入山慈菇、半枝莲、菝葜根等以增清热解毒软坚散结之力。

（二）班秀文经验

班秀文认为带下病因与湿邪致病关系最大，提出带下“病因虽多，以湿为主”，湿的轻重多少，直接关系到病情的深浅程度，湿重带多，湿轻带少。带下病的形成，主要可用五脏功能藏泄失调总概之。特别是由于脾、肾、肝三脏功能失调，水湿运行不利，势必导致湿邪产生。肾主水，脾主湿，水湿同源，治水即可治湿。肾气的强弱与否，关系到水湿代谢的正常与否。肾阳虚衰则脾阳不足，脾失健运，水谷津液不能升清输布，冲任不固，带脉失约，水湿滞于胞宫，可导致带下绵绵不绝；肾阴不足，则肝失涵养，生发无能，出现带下全无；或肝郁化火，乘克脾土，湿热下注，出现带下黄稠、臭秽。此外，外感湿邪也为导致带下病的重要病因之一。湿瘀互结，致带下病缠绵难愈；湿瘀有形之物盘结交错，不仅湿邪可以加重脉络原有的瘀血，且瘀血又可加重原有的湿滞。因湿致瘀，因瘀致湿，使得病情缠绵难解，日久不愈，增加了愈后的复发率及治疗的难度。由于湿邪为导致带下病的主要病因，故班秀文指出治带以治湿为主，祛湿为先，只有祛除湿邪，带脉才能约束。班秀文从多年的临床经验出发，认为治湿之法多种，但关键在于掌握好温化与清化二法，温化与清化使用得当，则阳气升腾，湿有去路，湿浊得分，带脉得束，反之则清浊不分，湿遏更甚，病情缠绵，难以治愈。班秀文认为，湿为阴邪，重浊而黏腻，只有通过温化，才能使脾得健运，肾得温煦，激活后天之生机，使水湿之清者输布全身，滋养各个脏器，浊者从膀胱排出体外，升清降浊，带脉得复。又湿邪最易抑遏阳气，郁久化热，只有通过清化之法，才能使湿热分流，阳气得升，浊湿得降，使湿热去而带自止。由于水湿的运化失常与肝脾肾三脏密切相关，因此治疗以调整肝脾肾三脏功能为主。祛湿之时，勿忘化瘀。总之，治带先治湿，治带勿忘瘀。采用药物配对的方式，更有助于湿邪的外出。黄柏配苍术，既能清下焦湿热，又有健脾除湿之功。土茯苓配连翘，可清热而解下焦湿毒，又有清热通络之功。当归配白芍，常选用当归身以取其补血之功，而活血破血之力平缓，选白芍与之相配，以白芍补血敛阴柔肝，取其性静而主守防当归辛窜太过之故。丹参配益母草，均为行中有补，祛瘀生新之品。除湿之时，以补血化瘀，则带下自愈。忍冬藤配鸡血藤，刚柔相济，得地之阴气滋养，天之阳气濡润，能曲能伸，最善通经疏络，故清除脉络瘀积最善，络通而瘀祛，对于带下日久，缠绵难愈的患者，焉有不愈之理。牡蛎配龙骨，牡蛎生用，具有软坚散结之功，故适用于盆腔肿块伴有带下或盆腔炎者，收涩与软坚并举；龙骨味甘、涩，性平，能治疗带下而有心、肝、肾之亏损见劳心过度，怔忡心悸，失眠多梦，汗出多尿等症。但龙骨软坚之功不及牡蛎，故带下病合并有有盆腔炎症及肿块等病，龙骨与牡蛎可配合使用。白术配苍术，白术甘温，善于燥湿补脾，能运能健，善化善补，最适于脾虚带下或诸虚带下。苍术同为温化治带药物，但苍术与白术相比，苍术辛窜之性更为猛烈，故有开通上下之功。升疏肝脾之阳，通腠理达肌肤之力更强，故用于湿邪遏制之寒湿带下更为合适，又白术与苍术一守一走，一补一通，联合使用，燥湿治带之力更强。

（三）何嘉琳经验

何嘉琳认为本病主要病机为湿，湿邪重浊趋下，下注冲任，带脉失约，可致带下病并伴有阴痒、不孕症等。何嘉琳对本病辨证分为虚实两大类，虚者表现为脾虚、肾虚湿困，多为内湿致病，实者表现为湿热蕴结，多为外感湿邪，而临床以实证或虚实夹杂者多见。脾虚者概因水谷精微不能输布化生气血，潴留为湿，流注下焦而停滞胞宫，损伤冲、任、督、带脉而成带下；肾虚者多因封藏失司，阴液外溢而见带下；湿热证多素体阴虚内热，又外感湿邪，湿热蕴结损伤血络，带脉失约，任脉不固而生带下。治疗上，何嘉琳在临床对于脾虚者治以健脾益气、升阳除湿，肾虚者以补肾益精、固摄止带为主。湿热实证治以清热利湿止带。何嘉琳认为针对虚实夹杂者的治疗宜分清主次，祛湿时不可一味固涩，以免湿无去路，反蕴而化热；赤带者多为心火炽热而阴血渐虚，中气渐损，必养心和肝，佐以凉血清气之品如忍冬藤、知母等。对于临床多见经带同病者，根据病情轻重，可治带及经，或调经治带；需经带并治者，主张经前调经，经后治带，行经期不宜治带，以免月经紊乱。因带下病分内湿、外湿之别，临床表现为整体和局部症状兼见，故临床上常采取内外并治、整体与局部相结合的治疗原则。在口服汤药的基础上配合中药熏洗。

（四）李振华经验

李振华认为妇女的生理特点概之为经、带、胎、产四者，均与脾胃密切相关，盖“女子以血为本”，而脾胃为后天之本，气血生化之源，脾又为统血之脏，脾失健运、脾失统摄及脾虚下陷是经、带、胎、产的基本病机。中医治病的特点是辨证论治，辨证时强调“审查病机”，论治时要“谨守病机”，故病机是确定治法的依据，脾虚是经、带、胎、产诸症的基本病机，故以健脾法为主是治疗经、带、胎、产病诸症的基本思路和方法。李振华认为，脾虚湿盛是带下发病之本，其主要病机为脾气虚弱运化失职，水湿流注下焦伤及任、带二脉，使任脉不固，带脉失约。病因多为脾气素虚，或饮食失宜，或劳倦过度，或木郁侮土。治以健脾益气燥湿止带，方用完带汤加减，党参、茯苓、白术、甘草健脾益气，薏苡仁、泽泻淡渗利湿，苍术、陈皮燥湿健脾、行气和胃，柴胡、白芍疏肝解郁、升阳除湿，芡实益脾涩精止带。脾胃肝三经同治，补中寓行，消中寓升，通中有涩，补、散、升、消、涩，达健脾益气燥湿止带之效。

（五）许润三经验

许润三将盆腔炎分为急性盆腔炎和慢性盆腔炎两大类。认为在月经期、产后及人工流产术后或不全流产后，人体抵抗力较为低下，再加之子宫腔内可能有残留血液及坏死组织，极易感受湿热邪毒，邪毒客于胞宫或阻于胞脉，影响冲任气血运行，气血瘀滞而成急性盆腔炎。若脏腑感受病邪，循经下行，影响冲任功能，导致邪毒客于胞宫及其附属器官而致慢性盆腔炎。如果急性盆腔炎治疗不当，或未能彻底治愈，以及患者抵抗力差，病情迁延不愈，也可导致慢性盆腔炎。此外，由结核分枝杆菌所引起的内生殖器的慢性炎症，又称结核性盆腔炎。原发结核性盆腔炎非常少见，该病多由其他脏器的结核病灶通过血行播散、直接蔓延、淋巴转移等传播方式所引起。其病变可侵犯子宫内膜、卵巢、输卵管、盆腔腹膜等，造成黏膜病变，形成溃疡、干酪样坏死等。原发病灶多为肺结核或结核性腹膜炎。将急性盆腔炎分热毒壅盛型和瘀毒壅结型2型，认为两者往往不能截然分开，当热毒壅盛未得到控制，则可成瘀毒壅结，亦可当热毒壅盛之际，同时有瘀毒壅结存在。因此临床治疗时必结合体征详细检查。热毒壅盛型急性盆腔炎，治宜清热解毒，佐以活血；瘀毒壅结型急性盆腔炎，治宜清热解毒，破瘀散结。慢性盆腔炎分湿热瘀结型和寒凝气滞型两型。湿热瘀结型慢性盆腔炎治宜清热利湿，活血化瘀；寒凝气滞型慢性盆腔炎治宜温经散寒，行气活血。盆腔炎为常见的妇科疾患之一，一般病程较长，特别是长久不愈的慢性盆腔炎，除有局部症状与体征外，多同时伴有不同程度的全身反应。急性盆腔炎发作时应嘱患者卧床休息，多采用半卧位，使炎症局限于盆腔。应注意患者饮食，吃富有营养而易消化的食物。高热而尿量正常者可多饮水。在治疗急性盆腔炎时，可同时选用对病菌敏感的抗生素静脉滴注，以增加疗效。而治疗慢性盆腔炎时，则不要滥用抗生素。对于急性盆腔炎，应尽快明确诊断，积极治疗，以免演变为慢性盆腔炎。

（六）胥受天经验

胥受天认为带下病的主要病机为湿邪流注下焦，损伤任、带二脉以致任脉失约、带脉失固，本虚标实是带下病的病机特点。治疗以燥湿为主，少佐利湿，且根据年龄不同治法各异，选方以四妙丸加减为主，善用药对。如果白带量多，常选椿根皮与海螵蛸配伍使用。椿根皮性寒，味苦、涩，有收敛止带、清热燥湿、杀虫之功；海螵蛸性微温，味咸、涩，善收敛止带、收湿敛疮。两者相配，不仅加强了清热燥湿，收涩止带的作用，又可防椿根皮性寒而伤脾胃。若遇赤白带下，胥受天常用鸡冠花与墓头回。鸡冠花性凉，味甘、涩，有止血止带之功；鸡冠花有红、白之分，白带用白鸡冠花，赤带用红鸡冠花，胥受天在临证之时常区别运用。墓头回性凉，味苦、微酸涩，燥湿止带、收敛止血。2药合用，加强燥湿止带、收敛止血的功效。若遇带下有秽臭味，胥受天常选土茯苓与萆薢合用。土茯苓性平，味甘淡，清热利湿解毒；萆薢性平，味苦，善走下焦，利水湿，泌清浊。2药配伍，清热解毒利湿，治疗腥臭带下，有奇效。若遇外阴瘙痒，可选苦参与蛇床子配伍。苦参性寒，味苦，有清热燥湿，利水杀虫之功；蛇床子性温，味辛、苦，燥湿杀虫，祛风止痒。2药合用，止痒效果明显，几乎为治疗阴痒的通用之品。同时注意因人制宜。

（七）朱天一经验

朱天一认为带下病之由当责之于湿，诚如《傅青主女科·带下》云："夫带下俱是湿症。"然湿之所聚，乃因脾气虚弱，运化失常，水湿不运，则湿浊内生；且脾虚不运，水谷精微不能化生气血，致气血不足，带脉失养，不能约束，湿土下陷而为带下病。因此，带下病之本，是湿浊为患，在脏责之于脾。故脾虚湿聚是带下病的根源。常以健脾除湿为其首务，佐以收涩止带之法。若热化，则兼以清热解毒，或清热凉血；若寒化，则兼以温阳散寒之法。若寒热错杂则寒湿并用，若有其他兼证可随证加减。另外，带下病虽无明显的疼痛之苦，却有暗耗气血之害。因此，少佐补益气血之品，能提高机体的抗病能力，以促进脾胃功能的恢复。

（八）杨廉方经验

杨廉方认为，湿热带下的病理基础是湿邪为患，尤与肝脾胃肾功能密切相关；其发病机制主要是任脉失固，带脉失约；病位主要在前阴、胞宫。在治疗上，杨廉方强调分两个阶段进行，急性期重在调肝解郁，渗湿解毒，选用经验方四逆四妙汤加减；缓解期重在健脾渗湿疏肝，选用四逆异功散加减。同时强调医贵圆通，应根据患者的实际情况，灵活加减。

（九）李丽芸经验

李丽芸认为湿邪是妇科常见的致病因素，与带下病、不孕症的关系非常密切。湿为阴邪，其性重浊黏腻，容易阻遏气机，易伤阳气。病情缠绵，迁延难愈，或时起时伏，变化多端，湿邪可单独致病，也可与其他病邪合并致病，如合并热邪、寒邪等。湿从热化为湿热；从寒化为寒湿；湿郁日久可成痰湿，湿与瘀结为湿瘀。因而，在辨证时根据带下病的证候可分为湿浊、湿热、湿毒、寒湿、痰湿、湿瘀等证型。李丽芸治疗带下病，在治法上总体采用化湿除浊、扶正祛邪的方法。根据湿邪转化类型有寒热虚实不同，应用清化或温化或泻实或补虚的治法，通过化湿、燥湿、渗湿、利湿和升阳温通或豁痰逐瘀等方法，调补脏腑、冲任，健固督带，从而达到治疗带下病的目的。在带下病的治疗中，李丽芸提出带下病的治疗除了辨带下的色、质、味以外，还应参合患者的体质、证候表现、舌脉等进行综合辨治。对于带下病属宫颈上皮内瘤变、生殖系统恶性肿瘤等应当行手术等治疗的疾病，则应尽早进行相应治疗，以免贻误病情。

五、名方推荐

（一）蒲丁藤酱消炎汤

蒲公英、紫花地丁、大血藤、败酱草各 15 g，生蒲黄、北刘寄奴、广地龙、棱术、莪术各 12 g，柴胡、延胡索、川楝子各 9 g。功效：清热化瘀，理气止痛。主治：慢性盆腔炎湿热瘀滞证。用法：每日 1 剂，水煎，分早、中、晚 3 次服用。

（二）完带汤加减

党参、白术、山药各 15 g，苍术、柴胡、白芷、延胡索各 12 g，车前子、薏苡仁各 20 g，黑芥穗 9 g，陈皮 10 g。功效：健脾益气，升阳除湿。主治：脾虚型带下病。用法：水煎，每日 1 剂，早晚温服，连服 10 剂。

（三）止带方加减

猪苓、茯苓、泽泻、车前子、茵陈、赤芍、牡丹皮、黄柏、蒲公英、牛膝各 10 g，香附、薏苡仁各 15 g，栀子 6 g。功效：清热祛湿，活血化瘀，扶正治其本，化瘀祛湿治其标。主治：湿热邪毒下注阴部。用法：每日 1 剂，水煎，分早晚 2 次服用。

（四）易黄汤加减

山药、芡实、蒲公英、薏苡仁各 30 g，车前子、白果各 10 g，土茯苓、黄柏、白花蛇舌草各 15 g。功效：清热解毒，活血化瘀。主治：湿热毒盛型盆腔炎以及女性脾肾两虚、湿热带下证。用法：将上述药物煎取成 100 mL 浓缩药液，温度保持在 40 ℃左右进行灌肠，灌肠液保留每次 30 min，每日 1 次，连续治疗 10 d 为 1 疗程，经期停止使用。连续治疗 3～4 个疗程。加减：瘙痒严重加白鲜皮、地肤子；疼痛较重加白芍、丹参；带下偏白加党参，带下黄加大血藤、败酱草；腰痛严重加桑寄生、杜仲。

（五）三仁汤加减

通草、苍术、野菊花、淡竹叶、砂仁各 10 g，薏苡仁 30 g，杏仁 5 g，滑石、厚朴各 8 g，白术 15 g，甘草 3 g。功效：清热解毒、利湿行气。主治：慢性盆腔炎患者伴有下腹坠痛、白带增多者。用法：每日 1 剂，水煎，分 2 次服用，5 d 为 1 个疗程，连续治疗 4 个疗程。加减：合并外阴瘙痒者，加苦参、透骨草；合并情绪不佳者，加柴胡、大枣；合并月经量过多者，加槐花（炒）、侧柏叶入药。

（六）苓桂术甘汤加减

茯苓、薏苡仁、败酱草各 30 g，车前子 20 g，白术 15 g，泽泻 12 g，桂枝、苍术各 10 g，甘草 6 g。功效：健脾益气，温阳利水。主治：急慢性盆腔炎。用法：所有药物用 200 mL 的水煎服，每日 1 剂，分 3 次服用，疗程为 15 d。加减：对于腹痛严重者加用延胡索 15 g，香附、乳香、五灵脂、没药各 12 g，对于带下色黄者可以加用白茅根 20 g、黄柏 12 g，对于气虚者加用黄芪、党参各 20 g。

（七）龙胆泻肝汤加减

龙胆、焦栀子、柴胡、黄芩、生地黄、白木通各 9 g，泽泻、当归各 12 g，甘草 6 g，金银花 50 g，连翘 15 g。功效：清热解毒，化湿止带。主治：湿热下注之带下病。用法：每日 1 剂，水煎，分 2 次服用，每次 200 mL，连续治疗 2 个星期。

（八）桂苓慢盆汤

败酱草、皂角刺、王不留行、鬼箭羽、菝葜、牡丹皮、薏苡仁、茯苓、鳖甲各 30 g，川芎、赤芍、桃仁各 15 g，当归、桂枝各 12 g。功效：化瘀理气、祛邪利湿为主，兼祛湿软坚、健脾补肾。主治：湿热瘀结型慢性盆腔炎。用法：水煎服，每日 1 剂，每次 200 mL，每剂进行 2 次煎药，在经前 3 d 继续服用，持续服用 7 剂后，暂停 3 d 继续服用，持续 3 个疗程。加减：寒湿患者应加干姜 10 g；肾虚患者应加石楠藤 30 g，怀牛膝 18 g；脾虚患者应加炒白术 18 g、山药 30 g；胸闷气滞患者加郁金 15 g、柴胡 12 g；带下量多，且伴有异味患者，应加黄柏 18 g、藿香 15 g、苍术 15g 等。

（九）四逆四妙汤

柴胡、白芍、山药各 18 g，怀牛膝、苍术各 15 g，黄柏 10 g，生薏苡仁、土茯苓各 30 g，枳壳 12 g，生甘草 6 g。功效：调肝解郁，渗湿解毒。主治：湿热带下。用于肝郁脾虚，湿注下焦之阴痒、湿疹。用法：每日 1 剂，水煎，分早晚 2 次服用。

（十）盆炎汤

当归、赤芍、红花、延胡索各 15 g，五灵脂、川芎、丹参各 12 g，桃仁 10 g。功效：活血化瘀。主治：血瘀型带下病。用法：水煎，每日 1 剂，早晚温服。1 个月为 1 个疗程。加减：加服川楝子、车前子各 15 g，香附 12 g，王不留行、砂仁、木香各 10 g，柴胡 9 g 等舒肝理气，利水通络；或加服白芍 20 g、熟地黄 15 g、大枣 18 g 等养精血补肝肾，以荣冲任，扶正以加强祛邪之力。

第十八节　外阴上皮内非瘤样变

外阴上皮内非瘤样变是以女性外阴皮肤黏膜组织色素改变和变性的一组慢性疾病，根据病理分为外阴硬化性苔藓、外阴慢性单纯性苔藓和其他外阴皮肤病。由于外阴硬化性苔藓和外阴慢性单纯性苔藓患者的皮肤黏膜多呈白色，故也称为外阴白色病变。本病最早曾被称为外阴白斑、外阴干枯症、外阴营养不良。主要表现为外阴皮肤瘙痒、色素减退、干燥、肥厚，甚至萎缩、溃破，严重影响了患者的生活质量。

一、诊断标准（表 13－9）

（一）症状

外阴瘙痒，或有疼痛及烧灼感，重者出现性交困难，或排尿困难。

（二）体征

外阴皮肤上皮角化，或萎缩变薄，或粗糙增厚，弹性减退或消失，可伴有皲裂、溃疡，皮肤色素减退变成白色或花白。

（三）病理

符合外阴皮肤黏膜上皮内非瘤样病变，并排除外阴癌及不典型增生。

表 13－9　外阴白色病变临床诊断标准分度

标准分度	内　　容
最低标准	外阴瘙痒；妇检见外阴色素减退。
附加标准	妇科检查，病损区侵犯大小阴唇、阴蒂包皮、阴唇后联合及肛周处，病变呈局化性、多发性或对称性。早期病变程度较轻，可见外阴皮肤色素减退变成白色、花白，或粉红、淡褐色，进一步发展，大小阴唇皮肤及黏膜萎缩，弹性减退甚则皲裂。
最特异性的诊断标准	电子阴道镜显示外阴色素脱失，结合甲苯胺蓝染色及醋酸脱色，明确皮损范围；外阴皮肤病理活检，组织病理学检查证实外阴皮肤黏膜上皮内非瘤样病变，并排除外阴癌及不典型增生。

二、西医治疗

（一）外阴硬化性苔藓的西医治疗

1. 一般治疗：保持局部皮肤清洁干燥，不食辛辣、过敏食物。不用刺激性药物或肥皂清洗外阴，忌穿不透气的化纤内裤。对瘙痒症状明显以致紧张、失眠者，可加用镇静、安眠和抗过敏药物。

2. 药物治疗：局部药物治疗有效率约为 80%，多数只能改善症状而不能痊愈，且需要长期用药。

常用药物有：①丙酸睾酮：有促进蛋白合成作用，能促使萎缩皮肤恢复正常。2%丙酸睾酮油膏或霜初起每日 2～4 次，连用 3～4 周后改为每日 1～2 次，连用 3 周，然后应用维持量，每日 1 次或每 2 日 1 次。根据治疗反应及症状持续情况决定用药次数及时间。治疗期间密切观察其副作用，一旦出现男性化征象或疗效欠佳时应停药，改用其他药物。瘙痒症状较重者，也可与 1%或 2.5%氢化可的松软膏混合涂搽，症状缓解后可逐渐减量至停用氢化可的松软膏。②黄体酮：0.5%黄体酮油膏，每日 3 次。③糖皮质激素类：可先用 0.05%氯倍他索软膏，最初 1 个月内每日 2 次，继而每日 1 次，连用 2 个月，最后每周 2 次，连用 3 个月，共计 6 个月。凡瘙痒顽固、表面用药无效者可用 5 mg 曲安奈德混悬液用 2 mL 生理盐水稀释后皮下注射。④免疫治疗：免疫抑制剂可通过刺激皮肤局部的免疫因子产生而发挥作用，如局部炎症细胞因子抑制剂（pimercrolimus）、T 细胞选择性抑制剂他克莫司等。

幼女硬化性苔藓至青春期有可能自愈，一般不采用丙酸睾酮油膏治疗，以免出现男性化。局部涂 1%氢化可的松软膏或 0.5%黄体酮油膏，症状多能缓解，但应定时长期随访。

3. 全身用药：阿维 A 为一种类似维 A 酸的芳香族合成物质，有维持上皮和黏膜正常功能和结构的作用，用于严重的外阴硬化性苔藓。用法：口服 20～30 mg/d。另可口服多种维生素。精神紧张、瘙痒症状明显伴失眠者，口服镇静、安眠、抗过敏药物。

4. 物理治疗：保持局部皮肤清洁干燥，不食辛辣、过敏食物。不用刺激性药物或肥皂清洗外阴，忌穿不透气的化纤内裤。对瘙痒症状明显以致紧张、失眠者，可加用镇静、安眠和抗过敏药物。

5. 手术治疗对病情严重或药物治疗无效者，可行表浅外阴切除，但手术切除复发率高，甚至移植皮肤也可复发。

（二）外阴慢性单纯性苔藓

1. 一般治疗：保持局部皮肤清洁干燥，不食辛辣、过敏食物。不用刺激性药物或肥皂清洗外阴，忌穿不透气的化纤内裤。对瘙痒症状明显以致紧张、失眠者，可加用镇静、安眠和抗过敏药物。

2. 药物治疗：局部应用皮质激素药物控制瘙痒，可选用 0.025%氟轻松软膏、0.01%曲安奈德软膏，涂搽病变部位，每日 3～4 次。长期使用类固醇药物可使局部皮肤萎缩，故当瘙痒症状缓解后，停用高效类固醇药物，改用作用轻微的 1%～2%氢化可的松软膏，每日 1～2 次，维持治疗 6 周。局部用药前可先用温水坐浴，每日 2～3 次，每次 10～15 min，可使皮肤软化、促进药物吸收、缓解瘙痒症状。症状控制后，增厚的皮肤仍需较长时间才能有明显改善或恢复正常。

3. 物理治疗：局部物理治疗是通过去除局部异常上皮组织和破坏真皮层神经末梢，从而阻断瘙痒和搔抓所引起的恶性循环，适用于对症状严重或药物治疗无效者。常用方法：①聚焦超声；② CO_2 激光或氦氖激光；③其他：波姆光、液氮冷冻等。聚焦超声的长期疗效及优化参数有待进一步观察研究。激光治疗有破坏性小、愈合后瘢痕组织较少的优点，但其远期复发率仍与手术切除相当。

4. 手术治疗：外阴慢性单纯性苔藓的恶变率很低，手术治疗影响外观及局部功能，且有远期复发可能，故一般不采用手术治疗，仅适用于：①反复药物、物理治疗无效；②出现不典型增生或有恶变可能者。

三、中医临床思维

（一）中医病名及病因病机特征

外阴上皮内非瘤样变是指女性外阴皮肤和黏膜组织发生变性及色素改变的一组慢性疾病，又称作外阴白色病变。症见阴部瘙痒，皮肤干燥，肥厚变白，甚则萎缩或破溃，可有疼痛感及烧灼感，严重者阴蒂、大小阴唇萎缩、粘连，后联合紧缩，阴道口狭小，甚至影响排尿和性生活，给患者造成身心困扰。中医古籍中无此病名记载，但依据本病的症状、体征，可划分为“阴痒”“阴疮”“阴痛”“阴蚀”疾病范畴。外阴上皮内非瘤样病变为妇科常见病，其临床症状以外阴瘙痒为主，早期常与其他疾病并见，往往易被忽略。当后期外阴局部皮肤黏膜发生局部病变后，其治疗难度较大、疗程较长、患者依从性较差。因此，应强调本病的预防及早期监测。

病机有虚、实之分。实者多因肝经湿热，下渍阴部或感染病虫，虫扰阴中而发阴痒；虚者多因肝肾阴虚，阴户失养，血燥生风。①肝经湿热：情志不畅，郁怒伤肝，木旺侮土，脾虚生湿，湿蕴化热，湿热互结，流注下焦，浸淫阴部，遂致阴痒。②湿虫滋生：脾虚湿盛，日久化热，湿热下注，蕴积生虫或外阴不洁，或久居湿地，湿虫滋生，虫蚀阴中，导致阴痒。③肝肾阴虚：素体肝肾亏虚或年老体弱；或产乳众多或大病久病等，导致肝肾阴虚，精血亏损。肝脉绕阴器，肾开窍于二阴，精血不足，血燥生风，阴部失荣而致阴痒。

（二）辨病辨证及治疗特征

各医家关于“阴痒”“阴疮”“阴痛”“阴蚀”病的中医辨证分型均有其独到见解，但综其所述，以以下5种分型最为多见：①肝肾阴虚：素体肝肾不足，或久病伤肾，精血亏损，或房劳过度、精枯虚人，产育频多，或年老体弱，肾气渐亏，天癸竭，阴精耗伤，均可致肝肾阴血亏虚，阴虚生风化燥，阴部肌肤失荣而至阴部干萎、变白及瘙痒不宁。症见外阴皮肤变白，弹力消失，局部萎缩，或外阴瘙痒兼疼痛、灼热、皲裂、皮肤黏膜变薄、干燥，夜间为甚。全身症状可见腰膝酸痛，头晕目眩，耳鸣心烦，口燥明干，手足心热，月经先期或紊乱，经量或多或少，经色或鲜或淡，舌质红，苔薄或无苔，脉多见弦细，或沉细，或兼数象。临床此型最为多见，治以调养肝肾，滋阴补血。②肝经湿热：素性抑郁，或怒伤肝，使肝失疏泄，气机瘀滞，肝气郁结，积郁化热，肝郁克脾，脾虚生湿，湿热互结，流注下焦，湿遏热郁以致外阴痒痛。症见阴部瘙痒，甚则痒痛，局部皮肤干燥发硬，周围红肿，坐卧不安，带下量多色黄臭秽。全身症状可见心烦少寐，口苦，胸闷，大便干结或溏，小便短黄。舌质红，苔黄腻，脉弦数。治宜清利湿热，通络止痒。③血虚化燥：素体虚弱，脾虚化源不足，或大病久病之后，或经、孕、产、乳，失血过多，阴血暗耗，心肝失养，化燥生风，风盛痒作。症见外阴皮肤变白，角化增生明显，伴有萎缩粘连，皮肤变硬，弹力消失，也可出现溃疡干裂。外阴奇痒。全身症状或有全身燥痒，脱屑，目干，寐多噩梦，舌质偏红，苔薄白或薄黄，脉细或数。治以养血润燥，祛风止痒。④脾肾阳虚：素体阳虚或因故肾阳虚损，脾阳失煦致脾肾阳虚，冲任虚寒，阴部失煦；或脾虚气血化源不足，肾虚精血两亏，使阴部失养。症见外阴皮肤变白，萎缩或增厚，痒疼、粗糙等症。全身症状见无力，腰膝酸软困楚，四肢面目浮肿，小腹冷感，便溏纳呆，四肢欠温，月经后期或停闭，色淡质稀，量多少不一，带盛，舌胖淡边有齿痕，苔白或腻，脉沉缓无力。治以温肾健脾，益气养血。⑤湿虫滋生：素体湿盛，聚湿生热，湿热下注，秽液下流，湿虫滋生，虫毒侵蚀。症见阴部瘙痒，如虫行状，甚则奇痒难忍，灼热疼痛，带下量多，臭秽。全身见证心烦少寐，口苦咽干，小便黄赤，舌红，苔黄腻，脉滑数。治以清热利湿，解毒杀虫。

根据阴部瘙痒的特点，带下的量、色、质、气味以及全身证候进行辨证。治疗以止痒为主，实者宜清热利湿、杀虫止痒，虚者宜滋阴养血止痒。要着重调理肝、肾、脾的功能，遵循“治外必本诸内”的原则，采用内服与外治、整体与局部相结合进行施治。

（三）药物选择

内治多采用虚则补之、实则泻之的原则，着重滋补肝肾、养血润燥、健脾除湿、益气止痒。根据不同证型予以加减，常用药物为生地黄、川牛膝、菟丝子、龟甲、鳖甲、补骨脂、桑寄生、杜仲、黄芪、白芍、何首乌、黄精、白术、熟地黄、熟附子、肉桂、山药、续断、山茱萸、枸杞子、鹿角胶、当归、川芎等中药。外治法所用药物以清热、祛风、止痒、润燥、杀虫等为主。常用药物为蛇床子、苦参、补骨脂、白鲜皮、紫草、冰片、当归、淫羊藿、丹参、黄芩、地肤子、薄荷、首乌、龙胆。

四、名医经验

（一）王必勤经验

王必勤认为本病与肝、脾、肾及气血密切相关。肝经绕阴器，主藏血；肾主精，开窍于前后二阴。若肝肾阴虚，则易导致精血亏虚，阴血不足，外阴失于濡养；肾主一身之阳，阳气不足，则温煦失司，肝郁克脾，或脾阳不足，则易运化无力，脾虚生湿，均可致外阴瘙痒、干涩、色素减退而变白，甚至出现外阴萎缩。同时，很多患者搔抓患处，导致患处破溃，加之所处环境处于分泌物等长期摩擦刺激，而使局部易感湿热之邪。本病多为本虚标实，本虚以肝肾阴虚、脾肾阳虚、气血不足，失于濡养为主，标实则为局部经络不通，兼有湿热、血瘀；常为虚实夹杂，终成虚多实少，而缠绵难愈。

本病多为本虚标实之证，内外合治，攻补兼施，方可见效。治疗时，内服药辨证分型治疗：①肝肾阴虚：主要表现为阴部瘙痒，夜间加重，外阴萎缩，病损处皮肤干燥变薄，弹性下降，甚者可出现小阴唇粘连或萎缩，阴道口缩小，伴有腰酸，头晕耳鸣，五心烦热，咽干，舌红少苔，脉弦数等。此型患者多为绝经期妇女，年过七七，肝肾不足，精血虚损，不能濡润而出现皮肤色素减退，腰府失养则腰酸，阴虚则五心烦热。治以滋养肝肾、养血润肤，内服方：菟丝子、龟甲、鳖甲、补骨脂、煅龙骨、煅牡蛎、葛根、白芷、桑寄生、杜仲、黄芪、续断。②血虚风燥：表现为外阴皮肤变白，干燥无光泽，或有皲裂，搔抓时有皮屑脱落，全身皮肤干燥，毛发不荣，伴心悸失眠，舌淡苔白，脉沉细。此类患者或因为久病耗伤气血，肝藏血不足，或冲任血虚，致阴部皮肤干燥。治疗以养血润燥、活血祛风为主，方药：生地黄、当归、川芎、白芍、生黄芪、何首乌、黄精、白术、川牛膝。③脾肾阳虚：此型患者大多病程较长，阴部皮肤色素分布不均，萎缩变薄与增厚粗糙相间，怕冷，腰背冷痛，精神倦怠，纳呆便溏，舌淡暗苔白，脉沉弱。脾肾阳气，阴寒内生，阴户不得温煦濡养，气血流通受阻，故外阴皮肤变色萎缩。治疗当温补脾肾，兼活血润肤，内服方以右归丸加减：熟地黄、熟附子、肉桂、山药、补骨脂、续断、山茱萸、菟丝子、枸杞子、鹿角胶、炒杜仲、当归、川芎、川牛膝。王必勤强调，以上证型常可相互转化，或虚实夹杂而现，临证应注重整体观念及辨证论治，才能取得捷效。

王必勤根据多年经验，予自拟蛇床子散号方外用治疗：蛇床子、苦参、黄柏、地肤子、土茯苓、白鲜皮、大血藤、防风、百部、黄芩；根据病情，较重者酌情加白花蛇舌草、半枝莲。治疗后患王必勤治疗外阴上皮内非瘤样病变经验者破溃愈合，瘙痒缓解，则主要采用温阳通络法治疗，予自拟蛇床子散号方：蛇床子、桂枝、花椒、黑附子、虎杖、荔枝核、细辛、补骨脂、白鲜皮、苦参、黄柏。同时治疗初期即予全蝎、蜈蚣各研极细末，与丙酸睾丸酮、地塞米松注射液、鱼肝油软膏调匀后外涂于患处。

（二）谢萍经验

谢萍根据中医学基本理论并结合多年临床经验总结出，针对外阴营养不良引起的外阴瘙痒，夜甚，或伴有外阴干涩疼痛及外阴黏膜变白、粗糙、萎缩或增生皲裂等症状，辨证后以滋补肝肾，养血润燥，祛风止痒治之，以归芍首乌左归饮为基础随症加减，基本方药为：当归、白芍、何首乌、熟地黄、山药、山茱萸、枸杞子、茯苓、甘草、鸡血藤、白芷、荆芥等。另根据患者症状随症加减，若瘙痒严重可酌加白鲜皮，地肤子、土茯苓各 30 g 止痒；皲裂和溃疡加大青叶；少气无力，头晕自汗，外阴萎缩者，加黄芪 20 g 补气敛疮；局部破溃者，加茯苓，连翘各 15 g 除湿敛疮；带下量多色黄者，加黄柏、苍术各 15 g 清热除湿；腰酸膝软者，加怀牛膝、杜仲、续断各 10～15 g 补肾强腰；情绪抑郁者，加郁金、香附各 15 g 疏肝解郁；失眠多梦者，加酸枣仁 25 g 养心安神，情绪难以控制，失眠多梦严重者，加煅龙骨、牡蛎各 30 g 重镇安神；也可中药熏洗方：苦参、蛇床子、苍耳子各 30 g，黄柏、地肤子、土茯苓各 15 g，花椒 10 g，煎水熏蒸后坐浴；或以皮肤康洗液外用，外搽黄芪霜，如此灵活化裁，在临床上取得了明显的效果。

（三）王秀霞经验

王秀霞临证数十载，初步认为本病的主要病机在于肝肾亏虚，经脉失养，肝郁脾虚，湿热浸淫。对于本病的治疗多采用中西医结合的方法：①辨证分型以外治，肝肾亏虚型予白斑 1 号，药用制首乌、淫羊藿、补骨脂、白头翁、金银花、透骨草、防风、白蒺藜、花椒、蛇床子、地肤子，以调补肝肾，止痒止痛。肝经湿热型予白斑 2 号，药用苦参、白鲜皮、白花蛇舌草、茵陈蒿、白蒺藜、金银花、百部、土槿皮、鹤虱子，以泻肝清热，除湿止痒。②干扰素局部外涂及注射。③注意生活调理。

（四）王昕经验

王昕从事妇科多年，临床经验丰富，治疗过外阴白色病变在任何年龄阶段发病的女性患者，但大多数患者的发病年龄是 50 岁左右的绝经期患者，其次是幼女。本病的病机根本是肝肾亏虚、冲任督失调，其标则为血瘀和湿热，故治疗时以补肾养肝、调节冲任督平衡调其本，活血化瘀和清利湿热治其标，配以局部用药，衷中参西，内外合治。王昕通过长年临床实践，临证时注重整体观念，辨证论治，归纳总结治疗外阴白色病变患者的用药特点，自拟“养阴止痒方”，主要成分：制何首乌、菟丝子、补骨脂、白鲜皮、苦参、黄柏、丹参、红花、当归、紫草、牡丹皮。治则：补肾养肝，活血祛瘀，清热利湿。方中制何首乌、菟丝子、补骨脂补肾养肝、消白祛斑，共为君药，为治本之举；丹参、红花、当归、紫草、牡丹皮共为臣药，具有疗风散结，活血化瘀之功；白鲜皮、苦参、黄柏共为佐药，三药味均苦寒，既能佐制君药的温性，又有清热燥湿，祛风解毒之效，引湿热下行。

（五）杨家林经验

杨家林认为本病临证治疗以滋阴养血、祛风止痒为治疗大法。方药以归芍左归饮为主方。方中当归、白芍、熟地黄、枸杞养血，加何首乌以增养血之力，充分体现了“治风先治血，血行风自灭”的古训。临床用药灵活加减，偏热：伴见发热、月经先期等加丹参养血活血而兼凉血之功，少用或不用当归。祛风止痒：加白鲜皮、苦参、白芷、荆芥、紫荆皮等。汗多、失眠、心慌加生脉散。既有阴虚血燥生风，又有湿热下注，伴见白带多、尿黄、口苦、舌苔黄腻，治以滋阴养血，祛风止痒，佐以清利湿热为法，方用归芍左归饮合四妙丸加祛风止痒药。在口服中药治疗的同时杨家林常加用黄芪霜外搽，于每晚熏洗、坐浴后，用黄芪霜涂于病灶，反复揉搽，使局部皮肤得到充分的营养和滋润。若外阴皮肤不痒则每日擦黄芪霜 1 次，若外阴瘙痒严重，寝食难安，则用黄芪霜酌加少量地塞米松外搽，可迅速缓解症状，增强患者战胜疾病的信心。药物治疗的同时，杨家林还强调生活有节，调护适宜。要求患者尽可能保持外阴皮肤清洁、干燥，及时治疗阴道炎；忌食辛辣食物，少饮酒；不宜用肥皂等碱性液清洁外阴；忌用手指或器械搔抓，以致瘙痒加剧而形成恶性循环；衣着宽大舒适，以免外阴湿热郁积加重病情；夜间外阴瘙痒严重时，可适当给予镇静剂以保证睡眠。

（六）李红梅经验

李红梅认为人是一个有机的整体，本病的主要病位虽在外阴局部，但同时又与五脏六腑、气血津液、外在环境及外感邪气（风、热、湿、燥等）有着密切关系，尤与肝、肾关系最为密切。该病的病因病机为素体虚弱，或久病失养，或房劳多产，或长期慢性失血，或素体肝肾阴虚，导致肝肾不足，精血亏虚，阴户失于濡养；阴血亏虚，生风化燥，风燥阻于阴部脉络则致阴痒，该病的主要临床症状为外阴局部瘙痒，色变白，皲裂，萎缩等。由于夜间阳气入脏，相对较弱；人卧则血归于肝，经脉相对空虚。“阴主夜”，夜间血虚风燥加重，络阻更甚，故夜间瘙痒更甚。本病在治疗上多采取以补益肝肾，燥湿祛风止痒为原则，运用针灸及中药坐浴治疗该病。

（七）刘春甫经验

刘春甫认为本病病机多为肝肾阴虚，精血不足，血虚化燥生风，久病入络，瘀血阻滞。本病发病部位虽位于前阴局部，但依据祖国医学整体观念的理论，认为人是一个有机的整体，脏腑、经络、气血及周围环境均与本病的发生有密切关联，尤与肝、肾关系最为密切。在治疗外阴白色病变中，注重滋补肝肾阴、强调配伍养血活血、祛风止痒之品，并重视衷中参西，即现代药理研究成果，并且采用内外并治、针药并用的方法，多途径综合治疗，以达到最佳的治疗效果。

（八）魏绍斌经验

魏绍斌认为外阴白色病变属妇科疑难杂症，患者多病程长久，治疗此病，一定要内外合治，综合调理，方能见效。魏绍斌自拟中药熏洗方，药如蛇床子、苦参、黄柏、地肤子、生荆芥、白鲜皮、防风、牡丹皮、补骨脂等，煎水，先熏蒸后坐浴。蛇床子苦能除湿，辛能润肾，甘能益脾，温能散寒；地肤子、黄柏、苦参共奏清热燥湿止痒之功；白鲜皮、生荆芥、防风均可祛风燥湿止痒；补骨脂壮肾阳，温脾阳，暖丹田，现代药理研究证实，其含有丰富的维生素 E，可促进皮肤黏膜血液循环，同时具有色素新生作用。临床魏绍斌或以白黄苦参洗剂熏洗，再外搽黄芪霜，瘙痒严重者，可用地塞米松研末与黄芪霜调和后外搽。现代药理研究表明，黄芪可扩张外周微血管，加快微循环血流速度，还能提高 T 细胞活性，促进肌肤修复。如此内服、熏洗、外搽，三位一体，用治外阴白色病变临床效果显著。

五、名方推荐

（一）祛白止痒方

蛇床子、何首乌、苦参、白鲜皮、丹参各 30 g，黄柏、补骨脂、牡丹皮、白芷各 25 g，红花 15 g。功效：抗菌、消炎、止痒。主治：外阴上皮内非瘤样变。用法：将药物浸泡 1 h，大火熬开后改小火，继续熬 20 min，用热气熏蒸外阴部，待水转温后改坐浴，并用药渣轻轻搓揉外阴部。加减：若外阴病变组织病理活检提示是外阴鳞状上皮增生型，于方中加三棱、莪术、赤芍以破血逐瘀。

（二）养阴止痒方

制何首乌、菟丝子各 25 g，补骨脂、白鲜皮各 20 g，苦参、黄柏、丹参、红花、当归各 10 g，紫草、牡丹皮各 6 g。功效：补肾养肝，活血祛瘀，清热利湿。主治：外阴上皮内非瘤样变。用法：每日 1 剂，水煎，分 2 次服。加减：若外阴病变组织病理活检提示是外阴鳞状上皮增生型，于方中加枳壳、香附以理气行滞，使气机调达，推动气血运行，而解除瘀滞；同时加三棱、莪术以破血行气逐瘀，加速瘀滞的溶解之力，从而达到除瘀目的。4 种药物合用使气血瘀滞去除效果更强。若外阴病变组织病理活检提示是外阴硬化性苔藓型，于方中加女贞子、枸杞子以补肾养肝，二者补肾精，滋阴血，气血充盈调和，经冲任督三脉达于阴部，以营养肌肤。

（三）白斑止痒汤

生地黄、枸杞子各 15 g，当归、白芍、酸枣皮、防风、刺蒺藜、何首乌、熟地黄、黄精各 10 g，甘草 6 g。功效：滋肾壮水、补肝血、祛风止痒。主治：外阴上皮内非瘤样变。用法：每日 1 剂，水煎，分 2 次服，连服 15 剂。加减：若瘙痒严重可酌加白鲜皮、地肤子、土茯苓等各 30 g 止痒；皲裂和溃疡加大青叶 10 g；少气无力，头晕自汗，外阴萎缩者，加黄芪 20 g 补气敛疮；局部破溃者，加茯苓、连翘各 15 g 除湿敛疮；带下量多色黄者，加黄柏、苍术各 15 g 清热除湿；腰酸膝软者，加怀牛膝、杜仲、续断各 10～15 g 补肾强腰；情绪抑郁者，加郁金、香附各 15 g 疏肝解郁；失眠多梦者，加酸枣仁 25 g 养心安神，情绪难以控制，失眠多梦严重者，加煅龙骨、牡蛎各 30 g 重镇安神。

（四）自拟外洗方

黄柏、苦参、地肤子、首乌藤、百部、土茯苓、酸枣皮、萆薢各 15 g，防风、甘草各 10 g。功效：消炎止痒。主治：外阴上皮内非瘤样变。用法：每日 1 剂，水煎成 800 mL，加温开水兑成大半盆水，坐盆 20 min，最后将温热的药渣局部热敷，同时轻轻揉搓，每日 1 次，至少连续使用 10 d。

（五）蛇床子洗剂

蛇床子 30 g，何首乌、菟丝子、补骨脂、防风各 15 g，白鲜皮 50 g，紫草 20 g。功效：补益肝肾，燥湿祛风止痒。主治：外阴上皮内非瘤样变。用法：先将中药用纱布包好，用火煮沸，煎 30 min 后把纱包取出，先熏外阴，当水温适中时坐浴。每日 1 次，1 服 1 d。

（六）归芍左归饮加味

当归、山药、山茱萸、枸杞子、茯苓、熟地黄、防风、地肤子、荆芥、香附、酸枣仁各 15 g，白芍、鸡血藤、补骨脂各 20 g，甘草 6 g。功效：益肾养肝。主治：外阴上皮内非瘤样变。用法：3 日 2 剂，水煎，每日 3 次温服，经期不停药。加减：若瘙痒严重，表明血虚生风化燥，酌加鸡血藤、防风、地肤子、荆芥养血祛风止痒。如外阴皲裂和溃疡，是为阴疮，为湿热下陷所致，则在益肾养肝的基础上加土茯苓、大青叶、连翘清热除湿敛疮；若外阴肥厚粗糙，表明局部气血瘀阻，加用鸡血藤、丹参、莪术活血通络；少气无力，头晕自汗，外阴萎缩者，加黄芪补气敛疮；情绪急躁，失眠多梦者，加香附、佛手、酸枣仁、首乌藤疏肝解郁、养心安神；带下量多色黄者，加苍术、黄柏清热除湿止带。

（七）滋养肝肾方

黄芪、茯苓、山茱萸、麸炒白芍、生地黄各 12 g，淫羊藿、熟地黄、枸杞子、当归、女贞子、酒黄精、盐泽泻、炒山药各 15 g，麸炒白术 18 g，陈皮 9 g，阿胶（烊化）10 g，龟甲胶（烊化）15 g，甘草 6 g。功效：补益肝肾、补气养血祛风。主治：外阴上皮内非瘤样变。用法：水煎，每日 1 剂，分早晚2次服用，先用300 mL水浸泡上药半小时，煮沸，20 min后，取汁200 mL，再加水200 mL，煎煮20 min，取汁150 mL，2煎混匀，2次分服。加减：阴虚症状较明显，可去淫羊藿、鹿角霜等温燥之品，大便干加枳实、厚朴，改麸炒白术为生白术，炙黄芪为生黄芪。

（八）自拟方

地锦草10 g，蛇床子、地肤子、苦参、黄柏、补骨脂、何首乌、马鞭草、白鲜皮各15 g。功效：调补肝肾，解毒利湿杀虫。主治：外阴上皮内非瘤样变。用法：煎取1000～2000 mL，外洗，15～30 min/次，每日1～2次。

（九）愈白汤

黄芪60 g，淫羊藿、白花蛇舌草、土茯苓各30 g，丹参、野百合、苍术、生地黄、赤芍、白术、黄柏、地肤子各20 g，山慈菇10 g。功效：补气活血，健脾燥湿，清热生津。主治：外阴上皮内非瘤样变。用法：以上药物布包水煎，熏洗坐浴，每日2～3次，每次30 min。

（十）消白益阴汤

补骨脂、淫羊藿、当归、女贞子、墨旱莲、白芍、鸡血藤、山茱萸、牡丹皮、菟丝子、桑寄生。功效：补益肝肾、养血活血、祛白止痒。主治：外阴上皮内非瘤样变。用法：水煎，每日1剂，分早晚2次服用。加减：失眠多梦者，加酸枣仁养心安神；情绪难以控制，失眠多梦严重者，加煅龙骨、牡蛎重镇安神。

第十九节　不孕症

不孕症是指女性无避孕性生活至少12个月而未孕，不孕症分为原发性不孕症和继发性不孕症两大类，既往从未有过妊娠史，无避孕而从未妊娠者为原发性不孕症；既往有过妊娠史，而后无避孕连续12个月未孕者，称为继发性不孕症。不孕症发病率因国家、民族和地区不同存在区别，我国不孕症发病率为7%～10%。

一、诊断标准

（一）子宫内膜异位症相关不孕症的诊断

在不孕症患者中，腹腔镜检查为诊断内异症的金标准。腹腔镜检查适用于已诊断为不孕症且伴随内异症相关症状或体征者（症状包括：慢性盆腔痛、影响日常活动和生活的痛经、深部性交痛、月经相关或周期性消化道症状特别是肠蠕动时的疼痛、月经相关或周期性泌尿系症状特别是周期性血尿或排尿痛、月经相关或周期性肩痛。体征包括：触诊发现附件区包块、压痛性结节、盆腔器官活动性差、阴道后穹隆发现触痛结节或肉眼可见内异症病灶）。当腹腔镜检查发现肉眼可见病灶时即可诊断内异症。若腹腔镜检查未发现肉眼可见病灶时，则可排除内异症的诊断。由于腹腔镜检查发现微小病变的概率很低，且对微小病变进行处理后并不能明显地改善妊娠率，因此目前专家不推荐对无症状的不孕症患者进行常规腹腔镜检查。通过症状、体征和超声检查的初步判断，怀疑不孕症合并深部浸润内异症时，推荐使用MRI评估病灶对肠管、膀胱、输尿管等组织的侵犯情况。

（二）输卵管性不孕的诊断

1. 子宫输卵管造影（HSG）是诊断输卵管通畅性的首选（1A）。

2. 超声子宫输卵管造影（HyCoSy）评估输卵管通畅性有一定价值（2B），该技术的推广尚待进一步验证。

3. 宫腔镜下插管通液可作为排除假性近端梗阻的一种检查方式（GPP）。

4. 腹腔镜下亚甲蓝通液是目前评估输卵管通畅性最准确的方法，但因操作复杂、价格昂贵等原因不作为首选（2B）。

5. 输卵管镜可作为评估输卵管功能的补充手段，但作为常规诊断手段证据不足（2D）。

二、西医治疗

（一）对于内异症相关不孕的患者

首先应按照不孕症的诊疗路径进行全面的不孕症检查。对于卵巢储备功能低下者，应首选 IVF/ICSI 治疗；对于丈夫精液差、复发型内异症、深部浸润型内异症（疼痛不明显）者，其自然妊娠概率很低，应选择 3～6 个月 GnRH-a 治疗后行 IVF-ET 助孕；对于 ASRM 分期为Ⅰ期及Ⅱ期的轻度患者，首选手术治疗，术后试孕半年，试孕过程中，可以辅助 3～4 个治疗周期的诱发排卵治疗加人工授精技术助孕，若未妊娠或发现内异症复发，则应积极给予 IVF-ET 助孕。

（二）输卵管性不孕治疗

1. 双侧输卵管梗阻的治疗方案选择：①选择体外受精（IVF）或手术治疗前需要对患者夫妇的生育能力进行充分评估，尤其是卵巢储备功能及男方精子质量（GPP）；②高龄或卵巢储备功能低下或合并其他不孕因素患者推荐 IVF（1B）；③双侧输卵管近端梗阻推荐直接 IVF（1B）；④双侧输卵管远端梗阻可选择 IVF 或手术治疗（GPP）；⑤采取治疗前需患者夫妇充分知情同意，医生的技术特长和患者的意愿都应纳入考虑（GPP）。

2. 有输卵管手术史和输卵管妊娠史的输卵管梗阻患者的治疗方案：复发性输卵管梗阻推荐直接 IVF（1B）。有输卵管妊娠病史的输卵管梗阻推荐直接 IVF（2C）。

3. 单侧输卵管梗阻的治疗选择：卵巢储备功能正常、不合并其他不孕因素的单侧输卵管近端梗阻患者可考虑先促排卵人工授精（2C），综合患者个体情况，1～3 个周期未妊娠者可推荐行 IVF（2C）；卵巢储备功能正常、不合并其他不孕因素的单侧输卵管远端梗阻患者建议手术治疗，否则可选择 IVF 治疗（GPP）。

4. 输卵管绝育术后患者治疗方案的选择及预后：①绝育术后患者可选择输卵管吻合术或 IVF（2B）；②高龄、合并其他不孕因素者推荐直接 IVF（2B）；③输卵管吻合术可在腹腔镜下实施（2B）。

5. 输卵管远端梗阻的手术治疗：①对输卵管远端梗阻推荐使用腹腔镜手术而非开腹手术（1B）；②术中减少能量器械使用以预防术后粘连形成（2C）；③尚无证据证明术中使用防粘连材料可以提高妊娠率（2B）。

（三）不明原因不孕治疗

推荐不明原因不孕患者接受 6 个周期以上宫腔内人工受精（IUI）治疗，能增加妊娠率，且输卵管内精液灌注（4 mL）较标准方法妊娠率更高。

（四）不孕症的心理治疗

推荐有生育力问题的患者应该接受心理咨询，以缓解不孕症相关的检查和治疗所造成的心理压力。此外，独立于治疗单元以外并接受过专门培训的心理专家提供咨询服务会提高治疗效果，提高患者满意度。

（五）PCOS 相关性不孕

1. 关于生活方式的调整：认为限食和增加锻炼等是对于肥胖的一线治疗方法。

2. 关于促排卵方法：推荐克罗米芬（CC）为 PCOS 患者促排卵的一线治疗。CC 促排妊娠失败的患者推荐外源性促性腺素或腹腔镜卵巢手术（LOS）作为二线治疗。三线治疗为体外受精（IvF）。

3. 关于二甲双胍的使用：认为二甲双胍的使用只限于 PCOS 伴糖耐量降低的患者，而 CC 治疗失败或 BMI>25 应该使用二甲双胍联合 CC，能提高排卵率和妊娠率。

三、中医临床思维

（一）中医病名及病因病机特征

根据不孕症的临床表现不同，不孕症的病机总体以肾虚、肝郁、痰湿和血瘀为主，其主要机理与肾气亏虚、冲任气血生理功能紊乱有关。主要病位在肾、肝、脾，兼有心、肺。病理因素主要有气滞、痰浊、血瘀、湿热等。

（二）辨病辨证及治疗特征

朱南孙治疗不孕症以“审因辨证，治病求本”为总原则，将不孕症大致分为4种证型：脾肾阳虚型；邪伤冲任、湿热内蕴型；肝肾阴虚型；冲任阻滞、胞脉闭塞型。邪气留滞冲任者，治疗贵在通；冲任二脉皆虚损者，治疗贵在通盛，方能孕妊。

不孕症的治疗主要是以肾气、天癸、冲任、胞宫之间相互平衡，运行正常为基础，其中肾的生理功能正常与否起着关键性的作用。李丽芸临床诊疗不孕症，辨治以肾为本，结合辨证类型及月经周期不同阶段，分别于月经期补肾活血，经后期（卵泡期）、经前期（黄体期）温肾壮阳，经间期（排卵期）通络补肾。周玉玫结合现代医学周期性卵巢变化，把月经周期分为4个阶段，即卵泡期、月经期、黄体期、排卵期。①月经期：月经周期的前4日左右，也就是经血来潮到经期结束。这个时期胞宫泻而不藏，气血下注，经血被排出，表现出“重阳转阴”的特征。若气滞兼血瘀者，用血府逐瘀汤可以活血，并且可通经。若气滞寒凝者，用少腹逐瘀汤加减。②卵泡期用药：月经周期的2～12 d，基础体温低，为“阴长阳消期”，周玉玫临床喜用五子衍宗汤为基础方加减。③排卵期：月经周期13～16 d，为“重阴转阳期”，基础体温继续下降。周玉玫认为，此期应以补肾阳为主，活血为辅兼化瘀。④黄体期：月经周期17～30 d，为阴已转阳，基础体温上升呈高温相。血海开始慢慢满盈，胞宫经血开始下泄，用药应顺应自然生理规律，而黄体功能不全者，基础体温会偏低，故用药以温肾兼散寒为主。

（三）药物选择

数据挖掘表明，对于输卵管性不孕症，使用多为活血化瘀药，主要归肝经，10种核心药物为当归、赤芍、穿山甲、丹参、川芎、路路通、桃仁、三棱、莪术、香附。血瘀较轻者可选用当归、赤芍、丹参、川芎，血瘀严重甚至有梗阻、粘连者可加用穿山甲、桃仁、三棱、莪术等破血消癥之品，因炎症为输卵管性不孕症的重要原因，选用赤芍、丹参等凉血活血药物，具有抑制炎症的作用。对排卵障碍型不孕症，方剂中药物使用：如月经后的卵泡期，故多以填精补血为主，常用当归、熟地黄、白芍、山药、枸杞子、山茱萸、紫河车、淫羊藿等中药；排卵时的氤氲期，以补肾为主，佐以活血，以达到促进卵泡排出的作用，常用当归、熟地黄、白芍、山药、枸杞子、女贞子、巴戟天、淫羊藿、丹参、红花等中药；月经前期宜因势利导，促进月经来潮，故多数名老中医以补肾阴为主，佐以补肾阳药，加大活血化瘀药用量，常用当归、熟地黄、白芍、山药、枸杞子、山茱萸、杜仲、赤芍、川芎、益母草等中药。

四、名医经验

（一）夏桂成经验

夏桂成运用月经周期节律调节法治疗排卵障碍性不孕症。①行经期主张活血调经，祛瘀生新，重在祛瘀，方取五味调经汤，药用：丹参、赤白芍、茯苓、续断、川牛膝、艾叶各10 g，五灵脂、泽兰叶各12 g，益母草15 g；②经后初期，是阴长开始阶段，此期治宜滋阴养血，方取归芍地黄汤，药用：炒当归、赤白芍、山药、山茱萸、熟地黄、牡丹皮、茯苓、怀牛膝、桑寄生各10 g，如患者雌激素水平较低、阴虚症状较重，可加重滋阴养血药的使用，以二甲地黄汤治之，即上方加炙鳖甲、炙龟甲等血肉有情之品补养肝肾、助益阴血；③经后中期，阴长达中等水平，此期治宜滋阴养血，佐以助阳，方用归芍地黄汤，再加入肉苁蓉、菟丝子等助阳药；④经后末期，是排卵的前期，阴长水平已接近重阳，此期治宜滋阴助阳，阴阳并调，方取补天五子种玉汤，药用：丹参、熟地黄、山药、牡丹皮、茯苓、山茱萸、怀牛膝、枸杞子、女贞子、菟丝子、覆盆子、续断各10 g，五味子、紫河车各5 g；⑤经间排卵期：重阴必阳，此期治以补肾活血，调复阴阳，以助卵子的顺利排出，方取补肾促排卵汤，药用：炒当归、赤白芍、怀山药、熟地黄、牡丹皮、茯苓、山茱萸、菟丝子、续断、鹿角片、五灵脂各10 g，红花5 g；⑥经前期重在补肾助阳，维持阳长，方取毓麟珠，药用：丹参、赤白芍、山药、牡丹皮、茯苓、太子参、炒白术、杜仲、菟丝子、紫石英各10 g；⑦经前后半期治以助阳维持重阳的延续，且因阳气偏盛，心肝气火亦较旺，加之行经将至，治疗上应兼顾疏肝理气之法，方取毓麟珠合越鞠丸，上方加苍术、制香附、山楂、五灵脂各 10 g，绿萼梅 5 g，同时提出治疗本病尚需重视心肾的共同调节。

（二）尤昭玲经验

尤昭玲认为子宫腺肌病属中医“血瘕”的范畴，离经之血在宫内瘀积日久而成为血瘕。病机为瘀血滞于胞宫及其脉络。治疗上要重视通过行气解邪，提气缓堕而达到止痛、止堕的目的。尤昭玲擅用嗜血通络之品，如土鳖虫、九香虫、虻虫、水蛭、地龙等虫类药物化瘀活血通经。根据多年临床经验，将本病根据临床表现分为气虚血瘀、气滞血瘀、寒凝血瘀 3 种证型。堕痛难忍、胀痛难忍、冷痛难忍是临床之型辨证的主要标志。3 型治疗基本方依次为四君子汤各合少腹逐瘀汤、血府逐瘀汤、少腹逐瘀汤治疗。尤昭玲提出了中医综合治疗试孕方案治疗。①经期治疗：内外合治应针对主症对症治疗，用药宜专一，用量宜增大，宜选用嗜血之品，以“治”为主；可选加水蛭、土鳖虫、九香虫、地龙等嗜血通络之品。血瘕之血亦为血，得温则行，得热则溢。“胞脉系于肾”，肾通血而具有“寒则涩而不流，温则消而去之”之机制，故方中加入雪莲花、吴茱萸、姜黄等温肾通达，温热通络，且能助诸味药力流通之品，有利于内异结节的吸收。同时注重联合中医外治法以提高疗效，临证中常用自制妇科外敷包。外敷下腹部以活血化瘀、消癥软坚散结，直达病所，促进局部血液循环，改善血运，缩小病灶。耳穴主穴选心、肝、脾、肾，配穴盆腔、内生殖器、神门。施治时间为月经的第 1～12 d。②经后期以暖宫促泡治疗，定位肾、脾、肝、心，以自拟护卵汤为主方加减。组成药物：山药、百合、莲子“三白”，桑椹、黑枸杞、黑豆“三黑”，黄精、菟丝子、石斛、白术、黄芪、党参、覆盆子、月季花、橘叶、甘草等加减治疗。促卵泡生长切勿用苦寒、酸涩之药，以防影响卵泡长养；排卵前后勿使用传统通经、活血、化瘀之品，以防伤泡或碍泡。予以暖巢煲或养泡煲治疗，予耳穴治疗以配合治疗。在试孕的过程予以辅助检测基础体温（BBT），月经的第 11 d 予经阴道 B 超监测排卵，指导同房，排卵后第 6 d 予以着床煲促进着床治疗。确定妊娠后，排卵指导同房后不管有无怀孕，均健脾助膜，固肾安胎。尤昭玲临床诊治时予以自拟养胎方为主加减保胎治疗，同时配合安胎煲共奏健脾助膜，固肾安胎之功。同时也提出了西医降调及中医综合治疗试孕方案及体外受精-胚胎移植中药调治方案。

（三）何成瑶经验

何成瑶认为排卵功能障碍与肾虚、肝郁、冲任气血瘀滞密切相关，故补肾、疏肝、活血是治疗本病的三大法，补肾为本，疏肝理气为标。何成瑶认为肾气不足、冲任亏损、气血瘀滞是不孕症中排卵功能障碍的主要病机。所致的病因主要是先天肾气不足、房劳多产（堕胎、小产、人工流产和药物流产过多过频）。只有肾气旺盛，任脉通，冲脉充盈，月事才得如期来潮，从而具备孕育的能力。采取月经周期的分阶段调治方案，是根据月经周期气血阴阳变化的一般规律，按照月经周期的 4 分期模式随时调整治疗方案，围绕经间期促排卵而展开治疗的。即经后期以滋肾益阴养血为主；经间期以补肾活血为主促进排卵；经前期治以补肾助阳，温肾暖宫；行经期治以因势利导，行气活血。自拟妇科调经 1、2 号方加减调经助孕、固肾安胎。妇科调经 1 号方，方药主要有鹿角霜、巴戟天、枸杞子、杜仲、菟丝子、阿胶、熟地黄、当归、覆盆子、党参、白术、黄芩、紫苏梗、砂仁、大枣、麦冬、白芍、五味子、甘草，此方用于排卵障碍性不孕症等的治疗。方中鹿角霜、巴戟天、枸杞子、杜仲、菟丝子、覆盆子滋肾补肾，阿胶、熟地黄、白芍、当归、党参、白术、黄芩、紫苏梗、砂仁、大枣、麦冬、五味子补气健脾调和气血，全方共奏补肾健脾养血固冲任之功，这个创新方的关键在于采用了黄芪、黄芩、麦冬等药富含的黄酮和异黄酮等植物雌激素，调整了方剂的化学成分。临床应用于多囊卵巢综合征和高泌乳素血症所致的月经失调，以及体外受精胚胎移植失败，B 超多次提示“子宫内膜发育不良”和“卵泡发育不良”不孕不育患者。妇科调经 2 号方由覆盆子、车前子、枸杞子、五味子、菟丝子、当归、川芎、牡丹皮、赤白芍、茯苓、法半夏、牛膝、桃仁、山药、山茱萸、生熟地黄、香附、炙甘草等药组成，用于补肾益精，活血调经促排卵。临证时可加鸡血藤、泽兰、丹参、益母草、蛇床子等药增强活血调经之力，蛇床子等药具有雌激素作用，可增强疗效。临床用药可结合月经周期四分期的病机特点加减运用。

何成瑶认为慢性输卵管炎及阻塞性不孕具有病程长、治疗难度大、疗效不满意等特点。中医认为瘀积是导致本病的主要原因，其病理特点是“瘀、滞、湿、热、虚”。因此，内服中药以活血祛瘀，通络散结治疗输卵管阻塞，能改善输卵管和盆腔组织的血液循环，促进输卵管的炎性病灶吸收，分解粘连，修复增生的结缔组织，疏通管腔，提高输卵管运送精子和受精卵的功能，并能改善输卵管内的受精环境。应用内服中药和外用灌肠局部理疗的方法，使局部与整体治疗相结合，药力直达病所，使气血流通，输卵管通畅而达到受孕的目的。在以上两法相结合的基础上，还通过经净后行子宫输卵管通液术，其药物直接作用于输卵管局部能达到机械性扩张作用，可减轻局部充血、水肿，抑制纤维组织形成及发展，达到溶解或软化粘连的目的。加之应用药物加压注入输卵管，与中药保留灌肠协同作用，可促进盆腔血液循环，使局部粘连的结缔组织软化，消除局部水肿。可共同发挥活血通络、祛痰化湿、温通散寒、疏肝理气、活血化瘀的作用，不仅改善输卵管和盆腔局部的血液循环，调节合成代谢，吸收输卵管炎性病灶，促进输卵管运送卵子和受精卵的功能，还能改善输卵管的受精环境。应用内服中药全身和局部外用灌肠理疗相结合的方法，即一是何成瑶自拟妇科消炎 1、2 号方加减内服。妇科消炎 1 号方为主方，金银花、连翘、大血藤、败酱草、牡丹皮、栀子、当归、赤白芍、川芎、茯苓、泽泻、三棱、莪术、延胡索、川楝子、黄芪、党参、白术、桂枝、炙甘草加巴戟天、桂枝等药，以温经补肾健脾，扶助正气，以治疗慢性盆腔炎。妇科消炎 2 号方是对消炎 1 号方的补充调整。二是中药灌肠，方则由蛇床子、苦参、紫花地丁、蒲公英、三棱、莪术等药组成，具有清热解毒、活血化瘀、温经通络之功。三是中药封包溻渍热敷小腹，结合超短波治疗。四是采用子宫输卵管内注药法，以当归、红花注射液等药注入。此法内外并举，治疗子宫内膜异位症引起的不孕症亦有较好效果。

（四）吴熙经验

吴熙在长期临床实践中观察发现造成女性不孕的原因很多，如盆腔炎、带下病、子宫肌瘤等。首先提出了治疗不孕症首以祛邪为先，使邪去正自安，其后调经，经前以疏肝理气为主，经期以活血祛瘀为主，经后以补肾养血为主，且在排卵期善于采用益肾填精、调补肝肾，少佐活血之品之法，认为其有助排卵。不孕妇女孕前或有诸症，或有不足，孕后的保胎工作就显得尤为重要。由此创造性地提出治疗女性不孕症的四步法：“祛邪、调经、助孕、保胎。”①重视气血、扶正助孕：认为“气虚”是不孕症发病的一个重要病机，常以八珍汤加减活血化瘀药，如泽兰、三棱、莪术、丹参、延胡索、蒲黄、益母草、苏木、茜草、地龙、土鳖虫、牛膝、五灵脂、乳香、没药等，在补益气血的同时达到祛瘀的目的；②求子之道、莫如调经：不孕症患者伴有月经不调的症状应以调经为第一要务，经必调冲任，治疗月经先期、后期、先后无定期等选滋肾健脾胃调肝之法取效显著，方选傅氏定经汤；兼有热象者选滋水清肝饮；兼有寒象者用定经汤加淫羊藿、肉苁蓉、肉桂、小茴香等。对于闭经虚证、月经稀发者选用通补奇经、健脾益气生血等法，方选八珍汤加减稍佐三棱、莪术等祛瘀之品；③化瘀通脉、不忘止带：认为部分炎症性不孕如：盆腔炎性不孕症、输卵管炎症、宫颈炎症等患者可有带下量多、色黄、稠厚之兼症，此类疾病属“瘀”的范畴。分泌物过多阻塞于宫颈管，影响精子穿透，或者炎症细胞对精子造成损害而不能孕育。对此，常用活血化瘀、清热解毒配以利湿止带的方法蠲痹通络，从而使精卵结合，受精卵着床。常用加味三妙丸（苍术、黄柏、薏苡仁、土茯苓、败酱草、忍冬藤、椿根皮等）止带，加土鳖虫、穿山甲、皂角刺等化瘀通络，自拟吴氏通管汤（莪术、丹参、细辛、大黄、炮山甲、水蛭、当归、桃仁、三棱、红花、甘草等）治疗输卵管阻塞性不孕症，达到活血祛瘀、抗炎通络的目的；④宫寒痰湿、温补命门之火：西医诊断为多囊卵巢综合征、子宫发育不良者，中医证属脾虚痰湿不孕、宫寒不孕患者，治疗时在祛痰之余还善用温补命门之火之法温煦脾阳，温化痰湿。在临床治疗时常用右归饮加减，寒甚者用张锡纯的温中汤，若畏寒、脉沉细、舌红、苔薄黄者选用五子衍宗丸加减，且紫石英必为重要之品；⑤行气解郁、调畅情志助孕：部分不孕症患者在婚前，既有素性抑郁、经前乳胀，甚则乳房结块等肝气郁结症表现，若婚后久不受孕，盼子心切，则更加情绪低沉、烦躁易怒，吴熙常选开郁种玉汤加减，在药物治疗的同时总是耐心地做好思想开导工作，并介绍相关的科普知识，指导科学合理性生活常识、教会患者测量基础体温，于排卵期同房，增加受孕概率；⑥孕后保胎：年久不孕患者，经治疗一旦怀孕，应特别重视早期的保胎工作。吴熙创造性地提出了安胎八法：①滋阴清热法：主要针对素体阴虚之人，症见口干，便燥，舌红，苔黄等，常用药物有黄芪安胎饮加减，渴甚者加竹茹，热甚者可以酌加知母，阴虚者重用生地黄，下血者加苎麻根、墨旱莲。②补肾固本法：主要针对习惯性流产者，常用药物有熟地黄、枸杞子、续断、菟丝子、桑寄生、杜仲、砂仁等。③健脾滋源法：针对素来脾虚食少或久病后受孕者，常用药物有四君子汤加减山药、紫苏梗等。④育阴和肝法：针对素来性情急躁易怒者，自制和肝安胎方：白芍 15 g、当归身 10 g、石斛 10 g、桑寄生 10 g、枸杞子 10 g、麦冬 10 g、女贞子 10 g，随证加减。⑤和血疗损法：针对孕前有跌扑闪挫，劳倦过度者，常用药物有胶艾汤，加味佛手散（当归 10 g、川芎 6 g、黄芪 15 g、续断 10 g、杜仲 10 g）。⑥益气温中法：针对素体阳虚患者，常用药物有：炒艾叶 10 g、党参 10 g、黄芪 15 g、炒白芍 10 g、炙甘草 5 g、巴戟天 10 g、生姜 5 g。⑦祛湿除痰法：针对素体湿甚，孕后嗜食肥甘厚味者，常用六君子汤加减治疗。⑧扶正解毒法：针对孕妇接触某些有害物质，或者误服某些可致堕胎的药物、食物，自拟扶正解毒方（大黑豆 30 g、绿豆 30 g、金银花 10 g、甘草 6 g）。

（五）金季玲经验

金季玲认为对子宫内膜异位症不孕，根据其主要临床表现，中医妇科学对内异症较为系统的研究认为“瘀血阻滞胞宫、冲任”是其基本病机，而瘀之形成，又与脏腑功能失调、血气失调及感受外邪的因素有关。金季玲认为瘀血是子宫内膜异位症的病理实质，具有活性的子宫内膜组织出现在子宫内膜以外部位，并在性激素周期性作用下发生充血、渗血、出血及剥脱等变化，属中医的“离经之血”即瘀血。瘀血内阻，损伤冲任、胞络，导致胞宫、冲任气血不畅而不能成孕，故治以活血化瘀为主要治法，瘀阻日久，“久病及肾”，而发肾虚。肾虚与血瘀相互作用，因而基本病机不离肾虚、冲任瘀阻。金季玲临床以活血化瘀，消癥散结为基本大法。随月经周期不同阶段补肾调周加减用药。非经期方：三棱、莪术、川楝子、赤芍、桂枝、茯苓、桃仁、牡丹皮各 10 g，延胡索、丹参、皂角刺各 12 g，夏枯草 15 g。经后期及经间期（排卵期）：加当归、白芍、制何首乌、地黄、枸杞子等滋肾养血药。经前期（黄体期）：加淫羊藿、续断、菟丝子、紫石英、鹿角片等温肾助阳药。经期方：五灵脂、蒲黄、川楝子、白芷、没药、香附、茜草各 10 g，延胡索 12 g，细辛、木香各 6 g，三七粉 3 g。

（六）夏桂成经验

夏桂成诊治卵巢储备功能下降性不孕症，辨证以肾阴偏虚，癸水不足为主，病及心、肝、脾，治疗以补肾调周为法，兼以宁心、清肝、健脾，以阴阳消长转化规律作为指导思想，强调阴长、阳长两个重要时期，从根本上补肾调节周期节律，遵循月经周期：①行经期调经为主，除旧务净：常用加减五味调经汤，药用当归、赤芍、香附、延胡索、乌药、艾叶、莪术各 10 g，石打穿、益母草、大血藤各 15 g，五灵脂、川牛膝各 10 g，吴茱萸 3 g，甘草 5 g；②经后期滋阴为主，奠定基础：经后期可分为初、中、末 3 期。经后期主要治则为滋阴养血。经后期常用滋阴奠基汤，药用炙鳖甲、炙龟甲、山药、山茱萸、熟地黄、茯苓、续断、丹参、赤芍、白芍、炒白术、五灵脂各 10 g。临床根据经后期 3 期特点加减运用：对于脾胃虚弱者，滋阴同时须顾护脾胃，常用加减健脾滋阴汤，炙黄芪 15 g，砂仁 3 g，白芍、药用党参、炒白术、炒扁豆、茯苓、山药、山茱萸、续断各 10 g；③经间期补肾活血，重在转化：经间排卵期阴阳转化，治疗以补肾调理阴阳为重，首先在于促进气血活动及排卵，夏桂成验方补肾促排卵汤，药用丹参、赤芍、白芍、山药、山茱萸、熟地黄、茯苓、续断、菟丝子、五灵脂、制香附、紫石英各 10 g。肾阴虚者用加减柏子仁丸，滋阴养血，交通心肾，佐以行气活血，药用柏子仁、丹参、赤芍、白芍、熟地黄、当归、鳖甲、续断、怀牛膝、泽兰、川芎、香附、卷柏、红花各 10 g。脾肾不足者用健脾补肾促排卵法，健脾补肾，活血通络，以促排卵；④经前期补肾助阳，兼调肝脾：经前期阳长在于温暖子宫，疏利子宫内膜，为受孕或行经做准备，经前期最为主要的治法便是补肾助阳，同时兼顾心肝脾。经前后半期为阳长维持期，阴虚不能制阳，易出现气火偏盛的情况，前人提出治以理气为先。常用毓麟珠加减，药用当归、炙黄芪、白芍、山药、山茱萸、丹参、枸杞子、续断、杜仲、菟丝子、鹿角霜各 10 g，玫瑰花 6 g。

（七）许润三经验

许润三治疗不孕症：①对于不排卵者，认为补肾应是治疗关键。温补肾阳、滋补肾阴，是促进排卵的重要措施。常用药物如鹿角霜、紫河车、山茱萸、淫羊藿等；其中鹿角霜 1 味，既能补肾阳，又能益精血，并更有温通之功，故尤属必用之佳品。②对于输卵管不通者，治以四逆散解郁疏滞、调畅气血为主，加用丹参、三七粉、路路通、王不留行、水蛭、蜈蚣等，以活血化瘀、通行经络。又常加生黄芪一味，扶正益气，既可防破血伤正之弊，又能助活血通经之效。

（八）刘润侠经验

刘润侠治疗多囊卵巢综合征不孕：认为多囊卵巢综合征病因与先天禀赋和后天因素有关。先天禀赋不足是发病的基础，饮食不节、情志不遂是发病的重要因素。肾肝脾功能紊乱是其主要的病机，气滞、痰湿、瘀血导致天癸失调是其主要病理，肝、脾、肾病理相互影响，气、痰、瘀相互转化，导致病机交错复杂，但以肝郁气滞为病机的枢纽。病性为本虚标实，以肝郁、脾虚、肾虚为本气滞、血瘀、痰湿为标。证候虚实夹杂，临床表现多态性，且缠绵难愈。在临证思维方面倡导未病先防，强调防重于治；以健康教育、改变患者生活方式、调理体质及重视青春期月经不调的诊治为预防措施。认为痰湿体质和气郁体质是患者最显著的两大体质类型，通过对青春期发病高危人群进行中医调体施治，可以有效控制疾病的发生和发展，预防多囊卵巢综合征导致不孕。主张辨病、辨体与辨证相结合，对本病病因病机的理解，确立了标本兼治，攻补兼施的治疗原则，主张肝脾肾同治，重视补益肾精，调理肝气；气痰瘀兼消，行气以化痰祛瘀。形成了补肾益精，调肝健脾，活血化瘀的治疗大法，创立了治疗基本方剂——调经助孕方，以紫河车、鹿角胶、淫羊藿、菟丝子、女贞子、墨旱莲、半夏、（胆）南星、熟地黄、当归、白芍、桃仁、红花、香附等组成。应用调经助孕方时，顺应月经节律，运用周期疗法，并依据辨证分型加减治疗。①肥胖型，多属脾肾阳虚，痰湿阻滞，治法：温肾健脾、化痰利湿、理气活血，方药：调经助孕方为基础，减去滋腻的女贞子、墨旱莲、熟地黄，可加入温补肾阳之补骨脂、杜仲、山茱萸、淫羊藿、仙茅等药物；及燥湿化痰，健脾利湿的药物，如苍术、半夏、胆南星、薏苡仁；②非肥胖（身瘦）型，多属肝肾阴虚，气滞血瘀，治法：滋肾养肝、养血清心、理气活血，方药：调经助孕方为基础，减去淫羊藿、半夏、（胆）南星，加黄精、何首乌、石斛、沙参、麦冬养阴清热；若气滞血瘀明显，则多加些疏肝理气、活血祛瘀的药物，如川芎、柴胡、益母草、丹参、桃仁、红花等。同时临证经验认为多囊卵巢综合征不孕应分调经、助孕、安胎 3 阶段治疗，“种子必先调经”，调节月经周期是刘润侠治疗不孕的重点，而调理天癸，是调经的基本方法。把促使卵泡发育成熟并排出作为治疗不孕之关键。促排卵时填精养血益气，助卵泡发育；理气化痰活血，促卵泡排出。如果患者受孕，补肾固冲，养血安胎为促进胎儿生长、发育的有效方法。

（九）罗元恺经验

罗元恺推崇肾主生殖的理论，率先提出“肾-天癸-冲任-子宫轴”的学术观点，并以此指导不孕不育的研究，取得成果。在论治不孕不育症方面，提出不孕不育必须夫妇双方诊治，强调医无定方、结合辨病辨证、种子首重调经、安胎尤重肾脾、指导心理调摄、注意生活因素等学术观点。罗元恺临证中把不孕症分为肾虚、肝郁、气滞血瘀、痰湿内阻和气血虚弱 5 个主要证型，①肾虚型不孕：治宜调补肾阴肾阳，在经后期以养血益阴为主，可用佛手散（当归、川芎）合左归饮（熟地黄、山茱萸、枸杞子、山药、炙甘草、茯苓）加减。排卵期前，加党参、淫羊藿、菟丝子、巴戟天、附子等助阳之品，以促进排卵；若黄体不健者，可加入菟丝子、大枣、肉苁蓉之类。肾阳虚以右归丸加淫羊藿、艾叶，肾阴虚以左归饮加女贞子、金樱子、桑寄生、地骨皮之类；肾阴阳两虚，宜阴阳双补。对于无排卵者，用罗元恺自拟促排卵汤；②肝郁型不孕：治宜舒肝解郁、行气养血，可用开郁种玉汤去天花粉，加郁金、合欢花、白芍、女贞子等。罗元恺对舒肝而调经的诸逍遥散（逍遥散、丹栀逍遥散、黑逍遥散）、宣郁通经汤、定经汤进行比较，甚为推崇傅氏定经汤，并以定经汤为基础，结合自己的经验拟出加味定经汤丸，该方具有补肾、健脾、舒肝、调经种子之功，用治月经不调、先后无定期，或持续不净以至难于受孕者；③气滞血瘀型不孕：治疗原则总以活血化瘀或兼行气散结。寒凝致瘀者，须温经散寒以化瘀，可用少腹逐瘀汤为主；瘀热者宜清热以散瘀，可用丹栀逍遥散合金铃子散去白术加桃仁、丹参、青皮、郁金等。气滞血瘀证之输卵管阻塞，可于少腹逐瘀汤加皂角刺、穿山甲、青皮等，以逐瘀求嗣；④痰湿内阻型不孕：病机主要为脾肾气虚，内蕴痰湿，乃虚实夹杂之证，气虚则不能运化水湿，聚液成痰，痰湿内阻，又阻碍气机之运行，形成一种恶性循环，互为因果。可见于多囊卵巢、排卵不正常，甚或无排卵。治宜理气活血、化痰湿，可用苍附导痰丸合佛手散加黄芪、补骨脂、桃仁以攻补兼施，助其卵子顺利排出；⑤气血虚弱型不孕：治宜大补气血，佐以温肾。可用毓麟珠去花椒加淫羊藿、何首乌。

（十）李丽芸经验

李丽芸治疗不孕不育经验：种子必先调经、助孕必治带、怡情才易孕、配偶要精壮、氤氲时交合、要重视炼形、饮食需宜忌、育儿求端庄等。①调经种子之法，重在调理肾、肝、脾，以补肾气、益精血、养冲任、固督带、理气血、调月经为总法则。a. 调经重在补肾气、养肾精；b. 调经应养肝阴、疏肝气；c. 调经应健脾和胃；d. 调经应调理冲任督带；e. 调经当需理气血；f. 调经分清标、本；g. 调经需审虚实。②助孕必治带：根据岭南带下湿、浊、痰、瘀等的病理特点，提出了“化湿除浊、清热利湿、化湿解毒、化湿祛寒、温阳化湿、化湿豁痰、化湿逐瘀”治带七法，并以综合疗法治带助孕。除了口服中药外，还结合广东省中医院院内制剂四黄散（大黄、黄芩、黄连、黄柏 4 药各等份，适量水和蜂蜜调制）外敷下腹部、复方毛冬青液保留灌肠等，共奏利湿、降浊、化痰、祛瘀之功。③怡情才易孕：女子七情致病有“易郁性”，情志致病首先是扰乱气机，导致气机不畅，肝气郁结。若情志不畅，肝气郁结，疏泄失常，气血不和，可致不孕，应疏肝柔肝。

李丽芸对于免疫性不孕，提出祛瘀补肾为治疗总纲，再根据患者临床表现灵活辨证，可将该病分为 4 个证型：①肾阴不足型：治以滋阴补肾，清热泻火。方用抗免助孕汤。②肝肾不足型：治以滋养肝肾，调理冲任。方用调肝汤合归肾丸加减。③肾虚血瘀阻滞型：治以活血化瘀，理气清解。方用抗免汤。④湿热瘀结型：治以清热利湿化瘀，益肾助孕。方用自拟化湿消抗体汤。

五、名方推荐

（一）滋肾育胎丸

熟地黄、巴戟天、枸杞子、杜仲、菟丝子、覆盆子、鹿角霜、党参各 15 g，当归、白术、黄芩、紫苏梗、大枣、麦冬、白芍各 10 g，五味子、砂仁、阿胶、甘草各 5 g。功效：补肾健脾、益气培元、养血安胎。主治：排卵障碍性不孕症、肾虚不孕症。用法：每日 1 剂，水煎，分 2 次服。

（二）班秀文自拟温肾育卵汤

鹿角霜、菟丝子各 20 g，仙茅、当归身各 9 g，巴戟天、党参、熟地黄、白术各 15 g，紫石英 30 g，蛇床子 3 g，艾叶 5 g，小茴香、花椒各 2 g，炙甘草 10 g。功效：温肾助阳促排卵。主治：不孕症。用法：每日 1 剂，水煎，分 2 次服。

（三）妇科调经 1 号方

鹿角霜、菟丝子、熟地黄、巴戟天、枸杞子、覆盆子各 15 g，杜仲、当归、党参、白术、黄芩、紫苏梗、砂仁、大枣、麦冬、白芍各 10 g，阿胶、五味子、甘草各 5 g。主治：排卵障碍性不孕症。功效：补肾健脾，养血固冲。用法：每日 1 剂，水煎，分 2 次服。

（四）妇科消炎 1 号方

金银花、连翘、败酱草、白术、牡丹皮、栀子、当归、赤白芍、川芎、茯苓、泽泻、三棱、莪术、延胡索、川楝子、巴戟天、桂枝各 10 g，黄芪、党参、大血藤各 15 g，炙甘草 5 g。功效：温经补肾健脾，扶助正气。主治：慢性盆腔炎性不孕。用法：每日 1 剂，水煎，分 2 次服。

（五）罗氏促排卵方

菟丝子、党参、枸杞子各 20 g，淫羊藿、当归各 10 g，熟地黄、巴戟天各 15 g，熟附子、炙甘草各 6 g。功效：温补肾阳，养血固冲。主治：排卵障碍性不孕症。用法：月经来潮第 5 日始连续服 14 剂左右，每日 1 剂，每日服用 2 次，1 个月经周期为 1 个疗程，共服用 3 个疗程。闭经者先用本方连续服用 3 周，如第 4 周月经仍未来潮，可酌用活血通经药物，用药后月经仍未来潮，下个月经周期继续用罗氏促排卵方治疗，采用三补一攻方法，以 1 个月为 1 个周期。

（六）调经助孕方

熟地黄、淫羊藿、菟丝子、女贞子、墨旱莲各15 g，（胆）南星5 g，紫河车、鹿角胶各6 g，半夏、当归、白芍、桃仁、红花、香附各10 g。功效：补肾益精，调肝健脾，活血化瘀。主治：多囊卵巢综合征不孕。用法：每日1剂，水煎，分2次服。加减：顺应月经节律，运用周期疗法，并依据辨证分型加减治疗，肥胖型（多属脾肾阳虚，痰湿阻滞）以调经助孕方为基础，减去滋腻的女贞子、墨旱莲、熟地黄，可加入温补肾阳之补骨脂、杜仲、山茱萸、淫羊藿、仙茅等药物及燥湿化痰，健脾利湿的药物，如苍术、半夏、胆南星、薏苡仁；非肥胖（身瘦）型（多属肝肾阴虚，气滞血瘀）以调经助孕方为基础，减去淫羊藿、半夏、（胆）南星，加黄精、何首乌、石斛、沙参、麦冬养阴清热；若气滞血瘀明显，则多加些疏肝理气、活血祛瘀的药物，如川芎、柴胡、益母草、丹参、桃仁、红花等。

（七）自拟吴氏通管汤

莪术、丹参、大黄、当归、桃仁、三棱、红花各10 g，炮山甲、细辛各3 g，水蛭5 g，甘草6 g。功效：活血祛瘀、抗炎通络。主治：输卵管阻塞性不孕。用法：每日1剂，水煎，分2次服。

（八）毓麟珠加减

当归、白芍、山药、山茱萸、丹参、枸杞子、续断、杜仲、菟丝子、鹿角霜、炙黄芪各10 g，玫瑰花6 g。功效：补肾助阳，兼调肝脾。主治：卵巢储备功能下降性不孕症。用法：每日1剂，水煎，分2次服。

（九）金季玲经验方（非经期方）

三棱、莪术、川楝子、赤芍、桂枝、茯苓、桃仁、牡丹皮各10 g，延胡索、丹参、皂角刺各12 g，夏枯草15 g。功效：活血化瘀，消癥散结。主治：子宫内膜异位症不孕。用法：每日1剂，水煎，分2次服。加减：经后期及经间期（排卵期），加当归、白芍、制何首乌、地黄、枸杞子等滋肾养血药。经前期（黄体期），加淫羊藿、续断、菟丝子、紫石英、鹿角片等温肾助阳药。经期方：五灵脂、蒲黄、川楝子、白芷、没药、香附、茜草各10 g，延胡索12 g，细辛、木香各6 g，三七粉3 g。

（十）四新毓麟汤

紫石英、党参、续断各15 g，淫羊藿9～15 g，黄芩、徐长卿、菟丝子、当归、白芍、白术、茯苓、甘草各9 g，熟地黄12 g，花椒1.5 g，鹿角片、川芎各6 g。功效：温肾助阳。主治：原因不明之不孕症。用法：每日1剂，水煎，分2次服。

第十四章　骨伤科疾病

第一节　骨　　折

骨折是指骨结构的连续性完全或部分断裂。多见于儿童及老年人，中青年人也时有发生。骨折是由创伤和骨骼疾病所致，后者如骨髓炎、骨肿瘤所致的骨质破坏，受轻微外力即发生的骨折，称为病理性骨折。临床上以创伤性骨折多见，多见于以下几种病因：①直接暴力：暴力直接作用于受伤部位造成骨折，常伴有不同程度的软组织损伤。②间接暴力：力量通过传导、杠杆、旋转和肌收缩使肢体远端因作用力和反作用力的关系发生骨折。③疲劳性骨折：长期、反复、轻微的直接或间接损伤可致肢体某一特定部位骨折。

一、诊断标准

大多数骨折一般只引起局部症状，严重骨折和多发性骨折可导致全身性反应。临床上确诊骨折主要通过询问受伤史、临床表现，详细进行体格检查，常规X线摄片检查，以及综合分析所得资料，即可得出正确诊断。

（一）受伤史

应了解暴力的大小、方向、性质和形式（高处跌下、车撞、打击等）及其作用的部位，打击物的性质、形状，受伤现场情况，受伤姿势状态等，充分估计病情。

（二）临床表现

分为全身表现和局部表现。全身表现：①休克：骨折所致的出血是主要原因，特别是骨盆骨折、股骨骨折和多发性骨折，其出血量大者可达2000 mL以上。严重的开放性骨折或并发重要内脏器官损伤时亦可导致休克甚至死亡。②发热：骨折后一般体温正常，出血量较大的骨折，如股骨骨折、骨盆骨折、血肿吸收时可出现低热，但一般不超过38 ℃。开放性骨折，出现高热时，应考虑感染的可能。局部表现：局部疼痛、肿胀和功能障碍。骨折时，骨髓、骨膜以及周围组织血管破裂出血，在骨折处形成血肿，以及软组织损伤所致水肿，致病肢严重肿胀，甚至出现张力性水疱和皮下瘀斑，由于血红蛋白的分解，可呈紫色、青色或黄色。骨折局部出现剧烈疼痛，特别是移动病肢时加剧，伴明显压痛。局部肿胀或疼痛使病肢活动受限，若为完全性骨折，可使受伤肢体活动功能完全丧失。

（三）骨折的特有体征

1. 畸形：骨折端移位可使病肢外形发生改变，主要表现为缩短、成角或旋转畸形。

2. 异常活动：正常情况下肢体不能活动的部位，骨折后出现异常活动。

3. 骨擦音或骨擦感：骨折后，两骨折端相互摩擦时，可产生骨擦音或骨擦感。具有以上3个骨折特有体征之一者，即可诊断为骨折。但有些骨折如裂缝骨折、嵌插骨折、脊柱骨折及骨盆骨折，没有上述3个典型的骨折特有体征，应常规进行X线平片检查，必要时行CT或MRI检查，以便确诊。

（四）辅助检查

1. X线检查：首选且常规进行X线检查。即使临床上已表现为明显骨折者，X线平片检查也很有必要，可以帮助了解骨折的类型和骨折端移位情况，对于骨折的治疗具有重要指导意义。

2. CT检查：对早期、不典型病例以及复杂的解剖部位，X线在确定病变部位和范围上受到限制。

CT 尤其是三维 CT 以其分辨率高、无重叠和图像后处理的优点，弥补了传统 X 线检查的不足。骨和关节解剖部位越复杂或常规 X 线越难以检查的部位，CT 越能提供更多的诊断信息，如骨盆、髋、骶骨、骶髂关节、胸骨、脊柱等部位的骨折。

3. MRI 检查：MRI 所获得的图像清晰，精细，分辨率高，对比度好，信息量大，特别对软组织层次的显示和观察椎体周围韧带、脊髓损伤情况和椎体挫伤较好。行横轴位、矢状位及冠状位或任意断层扫描，可以清晰显示椎体及脊髓损伤情况，并可观察椎管内是否有出血，还可以发现 X 线平片及 CT 未能发现的隐匿性骨折并确定骨挫伤的范围。

二、西医治疗

骨折的治疗有三大原则，即复位、固定和康复治疗。①复位：是将移位的骨折段恢复正常或近乎正常的解剖关系，重建骨的支架作用。②固定：即将骨折维持在复位后的位置，使其在良好对位情况下达到牢固愈合，是骨折愈合的关键。③功能锻炼及康复治疗：是在不影响固定的情况下，尽快地恢复病肢肌肉、肌腱、韧带、关节囊等软组织的舒缩活动。早期合理的功能锻炼和康复治疗，可促进病肢血液循环，消除肿胀；减少肌萎缩、保持肌肉力量；防止骨质疏松、关节僵硬和促进骨折愈合，是恢复病肢功能的重要保证。

（一）骨折的复位

1. 复位标准

（1）解剖复位：骨折端通过复位，恢复了正常的解剖关系，对位（两骨折端的接触面）和对线（两骨折端在纵轴上的关系）完全良好时，称解剖复位。

（2）功能复位：经复位后，两骨折端虽未恢复至正常的解剖关系，但骨折愈合后对肢体功能无明显影响者，称功能复位。功能复位的标准是：①骨折部位的旋转移位、分离移位必须完全矫正。②成角移位必须完全复位，否则关节内、外侧负重不平衡，易引起创伤性关节炎。肱骨干骨折稍有畸形，对功能影响不大。③长骨干横形骨折，骨折端对位至少达 1/3，干髓端骨折至少应对位 3/4。

2. 复位方法：骨折复位方法有两类，即手法复位（又称闭合复位）和切开复位。

（1）手法复位：应用手法使骨折或脱位复位，称为手法复位。进行手法复位时，其动作必须轻柔，并争取一次复位成功。粗暴的手法和反复多次的复位，均可增加软组织损伤，影响骨折愈合，且可能引起并发症。骨折应争取达到解剖复位，否则必须手术复位。

（2）切开复位：即手术切开骨折部位的软组织，暴露骨折端，在直视下将骨折复位，称为切开复位。切开复位的指征：①骨折端之间有肌肉或肌腱等软组织嵌入；②关节内骨折；③骨折并发主要血管、神经损伤；④多处骨折；⑤四肢斜形、螺旋形、粉碎性骨折及脊柱骨折并脊髓损伤者；⑥老年人四肢骨折需尽早离床活动。

（二）骨折的固定

1. 外固定：用于身体外部的固定（固定器材位于体外）。常用的外固定有小夹板、支具、石膏绷带、持续牵引和骨外固定器等。

2. 内固定：主要用于闭合或切开复位后，采用金属内固定物，如接骨板、螺丝钉、加压钢板或带锁髓内钉等，将已复位的骨折予以固定。

（三）康复治疗

骨折后的康复治疗极其重要，是防止并发症发生和及早恢复功能的重要保证。应在医务人员指导下，鼓励患者进行早期康复治疗，促进骨折愈合和功能恢复，防止并发症发生。①早期阶段：骨折后 1～2 周内，促进病肢血液循环，消除肿胀，防止肌萎缩，功能锻炼应以病肢肌肉主动舒缩活动为主。②中期阶段：骨折 2 周以后，病肢肿胀已消退，局部疼痛减轻，骨折处已有纤维连接，日趋稳定，可逐渐缓慢增加其活动强度和范围，在助步器的帮助下进行功能锻炼，以防肌萎缩和关节僵硬。③晚期阶段：骨折已达临床愈合标准，外固定已拆除。此时是康复治疗的关键时期，特别是早、中期康复治疗不足的患者，肢体部分肿胀和关节僵硬应通过锻炼，促进关节活动范围和肌力的恢复。

三、中医临床思维

（一）骨折的病因病机

骨折多是由于外伤所致，外伤即使仅及人体某一局部，也必然引起全身相应反应。肢体损伤后气血紊乱，会内动于脏腑，《素问·调经论》云："血气不和，百病乃变化而生。"明代薛己《正体类要》中陆师道作序云："且肢体损于外，则气血伤于内，营卫有所不贯，脏腑由之不和，岂可纯任手法而不求之脉理，审其虚实，以施补泻哉。"另一方面，骨折伤科疾病，不论在脏腑、经络，或在皮肉、筋骨，都离不开气血。气血之于形体，无处不到。《素问·调经论》云："人之所有者，血与气耳。"气属阳而血属阴，故气血是阴阳的物质基础，气血不和，即是阴阳不平而有偏胜；所以因损伤而致的疾病，亦关乎气血阴阳之变。故骨折伤科的理论基础，主要是建立在"气血并重"之上，不能专主血或专主气而有所偏。由此可知，气血学说是骨折病生理、病理的最基本、最主要的理论，骨伤科诸家流派在治伤过程中，无论是创伤或疾病，都是以气血学说来指导诊疗的。

（二）骨折的治疗思想

1. 骨折损伤，三期辨证：根据《内经》气血理论，"损伤专从血论""恶血必归于肝""肝主筋，肾主骨"，以及"客者除之，劳者温之，结者散之，留者攻之，燥者濡之"等伤科基本治则，各流派医家，对骨折主张3期用药：初期，肢体损伤，血溢而瘀，瘀不去则骨不能愈，用药以破为主，治以活血祛瘀；中期，多气血不和，用药以活为主，治以通经活络；后期患者久卧，身体必虚，用药以补为主治以益气血，补肝肾。总的说来，3期是指初、中、后期的时间概念。损伤初期，局部瘀肿、疼痛，多用攻下逐瘀法，行气消瘀、清热凉血，损伤中期多气血不和，多用和营止痛、接骨续筋之法，后期主症多为筋肉消瘦，关节不利，治以补气养血、补养脾胃、补益肝肾、温经通络、舒筋活络等法。外用药方面，也多宗损伤3期辨证论治。各家有多种外敷及熏洗药物应用。

2. 筋骨并重，内外兼顾：《灵枢经》中说："骨为干，脉为营，筋为刚，肉为墙，皮为坚。"人体骨居其里，筋附其外，外侵及人体，轻则伤筋，重则过筋中骨。骨伤必有筋伤，筋伤必影响骨的生理功能，在治疗时应筋骨并重，才能加速伤病的康复。同时，筋骨损伤，势必连及气血脏腑，导致一系列的病理变化。"肢体损于外，则气血伤于内，营卫有所不贯，脏腑由之不和。"其次，脏腑功能失调，也可出里达表，引起气血筋骨病变。第三，筋骨损伤常伴内脏损伤，所以治疗时，应辨明伤情，内外兼顾，辨证施治，既治外形之伤，又治内伤之损，才能有利于伤病的康复。内外兼治还强调手法治疗、外用药物与辨证内服药物并重，配合推拿按摩，理筋治伤及不同病期的外用药物，消肿止痛、活血利节等。

3. 动静结合，重视练功：对于骨折的治疗，各家流派强调合适的夹缚固定和练功活动，认为在治疗的全过程中必须贯彻动静结合，早期以静为主，中期动静并重，后期以动为主，尽可能地恢复肢体的功能。强调根据患者的具体情况，尽可能地进行和坚持有利于气血通畅的各种活动，包括局部的和全身的活动；把必要的暂时制动，限制在最小范围和最短时间内；把无限的适当的活动，贯穿于整个治疗过程之中。此外，极为重视练功和练功疗法。分别形成了王氏练功法、魏氏导引疗法、四川杜氏的易筋经、北京刘氏练功术式等各具特色的锻炼方法，对于损伤肢体的功能恢复起到了较好的促进作用。

（三）方药选择

骨折根据损伤的发展过程，分为初、中、后3期。初期即伤后1～2周以内，由于气滞血瘀，需消瘀退肿；中期是在伤后3～6周内，虽损伤症状改善，肿胀瘀血渐趋消退，疼痛逐步减轻，但瘀阻未尽，仍应以活血化瘀、和营生新、濡养筋骨为主；后期为受伤7周以后，瘀肿已消，但筋骨尚未坚实，功能尚未恢复，应以强筋壮骨、补养气血为主。①骨伤初期：a. 攻下逐瘀法：采用具有活血祛瘀和泻下作用的药物组成方剂，以达攻实逐瘀、泄热通便、行气止痛之功效。适用于损伤初期瘀蓄体内，腹胀便秘，舌红苔黄，脉数的患者。b. 行气活血法：采用具有疏通气机、促进血行、消除瘀滞作用的药物为主组成方剂，以达到通经络、消瘀肿、止疼痛之功效。适用于损伤早期及骨关节疾患呈气滞血瘀表现，而无攻逐指征或经攻逐后的患者。c. 凉血止血法：采用性味寒凉的药物组成方剂，以清泄邪热而止血。适用于损伤后瘀血化热，症见吐衄，或邪毒侵袭、火毒内攻、热扰营血、迫血妄行的咳血、吐血、尿血、便血、舌红绛苔黄，脉弦数或细涩而有力者。d. 通窍宣闭法：采用辛香走窜、开窍通关的药物，以治疗标证的救急方法。适用于因伤、病出现神志不清、昏迷、烦躁不安、谵语或不语、或高热、或肢厥属实证者。②骨折中期：a. 和营止痛法：采用活血化瘀和补益气血的药物为主组成方剂，适用于损伤之后，经消、下等法治疗而气滞瘀凝、肿痛尚未消尽，如继续运用攻下之法又恐损伤正气者。b. 接骨续筋法：采用有助于断折的筋骨生长修复、促进愈合的药物为主组成方剂，具有调节脏腑经络功能，增强局部血液循环，改善伤损局部及全身的新陈代谢，促进筋肉及骨折愈合的作用。适用于骨位已正，筋已理顺，瘀肿已化的骨折筋断中期。c. 舒筋活络法：采用舒筋、活络作用的药物为主组成方剂，具有祛风湿、行气血、舒筋活络、通利关节的功效。适用于各种损伤如骨折、脱位、软组织损伤，骨关节疾病的中、后期，表现有肢体拘挛、麻木疼痛、屈伸不利者。③骨折后期：a. 补益气血法：具有补气养血，强壮身体的作用。适用于内伤气血，外伤筋骨，以及损伤后长期卧床，气血不足，筋骨痿弱者，此外，伤口肉芽生长不佳，淡白不鲜，经久不愈及损伤肿胀经久不消，骨折迟缓连接等均可用本法。b. 滋养肝肾法：具有补益肝肾，强壮筋骨的作用，用于骨折、脱位、伤筋后期。适用于年老体弱，筋骨痿弱，骨折愈合迟缓；骨质疏松，属肝肾虚弱者；习惯性关节脱位；慢性腰腿疼痛等症。c. 调补脾胃法：具有健脾益胃，促使气血化生，生肌长肉的作用，适用于损伤日久属伤正气，脾胃虚弱，运化失职，饮食消化不良，四肢疲乏无力，形体虚羸，肌肉萎缩，脉象虚弱无力等。

四、名医经验

（一）段亚亭经验

段亚亭善用补肾法治疗陈旧性骨折病。临床上治疗骨折病一般常用复位固定的办法，但老年患者或身体虚弱患者的骨折，很久不能形成骨痂，愈合时间延长，给患者带来一定的痛苦。段亚亭根据肾主骨，即“肾生骨髓”和“治肾即治骨”的理论，肾气充盈，骨得坚实，使骨折病所才能得到物质上的充填和修复。故段亚亭常采用补肾的办法，能促进陈旧骨折、老年和身体虚弱的骨折早日愈合。临床上常采用的补肾药有补肾阴、肾阳的药物。补肾阳的药物有鹿茸、肉苁蓉、巴戟天、杜仲、菟丝子、淫羊藿、锁阳等；补肾阴的药物有熟地黄、何首乌、女贞子、黄精、大枣、枸杞子、龟胶等。偏阳虚的多用些阳药，偏阴虚的多用些阴药，对老年和体弱的患者出现有气血不足证候的，尚须稍加一定量的补气血的药物，如党参、黄芪、当归、白芍。

（二）刘庆思经验

刘庆思认为骨折是以局部损伤为主但又不是一种单纯性的疾病。因此将骨折的全过程进行二分法，即骨折和骨折病。骨折应该是指骨或骨小梁的完整性遭到破坏，同时累及其损伤处周围的软组织、关节、肌肉韧带血管和神经的一种临床症状。而骨折病是骨折的后遗症，或者是一个骨折综合征。骨折的诊断要做到三辨（辨证、辨病、辨体），利用中医的理论指导结合临床资料进行全面分析和鉴别诊断，得出诊断结论并指导临床治疗。在治疗原则上，刘庆思提出“局部与整体并重、外伤与内损兼顾、固定与运动统一、骨折愈合与功能恢复并进。”治疗上，刘庆思提出了骨折治疗的指导思想：①整体观念：人体的整体观、局部与整体兼顾的治疗观、治疗的整体观、疗效的整体观；②动态观念：动是治疗骨伤科疾病的重要手段，它不仅是肢体功能恢复不可缺少的治疗方法，同时有利于组织的修复；动静结合的治疗原则是固定与活动这一矛盾的对立统一关系的科学精辟概括和认识，是贯彻骨折治疗的始终；③微创观念：现代科技的发展给微创的诊断和治疗提供了充分的条件，应充分利用，提倡在无痛下施行娴熟的手法复位；④兼容观念：中西医要相互兼容，中医骨伤科应在继承、传承的基础上学习现代医学知识和技术，要勇以和善以兼容新知，进行创新。同时，刘庆思提倡综合治疗和中西医结合治疗：①综合治疗：在骨折整复固定、中药内服的同时，同时配合外敷、外洗、熏蒸、按摩等。②中西医结合治疗：在中西医结合治疗骨折的过程中，首先要坚持“以中为主、能中不西、中西医结合”原则；其次要灵活掌握和运用中西医的治疗方法，可以在手术后尽早运用中医的早期改用小夹板固定和药物的内服、外敷，同时要进行动静结合的功能锻炼和治疗方法。

（三）刘柏龄经验

刘柏龄认为，骨折的治疗虽以手法为主，但适当地配合药物也很重要，其基本治疗原则是活血与理气兼顾，调阴与和阳并重。在用药规律上，首先是行气、活血、散瘀、消肿、止痛，然后是壮筋续骨，补气养血。一般是根据骨折的愈合过程而分为初期、中期、后期 3 个阶段：①初期：即活血化瘀期。一般为 3～7 天，大骨骨折损伤严重时，可延到 10～14 天。症见瘀痛剧烈，肿胀拒按，伴有发热等，系因筋骨络脉受损，血溢为瘀，经络受阻，气机不利而致。治宜活血化瘀，消肿止痛。服活血丸或活血祛安汤，但若内脏蓄血，出现各种兼证者，则按上、中、下 3 焦分别以施药饵。瘀在上部者常因出血过多，瘀血乘肺，症见胸闷痛，喘急，痰塞或咳血面青紫，急当清上瘀血，服散瘀化痰汤以救之，缓则难医；瘀在中部者常见脘胀痛、烦躁呃逆、呕吐等症，此系瘀血内结，胃气不降所致，宜服膈下逐瘀汤加竹茹、半夏，胁痛者乃肝经血滞，服柴胡疏肝汤；瘀在下部者多见腹满痛、二便不通乃瘀血留内，急服大成汤通利之。初期变证较多，病情错综复杂，必须详加辨证施治，不可拘泥。②中期：即接骨续筋期。一般在固定后 10 d 左右就进入此期。肿胀渐消，疼痛减轻，此系营卫失和，瘀血未尽，经络不畅，影响肾气化精生髓而助骨。故治宜和营生新、接骨续筋。服接骨丹，和营止痛丸等药治之。③后期：即坚骨壮筋期。本期为断骨愈合尚未坚实阶段，一般在 3 周以后。肿胀已退，疼痛消失，肤温正常，伤折肢体见汗，发痒、落屑。但筋肉软弱无力，功能尚未全复，此系瘀血虽尽，肾气不达，精髓未充，肝阴不足，气血失和，筋骨未坚所致。治宜固本培元，坚骨壮筋。服壮筋续骨丹或骨质增生丸。若遇有初中期失治，而致瘀血凝滞为患，造成肌肉、肌腱、筋膜粘连发生关节挛缩、强直、屈伸不利等症，宜采取舒筋活络法治之，内服舒筋丸，外用散瘀和伤汤熏洗伤肢；若因寒湿入络，血运不畅，致肢冷慢肿，经久不消，酸楚疼痛，或遇天阴即发者，宜服温经通络汤治之。骨折后期，一般肿痛即当消散，筋骨亦逐渐恢复功能，在个别病例中，可发现伤肢肌肉间长期窜痛或筋骨间作痛者，前者系营卫失和、气滞所致，服和营止痛丸；后者系肝肾之气伤也，服六味地黄丸以滋阴养肝，其患可愈。

（四）石仰山经验

石仰山认为骨折初为外力所致，由外及内，皮肉、筋骨、气血、脏腑、经络等一身。石仰山在创伤骨科中强调“气血兼顾，以气为主，以血为先”的原则。其中“以气为主”是常法，“以血为先”是变法。“以气为主”可包括理气、补气、健脾气、温肾气等，这些治法贯穿创伤治疗的全程；“以血为先”可包括活血化瘀、破血逐瘀等，这些治法可前期或择期适当应用以治标，但其为变法，不可长期过度使用。因此，石仰山认为，理伤宜气血兼顾，而气血的关系则是以气为主、以血为先。在疾病前期强调活血化瘀，疾病后期益气法必不可少，否则难以收到全功。具体可分为初、中、后 3 期而分治之。初期以活血祛瘀、消肿止痛为主，常用方药为新伤续断汤（当归、土鳖虫、丹参、苏木、桃仁、泽兰等）。中期以和营生新、接骨续筋为主，常用方药为和营续骨汤（当归、赤白芍、川芎、杜仲、续断等）。后期以益气血、补肝肾为主，常用方药为坚骨壮筋汤（党参、黄芪、白术、白芍、熟地黄、续断等）。

同时，骨折患者，由于创伤及手术等原因，往往导致脾胃虚弱，脾虚不统血，则血液妄行，影响瘀血和肿胀的消退，不利于骨折愈合。因此石仰山将“调理脾胃贯穿于骨折脱臼治疗的始末。”脾气健运，则消化吸收功能强健，气血精微物质充足，有利于肿胀的消退，骨折容易恢复。此外，脾胃健运，脏腑和顺协调，元气充沛，肝肾功能亦趋旺盛，有利于筋骨的恢复。在治疗方面强调辨证施治，形成护胃八大常法，如脾胃气虚宜益气和胃，常用药有炒党参、茯苓、白术等；脾胃气滞宜行气和胃，常用药有陈皮、枳壳、厚朴、大腹皮等；食积不化宜消食和胃，常用药有山楂、谷芽、麦芽等；脾胃湿阻宜健脾化湿，常用药有苍术、白术、厚朴等。除了使用护胃药物外，组方时将“走”“守”两类药物配合使用，使阴阳互济，互制其偏性，以防伤胃或碍胃。此外，对体弱患者用药攻猛有度，补而不腻，如血竭替代乳香、没药以防伤胃，黄精替代熟地黄以防滋腻。

（五）熊昌源经验

熊昌源从事中医骨伤40余年，对中医骨伤科诊疗学术思想的认识有其独到的一面。具体分述如下：①辨证的整体观念：人体是由脏腑、经络、皮肉、筋骨、气血与津液等共同组成的一个有机整体。人体生命活动主要是脏腑功能的反映。脏腑功能活动的物质基础是气、血、津液。脏腑的生理功能通过经络联系全身的皮肉筋骨等组织，构成复杂的生命活动，它们之间保持着相对的平衡，既相互联系，又相互制约。无论是在生理活动，还是病理变化上，它们之间都有着不可分割的关系。因此，熊昌源认为：人体的损伤，有外伤与内损之分，但人体受外伤后，每能导致脏腑、经络、气血的功能紊乱，因而一系列疾病随之而来，明确指出外伤与内损，局部与整体之间是相互作用、相互影响的，所以熊昌源在骨折疾病整个诊治过程中，始终从整体观念出发，深刻认识损伤的本质和病理现象之间的因果关系。②骨折病机的认识：当人体受到外力损伤后，常可致气血运行紊乱而产生一系列病理变化，人体一切伤病的发生，发展无不与气血有关。因此，熊昌源认为：气血与损伤的关系是损伤病机的核心内容，因而在损伤的3期要注重调理好每一期的气血，无论内服外用，均以气血调和为指导思想，处方用药围绕调和气血，使阳气温煦，阴精滋养，使疾病向好的方向转化。在骨折损伤中如不慎重调理气血，常导致气血失和，百病丛生，延误病情。③从调理肝脾肾论治的思想：中医学认为肝主筋、脾主肌肉、肾主骨。熊昌源认为：人体的损伤与肝脾肾关系最为密切，伤病的发生、发展与肝、脾、肾脏腑功能失调密切相关。人全身气机的通畅条达，津液输布有序，有赖于肝的疏泄功能和脾主运化功能的正常。血液的运行和津液的输布代谢，又有赖于气机的调畅。如果肝主疏泄、脾主运化的功能出现异常，必然影响骨折疾病的愈合。因此，熊昌源在诊疗中十分重视疏肝理气法，认为伤病初期以气滞为主者，应理气疏肝。后期在调补脾肾的同时，疏肝消导也同样重要，目的是使肝气调达。肝主筋的功能依赖于肝精肝血的濡养，由于筋在维持人体的稳定中起着关键的作用，是静力性平衡的主要功能单位，其损伤和退变是骨伤科疾病发生的重要原因。临床中，患者常有筋脉拘急疼痛、肌肉僵硬等症。因此熊昌源采用柔肝养肝的治则，肝精肝血充足，筋得其养，才能运动灵活而有力，并能较快地解除疲劳。同时，熊昌源认为：诊疗中还要考虑到肝血充盈才能养筋，筋得其所养，才能运动有力而灵活。临床常见患者肢体麻木，屈伸不利是肝不藏血的典型表现，治疗当灵活使用活血补血之方。肾主骨生髓，是肾精及肾气促进机体生长发育功能的具体体现，若骨失髓养，则易导致骨质疏松等骨伤科常见病，诊疗时注意补肾阳、益肾阴、阴阳双补等方法的选择，使肾精充足，阴阳平衡，骨髓得以充养。

（六）石筱山经验

石筱山为石氏伤科传人之一，除专事伤科外，对内、外、针灸诸科均有较深的造诣，且能融会化裁，对外伤筋骨、内伤气血脏腑及伤科杂病，强调内治与外治并重，疗效卓著。同时，其对治疗骨折延缓连接这一疾病，有其独特的经验。骨折逾期不能连接，一般而言，当责之肝肾气血虚衰，筋骨乏于充养，断端修复无能所致或不正确的复位手法，加之固定不稳妥等原因所致。石筱山治疗该疾病，认为骨折逾期不能接续，主要是由于"精虚不能灌溉，血虚不能营养，气虚不能充达，无以生髓养骨。"故强调此证当从虚损论治，其处方用药总不离乎益肝肾、填精髓、养气血以调其内，使断端能得充养；在调益整体的同时，对断端局部的外治常采用外敷3色敷药加接骨丹及夹缚固定，必要时尚需辅以手法整复其位，且可使断端能紧密地吻合，乃可加速修复。由于骨折延迟连接治疗的整个病程较长，石筱山常采取一些相应措施：①要耐守。本症愈合尚久时日，故不能操之过急，若因其治疗时间持续较长而随意改变原治疗及固定方法，则反欲速而不达。②采用刚柔相济的双层固定：即内柔而外刚，内层固定是在敷药的外层，用脱脂棉均匀围裹，再以杉木片（一夹板或二夹板）用绷带作不超关节的缠绕，并予3点扎缚，然后再在外层用硬质的筒形纸板或硬木夹板（垫以棉花或毡垫）固定，根据需要亦可作超关节固定。③手法复位时切忌粗暴，应轻柔有力，乘其势而行之，亦可在相对牵引下，挤捏或轻叩患处，以使断端或碎骨片尽可能得以紧密接触。④内服方药：以补为主而偏重于益助元阳，以取阳生阴长之效，可酌用巴戟天、肉苁蓉、杜仲、菟丝子、淫羊藿、鹿角胶、肉桂等药。⑤若因破皮断骨或骨折后瘀热互阻，结毒成疡而致肉腐骨蚀，创口不敛，影响骨折愈合者，当外用化毒去腐，生肌收口之药，且应剔除坏死之碎骨片，可内服托毒和营、益气养血、滋肝益肾之剂。

（七）黄恩申经验

黄恩申认为，中医治疗骨折有悠久的历史，有丰富的经验，疗效显著。治疗方法包括手法整复、固定与功能训练，兼以内服中药。具体的治疗原则有以下几点：①“以末求本，先逆后顺”进行手法整复：“以末求本”即以远折端向近折端复位，先将近折端固定。“先逆后顺”，“逆”是指逆骨折造成软组织损伤的移位通道进行复位，“顺”即纠正残余移位及轴线。整复前要了解外力方向，骨折的初始畸形状态，搬运过程是否经过何种处置。结合X光片等影像，分析肌力对骨折移位的作用。通过医生摸诊确定骨折端位置，而选择恰当的整复手法，以达到“机触于外，巧生于内，手随心转，法从手出”使骨折顺利复位。②骨折整复要保护折端未受损伤的软组织及骨膜，保护折端的“锯齿”或粗糙面：对直接暴力造成骨折施加暴力侧及间接暴力成角对侧的骨膜及软组织基本完好，保持原有张力，在骨折复位后起到稳定骨折的锁定作用。整复时要对其进行保护，对“拽而离之复合”不能理解为将折端直牵分离，要在牵引时向骨膜软组织损伤重的一侧成角，容易牵开又有利于保护对侧的软组织，当远折端滑过折端并与同侧皮质相对时，以反折手法调整轴线使骨折复位“锁定”。对折端有间隙或存在少许移位，可分别把持上下端施行弹抖手法使折端密接。折端摩擦力对稳定折端也很重要，反复多次及无序整复对折端会造成损害。③小夹板配合牵引治疗：皮牵引可以维持肌力不强部位骨折整复后的位置，若对肌力较强部位骨折（如股骨骨折）为达到逐渐复位或保持不稳定骨折位置则需要骨牵引。侧方移位的矫正是利用夹板压垫及绷带的约束力达到逐渐复位的作用，也可以手法矫正后固定。④利用软组织张力复位骨折：胸腰椎屈曲压缩骨折过伸手法牵引，局部按压即利用前纵韧带使椎体恢复高度，背伸练习也是同一道理。肱骨内上髁骨折，在伸指伸腕前臂旋后肘外翻位，利用屈肌腱拉力使内上髁牵出肱尺关节。肱骨外髁骨折旋转移位则在屈肘前臂旋前位以拇指向肘后推挤，利用韧带牵拉使骨折块回转，再以捏按手法矫正残余旋转及移位。肱骨髁间、股骨髁间、胫骨髁部骨折的抱髁牵引复位也是利用伸肌腱牵拉使骨折复位。对其中不稳定骨折配合骨牵引下有节制的功能练习，起到了关节面模造作用，同时关节间隙开大，避免了完全固定所引起的关节僵硬，并有利于关节软骨的濡养与愈合。⑤稳定骨折优先复位：对胫腓骨骨折、尺桡骨骨折，包括掌骨、跖骨骨折，如其中之一为稳定性骨折，当优先复位，对不稳定骨折可以有效控制移位。又如孟氏骨折，复位时骨折脱位何者为先，视情况而定，如尺骨为横断骨折，应优先复位，如桡骨头脱位先复位则尺骨残余移位很难矫正。如尺骨为不稳定骨折应优先复位桡骨头或同时复位。

五、名方推荐

（一）消肿膏

五灵脂500 g，甲珠150 g，红花、栀子、乳香、没药、合欢皮、大黄、桃仁各100 g。功效：活血化瘀，消肿止痛。主治：骨折损伤初期。用法：共为细面，炼蜂蜜调膏。临用涂布贴患处。

（二）活血丸

血竭、红花、土鳖虫、三七各100 g，生姜、续断、苏木各75 g，五灵脂、蒲黄、地龙、赤芍、大黄、当归、木香、乳香、没药各50 g，炙马钱子（另研）、琥珀（另研）各25 g，朱砂（另研）15 g，冰片（另研）5 g。功效：散瘀活血，消肿止痛，镇静。主治：骨折损伤初期。用法：炼蜂蜜为丸，10 g重，每早晚服1～2丸。

（三）散瘀化痰汤

薏苡仁30 g，瓜蒌子、苏木、白茯苓、广陈皮各20 g，姜半夏、葶苈子、莱菔子、紫苏子、白前、枳壳各15 g，白芥子、桃仁各10 g，皂角刺、月石各5 g。功效：行气活血、散瘀化痰、宣肺平喘、理胸膈。主治：瘀血乘肺，胸闷喘急、痰壅或咳血，面青紫等危症。用法：水煎30 mL，分3次温服，每日服3次。

（四）大成汤

当归、木通、枳壳、厚朴各15 g，苏木、大黄、芒硝各20 g，红花、陈皮各10 g，甘草5 g。功效：祛瘀生新。主治：伤后瘀血流注脏腑，昏睡不醒，二便秘结。用法：水煎30 mL，分3次温服。以利为度。

（五）和营止痛丸

当归、丹参各100 g，木香、茴香、青皮、甲珠、陈皮、白芷、贝母、漏芦、甘草、香附、枳壳、延胡索、乌药、川楝各50 g。功效：理气化滞，调和营卫。主治：骨折中期营卫不和证。用法：炼蜂蜜为丸，10 g重，每早晚服1～2丸。

（六）壮筋续骨丹

当归、白芍、茯苓、莲子各100 g，血竭（另研）、生姜、西红花、大黄、续断、儿茶、丁香各50 g，牡丹皮、三七、乳香、五加皮各30 g，朱砂（另研）、甘草各25 g，冰片（另研）15 g。功效：理气活血、健脾和胃、破瘀生新、增强骨质。主治：骨折损伤后期。用法：共为细面，炼蜂蜜为丸，10 g重，每早晚服1～2丸。

（七）三色敷药

黄金子（去衣炒黑）、紫荆皮（炒黑）各240 g，全当归、五加皮、木瓜、丹参、羌活、赤芍、白芷、姜黄、独活、威灵仙、天花粉、怀牛膝、木防己、防风、马钱子各60 g，甘草18 g，秦艽、川芎各30 g，连翘24 g。功效：活血化瘀、消肿止痛。主治：急性损伤、骨折脱臼各期、陈伤劳损及寒湿痹痛等疾病。用法：以上21味药物，将马钱子粉碎成细粉，其余20味药混合粉碎成细粉，按配研法混匀，分次加入饴糖调和如厚糊状，搅拌均匀，制成即得，置缸内备用。使用时，均匀摊于广皮纸上，厚约3 mm，上盖棉纸，贴于患部，用绷带包扎，每次1张，2～3日换1次药。

（八）麒麟散

血竭、炙乳香、炙没药、制锦纹、土鳖虫、红花、当归尾、黄麻炭、参三七、煅自然铜、雄黄、辰砂、冰片。功效：散瘀生新，理伤续断。主治：一切损伤，诸凡骨折、脱位、伤筋等。用法：共研细末，每日用温开水送服1～2 g。伤在上肢饭后服，伤在下肢饭前服，尤以晚饭前后服为宜。

（九）驳骨散

三七粉、制自然铜、白术各30 g，黄柏、栀子、红花、白及、大黄各15 g，龙骨18 g，乳香、没药各21 g。功效：活血散瘀，消肿止痛，接骨续筋。主治：用于骨折中后期。用法：将上药共研成细末，用蜜糖水调开，散在油纸上外敷骨折部，每周换药1～2次。

（十）接骨丹

当归、土鳖虫、党参、菟丝子、北刘寄奴、破故纸各60 g，川芎、白芍、乳香、没药（均去油），自然铜（锻）、粉龙骨、桂枝、无名异、木瓜、炒熟地黄各30 g，麝香6 g，骨碎补、黄芪各90 g，三七10 g，五加皮45 g，杜仲15 g等。功效：活血养血，疏肝补肾，固气强筋骨。主治：新鲜骨折，并能促使陈旧性骨折愈合。用法：将上药共为细面，蜜水为丸，每丸重6 g。成人每口早晚各服1丸，小儿酌减，白开水或黄酒送下。

（十一）补骨壮筋丸

熟地黄、全当归、怀牛膝、制杜仲、五加皮各30 g，续断60 g，山茱萸、杭白芍、云茯苓各24 g，青皮20 g。功效：补肝肾，壮筋骨。主治：骨折或脱位恢复期，及一切伤筋疾患，筋骨软弱，肌肉作痛，梦遗滑精等症。用法：上药共为细末，炼蜜为丸，每丸重10 g，每次服1～2丸。

（十二）活血疏肝汤

当归、赤芍各12 g，柴胡、黄芩、红花、桃仁、枳壳、陈皮、厚朴、槟榔、大黄各10 g，甘草5 g。功效：疏肝理气，活血祛瘀。主治：骨折损伤初期，肿胀严重，腹胀，大便不通。用法：每日1剂，水煎服，以稀便数次为度。

（十三）土元接骨丸

土元 10 g，续断、自然铜各 15 g，白术 12 g。功效：滋肾健脾，活血接骨。主治：骨折中后期，肿痛已消，骨折尚未愈合者。用法：共为细末，水为丸如黄豆大。每服 5 g，每日 2 次，温开水冲服。

（十四）舒筋活血散

大力草、凤仙草、艾叶各 30 g，卷柏 10 g，羌活、独活、木瓜、川牛膝各 15 g。功效：温通经络，舒筋利节。主治：损伤后期，气血凝滞，筋肉萎缩，关节僵硬。用法：水煎温洗，每日 2～3 次，每次半小时。

（十五）平乐接骨丹（外用接骨丹）

制象皮、制象牙各 30 g，制乳香、制没药、木瓜、无名异、龙骨、天冬、续断各 10 g，煅自然铜 12 g，木鳖子 15 g，儿茶 15 g，三七 3 g，麝香 1 g，冰片 2 g。功效：活血祛瘀，接骨止痛。主治：创伤骨折，肿胀疼痛。用法：共为细末，鸡蛋清调敷患处，5～7 日更换 1 次。或加入膏药内外贴患处。

（十六）断骨丹（魏氏秘方）

川续断、五加皮、上肉桂、落得打、皂角子、参三七、香橼皮各 5000 g，荆芥穗、自然铜、川白及、红茜草、川羌活各 2500 g，川大黄 1000 g，水防风、干公英、土鳖虫各 2000 g，乳没炭各 7500 g。功效：活血退肿，止痛长骨。主治：一切跌打损伤，骨折，骨裂，关节脱位，血阻不散，肿胀疼痛。用法：共研细末，用冷开水加饴糖（或蜂蜜）调拌成糊状药膏，摊牛皮纸上（或纱布上），外盖薄棉纸，薄棉纸贴肉，外敷患处，每日或隔日更换 1 次。

第二节　软组织扭伤、挫伤

软组织损伤分为急性软组织损伤及慢性软组织损伤。急性软组织损伤包括软组织扭伤及软组织挫伤。软组织挫伤是指直接暴力（如跌扑、撞击、重物挤压伤等）作用于人体引起皮肤、皮下组织、肌肉、筋膜、肌腱及韧带等软组织的闭合性损伤。软组织扭伤是指全身各部位关节（包括可动及微动关节）突然发生超出生理活动范围的活动，引起关节部位的肌肉、肌腱、韧带、关节囊过度拉牵拉，导致组织结构发生扭挫或轻度的断裂伤。急性软组织损伤以局部疼痛、肿胀、青紫瘀斑、活动障碍为典型的表现。慢性软组织损伤时由于急性软组织损伤失治、误治或处理不当，或因慢性劳损引起肌腱及周围软组织充血、水肿等损伤性炎症。

一、诊断标准

软组织扭挫伤主要通过症状、体征、辅助检查来明确诊断。症状主要以局部疼痛为主，肿胀、青紫瘀斑、畸形、活动受限为其主要体征，以高频超声及 MR 辅助诊断软组织扭挫伤。

（一）疼痛

急性损伤疼痛较剧烈，慢性损伤疼痛较缓和，多为胀痛、酸痛，或与活动牵拉有关。神经挫伤后有麻木感或电灼样放射性剧痛。肌肉、神经或血管损伤一般在受伤后立即出现持续性疼痛，而肌腱、筋膜、肋软骨等损伤产生的疼痛常在突然发作后缓解一段时间，然后疼痛又渐渐加重。

（二）肿胀

一般软组织损伤均有不同程度的局部肿胀，其程度多与外力的大小、损伤的程度有关。外力小，损伤程度轻，局部肿胀也就轻；外力大，损伤程度重，局部肿胀就较严重。伤后血管破裂形成血肿，肿胀局部呈现青紫色的瘀血斑，一般比较局限，出血量较多的局部血肿有波动感。血管未破者常因神经反射反应引起血管壁渗透增加而形成肿胀。较大面积的碾挫伤，因损伤面积较大，渗出液也较多，肿胀多发生在浅表层，波动感较明显，临床上称为潜行剥脱伤。

（三）畸形

软组织损伤畸形多由肌肉、韧带断裂收缩所致。如肌肉、韧带断裂后，可出现收缩性隆凸，断裂缺损处有空虚凹陷畸形。例如，前锯肌损伤可以出现翼状肩胛畸形。

（四）功能障碍

软组织损伤后的肢体由于疼痛和肿胀，大多会出现不同程度的功能障碍。检查关节的运动和活动范围及肌力，对于损伤部位的诊断帮助很大。有无超过正常运动范围的活动，对鉴别肌肉、肌腱或韧带等属撕裂伤还是断裂伤有很大意义。神经系统损伤后可以引起支配区域感觉障碍或肢体功能丧失。因神经损伤、肌腱断裂引起的功能障碍，其特点是主动活动障碍，被动活动正常。若关节主动活动和被动活动都受限者，一般是因为损伤后肌肉、肌腱、关节囊粘连挛缩而引起关节活动障碍。

（五）高频超声

软组织受损后出血可引起局灶性弥散性肌肉肿大，厚度增加，超声可区别正常及受损肌肉，显示肌肉的大小与形态有无改变。更可在血肿吸收恢复期判断恢复方向，一是血肿吸收不留痕迹；二是由于出血机化、纤维组织增生、钙质沉着而形成骨化性肌炎。亦可以协助鉴别原发性骨及软组织肿瘤。

（六）磁共振检查（MR）

临床上将软组织损伤分为Ⅲ度，Ⅰ度是牵拉伤，肌肉，肌腱及韧带形态正常，X 线及 CT 检查大多数表现为正常，MRI 表现为软组织肿胀，T1WI 序列上损伤区可出现等或混杂信号，T2WI 序列上损伤区出现高信号，STIR 序列上水肿及出血沿着肌肉间隙或肌膜面出现的线状或羽毛状高信号；Ⅱ度是撕裂伤，软组织增厚、撕裂及变形，可伴有骨骼的损伤，X 线及 CT 虽然可以发现软组织增厚及变形，但不能显示病灶的范围，更不能了解邻近骨骼及关节的情况，MRI 表现为受损区软组织肿胀、变形，T1WI 序列出现等或混杂信号，T2WI 及 STIR 序列均出现不规则的高信号，STIR 序列上可以进一步观察到是否伴有邻近骨骼的挫伤、关节内伴有积液或出血，韧带损伤的高信号；Ⅲ度是完全断裂，MRI 表现为肌肉、肌腱或韧带的连续性信号中断、消失，受损区在 T1WI 及 T2WI 序列上出现混杂 T1、长 T2 的出血信号，STIR 序列可发现邻近骨骼挫伤或骨折，关节囊可出现积液或出血信号。

二、西医治疗

治疗原则：在急性软组织损伤的情况下，应在循证医学指导下，结合患者意愿及经济状况等，选择合适的治疗方法。急性软组织损伤的治疗包括：①物理治疗；②药物治疗。

（一）物理治疗

目标是尽量减少炎症，出血和肿胀，并促进愈合，减轻疼痛和恢复功能。虽然没有证据证实这种益处，但“RICE”（表 14－1）被广泛用于急性软组织损伤。

表 14－1　软组织扭伤和拉伤的“RICE”治疗

软组织扭伤和拉伤的“RICE”治疗	
休息（Rest）	伤后第一个 24～48 h 活动减少。逐渐使用受伤的肢体，避免任何引起疼痛的活动。通常使用夹板，吊带或拐杖来充分地休息受伤的身体部位。
冷疗（Ice）	每 3～4 h 冰敷一次扭伤或拉伤的部位 20 min。在受伤后的第一个 48 h 内，禁止冰敷扭伤或拉伤超过 20 min 以避免损伤组织。
加压包扎（Compression）	绷带加压包扎可增加组织间隙的压力，减少损伤部位血流量，从而减少出血和肿胀；加压包扎可在冷疗中或冷疗后进行，从损伤部位的远端向近端包扎，松紧和压力适度，不宜过紧，以免引起疼痛；加压包扎时注意检查皮肤颜色、温度和损伤部位的感觉，避免包扎压迫神经或阻断血流，24 h 后解除包扎。
抬高患肢（Elevate）	抬高患肢仅适合肢体远端的损伤，损伤发生 24～48 h 内，尽量将患肢放置于高于心脏水平，利于减少损伤部位的血流量，促进静脉和淋巴回流，达到减轻肿胀和局部瘀血的目的。

1. 冷热处理：热处理会增加神经传导速度，肌腱伸展性，并降低关节僵硬度。必须采取预防措施以避免灼伤，尤其是感觉障碍患者。在急性损伤中，热量可能会加剧发炎区域的肿胀。冷处理包括冷

敷，冰按摩，冷水浸泡和蒸汽喷雾。这些表面凉爽剂可减轻炎症并引起反射性肌肉松弛。通常在急性肌肉骨骼损伤后使用。血管功能不全患者必须采取预防措施，如下肢血管功能不全者需配合按摩以防深静脉血栓形成。

2. 超声波、激光、中频电、磁疗疗法：脉冲超声波可促进损伤肌肉肌卫星细胞增殖，抑制肌肉纤维化及提高再生肌肉生物力学性能方面作用显著。激光可以加快损伤骨骼肌肉再生速度、促进骨骼肌再生过程中血管形成、提高肌肉再生能力，同时具有镇痛的作用。中频是利用频率 1～100 kHz 的电流治疗疾病，具有镇痛，改善局部血液循环，提高细胞生物膜通透性，兴奋神经肌肉等作用。磁疗具有止痛、镇静、消炎、消肿、促进创面愈合、软化瘢痕等作用，研究显示低频磁疗结合新伤药可减轻急性踝扭伤局部疼痛、消肿，促进其功能恢复。

3. 水疗：软组织疼痛的情况下，水疗为在水中进行功能锻炼。它结合了使用热量、锻炼，故有助于控制水肿，其最佳温度为 33 ℃～36 ℃。水疗需要采取与任何热/冷方式相同的预防措施。但此疗法价格昂贵，暂不适合临床推广。

（二）药物治疗

1. 非甾体抗炎药（NSAIDs）：NSAIDs 具有抗炎、镇痛、解热等功效。主要通过抑制环氧化酶-2 的活性从而抑制前列腺素合成达到消炎作用，分为非选择性和选择性环氧化酶抑制剂，常用的药物有对乙酰氨基酚、塞来昔布，双氯芬酸等。急性期治疗：①双氯芬酸口服 50 mg，每 8 h 1 次，②400 mg 布洛芬＋1000 mg 对乙酰氨基酚/d，用于轻中度疼痛，止痛效果与口服阿片类药物相当，③外用双氯芬酸、布洛芬（5%），外用药物时需应用手套防止黏膜损伤；局部痛点封闭，适用于肌肉韧带损伤、肌腱炎、滑囊炎等炎症反应期和反应前期。常用糖皮质激素配合利多卡因局部注射，具有抗炎、迅速缓解局部疼痛的作用，但是频繁使用封闭可以导致局部肌腱钙化等不良反应。

2. 阿片类药物：阿片类药物如吗啡、可待因、芬太尼等。非一线类止痛药，此类药物有成瘾性，当疼痛无法用非阿片类药物控制时，方可使用。中重度疼痛的早期可用阿片类药物。

（三）功能锻炼

功能锻炼应始终贯彻整个软组织损伤过程中。长时间固定会导致肌肉力量降低、肌肉长度缩短及骨质疏松症的发生。应在即刻急性期后立即进行运动，并根据软组织的恢复程度逐步加大活动量及强度。有证据表明，运动可以改善急性颈部、背部、肩部和膝部疼痛。

三、中医临床思维

（一）中医病名及病因病机特征

急性软组织损伤属于中医学的“伤筋”范畴，《医宗金鉴》云：“损伤之症，肿痛者，乃瘀血凝结作痛也”。《杂病源流犀烛》言：“跌仆闪挫，卒然身受，由外及内，气血俱伤病也。”由于急性外伤跌扑闪挫、扭伤等外伤于血，内伤于气，气血同源，气伤导致血虚，气为血帅，气血虚则络脉不通，不通则痛，故患处肿胀疼痛。跌扑闪挫致血液溢出脉外，离经之血即为瘀，淤血凝于脉外，不通则痛，可见皮肤表面瘀斑，患处肿胀。《素问·生气通天论第三》云：“有伤于筋，纵，其若不容。”伤于筋则肢体不能运动，故患肢活动障碍。本病病机急性期以实证为主，血瘀气滞，络脉不和。慢性期以气血虚弱为本，血瘀为标，本虚标实。

（二）辨证及治疗特征

中药新药临床研究指导原则将急性软组织损伤分为气滞血瘀、血虚寒凝 2 种证型。损伤早期，局部肿胀、刺痛，痛有定处，出现青紫瘀血斑（或有较大血肿），关节活动受限，舌质紫暗或有瘀斑，脉弦涩为气滞血瘀证。损伤中后期，以局部疼痛为主，轻度肿胀及压痛，影响或不影响关节活动，或筋络拘急，遇寒湿疼痛加重，舌质淡红，脉沉细无力为血虚寒凝证。

中药内服在损伤急性期常用的方剂有：三七散、七厘散、桃红四物汤等加减化裁；中期后使用小活络丸、大活络丸等，后期使用麻桂温经汤等。针刺疗法早期有消肿止痛功效，中晚期有通络止痛、活血化瘀的功效，对损伤的软组织各个不同时期均有显著疗效。艾灸损伤部位的腧穴，能起到温经散寒、调气和血的作用，从而使经络之中运行不畅的气血得到温热而运行，肢体得以濡养，故症状会明显改善而逐渐消失。推拿人体不同部位，通过调整推拿按摩的手法和力度，合理刺激损伤部位，给予患者理想的舒适度，对于软组织损伤的治疗能起到事半功倍的效果。中药外治法治疗软组织损伤，主要是损伤部位通过透皮吸收外用中药中所含的生物活性物质，并且维持损伤局部相对稳定的血药浓度，从而达到活血祛瘀、镇痛消肿的功效，并且效果显著。各种方法单独使用或是综合应用，或是有选择应用，应根据医院、患者及医者自身擅长的方面，合理取舍，以达到最大治疗效果。

中医药治疗急性软组织损伤历史悠久，在长期实践中形成了动静结合、内外兼治、分期用药的综合治疗体系，即是通过对各种具体治疗方法及治疗手段的取舍与组合，协助恢复人体的阴阳平衡，甚至可以兼顾生活质量与生命环境的协调，这种综合治疗的方法即广义的和法，和法对于治疗此类复杂急性外伤有明显优势，中药内服及中药外洗外敷，针刺推拿等综合治疗，合理取舍，不同时期采取不同治疗方案。正如《荀子·礼记》云："天地和而万物生，阴阳接而变化起。"通过药物或其他各种方法调和阴阳，损其有余，补其不足实者泻之，虚者补之，调整人体阴阳的偏盛或偏衰，使二者协调合和有序，恢复其阴平阳秘相对平衡，促进机体愈合，正所谓"有诸内必形诸外"，内在阴阳调和，外在肢体亦阴阳和。

（三）药物选择

由于本病不属于重症及不治之症，对于该病的药物使用在数据挖掘方面文献缺乏，根据目前了解的文献，药物出现频次由高到低如下：赤芍、当归、牛膝、牡丹皮、三七、川芎、泽兰、红花、生地黄、甘草、桃仁、泽泻、栀子、大黄、地龙、茯苓、白术、乳香、没药、杜仲、炙甘草、猪苓、桂枝、续断、黄芪等。

四、名医经验

（一）陈渭良经验

陈渭良认为暴力所致筋伤，脉络随之受伤，气血互阻，血肿形成。若不得及时有效治疗，迁延日久，则瘀血凝结，以致伤处气血凝涩，血不荣筋，导致筋肉挛缩、疼痛、活动受限。此谓"流—留—结"病理过程。"流"即流血、散气，是伤科中最早出现的症状；"留"即气滞、瘀血留滞，是伤后的一种病理变化；"结"即气结、瘀血积滞。伤科疾病，气血瘀阻，又易受风、寒、湿、热侵袭，经络不通而成痹。伤科的治疗原则不能机械地用受伤时间的长短来划分。受伤日久，但局部仍有瘀症者，仍以活血祛瘀为宜。而突发创伤，常见瘀热证候，临证遣方调药以活血化瘀为主活用清热解毒法，常有异曲同工之妙。适当制动、功能锻炼则根据临证具体情况而施之。陈渭良更根据岭南地区乃气热卑湿之地，易伤脾胃，根据伤科 3 期辨证论治原则早期用大量活血祛瘀药物易伤脾胃，后期予大量滋补药物则阻碍脾气输布，因此提出岭南地区筋伤骨折患者中、后期应从脾胃论治。治疗上陈渭良运用华南中草药有内服基础方和外用验方：①内服用节伤汤，节伤汤中三七为跌打金疮之圣药，清热凉血，消肿功效甚，为君药；田基黄甘、微苦、平，入脾肝经。其清热活血消肿之功效甚，加强君药之功效；鸡骨香苦、辛、温、气香，具活血止痛消肿功效；泽兰亦苦、辛、温，具活血化瘀，利水消肿之功，取 2 药之温性以制主方诸药以免过于寒凉，为佐药；使以土牛膝，引药入血分，使诸药达病所。诸药共奏活血化瘀、凉血消肿之功。②外用节伤散，凡突发跌打损伤，气血郁滞于经脉，血瘀化热均可用此方。方中韩信草、两面针清热，为活血、散瘀之品；栀子、芙蓉叶、白蔴头、半边莲呈一派清热、凉血、消肿之功；连钱草、穿心莲外用可清热利湿，消肿止痛；血见愁凉血消肿止血。以上诸药共奏清热凉血、消肿散瘀止痛之功，均可外治跌打损伤。③外用伤科黄水，具有清热解毒、消肿止痛、活血化瘀、去腐生肌的作用，主要用于跌打损伤，积瘀肿痛，以及风毒内侵，红肿热痛。此法见于急性闭合性软组织损伤和开放性软组织损伤早期以及骨折、脱位等合并软组织损伤的早期治疗。

（二）徐光耀经验

徐光耀认为软组织损伤属中医中的“伤筋”范畴，“诸筋者皆属于节”。人体的筋都联于骨上，大筋联关节，小筋附骨上，诸关节的伸缩收展均靠筋来主持运动。当外来暴力撞击，强力扭转，牵拉压迫，或者不慎跌仆闪挫及长期的持续性体位的活动，都能使筋受损，而致血离经脉，瘀积不散，经络受阻，气血不得宣通，故而致瘀。瘀血形成后，阻碍了气血的正常流通，“不通则痛”，故常见肢节疼痛、肿胀，组织粘连致麻木拘挛、活动受限。根据瘀血致患者局部肿胀、局部组织粘连、日久组织变性，将血瘀分为 3 种类型：①肿胀型：多见于损伤初期，血肿显著，疼痛剧烈，痛有定处，痛处拒按。治以活血消瘀为主；②粘连型：损伤后治疗不及时或不力致使恶血凝结，或风寒外邪侵渍，气滞血郁，日久可致关节活动障碍，肌肉萎缩。治以活血散瘀法为主。③变性型：多见于久伤者，往往痛区广泛，肢体强直，有的可在损伤部位及其周围，触摸到坚韧的结节样或条索样变性肿物。治以活血破瘀法为主。临床上辅助以针灸、推拿以加强疗效。徐光耀认为软组织损伤后，疼痛的基本治疗原则均着眼于“通则不痛”，故提出推拿手法治疗软组织损伤性疼痛的基本原理主要是通过“松、顺、动”，即松则通，顺则通，动则通，以达“通则不痛”的目的。松则通，即松解肌肉、筋骨，疏通经络；顺则通，即理筋整复。触诊中发现的不同组织、不同形式的错位逆乱，要及时归位纠正，使筋络顺拔，才能气血运行流利；动则通，一是促进肢体的活动；二是促进气血的流动；三是肢体关节的被动运动。

（三）朱云龙经验

朱云龙认为伤筋后脉络受损，气机凝滞，血溢脉外，瘀滞于肌肤腠理，致气机郁滞而疼痛，局部气血流通受阻、运化失常，水湿停聚于肢体的局部而产生水肿。故朱云龙认为“伤从血论”是治伤的重要论点。但血和水同属阴液，如水湿内停、气机不畅可致血瘀，而瘀血内阻、气失宣通可致水停。因此朱云龙认为伤后水瘀互存、水瘀互阻是基本病机，不单纯是气滞血瘀。辨证上强调阴阳寒热辨证，认为肿胀严重、颜色红亮为阳；肿胀较轻，弥漫肿胀，颜色暗淡为阴；局部皮温高为热，皮温低为寒；分泌液体黏稠味重为阳，稀薄无味为阴。治则以利水化瘀法为主。自拟利水化瘀方以泽泻、云苓为主，辅以泽兰、川牛膝、牡丹皮、赤芍、白术、当归等药组成。云苓性味甘平，“最为利水渗湿要药，即水去脾自健”，重用泽泻，取其甘淡性寒直达膀胱，利水渗湿，二者相配共收利水化饮之功，同为君药；泽兰苦辛微温，“有行水祛瘀消肿之功”；川牛膝甘平微苦，“通利关节、利水通淋、散血破瘀”，故泽兰与川牛膝二者共为臣药，起利水消肿祛瘀之效。赤芍、牡丹皮味苦微寒，清热凉血，祛瘀止痛；白术淡渗利水，补气健脾，使水湿从小便而利；牡丹皮、当归合用，以增强活血祛瘀之效，诸药合用，共奏利水消肿退瘀之效。

（四）廖怀章经验

廖怀章认为软组织损伤属祖国医学“筋伤”范畴。廖怀章认为本病的病机与朱云龙观念相似，便是同样认为病机为水瘀互结，但是机理却不太一样。廖怀章认为气为血帅，气行则血行，气能行津，津血互化，津入脉内为血，血出脉外为津。损伤早期由于脉络损伤，一则脉中血与津运行障碍而血瘀津停；二则血脉内之血与津外溢，血外溢留而不去则瘀血，津液留滞软组织则为水湿。瘀血与水湿壅滞，又可影响脉络运行血液和津液，导致气滞血瘀津停，从而瘀水互结，故临床表现为局部疼痛、皮肤青紫、肿胀明显。血瘀津停，蕴而化热酿毒，从而局部红肿、发热，此毒即中医的内毒，相当于西医的炎症因子。因对病机认知的细微差别，两人治疗上侧重点不同。朱云龙以利水为主，兼以活血祛瘀；廖怀章以活血化瘀为主，兼以利水。廖怀章主张药用当归尾、三七、茯苓、白茅根、川芎、牡丹皮、赤芍、泽兰、生地黄、木通、水蛭、地龙、甘草。方中当归尾、三七、川芎活血化瘀、通经止痛，白茅根利水通淋，水蛭破血、逐瘀、通经，赤芍、牡丹皮活血化瘀、凉血止血，茯苓淡渗利水，泽兰活血利水，木通利水渗湿，生地黄可清热凉血、养阴生津，既能制活血化瘀之燥，又能防利水伤阴之弊，诸药合用，共奏活血化瘀、利水消肿之功，利于软组织损伤后快速恢复。另外，廖怀章对于闭合性软组织急性损伤早期，还主张以化瘀利水之品外治，其药物多用大黄、白茅根、栀子、生地黄、赤芍、牡丹皮，并以此研末外敷。

（五）石学敏经验

石学敏认为软组织损伤属中医“筋痹”范畴，认为经筋特点为“连筋属节”，是十二经脉之气结聚于肌肉、骨骼、关节的体系，所以其痛多为软组织损伤，称之为筋痹。筋痹病机主要为经筋受损和经筋失养，其病因主要有感受风寒湿邪、跌打损伤、劳损 3 个方面。当人体受到创伤打击以及慢性劳损后，血脉受伤，则引起络破血溢，血瘀气滞，则经脉不通，不通则痛。当以“疏利经筋”为治则，即疏通经脉，濡养经筋之义，治疗经筋病。针刺深度应以得气为限，病愈则可停针，无需再刺。针刺选穴原则：①辨经论治：根据损伤，疼痛的部位，按照十二经筋的循行，来辨别哪条经筋发病，在所循行的经筋线上寻找筋肉汇聚丰厚处，进行按压或针刺；②远近结合：辨别某经筋病后，采取远近结合的办法，如颈椎病（属手阳明经筋）可在疼痛的部位治疗，配合手阳明经筋在肱骨外上髁及第一掌骨循行处针刺。③上下结合：辨别某经筋病后，病在上位的可在经筋所循行的下端进行治疗，如急性腰扭伤（属足太阳经筋病）可在腘窝（委中穴周围）及经筋在小腿循行处（承山穴周围）采用针刺按摩的方法。④数筋同治：如辨别是 2 条以上经筋病，可针对所病之经筋进行治疗，如肩周炎可由手太阴经筋、手阳明经筋、手少阳经筋病引起就应对 3 条经筋进行针刺。

（六）刘柏龄经验

刘柏龄认为软组织损伤同属中医“筋伤”范畴。刘柏龄认为，人之生存，必须依赖于气血，举凡脏腑经络，骨肉皮毛，都必须有气血来温煦濡养。经络是人体气血循行的路线，它的分布领域，内连脏腑，外达肌表，贯通而网络整个机体，在人体来讲是无微不至的，所以《灵枢·邪气脏腑病形篇》云：“经络之相贯，如环之无端。”使气血周流不息，维持阴阳平衡，内外相互协调，而皮毛、肌肉、筋骨、脏腑都能获得营养，起到抗御病邪，保卫健康的作用。如果某一经络失常，气血不和，则病变丛生。《素问·血气形志篇》云：“经络不通，病生于不仁，治之以按摩醪药。”说明营卫不畅，经络气血滞而不通，故病生麻木不仁，宜用推拿和药酒宣通经络，调和营卫，使气血周流，其病可痊。刘柏龄主张运用药酒配合治筋手法治疗软组织损伤。治筋手法是按、摩、推、拿手法的具体运用。按、摩两类手法具有通经络，散瘀结，舒筋合骨的治疗作用。推拿法的适应证是“若肿痛已除，伤痕已愈，其中或有筋急而转摇不甚便利，或筋纵而运动不甚自如，又或有骨节间微有错落不合缝者，是伤虽平，而气血之流行未畅，不宜接整端提等法，惟宜推拿，以通经络气血也”。对新伤瘀血肿胀阶段应注意贯彻“促吸收”亦即是“祛瘀生新”的原则。四肢软组织损伤时，按摩推拿施行于近端肢体，不直接按摩损伤局部。躯干软组织损伤时则按其局部经络循行部位。刘柏龄认为其机理为手法的动力可以促进皮肤组织的营养增加，手法可加速静脉和淋巴的循环，能协助消除人体的代谢废物，同时由于手法外力的推摩压迫，能使血液循环旺盛，有助于损伤组织的修复。血液循环加速，血液中氧的成分增加，营养物质的供应亦随之增加，肌肉纤维也能增长。手法的作用还可使肿胀加速吸收，可以预防与解除粘连等。

五、名方推荐

（一）芍药甘草汤

炒白芍药 45 g，炙甘草 12 g。功效：舒挛缓急止痛。主治：急慢性软组织损伤。用法：每日 1 剂，水煎，分 2 次服。加减：急性损伤加用赤芍药、桃仁、红花、三七等活血化瘀之品；慢性损伤加用当归、生地黄、黄芪等益气养血之品。颈肌损伤加葛根 30 g、桂枝 9 g、羌活 9 g；肩臂部损伤加当归 12 g、羌活 12 g、独活 12 g、黄芪 15 g、姜黄 15 g、桑枝 15 g；急性腰扭伤加桃仁 12 g、红花 12 g、赤芍药 15 g、制乳香 6 g、制没药 6 g、生地黄 12 g、牛膝 12 g；腰肌劳损加杜仲、枸杞子、续断、桑寄生各 15 g。

（二）补阳还五汤

黄芪 60 g，当归尾、赤芍各 6 g，桃仁、红花、川芎、地龙各 3 g。功效：补气、活血、通络。主治：急性软组织损伤。用法：每日 1 剂，水煎，分 2 次服。加减：疼痛甚剧者加三七粉（冲服）、制乳香、没药；血瘀偏重者加土鳖虫、大黄、丹参；气滞者加木香、青皮；肿胀明显者加鸡血藤、旋覆花；

体虚者加党参、西洋参；上肢伤加川芎、桑枝；下肢伤加木瓜、牛膝；胸部伤加瓜蒌壳、郁金；背部伤加续断、狗脊；腰部伤加杜仲、枸杞子；小腹伤加金铃子、延胡索；胸胁伤加柴胡、枳壳；中上腹部伤加厚朴、大腹皮；足跟伤加丝瓜络、路路通。另外药渣加水适量再煎 15 min，然后用于外洗患处，每次 30 min，每日 2 次。

（三）陈渭良基本方

节伤汤：三七、泽兰各 10 g，田基黄、鸡骨香各 15 g，土牛膝 20 g。功效：活血化瘀、凉血消肿。主治：早期软组织损伤。用法：每日 1 剂，水煎，分 2 次服。

（四）陈渭良外用验方

节伤散：韩信草、连钱草、穿心莲、芙蓉叶、半边莲各 15 g，栀子、两面针、白麻头、血见愁各 20 g。功效：清热凉血，消肿散瘀止痛。主治：外治一切跌打损伤。用法：每日 1 剂，1500 mL 水煎煮 20 min，每次外洗 30 min，每日 2 次。

（五）朱云龙基础方

利水化瘀方：云苓、泽泻各 30 g，泽兰、川牛膝、赤芍、牡丹皮、当归、川芎各 15 g。功效：利水消肿退瘀。主治：软组织损伤肿胀。用法：每日 1 剂，水煎，分 2 次服。加减：局部红肿热痛严重加用蒲公英、紫花地丁；局部硬结不散加用三棱、莪术软坚散结；老年骨折患者加用熟地黄、山茱萸等滋肝肾之品；脊柱损伤患者加用杜仲、鹿角胶等温阳通督之品；疼痛剧烈加用延胡索、白芷等；肢体肿胀严重合并高热的加用生石膏、知母等清热药物。

（六）廖怀章经验方

当归尾、川芎、牡丹皮、泽兰、木通、赤芍各 10 g，生地黄、茯苓、白茅根各 15 g，水蛭、地龙各 6 g，三七粉（冲服）3 g，甘草 5 g。功效：活血化瘀、利水消肿。主治：早期软组织损伤。用法：每日 1 剂，水煎，分 2 次服。外加中药外敷：大黄 60 g、白茅根 100 g，赤芍、牡丹皮、栀子各 45 g。共同研末，分 5 次以菜籽油调膏外敷，每日 1 次。

（七）加味桃红四物汤外敷

桃仁、红花、赤芍、川芎、红花、当归、熟地黄、乳香、没药、牡丹皮、牛膝各 10 g，川乌（制）、草乌（制）、大黄、冰片、酒青皮各 6 g。功效：舒筋活络、行气活血、消肿止痛。主治：气滞血瘀引起的内、外、妇科等疾病。用法：将上述药物研细成末，加入适量黄酒和蜂蜜调和均匀，敷于患处，并予以绷带加压包扎，2 d 换药一次。

（八）桃红四物汤合五苓散加减

桃仁、红花、猪苓、茯苓、白术、桂枝、泽泻各 10 g，生地黄、赤芍、当归、川芎、牛膝各 15 g，炙甘草 6 g。功效：活血行气、消肿止痛。主治：急性软组织损伤。用法：水煎，每日 1 剂，早晚温服，连续 1 周。加减：疼痛剧烈者加白芍 30 g，地龙 10 g，全蝎（研末兑服）3 g；局部发热、口渴者加天花粉 10 g；合并骨折、骨挫伤者加骨碎补 15 g。

（九）加味复元活血汤

柴胡、白术、川芎各 15 g，瓜蒌根、当归、桃仁（酒浸制）各 9 g，红花、穿山甲、甘草各 6 g，大黄（酒浸）30 g，猪苓、泽泻各 10 g。功效：活血化瘀止痛，行气消肿。主治：软组织损伤后肢体肿胀疼痛。用法：水煎，每日 1 剂，早晚温服，连续 1 周。

（十）中医外洗剂

肉桂 9 g，熟附子、紫荆皮、桃仁、川芎各 18 g，红花、炙乳香、炙没药各 15 g，荆芥、防风、生栀子、生地黄、羌活、木瓜、伸筋草各 20 g。功效：活血通络止痛。主治：各类软组织扭挫伤。用法：以上诸药加水 3000 mL，煎煮，沸后煎煮 20～30 min，压渣取药液约 1500 mL，过滤装瓶备用。将药液倒入盆中，加热至 50 ℃左右即可对扭挫伤部位进行烫洗。每日 3 次，每次烫洗 15 min。

第三节　肩关节周围炎

肩关节周围炎又称为“肩周炎”“冻结肩”，目前国外文献多使用“冻结肩”或“粘连性关节囊炎”这两个名称，但国际关节镜·膝关节外科·骨科运动医学学会·上肢委员会认为“粘连性关节囊炎”没有反映存在的病理过程，因此推荐使用术语“冻结肩”。该术语最早由 Codman 创造，用于描述“多种原因导致肩袖痉挛或关节滑囊粘连”。随着研究的深入，发现由于肩关节的位置特殊性，其关节囊易发生挛缩。因此将冻结肩分为原发性与继发性。原发性冻结肩病因尚未明确，无明显诱因引起肩关节活动障碍。糖尿病、甲状腺疾病、吸烟、掌腱膜挛缩等是该该类患者的易感因素。继发性冻结肩有明确的致病因素，如外伤或外科手术后导致的肩关节活动范围受限。冻结肩好发于 40～70 岁中老年人群，在一般人群中发病率为 2%～5%，女性发病率为 3.38%，男性发病率为 2.36%，该病男性患者恢复周期及致残率远远高于女性，左右手无明显差异。本篇主要讲述原发性冻结肩。

一、诊断标准

（一）临床症状

冻结肩起病隐匿，一般无解剖和影像学异常，无明显病因、无器质性异常。因此应详细了解疾病症状初发的情况，有无损伤和手术等诱因，症状持续的时间，以及有无糖尿病、甲状腺疾病、缺血性心肌病等高危因素。结合临床症状及病史，通过流程图可以诊断冻结肩（图 14－1）。根据疼痛及关节活动范围降低程度将冻结肩分为 3 期。第一期为急性期，以肩部疼痛及渐进性加重的肩关节僵硬为主要特点，一般持续 2～9 个月。疾病早期肩痛以夜间痛为主，症状较重者可有夜间痛醒病史。随着病程的进展，肩痛逐渐演变为全天候持续存在的疼痛。在这个阶段，患者主要以肩部疼痛为主要表现，肩关节的僵硬并不是特别明显，仅仅依靠临床表现并不能将冻结肩与其他原因导致的冻结肩区分开来。第二期为慢性期，一般持续 4～12 个月，与第一期相比，患者肩痛有所缓解。第三期为解冻期或恢复期，持续 5～26 个月，患者肩部疼痛及僵硬的症状逐步缓解恢复。有些患者可在 12～18 个月完全恢复正常，但也有些患者不能完全康复，肩痛及僵硬持续数月。但通常 3 期没有明显界限。

（二）体格检查

应测量肩关节主动活动范围，包括肩关节前屈角度、体侧外旋角度、站立位内旋角度。冻结肩的典型表现是肩关节主动与被动活动范围均受限，且至少在两个及以上肩关节运动平面，主动活动范围和被动活动范围一样。外旋角度丢失通常是凝肩典型的首发症状。凝肩患者肩关节活动范围丢失一个重要的特点是患肩活动范围是固定的，不受疼痛影响。即患肩在麻醉无痛状态下与非麻醉状态下其活动范围是相似的。在冻结肩由第一期（急性期）向第二期（慢性期）发展过程中，肩关节疼痛可有所缓解，但是肩关节僵硬持续存在。国际关节镜·膝关节外科·骨科运动医学学会·上肢委员会制定的指南建议：如果患者肩关节前屈＜100°，外旋＜10°，后伸内旋低于 L5 水平，我们将其定义为肩关节活动综合受限。这是冻结肩患者在第二期典型的临床表现。

（三）MRI 检查

在冻结肩的第二期（慢性期），肩关节活动综合活动范围减小、受限，此时行肩关节 MRI 检查可看到下方关节囊增厚、短缩，并伴有下方腋袋体积的减小。在冻结肩的第一期（急性期），影像学检查并无异常。大多数肩袖全层撕裂的患者患侧肩关节被动活动范围受限，但通常是轻微或中度受限，并无严重的活动范围丢失或综合受限。而在冻结肩中肩关节活动严重受限和综合受限的患者中，91%的患者其 MRI 或超声检查提示肩袖是完整的，仅 9%的患者显示肩袖部分撕裂，无全层撕裂者。

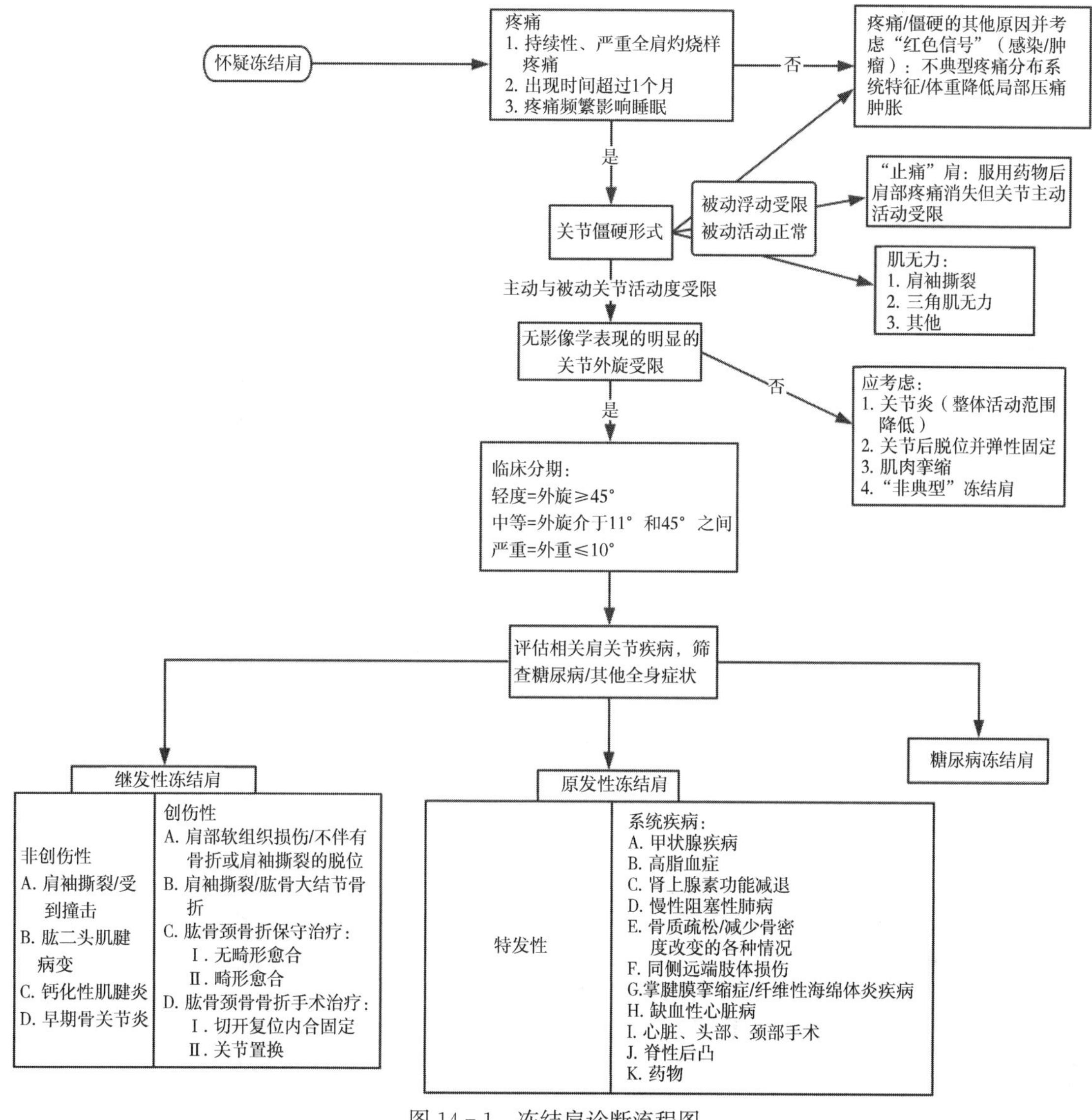

图 14－1　冻结肩诊断流程图

二、西医治疗

（一）保守治疗

1. 口服非甾体药物：非甾体药物是治疗冻结肩最常用的手段之一，但研究发现口服镇痛药物的治疗效果低于其他保守治疗，更有证据表明仅应用非甾体消炎药对冻结肩的自然病程并无影响。

2. 口服类固醇类药物：但相较于口服安慰剂或不给予任何处理，患者短期口服类固醇可能会获益，但在第 6 周时获益即消失。国际关节镜・膝关节外科・骨科运动医学学会・上肢委员会建议可延长用药时间或逐渐停药以提高治疗效果。

3. 关节腔内注射：关节内注射皮质类固醇激素是治疗冻结肩常用的治疗方式，关节内注射类固醇激素可能使冻结肩患者在短时间内获益。从首次注射算起，在 16 周以内多次注射可使患者获益。但注意次数不要超过 6 次。低剂量和高剂量的皮质类固醇注射的疗效并无差异。与肩峰下注射相比，在关节内进行皮质类固醇注射能使患者短时期内在疼痛和被动运动范围方面有更大的改善，但预后无区别。对于糖尿病患者，注射皮质类固醇激素是禁忌。

4. 物理治疗：对于冻结肩患者，物理疗法是最常用的治疗方法之一。物理疗法作为功能锻炼、关节扩张、类固醇激素注射或关节囊松解的辅助干预措施，治疗冻结肩取得了良好的疗效。应于冻结肩第二期（慢性期）在肩关节无痛区进行物理治疗，轻柔的手法治疗比集中高强度的手法治疗效果更佳。为减少肩部疼痛，增加肩关节活动度，恢复肩胛骨肱骨正常的活动，应循序渐进地增加无痛的肩胛胸部锻炼。而在冻结肩第三期（解冻期），应增大肩关节康复锻炼的强度和肩关节活动的幅度，以实现肩关节功能最大限度的恢复。

（二）手术治疗

1. 麻醉下手法松解：对于难治性冻结肩，麻醉下手法松解是一个有效的治疗方法。临床随机对照研究表明麻醉下手术松解治疗冻结肩的疗效与其他治疗方法无明显区别。该法比关节镜下关节囊松解花费低，且二者疗效相近。进行手法松解时应尽量的轻柔，避免暴力操作造成严重的并发症，如骨折、神经血管损伤等。麻醉下手法松解疗法治疗冻结肩可使患者外展、上举获得良好的恢复，但该方法有一定风险，术者手法过度旋转会造成继发性损伤导致患者内外旋转受限。

2. 关节镜下关节囊松解术：关节镜下关节囊松解术包括阻滞麻醉，关节囊松解，韧带松解，切除粘连组织，术中被动活动肩关节进行手法松解，术后口服可的松和有计划的康复锻炼。与其他治疗方法相比较，关节镜下肩关节囊松解术可更快、更彻底、更长久地缓解冻结肩患者肩关节的疼痛和增强其功能。通常认为，在保守治疗 6～12 个月无效后即可考虑手术治疗。关节镜下关节囊松解术后的康复锻炼包括 4 个阶段：早期被动活动、主动活动、抗阻力锻炼、肌肉力量恢复锻炼。术后 24 h 内应开始被动活动，以减少瘢痕组织形成。早期被动活动的主要目的是控制疼痛和炎症反应，预防瘢痕组织形成和软组织粘连，增加肩关节活动度。

三、中医临床思维

（一）中医病名及病因病机特征

冻结肩，中医又称为“肩凝症”“肩漏风”“五十肩”，应当归属于中医“痹症”的范畴。中国古代多数医家认为劳累或外伤后，正气虚弱合并风寒湿邪杂至，正气不足以驱邪外出，邪客肩部，侵犯肩部筋骨脉络，致气滞血瘀、脏腑经络不得濡养。《诸病源候论》云：“此由体虚，腠理开，风邪在于筋骨也……邪客关机，则使筋挛。”气血不和，感受风寒湿邪，痹阻经络，致局部粘连，从而出现局部疼痛，活动受限。《黄体内经·上古天真论》中记载：“七八，肝气衰，筋不能动，天癸竭，精少，肾脏衰，形体皆极。”男子七八之岁，肝肾不足，气血亏虚，气虚则不能温煦全身，抵御外邪，血虚则脏腑、机体、筋骨肌肉关节营养与润泽不足，外邪夹至，客于肩关节导致痉挛、僵硬及疼痛。病机为本虚标实，以肝肾亏虚，气血不足为本，风寒湿邪为标。

（二）中医辨证分型及治疗特征

根据《中医病证诊断疗效标准》及文献书籍，一般将冻结肩分为四种证型，风寒湿痹、气血瘀滞、气血亏虚、肝肾亏虚。风寒湿痹和气血瘀滞在＜45 岁年龄段人数最多，随着年龄段的增加，气血亏虚和肝肾亏虚出现人数也逐渐增加，在＞65 岁年龄段气血亏虚型和肝肾亏虚型人数最高。风寒湿痹和气血瘀滞多见于疼痛期（一期），气血亏虚和肝肾亏虚多见于缓解期（二期、三期）。

本病主要运用黄芪桂枝五物汤、柴胡桂枝汤、蠲痹汤、乌头汤、八珍汤等方剂加减进行治疗。如急性期运用黄芪桂枝五物汤、柴胡桂枝汤等活血通络、祛风散寒。粘连期和缓解期运用蠲痹汤、乌头汤、八珍汤等通络止痛、补益肝肾。和法是各种亚治法的有机融合与凝聚，治疗此类复杂且顽固的疾病，通过和法配合各种手法、针灸、外敷及功能锻炼，综合及有选择性使用不同方法，能有效恢复肩关节活动度，提高患者生活质量。

本病的治疗原则为舒筋通络、行气活血、补益肝肾，应用和剂治疗杂病疗程长，且本病非急性病，冰冻三尺非一日之寒，亦是长期的亏虚及外邪侵袭所致，故治疗重在谨守病机，守法守方，效不更方，积累疗效，缓图其本。不能因为疗效平平或者病情反复，欲求速效，另施他法，屡屡更方，以病试药。

（三）药物选择

对于该病的药物使用数据挖掘方面文献缺乏，根据目前了解文献，药物出现频次由高到低如下：桂枝、柴胡、黄芪、白芍、当归、鸡血藤、羌活、乳香、葛根、没药、甘草、丹参、桑枝、川芎、三七、丹参、透骨草、薏苡仁、姜黄、防风、伸筋草、黄芩、细辛、红花、川乌、附子、苍术、白术、僵蚕等等。

四、名医经验

（一）刘渡舟经验

刘渡舟认为肩关节周围炎在中医中称为“漏肩风”“锁肩风”“肩凝症”“冻结肩”“五十肩”“肩不举”“肩胛周痹”等，当属于“痹症”范畴。刘渡舟根据《灵枢·经脉》所记载经脉走行，循其经脉，肩部为少阳经所循，背部为太阳经、督脉所循，太阳、少阳经脉不适，出现颈项及背部僵直不适感，甚者出现疼痛。《灵枢·经脉》云：“经脉者，所以能决死生，处百病，调虚实，不可不通。”肩部为少阳经脉所循，背部为太阳、督脉所循行，而肩周炎的主要病变部位恰好在项肩背部。此病六经所论引用《灵枢·筋经》篇云：“足太阳之筋，其病……肩不举；手太阳之筋，其病……绕肩胛引颈而痛。”从肩部经络循行而言，肩周炎的发病与手三阳经、足太阳经、足少阳经脉及所属的经筋、经别密切相关。正所谓“经脉所过，主治所及”。三经之气受邪，邪阻经络，郁滞不畅，不通则痛，致肩部疼痛、活动功能受限，故认为治疗肩背痛当抓太阳、少阳、督脉三经。在治疗上，刘渡舟常用柴胡桂枝汤治疗肩关节周围炎，柴胡桂枝汤由小柴胡汤合桂枝汤加减而成，小柴胡汤和解少阳以治肩痛，桂枝汤疏解太阳以治背痛，柴胡桂枝汤治疗太阳少阳合病，则肩背疼痛可愈。小柴胡汤为和解少阳之主方，方中柴胡泻半表半里之外邪，黄芩泻半表半里之里邪，柴胡升清阳，黄芩降浊火，柴芩合用外透内泄，升清降浊，疏解少阳半表半里之邪。桂枝汤调和营卫，为仲景群方之冠，方中桂枝解肌和营卫，行手臂、通经脉、祛风胜湿止痛，用于肩臂肢节疼痛等症。

（二）郭宪章经验

郭宪章认为肩周炎归属于中医的“痹症”范畴，病因与风寒湿、外伤、劳伤气血有关。①因“风寒湿三气杂至合而为痹也”。②在《灵枢·贼风》中首次提出其发病与外伤关系密切，认为伤后恶血停聚于肌肉筋骨之间，气血运行不畅，易受风寒湿邪侵犯，恶血与外邪侵袭则发为痹证。《仙授理伤续断秘方》云：“带伤筋骨，肩背疼痛”，明确指出肩周炎与外伤关系密切。③在隋唐时期，古代医者认识到肩周炎发病不仅仅与风寒湿邪、外伤有关，更与劳伤气血不足有关。治疗上郭宪章将肩周炎分为 4 个证型，辨证论治，强调辨证施治时要综合考虑患者年龄、体质强弱等情况，对症用药，不可一味或攻或补，治疗应补泻兼备，突出个体化。①风寒侵袭型。症状多见肩部疼痛局限，钝痛或隐痛，或伴麻木感，上肢活动尚可；局部发凉，得暖或抚摩则痛减，病程较短；多为肩周炎早期。治疗当以祛风散寒、通络止痛为主，选用蠲痹汤，风盛者加用防风、黄芪，寒盛者加用附子；湿气盛者加防己、萆薢、薏苡仁等；②寒湿凝滞型。症见肩部及周围筋肉疼痛剧烈，或向远端放射，昼轻夜甚，病程较长，常伴有局部寒冷、麻木、沉重、畏寒，得暖稍减。治疗当以散寒除湿、通络止痛为主，选用乌头汤。痛盛者用草乌等，温经散寒；湿邪较盛者加用苍术、白术、薏苡仁等，健脾祛湿。③气滞血瘀型。主要表现为局部疼痛剧烈，痛有定处，呈针刺样，拒按，肩活动受限；或局部肿胀，皮色紫暗。治疗当以活血化瘀为主，方用活络效灵丹。痛甚者加云南白药、三七等。屈伸不利者加伸筋草、僵蚕、白芍等。④气血亏虚型。主要表现为肩部酸痛麻木、肢体软弱无力、肌肤不泽、神疲乏力；或局部肌肉挛缩，肩峰突起；治疗以益气养血、祛风通络止痛为主，方用八珍汤。麻木甚者加鸡血藤、宽筋藤、路路通等；痛甚者白芍加量，加葛根、细辛等。郭宪章在内治的同时也较为重视外治法的应用，认为经络内连脏腑，外络肢节，“肢体损于外，气血伤于内，营卫有所不贯，脏腑由之不和”。因此，在口服药物的同时亦重视外治法的作用，外治可选用通痹熏洗汤。

（三）娄玉钤经验

娄玉钤认为本病病位在肩，与肝脾肾等脏腑关系密切，病因以肝肾亏虚、气血不足，或风寒侵袭、经脉瘀滞，或肩部劳损、瘀血阻络为多见。治疗上主张打破“虚邪瘀”三者之间的恶性循环，倡导“祛邪勿伤正，扶正不助邪”的用药原则，施以“滋补肝肾以补虚，散寒除湿以祛邪，活血化痰以除瘀”等法。治疗上娄玉钤将肩周炎辨证为4型，分型辨证论治：①风寒凝滞型：治以祛风散寒，养血活血，通络止痛，用自拟肩凝汤加减。主要药物有羌活、桂枝、生地黄、透骨草、鸡血藤、当归、丹参、制川乌、草乌、甘草等。②湿热内蕴，复感外邪型：治以祛邪清热，舒筋活络，方用自拟肩凝汤加减。主要药物羌活、桂枝、透骨草、鸡血藤、丹参、香附、忍冬藤、秦艽、老鹳草、萆薢、地龙、甘草等。③气滞血瘀，痰瘀互结型：治以化痰除湿，活血化瘀通络，方用自拟肩凝汤加减。主要药物有当归、丹参、鸡血藤、红花、透骨草、姜黄、羌活、桂枝、半夏、云茯苓、白芥子、木瓜、黄芪、甘草等。④肝肾亏虚，筋骨失养型：治以滋补肝肾，养血活血，舒筋通络。方用主要药物有桑寄生、杜仲、怀牛膝、羌活、当归、白芍、熟地黄、伸筋草、透骨草、鸡血藤、丹参、甘草等。

（四）陆念祖经验

陆念祖治疗肩周炎核心理念为“以痹辨之、从筋论治”。陆念祖从中医病因角度阐述肩周炎的病理因素：其一，正气不足、脏腑虚弱之人，五脏正气不能内守，外邪由经络向内穿，故为内因；如人过七八之数，气血渐亏，肝肾不足；气虚则不能温煦全身，抵御外邪，血虚则脏腑、机体、经络关节营养与润泽不足，当风寒湿外邪侵入肩部及周围空窍可产生肩部的痉挛痹痛。其二，周身关节、血脉、经络相连，如果拥堵欠畅，容易为外邪所中。其三，房事过度，跌仆、外物所伤，说明疾病的产生尚有人为不慎；或者意外，如房事过度损伤肾精，导致虚损；又金刃所伤，气血受损；或者日常生活中，肩挑臂抬，扭闪仆挫等会损伤肩部经筋、节窍、络脉，造成损伤而致病。由此分析肩周炎病机为感受外邪为标，但所谓“邪之所凑，其气必虚”，由于年老体弱，肝肾不足，脾胃虚弱，气血化源不足，不能生化而继见血少，以致气血两虚，筋失所养，故外邪可乘虚而入，故气血、肝肾亏虚为本，肩周炎实属本虚标实之证。综合病因病机，肩周炎发病由微小创伤；或因外邪侵袭，邪入经脉日久，气机凝滞；中风后肢体废痿失用，肩部脉络痹阻等引起，即“以痹辨之”。而发病治疗上“从筋论治”，肩周炎以肩部关节周围的疼痛、拘挛、活动不利为其特征，当属筋受累，故以“温通祛痹解痉”之治则，以循经取穴、以痛为腧为取穴原则，银质针温针灸长针深刺病变之筋处治疗。银质针取肩前透肩贞，穿过肩部肩袖间隙，此处是肩关节周围炎粘连的目标靶点，并且针刺入肩关节囊的下皱襞以及周围多个滑囊，使之得到松解。施以银质针温针灸，通过针体将灸火的温和热作用于人体腧穴以及周围组织，起到温通经脉、行气活血、激发经气的作用，使肩关节肢节不利、经络壅滞之证得以缓解。在温针后需结合手法松解，配合松解后患者对肩关节功能锻炼，以达内外结合、筋骨并重之理。

（五）陆执中经验

陆执中认为肩周炎是疼痛—活动受限—加重的疼痛这一恶性循环的结果，治疗的关键是打破这一恶性循环，建立活动—疼痛减轻—活动范围增大这一良性循环，最终康复。治疗上，陆执中主张除整体观念和辨证论治，还强调综合治疗，中西相长，内外同治，外治手法充分考虑患者耐受程度，治练结合。①口服中药羌活、威灵仙、黄芪、当归、川芎、姜黄、桂枝、白芍、甘草等。②针刺：肩井、天宗、肩髃、肩髎、肩贞，得气后平补平泻，留针20 min。③局部注射：曲安奈德加利多卡因，取结节间沟和肩峰下滑囊分别注射，每周1次。④手法治疗：a. 放松肩关节周围肌肉，斜方肌、菱形肌、肩胛内以及三角肌、肱二头肌、三头肌等，手法以揉、按、摩擦为主，由轻到重，由浅入深；b. 点穴依次点按中府、肩井、天宗、肩髃、肩髎、肩贞、曲池；c. 弹拨手法，在筋节，条索处及二头肌长、短腱、冈上肌处施以弹拨、理筋手法，注意手法轻柔稳定，勿超出患者能耐受程度；d. 摇法，最大限度活动肩关节，注意保护关节，动作缓慢，活动范围由小到大；e. 牵拉，由前伸逐渐到上举，内收以及后伸后旋，可反复做牵拉，放松动作，加用上肢牵抖手法，注意力量控制，勿超出患者耐受程度；f. 放松手法，掌揉肩关节周围肌肉，牵抖上肢，治疗结束。⑤锻炼：上举、内收、后伸后旋3个方向，均以指尖所能达到最远处为评价点，要求患者每日2次，每次均要求能摸到最大范围处，持续时间约30 min。

（六）张炳秀经验

张炳秀认为肩周炎一病，中医称之为“肩凝”“冻肩”“五十肩”，然据病家之主苦，概以“痛证”

冠名亦当。责之病因，多因气血既亏于前，复加外感风寒湿邪作祟；抑或外伤、劳损而致。治疗上张炳秀参合肩周炎之基本病机，以理血和血之四物汤为基本方，佐以枝藤诸善走四肢经络、通利关节之属，自拟通络舒肩汤，酒炒桑枝、川桂枝、鸡血藤、忍冬藤、络石藤、粉葛根、全当归、大川芎、细生地黄、制乳香、制没药、延胡索、赤芍、白芍等药物。桑枝尤善治上肢肩臂之痛，酒炒更助祛风通络之功，鸡血藤味苦、微甘，性温，既可补血活血以行血，又具舒痹通络之功；络石藤味苦，性微寒，通经络、利血脉、祛风湿；葛根之用乃取现代医学研究具有改善外周血液循环之资；延胡索具有镇痛之效；乳香之功为“活血舒筋，祛风止痛，为治痹活络专药”，“定诸经痛”。全方寒温并用，动静相合，共奏活血行气、舒痹定痛之功，药简效宏，法取效捷。在内服中药基础上，合并手法治疗及患者自身功能锻炼，以达到动静结合，舒筋通络，加大肩关节活动范围的目的。

（七）蔡圣朝经验

蔡圣朝认为在祖国医学中肩周炎属于“痹证”的范畴。肩周炎的外因多因风、寒、湿之邪侵袭于肩臂，其受风寒，筋脉阻滞，气血运行不畅，导致肩部经脉气血阻滞不通，不通则痛。同时认为外伤也是导致肩周炎的主要因素，外伤使局部疼痛、功能障碍，同时导致局部劳损，气血凝滞，气血不通，不通则痛。内因责于肝主筋，肾主骨，肝肾亏虚而致肾精不足，筋骨失于濡养，进而正气不足，易遭受外邪侵袭，局部经络阻滞不通而发病。肩关节周围炎多为本虚标实之证，其病机主要为“肝肾亏虚，外邪侵袭”，治疗上遵循“补其不足，泻其有余”的治疗原则，以针刺“环臂八针”为主要治法，各穴配合，气至病所，达到祛邪通络、化瘀止痛的临床效果，从而使肩臂功能得到恢复。选取患侧肩前、肩髃、肩髎、肩贞、臂臑、肩井，肩前与肩髃连线的中点，肩贞与肩髎连线的中点，2 个中点取穴合称为“肩二交”。针刺此 8 穴环绕在肩臂周围，故名为“环臂八针”。蔡圣朝同时强调肩周炎在不同的发病时期其病理特点也不同，因此将肩周炎分为 3 期：①疼痛期：主要以肩部疼痛，尤其以夜间疼痛为主。此期多因风寒湿邪侵袭或外伤所致，气血凝滞、炎症渗出，使得组织充血水肿，治疗当通络止痛、活血消肿为主，此时运用针刺“环臂八针”（泻法）结合 TDP 照射和拔罐。②粘连期：肩痛较前减轻，其关节功能障碍，限制肩关节的活动，影响正常生活、工作、学习。此期以经络挛急，关节粘连为主，故以恢复关节的功能为目的，治疗当松粘解挛为大法，针刺“环臂八针”（泻法）结合 TDP 照射和拔罐，同时采用功能锻炼。③缓解期：疼痛明显减轻，功能障碍得到好转，治疗以补肝柔筋、益肾健骨为主，针刺“环臂八针”（平补平泻）和足三里、太溪（补法），同时结合 TDP 照射和功能锻炼及拔罐。

（八）纪青山经验

纪青山采用动留针法治疗急性期肩周炎，能够在止痛的前提下让患者加大肩关节活动范围，疗效确切。纪青山采取 3 种方法，即针法、灸法、耳针疗法治疗肩周炎急性期。①针法：纪青山根据《灵枢》中提及巨刺法，即指机体一侧有病，选取对侧经穴治疗的一种针刺方法，如左侧经脉有病，可取右侧经穴施治；右侧经脉有病，可取左侧经穴的交叉刺法。肩髎穴位于手少阳三焦经上，少阳为枢，主半表半里，故取健侧的肩髎穴来治疗患侧肩周疼痛，针之疏通局部经络，调节患侧肩部的气血。条口透承山为治疗肩关节周围炎的传统效穴，条口穴为足阳明胃经的腧穴，借阳明经多气多血的特质达补益气血之效，脾胃为气血生化之源，取条口穴可鼓舞中焦之气，疏通调节患侧的气血。且取条口穴和承山穴有上病治下之意，二穴相配，共收通络止痛之效。纪青山认为肩关节功能活动属“阳”，肩周炎急性期患者肩关节功能发生障碍而趋于“静”，对于该类患者当采取以“动”刺“静”之法，以阳制阴，以求“阴平阳秘”，故采用针刺结合运动的治疗方法，即动留针法。②灸法：采用雷火灸刺激患侧的肩髃穴、肩髎穴、肩贞穴，此为治疗肩周炎的三大穴位，三阳经气血充盛。取雷火灸的热效应，激发经气，使局部皮肤机理开放，药物透达相应穴位内，起到疏经活络、活血利窍，改善周围组织血液循环的作用，从而缓解肩部的急性疼痛。③耳针疗法：耳郭上的神经既有与脊髓颈 2～4 节段相连的躯体神经，又有与脑干相连的脑神经，还有来自颈交感神经节，沿着血管分布的交感神经。故刺激耳穴可治疗多种内脏及全身病症。取耳穴的肩三点配合神门穴治疗急性疼痛。

五、名方推荐

（一）柴胡桂枝汤加减

柴胡 18 g，清半夏、黄芩、防风、羌活、党参、生姜、炒甘草各 9 g，桂枝、白芍、桑枝、片姜黄各 15 g，木瓜 12 g，野葛根 30 g，大枣 5 枚。功效：达和解少阳，调和营卫。主治：肩周炎之风寒痹阻证。用法：水煎，每日 1 剂，早晚温服。

（二）黄芪桂枝五物汤

黄芪 30 g，桂枝 6 g，炒白芍 15 g，生姜 5 片，大枣 7 枚。功效：益气温经，和血通痹。主治：肩关节之外感风寒湿证。用法：水煎，每日 1 剂，早晚温服。加减：若风盛加羌活、防风；寒盛加制川乌、淡附片；湿盛加苍术、薏苡仁；风寒痹阻加炙麻黄、北细辛；热盛加石膏、知母；阳虚加炒杜仲、巴戟天；阴虚加川石斛、麦冬；气血虚弱加当归、鸡血藤；关节活动不利加伸筋草、透骨草；疼痛剧烈者加制乳香、制没药；颈项强痛者加葛根、天麻；关节局部游走痛加乌梢蛇、白花蛇；阴虚舌质红去桂枝加桑枝、忍冬藤；久病必虚加制何首乌、枸杞子；久病必瘀加红花、丹参，久病入络、顽固难愈者加蜈蚣、全蝎。

（三）陆执中经验方

羌活、威灵仙、当归、白芍各 15 g，黄芪 20 g，川芎、姜黄、桂枝各 10 g，甘草 6 g。功效：行气活血、祛风散寒。主治：肩周炎之气血虚弱证。用法：水煎，每日服 1 剂，每日 2 次。加减：疼痛较重加乳香、没药各 6 g。有肿胀瘀血者加红花、桃仁各 10 g。

（四）蠲痹汤

羌活、独活、桂心、秦艽、炙甘草各 3 g，当归、桑枝各 9 g，川芎、海风藤各 6 g，乳香、木香各 7 g。功效：祛风除湿、蠲痹止痛。主治：肩周炎之风寒侵袭型。用法：水煎，每日 1 剂，早晚温服。加减：风盛者加用防风、黄芪，寒盛者加用附子；湿气盛者加防己、草薢、薏苡仁等。

（五）乌头汤

麻黄、黄芪、芍药、炙甘草、川乌各 9 g。功效：散寒除湿、通络止痛。主治：肩周炎之寒湿凝滞型。用法：水煎，每日 1 剂，早晚温服。加减：痛盛者加用草乌等，温经散寒；湿邪较盛者加用苍术、白术、薏苡仁等，健脾祛湿。

（六）活络效灵丹

当归、丹参、乳香、没药各 15 g。功效：活血祛瘀、通络止痛。主治：肩周炎之气滞血瘀型。用法：水煎，每日 1 剂，早晚温服。加减：痛甚者加云南白药、三七等；屈伸不利者加伸筋草、僵蚕、白芍等。

（七）八珍汤

人参、白术、白茯苓、当归、川芎、白芍、熟地黄、炙甘草各 30 g。功效：益气养血、祛风通络止痛。主治：肩周炎之气血虚弱型。用法：水煎，每日 1 剂，早晚温服。加减：麻木甚者加鸡血藤、宽筋藤、路路通等；痛甚者白芍加量，加葛根、细辛等。

（八）张炳秀自拟方

通络舒肩汤：酒炒桑枝 30 g，川桂枝、鸡血藤、忍冬藤、络石藤各 15 g，粉葛根、全当归、大川芎、细生地黄、制乳香、制没药、延胡索各 10 g，赤芍、白芍各 15 g。功效：活血行气、舒痹定痛。主治：肩周炎。用法：每日 1 剂，水煎分服，纳丝瓜络、油松节各一撮为引。每 15 d 为 1 个疗程。

（九）活血散（外用方）

乳香、没药、沉香、三七各 30 g，栀子、赤芍、羌活、桂枝、白芷、血竭、无名异、续断、骨碎补、紫荆皮各 60 g，五加皮 90 g，楠香 150 g。功效：活血祛瘀、疏风散结、消肿定痛。主治：肩周炎急性期。用法：将诸药磨成粉，酒水各半或用茶水与蜂蜜调成糊状敷于患处，每次敷药 5～6 h，1 次/d。

（十）肩痹合剂

白茄根、玉芙蓉各 15 g，南天竹根、白葡萄根、沙氏鹿茸草、星宿莱各 30 g。功效：清热燥湿，通络止痛。主治：治疗老年性肩周炎湿热证。用法：将以上药物用清水洗净加猪蹄 1 只炖服，连服 7 剂为 1 疗程。

第四节　落　枕

落枕或称“失枕”，是一种常见病，好发于青壮年，以冬春季多见。落枕常见发病经过是入睡前并无任何症状，晨起后却感到项背部明显酸痛，颈部活动受限。

一、诊断标准

1. 一般无外伤史，多因睡眠姿势不良或感受风寒后所致。

2. 急性发病，睡眠后一侧颈部出现疼痛，酸胀，可向上肢或背部放射，活动时伤侧疼痛加剧，严重者使头部歪向病侧。

3. 痛侧常有颈肌痉挛，胸锁乳突肌、斜方肌、大小菱形肌及肩胛提肌等处压痛，在肌肉紧张处可触及肿块和条索状的改变。

二、西医治疗

西医无“落枕”诊断名称，根据患者表现，可归属于“急性颈痛”。对于急性颈痛，根据 2014 年加拿大整脊疗法治疗成人颈痛循证指南解读，治疗主要采用各种手法、关节松动术、功能锻炼、按摩等非手术疗法配以各种现代诊疗仪器联合治疗，并对各种治疗方法给予推荐等级划分：较强、中等、较弱、不推荐四个等级。

（一）颈椎扳动手法

手法联合其他治疗形式（健康教育、功能锻炼、关节松动术）能够改善急性颈痛患者短期与长期效益，评价指标为疼痛、康复时间，3 项低偏倚风险研究治疗周期为 2～12 周，推荐强度为中等。慢性颈痛治疗方面，单一手法治疗能够改善患者短期与长期结局，评价指标为疼痛、颈椎功能障碍，推荐强度为较弱，其中 1 项研究连续 9 周治疗，每周治疗 2 次。此外，手法联合其他形式组成的综合疗法（包括健康教育、胸椎手法、激光治疗、软组织治疗、关节松动术、短波热疗、功能锻炼、按摩等）能够改善患者短期与长期结局，评价指标为疼痛、颈椎功能障碍、颈椎活动度，推荐强度为较强。

（二）关节松动术

关节松动术联合健康教育、功能锻炼治疗急性颈痛，能够改善患者短期（12 周）与长期效益，评价指标为康复时间、疼痛，推荐强度为中等。单独的关节松动术治疗慢性颈痛，能够改善患者短期（即刻）效益，评价指标为疼痛与颈椎活动度，推荐强度为中等。

（三）徒手治疗

徒手治疗联合健康教育、功能锻炼治疗慢性颈痛，能够改善患者短期与长期效益，评价指标为疼痛、颈椎功能障碍、颈椎活动度、肌力，推荐强度为较强。

（四）功能锻炼

指南推荐功能锻炼联合健康教育治疗急性颈痛，能够改善患者短期与长期效益，推荐强度为较弱；就慢性颈痛而言，单独的功能锻炼，如伸展运动（每周 3～5 次）配合健康教育能够减少患者的疼痛和止痛剂服用量，推荐强度为较强；伸展运动联合耐力训练、健康教育亦能够改善患者颈痛与颈椎活动度，推荐强度为较强。此外，不同的功能锻炼形式联合红外线照射、按摩或其他物理治疗能改善慢性颈痛患者短期与长期效益，评价指标涉及疼痛、颈椎功能障碍、肌力、生存质量、颈椎活动度，推荐强度为较强。

（五）激光治疗

3 项低偏倚风险的研究得出不一致的结论，因此尚无足够的证据支持红外线激光疗法（830 nm）能够有效治疗慢性颈痛。

（六）按摩

按摩联合自我护理、功能锻炼治疗慢性颈痛能够改善短期效益（1 个月），评价指标为疼痛、颈椎功能障碍、颈椎活动度，推荐强度为中等。其中 2 项研究上半身或者颈部按摩时间持续 60～75 min。

（七）经皮神经电刺激

尚无足够的证据支持推荐经皮神经电刺激治疗慢性颈痛。

（八）胸椎扳动手法

尚无足够的证据支持胸椎手法联合电疗或者功能锻炼有效治疗急性颈痛，也无法证明胸椎手法对慢性颈痛的改善。

（九）颈椎牵引

一项低偏倚风险的研究结果表明，间歇式机械性颈椎牵引联合红外线照射 10～12 个治疗周期后，慢性颈痛患者的疼痛与颈椎活动功能障碍并未明显改善，因此尚无足够的证据支持颈椎牵引能够有效治疗慢性颈痛。

（十）扳机点治疗

尚无足够的证据支持推荐其治疗急性颈痛，纳入的 2 项研究均报道了临床改善，但无显著差异。

三、中医临床思维

（一）中医病名及病因病机特征

落枕属中医“痹病”范畴，中医学对本病认识较早，起初本病叫作“失枕”，源于《素问・骨空论》：“失枕在肩上横骨间，折使揄臂齐肘正，灸脊中”，《素问・至真要大论》：“诸痉项强，皆属于湿”“湿淫所胜……病冲头涌，目似脱，项似拔”，《素问・痹论》亦有“风寒湿二气杂至，合而为痹也。其风气胜者为行痹，寒气胜者为痛痹，湿气胜者为着痹”的论述。《伤科汇纂・旋台骨》论“有因挫闪及失枕而颈强痛者。”《证治准绳・杂病》认为“颈痛非风邪，既是气挫，亦有落枕而痛者”。中医学认为落枕的病因病机主要有 3 个方面：一是睡姿不良，伤其颈筋；二是风寒侵淫；三是肝肾亏虚，复感外邪，总的规律认为疾病是内外平衡失调，内平衡失调体现在气血失衡，颈部主要是足太阳膀胱经所属，为经脉所过之要道，头身气血相贯之要冲，亦是全身气血、经脉、筋骨肌肉之枢纽，气血以经脉为道，营养四肢百骸，如《灵枢・海论》云：“夫十二经脉者，内属于藏府，外络于肢节”；《难经・二十二难》云：“经脉者，行血气，能阳，以荣于身者也”气血亏虚内平衡失衡致身体易于感受外邪，正如“正气存内，邪不可干”所说，外平衡失调体现在筋骨失衡，落枕之人，本有长期颈痛疾患，久病加上气血亏虚，肝肾不足，筋骨失去濡养，致使筋骨失去稳定性，造成左右项部肌肉不平衡，左右旋转范围不同，加上患者本身睡姿不当，致使落枕疾患的发生，所以该疾病发生是以内外失衡为根本。

（二）辨病辨证及治疗特征

中医将落枕的辨证分型主要分为瘀滞型和风寒型。瘀滞型：晨起颈项疼痛，暗，脉弦紧；风寒型：颈项背部强痛，拘紧麻木。可兼有渐渐恶风，微发热，头痛等表证。舌淡，苔薄白，脉弦紧。病变早期多有受凉受寒病史，以风寒型多见，中期因寒性收引，气血凝滞，出现风寒和瘀滞夹杂，病变后期主要以瘀滞型多见，长期久患之人，肝肾气血亏虚病变早期多以瘀滞型多见，形成本虚标实。

本病的治疗：该病以调气血、散风寒、通经络为治疗原则。目前治疗分为内治法和外治法，内治法早起给予散风寒，舒缓经络，予以葛根汤加减治疗；兼有气血不足、外寒风寒、营卫不和的多以桂枝汤类方加减治疗，如桂枝汤、桂枝加葛根汤、桂枝新加汤等，后期肝肾亏虚，经脉失养，以补肝肾为主多以六味地黄丸、独活寄生汤加减治疗，外治法常见予以针灸、推拿、外敷中药、拔火罐等治疗，针灸治疗落枕的临床方法多种多样，有单穴针刺疗法、多穴针刺疗法、针刺配合其他疗法（包括推拿、拔罐、刮痧、中药汤剂、灸法等）、其他针法，这些治疗方法都取得了较好的临床疗效。

对于落枕，一般不需要住院治疗，早起可以配合非甾体药消炎镇痛，肌肉松药，但是不宜久用。使用中医治疗落枕的疗效重在辨证，要把握疾病的轻重缓急方能立法、遣药、处方；由于本病早期急性期，急则治其标，患部肌肉出现痉挛、紧张、水肿明显，疼痛剧烈，多难以忍受，影响生活，单纯的药物治疗不能起到立竿见影的效果，需要结合外治法，尤其针灸、推拿手法、火罐等治疗，往往可以在急性期起到舒筋活络、放松肌肉等作用，从而快速缓解症状；后期，疼痛缓解，缓则治其本，虽然落枕患者多由其他诱因而发作，如外伤、受寒、睡姿不当等，但是本身原因还是长期颈椎有疾患，在准确的辨证基础上配合中药汤剂，往往可以达到满意效果；急则治其标，缓则治其本，内外治法相结合，往往可以起到标本兼治的作用。

（三）药物选择

目前对于落枕常用的药物主要是葛根、桂枝、大枣、生姜、白芍、姜黄、甘草、川芎、当归、麻黄、威灵仙、鸡血藤、丹参、延胡索、乳香、没药等，一般治疗以疏散风寒、活血化瘀药物居多；作用部位以膀胱经居多；作用脏腑以肝居多。

四、名医经验

（一）吕景山经验

吕景山认为落枕的主要原因是颈肩裸露感受风寒而致使气血凝滞，筋脉不舒而发生颈肩痛。列缺穴为手太阴肺经络穴，八脉交会穴之一，通于任脉。列缺穴通过手阳明大肠经和任脉同头颈部间接相连。“经脉所过，主治所及”，通过针刺列缺穴可以激发上述经脉的经气，促进头颈部的经络调节，从而治疗头颈部的疾病；后溪又是八脉交会穴之一，通于督脉，可疏通督脉经气，有通经活络止痛之效。手足太阳经气相通，故后溪对督脉及手足太阳经脉循行所过部位的疼痛均有较好疗效，如头痛、偏头痛、落枕、颈椎病等所致的颈项不利。受内伤杂病运用“对药”的启发，在学习前人理论和经验的基础上，结合长期的针灸临床实践，在中医理论的指导下，创立针灸“对穴”。所谓对穴，就是指两个穴位配伍应用，使其具有开合相济、动静相随、升降相承的作用。运用对穴，达到选穴精练、效专力宏的目的。列缺与后溪伍用是吕景山专为治疗颈项强痛而设，二穴伍用，通调任督二脉，宣通太阳经气，活络止痛之力增强。

（二）王海峰经验

王海峰认为落枕用经络观点来看可能是太阳经失调而致；再用解剖学为依据则是与颈部肌肉痉挛有关。运用的“侧压”手法是针对落枕颈部侧向运动障碍而运用的特有方法。[具体操作：以右侧为例，患者正坐、沉肩、垂肘，双手放在两大腿上，医者立于患者之后，先找出激痛点进行点揉。①使患者有明显的疼痛感。②提拿横梁筋（斜方肌），患者有轻松感。③此时医者右手握住患者右侧手指，使患者屈肘 90°，肩关节外展 90°，医者亦屈肘 90°，并用肘尖部对住患者肘窝部，医者左手按住患者颈部，嘱患者颈部放松，精神不要紧张，在患者不注意时，医者左手和右肘同时用力，向下按压，即可听“咯咯”响声，“侧压”手法至此结束，患者侧屈障碍即可基本消失]。本手法的目的主要是舒通经络、调和气血、解脱交锁、消除肌肉痉挛等。通过多年的临床实践证明“侧压”手法不仅对治疗落枕有效，而且对颈椎病也是施之有效的。

（三）杨少锋经验

杨少锋认为风寒湿等外邪阻滞经络，局部气血亏虚，导致颈部气血凝聚不通为落枕的主要病因病机，选用桂枝加葛根汤加减为宜，桂枝加葛根汤原方出自东汉张仲景《伤寒论》，原方由桂枝、葛根、芍药、生姜、大枣、甘草组成。原文云：“太阳病，项背强几几，反汗出恶风者，桂枝加葛根汤主之。”反映出风寒外袭肌表，太阳经气不舒，津液不能敷布，经脉失去濡养，而致颈项部脉络闭塞而强痛，方中主药为桂枝、葛根、白芍、川芎、姜黄、丹参、鸡血藤、生姜、大枣、甘草等，重在解肌祛风、舒筋通络、调理气血，在临床上取得了较好疗效。

（四）严洁经验

严洁认为治疗落枕强调首先一定要找准压痛点及活动障碍部位，治疗时根据初步判断所属经脉，首当以循经远道取穴为主，根据五输穴对病变局部以及远端本经病的治疗作用灵活取穴，操作时要求得气并配合运动与深呼吸，使疼痛缓解，活动度增大。继而再予局部针刺或温针灸或刺络拔罐，往往收到立竿见影之效。若效果不显，可能与经脉判断不准有关，再改针刺其他经远端穴位，按上法进行治疗，每次针 3～5 针而见效，既减少了患者多针之痛苦，又避免了针灸治疗过程中穴位的“拮抗”。选穴配方时严洁强调首先找准患部压痛点及活动障碍方向所在何经，然后依经选用其“输穴”配伍筋会穴阳陵泉等；刺灸时她要求患者配合做颈部前屈、后伸，左右侧屈运动与深呼吸，并根据病情虚实配合艾灸或刺络拔罐，以灸为补，以拔罐为泻；针刺补泻时她最常用提插、捻转与呼吸补泻法，实证采用捻转、提插及呼吸泻法相结合，虚证采用捻转、提插及呼吸补法相结合。

五、名方推荐

（一）葛根汤

葛根 30 g，麻黄、桂枝、白芍各 15 g，生姜、大枣、炙甘草各 10 g。功效：温经活络、散寒止痛。主治：落枕（风寒束表证）。用法：诸药加水 500 mL，武火煮沸，文火煎至 200 mL，去滓适温服用，每日 2 服。加减：瘀滞明显，见舌紫暗，脉弦者，加桃仁 10 g，红花 5 g；汗出多者，去麻黄，加黄芪 10 g，防风 10 g；头痛明显者随所在经络加减：太阳头痛加川芎 10 g，阳明头痛加白芷 10 g，少阳头痛加柴胡 10g 等。

（二）桂枝汤

葛根 30 g，桂枝、白芍、防风各 15 g，甘草 10 g，大枣 7 枚，生姜 3 片。功效：发汗解表，祛风止痛。主治：风寒外束，经气不利之落枕病。用法：每剂以水 1500 mL，煎至 400 mL，每次服 200 mL，2 次/d，每日 1 剂。

（三）葛菊汤

葛根 30 g，菊花 15 g，生白芍 24 g，柴胡 2 g，甘草 9 g。功效：疏风散寒，宣痹通络。主治：气滞血瘀型落枕。用法：每日 1 剂，水煎分 2 次于饭后半小时温服。服用时加入红糖 30 g。卧床休息 1 h 取微汗。

（四）复枕汤

葛根 20 g，桑枝、丝瓜络各 15 g，延胡索、桂枝各 10 g。功效：疏风通络，宣痹止痛。主治：风寒湿阻型落枕。用法：每日 1 剂，水煎分早晚 2 次服。

（五）桂枝加葛根汤加减

葛根、白芍各 20 g，桂枝、威灵仙、姜黄、桑枝、羌活各 15 g，秦艽、炙甘草各 10 g。功效：舒筋、活络、止痛。主治；风寒表虚型落枕。用法：水煎，早晚各 150 mL，口服。

（六）羌活胜湿汤加减

羌活、川芎、白芍、葛根各 15 g，白芷、苍术、当归、蔓荆子各 12 g，藁本、独活、防风各 10 g，细辛、甘草（炙）各 6 g，生姜 5 片。功效：祛风胜湿、和血止痛。主治：风寒痹阻型落枕。用法：水煎，分早晚 2 次服。

（七）麻黄加术汤

白术 12 g，麻黄 9 g，桂枝、杏仁各 6 g，甘草 3 个。功效：发汗解表，散寒祛湿。主治：风湿痹阻型落枕。用法：每日 1 剂，水煎分 2 次于饭后 0.5 h 温服，4 d 为 1 疗程。

（八）败毒散加减

柴胡、前胡、川芎、枳壳、羌活、独活、茯苓、桔梗、人参、生姜各 12g，薄荷、甘草各 6 g。功效：发散风寒，疏通经络，行气和血。主治：风寒湿邪，郁于肌腠型落枕。用法：每日 1 剂，水煎，分 2 次温服，药渣用毛巾包好趁热敷患处，治疗 1～5 d。加减：寒气重者去柴胡、薄荷，加桂枝 5 g，细辛 4 g；痛剧者加乳香 6 g，没药 6 g；有内热者加石膏 30 g，葛根 15 g；体实者去人参；瘀滞重者加当归 12 g；兼湿热者去人参，加黄柏 8 g，苍术 12 g。

（九）桂枝芍药知母汤

白芍、葛根各 15 g，桂枝、附子、白术、防风、羌活各 10 g，麻黄 6 g，甘草 5 g。功效：散寒祛湿。主治：风寒湿痹型落枕。用法：每日 1 剂，水煎服。

（十）加味芍甘汤

赤芍、白芍各 30 g，葛根 20 g，木瓜 15 g，威灵仙、甘草各 12 g，防风 10 g。功效：祛风活血，疏经通络。主治：瘀血内阻型落枕。用法：水煎服，每日 1 剂。加减：寒者加桂枝 15 g；病久或者外伤者加没药、地龙各 15 g。

第五节　脱　　位

脱位是指组成关节的各骨的关节面失去正常的对应关系。临床上可分损伤性脱位、先天性脱位及病理性脱位。关节脱位后，关节囊、韧带、关节软骨及肌肉等软组织也有损伤，另外关节周围肿胀，可有血肿，若不及时复位，血肿机化，关节粘连，使关节不同程度丧失功能。

一、诊断标准

关节脱位的诊断，主要根据外伤史、临床一般症状、关节脱位特有体征，以及 X 线照片检查。

（一）一般症状

1. 疼痛与压痛：关节脱位时，往往因为关节内、外软组织损伤，可引起疼痛，尤其在活动时为甚，关节周围有广泛的压痛。

2. 肿胀：关节内、外组织损伤，形成血肿，在短时间内可出现局部肿胀。

3. 功能障碍：脱位后关节正常结构破坏，关节周围肌肉又因疼痛发生痉挛，因而出现关节功能障碍或功能丧失。

（二）特有体征

1. 畸形：脱位后，骨端关节面的位置改变，因而出现特殊的畸形。例如肩关节前脱位出现方肩畸形；肘关节后脱位出现靴样畸形，肘三角正常关系改变；髋关节后脱位呈屈曲、缩短、内收、内旋畸形。

2. 关节盂空虚：原来位于关节盂的骨端脱出，致使关节盂空虚，关节头处于异常位置。如颞颌关节前脱位，在耳屏前方可触及一凹陷，肩关节前下脱位，肩峰下关节盂空虚，可在喙突下、盂下或锁骨下触及肱骨头。

3. 弹性固定：脱位后，关节周围的肌肉痉挛收缩，可将脱位后的骨端保持在特殊的位置上。对该关节进行被动活动时，仍可轻微活动，但有弹性阻力，被动活动停止后，脱位的骨端又恢复原来的特殊位置。这种现象，称为弹性固定。

4. 异位骨端：关节脱位，使该关节的骨端处在异常位置上，在临床检查时，可以触摸到异位骨端。

（三）影像学检查

主要采用 X 线照片检查，复杂性脱位必要时进行 CT 检查。根据受伤史，临床表现的一般症状和特有体征可初步诊断为关节脱位，一般临床上具有一般症状，加上特有体征 1～2 项，就可作为关节脱位的初步诊断。而最后确诊，尚需要 X 线的照片检查。

二、西医治疗

（一）治疗原则

伤后在麻醉下尽早手法复位；适当固定，以利软组织修复；及时活动，以恢复关节功能。

（二）治疗步骤

1. 复位：以手法复位为主。

2. 固定：复位后，将关节固定在稳定的位置上，固定时间为2～3周。

3. 功能锻炼：固定期间，应经常进行关节周围肌肉的舒缩活动和患肢其他关节的主动运动，以促进血液循环、消除肿胀；避免肌肉萎缩和关节僵硬。

（三）治疗方法

一旦发生关节脱位，应让患者受伤的关节安静地固定在患者感到最舒适的位置。尽可能在进行妥善固定后，迅速就医。注意的是，在为患者脱衣服时，应先脱正常一侧的，再脱受伤一侧的，穿衣服时则反之。

1. 肩关节脱位：一般均需麻醉后或肌松弛下进行复位，常用手法复位有：①希氏法 伤员仰卧位，术者立于伤侧，用靠近患肢术者一侧的足跟置于患肢腋窝部，于胸壁和肱骨头之间作支点，握患肢前臂及腕部顺其纵轴牵引。达到一定牵引力后，轻轻摇动或内、外旋其上肢并渐向躯干靠拢复位。②牵引上提法 坐位，助手握患肢腕部顺应其患肢体位向下牵引，用固定带或另一助手将上胸抱住固定。牵引后，术者用双手中指或辅以示指在腋下提移位之肱骨头向上外复位。复位后X线摄片检查完全复位后，用胶布或绷带作对肩位固定3周。习惯性脱位时，可做修补术。

2. 肘关节脱位：平卧位，助手固定患肢上臂作对抗牵引，术者握其前臂向远侧顺上肢轴线方向牵引。复位后上肢石膏托固定于功能位3周。

3. 桡骨头半脱位：术者一手握患肢肘部，拇指触及桡骨小头，另一手轻握其腕部作轻柔的牵引及将其前臂旋前，当肘关节屈曲，同时前臂旋后时即感到桡骨头清脆声或弹动而复位。绷带悬吊前臂适当保护患肢1周。

4. 髋关节脱位：①若已有休克时，应取平卧位，保持呼吸道通畅，注意保暖并急送医院进行抢救。②急送医院在麻醉下进行手法复位。③复位后可用皮肤牵引或髋人字形石膏固定6～8周。④解除外固定后应继续锻炼髋部肌力，并逐步增加髋关节活动范围。

5. 开放性关节脱位处理：争取在6～8 h内进行清创术，在彻底清创后，将脱位整复，缝合关节囊，修复软组织，缝合皮肤，橡皮条引流48 h，外有石膏固定于功能位3～4周，并选用适当抗生素以防感染。

三、中医临床思维

（一）中医病名及病因病机特征

脱位属“筋伤”范畴，古人很早就对脱位有所认识，历代有脱臼、出臼、脱骱、脱髎、骨错等多种称谓。汉墓马王堆出土的医籍《阴阳十一脉灸经》记载了“肩以脱”，即肩关节脱位。晋·葛洪《肘后救卒方》记载了“失欠颌车”，即颞颌关节脱位，其中创制的口腔内复位法是世界首创，至今仍被采用。唐·蔺道人《仙授理伤续断秘方》首次描述了髋关节脱位，将其分为“从裆内出”（前脱位）和“从臀上出”（后脱位）两种类型，利用手牵足蹬法进行复位，并介绍了“肩胛骨出”（肩关节脱位）的椅背复位法。元·危亦林《世医得效方》对肩、肘、髋等关节的解剖结构特点已有相当认识，提出“凡脚手各有六出臼、四折骨”，指出髋关节是杵臼关节：“此处身上是臼，腿跟是杵，或出前，或出后”，须用法整顿归元（原）。节脱位多发生在活动范围较大、活动较频繁的关节，上肢脱位较下肢脱位多见。在大关节脱位中，以肩关节为最多，其次为肘关节、髋关节及颞颌关节。患者以青壮年男性为多，儿童与老年人较少，儿童脱位多合并骨骺分离。脱位概括来说“筋出槽，骨错缝”，筋骨失去了正常的解剖关系，出现筋骨不和，加上气血被伤，离经之血阻碍气血畅通，形成气滞血瘀，加重肢体肿胀，肿胀使骨端难以回纳，总的归纳就是筋骨失和。

（二）中医辨证及治疗特征

关节脱位，按损伤的时间长久，中医分为3期辨证治疗；初期伤后1～2周内，患肢因肌肉、筋脉损伤，瘀血留内，阻塞经络，气血流通不畅，则肿胀疼痛，应以活血祛瘀为主，佐以行气止痛；中期，伤后 2～3 周，患肢肿胀疼痛消失，或接近消失，瘀血消散、吸收而未尽，筋骨尚未修复，应以和营生新，接骨续筋为主；后期，伤后 2～3 周以上，固定已解除，肿胀消失，但筋骨愈合尚不牢固，因筋骨损伤，可内动肝肾，尤其素体气血虚损，肝肾不足者，营养气血，补肝肾，强筋壮骨。

（三）治疗原则

及早治疗、巧妙复位、先正复脱位再处理骨折、充分固定、配合后期练功活动。药物治疗关节脱位，分内服药和外用药两种。内服药物的应用，是以损伤的病因病机为依据，按初期、中期和后期进行辨证论治，早期内服可选用活血止痛汤、肢伤一方云南白药等，外用药可选用活血散、消肿止痛膏等；中期内服可选用壮筋养血汤、续骨活血汤、肢伤二方等，晚期内服可选用补肾壮筋汤、壮筋养血汤、肢伤三方等；外用中药的治疗也非常重要，不可忽视。清代吴师机著《理瀹骈文》云："外治之理即内治之理；外治之药即内治之药，所异者法耳。"外用中药的应用，同样根据脱位 3 期辨证，选择用敷贴、熏洗等方法治疗。单纯性脱位，按筋伤治疗。并发骨折时，复位后则以伤骨为主用药。用药应以脱位复位成功为前提；否则，虽然可以减轻症状，但无法使错位的骨端回归原位。外用药可选用接骨续筋药膏、舒筋活络药膏等，后期选用舒筋活血、通经活络的中药煎水熏洗，常用五加皮汤、海桐皮汤等。

对于脱位治疗，一般需要先行复位，肌肉紧张或者疼痛剧烈难以复位者，可以选择局麻或者全麻下进行操作。中医治疗脱位需要抓住"筋骨并重，动静结合，内外兼治，医患合作"，一般脱位合并骨折，骨折难以复位，需要先复位脱位，再行骨折复位；复位后需要固定，固定时间不宜过久，后期还需功能锻炼，做到动静结合；脱位都有脏腑气血失和，筋骨伤于外，气血伤于内，所以需要根据 3 期辨证合理用药、处方，3 期不是独立存在，往往兼有，所以治疗辨证需要准确。中医治疗以服用汤剂外用膏药为主，如果汤剂不便，也可以使用颗粒剂或中成药，外用膏药，简单有效，方便经济，易于携带。

（四）药物选择

当归、续断、骨碎补、黄芪、熟地黄、甘草、杜仲、白芍、红花、土鳖虫、桃仁、乳香、自然铜、牛膝、没药、川芎和丹参是临床最常用的药物。四气五味分别以温、苦、甘、辛为主，药物归经以肝、肾、脾经为主。

四、名医经验

（一）张卫华经验

张卫华认为寰枢关节半脱位尤为注重解剖定位，由于寰椎和枢椎的特殊结构使得寰枢关节之间存在不稳定性，此病的发生主要因外伤，慢性劳损，局部感受风寒以及邪毒侵袭，致使局部气血瘀滞，筋肌拘挛，骨节错位。经过大量临床研究，张卫华自创了"寰枢关节四点触诊法"，此四个点分别位于第二颈椎棘突的上、患侧斜方肌与颅骨交界处、患侧风池穴和完骨穴下。患病时四个点可出现明显的压痛，其诊断与 X 线片颈椎张口位检查结果符合率极高，张卫华采取推拿手法治疗主要根据《素问·举痛论》中描述"按之则热气至，热气至则痛止矣"，"按之则血气散，故按之痛止。"《医宗金鉴》云："骨缝开错，气血瘀滞，为肿为痛，宜按摩法，按其经络，能通郁闭之气，摩其壅聚以散郁结之肿，其患可愈。"应用推拿手法恢复其寰枢关节正常的解剖位置而治愈疾病。张卫华强调，治疗前必须在排除寰枢关节部位的骨折和局部异常发育等的前提下方可手法复位，并认为手法复位时应因势利导，动作要稳、准、巧、快，连贯顺畅，避免使用蛮力而过分追求关节弹响，以免发生意外。寰枢关节的稳定性主要依赖寰椎的前弓，横韧带以及枢椎的齿状突，还有寰枢之间的侧块关节等结构的维持。其寰枢关节又是由寰枢外侧关节和齿状突前后关节组成，一旦这些结构的完整性受到破坏，或者某些原因导致其失用，其稳定性就被破坏而出现临床症状。由于寰椎和枢椎结构的特殊性，使寰枕关节和寰枢关节之间存在力学差异，寰枢关节完成以旋转为主的复杂复合运动，以保证头-枕-颈的充分活动。当颈部处于自然生理位置姿势时，颈部各组肌群与韧带处于相对平衡状态，维持寰枢关节的稳定性，当这种平衡被破坏，极易发生半脱位，而使该段椎动脉同寰枢椎的位置发生改变，导致椎-基底动脉供血不足而出现相应的临床表现；当长期高枕、长时间伏案工作、颈部受寒、过度的前屈旋转、上呼吸道感染、外伤等原因，都会导致颈部肌群受损，肌力的失衡。应用推拿手法放松局部，缓解肌肉的紧张状态，使气血流通，解除痉挛，为接下来的手法复位打好基础，而手法复位可以重建脊柱内外力的平衡，使寰枢关节恢复正常解剖位置，从而达到"整骨整脊""骨正筋柔""纠正错位"治愈患者。

（二）吕立江经验

吕立江运用端提定位旋转扳法结合中药治疗寰枢关节半脱位，他认为枢关节半脱位属于中医"骨错缝"范畴。《医宗金鉴·正骨心法要旨》有云："骨缝开错，气血郁滞，为肿为痛。"吕立江四诊合参以辨明病因病机，认为该病因肝肾亏虚，肾精不足，骨髓失养，肌筋松弛，而致骨错缝者，则伴头晕脑鸣，腰酸膝软，舌红少苔，脉细弱；或因劳损外伤，骨缝开错，气血瘀滞于颈项部，而生痹痛者，则舌紫有瘀斑，舌下络脉怒张，脉涩；或因外感风寒湿邪，侵及颈项，使气血失于鼓动而停滞，筋脉失于温煦而挛急疼痛者，则有遇寒加重，苔白，脉弦紧。吕立江指出：侧偏型寰枢关节半脱位因寰枢椎之间有相对旋转位移，齿状突偏歪，在 X 线张口位片显示寰齿间隙及寰椎两侧块投影大小不一，侧位片第二、三颈椎向后成角，颈椎曲度变直或反弓；前倾型寰枢关节半脱位因寰椎、齿状突间存在前后倾斜，故张口位可见寰椎双边征，侧位片第二、三颈椎呈阶梯样改变。此外，影像学检查可发现骨折、骨肿瘤、重度骨质疏松等不适合推拿手法治疗的情况，避免事故发生，故吕立江以葛根汤为基本，立足辨证，气滞血瘀者加用桃仁、红花、当归、桔梗、枳壳、柴胡，风寒湿痹者加用羌活、独活、防风、藁本、川芎、蔓荆子，肝肾不足者加用熟地黄、山茱萸、牡丹皮、山药、茯苓、泽泻。吕立江指出，患者经推拿整复治疗后，颈椎正常解剖结构恢复，又佐以中药活血化瘀、温通经脉、补肾壮骨，再结合功法锻炼，以强化胸锁乳突肌、斜方肌、肩胛提肌、斜角肌、半棘肌等肌群保护颈椎能力，使治疗效果牢固，防止复发。吕立江立足解剖，注重体格检查及影像学资料，运用端提定位旋转扳法及中药辨证施治，对寰枢关节半脱位取得良好疗效。

五、名方推荐

（一）新伤续断汤

当归尾、自然铜（醋煅）、桑枝、骨碎补各 12 g，苏木、续断各 10 g，土鳖虫 6 g，丹参、泽兰叶、延胡索、桃仁各 6 g，乳香、没药各 3 g。功效：续筋接骨。主治：新伤骨折脱位初、中期。用法：水煎，早晚温服。

（二）桃仁承气汤

桃仁、芒硝、当归、芍药、牡丹皮各 9 g，大黄（后下）15 g。功效：邪热逐瘀。主治：骨伤脱位湿热瘀阻证。用法：水煎，早晚分服。

（三）七厘散

血竭 30 g，麝香、冰片各 0.36 g，乳香、没药、红花各 4.5 g，朱砂 3.6 g，儿茶 7.2 g，研细末。功效：化瘀消肿，止痛止血。主治：筋伤早中期。用法：外用，每用 0.2～0.3 g，每日 1～2 次。

（四）八珍汤

党参、白术、茯苓、当归、熟地黄、白芍各 10 g，炙甘草 5 g，川芎 6 g，生姜 3 片，大枣 2 枚。功效：益气补血。主治：骨折脱位中后期气血亏虚。用法：水煎服，每日 1 剂。

（五）大成汤

大黄、枳壳各 20 g，芒硝（冲服）、当归、木通、厚朴、苏木、红花、陈皮、甘草各 10 g。功效：通下瘀血。主治：男子伤重，瘀血不散之重症。用法：水煎服，药后得下即停。

（六）五加皮汤

当归、没药、五加皮、皮硝、青皮、花椒、香附子各 10 g，丁香、地骨皮各 3 g，牡丹皮 6 g，老葱 3 根，麝香 0.3 g。功效：舒经活络。主治：骨折脱位中后期肝肾亏虚、肌肉失养。用法：煎水外洗（可去麝香）。

（七）六味地黄（丸）汤

熟地黄 25 g，山药、山茱萸各 12 g，茯苓、泽泻、牡丹皮各 10 g，功效：补益肝肾，强筋健骨。主治：骨折脱位中后期肝肾亏虚型。用法：水煎服，每日 1 剂。作丸，将药研末，为蜜丸，每服 10 g，每日 3 次。

（八）四物汤

白芍、熟地黄各 12 g，当归 10 g，川芎 6 g。功效：益气养血。功效：骨折脱位气血亏虚型。用法：水煎服，每日 1 剂。

（九）壮筋续骨丹（丸）

熟地黄 120 g，骨碎补、黄芪、土鳖虫各 90 g，当归、补骨脂、菟丝子、党参、北刘寄奴各 60 g，续断、五加皮各 45 g，木瓜、川芎、白芍、杜仲、桂枝、三七、虎骨（现用适量替代品替代）各 30 g。功效：补益肝肾，强筋健骨。主治：骨折脱位中后期筋骨痿软无力。用法：共研细末，糖水泛丸，每次服 12 g，温酒下。

（十）舒筋汤

宽筋藤 15 g，海桐皮 12 g，当归、白芍、羌活、防风、续断各 10 g，姜黄、松节、甘草各 6 g。功效：续筋接骨，柔筋止痛。主治：四肢骨折脱位或者软组织挫伤中后期。用法：水煎服。

（十一）肢伤一方

当归 13 g，赤芍、生地黄各 12 g，桃仁、黄柏、防风、木通各 10 g，红花、甘草各 6 g，乳香 5 g。功效：行气活血，祛瘀止痛。主治：四肢骨折脱位或者软组织挫伤早中期。用法：水煎服。

第六节　跟痛症

跟痛症是一种临床现象，病因尚不完全明确，该病特点是根骨跖面疼痛、行走困难，与劳损和退化有密切的关系。多由外伤、劳损、足跟部疾病等引起跟骨骨膜及周围纤维组织损伤造成局部无菌性炎症引起跟骨跖面疼痛。

一、诊断标准

（一）病史

跟痛症起病缓慢，病因为慢性劳损或退变。常为单侧发病，也有两侧同时发病。长期慢性疼痛，可有数月或数年不等的病史。

（二）临床症状

晨起踏地行走时足跟跖面刺痛，行走片刻后疼痛缓解，行走过多时疼痛加重。病程日久则呈持续性疼痛，甚至每走一步疼痛难忍，尤其走在不平路面疼痛更甚。

（三）体征

足跟着力部软组织坚韧，压痛以足跟跖面偏内侧最为明显。

（四）辅助检查

X 线摄片初期无异常改变，后期可有骨刺形成，磁共振上表现为跖腱膜止点增厚和信号增高等，生化检查多无异常。

（五）跟痛症常见的病因

跟骨下脂肪垫炎、跖筋膜炎、跟骨骨刺、跟下滑囊炎、神经卡压等。

1. 跟骨下脂肪垫炎：足跟部皮肤较厚，皮下组织由与皮肤垂直的纤维连接皮肤与跟骨，形成足跟脂肪纤维垫，可吸收震荡并防止滑动。足跟部受伤或长期寒冷潮湿刺激，跟骨下脂肪垫可产生炎症，跟骨跖面肿胀、疼痛，局部压痛。随着年龄增长，跟垫弹性纤维组织退变及胶原水分减少，跟部脂肪垫萎缩，站立、行走时足跟疼痛，久病者可见局部皮肤变软，感觉过敏。主要症状为足跟下疼痛，晨起或坐片刻加重，行走后减轻。最常见的体征是足跟负重区偏内侧压痛，有时可见轻度肿胀及红斑，可触及皮下的脂肪纤维块，犹如可滑动的结节，压痛明显。

2. 跖筋膜炎：跖筋膜起自跟骨结节，止于跖骨，是维持足纵弓的纤维结构。长期站立、步行，持续的肌肉、筋膜牵拉可引起跖筋膜附着点疼痛。表现为站立或行走时跟下及足心疼痛，足底有胀裂感。压痛局限于跟骨结节的跖筋膜和趾短屈肌附着处，特别是它的内侧。

3. 跟骨骨刺：影像学检查足跟部大小不等的骨刺，但跟骨骨刺大多仅是X线片缩减，并不是跟痛症的常见原因。有研究发现临床上30%的跟骨骨刺患者并无显著跟痛症临床表现，是否由跟骨骨刺导致跖腱膜炎甚至跟痛症仍然存在争论。可能与骨刺的方向有关，研究表明斜向前下方的骨刺更可能引起疼痛。热疗、局部封闭、换松软的鞋垫多可治愈，无效者可考虑手术切除。

4. 跟下滑囊炎：研究表明跟腱周围有3个滑囊：1个位于皮肤与跟腱之间，称跟腱后滑囊；1个位于跟腱与跟骨后上角之间，称跟骨后滑囊；1个位于人体站立时跟骨承重部与足跟脂肪垫之间，称跟下滑囊。在行走、跖屈、着鞋压迫等诱因的作用下，可对滑囊产生挤压和摩擦等机械性刺激，产生充血、水肿、渗出等无菌性炎症而出现跟部疼痛等症状。长期存在的炎性反应导致组织粘连和退变，发病因素不能消除，症状迁延不愈。

5. 神经卡压：足跟部神经走行复杂，神经分布和来源因研究对象不同存在着差异，但国内外学者都认为神经卡压在跟痛症早期和顽固性跟痛症中起重要作用。足底外侧神经卡压处在足踇展肌和足底方肌之间。足底外侧神经第一分支为小趾展肌神经，该神经卡压是神经源性跟痛的主要原因。跟内侧神经性跟痛是文献报道的第二大常见的神经源性跟痛原因。可在踝管内、穿出屈肌支持带处及跟管内卡压。研究发现，除了神经卡压，跟内侧神经容易在跟垫萎缩后受到刺激和损伤而产生跟痛。足底内侧神经与其他神经相比，卡压情况不多见。胫后神经及其主要分支可在踝管处发生卡压，称为踝管综合征，经常引起一系列的足跟部不适，但临床较少见。

（六）鉴别诊断

本病应与足跟部软组织化脓感染、跟腱周围炎、骨结核、骨肿瘤及跟骨高压症相鉴别。

足跟部软组织化脓性感染局部有红、肿、热、痛，严重者有全身症状。跟腱周围炎多有跑步或弹跳过多的损伤史，常见足跟后部跟腱附着处及小腿下部酸痛。骨结核、骨肿瘤早期多无明显症状，随着病情发展可出现关节肿痛、活动受限甚至出现跛行，多有全身症状，辅助检查可明确诊断。跟骨高压症是由于跟骨内压力增高而产生的跟部疼痛，多见于中老年人，影响行走，早期下肢抬高休息可缓解。跟骨内侧、外侧、趾侧均有压痛和叩击痛。一般非手术治疗效果不佳，宜行钻孔减压手术降低跟骨内压力。

二、西医治疗

（一）非手术治疗

1. 功能锻炼：由于跟腱挛缩是引起跖腱膜炎常见的原因，而跖腱膜牵拉有助于炎症的消退。每日反复的牵拉跟腱、跖腱膜是减轻跖腱膜炎患者疼痛的最有效的方法之一。研究表明对比牵拉腓肠肌和跟腱与牵拉跖腱膜两组方法，在减轻疼痛方面，后者疗效明显好于前者。

2. 固定：疼痛严重时，可用夜间夹板或石膏托固定踝关节背伸5～10°，以免使跖腱膜在夜间痉挛，晨起活动时引起疼痛，美国足踝外科协会2010年足跟痛诊疗指南指出：对于足跟部疼痛持续6个月以上的患者应考虑用夜间夹板支架治疗，夜间夹板支架固定的理想时间一般为1～3个月，其疗效与夹板种类有关。疗效是肯定的，但患者比较难以接受。

3. 理疗：冲击波治疗跟痛症一般治疗后即时显效、疼痛明显减轻。离子药渗、超声波及温热疗法等能镇痛、消炎、改善局部血液循环，促进新陈代谢，降低肌张力，缓解肌痉挛等，对于急性期患者，可有效减轻短期疼痛。但各种疗效差别较大，需长期临床观察。

4. 消炎镇痛药物：主要是非甾体消炎药，具有良好的镇痛效果。多数跟痛症是由滑囊、肌腱、韧带炎症引起的，而此类药物可起到消炎镇痛的作用。故对大多数跟痛症的急性疼痛发作和长期疼痛是有效的。但是此类药物胃肠道反应比较强烈，既往有消化疾病病史的患者要慎用，且长期服药的风险会大幅度升高。

5. 局部封闭治疗：局部封闭短期内的疗效肯定，但是糖皮质激素的副作用可导致足底腱膜、跟腱断裂及足跟脂肪垫的退化，临床应用时应慎重。

（二）手术治疗

临床需据患者的症状、病情及对治疗的反应将各种非手术治疗方式有机结合，同时注意预防及调护以达到更好的止痛、恢复生理功能的效果。少数患者经过6个月以上的非手术治疗无效时，可采用手术治疗。

目前手术方法有软组织松解、跟骨截骨、跟骨骨刺及滑囊切除、足底神经松解、胫后神经根下支切断等。手术方案的确定要根据患者的临床特点，分析其足跟痛产生的主要原因后确定。

由于跖腱膜在维持足弓方面有着重要作用，完全切断跖腱膜对足的各种功能产生不良影响，行跖腱膜切断手术时须谨慎。有研究证明：完全切断跖腱膜可引起患者手术侧步行无力，并减少25%的足弓稳定力量，目前推荐的方法是跖腱膜部分切除术。即从跖腱膜止点内侧切断35%～50%，可以同时去除或不去除跟骨内侧结节骨刺。

低温等离子刀射频消融术是治疗慢性跖腱膜炎的一种微创新技术。等离子刀可以刺激血管生长，并协助调节血管内皮生长因子和α-V-整合素等众多生长因子，改善局部病变区域的血供，促进腱膜的愈合。

（三）整体治疗方案

1. 阶梯式疗法 Urovitz 等认为根据患者的治疗反应，跟痛症治疗应遵循阶梯式的治疗方案：①积极控制引起跟痛症的诱发因素，给予非甾体抗炎药，对患有跟腱炎患者推荐给予跟腱牵拉功能锻炼和矫形器治疗。②如上述疗效不理想时，可局部注射糖皮质激素。③经上述治疗后，仍不能减轻疼痛和改善足活动功能，可考虑体外震波治疗或手术治疗。

2. 3模式4阶段疗法 Michelesson 等提出了跟痛症治疗3模式4阶段。3模式是指：①缓解疼痛，消除炎症（消炎镇痛治疗）；②降低软组织应力（休息及应用各种矫形器）；③维持软组织的收缩弹性（各种锻炼及理疗）。根据患者的症状、病情及对治疗的反应将3种模式应用于治疗的4个阶段。第一阶段：患者发病数周，症状较轻时。主要治疗方法为休息、冷敷、穿合适的鞋及鞋垫、非甾体消炎药物治疗1～2周。每日10 min肌肉牵拉锻炼。第二阶段：患者症状加重，持续数月，主要的治疗方法有夜间夹板应用4～6周，尤其适用于晨起行走疼痛的患者，夜间夹板及功能锻炼越早，效果越好。局部封闭：1 mL甲泼尼龙（40 ng/mL）配以适量局麻药效果更好，非甾体消炎药物可作为上述病例的辅助治疗，10～14 d为1疗程，可持续数月。第三阶段：手术治疗前，主要治疗方法有体外震波治疗及石膏固定。第四阶段：保守治疗至少1年，症状无缓解或加重者，应行手术治疗。

总之，跟痛症的病因复杂，治疗方法较多，因此在选择治疗方案前，只有查明病因，进行针对性的治疗，才会提高临床疗效。虽然此病的治疗方法很多，但是仍存在疗程长，见效慢以及某些治疗方法的局限性，对跟痛症的治疗方法有待于进一步研究，发现更加安全、方便、疗效好的治疗方法，更好地为临床服务。

三、中医临床思维

（一）中医病名及病因病机特征

跟痛症多发生于40～60岁的中、老年人，多为老年肝肾不足或久病体虚，气血衰少，筋脉懈惰，加之体态肥胖，体重增加，久行久站，最终造成足底部皮肤、皮下脂肪、腱膜及滑膜囊等负担过重而发病。根据其临床表现，相当于中医“骨痹”范畴，发病多与肾虚髓亏、外伤、寒湿等因素有关。传统中医对足跟痛早有研究，《诸病源候论》称足跟痛为“脚根颓”，“脚根颓者脚跟忽痛，不得着也，世俗呼为脚根颓。”《丹溪心法》及后世医家都称为“足跟痛”。足部位于身体最下部，承受全身重量，是足三阳与足三阴的交接处，又是阴跷脉、阳跷脉、足三阳、足三阴经筋的起点，故易发病。

（二）辨病辨证及治疗特征

肾主骨、藏精，精生髓，肾之经络绕跟部而行，年老体弱者肾气逐渐亏虚筋骨失养，骨萎筋弛；“久立伤骨，久行伤筋”，过度站立或行走后，损伤足跟部筋骨，导致筋骨经脉失养，“不荣则痛”。治疗以手法、药物熏洗为主，配合口服药物、固定和功能锻炼等，适应证明确的患者可行局部针刀松解。对于跟痛症的辨证治疗，大多认为肝肾亏虚为其根本，治疗应予补益肝肾，强筋壮骨，内服六味地黄丸、金匮肾气丸等以调和脏腑，外用活血化瘀、温经通络、除湿止痛之方药熏洗以调和气血，内外结合，综合调治。

跟痛症病起筋骨，病程日久，大多病机复杂，治疗方法多样。临证治疗要运用和法对各种具体治疗方法及治疗手段进行取舍与组合，最优化地选择中医、西医、物理、心理、锻炼等方式方法，达到恢复人体阴阳平衡的目的。跟痛症的治疗应兼顾内外，结合中医药学整体、运动、平衡的理念，调整阴阳，调整脏腑功能，调理气血。应当注意到跟痛症治疗的疗程较长，要谨守病机，辨证论治，积累疗效，缓图其本。不可为求速效，妄投大寒大热、峻利攻劫之品，也不宜屡屡更方，以病试药。

（三）药物选择

通过药物使用频次统计可以发现，治疗跟痛症常用的熏洗药物有：透骨草、威灵仙、红花、牛膝、伸筋草、川乌、草乌、川芎、乳香、没药等。这些药物多具有去祛风除湿、温经通络、行气活血、舒筋止痛之功。常用药物组合有：伸筋草、透骨草；红花、透骨草；牛膝、透骨草；川乌、草乌；威灵仙、透骨草等。

四、名医经验

（一）丁锷经验

丁锷认为，跟痛症主要由于足部劳累过度，筋骨受损，瘀血阻滞，气机运行不畅，故出现疼痛不适；也可因老人肾气不足，气血衰少，运行无力而瘀滞于跟部出现疼痛。或因年老体弱及久病卧床，以致肝肾不足，骨萎筋弛，髓不养骨而疼痛。临床上跟痛症多见于中老年人。其根本为瘀血阻滞，气机运行不畅，从而局部出现无菌炎性水肿刺激神经末梢引起疼痛不适。治疗中主要采用中药熏洗患足，起到行气活血、化瘀止痛，促进局部血液循环的作用；然后采用木棒或木槌击打跟部疼痛区域，以扩张局部皮肤血管，促进药物吸收，使活血化瘀的药物直达病所。最后用接骨消瘀散外敷以活血化瘀、消肿止痛，从而达到治疗跟痛症的目的。

丁锷经验方　中药熏洗方：取五加皮、丁香、小茴香、花椒、白芷、红花、石菖蒲、桂枝各 10 g，加水 1500 mL 煎煮，以煎开为度，将药渣与药汁一起倒入木桶中，足置于桶中，上覆盖毛巾以熏洗患足，待水温后，将足跟置于药汁中浸泡。此方具有行气活血、化瘀止痛的功效；接骨消瘀散：花椒、荜茇、五加皮、白芷、南星、肉桂、丁香、乳香、没药、血竭、姜黄、冰片等，共研细末，饴糖或蜂蜜调膏，外敷局部。此方具有消瘀退肿、止痛接骨的功效。

（二）郭焕章经验

郭焕章认为中老年人随着年龄的增长，机体素质下降，跟部组织经过长期慢性劳损，脂肪垫等组织脱水，萎缩，退变；弹性降低，同时随年龄增长骨骼渐发生脱钙，跖腱膜、跟腱等不适应长时间的行走时紧张状态。“足之能步，手之能握，皆有赖于气血之灌注。”而中老年人肾气渐亏，骨萎筋弛，气血不能濡于足部，外邪趁机痹阻经脉而致疼痛，当属“痹症”范畴。治疗首重气血，以行气活血、补益肝肾为主，内服郭焕章经验方足跟痛方，方药组成：焦杜仲、川牛膝、木瓜、丹参、小茴香、五加皮、当归各 10 g，地锦草、透骨草各 6 g 等。临床中胃纳不佳者加苍术、厚朴、焦三仙；遇寒加剧怕凉者加肉桂、制附片；病史较长顽固痹痛者加适量蜈蚣粉、全蝎粉。本方之中当归、丹参养血活血，小茴香温肾行气；杜仲、牛膝、地锦草、透骨草、五加皮祛风除湿健骨，木瓜和胃通络，以助生化之源。并予下肢活络洗方熏洗，方药组成：黄柏、凤仙草、苏木各 30 g，木瓜、牛膝、大力草、花椒、毛姜、防风各

15 g 等。加水 2000 mL 浸泡 30 min，煎沸后，小火再煎 15 min，趁热熏洗患足，每次 30 min，每日早晚各 1 次，每剂药用 3 d，4 剂为 1 个疗程。

（三）刘柏龄经验

刘柏龄将临床常见的各种足跟部疼痛病症分为虚损型、损伤型、骨质增生型、邪毒注骨型、风湿束骨型 5 种证型辨证施治。其中邪毒注骨型多见于跟骨结核、骨髓炎等，风湿束骨型则大多为风湿性、类风湿性骨关节炎，其余分型均可见于现今定义之跟痛症。虚损型以老年人、产妇和体虚患者多见，占中老年足跟痛患者的大多数。其特点是病程长，绵绵作痛，有的伴有全身虚弱症状。治疗以补益肝肾为主，佐以活血剂。损伤型多有外伤或运动损伤史，可见局部肿胀刺痛，治疗既要疏通脉络，又要活血渗湿，应局部制动，配合外敷消肿止痛药物。骨质增生型为肝肾阴液不足，髓不养骨，骨代谢异常而生赘，刺挫筋脉而生痛。治疗以补益肝肾为主，佐以活血通络法。

（四）郭剑华经验

郭剑华认为跟痛症绝大部分是跖筋膜伤后，局部创伤性炎症所致，少数是因跟骨骨刺引起。中医认为，本病多因中年以后，肝血肾精亏损，气血不足，筋骨失养所致。治疗应当注重手法治疗，并配合中药内服、熏洗等疗效更佳。不过，如果是因畸形而引起的足跟痛，当手术矫形。手法治疗不仅仅局限于医院就诊，更应当加强患者自身的自我按摩及功能锻炼。患者可自行通过拿捏小腿后部、揉按承山穴柔筋缓急、通络止痛；揉按跟骨、合按昆仑太溪以益肾壮骨、散瘀止痛；摇踝关节、轻捶足跟柔筋解痉、活血止痛。内服中药以补益肝肾、强筋壮骨为基础，辨证加以活血止痛或温通经脉之品。外用可予药物熏洗，如威灵仙 100 g，清水 1000 mL，食醋 100 mL。煎后烫洗患足 20 min，每日 2 次。

（五）宋贵杰经验

宋贵杰发现部分跟痛症患者有胆囊摘除病史，宋贵杰认为胆囊摘除后胆汁的储存和排泄功能受损，肝胆互为表里，胆气虚损伤及肝络。肝主疏泄，气血赖以运化，运化失司则气血瘀滞，加之风寒湿邪痹阻经络，导致足跟脉络瘀滞、筋骨失养，不通则痛，发为本病。且患者大多年事已高，肝肾亏虚，疼痛日久必有情志内伤，治疗应重视疏肝利胆解郁，以健脾益气行气为主，配合活血化瘀、补肾养血。主张以补中益气汤合柴胡舒肝散内服，配合祛风活血、温经通络之中药熏洗。同时配合踩足跟等锻炼，可视患者自身情况掌握力度，达到局部刺激的效果而避免加重损伤及疼痛，提高患者依从性，达到满意效果。

（六）李同生经验

李同生认为跟痛症其根本原因为瘀血阻滞，气机运行不畅从而出现局部无菌炎性水肿，刺激神经末梢引起疼痛不适。李同生治疗时予中药口服以行气活血、化瘀止痛。同时外擦紫金酒，并轻轻击打足跟部疼痛区域，以扩张局部血管，使活血化瘀药物直达病所，促进局部瘀滞吸收消除，从而达到治疗目的。李同生紫金酒组成为高良姜 120 g，荜茇、鹅不食草各 90 g，血竭、红花、细辛、白芥子、生地黄各 60 g，樟脑、冰片各 30 g，乳香、没药各 45 g。其可活血散瘀，消肿定痛，多用于跌打损伤，青紫肿痛，骨折筋伤的治疗。制法是以白酒 5 kg，将上药入酒浸泡，密封勿泄气，浸 10 d 即可使用。

（七）郑福增经验

郑福增认为肾虚髓亏是导致顽固性足跟痛的内因，寒湿、劳损、外伤等为诱发因素，瘀血阻滞是导致其难愈的根源。外治法直接作用于局部痛点，取效快，但效果短暂，易复发，故需配合中药内服，以整体调理脏腑气机，效果持久，不易复发。且跟痛症并非短时间可治愈，故症状缓解后，也应巩固治疗，并加强足跟部的保养。患者多为中老年人，故治宜补肾益髓、蠲痹通络，郑福增常以独活寄生汤：桑寄生、当归、怀牛膝各 30 g，独活 20 g，防风、川芎、杜仲各 18 g，秦艽、熟地黄、白芍、党参、茯苓各 15 g，桂枝 9 g，甘草 6 g 加减治疗。

部分患者有涉水踏路，或居住湿地，从而感受寒湿外邪，寒湿之邪侵袭足跟部，阻滞经脉，不通则痛。此类患者多表现为疼痛拒按，遇寒加重，得温则舒。多属寒湿阻络证，故治宜祛寒除湿，郑福增常选用乌头汤：怀牛膝 24 g，黄芪、木瓜各 18 g，芍药 15 g，麻黄 12 g，制川乌、甘草各 9 g 加减应用。

有长期的劳损或外伤的患者，局部气血运行不畅，瘀血阻滞脉络，经脉不通，不通则痛。多表现为痛有定处，痛如针刺，拒按，患者舌质暗，脉弦涩。多属气滞血瘀证，故治宜活血化瘀、理气止痛，郑福增一贯以桃红四物汤：鸡血藤 30 g，白芍 20 g，熟地黄、当归各 18 g，川芎 15 g，桃仁、红花各 12g 加减治疗。

（八）余庆阳经验

余庆阳认为跟痛症发生原因有本虚邪实两个方面，常见 3 种类型：瘀血阻滞、肝肾亏虚、寒湿痹阻。其病机主要为：一是由于患者久行久站，足部劳累过度，筋骨受损，瘀血阻滞，气机运行不畅，故出现疼痛不适；二是因老人肝肾气不足，骨萎筋弛，髓不养骨而疼痛；三则因肝肾虚，或受风寒湿痹阻经络，或气血衰少、运行无力而瘀滞足跟部出现疼痛。瘀血阻滞型治宜活血化瘀，理气止痛，选用余氏地鳖汤加减，组方为：丹参、鸡血藤各 30 g，当归、杜仲、川牛膝、骨碎补各 15 g，土鳖虫、延胡索各 10 g。肾气亏虚型治宜补益肝肾，处以补肾强筋汤：桑寄生 30 g，山茱萸 20 g，熟地黄、枸杞子、杜仲、肉苁蓉、牛膝各 15 g，补骨脂 10 g；兼肾阳虚者治宜温阳补肾，处以右归饮加减方药；兼肾阴虚者治宜滋阴补肾，处以左归饮加减。寒湿痹阻型治宜祛湿宣痹、养血通络，以独活寄生汤加减。

手法治疗：①患者平卧或俯卧位，医者用手对足周围及足底、足背进行涂擦、点揉，对足底跖筋膜进行重点按揉数遍，可配合弹拨、揉揉等；②点按承山、昆仑、太溪、涌泉等穴 2 min；③对阿是穴按揉、点压、推揉等；④对足跟用掌或拳叩压，由轻至重，连续数十次；⑤用掌心在足跟推擦数遍。对于较顽固的足跟痛或 X 线见跟骨足底明显骨刺形成者可采用针刀松解：患者俯卧位，足背垫枕，定位局部压痛明显点；消毒铺巾，用 1%利多卡因局麻，选取朱汉章 4 号针刀，刀口与足纵轴平行，标志点进针，进行筋膜纵形 3～5 刀切割，至骨面再进行铲剥 3～5 刀后出针，局部无菌敷料包扎。

五、名方推荐

（一）加味四斤丸

威灵仙、白术各 30 g，菟丝子 18 g，肉苁蓉、木瓜各 15 g，熟地黄、怀牛膝各 12 g，天麻 10 g，五味子 6 g。功效：补益肝肾，通络止痛。主治：跟痛症肝肾亏虚证。用法：每日 1 剂，煎 400 mL，分 2 次温服。本方出自《三因极一病证方论》，方中肉苁蓉、熟地黄共为君药，补益肝肾、填精血、强筋壮骨。怀牛膝、菟丝子、五味子协助君药加强补肝肾作用。天麻具有抗炎镇痛的作用。白术燥湿利水，木瓜、威灵仙祛风除湿，疏经通络治其标。全方补益肝肾以治其本，祛风除湿通络治其标，以达到减轻或缓解跟痛症目的。

（二）补肾通络汤

白芍药 30 g，巴戟天、肉苁蓉、枸杞子各 20 g，木瓜、威灵仙各 15 g，当归、桂枝、鸡血藤、香附、熟地黄、牛膝各 10 g，甘草 6 g。功效：补益肝肾、养血通络、行气止痛。主治：跟痛症肝肾亏虚兼气虚血瘀者。用法：头煎加水 500 mL，文火煎取汁 300 mL，二煎加水 300 mL，文火煎取汁 100 mL，2 次所取汁混匀，分 2 次服，每日 1 剂。补肾通络汤方中巴戟天、枸杞子、肉苁蓉、牛膝补益肝肾，强筋骨；白芍药、木瓜、甘草柔肝缓急止痛；威灵仙、桂枝祛风通络止痛；当归、熟地黄、鸡血藤、枸杞子补血养血；香附行气解郁。诸药合用，共奏补益肝肾、养血通络、行气止痛之功，符合中医的“通则不痛”“荣则不痛”。

（三）顾足汤加味

黄芪 30 g，白术 25 g，芡实 20 g，茯苓、薏苡仁、补骨脂、丹参、五加皮、车前子（包煎）各 15 g，白芥子、桂枝、防风、桃仁各 10 g。功效：补气活血、通络祛湿。主治：跟痛症气血亏虚兼寒湿者。用法：每日 1 剂，水煎分 2 次温服。若兼有其他全身不适，处方可酌情加减运用。以 14 d 为 1 疗程。黄芪补气升阳、行滞通痹；芡实补脾益肾；白术、茯苓健脾益气，燥湿利水；薏苡仁渗湿除痹，能舒筋脉缓拘挛；车前子、白芥子除湿化痰，治痰湿阻络之肢体麻木疼痛；桂枝温通经脉、散寒止痛，且桂枝可宣导活血药物，增强化瘀止痛之功效；防风祛风湿、止痹痛；佐以补骨脂、五加皮入肾经，温补肝肾治其本。

（四）李同生经验活血通络化湿方

当归、秦艽、苍术各12 g，川芎、赤芍、红花、桃仁、黄柏各10 g，地龙8 g，甘草6 g。功效：活血通络，宣痹除湿。主治：跟痛症湿热痹阻证。用法：上药水煎取汁，早晚分服，每日1剂，7 d为1个疗程。方中当归补血活血，通经止痛；川芎理血行气，通经止痛；赤芍、红花、桃仁活血行血化瘀；地龙通脉；秦艽祛风除湿、治痹痛；苍术健脾燥湿；黄柏清热燥湿；甘草益气补中，调和诸药。诸药配伍，共奏活血、通络、化湿之功。本方具有改善足跟部微循环障碍，帮助缓解疼痛不适的功能。

（五）海桐皮汤

海桐皮、透骨草、伸筋草、舒筋草各25 g，乳香、没药各15 g，制川乌、制附子各6 g，当归、红花、大黄、花椒、川芎、威灵仙、白芷、防风各12 g，甘草10 g。功效：活血化瘀，通络止痛。主治：跟痛症气滞血瘀证，局部无皮肤损伤者。用法：上诸药，水煎30 min取药液，先熏后洗，每日1次。海桐皮汤出自《医宗金鉴》，方中海桐皮、透骨草祛风湿、通络止痛，现代药理研究表明其有效成分能够抑制毛细血管通透性而具有抗炎作用。川乌、制附子温阳止痛，二者均有麻醉止痛作用；乳香、没药活血化瘀，其含有倍半萜烯，具有强烈的镇痛作用；当归补血活血，有降低血小板聚集、抗血栓、镇痛、镇静等作用；红花活血通络，可扩张血管，有镇痛、抗炎作用；花椒有局部麻醉止痛作用；川芎行气活血，有效成分川芎嗪能抑制血管收缩，改善微循环，抑制血小板聚集；威灵仙祛风湿通经络，具有抗炎镇痛作用；白芷、防风均有解热、镇痛与抗炎作用；甘草调和诸药，有抗炎抗过敏作用。

（六）活血止痛汤

威灵仙、艾叶各20 g，延胡索、川芎、川乌、草乌、桃仁、乳香、秦艽、独活、藿香各15 g，红花10 g，小茴香5 g。功效：温经通络，宣痹止痛。主治：跟痛症寒湿痹阻证痛甚，局部无皮肤损伤者。用法：水煎熏洗，先熏后洗，每日2次，每次熏洗不少于30 min，冬、春、秋季每剂药洗3 d，夏季每剂药洗2 d，半个月为1个疗程，共治疗2个疗程。方中延胡索、川芎行气活血止痛为君；川乌、草乌祛风湿、散寒止痛；桃仁、红花活血逐瘀；乳香活血止痛，消肿生肌；秦艽、独活、威灵仙祛风湿，通经络，止痹痛；艾叶、小茴香、藿香取其芳香走窜之性，使诸药直达病所。全方具有活血祛瘀、通络止痛之功。本方特点是在活血通络药物的基础上，运用小茴香、藿香、艾叶等芳香走窜之品，取其宣通透达作用，使药物中的有效成分更好地通过皮腠而直达病所。

（七）强骨行军散

独活、艾叶、荆芥、威灵仙、桂枝各30 g，川芎20 g，花椒8 g。将所有药物进行加工粉碎至极细粉末状，并分袋包装。功效：祛风散寒，温经止痛。主治：跟痛症寒湿痹阻证寒偏重，局部无皮肤损伤者。用法：用时将1袋药物倒入桶中，加入沸水约2000 mL，并放入铁架使其高于液面。患者双足置于用毛巾覆盖的铁架之上，熏蒸5～8 min。随后将铁架移去，将双足浸泡于药液约30 min。1次/d，10 d为1个疗程。方中独活、威灵仙祛风湿、止痹痛，艾叶、桂枝、花椒温经散寒，荆芥轻温疏散风邪，川芎活血止痛，共同达到祛风散寒止痛之功效。本方可加工为粉末装袋，药力更容易发挥，用时以沸水浸泡，使用方便，易于患者长期使用。

（八）丁香浴足散

桂枝、艾叶各20 g，藿香、豨莶草、附子、独活各15 g，花椒、川芎各10 g，丁香、小茴香、红花各5 g。功效：温阳散寒、活血通络。主治：跟痛症寒湿痹阻证病程日久，局部无皮肤损伤者。用法：将上药研成细末，放入布袋内加水2000 mL，煮沸后再煎煮5 min，将患处暴露进行熏蒸，待药液温度降至适中时患足浸洗，每次30 min左右，每日2～3次，每剂药连用3 d，2 d为1个疗程。方中丁香为君，温肾助阳，散寒止痛。附子、桂枝温阳散寒，川芎、红花活血逐瘀，共为臣药，起到通络止痛之效。独活、豨莶草、花椒佐助君臣诸药而达通络止痛的目的。艾叶、小茴香、藿香取其芳香走窜之性，使诸药直达病所，为使药。全方具有温阳散寒、活血祛瘀、通络止痛之效。本方特点是在温阳散寒、活血通络药物的基础上，运用丁香、小茴香、藿香、艾叶等芳香走窜之品，取其宣通透达作用，使药物中的有效成分更好地通过皮腠而直达病所。

（九）宽筋散

大茴香、小茴香、鸡血藤、五加皮、续断各 30 g，红花、荆芥、伸筋草、白芷、防风、羌活、青皮、乌药各 25 g，枸橘李、木通、肉桂、当归各 20 g。功效：活血化瘀止痛。主治：跟痛症气滞血瘀证，局部无皮肤损伤者。用法：将上诸药打粉装袋内，每次使用加沸水 500 mL 或煮沸 5 min，并加食醋 1 匙，使药液之气充分发散。然后熏蒸患处 5～10 min，待水温降至适中后将患足全部浸入药物中泡洗，每日 2 次。方中当归、鸡血藤、红花、青皮、大小茴香、木通活血散瘀、散结消肿。荆芥、五加皮、伸筋草、防风、羌活、肉桂温筋散寒、除湿通络。续断补肝肾、壮筋骨。全方共奏温经通络、散瘀止痛之功效。且通过外洗使药物作用于局部，血液循环得到改善，可以改善局部组织的营养和全身机能，从而抑制并缓解局部的慢性炎症，促进炎症水肿的吸收，达到“通则不痛”的效果。

（十）自拟活血止痛汤

伸筋草 15 g，透骨草、千年健、当归、赤芍、乳香、海桐、淮牛膝、细辛各 10 g，没药 6 g。功效：活血通络止痛。主治：跟痛症气滞血瘀证，局部无皮肤损伤者。用法：加水 1500 mL 浸泡 30 min 煮沸，文火煎 15 min，取药液，再加陈醋 200 mL 于药液中，先熏洗患足跟部，待温度适宜后在药液中浸泡 30 min，1 剂/d，浸泡 2 次。本方根据《临证医案医方》活血祛瘀方化裁而成，具有补益肝肾、活血祛瘀、祛风除湿、通络止痛之功效。方中伸筋草为君，以活血逐瘀通络；臣药以当归、赤芍、乳香、没药、海桐皮、透骨草清热凉血、祛风除湿止痛，乳香和没药药对配伍，活血散瘀、行气舒筋，增强伸筋草活血逐瘀之效；佐药千年健、细辛舒筋活络、止痛、消肿；牛膝为使药引药下达病所，并有除下焦风湿之妙处。

（十一）石仰山经验石氏熏洗剂

生川乌、生草乌、胆南星各 20 g，生半夏、桂枝、松节、海桐皮、威灵仙各 15 g，红花、山柰、老紫草、桑枝、接骨木各 10 g，细辛 6 g。功效：温经通络，活血舒筋。主治：跟痛症寒湿痹阻证，局部无皮肤损伤者。用法：熏洗患足，每次 20 min，每日早晚各 1 次，连续熏洗 7 d。方中生川乌、胆草乌、胆南星、生半夏、桂枝、细辛、山柰辛温之品，取辛能走窜散结，温能通行气血之功，从而缓解筋脉拘挛，起到改善局部组织营养之效；同时运用红花、老紫草、海桐皮、威灵仙活血散瘀、祛风除湿之药，以疗陈伤劳损风湿之患，解筋骨酸疼之苦；更用桑枝、接骨木养筋骨，透脉络，逼邪外出，以求达功能恢复之功。

第七节　慢性化脓性骨髓炎

化脓性骨髓炎是指由多种病原微生物感染骨膜、骨皮质、骨髓等引起的炎症，是骨伤科常见疾病，按病程可分为急性骨髓炎和慢性骨髓炎。大多数慢性骨髓炎是急性骨髓炎治疗不当或不及时，病情发展的结果。如急性骨髓炎的致病菌毒力较弱或患者抵抗力较强，也可能起病即表现为亚急性或慢性，并无明显急性期症状。近年来随着医疗条件提升，急性血源性骨髓炎在早期多能得到及时有效的治疗，使慢性骨髓炎的发病率明显降低。但同时，开放性骨折及金属植入物等引起的骨内感染则较多见。另外慢性骨髓炎的诱因还包括糖尿病、服用激素、免疫缺陷及营养不良等。

一、诊断标准

（一）病史

有急性化脓性骨髓炎或开放性骨折合并感染或手术内置物植入的病史。

（二）症状与体征

患肢局部长期隐痛、疼痛，时轻时重。局部有压痛、叩击痛。皮肤上有长期不愈或反复发作的窦道口，时常流出稀薄脓液，或小块死骨片。窦道口有肉芽组织增生，周围皮肤有色素沉着，用探针经窦道插入探查，常可触及死骨的粗糙面和骨瘘孔。脓液排出不畅时，局部红肿、疼痛加剧，并有发热和全身不适等症状。有时在症状消失、疮口愈合后数月或数年，患肢突发剧痛，伴有全身寒热交作，原窦道口处（或他处新发）红肿，继而破溃流脓，经治疗后，症状又消退，如此反复发作。病变日久，局部肌肉萎缩，患肢增粗，皮肤上留有凹陷窦道瘢痕，紧贴于骨面，可触及病骨表面凹凸不光整，轮廓不规则，皮下组织变硬。

（三）并发症

1. 病理性骨折或脱位：由于慢性感染激活破骨细胞抑制成骨细胞，造成骨质破坏，导致局部容易发生骨折，或是因软组织周围的感染破坏关节结构，在肌肉的牵拉作用下发生脱位。

2. 关节强直：多由于感染扩散到关节内，关节软骨面破坏或细菌感染所引发的反复炎症反应，使关节呈纤维性或骨性强直。部分患者的关节强直是由于治疗过程中患肢长时间制动（如石膏固定）所致。

3. 屈曲挛缩畸形：多因急性期患肢未做牵引，以致软组织瘢痕挛缩所引起。

4. 患肢缩短增长：发生于儿童患者，因骨骺遭炎症破坏，影响骨骺的正常生长发育，使患肢较健肢为短。或骨骺受到炎症刺激而生长过度，使患肢较健肢略长。

5. 关节内翻或外翻：易发生于儿童患者，因感染使骨骺板一侧受累，另一侧未受累，以致内外侧骨骺生长发育不对称，使关节发生内翻或外翻畸形。

6. 癌变：慢性化脓性骨髓炎的窦道口皮肤及软组织因长期反复炎症刺激，可诱发恶变为鳞状上皮癌，表现为突出皮肤的菜花状新生物，易反复破损、出血、坏死、脓腐、恶臭等。

（四）辅助检查

1. 实验室检查：慢性骨髓炎的致病菌常为多种细菌的混合感染，但金黄色葡萄球菌仍是主要的病原体，此外，革兰氏阴性杆菌也占很大比例。患者的血常规检查常无明显异常，若合并感染发生则可有炎性指标变化以及红细胞降率的升高。若有窦道溃脓，则应做创口分泌物的涂片检查及细菌培养，并做抗菌药敏感度测定。

2. X线片：可见骨质增生、增厚、硬化，周围有新生的包壳骨。髓腔变窄或消失，同时有大小不等的死骨，死骨致密，周围有透明亮带，为肉芽组织或脓液将死骨与正常组织分离所致。骨质增生和骨质破坏并存，骨质增生范围大于骨质破坏范围。

3. CT检查：配合造影剂注入的CT检查以及CT三维重建技术，可以明确死骨及空洞所在的部位。了解有无感染性窦道，并可了解窦道的方向、范围与深度。

（五）鉴别诊断

1. 骨结核：发生于长管状骨骨干部位的结核临床很少见，多为并发于其他部位的结核感染；一般无混合感染时白细胞计数正常，死骨及窦道形成少见；即使形成脓肿或窦道，经适当非手术治疗也易痊愈。而慢性化脓性骨髓炎所形成的窦道愈合非常困难，往往经多次手术，数年数月还不能完全根除。窦道排出物为稀薄的结核性脓液，细菌学检查可帮助诊断。

2. 骨肿瘤：一般无感染史，但部分骨肿瘤病变也可穿破骨皮质进入软组织内。X线片可见骨质破坏，但无经久不愈的窦道。病灶组织的病理检查可明确。

二、西医治疗

慢性骨髓炎的治疗原则是尽可能彻底清除病灶，摘除死骨，清除增生的瘢痕和肉芽组织，消灭死腔，改善局部血液循环，为愈合创造条件。为达此目的，单用药物常不能奏效，必须采用手术和药物综合疗法。

（一）抗菌药全身治疗

应在伤口或窦道附近多次取标本，作细菌包括厌氧菌的培养，以便选择有效的抗菌药治疗。由于药物在骨内的浓度远低于血液中的浓度，因此必须应用较大剂量的抗生素进行为期6～12周的治疗。

（二）抗菌药局部治疗

抗生素局部施用可增加其局部有效浓度以提高疗效，并减少全身毒副作用，在骨关节感染的治疗中日益受到重视。局部用药可避免全身用药时因血供受阻而造成的局部浓度不足，不仅不会诱发耐药，且可快速杀灭细菌，缩短治疗时间。不过，局部药物高浓度是否会对周围组织产生毒害是值得关注的。为了避免局部抗生素浓度过高，常采用缓释载体包裹抗生素，通过缓慢的释放，实现有效杀菌和减少蓄积的双重目标。

目前所采用的局部药物释放系统多为通过洗脱而释放生物活性分子，洗脱的抗生素逐渐渗入周围组织而起杀菌或抑菌作用，常用的有 PMMA 骨水泥珠、生物降解聚合物如聚交酯、聚乙交酯或其共聚物以及硫酸钙等。

主要的局部用药方法有：①病灶清除后抗生素溶液冲洗和一次性局部药物敷布：这一方式可在短时间内提高药物局部浓度。②病灶内留置药物链：将庆大霉素或万古霉素类放入骨水泥（聚甲基丙烯酸甲酯）中，制成直径 6～8 mm 的链形小球，即成为庆大霉素或万古毒素链。将其置入病灶内，可在 2～3 周内连续释放有效浓度的庆大霉素或万古霉素。3 周后，取出或将链之一端置于切口外，每日拉出 1 颗，待肉芽组织逐渐填充死腔。③进行间歇性动脉加压灌注或静脉加压灌注抗生素，提高病灶抗生素局部浓度。将全身应用的抗生素溶于 50～100 mL 0．9%氯化钠注射液中，用注射泵在 30～60 min 内加压注入，病灶远近端用止血带加压包扎。④闭合性持续冲洗：冲洗液中溶入高浓度的抗生素，可有效地作用于感染灶。

（三）手术治疗

对于慢性化脓性骨髓炎的手术治疗必须解决两个问题：病灶的彻底清除和伤口的闭合。治疗的原则为尽可能彻底清除病灶，摘除死骨，清除增生的瘢痕和肉芽组织，消除死腔，改善局部血液循环，为愈合创造条件。为此必须采用药物和手术综合疗法，缩短疗程，减少复发率，以及尽可能保存肢体功能。慢性化脓性骨髓炎急性发作时，不宜做病灶清除术，应以抗菌药治疗为主，积脓时宜切开引流。

手术术式包括：①病灶清除术：为治疗慢性化脓性骨髓炎的基本方法。针对大块死骨，长期不愈瘘管和窦道，经以上治疗无效时，可行手术清理病灶，目的是彻底摘除死骨，清除瘢痕肉芽组织，切除瘘管窦道，消灭死腔。②肌瓣或肌皮瓣填塞术：适用于病灶清除后残留较大死腔者。应尽量选择邻近肌肉，但需避免采用肢体的主要屈伸肌，所用肌瓣不应过长，张力不宜过大。邻近无肌瓣可取时，可行吻合血管的游离肌瓣或肌皮瓣移植。③松质骨填塞术：在彻底清除病灶后，用髂骨片或其他松质骨填充死腔。此法易招致感染而失败，需慎重采用。一般多适用于局限性骨脓肿病灶清除后，或在病灶清除后局部骨质缺损若不植骨难以支持体重时。④含抗生素骨水泥充填术：清除病灶后将含抗生素的骨水泥珠充填。骨水泥珠可逐个拔出，也可在数月后一并取出后再进行植骨。⑤病骨切除术：身体某些部位（如腓骨中上部、髂骨翼、肋骨、尺骨远端等）的慢性化脓性骨髓炎，可将病变部分完全切除。⑥截肢术：创面经久不愈，肢体产生严重畸形、已发生癌变、肢体功能已大部分丧失者，可考虑行截肢术。

（四）康复治疗及生活指导

慢性化脓性骨髓炎的治疗过程中，应随时观察伤口的大小、形状、边缘与颜色等变化，以及肉芽组织的生长情况和脓液量、性质颜色，创口要保持清洁，做好带菌伤口的无菌操作。可从全身和局部临床表现、白细胞计数、红细胞沉降率的变化来判定慢性化脓性骨髓炎是否治愈。对于慢性骨髓炎患者，应避免劳累，注意全身营养状况，及时纠正贫血、低蛋白血症。

三、中医临床思维

（一）中医病名及病因病机特征

中医古籍对于化脓性骨髓炎的记载有“骨蚀”“骨疽”“附骨疽”“骨痹”等。骨蚀之名首见于《黄帝内经》，《灵枢·刺节真邪论》记载：“虚邪之入于身也深，寒与热相搏，久留而内着，寒胜其热，则骨疼肉枯，热胜其寒，则烂肉腐肌为脓，内伤骨，内伤骨为骨蚀”，此即化脓性骨髓炎。骨疽之病名，早在2000多年前的《五十二病方》中就有相关记载。龚庆宣整理的《刘涓子鬼遗方》云："骨疽脓出不可止，壮热，碎骨，六十日死"，明确提出骨疽的临床表现有脓出、高热、骨折等表现。唐代王焘《外台秘要》指出："久疮不瘥，瘥而复发，骨从孔中出，名为骨疽"，认为到疾病后期会有死骨从体表窦道口排出，根据这些文献记载中的症状描述，相当于慢性血源性骨髓炎。东晋陈延之撰写的《小品方》云："附骨急疽，其痛处壮热，体中乍寒乍热"，不仅提出附骨疽之病名，而且阐述了患处皮温升高，自觉时冷时热等临床症状。唐代孙思邈《备急千金要方》云："以其无破，附骨成脓，故名附骨疽"，指出本病有附骨成脓、体表皮肤无破口的临床表现，相当于西医学之急性血源性骨髓炎。中医学认为慢性骨髓炎多因病后（如疔疮、不明原因高热等）余毒未清，兼之湿热内感，毒邪窜犯筋骨，以致气血壅滞，经络阻膈；或因跌打损伤，局部骨损伤，继之毒邪感染，以致血瘀络阻，日久正虚毒滞而发病。

（二）辨病辨证及治疗特征

中医药治疗慢性骨髓炎包括外治法与内治法两大类。外治主要指外用药物，包括中药熏洗，外敷膏药、软膏等以及外用药粉，如红升丹、白降丹等以祛腐拔毒，生肌长肉。中药内治需区别急性发作期与非急性期，治疗原则各不相同。急性发作期多有红肿、疼痛、流脓甚至伴有全身寒热交作等症状。治疗应清热解毒，托里排脓，可予透脓散合五味消毒饮，症状急剧者，可参照急性化脓性骨髓炎治疗。非急性期患者症状主要表现为全身的虚弱状态，形体瘦弱、面色㿠白、神疲乏力、自汗或盗汗、食欲减退、肢体隐痛及流稀薄脓液等脾肾不足、气血两虚的症状。治以扶正托毒，益气化瘀，可用神功内托散加减，正气虚弱甚者，可予十全大补汤、八珍汤、人参养荣汤等。

慢性骨髓炎的病程较长，反复发作，病灶内常存有死腔、死骨及瘢痕组织并缺乏血液供应，抗生素的药力难以到达。同时，长期应用抗生素易产生耐药，而手术清创虽然在一定程度上引流感染灶有利于骨髓炎感染控制，但也有导致细菌入血扩散的风险，中医治疗慢性骨髓炎具有一定优势。慢性骨髓炎的治疗首先要对其病机的复杂性有充分的认识，针对其主要病机和亚病机，要临床斟酌，综合调治，全面兼顾，运用和法进行取舍与组合。同时，慢性骨髓炎多迁延日久，本虚标实，要对治疗的时间有充分的准备，不可蛮补蛮泻以求速效，宜谨守病机，随证治之，和其不和，中病即止。

（三）药物选择

通过药物使用频次统计可以发现，治疗慢性骨髓炎常用的中药按出现频次为当归、黄芪、甘草、金银花、白术、蒲公英、熟地黄、茯苓、川芎、紫花地丁、党参、陈皮、白芷、连翘、赤芍、皂角刺、野菊花、黄柏。说明补血活血是治疗慢性骨髓炎的第一要法，健脾益气和清热解毒的辨证使用是治疗慢性骨髓炎的重要原则。

现代药理研究表明部分中药有杀灭细菌或抑制细菌生长，减少炎症扩散，且不易产生耐药的优势。一些中药还可以清除腐烂坏死组织，协助死骨排出，利于组织再生。部分中药可以提高机体免疫力，增强体质，可以抵御毒邪侵袭。

四、名医经验

（一）刘柏龄经验

刘柏龄认为慢性骨髓炎是一种毒气深沉，附着于骨的深部的疾病。其是由肾虚而致，大抵诸证，皆源于冷，故为痛者，骨病也。骨者，肾之余，肾虚则骨冷，骨冷所以痛。所谓骨疽，皆起于肾者，亦以其根于此也，治疗应以补益气血为根本。慢性骨髓炎病势缠绵，不易治愈，甚至需要截肢，极大地影响生存质量。单纯采用手术治疗难以完全清除深部死骨，大块死骨不能吸收和自行排出的，可手术将死骨摘除，同时结合中医内外治法，这样收效较好。刘柏龄运用中医辨证论治，强调局部与整体并重，内治与外治兼顾。临床以"骨髓炎丸"为主药，并另立"解毒消炎汤"与"提毒散"等药，随证选用。

骨髓炎丸适用于一般急、慢性骨髓炎。药物组成：蛇蜕（炒黄）1斤，露蜂房（炒黑）1斤，血余炭1斤，炙象皮5两，土鳖虫5两，蜈蚣100条，守宫100条，穿心莲2两。共为极细末，水泛为小丸，百草霜为衣。每次服5分到1钱，每日2次，儿童酌减。

解毒消炎汤：治疗慢性骨髓炎，随证加减。药物组成：金银花 1 两，玄参 1 两，当归 1 两，白花蛇舌草 5 钱，赤芍 5 钱，甘草 5 钱，守宫 1 至 3 条（成人量）水煎服。热不退者，一般为毒火炽盛，病机亢进，加穿心莲、栀子以利三焦，清热解毒。肿胀不消者，一般为湿热内蕴，加薏苡仁、土鳖虫以利湿热，通经祛瘀。排脓不畅者，乃经络郁遏，滞而不宣，加炮山甲、皂角刺以通络化滞，促其溃穿。窦道较深，疮口经久不敛，乃属气血两虚，不能脱腐生新，加黄芪、党参等，以收补益之功。

提毒散：化腐生肌。药物组成：乳香 5 钱，没药 2 钱，血竭 3 钱，轻粉 1 钱 5 分，蜈蚣 15 条，蟾酥 5 分，冰片 3 分，麝香 1 分。共研极细末，用时撒疮面上，上盖“红油纱条”或贴膏药。如窦道较深，可用此药 1 钱加枯矾 5 分，再将黄蜡 3 钱，溶化后与药调匀，趁热搓成药条，凉透后插瘘管内，上贴膏药，2 日换药 1 次。

红油纱条：止痛、生肌、收口。组成：当归 1 两，紫草 1 两，忍冬藤 1 两，生地黄 1 两，炙象皮 5 钱，乳香 5 钱，没药 5 钱，血竭（另研）5 钱，冰片（另研）1 钱，白蜡 5 钱，黄蜡 3 钱，香油 1 斤。先将诸药入油内浸泡 3 天，再用慢火煎熬至药枯黑为度，滤过再熬沸下血竭面，熬沸下黄、白蜡，溶化后离火，稍温下冰片面搅匀，然后将高压灭菌纱布条浸泡油内待冷可用。

（二）陈渭良经验

陈渭良认为骨髓炎可分初起期、成脓前期、成脓期、溃脓期、后期、恢复期等辨证。骨髓炎后期，可迁延成慢性骨髓炎，伤肢局部皮肤色素沉着，肿胀，疼痛，流脓，窦道口附近有肉芽组织增生，有时有小死骨片从窦道排出。所谓“附骨之疽，不死不已”，意思就是骨髓炎到了后期，必然经过出现死骨的阶段，要死骨清除干净，才能得到痊愈。若死骨难以排出，必要时用手术将死骨清理。结合外治法切开排脓、外敷药、外洗药，配合食疗提高疗效。中医辨证论治与西医手术治疗相结合。手术解决了取出原感染内固定物、切开排脓引流及骨折复位固定的问题，中医药控制了感染并促进骨折及软组织的修复愈合。慢性骨髓炎治宜温阳补血、散寒通滞，恢复期补益肝肾、强筋壮骨，可口服阳和汤。此方出自《外科证治全生集》，由熟地黄、肉桂、麻黄、鹿角胶、白芥子、姜炭、生甘草组成。起温阳补血，化痰通络之效。若面色无华，精神疲倦，呈气血亏虚者，口服八珍汤、附桂八味汤或十全大补汤加减。继续血肉有情之品食疗，外用佛山市中医院自制剂草骨散、拔脓膏、玉红纱、金黄散外敷，以及中药熏洗。

（三）郭艳幸经验

郭艳幸对慢性骨髓炎有独到的治疗经验。郭艳幸认为慢性骨髓炎反复发作，长期不愈，其病机为邪毒壅遏附骨，经络阻塞，气血瘀滞。邪毒化热腐肌伤骨是病情的进一步发展，其关键在于正虚邪实。火毒是本病的主要矛盾，在治疗中应以清热解毒，去腐生肌为主，配合活血化瘀之药。本病具有湿邪为患的特征，如病势缠绵，病程较长，病变部位深，局部窦道常有脓液、窦瘘形成。此多为湿热余毒未清，乃病久伤正，气血不足，无力托毒外出，难以生肌敛疮。郭艳幸提出治疗上应注重健脾益气，化湿托毒。盖脾健方能运化水湿，湿邪得祛，又可扶助正气，正气充足以托毒外出，使邪祛正安。临床用药还应注意勿过于苦寒，以免损伤脾胃，致湿邪留连不去，且苦寒药易损伤阳气，导致气滞血瘀，从而影响局部血行，进一步加重病情。

辨证论治要强调整体观念的重要性，慢性骨髓炎患者病久必虚，气虚则推动无力，血虚则筋骨失养新骨不生，断不能续。同时久病及肾，肾虚则精亏髓乏，骨的生长发育受到影响，肝肾同源，肾损及肝，肝血不足，难以濡养筋骨，使断骨难续，肝肾不足，导致脏腑失养，脾胃纳滞，运化无力，水谷精微输布受阻，四肢百骸失去滋养，最终导致慢性骨髓炎患者病情缠绵，反复发作。

同时慢性骨髓炎的治疗要注意动静结合。急性期可适当制动，而对病变在骨髓端而影响到关节者，要多动少静，在病变基本控制后，及早进行功能锻炼，提高和挽救病变肢体活动功能。对关节活动良好，病变限于长骨干的患者，则宜静中求动，采取一定体位的适当活动，提高机体本身的抗病能力，促进骨质修复、窦道愈合，从而提高疗效，缩短疗程。

（四）唐汉钧经验

唐汉钧对慢性骨髓炎有独到的治疗经验。唐汉钧认为慢性骨髓炎治疗应注重健脾益气，化湿托毒，盖脾健方能运化水湿，湿邪得祛，又可扶助正气，正气充足以托毒外出，使邪祛正安。慢性骨髓炎日久不愈，则“久病必瘀”，当以去瘀生新之法治疗。盖筋骨损伤，必然损及脉络，使气血流动无以为循，局部气滞血瘀失于濡养自然难以愈合。只有祛除局部瘀滞才能断绝生腐之源，方能生肌长骨。唐汉钧除了运用前人祛腐生新方药外，更重用活血化瘀之品，如当归、川芎、赤芍、炙山甲、桃仁、土鳖虫等。

慢性骨髓炎病情缠绵，反复发作，唐汉钧认为本病久病及肾，肾主骨生髓。慢性骨髓炎病程日久，多为本虚标实，治疗中应以补肾为法，可选用杜仲、狗脊、桑寄生、肉苁蓉、菟丝子等。另用血肉有情之品鹿角、龟甲等以填精壮骨。慢性骨髓炎患者若劳累过度易出现病情反复，概因耗气伤精，精亏则肾虚，肾虚则骨不固，易受外邪侵犯，加之正气亏虚，机体抗邪能力低下，则旧疾易复发。唐汉钧主张不仅要避免劳累，还要加强营养和长期坚持服用滋补肝肾中成药如六味地黄丸、附桂八味丸等，或健脾益气中成药如人参健脾丸等。

（五）张晓刚经验

张晓刚在临床诊疗中特别重视患者的体质情况，认为在慢性化脓性骨髓炎的治疗中纠正贫血及治疗低蛋白血症甚为重要。对于病程长、消瘦和营养不良的患者首先辨识气血的盛衰，改善体质状况，加强营养，给予高蛋白饮食，可少量多次输血，纠正贫血，最大限度地提高患者的身体素质，增强患者的免疫功能和对下一步手术的耐受能力。同时，中医辨证给予健脾和胃、益气养血中药口服，增强患者体质，这是治疗慢性化脓性骨髓炎的基础。本病的一个重要病机是阳气不足和血虚寒凝。因肾主骨，肾阳虚则温煦生发之功不足，必致血滞寒凝，血运不畅则长骨困难，治宜温阳补血、散寒通滞，为此选用经典方剂阳和汤。同时可外用脱管散和生肌散。脱管散［(轻粉、枯矾、宫粉、麝香、冰片）功能化腐生肌，用于一切疮疡破溃］；生肌散［象皮（滑石烫）、儿茶、赤石脂、龙骨（煅）、血竭、乳香（醋炙）、没药（醋炙）、冰片］功能解毒定痛、生肌敛疮，主治溃疡创口腐肉已脱，脓水将尽之症。两者分开使用，能使腐肉脱落，疮疡愈合。

（六）陈兴之经验

陈兴之在长期外科临床实践中积累了丰富的经验，尤其在骨髓炎的治疗方面，得心应手，疗效卓著。他认为：清热解毒，保津养阴，益气健脾为治疗骨髓炎的三大法则，并以保津养阴，贯彻始终。不少慢性骨髓炎患者都有夜间盗汗，甚至汗如雨下的症状，查患者多有精神倦怠，面色萎黄，形体消瘦，脉来沉弱等一派不足之象。陈兴之对“汗血同源”甚为关注。把止汗作为“开源节流”“转亏为盈”的关键，所谓“敛汗即是保津”。陈兴之每以秦艽鳖甲汤加减，常在短期内收到明显效果。慢性骨髓炎，去尽死骨是窦道愈合的关键，陈兴之着重外用药，在前人经验基础上，运用三品一条枪促使死骨与软组织，死骨与正常组织分离。其创口较骨科手术小得多。绝大部分骨髓炎的死骨，尤其是不易手术摘除的较小死骨，运用中药外治可自然排出。陈兴之处方用药以甘寒为主，以补肾为要，而常以五味消毒饮加减。虽方不变而药量一变，其意迥然不同。前期以祛邪保津为主，中期以健脾通腑为法，后期以养阴益肾为要。

（七）詹镇川经验

詹镇川认为慢性骨髓炎的发病主要是由于寒湿侵入经脉，流注筋骨，逐渐形成阴疽。初觉寒热往来，类似风寒感冒，渐觉筋骨疼痛，局部不红不热，经久阴极生阳，寒郁为热，形成脓肿。外形肿而无头，肤色不变，宜分期辨证施治，分别采用消、托、补 3 法。初起寒热往来，感觉疼痛，宜发汗散寒，温经通络，以驱散阴经郁滞寒邪，用五积散、万灵丹。脓势已成，切开引流；毒盛者托里清热解毒，用红花败毒散或十全大补汤或阳和汤加味。若漫肿无头，肤色不变者，宜消宜散宜温，用附子六物汤或大防风汤或茯苓佐经汤或内托黄芪汤，外敷回阳玉龙膏或乌龙膏。至溃后创口流腥臭或稀脓，或有脓腔瘘管形成，用普济消毒饮或托里透脓汤加阿胶补气血；外用三仙丹药栓，万应膏盖贴。如若腐肉已尽，肉芽生长、脓稠，可撒生肌散，外贴生肌玉红膏，生肌敛口。肿硬消退，创口收敛迟缓，宜服六味地黄汤。愈后局部行走不适可用独活寄生汤或附桂八味丸。

五、名方推荐

（一）二陈汤合四妙散加减

牛膝 30 g，丹参、黄芪、杜仲各 20 g，泽泻、党参、陈皮、半夏各 15 g，黄柏、薏苡仁、天花粉、草豆蔻各 12 g，金银花、茯苓各 9 g，苍术、乳香、没药、甘草各 6 g。功效：燥湿化痰，清热止痛。主治：慢性化脓性骨髓炎之湿热下注证。用法：水煎，每日 1 剂，早晚分服。二陈汤由陈皮、半夏、茯苓、甘草、乌梅、生姜组成。方中半夏辛温性燥，燥湿化痰，和胃降逆为君；陈皮既可理气行滞，又能燥湿化痰为臣；茯苓健脾渗湿，以助化痰之力，健脾以杜生痰之源为佐；甘草健脾和中，调和诸药为使。四妙散出自清代《成方便读》，为张秉成所著，是在二妙散（苍术、黄柏）的基础上加入牛膝、薏苡仁组成，为清热燥湿方中的代表方剂，主治湿热下注之症。方中苍术苦温燥湿；黄柏苦寒直入下焦；薏苡仁利湿清热；牛膝强健筋骨、温补肝肾、通畅血脉，有利于关节功能恢复；诸药相伍，使湿热得以泄化。更伍大剂量黄芪、丹参补气活血。若疼痛甚者，可加乳香、没药、延胡索等止痛；影响屈伸活动者，可加伸筋草；血液循环不良者可加川芎。

（二）五味消毒饮

金银花 30 g，紫花地丁、野菊花、蒲公英、紫背天葵子各 12 g。功效：清热解毒，散痈消肿。主治：慢性化脓性骨髓炎之热毒证。用法：将上述药物加水 400 mL 煎 30 min，1 日 1 剂，分早晚 2 次服用。可根据患者其他症状对中药成分加减：发热严重可酌情加连翘、黄连各 10 g；炎症较重且包块大者可酌情加金银花、大血藤各 10 g；体质较弱者加入生地黄、茯苓各 10 g；腹痛患者可酌情加入赤芍、没药各 10 g，牡丹皮、红花各 12 g；感染症状较重者可加入生地黄、牡丹皮各 12 g；连续服用 4 周。方中金银花通经活络、清热解毒，可散痈消肿，抗炎作用强。野菊花亦清热解毒，以解肝胆之火为主。蒲公英与紫花地丁可凉血消肿，主治痈疽之毒。紫背天葵子清热利湿，治疗痈肿。慢性骨髓炎患者常规手术治疗后应用五味消毒饮可提高治疗效果。

（三）托毒生肌散

黄芪 30 g，党参 20 g，丹参、当归、金银花各 15 g，川芎、杭白芍、白术、蒲公英各 12 g，紫花地丁 10 g。功效：益气活血，清热解毒。主治：慢性化脓性骨髓炎之正虚邪恋证。用法：每日 1 剂，分 2 次水煎服。方中黄芪、党参益气托毒，丹参、当归、川芎、杭白芍活血化瘀促进局部血液循环；蒲公英、金银花、紫花地丁等清热解毒以祛除内侵之毒。现代医学研究表明党参、黄芪、白术、川芎等有扩张周围血管、改善血液循环的作用；黄芪、党参可以增强机体抵抗力，提高新陈代谢率的作用；蒲公英、金银花、紫花地丁等对金黄色葡萄球菌和其他一些化脓性细菌有较强的抗菌作用。全方虚实兼顾，标本同治，清热解毒，益气活血，使毒祛瘀散新生。

（四）骨髓散

生黄芪 30 g，熟地黄、赤芍各 15 g，乳香、没药各 12 g，金银花、紫花地丁、连翘、淫羊藿各 10 g，黄柏 8 g，甘草 6 g。功效：补中益气，清热解毒。主治：慢性化脓性骨髓炎热毒留恋证。用法：原药研末，装胶囊，9 g/次，2 次/d，温开水送服，4 个月为 1 疗程。本方以益气补中、调补阴阳治本，以清热解毒、活血化瘀治标为组方原则。方中以生黄芪益气补中、托毒外出；配以乳香、没药活血化瘀、消肿生肌；赤芍活血化瘀；山药益气健脾；金银花、紫花地丁、连翘清热解毒、消肿止痛；黄柏清热燥湿；淫羊藿、熟地黄阴阳并补；佐以甘草，调和诸药。诸药合用，达标本兼治之功。

（五）地黄双花汤加减

生地黄、金银花、连翘各 30 g，当归 20 g，赤芍、透骨草各 15 g，陈皮、甘草各 6 g。功效：滋阴益肾，清热止痛。主治：慢性化脓性骨髓炎阴虚化热证。用法：每日 1 剂，水煎，分早晚 2 次服用。阴虚甚者加黄芪 30 g，乌梅 10 g；血虚甚者加党参、黄精各 15 g；脾虚甚者加白术 9 g，山药 15 g；肾精亏虚加杜仲 15 g，续断 9 g。方中生地黄、金银花、连翘清热解毒为主；当归、赤芍、透骨草活血止痛为辅；佐陈皮理气、散结，使热清而瘀不滞。配以金蟾膏外用，以消炎、止痛、拔毒、消肿而达到治疗的目的。视病情的演变过程，须以消为贵。以托为畏，未溃可消，已溃可控，溃后早愈。由于病久体虚，邪正相争，故在慢性阶段，应特别强调保阴的重要性。

（六）骨炎补髓丸

熟地黄、生黄芪、土茯苓、山药各18 g，当归、续断、骨碎补、杜仲、白芷各15 g，淫羊藿、党参各12 g，䗪虫、甘草各10 g，白芥子9 g，肉桂5 g。功效：益精固本。主治：慢性化脓性骨髓炎非急性期。用法：炼蜜为丸，每次6 g，每日2次，温开水送服。3个月为1疗程。方中熟地黄滋阴养血、填精益髓，配以淫羊藿温肾壮阳、益精壮骨，两者合用温补肾阳、填精益髓，以治其本，共为君药。续断、杜仲、骨碎补滋补肝肾、强筋壮骨，黄芪补气升阳，党参益气养血，当归补血活血、消肿止痛，三者合用气血双补；肉桂温补命门之火以散寒，白芥子温通经脉以化滞，土茯苓解毒利湿，共为臣药。佐以山药益气养阴以防虚火上炎，白芷散风通窍、消肿排脓，䗪虫化瘀接骨，共为佐药；甘草为使，解毒而调和诸药。综观全方，其配伍特点是补肾精与温肾阳药合用，温通化滞与益气养血药相伍，补髓以充骨，补肾以续骨。

（七）益气消疽方

金银花30 g，黄芪、党参各25 g，赤芍、川芎、当归、茯苓、皂角刺、玄参各12 g，熟地黄、麦冬各10 g，炮山甲、甘草各9 g，肉桂6 g。功效：补养气血、解毒祛腐、养阴生肌。主治：慢性化脓性骨髓炎非急性期。用法：每日1剂，常规水煮分早晚内服。随证加减：口渴者加用天花粉12 g；肾虚者加用续断12 g，杜仲12 g；阴虚者加用生地黄12 g，乌梅10 g；脾虚者加用山药15 g；热毒炽盛者加用天花粉12 g，野菊花15 g，大青叶12 g；痰瘀互结者加用胆南星12 g，白芥子10 g，半夏12 g。方中黄芪补气固表、托毒排脓、敛疮生肌；党参补中益气、健脾益肺；茯苓渗湿利水、健脾和胃、益气；川芎为血中气药，可行气开郁、活血止痛，与当归相须为用，起到活血行气，养血止痛功效；赤芍清热凉血、活血祛瘀；肉桂温通经脉、助阳化气；金银花清热解毒；玄参清热解毒、滋阴生津、凉血散结；熟地黄、麦冬可滋养阴血、生津止渴；皂角刺消肿托毒、排脓；炮山甲祛瘀散结、消痈排脓；甘草补脾益气、清热解毒，并能调和诸药。

（八）健骨汤

黄芪60 g，当归、白术、茯苓、黑豆各30 g，丹参、肉苁蓉各20 g，党参、牛膝、鹿角胶、野菊花、金银花各15 g，巴戟天、甘草各10 g。功效：清热解毒、化瘀生肌、消肿止痛，增强机体免疫力，提高抗感染能力。主治：慢性化脓性骨髓炎非急性期或清创术后。用法：水煎，1剂/d，分早晚2次温服，4周为1个疗程，共治疗4个疗程。方中黑豆味甘性平，入脾、肾经，具有补脾益肾的功能；白术燥湿健脾，和中益气；茯苓利水消肿；野菊花、金银花清热解毒；肉苁蓉、鹿角胶、巴戟天等温阳补肾，益精壮骨；党参、黄芪、当归、白术益气生血，增强抗邪能力；丹参、牛膝活血化瘀，促进局部血液循环；甘草调和诸药。

（九）王玉辉经验方

熟地黄、菟丝子各150 g，鹿角胶、白芥子、炮姜炭、白芷、皂角刺各50 g，乳香、没药、肉桂、生甘草各30 g，麻黄15 g。功效：益肾温经，活血通络。主治：慢性化脓性骨髓炎阴寒证。用法：诸药共为细末，炼蜜为丸，每丸10 g，每日3次，每次1丸。方中重用熟地黄、鹿角胶、菟丝子以滋阴补肾、强筋壮骨，佐以白芥子、肉桂、麻黄、炮姜炭、乳香、没药、白芷、皂角刺等温经通络、活血止痛之品，共达滋阴补肾、温经活血之功效，使得正气充，邪自去。将药配制成丸剂，既方便患者服用，又减轻其经济负担，能使患者坚持较长时间服用。慢性骨髓炎易于复发，要求即使在症状全部消失后，也要继续服用6个月以上。

（十）骨炎2号方

苦参、川牛膝、大黄各30 g，苍术、紫花地丁、蒲公英、黄柏、红花各20 g，赤芍、透骨草各15 g。功效：祛外邪、扶正气，改善患处局部皮肤条件，促进局部血液循环。主治：四肢长骨慢性化脓性骨髓炎。用法：煮沸后再煮20～30 min，滤出药液，以药液蒸汽熏洗患处。待药液温度降至合适时，将患腿伸入药液，或用碗淋泼药液于患处，药液可重复加热，每次熏洗 30～60 min，2 次/d，完毕后给予无菌敷料包扎，7 d 为 1 疗程，患者手术期间及术后停止中药熏洗。若慢性骨髓炎患者，术后 3 d 伤口持续出现渗液及其他异常分泌物，可继续给予中药熏洗。方中苦参、黄柏及苍术清热解毒燥湿为君药，针对骨髓炎患者患处湿毒蕴结，流脓不愈之症状。蒲公英、紫花地丁及大黄清热解毒、凉血止痛；赤芍、红花活血散血共为臣药；针对骨髓炎患者局部肿痛，能促进患者局部血液循环，促进炎性物质的代谢，促进机体瘀血清除。透骨草及川牛膝通络走窜、引诸药入骨髓筋络为佐使药，帮助药物通达病灶内的髓腔等组织。方中诸药合用，对于慢性骨髓炎患者能有效控制病情，促进伤口愈合。

第八节　腕管综合征

腕管综合征（CTS）是一种常见的上肢神经卡压性疾病，主要是由于多种原因导致腕管内压力升高，正中神经受压出现的一系列症状，其生理学特征是腕部压力增加和神经功能下降，典型表现为桡侧 3～4 个手指掌面肿痛，麻木，感觉障碍。有研究证据表明 CTS 的发病率逐年上升，在预期寿命为 70 岁的人群中约有 4％男性和 11％女性会发生 CTS。职业被视为引起 CTS 的重要因素，需要大量反复使用手部小肌肉的工作，如计算机操作等会增加患 CTS 的风险。

一、诊断标准

在 CTS 的诊断中，临床表现具有非常重要的价值。CTS 发病初期以间歇性夜间感觉异常和感觉迟钝为特征，且频率逐渐增加，患者常有夜间麻醒史；随后发生感觉减退，甚至丧失，肌力（拇短展肌）减退，大鱼际肌萎缩，精细动作的灵巧性下降（如拿硬币、扣纽扣）。这种症状出现的顺序非常典型，很少发生在其他疾病。

CTS 感觉功能障碍的检查一直局限于手部正中神经的支配区，但其感觉功能障碍可累及环指尺侧和小指，可能的机制有：①正中神经和尺神经在腕横韧带远端存在交通支；②腕管内高压传递致紧邻的 Guyon 管内压力增高，尺神经受累；③中枢神经系统致敏机制。一些症状严重者疼痛向近端放射达前臂、上臂甚至肩部（排除其他疾病的可能，如颈椎病）。若症状局限在桡侧三指半，可能表明存在更严重的正中神经病变。Tinel 试验和 Phalen 试验属于感觉诱发试验，分别以叩击腕部正中神经引发症状、保持最大屈腕姿势 1 min 引发症状为阳性。但其诊断 CTS 的灵敏度和特异度差异较大，非确诊依据。

CTS 诊断的典型流程是首先通过临床表现进行初步判定，再通过电生理检查来确诊。电生理检查对神经功能的评估较敏感，可反映神经脱髓鞘和轴突损伤的程度，在 CTS 的诊断中具有重要价值，但存在 5％～10％的假阴性率。这可能是由于一些症状较轻者卡压神经段较短，导致测试出的整体神经传导速度表现为正常，也与神经传导速度存在一定的个体差异有关。部分患者症状比较明显，但电生理检查却在正常范围，在排除其他可能疾病的情况下，诊断为轻症病例。电生理检查不仅是一项诊断技术，同时也是治疗方案选择的重要参考依据，可评估治疗效果。CTS 患者存在神经传导功能障碍，神经的形态也可发生改变：正中神经在钩骨钩平面（腕横韧带最厚处）易受卡压，由于神经纤维的损伤断裂，此处神经扁平变细，而在卡压近端即豌豆骨平面（腕管入口处），易形成神经瘤样的膨大结构。神经的横截面积在卡压处降低，在卡压近端（远端有时也会）膨大是 CTS 正中神经最具特征性的形态改变。高频超声在腕管内获得＜1 mm 的图像分辨能力，可再现神经（神经外膜、神经束、神经束膜）和周围组织的结构，在纵切面图像上可见神经连续形态变化，在横切面图像上测量卡压近端（豌豆骨平面）膨大结构的横截面积可反映正中神经的病变程度，其诊断 CTS 的灵敏度为 71.6％～83.6％，特异度为 78.9％～94.8％，接近电生理检查（灵敏度 80％～90％，特异度 95％）。超声还具以下优势：①可较好识别神经周围组织结构的变化，尤其是腕管内占位性病变，有助于发现 CTS 的病因；②超声引导下行腕管内封闭更加准确且更加安全；③对需行手术治疗者，术前行超声检查可使手术医师对病变神经的形态和周围组织结构有较直观的认识；④较电生理检查快速、简便，价格也较低。超声对浅表软组织的识别能力较高，但对腕部的骨性结构识别能力较差。因此，对可能存在腕部创伤（骨折、脱位）或腕骨变异者，需行 X 线检查，以明确病因。高分辨率 MRI 对腕管横截面的显示较全面，但对腕管纵切面的扫描较难精确地切到正中神经的长轴上，且其费用较高，耗时较长，在 CTS 的诊断中较少应用。

二、西医治疗

（一）基础治疗

健康宣教，嘱患者改变生活习惯（减少腕关节活动限制重体力劳动）。CTS 症状在过度用手后加重，休息后减轻。部分病程较短且无基础病因的年轻患者休息 10～15 个月后症状得到改善，说明该病有一定的自行缓解倾向，对有基础病的患者，需首先治疗原发疾病如糖尿病甲状腺功能减退类风湿关节炎等。

（二）保守治疗

1. 支具治疗：支具治疗的原理是通过限制腕关节的角度来获得腕管内的低压力，从而允许腕管内进行微循环重建，改善静脉淤血，进而减轻腕管内水肿。支具治疗相对廉价，且无明显的不良反应，是指南推荐的治疗方法之一。

2. 封闭治疗：腕管内注射甾体类药物可减轻屈肌腱滑膜鞘的水肿，抑制无菌性炎症，改善腕管内的空间关系，降低腕管内压力，轻中度 CTS 具有良好的短期（3 个月）疼痛缓解效果，但在阻止疾病进展方面的作用有限。在接受封闭治疗 1 年后仍有 75%的患者需行手术治疗。常用的封闭治疗药物为甲泼尼龙和曲安奈德，近年来复方倍他米松的应用也逐渐增多。进针点一般选在腕横纹与环指轴线相交处或掌长肌腱的尺侧，向桡侧倾斜 45°，缓慢进针。封闭治疗相对较安全，但也有损伤正中神经甚至将药物注入神经内引起神经功能障碍的危险，建议在超声引导下进行。

糖尿病及感染是封闭治疗禁忌证，老龄患者及病情严重者也不宜采用。2014 年欧洲 CTS 治疗指南建议封闭治疗不宜超过 3 次，且 2 次封闭治疗间隔应为 2～3 个月。

（三）手术治疗

保守治疗症状改善不明显甚至病情加重时应及时手术治疗。

腕管减压术是通过切开屈肌支持带，增加腕管容积，达到降低腕管内压力的目的。手术不仅切开腕横韧带，还包括其近端的前臂远端深筋膜和远端的鱼际间增厚腱膜。腕管减压术主要包括经典的开放手术、微创小切口手术和内镜手术。经典的开放手术采用鱼际纹尺侧 6 mm 平行于鱼际纹的弧形切口，向近端至腕横纹处，必要时可向近端 Z 形延长。改良切口至腕横纹后沿腕横纹向尺侧横行 1～2 cm。术中切开皮肤及皮下组织（注意保护位于掌长肌腱与桡侧腕屈肌腱之间的正中神经掌皮支），暴露屈肌支持带，并确定钩骨钩的位置，沿屈肌支持带的尺侧近钩骨钩处将其切断（注意不要损伤正中神经返支），向近端切开部分前臂远端深筋膜，向远端小心切开直至掌浅弓周围的脂肪，打开腕管，探查腕管内容物，确定有无变异的肌腹，增生的肿物及滑膜病变等。

屈肌腱滑膜切除现已不作为常规步骤。除非发现屈肌腱滑膜有明显的病变如类风湿性的滑膜病变，才需行广泛的滑膜切除。是否需行神经外松解，可通过术中止血带试验进行判定。术中发现正中神经有暗红色的神经瘤形成，可放松止血带观察 1 min，若神经外膜充血良好，则不必松解，反之则切开外膜减压。由于有粘连和影响血液供应的风险，且无证据表明神经内松解可带来更好的临床效果，因此是否行神经内松解尚无定论。

一般认为，2 种情况下术中需探查正中神经返支，一为行广泛的滑膜切除术，二为出现单独的运动功能障碍。腕管内高压可引起 Guyon 管内压力增高，进而引起尺神经受压，环小指感觉异常。Abolve 等研究结果显示，腕管切开减压术后 Guyon 管内压力可降低三分之二，环小指感觉异常得以改善，但仅在同时出现尺神经电生理指标的明显异常时，才有必要 Guyon 管减压。腕横韧带切断后，为减轻疼痛并防止屈肌腱弓弦样畸形，可采用 Z 字成形的方法重建腕横韧带。文献报道，术后第 12 周腕横韧带重建组与不重建组疼痛症状均消失，握力比较差异无统计学意义，但重建组术后疼痛更轻，疼痛期更短，握力恢复更快。但重建腕横韧带也可能形成新的卡压。采用神经下重建腕横韧带的方法，将正中神经置于重建腕横韧带之上，与标准开放术式和内镜手术比较，可获得更好的捏力、握力和手部功能状态，但确切效果仍需进一步验证。

术后加压包扎并予掌侧支具固定，固定范围自前臂上三分之一至远侧掌横纹，鼓励手指早期活动。佩戴支具的目的是防止腕横韧带切断后屈肌腱的弓弦样畸形，但查找文献发现这种罕见并发症仅被报道过 1 次。1928 年 MacDonald 等对 186 例行腕管松解术患者的术后并发症进行总结，发现 2 例术后佩戴支具者屈肌腱弓弦样畸形。已有研究结果表明，腕管松解术后支具固定并不会带来更好的临床效果。

开放手术虽松解彻底，可对一些腕管内的变异、占位作相应处理，但切口较长，局部创伤较大，损伤正中神经掌皮支使术后出现柱状痛的概率也较高，且术后恢复期也较长。微创小切口手术对局部正常组织的干扰相对较少。可选择屈肌支持带的远端、腕横纹处作切口，或采用双切口技术，最常用的是屈肌支持带远端切口。从 Kaplan 基线开始，在环指桡侧缘的延长线上作长约 1.5 cm 的短纵行切口，暴露屈肌支持带的远侧缘，从远端向近端切断屈肌支持带。微创小切口手术术后恢复快，但屈肌支持带切开不彻底的风险较高，损伤正常组织结构的概率也较高。

内镜手术目前主要有 2 种术式，一种为 Chow 的双切口术式，另一种为 Agee 的单切口术式，后者应用较广泛。手术多在全身麻醉或神经阻滞麻醉下进行，局部麻醉下组织液的增加可影响视野。在远端腕横纹近端 3 cm 处，掌长肌腱的尺侧作长约 1 cm 横切口，钝性分离至肌膜层，自入口处向腕管内插入内镜，注意保持与环指成直线并紧贴腕横韧带的深面，仔细观察腕管内结构，紧贴镜视系统的尺侧插入勾刀，自屈肌支持带的远端开始小心回切，直至完全切开。前臂远端的深筋膜可于入口处直视下切开，但并非必需步骤。最新 Meta 分析结果显示，内镜松解术和开放松解术的临床效果相近，且内镜松解术后返回工作和生活的时间较标准开放松解平均缩短 8d，在握力恢复方面更有优势。相关研究结果显示，内镜松解术在术后症状缓解、握力和感觉恢复方面与开放松解术相近，但内镜松解术后日常生活功能的恢复更好。但腕管内存在解剖变异、占位、滑膜病变等需处理时不适宜行内镜松解术；局部有感染、严重水肿或因既往外伤史、手术史致使腕管内瘢痕粘连时，无法行内镜松解术；正中神经运动功能障碍（返支卡压）而无感觉功能障碍时，内镜松解术效果不明显。根据术中具体情况，内镜松解术有转为开放松解术的可能。

内镜松解术可避免开放松解术的一些常见术后并发症，如由于伤口问题所带来的感染、瘢痕增生、瘢痕疼痛、柱状痛等，但术后一过性的神经问题（如神经失用症、麻木、感觉异常等）发生率也更高，而 2 种术式术后发生复杂区域疼痛综合征的风险相近，术后 3 个月总体疗效差异无统计学意义。

内镜手术与小切口手术的疗效相近。但内镜手术需特殊的设备，学习曲线也较长。目前并无强烈证据支持某一种手术可取代另一种手术。开放手术、小切口手术和内镜手术如何选择，主要取决于以下几个因素：①临床医生的偏好和习惯，及对某种术式的掌握程度；②CTS 的病因和类型；③可用的设备；④患者的选择。

腕管松解术后，20%～90%的患者可取得较为满意的预后，少数患者需行多次手术治疗，极少数患者症状无法缓解。满意的治疗结果仅意味着症状的缓解，可从事原来的工作，而对残留的感觉紊乱、肌肉萎缩等，恢复情况往往不能满意。

三、中医临床思维

（一）中医病名及病因病机特征

根据腕管综合征的临床表现，辨病属于中医学中的“伤筋”“痹症”范畴。痹者，闭塞不通也。痹症是指人体机表、经络因感受风、寒、湿等引起的以肢体关节及肌肉酸痛、麻木、重着、屈伸不利，甚或关节肿大灼热等为主症的一类病证。临床上有渐进性或反复发作性的特点。主要病机是气血痹阻不通，筋脉关节失于濡养。风寒湿等邪气，在人体卫气虚弱时容易侵入人体而致病。汗出当风、坐卧湿地、涉水冒雨等，均可使风寒湿等邪气侵入机体经络，留于关节，导致经脉气血闭阻不通，不通则痛，正如《素问·痹论》所云："风寒湿三气杂至，合而为痹。"张仲景在《金匮要略·中风历节病脉证并治》另论"历节病"，认为"历节痛，不可屈伸"，"其痛如掣"，"诸肢节疼痛。身体尪羸，脚肿如脱"是其主症，病位在肝肾，病因是汗入水中，风寒湿合而为邪，伤及血脉，水湿浸淫筋骨关节。总之，风寒湿热之邪侵入机体，痹阻关节肌肉筋络，导致气血闭阻不通，筋脉关节失于濡养产生本病。

（二）辨病辨证及治疗特征

2013 年的腕管综合征指南中，将腕管综合征中医辨证分为①早期：气血瘀滞，经脉不畅。表现为拇指、示指、中指麻木，刺痛，感觉异常；②中期：气血不足，肢体筋肉失养。表现为鱼际肌萎缩，不能做抓、握、搓、捻等动作；③后期：气血不足，肝肾亏虚。表现为桡侧三指皮肤发干、发凉、色泽改变，甚至溃疡形成。

本病的中医的治疗，在辨证的基础上应用，治疗注重以通为主。中药内服①早期治法：活血通络。主方：舒筋活血汤加减。②中期治法：益气活血通络。主方：黄芪桂枝五物汤（《金匮要略》）加减。③后期治法：调养气血，温经通络，补益肝肾。主方：当归四逆汤加减。中药外敷或熏洗通过局部用药，使中药有效成分直接作用于患处，透过皮肤直达病所，较内服药物效果更显著。针刀目前广泛用于治疗 CTS。与腕管松解减压术比较，具有微创的特点，并且能够有效避免手术瘢痕过长导致再次卡压，最大限度地保留腕横韧带的功能。针灸治疗 CTS 具有起效迅速、疗效显著、安全有效的特点，一般选取手厥阴心包经上的穴位，如劳宫、大陵以及阿是穴等。配合灸法热力深透的特点，可直达病所，激发体内经气，灸法不仅具有温经通络、活血散瘀之功，灸疮还对穴位有持久性刺激，较单纯针刺治疗见效更快，且持续稳定。与西药相比，针灸与西药疗效相近，但副作用更少，针灸治疗具有一定优势。推拿治疗手法丰富，包括一指禅推法、摇腕法、擦腕法等手法，手法治疗具有活血化瘀，疏经通络之效，通过手法恢复 CTS 正常的解剖结构，从而降低腕管内压力，减轻对正中神经的压迫，改善麻木、疼痛等症状。中医其他治疗：除上述常用治疗方法外，还有电针配合十宣放血法治疗 CTS，注射器针头刺血划拨治疗 CTS 等特色中医疗法，均有一定的疗效，临床上值得参考使用。早期症状较轻患者，休息、减少患肢活动是必要治疗手段；同时配合中药的熏洗和内服以祛风通络，活血化瘀；针灸、推拿等外治方法遵循循经辨证，选取穴位和手法，以疏经导滞，祛瘀散结，改善局部血液循环，使粘连的韧带松解，腕管通利，受压的正中神经得以缓解。外伤骨折等原因致急性腕管综合征或病情较重，保守治疗无效者，还需施行腕管切开术进行治疗，同时配合中药和康复手段来加速病情的恢复。

总而言之，本病中医的治疗，在辨证的基础上应用相关药物达到气血平和，经脉通畅，治疗注重以"通"为主。根据本病气滞血瘀，脉络不通的病因病机，治疗上方药多选用具有活血化瘀通络功效的药物，气血、阴阳、脏腑、经络功能的调和是保持健康的关键，通过"通"法达到平和目的，和其不和。

（三）药物选择

通过多篇文献用药分析，治疗腕管综合征的大部分药物归属的类别多为补益药及活血化瘀药。使用频率较高的药物为：羌活、防风、荆芥、独活、当归、续断、青皮、牛膝、五加皮、杜仲、红花、枳壳、黄芪、芍药、桂枝、生姜、通草、大枣。

四、名医经验

（一）李石良经验

李石良认为腕管综合征的发病机制十分复杂，从治疗原理而言，针刀治疗仅适用于因屈肌支持带张力增高的患者，由于其他原因（部分患者系正中神经束膜狭窄所致）导致的腕管综合征可能疗效不佳。针刀治疗腕管综合征的价值在于对屈肌支持带的切割松解，针刀进入腕管没有治疗意义，且容易增加腕管内感染的概率，应尽量予以避免。李石良基于屈肌支持带与腕部其他组织结构的解剖关系，采用两种不同的针刀治疗术式供临床具体情况选择，亦可将两个方案结合应用。

1. 方案一：旁开 4 点松解法

定点方法，选取 4 个进针点，分别为桡侧近心端点（点 1）和桡侧远心端点（点 2）、尺侧近心端点

（点 3）和尺侧远心端点（点 4）。先令患者握拳屈腕，确定桡侧腕屈肌腱与尺侧腕屈肌腱，取桡侧腕屈肌腱和尺侧腕屈肌腱的内侧缘和远侧腕横纹的两个交点，为桡侧近心端点和尺侧近心端点，沿上述两点向远端移 25 mm 左右，取两点即桡侧远心端点和尺侧远心端点为进针点。让患者选取仰卧治疗位，常规消毒，患者手下垫无菌巾，并于患者掌面铺无菌洞巾，暴露定点周围无菌区域。术者戴无菌手套，用 2%利多卡因每点 1 mL 进行局部麻醉。李石良认为手腕部解剖结构精密，术者应掌握每个治疗点的解剖结构，明晰术式，手腕部各治疗点间有区别下针。桡侧近心端点（点 1）：该点为手舟骨结节体表投影。进针时选择 4 号针刀，术者以辅助手拇指按在进针点处，针刀垂直于皮肤，刀口线与上肢纵轴平行，直刺穿过皮肤、掌腱膜到达手舟骨结节骨面。沿手舟骨结节尺侧缘切割 3～4 刀，切割幅度 1～2 mm，然后使刀锋向远心端倾斜，与皮肤表面呈 15～30°，沿手舟骨结节尺侧缘切割 2～3 刀，幅度不超过 2～3 mm，手下有松动感时出针，压迫止血。桡侧远心端点（点 2）：该点为大多角骨体表投影处。因该点下方大鱼际肌较为丰厚，术者需以拇指尖用力下压方可触及大多角骨。进针时，术者以辅助手拇指尖压在进针点处，刀锋避开走行在此处的桡动脉的掌浅支及正中神经返支，使针刀垂直于皮肤，刀口线与上肢纵轴平行，直刺穿过皮肤，然后缓慢探索进针，穿过大鱼际肌到达大多角骨骨面，轻提针刀 2～3 mm，再切向大多角骨骨面，反复切割 3～4 刀，切割幅度 1～2 mm。然后使刀锋向近心端倾斜，与皮肤表面呈 15～30°，沿大多角骨骨面切割 2～3 刀，幅度不超过 2～3 mm，手下有松动感时出针，压迫止血。尺侧近心端点（点 3）：该点为豌豆骨体表投影处。进针时，术者辅助手拇指按在进针点处，针刀垂直于皮肤，刀口线与上肢纵轴平行，垂直进针穿过皮肤、掌腱膜到达豌豆骨骨面，沿豌豆骨桡侧缘切割 3～4 刀，切割幅度 1～2 mm。然后使刀锋向远心端倾斜，与皮肤表面呈 15～30°，沿豌豆骨桡侧缘切割 2～3 刀，幅度不超过 2～3 mm，手下有松动感时出针，压迫止血。尺侧远心端点（点 4）：该点为钩骨钩体表投影。因该点下方小鱼际肌较为丰厚，术者需以拇指尖用力下压方可触及钩骨钩。进针时，术者以辅助手拇指尖压在进针点处，刀锋避开走行在此处的尺动脉及尺神经，使针刀垂直于进针点皮肤表面，刀口线与上肢纵轴平行，使针尖快速穿过皮肤，然后缓慢探索进针，穿过浅筋膜、小鱼际肌到达钩骨钩骨面，轻提针刀 2～3 mm，再切向钩骨钩骨面，反复切割 3～4 刀，切割幅度 1～2 mm，然后使刀锋向近心端倾斜，与皮肤表面呈 15～30°，沿钩骨钩骨面切割 2～3 刀，幅度不超过 2～3 mm，手下有松动感时出针，压迫止血。

2. 方案二：正中 3 点松解法

定点方法为自掌长肌腱尺侧与远端腕横纹的交点向掌心延长 20 mm，在该线的两端及中间定 3 点。消毒方法及麻醉同上。该法的切割目标为屈肌支持带的中段。进针时有手持Ⅰ型 4 号针刀，术者左手拇指按在进针点出，使针刀垂直于进针点皮肤表面，刀口线与上肢纵轴平行，使针尖快速穿过皮肤，穿过掌腱膜达屈肌支持带表面，小心切割 2～4 下以切断部分屈肌支持带纤维，如患者出现向手指的触电感则轻提针刀再行切割。每点操作相同，术毕出针，压迫止血，无菌敷料包扎。

（二）高希言经验

透灸法是高希言在古代重灸理论的基础上，结合多年的临床用灸经验，总结出的疗效显著的施灸方法。取穴：大陵、内关。操作：局部皮肤常规消毒后，采用 0.30 mm×25 mm 一次性毫针，大陵穴进针 10～15 mm，针尖向掌侧刺向腕管；内关直刺 15 mm，均用捻转泻法，以患者有酸、胀感为度，得气后留针 40 min，不行针。取长 5 cm 的艾条 6 段，点燃后，均匀地排放在艾箱内，置于针刺腕关节上，用布巾覆盖 2 层，避免烟雾直接冒出，待艾条燃尽（约 40 min），取下艾箱，以患者局部皮肤均匀潮红、汗出为度，将针取出。中医学认为其发病系正气不足，风邪袭肌，寒湿淫筋，或跌挫损伤、血瘀经络，以致气血运行受阻所致。治疗以局部取穴为主，选取大陵、内关。从解剖角度讲，大陵、内关穴下有正中神经通过，通过针刺能疏通局部经脉，缓解挛缩，消除肿胀，降低腕管内压力，活血通络止痛，达到治疗目的。艾灸能加强消肿、止痛，改善局部血液循环，促进新陈代谢，营养受累神经，使神经功能逐步得到恢复。用艾箱施灸温度稳定，作用持久，充分发挥灸法的治疗作用，针灸并用，疗效显著。

（三）顾锡镇经验

顾锡镇认为CTS属中医学“痹证”范畴。多因素体虚弱，正气不足，腠理不密，卫外不固等内伤因素，加之慢性劳损等外邪损伤筋脉。腕部感受外邪后，脉络阻滞，气血凝滞，“因虚致瘀”而为痹。出现手指疼痛、麻木，可伴僵硬肿胀。病情迁延日久者，久病入络，气血不足，表现为麻木重，夜间明显，可伴肌肉萎缩。CTS主要病机为气滞血瘀，脉络不通。温痹方为顾锡镇自拟经验方，临床治疗气虚血瘀型痹证疗效显著。方中以炙黄芪、醋柴胡配伍重视对阳气的调补，阳气充足则可调和全身经络、气血、肌肉骨骼；炒白术、炙甘草健脾益气，以益血液生化之源；川芎、当归活血补血；桂枝辛温通络，与炒白芍同用养血，调和营卫，疏通经络；乌梢蛇性善无毒，和血通络，治诸风顽痹；桑枝、鸡血藤、红花活血通络。诸药合用，气行血行，舒筋活络，调和营卫，活血祛风，麻木得解。在研究中，除了温痹方煎服外，还可将煎药液熏洗泡浴双手，可促进局部血液循环，消散滑膜组织中的淤血，减轻水肿，起到祛风通络、活血化瘀的作用。这种中药内外同治的方法，可以更好地改善患者的临床症状。

（四）王野经验

王野选取的大陵为手厥阴心包经之原穴、输穴，位于腕横纹正中，当桡侧腕屈肌腱与掌长肌腱之间，深层为正中神经。《难经・八十六难》云：“输主体重节痛”，主治肢体疼痛。针刺该穴能使本经原气通达，能疏通局部经脉，活血止痛，缓解挛缩，利水消肿，降低腕管内压，从而达到治疗目的。内关，“内在之关要”，位于腕臂内侧，为手厥阴心包经之络穴，经气至此分行到表里相属的手少阳三焦经，又是八脉交会穴之一，通于阴维脉。大陵、内关、经渠、阳溪、外关均在腕管周围，局部取穴，能疏通局部经脉，主治腕痛；合谷具有疏散风寒，通经活络之功；中渚、液门有消肿定痛，活血通络之效；鱼际可以通经行气，活血生肌。临床更要辨清虚实，虚证者常规进针后，施以补法，实证者则施以泻法。上述诸穴多数是直接作用于病变部位，配合使用更能舒筋活络，疏通气血，消肿止痛。中药蜡疗，系指在传统的中医药理论知识的指导下，将广泛使用的医用石蜡与中药封包相结合应用于患处，具有治疗疾病、缓解病痛的作用。这是一种传统疗法与现代技术相结合的特色中医疗法，能够起到疏通经络、运行气血、消除炎症及延缓关节衰老等功效。辽宁中医药大学附属医药创新研制的中药蜡疗治疗技术是集中草药物、穴位刺激、温热作用、中药透皮吸收等为一体的特色中医外治法。具有操作简便、疗效显著、安全方便、毒副作用小、作用迅速等优势。

（五）熊时喜经验

熊时喜采用补阳还五汤配合冲击波治疗腕管综合征，补阳还五汤中黄芪重用大补元气，使气旺，祛瘀而不伤正；当归、川芎、桃仁、红花，活血祛瘀；地龙通经活络。全方使气血和、经络通，而痹证除。补阳还五汤修复神经的机理可能与改善局部微循环，促进局部炎症水肿消退，提高神经施万细胞的氧利用度，促进神经再生有关。药渣的局部外敷，取中医药外治法在周围神经病变等疾病中局部作用，亦能取得较佳疗效。冲击波治疗系统所产生的冲击波一方面可以改变人体内P物质的释放起到止痛效果，另一方面，冲击波可以通过抑制起活化作用的介质如二型环氧化酶COX-Ⅱ，达到抗活化的效果，以削弱任何活化的过程，同时冲击波也通过不断地刺激神经纤维增加疼痛刺激以强化镇痛效果。本研究结果表明，采用补阳还五汤配合冲击波治疗腕管综合征具有较好疗效。

（六）徐丽红经验

腕管综合征属中医学“痹证”范畴。此病多由素体虚弱，正气不足，腠理不密，卫外不固为内伤，复因急性损伤或慢性劳损为外邪合而为病。腕部在感受外邪之后，经络阻滞，气血运行不畅而为痹。本证为本虚标实，本虚常为气虚，常伴血虚；标实则为瘀。风为百病之长，故常可合并风邪入侵。黄芪桂枝五物汤出于《金匮要略・血痹虚劳病脉证并治》：“血痹阴阳俱微，寸口关上微，尺中小紧，外证身体不仁，如风痹状也，黄芪桂枝五物汤主之。”方中黄芪为君，益气行滞；桂枝散风寒而温经通痹，2药相伍益气温阳，和血通脉；芍药养血和营通痹，与桂枝相合调营卫和表里，共为臣药；生姜疏散风邪，其性活泼通阳。诸药合用，益气和血通痹。故能解除腕管综合征气虚血瘀之症。此痹在上肢，故常用引经药桑枝、羌活等。如伴风邪，可加防风、防己，以祛风通络。如伴血虚，可加当归、川芎、鸡血藤，以养血通络；如气虚偏重，可重用黄芪，加用党参等，以益气扶正；如血瘀偏重，加桃仁、红花以活血通络。现代药理研究证明，黄芪具有一定的拮抗缺氧所致神经元损伤、改善血流状态、有效清除氧自由基等作用。桂枝具有扩张血管，镇痛等作用。白芍可促进特异性及非特异性调节细胞的诱导而对免疫系统产生影响，并具有抗炎、镇痛、抗氧化损伤等作用。生姜具有抗氧化、抗炎、增强免疫功能等作用。大枣具有行血、止血、通经活络之功效，同时具有明显的抗补体活性和促进淋巴细胞增殖，以及有效增强机体免疫力等作用。黄芪桂枝五物汤有较好的抗炎镇痛作用，其抗炎镇痛作用可能是该方临床治疗风湿性和类风湿关节炎的药理学基础之一。黄芪桂枝五物汤是中医经典的方剂，对气虚血痹型腕管综合征具有良好的治疗作用，可在临床上运用。

（七）蔡玉梅经验

中医学认为四肢为诸阳之末，“掌受血而能握、指受血而能摄”。腕管综合征多因感受风、寒、湿邪或久劳后造成腕部经脉闭阻，手掌气血运行不畅导致不通则痛，不荣则麻；筋脉失养日久甚至导致肌肉萎缩。《神灸经纶》云：“夫灸取于人，以火性热而至速，体柔而用刚，能消阴翳，走而不守，善入脏腑。取艾之辛香作炷，能通十二经，入三阴，理气血，以治百病。”《针灸甲乙经》记载，大陵治“两手挛不收伸，及腋偏枯不仁，手瘈偏小筋急”，配以手三里、内关、合谷养血活血通络。麦粒灸大陵穴因热力深透，直达病所，可激发经气，具有温经通络、活血散瘀之功，令脉气通达四末，脉气通则指能动。另外，灸疮对穴位也有持久的刺激，从而弥补针之不足，较单纯针刺治疗见效更快，疗效更好，这也是麦粒灸的优势所在。本临床观察亦证实麦粒灸配合针刺治疗轻中度腕管综合征具有见效快、愈显率高、无不良反应的特点，值得临床推广和进一步研究。

（八）李艳经验

腕管综合征属中医学“筋痹”“伤筋”范畴。多因局部过劳，血不荣筋，或受凉受寒引起局部气血凝滞，不能濡养经筋而发病。针刺以局部穴位为主，乃“腧穴所在，主治所及”的体现，能疏通经络，扶正祛邪，调整阴阳。中药方以四物汤为基础，以桃仁、红花为主药，使之能在养血和血的基础上，重点发挥活血化瘀作用。为了突出活血化瘀作用换白芍为赤芍，并换熟地黄为生地黄意在凉血消瘀；桃仁、红花、鸡血藤活血作用平稳而有效，与四物汤配合组成一平性的活血化瘀剂；艾叶、桂枝温经散寒，并加用川芎、三棱、莪术行气止痛药。中药外敷疗法以活血化瘀、温经通络、祛风除湿中药为主，通过借助于药力和热力的综合作用，将中药有效成分通过皮肤透达病所，可明显改善局部微循环，改善局部组织的有氧代谢，刺激和调节末梢感受器，解除疼痛；另一方面利用针灸原理激发患处经络功能，疏通经气，活血化瘀，祛风止痛，从而达到解痉止痛的作用。

（九）孟祥庚经验

孟祥庚认为腕管综合征属祖国医学“痹证”“痿证”范畴，多因劳损，久负重力损伤或感受风、寒、湿外邪致经脉阻滞，气血运行不畅而病。早期表现为麻木、疼痛，活动后加剧，休息后减轻，日久不愈则发展成鱼际肌无力，肌肉下陷的痿证。治疗上宜以“通则不痛”为原则，采用活血化瘀，宣痹通络，清热解毒的方法。我们以四妙勇安汤活血滋阴，清热解毒，加入丹参、鸡血藤、制乳香、没药活血化瘀，通络止痛。再用药渣局部外敷，使药力直达病所，如此使整体与局部治疗相结合，能提高治疗效果。

五、名方推荐

（一）海桐皮汤

海桐皮、透骨草各 18 g，乳香、没药各 12 g，当归、花椒各 15 g，川芎、红花、威灵仙、防风各 10 g，甘草、白芷各 6 g。功效：温经通络，行气活血。主治：腕管综合征之气滞血瘀证。用法：①熏洗：加水 4500 mL，文火煎煮，煎液 4000 mL，加入陈醋 50 mL，盛于盆内，患者腕部放于盆口上方，用湿毛巾覆盖，蒸气熏蒸，待温度适宜时，浸泡或淋洗。②敷熨：加水 2000 mL，煎成 1000 mL 药液，不去渣加入陈醋 50 mL，将药液倒入盆中（最好是锅）加盖保温或加热待用。药渣倒在毛巾上裹起，温度适宜时，敷熨患处，凉了浸入热药液后再敷熨或热敷。1 剂/d，2～3 次/d，每次约 20 min。连用 7 d 为 1 个疗程，每疗程休息 2 d。一般用药 1～6 个疗程。

（二）活络止痹汤

生黄芪 20 g，伸筋草 15 g，当归、丹参、三棱、莪术各 10 g，甘草 6 g。功效：活血化瘀，益气通络。主治：腕管综合征之气滞血瘀证。用法：水煎服，每日 1 剂，7 d 为 1 疗程。患处用金黄膏局部外敷，即将金黄膏放置在疼痛的腕关节处，外包棉垫上（厚度为 1～2 cm），再予绷带固定，3 d 换药 1 次。活络止痹汤是台州黄岩章氏骨伤科的临床经验方，方由生黄芪、伸筋草、甘草、当归、丹参、三棱、莪术等组成。有活血化瘀、益气通络之效。金黄膏最早出自于中医古籍《医宗金鉴》的金黄散，经浙江省台州骨伤医院药剂科改良而成，金黄散成分有大黄、黄柏、姜黄、白芷、制南星、陈皮、苍术、厚朴、甘草、天花粉等。金黄膏是由金黄散加芝麻油组成，具有清热利湿、凉血解毒、逐瘀通络、消肿止痛之功。通过局部敷药，将中药有效成分通过皮肤透达病所，可明显改善局部微循环及局部组织的有氧代谢，刺激和调节末梢感受器，解除疼痛，故取得满意疗效。

（三）补阳还五汤方

黄芪 30 g，赤芍 10 g，川芎 6 g，桃仁 5 g，当归尾 6 g，地龙 10 g，红花 5 g。功效：补气，活血，通络。主治：腕管综合征之气虚血瘀证。用法：水煎，1 剂/d，早晚温服；药渣作局部热敷 20～30 min，治疗 7 d 为 1 个疗程，可连续服用 3 个疗程。补阳还五汤中黄芪重用大补元气，使气旺，祛瘀而不伤正；当归、川芎、桃仁、红花，活血祛瘀；地龙通经活络。全方使气血和、经络通，而痹证除。补阳还五汤修复神经的机理可能与改善局部微循环，促进局部炎症水肿消退，提高神经施万细胞的氧利用度，促进神经再生有关。药渣的局部外敷，取中医药外治法在周围神经病变等疾病中局部作用，亦能取得较佳疗效。

（四）荣筋活络舒经汤

红花 30 g，羌活 30 g，独活 30 g，胆南星 30 g，桂枝 30 g，木瓜 30 g，牛膝 30 g，当归 30 g，黄芪 30 g，地龙 15 g，全蝎 15 g，白附子 30 g，功效：散寒除湿，行气活血。主治：腕管综合征之寒凝筋脉，气滞血瘀证。用法：1 剂/d，水煎，煎好后将毛巾浸湿，外敷于患处，每日早晚各 1 次，4 周为 1 个疗程。外敷时嘱患者注意毛巾温度，避免烫伤。荣筋活络舒经汤主用去除风寒湿邪的中药，并且配以活血生血行气之药，气为血帅，血为气母，气血同治才能达到治疗疾病本质的目的，除此之外，兼以全蝎、地龙具有走窜之性通络作用强的药物。

（五）温痹方

炙黄芪 20 g，醋柴胡 6 g，炒白术 30 g，当归 10 g，川芎 10 g，桂枝 3 g，炒白芍 15 g，红花 10 g，乌梢蛇 10 g，桑枝 30 g，鸡血藤 30 g，炙甘草 3 g。功效：活血祛风，舒筋活络。主治：腕管综合征之筋脉痹症证。用法：每日 1 剂，水煎 2 次取汁 200 mL，分早、晚 2 次口服；第 3 煎药液取汁 200 mL，泡洗时加入温开水 3～4 L 混匀，水面没过手腕，温度以患者能耐受为度，双手熏洗泡浴 30 min。加减：疼痛加制川乌 3 g、制草乌 3 g；受冷后或冬天明显加重加制附子 5 g；手部僵硬感加木瓜 10 g、伸筋草 15 g。方中以炙黄芪、醋柴胡配伍重视对阳气的调补，阳气充足则可调和全身经络、气血、肌肉骨骼；炒白术、炙甘草健脾益气，以益血液生化之源；川芎、当归活血补血；桂枝辛温通络，与炒白芍养血同用，调和营卫，疏通经络；乌梢蛇性善无毒，和血通络，治诸风顽痹；桑枝、鸡血藤、红花活血通络。诸药合用，气行血行，舒筋活络，调和营卫，活血祛风，麻木得解。

（六）四妙勇安汤

当归、牛膝各 15 g，玄参 24 g，金银花 20 g，威灵仙 12 g，制乳香、没药各 10 g，丹参、鸡血藤各 30 g，生甘草 5 g。功效：活血滋阴，清热解毒。主治：腕管综合征之筋脉痹阻证。用法：水煎服，每日 1 剂，药渣作局部热敷，每次 20～30 min。

（七）黄芪桂枝五物汤

黄芪 15 g、桂枝 12 g、白芍 12 g、大枣 4 枚、生姜 25 g。功效：益气和血通痹。主治：腕管综合征之气虚血瘀证。用法：水煎煮，温服，每日 1 剂。黄芪桂枝五物汤出于《金匮要略·血痹虚劳病脉证并治》："血痹阴阳俱微，寸口关上微，尺中小紧，外证身体不仁，如风痹状也，黄芪桂枝五物汤主之。"方中黄芪为君，益气行滞；桂枝散风寒而温经通痹，两药相伍益气温阳，和血通脉；芍药养血和营通痹，与桂枝相合调营卫和表里，共为臣药；生姜疏散风邪，其性活泼通阳。诸药合用，益气和血通痹，故能解除腕管综合征气虚血瘀之证。加减：如伴风邪，可加防风、防己，以祛风通络。如伴血虚，可加当归、川芎、鸡血藤，以养血通络；如气虚偏重，可重用黄芪，加用党参等，以益气扶正；如血瘀偏重，加桃仁、红花以活血通络。

第九节　腰椎间盘突出症

腰椎间盘突出症是骨科常见的疾病，主要的发病原因是腰椎间盘发生退行性变，或外力作用引起腰椎间盘内，外压力平衡失调，纤维环破裂导致髓核突出，压迫和刺激神经根或马尾神经从而引发的一系列临床症候群。腰椎间盘突出症最突出的症状是腰腿痛，其流行与年龄及不同的职业因素相关，以 25～55 岁这一年龄范围的人群发病率最高，男性多于女性，与劳动活动较多、工作负荷增大、损伤机会增加有关。亦与某些久坐、久立等强迫体位下长期劳作等因素有关。车辆驾驶、重体力劳动、教师等职业是腰椎间盘突出症流行的高危职业。下腰部椎间盘为本病的好发部位，其中以第 4、5 腰椎之间的椎间盘突出为主，第 5 腰椎与第 1 腰椎之间的椎间盘突出次之。

一、诊断标准

（一）临床表现

1. 腰痛和一侧下肢放射痛是该病的主要症状。腰痛常发生于腿痛之前，也可两者同时发生；大多有外伤史，也可无明确诱因。疼痛具有以下特点：放射痛沿坐骨神经传导，直达小腿外侧、足背或足趾。如为 L3、L4 间隙突出，因 L4 神经根受压迫，产生向大腿前方的放射痛。一切使脑脊液压力增高的动作，如咳嗽、喷嚏和排便等，都可加重腰痛和放射痛。活动时疼痛加剧，休息后减轻。卧床体位：多数患者采用侧卧位，并屈曲患肢；个别严重病例在各种体位均疼痛，只能屈髋屈膝跪在床上以缓解症状。合并腰椎管狭窄者，常有间歇性跛行。

2. 脊柱侧凸畸形主要弯曲在下腰部，前屈时更为明显。侧凸的方向取决于突出髓核与神经根的关系：如突出位于神经根的前方，躯干一般向患侧弯。例如，髓核突出位于神经根内前方，脊柱向患侧弯曲，如向健侧的弯曲则疼痛加剧。

3. 脊柱活动受限髓核突出，压迫神经根，使腰肌呈保护性紧张，可发生于单侧或双侧。由于腰肌紧张，腰椎生理性前凸消失。脊柱前屈后伸活动受限制，前屈或后伸时可出现向一侧下肢的放射痛。侧弯受限往往只有一侧，据此可与腰椎结核或肿瘤鉴别。

4. 腰部压痛伴放射痛椎间盘突出部位的患侧棘突旁有局限的压痛点，并伴有向小腿或足部的放射痛，此点对诊断有重要意义。

5. 直腿抬高试验阳性由于个人体质的差异，该试验阳性无统一的度数标准，应注意两侧对比。患侧抬腿受限，并感到向小腿或足的放射痛即为阳性。有时抬高健肢而患侧腿发生麻痛，系因患侧神经受牵拉引起，此点对诊断有较大价值。

6. 神经系统检查 L4、L5 突出（L4 神经根受压）时，可有膝反射减退或消失，小腿内侧感觉减退；L4、L5 突出（L5 神经根受压）时，小腿前外侧足背感觉减退，第 2 趾肌力常有减退；L5、S1 间突出（S1 神经根受压）时，小腿外后及足外侧感觉减退，第 3、4、5 趾肌力减退，跟腱反射减退或消失。神经压迫症状严重者患肢可有肌肉萎缩。如突出较大，或为中央型突出，或纤维环破裂髓核碎片突出至椎管者，可出现较广泛的神经根或马尾神经损害症状，患侧麻木区常较广泛，可包括髓核突出平面以下患侧臀部、股外侧、小腿及足部。中央型突出往往两下肢均有神经损伤症状，但一侧较重；应注意检查鞍区感觉，常有一侧减退，有时两侧减退，常有小便失控、湿裤尿床、大便秘结、性功能障碍，甚至两下肢部分或大部分瘫痪。

（二）辅助检查

需拍腰骶椎的正、侧位片，必要时加拍左、右斜位片。常有脊柱侧凸，有时可见椎间隙变窄，椎体边缘唇状增生。X线征象虽不能作为确诊腰椎间盘突出症的依据，但可借此排除一些疾患，如腰椎结核、骨性关节炎、骨折、肿瘤和脊椎滑脱等。重症患者或不典型的病例，在诊断有困难时，可考虑做脊髓造影、CT扫描和MRI等特殊检查，以明确诊断及突出部位。上述检查无明显异常的患者并不能完全除外腰椎间盘突出。

（三）诊断

大多数腰椎间盘突出症患者，根据临床症状或体征即可做出正确的诊断。主要的症状和体征是：①腰痛合并“坐骨神经痛”，放射至小腿或足部，直腿抬高试验阳性；②在L4、L5或L5、S1棘间韧带侧方有明显的压痛点，同时有至小腿或足部的放射性痛；③小腿前外或后外侧皮肤感觉减退，趾肌力减退，患侧跟腱反射减退或消失。X线片可排除其他骨性病变。

二、西医治疗

（一）健康教育

对于腰椎间盘突出症患者，给予正确的健康教育，对预防复发、防止加重、缓解症状都具有一定作用。①维持活动和卧床：在耐受范围内维持规律的日常活动并进行一定强度的锻炼，对于需要卧床休息以缓解症状的患者，应在症状好转后，鼓励尽早回归适度的正常活动。②活动方式的调整：活动方式的调整对于急性腰骶神经根病患者十分重要，目的是减少对神经根进一步的损伤，避免疼痛加剧。患者应避免进行会增加脊柱压力、反复旋转、弯腰和引起腰痛的活动。③回归工作及工作场所的改造：应针对患者实际情况进行个体化考虑，如避免久坐及久站，避免搬动重物，避免旋转腰部等。④正确的姿势：久坐，腰部长时间呈微屈体位，频繁弯腰的活动均是不利的。⑤床垫的选择：中等硬度的床垫是首选。⑥护具的使用：腰部的护具可通过限制脊柱活动起到缓解疼痛，预防急性腰痛加重的作用。⑦其他：建议患者避免长时间开车，建议BMI超标患者进行减肥，建议吸烟患者戒烟。

（二）心理治疗及认知行为疗法

对于慢性疼痛患者，应针对其存在的抑郁焦虑问题进行心理辅导及康复知识教育，促使其心理状况改善，有助于疼痛的缓解。

（三）运动疗法

运动疗法应在康复医学专业人员的指导下，基于康复评定结果，按照运动处方正确执行。不正确的运动可能会加重症状，甚至会使病情进一步恶化。关于具体的治疗方案，急性腰痛的治疗应包括柔韧性牵伸治疗及方向特异性训练，而对于亚急性及慢性腰痛，如果包含有氧训练及认知行为策略则尤其有益。

（四）手法治疗

包括脊柱手法治疗和按摩。脊柱手法治疗通过牵伸脊柱结构使其超过主动运动的正常关节活动度末端，但不超越其解剖学的关节活动度末端。对于轻中度持续性症状的腰骶神经根病患者，可尝试脊柱手法治疗。2009年发表的一篇Cochrane系统评价认为，按摩治疗腰痛，中等程度优于关节松动术、放松治疗、物理治疗、针灸治疗、假激光治疗及自我护理教育。

（五）牵引治疗

腰椎牵引是目前我国常用的保守治疗手段之一，可减轻椎间盘内压、牵伸粘连组织、松弛韧带、解除肌肉痉挛、改善局部血液循环并纠正小关节紊乱。临床上常用的牵引方式为持续牵引和间歇牵引。

（六）物理因子治疗

1. 热疗：多种热疗法可通过改善局部血液循环、缓解肌肉痉挛改善腰痛。

2. 低中频电疗：低中频电刺激可在一定程度上有效缓解腰椎间盘突出症患者的腰痛症状，其中较常使用的是经皮神经电刺激（TENS）及干扰电治疗。

3. 弱激光治疗：利用 632～904 nm 的单波长光，直接作用于身体表面不适区域。

4. 超声治疗：超声治疗常用于多种肌肉骨骼疼痛综合征的治疗，通常与其他物理治疗方法联合应用。

（七）口服药物及硬膜外注射

1. 口服对乙酰氨基酚及非甾体抗炎药（NSAIDs）：根据临床经验，短期应用对乙酰氨基酚或 NSAIDs 类药物对治疗急慢性腰痛及腰骶神经根病有一定作用。2007 年美国医师协会及《美国疼痛学会联合实践指南》推荐，对乙酰氨基酚及 NSAIDs 类药物是大多数腰痛患者的一线选择药物。

2. 硬膜外注射：主要针对存在神经根症状和体征的患者。多项随机对照研究提示，硬膜外糖皮质激素注射治疗可在短期内缓解伴有坐骨神经痛的腰痛患者的症状。注射可为单次或 3 次，每次注射的间隔不应少于 1 个月，如果最初的注射不能改善患者的症状，则不建议继续进行注射治疗，通常不建议 1 年内在同一位置进行 3 次以上的注射治疗。

（八）手术治疗

腰椎间盘突出症患者手术治疗的目的是通过切除部分或全部病变椎间盘缓解由神经根压迫和炎症所引起的症状。如果腰椎间盘突出症患者出现马尾综合征的症状和体征，或出现严重的或进行性肌肉无力，应由骨科医生进行紧急评估，急诊手术治疗。而如果不存在严重的或进行性神经功能障碍，尚无证据表明早期进行手术可改善结局。

三、中医临床思维

（一）中医病名及病因病机特征

本病属于中医学“腰痛”“痹症”之范畴，关于此病之病因病机，首先，《素问》指出：“肾主骨生髓，肝主筋而藏血”，可见此病的发生与肾脏的虚实密不可分。骨借筋而立，肝脏虚损，则筋不固，筋病势必造成骨病。再者，中医学认为，肝肾同源，精血同源，肝血虚则必会导致肾精虚损，精血亏虚，则会导致骨骼不能濡养，从而导致骨病。《灵枢·五癃津液别》提道：“五谷之津液，和合而为膏者，内渗于骨空，补益脑髓而下流于阴股。”五谷入于胃，赖于脾之运化，从而内充于骨，保证了骨骼的正常生长发育，故而一旦脾胃功能失常，则会导致髓海不足，骨骼失于滋养，导致骨病的发生。隋代巢元方在《诸病源候论·腰背病诸候》中总结性地指出：“凡腰痛病有五：一曰少阴，少阴肾也，十月万物阳气伤，是以腰痛。二曰风，风寒着腰，是以痛。三曰肾虚，役用伤肾，是以痛。四曰肾腰，坠堕伤腰，是以痛。五曰寝卧湿地，是以痛。”王焘又在《外台秘要·腰脚疼痛方》中指出，肾气不足，同时感受风、寒、湿之气，风寒湿三气与正气相争此病出现。或久感外邪而不得愈，导致风寒湿三邪痹阻于筋脉，从而导致此病发生。“《诸病源候论·腰脚疼痛候》：“肾气不足，受风邪之所为也，劳伤则肾虚，虚则受于风冷，风冷与真气交争，故腰脚疼痛也。”又，“卧冷湿地。当风所得……冷痹疼弱重滞。”尤怡指出外伤瘀血可导致此病的发生。《金匮翼》载：“瘀血腰痛者，闪挫及强立举重得之。盖腰者一身之要，屈伸俯仰，无不由之。若一有损伤，则血脉凝涩，经络壅滞，令人卒痛，不能转侧，其脉涩，日轻夜重者是也。”瘀血腰痛与现代临床青年人群之发病特点颇为相似。通过以上论述可以看出，此病发生总以肾、肝、脾三脏亏虚为主，同时又兼有外感风寒湿邪或瘀血为辅。

（二）辨病辨证及治疗特征

在《骨伤科专病中医临床诊治》中，将腰椎间盘突出症分为风湿痹阻、寒湿痹阻、湿热痹阻、气滞血瘀、肾阳虚衰、肝肾阴虚 6 个证型。除上述 6 种分型辨证外，还根据其症状演变提出腰腿痛疾病的 3 期论治：①急性发作期：有明显外伤史，腰腿痛剧烈，活动受限明显，肌肉痉挛，治当活血祛瘀，通络止痛。②症状缓解期：腰腿疼痛缓解，活动好转，但仍有痹痛，不耐劳，治当舒筋活络，强壮筋骨。③基本恢复期：腰腿痛症状基本消失，但仍有腰腿乏力，治当补肝肾，强筋骨。

本病的治疗以补肾活血之法为主，以祛除外邪为辅，调整人体阴阳的偏盛或偏衰，使二者协调合和有序，恢复其阴平阳秘相对平衡，其治疗方法有中药内服外敷、针灸、拔罐、推拿、中药加热熏蒸等中医传统疗法，古籍《理瀹骈文》云："外治之理即内治之理，外治之药亦即内治之药"。常用的中药方剂包括独活寄生汤、补阳还五汤、桃红四物汤、身痛逐瘀汤等。本病根据患者个体情况，病邪轻重，标本缓急，病程始末，季节时令以及药物的特殊性能，剂量当轻就轻，当重就重，补偏救弊，各适其宜。在症状较重时以缓解疼痛为主，和其不和，中病即止，治宜行气活血，破瘀消阻，通经活络。如无病邪，则以补肾益精为主，肾气旺盛，腰部自然强壮，亦可防其再发。中药外敷的特点是能增加机体与中药的接触时间，接触面积可控，使药物的吸收更加温和持久，起到了类似连续给药的效果，使腰部筋肉松弛，改善局部循环，缓解疼痛。针灸治疗是通过针刺和艾灸来治疗疾病的方法，可调节人体免疫功能，改善血液循环，促进炎性代谢产物的吸收，改善局部组织消肿，还可提高人体疼痛阈值等。常用的穴位包括：环跳、腰阳关、阳陵泉、委中等。拔罐治疗是以平口光滑的罐状物为工具，通过抽吸其中的空气或利用热量排出空气造成真空，内部形成负压后吸附在患处，导致被吸附皮肤和皮下组织发生充血反应。该疗法可以起到疏经活络、调理气血以及祛湿逐寒的作用，其作用机制可能与改善局部血液循环、调节局部组织代谢能力、促进局部病变组织的修复有关。推拿治疗是在患处或特定的腧穴，运用推、拿、按、摩、揉、捏、点、拍等形式，以多样的手法，起到疏通经络、推行气血、扶伤止痛、调和阴阳的作用。中药熏蒸治疗是将中药在水中加热，药物成分随蒸汽作用于患处，此法有助于皮肤对药物的吸收，更好地发挥药效。现代实验研究已证明，中药熏蒸治疗能显著改善局部组织血液循环，加速炎性物质的吸收和分解。

总而言之，在实际临床上，此病的辨证分型并无统一性，但本病的治法，不外乎以肝，脾，肾三脏亏虚为本，风寒湿热及瘀血等为标，损其有余实者泻之，补其不足虚者补之论治，因此，在实际治疗本病的过程中，不应拘泥于已成理论，应根据患者情况，辨证施治。

（三）药物选择

通过文献回顾用药分析，在 1991 年 1 月至 2010 年 12 月出版的《中医正骨》腰椎间盘突出症 143 篇文献中共收录治疗腰椎间盘突出症的中药 246 味，其中大部分药物归属的类别依次是祛风湿药、补益药及活血化瘀药。应用频次最多的药物是当归，其他常用药物依次是牛膝、红花、独活、杜仲、川芎、乳香、没药、川乌、桂枝、桑寄生、甘草、防风、细辛、熟地黄、地龙、威灵仙、木瓜、白芍、草乌。

四、名医经验

（一）熊继柏经验

腰椎间盘突出症是骨伤科常见病、多发病之一，属于中医学"腰腿痛""痹证"的范畴。其发病多为外感寒湿、湿热之邪，或跌仆外伤，或肾精亏虚，致使腰部经络气血阻滞不通，瘀血留着腰部而发生疼痛。熊继柏治疗腰椎间盘突出症，针对病机关键血瘀，以身痛逐瘀汤为主方随症加减，方中秦艽、羌活祛风除湿，桃仁、红花、当归、川芎活血祛瘀，没药、五灵脂、香附行气血、止疼痛，牛膝、地龙疏通经络以利关节，甘草调和诸药。若腰腿痛而沉重，兼有湿热，加用苍术、黄柏、薏苡仁；若有外伤史，酌加乳香、土鳖虫祛瘀止痛；若腰腿痛而酸软，兼有肾虚，加用黄芪、桑寄生、杜仲；若痛久不愈，邪入于络，加用全蝎、蜈蚣等虫类药剔络搜风，经过身痛逐瘀汤治疗后，与治疗前比较，疼痛明显减轻，下肢活动得到有效改善，究其原因可能是身痛逐瘀汤通过活血化瘀而改善血液循环、化除体内瘀滞，继而有助于解除神经根炎性水肿、缺血及腰部下肢肌肉痉挛。其具体作用机制有待于进一步研究。

（二）赖祥林经验

赖祥林认为，腰腿痛属中医"腰痛"范畴。《医学心悟》云："腰痛拘急，牵引腿足"，《素问・脉要精微论篇》云："腰者，肾之府，转摇不能，肾将惫矣"，《杂病源流犀烛・腰脐痛源流》云："腰痛，精气虚而邪客病也……肾虚其本也。"故赖祥林认为腰痛的病位在肾，并认为本病外因为风、寒、湿邪侵袭机体，跌仆、负重等，时久阻滞经络，不通则痛而致。内因主要为肾精亏损，腰府失养所致。腰腿痛反复发作、病程较长，故有“久病入络”“久病必瘀”“久病必虚”“不通则痛”一说。无论内因、外因均可导致气滞血瘀，阻滞经络，因此，赖祥林归纳腰腿痛的病因病机为肾虚血瘀。赖祥林临证时重视养肾阴和活血化瘀。养肾阴，善用熟地黄配伍枸杞子、菟丝子，养阴同时配伍温阳药骨碎补、淫羊藿，以达补阴助阳、补肾益精之效。活血化瘀，善用当归配伍红花，红花增强归尾活血化瘀之效，同时当归又能补血，与红花配伍活血而不伤血。

（三）滕义和经验

腰椎间盘突出症属于中医“腰痛”“痹证”范畴。《素问·五常政大论》云：“湿气下临，肾气上从，当其时反腰椎痛，动摇不便也。”《素问·束腰痛》：“衡络之脉令人腰痛，不可以俯仰，仰则恐仆，得之举重伤腰。”滕义和通过长期的临床观察，将腰椎间盘突出症基本分为三型。抬拾重物，跌仆扭闪，体位不正或用力不当等导致腰部经络气血运行不畅，瘀血内停，气血阻滞不通，“不通则痛”而发为腰痛，证属气滞血瘀；先天禀赋不足，或久病体虚、年老体衰、房事不节使肾亏腰府失养而腰痛，证属肝肾亏虚；久居潮湿环境，或汗出当风，冒雨着凉，风、寒、湿邪乘虚而入，阻滞气血经脉而发腰痛，证为寒湿痹阻。腰痛的基本病机是腰府失养，筋脉痹阻。腰为肾之府，由肾之精气所溉，肾精亏虚，腰府则失其温煦、濡养。足太阳膀胱经、任督冲带皆布于腰间，外邪或跌仆扭挫影响腰部气血运行，筋脉痹阻。对于腰椎间盘突出症的治疗，滕义和主张标本同治，内外兼顾，审因论治。①气滞血瘀型：滕义和认为多数腰椎间盘突出症是由于急性腰扭伤或慢性劳损，以致腰部气血淤滞，治宜活血化瘀，行气止痛，拟方：颠倒木金汤加味。此方由《医宗金鉴》木金散化裁而来。方中郁金活血化瘀，行气止痛；木香行气止痛，使气行则血行，共为君药。三棱、莪术、延胡索活血祛瘀止痛；鸡血藤养血活血，舒筋通络，共为臣药。白芍、伸筋草养筋舒筋；天麻息风止痛，善治肢体麻木，共为佐药。山茱萸、杜仲、川牛膝补肝肾，壮腰膝，强筋骨，共为使药之用。此方活血与行气配伍、祛瘀与养血同施，攻补兼施，扶正祛瘀。合用使血活瘀化气行，则诸证可愈，为治血瘀腰痛之良方。②肝肾亏虚型：肝肾亏虚偏肾阴虚之象。滕义和善重用熟地黄滋阴填精，大补真阴为君药。山茱萸养肝滋肾，涩精敛汗；山药补脾益阴，滋肾固精；枸杞子补肾益精，养肝明目；牡蛎、龟甲为血肉有情之品，峻补精髓，均为臣药。白芍、伸筋草养筋舒筋；菟丝子、牛膝、杜仲益肝肾，强腰膝，健筋骨，共为佐药。诸药合用，共奏滋阴补肾，填精益髓之效。该方纯补无泻，阳中求阴。滕义和在临证时还常遇到偏肾阳虚患者，其主证见：腰膝痿软，筋骨冷痛，四肢不温，头晕耳鸣，阳痿遗精，尿频带下，脉细无力，舌质淡，苔薄白。治宜补肾助阳，拟方：金匮肾气丸加减。处方：杜仲、续断、熟地黄、山药、山茱萸、泽泻、茯苓、牡丹皮、桂枝、附子、狗脊、牛膝。③寒湿痹阻型：证属寒湿痹阻，治以散寒化湿、通痹活络、内外兼治。内服方中，威灵仙、防风祛风化湿散寒，共为君药。桂枝、伸筋草温经散寒，舒筋通络为臣药。茜草、当归、川芎活血化瘀；熟地黄、山茱萸、山药补肝肾、强腰膝，共为佐药。杜仲补肾壮骨，兼引药入腰为使药。外用方中，重用附子、桂枝、川乌，温经散寒，通络止痛，加强祛风散寒之功。

（四）李业甫经验

中医理论上认为痹症之疼痛主要因为“不通则痛，不荣则痛”“痛多因于瘀”“风寒湿三气杂至合而为痹”。因此李业甫提出在治疗腰椎间盘突出症时应针对病因病机的不同，采取不同的治疗方案。需做到“病证合参、辨证施推、强调牵引与复位、治养并重”才能真正起到显著疗效。①病证合参，辨证施推：腰痛病中医学上主要分为血瘀型、寒湿型、湿热型、肝肾亏虚型。血瘀型是目前临床上最常见的分型，应以活血行气止痛为主，在手法运用上应多用一指禅、滚法、揉法等松解类手法，主要作用于受邪之经络及病变局部。肝肾亏虚型则采取点法、按法、揉法、摩法、滚法等复合手法，点法、按法刺激经络穴位，例如肝俞、肾俞等以补益正气为主，局部以滚法、揉法舒筋活络止痛为辅。针对寒湿型和湿热型腰痛，在松解类、复合类手法活血化瘀、舒筋活络的同时，适当地增加针灸、拔罐等治疗，以祛除寒、热湿邪。②强调牵引与复位：李业甫认为在治疗腰椎间盘突出症时，要明确标本虚实，此疾病以腰椎间盘突出为本，因而在治疗时不仅要注重突出椎体周围的手法运用，同时需要针对病变部位进行牵引及手法复位。③治养并重：李业甫在治疗疾病的同时，十分重视推拿“治未病”，即推拿养生保健。他认为推拿不仅有舒筋活络、活血止痛的功效，也有调和气血、扶正祛邪、平衡阴阳之功。临床上很多痊愈的患者在很短时间内会再次复发，多是出现在劳累、受凉后。平时的自我保健十分有必要。针对腰椎间盘突出症李业甫要求患者：注意保护腰椎，避免劳累，避免风、寒、湿邪侵袭。

（五）李金生经验

独活杜仲寄生汤是临床治疗风湿疾病的常用药物，其中桑寄生、独活具有祛湿除痹、活络通血功效；牛膝、杜仲具有补肝益肾、强筋壮骨功效，且杜仲能促进血管弹性恢复，促进血液循环，改善患者临床症状；人参、甘草具有养气补血，健脾养胃功效，且甘草还具有抗炎作用；芍药、当归、川芎具有补血益气功效；防风可祛风止痛，祛风寒湿邪；地龙具有通经活络、通淋利尿功效。李金生将上述药材合用，配制成的独活杜仲寄生汤具有补血益气、祛湿止痛功效。不仅能促进患者腰椎间盘病灶部位血液流通，缓解疼痛状况，还能促进患者机体内平衡稳定，对患者进行综合调理，更有助于腰椎功能恢复，有效改善患者腰椎功能，减少患者疼痛，提高治疗效果。

（六）刘兆宁经验

刘兆宁认为，痰和瘀是腰椎间盘突出症的根本病因，痰瘀互结，血络痹阻为本病基本病机，提出了“治痛必祛痰，祛痰则必通络”的法则，治疗腰椎间盘突出症慢性腰腿疼痛，临床疗效良好。刘兆宁在临证施治时强调“期型结合”，急则辨病邪，缓则辨虚实。①急性期：初病重在祛邪。《黄帝内经》云：“风寒湿三气杂至，合而为痹。”因而，本病尤以风、寒、湿三邪为首恶。故治疗当以祛风、散寒、除湿为基本大法，常以独活寄生汤化裁治之。风重者重用独活、防风；寒重者以桂枝、附子、细辛等温经散寒；湿重者加威灵仙、路路通、苍术、茯苓等以除湿通痹；兼有痰热者则以胆南星荡涤之。祛邪的同时还要兼顾理气活血，以使经气流畅，血液循行，邪得以外透。②慢性期：叶天士云：“久病久痛必入络。”基于这一理论，根据对本病基本病机的分析，刘兆宁提出了“治痛必祛痰，祛痰则必通络”的治疗法则。《灵枢・脉度》云：“经脉为里，支而横出者为络。”刘兆宁将其形象地比喻为，经为江河，络为溪流，溪流之水汇入江河，且互相沟通、分流，使江河之水奔流不息，充满生气。络不通则如死水，痰瘀则如河底淤泥，祛痰而不通络，则痰虽化却无处可去，只有疏通络脉，方能使河道畅通，痰瘀消散，气血平复。络病之治，首倡“通”字，然络病分虚实，通法在具体应用时也应有所不同。络实者如溪流淤塞，故需疏通，以疏浚之法打通血络；络虚者如流水无源，则需灌通，以培补之法充实血络。刘兆宁组方用药善用虫类药。盖因邪入血络，草本类药物难奏攻逐之效，而虫类药走窜，灵动迅速，能深入隧络，松透病根，攻剔痼结之痰瘀，使血无凝著，气可宣通。络实者，常用乳香、没药、附子、干姜、降香、延胡索等以辛温开通血络，攻逐痰瘀，再以虫类药如全蝎、蜈蚣、地龙、僵蚕、水蛭等深入络道，次剔痼结痰瘀，旋转阳动之气，共奏祛痰通络之效。络虚者，方用补阳还五汤、参苓白术散等补气，盖因“元气既虚，必不能达于血管，血管无气，必停留而瘀”之故，再配以虫类药“血中搜逐，攻通邪结”。

五、名方推荐

（一）身痛逐瘀汤加减

黄芪 20～30 g，苍术 5～10 g，黄柏 10～12 g，川芎 6～10 g，当归 10～12 g，桃仁 10～15 g，红花 5～10 g，没药 5～10 g，五灵脂 10～12 g，羌活 10～12 g，秦艽 10～15 g，香附 10～15 g，川牛膝 15～20 g，地龙 10～15 g，木瓜 10～15 g，甘草 6 g。功效：活血化瘀。主治：腰椎间盘突出症之血瘀证。用法：每日 1 剂，分 2 次煎，将头煎和二煎各 150 mL 煎液进行混合，分 2 次口服。1 个疗程 20 剂，连续服用 2 个疗程。加减：若腰腿痛而沉重，兼有湿热，加用苍术、黄柏、薏苡仁；若有外伤史，酌加乳香、土鳖虫祛瘀止痛；若腰腿痛而酸软，兼有肾虚，加用黄芪、桑寄生、杜仲；若痛久不愈，邪入于络，加用全蝎、蜈蚣等虫类药剔络搜风。

（二）祛痰通络汤加味

生黄芪、千年健各 15 g，胆南星、瓦楞子、骨碎补、续断、当归、木瓜、杜仲、白芍、延胡索、独活、木通各 10 g，蜈蚣、全蝎各 3 g。加制川乌、地龙各 10 g，宽筋藤 12 g，三七粉（冲服）3 g。功效：祛痰通络。主治：腰椎间盘突出症之痰瘀互结证。用法：每日 1 剂，水煎服。

（三）补阳还五汤加味

黄芪 60 g，赤芍、大枣各 15 g，当归尾、川芎、地龙、桃仁、红参、桂枝、炮姜、炙甘草各 10 g，红花 5 g，全蝎 3 g，蜈蚣 1 条。功效：补气养血通络。主治：腰椎间盘突出症之气虚血瘀证。用法：每日 1 剂，水煎服。

（四）养血固肾汤

巴戟天、杜仲、当归、山茱萸、狗脊各 12 g，独活 10 g，菟丝子、淫羊藿各 18 g，熟地黄 6 g，牛膝 15 g。功效：补益肝肾，养血滋阴。主治：腰椎间盘突出症之肾虚血瘀证。用法：1 剂/d，用 200 mL 水煎，分早晚 2 次服用，1 个疗程 7 d，治疗 1～3 个疗程。加减：湿重者加草乌 10 g，偏寒者加肉桂 8 g，桂枝 12 g，腰部酸软者加核桃肉 10 g，五加皮 8 g，桑寄生 12 g。

（五）邓晋丰经验方

熟附子（制）、徐长卿、牛膝、狗脊、骨碎补、赤芍各 15 g，巴戟天、五灵脂各 10 g，桑枝 30 g，全蝎、甘草各 5 g。功效：补肾助阳，温经通络。主治：腰椎间盘突出症之肾虚血瘀证。用法：1 剂/d，用 200 mL 水煎，分早晚 2 次服用。加减：身无热之骨关节退行性变者可用川乌，身有寒者宜用附子。

（六）吴官保自拟方

杜仲、当归、生地黄各 15 g、狗脊 20 g、牛膝白芍各 30 g、川芎 10 g 为主方。功效：补益肝肾，活血通络。主治：腰椎间盘突出症之肾虚血瘀证。用法：水煎，1 剂/d，早晚温服。加减：疼痛较剧且无胃病者加用三七 10 g、延胡索 15 g、乳香、没药各 5 g、炒五灵脂 6 g；寒湿为主者加用桂枝、茯苓、泽泻各 10 g、白术 15 g，酌情加用干姜 10 g；湿热为主者加用黄柏 10 g、苍术 15 g、猪苓、茯苓各 20 g；气滞血瘀为主者加用丹参 20 g、桃仁、红花各 10 g、细辛 3 g，酌情加用蒲黄、荆芥各 10 g 等；肝肾亏虚日久者在原方基础上加强补益肝肾之功，可适当加用血肉有情之品如鹿茸 6 g、海马 6 g 等；久虚必瘀，瘀血阻络，普通方药无法到达病所，故方中需加用全蝎 3 g、蜈蚣 3 g、土鳖虫 3g 等辛温走窜之品，搜刮久居经络之顽邪，同时老年人胃气渐亏，要注意顾护胃气等。

（七）李彦民经验方

黄芪 24 g，太子参 15 g，白芍 9 g，桂枝 9 g，杜仲 12 g，牛膝 9 g，当归 12 g，穿山龙 9 g。功效：益气通阳、补益肝肾、通络止痛。主治：腰椎间盘突出症之肝肾亏虚证。用法：水煎服，1 剂/d，早晚温服。加减：偏寒症时加肉苁蓉、巴戟天等；偏阴虚加太子参、生地黄等；疼痛较甚加泽泻、茯苓、白茅根等；瘀血较重加酒大黄、桃仁、赤芍等；病久可加全蝎、蜈蚣、乌梢蛇等虫类药；湿热重可加黄柏、苍术、防己；寒重可加制附子，重用当归；肾虚加巴戟天、续断等。

（八）祛瘀渗湿汤

丹参、威灵仙各 15 g，当归 12 g，防风、莪术、土茯苓、木瓜各 10 g，薏苡仁 20 g。功效：祛风胜湿，活血化瘀。主治：腰椎间盘突出症之风寒湿阻，气滞血瘀者。用法：水煎，1 剂/d，早晚温服。

（九）热痹方

黄芪 15 g，柴胡、当归、苦参、苍术、知母、黄芩、秦艽、露蜂房各 9 g，党参、防风、羌活、茵陈、大枣各 12 g，炙甘草 6 g。功效：清热利湿，舒筋通络。主治：腰椎间盘突出症之湿热型。用法：水煎，1 剂/d，早晚温服。

（十）寒痹方

生黄芪 15 g，党参、白芍、川芎各 12 g，当归、柴胡、鹿角片、白芥子、牛蒡子各 9 g，熟地黄 30 g，肉桂、砂仁各 3 g，炮姜、生麻黄、炙甘草、白僵蚕各 6 g。功效：温经散寒，祛湿通络。主治：腰椎间盘突出症之寒湿痹阻型。用法：水煎，1 剂/d，早晚温服。

第十节 急性腰扭伤

急性腰扭伤是指腰部肌肉、筋膜、韧带、椎间小关节、腰骶关节的急性损伤，多由于姿势不正确、剧烈运动、负重不当、用力过度以及不慎跌扑、外伤，牵拉和过度扭转等原因导致。其临床症状主要为腰痛、活动受限，严重影响患者的生活质量。急性腰扭伤属于中医学“闪腰”“岔气”“伤筋”等范畴。

一、诊断标准

（一）腰痛

患者一般有较明显外伤史，伤后即感腰部剧痛，翻身活动时加剧，重者不能坐起、站立和行走。有时腰痛可扩散到臀部或大腿，但不扩散至小腿及足。

（二）腰部畸形、腰肌痉挛和活动受限

患者腰部僵硬，生理前凸消失，有时可有侧弯。腰肌痉挛明显。腰部活动明显受限，任何活动均可使腰痛加剧。

（三）局部压痛

损伤部位有明显固定性压痛，这是诊断和定位的主要依据。如为腰肌扭伤，常在骶棘肌的骶骨或髂骨附立处压痛，也可在棘突旁或横突旁附近某一处肌肉压痛。如为棘上或棘间韧带损伤，则在棘突上或棘突间有压痛，尤以 L4、5 和 L5 S1 棘突间最为常见。如为骶髂关节部韧带损伤，则在骶髂韧带部有压痛。

（四）下肢运动、感觉和反射检查

在急性腰部扭伤时神经功能无异常。

（五）腰椎 X 线正位、侧位和斜位照片

急性腰部扭伤时可出现腰椎生理前凸减小或消失，也可出现侧突，但无骨折和骨质破坏等异常变化。

（六）普鲁卡因封闭实验

在疼痛或压痛部位注射 0.5%或 1%普鲁卡因 10～20 mL，如为急性腰部扭伤，疼痛和扩散痛在注射后迅速缓解或消失。

二、西医治疗

（一）非手术治疗

1. 消除致病原因：如了解患者的职业和工作特点，分析致病因素，纠正不正确的工作习惯和体位。

2. 休息：对外伤引起的急性腰扭伤，应真正做到卧床休息，一般需 3～4 周，使损伤组织完全恢复为止。最好的休息是取腰部基本不负重的体位，如仰卧屈髋屈膝位，可使腰部肌肉完全松弛。

3. 热疗：除急性扭伤最初几天外，一般采用局部热疗，可使患者肌肉松弛，增加血液循环和淋巴回流，减少疼痛。可在腰部置以湿热中药布袋进行热疗（当归、赤芍、防风、牛膝、桂枝、羌活、五加皮、威灵仙、艾条及透骨草各 100～150 g），装布袋内封口，加适量水煎，待温热后，即可将袋敷于腰痛部。治疗前，应在湿敷前皮肤处涂以凡士林油膏，以防烫伤，每次 20～30 min，每日 1～2 次。其他蜡疗、短波透热、热水浴、蒸汽浴及针灸等治疗，也可选择应用。

4. 按摩及手法治疗：按摩对软组织腰痛治疗十分有效。操作原则：自骶尾部从下而上地向腰、胸、颈进行按摩。按摩部位为沿脊柱中线两侧肌肉顺次而上。按摩力量视患者情况而定，以轻重不同的按压和摩动手法为主，要使患者感到轻快舒适，切忌暴力。除随脊柱两次肌肉筋膜处按摩外，可同时在某些重要部位加压按摩，以增加疗效。

5. 药疗：镇痛药、肌松弛药、维生素及能量药物、非皮质激素药物等，可酌情使用。

6. 药液封闭疗法：对急、慢性软组织腰痛均有疗效。①浅位封闭法，适用于浅位性疼痛，患者俯卧位，腹下垫枕，使腰前凸减少，两上肢置身旁，使腰部肌肉放松，然后确定封闭点，消毒皮肤及铺巾：将注射针直接刺入疼痛点内，并逐渐将麻醉药液均匀地向四周做浸润注射。一般用 0.25％～1％普鲁卡因液 10～20 mL（也可用 0.5％或 0.75％布比卡因 10 mL 加生理盐水 10～20 mL），注射完麻醉药液后，利用原穿刺针再注入醋酸强的松龙 25 mg。一般封闭一次即有显效，如有疼痛，可隔 5d 再注射 1 次，2～3 次为 1 个疗程。②深位封闭法：适用于近脊柱骨深部软组织痛，如深部肌肉、小关节滑膜囊、深部韧带等。一是小关节囊封闭法：卧位同上，确定部位（一般小关节位置在棘突下缘旁 1 cm 处），将长穿刺针垂直刺入，边推药边进针，直至触及小关节滑膜囊为止。此时可有针尖触及坚硬韧带的感觉，抽吸针筒无回血时，则将药液注入关节内及其周围，剂量及药液同上，每隔 5 d 1 次，共 2～3 次。二是第 3 腰椎横突综合征的封闭方法：可采用细而长的注射针，于第 3 腰椎横突端疼痛处外侧 1 cm 处进针，以 45°角斜行刺入，直至横突间周围，抽吸针筒无回血后，进行附丽于横突端软组织封闭，药液同上，其用量可酌情增减。

7. 推拿手法及自我推拿治疗：本法用于腰椎小关节滑膜嵌顿及胸椎肋骨横突关节嵌顿，患者有时因疼痛而不能活动，甚至不敢深呼吸。此时，应该采用患处腰椎小关节封闭疗法，使肌肉松弛，再做斜扳手法，往往一次即见效果，症状消失。

8. 体育疗法：对巩固疗效、预防复发及增强体质有重要作用。由于人们日常工作姿势，以屈颈低头、两上肢外展和前屈 90°以下的范围内活动或在腰前屈位姿势下较多，时间久了即失去肢体功能协调的静态及动态平衡。因此，体育疗法中强调采取上述姿势的对抗性动作，以弥补这一缺陷。

（二）手术治疗

只适用于某些经非手术疗法无效，而症状比较严重的病例。如对腰部软组织损伤后破裂及粘连的肿块摘除和修补；肌疝还纳，增生性肌筋膜索条肿物摘除；挛缩肌筋膜组织松懈；第 3 腰椎横突间切除及软组织松懈等。对脊柱小关节慢性肥厚性滑膜炎，习惯性滑膜嵌顿挤压的患者，可选择应用小关节囊及滑膜切除术。其操作过程如下：硬脊膜外麻醉下，暴露 L4/5 及 S1 的两侧小关节囊，根据术前定位，确定患病关节后，认清该关节的上关节乳状突，与其横突根部副突，两突起间有纤维结缔组织覆盖成一管状，切开此管，即可找到脊神经后支的内侧支及关节支，必要时可予切除。做小关节囊切除时，最好以 10 mm 骨凿，沿小关节周围做环状切断，再将关节囊连同滑膜一起刮除。手术时，应注意有无关节积液，关节滑膜水肿、肥厚等病理变化。切除至椎间孔边缘，操作轻柔，防止因刺激而引起血压波动。切下组织送病理检查。

三、中医临床思维

（一）中医病名及病因病机特征

祖国医学将腰扭伤归为“腰痛”“腰部伤筋”等范畴，《金匮翼》云：“瘀血腰痛者，闪挫及强力举重得之……若一有损伤，则血脉凝涩，经络壅滞，令人卒痛不能转侧。”故有“闪腰”之称；而《医部全录》云：“腰脊者，身之大关节也，故机关不利而腰不可以转也。”故又有“椎骨错缝”之称。《素问·刺腰痛论》：“衡络之脉令人腰痛，不可以俯仰，仰则恐仆，得之举重伤腰、衡络绝、恶血归之……。”中医认为其病因病机多归咎于卒然受暴力损伤，或搬运重物，负重过大或用力过度，腰部姿势不当等致使腰部筋膜扭闪、骨节错缝、气机不通、气血瘀滞、不通则痛。外邪侵袭，有风湿、寒湿、湿热之不同。内因由于先天禀赋不足，或劳欲过度，导致肾精亏虚，而肾为腰之府，肾为作强之官，藏精，主骨生髓，腰痛之疾首责之肾，故肾虚为肾之本。劳作不慎，损伤肌肉筋膜，血脉凝涩，气血运行受阻，不通则痛，故血瘀为病之标。故本病基本病机是经脉痹阻，腰府失养。

（二）辨病辨证及治疗特征

中医将急性腰扭伤分为气滞血瘀、湿热内蕴、寒湿痹阻、肾阳亏虚和肾阴不足 5 个证型。急性腰扭伤初期由于寒湿、湿热、瘀血等痹阻腰部，经脉不利，气血运行不畅者属实，常见证候有“气滞血瘀”

“湿热内蕴”“寒湿痹阻”；急性腰扭伤恢复期，实证延久不愈，邪留伤肾可由实转虚，常见证候有“肾阳亏虚”“肾阴不足”；虚证者，常因肾虚易感外邪而加重，多见本虚标实的错杂之候：寒湿久郁，可以化热。寒湿、湿热邪痹日久，络脉不利，多致气滞血瘀。而寒湿、湿热、血瘀均可伤肾，寒湿易伤肾之阳气，湿热易伤肾之阴精，从而造成肾之阴阳不足。

本病的治疗原则：治疗上，中医无论内服、外用的方剂或是推拿、针灸等外治法，多遵循理气活血、祛瘀通经、疏通经络、通则不痛的治疗原则。治疗时当分清标本缓急。邪实者，当祛邪通络，并根据病理因素的不同，予以不同治法，①急性腰扭伤初期：寒湿宜温化，如黄芪桂枝五物汤、甘姜苓术汤；湿热宜清利，如四妙丸；血瘀当活血，如：加味桃红四物汤、解痉散瘀汤、舒筋汤、桃仁红花汤、加味身痛逐瘀汤、止痛活血汤、复元活血汤、归芍伤筋汤合通络止痛散。②急性腰扭伤恢复期（正虚者），当补肾益精，或温阳益气，或滋阴养血，如：左归丸、右归丸。本虚标实，虚实夹杂者，应分别主次，兼顾用药，往往杂合论治，如益肾活血汤。

急性腰扭伤在治疗上采用针刺配合推拿疗法，效果相当突出，甚至有立竿见影之功，取穴多以远端取穴为主，在针刺的同时配合腰部运动。急性腰扭伤采用理筋手法，应用“循经治病必求于经、循于络”的指导思想；术毕配合中草药内服、外敷以活血化瘀、行气止痛，内外兼治。西医常采用局部封闭及静脉用药，曲安奈德、地塞米松、利多卡因、红花注射液等具有良好的消炎止痛作用，诸法合用，可迅速消除局部无菌性炎症，缓解肌肉痉挛，消除疼痛，是治疗急性腰扭伤的理想方法。

（三）药物选择

急性腰扭伤外治方药物使用频数为红花、乳香、没药、川乌、草乌、伸筋草、威灵仙、当归、牛膝、桂枝、川芎、透骨草、防风、羌活、杜仲、赤芍、续断、大黄、秦艽、土鳖虫等等。处方药对组合为活血-活血药对组合，乳香-没药、红花-没药；祛风湿-祛风湿药对组合，川乌-草乌、伸筋草-威灵仙；活血-祛风湿药对组合，红花-伸筋草、红花-川乌等，皆为历代本草记载治疗跌打损疼痛诸证要药，“跌打损伤而气血瘀积……非红花不能调”，“没药主打揺损，心腹血瘀，伤折踒跌，筋骨瘀痛”，“乳香活血，没药散血，皆能止痛消肿生肌，故二药每每相兼而用”。提示消瘀血、祛风湿、止痹痛是急性腰扭伤临证基本治疗方法。

四、名医经验

（一）郭剑华经验

郭剑华认为急性腰扭伤其病机为筋脉损伤，血脉瘀滞，气机不通，不通则痛。夹脊穴处于督脉与足太阳膀胱经一线之间，督脉与足太阳经皆为阳气隆盛之所，夹脊穴亦秉承二经特点，具有主阳、主动之性，因此郭剑华临床常取夹脊穴治疗急性腰扭伤。夹脊穴多在棘突旁 0.5～1 寸处，根据疾患部位之压痛最甚处定穴。取穴规律则根据疾患所在部位取相应夹脊穴 1～2 组（左右各一），选用 50 mm 针，单手进针法进针后，调整针尖向棘突方向斜刺 25～50 mm，以捻转泻法为主，得气后不留针，以达泻实、祛瘀、通络之效。郭剑华认为通过针刺腹部的经穴，能调节脏腑输布精、气、血的功能，对治疗腰痛提供了充足的物质基础。其取穴腹部多以天枢、京门、带脉、腹结、气海、关元为主，腰部则以三焦俞、肾俞、大肠俞、命门、腰阳关为主。天枢、大肠俞为大肠募、俞穴，刺之能活血通腑、沟通前后；京门、肾俞为肾之募、俞穴，刺之能补肾强腰；关元、气海为任脉穴位，命门、腰阳关为督脉穴位，针灸能沟通任督、壮元固肾、强健腰脊；带脉束腰一周，有维系前后经络的作用，刺带脉能沟通前后经气，使之达到阴阳平衡。通过针刺腰腹部的腧穴，既可调理脏腑功能，又能疏理腰腹部气机，健腰壮督，还能直接解除腹肌、脊柱前、侧方肌群的紧张与痉挛，调整脊柱的外在平衡，从而恢复腰腹前后动态平衡。同时郭剑华擅长运用针刺法治疗急性腰扭伤，临床上常直刺筋肉挛急痹痛处之旁，同时令患者做各种关节功能活动，并向前向后反复提插，以舒筋缓急。

（二）魏福良经验

魏福良认为急性腰扭伤，肝脾肾三脏的虚损是其发病的根本内因，风寒湿外淫的侵袭和外伤劳损则为重要的发病诱因，并据此提出了其病机特点是肾虚血瘀络阻，多属本虚标实之证，因此治疗上以补肾活血通络为法，补虚泻实。在针灸处方选穴上，应辨病、辨证、辨经互相参考、互相结合，以达到标本兼治的目的。同时魏福良认为筋束骨、骨张筋，筋骨关系较为密切，临证时大多重视治骨，而往往容易忽略在治骨的同时要治筋，因而在治疗上也要筋骨并重。魏福良也强调气血的辨证和治疗，宜气血兼顾，有所侧重，治疗急性腰扭伤必须活血祛瘀为先，血不活则瘀不去，瘀不去则血不行。魏福良认为临床上治疗急性腰扭伤，单纯针灸或单纯中药治疗有时疗效欠佳，针药结合，可以充分发挥两者优势，提高临床疗效。因此魏福良常以针刺艾灸灸治其外、中药内服治其内，针药结合，内外兼治。

（三）王毅刚经验

王毅刚认为急性腰扭伤病在气分，病机为气机阻滞。气凝则机不能动；上、下、左、右升降失常而引发腰痛，肢体难以正常动矣。基于对其病机的理解，王毅刚改传统针刺“静以久留”为“动留针术”。缘其“动而生阳，以化凝滞”。人身气机升降出入是各组织器官功能活动的根本。人体脏腑组织，身体肢节之所以能时刻维持正常功能活动，是因为身体各部气机的升降出入运行状态正常。经脉气血贵在流通，针灸治疗的基本原理即解除经络气血阻滞，气动则消散凝滞之气，此为动留针术治疗急性腰扭伤的理论基础。王毅刚独取足太阳膀胱经天柱穴。足太阳膀胱经“是主筋所生病者”。天柱穴，居足太阳经躯体之高位，与脊背两侧大肌肉紧密相关。且较之针刺人中、手腰痛穴等，因天柱穴肌肉丰厚，针刺痛感弱，胀感强，不但效果更好，患者也更易于接受。在应用动留针术时，王毅刚特别强调其技术要领：①针刺一定要有较强针感，强度以患者耐受为度。②留针后的腰胁部运动过程中，宜放松慢行。每运动至腰部活动受限位置应停顿数秒，并下意识努挣用力，突破原活动受限的范围；或者下意识咳嗽，深呼吸，尝试体会疼痛感的逐步减轻。总结动留针的运动要诀是：“假咳嗽，深呼吸，动动脊肋疗岔气。前挺后弓要弯腰，慢慢转侧须努挣，身姿放松不用怕，活动之中病（痛）自轻。”

（四）刘柏龄经验

刘柏龄认为急性腰肌扭伤是由于腰背部经络气血受创，导致经脉瘀滞不得宣通而腰痛，病在督脉。刘柏龄临证特别强调局部与整体并重，内治与外治兼顾，临床常采用“三扳一牵一针法”治疗急性腰肌扭伤。三扳法：先在腰痛局部用按、揉、分推等手法按摩 3 min。一扳：嘱患者俯卧位，扳肩压腰，扳腿压腰，双髋引伸压腰各做 3～5 次。二扳：嘱患者侧卧位，腰部推扳，单髋引伸压腰。交换体位做对侧，进行 3～5 次。三扳：患者取仰卧位，屈髋屈膝旋腰运展 8～10 次。一牵法患者取俯卧位，术者以双手握住患者双踝部，将双下肢完全提起，使腰部后伸呈弧形，缓缓用力牵伸 3 次。针法即用三棱针将患者唇系带上的粟粒大小硬结刺破，未发现硬结者，可以刺破龈交穴出血，然后将上唇提起，用毫针向上 45°角斜刺人中穴，经刺激后留针 15 min，同时嘱患者深呼吸，活动腰部。

（五）郭焕章经验

郭焕章认为急性腰扭伤都是因或轻或重的外力伤及而引起，腰部肌肉、韧带、小关节等扭挫伤可单独发生，也可合并存在。早期患者的主要痛苦是腰部剧痛影响站立行走，部分患者伴腹胀腹痛，大便不通等，故其早期治疗主要为缓解疼痛、腹胀、通畅大便。急性腰痛症，在早期将会出现瘀血停蓄于脊柱局部甚者腹后壁，遏久生热产气，浊气积聚，腑气不通，升降失序，清浊相混，导致发生腹胀、便秘等腰痛以外的症状。治疗上当遵循中医骨伤 3 期辨证原则的早期辨证，选用泻下逐瘀、活血止痛的方法治疗。方选加味桃红四物汤，其针对瘀血留滞，气血失和，腑气痞塞的病机，采用泻下逐瘀，活血止痛之法而组方遣药。郭焕章临床治疗急性腰扭伤，以手法为主并辅以内服中药和针刺。

（六）孙树椿经验

孙树椿治疗急性腰扭伤首先施以捻散法、双手按压法、点压法放松手法，以达到舒筋活络，促进血液循环，解除肌肉痉挛。然后根据不同损伤机制和部位施以不同手法，骶髂关节损伤时骶髂关节可有肿胀，局部压痛明显。坐位屈伸脊柱疼痛不明显，站立时作屈伸疼痛剧烈。骨盆挤压、分离试验均为阳性。X 线检查无特异表现。手法可采用摇晃屈戳法；腰骶关节损伤时可有腰骶部负重外伤史，检查患者时 L5～S1 棘突有明显压痛和叩击痛。骨盆旋转试验和腰骶部被动过伸过屈试验呈阳性。X 线检查无特殊表现，但可除外其他骨折和骨关节病。手法可采用搬提戳按法（搬肩、搬腿法）、推搬法（搬腰法）。如有前屈受限症状可用弯腰挺立法、推拍弯腰法治疗，如有后伸受限症状可采用滚床法治疗；骨盆歪斜多有扭伤史，本症为髋关节受到外展牵拉时，股骨头自髋臼内拉出一部分，由于关节腔内负压的作用，将松弛的关节囊吸入关节间隙，股骨头恢复原来的位置时，部分关节囊嵌顿于关节腔内。另外，关节囊内脂肪也可随关节腔内的压力增、减而被挤出或吸入。手法采用里缝伤筋手法。最后采用仰卧屈膝屈髋晃腰法、伸膝蹬空法、抖腰法善后手法结束整个治疗。孙树椿对于手法治疗腰部急性伤筋大多经 1～2 次手法可治愈，同时配合“燕飞”等功能锻炼，以增强腰背肌肌力。

（七）韦贵康经验

韦贵康临床治疗急性腰扭伤常以手法治疗为主，以理筋正骨手法治疗时，重视“顺生理，反病理”的原则，即使用理顺手法时，强调肌纤维扭捩损伤应沿肌纤维正常解剖循行方向推按。方法如下：患者俯卧位于治疗床，暴露腰背部，医生观察患者的脊柱有无畸形，两侧肌肉是否等高，肌肉紧张度。①松筋活解：医者在整个背部反复揉按数次。②解痉镇痛：医者用指尖、指腹或手掌先于局部肌纤维走向按压，反复数次。③顺推理筋：沿肌纤维走行方向进行推按，反复操作 1～2 min。④穴位点按：揉按肾俞、腰阳关、委中、环跳、阿是穴。⑤掌推髂胫束：患者侧卧，医者用手掌或指腹于局部推按，反复数次。⑥松筋调理：用拇指或手掌小鱼际混合施用上述各法，或揉按或揼推，或捏或拉，以调理气血，舒顺肌筋。

（八）诸方受经验

诸方受认为急性腰扭伤临床上较为多见，及时诊治，效果较好，如并发于腰部其他疾患者，则不易速效，常迁延不愈，甚至继发坐骨神经痛，形成严重的腰腿痛者亦偶有之。故临床须作综合辨治。须作鉴别诊断者首推腰挫伤。由于很多现代医籍对扭伤与挫伤未作严格区分，导致初学者囫囵吞枣，扭挫不分。实则扭伤与挫伤有很大的不同。从病因来说，扭闪伤腰为患者在腰部动作中不在意扭转引起，自身的伤力较轻；至于挫撞、挫压伤腰，系外来暴力所造成，伤力较大。这是从发病经过就可明确区别。从病理变化而言，急性腰扭伤主要是腰椎后关节错缝，可以继发滑膜嵌顿，影像学检查难以发现异常；腰挫伤则外来暴力可引起腰部软组织的损伤，局部可有肿胀及压痛。若暴力引起椎体、横突或椎板骨折者，已超越软组织损伤的范畴，X 线摄片多可明确诊断。急性腰扭伤的治疗主要为手法治疗、针刺治疗、药物治疗等。且诸方受强调急性腰扭伤患者应在短期内不负重劳作，以免潜在的腰椎间盘突出症加重发作。

五、名方推荐

（一）芍药甘草汤加味

生白芍 30 g，甘草、当归各 15 g，丹参 12 g，乳香、没药各 6 g。功效：和血养阴，缓急止痛。主治：急性腰扭伤所致的痉挛、疼痛。用法：每日 1 剂，水煎，分 3 次服。加减：活动不利严重者，加桃仁、红花、三七；伴有椎体改变者加骨碎补、杜仲、续断等。

（二）加味桃红四物汤

桃仁、红花、当归、川芎、赤芍、续断、杜仲、木瓜、羌活各 9 g，甘草、制乳香、制没药、川大黄各 6 g，黄酒适量。功效：泻下逐瘀，活血止痛，补骨强腰。主治：急性腰扭伤早期。用法：每日 1 剂，水煎，分 2 次服。加减：腹胀腹痛或大便不通者，加大黄泻下活血祛瘀；局部肿胀者，加紫荆皮、无名异活血行气消肿止痛。

（三）解痉散瘀汤

丹参 15 g，白芍、赤芍、豨莶草、牛膝、当归尾、两面针、杜仲各 12 g，桃仁 9 g，地龙、甘草各 6 g。功效：活血通经，解痉散瘀。主治：急性腰扭伤气滞血瘀证。用法：每日 1 剂，水煎，分 2 次服，重症可每日服 2 剂。加减：局部疼痛剧烈，加乳香、没药；夜寐不佳，加合欢皮、首乌藤；随症加减。

（四）诸方受基本方

青木香、制香附、泽兰、延胡索、制乳香、炒白术各 10 g，桑寄生、当归尾各 12 g，红花 6 g，甘草 3 g。功效：利气和络。主治：急性腰扭伤之气滞失宣、经络痞塞证。用法：每日 1 剂，水煎，分 2 次服，连服 3～5 剂。加减：中老年患者合并有腰椎骨质增生者，可用温肾宣痹汤为主方，加用青风藤 12 g、延胡索 10 g，以加强宣痹止痛功效。

（五）舒筋汤

芍药、川芎、五灵脂、牛膝、羌活、延胡索、香附各 12 g，桃仁、柴胡、当归、秦艽、金铃子各 9 g。功效：行气止痛、活血化瘀。主治：急性腰扭伤之气滞血瘀证。用法：每日 1 剂，水煎，分 2 次服，连服 3～5 剂。加减：疼痛甚者，加乳香、没药；湿盛者，加薏苡仁、防己、白术；脾胃虚弱，易腹胀腹泻者，加炙甘草、生姜。若见肾虚型腰痛者原方加炒杜仲、金毛狗脊、补骨脂、巴戟天之类；风寒所致腰痛，可加独活、川乌、威灵仙、鸡血藤之类，湿热所致腰痛者可减桂枝为 5 g，加白鲜皮、核桃仁、汉防己、川黄柏之类，只要辨证仔细，用药灵活往往皆能取效。

（六）加味身痛逐瘀汤

秦艽、桃仁、红花、没药、牛膝各 9 g，川芎、香附、羌活、五灵脂、地龙、青皮、麻黄、甘草各 6 g，当归 15 g。功效：益气活血化瘀。主治：急性腰扭伤之气滞血瘀证。煎服方法：加水 400 mL，煎 30 min，取汁 100 mL，两煎相混，分 3 次温服，1 剂/d。加减：疼痛剧烈者，加延胡索、三七各 9 g；腰膝酸软者，加桑寄生、杜仲各 9 g。

（七）益肾活血汤

当归、川芎、土鳖虫、甘草、黄柏、莪术、牛膝、山茱萸各 10 g，熟地黄、生地黄、杜仲、延胡索、白芍各 15 g，狗脊、忍冬藤各 20 g，骨碎补 30 g。功效：补益肾元，活血通脉。主治：肾元不足，瘀血阻滞证。用法：每日 1 剂，水煎，分早晚 2 次，饭后 30 min 服用，10 d 为 1 个疗程。加减：脾虚者，加党参、白术、茯苓；阴虚者，加生地黄、山茱萸；血瘀甚者，加丹参、乳香、没药；夹湿者，加独活；阳虚者，加附子、肉桂；寒凝者，加川乌。

（八）止痛活血汤

桃仁、续断各 15 g，延胡索、牛膝各 20 g，红花、赤芍、当归、小茴香、香附、木香、杜仲各 10 g，三七 6 g（冲服）。功效：行气活血，散结消肿止痛。主治：急性腰扭伤之气滞血瘀，经络受阻证。用法：每日 1 剂，取汁 200 mL，水开后用慢火煎服 30 min，分早晚 2 次温服。

（九）黄芪桂枝五物汤加减

黄芪、生姜各 20 g，桂枝 25 g，白芍、白芷、川芎、杜仲、大枣各 15 g，甘草 10 g。功效：益气温经，通痹止痛。主治：急性腰扭伤之寒邪痹阻经脉者。用法：每日 1 剂，水煎，分早晚 2 次温服。

（十）桃仁红花汤加减

桃仁、红花、羌活、赤芍、小茴香、补骨脂、当归各 10 g，炒杜仲、川续断各 15 g。功效：疏肝理气，活血通络。主治：急性腰扭伤之瘀症血节不散者。用法：用黄酒作为药引子进行煎服，每日 1 剂，分早晚 2 次温服。

（十一）复元活血汤

大黄、柴胡各 150 g，当归、桃仁、红花、天花粉各 120 g，甘草 30 g。功效：活血祛瘀，通络止痛。主治：急性腰扭伤之瘀血阻滞证。用法：将药物放入玻璃罐中，用 52°饮用白酒浸泡 1 个月。治疗时患者俯卧于治疗床，取药酒适量将纱布块浸湿后放于疼痛部位，配合 TDP 照射，每次治疗 30 min，每日 2 次，7 d 为 1 个疗程。

（十二）归芍伤筋汤合通络止痛散

当归、川牛膝各 15 g，威灵仙、续断、大血藤、徐长卿各 20 g，三棱、莪术、川芎、延胡索、甘草各 10 g，白芍 30 g，红花 9 g。功效：活血化瘀、通络消肿止痛。主治：急性腰扭伤之气滞血瘀证。用法：每日 1 剂，分早晚 2 次温服。通络止痛散外敷：生大黄、胆南星、生半夏、白芷、红花、三棱、乳香、王不留行、冰片、延胡索等，上 10 味药各等份打细粉备用，用时取 50～100 g，用黄酒调敷患部，每日 1 次，每次不得少于 6 h。2 组疗程均为 5 d。

第十一节　股骨头缺血性坏死

股骨头缺血性坏死：股骨头坏死是股骨头静脉淤滞、动脉血供受损或中断使骨细胞及骨髓成分部分死亡及发生随后的修复，继而引起骨组织坏死，导致股骨头结构改变及塌陷，引起髋关节疼痛及功能障碍的疾病。

一、诊断标准

（一）临床特点

多以髋部、臀部或腹股沟区的疼痛为主，偶尔伴有膝关节疼痛、髋关节内旋活动受限。常有髋部外伤史、皮质类固醇类药物应用史、酗酒史及潜水员等职业史。

（二）MRI 影像

MRI 检查对股骨头坏死具有较高的敏感性，表现为 T1W1 局限性软骨下线样低信号或 T2W1 双线征。

（三）X 线影像

正位和蛙式位是诊断股骨头坏死的 X 线基本体位，通常表现为硬化、囊变及“新月征”等。

（四）CT 扫描征象

通常出现骨硬化带包绕坏死骨、修复骨，或表现为软骨下骨断裂。

（五）放射性核素检查

股骨头急性期骨扫描（Tc-MDP、Tc-DPD 等）可见冷区；坏死修复期表现为热区中有冷区，即“面包圈样”改变。单光子发射计算机断层显像（single-photon emission computed tomography，SPECT）或许可能提高放射性核素检查对股骨头坏死诊断的灵敏度。正电子发射断层扫描（Positron emission tomography，PET）可能比 MRI 和 SPECT 更早发现股骨头坏死征象，并可以预测股骨头坏死进展。

（六）骨组织活检

骨小梁的骨细胞空陷窝多于 50%，且累及邻近多骨小梁、骨髓坏死。

（七）数字减影血管造影

表现为股骨头血供受损、中断或淤滞。不建议在诊断时常规应用。

除（一）外、（二）至（七）另外符合任意一条即可确诊。

二、西医治疗

治疗方法包括非手术治疗和手术治疗。

（一）非手术治疗

1. 保护性负重：避免撞击性和对抗性运动。使用双拐可有效减轻疼痛，不主张使用轮椅。

2. 药物治疗：建议选用抗凝、增加纤溶、扩张血管与降脂药物联合应用，如低分子肝素、前列地尔、华法林与降脂药物的联合应用等。也可联合应用抑制破骨和增加成骨的药物，如磷酸盐制剂、美多巴等。药物治疗可单独应用，也可配合保髋手术应用。

3. 中医药治疗：以中医整体观为指导，遵循“动静结合、筋骨并重、内外兼治、医患合作”的基本原则，强调早期诊断，病证结合、早期规范治疗。对高危人群及早期无痛患者以活血化瘀为主、辅以祛痰化湿、补肾健骨等中药，具有促进坏死修复、预防塌陷的作用；多早期出现疼痛等症状的股骨头坏死，在保护性负重的基础上应用活血化瘀、利水化湿的中药，能缓解疼痛、改善关节功能；对中晚期股骨头坏死，应用活血化瘀、利水化湿中药配合外科修复手术，能提高保髋手术效果。

4. 物理治疗：包括体外冲击波、电磁场、高压氧等。

（二）手术治疗

由于股骨头缺血坏死进展较快、非手术治疗效果欠佳，多数患者需要手术治疗。手术方式包括保留患者自身股骨头为主的修复重建术和人工髋关节置换术两大类。保留股骨头手术包括髓芯减压术、骨移植术、截骨术、带或不带血运的骨移植术等，适用于股骨头缺血坏死早期（ARCO 0～1 期）、中期（ARCO 2～3B 期），且坏死体积在 15%以上的股骨头缺血坏死患者。如果方法适当，可避免或推迟行人工关节置换术。

1. 治疗方案选择的原则：股骨头坏死治疗方案的选择应综合考虑分期、分型、坏死体积、关节功能，患者年龄、职业及对保留关节治疗的依从性等因素。

（1）无临床症状、坏死位于非负重区、坏死面积＜5%者可严密观察、定期随访。无临床症状、坏死位于负重区、坏死体积＞30%者应积极治疗，不应等待症状出现。可联合应用髓心减压术或非手术治疗手段。

（2）ARCO 0 期：如果一侧确诊，对侧应高度怀疑，宜行双侧 MR 检查，建议每 3～6 个月随访一次。

（3）ARCO 1、2 期：有症状或坏死面积 15%～30%者，应积极行下肢牵引及药物等非手术治疗，也可行保留关节的手术治疗，采用髓芯减压或配合干细胞移植或浓集自体骨髓单个核细胞移植。ARCO 2C 期可采用带或不带血运的骨移植术（可联合支撑材料）、截骨术等。

（4）ARCO 3 期早期：采用带血运自体骨移植术（可联合支撑材料）。

（5）ARCO 3 期晚期：采用带血运骨移植术（可联合支撑材料）。

（6）ARCO 4 期：出现严重的髋关节丧失或疼痛，应选择人工关节置换术。ARCO 2 期、3 期有剧烈疼痛的中老年患者可选择人工关节置换术。如果症状轻、年龄小，可选择保留关节手术，建议采用带血运自体骨移植（如带血管蒂大转子骨瓣联合髂骨移植），可联合钽棒支撑。保留股骨头手术常可应用几种术式中的一种或两种以上的组合。非手术治疗也应包含在综合治疗范围内。

（7）年龄因素：是治疗方案选择的另一个关键因素。青壮年患者活动量大，应选择既能保留股骨头又不会对将来的人工关节置换术造成不利影响的治疗方案。建议采用髓芯减压术（干细胞移植）、带血运自体骨移植术、不带血运骨移植术（坏死范围 15%～30%）。中年患者若处于较早期阶段（无塌陷）应尽最大努力保留股骨头，如采用髓芯减压术、带或不带血运的骨移植术；若处于中晚期，则应结合患者主观愿望及技术条件选择保留股骨头的治疗方案或人工关节置换术，当采用人工关节置换时假体选择应充分考虑二次翻修的可能。老年病例建议行人工全髋关节置换术，对高龄（＞75 岁）患者视原日常活动状况、髋部骨质情况、寿命长短的预期等因素而定。建议行双极人工股骨头置换术或全髋关节置换术。

三、中医临床思维

（一）中医病因病机特征

股骨头坏死相当于传统中医学中“骨蚀”“骨痿”“骨痹”等病症。《灵枢·刺节真邪》篇中云：“虚邪之入于身也深，寒与热相搏，久留而内着。寒胜其热，则骨疼肉枯。热胜其寒，则烂肉腐肌为脓，内伤骨为骨蚀。”《素问·长刺节论篇》云：“病在骨，骨重不可举，骨髓酸痛，寒气至，名骨痹。”《素问·痿论》云：“肾气热则腰脊不举，骨枯而髓减，发为骨痿。”本病的病因有内外因两方面，其病机以肝肾亏虚为本，血瘀痰阻为标。肝肾亏虚，气血不足，卫外不固，风寒湿邪乘虚而入，凝聚经脉，气血不行，瘀血阻络，不通则痛；或为创伤致瘀、血供不足、慢性劳伤、筋骨受损；或过度饮酒，产生痰湿，痰湿郁久蕴而化热，耗伤气血，气血瘀阻，运行不畅，筋骨失养，久则髓减骨枯，发为骨痿。肝肾亏虚是本病之根本：肝藏血、主筋。肢体关节运动能量，全赖肝藏血充足和调节血量功能正常。肾藏精、主骨生髓，只有肾精充足，骨骼才可得以骨髓充养。或因先天不足，禀赋虚弱，或因后天失养，烦劳过度，形神过耗，致肝肾虚损，筋骨失养，不耐强力，则筋骨易于损伤。气血不足、卫外不固为其另一内因：筋骨、关节的功能活动有赖于气血的温煦濡养。外邪侵袭是引起本病的另一病因：主要为风邪、寒邪和湿邪。髋部损伤日久，久病伤阳，寒湿之邪乘虚内侵，留滞关节，或汗出冒雨涉水、坐卧湿地使卫阳不固，寒湿内侵，寒湿凝结为痰，痰湿阻滞筋膜，经络气血阻滞不通，发为此病。外伤劳损为本病的重要外因：外界暴力直接作用于股骨头，导致股骨头局部血瘀，气血运行不畅，失去濡养而导致本病的发生。过度饮酒可导致本病的发生：长期饮酒产生内湿，内热郁久则耗伤肝肾之阴血，血虚则不能濡养筋脉。抑或亏虚之阴血迫热煎熬而成瘀，血瘀而气亦随之郁滞，瘀阻脉络，经脉气血运行不畅，气血不能周荣濡养筋骨，则发为疼痛。

（二）辨病辨证及治疗特征

本病要分清标本虚实，总论本病责之“痰”“瘀”“虚”，肝肾亏虚为本，血瘀痰阻为标，本虚标实，虚实夹杂。早期股骨头血运障碍，这一阶段为脉痹，以瘀血、痰湿等痹阻，经脉不利，气血运行不畅者属实；中期股骨头坏死，病情进一步发展，血瘀、痰湿等病理因素不能祛除，损伤肾之精气，形成骨痹，病情多虚实夹杂；晚期骨痹进一步发展，致使股骨头萎缩，痹证传变为痿证，此阶段为骨痿，病情属虚。在参照国家卫生部《中药新药临床研究指导原则》中关于股骨头坏死分型的描述：将股骨头坏死分为气滞血瘀、肝肾亏虚、湿热内阻3个证型。随着中医现代化的进展，股骨头坏死中医辨证分型客观化。滕义和根据本病的病因病机将本病分为3型：气滞血瘀、脾肾阳虚、肝肾亏虚型。外伤性股骨头坏死辨证属气滞血瘀，骨络失养；酒精性股骨头坏死属肝肾亏虚，骨失所养；激素性股骨头坏死属脾肾阳虚，水湿内停。

本病的治疗原则：“虚”是本病发生的根本，“瘀”“痰”“伤”是致病因素。故以补肾壮骨、益气养血、活血化瘀、散结通络为治疗原则。依据“结者散之，留着攻之”、“损其有余，补其不足”和“散寒、除湿、活血、祛瘀、生新”等理论。气滞血瘀者，治以活血化瘀，消肿止痛。多予桃红四物汤、身痛逐瘀汤、圣愈汤加减。肝肾亏虚，骨失所养者，治以护肝肾、解酒毒。多予补血荣筋丸，偏肾阳虚者用右归丸加减，阴虚者用六味地黄丸加减。湿热内阻，治以清热化湿、活血通痹。多予白虎桂枝汤合宣痹汤、健骨方加减。各名医自拟方中多注重补益肝肾，为治病求本之法，方中多配伍牛膝、狗脊、鹿角胶、菟丝子、肉苁蓉、淫羊藿、杜仲等中药；同时善于应用虫类药物，如：地龙、水蛭、蜈蚣、全蝎、土鳖虫、穿山甲、僵蚕等中药，以加强搜风通络的作用；此外注重活血化瘀，祛除病理因素，为治标之策，方中多掺红花、桃仁、当归、赤芍、莪术等药物，临证时往往杂合论治，要根据具体证型，分清标本虚实合理加减用药。

由于股骨头缺血坏死进展较快，除少数无临床症状、坏死位于非负重区、坏死面积＜5%者可定期随访或实施非手术治疗外，多数患者需要手术治疗。中医治疗股骨头坏死重在辨证，分清疾病的标本虚实，有无兼夹，辨别病理因素与病程阶段，方能立法、遣方、用药。由于引起本病的危险因素有很多，包括酗酒、糖皮质激素和麻醉药物的使用，易合并激素过度使用引发的疾病，如肾病综合征、糖尿病、髋关节结核、系统性红斑狼疮、类风湿关节炎等，同时由于股骨颈骨折内固定引发的股骨头坏死及继发的髋关节感染等疾病，使本病的治疗具有复杂性，除髋关节局部症状外，亦可存在全身的不同症状，在治疗的难度上也各有不同，在疗效上也因人而异，临床上多中西医结合治疗，后期病情稳定者，结合中药丸剂内服以增强患者体质。

（三）药物选择

数据挖掘表明，治疗股骨头坏死的药物用频次为当归、牛膝、黄芪、骨碎补、川芎、丹参、甘草、续断、熟地黄、红花、杜仲、淫羊藿、土鳖虫、白芍、茯苓、赤芍、三七、补骨脂、桃仁、地龙、白术、山茱萸、鸡血藤、没药、乳香、党参、穿山甲、延胡索、枸杞子、鹿角胶等。常用药物组合有牛膝、当归，川芎、当归，黄芪、当归，骨碎补、当归，牛膝、黄芪等。常用的药对有山药、五味子，山茱萸、地龙，山药、泽泻，独活、茯苓等。常用的药物核心组合主要有木香、三棱、急性子，白芍、当归、巴戟天，熟地黄、山药、枸杞子，全蝎、菟丝子、黑木耳等。

四、名医经验

（一）丁鄂经验

丁锷认为股骨头坏死属中医“骨蚀”范畴，其病因有以下 3 个方面，①肾虚。先天不足，筋骨不强；后天营养失调，肾气亏虚，筋骨失养；②劳伤。本病多发生在 20～30 岁之间，尤其是特发性坏死。此年龄段活动量大，儿童在学龄期活动多，反复劳伤，则导致股骨头内的血管损伤；而且由于解剖结构的特殊性，如颈干角的存在，又容易导致损伤。从发病年龄和局部解剖结构看劳损是不可避免的。③饮食因素。饮食方面原因已逐步被大家认识，膏粱厚味，导致湿热积聚，痰浊郁结，阻塞经络，血行不畅，最终导致痰瘀。其病机可概括为两点：一是血瘀，一是肾虚。不论什么原因引起的股骨头坏死，其病机核心是瘀血阻络，筋骨失养，血瘀贯穿疾病的过程。气血对骨骼的滋养是骨骼维持正常形态和功能的关键，而一旦瘀血阻滞，脉络不通，股骨头失去气血滋养，必然坏死。丁锷认为其病程总体可分为瘀血证（瘀血期）和肾虚证（修复期）。丁锷根据“结着散之，留着攻之”，“损其有余，补其不足”和“活血、祛瘀、生新”等理论，倡导治疗股骨头缺血性坏死的基本原则是活血化瘀，补肾壮肾，瘀血期破瘀通络，修复期补肾活血。认为股骨头的解剖、生理特点和股骨头坏死的病机特点，决定了其形成的“瘀血”不同于一般的病症，常规活血化瘀药物并不能达到祛瘀通络的功效，只有配合虫类药物剔刮深达筋骨之瘀血和痰浊。在此基础上，再结合治疗脱疽有效药物的实践，研制骨蚀宁Ⅳ号（由炮山甲、当归、川芎、蜈蚣、全蝎、土鳖虫、地龙、水蛭、肉桂、三棱、莪术、人工牛黄和冰片加工成药粉），5g/次，2 次/d。

（二）朱正刚经验

朱正刚认为股骨头缺血坏死由以下因素造成：①外伤所致。由外力作用于髋关节局部，骨内外血脉损伤，股骨头失去正常濡养，离经之血不能消散，形成瘀血，经脉受阻使局部气滞血瘀而致股骨头坏死。②六淫侵袭。六淫中以风寒、湿邪最易侵袭人体，风寒湿邪侵袭人体经络，滞留髋部关节致气血凝滞不通，失其温煦，骨失养、筋脉挛缩，屈伸不利，而成股骨头坏死。③邪毒外袭。外来邪毒侵袭人体，如应用大量激素，辐射病减压病等，经络受阻，气血运行紊乱，不能正常濡养筋骨，出现骨坏死。④先天不足。先天之本在于肾，肾主骨生髓。先天不足，肝肾亏虚，股骨头骨骺发育不良或髋臼发育不良，髋关节先天脱位，均可导致股骨头坏死。⑤七情所伤。七情大过，情志郁结，脏腑功能失调，导致气机失降，出入失调久之导致肝肾亏损，不利筋骨，使筋弛骨软。⑥因过食肥甘厚味，长期酗酒，损伤脾胃，运化失职，湿热痰饮内生，阻塞经脉，碍血运行，血行不畅，骨失其养而发病。股骨头坏死病变关系最为密切的为肝、脾、肾三脏。肾为先天之本，主骨生髓，肾健则髓充，髓满则骨坚。反之，髓枯骨萎，失去应有的再生能力。肝主筋藏血，与肾同源，两脏荣衰与共，若肝脏受累，藏血失司，则不能正常调节血量，“心主血，肝藏之，人动则运于诸经，人静则血归于肝”。若血液藏运不周，营养不济，即可造成缺血性股骨头坏死。脾胃为后天之本，脾健胃和，则五谷腐熟，化气化血，以行营卫，若脾胃失健运，生化气血无源，则筋骨肌肉皆无气以生。朱正刚依据“结者散之，留着攻之”、“损其有余，补其不足”和“散寒、除湿、活血、祛瘀、生新”等中医理论，自拟活血化瘀、补肾壮骨的基本治则，立股骨头坏死方，药用牛膝、杜仲、土茯苓、薏苡仁、大血藤、隔山撬、枸杞子、当归、黄芪、威灵仙、鱼腥草、甲珠粉。方中杜仲、牛膝、隔山撬强筋骨、补肝肾，枸杞子滋补肝肾，土茯苓、薏苡仁通利关节、利水消肿，引水湿从下焦而出，威灵仙性猛善走，通行十二经脉，舒筋通络止痛，大血藤舒筋活络，穿山甲破血逐瘀，黄芪、当归补气活血，土茯苓、薏苡仁兼健脾，甘草调和诸药。共奏健脾化湿，活血化瘀，强筋壮骨功效。早期疼痛明显者加制川乌、制草乌，增强止痛效果。

（三）施杞经验

施杞将传统中医药理论与其临床和科研成果结合，认为创伤性股骨头坏死早期多因外力所伤，骨断筋损，脉络瘀阻，气滞血瘀，以致骨失所养；非创伤性股骨头坏死早期多因素体亏虚、腠理空疏，或偏嗜饮酒，或因激素类药物干扰代谢，痰湿内蕴，外邪留着，化为败瘀凝痰，阻滞经络，气虚血瘀，不达髓骨。若早期治疗不及时，随着病情发展，病至后期，气血不足，肝肾亏虚，肌肉萎缩，髓减骨枯，股骨头长期缺乏气血的滋养而塌陷，则致髋关节功能丧失，活动受限。概言之，气血运行不畅、痰瘀内阻是股骨头坏死的主要原因。治疗大法：①气血为纲，脏腑为本。施杞在继承和发展石氏伤科"理伤宜气血兼顾，以气为主，以血为先"观点的基础上，提出慢性筋骨病以"正气亏虚，外邪侵袭，经络闭阻，气血运行不畅"为主要病机特点，创立"调和气血法"，总结出以圣愈汤为基础的系列治疗方剂，将益气养血、行气活血贯穿于治疗过程的始终。②筋骨并重，动静结合。施杞指出，股骨头坏死的特点或"骨蚀"继发"筋伤"，或"筋伤"继发"骨蚀"，最后导致筋骨俱伤，因此恢复筋与骨的动态平衡应贯穿股骨头坏死治疗的各个阶段。③中西并举，整体治疗。气血瘀滞，经脉失畅者，当活血化瘀，益气通络，方用圣愈汤和身痛逐瘀汤加减。气虚血瘀，痰湿阻络者，当益气化瘀、化痰通络，方用健脾汤加减。

（四）韦贵康经验

韦贵康认为，先天禀赋不足，肝肾亏虚，后天失养是股骨头缺血性坏死的病机。肝肾亏虚，髓海空虚，感受六淫邪毒侵袭，不能滋养骨或虚劳过度、暴力打击或七情失调、饮食失节等致使瘀血凝滞，经脉受阻，气血不通，不通则痛，从而产生骨痛、跛行、肌肉萎缩，最终患肢经络气血不通是最根本原因。此外，韦贵康提出肾主骨生髓，肾阳亏虚，不能温养精髓。肾气不足，无力推动气血运行。复因外伤或感风寒湿邪，痹阻经络，气血运行不畅，气滞血瘀骨枯髓减，股骨头失养，发生缺血性坏死。针对病因，韦贵康提出治疗缺血性坏死治则是温补肾阳、活血化瘀、疏通经脉，以"通"为用，为根本。治疗方法：①骨盆调衡法：用于骨盆单侧上移与旋转移位。3 个月为 1 个疗程，连续 2 个疗程。每周做 2～3 次，总疗程 15～20 次。②点按股动脉：医者将单手或双手拇指点压股动脉约 20 s，松开 10 s，以患者感到患侧有热感有效，反复 8～10 次。③验方：花旗参、鹿茸、田七、陈皮、豆豉姜、千斤拔、肉苁蓉、山茱萸等药粉碎成末，蜜制成丸，每丸 1.5 g，每次 3～5 丸，每日 2～3 次，3 个月为 1 个疗程，连续 2 个疗程。

（五）滕义和经验

滕义和认为股骨头坏死病因不外乎外伤、饮酒、应用激素类药物。病机在于，外伤所致者，劳损致使脉络损伤，血瘀在于股骨头，股骨头内血行停滞，瘀血留而不散，阻滞脉络，进而经脉闭阻，筋骨失养，骨腐筋萎，发为骨蚀病。饮酒无度，酗酒成性，以及慢性酒精中毒者，致肝肾损伤，屡见不鲜。酒精辛温燥烈，肝肾气血受损，肝血不足，股骨头失其所养；肾气不足，髓空骨疏，肝肾二脏共同受损，骨腐筋缩，发为骨蚀。应用激素类药物者，诸湿肿满皆属于脾，盖水之制在脾，水之主在肾，激素伤脾、伤肾，水湿内停，脾虚水湿难化，肾虚气化不行，致水湿内停，湿性重浊黏滞，瘀阻脉络，气血运行不畅，骨营养障碍，发生骨质疏松，或骨坏死。审因论治用药特点：①外伤性股骨头坏死：气滞血瘀，骨络失养，治以活血化瘀，消肿止痛，方药以自拟弃杖方加鸡血藤、黄芪、当归尾等，补血行血，通经活络。②酒精性股骨头坏死：肝肾亏虚，骨失所养，治以护肝肾、解酒毒，方药以自拟弃杖方加葛花、草果、垂盆草、五味子等，解酒毒、补肝肾。③激素类药物股骨头坏死：脾肾阳虚，水湿内停，治以温肾化气、暖脾利湿，方药以自拟弃杖方加附子、茯苓、白术、芍药、生姜等，温阳化气、健脾利水。"滕义和弃杖方"中以具有活血化瘀，舒筋通络功能的丹参、川芎、伸筋草、怀牛膝为君药，以发挥改善血液的流动性，降低血黏稠度，加速血液循环，使股骨头瘀滞的血液流通加快，缓解股骨头内高压的作用。以补骨脂、杜仲、骨碎补为臣药，以补肝肾壮筋骨，再配以当归、淫羊藿、穿山甲滋阴补肾引血归源，治疗因酒精、糖皮质激素的辛热燥烈之品所致津血伤损，局部坏死，以甘草为使药，补脾益气，清热解毒，缓急止痛，调和诸药。

（六）诸方受经验

诸方受认为股骨头坏死的症状类似于痹症中的描述，属于"骨痹""骨痿"范畴；《内经·痿论》："肾气热，则腰脊痛不能举，骨枯而髓减，发为骨痿。"股骨头坏死的证候虚实错杂，兼夹痰湿、肝肾亏虚，但脉络瘀滞起关键作用，贯穿疾病始终。诸方受认为非创伤性股骨头坏死是全身疾病的局部表现，中医治疗股骨头坏死从整体观念的角度来说，在理论上具有优势，也是中医的一大特色。激素源性股骨头坏死的发病与肝肾亏虚和瘀滞均有关。补益肝肾和活血化瘀的诸氏经验方有防治激素性股骨头坏死的效果。诸方受认为现代医学对股骨头坏死的病因与发病机制尚未完全明了，认为与遗传、药物、酒精等多种因素有关，对于多因素致病的疾病西医难以采取针对性的治疗，没有特效药物或其他手段。对于此类疾病可以着眼于统一中医辨证分型和疗效评价标准；发挥整体辨证，全身治疗的优势，选择有效复方或单位中药。诸氏经验方：生地黄、附片、桂枝、山药、吴茱萸、菟丝子、当归、补骨脂、杜仲、鹿角胶、丹参、葛根、川芎、赤芍、淫羊藿、甘草等。

（七）郭剑华经验

郭剑华认为股骨头坏死其病因病机主要为肝肾不足，精髓亏乏，髓减骨枯，骨失滋养；或外力所伤，骨断筋损，气滞血瘀，脉络瘀阻，骨失所养；或外邪入侵，痰湿互结，脉络痹阻，筋骨失养，形成本虚标实、虚实夹杂、痰瘀湿浊互结、骨败肉痿的复杂病机，造成股骨头缺血失养而发生坏死。“虚”是本病发生的根本，“瘀”“痰”“伤”是致病因素。故以补肾壮肾、益气养血、活血祛瘀、散结通络为治疗原则。在治疗上，郭剑华对该病采用针灸、推拿、小针刀、中药、功能锻炼等五联法综合治疗。①针刺治疗。针刺选穴：在患侧髋关节寻找压痛点及圆形或条索状阳性反应点为主穴，并配合以下两组穴位：a. 患者取侧卧位，患肢在上，髋关节、膝关节微屈，取双侧的肾俞、患侧的秩边、环跳、承扶、居髎；b. 患者取仰卧位，双下肢平放，取关元、患侧的髀关、血海、足三里、阳陵泉。每日选用一组，两组穴位交替选用。针刺方法：针刺主穴时针尖指向病所，采用平补平泻手法，配合温针灸；配穴在进针得气后，配合电针治疗仪连续波刺激，同时以 TDP 照射患处。每次 20 min。②推拿治疗：a. 拿揉法；b. 点按法；c. 牵拉法：俯卧牵拉法仰卧牵拉。③小针刀治疗：患者取侧卧位，患侧在上，在患髋关节处取三点为进刀点：a. 在股骨大粗隆与髂前上棘连线的中点；b. 在股骨大粗隆纵行向上 3～5 cm 处；c. 以股骨大粗隆为圆心，以股骨大粗隆到髂前上棘距离的 1/2 为半径作圆，在与大粗隆纵轴上侧 30°夹角处。在进刀点打上标记，常规消毒后，铺手术消毒洞巾，选用 3 号一次性针刀，针刀刺入后沿骨面向上、下、左、右各个方向滑动，到达关节间隙后将关节囊切开 2～3 刀，然后继续深入关节腔，刀口沿关节间隙摆动几下后出刀，用消毒纱布压住刀口，防止出血，然后用创口贴敷住刀口，间隔 7 d 一次。④中药内服：自拟“股舒丸”加减治疗。药用当归、甲珠、鳖甲、全蝎、川牛膝、土鳖虫、狗脊、生水蛭、熟地黄、大枣皮、红花、桃仁、红参、白芥子、麝香、甘草。肝肾不足者加杜仲、骨碎补；气滞血瘀者加川芎、丹参；痰湿互结者加薏苡仁、茯苓。上药研细末，蜜炼成丸，每粒 9 g，早、中、晚以白开水吞服，每次 1 粒。⑤功能锻炼：立位摆腿法；内外旋转法；扶物下蹲法；坐位分合法；卧位屈伸法；蹬车活动法等，股骨头缺血性坏死应做到早诊断、早治疗，特别对处于坏死期、修复期的患者尤其重要，可以将病情控制在股骨头塌陷期之前，对较好地恢复髋关节功能具有非常重要的意义。

（八）刘柏龄经验

刘柏龄认为，髋的骨痹乃是“骨脂不长，则髓涸而气不行，骨内痹，其症内寒”（《圣济总录·诸痹门》）。此是骨痹的基本属性，按照《黄帝内经》肾主骨、肝主筋的论点，提供了以肝肾治疗本症的依据，所以“痹聚在肝，治法以筋痹为先，筋痹既平，则邪弗入于肝”。“肾者水也，而生于骨；肾不容，则髓不能满，故寒甚至骨也。”故治以补肝肾、除痹祛瘀，根据病因及兼证不同辨证应用。①内治法：a. 损伤所致者，刘柏龄主张应针对瘀阻未散这一病理机制，抓住骨坏死的主要矛盾，施以补肝肾、健骨除瘀之法，常用自制健骨复肢Ⅰ号药。b. 寒湿所致者，偏寒者治疗应温散寒邪、健骨除瘀；偏湿者，治疗应除湿健骨。常用自制健骨复肢Ⅱ号药。c. 激素所致者，刘柏龄认为属火热劫血、伤气劫血，此乃“热甚客于肾部，干于足厥阴之经，淫乱郁结极甚，而气血不能宣通则痿痹”（《素问·玄机原病式》）。治宜“劳者温之，损者益之”，应重在补损益骨，平衡阴阳。常用自制健骨复肢Ⅲ号药。d. 肝肾两虚者，刘柏龄主张培元固肾，补骨充髓，用“有形之物，补有形之肌肉之气。……气旺则精自生，形自盛，血气自平”。常用自制健骨复肢Ⅳ号药。②外治法：a. 熏熥熨洗法和外敷膏。刘柏龄认为，外治之理即内治之理，外治之药基本是内治之药；取内治之医理。外治法不但可以配合内治法提高疗效，而且许多疾病是专用外治法达到目的。因此选择具有活血化瘀作用的药物，急性子、泽兰、伸筋草、川乌、草乌、三棱、莪术等主要成分；临床应用时，再依据患者病情的差异加以辨证施治，灵活选用药物进行加减配伍，方能收到应有疗效。b. 手法应用：刘柏龄主张用轻柔手法和病患的主动配合，给予点穴性及无损伤性手法，这样可以使髋部周围经脉通畅，达到解痉止痛、舒筋活血的作用。c. 外用牵引及支具的应用：因股骨头坏死造成髋关节挛缩或髋关节脱位者，应配合持续牵引，必要时给予外展支具。d. 功能锻炼：股骨头坏死致骨的完整性遭到破坏，髋关节功能障碍，这种结局是渐发性的，刘柏龄主张功能锻炼要始终贯穿于整个治疗过程中，有关节挛缩，以松弛痉挛为主；有肌肉萎缩者，以增强肌力恢复肌容为主；有髋关节半脱位的，要克服和纠正脱位；有髋关节屈伸、收展、旋转受限的，应逐渐恢复功能活动范围。

五、名方推荐

（一）丁鄂研制骨蚀宁Ⅳ号

穿山甲、川芎、全蝎各 20 g，当归、地龙、水蛭各 30 g，肉桂、三棱、莪术各 10 g，土鳖虫 25 g、蜈蚣 20 条、人工牛黄 3 g、冰片 6 g。加工成药粉，5 g/次，2 次/d。功效：活血化瘀，补肾壮骨，瘀血期破瘀通络，修复期补肾活血。主治：股骨头坏死早期硬化。用法：需长期服用，1 年为 1 疗程。当硬化囊变吸收，硬化密度减低，囊变变清晰后，病情演变至修复期，改用骨蚀宁一七号：穿山甲、川芎各 20 g，当归 100 g，土鳖虫、地龙、龟甲、鹿茸、淫羊藿、血竭、三七、海星各 30 g，肉桂 10 g，人工牛黄 3 g 和冰片 6 g 加工成药粉。用法：5 g/次，2 次/d。加减：血脂高者，认为是瘀血夹有痰浊，加用制南星 20 g，半夏 20 g 和山楂 30 g 制成药粉另服，2 g/次，2 次/d；激素所致者，认为激素乃阳刚之品，长期服用，则生内热，炼液为痰，可加用知柏地黄丸。

（二）郭剑华自拟股舒丸

当归、甲珠、鳖甲、川牛膝、熟地黄、大枣皮、狗脊、红参各 100 g，全蝎、土鳖虫、生水蛭、红花、桃仁、甘草各 50 g，白芥子 60 g，麝香 5 g。功效：补肾壮骨、益气养血、活血祛瘀、散结通络。主治：股骨头缺血性坏死之肝肾亏虚证。用法：上药研细末，蜜炼成丸，每粒 9 g，早、中、晚以白开水吞服，每次 1 粒。加减：肝肾不足者加杜仲 50 g，骨碎补 100 g；气滞血瘀者加川芎 50 g，丹参 50 g；痰湿互结者加薏苡仁 100 g，茯苓 100 g。

（三）健脾汤

丹参、淫羊藿、蛇床子、骨碎补、白芍药、白术、川牛膝、莪术各 15 g，参三七、地龙、鹿角片各 12 g，黄芪 30 g 等。功效：益气化瘀，化痰通络。主治：股骨头缺血性坏死（酒精性）。用法：每日 1 剂，水煎，早晚温服。加减：痰湿较重者，加半夏 9 g，陈皮 6 g。

（四）圣愈汤合身痛逐瘀汤

柴胡、桃仁、乳香、当归各 9 g，白芍、川芎、生地黄、五灵脂、秦艽、羌活、制香附、川牛膝、炙僵蚕、制川乌、香谷芽各 12 g，炙甘草 6 g，生黄芪 30 g，青风藤 15 g。功效：活血化瘀，益气通络。主治：股骨头缺血性坏死早期（影像学相当于 ARCO Ⅰ～Ⅱ期）。用法：每日 1 剂，水煎，早晚分服。加减：肝血不足、脾胃虚弱、命门火衰者，合右归丸温阳通络、调补肝肾、填精益髓，同时加用秦艽、羌活祛风除湿、舒筋通络。

（五）韦贵康经验方

花旗参、鹿茸、三七、陈皮、山茱萸各 100 g，豆豉姜、千斤拔、肉苁蓉各 200 g，上述诸药粉碎成末，蜜制成丸。功效：温补肾阳、活血化瘀、疏通经脉。主治：股骨头缺血性坏死之肾阳不足证。用法：每丸 1.5 g，每次 3～5 丸，每日 2～3 次，3 个月为 1 个疗程，连续 2 个疗程。

（六）诸氏经验方

生地黄、山药、吴茱萸、菟丝子、当归、补骨脂、杜仲、丹参、葛根、淫羊藿各 12 g，桂枝、鹿角胶各 9 g，附片、甘草各 6 g，川芎、赤芍各 10 g。功效：补益肝肾，活血化瘀。主治：激素型股骨头缺血性坏死。用法：每日 1 剂，水煎，早晚温服。

（七）朱正刚自拟“股骨头坏死经验方”

黄芪、当归、熟地黄、狗脊各 30 g，牛膝、土鳖虫、川续断各 15 g，甲珠粉（另包）、桃仁、红花、甘草各 10 g，赤芍 20 g。功效：健脾化湿、活血化瘀、强筋壮骨。主治：股骨头缺血性坏死之肾虚血瘀证。加减：肝肾不足者加杜仲、骨碎补、补骨脂各 30 g；气滞血瘀者加川芎 20 g、丹参 30 g；痰湿互结者加薏苡仁 30 g、茯苓 20 g；疼痛明显者加制川乌、制草乌 30 g。用法：10 剂蜜制成丸，每日服 3 次，每次 9 g。

（八）滕义和弃杖方

熟地黄、淫羊藿、丹参各 30 g，路路通、伸筋草、补骨脂各 20 g，当归、川芎、甲珠、菟丝子各 15 g，怀牛膝 25 g。功效：补肾壮骨、活血化瘀。主治：股骨头缺血性坏死之气滞血瘀证。加减：气滞血瘀者，加鸡血藤 25 g、黄芪 30 g，肝肾亏虚者加葛花 30 g、草果 20 g、垂盆草、五味子 15 g，脾肾阳虚者，加附子 15 g，白术、茯苓、芍药各 25 g。

（九）通脉愈骨汤

丹参、红花各 20 g，骨碎补、鹿角胶、熟地黄、鸡血藤各 15 g，肉苁蓉、杜仲、续断、枸杞子、血竭、当归、黄芪、五加皮、穿山甲、葛根、牛膝各 12 g，淫羊藿、自然铜、甘草各 9 g。功效：补肾填精、行气活血、通络散结止痛。主治：股骨头坏死之肝肾不足，气滞血瘀证。加减：偏于寒者加桂枝、附子；湿热重者加黄柏、牡丹皮；血瘀甚者加桃仁、赤芍；疼痛甚者加乳香、没药、延胡索；气血两亏、心悸气短、肌肉萎缩者加党参、白术、阿胶。

（十）补肾壮骨通络汤

延胡索、当归、独活、骨碎补、续断、狗脊、熟地黄、杜仲、怀牛膝、茯苓、白术各 15 g，川芎 12 g，白芍 20 g，炙甘草 10 g。功效：补益肝肾、活血化瘀、行气通络止痛。主治：股骨头坏死之肝肾亏虚证。用法：水煎，每日 1 剂，早、晚 2 次分服。

第十五章　口腔科疾病

第一节　龋　　病

龋病俗称虫牙、蛀牙，是细菌性疾病，可以继发牙髓炎和根尖周炎，甚至能引起牙槽骨和颌骨炎症。如不及时治疗，病变继续发展，形成龋洞，终至牙冠完全破坏消失，其发展的最终结果是牙齿丧失。龋病特点是发病率高，分布广，是口腔科的常见病。

一、诊断标准

龋病是以细菌为主的多种因素作用下发生于牙体硬组织的慢性进行性破坏性疾病。临床诊断要点为：无自发性疼痛；浅龋无主观症状，中龋和深龋时，对酸甜和温度刺激有不同程度的反应，但去除刺激后症状立即消失；牙冠有颜色改变，浅龋探诊有粗糙感或用探针尖端稍加力即可插入，中龋和深龋可探查到不同深度的龋洞，并且质地松软；X 线检查牙冠龋损区可见低密度影像。

二、西医治疗

（一）药物治疗

龋病病情较浅时，一般采用药物治疗，即在磨除龋坏的基础上，应用药物抑制龋病发展的方法，适用于恒牙或者尚未形成洞的浅龋。通过改善个人口腔卫生防护、提高菌斑清除效率、局部使用氟化物和其他药物治疗措施，终止或消除病变。

1. 适应证：①尚未形成龋洞的恒牙早期釉质龋，特别是位于平滑面早期釉质龋。②乳前牙邻面浅龋或乳磨牙面广泛性浅龋，一年内将被恒牙替换。③静止龋。

2. 常用药物：①氟化物：常用的氟化物是 75％氟化钠甘油和 8％氟化亚锡等，它们对软组织无腐蚀性，不使牙变色，安全有效，前后牙均可。②氨硝酸银：其中银离子与有机质中的蛋白质作用，形成蛋白银，起到抑菌和杀菌的作用。③氟化氨银：形成氟化钙和磷酸银，增加牙齿的抗酸性。但对软组织有腐蚀作用和使牙齿局部着色变黑，影响美观。

3. 操作步骤：①清洁牙面，去除牙石和菌斑。②用石尖磨去牙表面浅龋，暴露病变部位。③隔湿，吹干牙面。④涂布药物：a. 氟化物：将氟制剂涂于病变部位，用小棉球反复涂擦 1～2 min。b. 氨硝酸银：将氨硝酸银涂于病变部位后，吹干，再涂还原剂。重复几次，直至出现黑色或灰白色沉淀。注意防止硝酸银与软组织接触。

（二）充填治疗

银汞合金治疗是比较传统的治疗方式，现今随着技术的发展，使用的充填物较多，如玻璃离子、树脂等，充填术是目前应用最广泛且成效较好的一种方法。用手工器械清除牙齿龋坏组织，用耐磨性能好、抗压的新型离子材料充填龋洞，材料中的氟离子能实现长效缓释，促进牙本质硬化从而阻止龋坏情况的发展。因该方法操作简便、无创无痛，是 WHO 推荐的治疗早期龋的方法。充填术基本分为两步，第一步是去除龋坏组织及失去支撑的薄弱牙体组织，并按照一定要求将龋洞或者窝洞制成合理的形态，第二步是用充填材料恢复牙齿的固有形态和功能，复合树脂充填适用于前牙及不能承受咀嚼力量的后牙牙洞。

（三）伢典化学机械去龋法治疗

伢典（Carisolv）化学机械去龋法是一种新式的口腔微创技术，对去除牙本质龋有较好效果。它用含有次氯酸钠和 3 种氨基酸的凝胶，选择性软化龋损牙本质，再用专门的手工器械将其除去。伢典凝胶无痛、无不良气味，克服了牙钻钻速高、产热快、易刺激牙髓的缺点，伢典凝胶对健康的牙釉质和牙本质无损伤，只作用于脱矿牙本质中的变性胶原纤维，可选择性去龋。与传统治疗技术相比，伢典化学机械法能有效减少就诊时的恐惧心理，已逐渐成为龋齿治疗的新方向。

三、中医临床思维

（一）中医病名及病因病机特征

人类自古就有患龋的记载，我国古代的殷墟发掘出来的甲骨文中，有龋的记载。龋名称繁多，如“虫蚀牙齿”“蛀牙”“虫牙”“蛀肿”“肿牙”“齿肿”等都是龋的别名。牙痛之名最早记载于《五十二病方》，是牙齿疼痛的简称，无论是牙体或牙齿周围的病变均可引起该症，龋病牙痛最为多见。关于龋病的病因病机，中医学认为“齿为骨之余”，“肾主骨”，足阳明胃之经脉络于龈中，所以齿与肾、龈与胃关系最为密切，其辨证前贤论述颇多，如《灵枢经》中认为龋病因主要在于虫蚀：“凡人饮食不能洁齿，腐臭之气腌渍日久，齿龈有孔，虫蚀其间，蚀一齿尽，又度其余……”。《景岳全书》：“齿牙之痛有三证：一曰火，二曰虫，三曰虚”，认为牙痛与虫、火、虚相关。《临证指南医案》也认为：“牙证不外乎风、火、虫、虚，此言其痛耳。”然“虫”的产生则多是毒气与湿热相搏的结果。古人所谓“牙虫”，实际就是病原微生物，只是限于当时条件，无法作细致考究。中医认为龋齿牙痛的病因病机总结有以下 3 个方面：①阳明经虚，风热犯齿：手足阳明经脉入于齿。隋代巢元方《诸病源候论》中论述牙痛的原因为：“牙齿痛者是牙齿相引痛，牙齿是骨之所终，髓之所养，手阴阳之支脉入于齿。若髓气不足阳明脉虚，不能荣于牙齿，为风火所伤，故疼痛也。”平素饮食失节，或劳倦损伤，或吐泻太过，均导致手足阳明经虚，齿髓不固，牙虫夹风热之邪乘机犯齿，龋蚀齿体，遂成龋齿牙痛。《圣济总录・卷第一百二十一》云：“齿龋之病，由风热邪气，客于手足阳明二经。”②胃腑湿热，郁久蚀齿《灵枢・经脉》云：“胃足阳明之脉……入上齿中，还出挟口环唇。”《辨证录》指出：“热气在胃，胃火日冲于口齿之间，而湿气乘之，湿热相搏而不散，乃虫生于牙齿。”说明龋齿牙痛与脾胃的关系密切，口腔卫生不良，饮食不洁，平素嗜食膏粱厚味，或过食糖质，牙齿污秽，当胃腑积热，上冲于口齿之间，湿浊内生，蕴热化火，循经上蒸口齿，郁久生腐，以致牙体被虫蛀蚀，出现牙痛。③肾阴亏虚，齿髓不固齿为骨之所终，髓之所养。《圣济总录・卷第一百一十九》云：“牙齿历蠹者，肾气虚弱，骨髓不同。”“肾主骨，齿为骨之余”，《直指方》云“齿者骨之所络，髓之所养，肾实主之，故肾衰则齿豁，精盛则齿轻，虚热则齿动”，故齿属肾，久病耗伤，或房事不节，或失血伤津，均可导致肾阴亏虚，髓弱骨枯，骨枯则不能固齿，齿不固则易为虫蚀而成龋。肾阴亏损，虚火上炎，灼烁牙齿而疼痛，“肾虚则邪易留于脉络为病”，引起龋齿牙痛。

（二）辨病辨证及治疗特征

中医规范将龋齿分为阳明经虚，风热犯齿；胃肠湿热，郁久蚀齿；肾阴亏虚，齿髓不固 3 个证型。①阳明经虚，风热犯齿证：阳明脉虚，牙虫夹风热邪毒侵袭，攻入牙齿，伤及牙髓，临床可见牙齿被蛀蚀成洞，病牙酸痛，牙体感风热阳邪遇冷则痛减，或有发热、恶风、口渴，舌质红，苔白干，脉浮数等风热在表之象。②胃肠湿热，郁久蚀齿证：病者平素多喜膏粱厚味，湿热蕴积胃肠，热毒上冲口齿，以致生虫损齿，牙体被蛀蚀成洞，龋洞较深，牙齿疼痛，遇冷、热、酸、甜等刺激疼痛加剧，甚至痛不可忍，牙周龈肉红肿时发，口臭，口渴，大便秘结，兼见小便黄，舌质红，苔黄或薄腻，脉濡数或洪数等湿热内蕴之象。③肾阴亏虚，齿髓不固：肾主骨，齿为骨之余，肾阴不足，则齿失所养牙齿被虫蛀蚀，病牙隐隐作痛，骨失所养齿长动摇，牙崩齿毁，口渴不欲饮，口咽干燥，或见五心烦热，头昏眼花，舌质红，少苔，脉细数。

本病的治疗原则为补肾填精益髓、清热泻火祛湿，即从本论治（益肾填髓），如二阴煎、左归丸、甘露饮；祛除病理因素（清热、泻火、祛湿），如银翘散、清胃散、抽薪饮。龋病常常杂合而治，内服、外治、针灸及其他治法相结合，内服在于把握疾病关键病机，辨明患病脏腑所在，合理地处方用药；外治可包括用解毒杀虫的中药含漱，辛散止痛、辟秽杀虫的药物填塞，药物塞耳法及充填龋洞，或拔除患牙等；针灸疗法如体针、耳针及指压止痛法常配合使用，可有效缓解患者疼痛。

对于龋病的治疗，一般以外治法为主，配合内服、针灸等一系列疗法。龋病是人类常见病、多发病，具有发病率高、分布范围广的特点。该病一般不危及生命且多发病缓慢，因此往往不受患者重视。对于龋齿的治疗自古以来以预防为主，因为若已形成龋洞，无论使用内服或者外治，抑或两者配合都属被动，而且往往只能治标，不能根治。龋病治疗不及时或不当不仅可使牙体硬组织崩溃、破坏咀嚼器官的完整性，还可继发一系列疾病，如牙髓病、根尖周病、颌周炎症等，甚至成为原发病灶，影响全身健康。因此，无论是医者还是患者都当重视龋病的发生，平素注意口腔卫生的护理工作、早晚刷牙，定期检查；一旦出现龋齿，由于患者体质各异，病因各有所不同，因而症状表现可能有所区别，疾病轻重不一，所以综合治疗的疗效也因人而异。

（三）药物选择

据高建荣等的研究，在古今105种中医药文献224首方剂中，治疗牙痛时，使用30方次以上的最常用药有细辛（67）、石膏（50）、甘草（41）、白芷（40）、升麻（40）、麝香（34）、青盐（33）、川芎（31）、玄明粉（30）、荆芥（33）等10种，使用20方次以上的一般常用药有薄荷、防风、黄连、冰片、大黄、当归、生地黄、硼砂、连翘、花椒等20味，而使用10方次以上的次常用药则有乳香、黄芩、荜茇、草乌、雄黄、栀子、黄柏、蟾酥、川乌、没药、羌活、高良姜、朱砂、巴豆、赤芍、僵蚕、桔梗、牡丹皮、青黛等39味。若对这些药物加以分析，不难发现：从归经来说，入少阴、阳明二经者居多，这体现了古医家重视肾胃、阳明的思路；就药物性能而论，又是热性药居多，具有疏风清热功效者居多，这无疑又说明古医家论治牙痛重视祛风清热，而细辛、麝香、花椒、雄黄等具有杀虫效能的药物的使用，则说明杀虫止痛这一治法的重要性；细辛、花椒、草乌、川乌等温里药的使用，又说明寒邪亦是治疗牙痛不可忽视的重要因素。

数据表明，龋病治疗上，中草药抗龋疗效以五倍子、蜂房和蜂胶、大黄、厚朴、茶叶等最为显著。樊氏等以五倍子为对照物，发现黄连、厚朴、乌梅、黄芩、丁香对龋病致病菌之一变形链球菌均有一定的抑制作用，且以黄连作用最强。邵氏等研究表明，一定浓度的赤芍粗提物对变形链球菌的生长、产酸、黏附及合成胞外多糖均有抑制作用。

四、名医经验

（一）赵平恕经验

赵平恕认为：“五倍子最能治牙痛，特别是龋齿牙痛，外用水煎噙漱或研粉频频擦牙痛处，或贴敷腮颊红肿处，皆有即刻止痛的作用。百治百效，妙不可言。”《本草纲目》中亦有言五倍子治疗龋齿牙痛出血，其云：“牙缝出血不止者，五倍子烧存性，研末，敷之即止”。赵平恕临证多年，治疗牙痛，无论龋齿风热，抑或胃火牙痛，皆用一味五倍子外治，一般用量10～30 g不等，临床反复验证，屡试屡效，每年皆愈多人。赵平恕使用五倍子治疗龋齿牙痛的基本用法为五倍子10 g，加水600 mL，武火煮沸后文火缓煎15 min，取药汁不热不凉时，喝一大口含漱，不要咽下，稍停片刻吐出，连噙漱3次。

（二）都紫微经验

都紫微认为牙痛可分为胃热型、风火型、虚火型，与龋病辨证不谋而合，且龋病本就是致使牙痛最常见、最根本的原因，因此都紫微以“火郁发之”论治牙痛的经验可以有效地指导中医龋病治疗。①胃热型：症见牙齿痛甚，牙龈红肿，牵及颌面疼痛，头痛，口渴口臭，大便秘结，舌红苔黄，脉滑数。治以清宣并用，辛开苦降。用药多选用苦寒之石膏、黄连、栀子、黄芩等，佐以升麻、木香、白芷等宣散之品。②风火型：症见牙齿痛，牙龈红肿疼痛，遇冷则痛减，遇风、热则痛甚，或有发热，恶寒，口渴，舌红，苔白干，脉浮数。治以疏风透火，清热解毒。用药多选用透散之荆芥、防风、细辛等，佐以黄连、石膏、黄芩等寒凉之品。此证常用细辛、升麻配伍，充分体现“火郁发之”之意。《本草纲目拾遗》中载细辛：“下禀少阴，上交于心，工于疏风散寒，开窍止痛。”《本草衍义》亦有：“治头面风痛，不可缺此。”升麻在《本草新编》解：“入手阳明、太阴二经，能辟疫气，散肌肤之邪热，止头、齿、咽喉诸痛。”③虚火型：症见牙齿隐隐微痛，牙龈微红、微肿，久则牙龈萎缩，牙齿松动，伴有心烦、失眠、眩晕，舌红苔少，脉细数。治以滋阴透热，宁络止痛。用药多选用滋阴之生地黄、知母、牡丹皮，佐以细辛，升麻透热外出。都紫微认为虽然导致牙痛的病因病机不同，用药不尽相同，但致使牙痛的主要病因为火，宜遵循“火郁发之”的治则，故临床治疗郁火所导致的牙痛多应用辛寒药物如石膏、牡丹皮、栀子等清泻其热。牡丹皮少佐辛温之品如麻黄、升麻、川芎、白芷、透骨草等发其郁热，使气机通畅，津液流通，郁结得解，火热得泄或阳热之气恢复正常的生理功能。此既是因势利导、驱邪外出的一种方法，又含有鼓动正气，驱邪外出或使正气发挥应有生命活动功能的治法。

（三）支明经验

支明认为齿为骨之余属肾，而足阳明经循鼻入上齿，手阳明经贯颊入下齿。故牙痛证多从此三经论治，其风火牙痛，则与手足阳明经关系密切。因胃肠积热，腑热随经升腾，内犯阳明之络，或因风热邪毒外袭，与阳明经湿热相互搏结，皆可导致牙痛。况阳明多气多血之腑，胃热则血分亦热，血热冲出齿龈即为风火牙痛的另一病理所在。故治疗总以清热凉血，疏风散火为原则。支明临床自拟加减清胃散，方中以生石膏清胃泻热；生地黄、牡丹皮清热凉血；荆芥、防风疏风散火；而青皮理肝和胃，既可疏肝导滞以防郁热并胃火上升，又可和胃而防石膏过寒伐胃之弊；用升麻一则助石膏清胃解毒，再则助荆芥、防风升散郁热，即东垣欲降必先升之意；再取甘草调和诸药，全方共具清胃泻热，凉血解毒，疏风散火之功，用治风火牙痛，正投病机。再根据疼痛之部位，兼心火者加黄连、麦冬；阳明风盛者加白芷、白芍；兼胆热者加龙胆、羌活；兼肠燥便结者加大黄、枳壳；兼脾湿者加白术、白芍；兼肝郁火升者加柴胡、栀子；兼肺热者加知母、黄芩、桔梗，加减应用体现了祖国医学辨证论治的特点。究其牙痛之由，以龋病居多，支明治疗风火牙痛的临床经验对龋病的中医临床辨证极具指导价值。

（四）李雪琴经验

用蟾酥染丝绵上，剪一分插入齿缝根里，治疗龋病。古人早有用充填法治疗龋病牙痛。充填法是将药物制成一定的剂型，填塞患处的一种疗法。此法多用于治疗有龋洞的牙痛。《本草纲目》：“用蟾酥染丝绵上，剪一分插入齿缝根里，半日效。”这是使用充填法直接达到杀虫止痛的目的。蟾酥有很好的抗炎作用，能抑制血管通透性，阻止感染病灶扩散，使红肿消退。有研究，蟾酥的有效成分蟾毒灵的局麻作用是可卡因的 30～60 倍，是普鲁卡因的 300～600 倍，且无刺激作用。近年来有人用蟾酥制剂“无痛拔牙水”做术前麻醉，有效率达 95%以上。可见蟾酥充填龋齿时有局部麻醉止痛的作用。

（五）顾晓娜、张敏芬经验

顾晓娜、张敏芬认为取地骨皮 100 g，加水 1000 mL，煎至 200 mL，过滤后加入豆腐，共煮汤，连服 3 剂，治疗龋齿证属风火牙痛者。地骨皮又名枸杞根皮，古籍中早已记载其有治疗龋齿牙痛的功效。《景岳全书》云：“虫痛者其病不在经而在牙，亦由肥甘湿热化生牙虫，以致蚀损蛀空牙败而痛。”龋齿牙痛多由嗜食膏粱厚味，胃腑积热，上冲于口齿之间，湿气乘之，湿热相搏，困结于口齿，郁久生腐，渐至牙体蛀蚀，而发牙痛。由此可知，地骨皮有苦辛之味，苦以泄热，辛以渗湿，故地骨皮可清利湿热。《本草发挥》亦有“地骨皮主风湿痹”的记载。故地骨皮对于湿热邪盛之龋齿牙痛有良好疗效。《本草纲目·百病主治药》牙齿篇载：“虫匿方：宣露臭气用胡桐泪同枸杞根漱；……地骨皮，醋。”《千金方衍义》载：“治虫齿方：大醋一升煮枸杞根白皮一升，取半升含之，虫立出。”“……枸杞根疏利湿热，得醋煮，以收湿辟虫，不似莨菪、葱、韭子，有攻毒伤齿之患。”

（六）赵彤彤经验

赵彤彤认为牙痛多由龋齿所致，是临床常见的一种口腔疾病症状。中医学认为，“齿为骨之余”“肾主骨”，足阳明胃之经脉络于龈中，所以齿与肾、龈与胃关系最为密切，其辨证前贤论述颇多，如《临证指南医案 》认为：“牙证不外乎风、火、虫、虚，此言其痛耳。”张景岳指出：“齿牙之痛有三证：一曰火，二曰虫，三曰虚。”从整体观念出发，牙痛往往与外邪侵袭、炎症、肝肾功能失调与不重视自我保健有关。止痛是牙痛患者就诊的主要目的，也是治疗全过程的首要任务，依照“通则不痛 ”的原理，首先必须给邪以通畅的出路，对牙痛而言，牙齿有病变，邪才可以乘虚而入，驱邪外出，方可止痛。邪不仅要给出路，而且要足够通畅，否则，达不到彻底止痛的目的。其次，注意扶正以祛邪，出路通而邪不能去者，多责之以正气虚弱，不能鼓邪外出。因此牙痛治疗以清热通络止痛为主，与自拟大黄蒺藜细辛汤配合针灸治疗，疗效较佳。方中大黄泻热通肠、凉血解毒、逐瘀，金银花、荆芥、牛蒡子、连翘疏散风热，桔梗载药上行，薄荷、淡竹叶清热解毒，淡豆豉清心除烦，刺蒺藜通络止痛，细辛散寒祛风止痛，甘草调和诸药。诸药合用，共奏清热通络止痛之功。针灸远取合谷，为阳明胃经原穴，“面口合谷收 ”，是治疗头面部一切疾病之首选，下关、地仓、颊车均为阳明胃经之穴，取之标本同治。

五、名方推荐

（一）左归丸

熟地黄、枸杞子、川牛膝、菟丝子、鹿角胶、龟甲胶各 10 g，山药 15 g，山茱萸 9 g。功效：滋阴补肾。主治：肾虚虚火齿龋。用法：每日 1 剂，水煎，分 2 次服。加减：急性发作时牙龈肿痛加知母、黄柏、地骨皮；肿闷不舒加白芷、川芎、丹参。

（二）桃红四物汤

黄芪 15 g，干地黄、炒赤白芍、炒白术各 10 g，川芎、当归、红花各 9 g，桃仁 8 g，炙甘草 5 g。功效：活血祛瘀。主治：龋病血瘀阳明者。用法：每日 1 剂，水煎，分 2 次服。加减运用：两胁胀痛者加柴胡、枳壳；牙龈肿痛或流脓血者，加白芷、蒲公英、薏苡仁；牙痛剧烈者，加露蜂房、海桐皮等。

（三）甘露消毒丹

茵陈 20 g，滑石 18 g，黄芩、木通、藿香、射干、连翘各 10 g，石菖蒲 9 g，白豆蔻 8 g，川贝母 5 g，薄荷 3 g。功效：清热利湿，化痰散肿。主治：龋病湿毒熏蒸。加减运用：肿痛剧烈加板蓝根、忍冬藤、蒲公英；胃纳呆滞或大便稀溏者加苍术、厚朴、山楂、神曲；疼痛难忍者加细辛、延胡索。

（四）加减清胃散

生石膏 10 g，生地黄 7 g，防风、荆芥、青皮、牡丹皮、升麻、甘草各 4 g。功效：清胃疏风。主治：风火牙痛。用法：每日 1 剂，水煎，分 2 次服，忌辛辣刺激之品，以上为成人量，若为小儿 3～5 岁者，用 50%量，1～2 岁者，用 25%量。加减：若上四门牙痛者，加麦冬 4 g，黄连 2 g；上两侧牙痛者，加川芎 4 g，白芷 2 g；上左侧牙痛者，加龙胆、羌活各 2 g；上右侧牙痛者，加大黄、枳壳各 2 g；下四门牙痛者，加黄连、知母各 2 g；下两侧牙痛者，加白芍 4 g，白术 2 g；下左侧牙痛者，加柴胡、栀子 4 g；下右侧牙痛者，加黄芩、桔梗各 4 g；若两后骨槽无牙处肿痛，或牙痛伴齿龈肿痛者，加金银花 6 g，连翘 4 g。

（五）玉女煎

生石膏 30 g，熟地黄 15 g，麦冬、知母各 10 g，牛膝 12 g。临床应用时常以生地黄易熟地黄，有学者认为熟地黄甘温，虽能滋补肾阴，但其温性究非胃火炽盛之证之所宜。而生地黄为寒凉之品，既擅滋阴养液之长，又具清热凉血之功，对于龋病牙痛胃火型者尤为适用。功效：清胃滋阴。主治：龋病牙痛无论何种证型者均可适用。用法：每日 1 剂，水煎，分 2 次服。加减：胃热型加露蜂房、芦竹根各 20 g，升麻 12 g，黄芩、荷叶各 10 g，黄连、细辛各 3 g，生甘草 6 g；风火型加露蜂房 20 g，连翘、金银花各 15 g，荆芥、防风各 10 g，细辛 3 g，生甘草 6 g；虚火型加南沙参、北沙参、地骨皮各 20 g，牡丹皮 15 g，天冬 10 g；伴有牙龈出血者，可加白茅根 30 g，仙鹤草 20 g，地榆炭 10 g，以奏凉血止血之功。

（六）抽薪饮

黄芩、枳壳各 10 g，石斛、木通、黄柏、泽泻各 6 g，栀子 12g，甘草 4 g。功效：清胃泻火。主治：龋齿实证型。用法：每日 1 剂，水煎，分 2 次服。加减：若胃火炽盛，可加玉泉散；牙髓充血盛者，可加牡丹皮、赤芍以凉血；疼痛甚者，可加海桐皮、露蜂房以杀虫止血；胃中有积滞者，加焦山楂、焦神曲，以消导化食；挟风者，加防风、荆芥。

（七）滋阴降火饮

生地黄、玄参、骨碎补各20 g，怀牛膝、泽泻各15 g。功效：固本清源，滋阴降火。主治：龋齿牙痛证属肾虚者。用法：每日1剂，水煎，早晚服，也可用略大的陶瓷杯盛入，先以热开水少量，浸洗几分钟后弃去，再倾入热开水适量，浸泡15 min（或加热煮沸5 min）后，代茶频频饮用，也可以加入少许茶叶或冰糖调味。连续服用7 d为1疗程，一般服2～3剂即可痛止，复痛时再服仍有效。加减：火旺较甚者加牡丹皮10 g；阴虚较甚者加石斛、麦冬各10 g；兼见阳虚症状，可易生地黄为熟地黄，并酌加肉桂5 g，为引火归原之法。

（八）银翘散

金银花30 g，蒲公英20 g，生地黄15 g，连翘12 g，甘草6 g，牛蒡子、淡竹叶、荆芥、白芷、知母、僵蚕、黄芩各10 g。主治：风火牙痛。功效：疏风清热，解毒消肿。用法：水煎，每日1剂，早晚分服。

（九）加减川芎茶调散

川芎、细辛、防风、荆芥、薄荷各12 g，甘草、白芷、荜茇、羌活各6 g。主治：风冷牙痛。功效：疏风散寒止痛。用法：水煎，每日1剂，早晚分服。

（十）加减知柏地黄汤

知母10 g，黄柏、山茱萸、牡丹皮、泽泻、骨碎补、牛膝、狗脊各10 g，生地黄15 g，山药30 g。主治：虚火牙痛。功效：滋阴益肾，降火止痛。用法：水煎，每日1剂，早晚分服。

（十一）加减龙胆泻肝汤

龙胆、生甘草各6 g，泽泻12 g，黄芩、栀子、车前子各9 g，当归8 g，生地黄20 g，柴胡、黄连、牡丹皮各10 g。主治：肝火牙痛。功效：清泻肝胆，疏肝止痛，用法：水煎，每日1剂，早晚分服。

（十二）加减防风通圣散

黄芪20 g，党参、防风、苍耳、荆芥各10 g，细辛3 g，辛夷、升麻、川芎、甘草各6 g。主治：风寒牙痛。功效：疏风散寒止痛。用法：水煎，每日1剂，早晚分服。

第二节　牙髓病

牙髓病（pulp diseases）是指发生于牙髓组织的疾病。临床上可分为可复性牙髓炎、不可复性牙髓炎（急性牙髓炎、慢性牙髓炎、残髓炎、逆行性牙髓炎）、牙髓坏死、牙髓钙化和牙内吸收等，其中以不可复性牙髓炎最为常见。牙髓病多由感染引起，大多数感染是因深龋未得到应有的治疗而形成的。除此之外，牙髓组织对多种通过牙体硬组织传入的物理、化学刺激均能产生敏锐的反应，出现炎症改变。牙髓出现炎症后，不便于观察到炎症的各种表现，仅能表现为病变牙的剧烈疼痛；而且牙髓内感染还可经过根尖孔扩散到根尖周组织，引发根尖周病、颌骨骨髓炎，甚至成为病灶影响全身健康，所以预防和治疗牙髓病及其并发症是非常重要的。

一、诊断标准

患者牙齿有外伤和牙体手术史，牙痛为自发痛、放射痛，疼痛不能定位，观察牙齿的颜色，牙齿有无龋洞或其他原因造成的牙体缺损，牙龈和口腔黏膜有无窦口。扪或触患牙，检查有无触痛、松动及咬合创伤。用锐利探针探明牙齿的龋蚀程度和牙髓有无暴露，髓室有无穿孔，用钝头探针探明牙周袋的深浅、部位，窦道或脓道的入口来源等。用口镜柄或镊子柄叩击牙齿，观察牙齿叩痛情况，及进行冷热检查。

二、西医治疗

若能保存牙髓的，尽可能保存，不能保存牙髓的，尽可能保存患牙；只有在患牙无保存价值，整理修复有困难或不能治疗时，才可拔除。

1. 可复性牙髓炎的治疗：去除刺激，治疗炎症，在去除龋坏组织后，做暂时窝沟封闭，牙痛等症状缓解后再按深龋处理。

2. 不可复性牙髓炎的治疗：需做牙髓（根管）治疗或拔牙。①急性牙髓炎治疗首先要开放髓腔、止痛，再选用盖髓术、活髓切断术、根管治疗术、开髓术等。②慢性牙髓炎治疗可选用开髓术、根管治疗术、塑化术、开髓术。③逆行性牙髓炎治疗可选用开髓术、根管治疗术。

3. 牙髓炎早期可采取保存牙髓的治疗方法，即活髓治疗，包括间接盖髓术、直接盖髓术和活髓切断术。

4. 目前由于牙齿修复材料和牙科器械不断更新，治疗方法有所改进，已能够保留更多的患牙，就是保留牙根也对安装义齿有利，对义齿的固位有益。治疗时要采用无痛的操作方法，包括麻醉法或失活法，尽可能地减轻治疗中的疼痛，使患者配合治疗操作。

三、中医临床思维

（一）中医病名及病因病机特征

牙痛是临床常见的一种口腔疾病症状，多因牙齿或牙周局部组织疾患引起。祖国医学认为，“齿为骨之余”，“肾主骨”，足阳明胃经经脉络于龈中，故齿与肾、龈与胃关系最为密切。从整体观念出发，牙痛往往与外邪侵袭、炎症、肝肾功能失调及不重视自我保健等因素有关。病机主要有风火犯牙、风寒犯牙、胃火犯牙、虚火犯牙等。

（二）辨证及治疗

本病常分为以下 4 型：

风火犯牙：临床表现为牙痛较剧，起病迅速，阵发性胀痛，尖锐疼痛，齿龈腥红肿胀，得冷痛减，受热痛剧，可伴发热、畏寒，舌尖红，苔薄黄，脉浮数，治以疏风清热，泻火解毒；风寒犯牙：临床表现为牙齿遇冷疼痛，牙龈淡红不肿，遇热痛减，或伴恶寒，无汗，舌苔薄白，脉浮紧，治以疏风散寒，活络止痛；胃火犯牙：临床表现为牙齿疼痛剧烈，牙龈红肿溢脓，腮颊肿胀，头痛，口臭，大便秘结，舌质红，苔黄厚，脉滑数，治以清胃泻热，凉血止痛；虚火犯牙：临床表现为牙齿隐痛，牙龈微肿，牙齿浮动，咬物无力，牙龈萎缩，午后疼痛加重。舌红少苔，脉细数无力，治以滋阴益肾，降火止痛。

对于本病的治疗，常以外治法为主：风寒牙痛者，可用细辛散搽牙痛处；风热牙痛者，选用冰硼散搽牙痛处；湿热牙痛者，可将花椒放置于龋洞内。

四、名医经验

（一）郑伟达经验

郑伟达认为，若牙痛见于疾病初期，多为外邪侵犯，疼痛较剧。齿龈红肿是风热邪毒所犯；疼痛较轻，齿龈不红，为风寒邪毒侵袭。外感之邪如属风热或火热，则红肿痛剧；为寒邪凝闭，则疼痛轻而不红。牙痛得凉痛减者为风热之证，得热痛减者为风寒之证。风热之证，齿龈热毒壅盛，火热燔灼，红肿剧痛，得凉则热退而痛减；风寒之证，患处为寒邪凝闭，阻滞脉络，不通则痛，得热则寒退而痛减。

（二）侯士良经验

侯士良临床重用玄参治疗牙痛，玄参具有滋阴降火、解毒散结之效，善治血热、虚热之牙痛。“齿为骨之余”，“肾主骨”，足阳明胃之经脉络于龈中，齿与肾、龈与胃关系最为密切，故临床上侯士良多从胃和肾的角度论治牙痛。

（三）郑陶万经验

郑陶万认为牙痛多属热象，实者当清肝泻胃，虚者宜滋阴降火。郑陶万结合其临床多年经验，常用基本方为白芷、白芍各15 g，生地黄、地骨皮、石斛、骨碎补各30 g，牡丹皮、黄芩各10 g，细辛3 g，乳香、没药各5 g。方中白芍、生地黄、地骨皮、石斛滋阴泻火，黄芩、牡丹皮清热解毒，白芷祛风消肿止痛，白芷、细辛祛风止痛，乳香、没药活血止痛，全方合用，共奏泻火止痛之效，临床随证加减，效果显著。

（四）朱进忠经验

朱进忠认为临床治疗应注重"辨证论治"。其认为没有固定的病和固定的方，只有固定的证及其固定的方。故其在临床上治疗牙痛，虽然患者主诉牙痛，但须根据个体不同、兼症不同和舌脉不同而采用不同的治疗原则，选择不同的方药，才会收效明显。因此临证时，在重视患者主诉的同时，必须注意兼证，注意"独处藏奸"，把患者作为一个整体，尽可能用一元化的观点来解释所有症状，随证施治，不可头痛医头，脚痛医脚，丢弃中医的根本。

（五）王权经验

王权认为，从脏腑经络来讲，齿为骨之余，而肾为先天之本，主骨生髓，故齿乃肾所主；牙龈属胃，阳明经络循之，而阳明为多气多血之腑，病多火热实证；少阴多为阴亏虚证之脏，故其临床多见肾真阴不足，不能濡润于胃，胃汁枯竭，胃火循经上攻所致。其以火盛、阴虚相因为病，但总以火盛为主。其临床辨证要点为牙龈红肿疼痛，齿衄，口臭，烦渴，小便黄赤，舌红苔黄，脉象数大。

五、名方推荐

（一）川芎茶调散合交泰丸加减

川芎、荆芥、防风、白芷、枳壳、升麻、茵陈、藿香、陈皮、柴胡各10 g，黄连6 g，肉桂3 g。功效：疏风散寒、化湿止痛。主治：牙髓病之邪犯阳明，痰湿上蒸证。用法：每日1剂，水煎，早晚温服。

（二）潜阳封髓丹加减

附子30 g，肉桂、砂仁、黄柏各10 g，乌梅15 g，骨碎补20 g，甘草6 g。功效：坚阴伏火，治标止痛。主治：少阴阳虚，阴气上浮、肾火妄动而致梦遗失精之症。用法：上方用开水入乌梅与附子同煎至附子不麻，再入余药煎沸10 min左右，1日内分5次服完。1剂痛止而愈。

（三）川芎茶调龙胆汤

泽泻、车前子、刺通草、黄芩、柴胡、黄栀子、生地黄、当归、龙胆、茶叶、细辛、甜草根、防风、白芷、川芎、羌活、荆芥各15 g。功效：清热解毒、滋阴降火、消肿止痛。主治：牙痛。用法：每日1剂，每剂水煎取汁液300 mL，每次服100 mL，每日3次。

（四）八味牙仙丹加味

生地黄、玄参各30 g，当归、牡丹皮、防风各10 g，薄荷、升麻、灯心草各6 g。功效：消肿止痛、滋阴降火、清热解毒。主治：牙痛。用法：每日1剂，水煎取汁300 mL，分为2份，早晚温服。连服6～9剂。加减：将牙痛部位分为6类，右下臼疼痛者，加用桔梗10 g、黄芩12 g；右上臼疼痛者，加用羌活10 g；下庭四齿疼痛者，加用知母、黄柏各10 g；上庭四齿疼痛者，加用麦冬、黄连各10 g。

（五）玉女煎加减

生石膏、生地黄、熟地黄、白茅根各30 g，知母、天冬、麦冬、茜草各10 g，牡丹皮、赤芍、牛膝各15 g。功效：滋阴降火，缓急止痛。主治：胃热阴伤所致的虚火牙痛。用法：每日1剂，水煎，每日3服。

（六）补阳还五汤合牵正散加减

黄芪30 g，当归、地龙、桃仁、禹白附、僵蚕、荆芥、防风、白芷各10 g，赤芍、川芎各15 g，红花、全蝎、甘草各5 g，柴胡、黄芩各12 g。功效：补气活血通络、祛风化痰。主治：顽固性牙痛。用法：3 剂，1 日 1 剂，每剂浓煎取汁 600 mL，1 次 200 mL，1 日 3 次。

（七）瓜蒌薤白汤

瓜蒌 20 g，法半夏、党参、丹参、茯苓各 15 g，当归、川芎、薤白、桃仁、红花、枳壳、白术各 10 g，车前子 12 g。功效：调畅气血。主治：心源性牙痛。用法：1 剂/d，另加苏合香丸，2 丸/d，早晚分服。

（八）加减赭石汤

赭石（轧细先煎）、怀牛膝、生地黄各 30 g，槟榔、香附各 10 g，白芷 3 g，甘草 5 g。功效：疏风散火止痛。主治：胃火牙痛、风火牙痛、肾虚牙痛。用法：将上药水煎 2 次，合并药液，1 日分早、中、晚 3 次服完，宜温服。

第三节　根尖周病

根尖周病是临床上常见的口腔科疾病，根尖周炎主要指的是牙齿的根部和其周围组织发生了慢性炎症改变，在叩击患者的牙齿或者是牙齿咬合的时候患者会出现牙齿疼痛症状。根尖周炎常见的病因有：牙髓组织大部或全部坏死时；或有细菌感染，引起根尖周组织发炎；牙齿受到急剧的外力撞击时，根尖周组织也受到猛烈的创伤因而造成根尖周炎；治疗过程中的医源性感染。

一、诊断标准

根据临床表现及检查患牙有无龋坏，深的牙周袋，牙齿松动度及叩痛可确诊。临床上按病程进展分为急性根尖周炎和慢性根尖周炎。

（一）急性根尖周炎

急性根尖周炎是发生在根尖周组织中的局限性急性炎症。其发病原因包括：牙髓炎涉及根尖周组织；牙髓坏死后的分解产物及毒素刺激根尖周组织；咬合创伤如夜间磨牙，不良修复体。

1. 诊断标准：

（1）有牙髓病史，外伤史以及不完善的牙髓治疗史。

（2）初期只轻微痛或不适，咬紧牙反而感觉舒适；继而自发钝痛，咬合痛，患牙浮起感。患者对患牙能准确定位。

（3）患牙可见龋坏，充填体，其他牙体硬组织疾患，牙冠变色或深牙周袋等；有程度不同的叩痛和松动。

（4）牙髓活力测验无反应，但年轻恒牙或乳牙可能在牙髓坏死前，炎症即扩散到根尖周，因而活力测验时有反应甚至疼痛。

2. 临床分型：临床可分为急性浆液性根尖周炎和急性化脓性根尖周炎。

（1）急性浆液性根尖周炎：初期无自发痛或仅轻微钝痛，主要为患牙咬合痛，有浮起感。若病情持续发展，浮起感加重，出现自发性、持续性较局限的疼痛。检查患牙有牙体疾病或牙冠变色，探诊牙髓无反应。叩诊有剧烈疼痛，根尖部牙龈有扪痛。

（2）急性化脓性根尖周炎：多由急性浆液期发展而来，也可由慢性根尖周炎转化而来。有自发性、持续性剧烈跳痛（搏动性痛），牙齿浮起感明显，不敢咬合。若病情发展，出现面部肿胀，伴乏力、发热等全身症状。检查可见牙齿有深龋或其他牙体硬组织疾病，牙髓活力实验无反应。

（二）慢性根尖周炎

1. 诊断标准：

（1）无明显自觉症状，有时咀嚼不适，既往可能有过疼痛和肿胀史。

（2）患牙可见深龋，充填体，其他牙体硬组织疾患，牙冠变色或深牙周袋等。

（3）叩诊不适或无叩痛，患牙一般不松动，有时有牙龈瘘管，偶见皮肤瘘。

（4）牙髓活力测验无反应。

（5）X线片显示患牙根尖周区有不同表现的X线透射区：慢性根尖脓肿型边界不清楚，呈弥散性不规则形态；根尖肉芽肿型边界较清楚，呈圆形；根尖囊肿呈圆形，透射程度更强的破坏区，边界白线清楚。该骨质破坏的X线透影区，可位于根侧面或（和）根分歧部位。慢性根尖周致密性骨炎表现为根尖部局限性的不透射影像。

2. 临床分型：

（1）根尖周肉芽肿：尖周病变区骨组织破坏，被肉芽组织所替代。肉芽组织中有淋巴细胞、浆细胞、巨噬细胞和少量嗜中性白细胞浸润，并有纤维细胞和毛细血管增生。肉芽组织的周围常有纤维性被膜及呈条索状或网状上皮增殖。患者一般无自觉症状，有时感觉咀嚼不适，咬合无力，叩诊时有异样感，牙可变色，牙髓活力试验阴性，根尖肉芽肿可维持较长时间相对稳定。

（2）根尖周脓肿或慢性牙槽脓肿：是局限于根尖周区的慢性化脓性炎症。脓液中主要是多形核白细胞和单核细胞，周围有密集的淋巴细胞和浆细胞。根尖周脓肿可穿过牙槽骨及黏膜形成牙龈窦道，或穿通皮肤形成皮肤窦道。一般无自觉症状，叩诊时有轻微疼痛，有反复肿胀史。

（3）根尖周囊肿：囊壁内层为完全或不完全的上皮衬里，外层为致密的纤维结缔组织包绕，囊腔中充满囊液，含丰富的胆固醇结晶。囊肿增大时周围骨质压迫性吸收，压迫邻牙致牙根吸收。通常无自觉症状，囊肿增大使颌骨壁变薄、隆起，扪诊有乒乓球样感。牙髓无活力。囊肿破溃感染可形成窦道。根尖周肉芽肿，尖周脓肿和尖周囊肿三者之间联系密切，可相互转变，有着移行的关系。急、慢性根尖周炎均可成为病灶，但牙齿一旦治愈，病灶随之被消除。

（4）致密性骨炎：是根尖周组织受到轻微、缓和、长时间慢性刺激后产生的骨质增生反应。

二、西医治疗

（一）药物治疗

1. Vitatapex糊剂：以注射器包装形式，能够将注射尖直接对根管予以充填，直到根尖位置即可。高强度下的注射压力能够将药物注射于根管内部所有位置，有助于药物发挥作用。且根尖囊肿、肉芽肿等炎性上皮，破坏性较强，易导致药性被吸收，而避免反复输送材料，能够有效防止细菌入侵。同时，该措施操作相对简单，与牙胶尖相配合，能够确保无缝线式充管，并且对于根尖周组织刺激性相对较小，有助于疾病预后。

2. 碘仿氢氧化钙糊剂：碘仿在溶解后，释放的游离碘能够将细菌产生的氧化物有效杀灭，有利于根尖周组织的有效修复。氢氧化钙具有较强的X线阻射功效，其pH值为9～12，能够与酸性炎症物质中和，对于根管内一系列细菌具有强大的杀伤功效；同时，氢氧化钙具有良好的可吸收性、生物相容性，不会对乳牙牙根吸收造成干扰，炎症反应发生率较低，利于缩短病程，有效规避了药物、机械刺激造成的疼痛反应，提升了治疗效果。

3. 盐酸米诺环素软膏联合甲硝唑膜：盐酸米诺环素软膏对多种菌群都有较好的抑制效果，比如放线菌、革兰氏阴性厌氧菌等，除此之外，还具有降低胶原酶活性及防止组织坏损等作用，可以与Ca^{2+}、Zn^{2+}等物质相结合。由于此些物质均为胶原酶活化所需要的，因此，能够抑制细菌，减少其与中性粒细胞之间的融合，削弱胶原酶的运动活性。甲硝唑为其主要成分，能够最大限度地杀灭厌氧微生物，抑制细菌脱氧核糖核酸合成，最终达到抑制细菌生长的目的，直至将其杀灭。两种药物合用来治疗牙周炎，不良反应发生率不会增加，且安全性更高。

（二）半导体激光

可以使血管壁通透性得到显著降低，对组织内镇痛物质的释放还有促进效果，对局部肌肉紧张可以起到缓解效果，使局部组织代谢和血液循环给予相应的改善，降低致痛物质浓度，以达到强力镇痛的目的。

（三）手术治疗

1. 开髓引流：急性期应打开髓腔、拔除根髓，保证根管通畅，使炎症物从根管得到引流，开髓后在根管口可放置松软的棉捻以利引流。若为骨膜或黏膜下脓肿，还应切开脓肿处的粘骨膜以使脓液引流。

2. 根管治疗：主要治疗步骤为清理、消毒和填充，采用机械方法和化学方法相结合的方式，完全清除根管腔内的感染源，然后使用糊剂、牙胶等对患者根管进行填充，封闭残留微量细菌，阻断感染途径，进而实现对根尖周病变的修复和预防。目前临床常用的口腔根管治疗有多次根管治疗和一次性根管治疗，以一次性根管治疗为主。

3. 根尖刮治术：常在难治性慢性根尖周炎疾病中使用，尤其是根尖周病变没有痊愈、大型根尖囊肿等患者，效果良好。其主要是利用手术将根尖部感染病灶、肉芽组织及炎症组织彻底地清除。其次，在手术过程中只将周边组织清除，不会影响根尖，使患牙原本长度保留，不会对患者预后咀嚼功能及稳固程度造成影响。

三、中医临床思维

（一）中医病名及病因病机特征

根据根尖周炎的临床表现不同，相当于中医学中的不同病证，如以牙痛剧烈为主者，相当于“牙痛”；如以肿胀、溢脓，相当于“牙痈”；外因多为感受风寒、风热病邪而致病。《诸病源候论》曰：“阳明脉虚，不能荣于齿，为风冷所伤，故疼痛也。”《圣济总录》曰：“手阳明脉虚，风冷乘之而痛者谓之风痛。”《普济方》曰：“夫齿之为痛者五，一曰风热；……风气袭虚客于齿间，乘于血气，故令龈肿，热气加之，脓汁遗臭，此风热之为齿痛。内因胃火素盛，又嗜辛辣香燥，生热化火。抑或素体阴虚内热，上灼牙龈。”《灵枢》曰：“齿痛，不恶清饮，取足阳明。”《杂病源流犀烛》曰：“有牙痛后颊车穴闭，口不能张，有体属阴虚内热，脉细数上出，其病在络，药饵一时难效。”本病病机可归纳为感受外邪、素体热盛、阴虚火旺，不荣齿痛。

（二）辨病辨证及治疗特征

本病常分为以下 3 型。风热外袭：表现为牙痛较剧，起病迅速，阵发性胀痛，尖锐疼痛，齿龈腥红肿胀，得冷痛减，受热痛剧，可伴发热、畏寒，舌尖红，苔薄黄，脉浮数，治以疏风清热，泻火解毒；风寒外袭：表现为牙齿遇冷疼痛，牙龈但红不肿，遇热痛减，伴恶寒，无汗。舌苔薄白，脉浮紧，治以疏风散寒，活络止痛；胃火上蒸：牙龈红肿痛、出血、出脓，口臭，烦渴多饮或喜冷饮，多食易饥，大便秘结，舌质红，苔黄厚，脉洪大或滑数，治以清热泻火，消肿止痛，选用清胃散加减；阴虚内热：表现为牙齿隐痛，牙龈微肿，牙齿浮动，咬物无力，牙龈萎缩，午后疼痛加重，舌红少苔，脉细数无力，治以滋阴益肾，降火止痛，选用六味地黄丸加减。

本病的治疗主要有外治法：枯矾 10 g，生晒参 2 g，丁香油适量。上述前两种药物在无菌条件下研磨成细粉末，加入适量氧化锌、丁香油配成 100 mL 糊剂，装入深色广口瓶，髓腔封药。

根尖周炎牙痛中医治疗具有简单、见效快、痛苦小等特点，但对于不可逆牙髓炎、牙髓合并牙周炎等引起的疼痛，则需要结合西医治疗方法才能达到治疗目的。牙痛虽有多种证型，但一般以肾阴不足，虚火上炎或胃火上蒸、感受风热为多见，中医认为齿为骨之余，属肾，足阳明经络于上龈，手阳明经络于下龈，故牙痛证多从此三经掌握治疗。中医认为，肾主骨，齿为骨之余，肾主齿，精盛则齿坚，肾虚则齿动，肾衰则齿豁，又足阳明胃之脉络贯络于上齿龈，手阳明大肠之脉贯络于下齿龈。故牙痛临床上尤以肾阴不足，虚火上炎及胃火偏盛或风热为多见，因此齿龈牙梢之疼痛，当责之于足少阴肾经，足阳明胃经，手阳明大肠经。故滋肾阴，清胃（肠）火作为临床治则最为恰当。临床上能正确运用中医辨证施治方法以治疗牙痛，常能取得较好疗效。

（三）药物选择

清代吴仪洛云：“少阴不足，阳明有余致牙痛失宣。”认为牙痛不外肾阴不足和阳明火热。具体分析了 63 例牙痛医案，发现治疗牙痛的常用中药配伍大致可分为两大核心方剂，即以浙贝母、赤芍、连翘、金银花、蒲公英、菊花进行配伍的组方和以石膏、知母、生地黄、牛膝、牡丹皮为主进行配伍。从两组中药功效分析，不难看出第一核心组方适用于风火牙痛，第二核心组方则适用于肾阴虚牙痛。分析结果与中医理论非常吻合，且给出了两大类治疗的核心组方，方便临床选用。从医案的关联规则分析还可了解到：四诊信息、病因、证候和中药之间具有较好的关联性，如除核心组方的药物与阳明火热证的四诊表现相关外，有证候相关性不大的症状出现则会加入相应药物，如咳嗽加枇杷叶、头痛加栀子；再如证候中的胃火炽盛证大多用赤芍，肾阴虚则用知母。

四、名医经验

（一）侯士良经验

侯士良重用玄参治疗牙痛、咽痛、咳嗽、中风、戒烟综合征等多种疾患，他指出："齿为骨之余"，"肾主骨"，足阳明胃之经脉络于龈中，所以齿与肾、龈与胃关系最为密切。

（二）郑陶万经验

郑陶万芨认为牙痛多属热象，实者当清肝泻胃，虚者宜滋阴降火。基本方为白芷、白芍各 15 g，生地黄、地骨皮、石斛、骨碎补各 30 g，牡丹皮、黄芩各 10 g，细辛 3 g，乳香、没药各 5 g。方中白芍、生地黄、地骨皮、石斛滋阴泻火，黄芩、牡丹皮清热解毒，白芷祛风消肿止痛。

（三）王权经验

王权述：从脏腑经络来讲，齿为骨之余，而肾为先天之本，主骨生髓，故齿乃肾所主；牙龈属胃，阳明经络循之，而阳明为多气多血之腑，病多火热实证；少阴多为阴亏虚证之脏，故其临床多见肾真阴不足，不能濡润于胃，胃汁枯竭，胃火循经上攻所致。其以火盛、阴虚相因为病，但总以火盛为主。其临床辨证要点为牙龈红肿疼痛，齿衄，口臭，烦渴，小便黄赤，舌红苔黄，脉象数大。

（四）朱南英经验

朱南英述：《咽喉脉症通治·牙痈》云："此症因劳心过度，或食热毒等物，鼓动阳明胃火为于牙根。"本方以生石膏清胃火之有余为主药，生地黄、玄参滋肾水之不足为辅药，二药合用，是清火而又壮水之法；黄泻火解毒，协助生石膏清胃火；玉竹、全蝎止痛，炒升麻载诸药上行以达病所。

（五）白晓东经验

白晓东述：牙痈一证以牙痛，齿根红肿溢脓，甚则腮肿焮热，咀嚼困难为特征。多因阳明胃经火毒郁而不宣，上攻牙龈所致，一般以清胃火为正治法。但也有牙痈肿势散漫，脓色浅淡，且经清热解毒治疗无效，故应另辟蹊径。方取阳和汤温补通滞，散寒祛痰，加蒲公英、地黄寒温并用，以清寒中之火。凡寒性脓疡等证均可用之。但临床运用时，必须严格遵守其配伍剂量，重用熟地黄，而少佐姜桂、麻黄等辛温之品。若症见高热烦渴、腹满便秘等症，乃实火为患，则非本方所宜。

（六）朱进忠经验

朱进忠善于应用中医理论指导临床实践，在临床医疗中处处体现出整体观念、辨证论治的原则。朱进忠认为没有固定的病固定的方，只有固定的证固定的方。牙痛亦一样，虽然患者主诉牙痛，但须根据个体不同、兼症不同、舌脉不同而采用不同的方剂，才会收效明显。因此临证时，在重视患者主诉的同时，必须注意兼证，注意"独处藏奸"，把患者作为一个整体，尽可能用一元化的观点来解释所有症状，随证施治，不可头痛医头，脚痛医脚，丢弃中医的根本。

五、名方推荐

（一）虎杖清胃散

虎杖根 15 g，炒黄连 6 g，升麻、炒牡丹皮各 10 g，炒当归、炒生地黄各 12 g。功效：清利湿热。主治：慢性根尖周炎之脾胃湿热证。用法：每日 1 剂，早晚餐后服用，2 周为 1 个疗程，连续用药 2 个疗程。

（二）清胃散加减

石膏 30 g，当归、牡丹皮、生地黄各 12 g，黄连、升麻、甘草各 6 g。功效：清热解毒。主治：慢性根尖周炎。用法：每日 1 剂，煎成药液 400 mL，分早、中、晚 3 次服用，服用 3 个疗程。加减：口渴、便秘加玄参、大黄、麦冬；口臭溢脓加黄芩、蒲公英；牙龈易出血加小蓟；牙松动加桑寄生以益肾固齿。

（三）知柏地黄汤加味

知母、黄柏、茯苓、山药、山茱萸、牡丹皮、白芍各 15 g，泽泻 12 g，熟地黄、地骨皮各 20 g。功效：滋补肾阴、滋阴降火。主治：根尖周炎之阴虚火旺证。用法：每日 1 剂，加适量水浸泡 30 min，文火煎 30 min，取汁 500 mL，每日分 2 次温服。15 d 为 1 疗程。加减：口臭伴大便秘结加黄连 5 g，当归 10 g；齿浮动、腰酸乏力加桑寄生 15 g，杜仲 15 g；心烦失眠，口干加黄连 5 g，酸枣仁 20 g。

（四）牛黄清胃丸加减

生地黄 15 g，牡丹皮、黄连、当归各 9 g，连翘 12 g，白茅根、藕节、甘草各 6 g。功效：清胃泻火。主治：慢性根尖周炎之胃火炽盛型。用法：水煎服，每日 1 剂，疗程 3～5 d。

（五）补中益气汤加减

黄芪 15 g，党参、白术、当归、鸡血藤、枸杞子各 10 g，炙甘草、陈皮各 6 g，升麻、柴胡各 3 g。功效：调补气血。主治：慢性根尖周炎之气血不足型。用法：水煎服，每日 1 剂，疗程 3～5 d。

（六）玉清煎

知母、麦冬、怀牛膝、玄参各 15 g，石膏 30 g，生地黄、牡丹皮各 12 g，黄连、升麻各 6 g，当归 10 g，细辛 3 g。功效：凉血消肿止痛。主治：根尖周炎。用法：每日 1 剂，水煎，分早晚 2 次服。

（七）龙胆泻肝汤加减

龙胆、黄芩、栀子、知母、黄柏各 10 g，柴胡、甘草各 6 g，车前子 15 g，细辛 5 g，蒲公英 30 g。功效：清肝火止痛。主治：根尖周炎之肝火上炎证。用法：水煎服，每日 1 剂，服药 3 剂。

（八）滋肾活血方

黄芪 30 g，熟地黄、山药、桃仁各 12 g，山茱萸、菟丝子、赤芍各 9 g，当归、泽泻、甘草各 6 g，丹参、牡丹皮各 15 g。功效：滋肾活血。主治：根尖周炎之肾虚血瘀证。用法：1 剂/d，分 2 次口服，每疗程 1 周，连续服用 4 个疗程。

（十）六神丸

珍珠粉、犀牛黄、麝香各 4.5 g，雄黄、蟾酥、冰片各 3 g。功效：清热解毒，消炎止痛。主治：急性化脓性根尖周炎。用法：口服。一日 3 次，温开水吞服；1 岁每服 1 粒，2 岁每服 2 粒，3 岁每服 3～4 粒，4～8 岁每服 5～6 粒，9～10 岁每服 8～9 粒，成年人每服 10 粒。

第四节　牙龈炎

牙龈炎（gingivitis）是一种感染性疾病，主要感染原为堆积在牙颈部及龈沟内的牙菌斑中的微生物。菌斑微生物及其产物长期作用于牙龈，引起机体的免疫应答反应，首先导致牙龈的炎症反应。牙龈炎的病变局限于牙龈上皮细胞和结缔组织内。其临床表现包括牙龈出血，牙龈的颜色、外形、质地均可能发生改变。

一、诊断标准

（一）慢性牙龈炎的诊断标准

根据病史及口腔卫生状况，牙龈色、形、质的改变，牙周附着情况，龈沟探诊深度和探诊出血，龈沟液量增多和无牙槽骨的吸收等主要临床表现可诊断。

（二）青春期牙龈炎的诊断标准

患者处于青春期，且牙龈的炎症反应超出了局部刺激物所能引起的程度，即牙龈组织的炎症反应较强。

（三）妊娠期牙龈炎的诊断标准

育龄妇女的牙龈呈现鲜红色、高度水肿、肥大，且有明显出血倾向，或有龈瘤样表征，应询问其月经情况，了解是否妊娠。若已怀孕，便可诊断。

二、西医治疗

（一）慢性牙龈炎治疗

1. 去除病因：慢性牙龈炎是最常见的牙龈病，其病因明确且无深层牙周组织的破坏，通过洁治术彻底清除菌斑、牙石，消除造成菌斑滞留和局部刺激牙龈的因素；对于牙龈炎症较重的患者，可配合局部药物治疗，常用的局部药物有1%～3%过氧化氢溶液、0.12%～0.2%氯己定以及碘制剂。另外甲硝唑可改善局部菌群失调，恢复动态平衡，从而控制慢性龈炎，最大限度减轻患者身体的疼痛及心理的负担，其中盐酸米诺环素软膏是一种较常用的药物，其为缓释型抗生素，可以在局部保持较高的药物浓度，组织穿透力强，能有效抑制细菌的生长。

2. 手术治疗：对于少数牙龈纤维增生明显、炎症消退后牙龈形态仍不能恢复正常的患者，可施行牙龈成形术。

3. 建立良好的口腔卫生习惯，定期检查，防止复发。

（二）青春期牙龈炎治疗

因青春期牙龈炎的患者年龄为11～17岁，依从性差别较大，很多方面需要家长的指导和督促。我国目前口腔预防保健意识虽逐步增强，但有些家长自身缺少足够的重视也会误导他们的子女，他们的口腔清洁状况不容乐观，传统洁治术后效果欠佳甚至加重。在此类影响因素下，单靠口腔洁治术治疗效果肯定难以令人满意，因此建议青春期牙龈炎的患者必须定期复查，对其进行充分的口腔卫生宣教，正确的巴氏刷牙方式；良好的咀嚼习惯；使用牙线、牙间刷清理牙齿；并加以简单且易于自行操作的局部药物治疗。

（三）妊娠期牙龈炎治疗

妊娠期牙龈炎的治疗原则：强调口腔卫生指导及对症处理，必要时在孕中期（孕16～28周）给予牙周基础治疗。初诊时的口腔卫生指导，能够让孕妇掌握正确的菌斑控制方法，是治疗妊娠期牙龈炎的第一步，也是维持治疗效果最为重要的一步。牙周基础治疗通常在孕中期进行，治疗前应全面了解患者的全身状况，包括既往病史、血常规和凝血功能、血糖水平及孕期反应等。可根据具体情况进行一次或分区牙周基础治疗，操作应轻柔，避免不必要的软组织损伤。可酌情给予局部抗菌类含漱液，例如：复方氯己定含漱液，但应尽量避免使用全身药物治疗。

三、中医临床思维

（一）中医病名及病因病机特征

牙龈炎属于中医“牙宣”“牙衄”的范畴，其主症为齿龈肿痛或萎缩，牙齿松动，牙根袒露，齿缝流血或渗脓汁等。本病病因病机包括①胃火积盛：患者素体热盛，加上过食辛辣厚味之品，导致胃肠积热，久之蕴而化火，胃经上绕齿龈，其火循其经上扰齿龈，所谓“人身之火，唯胃最烈”，胃火冲于齿龈之间，气血阻滞，不通则痛，引起牙龈红肿疼痛不适，邪热灼伤齿龈脉络，则见溢血；胃热炽盛，浊气上冲，故口气臭秽。②肾阳不足：肾虚牙宣的发病机制主要为虚火上炎，一者阴精亏虚，无以制阳导致阴虚火旺；二者命门火衰，群阴逼迫真阳浮越于上。当肾阳虚衰或阴寒内盛，真阳被群阴相逼而外越，浮越至上不能归根而致“上热下寒”之证，虚火上犯齿龈，故牙龈肿痛；齿为骨之余，元阳不足，故还常伴随牙龈松动、畏寒等症。③营卫失和：营卫之气源于中焦脾胃，当中焦脾胃功能失调，营卫不和，可致气血壅滞于齿龈而引起牙龈肿痛，此类牙龈炎多伴有自汗等营卫失和的表现。

（二）辨证及治疗本病常分为以下 3 型

①胃火上蒸型：牙龈红肿痛、出血、出脓，口臭，烦渴多饮或喜冷饮，多食易饥，大便秘结，舌质红，苔黄厚，脉洪大或滑数，治以清热泻火，消肿止痛，方用清胃散加减；②肾阴亏损型：牙齿疏豁松动，牙龈溃烂萎缩，牙根宣露，溃烂边缘微红肿或头晕，耳鸣，手足心热，腰痛，舌质微红，少苔，脉细数，治以滋阴补肾，益髓坚齿，选用六味地黄汤加减；③气血不足型：牙龈萎缩颜色淡白，牙根宣露，牙齿松动，咀嚼无力，牙龈经常渗血，面色发白，畏寒倦怠，头晕眼花，失眠多梦，胃呆纳少，舌质淡，苔薄白，脉沉细，治以调补气血，养龈健齿，方选八珍汤加减。

本病的治疗多以外治法为主：冷水漱口，取血遇冷则凝之理。醋含漱，取酸可收敛之理。《血证论》云："百草霜掺，加灰散糁取血见黑则止。"血余炭有止血之功。外用百草霜、龙骨、炒盐为末，敷之有效。《本草衍义》云：齿龈中多血出，常以盐汤漱，即已。"益齿走血之验也，以盐水揩牙有良效。"

四、名方推荐

（一）知柏地黄汤

知母、黄柏、山茱萸各 10 g，熟地黄、女贞子、山药各 15 g，墨旱莲、牡丹皮、金银花各 12 g，泽泻 6 g，灯心草 3 g。功效：滋阴泻火固表。主治：肾阴不足、阴虚火旺之病症。用法：1 剂/d，水 2 碗半煮取八分，渣两碗煮取七分，早晚各 1 次。

（二）甘露饮加减

生地黄 30 g，熟地黄、天冬、麦冬、石斛各 12 g，白茅根、茵陈各 15 g，枳壳、甘草、川牛膝、黄芩各 10 g。功效：滋阴降火止痛。主治：顽固性牙龈炎所致之牙龈发红、出血。用法：每日 1 剂，水煎取汁 350 mL，分早晚 2 次温服。连续服用 4 周。加减：牙龈肿痛明显者，加生石膏 45 g、牡丹皮 10 g；便秘者加大黄 10 g；口臭者加茵陈至 30 g；牙齿松动者加山茱萸 10 g。

（三）清胃散

生地黄、当归身、黄连、牛膝各 6 g，牡丹皮、升麻、玄参、蒲公英、桑寄生各 9 g。功效：清胃养阴，泻火消肿。主治：胃热上蒸型牙周炎。用法：1 剂/d，水煎分 2 次服（第 1 次含漱 5～10 min 后咽下）。

（四）升葛汤

升麻 6 g，葛根 15 g，赤芍 12 g，牛膝、生地黄、麦冬、枸杞子各 9 g，墨旱莲 20 g。功效：清泻胃热，益气养血。主治：牙宣病。用法：每日 1 剂，水煎取汁 400 mL，分 2 次口服。7 d 为 1 个疗程。加减：胃火炽盛加石膏、知母、黄芩、栀子、黄连；肾阴亏虚加何首乌、黄精、龟甲、山茱萸；气血亏虚加当归、黄芪、龙眼肉、熟地黄。

（五）石麦汤

生石膏 30 g，知母、麦冬、两面针各 15 g，（咸）竹蜂 6 只，甘草 5 g。功效：清热泻火、养阴降火、杀虫止痛。主治：牙龈炎。用法：每日 3 餐后和晚睡前用清水刷牙后使用石麦汤漱口，每次 20 mL，反复含漱 3 min，每次含漱后，至少 2 h 内不喝水，不吃食物，不用清水复漱，以尽量延长药效，10 d 为 1 个疗程。

第五节　牙周炎

牙周炎是影响牙齿支持组织（牙龈、牙周膜、牙槽骨和牙骨质）的一种慢性感染性疾病，微生物侵犯牙龈、牙周膜和牙槽骨，引发牙周附着丧失和牙槽骨吸收，严重时会导致牙齿的松动，甚至脱落。牙周炎可分为慢性牙周炎（chronic periodontitis）、侵袭性牙周炎（aggressive periodontitis）、反映全身疾病的牙周炎和坏死溃疡性牙周炎等类型。其中慢性牙周炎是临床上最为常见的一类牙周炎，约占牙周炎患者的 95%。而作为牙周炎中的严重类型，重度牙周炎累及牙齿的咀嚼功能，而且研究显示，重度牙周炎与动脉粥样硬化、冠心病和脑卒中等心血管疾病显著相关，也与糖尿病、早产和低出生体重儿等事件密切相关。

一、诊断标准

（一）临床表现

牙龈肿胀、充血；刷牙、咀嚼、咬硬物时均可刺激出血。牙周袋形成。牙槽骨不同程度吸收，牙齿松动，自觉咬物无力，钝痛。牙根暴露的牙齿，当温度刺激时，会引起疼痛。急性炎症发作时多出现牙周脓肿，患处跳痛，叩痛明显。脓肿可出现在多个部位，伴淋巴结肿大、压痛，口臭，全身发热等。有时炎症病变沿着侧支根管或根尖孔进入牙髓则出现牙髓炎的症状。病变波及多根牙的根分叉区，可继发根分叉病变。

（二）实验室及其他检查

1. X线片检查：X线显示牙槽骨吸收。成人牙周炎的主要特征是水平型吸收。伴咬合创伤者，可显示垂直型（角）骨吸收。硬骨板不完整或消失，牙周膜间隙增宽。

2. 特殊检查：为诊断和鉴别不同类型的牙周炎，还可开展菌斑细菌种类、龈沟液中细胞因子、炎性介质及特定酶含量等检测。

二、西医治疗

牙周病治疗的目的在于消除病变，恢复牙周组织的生理形态和功能。多为综合治疗，临床上要针对病情制订系统的治疗计划，有计划按步骤地进行治疗。一般分4个阶段进行，第一阶段为基础治疗，目的在于去除局部刺激因素，消除或控制炎症；第二阶段主要包括牙周手术及牙周固定；第三阶段为永久修复和巩固治疗；第四阶段为维护治疗阶段。

（一）一般治疗

1. 去除局部刺激因素。主要包括龈上洁治、龈下刮治、咬合调整、去除不良修复体、极度松动牙拔出等。

2. 药物涂布。在局部洁治术后牙周袋内涂布消炎收敛药物，常用药物有碘甘油、复方碘液、碘酚、硫酸乙醚（溶脓素）等。

3. 含漱治疗。常用0.1%洗必泰液，或3%过氧化氢液，或复方氯己定含漱液，每日含漱3次，每次含漱1 min以上。

（二）药物治疗

全身可适当应用抗生素，如螺旋霉素、青霉素等，并加服甲硝唑，或替硝唑、糠甾醇等。甲硝唑每次0.2 g，每日3次，7 d为1疗程；糠甾醇片每次160 mg，每日3次。

（三）牙周手术及永久修复

主要包括牙龈成形术、翻瓣植骨术、骨成形术、松动牙固定、缺失牙永久修复等。

三、中医临床思维

（一）中医病名及病因病机特征

牙周炎近似于中医的“牙宣”“齿衄”“齿根宣露”“齿牙根摇”“齿挺”，其中“牙宣”这一说法最为广泛使用，牙宣病位在齿龈，但却与肾、脾胃、大肠等脏腑功能密切相关，中医对牙周炎的病因病机认识由来已久，《灵枢·经脉》中记载：“骨不濡则肉不能著，骨肉不相亲则肉软却，肉软却故齿长而垢”，这一说法详细地概括了牙周炎的症状为牙龈萎软，齿根显露，牙齿动摇，牙垢形成等，并将病因归结为肾精不足，牙龈失于濡养，后世医家多在此基础上发挥，如《医学入门》：“齿龈宣露动摇者，肾元虚也。”《景岳全书》云：“肾衰则齿豁，精固则齿坚。”《医方考》云：“肾主骨，骨枯则不能固齿，皆将肾虚精衰作为齿宣的重要病机。”又《血证论·齿衄》云：“牙床尤为胃经脉络所绕，故凡衄血，皆是胃火上炎，血随火动。”认为齿衄的发生与胃火密切相关。《疮疡经验全书》卷一云：“牙宣，谓脾胃中热涌而宣露也。此证牙齿缝中出血。上牙属脾，下牙属胃。”提出牙宣而血出，是脾胃热涌，并提出上下牙分属脾、胃这一观点。《医宗金鉴》卷六十五：“牙宣初起肿牙龈，日渐腐颓久露根，恶热恶凉当细别，胃经客热风寒侵。”认为牙宣有新久虚实之分，且外感风火为牙宣的重要病因。综上，火热与虚损为牙宣病的主要病机，而气血瘀滞贯穿于整个病机之中。其中火热当分虚火与实火，虚损当分气血亏虚与肾精亏虚。

（二）辨病辨证及治疗特征

中医对牙宣病的治疗包括内治法与外治法，以内治法为主，辅用外治药物，主要治法为扶正祛邪，活血化瘀，补气养血和益肾填精。对于牙宣病的辨证分型目前尚未形成统一标准，其中较为医家广泛认可的内治法分型有以下三种证型：肾阴亏虚证、胃火上燔证和气血不足证。

主要治法为扶正祛邪，活血化瘀，补气养血和益肾填精，其中肾阴亏虚证的主证为齿龈动摇，牙龈肿烂，齿根外露；次证为头晕乏力，腰酸耳鸣，五心烦热；舌脉见舌质偏红，少苔，脉细数；治当补肾滋阴，益精固齿，如玉女煎加减。胃火上燔证主证为牙龈红肿疼痛，或有出血溃脓；次证见渴喜冷饮，消谷善饥，口臭便秘，小便黄；舌脉见舌质淡红或猩红，苔白腻或黄腻，脉滑数；治以清胃泻火，消肿止痛，如清胃散加减。气血不足证主证为齿龈色白无华，时有渗血，牙齿松动；次证见面色少华，喜温恶寒，头晕乏力，气短懒言；舌脉为舌质淡白，苔薄，脉沉细；治则：补气养血，充龈固齿，如十全大补汤加减，另可根据病邪性质，气血瘀滞程度等随症选用银翘散、羌活附子汤、加减平胃散、桃仁红花煎、柴胡疏肝散、六味地黄汤等等。外治法则有擦药、涂药、贴敷、含漱、揩牙、刷牙等多种方法，可选用当归散、地黄散、地黄膏、三物膏、槐枝散、牙药康香散、遗山牢牙散、香椒散、蒺藜汤、青黛散、密陀僧散、小蓟散等等。

对于牙周炎患者，西医重视局部病因，多采用口服抗菌消炎药物和局部牙周手术以及局部上药等，并重视和强调口腔的卫生维持。如果单用消炎药物，常常不能取得令人满意的效果，尤其是全身用药会产生较多的副作用。中医认为五脏六腑通过经络联络于口腔，因口腔的变化可以反映出人气血盛衰之变化，因此重视全身脏腑气血的调养，是中医治疗牙周病的一大特色，中医治疗牙周炎以清胃泻火，补益脾肾为基本治法，随全身症状加减用药。牙周炎也常伴于其他复杂疾病，如血液系统肿瘤，长期的慢性牙周疾病也可能引发贫血、低蛋白、免疫力低下、其他系统感染等疾病，这些疾病又可能进一步加重牙周炎的症状，或迁延不愈，多次复发，因此在合并多个复杂疾病的治疗时应注重病情轻重缓急，急则治标，缓则治本。

（三）药物选择

牙周炎内治可选用中药：升麻、生地黄、当归、熟地黄、牡丹皮、石膏、牛膝、羌活、桃仁、红花、山茱萸、茯苓、麦冬、黄芩、黄连等。外治法可以选用：黄芩、生石膏、玄参、黄芩、黄连、牡丹皮、薄荷、天花粉、漏芦、骨碎补等。

四、名医经验

（一）熊继柏经验

熊继柏认为各种出血病证，辨证关键有两方面：一要辨虚实。血证无外乎虚实两端，实证为火盛迫血妄行，虚证为气虚不摄血。二要辨病位。尽管血证复杂，但是根据出血的部位，我们可辨清脏腑的病变部位。齿衄主要与胃、肾相关。临床上，胃火燔炽可导致齿衄（实火）；肾阴虚，虚火上炎也可以引起齿衄（虚火）。①实火。症状：齿衄，伴牙龈肿痛，口干，口苦，口臭，大便秘结，舌红，苔黄，脉数有力。治疗：方《医宗金鉴》清胃汤。②阴虚火旺。症状：齿衄，伴齿摇浮动，口干夜甚，手足心热，腰膝酸软，舌红，苔薄黄，脉细数。治疗：方用滋水清肝饮合二至丸。同时熊继柏认为治疗出血患者，急则止血，而止血最要紧的一步就是降火。凡是用于止血的药物一定要炮制。首需炒炭，可以加大止血作用，常用的几味特效止血药有：上部出血（衄血、咳血、吐血）有白茅根、茜草炭、藕节炭，还可用一点大黄；下部出血有地榆炭、侧柏叶炭、蒲黄炭。

（二）程文囿经验

程文囿认为齿衄，俗称牙齿出血，系指不因外伤而牙缝渗血之谓也。考其成因，大约有三：一为胃经实热，二为肾经虚火上炎，三为脾虚失统。根据上述病因，分别采用清理胃热、滋阴降火、健脾固摄等法治之。程文囿还强调治疗齿衄疾病应当审慎病机，准确辨证，又不应拘泥于古法，要重视药物性味，如使用清胃散时，用犀角替代升麻，程文囿认为犀角、升麻来源有动、植物之差异，犀角系血肉有形之品，借其通灵之性，此则非升麻所能代也。用犀角代替升麻，犀角性降，一方面可以清心肝之火，使火不升，一方面可以引血下行，归于经脉，达到热平血止的功效。

（三）刘政经验

刘政治疗齿衄时重视由肝郁气逆而引发的吐血、衄血及吐衄之证，认为肝郁化火，气机逆乱，以致血随气上，溢于脉外，治疗时应着重使用平肝降逆药物，并用凉血止血，滋阴生津之药，临证时强调用药需药少力专效宏，用药配伍严谨。擅用张锡纯秘红丹治疗出血性疾病，方用大黄、肉桂、赭石等加减变化，以大黄最善降胃凉血止血，肉桂最善平肝，引火归元，赭石平冲降胃最效，3 药合用，共奏降逆平肝、凉血止血之功。方中虽无专力止血之药，临证却止血效佳如神，全在降逆平冲，则气降血也降，上窍自然血止，降气实为止血之关键，犹釜底抽薪、澄源洁流之功。

（四）崔应麟经验

崔应麟认为齿衄指牙龈或牙缝出血，属于“血溢”范围，足阳明胃经循鼻外侧入上齿龈内，环绕口唇，下交承浆穴处；足太阴脾经上循咽喉，连于舌根，散舌下；手阳明大肠经其支者从缺盆上颈，贯咽颊，入下齿中，还出夹口环唇，与对称手阳明大肠经相交。由此可见齿龈与脾胃关系密切，衄血是阳络受伤而发病。阳明经热盛，阳络受损，至血溢脉外，发为衄血。在治疗上强调散胃脾积热，养肾阴真水，常以石膏、栀子、黄连清泻心脾胃积热，以防风、僵蚕、藿香升发之品以疏散脾中伏火，僵蚕气轻善浮，味辛能散，使郁滞不行之气得疏，以生地黄甘凉而润，清心凉血，达肾经以生津滋阴，肾水足则心火自降，又以淡竹叶甘淡寒，清心除烦，引热下行，使热邪从小便而出，兼用白术健脾益气，生化气血，复已伤之血。用药周到而不偏，无肆意戕伐之咎，可泻得和平公正。

（五）朱承汉经验

朱承汉认为临床常见血证可分为虚实两大证型，其所呈现的虚实两种证候，与病变部位的脏腑特性有关。血证的病因辨证，根据临床表现归纳为火热、气虚、血瘀 3 种。齿为骨之余（属肾），龈为胃络，齿衄大多为肾虚胃热，习用玉女煎为基本方施治。方中石膏、知母清肺胃之火，治阳明气有余之证；熟地黄、麦冬滋肝肾之阴，寓壮水制火之意；牛膝导热引血下行，以降上炎之火而止外溢之血。根据临床表现不同，随症加减，若木火上炎加黄芩；真阴不足加制女贞子、墨旱莲；相火妄动加肉桂引火归元；出血量多，酌加十灰散、白茅根凉血止血。

（六）唐宗海经验

唐宗海辨治齿衄有胃中实火型、胃中虚火型及肾虚火旺型，其中肾虚火旺型病机是阴虚，血不收藏。对于齿衄的症状，唐宗海在《仁斋直指方》“齿者，骨之所终，髓之所养，肾实主之。故肾衰则齿豁，精盛则齿坚，虚热则齿动”基础上，更加具体地描述齿衄肾虚火旺型常见症状有“齿豁血渗”或“睡则流血，醒则血止”（《血证论》）。在治疗上，唐宗海统以六味地黄汤加牛膝、天冬、麦冬、骨碎补、蒲黄以治之。对于其中上盛下虚，火不归元，尺脉微弱，寸脉浮大者，加肉桂、附子，补肾以引火归元。另外唐宗海还载有外治之法，如可用冷水漱口，取血遇冷则凝之义；或用醋漱口，取酸以收之之义；还可用百草霜搽或十灰散搽，取血见黑则止之义，并且还能清降其火，使火降则血液上逆之势亦下降。另外唐宗海指出用枯矾、五倍子、蚯蚓，同为末搽，能起到坚固牙齿的作用。

（七）管炎威经验

管炎威治衄重在辨证论治：实证以清热泻火、凉血为主；虚证以益气、养阴为主；若有瘀者，活血化瘀。管炎威认为齿衄，是血从齿缝或齿龈中渗出，渗出者易治，成衄证而猛流者难治。对于胃经实火的齿衄，管炎威用李东垣方清胃散或清胃汤（清胃散去当归，加生石膏、黄芩 6 味药组成），治脾胃湿热，中脘作痛，唇口肿痛，齿龈溃烂，痛引头脑，或恶寒发热，饮冷作渴，口舌生疮，或满面发热，大痛，喜寒恶热等症状。以黄连苦寒，直清胃腑之火；升麻升而能散，清热解毒；生石膏辛甘大寒，清热泻火，除烦止渴；黄芩苦寒，清热泻火，专治火毒炽盛迫血妄行，诸药共用，以达清升热降，消肿止痛之功效。

（八）汪廷元经验

汪廷元认为齿衄，又称牙宣、牙衄，是指血从牙缝中流出。手阳明入下齿中，足阳明入上齿中，又肾主骨，齿者，骨之所终也，故齿衄多责之阳明，少阴。中医临床多分为胃火炽盛型、湿热内盛型、气虚不摄型、阴虚火旺型。汪廷元认为胃中蕴热以致齿衄必先泻热，而非用清热寒凉之剂，以釜底抽薪之法，如大黄枳壳汤，用大黄泻热攻积，荡涤肠胃泻热，厚朴行气消胀除满，枳实下气开痞散结，陈皮、甘草理气和中，木通分消其热，且通利小便，诸药合用主要取其导热下泄之功。待热邪已出，再用滋阴清补之剂，药用熟地黄滋补真阴，填精益髓，生地黄养阴生津，天冬、麦冬滋阴清热，牡丹皮清泻相火、清热凉血，白芍药养血敛阴，龟甲滋阴潜阳，阿胶补血止血兼滋阴，等等。

五、名方推荐

（一）清胃汤

石膏（煅）12 g，黄芩、生地黄、黄连、升麻各 3 g，牡丹皮 4.5 g。功效：清泻胃火。主治：胃经实热之牙衄，血出如涌，口臭而牙不动。用法：用水 400 mL，煎至 320 mL，食后服。加减：若是明显的火旺，可以用大黄泻火，使火下行，凡出血严重者，应直接治标，如白茅根、茜草炭、藕节炭等。

（二）清胃散去升麻加犀角

生地黄、当归身、黄连（夏月倍之）各 6 g，牡丹皮 9 g，犀角（水牛角代）12 g。功效：清泻胃火。主治：胃火牙痛。用法：上药为末，都作一服，水盏半，煎至七分，去滓放冷服之。加减：若肠燥便秘，加大黄以导热下行；口渴饮冷，加石膏、玄参、天花粉以清热生津；胃火炽盛之牙衄，加牛膝导血热下行。

（三）秘红丹加味

大黄 6 g，肉桂 3 g，赭石 20 g。功效：疏肝行气，降逆止血。主治：肝郁多怒，胃郁气逆，致吐血、衄血及吐衄之证屡服他药不效者，无论因凉因热，服之皆有捷效。用法：每日 1 剂，水煎，分 2 次服。加减：可随症加用生地黄、白茅根、鸡内金、白芍、白术、藕节等。

（四）六味地黄汤加味

山茱萸、山药各 12 g，牡丹皮、泽泻、茯苓各 10 g，熟地黄、牛膝、天冬、麦冬、骨碎补、蒲黄各 15 g。功效：滋阴降火。主治：肾虚火旺型齿衄，齿豁血渗，睡则流血，醒则血止。用法：每日 1 剂，水煎，分 2 次服。加减：对于其中上盛下虚，火不归元，尺脉微弱，寸脉浮大者，加肉桂、附子，补肾以引火归元。

（五）泻黄汤合导赤散加减

栀子、生地黄、知母各 12 g，黄连、防风、白术、僵蚕、淡竹叶各 6 g，藿香 9 g，石膏 30 g。功效：清心泻火，凉血止血。主治：牙龈肿痛伴有出血。用法：每日 1 剂，水煎 400 mL，早晚 2 次温服。加减：若心火较盛，可加黄连以清心泻火；心热移于小肠，小便不通，可加车前子、赤茯苓以增强清热利水之功；阴虚较甚，加麦冬增强清心养阴之力；出血甚者，可加白茅根、小蓟、墨旱莲凉血止血。

（六）玉女煎加减

石膏、熟地黄各 15 g；麦冬、知母、牛膝各 12 g。功效：滋阴降火。主治：牙痛之胃热阴虚证。用法：上药用水一盅半，煎 7 分，温服或冷服。加减：若木火上炎加黄芩；真阴不足加制女贞子、墨旱莲；相火妄动加肉桂引火归元；出血量多，酌加十灰散、白茅根凉血止血。

（七）补肾清火方

地黄 24 g，山药、车前子、茯苓、牛膝各 12 g，山茱萸、泽泻、当归、牡丹皮各 9 g，桂枝 5 g，附子、黄连各 3 g。功效：滋阴降火。主治：慢性牙周炎之虚火上炎证。用法：温水煎服，每日 2 次。1 周为 1 疗程，持续给药 2 个疗程。加减：若脾胃蕴热，口气浊臭，大便干结，可加石膏、金银花、牡丹皮、升麻、黄芩；若肾阴不足，齿龈萎缩，耳鸣乏力，可加淫羊藿、补骨脂、丹参、知母；若气血不足，神疲乏力，龈色苍白，可加用当归、党参、白术、黄精、甘草等。

（八）益肾坚骨汤

熟地黄 15 g，杜仲 12 g，怀牛膝、补骨脂、关蒺藜、骨碎补各 9 g，天葵子 6 g，川黄柏、北细辛各 3 g。功效：补肾益气。主治：老年生理性肾虚质牙周炎。用法：水煎，分早晚服用，14 d 为 1 个疗程。

（九）牙周败毒饮

生石膏 30 g，生地黄 20 g，紫花地丁 15 g，黄芩、玄参各 12 g，大黄 6 g。功效：滋阴降火，补益气血。主治：急性牙周炎之气血不足、虚火上炎证。用法：水煎，每日 1 剂，早晚餐后服，1 周为 1 疗程。加减：若患者溢脓较多，可加用天花粉 20 g，皂角刺 9 g；若患者火热气盛，则加用山栀子 10 g、连翘 9 g；若患者牙龈肿胀较为严重，则加用夏枯草 9 g、连翘 12 g。

（十）清热抑菌软膏（外用）

取黄芩、黄柏、苦参、蛇床子、金银花、薄荷各等量放于无菌袋中混合碾压至碎末，过筛后将中药粉碎至眼膏药粉细度水平，加入植物油和凡士林，混合均匀制成清热抑菌软膏。用法：使用无菌干燥的一次性注射器抽取适量软膏注入牙周袋深处，充满为止，每周换药 1 次，以 4 周为 1 疗程。

第六节　复发性阿弗他溃疡

复发性阿弗他溃疡（RAU）又称复发性口腔溃疡，是最常见的口腔黏膜溃疡类疾病，调查发现至少 10%～25%的人群患有该病，在特定人群中，RAU 的患病率可高达 50%，女性的患病率一般高于男性。RAU 的好发年龄为 10～30 岁，溃疡疼痛明显，且反复发作，影响患者进食、言语、情绪，给患者的生活和工作造成了较大困扰。

一、诊断标准

（一）病因

RAU 病因不明。近年来大量研究证实免疫因素，尤其是细胞免疫应答在 RAU 的发病机制中起重要作用。其他诱因包括遗传、局部创伤、食物、药物、精神压力、内分泌、系统性疾病、感染、维生素或微量元素缺乏等。

（二）临床表现

一般表现为反复发作的圆形或椭圆形溃疡，具有“黄、红、凹、痛”的临床特征，即溃疡表面覆盖黄色假膜、周围有红晕带、中央凹陷、疼痛明显。溃疡的发作周期长短不一，可分为发作期（前驱期、溃疡期）、愈合期、间歇期，且具有不治自愈的自限性。

根据临床特征，RAU 可分为轻型、重型及疱疹型 3 种类型，如表 15－1 所示：

表 15－1　各型 RAU 的临床特征

RUA 分型	大小/mm	个数	持续时间/d	形成瘢痕	构成比/%
轻型	5～10	＜10	10～14	否	75～85
重型	＞10	≥1	＞14，可 1～2 个月或更长	是	10～15
疱疹型	＜5	＞10	10～14	否	5～10

注：RAU：复发性阿弗他溃疡

由于 RAU 没有特异性的实验室检测指标，因此 RAU 的诊断主要以病史特点（复发性、周期性、自限性）及临床特征（黄、红、凹、痛）为依据，一般不需要特殊的实验室检查。

二、西医治疗

（一）药物治疗

1. 局部用药：

（1）止痛药物：利多卡因凝胶、喷剂，苯佐卡因凝胶，苄达明喷雾剂、含漱液等。

（2）消毒防腐药物：氯己定含漱液，西吡氯铵含漱液，聚维酮碘含漱液，硼砂含漱液等。

（3）糖皮质激素：曲安奈德口腔糊剂，地塞米松软膏、喷雾剂、含漱液，泼尼松龙软膏，倍他米松含漱液，氢化可的松黏附片，氟轻松乳膏，丙酸倍氯米松喷雾剂、乳膏等。

（4）促进愈合药物：重组人表皮生长因子凝胶、外用溶液，重组牛碱性成纤维细胞生长因子凝胶、外用溶液等。

（5）其他局部制剂：氨来呫诺糊剂、口腔贴片，甘珀酸钠含漱液，环孢素含漱液，氨基水杨酸乳膏，双氯芬透明质酸酯凝胶等。

2. 全身用药：

（1）糖皮质激素：泼尼松、地塞米松、泼尼松龙等。

（2）免疫抑制药：硫唑嘌呤、环磷酰胺、甲氨蝶呤、环孢素等。

（3）免疫增强药：转移因子、胸腺素、丙种球蛋白等。

（4）生物制剂：干扰素-α-2a、粒-巨噬细胞集落刺激因子、前列腺素 E_2，肿瘤坏死因子拮抗剂，如阿达木单抗、依那西普、英夫利昔单抗。

（5）其他：沙利度胺、秋水仙碱、己酮可可碱等。

3. 中医中药：雷公藤总苷、冰硼散等，辨证施治方剂。

（二）物理治疗

激光疗法、超声波雾化疗法、微波疗法、毫米波疗法、紫外线疗法、达松伐尔电疗法、冷冻疗法。

（三）治疗方案

依据 RAU 的疼痛程度、溃疡的复发频率、临床分型，将 RAU 分为轻度、中度、重度，制定了以下治疗方案。

1. 轻度 RAU：若溃疡复发次数少、疼痛可耐受，则无需药物治疗；否则以局部药物治疗为主。

2. 中度 RAU：①溃疡的前驱期（出现刺痛、肿胀）：及时应用糖皮质激素终止其发展。②优先选择局部治疗：a. 局部应用糖皮质激素，如曲安奈德口腔糊剂（1∶1 in Orabase）、0.05 mg/5 mL 的地塞米松含漱液等；b. 局部止痛制剂。如利多卡因凝胶、喷剂，复方苯佐卡因凝胶，苄达明含漱液等；c. 局部抗炎制剂，如氨来呫诺糊剂、氯己定含漱液、聚维酮碘含漱液、复方硼砂含漱液等；d. 对重型 RAU 可行糖皮质激素病损局部黏膜下注射，如曲安奈德、倍他米松、地塞米松等。③较顽固的病例：可全身短期应用糖皮质激素，如泼尼松片，一般不超过 50 mg/d，推荐晨服，口服 5 d。

3. 重度 RAU：①局部治疗：同上。②全身治疗：选用糖皮质激素、硫唑嘌呤或其他免疫抑制药、沙利度胺等。③对免疫功能低下者（结合患者全身情况及免疫学检查结果综合判断）：可选用免疫增强药，如胸腺素、转移因子等。

（四）预防

营养均衡，注意休息，养成良好生活习惯，去除口腔局部刺激因素，保持口腔卫生等。

三、中医临床思维

（一）中医病名及病因病机特征

本病属于祖国医学“口疮”“口糜”“口疡”“口疳”等范畴，其病名最早见于《素问·气交变大论》："岁金不及，炎火乃行……民病口疮。"复发性阿弗他溃疡之病因病机可从外感和内伤两方面论述。口腔为肺胃之门户，外感六淫燥热毒邪，肺胃蕴热，火性炎上，发为口疮。《诸病源候论·口舌候》云："足太阴脾经也，脾气通于口，脏腑热盛，热乘脾气冲于口舌，故口舌生疮也。"平素嗜食辛辣之品、过度饮酒等损伤脾胃，内蕴化热，又五脏情志过极，郁而化火，火热循经上扰，熏蒸于口，热壅血滞，瘀热互结，而致口舌生疮。《丹溪心法·口齿》云："口疮服凉药不愈者，因中焦土虚，且不能食，相火冲上无制。"若素体阳虚，或过度劳倦，或久食寒凉，损伤脾阳，土不制水，虚火上扰而致口疮。脾阳不足，日久累及肾阳，或先天不足、房劳过度而肾阳亏虚，阴寒内盛，寒湿上渍口舌，寒凝血瘀，久致口舌生疮。《寿世保元·口舌》云：口疮，连年不愈者，属虚火也。口疮有虚火和实火之分，反复发作，多为虚火，素体阴虚，或久病伤阴，或过劳多思，耗伤真阴，虚火上炎为患。本病病因无外乎火、热、毒、瘀、湿、虚，多从外感、饮食、情志、劳倦、体质等多方面考虑。结合经络循行可知病位以心、脾、胃、肠、肝、肾为主，脏腑功能失调，经气不利，火热循经熏着于上而致肉腐失养，发为口疮。

（二）辨病辨证及治疗特征

本病的发病病因病机分为虚实两端，临床辨证，实证主要分为：心脾积热、脾胃湿热、肝胆热盛。虚证主要分为：脾胃气虚、阴虚火旺、肾阳不足、气血亏虚。实火的治疗以祛火为原则：清心泻火方选导赤散、泻心汤加减；清脾胃之热方选清胃散、淡竹叶石膏汤、泻黄散，脾胃湿热者可用藿朴夏苓汤，寒热夹杂者可选用甘草泻心汤；清利肝胆方选丹栀逍遥散加减，肝经湿热可用龙胆泻肝汤。虚证的治疗关键在于补虚：健脾养胃方选中益气汤、理中丸；滋养肾阴方选六味地黄丸加减；温补肾阳方选金匮肾气丸加减；气血亏虚，日久虚热内生，治则以补益气血、甘温除热，方选归脾汤之类补养气血，常合用参苓白术散加减本病反复发作，发病初以热郁不宣为主；溃疡逐渐愈合时以阳气郁遏为主；间歇时以阴不制阳为主，临证可分期论治。治疗发作期应宣散郁热、解毒疗疮，此时治疗用药不可一味清热泻火，火郁发之，应佐以温通之品，如：细辛、桂枝等，力戒寒凉之弊。溃疡后期用药宜加黄芪、党参、鸡血藤等甘温之品，健脾益气，养血生肌，促使溃疡愈合。间歇期宜以扶正为主，以滋养五脏、平衡阴阳为法，可选用补中益气丸、八珍丸、六味地黄丸、金匮肾气丸等使机体的气血阴阳达到相对平衡的状态，兼调饮食，慎勿燥热滋腻。

（三）药物选择

大数据挖掘表明清热药、补虚药、利水渗湿药、解表药、温里药为常选药物种类，清热药中以清热泻火、清热凉血、清热燥湿、清热解毒药为多，代表药为栀子、生地黄、黄连、连翘；补虚药中以补气药、补血药、补阴药的使用最为频繁，代表药为甘草、当归、麦冬；利水渗湿药中以利水消肿药最为常见，代表药为茯苓；解表药中为发散风热药最多，代表药为柴胡；温里药的代表药为干姜。中药使用频次依次为：甘草（其中生甘草使用率明显高于炙甘草）、生地黄、黄连、牡丹皮、茯苓、栀子、当归、白术、知母、党参、黄芩、黄柏、黄芪、山药、泽泻、淡竹叶、麦冬、石膏、柴胡、干姜、肉桂、附子等。所用药物药性以寒、平、微寒为主。药味以甘、苦、辛味。归经涉及的脏腑以胃经、心经、肺经、肝经、脾经和肾经为主，其中以胃、心二经最为多见。

四、名医经验

（一）王行宽经验

王行宽认为基于"虚、郁、热"的病机特点治疗复发性口腔溃疡的临证思路：口腔溃疡责之心脾积热，治当清心泻脾，方用导赤散合泻黄散、清胃散加减。以周期性反复发作为特点，乃正虚邪恋，若单从"火热"论治，施以清心泻脾之剂，往往收效甚微。此因火热伤阴耗气，致气阴两虚，正不胜邪，则反复发作。久病阴损，虚火上炎，遂生口疮。《圣济总录》所云："又有胃气弱，谷气少，虚阳上发而为口疮者"，王行宽认为复发性口腔溃疡以"虚、热"为其病机特点，其中"虚"为口疮反复发作之病机。治宜在清心泻脾的基础上加用益气、养阴之品，如西洋参、太子参、南沙参、北沙参、天冬、麦冬、石斛等。气虚甚者可用黄芪，阴虚甚者可用生地黄。《药性考》言西洋参："补阴退热。姜制益气，扶正气。"《玉楸药解》言南沙参："治鼻疮喉痹，疡疮热痛。"《本经》言石斛："强阴，久服厚肠胃。"黄芪在口腔医学中的应用研究表明，其可通过调节淋巴细胞亚群失衡，增强免疫力等，缩小溃疡面，减轻疼痛，加快愈合速度，并能降低复发率而有效治疗复发性口腔溃疡。方可用《太平惠民和剂局方》之甘露饮加减，其由生地黄、熟地黄、天冬、麦冬、石斛、枳壳、山茵陈、枇杷叶、黄芩、甘草组成。且以养阴为主，清热为辅，临床治疗复发性口腔溃疡疗效显著。在此基础上，王行宽认为复发性口腔溃疡的辨治虽不可执一而论，然其论治终不离肝、肾两脏，王行宽倡导"杂病治肝"的学术观点，治病不忘疏调肝木。复发性口腔溃疡以"郁"为其病机特点，乃肝胆郁热之病机。口腔溃疡反复发作，终年成疾，久病阴损，肾阴虚衰，阴虚则阳亢，水不制火，虚火内生，上炎灼伤口舌，乃生口疮。此与口疮之火热耗伤阴液，病久心脾实火所致的阴虚病机不同，用药也非单纯养阴。治必加用疏肝利胆、滋阴补肾之法，方用丹栀逍遥散、柴芩温胆汤合六味地黄丸加减，临床疗效显著。

（二）张小萍经验

张小萍临床注重审证求因，提出复发性口疮从火论治。火又分虚实，实火多见于痰热内蕴型。认为多数现代人处于亚健康状态，且嗜肥甘厚味，疏于运动，易致脾失健运，湿浊阻滞，郁久化生痰热。患者多舌苔黄腻，脉弦滑。张小萍强调，在辨证过程中抓住痰热内蕴这一核心病机，运用黄连温胆汤化裁治疗复发性口疮，疗效显著。肾阴不足，虚火上炎，火性炎上则发为口疮，此多为阴虚火旺型，临床多见于更年期女性患者，由于机体内分泌紊乱，常伴随更年期综合征的相关症状，此当治以滋阴泻火为法，方选知柏地黄丸加减。长期饮食劳倦，内伤脾胃，可致中焦气机升降失常，上焦之阳不能下降，下焦之阴不能上行，心火独盛，循经上炎，也可发为口疮，此多为脾胃虚弱型，临床多见于有慢性胃性病患者。正如李东垣在《脾胃论》中所说："既脾胃气衰，元气不足，而心火独盛，心火者，阴火也，起于下焦，其系于心，心不主令，相火代之。"内伤脾胃，百病由生，张小萍依据古籍经典学说结合患者的舌象，提出舍证从脉的辨证思维，从脾胃论治复发性口疮，方选参苓白术散加减。

（三）戴永生经验

戴永生在口疮辨证上，以中医理论"脾开窍于口，其华在唇"，舌为"心之苗"又为"脾之外候"，脾经"连舌本散舌下"，口腔黏膜有赖于脾气濡养，以及"心经系舌本"，心脉布于舌上，舌的气血靠心脉濡之，"肾经挟舌本，肝经络舌本"等学说为据，认为口疮发生与脾胃功能下降，心、肾之火上炎息息相关。研其源乃脾土虚为本，心、肾（肝）火逆为标，治当标本兼顾，以补土降火为原则。临床常选用四君子汤、枳术丸，补脾土助谷气上行，以利于阴火潜降；导赤散、封髓丹或玉女煎直泻心、（肝）肾之火，并防阴火上逆，3 方合用并随症出入，一般 5～7 剂口疮可痊。临证可分 2 型：①土虚火浮证：治以补土伏火法，心火亢者治以四君子汤、导赤散加莲子心、连翘、赤芍、夏枯草；肾中阴火上冲者用四君子汤、封髓丹或玉女煎加赤芍、连翘、夏枯草。②心脾炽热证：治以清心泻脾，方用导赤散、泻黄散、黄连甘草汤加赤芍、连翘、灯心草、夏枯草、大黄。③心肝火热证：治以清心泻肝，方用导赤散、黄连甘草汤，或犀角地黄汤，加入龙胆、夏枯草、莲心、连翘、赤芍。④脾经蕴热证：治以清解脾热，方用泻黄散、黄连甘草汤。

（四）杨廉方经验

杨廉方认为复发性口疮应辨别虚实。实者，往往由于吸烟、嗜酒、过食辛辣刺激性食物及思虑过度，郁积化热，导致心脾火热上炎，灼蒸于口而成，或脾胃损失，脾湿上犯所致。虚者，往往由于思虑劳倦，心阴暗耗，或热病后期，阴分受伤，阴虚则火旺，上炎于口而发；或劳倦、久病等致脾胃中气受损，或口疮日久，灼阴耗气，脾胃气虚而发。临床治疗，实证：①心火上炎证，其主症为舌边尖溃疡，色红灼痛，伴有心烦眠差，尿短黄赤，舌尖赤苔薄黄，脉浮细数，治宜清心泻火、导热下行，方选导赤散加减；②胃火炽盛证，症见溃疡多在唇、龈、颊内、口角等处，疮面红肿热痛，伴有口气，臭秽，渴喜冷饮，消谷善饥，牙龈肿痛，齿衄口臭，舌红苔黄，脉滑数。治宜清胃泻热、护膜止痛，方选泻心汤合清胃散加减，病情日久，寒热虚实夹杂并伴上腹部胀满，可用半夏泻心汤合导赤散加减；③脾虚湿困证，多表现为溃疡大而深，愈合缓慢，腹胀，口黏不渴，面色萎黄，肢体困乏，大便黏滞或不畅，小便正常，舌淡嫩有齿痕，苔白或滑腻，脉濡或缓。治宜健脾祛湿，选甘露饮加减；④脾湿蕴热证，多表现为口舌生疮，反复发作，周边隆起不明显，红晕淡。口苦而黏，胃脘痞满或胀痛，大便溏而不爽，舌质红苔黄腻，脉细弦，治宜清利湿热，方选藿朴夏苓汤加减。虚证：①阴虚火旺证，口疮迁延不愈，反复发作，溃疡多为黄白色，周围淡红，心烦失眠，手足心热，舌红少苔，脉沉细数。治宜滋阴清火，方选知柏地黄丸或玉女煎加减；②脾肾阳虚证，症见口疮色白量少，久不愈合，溃疡表面凹陷平塌，表面及周围黏膜颜色淡红或灰白。腹痛喜暖喜按，大便清冷或完谷不化，两足冰凉，舌淡有齿痕，脉大而无力。治宜温中和阳、补益脾肾，方选附子理中汤加减。杨廉方认为口疮病变部位虽在口腔，而诸经皆会于口，脾开窍于口，上唇属脾，下唇属肾，心开窍于舌，舌为心苗，舌尖属心肺，舌边缘属肝胆，舌根属肾，肾脉连咽系于舌本，肝脉下颊环唇连舌本，舌中央属脾胃，腮、颊、牙龈属胃。因此，其心肝脾肺肾五脏功能失调，均可导致口疮的发生。

（五）王邦才经验

王邦才认为本病证非一端，有实有虚，虽发于口腔局部，但却与全身脏腑功能失调有关，而其中又以脾胃病变最为多见。临证之机当辨虚实。王邦才从长期临床实践中将本病的脾胃病机概括为虚实二端。实者常见有二：一为脾胃伏火，乃胃经实热蒸于口，口舌生疮，牙龈肿痛，口腔溃疡呈不规则，有黄色伪膜覆盖，较表浅，周围充血广泛。治宜清胃泻火，凉血通腑。方用清胃散、凉膈散、玉女煎等加减，王邦才常用自拟三石清胃汤，用生石膏、寒水石、滑石、淡竹叶、生栀子、知母、绿豆衣、清甘草。本型起病较急，病程较短，按“实火宜泻宜折”，治以苦寒清泄可求速效。一为湿浊中阻，脾失健运，湿浊内生，阻滞中焦，清气不升，浊气不降，侵淫唇舌则口腔溃烂。湿浊黏腻不易速除，脾不健运湿浊难化，故口疮反复发作，难以根治。常见口腔溃烂多处，此起彼伏，溃疡面有黄白色膜片覆盖，周围黏膜色泽不甚红赤，舌体多涎，口中发黏，伴有纳谷不香，胸闷脘痞，身体困倦，舌苔腻，脉濡或滑。治宜芳香化浊，健脾利湿，可用三仁汤，或从薛生白《湿热病篇》中求之，王邦才常用苍术、佩兰、生薏苡仁、白茯苓、白扁豆、荷叶、滑石、厚朴、生甘草。纳谷不香者，可加六曲、莱菔子；吞酸嘈杂，胃中有火者，可加黄连、黄芩；大便不通者，可酌加制大黄、枳实通便降气。虚者辨证亦分为2证：一为脾虚湿困，主要是脾气不足，健运失司，水湿停滞，蕴久化热上蒸于口，口腔溃烂，此起彼伏，反复不愈，溃疡面有白色膜片覆盖，周围黏膜色泽偏淡，口淡乏味，伴有纳谷不香，脘胀便溏，神疲乏力，舌淡、苔白稍腻，脉濡。治宜健脾益气，化湿和胃，可用参苓白术散、香砂六君子汤加减，王邦才照叶天士“通补阳明法”，用党参、白术、茯苓、薏苡仁、炒扁豆、山药、晚蚕砂、胡芦巴加减，疗效满意。一为中气不足，气虚火升，李东垣云“火与元气不二立，一胜则一负”，常见患者口疮反复不愈，遇劳即发，神疲乏力，短气懒言，舌淡红、苔薄，脉细。治宜补中益气，可采用东垣法，用补中益气汤或升阳益胃汤加减，常合交泰丸引火归元，可起沉疴。王邦才指出用补中益气汤治气虚火升之时，参芪剂量不宜过大，当宗东垣之意，待火势折后，邪少虚多，再施重剂扶之。

（六）邱家廷经验

邱家廷认为复发性口疮外感风热仅系诱因或外因，肾气亏虚乃系内因。由于肾气不足，阳不恋阴，阴不和阳，肾阴肾阳不仅相互失调，而且两者均不足，肾阳虚，水不升腾布津，责之阳不能温煦；肾阴虚，虚火升发，灼其心脾阴营，咎之阴不能濡养。心脾阴营受损，则口唇肌肉失养，故口疮时轻时重，旋发不愈。邱家廷善用肉苁蓉治疗复发性口疮。肉苁蓉，味甘微温，既补肾阳又能补肾精益肾阴，为滋益肾气之要药，临证重用肉苁蓉治疗肾气亏虚的复发性口疮常能取得良好疗效。

（七）劳绍贤经验

劳绍贤提出：人之口破皆由于火，火气内发，上为口糜。认为复发性口腔溃疡，病虽在口，但发病与火热之邪上炎以及心脾肾三脏的功能失调密切相关。临证治疗应紧紧抓住“火”字，分清虚实，以清泻伏火或滋阴清热之法为要。在强调“火邪”致病的同时，他还非常重视湿热的发病作用，认为RAU之所以反复发作与病属湿热或有湿热之证兼夹有关。在临床辨证治疗上，劳绍贤提出不能仅以实火、虚火来概括其病机特点；脾胃受损，运化失调，水湿不化，湿热内蕴，熏蒸口舌也是其反复发作的病机关键。劳绍贤喜用泻黄散治疗心脾积热之实火证，若兼胃火热盛，口渴甚者以泻黄散合白虎汤化裁，其中生石膏用量宜大，可用至 30 g 或以上；若实火兼失眠者以泻黄散加酸枣仁；兼便秘者以泻黄散加生地黄、玄参、火麻仁、大腹皮；疼痛剧烈者酌加赤芍或少量细辛以止痛，临床往往均能取得较好的疗效。至于针对阴虚火旺之虚火口疮，劳绍贤则喜用玉女煎或二至丸加生地黄、玄参等养阴之品滋阴清热。劳绍贤治法上除注重以泻黄散为主清泻脾胃伏火外，还特别推崇吴鞠通"徒清热则湿不退，徒祛湿则热愈炽"治疗湿热的观点，提出治疗湿热口疮，临床既要注重局部，也要立足于中焦运化整体调节，确立以清热芳化、调理脾胃及通畅气机为要的治疗大法，并以泻黄散与藿朴夏苓汤加减进行治疗。方以生石膏、栀子清泻脾胃积热为君；藿香芳香悦脾、理气和中，振复脾胃之气机，并助防风以疏散脾中之伏火为臣；厚朴、法半夏理气燥湿、宽中和胃；黄柏清热燥湿泻阴火；茯苓健脾渗湿为佐；甘草调和诸药，使泻脾而无伤脾之虑而为使。全方立足脾胃，着眼湿热，泻脾胃之伏火，使气机得以条畅而湿热之证渐消。临床用之治疗 RAU 脾胃湿热证，常能较快改善症状，加速愈合，减少复发。劳绍贤认为，除针对湿热之证需要更加彻底的治疗之外，药后的调理保养对于防止本病复发也至关重要。患者平时应注意养生。

（八）李发枝经验

李发枝认为复发性口疮的病变部位虽在口腔，但人体诸经皆会于口，口为脾窍，舌为心苗，肾脉连咽系于舌本，肝脉下颊环唇连舌本等，因此，脏腑功能失调，或感受火热之邪，或饮食偏嗜，或劳倦过度均可引起该病发生。实证者，多由火热之毒或湿热蕴郁心、胃二经上蒸口腔所致；虚证者，以脾虚胃热，虚火上炎为多。李发枝还认为复发性口疮的病因离不开"火"字，但有虚火和实火之不同。复发性口疮病程较长，经多法治疗无效，是由于脾虚与胃热相杂并见，而呈现寒热互结的双向性病机状态。因此，针对该病寒热虚实并见之病机，在临床治疗中，宜使用清温并施之剂，寒热并用。李发枝善用仲景甘草泻心汤治疗复发性口疮。甘草泻心汤出自《金匮要略》，是治疗狐惑病的方剂，具有辛开苦降、寒热并用的功效，亦是治疗寒热错杂证的良方。饮食不节、过量使用抗生素、寒凉药物等，损伤脾胃，令中焦运化失司，湿热内生，升降失宜，导致复发性口疮发生。该病病机以中焦亏虚为本，热火上炎为标，治宜攻补兼施、寒热并用。李发枝运用甘草泻心汤治疗此病甚有疗效。

（九）戴裕光经验

戴裕光认为本病病机关键在于五脏之阴阳的失衡。当脏阴亏损、阳热上亢之时，若适逢肝木之郁，脾土之湿，肺金之燥，肾水失制，心火不降，则会使上亢之阳热郁遏于内，久而不能消解，或遇某种诱因导致此种郁热上升，结聚于口舌，就可导致肉腐血败而成疮疡，并由此得以散发或伸张。这其实也是机体在异常状态下的一种自我平衡机制。在这一机制作用下，机体反复呈现阴亏、阳亢→郁热→发疮→伤阴的过程，所以发病之本在阴精亏损，其标在阳热郁结。戴裕光很重视《谈医随笔》的治疗思想，"凡病偏着于一处，必有致病之本，于脏腑之中，宜求其本而治之，非可泛治也"。以为本病的病机关键在于五脏阴精亏损，不能承制亢阳，口舌阳热郁结不得发散，临床表现呈明显的阶段性特点：发病初以热郁不宣为主；溃疡逐渐愈合时以阳气郁遏为主；间歇时以阴不制阳为主。宜在辨证论治的前提下分期治疗：①舌疮发作时应因势利导宣散郁热、解毒疗疮，方用银翘散加减。常以金银花、连翘、淡竹叶、荆芥、薄荷、淡豆豉、生甘草、桔梗、栀子、天花粉、生石斛、藿香等为基础方，酌情加减 1～2 味。疮面初发、红赤灼痛可加黄芩、大青叶等；有渗血时可加玄参、生地黄等；肝火较甚可加青黛；胃中食积，口臭、苔厚可加山楂、炒谷芽、炒麦芽等。剂量宜轻，以郁热上亢，有上越之势，因而取轻清上浮、引而发之之意。戴裕光尤其主张此时用药应避免简单而重剂的清热解毒或苦寒泄火，以免苦寒直折或寒凉冰伏。同时局部加用锡类散等搽涂疮疡面，可以促进愈合，减轻灼痛，提高疗效。还习用露蜂房 25 g，煎水 500 mL，频频漱口以"解毒消肿，洗疮杀虫"。《本草述钩元》云"蜂房赋物虽微，妙能以归阳于阴者，合阴阳之离……"。②发作后逐渐愈合时宜解郁开结，方用泻心汤加减，疮面愈合较慢可加黄芪、山药，也可加肉桂以引火归元；胸闷、腹胀加蒲公英、晚蚕砂等，有苦辛通降、斡旋中焦之意；便秘、口干加大黄炭以缓泻通腑，可得釜底抽薪之效。③间歇时以滋养五脏、平衡阴阳为法，方用三才汤加味。常以天冬、生地黄（或熟地黄，或阿胶）、生晒参（或南、北沙参），或太子参、黄柏、生牡蛎、枇杷叶、炙甘草、砂仁（或羌活）等为基础方，酌情加减 1～2 味。健脾用山药、芡实、莲子；润肺用杏仁、贝母、知母；养心用麦冬、五味子；滋肾用制何首乌；柔肝用桑椹子、女贞子；温阳用淫羊藿、仙茅等。总以培补元阴、蛰藏元阳为目的。

五、名方推荐

（一）甘草泻心汤

制半夏、甘草各 24 g，黄芩、党参各 10 g，黄连 3 g，干姜 9 g。功效：辛开苦降、解毒消疮。主治：复发性阿弗他溃疡之脾虚胃热证。用法：每日 1 剂，水煎，分 2 次服。

（二）清中汤

黄连、黄芪各 15 g，栀子、石膏、沙参、玄参各 10 g，陈皮、茯苓、白豆蔻各 12 g，半夏 9 g。功效：清热利湿。主治：复发性阿弗他溃疡之脾胃湿热证。用法：每日 1 剂，水煎，分 2 次服。

（三）四妙勇安汤加减

玄参、蒲公英、紫花地丁、白花蛇舌草各 30 g，生地黄、当归、麦冬各 15 g，金银花、黄连、肉桂、黄连各 10 g，灯心草 5 g。功效：滋阴降火。主治：复发性阿弗他溃疡之阴虚火旺证。用法：每日 1 剂，水煎，分 2 次服。

（四）加味封髓丹

黄芩、黄连、黄柏各 6 g，法半夏、砂仁、甘草、儿茶各 10g（后下），薏苡仁 30 g，干姜 g。功效：清中化湿。主治：复发性阿弗他溃疡之脾胃湿热证。用法：每日 1 剂，水煎，分 2 次服。

（五）参苓白术散加减

党参、茯苓、山药、炒枳壳各 15 g，炒扁豆、炒白术、陈皮、紫苏梗各 10 g，炒谷芽、炒麦芽、薏苡仁各 20 g，莲子 7 枚，三七粉 3 g，炙甘草、升麻、砂仁（后下）各 6 g，神曲 15 g。功效：健脾益胃、补气和中。主治：复发性阿弗他溃疡之脾胃虚弱证。用法：每日 1 剂，水煎，分 2 次服。

（六）黄连温胆汤加减

黄连 6 g，淡竹茹、茯苓各 15 g，枳实、法半夏、陈皮、川牛膝各 10 g，生甘草、升麻各 3 g，生姜 2 片，大枣 3 枚。功效：清热化痰。主治：复发性阿弗他溃疡之痰热郁火上蒸证。用法：每日 1 剂，水煎，分 2 次服。加减：若口苦、舌有裂纹者，可选用玄参、麦冬养阴生津；若口中黏腻、大便黏腻不爽、舌苔厚腻者，可选用石菖蒲芳香化湿、醒脾开胃；若口中有异味，可选用炒谷麦芽消食和胃；若患处红肿疼痛明显者，可选用蒲公英清热解毒。

（七）藿朴夏苓汤加减

藿香、通草、泽泻、淡竹叶各 10 g，厚朴 12 g，法半夏 8 g，土茯苓、车前子各 18 g，猪苓 15 g，薏苡仁、滑石各 30 g。功效：清利湿热。主治：复发性阿弗他溃疡之脾湿蕴热证。每日 1 剂，水煎，分 2 次服。

（八）导赤散合用泻黄散加减

生地黄 15 g，藿香叶、栀子仁、石膏、防风各 10 g，淡竹叶、木通各 5 g，生甘草 3 g。功效：清心泻脾。主治：复发性阿弗他溃疡之心脾积热证。用法：每日 1 剂，水煎，分 2 次服。加减：若心烦气躁者，可选用莲子心清心降火，兼见口干苦、脉弦，可合用柴芩温胆汤加减舒肝利胆。

（九）附子理中汤

附子理中汤加减。药用炮附片 8 g，太子参 30 g，白术 18 g，干姜、黄连各 10 g，黄芩 15 g，甘草 6 g。功效：温中和阳、补益脾肾。主治：复发性阿弗他溃疡之脾肾阳虚证。每日 1 剂，水煎，分 2 次服。

（十）甘露饮

生地黄、熟地黄、天冬、麦冬、石斛各 15 g，枳壳、山茵陈、枇杷叶、黄芩各 10 g，甘草 3 g。功效：清热养阴，行气利湿。主治：复发性阿弗他溃疡之脾胃湿热兼阴液亏虚证。用法：每日 1 剂，水煎，分 2 次服。

（十一）三石清胃汤（自拟方）

生石膏、寒水石、滑石、淡竹叶、绿豆衣、生栀子各 10 g，知母 15 g，清甘草 5 g。功效：清胃泻火，凉血通腑。主治：复发性阿弗他溃疡之胃火上攻证。用法：每日 1 剂，水煎，分 2 次服。

第七节　口腔念珠菌病

口腔念珠菌病是真菌——念珠菌属感染所引起的口腔黏膜疾病。近年来，由于抗生素和免疫抑制剂在临床上的广泛应用，发生菌群失调或免疫力降低，而使内脏、皮肤、黏膜被真菌感染者日益增多，口腔黏膜念珠菌病的发生率也相应增高。据报道，此种菌属于隐球菌科的念珠菌、高里念珠菌、假热带念珠菌，其中白假丝酵母菌是最主要的病原菌。

一、诊断标准

口腔念珠菌疾病的诊断是根据临床表现，并基于可识别的病变，可以通过显微鉴别念珠菌的口腔样品和/或分离再培养，结合其他诊断方法进行确认的。因为念珠菌是条件致病菌，念珠菌培养阳性结果并不意味着患者有口腔念珠菌病。因此，必须强调疾病临床诊断的重要性。

（一）微生物学诊断

当患者怀疑是念珠菌病感染，抗真菌，药物耐受，或免疫抑郁症患者需要调整抗真菌剂的药物剂量时进行微生物学诊断。微生物学诊断技术的使用，可以有效控制病情，以避免感染的远处蔓延，其中念珠菌感染必须用微生物学技术鉴定后以建立最有效的治疗方案。活检需要念珠菌增殖并且要排除是上皮不典型增生。

（二）酵母鉴定系统

酵母鉴定系统的识别基于 4 个不同的标准：形态和生化（可以诊断口腔念珠菌），免疫学和基因学(用于诊断侵入性念珠菌病和进行念珠菌种的鉴定)。虽然口腔念珠菌的临床诊断是相对简单的，可以通过在 VI 腔病变样本的显微镜观察念珠菌（微观形态学标准）来确认诊断。镜检可以用新鲜的样品进行，使用 10%氢氧化钾（KOH）或 15%～30%氢氧化钠（NaOH）来溶解上皮细胞和念珠菌。另外，也可以制备涂片病灶的样品或涂片，随后进行吉姆萨或 PAS 染色，或快速染色技术，如革兰氏染色。在增生念珠菌的情况下，病变的活组织检查通常并用苏木精-伊红（表示酵母和白色念珠菌的假菌丝为红色），PAS 或 Gomori 法一 Grocott 胺银。

（三）培养法及生化检测法

可以用培养法分离念珠菌属的种类。在培养期间，可以观察白色念珠菌的特性芽管。芽管和厚壁孢子形成的识别可以确认念珠菌感染。在培养法的基础上，对于不同念珠菌种的鉴定还可以使用生化检测方法，包括酶的技术、营养同化的方法、结合酶和养分同化试验混合技术。酶技术（显色介质，商业培养基的快速鉴定白色念珠菌）通过一个显色底物的特异性水解检测某些酵母的酶的活性。营养同化试验评估使用不同的糖作为唯一碳源检测真菌的摄取能力。培养基使用含有所有元素对于生长必需的，除了碳源。一定的糖随后被加入到培养基中，并且该真菌的吸收糖的能力是由它在培养基中生长情况的区别来鉴定。

二、西医治疗

（一）一般治疗

在对口腔念珠菌病进行治疗时，首先需要消除发病的诱因，并积极地治疗患者的系统性疾病。部分患者因长期滥用抗生素类药物，使其口腔环境利于真菌的黏附与生长，对于此类患者需要积极地进行治疗。对于体弱、存在免疫缺陷及与之有关的全身性的疾病、慢性的念珠菌感染以及长期应用免疫抑制剂的患者，应给予其免疫增强的治疗，例如注射转移因子、胸腺肽。

（二）局部药物治疗

对局部进行药物治疗时可使用碳酸氢钠溶液、氯己定、西地碘及制霉菌素等。在使用碳酸氢钠溶液（浓度3%左右）时，其治疗原理为白假丝酵母菌存在喜酸恶碱的特性，针对这一特性，使用碱性的溶液于进食前后对患者的口腔、义齿、餐具等进行洗涤，其可有效地抑制白假丝酵母菌进行生长繁殖。氯己定拥有抗真菌的作用，其可使用溶液（浓度0.2%）或凝胶（浓度1%）进行局部的涂布与含漱。以碳酸氢钠与氯己定溶液进行交替漱洗，其可有效地消除患者口腔内的革兰氏阴性菌，并抑制白假丝酵母菌的生长繁殖。西地碘拥有广谱杀菌的活性，且具有低毒、高效及口感好等优点，患者可每日含服3～4次，但对碘过敏的患者禁用。制霉菌素属于四烯类的抗生素，其不易于被肠道吸收，因此多被使用在治疗消化道、皮肤及黏膜的白假丝酵母菌感染。对于口腔念珠菌病治疗时可局部水混悬液进行涂布，在涂布后可以咽下。

（三）全身性抗真菌类药物治疗

在临床中主要使用酮康唑进行治疗，其为合成咪唑二噁烷的衍生物，具有抑制真菌生物合成，改变细胞膜脂类化合物组成的作用。因为酮康唑的吸收主要依赖胃液的分泌，因此需要避免同具有胃液分泌抑制作用的药物同时服用。又因使用酮康唑可能会引起肝损害，患者若服用超过2周，需在治疗前进行肝功的检查，在治疗期内每间隔2周就需要进行一次肝功的复查，同时，在用药过程中若发现肝损害的反应症状需立即进行肝功检查。一般急性的白色念珠菌性的口炎需要持续服药2周左右，过早地停药会使病情易于复发。

三、中医临床思维

（一）中医病名及病因病机特征

本病相当于中医的“鹅口疮”“雪口”。本病多因心脾郁热致病。《诸病源候论》：“世谓之鹅口，此由在胎时受谷气盛，心脾热气，熏发于口故也。”《医门补要》：“脾胃郁热上蒸，口舌白腐，叠如雪片，在小儿名鹅口疮。”《幼幼集成》：“凡鹅口者，口内白屑满舌，如鹅之口，此肺热，而心脾为甚，故发于口也。”本病病机特征既有正虚，又有邪实；其基本病机是心脾湿热；以脾虚、阴虚为本，湿、热为标。

（二）辨病辨证及治疗特征

本病中医暂无相关权威规范及指南，无统一分型。《实用中医口腔病学》将口腔念珠菌病辨证分为心脾积热、夹湿证与阴虚夹湿、虚火上浮证2种证型。本病的治疗原则以清热、祛湿为主，兼以健脾、滋阴。①心脾积热、夹湿证：症见烦躁不安，口痛不适，叫扰啼哭，面赤唇红，进食不便，神疲，口干或渴而欲饮，小便黄少，大便干结，口腔黏膜充血发红，上布乳白色状斑膜，似凝乳，略为凸起，边界清楚。但初起时为散在的雪白色斑点，后融合成片，若将其强行剥离，可引起局部溢血，舌尖红，苔黄腻，脉滑数或指纹紫滞；治以清心脾积热、兼去湿；方用导赤散、加味清热泄脾散、黄连甘草饮、凉膈散。②阴虚夹湿、虚火上浮证：症见形体消瘦，精神困乏，盗汗或有低热，面白无华，两颧发红，口干而不欲饮，口痛进食不便，小便黄少、大便稀溏，口舌白屑稀散，或有糜烂，舌质嫩红，苔少或黄腻，脉细无力或指纹近紫；治以养阴清热、淡渗利湿；方用六味地黄汤重用茯苓、泽泻，成另加薏苡仁、车前子、白茅根之属。

对于口腔念珠菌病，治疗上需针对诱发因素，治疗患者系统性疾病，解决体弱、免疫力低下等反复诱发问题。西医局部治疗只能短暂缓解且全身抗真菌治疗副作用较大。中医可以结合患者体质，进行全面调节。对于此类难治且反复的疾病有着独特的优势。

（三）药物选择

目前针对白假丝酵母菌，在药理学方面有研究发现，白假丝酵母菌对虎杖、溪黄草、苍耳子、地锦草、大黄、生大蒜汁、七叶一枝花、丁香、一口钟、土槿皮、木鳖子、黄连、知母、黄芩、五倍子、桂枝、肉桂、高良姜敏感性较高，其中以对虎杖的敏感性最明显。

四、名医经验

（一）周勤经验

周勤认为，祖国医学认为人“生、老、病、死”都和肾气盛衰存在密切关系，且研究发现，人体免疫力和肾气之间联系密切。口腔念珠菌病属中医“鹅口疮”“口糜”范畴，其外因主要是口腔不洁，外感湿热；内因多为心脾积热夹湿、虚火上浮，常表现出虚实夹杂的临床症状，但均以“火热”为特征。辨证论治上临床常以清心脾积热兼去湿或者养阴清热为主。地黄清热颗粒由生地黄、淡竹叶、木通、野蔷薇、一枝黄花等药物组成。方中君药生地黄甘苦微寒、质润降泄，既能滋阴，又能清热，现代药理学证实，该药物对 ConA 诱导的淋巴细胞中 DNA 蛋白合成有增强功效，可促进机体免疫力；木通具有泻火行水，通利血脉，利水化湿的功效；淡竹叶甘淡渗湿，清虚火，主治口舌生疮；野蔷薇、一枝黄花均为苦寒之品，具有清热解毒的功效。该方通过滋阴润燥有利于舌苔生长，唾液形成，清热解毒，防止念珠菌在口腔内定植。

（二）戈言平经验

戈言平认为口糜病因病机有三：一是由于吸烟、嗜酒、过食辛辣刺激性食物及思虑过度，郁积化热，导致心脾火热上炎，灼蒸于口而成。二是思虑劳倦，心阴暗耗，或热病后期，阴分受伤，阴虚则火旺，上炎于口而发。三是劳倦、久病等致脾胃中气受损，或口疮日久，灼阴耗气，脾胃气虚而发。在临床论治中，戈言平认为，若身体强壮，起病急，病程短，一派实热之象者，方可予清热泻火之法。若素体虚弱，病情反复，正气亏伤之人，必以补益扶正为主，兼以治标辅之，方可奏效。若一再滥用苦寒之类，损伤阳气，燥竭阴津，则犯虚虚之戒顽疾日甚矣。具体辨证论治，①膀胱湿热证：口腔黏膜较多灰黄色糜斑，表面污浊，周边充血，斑膜不易拭去，拭之血出再生，伴口中灼痛、口臭口腻，溲赤短，或有发热，舌苔黄腻，脉滑数。治宜清热利湿，消肿止痛。方用加味导赤汤加减。②心脾积热证：口腔黏膜多处黄色或灰白色糜斑，表面附腐膜，周边红肿、伴口中灼热刺痛，口干口渴，或兼心烦，溲赤便秘，或发热咽痛，舌红苔黄，脉数。治宜清心泻脾，消肿祛腐。方用凉膈散合导赤散加减。③胃阴不足证：口中有少量灰白色糜斑，且表面少有苔膜，周边淡红，红痛较轻，病程较长，伴口舌干燥，大便干结，舌红少津、脉细数。治宜养阴清热，消肿祛腐。方用益胃汤加减。④脾肾阳虚证：口疮数目少，口疮周围水肿轻微，淡红或不红，遇劳加重，疮面色淡，大小不等，愈合较慢，面色萎黄㿠白，神疲气短，食少纳呆，腹胀便溏，舌淡苔薄白，脉缓弱无力。治宜温补脾肾，方用补中益气汤或附子理中汤加味治疗。⑤阳虚浮火证：口疮数目少，周围颜色淡红、溃烂面淡白色。久不愈合、疼痛有轻有重，遇疲劳易发，面浮肢肿，面色㿠白，腰膝或少腹冷痛，小便多、舌质淡、苔白滑，脉沉弱或沉迟等。治宜温肾驱寒，导引浮阳为主；方用金匮肾气丸或潜阳封髓丹加减治疗。

（三）史来恩经验

史来恩认为该病有内外二因，“胎热”及“心脾热气”为本病之内因也，而感受湿热之邪为本病之外因也。“舌为心之苗，口为脾之窍”，如心脾蕴热与外邪湿热相合，即可口舌生疮。正如《外科正宗·鹅口疮》云：“鹅口疮皆心脾二经胎热上攻，致满口皆生白斑雪片，甚则咽间叠叠肿起，致难乳哺，多生啼叫。”在治疗上，史来恩认为应表里兼治，内服清其积热，外用祛其湿热。临床辨证分为 2 型：①心脾实热证：症见面赤唇红，口腔布满白屑，周围红肿较甚，口干口渴，尿少色赤，大便干燥，舌红，苔薄白，脉滑，可见指纹青紫。可伴发热、烦躁、多啼。治疗应清心解热，降火祛湿。方用清心消雪汤（鲜芦芽根、淡竹叶、板蓝根、山豆根、鲜生地黄、石斛、知母、熟大黄、云茯苓、车前子等）。若见烦躁哭闹，口中流涎，尿短色赤，为心经热甚，加黄连、灯心草清心热；若口干口臭，大便干结者，为脾经热甚，加石膏、黄芩解郁散脾热；口渴甚者，加麦冬、玉竹养阴降火，生津止渴。②虚火上炎证：症见体形瘦弱，颧红，口腔内散在白屑，周围红晕不显，口腔分泌液多，口不渴，尿多色白，大便溏，舌红，苔少，脉细，也可见指纹紫。治疗应滋阴降火。方用滋阴消雪汤（知母、黄柏、鲜生地黄、连翘、重楼、蒲公英、炒薏苡仁、猪苓、云茯苓、泽泻等）。若见面白颧红，手足心热为肾阴虚，加熟地黄、黄精滋阴补肾；若见神疲乏力，食纳差，或便结，为脾阴虚，加山药、茯苓、炒扁豆健脾养阴除湿；纳差者，加炒扁豆、乌梅滋养脾胃；便秘者，加熟大黄。

（四）张振金经验

张振金认为鹅口疮多因胎中感受其母饮食热毒之气，蕴郁心脾二经，出生后伏热上发；或出生后其母吃动火热物，乳之感而生者；或由于外感热病，邪热未清，心脾积热，邪热上蒸或湿热上蒸；或素体脾虚，饮食不节，脾胃受损，水谷停滞而化热，湿热上蒸；或素体阴液偏虚，或热病伤阴虚火上浮；或乳母乳头不洁；或患儿饮食不洁染毒致病。临床上分为3型。①心脾积热型：症见口腔内白屑堆积，绕以红晕，患儿烦躁不安，口臭，流涎，啼哭，大便干结，小便短赤，舌苔色黄，舌质红、舌尖常有白屑，指纹紫滞。治疗应清热毒，利水，方用导赤散加味。若发热，舌红绛等热毒之象较深者，可加生石膏、紫雪丹、生栀子清热解毒；便秘则加生大黄、炒枳壳以通腑热；伴咳嗽、流涕、喉中有痰声，则加浙贝母、桔梗、炒牛蒡子、前胡等清热化痰药。②脾虚湿热型：口舌白屑，患儿面黄消瘦，啼哭无力，流涎，纳呆，大便黄稀夹有不消化食物，次数较多，小便量少色黄，舌苔腻而带黄，指纹淡滞。治疗应健脾化湿，清热利溲，方用参苓白术散加减。如湿热之象重者可加胡黄连、通草清热利湿。后期湿热之象去者，去明党参、胡黄连等，加用潞党参、土炒冬术等药物。③虚火上浮型：症见口舌白屑稀疏，周围绕以红晕，口干不欲饮，午后潮热或手足心热，大便干结，小便短少，舌质偏红，舌中少苔，指纹淡红。治疗应养阴生津，引热下行，方用益胃汤加减。大便干结甚者加瓜蒌子；睡眠不宁加远志、钩藤。

五、名方推荐

（一）育阴清热方

板蓝根、白芍、玄参、石斛各6 g，鳖甲9 g，黄连3 g，黄柏45 g。功效：育阴清热。主治：鹅口疮之虚火上浮证。用法：每日1剂，早晚餐后服用，2周为1个疗程，连续用药2个疗程。

（二）钩藤汤

白蒺藜、钩藤各2 g，生地黄、淡竹叶各3 g，木通4 g，蝉蜕、甘草各1 g。功效：清热泻脾。主治：鹅口疮之心脾积热证。用法：水煎，每日1剂，早晚分服。

（三）清心泻脾散

栀子、生地黄、黄芩、茯苓各9 g，黄连、灯心草各3 g，石膏15 g。功效：清热泻火解毒。主治：小儿鹅口疮之心脾热盛证。用法：研末，每次3～6 g，水煎服。

（四）连理白术散

人参、白术、干姜、茯苓、陈皮各10 g，黄连3 g，山药15 g，薏苡仁20 g，甘草、桔梗各6 g，大枣6枚。功效：健脾益气、化湿清热。主治：鹅口疮之脾虚湿盛证。用法：水煎，每日1剂，早晚分服。

（五）鹅口疮散

金银花、灯心草各5 g，黄芩3 g，黄连1 g，薄荷18 g，枳壳2 g。功效：清泻心脾。主治：小儿鹅口疮属心脾积热轻证。用法：每日1剂，水煎服。

（六）加减银翘薄甘散

金银花、连翘、薄荷各10 g，甘草6 g。功效：清热解毒，利湿除腐。主治：脾胃湿热。用法：每日1剂，水煎，分2次服。加减：阴虚加生地黄、玄参、麦冬、石斛；便秘加大黄，小便黄赤加木通、滑石，易惊加朱茯神、嫩钩藤。用法：每日1剂，水煎，分2次服。

（七）加减清热泻脾散

黄连、灯心草、甘草各3 g，栀子6 g，黄芩9 g，生石膏、生地黄、淡竹叶各10 g。功效：清热降火，导热下行。主治：心脾积热证。加减：大便秘结者，加大黄通腑泄热；口干喜饮者，加石斛、玉竹养阴生津；湿热重者，加藿香、佩兰、滑石清热化湿。用法：每日 1 剂，水煎，分 2 次服。

（八）青黛散

青黛 10 g，硼砂 6 g，冰片 3 g。功效：清热泻火，解毒消炎止痛。主治：预防治疗口腔炎及口腔并发症。用法：可先把硼砂冰片研成末，再投入青黛拌匀共研细末，过 60 目筛，治疗时用消毒棉棒蘸青黛散涂口腔疮面上，含化 2～3 min 后咽下或吐出即可，早晚各涂 1 次（涂药期间注意多饮温开水，微汗更佳）。

（九）半夏泻心汤

半夏 9 g，黄芩、干姜、炙甘草各 6 g，党参 10 g，黄连 3 g，大枣 4 枚。功效：辛开苦降，调和阴阳。主治：寒热互结证。用法：每日 1 剂，水煎，分 2 次服。

（十）柳花散

黄柏 15 g，青黛 9 g，肉桂 3 g，龙脑香 0.5 g。功效：泻火解毒、去腐生新。主治：虚火口疮。用法：研末，每用少许敷于疮上，有津即吐之，食后、临卧用。

第八节 口腔扁平苔藓

口腔扁平苔藓（OLP）是一种常见的慢性口腔黏膜皮肤疾病，一般不具有传染性。该病的发病机制尚未完全明确，目前的研究表明，其发病与精神因素（如疲劳、焦虑、紧张）、免疫因素、内分泌因素、感染因素、微循环障碍因素、微量元素缺乏以及某些全身疾病（糖尿病、感染、高血压、消化道功能紊乱）有关。

一、诊断标准

临床上，对于具有典型口腔黏膜损害或同时伴有典型皮肤或指（趾）甲损害的病例，主要依据病史及临床表现即可做出正确的诊断。对临床表现不典型或久治不愈或疑有恶变倾向的病例，则建议及时行组织活检，这一方面有助于确定临床诊断，另一方面也有助于与其他口腔黏膜病相鉴别并排除恶变的可能。OLP 的镜下表现大致可概括为：角化过度或角化不全；棘层不规则变薄或肥厚；不规则伸长的上皮钉突有时呈锯齿状，基底细胞排列错乱与液化变性；紧接基底细胞的结缔组织内可见淋巴细胞带状浸润区。此外，棘层或基底层尚可见红染的胶样小体。有报道指出，线状 IgA 病、副肿瘤性天疱疮等疾病的口腔损害和病理表现均可能出现类似 OLP 的特点，需采用免疫病理技术（如直接免疫荧光、间接免疫荧光等）进行鉴别，因此，除组织活检外，必要时需辅以免疫病理检查以明确诊断。

二、西医治疗

OLP 病损多呈慢性迁延、反复波动的过程，目前尚无特效的治疗方法。现主要以缓解疼痛、治愈糜烂、降低癌变潜能为治疗目的。

（一）药物治疗

1. 糖皮质激素：糖皮质激素具有较强的非特异性抗炎和免疫抑制作用，是治疗 OLP 的一线用药。局部应用的糖皮质激素类药物主要有：地塞米松、曲安奈德、氯倍他索、氢化可的松、倍他米松、半琥珀酸酯等。其剂型有乳膏、凝胶、糊剂、含漱液、气雾剂等。需要注意的是，长期局部应用糖皮质激素可能导致口腔念珠菌感染、黏膜萎缩、变脆、毛细血管扩张、消化不良等。临床医生应注意掌控用药时间，避免不良反应的发生。全身应用糖皮质激素治疗广泛糜烂或顽固难愈的 OLP 损害时，应严格掌握适应证和禁忌证，首选泼尼松。我国《口腔扁平苔藓诊疗指南（试行）》建议方案为：泼尼松 15～30 mg/d，1～2 周。采用小剂量、短疗程的给药方案，减轻药物的不良反应。

2. 免疫抑制剂：免疫抑制剂适用于糖皮质激素治疗不敏感或有禁忌证或顽固难治的 OLP 患者，剂量宜小，注意其不良反应。①硫唑嘌呤（azathioprine）：可下调 T 细胞功能，激活 T 细胞凋亡。75～

150 mg/d 全身应用可降低糖皮质激素的用量，对于具有糖皮质激素禁忌证的患者可选用该药，但应注意其肝脏损害、骨髓抑制等副反应。②环孢素（cyclosporin）：主要是选择性抑制辅助性 T 细胞的增殖和功能。有研究表明，环孢素软膏或漱口水治疗 OLP 具有较好的疗效，可用于对糖皮质激素耐药的 OLP 患者。局部应用的副反应为病损局部的短暂烧灼感。③他克莫司（tacrolimus）：免疫抑制作用机制与环孢素类似，效力为环孢素的 10～100 倍，渗透性好，安全性较高，与环孢素相比不良反应较低。国内外均有文献报道，局部应用他克莫司治疗顽固性 OLP，有较好的疗效。但由于其复发率较高，并不推荐用于 OLP 的一线治疗。④吡美莫司（pimecrolimus）：是子囊霉素大环内酰胺衍生物，属于局部非甾体免疫抑制剂。与他克莫司相比，吡美莫司的药效更持久。目前临床上应用的吡美莫司为 1%软膏，推荐局部应用 4 次/d。

3. 免疫调节剂：①沙利度胺（thalidomide）：有强大的抗炎活性和免疫抑制功能，具有良好的镇静作用，可以减轻瘙痒，促进睡眠，利于疾病恢复。但需注意，该药有致畸作用，孕妇禁用；长期大量使用还可引起周围神经病变。有报道显示，局部使用沙利度胺治疗糜烂型 OLP 疗效显著。全身应用沙利度胺治疗 OLP 仅有病案报道，尚需大量随机对照研究。②左旋咪唑（levamisole）：能改善或恢复机体的细胞免疫功能，调节抗体的产生。在治疗糜烂型 OLP 时，服用左旋咪唑 150 mg/d，每周 3 次，同时全身应用小剂量糖皮质激素，可明显改善患者的症状。左旋咪唑可作为糖皮质激素的辅助药物用来治疗 OLP。③羟氯喹（hydroxychloroquine）：可稳定溶酶体膜，抑制中性粒细胞的趋化性和吞噬功能，抑制细胞免疫和补体活性等。羟氯喹较氯喹副反应小，肝肾损害轻。可与局部糖皮质激素合用，0.1～0.2 g，2 次/d，疗程 2～4 周。④氨苯砜（dapsone）：可抑制多形核白细胞的迁移，具有抗炎活性。50～100 mg/d 对治疗水疱型和糜烂型 OLP 有一定的作用。目前，氨苯砜治疗 OLP 的报道仅限病案研究，尚无随机对照试验。

4. 其他药物：①维 A 酸类（retinoids）：指维 A 酸的类萜酯衍生物及天然或合成的类似物，具有免疫抑制作用，可促进上皮细胞增生、分化、角质溶解等。局部应用对过角化 OLP 有一定的效果。0.05%维 A 酸乳膏外用，4 次/d，疗程 4 周；0.01%异维 A 酸乳膏外用，2 次/d，可持续使用 2 个月。有研究表明，与单独使用曲安奈德漱口水治疗 OLP 相比，曲安奈德与维生素 A 漱口水联合应用治疗效果更佳。②抗真菌类药物：对迁延不愈的 OLP，应考虑存在白假丝酵母菌感染的可能性。同时，糖皮质激素类药物的使用也会增加口腔黏膜对真菌的易感性。因此，抗真菌治疗是一种必要的辅助治疗方法。可使用制霉菌素或碳酸氢钠液等含漱液，也可用制霉菌素药膜或糊剂涂抹于患处。③中草药提取物：雷公藤多苷从雷公藤根提取精制而成，既保留了雷公藤的免疫抑制作用，又去除了许多毒性成分，是目前临床上使用较多的甾体类免疫抑制剂。在多个临床实验中，单独运用雷公藤多苷治疗 OLP，或与其他药物联用（如氯喹等），均可取得 90%以上的有效率。白芍总苷是从白芍干燥根中提取的有效成分，具有多途径抑制自身免疫反应，抗炎、止痛、保肝作用。白芍总苷与其他药物联用（如曲安奈德、羟氯喹等）可有效治疗充血糜烂型 OLP。

（二）外科治疗及其他手术治疗

可去除高风险的异常增生病损，预防恶变的发生。除上述治疗方法外，尚有报道利用甲氧沙林和长波紫外线的体外光化学疗法、冷冻治疗、微波、CO_2 激光和 Nd：YAG 激光等治疗方法，但由于缺乏足够的证据，还不能作为常规方法应用。此外，放松、冥想和催眠对许多皮肤黏膜疾病有积极的影响，有助于镇定和平衡炎症反应，可以改善炎症性疾病。

（三）OLP 分型治疗

OLP 的治疗需要综合考虑病损分类、病情轻重程度、患者全身情况等因素。为此，《口腔扁平苔藓诊疗指南（试行）》将 OLP 分为 3 种类型：无症状非糜烂型、有症状非糜烂型和糜烂型。①对于无症状非糜烂型 OLP 患者，若病损局限，可不用药，只须必要的随访即可。②对有症状非糜烂型 OLP，应根据病损特点对症治疗，控制病情发展。若病损区充血明显伴有疼痛，必要时可给予全身应用免疫抑制类药物，并配合糖皮质激素局部应用；若病损区角化程度高伴有明显的粗糙紧绷感，必要时可给予局部使用维A酸类药物治疗，待病情缓解后逐渐减量；若OLP患者免疫功能低下，可选用免疫增强药如胸腺素、转移因子等药物治疗。③与其他类型相比，糜烂型OLP癌变率高，治疗复杂。对于轻中度糜烂型OLP患者，应首选糖皮质激素局部制剂，可结合糖皮质激素局灶封闭治疗。对于重度糜烂型OLP患者，可给予全身应用糖皮质激素，并配合糖皮质激素局部应用治疗。对有糖皮质激素禁忌证或疗效不佳的患者，可选择使用其他具有免疫抑制作用的药物，如沙利度胺、羟氯喹、他克莫司等。对上述治疗方法无效的顽固糜烂型OLP，应排查并消除局部及全身潜在风险因素，必要时行组织病理甚至免疫病理检查，排除其他疾病的可能性，并可酌情使用光化学疗法、微波、激光等方法治疗。此外，OLP的治疗过程中还应酌情辅以维生素、微量元素、抗菌、抗真菌及消毒防腐类制剂。

三、中医临床思维

（一）中医病名及病因病机特征

口腔扁平苔藓属中医“口蕈”“口糜”“口破”的疾病范畴。祖国医学认为本病多由情志不节，心情郁闷，伤及于肝，肝郁气滞，暗耗阴血，血虚生燥热，导致虚火上炎而发病；或因饮食不节，过食肥甘，煎炒烹炸，辛辣食品过度食用，损伤脾胃，脾失健运，脾不能运化水湿及水谷精微，脾虚生湿，湿热日久化热，蕴久化毒，热毒上蒸，导致本病的发生。足阳明胃经和脾相表里，脾胃湿热会导致胃火炽盛，火热伤及胃阴，胃阴不足导致肾阴不足。胃火炽盛和肾阴不足是本病的主要病机。

（二）辨病辨证及治疗特征

中医理论认为本病的病因病机是情志不遂，气机不畅，气滞血瘀，邪毒蕴结于局部而发。具体的发病机制有以下几种：①肝肾阴虚型：口腔损害局部充血，甚则糜烂，头晕头痛，睡眠不安，眼干涩痛，口燥咽干，口内有热气，腰酸腿软，舌质红，无苔，脉弦细或细数。②脾虚夹湿型：口腔（颊、舌、唇、腭等处）黏膜上出现白色颗粒状条纹或网状、树枝状、斑块状、环状丘疹或水疱等多种形式的病损，且往往具有明显的左右对称性，有大小不等糜烂面，疼痛较重，胃纳差，大便稀溏，或不消化食物，失眠多梦，舌淡，苔白，脉虚弱。③气滞血瘀型：口腔黏膜可见白色网状条纹或丘疹斑块，或伴有充血、糜烂，或有刺痛感，大便干燥，月经失调、量少或有瘀块，舌质红或紫，脉细或涩，舌下静脉扩大或曲张。

根据本病病机以脾虚为本，湿热蕴结、气血瘀滞为标，在治疗上提出了标本兼治的治疗原则，通过益气健脾来固本，清热祛湿、活血化瘀而治标。通过长期临床实践验证，确定了自拟方“消藓饮”，基本药物组成：党参、黄芪、炒白术、茯苓、泽泻、丹参、当归、赤芍、牡丹皮等。方中党参具有补中益气，健脾益肺的功效，《本草从新》记载：“补中益气、和脾胃、除烦渴。中气微弱，用以调补，甚为平妥。”《本草正义》“党参力能补脾养胃，润肺生津，健运中气”；现代药理研究，丹参具有促进组织修复与再生的能力。2药全用益气健脾活血同为君药。黄芪补中益气，当归补血活血，茯苓利水渗湿、健脾安神，赤芍清热凉血、祛瘀止痛，4药合用共奏益气补血，活血散瘀，清热利湿之功，同为臣药。炒白术补气健脾燥湿利水，泽泻利水渗湿、泄热，牡丹皮清热凉血，活血散瘀，佐助君药补气健脾燥湿利水，清热活血散瘀。本方立意益气健脾，清热利湿，活血散瘀，使脾虚得补，湿热之邪得以清利，瘀血得以消散，标本兼顾。脾胃湿热型，症见黏膜糜烂、自觉疼痛者加生薏苡仁、灯心草；气滞血瘀型自觉患处麻木粗糙或者针刺样疼痛，加红花、桃仁；气血亏虚型症见倦怠乏力、神疲欲睡者党参改为人参；经临床验证具有较好的疗效，未见不良反应，临床有效率87.49%，充分显示了中医药在口腔扁平苔藓治疗方面的优势。

四、名医经验

（一）赖林峰经验

赖林峰认为气阴两虚是口腔扁平苔藓发病的根本原因，主要为阴虚只是局部黏膜失养，以及瘀血贯穿其病变全程，因此，应以益气养阴为治疗原则。赖林峰研究采用养阴益气合剂治疗，其组成包括黄芪、党参、玄参、黄精、紫草、北沙参等。其中黄芪具有补气固表、托疮生肌功效；党参具有补气养血功效；黄精具有补中益气、补脾益气、养阴功效；紫草具有活血解毒透疹功效；北沙参具有润肺止咳、养胃生津功效。诸药共用，可奏益气养阴功效。现代药理研究表明，黄芪和党参具有调节机体免疫功能作用，同时还具有抑制 T 细胞功能以及抑制炎症反应。目前，临床上有关口腔扁平苔藓发病机制及确切机制尚不十分明确。大部分学者发现口腔扁平苔藓与免疫因素相关，认为其发生与发展过程均存在由 T 细胞介导的免疫应答。口腔扁平苔藓组织学特点主要表现为上皮下 T 淋巴细胞的基底细胞的液化变性、基底膜的断裂以及带状浸润，这也说明了该病的发生、发展是细胞介导的一个主要免疫反应过程。TNF-α 是免疫与炎症的重要调节因子，研究报道显示，该因子与许多免疫性疾病变化相关，涉及口腔扁平苔藓病理过程，口腔扁平苔藓血清 TNF-α 增加，该因子既可提高口腔黏膜的炎症反应，同时又可与炎症反应产生的中介物质刺激单核-巨噬细胞以及淋巴细胞等细胞过程，产生 TNF-α 等细胞趋化因子，且释放入血循环，从而导致口腔扁平苔藓 TNF-α 含量明显增加。研究结果表明，养阴益气合剂联合西药治疗口腔扁平苔藓可明显降低患者血清 TNF-α 含量，从而发挥免疫调节作用。

（二）颜家渝经验

颜家渝认为知柏地黄丸可以起到很好的治疗口腔扁平苔藓的作用。知柏地黄丸出自《医宗金鉴》，以出自《小儿药证直诀》的六味地黄丸为基本方，六味地黄丸方系由《金匮要略》的肾气丸减去桂枝、附子所组成。原用于小儿肝肾阴虚不足之证。方中重用熟地黄滋肾阴、益精髓为君药。配伍山茱萸酸温滋肾益肝，山药滋肾补脾，共成三阴并补以收补肾治本之功，亦即“壮水主以制阳光”。此为“三补”。配泽泻泻肾利湿，并防熟地之滋腻；牡丹皮清泻肝火，并制山茱萸之温涩；茯苓健脾渗湿，以助山药之补脾，又为“三泻”。6 药合用，补中有泻，寓泻于补，以补为主，肾肝脾三阴并补，为补肾阴为主，构成通补开合之剂，共奏滋肾益精之功。而六味地黄丸加知母、黄柏主治骨蒸潮热，虚烦盗汗，腰脊酸软，遗精等阴虚火旺之证。在滋阴补肾的基础上，增强了清相火的作用。有研究表明，六味地黄汤通过刺激 T 淋巴细胞转化对机体的细胞免疫进行调控，通过增强 B 淋巴细胞产生特异性抗体，促进免疫功能低下的小鼠体液免疫功能。

（三）王守儒经验

王守儒通过长期临床实践，提出本病的性质为本虚标实证，其中脾气不足为其本，湿热与血瘀为其标。并将本病的病因归纳为“虚”“瘀”“湿”“热”4 个方面。他认为：脾气虚弱，失去运化，气血生化乏源，无以上乘濡养口腔黏膜，则见口腔黏膜的干燥、苔藓样变；气虚则不能行血，血液停积则致血瘀，阻滞经络，导致口腔黏膜粗糙、白色网纹等；脾虚不能运化水湿，水湿内停，郁而发热或与热邪相互搏结，熏蒸于口腔，而致黏膜糜烂、溃疡等。王守儒根据口腔局部病损特点，从整体观念出发，全身辨证结合局部辨证，在治疗上重用益气健脾固其本，活血化瘀、清热化湿治其标，方用自拟苔藓方。基本药物有黄芪、太子参、焦白术、茯苓、当归、赤芍、牡丹皮、苦参、白鲜皮、蛇床子、茵陈、鸡内金、焦山楂、焦神曲、焦麦芽、甘草。其中黄芪、太子参、焦白术、茯苓益气健脾；当归、赤芍、牡丹皮活血化瘀；苦参、白鲜皮、蛇床子、茵陈清热利湿；鸡内金、焦三仙和胃消导；甘草调和诸药。全方共奏益气活血、清热祛湿之功，使气虚得补，湿热得行，瘀血得下，标本兼顾，相得益彰。现代药理认为当归、太子参、黄芪、红花、赤芍、牡丹皮等药物可以改善血液循环，并具有调节免疫的功能。临床应用可根据具体症状随症加减。如脾胃湿热较重，症见口腔黏膜充血糜烂，疼痛感明显者加制乳香、制没药、淡竹叶、连翘等；气滞血瘀较重，症见黏膜有木涩、粗糙、麻木或刺痛感者加柴胡、牡丹皮、郁金、桃仁、红花、丹参等；热盛者加黄连、金银花、淡竹叶；湿盛者加佩兰、薏苡仁；腹胀者加砂仁、木香；气血亏虚症见神疲乏力、口内不适、口淡乏味感者易太子参为党参，加大黄芪剂量等。为了缩短疗程，缓解症状，提高患者治疗信心，王守儒在中医辨证论治的基础上针对本病病因病理及临床症状有选择性地联合西药治疗，如抗厌氧菌选用奥硝唑、克拉霉素。补充维生素 A、维生素 D 和维生素 E。糜烂时用牛碱性成纤维细胞生长因子凝胶局部涂抹，糜烂严重时加用强的松口服或用曲安奈德合利多卡因局部基底注射。后期无糜烂，网纹消失应巩固治疗加转移因子胶囊、贞芪扶正胶囊、匹多莫德片等以益气健脾，提高免疫功能，防止复发。王守儒认为应在益气健脾思想的指导下，根据病变发展的不同时期，治疗应有所侧重。如对于糜烂性口腔扁平苔藓，初期的治疗目标是消糜烂，治以健脾益气，清热祛湿；中期的治疗目标是消白纹，治以健脾益气，活血化瘀；后期的治疗目标是健脾益气，扶本固元，以巩固疗效，防治复发。3 个时期不是截然分开，而是各有侧重。对于糜烂型病变，如口腔黏膜充血糜烂、疼痛甚者，舌红苔黄（热重于湿）加蒲公英、紫花地丁、金银花、连翘、黄连等清热解毒药，加制乳香、制没药、桃仁、红花、泽兰等以活血止痛、敛疮收口。糜烂面大，假膜较多，口黏腻不爽，舌苔厚腻，大便黏腻或溏薄（湿重于热），重用黄芪、炒山药、炒薏苡仁等健脾祛湿药。黏膜色暗红，白纹明显或质地较韧，黏膜有木涩、麻木、粗糙或刺痛感（气滞血瘀），加柴胡、牡丹皮、郁金、丹参、川芎、桃仁、红花以活血化瘀。在疾病恢复期，王守儒注重脾胃的调养，在原方的基础上减少清热利湿药，重用健脾药黄芪（30～60 g），加理气药如柴胡、木香、陈皮等。王守儒重视对患者的心理健康和生活健康指导，特别是有恐癌倾向、抑郁倾向的患者，更应该作好病情解释及预防调护的宣教。

（四）曾定论经验

曾定论认为口腔扁平苔藓的病机为湿热阴虚，故在治疗口腔黏膜炎时据其病因多以“火毒”立论，予清热泻火解毒为主，兼以滋阴润燥、收敛生肌。“扁藓宁”组成：金银花、连翘、半枝莲各 15 g，白花蛇舌草、白鲜皮、土茯苓、地肤子各 30 g，黄芩、黄柏、赤芍药、知母、玄参、乌梅、五味子、僵蚕各 12 g，黄连 10 g，牡丹皮 20 g，苦参 25 g，蝉蜕 6 g，乳香、没药、鸡内金粉各 6 g。方解：方中金银花、连翘、白花蛇舌草、半枝莲为热解毒之良药，其中连翘为“疮家圣药”，共为君药；白鲜皮、苦参和土茯苓清热燥湿，黄连、黄芩、黄柏清利三焦湿热，共为臣药；玄参滋阴润燥，乌梅、五味子收敛生肌，牡丹皮、知母清虚热，共为佐药；地肤子、蝉蜕、僵蚕搜风通络，乳香、没药活血养血，为佐使；鸡内金固护中州，取扶正祛邪之意。加减运用：热毒较盛者加蒲公英、板蓝根、夏枯草泻火解毒；风盛瘙痒者加防风、荆芥祛风止痒；湿盛者，加苍术、茯苓、薏苡仁健脾燥湿；病程长伴皮肤瘙痒兼血瘀者加桃仁、红花、川芎、全蝎粉、蜈蚣活血化瘀、搜风通络；热盛伤阴者加生地黄、泡参、麦冬、天花粉、地骨皮滋阴清热；脾胃虚弱者加陈皮、白术、甘草、砂仁固护中州。

（五）何新慧经验

何新慧结合口腔扁平苔藓的病机及辨证特点，受到《伤寒论》半夏泻心汤辛开苦降、寒热并用的启发，结合自己长期临床实践经验，自创口疳方作为治疗口腔扁平苔藓的基础方，选用金银花、连翘、黄连、黄芩、生地黄、当归、紫草、赤芍、细辛、生甘草、肉桂、青黛、牡丹皮等味加减。方中黄芩、黄连清热燥湿，清上中二焦之郁火；金银花、连翘走表，疏风清热，使郁于营分之热邪从气分而散，有“透热转气”之意；生地黄、赤芍，清热养阴，凉血活血；当归养血和血；青黛、紫草，清热凉血；细辛、肉桂二味最妙，在大队苦寒药中佐以 2 味温性药物，辛开苦降，寒热并用，肉桂与黄连相伍，交通心肾，引火归元；若疼痛明显，常配伍细辛，《本草从新》论细辛：“辛温……辛散浮热，故口疮喉痹，鼻渊齿虫者宜之。”现代药理研究亦证明，方中的青黛、紫草具有调节机体免疫功能和抗过敏作用。若热毒偏盛、瘀热互结者，加活血凉血清热之品，如大血藤、栀子、牡丹皮等；若舌苔浊腻，湿邪并重者，加半夏、茵陈、土茯苓、苦参等；若乏力便溏，脾土虚甚者，加茯苓、白术等。另外，何新慧还十分强调对患者平素的调护措施，嘱咐患者饮食有节，忌煎炸辛辣、生冷刺激之品，保持大便通畅，调摄情志愉快。如此，在辨证论治的基础上，通过合理的饮食起居调护，每每取得满意的临床疗效。

（六）孙守才经验

青蒿鳖甲汤出自《温病条辨》，是吴鞠通用于治疗温病后期邪气深伏阴分，混处气血之中，不能纯用养阴更不得任用苦燥之证而设，正符合口腔扁平苔藓阴虚内热，邪气内伏的病机，秦艽丸出自《医宗金鉴·外科心法要诀》，用于治疗各种顽固性湿疹，神经性皮炎，瘾疹，寻常性狼疮等皮肤黏膜顽症，具有疏风祛邪，解毒活血，益气扶正等功效，符合口腔扁平苔藓反复发作，缠绵难愈，易滞易瘀，后期恶变的特点。在口腔扁平苔藓的中医方药治疗中是首次由孙守才采用这 2 方，并且极为贴合该病的病因病机特点。由于该病临床表现既有口腔黏膜充血增生，渗出溃烂，又有干涩敏感疼痛，且长期反复不愈，顽固难治；既有湿热又有阴伤，既有邪恋不去，又有正气内伤。中药治疗中若纯用养阴之品则恋邪不出，若一味清热解毒利湿则伤阴耗津损及正气，因而青蒿鳖甲汤合秦艽丸既能入阴搜邪，驱邪外出（清热利湿活血通络），又能扶正养阴提高正气（增强免疫力），切合口腔扁平苔藓的病因病机。

五、名方推荐

（一）补脾胃泻阴火升阳汤

柴胡、人参、石膏、升麻、苍术、黄芩各15 g，黄芪30 g，炙甘草、羌活各10 g，黄连9 g。功效：补益脾胃，泻阴火，升阳气。主治：脾胃虚弱、肾元不足之口腔扁平苔藓。用法：水煎服，每日1剂。加减：局部疼痛剧烈者，可加栀子、大黄、连翘、白芷；久病头晕神疲、肢冷畏寒者，可加太子参，加黄芪、白附片各适量。

（二）扁藓宁加减

金银花、连翘、半枝莲各15 g，白花蛇舌草、白鲜皮、土茯苓、地肤子各30 g，黄芩、黄柏、赤芍、知母、玄参、乌梅、僵蚕、五味子各12 g，牡丹皮20 g，苦参25 g，黄连10 g，蝉蜕、乳香、没药、鸡内金粉各6 g。功效：清热泻火解毒。主治：口腔扁平苔藓之阴虚湿热证。用法：水煎服，每日1剂。加减：热毒较盛者加蒲公英、板蓝根、夏枯草泻火解毒；风盛瘙痒者加防风、荆芥祛风止痒；湿盛者，加苍术、茯苓、薏苡仁健脾燥湿；病程长伴皮肤瘙痒兼血瘀者加桃仁、红花、川芎、全蝎粉、蜈蚣活血化瘀、搜风通络；热盛伤阴者加生地黄、泡参、麦冬、天花粉、地骨皮滋阴清热；脾胃虚弱者加陈皮、白术、甘草、砂仁固护中州。

（三）口疳方加减

金银花、当归、生甘草、炒白术、茯苓、牡丹皮、厚朴各10 g，连翘、玄参各15 g，生黄芩、生地黄、赤芍各18 g，紫草、大血藤、菝葜、青黛（包煎）、土茯苓、延胡索各30 g，细辛、肉桂（后下）各3 g，黄连8 g，天龙6 g，徐长卿24 g。功效：清热化湿，散瘀解毒。主治：口腔扁平苔藓之湿热互结瘀毒内阻证。用法：水煎，每日1剂，分3次服用。加减：热毒偏盛、瘀热互结者，加活血凉血清热之品，如大血藤、栀子、牡丹皮等；若舌苔浊腻、湿邪并重者，加半夏、茵陈、土茯苓、苦参等；若乏力便溏，脾土虚甚者，加茯苓、白术等。

（四）青蒿鳖甲汤合秦艽丸加减

青蒿、生地黄、沙参、玄参、秦艽、苦参、丹参各15 g，鳖甲、生薏苡仁各20 g，知母、石斛、金果榄各10 g，藏青果6 g，漏芦12 g，乌梢蛇粉5 g（冲服）。功效：益气养阴扶正，清热祛湿驱邪。主治：口腔扁平苔藓之气阴两虚，湿邪内阻，邪伏阴分证。用法：每日1剂，水煎口服，10 d为1疗程，连服30 d。

（五）六味地黄汤加味

生地黄、熟地黄各30 g，山茱萸、牡丹皮、泽泻、知母、麦冬、枸杞子各10 g，山药20 g。功效：滋补肝肾、清热养阴。主治：肝肾阴虚为主兼有内热型的口腔扁平苔藓。用法：水煎，每日1剂，分2次服用。

（六）凉膈散合导赤散

大黄、芒硝、甘草各9 g，连翘18 g，栀子、黄芩、薄荷各5 g，淡竹叶3 g，生地黄、木通各10 g。功效：清心泻脾。主治：心脾积热证。用法：水煎，每日1剂，早晚分服。

（七）加味导赤散

生地黄（洗）、木通、黄芩、生甘草、车前草、栀子、川芎、赤芍药各10 g。功效：清热利湿。主治：膀胱湿热证。用法：水煎，每日1剂，早晚分服。

（八）益胃汤或少阴甘桔汤

桔梗 12 g，甘草 3 g，沙参、麦冬、生地黄、玉竹、陈皮、川芎、黄芩、柴胡、玄参各 10 g，羌活、升麻各 9 g。功效：养阴清热。主治：阴虚失养证。用法：水煎，每日 1 剂，早晚分服。

（九）健脾化湿方

白术、茯苓、党参各 12 g，砂仁 3 g，薏苡仁、扁豆、莲子各 10 g。功效：清热化湿、健脾益气。主治：脾胃湿热证。用法：水煎，每日 1 剂，早晚分服。

（十）甘草泻心汤

生甘草 30 g，法半夏 10 g，黄芩 15 g，黄连、干姜各 6 g，大枣 12 g。功效：补土伏火。主治：湿热蕴结证。用法：水煎，每日 1 剂，早晚分服。

（十一）参苓白术散

白扁豆、白术、茯苓、桔梗、莲子各 10 g，甘草、砂仁各 3 g，党参、山药、薏苡仁各 12 g。功效：益气健脾。主治：脾胃虚弱证。用法：水煎，每日 1 剂，早晚分服。

（十二）一贯煎

北沙参、麦冬、当归身各 9 g，生地黄 18 g，枸杞子 9 g，川楝子 5 g。功效：补益肝肾。主治：肝肾阴虚证。用法：水煎，每日 1 剂，早晚分服。

（十三）青蒿鳖甲汤

青蒿、知母各 6 g，鳖甲 15 g，生地黄 12 g，牡丹皮 9 g。功效：疏风祛邪，解毒活血。主治：阴虚内热，邪气内伏证。用法：水煎，每日 1 剂，早晚分服。

第九节　白塞病

白塞病（Behcet's disease，BD）又称贝赫切特综合征，白塞综合征，口、眼、生殖器三联征，是一种以细小血管炎为病理基础的慢性进行性、复发性、系统损害性疾病。本病有明显的地域分布特点，主要分布在我国河西走廊至地中海的古“丝绸之路”沿途，在地中海沿岸、中东及远东地区（日本、朝鲜、中国）发病率较高，其中以土耳其的发病率最高，达 3～38 人/万。有人称之为“丝绸之路病”。本病好发于 25～35 岁年龄段，男女比为 0.77：1。据统计，我国患病率为 1.4 人/万。本病相当于中医的“狐惑病”

一、诊断标准

本病诊断主要根据临床症状，应注意详尽的病史采集及典型的临床表现。目前较多采用国际白塞病研究组于 1989 年制定的诊断标准，如表 15-2。

表 15-2　白塞病国际诊断（分类）标准

临床表现	定　义
反复口腔溃疡	由医生观察到或患者诉说有阿弗他溃疡。1 年内反复发作至少 3 次
加以下任何 2 项	
反复外阴溃疡	由医生观察到或患者诉说外阴部有阿弗他溃疡或瘢痕
眼病变	前和（或）后色素膜炎、裂隙灯检查时玻璃体内有细胞出现或由眼科医生观察到视网膜血管炎
皮肤病变	由医生观察到或患者诉说的结节性红斑、假性毛囊炎或丘疹性脓疱；或未服用糖皮质激素的非青春期患者出现痤疮样结节
针刺试验阳性	以 20 号或 22 号无菌针头斜行刺入皮内约 5 mm，48 h 后由医生判定在针眼处有>2 mm 的结节性红斑

有反复口腔溃疡并有其他 4 项中 2 项以上者，可诊断为本病。上述表现需除外其他疾病。

二、西医治疗

本病目前尚无公认的有效根治方法。多种药物均可能有效，但停药后易复发。治疗的目的在于控制现有症状、防治重要脏器损害、减缓疾病进展。治疗方面依据临床表现不同而采取不同的方案。

（一）一般治疗

急性活动期应卧床休息。发作间歇期应注意预防复发，如控制口、咽部感染，避免进食刺激性食物，伴感染者可行相应性治疗。

（二）局部治疗

口腔溃疡可局部用糖皮质激素、冰硼散、锡类散等，生殖器溃疡用1∶5000高锰酸钾清洗后加用抗生素软膏，眼部损害需眼科医生协助治疗，眼结膜、角膜炎可用糖皮质激素眼膏或滴眼液，眼色素膜炎须应用散瞳剂以防止炎症后粘连，重症眼炎者可在球结膜下注射糖皮质激素。

（三）全身药物治疗

1. 非甾体抗炎药（NSAIDs）：具有消炎镇痛作用，对缓解发热、皮肤结节红斑、生殖器溃疡疼痛及关节痛有一定疗效。多种NSAIDs可供选择（见类风湿关节炎治疗）。

2. 秋水仙碱：可抑制中性粒细胞趋化，对关节病变、结节红斑、口腔溃疡、生殖器溃疡、眼色素膜炎均有一定的治疗作用，常用剂量为0.5 mg，每日2～3次。应注意肝肾损害、粒细胞减少等不良反应。

3. 沙利度胺：用于治疗口腔溃疡、生殖器溃疡及皮肤病变。剂量为25～50 mg/次，每日3次。妊娠妇女禁用，可导致胎儿畸形，另外有引起神经轴索变性的不良反应。

4. 氨苯砜：具有抑菌及免疫抑制的作用，抑制中性粒细胞趋化。用于治疗口腔溃疡、生殖器溃疡、假性毛囊炎、结节红斑。常用剂量100 mg/d。不良反应有血红蛋白降低、肝损害、消化道反应等。

5. 糖皮质激素：根据脏器受累及病情的严重程度酌情使用，突然停用易导致病情复发。严重患者如严重眼炎、中枢神经系统病变、严重血管炎患者可静脉大剂量甲波尼松龙冲击，100 mg/d，3～5 d为1个疗程，与免疫抑制剂联用效果更好。长期使用糖皮质激素有不良反应。

6. 免疫抑制剂：重要脏器损害时应选用此类药，常与糖皮质激素联用。此类药物不良反应较大，用药期间应注意严密监测。

（1）硫唑嘌呤（AZA）：是白塞病多系统病变的主要用药，剂量为2～2.5 mg·$(kg^{-1}\cdot d^{-1})$，口服。可抑制口腔溃疡、眼部病变、关节炎和深静脉血栓，改善疾病的预后。停药后容易复发。可与其他免疫抑制剂联用，但不宜与干扰素-α联用，以免骨髓抑制。应用期间应定期复查血常规和肝功能等。

（2）甲氨蝶呤（MTX）：每周7.5～15 mg，口服或静脉注射。用于治疗神经系统病变和皮肤黏膜损害，可长期小剂量服用。不良反应有骨髓抑制、肝损害及消化道症状等。

（3）环磷酰胺（CYC）：在急性中枢神经系统损害或肺血管炎、眼炎时与泼尼松联合使用，可口服或大剂量静脉冲击治疗（每次用量0.5～1.0 g/m^2体表面积，每3～4周1次，0.6g/次）。使用时嘱咐患者大量饮水，以避免出血性膀胱炎的发生，此外有消化道反应及白细胞减少等。

（4）环孢素A（CsA）：对秋水仙碱或其他免疫抑制剂疗效不佳的眼白塞病效果较好。剂量为每日3～5 mg/kg。因神经毒性可导致中枢神经系统病变，一般不用于白塞病合并中枢神经系统损害的患者。应用时注意监测血压，肾功能损害是其主要不良反应。

（5）柳氮磺吡啶（SSZ）：剂量3～4 g/d，分3～4次口服，可用于肠白塞病或关节炎患者，应注意药物的不良反应。

（6）苯丁酸氮芥（CB1348）：不良反应大，目前较少使用。

7. 生物制剂：

（1）干扰素-α-2a：对关节损伤及黏膜病变有效率较高，有治疗难治性葡萄膜炎、视网膜血管炎患者较好的报道。起始治疗为干扰素-α-2a每日600万单位皮下注射，治疗有效后逐渐减量，维持量为每次 300 万单位，每周 3 次，部分患者可停药。不良反应有抑郁和血细胞减少，避免和硫唑嘌呤联用。

（2）肿瘤坏死因子（TNF）-α 拮抗剂：英夫利昔单抗、依那西普和阿达木单抗均有治疗白塞病的报道。可用于 DMARDs 抵抗的白塞病患者的皮肤黏膜病变、葡萄膜炎和视网膜炎、关节炎、胃肠道损伤以及中枢神经系统受累等。TNF-α 拮抗剂起效迅速，但停药后易复发，复发患者重新应用仍有效。要注意预防感染，尤其是结核感染。

（四）手术治疗

一般不主张手术治疗，动脉瘤具有破裂风险者可考虑手术治疗。慢性期患者应首先选用糖皮质激素联合环磷酰胺治疗。重症肠白塞病并发肠穿孔时可行急诊手术治疗，但术后复发率可高达 50%，故选择手术治疗应谨慎。血管病变手术后也可于术后吻合处再次形成动脉瘤，采用介入治疗可减少手术并发症。手术后应继续应用免疫抑制剂可减少复发。眼失明伴持续疼痛者可手术摘除。

三、中医临床思维

（一）中医病名及病因病机特征

白塞病属于中医学“狐惑病”范畴，最早记载于张仲景《伤寒杂病论》，云“狐惑之为病，状如伤寒，默默欲眠，目不得闭，卧起不安，蚀于喉为惑，蚀于阴为狐，……蚀于上部则声一作嗄，甘草泻心汤主之……”。本病多因患者素体阴虚，肝肾不足，阴虚阳亢；或热病后期，失于调摄，邪热伤阴；或年少纵欲过度，扰动相火，损耗真精；或嗜食肥甘厚味、辛辣腥腻之品，内伤脾胃，生湿化热，湿热化生虫毒，腐蚀机体；或情志失调，肝郁化火，克乘脾土，脾失运化，影响肝之疏泄，木郁土壅，血行不畅而诸症丛生。肺胃有热，循经上扰而致口腔溃烂、咽部溃疡；肝经热盛，火性炎上，循经上下侵蚀而致目赤肿痛、灼伤外阴而发生殖器溃疡；侵入血分，气血凝滞，可见血管炎、皮肤结节红斑伴瘙痒等；肠胃痞塞而运化不通，则见腹痛、腹胀、泄泻诸症。巢元方《诸病源候论》亦言此病“皆由湿毒之气所为也”。湿热、虫毒、阴虚、血瘀为其主要病机，与脾、肺、肝、肾等关系密切。

（二）辨病辨证及治疗特征

本病基本病机为热毒、湿热、血瘀、体虚，临证可分为脾虚湿滞证、阴虚内热证、湿热蕴结证、气滞血瘀证。健脾益气祛湿解毒可选用甘草泻心汤、补中益气汤、参苓白术散加减；滋补肝肾养阴清热可选方知柏地黄汤、黄连阿胶汤、青蒿鳖甲汤加减；清热利湿泻火解毒可选方龙胆泻肝汤、蒿芩清胆汤加减；活血化瘀解毒疗疮可选方桃红四物汤加减。联合三黄汤剂、苦参汤以及雄黄等外治可增强疗效。本病反复发作或缠绵难愈，可根据“急则治其标，缓则治其本”的原则分期论治：急性期以清热利湿、凉血解毒为主，以益气健脾、滋阴补肾为辅以治其标，稳定期以益气健脾，滋阴补肾为主，以清热利湿、凉血解毒为辅治其本。随症加减：口腔溃疡者重加土茯苓；溃疡难愈者加天花粉、豆黄卷；溃疡反复发作者加石斛、西洋参；外阴溃疡者加海螵蛸、煅牡蛎、莲须、白蔹；视力减退者加枸杞子；眼痛者加延胡索、细辛；下肢有结节红斑者合用麻杏薏甘汤；关节痛者合用防己黄芪汤，或加桑寄生、鬼箭羽，若有脓疱或关节肿者加蒲公英、紫花地丁；久病入络，血脉淤滞，可加水牛角、牡丹皮、雷公藤等活血化瘀。本病本虚标实，在治疗的整个过程中，祛湿邪的同时要注意益气养阴扶正，常选用生黄芪、生地黄、白芍、白术等健脾益气养阴的清补药物。

（三）药物选择

口腔溃疡、阴部溃疡，早期多为肝胆热毒实火，或兼夹湿热，药用菊花、桑叶、炒蒺藜、蝉蜕、牡丹皮清肝热，茵陈、栀子、黄芩除肝经湿热，肝郁化火易热极生风，酌情加天麻、钩藤、赭石以平肝镇逆息风，生地黄、灵芝、大枣滋阴益气养血，以使标本兼顾；后期肝肾阴虚，虚火上炎，用药多以清热利湿、滋阴清火为主要治法，常选用太子参、西洋参、南沙参、玉竹、麦冬、石斛、十大功劳叶、仙鹤草等性味平和之品，虚火内盛者，加知母、黄柏。眼部病变病位在上，用药轻清，风湿热轻证多用蔓荆子、密蒙花、柴胡等，风湿热偏重者用龙胆、板蓝根、青葙子等。肺部多以上焦论治，采用菊花、金银花、桑叶、蝉蜕、鱼腥草等轻清之品。消化系统损害以中焦为多，热重者用黄芩、黄连、石膏清热，湿重者用陈皮、厚朴等化湿，湿热并重者二者兼用，可酌用大黄、芒硝泻下湿热通便，多用白术、茯苓、山药、砂仁、薏苡仁健脾燥湿；反复溃疡发作，病程日久，脾肾亏虚，以益气健脾补肾、调和阴阳气血为法，常用药物黄芪、党参、白芍、白术、茯苓、菟丝子、熟地黄、淫羊藿、牡丹皮、黄柏等。“热毒”为白塞病病机之关键，故清热解毒应贯穿始终，常用清热解毒药黄芩、黄连、黄柏、金银花、连翘、白花蛇舌草、大青叶、青黛、土茯苓等；湿热毒邪胶结，阻滞经脉气血，日久瘀阻经脉，伴见皮肤瘀斑、关节麻木刺痛，舌紫暗，脉细涩等症状，解毒、化瘀、补气为其治疗大法，常用土茯苓、黄芩、生地黄、黄芪、当归、牡丹皮、赤芍、龙胆等。

四、名医经验

（一）王守儒经验

王守儒依据白塞病临床特征，将其分为 3 型论治：①脾虚血瘀、湿热熏蒸证，治以益气健脾、清利湿热、活血养血；②肝郁脾虚、湿热上攻证，治以疏肝健脾、清热燥湿、理气化瘀；③肝肾阴虚、虚火上炎证，治以滋补肝肾、养阴润燥。

（二）高冬来经验

高冬来认为白塞病的病机主要是热邪内扰，湿热毒气熏蒸，内则扰乱神明、外则发为痈疡；该病在早期多为实证，中、晚期多为本虚标实之证。治则上，初期治以清热利湿、解毒祛邪；中、晚期则以补虚为主，佐以祛邪解毒。其将白塞病分为 3 型论治：①肝脾湿热证，治以清热除湿，方以丹栀逍遥散、龙胆泻肝汤加减；②脾虚挟湿证，治以健脾除湿，方以补中益气汤合甘草泻心汤加减；③阴虚内热证，治以滋肝肾、清虚热，方以黄连阿胶汤加减。

（三）王素芝经验

王素芝将本病辨证分为 3 型论治：①湿热熏蒸、邪热壅盛证，治以清热除湿、泻火解毒，方以导赤散合龙胆泻肝汤加减；②脾肾阳虚、邪毒留恋证，治以温阳健脾、清热除湿，方以甘草泻心汤加减；③肝肾阴虚、虚火挟湿证，治以滋补肝肾、清热除湿，方以六味地黄汤加减。

（四）徐玲经验

徐玲认为本病主要因脾胃素虚或因误治或因过食生冷或因外湿内侵损伤脾胃，脾阳不运，聚湿生痰，湿浊阻遏气机，不能运化津液精微，则脏腑四肢不得荣养，痰湿循经上攻下注外侵而现诸证。治疗上主张从脾胃论治白塞病，将其分为 3 型论治：①湿热内蕴证，治以升阳除湿、疏风清热，方以当归拈痛汤加减；②脾虚湿聚证，治以益气健脾，方以黄芪补中汤加减；③阴虚内热证，治以散郁养阴，方以自拟散瘀养阴汤加减。

（五）彭希亮经验

彭希亮将白塞病分为 3 期施治：①急性发作期，从肝脾经湿热论治，治以清热除湿、凉血解毒；②慢性期，从肝肾阴虚湿热论治，治以滋补肝肾、清热除湿；③缓解期，从血瘀络热论治，治以解毒化瘀、通络散热。

（六）阳伟红经验

白塞病相当于中医的“狐惑病”。阳伟红治疗此病从其发病部位，经络循行，涉及的脏腑等方面进行探讨。其运用三焦辨证理论，治疗上焦肺胃病多采用轻清疏散之法，如菊花、桑叶、蝉蜕等；中焦脾胃病变多采用清热除湿之法，如厚朴、滑石、车前子、白豆蔻等；湿热并重则二者兼用；下焦肝胆病变多采用清泻火热、清热利湿之法，如栀子、柴胡、龙胆、车前子、猪苓等；后期肝肾阴虚火旺者多采用滋阴降火、益精补肾之法，如当归、生地黄、麦冬、玄参、菟丝子等。

（七）考希良经验

考希良认为本病病因病机为脏腑功能失调，毒邪（湿毒 火毒）内生，毒瘀相融，蓄积烈、酝酿顽恶，使毒邪鼎沸，循经上攻下注，发为狐惑病，并将本病分为毒邪内伏—毒邪鼎沸—正虚毒恋 3 个阶段。

（八）张鸣鹤经验

张鸣鹤认为白塞病是由于脏腑功能失节，致湿浊内生，蕴热化毒，伏藏于内，或外感湿热，湿热浊毒流注，火毒循经窜络，着于诸窍或蕴结关节、脏腑而发病，并借助现代免疫学、病理学来审视白塞病，认为其基本病变为血管炎，根据“因炎致痹”“炎生热毒”“因炎致瘀”的观点，白塞病属于“热痹”的范畴。“热毒”为白塞病病机之关键，故清热解毒应贯穿始终。常用清热解毒药黄芩、黄连、黄柏、金银花、连翘、白花蛇舌草、大青叶、青黛、土茯苓等。

（九）柴守范经验

柴守范认为病邪入络是白塞病的病理基础，络脉瘀滞、络脉损伤是白塞病的主要病理变化，白塞病病程中湿热毒邪循经络流注变化，导致络脉瘀滞及络脉损伤等络病，络以通为用，所以在白塞病治疗过程中亦应以通络法为主要原则，可概括为清通、疏通、通补及温通等方法。初期以邪实为主，首先当清络中湿热毒邪，以清热利湿通络、泻火解毒通络为主要治法，病久本虚标实，耗气伤阴，气虚行血无力则络中血液瘀滞更甚，所以以通补法为主，气虚者从补气行气通络着手，阴虚者以养阴通络、滋补肝肾为主，病至后期，阴损及阳，导致脾肾阳虚、络中寒凝，以温通为主。

（十）钟嘉熙经验

钟嘉熙认为该病属于免疫性疾病，多因湿热之邪内伏，郁阻气分，枢机不利所致，发于外则肌肤发斑、溃烂，并根据温病理论将白塞病分为急性期、缓解期治疗。①急性期辨证为湿热内聚、郁久化火，治疗以清泄少阳、分消湿热为主，方选蒿芩清胆汤加减；②缓解期病邪伏里，正气未复，伤阴较重，证属邪伏阴络，治疗当以入络搜邪、养阴退热为主，方选青蒿鳖甲汤加减，临证时适当配合清热祛瘀、补益肝肾之品，如赤芍、紫草、玄参等。

五、名方推荐

（一）当归拈痛汤加减

当归、猪苓、泽泻、茵陈叶各 9 g，苦参、知母、羌活、防风、酒黄芩各 6 g。功效：升阳除湿，疏风清热。主治：湿热内蕴证。用法：每日 1 剂，水煎，早晚分服。

（二）黄芪补中汤加减

黄芪、茯苓各 10 g，白术 12 g，太子参 9 g，炙甘草、泽泻、苍术、猪苓、橘皮各 6 g。功效：健脾益气。主治：脾虚湿聚证。用法：每日 1 剂，水煎，早晚分服。

（三）火郁汤合当归六黄汤加减

柴胡 6 g，熟地黄、葛根、黄芪、白芍、麦冬各 10 g，黄精、生地黄、鸡血藤、沙参各 12 g，甘草 3 g。功效：养阴散郁。主治：阴虚内热证。用法：每日 1 剂，水煎，早晚分服。

（四）六味地黄汤加减

熟地黄 12 g，山药、山茱萸各 10 g，牡丹皮、泽泻、茯苓各 9 g。功效：滋补肝肾、清热除湿。主治：气阴两虚证。用法：每日 1 剂，水煎，早晚分服。加减：虚火内盛者，加知母 10 g、黄柏 10 g；目赤肿痛甚者，加青葙子 15 g、菊花 15 g、密蒙花 15 g。

（五）甘草泻心汤加减

甘草（炙）12 g，黄芩、干姜、半夏（洗）各 9 g，大枣（擘）10 g，黄连 3 g。功效：温脾暖肾，清热解毒。主治：脾肾阳虚，邪毒留恋证。用法：每日 1 剂，水煎，早晚分服。

（六）导赤散合甘草泻心汤加减

生地黄、木通各 10 g，生甘草 12 g，大黄、黄连各 6 g，黄芩、淡竹叶、栀子各 9 g。功效：清泻心火。主治：心经郁热证。用法：每日 1 剂，水煎，早晚分服。加减：溃疡明显者加苦参 10 g，薏苡仁 15 g。

（七）桃红四物汤加减

桃仁、红花各 9 g，牡丹皮、大血藤、忍冬藤、熟地黄、芍药、当归、川芎各 10 g，半枝莲、白花蛇舌草各 12 g。功效：清热解毒，活血化瘀。主治：热蕴血瘀证。用法：每日 1 剂，水煎，早晚分服。加减：疼痛剧烈者加乳香、没药。

（八）升阳益胃汤加减

黄芪 30 g，半夏、人参、炙甘草各 15 g，苦参、独活、防风、羌活各 9 g，橘皮 6 g，茯苓、柴胡、白术各 5 g，黄连 1.5 g，地骨皮、土茯苓各 10 g。功效：补气益阴，化湿解毒。用法：每日 1 剂，水煎，早晚分服。主治：气阴两虚，湿毒留恋证。加减：关节疼痛不明显者去防风、羌活、独活。

第十节　慢性唇炎

慢性唇炎是唇炎中最常见的一种，指发生在唇部的慢性炎症性疾病，因不能归入腺性唇炎、良性淋巴组织增生性唇炎、浆细胞性唇炎、肉芽肿性唇炎、光化性唇炎等特殊类型而又被称为慢性非特异性唇炎（chronic cheilitis）。本病的临床特征是唇部长期而持续的肿胀、糜烂、渗出、干燥、脱屑等。患者自觉灼热，疼痛或有程度不同的痒感。病程迁移，反复发作。男女均可发病，青少年较多，老年人少见。

一、诊断标准

慢性唇炎的诊断相对容易。患者往往病程反复，唇红有反复干燥、脱屑、渗出、结痂、疼痛肿胀等症状，并排除一些如光照、过敏等导致的唇部病损即可诊断。慢性唇炎诊断时要注意分清慢性脱屑性唇炎和慢性渗出性唇炎。

慢性渗出性唇炎：慢性过程的糜烂及结痂，病程长，有反复发作史。需注意区别单纯糜烂性唇炎和光化性唇炎，后者常因日光照射诱发或加重病损，多见于高原地区或户外工作者。

慢性脱屑性唇炎：唇红部以干燥脱屑为主，并有纵沟纹和沟裂，灰白色的鳞屑可布满整个唇部。

二、西医治疗

（一）内治法

1. 抗生素：①米诺环素（100 mg/d）联合罗红霉素（150～300 mg/d），米诺环素属于四环素类药物，罗红霉素属于大环内酯类药物。②甲硝哒唑（750～1000 mg/d），甲硝哒唑是硝基咪唑类合成药物，具有广谱抗厌氧菌和抗原虫的功效。

2. 免疫调节剂：①英夫利昔单抗是一种嵌合靶向肿瘤坏死因子的单克隆抗体（TNF），患者按 3～5 mg/kg 的剂量静脉输注该药可取得良好的疗效。②曲尼司特可抑制肥大细胞中化学介质的释放，故也可用于治疗 GC。③阿达木单抗是一种可由患者自行进行注射的生物治疗药物，用其治疗 GC 的效果良好。用法为：皮下注射，第 1 周注射 80 mg，第 2 周注射 40 mg，用药 2 周为 1 个疗程。在治疗 3 个疗程后，患者的临床症状可得到明显的改善。在治疗 6 个月后，若患者的病情无复发，可为其停药。

（二）外治法

1. 软膏：①他克莫司属于非激素类抗炎药，但具有与激素类药膏相似的抗炎功效。②氟芬那酸丁酯软膏是非甾体类外用抗炎药，可通过抑制环氧化酶（COX-2）来阻断前列腺素和白三烯等炎性递质，从而达到抗炎、止痒及镇痛的功效。

2. 免疫调节剂：①咪喹莫特属于咪唑喹啉类化合物。该药属于小分子免疫调节剂，可通过诱导人体中包括干扰素-α（INF-α）在内的细胞因子而产生抗病毒活性。用法：浓度为 5%的咪喹莫特乳膏的用药时间一般为 1 周多，具体的用药时间需视患者的病情而定。

3. 巨大戟醇甲基丁烯酸酯（IM）：患者的病变部位若累及面部和头皮，则使用 0.015%的 IM 对其进行治疗，每3日使用1次；患者的病变部位若累及躯干或四肢，则使用0.05%的IM对其进行治疗，每2日使用1次。另外，该药也可被用于治疗光化性唇炎（AC）。

4. 抗代谢药物：5-氟尿嘧啶（5-FU）是一种抗代谢药物。该药作为系统化疗药物也可被用于治疗AC。不过，外用5-FU治疗AC可导致患者出现红斑、嘴唇水肿等不良反应，且上述的不良反应常伴随患者的整个疗程。

5. 其他外用药：①磺胺嘧啶银由磺胺嘧啶和硝酸银合成，兼具银的收敛作用和磺胺嘧啶的抗菌消炎作用，可用来治疗慢性唇炎。②双氯芬酸是非甾体抗炎药，可通过抑制前列腺素的形成来缩短增殖细胞的周期。双氯芬酸的副作用少于5-FU。

6. 光动力疗法（PDT）：利用光致敏剂效应来加强紫外线的治疗效果。

7. 手术治疗：①二氧化碳（CO_2）激光法可用于治疗AC。②唇红缘切除术是临床上治疗AC的常用术式。③冷冻手术是一种通过局部应用液态氮等制冷剂治疗皮肤疾病的方法，可用于治疗多发性皮肤病变，也可用于治疗AC。④电干燥法是利用电极向局部被麻醉的皮肤释放电流，通过使治疗区域的皮肤发热、干燥来达到治疗的目的。

三、中医临床思维

（一）中医病名及病因病机特征

慢性唇炎属于中医“唇风”的范畴。亦有医书称之为“唇槁”“唇瞤”“驴嘴风”“鱼口风”等。《外科正宗》首次提出“唇风”病名，谓之：“唇风，阳明胃火上攻，其患下唇发痒作肿”。《医宗金鉴》中云：“唇风多在下唇生，阳明胃经风火攻，初起发痒色红肿，久裂流水火燎痛。料此症多生下唇，由阳明胃经风火凝结而成。”《诸病源候论》中云：“脾胃有热，先发于唇，则唇生疮。”就病因而言，本病由内外之邪合而为病：平素过食辛辣肥甘，脾胃生湿化热，加之外感风邪，引动湿热之邪循经熏灼口唇；或平素脾气虚弱，外感六淫，脾经血燥，口唇失于濡养则皲裂疼痛发为唇风。因此脾胃湿热是本病的先发病机，但在病程中多因五行属性而兼夹心火，湿盛壅滞，阻碍气机，津液输布异常，同时火热亢盛，灼伤津液，均可化生燥邪，最终产生以燥邪表象为主的唇风。

（二）辨病辨证及治疗特征

慢性唇炎为虚实夹杂之证，临证须辨虚实、轻重、缓急。实证以胃火亢盛为主，虚证以脾胃亏虚为主，亦有虚实并重之证，脾胃亏虚与胃火亢盛均显。实证为主者，常见口唇红肿、燥痛、干裂、溃烂、结痂、脱屑、消谷善饥、口渴、口苦、口臭、便秘、舌红、苔黄、脉数，辨证以积郁化热、胃火亢盛为主，多见于小儿。虚证为主者，常见唇燥皲裂，痛痒较甚，脱屑结痂，唇厚暗红，经久不愈，伴倦怠无力，面色无华，纳差食少，腹胀便溏，舌淡苔白，舌体胖大，边有齿痕，脉沉细弱，辨证以脾胃虚弱、血虚化燥为主，多见于中老年。虚实并重者，常见口唇肿痛燥裂，食欲不佳，口苦口臭，疲乏少力，大便不调，舌质淡红、舌苔黄白相间，脉沉细或弦数，多见于中青年。具体证型如下：①脾胃湿热证：可见口唇破裂、糜烂、口臭、口渴、食欲差、便秘或便溏、小便赤热、舌红、苔黄厚腻，脉滑数。治疗应健脾和胃、除湿清热，可用茯苓、黄柏、金银花、枳实、山药、生薏苡仁、白扁豆等。甚者可加用沙参、石斛等调理。②脾虚血燥证：可见口唇破裂、出血、燥痒、脱屑、面色无华、纳呆、口渴、便秘、目花头晕，舌淡、脉细无力等。治疗宜养血润燥，中药可用天冬、生地黄、熟地黄、麦冬、当归、黄芪、黄芩、桃仁、瓜蒌子、五味子、升麻等。③阴虚血燥证：症见唇部干燥、脱屑、结痂、肿胀，甚则皲裂、渗血，嘴唇粗糙，皱褶加深，无弹性，色晦黯，常伴全身皮肤干燥，口干欲饮，大便干燥，小便短赤，五心烦热，舌质红，少苔，脉弦细。中药可用北沙参、麦冬、玉竹、桑叶、石斛、玄参、牡丹皮、赤芍等。④脾虚血瘀证：症见唇色紫暗或发白，嘴唇肥厚、发硬，无弹性，表面粗糙无光泽，常伴气短乏力，舌质紫，有瘀斑，脉沉涩。中药可用党参、白术、茯苓、陈皮、半夏、生地黄、当归、川芎、山药、赤芍等。⑤风火上攻证：常见口唇干裂，色变深红，以红肿发痒为特征，兼有口干、口苦、便秘、舌苔黄等。可配合祛风、清热、解毒之法，中药应用青蒿、生地黄、当归、赤芍、荆芥、柴胡、川芎、黄芩、蝉蜕、薄荷、生甘草等。⑥气虚风盛证：临床主证为唇风日久，口唇动不止，唇以淡红肿胀，破裂流水，食少腹胀，大便溏泻，肌肉消瘦，气短乏力，舌淡苔白，脉细弱。中药可用扁豆、党参、白术、茯苓、陈皮、山药、莲子肉、薏苡仁、砂仁、桔梗等。

总之，脾胃湿热是本病的先发病机，但五脏关系密切，其余四脏之热，亦可上炎或影响唇部，而引发唇炎。在慢性唇炎整个病程中，风、湿、热邪始终存在，急性加重期邪气偏盛，慢性缓解期邪气减退，五脏功能失调渐显。故临证中要分阶段论治，急则祛风、湿、热邪为主，缓则平五脏为要，补五脏之不足，泻五脏之有余。

（三）药物选择

脾胃湿热是本病的先发病机，生风化燥生热伤阴是该病的转归方向，故各医家在选择用药时常取清热、祛湿、祛风、润燥、滋阴等药物。如：黄连、黄芩、徐长卿、地肤子、防风、薏苡仁、紫草、赤芍、茯苓、陈皮、白扁豆、沙参、玄参、麦冬、牡丹皮、生地黄、熟地黄、水牛角。喜用药对防风、乌梅，2药伍用，一散一收，相互制约，相互为用，祛风、抗过敏、止痒之力增强；紫草、连翘，2药伍用，一气一血，气血两清，其功益彰；茯苓、山药，2药伍用，一动一静，补中有泄，泄中有补，健脾化湿、和中健脾益彰。

四、名医经验

（一）张国海经验

张国海将慢性唇炎分为四种证型，分别采用不同的方法进行治疗：①热入血分型。该型慢性唇炎患者症见下唇红肿外翻、色红绛，黏膜剥脱充血、干燥起痂皮，齿衄呈血色或鲜红色等，治宜清热凉血，方以犀角地黄汤为主；②脾胃湿热、伤阴化燥型。该型慢性唇炎患者症见口唇红肿皲裂、流黄色脓液，苔薄黄腻，脉滑等，治宜健脾利湿、清热养阴，方以健脾除湿汤为主；③湿热蕴中型。该型慢性唇炎患者症见口唇红肿、干燥、瘙痒，舌质红，苔薄黄而腻，脉濡滑等，治宜清热燥湿、祛风解毒，方以甘草泻心汤为主；④风火湿热型。该型慢性唇炎患者症见下唇红肿、灼痛、瘙痒、时时瞤动，舌质红，脉滑数等，治宜疏表清里、清热祛风、泻火解毒，方以双解通圣散为主。

（二）王秀娟经验

王秀娟将慢性唇炎分为四型：①胃经风热型。该型慢性唇炎患者症见口唇皲裂，嘴唇发红、灼热、肿胀、痒痛，甚至糜烂、溃破，治宜疏风散邪、清热解毒，方用五味消毒饮合普济消毒饮加减；②脾胃湿热型。该型慢性唇炎患者症见唇部肿胀色红、发热瘙痒、有小水疱及渗液，口唇皲裂脱皮、糜烂、流脓血，且以下唇为甚，治宜清热利湿、健脾和胃，方用蒿芩清胆汤合茵陈五苓散加减；③阴虚血燥型。该型慢性唇炎患者症见唇部干燥、脱屑、结痂、肿胀，甚至皲裂、渗血，嘴唇粗糙，皱褶加深、无弹性、色晦黯，治宜滋阴清热、养血润燥，方用沙参麦冬汤合增液汤加减；④脾虚血瘀型。该型慢性唇炎患者症见唇色紫暗或发白，嘴唇肥厚、发硬、无弹性，嘴唇表面粗糙无光泽，且常伴有气短乏力、舌质紫、有瘀斑、脉沉涩等症状，治宜健脾和胃、活血化瘀，方用四物汤合香砂六君子汤加减。

（三）艾儒棣经验

艾儒棣将慢性唇炎分为3期：①急性期。此期慢性唇炎患者的临床表现主要以唇部肿胀潮红、溃流黄水、瘙痒灼热为主，其病位在上，当以"风药"祛风胜湿，方用简化消风散合四君子汤。②慢性期。此期慢性唇炎患者的临床表现为脾虚阴伤、阴虚夹湿，治宜养阴润燥、健脾除湿，方用益胃汤合四君子汤加减。③缓解期。此期慢性唇炎患者唇部肿胀的症状逐渐消退，新的唇黏膜正在生长，为脾之气阴渐复的表现，可在用前法治疗的基础上加用二至丸，以滋养肾阴。

（四）郑蓉经验

郑蓉将慢性唇炎分为2型：①津亏失润证：症见唇部干燥、脱屑，常反复生长痂壳，甚则皲裂、渗血，嘴唇粗糙，皱褶加深。常伴全身皮肤干燥，口干欲饮，大便干燥，舌质淡红或红，少苔，脉细。治疗以益胃生津。方用增液汤合沙参麦冬汤加减。药用玄参、生地黄、麦冬、北沙参、玉竹、天花粉、知母、大枣、扁豆、甘草。若口干甚、舌质红，加牡丹皮、石斛；大便干燥加火麻仁。②脾虚血瘀证：症见病程长久，缠绵不愈，唇色紫暗或棕黄或色白，嘴唇肥厚、发硬，失去正常弹性，表面粗糙，常伴倦怠乏力，舌质淡或淡紫，脉弱或涩。治疗以健脾活血。方用参苓白术散合四物汤加减。药用党参、白术、茯苓、山药、薏苡仁、当归、川芎、生地黄、赤芍。若嘴唇发硬、色紫，加桃仁、红花；唇色棕黄或发白加大枣、鸡血藤。

（五）王丽经验

王丽认为慢性唇炎可分为急性发作期和慢性期。急性发作期以红肿疼痛、渗液、糜烂为主要症状，慢性期以唇红缘干燥、结痂、皲裂及反复脱屑为特征。王丽将慢性唇炎分为 4 型。①风火上乘证：多见于急性发病期，发病迅速，唇部红肿疼痛，破裂流水，甚如无皮之状，发痒，不时瞤动，口臭，大便干，小便黄，舌红苔黄或黄腻，脉滑数或洪数。治疗以清热凉血，疏散风邪。方用防风通圣散加减。药用荆芥、防风、当归、白芍、薄荷（后下）、连翘、栀子、黄芩、生石膏（先煎）、桔梗、炒白术、大黄、麻黄、川芎、甘草。②脾胃湿热证：症见唇部肿胀色红，发热瘙痒，有小水疱及渗液，甚则糜烂、渗血，环唇皮肤潮红，常伴咽干、口苦而不欲饮，纳差，小便短赤，心烦，舌质红，苔黄腻，脉濡数。治疗以清泻胃热，化湿降浊。方用清胃散加减。药用黄连、升麻、黄芩、当归、生地黄、牡丹皮、炒苍术、佩兰、僵蚕、泽泻、甘草。③津亏血燥证：症见唇部干燥、脱屑，常反复出现痂壳，甚则皲裂、渗血，嘴唇粗糙，皱褶加深，常伴全身皮肤干燥，口干欲饮，大便干燥，舌质淡红或红，少苔，脉细。治疗以滋阴生津，养血润燥。方用增液汤合沙参麦冬汤加减。药用生地黄、玄参、麦冬、天冬、北沙参、玉竹、制何首乌、鸡血藤、赤芍、荆芥、薄荷（后下）、桑叶、甘草。④阴血不足，脾湿不运证：症见发病缓慢，唇部肿胀，干燥，焮热疼痛，频频以舌舔而润之，患处脱屑，燥痒或燥裂渗液或渗血，缠绵难愈，寒冷季节加重，口干或舌干黏浊，常伴失眠多梦，腰酸，五心烦热，舌质红，苔白腻，脉细。治疗以滋阴补肾，健脾除湿。方用三才封髓丹加减。药用熟地黄、党参、天冬、黄柏、砂仁（后下）、玉竹、百合、佩兰、蝉蜕、荆芥、防风、赤芍、知母、薏苡仁。

五、名方推荐

（一）犀角地黄汤

水牛角、白茅根各 30 g，生地黄 18 g，赤芍、牡丹皮各 15 g，生大黄 6 g。功效：清热凉血。主治：慢性唇炎之热入血分证。用法：每日 1 剂，水煎，分 2 次服。加减：若出血较重，加侧柏叶、大蓟、小蓟等。

（二）健脾除湿汤

白术、茯苓、枳壳、黄柏、芡实各 15 g，山药、生薏苡仁、天花粉、生白扁豆各 30 g，萆薢、桂枝、草豆蔻各 10 g。功效：健脾利湿，清热养阴。主治：慢性唇炎之脾胃湿热、伤阴化燥证。用法：每日 1 剂，水煎，分 2 次服。加减：若津伤较重，加沙参、玉竹；若湿热火毒之象较重，加黄连、黄芩。

（三）甘草泻心汤

清半夏 24 g，干姜、党参各 10 g，黄连 3 g，黄芩、荆芥、防风、当归各 12 g，土茯苓 30 g，生甘草 20 g。功效：清热燥湿，祛风解毒。主治：慢性唇炎之湿热蕴中证。用法：每日 1 剂，水煎，分 2 次服。

（四）双解通圣散

防风、荆芥、连翘各 12 g，当归、白芍、川芎、栀子、黄芩、桔梗、甘草、滑石各 15 g，石膏 30 g，大黄、薄荷、麻黄各 9 g，炒白术 10 g。功效：疏表清里，清热祛风，泻火解毒。主治：慢性唇炎之风火湿热证。用法：每日 1 剂，水煎，分 2 次服。加减：大便干，加大黄；唇周瞤动甚者，风盛之象，加桑叶、菊花等；破裂糜烂流水者，加泽泻、车前子；若局部红肿胀痛甚者，加黄连、土茯苓、金银花。

（五）甘露消毒饮合清胃饮

生熟地黄（各）、玄参、黄芩、茵陈、连翘、石斛、麦冬、玉竹各10 g，生甘草6 g。功效：养阴益胃，清热润燥。主治：慢性唇炎之脾胃湿热证。用法：每日1剂，水煎，分2次服。

（六）增液汤合黄连解毒汤

玄参、生地黄、丹参各20 g，生甘草、黄连各5 g，酒大黄3 g，黄芩、赤芍、白芍、白芷、白及、麦冬、延胡索各15 g，野菊花、苦参、当归各10 g。功效：养阴润燥，清热解毒。主治：慢性唇炎之气阴两虚，热毒内盛证。用法：每日1剂，水煎，分2次服。

（七）四君子汤加减

南沙参、龙骨、玄参、夏枯草、浙贝母、紫荆皮各20 g，茯苓、生白术、牡丹皮、僵蚕、猪苓、鸡内金、麦冬各15 g，山药、金荞麦、鸡血藤、百合各30 g，甘草 6 g。功效：清热除湿，健脾养阴。主治：慢性皮炎之脾胃阴虚夹湿证。用法：每日1剂，水煎，分2次服。

（八）增液汤合沙参麦冬汤

玄参、北沙参、天花粉各30 g，生地黄、麦冬、大枣、扁豆各15 g，玉竹10 g、知母12 g，甘草6 g。功效：益胃生津。主治：慢性唇炎之津亏失润证。用法：每日1剂，水煎，分2次服。加减：若口干甚、舌质红，加牡丹皮、石斛；大便干燥加火麻仁。

（九）参苓白术散合四物汤

党参、山药、薏苡仁各30 g，白术15 g，茯苓、当归、川芎、赤芍各10 g，生地黄12 g。功效：健脾活血。主治：慢性皮炎之脾虚血瘀证。用法：每日1剂，水煎，分2次服。加减：嘴唇发硬、色紫，加桃仁、红花；唇色棕黄或发白加大枣、鸡血藤。

（十）吴平自拟方

柴胡、栀子、黄芩、陈皮、苍术、半夏、茯苓、牡丹皮、赤芍各15 g，龙胆8 g，甘草、厚朴、藿香、佩兰各10 g。功效：芳香健脾，清热除湿。主治：慢性唇炎之脾虚湿热证。用法：每日1剂，水煎，分2次服。加减：伴口臭，牙龈肿痛者加黄连；肠鸣泄泻者加木香、白芍、防风；唇瘙痒明显者加苦参、白鲜皮；唇干燥明显者加生地黄、当归。

第十一节　干燥综合征

干燥综合征（SS）又称舍格伦综合征，是一种自身免疫性疾病，其特征性表现为外分泌腺的进行性破坏，导致口腔黏膜及结膜干燥，并伴有各种自身免疫性病征。病变限于外分泌腺本身者称为舍格伦综合征；而伴发类风湿关节炎、系统性硬皮病、系统性红斑狼疮等其他自身免疫病者称为继发性舍格伦综合征。

一、诊断标准

主要包括以下6个方面：①眼干及相伴症状＞3个月；②口干及相伴症状＞3个月或腮腺肿胀或肿块样表现；③眼干体征（Schirmer's 试验）；④组织病理学检查：唇腺活检；⑤腮腺受累状况：磁共振造影、B超、唾液流率；⑥免疫学检查：抗-SSA、抗-SSB、类风湿因子。6项中，有4项出现阳性表现（应有第④或第⑥项）或③、④、⑤、⑥中，有3项成立，可诊断为SS。诊断标准尚未完全统一，现临床主要采用的是2002年提出的欧美联合标准。目前诊断方面的研究主要由SS国际联合临床联盟（SICCA）倡导的国际多中心研究，目的是完善诊断标准，更好地指导临床治疗。

二、西医治疗

（一）局部干燥症的治疗

保持环境清新、湿润，避免使用阿托品类等抑制腺体分泌的制剂。眼干燥症：常规治疗干眼的药物种类较多，如局部滴用的人工泪液、自体血清、视黄酸、糖皮质激素、环孢素、FK506、雷帕霉素等局部抗炎制剂，以及口服的毛果芸香碱（Pilocarpine）等拟胆碱药。口干燥症：应防止吸烟、饮酒及摄入导致口干的药物，嘱患者每日多饮水、常漱口，以改善口腔内环境，减少龋齿和口腔黏膜感染。可使用以黏蛋白为主或以羟甲基纤维素为主的人工唾液或其他唾液替代液如含漱水、润骨凝胶等。口干症状严重者可口服毒蕈碱胆能受体激动剂类药物，例如毛果芸香碱、西维美林（cevimeline）等，这些药物能通过刺激唾液腺上胆碱能 M3 受体，提高腺体的分泌功能，令口干、眼干和其他干燥症状显著改善，且用药后耐受性好。环戊硫酮（茴三硫）亦可促进唾液分泌，改善口干症状，多用于早期 SS 患者。

（二）对症治疗

若出现肌肉、关节疼痛症状可选用非甾体抗炎药。继发口腔感染可用多贝尔液漱口或应用相应抗生素治疗。肾小管酸中毒以低钾型远端肾小管酸中毒常见，可采用口服枸橼酸钾等补钾制剂或静脉补钾，严重者则需终身补钾。

（三）系统损伤的治疗

若出现系统受损症状、指标异常等情况则应依据受累器官及病情严重程度相应制定治疗措施。有重要脏器受累如肺间质病变、肝脏损害、肾小管酸中毒的患者应使用糖皮质激素和（或）免疫抑制剂系统治疗，剂量因病情轻重而异，其用药原则与系统性红斑狼疮伴内脏受损相同。一旦发展为恶性淋巴瘤，则应按照组织类型、相应部位进行放疗及化疗。

三、中医临床思维

1. 中医病名及病因病机特征：在古代医籍中没有本病的确切病名可寻，由于本病以口、眼和其他黏膜干燥为主要临床表现，可划为中医“燥证”“燥毒”范畴。

2. 方药辨证论治：中医对 SS 的看法尚未统一，治疗方法各异。由于阴虚致燥为其根本原因得到了多数学者的赞同，且《素问·至真要大论篇》曰：“燥者濡之。”故滋阴润燥治法成为中医治疗该病的大法。

西药的有效成分、治疗的方式途径、作用靶点，相比中药而言都比较明确，并且临床疗效显著，故大多患者均采用西药治疗本病。但是西药的副反应较大，如胃肠道反应、肝肾损害等，且西药的使用没有中药灵活，所以权衡利弊，若只出现较为轻微的口干、眼干等症状，除了替代治疗，许多学者不赞成使用西药。中医针对不同个体采取辨证施治的治疗方法，具有整体观念，治疗手段较为灵活。并且中药药食同源，不良反应轻微，在本病发病早期，可以不使用西药时，即可合理应用中医中药针灸等治疗手段。而中西医结合兼具二者优点，治疗本病具有较大的优势，目前已成为普遍化、常规化。中医中药、针灸可减少西药毒副作用，增加西药疗效及安全性、耐受性，从而达到协同效应。故中西医结合手段为越来越多的医家所采用，前景较好。

3. 针药并治针灸可改善唾液分泌，并能减少唾液中粘多糖，降低黏稠度，令口干症状明显缓解。针灸治疗的机理是通过针灸刺激神经元，提高脉管活性内肽及 CGP 水平，并能促进腺上皮细胞的分泌功能，提高受损腺体血流量、改善微循环进而增加唾液分泌。李奔等应用针药联合治疗本病，其中中药使用自拟解毒通络生津方：黄芪 30 g，莪术 15 g，白花蛇舌草 15 g，白芍 12 g，当归 9 g，生甘草 6 g。针刺治疗：取穴以合谷、脾俞、肾俞、足三里、三阴交、太溪穴为主穴，配合症状局部选穴，如眼干加丝竹空、睛明、攒竹、四白、阳白等，口干者加廉泉、金津、玉液、颊车等，鼻干加迎香等。针灸主穴应用平补平泻手法；其余随证选择补泻法。共治 30 人，显效 9 人，有效 16 人，无效 5 人，总有效率达 83.3%。刘晓亚等采用针灸联合中药治疗干燥综合征，针刺选穴：廉泉、金津、玉液、双侧四白、睛明、合谷、曲池、太冲、三阴交、足三里。操作方法：金津、玉液点刺，廉泉、睛明、四白平补平泻，太溪、三阴交、足三里用补法，曲池、太冲用泻法，得气后留针 30 min，中药以滋阴润燥生津，效果良好。张雪丽采用润燥通络针刺配合随证选穴方案治疗干燥综合征，选择病变对应器官的背俞穴（肺俞、心俞、脾俞、肝俞、肾俞、小肠俞、大肠俞、膀胱俞）结合循经远道取穴，如液门、中渚、支沟、阳溪、三阴交、委阳、委中等。口舌干燥者，取金津、玉液、廉泉、侧廉泉、翳风、风池；眼干者，选四白、睛明、攒竹、阳白、丝竹空；鼻干者，选印堂、迎香；阴道干涩者，取中极、会阴；腮腺肿大者，加颊车、翳风，治疗后疗效较佳，总有效率达83.3%，明显优于使用人工泪液联合泼尼松。欧艳娟用针药结合方法治疗本病。针刺以双合谷、双颊车、双三阴交、双太溪穴，采用平补平泻法，中药以清热生津、补气润燥，治疗后症状明显缓解。寇吉友等取牵正、金津、玉液、睛明、脾俞、肾俞、命门及三阴交等穴，平补平泻法，结合益气温阳、生精止燥中药治疗阳虚型干燥综合征，治疗后干燥综合征患者的临床表现改善、方糖试验计分降低，临床疗效显著。

四、名医经验

（一）陈素云经验

陈素云以清火生津、健脾养阴为主要治疗方法，采用自拟方：百合、生黄芪、丹参各30 g，生地黄、黄精、枸杞子、肉苁蓉、淫羊藿各20 g，玄参、芦根、菊花、乌梅、麦冬各15 g，郁金12 g，葛根、砂仁、生甘草各10 g，并随证加减。

（二）阎小萍经验

阎小萍将此病分为4型：燥伤肺阴、肺气痹阻型治以养阴降火、生津润肺，方选清燥救肺汤；燥伤心阴、心脉痹阻型治以滋阴养心、益气通脉，方用生脉散合一贯煎；燥伤胃阴、脾虚肌痹型治以补脾和胃、养阴增液，方选自拟养脾润胃汤；燥伤肾肝之阴、筋脉痹阻型，治以清热降火、补阴养筋，方选知柏地黄丸。

（三）刘莉玲经验

刘莉玲认为本病可分为4个证型：风热犯肺型治以宣散风热、清肺养阴，方用桑杏汤；肝肾阴虚型治以养肝益肾、补阴润燥，方用杞菊地黄丸合二至丸；气血亏虚型治以健脾益气、补阴养血，方用人参养荣汤；脾肾阳虚型治以滋补脾肾、养阳益阴，方选丁蔻附桂理中汤。

（四）商宪敏经验

商宪敏将此病分为2型施治。阴虚型治以滋阴清热、生津润燥，偏肺阴虚者，方用百合固金汤，偏脾胃阴虚者，方用益胃汤，偏肝阴虚者，方用一贯煎，偏肾阴虚者，方用左归丸；气虚型治以补益脾气、养阴润燥，方用参苓白术散；阴阳两虚型治以阴阳双补，方用右归丸合二仙汤；气滞血瘀型治以理气健脾、活血化瘀，方选丹栀逍遥散合桃红四物汤；燥毒内伤型治以清燥解毒、增液护阴，方用犀角地黄汤。

（五）王海云经验

王海云将本病分为3型：气阴两虚型治以滋阴生津，益气润燥，采用自拟中药汤剂：太子参、芦根、赤芍、石膏各30 g，生地黄20 g，麦冬、山楂各15 g，知母12 g，乌梅9 g，陈皮、黄芩、甘草各6 g；脾气虚弱治以健脾益气，生津润燥，药用参苓白术散加减；湿热浸渍型治以理气化湿，清热除燥，方选甘露消毒丹加减。

（六）叶一萍经验

叶一萍将此病分为4型：阴虚火旺型治以养阴泻火、凉血化瘀，方选大补阴丸合玉女煎加减；气滞血瘀型治以化瘀行气，通络生津，方选血府逐瘀汤加减；湿热郁遏型，治以化湿祛浊，降火润燥，方用黄芩滑石汤加味；阳虚寒凝型，治以补火助阳，化气行经，方用附子汤合五苓散加减。

（七）唐晓阳经验

唐晓阳将此病分为5个证型：肝肾阴虚型治以养肝益肾、生津润燥，方选一贯煎合六味地黄丸加减；气阴两虚型治以补脾益气、生津益阴，方用生脉饮合增液汤加减；阴虚血瘀型治以活血祛瘀、滋阴通络，药用桃仁、牛膝、白芍各10 g，穿山甲、当归、天冬、石斛、生地黄、金银花各15 g，鸡血藤30 g，麦冬、生石膏各20 g，甘草6 g。阴虚湿热型，治以养阴健胃，祛湿除热，方用平胃散合二妙散加减；阴阳两虚型，治以温补脾肾，滋阴生津，药用金匮肾气丸加减。

（八）黄传兵经验

黄传兵将本病分为3型：脾胃阴虚型，治以补养脾胃、生津益阴，方用玉女煎加味；肝肾阴虚型，治以补益肝肾、增液润燥，方用六味地黄丸加补肾之药；气阴两虚型，治以益气养阴生津，方用生脉散加味。

（九）李冬莲经验

李冬莲将本病分为3型：津液亏虚型，治以滋阴降火、养液生津，方用麦门冬汤合黄连阿胶汤；气郁血瘀型，治以活血行气、生津润燥，方用四逆散合桂枝茯苓丸；气阴两虚型，治以益气养阴，补血润燥，方用炙甘草汤合芍药甘草汤。

（十）周全经验

周全将本病分为7型：脾胃阴虚型治以滋阴清热，方用麻子仁丸加减；胃热津伤型治以养阴益气、清胃泻火，方用竹叶石膏汤加减；肝肾阴虚型治以滋补肝肾，方用知柏地黄丸合三甲复脉汤加减；津亏血瘀型治以养阴活血，方用桃红四物汤合增液汤加减；肺津失布型治以补肺布津，方用沙参麦冬汤合三拗汤加减；脾虚失运型治以补脾祛湿，方用清暑益气汤加减；肾失蒸化型治以温阳化津，方选金匮肾气丸合瓜蒌瞿麦丸加减。

五、名方推荐

（一）益气养阴通络方

黄芪30 g，牛膝25 g，远志、石斛、金银花各15 g。功效：益气养阴。主治：气阴两虚型原发性干燥综合征。用法：1剂/d，水煎，于每日早、晚饭后0.5 h温服。

（二）自拟养阴柔肝方

生地黄20 g，北沙参、枸杞子各30 g，麦冬、炒白芍各15 g，当归、柴胡、枳壳、制香附、川芎各10 g，川楝子9 g，陈皮、甘草各6 g。功效：滋阴疏肝。主治：阴虚肝郁型原发性干燥综合征。用法：每日1剂，水煎，分2次温服。

（三）六味地黄汤加减

炙穿山甲、石斛、白芍、百合、牡丹皮、泽泻、霜桑叶、玄参各10 g，麦冬、玉竹各12 g，生地黄、补骨脂各15 g，续断、桑寄生、骨碎补、青风藤、知母、山茱萸各20 g，生山药、茯苓、鸡血藤各30 g。功效：清燥救肺、补益肝肾、养阴通络。主治：干燥综合征之阴虚证。用法：水煎400 mL，每日1剂，早晚各服200 mL。

（四）桂枝汤

桂枝12 g，芍药、葛根各15 g，甘草6 g，生姜9 g，大枣4枚，玄参、生地黄、麦冬、玉竹、山药、黄芪、太子参各20 g。功效：滋阴和阳。主治：干燥综合征。用法：每日1剂，水煎，分2次温服，连服14剂。

（五）自拟方加减

川芎6 g，赤芍、秦艽、补骨脂、仙茅、女贞子、苍术、葛根、淫羊藿各10 g，黄芪、山药、玄参、生地黄、麦冬、肉苁蓉、乌梅、当归各15 g，丹参、鸡血藤各20 g。功效：益气健脾、滋补肝肾、散风活血。主治：口眼干燥综合征。用法：每日1剂，水煎，分2次温服。

（六）自拟育阴汤

生地黄、麦冬、白芍、当归、石斛、山茱萸、山药、茯苓各15 g，天花粉、生甘草各10 g。功效：清热滋阴生津。主治：干燥综合征之气阴两虚证。用法：每日1剂，水煎，分2次温服。

（七）加味逍遥散

柴胡、当归、白芍、白术、茯苓、麦冬、竹茹、生姜各15 g，甘草、薄荷各6 g。功效：疏肝健脾。主治：肝郁脾虚型干燥综合征。用法：每日1剂，用水500 mL，煎取药汁约200 mL，于空腹时温服，30 d为1个疗程，连续治疗3个疗程。

（八）生津增液汤

乌梅、玉竹、地骨皮、白芍各 10 g，麦冬、太子参各 12 g，山药 5 g。功效：生津润肺，益气健脾。主治：口腔干燥综合征。用法：水煎至 400 mL，于早晚温服，每日 1 剂，连续用药 2 周。加减：胃火旺盛者可加用石膏；便秘者可加入火麻仁；气虚者可加入黄芪；肝肾阴虚和双目干涩者可加入墨旱莲和女贞子等；气虚体乏者可加仙鹤草和焦白术。

（九）通络润燥方

当归 10 g，牡丹皮、赤芍、石斛、葛根、生地黄、党参各 15 g，丹参、鸡血藤、黄芪各 30 g。功效：活血养血通络，益气滋阴润燥。主治：瘀血阻络型干燥综合征。用法：每日 1 剂，分成 200 mL/袋，共 2 袋，早晚各服 1 袋，疗程 12 周。

第十二节　智齿冠周炎

智齿冠周炎（pericoronitis of wisdom tooth，简称 PWT）是指智齿萌出不全或阻生时，牙冠周围软组织发生的炎症。临床上以下颌智齿冠周炎最常见，上颌第三磨牙也可发生。本病多发于 18～25 岁的青年。初期表现为磨牙后区胀痛不适，咀嚼、吞咽、开口活动时加重，继续发展疼痛可放射至颞部神经分布区，甚至炎症可直接蔓延或由淋巴管扩散，引起邻近组织器官或筋膜间隙的感染，严重时形成骨膜下脓肿、下颌第一磨牙区黏膜瘘、面颊瘘以及骨坏死。

一、诊断标准

临床上通常以下列 5 点作为智齿冠周炎的诊断依据：①多发生于年轻人，尤以 18～25 岁最多见；②有全身诱发因素或反复发作史。急性智齿冠周炎早期，一般无明显全身反应，患者自觉患区胀痛不适，咀嚼、吞咽、张口活动时疼痛加剧；③检查可见第 3 磨牙和磨牙后区肿胀、冠周袋内有脓性分泌物；④炎症进一步发展，累及咬肌和翼内肌，出现下颌角区肿胀，伴有不同程度的张口受限甚至不能开口。全身症状明显，常有颌下淋巴结肿大和压痛；如未及时合理治疗，可发展为冠周脓肿、颌面部蜂窝织炎甚至骨髓炎。⑤慢性冠周炎可在下颌第一磨牙颊侧形成瘘管或在咬肌前缘形成皮瘘。

二、西医治疗

（一）局部治疗

1. 以生理盐水，或者与下列药物之一：1%～3%过氧化氢溶液、0.02%高锰酸钾溶液或 0.1%氯己定溶液，交替冲洗盲袋，至溢出液清亮为止。

2. 擦干局部，盲袋内置入下列药物之一：碘锌甘油、1%碘甘油或碘酚溶液。

3. 如有牙冠周脓肿形成应切开引流。

4. 温热水或含漱剂含漱，每日 1～3 次。

5. 物理治疗：局部肿痛、开口受限时可采用超短波、红外线在下颌角区理疗。

（二）全身治疗

1. 结合患者全身情况给予抗生素和解热镇痛药物。

2. 必要时全身支持及输液治疗。

（三）根据治疗效果在复诊时再次局部及全身治疗

（四）健康教育

如果牙齿已无萌出可能和建立正常咬合关系应择期拔除。

三、中医临床思维

（一）中医病名及病因病机特征

本病相当于中医的“牙齩痈”“合架风”“尽牙痈”“角架风”。中医学认为，智齿冠周炎系内有胃火，加之外有毒热，外热引动内火，循经集聚于牙咬处，气血壅塞，热盛化腐成痈而致本病。

（二）辨病辨证及治疗特征

智齿冠周炎中医辨证论治分两种，风热外袭证：多见于病发初期，全身及局部症状均较轻，智齿周围软组织轻微红肿，疼痛，盲袋内可有少许溢脓或有咀嚼疼痛，头痛低热，全身不适，口渴，舌质微红，舌苔黄，脉数，治以疏风清热，消肿止痛，方选银翘散合清胃散加减；胃肠蕴热证：牙龈肿痛剧烈，牵涉耳颞部及腮颊，盲袋内溢脓，舌根及咽部肿痛，甚至吞咽困难，张口受限，颌下淋巴结肿大、压痛，口渴，便秘，舌红，苔黄腻，脉滑数，治以清泻胃火，凉血消肿，方选清胃散合仙方活命饮。

（三）药物选择

对于本病的治疗，常以外治为主。外敷药：取金黄散加芒硝和匀，水调适量敷患处，有清热解毒、消肿止痛之功效；漱剂：菊花、金银花、玄参、紫花地丁、花椒、冰片、白芷等，或白矾、食盐、风化硝等水煎，取汁漱口，有清热解毒、消肿止痛之功效；局部吹药：患处吹入冰硼散或六神丸（研末）以消肿止痛；针刺疗法：体针：选取合谷、颊车、地仓、大迎、下关、翳风、内庭、听会等穴位。每次选2穴，泻法，留针20 min。耳针：选取神门、下颌等穴位。强刺激，留针20 min。

四、名医经验

（一）李湘经验

李湘临床常用五味消毒饮加味治疗智齿冠周炎，具体方药如下：金银花、野菊花、蒲公英各15 g，紫花地丁、天葵子、黄芩各10 g。临床随症加减：若发热，加生石膏、芦根各15 g；疼痛剧烈者，加生地黄15 g，砂仁6 g。中医认为智齿冠周炎由外感风热之邪，引动胃肠蕴热，风火相煽，循经搏聚于尽牙咬合处。治宜疏风清热，泻火解毒。本方中金银花、野菊花、蒲公英、紫花地丁、天葵子均疏风清热解毒，加黄芩增强清热解毒之功。发热加生石膏、芦根以清热生津；加生地黄、砂仁以清热凉血止痛。据现代药理研究，金银花、野菊花、黄芩具较强的抗菌消炎作用。故应用本方加味治疗急性智齿冠周炎是目前临床疗效肯定的有效方法。

（二）吴佩莼经验

吴佩莼首先给患者进行常规治疗，用0.9%氯化钠注射液冲洗阻生牙冠周盲袋，并且向牙龈盲袋中置入碘甘油，1次/d。之后给予患者比较安全的头孢拉定胶囊口服3次/d，0.25g/次；同时给予0.2%的洗必泰含漱，3次/d，3 d为1个疗程。在常规治疗的基础上给予芩连芷柏汤化裁治疗，其配方为：黄连、黄柏各250 g，白芷、白芍、山茱萸、椿白皮各200 g，条芩5 g，苍术50 g。使用方法为用水煎服，加水400 mL浸泡20 min后煎至200 mL，保温备用。1剂/d，分早晚2次服用，趁热含漱，之后缓慢服下，3 d为1个疗程。在吴佩莼的研究中，主要给予芩连芷柏汤化裁治疗妊娠期智齿冠周炎，其中黄连具有清热泻火、解毒的功效；黄柏具有清热燥湿、清热降火的功效；白芷具有消肿散结的功效；白芍具有缓急止痛、养血的功效；山茱萸具有抗菌、抗炎的功效；椿白皮具有清热燥湿、止血的功效；条芩具有利水消肿、清热解毒的功效；苍术具有消肿、清热的功效。诸药联合应用，能够充分发挥清热解毒、消肿散结、抗菌抗炎的功效，在智齿冠周炎的治疗中，具有非常显著的临床效果。

（三）梅光明经验

梅光明的研究中，所用凉膈散是临床上常见的清热解毒方剂，方中生石膏辛寒清泄阳明火毒；黄芩、栀子、连翘等苦寒清上焦头面之火；薄荷辛凉疏散风热；牡丹皮、赤芍、生地黄凉血清热，活血化瘀；大黄苦寒，泄下焦之热。诸药共奏清热解毒之效，效果显著。中药控释药条是临床上根据中医药理，筛选了传统中药金银花、五倍子等清热解毒、消肿之品，此类可抑制多种口腔细菌的生长，且促使黏膜和溃疡组织蛋白质的凝固，形成一层被膜而表现为收敛、止血、减少渗出、抗炎止痛的作用。另外三七、当归等活血化瘀，可疏通经络，促使血运生成，病变组织得到很好的血液供应；冰片具有抗炎止痛、抗菌等作用。另外本次研究中采用的药条无毒，使用方便，安全性高。其第 1 步，用生理盐水混合过氧化氢反复交替冲洗龈袋，并冲洗龈袋内的食物残渣、坏死组织和脓液等。第 2 步，给予凉膈散治疗。处方：黄芩、黄连、栀子、连翘、赤芍、牡丹皮、大黄、甘草各 10 g，生地黄 20 g，生石膏 30 g。每日 1 剂，取汁 200 mL，分 2 次服完。甲硝唑片（河北奥星集团药业有限公司），每次 2 片，每日 2 次，饭后服。第 3 步，加用中药控释药条治疗。制作方法：将中药金银花、五倍子、三七、当归等按照一定比例混合后粉碎，过筛将滤液浓缩；用 3%～6%聚已烯胶液及医用级海藻酸钠（分子量为 5 万）混合后固化成剂，浸入浓缩液中至饱和；加入冰片粉末一份晾干后消毒，剪成合适大小的小条装袋中密封，在合适温度中保存。方法：使用时将药条剪成合适长度使用，放置于盲袋内。

（四）张剑锋经验

张剑锋认为洁齩痈液为药物复方制剂，可能具有协同抑菌作用。在口腔局部急性炎症时，利用本中药方直达病所的特点，使药物在局部发挥最大作用，显著改善局部症状，在用药数分钟后，局部疼痛明显减轻（这可能与薄荷、花椒的麻醉止痛作用有关）。所用配方为：大黄、细辛、黄芩、薄荷各 15 g，苦参 12 g，花椒 10 g，冰片 20 g，加水 1000 mL，水煎浓缩至 300 mL，滤后备用。

（五）郭怡然经验

郭怡然认为在根据中医辨证，大多数患者为舌质红、苔黄，喜冷饮，大便秘结，脉浮洪数。多为风热之实证。选用清热解毒、疏风散热的方剂普济消毒饮加减。基本方为：黄芩、连翘、柴胡、甘草、香橼、玄参各 9 g，薄荷 6 g，黄连 3 g，板蓝根、神曲各 15 g，牛蒡子、金银花、蒲公英各 12 g。加减：口干喜冷饮，加生石膏 20 g；大便秘结，加火麻仁 30 g；局部硬结不消，加浙贝母 6 g；局部脓肿穿通不畅者，加炮甲 3 g。方中黄芩、黄连以清泄上焦热毒；牛蒡子、连翘、薄荷以疏散上焦火去风热；玄参、板蓝根、甘草以清解咽喉热毒，合并清热解毒、疏风散邪，经临床应用疗效显著，大大缩短了病程，减轻了患者的痛苦。

（六）张立港经验

张立港认为在中医辨证理论上，急性智齿冠周炎称作“牙咬痈”“合架风”，发病原因与饮食不节有密切关系，饮食过于辛辣刺激，且炙煿厚味。长期如此饮食导致胃肠湿热蓄结，循经上炎，血气壅塞，造成化脓成痈。其主要中医病理机制为热毒积聚，胃中火盛，循络上攻。手足阳明络于牙齿和牙龈，牙龈红肿热痛，腮颊红肿，壅结腐肉，因此出现口燥咽干、出血、口臭及溢脓。张立港给予患者凉膈散进行治疗。配方为：黄芩、甘草、黄连、栀子、连翘、牡丹皮、川大黄、赤芍各 10 g，生地黄 20 g，生石膏 30 g。每日 1 剂，水煎，分 2 次服用。同时给予甲硝唑片，2 片/次，2 次/d，于饭后服用。并在此基础上加用中药控释药条。制作方法：将三七、五倍子、当归、金银花各 15 份混合均匀后进行粉碎，用筛子过滤多次获得滤液，将滤液合并后浓缩；同时将冰片研磨成粉状。将聚已烯胶液（3%～6%）和医用级海藻酸钠（分子量：5 万）混合均匀，再混入硫酸钙后进行固化成型，放入将上述处理好的浓缩滤液中，直至饱和，随后加入研磨好的冰片粉，经过晾干和消毒，剪成大小适宜的条状，再装袋进行密封，并放置于 4 ℃冰箱中保存。使用方法：先用医用过氧化氢和生理盐水交替冲洗冠周，干燥后将中药控释药条置于盲袋内。

（七）韩菲经验

韩菲采用中药控释药条联合针灸治疗。中药控释药条：将当归、三七、五倍子、金银花各 15 份粉碎后过筛，水煎 2 次，过滤，然后合并浓缩滤液；冰片 1 份研成粉末。将聚已烯醇胶液（3%～6%）及医用海藻酸钠混匀，加入硫酸钙固化料成型，然后将浸入浓缩液至饱和，再将冰片粉末加入后晾干、消毒，将其剪成宽度为 2 mm、长度为 10 mm、厚度为 1 mm 的小条装袋密封，将其置于 4 ℃条件下保存备用。采用 3% H_2O_2 溶液、0.9%氯化钠注射液交替进行冠周冲洗，干燥，盲袋内置中药控释药条 1 条；针灸：取患者手上Ⅱ区（左侧取左手，右侧取右手），在患者掌长肌与桡侧屈腕肌腱中间采用 32 号

1.5 寸针灸针，距腕横纹二环指处呈 30°给予针刺，沿皮下推进 40 mm 左右，并且于推进过程中不应出现痛、胀、麻、酸等感觉，留针 0.5 h，治疗 7 d。韩菲的研究采用中药控释药条治疗，五倍子、金银花具有解毒消肿、清热利湿功效；当归、三七具有疏通经络、活血化瘀功效；冰片具有清热止痛、开窍醒神功效。现代药理研究表明，五倍子、金银花能够抑制多种口腔细菌生长，且可使溃疡和黏膜组织的蛋白质凝固，形成一层被膜而达到抗炎止痛、减低渗出、收敛、止血作用；当归、三七可使血运正常，使病变组织得到充足的血液供应；冰片具有止痛、消炎、抗菌作用，同时还可促进药物吸收。腕踝针是一种针刺疗法，该法用于急性冠周炎的治疗可迅速止血，能够弥补口服止痛药不足，可明显缩短病程，控制冠周炎，腕踝针由于腕踝部无重要组织，故而不必担心出现穿刺意外，且采用针刺时通常无痛感，仅露出腕踝部，安全方便。

（八）黄永林经验

黄永林认为急性冠周炎是常见的一种口腔急性炎症性疾病，该病主要是因牙齿萌出不全或出现阻生时，牙冠周围软组织发生炎症引起。现代医学研究显示，急性冠周炎为厌氧菌和需氧菌混合感染，通常采用局部冲洗、上药，以及口服抗菌药物治疗可使口腔中厌氧菌和革兰氏阳性菌有效地被杀灭，达到良好的治疗效果。但西医治疗疗程长，且疗效缓慢。近年来，报道显示，采用中医治疗急性冠周炎取得了明显的临床效果，且无明显不良反应，安全可靠。黄永林采用中药控释药条联合针灸治疗急性冠周炎患者 59 例，疗效显著。黄永林采用中药控释药条联合针灸治疗。中药控释药条：将中药当归、三七、五倍子、金银花各 15 份粉碎后过筛，水煎 2 次，过滤，然后合并浓缩滤液；冰片 1 份研成粉末。将聚己烯醇胶液（3%～6%）及医用海藻酸钠（分子量为 5 万）混匀，加入硫酸钙固化料成型，然后将浸入浓缩液至饱和，再将冰片粉末加入后晾干，消毒，将其剪成宽度为 2 mm、长度为 10 mm、厚度为 1 mm 的小条装袋密封，将其置于 4 ℃条件下保存备用。采用 3% H_2O_2 溶液、0.9%氯化钠注射液交替进行冠周冲洗，干燥，盲袋内置中药控释药条 1 条；针灸：取患者手上Ⅱ区（左侧取左手，右侧取右手），在患者掌长肌与桡侧屈腕肌腱中间采用 32 号 1.5 寸针灸针，距腕横纹二环指处呈 30°给予针刺，沿皮下推进 40 mm 左右，并且于推进过程中不应出现痛、胀、麻、酸等感觉，留针 0.5 h，治疗 7 d。

五、名方推荐

（一）凉膈散

黄芩、甘草、黄连、栀子、连翘、牡丹皮、大黄、赤芍各 10 g，生地黄 20 g，生石膏 30 g。功效：清热解毒、清上泄下。主治：急性智齿冠周炎。用法：每日 1 剂，水煎，分 2 次服用。

（二）芩连芷柏汤

黄连、黄柏各 250 g，白芷、白芍、山茱萸、椿白皮各 200 g，条芩 5 g，苍术 50 g。功效：清热解毒、消肿散结。主治：妊娠期智齿冠周炎。用法：水煎服，加水 400 mL 浸泡 20 min 后煎至 200 mL，保温备用。1 剂/d，分早晚 2 次服用，趁热含漱，之后缓慢服下，3 d 为 1 个疗程。

（三）五味消毒饮

金银花、野菊花、蒲公英各 15 g，紫花地丁、天葵子、黄芩各 10 g。功效：疏风清热，泻火解毒。主治：急性智齿冠周炎。用法：每日 1 剂，分 2 次口服，第 3 次药液用于含漱。加减：发热，加生石膏、芦根各 15 g；疼痛剧烈，加生地黄 15 g，砂仁 6 g。

（四）半夏泻心汤

制半夏、党参（代人参）、黄芩各 10 g，黄连、干姜各 3 g，生甘草 5 g，大枣 12 g。功效：燥湿化痰、疏风止痛。主治：智齿冠周炎。用法：3 次/d，200 mL/次，连续服用 1 周。

（五）六应丸

人工牛黄、珍珠、雄黄、蟾酥、冰片。功效：麻醉止痛。主治：急性智齿冠周炎。用法：外敷于患处，每日 2 次。

（六）冠炎宁方

黄芩、连翘、牛蒡子、薄荷、紫花地丁、玄参、赤芍、僵蚕、苍术各 10 g，金银花、板蓝根、蒲公英各 15 g，薏苡仁 20 g。功效：消肿止痛。主治：急性智齿冠周炎。用法：每日 1 剂，水煎 3 次，分 3 次温服，7 d 为 1 疗程。

（七）愈口清甘油

黄芩、黄连、当归、红花、冰片。功效：消肿止痛。主治：智齿冠周炎。用法：黄芩、黄连、当归、红花各 20 份分别提取精制，与冰片 1 份一起溶于甘油中，每支 8 mL，含生药 8g 局部涂于患处，每日 4 次。

（八）复方玉女含漱液

麦冬、知母、牛膝、黄芩各 100 g，金银花、连翘、薄荷、鱼腥草各 120 g，野菊花 150 g，生石膏 300 g。功效：滋阴降火止痛。主治：智齿冠周炎。用法：以上中药用蒸馏方法收集馏出液，加入蛋白糖搅拌使溶解，用蒸馏水调制搅匀，即得。

（九）金栀洁龈含漱液

黄柏、薄荷、黄芩、苦参、栀子、金银花等。功效：清热解毒、消肿止痛。主治：急性智齿冠周炎。用法：含漱，每日 2～3 次。

（十）复方硼酸含漱液

复方制剂，每 100 mL 含硼砂、碳酸氢钠各 1.5 g，液化酚和甘油各 0.3 mL。功效：清热解毒、消肿止痛。主治：急性智齿冠周炎。用法：含漱，每日 2～3 次。

第十六章　眼科疾病

第一节　单纯疱疹性角膜炎

单纯疱疹病毒性角膜炎（herpes simplex keratitis，HSK）是由单纯疱疹病毒（HSV）引起的一种严重的感染性角膜疾病。眼部单纯疱疹病毒感染是全国乃至全球眼部发病的主要原因之一。据估计，90%的成年人其 HSV 抗原血清呈阳性。众多 HSV 抗原血清阳性的人群中，只有 20%～30%的疱疹病毒感染者会出现临床表现，大多数患者都患有疱疹病毒感染。其眼部感染通常是单侧的，而双侧的发生率仅为 1.3%～12%，这种情况多见于年轻患者。

一、诊断标准

症状：通常情况下，一侧眼睛或双侧眼睛发作，好发于严重的特应性眼的患者，症状的严重程度变化很大，以疼痛、灼热、刺激、畏光、视力下降、发红为主要症状。

体征：HSK 过程变化多端且不可预测，可以被视为 4 种不同疾病实体的谱系（具有不同的治疗方法）：

（一）上皮的改变

1. 最初点状病变，后聚合成树状图案树突状溃疡，为单个或多个。

2. 以星状图案排列的不透明细胞进展为线性分支溃疡。

3. 与角膜敏感性降低有关。

4. 继续扩大可能导致阿米巴或地理溃疡（特别是在不适当使用外用类固醇后）。

（二）间质的改变

可导致基质坏死、间质浸润、血管和瘢痕形成、角质沉淀浅前房、葡萄膜炎，这些都可能使眼压升高。

（三）盘状角膜炎

上部水肿的中央或偏心区域覆盖的区域间质增厚，在后壁膜、葡萄膜炎和角质沉淀物中形成折叠。

（四）疱疹的溃疡（营养性角膜炎）

由于去神经，药物毒性，持久性缺陷的上皮基底膜形成溃疡面。

二、西医治疗

验光师应认识到自己的局限性，必要时寻求进一步的建议或咨询其他地方的患者。

（一）非药物治疗

瞳孔扩张后排除病毒性视网膜炎，特别是在免疫功能低下的患者需要紧急（当天）转诊。

（二）药物治疗

1. 急性单纯疱疹：发作于使用非接触式镜片的成人，其 HSK 局限于上皮，用以下任何的抗病毒治疗：①阿昔洛韦 3%，例如 Zovirax，眼科制剂，每日 5 次。②更昔洛韦 0.15%眼用凝胶（未使用的），每日 5 次。其次应当注意：HSK 是一种潜在的致盲疾病，验光师应始终对这种情况采用较低的转诊门槛。

2. 复发性单纯疱疹：有明确的既往发作史，并确诊以及上皮受累者，开始抗病毒治疗，治疗同上。

治疗级别：B2 级别：急性或复发性上皮 HSK，无基质受累缓解或减轻，但是，如果上皮在 7 d 后没有愈合，则急需（在一周内）咨询眼科医生。

A1 级别：如果涉及间质，或儿童或隐形眼镜佩戴者，或者在双侧发病者：急诊（当天）转诊至眼科。

（三）眼科医生可能的治疗方法

1. 角膜拭子或活检组织中病毒的分离和鉴定抗病毒药物（局部或全身）。

2. 局部类固醇：可抑制角膜免疫反应和抗炎的作用，常用于单纯病毒性角膜炎后期的治疗，但应注意：①对浅层、溃疡性（如树枝状、地图状角膜溃疡）角膜炎禁用。因其能激活病毒和抑制干扰素的产生，以及激活胶原酶，促进病毒繁殖，使病变向深层发展；同时抑制机体免疫功能，加强了病毒的侵袭力，增加了混合感染的发生率，还能抑制上皮再生，甚至造成溃疡穿孔。②仅用于深层炎症反应而无溃疡者，对盘状角膜炎或病毒侵入角膜基质，出现不能控制的变态反应，并发虹膜睫状体炎，荧光素不着色时，适当应用皮质类固醇，有减轻炎症反应的作用，但应同时应用抗病毒药物。1～2 d 用荧光素着色 1 次，如有溃疡出现，立即停药，按溃疡处理。

3. 外科清创术：0.5％地卡因表麻下，用湿棉签、异物针或虹膜恢复器清除局部浅层的病变组织及其周围 0.5 mm 范围的正常上皮组织，也可用化学制剂进行烧灼，使病毒及宿主细胞同时被去除，但增加了病变区角膜结瘢后的混浊范围和程度，因此此法仅用于病变小而表浅者。常用的化学制剂有 3％～5％碘酊、石炭酸、乙醚、90％酒精、5％～20％硝酸银、20％硫酸锌、20％～50％三氯醋酸等。切忌过分烧灼，烧灼后用无菌盐水冲洗。化学烧灼法有可能会损伤上皮细的基底膜和实质浅层，故应慎用。

4. 在一些瘢痕形成的静止病例中行穿透性角膜移植术，对反复发作、药物治疗无效者，可考虑角膜移植。

三、中医临床思维

（一）中医病名及病因病机特征

中医认为单纯疱疹病毒性角膜炎属于“黑睛生翳”范畴，临床表现类似“聚星障”，若不及时治疗或治疗不当便可发展为“花翳白陷”，病名首见于《证治准绳·杂病·七窍门》，书中对翳之形、色及变化过程记载甚详，说“聚星障证，乌珠上有细颗，或白色或微黄，微黄者急而变重，或联缀，或团聚，或散漫，或一同生起，或先后逐渐一而二，二而三，三而四，四而六七八十数余”；同时认为“若兼赤脉爬绊者退迟”。聚星障因风热侵袭，或兼体内肝胆火炽、湿热内蕴、阴虚火旺等，邪气客于黑睛，黑睛表层受损而发病。《素问·太阴阳明》：“伤于风者，上先受之。”风为阳邪，其性向上，目窍位高，加之黑睛直接与外界接触，更易受风邪侵犯。风与热常合邪为病。热亦为阳邪，其性上炎，蒸灼目窍，致黑睛受灼。朱丹溪云：“气有余便是火”，肝在志为怒，暴怒伤肝，疏泄失职，气机郁滞，加之肝藏相火，故肝郁易化火，火性上炎，则循经上乘于目，或风热邪毒未解入里化热，致脏腑热盛，肝胆火毒炽盛，上攻于目，灼蚀黑睛。《审视瑶函·聚星障》提出聚星障大多病于痰火之患，恣食肥甘，嗜食辛辣炙煿厚味，脾胃受损酝酿湿热，土反侮木，熏蒸黑睛。《证治准绳·七窍门》指出：“翳膜者，风热重则有之。”《银海精微·风轮翳》云：“风轮生翳……肝虚火动也。”肝为风木之脏，主藏血，体阴而用阳，故肝阴易于耗损，或素体阴虚，或久病耗伤肝肾阴液，阴虚无力御邪，虚火上炎，灼伤黑睛。总之，本病是以素体虚弱或饮食不节复感风湿热毒，毒邪相搏上攻于目而成疾。

（二）辨病辨证及治疗特征

查阅多版中医眼科教材，绝大多数将本病分为风热犯目证、肝胆火炽证、湿热犯目证和阴虚内热证。风热犯目证：表现为患眼涩痛，羞明流泪，视物模糊，抱轮微红，黑睛点层星翳，或多或少，或疏散或密聚，伴恶风发热，头痛鼻塞，口干咽痛，舌质红，苔薄黄，脉浮数，以金银花、连翘、薄荷、荆芥、柴胡、菊花、板蓝根、防风、桑叶等疏风清热、清肝明目，赤芍、牡丹皮清热凉血，方选银翘散加减；肝胆火炽证：表现为患眼胞睑难睁，磣涩疼痛，灼热畏光，热泪频流，视物模糊，白睛混赤，黑睛生翳，扩大加深，形如树枝，或状若地图，或兼头疼胁痛，口苦咽干，烦躁溺赤，舌红苔黄，脉弦数，以龙胆、山栀、柴胡、黄芩清肝泻热，木通、车前子、泽泻导热下行，生地黄、当归滋阴养肝，蝉蜕、木贼退翳明目，方选龙胆泻肝汤加减；湿热犯目证：表现热泪胶黏，视物模糊，抱轮红赤，黑睛生翳，状若地图，或黑睛深层翳如圆盘，肿胀色白，或病情缠绵，反复发作，伴头重胸闷，口黏纳呆，腹满便溏，舌红，苔黄腻，脉濡数，以滑石、白通草、淡竹叶、蔻仁、厚朴、薏仁、半夏燥湿利水，金银花、秦皮、海螵蛸解毒退翳，方选三仁汤加减；阴虚内热证：表现为眼内干涩不适合，羞明较轻，视物模糊，抱轮微红，黑睛生翳日久，迁延不愈，或时愈时发，伴口干咽燥，舌红少津，脉细或细数。以生地黄熟地黄、麦冬、当归、牛膝滋阴补血，羌活、防风、菊花、蝉蜕祛风退翳，方选加减地黄丸加减。现代药理学研究亦发现，金银花、薄荷、板蓝根、柴胡、菊花、黄芩、连翘、龙胆、栀子、牡丹皮、赤芍等中药具有抗病毒、抗炎的作用，金银花、防风、柴胡、当归、赤芍等中药具有增强机体免疫功能等作用。

角膜炎属虚实夹杂之眼病，对角膜炎的治疗，在辨病辨证相结合的基础上，应充分重视。古代医家总结提炼出的角膜炎宝贵治疗经验，针对不同病因病机，灵活运用发散、退翳、祛风、清热、清肝、泻火、活血等法急则治其标；运用调理脾胃、升阳、补血等法缓则治其本，才能做到准确辨证，在清热过程中做到中病即止，勿过用寒凉，用药和缓轻缓、慎用峻烈药物，达到以和为贵的疗效。

（三）药物选择

数据表明，单纯疱疹病毒性角膜炎治疗上，除翳明目片、益气解毒颗粒、清肝解毒汤、复方双花片、炎琥宁注射液等中药具有清热解毒，疏散风热，舒肝解郁等功效，中药复方中更有金银花、连翘等能够直接抑制病毒的复制，决明子、夏枯草等具有清除混浊，退翳明目的功效；黄芪、党参等能够健脾益气，增强机体免疫力，川芎、赤芍等具有促进眼血管循环、祛瘢痕等作用。

四、名医经验

（一）陆绵绵经验

陆绵绵认为角膜上的三叉神经末梢分布密集，角膜病变早期疼痛显著，且有流泪、畏光、眼睑痉挛等角膜刺激症状，为风邪引起的三叉神经支配区域受损，病变限于上皮层，为外感风邪表证，辨为风证中的外风证候，可分为外感风寒型和外感风热型。风寒犯目可用羌活胜风汤加减治疗，风热上犯可用银翘散加减治疗。同时在临床上陆绵绵常多用有镇痛作用的祛风药如羌活胜湿汤及玉屏风散加减以防本病的复发，证明了在此类病毒性角膜炎中，风证（外风）属于重要证型。

在病毒性角膜炎中，角膜周围浅层血管网的睫状充血即是风转化为热的表现，辨证为外感风热，以风为主，治宜祛风清热。若眼部充血较甚，浸润部位较深，溃疡面呈白色，且头痛、口干、口苦、便秘等肝热现象出现时，治疗以清肝泻热为主，祛风为辅。药物加减：如眼痛加羌活、防风；充血色紫，血管粗大，为热而致瘀，加桃仁、赤芍。若病变部位波及角膜实质层的角膜炎，多有变态反应参与，此即热胜则肿，故治疗时以清热为主，祛风、除湿为辅。当角膜炎病情严重，病变部位向深层发展，甚至并发葡萄膜炎，是角膜疾患中较严重的一种，从中医来讲应属肝火或湿热，常用龙胆泻肝汤加减。

如角膜缘血管扩张，属于因热致瘀，治疗时局部用药与辨证内服中药相结合，在清热泻火药物中辅以活血凉血祛瘀药物，如桃仁、红花、赤芍药、牡丹皮、生地黄等，可改善局部血液循环，增强局部抵抗力，促进疾病的痊愈。对某些严重的充血、角膜基质层水肿，也可直接用桃红四物汤合五苓散加减口服。

（二）李传课经验

李传课认为对于角膜炎的治疗，必须辨证求因，针对病因治疗。风热引起的翳障以宣散风热为主；热毒炽盛所致翳障，清热泻火就成为退翳的关键；但在黑睛生翳的修复期，火势已衰，再继续大量应用寒凉药就会伤正败胃，翳被寒凝，不易消退，此时应及时加入退翳药。根据病情变化，邪正盛衰，气虚者益气，阴虚者养阴。除内治法整体调理外，必须结合局部滴眼、点眼、熏洗、湿热敷等外治法，以提高疗效。李传课的治疗思想与和法有着共识，不仅依赖内治法，还与中医特色外治相结合，使得各种亚治法有机融合与凝聚，使得折中和合产生出来综合性的功能。

（三）高培质经验

高培质认为患者的眼部与全身表现特别，结合其病因应属于虚实夹杂证，虚为本，实为标。即脾气虚为本，风热证为标。因此，治疗应标本兼治，急则治标、缓则治本。清热祛风以治标，健脾益气以治本，并将此治则贯穿于治疗始终。在此思想指导下拟定了基本方角膜清，其药物组成为金银花、防风、薄荷、蝉蜕、蛇蜕、太子参、白术、当归。方中金银花、防风、薄荷为清热祛风之主药；太子参、白术为益气健脾之品；当归养血，达到气血互补之效；蝉蜕、蛇蜕退翳明目。在临证时，虚与实有所侧重，病之初期风热症状较重时，则以治标为主，治本为辅，故在原方中加连翘、荆芥；在病之后期或深层型，角膜水肿明显时，原方加茯苓、薏苡仁等健脾渗湿之品；若患者易感冒时，再加入生黄芪以扶正固表。

（四）肖国士经验

对那些久治不愈，复发的顽固性病毒性角膜炎，肖国士根据其几十年的临床经验，认为主要是“寒”的问题。病初起，大多根据其风热、里热、湿热的不同，而分别采用辛凉疏散风热、苦寒清泻里热、清热化湿之法治疗。这样长期用苦寒之品，一方面损伤脾胃阳气，而使“寒邪内伏”；另一方面长期使用寒凉之品，使患者机体“寒化”而成为寒体；对那些因肝肾阴虚、虚火上炎所致的，大多采用厚味滋阴之品，久用亦可损伤脾胃阳气，而使“寒邪”内伏。这样，患者本来是已成为“寒化”寒体，而继续长期使用苦寒之品，使“寒”者更寒，因而久治不愈，反复发作。故肖国士认为，在治疗顽固性病毒性角膜炎时，应适当配加一些温热之品，如麻黄、桂枝、细辛、干姜等，一方面可以中和苦寒之品的“寒凉之性”，另一方面可以温散体内之“寒邪”，使病毒之邪温散于外以达驱邪之功，同时又保护了脾胃之阳气，从而使机体正气旺盛，正胜邪退以达到疾病痊愈之目的，达到调和阴阳的作用。

（五）张明亮经验

张明亮根据患者的自觉症状，角膜荧光色的形态、深浅及并发症等，并借助裂隙灯显微镜检查进行分层论治。浅表型病变多在角膜上皮、前弹力层；中层型病变多侵犯到角膜实质层；深层型病变侵犯到深实质层、后弹力层至内皮层甚至葡萄膜。单纯疱疹病毒性角膜炎多为风热邪毒所致。在治疗本病时，浅表型重在祛风清热，用荆芥、防风、金银花、连翘之类，使邪从表散；中层型重在清肝泻火，用龙胆、黄芩、栀子、大黄之类，使肝经风热得以清泻；深层型重在通腑泻火，用黄连、生石膏、大黄、元明粉，使胃火得以清。总之，邪在外者散之，在内者清之。特别是大黄有攻积导滞、泻火凉血、行瘀通经之功，用量大时可通脏泻火，用量小时有清热健胃之效。

（六）韦企平经验

韦企平认为，在单纯疱疹病毒性角膜炎中要注意以下两点：①早期疏风清热，勿忘养阴生津。风热上犯，留着风轮致黑睛骤生灰白色星点翳障、羞明流泪、酸涩刺痛、抱轮红赤，治宜疏散风热、清热解毒祛邪为先，使病邪除之于早期从外而解。风邪偏重，选用防风、菊花、桑叶、薄荷、蝉蜕等轻灵宣散之品，疏风散热、退翳明目。在疏散风热的基础上兼清热解毒，选用秦艽、秦皮、野菊花、大青叶、板蓝根、鱼腥草等，秦艽、秦皮合用有抑制 HSV-Ⅰ型引起的细胞病变的作用，保护加强角膜上皮屏障作用，减少病毒在细胞内繁殖的作用。另外，韦企平在组方选药中，常适当选用养阴清热生津之品，生地黄、天花粉、玄参之类，因风热之邪易伤津耗液，加之治疗过程中应用风药辛燥，配伍养阴清热药，可防止进一步耗伤阴津。若风热壅盛，脉络瘀滞，白睛混赤或抱轮红赤、头目胀痛，当选配凉血散瘀之品，生地黄、赤芍、牡丹皮、丹参、当归等药，以利于清血分邪热、疏通经络、减轻热势。若病情日久，迁延不愈，日久伤阴，阴虚无力抗邪，邪气久留不解，致眼内干涩、黑睛星翳稀疏、口燥咽干、舌红少津，治宜养阴清热、退翳明目，减少角膜翳膜形成，药用生玉竹、石斛、沙参、天花粉、生地黄、菊花、密蒙花、蝉蜕等。②病久扶正为本，重视调理脾胃。疾病的发生与否，正气的强弱是关键，而正气源于水谷精气，与脾胃的功能强弱密切相关，脾胃健旺则正气充盛，脾胃虚弱则正气不足。韦企平认为本病病机为正虚邪恋，以脾胃气虚为本，风热上犯为标。“邪以正为本，欲攻其邪，必顾其正。”治疗宜健脾益气以治本，祛风清热退翳以治标，方用四君子汤加黄芪健脾益气扶正为主，配以桑叶、菊花、秦艽、秦皮、蝉蜕以祛邪。方中党参、白术、黄芪补脾益气，黄芪具有增强机体免疫功能，提高机体抗病毒和清除潜伏病毒能力，降低疾病复发率。选用苦寒清热祛邪之药时，应中病即止，避免过用寒凉克伐，以免损伤脾胃之气。对于病延日久而长期服中药者，药性的寒热温凉走窜，滋腻之偏容易损及脾胃，应配伍鸡内金、炒谷芽、陈皮、焦三仙等消食化滞理气之品、防滞防腻，注意养护胃气。只有脾胃健旺，气血生化之源充足，五脏和调，六腑润泽，正气充盛，才能抗邪能力强劲，邪气难以向纵深发展，才能彻底清除余邪。

（七）洪亮经验

洪亮认为本病的发生与热关系密切，其中以风热、湿热与邪热熏蒸多见。①急性期：本病急性阶段以肝火炽盛多见，症见患眼红肿疼痛、羞明流泪较甚、角膜树枝状或地图状浑浊或溃疡扩大加深，抱轮红赤或白睛混赤明显，小便黄赤，口苦苔黄，脉弦数。病机主要为肝经伏火，复感风邪，风火相搏，上攻黑睛。病位主要在肝，治以疏风清热，清肝泻火，方选清肝明目饮。②缓解期：缓解期多为热邪未清，正气未虚，症见患眼涩痛、羞明、抱轮红赤、黑睛混浊减轻，伴口干咽痛，苔薄黄，脉数。治当清泄余热，活血退翳，方选柴芩退翳汤。③恢复期：恢复期多见阴虚夹风，症见患眼抱轮微红，羞明较轻，眼内干涩，黑睛生翳日久，迁延反复，常伴口干咽燥，舌红，脉细数。病机主要为久病伤阴，复感风邪。治当益气养阴，退翳明目，方用玉屏风散加减。

（八）庞赞襄经验

庞赞襄研究治疗本病是以彻底治愈本病为其主要目的。通过中药的全身调理，冀望控制本病的复发。本病的关键是阴虚内热，玄府郁结，故在滋阴清热的基础上，加入辛散通利之品，方能如意收效。人体各有差异，病邪各有轻重，庞赞襄在治疗本病时，坚持辨证论治的特色，综河间玄府学说，结合东垣脾胃学说，临床辨证论治都收到满意疗效。不少医者谈论“炎症”，即大量应用苦寒之品清泻，一味地“清热解毒”，但临床未见收效。此时在用药上，重视全身与眼部辨证的关系，据全身症状，择时择量使用吴茱萸、炮姜等温热之品亦均能收益，临床可彰。治疗本病坚持应用“清中有养，养中宜宣”；“清中有泻，泻中有舒”；“温中有健，健中有散”；“养中有消，消中有清”等法。庞赞襄在治疗角膜炎时，以平衡阴阳为目的，不一味追求用苦寒之品，在辨证论治基础上选用温热之品，此治法醇正和缓平淡之极，有利于扶助人体正气，祛除沉痼久病。

五、名方推荐

（一）养阴清热汤

生地黄、生石膏、金银花、芦根、蒲公英各 30 g，天花粉、知母、黄芩、荆芥、枳壳、龙胆各 10 g，甘草 3 g。功效：养阴散风清热。主治：角膜炎之肺阴不足，外挟风邪型。用法：每日 1 剂，水煎，分 2 次服。加减：头目剧痛加钩藤 12 g，白菊花、薄荷各 9 g。

（二）钩藤饮加减

钩藤、蝉蜕、木贼、连翘、栀子、黄芩、金银花、防风、柴胡、前胡、香附、白术、龙胆各 9 g，木通、赤芍各 4.5 g，甘草 3 g。功效：清肝泻火，散风消翳。主治：肝火内炽，风邪外侵型。用法：每日 1 剂，水煎，分 2 次服。加减：如大便燥结加大黄 9 g、元明粉 4.5 g；烦躁失眠加石膏 15 g、知母 12 g；胃纳欠佳加青皮、焦神曲、麦芽、山楂各 9 g；孕妇去赤芍、木通，加当归、白芍各 9 g。

（三）健脾温化消翳汤

白术、金银花、炮姜、苍术、荆芥、防风、炒神曲、吴茱萸、枳壳、半夏、陈皮各 10 g，甘草 3 g。功效：健脾温中，化石消翳。主治：脾胃虚寒型。用法：每日 1 剂，水煎，分 2 次服。

（四）升发退翳方

茯苓、车前仁各 15 g，羌活、川芎、白芷、桔梗、柴胡、前胡、黄芩各 10 g，荆芥、薄荷各 6 g，甘草 3 g。功效：升发退翳，利水消肿。主治：病毒性角膜炎。用法：每日 1 剂，水煎，分 2 次服。李教授认为有一分怕光即有一分风邪，本方在祛风的同时又有退翳的作用。因此，本方还可用于角膜炎的各个阶段，但要灵活加减。

（五）八味大发散

防风、羌活、藁本、白芷、蔓荆子各 10 g，麻黄、川芎各 5 g，细辛 3 g。功效：辛温透表，明目止痛。主治：风邪乘虚侵犯风轮所致的聚星障。用法：每日 1 剂，水煎，分 2 次服。用法：本方为一派辛散轻宣之品，煮沸后改用文火，再煎 4～ 5 min 即可，不宜久煎。加减：便结腑气不通者，加生大黄；尿黄者，加车前子、木通；口苦者，加柴胡、黄芩；目痛甚者，加制香附、夏枯草；痒甚者，加僵蚕；出现虹膜刺激症状者，必须点 1%阿托品滴眼液，达到充分扩瞳的目的。

（六）龙胆泻肝汤

柴胡、栀子、黄芩各 12 g，车前子、生地黄、泽泻、当归各 9 g，龙胆、甘草各 6 g。功效：清热利湿。主治：聚星障证属肝郁气滞型者。用法：每日 1 剂，加水 500 mL，煎取 200 mL，分 2 次口服，连用 4 周。

（七）加减羌活胜风汤

板蓝根 30 g，蒲公英 15 g，羌活、防风、白芷、荆芥、桔梗、柴胡、黄芩、枳壳、白术各 10 g，甘草 5 g。功效：祛风清热解毒。主治：角膜炎之风盛型。用法：每日 1 剂，水煎，分 2 次服。

（八）石决明散

石决明、草决明各 25 g，赤芍、青葙子、栀子、木贼、麦冬各 15 g，大黄、荆芥、羌活各 3 g。功效：平肝清热明目。主治：聚星障之肝火内炽。用法：每日 1 剂，水煎，分 2 次服。加减：气虚甚者加黄芪 30 g，党参 30 g；疼痛甚者加郁金、丹参各 10 g；角膜点状混浊甚者加海螵蛸 25 g。

（九）海藏地黄散加减

熟地黄、沙苑蒺藜、白蒺藜、生地黄、谷精草、木通、玄参、龙胆各 10 g，防风、当归、羌活、水牛角粉各 6 g，木贼草 4.5 g，大黄、甘草各 3 g，蝉蜕、黄连各 1.5 g。功效：搜风散火，养血调肝。主治：聚星障之肝经伏火。加减：若风热较重加菊花；挟有湿邪加厚朴、泽泻；大便燥结，房水混浊者加元明粉。

（十）角膜清

金银花 12 g，防风、薄荷、蝉蜕、白术、当归各 6 g，蛇蜕、太子参各 3 g。功效：清热祛风、益气养血。主治：单纯疱疹性角膜炎之风热壅盛型。用法：每日 1 剂，水煎，分 2 次服，一般 10 d 为 1 疗程。加减：浅层型病程短者，眼部刺激症状严重时加连翘、荆芥；易感冒者加生黄芪；深层型加茯苓、薏苡仁。

（十一）银翘荆防汤

金银花、板蓝根、蒲公英各 20 g，连翘、荆芥、防风、柴胡、桔梗各 10 g，薄荷 6 g，甘草 5 g。功效：祛风解表，清热解毒。主治：病毒性角膜炎浅表型。用法：每日 1 剂，水煎，分 2 次服。加减：头痛甚者加羌活、白芷各 10 g；口渴加芦根、天花粉各 10 g。

（十二）银翘蓝根汤

金银花、板蓝根、生石膏各 30 g，蒲公英、生地黄各 20 g，大黄、玄明粉各 15 g，连翘、黄芩、防风、知母、赤芍各 10 g，黄连 6 g，甘草 5 g。功效：通腑泻火，清热解毒。主治：病毒角膜炎深层型，角膜溃疡。用法：每日 1 剂，水煎，分 2 次服。加减：头痛甚者加羌活、白芷、夏枯草各 10 g。

（十三）银翘散

金银花、连翘各 12 g，淡豆豉、黄芩各 10 g，牛蒡子 8 g，桔梗、薄荷、淡竹叶、荆芥穗、柴胡各 6 g，生甘草 5 g。功效：清热祛风，退翳明目。主治：单纯疱疹病毒性角膜炎风热型。用法：所有中药饮片加水 300 mL，浸泡 30 min，武火煎至药沸后文火煎 10～15 min，药液剩余 120～150 mL；二煎加水 150 mL，药沸后文火煎 10～15 min，药液剩余 120～150 mL。两煎混合，分 2 次早晚空腹口服。加减：球结膜红赤，热邪较重者，加赤芍、牡丹皮、紫草各 10 g；畏光流泪较重者，加蔓荆子、防风、桑叶各 10 g。

（十四）三仁汤

薏苡仁 15 g，杏仁、白豆蔻、半夏、厚朴、滑石、淡竹叶、通草各 10 g，甘草 6 g。功效：清热利湿。主治：聚星障湿热蕴结型。用法：每日 1 剂，开水煎服，7 d 为 1 疗程。

第二节　眼干燥症

干眼症（dry eye disease，DED）是指任何原因造成的泪液质或量异常或动力学异常，导致泪膜稳定性下降，并伴有眼部不适（或）眼表组织病变特征的多种疾病的总称，又称角结膜干燥症。常见症状：眼睛干涩、容易疲倦、眼痒、有异物感、灼热感、分泌物黏稠、怕风、畏光、对外界刺激敏感等。病因有环境因素、全身性疾病、药物、眼局部的炎症、准分子激光矫正屈光不正的手术等。还有电子设备的广泛使用及居住、办公环境空调设施的普及，干眼症已成为全球流行性疾病。我国干眼症的发病率也逐渐升高并有年轻化的趋势。

一、诊断标准

干眼的诊断应包括以下内容：①是否干眼；②干眼的病因和分类诊断；③干眼的严重程度。

干眼的诊断标准：干眼的诊断目前尚无国际公认的统一标准，结合其他国家及我国学者提出的标准，角膜病学组提出目前我国的干眼诊断标准：①有干燥感、异物感、烧灼感、疲劳感、不适感、视力波动等主观症状之一和 BUT≤5 s 或 Schirmer Ⅰ试验（无表面麻醉）≤5 mm/5min 可诊断干眼；②有干燥感、异物感、烧灼感、疲劳感、不适感、视力波动等主观症状之一和 5 s＜BUT≤10 s 或 5 mm/5 min＜Schirmer Ⅰ试验结果（无表面麻醉）10 mm/5 min 时，同时有角结膜荧光素染色阳性可诊断干眼。

干眼严重程度诊断标准：轻度：轻度主观症状，无角结膜荧光素染色；中度：中重度主观症状，有角结膜荧光素染色，但经过治疗后体征可消失；重度：中重度主观症状，角结膜荧光素染色明显，治疗后体征不能完全消失。

二、西医治疗

治疗目标：干眼治疗的目标为缓解眼不适症状和保护患者的视功能。轻度干眼患者主要是缓解眼部症状，而严重干眼患者则主要是保护患者的视功能。

（一）去除病因，治疗原发病

引起干眼的病因十分复杂，如全身性疾病、药物、环境污染、眼局部炎症反应、眼睑位置异常及年龄等，可由单一原因或者多种原因引起。寻找原因，针对病因进行治疗是提高干眼治疗效果的关键。如由全身疾病引起者，应协同相应专科共同对原发病进行治疗；与生活和工作环境有关者，如长期在空调环境内工作、经常使用电脑或夜间驾车等，应积极改善工作和生活环境；应及时停用长期全身或局部应用可引起干眼的药物及眼部化妆品。

（二）非药物治疗

1. 患者指导：介绍干眼的基本医药常识，告知治疗的目标，讲解如何正确使用滴眼液和眼膏，对严重患者告知干眼的自然病程和慢性经过。

2. 湿房镜及硅胶眼罩：通过提供密闭环境，减少眼表面的空气流动及泪液的蒸发，达到保存泪液的目的。湿房镜适用于各种类型干眼，硅胶眼罩适用于有角膜暴露的干眼患者。

3. 软性角膜接触镜：适用于干眼伴角膜损伤者，尤其是角膜表面有丝状物时，但使用时需要保持接触镜的湿润状态，也可选择高透氧的治疗性角膜接触镜。

4. 泪道栓塞：对于单纯使用人工泪液难以缓解症状或者使用次数过频（每日 4 次以上）的干眼患者可考虑泪道栓塞，可以根据阻塞部位和医师的经验选择栓子的类型。

5. 物理疗法：对于睑板腺功能障碍患者应进行眼睑清洁、热敷及睑板腺按摩。

6. 心理干预：对出现心理问题的干眼患者进行积极沟通疏导，必要时与心理专科协助进行心理干预治疗。

（三）药物治疗

1. 人工泪液：人工泪液为治疗干眼的一线用药，润滑眼表面是人工泪液的最主要功能，同时它可以补充缺少的泪液，稀释眼表面的可溶性炎症介质，降低泪液渗透压并减少高渗透压引起的眼表面反应，一些人工泪液中含有的特殊添加成分可有其相应疗效。对于干眼的疑似病例，可以试验性应用以辅助诊断。人工泪液的选择：临床医师应根据干眼患者的类型、程度及经济条件等特点进行个体化选择。轻度干眼宜选择黏稠度低的人工泪液；对中重度干眼，伴蒸发过强者宜选择黏稠度高的人工泪液；对于眼表面炎症较重、泪液动力学异常患者优先选用不含防腐剂或防腐剂毒性较少的人工泪液；对于脂质层异常患者应优先选用含脂质类人工泪液；此外有些人工泪液中的某些特殊成分能促进杯状细胞数量或角膜上皮修复，或可逆转上皮细胞的鳞状化生，在选择时应综合考虑；若须长期或高频率使用（如每日 6 次以上）时，应选不含防腐剂或防腐剂毒性较少的人工泪液。

2. 润滑膏剂（眼用凝胶、膏剂）：眼用凝胶、膏剂在眼表面保持时间较长，但可使视物模糊，主要应用于重度干眼患者或在夜间应用。

3. 局部抗炎及免疫抑制剂：干眼会引起眼表面上皮细胞的非感染性炎症反应。眼表面炎症反应与干眼患者症状的严重程度呈正相关，抗炎和免疫抑制治疗适用于有眼表面炎性反应的干眼患者。常用药物为糖皮质激素、非甾体抗炎药及免疫抑制剂。可根据不同的干眼类型和疾病发展情况单独或者联合使用。a. 糖皮质激素：用于中重度干眼伴有眼部炎症反应的患者。使用原则为低浓度、短时间，一旦炎症反应控制即停止使用，可间断使用，但应注意糖皮质激素引起的并发症。点用次数及用药时间视干眼患者眼表面炎症反应的严重程度，每日 1～4 次，炎症反应减轻应及时减少用药次数及时间。b. 环孢素 A（Cyclosporine A，CsA）：用于中重度干眼伴有眼部炎症反应的患者。c. 他克莫司（FKS06）：用于中重度干眼伴有眼部炎症反应的患者。d. 非甾体抗炎药：用于轻中度干眼的抗炎治疗，对于有糖皮质激素并发症的高危干眼患者可优先选用。

4. 自体血清：用于重度干眼合并角膜并发症及常规人工泪液无效的重症干眼患者。

5. 其他：雄激素、促泪液分泌药物可用于干燥综合征的治疗，在临床上未广泛应用；重组人表皮生长因子和维生素 A 棕榈酸酯等可提高干眼患者结膜杯状细胞数量，四环素或强力霉素等可用于有感染的睑板腺功能障碍患者。

（四）手术治疗

对于泪液分泌明显减少，常规治疗方法效果不佳且有可能导致视力严重受损的严重干眼患者可以考虑手术治疗，但应由有经验的眼表专业医师施行。手术方式主要包括睑缘缝合术、颌下腺及唇腺移植术等。

（五）不同类型干眼的治疗方案

1. 水液缺乏型干眼：补充人工泪液；泪道栓塞或湿房镜；局部非甾体抗炎药或糖皮质激素或免疫抑制剂；刺激泪液分泌药物；自体血清的应用；相关全身疾病的治疗；手术治疗。

2. 蒸发过强型干眼：眼睑物理治疗；湿房镜；局部抗生素和（或）糖皮质激素眼液及眼膏；局部人工泪液及治疗脂溢性皮炎的药物；口服强力霉素或四环素。

3. 黏蛋白缺乏型干眼：不含防腐剂或防腐剂毒性较少的人工泪液；泪道栓塞；促进黏蛋白分泌及杯状细胞生长药物；局部非甾体抗炎药或糖皮质激素或免疫抑制剂；手术治疗。

4. 泪液动力学异常型干眼：不含防腐剂或防腐剂毒性较少的人工泪液；局部非甾体抗炎药或糖皮质激素或免疫抑制剂；治疗性角膜接触镜；手术治疗。

5. 混合型干眼：人工泪液；湿房镜或泪道栓塞；局部非甾体抗炎药或糖皮质激素或免疫抑制剂；刺激泪液分泌药物；自体血清；相关全身疾病的治疗；手术治疗。

（六）不同严重程度干眼的治疗方案

1. 轻度干眼：教育及环境饮食改善；减少或停用有不良作用的全身或局部药物；眼睑物理治疗；人工泪液。

2. 中度干眼：在轻度干眼的基础上增加：湿房镜；局部抗炎治疗；泪道栓塞。

3. 重度干眼：在中度干眼的基础上增加：全身性抗炎药；口服刺激泪液分泌药物；自家血清；治疗性隐形眼镜；手术（永久性泪小点封闭、睑缘缝合术、眼睑手术、颌下腺移植手术等）。

三、中医临床思维

（一）中医病名及病因病机特征

干眼属中医“白涩症”“干涩昏花症”“神水将枯”“燥症”等范畴。以往大部分中医眼科医师认为干眼的病因病机为燥邪损伤气血津液，从而引起目失濡润的一系列干眼症状。但燥邪伤津只是部分干眼的病机，不能涵盖干眼的所有病机，其发病与心、肝、肾、脾、肺均关系密切。《诸病源候论》论述“目涩症”的病机为：“目，肝之外候也……上液之道……其液竭者，则目涩。”《素问·宣明五气篇》云：“五脏化液……肝为泪”，说明了目涩与肝的关系。《素问·五癃津液别》云：“五脏六腑津液尽上渗于目”；《素问·逆调论》云：“肾者水脏，主津液。”肾脏对体内水液的代谢和分布起重要的作用。肾气肾精充足，则津液生化有源，输布于目，则目珠润泽。《灵枢·大惑论》又云：“五脏六腑之精气，皆上注于目而为之精。”肝开窍于目，泪为肝之液，又肝藏血，肝受血而目能视；肾生脑髓目系属脑，肾主津液，上润目珠；脾输精气，上贯于目，脾气上升，目窍通利；肺为气主，气和目明；心主藏神，目为心使。由此可见津液的输布及津液的生成均与五脏六腑关系密切，而不单纯是津液亏虚，燥邪所致。干眼的发生主要是津液不能润泽目珠，一方面是津液（泪液）生成不足，另一方面则是津液（泪液）输布不及。津液生成不足又分虚实两方面。实证主要表现为燥邪伤阴、阳明热盛伤阴和外感热邪伤阴。虚证主要表现为肝肾阴虚、脾气虚弱及肺阴不足。津液输布不及又分为肝之升发、疏泄功能受阻，称之津液“升不上去而不能布达”；肺之肃降、通调功能受累，称之为“降不下来”；同时中焦脾胃气机阻滞而使津液输布发生异常，称之为“中焦不和”。脾气不升则肝之升发泄泻化生泪液功能受之影响，胃气不降则肺之肃降功能受到影响，使在上的心火不能顺利下炎而上灼津液（泪液）。“升不上去”主要是由于肝之阴血不足而表现为肝气郁滞、郁久化热生风；“降不下来”主要表现为肺气上逆，肺热伤津，同时心火不能下炎而耗津液。另外目为心之使，故心阳不足，推动无力而致津液不能敷布，而心阳不足与肝血虚、脾气虚等升阳不足有关，故可归于“升不上去”。

（二）辨病辨证及治疗特征

中医治疗干眼多从调理脏腑、补益肝肾、滋阴润燥、养血润目入手。治法主要分为中药内治法、中药外治法、针灸治法以及针药结合治法。

1. 中药内治法：目前多数医家在内治法治疗干眼中着眼于整体辨证施治与局部对症治疗相结合。现细辨各证型的主症及治疗如下。①燥邪伤阴：多发于秋季，或素体阴虚之人，表现为眼干、口干、口渴，皮肤干，舌质红少苔，脉浮数。治疗以清燥救肺汤加减。②阳明热盛：主要表现为眼发红，易汗出、口渴、怕热、脉洪大。患者症状中不一定有以上四条完备，只要抓住肺胃热盛、气津两伤的病机就可诊断为此型，治疗以白虎人参汤加减。③感受外邪：多见于外感风寒之邪后。可见发热，易汗出，恶风或寒，脉浮缓。此为太阳中风证，治疗可用桂枝汤加减。④肝肾阴虚：多为中老年人，主要表现为眼干涩、腰膝酸软，舌质红少苔，脉弦细数。偏肝阴虚者以一贯煎加减；偏肾阴虚者以六味地黄丸加减。⑤脾气虚弱：素有脾胃虚弱之人，主要表现为眼干涩，睁眼困难，少气懒言，面色萎黄，纳呆，便溏等症状。治疗以人参健脾丸、补中益气汤加减。⑥少阳不和：多见于中青年患者，主要表现为口苦、咽干、耳鸣、胁肋部胀痛不适，舌质淡苔薄白，脉弦细。治疗以小柴胡汤、大柴胡汤加减。⑦肝血虚致肝郁：患者常有熬夜、过度用眼或过食辛辣食物及长期饮白酒等不良生活习惯，眼部及全身表现为眼干涩、异物感，甚至睁眼困难，怕冷，手足发凉，女性表现为月经量少，经期短，舌质淡苔薄白，脉沉细。治疗以四逆散加减，由肝郁导致脾虚者，除以上症状外还有纳呆、便溏者可用逍遥散加减。⑧肝血虚致血瘀：患者同样有上述不良生活习惯，女性患者表现为月经量多，有血块及月经血有腥味，舌质暗，脉沉涩。治疗以血府逐瘀汤加减。⑨肺热伤津：表现为眼干、眼红、分泌物多，渴喜冷饮，汗出，舌质红少苔，脉浮数。治疗以桑白皮汤加减。⑩胃热脾寒：多见于年轻患者，有心下痞满，腹胀，口疮，部分患者有便溏。此为中焦脾胃寒热错杂，宜半夏泻心汤加减；久病之后出现脏寒宜乌梅丸加减。⑪脾胃湿热：多见于肥胖、饮大量白酒、有过食肥甘厚味的中青年患者，眼部及全身表现为眼干、发黏、有分泌物，口发黏、大便黏滞不爽，里急后重，汗多，舌质淡，苔黄腻，脉滑数。治疗以三仁汤或甘露饮加减。⑫心阴血不足：多见于老年患者，主要表现为眼干涩，常伴用胸闷心悸，舌质淡苔薄白，脉沉涩或结代，治疗以炙甘草汤加减。

2. 中药外治法：中药外治法主要采用中药熏蒸法、清洗法及喷雾法。该类方法主要应用于睑板腺功能障碍所引起的干眼。通过合中药熏蒸治疗干眼，以推拿方法与清热解毒中药外用熏蒸相结合，可改善眼部营养及血供，促进泪液分泌。针对脂质异常型干眼，运用眼睑清洁、睑板腺热敷及按摩的治疗方法，可清除局部脂质和促进局部血液循环，保持睑板腺开口通畅、睑缘的清洁，能有效防治干眼。

3. 针灸治法：针灸治法主要通过针法或灸法刺激相关穴位，疏通经络以达到治疗效果。脾肺蕴积湿热而致干眼，取太渊、鱼际、三阴交为主穴，配合合谷、风池针刺治疗，可宣导脾肺两经，以达清热化湿，调少阳经气之功。针刺睛明、攒竹等穴位可达清利头目、养血通络之功。并联合中药灸法及耳穴压豆持久刺激穴位，共同达到调理气血，疏通经络，养血润目之功效。针刺治法能够有效增加泪液分泌量，延长泪膜破裂时间。显著改善眼痛、眼涩、视物疲劳及异物症状。将眼部十二经脉循经点穴与泪腺部位按摩相结合，并采用雷火灸灸疗眼周（范围主要包括泪腺在内的十二经络走形区，方法采用雀啄法），以疏通经络，调和气血；可改善眼周血液循环，增加泪液分泌。

四、名医经验

（一）李宗智经验

李宗智认为干眼症的发病，其根本原因在于机体内部，肺肝肾三脏的阴精亏损及功能失调。肝开窍于目、肝脉连于目系、泪为肝之液，肝气条达，则泪液疏泄有度，目珠润养有源，不致变生疾患。肝为风本之脏，内藏精血，体阴而用阳，故肝阴易于亏耗，肝之阴血不足，则目珠失于濡养，可致目珠燥而发病。肾藏精，肾精乃先天之精和后天之精的总称，目珠的润泽离不开肾精的滋润，若肾精亏损，则目珠润泽之水化生乏源，日久而变生目珠干燥之症。干眼的发病部位通常在白睛、黑睛，白睛在五轮学说中属肺脏所主，肺气的充和调达及肺阴充足，则白睛润泽，若肺气亏虚、肺阴不足，则白睛之津液输布失司，变生目珠干燥之症。总之，干眼症之病因病机与肺肝肾关系密切，其发病不外乎肺肝肾之功能失调，精血阴液不足，润泽目珠之津精化生不足，目珠失于润泽所致，精血阴液亏虚是其发病的根本。在综合中医对干眼症病因病机认识的基础上，结合现代医学对干眼症病理生理的研究，结合临床，李宗智提出了在干眼症的治疗中，宜审症求因，辨明脏腑的虚实，在干眼症纷繁的病因病机中阴液亏虚是其本质。治疗中要以滋补阴液为主，但在治疗中要注意不能一味地重视补阴而忽视调和阴阳，阴液的化生需要阳气的推动，阳不足则阴液无以化生，阴液的输布也需要阳气的推动，且目为清窍，位居其上，五脏六腑之精气要上输于眼，要依赖阳气的推动。肝肾亏虚、精血不足者，治宜补益肝肾、滋阴养血，方药以杞菊地黄丸加减：枸杞子、菊花、生地黄、熟地黄、山药、茯苓、牡丹皮、泽泻、山茱萸、麦冬、桑叶、淡竹叶，诸药合用，补中有泻，共奏补益肝肾、养阴明目之效。若肾阳不足者可酌加菟丝子、覆盆子。肺气亏虚、肺阴不足者，治宜养阴补肺，清热润燥，方药以养阴清肺汤加减，方中生地黄、玄参养阴润燥清肺为主药；辅以麦冬、白芍助生地黄、玄参养阴清肺润燥，牡丹皮助生地黄、玄参凉血清热；佐以贝母润肺化痰，清化热痰，薄荷宣肺清热；使以甘草泻火解毒，调和诸药，共奏养阴清肺解毒之功。若肺气亏虚者，可加太子参、麦冬，以助益气养阴之功，若眼部有羞明、灼热者，可加桑叶、菊花，增加清热明目之功。

（二）高健生经验

高健生认为干眼的患者要根据其患病年龄及病因不同，采取不同的治疗方法。如用电脑或手机时间过长、生活不规律、长期熬夜等导致的干眼，由于久视伤血，夜卧血归于肝，肝开窍于目，因此常常以补肝血、滋肝阴为主；而更年期干眼症常伴有烦躁易怒、烘热汗出等更年期症状，治疗以解肝郁、温肾阳为主。常用方四物五子汤、逍遥散、二仙汤、生脉饮、六味地黄丸等。

（三）唐由之经验

唐由之认为疾病的治疗应遵从《素问·阴阳应象大论》“察色按脉，先别阴阳”，干眼的病因应从阴阳入手。其不适症状多因泪液量不足、泪液蒸发过快或泪液成分异常而成，“肝开窍于目”“泪为肝之液”，泪液减少中医病机主要为阴液不足，肝肾阴虚，而导致阴液不足的原因又应结合临床综合分析，青壮年多因胃火旺盛煎灼津液，治疗应清胃火养胃阴；而中老年人则因“年过四十，而阴气自半也”，治疗应以补益肝肾为首选。然而临床上，治疗本病常因重视补阴忽略补阳而疗效不佳，阳不足则阴液无以化生，目为上位，阴液也是需要阳气将其向全身及头面部敷布，阳虚同样可以致病；若因痰、湿、热阻隔三焦，而导致阳气与阴液敷布的道路不通；或因外感余邪未尽，经络阻滞不通，也会出现干眼。总之唐由之认为，发生干眼的病机有三：即“阴不足”、“阳不足”和“道不通”，具体病因需临证中仔细辨别，方能取得理想的治疗效果。唐由之常用方剂：中老年干眼伴有耳鸣、盗汗者多为肝肾阴虚，首选补益肝肾的明目地黄丸；干眼伴口干、咽燥辨证为肺阴虚者，治疗需用清虚热润肺阴的清燥救肺汤；而伴口臭、牙龈肿痛、口腔溃疡者因胃火亢盛导致的胃阴不足应以玉女煎治疗；肾阳虚者，常用补益肾阳的金匮肾气丸；脾胃阳虚者则用温中健脾的附子理中丸；外感余邪未除而致者多用桑白皮汤加减；痰、湿、热邪阻隔三焦气机者多用三仁汤。唐由之常用药物：生地黄、玄参、天冬、麦冬、白芍、丹参、川芎、赤芍、蔓荆子、木贼、桂枝、葛根、党参、大枣、炙甘草等。生地黄甘寒，滋阴养血；玄参，清热养阴、解毒除烦，并可益水以滋肝木而明目；天冬、麦冬养阴生津，润肺清心；党参、大枣、炙甘草养阴生津健脾；蔓荆子、木贼祛风清肝、明目退翳；桂枝、葛根升阳；丹参凉血散瘀、川芎行气活血、赤芍清热凉血，3 药合用清热凉血，以助眼表风邪消散，缓白睛红赤之症。

（四）田维柱经验

田维柱勤求古训，并结合临床经验，主张治疗中应以滋阴养血为主，针刺主穴以肝区为主，因肝主疏泄而藏血，与血液的贮存和生成有尤为密切的关系，同时要根据患者的不同临床表现辨证取穴。将本病分为以下 4 种证型：①肝肾阴虚型。患者多伴头晕目眩，目花，腰膝酸软，舌红，苔少，脉弦细数。治以补肝益肾，取双眼肝区、肾区。②肺阴亏虚型。患者常伴有潮热盗汗，皮肤干燥，舌红少津，脉细数。治以滋阴润肺，取双眼肝区、肺区。③肝郁脾虚型。患者多伴有胸胁胀闷不舒，精神抑郁，便溏不爽，四肢倦怠乏力，舌体淡胖，脉弦或缓弱。治以疏肝解郁健脾，取双眼肝区、脾区、胃区。④脾胃湿热型。患者多伴脘腹痞满，食少纳呆，肢体困重，大便溏泻不爽，舌红苔黄腻，脉濡数等。治以清利湿热，宣畅气机，取双眼肝区、脾区、胃区。以上证型均采用框外横刺法或框内直刺法，不提插捻转，留针 20～30 min。

（五）韦企平经验

韦企平认为外障眼病首重风火二邪，又不惟独风火。风为百病之长，寒、湿、燥、热诸邪皆可夹风害目，外感实火生风动血，耗气伤津；亦可虚风内动，血热血瘀、气损阴亏。故治疗外障之法，祛风清热为先，勿忘养阴生津；病久扶正为本，重视调理脾胃，随证灵活调整方药。干眼也属于“外障”范畴之内，中医认为属于“白涩症”，肝开窍于目，泪为肝之源，肝肾同源，肾为水之下源，肺为水之上源，脾主运化水湿，因此本病的脏腑病机与肺、肝、肾、脾关系密切。韦企平根据多年治疗干眼的临床经验拟定的桑菊增液汤，方中桑叶具有疏风清热、清肝明目之功效；菊花可疏风清热、解毒明目；生地黄既能滋阴补肾又能清热凉血；百合滋阴润肺，清心除烦；远志、炒枣仁宁心安神；麦冬、石斛、枸杞子、北沙参、天花粉具有滋阴清热、益胃生津、养肝明目功效。

（六）邹菊生经验

邹菊生认为可在玄府理论的指导下治疗本病。玄府一词最早见于《黄帝内经》。《素问·水热穴论篇》记载："玄府者，汗孔也"，可知玄府指皮肤之汗孔；《中国医学百科全书·中医眼科学》对眼科玄府的解释为："眼中玄府为精、气、血等升运出入之通路门户"，邹菊生依据中医基本理论，率先开展现代眼部解剖与中医脏腑分属相结合方式，从而认识眼部疾病，同时受凌耀星"腺体属玄府"观点的启发，从五轮、轮脏相关学说推论：肺主皮毛，白睛属肺，结膜位于白睛表层，则结膜上皮中的杯状细胞、副泪腺和开口于颞上穹隆部的泪腺均属于玄府，故泪腺分泌减少的中医病机为肺阴不足，玄府郁滞，津液不输，郁久化热，伤津耗气。正如《素问·调经论篇》云："上焦不通利……玄府不通，卫气不得发越，故外热。"《中国医学百科全书·中医眼科学》云："若玄府郁滞，则目失滋养而减明，若玄府闭塞，目无滋养而三光绝。"由此可见综合分析其病因病机，可借此抓住疾病的根本。邹菊生根据眼科玄府理论，结合轮脏相关学说，认为干眼症的治疗，在养阴基础上采用宣通眼部玄府之法，可起润泽之良效。同时邹菊生认为目前空调、电脑使用不当，导致眼球表面泪液蒸发过度，故在药物用法上常嘱患者汤药蒸汽先熏目，然后内服，内外同治，可提高疗效。

五、名方推荐

（一）丹栀逍遥散合二仙汤加减

当归、白术、炒白芍、白蒺藜各 15 g，淫羊藿 12 g，牡丹皮、茯苓、郁金、仙茅、防风、炮姜各 10 g，黄连 6 g，肉桂 3 g。功效：疏肝解郁，温补肾阳。主治：干眼之肝郁气滞兼肾阳不足。用法：每日 1 剂，水煎，分 2 次服。加减：加黄芪、天花粉益气生津，花椒温中散寒。

（二）杞菊地黄丸加减

枸杞子、菊花、生地黄、熟地黄各 15 g，山药、茯苓、牡丹皮各 10 g，泽泻、山茱萸、麦冬各 8 g，桑叶、淡竹叶各 6 g。功效：补益肝肾、养阴明目。主治：干眼之肝肾亏虚、精血不足证。用法：每日 1 剂，水煎，分 2 次服。加减：若肾阳不足者可酌加菟丝子、覆盆子。

（三）养阴清肺汤加减

麦冬、白芍各 20 g，生地黄、玄参、牡丹皮各 10 g，贝母 6 g，薄荷 3 g。功效：养阴补肺，清热润燥。主治：干眼之肺气亏虚、肺阴不足证。用法：每日 1 剂，水煎，分 2 次服。加减：若肺气亏虚者，可加太子参、麦冬，以助益气养阴之功，若眼部有羞明、灼热者，可加桑叶、菊花，增加清热明目之功。

（四）唐由之经验方

谷精草、生黄芪各 20 g，荆芥、防风、连翘、炒栀子、黄芩、赤芍、白及、木贼、炒白术、白芍各 15 g，薄荷 6 g。功效：祛风清热，退翳明目。主治：干眼之肝经风热证。用法：每日 1 剂，水煎，分 2 次服。

（五）桑菊增液汤加减

炒枣仁 20 g，北沙参、生地黄、百合各 15 g，麦冬、天冬、石斛、天花粉、枸杞子、桑叶、菊花、远志各 10 g。功效：滋阴清热，养肝明目。主治：干眼之肝肾阴虚兼有肺热证。用法：每日 1 剂，水煎，分 2 次服。

（六）邹菊生自拟治疗干眼症方

南沙参、北沙参、石斛、晚蚕砂（包）、麦冬、地肤子、熟地黄、黄精、枸杞子、乌梅、巴戟天、紫苏、浮萍、西河柳、千里光各 12 g，石菖蒲（包）10 g。功效：宣通玄府、养阴生津。主治：干眼之玄府瘀滞证。用法：每日 1 剂，水煎，分 2 次服。

（七）泻肺汤加减

生石膏 30 g，黄芩、石斛各 20 g，地骨皮、桑白皮、知母、麦冬、玉竹、沙参各 15 g，桔梗 12 g，甘草 10 g。功效：清泻肺胃，养阴生津。主治：干眼之肺胃积热型。用法：每日 1 剂，水煎，分 2 次服。加减：双眼灼热感明显者，可加菊花、薄荷、蔓荆子以清热明目；白睛红赤甚，黑睛星翳密布者，可加大方中黄芩、地骨皮、桑白皮、石膏等清热药物用量，另可加赤芍、牡丹皮以凉血退赤，秦皮、菊花、木贼、蝉蜕、石决明、决明子以清热退翳。

（八）甘露饮加减

石斛、黄芩、茵陈各 20 g，生地黄 15 g，熟地黄、天冬、麦冬各 12 g，枇杷叶 10 g，枳壳 9 g，甘草 6 g。功效：养阴清热，行气利湿。主治：干眼之湿热伤阴型。用法：每日 1 剂，水煎，分 2 次服。加减：若目珠发黏不爽，常有丝状、泡沫样分泌物，为湿重于热，可加薏苡仁、石菖蒲、防风以利湿明目，此处用防风，其意有二：一为风能胜湿，二为引药上行，直达病所；若眵多发黄，为热重于湿，可加大方中生地黄、黄芩用量，另可加金银花、连翘、栀子、黄连以清热泻火。

（九）益气聪明汤加减

黄芪、党参、葛根、蔓荆子各 15 g，白芍 12 g，黄柏、甘草各 10 g，升麻 6 g。功效：补脾益气，升阳明目。主治：干眼之脾胃气虚型。用法：每日 1 剂，水煎，分 2 次服。加减：若患者自觉胞睑沉重，睁眼无力，为气虚下陷，可加白术、柴胡配合方中黄芪、党参以补中益气、升阳举陷。老年患者常见此型。

（十）自拟之干眼病方加减

石斛、沙参各 20 g，太子参、黄芪、白术、牡丹皮、菊花、玉竹各 15 g，五味子、甘草各 10 g，陈皮 6 g。功效：益气养阴，生津润燥。主治：干眼之气阴两虚型。用法：每日 1 剂，水煎，分 2 次服。加减：白睛微红者，可加牡丹皮、地骨皮、白薇、丹参等以清热凉血，散瘀退赤；黑睛生翳者，可加大方中黄芪用量，另加蝉蜕、木贼、谷精草等以退翳明目；视昏疲劳者，可加熟地黄、枸杞子、菟丝子以补肾明目。

第三节　老年性白内障

年龄相关性白内障（age-related cataract，ARC）是指随年龄的增长，晶状体逐渐产生自由基、出现 DNA 损伤及结构与功能蛋白的损伤等，最终导致晶状体混浊，而出现视力障碍。调查研究表明，ARC 是中老年患者的主要致盲眼病，居致盲眼病首位。目前中国老龄化的趋势不断上升，ARC 的发生率也随之逐渐增加。据统计，截止到 2014 年底，全球拥有完全眼盲患者共 3500 万人，其中 60%以上是由于后天白内障疾病引起的双目或单目失明。

一、诊断标准

（一）临床表现

1. 年龄＞45 岁。

2. 自觉视物模糊，逐渐加重，眼干涩，头晕，耳鸣，腰膝酸软，小便频等。各症状分成轻、中、重 3 级，分别记为 1 分、2 分、3 分。

3. 散大瞳孔经裂隙灯显微镜检查见双眼晶状体混浊，根据晶状体混浊程度分 4 度：Ⅰ：视力 4.8～4.9，皮质内有空泡、板层分离、水裂隙及成人核浮雕；Ⅱ：视力 4.5～4.7，楔状混浊进入瞳孔区，但楔形间清晰，或者瞳孔区皮质轻度混浊；Ⅲ：视力 4.1～4.4，楔形之间皮质混浊，或絮状混浊显著，但裂隙灯光束可切至后囊；Ⅳ：视力 4.1 以下，晶体混浊明显，光线切不到后囊。

4. 日常生活视力＜0.7。

（二）临床分型

1. 皮质性白内障（cortical cataract）：最为常见，按其发展过程分为 4 期。

（1）初发期：晶状体皮质内出现空泡、水裂和板层分离。空泡为圆形透明小泡，位于前、后皮质中央部或缝合附近。水裂的形态不一，从周边向中央逐渐扩大。板层分离多在皮质深层，呈羽毛状。楔形混浊在皮质性白内障中最为常见，位于前、后皮质中，尖端向着晶状体中心，基底位于赤道部，这些混浊在赤道部汇合，最后形成轮辐状混浊；或在晶状体某一象限融合成小片或大片混浊。散大瞳孔后应用检眼镜彻照法或裂隙灯下检查可在眼底红光反射中看到轮辐状混浊的阴影。当瞳孔区的晶状体未累及时，一般不会影响视力。此期的晶状体混浊发展缓慢，可经数年才会发展到下一期。

（2）膨胀期：又称未熟期，为晶状体混浊继续加重时，其渗透压改变，短期内有较多水分积聚于晶状体内，使其急剧肿胀，体积变大，将虹膜向前推移，前房变浅，可诱发急性闭角型青光眼。晶状体呈不均匀的灰白色混浊。在裂隙灯显微镜下可以看到皮质内的空泡、水裂和板层分离。患眼视力明显减退，眼底难以看清。以斜照法检查晶状体时，投照侧虹膜在深层混浊皮质上形成新月形阴影，称为虹膜投影，这是本期白内障的特点。

（3）成熟期：膨胀期之后，晶状体内水分和分解产物从囊膜内晶体病溢出，晶状体又恢复到原来体积，前房深度恢复正常。晶状体混浊逐渐加重，直至全部混浊，虹膜投影消失。患眼的视力降至眼前手动或光感，眼底不能窥入。从初发期到成熟期可经 10 多个月至数十年不等。

（4）过熟期：如果成熟期持续时间过长，经数年后晶状体内水分继续丢失，晶状体体积缩小，囊膜皱缩和有不规则的白色斑点及胆固醇结晶，前房加深，虹膜震颤。晶状体纤维分解液化，呈乳白色。棕黄色晶状体核沉于囊袋下方，可随体位变化而移动，上方前房进一步加深，称为 Morgagnian 白内障。当晶状体核下沉后，视力可以突然提高。过熟期白内障囊膜变性，通透性增加或出现细小的破裂。当液化的皮质渗漏到晶状体囊膜外时，可发生晶状体诱导的葡萄膜炎。长期存在于房水中的晶状体皮质可沉积于前房角；也可被巨噬细胞吞噬，堵塞前房角而引起继发性青光眼，称为晶状体溶解性青光眼。当患眼受到剧烈震动后可使晶状体囊膜破裂，晶状体核脱入前房或玻璃体内可引起继发性青光眼。过熟期白内障的晶状体悬韧带发生退行性改变，容易发生晶状体脱位。

2. 核性白内障：较皮质性白内障少见，发病年龄较早，进展缓慢。混浊开始于胎儿核或成人核，前者较多见，逐渐发展到成人核，直至其完全混浊。初期晶状体核呈黄色混浊，但很难与核硬化相鉴别。核硬化是生理现象，由于晶状体终身生长，晶状体核密度逐渐增加，颜色变深，透明度降低造成，但对视力无明显影响。散大瞳孔后用后彻照法检查，核性白内障在周边部环状红色反光中，中央有一盘状暗影。眼底检查仅由周边部看清眼底。由于核屈光力增加，可发生近视。由于晶状体周边部的屈光力并没有明显改变，因此瞳孔散大前后的视力是不同的，远视力的减退较慢。由于晶状体的中央和周边部的屈光力不同，形成晶状体双焦距，可产生单眼复视或多视。核性白内障以后逐渐变为棕黄色或棕黑色，此时视力极度减退，眼底已不能看清。晶状体核的这种改变可以持续很久而不变。可以同时出现晶状体皮质混浊，但不易成熟。

3. 后囊膜下白内障：晶状体后囊膜下浅层皮质出现棕黄色混浊，由许多致密小点组成，其中有小空泡和结晶样颗粒，外观似锅巴状。由于混浊位于视轴，所以早期就会出现明显视力障碍。后囊膜下白内障进展缓慢，后期合并晶状体皮质和核混浊，最后发展为成熟期白内障。

根据核的颜色进行分级，最常用的为 Emery 核硬度分级标准。该标准将核硬度分为以下 5 级：Ⅰ度：透明，无核，软性；Ⅱ度：核呈黄白色或黄色，软核；Ⅲ度：核呈深黄色，中等硬度核；Ⅳ度：核呈棕色或琥珀色，硬核；Ⅴ度：核呈棕褐色或黑色，极硬核。

二、西医治疗

（一）药物治疗

药物主要包括抗氧化损伤类、醛糖还原酶抑制剂、营养剂及维生素等。其中含硫制剂是抗氧化损伤药物的代表，研究显示，将还原型谷胱甘肽联合维生素 E 对 ARC 及外伤性白内障的效果较好。而醛糖还原酶抑制剂能较好地抑制醛糖还原酶的活性，进而延迟糖尿病性白内障的发生。营养剂及维生素的缺乏会诱发白内障的发生，如维生素 B_2、维生素 C、维生素 E 缺乏等。

（二）手术治疗

1. 小切口非超声乳化术进行治疗：开睑后，固定患者上直肌，于穹隆底部做球结膜瓣，同时，于角膜上缘作一长度在 5 mm 的切口，于其左右两侧分别作出反眉型的巩膜隧道式切口。于前房内注射黏弹剂，随后，进行开罐式截囊以及环形撕囊处理，使用平衡液进行分离，摘除晶状体，继续向前房以及囊袋内注入黏弹剂，植入人工晶体，确保并无渗出后，复位结膜瓣，最后向结膜下注射庆大霉素以及地塞米松。

2. 超声乳化术进行治疗：开睑后，固定患者上直肌，于穹隆底部做球结膜瓣，同时，于角膜上缘作一长度在 5 mm 的切口，层间分离，直到角膜上，向前注射黏弹剂，进行环形撕囊处理，将乳化头的能量设置为 55%，负压设置为 120 mmHg，进行超声乳化治疗。治疗结束后，注入黏弹剂，扩大切口，植入人工晶体，吸附多余黏弹剂，进行加压处理。此手术的优点是切口小，只需 3 mm，伤口愈合快，术后散光小，视力恢复迅速。

3. 白内障囊内摘除术（intracapsular cataract extraction，ICCE）：将混浊晶状体包括囊膜完整地摘出眼外。不需要手术显微镜，操作简单。术后瞳孔透明，不发生后发障。但手术切口大，需 11 mm 以上。玻璃体脱出的发生率高，易造成玻璃体疝而引起青光眼、角膜内皮损伤、黄斑囊样水肿和视网膜脱离等并发症。

4. 白内障囊外摘除术（extracapsular cataract extraction，ECCE）：将混浊晶状体核和皮质摘出而保留后囊膜，是国内目前应用最为广泛的白内障术式。手术需在显微镜下完成，对术者的手术技巧的要求相对较高，手术切口需要 9～10 mm。因为完整保留了后囊膜，减少了对眼内结构的干扰和破坏，防止了玻璃体脱出及其并发症，同时为顺利植入后房型人工晶状体创造了条件，术中保留的后囊膜术后易形成后发性白内障。

5. 激光乳化白内障吸除术（laser emulsification）：是新近发展起来的一项手术技术，应用激光对晶状体核进行乳化后吸除。目前已初步应用于临床。激光乳化的切口较超声乳化更小，损伤更少。

三、中医临床思维

（一）中医病名及病因病机特征

ARC 属中医学“圆翳内障”范畴，指晶珠浑浊，视力缓慢渐降至失明的慢性眼病。《秘传眼科龙木论》中记载：“凡眼初之时，眼前薄烟轻雾，渐渐加重，不痛不痒，渐渐失明，且不辨人物，唯睹三光”，认为本病发生多由肝风、肝热、肝气上扰所致；而《原机启微》指出本病病机在于“阴弱不能配阳之病”，认为其发病与“肝木不平，内挟心火”，“阴微不立，阳盛即淫”等多种原因有关。至近代，随着人们对于白内障研究的深入，逐步提出了 ARC 的发生主要由于肝、肾、脾功能失调，导致气血不足、不能上荣于目所致。中医理论指出，“肝开窍于目”，“肝气通于目，肝和则目能辨五色矣”，目得血而能视，眼病的发生与肝脏密切相关；晶珠属肾，肾藏精，而肝藏血，肝血需依赖肾精的滋养才能正常疏泄，肾精亦赖肝血才能化生。若肝肾不足，脏腑精血之气不能上荣于目，导致晶珠失养，则易生白内障。同时，有文献认为睛珠为内眼神光的屏藩，卫外而固，束敛调节神光，当内应于肺，且白内障色白，取象比类，亦当属肺。现代医家唐犀麟认为本病的发生主要由年老体弱和精血亏虚以及肝肾功能不足等原因导致。王昌平亦指出该病的发生常常与患者的脏腑虚弱有着密切的关系，尤其与患者的肝脾肾联系密切。张怀安认为本病多由火毒为患，因五脏均能生火，年老气血虚弱，精气不足，火扰于目，目中活络闭塞，致使晶珠营养代谢障碍而混浊。

（二）辨病辨证及治疗特征

中医将圆翳内障分为肝肾两亏证、脾虚气弱证、肝热上扰证、阴虚挟湿证 4 个证型。中医药治疗本病的原则为补益肝肾、健脾益气、活血养血、明目祛障。

（三）药物选择

临床主要分为内治与外治疗法，侧重中药外用滴剂的研制。多采用滋补肝肾、活血化瘀、退翳明目抗衰老方药，使用频率最高的药物是珍珠、石决明。

中药外治法：①麝珠明目散：由麝香、珍珠、冰片、石决明、冬虫夏草、炉甘石、蛇胆为主要组成的外用眼药，药理实验证明，本药具有极强的穿透力，可参与房水，晶体内的新陈代谢，增强抗氧化能力，保持氧化还原电势，从而抑制晶体蛋白质变性的发展。疗程短，安全性高，无明显副作用。②ZYM滴眼液：以麦饭石为主要成分，具温化痰饮之功。③注射用消障素：运用现代科技手段将新鲜乌鸡胆汁加入人血白蛋白等冻干骨架剂制成的眼用冻干剂。④障复明滴眼液：以珍珠层粉水解液、冰片、维生素E和微量元素锌等成分研制的无毒无刺激性的抗白内障新药。⑤祛障灵滴眼液：主要由昆布、海藻、谷精草等组成，对治疗白内障初发期，尤其对皮质型白内障有显著疗效。⑥障翳散滴眼液：由麝香、珍珠、梅花冰片、石决明、炉甘石、丹参、琥珀等数十味中药制成的散剂，每瓶散剂配一瓶滴眼溶剂，使用时将药粉倒入溶剂中，摇匀后滴眼。

四、名医经验

（一）唐由之经验

对于内障眼病，唐由之擅用退翳明目药。对于后发性白内障常有后囊的混浊，常选用密蒙花、谷精草、柴胡等退翳之品以促进眼底翳膜的消退。退翳药大多为质轻的叶类药物，具有升浮作用，而眼位最高，非轻清上扬之品不足以引药上行。退翳药中以平肝疏肝之品为多，内障病患者病程大多较长，久病生郁，在治疗过程中佐以退翳明目药物则调理全身气机，防止郁久化热，因郁致瘀等变症发生。另外，他第一次明确了中医眼科内眼手术切口部位，并对其进行了系统研究。他在白内障针拨术研究过程中，提出中医眼科内眼手术切口“离角膜外侧约 0.4 cm 处，从解剖学上看，此处正在睫状体平坦部中点处”，为了证明该切口的安全性，他又进行了大量研究，发现该切口作为内眼手术部位极为安全，同时还发现患者白内障针拨术后的睫状体平坦部切口不再愈合，切口部位仍在后房范围，从而对眼科内眼手术切口部位进行了规范。

（二）廖品正经验

廖品正认为，内障指外眼症候不显，从内而妨碍视力的眼病，属瞳神疾病（内眼组织疾病）范畴。视力即视觉功能，为眼视物辨色的能力。《素问·脉要精微论》称之为“精明”。《灵枢·大惑论》云：“五脏六腑之精气皆上注于目而为之精。”并指出：“阴阳和抟而精明”。至明代，《证治准绳·杂病·七窍门》进一步阐述云：“目形类丸，瞳神居中而独前，……乃先天之气所生，后天之气所成，阴阳之妙蕴，水火之精华，血养水，水养膏，膏护瞳神，气为运用，神则维持。”这就说明瞳神为眼视物的核心部分，当机体阴阳团和，交互作用，眼获充足流畅的精、气、血、津液滋养和神的主导，才具有正常的视觉，即“阴阳和抟而精明”。而一旦体内、外某些因素导致机体阴阳失衡，脏腑经络功能失调，精气血津液运行失常，就会发病。内眼组织结构精细脆弱，“阴阳和抟”较之外障眼病更易失衡，发病每每易虚易实，虚实夹杂，或虚多实少，或实多虚少，治疗上稍有偏颇，则失之“和抟”。因而治疗内障眼病主张矫枉不可过正，攻不宜伤正，补不宜太过。既不宜单纯滋补，又不任一味攻伐，或以攻邪为主，兼以扶正，或以扶正为主，兼以攻邪，治标攻邪中病即止，并当留意顾护正气，不能一味攻邪而伤自身正气，固本扶正亦不可太过，还应避免闭邪遗患。遣方用药力求恰到好处：攻不伤正，补不滞涩，行不耗气，止不留瘀，寒不凝敛，热不伤阴动血，另外用药剂量、疗程均要考虑，才能达到“阴阳和抟而精明”的目的。

（三）王明芳经验

王明芳在多年临床诊疗中，通过对大量对于白内障术后的患者观察，运用中医理论加以分析，提出“外伤引动肝热”，“外伤多瘀滞”等理论。①外伤引动肝热：手术后常出现眼珠疼痛拒按，热泪频流，羞明难睁，视力下降等一系列症状。常以石决明散或龙胆泻肝汤为基础方治疗，以体现清肝泻火之法。②外伤多瘀滞：目为至宝，为先天之气所生，为后天之气所成，其经络分布周密，气血纵横贯目，脉道幽深细微。眼外伤，包括眼科手术，常常损伤血络，使气血运行受损，而出现胞睑紫肿、白睛溢血、血灌瞳神等症。常在清肝泻火的同时加桃红四物汤。

（四）金威尔经验

金威尔认为，年龄相关性白内障以虚证为主，虚瘀并存是本病发病的机制，“虚则补之”，行补之法，贵在健脾，精乎益肾，当以缓图，以安先天及后天之本。本病因虚致瘀，瘀血不去，新血不生，致晶珠失于濡养而混浊。治疗时常在归芍地黄汤及六君子汤中加入丹参、当归、桃仁、红花、怀牛膝改善血液黏稠度，抗血小板聚集，抗氧化损伤，能改善晶珠的营养，延缓白内障的进展。白内障是一种混浊有形之物，故可用软坚散结类药与上述祛瘀药联合应用，促进混浊之吸收。在补肾活血药中还可加入退翳明目药，因其富含丰富的微量元素，如谷精草、白蒺藜、密蒙花等对提高视力、控制晶状体混浊有一定作用。中医药对白内障的治疗效果已引起国内外眼科学者的重视。在诊疗上，病证结合论治的模式才能避免漏诊、误诊，才能针对性地治疗，更好地保护患者的视功能，解除其障碍视功能的疾病，使其拥有较好的视力。另外，应注意年龄相关性白内障变证的治疗，白内障（皮质型）膨胀期、过熟期会变性绿风内障以及瞳神紧小症，要及时给予相应的针对性治疗，并做好准备及时做白内障手术。

（五）沙凤桐经验

沙凤桐认为，治内眼病以补肝肾为要务。内眼病，属于瞳神之内，属水轮范围，内应于肾。而肝属木，主藏血，开窍于目；肾属水，主藏精，二者密切联系。治疗当以补益肝肾为主，以逐渐充养精血，缓取疗效治疗内障眼病，应着重肝肾二脏症状，辨证为肝肾不足者以补肝肾为治，属其他证型者，在处方中加入枸杞子、女贞子、熟地黄、生地黄等益血填精、固本培元之品，补益肝肾既能使精血充沛、上荣于眼，起到直接治疗内眼病的作用，又可以通过补益正气，调动机体的能动性，达到扶正祛邪的治疗目的。补益中佐以理气健脾消食之品，以免滞腻敛邪。

（六）李传课经验

李传课认为在滋补肝肾时，须防滞腻碍脾。肝肾阴虚在老年性白内障中占主要地位。因为老年人的生理病理特点，多是“阳常有余，阴常不足”，出现各种衰退现象，并多兼有眼内干涩，头昏耳鸣，腰膝酸软，舌红无苔，脉细等症。治宜滋补肝肾，常选用杞菊地黄丸、石斛夜光丸、明目地黄丸、四物五子汤等。但这些方药服用多天后，有的患者出现胃部饱胀，食量减少，肠鸣腹胀，大便次数增多等不良反应，此系滋阴助湿，滞气碍脾之弊。在《原机启微》滋阴与升发同用的加减地黄丸（生地黄、熟地黄、枳壳、牛膝、当归、羌活、防风、杏仁）的启迪下，于方中加一二味辛散轻扬药，一则防其滋阴碍脾，二则取其载药上升，可谓一举两得。在补益脾胃时，切记升清降浊。脾胃为后天之本，生化之源。李东垣《兰室秘藏》云：“五脏六腑之精气皆禀受于脾，上贯于目，脾者诸阴之首也，目者血脉之宗也，故脾虚则五脏之精气皆失所司，不能归明于目矣。”若脾胃虚弱，运化失司，升降失常，月失濡养，亦可产生白内障。临证除晶状体早期混浊外，多兼久视无力，饮食不振，肢体疲倦，大便溏薄，舌质淡，脉缓弱等。治宜补脾益胃，常选用补中益气汤、正元饮、参苓白术散之类。

五、名方推荐

（一）驻景丸加减复明1号方

楮实子、枸杞子、黄芪、党参、菊花、当归、知母、车前子、五味子、茺蔚子、木瓜、紫河车、生三七、丹参、牡丹皮、郁金、山药、麦芽、山楂、草决明、菊花，药为细末，炼蜜为丸。功效：滋补肝肾，养血活血，清肝明目。主治：肝肾不足型年龄相关性白内障及白内障术后。用法：每服10 g，每日3次。加减：肾阴不足者，去河车粉、寒水石、生三七，加生地黄、玄参以滋肾阴；肾阳不足者，以右归丸温补肾阳。

（二）育阴还睛丸

人参 5 g，当归 18 g，玄参、熟地黄、酒白芍、墨旱莲、枸杞子、桑椹子、车前子、麦冬各 15 g，五味子、覆盆子、菟丝子各 12 g。功效：滋补肝肾、养血育阴、清肝明目、降浊消障。主治：肝肾两亏，目窍失养型年龄相关性白内障。用法：每次 10 g，每日 3 次，饭后温开水送服。使之补而不滞，清而不燥。

（三）四君子汤颗粒

人参、白术、茯苓各 9 g，甘草 6 g。功效：益气补中、健脾养胃。主治：脾气虚弱型年龄相关性白内障。用法：每次 1 包，150 mL 温水冲泡，每日 2 次，早晚饭后半小时温服。4 药相辅，使中气复而脾健运，化源充而气血足。

（四）复明片

人参 6 g，山药、枸杞子、女贞子、山茱萸、野菊花各 15 g，石斛、谷精草、夏枯草、熟地黄各 10 g。功效：滋补肝肾、养阴生津、清肝明目。主治：肝肾两亏，精血不足，脾虚湿运及肝经郁热引起的白内障。用法：口服，每次 5 片，每日 3 次。现代药理学表明，复明片可加速眼部的营养代谢，提升血液循环能力，改善晶状体蛋白质代谢，提升可溶性蛋白质的功能，从而加速晶状体混浊的吸收。同时，配合服用维生素 C、维生素 E 和维生素 B_2，可对晶状体脂膜形成保护，降低自由基受损程度。

（五）拨云退翳丸

密蒙花、白蒺藜、菊花、木贼、蝉蜕、蛇蜕、薄荷、当归、黄连、天花粉。药为细末，炼蜜为丸。功效：明目退翳，平肝明目。主治：用法：每次 1 丸，每日 2 次。现代药理学研究表明，本方可改善眼前节血液循环和营养代谢，改善晶体的通透性，促进晶体蛋白质代谢，有效控制晶体混浊，并能促进晶体吸收，以达到治愈白内障的目的。

（六）消障明目丸

黄芪、党参、黄精、陈皮、沙苑子、枸杞子、楮实子、山茱萸、肉苁蓉、决明子、石决、丹参、赤芍、甘草。药为细末，炼蜜为丸。功效：益气补心，滋养肝肾，活血化瘀。主治：气血亏虚、肝肾不足型年龄相关性白内障。用法：每次 9 g，每日 2 次。现代药理实验还证明，黄芪、黄精、沙苑子、枸杞子、决明子、丹参、赤芍、石决明均有抗衰老，延年益寿的功用。

（七）退障明目丸

黑豆、枸杞子、沙苑子、菟丝子、何首乌、煅石决明、夏枯草、茺蔚子、决明子、楮实子、墨旱莲。药为细末，炼蜜为丸。功效：滋补肝肾、平肝明目。主治：肝肾亏虚型年龄相关性白内障。用法：每次 1 丸，每日 3 次，10 d 为 1 个疗程，共 3 个疗程。

（八）加味归芍地黄汤

生地黄、熟地黄、山茱萸、山药各 12 g，泽泻、牡丹皮、茯苓各 6 g，当归、白芍各 10 g。功效：滋补肝肾，养阴明目。主治：肝肾不足型年龄相关性白内障。用法：水煎，每日 1 剂，分早晚温服。

（九）滋阴明目丸

熟地黄、黄精、枸杞子、菟丝子、山茱萸、山药、茯苓、楮实子、丹参、三七、羌活、石菖蒲。药为细末，炼蜜为丸。功效：滋补肝肾、活血明目。主治：肝肾不足型年龄相关性白内障。用法：每次 10 g，每日 3 次。相关动物实验表明，滋阴明目丸可通过影响凋亡相关基因，从而抑制视细胞凋亡；可能通过提高眼组织中 NO 及 NO/ET 含量，从而产生扩血管作用。

（十）扶正抗炎片

黄芪 40 g，白术、桑叶、菊花、钩藤、僵蚕各 10 g，枸杞子、生地黄各 20 g，当归 15 g，甘草 5 g，蝉蜕 6 g。功效：补益气血，祛风清热。主治：圆翳内障术后患者。用法：水煎，每日 1 剂，分早晚温服。

（十一）培补明目汤

地黄、菟丝子、枸杞子、茯苓、白蒺藜、潼蒺藜各 10 g，山药 12 g，制何首乌 6 g。功效：养阴明目。主治：未成熟期年龄相关性白内障。用法：水煎，每日 1 剂。

（十二）益气养阴明目汤

党参、黄芪、生地黄、熟地黄、当归、白芍、谷精草、白蒺藜、潼蒺藜各 10 g，菊花 6 g。功效：益气养阴，增视明目。主治：未成熟期年龄相关性白内障。用法：水煎，每日 1 剂，分早晚温服。

（十三）十全明目片

熟地黄 20 g，枸杞子、桑椹、白蒺藜、覆盆子、楮实子、女贞子、菟丝子、决明子、车前子各 15 g。功效：滋阴生血，通脉利目。主治：肝肾不足型圆翳内障。用法：口服，每次 5 片，每日 3 次。本方以熟地黄为君，取其善滋肾水，益真阴，生精血，通血脉，利耳目，乌须发。《本草正》云："阴虚而神散者，非熟地之守，不足以聚之；阴虚而火升者，是熟地之重，不足以降之；阴虚而躁动者非熟地之静，不足以镇之；阴虚而刚急者，非熟地之甘，不足以缓之。"

第四节　原发性闭角型青光眼

原发性青光眼分为开角型、闭角型，居我国仅次于白内障的成人致盲性眼病第二位，临床以原发性闭角型青光眼（PACG）多见，PACG 主要是指在无眼部继发因素的情况下，周边虹膜堵塞小梁网或小梁网产生永久性粘连，房水外流受阻而引起眼压升高的一类青光眼，临床多可见眼部胀痛连及头部、恶心、呕吐、眼压升高、视力下降等症状，具有明显的遗传倾向，在＞40 岁人群中的发病率为 0.7%，而 50 岁人群中发病率为 1.1%以上，失明率高达 38.3%。据调查在 2011 年，我国原发性闭角型青光眼患者约是原发性开角型青光眼（POAG）患者的 2 倍，PACG 被认为是主要的青光眼发病类型。

一、诊断标准

（一）定义

原发性房角关闭所导致的急性或慢性眼压升高，伴有或不伴有青光眼性视盘改变和视野损害。根据临床表现可将 PACG 分为急性和慢性两种类型。

（二）筛查

建议针对高龄、具有浅前房、窄房角解剖特征的人群进行以医院为基础的机会性筛查。前期文献已证实房角镜检查和眼科超声生物显微镜检查（UBM）的一致性在 80%～90%，因此这两种方法均可用于闭角型青光眼的筛查，建议优先考虑用房角镜，有条件的医院建议用房角镜联合 UBM 检查。

（三）分期

原发性急性闭角型青光眼按传统的分类方法分为临床前期、先兆期、急性期、缓解期、慢性期。原发性慢性闭角型青光眼分为早期、进展期和晚期。完全失明的患眼为绝对期。

（四）激发试验

对闭角型青光眼患者采用改良的激发试验，即监测短期房角闭合状态（采用明暗光 UBM 或 3 min 暗适应对房角进行评估），随后以 1 h 的暗室试验判断眼压水平。改良后的闭角型青光眼激发试验以房角关闭及眼压升高两项指标为判断标准，从而决定是否对闭角型青光眼的高危眼进行及时处理。激发试验阳性可作为诊断依据，激发试验阴性不能排除 PACG。

建议采用国际地域性和眼科流行病学组（ISGEO）分类（表 16－1）、按房角关闭机制分类和临床症状学分类 3 种分类方法相结合的原则指导临床或相关研究。

二、西医治疗

根据患者的眼压、视野和眼底损害程度，结合医院的条件和医师的经验，可选择药物、激光和滤过

表 16-1 ISGEO 分类

	可疑房角关闭	原发性房角关闭	原发性闭角型青光眼
≥180°ITC	是	是	是
升高的 IOP 和/或 PAS	否	是	是
视神经损害	否	否	是

[ITC=虹膜接触，PAS=外周前粘连，急性房角关闭（AAC）：通常 PAC 和 PACG 长期无症状发展，但 IOP 急剧上升（90%的单侧发生）可作为临床急症。]

性手术给予降低眼压治疗。降低眼压治疗时，应尽可能为患者设定个体化目标眼压。

（一）可应用的局部降眼压药物制剂

建议前列腺素类衍生物可作为一线用药。①前列腺素类衍生物；②β-肾上腺素能受体阻滞剂；③α2-肾上腺素能受体激动剂；④局部碳酸酐酶抑制剂；⑤拟胆碱能类药物。根据患者目标眼压的需要，选择单一或者联合药物治疗。如单独用药不能达到目标眼压，可联合不同作用机制的药物治疗。

（二）手术治疗

1. 周边虹膜切除术的手术适应证：急性或慢性前房角、前房角粘连闭合范围累计＜180°、无视盘改变和视野损害者，可选择激光或手术方式行周边虹膜切开或切除术。

2. 滤过性手术的适应证：急性或慢性前房角关闭、前房角粘连闭合范围＞180°、药物无法控制的眼压或视神经损伤较重者，应选择滤过性手术，推荐复合式小梁切除术。

3. 对于房角关闭＞180°但仍有部分开放区，眼压升高，行滤过手术具有严重并发症风险的患者，可采取激光周边虹膜切开术；术后眼压仍高的患者可采用药物治疗。

4. 急性前房角关闭发作时，应给予局部和全身降眼压药物治疗，以迅速降低眼压。若眼压无法控制或无下降趋势，可在手术前急诊进行前房穿刺术以降低眼压，或者在手术中采取必要的降低眼压措施。

5. 原发性急性或慢性闭角型青光眼尚无任何青光眼体征的对侧眼，存在前房角关闭的可能时，应采用激光或手术方式行预防性周边虹膜切开或切除术。如存在非瞳孔阻滞因素，可进行激光周边虹膜成形术。

6. 滤过性手术联合白内障手术的手术指征：符合滤过性手术指征的白内障患者，白内障手术指征参照白内障手术适应证。

7. 单纯白内障手术的指征：符合白内障手术指征又需要做虹膜周边切除术的青光眼患者可采用单纯白内障摘除术来治疗。

三、中医临床思维

（一）中医病名及病因病机特征

原发性闭角型青光眼分为急性闭角型青光眼或慢性闭角型青光眼急性发作，其临床表现多伴见头痛剧烈，目珠胀痛，痛引头额眼眶，眼球坚硬如石，抱轮红赤，瞳神散大，视力下降，兼见恶心呕吐，相当于中医的“绿风内障”，根据其临床特征，又可称为雷头风、偏头风，部分也可称为黄风内障、乌风内障。《秘传眼科龙木论·绿风内障》：“此眼初患之时，头眩额角偏痛，连眼睑骨及鼻颊骨痛，眼内痛涩见花。或因呕吐恶心，或因呕逆后，便令一眼先患，然后相牵俱损。目前生花，或红或黑，为肝肺受伤，致令然也。”

目前多辨治为绿风内障，其中以肝经证候如目赤、头痛头胀为主证，其病因病机，多由风邪闭塞腠理，内火郁结而上攻所致。急性闭角型青光眼以肝经风热、肝火上炎、肝阳上亢证居多；慢性闭角型青光眼以肝郁气滞、阴虚阳亢、肝经风热证居多。总因肝火热气怫郁于目，玄府闭密，痰火阻塞清窍，则珠内气血津液不得流行，致气滞血郁，神水瘀积，或肝气郁久化火，气火上逆，阴虚阳盛，水不制火，阴阳相乖，水火相射而生本病，其本为玄府阻滞、神水不通所致。

（二）辨病辨证及治疗特征

本病主要由风、火、痰、郁及肝之阴阳失调，引起气血失和，经脉不利，目中玄府闭塞，珠内气血津液不行所致。如《证治准绳·杂病七窍门》对瞳神散大就强调："病既急者，以收瞳神为先。瞳神但得收复，目即有生意。"一般分为肝胆火炽、风火攻目，痰火动风、上阻清窍，肝郁气滞、气火上逆，阴虚阳亢、风阳上扰，肝胃虚寒、饮邪上犯5个证型。常用治疗手段有内服药物、局部用药及针刺疗法等。为了抢救视力，更宜中西医结合治疗。

治疗原则：本病一般病来势猛，临证施治，除消除病因，治其根本外，同时要注意缩瞳神、通血脉、开玄府、宣壅滞、消积液，尽快改善症状，以保存视力，多从以下5个方面治疗。①肝胆火炽，风火攻目证：治以清热泻火，凉肝熄风，方用绿风羚羊饮或羚羊钩藤汤加减。前方是以清热泻火为重，方中若加丹参、牡丹皮、赤芍、地龙等，则更增凉肝熄风之力，呕吐甚者，酌加竹茹、法半夏之类降逆止呕；对于热极动风，阴血已伤之证，则宜以凉肝熄风为主，用羚羊钩藤汤加减，若加丹参、泽兰、泽泻、细辛，用于本证则更增通络行滞、利水开窍的作用。②痰火动风，上阻清窍证：治以降火逐痰，平肝熄风，方用将军定痛丸加减，若加丹参、泽兰、茯苓、车前子更增活血通络、祛痰利水之功。③肝郁气滞，气火上逆：证治以清热疏肝，降逆和胃，方用丹栀逍遥散合左金丸加减，若加龙胆、郁金、地龙、木通等，则更增清肝解郁、通络消滞的作用。④阴虚阳亢，风阳上扰证：治以滋阴降火，平肝熄风，方用知柏地黄丸或阿胶鸡子黄汤加减，知柏地黄丸重在滋阴降火，适用于肝肾阴虚，虚火上炎为重者，若兼风阳上扰，可酌加石决明、钩藤平肝熄风，阿胶鸡子黄汤适用于热邪耗灼真阴，阴亏血虚，肝风内动之证，若于上二方中酌加丹参、泽兰、地龙、泽泻，可增活血通络、利水消滞的功效。⑤肝胃虚寒，饮邪上犯证：治以温肝暖胃，降逆止痛，方用吴茱萸汤加减，若加延胡索、牛膝，可增消止痛之效，此外，症状反复发作，视力锐减，全身兼有肝肾两亏，气血不足之证候者，可参照青内障肝肾亏虚证，治以补益肝肾，方用杞菊地黄丸或肾气丸加减。杞菊地黄丸补益肝肾，用于肝肾精血不足者，若嫌力薄，酌加菟丝子、五味子、当归、白芍、川芎等，肾气丸适用于本证肝肾不足，肾阳偏虚者，若兼气血不足，可于方中酌加党参、黄芪、当归、白芍、川芎等。针刺疗法可分为提体针和耳针。体针：常用穴：睛明、攒竹、瞳子、阳白、四白、太阳、风池、翳明、合谷、外关等，恶心呕吐时可配内关、足三里。每次局部取2穴，远端取2穴；耳针可取耳尖、眼等穴。

原发性闭角型青光眼多起病较急，常易与内科疾病相混淆，其为眼科急症，需要仔细鉴别。在开始确诊为闭角型青光眼急性发作时，需要予以局部眼药水降压，严重时可合并全身药物治疗，当眼压控制不佳时可予以急诊房水引流，再行相关手术治疗。在本病中，急性期多有规范西医治疗流程，目前认为中医多在改善症状以及术后调理及保护视神经方面效果较好，目前治疗闭角型青光眼仍以西医为主，辅以中药治疗。

（三）药物选择

根据历代文献分析，50方次以上最常用药有8味：茯苓、生地黄、当归、车前子、决明子、甘草、川芎、菊花；40方次以上的常用药有6味：泽泻、防风、白芍、赤芍、黄芩、夏枯草；30方次以上的常用药有4味：柴胡、五味子、白术、栀子；20方次以上的次常用药有17味：熟地黄、牡丹皮、香附、龙胆、女贞子、吴茱萸、山药、玄参、枸杞子、钩藤、大黄、红花、丹参、党参、知母、黄芪、荆芥；10方次以上的中药有10味：半夏、木通、羚羊角、陈皮、牛膝、羌活、茺蔚子、黄连、蔓荆子、桂枝；肝火上炎证使用10方次以上的最常用药有：车前子、大黄、龙胆、黄芩、防风、玄参；肝郁气滞证使用10方次以上的最常用药有：白芍、当归、茯苓、柴胡、白术、甘草、牡丹皮、栀子；肝肾阴虚证使用10方次以上的最常用药有：生地黄、熟地黄、牡丹皮；阴虚阳亢证使用5方次以上的最常用药有：白芍、麦冬、钩藤、茯苓；肝经风热证使用5方次以上的最常用药有：菊花；肝阳上亢证使用5方次以上的最常用药有：钩藤、石决明。原发性抗青光眼方所用药物涉及清热药、利水渗湿药、活血祛瘀药、解表药、平肝熄风药、温里药、收涩药、行气药、泻下药、补气药、补血药、补阴药、化痰止咳平喘药等。其中清热药：生地黄、赤芍、黄芩、夏枯草、栀子、牡丹皮、龙胆、玄参、知母、决明子、黄连；利水渗湿药：茯苓、车前子、泽泻、木通；活血祛瘀药：川芎、红花、丹参、牛膝；解表药：菊花、防风、柴胡、荆芥、羌活、蔓荆子、桂枝；平肝熄风药：钩藤、羚羊角；温里药：吴茱萸；收涩药：五味子；行气药：香附、陈皮；泻下药：大黄；补气药：黄芪、党参、山药、白术、甘草；补血药：当归、白芍、熟地黄；补阴药：女贞子、枸杞子；化痰止咳平喘药：半夏。其中，最常用药包括清热药、利水渗湿药、活血祛瘀药、解表药、补血药、补气药等。在治疗原发性青光眼较常用药中，经现代实验研究证实具有明显降眼压作用者有车前子、牛蒡子、女贞子、青葙子、蜂蜜、玄明粉、五味子、丹参、葛根、枸杞子、茯苓、泽泻、当归、川芎，以上所述可被认为是历代医家治疗原发性青光眼入方频率最多药物的传统理论与现代药理基础。

四、名医经验

（一）廖品正经验

廖品正认为，气是万物之源，人体生命活动的根本，凡精血的濡养、津液的输布均与气的升降出入密切相关。而玄府为“气出入升降之道路门户”，玄府通利，气机运行畅通，各脏腑经络的生理活动、血液的生成与运行、津液的输布和排泄得以正常进行，人体得以温煦和濡养；玄府壅塞，气机运行不畅，则意味着疾病发生。目中玄府为精、气、血等升运出入之通路门户。目五轮集聚五脏六腑精华，玄府通利，则营卫流行，气血畅达，脏腑精气方能源源不断上注于目，目得以视万物，别黑白，审长短；玄府郁闭，脏腑功能失和，气血津液失调，眼病乃生。认为玄府郁闭是青光眼发病的病理基础，亦为青光眼视神经病变的重要病机，玄府为气机升降出入之要道，目内玄府升降出入通利则目能为用，目中玄府郁闭则通光之道闭塞，精气上承障碍，神光不能发越而成本病。廖品正临床治疗本病倡导开通玄府，恢复其“开阖通利”之特性，使气、血、津、液转运如常。玄府通利，脏腑之精气始得上承于目，且目之浊气可降，神机运转则目明；若玄府闭塞，脉道、孔窍输送障碍，脏腑之精气不能上达，目之浊气亦不能降，神无所用则青光眼发生。目中玄府通利，则营卫流行，气血畅达，脉络流利，神水畅通，视神经得以保护。廖品正认为，青光眼乃通光脉道阻塞而神水不通，惟行其势以救之，在临证时常辅以宣通发散之品，以助玄府的通利，多用风药、理气活血药；血为阴物，性本静，行其势也，不行则凝，凝则滞而不通，久致目中玄府闭遏，发为本病，而目中玄府为荣卫、血气等升运出入之通路门户，玄府郁闭则气血转运失常，愈演愈烈，故常以行气活血之剂治疗本病，以宣通气血运行而达通玄府、护神光的功效。

（二）王育良经验

王育良认为瞳神疾病之绿风内障常因七情内伤，肝体升降失常，阴阳失去平衡，肝失疏泄，失其条达柔顺之性，肝气郁滞，上壅目系而眼倏然盲而不见致目系暴盲；气郁化火，致血、痰、湿郁，诸郁犯目，致目中脉络不利，郁闭玄府，神水瘀滞而致绿风内障、青盲。《审视瑶函·暴盲症》云：“病于阳伤者，缘忿怒暴悖，恣酒嗜辣，好燥腻，及久患热病痰火人得之，则烦躁秘渴；病于阴者，多色欲悲伤，思竭哭泣太频之故；伤于神者，因思虑太过，用心罔极，忧伤至甚。”肝开窍于目，肝气条达，肝血才能畅达上乘于目，目得肝血则而能视，过急，肝气不舒，气血功能紊乱，目失所养，情志抑郁，气机滞塞，目系郁闭，肝郁气滞，郁久化热，气机失调，血运不畅，气为血之帅，气滞血不行，导致瘀血阻滞，故肝郁化火兼血瘀。王育良将其病机归纳为肝气郁结、肝郁化火和肝郁血瘀，肝气郁结者予疏肝解郁，调畅气机，方用逍遥散化裁：柴胡、当归、白芍、炒白术、茯苓、炙甘草等，去煨生姜之辛散，柴胡、枳壳辛散，疏肝理气；当归、白芍调和肝脾；茯苓、白术、甘草健脾益气；加石菖蒲芳香开窍；远志宁心安神。诸药合用，使郁结之肝气调畅，气行则血行，精血得以上承以养肝目；郁久化热者予疏肝理气外，加牡丹皮、焦栀子清泄肝经郁热，清热除烦；加枸杞子、女贞子滋补肝肾，滋养肾精；决明子、车前子清肝明目，培土运湿；失眠多梦加合欢皮、酸枣仁、首乌藤、太子参养心益气安神；肝郁化热者疏肝理气为主，清肝泻火，滋养肝肾，益气养阴。诸药合用，使肝气条达，气郁自解，气血调畅，诸火自散，目视自明。肝郁血瘀者虽然在全身表现各异，治疗循气血相互为用，气为血之帅，血为气之母，疏肝解郁，调畅气机为本，同时加川芎、丹参、赤芍等活血化瘀之品，气行则血行而瘀自消。

（三）李熊飞经验

李熊飞认为本病之致病因素及病理机制，是肝胆受劳，脏器不和，光明倒退，眼带障闭，肾脏虚劳，房事不节（《龙木论》），内肝管缺，眼孔不通（《外台秘要》）；或阴虚血少之人，劳心忧思太过，头风痰湿欲火加攻（《证治准绳》），导致真阴暗耗，阴虚阳亢，营卫气血不和，脏腑经络失调，神水瘀滞，瞳神散大而成。现代医学对于本病的发生机理尚未充分阐明，眼球局部的解剖结构变异，被公认为本病的主要发病因素。而长时间阅读、疲劳、失眠、焦虑等精神因素也是本病的常见诱因。眼压的高低主要取决于房水循环的3个因素：生成房水的速率、房水通过小梁网流出的阻力和上巩膜静脉压。诚如《龙木论》之“眼带障闭”形同于“房角关闭”。《外台秘要》之“眼孔不通”等于房水循环阻滞，则中西之论，有极其相近之处。根据临床经验将本病辨证为肝经风热和阴虚阳亢2型。肝经风热型可见患眼剧烈胀痛，同侧偏头痛，气轮红赤，风轮混浊，瞳孔散大，色呈淡绿，眼球坚硬，视物如雾蒙，视灯油彩圈；或伴有恶心呕吐，头晕耳鸣。为肝胆火炽，风热上攻，治宜平肝散风，泻火清热，复方槟榔煎主之，兼服石斛夜光丸（有成药）。阴虚阳亢型可见头痛眩晕，眼胀视雾，时有虹视，气轮红赤不甚，耳鸣耳聋，心烦易怒，口燥咽干，舌红少津，脉弦细数。治宜滋阴潜阳，大补阴丸合知柏地黄汤主之，兼服磁朱丸（有成药）。

（四）彭清华经验

彭清华多年临床观察发现，本病除有神水淤积的病理改变之外，脉络瘀滞亦是其重要因素，两者可以互为因果、相互影响而加重病情。因血液瘀滞，脉络瘀阻，可使神水流出受阻而淤积于眼内，而神水淤积又可加重其血瘀病理改变。根据现代研究，原发性闭角型青光眼患者与正常人相比，眼压显著升高，房水流畅系数显著降低，房水白蛋白和总蛋白含量均显著升高，说明闭角型青光眼患者存在房水黏度增高、房水流出阻力增大、房水淤积于眼内的“水停”病理改变；原发性闭角型青光眼患者存在血管收缩和血小板聚集性增强，血液的黏滞性增加、血流速度缓慢，血管内皮细胞明显受损，血液呈现高凝状态的血瘀病理改变。以上说明急、慢性闭角型青光眼均存在血瘀和房水淤积（即血瘀水停）的病理改变，进一步论证原发性闭角型青光眼存在的血液瘀滞、脉络瘀阻、神水淤积的病理机制。在闭角型青光眼中医证型组所体现的这种血瘀水停的病理改变中，全身性的血瘀病理中肝郁气滞证最明显，肝阴虚阳亢证次之，肝胃虚寒证再次之，肝胆火旺证较轻；由局部机械压迫所导致的眼血流障碍（血瘀）肝胆火旺证最显著，肝郁气滞证次之，肝阴虚阳亢证又次之，肝胃虚寒证相对较轻。以房水黏度增加、房水流出阻力增大所体现的“水停”病理以肝郁气滞证最明显，肝阴虚阳亢证次之，肝胃虚寒证又次之，肝胆火旺证较轻；而由房角关闭、房水排出通道受阻而出现的“水停”病理则以肝胆火旺证最显著，肝郁气滞证次之，肝阴虚阳亢证又次之，肝胃虚寒证较轻。彭清华对闭角型青光眼患者A型行为和人格特征的调查还发现急性闭角型青光眼患者A型性格所占比例最高，而A型性格者在较强的精神因素刺激下，体内儿茶酚胺急剧增加，释放出大量的肾上腺素和去甲肾上腺素，使虹膜血管扩张、睫状体水肿，晶体前移、阻塞房角、眼压持续升高，导致急性闭角型青光眼的急性发作。急性闭角型青光眼中肝胆火旺证、肝胃虚寒证患者以反映性格急躁的TH升高为主，慢性闭角型青光眼属肝郁气滞证患者以反映精神抑郁的CH升高为主。闭角型青光眼患者心理负担较重的这种心理特征，特别是慢性闭角型青光眼及其肝郁气滞证以精神抑郁为主的心理特征是“血瘀水停”病理改变的基础。总之，急、慢性闭角型青光眼患者不论其中医病因如何，在其病变过程中均存在“血瘀水停”的病证特点。其中：慢性闭角型青光眼和急性闭角型青光眼慢性期在全身和局部均存在明显的血瘀改变，其水停病理改变系由于局部血脉瘀滞，血-房水屏障遭到破坏，房水黏度增加，难以排出所致。两者之中，以慢性闭角型青光眼的血瘀水停改变更显著；而急性闭角型青光眼急性发作期患者的“血瘀”以局部为主，全身较轻，其水停亦以眼压升高、房角关闭、房水排出通道受阻为主。在闭角型青光眼中医证型中，除外由于局部眼压升高后机械压迫导致的眼血流障碍，其血瘀水停病理严重程度依次为肝郁气滞证>肝阴虚阳亢证>肝胃虚寒证>

肝胆火旺证。究其原因系患者忧愁忿怒，肝郁气滞，气滞血瘀，目中玄府闭塞，神水淤积；或肝郁化火，肝胆火旺，上攻于目，灼伤目络，脉络瘀阻，神水淤积；或肝阴亏虚，阴虚阳亢，阴虚则血行滞涩，阳亢则损伤目络致脉络瘀滞，玄府闭塞，神水淤积；或肝胃虚寒，阳虚则运血无力，寒则血行不畅，均致血液瘀滞，目中脉络瘀阻，神水淤积。因而均可见“血瘀水停”的病理。

（五）王明芳经验

王明芳认为，青光眼病机重在“气郁”“水停”，继而导致玄府闭塞，因此术前当以调理气机，开通玄府为用药重点，使气血通畅，眼压得降，从而为手术顺利进行创造条件。临床上需注重结合全身证候与眼局部表现进行整体辨证。若性情抑郁，眼胀不适，眼压偏高，兼见胸胁胀闷，不思饮食，苔白厚或白腻，脉弦，多属肝气郁结，水湿停滞，应舒肝理气利水，常选用四逆散合四苓散；若性急易怒，眼胀头痛，眼压高，兼见胸胁胀满，食少神疲，口苦咽干，舌红苔黄，脉弦数，多属肝郁化火，应舒肝解郁化火，可选用丹栀逍遥散；若眼胀痛，眼压高，头目眩晕兼见食少痰多，胸闷恶心，舌红苔黄腻，脉滑，多属痰火升扰，宜清热化痰，和胃降逆，常用黄连温胆汤；若出现头痛如劈，眼胀欲裂，眼硬如石，抱轮红赤，瞳神散大，恶心呕吐，便秘溲黄，舌红苔黄，脉弦数，为肝胆火炽，风火相煽，闭塞玄府，急宜清热泻火，平肝熄风，选绿风羚羊饮。王明芳认为手术类似外伤，术后易引动肝热，故肝热上扰为抗青光眼术后炎性反应的基本病机，当治以平肝清热，方选用石决明散加减。若炎性反应较重，可合用千金苇茎汤。青光眼术后前房延缓形成常由滤过过甚、炎症、脉络膜脱离所致。王明芳认为水液不循常道是最终病机，故以利水为主要治法。若为炎症导致，多为肝热较甚，热甚水滞，应平肝清热利水，方选石决明散合四苓散；若是滤过过甚、脉络膜脱离所致者多为气虚不能推动水液的运行，宜益气利水，常用八珍汤合四苓散。眼压控制不良多由于滤道不通畅所致。此为瘀滞水停，窍道闭阻，当治以活血通窍，行气利水，临床常用通窍活血汤合四苓散加减。抗青光眼术后眼压已降至正常，其视神经损害仍在继续时，目前尚无有效的药物保护和防止视功能损害。青盲多发生于疾病的中晚期，久病及肾，肝肾同源，终致肝肾俱虚，精血匮乏，目系失养，目窍萎闭，则视神经纤维退变、萎缩；另外，气血失和，瘀血内停，阻滞目中脉络，气血津液不能上荣于目系，目系失养。故肝肾亏虚，因虚致瘀，瘀血内停是导致青光眼视神经病理改变的主要病机。宜滋养肝肾，活血化瘀，兼通络开窍，选用杞菊地黄丸合桃红四物汤加石菖蒲、路路通、麝香。

五、名方推荐

（一）麻黄附子细辛汤加味

黄芪 60 g，连翘 40 g，玄参、仙鹤草各 30 g，金银花 15 g，淫羊藿、威灵仙各 12 g，白术、防风、秦皮、炒知母、黄连、四季青各 10 g，炙麻黄、制附子、石斛各 6 g，细辛、肉桂各 3 g。功效：益气升阳，开通玄府。主治：青光眼视神经萎缩。用法：水煎，每日 1 剂，早晚分服。

（二）复方槟榔煎加减

槟榔 30～50 g，羚羊角 10～15 g，生石膏 120～250 g，龙胆、栀子、黄芩、大黄、枳实、泽漆各 10～15 g，生石决明、夏枯草各 30 g。功效：平肝散风，泻火清热，主治：绿风内障之肝胆火炽，风热上攻证。用法：每日 1 剂，水煎 2 次分服。加减：头痛不甚者，羚羊角、生石膏酌减；眼球胀硬减轻或胀硬不甚者，槟榔酌减；大便不甚实者，去枳实；恶心呕吐者，加陈皮、竹茹；若吐甚，酌加半夏、佩兰；眼球剧痛者加延胡索；口渴引饮者加天花粉；眼球赤甚者加蒲公英、牡丹皮；剧烈眩晕者加钩藤、菊花。

（三）大补阴丸合知柏地黄汤加味

五味子、生石决明、玄参各 30 g，知母、黄柏、生地黄各 24 g，茯苓、山茱萸、山药、龟甲各 15 g，牡丹皮、泽泻各 9 g。功效：滋阴潜阳，主治：绿风内障阴虚阳亢证。用法：每日 1 剂，水煎 2 次分服。加减：气轮红赤甚者加龙胆；眼胀痛较甚者加郁金、蔓荆子、夏枯草。

（四）明目通窍汤加减

当归30 g，柴胡、茯苓、栀子、红花、川芎、葛根、牡丹皮各15 g，石菖蒲10 g，菊花6 g。功效：补肝益气、通窍明目。主治：原发性闭角型青光眼。用法：水煎，200 mL/剂，1剂/d，分2次口服，持续用药1个月。配合针刺：取太阳、风池、百会、光明、睛明、攒竹、球后、行间、三阴交等穴位。根据辨证类型采取不同的补泻手法，行针30 min/次，1次/d，10次为1个疗程，共治疗3个疗程，可调和气血，通络明目，降低眼压，促进视网膜循环改善，修复视网膜功能，减少视神经损害，从而改善视功能。

（五）通窍明目Ⅳ号方加减

柴胡15 g，牡丹皮、车前子、茯苓、石菖蒲、白术、枸杞子、桑叶、蔓荆子、麦冬、石斛各20 g，当归、淡竹叶、川芎各15 g。功效：疏肝理气，通络明目。主治：视神经萎缩。用法：每日1剂，水煎服，连用30 d。

（六）绿风羚羊饮加减

防风、桔梗、知母、玄参、茯苓各6 g，羚羊角、大黄、车前子、细辛各3 g，黄芩2 g。功效：祛风清热，利水渗湿药。主治：绿风内障。用法：每日1剂，水煎，分2次服。

（七）清痰饮加减

黄芩、青黛、半夏、胆南星、茯苓各15 g，枳壳、陈皮各10 g，石膏、栀子、天花粉各9 g。功效：清热泻火，燥湿化痰。主治：绿风内障。用法：每日1剂，水煎，分2次服。

（八）吴茱萸汤

生姜18 g，吴茱萸、法半夏、陈皮各15 g，川芎、白芷、茯苓各10 g，人参9 g，甘草5 g。功效：温中散寒，化痰补气。主治：绿风内障。用法：每日1剂，水煎，分2次服。

（九）除风益损汤

藁本、防风、前胡、当归尾、生地黄、赤芍各10 g，川芎5 g。功效：脉络通畅，祛毒消肿。主治：术后无前房或浅前房。用法：每日1剂，水煎，分2次服。加减：角膜水肿混浊明显者加车前子20 g，茯苓10 g，薏苡仁15 g，茺蔚子10 g等以利水消肿；浅前房伴或不伴脉络膜脱离者加猪苓10 g，泽泻15 g，白术10 g，茯苓10 g，车前子20 g等以利水渗湿；前房内有纤维渗出者加龙胆6 g，栀子15 g，黄芩15 g，牡丹皮10 g，大黄6g等以清热解毒。

（十）青光安颗粒加减

黄芪、车前子、茯苓、生地黄、赤芍、白术、红花、地龙等中药提取制成。功效：益气活血利水。主治：青光眼滤过术后滤过泡瘢痕化。用法：3 g/次，3次/d，连续治疗2个月。

第五节　原发性开角型青光眼

原发性开角型青光眼（PAOG）是一种慢性进行性视神经病变，有典型的获得性视神经萎缩和视网膜神经节细胞及其轴突的丢失，其房角镜检查可见前房开放，可伴有眼压的升高和视野缺损。其早期多无临床症状，就诊时视神经已损害严重，随着我国近视人数增多，POAG患者在我国比例逐渐增加，青光眼是继白内障之后发生率最高的严重致盲眼病，约为9.26%。

一、诊断标准

综合初步青光眼评估（病史和体格检查）包括综合眼科评估的所有组成部分，怀疑青光眼时需多次检查确诊。包括多次眼压测量，房角镜检查，CCT测定，视野评估以及ONH和RNFL评估和记录。

（一）病史

眼科病史（如屈光不正、外伤），种族史，家族史，全身病史（如哮喘、慢性阻塞性肺病、偏头痛、血管痉挛、糖尿病、心血管疾病），既往的IOP水平、视神经状况和视野情况，目前所用药物（如皮质类固醇），药物不良反应，眼科手术史（LASIK 或屈光性角膜切除术史、白内障手术、既往青光眼激光手术史）。

（二）视功能的评估

视觉功能评估自我报告的功能状态或视力障碍可以通过患者自诉或使用特定问卷来确定，包括国家眼科研究所-视觉功能调查量表- 25 和 Glau-QoL，患有青光眼的患者可能有严重的视力损害（表现在夜间驾驶、近视力、阅读速度和户外活动等方面）。

（三）体格检查

1. 视力测量：应确定最佳矫正视力，远距离视力和近距离视力。

2. 瞳孔检查：瞳孔反应性检查和瞳孔相对传导阻滞检查。

3. 眼前段检查：前段的裂隙灯生物显微镜检查周边前房深度和前房解剖结构。

4. 眼压测量：扩瞳或行房角镜检查前 24 h 通过 GAT 测量每只眼睛的眼压。

5. 前房角镜检查：压痕前房角棱镜观察评估前房角，排除替代诊断的闭角型青光眼或 IOP 升高的次要原因。

6. 视乳头（ONH）与视网膜神经纤维层（RNFL）临床检查：

（1）表现：视杯的垂直伸长与神经视网膜边缘宽度减少有关，视杯凹陷，RNFL 变薄，神经视网膜边缘切迹，视神经的下部和（或）上部神经视网膜边缘变薄（不符合 ISNT 规则），视盘出血，大范围的乳头旁萎缩，中央 ONH 血管鼻侧偏移，杯缘血管显露，神经视网膜边缘缺失、苍白。

（2）早期青光眼中 ONH 或 RNFL 的可见结构改变和早期青光眼的脉络膜萎缩弧的发生可能在视野缺损之前。视盘神经边缘的小出血提示局灶性椎间盘损伤和视野丧失，可能有青光眼患者进行性视神经损伤。

上述改变可通过扩瞳行裂隙灯生物显微镜检查立体观察视盘和 RNFL 情况。通过立体生物显微镜在裂隙灯对后极进行无红光照射，直接检眼镜或者直接检眼镜下使用间接镜片、无红光数字摄影可能有助于评估 RNFL。常用检查有彩色立体摄影，ONH 和 RNFL 的基于计算机的图像分析，视神经的基于计算机成像和立体摄影。

7. 眼底检查：在可行的情况下，通过扩瞳行眼底检查，包括寻找可能导致视神经变化和（或）视野缺陷的其他异常（如：视盘玻璃疣，视神经凹陷，视盘水肿或中枢神经系统苍白疾病或前部缺血性视神经病变，黄斑变性，视网膜血管闭塞或其他视网膜疾病）。

（四）辅助检查

1. 中央角膜厚度测量（CCT）：高眼压症的平均 CCT 为 570 μm，与角膜厚度 588 μm 或更大的眼睛相比，角膜厚度小于 555 μm 的眼睛发生 POAG 的风险更大。通过 GAT 测量的实际 IOP 值在角膜厚度大于平均值的眼睛中偏高，在角膜比平均值更薄的眼睛中偏低。目前没有公认的 IOP 水平和 CCT 之间的关系的修正公式。

2. 视野评估：自动静态阈值视野检查（SAP）和白色刺激评估视野（金标准）。通过使用评估 24°、30°和 10°中心阈值灵敏度的特定程序以及通过改变刺激大小，检查视野损失程度。当患者无法行自动视野检查，可用手动组合动力学和静态阈值测试（例如：Goldmann 视野）。青光眼治疗之前，应对不可靠或显示新的青光眼缺损的检查结果进行重复和确认的视野检查。倍频技术和短波长自动视野检查（SWAP），有助于检测早期视野损伤，预测 SAP 视野缺损检测结果。

3. 视盘与视网膜神经纤维层定量成像：可用立体视盘照片和神经的计算机化图像，或者非立体照片或 ONH 图代替。基于计算机的 ONH 和 RNFL 定量成像，在功能改变发生之前证实了 ONH、乳头周围 RNFL 和黄斑区域的结构改变。测量 RNFL 变薄，辅助早期诊断和检测视神经损伤。常用的有共聚焦扫描激光眼镜检查（CSLO）、OCT 和扫描激光偏振仪。

由于一些患者在没有相应视神经进展的情况下显示视野丧失，因此结构和功能评估仍然是患者治疗的组成部分。

综上所述，通过结合青光眼的高危病史，伴或不伴眼压升高，房角开放，眼底视盘改变及视野缺损可诊断原发性开角型青光眼。

二、西医治疗

POAG 管理目标：目标眼压（将 IOP 保持在一个范围内，在这个范围内，视野丧失不可能显著降低患者一生中与健康有关的生活质量）。目标 IOP 可能会根据长期监测的结果而改变。目标眼压是估计值，所有治疗决策必须根据患者的需要个性化进行，保持长期稳定的视神经/RNFL 状态和稳定的视野。目前多从眼压方面治疗青光眼，根据患者的病情进展和眼压情况可予以药物、激光、手术治疗。生活质量的下降与青光眼的视野损失有关。治疗的效果、患者的生活质量以及患者的预期寿命将在有关治疗的决策过程中加以考虑。应与患者讨论疾病的诊断、严重程度、预后和管理计划以及长期治疗的可能性。

（一）药物治疗

药物治疗是目前最常见的初始干预降低眼压的方法，有许多药物可用于初始治疗，药物的选择受潜在成本、不良反应、剂量计划和所需降压程度影响。如果一种药物不能实现目标眼压，那么应该根据个别患者是否对第一种药物有反应来考虑替换或增加药物（如果第一次药物没有效果，第一次药物不应保留在降眼压的方案中）。两次用药应间隔 5 min，每次滴药后压迫泪囊区 1～2 min。前列腺素类似物是最常见的最初处方眼药水，用于降低青光眼患者的眼压（因为它们是最有效的，性能良好，并且每日注入一次，相对安全）。因此，除非其他考虑因素，如禁忌证、费用、不良反应、不耐受或患者拒绝，否则它们往往被视为初步的医疗治疗。其他降眼压药物包括 β 受体阻滞剂，α2 肾上腺素能药物激动剂，副交感神经药，Rho 激酶抑制剂，局部和口服碳酸酐酶抑制剂。具体药物分类如表 16－2：

表 16－2

药物分类	作用方式	降低眼压	可能的禁忌证
前列腺素类似物	增加葡萄膜巩膜、小梁外流	25％～33％	黄斑水肿、疱疹性角膜炎病史、活动性葡萄膜炎
β-肾上腺能受体阻滞剂	减少房水生成	20％～25％	慢性阻塞性肺病、哮喘、CHF、心动过缓低血压、大于Ⅰ度心脏传导阻滞
α-肾上腺素能激动剂	增加房水流出量 减少房水生成：减少巩膜静脉压或增加葡萄膜巩膜外流	20％～25％	单胺氧化酶抑制剂治疗、婴儿和 2 岁以下的儿童
拟副交感神经药	增加小梁流出量	20％～25％	需要定期评估眼底新生血管，葡萄膜炎或恶性青光眼
外用碳酸酐酶抑制剂（主要是全身性的使用）	减少房水生成	15％～20％	磺胺类药物过敏、肾结石、再生障碍性贫血、血小板减少症、镰状细胞病
口服碳酸酐酶抑制剂	减少房水生成	20％～30％	磺胺类药物过敏、肾结石、再生障碍性贫血、血小板减少症、镰状细胞病
高渗剂	玻璃体脱水	没有数据	肾衰竭、CHF
Rho 激酶抑制剂	增加小梁流出量	18％的眼睛＜27 mmHg	无

（二）激光治疗

激光小梁成形术：激光小梁成形术可以选定作为患者的初始治疗，也可以作为不依赖于药物治疗的高风险患者的替代方案，多为不能或不能可靠地使用药物、有记忆问题、滴注困难或对药物不耐受等人群。

（三）切口青光眼手术治疗

1. 小梁切除术＋抗纤维化剂（丝裂霉素－C、5－氟尿嘧啶）：当药物和适当的激光治疗不足以控制疾病时，可以在选定的病例中考虑作为初始治疗。可以在术中和术后使用抗纤维化药物来减少小梁切除术后的结膜下瘢痕形成，避免与滤过泡有关的并发症发生。

2. Ex-PRESS引流器植入术：程序类似于小梁切除术，但不进行巩膜切开术和虹膜切除术。

房水引流器。非瓣膜植入物：Baerveldt青光眼植入物（Abbott Medical Optics，SantaAna，CA）和Molteno植入物（Molteno Ophthalmic Ltd.，Dunedin，New Zealand）；瓣膜植入物：Ahmed青光眼阀（New World Medical，Inc.，Rancho Cucamonga，CA）。

当小梁切除术未能控制眼压或被认为不太可能成功时，房水引流器传统上用于管理医学上不受控制的青光眼。这包括新生血管性青光眼，葡萄膜炎性青光眼，既往眼部手术引起的结膜瘢痕或结膜瘢痕病，以及房角手术失败的先天性青光眼。

3. 联合手术：显著视力障碍白内障的POAG患者有一系列的选择需要考虑。如果IOP控制是针对一种或两种药物的目标，单独的白内障手术可能是足够的，另外的好处是它可以略微降低眼压。如果激光小梁成形术后几种药物的IOP明显不受控制并且患者患有中度白内障，那么最初可能需要进行青光眼手术，一旦IOP得到充分控制，计划进行白内障手术。在这两个极端之间，决定首先执行哪个程序或是否结合白内障和青光眼手术是由眼科医生和患者在讨论每个行动的风险和益处后确定的。

4. 非穿透性青光眼手术：通过避免从前房到结膜下空间的连续通道，可以减少与滤过泡有关的问题和低眼压等并发症的发生率。

5. 深层巩膜切除术＋丝裂霉素-C：深层巩膜切除术包括在部分厚度巩膜瓣下切除巩膜角膜组织，留下一个薄窗口的小梁网和Descemet膜，以提供一定的水流出阻力。

6. 黏弹剂小管扩张术：黏弹剂小管扩张术包括深层巩膜切除术以及使用眼科黏弹性装置扩张Schlemm管。该过程旨在允许房水通过狄氏膜窗口并进入通过Schlemm管的生理流出路径达到目的。

7. 导管成形术：在导管成形术中，使用柔性微导管对Schlemm管进行周向黏液扩张，并结合深巩膜切除术。扩张整个管道的目的是让房水进入更多的收集器通道。在可能的情况下，将10-0聚丙烯（Prolene）缝线以适当的张力放置在Schlemm管中，从而在小梁网上施加向内的张力。

8. 微创青光眼手术（MIGS）

（1）AB间小梁切除术：或小梁消融术（Neo Medix Corporation，Tustin，CA），主要为使用高频电烙术去除一条小梁网和Schlemm管达到房水引流目的。

（2）小梁微型旁路支架：或iStent（Glaukos公司，丽丘陵，CA），从肝素涂覆的钛制的气管形装置。预先插入的插入器用于在前房角镜引导下将装置植入Schlemm管中。iStent已获得FDA批准植入与白内障摘除相结合，用于局部降眼压剂治疗的轻度至中度OAG患者。植入多个支架可以提供比单个支架更好的眼压降低效果。据报道：iStent的手术并发症发生率较低，最常见的是与支架错位或阻塞有关。

在讨论手术的风险、益处和预期结果后，获得患者或患者代理决策者的知情同意；确保术前评估准确记录手术结果和适应证；术后应用外用皮质类固醇激素；术后第一天（手术后12～36 h）进行后续评估，并在术后1～2周内至少进行一次评估，以评估视力、眼压和前段状态；在没有并发症的情况下，在3个月内进行额外的术后随访，以评估视力、眼压和前段状态；根据需要，为术后患者安排更频繁的随访。

9. 循环手术

（1）睫状体冷冻治疗：经巩膜和非接触Nd：YAG激光，以及经巩膜和非接触式二极管激光睫状体光凝术。

（2）睫状体光凝术：内镜下睫状体光凝术（ECP）由固态810 nm激光，摄像机，瞄准光束和氙光源组成，通过可以引入眼内的光纤电缆传输直接观察和治疗睫状体，这样可以更好地滴定激光治疗。ECP的疗效很好，IOP降低报告在34%～57%的范围内，其大多数研究治疗270～360°的睫状体。

在患者中，对治疗青光眼的补充和替代药物方法的兴趣日益增加。科学证据表明草药或营养补充剂有益于治疗青光眼。一项基于患者问卷调查的研究发现，某些水果和蔬菜（羽衣甘蓝和胡萝卜）摄入量增加与青光眼风险降低之间存在关联。眼科学会和美国青光眼协会对科学证据的两次评论发现，与常规药物相比，使用大麻治疗青光眼不会增加益处或降低风险。

（四）后续评估

总结了 POAG 患者随访指南。这些建议适用于持续的青光眼管理，而不适用于其他目的。后续评估包括检查以及所示的 ONH 和视野评估。

表 16-3

目标眼压实现	损害的进展	控制持续时间/月	近似后续间隔/月 †
是	否	≤6	6
是	否	>6	12
是	是	NA	1～2
否	是	NA	1～2
否	否	NA	3～6

* IOP＝眼压；NA＝不适用

* 评估包括对患者的临床检查，包括视神经乳头评估（使用周期性彩色立体摄影或视神经和视网膜神经纤维层结构的计算机化成像）和视野评估。

† 原发性开角型青光眼患者的晚期损伤或终生风险较高的患者可能需要更频繁的评估。这些间隔是评估之间建议的最长时间。

1. 病史：在 POAG 后续访问中可以获得以下间隔期病史记录：间隔期眼病史，间隔期全身病史，眼部药物的副作用，最后一次降眼压药物治疗的频率和时间以及药物使用情况的审查。

2. 眼部检查：应在 POAG 随访时进行以下眼科检查：视力测量；裂隙灯生物显微镜；IOP 测量；CCT 测量；前房角镜检查；视神经头评估和成像；摄影或绘图和视野评估的记录；视野测试；眼底照相。患有青光眼性损伤的患者表现出长期稳定性，可以每 6～12 个月检查一次，具体取决于损伤的严重程度，而有青光眼进展证据的患者可能会接受更换治疗计划和更频繁的随访。评估进展的风险因素：IOP、年龄较大、视盘出血、较大的杯盘比或较小的视神经边缘区域 β 区域萎缩弧、较薄的中央角膜、减少角膜滞后现象、降低眼部灌注压、假鳞片样脱皮、药物依从性差。

未实现目标眼压，治疗变化的益处超过患者的风险，尽管达到目标眼压、患者仍有进行性视神经损伤，患者不遵守规定的医疗方案，个别药物的禁忌证发展，使用局部降眼压药的患者长期出现稳定的视神经状态和低眼压，应调整治疗方案。在这些情况下，仔细监测减少医疗方案的尝试可能是适当的，可以在渐进视盘、RNFL 或视野变化的情况下向下调节目标眼压。如果患者已经稳定并且患者要求（由于副作用）或者希望减少药物，则可以考虑向上调节目标眼压。根据疾病严重程度，在 2 至 8 周内进行随访，可能有助于评估旧药物冲洗或新药物发挥最大效果的反应和副作用。

三、中医临床思维

（一）中医病名及病因病机特征

原发性开角型青光眼相当于中医中的“青风内障”，病名见于《太平圣惠方》。根据其视物不清、头痛等临床症状，又可称为雷头风、偏头风，目前主要认为多因肝脾功能失调，气血亏虚或者肝肾亏虚，或因继发痰浊、淤血阻滞所致病，《秘传眼科龙木论·青风内障》：“此眼初患之时，微有痛涩，头旋脑痛，或眼先见有花无花，瞳人不开不大，渐渐昏暗，或因劳倦，渐加昏重。宜令将息，便须服药，恐久结为内障。不宜针拨，皆因五脏虚劳所作。”《审视瑶函·目为至宝论》云：“夫神光者，谓目中自然能视之精华也，原于命门，通于胆，发于心，皆火之用事。”《黄帝内经灵枢集注》中云：“火之精为神，水之精为精，精上抟于神，共凑于目而为睛明。”《审视瑶函》云：“水衰则有火盛躁暴之患，水竭则有目轮大小之疾，耗涩则有昏眇之危。”《外台秘要》：“此疾之源，皆从内肝管缺，眼孔不通所致。”本病病机特征为肝郁气滞、水湿停滞、痰火升扰，或年老体虚，肝肾亏虚，或脾气亏虚，水湿不运，久病成瘀，则可兼见瘀血阻络、痰浊内停之标实症。初起多为实证，可兼见虚证，后期多虚实夹杂，总体为玄府闭塞，瘀滞壅塞，水液疏布失畅，不能正常排泄导致。

（二）辨病辨证及治疗特征

可将原发性开角型青光眼分为气郁化火证，脾虚湿泛证，痰火升扰证，肝肾亏虚证，气虚血瘀证5个证型。青风内障初期多为实证，年老体弱者初期也可出现虚实夹杂证，中晚期多以虚实夹杂证或虚证为主。本病多从肝、脾、肾论治。疾病初期，多由肝郁气滞、水湿停滞、痰火升扰所致，多见实证，可从肝、脾论治；随着病情发展，可出现瘀血阻络、痰浊内停之标实，脾气虚弱、肝肾阴虚之本虚，病位主要在肝、脾、肾，则需兼顾标本治疗。气郁化火证多用丹栀逍遥散，脾虚湿泛证参苓白术散加减，痰火升扰证黄连温胆汤加减，肝肾亏虚证中肝肾阴虚证用杞菊地黄丸加减，肾阳不足证用肾气丸加减，气虚血瘀证补阳还五汤加减。

治疗原则，即青风内障从肝、脾、肾论治者居多。根据疾病发生的不同阶段，对主要临床问题进行分析。疾病初期，病情较轻，多由肝郁气滞、水湿停滞、痰火升扰所致，可从肝、脾着手进行辨证施治；随着病情发展，可出现瘀血阻络、痰浊内停之标实，脾气虚弱、肝肾阴虚之本虚，病位责之肝、脾、肾。

早期开角型青光眼多无临床症状，多以视物模糊就诊，可伴有眼压升高，目前眼压是可明确的视神经损害危险因素，多从降眼压方面治疗。初起可用药物控制眼压，如前列腺素类似物、β-肾上腺素能拮抗剂、α-肾上腺素能激动剂、副拟交感神经药、碳酸酐酶抑制剂、高渗剂、Rho激酶抑制剂，药物治疗控制不佳时可运用激光、手术治疗，西医在神经保护方面目前暂无特效药，中医在降眼压方面暂无明显优势，主要是用于视神经的保护。根据眼部情况和全身情况辨证施治，多从肝、脾、肾着手治疗，初期多疏肝健脾清热等，后期则主要为补益肝肾、化痰、活血祛瘀。

（三）药物选择

数据挖掘表明，青光眼方剂中药使用频次较多为茯苓、羚羊角、川芎、决明子、甘草、车前子、枸杞子、柴胡、泽泻、石决明、夏枯草、黄芪、菊花、防风、白术等。药理研究表明，原发性开角型青光眼配伍用药可选择葛根、丹参、川芎、灯盏花、银杏叶、枸杞子、三七、青葙子、五味子、牛蒡子、女贞子、玄明粉等。

四、名医经验

（一）唐由之经验

唐由之体会到该病多见于情志不畅、肝气不疏之人，忧郁忿怒日久则肝郁化火动风，引起肝经脉络壅塞或玄府闭塞不通。从解剖上看，青光眼的发生主要是房水引流不畅引起，或受阻于瞳孔，或受阻于小梁及睫状体环等，从而导致眼内压的升高。认为青光眼的中医病机在于：眼孔不通，房水壅塞，房水不能排出眼外；至于情志不舒，肝脉郁滞，引动肝风痰火等则是诱因。其在治疗上，则要谨守病机，以通为用，一方面要疏通水道，使房水能顺利排出眼外；另一方面要疏肝平肝，使肝脉通畅，消除诱因。如在青光眼发作期，在采用活血利水、平肝疏肝中药治疗的同时还需要选用毛果芸香碱滴眼液外用以缩小瞳孔，噻吗洛尔滴眼液外用配合醋氮酰胺口服以减少房水生成，外用地匹福林、拉坦前列素等促进房水的排出或减少房水的生成；或根据病情采用虹膜根部切除或激光虹膜打孔术或小梁切除术等方法进行治疗。青光眼的发病有缓急，在中医治疗上也应当分阶段，根据疾病所处的不同阶段，有侧重地进行治疗。若患者眼压偏高（高于30 mmHg）或发病之初，常用清肝火、利水明目法配合西医降眼压药物或手术进行治疗，选用石决明、珍珠母、猪苓、茯苓、泽泻、车前子、丹参等；若患者眼压能控制到基本正常，或发病较久，病势较缓，眼底视盘颜色较淡，杯盘比（C/D）较大者，常用培补肝肾、养血活血的方法，以促进受损的视功能得到一定程度的恢复。这一阶段也是中医眼科的防治重点，优势所在。根据五轮学说，青光眼属瞳神水轮疾病，在脏属肾；另一方面，肝开窍于目，因此，对于眼压稳定者，只有采用滋补肝肾明目的方法，方能精充目明，促进视神经功能的恢复；在药物的选择上，常选用具有滋补肾阴的制何首乌、黄精以及具有补肝肾明目的枸杞子等；在此基础上根据中医气血理论，考虑到久病伤气、伤血，而“肝受血而能视”，长期的高眼压状态必然导致眼局部微循环的障碍，引起眼部血液供应的不足，灵活选用具有养血补血作用的熟地黄、当归，活血行血的丹参、川芎等药物，促进眼局部及全身功能的恢复。为更好地控制眼压，唐由之在治疗青光眼的各个阶段均酌情选用具有利水明目作用的药物，如车前子等以协助降低眼内压。对于全身症状明显的患者，唐由之总的诊疗思路是，谨守病机，以局部辨证为主，参照全身，随症加减的方法进行治疗。如患者情绪较为急躁则加疏肝明目之品蔓荆子、柴胡；若患者大便秘结则加瓜蒌以润肠通便；若纳差便溏则加（炒）白术等。

（二）廖品正经验

廖品正认为青风内障多可见忧愁忿怒，肝郁气滞，气郁化火；脾湿生痰，痰郁化火，痰火升扰；竭思劳神，用意太过，真阴暗耗，阴虚火炎。总体为阴阳偏盛，气机失常等因素导致气血失和，静脉不利，气滞血郁，目中玄府闭阻，神水淤积而发病；而目中玄府闭阻，神水淤积，目窍失养，神光不得发越以致失明则是局部重要病机。本病主要由风、火、痰、郁及肝阳失和，引起气血失和，经脉不利，目中玄府闭塞，珠内气血津液不行所致。一般来势猛，临证施治，除消除病因，治其根本外，同时要注意缩瞳神、通血脉、开玄府、宣壅滞、消积液，尽快改善症状，以保存视力。为抢救视力，更宜中西结合治疗。可分为气郁化火、痰火升扰、阴虚风动、肝肾两虚 4 种证型，气郁化火治以清热疏肝，方用丹栀逍遥散加减；痰火升扰治以清热祛痰、和胃降逆，方用黄连温胆汤加减；阴虚风动治以滋阴养血、柔肝熄风，方用阿胶鸡子黄汤加减；肝肾两虚治以补益肝肾，方用杞菊地黄丸或肾气丸加减。

（三）邹菊生经验

邹菊生认为本病病位在肝，主要发病原因是情志不舒导致肝疏泄功能失常，肝郁气滞，久则化火，肝火升扰，上达于目，致使目中脉络阻滞，玄府郁闭，神水滞留，运行不畅，而导致眼胀视物朦糊，日久则损害目系。邹菊生深入研究中医眼科“五轮学说”，根据“轮脏相关”理论，认为本病眼压高为眼孔不通所致。本病晚期可见眼底目系端生理凹陷扩大、颜色苍白。足厥阴肝经与目系相连，肝气通于目，主藏血，肝之疏泄有度，则气机升降出入有序，气血精液上归于目，目得所养而能视。七情内伤为本病重要病因之一。肝与情志相关，情志有变，肝失条达，故而本病脏腑病位在肝，晚期常由气血不足，目失所养而致盲。邹菊生认为，本病病机与眼内神水的生成和排泄相关。从中医整体观来说，在治疗 POAG 时，要强调辨病与辨证相结合，同时处方遣药可参考现代药理学研究成果，因此针对情志不舒所致肝的疏泄功能失常制定了清肝利水明目的治则。方中辅助以补肝肾明目中药，协同本治则共同发挥保护视功能的作用。现代药理研究证明，清肝中药对血管舒缩及血液流变学方面有很好的调节作用；利水中药能增加房水的流量，减少房水对眼球的压力，进而减少对视功能的损害；明目中药具有增强免疫功能，延缓组织衰老，保护视网膜组织氧化损伤作用，可以提高视细胞功能。这些药物的作用可能是改善房水循环，增强视神经的微循环和缺氧状态，提高视细胞的兴奋性，保护视功能的药理基础。对于气郁化火型，选用柴胡、当归、白芍药、炙甘草等；对于痰火升扰型，选用半夏、陈皮、枳实、黄连等；对于阴虚风动型，选用知母、黄柏、地骨皮、桑椹子等；对于肝肾两亏型，选用枸杞子、女贞子、菟丝子、五味子等。

（四）李熊飞经验

李熊飞认为本病之发生，多与心肝二经有关。少阴心之脉夹目系、厥阴肝之脉连目系，心主火，肝主木，此木火之势盛（《东垣十书》）。与肾亦有密切关系。肾主水，“水不足，不能制火，火愈胜，阴精愈亏……随之走散”（《证治准绳》）；另一方面，水不足，不能涵木，出现肾虚肝旺现象。外因“乃邪热欲蒸，风与火击，以致散坏”（《证治准绳》）。本病每当情绪急躁、失眠、疲劳时，易于诱发。故治疗原则为“其味宜苦宜酸宜凉，用黄连、黄柏以泻火，五味子以收瞳人开大”（《东垣十书》）。《证治准绳》则以“收缩瞳孔为先。若初期即收，可复；缓则不复收敛，是散者直收瞳神，瞳神收而光生”。李熊飞根据临床经验将本病辨证为心肝火盛、肾虚肝旺、肝肾阴虚3个证型。心肝火盛型宜清心泻肝，黄连龙胆汤主之，兼服石斛夜光丸；肾虚肝旺型治宜滋肾平肝，玄参白芍汤主之；肝肾阴虚型治宜滋养肝肾，加减地黄汤主之，兼服磁朱丸。本病病情进行甚慢，症状隐蔽，易被忽略，如不早诊断，及时治疗，任其继续发展，后果严重，可以致盲，个别患者甚至一眼已经失明，尚不知何时起病。但若能及时适当处理，是可以控制其发展的，预后较好。

（五）孔庆丰经验

孔庆丰认为青光眼的发病以七情内伤为主因，尤以多愁善感、性情急躁之人易患，工作、生活过分紧张、劳累，或长久失眠，或精神刺激均可诱发青光眼。其症状是因眼压升高而引起的一系列头部、眼部及全身不适，而眼压升高的主因是神水（房水）瘀滞，运行不畅，其又与肝、脾、肺、肾的功能失调有关。人体正常的水液代谢有赖于肝的疏泄，脾的转输，肺的通畅和肾的气化。因此肝、脾、肺、肾任何一脏的功能失调均会引起全身各处水液代谢的障碍，在眼则为神水运行不畅、阻滞不通而引起眼压升高。此外，因风火上扰清窍，致神水运行不畅也是主要原因。所以孔庆丰总结出了青目汤Ⅰ、Ⅱ、Ⅲ号方。临床还需根据具体情况加减使用，并注意煎药、服药方法，急性者宜武火煎药，慢性者宜文火煎药，饭后温服，禁忌辛辣。医患配合，治养并重，才能收到预期效果。

（六）吕江海经验

吕江海认为，本病的主要成因是眼内神水（房水）等的积滞。其积滞的根源在于脏腑输降水液的功能失常，排出水液的渠道受阻。而水液的输降责之于肺、肝、脾、肾。肺为水之上源，主宣降，敷布津液，通调水道；脾主运化水湿；肝主疏泄，有利于水液的输布；肾主水，有水脏之称。此四者有一脏功能失调，就会导致水液的代谢失常，但其中最重要的是肝肾两脏。肝郁化火型治以疏肝、祛火，方用开郁导滞方。若年老体弱者，加党参、茯苓；若大便干者，加何首乌；若体实者，酌加大黄；呕恶有热者，加竹茹、枇杷叶；无热者，加半夏、生姜等；饮水即吐者，再加茯苓、赭石；舌苔黄厚干燥者，加生石膏，头痛者亦可选用。痰火上扰型治以清热、祛痰，方用黄连温胆汤。肝肾亏虚型治以补益肝肾，方用金匮肾气丸加减，若兼气血不足，可于方中酌加党参、黄芪、当归、白芍、川芎。此外，吕江海还提出，青光眼患者要慎用茺蔚子、川芎，而要酌情选用五味子、五倍子、乌梅等收敛的药物。本病具有家族遗传倾向，所以家族中同胞、双亲等有此疾病者，需定期检查，早预防。糖尿病患者、甲状腺功能低下者、心血管疾病和血液流变学异常者、近视眼患者、视网膜阻塞患者是本病的高危人群。常做眼部检查是早发现的最好方法。不管是否已患此病，都应该保持愉悦的心情，避免一切不良刺激，劳逸结合，参加适当的体力劳动或文体运动，生活要有规律，睡眠要充足，饮食要节制，戒除一切不良嗜好如抽烟、饮酒、喝浓茶、喝咖啡等，忌食辛辣刺激性食物。

五、名方推荐

（一）通窍明目汤

柴胡、当归、葛根、郁金各12 g，决明子、白芍、石菖蒲、丹参各6 g，炙甘草3 g。功效：疏肝理气，活血化瘀。主治：原发性开角型青光眼。用法：每日1剂，水煎，分3次服，每次1袋（150 mL），15 d为1个疗程，连续治疗3个疗程。

（二）祛火明目汤加减

知母、玄参、石斛、泽泻、车前子、细辛、菊花、苍术、密蒙花、天麻、青葙子各10 g，女贞子、黄精各20 g，枸杞子、决明子各15 g，夜明砂5 g。功效：清肝平火，滋阴生津。主治：原发性开角型青光眼。用法：每日1剂，水煎，分2次服，连续治疗4周。加减：若阴虚明显者，加五味子、山茱萸；火盛者，加黄柏、夏枯草；心烦不寐者，加栀子、生牡蛎、炒酸枣仁；痰火盛者加芦荟、橘络、制胆南星，以增强降火逐痰之功；胸脘满甚者，加炒莱菔子；呕逆较甚者，加半夏以增强化饮降逆之力；胸闷纳差者，加苍术、白蔻仁。

（三）疏肝明目汤

柴胡、香附、夏枯草各 15 g，葛根、当归、茯苓、白芍、丹参各 12 g，红花、薄荷各 9 g，炙甘草 6 g。功效：通窍明目、疏肝理气。主治：原发性开角型青光眼肝郁气滞型。用法：每日 1 剂，水煎，以 3 个月作为 1 个疗程。

（四）益精补阳还五汤

黄芪 50 g，葛根 30 g，枸杞子、菟丝子、川芎、赤芍、当归尾各 10 g，红花 6 g。功效：益气活血，益精明目。主治：开角型青光眼。用法：每日 1 剂，水煎，早、晚分 2 次饭后半小时服，共连续服用 3 个月。

（五）六味地黄汤加减

车前子（包煎）、首乌藤、丹参各 30 g，生地黄、牡丹皮、泽泻、茯苓、知母、女贞子各 15 g，山药、牛膝各 10 g，山茱萸 6 g。功效：健脾滋肾，平肝潜阳。主治：原发性开角型青光眼 SLT 术后。用法：每日 1 剂，水煎，分早、晚各 1 次，一共治疗 6 个月。

（六）清肝利水基本方

女贞子 15 g，车前子（包煎）、甜葶苈（包煎）各 14 g，夏枯草、葛根、槟榔、猪苓、茯苓、延胡索、玄参、枸杞子各 12 g，五味子、川芎各 9 g，牛膝 6 g，桔梗 4 g，北细辛 3 g。功效：清肝利水。主治：原发性开角型青光眼。可根据现代药理学选用中药，如眼压偏高时加用具有利水降眼压作用中药如葛根、槟榔、车前子等；在眼底视神经乳头苍白情况下选用具有扩血管增强房水循环作用的丹参、红花、郁金、毛冬青、鸡血藤等；在视敏度下降时选用具有增强视细胞功能作用的中药枸杞子、菟丝子、制何首乌、黄精等。

（七）益气活血利水方

黄芪、丹参、车前子各 15 g，白术 12 g，当归、川芎、赤芍、夏枯草各 10 g，赤小豆、钩藤、葛根各 30 g。功效：益气活血利水。主治：原发性开角型青光眼。用法：每日 1 剂，水煎，早晚各 1 次温服，疗程为 12 周。

（八）还睛散加减

西洋参、茯苓、川芎、车前子、羌活、地骨皮、茺蔚子、五味子、当归各 15 g，细辛 3 g。功效：调肝理脾、清热祛风、养血明目。主治：肝郁血虚型开角型青光眼。用法：每日 1 剂，水煎，早、晚分服，14 d 为 1 个疗程，连用 4 个疗程，疗程间间隔 2～3 d。

（九）青光眼四号方

茯苓、猪苓、泽泻、桂枝、羌活、防风、车前子各 10 g。功效：祛风利水。主治：原发性开角型青光眼。用法：水煎，早\晚各 1 剂，2 个月为 1 个疗程，共进行 2 个疗程的治疗。

（十）青光眼 1 号方

女贞子、黑芝麻各 30 g，草决明、生牡蛎各 15 g，槲片、桑叶、王不留行、葛根、丹参、当归各 12 g，泽泻 10 g，淡竹叶 9 g。功效：行气活血通窍，祛痰清肝明目。主治：青光眼。用法：水煎，早晚各 1 剂，2 个月为 1 个疗程，共进行 2 个疗程的治疗。并在临床中随证加减：①急性闭角型青光眼加龙胆、甲珠；②慢性闭角型青光眼加蔓荆子、川芎、桑叶、菊花；③开角型青光眼加香附、川芎、浙贝母、天竺黄、蔓荆子。

（十一）青目汤Ⅰ号方

羚羊角粉 0.5 g（冲服），龙胆、五味子、菊花各 12 g，车前子、竹茹、柴胡、黄芩、荆芥、防风各 10 g，决明子、延胡索各 20 g，酒大黄 3 g。功效：泻肝火、缩瞳神。主治：青光眼。用法：每日 1 剂，水煎，分 3 次服，武火急煎 20 min，早、中、晚饭后半小时温服，嘱禁食辛辣油腻之品。

（十二）青目汤Ⅱ号方

党参 18 g，白蒺藜 20 g，白术、车前子、半夏、陈皮、黄芩、茯苓、薄荷、山楂各 10 g，菊花、栀子、桔梗、五味子各 12 g，酒大黄 3 g。功效：化痰明目、降低眼压。主治：青光眼。用法：每日 1 剂，水煎，早、晚饭后温服，禁辛辣肥甘。

（十三）青目汤Ⅲ号方

石决明 20 g，牡丹皮、钩藤、白芍、生地黄、麦冬、菊花、五味子、车前子各 10 g，知母、黄柏、山茱萸各 6 g，生牡蛎 25 g。功效：滋阴降火，缩瞳降压。主治：青光眼。用法：每日 1 剂，文火煎药 25 min，分 2 次早、晚温服，药后避风，禁辛辣。

（十四）杞菊地黄汤

熟地黄、丹参各 15 g，山药、何首乌、泽泻、茯苓、菊花各 10 g，甘草、山茱萸各 6 g。功效：补益肝肾、渗湿利水。主治：原发性开角型青光眼。用法：每日 1 剂，水煎服，小梁切除术，待拆除球结膜缝线后 3 d 开始服用中药，10 d 为 1 个疗程，一般服用 2～6 个疗程，平均服 3 个疗程。加减：头晕目胀，心情不舒，气急暴躁，胸胁胀满者，加柴胡、郁金各 10 g；头昏心悸，气短失眠，面色萎黄者，加白术、党参各 10 g，黄芪 20 g，远志 15 g；头晕，耳鸣，腰酸者，加龟甲 10 g；自汗，形寒肢冷，腰膝酸软者，加肉桂 6 g，附子 10 g。

（十五）自拟明目汤剂

葛根 30 g，石菖蒲、丹参各 20 g，当归、郁金、枸杞子各 15 g，红花、柴胡各 12 g，防风 9 g。功效：通窍明目、补肝益肾、调和气血。主治：原发性开角型青光眼。用法：每日 1 剂，水煎，分早晚 2 次温服，以 2 周为 1 个疗程，共治疗 2 个疗程。

（十六）加味逍遥饮

当归身、白术、白茯苓、白芍、柴胡、炒栀子、牡丹皮各 10 g，生甘草梢 6 g。功效：清肝解郁、补血养肝、宁神明目。主治：肝郁气滞型原发性开角型青光眼。用法：每日 1 剂，水煎，分 2 次内服，以 1 个月为 1 个疗程，治疗 4 个疗程。眼压偏高者加槟榔、车前子；视力下降者加菟丝子、黄精；头眼时有胀痛者加郁金、菊花；眼底血管偏细者加丹参、鸡血藤。

（十七）三仁汤加减

杏仁、白蔻仁（后下）、法半夏、通草、滑石（包）、淡竹叶、益母草、泽兰、泽泻各 10 g，薏苡仁 15 g，厚朴、制大黄各 6 g，黄连 3 g。功效：宣畅气机，清热利湿。主治：青风内障湿热蕴蒸。用法：每日 1 剂，水煎，分 2 次服。

（十八）疏通散组成

丝瓜络、漏芦、路路通、丹参、延胡索、青皮、秦皮各 10 g。功效：活血通络利水。主治：原发性开角型青光眼。用法：每日 1 剂，水煎，每日服 2 次，10 d 为 1 个疗程，连用 3 个疗程。

（十九）双芍护睛方

白芍、赤芍、石斛、茺蔚子、草决明、泽兰、葛根各 15 g。功效：养血行血。主治：原发性开角型青光眼。用法：每日 1 剂，水煎，分 3 次服用，以 14 d 为 1 个疗程，停药 2 d 后进行第 2 个疗程，共 2 个疗程。

（二十）中药复方疏肝滋肾活血利水方

柴胡、白术、茯苓、当归、白芍、桔梗、枸杞子、木瓜、熟地黄、牡丹皮、泽泻、车前子、猪苓、丹参各 10 g，炙甘草 6 g。功效：疏肝滋肾活血利水。主治：原发性开角型青光眼。用法：每日 1 剂，分 2 次服用，30 d 为 1 个疗程，连续 4 个疗程，治疗期间停用其他药物。

第六节　视网膜静脉阻塞

视网膜静脉阻塞（retinal vein occlusion，RVO）是仅次于糖尿病视网膜病变的第二大导致老年人视力损伤的视网膜循环障碍性疾病。视网膜静脉阻塞是多因素致病，其中高血压、高血脂和动脉硬化是发生该病的高危险因素。该病发病急、病程缠绵、视力损害严重，临床可分为视网膜中央静脉阻塞（central retinal vein occlusion，CRVO）和视网膜分支静脉阻塞（branch retinal vein occlusion，

BRVO）两种类型，主要表现有视力下降和眼内出血，眼底常有静脉粗大迂曲、动脉硬化、视网膜水肿、渗出等。国内报道 40 岁以上人群患病率为 1.4%。

一、诊断标准

（一）病史要点

主要症状是突然的视力下降，下降程度不等，严重者可低至数指或手动，部分病例可在发病后几天视力逐渐减退。依据视网膜出血的部位和严重程度可有不同的视野缺损或眼前黑影。

（二）眼部检查

1. 眼前段检查时常无特异性发现，因多见于老年人，可见晶状体不同程度的混浊。

2. 缺血型的视网膜静脉阻塞的病例，可发现相对性传入性瞳孔反应障碍。

3. 虹膜新生血管一般在静脉阻塞后 2～3 个月出现，最晚也很少超过 6 个月，但有些病例可在发病后 1 个月内出现。眼底检查须在散瞳后进行。部分病例可出现不同程度的玻璃体积血，视网膜静脉阻塞是非外伤性玻璃体积血的常见原因。

4. 典型的眼底表现为静脉阻塞区域内静脉血管显著扩张、迂曲，颜色偏暗，动脉多硬化，视网膜不同程度的放射状或火焰状浅层出血，出血可一直延续到周边部视网膜。视网膜水肿、棉绒斑，严重时出血和水肿可淹没血管，少数病例可出现渗出性视网膜脱离。如出血较多并突破内界膜可发生视网膜前出血。

5. 视网膜中央静脉阻塞时可有视盘的水肿、充血和出血。黄斑受累则可见黄斑水肿甚至中心凹下的出血。如是分支静脉阻塞则以颞上支多见，部分可出现半侧的静脉阻塞。病程较长者可见到出血吸收，视网膜水肿区域有硬性渗出，黄斑囊样水肿，严重者可出现黄斑裂孔，视网膜微血管瘤形成，时隐时现的深层点状视网膜出血，侧支循环血管形成，新生血管出现、生长、萎缩、纤维化和纤维膜收缩。阻塞的血管可再通或硬化成白线样。

6. 视网膜静脉阻塞最常见的并发症是黄斑囊样水肿，视网膜新生血管和新生血管性青光眼。黄斑囊样水肿发生时间、严重程度和持续时间与阻塞的部位和程度有关，表现为黄斑区视网膜增厚，严重者可出现局限性浆液性视网膜脱离，黄斑裂孔形成。黄斑水肿多在数月后消退，也有持续数年的。消退后黄斑区色素紊乱。典型的视网膜新生血管为扇形或树枝状，可沿视网膜生长也可长入玻璃体内，此类血管易出血，新生血管萎缩后形成的纤维膜收缩可产生牵拉性视网膜脱离。房角处和虹膜表面出现新生血管则预示着新生血管性青光眼的来临。

二、西医治疗

（一）CRVO（半侧 CRVO）

1. 新生血管性青光眼最有可能发生在发病后 2～5 个月（百日青光眼），通过裂隙灯以排除虹膜青红变，前房角镜检查以评估房角新生血管（NVI）。如果虹膜或房角出现新生血管应行全视网膜光凝（PRP）或者抗 VEGF 治疗。

2. 缺血型 CRVO 应进行全视网膜光凝，以阻止新生血管性青光眼或玻璃体积血的发生。

3. 青年型视网膜中央静脉阻塞多与炎症有关，可考虑应用糖皮质激素治疗。

4. 半侧静脉阻塞合并新生血管应进行视网膜光凝，合大面积无灌注区可以考虑光凝。

5. 抗 VEGF 疗法治疗缺血性和非缺血性 CRVO 黄斑水肿。

6. 玻璃体腔内注射曲安奈德。

7. 针对病因治疗相关的全身病，如高血压、高血脂、高血黏滞状态等。

（二）BRVO

1. 前 4 个月每月随访一次，随后每 2 个月随访一次，直到康复。评估视网膜和虹膜新生血管的风险（NVI 很少发生）。

2. 如果出现视网膜新生血管和（或）怀疑，应行 FA 检查。如果证实有毛细血管无灌注区，在缺血区行局部 PRP 治疗。

3. 当慢性黄斑水肿（3 个月）持续，且视力低于 2C/40，应行 OCT 检查。抗 VEGF 和（或）联合曲安奈德玻璃体腔注射可能是有效的。每年随访一次，监测病情发展。

4. 另一种可行的治疗是 AV 交叉处的鞘膜切开术。

（三）RVO 的外科治疗

手术治疗的重点是视网膜静脉阻塞本身或者黄斑水肿，许多手术治疗 RVO 的方法已经被报道。以下是常见的手术：①放射状视神经切开术（RON）。②绒毛膜静脉吻合术。③玻璃体切除术。④注入组织纤溶酶原激活剂（t-PA），经视网膜静脉插管形成的视网膜静脉腔。⑤动静脉切开术。

（四）预后

1. 视网膜静脉阻塞（RVO）的预后因阻塞部位和阻塞程度（缺血或非缺血）而异。一般来说，闭塞程度较轻的远端 RVO 比缺血程度较重的近端 RVOs 预后更好。

2. 视网膜中央静脉阻塞（CRVO）和半 CRVO 表现相似。它们通常与青光眼相关，并具有较高的前段新生血管形成和新生血管性青光眼的风险，视网膜静脉阻塞（BRVO）和半视网膜静脉阻塞（HR-VO，与半 CRVO 不同）在发生阻塞的地方存在可见的动静脉交叉。更常见的是与全身性高血压、糖尿病和脂质障碍相关，更有可能导致视网膜新生血管。

3. 黄斑水肿可并发 CRVO 和 BRVO。治疗相关黄斑水肿最安全的方法是使用抗血管内皮生长因子（anti-VEGF）、糖皮质激素。激光光凝在 BRVO 具有潜在的治疗作用。

4. 静脉阻塞的危险因素包括全身疾病，如全身动脉高血压、糖尿病、血脂和凝血紊乱。因此，与患者的初级保健提供者进行沟通帮助协调治疗很重要。

5. 优化控制全身性动脉高血压、糖尿病、血脂水平和眼压（IOP）来控制青光眼，这些都是管理全身性危险因素的重要因素。

三、中医临床思维

（一）中医病名及病因病机特征

本病属中医“络瘀暴盲”“血证”范畴，为血瘀之证。《临床必读》称本病为“目衄暴盲”；《审视瑶函·暴盲症》记载了本病的病因，“……病于阳伤者，缘愤怒暴悖，恣酒嗜辣，好燥腻，及久患热病痰火人得之，则烦躁秘渴；病于阴伤者，多色欲悲伤，思竭哭泣太频之故；伤于神者，因思虑太过，用心罔极，忧伤至甚。元虚水少之人，眩晕发而盲瞽不见。能保养者，治之自愈，病后不能养者，成痼疾。”《银海指南·肾经主病》提出暴盲的病因为“相火上浮，水不能制”。络瘀暴盲是多种病因导致脉络瘀阻，血溢络外而遮蔽神光，结合临床可归纳为：①情志内伤，肝气郁结，肝失条达，气滞血郁，血行不畅，瘀滞脉内，血溢络外。②肝肾亏虚，水不涵木，肝阳上亢，气血上逆，血不循经而外溢。③过食肥甘厚味，痰湿内生，痰凝气滞，血行不畅，痰瘀互结，血脉瘀阻，血不循经，血溢脉外。其病机关键是脉络瘀阻，血溢脉外而遮蔽神光。

（二）辨病辨证及治疗特征

中医将络瘀暴盲分为肝阳上亢型、气滞血瘀型、痰瘀互结型、气血两虚型、肝肾阴虚型 5 个证型。根据病程分为：初期（病程小于 2 周），中期（病程 2 周～2 个月）以瘀血为主，晚期（病程 2 个月以上）。

本病的治疗原则为止血、化瘀、宁血以及补虚、活血利水。肝阳上亢型治宜平肝潜阳、化瘀止血，方用天麻钩藤饮加减；气滞血瘀型治当理气解郁、化瘀止血，方用血府逐瘀汤加减；痰瘀互结型治宜化痰利湿、活血通脉，方用二陈汤合桃红四物汤加减；气血两虚型方用八珍汤加减；肝肾阴虚型治宜滋阴降火、凉血化瘀，方用杞菊地黄汤加减；同时在辨证分型治疗的基础上，再根据分期增加药物，初期（眼底见有新鲜出血）可加巧日仙鹤草、白茅根；中期（眼底见陈旧性出血斑点）加穿山甲、红花，全蝎；后期（眼底见有机化斑、渗出多）加昆布、海藻、莪术、三棱。

（三）药物选择

数据挖掘表明，视网膜静脉阻塞方剂中药物使用频次从高到低依次为赤芍、当归、川芎、生地黄、三七、桃仁、红花、丹参、牛膝、柴胡、茯苓、地龙、蒲黄、枳壳、郁金、白茅根、车前子、泽泻、甘草等等。从药物的分类上看，使用频次最多的是活血化瘀药，其次是清热药、止血药、理气药、补血药、利水渗湿药、化痰药等。从用药的归经上可以看出，依频次统计多归于肝、心、肾、脾经，尤以肝、心二经为著。

四、名医经验

（一）唐由之经验

唐由之认为视网膜静脉阻塞基本病机为气虚血瘀，本病多发于中老年人，患者此时普遍开始出现气虚、阳虚等脏器虚衰证候。脾主运化，为气血生化之源，“气为血之帅”，脾气虚则气血津液运化无力，血行不畅；肾气虚则主水及藏精功能失职，气化无权、水湿泛滥，导致水液或痰湿潴留；肾阳虚则真阳不足，畏寒肢冷，温化行血无力。因此，视网膜静脉阻塞患者普遍存在气虚血瘀的病机，与西医认为本病存在血流动力学紊乱、血流淤滞、循环障碍的病机相吻合。气虚不足以推血，则血必有瘀，气血失调，脉道瘀阻，致使血不循经流注而溢于络外，形成广泛性出血。在治疗上，采用清热止血法治疗，清热不可过寒，止血不可郁气。寒凉过度、气机壅塞，均易造成瘀血留滞不化。唐由之治血症常根据出血时间的长短、颜色的深浅、病情所处的阶段，分期论治。若为新鲜出血，颜色鲜红，常采用凉血止血法，喜用茜草、蒲黄、藕节、大蓟、小蓟等止血，配合生地黄、白茅根、牡丹皮、小剂量黄芩等清热凉血；出血停止，颜色暗红，则过渡到活血化瘀阶段，常酌情加入赤芍、丹参、川芎、当归、姜黄等活血化瘀；病至晚期，出血基本吸收、残留渗出及机化组织时，则加大化痰软坚作用，选用昆布、海藻、浙贝母、半夏等。手术后出血或外伤出血常加入少许三七、苏木等药。应用这一方法，止血而消瘀，能较好地防止瘀血停滞之弊。

（二）廖品正经验

廖品正擅治“水血同病”证，常用“活血利水”法。廖品正认为，血与津液同源于水谷精微，同为液态物质，均有滋润和濡养的作用，二者在生理上相互依存，相互补充，病理上相互影响。当机体受内外各种病邪侵扰或遭受外伤、手术创伤时，可导致血行瘀阻。血瘀不行则津液不行，滞留之水液渗溢脉外并流浸组织、腠理、孔窍，遂引起水肿、渗出等相关病变。基于血与水在生理和病理上相互关系密切，在临证时为达到血病治水、水病治血、水血同治的效果，用了活血利水法。处方一般都由活血化瘀方加利水渗湿药或利水渗湿方加活血化瘀药组成，用药常选同时具有活血化瘀和祛湿利水两方面功能的单味药。廖品正认为本病应当分期治，急治标，缓治本。切不可单纯凉血止血，以免血瘀；也不宜单纯活血化瘀，以防发生赤丝纹缕（新生血管），再度引起出血。治宜凉血佐以止血，凉与化，止与活，既对立又统一，二者同用，相得益彰。出血期以凉血止血为主，佐以活血化瘀，凉血止血的同时，又须防备瘀血凝滞，方用生蒲黄汤。静止期死血停滞于眼内，又当活血化瘀为要，假若死血凝聚成块，或已机化成条束状，则当在活血化瘀的同时还要软坚散结。积血过于浓厚者，可选加破血之品。轻者用桃红四物汤加味，重者用血府逐瘀汤或通窍活血汤。恢复期当出血吸收之后，又当治其本，用补肾水之法以熄心火，方用驻景丸加减。

（三）王明芳经验

王明芳在诊治视网膜静脉阻塞时，常采用四期论治与全身脏腑辨证相结合的方法，强调眼底病变的局部辨证。对于本病的出血期，即指发病 15 d 以内，出血开始或为出血活动期，其病因不离“气、火、瘀、伤”，病位不离“心、肝、脾、肾”，因此其证型常有肝火上炎证（治以清肝泻火，凉血止血，方选龙胆泻肝汤加减）、阴虚火旺证（治以滋补心阴，降火凉血，方选天王补心丹加减）、脾不摄血证（治以健脾益气，固络止血，方选归脾汤加减）、气滞血瘀证（治以行气活血祛瘀，方选血府逐瘀汤加减）。本病的瘀血期，即指出血后半个月至2个月间，此期无新鲜出血，突出的眼底改变是见暗红色出血及渗出斑，眼底出血多有郁滞，且出血之后常致视物不清或视物不见，患者心情更加抑郁，因此此期病机主要为气滞血瘀。本病的死血期，指在发病2～3个月内，突出的眼底改变是出血颜色暗黑，或部分出血吸收，机化开始形成，病及黄斑常见黄斑囊样水肿，久留眼底不去之血即为死血，死血由病理产物变为损目之因素，遮闭神光发越，黄斑囊样水肿的出现是“血不利便化为水”的反应，机化物是有“痰瘀”之象，结合“久病多痰”，“久病多瘀”的病理特点，因此本期病机为血瘀、痰凝、水停。本病的干血期，指在发病后3个月以上，眼底改变为出血大部分吸收或完全吸收，遗留少许死血块，或仅为机化灶，根据“久病多虚”，“久病及肾”，“久病多瘀”，加之已大量使用活血化瘀药物，而活血化瘀药物久用易伤正气，因此此期多辨证为肝肾不足兼瘀。在治疗上，调整脏腑功能的同时，应治气、治火、治瘀，方能提高疗效。对于四期论治，王明芳强调应注意以下几点：一是眼内出血的特点是离经之血无窍可直接排出而易于留瘀，止血勿忘留瘀之弊。二是止血活血要掌握好度，特别对于反复出血者，往往是新旧杂存，当以凉血止血为主，辅以少量活血药物。三是血瘀常有气滞，且活血化瘀药物久用易伤正气，因此活血时应配伍行气药物，久用活血药物时适当增加补益药物。四是瘀血日久易化水生痰，故宜血水同治或痰瘀同治。

（四）苏藩经验

苏藩认为视网膜静脉阻塞属于“眼底血证”的范畴，他认为眼睛由于组织紧密、血络微细的特点，血络易被各种病变及病理产物阻塞而发生出血，并据“出血必有瘀，有瘀必出血”“瘀滞损三光，瘀化则目明”，眼底出血证与其他出血证不同，眼内出血后，外无出路，必产生瘀而停滞，决定了眼底出血证不宜单纯止血，而宜尽早活血化瘀、理气通络，故眼底血证，以通为要。临床中苏藩将眼底血证分以下5型进行辨证施治：①肝胆实热，目络瘀滞型，治则：清泻肝胆，活血化瘀。方药：龙胆泻肝汤加减；②肝肾阴虚，目络瘀滞型，治则：滋阴降火，活血化瘀。方药：知柏益坎煎加减；③肝脾不调，瘀湿不化型，治则：疏肝健脾，活血化瘀。方药：疏肝解郁汤加减；④心脾两虚，瘀湿不化型，治则：健脾养心，活血化瘀，方药：归脾化瘀汤加减；⑤脾肾两虚，瘀湿不化型，治则：温肾化气，健脾祛湿，活血化瘀。方药：戊癸固元汤加味。以上5种证型在治疗时均口服复方光明胶囊（龙血竭、水蛭、地龙、川芎等，按现代制剂工艺制成胶囊），每次4粒，3次/d，治以活血化瘀、通络明目。

同时根据国家中医药管理局《中医病症诊断与疗效标准》，苏藩将视网膜静脉阻塞分为以下3期辨证治疗：①初期（出血期）。发病在2～3周以内，此期视盘充血、水肿，边缘模糊，沿视盘为中心的视网膜上见放射状出血，量多色红，视网膜水肿，出血波及黄斑区，静脉高度怒张迂曲。治以凉血通络，化瘀明目，处方（Ⅰ号方加减）：当归、川芎、赤芍、牡丹皮、荆芥炭、怀牛膝各10 g，丹参、葛根各20 g，生蒲黄12 g，生地黄15 g。②中期（瘀血期）。发病3周以后，眼底存留大量暗红瘀血，视盘充血、水肿减轻，静脉怒张缓解。治以活血祛瘀，通络明目，处方（Ⅰ号方加减）：当归、川芎、赤芍、怀牛膝、桃仁各10 g，丹参、葛根各20 g，生蒲黄12 g，茯苓15 g，红花6 g。③后期（恢复期）。发病2个月后，此期眼底出血已大部分吸收，微有陈旧渗出物，视盘边缘逐渐清晰。治以扶正祛瘀，活血益气，消滞明目，处方（Ⅱ号方）：当归、川芎各10 g，丹参、葛根、黄芪各20 g，茯苓、枸杞子、菟丝子各15 g，海藻、昆布各12 g。服药方法：以上方药水煎服，每日1剂，每日3次，10 d为1个疗程。

（五）邹菊生经验

邹菊生认为，眼内出血有如下特点：①眼内出血因无窍道直接排出，且吸收消散难而易于留瘀，瘀留目内则变证丛生，后患无穷；②眼内出血不像体表四肢能机械地直接止血，故止血不易；③眼部组织脆弱而脉络富，故易于再出血。邹菊生认为视网膜静脉阻塞多为血热灼津成瘀阻滞脉络，血不循常道，溢于脉外而致出血。治疗上，多采用和营清热法，方选四妙勇安汤加减，方中金银花清热解毒；玄参性寒软坚，增液活血；当归活血散瘀；甘草调和诸药，配合金银花有加强清热解毒的作用。在分期论治上，早期采用和营清热、凉血止血法，方中加入仙鹤草、大蓟、小蓟、茜草、铁苋菜等凉血止血药；中期采用和营清热、活血软坚法，方中酌情加入五灵脂、昆布、海藻、莪术、水蛭等软坚散结祛瘀之品，以促进瘀血吸收，防止遗留陈旧残血而形成机化；后期因久病气虚，多采用益气扶正法，方中可加入黄芪、党参等益气扶正。同时注重调节情志与饮食调节。

（六）吕海江经验

吕海江认为，本病多以肝失条达、脾失健运而发病者较为多见，一方面，肝主疏泄，调畅人体气机，可使经脉通利，维持人体气、血、水的正常运行，精微物质上乘于目，使目有所养而视物精明。肝为血之海，主藏血，调节血量，气血平和，使血循经而行于脉内，目受血而维持正常视觉功能。若肝的疏泄及藏血功能失常，可使目络受损而致出血。另一方面，脾主运化，为气血生化之源，可上输五脏六腑化生之精气于眼目。脾主统血，血属阴，脉为血府，脾气健旺，使气生有源，脾气之统摄作用使血液在目络中运行而不外溢。若脾虚无力运化水液，导致水液内停，聚而生痰，甚则水肿，引起视物模糊、变形；若脾气虚弱不能统摄血液，则可导致眼部出血病症。此外，五脏之气，皆相互贯通，相互影响。脾之运化功能健旺有赖于肝之条达，肝之功能正常有赖脾胃运化的水谷精微的滋养，若肝木乘脾土，使肝脾不调，抑或土反侮木使土壅木郁，皆可导致本病的产生。本病多见于肝脾受累而致血瘀、出血，故治疗应以“止血化瘀，疏肝健脾”为法，并在此基础上自拟止血明目方。

（七）庞赞襄经验

庞赞襄认为，治疗本病，首先要治疗出血，逐渐恢复视力。视力的恢复取决于阻塞的病因、部位、程度、药物治疗、全身情况以及侧支循环的建立，故以舒肝解郁，疏通脉络，开启玄府，发散郁热，止血散结，破瘀通脉为主。在疏通脉络的基础上，加用凉血止血之品，勿用寒凉之品，或过多应用活血化瘀之类药物。以解肝郁，开玄府，疏脉络，破瘀明目；或用育阴潜阳，平肝熄风，破瘀行血之法，以大养肝阴之药，配合散瘀通络、止血明目之品。或以补心益阴，养血安神，疏通脉络之法治疗。临床治疗中应辨别证型，分型论治，方可收效。

五、名方推荐

（一）生蒲黄汤

生蒲黄 25 g，墨旱莲、藕节各 30 g，生地黄、郁金、牡丹皮各 15 g，丹参 20 g，栀子、荆芥炭各 10 g，甘草、川芍各 6 g。用法：每日 1 剂，水煎，分 2 次温服。功效：滋阴止血，活血利水。主治：肾阴亏损，虚火上炎，热迫血溢。加减：若兼肝阳上亢者，加石决明、夏枯草；头痛甚者，加五灵脂、赭石；兼阴虚者，加知母、玄参、阿胶；兼气虚者，加太子参、黄芪。本方为廖品正治疗视网膜静脉阻塞静止期常用方。

（二）桃红四物汤

桃仁、红花、川芎、当归、熟地黄、赤芍各 15 g。功效：养血活血，化瘀利水。主治：血虚及血瘀证。用法：水煎，每日 1 剂，分 2 次温服。加减：若瘀滞日久，或瘀滞浓厚者，加五灵脂、三棱、莪术、花蕊石等破血行瘀之味。如瘀块陈旧，有机化趋势者，加穿山甲、昆布、海藻、谷芽、麦芽、鸡内金等软坚散结之品。本方为廖品正治疗视网膜静脉阻塞静止期常用方。

（三）驻景丸

楮实子、菟丝子、肉苁蓉、熟地黄、枸杞子、人参各 10 g，五味子、乳香各 5 g，花椒 3 g。功效：滋补肝肾，兼补气血。主治：肝肾两虚，气血不足的圆翳内障，视瞻昏渺，青盲。用法：上为末，炼蜜为丸，如梧桐子大，每服 30 丸，空心盐汤送下。加减：可适当加熟地黄、阿胶等滋阴补血之品；也可加炒谷芽、山楂、鸡内金等消导积滞之品，以改善变性和渗出；睡眠不佳，可加首乌藤、合欢等。

（四）补阳还五汤

当归尾 12 g，红花、赤芍、川芎、桃仁、地龙各 10 g，黄芪 5～80 g，其中发病偏早、中期或年龄小于 40 岁者，黄芪用量为 5～10 g；偏中、晚期或年龄大于 40 岁者，黄芪用量为 30～80 g。功效：补气，活血，通络。主治：中风之气虚血瘀证。用法：每日 1 剂，水煎早晚服，1 个月为 1 个疗程，连续治疗 2～3 个疗程。

（五）血府逐瘀汤

当归、赤芍、柴胡、红花、川芎、枳壳、牛膝各 9 g，桔梗、桃仁各 6 g，生地黄 12 g，甘草 3 g。功效：活血化瘀，行气止痛。主治：胸中血瘀证。用法：每日 1 剂，水煎，分 2 次服。

（六）通窍活血汤

麝香 0.15 g，大枣 10 g，老葱 3 根，生姜 9 g，生地黄 12 g，桃仁、红花各 16 g，川芎 10 g，赤芍 20 g，白酒 3 mL。功效：活血化瘀，通窍活络。主治：上部血瘀证。用法：每日 1 剂，水煎，分 2 次服。加减：实热型加黄芩 12 g，龙胆、菊花各 15 g；虚热型加柴胡 12 g，牡丹皮 15 g，醋炒鳖甲 30 g；心脾两虚型加党参、白术各 20 g，白茯苓、龙眼肉各 15 g；气血两虚型加生黄芪 60 g，当归 18 g；瘀积型加王不留行 15 g，炮穿山甲加量至 12 g，丝瓜络加至 15 g。另应于出血早期加用茜草炭 20 g，荆芥穗炭 15 g，水牛角 60 g。

（七）视网膜中央静脉阻塞Ⅰ号方

红花、川芎、生地黄、玄参、柴胡各 10 g，赤芍、枳壳各 15 g，桃仁 12 g，郁金、石决明各 6 g，香附、茺蔚子、三七各 5 g。功效：活血化瘀，行气导滞。主治：视网膜静脉阻塞证。用法：每日 1 剂，水煎服。加减：情志抑郁，胸胁胀满，口苦咽干等肝经有热的证象加牡丹皮、栀子、知母、墨旱莲以清肝经郁热之邪；五心烦热、虚烦多梦者加黄柏、知母、泽泻以滋阴降火；面色㿠白，气短懒言，食少便溏者加党参、黄芪、白术、山药以健脾补气。

（八）疏肝破瘀通脉汤

紫丹参 15 g，白芍、赤芍、银柴胡、羌活、防风、木贼、蝉蜕、当归、白术、茯苓各 9 g，甘草 3 g。功效：疏肝破瘀，通脉复明。主治：视网膜静脉阻塞证。用法：水煎服，每日 1 剂。加减：胃纳欠佳者，加青皮、炒麦芽、枳壳、炒神曲、焦山楂各 10 g；大便干燥者，加番泻叶 10 g；大便溏者，加苍术 10 g，吴茱萸 6 g；口干烦躁，去羌活，加生石膏、瓜蒌各 15 g，麦冬、沙参各 10 g。

（九）育阴潜阳通脉汤

生地黄、珍珠母各 15 g，山药、麦冬、盐知母、盐黄柏、生龙骨、生牡蛎、怀牛膝、丹参、赤芍、蝉蜕、木贼各 9 g，枸杞子、白芍、沙参各 12 g。功效：滋阴益肾，平肝潜阳，破瘀行血。主治肾阴不足，肝阳上亢型视网膜静脉阻塞证。用法：水煎服，每日 1 剂。加减：大便秘结者，加番泻叶 10 g；头痛眼胀，加钩藤、菊花各 10 g；心悸失眠，加远志、炒枣仁各 10 g；胸闷气结，加紫苏子 10 g、瓜蒌 15 g，酌情加柴胡、当归、川芎、陈皮。

（十）补心丹

人参、茯苓、玄参、丹参、桔梗、远志各 15 g，当归、五味子、麦冬、天冬、柏子仁、酸枣仁（炒）各 30 g，生地黄 120 g。功效：滋阴清热，养血安神。主治：阴亏血少，心火旺盛型视网膜静脉阻塞。用法：上药共为细末，炼蜜为小丸，用朱砂水飞 9～15 g 为衣，每服 6～9 g，温开水送下，或用龙眼肉煎汤送服；亦可改为汤剂，用量按原方比例酌减。

（十一）止血明目方

茜草 30 g，仙鹤草、墨旱莲、醋香附各 20 g，炒牡丹皮、茺蔚子各 15 g，炒枳壳 12 g，三七粉（冲服）3 g。功效：止血化瘀，疏肝健脾。主治：肝郁脾虚所致的血瘀、出血。用法：每日 1 剂，水煎，分 2 次温服。加减：当急性发作导致出血较多时宜加白及、紫草、蒲黄炭、棕榈炭；当出血得到控制而眼底以渗出、水肿为主时宜化瘀利水，并于原方酌加大黄炭、川牛膝、猪苓、泽泻；还应考虑日久虚热内生之变，临床化瘀之时，清虚热之法亦不容忽视，可在原方基础上酌用生地黄、麦冬、黄柏之类。

（十二）龙胆泻毒汤

龙胆、栀子、柴胡各 10 g，大黄、黄连、滑石、木通各 5 g，甘草 9 g。功效：清肝泻火，解毒利湿。主治：肝胆实热，目络瘀滞型视网膜静脉阻塞。用法：每日 1 剂，水煎，分 2 次温服。

（十三）知柏益坎煎

知母、黄柏、生地黄、山茱萸、茯苓、泽泻、蝉蜕各 10 g，蒲黄、五灵脂、甘草各 12 g。功效：滋补肝肾，活血化瘀。主治：肝肾阴虚，目络瘀滞型视网膜静脉阻塞。用法：每日 1 剂，水煎，分 2 次温服。

（十四）戊癸固元汤

茯苓、桂枝、白术、砂仁、丹参、补骨脂各 15 g，沙苑子、胡芦巴、薏苡仁、豆蔻各 12 g，川芎、蒲黄、五灵脂、甘草各 10 g。功效：补脾益肾，祛瘀利湿。主治：脾肾两虚，瘀湿不化型视网膜静脉阻塞。用法：每日 1 剂，水煎，分 2 次温服。

（十五）大定风珠或天麻钩藤饮

阿胶、鸡子黄、白芍、五味子、地黄、麦冬、火麻仁各 10 g，龟甲、鳖甲、牡蛎各 6 g，炙甘草、夏枯草各 12 g；天麻、钩藤、石决明、黄芩、栀子、牛膝、益母草、杜仲各 10 g，桑寄生、白芍、首乌藤、茯神各 15 g。功效：育阴熄风。主治：阴虚阳亢型视网膜静脉阻塞。用法：每日 1 剂，水煎，分 2 次温服。

第七节　葡萄膜炎

葡萄膜炎（uveitis）过去是指葡萄膜本身的炎症，但目前在国际上，通常将发生于葡萄膜网膜、视网膜血管以及玻璃体的炎症统称为葡萄膜炎，还有人将视盘的炎症也归类于葡萄膜炎。葡萄膜炎多发于青壮年，易合并全身性自身免疫性疾病，常反复发作，治疗棘手，可引起严重并发症，是一类常见而又严重的致盲性眼病。

一、诊断标准

葡萄膜炎按解剖位置可将葡萄膜炎分为前葡萄膜炎、中间葡萄膜炎、后葡萄膜炎和全葡萄膜炎。

（一）前葡萄膜炎

前葡萄膜炎（anterior uveitis）包括虹膜炎、虹膜睫状体炎和前部睫状体炎 3 种类型。它是葡萄膜炎中最常见的类型，占我国葡萄膜炎总数的 50%左右。根据病程，前葡萄膜炎可分为急性、慢性和复发性 3 种类型。急性前葡萄膜炎的自然病程小于 3 个月，慢性前葡萄膜炎大于 3 个月。

1. 急性前葡萄膜炎：

（1）典型的临床表现：急性前葡萄膜炎起病突然，常见症状多为单眼发病，出现眼红、眼痛、畏光、流泪，但这些症状在不同患者和疾病的不同阶段可有很大差异。患者多有视物模糊症状，尤其伴发反应性黄斑水肿、视盘水肿者，可有明显的视力下降。前房炎性反应严重，眼部检查可见睫状充血（严重者可出现混合充血），角膜通常透明，部分患者可出现角膜内皮皱褶，尘状角膜后沉着物（＋～＋＋＋），前房闪光（＋～＋＋＋），前房炎症细胞（＋＋～＋＋＋＋），部分患者前房内可有蛋白质凝聚物、纤维素性渗出物（膜），甚或前房积脓。虹膜可发生后粘连，瞳孔变小、瞳孔变形，眼压通常正常，也可轻度降低，少数患者因纤维素性渗出、炎症细胞碎片堵塞房角，可出现眼压升高。能看到玻璃体者，可发现前玻璃体内有细胞并混浊，虽然可能出现反应性黄斑水肿、视盘水肿，但眼底多无可见的视网膜、脉络膜病变。

（2）对怀疑感染因素引起者，应行相关检查，以确定或排除相应的感染性疾病。

（3）应仔细询问腰骶部疼痛、周围关节炎、胃肠道病变、泌尿生殖系统感染等病史。

（4）进行 HLA-B27 抗原测定。

（5）红细胞沉降率、C 反应蛋白质含量、白细胞计数等检测，有助于评价是否伴有全身性病变。

（6）若病史提示可能伴有血清阴性椎关节病变、炎性反应性肠道疾病、银屑病性关节炎者，应建议至相关科室检查，以确定伴发的全身性疾病。

（7）根据情况可行眼科超声生物显微镜检查（UBM）、光学相干断层扫描（OCT）、荧光素眼底血管造影（FFA）等检查。

2. 慢性前葡萄膜炎：

(1) 临床表现：患者常无睫状充血或有轻微睫状充血，角膜后沉积物（KP）可为尘状、中等大小或羊脂状，可出现 Koeppe 结节和（或）Busacca 结节、虹膜水肿、脱色素、萎缩和后粘连等改变，易发生并发性白内障继发性青光眼等。

(2) 诊断：根据临床表现一般易于诊断，但应注意合并的全身性疾病，特别是发生于 16 岁以下者应详细询问关节炎、皮疹等病史，并进行抗核抗体检查，以确定是否合并幼年型特发性关节炎。

(二) 中间葡萄膜炎

根据典型的玻璃体雪球样混浊、雪堤样改变以及下方周边视网膜血管炎等改变，可做出诊断。但在临床上易被误诊或漏诊，因此应进行详细的检查。对以下情况应进行三面镜、双目间接检眼镜及周边眼底检查：①出现飞蚊症并有加重倾向。②其他原因难以解释的晶状体后囊下混浊。③不能用其他原因解释的黄斑囊样水肿。FFA 检查可发现视网膜血管炎、黄斑囊样水肿、视盘水肿等改变，有助于诊断。

(三) 后葡萄膜炎

临床表现：①症状：主要取决于炎症的类型、受累部位及严重程度。可有眼前黑影或暗点、闪光、视物模糊或视力下降，合并全身性疾病者则有相应的全身症状。②体征：视炎症受累部位、水平及严重程度而定。常见的有：a. 玻璃体内炎症细胞和混浊；b. 局灶性脉络膜视网膜浸润病灶，大小可不一致，晚期形成瘢痕病灶；c. 弥漫性脉络膜炎或脉络膜视网膜炎；d. 视网膜血管炎，出现血管鞘、血管闭塞和出血等；e. 视网膜水肿或黄斑水肿。此外，还可出现渗出性视网膜脱离、增生性玻璃体视网膜病变、视网膜新生血管、视网膜下新生血管或玻璃体积血等改变。一般不出现眼前段改变，偶尔可出现前房闪光、房水中有少量炎症细胞。

根据典型的临床表现，可做出诊断。FFA 对判断视网膜及其血管炎、脉络膜色素上皮病变有很大帮助，ICGA 有助于确定脉络膜及其血管的病变。B 型超声、OCT、CT 和 MRI 对确定炎症所引起的病变或在追溯病因上都可能有一定帮助。血清学检查，眼内液病原体直接涂片检查聚合酶链反应（PCR）测定感染因素的 DNA、病原体培养、抗体测定等，有助于病因诊断。

(四) 全葡萄膜炎

全葡萄膜炎是指累及整个葡萄膜的炎症，常伴有视网膜和玻璃体的炎症。当感染因素引起的炎症主要发生于玻璃体或房水时，称为眼内炎。国内常见的全葡萄膜炎主要为 Vogt-小柳原田综合征、Behcet 病性全葡萄膜炎等，这里不做具体讲述。

二、西医治疗

(一) 前葡萄膜炎

1. 急性前葡萄膜炎：

(1) 糖皮质激素滴眼剂点眼：对于急性严重的前房炎性反应，应选用作用强的糖皮质激素滴眼剂，如 0.1%地塞米松、1%醋酸泼尼松龙。最初可 15～30 min 点眼 1 次，点眼数次后可改为每小时 1 次。对于中度炎性反应，则应降低点眼的频度至每日 3～4 次。对轻度炎性反应，则宜选用作用较弱的糖皮质激素滴眼剂，每日点眼 1～3 次。在使用糖皮质激素滴眼剂点眼时应注意以下问题：①急性前葡萄膜炎不需要使用抗生素或糖皮质激素和抗生素混合剂；②所用制剂和点眼频度应根据炎性反应严重程度而定；③单纯前房闪光不伴有前房炎症细胞，提示无活动性前房炎性反应，不是使用糖皮质激素滴眼剂的适应证；④对糖皮质激素滴眼剂使用时间较长者，应注意监测眼压变化。

(2) 睫状肌麻痹剂和扩瞳剂点眼：所有患者使用睫状肌麻痹剂进行散大瞳孔治疗。一般选用短效睫状肌麻痹剂，如复方托吡卡胺，每日 1 次或隔日 1 次。对于严重的前葡萄膜炎患者，炎性反应严重或有瞳孔后粘连迹象者，应选用长效睫状肌麻痹剂，如 1%或 2%阿托品滴眼剂或眼膏，开始时每日 1～2 次，以后根据情况可改为每日 1 次或隔日 1 次；对于中度炎性反应者，则宜改用 2%后马托品眼膏或托吡卡胺，每日 1～2 次。

若新鲜的虹膜后粘连无法用睫状肌麻痹剂点眼拉开者，可选用强力散瞳剂（1%阿托品、2%利多卡因、0.1%肾上腺素等量混合）0.1 mL 结膜下注射。阿托品使用时应注意其作用时间长的特点，其可使瞳孔处于持久的开大状态，在此状态下也可发生虹膜后粘连，引起患者持续性畏光症状，因此对于前葡萄膜炎患者不宜长期使用该药。

（3）糖皮质激素结膜下注射和全身应用：急性前葡萄膜炎一般无须进行糖皮质激素结膜下注射，但对于严重的急性前葡萄膜炎，尤其伴有前房大量纤维素渗出和前房积脓者，可行结膜下注射糖皮质激素（如地塞米松 2.5 mg），但一般不宜多次注射。此外，患者角膜上皮有损伤者和不宜使用糖皮质激素点眼者，也可以考虑结膜下注射。对于急性前葡萄膜炎一般不需全身给予糖皮质激素治疗，对伴有血清阴性椎关节病变者可考虑全身给予糖皮质激素治疗，并建议到相关科室进行治疗。对于前房炎性反应特别严重者，可短期给予糖皮质激素口服治疗，如泼尼松，初始剂量 20～30 mg/d，待炎性反应减轻后即应迅速减量，使用时间一般不超过 1 个月。

（4）非甾体消炎药点眼：对于急性前葡萄膜炎目前尚无循证医学证据支持全身使用非甾体消炎药。非甾体消炎药滴眼剂已用于外伤或眼前节手术所致的前房炎性反应，对急性前葡萄膜炎的效果尚无大宗病例报告。

（5）免疫抑制剂：对于单纯的急性前葡萄膜炎不需全身使用其他免疫抑制剂，但对伴发的全身疾病，可在有经验医师的指导下使用。根据患者伴发的全身性疾病，也可建议至相关科室诊治。

2. 慢性前葡萄膜炎：

糖皮质激素、非甾体消炎药和睫状肌麻痹剂是常用的局部治疗药物（详见急性前葡萄膜炎的治疗），但滴眼频度应视炎症严重程度而定。对于合并有全身性疾病（如幼年型慢性关节炎、炎症性肠道疾病、Vogt-小柳原田综合征等）患者，除了局部用药外，尚需全身使用糖皮质激素和（或）其他免疫抑制剂。

（二）中间型葡萄膜炎

1. 定期观察：对视力大于 0.5 且无明显眼前段炎症者可不给予治疗，但应定期随访观察，也有人认为对于伴有明显视网膜炎或黄斑囊样水肿者，即便视力在 0.5 以上也应给予治疗。

2. 治疗措施：对视力下降至 0.5 以下并有明显的活动性炎症者，应积极治疗：①单眼受累，应给予糖皮质激素后 Tenon 囊下注射，可选用地塞米松（5 mg/mL），曲安西龙（40 mg/mL）或醋酸泼尼松龙（40 mg/mL），一般注射量为 0.5 mL。②双侧受累者，宜选用泼尼松口服，初始剂量为 1～1.2 mg/(kg・d)，随着病情好转逐渐减量，用药时间一般宜在半年以上。在炎症难以控制时，则宜选用其他免疫抑制剂，如苯丁酸氮芥、环磷酰胺、环孢素 A 等，由于需长时间的治疗，在使用此类药物过程中应注意全身毒副作用，前两种药物尚可引起不育，对有生育要求者应禁用或慎用。③药物治疗无效者，可行睫状体扁平部冷凝；出现视网膜新生血管，可行激光光凝治疗；玻璃体切割术可清除玻璃体内炎症介质、有毒有害物质、抗原等物质，有助于控制顽固性炎症。但由于手术本身对炎症具有刺激作用，甚至术后有导致眼球萎缩的危险，因此，一般应在各种药物治疗无效时，或确需清除玻璃体混浊和玻璃体积血时，才考虑选用此种手术治疗。④眼前段受累者，应滴用糖皮质激素滴眼剂和睫状肌麻痹剂。

（三）后葡萄膜炎

1. 确定为感染因素所致者，应给予相应的抗感染治疗。

2. 由免疫因素引起的炎症主要使用免疫抑制剂治疗。

3. 单侧受累者可给予糖皮质激素后 Tenon 囊下注射治疗。

4. 双侧受累或单侧受累不宜行后 Tenon 囊下注射者，可口服糖皮质激素、苯丁酸氮芥、环磷酰胺或环孢素 A 等。由于一些类型的后葡萄膜炎较为顽固，免疫抑制剂应用时间应足够长，联合用药常能降低药物的副作用，增强疗效。在治疗过程中应定期检查肝肾功能、血常规、血糖等，以免出现严重的药物毒副作用。

三、中医临床思维

（一）中医病名及病因病机特征

急性前葡萄膜炎中医称为“瞳神紧小”，慢性葡萄膜炎中医称为“瞳神干缺”。瞳神紧小是黄仁受邪，以瞳神持续缩小、展缩不灵，伴有目赤疼痛、畏光流泪、黑睛内壁沉着物、神水混浊、视力下降为主要临床症状的眼病，又名瞳神焦小、瞳神缩小、瞳神细小及肝决等。瞳神紧小和瞳神干缺两病见症虽然有别，实则均为黄仁病变，且在病因病机和临床表现等方面大致相似。病因病机，《原机启微·强阳抟实阴之病》云：“足少阴肾为水，肾之精上为神水，手厥阴心包络为相火，火强传水，水实而自收，其病神水紧小。”临证中其病因病机较为复杂，结合临床归纳如下：①外感风热，内侵于肝，或肝郁化火致肝胆火旺，循经上犯黄仁，黄仁受灼，展而不缩，发为本病。②外感风湿，内蕴热邪，或风湿郁而化热，熏蒸黄仁所致。③肝肾阴亏或久病伤阴，虚火上炎，黄仁失养；更因虚火煎灼黄仁，或展而不缩为瞳神紧小，或展缩失灵、与晶珠黏着而成瞳神干缺。此外，邪毒内侵波及黄仁或外伤损及黄仁，亦可引起本病。

（二）辨病辨证及治疗特征

葡萄膜炎分为肝经风热、肝胆火炽、风湿夹热、虚火上炎四个证型（《中医眼科学》）。急性期，风热交攻上扰黄仁，发病较急；病邪初犯，煎熬津液，神水浑浊；风热邪气循肝经上壅于目，可见眼痛视昏，抱轮红赤，畏光流泪；肝经风热上攻，血热壅滞，故黄仁肿胀，展缩失灵。肝胆火炽上攻黄仁，脉络阻滞，见眼珠疼痛，痛连眉骨颞颥；火郁目窍，故可见畏光流泪，白睛浑赤；热灼肝胆而神水浑浊、黄液上冲或神膏浑浊；火炽伤络，血溢脉外则血灌瞳神；神水浑浊，黄液上冲或神膏浑浊，神光越发受阻，则视力下降。慢性期久病伤阴，虚火上炎则眼干不适，视物昏花，目痛时轻时重；阴虚灼烁黄仁，晶珠失养，故黄仁失荣，瞳神干缺，晶珠浑浊；虚火上扰可伴有烦热不眠，口干咽燥。

本病治疗上，急性期，新病突起，发病迅速，病势较剧，易于传变，该期邪气内侵，正气充盛，故治需以祛邪为主。主要治法有祛风清热，清泻肝胆实火。代表方有抑阳酒连散、搐鼻碧云散、泻肝汤、镇肝丸等。慢性期，病势缓和，病程较长，病机以本虚为主，虚实夹杂，治需扶正祛邪。主要治法有补益肝肾，滋阴降火。代表方有三花五子丸、镇肝散、还睛散、岩电丸、益肾丸等。另外，本病的治疗务必尽早在局部应用散瞳药物，防止黄仁与晶珠黏着，减少或减轻并发症的发生发展。外治：①滴滴眼液：a. 散瞳：散瞳是治疗本病重要而必不可少的措施。发病之初即应快速、充分散瞳；b. 糖皮质激素滴眼液；c. 抗生素滴眼液。②涂眼药膏：睡前涂四环素、可的松眼药膏。③药物熨烫。④结膜下注射。其他治法：①中成药治疗。②针刺治疗：a. 肝经风热者，针用泻法，选睛明、申脉、太冲、曲泉、合谷；b. 肝胆火炽者，针用泻法，选太冲、风池、睛明、太阳、印堂；c. 风湿夹热者，针用泻法，选合谷、曲池、承泣、攒竹、风池；虚火上炎者，针用补法，选睛明、四白、三阴交、行间、肝俞、太溪等。均每日 1 次，留针 30 min，10 d 为 1 个疗程。③其他：必要时可全身应用糖皮质激素及非甾体消炎药治疗。如有结核可行抗结核治疗，有梅毒行驱梅治疗等。

目前临床上西医的治疗方法多以局部外用眼药水为主，主要有糖皮质激素、非甾体抗炎药物，合并全身免疫疾病者还需加用免疫抑制剂。此类西药长期使用会引起药物毒性，导致角膜上皮损伤，激素长期应用会引起眼压升高，一旦停药，病情容易反复。中医的治疗思想是从整体出发，因人而治、辨证施治、标本同治，调理全身正气，驱邪外出。

（三）药物选择

急性期选用祛风清热，清泄肝胆的药物，使用较多的有独活、生地黄、黄柏、黄芩、大黄、黄连、蔓荆子、栀子、柴胡、龙胆、车前子、当归、防风、防己、知母、前胡、羌活、白芷、玄参、桔梗、茺蔚子等；慢性期使用补益肝肾，滋阴降火的药物，使用较多的有知母、黄柏、熟地黄、山茱萸、山药、茯苓、泽泻、牡丹皮等。

《本草正义》中有记载用单味药物茺蔚子治疗“瞳神紧小”，“茺蔚味辛，微温。主明目益精，除水气。其子性温，能明目益精，水亏而瞳神缩小者宜之，火盛而瞳神散大者弗用，以辛散能助火邪也”。《神农本草经疏》：“茺蔚子味辛甘，微温微寒无毒，入手足厥阴经。目者，肝之窍也。益肝行血故明目益精。”

四、名医经验

（一）邹菊生经验

邹菊生认为葡萄膜炎属于中医眼科“瞳神紧小症”“视瞻昏渺”等范畴。病因多为外感风热毒邪入里，邪热内蕴；或外感风湿困脾，郁久化热；或素体阳盛，脾胃蕴热，复感风湿。风湿热毒搏结于内，热入心营，心脾积热，营分血郁，蒸灼黄仁，煎熬神水，血络瘀阻，使司瞳神展缩之筋肉失灵，以致形成瞳神紧小症。血行不利，水湿停留，出现视网膜水肿，以致形成视瞻昏渺症。故本病主要为风火或风湿热毒灼伤葡萄膜，其本质为火热为患。热病日久伤阴，阴虚火旺，虚火上炎亦可诱发本病，使病情反复难愈。治疗上，以和营清热为主，同时结合眼底辨证治疗。①辨证为心脾积热，治疗应以清热为主。但热毒内盛，热入心营，使营分血郁，血脉为营血所居之处，血脉有热即营分郁热，热灼津伤易致血稠血滞，热迫血行易致血热妄行，血稠血滞则火热易内蕴难解，血热妄行则火热易外散难消，故首先需和营，使营血安定，则热能清解。基本方的组成为生地黄、当归、玄参、金银花、蒲公英、甘草、柴胡、黄芩、（焦）栀子。其中，生地黄、当归、玄参、金银花、蒲公英、甘草为邹菊生独创之和营清热方，源自四妙勇安汤，并加上生地黄清营凉血为主药，蒲公英清热解毒消肿、利水排脓，甘草和中。②葡萄膜炎可出现房水混浊。精血养神水，神水涵养神膏（即玻璃体）黄精（即晶状体），神水病变可引起玻璃体混浊。邹菊生认为脾运靠脾阳，脾阳赖肾阳提供，故温肾阳才能通利神水，一方面促使神水产生，另一方面温阳可以促进病变神水气化，所以用淫羊藿温阳，赤小豆利水，淫羊藿加赤小豆是邹菊生温阳利水之常用组合药对，也可酌加桂枝通阳，同时可消除视网膜水肿。③在和营清热、温阳利水治疗的同时，邹菊生结合现代医学（葡萄膜炎与风湿结核等有关），酌加祛风湿药物（海风藤、豨莶草、钻地风等），同时佐用黄芩、百部、丹参等清热解毒药物。辨证经验上：①虹膜睫状体炎：若见角膜后沉着物多，加天花粉、白芷；若见前房混浊明显，加金樱子收敛固涩；若见前房积脓，加生石膏清阳明胃火；若患有胃病，可改用寒水石。在炎症已控制、沉着物减少、无前房混浊时，可加枸杞子、黄精提高视力。②后葡萄膜炎：若见视网膜水肿明显，加泽泻、楮实子、滑石、车前子、葶苈子、防己、瞿麦、萹蓄等；若患者用药后长时间视网膜水肿不退，视力恢复不佳，可考虑加用附子治疗。用小剂量附子取其温阳祛风湿之功，助水湿蒸腾气化以消水肿。同时附子温肾阳以助视力的提高，并且与清热药同用可制约附子热性，但不能长期使用；若见玻璃体混浊者，酌加紫贝齿、龙骨、牡蛎软坚散结；若炎症消退视力恢复不佳者，酌加枸杞子、黄精滋肾明目，地龙、姜黄活血通络。部分后葡萄膜炎反复发作患者，病至后期，正气虚衰，累及肝肾，可出现夜盲，此时偏重于温阳补肾利水，用鹿角温阳，夜明砂、地肤子、苍术明目。

（二）唐由之经验

1. 唐由之认为前葡萄膜炎的病机归纳为两大类：其一是由“肝”致病，其二是由“湿”致病。前者多见，发病急，随情志变化发病较多，部分病情迁延不愈或复发；后者多病情缠绵，随气候、饮食变化发病较多，比较容易复发。治法上包括：①疏风清热；②清热泻火；③滋阴清热；④宣畅气机，清利湿热。唐由之的基本处方：①急性期基本处方：龙胆、黄芩、赤芍、决明子、炒栀子、生地黄、牡丹皮、蔓荆子、密蒙花、菊花、甘草等。②后期基本处方：生地黄、熟地黄、山药、山茱萸、牡丹皮、泽泻、茯苓、当归、白芍。有热者加栀子、黄芩、石决明；有肝风者，可加菊花、白蒺藜、密蒙花、蔓荆子。反复发作伴随肝肾虚症状者，加枸杞子、女贞子、菟丝子、覆盆子等补益肝肾之品。肝气郁结者加制香附；少数患者表现体弱阳虚者可酌加党参、肉桂、巴戟天、肉苁蓉。③体内湿热较重者，三仁汤主之。上述基本处方方解：急性发作的基本方中可用龙胆、黄芩、栀子、决明子、生地黄、赤芍、牡丹皮清肝泻热，滋阴凉血；密蒙花、蔓荆子、菊花、蒺藜等清头目风热；白芍缓肝养阴，生地黄滋阴清热，甘草益胃和中。

2. 唐由之认为中间型葡萄膜炎主要病机在于肺有燥热、郁热。目前各种证型只是本病在不同阶段的不同表现。肺出现燥热、郁热，进一步影响到心火不降。肺热克制肝木，肝木易郁而化火生风。因此，由肺有燥热、郁热进一步导致心火不降及肝郁化热生风，涉及心、肝、肺三脏出现病理状态，在眼内出现玻璃体内雪球样混浊，有时出现特征性的雪堤状渗出，或伴有黄斑囊样水肿、视网膜血管炎、视盘水肿等病变。因此治疗关键就是恢复肺之肃降功能，使肺金润下，心火下降，肝木顺达。如有湿热或痰湿阻遏三焦，应相应采用去湿、化痰、清热之法，使在上之心火下达，肺热清肃，肝郁得疏，风热得清。治法：肃肺清心，清肝明目。唐由之基本处方：生石膏、淡竹叶、法半夏、麦冬、白及、桔梗、郁金、知母、玄参、当归、怀牛膝、赤芍、粳米、党参、大枣、甘草等。其中，生石膏辛、甘、大寒，归肺、胃经，清热泻火。麦冬甘，微苦微寒，归肺、胃、心经，养阴润肺，益胃生津，清心除烦。桔梗苦、辛，归肺经，宣肺，载药上行。白及、郁金、知母、玄参多为苦、甘、寒之品，归肺、胃经，肃肺散肺中郁热。生地黄、赤芍清心肝之火，当归柔肝养肝，怀牛膝柔肝，能引火下行。党参、大枣、粳米、甘草能和胃健脾养胃气，防止苦寒之品伤及脾胃。法半夏降胃气，打开通道以助于降肺气。

（三）庄曾渊经验

庄曾渊认为前葡萄膜炎以眼红、眼痛、畏光流泪、瞳神紧小为主要临床表现，故文献中称“瞳神紧小”，又称“瞳神细小”“瞳神焦小”，至后期因虹膜后粘连又称“瞳神干缺”。而前葡萄膜炎的中医病因为：①外感：在气候变化或正气不足时感受六淫之邪或疫疠之气，六气化火；②内伤：因七情刺激、情志过激，气郁化火，或因食积、虫积、痰凝、血瘀、邪郁化火，或因肾阴不足，相火偏亢，或因阳亢之体，内生火邪。中医病机：①发病：无论外感、内伤，因火性炎上，发病急骤，很快伤及营血，引起瘀热阻络，出现目赤、疼痛、视物昏蒙诸症。②病位：病起瞳神、黄仁，伤及络脉，在脏腑与肝肾关系密切，源于阴虚，君相火旺，波及白睛和风轮下际，所以与心、肺、脾诸脏亦有关联。③病性：发病初起，病势急，红痛剧烈，以实证为主，久瘀入络，气血津液循行不畅，生痰、生瘀，久病致虚，视物昏蒙，反复发作，正虚邪恋，虚中夹实。④病机转化：a. 邪从火化：核心病机是瘀热阻络。热从何来?外感六淫，内生五邪，从阳化热、化火。b. 正邪相争：强阳抟实阴，阳指火邪，阴指肾水，初起火邪盛，肾水不衰。因火邪太盛，引起反制，故治以抑阳缓阴，使阳平阴常，恢复正常的五行制化状态。c. 痰瘀内生：气滞生痰，血滞成瘀，痰瘀是热瘀络脉的病理产物，又可成为新的致病因素，进一步阻碍气血，损伤络脉，形成恶性循环，病情缠绵，引发变症。d. 正虚邪留：久病正气虚，痰、瘀、郁热留滞络脉是造成在天气季节转变，正气不足或治疗过程中糖皮质激素减量时病情复发的原因。治疗上，庄曾渊根据临床表现将前葡萄膜炎病程分为两期：急性期发病急重，外感风热或内由肝胆积热而发，邪气盛，实证居多，治疗以祛邪为主，祛风清热利湿或清泄肝胆，凉血解毒，代表方有新制柴连汤、抑阳酒连散、菊花决明散、龙胆泻肝汤等。若风毒入里，郁久化热，阻滞脉络引起前房积血、眼部刺痛则宜清热凉血兼清风毒。部分前葡萄膜炎与风湿性疾病有关，发病时可伴有全身症状，祛风利湿更为常用。经中西医结合治疗病势趋，缓进入慢性期其病机特点是邪气受抑而正气亦伤，虚实夹杂。若邪气已衰、正气未复而见胸腹痞满、体胖气短、纳少便溏或痤疮痒痛、心烦少眠、口干唇燥等症宜益气健脾或滋肾养阴，调理阴阳以平为度。总之热瘀是本病的基本病机，急性期标实以祛邪为主，慢性期要扶正祛邪。部分患者由于反复发作，来诊时已出现使用激素类药物的不良反应，要辨析证候，阳气虚者以右归丸、肾气丸为主，阴虚者以左归丸、知柏地黄丸为主，随症加减。

（四）廖品正经验

廖品正认为葡萄膜炎在病因病机上为肝经风热或肝胆火邪攻目。外感风湿，郁久化热；或素体阳盛，内蕴热邪，复感风湿，致风湿与热搏结于内，上犯清窍；劳伤肝肾或病久伤阴，虚火上炎。以上诸种因素皆可导致邪热灼伤黄仁，使黄仁展而不缩，以致瞳神紧小。若火盛水衰，阴精耗损，瞳神失于涵养则干缺不圆。此外，可由火疳、花翳白陷、凝脂翳、混睛障、蟹睛症、眼外伤等以及邪毒内侵引起，亦可并发于某些全身性疾病。治疗上，本病初起，以实证及虚实夹杂证为常见。实证多因外感风、湿、热邪或内有肝胆郁热而起，发病比较急重。虚实夹杂证常由肝肾阴亏、火旺于上所致，或病久伤阴，邪热未除，转化而来，其病程常较缠绵。临证时，应结合全身病情进行辨证。内治，实证常用祛风、除湿、清热、解毒、凉血、散瘀等法；虚实夹杂、阴虚火旺之证，则予滋阴降火。至于病到后期，邪气虽退，肝肾亏虚，目暗不明者，又宜滋补肝肾，利窍明目。本病在开始内治的同时，必须重视局部用药，及时扩瞳，以防瞳神干缺。内治：①若见起病较急，瞳神紧小，眼珠坠痛，视物模糊，羞明流泪，抱轮红赤，神水混浊，黄仁晦暗，纹理不清；全身症可见头痛发热，口干舌红，舌苔薄白或薄黄，脉浮数，辨证为肝经风热证。治以祛风清热。方用新制柴连汤加减。原方主要具有祛风散邪、清肝泻热的功效。若目珠赤痛较甚，可选加生地黄、牡丹皮、丹参、茺蔚子凉血活血，增强退赤止痛的作用。②若见瞳神甚小，疼痛拒按，痛连眉棱、颞颠，抱轮红赤，神水混浊，黑睛之后或见血液沉积，或有黄液上冲。全身症多有口苦咽干，烦躁易怒，舌红苔黄，脉弦数等，辨证为肝胆火炽证。治以清泻肝胆。方用龙胆泻肝汤。原方重在直折肝胆实火。若眼赤痛较甚，或黑睛之后有血液沉积，可选加牡丹皮、赤芍、蒲黄以凉血活血或止血。若见口渴便秘，黄液上冲，宜加生石膏、知母、大黄等清泻阳明之火。③若见发病或急或缓，瞳神紧小或偏缺不圆，目赤痛，眉棱、颞颥闷痛，视物昏蒙，或黑花自见，神水混浊，黄仁纹理不清，常伴有头重胸闷，肢节酸痛，舌苔黄腻，脉弦数或濡数等，辨证为风湿夹热证。治以祛风除湿清热。方用抑阳酒连散加减。本方用于风热偏重，赤痛较甚者，宜酌减独活、羌活、白芷等辛温发散药物，加茺蔚子、赤芍清肝凉血，活血止痛。若用于风湿偏盛、热邪不重、胸闷苔腻者，宜减去知母、黄柏、寒水石等寒凉泻火药物，酌加厚朴、白蔻、茯苓、薏苡仁宽中利湿，或改用三仁汤加减。④若见病势较缓和或病至后期，眼干涩不适，视物昏花，赤痛时轻时重，反复发作，瞳神多见干缺不圆。常兼见头晕失眠，五心烦热，口燥咽干，舌红少苔，脉细而数等，辨证为肝肾阴虚。治以滋养肝肾。方用杞菊地黄丸加减。原方以六味地黄丸为基础，滋养肝肾之阴，壮水制火；枸杞子、菊花增强养阴补血、益精明目的功效。若用于阴虚火旺，眼部赤痛较重者，宜加苦寒泄热之知母、黄柏，共奏滋阴降火之功。外治包括发病之初立即使用药物充分扩瞳、滴用清热解毒眼液、局部热敷、针刺及用激素及抗生素类滴眼液滴眼等。

（五）王明芳经验

王明芳认为葡萄膜炎属于中医“瞳神紧小”“瞳神干缺”的范畴。瞳神紧小的病因病机可概括为2个方面。实者乃因外感热邪或肝郁化火，致肝胆蕴热，火邪攻目，黄仁受灼，瞳神展缩失灵则瞳神紧小；虚者为劳伤肝肾或病久伤阴，肝肾阴亏，虚火上炎，黄仁失养且受火灼，拘急收引则瞳神紧小。治疗上，首次发病，病程短者，多属肝经风热、肝胆火炽或风湿夹热之实证；病久或反复者，多为肝肾阴亏、虚火上炎之虚实夹杂证。前者易治，临证时常用祛风、除湿、清热、解毒、凉血、散瘀等法，代表方分别为新制柴连汤、龙胆泻肝汤、抑阳酒连散加减；后者则缠绵难愈，多予以滋阴降火之法，方用知柏地黄丸加减。对于病至后期，邪气虽退，但肝肾亏虚、目暗不明者，又宜滋补肝肾，利窍明目。值得注意的是，本病在开始服药内治的同时，必须及时局部滴用药物扩大瞳神以防瞳神干缺。瞳神干缺多由瞳神紧小重症失治转化而来。临证以肝胆蕴热及阴虚火旺为多见，故治以清肝泻热或滋阴降火，前者轻症予以石决明散加减，重者予以龙胆泻肝汤加减；后者予以知柏地黄汤加减。同时，配合中成药（如新癀片、龙胆泻肝汤等）、敷法、针刺等治疗效果更佳。

（六）陆绵绵经验

陆绵绵认为葡萄膜炎属中医“瞳神紧小”“视瞻昏渺”范畴。本病病因病机可概括为虚、实两个方面，实者乃因外感热邪或肝郁化火，致肝胆蕴热，火邪攻目，或湿热蕴蒸，黄仁受灼；虚者为劳伤肝肾或病久伤阴，肝肾阴亏，黄仁失养，均可导致本病的发生。实证中以湿热蕴蒸尤为重要。中医辨证分型分为4型：①肝经风热；②肝胆火炽；③湿热蕴蒸；④阴虚火旺。陆绵绵将急性虹膜睫状体炎辨为肝热炽盛型及气营两燔型；慢性虹膜睫状体炎辨为阴虚火旺夹瘀型及肝胆湿热、气滞血瘀型；后葡萄膜炎以渗出性脉络膜炎常见，辨证为湿热型及虚火上炎型。急性虹膜睫状体炎总的要抓住“肝热”（或“肝经湿热”）、“血热”与“瘀滞”进行辨证。若表现为充血，急性渗出，房水混浊等，则为肝经气分邪热入营血而导致血分有热之象，实际上为气营（血）两燔之证。凡炎性渗出而造成的屈光间质的混浊，眼压升高及眼球胀痛与睫状区压痛皆属瘀滞，可因热、湿热及血热所致，诸如角膜后沉淀物、房水混浊、前房积脓、前房积血等皆属于此。在以上辨证的基础上，治疗时首当清热。清热不仅要清气分热，亦要清血分热，清气分热以清肝热或湿热为主。陆绵绵认为活血祛瘀药能扩张血管，改善局部血液循环。因此，急性虹膜睫状体炎的治疗，清热是主要的，但不同程度地佐以活血祛瘀药亦是不可缺少的。慢性虹膜睫状体炎，辨证以阴虚火旺证为多。慢性期多有增殖性病变，故局部的气血瘀滞现象比急性虹膜睫状体炎更为突出，而眼部充血与自觉症状较轻。辨证有瘀滞之象时，除滋阴降火等治法之外，活血祛瘀法的应用显得分外重要。当眼痛剧烈，"瘀滞"之象更为严重，必须重用活血散瘀、消肿止痛药，达到改善局部循环与消炎止痛作用。慢性虹膜睫状体炎除阴虚外，必须细辨有无湿象，因湿性缠绵、重浊、黏滞，阴虚夹湿者易反复发作，治疗时在滋阴的同时当佐以祛湿之品。后葡萄膜炎以渗出性脉络膜类为多见。陆绵绵认为有新鲜的黄白色渗出性病灶，且有明显玻璃体混浊现象，多为实证，为湿热或痰浊上泛所致。不管是急性虹膜睫状体炎还是后葡萄膜炎，均可见湿热蕴蒸之证，治疗应以清利湿热为主。所以陆绵绵认为实证中以湿热蕴蒸尤为重要，由于瞳神属肾，且脉络膜病变亦多波及视网膜；且湿热久蕴可以伤阴，故在治疗过程中，适当加入些补肾药亦是必要的。对急性渗出性病变，属肝胆实火及血热所致的，治疗方法基本同急性虹膜睫状体炎。对慢性渗出性病灶，或陈旧与新鲜病灶夹杂者，为虚或虚中夹实证，多为心、脾、肾的不足或虚火上炎之象，治宜补虚为主，佐以祛瘀。能找到病因者，必须同时治疗原发病。西医学治疗葡萄膜炎常用糖皮质激素，陆绵绵认为中药与激素同用可以减少激素用量，同时减少激素不良反应。炎症活动期，证候以实证、热证为主者，可应用消热解毒药如金银花、连翘、黄芩、黄连、龙胆等；热盛加生石膏、知母、生甘草，配合散风止痛的荆芥、防风、川芎、白芷和养阴生津的生地黄、滑石粉等，与激素同用，能提高疗效，缩短疗程，从而减少应用激素的总量，减轻激素的毒副作用。炎症好转后，在撤激素过程中如出现畏寒肢冷、小便清长、体胖乏力、舌淡有齿痕等阳虚证，应用右归丸、金匮肾气丸或以此为基础加黄精、淫羊藿、制何首乌等温补肾阳。若见口干欲饮、心烦失眠，五心烦热、舌红苔薄、脉细数等阴虚证候，应用左归丸，六味地黄丸或以此为基础加沙参、天花粉、麦冬等滋补肾阴，有利于顺利撤除激素，减少复发。

五、名方推荐

（一）瞳神紧小方

蒲公英、野荞麦根各 30 g，土茯苓 15 g，生地黄、当归、玄参、金银花、金樱子、海风藤、木瓜、天花粉各 12 g，枳壳、甘草各 6 g。功效：和营清热解毒，活血止痛。主治：前葡萄膜炎。用法：每日 1 剂，水煎，分 2 次服。加减：酌加大蒲公英、土茯苓、野荞麦根用量以增强清热解毒之效。

（二）四妙勇安汤

金银花、玄参各 30 g，当归 20 g，甘草 10 g。功效：和营清热。主治：前葡萄膜炎。用法：每日 1 剂，水煎，分 2 次服。加减：加蒲公英或葛根清阳明胃火，加用土茯苓、野荞麦根等药清热解毒、活血通络；见尘埃状角膜后沉着物（KP），应用海风藤、石楠叶祛风治疗；房水闪光（＋）加金樱子治疗。后期加入葛根升阳散火，并以赤石脂、禹余粮滋润五脏之阴，以达水火相济，阴阳调和之目的。治疗全葡萄膜炎，在四妙勇安汤基础上加入龙胆泻肝汤以和营清肝利水，并加用淫羊藿、赤小豆温阳利水。临证注意随证加减，口腔溃疡加北细辛、白薇；病程后期为提高免疫力，应用猪苓、生黄芪；提高视网膜功能则用菟丝子、黄精等药物滋阴明目。

（三）竹叶石膏汤

生石膏（先煎）、粳米、麦冬、大枣、玄参各 15 g，淡竹叶、法半夏、党参、白及、百合各 12 g，桔梗、生甘草各 6 g。功效：肃肺润肺。主治：中间型葡萄膜炎。用法：水煎，每日 1 剂，每次 200 mL，早晚饭后半小时温服。

（四）唐由之基本处方

生石膏、淡竹叶、法半夏、麦冬、白及、桔梗、郁金、知母、玄参、当归、怀牛膝、赤芍、粳米、党参、大枣、甘草等。功效：肃肺清心，清肝明目。主治：中间型葡萄膜炎。用法：水煎，每日 1 剂，每次 200 mL，早晚饭后半小时温服。

（五）新制柴连汤加减

赤芍 15 g，柴胡、黄连、黄芩、栀子、龙胆、荆芥、防风、青葙子、黄菊各 10 g，甘草 8 g。功效：祛风散邪，清泻肝胆。主治：前葡萄膜炎之肝经风热证。用法：每日 1 剂，水煎，分 2 次服。

（六）抑阳酒连散

黄连、黄芩、黄柏、山栀、知母、蔓荆子、羌活、独活、前胡、白芷、防风、汉防己、生地黄、寒水石、生甘草各 10 g。功效：祛风清热解毒。主治：前葡萄膜炎之风热夹湿证。用法：每日 1 剂，水煎，分 2 次服。加减：大便干结，加大黄；角膜星翳，加紫草、大青叶；反复发作者，加苍术、升麻。

（七）清营汤加减

生地黄 15 g，玄参、麦冬、淡竹叶、金银花、黄连、连翘、当归、丹参、赤芍各 10 g，水牛角 8 g。功效：清热解毒，凉血散血。主治：前葡萄膜炎之郁热阻络证。用法：每日 1 剂，水煎，分 2 次服。加减：口舌生疮，皮肤红斑，加牡丹皮。

（八）独活寄生汤加减

芍药 12 g，独活、桑寄生、杜仲、牛膝、秦艽、茯苓、防风、川芎、当归、熟地黄各 10 g，甘草 6 g，肉桂、细辛各 3 g。功效：益气养血，补益肝肾。主治：前葡萄膜炎之正虚邪留证。用法：每日 1 剂，水煎，分 2 次服。加减：肢冷畏寒，加淫羊藿、补骨脂；五心烦热，加生地黄、知母。

（九）羌活胜风汤

羌活、柴胡、黄芩、白术、枳壳、防风、前胡、薄荷、桔梗、龙胆、青黛、芦荟各 10 g，甘草 3 g。功效：健脾散风，发散郁结，清热泻火，通腑解毒。主治：双眼瞳神干缺症（双眼虹膜睫状体炎）。用法：每日 1 剂，水煎，分 2 次服。

（十）银花复明汤加减

金银花、大黄、鸡血藤各 30 g，虎杖、蒲公英、槟榔各 15 g，生地黄、知母、天花粉、蔓荆子各 10 g，栀子、防风各 6 g，甘草 3 g。功效：清肝胃实热。主治：瞳神紧小症（双眼虹膜睫状体炎）。用法：每日 1 剂，水煎，分 2 次服。

（十一）龙胆泻肝汤驻景丸各半方加丹参、郁金、蒲公英、黑豆

楮实子、菟丝子、蒲公英各 25 g，茺蔚子 18 g，枸杞子、木瓜、生地黄、丹参各 15 g，柴胡 12 g，当归、栀子、黄芩、郁金各 10 g，龙胆 6 g，三七粉 3 g，黑豆适量。功效：泻肝补肾，活血化瘀。主治：三阴目病（后葡萄膜炎）。用法：每日 1 剂，水煎，分 2 次服。

（十二）通脾泻胃汤减味

石膏 18 g，茺蔚子 9 g，知母 6 g，甘草、黄芩、生大黄各 3 g。功效：泻阳明之热。主治：化脓性葡萄膜炎。用法：每日 1 剂，水煎，分 2 次服。

（十三）菊花明目饮

菊花、黄芩、柴胡、龙胆、知母、玄参、赤芍、牡丹皮、防风、青葙子、苏木、北刘寄奴等。功效：活血祛瘀为主，兼清热养阴。主治：外伤引起的瞳神干缺。用法：每日 1 剂，水煎，分 2 次服。

第八节　老年性黄斑变性

年龄相关性黄斑变性（AMD），是一种局限于黄斑区的视网膜变性疾病，好发生于年龄 50 岁以上的人群，其患病率随着年龄的增长而升高，所以也称为老年性黄斑病变，可导致不可逆性视力下降甚至丧失。在欧美发达国家 AMD 是 50 岁以上人群致盲性眼病中最常见的原因。随着人口老龄化，在西方

国家已成为第一位的致盲性眼病，在亚洲其发病率亦呈逐渐增多的趋势。在我国随着人口结构老龄化的日益加重，AMD 的发病率也逐年攀升，现已上升为我国第三大致盲性眼病。因其病因不明，治疗棘手，现已成为国内外研究的热点。临床上将 AMD 分为干性（85%）和湿性（15%）两类，两者都可导致视功能损伤甚至丧失，其中尤以湿性 AMD 危害更大，是 90%以上 AMD 患者视力损害的主要原因。

其中干性 AMD 又称为萎缩性 AMD，是由于视网膜色素上皮细胞（RPE）消化所吞噬的细胞能力下降，使盘膜潴留于基底部细胞原浆内，并向细胞外排出，沉积于 Bruch 膜，使 Bruch 膜增厚形成玻璃膜疣。病程进展到晚期有些患者由于 RPE 出现萎缩和色素脱失，则可见到边界较为清晰的地图样萎缩区，如果脉络膜毛细血管也发生萎缩，就可以见到萎缩区内有一些粗大的脉络膜血管。湿性 AMD 又称为新生血管性 AMD，主要由于 Bruch 膜受损，脉络膜毛细血管从受到损伤处向 RPE 及神经上皮下生长，从而形成脉络膜新生血管（choroidal neovas-cularization，CNV），导致黄斑区 RPE 脱离以及出现黄斑区的水肿、渗出、出血，晚期黄斑区出现范围较广的瘢痕化，因此患者视力常有明显下降。干性 AMD 所占比例约为 80%；然而湿性 AMD 所占比例虽然不大，但是却对视力的影响更为严重，是导致出现眼盲的主要原因。因其病因不明，治疗棘手，应该尽早发现并进行干预，以改善视力症状，提高生活质量（表 16－4）。

一、诊断标准

表 16－4　AMD 的临床分期

AMD 分类	定　义
正常眼	没有与年龄相关为黄斑变性 仅有小的（小于 63 μm）玻璃疣
早期 AMD	◆低进展风险 中度玻璃膜疣（63 μm 或更多且小于 125 μm）或色素异常 ◆中度进展风险 大玻璃疣（125 μm 或更多）或网状玻璃疣或中等玻璃疣有色素异常 ◆进展风险高 大型玻璃疣（125 μm 或以上）伴有色素异常或网状玻璃膜疣，伴有色素异常或卵黄样病变，无明显视力丧失（最佳矫正视力优于 6/18）或萎缩小于 175 μm 且未累及中心凹
晚期 AMD（不确定）	视网膜色素上皮（RPE）变性和功能障碍（在没有新生血管形成的情况下存在退行性 AMD 与视网膜下或视网膜内液体的变化） 无新生血管形成的浆液性色素上皮脱离（PED）
晚期 AMD（湿活性）	经典脉络膜新生血管（CNV） 隐匿（纤维血管 PED 和浆液性 PED 与新生血管形成） 混合（主要或最低限度经典 CNV 与隐匿性 CNV） 视网膜血管瘤增生（RAP） 息肉状脉络膜血管病变（PCV）
晚期 AMD（干性）	地理性萎缩（在没有新生血管性 AMD 的情况下） 显著的视力丧失（6/18 或更差） 致密或融合的玻璃疣或 晚期色素变化和/或 萎缩性卵黄样病变
晚期 AMD（湿性无活性）	纤维性瘢痕 继发于 RPE 撕裂的中央凹萎缩或纤维化萎缩（RPE 和/或视网膜缺失或变薄） 囊性变性（对治疗无反应的持续性视网膜内液或管） NB 眼睛仍可发育或有晚期 AMD 复发（湿活性）

二、西医治疗

（一）药物治疗

1. 抗 VEGF 治疗：目前临床上比较常用的抗 VEGF 药物主要包括雷珠单抗、贝伐单抗、康柏西普等。CNV 形成是造成 AMD 患者视力明显下降的主要原因，因为 VEGFA 可促进 CNV 生长、VEGFB 可促进 CNV 发展，PIGF 可促进病理性新生血管的生长，故而 VEGF 是促进 CNV 生成及长期存在的重要因子。有研究表明可以通过拮抗 VEGF 来抑制大多数病理性新生血管的生成及发展，为治疗 CNV 提供了一条新途径，但仍然需要通过更多的临床应用来观察、评估其安全性和疗效。

2. 皮质类固醇：包括曲安奈德、醋酸阿奈可他等，此类药物是通过降解细胞间质来达到抑制新生血管生长，从而改善视力及激活组织细胞。正如马臻在研究中发现，通过玻璃体注射曲安奈德可以明显控制湿性 AMD 的发展，随访半年发现患者视网膜以及眼底组织得到明显改善。但是此类药物会导致眼内压升高、眼内炎、白内障等并发症，在临床上这些并发症大多数可以得到有效控制。

3. 抗氧化剂：有研究者提出口服较大剂量的抗氧化剂可以有效控制 AMD 的发展进程，因为含抗氧化剂的物质能防止自由基对细胞的损害，保护视细胞，营养视网膜组织，以达到减缓 AMD 进展的目的，这也成为近年来的研究热点。临床常用的抗氧化剂主要有锌、维生素、胡萝卜素和叶黄素等。有研究表明抗氧化剂能延缓中、晚期患者的病情进展，减少中心视力丧失，但对早期患者无明显作用。

4. 其他：例如他汀类药物可阻止新生血管的生成，通过降低胆固醇使基底膜碎片形成，以达到预防 AMD 发展的目的；如扩血管药物通过促进病变局部组织的循环来加强其营养代谢，以减少组织缺氧、坏死，减缓 AMD 的发展。

（二）激光治疗

1. 激光光凝治疗：视网膜激光光凝是利用激光束所产生的高能量将新生血管进行烧灼封闭，使局部新生血管凝固性坏死。但是过量的激光可使 CNV 增生并损伤周围正常组织，并且激光光凝不能阻止新生血管的再生。因此激光操作时要谨慎，临床上须密切随访。纳秒激光能够改善 AMD 患者的黄斑外观和功能，并且能避免传统激光治疗所造成的损害，其在早期预防治疗中的作用较突出。

2. 光动力疗法：光动力疗法（photodynamic therapy，PDT）是通过静脉注射光敏剂，再用激光照射使光敏剂发生化学反应，从而导致 CNV 血管封闭萎缩的方法。欧洲有研究表明，PDT 对 AMD 患者治疗有较好的疗效，但是经激光照射后黄斑病变易复发，反复治疗将影响 RPE 功能，会引起视网膜瘢痕化，影响患者的预后。其长期治疗会影响视力，临床费用比较高，故仍需要更多、更全面的临床对照研究。

3. 经瞳孔温热疗法：经瞳孔温热疗法（transpupillary thermo therapy，TTT）是指通过较长时间照射和大光斑治疗，因其穿透能力比较强，可以穿过 RPE，减少 RPE 对能量的吸收，以避免某些相关并发症的发生。TTT 作为一种非特异性的治疗，不能保证在治疗的同时不损害正常组织，且其能量的设定尚未有一个系统的依据，临床仍需要大量的对照研究来证实其长期疗效。

（三）手术治疗

AMD 的手术治疗主要是针对湿性 AMD，临床上有几种方法：视网膜色素上皮细胞移植术、黄斑下 CNV 摘除术、黄斑转位手术、黄斑下脉络膜新生血管取出术、玻璃体切割术等。有临床实验证实：①视网膜色素上皮细胞移植术能够有效治疗黄斑中心凹下的黄斑病变，但有引起增殖性玻璃体视网膜病变的可能。②黄斑下 CNV 摘除术对提高 AMD 患者视力并无明显的作用。③黄斑转位手术对黄斑区神经视网膜未损伤者可以提高中心视力。④黄斑下脉络膜新生血管取出术对于提高 AMD 患者的视力有明显的疗效。⑤玻璃体切割术可以切除浑浊的玻璃体，但是单纯对浑浊的玻璃体进行切割对提高视力作用不甚明显。以上传统的手术方法因并发症多及治疗效果差，临床上已经大多不被患者接受。现临床最常用的手术方法是玻璃体切割术联合玻璃体腔注药，因其可以在短期内获得最佳的矫正视力，并且可以减轻炎症反应，可以保留患者的残余视力。

三、中医临床思维

（一）中医病名及病因病机特征

年龄相关性黄斑变性属于中医学“视直为曲”“视瞻昏渺”的范畴。《灵枢大惑论》云：“五脏六腑的精气都向上运行注入目中而成为睛”，明确指出了眼与脏腑的关系。年龄相关性黄斑变性的病机多责之于气血亏损、肾精不足。如《证治华佗七窍门》云“视直物如曲弓弦，界尺之类视之皆如钩”，作为目妄见的一种，认为系精气散乱而致。《审视瑶函·视瞻昏渺》云：“视瞻昏渺有多端，血少神劳与损元。”《审视瑶函·妄见》云“精气乱，视误故惑……以长为短，以白为黑，颠倒错乱，神光暗，则精衰而视变矣”。精气衰而精气乱的病因，《证治准绳·七窍门》云“神劳”“心有所喜，神有所恶，卒然相感”。精神刺激思虑伤脾，劳倦过度损伤中气，皆引起脾虚，五脏六腑之精气不能归明于目。老人肾虚精气亏损，如脾虚后天之精又不能充养，则精衰而视直如曲。所以肝肾阴虚、精血耗伤是本病发病的主要病机，局部所表现的黄斑出血、渗出、机化为其标，本病多为本虚标实、虚实夹杂。

（二）辨病辨证及治疗特征

临床上将视瞻昏渺分为脾虚失运、痰湿蕴结、肝肾阴虚、阴虚火旺、气血不足、瘀血阻络六型。活动期的视瞻昏渺多见湿浊停聚、肝郁化热、肝肾阴虚 3 证；湿浊停聚证患者视力急降，眼球胀痛，胸膈满闷，舌苔厚腻，脉滑，眼底视网膜突出表现为水肿。肝郁化热证患者眼底出现渗出性血灶，症见胸胁胀满，情志不畅，咽干口苦，舌红苔黄，脉象弦数。肝肾阴虚证患者常有眼底视网膜水肿、渗出，或合并出血，症见五心烦热，腰膝酸软，舌红少苔，脉细数。恢复期的视瞻昏渺主要为气滞血瘀证或气虚血瘀证。该期的眼底仍存留局限性的渗出灶及未完全吸收的出血。瘢痕期以眼底组织可见瘢痕及视网膜组织的萎缩性为改变，中医辨证多为血虚或虚实夹杂。本病的治疗原则为“标本兼治，扶正祛邪”，治则：补益肝肾、活血化瘀、益气明目等。

（三）药物选择

有报道称以枸杞子、女贞子、五味子和鸡内金 4 种中药为主药，以党参、白术、川芎、当归、甘草为辅药，可从根本上提高患者身体的各项功能，补充全身气血，进而恢复眼部气血。现代药理研究发现，枸杞子可以更新及激活视网膜视锥、视杆细胞，加快黄斑区脉络膜的循环，提高黄斑区视觉功能，继而提高视力。河北庞氏眼科认为风药具有发散、行气、行血的作用，内达孔窍，外通腠理，对于玄府病变具有重要作用。因此重视荆芥、防风、葛根、羌活的应用，药理研究亦证实多数风药如荆芥、防风、葛根具有改善微循环、抗血小板聚集，从而抑制血栓形成，降低血液黏稠度等作用，有利于新陈代谢，调整眼部循环，从而改善黄斑区缺氧状态，促进组织修复。羌活、防风可以祛除湿邪，有利于黄斑区水肿的快速消退。

四、名医经验

（一）庞赞襄经验

庞赞襄认为老年眼底病变特别是年龄相关性黄斑变性病位在肝肾，主要责之为肾虚，因此滋阴补肾是治疗该病的主要原则。临床上庞赞襄将该病分为 6 型。①肝肾不足，气滞络阻型：肾亏肝虚，目暗不明，兼见腰膝酸软，健忘或行动不利。脉弦或弦而无力。治宜补益肝肾，活血通络。方用滋清活络汤：生地黄、山药、菟丝子、女贞子、泽泻、丹参、赤芍、川牛膝、当归尾、夏枯草、草决明、黄芩、三七粉（冲服）。②肝脾素虚，气滞血瘀型：平素肝血亏，脾气弱，气滞络阻，情绪易于波动，性急易怒，或抑郁不舒，胸胁胀闷，睡眠时好时坏，大便时秘时稀。脉弦数或弦濡。治宜疏肝健脾，解郁通络。方用疏肝破瘀通脉汤：紫丹参、白芍、赤芍、银柴胡、羌活、防风、木贼、蝉蜕、当归、白术、云苓、甘草。③素体阳盛，血热瘀阻型：素体阳盛，外感热邪，或瘀血化热，或食滞胃热，面红目赤，口渴欲饮，烦躁不宁，溲赤便秘。舌红苔黄或舌绛紫黯，脉弦数或沉滑有力。治宜清热凉血，散瘀活络。方用凉血散瘀汤：生地黄、牡丹皮、夏枯草、赤芍。④心脾两虚，目络失养型：心血不足，脾气虚弱，气血迂缓，涩滞瘀阻，则视物昏花，心悸健忘，失眠多梦，纳少便溏。舌质淡嫩，脉细弱。治宜补益心脾，活络解郁。方用归脾汤加减：党参、黄芪、当归、白芍、茯苓、远志、炒枣仁、生地黄、栀子、阿胶、木香、五味子、甘草。⑤肝郁脾虚，痰郁互结型：肝气郁结，脾失健运，或肝经郁热，湿热蕴脾，视瞻昏渺，兼见头痛，眼胀，口不干或口干不欲饮，大便润，小便黄。舌润无苔，脉弦数或弦细。治宜清肝解郁，健脾渗湿。方用清肝解郁益阴渗湿汤：白菊花、木贼、蝉蜕、银柴胡、羌活、生地黄、女贞子、苍术、白术、防风、赤芍、菟丝子、甘草。⑥阴虚阳亢，瘀血阻络型：头目眩晕，耳鸣，咽干，颧红，烦躁，腰膝酸软，太息善怒。舌红而干，脉弦数或弦细。治宜滋阴潜阳，活血行血。方用育阴潜阳通脉汤加减：生地黄、珍珠母、山药、麦冬、盐知母、盐黄柏、生龙骨、生牡蛎、怀牛膝、丹参、赤芍、蝉蜕、木贼、枸杞子、白芍、沙参。

（二）唐由之经验

唐由之认为年龄相关性黄斑变性与气血津液的运行密切相关，痰瘀是引起该病的病理产物，该病病位主要在肝肾。年龄相关性黄斑变性特别是湿性年龄相关性黄斑变性，病变基础主要是脉络膜新生血管的生成。年老体衰，气虚推动无力，气血津液不能上乘养目；阴虚火旺，日久灼伤血管脉络，导致新生血管生成，眼底出血、渗出。治疗上以养阴凉血为主，活血化瘀、补气为辅。唐由之将年龄相关性黄斑变性分为 3 型。其中早中期以阴虚火旺型和瘀血内阻型为主，晚期以痰瘀互结型为主。选方以经验方（生蒲黄 20 g、姜黄 20 g、女贞子 25 g、墨旱莲 20 g、丹参 15 g、枸杞子 30 g、黄芪 30g 等）为基础方，灵活加减。眼底出血较甚加生地黄 20 g、槐花 15 g、大蓟 15 g、小蓟 15 g；渗出、水肿加车前子 15 g、泽泻 15 g；瘢痕明显加浙贝母 15 g、法半夏 15 g。

（三）韦企平经验

韦企平认为年龄相关性黄斑变性病机以本虚为主，也有本虚标实之证。虚多因脾肾不足，实则或瘀、或湿、或痰。病变早期以脏腑精气虚衰为主，随病程进展逐渐出现痰浊、瘀血，形成本虚标实、虚实夹杂的证候。韦企平将脏腑学说、六经辨证与眼底辨证相结合，将该病分为肝肾不足、精亏血瘀型，脾虚气弱、气不摄血型，肝脾失调、痰瘀互阻型 3 型。①肝肾不足、精亏血瘀型。此型多见于湿性型年龄相关性黄斑变性初期，方选滋阴补肾汤：生地黄 15 g，熟地黄 15 g，赤芍 10 g，白芍 10 g，当归尾 10 g，丹参 15 g，黄芩 10 g，五味子 6 g，太子参 10 g，枸杞子 15 g，女贞子 10 g，炒知母 6 g，槐花 10 g。出血量多者，可加三七粉 3～6g 冲服，或生蒲黄 15 g、侧柏叶 6 g（入煎）。痰浊积聚、渗出广泛者，在上方基础上去当归尾、槐花，加浙贝母、夏枯草以软坚散结，加丝瓜络以活血通络。兼有烦热不安、口干咽燥，舌红脉数，证属血瘀生热、热迫血溢者，原方去熟地黄，酌加茜草、地榆、鲜白茅根等以凉血化瘀。若患者平日血压偏高，头胀头重，面红目赤，失眠健忘，证属阴虚不能制阳、肝阳浮越、迫血妄行，为本虚标实者，可在原方的基础上，选加石决明、天麻、钩藤等平肝潜阳之品。②脾虚气弱、气不摄血型。该型多见于湿性型年龄相关性黄斑变性中后期。可用补中益气汤、柴胡参术汤或五苓散，选加丹参、益母草等扶正活血养血药。瘀血积久不散者，加用三棱、莪术。有机化增生或渗出聚结成团者，应加夏枯草、昆布、海藻。有视网膜色素上皮或/和神经上皮脱离者，应重用黄芪、党参以益气固脱。③肝脾失调、痰瘀互阻型。此型多见于病程日久的晚期病例，可选血府逐瘀汤加减。方中加黄芪、郁金以助益气活血、化瘀消肿。出血日久者可加鸡内金、山楂、浙贝母等以活血消滞。

（四）李宗智经验

李宗智认为本病属于中医“视瞻昏渺”范畴，病位在心、肝、脾、肾，认为血分瘀热与心阳不振是重点，重视“心火”在疾病形成中的重要性。在早期年龄相关性黄斑病变过程中，李宗智认为病在心、脾。黄斑属脾，脉络膜血管为心所主，本病早期是由于脾气虚弱，心阳不振，温煦失司引起；中后期心经郁热，营血郁滞，熏蒸而成新血管，血不利则为水，痰瘀互结而成。李宗智认为该病与人体的衰老有莫大关系，究其根本是脏腑的虚损，因虚致实，因虚致瘀，因虚生痰，虚实夹杂。其中年龄相关性黄斑变性中的干性者主要由脾肾亏损，肝气不舒，心阳不振引起；湿性者主要是由于脏腑虚损，心经郁热，血热燔灼所致，因虚致瘀，因虚生痰，痰瘀互结，病情缠绵而深重。李宗智主张从多脏腑治疗年龄相关性黄斑变性，标本兼治，分期治疗：早期实脾益肾，平肝养心，化痰祛瘀为法；中期滋养肝肾，凉血清心，化痰散结为主；后期补益肝脾肾，养心，软坚散结为主。用药方面李宗智常使用的药物有：补肾滋肾药有女贞子、黄精、枸杞子、山茱萸、菟丝子、桑螵蛸、覆盆子、天冬、石斛；实脾健脾之品如黄芪、太子参、山药、茯苓、葛根；养肝平肝明目药有茺蔚子、车前子、决明子、青葙子、谷精草、白芍；清心凉血养心药有广栀仁、连翘、淡竹叶、桂尖、首乌藤、炒枣仁；利水通便使用冬葵子、茯苓、车前子、泽泻、槟榔、王不留行、火麻仁、天竺黄；化痰软坚活血使用生牡蛎、浙贝母、郁金、丹参；退翳药物常用神曲、白蒺藜、青葙子、谷精草、茺蔚子等；还常使用香橼理气，地黄、牡丹皮养阴凉血等。自拟方如下：女贞子 30 g，黄精 30 g，山药 15 g，石斛 15 g，葛根 12 g，茺蔚子 12 g，决明子 15 g，广栀仁 12 g，连翘心 12 g，淡竹叶 9 g。早期色素改变、玻璃膜疣融合者加郁金 15 g，浙贝母 12 g；新生血管膜出血者加生地黄 12 g，牡丹皮 12 g，活血化瘀通络使用地龙 12 g，丹参 12 g；渗出水肿加冬葵子 12 g，车前子 15 g，茯苓 15g 等；黄斑区瘢痕形成加生牡蛎 15 g（先煎），天冬 15 g。

（五）李传课经验

李传课认为年老体衰、肝肾亏虚是本病发病的根本病机，肝阳偏亢、心火动血是本病出血的常见病机，肝脾失调、升降失常是本病渗液的常见病机；他将年龄相关性黄斑变性分为 3 型：老年体衰、肝肾亏虚者，采用滋补肝肾之法，方用滋阴明目丸加减（熟地黄、黄精、枸杞子、楮实子、茯苓、石决明、丹参等）；肝阳偏亢、心火动血者，采用滋阴潜阳清心为主、兼以活血化瘀之法，方用养阴潜阳清心方加减（生地黄、熟地黄、女贞子、墨旱莲、麦冬、莲子心、天麻、石决明、丹参、牛膝、三七粉、牡丹皮）；肝脾失调、升降失常者，采用疏肝健脾、和胃化湿为主，兼以除痰化湿之法，方用疏肝健脾利湿方加减（柴胡、白芍、党参、白术、茯苓、薏苡仁、车前仁、昆布、海藻、陈皮、山楂、丹参、益母草、葛根）。

（六）王明芳经验

王明芳认为“黄斑居中，首顾脾胃，久病入络，病理因素多痰多瘀，后期病在肝肾，当平补肝肾，益精明目”。治疗上将年龄相关性黄斑变性分为早、中、晚 3 期。早期：脾虚湿困、脾胃湿热、脾胃气虚、脾胃阳虚四型。脾虚湿困者，以三仁汤加减（薏苡仁、蔻仁、杏仁、木通、浙贝母、炒山楂、法半夏、郁金）健脾除湿；脾胃湿热者以三妙散加夏枯草、泽泻、猪苓清热利湿；脾胃气虚者以四君子汤加减（山药、茯苓、鸡内金、炒山楂、泡参、白术）健脾益气；脾胃阳虚者以附子理中汤加减（制附子、干姜、郁金、砂仁、白豆蔻、白术、吴茱萸、益智、人参、白芍）温补脾阳。中期以痰湿为主，采用化痰散结、活血化瘀、化痰祛瘀利水 3 法，分别采用二陈汤加减、血府逐瘀汤加减、桃红四物汤合五苓散。晚期以肝肾亏虚为主，采用平补肝肾、祛痰散结之法，方用驻景丸加减（枸杞子、茺蔚子、郁金、木瓜、炒山楂、丹参、三七、浙贝母、鸡内金）。

（七）陆南山经验

陆南山虽未明确指出年龄相关性黄斑变性的病因病机，但针对以眼底出血为主要病变的“视瞻昏渺”，却有其独特的辨病施治理论。陆南山在治疗眼科疾患过程中，提出了“立法谨守病机，辨证不尚分型”的理论，认为眼科治疗过程中应重视“治病必求于本”的原则，为全身无明显不适的眼底出血患者拟定眼科血证方。处方以止血化瘀为主。茜草根、小蓟、侧柏叶、蒲黄炭、茺蔚子、赤芍共同合用，既能止血又能化瘀，且配伍决明子明目，甘草调和诸药，在眼底血证的临床应用上疗效显著。

（八）邹菊生经验

邹菊生认为在黄斑变性的病机改变中除了与全身肝、肾、脾等脏腑相关外，与眼局部因素也密切相关，应采取整体辨证和局部辨证相结合的诊治原则。他认为干性 AMD 的中医发病机制为年老或久病过劳，肝肾阴虚，肝血肾精耗伤不能养目，或脾虚血亏不能上承于目，日久而致视物昏花视力下降；湿性 AMD 的中医发病机制为肝郁脾虚，精液不运则聚为痰湿，或脾阳不足，生化乏源，脾失健运，水湿不降，上泛清窍，气血津液失其常道，又血不养脉则新生血管形成，脾不统血，或虚火伤络，则血溢络外而出血、渗出。对于肝肾阴虚型 AMD 采用柔肝健脾、补益肝肾的治则，对于脾虚湿困型 AMD 采用柔肝健脾、温阳利水的治则。两种证型均以柔肝健脾为总则，主方为逍遥散加减，干性者佐以补益肝肾药（黄精，熟地黄，枸杞子，牛膝），因干性者眼底玻璃膜疣属于中医痰湿凝结，故加入鸡内金、夏枯草化痰软坚。湿性者佐以温阳利水药（猪苓，泽泻，桂枝，楮实子，胡芦巴）。

五、名方推荐

（一）加味生脉散

丹参、毛冬青、何首乌各 15 g，党参、麦冬、防风、蝉蜕、杭白菊、密蒙花、白蒺藜、郁金、蕤仁各 10 g，法半夏、乌豆衣、五味子各 8 g，瓦楞子 30 g，炙甘草 6 g，三七末 3 g（冲）等。功效：补益气阴，敛阴止血。主治：年龄相关性黄斑变性之阴虚火旺证。用法：水煎，每日 1 剂，分 2 次服。

（二）归芍地黄汤加减

熟地黄 20 g，山药、山茱萸、茯苓各 15 g，泽泻、白芍各 10 g，牡丹皮、当归各 12 g。功效：补益肝肾。主治：年龄相关性黄斑变性之肝肾不足证。用法：每日 1 剂，水煎，分 2 次服。加减：渗出期出血、水肿明显者及阴虚火旺者“急则治其标”，去山茱萸、山药，熟地黄改为生地黄，白芍改为赤芍，当归改为当归尾，并加大小蓟凉血止血、祛瘀。生蒲黄活血化瘀行气，茜草性苦寒，具有凉血止血化瘀的作用，加栀子、知母、黄柏泻相火；出血停止后标本兼治，生地黄与熟地黄合用，加菊花、枸杞子增强养肝明目之效；有渗出者加茺蔚子、昆布软坚散结，促进渗出及残余积液的吸收。

（三）小柴胡汤合五苓散加减

柴胡、黄芩各 15 g，法半夏、石决明、制香附、猪苓、茯苓各 12 g，泽泻、车前子、赤芍各 10 g，甘草 3 g。功效：疏肝解郁，化湿利水。主治：年龄相关性黄斑变性之肝郁气滞证。用法：每日 1 剂，水煎，分 2 次服。

（四）明目地黄汤加减

生地黄、熟地黄各 20 g，山药、枸杞子各 15 g，泽泻、柴胡、茯苓、当归、郁金各 10 g，茱萸肉、牡丹皮各 6 g，五味子 5 g。功效：滋养肝肾，养阴明目。主治：年龄相关性黄斑变性之肝肾阴虚证。用法：每日 1 剂，水煎，分 2 次服。

（五）黄芪建中汤加减

生黄芪 15 g，生山药 30 g，白芍、蝉蜕、防风各 10 g，生甘草、枳壳各 6 g，桂枝 5 g。功效：建中益气。主治：年龄相关性黄斑变性之中虚湿盛证。用法：水煎，每日 1 剂，分 2 次服。加减：黄斑区水肿者加车前子、苍术；玻璃膜疣多者加生牡蛎、浙贝母；视物变形明显者加菟丝子、女贞子，黄斑区伴有出血者酌加生蒲黄、侧柏叶凉血止血。

（六）清肝解郁益阴渗湿汤加减

柴胡、菊花、蝉蜕、木贼、防风、羌活、苍术、白术、女贞子、菟丝子、赤芍、生地黄各 10 g，生甘草 3 g。功效：清肝解郁，益阴渗湿。主治：年龄相关性黄斑变性之肝郁脾虚证。用法：水煎，每日 1 剂，分 2 次服。加减：黄斑区伴水肿及渗出者，加泽兰、浙贝母、生牡蛎以利水消肿、软坚散结。对于黄斑区新鲜出血者可酌加三七粉止血散瘀。视力增进不佳时，可将白术、苍术用量改为 30 g，2 药加量伍用，补散结合，补脾和胃，健运中焦，可起到改善黄斑区功能，增进视力的作用。

（七）双解汤

金银花、天花粉、知母、黄芩、龙胆、防风、荆芥、桑皮、枳壳各 10 g，生甘草 3 g。功效：疏风清热。主治：年龄相关性黄斑变性之内热夹风证。用法：水煎，每日 1 剂，分 2 次服。加减：黄斑水肿加蝉蜕、泽泻；黄斑区出血加侧柏叶、仙鹤草凉血止血；大便秘结加瓜蒌、蒲公英。

（八）滋阴养血和解汤

生地黄 30 g，枸杞子 12 g，麦冬、沙参、柴胡、半夏、黄芩、荆芥、防风、香附各 10 g，夏枯草 15 g，当归、白芍各 5 g，生甘草 3 g。功效：疏肝清热，补肾滋阴。主治：年龄相关性黄斑变性之肾虚肝郁证。用法：水煎，每日 1 剂，分 2 次服。加减：渗出物多者，辨证以“痰”为中心，加半夏、浙贝母、生牡蛎；黄斑区出血，加墨旱莲、侧柏叶、仙鹤草凉血止血，出血量多者可加三七粉冲服。

（九）养阴清热汤加减

知母、墨旱莲、生地黄、玄参、女贞子、荆芥、郁金、丹参、茜草各 10 g，仙鹤草、牡丹皮各 12 g，甘草 3 g。功效：滋阴降火，清热凉血止血。主治：年龄相关性黄斑变性之阴虚火旺证。用法：水煎，每日 1 剂，分 2 次服。连续 3 周为 1 个疗程，中间休息 3 d，再进行第 2 个疗程，服药 2 个疗程。

（十）黄斑复明汤加减

枸杞子 12 g，黄芪、茯苓、丹参各 15 g，女贞子、菟丝子、当归、党参、苍术、白术、鳖甲、牡丹皮、清半夏、夏枯草、石菖蒲各 10 g，甘草 3 g。功效：化痰软坚，活血化瘀。主治：年龄相关性黄斑变性之痰瘀互结型。用法：水煎，每日 1 剂，分 2 次服。连续 3 周为 1 个疗程，中间休息 3 d，再进行第 2 个疗程，服药 2 个疗程。

（十一）参苓白术散加减

人参、白术、山药、桔梗、莲子、砂仁、陈皮、益母草各 10 g，薏苡仁 20 g，茯苓、泽兰各 15 g，甘草 3 g。功效：健脾利湿。主治：年龄相关性黄斑变性之脾虚湿盛证。用法：水煎，每日 1 剂，分 2 次服。连续 3 周为 1 个疗程，中间休息 3 d，再进行第 2 个疗程，服药 2 个疗程。

（十二）支南自拟方

生石决明 30 g，生石膏、蚕沙、白茅根、车前子各 15 g，连翘、夏枯草、川郁金、蒲黄炭、藕节炭、石斛、玉竹、炒神曲各 10 g，三七粉 3 g。功效：清热平肝明目、凉血止血化瘀。主治：年龄相关性黄斑变性之肝肾阴虚火旺证。用法：水煎，每日 1 剂，分 2 次服。

（十三）益气复明汤加减

黄芪、党参、白术、三七粉各 15 g，猪苓、川芎、生蒲黄、茯苓、白芍、当归各 10 g，丹参 6 g。功效：补中益气，活血散结。主治：年龄相关性黄斑变性之气虚血瘀证。用法：水煎，每日 1 剂，分 2 次服。

（十四）四物五子丸加减

当归、炒鸡内金、焦山楂各 10 g，生地黄、枸杞子、丹参、白蒺藜各 20 g，熟地黄、菟丝子、茺蔚子、车前子各 15 g，覆盆子、地肤子、炒白术、白芍各 12 g，红花、川芎各 6 g。功效：补肝血，益肝肾。主治：年龄相关性黄斑变性之肝肾亏虚证。用法：水煎，每日 1 剂，分 2 次服，连用 3 个月。

（十五）八珍汤加杞菊地黄丸

太子参、枸杞子、菊花、白术各 15 g，茯苓、当归、川芎、白芍各 10 g，黄芪 20 g，熟地黄 24 g，柴胡 6 g，山药、山茱萸各 12 g，炙甘草 5 g。功效：健脾益气，滋补肝肾。主治：年龄相关性黄斑变性之脾气虚弱、肝肾亏虚证。用法：水煎，每日 1 剂，分 2 次服，治疗 1 个月为 1 个疗程，连续 4 个疗程。加减：痰湿较重的加陈皮 10 g，半夏 10 g，浙贝母 10 g；瘀血较重者加桃仁 10 g，红花 10 g，郁金 10 g；若瘀血日久不吸收者可加鸡内金 10 g，山楂 10 g；若因虚火灼络而出血者酌加墨旱莲 10 g，知母 10 g，黄柏 10 g。

（十六）六君子汤加减

人参、甘草各 6 g，白术、茯苓、陈皮、半夏各 10 g。功效：补气健脾治其本，祛湿化痰，活血化瘀，凉血止血治其标。主治：年龄相关性黄斑变性之脾气亏虚所致痰、湿、瘀。用法：每日 1 剂，水煎，分 2 次服。加减：渗出前期加用当归、白芍、丹参、黄芪；渗出期有新鲜出血者加用当归、黄芪、白芍、丹参、远志、炒枣仁、三七粉，出血量大者可加仙鹤草、荆芥炭；恢复期可与补中益气汤合用，仍见少量出血者可加三七粉，黄斑有渗出或机化（瘢痕形成）者加山楂、昆布、海藻，心悸失眠者加炙远志、炒枣仁。

（十七）加减驻景丸

枸杞子、车前子（包煎）各 12 g，当归、花椒各 10 g，熟地黄、菟丝子各 15 g，五味子 6 g，楮实子 20 g。功效：滋补肝肾、健脾养血、祛瘀生新。主治：年龄相关性黄斑变性之肝肾亏虚证。用法：每日 1 剂，水煎，每日服 2 次，每次 200 mL。疗程一般为 3 个月。加减：脾气虚加党参、白术；瘀证者加大蓟、小蓟、蒲黄；有斑块者加昆布、海藻。

（十八）自拟滋阴明目汤

女贞子、炒白术、丹参、熟地黄各 15 g，当归、枸杞子各 12 g，夏枯草、菟丝子、楮实子、生甘草各 10 g，五味子、车前子各 6 g。功效：滋补肝肾，养阴明目。主治：年龄相关性黄斑变性之肝肾亏虚证。用法：水煎，每日 1 剂，分 2 次服。加减：渗出广泛者加用茯苓、浙贝母；失眠多梦者加用酸枣仁、首乌藤；失眠盗汗、烦躁不安者加用知母、黄柏；黄斑区出血者加用墨旱莲、仙鹤草。

（十九）生蒲黄汤合丹栀逍遥散加减

牡丹皮、生蒲黄、白术、槐米各 12 g，泽泻、车前子、当归、柴胡、白芍各 10 g，丹参、茯苓、焦栀子各 15 g，生地黄 30 g，墨旱莲 20 g。功效：疏肝解郁，活血凉血。主治：年龄相关性黄斑变性之肝郁火旺证。用法：水煎，每日 1 剂，分 2 次服，连用 3 个月。

第九节　糖尿病视网膜病变

糖尿病视网膜病变（diabetic retinopathy，DR）是最常见的视网膜血管病，是 50 岁以上人群主要致盲眼病之一。早期无自觉症状，病变发展到黄斑后开始出现不同程度的视力减退。视网膜微血管病变是 DR 的基本病理过程：

微血管细胞损害➡微血管扩张微动脉瘤、渗漏➡微血管闭塞➡
无灌注区形成➡视网膜缺血缺氧➡增殖性病变（新生血管）

一、诊断标准

2002 年版美国眼科协会和国际眼病学会发布的 DR 及糖尿病黄斑水肿（DME）严重程度分级标准（依据散瞳后眼底镜检查或眼底照相结果进行诊断和分级）见表 16－5。

表 16－5

病变严重程度	散瞳眼底检查所见
无明显视网膜病变	无明显异常
非增殖性糖尿病视网膜病变（NPDR）	
轻	仅见微动脉瘤
中	介于轻度和重度 NPDR 之间
重	具有下列任何一种表现 4 个象限内视网膜出血均多于 20 处 在 2 个以上象限内有明确的静脉串珠样改变 在 1 个以上象限内有显著的视网膜微血管异常但无增生性改变
增殖性糖尿病视网膜病变（PDR）	具有下列至少一种表现：新生血管、玻璃体、视网膜出血
糖尿病黄斑水肿（DME）分级	
无明显 DME	后极部无明显视网膜增厚或硬性渗出
有明显 DME	后极部有明显视网膜增厚或硬性渗出
轻	后极部存在部分视网膜增厚或硬性渗出，但远离黄斑中心
中	视网膜增厚或硬性渗出接近黄斑但未涉及黄斑中心
重	视网膜增厚或硬性渗出涉及黄斑中心

二、西医治疗

DR是可防、可控、可避免致盲眼病中的首位疾病，早期诊断、有效治疗对延缓病变进展、减少视力丧失至关重要。DR患者定期随诊，接受必要、适当的视网膜光凝和玻璃体手术治疗，可以使90%的患者避免严重视力下降。DR的治疗分为以下6个方面：①健康教育；②代谢紊乱的控制；③抗血小板治疗；④针对DR的内科治疗；⑤眼科治疗；⑥妊娠合并DR的治疗。

（一）健康教育

糖尿病患者应该早期进行眼底检查，并通过对糖尿病患者及其家属的健康教育，使其能够掌握DR危险因素相关知识，鼓励患者坚持健康的生活方式，遵循有效的随访计划，进而达到DR的早防早治。对于暂无眼部症状的糖尿病患者，应全面告知：即使目前视力及眼底情况良好，仍有发生严重眼底疾病的可能，需要适当治疗。强调常规眼底检查及每年随访的重要性，早期、及时管理效果最佳。指导患者积极控制血糖、血脂、血压，是防治DR及其进展的关键。若出现视网膜病变，需要转诊至眼科进一步治疗。

（二）代谢紊乱的控制

1. 血糖的管理：血糖的波动以及低血糖会加重眼底改变，而良好的血糖控制，可以预防和（或）延缓DR的发生及进展。推荐个体化的血糖控制目标，科学降糖，同时重视降糖的速度与幅度。

2. 血压的控制：肾素-血管紧张素系统研究（Renin Angiotensin System Study，RASS）显示，肾素-血管紧张素系统（Renin Angiotensin System，RAS）阻断剂对1型及2型糖尿病的DR发生和（或）进展有保护作用，无论是血管紧张素转化酶抑制剂（伊那普利）还是血管紧张素Ⅱ受体拮抗剂（氯沙坦）在HbAlc>7.5%的患者可延缓DR进程。但RAS阻断剂在DR中独立于血压之外的预防及治疗作用并不十分确定。共识建议：糖尿病合并高血压者推荐RAS阻断剂为首选药物，但不推荐RAS阻断剂作为血压正常的糖尿病患者预防视网膜病变的药物。

3. 血脂的调节：伴有高甘油三酯血症的轻度NPDR患者，可采用非诺贝特治疗，与辛伐他汀单药治疗相比，非诺贝特联合辛伐他汀治疗减缓DR进展达40%，对于基线有DR的患者，非诺贝特显著减缓视网膜病变进展高达57%。非诺贝特在调节脂代谢紊乱、炎症、氧化应激、血管新生和细胞凋亡等方面有一定作用，可能与改善DR的发生发展相关。

（三）抗血小板治疗

阿司匹林治疗对DR的发病及进展无明显影响，该治疗不会增加糖尿病视网膜出血风险。

（四）针对DR的内科治疗

1. 改善微循环、增加视网膜血流量：羟苯磺酸钙能降低血液的高黏滞性，抑制血小板聚集因子的合成和释放，能减轻或阻止视网膜微血管的渗漏，减少血管活性物质的合成，阻止微血管基底膜增厚。临床证据显示其可改善早期DR，如微血管瘤、出血、硬性渗出，对中重度DR的效果等待进一步证实。

2. 中医中药治疗：芪明颗粒、复方丹参滴丸、银杏叶片和复方血栓通胶囊等中药对DR有辅助治疗作用，但应选择该品种药物适合的中医证型。

（五）眼科治疗

1. 根据DR的严重程度以及是否合并DME来决策是否选择激光治疗，必要时可行玻璃体切除手术。

2. DME的治疗方法包括激光治疗、抗血管内皮生长因子治疗和糖皮质激素治疗。

（六）妊娠合并DR的治疗

对于女性糖尿病患者，妊娠会加速DR的发生和发展，激光光凝术可用于治疗孕期重度NPDR和PDR。

三、中医临床思维

（一）中医病名及病因病机特征

中医古代文献中糖尿病视网膜病变属中医“血灌瞳神”“视瞻昏渺”“消渴内障”“暴盲”等范畴。中医认为本病常发生于糖尿病后期，《证治要诀》：“三消久之，精血既亏，或目无所见，或手足偏废。”久病伤精血，脾乃气血生化之源，肾藏精，则久病伤脾肾，久病亦伤阴，导致气阴两伤。阴虚则虚火上炎，灼伤血络，血溢脉外，离经之血则为瘀；或气虚无力推动血液运行，日久血瘀脉中；或阴虚血滞，均可导致瘀血。又脾肾受损，脾失健运，水湿不化，肾虚气化失司，水湿上泛，导致湿浊痰结，视衣水肿。痰瘀日久化热，又可耗伤阴血津气，五脏六腑之精气皆失所司，不能归明于目矣，形成恶性循环。所以糖尿病视网膜病变在辨证上要抓住虚、血瘀、出血、渗出 4 个方面，以气阴两虚、肝肾不足、阴阳两虚而致脉络瘀阻、痰浊凝滞的本虚标实为基本病机。

（二）辨病辨证及治疗特征

中医规范将糖尿病视网膜病变分为肾阴不足、燥热内生证，气阴两虚、络脉瘀阻证，脾肾气虚、水湿阻滞证，肝肾亏虚、目络失养证，阴阳两虚、痰瘀互结证 5 个证型。

消渴内障主要是气阴两虚、肝肾不足、阴阳两虚而致脉络瘀阻、痰浊凝滞，本虚标实为基本病机，当以益气养阴、滋养肝肾、阴阳双补治其本，通络明目、活血化瘀、化痰散结治其标。应在治疗消渴本病的基础上（控制血糖），以中医药辨证论治为主，适时采用眼底激光光凝或手术，提高疗效和减少失明。

肾阴不足，燥热内生证：治以滋肾养阴，凉血润燥，用玉泉丸合知柏地黄丸加减。若眼底以微血管瘤为主，可加丹参、郁金凉血化瘀；出血明显者，可加生蒲黄、墨旱莲、牛膝止血活血，引血下行；有硬性渗出者，可加浙贝母、海藻、昆布清热消痰、软坚散结。气阴两虚，络脉瘀阻证：治以益气养阴，化瘀利水，用六味地黄丸合生脉散加减。视网膜出血量多可酌加三七、墨旱莲、赤芍以增凉血、活血、止血之功；伴有黄斑水肿者酌加白术、薏苡仁、车前子利水消肿；自汗、盗汗加白术、牡蛎、浮小麦以益气固表。脾肾气虚，水湿阻滞证：治以补脾益肾，利水消滞，用补中益气汤加减。可加巴戟天、郁金、车前子补肾活血利水；棉绒斑多者加法半夏、浙贝母、苍术以化痰散结；黄斑水肿重者加茯苓、薏苡仁利水消肿。肝肾亏虚，目络失养证：治以滋阴益肾，润燥生津，用六味地黄丸加减。视网膜出血量多、色红、有发展趋势者可合用生蒲黄汤，出血静止期则可合用桃红四物汤。阴阳两虚，痰瘀互结证：治以阴阳双补，化痰祛瘀，用左归丸或右归丸加减。偏阴虚者选左归丸，偏阳虚者选右归丸。酌加瓦楞子、浙贝母、海藻、昆布软坚散结，三七、生蒲黄、花蕊石化瘀止血，菟丝子、淫羊藿补益肝肾而明目。

（三）药物选择

DR 非增殖期用药频次最高的依次为黄芪、丹参、生地黄、枸杞子、葛根等，这些药物与之前研究推荐治疗糖尿病视网膜病变的研究基本一致，并在此基础上有所加减和突出，其中黄芪既可补益脾气，又可利水消肿，为治疗 DR 之要药，使用频次最高；次为丹参，善通行血脉，祛瘀止痛，《本草便读》记载：“丹参，功同四物，能祛瘀以生新”。现代研究表明丹参为活血化瘀常用药，含有的多酚酸盐，能显著降低炎症反应，改善血管内皮功能，同时丹参酮、丹参素、丹参酚酸等具有较好的血管保护作用；生地黄，味甘苦、性寒，如《本草逢原》所云：“阴虚火旺之症，宜生地黄以滋阴退阳”。整体用药以益气养阴、滋阴凉血和活血化瘀为法，作为 DR 的重要治疗方向。DR 增殖期中药用药频次显示以蒲黄、三七、白芍、白术、赤芍等用药频次较高，其中蒲黄、三七、白芍频次最高，这可能与血瘀作为 DR 增殖期病变的重要病理基础之一有关，尤其在增殖后期出现眼底新生血管和纤维增殖病变，因此整体用药以活血化瘀止血类药物为主，从而有效缓解 DR 患者玻璃体出血、眼底出血等。其中蒲黄，善于止血化瘀；三七，如《本草新编》云：“三七根，止血之神药也，无论上中下之血。”同时活血化瘀类药物对改善微循环、降低血液黏度，软化纤维组织，恢复视网膜功能有较好的疗效，DR 是在糖尿病的病变基础上继发出现的眼部病变，疾病后期虚实复杂，中医药治疗强调辨证和辨病相结合，审症求因，故在突出活血化瘀止血类药物的同时仍配伍赤芍、丹参、葛根等有明显降低血糖的药物，以及活血化瘀的药物和健脾益气药，辅助正气促进病理改变与转化，从而标本兼治。

四、名医经验

（一）程益春经验

程益春认为本病是在消渴病气阴两虚的基础上发展而成，早期病机多为气虚运血无力及阴虚血滞使瘀血阻于目络，肾精亏虚，肝血不足，精血不能上荣于目，目络失养。病情发展则肝肾阴亏日甚，阴虚阳亢，虚火上炎，灼伤目络；或气虚摄血无权，均可致血溢脉外，难止难愈。日久反复发作，离经之血瘀阻不去，进一步阻滞目络而导致失明。因此，他提出气阴两虚、肝肾阴亏为病之本，目络瘀阻与出血为病之标，治疗当以益气养阴、滋补肝肾、活血止血为原则，并强调活血化瘀法应贯穿于治疗的始终。早期应用该法可使瘀血消散，晚期可祛除积血，而出血期要活血与止血并用，做到活血不破血、止血不留瘀。临证酌选杞菊地黄丸、知柏地黄丸、归脾丸、二至丸等方灵活化裁，常加用黄芪、石斛、三七粉、丹参、当归、益母草、槐米、蒲黄、大蓟、小蓟、密蒙花、决明子、谷精草等益气养血、活血止血、滋阴明目之品。

（二）高健生经验

高健生认为，素体禀赋不足，阴虚体质，或饮食不节，脾胃受损，或劳伤过度，耗伤肝脾肾，阴虚燥热，日久则气阴两虚或阴阳两虚，挟瘀而致目病，是 DR 的主要病因。DR 发生的早期，即是患者从气阴两虚向阴阳两虚转变的开始，并作为临床辨证治疗的依据，DR 的病机变化应与糖尿病的发生发展过程一起考虑。DR 的发生多在糖尿病发病 5 年之后逐渐发生发展，这期间多数患者病情已得到不同程度的干预治疗，或随着病情的发展，病机发生转化，大多数不存在阴虚燥热的表现，已过渡到气阴两虚，并有潜在的阳虚征兆或阳虚症状出现，甚至继续发展为阴阳两虚。血行不畅，目络瘀阻从 DR 临床前期就已发生，并且是进行性发展。说明 DR 的发生是在糖尿病中后期的阴阳、寒热、虚实的转化过程中渐进发展而成的。所以多数患者出现不同程度的疲劳、自汗、头汗明显、便秘或小便频数、手足凉麻疼痛等全身症状。眼底则出现微血管瘤、出血点、硬性渗出和棉絮斑等，病情进展出现新生血管，反复出血，机化膜形成牵拉视网膜脱离等。高健生根据多年临床实践总结认为，心肾不交、心火上亢扰目也是 DR 的重要病机之一，由此总结出防治早期 DR 的密蒙花方（由黄芪、女贞子、黄连、肉桂等组成）。临床观察了大量病例，取得良好的效果。不仅视力有提高，眼底出血和渗出有吸收，全身症状也明显改善。许多患者经过多年观察，病情稳定，延缓和阻止了病情进展。高健生认为，消渴病眼底病情临证应整体辨证，治疗方能切中病所。《外科证治全生集》强调，“目中赤脉，加密蒙花”，密蒙花味甘，性微寒，具有清肝火，除翳膜，补肝虚，明耳目的功效。配以黄芪大补元气，女贞子补肝肾，明目，对于糖尿病视网膜病变具有很好的疗效，因此，密蒙花方是局部与整体结合辨证的良好范例。

（三）郭庆贺经验

郭庆贺认为：本病非增殖期以气阴两虚，肝肾不足，目络瘀阻为多见，增殖期以瘀血阻络，痰浊内生及痰瘀互结致目络损伤为突出。关于出血郭庆贺将其分为以下 4 期：①出血期：治宜凉血止血活血，可用生蒲黄汤加减。②出血停止期：一般在出血停止后 10 d 左右，因离经之血多为瘀血，故宜活血化瘀，可用桃红四物汤，血府逐瘀汤加减。③瘀滞难消期：眼底出血瘀积不消，色紫暗，成为白色条状机化物则宜活血逐瘀，软坚散结，用血府逐瘀汤，加行血破瘀、软坚散结之品，如三七、郁金、海藻、昆布等。④后期：因久用活血消滞之品易伤正气，可采用攻补兼施之法。可在化瘀通络的基础上酌加扶正之品。整体辨证如下：①气阴两虚：神疲乏力，气短懒言，容易出汗，咽干口燥，五心烦热，舌淡胖或有齿印，少苔，脉细无力。眼底检查多为Ⅰ～Ⅳ期，治以滋阴补肾，益气生津之法，药物组成如下：黄芪 30 g，楮实子 20 g，茺蔚子、生地黄、车前子、枸杞子、菟丝子各 15 g，白术、山茱萸各 10 g。阴亏日久，阳气生化乏源而致气阴两虚，故在滋阴补肾的基础上，重用黄芪以补气升阳，阳升则阴升，阴升则目窍得养，黄芪推动白术、车前子可以改善房水循环。②阴阳两虚：主要表现为畏寒肢冷，神疲乏力，面足水肿，夜尿多，咽干口燥，心烦，舌质淡嫩，脉沉细无力。眼底检查属Ⅳ～Ⅵ期，郭庆贺认为，增殖型病变的患者多表现为阴阳两虚，治以阴阳双补，药用黄芪 30 g，楮实子、菟丝子各 20 g，茺蔚子、巴戟天、肉苁蓉、枸杞子各 15 g，生地黄、白术、山茱萸、淫羊藿各 10 g。阴虚日久，阴损及阳，故在气阴两虚的基础上加巴戟天、肉苁蓉、淫羊藿温阳柔润之品，阳蒸则阴化，阴化则上承，上承则目窍得养。③痰瘀阻滞：主要表现为形体丰腴，头身沉重，身体刺痛，口唇或肢端紫暗，舌质紫暗或有瘀斑，苔厚腻，脉弦涩或弦滑。眼底检查为视网膜病变Ⅱ～Ⅴ期，治以健脾燥湿，化痰祛瘀之法。药物组成为：紫丹参 25 g，半夏、茯苓、竹茹丝、郁金、苍术各 15 g，石菖蒲、陈皮、枳实各 10 g。脾虚湿困，痰瘀互结，阻滞目络是基本病机，故用温胆汤降气消痰，健脾燥湿，加石菖蒲以涤痰开窍，丹参、郁金以祛瘀解郁，养血活血。痰消瘀散，眼络自通，通则清浊出入自循常道。关于局部辨证①眼底有新鲜出血或新鲜玻璃体积血者，即出血在 10 d 以内者加用生蒲黄 30 g，墨旱莲 20 g，丹参 15 g。②眼底出血暗红，伴渗出物者，加用丹参 20 g，赤芍、郁金、牛膝各 15 g，三七、血竭粉各 5 g。糖尿病视网膜病变的根本在于正虚，瘀血的产生源于正虚，其出血的特点为反复性。因此，眼底瘀阻之证，切不可乱用峻猛破血活血之品，而犯虚虚之戒，造成反复出血。郭庆贺常选三七、血竭活血止血，丹参养血活血，牛膝活血祛瘀，引血下行，兼以补肾，祛瘀不伤正，赤芍凉血祛瘀，郁金行气活血，解郁兼能消肿。③眼底见机化物，视网膜出血日久，变白色机化物，或进入玻璃体日久不散以及新生血管形成，多为气机不利，痰瘀互结，郁积不散，积成微癥。因此，郭庆贺在选用丹参、牛膝活血化瘀，引血下行的同时常配伍穿山甲能通达经络，消癥散结，直达病所。另外，瘀和水可以相互转化，故配以海藻、昆布消痰软坚利水。④伴视网膜水肿者，在上述用药的基础上，可加用茯苓、薏苡仁各 20 g 健脾利水。

（四）唐由之经验

唐由之认为虽然身为中医眼科医生，但是在诊疗眼病的过程中，一定要充分了解该病现代医学的发病机制及治疗新进展。糖尿病性视网膜病变是糖尿病眼病不可逆的最严重并发症，其病因和发病机制尚未完全阐明。目前认为可能是由于高血糖对微小血管的损伤，使视网膜毛细血管的内皮细胞与周细胞受损，从而导致毛细血管失去正常的屏障功能，出现渗漏现象，造成周围组织水肿、出血，继而毛细血管的闭塞、循环障碍引起视网膜缺血，血供与营养缺乏，导致组织坏死、新生血管生长因子的释放及因之而产生新生血管，从而将引起视网膜大量出血与玻璃体大量积血，产生增殖性玻璃体视网膜病变。糖尿病性视网膜病变是一种眼科的血证。唐由之根据自己的临床经验认为，糖尿病性视网膜病变的血证的治疗也是应该分期进行。但唐由之主张分早、中、晚 3 期。早期处于出血期，以清热凉血止血为主；中期因离经之血多为瘀血，治当加大活血化瘀之力；后期患病日久，正气多虚，应在活血化瘀治法基础上酌加扶正益气之药。故唐由之治疗糖尿病性视网膜病变的基本治法为补气养阴、凉血止血、活血化瘀明目。在整个治疗过程中还是以凉血止血、补气养阴药物为主，佐以活血化瘀药物，慎用破血逐瘀药物，以防破血太过引起再次出血。此外，玻璃体混浊、眼底纤维增殖明显的可加软坚散结药物；肝肾亏虚明显加补肝肾药物；血虚明显还需加强补血。唐由之治疗糖尿病性视网膜病变的经验方，多用生蒲黄汤合二至丸加减。基本处方：生蒲黄、姜黄、墨旱莲、女贞子、丹参、枸杞子、生黄芪、牛膝、山茱萸、菟丝子、川芎。本方主要由 2 组药物组成：一组为益气养阴药，如黄芪、墨旱莲、女贞子、枸杞子、菟丝子、山茱萸等；另一组为止血活血药，如生蒲黄、姜黄、丹参、牛膝、川芎等。玻璃体混浊、眼底纤维增殖明显者加浙贝母、法半夏；肝肾亏虚明显者加生地黄、熟地黄、金樱子、楮实子、五味子等；血虚明显者加当归。方中黄芪为补气要药，唐由之治眼病喜欢重用黄芪，且为每方必用之药。在治疗本病中重用黄芪，能充分发挥其益气扶正的功效，还可起到调和诸药的作用。女贞子补肝益肾明目；墨旱莲凉血止血，补肾益阴，2 药合为二至丸，主要起养阴之功，兼有止血的作用。山茱萸补益肝肾；枸杞子滋补肝肾，益精明目；菟丝子补肾益精，养肝明目，上三药共奏补肝肾之功。蒲黄止血化瘀，生用行瘀血更佳；姜黄行气破瘀，通经止痛，二者合用，不但能止血，还能起到化瘀血、通目络的功用。此外，丹参破瘀血积聚；牛膝引血下行，兼能化瘀；川芎行气活血，配合运用，则可使瘀血更快地消散。

（五）廖品正经验

廖品正认为DR既是糖尿病的眼部并发症。相对而言，糖尿病为本，DR为标。其病因病机离不开糖尿病的基本病机这个基础。由于目为肝之窍，瞳神水轮属肾，当糖尿病日久，累及肝肾时，多并发眼部病变，特别是视网膜病变。肝肾阴亏，目失濡养，加之阴虚内热，气阴耗伤，气虚帅血乏力，阴虚血行滞涩，均可导致眼络瘀阻。瘀血阻络，可引起眼底发生微血管瘤、渗出、水肿、出血等。若血瘀络外，则可溢入神膏，渗灌瞳神。若眼内瘀滞日久不消，瘀郁生热或消渴燥热，炼液成痰，抑或脾肾阳虚，痰浊内生，致痰瘀互结，则可形成视网膜玻璃体增殖性病变，终至失明。就眼局部而言，气阴两虚，肝肾亏损，目失滋养，是DR发生的基本病因；血瘀痰凝，目络阻滞，是DR形成的重要病机；本虚标实，虚实夹杂是DR的证候特点。中医应局部结合整体，权衡标本缓急，辨证论治。如眼底病变轻缓（多属轻、中度非增殖期DR）时，宜以全身病情为主，结合眼局部病变论治；眼底病变急重（多属重度非增殖期DR或增殖期DR）时，宜以眼局部病变为主，结合全身病情论治。据出血病程各阶段特点，大体可分为：出血期、出血静止期、瘀血滞积期。首先，当明确出血各期的治疗原则，如出血期治疗当以止血为主，酌情加用化瘀止血药物，取其止血而不留瘀，有利于视力恢复；出血静止期（一般指出血静止后1～2周），瘀血尚未吸收时，治疗渐转向活血化瘀，消散离经瘀血，促进视力恢复；瘀血滞积期，瘀血紫黯浓厚，日久不消，渐至瘀痰互结，产生白色机化物等，治疗当予活血逐瘀，软坚散结，以免进一步引起视网膜脱离等失明恶果。同时适当结合全身病情，标本兼顾，辨证处方。①出血期常予滋阴凉血，化瘀止血，可用生蒲黄汤（《眼科六经法要》方：生蒲黄、墨旱莲、荆芥炭、生地黄、牡丹皮、郁金、丹参、川芎）加减，可去郁金、丹参、川芎，选加玄参、地骨皮、三七、败酱草、花蕊石等，可增加凉血止血之功；选加黄芪、太子参、三七，则可增加益气止血之效。②出血静止期，治宜活血化瘀为主，常用桃红四物汤加减，可酌加黄芪、太子参、枸杞子、墨旱莲，益气滋肾；若选加茯苓、白术、猪苓、泽泻，则可增加实脾利水消肿的功效。

（六）许公平经验

许公平认为DR多由消渴病日久所致，素体不坚、情致不畅导致肝肾损伤、瘀血阻络，肝血不足、肾精亏虚，精血不养眼目，或嗜食肥甘厚味之品伤脾导致湿瘀互结而致眼目瘀阻而血不养目。故治疗上强调肝、脾、肾同调，兼顾瘀血。分型用药如下：①肝肾阴虚证。治法：补益肝肾。方用二至丸加味。药用：莱菔子30 g，女贞子、菊花、五味子、知母、桑叶、谷精草、密蒙花、花蕊石各10 g，淡竹叶、墨旱莲、麦冬、夜明砂各6 g。②肝火上炎证。治法：清肝泻火，凉血活血。方用自拟清肝汤。药用：莱菔子15 g，郁金12 g，车前子、密蒙花、血余炭、花蕊石、地榆炭、茜草炭各10 g，龙胆、炒栀子各9 g，夜明砂、大黄各6 g。③脾肾阳虚证。治法：温补脾肾，方用以金匮肾气丸加减。药用：制附片、鹿茸。④湿瘀互结证。治法：除湿行瘀，方以自拟消渴健脾方。药用：生薏苡仁30 g，冬瓜皮15 g，赤芍12 g，苍术、土茯苓、佩兰、夜明砂、花蕊石、谷精草、路路通各10 g，厚朴、龙胆各6～9 g。

（七）邹菊生经验

邹菊生认为糖尿病者，中医针对脾弱胃强采用健脾清胃法。变生目疾病机为胃火偏旺，灼津成瘀，留阻脉道，脉络瘀滞，久瘀生热，瘀热则津伤，血不循经则溢于脉外。中医眼科记载："肝受血而能视，诸脉皆属于心，诸脉皆属于目。脉络瘀滞，血不循经溢于脉外，神光受遏不能视矣。"古人云："夫神光者，目内自然能视之精华。神光受遏，故目糊。"从中医理论可见，其血溢于外，神光受遏，目失明视、目衄、血稠黏聚。邹菊生根据前贤理论，结合自己辨证，在本病早期治疗以和营清热，活血降糖为主，见到眼底出血为和营止血降糖治疗，到中、后期以益气养阴和营活血为主，配以清热解毒和营之剂四妙勇安汤治疗，取得良好疗效。现代药理学研究，本方有清热解毒，活血止痛之功。方中金银花清热解毒；生地黄、玄参性寒软坚，增液活血；当归活血散瘀；甘草和中，并配合金银花、蒲公英加强清热解毒作用。血稠成瘀用增水行舟法，应以养阴生津，佐以活血才使脉络通行，结合近代中药研究认为，牛蒡子、葛根、淡芩、桑白皮、黄精、黄连有降血糖作用，活血化瘀有时也可用天花粉、川石斛、玉竹养阴辅以活血。若大便干结，可用生川大黄或芦荟，从临床疗效来看芦荟通便较生川大黄更优。若目衄眼底出血急则治其标，先用凉血止血，一周后观察出血不增加则用活血止血药。治疗时不可妄投滥用止血剂，否则引起瘀血宿滞，而且有助于机化形成，导致关门留寇，犯有实实之戒。出血与瘀血配合活血化瘀药如丹参、莪术、毛冬青、三七、生炒蒲黄等，既可防止止血留瘀，又可防止机化。若有渗出时，佐以软坚化痰之品如昆布、海藻、象贝母之类，有利于炎症和渗出物的吸收，防止机化形成。对于微血管瘤，中医认为气滞血瘀，久聚不消，故方中加用黄芪，治拟益气活血化瘀，气顺血畅瘀消，微血管瘤也随之消散。通过临床研究发现，糖尿病眼底出血可继发虹睫炎和出血性青光眼，这是糖尿病内毒素反应所造成，用四妙勇安汤加蒲公英持续使用，可以防止这些并发症发生。这也是中医扶正祛邪理论的体现。不仅如此邹菊生处方之余，总勿忘医嘱：注意饮食结构调整，控制血糖，避免精神紧张，情绪激动，禁食辛辣烟酒刺激之品。正如刘河间《儒门事亲·三消之证当以火断》云："不减滋味，不戒嗜欲，不节苦怒，病已而复作。"明确指出了病情复发的原因，也为临床上在用药之余，提倡医嘱的重要性。

五、名方推荐

（一）知柏地黄丸加减

女贞子 30 g，生地黄、枸杞子、山药、墨旱莲、赤芍、白芍、炒槐米、益母草、密蒙花各 15 g，知母、山茱萸、牡丹皮各 12 g，黄柏 9 g，三七粉（冲）2 g。功效：滋阴降火、活血止血。主治：糖尿病视网膜病变之肝肾阴亏，虚火灼络证。用法：每日 1 剂，水煎，分 2 次服。加减：常加用黄芪、石斛、三七粉、丹参、当归、益母草、槐米、蒲黄、大蓟、小蓟、密蒙花、决明子、谷精草等益气养血、活血止血、滋阴明目之品。

（二）密蒙花方加减

黄芪 40 g，首乌藤 30 g，熟地黄 20 g，女贞子 15 g，黄连、益母草、知母、密蒙花、大黄各 10 g，肉桂 2g 等。功效：益气养阴、温阳化气。主治：糖尿病视网膜病变Ⅱ期，气阴两虚夹瘀证。用法：每日 1 剂，水煎，分 2 次服。密蒙花味甘，性微寒，具有清肝火，除翳膜，补肝虚，明耳目的功效。配以黄芪大补元气，女贞子补肝肾，明目，对于糖尿病视网膜病变具有很好的疗效。

（三）九子地黄丸加减

血竭 90 g，熟地黄 60 g，醋龟甲、灵磁石、炙黄芪各 30 g，净山茱萸、干山药、茯苓、五味子、枸杞子、沙苑子、泽泻、决明子、青葙子、茺蔚子、牡丹皮、菟丝子、覆盆子、车前子、西洋参、珍珠粉各 15 g，沉香、真麝香各 3 g。用法：研粉炼蜜为丸，每丸 10 g。功效：益气养血，滋补肝肾，化瘀通络，止血散瘀。主治：糖尿病视网膜病变之肝肾气阴两虚证。用法：每次 1 丸，每日 3 次口服。加减：眼底出血瘀积不消，色紫暗，成为白色条状机化物则宜活血逐瘀，软坚散结，加行血破瘀，软坚散结之品，如三七、郁金、海藻、昆布等。

（四）蒲黄汤合二至丸加减

生黄芪、丹参各 30 g，生蒲黄、姜黄、墨旱莲、女贞子各 20 g，枸杞子、山茱萸、菟丝子各 15 g，川牛膝、川芎各 10 g。功效：补气养阴、止血活血、化瘀明目。主治：糖尿病性视网膜病变（Ⅲ～Ⅴ期）。用法：每日 1 剂，水煎，分 2 次服。加减：玻璃体混浊、眼底纤维增殖明显者加浙贝母、法半夏；肝肾亏虚明显者加生地黄、熟地黄、金樱子、楮实子、五味子等；血虚明显者加当归。

（五）自拟清肝汤

莱菔子 15 g，郁金 12 g，车前子、密蒙花、血余炭、花蕊石、地榆炭、茜草炭各 10 g，龙胆、炒栀子各 9 g，夜明砂、大黄各 6 g。功效：清肝泻火，凉血和血。主治：糖尿病性视网膜病变之肝火上炎证。用法：每日 1 剂，水煎，分 2 次服。

（六）四妙勇安汤加减

蒲公英 30 g，生地黄、玄参、金银花、当归、牛蒡子、桑白皮、丹参、莪术、毛冬青、枸杞子、黄精、制何首乌、覆盆子、补骨子、石菖蒲各 12 g，淡黄芩 9 g。功效：和营清热养阴活血。主治：糖尿病性视网膜病变之后期。用法：每日1剂，水煎，分2次服。加减：若大便干结，可用生川大黄，或芦荟，从临床疗效来看芦荟通便较生川大黄更优。出血与瘀血配合活血化瘀药如丹参、莪术、毛冬青、三七、生炒蒲黄等，既可防止止血留瘀，又可防止机化。若有渗出时，佐以软坚化痰之品如昆布、海藻、象贝母之类，有利于炎症和渗出物的吸收，防止机化形成。对于微血管瘤中医认为气滞血瘀，久聚不消，故方中加用黄芪，治拟益气活血化瘀，气顺血畅瘀消，微血管瘤也随之消散。

（七）金匮肾气丸加减

白术、茯苓、女贞子、墨旱莲各12 g，山药、生地黄（或熟地黄）、夜明砂、桑椹子、千里光各10 g，制附片、鹿含草各6 g。治法：温补脾肾。功效：糖尿病性视网膜病变之脾肾阳虚证。用法：每日1剂，水煎，分2次服。

（八）自拟消渴健脾方

生薏苡仁30 g，冬瓜皮15 g，赤芍12 g，苍术、土茯苓、佩兰、夜明砂、花蕊石、谷精草、路路通各10 g，厚朴、龙胆各6～9 g。功效：除湿行瘀。主治：糖尿病性视网膜病变湿瘀互结证。用法：每日1剂，水煎，分2次服。

（九）滋阴止血汤加减

生地黄、熟地黄、制女贞子、墨旱莲、藕节、丹参各15 g，沙参、制何首乌各12 g，玄参、麦冬、天冬、石斛各10 g，三七粉3 g。功效：滋阴止血，兼以化瘀。主治：糖尿病性视网膜病变肝肾阴虚，络破血溢证。用法：每日1剂，水煎，分2次服。加减：肺阴虚者，加沙参、麦冬；胃阴虚者，加石斛、玉竹；肝阴虚者，加制何首乌、女贞子；视网膜出血新鲜者，加蒲黄炭、生地黄；出血陈旧者，加桃仁、红花；瘀血机化者，加昆布、海藻；瘀滞水肿者，加泽兰、益母草；阳亢者，加钩藤、石决明；火旺者，加知母、黄柏；脾虚者，加白术、茯苓。

（十）益肝明目汤加减

丹参、茯苓、密蒙花各20 g，决明子15 g，柴胡、当归、白芍、车前子、泽泻、茺蔚子各10 g，川芎8 g。功效：益肝明目，化瘀化湿。主治：糖尿病性视网膜病变肝郁脾虚，血瘀水停证。用法：每日1剂，水煎，分2次服。

第十节　视网膜色素变性

视网膜色素变性（RP）是一组遗传性视网膜疾病，其特征为视杆细胞出现变性改变，进而视锥细胞受累，最终所有感光细胞变性。患者常于青春期出现夜间视力障碍或丧失，周边视力丧失出现管状视野，并且由于视杆细胞和视锥细胞变性，功能逐渐丧失而在其晚期出现中心视力丧失。在全球范围内，RP的发病率为1∶4000，是最为常见的致盲性遗传眼病。RP包括非综合征型RP（NSRP）和综合征型RP（SRP），其中NSRP患者的临床表现仅为眼部异常，并按照遗传方式的不同可将NSRP分为常染色体显性遗传RP（ADRP）、常染色体隐性遗传RP（ARRP）和X染色体连锁遗传RP（XLRP）等。20％～30％的患者为SRP，其中约有30种不同类型的SRP，较为常见的如：Usher综合征和Bardet-Biedl综合征。RP的临床表现包括视力下降、夜盲、进行性视野缺损、眼底视网膜骨细胞样色素沉着、视盘蜡黄色萎缩，视网膜电图（ERG）显著异常，甚至无波形。

一、诊断标准

临床上常根据临床表现与辅助检查来诊断。

（一）临床表现

1. 夜盲为最早期表现，并呈进行性加重。

2. 眼底：视盘呈蜡黄色萎缩，视网膜血管变细，视网膜呈青灰色，赤道部视网膜血管旁色素沉着，典型的呈骨细胞样。色素性改变向后极部及锯齿缘方向发展。

3．患眼常有晶状体后囊下锅底样混浊。

（二）辅助检查

1．视野检查：发病早期视野呈环形暗点，逐渐向中心和周边扩展，表现为视野进行性缩小，晚期形成管状视野，但中央视力可较长时间保留，双眼表现对称。

2．FFA 检查：由于 RPE 广泛变性萎缩，眼底弥漫性斑驳状强荧光，严重者有大面积透见荧光区，色素沉着处为荧光遮蔽。约 75％病例可见染料渗漏，多见于视盘、血管弓区及黄斑区，可伴有黄斑囊样水肿。晚期患眼脉络膜毛细血管萎缩，呈斑片状，多位于赤道部附近。

3．眼电生理检查：ERG 在发病早期即显著异常（振幅降低及潜伏期长），甚至无波形。眼电图（EOG）也同时异常。

二、西医治疗

目前 RP 病因尚不完全明确，亦尚无确切的治疗方法。现阶段研究较多的治疗方法主要是干细胞治疗和基因治疗，通过选择性地促进细胞生成或抑制细胞凋亡，保护、补充或修复 RPE 细胞和光感受器细胞而达到治疗目的。已有较多的临床试验和实验研究报道干细胞治疗和基因治疗的有效性和安全性，但缺少大样本研究，给药途径和时间、载体选择、不良反应的应对措施与预防方法等问题还需进一步完善。神经保护和营养疗法作为传统疗法，越来越多的具有营养和保护视神经作用的物质被发现并应用于 RP 的治疗。视网膜移植虽然已经取得了很大的进展，但治疗价格昂贵，推广应用困难，同时移植物的来源和保存技术也需要进一步研究。

三、中医临床思维

（一）中医病名及病因病机特征

视网膜色素变性相当于中医的“高风障症”“阴风障”“高风雀目”等。祖国医学对视网膜色素变性的认识已有悠久的历史，早在隋朝《诸病源候论・雀目候》中即有“人有昼而睛明，至暝而不见物，世谓之雀目，言其如雀鸟，暝便无所见也”的记载。故将视网膜色素变性称为“高风雀目”。对其病因病机的认识，首推《原机启微》，文中称其为阳衰不能抗阴之病，主要病机是阳衰阴盛，而造成阳衰阴盛的根本原因有二：一是忧思恐怒，劳役饥饱，过而不节，伤及脾胃，阳气下陷；二是怒伤肝，恐伤肾，肝肾受伤，精血亦不能生。土生万物，为阳气之源，阳气下陷，则五脏六腑之阳气皆衰。肝为风木之脏，藏血液，居相火，具有疏泄生发之能，肾藏精，乃水火之源、精气之根，发六腑之阳，滋五脏之阴。忧思恐怒伤及肝肾，导致真阳不足，劳役饥饱，损伤脾胃，致使中阳虚衰，先后二阳不足，阳衰阴盛则夜视罔见。此为解释夜盲的主要依据，但很多患者青少年时期在夜盲基础上，视力就明显下降，且无忧思恐怒、劳役饥饱的病史可询。此与先天禀赋不足、元阳虚衰有关。因脾阳根于肾阳，肾阳不足，脾阳失于温养而升举无力，精气血不能上荣于目，则发为本病。这一观点在很多中医眼科前辈的文献论述中可得到证明。如庞赞襄在《中医眼科临床实践》一书中提出，此病多由先天不足，脾阳不振，导致肝虚血瘀，精气不得上承于目；陈达夫认为，肝气过虚，肝脏真阳不足，阴气偏盛而导致本病；姚和清亦提出本病是由脾阳不足、生气之源衰竭所生。总而言之，古今医家多认为先天禀赋不足、肝肾精血亏损、脾胃运化不足、气滞血瘀等是本病发生的重要因素。

（二）辨病辨证及治疗特征

高风雀目的证候分型比较多，在临床诊疗中由于所见病例的多少，临床表现症状的差别，及个人的学术思维方法和多方面因素的影响，呈现出不同的辨证分型。目前大体上将视网膜色素变性主要分为肝肾阴虚、脾气虚弱、肾阳不足 3 型。

治疗本病主要是补虚通脉，调整阴阳。本病为难治之证，需耐心用药，缓以图功。应抓住虚、瘀、郁的病机特点，从调理肝脾肾着手，采取综合治疗方法。本病总以虚为主，虚中夹瘀兼郁，在补虚的同时，兼以活血化瘀及理气解郁，可望改善视功能或延缓病程。①肝肾阴虚治以滋补肝肾，活血明目，方用明目地黄汤加减。可于方中加用川芎、丹参、牛膝，以增活血化瘀通络之功；如多梦盗汗者，加知母、牡丹皮、黄柏等滋阴清热；眼干涩不适者可加天花粉、玄参以养阴清热活血。②脾气虚弱治以健脾益气，活血明目，方用补中益气汤加减。方中可加用川芎、丹参、三七、鸡血藤等，以助通络活血之功。③肾阳不足治以温补肾阳，活血明目，方用右归丸加减。方中酌情加川芎、鸡血藤、牛膝等以增活血通络之功。本病在治疗时，总以补虚为主，兼以活血化瘀及理气解郁，对疾病的改善和延缓有积极的效果。临床上，该疾病配合针灸治疗，疗效较单纯药物治疗好，主穴选睛明、上睛明、球后、承泣、攒竹、太阳；配穴选风池、合谷、肝俞、肾俞、脾俞、足三里、三阴交、关元。主穴和配穴配合针刺，根据辨证补泻。

视网膜色素变性是遗传眼病，有多种遗传方式，可为性连锁隐性遗传、常染色体隐性或显性遗传，也可散发。该病的治疗目前仍然是一个棘手的问题，尚未找到确切有效的治疗方法，中医药也不能阻止该病的转归，但可以延缓疾病发展进程、提高视功能。近年来中医不断发展，在此前的基础上开展了中药联合西药、针刺联合西药、中药联合手术等多种中西医结合的综合疗法研究，均获得一定的疗效，中西医结合是治疗该病的发展趋势。

（三）药物选择

视网膜色素变性治疗的药物选择上以温补元阳、补益肝肾、健脾益气的药物为主，如使用频次较高的药有熟地黄、生地黄、山药、山茱萸、当归、黄芪、人参、白术、枸杞子、鹿角胶、菟丝子等，同时配合使用活血化瘀通络的药物，如丹参、川芎、三七、鸡血藤、牛膝等。

四、名医经验

（一）唐由之经验

唐由之认为 RP 的中医病机总体应概括为虚证，是由于禀赋不足，阳虚不能抗阴，导致阳气升发无力，目窍失养所引起。本病的病机主要以阳虚不能制阴，在具体应用上则有肾阳虚和脾阳虚之别。但在治疗本病时，不应走入一味补阳的误区。男子 28 岁、女子 32 岁之前肾气未定，一味补阳促其阳气升腾于上，会动其肾根，损其根本。治疗本病，不论老幼，在温阳的同时，应同时注意阳气的收敛，即注意护阴固精。使阳气温补之后，能够有节奏有控制地升发。治法上以补脾益肾，活血通络为主。方中包括巴戟天、肉苁蓉、制何首乌、黄精、当归、川芎、丹参、枸杞子、黄芪等。处方由 4 方面组成：①温补肾阳药，如巴戟天、肉苁蓉等；②补肝肾明目药，如制首乌、黄精、枸杞子等；③补血活血药，如当归、川芎、丹参；④益气升阳药，如黄芪等。巴戟天味辛甘微温，归肾、肝经，补肾阳；肉苁蓉，味甘咸，归肾与大肠经，能补肾益精，2 药联合应用补先天肾阳之不足；制首乌，味甘苦微涩，制用能补血生精；黄精，味甘性平，归肺、肾、脾经，既能养阴又能补脾益气；枸杞子，味甘平，归肝、肾经，能滋补肝肾，益精明目，3 药均有滋阴补血之功，配合巴戟天、肉苁蓉正所谓是“善补阳者，必于阴中求阳”。在以上药物基础上选用具有补血活血作用的当归；具有行气活血、化瘀通络的川芎、丹参；以及能益气升阳、载药上行的黄芪。以上药物联合应用，共同达到补肾明目，活血通络的目的。

（二）庄曾渊经验

庄曾渊认为精气化生失常是贯穿疾病始终的基本病机。精化气，气分阴阳，肾气偏于阳虚者，元阳不足，真气亏虚，清阳不升而致视物不明；偏于阴虚者，元阴不足，肾水亏虚，肝热上壅故致视物昏暗。在先天肾精有异的情况下，后天多种因素不断耗伤，从而使眼病不断进展，病情日趋严重。如因劳倦过度、饮食不节损伤脾胃，则后天气血生化无源，先天精气更无以充养，精亏气少，清阳下陷，浊阴上犯，目昏日益加重；因忧思耗伤阴血，生育出血过多，肝血不足，血不养精，阴血涩滞，肝热上扰，亦可使病情加速发展。治疗上，患者全身症状明显者以全身辨证为主进行论治：元阳亏虚、真气不足者，常见神疲乏力、耳鸣重听、肢冷喜温、大便稀溏等症，方用补中益气汤、右归饮。以李东垣甘温三味益气健脾，后天养先天，加升麻、柴胡、葛根引清气上升，或配蔓荆子、防风、羌活升举阳气，全身阳虚畏寒症状明显者，可加紫河车、鹿角霜、巴戟天等温阳之品，兼五更泄者可加温肾助阳的四神丸。元阴不足、阴血涩滞者，可见眼干涩、口干、头晕耳鸣、心烦少寐，脉细数，舌红等症，方用张景岳左归饮加减（熟地黄、山茱萸、枸杞子、石斛、当归、川芎、山药、砂仁、炙甘草、茯苓）。以熟地黄、山茱萸、枸杞子、石斛滋养肾阴，并收敛浮动之虚火；以茯苓、炙甘草、山药、砂仁补养后天生化之源，又能解补精之滋腻；合当归、川芎以血养精，并行血中涩滞。全身症状不明显者以眼局部辨证为主进行分期论治：庄曾渊在临床上主要依据眼底变化，针对疾病发展先“虚”后“瘀”的病机特点，进行局部分期辨证论治。本病以肾精亏虚为主要病机。治疗上以补肾益气养血为基本组方原则。主要组方药物是熟地黄、枸杞子、菟丝子、当归、石斛、黄芪、甘草、党参、苍术、川芎、砂仁。其中，熟地黄、枸杞子、当归、菟丝子养血填精，是精血形质互生。黄芪、甘草、党参、苍术益气升阳，是气中生精。川芎为血中气药，能行气散滞通络，专为视网膜色素变性由虚致瘀的病机而设，有补中寓疏，气血流通为贵之意。砂仁醒脾和胃。全方共奏补肾健脾、填精养血、通络明目之功。若兼神疲乏力，视力疲劳，常欲闭目者，加升麻、蔓荆子；黄斑水肿者，加桂枝、茯苓。由于本病病程冗长，精气、阴血长久亏虚，络脉失养，脉络纤细，久病入络，气血运行瘀滞不畅，疾病由虚致瘀。此期临床辨证为目络气虚血瘀证，治以通补络脉，以补阳还五汤合定志丸加减。

（三）邹菊生经验

邹菊生认为视网膜色素变性的形成系先天禀赋不足，命门火衰；或肝肾亏损，精血不足；或脾胃虚弱，清阳不升，致使脉道不得充盈，血流滞涩，目失所养而神光衰微，夜不见物，视野缩窄。辨证以虚证为主，责之于先天禀赋不足或脏腑内损，气血不足，真元耗伤，精气不能上荣于目。病变过程兼有脉道瘀塞，后期常因脉道闭塞、气失所养而失明。邹菊生发掘整理前人治疗夜盲眼病的验方，结合大量临床经验进行组方。方药组成：丹参 12 g，莪术 12 g，王不留行 12 g，赤芍 12 g，红花 6 g，地龙 12 g，枸杞子 12 g，黄精 12 g，制何首乌 12 g，苍术 12 g，地肤子 12 g，黄芪 15 g，补骨脂 12 g，石菖蒲（包煎）10 g，坎炁 3 条。功效：活血通络，益气明目。方解：处方中丹参、莪术、王不留行、赤芍、红花、地龙活血化瘀通络；枸杞子、黄精、制何首乌、补骨脂补肝肾明目；黄芪益气以助活血，气行则血行；石菖蒲通窍明目；苍术性味辛苦温，与熟地黄配伍组方具有补虚明目，健骨和血之功效；地肤子甘苦寒，入肾膀胱经，《本经》云其“补中益精气”；坎炁为血肉有情之品，补气血而明目。临证中若见形寒肢冷等肾阳不足症状，则加附子、肉桂、鹿角片、菟丝子等温补肾阳；若见五心烦热、多梦盗汗等，则加知母、黄柏、牡丹皮、生地黄等滋阴清热。

（四）韦文贵经验

韦文贵认为 RP 属肝肾不足，脾虚气弱，脉道阻塞，清窍失养，精明失用，因而夜视不清，视界狭窄。根据气行则血行的理论，治疗上以益气升阳为主、平肝清肝、益精明目为辅。主要方剂是人参补胃汤合决明夜灵散，加谷精草、白蒺藜等以助清肝明目之功，配五味子加强滋阴生津之效，并服黄连羊肝丸清肝养血明目。同时选服石斛夜光丸、明目地黄丸、明目还睛丸等补肝益肾明目。

（五）姚芳蔚经验

姚芳蔚认为本病与“阳虚”有关，主要病机为脾胃阳气下陷，因为脾胃为阳气之源，如果衰竭下陷，则当夜晚阴盛阳衰之时，阳气陷阴中，不能自振，所以出现夜盲。姚芳蔚认为脾主运化、主吸收与输布，以维持人体包括组织细胞的生命活动与代谢，所以视网膜色素上皮的吞噬与消化功能，归属脾的作用。同时本病与肾及肝有关，是由于肾元亏损，无法温煦脾土，或者由于肾水亏，肝木横，木旺克土，使脾失去健运与吞噬能力，同时又失去生化之源，致使气血不足，不能禀受脏腑之精气而上达于目，因而出现眼底病变及夜盲等。治疗上，根据体征进行辨证分型，结合病因，拟定基本方，按不同类型随证加入，并予加减。基本方由当归 12 g、生黄芪 30 g、丹参 30 g、川芎 10 g、夜明砂（包）30 g、葛根 30 g、河车粉（吞）3 g 等组成。而在本病病因中，比较集中于脾肾二脏功能不足，因而调补脾肾是为治疗本病的大法。在脾方面，最多见于脾虚气弱，而须采取健脾益气治则；在肾方面，有的或为阴虚，或为阳虚，可分别予以滋阴、温阳之剂。如果由于脾肾二虚，则温补脾肾更为必要。方药选择上：

如肾阴不足之用六味地黄汤、杞菊地黄汤、明目地黄汤与大补阴丸、左归丸等；肾阳不足之用金匮肾气丸、右归饮、右归丸等；脾胃气虚之用四君子汤、五味异功散、参苓白术散、补中益气汤等；脾肾二虚用杨氏还少丹、龟鹿二仙胶、河车大造丸等。以上方剂可根据不同体征而选用之。同时，可配合针刺治疗，取邻近眼球之睛明、球后、上明、承泣等为主穴，配以足三里、三阴交、翳明、合谷等穴，施以烧山火手法，得气产生热感后，留针 30 min，出针时，再施以该手法，每次取主、配穴各 2 个，交替进行，每周 3 次，隔日 1 次。

（六）庞赞襄经验

庞赞襄认为本病多由先天不足，脾阳不振，导致肝血亏损，玄府郁闭，脉络失畅，精气不得上承于目所致。故治疗首先宜从健脾升阳、益气养血、解郁疏络着手，并配合针刺疗法。并认为本病的施治是长期的，在口服汤剂休息期间，应配合服用中成药治疗。辨证论治上：①先天不足，脾阳不振：除夜盲及视力受损外，并无其他明显症状的，宜健脾益气，升阳养血为主。方药：健脾升阳益气汤或逍遥散加减；②命门火衰症见四肢发凉，腰背怕冷，腰脊酸软，小便频数，脉细尺弱，宜温补肾阳为主。方药：右归丸（汤）加减；③肾阴耗损：症见头晕耳鸣，腰酸膝软，舌红，脉沉细数。宜滋阴益肾，壮水制火为主。方药：地黄汤加减。另外，还可应用水蛭丸，旨在祛瘀生血，健脾升阳，配合汤剂或单独使用。亦可配合针刺疗法，取穴承泣、球后、下睛明、手三里、光明。手法：以上各穴均刺 1～1.5 寸，得气后用重刺激手法，不留针。各穴可轮流使用，每日或隔日针 1 次。

（七）陈达夫经验

陈达夫认为本病属肝肾先天不足，阳不胜阴，真阴真阳失去和谐而发病。根据内眼组织和六经相属学说，视网膜属肝，一切眼中色素属肾，故本症应归足少阴肾和足厥阴肝两经合病。由于少阴厥阴里虚，真阳不足，阴气偏盛，真阴、真阳不能协和，而致阳不胜阴，故出现夜盲。肝木过虚，而精气不能上承于目，目失所养，故视物不清，以致失明。故治则上应该滋补肝肾，益精明目，方选驻景丸加减。具体方药为菟丝子 250 g、楮实子 250 g、茺蔚子 180 g、枸杞子 60 g、车前仁 60 g、木瓜 60 g、寒水石 100 g、河车粉 100 g、生三七粉 150 g、五味子 60 g，共研为细末，作蜜丸，每日空腹服 30 g，用米泔水煎鲜猪肝 60 g，夜明砂 60 g 送下。本方意在调肝滋肾，大补真元。方中加鲜猪肝，取其血肉之品，直补肝脏之意；加夜明砂，取其能入肝而散血明目。根据陈达夫多年临床实践观察，此方对部分患者具有阻止或减慢病情发展的作用。

五、名方推荐

（一）邹菊生经验方

黄芪 15 g，丹参、莪术、王不留行、赤芍、地龙、枸杞子、黄精、制何首乌、苍术、地肤子、补骨脂各 12 g，石菖蒲（包煎）10 g，红花 6 g，坎炁 3 条。功效：活血通络，益气明目。主治：视网膜色素变性后期（常因脉道闭塞、气失所养而失明）。用法：每日 1 剂，水煎，分 2 次服用。加减：若见形寒肢冷等肾阳不足症状，则加附子、肉桂、鹿角片、菟丝子等温补肾阳；若见五心烦热、多梦盗汗等，则加知母、黄柏、牡丹皮、生地黄等滋阴清热。

（二）庄曾渊经验方（益精明目汤）

黄芪 20 g，当归、川芎、枸杞子、苍术、石斛各 15 g。功效：益气养血（以后天之气血协同补肾益精之品，充养肾中之精，同时益气升阳，使肾精上达目窍，补虚益损，以助神光）。用法：每日 1 剂，水煎，分 2 次服。加减：若肾阳不足，加用补骨脂、制首乌、黄精等；若为肝肾亏损，气血不足，则可加用五味子、菟丝子、楮实子等。

（三）唐由之经验方

巴戟天、肉苁蓉、制何首乌、黄精、当归、川芎、丹参、枸杞子、黄芪各 15 g。功效：补脾益肾，活血通络。主治：此方为唐由之治疗视网膜色素变性的基本处方。用法：每日 1 剂，水煎，分 2 次服。加减：对于全身症状不太明显的患者，以补肾阳为主选用巴戟天、肉苁蓉等温润之品；若全身症状明显者，则在上方的基础上结合全身辨证进行随证加减。药物多为滋腻之品，注意湿阻中焦，损伤脾胃，木香、砂仁等振奋脾气的药物要酌情使用。

（四）苏藩自拟方

丹参 20 g，苍术、晚蚕砂、夜明砂、山茱萸、枸杞子各 15 g，薏苡仁、白豆蔻、川芎、郁金各 10 g，甘草 6 g。功效：健脾除湿，化瘀通络。主治：高风雀目之脾失健运、瘀湿不化证。用法：每日 1 剂，水煎，分 2 次服。加减：通过培补后天以养先天，加强脾胃运化，滋补肝肾，固本求源，佐加治高风雀目之晚蚕砂、夜明砂，以及活血通络之品。

（五）李东垣的益气聪明汤加减

夜明砂、黄芪、茯苓、菟丝子各 15 g，葛根 12 g，枸杞子、丹参、党参、炒白术、炒苍术、炒白芍各 10 g，升麻、蔓荆子、炒黄柏、炙甘草各 6 g。功效：温补脾胃、益气升阳。主治：脾气虚弱，肾阳不足型。用法：每日 1 剂，水煎，分 2 次服。同时加服金匮肾气丸，防升提太过，下源不足。

（六）健脾升阳益气汤加减

党参、白术、黄芪、山药、当归、茯苓、石斛、苍术、夜明砂、望月砂各 9 g，陈皮、升麻、银柴胡、甘草各 3 g。功效：升提脾阳，益气养血，解郁舒络。主治：脾阳不振，肝血亏损型。用法：每日 1 剂，水煎，分 2 次服。并配合针刺承泣穴：1 寸 5 分，手三里穴：1 寸 5 分，每日针一次。口服汤剂休息期间，应配合中成药治疗。

（七）逍遥散加减

当归、白芍、茯苓、白术、丹参、赤芍、地龙、桃仁各 9 g，银柴胡 4.5 g，陈皮、红花、甘草各 3 g。功效：健脾益气，升阳养血。主治：先天不足，脾阳不振型。用法：每日 1 剂，水煎，分 2 次服。配合针刺疗法，取穴承泣、球后、下睛明、手三里、光明。手法：以上各穴均刺 1～1.5 寸，得气后用重刺激手法，不留针。各穴可轮流使用，每日或隔日针 1 次。

（八）五味异功散加减

黄芪、丹参、夜明砂（包）、葛根各 30 g，赤芍、党参、当归、枸杞子各 12 g，炒白术、茯苓、川芎各 10 g，紫河车粉（吞）、陈皮、炙甘草各 3 g。功效：健脾益气，养血化瘀。主治：脾胃气虚型。用法：每日 1 剂，水煎，分 2 次服。同时配合针灸，隔日一次。

（九）龟鹿二仙胶加减

肉桂（后下）、紫河车粉（吞）各 45 g，葛根、黄芪、丹参、夜明砂（包）各 30 g，党参、枸杞子、当归各 15 g，川芎、补骨脂各 12 g，鹿角 6 g。功效：温补脾肾，益气化瘀。主治：脾肾阳虚证。用法：每日 1 剂，水煎，分 2 次服。同时配合针刺。

（十）人参补胃汤合决明夜灵散加减

石决明、夜明砂各 25 g，党参、蔓荆子、炒白术各 10 g，炙黄芪 6 g，黄柏 5 g，炙甘草 3 g。功效：益气升阳为主，兼以平肝益肾明目。主治：脾虚气弱，清阳下陷，兼有肝肾阴虚。用法：每日 1 剂，水煎，分 2 次服。另：黄连羊肝丸，每日 1 粒。同时选服石斛夜光丸、明目地黄丸、明目还睛丸等补肝益肾明目。

（十一）右归丸（汤）加减

熟地黄、山药、山茱萸、茯苓、附子、菟丝子、枸杞子、补骨脂、当归、胡芦巴、苍术、白术各 9 g。功效：温补肾阳。主治：命门火衰型。用法：每日 1 剂，水煎，分 2 次服。加减：五更泄，加吴茱萸、干姜各 9 g；大便燥，加番泻叶 3～9 g。配合针刺疗法，取穴承泣、球后、下睛明、手三里、光明。手法：以上各穴均刺 1～1.5 寸，得气后用重刺激手法，不留针。各穴可轮流使用，每日或隔日针 1 次。

（十二）地黄汤加减

熟地黄、山药、山茱萸、茯苓、生地黄、枸杞子、菊花、女贞子各 9 g，银柴胡、泽泻、牡丹皮、五味子各 3 g。功效：滋阴益肾，壮水制火。主治：肾阴耗损型。用法：每日 1 剂，水煎，分 2 次服。

并配合针刺承泣穴：1 寸 5 分，手三里穴：1 寸 5 分，每日针一次。口服汤剂休息期间，应配合中成药治疗。

第十一节　视神经萎缩

视神经萎缩（optical atrophy）是指视网膜视神经节细胞及其轴突广泛损害，视神经纤维丧失，神经胶质增生所致的严重视功能障碍性疾病。常见的病因为颅内高压或颅内肿瘤，视网膜和视神经炎症、退变、缺血、外伤、肿瘤、压迫，糖尿病等代谢性疾病和某些遗传性疾病等。临床上主要分为原发性视神经萎缩和继发性视神经萎缩两大类。

一、诊断标准

1. 不同程度的视力下降，严重者甚至失明。

2. 有后天获得性色觉障碍，尤以红绿色觉异常多见。

3. 眼底改变：

（1）原发性视神经萎缩：视盘色泽淡或苍白，边界清楚，视杯上筛孔清晰可见，视网膜血管一般正常。

（2）继发性视神经萎缩：视盘色泽灰白、晦暗，边界模糊，生理凹陷消失；视网膜动脉变细，血管旁伴有白鞘，后极部视网膜可有硬性渗出或未吸收的出血。

4. 视野检查　可有中心暗点、鼻侧缺损、侧岛状视野、向心性视野缩小或管状视野等。

5. 视觉电生理改变　原发性视神经萎缩时视诱发电位（VEP）振幅降低，潜伏期延长。继发性视神经萎缩时，除 VEP 异常外，还可有视网膜电（ERG）异常。

二、西医治疗

首先尽量明确造成视神经萎缩的病因，对于压迫性因素导致的病因应积极转诊或联合相关科室。如鞍区垂体瘤、脑积水、颅高压应尽早手术；对青光眼患者要积极控制眼压。中毒代谢尽早去除毒性物质对视神经的急性损害。缺血性及遗传性视神经病变虽然无特殊治疗，但应向患者解释预后，控制风险因素、优生优育。对视神经炎患者告知反复发作的风险及定期随访。

神经营养药物如甲钴胺、胞磷胆碱、辅酶 Q10、艾地苯醌等由于副作用小已经广泛用于视神经萎缩患者的预防保护。注射用维生素 B_{12}，也用于营养不良性视神经病变。维生素 B_1 针对恶性贫血及 Wernicke 脑病可以使用。

三、中医临床思维

（一）中医病名及病因病机特征

视神经萎缩属中医“青盲”的范畴，最早见于《神农本草经》。《审视瑶函》云：“夫青盲者，瞳神不大不小，无缺无损，仔细视之，瞳神内并无些小别样气色，俨然与好人一般，只是自看不见，方为此症，若少有气色，即是内障，非青盲也。”《证治准绳・杂病・七窍门》云：“玄府幽邃之源郁遏，不得发此灵明耳。其因有二：一曰神失，二曰胆涩。须询其为病之始。若伤于七情则伤于神，若伤于精血则损于胆。又目为肝之窍，肝受血而能视，肝气通于目；肾生髓，目系入脑。”青盲的病因复杂，外可因邪毒外袭、头眼撞伤、热病痘疹造成内因七情所伤、肿瘤压迫、先天禀赋不足、饮食失调、过用目力所致。此外，瞳神疾病也可演变发展为青盲，如视瞻昏渺、视瞻有色、青风内障、暴盲等。青盲的病机或因余热痰浊阻经蒙络，清窍失养失用或是内伤七情，气滞血瘀，玄府郁闭，阻碍神光发越或为脏腑、气血渐亏，精血不能荣养目窍，目系失用萎缩。总之，本病以玄府闭塞，脉络不通为主要病机，不论因虚、因实或虚实兼夹之证都可造成目窍失充失通，目系失养失用。青盲主要分为虚实，虚证多因肝肾亏虚，或禀赋不足，精虚血少，不得荣目，目窍痿闭，神光遂没；实证多因情志抑郁，肝气不疏，经络郁滞，神光不得发越；或因目系受损，脉络瘀阻，精血不能上荣于目而致。

（二）辨病辨证及治疗特征

由于本病的辨证分型众多，缺乏共性，作为国家中医药管理局青盲协作组成员单位，经过与其他成员单位专家的反复商讨，剔除了少见证型，简化分型为肝气郁结、气滞血瘀、肝肾不足、气血亏虚。肝气郁结证：患者常常表现为口渴欲饮，胸闷气短，心情烦躁，头昏脑涨，食欲减退，便秘，舌红色、无舌苔，脉弦数，方药选逍遥散加减；气滞血瘀证：患者常表现为视物模糊不清甚至丧失，视盘呈苍白色，血管变细，失眠烦躁，舌暗红或紫色，舌苔薄白，脉涩细。常常是由颅脑伤所致，对于气滞血瘀证的患者应以活血化瘀方剂为宜，方药选桃红四物汤加减；气血亏虚证：患者常表现为面色苍白少华，四肢乏力，头晕失眠、心悸，舌淡红、舌苔薄白，脉细缓。常见于过度劳累和失血过多的患者，对此类患者应以补益心脾为主，方选八珍汤加减；肝肾不足证：患者常表现为两眼干涩，身体乏力，浑身酸痛，耳鸣头昏，胃纳减少，尿频，舌红色，舌苔薄白或无舌苔，脉细弱。方选明目地黄汤加减。

根据中医理论及长期的经验总结，本着“补虚泻实，开通玄府”的原则，望、闻、问、切四诊合参，辨别脏腑气血虚实，结合经络理论，整体辨证。还需结合眼底望诊，根据五轮辨证学说，辨证治疗。既往研究发现：活血化瘀药可有效改善循环，改善组织缺氧状态，增加局部血流量，降低毛细血管的通透性，促进渗出物、机化物等病理产物的吸收和病变组织的修复，保护和恢复受损之视神经；同时通过针刺治疗，能调和阴阳，疏通经络，益精明目，促进药物发挥作用，改善眼底的血液循环和营养。

对于肝气郁结型青盲可以调肝，补肝，疏肝，清肝为治疗大法。《秘传眼科龙木论·绿风内障》主张以牛胆丸、犀角饮子治疗小儿青盲外障一病，曰“在母腹中忽受惊邪之气……便多患眼，其初患夜卧多惊，呕吐痰涎黄汁，渐渐失明”。对于针刺治疗，古医书早已有目窗、上明、球后、肝俞等针刺治疗青盲的记载，针对不同病因病机，灵活运用针刺疗法。

（三）药物选择

根据不同病因所致视神经萎缩，结合现代中药药理、药化研究成果，适当加减方药。如脑瘤手术后或缺血所致者，可加鸡血藤、茺蔚子、丹参等养血活血药及丝瓜络、路路通等活血通络药。青光眼性视神经萎缩应适当加用钩藤、珍珠母类平肝息风药，尤适宜于肝阳偏亢的老人，若眼压偏高，车前子、茯苓、薏苡仁类利水渗湿药可选用，部分患者有必要配合西药抗青光眼药物综合调治，方可奏效。外伤所致者早期重用活血化瘀兼补气药，后期补气活血兼养血。若血液流变学检查血液黏稠度偏高，瘀证较重的，根据“津血同源”理论，津和血均属于阴，养阴生津，津足则血润，应增加麦冬、熟地黄、女贞子、玄参等有利化稠消瘀助通之品。若髓鞘疾病中多发性硬化症所致的视神经萎缩，多属疾病反复发作数次，全身已有步态不稳，腰膝酸软，肢麻无力等肾阳亏虚症状，应在辨证基础上加强补肾阳的应用，如菟丝子补肾阳补肾阴兼明目。

四、名医经验

（一）石守礼经验

石守礼认为治疗需注意：①视神经萎缩的病位在肝，中医认为“肝脉连开目系”，肝主疏泄、主藏血，肝的疏泄功能异常，则气血津液运行通畅，目受血而能视万物；一有拂郁，就能造成目不受血，而致视物不清、视力下降。②解郁是治疗的关键，诚如《审视瑶函》）云：“目一昏花，愈生郁闷，故云久病生郁，久郁生病，今之治不达此理，俱执一偏之论，唯言肝肾之虚，只以补肝肾之剂，其肝胆脉道之邪气，一得其补，愈胜愈蔽，至目日昏，药之无效，良由通光脉道之瘀塞耳。”《灵枢·脉度》云：“肝气通于日，肝和则目能五色矣。”③肝气条达，气血冲和，眼才能明视万物。石守礼临床上多以逍遥散加减治疗视神经萎缩，并认为本病需长期服药，视力调高，视野扩大后，不愿服汤剂，可改为丸剂，断不可停药，病情易反复。

（二）高健生经验

高健生认为治疗需注意：①“玄府”具有无物不有的物质性和广泛性，刘完素《素问玄机原病式》云：“玄府者，无物不有，人之脏腑皮毛，肌肉筋膜，骨髓爪牙。至于世之万物，尽皆有之，乃气出入升降之道路门户也。”②玄府学说是认识疑难眼病的辨证思维方法，它能够很好地指导中医眼科学理论的发展；对中医眼科学内障眼病理论的创立和发展均有重要意义。高健生以“玄府学说”为指导进行辨证论治，对视神经炎，多发性硬化，视神经脊髓炎等疑难眼病取得较好疗效。③“益精升阴敛聚”是治疗视神经萎缩的大法，脏腑中轻清之血，经过玄府正常的升降功能到达眼部，起到营养作用，保障功能的发挥；其他如精或气，亦属轻清者，方可升运于目。因此，应用“补血”“益气”“填精”之治法，必须考虑选用少许能够协助升运精、气、血上行清窍功能的药物；兼有瞳神散大者，少加入收敛精气、敛聚瞳神的药物。因此，形成了独具特色的疏利玄府、益精升阴、敛聚明目的治法。④升发阴精的常用药物有防风、柴胡、升麻、葛根、蔓荆子等，敛聚阴精的常用药物有山茱萸、五味子、覆盆子、白芍等药物，疏利玄府常用的芳香开窍的药物有冰片、麝香、石菖蒲等。

（三）殷伯伦经验

殷伯伦常年立足临床，从实际出发，善于用温药，妙用大黄，精于眼科手术；创造性地把视神经萎缩辨证分型为：①外伤性视神经萎缩；②炎症继发性视神经萎缩；③退变性视神经萎缩。第一种治以祛瘀通络，养肝明目，方用血府逐瘀汤酌加石菖蒲、郁金、丹参、茺蔚子等；第二种多为余热未清，玄府滞涩，治以清泄余热，通利玄府，调肝养血，方用丹栀逍遥散酌加石菖蒲、菊花、枸杞子、桑椹子等；后者多属肝肾亏虚，目系失养，治以补益肝肾，通窍明目，方用四物五子汤酌加石菖蒲、炙远志、菟丝子、枸杞子、桑椹等。

（四）王明杰经验

王明杰临证善于灵活运用风药、虫药开通玄府，治疗眼科及内外科多种疑难病症，形成了“论病首重玄府，百病治风为先”的独特诊疗风格。王明杰认为风药能通玄府，风药能增强活血化瘀、清热泻火、利水除湿、健脾益气、补肾益精等功效；虫类走窜药亦善于开通玄府，即叶天士所称的“虫蚁迅速飞走诸灵”，叶氏认为：“飞者升，走者降”，能使“血无凝着，气可宣通”；药如蜈蚣、全蝎、地龙、僵蚕等，内障病用之，收效甚捷。

（五）吕海江经验

吕海江认为眼病是全身脏腑的外在表现，“有诸内而形诸外”，五轮辨证亦以此为据。青盲属于水轮疾病，水轮病多郁，“郁者，滞而不通之意”，郁则气机不畅，气郁而滞，滞则血行不利而为瘀，慢性病患者多虚亦多郁。吕海江认为内障眼病，多因久病生郁或久郁生病，凡有郁者，宜先开郁导滞，而后言补。内障眼病证情复杂，有虚有实或虚实夹杂，或兼瘀滞或兼血瘀或挟痰阻，不一而足，临证需辨虚实，其治疗首当开郁导滞，通络明目为要，疾病后期，若有虚证，亦务必先顺其条达之性，发其郁遏之气，而后再投以健脾益肾之法，使郁热清散，脉络通达，精充气足，目得所养，则可复明矣。

（六）李传课经验

李传课认为治疗视神经萎缩要注意这几点：①注意和肝　《灵枢·脉度篇》：“肝气通于目，肝和则目能辨五色矣。”强调肝和眼才能分辨颜色。视神经萎缩患者，均有色觉障碍，说明均有肝不和的问题。此处是指情志要调和要和谐。调和者应保持七情和畅适度的精神状态，不可喜怒无常，悲恐过极，忿怒暴悖；判定是否和谐即与其他脏腑是否和睦相处，有无木克土、木生火过盛之象。视神经萎缩患者，常有精神忧郁之症。遵循木郁达之，以疏肝解郁之法为主。前人对此比较重视，设有多个方剂，如逍遥散、加味逍遥散、解郁逍遥散、羚犀逍遥散、开郁行血汤、调气汤、和肝饮等 10 余个方剂供临床选用。其中《眼科集成》解郁逍遥散是李传课常用的，目盲昏暗，不红不痛，皆由玄府闭塞而神气出入升降之路不通利所致。以本方解气郁、解血郁、解痰郁、解热郁、解湿郁，郁邪解，玄府通利，清气上升，则目自明矣。②注意健脾　脾主运化，主要是运化水谷精微，以营养五脏六腑、四肢百骸等全身诸器官组织，目也得其所养。故《兰室秘藏》：“夫五脏六腑之精气，皆禀受于脾，上贯于目，脾者诸阴之首也，目者血脉之宗也，故脾虚则五脏之精气皆失所司，不能归明于目矣。”因此，脾气不足，运化失司，气血亏虚，目失所养，也是视神经萎缩退变的常见病机。前人设有补中益气汤、调中益气汤、助阳活血汤、益气聪明汤、大补参芪丸、升阳益胃汤、神效黄芪汤等。其中《审视瑶函》调中益气汤（人参、黄芪、升麻、柴胡、木香、苍术、陈皮、甘草）是笔者常用之方。该书认为：“脾胃不调者，肠鸣飧泄膨胀之类是也；气弱者，言语轻微，手足倦怠，目暗不明也。补可以去弱，故用人参、黄芪、甘草甘温之性能补，则中气不弱，而目能视矣。苍术辛燥，能平胃中敦阜之气；升麻、柴胡轻清，能升胃家陷下之气；木香、陈皮辛香，去胃中陈腐之气。夫敦阜之气平，陷下之气升，陈腐之气去，宁有不调之中乎！”③注意补肾　肾主藏精，既藏先天之精，又藏后天之精。因此肾精与眼的视功能关系极为密切，因为神光藏于瞳神，而瞳神为肾之精华，只有肾精充盈，才能辨析万物，明察秋毫。若肾精亏虚，瞳神失养，则神光衰弱，视力减退，这也是视神经萎缩的常见病机。治宜滋补肾精，因肝肾同源，需肝肾同补。眼科滋补肝肾之方众多，如加味六味地黄丸、益阴肾气丸、明目地黄丸、左归丸、四物五子丸、三仁五子丸、九子丸、加减驻景丸、生熟地黄丸、石斛夜光丸等数十方。李传课最喜欢用的是《济生方》四物五子丸（熟地黄、当归、白芍、川芎、枸杞子、覆盆子、地肤子、车前子、菟丝子），方中四物补肝血，五子益肾精，再加丹参以活血、石菖蒲通利玄府，正切病机。④注意活血　视神经萎缩患者，大多起病缓慢，病情日久，久病入络，常兼络脉不畅，供血不足之瘀滞现象。据近代药理研究，活血药一般具有扩张血管、加速血流、改善微循环、增加组织营养、软化结缔组织等活血化瘀作用。这种作用正切合视神经萎缩的病机。但不是一派活血之品，而是在补虚的基础上增加一二味活血药，如丹参、川芎、葛根、鸡血藤等。⑤注意通利玄府　眼中之玄府是指精气血津液升降出入的通道。只有玄府通利，精才能上承，气血才能流畅，津液才能代谢，眼才能得到营养。视神经萎缩患者常兼有玄府郁滞或闭塞的病机。李传课常在处方中加石菖蒲或香附或郁金以通利玄府。

（七）庞赞襄经验

庞赞襄治疗本病多从郁热论治，从肝入手，首施常用舒肝解郁，健脾清热之法，多用清解郁热散结之品，勿用燥热敛涩呆补之剂，勿投苦寒峻下之品。治疗本病应以舒肝解郁为主，充分调理脏腑功能失调。但是，绝不能忽视清除郁热的重要性。因为，在视神经萎缩的早期治疗不当，可能郁热残留，热邪潜伏。由于脏腑功能失调，郁热尚可继续内生，祛之不尽又复燃。故治疗本病注意扶正之剂每多甘温，补益之品勿投过早，以防甘温内留，有助郁热，随时要清解郁热。视神经萎缩以郁热为其主要方面，但久病易虚，视力长期不提高，视野长期无改善，全身又表现为正气虚的证候，心脾两虚，肾虚肝郁，肝肾阴虚，青年人以气阴两虚为多见。此外，过度思虑，心情不佳，心理状态不良，长期失眠，饮酒，或月经不调等，都是影响视力功能恢复的因素。本病开始为肝经郁热之邪损伤正气，造成因病致虚，逐步形成脏腑气血功能失调和功能减弱，以致正不抗邪，招致郁热内结，造成因虚致病。久郁致虚，肝肾之阴相互资生，相互耗损，故治疗宜补益肝肾，多用大养肝阴之品。综观眼科诸家论著，主张内障眼病补益者多，这与内障多虚论有关。但视神经萎缩不辨虚实，概以虚论，以补治之，当然有纯补之弊。本病经过较长时间的治疗，视力不提高，视野不扩大，在临床上应该注意祛邪，视神经萎缩以郁热为主，但有热重、郁重和郁热并重。如果热重于郁，而重在解郁，热邪未清，邪热继续发展，目病难愈。如果郁重于热，而重在清热，易损伤脾阳，郁邪未解，脉络不通，气血难于上行于目。热郁并重时，治宜清解郁热双施。注意解郁和补益之间的辨证关系，治疗本病既不能过早地补益，又要防止苦寒清泻。既重视舒肝解郁，又注意大养肝阴，生津益气，健脾和胃。并嘱患者长期服药，配合针刺耐心治疗，逐渐提高视力，扩大视野，恢复视功能。

（八）唐由之经验

唐由之治疗本病时，中药汤剂化裁当灵活取舍，“不足”“不通”间杂有之。“不足”为虚，虚则补之，驻景丸、四物五子汤、明目地黄丸是常用的方剂。唐由之在补虚用方中常常兼顾气、血、肾 3 方面，黄芪、当归、白芍、菟丝子、枸杞子为常用药；“不通”为郁为滞，疏肝健脾，以促升发，小柴胡汤、加味逍遥丸、补中益气汤、益气聪明汤为其主方。唐由之在化瘀用方中，常用桃仁、红花、川芎、鸡血藤、柴胡、郁金等。“不足”与“不通”兼有夹杂者，两类方剂互用，随辨证主次以立君臣。

（九）姚芳蔚经验

姚芳蔚根据临床所见，对本症早期、由于球内与球后视神经炎引起，多以肝郁辨证，而予疏肝解郁法；对由外伤引起，多以气血瘀滞辨证，而予理气活血法；对由急、慢性中毒引起，认为内中积毒，治以解毒活血法；对由高眼压引起，多以脾湿辨证，予以健脾利水法；对视网膜动脉阻塞引起，多以气虚络阻辨证，而予益气通络；对肿瘤压迫引起，建议手术，术后多见气阴两虚体征，而予益气养阴法；对缺血性视神经病变、视网膜色素变性引起，认为与局部血供障碍有关，治以补虚通络。从体征中探求何脏之虚而予以补益，至于本症后期，根据久病必虚的理论，皆以培本补虚为治则，针对气、血、阴、阳为虚损及其轻重而予恰当的方药。

姚芳蔚指出本病治疗用药，必须结合“脉络瘀阻，玄府郁闭”的病机而佐以理气活血、开窍通络的药物，他惯用川芎、丹参、红花、桃仁、葛根、白芷、石菖蒲等药，认为在补益药中加以2～3味这些药物，可以增强血行，促进细胞活力，兴奋神经，而达到事半功倍之效。在以上药物中，姚芳蔚非常重视开窍药的应用。认为它具有兴奋中枢神经的作用，开窍中药种类较少，常用的如冰片、麝香等，辛香走窜，能迅速通过血脑屏障，并在中枢各部位有较多的蓄积量和较长的蓄积时间，所以能直接发挥作用，但开窍药药性偏于走窜发散，易泄元气，不宜多用久服，因而采取内治法有一定困难，故改为外治法，选用具有通窍开闭，益气活血作用的名贵中药，如人参、麝香等制成注射液作球后穴位注射，通过反复实验，并用于临床，竟然获得显著疗效。经观察，本法对视神经炎引起者效果最佳，一般在用药10次内视力可望提高，连续多次使用，无不良反应与副作用。但因药源非常紧张，同时价格昂贵，制作过程也有难度，普遍推广显得困难。

五、名方推荐

（一）疏肝明目丸

柴胡、白芍、郁金、丹参、车前子、补骨脂、枸杞子、牛膝、菟丝子、生地黄、当归、丝瓜络、路路通、炒白术、枳壳各60 g，生姜30 g，生甘草10 g。功效：疏肝理气，活血通络。主治：目络瘀滞之青盲。用法：制成水丸，1 g/粒，口服10粒，3次/d，1个月为1个疗程，一般用6个疗程。

（二）益精活血通窍汤

生地黄、熟地黄、菟丝子、桑椹、山茱萸、黄芪各15 g，枸杞子、茯苓各12 g，桃仁、红花、石菖蒲、当归、枳壳各10 g，丹参24 g，柴胡6 g。功效：滋补肝肾，活血通络。主治：肝肾亏虚，瘀血阻滞之青盲。用法：每日1剂，水煎，分2次服。

（三）通窍补肾汤

柴胡、白芍、郁金、石菖蒲、菟丝子各10 g，当归、黄芪各20 g，云苓、肉苁蓉、熟地黄各15 g。功效：通络补肾益气。主治：通络补肾益气。用法：水煎，每日1剂，分2次服。

（四）逍遥散加减

柴胡、赤芍、当归、炒白术、枳壳、青皮、川芎、菟丝子、枸杞子、石菖蒲各10 g，丹参、茯苓各15 g。功效：疏肝解郁，开窍明目。主治：肝郁气滞之青盲。用法：水煎，每日1剂，分2次服。

（五）明目地黄汤加减

生地黄、熟地黄、丹参、山药各15 g，山茱萸、茯苓、泽泻、柴胡、当归、枸杞子、川芎、石菖蒲各10 g，五味子6 g。功效：补益肝肾明目。主治：肝肾不足之青盲。用法：水煎，每日1剂，分2次服。

（六）桃红四物汤加减

桃仁、红花、当归、赤芍、川芎、石菖蒲、路路通、柴胡、大青皮、炒枳壳各10 g，生地黄、丹参各15 g，黄芪20 g。功效：理气活血化瘀。主治：气滞血瘀之青盲。用法：水煎，每日1剂，分2次服。

（七）补益肝肾方加减

熟地黄 20 g，炙甘草 6 g，当归、山药、山茱萸、黄芪、女贞子、决明子、枸杞子、桑椹各 15 g，菊花、石菖蒲、葛根、丹参、川芎、柴胡、茯苓各 10 g。功效：补益肝肾。主治：肝肾亏虚之青盲。用法：水煎，1 剂/d，分 2 次早晚温服，疗程 3 个月。随症加减：兼头晕头痛加天麻 10 g，钩藤 10 g；兼失眠多梦加首乌藤 10 g，合欢花 10 g；兼大便秘结加枳实 10 g，杏仁 10g 等。

（八）补肾益气汤加减

枸杞子、炙黄芪各 20 g，党参、密蒙花、丹参各 15 g，白术、山茱萸、苏木、当归、白芍、石菖蒲、柴胡各 10 g，升麻、炙甘草各 5 g。功效：补肾益气活血。主治：阴血不足，脉络瘀阻之青盲。用法：每日 1 剂，加水 400 mL，先武火，后文火，煎至 200 mL，共煎 3 次，兑均匀，分 3 次服。

（九）舒肝解郁生津汤

银柴胡、当归、赤芍、茯苓、白术、丹参、白芍、麦冬、天冬各 10 g，生地黄、五味子各 6 g，陈皮、甘草各 3 g。功效：疏肝解郁，破瘀生津。主治：肝郁少津之青盲。用法：每日 1 剂，水煎分 2 次服。加减：大便干燥，加番泻叶 5 g；胃疼吞酸，加吴茱萸、枳壳、大青皮各 10 g；头痛眼胀，加荆芥、防风各 10 g。

（十）舒肝解郁益阴汤

银柴胡、当归、白芍、茯苓、白术、丹参、赤芍、熟地黄、山药、枸杞子、神曲、磁石、栀子各 10 g，升麻、五味子、甘草各 3 g。功效：滋阴益肾，舒肝解郁。主治：肾虚肝郁之青盲。用法：每日 1 剂，水煎分 2 次服。加减：大便秘结，加番泻叶 3～10 g；头目痛剧，加荆芥、防风各 10 g；便溏，去熟地黄、栀子，加吴茱萸 10 g，干姜 5 g；孕妇去丹参、赤芍、磁石。

（十一）补气养血解郁汤

银柴胡、党参、白术、茯苓、当归、麦冬、枸杞子、陈皮、丹参、赤芍、槟榔各 10 g，升麻、枳壳、五味子各 5 g，甘草 3 g。功效：补气养血，破瘀通络。主治：气血两虚之青盲。用法：每日 1 剂，水煎分 2 次服。加减：头目痛剧者加蔓荆子 10 g，川芎、白芷各 6 g，胃纳欠佳加焦三仙各 10 g。

第十二节　近视眼

人眼在调节放松状态下，平行光线经眼球屈光系统后聚焦在视网膜之前，称为近视。近年来，我国近视发生率呈上升趋势，近视已成为影响我国国民尤其是青少年眼健康的重大公共卫生问题。流行病学调查发现，病理性近视视网膜病变已成为我国不可逆性致盲眼病的主要原因之一。

一、诊断标准

（一）根据屈光成分分类

1. 屈光性近视：主要由于角膜或晶状体曲率过大或各屈光成分之间组合异常，屈光力超出正常范围，而眼轴长度基本在正常范围。

2. 轴性近视：由于眼轴延长，眼轴长度超出正常范围，角膜和晶状体等眼其他屈光成分基本在正常范围。

（二）根据病程进展和病理变化分类

1. 单纯性近视：大部分患者的眼底无病理变化，进展缓慢，用适当的镜片即可将视力矫正至正常，其他视功能指标多属正常。

2. 病理性近视：视功能明显受损，远视力矫正多不理想，近视力亦可异常，可发生程度不等的眼底病变，如近视弧形斑、豹纹状眼底、黄斑部出血或形成新生血管膜，可发生形状不规则的白色萎缩斑，或有色素沉着呈圆形黑色斑（富克斯斑）；视网膜周边部格子样变性、囊样变性；在年龄较轻时出现玻璃体液化、混浊和玻璃体后脱离等。与正常人相比，发生视网膜脱离、撕裂、裂孔、黄斑出血、新生血管和开角型青光眼的危险性要大得多。常由于眼球前后径变长，眼球较突出，眼球后极部扩张，形成后巩膜葡萄肿。

（三）根据近视度数分类

低度近视：－0.50D～3.00D；中度近视：－3.25D～6.00D；高度近视：>－6.00D。

二、西医治疗

（一）单纯性近视的矫正措施

1. 框架眼镜：框架眼镜是最简单安全的矫正器具，应做到每年至少复查一次，及时调整眼镜度数。对于儿童近视患者，应至少每半年进行一次复查。目前比较公认的是，过矫会导致调节过度，加重近视发展，应当避免。单焦镜为临床常见框架眼镜类型，对于调节存在问题的患者还有双焦镜、三焦镜和渐进镜等。双焦镜上半部分焦点距离为远距离物体，下半部分焦点距离为阅读距离。渐进镜可增加视物远近范围，早期近视且不要求视近时视野大的人群适用。视近有明显外隐斜或外斜的青少年配戴渐进镜片可能会加重症状，影响双眼视功能。

2. 角膜接触镜：①软性接触镜：可用于近视的矫正，部分儿童可用于恢复双眼视力和促进视觉发育。无自理能力的儿童或老年人若有需求必须在医师和监护人的密切监督下使用。眼部有任何活动期急性炎症、全身有影响配戴的病变、过分神经质、个人卫生不良、依从性差而不能定期复查、对护理液过敏或生活工作环境卫生差者，应禁用或慎用。②硬性接触镜（RGP）：适用于有需求而又无禁忌证的任何年龄配戴者。年龄过小或过大者，因存在对问题察觉敏感性或操作依从性问题，应增加对安全性的监控。近视、远视、散光、屈光参差，尤其是圆锥角膜及角膜瘢痕等所致的不规则散光可优先考虑选择。眼表活动性疾患或影响接触镜配戴的全身性疾病等应禁用。长期处于多风沙、高污染环境中者，经常从事剧烈运动者等应慎用。③角膜塑形镜（OK镜）：是一种逆几何设计的硬性透气性接触镜，通过配戴使角膜中央区域的弧度在一定范围内变平，从而暂时性降低一定量的近视度数，是一种可逆性非手术的物理矫形方法。临床试验发现长期配戴角膜塑形镜可延缓青少年眼轴长度进展约0.19 mm/年。在一般接触镜适应证与非适应证的基础上，重点强调未成年人需要有家长监护配合治疗。对于较高屈光度数等疑难病例的验配，需由临床经验丰富的医师酌情考虑验配。

3. 手术矫正：近视的手术矫正是通过手术方式改变眼的屈光度，主要方法有激光角膜屈光手术和有晶状体眼人工晶状体植入术。近视矫正手术需要严格按照各类手术的禁忌证和适应证进行筛查和实施，主要适用于18岁以上度数稳定的近视患者。①激光角膜屈光手术：对于年龄在18岁以上，屈光力稳定在2年以上，精神及心理健康，具备合理的摘镜愿望和合适的术后期望值者可以考虑激光角膜屈光手术，但在手术前需进行相关的术前检查，符合相应规定的角膜厚度、屈光度数及预设切削深度等条件方可进行手术，不同术式的术前条件要求不同。激光角膜屈光手术术式主要分为两类：激光板层角膜屈光手术和激光表层角膜屈光手术。激光板层角膜屈光手术通常指以机械刀或飞秒激光辅助制作角膜瓣的准分子激光原位磨镶术（Laser in Situ Keratomileusis，LASIK；femto second laser assisted LASIK），也包括仅以飞秒激光完成微小切口角膜基质透镜取出的术式（Small Incision Lenticule Extraction，SMILE）。激光表层角膜屈光手术是指以机械、化学或激光的方式去除角膜上皮，或者机械制作角膜上皮瓣后，在角膜前弹力层表面及其下角膜基质进行激光切削，包括：准分子激光屈光性角膜切削术（Photo Refractive Keratectomy，PRK）、准分子激光上皮下角膜磨镶术（Laser Subepithelial Keratomileusis，LASEK）、机械法-准分子激光角膜上皮瓣下磨镶术（Epipolis-Laser in Situ Keratomileusis，EpiLASIK）及经上皮准分子激光角膜切术（Trans-Epithelial Photo Refractive Keratectomy，TPRK）。②有晶状体眼人工晶状体植入术：一般适用于近视度数较高、不愿意戴眼镜但又不适合激光角膜屈光手术者。采用有晶状体眼人工晶状体植入术（Phakic Intraocular Lens，PIOL）矫正近视是在保留自然晶状体的情况下，在前房或后房植入负度数人工晶状体。

（二）病理性近视及相关并发症的治疗措施

病理性近视眼患者眼轴不断伸长、后巩膜葡萄肿不断进展，患者常出现相应的眼底改变，导致视网膜和脉络膜的变薄，出现漆裂纹、脉络膜新生血管、黄斑萎缩、黄斑裂孔、视网膜出血、视网膜变性和孔源性视网膜脱离等视网膜疾病，从而造成严重的、不可逆性的视力损害。治疗主要针对眼底改变及并发症进行。

1. 激光光凝治疗：中高度近视伴周边视网膜裂孔、变性和（或）或玻璃体牵引，或对侧眼已出现视网膜脱离患者，可予以预防性视网膜激光治疗，以避免视网膜脱离的发生。

2. 光动力学治疗（Photodynamic therapy，PDT）：对于老年性黄斑变性（Age-related Macular Degeneration，AMD）引起的 CNV 已有了十分确定的治疗效果。病理性近视也可引起黄斑部的 CNV，光动力学治疗对病理性近视的黄斑区 CNV 有一定疗效。

3. 抗血管内皮生长因子治疗（Vascular Endothelial Growth Factor，VEGF）：脉络膜新生血管的发生是病理性近视视力丧失的主要原因。抗 VEGF 药物使玻璃体腔内 VEGF 的浓度下降从而致使 CNV 减退。目前大规模临床研究已经初步证实，玻璃体腔内注射抗 VEGF 药物对于治疗病理性近视继发的黄斑下 CNV 安全有效，可明显提高患眼的最佳矫正视力。

4. 手术治疗：①后巩膜加固术（Posterior Scleral Reinforcement，PSR）：主要适用于早期发生的近视＞－3.00D，每年进展＞－1.00D，预测有可能发展为进行性近视者；儿童或青少年发展迅速的进行性近视＞－6.00D，每年进展＞－1.00D，伴有眼球前后扩张，后巩膜葡萄膜肿形成，伴有或不伴有视力下降；年龄 20 岁以上，屈光度＞－10.00D，视力进行性下降，后巩膜出现明显的葡萄膜肿，荧光造影显示眼底退行性变；年龄大于 55 岁，尽管屈光度数不增加，但合并有明显的视网膜、脉络膜退行性变；高度近视合并视网膜脱离，在行视网膜复位手术的同时行巩膜加固术。该手术可以稳定眼轴，有效控制病理性近视的度数，改善或治疗病理性近视的眼底并发症。应用加固材料紧贴眼球后极部变薄的巩膜壁，使该区巩膜壁厚度及韧度增加，控制眼球扩张。②孔源性视网膜脱离复位巩膜扣带术：适用于视网膜脱离不合并严重的增生性玻璃体视网膜病变、视网膜脱离不合并后极部视网膜裂孔及视网膜脱离不合并脉络膜脱离。③玻璃体切除手术：玻璃体切除术（联合内界膜剥除）应用较广泛，多数研究证实了较以往其他手术有更高的视网膜复位率和裂孔闭合率，且术中眼内硅油填充也被证明较气体填充有更好的预后效果，尤其在老年病理性近视眼底后极部视网膜萎缩严重，未予眼底激光治疗的患者。黄斑裂孔是高度近视常发生的一种疾病，黄斑裂孔可导致视网膜脱离，手术治疗方法包括巩膜扣带术联合或不联合冷凝，激光光凝术，单纯玻璃体腔注气术，玻璃体切除术伴或不伴内界膜剥离术、联合玻璃体腔注气或硅油填充术等。

三、中医临床思维

（一）中医病名及病因病机特征

现有中医古籍中，近视最早出现在《诸病源候论》一书中，被称之为“目不能远视”；早确切提出“近视”这一病名的是《目经大成》。《诸病源候论·目病诸候》中云：“劳伤腑脏，肝气不足，兼受风邪，使精华之气衰弱，故不能远视。”近视与五脏皆有关联，其中以心、肝、肾关系最为密切。双眼正常视力依赖于五脏六腑精气的上行灌输，心主血，肝藏血，心血充足，肝血旺盛，肝气条达，肾脏所藏精气借脾肺之气的转输和运化，循经脉走行上注于目。近视的主要病机为目失所养。或为先天禀赋不足，如肝血、肾水、心阳先天不足皆可导致目失所养；或为久视伤血，肝血过度耗损而目失所养。亦可因阴阳失调，阳气不足而神光不能发越于远处致近视。《医宗金鉴》云：“近视清明远视昏，阳光不足被阴侵。”本病多虚证，或复有肝火上扰，风热上攻而见虚实夹杂。

（二）辨病辨证及治疗特征

近视可分为 4 种证型：肝肾不足证、心脾亏虚证、肝气郁结证、肝虚风热证。中医治疗近视 6 法：①升阳泄阴法，方用益气聪明汤；②补阴壮阳法，方用补阴壮阳汤；③益心定志法，方用加味定志丸；

④养血安神法，方用加味补心汤；⑤舒肝明目法，方用加减舒肝明目汤；⑥温补命门法，方用加味补肾丸。

近视应预防优先于治疗。近年研究报道，偏颇体质易患近视。对于青少年儿童，尽可能地改善和纠正体质偏颇对于预防近视的发生是有意义的，可减少患近视的概率。近年的研究发现，青少年近视患者以气虚质、阴虚质为主，对于阴虚质、气虚质儿童可适当予益阴、补气或滋养肝肾的药物，从而实现调节脏腑功能的作用。气虚体质采用健脾益气的方法，用药宜温平性，忌苦寒，饮食宜富营养易吸收，勿使肠胃负担过重；阴虚体质以养阴清热为法，用药宜平性、甘寒、甘凉，忌辛热温燥的食品。此外，青少年要养成良好的用眼习惯，学习环境照明适度，定期检查视力，加强体育锻炼，注意营养均衡，预防近视的发生。

目前近视的中医治疗方法有中药内服、食疗、针刺、砭石、按摩、中药熏洗、中药熏蒸等，亦有结合疗法者，针刺结合砭石、中药熏洗眼联合针刺、磁珠贴压耳穴配合按摩眼周穴位及锻炼眼肌，内治者以补益肝肾气血阴阳为先，外治者通过加快气血循环，改善目系劳损，经络气血滞涩的情况，辅助加快视力的恢复。

（三）药物选择

治疗近视常选用具有补肝益肾作用的中药：女贞子、枸杞子、墨旱莲、桑椹子、覆盆子、菟丝子、黄精、何首乌等；柔肝养血作用的中药：酸枣仁、白芍、当归等；清肝平肝作用的中药：青葙子、决明子、钩藤、蝉蜕、茺蔚子、牡蛎等；活血化瘀的中药：丹参、红花、三七等。

四、名医经验

（一）李声岳经验

李声岳认为病位在肝肾，目的视觉功能有赖于目中之“真血”“真精”的濡养。目之“真精”是肾藏之精升腾而成，肾主藏精，为先天之本，肝肾同源，肝藏血，开窍于目，目得血而能视。故若先天禀赋不足或后天失于调养，肝肾亏损，精血无以升腾于目，使之失于濡养，神光乏于充养，则不能发越视远。病机以肝肾精血不足，肝阳上亢为主，肝肾同源，肝肾阴阳息息相通，相互制约，协调平衡，故在病理上也常相互影响。治疗从肝肾入手，兼治心脾。综上可知，李声岳认为该病病本为虚，常有夹热、夹风之虞，提出“从肝肾入手，兼治心脾”的治疗思路。临床上多采用补肾益肝，清肝明目，祛风清热，兼健脾安神之法。基本组方为：女贞子、决明子、茺蔚子、刺蒺藜、枸杞子、淡竹叶、僵蚕、墨旱莲。可辨证酌加山药、山楂、神曲、枣仁、远志、菖蒲等。

（二）邹菊生经验

屈光度大于－6.00D的屈光不正称为高度近视，由于其眼轴进行性延长，引起球后段扩张出现眼底改变，如视盘边弧形斑、后巩膜葡萄肿以及黄斑区病变等表现，发为黄斑病，临床上较多见，常导致中心视力的严重损伤。肝开窍于目，故眼病从肝论治：黄斑位于眼底正中，中央戊己土，且色微黄，故黄斑病变从脾论治：“瞳神疾病”，按五轮学说应从肾而治，故黄斑病变从肾论治。因此，邹菊生认为高度近视黄斑病变当从肝脾肾论治。证型上可分为脾胃蕴热、肝失疏泄、脾胃虚弱、肝肾不足四种。脾虚肝郁型当治以柔肝健脾，滋肾明目。主方：柴胡、当归、白芍、炙甘草、白术、陈皮、茯苓、泽泻、枸杞子、黄精、丹参、姜黄、何首乌、桑椹。脾虚乏力明显者，加黄芪、党参；水肿明显者加萹蓄、瞿麦、猪苓、桂枝、薏苡仁、楮实子；渗出多、玻璃体混浊者加夏枯草、龙骨、牡蛎、紫贝齿；胸腹气机不畅加枳实、枳壳、香附；眼底血管细加葛根、地龙解痉；腰膝酸软者酌加补肾药覆盆子、续断、桑寄生、补骨脂；夜寐不安者加百合、首乌藤、五味子、柏子仁。肝脾积热型当治以和营清肝、滋肾活血。主方：生地黄、当归、玄参、金银花、蒲公英、甘草、枸杞子、黄精、何首乌、丹参、地龙、三七。出血早期，加牛角腮、槐米、血见愁、仙鹤草；中后期出血渐吸收，可加茺蔚子、鸡血藤、毛冬青；黄斑区渗出多者加石膏、滑石；黄斑区机化、漆裂纹样改变，加煅瓦楞、神曲；情绪急躁者加郁金、香附、夏枯草，肝肾阴虚目干涩者，加石斛、女贞子、墨旱莲、沙参；伴夜盲者，加夜明砂、地肤子、白术。此外邹菊生认为在辨证论治的同时可酌加滋补肝肾之品，特别是在疾病中后期，佐以滋补肝肾可提高视力，药用枸杞子、黄精、桑椹、覆盆子、菟丝子、女贞子等。

（三）喻平瀛经验

喻平瀛认为“目络瘀滞”是造成近视的主要原因之一，针对“目络瘀滞”，首先考虑开郁导滞、活血化瘀，故可用红花、茜草、丹参活血化瘀，大血藤行血补血、舒筋活络；茺蔚子兼明目益精。血气通畅则目得滋润。现代医学认为，近视原因除遗传因素外，最主要的是因为睫状肌痉挛。睫状肌在解剖位置上紧接虹膜组织，虹膜位于风轮之里，从属肝经，故睫状体亦属风轮范畴，同为肝经所辖。若肝气郁结，肝失疏泄，或失所养，虚风内动，由此产生筋脉振惕。可用木瓜、白芍酸甘敛肝，舒筋解痉，合僵蚕、钩藤祛风镇定。又因平素劳瞻竭视，损伤脾胃，戕伐阳气，则五脏精气皆失所司，清阳不能出于上窍，治宜升举阳气，辅以敛阳补血，可选五味子收敛阳气，菖蒲开窍明目，升麻行脾、胃二经，俾神明之气，升归一于精明之案。另则，目为肝之苗窍，其脉道幽深，经络高远，不但精微输送需要阳气升举，且活血化瘀、舒筋解痉等药，亦须凭借升阳之品直达病所。再则肝经郁滞，木郁化火，多致邪害空窍。升阳之品如柴胡、蔓荆子等，本身除升阳之外，且有火郁发之，木郁达之之功，能使气血津液升降出入道路得以畅通。此外，祛瘀一法，摧锋挫锐，拯祸戡乱，其功甚大，然亦有耗液伤膏，减弱光华而损滋生之流弊。故于活血祛瘀的同时佐以补益养正之品，务使气血无伤害之弊。

（四）李晓霞经验

李晓霞采用辨证分期治疗的方法，早期以凉血止血为主，用生地黄、牡丹皮、玄参、菊花、黄连、茜草、白茅根、侧柏叶、生蒲黄、三七粉（冲服）、墨旱莲、甘草，配合血栓通注射液，认为不宜见血而纯止血，用大量苦寒之品及炭剂，造成寒凝留瘀，以至瘀血难消。中期标本同治，用明目地黄汤滋补精血，加活血化瘀药物，药用生地黄、山药、山茱萸、茯神、五味子、柴胡、当归尾、生蒲黄、三七粉、水蛭、地龙、川芎、生甘草，配合丹参注射液；后期以补虚为主，仍以明目地黄汤加益肾散结之品，药用熟地黄、山药、山茱萸、丹参、茯神、五味子、柴胡、当归、水蛭、地龙、女贞子、茺蔚子、昆布、瓦楞子。

（五）赵亚滨经验

赵亚滨从虚、瘀立论，以四物汤加味治疗高度近视黄斑出血。辨证分为 3 型：①气血不足型：症见全身乏力，视物易疲劳，舌质偏淡，眼底血色不鲜，呈淡红色，或反复出血，加黄芪、党参、白术、鸡血藤、何首乌、桑椹子。②肝肾阴虚型：表现心烦多梦，手足心热，口干咽燥，舌红少苔。眼底血色鲜红者，加枸杞子、茺蔚子、墨旱莲、女贞子、地骨皮、覆盆子；虚火重者加知母、黄柏。③血瘀阻络型：表现头目胀痛，舌有紫气或瘀点（斑），眼底血色黯红或新旧出血并存者，加三七、桃仁、红花、郁金、丹参、牛膝；眼底机化明显时，加牡蛎、海藻、昆布、夏枯草。

（六）任征经验

任征认为本病以虚为主，或虚中挟实，虚为其本，实为其标，既涉及肝、脾、肾三脏，又与气血异常有关。辨证分为：①阴虚火旺型（虚火上炎）：方用知柏地黄丸加女贞子、墨旱莲、三七粉配生地黄、牡丹皮、丹参。②气不摄血型：治用四物汤合四君子汤加黄芪。③肝郁化火型：丹栀逍遥散加白茅根、蒲黄、藕节炭。④精亏痰滞型（肾亏血滞）：驻景丸加减。

（七）顾文彬经验

顾文彬根据《目经大全》“瞳神，均属乎肾”及《素问·金匮真言论》“中央黄色，入通于脾”的论述，提出本病从脾肾论治的理论。认为此病多属虚候，以脾虚为主，肾虚次之。治以健脾补肾，养血明目为本。辨证分型：①脾不摄血型，方用归脾汤加阿胶、血余炭、炒蒲黄、茺蔚子。②阴亏火旺型，方用知柏地黄汤加阿胶、墨旱莲、茜草、牛膝。③肝郁化热型，方用丹栀逍遥散加秦皮、蒲黄、白茅根、藕节、郁金。④外伤型，方用除风益损汤加牡丹皮、蒲黄、茜草、茺蔚子。此外作者强调止血或适当活血、促吸收，要寓于健脾补肾之中，不可单纯使用敛涩或泛用炭品，或寒凉之剂，以防其留瘀之弊。

（八）毕宏升经验

毕宏升及其团队提出青少年视力低下“肾阳亏虚、经气失达、神光拘敛”的病机理论，创建“温肾益精，宣导经气，发越神光”的辨治原则。认为治疗上既要重视局部宣导经气，又须进行以肾阳为核心的全身调理，才能达到良好的治疗效果，从而创立了“肾阳亏虚、经气失达、神光拘敛”的青少年近视病机理论，并提出肾阳、经气在青少年视力低下等眼病中的枢要作用。

五、名方推荐

（一）李声岳经验方

决明子、连翘各 20 g，枸杞子 15 g，茺蔚子、女贞子、当归、白芍、僵蚕、刺蒺藜、淡竹叶、山药各 10 g。功效：滋补肝肾，柔肝健脾。主治：青少年单纯性近视症术肝肾不足者。用法：每日 1 剂，水煎，分 2 次服。长期服用者效果佳。

（二）邹菊生经验方

柴胡、桂枝、炙甘草各 6 g，当归、猪苓、茯苓、续断、泽泻、枸杞子、黄精、制何首乌、百合、郁金各 12 g，白芍 15 g，白术 9 g，紫贝齿、牡蛎各 30 g，蝉蜕 3 g。功效：柔肝健脾，利水明目。主治：视瞻昏渺证属肝脾不和者。用法：每日 1 剂，水煎，分 2 次服。

（三）抗近视Ⅰ号方

桑椹子、鹅不食草、五味子各 15 g，升麻、炙远志各 7 g，冰片 2 g，红花、青葙子、石菖蒲各 10 g。功效：升阳理气，活血舒筋。主治：治疗轻度近视，近视度数在 400 以内。用法：每日 1 剂，水煎，分 2 次服。加减：巩膜瘀血用仙鹤草、红花、青葙花；眼球突出用木瓜、五味子、桑椹子；斜视用白附片、钩藤；玻璃体混浊用蝉蜕、木贼、枸杞子、辛夷花；视网膜出血用五味子、仙鹤草、密蒙花。

（四）抗近视Ⅱ号方

桑椹子、青葙子、狗脊、草决明各 15 g，升麻 10 g，鹅不食草、海风藤、红花、石菖蒲、密蒙花各 7 g。功效：升阳理气，活血舒筋。主治：治疗中度近视，近视度数在 500～600。用法：每日 1 剂，水煎，分 2 次服。

（五）抗近视Ⅲ号方

五味子、升麻、鹅不食草、瓦楞子、海风藤、红花各 10 g，牡丹皮 13 g，菊花 17 g，冰片 2 g。功效：升阳理气，活血舒筋。主治：近视度数在 700 以上。用法：每日 1 剂，水煎，分 2 次服。

（六）养血补肾方

枸杞子、菟丝子、覆盆子、车前子、五味子、熟地黄各 15 g，当归、白芍、川芎、丹参、白术各 12 g，黄芪 20 g。功效：益气活血、补肾明目。主治：高度近视属肝肾亏虚或气血两虚者。用法：每日 1 剂，水煎，分 2 次服。

（七）疏肝明目汤

柴胡、白芍、茯苓、当归各 10 g，茺蔚子、楮实子、菟丝子各 12 g，山药 20 g，枸杞子 15 g，甘草 3 g，木瓜、菊花各 8 g。功效：疏肝明目。主治：青少年轻中度近视患者视力及眼胀、眼痛者。用法：每日 1 剂，水煎，分 3 次温服。

（八）自拟方

远志、茯神各 10 g，菖蒲、党参各 9 g。功效：补心益气，安神定志，养血温阳。主治：心阳不足，症见视近清楚，视远模糊者。用法：每日 1 剂，水煎，分 3 次温服。加减：若阳气虚甚者加黄芪 15 g，炙甘草 6 g，肉桂 3 g，当归 10 g。

（九）明目地黄汤

川芎、生地黄、山药、山茱萸、茯神、五味子、柴胡、当归尾、生蒲黄各 10 g，生甘草、三七粉、地龙各 6 g。功效：滋补肝肾，活血化瘀。主治：高度近视伴眼底黄斑区可见暗红色出血灶者。用法：每日 1 剂，水煎，分 3 次温服。

（十）金威尔自拟方

黄芪15 g，当归、五味子、远志、白术、砂仁（后入）、桔梗、牡丹皮各6 g，党参、酸枣仁、丹参各12 g，麦冬9 g，仙鹤草、墨旱莲各30 g。功效：补益肝肾，健脾益气，化瘀止血。主治：高度近视黄斑出血证属气阴两亏兼有血瘀者。用法：每日1剂，水煎，分3次温服。

（十一）健脾化湿方

生白术、生山楂各15 g，茯苓、姜半夏、陈皮、绞股蓝、泽泻、枳实、桂枝、决明子、荷叶各10 g，炒甘草5 g。功效：益气健脾，利湿化痰。主治：脾虚湿阻型肥胖。用法：每日1剂，以水500 mL煎取汁液200 mL，每日2次，上、下午各100 mL，餐后半小时温服。

第十七章 耳鼻咽喉科疾病

第一节 慢性化脓性中耳炎

慢性化脓性中耳炎（chronic suppurative otitis media）是中耳黏膜、骨膜，或深达骨质的慢性化脓性炎症，鼓室与乳突气房常同时存在慢性炎症。一般认为，急性化脓性中耳炎6～8周未愈，即提示病变已转变为慢性。本病以长期持续或间歇性流脓、鼓膜穿孔及听力下降为主要特点，可引起多种颅内、外并发症，甚至危及生命。慢性化脓性中耳炎为耳科常见疾病，可分为单纯型和骨疡型，各型间并无阶段性联系。骨疡型常与中耳胆脂瘤合并存在，因而也称为复杂型。

一、诊断标准

根据耳内长期持续或间歇性流脓，鼓膜穿孔，以及不同程度的听力下降，诊断慢性化脓性中耳炎并不困难。但还应结合颞骨CT检查及乳突X线照片的结果，对病变类型作出明确诊断。如果慢性化脓性中耳炎患者出现明显的发热、头痛、眩晕或面瘫，多提示有并发症。

（一）临床表现

1. 单纯型：①症状：耳内间歇性流脓，量多少不等。上呼吸道感染时发作，或流脓增多。脓液性质为黏液脓，一般不臭。静止期流脓停止。②体征：一般为鼓膜紧张部中央性穿孔，大小不一。鼓室黏膜微红或苍白，鼓室内有分泌物，而静止期则鼓室内干燥。

2. 骨疡型：①症状：耳内长期持续流脓，脓液黏稠，可为血性，常有臭味。②体征：鼓膜紧张部大穿孔或边缘性穿孔，鼓室内可见息肉或肉芽。

（二）实验室及其他检查

1. 听力学检查：单纯型者听力下降程度不重，呈传导性聋；骨疡型者可有较重传导性聋；胆脂瘤型者可存在较重的传导性聋或混合性聋，但有时可因中耳内胆脂瘤连接中断的听骨链而使听力不表现明显下降。

2. 影像学检查：乳突X线片及颞骨CT扫描可以显示，单纯型者为硬化型乳突，无骨质破坏；骨疡型者可有边缘模糊不清的透光区，上鼓室、鼓窦及乳突内有软组织阴影，或有轻度骨质破坏；胆脂瘤型者可示上鼓室、鼓窦或乳突有骨质破坏区，其边缘浓密、整齐。

二、西医治疗

积极控制感染，保证通畅引流，清除病灶，预防并发症的发生，并尽量恢复或提高听觉功能。以扶正祛邪为主的辨证论治，对控制慢性感染和预防并发症有一定疗效。

（一）病因治疗

积极治疗急性化脓性中耳炎和扁桃体炎、鼻窦炎等上呼吸道病灶性疾病。

（二）局部治疗

应重视局部用药。先用3%过氧化氢彻底清洗外耳道，仔细除去鼓室内脓性分泌物或痂皮后，再滴用抗生素溶液或抗生素与糖皮质激素的混合液，并根据鼓室病变的不同，选用酒精或甘油等不同制剂，忌用腐蚀剂。需用抗生素滴耳液时应依据细菌培养及药敏试验结果选择，忌用有耳毒性的抗生素滴耳液，也可选用清热解毒的黄连滴耳液等滴耳。一般不主张耳内吹用药粉。但鼓膜穿孔大且脓液少者，也可用红棉散或胆矾散小心吹入耳中，每日1～2次。注意吹入的药粉宜少不宜多，以薄薄吹撒一层为宜，且应于每次吹药前将前次吹入的药粉彻底清洗干净。治疗过程中应密切观察病情变化情况。

（三）手术治疗

仔细去除中耳息肉或肉芽。对于引流不畅的骨疡型、胆脂瘤型中耳炎，以及保守治疗无效的单纯型中耳炎，可根据中耳病变情况及听功能损害程度，分别选择施以上鼓室开放术、上鼓室鼓窦开放术、乳突改良根治术、乳突根治术等以清除病灶，通畅引流，预防并发症。鼓室炎症消退，遗留鼓膜穿孔或并发听骨链中断者，可行鼓室成形术以重建中耳传音结构，提高听力。

三、中医临床思维

（一）中医病名及病因病机特征

慢性化脓性中耳炎相当于中医的“慢脓耳”，属于中医文献“脓耳”“底耳”“聤耳”“缠耳”“耳疳”“震耳”等范畴。本病主要因急性脓耳失治，湿热之邪稽留中焦，上犯蕴积于耳窍，蒸腐肌膜而为病。平素脾气虚弱，健运失职，湿浊内生，与滞留之邪毒互结，蚀损耳窍肌骨，导致本病。先天不足，或后天肾精亏耗，致肾元虚损，耳窍失养，邪毒乘虚侵袭或滞留，腐蚀耳窍肌骨而为病。

（二）辨病辨证及治疗特征

中医将慢性化脓性中耳炎分为①湿热蕴耳证，治以清热除湿，解毒排脓。方用萆薢胜湿汤加减。苔黄脓多，加蒲公英、夏枯草；口苦甚者，加黄芩、黄连等。②湿困耳窍证，治以健脾益气，化湿托脓。方用托里消毒散加减。脓多色白者，加苍术、白术；脓多色黄者，加黄连、车前子；有肉芽、息肉者，加僵蚕、浙贝母等。③虚火炎耳证，治以培补肾元，祛腐化湿。肾阴虚者，方用知柏地黄汤加减；肾阳虚者，用肾气丸加减。均可选加穿山甲、皂角刺、桃仁、红花、赤芍、乳香、没药、金银花、白芷、桔梗等。

（三）药物选择

清热药和补精血类药是使用最多的药物，蒲公英、夏枯草、黄芩、黄柏、苦参、黄芪、制首乌、枸杞子、补骨脂是出现频次较多的中药。耳窍为清灵之窍，大寒大热峻势之药都不宜选用，寒性、温性和平性中药是主流用药，同时，慢脓耳多为脾虚湿困、上犯耳窍或肾元亏损，邪毒停聚而成，故以标本兼治，内外兼顾为宜。

四、名医经验

（一）蔡福养经验

蔡福养认为本病多属虚实夹杂证，临证施治，主要当从耳脓的质、量、色、味等方面辨寒热虚实，并确定其治则。耳内流脓时发时止，缠绵不愈，脓液污浊不清，或如浓稠豆腐渣样，臭味明显，量少，耳膜微红微肿，有中央型或者边缘性穿孔，听力不聪，时发耳鸣，可伴有腰膝酸软、下肢无力、五心烦热，或午后潮热，小便黄少，舌质红少苔或无苔，脉细数等，应给予知母、黄柏、苦参、蒲公英滋阴降火、补虚托脓；若脓耳日久不愈者，加黄芪、金银花、川芎、没药益气托脓、化瘀排脓；若兼见眩晕、耳鸣较重者，为水不涵木，肝阳上亢，宜加生龙骨、生牡蛎、龟甲、磁石育阴潜阳；若脓净而耳膜穿孔不愈、听力不聪者，加制何首乌、枸杞子、补骨脂益精补肾、敛愈耳膜。

（二）王德鉴经验

王德鉴认为耳鼻喉疾病发生和发展，是邪正相争的过程，而正气与邪气相互消长，则决定了疾病变化与转归，并且主张扶正与祛邪辨证统一，或以扶正为主，或以祛邪为要，或扶正与祛邪并举，从而使正胜邪退，疾病向愈。王德鉴虚性脓耳多为脾虚湿困、上犯耳窍或肾元亏损，邪毒停聚而成。《续名医类案·卷十七》已有用补肾法治愈小儿脓耳。病案记载：“小儿患脓耳，医以药治之，经年累月不效，后用六味地黄丸加桑螵蛸服之愈。”慢脓耳多为肾元亏损为本，湿热久困为标，故治以益肾培元，清利湿热。方用肾气丸酌加鱼腥草、地肤子、皂角刺清利湿热，以攻补兼施。

（三）田道法经验

田道法认为慢脓耳单纯型多为反复发作多年，湿浊之邪缠绵耳窍，正邪相争，使脓耳迁延难愈，湿浊日久化热腐肉，易致脓耳秽浊；湿热之邪滞留局部，可导致局部阴液耗损，日久肾阴不足，虚火上炎。治疗上多用萆薢渗湿汤清利湿热以治标，六味地黄丸滋肾阴而扶正，可加石菖蒲、白芷、桔梗以通窍排脓，取“心寄窍于耳”之酸枣仁滋阴安神，加当归、生地黄、女贞子以滋阴补肾。慢脓耳骨疡型患者多为素体脾气虚弱，健运失健，湿浊内生，加之耳窍湿浊反复发生，邪毒滞留，以致脓耳缠绵难愈，久病多虚多瘀，胃气受制，气血来源不足，正不胜邪，是故治疗宜培补胃气以强正，活血脉以消凝滞，化湿而祛邪。方选托里消毒散合补中益气汤加减，使正气恢复，血脉流通，则阴霾自散。

五、名方推荐

（一）托里消毒散加减

党参、川芎、白芍、当归、黄芪、白术、茯苓、金银花、皂角刺、桔梗各 10 g，白芷、甘草各 6 g。功效：健脾祛湿，补养气血。主治：脓耳之脾虚湿困证。用法：每日 1 剂，水煎，分 2 次服。辨证加减：若纳呆、腹胀，加蔻仁 10 g、枳壳 10 g、谷芽 15 g、麦芽 15 g；若脓液多可加车前子 10 g、地肤子 10 g、薏苡仁 10g 等渗利水湿之品；若脓稠或黄白相兼，鼓膜红肿，为湿郁化热，可酌加野菊花 10 g、蒲公英 10 g、鱼腥草 10g 等清热解毒排脓之品。

（二）肾气丸

熟附子 8 g，山药、熟地黄、茯苓各 15 g，山茱萸、泽泻、牡丹皮、鱼腥草、地肤子各 12 g，皂角刺 10 g。功效：益肾培元，清利湿热。主治：脓耳之肾元亏损，湿热停聚证。用法：每日 1 剂，水煎，分 2 次服。

（三）萆薢渗湿汤合六味地黄丸加减

萆薢、茯苓、滑石各 15 g，薏苡仁 20 g，牡丹皮、泽泻、通草、黄柏、龙胆、栀子、生地黄各 12 g，知母 10 g。功效：清热利湿，滋阴解毒。主治：慢脓耳单纯型之湿热内蕴，兼有阴虚证。用法：每日 1 剂，水煎，分 2 次服。

（四）托里消毒散合补中益气汤加减

黄芪 25 g，白术、茯苓各 15 g，党参、当归各 20 g，陈皮、川芎、乳香、没药、金银花、连翘、白芷、僵蚕各 10 g，赤芍、白芍、浙贝母各 12 g，甘草 5 g。功效：活血化湿，祛腐托脓。主治：慢脓耳骨疡型之湿困耳窍，瘀毒滞留证。用法：每日 1 剂，水煎，分 2 次服。

（五）阳和汤加减

熟地黄 25 g，麻黄、干姜各 5 g，白芥子 9 g，鹿角霜 20 g，桂枝、丹参、红花、黄柏各 10 g。功效：散寒通滞、温补和阳。主治：脓耳之阳虚寒湿，浊毒上犯耳窍。用法：每日 1 剂，水煎，分 2 次服。

（六）益气聪明汤

党参、黄芪、葛根、枸杞子、菟丝子、生白芍、夏枯草各 15 g，蔓荆子、车前子各 12 g，升麻、柴胡、黄柏各 8 g，炙甘草 6 g。功效：补脾益肾、升清排毒。主治：脓耳之脾肾两虚、邪毒停聚。用法：每日 1 剂，水煎，分 2 次服。加减：畏寒纳差，脓液淡黄者，加生白术 15 g、菟丝子 18 g；烦躁倦怠，脓液稠黄者，加知母、怀牛膝各 12 g，改党参为太子参 15 g；口苦咽干、脓液浓稠者，加黄芩 10 g，改党参为太子参 15 g；兼有耳痛头晕头痛者，加赤芍 15 g、白菊花 12 g。12 岁以下儿童患者，上述剂量酌减。

（七）参苓白术散

党参 15 g，白术、茯苓、炒扁豆、陈皮、山药、砂仁、桔梗各 12 g，薏苡仁 30 g，甘草 6 g。功效：补脾健土，利气化湿。主治：慢脓耳之脾虚湿困，上犯耳窍证。用法：每日 1 剂，水煎，分 2 次服。加减：乏力、脓质清稀者加黄芪 15 g、冬瓜仁 30 g；兼挟湿热者，可加黄芩 12 g，栀子 12 g。

（八）耳痔散

出蛾蚕茧 10 个，冰片 0.15 g。功效：活血化湿，祛腐托脓。主治：湿热蕴耳证。用法：先将蚕茧放在火上烧存性为末，加入冰片混合，研细面外用，吹耳，每日 1 次。

（九）蝎矾散

全蝎 6 g，白矾 60 g，冰片 3 g。功效：升清排毒。主治：瘀毒滞留证。用法：白矾煅制为细面，全蝎焙干研粉，同冰片 3 味混合，研细面备用。外用吹耳，每日 1 次。

（十）外用方

枯矾 10 g，冰片 3 g，芦荟 4 g，赤石脂 10 g，麝香 0.3 g，老珠 4 g。功效：清热利湿，托腐排毒。主治：湿困耳窍证。用法：除麝香外，研细末混合，临用之际加入麝香，吹耳，每日 1 次。

第二节 分泌性中耳炎

分泌性中耳炎（secretory otitis media，SOM）是以中耳积液及听力下降为特征的中耳非化脓性炎性疾病，又称为渗出性中耳炎、非化脓性中耳炎、黏液性中耳炎、卡他性中耳炎、鼓室积液、浆液性中耳炎、浆液-黏液性中耳炎、无菌性中耳炎，为耳鼻喉常见疾病之一。临床症状主要表现为听力下降，可随体位的改变而变化，伴有耳闷胀、轻度耳痛等。儿童发病率高，由于耳痛不明显，儿童主诉不清，在小儿听力受到影响时家长才发现就诊，常常延误诊断和治疗。分泌性中耳炎可造成儿童的听力损失，影响语言发育和平衡功能，应高度警惕和及时观察治疗。对于成人单侧病变者，应尽早明确病因，排除鼻咽部及其周围间隙的占位性肿瘤，尽早缓解症状、改善生活质量。

一、诊断标准

根据病史和临床表现，结合听力学检查结果，诊断一般不难。必要时可作颞骨 CT 扫描，或在无菌操做下做鼓膜穿刺术而确诊。但如积液甚为黏稠，也可能抽不出液体，但请该患者自作咽鼓管吹张时，可见黏稠液体从穿刺针眼被挤压出。

（一）临床表现

1. 耳痛，起病时可有耳痛。小儿常在夜间发作并哭闹不休；成人大多耳痛不明显，慢性者无明显耳痛。

2. 耳内闷胀堵塞感，似有耳内棉花堵塞之状，甚则为耳内胀痛不适。

3. 听力减退，可伴自听增强。鼓室积液较稀时，听力可随头位而变化，如头前倾或偏向健侧，或仰卧后，因积液离开蜗窗，有利于声音传导，故听力可暂时改善。小儿患者多无此主诉而易被忽视。

4. 耳鸣，可呈持续性或间歇性，有如机器轰鸣声、吹风声，或“劈啪”声。有时打哈欠、擤鼻时可出现耳内气过水声，或运动、摇头时耳内可有水流动感。

（二）鼓膜检查

鼓膜急性期，鼓膜松弛部充血，或全鼓膜轻度弥漫性充血。鼓膜内陷，表现为光锥缩短，变形或消失，锤骨柄向后上移位，锤骨短突明显向外突起。鼓室积液时，鼓膜失去正常光泽，呈淡黄橙红或琥珀色，慢性者可呈灰蓝或乳白色，鼓膜紧张部有扩张的微血管。若液体不黏稠，且未充满鼓室，可透过鼓膜见到液平面。此液面形如弧形的发丝，四面向上，请患者头前俯、后仰时，此平面与地面平行的关系不变。有时尚可透过鼓膜见到气泡影，作咽鼓管吹张后气泡可增多、移位。积液甚多时，鼓膜向外隆凸，用 Siegle 耳镜检查时，可见鼓膜活动受限。

（三）听力测试

1. 音叉试验：Rinne test（—），Weber test 偏向患侧。

2. 纯音听阈测试：示传导性听力损失。听力下降的程度不一，重者可达 40 dB，轻者 15～20 dB，甚至听阈无明显提高。听阈可随积液量的增减而波动。听力损失一般以低频为主，但由于中耳传音结构及两窗阻抗的变化，高频气导及骨导听力亦可下降。少数患者可出现感音神经性听力损失。

3. 声导抗测试：声导抗图对诊断有重要价值。平坦型（B 型）是分泌性中耳炎的典型曲线，负压型（C 型）示鼓室负压，咽鼓管功能不良，其中部分有积液，有研究认为，若峰压点不超过－200daPa，镫骨肌反射（＋），鼓室内可能无明显积液，而峰压点超过－200daPa，镫骨肌反射（－），示可能存在积液，但医师对每位病例均应结合鼓膜象及检查结果综合判断。若患者听力由 B 型变为 As 型，示病情好转。

（四）颞骨 CT 鼓室内有低密度影，乳突部分或全部气房内积液，有些气房内可见液气面。

（五）小儿可作 X 线头部侧位拍片，了解腺样体是否增生、肥大。

（六）鼓膜穿刺或切开术

鼓膜穿刺或切开可明确是否有中耳积液的存在，并抽取渗液进行化验定性，如对患者行鼓膜穿刺或切开抽取到积液，并经化验定性，可明确诊断 SOM，但其是有创性操作，存在鼓膜穿孔、继发感染等风险，同样存在假阴性的情况，临床上用作诊断手段并不广泛。

二、西医治疗

应采取综合治疗，包括清除中耳积液，控制感染，改善中耳通气、引流，以及治疗相关疾病等。

（一）非手术治疗

1. 控制感染：急性分泌性中耳炎可选用红霉素、头孢呋辛、头孢唑肟、头孢拉定等口服或静滴。成人一般用 3～5 d，小儿可持续 1 周。糖皮质激素：急性期可用糖皮质激素，如地塞米松，或泼尼松等作短期治疗，一般用 3 d。

2. 改善咽鼓管通气引流：①咽鼓管吹张（可采用捏鼻鼓气法，小儿用波氏球法，成人用导管法），并可经导管向咽鼓管咽口吹入泼尼松龙 1 mL，隔日 1 次，共 3～6 次。②口服桃金娘油胶囊，可以稀化黏液，增加咽鼓管黏膜中黏液纤毛输送系统的清除功能，有利于分泌物经咽鼓管排出。③有鼻塞时，可用鼻腔减充血剂（如盐酸羟甲唑啉，1%麻黄碱等）喷鼻。

（二）手术治疗

1. 鼓膜穿刺术：鼓膜穿刺，抽出积液，穿刺部位在鼓膜的前下方或正下方。必要时可重复穿刺。亦可于抽液后注入糖皮质激素，α-糜蛋白酶等药物。

2. 鼓膜切开术：液体较黏稠，鼓膜穿刺时不能将其吸尽者；或经反复穿刺，积液在抽吸后又迅速生成、积聚时，宜做鼓膜切开术。小儿与其在全麻下做鼓膜穿刺术，倒不如以鼓膜切开术取代之。

3. 鼓膜切开加置管术：凡病情迁延长期不愈，或反复发作之慢性分泌性中耳炎及胶耳等，可于鼓膜切开并将积液充分吸尽后，在切口处放置一通气管，以改善中耳的通气，有利液体的引流，促进咽鼓管功能的修复。通气管可选用组扣式或“Y”形微管。通气管的留置时间长短不一，最长可达 1～2 年，一般不超过 3 年。咽鼓管功能恢复后，通气管大多可自行脱出。

4. 慢性分泌性中耳炎，特别在成年人，经上述各种治疗无效，又未查出明显相关疾病时，宜作颞骨 CT 扫描，如发现鼓室或乳突或单纯乳突开放术，彻底清除病变组织后，根据不同情况进行鼓室成形术。

（三）相关疾病的治疗

积极治疗鼻咽或鼻-鼻窦疾病，如鼻-鼻窦炎，过敏性鼻炎的治疗，腺样体切除术（3 岁以上的儿童），鼻息肉摘除术，下鼻甲部分切除术，功能性鼻窦内镜手术，鼻中隔黏膜下矫正术等。其中，腺样体切除术在儿童分泌性中耳炎的治疗中应受到足够的重视。

三、中医临床思维

（一）中医病名及病因病机特征

分泌性中耳炎相当于中医的“耳胀耳闭”。历代医家文献对“耳胀”“耳闭”早有论说，多从风寒、肝火、痰湿、血瘀等方面进行论述，如《丹溪心法》云：“耳者，宗脉所附。脉虚而风邪乘之，风入于经，使经气闭塞不宣，所谓风聋。”认为风邪外袭、经气痞塞，耳窍闭塞不通，而致耳胀耳闭；《景岳全书》云：“气闭者，多肝胆气逆，其证非虚非火……气有所结而然。”认为肝胆气逆，气机不调，内生湿热，上蒸耳窍而为病；《太平圣惠方》云：“夫卒聋者，由肾气虚，为风邪所乘，搏于经脉，随其血脉上入于耳，正气与邪气相击，故令耳卒聋也。”认为脏腑虚弱，无力濡养耳窍，而致耳胀耳闭。有研究表明，禀赋相关的病理体质可能为其重要的内在发病基础。①风邪外袭，痞塞耳窍：风邪外犯，首先犯肺，肺失宣降，鼻塞不利，耳闭不通，水湿停聚不化，积于鼓室，痞塞耳窍。②气滞湿困，阻隔耳窍：七情所伤，肝气郁结，气机不利，血脉不畅，津液输布代谢障碍，变生痰湿，积于鼓室。若肝郁日久化热，或外感邪热内传，则肝经火盛，湿热搏结于耳，阻隔耳窍。③脾虚痰湿，壅阻耳窍：久病伤脾，或先天禀赋不足，脾虚不能运化水湿，且土不生金，肺气也虚，肺失宣发，治节不利，水道与脉络不畅，水湿泛滥，积于鼓室，壅阻耳窍。④痰瘀互结，滞溜耳窍：久病邪入络，气机不利，血瘀痰凝，互结于鼓室，加重耳闭不通。

（二）辨病辨证及治疗特征

中医将分泌性中耳炎分为风邪外袭闭耳证、气滞湿困阻耳证、脾虚痰湿壅耳证、痰瘀互结滞耳证，风邪外袭者治以疏风宣肺，祛湿通窍，方用杏苏饮加减。耳堵塞感重者，加柴胡、石菖蒲；鼻塞流涕者，加苍耳子散；热重者，加金银花、连翘、蒲公英；偏风寒者，加麻黄、桂枝、细辛。气滞湿困者治以理气行滞，化湿通窍。方用四逆散合排气饮加减。耳堵塞感重者，选加石菖蒲、藿香；鼓室积液多者，加桑白皮、车前子；症见肝胆湿热者，改用龙胆泻肝汤加减。脾虚痰湿者，治以健脾益气，利湿通窍。方用参苓白术散加减。耳闭塞感重者，加石菖蒲、藿香、丝瓜络；鼓室积液较多者，加四苓散；常鼻塞、喷嚏、流清涕者，苍耳子散合玉屏风散加减。痰瘀互结者，治以化痰祛瘀，行气通窍。方用通气散（《奇效良方》）加减。耳闭失聪重者，加路路通、桃仁、红花；兼脾气虚者，加黄芪、白术、茯苓；兼肝郁气滞者，加柴胡、郁金、枳壳。

（三）药物选择

开肺窍药和利水药是使用最多的药物，石菖蒲、茯苓、柴胡、黄芩、泽泻、甘草是出现频次最多的中药。寒性、温性和平性中药是主流用药，说明本病很少见大寒证，说明大多数患者的正气未损，患者体质鲜有亏虚证；同时也可以认为耳窍为清灵之窍，大寒大热峻势之药都不宜选用，为临床遣方用药提供了依据。辛味能行能散，淡味能渗能利，苦味燥湿，说明中医治疗分泌性中耳炎的主要原则是行气开窍、利水祛湿。根、茎或叶入药最多，说明治疗分泌性中耳炎大多以植物药为主，按照中医取类比象的说法，耳窍以通达为用，植物以通调为生，两者相通。

四、名医经验

（一）李莹经验

李莹认为耳胀耳闭与肺的关系最为密切，主要病邪为风、湿、瘀，其中湿邪最为重要。耳胀多为病之初起，诱因多为生活起居失慎，寒暖不调。因肺主人身之表，开窍于鼻，风邪侵袭，首先犯肺，耳窍经气痞塞，故耳内胀闷不适，风邪扰于清窍，故耳鸣耳聋。李莹认为其发病与咽鼓管的功能关系甚为密切，咽鼓管为呼吸道黏膜的延续，属肺系所主。风邪可夹寒，可夹热，临床上以夹热多见。风邪外袭，肺失肃降，津液不布，聚湿成痰，出现液体，积于耳窍。若耳胀反复发作，病情迁延日久不愈，邪毒滞留于耳窍，阻于脉络，气血瘀阻而致耳内胀闷堵塞感明显，日久不愈，气血瘀阻耳窍，使鼓膜失去正常光泽、增厚，或粘连凹陷，有灰白色沉积斑。李莹认为治疗本病通窍利湿应贯穿始终。咽鼓管宜通不宜塞，常用方剂为通气散，常用药物有石菖蒲、葛根、藿香、地龙、丝瓜络、路路通。鼻为清窍，以通为用，常应用苍耳子散，其中辛夷、白芷有通利咽鼓管的作用。如果有鼻塞不通，或者鼻黏膜充血肿胀，鼻甲大者，李莹均主张运用通利鼻窍的药物。初期，为邪阻清窍，以宣肺通窍为主，体现出“耳聋治肺”的理论。如见鼻腔黏膜充血肿胀则辅以清热通窍。如果耳闷在擤鼻或按摩后好转，则认为风邪夹湿，宜加入二陈汤。病情深入，如果渗出增多，出现积液，则清热利湿化痰，用陈皮、半夏、云苓、泽泻、通草、车前子等。如果兼见脾虚症状，当补脾健土，利气化湿，多用参苓白术散合二陈汤。后期，出现听力下降明显，则以活血化瘀，理气通络为主，佐以清热宣肺药物。鼓膜混浊、粘连者，用当归尾、赤芍、丹参、桃仁、红花。

（二）谢强经验

谢强认为耳胀多见于外感之后而发胀闷阻塞感，或兼耳胀痛，病程短，多为新病、实证，多为风邪袭肺；耳闭则因耳胀失治或误治而成，耳内胀闷堵塞感，病程长，多为久病，虚实夹杂证，当责之于肺、脾、肾三脏，故临床多采用针药并用的方法治疗耳胀耳闭并取得了较好效果。谢强认为首先要根据患者的临床表现，分清引起每个证型的诱因，然后抓住风、火、痰、瘀 4 种诱因本属何脏腑，其次要兼顾病程长短，病的新久，然后对本病进行辨证施治。对于新病、病程较短者以祛邪为主，如外感风寒，痞塞耳窍，多采用疏风散寒、宣肺通窍的治则，运用“耳聋治肺”这一理论，对李东垣“耳者上通天气，肾之窍也，乃肾之体而为肺之用”有深刻的理解。对于久病，病程较长者以扶正为主，如脾虚失运，湿浊困耳，多采用扶正健脾，化湿通窍的治则，“脾为生痰之源”，脾气得以健运，则耳窍通畅。同时谢强亦采用针灸疗法进行辨证施治，如耳闭而脾虚表现明显者，取足三里、脾俞、伏兔等穴；肾虚取三阴交、关元、肾俞等穴，用补法，疗效甚佳。

（三）陈小宁经验

陈小宁认为分泌性中耳炎不论发病原因为何，其病理产物皆为“痰”，故在治疗上应注重“消痰”。小儿“稚阳未充，稚阴未长”，脏腑娇嫩，尤以肺、脾、肾三脏不足为重，脾主运化、主升清，其脏腑功能是否正常在本病的发病过程中地位凸显。现今儿童的饮食结构亦有巨大的变化，嗜食肥甘厚腻之品的不在少数，形体肥胖，偏于“痰湿”体质。若临床只顾及除湿化痰，恐温燥之品盗其津液，脾为生痰之源，应行气健脾，以治其本，如断下游之流必先斩上游之水。经典药对“石菖蒲—薄荷”，菖蒲为通窍要药，用量亦少，应防其温燥以盗津液，与薄荷合用，可透表，加强辛散之力以透耳窍，疾病初期之风寒者可用之。六一散为滑石配甘草，古以其清暑利湿，此处用之取其“利水”，用以消耳内积液。气行则“液”行，积液困聚不消，或反复再生与耳窍气机不畅密切相关，故宜加强行气，又耳窍居于头面部，川芎可上行头目，引诸药上行，并活血行气，气载津液以助运，另川芎可利水。白芥子为化痰之要药，专化皮里膜外之痰，中耳积液用之效果好。耳窍为少阳肝胆经所环绕，柴胡可引药归经，携诸药上走耳窍，以疏耳周经络，使耳窍得养。本病后期治疗应去川芎、菖蒲等温燥之品，皆因其性燥，恐用久损伤津液。

（四）田道法经验

田道法认为耳胀耳闭同属耳疾，但各自表现形式不同，耳部发作方式有异，虽然如此，既属同一耳疾，应有类似的病机存在，即其本源病机都在于脾肺气虚而水湿运化失司，泛溢耳窍而为耳胀耳闭，又因肾开窍于耳，气虚日久，必然累及于肾，导致肾阳虚衰，使得积聚于耳窍之水难以祛除。分泌性中耳炎的急性发作阶段（即耳胀），依据急则治其标的原则，初以疏风宣肺、祛湿通窍之法治其标，快速缓解耳部病变。待其标症消除之后，再过渡到缓则治其本阶段，予以益气温阳活血之法缓图其本，较长时期之内缓缓调理之，总以本源固实为宗旨。当病变已进入慢性阶段，即为耳闭之证。当有气滞血瘀阻于耳窍之变，因脾主运化水湿，久病之下，脾土不健而脾气虚弱，易致水湿停聚耳窍；脾性喜燥恶湿，湿聚而脾阳抑郁不升，故耳窍水湿久留不去。

五、名方推荐

（一）通气散

薏苡仁、泽泻、云苓、石菖蒲、丝瓜络各 12 g，葛根、地龙、路路通各 10 g，通草、藿香、白芷、蔓荆子、香附、川芎、桑枝各 8 g。功效：通利鼻窍，利湿化浊。主治：耳胀耳闭之风邪夹湿证。用法：每日 1 剂，水煎，分 2 次服。加减：如果渗出增多，出现积液，则宜清热利湿化痰，加用陈皮、半夏、云苓、泽泻、通草、车前子等。

（二）参苓白术散合二陈汤

人参、白术、莲子肉、白扁豆、砂仁、桔梗、乌梅各10 g，茯苓、山药、半夏、陈皮各15 g，薏苡仁20 g，甘草8 g。功效：补脾健土，利气化湿。主治：耳胀耳闭之脾虚湿困证。用法：每日1剂，水煎，分2次服。

（三）参苓白术散合五苓散

党参、薏苡仁各20 g，白术、茯苓、白扁豆、山药、桔梗各15 g，莲子肉、桂枝、炙甘草各12 g，砂仁、猪苓各10 g。功效：益气健脾，化湿通窍。主治：耳胀耳闭之阳虚水泛证。用法：每日1剂，水煎，分2次服。连服15 d为1个疗程，可连服2个疗程，妇女经期停用。儿童根据年龄、体重酌情减量。气血不足加炙黄芪、当归；鼓室积液清稀而量多者桂枝加量，耳闷胀感重者加石菖蒲、远志、路路通；纳呆、腹胀便溏加香橼、佛手等。

（四）谢强基本方

柴胡、郁金、香附、石菖蒲、杏仁各6 g，葛根10 g，炙黄芪12 g，三七粉（水冲服）3 g。功效：清泻肝胆，利湿通窍。主治：肝胆湿热，耳部经脉痞塞不通之证。用法：每日1剂，水煎，分2次服。同时针刺百会、印堂、太阳、听宫、风池、合谷，配三阴交、太冲、地机，采用平补平泻法，以清肝泻胆、通利耳窍。配合艾条灸，灸耳门、听宫、听会，依序进行回旋、雀啄、往返灸之。

（五）逍遥散合六君子汤

柴胡、甘草各3 g，白芍、白术、陈皮各6 g，党参、茯苓、白蒺藜、延胡索、苍耳子各10 g。功效：柔肝补脾，和解少阳枢机。主治：肝胆之气上凌。用法：每日1剂，水煎，分2次服。

（六）益气活血温阳方加减

黄芪15 g，茯苓、怀山药、薏苡仁各10 g，白术、锁阳、石菖蒲、牡丹皮、地龙各9 g，香附、乌药各6 g，辛夷、炙甘草各5 g。功效：益气活血，祛湿通窍。主治：耳闭之气虚血瘀，湿积耳窍证。用法：每日1剂，水煎，分2次服。

（七）杏苏饮加减

杏仁、紫苏叶、辛夷、苍耳子、桑白皮、地龙、石菖蒲各9 g，桔梗、柴胡、生甘草各5 g，浙贝母10 g。功效：疏风宣肺，祛湿通窍。主治：耳胀之风热袭肺，湿积耳窍证。用法：每日1剂，水煎，分2次服。

（八）麻杏苡甘汤加减

麻黄3 g，杏仁、防风、石菖蒲、白芷、荆芥、羌活、薄荷各10 g，薏苡仁25 g，川芎、连翘各15 g，通草6 g，柴胡、甘草各5 g。功效：疏风祛湿，清热解表。主治：耳胀之风热上乘证。用法：每日1剂，水煎，分2次服。

（九）通窍活血汤合通气散加减

柴胡、甘草各5 g，赤芍、桃仁、香附、路路通、升麻、石菖蒲各10 g，红花8 g，当归25 g，川芎15 g，丹参、丝瓜络、茯苓各20 g，生姜3片，大枣3枚。功效：化瘀开窍，祛痰通络。主治：耳胀耳闭之痰瘀互结，阻滞耳窍证。用法：每日1剂，水煎，分2次服。

第三节 感音神经性聋

人体听觉系统中的传音、感音或分析综合部位的任何结构或功能发生障碍，都可表现为听力不同程度的减退，轻者为重听，重者为聋。由于螺旋器毛细胞、听神经、听觉传导通路或各级神经元受损害导致的声音感受与神经冲动传递障碍造成的听力减退，临床上统称之感音神经性耳聋，也称突发性聋。72 h内突然发生的、原因不明的感音神经性听力损失，至少在相邻的两个频率听力下降≥20 dBHL。

一、诊断标准

（一）诊断依据

1. 在 72 h 内突然发生的，至少在相邻的两个频率听力下降≥20 dBHL 的感音神经性听力损失，多为单侧，少数可双侧同时或先后发生。

2. 未发现明确病因（包括全身或局部因素）。

3. 可伴耳鸣、耳闷胀感、耳周皮肤感觉异常等。

4. 可伴眩晕，恶心、呕吐。

（二）分型

突发性聋根据听力损失累及的频率和程度，建议分为：高频下降型、低频下降型、平坦下降型和全聋型（含极重度聋）。

1. 低频下降型：1000 Hz（含）以下频率听力下降，至少 250 Hz、500 Hz 处听力损失≥20 dBHL。

2. 高频下降型：2000 Hz（含）以上频率听力下降，至少 4000 Hz、8000 Hz 处听力损失≥20 dBHL。

3. 平坦下降型：所有频率听力均下降，250～8000 Hz（250 Hz、500 Hz、1000 Hz、2000 Hz、3000 Hz、4000 Hz、8000 Hz）平均听阈≤80 dBHL。

4. 全聋型：所有频率听力均下降，250～8000 Hz（250 Hz、500 Hz、1000 Hz、2000 Hz、3000 Hz、4000 Hz、8000 Hz）平均听阈≥81 dBHL。

注：中频下降型突发性聋（听力曲线 1000 Hz 处有切迹）我国罕见，可能为骨螺旋板局部供血障碍造成 Coni 器缺氧损伤所致，多与遗传因素相关，目前暂不单独分型（可纳入低频下降型）。

（三）临床表现

1. 突然发生的听力下降。

2. 耳鸣（约 90%）。

3. 耳闷胀感（约 50%）。

4. 眩晕或头晕（约 30%）。

5. 听觉过敏或重听。

6. 耳周感觉异常（全聋患者常见）。

7. 部分患者会出现精神心理症状，如焦虑、睡眠障碍等，影响生活质量。

二、西医治疗

根据听力曲线分型对突发性聋的治疗和预后具有重要指导意义；改善内耳微循环药物和糖皮质激素对各型突聋均有效，合理的联合用药比单一用药效果要好；低频下降型疗效最好，平坦下降型次之，而高频下降型和全聋型效果不佳。

（一）基本治疗

1. 突聋急性发作期（3 周以内）多为内耳血管病变，建议采用糖皮质激素＋血液流变学治疗（包括血液稀释、改善血液流动度以及降低黏稠度/纤维蛋白原，具体药物有银杏叶提取物、巴曲酶等）。

2. 糖皮质激素的使用：口服给药：泼尼松每日 1 mg/kg（最大剂量建议为 60 mg），晨起顿服；连用 3 d，如有效，可再用 2 d 后停药，不必逐渐减量，如无效可以直接停药。激素也可静脉注射给药，按照泼尼松剂量类比推算，甲泼尼龙 40 mg 或地塞米松 10 mg，疗程同口服激素。激素治疗首先建议全身给药，局部给药可作为补救性治疗，包括鼓室内注射或耳后注射。鼓室内注射可用地塞米松 5 mg 或甲泼尼龙琥珀酸钠 20 mg，隔日 1 次，连用 4～5 次。耳后注射可以使用甲泼尼龙琥珀酸钠 20～40 mg，或者地塞米松 5～10 mg，隔日 1 次，连用 4～5 次。如果患者复诊困难，可以使用复方倍他米松 2 mg（1 mL），耳后注射 1 次即可。

对于有高血压、糖尿病等病史的患者，在征得其同意，密切监控血压、血糖变化的情况下，可以考虑全身酌情使用糖皮质激素或者局部给药。

3. 突发性聋可能会出现听神经继发性损伤，急性期及急性期后可给予营养神经药物（如甲钴胺、神经营养因子等）和抗氧化剂（如硫辛酸、银杏叶提取物等）。

4. 同种类型的药物，不建议联合使用。

5. 高压氧的疗效国内外尚有争议，不建议作为首选治疗方案。如果常规治疗效果不佳，可考虑作为补救性措施。

6. 疗程中如果听力完全恢复可以考虑停药，对于效果不佳者可视情况延长治疗时间。对于最终治疗效果不佳者待听力稳定后，可根据听力损失程度，选用助听器或人工耳蜗等听觉辅助装置。

（二）分型治疗

全聋型、高频下降型、平坦下降型的痊愈率较低，尤应尽早积极治疗。

1. 低频下降型：

由于可能存在膜迷路积水，故需要限盐，输液量不宜过大，最好不用生理盐水。

平均听力损失＜30 dB 者，自愈率较高，可口服给药，包括糖皮质激素、甲磺酸倍他司汀、改善静脉回流药物（如马栗种子提取物）等，也可考虑鼓室内或耳后注射糖皮质激素（甲泼尼龙、地塞米松或复方倍他米松等）

听力损失≥30 dB 者，可采用银杏叶提取物＋糖皮质激素静脉给药；少部分患者采用上述方案治疗无效，或耳闷加重，可给予降低纤维蛋白原（如巴曲酶）及其他改善静脉回流的药物治疗。

2. 高频下降型：改善微循环药物（如银杏叶提取物等）＋糖皮质激素；离子通道阻滞剂（如利多卡因）对于减轻高音调耳鸣效果较好；可考虑使用营养神经类药物（如甲钴胺等）。

3. 全频听力下降者（包括平坦下降型和全聋型）：降低纤维蛋白原药物（如巴曲酶）；糖皮质激素；改善内耳微循环药物（如银杏叶提取物等）。建议尽早联合用药治疗。

（三）疗效分级

1. 痊愈：受损频率听力恢复至正常，或达健耳水平，或达此次患病前水平。

2. 显效：受损频率听力一般提高 30 dB 以上。

3. 有效：受损频率听力一般提高 15～30 dB。

4. 无效：受损频率听力一般提高不足 15 dB。

（四）疗效判定方法

国内外对突发性聋疗效判定的指标包括：①痊愈率；②有效率；③各下降频率听力提高的绝对值；④听力提高的比例；⑤言语识别率。全频听力下降（包括平坦下降型和全聋型），需要计算所有频率的听阈值；而高频下降型和低频下降型只需要计算受损频率的听阈值即可。

三、中医临床思维

（一）中医病名及病因病机特征

耳聋在古代有暴聋、卒聋、猝聋、厥聋、久聋、渐聋、劳聋、虚聋、风聋、火聋、毒聋、气聋、阳聋、阴聋、干聋、湿聋等名称。《医学入门·卷五》云："耳鸣乃聋之渐也。"《杂病源流犀烛·卷二十三》云："耳鸣者，聋之渐也，惟气闭而聋者则不鸣，其余诸般耳聋，未有不先鸣者。病因有：①外邪侵犯：起居不慎或气候突变之时，风热外邪乘机侵犯，或风寒化热，侵及耳窍，清空之窍遭受蒙蔽，失去"清能感音，空可纳音"的功能，致成耳聋、耳鸣之症，此即所谓风聋之候。②肝火上扰：耳为肝胆经脉之所辖。若因情志不调，忧郁不舒，气机郁结，气郁化火，火性上炎或暴怒伤肝，逆气上冲，循经上扰清窍，可致耳鸣、耳聋。③痰火壅结：饮食不节，或思虑劳倦，脾胃受伤，运化无权，津液不行，水湿内停，聚而为痰，痰郁化火。古人云："痰为火之标，火为痰之本。"故痰火往往互结而为病。痰借火而上壅，以致清窍被蒙蔽，出现耳鸣、耳聋之证。④气滞血瘀：病久不愈，情志抑郁，肝气郁结，气机不畅，气滞血瘀；或因打斗、跌仆、爆震等伤及筋脉，致瘀血内停；或久病入络，致耳窍经脉瘀阻，清窍闭塞。此外，若起居失宜，突受惊吓，气血乖乱，致气血运行不畅，窍络瘀阻，亦可发为耳鸣、耳聋。⑤肾精亏损：素体不足或病后精气失充，恣情纵欲等均可导致肾精伤耗，或老年肾精渐亏，髓海空虚，耳窍失养，而发生本病。⑥脾胃虚弱：饮食不节、劳倦过度或思虑忧郁等，损伤脾胃，使脾胃虚弱，脾气不健，气血生化之源不足，经脉空虚，清气不升，故致耳窍失养，发生耳鸣、耳聋。

（二）辨病辨证及治疗特征

对耳鸣耳聋的辨证分型方法可概括为虚实辨证分型、脏腑辨证分型、病因病机辨证分型三大类：周芳城认为耳鸣证分虚实，实证多由肝火上逆或痰火所致，虚证多属肾阴亏损或中气下陷。张青根据脏腑辨证把耳鸣分为肾阴不足、肾气不足、心脾两虚、肝火上扰 4 种证型。李延培根据“肺-耳相关论”把耳鸣分为痰浊阻肺、木火刑金、肺气亏虚、肺肾阴虚 4 种证型。干祖望按耳鸣耳聋常见证候将其分为风邪闭窍、痰浊上蒙、肝胆火旺、瘀滞清窍、气郁窍闭、肾虚精脱、中气下陷、营血不足 8 种证型。

在“治疗耳鸣首辨虚实”的理论指导下，梁辉等人将耳鸣耳聋分为肝肾不足、气血虚弱、心火上炎、肝火上炎、痰瘀阻滞等 5 型，依此辨证处方，充分重视患者伴随的心理问题，获得满意临床疗效。张爽等人对突发聋患者 192 例最终全部进入结果分析，风热侵袭型中轻度聋和中度聋较多见，而肝火上扰型则以中度聋居多数，痰火蕴结型、肾精亏损型、脾胃虚弱型和气滞血瘀型患者均以重度聋、极重度聋听力损失为主。

治疗本病以消除耳鸣、调适情志为原则。有风热侵袭证者，治疗应疏风清热；有肝火上扰证者，治疗应清肝泻火；有痰火郁结证者，治疗应清热化痰；有脾胃虚弱证者，治疗应健脾益气；有肾精亏损证者，治疗应补肾填精。可配合针灸、按摩等治疗方法。证型分为：①风热侵袭证。症见：耳鸣初起，可伴耳内堵塞感或听力下降；或伴有鼻塞、流涕、头痛、咳嗽等症；舌质稍红，苔薄黄或薄白，脉浮数。治法：疏风清热。主方：桑菊饮（《温病条辨》）加减。常用药：桑叶、菊花、薄荷、荆芥、桔梗、杏仁、蔓荆子、蝉蜕、甘草。②肝火上扰证。症见：耳鸣起病或加重与情绪急躁或恼怒有关；口苦，咽干，面红目赤，尿黄，便秘，胸胁胀痛，头痛或眩晕；舌红苔黄，脉弦数。治法：清肝泻火。主方：丹栀逍遥散（《内科摘要》）加减。常用药：牡丹皮、栀子、柴胡、白芍、当归、茯苓、白术、薄荷、黄芩、甘草。③痰火郁结证。症见：耳鸣，耳中胀闷；头重如裹，胸脘满闷，咳嗽痰多，口苦，或口淡，大便不爽；舌质红，苔黄腻，脉滑数。治法：清热化痰。主方：清气化痰丸（《医方考》）加减。常用药：陈皮、制半夏、茯苓、胆南星、瓜蒌子、枳实、杏仁、黄芩、石菖蒲、甘草。④脾胃虚弱证。症见：耳鸣起病或加重多与劳累有关，或在下蹲站起时加重；倦怠乏力，少气懒言，面色无华，纳呆，腹胀，便溏；舌质淡，苔薄白，脉细弱。治法：健脾益气。主方：益气聪明汤（《证治准绳》）加减。常用药：黄芪、人参、白术、炙甘草、升麻、蔓荆子、葛根、黄柏、白芍、当归。⑤肾精亏损证。症见：耳鸣日久；腰膝酸软，头晕眼花，发脱或齿摇，夜尿频多，性功能减退，潮热盗汗或畏寒肢冷；舌质淡或嫩红，脉虚弱或细数。治法：补肾填精。主方：肾阴虚者用耳聋左慈丸（《重订广温热论》）；肾阳虚者用右归丸（《景岳全书》）加减。常用药：熟地黄、山药、山茱萸、茯苓、牡丹皮、泽泻、磁石、五味子、石菖蒲、枸杞子、补骨脂、益智、附子、肉桂、菟丝子、杜仲。可选用中成药，如耳聋左慈丸：适用肾阴亏虚证；归脾丸：适用于脾胃虚弱证。

（三）药物选择

单味中药有独特的药理作用，有助于耳聋的恢复：①丹参：丹参的活血化瘀作用可促进组织修复和再生，扩张外周血管，改善微循环障碍和血液流变学，致使局部血流供应增多和营养增加。②当归：当归中的有效成分当归多糖有助于促进机体产生血红蛋白和红细胞，促进机体的骨髓造血功能，同时能增强单核吞噬细胞的吞噬功能，能拮抗皮质激素所引起的免疫抑制；当归有效成分中的阿魏酸能使外周血液循环得到改善，降低血压，其抗氧化和清除自由基的作用，又可抑制血管壁上的血小板聚集和血管壁上脂质的沉积，可抵抗附壁血栓的形成。③川芎：川芎的有效提取物之一川芎嗪，能够迅速透过血脑屏障，广泛分布于脑干，扩张脑血管，还能升高血小板中 cAMP 含量，使血小板的表面活性降低，解聚已经聚集的血小板，具有一定的清除氧化自由基的作用，有利于促进微循环的改善和减少微血栓的形成。临床已提炼川芎嗪制成静脉注射剂用于突发性耳聋的治疗。④红花：能通过减少血小板的聚集及抑制凝血功能，实现抗血栓作用，其主要成分对脂质过氧化反应的抑制，对循环障碍有着积极的治疗作用。目前临床已制成静脉注射剂如红花黄色素，或是配合丹参提取物制成丹红注射液等药物，已广泛应用于突发性耳聋的临床治疗。⑤石菖蒲：石菖蒲挥发油能够显著抑制脑神经细胞的凋亡，能一定程度减轻神经细胞的缺血、缺氧损伤，还能抑制血小板聚集，可广泛应用于临床微循环疾病的防治。⑥葛根：葛根的有效成分葛根素能对脑部血管有扩张和解除痉挛的作用，能够改善脑部的微循环，使血清中总胆固醇及低密度脂蛋白的含量降低，从而减少脂肪在动脉管壁的沉积，还可清除自由基，抑制红细胞的氧化损伤。目前临床应用葛根素治疗突发性耳聋的效果良好。还有一些特制注射液，比如川芎嗪、银杏叶提取物、丹参注射液、葛根素注射液、蚓激酶、当归注射液、刺五加注射液等等。

四、名医经验

（一）干祖望经验

干祖望主张从五脏一体观角度入手，采用宣肺、健脾、清心、泻肝等法，通过对其他脏腑的治疗，以滋补肾气，涵养肾阴。①宣肃理气，耳聋治肺：肾开窍于耳，肝胆之经络走耳周，自古以来，治疗耳聋多从肾与肝胆入手，但临床亦可见不少以鼻塞、咳嗽等症状就诊的耳鸣耳聋患者，辨证可属肺卫不和证，中医认为是风邪袭肺，移病耳窍之故。所以出现肺卫表证者，均可采用此法治疗。②健脾祛湿，升清宣窍：一气周流，土枢四象。脾虚失运，则水湿内生，经久不愈，可致肾虚水泛，即见耳流脓缠绵不愈；脾失升清，运化水谷精微减弱，无力上承濡养经脉，则觉耳内憋胀感，耳鸣、耳聋。干祖望根据脾胃学说，将健脾燥湿、化痰降浊、升提清气等治则灵活运用到耳鼻咽喉疾病中，从脾脏下手，而获良效。③清心泻火，泻离填坎：《辨证录·卷三》云："心肾相交始能上下清宁以司视听，心肾不交皆能使听闻之乱。"经云："人年四十而阴气自半，半即衰之谓也。"干祖望根据脉象、舌象，认为此类病例，肾水不足，每致心火亢盛，而成耳鸣耳聋，证属心肾不交，故治疗重在清泻心火，滋补肾水。④清肝泻火，化痰开窍：肝为将军之官，性刚劲，主升发疏泄，喜条达，若肝火偏亢，肝胆气火上充于耳，则见耳聋耳鸣。干祖望认为，清肝泻火，疏理气机，气血运行通畅，则经脉不堵，耳不闭塞。

干祖望治疗耳鸣耳聋的用药主要以滋阴、清热、养血、活血、补肾、健脾、化痰、祛湿、解表、理气、升阳为法。治疗耳鸣耳聋的辨证思路是以五脏辨证为基础，以耳鸣音量大小、音调高低、对外来噪声的接纳与拒绝来辨别虚实，以耳鸣连续性与断续性来辨别客观性与主观性。

干祖望重用升提药，是指升麻、葛根、柴胡、蔓荆子 4 药合用，重者并非谓其加重药中剂量，而是重用升提的药味数，使其升举清阳，冲击空窍，勿虑升之太过。

（二）李淑良经验

①重视病因：患者突聋发生前多有较明确的病因，对辨证起到提示作用。由上呼吸道感染引起，合并有风寒或风热感冒，多提示从肺论治。如情绪激动或暴怒后发病，多有肝气郁结而上逆。有外伤史者，多考虑从血瘀论治。劳累后发病，多提示虚证。②及早治疗，尽早用开窍药物：突聋治疗越早效果越好，实证患者早期治疗中应用用麝香、牛黄等较强的开窍药物。麝香辛温，辛香行散，走而不守，为行气活血开窍之要药，具有开窍醒神、活血通经作用。人工牛黄苦凉，具有凉肝熄风，豁痰开窍之功。二者同入肝经而除热熄肝火、化痰开窍。③实证多从肝论治：耳为肝经循行部位，肝胆络于耳窍。但由于病因不同，病机各异，治法不同，有用疏肝解郁、通络开窍治疗，方用丹栀逍遥散。有用清肝泻火、化痰通窍，方用龙胆泻肝汤。有用平肝潜阳、活血通窍法，方用天麻钩藤饮加减。④从肺论治：李淑良指出"耳聋之病机虽各有别，体征各异，然凡具肺卫见症者，均可从肺论治，治以疏风散邪，宣肺通窍法。⑤突聋，病机有实有虚，不仅有实证，也有虚实夹杂证和虚证。虚证治疗时使用活血化瘀药物，会加重气血的亏虚，输液后反而头晕加重，甚至听力下降加重。虚证多从肾、脾、气血论治。补虚的同时应用清肝疏肝的药物，起到清补兼施的作用。⑥活血通窍贯穿始终，早期应用较强的开窍药物，如麝香、牛黄。恢复期用通窍药物，如菖蒲、路路通。⑦治疗过程中注意调护：注意避免情绪激动及熬夜。

（三）宣伟军经验

宣伟军以中医肝脾肾瘀立论为基础，将耳聋依据虚实类型不同又分为肝郁血瘀、肾精不足型，肝郁脾虚、痰凝血瘀型，脾肾不足、痰湿瘀阻型，现进行详述。自拟健耳 1、2、3 号方。健耳 1 号方：功效：疏肝化瘀，补肾填精。主治：肝郁血瘀，肾精不足型。用法：每日 1 剂，水煎，分早晚服。药用石菖蒲、丹参、路路通、女贞子、郁金、合欢花、柴胡、枸杞子、熟地黄、知母、山茱萸、五味子等。健耳 2 号方：功效：疏肝补脾，化痰祛瘀。主治：肝郁脾虚，痰凝血瘀型。用法：每日 1 剂，水煎，分早晚服。药用升麻、黄芪、郁金、丹参、柴胡、浙贝母、石菖蒲、路路通、合欢花、白术等。健耳 3 号方：功效：补肾健脾，活血化痰。主治：脾肾不足，痰湿瘀阻型。用法：每日 1 剂，水煎，分早晚服。药用丹参、骨碎补、黄芪、浙贝母、白术、女贞子、路路通、山茱萸、石菖蒲、泽泻、熟地黄等。

（四）张桂林经验

张桂林将此病辨证为肝火上扰，治宜清肝火而行气活血，逐瘀通窍；久聋在肾，因久病精气亏损或肾精亏损，髓海空虚，清窍失养，致使耳窍失聪，听位功能失常所致，以“虚”论治多辨证为肾精亏损，治宜补肾益精，活血开窍。其经验方有“泻火治聋汤”与“益肾治聋汤”。该方剂选用野菊花、钩藤、栀子清肝泻火为君药；肝火上扰，气机不利，臣以柴胡、枳壳、石菖蒲行气解郁通窍；气机不畅，脉络瘀阻，佐以川芎、丹参、红花行气活血，以助通窍之力；清肝泻火，必耗气伤阴，使以葛根、大枣、甘草升发清阳，养血柔肝，使肝火除，清窍通，而不伤阴液。益肾治聋汤：该方选用黄芪、熟地黄、枸杞子补肾固精、益气养阴为君药；肾精亏损，气机推动不利，臣以柴胡、枳壳、石菖蒲行气解郁通窍；气机不畅，脉络瘀阻，佐以川芎、丹参行气活血，以助通窍之力；补阴必伤阳气，故佐以肉桂、龙骨、牡蛎以调和阴阳，使以葛根、路路通以祛风活络、利水通经、开窍，使气机运行更畅。

（五）熊大经经验

熊大经认为突发性耳聋的病机包括病邪留滞与正气抗邪能力下降两个方面，其标在风、痰、瘀，其本在肝、脾；治宜标本同治，首重肝脾，以疏肝柔肝、健脾和脾，佐以行气活血祛痰为治法，方选经验方启聋汤。该方是在小柴胡汤合玉真散的基础上加减化裁而成，方中小柴胡汤疏利少阳经气，重用黄芪补益脾气，助脾升清阳。玉真散首载于《外科正宗》，本是用于治疗破伤风之方剂，但熊大经认为突发性耳聋总由外风或内风上扰耳窍所致，用之乃取其祛风痰之意。其中天麻功善熄风解痉，胆南星清热化痰、熄风定惊，半夏燥湿化痰，石菖蒲芳香开窍，丹参、红花活血化瘀，葛根益气生津升阳、通利经气。纵观全方，药物配伍得当，首重理肝和脾，兼以祛风、涤痰、化瘀，体现了标本兼治、首重肝脾的治疗原则。临床实践证明，启聋汤用于治疗突发性耳聋，不仅能提高患者听力，同时可有效缓解耳鸣症状。

（六）刘大新经验

刘大新自拟通窍健耳方，依据清代王清任《医林改错》之通气散加芳香开窍之菖蒲；疏通经络之路路通；再加入山楂，取其散瘀之功。通气散由香附、川芎、柴胡组成。川芎味辛性温，入肝胆经，行气开郁，活血止痛，为君药，《本草纲目》：“川芎，血中气药也，肝苦急以辛补之，故血虚者宜之；辛以散之，故气郁者宜之”。香附入肝、三焦经，乃气病之总司，疏肝之要药，为臣；柴胡入少阳，耳之所居，直达病所，疏肝解郁，升举阳气，通气开窍，为使药。3 药相合，上行耳窍，活血散瘀，通达气血，促使内耳微循环改善。

五、名方推荐

（一）泻火治聋汤

钩藤 25 g，野菊花、枳壳、大枣、石菖蒲各 20 g，柴胡、川芎、首乌藤、栀子、红花各 15 g，丹参、葛根各 30 g，甘草 10 g。功效：行气活血，逐瘀通窍。主治：肝火上扰之耳聋。用法：每日 1 剂，水煎，分早晚服。

（二）益肾治聋汤

黄芪、熟地黄、丹参各 20 g，枸杞子、柴胡、枳壳、川芎、石菖蒲、蝉蜕、肉桂、龙骨、牡蛎、葛根、香附各 15 g，路路通、甘草各 10 g。功效：补肾益精，活血开窍。主治：肾精亏损之耳聋。用法：每日 1 剂，水煎服。

（三）启聋汤

柴胡、石菖蒲、红花、法半夏各 10 g，葛根、黄芪各 30 g，丹参、明天麻各 20 g。功效：疏肝柔肝、健脾和脾，佐以行气活血祛痰。主治：肝气犯脾之耳聋。用法：每日 1 剂，水煎，分早晚服。

（四）通窍健耳方

柴胡、香附、菖蒲、路路通各 10 g，川芎、山楂各 15 g。功效：活血化瘀、行气通窍。主治：血瘀证之耳聋。用法：每日 1 剂，水煎，分早晚服。

（五）通窍活血汤

赤芍、川芎、老葱各 3 g，桃仁、红花、鲜姜各 9 g，大枣 7 枚，黄酒 250 g，麝香 0.15 g。功效：祛瘀通窍。主治：血瘀证之喉风。用法：研粉，水煎至 300～500 mL，送服，每日 2 次。加减：发病于感冒之后，耳中有闭气耳塞感，属于风寒者，加麻黄、杏仁、蝉蜕；性情急躁易怒，属于肝阳上亢者，加菊花、钩藤；属于脾阳不足者，加黄精、白术。

第四节　梅尼埃病

梅尼埃病是一种原因不明的、以膜迷路积水为主要病理特征的内耳病，临床表现为发作性眩晕、波动性听力下降、耳鸣和（或）耳闷胀感。女性多于男性（约 1.3：1），40～60 岁高发。梅尼埃病病因不明，可能与内淋巴产生和吸收失衡有关。目前公认的发病机制主要有内淋巴管机械阻塞与内淋巴吸收障碍学说、免疫反应学说、内耳缺血学说等。通常认为梅尼埃病的发病有多种因素参与，其诱因包括劳累、精神紧张及情绪波动、睡眠障碍、不良生活事件、天气或季节变化等。梅尼埃病呈全球性分布，不同的地区发病率不同，我国属低发地区。

一、诊断标准

分为临床诊断和疑似诊断。

（一）临床诊断

1. 诊断标准：①2 次或 2 次以上眩晕发作，每次持续 20 min 至 12 h。②病程中至少有一次听力学检查证实患耳有低到中频的感音神经性听力下降。③患耳有波动性听力下降、耳鸣和（或）耳闷胀感。④排除其他疾病引起的眩晕，如前庭性偏头痛、突发性聋、良性阵发性位置性眩晕、迷路炎、前庭神经炎、前庭阵发症、药物中毒性眩晕、后循环缺血、颅内占位性病变等；此外，还需要排除继发性膜迷路积水。

2. 临床分期：根据患者最近 6 个月内间歇期听力最差时 0.5 kHz、1.0 kHz 及 2.0 kHz 纯音的平均听阈进行分期。梅尼埃病的临床分期与治疗方法的选择及预后判断有关。双侧梅尼埃病，需分别确定两侧的临床分期。一期：平均听阈＜25 dBHL；二期：平均听阈为 26～40 dBHL；三期：平均听阈为 41～70 dBHL；四期：平均听阈＞70 dBHL。

注意：①梅尼埃病的诊断和鉴别诊断必须依据完整详实的病史调查和必要的听觉与平衡功能检查、影像学检查等；②如梅尼埃病患者合并其他不同类型的眩晕疾病，则需分别做出多个眩晕疾病的诊断；③部分患者的耳蜗症状和前庭症状不是同时出现，中间有可能间隔数月至数年。

（二）疑似诊断

1. 诊断标准：①2 次或 2 次以上眩晕发作，每次持续 20 min 至 24 h。

②患耳有波动性听力下降、耳鸣和（或）耳闷胀感。

③排除其他疾病引起的眩晕，如前庭性偏头痛、突发性聋、良性阵发性位置性眩晕、迷路炎、前庭神经炎、前庭阵发症、药物中毒性眩晕、后循环缺血、颅内占位性病变等；此外，还需要排除继发性膜迷路积水。

二、西医治疗

基于梅尼埃病的病程、各种治疗对眩晕的控制率以及对听力的影响等因素，以减少或控制眩晕发作，保存听力，减轻耳鸣及耳闷胀感为目的，选择适当的治疗方案，在进行对内耳功能有潜在损伤的治疗前，需根据患者意愿综合考虑并充分告知。梅尼埃病的治疗分为：①发作期治疗；②间歇期治疗；③前庭和听力康复治疗。

（一）发作期治疗

治疗原则：控制眩晕、对症治疗。

1. 前庭抑制剂：包括抗组胺类、苯二氮草类、抗胆碱能类以及抗多巴胺类药物，可有效控制眩晕急性发作，原则上使用不超过 72 h。临床常用药物包括异丙嗪、苯海拉明、地西泮、氯苯甲嗪、普鲁氯嗪、氟哌利多等。

2. 糖皮质激素：如果急性期眩晕症状严重或听力下降明显，可酌情口服或静脉给予糖皮质激素。

3. 支持治疗：如恶心、呕吐症状严重，可加用补液支持治疗。

（注意：对诊断明确的患者，按上述方案治疗的同时可加用甘露醇、碳酸氢钠等脱水剂。）

（二）间歇期治疗

治疗原则：减少、控制或预防眩晕发作，同时最大限度地保护患者现存的内耳功能。

1. 患者教育：向患者解释梅尼埃病相关知识，使其了解疾病的自然病程规律、可能的诱发因素、治疗方法及预后。做好心理咨询和辅导工作，消除患者恐惧心理。

2. 调整生活方式：规律作息，避免不良情绪、压力等诱发因素。建议患者减少盐分摄入，避免咖啡因制品、烟草和酒精类制品的摄入。

3. 倍他司汀：可以改善内耳血供、平衡双侧前庭神经核放电率以及通过与中枢组胺受体的结合，达到控制眩晕发作的目的。

4. 利尿剂：有减轻内淋巴积水的作用，从而控制眩晕的发作。临床常用药物包括氢氯噻嗪、氨苯蝶啶等，用药期间需定期监测血钾浓度。

5. 鼓室注射糖皮质激素：可控制患者眩晕发作，治疗机制可能与其改善内淋巴积水状态、调节免疫功能等有关。该方法对患者耳蜗及前庭功能无损伤，初始注射效果不佳者可重复鼓室给药，以提高眩晕控制率。

6. 鼓室低压脉冲治疗：可减少眩晕发作频率，对听力无明显影响。其治疗机制不清，可能与压力促进内淋巴吸收有关。通常先行鼓膜置通气管，治疗次数根据症状的发作频率和严重程度而定。

7. 鼓室注射庆大霉素：可有效控制大部分患者的眩晕症状（80%～90%），注射耳听力损失的发生率为 10%～30%，其机制与单侧化学迷路切除有关。对于单侧发病、年龄小于 65 岁、眩晕发作频繁、剧烈且保守治疗无效的三期及以上梅尼埃病患者，可考虑鼓室注射庆大霉素（建议采用低浓度、长间隔的方式），治疗前应充分告知患者发生听力损失的风险。

8. 手术治疗：包括内淋巴囊手术、三个半规管阻塞术、前庭神经切断术、迷路切除术等。适应证为眩晕发作频繁、剧烈，非手术治疗 6 个月无效的患者。

（1）内淋巴囊手术：包括内淋巴囊减压术和内淋巴囊引流术，手术旨在减轻内淋巴压力，对听力和前庭功能多无损伤。适应证：三期及部分眩晕症状严重、有强烈手术意愿的二期梅尼埃病患者。鉴于晚期梅尼埃病患者常发生内淋巴囊萎缩和内淋巴管闭塞，因此四期梅尼埃病患者不建议行内淋巴囊手术。

（2）三个半规管阻塞术：可有效控制梅尼埃病的眩晕发作，机制尚未明确，部分患者的听力和前庭功能可能会受到损伤。适应证：原则上适用于四期梅尼埃病患者；对于部分三期患者、内淋巴囊手术无效、言语识别率小于50%且强烈要求手术者也可以行该手术治疗。

(3) 前庭神经切断术：旨在去除前庭神经传入，手术完全破坏前庭功能，对听力可能会产生影响。适应证：前期治疗（包括非手术及手术）无效的四期梅尼埃病患者。

(4) 显微镜下切除平、后、上三个半规管，适用药物不能控制的眩晕，同时伴严重感音神经性聋。治疗方法（包括非手术及手术）无效的四期梅尼埃病患者。

（三）前庭和听力康复治疗

在控制眩晕的基础上，应尽可能地保留耳蜗及前庭功能，提高患者生活质量。

1. 前庭康复训练：是一种物理治疗方法，可缓解头晕，改善平衡功能，提高生活质量。适应证为稳定、无波动性前庭功能损伤的梅尼埃病患者。前庭康复训练的方法包括一般性前庭康复治疗（如Cawthorne－Cooksey练习）、个体化前庭康复治疗以及基于虚拟现实的平衡康复训练等。

2. 听力康复：对于病情稳定的三期及四期梅尼埃病患者，可根据听力损失情况酌情考虑验配助听器或植入人工耳蜗。

三、中医临床思维

（一）中医病名及病因病机特征

本病属于“眩晕”范畴。如《灵枢·海论》：“脑为髓之海，其输上在于其盖，下在风府……髓海不足，则脑转耳鸣，胫酸眩冒，目无所见，懈怠安卧。”《素问·至真要大论》云：“诸风掉眩，皆属于肝。”《素问玄机原病式·五运主病》中云：“所谓风气甚，而头目眩运者，由风木旺，必是金衰不能制木，而木复升火，风火皆属阳，多为兼化，阳主乎动，两动相搏，则为之旋转。”《丹溪心法·头眩》：“头眩，痰夹气虚并火，治痰为主，兼补气药及降火药。无痰则不作眩，眩因火动。”《景岳全书·眩运》：“丹溪则曰无痰不能作眩，当以治痰为主，而兼用它药。余则曰无虚不能作眩，当以治虚为主，而酌兼其标。”《证治汇补·卷之四》：“以肝上连目系而应于风，故眩为肝风，然亦有因火、因痰、因虚、因暑、因湿者。”病因无外乎虚、痰、风、火、瘀。本病病机特征既有正虚，又有邪实，发作时以邪实为主，缓解后则以脏腑虚损为主，但往往虚实夹杂，共同为患。其基本病机是脏腑虚损，本虚标实；核心以肝脾肾失调为本，以痰湿瘀阻耳窍为标。

（二）辨病辨证及治疗特征

分为风痰上扰证、痰瘀阻窍证、肾精不足证、阴虚阳亢证、气血亏虚证、肝火上炎证5个证型。

本病的治疗原则为实则泻之，虚则补之及急则治其标，缓则治其本。发作期从痰、从肝论治，间歇期从脾、从肾论治。从本论治（补虚），如补中益气汤、归脾汤、养阴止眩汤、桂枝加桂汤等；急则治标（泻实），如温胆汤、苓桂术甘汤、泽泻汤、半夏白术天麻汤、导痰汤、天麻钩藤饮、通窍活血汤等。发作期的治法包括利水化痰、平肝熄风、熄风潜阳、活血通络等；间歇期的治法包括健脾化痰、补肾滋阴、壮水涵木等。

发作期以控制症状为主，可采用中西结合疗法，包括调节自主神经功能、改善内耳微循环、减轻迷路积水为主的药物综合治疗，配合以化痰祛湿、通窍定眩为主的辨证论治。但是梅尼埃病的药物治疗通常比较复杂，有时疗效也并不满意。尽管有很多药物可供选择，但对症治疗药物的不良反应也较多，应根据药物不良反应、药物之间的相互作用，加以选择。在治疗过程中，药物治疗与前庭功能康复治疗有机结合，提高疗效，可使患者尽快恢复正常的生活。间歇期以辨证论治调理脏腑功能为主。

（三）药物选择

文献资料研究表明，治疗眩晕的中药共涉及55味，按药物出现频次由高到低前10位依次为天麻、牛膝、黄芪、党参、白术、茯苓、陈皮、甘草、泽泻、半夏。气血亏虚型常使用的药物包括：红参、党参、太子参、白术、茯苓、当归、川芍药、白芍药、赤芍药、熟地黄、当归、大枣、黄精、天麻、炙甘草、酸枣仁、远志、龙眼肉、木香、鸡血藤、牛膝、杜仲、桑寄生、女贞子、墨旱莲、首乌藤等；肝阳上亢型常使用的药物包括：天麻、钩藤、白芍药、石决明、葛根、菊花、橘红、茯苓、首乌藤、杜仲、牛膝、黄芩、陈皮、半夏、仙鹤草、泽泻、夏枯草、枳壳、生地黄、玄参、柴胡、桑寄生、龙骨、龟甲、白术、羚羊角、决明子、牡丹皮、枸杞子、山药、山茱萸等；瘀血阻络型常用的药物包括桃仁、红花、当归、生地黄、丹参、川芎、赤芍药、降香、石菖蒲、郁金、鸡血藤、毛冬青、党参、白术、陈皮、半夏、白僵蚕、全蝎等。

四、名医经验

（一）颜正华经验

颜正华认为，眩晕一病的发生与肝、脾、肾三脏的功能失常密切相关，而三者中又与肝的关系最为密切。肝五行属木，其性升发，喜条达而恶抑郁，主疏泄气机，调畅情志。若肝失疏泄，则升降失度，出入无节，病及清窍，则致眩晕发作。再者，肝为刚脏，体阴而用阳，全赖阴血养润，而阴血易枯，故肝风易动。如肝之疏泄功能失常，相乘于脾，则脾失健运，气血生化乏源，气血不足，不能上养清窍，亦可引起眩晕。此外，肝肾同源，若患者年事已高，先天之本渐衰，日久而致水不涵木，肝失濡养，肝阳上亢，亦可引起眩晕。眩晕的病因病机总以虚实为纲。虚为病之本，实为病之标。然虚有气虚、血虚、阴虚、阳虚之分，实有风、火、寒、湿、瘀、痰之别。它们既可独见，亦可并见。临床所见之证往往虚实错杂。因此，临床诊辨眩晕应详加辨析，抓住病因病机的关键所在。一般而言，病程久者多偏于虚，虚者以精气虚居多，精虚者宜填精益髓、滋补肾阴；气血虚者宜补气养血、滋养肝肾。病程短者多偏于实，实证以痰火者多见，痰湿中阻者，宜燥湿化痰；肝火亢盛者，宜清肝泻火；肝阳上亢者，宜平肝降逆。总体而言，本病的发生多以阴虚阳亢者居多，治疗当以滋阴潜阳为要。自创经验方——潜降汤治疗证属肝阴不足，肝阳上亢患者，收效甚佳。

（二）张伯礼经验

张伯礼强调：眩晕一症，症因复杂，不细审辨，拘泥固定一法。临床上宜审症求因，急则治标，防复求本，重在调理。多从“调肝肾、滋水涵木”，“调中焦、辛开苦降”，“调阴阳、滋阴敛阳”，“调气血、益气养血”，“调痰瘀、痰瘀并治”5个方面治疗眩晕，疗效显著。①调肝肾，滋水涵木：“肝阳易亢，时时潜藏；亢阳之降，必当重镇，肝喜调达，非顺不降，肝为刚脏，非柔不降。”调肝肾，滋水涵木，首选生地黄、知母、玄参、女贞子、墨旱莲等性凉质润之品，质润则静，肝木得柔，亢阳得抑；辅以杜仲、牛膝、桑寄生、枸杞子等补益肝肾。平降肝阳，喜用介类咸寒之品，阳亢轻浅者选用石决明、生牡蛎等，较重者选用珍珠母、代赭石、磁石等性寒质重之品。同时结合“肝喜调达，非顺不降”的特性，常选用轻清调达之品，如菊花、刺蒺藜、佛手、郁金、柴胡等以舒畅调达肝阳，以升促降。②调中焦，辛开苦降：注重调节中焦气机升降。若脾胃虚弱，推动无力而中阻者，常用藿香、佩兰、茯苓等微温之品化湿健脾升提，配合麦冬、石斛、知母等微凉之品润下通便。若寒热错杂者，则用干姜、半夏配黄连，干姜温中升提，半夏辛温开结，黄连苦寒泻火降下，则中焦痞结因药物升降助动则通，气机得复，痞满自除，清升浊降眩晕自愈。后期多选用茯苓、白术、砂仁、白豆蔻等以调补脾胃。若肝脾不调，肝火犯胃，中焦气机不利，则活用左金丸（黄连合吴茱萸）以调治，黄连苦寒以泻心肝之火，吴茱萸性味辛热以温中开肝郁，两药合用，泻火而不凉遏气机，宣郁则火热易清，肝胃同治，肝火得清，胃气得降。③调阴阳，滋阴敛阳：常采用阳中求阴、阴中求阳的直接调阴阳之法和温运脾阳补肾阳、润肺阴滋肾阴的间接调阴阳之法，治其有余，补其不足。若肾阴不足，则选用生地黄、麦冬、知母等甘寒养阴之品，“壮水之主以制阳光”；往往加入杜仲、桑寄生、肉苁蓉等辛温回阳之品以阳中求阴。临证中亦常选用沙参、玉竹、百合等以润肺为主的甘寒之品，通过润肺以滋肾。若肾阳不足，则选用熟地黄、山茱萸、五味子等性味厚重、酸收入肾之品，在此基础上加入少量附子、淫羊藿、锁阳等辛温之品，以阴中求阳。张伯礼爱用锁阳，常说：“锁阳性味甘温，补肾助阳，属肉质寄生草本，乃阴中求阳之佳品”。此外，重视温补脾阳，认为命门火衰必先责之于脾。在临证中常选用党参、茯苓、白术、干姜等温运脾阳之品。④调气血，益气养血：采用以气治血、以血治气、气血同治之法，从而使气血冲和。若患者以血虚为主，此时阴血亏虚无以载气，往往出现气机瘀滞，此时常常选用当归、白芍、生地黄等温润养血之品，通过养血以载气，则气机得疏，而不用辛温燥烈的行气之品，以防其燥烈之性伤阴，从血以治气，气机得畅。若患者以气虚为主，此时气虚推动无力，往往出现血瘀，故选用党参、茯苓、白术等益气健脾之品，若气虚较甚则选用生黄芪（虚象更甚者改用炙黄芪）补气以活血，从气治血，瘀血得行。若气血两虚者，往往采用气血同治，补气以生血，补血以养气，往往选用八珍汤。舌淡苔白，舌体胖大者，首先八珍汤。⑤调痰瘀，痰瘀并治：发扬张仲景“血不利则为水”之旨，提出了“水不行亦可为瘀”的痰瘀学说，认为瘀可生痰（湿水饮），痰（湿水饮）亦可生瘀，两者相生相伍，常胶结为患，并提出“痰瘀互生，病重之源”的观点。痰瘀互结，此时单纯祛痰则瘀难化，单纯化瘀则痰难除，在治疗上提出，痰瘀同病，则痰瘀同治，祛痰不忘化瘀，化瘀不忘祛痰。若患者瘀滞较重，则在活血化瘀的同时，加入祛湿化痰之品，以助体内瘀滞消散，增强其活血化瘀之功。

（三）熊继柏经验

熊继柏认为，就临床常见，眩晕为病，主要在于因风、因痰、因虚 3 个方面。①风眩：风邪致眩，又分为外风、内风两种。外风，即外感风邪所致之眩晕，此证每于感冒之后发作，具有眩晕、头痛、恶风等症。《病因脉治・外感眩晕》云：“头痛额痛，骨节烦痛，身热多汗，上气喘逆，躁扰时眩，此风邪眩晕之证也。”治宜解表祛风，可选菊花茶调散加减。内风，即肝风上亢所致之眩晕，即《黄帝内经》所云：“诸风掉眩，皆属于肝”。《严氏重订济生方》又云：“肝风上攻，必致眩晕。”此证每于情志刺激则发作益甚，具有眩晕、耳鸣、头胀且痛以及心烦、少寐、面色潮红、四肢麻木等症。治宜平肝熄风，可选天麻钩藤饮加减。②痰眩：因痰之眩晕，亦有痰湿、痰火两种。《丹溪心法》云：“无痰不作眩，痰因火动，又有痰湿者，有火痰者。”痰湿眩晕，症见眩晕、胸闷、呕吐、口淡，舌苔白滑腻。治宜祛痰化湿，可选半夏白术天麻汤。痰火眩晕，症见眩晕、胸闷、呕吐、口苦、舌苔黄滑腻。治宜祛痰泻火，可选黄连温胆汤加天麻、钩藤之类。③虚眩：此证起病缓慢，持续发作，每多见于老人、虚人或大病久病之后并发眩晕。对于虚证眩晕，古人认为有气虚、血虚、阳虚、阴虚、心虚、脾虚、肾虚、肝虚诸类。然临床所见者，主要为脾虚和肾虚两种。脾虚眩晕主要在于生化乏源，气血不足。《证治汇补・眩晕》云：“脾为中州，升腾心肺之阳，提防肝肾之阴。若劳役过度，汗多亡阳，元气下陷，清阳不升者，此眩晕出于中气不足也。”症见眩晕、欲呕、食少、神倦、面色淡白，舌淡苔白，脉细或虚。治宜补脾益气养血，可选归芍六君子汤。肾虚眩晕主要在于肾精亏损，以肾主藏精生髓，肾虚精亏则“髓海不足，则脑转耳鸣，胫酸眩冒，目无所见”。故症见眩晕、耳鸣、精神萎靡、腰膝酸软，甚则遗精、盗汗。治宜补肾填精，可选左归饮、杞菊地黄丸或龟鹿二仙胶之类。临床所见则纯虚纯实证者少，而虚实夹杂、本虚标实证者多。辨治大法，当审其症状特点，视其标本缓急，补虚泻实，标本兼施之。辨治眩晕3 法：①辨治眩晕，当先审证候虚实眩晕之证，病机比较复杂，临证当先审证候虚实。一般而言，新病多实，久病多虚；体壮者多实，体弱者多虚；兼呕恶、面赤、头胀痛者多实，兼体倦乏力、耳鸣目蒙者多虚；发作期多实，缓解期多虚，病久常虚中夹实，虚实夹杂。②虚证眩晕，需详辨脏腑病位，虚证眩晕总因虚损而致清窍失养所致，然临证却需详审脏腑病位。肝阴不足，肝郁化火，可致肝阳上亢，其眩晕兼见头胀痛，面潮红等症状。脾虚气血生化乏源，眩晕兼有纳呆，乏力，面色淡白等；脾失健运，痰湿中阻，眩晕兼见纳呆，呕恶，头重，耳鸣等。肾精不足之眩晕，多兼腰酸腿软，步摇发脱，耳鸣目蒙。③眩晕频作，警惕中风发生眩晕频作，若兼头胀而痛，心烦易怒，肢麻震颤者，应警惕发生中风。如清代李用粹《证治汇补・卷一・中风》所云：“平人手指麻木，不时眩晕，乃中风先兆，须预防之。”熊继柏指出：“必先息风化痰，速治眩晕，以杜绝其中风，此即中医治未病之法则。”

（四）路志正经验

路志正认为眩晕病因病机与脾胃密切相关。第一，脾胃为元气之本、气血营卫生化之源。倘中州健运则营卫气血化源充足，肌肤腠理固密而疾患不生；倘脾胃损伤则元气衰微、气血生化乏源，清空失养发为眩晕；其二，脾胃为气机升降之枢纽。脾脏主升，胃腑主降，二者互为表里，升降相因。倘升降失常则不但影响水谷精微之纳化、输布，还会打破整个人体之阴阳、气血、水火之升降平衡，清阳不升浊阴不降，清窍失温或为浊所蒙发为眩晕；其三，脾胃为易受邪之地。诸多致病因素如饮食不节、情志抑郁、失治误治、将息失宜皆易损伤脾胃，脾胃一败，湿浊内生阻于中焦发为眩晕；其四，脾居中州灌溉四旁。脾胃健而五脏安，脾胃受损则易殃及四旁，致使脑功能紊乱产生眩晕等症状。治疗眩晕当辨析虚实，虚者有气虚、阳虚之别，实者有痰浊、湿热之分。脾胃虚弱清阳不升者宜健脾胃补中气；中阳不足寒饮上泛者则温中阳化寒饮；中气健运清窍得养则眩晕自去。痰、湿皆为脾胃功能失调的病理产物，故痰湿阻滞者则燥湿化痰；湿热中阻者则清利湿热，痰湿去则头目自清。在临床实践中，路志正注重调整脾胃气机之升降，遣方用药灵活多变。在上述治疗原则的指导下因人、因地、因时制宜而不拘于一方一药。路志正擅长应用调脾胃法治疗眩晕等杂病，依据《黄帝内经》“人以胃气为本”和仲景“四季脾旺不受邪”“保胃气、存津液”的学术思想并受李东垣、叶天士等前贤的影响，在临证上十分重视调养后天脾胃。纵观其调治脾胃的经验特色可总结为“八字”治疗方针，即“补益、调顺、健运、顾护”4个方面的理脾大法。补益即补其后天之宗气，益其生化之源泉；调顺即调其中转之枢机，顺其升降之功用；健运即健其中土之气，运化水湿之邪；顾护即顾其免受毒邪之损害，护其供养之功能。脾胃为气血生化之源，虚损证候应从脾论治，脾胃司受纳腐熟水谷、运化精微化生气血之职，人体五脏六腑四肢肌肉皆赖脾胃化生之气血营养。路志正认为调整脾胃升降为要，特别注意升降药物的运用。在升脾阳方面如系湿浊为患阻碍气机多用藿香、葛根；若为脾虚下陷采用柴胡、升麻、白术。在和胃降浊方面多用枳实、厚朴、竹茹。又因肺主治节有宣肃之功，选用杏仁、枇杷叶、桔梗加强清肃降逆之功效。在临床实践中，路志正常将两种性味不同的药物组成药对，以利气的升降开阖、气血顺畅条达，如荷梗配藿梗、山药配白术、白术配枳实等常收事半功倍之效。路志正根据《黄帝内经》提出的“虚则补之”“劳者温之”的治疗原则，指出临床不是生搬硬套而是灵活掌握，在此基础上发挥并形成了自己的特色和风格。路志正注重调理脾胃，制方严谨稳妥，用药轻灵活泼，常选性味平和之品，做到滋而不腻、补而不滞、理气而不破气。路志正的处方中很少见大苦大寒、大辛大热之品，前者易伤中阳，后者易伤阴助火，故慎用之。路志正常说：“用药之道贵在切病”，指出脾胃虚者药多量大则不易吸收，小剂轻灵活泼使脾胃有生发之机往往奏效，辨证准确则药精方简而效佳。

（五）韩明向经验

韩明向根据长期临床经验积累，总结出眩晕的根本病机为肾精亏虚，肝阳化风。本病发病的基本特点是因虚致实，因虚生风，因风致眩。肾精亏虚，真阴耗损，阴损及阳，肝阳上亢，则发内风，上扰清窍，则发眩晕。精髓亏损，清窍不荣，则发眩晕。腰为肾之府，肾精不足导致腰府不得濡养，易致腰膝酸软。肾精亏虚，水不济火，无以上养心阴，心火上炎，扰动心神，则见心烦不宁，少寐多梦，头晕健忘。肾在窍为耳及二阴，肾气亏虚则耳鸣耳聋，二便异常，发育异常或生殖功能减退。虚火内炽，相火妄动，扰动精室，精关不固，则见梦遗。老年人先天之阴逐渐亏损，脏腑形体官窍不得先天之阴滋养。若中焦脾胃不得资助，脾主运化功能受损，后天之本无以滋养，则致气血亏虚之证。若上焦肺不得资助，肺主行水功能受损，肺失宣降，加之脾胃运化功能受损，不能运化水谷精微和津液，水湿停聚，酿生痰浊，则致痰浊中阻之证。若上焦心不得资助，心主血脉功能受损，加之真阴不资肺脏，肺朝百脉功能亦受损，血液不得运行流注，缓而致瘀滞，则见瘀血阻窍证。本病为本虚标实之证，治疗时应以滋补肝肾为基本治法，再辨证加减用药。《道德经》云：“一生二，二生三，三生万物。”一为肾精，二为肾阴、肾阳，三为肾气，滋补肝肾之本在于滋补肾精，在滋补肾精基础上调和阴阳。《黄帝内经》云：“阴在内，阳之守也；阳在外，阴之使也。”“阴平阳秘，精神乃治，阴阳离决，精气乃绝。”气为阳，阳生于阴；精为阴，阴生于阳，故“以精气分阴阳，则阴阳不可离”，故韩明向临证处方时强调“善补阳者，必于阴中求阳，则阳得阴助而生化无穷；善补阴者，必于阳中求阴，则阴得阳升而泉源不竭”“善治精者，能使精中生气；善治气者，能使气中生精”。肝肾精血与脑髓的充养有着密切关系，眩晕的治疗应重视滋补肝肾法的运用。在滋补肝肾为基本治法的基础上，若有气血亏虚之象，加健脾养胃，益气生血之药；若有痰浊中阻之象，加健脾化痰，利湿祛浊之药；若有瘀血阻窍之象，加活血化瘀，行气通络之药。张景岳在《治形论》中提出：“凡欲治病者必以形体为主，欲治形者必以精血为先，此实医家之大门路也。”对于肾阴不足之证，治宜填补真阴，滋养精血。韩明向滋补肝肾常用中药为生地黄、麦冬、枸杞子、当归、石斛、山茱萸等药，“壮水之主，以制阳光”，通过滋肾阴以调肝阳。此外，辨证加减：若夹肝火者，常配伍夏枯草、钩藤、黄芩、栀子诸药，以清肝而熄风；夹痰湿者，常配伍半夏、胆南星、茯苓诸药，以化痰而止晕；若夹瘀血者，常配伍鸡血藤、丹参、郁金诸药，以行血而定眩。

（六）浦家祚经验

浦家祚认为疾病的发生、发展，病理产物的生成皆是气机升降出入运动失调的反映，十分重视中医气机升降理论。人体为一个小宇宙，五脏皆以各自不同的运动形式参与人体气机运动，各脏器互相依赖、互相制约。肝木自左升发，肺金从右肃降，心火下潜以温肾水，肾水上滋以济心火，而脾胃位居中州，脾升清、胃降浊对各脏之间气机的运转和协调，起着重要的中轴转枢作用。脾为脏，属阴，喜燥恶湿，得阳始运；胃为腑，属阳，喜润恶燥，得阴始安。脾与胃，一脏一腑，一运一纳，一润一燥，一升一降，是矛盾的统一体，既相互制约，又相互依赖。脾升清，胃降浊，对气机升降起重要作用。脾胃升降正常，出入有序，可以维持“清阳出上窍，浊阴出下窍，清阳发腠理，浊阴走五脏，清阳实四肢，浊阴归六腑”的各种正常生理功能，维持气血津液正常的化生和输布，保持人体动态平衡，故曰：“脾胃为气机升降枢纽”。气机升降失常主要有三种表现形式：升降不及、升降太过与升降反作，而其所致眩晕病机主要是气机升降不及，即《素问·玉机真脏论》所说“其不及，则令人九窍不通”之义也。升降不及主要表现为脾不升清，胃不降浊。脑居上，位巅顶，手足阳经及督脉均上会于头，五脏六腑之精华皆上升注于脑。若脾胃健运，则水谷精微得以输布，清阳之气得以上升，浊阴之气得以下降，从而使脑聪目明，筋骨坚强；若脾胃损伤，则升降失常，清阳不升，精微物质不能上充于脑，浊阴不降，浊气上蒙清窍，元神之府失养，出现头晕头昏、恶心、耳鸣等症。浦家祚认为眩晕病多见于中老年人，以虚证居多。《灵枢·口问》篇云：“上气不足，脑为之不满，耳为之苦鸣，头为之苦倾，目为之眩。”眩晕常因脾胃之气损伤，中气不足，清阳升发之气渐少，气血不能上养头目，加之脾运失司，痰湿内生，浊阴不降，浊气上蒙清空所致。故有“无虚不作眩”“无痰不作眩”之说。在治疗上应注重调节气机升降，而气机升降的协调不仅在于升降有序，“升已而降，降已而升”，而且应升降有度，使气机在动态之中保持着平衡协调关系。升清降浊，恢复气机升降及脾胃正常生理功能是眩晕的基本治法。浦家祚升清降浊法治疗眩晕的常用药物有：生黄芪、柴胡、升麻、荷叶、陈皮、半夏、白术、茯苓、炒枳实、赭石等。生黄芪、柴胡、升麻、荷叶益气升阳，炒枳实、赭石助胃降逆，陈皮、半夏、白术、茯苓健脾化痰除湿。诸药相配，升降并举，升中有降，升而不过，降中有升，降而不陷，如此使气机升降出入复归有序，脾胃功能渐趋正常，疾病渐愈。

（七）王立忠经验

王立忠对于眩晕病的治疗有独特的学术思想，具有以病因立论，从脏腑治疗，善用清法、和法，慎用补法，治未病思想贯穿始终的特点。①以病因立论，从脏腑治疗。病因立论是以风、火、痰、湿、饮、瘀、虚、瘀痰、外感立论，五脏论治是从气、血、脾、胃、肾、肝、肺论治。包括以风火立论，从肝肾论治：症见头晕目眩、头痛且胀。常因烦劳或恼怒而诱发或增剧，伴有面色潮红，烦躁易怒，耳鸣口苦，失眠多梦，舌质红，苔薄黄，脉弦。治则：平肝潜阳，熄风清脑；清热凉血，养阴滋肾；清肝泻火等。方选天麻钩藤饮、羚角钩藤汤、镇肝熄风汤、龙胆泻肝汤等。以痰湿饮立论，从脾胃肾论治：症见：头晕目眩，头昏如蒙，胸闷、不思饮食，伴恶心呕吐、四肢无力，兼见耳鸣，舌淡红，苔薄白而腻或滑腻，脉滑细或弦细而滑。治则：益气健脾，渗湿和胃，祛痰补肾。方选温胆汤、半夏白术天麻汤、定眩汤等。以虚立论，从脾肝肾论治：症见头晕，头脑空虚，记忆力减退，健忘、思维迟钝，神疲乏力，精神萎靡不振，不耐劳累，五心烦热，遗精，耳鸣，腰膝酸软无力，畏寒肢冷，双下肢浮肿，舌质红，脉弦细等症。治则：益气养血，升清荣脑，滋阴助阳，填精充脑。方选归脾汤，补中益气汤，六味地黄汤，右归丸，左归丸，金匮肾气丸等。以气血立论，从痰瘀论治：症见头晕目眩，头沉闷痛，耳鸣突聋，昏蒙不清，周身沉重，肢体麻木，面部黄黑，眼眶周围发黑、青，目光呆滞，反应迟钝，皮肤斑块，舌体胖大，暗红，或边有瘀斑，苔腻，脉多弦滑。治则：化痰活血通络，方用健脑益智汤。或症见头晕头痛，心烦失眠，纳差，情绪易于波动，舌红苔薄白而腻，脉弦细而滑。治则：清肝解郁，祛痰和胃，方以清肝和胃汤。从外感立论，从肺论治：症见多于感冒后出现，头晕头痛，头昏沉，有的伴见咳嗽、咳痰、鼻塞、声浊、耳鸣、发热，舌红苔白或黄腻，脉滑数。治则：疏风清热，清利头目。方以新加香薷饮、三仁汤、桑菊饮、银翘散、九味羌活汤等。②善用清法、和法，慎用补法：采用其经验方清肝祛痰和胃汤、萸竹定眩汤治疗眩晕，屡见奇效。即便是患者真正有虚证所在，也应慎补，缓补，以免由于虚不受补导致痰火内生，产生弊端。③治未病思想：关注病症变化，治疗时以健脾、柔肝、温肾之法，防止变生他病，以及证候的转化。如对于痰浊中阻所致眩晕，王立忠组方时侧重于健脾渗湿，选用党参、白术、竹茹、枳实、法半夏、陈皮，以健脾固本，从本治疗，不同于一味祛邪，淡渗利湿，治标不治本。嘱平素常服香砂六君子丸以健脾祛痰和胃。

（八）高体三经验

高体三认为：眩晕病虽病机复杂，但临证只要紧紧围绕足三阴肝、脾、肾进行辨证论治，以综合调理肝、脾、肾三脏功能为宗旨，采取疏木达郁、健脾祛湿、温肾散寒的治疗方法，选用相应的方药配伍，使肝、脾、肾达到“水暖土和木达”的正常生理状态，就能获得良好疗效。高体三在以六经辨证为纲、以脏腑辨证为核心的三阴辨治理论基础上，以“水暖土和木达”学术思想为指导，根据六经方证分类，结合经方药物特点，指出三阴病各有相应代表方。厥阴病代表方剂有桂枝汤、小柴胡汤、当归四逆汤等，太阴病代表方有理中汤、小建中汤等，少阴病代表方有四逆汤、真武汤等，三阴病综合性方剂有吴茱萸汤、乌梅丸等。三阴病各代表方是通过分析某经方对三阴脏腑生理特性的顺应程度和对其具体发病治疗的针对性强弱来进行归类的。在临床诊治过程中，医家针对疑难杂症进行辨证，只要属于肝、脾、肾功能失调者，便可在“水暖土和木达”的学术思想指导下，选用与三阴病相应的经方进行组合，然后再酌情进行药物加减，调整药物用量，形成新处方。新处方既能保留经方单一运用针对性强的特点，又能体现出合方运用时的全面性优势。高体三常选用小柴胡汤、桂枝汤、真武汤等方剂进行组合治疗眩晕，颇获良效，亦是这一理念的具体体现。

五、名方推荐

（一）半夏白术天麻汤加减

半夏、白术、天麻、川芎、佛手、砂仁、甘草各 10 g，灵芝、太子参各 30 g，合欢皮、玉竹各 15 g，茯神 20 g，沉香（后下）5 g。功效：燥湿化痰、平肝熄风。主治：梅尼埃病之脾湿生痰、肝风内动证。用法：每日 1 剂，水煎分 2 次服。加减：纳寐差加酸枣仁 15 g，五味子 5 g，鸡内金 10 g。

（二）镇肝熄风汤

怀牛膝 20 g，生龙骨、生牡蛎、龟甲各 30 g，白芍、佛手、陈皮、川芎、甘草各 10 g，菊花、合欢皮、首乌藤、枳壳各 15 g，茵陈 5 g。功效：镇肝熄风、滋阴潜阳。主治：梅尼埃病之肝肾阴虚、肝风内动证。用法：每日 1 剂，水煎分 2 次服。

（三）八珍汤

太子参 25 g，炒白术、当归各 10 g，茯苓、赤芍、炒白芍、枸杞子各 12 g，生甘草、陈皮各 5 g，川芎 3 g，生地黄、大枣各 15 g。功效：补益气血。主治：梅尼埃病之气血亏虚证。用法：每日 1 剂，水煎分 2 次服。

（四）天麻钩藤饮

天麻、煅石决明、茯神、干益母草、钩藤、桑寄生、川芎、谷精草各 15 g，杜仲、首乌藤各 12 g，川牛膝 10 g，黄芩 6 g，炙甘草 3 g。功效：平肝潜阳。主治：梅尼埃病之肝阳上亢、上扰清窍证。用法：每日 1 剂，水煎分 2 次服。

（五）潜降汤

熟地黄、益母草各 15 g，白芍 12 g，生石决明（打碎，先煎）、生牡蛎（打碎，先煎）、首乌藤各 30 g，茯苓 10～20 g，丹参 12～15 g，怀牛膝 12～15 g，白菊花 10 g。功效：滋阴潜阳、熄风定眩。主治：梅尼埃病之肝阴不足、肝阳上亢证。用法：每日 1 剂，水煎分 2 次服。

（六）温胆汤加味

石菖蒲、陈皮、枳实、竹茹各10 g，野天麻30 g，僵蚕、法半夏、茯苓各15 g，全蝎、甘草各6 g。功效：化痰熄风。主治：梅尼埃病之风痰内蕴证。用法：水煎服，每日1剂，15剂为1个疗程。

（七）益气聪明汤加味

西参片6 g，黄芪30 g，白芍、蔓荆子、羌活、炙甘草各10 g，葛根40 g，黄柏5 g，升麻3 g，天麻15 g。功效：益气补血，升举清阳。主治：梅尼埃病之气血亏虚、清阳不升证。用法：水煎服，每日1剂，10剂为1个疗程。

（八）镇肝熄风汤加减

野天麻、钩藤各30 g，石决明、赭石、炒龟甲、生龙骨（先煎）、生牡蛎（先煎）各20 g，白芍、天冬、川牛膝各15 g，玄参、炒麦芽各10 g，甘草6 g。功效：潜阳熄风。主治：梅尼埃病之风阳上扰证。用法：水煎服，每日1剂，10剂为1个疗程。

（九）左归丸加减

熟地黄、山药、山茱萸、枸杞子、川牛膝各15 g，当归、天麻、菊花各10 g，杜仲、炒龟甲各20 g。功效：滋养肝肾，益阴填精。主治：梅尼埃病之肾虚证。用法：水煎服，每日1剂，15剂为1个疗程。

（十）四草饮

天麻、蒺藜、墨旱莲各10 g，钩藤（后下）、夏枯草、益母草、女贞子、决明子各15 g，龙胆6 g。功效：滋养肝肾，平肝潜阳。主治：梅尼埃病之阴虚阳亢证。用法：每日1剂，水煎分2次服。加减：耳鸣者加石菖蒲、郁金；腰膝酸软，筋骨无力者加桑寄生、杜仲、桑椹；失眠多梦者加远志、酸枣仁；头晕且胀，面红目赤，胁肋灼痛，肝郁化火者加栀子、白芍药；恶心呕吐者加旋覆花（包煎）、柿蒂；胁肋胀痛，急躁易怒，肝郁气滞者加柴胡、香附、川楝子；血压高者加生龙骨、生牡蛎；心烦者加栀子、黄连；大便干结难下，热郁津亏者加火麻仁、生地黄、玄参、麦冬。

（十一）天麻钩藤饮化裁

天麻、钩藤、菊花、僵蚕、牡丹皮、生地黄、川牛膝、桑叶各15 g，夏枯草、石决明、生牡蛎各30 g，炒栀子10 g，黄芩12 g，生甘草6 g。功效：平肝潜阳、清热熄风。主治：梅尼埃病之肝风内动，上扰清窍证。用法：每日1剂，水煎分2次服。

（十二）杞菊地黄丸

熟地黄、山茱萸、生山药、茯苓、枸杞子、菊花、天麻、白蒺藜、荷叶各15 g，牡丹皮、白术各12 g，泽泻、生龙骨、生牡蛎、仙鹤草各30 g，生甘草6 g。功效：滋阴清热、平肝潜阳。主治：梅尼埃病之肾精不足，脑髓失养证。用法：每日1剂，水煎分2次服。

（十三）化饮熄风汤

陈皮、枳壳、竹茹、炒白术各12 g，姜半夏、升麻各10 g，茯苓、菊花、天麻、泽泻、丹参、葛根、川牛膝各15 g，磁石20 g，仙鹤草30 g，生甘草6 g。功效：化痰祛湿，健脾和胃。主治：梅尼埃病之痰湿中阻，上蒙清窍，清阳不升证。用法：水煎，每日1剂，早晚各1次温服，7剂为1个疗程。

（十四）真武汤合小柴胡汤

茯苓40 g，白芍、生姜各30 g，白术12 g，柴胡、党参、半夏各15 g，附子、炙甘草、黄芩各10 g，大枣10枚。功效：温化寒痰，疏肝健脾。主治：梅尼埃病之痰湿上扰证。用法：每日1剂，水煎分2次服。

（十五）补中益气汤加减

党参、白术各20 g，当归、枳实各10 g，陈皮12 g，炙黄芪15 g，升麻、柴胡、炙甘草各6 g，蔓荆子、生姜各9 g，大枣4枚。功效：补益中气，宁心祛痰。主治：梅尼埃病之脾虚清阳不升证。用法：水煎服，每日1剂，7剂为1个疗程。

（十六）加味半夏白术天麻汤

天麻、白术各12 g，姜半夏、茯神、枳实、牛膝、钩藤、枸杞子各10 g，黄连5 g，石菖蒲9 g，丹参15 g，磁石、黄芪各20 g。功效：熄风清痰，补虚化瘀。主治：梅尼埃病之风痰上扰、髓海失养兼瘀证。用法：水煎服，每日1剂，10剂为1个疗程。

（十七）补阳还五汤加减

黄芪15 g，地龙10 g，桃仁、红花、赤芍、川芎、白术、天麻、旋覆花（包煎）各9 g，当归、茯苓各12 g，竹沥半夏、陈皮各6 g，甘草3 g。功效：补气活血、祛瘀通窍。主治：梅尼埃病之气虚血瘀、瘀阻清窍证。用法：每日1剂，水煎分2次服。若眩晕较甚，呕吐频作，加赭石、竹茹、生姜；若兼见耳鸣，加郁金、菖蒲。用法：水煎，每日1剂，分2次服用，5剂为1个疗程。

（十八）柴芩汤

柴胡、半夏、大青皮、枳壳、竹茹、黄芩、栀子、龙胆、苍耳子、川芎、白芷、远志各10 g，酸枣仁、芦根各30 g，大青叶、北沙参、麦冬各15 g。功效：疏肝理气、清热化痰、安神定志、养阴生津。主治：梅尼埃病之肝经郁热证。用法：每日1剂，水煎，于早、晚饭后温服。

第五节　慢性咽炎

慢性咽炎为咽部黏膜、黏膜下及淋巴组织的慢性炎症，常为上呼吸道炎症的一部分。以咽部红肿疼痛、干燥、异物感、咽痒不适为主要表现。多发生于成年人，城市发病率高，尤其以教师、歌手等居多，病程较长，症状顽固。常反复发作，不易治愈。

一、诊断标准

1. 本病的病程一般较长，多有咽痛反复发作史。

2. 临床表现以局部症状为主，全身症状多不明显。咽部可出现异物感、干燥、灼热、发痒、微痛等多种不适症状。

3. 检查可见咽黏膜充血、肥厚、咽后壁淋巴滤泡增生，或咽黏膜干燥萎缩。慢性单纯性咽炎与慢性肥厚性咽炎的区别在于黏膜肥厚与淋巴滤泡增生的程度不同。

二、西医治疗

（一）病因治疗

坚持户外活动，戒断烟酒等不良嗜好，保持室内空气清新，积极治疗鼻炎、气管支气管炎等呼吸道慢性炎症及其他全身性疾病。

（二）局部治疗

1. 慢性单纯性咽炎：常用复方硼砂溶液、呋喃西林溶液、复方氯己定含漱液等含漱。含漱时头后仰，张口发“啊”声，使含漱液能清洁咽后壁。亦可含服碘喉片、薄荷喉片及中成药含片。

2. 慢性肥厚性咽炎：除上述治疗外，可用激光、低温等离子等治疗，若淋巴滤泡增生广泛，治疗宜分次进行。亦可用药物（硝酸银）、冷冻或电凝固法治疗，但治疗范围不宜过广。

3. 萎缩性咽炎与干燥性咽炎：用2%碘甘油涂抹咽部，可改善局部血液循环，促进腺体分泌。服用维生素A、维生素B_2、维生素C、维生素E，可促进黏膜上皮生长。

三、中医临床思维

（一）中医病名及病因病机特征

慢性咽炎属中医“喉痹”范畴。病因分外感、内伤等，其中外因多与反复外感六淫有关，尤其是与以风邪为主的病因有关，空气污染也是不容忽视的重要致病因素；内伤则与饮食、情志等有关，如过食辛热煎炒、醇酒厚味、寒凉饮食等，如情志抑郁、思虑过度等，如先天禀赋不足或房劳过度等。慢性咽炎久病者多以脏腑亏损为本，同时兼见反复感受外邪。本病病机特征既有正虚，又有邪实；其基本病机为肺肾阴虚，虚火上灼；核心以肺肾阴虚为本，以痰瘀结聚为标。

（二）辨病辨证及治疗特征

大致可分为肺肾阴虚证、脾气虚弱证、脾肾阳虚证、痰瘀互结证四个证型。本病的治疗原则为扶正利咽。有肺肾阴虚证者，治疗应养阴利咽，方选百合固金汤加减；有脾气虚弱证者，治疗应益气利咽，方选补中益气汤加减；有脾肾阳虚证者，治疗应温阳利咽，方选附子理中汤加减；有痰凝血瘀证者，治疗应祛痰化瘀，方选贝母瓜蒌散加减。

（三）药物选择

数据挖掘表明，慢性咽炎各证型方剂使用频次前十的中药从高到低依次为：①肺肾阴虚型：玄参、麦冬、甘草、桔梗、生地黄、牡丹皮、北沙参、贝母、山药、石斛；②阴虚火旺型：玄参、桔梗、甘草、麦冬、生地黄、射干、知母、牡丹皮、北沙参、赤芍；③气滞痰阻型：半夏、甘草、茯苓、桔梗、厚朴、紫苏、玄参、贝母、橘皮、郁金。

四、名医经验

（一）干祖望经验

①总结、创新并补充中医病因学：干祖望认为慢性咽炎“外因”中应补充“两害”，即“疠疫”和“污染”，前者包括流行性传染性的邪气，后者包括外界环境中的有害物质，如气体、污水等。提出“内伤”一因中，可加入“异禀过敏”，与“劳逸过度”及“食不节”并列。②用夏变夷，创“五诊十辨”：干祖望一直认为遵循中医的“望、闻、问、切”的方法收集临床资料，会因辨证证据不充分，而出现辨证、治法和用药偏差，导致药石效微。为此，干祖望创造性地设立“查诊”，并立于四诊的“望、闻、问、切”，组成“五诊”。所谓“查诊”，即通过借助现代医学的检查，如使用内镜技术直接观察孔窍腔道内的局部微小病灶，从而得到传统中医所难以窥及的体征，补充了中医的辨证依据和内容。提出黏膜辨证的“十辨”，即辨色泽、辨疼痛、辨肿胀、辨肿块、辨斑点、辨溃烂、辨假膜、辨痒、辨脓血、辨气味，自成体系而成为极具特色又实用的辨证系统。③专科摸索，活用“四法”：干祖望认为中医治疗学随着发展，逐渐由简趋繁。为此，在诊治耳鼻喉科疾病时，干祖望主张“攻、和、补、抢”四法。攻法指的是用药物祛邪的治法，包括疏邪解表、通腑攻下、祛寒温中、清热解毒、利湿化浊等。补法包括补血、补气、气血双补、滋阴潜阳、培土生金等。抢法包括祛痰解痉、护心解毒、平肝熄风、回阳固脱等。和法包括调和气机、升提清阳、宣通开窍、治营理血、攻结散瘀、治脾制湿等。其中调气机、升清阳和治脾胃是干祖望治疗慢性咽炎从脾胃论治的主要治法，和法也是干祖望治疗耳鼻喉科疾病的常用方法，因其适用于无邪无虚或有邪有虚的病证，更贴近现代人因生活习惯较过去变化大而致的复杂体质。④慢喉痹多属脾胃虚弱：干祖望认为耳鼻喉科所涉及的器官均位于头颈，属于“空清之资”，依靠清阳上升濡养而作用。脾胃为气血生化之源，脾主升胃主降，清阳上升，浊阴下降。因此，干祖望认为健脾补土，益气升阳之法，临床上于耳鼻喉科有很重要的指导意义。⑤证型分 5 类，脾胃为根本：分别为肺怯金虚、肾虚火旺、脾虚土弱、肝阳烁肾乘脾，及心火内焚，肾水暗竭。⑥立足益胃升阳，用药宜轻宜精：干祖望根据东垣补法的特点，特取其中益气升阳法及用药量少轻灵为用，并主张药味宜少不宜多。干祖望认为其一，耳鼻喉科疾病病位及证候相对单一，涉及全身的情况较少，因此药味不需要多；其二，药方大，会失去其“药专力宏”的作用。实际中，干祖望善用黄芪、葛根、升麻和柴胡等升提之品升阳，一般药物不超过 10 g，升麻、柴胡则常用 3～5 g，每方药味多为 8～10 味。

（二）李淑良经验

李淑良在咽喉部疾病方面辨证精准，用药细腻。在咽喉疾病用药中，李淑良常用的药对如下：紫苏叶（苏梗），防风，蝉蜕配伍为散风法核心药对。李淑良认为风邪易袭阳位，咽喉位于人体上部清窍，易受风邪致病。尤适用于急、慢性咽喉疾病中咽干咽痒症状。蝉蜕、百合为李淑良用于疏散风热兼清血热，表里双解的重要药对，风邪留恋，郁久化热，患者易出现痒咳无痰的症状，而在方药配伍方面，还可制约方中其他药物的燥热之性。化橘红与橘络为化痰通络的重要药对，对于补益方面，李淑良认为，耳鼻喉为清窍，相关疾病多位于上焦，治疗应以清通为法。在运用补益剂时，当以补而不腻之品为宜。常用黄精、百合治疗气阴两虚之慢性咽炎。咽喉疾病日久耗气伤津，可呈现阴虚内热等证型，治疗上需兼顾本虚标实的特性，此药对为李淑良由著名方剂“生脉饮”化裁而来，旨在益气养血生津：以太子参益气固本，麦冬滋阴清热，五味子酸甘敛阴；加之此药对药性平和，可久服而不滋腻，不助邪化热。莲子肉，白扁豆为李淑良“培补先天后天”常用药对，李淑良非常重视“胃气”，对于体质虚弱患者、老年患者和幼年患者常用本药对，旨在养脾健脾，一方面兼顾先天后天，另一方面佐制诸味药性，减轻或避免用药反应，还可提高依从性。

（三）李宗智经验

李宗智认为气候的变化，环境的污染，工作压力的增大，过快的生活节奏，情绪的烦躁易怒都对本病的发生有着重要的影响。另外也可由急性咽炎或热病伤阴而来。近年来各种肿瘤病的放疗、化疗造成各部分腺体的损害，腺液分泌被破坏或丧失，咽部、口腔黏膜干燥甚至萎缩，吞咽困难，也列入此范畴内治疗。李宗智认为现代人压力大、节奏快、熬夜多、情绪躁导致津液耗损过多，损伤肺肾。而肺与肾的关系，肺为气之主，肾为气之根；肺为水之上源，肾主持水液代谢；肺属金，肾属水，金能生水，水能润金，肺肾阴液互资，金水相生。肺与肾在病理关系上又相互影响，肺阴亏损，久必下汲肾阴，导致肾阴亏虚；或肾阴亏虚，虚火上炎，灼伤肺阴，形成肺肾阴虚，出现咽干不爽、吞咽不利、口干口苦、痰少不易咳出等症状。此时中药若再投苦寒、清热之品，西医再行抗炎治疗，无疑火上浇油，寒极生热，热盛伤阴，抑制腺体分泌而咽炎的症状更甚。李宗智强调不做辨证一味清解、消炎，致使肺肾两经更加亏损，症状更加严重，病程迁延难愈。李宗智认为治疗慢性咽炎当立即停止一切抗炎治疗，包括中药的苦寒清解之品。忌食煎炸烧烤，忌食西瓜、荔枝、菠萝、桂圆、芒果、橘子等热性水果，注意休息，劳逸结合，特别是不能熬夜。还要保持舒畅的心情，宽以待人。中医治则有益气养肾、润肺生津、化痰润燥、滋肾养肺等治法。常用方药有：泡参 15 g、麦冬 30 g、冬桑叶 12 g、芦根 30 g、女贞子 30 g、桔梗 9 g、石斛 15 g、大贝母 12 g、淡竹叶 9 g。根据临床症状的不同也可加减，如异物感重，似有物梗塞，则将女贞子换为炒厚朴；大便稀则将大贝母改为京半夏，大便干则用天竺黄；干咳少痰石斛换为百合。

（四）裴正学经验

裴正学认为慢性咽炎发病的原因多为急性咽炎反复发作转为慢性；或患鼻炎、鼻窦炎时鼻涕后流，刺激咽部而致；长期接触粉尘、化学性气体等致敏物质的过敏体质者；各种慢性病，如贫血、便秘、下呼吸道慢性炎症、心血管疾病等亦能引起咽部不适等。从中医角度而言，裴正学认为慢性咽炎多因热、火、毒、风痰湿上结型四邪所致，患者感受外邪、五志过极、久病体虚等，因素体阳旺、烟酒过度、偏食辛辣，湿聚不化而伤脏腑阴阳气血，则出现阴虚火旺、热毒蕴结、痰湿上结、气滞血瘀等病变，但以伤阴为主要表现。正如《杂病源流犀烛》所云：“咽喉燥痛水涸上炎，肺金受克故也。”《疡医大全》中曰：“肾水不能潮润咽喉，故其病也。”治疗多以滋阴降火为大法，兼以清热解毒、燥湿化痰、行气活血等辨证施治。裴正学将慢性咽炎主要分以下 4 型进行辨证施治：①热毒蕴结型：风寒外袭或感受风热邪毒，郁而化热，邪毒蕴部不适、发干、异物感或轻度疼痛、干咳、恶心，咽部结咽喉，耗伤津液，咽部失于濡养滋润而致。临床症见咽部肿胀疼痛，伴干咳、咳吐少量黄色稀痰，口干欲饮，恶风寒，舌质微红苔薄白，脉浮数。治以疏散风热、调和营卫、清热解毒，消肿利咽。用裴正学自拟方：麻黄桂枝合剂合养阴清肺汤加减麻黄、桂枝、杏仁、生石膏、甘草、川芎、白芷、细辛、羌活、防风、玄参、生地黄、麦冬、浙贝母、桔梗、白芍、牡丹皮。发热者加以金银花、连翘、蒲公英、败酱草、紫花地丁、大青叶、板蓝根；鼻塞流涕者加苍耳子、辛夷；咽部肿痛甚者加牛蒡子、射干、山豆根；②肺肾阴虚型：感受风热之邪，日久耗伤阴液，饮食不节，过食膏粱厚味、辛辣之品，使胃腑积热，上蒸咽部，脾胃运化功能失司，津液内耗郁而化热；情志不畅，肝气郁结，肝郁日久化火耗灼津液；肺肾脏腑亏虚，虚火内生，咽喉失于濡养。患者见干咳，痰少而稠，口干盗汗，五心烦热，舌红少津，脉细数。治宜滋补肾阴或滋阴降火。用裴正学自拟方柴丹元合知柏地黄汤、麦味地黄汤加减，组药有知母、黄柏、麦冬、五味子、生地黄、山茱萸、山药、茯苓、牡丹皮、泽泻、柴胡、丹参、玄参；③痰湿上结型：素体阳旺、烟酒过度、偏食辛辣，湿聚不化而成。咽异物感、堵塞、发胀感，咽侧索肥厚，咽后壁淋巴滤泡增生，或附有分泌物，兼见痰多色白，胸胁闷胀，泛恶欲呕，脘闷纳呆，咯痰白黏量多，舌淡苔白腻，脉滑或弦。治宜燥湿化痰，散结利咽。方用牡蛎代黄金汤、导痰汤加减。药有：牡蛎、赭石、黄连、金银花、玄参、生地黄、麦冬、乌梢蛇、蜈蚣、蝉蜕、灵磁石、胆南星、石菖蒲。咳嗽甚者加止嗽散；咽干者合养阴清肺汤。④气血瘀阻型：咽干刺痛，夜间痛甚，活动后减轻，咽腔暗红肥厚，舌暗或有瘀斑，苔薄，脉涩。治宜行气活血，化瘀利咽。方用血府逐瘀汤、小柴胡汤加减。组药有红花、桃仁、生地黄、白芍、川芎、枳壳、桔梗、柴胡、半夏、党参、黄芩、生姜、大枣。咳嗽甚者加甘苏小阿梅（甘草、紫苏叶、生姜、半夏、党参、阿胶、乌梅）、止嗽散、罂粟壳；咽中有物，吐之不出，咽之不下俗称梅核气，四七汤、半夏厚朴汤主之。裴正学认为，慢性咽炎乃肺阴虚损，虚火上炎所致。盖以肺气郁结，郁久化火，木火刑金，则肺阴亏损也。他认为，慢性咽炎总以伤阴为特点，盖火易伤阴，久之定伤阴矣。故而应用养阴清肺汤、百合固金汤以养肺阴，固肺金而为正治；又以麻黄桂枝合剂疏散风热，牡蛎代黄金汤、导痰汤燥湿化痰，四七汤、半夏厚朴汤疏肝理气，血府逐瘀汤、小柴胡汤活血化瘀等而兼治也。此外该病常兼存轻度之哮喘，又有一定之家族遗传性，裴正学谓此西医叫变态过敏之属性，在中医则属风也，畅用乌梢蛇、全蝎、蜈蚣等搜风驱邪的虫类药物，疗效显著。在以中医辨证论治为主的基础上，配合改善日常不良生活习惯，注意饮食起居，保持愉快的心情等综合治疗，能取得良好的临床疗效。

（五）沈英森经验

沈英森临证诊治疾病持“辨证求本，三因制宜”的原则，治疗疾病根据岭南气候特点、岭南人体质特点灵活施治，疗效显著。①肾阴亏虚、虚热上扰为本病基本病机：岭南地区地势低卑，濒海傍水，气候炎热，雨量充沛，长夏无冬，潮湿之气常盛，故常见湿浊、湿热、火热之邪为患。沈英森多年临证发现，岭南人长期处在炎热、潮湿的气候环境中，热盛伤津，腠理疏松，汗出过多，气随汗脱，阴液亏损，气阴两伤，故岭南人常见气阴不足的体质；气虚阴津失于固摄，阴津亏耗日久累及于肾，又易导致肾阴亏虚的体质。肾阴亏虚，阴虚火旺，虚火上扰体质的患者易患慢性咽炎。肾不足，不能濡养咽喉，虚火循经上炎，久则导致本病的发生。沈英森认为，由于慢性咽炎反复发作，日久不愈，进而耗伤人体阴液，阴虚阳亢，虚火上炎，形成恶性循环，导致本病迁延难愈。故临证当滋阴与清热并举。②“热邪”为本病急性发病的重要因素：沈英森认为，慢性咽炎急性发作多由热邪所致。此“热邪”之产生或因于外，或因于内。因于外者，或外感风、寒、湿邪，由于素体阴虚火旺，外邪易于化热，再者同气相求，“火性炎上”，火热之邪直犯咽喉，导致本病急性发作；因于内者，一方面由于饮食不节，摄入辛辣、燥热之品，如辣椒、煎炸食品、酒、烟等。当今社会由于经济快速发展，人们的工作节奏加快，伴随而来生活压力逐渐增大，日久则精神情志抑郁，郁而化热，容易诱发本病。故沈英森临证常加以精神疏导及劝告患者尽可能多地进行户外运动。另外，多言、熬夜等伤及咽喉之阴液，更加重素体之阴虚火旺，因此也是慢性咽炎急性发作的因素。③急则治标，缓则图本：急性发作期应以疏风清热、解毒利咽为治法，多采用银翘散为基本方；慢性缓解期以滋阴降火，兼以利咽为治法，沈英森自创滋阴降火利咽方，施治患者，每获佳效。滋阴降火利咽方以知柏地黄丸为基础进行加减，取其滋阴降火之意，以知母、黄柏、生地黄为君药，滋阴降火；臣以麦冬、沙参助君药养阴生津；佐以玄参、青果利咽解毒，兼以清热生津，并以桔梗、贝母清热化痰。全方共奏滋阴降火、利咽解毒之功效。患者亦需注意饮食方面的情况。饮食宜以清淡为主，多食汁多味甘类水果，如雪梨、苹果、桃等，但榴莲、芒果应少食或不食；忌辛辣刺激性食物，如榨菜、辣酱等；忌油煎、炙烤食物，如油煎大排、烤羊肉、炸糖糕、油饼等，这些食物不利于本病的恢复，甚或诱发本病。沈英森认为慢性咽炎病情发展缓慢，临证切不可操之过急而骤用重剂伤阴损阳，也不可依其病浅症轻而掉以轻心。因久病多虚，虚时兼顾正气，故宜益气养血、平调阴阳，以收全功。而病久每易致郁，患者多疑多虑，尚需耐心开导，增强患者对治疗的信心。

（六）王钰经验

王钰认为本病主脏在肺，与肝脾相关，痰气互结多见。现代人工作压力日渐增大，情志不遂导致疾病逐渐增多，王钰认为很多患者因情志不遂，肝气郁结，脾失健运，痰浊内生，痰气互结，交阻于咽喉，津液不能上承，故导致咽喉不适，常常用半夏厚朴汤加减治疗本病，取得满意疗效。方中半夏辛温，入肺胃，化痰散结，降逆和胃，为君药。厚朴苦辛性温，下气除满，助半夏散结降逆，为臣药。茯苓甘淡渗湿健脾，以助半夏化痰；生姜辛温散结，和胃止呕，且制半夏之毒；紫苏叶芳香行气，理肺舒肝，助厚朴行气宽胸、宣通郁结之气，共为佐药。全方辛苦合用，辛以行气散结，苦以燥湿降逆，使郁气得疏，痰涎得化，则痰气郁结自除。王钰强调治疗本病必须坚持辨证论治的原则，不能单纯清热利咽，必须治病求本，同时兼顾患者心理因素，强调患者为主，而不能单纯治疗疾病，还应注重心理疏导。王钰善于研究诸家，遍览古今，主张取众家之长，为我所用，贵在变通。她临床治病主张辨病与辨证相结合，临证时必须明确疾病，再进一步辨证施治，辨病与辨证必须结合起来，再遣方用药必获良效，为中医药现代化提供保证和条件。

（七）周福生经验

周福生认为慢性咽炎的病因非常复杂，但其根本的原因却是脾胃虚损。脾为后天之本，气血津液生化之源。脾主运化，包括运化水谷与运化水液。食物入口经咽入胃，经过胃的受纳与腐熟作用，将食物进行初步消化。食物消化后，脾又助胃肠吸收水谷精微，并将吸收的水谷精微运输到全身。脾气主升，将水谷精微向上转输至心、肺、头目、咽、喉等处。脾主运化水液的功能强健，就能使全身各组织器官得到水液的充分滋养，又能防止水液在体内发生不正常的停留，从而维持人体水液的相对平衡。若脾的功能减弱，则其运化水谷和水液的功能就会下降，升清功能降低，精微物质和水液就不能被转输至头面咽喉，咽就得不到精微物质和水液的濡养和滋润，就会出现咽部干燥等一系列症状，从一般性干燥思饮到严重的饮水也难以求润，在薄暮、子夜或言语过多时更为严重，日久就会导致慢性咽炎发生。由此可见，慢性咽炎患者，应注意对其消化系统仔细检查，治疗上必须溯本寻源而治其本，才能使津液的生化输布恢复正常，从根本上改变咽部的症状。尽管其他脏腑虚损如肺怯金虚、阴虚火旺、心火亢盛等也是慢性咽炎发病的原因，但肺怯金虚、阴虚火旺等的原因在于脾胃虚损。因此，补脾益胃在慢性咽炎的治疗中可起了至关重要的作用。临床用健脾培土益气法治疗慢性咽炎，疗效显著。周福生认为脾胃不调所致的慢性咽炎患者，因脾虚生化不足，咽喉失养，出现咽痛、咽干不适；脾虚运化乏力，聚湿生痰，出现咽部痰多、痰附感；同时湿停于内，阻止津液上乘，亦可出现咽喉干燥感。除局部表现外，全身均有胃纳不佳、食后腹胀、大便溏泄、倦怠乏力等脾胃不调证候。此类患者，多反复不愈。并指出慢性咽炎患者反复就诊疗效不佳的原因，主要在于中医治疗常偏重养阴清肺或滋阴补肾等补阴之法，西医治疗多以抗生素和口含药为主，这些治疗方法不但疗效不佳，反而有伤脾胃，使疾病久治不愈。周福生特别强调这是因为慢性咽炎一般不需要使用抗生素治疗，因为慢性咽炎并非细菌感染。治疗慢性咽炎，应以健脾调胃、理气生津利咽之法，选择理气而不燥，养阴生津而不腻，健脾补脾而不热的药物。临床上选用香砂六君子汤加减，香砂六君子汤健脾理气，和胃悦脾，通过调理脾胃、利咽散结的治本之法，取得了满意的效果。提出中气既虚，相火上浮无制，补脾气以制相火。对于药味与药量，周福生强调："用药贵在适中，不及则功效难求，太过则功效反失，注意根据病情的改变，调整药物的用量"。同时，除药物治疗外，还应嘱患者注意自我调节，包括调适精神、饮食有节、劳役适度、起居有常等，以使"正气存内，邪不可干"。

（八）陈学忠经验

陈学忠认为，慢喉痹基本病机为正虚邪恋，正虚为气血阴阳脏腑亏虚，邪恋为气郁痰阻血瘀等病理产物胶着留滞。其临床证型主要分为：阳郁痰瘀互结或阳虚虚阳上越、阴虚痰凝，且阴伤患者十居一二，阳郁阳虚患者十占八九。临床表现多种多样，为咽部不适感，异物感，痒感，干燥感，灼热感，疼痛等。望诊咽部多暗红、淡红、漫肿；咽部可见结节状滤泡等，部分患者伴见畏寒、口干等全身症状，舌体多胖大，舌质淡红苔薄白。陈学忠应用自拟慢咽汤治疗慢喉痹数百例，均疗效显著。在传承陆干甫老师温阳活血治法基础上，取方中桂枝、干姜、细辛、当归四味，突出温阳、活血、开痹为治疗特色，吸纳《伤寒杂病论》中苓甘五味姜辛汤和桔梗汤治疗寒饮伏肺和虚火上炎学术思想，形成自拟慢咽汤。方中桂枝温通散寒为君药，细辛、干姜辛温助阳通络；当归、五味子温润降逆、活血化瘀共为臣药；青果、桔梗解毒清利咽喉为佐药；炙甘草为使，既能温中健脾，又能调和诸药。其中取细辛辛散之性，助干姜温肺散寒之力；五味子温肾敛肺，与干姜、细辛相伍，一温一散一敛，使散不伤正，敛不留邪，且肺、脾、肾三脏同调。桔梗、甘草取桔梗甘草汤伏火利咽之意。全方寒温并用、攻补兼施，平补平泻，以扶正温通为主，补而不滞，又温润益阴、活血祛邪，攻不伤正，体现了“一阴一阳结”治疗时阴阳并治之意。陈学忠自拟慢咽汤，突出温阳、通阳，在慢喉痹治疗中顾护阳气，大部分情况下原方均有明显疗效，阴阳偏颇明显时需随证灵活加减，阳虚甚加重温阳之力，阴伤明显可加滋养清润之品，以求阴阳平衡。陈学忠学贯中西，慢咽汤组方既体现了其深厚的中医功底，又结合现代医学研究成果。陈学忠特别强调，大部分慢喉痹的患者只在外感咽部不适症状加重时就诊，少数患者会因慢喉痹导致咽部严重不适就诊，在治疗时应该针对慢喉痹急性发作和慢喉痹持续状态采用不同治疗方法。

五、名方推荐

（一）半夏泻心汤

清半夏、党参、炒神曲、甘草各 10 g，麦冬 30 g，黄连 5 g，玉竹 15 g。功效：养阴清热，和胃降逆。主治：慢性咽炎之胃热阴虚、胃气上逆证。用法：每日 1 剂，水煎，早中晚饭后温服，7 d 为 1 个疗程。

（二）李宗智自拟方

泡参、百合各 15 g，麦冬、芦根、女贞子各 30 g，冬桑叶、大贝母各 12 g，桔梗、淡竹叶各 9 g。功效：补肺滋肾、解热生津。主治：慢性咽炎之虚火喉痹（肺肾阴虚证）。用法：每日 1 剂，水煎分 2 次服。

（三）滋阴降火利咽方

知母、生地黄、黄柏各 15 g，麦冬、北沙参、玄参、贝母、牛蒡子各 10 g，板蓝根 15 g，桔梗 5 g。功效：养阴生津、清热祛火，兼以利咽。主治：慢性咽炎之肾阴不足、虚火上炎证。用法：每日 1 剂，水煎服。

（四）半夏厚朴汤

半夏、桔梗、玄参、郁金、陈皮各 15 g，厚朴、生姜、甘草、蝉蜕、紫苏梗、川芎各 10 g，茯苓 20 g。功效：行气降逆，化痰散结。主治：慢性咽炎之痰气交阻证。用法：每日 1 剂，水煎分 2 次服。

（五）四逆散加减

柴胡、苍术、郁金、香附各 15 g，白芍 30 g，法半夏、瓜蒌、枳壳、五味子各 10 g，麦冬 20 g。功效：疏肝理气，祛痰散结。主治：慢性咽炎之肝郁气滞、痰浊结聚型。用法：每日 1 剂，水煎服，6 d 为 1 个疗程。

（六）沙参麦冬汤加减

沙参、地龙各 10 g，麦冬、五味子、玉竹、浙贝母各 15 g，天花粉、桔梗、山药各 20 g，黄芪 30 g。功效：滋养阴液，降火利咽。主治：慢性咽炎之肺肾阴虚、虚火上炎型。用法：每日 1 剂，水煎服，6 d 为 1 个疗程。

（七）慢咽汤

桂枝、五味子、桔梗、当归、青果、炙甘草各 15 g，细辛 10 g，干姜 20 g。功效：温阳通络。主治：慢性咽炎之脾肾阳虚，饮瘀互结证。用法：每日 1 剂，水煎分 2 次服。

（八）生津利咽饮

白花蛇舌草、南沙参、瓜蒌、五味子、山楂各 15 g，乌梅、橘络、西青果、薄荷、生甘草各 6 g。

功效：养阴生津，清热利咽。主治：慢性咽炎。用法：每日1剂，水煎分2次服。

（九）知柏地黄汤加减

生地黄、熟地黄、山药、知母、黄柏、牛膝、天花粉、山茱萸、当归、地骨皮、玄参各10 g，牡丹皮、桔梗各6 g，炙甘草5 g。功效：滋阴降火。主治：慢性咽炎之肾虚火旺证。用法：每日1剂，水煎分2次服。加减：若少寐、多梦，加酸枣仁、柏子仁各10 g；若大便干结，加瓜蒌15 g，当归10 g。

（十）升降散加味

僵蚕、蝉蜕、片姜黄、黄芩各6 g，大黄、薄荷（后下）、桔梗、甘草各3 g，桑叶15 g，菊花、连翘各10 g。功效：清热解表，升清降浊。主治：慢性咽炎之外感风热，里有郁热，气机升降失常证。用法：每日1剂，水煎服，7剂。

（十一）养阴清肺汤合桑杏汤加减

生地黄、贝母、玄参、麦冬、牡丹皮、桑叶、菊花、金银花、连翘、牛蒡子、杏仁、桔梗、生甘草各10 g，薄荷6 g，板蓝根15 g。功效：养阴润肺，生津利咽，兼宣散风热。主治：慢性咽炎之阴虚肺燥、风热侵袭证。用法：每日1剂，水煎服。

（十二）逍遥散合四逆散加减

当归、白芍、焦三仙各15 g，柴胡、茯苓、白术、西青果、橘皮、竹茹、桔梗、炒枳实、生甘草各10 g，胖大海、薄荷各6 g。功效：疏肝健脾，理气化痰利咽。主治：慢性咽炎之肝郁脾虚、痰凝气滞证。用法：每日1剂，水煎服。

（十三）六君子汤加减

党参、炒白术各20 g，黄芪、薏苡仁各30 g，茯苓、陈皮、清半夏、白扁豆、砂仁、桔梗、炙甘草各10 g，山药、焦三仙各15 g。功效：益气健脾，化痰利咽。主治：慢性咽炎之脾胃气虚、痰浊内阻证。用法：每日1剂，水煎服。

（十四）知柏地黄汤加减

知母、黄柏、生地黄、山茱萸、泽泻、玄参、麦冬、牡丹皮、枸杞子、桔梗、生甘草各10 g，山药、茯苓、桑椹子各15 g。功效：滋补肾阴，清降虚火。主治：慢性咽炎之肾阴亏虚、虚火上炎证。用法：每日1剂，水煎服。

（十五）导赤散合酸枣仁汤加减

木通、生地黄、甘草、淡竹叶、莲子心、丹参、当归、川芎、木香、玄参、桔梗、麦冬各10 g，芦根30 g，酸枣仁15 g。功效：清心降火，养血安神。主治：慢性咽炎之心阴亏虚、心火亢盛、心神不安证。用法：每日1剂，水煎服。

（十六）沙参麦冬汤加减

生地黄、麦冬、北沙参、赤芍各15 g，玄参、百合、地龙、射干、桔梗各10 g，蝉蜕、甘草各6 g，板蓝根30 g。功效：养阴清肺利咽。主治：慢性咽炎之阴虚型。用法：每日1剂，水煎分2次服。

（十七）银翘马勃散加减

金银花、连翘、射干、牛蒡子、郁金、橘核、瓜蒌壳、木瓜、泽泻各10 g，马勃、车前草各8 g。功效：清热除湿利咽，化痰宽胸散结。主治：慢性咽炎之湿痰痹阻咽喉，郁而化热，上焦气机不利证。用法：每日1剂，水煎服。

（十八）半夏厚朴汤合四物汤加减

姜半夏、厚朴、化橘红、川芎、丹参、玄参、赤芍各15 g，紫苏梗20 g，当归、生地黄各12 g，浙贝母9 g，桔梗、蝉蜕、生甘草各6 g。功效：降气化痰，活血化瘀，佐以清热利咽。主治：慢性咽炎之痰瘀互结证。用法：每日1剂，水煎服。

（十九）止嗽散加减

紫菀、白前、荆芥、地肤子、天花粉、芦根各12 g，百部、桔梗、桑白皮、苦杏仁各10 g，防风、蝉蜕、甘草各6 g。功效：利咽止咳，祛风止痒。主治：慢性咽炎之风邪留恋证。用法：每日1剂，水煎服。

（二十）沙参麦冬汤加减

沙参、麦冬、玉竹、天花粉、板蓝根、金果榄、牛蒡子、桔梗、木蝴蝶各 10 g，芦根、石膏各 20 g，薄荷、蝉蜕、生甘草各 6 g。功效：疏风散热、清燥润肺。主治：慢性咽炎之风热外侵、肺热津伤证。用法：2 日 1 剂，水煎服。

（二十一）增液汤合甘桔汤加味组方

生地黄 12 g，麦冬、玄参、桔梗各 10 g，甘草、青果、胖大海各 6 g，木蝴蝶 3 g。功效：增液润燥，清热利咽散结。主治：慢性咽炎之肺肾阴虚，虚火上炎证。用法：开水冲泡，代茶频频咽下。7 d 为 1 个疗程，连服 3 个疗程。

第六节　慢性扁桃体炎

慢性扁桃体炎（chronic tonsillitis，CT）多因急性扁桃体炎反复发作或因扁桃体隐窝引流不畅，窝内细菌、病毒滋生感染而演变为慢性炎症，链球菌和葡萄球菌为本病的主要致病菌。本病是临床的常见病及多发病，高发于 3～10 岁儿童，尤其冬春季节最易发病。主要致病菌为乙型溶血性链球菌，其次为金黄色葡萄球菌、甲型溶血性链球菌、肺炎链球菌及流感嗜血杆菌等。近年来乙型溶血性链球菌的检出率有下降趋势，可能与大量使用各类抗生素有关。此外，据相关文献报道，幼儿慢性扁桃体炎多系腺病毒感染，或为与链球菌的混合感染。本病预后大多良好，但若治疗不得当、不及时，致慢性扁桃体炎反复多次急性发作，则成了儿童发热常见原因之一。而本病并发症繁多，常常表现为上呼吸道的阻塞，睡眠时打鼾，严重者出现睡眠呼吸暂停，也可伴有风湿性心内膜炎、肾小球肾炎等，严重影响儿童睡眠、学习及生活。

一、诊断标准

1. 有急性扁桃体炎反复发生病史，每年至少反复发作在 5 次以上者；
2. 反复发生的咽部疼痛不适、咽痒发干、咽部异物感、刺激性咳嗽等轻微症状，全身感觉头痛、乏力、低热等；
3. 腭扁桃体大小不定，可见表面凹凸不平及瘢痕组织，隐窝口可见少许脓性物，挤压后可见脓性或干酪样物流出；
4. 腭扁桃体和舌腭弓均呈慢性充血，黏膜呈暗红色，与周围组织有粘连；
5. 颈部或颌下可能触及肿大的淋巴结；
6. 红细胞沉降率、抗链球菌溶血素“O”等有助诊断；
7. 血常规检查：血白细胞总数及中性粒细胞增高。

二、西医治疗

（一）药物治疗

左旋咪唑为一种人工合成的广谱低毒驱肠虫药物，近年来作为一种有效的免疫调节剂应用于临床。左旋咪唑在体外可使巨噬细胞数增加，吞噬颗粒增多，在体内可促使机体免疫缺陷或免疫抑制功能恢复，提高对细菌及病毒的抵抗能力。

（二）局部冲洗治疗

目前已成为较主流的治疗方法，冲洗溶液可以选择生理盐水或者抗生素，简单便捷无痛苦，但是远期效果一般。

（三）手术治疗

1. 扁桃体剥离术、扁桃体挤切术：手术在一定程度上是一劳永逸的治疗方法，治愈率可以达到

95%以上，但需严格掌握手术的适应证，扁桃体是二级淋巴器官，切除后对外界的抵抗力降低，甚至会出现免疫监视障碍。手术的禁忌证颇多，例如：慢性扁桃体炎急性发作期，须控制炎症后方可手术；经期妇女、免疫性疾病、传染性疾病等。扁桃体摘除后易出血、易感染，术后护理尤显重要。

2. 低温等离子手术：等离子是一种无接触的电外科技术，即在仪器与组织之间没有接触，能量通过电离的氩传送到组织。等离子技术的有效性和安全性较高，已经广泛应用于耳鼻喉科手术。等离子技术能够快速有效地凝固组织，这种凝固是通过高频电流作用于组织表面，使盐电离并成为能够导电的氩等离子体。这些氩等离子体在组织表面形成一个等离子体层，通过粒子的高速运动促使细胞内分子链的断裂，使细胞崩解，从而诱导浅表组织破坏，产生间质纤维化的凝固组织，而其深度又仅限于1～2 mm，这就大大降低了损伤黏膜下组织和周围健康组织的风险。等离子使用时组织表面温度低、热损伤少、创伤小、术后创面水肿亦轻微。等离子技术的特殊优点是氩气在弯曲处流动及组织凝固，阻力增加时，氩气将自动流向未经处理的组织，从而提高效率、缩短操作时间。等离子技术简单易操作，一般不需要特殊培训。与传统剥离手术比较，等离子技术疗效更好，在使用中能够边消融边止血，缩短手术时间，并可使术野更加干净、清晰，而且降低了手术中大量出血的风险，提高了手术的安全性。

3. 超声刀：超声刀是通过其中的振动装置产生物理振动，使金属刀头以55.5 kHz的超声频率进行振荡，这种振荡能够发挥使细胞崩解、蛋白氢链断裂、组织水汽化的作用，最终导致组织被切开或小血管被封闭。由此可见，超声刀亦是集切割、止血于一体的微创设备。超声刀工作温度较低，少有热损伤，一方面能够有效地保护周围正常组织，减轻术后水肿等反应及降低术后并发症的发生率；另一方面，超声刀术中产生的烟雾较少，术野更加清晰，更有利于操作。超声刀的特殊优点在于其振荡所带来的自我清洁作用，可避免组织粘连于刀头上，亦可减少焦痂撕脱所致的出血，与传统切除术比较，超声刀具有术中出血少、术后结痂少、有利于患者术后恢复的特点。

4. 单极电刀：早期单极电刀就开始用于手术中的切割与止血，随后单极电刀开始广泛用于扁桃体手术的治疗。单极电刀是通过高温使组织爆发性蒸发飞散，从而达到切割与止血的目的，其切割能力强大，手术时间短暂，并且止血效果较好，在切割的同时即能止血，操作简便而效率高。但单极电刀操作时温度极高，可达1600 ℃，热渗透作用强，周围组织损伤重，会留下组织创面，且在离创面6 mm深处仍有较明显的组织形态学损伤性改变，可见其对组织有较大的损伤。术后患者咽痛、耳痛等症状较明显，从而影响患者的生活质量。随着微创手术的不断发展，该方法可能逐渐不被临床推荐及使用。

（四）微波疗法

微波疗法是应用双极探头向扁桃体内深入，使极性分子、带电胶体粒子等组织分子在微波电场中高速运转，通过分子间的摩擦产生热能，从而凝固蛋白和组织，达到去除坏死组织，使扁桃体体积缩小的目的。同时，微波产生的高温可杀死扁桃体组织内隐藏的细菌，并在手术过程中凝结血管，减少出血，使术野更加清晰，降低治疗风险。微波疗法可以在操作中始终保持一致的能量输出，能够精准地控制治疗范围，减少副损伤。而且，微波疗法能够在消除扁桃体炎症病灶的同时，保留扁桃体组织及其功能，对患者远期免疫功能影响较小。微波疗法操作简单、操作时间短，不需要全身麻醉，术中不易出血，且术后不良反应轻微，尤其适用于基层医院。尽管微波疗法有诸多优点，但对于反复炎症刺激或不能配合的低龄患者，仍需采取手术治疗的方式。

（五）康复治疗

消除各种致病因素，如戒烟酒，纠正便秘和消化不良，消除粉尘和有害化学气体等外界刺激因素，积极治疗邻近病灶以及全身性疾病。

三、中医临床思维

（一）中医病名及病因病机特征

慢性扁桃体炎归属于祖国医学“乳蛾”范畴。宋以前文献未单列乳蛾一病，乳蛾最早属于“喉痹”

范畴，《黄帝内经》中首载喉痹病名，《素问·阴阳别论》云："一阴一阳结，为之喉痹"。随着医学的发展，历代医家根据其病因病机、临床症状特点慢慢地对乳蛾病有了全面的认识。至宋代，乳蛾之名首见于宋代张从正所撰《儒门事亲》："结薄于喉之两侧旁，近处肿作，因其形似，是为乳蛾"，并分为单乳蛾、乳蛾、双乳蛾。此后，医家开始对乳蛾逐渐有较多的论述，并把"乳蛾"从"喉痹""喉风"中分类出来。明《外科正宗·卷之三》提出乳蛾有实火乳蛾、虚火乳蛾之分，清代医家对乳蛾的论述更加详细，吴谦等著《医宗金鉴》在喉病卷六十六中云"乳蛾肺经风火成，双轻单重喉旁生，状若蚕蛾红肿痛，关前易治关后凶"。历代医籍中有关乳蛾的著述颇多，按照发病部位、病变形态、病因病机等的不同，有多种称谓，如以发病部位区别有喉蛾、单乳蛾、双乳蛾；以形态区别有连珠乳蛾，烂乳蛾，活乳蛾，死乳蛾。本病多由久病体虚，脏腑失调，邪毒久滞喉核，致病程迁延，反复发作。

本病病因病机主要从两个方面考虑：①肺肾不足，虚火久灼：古代医家认为慢乳蛾的发生主要与肺、肾、脾关系密切，小儿属"纯阳"之体，脏腑娇嫩，形气未充，肺、肾、脾功能相对不足，易感受风热之邪，病后阴液受损，阳气亦常受挫，正气不足，祛邪能力下降，邪毒停滞凝结聚于咽喉，每因感受外邪、过食辛物导致病情反复，迁延不愈，久病伤及肺肾，肾阴亏虚，邪热伤阴，阴液不足而咽窍失养，虚火上炎，久灼咽核而为病。或温热病后余邪未清而引发，脏腑虚损，肺、肾阴虚，咽喉失养，虚火上炎为多见。清代陈士铎《辨证录·卷之三》云："阴蛾则日轻夜重，若阳蛾则日重夜轻矣，斯少阴肾火下无可藏之地，直奔而上炎于咽喉也。"清代《喉科指掌·卷之三》指出石蛾"此症或胎生，或因本原不足"。②正虚阳浮，痰涎内结：虚阳上浮于咽喉，或伴有痰涎者可致本病。宋代窦汉卿《疮疡经验全书·卷一》云："单乳蛾，左畔虚阳上攻，其肿微红者，苦肺气，外证手足厥冷，痰涎自出，头重目昏。""右畔虚阳上攻，其色微黄，其形若蚕茧，故谓之乳蛾，其证亦手足厥冷。"明代陈实功《外科正宗·卷二》："肿痛色白，咯吐多涎，上午痛者属阳虚，宜补中健脾。"

（二）辨病辨证及治疗特征

古代文献资料关于慢乳蛾辨证施治有诸多记载，但多散，在不同时期的文献之中，《外科正宗·卷二·咽喉论》记载的咽喉之证"虚火之症，色淡微肿，脉亦细数，……以上皆是虚火，由元气不足而来，不可误投凉药。上午痛者属气虚，补中益气汤加麦冬、牛蒡、五味子、元参；午后痛者属阴虚，四物汤加黄柏、知母、桔梗、元参。"《外科正宗·卷二·咽喉主治方》有"理中汤，治中气不足，虚火上攻，以致咽间干燥作痛，吐咽妨碍"。为后世辨证论治慢乳蛾提供了理论依据，但未能对慢乳蛾的辨证施治进行单独论述。《喉科白腐要旨》指出慢乳蛾"惟肺象虚损"，应以"养阴清肺汤"为主，重者用"神仙活命汤"。《石室秘录·卷六·数集》认为慢乳蛾的病因乃由"乃肾火不藏于命门，浮游于咽喉之间"，并以"宜于水中补火，则引火归元而火势顿除"之法予以治疗。

治疗本病以扶正、消肿、利咽为原则。有肺肾阴虚证者，治疗应养阴利咽，以百合固金汤（《医方集解》）为主方加减，常用药：百合、生地黄、熟地黄、麦冬、玄参、当归、芍药、浙贝母、桔梗、甘草。有脾气虚弱证者，治疗应益气利咽，以六君子汤（《太平惠民和剂局方》）为主方加减，常用药：人参、白术、茯苓、炙甘草、陈皮、桔梗、贝母、薏苡仁。有痰瘀互结证者，治疗应化痰散瘀，以会厌逐瘀汤（《医林改错》）为主方加减，常用药：桃仁、红花、桔梗、生地黄、当归、玄参、柴胡、枳壳、赤芍、甘草。此外，还可配合针灸、烙治等疗法。

（三）药物选择

根据药物运用频次统计，慢性扁桃体炎方剂中使用频次较高的药物有桔梗、玄参、牛蒡子、当归、生地黄、防风、浙贝母、赤芍、僵蚕、金银花、白术、熟地黄、蝉蜕、连翘、夏枯草、黄芪、黄芩、知母、石膏、苍耳子、山豆根、党参、茯苓，慢性桃体炎配伍用药可以选择牡丹皮、丹参、红花、续断、半夏、板蓝根、蒲公英、麦冬、细辛、辛夷、桑白皮、地骨皮、芦根、秦艽、苍术、泽泻、大青叶、白芍、砂仁、山楂、大黄等。

四、名医经验

（一）汪受传经验

汪受传认为慢乳蛾是指以反复发作的咽痛或异物感，腭扁桃体肿大或肥大，或有脓栓为特征的疾病。患儿可有急乳蛾反复发作病史，临床多见患儿反复发作的咽部疼痛、异物感，或有口臭、低热等。咽部检查见喉关暗红，喉核肥大或触之石硬，表面凹凸不平，色暗红，表面有白点，挤压喉核后可有白色腐物从喉核隐窝溢出。汪受传认为可根据慢性期扁桃体充血的有无将慢乳蛾分为毒恋咽喉证和气虚瘀结证。①毒恋咽喉证：慢乳蛾多由急乳蛾反复发作，迁延不愈而成。急乳蛾往往高热数日不退，又数次反复，风热邪毒数度灼伤阴津，火毒结于乳蛾，不得外清内泄。又因脏腑失调，邪毒滞留，气机不畅，痰浊内生，气滞血瘀，痰瘀互结喉核，脉络闭阻，热毒痰瘀交结，留恋咽喉而成。此时，热势渐退，乳蛾脓排，红肿难消，且患儿常因复感外邪而又反复急性发作。汪受传辨此期为毒恋咽喉证，治以利咽消肿，解毒散结，方选泻白散加减。②气虚瘀结证：患儿素体亏虚，急乳蛾反复发作，虽经治疗，热毒清解，但耗气伤阴，痰瘀留滞，乳蛾肥大甚至肿硬而不能消退，汪受传辨此期为气虚瘀结证，治以益气养阴，活血消肿，方选玉屏风散加味。

（二）毕朝忠经验

毕朝忠认为乳蛾病机重点在于邪毒与湿邪合病，浊阴困体，阻遏中焦脾胃，故而迁延不愈。在治疗上认为“举其阳则浊阴自降”，治疗关键在于升举清阳。所以毕朝忠在临证治疗中往往重视风药的使用，在临证处方中，必用防风一味，并随证酌加羌活、独活、葛根等诸多风药。其用意有三：一为“升阳以散火”，乳蛾往往伴有发热，大量风药使用，可助脾升举阳气，截断“阴火”产生的途径，且具“火郁发之”之意。二为“升阳以除湿”，以防风之升药升下陷之阳，除滞下之湿，佐以泽泻渗湿于下。三为引药上行，风药味之薄者，为“阴中之阳”“味薄则通”，风药气温，其性上行，有如春气上升，有利于生长发育，使用风药有利于引药上行。乳蛾其迁延不愈者称之为“慢乳蛾”，毕朝忠认为其发病往往为湿邪壅滞，阻滞气血，气滞血瘀。其治疗应重视祛风行湿清热、活血祛瘀，所谓祛湿如抽丝。其治疗往往需要较长时间，短则数十日、数月，长则逾年数载，宜守方耐心待效，不应动辄变法更方。临床应遵循以下原则守方：其一，临床症状或实验室检验改善或明显好转；其二，临床症状或实验室检验有或增或减的变化，而病因病机如故。

（三）李谱智经验

李谱智十分推崇朱丹溪“阳常有余，阴常不足”的理论，结合小儿自身体质特点，认为小儿属“纯阳”之体，脏腑娇嫩，形气未充，肺、肾、脾功能相对不足，易感受风热之邪，病后阴液受损，阳气亦常受挫，正气不足，祛邪能力下降，对诊治小儿慢性扁桃体炎中有很深刻的认识。在病因病机上李谱智认为小儿慢性扁桃体炎多由于急性扁桃体炎反复发作或温热病后余邪未清，邪毒停滞凝结聚于咽喉，每因感受外邪、过食辛物导致病情反复，迁延不愈，久病伤及肺肾，肾阴亏虚，相火蒸腾，阴虚火旺，邪热伤阴，阴液不足而咽窍失养，虚火上炎，久灼咽核而为病。治疗时注重滋阴清热，利咽消肿。

（四）张奇文经验

张奇文“人之一身，百症皆可致危，独咽喉之症，为危中之危，不烦黍间毙可位俟，虽近良医之门，旋发旋治，犹恨晚矣”，从中可以看出咽喉的重要性。咽喉既是饮食气息出入之门户，又是贼邪入内之关，是生命活动中的一个要冲。如果咽喉失和则导致诸病丛生，危害很大。咽喉疾病起病急，变化快，故有“走马观喉风”一说。咽喉不仅是经脉循行交会之处，而且亦与五脏六腑关系密切，分述如下。①与脏腑的关系：咽喉虽居方寸之地，却位在五脏之上，内连脏腑，为饮食气息出入之门户，为后天营养精微传输之通道，故与脏腑关系密切。咽喉发病多伴有脏腑之证候，同样，五脏六腑之病变也多引起咽喉疾患。它们在生理上相互关联，病理上相互影响。根据文献记载和临床体会，咽喉与肺、脾、胃、肝、肾的关系更为密切。②与经络的关系：除足太阳膀胱经间接与咽喉相连外，其余各经脉、经别都与咽喉相通。咽喉是“清阳出上窍”的必经之路，在人体生理病理中占据着重要地位。③咽喉与脏腑经络疾病的相关性：咽喉与十二经脉、任冲二脉、阴维脉和阳跷脉均有直接或者间接的关联，这些经脉又连接着五脏六腑。咽喉与脏腑经络的这种病位相关性势必影响咽喉疾病和脏腑经络疾病的病理相关性。张奇文从咽喉入手，治愈了许多脏腑经络疾病，如癫痫、尿床、鼻出血、反复发热等。张奇文通过咽门缩桃丸还治愈了咬指甲、紫癜、夜间磨牙、说梦话、尿床、心肌炎、肾炎、湿疹等病症，进一步证实了咽喉疾病与脏腑经络疾病相关性的观点。

（五）杨锐萍经验

杨锐萍根据中医理论，从病位看，“咽喉乃肺胃之门，呼吸出入之通道”，故在脏属肺。从病因病理看，“乃有形之邪当属瘀”。其病机可概括为瘀阻喉核，脉络不利。其治法为活血祛瘀，行气通络。方选复元活血汤。大黄取其荡涤瘀血之功。《本草切要》云：“有形之邪当用大黄荡涤之”，《医学衷中参西录》云：“大黄，味苦，气香，性凉，能入血分，破除瘀血，因其气香，故兼入气分，少用之亦能调气。”《汤液本草》云：“大黄……以酒引之，上至高巅，以舟楫载之，胸中可浮。”可见大黄有破血行气之功；柴胡行气，取其升散作用；当归、桃仁、红花、穿山甲活血祛瘀，软坚散结；瓜蒌根利气，入血分助诸药，入肺经，为引经药；甘草调和诸药。全方在瓜蒌的引经作用下，直达咽部扁桃体病灶，攻其瘀血，通其脉络，以消其肿，故使其痊愈。

（六）佘姝娅经验

慢性扁桃体炎属于中医学“乳蛾”范畴。小儿本属纯阳之体，感邪后易热化，加之偏嗜膏粱厚味及烘焙类零食，不仅加重脾胃负担致其运化失调、积滞满腹，而且燥烈之品易耗伤脾胃津气，此时再遇外感之邪气引动，则会出现邪滞咽喉的病证。脾失运化，津液输布不利，聚湿为痰，加之耗气伤津后，血液停滞成瘀，故而慢乳蛾出现痰、瘀二邪并存。外邪入侵机体后，未能及时驱邪外出，故而邪气停留在机体半表半里之间。《素问·太阴阳明论篇》云：“喉主天气，咽主地气。”咽喉为人体气机升降之枢，又因少阳为枢，可知咽喉病位属少阳，故应以扶正祛邪、消瘰散结为治则，方用消蛾饮加减。

（七）周伟经验

周伟认为本病阴虚为本，火毒为标，治疗上以养阴生津为基础，药用：僵蚕、十大功劳叶各 15 g，女贞子、生地黄、青黛、黄芩、虎杖各 10 g，附片 3～5 g，甘草 3 g。急性扁桃体炎高热加柴胡、葛根、水牛角；化脓性扁桃体炎高热加生大黄（另沸水泡服）；扁桃体表面见脓性分泌物加冬瓜仁、贝母、生薏苡仁、六神丸；隐窝开口脓性分泌物排出不畅加皂角刺、炮山甲、白芷；扁桃体肿大，夜睡打呼噜者加昆布、海藻、山慈菇、夏枯草；口臭加丁香、藿香、栀子、防风；合并中耳炎加柴胡、香附、川芎；咽充血加当归、赤芍。十大功劳叶、女贞子、生地黄苦凉甘寒以养阴生津；青黛、黄芩、虎杖咸寒、苦寒以清热凉血；僵蚕祛风散结；少佐附片以纠阴寒药性之偏，且取附片引火归元之意，务求水升火降。

（八）牛生录经验

牛生录认为慢性扁桃体炎临床多表现为肺肾阴虚，虚火上炎，脾胃虚弱，化源不足，亦有脾肾阳虚之证。治疗上肺阴虚证以养阴润肺、生津化痰为法，方用养阴清肺汤加桔梗、丹参。肾阴虚证以滋阴降火、利咽散结为法，方用知柏地黄汤加玄参、牡丹皮、桔梗、丹参等清降虚火、利咽散结之品。脾胃虚弱证以健脾益气、利咽散结为法，方用参苓白术散合四君子汤加减。脾肾阳虚证以温脾补肾、利咽散结为法，方用附桂八味丸加桔梗、丹参、当归等利咽散结。食欲不振，消化不良者，加六曲、麦芽、鸡内金等。

五、名方推荐

（一）泻白散加减

桑白皮、地骨皮、玄参、胖大海、地黄、虎杖各 10 g，牡丹皮、桔梗、贝母各 6 g，土牛膝 12 g，蒲公英、芦根各 15 g。功效：利咽消肿，解毒散结。主治：慢乳蛾毒恋咽喉证。用法：每日 1 剂，水煎服。加减：如有喷嚏、流涕，可酌加苍耳子、辛夷各 6 g；咳嗽较重者加百部 10 g，炙款冬花 6 g；干咳无痰者选加天冬、麦冬、百合各 10 g；咽痒加蝉蜕 6 g，牛蒡子 10 g；乳蛾红肿明显加赤芍、丹参各

10 g；低热加青蒿 6 g，银柴胡 3 g。

（二）玉屏风散加味

炙黄芪 15 g，赤芍、僵蚕、白术、地骨皮、丹参、牡丹皮各 10 g，防风 5 g，煅龙骨（先煎）、煅牡蛎（先煎）各 20 g，贝母 6 g，虎杖 12 g。功效：益气养阴，活血消肿。主治：慢乳蛾气虚瘀结证。用法：每日 1 剂，水煎服。加减：若气虚甚者加党参、茯苓各 10 g；阴虚者加地黄 5 g，麦冬 10 g；瘀重者酌加红花 5 g，桃仁 6 g；汗出较多者加五味子 6 g，浮小麦 12 g；食欲不振者加焦山楂、焦神曲各 12 g，陈皮 3 g。

（三）大补阴汤合五味消毒汤加减

熟地黄、牛蒡子各 12 g，炒黄柏、蝉蜕各 8 g，知母 10 g，蒲公英、紫花地丁、金银花、龟甲各 15 g，薄荷、桔梗、僵蚕、甘草各 6 g。功效：滋阴清热，利咽消肿。主治：慢性扁桃体炎阴虚内热证。用法：每日 1 剂，水煎服。

（四）止痛如神汤化裁

苍术、黄柏、秦艽、防风、当归尾、桃仁、泽泻各 15 g，槟榔 6 g。功效：清热凉血，祛风利湿。主治：慢乳蛾湿热壅滞证。用法：每日 1 剂，水煎服。加减：风热为甚者加金银花 15 g、连翘 20 g，疏风清热解毒；发热者加石膏 20 g，清解透热；扁桃体炎伴颌下淋巴结肿大者，加三棱、莪术各 15 g，软坚散结；扁桃体肿大伴便秘者加黄芩 15 g，配合槟榔行气通便。

（五）消蛾饮

柴胡 12 g，黄芩 6 g，太子参、贝母、牛蒡子、大青叶、夏枯草、腊梅花各 10 g，乌梅 15 g，皂角刺、山慈菇各 8 g。功效：清散风热，解毒散结。主治：慢性扁桃体炎风热毒盛。用法：每日 1 剂，水煎服。加减：咽痒加蝉蜕、僵蚕各 8 g，射干 10 g；咽痛加桔梗、玄参各 12 g，山豆根 3 g；口干喜饮加天花粉、西青果、胖大海各 10 g；唇色鲜红，兼耍舌、弄舌加生地黄 12 g，木通、淡竹叶各 10 g，栀子 6 g；夜啼易惊加钩藤、蝉蜕、青黛各 10 g；汗多易感冒加玉屏风散，麻黄根 12 g，煅牡蛎 15 g，浮小麦 12 g。

（六）八珍汤加减

党参、当归、茯苓、白术、白芍、熟地黄各 9 g，川芎、甘草各 6 g。功效：补益气血，扶正化瘀。主治：慢乳蛾气虚血瘀证。用法：每日 1 剂，水煎服。加减：低热、易汗出者，加黄芪 15 g；痰多、咽部窒闷不适者，加桔梗 6 g。

（七）消扁汤

夏枯草 20 g，白芷、皂角刺、贝母各 10 g，山豆根 2 g，七叶一枝花 5 g，牛蒡子、炙甘草各 6 g。功效：清解余热、清利咽喉、消肿散结、逐瘀排脓。主治：慢乳蛾热毒恋咽证。用法：每日 1 剂，水煎服。加减：伴风热证加金银花 10 g，薄荷 6 g，连翘 6 g；伴风寒证加用紫苏叶 10 g，生姜 6 g；脓苔较多加大黄 5 g，桔梗 6 g，天花粉 10 g；鼻渊加苍耳子、辛夷各 6 g，细辛 3 g；乳蛾色暗加炒当归、牡丹皮、赤芍各 10 g；多汗加用煅牡蛎、煅龙骨各 30 g，五味子 6 g。

（八）清咽汤

赤芍 6～20 g，生地黄 10～20 g，麦冬、板蓝根各 10～15 g，桔梗 6～10 g，牛蒡子 5～9 g，黄芩 6～9 g，金银花 10～15 g，山豆根 3～9 g，半夏、甘草各 3～6 g。功效：凉血解毒，利咽散结。主治：慢乳蛾。用法：每日 1 剂，水煎服。加减：患儿高热，扁桃体Ⅲ°肿大，甚则化脓，在基础方上加生石膏 15～20 g，金银花 30 g，板蓝根 15～30 g。

（九）消瘰丸

玄参、贝母、大青叶、木蝴蝶各 6～9 g，橘核、桔梗各 3～6 g，牡蛎 9～12 g，甘草 3 g。功效：滋阴润燥，软坚散结。主治：慢乳蛾肾阴虚。用法：每日 1 剂，水煎服。

（十）地黄引火归元汤

熟地黄、巴戟天、玄参、金银花各 30 g，麦冬、炙枇杷叶各 15 g，茯苓、栀子各 6 g，大黄 5 g，五味子 9 g，牛蒡子、连翘、射干各 10 g，僵蚕 12 g。功效：滋阴清热、引火归元、润喉止痛。主治：风热乳蛾治疗不当或某些传染病后余邪未清。用法：每日 1 剂，水煎服。

（十一）马夏芩橘汤

黄芪、玄参各 9 g，夏枯草 25 g，黄芩、橘红、生地黄、麦冬、防风、白术各 6 g，马齿苋 15 g，甘草 3 g。功效：清热利咽，化痰消肿，健脾渗湿。主治：风寒、风热或热毒之邪侵袭，炼液生痰瘀结于咽喉。用法：每日 1 剂，水煎服。

（十二）刘和亮自拟方

三棱、莪术、玄参、桔梗、射干各 10 g，生地黄、白僵蚕各 15 g，蝉蜕 5 g。功效：滋阴行气活血。主治：慢性扁桃体炎阴虚火旺、气滞血瘀。用法：每日 1 剂，水煎服。

（十三）银翘利咽汤

金银花、连翘、玄参、僵蚕、桔梗各 10 g，姜半夏、陈皮各 6 g，茯苓 15 g，甘草 5 g。功效：燥湿化痰，清热利咽。主治：慢乳蛾气血痰浊郁滞于咽喉。用法：每日 1 剂，水煎服。

（十四）复元活血汤

制大黄、柴胡、桃仁、红花、瓜蒌根各 4～10 g，穿山甲 3～8 g，当归 5～10 g，生甘草 2～6 g。功效：活血化瘀，利咽通络。主治：慢乳蛾瘀阻喉核。用法：每日 1 剂，水煎，分早晚 2 次服，1 个月为 1 个疗程。

（十五）驱风解毒汤

防风、牛蒡子、知母、荆芥、羌活、玄参、升麻各 10 g，石膏 30 g，连翘 12 g，桔梗、甘草各 6 g。功效：疏风清热，解毒消肿。主治：慢乳蛾风热证。用法：每日 1 剂，水煎服。加减：高热烦渴者加天花粉、麦冬；红核见白腐点者加马勃、北豆根、薏苡仁；大便秘结者加大黄（后下）、芒硝（冲服）。

（十六）仙方活命饮

金银花、当归、赤芍、天花粉、贝母各 15 g，大血藤、败酱草各 20 g，防风、白芷、皂角刺各 10 g，陈皮、穿山甲、乳香、没药、桔梗各 6 g，甘草 3 g。功效：清热解毒，消肿溃坚，活血止痛。主治：慢性扁桃体炎热毒壅滞。用法：水煎服，每日 1 剂，连服 1 个月为 1 个疗程。加减：发热者加柴胡、黄芩，大便秘结者加桃仁、大黄。

第七节　扁桃体周脓肿

扁桃体周脓肿（peritonsillar abscess，PTA）是扁桃体周围间隙内的化脓性炎症，早期呈蜂窝织炎，逐渐形成脓肿，是耳鼻咽喉科最常见的急症之一。早年国外报道其发病率大约为 0.003%，此病常常继发于慢性扁桃体炎的急性发作期，主要是由于扁桃体隐窝，特别是扁桃体上隐窝被堵塞，引流不畅，感染向深层发展，穿透扁桃体包膜，进入扁桃体周围间隙，进而引发脓肿。常见的致病细菌多为溶血性链球菌或金黄色葡萄球菌。该病可分为两期，早期为蜂窝织炎，即扁桃体周围炎，后期为脓液积聚，扁桃体周围形成脓肿。

一、诊断标准

扁桃体周脓肿诊断标准。①多继发于急性扁桃体炎或慢性扁桃体炎急性发作；②咽部剧痛，常放射到同侧耳部，张口受限，吞咽困难，涎液潴留，言语含糊不清，貌似口中含物。发热，全身不适，呈急性病容；③颈淋巴结肿大、压痛，颈呈假性僵直，头倾向患侧；④脓肿多数位于扁桃体前上方，引起软腭、舌腭弓和悬雍垂充血水肿，偏向健侧。扁桃体充血，被推向内下方；⑤血白细胞及中性粒细胞计数增多；⑥排除扁桃体肿瘤、咽旁脓肿、咽后脓肿及颌下间隙脓肿等疾病。

二、西医治疗

(一) 脓肿形成前的处理

按急性扁桃体炎处理，给予足量的抗生素控制炎症，并给予输液及对症处理。若局部水肿严重，可加用适量的糖皮质激素。

(二) 脓肿形成后的处理

1. 穿刺抽脓：可明确脓肿是否形成及脓肿部位。1%丁卡因表面麻醉后，用16～28号粗针头于脓肿最隆起处刺入。穿刺时，应注意方位，不可刺入太深，以免误伤咽旁隙内的大血管。针进入脓腔即有脓液抽出。

2. 切开排脓：对前上型者，术前30 min皮下注射阿托品0.5 mg，肌注苯巴此妥0.1 g，在脓肿最隆起处切开排脓。常规定位是从悬雍垂根部作一假想水平线，从腭舌弓游离缘下端作一假想垂直线，二线交点稍外即为适宜的切口处切开黏膜及浅层组织后，用长弯血管钳插入切口，沿扁桃体包膜外方进入脓腔，充分排脓。对后上型者，术前30 min皮下注射阿托品0.5 mg，肌注苯巴比妥0.1 g，在腭咽弓处排脓。术后第二日复查伤口，必要时可用血管钳再次撑开排脓。

3. 扁桃体切除术：因本病易复发，故应在炎症消退2周后行扁桃体切除术。穿刺确诊后，在抗生素治疗的保护下，行脓肿扁桃体切除术，其优点为排脓通畅，恢复快，能一次治愈本病。多次脓肿发作者，应在炎症消退2周后，将扁桃体摘除。

三、中医临床思维

(一) 中医病名及病因病机特征

扁桃体周围脓肿属于“喉痈”或“喉关痈”的范畴。此病的发病机制为“肺胃素有积热，内外热毒搏结，上蒸于咽喉，导致气滞血瘀，热毒壅盛，侵犯喉核周围，热灼血肉，以致腐坏成痈”。中医临床上以“疏风清热、解毒消肿、活血通络”作为对此病患者进行治疗的主要原则。本病为实热之证，可因饮食不节，胃肠积热上冲咽喉；或肺有积热，复感风邪，风热相搏，痰血瘀滞而成。初期咽痛较轻，发热恶寒为风热在表；中期咽痛、头痛较剧，高热、便秘者多为邪毒传里；若邪热内陷，热入营血，则壮热烦躁，头痛如劈，甚则神昏谵语；后期痈溃脓出，热毒外泄，诸症随之减轻，但常有倦怠、纳呆、口干之象，为气阴两虚。

(二) 辨病辨证及治疗特征

本病为实热之证，初期考虑邪毒传里；中期考虑邪热内陷，热入营血；后期痈溃脓出，气阴两虚。本病初期多为风热邪毒侵犯，而后多发展为实热或痰热，搏结咽喉所致。中医辨证分为2型：风热型和痰热型。

中医临床上以“疏风清热、解毒消肿、活血通络”作为对此病患者进行治疗的主要原则。初期：初起肿胀明显坚硬而未成脓时，治法：疏风清热，解毒消肿；方用：仙方活命饮、五味消毒饮、银翘散、消毒饮等。中期：热毒壅盛，脓肿已成；治法：凉血解毒，消肿排脓；方用：透脓汤、解毒爽咽饮、化脓汤等。后期：脓液已出，余毒未清；治法：清肺凉胃，益气养阴；方用：养阴清肺汤、淡竹叶石膏汤等。而且不论痰热或风热型均可治以疏风清热、利咽化痰，以自拟消毒饮方加减治疗。

(三) 药物选择

查阅相关文献发现，治疗扁桃体周脓肿常用中药有：金银花，菊花，杏仁，僵蚕，山豆根，栀子，牛蒡子，芦根，射干，黄芩，生地黄，生石膏、桔梗，青果，胖大海，连翘，甘草，白芷，贝母，防风，赤芍，当归尾，皂角刺，穿山甲，天花粉，乳香，没药，马勃，野菊花，紫花地丁，天葵子，蒲公英，等等。

四、名医经验

（一）干祖望经验

干祖望在他的经验集曾提出，喉关痈一症完全隶属于外科痈疽一类的化脓性炎症，初期用消法，取药宜峻宜猛，唯仙方活命饮最为有效，而且疗效稳定，凡从发现到进药时不超过 24 h 的，吸收率达 100％，48 h 内用药的达 80％，72 h 内用药的仅仅 50％，超过 72 h 者即禁用。

（二）谢强经验

谢强认为针刺及刺营可以改善局部炎区的微循环和淋巴循环，促进炎性渗出物的吸收，减轻或消除炎性水肿，还能抑制变质和渗出性病变的发展，促进增生修复过程，但又能抑制肉芽组织的过度增生造成的后遗症，使炎症趋向好转和痊愈。其次，刺营放血可发挥神经体液的调节功能，改善微循环，排出血液中的毒害物质，提高机体免疫功能，从而起到治疗作用。扁桃体刺营微创疗法是以丛刺扁桃体局部结合点刺三商穴和耳轮三穴放血的微创综合疗法。具体操作方法：①丛刺扁桃体周围患处放血。②点刺三商穴放血。③点刺耳轮三穴放血。

（三）滕英华经验

滕英华认为本病属于中医学“急喉痹”范畴，又称风热喉痹，是指以起病急、咽喉腔红肿、灼热干痒为主要表现的一种急性咽喉病。中医学认为，本病初期多为风热邪毒侵犯，而后多发展为实热或痰热，搏结咽喉所致。中医辨证分为 2 型：风热型和痰热型。不论风热型或痰热型，均治以疏风清热、利咽化痰。均以自拟消毒饮方加减：金银花、菊花、杏仁、僵蚕、山豆根、栀子、牛蒡子、芦根、射干、黄芩、生地黄、桔梗、青果、胖大海、连翘各 10 g，生石膏 30 g，甘草 6 g。方中金银花、菊花、芦根疏风清热、解表利咽，麦冬、玄参养阴生津，桔梗、牛蒡子、山豆根、射干、甘草清利咽喉，发热明显加连翘、大青叶，小便短赤加淡竹叶、生石膏，大便干结加火麻仁，痰多加杏仁、僵蚕。诸药合用共奏疏风清热、解毒消肿、养阴生津、利咽化痰功效，临床运用效果显著。

（四）王广科经验

王广科认为扁桃体周脓肿属于“喉关痈”范畴，属热证。可因饮食不节，胃肠积热上冲咽喉；或肺有积热，复感风邪，风热相搏，痰血瘀滞而成。自配袋泡茶，用中药金银花 12 g、菊花 12 g、藏青果 12 g、生甘草 9 g，分成 2 等份，分上、下午各 1 份，用沸水冲泡，闷泡 20 min，每份各 3～4 杯，待凉后即饮，并用于漱口，连续 5 d。其中金银花、菊花、藏青果清热解毒，宣肺利咽；生甘草益气润肺，缓急止痛，调和诸药，常用于痈疽疮毒。临床应用上述中药冲泡代茶饮方法简单，口感舒适，有效缩短治愈所需时间，达到扶正祛邪的目的。

（五）张文泰经验

张文泰认为急性化脓性扁桃体炎，属“乳蛾”范畴。治宜解毒泄热，解毒利咽，常用仙方活命饮加减治疗。处方：金银花 30 g，连翘 30 g，黄芩、牛蒡子、天花粉各 15 g，当归尾、赤芍、浙贝母、射干各 9 g，白芷、防风、荆芥各 9 g，炮穿山甲 9 g，皂角刺 30 g，陈皮 9 g，甘草 9 g，玄参 5 g，薄荷（后下）5 g，地龙 10 g，柴胡 24 g，生石膏 60 g（先煎方中金银花、连翘、黄芩、牛蒡子、天花粉、玄参清热解毒；当归尾、赤芍活血化瘀；陈皮、浙贝母化痰软坚；射干、薄荷解毒利咽；白芷、防风、荆芥疏风解表，炮穿山甲、皂角刺攻坚散结；柴胡疏肝退热；地龙熄风退热；生石膏解肌发表，生津止渴；甘草调和诸药。诸药合用共奏解表泄热，解毒利咽的良好功效。

（六）胡娟经验

胡娟认为扁桃体周围脓肿属中医“喉关痈”范畴。多因肺胃素有积热，内外热毒搏结，上蒸于咽喉，侵犯喉核周围，致气血凝滞，热毒壅聚作肿，热灼血肉，以致腐坏成痈。治宜清热解毒、消肿利咽。常用经验方解毒爽咽饮治疗，解毒爽咽饮：金银花 30 g，蒲公英、生地黄、紫花地丁、锦灯笼各 15 g，天花粉、贝母、牛蒡子、玄参各 12 g，薄荷 6 g。方中金银花、蒲公英、紫花地丁清热解毒，消散痈肿；天花粉、贝母清热排脓散结；生地黄、玄参滋阴降火，清热凉血；薄荷、牛蒡子散热解毒利咽。解毒爽咽饮经药理实验证实，具有很强的抗炎抑菌作用，对于消除炎性浸润、控制感染是较为理想的方剂。

（七）周文瑾经验

周文瑾认为，扁桃体周围脓肿属于中医学“喉关痈”“骑关痈”等范畴，多伴有发热，张口受限，口臭多涎，患侧咽痛常放射至同侧耳部及牙齿，舌苔厚腻，脉洪数有力。本病多因肺胃素有积热，内外热毒搏结，上蒸于咽喉，致气滞血瘀，热毒壅盛，侵犯喉核周围，热灼血肉，以致腐坏成痈。治宜疏风清热、解毒消肿、活血通络。基于这一原则组成的解毒通络汤，以柴胡、荆芥、金银花疏散风热；桔梗、白芷、皂角刺、夏枯草、黄芩解毒消肿；赤芍、川芎、桃仁、穿山甲活血通络；栀子、淡竹叶、车前子引热下行；大黄导湿热从大便而出，并可起逐瘀之效。

（八）欧阳旭珂经验

欧阳旭珂认为本病常因感受风邪，风热相搏，平素肺有积热，痰火壅滞而成，或过多喜食辛辣炙煿及膏粱厚味之品，以致胃肠热极而上冲咽喉，有时常因反复炎症未愈而形成脓肿急性发作。中医内治法：疏风清热，化痰解毒，宜用普济消毒饮加减（即：黄芩，黄连，僵蚕，桔梗，连翘，牛蒂子，如壮热口渴者加鲜生地黄、生石膏；便秘加枳实、生大黄、玄明粉；气喘痰壅加鲜竹沥、莱菔子；痉厥加安宫牛黄丸或紫雪丹；脓成加炙山甲、皂角刺。

五、名方推荐

（一）仙方活命饮

金银花、白芷、贝母、防风、赤芍、当归尾、皂角刺、穿山甲、天花粉各 10 g，乳香、没药、陈皮、甘草各 6 g。功效：清热解毒、消肿散结、活血止痛。主治：初起肿胀明显坚硬而未成脓时。用法：将以上药物用清水浸泡半小时后连续煎煮 2 次，共取汁 300 mL，每次服 150 mL，每日服 1 剂，分早晚 2 次服用，共服用 1 周。

（二）透脓汤

皂角刺、连翘各 12 g，大黄（后下）10 g，当归、穿山甲各 4 g，冬瓜仁、生薏苡仁各 30 g，生黄芪 8 g，白芷、生甘草各 6 g。功效：托毒透脓。主治：脓肿形成期。用法：每日 1 剂，水煎煮，分 2 次服用。若扁桃体周围肿胀并且波动感明显者，配合穿刺抽脓。用药 2 周，停药后观察 1 周。

（三）养阴清肺汤

生地黄、蒲公英各 15 g，白术、麦冬、玄参各 12 g，牡丹皮、白芍各 8 g，党参 18 g，贝母、薄荷、生甘草各 6 g。功效：养阴清肺，解毒利咽。主治：脓肿排净后气阴两虚，余毒未尽。用法：每日 1 剂，水煎煮，分 2 次服用。

（四）五味消毒饮

金银花 12 g，野菊花、紫花地丁、天葵子、蒲公英各 10 g。功效：清热解毒，消肿散疮。主治：痈疡肿毒初起，热毒壅聚，气滞血瘀。用法：每日 1 剂，水煎煮，分 2 次服用。

（五）清咽利膈汤

栀子、黄芩、连翘、牛蒡子、玄参各 12 g，黄连 6 g，金银花 15 g，大黄、荆芥、防风各 10 g，玄明粉、生甘草 9 g。功效：疏风清热，解毒利咽。主治：主治肺胃热盛所致的咽关肿痛。用法：每日 1 剂，水煎煮，分 2 次服用。加减：高热者加生石膏、柴胡；体弱、大便通畅者去大黄、玄明粉，加火麻仁、白芍、黄芪、当归。

（六）金黄散

大黄、黄柏、姜黄、白芷各 50 g，南星、陈皮、苍术、厚朴、甘草各 20 g，天花粉 10 g。功效：消肿止痛。主治：扁桃体周脓肿各期。用法：外敷，共研细末，加醋、制成糊状敷贴患处，每日 1 次，敷患处 6 h。

（七）银翘散

金银花、连翘各 20 g，荆芥 10 g，防风、薄荷、牛蒡子各 12 g，桔梗 7 g，生甘草 9 g。功效：辛凉透表，清热解毒。主治：早期风热外袭。用法：每日 1 剂，水煎煮，分 2 次服用。加减：内热盛者加牡丹皮 15 g，赤芍 12 g，黄芩 10 g，射干 10 g，大黄 9 g；口干加天花粉 10 g。

（八）解毒爽咽饮

金银花 30 g，蒲公英、生地黄、紫花地丁、锦灯笼各 15 g，天花粉、浙贝母、牛蒡子、玄参各 12 g，薄荷 6 g。功效：清热解毒利咽。主治：中期毒热壅盛。用法：每日 1 剂，水煎，早晚分服。加减：初起邪在表加荆芥、防风、白芷；热毒传里，里热壅盛，加连翘、栀子、大黄；若痰涎壅盛者加僵蚕、胆南星；脓已成者加穿山甲、当归尾、乳香、没药、陈皮。

（九）化脓汤

金银花、天花粉各 20 g，连翘、黄芩各 15 g，栀子 12 g，板蓝根、山豆根、皂角刺、穿山甲各 10 g。功效：清热解毒。主治：咽喉热毒壅盛。用法：每日 1 剂，水煎，早晚分服。加减：脓未抽吸之前出现头痛、关节酸痛，加桑枝、桑叶、薄荷以祛风通络；痰涎壅盛，咯吐不爽者，加淡竹沥冲服以清化热痰；刺痛剧烈者，加用六神丸以清热解毒；肿胀明显者，加乳香、没药、紫花地丁以活血消肿、解毒化湿；患者肿胀明显且有波动感者，加赤芍、紫草以凉血活血散瘀、清热解毒；脓液已吸出，可去皂角刺、穿山甲、山豆根，加用人中黄、绿豆粉，以加快排脓，促进吸收；小便黄赤者，加滑石、车前子以利尿泻热；大便秘结者，加生大黄以通便泻热；苔黄腻者，加荷叶、荷梗以清化湿热；颌下淋巴结肿大者，加夏枯草、紫花地丁以清热解毒。

（十）解毒通络汤

柴胡、金银花、连翘、夏枯草、川芎、皂角刺、栀子、白芷、野菊花、黄芩各 10 g，牡丹皮、赤芍各 12 g，车前子 15 g，大黄 6 g。功效：疏风清热，解毒消肿，活血通络。主治：扁桃体周脓肿。用法：每日 1 剂，水煎取汁 200 mL，分 2 次温服。加减：如伴有高热，可酌加生石膏、知母以清肺热。

第八节　急性会厌炎

急性会厌炎又称声门上喉炎或会厌前咽峡炎，是一种特殊的、主要累及喉部声门上区的会厌及其周围组织（包括会厌谷、杓会厌襞等）的急性炎症病变，以会厌高度水肿为主要特征。急性会厌炎是喉科的急重症之一，儿童及成人皆可出现，主要表现为全身中毒症状、吞咽及呼吸困难。急性会厌炎病情进展迅速，多数患者经及时治疗可获得痊愈，少数病情凶险，很快窒息，死亡率较高。急性会厌炎全年均可发生，但冬、春季多见。

一、诊断标准

（一）病因

1. 感染：为此病最常见的病因。在过去，最常见的致病病原体是乙型流感嗜血杆菌，在欧美国家针对该病原菌研发疫苗以后，由乙型流感嗜血杆菌导致急性会厌炎的数量已逐渐减少。其他的致病病原菌还有：副流感嗜血杆菌、A 群链球菌、肺炎链球菌、金黄色葡萄球菌、结核分枝杆菌、链杆菌、阴沟肠杆菌、大肠埃希菌、坏死梭杆菌、肺炎克雷伯菌、脑膜炎奈瑟菌等等。病毒也可以导致该病，如水痘-带状疱疹病毒、Ⅰ型单纯疱疹病毒等。在免疫力低下的患者中，还可有念珠菌、曲霉菌等真菌的感染。

2. 外伤：热损伤（高温饮品、吸入蒸气等）、机械损伤（异物外伤、医源性器械损伤等）、化学损伤（刺激性有害气体、刺激性食物等）、放射线损伤等都可引起会厌黏膜的炎性病变，继而水肿。

3. 变态反应：由于饮食、药物或虫咬等，对某种变应原发生反应。全身性的变态反应可以引起会厌区黏膜及杓会厌襞的高度水肿。

4. 邻近器官的急性炎症：如急性扁桃体炎、咽炎、口底炎、鼻炎等周围器官的急性炎症可以蔓延而侵及会厌黏膜，引起水肿，也可继发于急性传染病后。

（二）临床表现

1. 全身症状：轻症者全身症状不明显，重症者多有发热、寒战，体温在 38 ℃～39 ℃之间，少数可高达 40 ℃以上，此外还有头痛、乏力、周身不适、食欲减退等症状。查体可见急性病容。儿童及年老患者全身症状多较明显，病情进展迅速。小儿可迅速发生衰竭，表现为精神萎靡、体力衰弱、四肢发冷、面色苍白、脉快而细、血压下降，甚至昏厥、休克。

2. 局部症状：咽喉疼痛，除婴儿不能诉喉痛外，多数患者咽喉疼痛剧烈并进行性加重，伴有明显的吞咽痛。有时因颈部的扭动会引起咽部的剧烈疼痛。吞咽困难：因剧烈的吞咽痛及会厌的肿胀，严重影响吞咽功能，甚至唾液也难咽下。重症者常饮水呛咳，张口流涎。轻者自觉咽部异物感。偶见张口困难。发音含糊：因会厌肿胀，患者多有咽喉阻塞感，语声含糊不清。声带常不受累，很少有声音嘶哑。

3. 呼吸困难：多在发病 24 h 内出现，当会厌高度肿胀，声门变小，黏痰阻塞时，出现吸气性呼吸困难，伴有吸气性喉鸣；重症者呼吸困难出现早，进展迅速，数小时内可以引起窒息。呼吸困难可表现在呼吸时的特殊体位，一般为前倾体位呼吸，小儿可表现为嗅探体位，即身体前倾，头部及鼻伸向前上方，如同闻气味一样。此外患者比较躁动，不能安静，呼吸节律变浅变快，可出现三凹征，即呼吸时胸骨上窝、锁骨上窝、肋间隙明显向下凹陷。

（三）检查

1. 间接喉镜检查：病程早期会厌肿胀增厚，呈苍白色或樱桃红色，尤以舌面为甚，严重时会厌可以肿大呈球形。后期会厌舌面可以有局限性脓肿形成，可见局部隆起，其上有黄色脓点、脓头或溢脓小瘘。偶见伴有溃疡。炎症累及杓会厌襞和杓状黏膜时，可见该处黏膜肿胀充血，因会厌不能上举，声门和声门下区难以窥见。炎症累及会厌喉面者极少见，一旦累及则呼吸困难更为严重。

2. 实验室检查：血常规：如白细胞数增高等，提示感染或炎症表现。动脉血气分析：血氧饱和度下降等缺氧表现。血培养：可提示造成感染的病原菌类型。免疫学检查：可发现特殊病原体的抗体等。

3. 影像学检查：喉部侧位平片：正常会厌为菲薄、弧形的片状软组织影，与舌根通过会厌谷的空气隔开。急性会厌炎时会厌肿胀增大，同时可见喉咽腔气道阴影缩小，界限清楚，此外会厌谷影可消失。颈部 CT：此项检查有延误病情风险。主要可用于观察脓肿形成，并除外其他疾病如颈深部脓肿、咽喉异物等。CT 可见会厌及其周围组织增厚，会厌前间隙消失等。颈部 MRI：此项检查同样有延误病情风险，主要可用于除外其他疾病及确认相关并发症。

（四）诊断

对于诉急性咽喉疼痛的患者，口咽部黏膜及扁桃体检查无明显改变的，要考虑到急性会厌炎的可能，间接喉镜检查多可以确诊。实验室检查及影像学检查均非诊断所必需，如已诊断明确应当尽量省略，以免延误治疗及抢救时机。

（五）鉴别

可以与以下疾病鉴别本病：①单纯喉水肿：起病急，迅速出现喉鸣、声嘶、呼吸困难，甚至窒息。常有喉部异物感及吞咽困难。查体见喉黏膜弥漫性水肿、苍白、表面光亮，杓会厌襞肿胀呈腊肠形，会厌也可肿胀。②喉白喉：起病较缓，低热，有声嘶，无吞咽困难，呼吸困难发展缓慢，咳嗽剧烈。查体见咽喉有不易拭去的假膜。病原体为白喉棒状杆菌。③急性喉气管支气管炎：起病一般较急，多伴高热，可有声嘶，无吞咽困难，呼吸困难发展一般较快，阵发性咳嗽。查体见声门下黏膜充血、肿胀。病原体常为金黄色葡萄球菌或链球菌。④喉异物：有误食异物史，查体多可发现异物。

二、西医治疗

急性会厌炎是喉科的急重症。出现急性剧烈喉痛或任何提示有呼吸困难的表现，怀疑急性会厌炎的患者，都应当马上去医院就诊。发病不足 24 h 的急性会厌炎患者均需要留院观察，密切观察呼吸变化，在药物治疗的同时，做好建立人工气道的准备。治疗原则包括保持呼吸道通畅以及控制感染。治疗急性会厌炎的重点是抗感染和维持呼吸道通畅。由于急性会厌炎的凶险在于会厌黏膜急剧充血肿胀且阻塞上呼吸道，必要时应建立人工气道，对于并发会厌脓肿者应酌情切开排脓。

（一）药物治疗

1. 糖皮质激素：激素有治疗和预防会厌、杓会厌襞等水肿的作用，同时又有非特异性抗炎、抗过敏、抗休克等作用。早期与抗生素联合使用。

2. 抗生素：及早选择能针对乙型流感嗜血杆菌感染的广谱抗生素静脉滴注，病情稳定后改为口服抗生素。

3. 局部治疗：局部给以抗生素加激素喉部雾化吸入治疗，可减轻局部水肿，促进炎症消退。

（二）手术治疗

1. 切开排脓术：如有局部脓肿形成时应进行切开排脓术，有利于迅速控制感染，并可减少抗生素药物的用量，减轻毒血症，缩短病程。如感染灶尚未局限时，不可过早进行切开，以免炎症扩散。

2. 建立人工气道：包括经口或经鼻气管插管、环甲膜切开、气管切开术等。

3. 黏膜咬切：过敏因素引起的会厌水肿发展速度较快，由于会厌舌面组织间液水分较大，易从咬切口渗出，故消肿较快，赵金池认为对过敏因素所致水肿行黏膜咬切效果更好。

（三）支持治疗

吸氧治疗以补充通气不足，改善全身情况。进食困难者予静脉补液等支持治疗。

（四）特殊类型

患者的咽喉部感染远较非糖尿病患者的咽喉部感染病情复杂，因为糖尿病患者的免疫功能降低，易发生严重的、快速发展型的感染，咽喉部软组织疏松，局部感染和水肿极易导致喉梗阻、窒息和死亡；同时感染可以加重糖代谢紊乱，诱发酮症酸中毒或非酮症高渗性昏迷等，提高糖尿病的病死率。对于糖尿病患者合并急性会厌炎的，治疗原则如下：

1. 控制血糖：对于血糖控制不佳的糖尿病患者，单纯抗感染治疗可能效果不好。对于这类患者，降糖治疗尤为重要。一般采用胰岛素皮下注射，必要时可采用静脉输液治疗。定期监测血糖，及时调整胰岛素用量。密切监测患者血浆 pH 值及尿酮体情况，及时纠正代谢紊乱，消除酮症。

2. 抗生素：大剂量抗生素控制感染，并加用抗厌氧菌药物。抗生素的使用必须注意病原菌的种类及对药物的敏感性，避免盲目长期使用广谱抗生素而增加霉菌感染的机会。

3. 糖皮质激素：对于糖尿病患者，激素的应用应该慎重。因为糖皮质激素能从多方面使血糖水平升高，导致糖尿病酮症酸中毒、高渗性非酮症高血糖性昏迷综合征等急性并发症的发生。因此对于糖尿病伴有严重感染等应激情况下的患者，原则上不主张全身应用糖皮质激素，但对于危重症患者，在严密监测和控制血糖时，亦可考虑糖皮质激素的治疗。

三、中医临床思维

（一）中医病名及病因病机特征

急喉风，中医病名。是喉风的一种，是指发病迅速，病情危重，喉部红肿剧痛，呼吸困难，痰涎壅盛，语言难出，汤水难下为主要症状的喉部急性病证，又名“紧喉风”。历代文献中，喉风的名目繁多，如“急喉风”“缠喉风”“锁喉风”“紧喉风”“走马喉风”“呛喉风”“哑瘴喉风”等；《喉科秘旨》分喉风 12 证，《图注喉科指掌》分 16 证，《经验喉科紫珍集》分 18 证，《重楼玉钥》分 36 证。《喉科心法·卷上》：“考古称喉症，总其名曰喉风。”急喉风属喉风的一种，《中医喉科学讲义》：“本病因其来势迅速，其急如风，故名。”指各种喉证，凡发病急速，出现喉间呼吸不畅、痰涎壅盛，语言难出等症，统称急喉风。

该病的发生，多由咽喉痈及各种咽喉病发展而来，一般多并发于小儿急喉喑、白喉，此乃肺胃素有痰热，复感风热或疫疠之邪，内外合邪，风火相煽，引动痰热上壅，痰涎火毒结聚于喉，阻塞气道而发。此外，尚有因喉外伤、喉菌或异物阻塞于喉而发病的。喉风病位在咽喉，与肺胃关系密切。大致分为 3 种病机：①风热外袭，热毒内困：患者肺胃素有蕴热，复感风热之邪，或时行疫疠之邪侵入人体，风热邪毒引动肺胃之热上升，风火相煽，内外邪热搏结不散，结聚于咽喉而为病。或素体虚弱，风寒之邪乘虚而入，壅阻于肺，肺气失宣，津液运行无力，化而成痰凝聚咽喉而致。②热毒熏蒸，痰热壅结：火毒炽盛，火动痰生，痰火邪毒结聚于咽喉而为病。素体痰湿之躯，嗜食肥甘厚味，痰浊内生，郁久化热，痰火郁结，上攻咽喉，发为本病。③风寒湿浊，凝聚咽喉：禀赋不足，体质虚弱，饮食、针药不宜，致风寒湿凝聚于喉而为病。根据该病的病机特点，宜辨证分型施治，若患者呼吸困难明显应迅速解除呼吸困难症状。

根据呼吸困难及病情轻重程度分为四度。一度：患者安静时无症状，活动或哭闹时出现喉鸣和鼻翼煽动，吸气时天突（胸骨上窝）、缺盆（锁骨上窝）及肋间等处轻度凹陷，称三凹征（儿童上腹部软组织也可凹陷，故亦称四凹征）。二度：安静时亦出现上述呼吸困难表现，活动时加重，但不影响睡眠和进食。三度：呼吸困难明显，喉鸣较响，并因缺氧而呈烦躁不安、自汗、脉数等，三（四）凹征显著。四度：呼吸极度困难，患者坐卧不安，唇青面黑，额汗如珠，身汗如雨，甚则四肢厥冷，脉沉微欲绝，神昏，濒临窒息。

（二）辨病辨证及治疗特征

本病特点为发病急，变化快，治疗时应注意呼吸困难情况，针对病因，及时解除呼吸困难症状，故掌握病变阶段，准确辨证施治是治疗本病的关键。若患者呼吸困难明显应迅速解除呼吸困难症状。待缓解后辨证施治。治疗原则大致为疏风散邪，解毒消肿；宣肺泄热，清胃降火。

证型分为以下 3 种：①风热外袭，热毒内困。症状：咽喉肿胀疼痛，吞咽不利，继之咽喉紧涩，汤水难下，强饮则呛，语言不清，痰涎壅盛，咽喉堵塞，呼吸困难。全身可见乏力，恶风，发热，头痛，舌质红，苔黄或黄厚，脉数。治法：疏风泄热，解毒消肿。方药：清咽利膈汤加减。②热毒熏蒸，痰热壅结。症状：咽喉突然肿胀，疼痛难忍，喉中痰鸣，声如拽锯，喘息气粗，声音嘶哑，或语言难出。全身可见憎寒壮热，或高热心烦，汗出如雨，口干欲饮，大便秘结，小便短赤。舌质红绛，苔黄或腻，脉数或沉微欲绝。治法：泄热解毒，祛痰开窍。方药：清瘟败毒散加减。③风寒湿浊，凝聚咽喉。症状：猝然咽喉憋闷，声音不扬，吞咽不利，呼吸困难，或兼有咽喉微痛。全身可见恶寒、发热、头痛、无汗、口不渴等症。舌苔白滑，脉浮。检查见喉关可无红肿，会厌可明显肿胀甚至如球状，声门处黏膜苍白水肿，声门开合不利。治法：散寒祛湿，利咽消肿。方药：六味汤加味。另外，还有一些喉痹验方，比如，丹栀射郁汤是我国著名中医耳鼻喉科专家耿鉴庭的家传经验方，证实可以用于急性会厌炎治疗。

除了内服中药法，还有外治法。①吹药：适用于喉关及口咽部病变，如喉风散、西瓜霜、冰硼散、珠黄散等清热解毒、消肿祛痰药物，频频吹喉。②雾化吸入：可用金银花、菊花、薄荷、葱白、藿香等中药，适量煎煮，将药汁放入雾化器中吸入，以祛风清热，消肿通窍。亦可加入适量抗生素及激素一并使用。③含漱：咽部红肿者可用清热解毒、消肿利咽的中药煎水含漱。④中药离子透入：可用黄芩、栀子、连翘、赤芍、牡丹皮、贝母、天竺黄、大黄等药浓煎后，借助于离子透入仪将药从颈前部皮肤导入至喉部病变部位。⑤理疗：配合微波治疗仪、超短波治疗仪等对局部进行治疗，起到活血解毒消肿作用。⑥擒拿及提刮法：根据病情，一、二度呼吸困难可酌情配合擒拿或提刮法。⑦气管切开术：根据病因及呼吸困难的程度，适时地进行气管切开，及时解除呼吸困难，是治疗本病的重要方法。一般来说，一、二度呼吸困难，以病因治疗为主，做好气管切开的准备；三度呼吸困难，应在严密观察下积极使用药物治疗，随时做好气管切开的准备，若药物治疗未见好转，全身情况较差，或估计短时间内难以消除病因，则应及时进行气管切开；四度呼吸困难，宜立即行气管切开，必要时可行紧急气管切开或环甲膜切开术，为进一步处理赢得时机。⑧针灸治疗：针刺：取合谷、少商、商阳、尺泽、少泽、曲池、扶突等穴，每次 2～3 穴，用泻法，不留针。或取少商、商阳刺出血以泄热。耳针：选用神门、咽喉、平喘等穴，针刺、留针 15～30 min，每日 1～2 次。⑨循经刮痧：周晓松证实循经刮痧治疗可迅速缓解急性会厌炎咽痛症状，治疗作用持久。

（三）药物选择

风热外袭，热毒内困证常用荆芥、防风、薄荷、栀子、黄芩、连翘、金银花、黄连、桔梗、甘草、牛蒡子、玄参、生大黄、玄明粉。热毒熏蒸，痰热壅结证常用犀角（可用水牛角代）、玄参、生地黄、赤芍、牡丹皮、黄连、黄芩、栀子、石膏、知母、连翘、桔梗、甘草。风寒湿浊，凝聚咽喉证常用荆芥、防风、薄荷、桔梗、甘草、僵蚕、紫苏叶、蝉蜕、茯苓、泽泻。

还有中药注射液可以治疗急性会厌炎。痰热清注射液治疗急性会厌炎疗效确切，安全性好。

四、名医经验

（一）耿鉴庭经验

丹栀射郁汤是耿鉴庭的家传经验方。方中主药是清肝胆之热的牡丹皮，清三焦之热的栀子，妙用郁金行气散结，射干味苦性寒入肺经，能清肺泻火、降气消痰、散结消肿，其为治疗咽喉痛之要药；前胡、枇杷叶宣降肺气，茯苓、连翘、淡竹叶、通草、淡豆豉清心火利小便。该方虽未用大量清热解毒的药物，只是清降心肝肺之郁火，同时行气解郁，消痰散结，结果气血通畅，喉症就得以迅速解除。纵观全方思路，其配伍重在降、散二字，调畅气机、散结除痹，证实可以用于急性会厌炎治疗。

（二）郭强中经验

郭强中认为小柴胡汤可治疗急喉风，尤其对于部分风邪致病特点突出的疾病，效果尤其显著。小柴胡汤之所以效果如此由于以下几点：咽喉部位与肺、脾、胃的关系异常紧密。咽为水谷之门户，喉为气息之关枢，咽喉生理功能的正常与否直接与肺、脾、胃的功能是否正常运行直接相关，小柴胡汤的组成正好兼顾了肺、脾、胃三者的功能调理。参、草、枣三品联用以健脾养胃为主，其核心作用在于稳固中焦，则无论攻与防均能借势得宜。此外，芩、姜分主肺胃二经，其作用的发挥需根据具体的证候特点有机取舍，尤其需要明辨病邪在六经发展的深度，唯如此，其功效的发挥才能做到可抑可扬，收放自如。由此可见，小柴胡汤不仅可以祛邪，还可以补中焦、健脾胃，这就为急性咽喉疾病向着良好转归的方向发展提供了保障，其随证的演变也恰好符合了“未病先防，既病防变”的治疗目标。

（三）林琪家经验

林琪家通过整理历史资料，将急喉风进行总结，病因病机为风热疫毒邪气侵入，风痰或痰火上逆于喉间，而“痰涎壅盛，喉窍闭阻”是导致呼吸困难危急证候的主要因素，故治疗以“祛痰开窍”为主，治疗方法分内治法和外治法，内治法分泻火解毒、祛痰开窍，用雄黄解毒丸，或清瘟败毒散合清气化痰丸，祛风散邪、祛痰开窍，用三拗汤合涤痰汤加减。外治法分探吐法、吹喉法、灌喉法、外敷法、滴鼻法、针刺法等。

（四）徐克信经验

徐克信认为急喉风依神情与容貌，呼吸及喉头压痛的程度，间接喉镜下察看会厌与杓会厌充血水肿的程度与具体发病部位，及时抢救保持呼吸道畅通。如病情十分危急，气道阻塞，濒临窒息时，应立即手术气管切开。如病情发展还未到非手术时刻，我们一般均采用急喉风专用药“速效熊胆通关散”局部吹喉含咽，使炎症、水肿逐渐消退；再配合内服药“控涎丹”，每服 3～5 g，每日服 2 次，可使壅滞在上的痰诞火毒下行，使黏稠状的痰涎物从大便排出，所谓“上病下取”。对危重患者最好再配合中药汤剂“会厌败毒汤”，如在治疗过程中，风邪得解，全身与局部症状减轻的情况下可重用滋阴降火、消肿散结的玄参以防止邪毒耗伤阴液而残热复炽。

（五）贺季衡经验

贺季衡采用麻杏石甘汤合贝母瓜蒌散加减治疗急喉风，反映了他在急喉风治疗上辛凉散邪、清热化痰、降气平喘、清营凉血的治法。治疗特色在于：①重用辛凉，透邪外出。《黄帝内经素问・至真要大论》云：“风淫于内，治以辛凉，佐以苦甘，以甘缓之，以辛散之。”风邪痰热外挟于咽喉，内结于脏腑，因此当用辛味药外散在表之风邪，以寒凉药清在里之郁热。麻杏石甘汤是辛凉解表的代表方剂，既能疏散在表之邪，又能清在里之热，因此贺季衡将其作为治疗急喉风的主方。原方用麻黄 4 两、石膏半斤，石膏的用量是麻黄的2倍，重用性寒的石膏以制麻黄之温；而贺季衡“汤童案”用麻黄8分，石膏5钱，石膏用量是麻黄的6倍多，“王童案”石膏用量是麻黄的10倍，贺季衡用石膏不仅制约麻黄之性，兼清一身表里内外之邪热。②清肺胃热，降肺平喘。由于过食膏粱厚味而生痰热，外感风热之邪抟于咽喉，内外交迫而发急喉风。《长沙药解》云石膏：“味辛，气寒。入手太阴肺、足阳明胃经。清金而止燥渴，泻热而除烦躁。”贺季衡在治疗急喉风时用石膏，不仅能清肺胃之热，还能宣散在表之邪气，一药而兼两功。杏仁不仅能止咳平喘，还能润肠通便。《本草便读》云杏仁：“凡仁皆降，故功专降气，气降则痰消嗽止。能润大肠，故大肠气闭者可用之。”贺季衡用杏仁降肺气以平喘，且用半钱桔梗配3钱杏仁，一宣一降，以降气为主，桔梗又能祛痰，更增其平喘之功。③祛痰利咽消肿。急喉风多痰涎壅盛，贺季衡除了用麻杏石甘汤清热散邪之外，还常搭配贝母瓜蒌散以清热润肺，理气祛痰，兼救肺燥。贝母瓜蒌散出自于清代程国彭的《医学心悟》，属于时方，本用于治疗燥痰咳嗽。《历代名医良方注释》曰：“方以贝母清热润肺，止咳化痰为君；瓜蒌、花粉清热涤痰而润燥为臣；茯苓、橘红健脾理气以祛痰为佐；桔梗载诸药入肺，宣肺利气为使。共奏清热润燥、理气化痰之功，使肺阴得润而燥痰可除，清肃有权而咳逆可止。”对于痰浊浓稠、咳唾不出、呼吸急促的患者，贺季衡喜用皂角灰。④清营开窍，凉血解毒。除了以上常规治法以外，对于邪热亢盛的患者，贺季衡根据实际病情需要还使用清营开窍、凉血解毒之法。在“王童案”中贺季衡先用麻杏石甘汤清热平喘之后，患者“症情稍定，表分渐热，时若闭状，脉滑数鼓指”，贺季衡由此而知其人除了风痰邪热相抟于肺胃之外，尚有邪气内伏营分，故用“神犀丹一锭，分三次开水磨服”。

（六）徐荷章经验

徐荷章认为①四诊合参，注重望诊。认为望诊是喉科的首要一环，一切喉科疾病均可以从望诊中得到诊断依据。望咽喉局部可辨病之疑似、虚实、深浅、日期，决其病情轻重。急喉风望局部，观形态（三凹征），按年龄，察痛苦貌，决其病情轻重；对脓液的稀稠，上腭哥窑纹和颗粒的色泽及多少亦仔细辨证。②注重病因，详察病机。认为咽喉乃水谷呼吸之道，居肺胃之上。头面清窍，得清阳之气而畅通，浊邪壅塞而得病。常以叶氏“温邪上受，首先犯肺”之旨作借鉴，按“冬不藏精，春必病温”，“清阳出上窍”的理论指导临床实践，重视人体正气的盛衰与发病的关系，认为白喉由疫毒上蒸化为腐，邪毒凌肺则喘促犬吠，凌心则脉微唇青，此正不胜邪也。③遣方用药，轻灵见长。药性以轻清上浮，疏通透泄之品占重要地位。常言：“喉症总以风、火（热）、痰为患者多”的论点，立祛风、清热、化痰法为主。喉痹由风寒所致仿三拗汤，风热甚者取麻杏甘石汤意。主治一切咽喉疾病初期，自拟疏风利咽汤，药用薄荷、防风、荆芥、桑叶、桔梗、蝉蜕、金银花、连翘。自拟双花汤主治一切咽喉肿痛成脓与否，药用金银花、野菊花、连翘、牛蒡子、贝母、黑栀子、玄参、赤芍等。④善用吹药，贵在炮制。祛腐珍珠散，以溺白为主配合西月石、薄荷、侧柏叶、青黛、珍珠粉等主治白喉、烂喉；雪口散以溺白为主配入西月石、西黄、甘草等主治口疮、口糜；碧玉止血丹以溺白为主配合大枣炭、血余炭、蒲黄炭等主治咽喉口腔黏膜各种出血，效果甚佳。另喉科吹药的配伍，一按秘方配成固定剂，以便临床运用。二按病情轻重，凭其经验，灵活配方，也叫灵活剂。另外，固定剂只需密封，单味粉碎筛研的药物需石灰缸干燥保存，又如冰片、猪牙皂、细辛等易挥发药物宜瓶装密封备用。⑤内外并治，急者治标。对急喉风的治疗，谓其来势急者治之以急，每用熊胆通关散频频吹喉，以消肿开关、涌吐上焦风痰。一渔民患急喉风，咽喉突然堵塞，汤水难下，痛不能言，家属背上岸来诊，以手指指喉部，痰涎壅盛欲死，即先用熊胆通关散吹喉取其开窍豁痰，须臾化险为夷，自己走下船去。

五、名方推荐

（一）丹栀射郁汤

牡丹皮、前胡、枇杷叶、射干、郁金各9 g，栀子花、淡豆豉、淡竹叶、通草各6 g，连翘12 g，茯苓24 g，甘草3 g。功效：解毒利咽、消肿止痛。主治：风火热毒、气血痰浊壅阻于关下之喉痹。用法：每日1剂，水煎，分早晚服。

（二）小柴胡汤

柴胡 30 g，黄芩 20 g，党参、大枣、炙甘草、法半夏、生姜各 10 g。功效：疏风散寒。主治：风寒犯咽之急性咽喉病。用法：每日 1 剂，水煎，分早晚服。

（三）会厌败毒汤

黄连 6 g，焦栀子、生大黄、射干、牡丹皮、郁金、牛蒡子、麻黄、天竺黄、僵蚕、陈胆南星各 10 g，贝母 15 g，水牛角 60 g。功效：祛风、化痰、散结、消肿、开窍。主治：重症喉风。用法：每日 1 剂，水煎，分早晚服。加减：若热盛加生石膏 60 g，胸闷憋加瓜蒌 15 g。

（四）双黄汤

金银花、石膏各 30 g，黄芩 12 g，黄连、栀子、生地黄、枳壳、射干、牡丹皮、茯苓、甘草各 10 g，重楼、玄参各 15 g，浙贝母、桔梗各 9 g。功效：疏风散热。主治：风热犯咽之急性咽喉病。用法：水煎服，每日 1 剂，重症患者每日 2 剂。加减：内热盛者重用石膏至 50 g，栀子至 12 g；痰喘加前胡 10 g。外治用三棱针点刺少商、商阳、大椎穴出血泄热。

（五）白虎解毒汤

生石膏（先煎）30～50 g，知母 10～15 g，金银花 10～30 g，赤芍 15 g，牡丹皮 10 g，浙贝母 10～20 g，僵蚕 15～30 g，陈胆南星 10～20 g，天竺黄 10～20 g，升麻 15～30 g。功效：清热祛风，化痰开窍。主治：痰热犯咽之急性咽喉病。用法：水煎 2 次，分上、下午 2 次温服。加减：高热者重用石膏，加黄芩 15g；痰涎壅盛喉水肿明显者重用僵蚕、天竺黄；咽喉会厌肿胀剧者加穿山甲（先煎）15 g；便秘腑实证明显加生大黄（冲）30 g，芒硝（冲）15 g；腹胀气滞者加厚朴、枳壳各 20 g。

第九节　慢性喉炎

慢性喉炎是指喉黏膜因长期用声不当或非特异性病菌感染引起的慢性炎症性疾病。临床以声音嘶哑、喉部不适感、喉部分泌物增多为主，是最常见的喉科疾病之一。因病变程度及特征的差异，一般可分为慢性单纯性喉炎、慢性增生性喉炎和慢性萎缩性喉炎，慢性肥厚性喉炎与增生组织病理学相似，仍可归属于第二类。声带小结因具有相同病理特点常被当作慢性喉炎的一种特殊类型。

一、诊断标准

（一）临床表现

长期声嘶病史。或伴喉部不适，喉部分泌物增加，形成黏皮，讲话时感费力等。

（二）喉镜检查

1. 慢性单纯性喉炎：喉黏膜弥漫充血，时有轻度肿胀，声带由白色变粉红色，边缘变纯。声带表面有时可见黏皮，并在两侧声带缘之间形成黏液丝。

2. 肥厚性喉炎：室带肥厚多见，肥厚的室带可遮盖部分声带，或两侧室带前部互相靠在一起，以致间接喉镜下看不到声带前部。声带肥厚，边缘变纯，严重者两侧声带前部互相靠在一起，声口不能完全打开。

3. 萎缩性喉炎：喉黏膜变薄、干燥，严重者喉黏膜表面有痂皮形成，声口闭合时有梭形裂隙。

4. 声带小结：双侧声带前、中 1/3 交界处有对称结节状隆起。

二、西医治疗

（一）去除病因

避免长时间过度用声，积极治疗鼻腔、鼻窦、口咽腔病灶，全身性疾病须予以治疗；增强劳动保护，尽可能远离职业性致病因子；养成良好的卫生习惯，尽量避免接触致敏原，戒除不良生活嗜好（如吸烟喝酒）。

（二）发声休息

发声休息可减少声带的摩擦，耳语发声不能减少声带的摩擦，绝对休息不语最好。早期结节性喉炎通过适当的声带休息，常可变小甚至消失，对于较大的结节，其声音也可得到改善。

（三）药物治疗

采取合适的治疗方式，合理利用药物治疗慢性喉炎，均可起到较好的治疗效果。声带局部注射倍他米松治疗慢性肥厚性喉炎能起到较好的疗效。将糖皮质激素或抗生素通过喉腔滴药或超声雾化器吸入，可使药物在喉部浓度和深度方面得到提升，如用 5 mg 地塞米松和 4～8 U 庆大霉素；可应用轻微刺激腺体分泌的维生素类或含服喉片治疗萎缩性喉炎。有胃食管反流者可用抗胃酸药物，如氢氧化铝、碳酸氨纳，离子泵抑制剂，及杀幽门螺杆菌药物，保护胃黏膜、促进溃疡愈合。

（四）物理疗法

直流电离子导入疗法是经汗腺，将药物离子通过直流电导入体内，不仅发挥了药物的不同作用，还具有直流电本身的神经调节功效。微波治疗是一种高频电磁波，通过辐射产热，使血管扩张，组织和微血管的通透性升高，促进炎症产物的吸收和组织的修复，对于喉部急性炎症效果较好。超短波疗法则是通过温热效应使慢性炎症消散、吸收。等幅中频正弦波电疗法能促进局部血液循环与淋巴回流，具有消炎、消肿作用，国内常用频率为 2 kHz。氦-氖激光疗法作用于局部，可促进组织修复，加快损伤愈合，主要用于慢性咽炎、喉炎和声带小结、声带息肉等良性病变。

（五）手术治疗

增生性喉炎及结节性喉炎可在电子喉镜、纤维喉镜、支撑喉镜下切除或错取肥厚部分黏膜组织，或行电离子气化，CO_2 激光、YAG 激光、氩激光，低温等离子射频消融、微波热凝等。

（六）嗓音治疗

对于功能性嗓音疾病和部分器质性病变，通过科学、系统的发声矫正训练，纠正不正确的发声习惯及方法，可以起到控制诱因或消除病因的目的。嗓音训练包括呼吸训练、共鸣训练和发声训练。除针对呼吸、声带、共鸣等参与发音的重要器官外，还会配合针对肌肉骨骼系统的治疗，包括运动听觉感知、体位与全身松弛训练、推拿按摩疗法。

三、中医临床思维

（一）中医病名及病因病机特征

慢性喉炎中医称“慢喉喑”，又有“久喑”“久无音”“久嗽声哑”“久病失音”之称，是指喉部黏膜的慢性非特异性炎症，以长期声音嘶哑、喉部干燥不适为主要表现，是耳鼻咽喉科的常见病、多发病，较难治疗。中医学认为，慢喉喑多由肺、脾、肾虚损而致。因声音出于肺而根于肾，肺主气，脾为气之源，肾为气之根；肾精充沛，肺脾气旺，则声音清亮，反之肺脾肾虚损，则有声喑之证。慢喉喑亦有虚实之分，实证者多由痰热犯肺，瘀滞喉窍，声门开合不利而致，即所谓“金实不鸣”；虚证者多因脏腑虚损，喉窍失养，声户开合不利而致，即所谓“金破不鸣”。

（二）辨病辨证及治疗特征

慢性喉炎临床辨证以肺肾阴虚为多，或肺脾气虚，或气滞血瘀痰凝，常见虚实兼杂。治疗上以养阴为主，兼以益气开音，或兼行气、活血、祛痰、清热等法。历代医家对本病的治疗着重于全身辨证论治，根据本病的病因病机，多从肺阴虚，肾阴虚及气虚等方面进行辨证论治。现代学者通过临床实践，从肺肾阴虚、气滞血瘀、肺脾气虚、痰热蕴结等方面进行辨证及治疗，有些学者则着力于探索固定专方及中成药对本病的治疗应用。

1. 从肺肾阴虚论治：《素问·宣明五气篇》中提出邪气搏于阴，阴气受伤，则发为音哑，后世医家对此病亦常以阴虚诊治。而现代医家通过临床家实践，又对阴虚致喑的辨证论治进行进一步的总结完善。

2. 从血瘀痰阻论治：中医素有“久病必瘀”和“顽痰怪病”之说，而本病多病程缠绵，病因病机复杂，故许多医家主张从痰瘀论治本病，或在原主方基础上加入化痰祛瘀的药物，亦取得较好疗效。

3. 从肺脾气虚论治：《景岳全书》提出："声由气而发，肺病则夺气 "，"败中气而喘促为喑者，脾之病也"。近代的中医综合性文献亦以肺脾气虚为慢性喉炎常见证型之一。近年许多医家对慢性喉炎从肺脾气虚论治，临床收得良好效果。

4. 以虚实并重论治：现代医家在慢性喉炎的临床辨证分型治疗上各有特点，但对其病因病机看法基本一致。认为本病多由肺脾肾脏虚损所致，亦由病久气滞血瘀痰凝，或痰热蕴结致声门开合不利引起，病性常见本虚标实。故近年来许多医家重视以虚实并重、标本兼治的方法治疗本病，收到较好疗效。

（三）药物选择

数据挖掘表明，慢性喉炎方剂中药物使用频次为甘草、郁金、桔梗、鳖甲、猫爪草、茯苓、僵蚕、人参叶、陈皮、胖大海、咸竹峰、黄芩、法半夏、鸡内金、玄参、党参、浙贝母、赤芍、诃子、板栗壳、太子参、橘红、木蝴蝶、柴胡等等。

四、名医经验

（一）干祖望经验

干祖望认为气滞血瘀痰凝是本病最常见的病因病机，声带充血、室带增生肥厚符合这一论述。可见于喉科疾病发生后尚有余邪未得清解，邪气客居于喉部，致气滞血瘀痰凝，咽喉脉络被遏；多言损气，疾呼伤神，气损即滞，气滞后一方面可以生痰，终至痰气相凝，另一方面因气以帅血、血以气行之故，气滞则血瘀；过度发音，耗气伤阴，亦致气滞血瘀痰凝，喉咙脉络受损，均可致声带肿胀不消，或形成小结、息肉，妨碍发音而为喑。

干祖望认为，现代中医耳鼻喉科比古代先进之处，首先在于检查技术上的发展，可以"喉镜犀烛"，观察声带。慢性喉炎在喉部检查，表现为声带水肿、肥厚、边缘突起小结，或室带肥厚、超越，这是由于正气与邪毒搏结于声门，脉络不利，气滞血瘀，水津不行，聚而成痰，痰瘀互结而致；或因肺气不利，久而声门气血瘀滞所致。有鉴于此，干祖望通过自己的临床经验，结合历代文献研究成果，提出了著名的"声带属肝学说"和"室带属脾学说"，为嗓音病的诊疗开辟了新思路。"声带属肝"其理由有二：一者在形态上，声带色白坚韧如筋膜，而肝主身之筋膜；二者在生理功能上，肝主调节人体一身气机，而声带的开合运动正是肝调节喉气的一种形式。反映在临床上，肝血充足，筋膜得养，声带活动有度，发音能高能低。若肝血不足，血不养筋，可致声带运动受限，出现音嘎，若肝郁气滞血瘀，可致声带肿胀暗红；息赘增生。室带为肉，脾主肉，眼具五轮，喉有五属，其中，脾为音声之本，室带得脾之气血滋养而能活跃。室带主人之音域，音域属足太阴，蠡宽狭以量脾之充羸，所以脾气健旺与否可观察室带而知。而肝藏血，脾生痰，痰瘀交杂，合而为病。这些患者病程虽长，但全身脏腑之气血并不虚弱，其证候以实证为主，治疗宜以活血祛瘀为主，化痰散结为辅。在多年临床经验的积累基础上，干祖望摸索出一首行之有效的方剂，验之临床，效若桴鼓，称作"干祖望喉炎方"，组成有：三棱、莪术、穿山甲、土鳖虫、蝉蜕、鳖甲、昆布、海藻、桃仁、红花、落得打。偏于气滞者，加九香虫、枳壳；偏于血瘀者，加五灵脂、王不留行、泽兰；偏于顽痰者，加贝母粉、海蛤壳、莱菔子；嘶哑严重者，加射干、木蝴蝶；声带充血红艳者，加白茅根、蒲公英。方中三棱、莪术、穿山甲破血逐瘀；桃仁、红花、土鳖虫活血通经；昆布、海藻、鳖甲软坚散结；蝉蜕利咽开音。落得打有活血消肿止痛、清热解毒之功，干祖望认为这是具有化瘀清热作用的咽喉要药。

（二）王德鉴经验

王德鉴认为慢性喉病属"虚火喉痹""慢喉瘖"等范畴。王德鉴认为与此病相关脏腑为肺、肾、脾、肝等，其病理变化以肺阴虚、肾阴虚、气滞血淤痰凝、阳气虚为多见。治法方药为：①滋养肺肾，降火清音。方药如百合固金汤、麦味地黄丸等；②补益肺脾，升清降浊。方药如补中益气汤、参苓白术散等；③行气活血，祛痰散结。方药如桃红四物汤、二陈汤等。①肺阴虚症见咽部干焮，微痛微痒，干咳无痰或少痰，舌干燥，舌红，脉细。检查：咽部及喉核潮红，或声带微红。治宜养阴清肺，润燥生津。王德鉴常用下方加减：沙参、麦冬、百合、石斛、芦根、玄参、知母、北杏仁。若语怯、神疲是为气阴不足，宜加党参或太子参补气健脾；若咽喉较痛、口干苦为兼有肺热，宜加黄芩、甘草清热缓急利咽；喉底滤泡多或声带增厚，选加桔梗、郁金、香附散结开郁，声音嘶哑选加蝉蜕、千层纸开音利咽。②肾阴虚症见咽喉干焮疼痛，一般较肺阴虚为甚，且常午后加剧。常伴有腰膝酸软、五心烦热、眼花耳鸣、颧红唇赤，舌红嫩、少苔，脉细数。检查：咽或喉核潮红，或声带淡红，局部黏膜常较干燥光亮或有痂皮附着。治宜滋阴降火，清利咽喉。王德鉴常用下方加减：山茱萸、女贞子、枸杞子、芡实、泽泻、牡丹皮、怀牛膝、麦冬。如咽痒咳嗽加百部、北杏仁、紫菀止咳润肺化痰；痰多加川贝母、栝蒌实，咽喉疼痛加生地黄、野菊花清热滋阴，气短懒言、神疲乏力酌加党参、茯苓补气健脾，胃纳欠佳加砂仁、麦芽；如兼血虚之证加首乌、黄精。③气滞血瘀痰凝症见声嘶较重，讲话费力或咽喉不适、异物感较明显，舌黯滞，脉涩或弦滑。检查：喉核或喉底暗红，声带色泽亦暗红，常有小结或息肉，或有黏痰附于其上。亦有咽异物感为主要症状，检查咽喉无异常，或虽有变异而甚轻微者。其症轻重常与七情有关，常兼有胸胁胀满、纳呆等。治宜行气解郁，活血化痰。王德鉴自拟利咽汤治疗常获良效。药用：法半夏、厚朴、茯苓、紫苏叶、浮小麦、大枣、赤芍、甘草。如痰多难咯，舌苔黄厚为有热痰，宜加栝篓、贝母、天竺黄；情志抑郁、胸胁胀满明显者，宜选加白芍、郁金、柴胡、香附；失眠多梦宜加酸枣仁、五味子、珍珠母。④阳气虚症见咽喉微痛，哽哽不适，或干焮不思饮，饮则喜热汤，或声嘶日久，劳则加甚，语言低微，并可见少气懒言，倦怠乏力，纳呆便溏，舌胖、苔白，脉弱等肺脾气虚症状；或见溺长便溏，腰膝瘫软，手足不温，耳鸣眼花等肾阳气虚症状。检查：咽喉微红不肿，或声带松弛无力，声门闭合不良。肺脾气虚治宜补益肺脾、开音利咽，方用补中益气汤加减。如属肾阳气虚，治宜温肾扶阳，引火归元，用金匮肾气丸加减。王德鉴常用下方加减：补骨脂、淫羊藿、熟附片、白芍、牡丹皮、茯苓、北杏仁、熟地黄。如痰多咳嗽加法半夏、橘红温化寒痰；气短懒言加北芪、党参补脾益气；失眠多梦加五味子、酸枣仁滋阴安神；声门闭合不全为气虚鼓动声门乏力，重加北芪及加蝉蜕开音。

（三）张赞臣经验

张赞臣从 4 个方面论治本病：①水湿内停，三仁汤或参苓白术散加减；②气滞血瘀，会厌逐瘀汤加味；③肝气郁结，逍遥散加减；④元气不足，补中益气汤加减；⑤阴津亏损，增液汤加味。

（四）郭裕经验

郭裕从慢喉喑患者声带充血、室带肥厚增生等病理改变认为，喑哑最常见的病因病机是气滞血瘀痰凝。针对这一病因病机，郭裕自创夏枯草开音合剂来治疗慢喉喑，其药物组成为：三棱、莪术、桃仁、红花、葛根、山楂、半夏、陈皮、茯苓、桔梗、夏枯草、海蛤壳、威灵仙、胖大海。方中君药三棱、莪术、桃仁、红花、山楂活血化瘀；臣药夏枯草、半夏、陈皮、茯苓祛痰消肿；佐以海蛤壳、威灵仙软坚散结；胖大海、桔梗、葛根利咽开音，引药上行为使，全方共奏活血化瘀、祛痰消肿、软坚散结、利咽开音之功。

（五）张雪英经验

张雪英认为慢性喉炎多因素体虚脱、久病不愈及劳倦过度，加之外邪入侵，导致肺肾两亏，肺气不宣、肺热内蕴，继而虚火上炎，扰乱喉咙，日久可伤及喉咙脉络，导致喉咙气滞血瘀、脉络闭阻、声户开合不利，继而发病。本病病位在肺，病机为肺气失宣、窍闭失音及咽喉不利等，故当治以滋肾阴补肺、生津润燥、清热解毒、利咽开音之法。金嗓开音方中熟地黄、山茱萸、石斛滋补肺肾，濡润声门；金银花善清热解毒，配以蝉蜕、连翘等可疏风除热、利咽开音。

（六）陈海经验

陈海认为慢性喉炎的发病机制是内外因的共同作用，造成声带长期充血，局部组织间隙水肿、缺氧，进而纤维变性，黏膜增厚，或形成结节。慢性喉炎各基本中医证型中，气滞血瘀证出现的频率最高。应用行气活血、化痰开音之会厌逐瘀汤口服以及喉宁雾化剂雾化吸入以改善微循环，消除充血肿胀，遏制喉炎发展。会厌逐瘀汤基本方：柴胡、枳壳、桔梗、玄参、桃仁、红花、赤芍、生地黄、当归、甘草。加减方药：咽干明显者加麦冬、北沙参，若咽痛加射干、僵蚕，若痰多加贝母、法半夏及陈皮，气短乏力加党参或黄芪。会厌逐瘀汤基本方中：红花、桃仁有活血化瘀之功，近期研究证明具有明显扩张血管及改善微循环作用，可促进炎症的吸收；当归具活血之效，佐助红花、桃仁增强疗效，并具有调节免疫的作用；柴胡、枳壳一升一降，善通利咽喉之气，桔梗祛痰、利咽，对于声音嘶哑及咽喉不适有较好疗效，现代药理学亦认为其有增强机体免疫调节作用；玄参可滋阴凉血，利咽解毒，目前有研究认为其具有一定的抗炎作用，有助于消除喉部炎症；赤芍、生地黄清热凉血，散瘀消肿，甘草调和诸药，并具有类固醇作用，同时，与赤芍、生地黄同用，共奏化瘀利喉之功，3 药相伍，可显著增强抗炎作用。同时，联合嗓音训练以规范发声行为、保护声带功能，旨在促进慢性喉炎之康复、巩固疗效和改善嗓音质量，并有效预防疾病的复发。

（七）李凡成经验

李凡成主张慢喉喑应以整体辨证为主，辅以脏腑辨证为纲。在整体辨证时，应重在辨脏腑虚实；局部病理变化多作为兼证对待，在整体证候不明显时，可将局部病理变化作为主证，此时重在辨痰湿血瘀。整体辨证：①肺肾阴虚：虚火上灼喉部，可以滋养肺肾，利咽清音为主，方用百合固金汤加减；②脾肺气虚：气虚则声户运动无力，功能失司，可升清开音，以补中益气汤加减；③脏腑郁热：主要是肺胃或肝胆郁热，熏蒸咽喉，可从清解郁热，养阴利喉立法，可予清金利咽汤或丹栀逍遥散加减；④痰瘀凝结：宜健脾渗湿，除痰散结，以六君子汤加减；⑤气滞血瘀：可予会厌逐瘀汤加减以活血化瘀，利喉开音。局部辨证：①喉黏膜慢性充血：黏膜多色黯红，见于阴虚证、郁热证，则与主证一致，自当清热，若见于气虚证时，应以补气为主，略兼清热；②声带与喉黏膜肥厚：见于血瘀或痰凝证；③声带小结与息肉：其色泽多呈白色，故可从痰浊凝结辨治。若为暗红色，可兼血瘀，声带小结若新病，其色淡白如水肿状，小粒不坚，当兼宣降肺气；声带息肉若基底较广，呈水肿状，应兼利水渗湿；④喉肌弱证：多属气虚，表现为声带色淡，松弛无力，张力不足，治当补气为主，久病亦可益气活血。

（八）邱则仁经验

邱则仁认为该病本虚标实为据，分为肝郁脾虚型、肺脾气虚型、气滞血瘀痰凝型、肺肾阴虚型等证型，遣方则综合《医学正传》之陈夏六君汤、《伤寒论》之桔梗汤，《太平惠民和剂局方》之二陈汤、四物汤、逍遥散及《喉科秘旨》之六味汤等古方分而治之，经临床验证，疗效甚佳。

五、名方推荐

（一）金嗓开音丸

桑叶、蝉蜕、金银花各 15 g，菊花、杏仁、前胡各 12 g，胖大海 10 g，连翘 9 g。功效：清热解毒，疏风利咽。主治：风热毒邪引起的咽喉肿痛，声音嘶哑，急性、亚急性咽炎、喉炎。用法：每日 1 剂，水煎，早晚分服。

（二）黄氏响声丸

薄荷、贝母、胖大海、川芎、桔梗各 15 g，连翘 12 g，蝉蜕、诃子肉、儿茶各 10 g，甘草 6 g，薄荷脑、酒大黄各 3 g。功效：利咽开音，清热化痰，消肿止痛。主治：风热外束、痰热内盛所致的急、慢性喉炎，急、慢性喉类及声带小结、声带息肉。用法：每日 1 剂，水煎，早晚分服。

（三）复方麦冬丸

麦冬、黄芪各 30 g，玄参 15 g，黄芩、贝母各 12 g，甘草 6 g。功效：清热解毒，滋阴养肺，健脾利湿。主治：急慢性喉炎。用法：每日 1 剂，水煎，早晚分服。

（四）增损千金麦冬汤

麦冬、竹茹、桔梗、桑白皮、生姜、山豆根各 15 g，半夏、紫菀、五味子、甘草各 10 g，麻黄 5 g，金银花 20 g。功效：滋养肺肾、降火利喉开音。主治：慢性喉炎证属肺肾阴虚，虚火内盛者。用法：每日 1 剂，水煎，早晚分服。

（五）活血开音汤

红花5 g，赤芍、桔梗、当归尾各6 g，落得打、天竺黄、僵蚕各9 g，川芎、甘草各3 g。功效：活血化瘀，清热化痰。主治：慢性肥厚性喉炎。用法：每日1剂，水煎，早晚分服。

（六）益气开音汤

炙黄芪15 g，太子参、炒白术、炒白芍各12 g，云茯苓、炒山药、广陈皮、当归各10 g，柴胡、桔梗、诃子肉各6 g，甘草3 g。功效：补益肺脾，益气开音。主治：慢喉喑之肺脾气虚，无力鼓动声门者。用法：每日1剂，水煎，早晚分服。加减：若咽干不适，加天花粉10 g、南沙参10 g；若嗳气反酸，加黄连3 g、吴茱萸2 g；若声带肿胀，加白芷6 g。

（七）健脾化痰汤

炙黄芪15 g，潞党参、炒白术各12 g，云茯苓、广陈皮、姜半夏、贝母各10 g，白芷6 g。功效：健脾化痰，利咽开音。主治：慢喉喑之证属脾虚痰阻者。用法：每日1剂，水煎，早晚分服。加减：若胸闷不舒，加枳壳6 g；若咽干明显，加天花粉10 g、芦根15 g；若咽痛不适，加桔梗6 g、甘草3 g。

（八）干祖望喉炎方

三棱、莪术、穿山甲各10 g，土鳖虫、蝉蜕、鳖甲、昆布、海藻各9 g，桃仁、红花、落得打各6 g。功效：破血逐瘀，软坚散结，清热解毒。主治：慢性喉炎之证属气滞血瘀痰凝者。用法：每日1剂，水煎，早晚分服。加减：偏于气滞者，加九香虫、枳壳；偏于血瘀者，加五灵脂、王不留行、泽兰；偏于顽痰者，加贝母粉、海蛤壳、莱菔子；嘶哑严重者，加射干、木蝴蝶；声带充血红艳者，加白茅根、蒲公英。

（九）夏枯草开音方

三棱、莪术、桃仁、山楂、半夏、陈皮、茯苓、夏枯草、威灵仙、胖大海各15 g，红花9 g，葛根30 g，桔梗12 g，海蛤壳10 g。功效：活血化瘀、祛痰消肿、软坚散结。主治：痰瘀互结型慢喉喑。用法：每日1剂，水煎，早晚分服。

（十）金嗓开音方

熟地黄、山茱萸、石斛各10 g，金银花20 g，蝉蜕、连翘、前胡、藏青果、苦杏仁（去皮）、胖大海、山慈菇各9 g，木蝴蝶15 g，桔梗12 g。功效：滋肾阴补肺、生津润燥、清热解毒、利咽开音。主治：阴虚慢性喑。用法：每日1剂，水煎，早晚分服。加减：咽干甚者，加用白茅根及天花粉各10 g；胃部嘈杂及便溏者，加用山药15 g，白术10 g。

第十节　慢性鼻炎

慢性鼻-鼻窦炎（chronic rhinosinusitis，CRS）是指鼻窦与鼻腔黏膜的慢性炎症，病程超过12周。慢性鼻-鼻窦炎临床可以分为两型：①慢性鼻-鼻窦炎不伴鼻息肉（chronic rhinosinusitis without nasal polyps，RSsNP）；②慢性鼻-鼻窦炎伴有鼻息肉（chronic rhinosinusitis with nasal polyps，CRSwNP）。有研究表明，在中国约8%的人患有本病，总计约1.07亿。

一、诊断标准

（一）症状

主要症状：鼻塞，黏性或黏脓性鼻涕。次要症状：头面部胀痛，嗅觉减退或丧失。诊断时以上述两种或两种以上相关症状为依据，其中主要症状中的鼻塞、黏性或黏脓性鼻涕必具其一。

（二）检查

鼻内镜检查：来源于中鼻道、嗅裂的黏性或黏脓性分泌物，鼻黏膜充血、水肿或有息肉。影像学检查：鼻窦CT扫描显示窦口鼻道复合体和（或）鼻窦黏膜炎性病变。

诊断时依据临床症状、鼻内镜检查和（或）鼻窦CT扫描结果进行。对儿童慢性鼻-鼻窦炎诊断时应严格掌握 CT 扫描的指征。

（三）病情评估

对患者病情作整体评估的主要目的是查找病因和诱发因素、判断病变类型、范围及严重程度，据此选择恰当的治疗方式，以及对治疗效果和预后进行评估。这类评估方法比较多，有些也比较复杂，临床上可结合评估目的和实际情况采取必要的方法。

1. 主观病情评估：采用视觉模拟量表（visual analogue scale，VAS）。按照 VAS 评分将病情分为（表 17－1）：轻度 0～3；中度 3～7；重度 7～10。若 VAS>5，则表示患者的生活质量受到影响。也可采用鼻腔鼻窦结局测试- 20（sino-nasal outcome test-20，SNOT-20）量表。

2. 客观病情评估：常用方法有：①对鼻腔和鼻窦解剖学变异的评价。②对感染和变应性因素的评价。③对伴发疾病与慢性鼻-鼻窦炎相互关联的评价。④对病变范围的评价：是评估病情严重程度的一项重要内容，主要根据鼻窦 CT 扫描来评定，推荐使用 Lund-Mackay 评分法（表 17－2）。“海口标准”（1997）中的 CRSsNP（Ⅰ型）和 CRSwNP（Ⅱ型和Ⅲ型）也可以作为对慢性鼻-鼻窦炎分型和病变范围评定的一种方法。⑤鼻内镜检查量化评估，采用 Lund-Kennedy 评分法（表 17－3）。

表 17－2　鼻窦 Lund-Mackay 评估表

鼻窦系统	左侧	右侧
上颌窦		
前组筛窦		
后组筛窦		
蝶窦		
额窦		
窦口鼻道复合体		
每侧总分		

评分标准：①鼻窦：0＝无异常，1＝部分浑浊，2＝全部浑浊；②窦口鼻道复合体：0＝无阻塞，2＝阻塞；③每侧 0～12，总分 0～24

表 17－3　鼻内镜检查 Lund-Kennedy 评估表

特征	侧别	基线	3 个月	6 个月	1 年
息肉	左				
	右				
水肿	左				
	右				
鼻漏	左				
	右				
瘢痕	左				
	右				
结痂	左				
	右				
总分					

评分标准：①息肉：0＝无息肉，1＝息肉仅在中鼻道，2＝息肉超出中鼻道；②水肿：0＝无，1＝轻度，2＝严重；③鼻漏：0＝无，1＝清亮、稀薄鼻漏，2＝黏稠，脓性鼻漏；④瘢痕：0＝无，1＝轻，2＝重（仅用于手术疗效评定）；⑤结痂：0＝无，1＝轻，2＝重（仅用于手术疗效评定）；⑥每侧 0～10，总分 0～20

二、西医治疗

（一）抗炎药物

1. 糖皮质激素：

（1）鼻内糖皮质激素：具有抗炎、抗水肿作用，疗程不少于 12 周。

（2）全身糖皮质激素：主要用于 CRSwNP，尤其是严重、复发性鼻息肉患者，可以短期减量口服。需注意全身使用激素的禁忌证，密切观察用药过程中可能发生的不良反应。CRSsNP 不推荐使用。不推荐全身或鼻内注射糖皮质激素。

2. 大环内酯类药物：大环内酯类药物具有抗炎和免疫调节作用，主要用于 CRSsNP、常规药物治疗效果不佳、无嗜酸粒细胞增多、IgE 值正常、变应原检测阴性的非变应性慢性鼻-鼻窦炎患者。推荐小剂量（常规剂量的 1/2）长期口服，疗程不少于 12 周。

鼻内镜手术后不常规使用大环内酯类药物，如果术后 4 周以上的鼻黏膜仍持续性充血、肿胀并伴有脓性分泌物，也可以考虑使用。

（二）抗菌药物

慢性鼻-鼻窦炎伴急性感染时，可以根据细菌培养和药物敏感试验结果选择敏感的抗菌药物进行治疗，常规剂量下，疗程不超过 2 周。

（三）黏液溶解促排剂

可稀化鼻腔和鼻窦分泌物并改善鼻黏膜纤毛活性，有促进黏液排出和有助于鼻腔鼻窦生理功能恢复的作用，推荐使用。

（四）抗过敏药物

对伴有变应性鼻炎和（或）哮喘的患者可应用抗过敏药物，包括口服或鼻用抗组胺药、口服白三烯受体拮抗剂，疗程不少于 4 周。对于伴有哮喘的患者，首选口服白三烯受体拮抗剂。

（五）减充血剂

原则上不推荐使用。持续性严重鼻塞的患者可短期使用，疗程＜7 d。

（六）鼻腔冲洗

鼻腔冲洗是治疗慢性鼻-鼻窦炎的有效手段，也是鼻内镜手术后常用的辅助治疗方法。

（七）手术治疗

1. 手术适应证：慢性鼻-鼻窦炎有以下情况之一者可手术治疗：①影响窦口鼻道复合体或各鼻窦引流的明显解剖学异常；②影响窦口鼻道复合体或各鼻窦引流的鼻息肉；③经药物治疗症状改善不满意；④出现颅内、眶内等并发症。

对儿童慢性鼻-鼻窦炎手术适应证应严格限制，12 岁以下原则上不宜手术。

2. 围手术期处理：围手术期处理是以手术为中心，原则上应包括手术前 1～2 周至手术后 3～6 个月的一系列用药策略及处理原则。

（1）手术前期（7～14 d）：原则是减轻鼻腔和鼻窦黏膜炎性反应，控制全身相关疾病，为提高手术质量和安全性创造理想的条件。

（2）手术期：处理原则为合理、微创的鼻-鼻窦手术，主要包括结构修正、病变清除、引流通畅、黏膜保留等。例如采用可以减少术中出血的操作方式，手术完毕术腔尽量使用止血效果好、可吸收、生物相容性和保湿功能好、能促使上皮愈合的填塞材料。

（3）手术后处理：抗炎、加快术腔清洁、减少术腔粘连、减少术腔囊泡和息肉形成、保持窦口开放引流、加速黏膜上皮化。应针对不同的病变或手术后恢复状况进行个性化治疗。手术后用药原则与上述药物治疗的原则基本相同，综合药物治疗时间不少于 12 周。

手术后不宜频繁进行鼻内镜检查和对术腔进行外科干预。术后局部处理时间可限定为：术后 1～2 周内进行首次术腔清理，以清除陈旧性积血和分泌物为主，以后根据术腔恢复情况确定随访处理的间隔时间，每次处理的间隔时间一般不少于 2 周，持续 3～6 个月。

（八）难治性鼻-鼻窦炎的治疗

难治性鼻-鼻窦炎是指经过规范化的鼻内镜手术和综合治疗 3 个月以上，病情仍未得到有效控制，术腔持续存在感染和迁延性炎性反应，是临床诊疗中的难点。因其致病因素复杂，临床单一方法治疗难以取得满意疗效，建议在深入进行病因学分析的基础上，制订个性化的综合治疗方案。

三、中医临床思维

（一）中医病名及病因病机特征

本病属“鼻渊”范畴。关于鼻渊的病名，最早见于《黄帝内经》，如《素问·气厥论》云：“胆热移于脑，则辛頞鼻渊。鼻渊者，浊涕下不止也。”继《黄帝内经》之后，历代医家对本病的论述也较多，并根据《黄帝内经》对其病机、病位、症状特点的论述，还有“脑漏”“脑崩”“脑泻”“控脑砂”等相近病名，古代医家不断地完善鼻渊病因病机，初步提出鼻渊的病因为胆热。《本草纲目》认为：“鼻渊流浊涕，是脑受风热”，提出风热能袭脑致鼻渊。《医醇賸义》认为风、火、寒能致鼻渊。《寿世保元》提出鼻渊主要由脏腑不调，邪气郁鼻所致，治宜“热则清之，壅则散之，寒则温之，塞则通之可也。”《外科正宗》提到“鼻渊，总因风寒凝入脑户，与太阳湿热，交蒸乃成”，认为鼻渊的病因为风寒与湿热夹杂。除胆热、风热、风寒、湿浊等可引起鼻渊外，古代医家还认识到脏腑虚损亦能致鼻渊。如《诸病源候论·卷四十八》提出：“肺主气而通于鼻……若气虚受风冷，风冷客于头脑，即其气不和，令气停滞，搏于津液，脓涕结聚，即不闻香臭。”可见肺气虚寒亦能引起鼻渊。《秘传证治要诀及类方·卷十》：“有不因伤冷而涕多者，涕或黄或白，或时带血……，此由肾虚所生。”清代庆恕撰《医学摘粹·杂证要诀·七窍病类》：“如中气不运……而浊涕时下者，此即鼻渊之谓也，……土湿胃逆，浊气填塞于上，肺是以无降路矣。”认为中气不足，湿浊上犯可致鼻渊。由此可看出，鼻渊的病变与五脏皆有关，但主要是在胆、肺、脾。首先，胆与鼻渊。胆脉布于脑后，其气上通于脑，而脑下通于頞，两頞之中为鼻，故胆和鼻之间通过脑联系。若肝胆失调，气郁于上而不能降，则易化火，胆火郁于脑，可灼伤津液，下犯鼻頞，导致浊涕不止的鼻渊；若胆火循经上犯，移热于脑，蕴结于鼻窍，则热炼津液而为浊涕漏下不止。其二，肺与鼻渊。肺主皮毛在窍为鼻，风热袭表伤肺，或风寒外袭，郁而化热，内伤于肺，肺失宣降，邪热循经上壅鼻窍而为病。其三，脾与鼻渊。鼻窍为清气出入之道，喜清恶浊，脾主升清，清阳得升则鼻窍通畅，若脾失运健，不能升清降浊，则阴浊内生，困聚鼻窍而为病。总的来说，本病的病机特征，不外乎虚实两端，其病理性质可虚可实，亦可虚实夹杂，易致病程缠绵难愈。

（二）辨病辨证及治疗特征

刘蓬主编的《中医耳鼻喉科学》将鼻渊分为肺经风热、胆腑郁热、脾胃湿热、肺气虚寒、脾虚湿困五型。其治疗原则以消除致病因素、中医辨证论治为主，以恢复鼻腔同期功能为目的。其中肺经风热型治以疏风清热，宣肺通窍，以银翘散为主方加减。胆郁热型治以清泄胆热，利湿通窍，以龙胆泻肝汤加减。脾胃湿热型治以清热利湿，化浊通窍，以甘露消毒丹加减。肺气虚寒型治以温补肺脏，散寒通窍，以温肺止流丹加减。脾虚湿困型治以健脾利湿，益气通窍，以参苓白术散加减。

（三）药物选择

鼻渊最重要的病机是湿热蕴结，其最重要的治法为清热利湿、化浊通窍；最常用的药物为辛夷、白芷、苍耳子；最常用的二联药物为黄芩-苍耳子、龙胆-辛夷、龙胆-苍耳子、栀子-辛夷、栀子-苍耳子、栀子-黄芩；三联药物为辛夷-白芷-苍耳子、苍耳子-鱼腥草-辛夷、辛夷-黄芩-苍耳子、苍耳子-龙胆-辛夷、白芷-黄芩-苍耳子；四联药物为白芷-苍耳子-鱼腥草-辛夷、辛夷-白芷-黄芩-苍耳子、白芷-苍耳子-龙胆-辛夷、苍耳子-鱼腥草-黄芩-辛夷、苍耳子-黄芩-龙胆-辛夷、苍耳子-黄芩-栀子-辛夷。

四、名医经验

（一）干祖望经验

干祖望在临床中注重整体，结合局部、强调辨证，抓住特点进行治疗，总结出治疗慢性鼻炎的6个证型：①肺怯金寒、鼻失温养，则温肺通窍：肺气虚弱则不能宣发卫气输精于肌表，往往易于受邪，而鼻为肺窍，故出现鼻塞不通，或交替性鼻塞、鼻涕清稀、鼻黏膜及下鼻甲肿胀色泽淡红。全身症状可有怕冷、平素易感冒、舌苔薄白、脉细等肺气虚寒、寒邪凝聚之证。干祖望常以党参、黄芪、白术、茯苓、炙甘草温补肺气，防风、桂枝、细辛温肺祛寒，桔梗、路路通、菖蒲宣通鼻窍。若气虚明显者，加紫河车。②脾虚不健、痰湿泛鼻，则健脾通窍：脾失健运，聚湿成痰，痰湿泛鼻，以致鼻腔肌膜肿胀，鼻甲肿大充盈鼻腔而鼻塞不通、鼻涕白黏量多。全身症状可有头昏头重、体倦乏力、大便软或溏、舌淡苔薄白腻、脉缓等脾虚湿困之证。干祖望常以党参、白术、茯苓、山药、白扁豆、炙甘草健脾益气，陈皮、法半夏利气化痰，藿香、菖蒲芳香通窍，因中虚多寒，用荜茇温中祛寒、且能通利鼻窍，桔梗引药上行，使诸药性能抵达鼻窍。③清阳失举、浊积鼻窍，则升清通窍：鼻居面中，为阳中之阳，是清阳交会之处，故又属"清窍"，若脾阳不振、升清失常，则浊邪郁积鼻窍不降、出现鼻塞不通、浊涕较多、嗅觉减退、鼻黏膜充血，鼻甲肿胀，鼻腔见黄白色分泌物潴积。全身可有头昏体倦、食欲不振、舌苔薄黄而腻、脉濡等浊邪上蒙之证。干祖望常以升麻、葛根升举清阳之气，太子参、白术、茯苓健脾助运，藿香、佩兰、辛夷、苍耳子、菖蒲芳香化浊，鸭跖草清化湿浊，桔梗引药上行，且能宣通清窍。④瘀血阻滞、鼻窍不利，则活血化瘀：心主血脉，若心气虚、气不帅血，瘀血阻滞鼻窍而鼻塞不通。但邪滞鼻窍所致气血瘀滞，也可鼻塞不通、鼻甲肥大，但运动后鼻通气改善。虚证者鼻黏膜淡红，实证者鼻黏膜充血。干祖望常以桃仁、红花、当归尾、益母草、乳香活血化瘀，辛夷、白芷、菖蒲、路路通、桔梗祛邪通塞，乌药、陈皮顺气破滞。若气虚者，加党参、黄芪。⑤肺气壅滞、气壅逆鼻，则宣泄肺气：肺气失于宣泄，则壅滞上逆鼻窍，出现鼻塞气热、张口呼吸、黄脓涕多，涕擤出后则鼻塞改善，鼻甲肥大，黏膜充血，鼻腔有脓液潴积。全身症状可有咳嗽、胸闷、口干喜饮、大便干等肺失宣降之证。干祖望常以桑叶、桑白皮、黄芩、马兜铃宣泄壅塞之肺气。栀子、天竺黄、鱼腥草、桔梗、芦根清肺排脓涕，辛夷、路路通以通鼻窍。⑥气滞挟风、清窍闭塞，则顺气破滞：风邪郁鼻，气机失畅，气滞则脉络不通，出现鼻塞不通、两耳憋气、头昏头胀、鼻甲肿大、黏膜充血、鼓膜内陷。全身症状可有胸闷不畅、舌苔薄、脉弦等气失畅通之证。干祖望常以广木香、乌药、青皮、枳壳顺气破滞，蝉蜕、羌活、僵蚕祛风通络，防己、菖蒲、路路通通利鼻窍。

（二）熊大经经验

熊大经认为本病病机主要在于2个方面：其一，病邪留滞、清窍闭塞。急性鼻窦炎治疗不当或失治，残邪袭肺，导致慢性鼻窦炎。不论病之新旧，不离一个"邪"字。熊大经强调邪毒留滞则浊涕内生，浊涕生则壅塞鼻窍，鼻窍不通则妨碍鼻的正常生理功能。而其中"热邪、湿邪"为其主要之邪，而其中以肝胆湿热为主，慢性鼻-鼻窦炎的发病机制中外毒入侵占有举足轻重的地位。其二，正气不足，鼻塞伤脾。熊大经认为急慢性鼻窦炎都存在着正气的亏虚，只是在亏虚的程度、主次上不尽相同。根据以上理论，熊大经提出慢性鼻窦炎总的治疗方法：宣肺、通窍、益气、排脓。这几个方面不能截然分开，且必须注意寒热。在组方用药上，熊大经从4个方面考虑：①清热宣肺、驱寒宣肺：鼻为肺之窍。鼻之病常从肺论治，根据辨证予以清热宣肺（牛蒡子、薄荷、桑叶等），驱寒宣肺（麻黄、荆芥、紫苏等）。②通鼻窍，通玄府，清利头目：鼻为呼吸之气出入之门户，鼻以通为利，故芳香通窍的药尤为重要。在通鼻窍的同时不忘宣通玄府，实际上两者不能明确分开，如白芷、细辛、牛蒡子（治疗慢性鼻病的要药）既可以通窍也可以通玄府。清利头目之药，如薄荷、蝉蜕、菊花等可缓解慢性鼻窦炎之伴随症状。③补益正气，行气健脾：如炒白术、党参、黄芪等，在使用补益药物时常加入行气药，一则使全方补而不腻，二则助他药祛痰排脓。④祛痰排脓、清热排脓、利湿排脓等：根据辨证予以桔梗（祛痰助排脓）、黄芩（清热助排脓）、藿香（化湿助排脓）、茯苓（利湿助排脓）等。一般来说对于一个慢性鼻窦炎患者，熊大经在组方时都会用到这几个方面的药物，但应“辨证施治”，对于不同的患者，由于病症侧重点不同，其用药亦有差别。

（三）裴正学经验

裴正学认为本病的病因可归纳如下：外因主究之于六淫之邪侵袭，外邪侵袭往往耗伤肺卫之气致使肺气虚弱，因而邪毒留滞鼻窍而发为本病。内因则多责之于肺、脾、肾三脏功能失调。肺为鼻窍，脾主后天，“肺为主气之枢，脾为生气之源”，肺气虚常累及脾（子病犯母）则长久导致肺脾两虚之证；肺司呼吸，肾主纳气，因此，肺气久虚，肃降失司与肾气不足，摄纳无权往往相互影响，则可认为慢性鼻炎表现在肺，然而其根本却在脾肾。针对本病的病因病机特点，裴正学创立麻黄桂枝合剂，其组方思路源于当前慢性鼻炎的致病特点，其组方既包括源自《伤寒论》麻黄汤和桂枝汤经典方剂，同时又以《摄生众妙方》中的荆防败毒散等时方中相关药物进行加减。裴正学认为，当下风寒多与风热伴行，治寒不外乎麻黄，治风不外乎桂枝，治热不外乎石膏。方中麻黄、桂枝相须为用，此为辛温发汗之精当配伍，又以麻黄、杏仁相伍，宣中有降，适合肺之特性，同时方中辛夷、苍耳子、白芷、细辛皆有辛散走窜之性，善开通鼻窍，使邪气有所出路，从而改善鼻腔通气功能；独活为少阴经引经药，白芷、羌活可散阳明经风寒、太阳经风寒，可改善患者头痛等不适症状。现代药理研究表明，辛夷中含有多种有效成分具有明显的抗过敏作用，白芷所含有的挥发油具有抗过敏作用，细辛具有良好的抗炎镇痛作用，苍耳子具有抗过敏、抗菌消炎的功效。

（四）丁春经验

丁春认为慢性鼻炎的患者既有体质虚弱的本虚，又有风寒、风热的外因，临证应根据鼻涕的量、色、质及兼症辨别风寒或风热，同时查看颌下淋巴结有无肿大，有无黑眼圈，是否有耳鸣，筛窦、额窦处有无压痛，以辨别是否合并筛窦炎、额窦炎。丁春认为治疗慢性鼻窦炎除了要宣通鼻窍外，还要查看颌下淋巴结是否已消，筛窦以及额窦是否还有压痛，再判断慢性鼻窦炎是否已愈，因为窦窍不通是慢性鼻窦炎反复发作的根本原因，在治疗上应突出以益气托毒为主，注重标本兼治。丁春对慢性鼻窦炎采取分期论治，发作期急则治标，稳定期缓则治本。其中发作期包括风寒、风热两证。风寒证可见晨起鼻塞，流清涕，量多，色白，颌下淋巴结肿大，治以益气托毒，发散风寒，常用风寒鼻渊方加减。风热证可见晨起鼻塞，流脓涕，量多，色黄，颌下淋巴结肿大，治以益气托毒，疏风散结，常用风热鼻渊方加减。稳定期上述鼻塞、流涕症状减轻或消失，仍需检查颌下淋巴结是否肿大，质地是否坚硬，治以软坚散结，疏肝养血，方用散结方。

（五）陈小宁经验

陈小宁认为，本病致病因素常为湿热和气虚两大类。湿热者，多为胆腑郁热，肺脾湿热，湿热循经上蒸；气虚者，责之肺脾气虚，运化失健，清阳不升。陈小宁抓住湿热和气虚这两个鼻渊的主要致病因素，认为其病理性质可需可实，亦可虚实夹杂，通过辨证论治从长期大量的门诊患者中，总结出化湿通窍方和益气升清方治疗鼻渊。湿热型鼻渊主要责之肺经、胆腑、脾胃，主要表现为：鼻塞、鼻流浊涕，黄稠或质黏，量多，头痛、头重，鼻腔有异味，嗅觉差或消失。偏于肺经者，可见发热恶寒，胸闷，咳嗽有痰，舌红苔微黄脉浮数；偏于胆腑郁热者，可见口苦，咽干，目眩，耳鸣耳聋，急躁易怒，舌红苔黄脉弦数；偏于脾胃者，可见体倦，脘胀闷，食欲不振，舌红苔黄腻脉滑数。治宜化湿祛浊，芳香通窍，选用化湿通窍方。气虚型鼻渊主要责之肺气和脾气虚弱，主要表现为：鼻塞涕白黏，量较多，无明显臭味，嗅觉欠。偏于肺气虚者，可见肢冷，气短乏力，遇风加重，舌淡红苔薄白脉细；偏于脾气虚者，可见面色萎黄，食少便溏，舌淡红苔白脉弱。以补肺健脾，益气升清为治法，选用益气升清方。

（六）陈天然经验

陈天然认为本病发病的原因可归纳为 2 点：一为正气虚弱，外邪入侵，伤风鼻塞反复发作，耗伤肺卫之气，致使肺气虚弱，邪毒留滞鼻窍而发为本病。二为脾失健运，化生湿浊，留滞鼻窍亦发此病。针对本病外邪入侵，肺脾气虚，鼻窍壅塞不通的病因病机特点，陈天然以《济生方》中的苍耳子散为基础加味组方，另外，陈天然组方亦结合现代临床药理研究理论，方中辛夷花具有明显的抗炎、抗过敏、抗组胺和乙酰胆碱的作用，同时还可舒张血管；苍耳子具有抗过敏、抗菌消炎的功效；白芷具有活血化瘀、镇痛、消炎的作用；细辛及其提取物可抗炎、镇痛。鼻衄者，加白茅根、仙鹤草等止血药物；口干者，加天花粉、芦根；兼咳嗽者，加枇杷叶、款冬花、贝母；咽痒者，加蝉蜕；头昏者，加防风、蔓荆子；鼻涕多且稠者，加鱼腥草、桑白皮；纳差者加厚朴、白豆蔻、陈皮。

（七）邹学熹经验

邹学熹认为本病外则多由风寒、风热之邪内郁，久而化热成毒，致热毒之邪循经上扰鼻窦，腐肉为“脓毒”；内则脏腑失和、热邪壅聚经络壅遏不通，气血瘀滞，久而化火成毒，致火毒之邪循经上移，凝滞于鼻窦而成“脓毒”；或直接吸入粉尘（粉尘及屋尘螨是慢性鼻-鼻窦炎患者常见的致敏原）、化学物质之毒腐蚀鼻窦而流脓浊涕。然不管本病由什么因素所致，最终确系鼻窦局部实质性改变，故治疗关键仍在“脓毒”二字上，当采用清热解毒，消痈排脓，通窍止痛的治疗方法。虽鼻窦炎慢性者病性兼夹虚证，但大多还是以实证为主，治疗不必考虑标本虚实，应集中药物重点攻邪，不必瞻前顾后，小剂轻投，宜放胆大剂泻之，切记不可一味扶正。只有待“脓毒”之邪渐清，鼻塞渐通，浊涕渐少之时，伍少量益气之品扶正与祛邪并施，庶无留邪之弊。邹学熹根据临床经验，善用辛夷花、苍耳子、金银花、紫花地丁、明天麻、全蝎、白芷、蝉脱、重楼、蔓荆子、薄荷、白菊花这12味药物组成邹学熹鼻渊方，用来治疗慢性鼻窦炎，再根据疾病的病情、病性、病势及转归等特点随证加减并调整药物。

（八）蔡福养经验

蔡福养认为，本病因于肺经郁热者当今之医家多有不识，故以虚、以寒、以瘀论治者尤多。因鼻为肺之外窍，肺气通于鼻，若邪毒袭鼻犯肺，或过嗜烟酒，则每致肺经蕴热不去，气热随肺气蒸蒸然熏鼻，则可致鼻塞久窒之疾作矣。其症鼻腔肌膜色红或暗红增厚，鼻甲肥大，鼻塞时通，迁延不愈，流涕色黄，嗅觉减退，咳嗽痰黄，舌尖红，苔薄黄等。治宜清泄肺热，宣郁导滞。蔡福养每以黄芩清肺饮（《外科正宗》黄芩、天花粉，连翘、葛根、防风、生地黄、赤芍、当归、川芎、红花、薄荷）加减。若肺热，邪毒壅滞，鼻塞甚者，加辛夷、通草、鹅不食草以清热通窍；若肺热盛，鼻气热，黄涕多，或便秘者，重用黄芩、天花粉，加桑白皮、枇杷叶、薏苡仁、大黄以清肺泄热。蔡福养认为，肺经蕴热如釜底之薪，薪火（蕴热）不去，则热势不断上蒸熏鼻，则现鼻塞，肌膜肿厚终无得愈矣。详审鼻膜色红，涕黄者，当首清肺热无妨矣。

五、名方推荐

（一）麻黄桂枝汤合方加减

麻黄、桂枝、杏仁、羌活、黄芩、独活各10 g，生石膏、黄芪各30 g，苍耳子、辛夷各9 g，白芷、甘草各6 g，细辛3 g，防风12 g。功效：宣肺通窍，调和营卫。主治：慢性鼻炎肺气虚弱，感受风寒证。用法：水煎，每日1剂，每日3次温服。加减：若患者嗅觉减退严重者，可加以丹参、通草、王不留行等；若头痛重者可加以藁本、刺蒺藜；咽干甚者加玄参、天花粉、生地黄等。

（二）麻黄汤合玉屏芎芷汤

麻黄、防风、黄芪、苍耳子、白芷、辛夷各15 g，桂枝、杏仁、炙甘草、川芎各10 g，白术20 g，山药30 g。功效：祛风散寒，通窍止痛。主治：慢性鼻炎风寒实证。用法：每日1剂，水煎，分3次服，生姜3片做引，并嘱药后覆被微汗出。加减：倘患者素体虚弱可加入鸡内金、麦芽以助运化，不伤脾胃，更可加大白术、黄芪等用量以补益气血。

（三）桂枝加黄芪汤合四君子汤

桂枝、生白芍、白术各15 g，生姜4片，大枣20枚，茯苓25 g，红参、炙甘草各10 g，黄芪35 g。功效：调和营卫，益气通窍。主治：慢性鼻炎肺气虚弱型。用法：每日1剂，水煎，分3次服。

（四）麻杏石甘汤合玉屏芎芷汤

麻黄15 g，杏仁20 g，石膏35 g，白术、黄芪各30 g，炙甘草、防风各10 g，川芎、白芷各12 g，冰片（另包）3 g。功效：疏风散热，益气通窍。主治：慢性鼻炎风热实证。用法：每日1剂，水煎，分 3 次服。

（五）益气升清方

黄芪、防风、白术、白芍、辛夷、川芎、太子参各 10 g，桂枝、白芷各 6 g，细辛、甘草各 3 g。功效：补肺健脾，益气升清。主治：慢性鼻炎气虚型。用法：水煎，每日 1 剂，分 2 次温服。加减：若兼有热象，可加黄芩以清热解表；若浊涕较多，可加鱼腥草、苍耳子排脓止痛。

（六）化湿通窍方

藿香、佩兰、黄芩、鱼腥草、夏枯草、辛夷、桔梗、天花粉、川芎、六一散（布包煎）各 10 g，白芷、陈皮各 6 g，芦根 30 g。功效：化湿祛浊，芳香通窍。主治：慢性鼻炎湿热型。用法：水煎，每日 1 剂，2 次温服。加减：若头痛较甚，加苍耳子、细辛通窍止痛，蔓荆子清利头目；若湿热重，可加黄连、大黄助泄热。

（七）散结方

三棱、莪术、制香附、柴胡、当归、白芍、玄参、贝母、姜半夏各 10 g，黄芪 20 g，夏枯草、生牡蛎各 30 g，海藻 15 g，炮山甲 6 g。功效：软坚散结，疏肝养血。主治：慢性鼻炎稳定期。用法：水煎，每日 1 剂，每日 2 次温服。加减：有黑眼圈和筛窦处压痛者，加蔓荆子 10 g；头痛伴额窦处压痛者，加白芷 10 g、川芎 10 g。

（八）风寒鼻渊方

黄芪 15 g，党参、白术、牛蒡子、苍耳子、贝母、天花粉、僵蚕、前胡各 10 g，紫苏叶、防风、羌活、杏仁、白芷、桔梗各 6 g，细辛、生甘草各 3 g。功效：益气托毒，发散风寒。主治：慢性鼻炎发作期风寒证。用法：水煎，每日 1 剂，分 2 次温服。

（九）风热鼻渊方

黄芪 15 g，党参、白术、黄芩、鱼腥草、牛蒡子、辛夷花、贝母、天花粉、僵蚕、前胡各 10 g，桑叶、杏仁、白芷、苍耳子、桔梗各 6 g，生甘草 3 g。功效：益气托毒，疏风散结。主治：慢性鼻炎发作期风热证。用法：水煎，每日 1 剂，分 2 次温服。

（十）疏散利鼻汤

生姜、紫苏叶各 6 g，川芎、白芷、防风、桔梗、葱白各 10 g。功效：疏风散寒，兼而利鼻。主治：慢性鼻炎风寒证。用法：汤药煎成后，可以用药液热气熏鼻 1～2 min，然后服下。服药后被覆取汗，并可用热毛巾敷鼻梁、前额、顶门等处。加减：若鼻塞明显可加辛夷 6 g；兼咳嗽加杏仁 10 g、前胡 6 g；痰多欲呕加橘皮、半夏各 10 g；头痛甚者加羌活 6 g。

（十一）清散畅鼻汤

薄荷（后下）3 g，葛根、豆豉、蔓荆子各 10 g，苍耳子 5 g，甘草 1.5 g。功效：散风清热，而兼畅鼻。主治：慢性鼻炎风热证。用法：汤药煎成后，可以用药液热气熏鼻 1～2 min，然后服下。加减：若头痛甚者加白蒺藜 10 g；发热不退加桑叶、菊花各 10 g；颊肿加板蓝根 15 g；咳嗽加杏仁 10 g，桔梗 6 g；消化不良加橘皮 6 g；鼻黏膜充血加黄芩 6 g；涕脓加七叶一枝花 10 g；流感流行期间加大青叶 12 g；夏月感受风暑加鲜藿香 10 g。

（十二）辛温燠鼻汤

辛夷、藁本、白芷、川芎各 10 g，细辛、檀香、鲜松针各 3 g。功效：温里驱寒，煖燠其鼻。主治：慢性鼻炎寒凝鼻窍证。用法：汤药煎成后，可以用药液热气熏鼻 1～2 min，然后服下，另用搐鼻散或肃窦散吸鼻。加减：若鼻塞甚，加苍耳子 6 g；消化不良加橘红 6 g，藿香 10 g；舌苔白厚加生姜 6 片；痰湿重滞加苍术 10 g；眩晕加天麻 10 g，荷蒂 5 枚；头痛甚加独活 6 g；有血瘀现象加当归须 10 g；见肾阳、督脉虚象者加鹿角片 10 g。若辛夷缺药，即以檀香为主，可再加菖蒲 6 g 为辅。

（十三）排脓清窦汤

桔梗、黄芩、天花粉、贝母、七叶一枝花各 10 g，金银花 12 g，苍耳子、甘草节各 6 g。此方亦可加金莲花 6 g 同用。功效：排脓解毒。主治：慢性鼻炎热毒聚鼻证。用法：汤药煎成后，可以用药液热气熏鼻 1～2 min，然后服下，另用迎香散或栀子散吸鼻。加减：若头痛加白芷 10 g；鼻窦积脓加败酱草 15 g；鼻堵不通加皂角刺 10 g，炮甲片 10 g；见血热现象者加当归尾 6 g，紫草 10 g；脓涕带血者加小蓟 10 g；胆热上移者可间服净丸（猪胆 4 个，藿香 150 g）。

（十四）清气理鼻汤

丝瓜藤 15 g，荷蒂 5 枚，金银花 6 g，龙井茶 1.5 g。功效：清气理鼻。主治：慢性鼻炎气失清肃。用法：汤药煎成后，可以用药液热气熏鼻 1～2 min，然后服下，另用清窍散吸鼻。加减：若头痛加菊花 10 g；气阻加橘络 10 g；慢性上颌窦炎黏膜增厚者加贝母 10 g；儿童患者可加甘草 1.5 g。

（十五）消肿宽鼻汤

芙蓉叶、浙贝母各 10 g，丝瓜叶 12 g，马勃、路路通、红花、菖蒲各 6 g，苍耳子 4.5 g。功效：消肿清肺，活血散结。主治：慢性鼻炎血凝气滞证。用法：汤药煎成后，可以用药液热气熏鼻 1～2 min，然后服下，此外可用利鼻散或鹅不食草研末吸鼻。加减：若痰多者加陈皮、半夏各 10 g；气滞胸闷加橘络 10g 或郁金 10 g；鼻甲肿大不消加山慈菇、土贝母各 10g 或薜荔、僵蚕各 10 g；中膈肥厚而无全身热象者加鹿角片 10g 以流畅督脉，若须增强和血作用，可加当归 10 g，畏苦者加甘草 4.5 g。

（十六）滋阴润鼻汤

天冬、麦冬、肥玉竹各 10 g，黑芝麻 20 g。功效：养阴生津，滋燥润鼻。主治：慢性鼻炎肺燥阴虚证。用法：汤药煎成后，可以用药液热气熏鼻 1～2 min，然后服下，此外可用芝麻油或滋润护鼻蜜涂鼻。单用天冬 10 g 代茶饮，或服二冬膏，或用黑芝麻拌糖作饮食疗法，都有一定效果。加减：若兼见肾阴虚象者加女贞子 6 g、干地黄 10 g；见肝阳上亢之象者加绿萼梅、菊花各 6 g；常有燥裂现象者加墨旱莲、仙鹤草各 10 g；萎缩性鼻炎加南沙参、黄精、生地黄各 10 g，川贝母、当归、冬虫夏草、肉苁蓉各 6 g。

（十七）御风健鼻汤

苍耳子、蝉蜕各 6 g，防风、白蒺藜、肥玉竹各 10 g，炙甘草 4.5 g，薏苡仁、百合各 12 g。功效：强卫御风，固表健鼻。主治：慢性鼻炎卫虚不御外风。用法：汤药煎成后，可以用药液热气熏鼻 1～2 min，然后服下，另用乙号清窍散吸鼻。加减：若气虚者加黄芪、白术各 10 g，亦可加党参、山药各 10 g；头痛加白芷 10 g；嚏时涕泪俱下且头额有紧束感者加蔓荆子 10 g；鼻痒加蝉蜕 3 g；见血瘀象加当归 10 g；见肾虚象加肉苁蓉 10 g；若顶门发冷畏风且腰脊酸者加鹿脊髓或鹿角片 10 g。

（十八）解毒拔疔汤

鲜菊叶 12 g，苍耳草、黄芩各 10 g，紫花地丁、七叶一枝花、金莲花各 6 g，甘草节 4.5 g。功效：清肺解毒，排脓拔疔。主治：慢性鼻炎热毒凝鼻。用法：汤药煎成后，可以用药液热气熏鼻 1～2 min，然后服下，另用芙蓉膏或鲜菊叶捣烂外敷。加减：若有发热加金银花、连翘各 12 g；肿重加蒲公英 12 g；毒势散漫加半枝莲 10 g；脓不易出加天花粉、贝母各 10 g；血热舌赤而兼便秘者加紫草 10 g，兼咳嗽气促者加桑叶、马兜铃各 10 g。

（十九）清火止衄汤

白茅根 15 g，黄芩炭、栀子炭、牡丹皮、赤芍、荷叶炭各 10 g，大蓟、小蓟各 6 g。功效：清肺泻火，凉血止衄。主治：慢性鼻炎肺火上炎证。用法：汤药煎成后，可以用药液热气熏鼻 1～2 min，然后服下，另用芝麻油调百草霜散外涂。加减：若肺火重、寸脉大加黄芩 6 g、桑叶 10 g；心火重、舌赤心烦、脉大数者加连翘、生地黄各 10 g；胃火重、脉洪大、舌赤苔黄口渴者加生石膏 30 g；便秘腹满、脉实、舌苔焦黄者加枳实、生大黄各 10 g；肝火重，脉弦、目赤、面部青筋突起者加龙胆 6 g、茜草 10 g；小便黄赤、苔腻黄者加车前子 6 g 或木通 4.5 g；由传染病高热引起者加贯众炭 10 g。

（二十）滋阴止衄汤

仙鹤草、血余炭、白芍、当归头、墨旱莲、藕节各 10 g，南沙参、北沙参各 6 g，干地黄 12 g。功效：益肾养血，滋阴止衄。主治：慢性鼻炎阴虚体弱证。用法：汤药煎成后，可以用药液热气熏鼻 1～2 min，然后服下，此外可用芝麻油调化腐生肌定痛散外涂鼻腔。因外伤所致者可用云南白药另服，血液病引起者，须依据具体情况辨证施治。加减：若气阴虚者加玉竹 10 g；血虚加阿胶 10 g；肺虚加天冬 10 g；胃阴虚口渴甚加石斛 10 g；肾阴虚而咽干、手足心热加玄参、地骨皮各 10 g；出血不止加三七末 1.5 g 或白及 10 g；阳浮于上而面现潮红者加牛膝 10 g 引热下行；消化不良加荠菜花 10 g；体虚肺虚、屡发屡愈者可另用猪鼻软骨与黏膜煮汤服。

第十一节　慢性鼻窦炎

慢性鼻窦炎作为一种常见的疾病，其对人们的生活质量造成了严重的威胁。其临床症状主要表现为长期的鼻塞、流脓涕以及头部和鼻窦部的闷痛感，部分患者在患病后会伴发一定程度的嗅觉减退。慢性鼻-鼻窦炎是指鼻窦与鼻腔黏膜的慢性炎症，病程超过 12 周。

一、诊断标准

（一）症状

1. 主要症状：鼻塞，黏性或黏脓性鼻涕。

2. 次要症状：头面部胀痛，嗅觉减退或丧失。

（二）检查

1. 鼻内镜检查：来源于中鼻道、嗅裂的黏性或黏脓性分泌物，鼻黏膜充血、水肿或有息肉。

2. 影像学检查：鼻窦 CT 扫描可显示窦口鼻道复合体和（或）鼻窦黏膜炎性病变。MRI 对不同类型 CRS 的鉴别诊断具有一定意义。

3. 实验室检查：主要包括外周血、鼻腔分泌物和病理组织中的嗜酸粒细胞计数。目前具有临床可操作性和对预后判断有较明确意义的是外周血和病理组织中嗜酸粒细胞百分比，尤其是后者。有学者认为如果组织嗜酸粒细胞占总炎性细胞的百分比大于 10%，则该组织表现为嗜酸粒细胞性炎症。有研究将外周血嗜酸粒细胞占白细胞总数的百分比大于 5.65%作为诊断嗜酸粒细胞性 CRSwNP 的截断值，另有研究提出 3.05%为截断值，前者特异度更高。

（三）病情评估

1. 主观病情评估：采用视觉模拟量表（visual analogue scale，VAS）进行评估。按照 VAS 评分将病情分为：轻度（0～3 分）；中度（3～7 分）；重度（7～10 分）；若 VAS>5 分，则表示患者生活质量受到影响。也可采用鼻腔鼻窦结局测试- 20 量表进行评估。

2. 客观病情评估：

（1）鼻腔和鼻窦解剖学变异的评估：包括先天性解剖变异和由于外伤、前期手术等导致的解剖结构变化，这一变异对病变程度判断有参考意义。尤其是在修正性手术中，解剖学和鼻腔鼻窦局部状态的评估对寻找解剖参考标志和安全实施手术有临床价值。

（2）感染和变应性因素的评估：鼻腔分泌物培养和药物敏感试验对治疗时抗菌药物的选择和病因的诊断有参考意义；变应性因素的评估可参考 AR 诊疗指南。对复发的 CRSwNP 再次手术前，推荐对鼻分泌物涂片和（或）鼻黏膜/息肉病理组织进行嗜酸粒细胞检查。

（3）CRS 相关伴发疾病的评估：CRS 常伴发局部或系统性疾病，包括腺样体增生、扁桃体肥大、哮喘及遗传性疾病等。需注意患者是否存在阿司匹林诱发哮喘的病史，以除外阿司匹林三联症。为防止手术中哮喘发作，对可疑伴哮喘的 CRS 患者需行肺功能检查。

（4）嗅觉障碍的评估：CRS 嗅觉障碍的发生率为 61%～83%，目前应用较多的嗅觉心理物理测试方法包括 T&T 嗅觉计测试、Sniffin'Sticks 嗅棒测试和宾夕法尼亚大学嗅觉识别测试。对于经药物和（或）手术治疗后嗅觉功能仍未恢复的患者，可行嗅觉事件相关电位、嗅通路 MRI、功能磁共振成像检查，以排除嗅通路结构及嗅中枢功能异常。

（5）病变范围的评估：作为评估病情严重程度的一项重要内容，推荐使用鼻窦 CT 扫描 Lund -

Mackay 评分法。“海口标准”（1997）中的 CRSsNP（Ⅰ型）和 CRSwNP（Ⅱ型和Ⅲ型）也可作为对 CRS 分型和病变范围评估的一种方法。

（6）鼻内镜检查量化评估：采用 Lund－Kennedy 评分法。

（7）鼻窦骨质变化的评估：CRS 患者骨炎的发生率为 33.83%～53.89%，CT 上表现为骨质的增生性变化或骨质吸收。骨炎是导致难治性鼻窦炎的一个重要原因，也是其持续性炎症的一个发源地，因此应重视鼻窦骨质变化的评估。但目前尚无简单易行的鼻窦骨质评估方法，推荐使用鼻窦整体骨炎评分系统。

二、西医治疗

（一）药物治疗

1. 糖皮质激素：糖皮质激素具有显著的抗炎、抗水肿和免疫抑制作用，是 CRS 药物治疗体系中最重要的药物，主要包括全身（口服）和局部（鼻用）两种用药方式。

（1）鼻用糖皮质激素：临床推荐鼻用糖皮质激素作为 CRS 的一线首选治疗药物，疗程不少于 12 周。鼻用糖皮质激素一般每日使用 1～2 次，每侧鼻腔至少 100 μg，需长期持续用药（>12 周）以维持治疗。术后患者通常在第一次清理术腔后开始用药，根据术腔恢复情况，持续用药 3～6 个月。

（2）口服糖皮质激素：临床仅推荐对 CRSwNP 患者，尤其是严重复发性鼻息肉患者，可给予短期口服糖皮质激素治疗。口服糖皮质激素分为短疗程和序贯疗法两种方式：①短疗程：剂量相当于泼尼松 0.5～1.0 mg/(kg・d) 或 15～30 mg/d，晨起空腹顿服，疗程 10～14 d，无需逐渐减量，可直接停药。②序贯疗法：剂量相当于泼尼松 5～10 mg/d，晨起空腹顿服，连续口服 1～6 个月。适用于伴有哮喘、严重变态反应、阿司匹林耐受不良及变应性真菌性鼻窦炎等患者。建议选择甲泼尼龙口服，安全性和耐受性较好。全身使用糖皮质激素需注意禁忌证，密切观察用药过程中可能发生的不良反应。

2. 大环内酯类药物：大环内酯类药物主要应用于常规药物治疗效果不佳、无嗜酸粒细胞增多、血清总 IgE 水平不高，且变应原检测阴性的 CRSsNP 患者。临床推荐小剂量大环内酯类药物长期口服，疗程不少于 12 周。成人剂量为 250 mg/d（常规剂量的 1/2）；儿童慎用，剂量为 4 mg/(kg・d)。该疗法不适合在婴幼儿和孕妇中应用。对于鼻黏膜炎症比较明显的患者，例如黏膜充血肿胀明显、分泌物较多，可以先使用常规剂量（500 mg/d）治疗 1 周，待病情缓解后再改为小剂量（250 mg/d）长期用药，疗程 3～6 个月。

3. 抗菌药物：CRS 稳定期不推荐抗菌药物治疗，急性发作时可参考《国家抗微生物治疗指南（第 2 版）》推荐的急性鼻窦炎治疗方案。针对 CRS 急性发作，轻症患者酌情使用抗菌药物。重症患者首选口服阿莫西林或头孢呋辛酯，疗程 7～10 d；备选治疗包括口服阿莫西林/克拉维酸钾、头孢克洛、头孢丙烯或左氧氟沙星等。儿童患者近期未用过抗菌药物，则首选口服阿莫西林或阿莫西林/克拉维酸钾，也可选择头孢克洛或头孢丙烯。对 β-内酰胺酶类抗菌药物过敏者，可选用口服克拉霉素（疗程 10 d）或阿奇霉素（疗程 5 d）。对于近期曾用过抗菌药物的患儿，首选口服阿莫西林/克拉维酸钾、头孢地尼或头孢泊肟酯，疗程通常为 10 d。备选治疗包括：①甲氧西林敏感金黄色葡萄球菌（MSSA）感染者，采用苯唑西林静脉注射；②甲氧西林耐药金黄色葡萄球菌（MRsA）感染者，选择万古霉素、去甲万古霉素或替考拉宁静脉注射，用药 7～10 d。系统评价和 Meta 分析显示，可将抗菌药物与鼻用糖皮质激素联合应用治疗急性鼻窦炎。

4. 抗组胺药和抗白三烯药：对于伴有 AR 的 CRS 患者，临床推荐应用第二代口服抗组胺药或鼻用抗组胺药，疗程不少于 2 周。对于伴有支气管哮喘、阿司匹林耐受不良、嗜酸粒细胞增多的 CRS 患者，口服抗白三烯药在综合治疗中可发挥积极作用，疗程不少于 4 周。

第二代口服抗组胺药一般每日用药 1 次，晚上睡前口服；鼻用抗组胺药每日用药 2 次，早晨和晚上行鼻腔喷雾，疗程均为 2 周以上。新型第二代口服抗组胺药除了抗变态反应作用外，还具有一定的拮抗白三烯、血小板活化因子等抗炎特性，安全性也进一步提高。白三烯受体拮抗剂一般每日用药 1 次，晚上睡前口服，疗程 4 周以上。

5. 黏液溶解促排剂：在 CRS 的综合治疗中，临床推荐黏液溶解促排剂作为辅助治疗药物。

6. 减充血剂：持续性严重鼻塞和 CRS 急性发作时，患者可短期使用鼻腔局部减充血剂，疗程＜7 d。儿童应使用低浓度的鼻用减充血剂，并尽量做到短期、间断、按需用药。

7. 鼻腔冲洗：鼻腔盐水冲洗作为单一疗法或辅助治疗对成人和儿童 CRS 均有效，还可用作难治性鼻窦炎的长期治疗，以及妊娠期 CRS 的维持治疗。CRS 患者术后早期进行鼻腔盐水盥洗对于清除鼻腔结痂和防止粘连具有良好的效果。临床推荐使用，疗程不少于 4 周。

（二）手术治疗

CRS 药物治疗无效后，内镜鼻窦手术（endoscopic sinus surgery，ESS）是首选的外科治疗手段。

1. 适应证：CRS 有以下情况之一者可手术治疗：①影响窦口鼻道复合体或各鼻窦引流的明显解剖学异常；②影响窦口鼻道复合体或各鼻窦引流的鼻息肉；③原则上须经过不少于 12 周的规范化药物治疗后，症状改善不满意；④出现颅、眶等并发症。

2. 手术方式：ESS 是围绕窦口鼻道复合体进行的，强调在修正鼻腔异常结构和清除病变的基础上完整保留鼻窦黏膜。应遵循的手术原则包括：①手术入路尽可能选择自然通道；②功能性理念要贯穿于手术的整个过程，即在彻底清除不可逆病变的基础上尽可能保护正常结构，核心是对黏膜的保护，减少鼻窦骨面的裸露；③手术中尽可能使用咬切钳和吸切器，以减少对黏膜的撕扯。按照手术进路可将术式分为从前向后进路（Messerklinger 术式）和从后向前进路（Wigand 术式）。

（1）筛窦开放术：包括部分筛窦开放术和全组筛窦开放术。要注意对纸样板、中鼻甲根部附着部、前颅底、蝶骨平台、视神经管以及筛前和筛后动脉的辨识和保护，以免造成手术并发症。

（2）上颌窦开放术：包括经中鼻道上颌窦自然口开放术、下鼻道上颌窦开窗术和中鼻道下鼻道联合开放术。钩突、筛泡前下壁和下鼻甲上缘为定位上颌窦的解剖参考标志。通常开放窦口为原来的 2 倍，如果要切除上颌窦内病灶，可以适当扩大开窗范围。应注意对窦口区域黏膜的保护，尽量避免对窦口的环形切除，减少瘢痕狭窄；中鼻道开窗时，应将自然口和副孔或原开窗口融合，以免形成黏液循环，引起上颌窦炎症迁延。

（3）额窦开放术：常规以钩突或鼻丘气房为参考标志定位和开放额窦。当钩突附着于纸样板时，在钩突与中鼻甲之间定位并开放额窦；当钩突附着于颅底、中鼻甲根部或上部分叉时，应在钩突外侧（即钩突和纸样板之间）进入额窦。推荐在 45°或 70°内镜下操作。手术中尽可能保护额窦引流通道的黏膜，减少或避免造成术后瘢痕狭窄。Draf Ⅱb 和 Draf Ⅲ型额窦手术（经鼻改良 Lothrop 手术）需要磨除部分上颌骨额突和额鼻嵴，分别获得单侧扩大的额窦开口或双侧融合的中线额窦引流通道。手术需使用高速电钻。术后裸露骨面可以用游离或带蒂黏膜瓣修复。

（4）蝶窦开放术：可以分为经前后筛、中鼻甲基板、鼻中隔和鼻腔四种进路进入蝶窦。提倡经中鼻道以上鼻甲或最上鼻甲为标志定位，并经蝶窦自然口扩大和开放蝶窦。如存在 Onodi 气房，则其可作为定位蝶窦的解剖参考标志，蝶窦口通常在其内下方。推荐使用咬骨钳或环形咬钳开放蝶窦前壁。

三、中医临床思维

（一）中医病名及病因病机特征

慢性鼻-鼻窦炎属于中医学“鼻渊”的范畴。“鼻渊”在古代文献中又有“脑漏”“脑渗”“控脑砂”等别称，均是以其证候特征而命名。关于本病的最早记载见于《黄帝内经》之《素问·气厥论》：“胆移热于脑，则辛頞鼻渊。鼻渊者，浊涕下不止也。”寥寥数语，言简意赅地指出了鼻渊的典型症状，亦明确了鼻渊的病因和病位。而《黄帝内经》认为脑渗为涕，故历代医家对鼻流浊涕，经久不愈者，皆认为与脑有关，并以脑漏等命名之。至于发病机制，明代以前医家因受《素问·气厥论》“胆移热于脑，则辛頞鼻渊。鼻渊者，浊涕下不止也”论述的影响，认为鼻渊多由胆热所致。明清时期医家逐渐认识到鼻渊经久不愈者非只胆热一因，脏腑功能失调及气血瘀阻等均能致病。如《景岳全书·卷二十七·鼻证》

说本病“新病者多由火热，久病者未必尽为热症，此当审查治之”。《冯氏锦囊秘录》云：“若乎人而多涕，或黄或白或带血如脓者，皆肾虚所致，不可过用凉药。”《医彻·鼻渊》：“形寒饮冷则伤肺……皆由渗开脑户。”《古今医统·鼻门》云：“邪乘太阴，其气壅积于鼻者，则津液壅塞，鼻气不得宣调。”上述文献，皆从不同角度阐述了鼻渊不独胆热，亦有肺、脾、肾三脏虚寒。中医学认为，肺主气司呼吸、宣发肃降；脾主升清统血、运化水谷；肾寓元阴元阳、主水纳气。三脏功能失调，则导致肺失宣降，清窍不利，脾失健运，湿浊滞窍、肾阳亏损，窦窍失温而气郁、湿滞、阳虚故现鼻塞、流涕、嗅迟、头昏之鼻渊诸症。

（二）辨病辨证及治疗特征

中医素来认为慢鼻渊者，有虚有实，实热者居多。中医规范将慢鼻渊分为五型：肺经蕴热、上蒸鼻窦；湿热内蕴、痹阻鼻窦；邪毒滞留、淤阻鼻窦；肝肾虚损、虚火滞鼻；脾气虚弱、湿热内蕴。慢性鼻窦炎多属本虚为主或夹杂实证，临床所见慢鼻渊主要为“肺脾气虚，湿浊停滞”“脾肾阳虚，无力祛邪”及“气血瘀阻，蕴积鼻窍”3 型。

治疗上应扶正祛邪，宜健脾益肺温肾与通窍排脓并举。即从本论治（健脾、益肺、温肾），如温肺止流汤、参苓白术散等；通窍排脓（疏风清热、清利肝胆、清热利湿），如银翘散、龙胆泻肝汤、甘露消毒丹。治疗上往往杂合而治，常配合中医外治法，如滴鼻、蒸汽吸入等等，抑或加入针灸、按摩等手段，常可取得不错的疗效。

对于慢性鼻渊，多数选择鼻内糖皮质激素配合黏液溶解促排剂。激素能起到有效的抗炎、抗水肿的作用。中医治疗慢鼻渊首先要辨别疾病虚实，由于慢性鼻窦炎病程较长，多属正虚邪实。实证应辨风、热、湿邪气的轻重；虚证应明辨气虚、阴虚、阳虚之属性，同时应确定与肺、脾、胆、肾的关系。慢性鼻渊病程长，反复发作，治疗棘手。在临床辨证治疗中不但要全身辨证，更要根据鼻内肌膜、鼻涕性状而进行局部辨证，把全身和局部辨证相结合，才能真正深化对慢鼻渊治疗的认识。中医治疗慢鼻渊更适用于综合治疗，以服用汤剂为主，配合中医外治法和针灸推拿等。

（三）药物选择

数据挖掘表明，慢鼻渊治疗方剂中药物使用频次以疏风药为最高，其次为补气药、清热药，占总数的 2/3 以上。单味药中，使用最多的是辛夷、白芷、甘草、苍耳子、黄芪、黄芩、白术、防风、菊花、川芎、桔梗。从以上分析来看，疏风通窍药最多用，常用药物有辛夷、白芷、苍耳子、防风、菊花等；清热药多用黄芩、鱼腥草、败酱草、石膏等；除湿药如藿香、泽泻、木通、茯苓等；补气药则常用黄芪、白术、党参、炙甘草等。为增强疗效，临证时可辅以活血药、搜风通络药及开窍药，如川芎、路路通、地龙、石菖蒲等。

四、名医经验

（一）谭敬书经验

谭敬书认为临床上鼻渊可以分为以下五种证型。①肺经热邪，宜辛散清解。风热袭表，客于肺卫者，治当辛散风热，常选用苍耳子散合银翘散加减；风邪中人者，多来疾去速，且易化热化火，常选用《医宗金鉴》之黄芩汤，或在麻杏甘石汤重用石膏的基础上，并入苍耳子、辛夷、黄芩、鱼腥草、芦根等清肺泻热，通窍排脓；病久肺气已虚而热邪未清者，应益气与清热并举，选用《永类钤方》之补肺汤加黄芩、鱼腥草、芦根而清补兼施，此时切忌大剂苦寒清泻或骤用温补，以免犯虚虚实实之戒。②胃火炎上，重清泻阳明。鼻渊之急者多缘于火热，有肺、胆、胃热之分。阳明胃热蒸灼窦窍而成鼻渊，局部可见涕黄浊量多，鼻塞甚，嗅觉差，鼻甲肿胀，黏膜深红而干，头痛明显，鼻窦相应部位有叩、压痛或红肿。全身常具发热，口渴引饮，口臭，牙眼红肿，便秘尿赤等症。谭敬书结合其多年临床经验，自拟升麻解毒汤以清泻阳明解毒、排脓畅窦，临床随症加减。③湿热内蕴，当利胆清脾。本证鼻局部特点鲜明，可见鼻涕黄绿或黄浊量多，嗅觉近失，鼻黏膜红赤肿胀较甚，头痛且重，但全身症状反不甚突出。临床可选用龙胆泻肝汤或甘露消毒丹治疗，同时临床用药多选择既能祛除湿热，又能针对鼻病之品的中药，如：藿香、薏苡仁、苍耳子、白芷、黄芩、石菖蒲、鱼腥草等。④浊涕久延，健脾补肺。鼻渊病程日久，可见虚实夹杂之证。患者除具全身肺脾气虚见证外，局部多见涕白黏而不臭，鼻黏膜色淡暗。故谭敬书临床常以温肺汤或补中益气汤为主，佐以苍耳子、石菖蒲、白芷等以助化浊通窍之力，入生薏苡仁、路路通等以消除鼻甲水肿。气虚卫表不固，反复发作者，处玉屏风散或予补中益气丸常服，小儿则以黄芪、大枣蒸瘦肉久服以充养正气，则邪自不可干犯也。⑤屡治不愈，酌扶正脱敏。鼻渊之辨，有虚实之分，急慢之别。治有清热泻火、利湿排脓，或健脾补肺，温散浊邪诸法。但亦有患者涕液泪泪，长湿无干与鼽嚏并见，迭经前述诸法治疗，仍有少数无效而迁延缠绵。结合现代医学认识来考虑，多与过敏有关。对于该种类型，可以在辨证的基础上结合辨病，参考现代病理认识及中药药理认识，在补益肺气、坚固藩篱或温肾暖脾、扶正固本方药基础上，视鼻涕之清浊而选加祛邪脱敏之品。涕白者多偏寒，可用生麻黄、细辛、防风、蛇床子、徐长卿、附子、淫羊藿之类；涕黄浊者多偏热，可选加黄芩、汉防己、牡丹皮、秦艽、赤芍、鱼腥草等；另乌梅、苍耳子、路路通等寒热均可选用。对无鼻息肉者，往往可以收效。

（二）干祖望经验

干祖望在经验著作中明确提出，急性鼻窦炎辨证论治：风寒证，法取辛温解表，常用代表方有荆防败毒散合苍耳子散同用。但药味太多，可去党参、枳壳、羌活、独活、川芎、甘草、生姜、茯苓等可用可不用的药，再加苍耳子散 4 味，十分合适。风热证，法取辛凉解表，常用代表方为桑菊饮，苍耳子散也可参用。其中风热（复合型）证，法取辛凉解表，但已把重点倾向于清凉解毒，代表方为清营汤去犀角、丹参、淡竹叶、玄参，加苍耳子散即可。如其症状严重，舌黄或黄腻或焦黄，脉弦、数、洪者，可用龙胆泻肝汤，去当归、栀子，加辛夷花、苍耳子。清阳不升证，当取升清降浊一法，可用加减藿香正气散加苍耳子散。鼻渊辨证论治：肝胆郁热证，当从清肝泻火入手。常用代表法有两类：丹栀逍遥散、龙胆泻肝汤为代表。清阳不升证，法取补中益气升清，常用方有补中益气汤。脾虚内湿生痰证，当以消痰为主，如其脾气湿困者，当以醒脾制痰；脾气虚弱者，当以健脾制痰；前者代表方有王氏二陈汤合五苓散，后者参苓白术散和王氏二陈汤。如嫌用药太多，可以除去当归，陈皮、甘草两方俱有，当然又少了 2 味。肾及髓海空虚证，最合适的代表方首推右归饮。方内附子一味，酌情或删，再加陈皮、紫苏子、天竺黄等。

（三）蔡福养经验

蔡福养提出鼻渊症见鼻甲色暗肥大，持续鼻塞，前额眉间或眶下颧部胀痛，窦壁增厚等，当属气滞血瘀，治宜疏风清热，活血化瘀。方用川芎茶调散合苍耳子散，加桃仁、红花等。对其他类型的鼻渊，辨证用药时酌加活血之品，也有佳效。对本病治疗，凡属肺经伏火，鼻窍不利者，蔡福养常根据病情，用泻白散合苍耳子散加减运用。若浊涕腥臭者，属热腐肌膜，加金银花、蒲公英、苦参以清热解毒，燥湿排脓；若壮热或两颧部胀痛甚者，属阳明热盛，加生石膏、知母以清泻胃热；若头痛甚者，属风热郁于太阳，加白芷、蔓荆子、川芎以清利头目，通络止痛；若鼻涕夹带血丝者，属热伤血络，加白茅根、侧柏叶、生地黄以宁血安络；若鼻下甲肿大者，属热郁血络，加当归、赤芍、怀牛膝以活血祛瘀。总之，要圆机法活，药随症转，以辨证为首务。

（四）耿鉴庭经验

耿鉴庭认为鼻病的发生，或因感受外邪，或因脏腑失和，以至阴阳失调所致。治疗鼻病，一方面要重视局部症状的辨证，如辨涕：清涕多为初感风邪；黏黄涕多为感受风热；黄脓涕乃热毒蕴聚之象；血性涕多为燥火上干；臭涕乃热毒蕴藏已久，浊气弥漫；而黏涕久久不断则为脾肺俱虚，气不摄津所致。另一方面，要重视全身辨证，判定其所属脏腑、经络，辨析其病性之寒热、虚实。临床以肺热、胆热、湿浊、痰垢等为多见。然后局部辨证与全身辨证结合起来分析，在辨病的前提下辨证，在辨证的基础上治病，才能够准确抓住病变的本质，从而提高临床疗效，多用清散畅鼻法、辛温燠鼻法、排脓清窦法等。

（五）刘德荣经验

刘德荣认为鼻渊的病因病机主要有以下 3 点：①肺脾虚损为本：刘德荣认为，鼻渊为病，正气之虚，多责之于肺脾，若禀赋不足，或病后失养，饮食失节，起居劳倦致使脾胃受损，肺气不足，肺脾虚损，互相影响。②湿热上熏为标：刘德荣认为此病多由酒醴肥甘，或久用热物，或火由寒郁，以至湿热上熏，津汁溶溢而下，离经腐败所致。③外邪侵袭为引：刘德荣认为，若患者禀赋不足，又外感邪气而起。痰湿困着于鼻窍，邪困鼻窍久恋难除，虚、湿、邪相互交织，则鼻渊迁延不愈。临床论治时，刘德荣重视辨病和辨证的紧密结合，临证时分析患者内外致病因素，依据患者病情，了解鼻涕颜色、质地、量等情况，运用脏腑辨证、八纲辨证予以施治。其结合多年临床经验，自拟以藿薄辛夷散（藿香叶、薄荷叶、辛夷花、川羌活、香白芷、牡蛎、生诃子、石菖蒲、粉甘草）以疏风理肺，利湿通窍，临床随症加减，用于临床，疗效显著。

（六）邹学熹经验

邹学熹结合其多年临床经验，善用鼻渊方（辛夷、苍耳、白芷、薄荷、蔓荆子、天麻、金银花、白菊花、紫花地丁、全蝎、重楼、蝉蜕）治疗慢性鼻窦炎。鼻渊方共 12 味，方中辛夷、苍耳上行头面，善通鼻窍；白芷辛香通窍，消肿排脓而止痛；薄荷清凉，解头面之风热；蔓荆子祛头面之风邪，善治头痛；天麻祛风、止头痛；金银花、白菊花、紫花地丁，此 3 花性寒为轻清之品，能清热解毒，兼可透散表邪，是治疗疮痈之要药；全蝎善走窜，祛风通络，解毒散结而止痛；重楼性寒，善治痈毒；蝉蜕性微凉，能疏风止痒、疗疮毒。现代药理研究蝉蜕具有明显抑制机体细胞免疫功能及变态反应的作用，故对粉尘及屋尘螨引起的慢性鼻窦炎有一定作用。诸药合用，有清热解毒、消痈排脓、通窍止痛功效，以治鼻窦炎“脓毒”之邪。运用于临床，疗效尚可。

五、名方推荐

（一）清散畅鼻汤

葛根、豆豉、蔓荆子、柳芽各 10 g，薄荷 3 g，苍耳子 4 g，甘草 2 g。功效：散风清热，宣畅鼻窍。主治：鼻渊之风热上受，侵袭鼻部。用法：水煎，每日 1 剂，早晚温服。加减：若头痛甚者加白蒺藜 10 g；发热不退加桑叶、菊花各 10 g；颊肿加板蓝根 15 g；咳嗽加杏仁 10 g、桔梗 6 g；消化不良加橘皮 6 g；鼻黏膜充血加黄芩 6 g；涕如脓加重楼 10 g；流感流行期间加大青叶 12 g；夏月感受风暑加鲜藿香 10 g。

（二）辛温煥鼻汤

辛夷花、藁本、白芷、川芎各 10 g，细辛、檀香、鲜松针各 3 g。功效：温里驱寒，煖燠其鼻。主治：鼻渊之证属寒者。用法：水煎，每日 1 剂，早晚温服。加减：若鼻塞甚，加苍耳子 6 g；消化不良加橘红 6 g、藿香 10 g；舌苔白厚加生姜 6 g；痰湿重滞加苍术 10 g；眩晕加天麻 10 g、荷蒂 5 枚；头痛甚加独活 6 g；有血淤现象加当归须 10 g；见肾阳、督脉虚象者加鹿角片 10 g；若辛夷缺药，即以檀香为主，可再加菖蒲 6 g 为辅。

（三）排脓清窦汤

桔梗、黄芩、天花粉、浙贝母、重楼各 10 g，金银花 12 g，苍耳子、甘草各 6 g。功效：排脓解毒。主治：鼻渊之热毒聚于鼻部。用法：水煎，每日 1 剂，早晚温服。加减：若头痛加白芷 10 g；鼻窦积脓加败酱草 15 g；鼻堵不通加皂角刺 10 g、炮甲片 10 g；见血热现象者加当归尾 6 g、紫草 10 g；脓涕带血者加小蓟 10 g；胆热上移者可间服净鼻丸（猪胆 4 个，藿香 150 g）。

（四）温肺止流丹

鱼腥草 30 g，败酱草 20 g，生黄芪、忍冬藤、连翘各 15 g，茯苓、生甘草、广藿香、茜草、桔梗、辛夷、桑白皮、黄芩、贝母各 10 g，苍耳子 9 g，丝瓜络、白芷、石菖蒲各 5 g。功效：健脾益肺，驱邪通窍。主治：鼻渊之肺脾两虚，邪滞鼻窍。用法：每日 1 剂，服 7 剂。加减：若鼻甲肿胀重，色淡，可加藤梨根、露蜂房各 10 g 以消肿通窍；若鼻涕白黏而稠量多者，可加山甲片、皂角刺、蒲公英、鱼腥草各 10 g 等解毒托毒外出；若鼻窍阻塞较甚，涕色白，可加细辛 3 g 或桂枝 5 g 温经通窍。

（五）疏散利鼻汤

白芷、防风、川芎、桔梗、葱白各 10 g，紫苏叶、生姜各 6 g。功效：疏风散寒，而兼利鼻。主治：鼻渊之风寒袭鼻。用法：水煎，每日 1 剂，早晚温服。加减：若鼻塞明显可加辛夷 6 g；兼咳嗽加杏仁 10 g、前胡 6 g；痰多欲呕加橘皮 10 g、半夏 10 g；头痛甚者加羌活 6 g。

（六）清气理鼻汤

丝瓜藤 15 g，荷蒂 5 枚，金莲花 6 g，龙井茶 1.5 g。功效：清气理鼻。主治：鼻炎之鼻病日久，气失清肃。用法：水煎，每日 1 剂，早晚温服。加减：若头痛加菊花 10 g；气阻加橘络 10 g；纳差加荠菜花 10 g；慢性上颌窦炎黏膜增厚者加浙贝母 10 g、土贝母 10 g；儿童患者可加甘草 1.5 g。

（七）化湿通窍方

芦根 30 g，藿香、佩兰、黄芩、鱼腥草、夏枯草、辛夷、桔梗、天花粉、川芎、六一散各 10 g，白芷、陈皮各 6 g。功效：清热化湿，宣通鼻窍。主治：鼻渊之湿热证。用法：水煎，每日 1 剂，早晚温服。加减：脓涕较多者，加苍耳子 10 g 助通窍之功。

（八）益气升清方

黄芪、防风、白术、白芍、辛夷、川芎、太子参各 10 g，桂枝、白芷各 6 g，甘草、细辛各 3 g。功效：益气升清，宣通鼻窍。主治：鼻渊之肺脾气虚证。用法：水煎，每日 1 剂，早晚温服。加减：若兼有热象，可加黄芩 10 g 以清热解表；若浊涕较多，可加鱼腥草、苍耳子各 10 g 排脓止痛。

（九）苍辛五苓散

茯苓、猪苓、泽泻、茵陈各 15 g，白术、苍耳子、白芷、薄荷、辛夷各 10 g，桂枝 9 g。功效：开宣鼻窍、化气行津。主治：鼻渊之津气闭阻、湿郁化热证。用法：水煎服，每日 1 剂，3 剂。加减：晨起喷嚏加山楂 15 g、防风 10 g。

（十）鼻炎 3 号方

龙胆、鱼腥草、蒲公英各 20 g，黄芩、白芷、菊花、辛夷花、苍耳子各 15 g，桔梗 10 g，甘草 5g。功效：清胆泻热、排脓通窍。主治：鼻渊之胆腑郁热型。用法：每日 1 剂，早、晚温服，连服 7 剂。

第十二节　变应性鼻炎

变应性鼻炎（allergic rhinitis，AR）是机体暴露于变应原后主要由 IgE 介导的鼻黏膜非感染性慢性炎性疾病。国内外大量的流行病学调查显示，近年来 AR 的患病率明显上升，导致较大的疾病负担。AR 已成为主要的呼吸道慢性炎性疾病，给患者生活质量和社会经济带来严重影响。AR 发作时鼻黏膜周围腺体神经纤维分泌的 P 物质和神经肽降钙素基因相关肽（CGRP）明显升高，这些物质与鼻腔高反应性密切相关，介导Ⅰ型变态反应。尽管 IgE 介导的Ⅰ型变态反应是 AR 发病的核心机制，但非 IgE 介导的炎性反应也参与了 AR 的发生发展，所以其发病机制和临床特征有待进一步明确。根据其变应原种类分为：季节性 AR 和常年性 AR；根据其症状发作时间分类：分为间歇性 AR（症状发作＜4 d/周，或＜连续 4 周）和持续性 AR（症状发作≥4d/周，且≥连续 4 周）。

一、诊断标准

（一）临床表现

1. 症状：AR 的典型症状为阵发性喷嚏、清水样涕、鼻痒和鼻塞。可伴有眼部症状，包括眼痒、流泪、眼红和灼热感等，多见于花粉过敏患者。随着致敏花粉飘散季节的到来，花粉症患者的鼻、眼症状发作或加重。

2. 体征：AR 发作时最主要的体征是双侧鼻黏膜苍白、肿胀，下鼻甲水肿，鼻腔有多量水样分泌物。眼部体征主要为结膜充血、水肿，有时可见乳头样反应。伴有哮喘、湿疹或特应性皮炎的患者有相应的肺部、皮肤体征。

（二）变应原检测

1. 皮肤试验：变应原皮肤试验是确定 IgE 介导的Ⅰ型变态反应的重要检查手段，称为变应原体内检测，主要方法包括皮肤点刺试验（skin prick test，SPT）和皮内试验。SPT 具有高敏感性和较高特异性，一般均在 80%以上，因而对 AR 的诊断可提供有价值的证据。假如患者对某种变应原产生超敏反应，则 20 min 内在皮肤点刺部位出现风团和红斑，风团直径>3 mm 判定为 SPT 阳性。

2. 血液检查：

（1）血清总 IgE 检测：由于变应性疾病、寄生虫感染以及其他一些因素（如种族）均可使体内总 IgE 水平增加，故测定血清总 IgE 对变态反应筛查的预测价值低，不能作为 AR 的诊断依据。

（2）血清特异性 IgE 检测：即变应原体外检测，适用于任何年龄的患者，不受皮肤条件的限制，其与 SPT 具有相似的诊断性能，但各有特点。通常，血清特异性 IgE 水平的临界值为0.35 kU/L，大于或等于该值即为阳性，提示机体处于致敏状态。测定结果分为 7 个级别，0 级：<0.35 kU/L；1 级：0.35～0.69 kU/L；2 级：0.7～3.4 kU/L；3 级：3.5～17.4 kU/L；4 级：17.5～49.9 kU/L；5 级：50～100 kU/L；6 级：>100 kU/L。变应原 SPT 血清特异性 IgE 检测方法的比较见表 17-4。

表 17-4 变应原检测方法的比较

比较项目	皮肤点刺试验	血清特异性 IgE 检测
原理	抗原抗体在体表的反应，肥大细胞释放组胺等介质，属间接的生物测定	对变应原特异性 IgE 抗体的直接免疫化学测定
敏感性	高	较高
特异性	较高	较高
药物影响	抗组胺药对试验结果影响较大	药物对检测结果无影响
皮肤条件	要求高	无要求
结果评判	有一定主观性	较客观，可定量分级
技术要求	要求操作者手法娴熟	需按照实验操作规范
风险性	有一定风险，如发生过敏反应	无要求
价格	低	较高

3. 鼻激发试验：该方法是将某种变应原直接作用于鼻黏膜，观察是否诱发临床相关症状。试验方法为将吸附有变应原溶液（激发剂）的滤纸片贴于下鼻甲，或使用定量泵将激发剂喷雾于鼻腔，变应原浓度逐步增加，10 倍为一个上升梯度，直至出现阳性反应。变应原浓度的级别越低，表示鼻黏膜反应性越大，对该变应原致敏的敏感程度越高。记录激发试验后产生的症状，并可结合客观检查结果（鼻分泌物的量、鼻阻力或气流的变化等）进行综合评价，以获取有临床诊断和鉴别诊断价值的数据资料。

（三）其他检查

包括鼻分泌物涂片、鼻灌洗液中特异性 IgE 测定等。鼻分泌物涂片采用伊红美蓝染色（瑞氏染色），高倍显微镜下嗜酸粒细胞比例>5%为阳性。鼻灌洗液中变应原特异性 IgE 测定对 AR 的鉴别诊断有一定临床价值。

（四）临床诊断

诊断依据为：①症状：打喷嚏、清水样涕、鼻痒和鼻塞等症状出现 2 个或以上，每日症状持续或累计在 1 h 以上，可伴有眼痒、流泪和眼红等眼部症状；②体征：常见鼻黏膜苍白、水肿，鼻腔水样分泌物；③变应原检测：至少一种变应原 SPT 和/或血清特异性 IgE 阳性。

AR 的诊断应根据患者典型的过敏病史、临床表现以及与其一致的变应原检测结果而作出。

二、西医治疗

AR 的治疗原则包括环境控制、药物治疗、免疫治疗和健康教育，概括地形容为“防治结合，四位一体”。环境控制主要是指避免接触变应原和各种刺激物，此乃本病防治策略中的一个重要组成部分，但通常很难达到这一目标。AR 主要治疗方法是药物治疗和变应原特异性免疫治疗。本病虽然目前尚不能彻底治愈，但通过规范化的综合防治，患者的各种症状可得到良好控制，并显著改善生活质量。对于患者应开展有针对性的健康教育，加强疾病管理和随访。

（一）避免接触变应原

对于经常暴露于高浓度室内变应原（尘螨、动物皮屑等）的 AR 患者，在环境评估之后，建议采用多方面措施避免接触尘螨和宠物。对花粉过敏的患者，在空气中花粉浓度较高的季节进行户外活动时，最好避开致敏花粉播散的高峰期，以减少症状发作。

（二）药物治疗

1. 糖皮质激素：

（1）鼻用糖皮质激素：AR 的一线治疗药物对 AR 患者的所有鼻部症状包括喷嚏、流涕、鼻痒和鼻塞均有显著改善作用，是目前治疗 AR 最有效的药物。临床可用于轻度和中-重度 AR 的治疗，按推荐剂量每日喷鼻 1～2 次，疗程不少于 2 周；对于中-重度持续性 AR 是首选药物，疗程 4 周以上。持续治疗的效果明显优于间断治疗，临床不推荐鼻腔注射糖皮质激素治疗 AR。

（2）口服糖皮质激素：AR 的二线治疗药物，临床酌情使用。中-重度持续性 AR 患者如通过其他治疗方法无法控制严重鼻塞症状时，可考虑短期口服糖皮质激素，宜选择安全性和耐受性较好的制剂，剂量按患者体重计算（0.5～1.0 mg/kg），早晨顿服，疗程 5～7 d。必须注意全身使用糖皮质激素的不良反应，避免用于儿童、老年人以及有糖皮质激素禁忌证的患者。临床不推荐肌内或静脉注射糖皮质激素治疗 AR。

2. 抗组胺药：

（1）口服抗组胺药：第二代抗组胺药为 AR 的一线治疗药物，临床推荐使用。这类药物起效快速，作用持续时间较长，能明显缓解鼻部症状特别是鼻痒、喷嚏和流涕，对合并眼部症状也有效，但对改善鼻塞的效果有限。一般每日只需用药 1 次，疗程不少于 2 周。对花粉过敏的患者，推荐在致敏花粉播散前进行预防性治疗，有利于症状控制，并根据花粉播散时间以及对症状产生的影响而决定疗程。儿童用药需注意药品说明书的年龄限制和推荐剂量，5 岁以下建议使用糖浆或颗粒剂型。

（2）鼻用抗组胺药：AR 的一线治疗药物，临床推荐使用。其疗效相当于或优于第二代口服抗组胺药，特别是对鼻塞症状的缓解。一般每日用药 2 次，疗程不少于 2 周。鼻用抗组胺药比口服抗组胺药起效更快，通常用药后 15～30 min 即起效，可能与鼻腔局部给药可以在病变部位获得更高的药物浓度，更快和更直接地作用于病变局部的靶细胞，发挥治疗作用有关。由于起效快，在过敏症状突然发作时也可用作“按需治疗”。

3. 抗白三烯药：口服白三烯受体拮抗剂为 AR 的一线治疗药物，临床推荐使用。其对鼻塞症状的改善作用优于第二代口服抗组胺药，而且能有效缓解喷嚏和流涕症状。临床可用于 AR 伴或不伴哮喘的治疗，每日用药 1 次，晚上睡前口服，疗程 4 周以上。儿童患者应注意不同年龄段的用量和用法，以孟鲁司特为例，2～5 岁用 4 mg（颗粒剂或咀嚼片），6～14 岁用 5 mg（咀嚼片）。

4. 肥大细胞膜稳定剂：肥大细胞膜稳定剂为 AR 的二线治疗药物，临床酌情使用。色甘酸钠和曲尼司特临床较常用，对缓解儿童和成人 AR 的喷嚏、流涕和鼻痒症状有一定效果，但对鼻塞的改善不明显。由于起效较慢，作用维持时间短，通常需要每日用药 3～4 次，口服或鼻内给药，疗程 2 周以上，持续治疗效果更好，但每日多次给药可能会影响患者的依从性。肥大细胞膜稳定剂还可作为预防用药，在花粉播散前 2 周左右开始使用，对季节性 AR 患者因花粉过敏而引起的症状发作具有缓解作用。肥大细胞膜稳定剂的安全性和耐受性好，不良反应少，无嗜睡和口干等。口服曲尼司特偶有胃肠道不适、头痛、心悸、皮疹和膀胱刺激症状等发生。

5. 减充血剂：鼻用减充血剂为 AR 的二线治疗药物，临床酌情使用。目前常用的药物有 0.05%羟甲唑啉和 0.05%赛洛唑啉鼻喷剂，可快速缓解鼻塞，但对 AR 的其他鼻部症状无明显改善作用。鼻用减充血剂应严格控制使用次数及疗程，一般每日喷鼻 2 次，每侧 1～3 喷/次，连续用药不超过 7 d。儿童 AR 患者鼻塞严重时，可适当选择低浓度的鼻用减充血剂（如 0.025%羟甲唑啉）。

6. 抗胆碱药：鼻用抗胆碱药为 AR 的二线治疗药物，临床酌情使用。常用药物为异丙托溴铵，是第四代阿托品类药物，主要用于减少鼻分泌物，对鼻痒、喷嚏和鼻塞等症状无明显效果。0.03%异丙托溴铵每日喷鼻 2～3 次，每侧 1～2 喷/次，一般在喷鼻后 15～30 min 即可发挥抑制腺体分泌亢进的作用，药效维持 4～8 h，可明显减少清水样鼻涕。这类药物对于以持续性或反复发作性流涕为主要症状的 AR 不失为一种安全而有效的局部用药，但国内目前缺乏相应鼻内剂型用于临床治疗。

7. 中药：某些中草药成分具有抗过敏、抗炎和免疫调节作用。

8. 鼻腔冲洗：鼻腔盐水冲洗是一种安全、方便、价廉的治疗方法，通常用于鼻腔和鼻窦炎性疾病的辅助治疗。使用生理盐水或 2%高渗盐水进行鼻腔冲洗，可清除鼻内刺激物、变应原和炎性分泌物等，减轻鼻黏膜水肿，改善黏液纤毛清除功能。

（三）免疫治疗

变应原特异性免疫治疗为 AR 的一线治疗方法，临床推荐使用。该疗法是针对 IgE 介导的Ⅰ型变态反应性疾病的对因治疗，即给予患者逐步增加剂量的变应原提取物（治疗性疫苗），以诱导机体免疫耐受，使患者在再次接触相应变应原时症状明显减轻，甚或不产生临床症状。目前临床常用的变应原免疫治疗方法有皮下注射法（皮下免疫治疗）和舌下含服法（舌下免疫治疗），分为剂量累加和剂量维持两个阶段，总疗程 3 年左右，推荐使用标准化变应原疫苗。

（四）外科治疗

外科治疗为 AR 的辅助治疗方法，临床酌情使用。手术方式主要有 2 种类型：以改善鼻腔通气功能为目的的下鼻甲成形术和以降低鼻黏膜高反应性为目的的副交感神经切断术。AR 的外科治疗应在个体化的前提下坚持以下原则：一是严格掌握手术适应证和禁忌证；二是进行充分的术前评估，包括疾病严重度和患者心理评估；三是微创操作。

三、中医临床思维

（一）中医病名及病因病机特征

变应性鼻炎（过敏性鼻炎）属于中医学“鼻鼽”的范畴。“鼻鼽”在古代文献中又有鼽、嚏、鼽鼻、鼻流清水等别称。“鼻鼽”一词首见于《黄帝内经》，《素问·至真要大论》云：“少阴司天，客盛则鼽嚏”。关于鼻鼽发作的病因病机，古代医家主要责之于肺、脾、肾三脏的功能失调，加之外邪、异气侵袭而发病。古今医家对鼻鼽之论述比比皆是，发病之因不外虚实寒热，肺、脾、肾各有侧重。中医学对于鼻鼽的病因病机有多种认识：①运气说：运气说主要揭示的是自然界的五运六气与人体之气的整体关系，即五运六气太过、不及、淫治、胜复等都会对人体脏器造成损害，故云“岁主藏害”。②寒邪致病说：《黄帝内经》之后的历代医家在鼻鼽的诊治上主要按“鼻流清涕”进行归类处方，“津液涕得热则干燥，得冷则流溢”，故认为寒邪是导致鼻鼽的主要病因。③外寒内热说：明代医家中此观点代表人物有李时珍、方隅等，如《本草纲目》中记载“鼻鼽，流清涕，是脑受风寒，包热在内”。清代医家喻昌在其著作《喻选古方试验》中沿用了李时珍的观点：“鼻鼽流清涕是脑受风寒包热在内。”④火热致病说：“燥万物者莫乎火，以火炼金热极则反化为水。”故无论外感之热邪，抑或是内生痰热，影响肺金正常的通调水道的功能，导致水液代谢异常而成鼻鼽。⑤正气虚衰说：从脏腑辨证来看，大部分医家仍然以肺、脾、肾为基础进行辨证。其中鼻与肺的关系最为密切。肺气虚弱，卫外不固，腠理疏松，元阳不固，营卫不和而发鼻鼽。脾气虚弱，不能正常司其运化升清之功，鼻失滋养，御邪不力而发鼻鼽。肾主命门之火，主纳气，为气之根，肾阳虚衰，摄纳无权，气不归元，命门火衰，阳虚不能温运气血，鼻窍失于温养而喷嚏频频，清涕如水。

（二）辨病辨证及治疗特征

熊大经等在“中医药行业十二五规划教材”《中医耳鼻咽喉科学》中将其分为四型：①肺气虚寒、卫表不固型，治以温肺散寒、益气固表，方用温肺止流丹加减；②脾气虚弱、清阳不升型，治以益气健脾、升阳通窍，方用补中益气汤加减；③肾阳不足、温煦失职型，治以温补肾阳、固肾纳气，方用金匮肾气丸加减；④肺经伏热、上犯鼻窍型，治以清宣肺气、通利鼻窍，方选辛夷清肺饮加减。

张国雄等将本病分为3型：①肺脾气虚型，治以健脾补肺收敛，方用四君子汤或补中益气汤加减；②肺气虚寒型，治以温肺散寒，方用温肺止流丹、温肺汤、玉屏风散、桂枝汤等；③肺肾两虚型，治以滋补肺肾、纳气固表，方用益督养元汤、右归丸、辛夷散、地黄饮子等加减。

刘敏等从《伤寒论》论六经辨证的角度出发，将变应性鼻炎分为2个证型：①太阳病外寒内饮证，治以散寒消饮，方选小青龙汤加减；②脾虚土不生津证，治以培土生津，方选苓桂术甘汤、苓甘五味姜辛汤等；③少阴阳虚，遇寒则犯，反复发作，当扶阳固表，方选麻黄附子细辛汤；④少阳胆火郁结者，当和解枢机，方选柴胡桂枝干姜汤；⑤厥阴风木刑金而兼脾肾阳虚、寒热错杂者，当清上温下，发越郁阳，方选麻黄升麻汤。

本病治疗原则：中医临床将变应性鼻炎分为标本两类，属标者有风寒型、风热型，属本者有肾虚型、脾虚型。临床所见初起多风寒型或风热型。鼻鼽的治疗原则，为“一方面益气固表以治本，一方面疏表通窍以治标”的大法。疏表通窍主要用于鼻鼽之发病期，多选用的方剂有桂枝汤、香苏饮、川芎散，辛夷散、苍耳散等；由于鼻鼽之发病有营卫不和之因素，故疏风解表之剂佐以调和营卫之品，其中以桂枝汤最为代表；在鼻鼽慢性期或缓解期，常用温补益气法，多选用玉屏风散、补中益气汤、金匮肾气丸等补肺、脾、肾虚之方剂。若有热象者，加用降火、滋阴之品。

（三）药物选择

数据挖掘表明，常用药对频数由高到低排列为：细辛、白芷（22），甘草、防风（18），川芎、白芷（14），甘草、紫苏（13），甘草、羌活（13），细辛、白芷（13），细辛、附子（12），甘草、桔梗（12），甘草、黄芩（12），甘草、白芷（12）。常用3味中药集合频数由高到低排列为：川芎、白芷、细辛（11），白芷、羌活、防风（9），甘草、羌活、防风（9），甘草、白芷、防风（9），川芎、白芷、甘草（8），防风、川芎、甘草（8），细辛、川芎、甘草（8），升麻、羌活、甘草（8），防风、紫苏、甘草（8），白芷、羌活、甘草（8），当归、白芷、川芎（8）。常用4味中药集合频数的构成情况为：当归、白芷、川芎与细辛（7，占总处方数的6.93%），防风、白芷、川芎与细辛（6，占总处方总数的5.94%），甘草、白芷、川芎与细辛（6，占总处方总数的5.94%）。

四、名医经验

（一）丛法滋经验

丛法滋通过对本病的观察，认为本病标在肺，本在脾肾，其诱因为风寒侵袭、气候突变或异气、异味刺激，而其反复发作，缠绵难愈的根本原因是久病导致气虚阳微饮停，抗病能力低下。丛法滋分别从肺、脾、肾3方面入手论治变应性鼻炎，取得很好的疗效。丛法滋在治疗变应性鼻炎的过程中，根据其病因病机及病情发展阶段的不同适时选用不同的方药，常用方有玉屏风汤加减、麻黄附子细辛汤加减、附子桂枝汤加减、小青龙汤加减等，同时选择一些经现代药理研究表明具有抗菌消炎、抗氧化、抗过敏及免疫调节作用的药物如茜草、紫草、防风、蝉蜕、地龙、徐长卿、乌梅、五味子、柴胡等，可随症加入。在治疗初期，鼻塞、流涕用辛夷、石菖蒲；鼻痒用苍耳子等；大量清涕不止，用石榴皮、五味子、乌梅、诃子、生龙骨、牡蛎等收涩药物，以治其标。变应性鼻炎顽固且缠绵难愈，临床观察患此病者多属虚寒体质，多有畏风怕冷，四肢不温，面色多苍白或萎黄，舌质胖有齿痕，多属先天肾气不足，元气不充。本病的病位在肺，源于脾，但本病之根本在于肾，症状好转后，要想根治，防止复发，必须补肾培元固本为主，改善患者肾虚体质，才能取得根治的良好效果。

（二）晁恩祥经验

晁恩祥从风论治，提出“风鼽”理论。晁恩祥认为风邪犯肺，肺窍失畅为其主要病机，内因多为体虚易感，故提出“从风论治”之鼻鼽学说。肺主一身皮毛，肺气虚衰，卫表不固，腠理疏松，风寒之气乘虚而入，循经上犯鼻窍。《太平圣惠方》卷三十七云：“肺气通于鼻，其脏若冷，随气乘于鼻，故使津液浊涕，不能自收也。”过敏性鼻炎症状及兼症均很多，晁恩祥治疗对主证及兼证均很重视。过敏性鼻炎症状多以鼻塞、流涕及打喷嚏为主。兼症纷繁复杂，有兼咽痒者，兼痰多者，兼胸闷、呼吸不畅者，兼鼻痒、鼻干、咽干者，兼畏寒怕冷者，兼口干口苦者，兼皮肤起疹者，兼汗多者。晁恩祥根据“从风者，辛平主之”提出：治疗当以疏风宣肺，通窍利咽，自拟疏风通窍汤，选用药物荆芥、防风、紫苏叶、牛蒡子、蝉蜕、五味子、辛夷、苍耳子等。根据寒热之偏重，偏于寒者加白芷、桂枝，偏于热者加菊花、薄荷等。晁恩祥认为临床治疗需要同时重视兼症，兼鼻干，加用鱼腥草、桑白皮等；兼热痰加枇杷叶、贝母、竹茹；兼胸闷呼吸不畅，加瓜蒌、薤白等。

（三）李友林经验

李友林认为过敏性鼻炎的病机本质为本虚标实，病位在肺脾肾，发病关键主要责之肺脾两脏亏虚。故李友林基于肺脾为核心的脏腑整体观总结出以调理本虚为主，治疗标实为辅的“温润辛金、培本宣通”法。此治疗方法在中药性能基础上，顾护以肺脾为核心的脏腑之本，调节脏腑功能。“温者阳之气”（《质疑录》），“气得温则行”（《黄帝内经》），辛温以宣通、温脾胃以散寒、肺气宣通以调畅气机。“辛金”强调辛酸甘味与五脏整体平衡的关系，辛甘化阳，酸甘化阴，辛温肺气，酸甘润敛用药以顺应肺脏的性味喜恶。“培本”当指固其根本，资其化源，发挥脏腑间的整体功能。肾为先天之本，脾胃后天之本。“培本”即指在治疗此病时重视益气健脾、温补肾阳。处方以生黄芪、桂枝、辛夷、麦冬、五味子等为主组成，临证应适当加减。

（四）王庆国经验

王庆国吸纳各家之长，继承燕京刘氏伤寒学思想，认为此病属内外合邪，寒热错杂，以寒为主。从六经辨证来看，该病涉及太阴、少阴、少阳三经，太阴肺脾气虚，太阳外感风寒，并兼少阳郁热为本病的基本病机。临床常见 3 种证型：少阴肾阳不足，太阳经气不利；太阴少阴并病，肺肾经气虚寒；少阳经气不利，胆经邪热犯肺。临床上此 3 种证型往往兼夹出现，故治疗以温补阳气、通阳散寒为主，和解枢机、清解郁热为辅。自拟双辛鼻鼽散。选用药物如炙麻黄、细辛、川芎、黄芪、黄芩、辛夷、防风。王庆国依据现代药理研究结果认为：此方各药配伍应用，有力调控过敏反应上下游各个环节，即抑制炎症因子形成，又改善免疫功能。

（五）史锁芳经验

史锁芳认为过敏性鼻炎属于慢性顽症，迁延难愈。病机多为阳虚寒伏，肺虚及肾。肺为气之主，肾为气之根，《素问·宣明五气论》提出：“肾为欠、为嚏”。肾虚，肾不纳气，肾气耗散于外，上越鼻窍；肾阳不足，摄纳无权，水湿上犯，致鼻鼽发作。虚寒型鼻鼽，症见鼻流清涕，遇寒即作，精神委顿，脉沉细。针对此类缠绵不愈患者，史锁芳采用“据证递增”法，灵活使用大剂量制附子，疗效甚佳。对于因寒诱发且符合附子使用指征的过敏性鼻炎患者，史锁芳选用麻黄附子细辛汤合参苏饮及苍耳子散为基础方，药用麻黄、附子、细辛、党参、荆芥、防风、辛夷等。兼背冷腰酸肾阳不足者，加阳和汤化裁；兼鼻塞、头痛、舌苔薄黄者，易配芎芷石膏汤；兼见颜面或上肢痒疹，配消风散，麻黄连翘赤小豆汤。

（六）王行宽经验

王行宽基于高士宗“肝主肌腠”理论提出从肝论治过敏性鼻炎，肝为枢机，鼻居面部正中，清气经鼻窍出入，有赖于肝疏泄功能的正常发挥。肝主升发，肺主肃降，肝升肺降则气机调畅，气血贯通。若情志失调，肝气郁结，气机不畅，气血逆乱，水液输布失常，则喷嚏频作，鼻流清涕。故王行宽认为本病治疗应尤重治肝，提出疏肝柔肝，培土泻木，滋养肝血等治疗原则，同时善用疏肝柔肝之品，如百合、白芍、柴胡、瓜蒌等。

（七）严道南经验

严道南认为鼻鼽发病根本为人体阴阳失调，治疗以调和阴阳，强调辨证论治，治疗或调和营卫，或补中益气，或补肾填精、温补元阳。对于鼻鼽表寒里热或表热里寒证者，多为寒热错杂，病情缠绵，需要根据患者全身症状，抓住疾病本质进行辨证用药。严道南认为辨证重点有二：一是全身症状着重看舌质，其次看患者喜温还是喜凉；二是局部症状首先看鼻甲颜色，鼻涕为第二关键点。寒热并用关键是使相应关节得到各自药性的有效发挥。临床还需根据过敏性鼻炎的特点，在辨证选方用药基础上，需适当加用一两味抗过敏的药物，如地龙、乌梅、豨莶草、徐长卿、银柴胡等。

（八）孔嗣伯经验

孔嗣伯辨证观点：鼻科疾病辨证重视整体。强调论治必须以全身辨证为基础，鼻的病变，都是因为人体脏腑、经络、气血等功能失调所致，不能只专注于局部而忽视了整体。鼻部症状是脏腑病变的外在表现。西医西药只能改善局部症状，中医中药平衡阴阳，调节脏腑功能，内外兼顾，标本兼治。孔嗣伯将温病论治中的“郁热伏气”学说思想，运用于过敏性鼻炎。孔嗣伯认为脾属土而主肉，藏意而恶湿，寄中央，养四旁，是“万病丛生之源”。对于风寒袭肺，孔嗣伯常用生麻黄、荆芥、白芷、细辛等来宣肺透表通窍。对于风热袭肺或风寒入里化热，常用生石膏与生麻黄配伍使用。生麻黄用量较小，一般只用0.5～1 g，用来宣通肺气、开启肺窍。生石膏辛凉，既清肺热又可外透风热之邪。石膏之凉又可制约麻黄的热性。另外肺与大肠相表里，肺气肃降功能失司，而致大肠传导受限，因此，孔嗣伯常将宣肺与通腑并用，栝楼、杏仁、火麻仁润肠通便，腹通而肺热亦清。对于身热、便秘、黄涕、鼻塞严重者可酌情使用大黄，腑通即止。善用“化”法，疏通鼻腔局部的气血湿邪阻滞孔嗣伯常常在鼻鼽的发作时用“化”法，他认为此时鼻腔局部有气、血、湿邪的阻滞。孔嗣伯常用生麻黄、白芷、辛夷花、苍耳子、桔梗、细辛等宣通鼻窍之气机，以化气机之滞；常用生滑石、茯苓皮、半夏、薏苡仁、黛蛤粉、晚蚕砂、法半夏、鲜芦根、鲜白茅根等祛湿以化水湿之滞；常用川芎、地龙肉、白僵蚕等活血通窍以疏通血之瘀滞；鼻腔气、血、湿邪的疏通，流涕、鼻塞等症状自可缓解。孔嗣伯强调治疗过敏性鼻炎，要标本兼顾即健脾祛湿兼顾。脾虚证用药多平补，健脾祛湿兼而有之。对于脾虚有湿、无热象的患者，孔嗣伯健脾不用温燥大补之品，而是补而不滞、补而不峻，缓缓为之。

五、名方推荐

（一）益气通鼻方

金银花、辛夷（包煎）、蝉蜕、五味子各15 g，防风、白术各10 g，黄芪50 g，茯苓20 g，生甘草10 g。功效：祛风利窍，健脾益肺。主治：过敏性鼻炎（鼻鼽）。用法：水煎服，每日3次。加减：兼有风寒，加麻黄10 g、桂枝15 g、细辛5 g或荆芥15 g、苍耳子10 g；痰浊壅滞，加车前子15 g、陈皮15 g、法半夏10 g；痰热壅盛，流于窦腔，难以排出，加瓜蒌15 g、鱼腥草20 g、车前子15 g、桔梗10 g；兼热伤阴分，黄涕黏稠难出，加知母15 g；黏膜色白晶莹而润，水湿上泛，加苍术10 g、苍耳子10 g，或与苓桂术甘汤、泽泻汤合方；兼有耳胀闷，加石菖蒲35 g、柴胡15 g，或与通气散合方；兼有咽痛，加桔梗15 g；兼有喉痒、咽痒咳嗽，目痒流泪则加重蝉蜕用量至20 g；乏力疲倦，加党参30 g或人参10 g、山药15 g；血瘀血热加牡丹皮15 g、地龙15 g；兼有肾阳虚，加淫羊藿10 g、制附子10 g，或日常服用金匮肾气丸；3～7岁患儿，用量多减至一半，加焦神曲、焦麦芽、焦山楂各10 g。

（二）双辛鼻鼽散

炙麻黄、黄芩、川芎、辛夷、防风各10 g，黄芪20 g，细辛3 g。功效：益气固表、发散风寒、兼清里热。主治：过敏性鼻炎之太阴肺脾气虚、太阳外感风寒，并兼少阳郁热证。用法：水煎，每日1剂，早晚分服，7剂为1疗程。

（三）清热止嚏汤

知母、泽泻、黄芩各10 g，黄柏、红花各6 g，葛根、牡丹皮、赤芍药、生地黄、紫草各15 g，细辛3 g，肉桂1 g。功效：清热利水，凉血化癖，祛风止嚏。主治：过敏性鼻炎之郁热证。用法：每日1

剂，水煎，分 2 次服。

（四）玉蝉卫肺汤

黄芪 30～50 g，白术 15 g，防风、蝉蜕、蒺藜、白芷、辛夷各 10 g，甘草 6 g。功效：补肺祛风、通窍止涕、止涕消肿。主治：过敏性鼻炎之肺虚受风证。用法：每日 1 剂，水煎，分 2 次服。兼有喉痒、咽痒咳嗽，目痒流泪则加蝉蜕 20 g；兼有耳胀闷，加石菖蒲 35 g、柴胡 15 g。

（五）益气温阳方

桂枝 12 g，黄芪、党参、地龙各 10 g，干姜、乌梅各 9 g，麻黄、五味子、辛夷各 6 g，甘草 3 g。功效：补益肺脾，温阳通窍。主治：变应性鼻炎之肺脾气虚兼阳虚证。用法：每日 1 剂，水煎，分 2 次服。若患者自汗、气短懒言，加白术、防风等；若纳少、面色无华，可加山药、白扁豆等；若肢冷、鼻黏膜苍白，加高良姜或干姜加量；若鼻涕量多、舌胖有齿痕，可加苍耳子、苍术、茯苓等；若腰膝酸软、肢冷，可加肉桂、制附子、淫羊藿等；若鼻腔出血，干姜减量，加黄芩、制大黄等。

（六）御寒汤

黄芪 60 g，苍术 15 g，佛耳草、款冬花各 12 g，羌活、防风、黄柏、人参、炙甘草各 10 g，白芷、升麻、陈皮各 6 g，黄连 3 g。功效：固表止汗，宣通鼻窍。主治：变应性鼻炎之有汗出者。用法：每日 1 剂，水煎 2 次，兑合，分 2 次饭后温服。若清涕伴有黄涕，加加清肺化痰之冬瓜子、鱼腥草；若纳少、面色无华，可加山药、白扁豆等；如鼻塞较重，加细辛 3 g。一般来说，细辛用量不必过大。

（七）川椒散

组成：干姜、炒白术、川芎各 12 g，炒花椒、煨诃子肉、细辛各 10 g，肉桂 9 g。功效：温补脾肾，宣肺通窍；主治：变应性鼻炎之肺脾肾虚证。用法：水煎 2 次，兑合分服，每日 1 剂。兼有目痒者，加蒺藜 10 g 祛风明目、止痒。

（八）益肺调血汤

组成：黄芪 25 g，白术、防风、炙麻黄、桂枝、白芍、半夏、蝉蜕、川芎、当归、地龙各 9 g，干姜、五味子、甘草各 6 g，细辛 3 g。功效：益气调血，祛风通窍。主治：变应性鼻炎之肺气亏虚兼营卫不调者。用法：水煎服，每日 1 剂，分早晚 2 次饭后服，2 周为 1 疗程。加减配合穴位贴敷治疗变应性鼻炎具有安全有效、无明显不良反应、只有少数患者贴敷后皮肤出现轻微发红瘙痒，减少贴敷的药量和时间即可消失。

图书在版编目（CIP）数据

临床整合疾病学 / 周德生等主编. — 长沙 : 湖南科学技术出版社, 2024.5

（中西医论治疾病学系列）

ISBN 978-7-5710-2072-9

Ⅰ. ①临… Ⅱ. ①周… Ⅲ. ①中西医结合—诊疗 Ⅳ. ①R4

中国国家版本馆 CIP 数据核字(2023)第 032638 号

临床整合疾病学

主　　编：周德生　张梦雪　肖志杰　张　贺

出 版 人：潘晓山

责任编辑：李　忠

出版发行：湖南科学技术出版社

社　　址：长沙市芙蓉中路一段 416 号泊富国际金融中心

网　　址：http://www.hnstp.com

湖南科学技术出版社天猫旗舰店网址：

http://hnkjcbs.tmall.com

邮购联系：0731-84375808

印　　刷：长沙艺铖印刷包装有限公司

（印装质量问题请直接与本厂联系）

厂　　址：长沙市宁乡高新区金洲南路 350 号亮之星工业园

邮　　编：410604

版　　次：2024 年 5 月第 1 版

印　　次：2024 年 5 月第 1 次印刷

开　　本：889mm×1194mm　1/16

印　　张：84.75

字　　数：2605 千字

书　　号：ISBN 978-7-5710-2072-9

定　　价：498.00 元